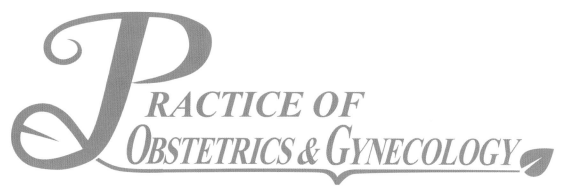

PRACTICE OF OBSTETRICS & GYNECOLOGY

"十三五"国家重点图书出版规划项目

实用妇产科学

第4版
4th Edition

■ 主　编　徐丛剑　华克勤

■ 副主编　李笑天　段　涛　李大金

人民卫生出版社

图书在版编目（CIP）数据

实用妇产科学/徐丛剑，华克勤主编. —4 版.
—北京：人民卫生出版社，2017
ISBN 978-7-117-25341-3

Ⅰ.①实… Ⅱ.①徐…②华… Ⅲ.①妇产科学
Ⅳ.①R71

中国版本图书馆 CIP 数据核字(2017)第 254532 号

人卫智网	www.ipmph.com	医学教育、学术、考试、健康，
		购书智慧智能综合服务平台
人卫官网	www.pmph.com	人卫官方资讯发布平台

ISBN 978-7-117-25341-3

实用妇产科学
第 4 版

主　　编：徐丛剑　华克勤
出版发行：人民卫生出版社(中继线 010-59780011)
地　　址：北京市朝阳区潘家园南里 19 号
邮　　编：100021
E - mail：pmph @ pmph.com
购书热线：010-59787592　010-59787584　010-65264830
印　　刷：人卫印务（北京）有限公司
经　　销：新华书店
开　　本：889×1194　1/16　印张：73　插页：12
字　　数：2745 千字
版　　次：1987 年 12 月第 1 版　2018 年 2 月第 4 版
　　　　　2024 年 3 月第 4 版第 7 次印刷(总第 35 次印刷)
标准书号：ISBN 978-7-117-25341-3/R·25342
定　　价：248.00 元
打击盗版举报电话：010-59787491　E-mail：WQ @ pmph.com
（凡属印装质量问题请与本社市场营销中心联系退换）

编委名单（以姓氏笔画为序）

- **复旦大学附属妇产科医院**：丁景新　丰　华　王　凌　王彩燕　王添平　汪　清　卢　媛　宁　燕　尧良清　朱　瑾　朱芝玲　朱晓勇　伍俊萍　任芸芸　华克勤　刘惜时　孙　红　孙晓溪　苏椿淋　杜美蓉　李　昕　李　斌　李桂英　李笑天　李儒芝　吴志勇　余　敏　汪吉梅　张　英　张　炜　张　莺　张　皓　张　斌　张　鹤　张旭垠　张庆英　张宏伟　张国福　张绍芬　张晓燕　陈义松　陈晓军　武　欣　范灵玲　林金芳　易晓芳　周先荣　胡　蓉　胡昌东　姜　伟　姜　桦　姚晓英　骆　菲　袁　蕾　顾　超　顾蔚蓉　钱金凤　徐　焕　徐丛剑　高蜀君　郭　方　黄紫蓉　康　玉　鹿　欣　隋　龙　彭　婷　董　晶　程　琰　程海东　谢　锋　熊　钰　薛晓红　鞠丹丹

- **重庆医科大学附属第一医院**：张　华　漆洪波
- **重庆市妇幼保健院**：周　玮
- **山东大学齐鲁医院**：孔北华　杨兴升　姜　洁　姜艳艳
- **浙江大学附属妇产科医院**：王新宇　林　俊　徐开红　谢　幸
- **上海交通大学医学院附属国际和平妇婴保健院**：方爱华　刘小华　陈　焱　程蔚蔚
- **同济大学附属第一妇婴保健院**：万小平　李　婷　李晓翠　段　涛
- **上海市妇幼保健中心**：朱　蓉　朱丽萍　许洁霜　吴　愉
- **上海同济大学附属同济医院**：李怀芳　初　磊　童晓文
- **上海交通大学附属第一人民医院**：丰有吉
- **上海交通大学附属第六人民医院**：朱晓璐　滕银成
- **上海交通大学医学院附属第九人民医院**：王　萍　刘建华
- **上海交通大学医学院附属瑞金医院**：冯炜炜
- **上海交通大学医学院附属仁济医院**：狄　文　张梅莹
- **复旦大学附属华山医院**：刘　杨　李光辉　林东昉
- **复旦大学附属肿瘤医院**：吴小华　柯桂好
- **山东大学附属省立医院**：王　珊　王红梅　王谢桐　张春华　彭　文
- **山东省妇幼保健院**：连　岩
- **上海君康律师事务所**：薛安军
- **编委会秘书**：康　玉　易晓芳　胡　蓉　王　凌　吴小肆
- **绘图**：宋　成　张元飞　程　煜

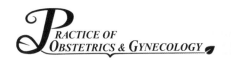

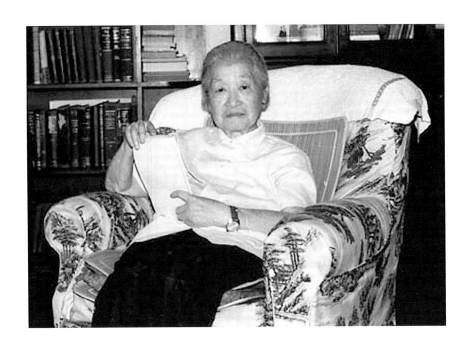

王淑贞教授 传略

　　王淑贞（1899.5.31—1991.11.2），江苏苏州人，我国杰出的医学教育家、妇产科专家，我国现代妇产科奠基人之一。她少年时因母死于产褥热，立志要做妇产科医生，为广大妇女解除病痛。16 岁（1915 年）时，入苏州景海女塾就读，18 岁时转入苏州女医学校，19 岁时以同等学历考取清华学堂（即北京清华大学的前身）中美庚子赔款奖学金赴美留学，成为我国获庚子赔款留美学医的第一位女性，先入芝加哥大学（University of Chicago），22 岁（1921 年）获理学士学位，旋即考入约翰霍普金斯大学医学院（John Hopkins University School of Medicine），26 岁（1925 年）时毕业获医学博士学位。1926 年夏回国，应上海西门妇孺医院之聘担任妇产科医生，兼任上海女子医学院教授，首先在该医院创建了妇产科专科门诊，使医院业务加速发展。1937 年抗日战争全面爆发，医教工作被迫停顿。王淑贞教授即从事战时救护工作为抗日伤病员服务，并设立临时医院，收治从敌占区逃出来的孕产妇和新生儿。为了保存妇孺医院，她和部分职工在枪林弹雨中，将战地残存的医疗设备搬至安全地带的临时医院，使医疗工作得以正常进行。1938 年在王淑贞教授的领导下又恢复了女子医学院，当时上海已沦为日本占领的"孤岛"，她就在"孤岛"上进行爱国救亡的医疗和教育工作。她艰难地维持医院和医学院的收支平衡，终于坚持到 1945 年抗战胜利。为了修复毁于战争中的医院，她在 1946 年年底又去美国与有关教会联系，教会同意拨款修复。1947 年医院修复工作完成，规模较前略有扩大。

新中国成立前夕，许多亲友都劝王淑贞教授去香港或美国发展，但她认为自己是一名中国女医生，若要去美国，当年何必由美国回来。她要坚持把医院办下去，把医院交给国家。1951年她实现了将医院交给国家的心愿。当时的华东卫生部领导等将妇孺医院、中山医院、上海红十字医院（即现在的华山医院）的妇产科合并并改组为上海第一医学院附属妇产科医院，任命王淑贞教授为医学院教授、妇产科医院院长并兼任妇产科教研室主任。

王淑贞教授从事妇产科学专业六十余年。她认为医生的经验是从询问病史、详细检查、作出正确诊断和处理的过程中逐渐积累起来的。强调对病人要认真负责，业务上要精益求精，不要永远局限于前人的经验，而要有所创新。特别重视第一手资料和对基本功的锻炼。一贯认为对青年住院医生的培养提高是医院领导和高年医生应尽的职责，医生必须不断学习国内外先进技术和经验，阅读国外文献以开阔眼界，吸取外国人的经验和结合我们国内的现实，更好地为病人服务。

王淑贞教授善于审时度势地钻研新理论，学习新技术，开展新业务。在二十世纪四十年代，妇科内分泌学开始萌芽，她立即组织学习内分泌，开设专科门诊，发展妇科内分泌学的临床应用，六十年代初开办第一期全国内分泌学习班，至今已办完第二十三期，为全国培养了上千名熟悉妇科内分泌学的人才。五十年代初期，王淑贞教授指定医生探索妇科恶性肿瘤的根治手术操作，并设立了肿瘤门诊和病房。同时又指定专门医生研究产后出血的防治。1954年撰写了"产后出血"的研究论文，发表在《中华妇产科杂志》（外文版）上。五十年代中期又开设产道异常门诊，王淑贞教授派专人负责研究产道异常，并首先在国内开展了"腹膜外剖宫产"的手术，从而提高了产科医疗质量。六十年代，王淑贞教授担任了全国计划生育临床小组负责人，她又指定专人从事计划生育工作，探索有效的避孕方法。

王淑贞教授1960年主编了我国第一本全国高等医学院校的教科书《妇产科学》，该书1977年获全国科学大会一等奖；1979年主编《辞海》（医学部分妇产科学）、《现代妇产科理论与实践》，后者于1982年获全国优秀科技图书奖；1982年主编《医学百科全书——妇产科分卷》；1987年主编《实用妇产科学》（第1版）于1990年获全国优秀科技图书一等奖。

王淑贞教授曾担任过第一、二、三届全国人大代表，第五届全国政协委员，全国中华妇产科学会副主任委员，《中华妇产科杂志》副总编，中华医学会总会理事。曾荣获中华医学会表彰奖（1984年）、中国福利基金会妇幼儿童工作"樟树奖"。

王淑贞教授于1991年11月2日病逝，享年九十二岁。她在发展我国妇产科事业的丰功伟绩不可磨灭，她永远是我们的老前辈、好老师。

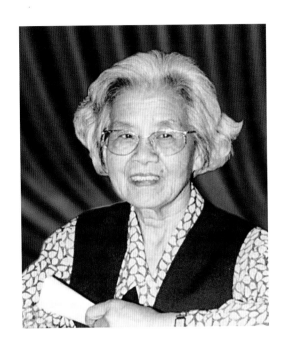

张惜阴教授 简介

张惜阴 1926 年生，江苏无锡人，1949 年毕业于国立上海医学院医学系，随即在上海女子医学院附属西门妇孺医院（解放后改名为"上海第一医学院妇产科医院"）工作。历任上海第一医学院妇产科医院副教授、教授，硕士、博士生导师，妇科副主任、教研室副主任、上海医科大学医学系副主任。曾任中国抗癌协会宫颈癌专业委员会主任委员、中华医学会妇产科学分会上海分会主任委员、《中华妇产科杂志》副总编辑兼常务编委、《现代妇产科进展杂志》副主编，《中国实用妇科与产科杂志》、《中华妇产科杂志》、《现代妇产科进展杂志》等杂志的顾问、编委。

其主要教学科研成果为妇科肿瘤的诊治。科研课题"宫颈癌早期诊断及治疗的研究"曾分别获国家教委、卫生部科技成果奖，上海市科技进步二、三等奖；"子宫内膜癌的实验及防治研究"获上海市科技成果三等奖；"子宫内膜癌的实验及防治研究"获上海市科技成果三等奖；"子宫内膜异位症发病因素、实验及临床研究"获上海市科技进步三等奖；"宫颈癌防治研究"获上海市重大科学技术成果奖。主编了《女性生殖系统恶性肿瘤》、《实用妇产科急症手册》、《临床妇科肿瘤学》、《实用妇产科学》（第 2 版）等专著 7 部、参编书籍 27 部，其中主编的《临床妇科肿瘤学》、《妇科手术图解全书》获上海市科技进步二等奖、中国妇科肿瘤特殊贡献奖、华东地区科技出版社科技图书一等奖等。曾获上海市巾帼奖、中华医学会"妇科肿瘤特殊贡献奖"。

主编简介

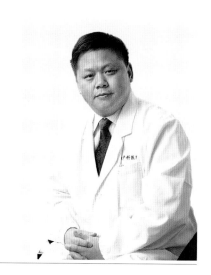

徐丛剑 主　编

　　教授，博士研究生导师，高级管理人员工商管理硕士（EMBA，复旦-台大）。现任复旦大学附属妇产科医院院长、复旦大学上海医学院妇产科学系主任、"女性生殖内分泌相关疾病"上海市重点实验室主任、复旦大学生殖发育与研究院执行院长、中美合作上海集爱遗传与不育诊疗中心董事长。曾荣获"新世纪百千万人才工程"国家级人选、上海市优秀学科带头人，上海市领军人才等称号，享受国务院特殊津贴。现任国家卫生标准委员会医疗机构管理标准专业委员会委员、中国医疗保健国际交流促进会妇产科分会副主委、生殖医学分会副主委、中国医院协会妇产科医院管理分会副主委、中华医学会妇科肿瘤分会常委、妇产科学分会委员、中国医师协会妇产科医师分会常委、生殖医师分会委员、中西医结合医师分会委员、上海市医学会妇产科学分会候任主任委员、上海市中西医结合妇产科专业委员会主任委员、上海医师协会妇产科医师分会副会长。复旦大学生物医学研究院PI。

　　担任 *Reproductive and Developmental Medicine* 杂志总编辑，《中华生殖与避孕杂志》副总编辑，《中华妇产科杂志》编委，《中国实用妇科与产科杂志》《中国妇产科临床杂志》等杂志副主编。承担科技部863、"十一五"国家科技支撑计划、国家自然科学基金等科研课题近20项，以第一或通讯作者发表研究论文70余篇，其中SCI收录50余篇，包括 *Journal of Clinical Oncology*、*Cancer Research* 等重要的肿瘤学杂志。以第一完成人获教育部科技进步二等奖、教育部技术发明二等奖、中华医学奖三等奖各1项；获发明专利授权4项、实用新型专利授权2项。担任《女性生殖系统》、《子宫内膜异位症》（第1版、第2版）、《妇科肿瘤内分泌学》等多本专著或教材主编。

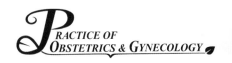
主编简介

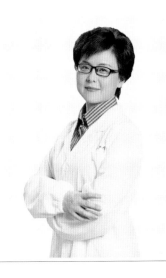

华克勤 主 编

　　教授，主任医师，博士研究生导师。现任复旦大学附属妇产科医院党委书记。担任中华医学会妇产科学分会常委、中华医学会上海妇产科分会主任委员、上海市医学会妇产科学分会妇科肿瘤分会副主委、原卫生部4级妇科内镜培训中心主任、上海市妇科临床质量控制中心主任。主要擅长妇科肿瘤内分泌和女性微创整复技术。

　　近年来，获得全国优秀科技工作者、上海市领军人才、上海医学科技进步一等奖、上海市医技创新奖、全国医药卫生系统创先争优先进个人、上海市三八红旗手、上海市五一劳动奖章、上海市卫生系统"高尚医德"提名奖、上海市优秀博士论文导师、中国最美女医师特别奉献奖、首届上海市最美女医师、首届上海市仁心医师奖、上海市巾帼建功标兵、上海市优秀党务工作者、上海市教卫党委优秀共产党员医德标兵、上海市教卫党委优秀党务工作者、复旦大学校长奖、复旦大学临床医学成果奖、复旦大学研究生心目中的好导师、五洲女子科技奖临床医学科研创新奖等诸多称号。享受国务院特殊津贴。以第一负责人主持开展了国家自然科学基金等20余项国家级、省部级课题，获国家发明专利1项、实用新型专利3项。发表论文100余篇，其中SCI收录论文40余篇。主编专著《实用妇产科学》第3版、第4版。

副主编简介

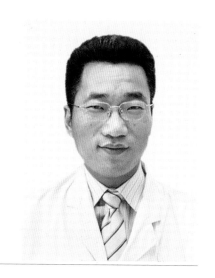

李笑天　副主编

　　教授，主任医师，博士研究生导师。现任复旦大学附属妇产科医院副院长、妇产科教研室副主任，上海市女性激素相关疾病重点实验室副主任、上海市出生缺陷重点实验室副主任，复旦大学生物医学研究院兼职 PI。兼任中华医学会围产医学分会委员，中华医学会妇产科分会产科学组委员、妊娠高血压疾病学组副组长，上海市医学会围产医学分会前任主任委员、《中华围产医学杂志》副总编辑、《中国实用妇科与产科杂志》副主编、《复旦学报（医学版）》副主编、*Acta Obstet Gynecol Scand* 海外编委。曾荣获上海市卫生系统"银蛇奖"、新长征突击手标兵，入选教育部"新世纪优秀人才计划"、上海市"学科带头人计划"、"领军人才"等培育计划。

　　长期从事高危产科和出生缺陷防治的临床和科研工作。主要研究方向为出生缺陷的产前诊断方法和策略、妊娠期高血压疾病的发病机制等。曾承担国家自然科学基金 5 项，承担美国中华医学基金会（CMB）国际合作项目 1 项，承担"十五"国家科技支撑项目、国家 973 项目"先天性心脏病的发病机制研究"（课题组长）等多项国家重大、重点项目，发表国内外论文 200 余篇，其中 SCI 论文 60 余篇，主编专著《病理产科学》、主译《胎儿学诊断与治疗》（第 2 版）。

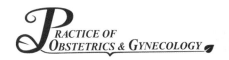

副主编简介

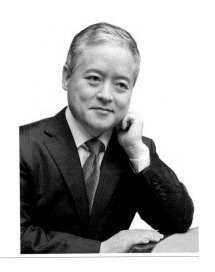

段 涛 副主编

　　教授，主任医师，博士研究生导师。现就职于同济大学附属第一妇婴保健院。世界围产学会理事，亚太母胎医学专家联盟主席，中华围产学会名誉主任委员，上海妇产科学会前任主任委员。《中华妇产科杂志》编委，《中华围产医学杂志》编委，《中华医学杂志》编委，《现代妇产科进展》杂志副主编，《中国产前诊断杂志(电子版)》主编，《中国实用妇科与产科杂志》常务编委，《实用妇产科杂志》编委；*The Journal of Maternal-Fetal & Neonatal Medicine*（SCI 杂志）编委，*Prenatal Diagnosis*（SCI 杂志）编委，*Chinese Medical Journal*（SCI 杂志）编委，*The DOHaD Journal* 编委，*International Journal of Gynecology and Obstetrics*（SCI 杂志）审稿人，中国 DOHaD 联盟创始人兼共同主席。

副主编简介

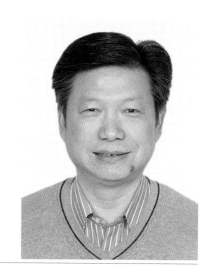

李大金 副主编

　　教授，研究员，博士研究生导师，中国民主同盟盟员。现任复旦大学附属妇产科医院副院长，妇产科研究所所长。1992 年在上海医科大学获妇产科生殖免疫学博士学位；主要从事生殖免疫学研究及生殖医学临床医疗及教学工作。中国中西医结合学会妇产科专业委员会名誉主任委员。中国免疫学会理事；上海市免疫学会副理事长；中国免疫学会生殖免疫分会主任委员。上海市计划生育与生殖健康学会理事。2006 年入选上海市医学领军人才。2007 年荣获上海市劳动模范。2008 年入选上海领军人才；荣获 2007～2008 年度原卫生部有突出贡献中青年专家。先后 9 次承担国家自然科学基金面上项目；2009 年获得国家自然科学基金重大国际合作项目资助；2007年承担国家自然科学基金重点项目；2006 年起承担国家重大研究计划（973）项目；2015 年成为国家重大研究计划首席科学家。2015 年美洲生殖免疫学会授予生殖免疫学研究杰出成就奖。

　　担任 *American Journal of Reproductive Immunology* 及 *Reproductive and Developmental Medicine* 副主编；*Cellular & Molecular Immunology* 及 *International Journal of Clinical and Experimental Pathology* 编委；《现代免疫学杂志》常务编委，《中华生殖与避孕杂志》常务编委，《国际计划生育与生殖健康杂志》常务委员，《中华微生物与免疫学杂志》编委，《中国中西医结合杂志》编委，《细胞与分子免疫学杂志》编委，《中国免疫学杂志》编委，《生殖医学杂志》编委，《中国实用妇科与产科杂志》编委。近年来发表 SCI 学术论文 150 余篇；获原卫生部、教育部、上海市及国家中医药管理局等科技进步奖 15 项。主编《临床免疫学》、《生殖免疫学》。

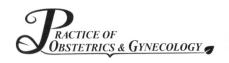
序

"实用妇产科学"第四版出版了。

从1987年的第一版至今30年、从2013年以第三版至今5年。我们影响久矣！

一部书生命力加表现，在于它被期盼。正如"十月怀胎"，企望是一朝分娩。

新版书，由缪佐创、华克勤教授主编，他们正当年富力强、经验丰富。依笔记我们由衷会记起红房子的前辈及师长，王淑贞、张惜明、朱人烈……，还有诸位的贤者达人，有传承、有发展、有创意。

这是一个接连、一支团队。

当然，我们也一定会会记起林巧稚、王淑贞，以及红房子和协和的长期合作和深厚友谊。

新版的特点是融入新观念、新理论、新实践、新技术，不仅在于增加一些章节，尤其在于各章节内容的填添和更新。

我在这部书的第三版序言中，强调一种观念，即是"拥有一种初学者的心态，是件了不起的事情"，这是我在看别人的书、色括别人作序时的心态。希望广大读者对这也应当如此。

新版书明显地体现了内容的深入、全面和实用。记得2012年欧洲肿瘤学会年会（ESMO）的宗旨和口号是：Good science，Better medicine，The best practice（好的科学、更好的医疗、最好的应用）。让我们以这句话奉献给这部书和读者，並表达我们的心愿和祝愿！

是为序。

....
二○一八年元月

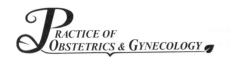

第4版 前言

《实用妇产科学》1987年12月初版于复旦大学附属妇产科医院（原上海医科大学附属妇产科医院）。自其出版以来，流传广泛，在学术界成为了一本炙手可热的妇产科工具书。今天，在本书第一次面世30年后，我们进行了第4版修订，这无疑是一种殊荣、一次机会，也是一种传承。

众所周知，在妇产科领域有着"南王北林"的说法，北有协和医院著名的妇产科专家林巧稚，南有红房子医院创始人王淑贞。1987年，已届87岁的王淑贞教授主编出版了《实用妇产科学》这本大型妇产科学专著。该书倾注了这位现代妇产科学奠基人的大量心血，为后人留下了巨大的学术和精神财富。随后，由张惜阴教授主编的第2版、华克勤教授与丰有吉教授共同主编的第3版分别在2003年、2013年相继问世。悠悠岁月，在时间的长河里，《实用妇产科学》的价值和魅力并没有因为时代的变迁而式微消褪，每一次再版，编者们都在前人的基础上进行了知识的更新和梳理，不断把妇产科学科发展推向前沿。

医学是一门特殊的学科，它是人类生命所托。2017年，复旦大学上海医学院迎来90周年院庆，对于与其一脉相承的红房子医院而言，出版修订《实用妇产科学》（第4版）更是一份义务与责任。这是妇产科人献给"上医"90周年一份最朴实、最真诚的礼物。

《实用妇产科学》（第4版）约280万字，全书共分9篇、57章，本书的编写仍然着重于"实用"，针对当下妇产科领域的热点话题，较第3版增加了"生殖免疫"、"医学法律与伦理"、"孕前保健"、"妇产科内镜检查与技术"、"妇产科介入和妇科肿瘤放疗"以及"妇产科专科医疗空间布局与管理"等内容，帮助临床医生对社会问题所致的临床风险升高进行辨识或预防。通过理论与实践的密切结合，首次加入相关手术教学视频，引用最新参考文献和国内外指南进行分析讨论，并在每节节首增加"关键点"，概括本节重要内容。妇产科医生将在现象与本质、简单与复杂、抽象与具体的辩证关系中，得到最深刻、最全面、最详尽的应用知识。

参加本书的编写者来自复旦大学、上海交通大学、山东大学、浙江大学、上海同济大学、重庆医科大学、上海市妇幼保健中心等多家单位。他们有的是杰出的妇产科教育家，有的是杰出的妇产科医学家，他们学问渊博、造诣精深。作者们本着追求真理、尊重事实、缜密严谨、革故创新的科学精神，根据妇产科领域的最新发展动态和先进技术进行编写、补充。在此，对于为本书编撰做出宝贵贡献的参编作者、编辑以及相关单位致以衷心的感谢。希望这本书能够为广大妇产科工作者所喜爱，从中汲取营养，从而推动妇产科学科的发展。

尽管编者们希望将时下最实用、最前沿、最完整的妇产科诊疗知识和技术呈现给读者，但是由于参加编写的单位还较局限，无法反映所有相关领域专家们的经验，难免有错误和不足之处，本书出版之际，恳切希望广大读者在阅读过程中不吝赐教，欢迎发送邮件至邮箱 renweifuer@pmph.com，对我们的工作予以批评指正，以期再版修订时进一步完善，更好地为大家服务。

徐丛剑　华克勤

复旦大学附属妇产科医院

2017年12月

第 3 版 序

我们高兴地看到一本新的妇产科学专著问世。

这是丰有吉教授、华克勤教授主编的《实用妇产科学》（第 3 版）。该书的特点是实用，因为实用，其读者群会很广，必将受到欢迎。

其实，一部学术专著写到实用是很难的，而实用又不平庸就更难。记得 2012 年在意大利米兰召开的欧洲肿瘤协会（ESMO）大会的宗旨是"好的科学、较好的医药、最好的实践"（Good science, Better medicine, Best practice），即在如此高端的学术盛会上，依然强调注重临床实践的重要！但我的体会是，还要善于学习运用别人的经验，包括书著和文献中阐述的观点、方法和技术。诚如培根所说："学问本身并不给人以运用学问的本领，这种运用之道在学问之外，是学问以上的一种智能。"这种学问以上的智能为何物，则各有领悟和仁智之见了。

看到上海复旦大学妇产科医院编撰的书，自然想到红房子医院，想起王淑贞教授等前辈专家。作为中国现代医学史上的杰出女性，王教授与北京协和医院妇产科林巧稚大夫有"南王北林"之誉。我在大学读的高等医药院校试用教材《妇产科学》就是王淑贞主编、林巧稚评阅的（人民卫生出版社，1961 年 4 月第 1 版）。作者说，费时 3 年得以完成。1981 年 4 月王淑贞教授又主编出版了《妇产科理论与实践》（上海科技出版社），此乃有重要学术史料价值的名著，印数达 45 500 册，的确有理论和实践意义。后来又有张惜阴任主编、朱人烈任副主编的《临床妇科肿瘤学》（上海医科大学出版社，1993 年 3 月），也用了 4 年时间，足见其良苦用心及血汗之力。时光流逝，王大夫等已驾鹤西去，但他们留下的宝贵财富依在，他们伟大的医学思想至今熠熠闪光。

王淑贞教授以诊断正确、处理果断、手术细致著称，她经常教导下级医生"医生的经验就是从询问病史、详细检查、做出诊断和处理过程中慢慢积累起来的"。这与林巧稚经常告诫的"要永远走到病人床边去，做面对面的工作。要临床，不要离床。离床医生不是好医生"是多么相同的而深刻的真知灼见啊！这些话在今天尤其有指导意义，也是贯彻在华教授主编的这部书里的主导思想。如是，才能避免医学本源的缺失和诊治要素的偏颇。

逛逛书店，买几本好书；安静下来，读上几段文字，真是无比惬意的事。还得有开卷有益的心态，借用佛教中的一句话，"拥有初学者的心态是件了不起的事情。"这是真的、必需的。至于为人作序不是做得更多，而是学得更多。

是为序。

郎景和

二〇一二年秋

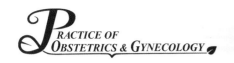

第3版　前言

　　《实用妇产科学》出自复旦大学附属妇产科医院（原上海医科大学附属妇产科医院）。当我们第三次再版这本书的时候，油然而生的是最崇高的敬意和深切的缅怀。

　　王淑贞教授是中国现代妇产科学的奠基者和开拓者之一，也是《实用妇产科学》第1版的主编。该书曾被誉为"我国妇产科学界最为经典的临床参考书籍之一"，出版距今已经二十六载。期间由张惜阴教授主编第2版，同样保持了第1版"全面系统、权威实用"的特色，成为当时炙手可热的妇产科工具书。如今，《实用妇产科学》（第3版）又与读者见面了。医学技术发展的脚步依然迅捷，然而前辈们医学创新的思想精髓却始终在延续。"力求反映出各自的经验以及妇产科学的世界水平和发展趋势"，这是王淑贞教授在《实用妇产科学》第1版时的立意，一代代、一辈辈的红房子人不断将其传承，如今的我们也踏着前辈的足迹，薪火相传。

　　高瞻远瞩，运筹全局，当年的王淑贞教授始终站立潮头，把妇产科学科发展推向最前沿，这是她对于妇产科学发展的贡献，也是她对患者的情深谊浓，其中有她的开拓创新、精益求精、医者仁心以及年复一年的呕心沥血。无可厚非，这也是妇产科医院的宝贵财富！2014年，复旦大学附属妇产科医院将迎来130周年华诞，红房子人谨以此书献给最敬爱的王淑贞教授，献给妇产科医院，这是妇产科人最朴实、最深切的纪念方式。

　　《实用妇产科学》（第3版）约220万字，分45章，包括妇产科学各种疾病，新技术、新方法在妇产科领域的应用和相关的基础研究。本书的编写注重立足于临床，集中了编者们多年的临床实践经验。通过基础理论与临床应用的密切结合，抓住疾病的重点、关键和难点，引用参考文献资料进行分析和讨论，并以临床特殊情况的思考和建议作为每节的结尾，强调了临床实践的应用和经验积累。旨在向妇产科医生提供一本理论密切联系实际、符合日常诊治工作需要的读物。相信读者定能于其中得以裨益，加以思考。

　　参加本书编写的多为华东地区资深教授，他们有的是国内知名专家，具有渊博的理论知识和丰富的临床经验，有的是年富力强的青年学者，掌握着妇产科领域最新的发展动态和先进技术。作者们在临床医疗、教学科研繁忙的情况下，不辞辛劳、夜以继日地为本书第3版的编写倾注心血，他们将丰富的临床经验和最新的知识融会其中，深入浅出、力求实用，突出新意，尽可能使本书具有可读性、实用性和参考性。本书的再版还得到了人民卫生出版社的高度重视，始终给予了大力支持，在组稿、撰写、审稿和出版过程中给予指导和帮助，保证了本书的进度和问世。在此，对于为本书的编撰做出宝贵贡献的参编作者、编辑以及单位致以衷心的感谢。此外，本书的编委会秘书丁景新、李儒芝、张英、王俊燕也为书稿的收集、整理、排版及插图等工作付出了艰辛的努力，一并致以由衷的感谢。

　　尽管编者们希望本书能融最实用、最前沿的妇产科诊疗知识和技术于其中，但在医学知识日新月异的今天，编撰中仍然会存在一些不足之处，望同道们不吝赐教，以便再版时修正和补充。

复旦大学附属妇产科医院　华克勤

交通大学第一人民医院　丰有吉

2013年9月

第 2 版 前言

  本书第一版是我院已故老院长、著名妇产科学专家王淑贞教授主编，1987 年 12 月出版，以后曾多次重印，且已全部售完多年。这是一本专科医生喜爱、实用性很强的妇产科参考书。第一版出版至今已15 年，而妇产科学在理论和实践方面已有很多进展。为了继承和发扬妇产科事业，我受领导的委托，组织了 9 个单位的妇产科及其他科的医生共同编写本书的第二版，以供妇产科同道们参考，望能有所帮助。

  ● 第二版仍然着重于"实用"，除了更新原有章节的内容外，又增加了新的章节。全书共分 6 篇、119 章，较第一版增加了 38 章，另加附录 8 节。

  第一篇　妇产科学基础（1～6 章）增加了绪论，综述妇产科学的发展史，新增了生殖内分泌生理学、生殖遗传学基础、生殖免疫学三章。

  第二篇　产科学(7～55 章)其中 22 章是新增的，内容包括过期妊娠、妊娠期肝内胆汁淤积症、巨大儿、胎儿生长受限、胎儿窘迫、母儿血型不合、妊娠合并血液系统疾病、妊娠合并结缔组织病、妊娠合并妇科恶性肿瘤、妊娠合并病毒性或其他微生物感染性疾病、引产和催产、异常分娩、新生儿常见临床问题、妊娠期用药及产科手术和产科技术等。原有章节适应读者的需要也作了内容更新。

  第三篇　妇科学（56～89 章）外阴炎症增加了外阴前庭炎综合征、外阴接触性皮炎、外阴结核等。阴道炎症增加了细菌性阴道病。盆腔炎症增加了盆腔血栓性静脉炎及盆腔其他炎症。女性性传播性疾病增加了非淋菌性尿道炎、尖锐湿疣、生殖器疱疹、沙眼衣原体感染、艾滋病。新增加的章有：盆腔淤血综合征、外阴皮肤病。外阴肿瘤增加了外阴上皮内瘤变、外阴湿疹样癌、外阴基底细胞癌、外阴恶性黑色素瘤。阴道肿瘤增加了阴道上皮内瘤变、阴道腺癌、阴道透明细胞癌。子宫颈肿瘤增加了子宫良性肿瘤、子宫颈上皮内瘤变、子宫颈腺癌、子宫颈肉瘤、其他子宫颈恶性肿瘤。子宫体肿瘤增加了子宫体其他良性肿瘤、子宫内膜上皮内瘤变、子宫肉瘤。卵巢瘤样病变独立成章，内容有所更新。卵巢肿瘤增加了概论、卵巢特发性软组织肿瘤、卵巢类固醇细胞肿瘤、卵巢混合性生殖细胞瘤、性索间质肿瘤、卵巢转移性癌。妊娠滋养细胞疾病增加了胎盘部位滋养细胞肿瘤。女性生殖器官变位增加了子宫内翻。新增的章有：性分化和发育异常、高催乳素血症、围绝经期及绝经期相关内分泌疾病、女性不孕症、辅助生育技术、乳房恶性肿瘤等。女性泌尿系统疾病增加了泌尿系先天性畸形、尿道肉阜、尿道憩室、尿道黏膜脱垂、尿道炎、尿道周围炎和尿道膀胱炎、尿道综合征和尿道肿瘤。

  ● 第一版"妇女保健"与"计划生育"合为一篇，由于专业发展，内容大增，现分别列篇。

  第四篇　妇女保健（90～98 章）阐述妇女保健的重要性、内容、现状和发展趋势、防治的历史经验、女童、少女、婚前、围生期、哺乳期、更年期各期保健。环境保护与妇女健康、保健措施及法规也有叙述，内容具体、新颖、实用。

  第五篇　计划生育（99～107 章）阐述计划生育的意义、重要性、节育方法和器具的发展、避孕药的发现、甾体避孕药、缓释系统避孕方法、外用避孕方法与药具、其他避孕方法，以及女性绝育术、人工终止妊娠方法、并发症及防治。内容丰富实用。

  第六篇　妇产科常用的检查及治疗（108～119 章）介绍妇科特殊检查的方法和应用、各种内镜的临床应用、激素的测定方法及临床应用、超声检查、放射线检查、电子计算机体层摄影、磁共振成像等及其临床应用、胎儿成熟度检查、肿瘤标记物的应用。治疗方面介绍了介入治疗、妇科恶性肿瘤的特殊治疗，以及抗生素的选择和应用。

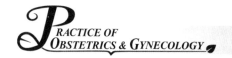

本书末尾新增了附录 8 节，便于读者需要时查阅。

参加本书编写者来自复旦大学、上海交通大学、重庆医科大学、山东医科大学、上海第二医科大学、上海市第一妇婴保健医院、上海市计划生育技术指导所、浙江大学等单位的部分妇产科和其他各科的专家。作者们力求所编写的内容能反映妇产科学现有的先进水平和发展趋势。但是，参加编写的单位还比较局限，难以反映全国各地的经验。加之本人编写大型参考书的能力和经验有限，难免有错误和不足之处，希望同道们不吝批评指正。

在编写过程中蒙我院院长丰有吉教授大力支持和指导，并得到张玉霞、马明国、何晓明、沈华维、薛梅林、徐勇明、陈晓军、闵治红、谢锋、罗雪珍、张双捷、苏敏、邵株燕等同志的大力协助，在此一并致谢。

张惜阴

2003 年 2 月于上海

第1版 前言

本书是供临床实用的大型综合性妇产科参考书。从历史观点来看，妇产科学专门研究妇女在妊娠、分娩和产褥期的生理和病理，胎儿及新生儿的生理和病理，以及非妊娠状态下妇女生殖系统可能遇到的一切特殊变化，包括所有与妇女生殖生理有关的疾病，是医学中比较重要的一门学科。随着医学的发展和社会情况的变动，在妇产科学内，近年来亦增加了大量新的内容，例如妇产科内分泌学、肿瘤学、围产医学等。本书主要供广大妇产科医师们临床参考之用，其内容针对工作需要，在一般妇产科教科书的基础上，系统地介绍了近年来在妇产科临床工作中的经验和发展趋势。

本书的内容较丰富，除妇产科临床上的问题外，并且包括了与妇产科有关的解剖学、胚胎学、组织学、生理学、遗传学、内分泌学、免疫学、心理学与病理学等各方面的新发展。

在介绍各种检查方法和治疗方案时，着重指出了被选用的指征，同时亦介绍了国内外的最新进展。

全书共分5篇，即基础篇、产科学篇、妇科学篇、妇女保健与计划生育篇及综合课题篇。在综合课题篇中，综述了妇产科领域中的特殊检查、休克和弥漫性血管内凝血以及妇科的内分泌治疗、化学治疗、放射治疗与其他特殊治疗等。

参加编写本书者有重庆医科大学、山东医科大学及上海医科大学的近50位妇产科教授和副教授，以及各有关专门学科，如麻醉科、小儿科、病理科等的专家、学者们。在编写中力求使本书能反映出各自的经验与80年代妇产科学的世界水平和发展趋势，希望能为妇产科医师们在工作实践中提供一臂之助。但由于我国幅员广大，民族较多，地区性差异较大，这种系统而全面的大型妇产科参考书，参加编写者仅只三所医科大学的医师们，因此难以反映全国各地的经验，也难免尚有不足甚或错误之处，希望学者同道不吝提出批评指正。

在编写本书过程中，得到了陈剑萍、吴西都、周和萍、沈波、耿毅、逄黎毅、王家政等同志的协助，包括整理、校录、绘图、编制索引、抄写等工作，在此致以谢意。

王淑贞
上海医科大学

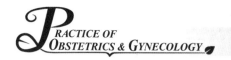

《实用妇产科学》(第4版) 配套增值内容步骤说明

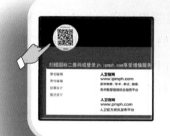

1. 打开激活网址

扫描封底圆形二维码或打开
激活平台 (jh.ipmph.com)

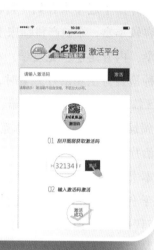

2. 激活增值服务

刮开封底激活码
激活图书增值服务

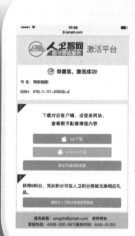

3. 下载客户端或登录网站

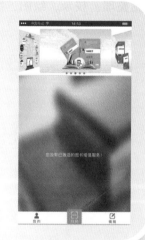

4. 扫码浏览资源

登录客户端
扫描书内二维码浏览资源

目　录

第九篇　妇产科专科医疗空间布局与管理

二维码资源目录

（以下视频需下载"人卫图书增值"客户端，扫码方法见说明）

第一篇　妇产科学及其基础

第一章　绪　论

女性的一生,从其出生至临终经历新生儿期、儿童期、青春期、性成熟期、绝经过渡期和绝经后期6个阶段。在这漫长的时期里,尤其是发育成熟后,其婚配、生育等特殊的人生事件,女性生殖生理和生殖内分泌功能均有可能发生异常,同时也会因社会发展及外界环境变化的影响而发生女性感染性病变、生殖器官肿瘤、生殖内分泌疾病等。妇产科学在社会发展及医疗实践过程中随之应运而生,并逐步成熟。随着医学知识的积累与医疗技术的快速发展,妇产科学,尤其是产科学,从古老的单纯医术开始发展成为近代的医学科学。时至今日,妇产科学已发展成为一个相对独立而又具有很多分支学科的医学,它已经发展成与内科学、外科学及儿科学并驾齐驱的学科。

自2000年以来,妇产科临床诊疗能力快速提高,妇科的微创手术、产科的高危妊娠诊治(尤其是多学科合作)、计划生育的激素避孕以及辅助生殖的基因诊断都取得了显著的成绩。然而,精准医学的目标又为妇产科学提出了新的要求,妇产科学的发展"永远在路上"。

一、妇产科学发展史

抚今思昔,人们常要回顾自己的先祖,在人类的启蒙、文明时期中是通过怎样艰难的实践而走到今天的。在此,我们将简要地介绍妇产科的发展历史。

史载资料显示:早在公元前数千年,古代埃及、美索不达米亚、印度、希腊及罗马等国家和流域就有妇产科的医疗实践,产科起源早于妇科。

(一)产科发展简史

产科发展史可粗分为早期发展史(20世纪前)与近代发展史(20世纪后)。

1. 早期发展史　早期人类的分娩状况无法考证。然而,神话、雕塑及文字告诉我们:与人类繁衍昌盛密切相关的分娩可以完全是一个正常过程。初起,产科仅以"接生"为唯一的医疗手段,助产工作由部落中有经验的妇女承担。除锐利的贝壳及锐石用以切割脐带外,接生时无任何消毒措施及医疗设备。以此推想,其时产科并发症、产妇及新生儿的发病率和死亡率一定很高。无怪旧时俗言:分娩是一脚踩在棺内。此朦胧的产科早期阶段一直持续到15世纪。

古希腊文明的来临,是人类文明的一次飞跃。希波克拉底的出现,医学开始向前迈进了一大步。15世纪后,剖宫产术与产钳的成功问世、对妊娠子宫解剖和产褥感染较深的认识以及麻醉及无菌手术的应用,至18世纪,产科的发展结束了单纯的医术阶段,进入了科学的现代医学时代。同时,妇科手术的进步也使妇科从产科中分离出来。从此,产科和妇科在现代医学的轨道上飞跃发展。这些发展也成为产科史上的里程碑。

(1) 剖宫产术的发展:公元前600余年古罗马Numa Pompilius立法(后称恺撒法律)规定:死亡孕妇埋葬前须将胎儿取出。以后产科医师企图对难产者采用剖宫产抢救母儿生命,但由于初时剖宫取胎后不缝合子宫,死亡率极高。直至19世纪末,英国产科医师Murdoch Cameron采用缝合子宫的方法,才使剖宫产术成为处理难产的一种有效方法。1930年,美国著名产科学家J. Whtridge Williams将漫长的近千年剖宫产术发展史归纳为五个阶段。

- **第1阶段(公元前600余年—1500年前)**:在此期间,孕妇死亡后,期望能挽救胎儿而采用剖宫产,但案例很少。虽有对未死孕妇采用剖宫产的传说,但几乎不可相信。学者Felkin言,在乌甘达曾见土族对未死孕妇采用剖宫产。

- **第2阶段(1500—1875年)**:虽有一些对未死孕妇采用剖宫产的传言,但可信的资料显示,1610年威丁堡的学者Trautmann对未死孕妇所做的剖宫产才是第1例。其时,剖宫产仅为切开子宫、取出胎儿,子宫切口并不予以缝合。大多数病人死于出血或感染。其死亡率可达50%以上。1787～1876年,法国巴黎接受剖宫产的孕妇无1例存活。1769年,学者 Lebas 首次采用子宫切口缝合,但未被普遍认可。

- **第3阶段(1876—1881年)**:1876年 Porro 医生建议,剖宫产后可切除子宫体、将宫颈残端缝于腹壁切口的下端,以便控制出血和预防感染。由于效果较好,此种缝合技术被普遍采用。至1890年,文献已报道了264例。此后,有学者将腹膜缝于宫颈残端,并将其置于盆腔。若疑及宫颈癌变,则切除宫颈。

- **第4阶段(1882—1906年)**:1882年,Sanger 坚持剖宫产应缝合子宫切口,并介绍了正确的缝合技术。同年,Sanger 发表了划时代的文章后,这种子宫切口缝合的方法才被普遍采用。随着剖宫产技术的不断改进,病人的愈后也不断改善。同时,也形成了一些剖宫产的指征。

- **第5阶段(1907—1927年)**:1907年,面对术前感染的病人,科隆的 Frank 医生采用了新的方法:耻骨联合上数厘米行腹壁横切口、腹膜外子宫下段横切口、产钳娩出胎头。其后,腹膜外子宫下段横切口剖宫产在德国甚为流行。同时,以 Latzo 为代表的学者在手术技巧方面也做了一些小的改良,使剖宫产手术更为完善。

(2)产钳的发展:早在1112年前,Albucasis 就描述了产钳的应用。其时,产钳的内侧面是有齿的,估计是用于死胎的。17世纪早期,英国 Chamberlen 家族发明了安全有效的产钳,成功地挽救了许多难产妇女及新生儿。但由于保密,未能公开于世。百年之后,许多产科医师通过不断摸索,终于了解了产钳的构造。1848年英国产科医师 Simpson 首次报道了产钳的构造及其使用。Simpson 产钳成为世界常用的助产器械。

(3)产褥感染的预防:早在1662年 Williams 已经描述了产褥感染的症状,将起定名为"puerperaum febris"。1716年 Strother 将名称改为"puerperaum fever",在当时,成千上万的产妇死于产褥热,这是一种极为可怕的疾病。从18世纪人们已经观察到这样一个现象:凡富裕一些的家庭在家中请医务人员接生或在医院分娩的产妇比贫穷的在家分娩的分娩自理的产妇发生产褥热的多,死亡的也多。这是不是由某一种物质所介导的呢?所以 White(1728—1813)医生在18世纪就开始在接产时消毒,Gorden 继续该工作至19世纪。Collins 在都柏林于1826～1833年已用氯消毒减少了由产褥热导致的死亡。Holmes(1809—1894)在1848年著文分析了产褥热,他认为该病是由于医生或护士将之传播给产妇的。值得提出的是,Semmelweis(1818—1865)指出由医学生护理的产妇容易发生产褥热。自1840年以后他要求所有有出入过解剖室的学生在进入产科病房检查病员前必须用"氯水"洗手,该法的实行十分明显地减少了因产科感染所导致的死亡。1860年,Pasteur (1822—1895)分离出了可引起产褥期脓毒血症的链球菌。5年以后 Joseph Lister(1827—1912)介绍了用石炭酸法消毒房间及手术切口后抗感染的概念及抗感染法为人们所理解并为之而努力。19世纪开展的抗感染工作大大地减少了孕产妇死亡率。

(4)妊娠试验:早在14世纪,埃及医学资料记载了利用尿来检测妊娠的方法:将待查妇女尿每日湿润分别装有大麦和小麦的布袋。若发芽表明妊娠,大麦发芽为女性胎儿、小麦发芽为男性胎儿。至20世纪初期,德国学者 Aschleim 和 Zondek 分别证明了孕妇尿中含有促性腺激素,并叙述了检测早孕的具体方法,现称 A-Z 试验。

(5)医学堂和解剖学的发展:12世纪后,助产士先驱们通过医疗实践和总结前人的经验,开始传授助产知识,并建立了医学堂。同时也有了简易的妇产科解剖学的教材。直至18世纪中叶,苏格兰外科医师兼解剖学家 William Hunter(1718—1783)于1751年对足月孕妇的尸体进行了详细的研究,在其"妊娠子宫解剖"一书中首次详细描述了妊娠子宫肌层、血管,蜕膜,胎膜,胎位,胎盘及其血供以及胎儿与母体血循环的关系。

(6)麻醉及无菌手术:19世纪,手术麻醉镇痛使用及产房、手术室消毒的开展以及手术橡胶手套的应用无疑加快了产科及盆腔手术的发展。

2. 近代发展史 20世纪以来,医学领域的几项重大发现和发明也对产科的进步有极大的影响,其中最为重要的是微生物学研究的深入、血型的发现和输血技术的发明、抗生素的发明、遗传学和影像学的发展。

(1)影像学的发明:Pierre Curie(1859—1906)及 Marie Curie(1867—1934),即居里夫人的功勋是伟大的。居里夫人曾因 X 线的发现及其早期应用两次荣获诺贝尔奖。第一次世界大战时居里夫人携 X 线机在战地为伤员服务传为佳话。1914年及1915年,Cray 和 Rubin 用造影剂充入宫腔及输卵管施行子宫输卵管造影术(hystero-salpingography,HSG)并沿用至今。1933年,Munro Kerr 曾用 X 线诊断前置胎盘,Caldwell Mc(1934)及 Herbert Thomas 曾先后用 X 线摄影以区别骨盆形态并做骨盆径线测量。虽然该方法因对人体有伤害已经淘汰不用,但在历史上这两种方法都曾起过作用。在目前妇产科临床上应用最为广泛的是超声技术。超声的多普勒效应是 Christian Doppler 发现的,这就是人们常称的多普勒效应。在第一次世界大战中,潜水艇出现,人们曾应用多普勒效应制造仪器以寻找潜水艇的踪迹,超声技术的关键是压力电流转换器的制造问题,压力电流物质是某些物质当遇到机械压力时它可以产生电流,例如石英结晶就具有这种功能。经过人们的不懈努力终于在20世纪60年代将之试用于临床,70年代末时它可以用于早期妊娠、异位妊娠、胎盘定位的诊断。此后羊水量的测量、胎儿发育、胎儿畸形、胎盘异常等产科的很多异常状态都可以利用超声得到诊断,成为产科必不可少的一项工具。80 年代彩色多普勒超声的出现,在 90 年代已被广泛应用,它可以协助测定子宫血流、脐带血流、胎儿胎盘血流等,以协助临床医生估计胎儿在子宫内的状态。磁共振是 Bloch 及 Purcell 于 1946 年发现的,为此获得 1952 年的诺贝尔奖。断层扫描(CT)及磁共振(MRI)是两项新的影像学工具,它们仍在不断发展中。80 年代它们开始进入临床,它们在产科领域中的应用正在开始。

抗生素的发现和利用是医学界一个重要的里程碑。1928 年 Alexander Fleming(1945 年诺贝尔奖获得者)发现了青霉菌分泌的杀菌物质青霉素,经过提纯及大规模地生产以后在第二次世界大战中挽救了无数受伤士兵的生命。此后一系列的抗生素的问世,妇产科细菌性感染性疾病受到控制,特别是产褥感染,这种一度十分猖獗的严重危害产妇的疾病,在科学进步的国家已几乎绝迹。问题的另一方面是性传播性疾病尚未完全得到控制。19 世纪以来,特别是 20 世纪五六十年代以来,人们对性的认识有了改变,吸毒也成为严重问题,因此性传播性疾病以及 AIDS 病传播较快,并没有得到有效的控制。其中梅毒、淋病、衣原体、弓形虫、支原体感染虽也可以医治,但是一些病毒性感染,如风疹病毒、巨细胞病毒、乳头状瘤病毒、乙型肝炎病毒,特别是 AIDS 等尚缺乏有效的控制手段。这些都是有可能通过垂直感染可以影响胎儿生长发育的疾病,因此要求人们在 21 世纪以更大的努力与病毒性感染作斗争。

血型和输血、遗传学的研究。19 世纪已经有个别输血成功的报告,但是科学的血型研究仅始于 20 世纪。1900 年 Karl Landsterner(1868—1943,1930 年诺贝尔奖获得者)发现 A、B、AB、O 四种血型。以后除 A、B、AB 血型外尚发现更多种类型的血型。有了血型配合的安全保证,输血技术成为挽救病员的一个重要手段。1940 年通过动物实验发现抗 Rh 抗体,之后将之用于人体又发现人群中呈现 Rh 阳性和阴性两大群体。1946 年人们开始认识到女性 Rh 阴性与男性 Rh 阳性者婚配有可能产生新生儿溶血症,并从此开始了系列有关的治疗性研究。

麻醉技术的日益成熟,抗生素的发现和利用,输血技术的完善,使分娩的安全性大大增加,孕产妇的死亡率明显下降;当然对产妇分娩的安全性研究仍在深入,但是对如何降低围产儿死亡的研究引起人们更大的重视。

胎儿监护是近 40 年来在产科工作中发展最为迅速的一门技术。1905 年 Ahlfeld 首次从胎动的分型来观察胎儿健康,至今胎动是孕妇本人及医生所熟知的提示胎儿安危的指标。胎儿呼吸运动也是首先由 Ahlfeld 报道的,但由于难以计测,故至 20 世纪 70 年代后用 A 型超声及 B 型超声测定方能计数,目前亦列为胎儿监护方法之一。至于生物化学方法测定尿或血中雌激素水平以估计是否有胎儿窘迫情况,是 1968 年 Beischer 等提出的,70 年代曾广为试用,但 80 年代以后逐渐为生物物理方法所取代。胎心率的变化从 20 世纪 60 年代为人们所重视,一开始注意到宫缩

与胎心率变化的关系,即所谓宫缩应激试验(contraction stress test,CST),以后又发展为人为地以催产素刺激子宫产生子宫收缩观察胎心变化的试验(Hammacher,1966),即催产素激惹试验(oxytocin challenge test,OCT)。1976 年 Lee 等又发展了一种无应激试验(non-stress test,NST),即观察自然的无任何刺激之下的胎心率的基线、变异等状态的试验,方法简便、安全,目前已有取代 OCT 之势。从 B 型超声检查介入产科检查以来,发展极为迅速,而且由于超声仪器的不断改善,其测定羊水量方面方法亦不断改善。1981 年 Manning 首先介绍最大羊水池垂直深度法,1987 年 Phelan 介绍用四象限法,其预测值更为准确。20 世纪 70 年代以来,运用 Doppler 超声原理制成彩色超声可以计算血流量,80 年代已用于子宫、胎盘、脐带、胎儿各重要脏器的血流量测定,成为判断胎儿宫内状态的一个有力工具。

(2) 遗传学及产前诊断:Gregor Johann Mendel(1822—1884)于 1866 年发表遗传定律以后,三十年后方为世人所注意。继 Mendel 之后,Thomas Hunt Morgan(1866—1945)认为染色体是遗传性状传递的物质基础,而基因是组成染色体的遗传单位,基因突变会导致生物体遗传特性的变化,为此他获得 1933 年诺贝尔奖。1953 年 Watson 及 Crick(同获 1962 年诺贝尔奖)在前人研究的基础上确定了 DNA 的分子结构模型。Tjio 和 Levan 确定了人类染色体数目是 23 对。这些发现为 20 世纪打下了坚实的基础。由于人的妊娠过程中可以受到遗传或外来的影响而发生遗传性疾病或发生胎儿畸形,因此从 60 年代以来人们致力于研究在产前即能诊断出异常疾病,并逐渐发展一门专门的学问:利用胎儿时期细胞培养,做染色体计数,并根据长臂、短臂各种显带等异常以诊断遗传性疾病。方法则从羊膜腔穿刺羊膜细胞培养、绒毛细胞培养及外周血胎儿有核红细胞进行分析技术。70 年代利用遗传咨询、甲胎蛋白、非结合雌二醇和 HCG 计量等方法进行筛查。现在正处于分子生物学高速发展的时代,产前诊断方法在不久的将来将会有更大的进展。

(二) 妇科发展简史

妇科主要是研究妇女生殖道及生殖生理的有关疾病的防治,可分妇科感染、妇科内分泌及妇科肿瘤三大亚专科。

1. 妇科内分泌诊治的发展(2000 年前)

(1) 月经周期的认识:在远古时代,原始人早已发现女性周期性出现阴道流血,约一个月一次。人们认为妇女月经期是"不清洁"的,于是将行经期妇女与其他人隔离,称之为"特殊月经隔离"。巴比伦人相信妇女行经时所接触的物件都被污染或破坏了。希伯来的妇女当月经期结束时必须行清洗净化仪式。中国古人则认为月经血不能接触土地,以免土地神的责怪。圣经上则写着妇女月经期是指妇女身体流血期,通常约为 7 天,规定此时不能接触她们,否则会被污染。到了 19 世纪后期才有"月经"的名称。1820 年曾出现"按月周期"的说法,以后又改为"月经周期"。英国于 14 世纪时称月经为"menstrual flow",16 世纪普遍用"men-

ses"的名称。

1912 年 Schickele 发现月经血不凝固。Recamier (1850)进行刮子宫,描述了子宫内膜呈颗粒状增生,当时无人相信,直到 19 世纪末才证实不同时期的内膜有不同的表现。Von Bohnen(1927)发现了月经期子宫内膜的组织学变化。

有关月经周期生理变化的研究起于 1840 年,Recamier 应用子宫刮匙刮取子宫内膜。Histchmann 及 Adler(维也纳)首先认识了子宫内膜组织学的周期性变化(1907—1908 年)。1912 年 Schickele 研究了月经停止的机制。Arey (1930)研究发现月经周期平均为 28.4 天。Marker(1940)研究了子宫内膜在月经期的血管结构等。Cullen(1960)发表了月经过多与子宫内膜的异常组织学特性有关。以后 Schorder(1914)、Novak(1927)也发表了类似的文章。Albright(1938)用激素治疗月经过多,而 Hamblen 等(1941)采用雌、孕激素周期治疗月经过多,并发现刮子宫既可明确诊断,又是一个治疗办法。虽有很多药物可治疗月经过多,但是在妇女已完成家庭生育的任务以后,因病而切除子宫成为主要的治疗方法之一(1980)。1966 年 Wilson 发表了"女性永远健康"的文章并提出绝经后应该用激素替代治疗。

(2) 性激素的发现:19 世纪晚期脑垂体是重要研究的对象,Oliver 及 Schafer(1895)得到两种浸出液,具有升压及催产作用。Du Vigneaud 等最后分析了加压素(Vasopressin)及催产素(oxytocin)。Fevold、Hisaw 及 Leonard 等又发现影响卵巢周期的两种不同的脑垂体激素,3 年后分离出滤泡刺激素(follicle stimulating hormone)及黄体生成素(luteinizing hormone)。脑垂体被称为"内分泌管弦乐队的领导",下丘脑是"乐队的指挥"。

20 世纪分离获得与男、女生殖有关的激素。Allen 及 Doisey(1923)从大母猪卵巢的滤泡液中分析出浓的雌激素。Corner 及 Allan(1929)发现了分离孕酮的生化方法,并称之为孕激素(progestin),Butenandat(1936)建议改名为"progesterone"。1931 年 Butenandt 从男子的小便分离出男性激素,称为"androsterone",即雄性激素。

法国 Stricker 及 Grueter(1928)发现给妇女注射脑垂体浸泡液后有乳汁分泌,于是着手分离催乳素并获得成功。Krestein,Ahumada 及 del Castillo 于 1930 年将其应用于治疗催乳素过多综合征。Meites 等发现乳汁是由下丘脑控制的,Besser 等报道溴隐亭是治疗高催乳素血症有效的药物。Popa 及 Fielding(1930)描述了在下丘脑与垂体之间的门脉系统。Harris 发现刺激脑垂体的灰结节及眼前部位可以促使排卵,于是 Guillimine 及 Schally 等从猪垂体的组织内检出十肽,称其为促性腺激素释放因子(1972),由此他们俩人获得了 1977 年的诺贝尔奖。

胎盘的内分泌功能首先由 Aschheim 及 Zondek(1927)阐述。绒毛膜促性腺激素的产生可追溯到合胞体(1936)。1938 年 Davis 及 Kobb 用胎盘激素诱发排卵成功,同年用孕马血清浸出液促排卵获得成功。

Dodds,Cooke 及 Hewitt 等合成第一个雌激素(stilbestrol),在 1940 年后期及 1950 年早期已广泛应用。20 世纪 50 年代初期曾用于治疗流产,但后来发现其治疗无效,而且会导致孕期用过此药的妇女所生小孩患上阴道腺病及透明细胞癌,美国 FDA 于 1971 年宣布妊娠期禁用雌激素。

(3) 不育症诊治的发展:自 Rindfleisch(1910)科学地描述了子宫输卵管造影后,对不育症的研究即比较科学化。Rubin 试验(1920)就是用 O_2(开始时用),以后改用 CO_2 充入输卵管以观察输卵管是否通畅的检查方法。Hitschmann 及 Adler 等(1908)开始检查子宫内膜,直到 1950 年 Noyes,Hertig 及 Rock 等证明了从子宫内膜的组织学变化可以正确地计算子宫内膜的日期。Moench 及 Holt(1931)分析了精子的形态学,以后世界卫生组织及美国不孕症协会制定和标准化了精子的形态学。

促排卵的概念是在 1930 年开始的,直到 1960 年才有适合的制剂。输卵管手术对治疗不育症有重要作用,试管婴儿技术的成功为不孕症开拓了一个新的领域。第一个试管婴儿 Louis Brown 出生于 1978 年。

生殖生理学的发展孕育了革命性的转折,20 世纪 70 年代试管婴儿的诞生,使人们从生殖医学的必然王国走向了自由王国。它不但完善了计划生育的内涵,而且着床前遗传学诊断为预防出生缺陷打下了良好的基础。同时也促进了生殖生理学的迅速发展。

2. 妇科肿瘤诊治的发展(2000 年前)

(1) 子宫颈癌诊治的进展:Rudolph Virchow 及 John Williams(1885)描述了最早的宫颈癌病例(Ricci,1945)。这些表面的病灶由 Cullen(1900)等描述。Broder(1932)称此类病变为"表面癌"(surface carcinoma)或"上皮内癌"。Reagan 等(1962)又称其为"dysplasia"。Richart 等(1964)称其为"宫颈上皮内赘生物"。Daniel、Babies 及 O. Viana 等(1927)报道用显微镜观察阴道排液发现癌细胞。Papanicolaou 及 Traut(1943)检测了宫颈的细胞学,并于 1948 年提出要普及应用细胞学检测。

Hans Hinselmann(1925)首先使用放大镜观察宫颈。他用醋酸使宫颈黏液凝固,称为"醋酸试验"。3 年以后 Schiller 采用 Lugol 溶液涂在宫颈上再检查,利用阴道镜检测宫颈异常变化,发现了其与癌的关系,并进行了细胞学分类。

1895 年,John G. Clark 医生在 Johns Hopkins Hospital 院报发表了《子宫颈癌较广泛的子宫切除术》一文。作者在文章中阐述了子宫颈癌仅行子宫切除术的不足之处,提出应行较广泛的子宫切除术,此术包括全子宫、大部分阔韧带及部分阴道组织。

Ernst Wertheim,一位热衷于子宫颈癌手术和子宫脱垂阴式手术发展的医生,在其医疗实践中了解到子宫颈癌转移宫旁组织的特点,认为子宫颈癌的手术应包括切除宫旁、宫颈旁组织和可触及的盆腔淋巴结。在 1898—1910 年完成了 500 例广泛子宫切除术后，Ernst Wertheim 医生于 1911 年发表了广泛子宫切除术的专著。在其专著中，作者描述了为能广泛切除子宫旁组织和宫颈旁组织，如何分离输尿管以及预防出血量多的方法；为预防术中感染，最后切除阴道的策略。对为何不采用经阴道行广泛子宫切除术，作者认为，从安全的角度、手术的目的以及子宫颈癌宫旁组织和淋巴转移的特点综合考虑，经腹广泛子宫切除术优于经阴道手术。由于 Ernst Wertheim 广泛子宫切除术的优越性，故国际上将其手术方式命名为 Wertheim 手术，又称为 Ⅱ 型经典子宫切除术（Piver Ⅱ 型）。

John G. Clark 医生和 Ernst Wertheim 医生早年的子宫颈癌手术改良的钻研过程告诉我们，手术的改良应基于子宫颈癌的生物学特点、安全性，手术的目的是疗效。

1903 年 Cleaves 及 Danysz 等首先应用放射治疗，同年 Abbe 在美国开始用镭锭治疗，但发现其只是辅助治疗而不能替代手术。

（2）子宫内膜癌诊治的进展：1801 年，Osiander of Gouingen 在德国第一次采用了经阴道子宫、部分阴道切除术治疗子宫癌。20 世纪初期，已关注子宫内膜增生过长、子宫内膜息肉、子宫肌瘤与子宫内膜癌的相关性，发现约有 20% 子宫内膜腺型增生，20% 以上的不典型增生及原位癌将进展为子宫内膜浸润癌。Schroder（1914）第一次提出子宫内膜不典型增生将发展成为子宫内膜癌。Healy 和 Browne（1939）将子宫内膜癌分为 3 类：①子宫不增大；②子宫增大、可活动、子宫外无明显病变；③子宫及周围均有肿瘤。Miller（1949）发现许多病人为未生育，主要症状为流血或绝经后流血，绝大多数为腺癌。Marle（1923）发现其组织学分类有多种。现在子宫内膜癌的临床分期为 FIGO 及美国妇产科协会制定的手术-病理分期：①腺癌，最常见；②透明细胞癌；③鳞状细胞癌；④腺鳞癌；⑤未分化癌。Cullen（1900）又发现"乳头状腺癌"，"混合型腺鳞癌"是严重的病理类型。子宫内膜癌进展缓慢，可转移至肺、骨，也可转移至卵巢。

Conrad Langenbeck（1813）做了首例经阴道子宫切除术以治疗子宫内膜癌，因死亡率高而未能推广。1879 年 Vincent Czermg（Heiddberg）改进了手术。Schauta（1898）首先行根治性阴道子宫切除术并切除盆腔淋巴结。Freund（1878）改进了手术。20 年后 Wertheim 行腹部子宫根治术并切除盆腔淋巴结，Pusey Pfahler 首先于 1920 年认识到深度 X 线放射治疗可治疗子宫内膜癌。Cutler（1930）、Arneson（1936）在美国普及应用放射治疗并推广至欧洲。1940 年采用手术加放疗治疗子宫内膜癌，使其 5 年生存率从 45% 上升至 65%。以后多采用手术加术前或术后放疗。Rita Kelly 及 William Baker（1950）首先应用孕酮治疗子宫内膜癌，病人对治疗有反应但后来死于复发。1955 年采用己酸孕酮替代油剂孕酮，取得了较好的效果。Thigpen 等（1979）首先报道用阿霉素治疗晚期或复发性子宫内膜癌，Cohen（1977）报道其反应率达 30%。

（3）卵巢癌诊治的进展：1898 年 Pfannenstiel 将卵巢肿瘤进行分类，此后 Robert Meyer（1915）又给予重新分类。19 世纪时，各种卵巢肿瘤已有较详尽的描述，其治疗方法主要是手术。1952 年，Rundels 及 Burton 又引入化学药物治疗卵巢癌。最初应用氮芥类药物，同时认识到早期诊断卵巢癌是困难的。因此 Witebsky 等学者致力于研究肿瘤标志物，他们于 1956 年分离了黏液性癌的抗血清。

（4）外阴癌诊治的进展：1769 年 Morgagin 首先描述外阴癌，直到 1912 年 Rothschild 又描述了女阴癌，同年 Baset 提出女阴癌的发生起源于阴蒂的原始上皮，并提出良、恶性疾病淋巴引流的重要性。他的毕业论文描述了 147 例女阴癌，并提出了他的手术方式，后来成为外阴癌根治术的基础。继后 Taussig 采用 Basset 的手术，并报道了 147 例手术治疗后 5 年生存率达 52.6%，于是在英语国家推广了 Taussig 手术。

Berkcley 及 Bonney（1909）提出白斑是外阴的癌前病变，并发表文章将白斑分为 4 期：①1 期外阴皮肤发红；②2 期裂纹；③3 期角化白斑；④4 期皮肤变薄、萎缩。癌变就发生在 3 期、4 期。Berkeley 及 Bonney（1949）发现了女阴癌向局部扩散及淋巴转移，1951 年又提出正常大小的淋巴结也可能有癌转移。Paget（1874）、Queyrat（1911）、Bowen（1912）指出外阴上皮不典型增生就是外阴癌的癌前病变。Dubreuith（1901）证实了 Paget 病较少见。第七届国际会议（1983 年）又将外阴原位癌分为两种：①鳞状细胞癌（有或无角化）；②非鳞状细胞型，又可再分为两种：一种是 Paget 病；另一种是原位黑色素瘤。外阴癌的治疗方法有透热治疗、外阴切除、外阴敷细胞毒药物、激光治疗等。

（5）阴道癌诊治的进展：Cruveilhier（1827）首先指出阴道癌很少见，Herbst（1971）提出阴道癌的发生可能与孕妇用雌激素治疗有关，此治疗可能导致其女儿患阴道腺癌。

3. 妇科感染诊治的发展 虽然，妇科感染诊治的发展没有像妇科内分泌、肿瘤诊治的发展那样显著，但许多高效、毒性小的抗生素的问世，确实为临床治疗妇科感染解决了不少问题。随着药物学研究的发展，妇科感染诊治的临床疗效将会不断提高。

4. 内镜辅助下妇科疾病诊治的发展 自 1947 年法国学者 Palmer 首先研制了腹腔镜后，20 世纪 60 年代起腹腔镜应用于妇科临床，主要用于妇科良性疾病的诊断。1980 年丹麦泌尿学专家 Hald 和 Rasmussen 报道的纵隔镜辅助下髂血管周围淋巴结活检和术前分期的经验深深地影响了妇科肿瘤学家。1989 年世界第二届妇科内镜会上，Querleu 医生报道了腹腔镜辅助下宫颈癌盆腔淋巴结清扫后，从此启动了腹腔镜辅助下妇科恶性肿瘤诊治的漫长"旅程"，使腹腔镜在妇科的应用从妇科良性疾病的诊断走向妇科恶性肿瘤的诊断和治疗。三十余年来，由于内镜辅助下手术的疗效与开腹手术相当，而且手术时间短、创伤小，目前在很多医疗机构，尤其是在一些医疗条件良好、医疗经验丰富的单位，内镜辅助下手术已经成为妇科良、恶性疾病诊治的主导方式（>70%）。

1

二、我国妇产科发展历程简介

我国妇产科学的发展史是在老一辈妇产科学专家的带领下在全国各地通过实践逐步发展和提高的。老一辈妇产科学专家有：王淑贞、宋鸿钊、林元英、司徒亮、何碧辉、胡志远、杨学志、苏应宽、林巧稚、叶惠芳等，在他们的带领下，我国的妇产科学研究取得了蓬勃的发展。他们是我国妇产科学的奠基人。

笔者医院妇产科学的发展称得上是我国妇产科学发展史的一个缩影。在已故王淑贞教授的带领下，笔者医院于20世纪40年代由李诵铉教授负责并开办了内分泌门诊并举办了内分泌学习班，至今已开办23期，为全国各地区培养了千余名妇产科医师，提高了诊断和治疗妇科内分泌疾病的水平。20世纪50年代初成立了妇科肿瘤病房，在张惜阴教授的带领下开展了妇科肿瘤的根治术，提高了病人的治愈率和生存率，并提出定期普查普治可以早期发现癌症，早期治疗，提高疗效。50年代中期，陆湘云教授开设产道异常门诊和开展腹膜外剖宫产手术，提高了产科医疗质量，抢救了不少孕妇和新生儿。60年代王淑贞教授又担任了全国计划生育临床小组负责人，与郑怀美教授一起研究避孕方法和使用避孕药，摸索有效、无害的避孕方法。60年代后期，李超荆教授在唐吉父老中医的带领下，成立了中西医结合病房，推广中西医结合治疗各种妇产科病，并取得了较好的成绩。这些成绩是在王淑贞教授的带领下，各级妇产科医师的努力下，从实践中得来的。

1980年由张惜阴教授在笔者医院开展和推广了妇科腹腔镜手术，目前笔者医院已开展了各种内镜辅助下的手术，广泛应用于妇科疾病（＞80％）。妇产科内镜手术已成为医院妇产科医师必须要掌握的基本技能。

事业的发展是从实践中得来的，笔者医院妇产科事业的发展实际上也是我国妇产科事业发展的一个缩影，使我国的妇产科事业跟上了全世界发展的前列，科研、医疗诊治

在不断地发展和前进中。

新世纪以来短短不足20年的时期内，妇产科学领域凸显出不断成熟的景象，主要表现在疾病诊疗的不断规范和完善。

（1）疾病诊疗的规范：经循证医学证实的诊疗指南不断充实到现代妇产科临床实践中，使现代的疾病诊断和治疗更具安全性；不断提高指南依据的级别，使现代的疾病诊断和治疗更具科学性。

（2）疾病诊疗的完善：人文科学已不断深入到现代的疾病诊断和治疗。部分妇科恶性疾病不但能得到早期诊断，而且有了早期预防的措施，例如癌前病变的早期诊断以及宫颈癌预防疫苗的问世。部分妇科恶性疾病治疗结果显示出对施治策略权衡利弊的优势，例如手术方式和范围对病人生活质量的影响、各种并发症的衡量以及化疗和放疗的适宜组合。疾病诊断和治疗的效果正在不断提高。

（3）临床诊疗技术的质量控制：近10年来，妇产科学领域的管理学家及医务人员已充分认识：①医疗质量控制建设是保障医疗质量的有效手段，是推进同级医疗机构检查结果互认的重要基础，是医疗质量管理与控制体系建设的重要组成部分，与病人切身利益息息相关；②推进同级医疗机构检查结果互认，对于有效利用卫生资源，提高诊疗水平，规范诊疗行为，改进医疗服务，促进合理检查和合理诊疗，降低病人就诊费用，强化病人对深化医药卫生体制改革切身感受具有重要意义。

全国妇产科同道们，让我们携起手来为我国妇产科事业的发展共同努力。

参考文献

1. Silvio Aladjek. Obstetrical Practice. St. louis：The C. V. Mosby Company，1980

2. Harold Speert. Obstetric & Gynecologic Milestones. New York：The Parthenon Publishing Group，1996

（丰有吉 张惜阴）

第二章 女性生殖器官解剖学

女性生殖器官包括内、外生殖器官。内生殖器官位于骨盆内，骨盆的形态及其大小与分娩密切相关；骨盆底组织

又承托内生殖器官，协助保持其正常位置。内生殖器官与盆腔内其他器官相邻，而且血管、淋巴及神经也有密切联

系。盆腔内某一器官病变可累及邻近器官。骨盆、内生殖器官及其相邻器官三者关系密切,相互影响。因此,本章对骨盆及盆腔内相关的器官也将一并介绍。

第一节 骨 盆

骨盆及其附属组织承托内生殖器官及其相邻器官,协助保持其正常位置。若骨盆及其组织异常,则可发生相应的妇科病变。同时,骨盆为胎儿娩出的骨产道,骨盆的结构、形态及其组成骨间径与阴道分娩密切相关。骨盆形态或组成骨间径线异常可引起分娩异常。因此,清晰地了解骨盆的解剖、形态和大小,将有助于提高妇科、产科的临床诊断和治疗技能。

【骨盆的类型】

根据骨盆的形状,骨盆可大致分为四种类型:①女性型骨盆;②男性型骨盆;③类人猿型骨盆;④扁平型骨盆。这种分类是以骨盆入口的前、后两部的形态作为基础的(图2-1-1):在骨盆入口最长横径处虚拟一条线,将骨盆分为前、后两部分,后面的部分决定骨盆的形状,而前面的部分表示它的变异。很多女型骨盆不是单一型的,而是混合型的,例如,某一个女性型骨盆可以伴有男性型的倾向,即骨盆后部是女性型的,而前部是男性型的。

1. **女性型骨盆** 骨盆入口呈横椭圆形,髂骨翼宽而浅,入口横径较前后径稍长,耻骨弓较宽,坐骨棘间径≥10cm。骨盆侧壁直,坐骨棘不突出,骶骨既不前倾,亦不后倾,骶坐骨切迹宽度>2横指。女性型骨盆为女性正常骨盆,最适宜分娩。在我国妇女,根据现有资料,占52.0%~58.9%。

2. **男性型骨盆** 骨盆入口略呈三角形,两侧壁内聚,坐骨棘突出,耻骨弓较窄,坐骨切迹窄呈高弓形,骶骨较直而前倾,导致出口后矢状径较短。因男型骨盆呈漏斗型,往往造成难产。此型骨盆较少见,在我国妇女中仅占1.0%~3.7%。

3. **类人猿型骨盆** 骨盆入口呈长椭圆形,骨盆入口、中骨盆和骨盆出口的横径均缩短,前后径稍长。坐骨切迹较宽,两侧壁稍内聚,坐骨棘较突出,耻骨弓较窄,但骶骨向后倾斜,故骨盆前部较窄而后部较宽。骶骨往往有6节且较直,故骨盆较其他类型深。在我国妇女中占14.2%~18.0%。

4. **扁平型骨盆** 骨盆入口呈扁椭圆形前后径短而横径长。耻骨弓宽,骶骨失去正常弯度,变直后翘或深弧型,故骶骨短而骨盆浅。在我国妇女中较为常见,占23.2%~29.0%。

女型骨盆的形态、大小除种族差异外,还受遗传、营养与性激素的影响。上述四种基本类型只是理论上归类,临

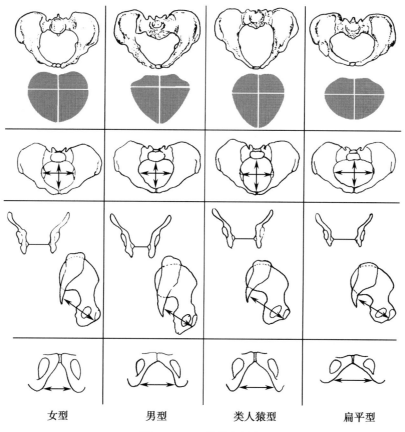

| 女型 | 男型 | 类人猿型 | 扁平型 |

图 2-1-1 四种基本骨盆

1

床多见混合型骨盆。

【骨盆的组成】

骨盆由骨骼、韧带及关节组成。

1. **骨盆的骨骼**　骨盆系由骶骨(os sacrum)、尾骨(os coccyx)及左右两块髋骨(os coxae)组成。每块髋骨又由髂骨(os ilium)、坐骨(os ischium)及耻骨(os pubis)融合而成(图2-1-2)。骶骨形似三角,前面凹陷成骶窝,底的中部前缘凸出,形成骶岬(promontory)(相当于髂总动脉分叉水平)。骶岬是妇科腹腔镜手术的重要标志之一及产科骨盆内测量对角径的重要据点。

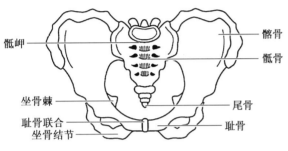

图 2-1-2　女型骨盆(前上观)

2. **骨盆的关节**　骶骨与髂骨之间以骶髂关节(sacro-iliac joint)相连;骶骨与尾骨之间以骶尾关节(sacro-coccygeal joint)相连;两耻骨之间有纤维软骨,形成耻骨联合(图2-1-3)。骶尾关节为略可活动的关节。分娩时,下降的胎头可使尾骨向后。若骨折或病变可使骶尾关节硬化,尾骨翘向前方,致使骨盆出口狭窄,影响分娩。在妊娠过程中,骨盆的关节松弛,可能是由于激素的改变所致。妇女的耻骨联合于早中期妊娠时开始松弛,在妊娠最后3个月更为松弛,但分娩后立即开始消退,一般产后3～5个月可完全消退。妊娠过程中,耻骨联合宽度增加,经产妇比初产妇增宽得更多,而且在分娩后很快转为正常。X线研究发现:足月妊娠时,由于骶髂关节向上滑动引起耻骨联合较明显

的活动性,最大的耻骨联合移位是在膀胱截石卧位时。此移位可以使骨盆出口的直径增加1.5～2.0cm。

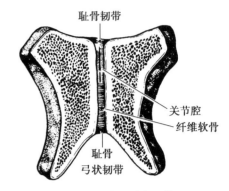

图 2-1-3　耻骨联合冠状面

3. **骨盆的韧带**　有两对重要的韧带:骶结节韧带与骶棘韧带。骶结节韧带为骶、尾骨与坐骨结节之间的韧带;骶棘韧带则为骶、尾骨与坐骨棘之间的韧带[图2-1-4(1)]。骶棘韧带宽度即坐骨切迹宽度,是判断中骨盆是否狭窄的重要指标。妊娠期受性激素的影响,韧带较松弛,各关节的活动性亦稍有增加,有利于胎儿娩出。

【骨盆分界】

以耻骨联合上缘、髂耻线及骶岬上缘的连线为界,将骨盆分为上下两部分:上方为假骨盆(又称大骨盆),下方为真骨盆(又称小骨盆)[图2-1-4(2)]。

假骨盆的前方为腹壁下部组织,两侧为髂骨翼,后方为第5腰椎。假骨盆与分娩无关,但其某些径线的长短关系到真骨盆的大小,测量假骨盆的径线可作为了解真骨盆情况的参考。

真骨盆是胎儿娩出的骨产道,可分为3部分:骨盆入口、骨盆腔及骨盆出口。骨盆腔为一前壁短、后壁长的弯曲管道:前壁是耻骨联合,长约4.2cm;后壁是骶骨与尾骨,骶骨弯曲的长度约11.8cm;两侧为坐骨、坐骨棘及骶棘韧带。坐骨棘位于真骨盆腔中部,在产程中是判断胎先露下降程

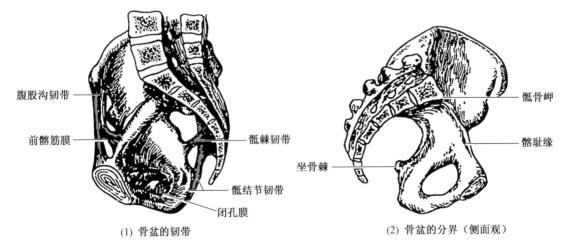

(1) 骨盆的韧带　　　　　　(2) 骨盆的分界（侧面观）

图 2-1-4　骨盆的韧带及其分界

度的重要骨性标志。

【骨盆的平面、径线和倾斜度】

由于骨盆的特殊形状,很难把骨盆腔内的形状描述清楚。长久以来,为便于理解,把骨盆分为四个虚拟的平面:①骨盆入口平面(图 2-1-5);②骨盆出口平面;③骨盆的最宽平面;④骨盆中段平面(图 2-1-6)。

1. **骨盆入口平面** 其后面以骶岬和骶骨翼部为界;两侧以髂耻缘为界;前面为耻骨横支和耻骨联合上缘。典型的女型骨盆入口平面几乎是圆的,而不是卵形的。

骨盆入口平面的四条径线,一般描述为:前后径(anteroposterior diameter),横径(transverse diameter)和两条斜径(oblique diameter)。

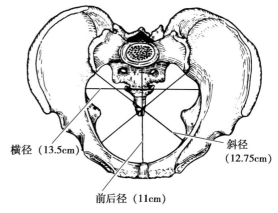

横径(13.5cm)　斜径(12.75cm)　前后径(11cm)

图 2-1-5 正常女型骨盆入口径线

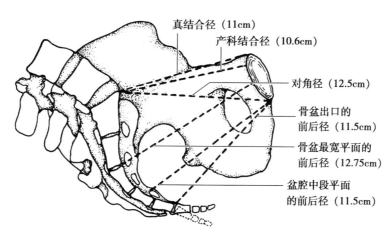

真结合径(11cm)
产科结合径(10.6cm)
对角径(12.5cm)
骨盆出口的前后径(11.5cm)
骨盆最宽平面的前后径(12.75cm)
盆腔中段平面的前后径(11.5cm)

图 2-1-6 骨盆的各个平面和各条径线

骨盆入口平面的前后径又以耻骨联合与骶岬上缘中点的距离,分别虚拟为三条径线:解剖结合径、产科结合径和对角径(图 2-1-7)。

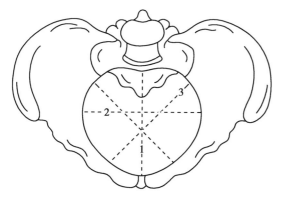

图 2-1-7 骨盆入口平面各径线

真结合径(true conjugate),又称解剖结合径(anatomic conjugate)为耻骨联合上缘中点与骶岬上缘中点间的距离。

对角径(diagonal conjugate,DC),为耻骨联合下缘中点与骶岬上缘中点间的距离。

对角径减去 1.5～2.0cm 则为产科结合径(obstetric conjugate)。在大多数骨盆中,这是胎头下降时,必须通过骨盆入口的最短直径。产科结合径是不能用手指直接测量到的。虽然人们设计了各种器械,但是除 X 线外,都未能获得满意的结果。临床上,如果没有 X 线设备,则只能测量出对角径的距离,然后减去 1.5～2.0cm,间接地估计产科结合径的长度。

骨盆入口横径与真结合径成直角,它代表两侧分界线之间最长的距离。横径一般在骶岬前面的 5cm 处与真结合径交叉。卵形骨盆的横径约为 13.5cm,而圆形骨盆的横径则稍许短些。

任一斜径自一侧骶髂软骨结合伸至对侧的髂耻隆起,根据它们的起点位置,被称为左或右斜径,其长度约为 12.75cm。

2. **骨盆出口平面** 是由两个近似三角区所组成。这两个三角区不在同一平面上,但有一条共同的基线,即在两侧坐骨结节之间的一条线。后三角的顶点是骶骨的尖端;两侧是骶结节韧带和坐骨结节。前三角的顶点是耻骨联合下缘,两侧是耻骨降支(图 2-1-8)。骨盆出口平面有四条径线:出口前后径、出口横径(transverse of outlet)、出口前矢状径和出口后矢状径(posterior sagittal diameter of outlet)。

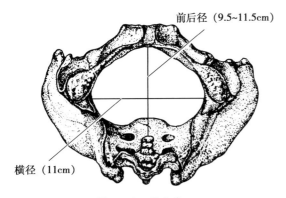

图 2-1-8 骨盆出口

（1）出口前后径：耻骨联合下缘至骶尾关节间的距离，平均长约 11.5cm。

（2）出口横径：两坐骨结节间的距离，也称坐骨结节间径，平均长约 9cm。是胎先露部通过骨盆出口的径线，此径线与分娩关系密切。

（3）出口前矢状径：耻骨联合下缘中点至坐骨结节间径中点间的距离，平均长约 6cm。

（4）出口后矢状径：骶尾关节至坐骨结节间径中点间的距离，平均长约 8.5cm。当出口横径稍短，而出口横径与后矢状径之和大于 15cm 时，一般正常大小胎儿可以通过后三角区经阴道娩出。

3. 骨盆的最宽平面 它没有产科学意义。从定义来看，它表示盆腔最宽敞的部分。其前后径从耻骨联合的后面中间伸到第二、三节骶椎的结合处；横径处于两则髋臼中心之间。它的前后径和横径的长度均为 12.5cm。因为其两条斜径在闭孔和骶坐骨切迹之间，它们的长度是不确定的。

4. 骨盆中段平面 又称中骨盆平面，位于两侧坐骨棘的同一水平，是骨盆的最窄平面。它对胎头入盆后分娩产道阻塞有特别重要的意义。骨盆中段平面有两条径线：中骨盆前后径和中骨盆横径。

（1）中骨盆前后径：耻骨联合下缘中点通过两侧坐骨棘连线中点至骶骨下端间的距离，平均长约 11.5cm。

（2）中骨盆横径：也称坐骨棘间径。为两坐骨棘间的距离，平均长约 10cm。是胎先露部通过中骨盆的重要径线，此径线与分娩有重要关系。

5. 骨盆倾斜度 女性直立时，其骨盆入口平面与地平面所形成之角度，称为骨盆倾斜度（obliquity of pelvis）。一般女性的骨盆倾斜度为 60°（图 2-1-9）。骨盆倾斜度过大，往往影响胎头的衔接。

6. 骨盆轴 为连接骨盆腔各平面中点的假想曲线，代表骨盆轴（axis of pelvis）。此轴上段向下向后；中段向下；下段向下向前（图 2-1-10）。分娩时，胎儿即沿此轴娩出。

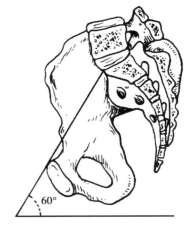

图 2-1-9 骨盆倾斜度

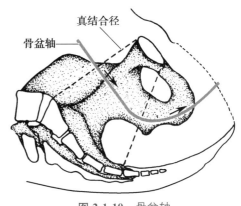

图 2-1-10 骨盆轴

第二节 外生殖器官解剖

女性生殖器，可分为外生殖器和内生殖器两部分。女性外生殖器是指生殖器官外露的部分，又称外阴，位于两股内侧间，前为耻骨联合，后为会阴（图 2-2-1）。

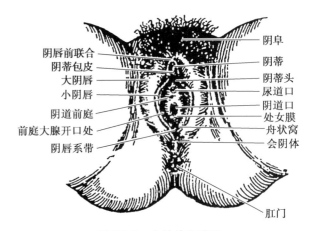

图 2-2-1 女性外生殖器

一、阴　阜

阴阜(mons pubis)是指耻骨联合前面隆起的脂肪垫。青春期后,其表面皮肤开始生长卷曲的阴毛,呈盾式(escutcheon)分布;尖端向下三角形分布,底部两侧阴毛向下延伸至大阴唇外侧面。而男性的阴毛分布不似如此局限:阴毛可以向上分布,朝向脐部,或朝下扩伸而达左右大腿的内侧。阴毛的疏密与色泽因个体和种族不同而异。阴毛为第二性征之一。

二、大　阴　唇

大阴唇(labium majus)自阴阜向下、向后止于会阴的一对隆起的皮肤皱襞,其外形是根据所含脂肪量的多少而不同。一般女性的大阴唇长 7～8cm,宽 2～3cm,厚 1～1.5cm。在女孩或未婚女性,两侧大阴唇往往互相靠拢而完全盖没它们后面的组织,而经产妇左右大阴唇多数是分开的。大阴唇的前上方和阴阜相连,左右侧大阴唇在阴道的下方融合,形成后联合,逐渐并入会阴部。

大阴唇外侧面为皮肤,皮层内有皮脂腺和汗腺,多数妇女的大阴唇皮肤有色素沉着;内侧面湿润似黏膜。大阴唇皮下组织松弛,脂肪中有丰富的静脉、神经及淋巴管,若受外伤,容易形成血肿,疼痛较甚。

解剖学上,女性的大阴唇相当于男性的阴囊。子宫的圆韧带终止在大阴唇的上缘。绝经后,大阴唇多呈萎缩状。

三、小　阴　唇

分开大阴唇后,可见到小阴唇(labium minus)。左、右侧小阴唇的前上方互相靠拢。其大小和形状可以因人而异,有很大差别。未产妇的小阴唇往往被大阴唇所遮盖,而经产妇的小阴唇可伸展到大阴唇之外。

左右小阴唇分别由两片薄薄的组织所组成。外观小阴唇呈湿润状,颜色微红,犹如黏膜一样,但无阴毛。小阴唇内含有勃起功能的组织、血管、少数平滑肌纤维和较多皮脂腺,偶有少数汗腺,外覆复层鳞状上皮。小阴唇因富有多种神经末梢,故非常敏感。

两侧小阴唇的前上方互相靠拢、融合,形成上下两层;下层为阴蒂的系带,而上层为阴蒂包皮。两侧小阴唇的下方可分别与同侧的大阴唇融合,或者在中线形成小阴唇后联合(fourchet),又称阴唇系带(frenulum of pudendal labia)。

四、阴　蒂

阴蒂(clitoris)是小而长,且有勃起功能的小体,位于两侧小阴唇顶端下,由阴蒂头、阴蒂体和两侧阴蒂脚所组成。阴蒂头显露于阴蒂包皮和阴蒂系带之间,直径很少超过 0.5cm,神经末梢丰富,极敏感,是使女性动欲的主要器官。

阴蒂相当于男性的阴茎,具有勃起性。阴蒂即使在勃起的情况下,长度也很少超过 2cm。由于小阴唇的牵拉,所以阴蒂呈一定程度的弯曲,其游离端指向下内方,朝着阴道口。阴蒂头是由梭形细胞组成。阴蒂体包括两个海绵体,其壁中有平滑肌纤维。长而狭的阴蒂脚分别起源于左、右两侧坐耻支的下面。

五、前　庭

前庭(vestibule)是指左、右小阴唇所包围的长圆形区域,为胚胎期尿生殖窦的残余部分。在前庭的前面有阴蒂,后方则以小阴唇后联合为界。

在前庭的范围内有尿道口、阴道口和左、右前庭大腺(即巴氏腺,Bartholin's glands)的出口(图 2-2-2)。前庭的后半部,即小阴唇后联合与阴道之间,是所谓的舟状窝。除未产妇外,此窝很少能被观察到,因为经产妇在分娩时,多数妇女的舟状窝由于受到损伤而消失。

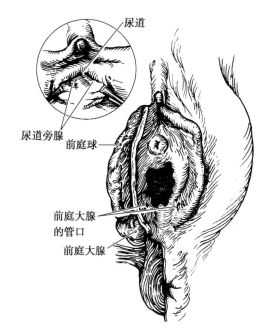

图 2-2-2　尿道、尿道旁腺、前庭大腺

六、前　庭　大　腺

前庭大腺(major vestibular gland)是前庭左右各一的复泡管状腺(compound gland),其直径为 0.5～1.0cm,位于前庭下方阴道口的左、右两侧。前庭大腺的出口管长 1.5～2.0cm,开口于前庭的两侧,正好在阴道口两侧边缘之外。前庭大腺的管径很小,一般仅能插入细小的探针。在性交的刺激下,腺体分泌出黏液样分泌物,以资润滑。

若炎症导致前庭大腺腺管阻塞,则可引起前庭大腺脓肿或囊肿。

七、尿 道 口

尿道口位于前庭的中央,耻骨弓下方 1.0～1.5cm 处、阴道口的上方。尿道口往往呈轻度折叠状。排尿时,尿道口的直径可以放松到 4～5mm。尿道的左、右两侧有尿道旁管(paraurethral ducts),即 Skene 管,其往往开口于前庭,也偶有开口于尿道口内的后壁处。尿道旁管的口径很小,约为 0.5mm;其长度可因人而稍异。

尿道下 2/3 与阴道前壁紧密相连,阴道下 1/3 的环状肌肉围绕尿道的上端和下端。

八、前 庭 球

前庭两侧黏膜下的一对具有勃起性的静脉丛,其长 3.0～4.0cm,宽 1.0～2.0cm,厚 0.5～1.0cm。它们与坐耻支并列,部分表面覆有球海绵体肌和阴道缩肌。前庭球(bulbus vestibuli)的下端,一般处于阴道口的中部,而其前端则向上朝着阴蒂伸展。

分娩时,前庭球往往被推到耻骨弓的下面,但因为它们尾部是部分环绕着阴道,所以容易受到损伤而造成外阴血肿或甚至大量出血。

九、阴道口和处女膜

阴道口(vaginal orifice)位于前庭的后半部,其形状和大小可因人而异。处女的阴道口往往被小阴唇所盖没;如果推开小阴唇,则可见到阴道口几乎完全被处女膜(hymen)所封闭。处女膜是否破裂,有时可以引起法律纠纷,因此,检查处女时应当详细检查,慎重结论。

阴道的表面和游离的边缘有较多的结缔组织乳头。

处女膜的形状和坚固度均有明显的差异。处女膜两面均覆有未角化的复层鳞状上皮,间质大部分是由弹性和胶原性的结缔组织。处女膜没有腺性或肌性成分,亦没有很多神经纤维。女性新生儿的处女膜有很多血管;妊娠妇女的处女膜上皮较厚,并富有糖原;绝经后女性的处女膜上皮变薄,并可以出现轻微的角化。成年处女的处女膜仅是或多或少围绕阴道口的一片不同厚度的膜,并有一个小到如针尖、大到能容纳一个或两个指尖的孔。此开口往往呈新月形或圆形,但也偶可是筛状的、有中隔的或澈状的。澈状的处女膜可能被误认为是处女膜破裂。因此,由于法律的原因,在做出处女膜是否破裂的描述时,必须慎重。

一般来说,处女膜多数是在第一次性交时撕裂,裂口可以分散在数处,多数撕裂位于处女膜的后半部。撕裂的边缘往往很快结成瘢痕,此后处女膜即成为若干分段的组织。

首次性交时,处女膜撕裂的深度可因人而异。一般认为,处女膜撕裂时往往伴有少量出血,但很少引起大出血。个别处女的处女膜组织比较坚韧,需手术切开,但极为罕见。由分娩而引起处女膜解剖上的改变,往往比较明显、清楚,因而易识别而作出诊断。

处女膜无孔是一种先天性异常,此时阴道完全被闭锁。它的主要现象是经血滞留、性交受阻。一般需手术切开。

十、阴 道

阴道(vagina)的起源问题尚无统一的意见。阴道上皮的来源,有三种不同的看法:① 米勒系统(Müllerian system);② 午非管(Wolffian duct);③ 尿生殖窦(urogenital sinus)。目前,较为公认的是:阴道部分起源于米勒管和部分来自尿生殖窦。

阴道可以被称为是子宫的排泄管道,经过阴道,子宫排出经血。它亦是女性的性交器官,同时又是分娩时的产道的一部分。

阴道是由肌肉、黏膜组成的管道,其上接宫颈、下联外阴。阴道前方为膀胱,后为直肠。

阴道与膀胱及尿道之间有一层结缔组织,即所谓的"膀胱-阴道隔"。阴道中、下段和直肠之间,亦有由类似组织所形成的直肠-子宫间隔。阴道部分上段(即阴道后穹隆)参与组成直肠子宫陷凹(recto-uterine pouch,道格拉斯陷凹)的前壁(图 2-2-3)。在正常情况下,阴道前壁与后壁的中间部分互相靠得较近,而在阴道的左、右两旁的侧壁之间,则有一定间隙。这样便使阴道的横切面看来犹似空心的 H 字形状(图 2-2-4)。

阴道的顶端是个盲穹隆,子宫颈的下半部伸入此处。阴道穹隆可以分为四部分,即左、右、前、后穹隆。阴道和子宫颈的连接处,在子宫颈的后方要比子宫颈的前方高些,故阴道后穹隆比前穹隆深一些(图 2-2-3)。阴道前壁也稍短于后壁,长度分别为 6～8cm 和 7～10cm。

阴道的前、后壁上,有纵行的皱褶柱。在未经产妇女中,还可以在此处见到与纵行柱成直角的横嵴。当这些皱褶到达侧壁时,渐渐消失,在高年经产妇中,阴道壁往往变为平滑。

阴道的黏膜是由典型的不角化复层鳞状上皮细胞组成。黏膜下有一层结缔组织,其中血管丰富,偶尔有淋巴小结。阴道黏膜仅疏松地与下面的组织相连,因此手术时,可以轻松地把阴道黏膜与其下的结缔组织分开。

正常情况下,阴道黏膜不含有典型的腺体。有时在经产妇的阴道中可见有些包涵囊肿,但不是腺体,而是在修补阴道撕裂时,黏膜碎片被埋没在缝合伤口下而后形成的囊肿。另外有些衬有柱状的或澈状的上皮的囊肿,也不是腺而是午非管或米勒管的残余物。

阴道的肌层可分为两层平滑肌,外层纵行,内层环行,

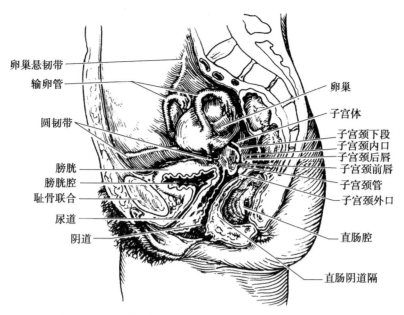

卵巢悬韧带
输卵管
圆韧带
膀胱
膀胱腔
耻骨联合
尿道
阴道

卵巢
子宫体
子宫颈下段
子宫颈内口
子宫颈后唇
子宫颈前唇
子宫颈管
子宫颈外口
直肠腔

直肠阴道隔

图 2-2-3　盆腔矢状切面,显示阴道、子宫、膀胱等的关系

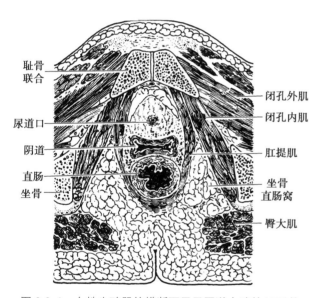

耻骨联合
尿道口
阴道
直肠
坐骨

闭孔外肌
闭孔内肌
肛提肌
坐骨直肠窝
臀大肌

图 2-2-4　女性生殖器的横断面显示阴道内腔的 H 形状

但整个肌层并不明显。在阴道的下端,可见有一横纹肌带。它是阴道缩肌或括约肌,然而,主要关闭阴道的是肛提肌(musculus levator ani)。肌层的外面有结缔组织把阴道与周围的组织连接起来。这些结缔组织内含有不少弹性纤维和很多静脉。

　　阴道有丰富的血管供应。它的上 1/3 是由子宫动脉的宫颈-阴道支供应;中 1/3 由膀胱下动脉供应;下 1/3 则由直肠中动脉和阴部内动脉供应。直接围绕阴道的是一个广泛的静脉丛,静脉与动脉伴行,最后汇入髂内静脉。阴道下 1/3 的淋巴,与外阴的淋巴一起流入腹股沟淋巴结;中 1/3 的淋巴流入髂内淋巴结,上 1/3 的淋巴则流入髂总淋巴结。

　　根据 Krantz(1958 年)的论述,人的阴道没有特殊的神经末梢(生殖小体),但是在它的乳头中偶尔可见到游离的

神经末梢。

　　阴道的伸缩性很大。在足月妊娠时,它可以被扩张到足以使正常足月胎儿顺利娩出,而在产褥期间,它又能逐渐恢复到产前状态。

十一、会　　阴

　　广义的会阴(perineum),是指盆膈以下封闭骨盆出口的全部软组织结构,有承载盆腔及腹腔脏器的作用。它主要由尿生殖膈和盆膈所组成。尿生殖膈由上、下两层筋膜、会阴深横肌和尿道阴道括约肌所构成。盆膈是由上、下两层筋膜、肛提肌和尾骨肌所构成。肛提肌则由髂尾肌、耻骨直肠肌、耻尾肌所组成。它有加强盆底托力的作用,又因部分肌纤维在阴道和直肠周围密切交织,还有加强肛门和阴道括约肌的作用。处于阴道和肛门之间的中缝即会阴缝(raphe perinei)是由会阴的中心腱所加固。球海绵体肌、会阴浅横肌和肛门外括约肌在它的上面会聚。以上这些结构共同成为会阴体的主要支撑。在分娩时,它们往往被撕伤。

　　狭义的会阴,是指阴道口与肛门之间的软组织结构。

第三节　内生殖器官解剖

　　内生殖器包括子宫、输卵管和卵巢。

一、子　　宫

　　子宫(uterus)是一个主要由肌肉组成的器官,宫体部外覆腹膜,宫腔内衬子宫内膜。妊娠期,子宫接纳和保护受孕产物,并供以营养;妊娠足月时,子宫收缩,娩出胎儿及其

1

附属物。

非妊娠期子宫位于盆腔内,处于膀胱与直肠之间,它的下端伸入阴道。子宫的后壁几乎全部被腹膜所覆盖,它的下段形成直肠子宫陷凹的前界。子宫前壁仅上段盖有腹膜,因为它的下段直接与膀胱后壁相连,在它们中间有一层清楚的结缔组织。

子宫形状为上宽下窄(图 2-3-1),可分为大小不同

的上下两部:上部为宫体、呈三角形;下部呈圆筒形或梭形,即宫颈。宫体的前壁几乎是平的,而其后壁则呈清楚的凸形。双侧输卵管起源于子宫角部,即子宫上缘和侧缘交界之处。两侧输卵管内端之间的上面凸出的子宫部分,称为子宫底。自子宫的左、右侧角至盆腔底部之间的部分是子宫的侧缘,两侧腹膜呈翼形皱褶、形成阔韧带。

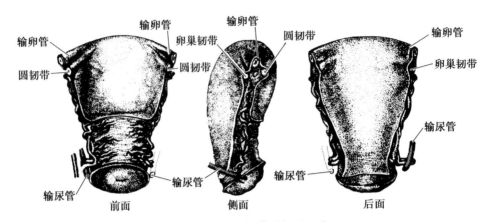

图 2-3-1　子宫的前、侧、后面观

子宫的大小和形状,随女性的年龄和产次而有较大差别。女性新生儿的子宫长约 2.5～3.0cm,成年而未产者的子宫长约 5.5～8.0cm,而经产妇的子宫则长约为 9.0～9.5cm。未产妇和经产妇的子宫重量,亦有很大差异,前者约为 45～70g,后者约为 80g 或更重一些。在不同年龄的对象中,宫体与宫颈长度的比率亦有很大差异(图 2-3-2)。婴儿宫体的长度仅为宫颈长度的一半;年轻而未产者,则两者的长度约相等;经产妇宫颈长度仅为子宫总长度的1/3。

子宫的主要组成成分是肌肉,宫体的前壁与后壁几乎互相接触,中间的子宫腔仅为一裂缝。宫颈呈梭形,其上、下两端各有一小孔,即宫颈内口和外口。额切面观,子宫体呈三角形,而子宫颈管则仍为梭形。经产妇子宫腔的三角形状,变得较不明显,因为原来凸出的侧缘,往往变为凹形。

绝经期妇女子宫肌层和内膜层萎缩,子宫的体积变小。

子宫又分为子宫体和子宫颈两部分。

【子宫体】

宫体的壁由三层组织所组成,即浆膜层、肌肉层和黏膜层。

1. **浆膜层**　为覆盖宫体的盆腔腹膜,与肌层紧连不能分离。在子宫峡部处,两者结合较松弛,腹膜向前反折覆盖膀胱底部,形成膀胱子宫陷凹,反折处腹膜称膀胱子宫反折腹膜。在子宫后面,宫体浆膜层向下延伸,覆盖宫颈后方及阴道后穹隆再折向直肠,形成直肠子宫陷凹(亦称道格拉斯陷凹)。

2. **肌层**　由大量平滑肌组织、少量弹力纤维与胶原纤维组成,非孕时厚约 0.8cm。子宫体肌层可分 3 层:①外

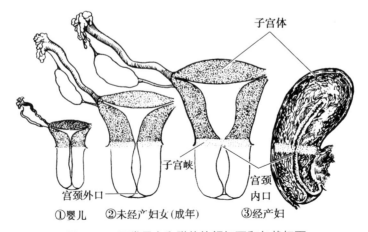

图 2-3-2　正常子宫和附件的额切面和矢状切面

层:肌纤维纵行排列,较薄,是子宫收缩的起始点;②中层:占肌层大部分,呈交叉排列,在血管周围形成"8"字形围绕血管;③内层:肌纤维纵行排列(以往认为肌纤维呈环形排列)。宫体肌层内有血管穿行,肌纤维收缩可压迫血管,能有效地制止血管出血。

3. **子宫内膜层**　子宫内膜是一层薄的、淡红色的绒样的膜。仔细观察,可以见到有许多微小的孔,即子宫腺体的开口。正常情况下,子宫内膜的厚度可以变动在 0.5mm 至 3～5mm 之间。子宫内膜为一层高柱形,具有纤毛且互相紧密排列的细胞所组成。管形的子宫腺体是由表层上皮内陷所构成,其伸入子宫内膜层的全层、直达肌层。子宫内膜腺体可分泌稀薄的碱性液体,以保持宫腔潮湿。

子宫内膜与肌层直接相贴,其间没有内膜下层组织。内膜可分 3 层:致密层,海绵层及基底层。致密层与海绵层对性激素敏感,在卵巢激素影响下发生周期性变化,又称功能层。基底层紧贴肌层,对卵巢激素不敏感,无周期性变化。

【子宫颈】

是指子宫颈解剖学内口以下那部分子宫。在子宫的前方、子宫颈的上界,几乎是相当于腹膜开始反折到膀胱上之处。以阴道壁附着处为界,子宫颈分为阴道上和阴道两部分,称为宫颈阴道上部和宫颈阴道部。宫颈阴道上部的后面被腹膜所覆盖,而前面和左、右侧面与膀胱和阔韧带的结缔组织相连。宫颈阴道部伸入阴道,它的下端是子宫颈外口。

子宫颈外口的形状可以因人而异。未产妇子宫颈外口为小而齐整的卵圆形孔;因子宫颈在分娩时受到一定的损伤(损伤最容易发生于外口的两旁),故经产妇子宫颈外口往往变为一条横行的缝道,子宫颈外口分成为所谓的"前唇和后唇"。有时,初产妇子宫颈遭到较严重的多处撕裂后,宫颈外口变为很不规则。根据这种撕裂的痕迹,可以无疑地诊断为经产妇(图 2-3-3,图 2-3-4)。

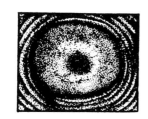

图 2-3-3　未产妇的宫颈外口

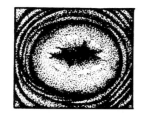

图 2-3-4　经产妇的宫颈外口

子宫颈主要由结缔组织所组成,内含较多血管和弹性组织,偶有平滑肌纤维。宫颈的胶原性组织与宫体的肌肉组织的界线一般较明显,但亦可以是逐渐转变的,延伸范围约 10mm。宫颈的物理性能是根据它的结缔组织的状态而决定,在妊娠和分娩期,子宫颈之所以能扩张是和宫颈中的胶原组织的离解有关。

宫颈管的黏膜是由一层高柱形上皮所组成,它处在一层薄的基底膜之上。因无黏膜下层,故宫颈的腺体可直接从黏膜的表层延伸到下面的结缔组织。颈管黏膜的黏液细胞分泌厚而黏的分泌物,形成黏液栓,将宫颈管与外界隔开。

宫颈阴道部的黏膜直接与阴道的黏膜相连,两者都由复层鳞状上皮组成,有时子宫颈管的腺体可以伸展到黏膜面。假如这些腺体的出口被阻塞,则会形成所谓的潴留囊肿(nabothian follicles)。

正常情况下,在宫颈外口处,阴道部的鳞状上皮与宫颈管的柱状上皮之间有清楚的分界线,称原始鳞-柱交接部或鳞-柱交界。若体内雌激素变化、感染或损伤,则复层鳞状上皮可扩展到宫颈管的下 1/3,甚至更高一些。而宫颈管的柱状上皮也可移至宫颈阴道部。这种变化在有宫颈前、后唇外翻的经产妇中,更为显著。这种随体内环境变化而移位所形成的鳞-柱交接部称生理性鳞-柱交接部。在原始鳞-柱交接部和生理性鳞-柱交接部间所形成的区域称移行带区,此区域是宫颈癌及其癌前病变的好发部位。

子宫峡部,为宫颈阴道上部与子宫体相移行的部分,实际上属于子宫颈的一部分,也即宫颈解剖学内口和宫颈组织学内口之间的部分。在产科方面有特别重要的意义。非妊娠时,此部仅长 0.6～1.0cm,妊娠晚期时,则可增长达 6～10cm,临床上称其为子宫下段。子宫下段组织薄弱,分娩时子宫破裂多位于此处。同时因此处血管较稀疏,故临床上将其作为剖宫取胎之处,可显著减少术中出血量。

【子宫的韧带】

主要由结缔组织增厚而成,有的含平滑肌,具有维持子宫位置的功能。子宫韧带共有 4 对:阔韧带、圆韧带、主韧带和宫骶韧带。

1. **阔韧带**(broad ligament)　子宫两侧翼形腹膜皱褶。起自子宫侧浆膜层,止于两侧盆壁;上缘游离,下端与盆底腹膜相连。阔韧带由前后两叶腹膜及其间的结缔组织构成,疏松,易分离。阔韧带上缘腹膜向上延伸,内 2/3 包绕部分输卵管,形成输卵管系膜;外 1/3 包绕卵巢血管,形成骨盆漏斗韧带(infundibulo pelvic ligament),又称卵巢悬韧带(suspensory ligament)。阔韧带内有丰富的血管、神经及淋巴管,统称为子宫旁组织,阔韧带下部还含有子宫动静脉、其他韧带及输尿管。

阔韧带上部的直切面显示分为三部分,分别围绕输卵管、子宫、卵巢韧带和圆韧带(图 2-3-5)。

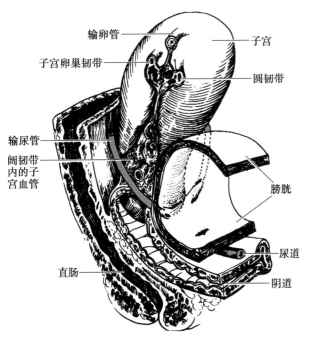

图 2-3-5 阔韧带的子宫断端示意图

输卵管下的阔韧带部分即为输卵管系膜,由两层腹膜所组成,其间是一些松弛的结缔组织,其中有时可见卵巢冠。

卵巢冠由许多含有纤毛上皮的狭窄垂直小管所组成。这些小管的上端与一条纵向管相接合,后者在输卵管下伸展到子宫的侧缘,在宫颈内口近处成为盲管。这个管是午非管的残余,称为加特内管(卵巢冠纵管)。

2. 圆韧带(round ligament) 圆形条状韧带,长 12~14cm。起自双侧子宫角的前面,穿行于阔韧带与腹股沟内,止于大阴唇前端。圆韧带由结缔组织与平滑肌组成,其肌纤维与子宫肌纤维连接,可使子宫底维持在前倾位置。

3. 主韧带(cardinal ligament) 为阔韧带下部增厚的部分,横行于宫颈阴道上部与子宫体下部侧缘达盆壁之间,又称宫颈横韧带。由结缔组织及少量肌纤维组成,与宫颈紧密相连,起固定宫颈的作用。子宫血管与输尿管下段穿越此韧带。

4. 宫骶韧带(utero-sacral ligament) 从宫颈后面上部两侧起(相当于子宫峡部水平),绕过直肠而终于第 2~3 骶椎前面的筋膜内,由结缔组织及平滑肌纤维组织组成,外有腹膜遮盖。短厚坚韧,牵引宫颈向后、向上维子宫于前倾位置。

由于上述 4 对子宫韧带的牵拉与盆底组织的支托作用,使子宫维持在轻度前倾前屈位。

【子宫的位置】

子宫的一般位置是轻度前倾、前屈。当妇女直立时,子宫几乎处于水平线和稍向前屈,子宫底处在膀胱上,而宫颈则向后朝着骶骨的下端,其外口大约处于坐骨棘的水平。上述器官的位置可依据膀胱和直肠的膨胀程度而变动。

正常子宫是一个部分可动的器官:宫颈是固定的,宫体则可在前后平面上活动。所以,姿势和地心引力可以影响子宫的位置。直立时,骨盆的前倾斜可能造成子宫的前屈。

【子宫的血管】

子宫血管的供应主要来自子宫动脉。子宫动脉自髂内动脉(图 2-3-6)分出后,沿骨盆侧壁向下向前行,穿越阔韧带基底部、宫旁组织到达子宫外侧(距子宫峡部水平)约 2cm 处横跨输尿管至子宫侧缘。此后分为上、下两支:上支称宫体支,较粗,沿子宫侧纤曲上行,至宫角处又分为宫底支(分布于宫底部)、卵巢支(与卵巢动脉末梢吻合)及输卵管支(分布于输卵管);下支称宫颈-阴道支,较细,分布于宫颈及阴道上段。

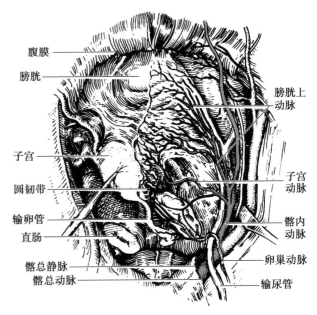

图 2-3-6 子宫和骨盆血管

由于子宫动脉在宫颈内口的水平、子宫侧缘 2cm 处跨过输尿管(喻为"桥下有水"),故行子宫切除术时,有可能误伤输尿管,需慎防之。

子宫动脉上行支沿子宫侧缘上行,逐段分出与宫体表面平行的分支,称为弓形小动脉。弓形小动脉进入子宫肌层后呈辐射状分支为辐射状动脉(radial artery)。肌层内辐射状动脉以直角状再分支,形成螺旋小动脉(spiral artery),进入上 2/3 内膜层,供应功能层内膜。若肌层内辐射状动脉以锐角状再分支,则形成基底动脉(basal artery),仅进入基底层内膜。螺旋小动脉对血管收缩物质和激素敏感,而基底动脉则不受激素的影响(图 2-3-7)。

子宫两侧弓形静脉汇合成为子宫静脉,然后流入髂内静脉,最后汇入髂总静脉。

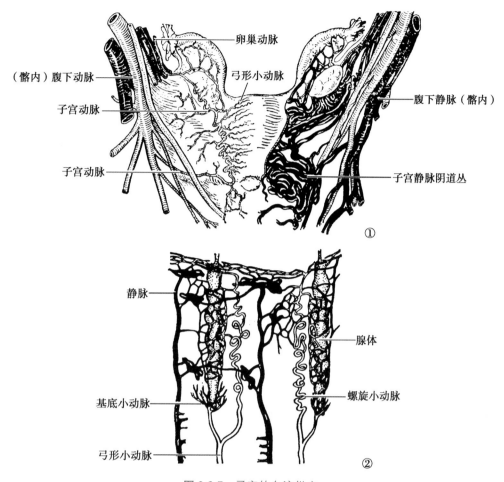

卵巢动脉

（髂内）腹下动脉

弓形小动脉

子宫动脉

腹下静脉（髂内）

子宫动脉

子宫静脉阴道丛

①

静脉

腺体

基底小动脉

螺旋小动脉

弓形小动脉

②

图 2-3-7　子宫的血液供应

【淋巴】

子宫内膜有丰富的淋巴网,但是真正的淋巴管则大部分限于基底部。子宫肌层的淋巴管汇聚于浆膜层,并在浆膜下面形成丰富的淋巴管丛,特别是在子宫的后壁,而在前壁则少些。

子宫淋巴回流有五条通路:①宫底部淋巴常沿阔韧带上部淋巴网、经骨盆漏斗韧带至卵巢、向上至腹主动脉旁淋巴结;②子宫前壁上部沿圆韧带回流到腹股沟淋巴结;③子宫下段淋巴回流至宫旁、闭孔、髂内外及髂总淋巴结;④子宫后壁淋巴可沿宫骶韧带回流至直肠淋巴结;⑤子宫前壁也可回流至膀胱淋巴结(图 2-3-8)。

【神经支配】

子宫的神经分配主要来自交感神经系统,然而也有一部分来自脑脊髓和副交感神经系统。副交感神经系统由来自第二、三、四骶神经的稀少纤维所组成,分布于子宫的两侧,然后进入子宫颈神经节。交感神经系统经腹下丛进入盆腔,向两侧下行后,进入子宫阴道丛。上述两神经丛的神经供应子宫、膀胱和阴道的上部。有些神经支在肌肉纤维间终止,另一些则伴着血管进入子宫内膜。

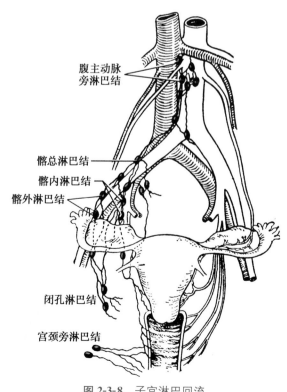

腹主动脉旁淋巴结

髂总淋巴结

髂内淋巴结

髂外淋巴结

闭孔淋巴结

宫颈旁淋巴结

图 2-3-8　子宫淋巴回流

交感神经和副交感神经两者都有运动神经和少许感觉神经纤维。交感神经使肌肉收缩和血管收缩,而副交感神经则抑制血管收缩,转为血管扩张。

胸 11、12 交感神经中的运动神经纤维支配子宫体和宫底,来自子宫体和宫底的感觉神经纤维伴交感神经纤维经腹下神经丛至胸 11、12(图 2-3-9)。

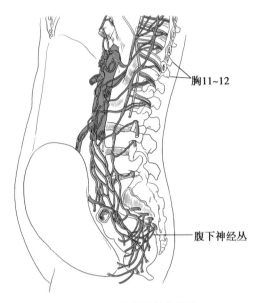

图 2-3-9　分娩的神经通路

子宫平滑肌有自主节律活动,完全切除其神经后仍有节律收缩,还能完成分娩活动,临床上可见低位截瘫的产妇仍能顺利自然分娩。

二、输　卵　管

输卵管(salpinx uterine)为卵子与精子结合场所及运送受精卵的管道(图 2-3-10)。

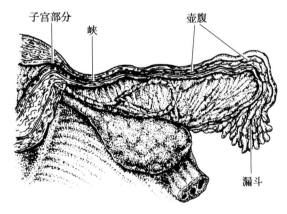

图 2-3-10　输卵管的纵切面,显示输卵管管腔的各段不同大小、纵行皱襞和输卵管系膜、子宫以及卵巢的关系

【形态】

自两侧子宫角向外伸展的管道,长 8～14cm。输卵管

内侧与宫角相连,走行于输卵管系膜上端,外侧 1.0～1.5cm(伞部)游离。根据形态不同,输卵管分为 4 部分:

1. **间质部**(interstitial portion)　潜行于子宫壁内的部分,短而腔窄,长约 1cm。

2. **峡部**(isthmic portion)　紧接间质部外侧,长 2～3cm,管腔直径约 2mm。

3. **壶腹部**(ampulla)　峡部外侧,长 5～8cm,管腔直径 6～8mm。

4. **伞部**(fimbria)　输卵管的最外侧端,游离,开口于腹腔,管口为许多须状组织,呈伞状,故名伞部。伞部长短不一,常为 1～1.5cm,有"拾卵"作用。

【解剖组织学】

由浆膜层、肌层及黏膜层组成。

1. **浆膜层**　即阔韧带上缘腹膜延伸包绕输卵管而成。

2. **肌层**　为平滑肌,分外、中及内 3 层。外层纵行排列;中层环行,与环绕输卵管的血管平行;内层又称固有层,从间质部向外伸展 1cm 后,内层便呈螺旋状。肌层有节奏地收缩可引起输卵管由远端向近端的蠕动。

3. **黏膜层**　由单层高柱状上皮组成。黏膜上皮可分纤毛细胞、无纤毛细胞、楔状细胞及未分化细胞。四种细胞具有不同的功能:纤毛细胞的纤毛摆动有助于输送卵子;无纤毛细胞可分泌对碘酸-雪夫反应(PAS)阳性的物质(糖原或中性黏多糖),又称分泌细胞;楔形细胞可能为无纤毛细胞的前身;未分化细胞又称游走细胞,为上皮的储备细胞。

输卵管肌肉的收缩和黏膜上皮细胞的形态、分泌及纤毛摆动均受卵巢激素影响,有周期性变化。

4. **输卵管血供**　输卵管无其命名的动脉。输卵管由子宫动脉上支(宫体支)的分支(输卵管支)供血(见图 2-3-6)。

5. **输卵管淋巴回流**　与卵巢淋巴回流相同(见图 2-3-8)。

三、卵　　巢

卵巢(ovary)是产生与排出卵子,并分泌甾体激素的性器官。

【形态】

呈扁椭圆形,位于输卵管的后下方。以卵巢系膜连接于阔韧带后叶的部位称卵巢门,卵巢血管与神经由此出入卵巢。卵巢的内侧(子宫端)以卵巢固有韧带与子宫相连,外侧(盆壁端)以卵巢悬韧带(骨盆漏斗韧带)与盆壁相连。青春期以前,卵巢表面光滑;青春期开始排卵后,表面逐渐凹凸不平,表面呈灰白色。体积随年龄不同而变异较大,生殖年龄女性卵巢约 4cm×3cm×1cm 大小,重 5～6g,绝经后卵巢逐渐萎缩变小变硬。

1

【解剖组织学】

卵巢的表面无腹膜覆盖。卵巢表层为单层立方上皮即生发上皮,其下为一层纤维组织,称卵巢白膜。白膜下的卵巢组织,分皮质与髓质两部分:外层为皮质,其中含有数以万计的始基卵泡和发育程度不同的囊状卵泡,年龄越大,卵泡数越少,皮质层也变薄;髓质是卵巢的中心部,无卵泡,与卵巢门相连,含有疏松的结缔组织与丰富的血管与神经,并有少量平滑肌纤维与卵巢韧带相连接。

【卵巢的血供】

由卵巢动脉供血。卵巢动脉自腹主动脉分出,沿腰大肌前下行至盆腔,跨越输尿管与髂总动脉下段,随骨盆漏斗韧带向内横行,再经卵巢系膜进入卵巢内。进入卵巢门前分出若干分支供应输卵管,其末梢在宫角旁侧与子宫动脉上行的卵巢支相吻合。右侧卵巢静脉回流至下腔静脉,左侧卵巢静脉可回流至左肾静脉(图 2-3-11)。

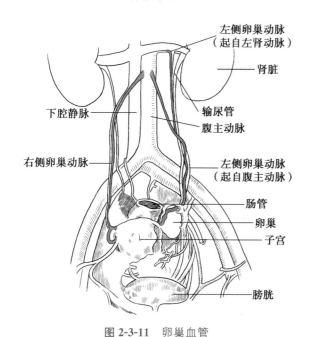

图 2-3-11　卵巢血管

【卵巢的淋巴回流】

有三条通路:①经与卵巢骨盆漏斗韧带伴入卵巢淋巴管向上回流至腹主动脉旁淋巴结;②沿卵巢门淋巴管达髂内、髂外淋巴结,再经髂总淋巴结至腹主动脉旁淋巴结;③偶沿圆韧带入髂外及腹股沟淋巴结(见图 2-3-8)。

【卵巢的神经支配】

卵巢受交感神经和副交感神经支配。大部分交感神经来自伴同卵巢血管的神经丛,而小部分则来自围绕子宫动脉卵巢支的神经丛。卵巢还有丰富的无髓鞘神经纤维。这些神经纤维的大部分也是伴同血管的,仅仅是血管神经。

其他部分则形成花环样,围绕正常的和闭锁的卵泡,并伸出许多微细的神经支。

第四节　邻近器官

女性生殖器官与输尿管(盆腔段)、膀胱以及乙状结肠、阑尾、直肠在解剖上相邻。当女性生殖器官病变时,可影响相邻器官,增加诊断与治疗上的困难,反之亦然。女性生殖器官的起始与泌尿系统相同,故女性生殖器官发育异常时,也可能伴有泌尿系统的异常。

【尿道】

尿道(urethra)位于阴道上方,与阴道前壁相贴,长约4cm,直径约0.6cm。尿道开口于阴蒂下约2.5cm处。尿道壁由肌层、勃起组织层及黏膜层组成,其内括约肌为不随意肌,外括约肌为随意肌,与会阴深横肌紧密相连。由于女性尿道较直而短,又接近阴道,易引起泌尿系统感染。

【膀胱】

膀胱(urinary bladder)位于子宫及阴道上部的前面。膀胱后壁与宫颈、阴道前壁相邻,其间仅含少量疏松结缔组织,正常情况下,易分离。膀胱子宫陷凹腹膜前覆膀胱顶,后连子宫体浆膜层,故膀胱充盈与否,会影响子宫体的位置。

【输尿管】

肾盂与膀胱之间的一对索状管道。输尿管(ureter)下行进入骨盆入口时与骨盆漏斗韧带相邻;在阔韧带基底部潜行至宫颈外侧约2cm处,潜于子宫动静脉下方(临床上喻之为"桥下有水");又经阴道侧穹隆上方绕前进入膀胱壁。在施行附件切除或子宫动脉结扎时,要避免损伤输尿管。

【直肠】

自乙状结肠下部至肛门,全长15～18cm,其前为子宫及阴道,后为骶骨。直肠(rectum)上部有腹膜覆盖,至中部腹膜转向前方,覆盖子宫后面,形成直肠子宫陷凹,故直肠下部无腹膜。直肠下端为肛管,长2～3cm,周围有肛门内、外括约肌,以及会阴体组织等。行妇科手术及分娩处理时均应注意避免损伤肛管、直肠。

【阑尾】

阑尾(vermiform appendix)通常位于右髂窝内,其根部连于盲肠的内侧壁,远端游离,长7～9cm。阑尾的长短、粗细、位置变化颇大,有的阑尾下端可到达输卵管及卵巢处。妊娠期阑尾的位置亦可随子宫增大而逐渐向外上方移位。女性患阑尾炎时有可能累及输卵管及卵巢,应仔细鉴别

1

诊断。

第五节　子宫毗邻重要
区域的局部解剖

妇科的一些疾病常可累及子宫毗邻区域的组织，例如妇科恶性肿瘤可直接浸润或转移至子宫毗邻区域的间质或淋巴结。同样，腹膜外剖宫产手术与盆底组织重建手术也会涉及子宫毗邻区域。若不清楚了解这些区域组织的局部解剖，则施行肿瘤或淋巴结切除手术或实施手术时可能会误损该区域的组织，有时可导致严重的并发症。

一、膀胱侧旁区域的局部解剖

1. 膀胱前间隙（图2-5-1）　又名耻骨后间隙或Retzius间隙，位于耻骨联合与膀胱之间。间隙的两侧壁为骨盆及盆壁肌肉。膀胱前间隙含有耻骨膀胱韧带、丰富的静脉丛和结缔组织。施行耻骨后Cooper韧带悬吊术（治疗女性压力性尿失禁的手术）时需充分暴露和分离出此间隙。

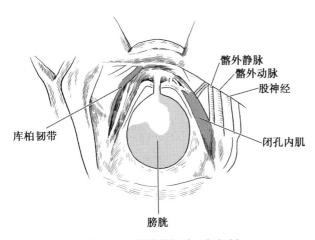

图2-5-1　膀胱前间隙局部解剖

2. 膀胱子宫韧带　为附着于膀胱与子宫、宫颈间的韧带，又称膀胱宫颈韧带（visico-cervical ligament）。输尿管在子宫、宫颈侧方向中线潜行于韧带间，其穿行之处呈隧道样将膀胱子宫韧带（visico-uterine ligament）分为前后两层（叶），形成临床上所谓的"输尿管隧道"（ureteral tunnel）。2007年日本著名妇科肿瘤专家Shingo Fuji教授（十三届国际妇科肿瘤协会主席）在其关于膀胱子宫韧带解剖结构的论著中非常清晰地描述了膀胱子宫韧带的局部解剖及其血管分布及走行。

结扎、断离子宫动脉；分离侧脐韧带与髂外静脉间疏松组织后即可见致密、束状的宫旁结缔组织（外侧缘），其组织间含有子宫浅静脉。

于膀胱顶处分离膀胱-宫颈间结缔组织1～2cm后，可

显示宫颈两侧致密、束状宫旁结缔组织的内侧缘。源自子宫动脉的输尿管分支及其邻近的子宫浅静脉（与膀胱浅静脉沟通）位于子宫动脉的下方。横断此两支血管后可见位于其下的"输尿管隧道"入口，此时清晰可见膀胱子宫韧带近端（近宫颈处）分为前后两层（叶）。沿输尿管平行切开膀胱子宫韧带前层（叶），并向膀胱侧移动输尿管，即显示膀胱子宫韧带后层（叶）。膀胱子宫韧带后层（叶）含有膀胱中静脉（the middle vesical vein）（图2-5-2）。

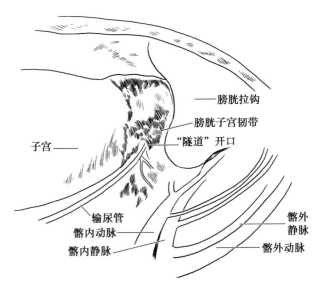

图2-5-2　膀胱子宫韧带局部解剖

3. 膀胱侧三角区　膀胱侧三角区的三边分别为腹壁下动脉（外侧）、腹膜反折（顶边）及膀胱侧壁（内侧），底部为子宫下段肌壁。膀胱侧三角区域内充满脂肪及脂肪堆间的疏松纤维组织与毛细血管。膀胱侧三角区为腹膜外剖宫产膀胱侧入术重要的手术途径（图2-5-3）。

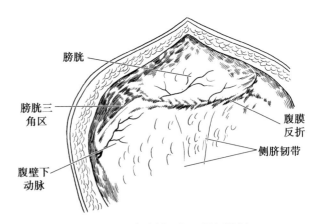

图2-5-3　膀胱侧三角区局部解剖

二、盆腔重要区域的局部解剖

1. 盆腔主要血管与淋巴结　盆腔主要血管与淋巴结

有髂总血管及淋巴结、髂外血管及淋巴结、髂内血管及淋巴结、闭孔血管及淋巴结以及骶前淋巴结(图 2-5-4)。盆腔内各器官的淋巴管间均有吻合相连,故某一器官的癌肿可在盆腔内发生广泛转移。

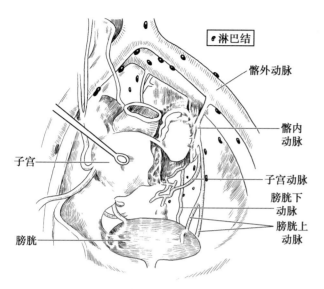

图 2-5-4 盆腔主要血管与淋巴结示意图

2. 闭孔窝 为髂外血管与髂内血管间不规则三角形腔隙,源自腰丛神经($L_{2\sim4}$)的闭孔神经沿髂外静脉的走行方向穿行于闭孔窝(obturator fossa)。闭孔神经周围充满脂肪及其包裹的淋巴组织、毛细血管与疏松结缔组织;闭孔神经下方可见窝底部淋巴结、闭孔动静脉、盆底静脉丛。闭孔淋巴结为宫颈癌淋巴转移的关键途径,闭孔窝血管丰富、手术止血困难,故行闭孔淋巴结切除时易损伤血管而引起大出血(图 2-5-5)。

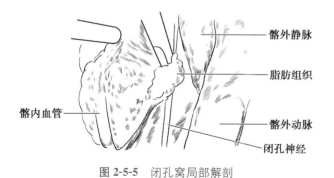

图 2-5-5 闭孔窝局部解剖

三、其他重要区域的局部解剖

1. 股三角区域的局部解剖 股三角(femoral triangle)位于腹股沟下方内侧,其上界为腹股沟韧带,内侧为长收肌外侧缘,外侧是缝匠肌的内侧缘。股三角区域内含有(由外侧向内)股神经、股动脉、股静脉与腹股沟深淋巴结(Cloquet 淋巴结)、脂肪等组织(图 2-5-6)。

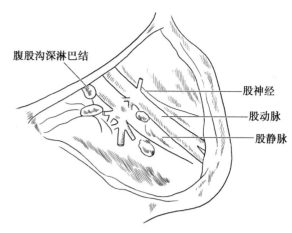

图 2-5-6 股三角区域的局部解剖

2. 腹主动脉及旁淋巴结

(1)腹主动脉及其分支:腹主动脉(paraaortic artery)位于脊椎前方,下腔静脉左侧;前方有胰、十二指肠下部和小肠系膜根部。临床上,腹主动脉旁淋巴结清扫术的标志性分支为肾动脉与肠系膜下动脉。

肾动脉于第二腰椎处,起自腹主动脉,横行向外,经再分支后进入肾门。

肠系膜下动脉在第三腰椎水平起自腹主动脉,向左下方。肠系膜下动脉的分支为左结肠动脉、乙状结肠动脉及直肠上结肠动脉。

约在第四腰椎水平处,腹主动脉分叉成左、右髂总动脉。

(2)腹主动脉旁淋巴结:腹主动脉旁淋巴结(paraaortic lymph nodes)又称腰淋巴结(lumbar lymph nodes),是位于腰椎前方处腹主动脉周围的一组淋巴结,汇集来自胃、肠道与腹腔脏器的淋巴。腹主动脉旁淋巴结又分为腹主动脉前群、腹主动脉后群及腹主动脉侧群(左、右)淋巴结。侧群(左、右)淋巴结收集来自髂淋巴结、卵巢、子宫、宫颈及输卵管的淋巴。前群淋巴结引流直肠中段以上的胃、肠道淋巴。后群淋巴结则汇总前两群淋巴结的淋巴(图 2-5-7)。

腹主动脉侧群淋巴结一般为每侧 15~20 个淋巴结。

【临床特殊情况的思考和建议】

1. 膀胱侧三角区 行腹膜外剖宫产时,可从膀胱侧或膀胱顶分离膀胱反折腹膜,暴露其下的子宫下段。初起多采用膀胱侧分离法,但暴露子宫下段范围较小,后续手术难度较大。而首先从膀胱顶分离膀胱反折腹膜,则易致腹膜破口。故 20 世纪 70 年代后多采用"膀胱顶、侧"联合法,子宫下段暴露较好,利于后续操作并减少损伤。

2. 膀胱子宫韧带 行广泛性全子宫切除术时,需同时切除部分阴道组织。为此,需分离膀胱子宫韧带。术时应首先"打开"输尿管隧道,然后分离或横断其余部分的膀胱子宫韧带,充分暴露预定切除的部分阴道组织。因"输尿管隧道"壁组织间含有较丰富的毛细血管网或微血管,若误损

1

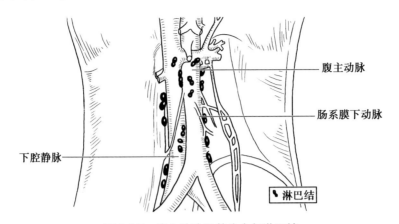

　　腹主动脉

　　肠系膜下动脉

下腔静脉　　

淋巴结

图 2-5-7　腹主动脉及其分支与淋巴结

血管,则出血较多。

　　3. 闭孔窝　闭孔窝为髂外静脉、髂内血管与膀胱下动脉间不规则三角形腔隙,以窝内走行的闭孔神经为界,其上有脂肪组织及其包裹的淋巴组织、毛细血管与疏松结缔组织;闭孔神经下方含有窝底部淋巴结、闭孔动静脉、盆底静脉丛。闭孔淋巴结为宫颈癌淋巴转移的关键途径,闭孔窝血管丰富、手术止血困难,故行闭孔淋巴结切除时易损伤血管,引起大出血。手术时,常沿髂外静脉内侧与髂内血管外侧间寻找闭孔神经,后再清除闭孔神经上界的脂肪组织及其包裹的淋巴组织。

参考文献

1. 邹仲之,李继承.组织学与胚胎学.第 8 版.北京:人民卫生出版社,2013

2. Jonathan S Berek. Berek & Novak's gynecology. 14th ed. Philadelphia:Lippincott Williams & Wilkins,2012

3. Marc Fritz, Leon Speroff. Clinical Gynecologic Endocrinology and Infertility. 8th ed. Philadelphia:Lippincott Williams & Wilkins,2010

4. Michael S,Mickey M. Atlas of pelvic anatomy and gynecologic surgery,fourth edition. Elsevier Inc,2015

5. Shingo Fujii, Kenji Takakura, Noriomi Matsumura, et al. Precise anatomy of the vesico-uterine ligament for radical hysterectomy. Gynecologic oncology Volume,2007,104(1):186-191

6. Paraaortic lymph nodes. From Wikipedia,the free encyclopedia,2016:11

7. Frank H. Netter,张卫光,周长满.奈特人体解剖学彩色图谱.第 6 版.北京:人民卫生出版社,2015

（张旭垠　丰有吉　华克勤）

第三章　女性生殖生理及内分泌调节

　　女性一生的生殖生理功能与生殖内分泌功能变化息息相关。此章介绍的女性生殖生理特点及其生殖内分泌调节是女性生殖内分泌疾病诊断和处理的基础。

第一节　女性生殖生理特点

一、卵巢功能的兴衰

　　卵巢的生理功能是产生卵子和女性激素(雌激素和孕激素);两种功能与卵巢内连续、周而复始的卵泡发育成熟、排卵和黄体形成相伴随,成为卵巢功能期不可分割的整体活动。在女性一生中,卵巢的功能活动受垂体分泌的促性腺激素调节;其功能的兴衰与卵巢本身所含卵子的数量及伴随排卵的卵泡消耗有关。女性一生中卵巢功能的兴衰,按胎儿期、新生儿期、儿童期、成人期 4 个时期分述。

　　(一)胎儿期卵巢

　　人类胎儿期卵巢的发生分 4 个阶段,包括:①性腺未分化阶段;②性腺分化阶段;③卵原细胞有丝分裂及卵母细胞形成;④卵泡形成阶段。

1. 性腺未分化阶段　大约在胚胎的第5周,中肾之上的体腔上皮及其下方的间充质增生,凸向腹腔形成生殖嵴。生殖嵴的上皮细胞向内增生伸入间充质(髓质),形成指状上皮索即原始生殖索,此为性腺内支持细胞的来源,此后原始生殖索消失。原始生殖细胞来自卵黄囊壁内,胚胎第4周仅有1000~2000个细胞,胚胎第6周移行到生殖嵴。

生殖细胞在移行过程增殖,至胚胎第6周原始生殖细胞有丝分裂至10 000个,至胚胎第6周末性腺内含有生殖细胞和来自体腔上皮的支持细胞及生殖嵴的间充质;生殖细胞是精子和卵子的前体,此时性腺无性别差异,称为原始性腺。

2. 性腺分化阶段　胚胎第6~8周,性腺向睾丸或向卵巢分化取决于性染色体。Y染色体上存在一个性别决定区(sex-determining region on the Y chromosome,SRY),它使原始性腺分化为睾丸。当性染色体为XX时,由于无决定睾丸分化的基因,原始性腺在胚胎第6~8周向卵巢分化;生殖细胞快速有丝分裂为卵原细胞为卵巢分化的第一征象,至16~20周卵原细胞达到600万~700万。

3. 卵母细胞形成　胚胎11~12周,卵原细胞开始进入第一次减数分裂,此时卵原细胞转变为卵母细胞。至出生时,全部卵母细胞处减数分裂前期的最后阶段——双线期,并停留在此阶段;抑制减数分裂向前推进的因子可能来自颗粒细胞。卵母细胞减数分裂的激活分两次,第一次是在排卵时(完成第一次减数分裂),第二次是在精子穿入时(完成第二次减数分裂)。卵母细胞经历二次减数分裂,每次排出一个极体,最后形成成熟卵细胞。

4. 卵泡形成阶段　第18~20周卵巢髓质血管呈指状,逐渐伸展突入卵巢皮质。随着血管的侵入,皮质细胞团被分割成越来越小的片段。随血管进入的血管周围细胞(间充质或上皮来源为颗粒细胞前体)包绕卵母细胞形成始基卵泡;始基卵泡形成过程与卵原细胞减数分裂是同步的,出生时所有处在减数分裂双线期的卵母细胞均以始基卵泡的形式存在。但卵母细胞一旦被颗粒细胞前体包绕,卵泡即以固定速率进入自主发育和闭锁的轨道。

至出生时卵巢内生殖细胞总数下降至100万~200万个,生殖细胞的丢失发生生殖细胞有丝分裂、减数分裂各个阶段以及最后卵泡形成阶段。染色体异常将促进生殖细胞的丢失,X染色体缺失一条(45,X)者的生殖细胞移行及有丝分裂均正常,但卵原细胞不能进入减数分裂,致使卵原细胞迅速丢失,出生时卵巢内无卵泡,性腺呈条索状。

(二)新生儿期卵巢

出生时卵巢直径1cm,重量约250~350mg,皮质内几乎所有的卵母细胞均包含在始基卵泡内;可以看到不同发育程度的卵泡,卵巢可呈囊性,这是因为出生后1年内垂体促性腺素中的卵泡刺激素持续升高对卵巢的刺激,出生1~2年促性腺激素水平下降至最低点。

(三)儿童期卵巢

儿童期的特点是下丘脑功能活动处抑制状态,血浆垂体促性腺激素水平低下,及垂体对促性腺激素释放激素不反应。但是儿童期卵巢并不是静止的,卵泡仍以固定速率分期分批自主发育和闭锁;当然,由于缺乏促性腺素的支持,卵泡经常是发育到窦前期即闭锁;因此,此期卵泡不可能有充分的发育和功能表现。但卵泡闭锁使卵泡的残余细胞加入到卵巢的间质部分,并使儿童期卵巢增大。

(四)成年期(青春期-生殖期-围绝经期-绝经后期)卵巢

至青春期启动时,生殖细胞下降到30万~50万个。在以后35~40年的生殖期,将有400~500个卵泡被选中排卵,每一个卵泡排卵将有1000个卵泡伴随生长,随之闭锁丢失。至绝经期卵泡仅剩几百个,在绝经前的最后10~15年,卵泡丢失加速,这与该期促性腺素逐渐升高有关。

在女性生殖期,由卵泡发育、成熟、排卵,及黄体形成和萎缩组成的周而复始的活动是下丘脑-垂体-卵巢之间生殖激素相互反馈作用的结果;下丘脑神经激素、垂体促性腺素及卵泡和黄体产生的甾体激素,以及垂体和卵巢的自分泌/旁分泌共同参与排卵活动的调节。

二、女性一生各阶段的生理特点

女性一生根据生理特点可按年龄划分为新生儿期、儿童期、青春期、性成熟期、围绝经期、绝经后期及老年期6个阶段。掌握女性各个生理阶段的特点,对各个生理时期的生殖健康保健十分重要。

(一)新生儿期

出生后4周内称新生儿期(neonatal period)。女性胎儿在母体内受胎盘及母体性腺所产生的女性激素影响,出生时新生儿可见外阴较丰满,乳房隆起或有少许泌乳,出生后脱离胎盘循环,血中女性激素水平迅速下降,可出现少量阴道流血;这些生理变化短期内均自然消退。

(二)儿童期

从出生4周到12岁左右称儿童期(childhood)。此期下丘脑促性腺激素释放激素(GnRH)的分泌处抑制状态,垂体合成和分泌促性腺激素低下,卵巢不分泌雌激素,生殖器由于无雌激素作用呈幼稚型,阴道狭长,约占子宫全长的2/3,子宫肌层薄。在儿童期后期(8岁以后),下丘脑促性腺激素释放激素(GnRH)抑制状态解除,GnRH开始分泌,垂体合成和分泌促性腺激素,卵巢受垂体促性腺激素作用开始发育并分泌雌激素。在雌激素作用下女童逐步出现第二性征发育和女性体态;卵巢内卵泡在儿童期由于自主发育和后期在促性腺激素的作用下耗损,至青春期生殖细胞下降至30万个。

(三)青春期

青春期(adolescence or puberty)是自第二性征开始发

育至生殖器官逐渐发育成熟获得生殖能力(性成熟)的一段生长发育期。世界卫生组织(WHO)将青春期年龄定为10~19岁。这一时期的生理特点是:

1. **第二性征发育和女性体态** 乳房发育是青春期的第一征象(平均 9.8 岁),以后阴毛腋毛生长(平均 10.5 岁);至 13~14 岁女孩第二性征发育基本达成年型。骨盆横径发育大于前后径;脂肪堆积于胸部、髋部、肩部形成女性特有体态。

2. **生殖器官发育(第一性征)** 由于促性腺激素作用卵巢逐渐发育增大,卵泡发育开始和分泌雌激素,促使内、外生殖器开始发育。外生殖器从幼稚型变为成人型,大小阴唇变肥厚,色素沉着,阴阜隆起,阴毛长度和宽度逐渐增加,阴道黏膜变厚并出现皱襞,子宫增大,输卵管变粗。

3. **生长突增** 在乳房发育开始 2 年以后(11~12 岁),女孩身高增长迅速,每年约增高 5~7cm,最快可达 11cm,这一现象称生长突增;与卵巢在促性腺激素作用下分泌雌激素,以及与生长激素、胰岛素样生长因子的协同作用有关。直至月经来潮后,生长速度减缓;与此时卵巢分泌的雌激素量增多,具有促进骨骺愈合的作用有关。

4. **月经来潮** 女孩第一次月经来潮称月经初潮(menarche),为青春期的一个里程碑;标志着卵巢产生的雌激素已足以使子宫内膜增殖,在雌激素达到一定水平而有明显波动时,引起子宫内膜脱落即出现月经。月经初潮为卵巢具有产生足够雌激素能力的表现,但由于此时中枢对雌激素的正反馈机制尚未成熟,因而卵泡即使能发育成熟也不能排卵。因此,初潮后一段时期内因排卵机制未臻成熟,月经一般无一定规律,甚至可反复发生无排卵性功能失调性子宫出血。

5. **生殖能力** 规律的周期性排卵是女性性成熟并获得生殖能力的标志。多数女孩在初潮后需 2~4 年建立规律性周期性排卵;此时女孩虽已初步具有生殖能力,但整个生殖系统的功能尚未完善。

(四) 性成熟期

性成熟期(sexual maturity)一般在 18 岁左右开始,历时 30 年;每个生殖周期生殖器官各部及乳房在卵巢分泌的性激素周期性作用下发生利于生殖的周期性变化。

(五) 围绝经期

1994 年世界卫生组织将围绝经期(perimenopause)定义为始于卵巢功能开始衰退直至绝经后一年内的一段时期。

卵巢功能开始衰退一般始于 40 岁以后,该期以无排卵月经失调为主要症状,可伴有阵发性潮热、出汗等,历时短至 1~2 年,长至十余年;若长时间无排卵,子宫内膜长期暴露于雌激素作用,而无孕激素保护,故此时期妇女为子宫内膜癌的高发人群。至卵巢功能完全衰竭时,则月经永久性停止,称绝经。中国妇女的平均绝经年龄为 50 岁左右。

绝经后卵巢内卵泡近耗竭,卵泡发育及卵巢分泌雌激素停止,此期因体内雌激素水平的急剧下降,血管舒缩症状加重,并可出现神经精神症状;表现为潮热出汗、情绪不稳定、不安、抑郁或烦躁、失眠等。

(六) 绝经后期及老年期

绝经后期是指绝经一年后的生命时期。绝经后期的早期虽然卵巢内卵泡耗竭,卵巢分泌雌激素的功能停止,但卵巢内间质细胞尚有分泌雄激素功能,此期经雄激素外周转化的雌酮成为循环中的主要雌激素。肥胖者雌酮转化率高于消瘦者。由于绝经后体内雌激素明显下降,特别是循环中雌二醇降低,出现低雌激素相关症状及疾病,如心血管疾病、骨矿含量丢失等。但由于雌酮升高,以及其对子宫内膜的持续刺激作用,该期仍可能发生子宫内膜癌。妇女 60 岁以后卵巢间质的内分泌功能逐渐衰退,生殖器官进一步萎缩,此时骨质疏松症甚至骨折发生率增加。

(林金芳)

第二节 女性生殖内分泌调节

在脑部存在两个调节生殖功能的部位,即下丘脑和垂体。多年来的科学研究已揭示了下丘脑-垂体-卵巢激素的相互作用与女性排卵周期性的动态关系;这种动态关系涉及下丘脑-垂体生殖激素对卵巢功能的调节,以及卵巢激素对下丘脑-垂体分泌生殖激素的反馈调节,此为下丘脑-垂体-卵巢(hypothalamus-pituitary-ovary,H-P-O)的内分泌调节轴。近年研究还发现垂体和卵巢的自分泌/旁分泌在卵巢功能的调节中起重要作用。

在女性生殖周期中卵巢激素的周期性变化对生殖器官的作用,使生殖器官出现有利于生殖的周期性变化。在灵长类,雌性生殖周期若未受孕,则最明显的特征是周期性的子宫内膜脱落所引起的子宫周期性出血,称月经。因而,灵长类雌性生殖周期也称月经周期。

一、中枢生殖调节激素

中枢生殖调节激素包括下丘脑和腺垂体分泌的与生殖调节有关的激素。

【下丘脑促性腺激素释放激素】

1. **化学结构** 下丘脑促性腺激素释放激素(gonadotropin releasing hormone,GnRH)化学结构由 10 个氨基酸(焦谷氨酸、组氨酸、色氨酸、丝氨酸、酪氨酸、甘氨酸、亮氨酸、精氨酸、脯氨酸及甘氨酸)组成。

2. **产生部位及运输** GnRH 主要是由下丘脑弓状核的 GnRH 神经细胞合成和分泌称神经激素。GnRH 神经元分泌的 GnRH 释放至下丘脑中央隆突的血管网,再经垂体门脉血管输送到腺垂体。

3. **GnRH 的分泌特点及生理作用** 下丘脑 GnRH 的

生理分泌称持续的脉冲式节律分泌,其生理作用为调节垂体促性腺激素 FSH 和 LH 的合成和分泌。

4. GnRH 分泌调控 GnRH 的分泌受来自血流的激素信号的调节,如垂体促性腺激素和卵巢分泌的雌激素和孕激素的反馈调节,包括促进作用的正反馈和抑制作用的负反馈。控制下丘脑 GnRH 分泌的反馈有长反馈、短反馈和超短反馈。长反馈是指性腺分泌到循环中的性激素的反馈作用;短反馈是指垂体促性腺激素的分泌对下丘脑 GnRH 分泌的负反馈;超短反馈是指 GnRH 对其本身合成的抑制。另外,来自中枢神经系统更高中枢的信号还可以通过多巴胺、去甲肾上腺素、儿茶酚胺、内啡肽及五羟色胺和褪黑素等一系列神经递质调节 GnRH 的分泌。

【垂体生殖激素】

腺垂体分泌的直接与生殖调节有关的激素有促性腺激素和泌乳素。

1. 促性腺激素(gonadotropin) 包括卵泡刺激素(folliculle-stimulating hormone,FSH)和黄体生成素(luteinizing hormone,LH),它们是由腺垂体促性腺激素细胞分泌的。FSH 和 LH 均为由 α 和 β 两个亚基组成的糖蛋白激素,LH 的相对分子量约为 28 000,FSH 的相对分子量为 33 000。FSH、LH、HCG 和 TSH 四种激素的 α 亚基完全相同,β 亚基不同。α 亚基和 β 亚基均为激素活性所必需的,单独的 α 亚基或 β 亚基不具有生物学活性,只有两者结合形成完整的分子结构才具有活性。

2. 泌乳素 主要由垂体前叶催乳素细胞合成分泌,泌乳素细胞占垂体细胞总数的 1/3～1/2。另外,子宫内膜的蜕膜细胞或蜕膜样间质细胞也可分泌少量的催乳素。催乳素能影响下丘脑-垂体-卵巢轴功能,正常水平的催乳素对卵泡的发育非常重要,但过高的催乳素水平会抑制 GnRH、LH 和 FSH 的分泌,抑制卵泡的发育和排卵,导致排卵障碍。因此,高催乳素血症病人会出现月经稀发和闭经。

垂体催乳素的分泌主要受下丘脑分泌的激素或因子调控。多巴胺是下丘脑分泌的最主要的催乳素抑制因子,它与催乳素细胞上的 D₂ 受体结合后发挥作用。多巴胺能抑制催乳素 mRNA 的表达、催乳素的合成及分泌,它是目前已知的最强的催乳素抑制因子。一旦下丘脑多巴胺分泌减少或下丘脑-垂体间多巴胺转运途径受阻,就会出现高催乳素血症。下丘脑分泌的催乳素释放因子包括促甲状腺素释放激素(TRH)、血管加压素、催产素等。TRH 能刺激催乳素 mRNA 的表达,促进催乳素的合成与分泌。原发性甲状腺功能减退者发生的高催乳素血症就与病人体内的 TRH 升高有关。血管加压素和催产素对催乳素分泌的影响很小,可能不具有临床意义。

许多生理活动都可影响体内的催乳素水平。睡眠后催乳素分泌显著增加,直到睡眠结束,醒后分泌减少。一般说来,人体内催乳素水平在早晨 5:00～7:00 最高,9:00～

11:00 最低,下午较上午高。精神状态也影响催乳素的分泌,激动或紧张时催乳素分泌显著增加。另外,高蛋白饮食、性交和哺乳等也可使催乳素分泌增加。

二、卵巢生理周期及调节

本小节将阐述卵巢内卵泡发育、排卵及黄体形成至退化的生理周期中变化及调节,以及下丘脑-垂体-卵巢轴与卵巢激素相互作用和卵巢内自分泌/旁分泌活动的关系使卵巢活动周而复始。

【卵泡的发育】

近年来随着生殖医学的发展,人们对卵泡发育的过程有了进一步的了解。目前认为卵泡的发育成熟过程跨越的时间很长,仅从有膜的窦前卵泡发育至成熟卵泡就需要 85 天(图 3-2-1)。

始基卵泡直径约 30μm,由一个卵母细胞和一层扁平颗粒细胞组成。新生儿两侧卵巢内共有 100 万～200 万个始基卵泡,青春期启动时有 20 万～40 万个始基卵泡。性成熟期每月有一个卵泡发育成熟,女性一生中共有 400～500 个始基卵泡最终发育成成熟卵泡。

初级卵泡(primary follicle)是由始基卵泡发育而来的,直径大于 60μm,此期的卵母细胞增大,颗粒细胞也由扁平变为立方形,但仍为单层。初级卵泡的卵母细胞和颗粒细胞之间出现了一层含糖蛋白膜,称为透明带。透明带是由卵母细胞和颗粒细胞共同分泌形成的。

初级卵泡进一步发育,形成次级卵泡(secondary follicle)。次级卵泡的直径小于 120μm,由卵母细胞和多层颗粒细胞组成。

初级卵泡和次级卵泡均属窦前卵泡(preantral follicle)。随着次级卵泡的进一步发育,卵泡周围的间质细胞生长分化成卵泡膜,卵泡膜分为内泡膜层和外泡膜层两层。Gougen 根据卵泡膜内层细胞和颗粒细胞的生长,把有膜卵泡的生长分成 8 个等级,具体如下:

次级卵泡在第一个月经周期的黄体期进入第 1 级,1 级卵泡仍为窦前卵泡。约 25 天后在第 2 个月经周期的卵泡期发育成 2 级卵泡,此时颗粒细胞间积聚的卵泡液增加融合成卵泡腔,因此这种卵泡被称为窦腔卵泡(antral follicle),从此以后的卵泡均为窦腔卵泡。卵泡液中含有丰富的类固醇激素、促性腺激素和生长因子,它们对卵泡的发育具有极其重要的意义。20 天后在黄体期末转入第 3 级,14 天后转入第 4 级,4 级卵泡直径约 2mm。10 天后,在第 3 个月经周期的黄体晚期转入第 5 级。5 级卵泡为卵泡募集的对象,被募集的卵泡从此进入第 6、7、8 级,每级之间间隔 5 天(图 3-2-2)。

1. 初始募集 静止的始基卵泡进入到卵泡生长轨道的过程称为初始募集(initial recruitment),初始募集的具体

1

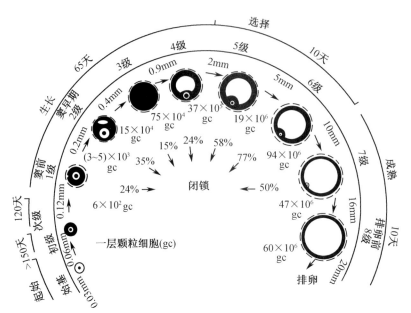

成人卵巢内卵泡的生长发育及各级生长卵泡出现的比例

图 3-2-1 卵泡发育示意图

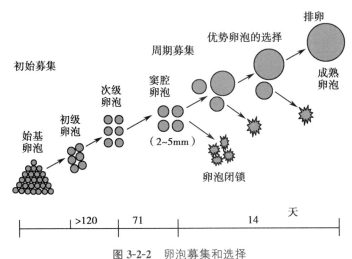

图 3-2-2 卵泡募集和选择

机制尚不清楚。目前认为静止的始基卵泡在卵巢内同时受到抑制因素和刺激因素的影响,当刺激因素占上风时就会发生初始募集。FSH 水平升高可导致初始募集增加,这说明 FSH 能刺激初始募集的发生。但是始基卵泡上没有FSH 受体,因此 FSH 对初始募集的影响可能仅仅是一种间接影响。

一些局部生长因子在初始募集的启动中可能起关键作用,如生长分化因子-9(growth differentiation factor-9,GDF-9)和 kit 配体等。GDF-9 是转化生长因子/激活素家族中的一员,它由卵母细胞分泌,对大鼠的初始募集至关重要。GDF-9 发生基因突变时,大鼠的始基卵泡很难发展到初级卵泡。kit 配体是由颗粒细胞分泌的,它与卵母细胞和颗粒细胞上的 kit 受体结合。kit 配体是初始募集发生的关键因子之一。

2. **营养生长阶段** 从次级卵泡到 4 级卵泡的生长过程很缓慢,次级卵泡及其以后各期卵泡的颗粒细胞上均有FSH、雌激素和雄激素受体。泡膜层也是在次级卵泡期形成,泡膜细胞上有 LH 受体。由于卵泡上存在促性腺激素受体,所以促性腺激素对该阶段的卵泡生长也有促进作用。

不过促性腺激素对该阶段卵泡生长的影响较小。即使没有促性腺激素的影响,卵泡也可以发展成早期窦腔卵泡。与促性腺激素水平正常时的情况相比,缺乏促性腺激素时卵泡生长的更慢,生长卵泡数更少。

由于该阶段卵泡的生长对促性腺激素的依赖性很小,可能更依赖卵巢的局部调节,如胰岛素样生长因子和转化生长因子-β 等,因此 Gougeon 称为营养生长阶段(tonic growth phase)(图 3-2-3)。

3. **周期募集** 在黄体晚期,生长卵泡发育成直径 2~

1

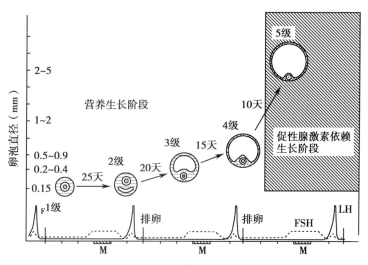

图 3-2-3　卵泡营养生长阶段

5mm 的 5 级卵泡。绝大部分 5 级卵泡将发生闭锁,只有少部分 5 级卵泡在促性腺激素(主要是 FSH)的作用下,可以继续生长发育并进入到下个月经周期的卵泡期。这种少部分 5 级卵泡被募集到继续生长的轨道的过程,就称为周期募集(图 3-2-2)。

4 级卵泡以后的各级卵泡的生长对促性腺激素的依赖很大,如果促性腺激素水平比较低,这些卵泡将发生闭锁。另外,雌激素也能促进这些卵泡的生长,因此雌激素有抗卵泡闭锁的作用。在青春期前也有卵泡生长,但是由于促性腺激素水平低,这些生长卵泡在周期募集发生前都闭锁了。在青春期启动后下丘脑-垂体-卵巢轴被激活,促性腺激素分泌增加,周期募集才成为可能。

在黄体晚期,黄体功能减退,雌孕激素水平下降,促性腺激素水平轻度升高。在升高的促性腺激素的作用下,一部分 5 级卵泡被募集,从而可以继续生长。由此可见,周期募集的关键因素是促性腺激素。

4. 促性腺激素依赖生长阶段　周期募集后的卵泡的生长依赖促性腺激素,目前认为 5 级以后卵泡的生长都需要一个最低水平的 FSH,即"阈值"。只有 FSH 水平达到或超过阈值时,卵泡才能继续生长,否则卵泡将闭锁。因此 5 级及其以后的卵泡生长阶段被称为促性腺激素依赖生长阶段。雌激素对该阶段卵泡的生长也有促进作用,雌激素可使卵泡生长所需的 FSH 阈值水平降低。

5. 优势卵泡的选择　周期募集的卵泡有多个,但是最终只有一个卵泡发育为成熟卵泡并发生排卵。这个将来能排卵的卵泡被称为优势卵泡,选择优势卵泡的过程称为优势卵泡的选择。

优势卵泡的选择发生在卵泡早期(月经周期的第 5～7 天)。目前认为优势卵泡的选择与雌激素的负反馈调节有关,优势卵泡分泌雌激素的能力强,其卵泡液中的雌激素水平高。一方面,雌激素能在卵泡局部协同 FSH,促进颗粒细胞的生长,提高卵泡对 FSH 的敏感性。另一方面,雌激

素对垂体 FSH 的分泌具有负反馈抑制作用,使循环中的 FSH 水平下降。卵泡中期,随着卵泡的发育和雌激素分泌的增加,FSH 分泌减少。优势卵泡分泌雌激素能力强,对 FSH 敏感,因此其生长对 FSH 的依赖较小,可继续发育。分泌雌激素能力低的卵泡,其卵泡液中的雌激素水平低,对 FSH 不敏感,生长依赖于高水平的 FSH,FSH 水平下降时它们将闭锁。

6. 排卵　成熟卵泡也被称为 Graffian 卵泡,直径可达 20mm 以上。成熟卵泡破裂,卵母细胞排出,这个过程称为排卵。排卵发生在卵泡晚期,此时雌二醇水平迅速上升并达到峰值,该峰值水平可达 350pg/ml 以上。高水平的雌二醇对下丘脑-垂体产生正反馈,诱发垂体 LH 峰性分泌,形成 LH 峰。LH 峰诱发排卵,在 LH 峰出现 36 小时后发生排卵。

排卵需要黄体酮和前列腺素。排卵前的 LH 峰诱导颗粒细胞产生孕激素受体,孕激素受体缺陷者存在排卵障碍,这说明孕激素参与排卵的调节。排卵前的 LH 峰激活环氧合酶(cyclooxygenase-2,COX-2)的基因表达,COX-2 合成增加,前列腺素生成增多。前列腺素缺乏会导致排卵障碍,这说明前列腺素也参与排卵的调节。

排卵过程的具体机制尚不清楚,下面把目前的一些认识做一简介(图 3-2-4)。

LH 峰激活卵丘细胞和颗粒细胞内的透明质酸酶的基因表达,透明质酸酶的增加使卵丘膨大,目前认为卵泡膨大是排卵的必要条件之一。LH 峰还激活溶酶体酶,在溶酶体酶的作用下排卵斑形成。孕激素的作用是激活排卵相关基因的转录,前列腺素参与排卵斑的形成过程。排卵斑破裂是蛋白水解酶作用的结果,这些酶包括纤溶酶原激活物和基质金属蛋白酶等。

7. 卵泡闭锁　在每一个周期中都有许多卵泡生长发育。但是,最终每个月只有一个卵泡发育为成熟卵泡并排卵,其余的绝大多数(99.9%)卵泡都闭锁了。在卵泡发育

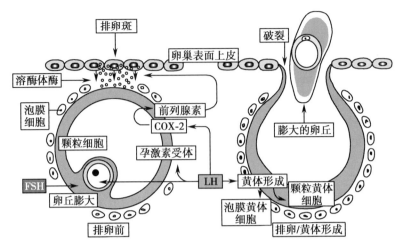

图 3-2-4　排卵机制

COX-2:环氧合酶

的各个时期都可能发生卵泡闭锁。卵泡闭锁属于凋亡范畴,一些生长因子和促性腺激素参与其中。

【卵母细胞的变化】

在卵泡发育的过程中,卵母细胞也发生了重大变化(图3-2-5)。随着卵泡的增大,卵母细胞的体积也不断增大。始基卵泡的卵母细胞为处于减数分裂前期Ⅰ的初级卵母细胞,LH峰出现后进入到减数分裂中期Ⅰ,排卵前迅速完成第一次减数分裂,形成2个子细胞:次级卵母细胞和第一极体。次级卵母细胞很快进入到减数分裂中期Ⅱ,且停止于该期。直到受精后才会完成第二次减数分裂。

【卵泡发育的调节】

FSH 是促进卵泡发育的主要因子之一,窦前期卵泡和窦腔卵泡的颗粒细胞膜上均有 FSH 受体,FSH 本身能上调 FSH 受体的基因表达。FSH 能刺激颗粒细胞的增殖,激活颗粒细胞内的芳香化酶。另外 FSH 还能上调颗粒细胞上 LH 受体的基因表达。LH 受体分布于卵泡膜细胞和窦期卵泡的颗粒细胞上,它对卵泡的生长发育也很重要。LH 的主要作用是促进卵泡膜细胞合成雄激素,后者是合成雌激素的前体。

雌激素参与卵泡生长发育各个环节的调节,颗粒细胞和

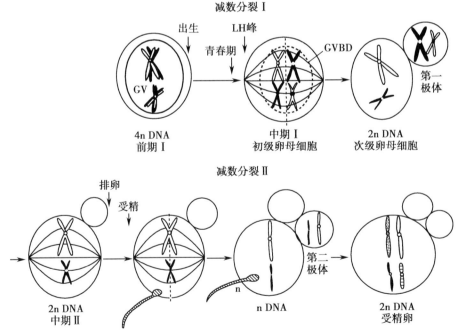

图 3-2-5　卵子的发生过程

GV:生发小泡(germinal vesicle);GVBD:生发小泡破裂;4n DNA:4 倍体(正常体体细胞为 2 倍体);
2n DNA:二倍体;n DNA:单倍体

卵泡膜细胞均为雌激素的靶细胞。雌激素能刺激颗粒细胞的有丝分裂,促进颗粒细胞 FSH 受体和卵泡膜细胞上 LH 受体的基因表达。雌激素在窦腔形成和优势卵泡选择的机制中居重要地位。雄激素在卵泡发育中的作用目前尚不清楚,但临床上有证据提示,雄激素过多可导致卵泡闭锁。

【卵巢的自分泌/内分泌】

卵泡内还有许多蛋白因子,如抑制素、激活素、胰岛素样生长因子等,它们也参与卵泡发育的调节,但是具体作用还有待于进一步的研究。

1. 抑制素、激活素和卵泡抑素 属同一家族的肽类物质,由颗粒细胞在 FSH 作用下产生。抑制素(inhibin)是抑制垂体 FSH 分泌的重要因子。激活素(activin)的作用是刺激 FSH 释放,在卵巢局部起增强 FSH 的作用。卵泡抑素(follistatin)具有抑制 FSH 活性的作用,此作用可能通过与激活素的结合实现。

抑制素是由 α、β 两个亚单位组成,其中 β 亚单位主要有两种,即 $β_A$ 和 $β_B$。α 亚单位和 $β_A$ 亚单位组成的抑制素称为抑制素 A($αβ_A$),α 亚单位和 $β_B$ 亚单位组成的抑制素称为抑制素 B($αβ_B$)。激活素是由构成抑制素的 β 亚单位两两结合而成,由两个 $β_A$ 亚单位组成的称为激活素 A($β_Aβ_A$),由两个 $β_B$ 亚单位组成的称为激活素 B($β_Bβ_B$),由一个 $β_A$ 亚单位和一个 $β_B$ 亚单位组成的称为激活素 AB($β_Aβ_B$)。近年又有一些少见的 β 亚单位被发现,目前尚不清楚它们的分布和作用。

在整个卵泡期抑制素 A 水平都很低,随着 LH 的出现,抑制素 A 的水平也开始升高,黄体期达到峰值,其水平与孕酮水平平行。黄体晚期抑制素水平很低,此时 FSH 水平升高,5 级卵泡募集。卵泡早期,FSH 水平升高,激活素和抑制素 B 水平也升高。卵泡中期抑制素 B 达到峰值,此时由于卵泡的发育和抑制素 B 水平的升高,FSH 水平下降,因此发生了优势卵泡的选择。优势卵泡主要分泌抑制素 A。排卵后,黄体形成。黄体主要分泌激活素 A 和抑制素 A。因此卵泡晚期和黄体期,抑制素 B 水平较低。绝经后,卵泡完全耗竭,抑制素分泌也停止。除卵巢外,体内其他一些组织器官也分泌激活素,因此绝经后妇女体内的激活素水平没有明显的变化。由于抑制素 B 主要由早期卵泡分泌,因此它可以作为评估卵巢储备功能的指标。同样的道理,抑制素 A 可以作为评估优势卵泡发育情况的指标。

2. 胰岛素样生长因子 为低分子量的单链肽类物质,其结构和功能与胰岛素相似,故称胰岛素样生长因子(insulin-like growth factor,IGF)。IGF 有两种:IGF-Ⅰ和 IGF-Ⅱ。循环中的 IGF-Ⅰ由肝脏合成(生长激素依赖),通过循环到达全身各组织发挥生物效应。近年,大量研究表明,体内多数组织能合成 IGF-Ⅰ,其产生受到生长激素或器官特异激素的调节。卵巢产生的 IGF 量仅次于子宫和肝脏。在卵巢,IGF 产生于卵泡颗粒细胞和卵泡膜细胞,促性腺素对其产生具有促进作用。

IGF 对卵巢的作用已经阐明,IGF 受体在人卵巢的颗粒细胞和卵泡膜细胞均有表达。已证明 IGF-Ⅰ具有促进促性腺素对卵泡膜和颗粒细胞的作用,包括颗粒细胞增殖、芳香化酶活性、LH 受体合成及抑制素的分泌。IGF-Ⅱ对颗粒细胞有丝分裂也有刺激作用。在人类卵泡细胞,IGF-Ⅰ协同 FSH 刺激蛋白合成和类固醇激素合成。在颗粒细胞上出现 LH 受体时,IGF-Ⅰ能提高 LH 的促孕酮合成作用及刺激颗粒细胞黄体细胞的增殖。IGF-Ⅰ与 FSH 协同促进排卵前卵泡的芳香化酶活性。因此,IGF-Ⅰ对卵巢雌二醇和孕酮的合成均具有促进作用。另外,IGF-Ⅰ的促卵母细胞成熟和促受精卵卵裂的作用在动物实验中得到证实;离体实验表明,IGF-Ⅰ对人未成熟卵具有促成熟作用。

有 6 种 IGF 结合蛋白(insulin like growth factor binding proteins,IGFBPs),即 IGFBP-1 到 IGFBP-6,其作用是与 IGF 结合,调节 IGF 的作用。游离状态的 IGFs 具有生物活性,与 IGFBP 结合的 IGFs 无生物活性。另外,IGFBPs 对细胞还具有与生长因子无关的直接作用。卵巢局部产生的 IGFBP 其基本功能是通过在局部与 IGFs 结合,从而降低 IGFs 的活性。

IGF 的局部活性还可受到蛋白水解酶的调节,蛋白水解酶可调节 IGFBP 的活性。雌激素占优势的卵泡液中 IGFBP-4 浓度非常低;相反雄激素占优势的卵泡液中有高浓度的 IGFBP-4;蛋白水解酶可降低 IGFBP 的活性及提高 IGF 的活性,这是保证优势卵泡正常发育的另一机制。

3. 抗米勒激素 抗米勒激素(anti-müllerian hormone)由颗粒细胞产生,具有抑制卵母细胞减数分裂和直接抑制颗粒细胞和黄体细胞增殖的作用,并可抑制 EGF 刺激的细胞增殖。

4. 卵母细胞成熟抑制因子 卵母细胞成熟抑制因子(oocyte maturation inhibitor,OMI)由颗粒细胞产生具有抑制卵母细胞减数分裂的作用,卵丘的完整性是其活性的保证,LH 排卵峰能克服或解除其抑制作用。

5. 内皮素-1 内皮素-1(endothelin-1)是肽类物质,产生于血管内皮细胞,以前称之为黄素化抑制因子;具有抑制 LH 促进的孕酮分泌。

【黄体】

排卵后卵泡壁塌陷,卵泡膜内的血管和结缔组织伸入到颗粒细胞层。在 LH 的作用下,颗粒细胞继续增大,空泡化,积聚黄色脂质,形成黄色的实体结构,称为黄体。颗粒细胞周围的卵泡膜细胞也演化成卵泡膜黄体细胞,成为黄体的一部分。如不受孕,黄体仅维持 14 天,以后逐渐被结缔组织取代,形成白体。受孕后黄体可维持 6 个月,以后也将退化成白体。

LH 是黄体形成的关键因素,研究表明它对黄体维持也有重要的意义。在黄体期,黄体细胞膜上的 LH 受体数先进行性增加,以后再减少。但是即使在黄体晚期,黄体细胞上也含有大量的 LH 受体。缺少 LH 时,黄体酮分泌会明显减少。

在非孕期,黄体的寿命通常只有 14 天左右。非孕期黄体退化的机制目前尚不清楚,用 LH 及其受体的变化无法解释。有作者认为可能与一些调节细胞凋亡的基因有关。

【下丘脑-垂体-卵巢轴激素的相互关系】

下丘脑-垂体-卵巢轴是一个完整而协调的神经内分泌系统。下丘脑通过分泌 GnRH 控制垂体 LH 和 FSH 的释放,从而控制性腺发育和性激素的分泌;卵巢在促性腺激素作用下,发生周期性排卵并伴有卵泡雌激素/孕激素分泌的周期性变化;而卵巢雌激素/孕激素分泌的周期性变化对中枢生殖调节激素的合成和分泌又具有反馈调节作用,从而使循环中 LH 和 FSH 呈密切相关的周期性变化。

雌孕激素反馈作用于中枢使下丘脑 GnRH 和垂体促性腺激素合成或分泌增加时,称正反馈(positive feedback);反之使下丘脑 GnRH 和垂体促性腺激素合成或分泌减少时,称负反馈(negative feedback)。

循环中雌激素当低于 200pg/ml 时对垂体 FSH 的分泌起抑制作用(负反馈);因此,在卵泡期,随卵泡发育,由于卵巢分泌雌激素的增加,垂体释放 FSH 受到抑制,使循环中 FSH 下降。当卵泡接近成熟,卵泡分泌雌激素使循环中雌激素达到高峰,当循环中雌激素浓度达到或高于 200pg/ml 时,即刺激下丘脑 GnRH 和垂体 LH、FSH 大量释放(正反馈),形成循环中的 LH、FSH 排卵峰。然后成熟卵泡在 LH、FSH 排卵峰的作用下排卵,继后黄体形成,卵巢不仅分泌雌激素,还分泌孕酮。黄体期无论是垂体 LH 和 FSH 的释放还是合成均受到抑制作用,循环中 LH、FSH 下降,卵泡发育受限制;黄体萎缩时,循环中雌激素和孕激素水平下降。可见下丘脑-垂体-卵巢轴分泌的激素的相互作用是女性生殖周期运转的机制,卵巢是调节女性生殖周期的重要环节。若未受孕,卵巢黄体萎缩,致使子宫内膜失去雌、孕激素的支持而萎缩、坏死,引起子宫内膜脱落和出血。因此月经来潮是一个生殖周期生殖的失败及一个新的生殖周期开始的标志。

(林金芳)

第三节 子宫内膜及其他生殖器官的周期性变化

卵巢周期中,卵巢分泌的雌、孕激素作用于子宫内膜及生殖器官,使其发生支持生殖的周期性变化。

一、子宫内膜周期性变化及月经

【子宫内膜的组织学变化】

子宫内膜在解剖结构上分为基底层和功能层。基底层靠近子宫肌层,对月经周期中激素变化没有反应;功能层是由基底层再生的增殖带,在月经周期受卵巢雌、孕激素的序贯作用发生周期性变化,若未受孕则功能层在每一周期最后脱落伴子宫出血,临床上表现为月经来潮。以月经周期为 28 天为例来描述子宫内膜的组织学形态变化:

1. **增殖期** 子宫内膜受雌激素影响,内膜的各种成分包括表面上皮、腺体和腺上皮、间质及血管均处在一个增殖生长过程,称为增殖期(proliferative phase)。与卵巢的卵泡期相对应,子宫内膜的增殖期一般持续 2 周,生理情况下可有 10～20 天波动。子宫内膜厚度自 0.5mm 增加到 3.5～5.0mm,以腺体增殖反应最为明显。根据增殖程度一般将其分为早期、中期和晚期增殖三个阶段。增殖期早期(28 天周期的第 4～7 天),腺体狭窄呈管状,内衬低柱状上皮,间质细胞梭形,排列疏松,细胞质少,螺旋小动脉位于内膜深层;增殖期中期(28 天周期的第 8～10 天),腺体迅速变长而扭曲,腺上皮被挤压呈高柱状,螺旋小动脉逐渐发育,管壁变厚;增殖晚期(28 天周期的第 11～14 天),相当于卵泡期雌激素分泌高峰期,子宫内膜雌激素浓度也达高峰,子宫内膜腺体更加弯曲,腺上皮细胞拥挤,致使细胞核不在同一平面而形成假复层,此时腺体向周围扩张,可与邻近腺体紧靠,朝内膜腔的子宫内膜表面形成一层连续的上皮层,含致密的细胞成分的内膜基质此时因水肿变疏松。内膜功能层上半部,间质细胞细胞质中含极丰富的 RNA,而下半部的间质细胞仅含少量 RNA,此两部分以后分别成为致密层和海绵层,螺旋小动脉在此期末到达子宫内膜表面的上皮层之下,并在此形成疏松的毛细管网。雌激素作用的子宫内膜生长的另一重要特征是纤毛和微绒毛细胞增加;纤毛发生在周期的第 7～8 天,随着子宫内膜对雌激素反应性增加,围绕腺体开口的纤毛细胞增加,对内膜分泌期的分泌活动十分重要;细胞表面绒毛的生成也是雌激素作用的结果,绒毛是细胞质的延伸,起到增加细胞表面营养物质交换的作用。增殖期是以有丝分裂活动为特征,细胞核 DNA 增加,细胞质 RNA 合成增加,在子宫的上 2/3 段的子宫内膜功能层即胚泡常见的着床部位最为明显。

2. **分泌期** 排卵后,子宫内膜除受雌激素影响外,主要受黄体分泌的孕酮的作用;子宫内膜尽管仍受到雌激素的作用,但由于孕酮的抗雌激素作用,使子宫内膜的总高度限制在排卵前范围(5～6mm)。上皮的增殖在排卵后 3 天停止,内膜内其他各种成分在限定的空间内继续生长,导致腺体进行性弯曲及螺旋动脉高度螺旋化。另外孕酮作用的另一重要特征是使子宫内膜的腺体细胞出现分泌活动,故称为分泌期(secretory phase)。根据腺体分泌活动的不同阶段,将分泌期分为早期、中期和晚期三个阶段。分泌期早期(28 天周期的第 16～19 天),50% 以上的腺上皮细胞核下的细胞质内出现含糖原的空泡,称核下空泡,为分泌早期的组织学特征;分泌期中期(28 天周期的第 20～23 天),糖原空泡自细胞核下逐渐向腺腔移动,突破腺细胞顶端胞膜,排到腺腔,称顶浆分泌,为分泌中期的组织学特征,此过程历经 7 天。内膜分泌活动在中期促性腺素峰后 7 天达高峰,与胚泡种植时间同步。周期的第 21～22 天为胚泡种植的时间,此时另一突出的特征是子宫内膜基质高度水肿,此变化是由于雌激素、孕激素作用于子宫内膜产生前列腺素使毛细血管通透性增加所致。分泌晚期(28 天周期的第

24～28 天），腺体排空，见弯曲扩张的腺体，间质稀少，基质水肿使子宫内膜呈海绵状；此时表层上皮细胞下的间质分化为肥大的蜕膜样细胞，其下方的间质细胞分化为富含松弛素颗粒的颗粒间质细胞；排卵后第 7～13 天（月经周期的第 21～27 天）子宫内膜分泌腺扩张及扭曲最明显；至排卵后第 13 天，子宫内膜分为三带：不到 1/4 的组织是无变化的基底层；子宫内膜中部（约占子宫内膜的 50%）为海绵层（stratum spongiosum），含高度水肿的间质和高度螺旋化动脉以及分泌耗竭扩张的腺体；在海绵层之上的表层（约占25% 高度）是致密层（stratum compactum），由水肿肥大的呈多面体的间质细胞呈砖砌样致密排列。

3. 月经期 即为子宫内膜功能层崩解脱落期。在未受孕情况下，黄体萎缩，雌孕激素水平下降，子宫内膜失去激素支持后最明显的变化是子宫内膜组织的萎陷和螺旋动脉血管明显的舒张反应。在恒河猴月经期观察到性激素撤退时子宫内膜的血管活动顺序是：随着子宫内膜的萎陷，螺旋动脉血流及静脉引流减少；继而血管扩张；以后是螺旋动脉呈节律的收缩和舒张；血管痉挛性收缩持续时间一次比一次长，且一次比一次强，最后导致子宫内膜缺血发白。

【组织分解脱落机制】

（1）血管收缩因子：上述这些变化开始于月经前 24 小时，导致内膜缺血和瘀血；接着血管渗透性增加，白细胞由毛细血管渗透到基质，血管的舒张变化使红细胞渗出至组织间隙，血管表面凝血块形成。此时，分泌期子宫内膜上因组织坏死释放的前列腺素 PGF2α 及 PGFE₂ 水平达到最高；来自腺体细胞的前列腺素 PGF2α 及脱膜间质细胞的内皮素-Ⅰ（endothelin-1）是强效血管收缩因子，血小板凝集产生的血栓素 A（TXA₂）也具有血管收缩作用，从而使经期发生血管及子宫肌层的节律性收缩，而且全内膜血管收缩在整个经期呈进行性加强，使内膜功能层迅速缺血坏死崩解。

（2）溶酶体酶（lysosome enzyme）释放：在内膜分泌期的前半阶段，一些强效的组织溶解酶均限制在溶酶体内，这是因为孕酮具有稳定溶酶体膜的作用。伴随雌、孕激素水平的下降，溶酶体膜不能维持，酶释放到内皮细胞的细胞质，最后到细胞间隙，这些活性酶将消化细胞导致前列腺素的释放，红细胞外渗，促进组织坏死和血栓形成。

（3）基质金属蛋白酶（matrix metalloproteinases）家族：具有降解细胞外基质及基底膜的各种成分，包括胶原蛋白、明胶等。当孕酮从子宫内膜细胞撤退时引起基质金属蛋白酶的分泌，从而导致细胞膜的崩解及细胞外基质的溶解。

（4）细胞凋亡（apoptosis）：有相当证据表明细胞因子中，肿瘤坏死因子（tumor necrosis factor，TNF）是引起细胞凋亡的信号。月经期子宫内膜细胞上 TNF-α 的分泌达到高峰，可抑制子宫内膜的增殖引起细胞凋亡；引起粘连蛋白的丢失，而粘连蛋白的丢失引起细胞间联系的中断。

【月经临床表现】

正常月经具有周期性，间隔为 24～35 天，平均 28 天；每次月经持续时间称经期，为 2～6 天；出血的第 1 天为月经周期的开始。经量为一次月经的总失血量，月经开始的头 12 小时一般出血量少，第 2～3 天出血量最多，第 3 天后出血量迅速减少。正常月经量为 30～50ml，超过 80ml 为月经过多。尽管正常月经的周期间隔、经期及经量均因人而异，但对有规律排卵的妇女（个体）而言，其月经类型相对稳定。月经类型包括周期间隔、经期持续天数及经量变化特点等的任何偏转，均可能是异常子宫出血，而非正常月经。经期一般无特殊症状，但由于前列腺素的作用，有些妇女下腹部及腰骶部有下坠不适或子宫收缩痛，并可出现腹泻等胃肠功能紊乱症状。少数病人可有头痛及轻度神经系统不稳定症状。

二、其他部位生殖器官的周期性变化

【输卵管的周期变化】

输卵管在生殖中的作用是促进配子运输、提供受精场所和运输早期胚胎。输卵管可分为 4 部分：伞部、壶腹部、峡部和间质部。每一部分都有肌层和黏膜层，黏膜层由上皮细胞组成，包括纤毛细胞和分泌细胞。

伞部的主要功能是拾卵，这与该部位的纤毛细胞的纤毛向子宫腔方向摆动有关。壶腹部是受精的场所，该部位的纤毛细胞的纤毛也向子宫腔方向摆动。峡部的肌层较厚，黏膜层较薄。间质部位于子宫肌壁内，由较厚的肌层包围。

拾卵是通过输卵管肌肉收缩和纤毛摆动实现的，卵子和胚胎的运输主要靠输卵管肌肉收缩实现的，纤毛运动障碍可造成输卵管性不育。肌肉收缩和纤毛活动受卵巢类固醇激素的调节。雌激素促进纤毛的生成；孕激素使上皮细胞萎缩，纤毛脱落。

输卵管液是配子和早期胚胎运输的介质，输卵管液中的成分随月经周期发生周期性变化。

【子宫颈黏液的周期变化】

子宫颈黏液（cervical mucus scors，CS）主要由子宫颈内膜腺体的分泌物组成，此外还包括少量来自子宫内膜和输卵管的液体以及子宫腔和子宫颈的碎屑和白细胞。子宫颈黏液的分泌受性激素的调节，随月经周期发生规律变化。

1. 子宫颈黏液的成分 子宫颈黏液由水、无机盐、低分子有机物和大分子的有机物组成。水是子宫颈黏液中最主要成分，约占总量的 85%～95%。无机盐占总量的1%，其主要成分为氯化钠。低分子有机化合物包括游离的单糖和氨基酸，大分子的有机化合物包括蛋白质和多糖。

2. 羊齿植物叶状结晶 羊齿植物叶状结晶（简称羊齿

状结晶)是由蛋白质或多糖与电解质结合而成的。羊齿状结晶并不是子宫颈黏液所特有的,它可以出现在含有电解质、蛋白质或胶态溶液中,如鼻黏液、唾液、羊水、脑脊液等。一般在月经周期的第8~10天开始出现羊齿状结晶,排卵前期达到高峰。排卵后,在孕激素的作用下羊齿状结晶消失。

3. **子宫颈分泌的黏液量** 子宫颈腺体的分泌量随月经周期发生变化。卵泡早中期子宫颈每天可分泌黏液20~60mg,排卵前分泌量可增加10倍,每天高达700mg。在子宫颈黏液分泌量发生变化的同时,子宫颈黏液的性质也发生了变化。此时的子宫颈黏液拉丝度好,黏性低,有利于精子的穿透。排卵后子宫颈黏液分泌量急剧减少,黏性增加。妊娠后黏液变得更厚,形成黏液栓堵住子宫颈口,可防止细菌和精子的穿透。

【阴道上皮周期变化】

阴道黏膜上皮细胞受雌、孕激素的影响,也发生周期变化。雌激素使黏膜上皮增生,脱落细胞群中的成熟细胞数量相对增加。孕激素使阴道黏膜上皮细胞大量脱落,中层细胞数量增加。因此我们可以根据阴道脱落细胞来评价女性生殖内分泌状况。

【乳房周期性变化】

雌激素作用引起乳腺管的增生,而孕酮则引起乳腺小叶及腺泡生长。在月经前10天,许多妇女有乳房肿胀感和疼痛,可能是由于乳腺管的扩张、充血以及乳房间质水肿引起。月经期由于雌激素、孕激素撤退,所有这些变化的伴随症状将消退。

【临床特殊情况的思考和建议】

本章介绍了有关垂体与卵巢激素之间的动态关系及女性生殖的周期性特征与卵巢组织学及自分泌/旁分泌活动相关联的激素变化,使女性生殖内分泌调节系统得以周而复始地周期性运行;此不仅涉及垂体促性腺激素对卵巢卵泡发育、排卵及黄体形成的调节作用,而且涉及伴随卵巢上述功能活动和形态变化的激素分泌对垂体促性腺激素的合成和分泌的反馈调节。女性生殖器官在激素周期性作用下,发生着有利于支持生殖的变化,女性的月经生理则包含卵巢激素作用下的子宫内膜变化和出血机制及相关联的临床表现。而激素对生殖器官的生物学效应常用于临床判断有无激素作用和激素作用的程度。对上述生殖周期中生理调节机制的理解是对女性内分泌失常及其所导致的生殖生理功能障碍诊断和处理的基础。对本章生殖生物学的有关知识的充分理解,并且融会贯通,则不仅有益于临床上正确判断疾病和合理治疗的临床思考,而且是临床上遇到难题解决问题创意思维所必备的基础。

规律的月经是女性生殖健康和女性生殖内分泌功能正常运行的标志。一旦出现月经失调,则为生殖内分泌失调的信号。妇科内分泌医生对每一例月经失调的临床思考与

其他疾病的共同点是首先找病因即诊断,然后考虑对病人最有利的治疗。但是,由于月经失调对妇女健康影响的特殊性,比如出现影响健康的慢性贫血甚至危及生命的子宫大出血,或由于长期无排卵月经失调使子宫内膜长期暴露于雌激素的作用下,而无孕激素保护,导致子宫内膜增生病变,如简单型增生、复杂型增生、不典型增生甚至癌变,则必须先针对当时情况处理,前者先止血,后者应先进行转化内膜的治疗。对无排卵性的子宫出血的止血往往采用性激素止血,选用哪类激素止血还应根据病人出血时出血量多少及子宫内膜厚度等因素来决定,对子宫内膜增生病变则需采用对抗雌激素作用的孕激素治疗以转化内膜。临床上,常常是不同的治疗方案可获得相同的治疗效果。因此,并不要求治疗方案的统一,但治疗原则必须基于纠正因无排卵导致的正常月经出血自限机制的缺陷,采用药物逆转雌激素持续作用导致的病变,以及选择副作用最小的药物,最小有效剂量达到治疗目的的应是最佳治疗方案。

月经失调的病因诊断则需基于病史和生殖内分泌激素的测定,比如有精神打击、过度运动、节食等应激病史的病人,促性腺激素LH低于3IU/L者则可判断为应激所致的低促性腺激素性月经失调,此类病人往往开始表现为月经稀少,最后闭经;伴有阵发性潮热症状病人,测定促性腺激素FSH水平高于15IU/L者,则判断为卵巢功能衰退引起的月经失调,FSH高于30IU/L则判断为卵巢功能衰竭。上述疾病的诊断是基于下丘脑-垂体-卵巢轴激素的动态关系。应激性低促性腺激素闭经者应对其进行心理疏导,去除应激源;无论是低促性腺激素性或卵巢功能衰退引起的促性腺激素升高的月经失调,存在低雌激素血症者应给予雌激素替代,雌激素替代是低雌激素病人的基本疗法,这是因为雌激素不仅是维持女性生殖器官发育的激素,而且对女性全身健康如青少年骨生长、骨量蓄积及成年人骨量的维持及心血管健康都是必须的。但是,有些月经失调病人如多囊卵巢综合征,常存在多种激素分泌异常、交互影响的复杂病理生理环路,因而对其治疗应着眼于初始作用,或从多个环节阻断病理生理的恶性循环,后者为综合治疗。

综上所述,月经失调是女性生殖内分泌失常的信号,生殖内分泌失常的病因诊断需要检查维持正常月经的生殖轴功能(生殖激素水平)及有无其他内分泌腺异常干扰。对生殖内分泌失常治疗的临床思考,则不仅仅是去除病因,还应考虑到生殖内分泌失常对女性健康的影响,如月经失调引起的子宫异常出血和子宫内膜病变的治疗;雌激素替代的治疗适合于低雌激素的卵巢功能低落者;正常月经来潮及促进排卵功能恢复的治疗则应针对病因的个体化治疗。因此,生殖内分泌失常的治疗往往是从病因治疗、激素治疗、促进排卵功能的恢复三方面,个性化、根据病情实施。

参考文献

1. Gleiberman AS, Fedtsova NG, Rosenfeld MG. Tissue interactions in the induction of anterior pituitary: role of the ventral di-

encephalon, mesenchyme and notochord. Dev Biol, 1999, 213: 340-353

2. Sheng HZ, Westphal H. Early steps in pituitary organogenesis. Trends Genet, 1999, 15: 236-240

3. Cheng CK, Leung PC. Molecular biology of gonadotropin-releasing hormone(GnRH)-I, GnRH-II, and their receptors in humans. Endocr Rev, 2005, 26: 283-306

4. Popa SM, Clifton DK, Steiner RA. The role of kisspeptins and GPR54 in the neuroendocrine regulation of reproduction. Annu Rev Physiol, 2008, 70: 213-238

5. Erickson JC, Hollopeter G, Palmiter RV, et al. Attenua tion of the obesity syndrome of ob/ob mice by the loss of neuropeptide Y. Science, 1996, 274: 1700-1704

6. Wauters M, Considine RV, van Gaal LF Human leptin, from an adipocyte hormone to an endocrine mediator. Eur J Endocrinol, 2000, 143: 293-311

7. Ahima RS, Prabakaran D, Mantzoros C, et al. Role of leptin in the neuroendocrine response to fasting. Nature, 1996, 382: 250-252

8. Broekmans FJ, Soules MR, Fauser BC. Ovarian aging: mechanisms and clinical consequences. Endocr Rev, 2009, 30: 465-493

9. Garcia-Mayor RV, Andrade MA, Rios M, et al. Serum leptin levels in normal children: relationship to age, gender, body mass Index, pituitry-gonadal hormones and pubertal stage. J Clin Endocrinol Metab, 1997, 82: 2849-2855

10. Tena-Sempere M. Ghrelin: novel regulator of gonadal function. J Endocrinol Invest, 2005, 28: 26-29

11. Furuta M, Funabashi T, Kimura F. Intracerebroventricular administration of ghrelinrapidly suppresses pulsatile luteinizing hormone secretion in ovariectomized rats. Biochem Biophys Res Commun, 2001, 288: 780-785

12. Fernandez-Fernandez R, Tena-Sempere M, Navarro VM, et al. Effects of ghrelin upon gonadotropin-releasing hormone and gonadotropin secretion in adult female rats: in vivo and in vitro studies. Neuroendocrinology, 2006, 82: 245-255

（林金芳）

第四章 女性生殖遗传及调节

女性生殖遗传所涵盖的内容非常广泛。凡是涉及与女性生殖有关的、采用遗传学技术进行研究,或者采用遗传学理论进行解释,从而为改善和维持女性生殖健康服务的内容,都包括在女性生殖遗传的内涵之中。

第一节 女性生殖遗传

关键点

1. 常见的遗传病分为单基因遗传性疾病和多基因遗传性疾病。前者是指由于单个基因的突变导致疾病的发生。后者是由于多个基因发生缺陷或突变及环境的影响多因素的变化导致的遗传性疾病。

2. 父母双方或家族虽没有遗传病,但在生殖细胞形成过程中,染色体在减数分裂或有丝分裂过程中由于某些原因发生了不分离,因而生殖细胞的染色体数目发生异常,从而导致受精卵染色体异常。大多数染色体数目异常的受精卵在胚胎期或胎儿期即被淘汰,表现为流产或死胎。有时染色体异常属于非致死性的,胎儿可娩出并能存活,但常有严重的出生缺陷。

1. 遗传性疾病 很多种疾病可以通过相应的基因由父母传递至婴儿,这类疾病统称为遗传性疾病。随着医学水平和分子生物学技术的进步,部分遗传病已知为单基因遗传病(monogenic disease, single gene disorder),遵循孟德尔遗传规律,呈现隐性遗传或显性遗传。但更多的遗传性疾病为多基因遗传,即多基因遗传病(disease of multifactorial inheritance),是多种因素(遗传因素和环境因素)共同作用所致。

常见的遗传性疾病包括:

（1）由于各种具有重要生理功能的酶类异常而导致的营养和代谢性疾病,例如苯丙酮尿症(PKU)等;苯丙酮尿症呈常染色体隐性遗传病,是由于苯丙氨酸代谢途径中酶缺陷,使得苯丙氨酸不能转变为酪氨酸,导致苯丙氨酸及其酮酸蓄积并从尿中大量排出,临床表现为肤色浅、头发黄及智力落后。

（2）由于控制肿瘤发生的基因异常而导致的各种肿瘤。

（3）血液系统疾病,如地中海贫血:分α-地中海贫血和β-地中海贫血,珠蛋白基因点突变导致 α 或 β 珠蛋白链合成减少或缺乏所引起的一种遗传性溶血性贫血,是世界上最常见的单基因遗传病之一。

(4) 神经系统疾病和智力发育异常,例如各种类型的智障;智力发育障碍病因复杂,并不全都归于遗传性疾病。染色体病、单基因病、宫内感染、胎儿宫内缺氧、产伤、胎儿期酒精暴露等均可导致智力发育障碍。

(5) 运动系统疾病,例如各种类型的骨骼、软骨和肌肉发育不良和肌肉进行性萎缩等;进行性肌营养不良症是最常见的影响肌肉的遗传病之一,有杜氏肌营养不良(DMD)和贝氏肌营养不良(BMD)两种类型,以双侧腓肠肌的假性肥大为特征性表现,也称假肥大型肌营养不良,发病率约为1/3500活产男婴,呈 X 连锁隐性遗传。

(6) 其他类型的遗传性疾病。

2. 父母双方或家族虽没有遗传病,但在生殖细胞形成过程中,染色体在减数分裂或有丝分裂过程中由于某些原因发生了不分离,因而生殖细胞的染色体数目发生异常:一部分配子多一条染色体,另一部分配子少一条染色体。大多数染色体数目异常的受精卵在胚胎期或胎儿期即被淘汰,表现为流产或死胎。有时染色体异常属于非致死性的,胎儿可娩出并能存活。性染色体不分离时可表现为生殖系统结构和功能的异常。染色体结构异常种类繁多,包括染色体长臂、短臂或片段的缺失、易位、断裂等。染色体缺失片段小,又可导致微缺失综合征。

(1) 染色体数目异常:染色体数目异常是胚胎形成后在早期就死亡的最常见原因,有报道发现在早孕自然流产或胚胎停止发育的胚胎中,60%存在染色体数目异常,主要包括多倍体和非整倍体。而少数非整倍体是可以存活到出生甚至寿命较长。如 21-三体综合征是新生儿最常见的染色体病。常涉及多系统,以特殊面容、智力发育障碍、肌张力低下和通贯掌最为突出。其特殊面容包括眼距宽,外眼角上斜,鼻梁低,鼻短,常张口伸舌,流涎,小耳廓。所有 21-三体综合征都表现出不同程度的智力障碍,智商在 25～60,40 岁以后几乎所有病人都出现阿尔茨海默(Alzheimer)病的神经病理改变,从而表现出老年性痴呆的临床特征。约 50% 的病人伴有先天性心脏病,房室联合通道是本征最常见的心脏畸形,其他常见畸形包括室间隔缺损、房间隔缺损、法洛四联症等。

性染色体数目异常也是较常见的染色体病,虽为先天性疾病,但因早期发育异常尚不明显,常在后期出现症状才被发现。如特纳综合征(45,X 综合征)主要临床表现为:身材矮小,智力低下,性腺发育异常,呈条索状,原发闭经,无生育能力。而克氏综合征(47,XXY)主要表现为男性睾丸发育不良,男性性征不明显,无精症,无生育能力。

(2) 染色体结构异常:如染色体相互易位,在胚胎形成染色体配对形成四价体时,多数染色体产物是异常的,常引起反复自然流产、胚胎停止发育甚至畸形。即使后代表型正常,也可能是遗传了相同的染色体结构异常,以至于影响后代生育。

(3) 微缺失综合征:如 22q11.2 缺失综合征,22 号染色体 q11.2 区域缺失 3Mb,与先天性胸腺发育不良(DiGorge syndrome),腭、心、面综合征,先天性心脏病(如法洛四联症)有关。22q11.2 缺失综合征 90% 为新发。如为遗传再发风险 50%。

(伍俊萍)

第二节　女性生殖遗传的调节

关键点

1. 遗传咨询是指由医生或遗传学研究人员通过与遗传性疾病病人、高危人群,或者对病人及对其家族的疾病史能够提供正确信息的家族成员进行交谈,从而对遗传性疾病发生或再发生的风险和防治上所面临的问题进行正确评估。在此基础上,可做出恰当的对策选择,并在咨询医生或研究人员的帮助下,实施可达到最佳防治效果的措施。

2. 开展产前诊断可避免染色体异常和严重的单基因遗传病的患儿出生。

3. 移植前诊断及移植前筛查的应用可在胚胎着床前对单基因病的相关基因或者染色体进行检查,避免移植患病胚胎,从而避免怀孕后再终止妊娠带来的相关风险。

无论是上述的遗传性疾病还是由于生殖行为而导致的先天性疾病,虽有其疾病的遗传规律或可能的致病因素,但目前仍无法在疾病形成前给予干预,只能通过遗传咨询、遗传学筛查、产前筛查和产前诊断各个环节争取早期发现,适时采取适当的措施。结合移植前诊断和筛查的辅助生殖技术,把女性生殖遗传调节的时期提前到胚胎水平,更是近年分子遗传学技术结合辅助生殖技术的重大突破。

1. **遗传咨询**(genetic counseling)　是指由医生或遗传学研究人员通过与遗传性疾病病人、高危人群,或者对病人及对其家族的疾病史能够提供正确信息的家族成员进行交谈,从而对遗传性疾病发生或再发生的风险和防治上所面临的问题进行正确评估。在此基础上,可做出恰当的对策选择,并在咨询医生或研究人员的帮助下,实施可达到最佳防治效果的措施。

遗传咨询是最基本、最有效的遗传学研究手段。由于遗传病的多样性、复杂性等特征,不论预防、诊断、治疗、预后和再发风险的评估,以及对策的选择和执行等,都是极其复杂的。针对某一病例遗传咨询相关问题的解决,往往不是一个或少数几个医生所能完成的。通常需要从事基础和临床医学这两个方面研究的人员通力协作,方能达到最佳效果。从我国实际情况出发,应加强遗传咨询专业人员队伍建设,加大相关人才培养的力度。另外,遗传咨询门诊应有儿科医生、妇产科医生和医学遗传学专业人员联合出诊为宜,各方面力量并重。在高等医学院校的附属医院中,应创造条件组成有这样人员构成特征的队伍,并可通过会诊等方式争取获得内科、外科、神经科、眼科、耳鼻喉科等专科医生的配合支持。必要时还可以通过远程会诊等方式获得专家或特殊检验机构的帮助。在考虑到资源集中、合理、有效利用的前提下,以高等医学院校的附属医院和其他研究机构为基础,尽可能多地在各地区设立遗传医学中心是十分必要的。

2. **遗传学筛查**　遗传学筛查是指检测人群中异常基因或异常染色体的携带者。其目的是检出容易患遗传病的高风险个体,使病人可以脱离容易导致遗传病发生的不利环境,或尽量消除基因突变对其身体结构和功能的影响。遗传学筛查是医务工作者及时采取必要的措施,预防、诊断和早期治疗遗传病的重要基础。以苯丙酮尿症等导致代谢紊乱的疾病为例,早期筛查发现,从而调整病人或携带者的饮食结构,可以达到消除疾病对身体影响的效果。以容易患遗传性乳腺癌、卵巢癌的 *BRCA1*、*BRCA2* 等基因突变携带者为例,筛查发现后可达到疾病预防和早期诊断、早期治疗的目的。而癌症的早期诊断和早期治疗,是提高疗效、争取治愈、杜绝复发的关键。以某些可导致不可逆性中枢神经系统损害的遗传病为例,出生前诊断并采取子宫内治疗,是争取治愈,避免发生永久性并发症的关键。

3. **产前筛查和产前诊断**

(1) 产前筛查(prenatal screening):是对出生前的胎儿进行遗传学筛查,主要针对无不良孕产史,无遗传性疾病家族史的孕妇。目前国内广泛应用的是妊娠中期 21-三体综合征血清学筛查。利用血清指标 β-HCG,AFP 及 E_3 等指标,结合超声学检查,对 21-三体,18-三体及开放性神经管缺陷进行风险评估。

如果产前筛查评估为高风险的孕妇应建议进一步进行产前诊断检查。

(2) 产前诊断(prenatal diagnosis):是采用各种诊断方式对宫内胎儿的遗传性疾病和其他出生缺陷疾病作出诊断。

产前诊断的取材分有创侵入性取材和无创取材,前者包括绒毛穿刺活检,羊膜腔穿刺和脐静脉穿刺,后者包含超声学检查和母血胎儿游离 DNA。无创超声学检查只能做出影像学诊断,母血胎儿游离 DNA 由于样本的干扰因素较多,目前均不能替代传统的侵入性手术取材。

取材后对胎儿样本进行遗传学检测。目前主要有细胞遗传学染色体核型分析,基因芯片或高通量测序诊断微缺失综合征,及单基因遗传病家系的基因验证等。

产前诊断指征还包括以下内容:①孕妇分娩时年龄≥35 岁;②血清学筛查异常;③不良孕产史:2 次以上流产、死胎或新生儿死亡;畸胎或智力障碍儿分娩史;染色体异常儿分娩史;④家族遗传病史或遗传儿分娩史;⑤夫妇一方

染色体异常;⑥单基因病家系或遗传病基因携带者;⑦胎儿畸形或可疑畸形等。

4. **移植前筛查和移植前诊断**　对体外受精培养至第 5 天的胚胎,活检取下约 10 个细胞,用分子生物学方法检测其染色体或某些基因,以判断胚胎的染色体是否正常,或胚胎的基因型是否正常、携带致病基因还是可能致病,然后选择合适的胚胎移植。对胚胎进行所有染色体非整倍体筛查称为移植前筛查(preimplantation genetic screening,PGS);对胚胎进行单基因遗传病的诊断称为移植前诊断(preimplantation genetic diagnosis,PGD)。

第一例公开发表的移植前诊断的病例始于 1990 年,随着分子生物学技术的迅猛发展,移植前诊断和筛查所采用的方法逐步改进,从早年采用荧光原位杂交(FISH),进化到微阵列,再到新一代测序技术,使结果更加精准。

目前移植前诊断常用于以下几个方面的配套筛选:①夫妇一方染色体结构异常;②单基因疾病的诊断;③染色体非整倍体筛查以改善 IVF 或单胚移植的成功率;④HLA 配型;⑤对成年发病的预后极差的遗传性疾病(如恶性肿瘤,Huntington 病)进行胚胎筛选。

5. **与遗传有关而不宜生育的疾病**　由于某些遗传性疾病病人的后代发生同样疾病的几率很高,并且这些疾病可造成严重的功能障碍或明显畸形,将会给家庭和社会带来沉重的负担。所以,这些疾病的病人都不宜生育。

(1) 严重的显性遗传性疾病:包括视网膜母细胞瘤、强直性肌营养不良、遗传性痉挛性共济失调、遗传性软骨发育不良等。这些疾病属于显性遗传,父母之一有病,子女约有半数会发病。这些疾病都会造成严重的功能障碍和明显畸形,不能正常工作、学习和生活,并给家庭和社会带来沉重的负担,所以,这些疾病的病人都不宜生育。

(2) 严重的隐性遗传性疾病:包括肝豆状核变性、苯丙酮尿症、糖原累积病、先天性全色盲、小头畸形等。男女双方如果有一方是隐性遗传性疾病病人,所生子女可以不发病,而且只是成为携带者。如果双方都是同样隐性遗传性疾病病人,子女就会和父母一样患上同样的疾病。

以上单基因病,无论隐性遗传还是显性遗传,目前都可以通过移植前诊断或产前诊断检查出来。这些单基因病往往是罕见病,由于我国地域差异大,医疗条件和资源不均等,检查所需费用昂贵,产前诊断和移植前诊断所需时间较长,所以建议这些单基因遗传病家系尽早进行遗传咨询,在专业遗传咨询医师的帮助下,在有生育要求前及时制定好检查方案,才能有效避免严重的单基因病患儿出生,给家庭造成损失,给社会带来负担。

(3) 严重的多基因遗传性疾病:包括精神分裂症、躁狂型精神病、抑郁型精神病、原发性癫痫病、唇裂、腭裂、先天性心脏病等。这类疾病的种类很多。它们的发生与遗传有密切的关系。如果病人的父母或兄弟姐妹中也有人患病,那么其子女发病的几率非常高。所以这种情况下最好不要

生育。

【临床特殊情况的思考和建议】

由于单基因遗传病的种类非常多,目前进行移植前诊断的原则仍是严重的单基因遗传病,即出生后致死可能大,无药物治疗或治疗效果差。部分单基因疾病,临床表现虽并不十分严重,仍对病人的生活质量造成严重影响;或 X 连锁隐性遗传病有可能涉及性别选择。对这些单基因病进行移植前诊断是否符合医学伦理,应尽快建立统一的原则性指南。

参考文献

1. 曹泽毅. 中华妇产科学. 第 3 版. 北京:人民卫生出版社,2014

2. 罗丽兰. 不孕与不育. 第 2 版. 北京:人民卫生出版社,2009

3. 陆国辉,徐相民. 临床遗传咨询. 北京:北京大学医学出版社,2007

4. 雷彩霞,张月萍,伍俊萍,等. 1437 例早孕期自然流产胚胎核型分析. 生殖与避孕,2014,34(4):328-333

5. Yueping Zhang,Saijuan Zhu,Jialong Wu,et al. Suying Liu, Xiaoxi Sun. Quadrivalent asymmetry in reciprocal translocation carriers predicts meiotic segregation patterns in cleavage stage embryos. Reproductive Biomedicine Online,2014,29(4):490-498

6. 朱赛娟,张月萍,伍俊萍,等. 荧光原位杂交技术在辅助核型分析中的应用价值探讨. 中国优生与遗传杂志,2015,9:34-36

7. 雷彩霞,孙海燕,伍俊萍,等. 应用 Karyomap 基因芯片进行单基因疾病的植入前遗传学诊断及筛查二例分析. 中华妇产科杂志,2016,51(4):296-300

8. Chan JL. Reproductive Decision -Making in Women with BRCA1/2 Mutations. J Genet Couns,2016:1-10

9. Dahdouh EM,. Technical Update:Preimplantation Genetic Diagnosis and Screening. J Obset Gynecol Can,2015,37:451-463

(伍俊萍)

第五章 生殖免疫

生殖免疫学是一门新兴边缘学科,是免疫学与生殖生物学交叉及结合的产物。它的诞生要追溯到 19 世纪 Landersteiner 与 Metchiniboff 实验诱导抗精子抗体,但直到免疫学取得了突飞猛进的今天,生殖免疫学才有了长足的进步。现代生殖免疫学主要从免疫学角度探索与研究生殖生物学问题。纵观生殖免疫学研究内容,生殖免疫学已形成一个较为系统而完善的学科,共分三个部分:母-胎免疫调节、生殖道黏膜免疫调节、神经-生殖内分泌-免疫调节。母-胎免疫调节网络将为妊娠相关的疑难疾病打开新的突破口,并将促进产科基础理论及技术进步。这一领域的研究成果将为移植免疫学及肿瘤免疫学诊断与治疗开辟新的视野。生殖道黏膜免疫调节理论与技术发展,将有助于防御性传播疾病(sexually transmitted disease,STD);并诞生生殖道黏膜为基础的免疫避孕苗,以改善人类生殖健康。随着神经-生殖内分泌-免疫调节网络研究的不断深入,对生殖内分泌疾患将产生新的认识,并带来诊疗技术的进步。随着生殖免疫学不继发展,人们对生殖医学有更深入的了解,并丰富免疫学基础础论。

第一节 母-胎免疫调节机制

关键点

1. 从免疫学角度,正常妊娠类似于成功的同种半异体移植;母体对携带父系人类白细胞抗原(human leukocyte antigen,HLA)的胚胎不仅不排斥,而且通过精细的母-胎对话建立独特的母-胎界面免疫耐受微环境,允许胎儿在子宫内生长发育直至分娩。

2. 代孕的胎儿与母体 HLA 完全不同,它的成功,进一步证实了妊娠期母体免疫系统对这种同种异体胚胎抗原的耐受。

3. 胎盘屏障学说、胎儿抗原不成熟学说以及母体免疫惰性理论曾解释胎儿如何逃脱母体免疫系统的攻击,但这一领域尚有许多重要的科学问题亟待回答。

一、母-胎界面的细胞组成及其生物学功能

母-胎界面细胞组成相当复杂,根据其来源大致可分为三类:第一类是侵入蜕膜的绒毛外滋养细胞;第二类为髓源性蜕膜免疫细胞;第三类为蜕膜基质细胞及腺上皮细胞。后两类又可概括为母体来源的细胞。母体来源的细胞、胎儿来源的滋养细胞以及这些细胞产生的各种细胞因子、生长因子、激素等共同构成了母-胎界面特殊的免疫微环境,以维持成功妊娠。

滋养细胞来自胚胎,是人类胎盘主要构成细胞,也是唯一与母体蜕膜及其免疫细胞直接接触的胚胎细胞。滋养细胞与母体免疫细胞直接接触并被其有效识别,在母-胎免疫耐受中起着至关重要的作用。

胚胎植入母体蜕膜后,位于绒毛内层的细胞滋养细胞具有两种分化潜能:它既能融合为合体滋养细胞覆盖绒毛表面,参与母-胎间物质交换,并承担胎盘主要的内分泌功能;也能分化为绒毛外细胞滋养细胞(extravillous cytotrophoblast,EVCT),入侵至蜕膜深部聚集形成孤岛,并向子宫间质和螺旋动脉腔内呈侵袭性生长,取代子宫螺旋动脉血管内皮细胞,表达黏附分子,完成胎盘血管重建。细胞滋养细胞侵袭过程类似于肿瘤细胞,在黏附于蜕膜化的子宫内膜后,即穿过子宫内膜上皮细胞基底膜,并向间质及其动脉侵袭。如果滋养细胞侵袭不足,则螺旋动脉尚可保留其收缩功能,使过多的血液流向绒毛间隙,对发育中的胚胎和胎盘增加压力和氧压力,可导致自然流产。另外,妊娠期高血压疾病、胎儿生长受限等都伴随着滋养细胞对螺旋动脉壁的侵袭不足或缺如;促进滋养细胞的生物学功能可明显改善自然流产模型小鼠妊娠结局。由此可见,滋养细胞是母-胎界面的主要细胞,对于妊娠维持至关重要。

在母-胎界面,母体来源的蜕膜基质细胞(decidual stromal cell,DSC)也至关重要。它由非孕子宫内膜成纤维细胞样前体细胞受雌激素、孕激素作用后分化而来,广泛分布于蜕膜,是蜕膜的主要组成细胞,约占蜕膜细胞总数的75%。DSC具有广泛的生物学功能,除参与蜕膜营养供应外,尚能分泌活性激素如泌乳素、多种细胞因子和酶类,表达孕激素受体,调节胚泡着床与胎盘形成。作为一种免疫潜能细胞,参与抗原提呈及分泌细胞因子,发挥重要的免疫调节作用。

在胚胎着床后的早孕期,母体内大量的免疫细胞迁移至子宫蜕膜,参与维持母-胎免疫耐受和抗感染免疫。蜕膜免疫细胞的构成极为特殊,主要由特殊类型的 CD_{56}^{bright}/CD_{16}^- 自然杀伤细胞(CD_{56}^{bright}/CD_{16}^- NK)(~70%)、T细胞(~15%)和单核巨噬细胞(~15%)组成。这些细胞通过表达特殊活化标志和产生大量的细胞因子,在母-胎界面局部发挥着不同于外周的免疫调节作用,形成固有的 Th_2 型

免疫优势;通过旁分泌作用调控滋养细胞的生长、分化和迁移,从而对妊娠的维持起重要的局部调节作用。与外周免疫细胞相比,蜕膜局部淋巴细胞表型亦截然不同。主要表现在蜕膜 NK 细胞表型为 $CD_{56}^{bright}CD_{16}^-$;T 细胞主要为 $γδ^+$ T 而不是 $αβ^+$ T 细胞;单核巨噬细胞主要为产生抗炎细胞因子为主的 M_2 型巨噬细胞,而不是促炎细胞因子为主的 M_1 型巨噬细胞。蜕膜免疫细胞不仅在母-胎免疫耐受形成及维持中发挥重要生物学作用;通过与滋养细胞相互作用,还有助于胎盘发育与胎盘血管形成。

二、几种重要的母-胎免疫耐受理论

有关母-胎免疫耐受的理论追溯到 20 世纪 50 年代,诺贝尔奖获得者 Medwar 曾提出三种理论解释作为半同种移植物的胎儿如何逃脱母体免疫系统的攻击。第一:胎盘屏障学说;第二:胎儿抗原不成熟学说;第三:母体免疫惰性。这三种理论曾一度推动了生殖免疫学的发展,至今对该领域的研究仍有重要的指导意义。然而随着生殖免疫学的飞速发展,后来的研究使得这些观点受到质疑和挑战。以下几种观点逐渐被人们接受。

(一)非经典主要 MHC-Ⅰ类分子表达于细胞滋养细胞

尽管滋养细胞不表达经典的主要组织相容性复合体-Ⅰ(major histo-compatibility complex-Ⅰ,MHC-Ⅰ)类分子,从而逃逸了母体对胎儿移植物的排斥;但完全缺乏 MHC-Ⅰ类分子的胚胎细胞易受 NK 细胞杀伤。然而,绒毛外细胞滋养细胞可特异性表达非经典的 MHC-Ⅰ类抗原——HLA-G、HLA-E 及 HLA-C。在早孕期蜕膜广泛分布的 NK 细胞特征性表达杀伤细胞抑制性受体(killer inhibitor receptor,KIR)。KIR 在滋养细胞表达的 HLA-G 启动下,传导相应的细胞内抑制性信号通路,最终使这些母-胎界面重要的杀伤细胞非但不能有效杀伤胚胎来源的细胞;相反对其行使免疫保护作用。KIR 信号通路降调节可导致早期妊娠失败。由此可见,KIR 对于蜕膜 NK 细胞发挥母-胎免疫耐受调节作用至关重要。

在自然状态下,HLA-G 仅表达于绒毛外细胞滋养细胞,呈现有限的基因多态性。迄今为止,发现有 7 种亚型:其中膜型 4 种、可溶型 3 种。HLA-G 主要与 NK 及细胞毒性 T(cytotoxic T,Tc)细胞表面抑制性受体 KIR 结合,抑制杀伤性免疫细胞的杀伤能力。滋养细胞表达 HLA-G 障碍将导致反复妊娠失败等多种妊娠疾患。在习惯性流产、子痫前期等病理妊娠,母-胎界面组织 HLA-G 表达缺乏或降低,推测 HLA-G 可能在妊娠过程中起重要作用。

(二)母-胎界面 Th_2 型免疫偏移

1993 年 Wegmann 首次提出,母-胎界面是 Th_2 型占优势的免疫微环境。这对认识妊娠期母-胎免疫耐受机制产生了重要推动作用。此后,一系列的研究证实,正常妊娠存

在 Th₂ 型免疫偏移；母体对胚胎免疫耐受的维持与 Th₂ 型免疫偏移密切相关。早孕期母-胎界面及外周 Th₂ 型免疫偏移是妊娠成功的标志；而 Th₁ 型免疫偏移，则导致妊娠失败。Th₂ 型免疫偏移在母-胎免疫应答过程中，是免疫应答与免疫效应的枢纽，在母-胎免疫耐受中起承上启下的作用。尽管母-胎界面局部 Th₁ 型免疫抑制；而 Th₂ 型免疫增强的免疫特征在诱导和维持母体对胎儿的免疫耐受中发挥重要作用。

（三）Treg 细胞介导母-胎免疫耐受

$CD_4^+ CD_{25}^+ FoxP_3^+$ 调节性 T 细胞（regulatory T cell，Treg）是一类重要的具有免疫调节功能的 T 细胞亚群；参与维持外周 T 细胞内环境稳定；其功能障碍可能与自身免疫性疾病密切相关；在移植耐受中亦起关键作用。妊娠期，母体外周、蜕膜以及胎儿脐带血都有 $CD_4^+ CD_{25}^+$ Treg 的扩增，在母-胎免疫调节中发挥重要调节作用。Treg 在正常妊娠显著高于自然流产模型；且过继转输 Treg 至流产模型小鼠可改善妊娠预后。提示 $CD_4^+ CD_{25}^+$ Treg 不但参与了母-胎免疫耐受机制的形成，而且对妊娠维持有重要作用。$FoxP_3$ 作为 Treg 细胞的特异性标志分子，在调控 Treg 细胞的发育和功能方面至关重要。Treg 细胞主要通过两种机制发挥免疫调节作用：通过分泌多种抑制性细胞因子如 IL-10、转化生长因子-β₂（transforming growth factor-β₂，TGF-β₂）等，间接发挥免疫调节功能；通过调控 T 细胞受体（T cell receptor，TCR）及细胞毒性 T 淋巴细胞相关抗原-4（cytotoxic T lymphocyte-associated antigen-4，CTLA-4）等分子，与细胞直接接触发挥免疫调节作用。

（四）IDO 参与母-胎免疫耐受机制

色氨酸是细胞维持活化和增殖所必需的氨基酸，同时也是构成蛋白质不可缺的重要成分。吲哚胺 2,3-双加氧酶（indoleamine 2,3-dioxygenase，IDO）是肝脏以外唯一可催化色氨酸沿犬尿酸途径分解代谢的限速酶，在哺乳动物的组织细胞，尤其是淋巴组织和胎盘中广泛表达，活化后可导致组织细胞局部"色氨酸饥饿"，从而启动相应靶细胞的凋亡。母-胎界面较高水平表达 IDO，是母-胎界面局部抑制母体对胚胎抗原启动细胞毒性 T 细胞（cytotoxic T lymphocyte，CTL）效应的另一重要分子。在早孕期应用 IDO 抑制酶，则导致同种异体妊娠的失败。因此 IDO 有利于降调节母体免疫杀伤性效应。母-胎界面滋养细胞与抗原提呈细胞表达丰富的 IDO，对于保护胎儿免遭母体排斥至关重要；抑制 IDO 活性则导致 T 细胞依赖的流产。

（五）协调信号在母-胎免疫耐受中的调节作用

协同信号在 T 细胞活化、增殖及辅助性 T 细胞的分化中起重要调节作用。协同信号分子 CD₈₆、CD₂₈ 及 CTLA-4、PD-1、Tim-3 在正常人早孕蜕膜组成性表达，CD₈₀ 在母-胎界面不表达或低表达；自然流产病人蜕膜 CD₈₆ 表达水平显著上调；而 CTLA-4、Tim-3、PD-1 低于正常早孕蜕膜。协同信号可能在母-胎免疫耐受建立和维持中发挥重要免疫调节作用。借助自然流产模型（CBA×DBA/2）及正常妊娠模型（CBA×BALB/c）研究发现，在孕早期，尤其在胚胎抗原对母体的致敏阶段（着床期），阻断 CD₈₆ 协同刺激信号，能够恢复母体对胚胎抗原的免疫活化与免疫抑制间的生理平衡，从而诱导母体对胚胎抗原的免疫耐受，并最终改善自然流产模型孕鼠的妊娠预后；早孕期干预 CD_{80}/CD_{86} 协同刺激信号主要通过诱导耐受性 T 细胞的产生，并且这种耐受性 T 细胞以一种"传染性机制"放大这种耐受效应，同时阻断协调刺激信号通过调节 Th₁/Th₂ 型细胞因子表达，维持正常妊娠所需的 Th₂ 型免疫偏移，从而诱导母-胎免疫耐受。相反阻断 Tim-3 与 PD-1 信号则诱导了母-胎界面 $CD_4^+ T$ 与 $CD_8^+ T$ 细胞的促炎性细胞因子的表达，打破母-胎耐受致妊娠失败。此外，蜕膜基质细胞通过表达 Tim-3 可防止炎症刺激诱导的凋亡与过度炎症反应。

（六）趋化因子及其受体在母-胎界面的整合性调节作用

趋化因子是一组通常由 70～90 个氨基酸组成的小分子量（8～14kD）蛋白质，通过与细胞膜相应的 G 蛋白耦联受体结合而发挥各种生物学作用。母-胎界面表达丰富的趋化因子及其受体。这些趋化因子受配体的相互作用不仅与蜕膜免疫细胞的募集与功能驯化有关，还参与了滋养细胞的生长、分化、胎盘血管重铸，并协调母-胎界面功能细胞的交互对话，调控着母-胎界面免疫耐受状态与胎盘形成过程。

1. 趋化因子及其受体参与募集蜕膜免疫细胞 $CD_{56}^{bright} CD_{16}^-$ NK 细胞是蜕膜含量最多的免疫细胞。研究显示 DSC 和 EVT 表达多种趋化因子，募集了外周表达相应受体（如 CXCR3，CXCR4）的 NK 到达子宫局部，此外，CCR1，CCR2，CXCR1 及 CX3CR1 也参与了蜕膜 NK 细胞的募集。单核巨噬细胞可表达 NK 低表达的 CXCR6，与滋养细胞分泌的 CXCL16 相互作用趋化到母-胎界面局部，CCR1 和 CCR2 也介导 dMφ 在母-胎界面的富集。EVT 及 DSC 表达的趋化因子也是募集 T 细胞到达母-胎界面的主要因素。EVT 和蜕膜腺上皮细胞高表达 Th₂ 型趋化因子 CCL17，进而募集表达 CCR4 的 Th₂ 细胞到母-胎界面；此外 EVT 可以训导蜕膜 DC 表达 CCL17，进一步募集 Th₂ 细胞。蜕膜腺上皮细胞产生 CCL19，通过识别外周 Treg 上 CCR7，趋化外周 Treg 到达蜕膜局部；子宫局部表达的 CCL2、CCL4、CCL17、CCL20、CCL22 也参与了对外周 Treg 的募集；EVT 表达的 CXCL12 可以进一步促进 Treg 细胞的迁移。DSC 通过分泌 CCL2 趋化外周 Th₁₇ 细胞到达母-胎界面。

2. 趋化因子受配体作用促进母-胎界面 Th₂ 型优势 有关母-胎界面 Th₂ 型免疫优势产生的机制至今尚未完全阐明。不同发育阶段和功能状态的 $CD_4^+ T$ 细胞表达不同的趋化因子受体；Th₁ 型细胞主要表达 CXCR3、CCR5 和

CXCR6,而 Th₂ 型细胞主要表达 CCR4、CCR3 和 CCR8。因此,趋化因子在 T 细胞分化与发育过程中亦扮演着重要角色。趋化因子直接或通过抗原提呈细胞间接影响 Th 细胞亚型的分化。

母-胎界面滋养细胞与蜕膜基质细胞高表达趋化因子 CCL2 通过与免疫细胞表面的 CCR2 结合,活化转录因子 GATA-3,直接诱导其向 Th₂ 型分化;滋养细胞还可以通过分泌 TSLP,活化 DC 并促进其分泌高水平 IL-10、CCL17,募集表达其受体的 CCR₄⁺T 细胞进入蜕膜,并训导这些 T 细胞分化成 Th₂ 型细胞;此外,母-胎界面趋化因子 CXCL12/CXCR4 信号除了募集 dNK、Treg 等免疫细胞,CXCL12/CXCR4 相互作用将母-胎界面滋养细胞、蜕膜基质细胞以及对蜕膜免疫细胞结合在一起,作为母-胎界面单元,形成有助于 Th₂ 型优势的免疫微环境,维持正常妊娠的进行。

3. 趋化因子信号在胎盘发育中的调节作用 滋养细胞持续旺盛分泌趋化因子 CXCL12、CXCL16,通过自分泌方式促进自身增殖与侵袭能力,联合应用 rhCXCL16 和 rh-CXCL12 处理滋养细胞所产生的增殖效应与分别单独处理相比无明显差异,说明这两种趋化因子同时作用并不能对滋养细胞产生叠加增殖效应。滋养细胞还通过 CXCL12/CXCR4、CCL24 等与 DSC 交互对话,促进滋养细胞向蜕膜的侵袭以及蜕膜化进程;同时蜕膜局部的免疫细胞分泌大量趋化因子及生长因子,如 IL-4、IL-8、VEGF 等,参与滋养细胞侵袭、迁移与胎盘血管重塑,对正常妊娠的进行发挥至关重要的作用。

【临床特殊情况的思考和建议】

反复自然流产(recurrent spontaneous abortion,RSA)是常见妊娠并发症,除少数病人因内分泌、染色体异常及生殖道畸形等因素外,60%以上原因不明。根据 RSA 的免疫流行病学及免疫病因分析,RSA 可分为:母-胎免疫识别低下型;母-胎免疫识别过度型;母-胎免疫识别复杂型。并根据上述免疫病因学分类,分别给予针对性免疫治疗,获得了较好临床效果。其中母-胎免疫识别复杂型 RSA 一方面呈现母-胎免疫识别低下,另一方面呈现免疫识别过度,体现了母体对胚胎免疫保护作用的削弱,及母体对胚胎免疫损伤作用的增强,是临床上最难处理的一种类型,有待进一步研究。

参考文献

1. Utian WH. Successful pregnancy after in vitro fertilization and embryo transfer from an infertile woman to a surrogate. N Engl J Med,1985,313(21):1351-1352

2. Du M. Embryonic trophoblasts induce decidual regulatory T cell differentiation and maternal-Fetal tolerance through thymic stromal lymphopoietin instructing dendritic cells. J Immunol,2014,192(4):1502-1511

3. Arck PC, Hecher K, Fetomaternal immune cross-talk and its consequences for maternal and offspring's health. Nat Med, 2013,19(5):548-556

4. Wallace AE. Decidual natural killer cell receptor expression is altered in pregnancies with impaired vascular remodeling and a higher risk of pre-eclampsia. J Leukoc Biol,2015,97(1):79-86

5. Erlebacher A,Mechanisms of T cell tolerance towards the allogeneic fetus. Nat Rev Immunol,2013,13(1):23-33

6. Bromley SK,Mempel TR,Luster AD. Orchestrating the orchestrators:chemokines in control of T cell traffic. Nat Immunol, 2008,9(9):970-980

7. Wang SC. PD-1 and Tim-3 pathways are associated with regulatory CD8⁺ T-cell function in decidua and maintenance of normal pregnancy. Cell Death Dis,2015,6:1738

8. Wang S. Programmed cell death-1 (PD-1) and T-cell immunoglobulin mucin-3 (Tim-3) regulate CD4⁺ T cells to induce Type 2 helper T cell (Th₂) bias at the maternal-fetal interface. Hum Reprod,2016,31(4):700-711

9. Mellor AL. Prevention of T cell-driven complement activation and inflammation by tryptophan catabolism during pregnancy. Nat Immunol,2001,2(1):64-68

10. Laresgoiti-Servitje E. A leading role for the immune system in the pathophysiology of preeclampsia. J Leukoc Biol, 2013,94(2):247-257

(杜美蓉)

第二节 女性生殖道黏膜免疫系统

> **关键点**
>
> 1. 相对消化道和呼吸道黏膜来说,女性生殖道黏膜免疫调节的认识尚不够深入。
>
> 2. 由于性激素的参与,使生殖道黏膜免疫调节更显复杂。
>
> 3. 生殖道黏膜免疫的深入研究对于生殖道传染性疾病的防治及疫苗策划有着重要意义。

免疫系统(immune system)存在于不同的生命形式(动物、植物、真菌、原核生物等)中,提供强大复杂的对抗病原体的防御能力。免疫应答(immune respones)功能正常运行是生命存在的前提,免疫应答必须迅速、有一定的自限性,且对个体不能造成伤害。另外,免疫系统必须对包括病原微生物在内的外界刺激保持记忆,以便对再次感染做出更加迅速的应答。女性生殖道黏膜(female genital tract mucosa)是机体黏膜免疫(mucosal immunity)的重要组成部分。

多年以来,免疫系统的研究着重于系统免疫应答(systemic immune response),更多地强调循环细胞、抗体(anti-body)以及其他体液中的可溶分子。然而,将内环境与外界分隔开来的人体表面黏膜是免疫应答的关键的第一道防线,它的重要作用越来越受到重视。包含病原体的外界环境不断刺激机体,黏膜屏障需要一系列的机制对抗这些危机,而病原体常与其他物质混杂在一起,而后者对机体无害甚至有利,如食物、空气及黏膜表面的共生菌群、精液等。为了满足这些复杂情况,黏膜部位的免疫调节复杂且精细,从结构上和功能上区别于系统免疫。女性生殖道黏膜免疫更加复杂之处在于,除存在上述一般黏膜免疫的挑战之外,还受到性激素的精密调节,因此女性生殖道免疫非常独特。

一、女性生殖道黏膜固有免疫

女性生殖道黏膜是复杂的生物系统,是女性生殖道抵御致病微生物入侵的一道屏障,并参与固有和获得性免疫防御系统。女性生殖道固有免疫(immate immunity)主要包括:①上皮结构性屏障;②模式识别受体;③固有免疫细胞;④内源性抗菌物质;⑤细胞因子及趋化因子。固有防御的重要组成成分是体液中的抗菌肽(antimicrobial peptides),它们可以冲刷生殖道管腔表面。这层薄薄的液体覆盖于所有管腔的表面并含有多种上皮细胞和免疫细胞分泌的抗菌肽。这些分泌物有助于保护女性生殖道免受细菌、病毒以及真菌病原体的侵害。女性生殖系统固有免疫保护非常复杂,理解其在女性生殖系统发挥生理功能以及免疫系统的相互作用,对于发展新方法防止 HIV 以及其他性传播感染疾病的传播是至关重要的。

【生殖道分泌的抗菌肽】

最近对女性生殖道黏膜固有免疫中研究较多的是抗菌肽。已明确女性生殖道分泌的抗菌肽至少有 22 种。但仍存在一些未明确的抗菌肽。内源性抗菌肽是有上皮细胞和免疫细胞产生的阳离子肽,分泌至黏膜表面。它们抗菌谱很广,可抵抗包括 HIV 在内的细菌、病毒和真菌。通过直接或间接杀死病原体或抑制病原体生长起到抵御感染的作用。抗菌肽可直接破坏病菌的细胞膜,也可通过产生化学毒、细胞增殖、诱导细胞因子(cytokine)产生和调节抗原提呈等间接调节免疫系统。这些分子可以在不引起感染的同时有能力杀死或抑制细菌、病毒以及真菌。

【Toll 样受体】

女性生殖道相关黏膜上皮细胞(epithelial cell)、成纤维细胞(fibroblast)、淋巴细胞(lymphocyte)、巨噬细胞(macrophage)和树突状细胞(dendritic cell)具有独特的抗原识别机制。最近认为特异性模式识别受体主要为 Toll 样受体(Toll-like receptor,TLRs)家族。TLRs 识别由微生物合成的病原相关分子模式(pathogen associated molecular patterns,PAMPs),这些微生物包括细菌、真菌、寄生虫、病毒以及内源性配体。女性生殖道 TLR 分布反映了对下生殖道共生菌的免疫耐受,及对上生殖道共生菌的不耐受。病原体和上皮表面接触后,通过模式识别受体产生一系列的信号使上皮分泌趋化因子、细胞因子等,诱发固有及特异性免疫应答。

【不同部位的固有免疫应答】

1. 下生殖道 阴道局部微环境受到精子抗原、炎性刺激以及阴道内共生菌的张力刺激。因此需要针对微生物感染的快速固有免疫防护反应,涉及入侵抗原特异性模式识别受体。宫颈和阴道上皮持续受微生物的刺激,因此下生殖道黏膜呈现复杂的生物系统。一般在宫颈阴道部的黏膜和管腔中很少有免疫细胞,因此子宫颈阴道部黏膜上皮细胞通常是与微生物接触的第一道防线。从女性上生殖道分离得到的上皮细胞培养上清能抑制淋球菌、衣原体,也能够减少 HIV-1 感染细胞数;而对乳酸杆菌没有抑制作用。这些研究结果表明,上皮细胞对于防止女性生殖道感染有着积极作用。

2. 上生殖道 是个特殊的免疫部位,与肠道、呼吸道和下生殖道不同。上生殖道上皮对病原体的识别和反应非常重要,同时上皮还对破坏上皮屏障的慢性炎症有抵御作用;与下生殖道相比,微生物更容易在上生殖道播散,导致子宫内膜炎和输卵管炎等感染性疾病的发生。女性上生殖道黏膜表面通常是个无菌部位,部分是由于宫颈黏液的原因,宫颈黏液能滤过细菌和其他碎片。然而这道屏障仍能被许多感染微生物穿透,引起子宫内膜炎和输卵管炎。因此,上生殖道上皮有必要识别抗原并产生反应,同时又能避免不必要的炎症;不必要的炎症则破坏上皮屏障。上生殖道的炎症对于黏膜表面的免疫防御和生育不利。感染和炎症对生育和妊娠的破坏性,严重影响妇女生殖健康。可以预见,对生殖道固有免疫系统更深刻的理解将使生殖道重要疾病治疗取得进步。

二、女性生殖道黏膜 抗原提呈细胞

特异性免疫应答需要抗原提呈细胞,树突状细胞(dendritic cells,DC)和巨噬细胞均为抗原提呈细胞,它们对固有免疫防御以及对抗众多病原体适应性免疫应答非常重要。

树突细胞是一群具有异质性和动态性的白细胞,对刺激和调节机体产生免疫应答发挥重要作用。子宫免疫系统依赖抗原提呈细胞产生免疫应答。DC 细胞和其他类型的白细胞,如 T 细胞、B 细胞、NK 细胞和巨噬细胞直接和间接作用对免疫应答进行调节。人类子宫具有独特的功能,耐受同种异体移植物胎儿的存在,也能维持机体黏膜屏障相关的免疫防护。蜕膜化的子宫内膜 DC 细胞在早期流产可能发挥作用。DC 细胞对于免疫应答和免疫耐受都起着重要的调节作用,并且涉及免疫防御和胚胎耐受两者的平衡调节。

DCs 受环境刺激(如炎性刺激)时同样能产生细胞因子和趋化因子。DCs 产生的细胞因子和趋化因子不仅仅调节子宫局部环境,还调节其他白细胞以及这些白细胞的细胞因子分泌。细胞因子(cytokine)和趋化因子(chemokine)的相互作用对于调节子宫周期性功能很重要,正常模式障碍可能引起流产或不孕。

三、性激素在女性生殖道黏膜免疫调节中的作用

在女性生殖道,防止 STD 病原体侵入以及对胚胎发育耐受性,都涉及性激素对免疫功能的精确调节。雌孕激素能直接和间接作用于生殖道上皮细胞和其他免疫细胞,从而调节生殖道黏膜的免疫力。固有免疫应答受月经周期激素调控;在月经周期中期,固有免疫应答的抑制为成功受孕提供了优化条件,但同时也为 HIV 等病原体进入生殖道感染机体提供了可能性。

【生殖道固有免疫受性激素影响】

1. 阴道黏液 黏液形成一个屏障,可阻止微生物、大分子以及毒素等对宿主组织的渗透。黏液的主要成分是黏蛋白类超家族,具有大量糖基化蛋白质。阴道黏液屏障主要在排卵期和黄体期形成,显示免疫调节特性。月经中期阴道黏液对 IL-4 和免疫球蛋白 IgA 及 IgG 的生物活性有显著影响。

2. 抗菌肽 性激素的存在可以大幅度改变上皮细胞的抗菌活性。上皮细胞分泌物的抗细菌、抗真菌以及抗病毒作用在月经周期是有变化的。女性生殖道黏膜微环境大量分泌内源性抗菌肽,参与抵御病原体的第一道防线。其中有些具有抗 HIV 功能并随女性激素生理变化而改变。对女性生殖道免疫的深入了解有助于更好制定防治 STD 的策略。

3. 上皮细胞屏障功能 女性生殖道的上皮细胞是一道物理屏障,抵御微生物的入侵,同时参与物质转运、保护精子卵子以及胚胎。阴道复层鳞状上皮和宫颈外口基底层细胞间的紧密连接、宫颈内口、子宫内膜和输卵管柱状上皮细胞间的紧密连接维持黏膜的完整性。上生殖道紧密连接中断或下生殖道鳞状上皮层的破坏可能导致感染,发展成不孕甚至威胁生命的疾病。上皮细胞还有将 IgA 和 IgG 转运至阴道分泌物中,以及产生抗菌肽抵御细菌和病毒的功能。通过产生细胞因子(cytokine)和趋化因子

(chemokine)募集和活化其他免疫细胞。在这个动态平衡中,生殖道的上皮细胞、成纤维细胞、免疫细胞接受雌激素、孕激素的直接调控以及细胞因子和生长因子的间接调控。上皮细胞具有多种功能,而部分功能直至最近才认识。雌孕激素可直接调控上皮细胞,还可通过介导生长因子、细胞因子及趋化因子对上皮细胞进行间接调控。

【生殖道特异性免疫应答受性激素影响】

1. 免疫细胞活性 雌二醇可参与阴道对抗原提呈细胞(antigen presenting cell,APC)和 $CD8^+$ T 细胞活化的抑制。例如,雌二醇可诱导阴道上皮细胞的增殖,增厚的上皮层可减少抗原渗透,减少接触到相关抗原呈递细胞的机会;雌二醇可抑制 APC 细胞的成熟和 APC 细胞的功能;增加调节性 T 细胞群;在一些 APC 细胞表面上调抑制性配体程序性死亡分子-1(programmed cell death-1,PD-1);降低趋化因子受体的表达和 T 细胞的迁移活性等。

2. 抗体(antibody) 体液免疫系统也是受激素调控并且不同部位在月经周期不同时期有不同变化。子宫上皮细胞将 IgA 由组织内转运至管腔的受体 pIgR 的水平在月经的不同时期有不同变化。分泌期子宫分泌片(secretory component,SC)水平最高,增生期下降,月经期最低。总 SC 量在分泌期最高,大约比增生期和月经期高 2 倍。子宫黏膜 IgG 水平在排卵期最高,输卵管的 IgG 水平在排卵期最低。目前认为女性生殖道每个器官,甚至同一个器官的不同部位的免疫变化对激素水平的反应是各自独立的,产生不同种类和数量的分泌性蛋白。宫颈黏膜 IgA、IgG 和乳铁蛋白水平在月经中期比增生期下降 10～100 倍,月经周期晚期略有上升。口服避孕药的女性免疫球蛋白和乳铁蛋白减少。排卵前 5 天到排卵后 3 天,IgA 和 IgG 呈现双相性,排卵前出现峰值排卵后又有小的增高。

女性生殖道既有适应受精卵着床和胎儿生长发育的免疫调节,又有受性激素(sex hormone)调节而周期变换的免疫调节。并且天然免疫和获得性免疫均受性激素的调控。针对女性生殖道平衡免疫保护和生育的独特要求,局部的固有免疫和适应性免疫要适应性激素周期性调节。性激素水平显著地影响女性生殖道的免疫功能。因此,环境中雌激素干扰物的出现对于正常的免疫保护有实质性的影响。越来越多的证据证明,环境或合成分子可以改变生殖道正常的免疫功能。

【临床特殊情况的思考和建议】

女性生殖道抗 HIV 及其他 STI 疾病的免疫系统是非常复杂的,并非单一的抗微生肽或免疫的某一部分发挥作用。我们对女性生殖道 HIV 靶细胞以及先天性和获得性抗 HIV 免疫应答的特征知之甚少。另外,女性性激素在改变 HIV 感染靶细胞易感性中的直接作用在很大程度上也

是未知的。

参考文献

1. Iijima N, Thompson JM, Iwasaki A. Dendritic cells and macrophages in the genitourinary tract. Mucosal Immunol, 2008, 1 (6): 451-459

2. Mimi G. Secreted mucosal antimicrobials in the female reproductive tract that are important to consider for HIV prevention. Am J Reprod Immunol, 2014, 71(6): 575-588

3. Charles RW, John VF, Marta RG, et al. Regulation of mucosal immunity in the female reproductive tract: the role of sex hormones in immune protection against sexually transmitted pathogens. American Journal of Reproductive Immunology, 2014, 72(2): 236-258

4. Rodriguez-Garcia M, Patel MV, Wira CR. Innate and adaptive anti-HIV immune responses in the female reproductive tract. J Reprod Immunol, 2013, 97(1): 74-84

5. Chappell CA, Rohan LC, Moncla BJ, et al. The effects of reproductive hormones on the physical properties of cervicovaginal fluid. Am J Obstet Gynecol, 2014, 211(3): 221-227

（姚晓英）

第三节 生殖内分泌-免疫调节

> **关键点**
>
> 机体的生殖内分泌、代谢、免疫各个系统间存在着紧密联系，共同构成生殖内分泌-代谢-免疫调节的复杂网络，在人体的多项生理、病理过程中扮演极其重要的角色。

大量研究表明生殖内分泌和免疫系统间存在相互作用。一方面，外周免疫细胞及其产生的细胞因子可以调控生殖系统功能，生殖系统局部驻扎的免疫细胞也参与性腺功能调控，例如白细胞能调控排卵，T淋巴细胞表型改变导致卵泡闭锁。另一方面，生殖内分泌激素的改变也影响着免疫系统，例如多囊卵巢综合征，子宫内膜异位症，更年期综合征，绝经后骨质疏松症（postmenopausal osteoporosis, PMO）等多种生殖内分泌相关疾病可以诱导体内免疫系统变化。

一、内分泌-免疫调节网络调控卵巢周期性功能

外周免疫细胞及其产生的细胞因子可调控生殖系统功能，生殖系统局部免疫（local immune）也参与性腺功能调控。免疫活性细胞可调控下丘脑-垂体-卵巢轴（hypothala-mus-pituitary-ovarian gonadal axis, HPOA）各个环节，而卵巢处于内分泌和免疫网络的中心环节。卵巢主要有生殖和内分泌两个功能，二者相辅相成。卵泡趋化因子（chemokine）表达呈周期性变化，提示卵巢可以直接募集淋巴细胞。有研究对牛卵泡进行微点阵分析，发现免疫相关基因（如趋化因子、细胞因子）在不同阶段卵泡中表达具有差异，提示这些分子在卵泡发育过程中具有调控作用。排卵前期，卵巢中组织细胞通过表达趋化因子及其受体招募巨噬细胞、T淋巴细胞，对于排卵具有重要作用。HCG可诱导体外培养的大鼠卵泡及颗粒细胞上调表达趋化因子CX3CL1，促进孕激素产生；还有体外研究表明，HCG可以上调颗粒细胞和卵泡膜细胞的CCL20表达，对排卵起促进作用。巨噬细胞集落刺激因子（colony stimulating factor, CSF）及其受体表达于人颗粒细胞，并参与颗粒细胞的类固醇合成过程。颗粒细胞还可产生趋化因子CXCL12并表达其受体CXCR4，CXCL12可诱导CD_3^+ T细胞的迁移，研究还表明募集T细胞至卵泡与降低颗粒细胞的凋亡相关。黄体发生过程中，巨噬细胞及上皮细胞抗凋亡蛋白cFLIP表达达到峰值，提示抗凋亡保护效应可能促进黄体存活。

免疫细胞参与黄体动态变化全过程。免疫组化分析表明局部浸润的淋巴细胞类型随黄体功能状态而改变：黄体晚期T细胞浸润增多；黄体发展过程中嗜酸性粒细胞及中性粒细胞增加；黄体组织中也存在有巨噬细胞；但黄体组织中几乎检测不出B和NK细胞。人颗粒细胞分泌IL-8，可募集中性粒细胞浸润黄体。

黄体可产生TNF-α，并可能在黄体溶解中发挥作用。干扰素可抑制LH诱导的孕激素产生，促进前列腺素合成，上调MHC-I类和MHC-II类分子表达，并通过上调Fas表达诱导细胞凋亡。干扰素对黄体细胞的效应依赖于TNF-α的存在，这可能是由于TNF-α可上调干扰素受体表达。另一方面，孕激素可在黄体组织中发挥抗凋亡保护效应。退化中的黄体浸润的巨噬细胞和淋巴细胞数目明显高于功能性黄体。起初，粒细胞自毛细血管游走至实质组织；随后，粒细胞增殖比例从功能性黄体的20%增加到黄体退化期的70%，且增殖的细胞大多数是巨噬细胞。促进粒细胞增殖的一个活化因子是激动素原1（prokineticin-1），黄体退化过程中激动素原1的表达要远远高于功能性黄体期。T淋巴细胞也可被改变的MHC分子表达或肽提呈所活化。MHC-I类分子组成性表达于所有黄体细胞，而MHC-II类分子仅表达于黄体细胞的一部分亚群，并在月经后半周期及黄体溶解过程中表达增加。有研究对黄体细胞进行体外实验，发现退化中的黄体较功能性黄体具有更多刺激T细胞增殖的分子，而且黄体细胞诱导的T细胞增殖效应可以被高浓度孕激素抑制。还有实验表明，用抗体阻滞协同刺激分子，也可以下调黄体细胞诱导的T细胞增殖。这些结果都提示，黄体中MHC分子在黄体溶解过程中起到活化T细胞的作用。然而，不同T细胞亚群对黄体

细胞的刺激具有不同程度反应,其中反应性最强的是非MHC限制性的γδT细胞亚群。

综上所述,黄体从形成至退化整个过程中都可募集白细胞进入黄体组织;黄体组织内存在由淋巴细胞和巨噬细胞产生的细胞因子,这些细胞因子又可以反作用于黄体细胞。淋巴细胞和黄体实质细胞间存在重要的交互作用。

二、围绝经期生殖内分泌-代谢-免疫调节网络

绝经期(menopause)卵巢功能的丧失伴随下丘脑垂体功能的显著改变。神经中枢和卵巢的变化可能导致生殖周期节律性改变,最终进入生殖后状态。排卵前 LH 脉冲的时限和频率改变,卵巢甾体激素和肽分泌改变,这些因素的相互作用逐渐引起年龄相关的生殖功能的减退。

有研究将年轻动物的卵巢移植入老年大鼠体内,发现排卵周期出现异常,反之将老年大鼠的卵巢移植入年轻动物体内,发现卵巢恢复健康形态并产生正常的排卵周期,提示绝经并不仅仅是因为卵巢卵母细胞的耗竭,而下丘脑的变化可导致不规则月经周期的开始,并最终导致失去月经周期性。另一类实验,通过药物或电化学刺激老年雌性大鼠视前区,恢复了 LH 脉冲、动情周期及排卵过渡至不规则月经周期的早期体征之一是 FSH 的增加。随年龄增加,排卵前 LH 峰延迟并减弱,LH 的个体脉冲间歇期和平均持续时间增加。下丘脑-垂体-卵巢轴初期的改变先于月经周期规律性的丧失。FSH 分泌选择性的增加预示着月经周期开始紊乱。有规则月经周期的中年妇女,在卵泡中期到晚期,当血清雌二醇水平正常,FSH 水平增高时,个体 LH 脉冲的脉冲间歇及持续时间增加。

围绝经期月经周期的改变还与 GnRH 神经元有关。视交叉上核中表达最丰富的神经肽之一——血管活性肠肽(vasoactive intestinal peptide,VIP),可自视交叉上核传递昼夜时间信息到 GnRH 神经元。女性到中年以后,血管活性肠肽 mRNA 的节律性表达消失。大脑在导致生殖老化的系列事件中起着重要作用。现在认为神经信号的短暂模式在中年期发生改变,导致生殖周期停止,卵巢与下丘脑/垂体起搏点间复杂的相互作用随着衰老的过程其功能不良越来越严重,最终导致绝经。

雌激素、雄激素和孕激素具有重要的免疫调控功能。生理水平雌二醇可以刺激外周血中的单核细胞产生 IgG,但浓度过高则抑制 IgG 产生。T 细胞也参与雌激素促进 B 细胞产生 IgG 和 IgM 的过程。雌激素对细胞免疫应答具有双重调控,大多呈抑制作用,也有一些研究报道是促进作用。雌激素能够下调胸腺功能,还可有效调控巨噬细胞和单核细胞,并因其剂量不同对细胞因子产生发挥促进或抑制作用,例如低浓度雌二醇可刺激大鼠腹腔巨噬细胞产生 IL-1,而高浓度雌二醇则导致人外周血中经脂多糖活化的单核细胞产生的 IL-1 及 IL-1β mRNA 减少。在体外,雌二醇可抑制鼠腹腔巨噬细胞单核细胞脂多糖诱导的趋化蛋白-1mRNA 表达,三苯氧胺可逆转该效应。

实验表明动物去势后细胞免疫增强,表现为对肿瘤发生发展的抑制及更快速的组织排斥反应,去势后雌雄性小鼠感染原虫、弓形虫死亡率下降;相反,在半数动物中植入合成的雌激素胶囊却导致死亡率增加。女性在人工绝经后也表现出类似的细胞免疫功能增强。女性免疫能力似乎高于男性:女性体内免疫球蛋白水平更高,在体外对丝裂原反应更强,而且女性对诱导免疫耐受的抵抗力更强,对多种感染的抵抗力也更强,但这种更强的免疫功能是一把"双刃剑"。另一方面,女性更易患自身免疫性疾病,例如雌激素加速鼠红斑狼疮的病程,而雄激素则减慢了该病的进程;绝经后雌激素补充疗法可使系统性红斑狼疮相对危险度轻微增加,含雌激素的口服避孕药也可加剧狼疮的症状。

男性和女性冠状动脉疾病(coronary artery disease,CAD)的发生率不同,部分是因为性激素和危险因子的不同。这种性别二态性导致绝经前女性动脉粥样硬化疾病的发病率较低,而在绝经后其女性发病率上升最终与男性的发病率相近。双侧卵巢切除术人工诱导早期绝经是 CAD 的危险因素之一。妇女健康协会(Women's Health Initiative,WHI)研究显示,联合激素治疗伴随 CAD 的危险系数为 1.24,且危险度在 1 年期时增加最明显。研究表明雌激素替代疗法(estrogen replacement therapy,ERT)可显著下降血管假性血友病因子、血管细胞黏附分子-1、细胞间黏附分子-1 及 E-选择素水平,对 CAD 有防治作用。

我们通过建立去势雌兔动脉粥样硬化模型,探讨了雌激素、脱氢表雄酮(dehydroepiandrosterone,DHEA)及补肾宁心中药复方对去势雌兔动脉粥样硬化的形成、肝脏、子宫以及免疫功能的影响;同时建立血管内皮细胞体外损伤模型,进一步的研究雌激素、DHEA 以及补肾宁心中药复方血清对血管内皮细胞损伤的拮抗作用,及对内皮-单核细胞之间相互作用的影响及其作用机制。DHEA 及补肾宁心中药复方均可减轻动脉粥样硬化早期病理改变,预防和减少动脉粥样硬化的形成。DHEA 及补肾宁心中药复方具有抑制炎症,能够降低内皮细胞表面黏附分子表达,阻止内皮细胞对单核细胞的趋化及黏附,从而保护内皮细胞,延缓动脉粥样硬化的发生发展,对防治围绝经期妇女动脉粥样硬化症的发生与发展具有积极意义。

雌激素缺乏也是骨质疏松症发病机制中最重要的因素之一。多年以来,国内外学者从不同的角度探讨绝经后骨质疏松症的发生机制。中医认为绝经前后妇女年近五旬,肾中精气渐衰。肾精不足则骨无以充,故骨骼酸楚疼痛。神经-内分泌-免疫学网络则认为绝经后骨质疏松症是环

境、遗传、内分泌及免疫等多因素失调导致骨质重建受损。雄激素、生长激素及胰岛素样生长因子-1刺激骨膜附合，而雌激素却能够抑制骨膜附合并刺激骨内膜附合。围绝经期雌激素缺乏加速骨更新，促进破骨细胞生成。在衰老过程中，内皮质、皮质内及骨小梁表面的骨吸收增加，减少骨膜内骨量。男性骨膜骨形成增加皮质厚度，而女性内皮质骨形成是主要的作用因素。女性骨骼不能很好地适应老化过程由于骨膜骨形成导致骨横断面积增加较小。因此，骨每单位面积负荷减少。我们通过建立去势鼠骨质疏松模型，研究了脱氢表雄酮对骨代谢的调控作用。结果表明，脱氢表雄酮可刺激骨形成，增加骨密度；DHEA可经雄激素受体或雌激素受体非依赖途径促进成骨细胞增殖并抑制其凋亡；我们的研究结果表明DHEA作用于特异性受体，发挥作用。

很久以来，人们认识到感染、炎症和自身免疫性疾病伴随全身或局部的骨丢失，直到最近，人们才认识到T细胞及其产物是成骨细胞和破骨细胞生成、寿命及活性的关键调节因子。数十年来，人们已知性激素和老化可影响免疫系统和T细胞功能，但直到最近才将免疫细胞与绝经后骨质疏松症的病因学联系起来。免疫细胞和骨细胞间交叉对话有利于揭示性激素、感染和炎症通过调控T细胞功能导致骨丢失的机制。因此，绝经后骨质疏松症也被认为是炎症性疾病，甚至是一种自身免疫状态，并由此出现了新的免疫治疗靶向。但我们对骨免疫学机制在绝经后骨质疏松症中的调控知之甚少。如果从骨免疫学角度入手，探讨其在绝经后骨质疏松症中的作用机制，有可能推进绝经后骨质疏松症发病机制与防治等的突破性进展，同时也将促进骨免疫学理论的完善。

机体的生殖内分泌、代谢、免疫各个系统间存在着紧密联系，共同构成生殖内分泌-代谢-免疫调节的复杂网络，在人体的多项生理、病理过程中扮演极其重要的角色。

【临床特殊情况的思考和建议】

绝经后骨质疏松症患病率高于女性卵巢癌、乳腺癌、宫颈癌、子宫内膜癌等患病率总和，而由其导致的骨质疏松性骨折严重影响绝经后女性的健康、生活质量甚至预期寿命。因此，广大临床工作者应更加重视绝经对女性带来的影响，尤其注意心血管病、骨质疏松症的发生，做好早发现、早预防、早治疗，以期改善病人的健康状况和生活质量。

参考文献

1. Al-Alem L, Puttabyatappa M, Rosewell K, et al. Chemokine ligand 20: a signal for leukocyte recruitment during human ovulation?. Endocrinology, 2015, 156: 3358-3369

2. Glister C, Hatzirodos N, Hummitzsch K, et al. The global effect of follicle-stimulating hormone and tumour necrosis factor α on gene expression in cultured bovine ovarian granulosa cells. BMC Genomics, 2014, 28, 15: 72

3. Iliodromiti S, Anderson RA, Nelson SM, et al. Technical and performance characteristics of anti-Müllerian hormone and antral follicle count as biomarkers of ovarian response. Hum Reprod Update, 2015, 21(6): 698-710

4. Legro RS, Arslanian SA, Ehrmann DA, et al. Diagnosis and treatment of polycystic ovary syndrome: an Endocrine Society clinical practice guideline. J Clin Endocrinol Metab, 2013, 98: 4565-4592

5. Lambrinoudaki I, Armeni E, Georgiopoulos G, et al. Subclinical atherosclerosis in menopausal women with low to medium calculated cardiovascular risk. Int J Cardiol. 2013, 164: 70-76

6. Boardman HM, Hartley L, Eisinga A, et al. Hormone therapy for preventing cardiovascular disease in post-menopausal women. Cochrane Database Syst Rev. 2015, 10: CD002229

7. Wang L, Hao Q, Wang YD, et al. Protective effects of dehydroepiandrosterone on atherosclerosis in ovariectomized rabbits via alleviating inflammatory injury in endothelial cells. Atherosclerosis, 2011, 214: 47-57

8. Wang L, Qiu XM, Hao Q, et al. Anti-inflammatory effects of a chinese herbal medicine in atherosclerosis via estrogen receptor β mediating nitric oxide production and NF-κB suppression in endothelial cells. Cell Death Dis, 2013, 21(4): 551

9. Wang L, Wang YD, Wang WJ, et al. Differential regulation of dehydroepiandrosterone and estrogen on bone and uterus in ovariectomized mice. Osteoporos Int, 2009, 20(1): 79-92

10. Wang XQ, Yu J, Luo XZ, et al. The high level of RANTES in the ectopic milieu recruits macrophages and induces their tolerance in progression of endometriosis. J Mol Endocrinol, 2010, 45: 291-299

（王　凌）

第四节　子宫内膜异位症与免疫

关键点

1. 子宫内膜异位症是一种雌激素依赖性的妇科良性疾病，其特征是具有生物活性的子宫内膜组织在宫腔外定植生长，主要见于卵巢、直肠阴道隔，从而导致痛经、不孕、月经失调等临床症状，具有类似于肿瘤的生物学行为和高复发率特点。

2. 超过90%的女性存在经血逆流的现象，然而仅有6%～10%患有子宫内膜异位症。这在某种程度上说明机体腹腔免疫微环境未能有效行使清除异位内膜组织的功能，从而导致子宫内膜异位症的发生发展。

3. 异位子宫内膜组织、免疫细胞和腹腔微环境在子宫内膜异位症发生发展中起重要作用。

一、异常的异位内膜影响子宫内膜异位症腹腔免疫微环境

如果把异位的子宫内膜组织视为应当被机体腹腔微环境清除的"敌人",那么在子宫内膜异位症病人中,异位的内膜组织的异常是需要被充分认知的,这能帮助解析腹腔局部免疫细胞不能有效清除异位内膜的关键机制。有多项研究发现,异位内膜组织与配对在位内膜以及正常对照内膜相比,存在较多差异表达的基因,包括 LncRNA、mRNA、代谢物等。在正常生理状态下,异位内膜组织进入腹腔后,作为"抗原",会引起腹腔局部炎症,即巨噬细胞、中性粒细胞、自然杀伤细胞等作为机体的第一道防线会立即反应,及时清除异位内膜。然而,在子宫内膜异位症病人中,具有异常表达免疫相关基因和其他基因的异位内膜,一方面因为自身的异常,使局部免疫细胞不易识别它或识别后不易引发"攻击"异位内膜的行为;另一方面,异常的异位内膜在与腹腔内免疫细胞相互识别、作用的过程中发出"信号",训导这些免疫细胞,使之弱化免疫清除功能、接受并实施了"不攻击"的信号,导致最终未能行使消灭"敌人"的职责。

【异常异位内膜释放"利己"信号和分子】

如前所述,子宫内膜异位症病人的异位内膜异常表达免疫相关基因。热图分析表明,在子宫异位症病人中,异位内膜的细胞因子-细胞因子受体结合、免疫细胞招募、自然杀伤细胞和 T 细胞毒性、炎症应答信号通路和调控、经典和选择性补体通路相关基因存在显著性升高,而 T 细胞毒性、细胞信号、炎症应答的调控等相关基因表达在异位灶中下降,此外还伴有经典和选择性补体通路异常。

【异常异位内膜训导并"策反"腹腔免疫细胞】

作为"抗原"的异位内膜进入腹腔后,机体免疫第一防线的巨噬细胞、自然杀伤细胞、单核细胞等迅速聚集,识别并分泌细胞因子、杀伤并吞噬异位内膜,而在子宫内膜异位症病人中,这一环节并未有效进行。究其原因,有以下几个推测:①在子宫内膜异位症发病初期,腹腔微环境正常,即其免疫细胞组成及功能、细胞因子、代谢产物、各个激素水平等均正常,而异位内膜先出现异常,当内膜异位至腹腔后,作为机体主要防御功能的固有免疫细胞面对异常的内膜组织,具有正常的清除功能,但却行使不出"清道夫"作用;②腹腔微环境先于内膜组织发生异常,导致不能完全清除周期性逆流的内膜组织,从而发生子宫内膜异位症;③腹腔微环境和内膜组织均发生异常,时间不分先后,当异常的异位内膜进入腹腔,"防御方"——免疫细胞等不仅消极行使清除功能,而且还可能伴有"弃乱投敌"的嫌疑,即帮助"敌方"——异位内膜定植生长,加重子宫内膜异位症的

进展。

如前所述,子宫内膜异位症病人的异位内膜存在异常表达的分子,此外,有不少研究发现,子宫内膜异位症病人的腹腔液中存在异常增多的巨噬细胞、自然杀伤细胞、中性粒细胞,更高浓度的促炎性因子和抗炎性因子、血管生成因子,如 IL-1、TNF-α、IL-6、MCP-1、IL-10、IL-8,并伴有功能的缺失,这两者的异常是否存在因果关系或是相互影响是值得研究的。有研究发现在位子宫内膜间质细胞来源的 CX3CL1 可诱导巨噬细胞向 M2 型极化,而巨噬细胞可通过降调节子宫内膜间质细胞中 IL-24 进而促进子宫内膜间质细胞的增殖和侵袭。此外,当异位灶子宫内膜间质细胞与单核/巨噬细胞共培养后,其上清液中 M2 型细胞因子相较于正常子宫内膜间质细胞组分泌增多,而导致这一现象的其中一个机制是吲哚胺 2,3-双加氧酶通过上调子宫内膜间质细胞的 IL-33 的表达进而影响巨噬细胞分泌的细胞因子格局——即形成 M2 型偏移,这与临床上子宫内膜异位症病人腹腔液中 IL-10 等抗炎细胞因子的增多相符合。这些研究结果表明异位内膜和腹腔免疫细胞存在相互"博弈",而异位内膜占了上风。

二、腹腔免疫细胞在子宫内膜异位症进展中逐渐"无能"

每个月经周期,约有 90% 的女性存在脱落的子宫内膜组织随经血通过输卵管逆流至腹腔这一现象,而作为机体第一道防线的固有免疫细胞起到主要的清除作用。若出现清除异位内膜减弱,那么未被清除的、具有生物活性的异位内膜便会定植生长于易于存活的部位,如卵巢和腹膜,并逐渐发展为子宫内膜异位症。而解析腹腔免疫细胞清除功能缺陷,可能为以后发现特异性治疗子宫内膜异位症提供新的启发。到目前为止,关于子宫内膜异位症腹腔液中免疫细胞的研究较多,下面我们从固有免疫细胞和适应性免疫细胞两大部分进行论述。

【固有免疫细胞】

1. **自然杀伤细胞** 自然杀伤细胞(natural killer cells, NK cells)是具有细胞毒性的淋巴细胞,属于固有免疫的重要组成部分之一,其生物学细活性主要受 IL-2、IL-12、IL-15、IL-18、IL21、IFN-γ 和 GM-CSF 调控。最早研究发现子宫内膜异位症病人腹腔液中的 NK 细胞活性下降,并伴有杀伤细胞抑制性受体(killer inhibitory receptors, KIR)表达显著性增高;当移除内异灶后,NK 细胞活性不能恢复,间接说明了子宫内膜异位症易于复发。

2. **巨噬细胞** 巨噬细胞(macrophage)是腹腔液中最为丰富的有核免疫细胞,参与机体稳态的维持和修复,以及对病原体的免疫应答等。有研究发现子宫内膜异位症病人

1

腹腔液中巨噬细胞的数目增多并伴有活化,但清除异位内膜的能力下降。有趣的是,这些腹腔巨噬细胞通过分泌生长因子、血管生长因子、组织重塑因子等来促进子宫内膜细胞的存活、侵袭和生长。

【适应性免疫细胞】

调节性 T 细胞:调节性 T 细胞(regulatory T cells,Treg)是 T 细胞的亚群之一,是目前为止研究最多的一种免疫细胞亚群。它在维持机体免疫稳态、控制炎症反应、调控肿瘤免疫应答、诱导母-胎免疫耐受等方面起到重要的作用。随着子宫内膜异位症的进展,腹腔液中调节性 T 细胞的比例逐渐增多,伴有 TGF-beta 分泌增多,从而加重腹腔免疫耐受微环境的形成。

三、子宫内膜异位症病人腹腔液中"媒介"格局变化

异位内膜和腹腔免疫细胞的相互作用,除了直接接触,还可通过腹腔液中各种分子来传导彼此的信号,从而影响对方的状态,最终形成新的"平衡"——即子宫内膜异位症免疫耐受的局面。事实上,子宫内膜异位症病人腹腔液中各种细胞因子组成的变化,不仅影响了疾病的发展,同时还影响腹腔免疫细胞和异位内膜的生物学行为和功能。

有研究发现,子宫内膜异位症病人腹腔液中 IL-1、IL-6、IL-8、IL-10、TNF-α、胞内黏附分子-1(intercellular adhesion molecule -1,ICAM-1)等水平升高。其中 IL-1 可诱导前列腺素的合成、刺激成纤维细胞增殖和促进胶原沉积;IL-6 和 IL-8 可促进子宫内膜的增殖;而 IL-6 和 IL-10 可能是主要的炎症应答调节因子;TNF-α 可促进子宫内膜间质细胞的黏附和增殖;ICAM-1 参与 NK 细胞介导的针对子宫内膜的细胞毒性活动。这些异常升高的因子对子宫内膜异位症病人腹腔液微环境的小影响,经过叠加后,产生使腹腔局部微环境向免疫耐受偏向的改变,这样一来,异位内膜更不易被清除,而子宫内膜异位症则逐步进展。

【临床特殊情况的思考和建议】

子宫内膜异位症病人腹腔免疫细胞不能有效清除异位内膜,不仅仅是某一方面因素导致,而更像是多种因素相互

影响、交互作用,共同导致形成这个"新"局面——即异位内膜定位生长,腹腔免疫细胞"无能为力"去扭转局面,最终发生子宫内膜异位症,引起各种临床症状。在这一环节,若能找到关键调控机制和靶点,那么特异性治疗子宫内膜异位症的策略将会有重大突破。

参考文献

1. Donnez J,Taylor RN,Taylor HS. Partial suppression of estradiol:a new strategy in endometriosis management? Fertility and Sterility,2017,107(3):568-570

2. Yuan Z,Wang L,Wang Y,Zhang T,Li L,Cragun JM,et al. Tubal origin of ovarian endometriosis. Mod. Pathol,2014,27(8):1154-1162

3. Ahn SH,Monsanto SP,Miller C,Singh SS,Thomas R,Tayade C. Pathophysiology and Immune Dysfunction in Endometriosis. BioMed Research International,2015:1-12

4. Ahn SH,Khalaj K,Young SL,Lessey BA,Koti M,Tayade C. Immune-inflammation gene signatures in endometriosis patients. Fertility and Sterility,2016,10:1-19

5. Sun PR,Jia SZ,Lin H,et al. Genome-wide profiling of long noncoding ribonucleic acid expression patterns in ovarian endometriosis by microarray. Fertility and Sterility,2014,101(4):1038-1046,e7

6. Koga K,Yoshino O,Hirota Y,et al. Infertility Treatment of Endometriosis Patients// Endometriosis. Springer Japan,2014:431-443

7. Wang Y,Fu YL,Xue SG,et al. The M2 polarization of macrophage induced by fractalkine in the endometriotic milieu enhances invasiveness of endometrial stromal cells. Int J Clin Exp Pathol,2014,7(1):194-203

8. Shao J,Zhang B,Yu JJ,et al. Macrophages promote the growth and invasion of endometrial stromal cells by downregulating IL-24 in endometriosis. Reproduction,2016,152(6):673-682

9. Mei J,Xie XX,Li MQ,et al. Indoleamine 2,3-dioxygenase-1(IDO1)in human endometrial stromal cells induces macrophage tolerance through interleukin-33 in the progression of endometriosis. Int J Clin Exp Pathol,2014,7(6):2743-2757

10. Wei C,Mei J,Tang L,et al. 1-Methyl-tryptophan attenuates regulatory T cells differentiation due to the inhibition of estrogen-IDO1-MRC2 axis in endometriosis. Cell Death Disease,2016,7(12):2489-2515

(朱晓勇)

第六章 医学法律与伦理

第一节 医学法律

妇产科因为面临手术多,节奏快,特别是产科,每个家庭将母婴的安全和对新生活的期望都交给了医护人员,一旦出现问题,患方难以接受,从而使得妇产科成为医患纠纷的高危科室。因此,妇产科医生在熟练掌握各种妇产科疾病的诊断与防治知识和技术的同时,不但要着眼于各种疾病,还要心里装着病人。当前面临的事实是大部分医生注重疾病本身的诊治,而对病人身心的关注相对薄弱。这些年,随着医学技术快速发展在对疾病认识预防和诊治方面取得了显著成就,但是伴随医学科学技术显著进步的同时,医患关系却进入了冰点。可以说当下医患关系是历史上非常紧张的时期,小到辱骂医务人员大到暴力伤医导致医务人员重伤、重残甚至死亡事件时有发生,医患关系如此紧张是由多种因素的造成的,既有当前医疗体制的问题以及医疗资源分配不均等因素,还有部分医生对病人缺乏足够的耐心和沟通,面对愈演愈烈的医患关系临床医师如何才能有效避免暴力伤医事件发生,如何才能建立和谐医患关系?面对这些棘手的问题除了要具备扎实的医学理论功底和临床技能外,更重要的要培养临床医师良好的法律素养,医生缺乏法律知识是目前医患纠纷明显增多的最主要因素之一。因此临床医生必须要知法、懂法,做到依法行医,真正用法律来保护自己。

一、我国医学法律的现行立法

近20年来我国颁布了一系列医学相关的法律法规和部门规章,主要包括《中华人民共和国执业医师法》《中华人民共和国献血法》《中华人民共和国传染病防治法》《中华人民共和国药品管理法》《中华人民共和国侵权责任法》《中华人民共和国母婴保健法》,以及《医疗机构管理条例》《护士管理办法》《病历书写基本规范》《人类辅助生殖技术管理办法》《人类精子库管理办法》《人类辅助生殖技术规范》《实施人类辅助生殖技术的伦理原则》《人类精子库基本标准》《互联网医疗保健信息服务管理办法》《涉及人的生物医学研究伦理审查办法》等相关法律法规及部门规章,涉及公共卫生、临床医学、健康相关产品、医疗服务、医疗机构和医务人员监督管理等几方面组成的卫生法律体系初步形成,为规范医学科学发展,保障执业医师依法行医提供了有力的法律保障。

二、医务人员的法律责任

医务人员要培养良好的法律意识,要懂法、知法,不但要知道法律规定的自己的权利、义务责任,同时也要清楚病人的权利义务。在我国已颁布的医学法律体系中与医务人员有着直接关系的比较重要的法律有《中华人民共和国执业医师法》《中华人民共和国侵权责任法》《医疗事故处理条例》以及《中华人民共和国刑法》的某些条款。

(一)民事责任

医务人员的民事责任是指医务人员在诊疗过程中违反了法律法规规定的应尽的民事义务所应承担的法律责任。国家针对这些年在处理医患纠纷案件中遇到的鉴定和赔偿的二元化问题,为了平衡医患关系利益,实现医疗法律法规的统一性,2009年颁布《中华人民共和国侵权责任法》,在该部法律中对医疗损害责任单独做专章规定。在医疗损害责任这一章节中,规定对于医务人员在执业过程中有违法行为造成病人损害的要承担民事赔偿责任。

根据《侵权责任法》第七章医疗损害责任的有关规定，可以看出医疗损害侵权责任构成要件与一般侵权责任构成要件是一致的，必须具备以下四个条件，包括侵权行为、过错、损害事实和因果关系等四个方面的构成要件。

1. **诊疗行为存在违法性**　医务人员的诊疗行为构成医疗损害侵权责任的前提，是诊疗行为侵犯了病人的人身权、财产权以及法律保护的利益。在《执业医师法》和《侵权责任法》中指出了医生医疗诊疗行为中的违法行为，如违反诊疗操作规范，违反说明的义务，侵犯病人知情同意权，严重不负责任延误危急病人抢救和诊治，隐匿、伪造擅自销毁医学文书及有关资料的，侵犯病人隐私权等违法行为。例如，某中年女性病人，因阴道出血到某医院就诊，妇产科当班的医生在没有操作资质的前提下，独立给病人行宫腔镜检查过程中发生子宫穿孔，导致该病人子宫切除。在该案例中，医生的行为就是违反了诊疗操作规范，具备了行为的违法性。

2. **病人的损害事实**　病人的损害事实是医疗损害侵权责任的构成要件之一，只有发生损害后果才可能赔偿，没有损害就没有赔偿。病人损害事实包括：因诊疗行为违法造成病人人身损害，精神损害以及病人为治疗人身损害所发生的经济损失等，例如，某33岁女性病人，因盆腔肿块来医院就诊，主刀医生在没有找到恶性证据，又没有与家属沟通的情况下，擅自实施了"子宫次全切除＋双附件切除术"，术后病理显示属良性改变，因错误的医疗行为造成病人子宫及附件切除，导致病人过早出现更年期症状的损害后果，该起医疗事件被定性为二级医疗事故。

3. **诊疗行为与病人损害事实之间的因果关系**　医疗损害侵权责任构成要件中的因果关系是指医生的诊疗行为与病人的损害事实之间的引起和被引起的关系，只有因果关系存在医疗侵权责任才能成立，无因果关系就可以排除医疗侵权责任的承担。例如，某产妇在做剖宫产手术后不久出现了大出血，经抢救无效死亡。在这起事件中，医生对其实施了诊疗行为，损害事实是产妇死亡。在判断该起医疗事件是否构成医疗侵权责任，重要的要看，二者之间是否有因果关系。经过司法鉴定，认为产妇死亡原因符合肺羊水栓塞所致的全身多器官功能衰竭，医务人员的医疗行为没有违反诊疗规范，不构成医疗损害。本案中病人死亡的损害后果与医务人员的医疗行为之间无因果关系，因此，该事件不构成医疗侵权。

4. **过错**　医疗损害侵权责任的构成必须具备医疗机构或者医务人员存在过错，过错表现为故意和过失两种形式，在医疗损害侵权责任中过错表现为过失，如果是故意的，构成了刑事犯罪。判断医务人员的行为是否构成过失，应当根据《侵权责任法》第57条的规定：医务人员在诊疗活动中是否尽到与当时的医疗水平相应的诊疗义务，即医务人员的注意义务。具体是指：医务人员在医疗活动中，应该具有高度的注意，对病人尽到谨慎和关心，以避免病人遭受不应有的危险或损害的责任。例如，某医院妇产科护士误将超强消毒液当作医用乙醇给新生儿清洗身体致皮肤被灼伤，这就是医疗人员没有达到应当达到的注意程度，就构成过错。

以上是构成医疗侵权损害责任应当具备的四个构成要件，在医疗侵权责任中实施具体的侵权行为的主体往往是医务人员，但在针对受侵权一方的病人承担赔偿责任的主体应为该医务人员所属的医疗机构，这就是医疗机构的替代责任，即受侵权的病人直接向医疗机构请求赔偿，医疗机构承担损害赔偿责任后可以向直接造成医疗损害的当时的医务人员进行追偿。

（二）行政责任

医务人员的行政责任是指医务人员在诊疗活动中违反有关卫生行政管理方面的法律法规，但尚未构成刑事责任的应承担的法律责任。依据《执业医师法》和《医疗事故处理条例》的有关规定承担的行政责任主要包括：

1. **行政处分**　对责任程度为次要和轻微责任的医疗事故的主要责任人给予警告的行政处分。

2. **行政处罚**　对发生医疗事故的主要责任人根据责任程度的不同责令暂停六个月以上一年以下执业活动，情节严重的吊销其执业证书。

在临床实践中，特别是因发生发错药、打错针、输错血、拍错片、错报或漏报辅助检查结果、开错手术部位、将手术器械或纱布等异物遗留在病人体内、擅离职守、不严格执行消毒、隔离制度和无菌操作规程，造成医院感染爆发等医疗过失行为，造成二级以上医疗事故的医务人员主要责任人，卫生行政部门将给予吊销执业证书的加重处罚。

（三）刑事责任

医务人员由于严重不负责任发生了医疗事故造成病人人身损害的，如果损害程度达到了就诊人员的死亡或者严重损害身体健康的后果的除了要承担上述的民事责任和行政责任之外，还需承担刑事责任。刑法第335条规定：医务人员由于严重不负责任，造成就诊人死亡或者严重损害就诊人身体健康的，处三年以下有期徒刑或者拘役。这也就是所谓的医疗事故罪，根据最高人民检察院、公安部等相关部门的针对医疗事故罪立案追诉标准是如下规定的：具有如下情节之一的属于严重不负责任：①擅离职守的；②无正当理由拒绝对危急就诊人实施必要的医疗救治的；③未经批准擅自进行实验性医疗的；④严重违反查对、复核制度的；⑤使用未经批准使用的药品、消毒药剂、医疗器械的；⑥严重违反国家法律法规及有明确规定的诊疗技术规范、常规的；⑦其他严重不负责任的情形。

刑法第335条中严重损害就诊人身体健康的，是指造成就诊人严重残疾、重伤、感染艾滋病、病毒性肝炎等难以治愈的疾病或者其他严重损害就诊人身体健康的后果的。因此，在判断是否构成医疗事故罪中，其中"严重不负责任"是必要的条件之一,对于不属于严重不负责任,而是由于其他原因的不构成犯罪。例如,某医院在对一名肺癌病人实施手术中由于操作失误,误切肺动脉导致病人出现大量出血最终死亡,该案虽然也构成了医疗事故,但是并不属于法律规定的"严重不负责任"的情形,因此不构成本罪。另外,即使有严重不负责任的行为,也必须同时具备就诊人死亡或者严重损害就诊人身体健康的后果,只有满足上述全部条件,才构成医疗事故罪。例如,某村卫生室医生在对一名病人诊疗开药后,实习护士没有进行皮试就直接给病人静脉滴注青霉素药物,导致该病人出现药物过敏反应死亡,法院最终判处该医生及实习护士行为构成了医疗事故罪。

参考文献

1. 奚晓明.《中华人民共和国侵权责任法》条文理解与适用.北京:人民法院出版社,2010

2. 杨立新.《中华人民共和国侵权责任法》条文解释与司法适用.北京:人民法院出版社,2010

3. 韩玉胜.医患纠纷法律解读.北京:法律出版社,2015

（薛安军）

第二节　医学伦理

关键点

1. 国内外主要伦理规范对涉及人的生物医学研究进行了一系列的规定。

2. 知情同意是一个过程,贯穿于整个研究。

3. 育龄妇女和孕妇在临床研究中需要给予特别的保护。

人体生物医学研究是医学发展的前提和基础。为了保护受试者的生命和健康,维护受试者的尊严,尊重和保护受试者的合法权益,规范涉及人的生物医学研究,依据国际伦理规范和指南,我国先后制定了了一系列的规范和办法,主要包括《药物临床试验质量管理规范》、《药物临床试验伦理审查工作指导原则》、《医疗器械临床试验质量管理规范》、《涉及人的生物医学研究伦理审查办法》等。

一、国内外主要伦理规范

（一）《纽伦堡法典》

第二次世界大战时,德国纳粹采用非人道的方式开展人体实验,杀死了大量无辜的犹太人、战俘及其他无辜者。为了规范人体实验,纽伦堡法庭制定了保护受试者权益的10条基本原则,作为国际上进行人体实验的行为规范,即《纽伦堡法典》（The Nuremberg Code）。《纽伦堡法典》是所有涉及人的生物医学研究相关规范的基础。

纽伦堡法典主要强调:

1. 受试者的自愿同意绝对必要;

2. 实验的结果有利于促进社会的发展;

3. 在研究的设计过程中以一定的动物实验或者相关资料为依据;

4. 实验尽量避免肉体和精神上的痛苦;实验的危险性,不能超过实验所解决问题的人道主义的重要性。如果有理由相信会造成死亡或残疾的实验,是不可以开展的。

5. 由有资质的研究者开展研究。研究者具有保护受试者免于受伤、死亡、伤害的能力和条件,并在出现上述情况时及时中断研究,保护受试者。

（二）《赫尔辛基宣言》

《赫尔辛基宣言》全称《世界医学协会赫尔辛基宣言》（The Declaration of Helsinki）,该宣言制定了涉及人体对象医学研究的道德原则。1964年6月在芬兰赫尔辛基举行的第18届世界医学会联合大会上通过,并经过了9次修订,最新一版是2013年10月在巴西福塔雷萨第64届世界医学会联合大会上修订确定的。2013年版本的赫尔辛基宣言主要对医学研究的一般原则、风险和获益、弱势群体、研究方案、伦理委员会职责、隐私和保密、知情同意、安慰剂使用、试验后规定、结果出版和发布、未经证明干预措施使用等方面进行了规定。

赫尔辛基宣言主要包括:

1. **一般原则**　主要指出研究应该在尽量减少环境损害的前提下由有资质的医务人员开展,并由医务人员保护受试者的生命、健康、尊严、公正、自主决定权、隐私和个人信息。保护受试者的责任必须由医生或其他卫生保健专业人员承担,而不是由受试者本人承担。研究的开展应该符合国内外法律规范和指南,对于受到伤害的受试者给予补偿。促进并确保对所有人类受试者的尊重,并保护他们的健康和权利是医学研究的伦理标准。

2. **风险和受益**　研究开始前认真评估研究对于个人和群体的风险和受益,并尽量采取措施达到风险最小化。研究者在研究过程中根据风险受益比的变化（如果风险高于受益）或者已有决定性证据证明研究已获得明确的结果时,做出继续、修改或者立即结束研究的决定。

3. **弱势群体保护**　给予弱势群体特别的保护,只在出于对弱势人群的健康需求或卫生工作需要,同时又无法在非弱势人群中开展时,才可以开展涉及这些弱势人群的医学研究。

4. **研究方案**　医学研究应该符合普遍认可的科学原则。研究方案中详细描述研究设计和过程,应包括有关资金来源、申办方、隶属机构、潜在利益冲突、研究过程、以及对因参与研究而造成的伤害所提供的治疗和(或)补偿条款等项目。

5. **伦理委员会职责**　研究开始前,研究方案等资料需获得伦理委员会批准。研究者及时上报严重不良事件等信息，接受伦理委员会的监督。未经伦理委员会批准，不可对研究方案进行修改。研究结束后，研究者需向委员会提交结题报告，包括对研究发现和结论的总结。

6. **隐私和保密**　采取措施保密受试者的资料安全和隐私。

7. **知情同意**　受试者参与研究完全出于自愿，并且可以随时退出研究。研究者应详细告知研究目的、方法、资金来源、任何可能的利益冲突、研究者组织隶属、预期获益和潜在风险、研究可能造成的不适等任何与研究相关的信息。如果受试者缺乏知情同意的能力应获得法定代理人的同意。

8. **安慰剂使用**　慎重使用安慰剂研究。为了避免应用安慰剂损害受试者的权益，研究者在符合以下条件时可以考虑应用：

（1）缺乏已被证明有效的干预措施的情况下。

（2）有强有力的、科学合理的方法论支持需要用安慰剂来确定一种干预措施的有效性和安全性，且应用安慰剂不会给受试者造成额外的、严重或不可逆伤害的风险。

9. **试验后规定**　申办方、研究者或者政府需要在研究开始前规定相关的试验后措施。

10. **结果出版、发布**　在第一例受试者招募前，研究者在公开的数据库进行登记，并如实公布研究结果，包括负面的和不确定的结果。

11. **未经证明干预措施使用**　在临床诊疗过程中，发现目前已知的干预措施无效时，在未经证明干预措施有希望挽救病人生命，且征得病人或者法定代理人同意的前提下，可以考虑应用未经证明的干预措施。

（三）《贝尔蒙报告》

1932 年开始，美国公共卫生署为了研究梅毒疾病的自然病程，在患有梅毒疾病的黑种人中开展临床研究，在未明确告知此临床研究无诊疗措施的情况下观察梅毒疾病的发展过程，并在有效药物青霉素问世以后，研究方仍未给予受试者有效药物，试验持续 40 年之久，数百名受试者死于梅毒。为了保护生物医学研究中的人体受试者，美国于 1979 年出台了《贝尔蒙报告》（*The Belmont Report*）。

《贝尔蒙报告》主要确定了三项伦理原则：对人的尊重、有益原则以及公正原则，并明确了临床医疗和临床研究的区别。

1. **对人的尊重原则**　意味着给予受试者自主选择、自愿参与、随时退出研究的权利，并通过知情同意的过程告知受试者研究的目的、过程、风险、受益等。同时保护弱势群体，保护隐私和保密。

2. **有益原则**　意味着研究者在研究过程中不伤害受试者，并尽量使受试者获得最大的受益，最小的伤害。

3. **公正原则**　意味着研究者在研究中，应根据研究目

的公平的选择受试者，不因为选择的容易性而选择贫穷、弱势群体等参加研究。

（四）《涉及人的生物医学研究伦理审查办法》

2016 年 9 月 30 日我国国家卫生计生委主任会议讨论通过了《涉及人的生物医学研究伦理审查办法》（以下简称《新办法》），并于 2016 年 12 月 1 日起施行。《新办法》较 2007 年颁布的试行办法增加了生物医学研究的范围，将社会学、流行病、心理学等方法开展的医疗记录资料收集、样本采集等活动亦纳入了《新办法》适用范围。除此之外，《新办法》还对伦理委员会的设置、架构、审查过程、批准标准、知情同意等方面均进行了详细的规定。

《新办法》从伦理审查的角度对研究者提出了相应的职责：

1. **获得伦理委员会批准研究的职责**　研究开始前，研究者向伦理委员会提供研究方案（包括文献综述、临床前研究和动物实验数据）和知情同意书等资料，并在获得伦理委员会同意开展研究的相关文件后开展研究。

2. **研究团队资质合格的职责**　研究者需具备开展研究相应的资格、经验和技术能力。

3. **控制风险的职责**　研究开展过程中，需将受试者人身安全和健康权益放在优先地位，其次才是科学和社会利益，研究风险与受益比例合理，尽可能避免受试者受到伤害。

4. **接受伦理委员会持续审查的职责**　研究者需及时向伦理委员会递交年度审查报告，及时报告严重不良反应、严重不良事件等不良事件。研究过程中如果需修改研究方案、知情同意书等资料，研究者需及时递交修正资料，并获得伦理委员会批准后按照修改的方案开展研究。

5. **知情同意的职责**　研究者详细按照知情同意书的内容向受试者说明研究项目情况，给予受试者充分时间考虑，尊重受试者的自主决定权，由受试者做出是否参与研究的决定并签署知情同意书。同时在研究方案、内容等方法改变的时候再次获得受试者知情同意的职责。

6. **免费和补偿的职责**　受试者参加研究不得被收取任何费用，且对于受试者在研究过程中的合理费用给予适当补偿。

7. **隐私和保密的职责**　对于研究和受试者个人隐私等资料采取措施保密，保护隐私。

8. **赔偿的职责**　对于因参加研究而受到损害的受试者，需要及时给予免费诊疗、赔偿等措施。

9. **特殊人群保护的职责**　对于特殊人群受试者给予特殊保护。

10. **登记备案的职责**　研究实施前，研究者需将研究项目的主要内容、伦理意见在医学研究登记备案信息系统进行登记。

二、知情同意及知情同意书的定义和内容

（一）知情同意及知情同意书的定义

知情同意（informed consent）是指向受试者告知一项试验的各方面情况后，受试者自愿确认其同意参加该项临床试验的过程，须以签名和注明日期的知情同意书作为文件证明。

知情同意书（informed consent form）是每位受试者表示自愿参加某一试验的文件证明。研究者需向受试者说明试验性质、试验目的、可能的受益和风险、可供选用的其他治疗方法以及符合《赫尔辛基宣言》规定的受试者的权利和义务等，使受试者充分了解后表达其同意。

（二）知情同意书的内容

知情同意是一个过程，贯穿于整个研究，包括研究者向受试者介绍研究项目、提供招募广告、签署知情同意书、回复受试者的问题等一系列的行为。在整个过程中知情同意书无疑是一份重要而且正式的文件证明材料。

知情同意书至少包括：

1. 研究的目的、基本研究内容、流程、方法及研究时限　在知情同意书中需明确告知参与研究的受试者所参加的是一项研究，并非日常的临床医疗，并尽量避免应用诊疗等术语，以免给予受试者一种误解。同时需要在知情同意书中详细描述研究的过程、程序，参加的时间以及随访措施等研究过程。

2. 研究者基本信息及研究机构资质　包括项目的来源、研究者和研究机构开展研究的能力和条件。

3. 研究的风险和利益　在知情同意书中准确告知研究的风险和利益，不夸大研究利益，亦不隐瞒研究的风险。

4. 对受试者的保护措施　包括可替代的诊疗方案，告知除了本项研究外，目前有的其他可替代诊疗方案，提供足够的可选信息给予研究受试者选择。

5. 保密和隐私保密措施　规定哪个级别的研究者可以接触到资料，对于收集到的资料，研究者需要制定相应的数据保护和隐私保护程序，尤其是目前涉及的电子信息系统所带来的资料保密挑战。完善的保密和隐私保密措施可以减少受试者参与研究的顾虑，增加研究者和受试者之间的信任。

6. 补偿和赔偿条款　针对可能发生的风险，研究者需要明确告知可能给予受试者的补偿及赔偿条件和条款。

7. 自主决定的权利　自主决定是否参与研究和退出研究的时间是受试者的一项基本权利，也是体现尊重受试者最重要的一项措施。受试者在没有胁迫的环境下自愿参与研究，并可随时退出研究。无论受试者做出何种决定，亦无论何时退出研究均不影响与研究者之间的关系。

8. 研究前、中、后的注意事项　告知受试者是否存在禁忌药物、禁忌事宜等注意事项，更好的保护受试者安全。

三、弱势群体的保护

弱势群体（vulnerable population）是指那些能力或自由受到限制而无法给予同意或拒绝同意的人。例如，儿童、妇女、囚犯、新生儿、精神疾病、认知障碍等人群。之所以对弱势群体给予特殊的关注，主要是因为这类人群或因为年龄的因素，或因为疾病的状态，例如儿童、新生儿或者精神疾病、认知障碍病人无法自主决定，自主表达意识。亦或者因为所处的环境，例如因犯，由于身份的特殊性，更易于受到外界的胁迫影响，无法完全表达自己的意识。或者因为自身的状态，比如怀孕的妇女涉及对自身和胎儿双方的影响，而需要给予特殊的关注。本书因为主要的研究对象为育龄妇女和孕妇，因此主要介绍对于上述人群的保护措施。

1. 育龄妇女作为研究对象　临床研究并不排斥育龄妇女作为研究对象，但研究者需要特别考虑如果在研究过程中育龄妇女怀孕，临床研究对于育龄妇女、胎儿以及未来婴儿，甚至儿童的风险。因此研究者需要在知情同意书中明确告知相关妊娠的可能性和对于胎儿、婴儿、儿童的不可预知风险以及未来可能存在的随访措施。

2. 孕妇作为研究对象　孕妇作为研究对象，除了研究的风险和受益在近期可能涉及孕妇本人以及胎儿以外，还涉及分娩后新生儿、甚至儿童的远期影响，因此对于此类研究应该特别注意以下方面：

（1）考虑研究的目的是否需要入组孕妇作为研究对象。只有当研究是为了孕妇或胎儿特有的健康需要，或者为了孕妇群体的健康需要，可以考虑纳入孕妇作为研究对象。

（2）考虑前期研究中是否有确切的证据证明对于孕妇和胎儿的影响。只有方案科学合理，且目前临床前研究（包括对怀孕动物的研究）和临床研究（包括对非怀孕妇女的研究）的数据可以评估出对孕妇和胎儿的预期风险，可以考虑纳入孕妇作为研究对象。

（3）考虑临床研究对于孕妇和胎儿的风险受益比。对于胎儿的风险均来自于干预或者研究方法。如果研究对于孕妇或胎儿有直接受益的前景，可以考虑纳入孕妇作为研究对象。如果研究对于孕妇和胎儿没有直接受益的前景，但对于胎儿的风险是不大于最小风险，而且通过其他方法无法获得重要生物医学知识的发展，也可以考虑纳入孕妇作为研究对象。如果研究对于孕妇和胎儿是大于最小风险，且二者没有受益，是不建议纳入孕妇作为研究对象的。相对于研究目的来说，上述所有风险需均已最小化。

（4）知情同意书签署时，特殊情况需要尊重胎儿父母双方的意见。如果研究对孕妇有直接受益的前景，可以考虑只由孕妇单方决定是否参与临床研究。如果研究对孕妇和胎儿有直接受益的前景，亦可以考虑只由孕妇单方决定

是否参与临床研究。如果研究对孕妇和胎儿没有直接受益,对胎儿的风险不大于最小风险,且通过其他方法无法获得重要生物医学知识的发展,可以考虑只由孕妇单方决定是否参与临床研究。如果研究仅对胎儿有直接受益的前景,需要胎儿父母双方决定是否参与临床研究。

(5)考虑研究对于妇女和儿童的长远影响。因研究对象的特殊性,研究者设计研究方案时应考虑研究所采取的干预措施或者方法对妇女和儿童的长期影响。

本部分所说的最小风险是指研究中预期发生的伤害或不适的几率与严重性,不超过他们在日常生活中或常规生理或心理检查中所出现的几率与严重性。

参考文献

1. 姜柏生,郑逸飞.人体生物医学研究中受试者权益保护对策.医学与哲学,2014,35(2A):55-57

2. 纽伦堡法典.1947

3. 世界医学协会.赫尔辛基宣言.2013

4. 美国国家委员会.贝尔蒙报告.1979

5. 国家卫生和计划生育委员会.涉及人的生物医学研究伦理审查办法.2016-12-1

6. 国家食品药品监督管理局.药物临床试验质量管理规范.2003-09-01

7. CIOMS. International Ethical Guidelines for Biomedical Research Involving Human Subjects. 2002-08

8. 刘沈林,汪秀琴,熊宁宁,等.临床试验的伦理审查:妇女和孕妇.中国临床药理学与治疗学.2006,11(4):477-480

9. Code of Federal Regulations Title 45Public Welfare Department Of Health and Human Services Part46 Protection of Human Subjects. 2009

10. 周萍,奚益群,徐艳,等.美国涉及儿童研究对最小风险的评估及其对我国的启示.中国医学伦理学.2015,28(2):167-170

11. Anna EW,Jan MW,Ran NS,et al. How best to define the concept of minimal risk. The Journal of Pediatrics. 2011,159(3):496-500

(鞠丹丹)

第二篇 实用产科学

2

第七章 产科临床思维

一、产科的特点

产科是一门关于妊娠和分娩的科学,是生殖医学的延续。产科医师的服务对象包括孕妇和胎儿,产科医师同时肩负着母亲和胎儿的安全。对家庭而言,怀孕和生育是一件大事,获得家庭所有成员全方位关心。对社会而言,产科质量关系到人口的素质,关系到整个人群的医疗质量,因此降低围产儿死亡率、孕产妇死亡率和出生缺陷的发生,是产科医生和医疗管理机构共同努力的目标和方向。因此,产科不仅是医学,还是服务;不仅是技术,还是管理。

妊娠和分娩是一个特殊的生理过程,情况随时会发生变化,母儿随时有生命危险。产科医生其实类似于全科医生,因为女性所有的可能发生的疾病,也都会在孕妇身上发生。因此产科的范畴,不仅有外科、还有内科。产科医生的最终目标是,希望母儿安全渡过生育的过程、提高生命的质量、减少分娩的痛苦和恐惧。产科工作的特点共同决定了产科的临床思维的特殊性和复杂性。

二、产科医生的诊断思维

(一)产科医生的诊断模式

遇到一个病人,首先就需要诊断,然后才能治疗。诊断模式可以分为 3 类:①典型的诊断思路(classical diagnosis);②感知模式识别(cognitive pattern);③严重性判断模式(serious estimation)。例如产科常见的妊娠合并急腹症来就诊的病人,按照典型的诊断思路,我们需要根据主诉、现病史、既往史、月经史、家族史、体格检查、专科检查、辅助检查包括血尿常规、生化检查、影像学检查等进行综合分析后给出初步诊断。但有的时候,客观条件上并不允许我们进行典型的诊断,比如孕妇高血压、蛋白尿伴有持续性上腹痛,伴有血小板减少和凝血功能异常,病情很急,没法立刻完善所有的病史和检查,同时又需要在最短的时间内作出决策,需要给病人最快速积极的治疗,此时感知模式识别就发挥作用,可能需要根据现有的初步信息以及医生的知识和经验,作出最大可能符合的诊断,可能是 2~3 个,也可能是 4~5 个。具体到该病人,可能是子痫前期伴发 HELLP 综合征,可能是并发胎盘早剥,也可能是合并胆囊炎急性发作,也可能是妊娠期急性脂肪肝,或者溶血性尿毒症等,在无法给出明确诊断时,要考虑到所有可能的诊断,再从中找出最有可能的诊断。第三种就是严重性的判断,在诊断不明确的情况下,疾病严重性的判断非常重要,包括生命体征是否平稳,包括孕妇和胎儿两方面的,是否有生命危险,是否立即需要手术干预,是否会因为干预加重病情等。比如前面举例的孕妇,如果胎心监护发现胎儿宫内窘迫,需要立即终止妊娠,但是凝血功能异常,手术会加重孕妇的风险,需要纠正凝血功能的同时进行手术。

(二)可能导致误诊的原因

产科并发症常常是多因素发病,且发病机制大多不清楚,以及大多缺乏有效的治疗方法。与非孕妇相比,怀孕会掩盖症状和体征,合并内外科疾病时,导致临床表现变得不典型,因此产科疾病容易发生误诊。导致误诊的常见原因有:①忽视不确定性;②误导和自我暗示;③情绪影响。我们以同样的病例来展开讨论，孕妇高血压伴持续性上腹痛就诊，有暴饮暴食史，常常会想到最常见的急性胃肠炎，如果简单地按照急性胃肠炎来处理，就忽视了腹痛是一个不典型的症状，可以是多种妊娠并发症和妊娠合并症的表现之一，包括子痫前期、HELLP综合征、妊娠期急性脂肪肝、胎盘早剥、急性暴发性肝炎、胃肠炎、胃肠穿孔、胃肠肿瘤、肠梗阻、阑尾炎、胰腺炎、胆囊炎、胆道梗阻、肾盂肾炎、肾结石、卵巢囊肿破裂、卵巢囊肿扭转、子宫肌瘤变性、子宫破裂甚至心绞痛的不典型表现，如果仅仅想到胃肠炎，忽视了不确定性，忽视后续的检查和随访，就可能会误诊。另外，当同事或者专家做出某一诊断后，后续接手的医生可能更倾向于符合该诊断，不太会轻易地去改变现有诊断。此外，医生容易用自己最熟悉的诊断来解释病因，或者倾向于贴合自己经历过的病例来诊断，对其他不支持的依据视而不见，或者当临床表现模棱两可的时候，容易解读成支持自己的诊断依据，而忽略不符合逻辑的部分。有时候，临床工作中对病人的喜恶也可能影响临床决策的做出，比如对于怀有好感或者同情的病人，或者亲戚朋友，情感上可能不愿意接受不好的结果，或者不忍心病人遭受痛苦经历和繁琐检查，可能会漏做相关检查、下意识的逃避诊断等而导致误诊。

（三）产科的临床诊断思路

产科疾病的诊断思路，可以归结为三个特点：①简单问题复杂化；②复杂问题简单化；③碎片问题系统化。我们还是以急腹痛为例子，医学生本科教育中，腹痛是诊断学中的一个症状，也是很多常见疾病的首届表现，或者大多数疾病的共同表现，但最后疾病的诊断可能各不相同，也就是说要从最简单的症状想到各种最复杂的可能的诊断。复杂问题简单化，比如子痫前期作为最常见的妊娠期并发症，它的命名和诊断分类变化了多次，而其发病机制至今不明，各种学说都有道理，目前使用的分类标准是根据Ⅲ级证据。对这样一个复杂的疾病，我们临床医生不得不复杂问题简单化，根据现有医学证据制定临床指南和规范化流程，在遵循循证医学进行诊疗的同时，也遵循个体化医学的特殊性，针对每位病人给予合理和科学的诊疗。在临床纷繁复杂、各种偶发零星现象的背后，可能提示着系统性和必然性。比如重度子痫前期出现严重并发症的减少了，但是这个疾病还是原来的疾病，也同样没有特效药，终止妊娠依然是最有效的治疗方法。究其原因，可能是医疗技术的提高、生活水平的提高、孕期保健的加强，能够及时做到早发现、早诊断和早治疗，在出现严重并发症和不良妊娠结局之前及时干预了，从而提高了母胎安全性。

（四）病人安全原理的运用

由于产科疾病的复杂性、瞬息万变性、病人及家属对结局的高度期望值，都决定了产科临床的高风险和高要求。但是产科疾病的不确定性、高误诊率、很多疾病没有特效的治疗手段，决定了在一些情况下，产科处理上会注意病人安

全原理，比如胎心监护在产科的使用。虽有一些证据提示，产时胎心监测可使产时胎儿死亡减少，但目前尚未证实其可减少长期神经系统损害。现有数据仅来自于对持续胎心监测和间歇胎心听诊进行比较，没有对使用与不使用产时胎心监护进行比较的随机临床试验。与间歇胎心听诊相比，产时持续胎心监护在预防胎儿死亡和神经系统远期不良结局方面无明确优势，且假阳性率高，会增加不必要的剖宫产和产钳运用。但是，临床的实际情况是，虽然产时胎心监测的临床获益没有明确证实，但胎心监护结果如果正常，可使多数孕妇和临床医生打消顾虑，且我们常常认为，高危孕妇产时连续胎心监护能够更加及时地发现胎心异常并时干预，可改善胎儿预后。

三、产科临床与科研

临床医生需要做科研吗？答案当然是肯定的。临床工作是针对每一例病人的救治，可以积累经验和锻炼临床能力。科研工作能够锻炼独立思考和总结经验的能力，了解相关学科的前沿知识并提高创新能力。临床与科研共同促进了产科学的发展。

科研工作首先要提出问题，然后才能解决问题。举例说明，当我们遇到一位胎儿先天性心脏病的孕妇，我们的临床问题是这个胎儿的先心是否严重？什么原因导致的？是否需要优生引产？出生后是否需要手术？术后存活率如何？同样面对胎儿先心，从科研的角度，我们的科学问题是，先心的发病与哪些环境因素和遗传因素有关？哪些先心的预后不良？如何进行产前筛查和诊断？哪些先心出生后可以手术治疗？面对临床问题，查找文献，寻找答案未果，就成为科学问题。临床上我们面对的是每一位具体的病人，基于病人个体的具体问题，选择具体的解决方法，我们的依据来自于循证医学，也可能来自于经验。而科学问题是基于疾病的抽象的问题，包括这个病如何治疗？或者这个病的发病机制是怎么样的？

提出问题后如何去解决问题，就是科研设计的问题了。针对不同的科学问题，可能是随机对照研究、观察性研究（包括队列研究、病例对照研究和横断面研究）、诊断性研究、基因关联研究、系统综述和Meta分析等。科研设计中包括研究对象、干预措施、研究目的、样本量、研究结局、是否随机化、如何分组与执行、是否盲法、合理的统计分析等。

提出问题、科研设计、获得研究结果，并不是最终的目的，最终的目标是要解决临床问题，也就是实现从临床到科研，再从科研到临床的转化医学。1979～1983年，有101个创新性的成果可能可以转化为临床干预行为，但只有5个项目获得批准应用于临床，最终只有1个项目得到广泛应用。孕妇口服DHA是否能够让子代更加聪明？围绕这个科学问题进行研究，需要包括三个层面的内容，首先要通过基础研究，包括分子细胞学水平研究DHA是否有改善

神经元细胞的功能,动物实验通过水迷宫检测孕期服用 DHA 的子代鼠学习记忆能力是否增加等,临床研究通过随机对照研究或者队列研究孕妇口服 DHA 后子代智商是否提高,最后得出结论孕期口服 DHA 是否有助提高子代智商,再进一步指导临床孕期是否需要常规补充 DHA。

(李笑天　胡蓉)

2

第八章　正常妊娠

妊娠是胚胎和胎儿在母体内发育成长的过程。卵子受精是妊娠的开始,胎儿及其附属物自母体排出是妊娠的终止。

第一节　妊娠生理

> **关键点**
> 1. 妊娠是非常复杂、变化极为协调的生理过程,胎儿的生长发育和母体的适应性变化是相互配合的。
> 2. 胎儿的器官和系统不是成人的缩小版,出生以后,胎儿器官的结构和生理功能上还会发生进一步的适应和变化。
> 3. 胎盘具有十分复杂的生理功能,除了母胎交换功能外,还有分泌功能、免疫功能等。

妊娠全过程平均约 38 周,是非常复杂、变化极为协调的生理过程。

一、胚胎形成与胎儿发育

【胚胎形成】

受精卵形成及着床是胚胎形成过程中重要的部分。

1. **受精卵形成**　受精是指精子与卵子结合形成受精卵的过程。成熟精子在精液中没有使卵子受精的能力,精子在子宫腔和输卵管游动中,精子顶体表面糖蛋白被女性生殖道分泌物中的 α、β 淀粉酶降解,顶体膜结构中胆固醇/磷脂比率以及膜电位发生改变,使膜稳定性降低,此过程为获能。获能的主要场所是子宫和输卵管。卵子从卵巢排出后,经输卵管伞部数分钟后进入输卵管,到达壶腹部与峡部连接处时,由于该处肌肉收缩,停留约 2～3 天,等待受精。

通常认为卵子受精必须发生在排卵后几分钟或不超过几小时,因此排卵时精子必须存在于输卵管。获能的精子与卵子的放射冠接触后,精子头部外膜和顶体前膜融合、破裂,释放一系列顶体酶,即所谓顶体反应,借助顶体酶,精子穿过放射冠、透明带,精子头部与卵子表面相结合。受精后,次级卵母细胞完成第二次成熟分裂,与精原核融合,形成二倍体受精卵。

2. **受精卵着床**　在受精后 30 小时,受精卵在输卵管内缓慢向子宫方向移动,同时进行有丝分裂(又称卵裂),大约在受精后 3 天,形成含有 16 细胞的细胞团,称为桑椹胚,进入子宫腔。桑椹胚中卵裂球之间的液体逐渐积聚形成早期囊胚。早期囊胚进入子宫腔并继续分裂发育成晚期囊胚。约在受精后第 6～7 天,晚期囊胚植入子宫内膜的过程,称受精卵着床。

着床必须具备的条件:①透明带消失;②囊胚细胞滋养细胞分化出合体滋养细胞;③囊胚和子宫内膜同步发育并相互配合;④孕妇体内必须有足够数量的孕酮,子宫有一个极短的敏感期允许受精卵着床。受精卵着床经过定位、黏着和穿透三个阶段。

【胚胎和胎儿的发育及生理特点】

1. **胚胎、胎儿发育特征**　以 4 周为一个孕龄(gestational age)单位。妊娠开始 8 周称为胚胎(embryo),是其主要器官结构完成分化的时期。自妊娠 9 周起称为胎儿(fetus),是其各器官进一步发育渐趋成熟时期。胚胎、胎儿发育特征如下:

- **4 周末**:胚囊直径约 2～3cm,胚胎长约 4～5mm,可以辨认胚盘与体蒂。
- **8 周末**:胚胎初具人形,头大占整个胎体一半。能分辨出眼、耳、鼻、口。四肢已具雏形。B 型超声可见早期心脏形成并有搏动。

- **12 周末**：胎儿顶臀长约 6～7cm，体重约 14g。外生殖器已发育，部分可辨出性别。多数胎儿骨内出现骨化中心，指（趾）开始分化，皮肤和指甲出现，胎儿四肢可活动。

- **16 周末**：胎儿顶臀长 12cm，体重约 110g。从外生殖器可确定胎儿性别。头皮已长出毛发，胎儿已开始出现呼吸运动。皮肤菲薄呈深红色，无皮下脂肪。部分经产妇已能自觉胎动。

- **20 周末**：胎儿身长约 25cm，体重约超过 300g，开始呈线性增长。皮肤暗红，出现胎脂，全身覆盖毳毛，并可见一些头发。开始出现吞咽、排尿功能。检查孕妇时可听到胎心音。

- **24 周末**：胎儿身长约 30cm，体重约 630g，各脏器均已发育，皮肤出现特征性皱褶，皮下脂肪开始沉积，出现眉毛和睫毛。此期，支气管和细支气管扩大，肺泡导管出现，但是气体交换所需要的终末囊还未形成。

- **28 周末**：胎儿身长约 35cm，体重约 1100g。皮下脂肪不多。皮肤粉红，有时有胎脂。眼睛半张开，有呼吸运动。此胎龄的正常婴儿有 90% 的生存几率。

- **32 周末**：胎儿身长约 40cm，体重约 1800g。皮肤深红，面部毳毛已脱落，出现脚趾甲，睾丸下降，生活力尚可。除外其他并发症，此期出生婴儿通常可存活。

- **36 周末**：胎儿身长约 45cm，体重约 2500g。皮下脂肪较多，毳毛明显减少，面部皱褶消失。胸部、乳房突出，睾丸位于阴囊。指（趾）甲已超出指（趾）端。出生后能啼哭及吸吮，生活力良好。此时出生基本可以存活。

- **40 周末**：胎儿身长约 50cm，体重约 3400g。发育成熟，胎头双顶径值>9cm。皮肤粉红色，皮下脂肪多，头发粗，长度>2cm。外观体形丰满，肩、背部有时尚有毳毛。足底皮肤有纹理。男性睾丸已降至阴囊内，女性大小阴唇发育良好。出生后哭声响亮，吸吮能力强，能很好存活。

2. 胎儿生理特点

（1）循环系统：胎儿的营养供给和代谢产物排出均需由脐血管经胎盘、母体来完成。与母体循环系统相比，胎儿循环系统有自身的特点。

1）胎盘-胎儿循环系统解剖学特点：①脐静脉一条，生后闭锁为肝圆韧带，脐静脉的末支静脉导管生后闭锁为静脉韧带；②脐动脉两条，生后闭锁，与相连的闭锁腹下动脉成为腹下韧带；③动脉导管位于肺动脉及主动脉弓之间，生后闭锁为动脉韧带；④卵圆孔于生后数分钟开始关闭，多在生后 6～8 周完全闭锁。

2）胎儿体循环特点：胎儿循环系统约于受精后 3 周末建立，脐静脉将氧合血带给胎儿，经脐环入胎儿腹壁，到达胎儿肝脏后，脐静脉分为静脉导管和门静脉窦。静脉导管是脐静脉主支，穿过肝脏直接进入下腔静脉。门静脉窦与肝脏左侧的肝静脉汇合，然后流入下腔静脉。因此，下腔静脉流入右心房的血液由来自静脉导管的氧合血和来自横膈以下多数静脉的氧含量较低的血液混合而成。

下腔静脉中含氧量高的血流倾向于在血管中央流动，含氧量低的血流沿侧壁流动，这样血流流向心脏的相反两侧。房间隔卵圆孔正对着下腔静脉入口，来自下腔静脉的氧合血优先流入卵圆孔并到达左心房，然后到左心室和大脑。沿侧壁流动的低氧含量血进入右心房，经三尖瓣到达右心室。

上腔静脉血流入右心房，保证从大脑和上半身返回的低氧含量血直接流入右心室。

3）胎儿肺循环：由于肺循环阻力较高，动脉导管阻力低，右心室流到肺动脉的血液绝大部分经动脉导管流入主动脉，仅约 13% 血液经肺静脉入左心房。左心房血液进入左心室，继而进入主动脉直至全身后，经腹下动脉再经脐动脉进入胎盘，与母血进行交换。因此胎儿体内无纯动脉血，而是动静脉混合血。进入肝、心、头部及上肢的血液含氧量较高及营养较丰富以适应需要，注入肺及身体下半部的血液含氧量及营养较少。

（2）血液系统

1）红细胞生成：胚胎早期红细胞生成主要来自卵黄囊，于妊娠 10 周以后肝是主要生器官，最后是在骨髓完成造血功能。妊娠足月时骨髓产生 90% 红细胞。

胎儿红细胞生成主要由胎儿和胎盘分泌的促红细胞生成素调节。母体红细胞生成素不能通过胎盘，胎儿红细胞生成素不受母体影响。促红细胞生成素受睾酮、雌激素、前列腺素、甲状腺素和脂蛋白的影响，随着胎儿成熟，促红细胞生成素水平逐渐增加。促红细胞生成素的生成部位尚有争议。在肾脏生成前，胎儿肝脏是重要的生成场所。但目前研究显示胎盘亦可分泌促红细胞生成素。自妊娠 32 周始促红细胞生成素大量产生，故妊娠 32 周以后的早产儿及妊娠足月儿的红细胞数均增多，约为 $6×10^{12}$/L。胎儿红细胞的生命周期短，仅为成人（120 天）的 2/3，故需不断生成红细胞。

2）血红蛋白生成：血红蛋白在原红细胞、幼红细胞和网织红细胞内合成，外周血依次出现胚胎、胎儿及成人型血红蛋白。在妊娠前半期均为胎儿血红蛋白，至妊娠最后 4～6 周，成人血红蛋白增多，至临产时胎儿血红蛋白仅占 25%。在生后 6～12 月内，胎儿血红蛋白比例持续下降，最终降至正常成人血红蛋白的低水平。糖皮质激素调控血红蛋白由胎儿型向成人转化。

3）白细胞生成：妊娠 8 周以后，胎儿血循环出现粒细胞。于妊娠 12 周胸腺、脾产生淋巴细胞，成为体内抗体的主要来源，构成防止病原菌感染及对抗外来抗原的又一道防线。妊娠足月时白细胞计数可高达 $15×10^9$～$20×10^9$/L。

（3）呼吸系统：胎肺发育沿一定的时间表进行，5～17 周之间节段性支气管树生长，显微镜下肺像一个腺体，16～25 周呼吸性细支气管逐渐形成，继续分成多个囊性导管，最后原始肺泡形成，同时肺泡细胞外基质出现，毛细血管网和淋巴系统形成，Ⅱ型细胞开始产生表面活性物质。出生时仅有大约 15% 的成人肺泡数，出生后继续增长直至 8 岁为止。胎儿出生前需具备呼吸道（包括气管直至肺泡）、肺循环及呼吸肌的发育。B型超声于妊娠11周可见胎儿胸壁运动，妊娠16周时出现能使羊水进出呼吸道的呼吸运动，具有使肺泡扩张及生长的作用，每分钟30～70次，时快时慢，有时也很平稳。若出现胎儿窘迫时，出现大喘息样呼吸运动。

（4）消化系统

1）胃肠道：妊娠10～12周时开始吞咽，小肠有蠕动，至妊娠16周胃肠功能基本建立，胎儿能吞咽羊水，吸收水分、氨基酸、葡萄糖及其他可溶性营养物质，同时能排出尿液控制羊水量。胎儿吞咽在妊娠早期对羊水量影响很小，因为所吞咽量与羊水量相比很少。但在妊娠晚期，羊水总量会受到胎儿吞咽羊水量的较大调节，如吞咽活动被抑制，常发生羊水过多。胎粪中包含所吞咽羊水中未消化碎屑，以及大量分泌物如来自肺的甘油磷脂，脱落的胎儿细胞、毛发和胎脂。胎粪排出可能是成熟胎儿正常肠蠕动的结果，或者脐带受压迷走神经兴奋的结果，或者缺氧使垂体释放血管加压素使大肠平滑肌收缩，胎粪排入羊水。

2）肝：胎儿红细胞寿命比成人短，因此产生较多胆红素，但胎儿肝内缺乏许多酶，只有少部分胆红素在肝内变成结合胆红素经胆道排入小肠氧化成胆绿素，胆绿素的降解产物导致胎粪呈黑绿色，大量游离胆红素通过胎盘转运到母体循环。同时胎儿体内的大部分胆固醇是在肝脏合成。

（5）泌尿系统：妊娠11～14周时胎儿肾已有排尿功能，于妊娠14周胎儿膀胱内已有尿液。妊娠中期起，羊水的重要来源是胎儿尿液。肾脏对于胎儿宫内生存并非必需，但对于控制羊水量和成分非常重要。尿道、输尿管和肾盂梗阻时，肾实质受损并破坏解剖结构，导致无尿或尿量减少时常合并羊水过少和肺发育不全。

（6）内分泌系统：甲状腺于妊娠第6周开始发育，是胎儿最早发育的内分泌腺。妊娠12周已能合成甲状腺激素。胎儿甲状腺激素对所有胎儿组织的正常发育起作用，先天性甲状腺功能减退引起一系列新生儿问题，包括神经系统异常、呼吸困难和肌张力减退等。

胎儿肾上腺发育良好，其重量与胎儿体重之比明显超过成人，其增大部分主要由胎儿带组成，约占肾上腺的85%以上，在生后很快退化，能产生大量甾体激素，与胎儿肝、胎盘、母体共同完成雌三醇的合成。

（7）生殖系统及性腺分化发育：男性胎儿睾丸开始发育较早，约在妊娠第6周分化发育，Y染色体短臂的IAIA区的Y基因性决定区（sex determining region Y gene，SRY）编码一种蛋白，促使性索细胞分化成曲细精管的支持细胞，至妊娠14～18周形成细精管，同时促使间胚叶细胞分化成间质细胞。睾丸形成后间质细胞分泌睾酮，促使中肾管发育，支持细胞产生副中肾管抑制物质，副中肾管退化。外阴部5α-还原酶使睾酮衍化为二氢睾酮，外生殖器向男性分化发育。睾丸于临产前降至阴囊内。

女性胎儿卵巢开始发育较晚，在妊娠11～12周分化发育，原始生殖细胞分化成初级卵母细胞，性索皮质细胞围绕卵母细胞，卵巢形成。缺乏副中肾管抑制物质使副中肾管系统发育，形成阴道、子宫、输卵管。

二、胎儿附属物的形成及其功能

胎儿的附属结构包括胎盘、胎膜、脐带等，在妊娠早期由胚胎组织分化而来，为胚胎和胎儿的生长发育服务，但不是胎儿的组成部分。

【胎盘】

1. 胎盘的解剖

（1）足月胎盘的大体结构：正常胎盘呈圆形或椭圆形。在胚胎的第9～25天，作为胎盘的主要结构绒毛形成。于妊娠14周末胎盘的直径达6cm。足月妊娠时胎盘的直径达15～20cm，厚度为1～2.5cm，中央厚边缘薄；胎盘重量多为500～600g，约为胎儿的1/6。胎盘分为胎儿面和母体面。胎儿面覆盖有光滑的、半透明的羊膜，脐带动静脉从附着处分支向四周呈放射性分布，直达胎盘边缘。脐带动静脉分支穿过绒毛膜板，进入绒毛干及其分支。胎盘母面的表面呈暗红色，胎盘隔形成若干浅沟分为10～20个胎盘母体叶。

（2）胎盘的组织学结构：自胎儿面到母面依次为羊膜、绒毛膜板、胎盘实质部分及蜕膜板四部分。

1）羊膜：构成胎盘的胎儿部分，是胎盘胎儿面的最表层组织。是附着于绒毛膜板表面的半透明膜，表面光滑，无血管、神经和淋巴管，具有一定的弹性。正常羊膜厚0.5mm，由上皮和间质构成。羊膜上皮为一层立方或扁平上皮，并可出现鳞状上皮化生。间质富有水分，非常疏松，与绒毛膜结合，很容易把两层分离。显微镜下具体可分为上皮细胞层、基底膜、致密层、成纤维细胞层和海绵层5层组成，电镜可见上皮细胞表面有微绒毛，随着妊娠的进展而增多，以增加细胞的活动能力。

2）绒毛膜板：主要为结缔组织，胎儿血管在其内行走，下方有滋养细胞。

3）胎盘实质：为绒毛干及其分支的大量游离绒毛，绒毛间隔是从蜕膜板向绒毛板行走，形成蜕膜隔。该层占胎盘厚度的2/3。

4）蜕膜板：底蜕膜是构成胎盘的母体部分，占足月妊娠胎盘很少部分。蜕膜板主要由蜕膜致密层构成，固定绒毛的滋养细胞附着在基底板上，共同构成绒毛间隙的底。从蜕膜板向绒毛膜方向伸出蜕膜间隔，将胎盘分成20个左右的母体叶。

（3）叶状绒毛：绒毛起源于胚胎组织，是胎盘最小的功能单位。在胎盘发育过程中绒毛不断分级，形成绒毛树。

不同级别的绒毛分别称为初级绒毛、次级绒毛和三级绒毛。在绒毛内完成母胎之间的血气和物质的交换功能。

绒毛组织结构：妊娠足月胎盘的绒毛表面积达 $12\sim14m^2$，相当于成人肠道总面积。绒毛的直径随着妊娠的进展变小，绒毛内的胎儿毛细血管所占的空间增加，绒毛滋养层主要由合体细胞组成。细胞滋养细胞仅散在可见，数目极少。滋养层的内层为基底膜，有胎盘屏障（placental barrier）作用。

晚期囊胚着床后，滋养细胞迅速分裂增生。内层为细胞滋养细胞，是分裂生长细胞；外层为合体滋养细胞，是执行功能细胞，由细胞滋养细胞分化而来。在滋养细胞内有一层细胞，称为胚外中胚层，与滋养细胞共同构成绒毛膜。胚胎发育至 $13\sim21$ 天时，为绒毛膜发育分化最旺盛的时期，此时胎盘的主要结构绒毛逐渐形成。绒毛的形成经历 3 个阶段：①一级绒毛：指绒毛周围长出不规则突起的合体滋养细胞小梁，绒毛膜深部增生活跃的细胞滋养细胞也伸入其中，形成合体滋养细胞小梁的细胞中心索，此时称为初级绒毛；②二级绒毛：指初级绒毛继续生长，其细胞中心索伸长至合体滋养细胞的内层，且胚外中胚层也长入细胞中心索，形成间质中心索；③三级绒毛：指胚胎血管长入间质中心索。约在受精后 3 周末，绒毛内血管形成，建立起胎儿胎盘循环。

与底蜕膜接触的绒毛因营养丰富发育良好，称之为叶状绒毛。从绒毛膜板伸出的绒毛干，逐渐分支形成初级绒毛、二级绒毛和三级绒毛，向绒毛间隙生长，形成终末绒毛网。绒毛末端悬浮于充满母血的绒毛间隙中，称之为游离绒毛（free villus），长入底蜕膜中的称之为固定绒毛（anchoring villus）。一个初级绒毛干及其分支形成一个胎儿叶（fetal lobe），一个次级绒毛干及其分支形成一个绒毛小叶（fetal lobule）。一个胎儿叶包括几个胎儿小叶，每个胎盘有 $60\sim80$ 个胎儿叶，200 个左右的胎儿小叶。由胎盘蜕膜板长出的隔把胎儿叶不完全地分隔为母体叶，每个母体叶包含有数个胎儿叶，每个胎盘母叶有其独特的螺旋动脉供应血液。

（4）滋养细胞：胎盘中滋养细胞的结构最复杂、功能最多、细胞增生最活跃。滋养细胞是与子宫蜕膜组织直接接触的胎儿组织，具有营养胚胎、内分泌等功能，对适应母体的环境、维持妊娠等方面均有十分重要的意义。

根据细胞的形态，滋养细胞可分为细胞滋养细胞（cytotrophoblast）和合体滋养细胞（syncytiotrophoblast）。细胞滋养细胞是发生细胞，是合体滋养细胞的前体。它具有完整的细胞膜，单个、清楚的细胞核，细胞增生活跃，有分裂象。这些特点在合体滋养细胞中不存在，细胞间连接紧密，细胞之间分界不清，细胞形态不规则，细胞边界不清，多个细胞核，且大小和形态不一，极少见到有丝分裂。

在胚胎早期，胚胎着床时，细胞团周围的绒毛外细胞滋养细胞具有黏附、侵入子宫内膜的作用，使胚胎着床。之后滋养细胞相互融合，形成合体滋养细胞。合体滋养细胞具有分泌、屏障等功能。

（5）胎盘血液循环：在胎盘的胎儿面，脐带动静脉在附着处分支后，在羊膜下呈放射性分布，再发出垂直分支进入绒毛主干内。每个绒毛主干中均有脐动脉和脐静脉，随着绒毛干的一再分支，脐血管越来越细，最终成为毛细血管进入绒毛终端。胎儿的血液以每分钟 500ml 流量的速度流经胎盘。

孕妇的子宫胎盘动脉（螺旋动脉）穿过蜕膜板进入胎盘母叶，血液压力为 $60\sim80mmHg$，母体血液靠母体压力差，以每分钟 500ml 的流速进入绒毛间隙，绒毛间隙的血液压力为 $10\sim50mmHg$，再经蜕膜板流入蜕膜板上的静脉网，此时的压力不足 8mmHg。母儿之间的物质交换均在胎儿小叶的绒毛处进行。胎儿血液经脐动脉，直至绒毛毛细血管，经与绒毛间隙中的母血进行物质交换，两者之间不直接相通，而是隔着毛细血管壁、绒毛间质和绒毛表面细胞层，依靠渗透、扩散和细胞的主动转运等方式进行有选择的交换。胎儿血液经绒毛静脉、脐静脉返回胎儿体内。母血经底蜕膜上的螺旋静脉返回孕妇循环。

2. 胎盘生理功能 胎盘具有十分复杂的生理功能，除了母胎交换功能外，还有分泌功能、免疫功能等。

（1）交换功能：胎盘可供给胎儿所需的氧气和营养物质，排泄胎儿的代谢产物及二氧化碳。胎儿和母体的血液循环是两个各自相对独立的循环系统，只有极少量的胎儿细胞可以通过胎盘进入母体循环。但胎盘凋亡细胞产生的游离 DNA 可进入母体血液循环，这使得无创性产前诊断成为可能。母血和胎血均流经胎盘，并在此通过胎盘屏障结构将母血和胎血隔开，使其不相互混合又能相互进行选择性物质交换。母血中的水分、电解质、氧及各种营养物质均能通过胎盘提供胎儿的生理需要，同时排除二氧化碳和代谢物质。免疫球蛋白中 IgG 能通过胎盘进入胎儿循环系统，以增加胎儿的免疫抗病能力，以至于出生后一段时间内新生儿仍有一定的免疫能力，其他免疫球蛋白（如 IgM、IgA 等）不能通过胎盘。由于胎盘的屏障功能，很多有害的病原体不能通过胎盘进入胎儿的循环系统，但这种屏障作用十分有限，如多种细菌、病毒、原虫等能通过胎盘进入胎儿体内，危害胎儿的健康。另外，尚有部分病原体可在胎盘部位形成病灶，影响胎盘的功能，间接危害胎儿，如结核双球菌、梅毒螺旋体、疟原虫等可在胎盘形成结节。大多数药物能通过胎盘屏障，尤其是磺胺类、抗生素类更易通过胎盘，对胎儿造成不良预后。

（2）免疫功能：胎盘是重要的免疫器官。胎儿的遗传物质中一半来自母亲，一半来自父亲，因此，母体和胎儿是半同源的两个个体。胎儿能在母体的宫腔内平安地生长发育，不发生排异反应，与胎盘的免疫功能是分不开的。

胎盘在母胎免疫中的作用主要表现为以下几个方向：①滋养层外层的合体滋养细胞无组织相容性抗原，孕妇对此不发生排异反应；②滋养层细胞介质可阻止胎儿抗原进入母胎循环；③滋养层表面覆盖有硅酸黏糖蛋白类，掩盖了胎盘的抗原性；④胎盘可吸附抗父系组织相容性抗原复合物的抗体。

滋养细胞是直接与母体细胞接触的细胞，其免疫特异性是母儿相互耐受的主要原因，滋养细胞的组织相容性抗原(major histocompatibility complex，MHC)的表达是有关研究的焦点。人类白细胞抗原(human leukocyte antigens，HLA)是主要的 MHC。HLA 基因存在于第六条染色体的短臂上，共有 17 个 HLA-1 型基因，分三类：HLA-1a、HLA-1b 和 HLA-1c。其中有生物学活性的基因包括：1a 类的 *HLA-A*、*HLA-B* 和 *HLA-C* 基因，1b 有 *HLA-E*、*HLA-F* 和 *HLA-G* 基因。在细胞滋养细胞中可以检测到 *HLA-G* 基因的表达。*HLA-G* 基因是一种单形态基因，HLA-G 抗原被认为是"自身抗原"，母体的免疫细胞对起源胎儿的滋养细胞表达的 HLA-G 抗原不发生应答。

(3) 分泌功能：胎盘具有合成多种激素和酶的功能，主要可分为三类：

1) 蛋白类激素：如绒毛膜促性腺激素(human chorionic gonadotropin，hCG)、人胎盘泌乳素(human placental lactogen，hPL)、促肾上腺皮质激素释放激素(corticotropin releasing hormone，CRH)、胰岛素样生长因子(insulin-like growth factor，IGF)。

2) 甾体激素：雌激素、孕激素等。

3) 多种酶：如催产素酶、胰岛素酶、二胺氧化酶、耐热碱性磷酸酶等。胎盘分泌的激素和酶往往是妊娠或分娩过程中需要的物质，同时也会影响孕妇和胎儿的生理变化。譬如，胎盘分泌的激素使孕妇的胰岛素抵抗作用加强，妊娠期易发生糖尿病。又譬如，胎盘的分泌和免疫功能改变与子痫前期的发病有关。另外，通过检测胎盘分泌的激素或酶的水平，可以间接了解胎盘的功能状态，预测妊娠的结局。

【胎膜】

胎膜(fetal membrane)由羊膜(amnion)和绒毛膜(chorion)组成，是维持羊膜的完整，储存羊水的外周屏障。绒毛膜为胎膜的外层，与壁蜕膜相接触，在发育过程中由于营养缺乏而逐渐退化，形成平滑绒毛膜。羊膜为胎膜的内层，是一层半透明膜，覆盖在子宫壁的绒毛膜的表面、胎盘的胎儿面及脐带表面。

绒毛膜由滋养细胞层和胚外中胚层组成。在胚胎植入后，滋养细胞迅速分化为内层的细胞滋养细胞和外层的合体滋养细胞层，两层在胚泡表面形成大量的绒毛，突入蜕膜中，形成早期的初级绒毛干。在胚胎早期，绒毛均匀分布于整个绒毛膜表面。随着胚胎的长大，与底蜕膜接触的绒毛因营养丰富，血供充足而干支茂盛，形成绒毛膜板，是胎盘的主要组成部分；与包蜕膜接触的绒毛因营养不良血供不足而逐渐退化，称为平滑绒毛膜。随着胎儿的长大及羊膜

腔不断扩大，羊膜、平滑绒毛膜和包蜕膜进一步突向子宫壁，最终与壁蜕膜融合，胚外体腔和子宫腔消失。

羊膜内无血管生长，是胎盘最内侧的组织，直接与羊水接触。在妊娠过程中具有独特的作用。胎膜早破是产科最常见的早产原因。羊膜是维持胎膜张力的主要支持组织。羊膜的成分变化对于防止胎膜早破，继续维持妊娠均有十分重要的意义。

羊膜的结构可分成五层：①上皮细胞层，由单层无纤毛的立方上皮细胞组成；②基底层，位于上皮细胞下的网状组织；③致密层，由致密结缔组织组成；④成纤维细胞层；⑤海绵层。

在妊娠早期，胚胎种植时，在胚胎与滋养细胞之间存在由小细胞组成的细胞团，是以后羊膜上皮细胞的前体。人类大约在妊娠 7～8 天时出现羊膜上皮。以后逐渐包绕羊膜囊，并且附着于绒毛膜的内层。绒毛膜与羊膜互相接触，且有一定的黏附性；但两者的来源不一致，绒毛膜来源于胚外中胚层，羊膜来源于胚胎的外胚层，即使在足月仍能被轻易分离。

由于羊膜有不同于绒毛膜的组织来源，两者的生物特性也不同。例如羊膜上皮的 HLA-Ⅰ抗原的特性不同于滋养细胞，更接近于胚胎细胞。另外羊膜中的间质细胞(interstitial cell)，主要为成纤维细胞(fibroblast)，也来源于胚胎的中胚层。上皮细胞层间质细胞层是羊膜的主要组成部分，完成羊膜的大部分功能。

胎膜具有防御功能，可阻止细菌通过子宫壁直接进入羊膜腔；同时，胎膜具有活跃的交换功能，可允许小分子物质，如尿素、葡萄糖、氯化钠等通过；母体血浆亦可通过胎膜进入羊水，对羊水交换起重要的调节作用。

胎膜中含有较多的酶参与激素的代谢。如花生四烯酸酯酶及催化磷脂质生成游离花生四烯酸的溶酶体。花生四烯酸为合成前列腺素的前身物质，因此，认为胎膜在分娩发动的过程中有十分重要的作用。

正常胎膜多在临产后宫口开大 3cm 以上自然破裂。若胎膜在临产前破裂，称之为胎膜早破。宫口开全后胎膜仍未破裂者称为迟发破膜。胎膜早破往往与宫内感染有关，反之，胎膜早破后亦可导致继发性感染，诱导临产。这可能与胎膜的炎症导致前列腺素分泌增加有关。

【羊水】

1. **羊水的来源**　妊娠期充满羊膜腔内的液体称为羊水。羊水的主要来源是母体的血浆、胎儿的尿液。在不同的孕周，羊水的来源不同。妊娠早期的羊水主要来自于母体的血浆，母体血浆通过胎膜渗透入羊膜腔。少量胎儿的体液可通过脐带表面的羊膜及华通胶渗透入羊膜腔，亦可发生在胎儿呼吸道黏膜及皮肤表面。因此，妊娠早期的羊水的成分与母体的血浆及组织间液的成分相似，渗透压亦相近。妊娠 12～14 周时发现胎儿膀胱内有尿液残留。妊娠 18 周时，胎儿 24 小时的尿量约 7～17ml。足月胎儿每小时的尿量平均为 43ml，每天尿量为 600～800ml。因此，

妊娠中期以后,胎尿是羊水的主要来源,由于胎儿尿液的混入,羊水逐渐变为低渗(钠离子浓度降低),羊水的渗透压从孕早期的 280mmol/L 降为 255～260mmol/L;但尿酸、肌酐、尿酸的浓度比母体血浆中的浓度高。

羊水量在妊娠 38 周前随孕周的增加不断增加,在妊娠 38 周以后却不断减少;但个体差异较大。妊娠 8 周时羊水量为 5～10ml,12 周约为 50ml,20 周为 200ml,36～38 周达高峰,约 1000～1500ml,以后逐渐减少。

妊娠早期的羊水为澄清液体,足月妊娠羊水乳白色,混浊、半透明,可见胎脂、上皮细胞及毳毛等有形物质。pH 为 8～9,比重 1.006～1.020。当羊水中混有胎粪时,羊水混浊,羊水的颜色可从淡黄色变到草绿色或深绿色。

2. 羊水的代谢 羊膜在羊水的产生和吸收上起了十分重要的作用,约 50% 的羊水交换由羊膜完成。胎儿的消化道也是羊水交换的重要途径,足月胎儿每 24 小时可吞咽羊水 540～500ml,或更多。因此,胎儿吞咽可调节羊水量。临床常见有消化道梗阻的胎儿,往往合并羊水过多。

其次,胎儿的呼吸道在羊水量的调节中也有十分重要的作用。足月妊娠胎儿肺的呼吸样运动,每天使 600～800ml 的羊水通过肺泡的巨大毛细血管床回吸收,若胎儿肺部畸形、发育不全或肿瘤等可影响羊水的重吸收导致羊水过多。另外,脐带的华通胶亦参与羊水的代谢,每小时可吸收羊水 40～50ml。

在正常情况下,母体-羊水和胎儿-羊水之间的交换率是相等的。母体-胎儿之间的液体交换主要通过胎盘进行,交换量约每小时 3500ml;母体-羊水之间的液体交换主要通过胎膜,交换量约每小时 400ml;羊水-胎儿之间的液体交换主要通过消化道、呼吸道、脐带和皮肤,总交换量与母体-羊水的交换量动态平衡。通过上述交换,母体、胎儿及羊水之间液体不等交换,保持动态平衡,羊水每 3 小时更新一次。在正常情况下,羊水量保持稳定。

3. 羊水的成分 在妊娠 14 周前,羊水的成分和渗透压等与血浆基本一致,前白蛋白的含量低,甲胎蛋白的浓度高。随着孕周的增加,出现胎儿吞咽、呼吸样运动及排尿功能的建立,使羊水的成分发生很大的变化。到妊娠晚期,羊水的渗透压明显低于血浆,水分占 98%～99%,其余有形成分中有一半为有机物,另一半为无机物。

羊水中尿酸、肌酐、尿素等胎儿代谢产物随着妊娠的延长而增加。尿素由妊娠早期的 3.48mmol/L 增加到足月妊娠的 5.01mmol/L。肌酐含量由 28 周 88.4μmol/L 上升到足月妊娠的 176.8μmol/L,若羊水中肌酐浓度到达 194.48μmol/L,尿酸浓度达到 595μmol/L,提示胎儿肾脏发育成熟,但不意味着其他脏器发育成熟。

羊水中含有两种细胞:一种是来自胎膜,核大、细胞质深染,核/浆比例为 1:3;另一种为胎儿皮肤脱落细胞,核小或无核,核/质比例为 1:8。用 0.1% 尼罗兰染色,部分细胞可染成橘黄色。妊娠 34 周前,橘黄色细胞出现率

<1%;足月妊娠达 10%～15%;妊娠 40 周后超过 50%。应用羊水细胞学检查,中期妊娠可诊断胎儿性别及染色体疾病,晚期妊娠可判别胎儿成熟度。

羊水中含有各种激素,包括皮质醇、雌三醇、孕酮、睾酮、催乳素、绒毛膜促性腺激素以及前列腺素等。它们来源于胎盘和胎儿,其含量反映了胎儿-胎盘单位的功能状态,可以间接了解胎儿宫内的安危。另外,羊水中含有促肾上腺皮质激素(ACTH)、促卵泡生成素(FSH)、促黄体生成素(LH)以及促甲状腺激素(TSH)等,这些激素与分娩的发动有关。

羊水中有许多酶,已知的有 25 种之多,各种酶的浓度变化亦可间接反映胎儿的状态。严重溶血症的胎儿的羊水中,乳酸脱氢酶与 α 羟丁酸脱氢酶的浓度升高。胎儿死亡前,脂酶突然下降;当羊水被胎粪污染时,碱性磷酸酶浓度升高。溶菌酶(lysozyme)可抑制大肠埃希菌、金黄色葡萄球菌、类链球菌、变形杆菌、白色念珠菌等。在妊娠 25 周至足月妊娠期间,溶菌酶的作用最强,足月后下降。羊水中的溶菌酶浓度约为 4.2μg/L,较母血中高 1～2 倍。

4. 羊水的功能

(1) 保护胎儿:羊水可保持羊膜腔内恒温、恒压、相对较稳定的内环境,免受外力的损伤。胎儿在羊水中可以自由活动。在胎儿发育过程中,不致受到挤压或阻碍导致胎儿畸形。在长期的羊水过少的病人中,由于无羊水的保护作用,胎儿的发育受限,发生各种畸形。羊水可以保持胎儿体内生化方面的相对稳定。羊水中有一定量的水分和电解质,不仅是胎儿代谢产物排泄的通道,而且是胎儿水分调节的重要机制。羊水使羊膜腔保持一定的张力,从而支持胎盘附着于子宫壁,这样可以防止胎盘过早剥离。

(2) 保护母体:减少妊娠期因胎动引起的母体不适。临产后,前羊膜囊可扩张软产道,防止胎头长期压迫软产道导致组织缺血损伤。破膜后,羊水可以润滑、冲洗产道,并有抑制细菌的作用。

【脐带】

脐带一端连着胎儿腹壁的脐轮,另一端附着在胎盘的子体面。胎儿通过脐带、胎盘,与母体相连,进行血气、营养以及代谢物质的交换。

脐带长度的正常范围是 35～70cm,平均横切面积 1.5～2cm²,脐带外面为一层羊膜,中间有一条管壁较薄、管腔较大的脐静脉,静脉两侧各有一条管壁较厚、管腔较细的脐动脉。脐带间质为华通胶(Wharton's jelly),有保护和支持脐血管的作用,胶质内有神经纤维存在,可控制脐带血管收缩及扩张。

脐动脉壁有 4 层平滑肌组织:内层为很薄的环纹肌,为调节血流之用;在其外有一层较厚的纵直平滑肌,为关闭脐动脉之用;在外表有一组较细的螺旋平滑肌,只有 8～10 根肌纤维,螺旋较短,收缩时可将脐动脉收缩为节段。

三、妊娠期母体适应性变化

【生殖系统的变化】

1. 子宫

（1）宫体：子宫由非孕时(7~8)cm×(4~5)cm×(2~3)cm 增大至妊娠足月时 35cm×25cm×22cm。宫腔容积非孕时约 10ml 或更少，至妊娠足月子宫内容物约 5000ml 或更多，故妊娠末期子宫的容积是非孕期的 500~1000 倍。子宫重量非孕时约 70g，至妊娠足月约 1100g，增加近 20 倍，主要是子宫肌细胞肥大，而新生的肌细胞并不多。子宫肌细胞由非孕时长 $20\mu m$、宽 $2\mu m$，至妊娠足月长 $500\mu m$、宽 $10\mu m$，细胞质内充满有收缩性能的肌动蛋白(actin)和肌浆球蛋白(myosin)，为临产后子宫阵缩提供物质基础。子宫肌壁厚度非孕时约 1cm，至妊娠中期逐渐增厚达 2.0~2.5cm，至妊娠末期又逐渐变薄，妊娠足月厚度为 1.0~1.5cm 或更薄。在妊娠最初几个月，子宫增大主要受内分泌激素如雌孕激素的影响，而不是由胚胎造成的机械扩张所致，比如在异位妊娠的也可观察到类似的子宫增大。孕 12 周以后的子宫增大则主要因宫腔内压力增加。

妊娠最初几周子宫维持原先的梨形，随孕周增加逐渐呈球形，以后子宫长度比宽度增加更快显出卵圆形。妊娠 12 周后增大子宫逐渐超出盆腔，在耻骨联合上方可触及。妊娠晚期的子宫右旋，与乙状结肠在盆腔左侧占据有关。

自妊娠 12~14 周起，子宫出现不规则无痛性的收缩，特点为稀发、无规律和不对称，可由腹部检查时触知，孕妇有时也能感觉到，其幅度及频率随妊娠进展而逐渐增加，可以直到妊娠晚期，但宫缩时宫腔内压力通常在 5~25mmHg，持续时间不足 30 秒，这种无痛性宫缩称为 Braxton Hicks 收缩。

妊娠期胎儿生长营养物质的供应和代谢产物的排出依靠胎盘绒毛间隙的足够灌注。妊娠期子宫胎盘血流进行性加重，妊娠足月时子宫血流量为 450~650ml/min，比非孕时增加 4~6 倍，其中 5% 供肌层，10%~15% 供子宫蜕膜层，80%~85% 供胎盘。宫缩时子宫血流量明显减少，当子宫收缩压力为 50mmHg 时，速度下降 60%，子宫收缩对胎儿循环影响非常小。

（2）子宫峡部：位于子宫颈管内解剖学内口与组织学内口之间的最狭窄部位，非孕时长约 1cm，妊娠后变软，妊娠 12 周后，子宫峡部逐渐伸展拉长变薄，形成子宫下段，临产后伸展至 7~10cm，成为产道一部分，有梗阻性难产发生时易在该处发生子宫破裂。

（3）宫颈：妊娠早期宫颈黏膜充血及组织水肿，致其肥大、紫蓝色及变软。宫颈管内腺体肥大，宫颈黏液增多，形成黏稠黏液栓，有保护宫腔免受外来感染侵袭的作用。接近临产时，宫颈管变短并出现轻度扩张。妊娠期宫颈管柱状上皮腺体增生、外翻，此时宫颈组织很脆弱、易出血。

2. 卵巢与输卵管　妊娠期略增大，排卵和新卵泡成熟功能均停止。在孕妇卵巢中一般仅发现一个妊娠黄体，于妊娠 6~7 周前产生孕激素以维持妊娠继续，之后对孕激素的产生几乎无作用。妊娠期输卵管伸长，但肌层并不增厚。黏膜层上皮细胞稍扁平，在基层中可见蜕膜细胞，但不形成连续蜕膜层。

3. 阴道与会阴　妊娠期阴道黏膜水肿充血呈紫蓝色(Chadwick 征)，阴道脱落细胞及分泌物增多，黏膜皱襞增多、结缔组织松弛以及平滑肌细胞肥大，导致阴道伸展性增加为分娩扩张做好准备。阴道上皮细胞含糖原增加，使阴道 pH 降低，不利于致病菌生长，有利于防止感染。外阴部充血，皮肤增厚，大阴唇内血管增多及结缔组织松软，故伸展性增加。

【乳房的变化】

乳房于妊娠早期开始增大，充血明显。孕妇自觉乳房发胀或偶有触痛及麻刺感，随着乳腺增大，皮肤下的浅静脉明显可见。乳头增大变黑，更易勃起，乳晕颜色加深，其外围的皮脂腺肥大形成散在的结节状隆起，称为蒙氏结节(Montgomery's tubercles)。妊娠前乳房大小、体积与产后乳汁产生无关。

乳腺细胞膜有垂体催乳激素受体，细胞质内有雌激素受体和孕激素受体。妊娠期胎盘分泌雌激素刺激乳腺腺管发育，分泌孕激素刺激乳腺腺泡发育。此外，乳腺发育完善还需垂体催乳激素、人胎生乳素以及胰岛素、皮质醇、甲状腺激素等的参与。妊娠期间虽有多种激素参与乳腺发育，做好泌乳准备，但妊娠期间并无乳汁分泌，可能与大量雌、孕激素抑制乳汁生成有关。

【循环系统的变化】

1. 心脏　妊娠期静息时心率增加约 10 次/分。妊娠后期因膈肌升高，心脏向左、向前移位更贴近胸壁，心尖冲动左移 1~2cm。心浊音界稍扩大。心脏移位使大血管轻度扭曲，加之血流量增加及血流速度加快，90% 孕妇有收缩期杂音，分娩后迅速消失。心电图因心脏左移出现电轴轻微左偏，无其他特异性改变。

2. 心输出量　心输出量增加对维持胎儿生长发育极为重要。心排出量自妊娠 10 周逐渐增加，至妊娠 32 周达高峰。由于仰卧位时增大的子宫阻碍心脏静脉回流，孕妇侧卧位比仰卧位心输出量高很多，妊娠晚期孕妇从仰卧位转至左侧卧位时，心输出量增加 1100ml(20%)。临产后在第二产程心输出量明显增加。

3. 血压　妊娠中期动脉血压降到最低点，以后再升高，舒张压的降低大于收缩压的降低，使脉压稍增大。孕妇动脉血压受体位影响，坐位稍高于仰卧位。妊娠对上肢静脉压无影响。妊娠 20 周开始下肢股静脉压在仰卧位时升高，从妊娠前 0.098kPa(10mmH_2O) 增至 0.196~0.294kPa(20~

2

$30mmH_2O$),由于妊娠后增大子宫压迫下腔静脉使血液回流受阻,侧卧位能解除子宫压迫、改善静脉回流。妊娠晚期孕妇长时间仰卧位姿势,增大子宫相对固定压迫静脉系统,引起下半身回心血量减少、心脏充血量减少、心输出量随之减少使血压下降,称为仰卧位低血压综合征。由于下肢、外阴及直肠静脉压增高,孕妇易发生下肢、外阴静脉曲张和痔。

【血液系统的变化】

1. **血容量** 循环血容量于妊娠 6～8 周开始增加,至妊娠 32～34 周达高峰,增加 40%～45%,平均增加 1450ml,维持此水平直至分娩。血容量增加为血浆容量和红细胞容量增加总和,血浆增加多于红细胞增加,血浆平均增加 1000ml,红细胞平均增加 450ml,故出现血液稀释。

2. **血液成分**

(1) 红细胞:妊娠期骨髓造血功能增强,网织红细胞轻度增多,红细胞生成增加,但由于血液稀释,血红蛋白、红细胞浓度及血细胞比容稍有下降,红细胞计数约为 3.6×10^{12}/L(非孕妇女约为 4.2×10^{12}/L),血红蛋白平均浓度为 12.5g/L(非孕妇女约为 13.0g/L)。妊娠晚期如果血红蛋白低于 11.0g/L,应认为是缺铁引起,而不是妊娠期高血容量反应。

正常妊娠对铁需求的总量是 1g,300mg 铁主动向胎儿运输,200mg 铁通过正常排泄途径丢失,另外 500mg 铁可以使红细胞总容量增加 450ml。增加的这部分红细胞所需要的铁无法从机体储备中获得,因此,妊娠中晚期如果外源性铁补充不够,血红蛋白含量和血细胞比容将随着母体血容量的增加而明显降低,出现贫血。因此应在妊娠中、晚期开始补充铁剂,以防血红蛋白值过分降低。

(2) 白细胞:从妊娠 7～8 周开始轻度增加,至妊娠 30 周达高峰,为 $(5～12)\times10^9$/L,有时可达 15×10^9/L,主要为中性粒细胞增多,而单核细胞和嗜酸粒细胞几乎无改变。分娩期和产褥早期可显著上升 25×10^9/L 或更多,平均为 14×10^9/L。

(3) 凝血因子:妊娠期血液处于高凝状态。因子 Ⅱ、Ⅴ、Ⅶ、Ⅷ、Ⅸ、Ⅹ 增加,仅因子 Ⅺ、Ⅷ 降低。血小板数无明显改变。血浆纤维蛋白原含量比非孕妇女约增加 50%,于妊娠末期平均达 4.5g/L(非孕妇女平均为 3g/L)。妊娠晚期凝血酶原时间(prothrombin time,PT)及活化部分凝血活酶时间(activated partial thromboplastin time,APTT)轻度缩短,凝血时间无明显改变。妊娠期纤溶酶原(plasminogen)显著增加,优球蛋白溶解时间(euglobulin lysis time)明显延长,表明妊娠期间纤溶活性降低,是正常妊娠的特点。

【泌尿系统的变化】

妊娠期肾脏略增大,肾血浆流量(renal plasma flow,RPF)及肾小球滤过率(glomerular filtration rate,GFR)于妊娠早期均增加,整个妊娠期间维持高水平,RPF 比非孕时约增加 35%,GFR 约增加 50%,但肾小球滤过率的增加

持续至足月,肾血浆流量在妊娠晚期降低。RPF 与 GFR 均受体位影响,仰卧位肾脏清除率下降很多,故仰卧位容易发生水钠潴留。由于 GFR 增加,肾小管对葡萄糖再吸收能力不能相应增加,约 15% 孕妇饭后出现糖尿,如果糖尿反复出现,糖尿病的可能性就不容忽视了。

受孕激素影响,泌尿系统平滑肌张力降低,同时增大子宫对输尿管产生压迫,自妊娠中期肾盂及输尿管轻度扩张,输尿管增粗及蠕动减弱,尿流缓慢,可致肾盂积水,由于子宫右旋,故 86% 的孕妇右侧输尿管扩张更明显,孕妇易患急性肾盂肾炎,也以右侧多见。

【呼吸系统的变化】

妊娠期横膈抬高约 4cm,胸廓横径增加约 2cm,肋膈角显著增宽,肋骨向外扩展,胸廓周径约增加 6cm。孕期耗氧量妊娠中期增加 10%～20%,肺活量和呼吸次数无明显改变,但呼吸较深,通气量每分钟约增加 40%,有过度通气现象,肺泡换气量约增加 65%,使动脉血 PO_2 增高达 92mmHg,PCO_2 降至 32mmHg,有利于供给孕妇及胎儿所需的氧。上呼吸道黏膜增厚,轻度充血、水肿,易发生上呼吸道感染。妊娠晚期子宫增大,膈肌活动幅度减少,胸廓活动加大,以胸式呼吸为主,气体交换保持不减。

【消化系统的变化】

妊娠期胃肠平滑肌张力降低,贲门括约肌松弛,胃内酸性内容物逆流至食管下部产生胃烧灼感。胃液中游离盐酸及胃蛋白酶分泌减少。胃排空时间延长,易出现上腹部饱满感,孕妇应防止饱餐。肠蠕动减弱,粪便在大肠停留时间延长出现便秘,以及子宫水平以下静脉压升高,常引起痔疮或使原有痔疮加重。妊娠期齿龈受大量雌激素影响肥厚,齿龈容易充血、水肿,易致齿龈出血、牙齿松动及龋齿。

肝脏未见明显增大,肝功能无明显改变。孕激素抑制胆囊平滑肌收缩,使胆囊排空时间延长,胆道平滑肌松弛,胆汁黏稠、淤积,妊娠期间容易诱发胆石病。

【皮肤的变化】

孕妇腺垂体分泌促黑素细胞激素(melanocyte stimulating hormone,MSH)增加,增多的雌、孕激素有黑色素细胞刺激效应,使黑色素增加,导致孕妇乳头、乳晕、腹白线、外阴等处出现色素沉着。面颊部出现蝶状褐色斑,习称妊娠黄褐斑(chloasma gravidarum),于产后逐渐消退。随妊娠子宫的逐渐增大和肾上腺皮质于妊娠期间分泌糖皮质激素增多,该激素分解弹力纤维蛋白,使弹力纤维变性,加之孕妇腹壁皮肤张力加大,使皮肤的弹力纤维断裂,呈多量紫色或淡红色不规律平行略凹陷的条纹,称为妊娠纹,多见于初产妇。

【内分泌系统的变化】

1. **垂体** 妊娠期垂体稍增大,尤其在妊娠末期,腺垂

体增生肥大明显。垂体对于维持妊娠不是必须的,垂体切除的妇女可以成功妊娠,并接受糖皮质激素、甲状腺素及血管升压素治疗后自然分娩。催乳素(prolactin,PRL)从妊娠7周开始增多,随妊娠进展逐渐增量,妊娠足月分娩前达高峰约150μg/L,为非孕妇女15μg/L的10倍。催乳激素有促进乳腺发育的作用,为产后泌乳做准备。分娩后不哺乳于产后3周内降至非孕时水平,哺乳者多在产后80～100天或更长时间才降至非孕时水平。

2. 肾上腺皮质

(1) 皮质醇(cortisol):孕期肾上腺皮质醇分泌未增加,但其代谢清除率降低,故孕妇循环中皮质醇浓度显著增加,但75%与皮质类固醇结合球蛋白(CBG)结合,15%与白蛋白结合,起活性作用的游离皮质醇仅为10%,故孕妇无肾上腺皮质功能亢进表现。

(2) 醛固酮(aldosterone):在妊娠后半期,肾素和血管紧张素水平增加,使外层球状带分泌醛固酮于妊娠期增多4倍,但起活性作用的游离醛固酮仅为30%～40%,不致引起水钠潴留。

3. 甲状腺　妊娠期由于腺组织增生和血管增多,甲状腺呈中等度增大,约比非孕时增大65%。大量雌激素使肝脏产生甲状腺素结合球蛋白(TBG)增加2～3倍,血中甲状腺激素虽增多,但游离甲状腺激素并不增多,孕妇无甲状腺功能亢进表现。妊娠前3个月胎儿依靠母亲的甲状腺素,妊娠10周胎儿甲状腺成为自主器官,孕妇与胎儿体内促甲状腺激素(TSH)均不能通过胎盘,各自负责自身甲状腺功能的调节。

4. 甲状旁腺　妊娠早期孕妇血浆甲状旁腺素水平降低,随妊娠进展,血容量和肾小球滤过率的增加以及钙的胎儿运输,导致孕妇钙浓度的缓慢降低,造成甲状旁腺素在妊娠中晚期逐渐升高。

【新陈代谢的变化】

1. 体重　妊娠12周前体重无明显变化。妊娠13周起体重平均每周增加350g,直至妊娠足月时体重平均增加12.5kg,包括胎儿(3400g)、胎盘(650g)、羊水(800g)、子宫(970g)、乳房(405g)、血液(1450g)、组织间液(1480g)及脂肪沉积(3345g)等。

2. 碳水化合物代谢　妊娠期胰岛功能旺盛,分泌胰岛素增多,使血中胰岛素增加,故孕妇空腹血糖值低于非孕妇女,糖耐量试验血糖增高幅度大且恢复延迟。妊娠期间注射胰岛素降血糖效果不如非孕妇女,提示靶细胞有拮抗胰岛素功能或因胎盘产生胰岛素酶破坏胰岛素,故妊娠期间胰岛素需要量增多。

3. 脂肪代谢　妊娠期血浆脂类、脂蛋白和载脂蛋白浓度均增加,血脂浓度与雌二醇、孕酮和胎盘催乳素之间呈正相关。妊娠期糖原储备减少,当能量消耗过多时,体内动用大量脂肪使血中酮体增加发生酮血症。孕妇尿中出现酮体多见于妊娠剧吐时,或产妇因产程过长、能量过度消耗使糖原储备量相对减少时。分娩后血脂、脂蛋白和载脂蛋白浓度明显降低,哺乳会促进这些浓度降低的速度。

4. 蛋白质代谢　妊娠晚期母体和胎儿共储备蛋白质约1000g,其中500g供给胎儿和胎盘,其余500g作为子宫中收缩蛋白、乳腺中腺体以及母体血液中血浆蛋白和血红蛋白。故孕妇对蛋白质的需要量增加,呈正氮平衡状态。

5. 水代谢　妊娠期机体水分平均增加7L,水钠潴留与排泄形成适当比例而不引起水肿,但至妊娠末期组织间液可增加1～2L。大多数孕妇在妊娠晚期会出现双下肢凹陷性水肿,由于增大子宫压迫,使子宫水平以下静脉压升高,体液渗出潴留在组织间隙,妊娠期血浆胶体渗透压降低,以及雌激素的水钠潴留作用。

6. 矿物质代谢　胎儿生长发育需要大量钙、磷、铁。胎儿骨骼及胎盘的形成,需要较多的钙,孕期需要储存钙40g,妊娠末期胎儿需要储钙约30g,主要在妊娠末3个月由母体供给,故早产儿容易发生低血钙。至少应于妊娠最后3个月补充维生素D及钙,以提高血钙值。

孕期需要增加铁约1000mg,母体红细胞增加需要500mg,胎儿需要290mg,胎盘约需要250mg,孕期如不能及时补充外源性铁剂,会因血清铁值下降发生缺铁性贫血。

【骨骼、关节及韧带的变化】

骨质在妊娠期间通常无改变,仅在妊娠次数过多、过密又不注意补充维生素D及钙时,能引起骨质疏松症。部分孕妇自觉腰骶部及肢体疼痛不适,可能与松弛素(relaxin)使骨盆韧带及椎骨间的关节、韧带松弛有关。妊娠晚期孕妇重心向前移,为保持身体平衡,孕妇头部与肩部应向后仰,腰部向前挺,形成典型孕妇姿势。

参考文献

1. Cunningham F, Leveno KJ, Bloom SL, et al. Williams Obstetrics 24th edition. New York: McGraw-Hill, 2014

2. Sitras V, Fenton C, Paulssen R, et al. Differences in gene expression between first and third trimester human placenta: a microarray study. PLoS One, 2012, 7(3): e33294

3. Nilsson LL, Djurisic S, Andersen AM, et al. Distribution of HLA-G extended haplotypes and one HLA-E polymorphism in a large-scale study of mother-child dyads with and without severe preeclampsia and eclampsia. HLA, 2016, 88(4): 172-186

4. Figueiredo AS, Schumacher A. The T helper type 17/regulatory T cell paradigm in pregnancy. Immunology, 2016, 148(1): 13-21

5. Rigano S, Ferrazzi E, Boito S, et al. Blood flow volume of uterine arteries in human pregnancies determined using 3D and bi-dimensional imaging, angio-Doppler, and fluid-dynamic modeling. Placenta, 2010, 31(1): 37-43

6. Jabrane-Ferrat N, Siewiera J. The up side of decidual

natural killer cells:new developments in immunology of pregnancy. Immunology,2014,141(4):490-497

7. Brace RA, Anderson DF, Cheung CY. Regulation of amniotic fluid volume:mathematical model based on intramembranous transport mechanisms. Am J Physiol Regul Integr Comp Physiol,2014,307(10):R1260-1273

8. Schwartz N,Sammel MD,Leite R,Parry S. First-trimester placental ultrasound and maternal serum markers as predictors of small-for-gestational-age infants. Am J Obstet Gynecol,2014,211(3):253.e1-8

9. Winterhager E,Kidder GM. Gap junction connexins in female reproductive organs:implications for women's reproductive health. Hum Reprod Update,2015,21(3):340-352

（段　涛）

第二节　妊娠诊断

关键点

1. 妊娠诊断主要分为早期妊娠诊断和中、晚期妊娠诊断。早期妊娠的诊断主要通过症状、体征、实验室检查和超声检查，而中、晚期妊娠的诊断可以通过胎动、腹部触诊子宫增大、听诊胎心音和超声检查等来明确。

2. 超声检查是诊断早孕和判断孕龄最快速准确的方法。

3. 早孕期动态监测 hCG 上升水平有助于判断胚胎是否能够存活以及是否宫内妊娠。hCG 不能倍增提示异位妊娠或自然流产。

根据不同的妊娠阶段，妊娠诊断可分为早期妊娠诊断和中、晚期妊娠诊断。早期妊娠诊断的目的主要是明确妊娠是否存在、妊娠时间、妊娠囊发育状况以及排除异位妊娠。中、晚期妊娠诊断则注重胎儿发育状况、畸形筛查、胎产式胎方位等。临床上通过病史、体格检查、辅助实验室检查和超声检查等来进行妊娠诊断。

一、早期妊娠诊断

【症状与体征】

对病史的询问和详细的体格检查是妊娠诊断的基础。在采集病史时，必须详细询问病人的月经史，包括月经周期、经期、末次月经来潮日期、经量和持续时间等。应注意某些因素会影响对早期妊娠的诊断，如月经不规律、避孕、末次月经不典型、不规则阴道出血等。根据在早孕妇女的观察，高达 25% 妇女在早孕期出现阴道出血，影响对早期妊娠的诊断。

早孕期典型的临床表现包括：

1. **停经**(missed menstruation) 育龄妇女，平时月经规则，如月经过期 10 天以上，应考虑妊娠可能，进行常规尿妊娠试验。应当注意的是，对于围绝经期妇女，如出现月经过期情况，也应当考虑到妊娠的可能。另外，某些情况下（如内分泌疾病、哺乳期、服用口服避孕药等药物）妇女可能在月经本来就不规则、稀发甚至无月经来潮的情况下发生妊娠，均应首先进行妊娠试验，明确是否妊娠后进行后续检查和治疗。

2. **早孕反应**(morning sickness) 约有半数以上妇女在妊娠 6 周左右开始出现食欲缺乏、偏食、恶心、晨起呕吐、头晕、乏力、嗜睡等症状，此为早孕反应。可能与血清 hCG 水平增高，胃肠道功能紊乱，胃酸分泌减少等有关。症状严重程度和持续时间各异，多在孕 12 周后逐渐消失。严重者可持续数月，出现严重水、电解质紊乱和酮症酸中毒。在末次月经不详的病例，早孕反应出现的时间可协助判断怀孕时间。

3. **尿频** 早期妊娠增大的子宫可能压迫膀胱或造成盆腔充血，产生尿频的症状，但不伴尿急、尿痛等尿路刺激症状，应与尿路感染相鉴别。随着妊娠子宫逐渐增大，一般妊娠 12 周后子宫上升进入腹腔，不再压迫膀胱，尿频症状消失。直到临产前先露入盆压迫膀胱，尿频症状再次出现。

4. **乳腺胀痛** 妊娠后由于雌孕激素、垂体泌乳素等妊娠相关激素的共同作用，乳腺管和腺泡增生，脂肪沉积，使乳腺增大。孕妇自觉乳房胀痛、麻刺感，检查可见乳头、乳晕着色变深，乳头增大、易勃起。乳晕上皮脂腺肥大形成散在结节状小隆起即蒙氏结节。

5. **妇科检查** 双合诊可及子宫增大、变软。随着妊娠进展，子宫体积逐渐增大，孕 8 周时子宫增大至未孕时的 2 倍；孕 12 周时为未孕时的 3 倍，超出盆腔，可在耻骨联合上方触及。孕 6 周左右由于宫颈峡部极软，双合诊时感觉宫颈与宫体似乎不相连，称为黑加征(Hegar sign)。孕 8～10 周时由于子宫充血，阴道窥视可见宫颈充血、变软，呈紫蓝色，此为 Chadwick 征。

【辅助检查】

目前，随着许多实验室检查和超声检查的广泛应用，医生常可在上述症状与体征出现前就做出妊娠诊断。

1. **实验室检查** 许多激素可用于妊娠的诊断和检测，最常用的是人绒毛膜促性腺激素 β 亚单位(β-hCG)。其他还包括孕酮和早孕因子(early pregnancy factor)。另外，妊娠期间，滋养细胞还分泌许多激素，包括促皮质激素释放激素、促性腺激素释放激素、促甲状腺激素释放激素、生长激素、促肾上腺皮质激素、人绒毛膜促甲状腺激素、人胎盘泌乳素、抑制素、激活素、转化生长因子-β、胰岛素样生长因子-Ⅰ和生长因子-Ⅱ、表皮生长因子、妊娠特异性 β-1 糖蛋白、胎盘蛋白-5、妊娠相关血浆蛋白-A 等。但是至今仍无临床上检测上述因子的商业性试剂盒。

(1) β-hCG：由于 hCG 分子中 α 链与 LH 的 α 链结构相同，为避免与 LH 发生交叉反应，通常测定特异性的

hCG-β链(β-hCG)。hCG 由卵裂球合体层分泌。受精第 2
天 6~8 细胞的卵裂球中即可检测到 hCG mRNA。但直到
受精后第 8~10 天胚胎种植、与子宫建立血管交通后才能
在孕妇血清和尿中检测到 hCG,至妊娠 8~10 周达到峰值,
持续约 10 日。个体间每个孕周的正常 hCG 水平范围较
大,因此我们无法根据 hCG 水平来估计孕龄。目前最为常
用的检测方法是放射免疫法,受孕后 10~18 天即可检测阳
性。有研究报道了可存活宫内妊娠的血清 hCG 变化:妊娠
早期 hCG 的平均翻倍时间范围为 1.4~2.1 天;在 85% 的
可存活宫内妊娠中,在妊娠最初 40 天内,hCG 浓度每 48 小
时至少升高 66%,只有 15% 的可存活妊娠的 hCG 的升高
低于该阈值;可存活宫内妊娠有记录的 48 小时最慢升高率
为 53%。

(2) 孕酮:血清孕酮水平测定对判断异常早期妊娠有
一定帮助。孕酮由卵巢黄体产生分泌,正常妊娠刺激黄体
孕酮的分泌。故检查血清孕酮水平可用于判断妊娠的结
局。当血清孕酮含量超过 15ng/ml 时,异位妊娠可能性较
小。当血清孕酮水平高于 25ng/ml(>79.5nmol/L)时,宫
内妊娠活胎可能性极大(敏感度 97.5%)。相反,如果血清
孕酮水平低于 5ng/ml(<15.9nmol/L)可诊断胚胎无存活
可能(敏感度 100%)。此时应对病人进行进一步检查,明
确是宫内妊娠难免流产或异位妊娠。如果血清孕酮在 5~
25ng/ml,应采用其他辅助检查方法,包括超声、其他妊娠
相关激素、连续激素测定等,判断妊娠情况。

(3) 早孕因子(early pregnancy factor,EPF):是自受孕
后早期即可从母体血清分离出来的免疫抑制蛋白,是受精后
最早能够检测到的标志物。受精后 36~48 小时即可从母体
血清中检测出,在早孕早期达到峰值,足月时几乎检测不出。
成功的体外受精胚胎移植后 48 小时也可检测出 EPF。分
娩、终止宫内妊娠或异位妊娠 24 小时后 EPF 检测阴性。由
于 EPF 分子分离尚较困难,检测方法还不成熟,目前临床使
用还存在限制。但其能够在胚胎受精后、种植之前即可检测
出,因此可能是将来精确早期妊娠诊断的有效方法。

2. 超声检查 是诊断早孕和判断孕龄最快速准确的
方法。经腹壁超声最早能在末次月经后 6 周观察到妊娠
囊。阴道超声可较腹壁超声提早 10 天左右,末次月经后 4
周 2 天即能观察到 1~2mm 妊娠囊。正常早期妊娠超声表
现包括:

(1) 正常早期妊娠的超声检查首先能观察到的是妊娠
囊,为宫内圆形或椭圆形回声减低结构,双环征为早期妊娠
囊的重要特征(图 8-2-1)。双环征的成因有作者认为是迅
速增长的内层细胞滋养层细胞和外层合体滋养层,也有作
者认为是内层绝大多数由强回声的球形绒毛组成,包绕妊娠
囊外层的低回声环则可能为周围的蜕膜组织。随着妊娠的
进展,妊娠囊逐渐增大,内层强回声环逐渐厚薄不均,底蜕
膜处逐渐增厚,形成胎盘。强回声环其余部分逐渐变薄,形
成胎膜的一部分。

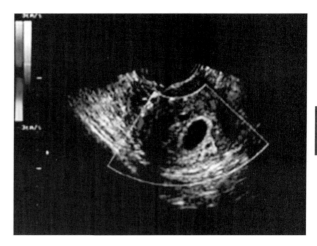

图 8-2-1 早期妊娠超声诊断
双环征为早期妊娠囊的重要特征(网络截图)

(2) 末次月经后 5~6 周阴道超声可见卵黄囊(图 8-2-
2),为亮回声环状结构,中间为无回声区,位于妊娠囊内。
卵黄囊是宫内妊娠的标志,它的出现可排除宫外妊娠时的
宫内的假妊娠囊。卵黄囊大小 3~8mm,停经 10 周时开始
消失,12 周后完全消失。妊娠囊大于 20mm 却未见卵黄囊
或胎儿时,可能为孕卵枯萎。

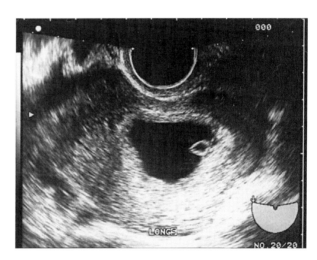

图 8-2-2 早期妊娠超声诊断
妊娠囊内见卵黄囊

(Shidlds AD. Pregnancy Diagnosis Medicine Obstetrics and Gy-
necology,2009. Pregnancy Diagnosis Medicine Obstetrics and
Gynecology. mht)

(3) 阴道超声在停经 5 周时可观察到胚芽,胚芽径线
超过 2mm 时常能见到原始心血管搏动。6.5 周时胚芽头
臀长(crown-rump length,CRL)约与卵黄囊径线相等。7
周多能分出头尾,8 周时肢芽冒出。孕 5~8 周期间,可根
据妊娠囊径线推断孕龄(表 8-2-1)。孕 6~18 周期间根据
头臀长推断孕龄(表 8-2-2)。妊娠 11~14 周时可准确测量
颈部透明带。颈部透明带的厚度联合血清标志物检查是筛
查胎儿染色体非整倍体的重要方法。

表 8-2-1 平均妊娠囊径线与妊娠龄的关系

平均妊娠囊径线 (mm)	预测妊娠周数 (范围=95%CI)	平均妊娠囊径线 (mm)	预测妊娠周数 (范围=95%CI)
2	5.0(4.5~5.5)	14	6.5(6.0~7.0)
3	5.1(4.6~5.6)	15	6.6(6.2~7.1)
4	5.2(4.8~5.7)	16	6.7(6.3~7.2)
5	5.4(4.9~5.8)	17	6.9(6.4~7.3)
6	5.5(5.0~6.0)	18	7.0(6.5~7.5)
7	5.6(5.1~6.1)	19	7.1(6.6~7.6)
8	5.7(5.3~6.2)	20	7.3(6.8~7.7)
9	5.9(5.4~6.3)	21	7.4(6.9~7.8)
10	6.0(5.5~6.5)	22	7.5(7.0~8.0)
11	6.1(5.6~6.6)	23	7.6(7.2~8.1)
12	6.2(5.8~6.7)	24	7.8(7.3~8.2)
13	6.4(5.9~6.8)		

(引自:严应榴,杨秀雄.产前超声诊断学.第2版.北京:人民卫生出版社,2012:45)

表 8-2-2 头臀长与妊娠龄的关系

CRL (mm)	妊娠龄 (w)	CRL (mm)	妊娠龄 (w)	CRL (mm)	妊娠龄 (w)	CRL (mm)	妊娠龄 (w)
		31	10.0	61	12.6	91	15.0
		32	10.1	62	12.6	92	15.1
3	5.9	33	10.2	63	12.7	93	15.2
4	6.1	34	10.3	64	12.8	94	15.3
5	6.2	35	10.4	65	12.8	95	15.3
6	6.4	36	10.5	66	12.9	96	15.4
7	6.6	37	10.6	67	13.0	97	15.5
8	6.7	38	10.7	68	13.1	98	15.6
9	6.9	39	10.8	69	13.1	99	15.7
10	7.1	40	10.9	70	13.2	100	15.9
11	7.2	41	11.0	71	13.3	101	16.0
12	7.4	42	11.1	72	13.4	102	16.1
13	7.5	43	11.2	73	13.4	103	16.2
14	7.7	44	11.2	74	13.5	104	16.3
15	7.9	45	11.3	75	13.6	105	16.4
16	8.0	46	11.4	76	13.7	106	16.5
17	8.1	47	11.5	77	13.7	107	16.6
18	8.3	48	11.6	78	13.8	108	16.7
19	8.4	49	11.7	79	13.9	109	16.8
20	8.6	50	11.7	80	14.0	110	16.9
21	8.7	51	11.8	81	14.1	111	17.0
22	8.9	52	11.9	82	14.2	112	17.1
23	9.0	53	12.0	83	14.2	113	17.2
24	9.1	54	12.0	84	14.3	114	17.3
25	9.2	55	12.1	85	14.4	115	17.4
26	9.4	56	12.2	86	14.5	116	17.5
27	9.5	57	12.3	87	14.6	117	17.6
28	9.6	58	12.3	88	14.7	118	17.7
29	9.7	59	12.4	89	14.8	119	17.8
30	9.9	60	12.5	90	14.9	120	17.9

(引自:严应榴,杨秀雄.产前超声诊断学.第2版.北京:人民卫生出版社,2012:48)

（4）在多胎妊娠中,早孕期超声检查对发现双胎或多胎妊娠,超声观察多胎妊娠绒毛膜囊、羊膜囊的个数对判断单卵双胎或双卵双胎有重要作用。

3. 其他检查方法

（1）基础体温(BBT):为双相型,体温升高后持续 18 天不下降,早孕可能性大;持续 3 周不降者,应考虑早孕。

（2）宫颈黏液检查:由于孕激素影响,伴随基础体温上升不降,宫颈黏液水、盐成分减少,蛋白含量增加,使宫颈黏液减少黏稠,形成宫颈黏液栓。涂片镜检可见排列成行的椭圆体,无羊齿状结晶。

（3）超声多普勒检查:最早在孕 7 周时可通过超声多普勒检查听到脐带杂音,随着妊娠进展,在增大的子宫区域可听到有节律的单一高调胎心音,胎心率 150～160bpm。

（4）黄体酮试验:对可疑早孕妇女给予每天黄体酮 20mg 肌注或地屈孕酮片 10mg 口服,每天 2 次,连续 3～5 天。停药后 2～7 天内阴道出血者提示体内有一定雌激素作用,可排除妊娠。停药后无月经来潮者,妊娠可能性较大。

4. 居家妊娠检测 目前有至少 25 种市售居家妊娠检测试纸。其原理多为免疫检测,对尿 hCG 检测敏感度从 25～100mIU/ml 不等。通常妇女会在月经过期后的头一个礼拜内进行居家妊娠检测。需注意的是在此期间尿 hCG 水平在不同个体差异极大,变化幅度从 12mIU/ml 到大于 2500mIU/ml。在月经过期后的第 2 周尿 hCG 水平也同样有极大个体差异,从 13mIU/ml 到大于 6000mIU/ml。因此,在月经过期的头两周内,限于居家妊娠检测敏感性的限制,可能有一部分妇女因检测假阴性而被漏诊。

二、中、晚期妊娠诊断

随着妊娠进展,子宫逐渐增大,可感知胎动,腹部检查可及胎体,听到胎心音。此时,除通过宫底高度、超声检查等方式推断胎龄、胎儿大小和预产期外,重要的是通过各项筛查排除胎儿畸形、妊娠并发症等异常,早期诊断、早期治疗,确保母儿安全。

【症状与体征】

1. 症状 孕妇经历早孕期各种症状,自觉腹部逐渐增大,孕 16 周后开始感知胎动。

2. 子宫增大 随妊娠进展,子宫逐渐增大,可根据宫底高度初步推断妊娠周数(表 8-2-3)。晚期妊娠期间可根据宫底高度和腹围推算胎儿体重,目前各种算法不下 10 种,准确率也相差甚远。在此仅列举较简便的一种算法,准确率约 88%。

（1）胎头已衔接:宫高×腹围＋200(g)

（2）胎头浮动或臀位:宫高×腹围(g)

（3）胎膜已破、胎头衔接:宫高×腹围＋300(g)

表 8-2-3 不同妊娠周数的宫底高度及子宫长度

妊娠周数	手测宫底高度	尺测耻上子宫长度(cm)
12 周末	耻骨联合上 2～3 横指	
16 周末	脐耻之间	
20 周末	脐下一横指	18(15.3～21.4)
24 周末	脐上一横指	24(22.0～25.1)
28 周末	脐上三横指	26(22.4～29.0)
32 周末	脐与剑突之间	29(25.3～32.0)
36 周末	剑突下两横指	32(29.8～34.5)
40 周末	脐与剑突之间或略高	33(30.0～35.3)

（引自:沈铿,马丁.妇产科学.第 3 版.北京:人民卫生出版社,2015:45）

3. 胎动 胎儿在子宫内的活动即为胎动(fetal movement,FM),是活胎诊断依据之一,也是评估胎儿宫内安危的重要指标之一。一般孕 16 周起部分孕妇即可感知胎动。随着孕周增加,胎动逐渐增多,孕 32～34 周达峰值,孕 38 周后逐渐减少。母体感知的胎动与通过仪器记录下来的胎动有很好的相关性。Rayburn 等报道母体能够感知到 80% 超声发现的胎动。相反,Johnson 等发现孕 36 周以后母体仅能感知 16% 超声记录的胎动。通常母体对持续超过 20 秒钟以上的胎动感知能力更强。有许多计数胎动的方法,但至今仍没有一个最佳的胎动指标或理想的数胎动持续时间。例如,有学者建议 2 小时内感知到 10 次胎动为正常。也有学者提出每天数 1 小时胎动,如果胎动数大于或等于此前的基础水平则为正常。临床上通常碰到的问题有两种:①许多足月孕妇抱怨胎动减少。Harrington 等研究显示,自述胎动减少孕妇胎儿的预后与无此主诉的孕妇没有明显差距。尽管如此,对主诉胎动减少的孕妇仍应进行胎儿宫内状况评估。②许多孕妇不会数胎动或没有足够的依从性坚持数胎动。Grant 等研究提出母体每天对胎动频率的大概感觉和规则计数胎动对评估胎儿宫内状况一样有效。

4. 胎心音 孕 10 周起即可用多普勒听到胎心音,18～20 周能通过听诊器经腹壁听到胎心音。胎心音呈双音,正常胎心频率 110～160bpm。胎心率低于或超过此范围均提示胎儿宫内异常可能。临床上胎心率检测是判断胎儿宫内安危的重要方法之一。胎心音应与子宫血管杂音、母体心率、脐血管杂音等相鉴别。

5. 胎体 孕 20 周后可于腹壁触及胎体,甚至可看到胎儿肢体顶在子宫前壁上造成的小隆起。胎头通常呈球状,质硬而圆,有浮球感;胎背宽而平坦;胎臀宽、软,形状略不规则;胎儿肢体小而有不规则活动。可通过腹部触诊判断胎产式和胎方位。

【辅助检查】

1. **超声检查** 在中晚期妊娠中,超声检查能随访胎儿生长发育情况,估算胎儿体重,筛查胎儿畸形,评估胎儿宫内安危,及时发现和诊断产科异常,包括胎盘、羊水、脐带、宫颈等的异常,以便及时采取相应治疗措施。另外对于致死性或存活率低的胎儿畸形,如严重神经管缺陷、α-地中海贫血纯合子、致死性骨骼畸形、18-三体综合征、13-三体综合征等,以及严重影响出生后生活质量的畸形如严重解剖结构异常、21-三体综合征、β-地中海贫血纯合子等可在孕28周前进行诊断,及时终止妊娠,降低围产儿死亡率和先天缺陷儿的出生,有效提高人口质量。另外,对于合并各种并发症的异常妊娠,超声检查可通过生物物理评分等方式密切监测胎儿宫内健康状况,以助选择最佳治疗方案和最佳分娩时机,降低围产儿死亡率和病率,提高产科质量。

2. **胎儿心电图** 胎儿心电图(fetal electrocardiography, FECG)是通过将电极分别接在孕妇宫底、耻骨联合上方等体表部位,通过间接检测的方式描记出胎儿心电活动的非侵袭性检测方法。一般于妊娠12周以后即可检测出。根据第三届全国胎儿心电图学术会议制定的标准,正常FECG诊断标准:胎心率110~160次/分,FQRS时限0.02~0.05秒,FQRS综合波振幅10~30μV,FST段上下移位不超5μV。异常胎儿心电图诊断标准:

(1) 期前收缩:提早出现的FQRS波群,分为频发性期前收缩和偶发性期前收缩。

(2) ST段改变:上下移位大于5μV。

(3) 心动过速、过缓:胎心率大于160次/分或小于120次/分。

(4) 心律不齐:胎心率在正常范围内(110~160次/分)时胎心率变化大于30次/分,或心率超出正常范围时,胎心率变化大于25次/分。

(5) FQRS时限增宽:FQRS时限大于0.05秒。

(6) FQRS综合波振幅增高:FQRS综合波振幅大于30μV。FECG显示严重的节律或速度异常、QRS波群增宽、传导阻滞,应考虑先天性心脏病的可能。FECG显示ST段偏高提示胎儿宫内急慢性缺氧可能。

三、胎儿姿势、胎产式、胎先露及胎方位

【胎儿姿势】

在妊娠晚期,胎儿身体在宫内形成特定的姿势,称为胎儿姿势(fetal attitude)。通常为适应胎儿生长和宫腔形态,胎儿身体弯曲成与宫腔形态大致相似的椭圆形。胎儿整个身体弯曲,胎背向外突出,头部深度屈曲,下巴贴近前胸,大腿屈曲至腹部,膝部屈曲使足弓位于大腿前方。所有头位胎儿的上肢交叉或平行置于胸前。脐带位于上下肢之间的空隙内。

某些情况下,胎儿头部仰伸导致胎儿姿势由屈曲形态改变为仰伸形态,导致异常胎儿姿势的出现。胎儿姿势与是否能够正常分娩以及一些产科并发症,如脐带脱垂等密切相关。

【胎产式】

胎体纵轴与母体纵轴的关系成为胎产式(fetal lie)。两纵轴平行者为纵产式(longitudinal lie),占妊娠足月分娩总数的99.75%;两纵轴垂直者称为横产式(transverse lie),占妊娠足月分娩总数的0.25%。横产式无法自然分娩,临产后如不能及时转为纵产式或剖宫产终止妊娠,会导致子宫破裂、胎死宫内等严重后果。两纵轴交叉成角度者称为斜产式,为暂时性,在分娩过程中多转为纵产式,偶转为横产式(图8-2-3)。

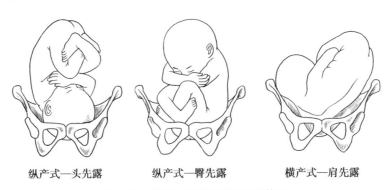

纵产式—头先露　　　纵产式—臀先露　　　横产式—肩先露

图8-2-3 胎产式及胎先露(网页截图)

【胎先露】

最先进入骨盆入口的胎儿部分称为胎先露(fetal presentation)。纵产式有头先露(cephalic presentation)和臀先露(breech presentation)。横产式有肩先露(shoulder presentation)。头先露时因胎头屈伸程度不同又分为枕先露(occiput presentation或vertex presentation)、前囟先露(sinciput presentation)、额先露(brow presentation)及面先

露(face presentation)(图 8-2-4)。前囟先露和额先露多为暂时性的,在分娩过程中通过胎儿颈部屈曲或仰伸转变为枕先露或面先露分娩。如始终保持前囟先露和额先露可导致难产发生。臀先露因下肢屈伸程度不同分为混合臀先露(complete breech presentation)、单臀先露(frank breech presentation)、足先露(footling presentation)(包括单足先露和双足先露)(图 8-2-5)。偶尔头先露或臀先露与胎手或胎足同时入盆,称复合先露(compound presentation)。正常阴道分娩胎儿多为枕先露。其他胎先露方式如不能及时纠正可能造成难产或意外。

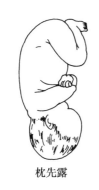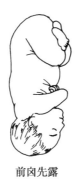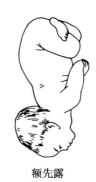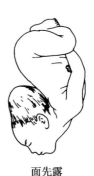

| 枕先露 | 前囟先露 | 额先露 | 面先露 |

图 8-2-4 头先露的种类(网页截图)

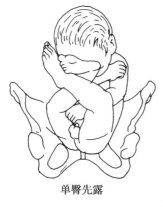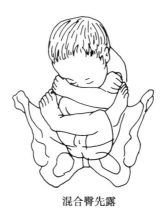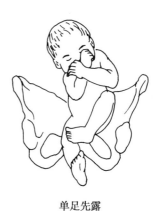

| 单臀先露 | 混合臀先露 | 单足先露 |

图 8-2-5 臀先露的种类(网页截图)

【胎方位】

胎儿先露部的指示点与母体骨盆的关系称为胎方位(fetal position),简称胎位。枕先露以枕骨、面先露以颏骨、臀先露以骶骨、肩先露以肩胛骨为指示点,根据指示点与母体骨盆前后左右的关系描述胎方位(表 8-2-4)。

表 8-2-4 胎产式、胎先露和胎方位的关系及种类

纵产式 (99.75%)	头先露 (95.75%~97.75%)	枕先露 (95.55%~97.55%)	枕左前(LOA)枕左横(LOT)枕左后(LOP) 枕右前(ROA)枕右横(ROT)枕右后(ROP)
		面先露 (0.2%)	颏左前(LMA)颏左横(LMT)颏左后(LMP) 颏右前(RMA)颏右横(RMT)颏右后(RMP)
	臀先露 (2%~4%)		骶左前(LSA)骶左横(LST)骶左后(LSP) 骶右前(RSA)骶右横(RST)骶右后(RSP)
横产式——肩先露(0.25%)			肩左前(LSc-A)肩左后(LSc-P) 肩右前(RSc-A)肩右后(RSc-P)

(引自:沈铿,马丁.妇产科学.第 3 版.北京:人民卫生出版社,2015:47)

【临床特殊情况的思考和建议】

早期妊娠诊断中的一些特殊问题:

1. **连续 hCG 监测** 在受精第 8 天,hCG 可在约 5% 孕妇的血清中检测出;至受精第 11 天可在 98% 以上孕妇血清中检测出。在孕 4 周时(受精 18~22 天),hCG 及 β-hCG 倍增时间约为(2.2±0.8)天,孕 9 周时倍增时间延长至(3.5±1.2)天。hCG 水平在孕 10~12 周时达到峰值,此后

开始快速下降,直至孕22周再次开始缓慢上升直到足月。

早孕期间连续监测hCG上升水平有助于判断胚胎是否能够存活以及是否宫内妊娠。hCG不能倍增提示异位妊娠或自然流产。Silva等连续观察了200例异位妊娠妇女血清hCG变化情况。60%异位妊娠病人血清hCG呈上升趋势,40%呈下降趋势。异位妊娠妇女血清hCG上升速度低于宫内活胎孕妇,下降速度慢于完全流产病人。但也有20.8%异位妊娠病人血清hCG上升速度接近宫内妊娠活胎hCG上升速度的最低值,8%异位妊娠病人血清hCG下降速度与完全流产者相同。因此,不能完全依赖hCG变化判断妊娠情况,应联合临床表现、其他检查结果进行综合判断。此外,当hCG水平异常增高或升高速度过快时,应考虑妊娠滋养细胞疾病、双胎或染色体异常的可能。

2. hCG临界区　hCG临界区基于孕囊可见与hCG浓度之间的相关性,具有重要的诊断意义,它被定义为在其之上如果确实存在宫内妊娠,则超声检查应该能够看到孕囊的血清hCG水平。临界区hCG水平的确定基于以下观察结果:在血清hCG浓度低达800U/L时经TVS可能发现宫内孕囊;在hCG浓度高于1500～2000U/L时超声检查通常可识别出孕囊。hCG浓度高于临界区水平时超声下未见宫内孕囊强烈提示异位妊娠或无法存活的宫内妊娠;但hCG浓度低于临界区水平时超声下未见孕囊无诊断价值;当hCG浓度低于临界区水平时超声检查阴性可能提示早期存活宫内妊娠或异位妊娠或不能存活的宫内妊娠。

【hCG水平高于临界区】

高于临界区的hCG浓度在发现宫内妊娠时非常敏感,如果行TVS未显示宫内妊娠却在附件区发现复杂包块,基本可确诊为异位妊娠;如果血清hCG大于1500U/L而未见宫内或宫外病理学阴影,可能代表多胎妊娠,对于多胎妊娠尚无经证实的临界水平。此时可以隔日复查TVS检查和hCG浓度。

【hCG水平低于临界区】

如果血清hCG浓度低于1500U/L,应该在此后3天时重复测定以追踪其升高速度。在可存活的宫内妊娠(以及某些异位妊娠)中,hCG浓度通常每1.4～2天翻1倍,直到妊娠第6～7周,每72小时测定1次hCG比每48小时测定1次更实用,以72小时为检测的翻倍时间有助于避免将翻倍时间慢于平均时间的可存活妊娠进行错误分类。

1. 假阳性hCG结果　hCG假阳性情况并不多见,约为0.01%～2%。多因非hCG物质干扰或垂体产生的hCG造成。可造成hCG检测结果假阳性的物质包括人LH、抗动物免疫球蛋白、类风湿因子、嗜异性抗体和结合蛋白等。垂体的促性腺细胞在正常情况下也可产生微量hCG和β-hCG核心片段(<0.5mIU/ml)。偶有正常月经

妇女及绝经后垂体肿瘤妇女有垂体来源的hCG升高(>20mIU/ml)。血清假阳性hCG水平多低于1000mIU/ml,大部分低于150mIU/ml。在这种情况下,可通过一些方法鉴别血清hCG假阳性。首先可检测尿hCG水平。由于游离β-hCG可在肾脏被进一步降解为β亚单位核心片段,其分子量不足游离β亚单位的一半,可通过尿液排泄。而一些造成hCG假阳性结果的分子的分子量很大,不能经过肾小球通过尿液排泄,因此,尿hCG检测结果为阴性。其他帮助鉴别hCG假阳性结果的方法包括重新检测、连续监测hCG水平或采用其他hCG检测方法。

造成血清hCG假阳性的非妊娠情况包括:

(1) 幻影hCG:嗜异性抗体与捕捉抗体相结合。暴露于用于制造检测hCG抗体的动物,从而产生抗体。因这些抗体不通过尿液排泄,可通过尿hCG检测进行鉴别。

(2) 垂体hCG:促性腺激素释放激素刺激产生,可被促性腺激素释放激素激动剂或雌/孕激素抑制。绝经后妇女由于GnRH分泌增加,促进垂体hCG产生。Snyder提出绝经后妇女hCG阴性界定值应提高到14IU/L。可通过给予口服避孕药抑制hCG产生进行鉴别。

(3) 外源性hCG治疗:通过肌注或口服给药用于治疗体重过低。外源性给药终止24小时后重复检测hCG应为阴性。

(4) 滋养细胞肿瘤

1) 妊娠滋养细胞肿瘤:①静止期:持续低水平hCG不伴原发或转移恶性病变;癌前阶段:化疗耐药。随访hCG水平,如上升应考虑活跃期滋养细胞肿瘤。②活跃期:只有在早孕期和侵袭性滋养细胞肿瘤的侵袭性滋养细胞能够产生高糖基化hCG。因此可通过测定高糖基化hCG或侵袭性滋养细胞抗原排除活跃期疾病。

2) 胎盘部位滋养细胞肿瘤:低水平hCG伴影像学检查子宫肌层病变可助诊断。

(5) 非滋养细胞肿瘤:某些器官肿瘤可分泌hCG,包括睾丸、膀胱、子宫、肺、肝、胰腺和胃。

2. 假阴性hCG结果　通常尿hCG检测会出现假阴性的现象,这是由于检测方法本身的问题造成的。造成假阴性的原因包括尿hCG水平低于检测方法敏感性阈值,算错了上次月经时间,早早孕流产使月经推迟来潮。排卵推迟或种植推迟会造成检测时hCG仍处于低水平,导致检测假阴性。另外,当hCGβ核心片段过度增多时,可封闭尿hCG检测试纸中的抗体,造成hCG检测假阴性。

3. hCG水平在IVF-ET预后判断中的应用　Guth等研究了IVF-ET术后14天血清hCG水平对判断预后的作用,在111例IVF-ET术后14天血hCG阳性的妇女,自然流产率19.8%(22/111);如果hCG水平小于300IU/L,多胎妊娠率为9%(5/57);如hCG水平在300～600IU/L,继续妊娠率为40%(10/25);hCG大于600IU/L者多胎妊娠率为100%(7/7)。

4. **超声检查与 hCG** 联合超声检查发现和 hCG 定量检测结果将更有助于判断妊娠及预后。对妊娠结构的超声检查发现与特定的 hCG 水平相关,构成"分辨水平(discriminatory level)"。当 hCG 达到某一特定水平时,总是应当能够通过超声观察到特定的妊娠结构。当 hCG 水平为 300mIU/ml 时,就能够经阴道超声观察到妊娠囊。hCG 达到 1000mIU/ml 时,大多数超声检查者能够观察到妊娠囊。妊娠囊的分辨水平是 3600mIU/ml(经腹壁超声)或 2000mIU/ml(经阴道超声),如果此时仍无法观察到妊娠囊,应排除其他可能的病变。包括超声检查附件排除异位妊娠可能,随访 hCG 及超声直到明确诊断。当 hCG 大于 6500mIU/ml 时,经腹壁超声检查见妊娠囊者均为活胎。hCG 达到 2500mIU/ml 时多能观察到卵黄囊。hCG 为 5000mIU/ml 时能观察到胚芽,达到 10 000mIU/ml 时大多数妊娠能观察到胎心搏动。

5. **正常妊娠与妊娠失败的超声检查** 早期研究发现,若孕囊的平均囊直径(mean sac diameter,MSD)大于 8mm 时未见卵黄囊或 MSD 大于 16mm 时未见胚胎,则提示妊娠异常。然而,根据一项纳入 8 项观察性研究的系统评价和一项大型前瞻性研究的数据,最低阈值(诊断妊娠失败的特异性达到 95%)为孕囊 MSD 大于等于 25mm 且未见卵黄囊或胚胎;胚胎头臀径(crown rump length,CRL)大于 5~6mm 且无心脏活动,诊断妊娠失败的特异性高达 100%,然而,对于头臀径大于 6mm,可信区间的下限为特异性 87%,这将导致临床难以接受的假阳性率。美国放射学会(American College of Radiology,ACR)和英国皇家妇产科医师学院(Royal College of Obstetricians and Gynaecologists,RCOG)的指南,将孕囊 MSD 大于等于 25mm 时未见卵黄囊或胚胎,头臀径大于等于 7mm 且无心脏活动作为妊娠失败的诊断标准。

参考文献

1. 沈铿,马丁. 妇产科学. 第 3 版. 北京:人民卫生出版社,2015

2. 严应榴,杨秀雄. 产前超声诊断学. 第 2 版. 北京:人民卫生出版社,2012

3. Cunningham G. Williams Obstetrics. 24th edition. McGraw Hill Companies,2014

4. Cole LA. Individual deviations in human chorionic gonadotropin concentrations during pregnancy. Am J Obstet Gynecol,2011,204:349. e1

5. Johnson SR,Godbert S,Perry P,et al. Accuracy of a home-based device for giving an early estimate of pregnancy duration compared with reference methods. Fertil Steril,2013,100:1635

6. Paul M,Schaff E,Nichols M. The roles of clinical assessment,human chorionic gonadotropin assays,and ultrasonography in medical abortion practice. Am J Obstet Gynecol,2000,183:S34

7. Abdallah Y,Daemen A,Kirk E,et al. Limitations of current definitions of miscarriage using mean gestational sac diameter and crown-rump length measurements: a multicenter observational study. Ultrasound Obstet Gynecol,2011,38:497

8. Jeve Y,Rana R,Bhide A,Thangaratinam S. Accuracy of first-trimester ultrasound in the diagnosis of early embryonic demise: a systematic review. Ultrasound Obstet Gynecol,2011,38:489

9. Bourne T,Bottomley C. When is a pregnancy nonviable and what criteria should be used to define miscarriage? Fertil Steril,2012,98:1091

10. Lane BF,Wong-You-Cheong JJ,Javitt MC,et al. ACR appropriateness Criteria ® first trimester bleeding. Ultrasound Q,2013,29:91

（徐　焕）

第三节　孕期监护

> **关键点**
>
> 1. 孕期监护包括对孕妇的定期产前检查(孕妇监护)和对胎儿宫内情况进行监护(胎儿监护)。
>
> 2. 通过产前检查及早发现和防治妊娠合并症和并发症,指导孕妇妊娠期间健康生活方式:适当的体力活动;适量摄入多种食物,适当补充维生素和矿物质;良好的生活习惯,以使母亲体重适度(但不过度)增长,防止孕妇肥胖和巨大胎儿。
>
> 3. 首次产前检查准确核实预产期,在不同的孕期进行特定的检查以确定胎儿发育、生存状态和在宫内安危,预防缺陷儿出生和正常胎儿宫内死亡。

孕期监护包括对孕妇的定期产前检查(孕妇监护)和对胎儿宫内情况进行监护(胎儿监护),是贯彻预防为主,及早发现高危妊娠,预防妊娠并发症的发生,保障孕产妇、胎儿和新生儿健康的必要措施。

一、产 前 检 查

产前检查的主要目的是保证妊娠女性以最低风险分娩出健康婴儿。为了达到这个目的,包括以下几个内容:①为孕妇及其家庭提供建议、安慰、教育和支持;②治疗随妊娠而来的轻微症状;③提供一个持续进行的筛查计划(在临床和实验室检查基础上),以确定此次妊娠持续为低危妊娠;④对潜在的影响母儿健康的问题及因素进行预防、发现和处理。

（一）产前检查方案

针对相应孕周,合理的产前检查次数不仅能保证孕期保健的质量,也能节省医疗卫生资源。针对发展中国家无合并症的孕妇,WHO(2006 年)建议至少需要 4 次产前检查,孕周分别为妊娠<16 周、24~28 周、30~32 周、36~38

周。根据目前我国孕期保健的现状和产前检查项目的需要,中华医学会妇产科学分会产科学组制定的 2011 孕前和孕期保健指南推荐的产前检查方案见表 8-3-1,有高危因素者,酌情增加次数。

表 8-3-1 产前检查方案

检查次数	常规检查及保健	备查项目	健康教育
第 1 次检查 (6～13⁺⁶周)	1. 建立孕期保健手册 2. 确定孕周,推算预产期 3. 评估孕期高危因素 4. 身体检查包括血压、体质量,计算体质量指数 BMI、常规妇科检查(孕前 3 个月未做者)、胎心率测定 5. 血常规、尿常规、血型(ABO 和 Rh)、肝功能、肾功能、空腹血糖、HBsAg、梅毒螺旋体、HIV 筛查	1. 丙型肝炎病毒(HCV)筛查 2. 抗 D 滴度检查(Rh 阴性者) 3. 75g OGTT(高危孕妇或有症状者) 4. 地中海贫血筛查(疾病高发区) 5. 甲状腺功能检测 6. 血清铁蛋白(Hb<105g/L 者) 7. 结核菌素(PPD)试验(高危孕妇) 8. 宫颈细胞学检查(孕前 12 个月未检查者) 9. 宫颈分泌物检测淋球菌和沙眼衣原体 10. BV 的检测(早产史者) 11. 早孕期胎儿染色体非整倍体异常的母体血清学筛查(妊娠 10～13 周) 12. 超声检查。在早孕期行超声检查:确定宫内妊娠及孕周,胎儿是否存活,胎儿数目或双胎绒毛膜性质,子宫附件情况。在妊娠 11～13 周超声检查胎儿颈后透明层厚度(NT);核定孕周 13. 绒毛活检(妊娠 10～12 周,主要针对高危孕妇) 14. 心电图检查	1. 流产的认识和预防 2. 营养和生活方式的指导 3. 继续补充叶酸 0.4～0.8mg/d 至孕 3 个月,有条件者可继续服用含叶酸的复合维生素 4. 避免接触有毒有害物质和宠物 5. 慎用药物 6. 必要时,孕期可接种破伤风或流感疫苗 7. 改变不良的生活习惯;避免高强度工作、高噪声环境和家庭暴力 8. 保持心理健康,解除精神压力,预防孕期及产后心理问题的发生
第 2 次检查 (14～19⁺⁶周)	1. 分析首次产前检查的结果 2. 询问阴道出血、饮食、运动情况 3. 身体检查,包括血压、体质量,宫底高度和腹围,胎心率测定 4. 中孕期胎儿染色体非整倍体异常的母体血清学筛查(妊娠 15～20 周,最佳检测孕周为 16～18 周)	羊膜腔穿刺检查胎儿染色体核型(妊娠 16～21 周;针对预产期时孕妇年龄 35 岁及以上或高危人群)	1. 流产的认识与预防 2. 妊娠生理知识 3. 营养和生活方式的指导 4. 中孕期胎儿染色体非整倍体异常筛查的意义 5. Hb<105g/L,血清铁蛋白<12μg/L,补充元素铁 60～100mg/d 6. 开始补充钙剂,600mg/d
第 3 次检查 (20～24 周)	1. 询问胎动、阴道出血、饮食、运动情况 2. 身体检查,同第 2 次检查 3. 超声筛查胎儿的严重畸形(妊娠 18～24 周) 4. 血常规、尿常规	宫颈评估(超声测量宫颈长度,早产高危者)	1. 早产的认识与预防 2. 营养和生活方式的指导 3. 胎儿系统超声筛查的意义
第 4 次检查 (24～28 周)	1. 询问胎动、阴道出血、宫缩、饮食、运动情况 2. 身体检查,同第 2 次检查 3. GDM 筛查 4. 尿常规	1. 抗 D 滴度复查(Rh 阴性者) 2. 宫颈阴道分泌物检测胎儿纤维连接蛋白(fFN)水平(早产高危者)	1. 早产的认识与预防 2. 妊娠期糖尿病(GDM)筛查的意义

检查次数	常规检查及保健	备查项目	健康教育
第 5 次检查 **(30～32 周)**	1. 询问胎动、阴道出血、宫缩、饮食、运动情况 2. 身体检查,同第 2 次检查和胎位 3. 产科超声检查 4. 血常规、尿常规	宫颈评估(超声测量宫颈长度、宫颈阴道分泌物检测胎儿纤维连接蛋白(fFN)水平,早产高危者)	1. 分娩方式指导 2. 开始注意胎动 3. 母乳喂养指导 4. 新生儿护理指导
第 6 次检查 **(32～36 周)**	1. 询问胎动、阴道出血、宫缩、皮肤瘙痒、饮食、运动、分娩前准备情况 2. 身体检查,同妊娠 30～32 周检查 3. 尿常规	1. 妊娠 35～37 周 B 族链球菌(GBS)筛查 2. 妊娠 32～34 周肝功能、血清胆汁酸检测 3. 妊娠 34 周开始 NST 检查 4. 心电图复查(高危孕妇)	1. 分娩前生活方式的指导 2. 分娩相关知识(临产的症状、分娩方式指导、分娩镇痛) 3. 新生儿疾病筛查 4. 抑郁症的预防
第 7～11 次 检查(37～41 周)	1. 询问胎动、宫缩、见红等 2. 身体检查,同妊娠 30～32 周检查,行宫颈检查及 Bishop 评分 3. 尿常规	1. 超声检查 评估胎儿大小、羊水量、胎盘成熟度、胎位和脐动脉 S/D 值等 2. NST 检查(每周一次)	1. 分娩相关知识 2. 新生儿免疫接种指导 3. 产褥期指导 4. 胎儿宫内情况的监护 5. 妊娠≥41 周,住院并引产

（二）首次产前检查

首次产前检查的时间应从确诊早孕时开始。主要目的:①尽早、准确地估算孕龄;②确定孕妇和胎儿的健康状况;③制订接下来的产科检查计划。

1. 采集病史

（1）询问年龄、职业、丈夫健康状况:年龄<18 岁者易发生难产,≥35 岁者易发生妊娠期高血压疾病、产力异常、产道异常、遗传病儿或先天缺陷儿。接触有毒有害物质和宠物者容易发生贫血、肝功能损害或先天缺陷儿。丈夫健康状况着重询问有无遗传病等。

（2）本次妊娠情况:了解妊娠早期有无早孕反应、有毒有害物质或药物接触史、感冒发热及用药情况;胎动开始时间;有无阴道流血、头晕、头痛、眼花、心悸、气短、皮肤瘙痒等情况。

（3）既往孕产史:可为预计此次妊娠可能发生的情况提供重要参考。应明确有无流产及难产史、死胎死产史;出生体重、产程长短、分娩方式、有无并发症(产前、产时、产后)等。

（4）既往史:了解既往有无高血压、心脏病、糖尿病、血液病、肝肾疾病、哮喘、结核病、系统性红斑狼疮等自身免疫性疾病、甲状腺、肾上腺等内分泌疾病;有无手术史,尤其妇科手术史。以往有子宫手术史则可能以剖宫产结束分娩。笔者处理过 3 例妊娠晚期子宫破裂,1 例为子宫肌瘤挖除术后,瘢痕破裂;1 例为不孕症腹腔镜术后,1 例为卵巢畸胎瘤腹腔镜下剥除术后,这两例子宫破裂均发生在子宫体部,周围有陈旧性瘢痕迹象,故既往有妇科手术史者妊娠期出现不明原因腹痛或阴道出血时,应高度警惕子宫破裂的

可能。

（5）家族史:注意有无结核病、高血压、糖尿病、双胎、出生缺陷及其他与遗传相关的疾病。

2. 推算预产期、准确地估算孕龄

（1）根据末次月经:平素月经规则,周期28 天者,问清末次月经日期,推算预产期,从末次月经第一天算起,月份减 3 或加 9,天数加 7(农历加 14)。

（2）月经周期不规则或末次月经记不清者:

1）根据病史:①早孕反应出现时间:一般 6 周左右出现,至孕 12 周后消失;②胎动开始时间:一般 16～20 周左右开始自觉胎动;③根据排卵日:据基础体温或 B 超确定排卵日,排卵日的前 14 天定为末次月经,以此根据上述公式推算预产期,核实孕周。

2）根据体征:①根据孕早期妇科检查,扪及子宫大小,估计孕周;②孕中晚期可根据宫高估计孕周。

3）根据辅助检查:①根据血、尿 hCG:一般受精后 7 日,血中可检测出 hCG,停经 35 天左右尿 hCG 即可阳性;②B 超确定孕周:胎儿超声测量的准确性是正确预测孕龄的前提,但测量误差是不可避免的;即使测量得非常准确,胎儿生长发育的生物学差异也是不可避免的,尤其在孕 26 周后,胎儿生长发育的个体差异、人种差异明显增大。因此,超声估计孕龄最好在 26 周前完成。

• **孕 5～12w**:根据 B 超测胚囊(GS)和头臀长(CRL)。见表 8-2-1、表 8-2-2。

$$孕周(w)＝平均胚囊直径(cm)＋4$$
$$孕周(w)＝CRL(cm)＋6.5$$

• **孕 13～26w**:根据双顶径、股骨长推算孕周见表 8-3-2。

推算预产期、核实孕周，需综合考虑上述各指标，不可单凭一项作出推断。不同方法判断孕龄均存在误差，故推

算的孕周与原孕周相差小于一周的，不再重新推算预产期（表8-3-3）。

表8-3-2 孕13～26W 根据双顶径、股骨长推算孕周

孕周(w)	BPD(mm)			FL(mm)		
	10th	50th	90th	10th	50th	90th
13	23	26	32	9	10	11
14	25	30	36	11	13	15
15	30	36	37	14	16	18
16	35	38	41	17	20	23
17	38	42	47	20	23	26
18	40	44	48	22	26	30
19	43	46	49	25	29	33
20	44	49	53	27	31	35
21	48	53	56	29	34	39
22	49	54	59	32	37	42
23	55	59	63	34	40	46
24	59	64	66	36	42	48
25	61	65	68	39	45	51
26	63	68	75	40	47	54

（引自摘自：庄以亮. 现代产科学. 北京：科学出版社，2003：43）

表8-3-3 不同方法判断孕龄的误差情况

临床或超声参数	误差(2s)
试管婴儿	1天
药物促排卵	3天
人工授精	3天
一次性交后妊娠	3天
基础体温	4天
孕早期物理检查	2周
中孕期物理检查	4周
晚期物理检查	6周
早孕期超声检查(CRL)	8%所估妊娠龄
中孕期超声检查（头围、股骨长）	8%所估妊娠龄
晚孕期超声检查（头围股骨长）	8%所估妊娠龄

（引自：严英榴，杨秀雄. 产前超声诊断学. 第2版. 北京：人民卫生出版社，2012）

3. 全身检查 观察孕妇发育、营养、精神状态，测血压、体重，注意步态和身高，若身高<145cm或跛足常伴有骨盆狭窄或畸形。

检查甲状腺、乳房、心、肺、肝、脾是否正常，脊柱四肢有

无畸形；注意有无水肿。

4. 妇科检查 外阴发育情况、有无畸形、瘢痕、肿瘤、静脉曲张等；阴道有无横膈、纵隔或肿瘤；宫颈有无畸形、肿瘤；子宫大小是否与孕周相符，有无肌瘤；有无卵巢肿瘤等，同时取阴道分泌物和宫颈脱落细胞送检。

（三）复诊产前检查

监测胎儿在宫内的生长发育、安危情况，发现母体合并症或并发症，动态筛选危险因素，进行高危管理，并预约下次复诊时间。

1. 采集病史 询问前次产前检查之后，有无特殊情况出现，如头晕、眼花、胸闷、水肿、皮肤瘙痒、腹痛、阴道流血、流液、胎动异常等。

2. 全身检查 体重、血压、有无水肿及其他异常体征。

3. 产科检查 检查者关闭门窗，遮挡屏风，手要温暖；孕妇排尿后仰卧于床上，头部稍垫高；露出腹部，双腿略屈曲稍分开，使腹肌放松。检查者站在孕妇右侧进行检查。

（1）视诊：注意腹形及大小，腹部有无妊娠纹、腹壁静脉曲张、手术瘢痕及水肿等。腹围过大、宫底过高者，应想到双胎、巨大胎儿、羊水过多等可能；腹围过小、宫底过低者，应想到FGR，羊水过少、孕周推算错误等；腹部两侧向外膨出、宫底位置较低者，肩先露可能性大；腹部向前突出（尖腹）或向下悬垂（悬垂腹），应考虑可能伴有骨盆狭窄。

（2）触诊：用手测宫底高度，用软尺测耻上子宫长度及腹围。子宫长度是指从宫底最高处到耻骨联合上缘中点的弧形长度，腹围是指绕脐一周的数值。随后用四步触诊法（four maneuvers of Leopold）检查子宫大小、胎产式、胎先露、胎方位以及胎先露是否衔接、子宫大小是否与孕周相符，并估计胎儿大小和羊水量多少（图 8-3-1）。在做前三步手法时，检查者面向孕妇，做第四步手法时，检查者面向孕妇足端。

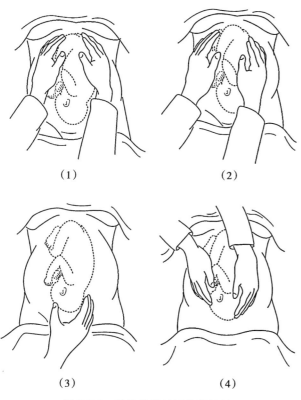

（1）　　　　　　　　（2）

（3）　　　　　　　　（4）

图 8-3-1　胎位检查的四步触诊法

- **第一步**：检查者两手置于宫底部，手测宫底高度，根据其高度评估胎儿大小与妊娠周期是否相符。然后以两手指腹相对交替轻推，若宫底部的胎儿部分为胎头则感觉硬而圆且有浮球感，若为胎臀则柔软且形态不规则。若在宫底部未触及大的胎体部分，应想到可能为横产式。
- **第二步**：检查者双手掌分别置于腹部左右两侧，一手固定，另一手轻轻深按进行检查，两手交替，触到平坦饱满部分为胎背，并确定胎背向前、向侧方或向后。触到可变形的高低不平部分为胎儿肢体，有时可感到胎儿肢体在活动。
- **第三步**：检查者右手拇指与其他 4 指分开，置于耻骨联合上方握住胎先露部，进一步查清是胎头还是胎臀，左右推动以确定是否衔接。若可推动则未衔接。若已衔接，则胎先露不能被推动。
- **第四步**：检查者左右手分别置于胎先露部的两侧，沿骨盆入口向下深按，进一步核实胎先露部的诊断是否正确，并确定胎先露部入盆程度。先露部为胎头时，一手

可顺利进入骨盆入口，另一手则被胎头隆起部阻挡，该隆起部称胎头隆突。枕先露时，胎头隆突为额骨，与胎儿肢体同侧；面先露时，胎头隆突为枕骨，与胎背同侧。

（3）听诊：妊娠 12 周可用多普勒胎心仪经孕妇腹壁探测到胎心音；妊娠 18～20 周用听诊器经孕妇腹壁可听到胎心音。胎心音多自胎背传出，在胎背近肩胛处听得最清楚。枕先露时胎心在脐右（左）下方；臀先露时胎心在脐右（左）上方；肩先露时胎心在靠近脐部下方听得最清楚（图 8-3-2）。应注意听有无和胎心音一致的吹风样脐带杂音。当孕妇腹壁紧、子宫较敏感，确定胎背位置有困难时，可借助胎心和胎先露部综合分析后判定胎方位。

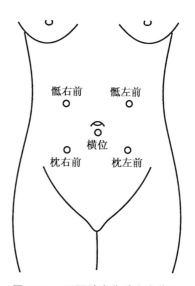

骶右前　　骶左前

横位

枕右前　　枕左前

图 8-3-2　不同胎方位胎心音位置

4. **骨盆外测量**　中华医学会妇产科学分会产科学组制定的《2011 孕前和孕期保健指南》指出：已有充分证据表明骨盆外测量并不能预测产时头盆不称。因此，孕期不需要常规检查骨盆外测量。对于阴道分娩的孕妇，妊娠晚期可测定骨盆出口径线。

5. **骨盆内测量**　骨盆内测量的时间应在妊娠 24 周后、36 周前进行。操作必须在消毒下进行。检查时操作要轻柔。测量时孕妇排空膀胱，取膀胱截石位，外阴常规消毒，检查者戴无菌手套，示指、中指涂润滑剂后，轻轻伸入阴道，动作轻柔地测量径线。

（1）骶耻内径（又称对角径）：耻骨联合下缘至骶岬上缘中点的距离。测量时将伸入阴道的中指尖触到骶岬上缘中点，使示指上缘紧贴耻骨联合下缘，用另一手的示指标记此紧贴点后，抽出阴道内手指，测量中指尖至此标记点的距离，即为骶耻内径（图 8-3-3），骶耻内径减去 1.5～2.0cm 为骨盆入口前后径长度即真结合径，正常值为 11cm。如中指尖触不到骶岬，表示此径线正常。

（2）坐骨棘间径检查：两侧坐骨棘间的距离。以一手示、中指放入阴道，分别触及两侧坐骨棘，估计其间的距离（图 8-3-4）。正常可容 8 指，约为 10cm。

2

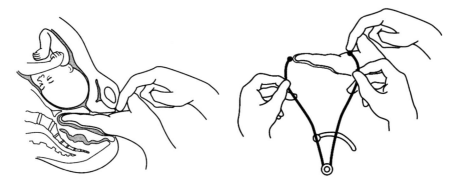

图 8-3-3 测量对角径(骶耻内径)

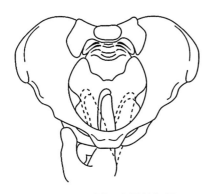

图 8-3-4 测量坐骨棘间径

（3）坐骨切迹宽度:代表中骨盆后矢状径,其宽度为坐骨棘与骶骨下部间的距离(图 8-3-5),即骶棘韧带宽度,正常值 5.5~6cm(或容 3 指)。否则属中骨盆狭窄。

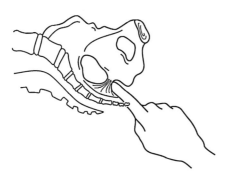

图 8-3-5 测量坐骨切迹宽度

（4）骶弧:示指由骶尾关节顺骶骨内面向上可触及第五、四、三节骶骨内面,由此 3 节构成的骶骨下半段的弧度。分直型、浅弧形、中弧形、深弧形(图 8-3-6、图 8-3-7)。浅、中弧形有利于阴道分娩。

（5）骨盆侧壁情况:直立、内聚或外展。

（6）骶尾关节活动度(图 8-3-8):通过肛查来了解。产妇侧卧,两下肢尽量向腹部屈曲,检查者站在产妇背侧,拇指在体外,示指在肛门内捏住尾骨摇动之,可活动者为正常,固定不动者为尾骨骶化。尾骨骶化的节数决定骶骨末端延长的尺度,3 节尾骨全骶化者使骶骨末端延长呈明显的钩型。此时应注意检查出口面前后径是否短小。

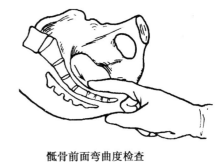

骶骨前面弯曲度检查

图 8-3-6 骶弧检查

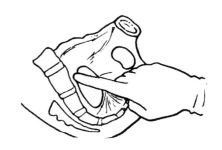

深弧形骶骨检查法

图 8-3-7 深弧形骶骨检查

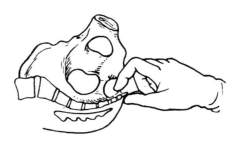

骶尾关节活动度检查

图 8-3-8 肛查骶尾关节活动度

（7）耻骨弓角度(图 8-3-9):反映骨盆出口横径的宽度,正常值为 90°,小于 80°为异常。

（8）坐骨结节间径:或称出口横径,为两坐骨结节前端内侧缘的距离。孕妇仰卧,两腿弯曲,双手抱双膝,测量两坐骨结节前端内侧缘的距离,正常值为 8.5~9.5cm(图 8-

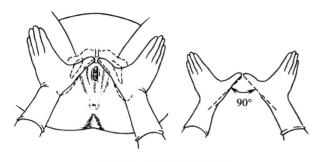

图 8-3-9　测量耻骨弓角度

3-10）。也可用检查者的拳头测量，若其间能容纳成人横置手拳的宽度，即属正常（图 8-3-11）。若此径线小于 8cm，应测量出口后矢状径。

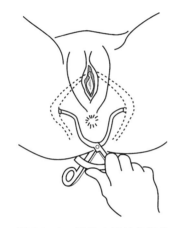

图 8-3-10　测量坐骨结节间径

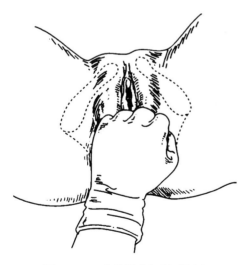

图 8-3-11　坐骨结节间径手测法

（9）出口后矢状径：为坐骨结节间径中点至骶骨尖端的长度。检查者戴手套的右手示指伸入孕妇肛门朝骶骨方向，拇指置于孕妇体外骶尾部，两指共同找到骶骨尖端，用尺放于坐骨结节间径上，用骨盆出口测量器一端放在坐骨结节间径的中点，另一端放在骶骨尖端处，即可测

量出口后矢状径（图 8-3-12）。正常值为 8～9cm。出口后矢状径与坐骨结节间径值之和＞15cm，表明骨盆出口无明显狭窄。

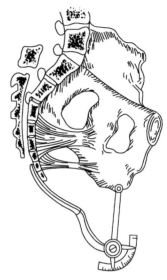

图 8-3-12　测量出口后矢状径

（四）辅助检查

妊娠不同阶段应进行的相应检查内容见表 8-3-1。

（五）健康教育

妊娠期间健康生活方式的关键要素包括：①适当的体重增长；②适当的体力活动；③适量摄入多种食物（以天然、未加工食物为主），以使母亲体重适度（但不过度）增加；④适当补充维生素和矿物质；⑤良好的生活习惯。

1. **妊娠前体重和妊娠期体重增加**　妊娠前体重和妊娠期体重增长对新生儿出生体重和妊娠持续时间具有独立的、累积的影响。妊娠期体重增长较小的体重低下的女性生育出低出生体重儿、发生早产和复发性早产的风险似乎更高。肥胖女性生育大于胎龄儿、发生过期产和多种其他妊娠并发症的风险增加，妊娠期体重增加过多还可能会增加子代儿童期肥胖及分娩后母亲体重长期无法恢复的风险。

每次产检均要测孕妇体重，了解孕妇体重增加情况。由于我国目前尚缺乏足够的数据资料建立孕期适宜增重推荐值，建议以美国医学研究所（Institute of Medicine，IOM）2009 年推荐的孕期适宜体重增长值及增长速率作为监测和控制孕期适宜增重的参考（表 8-3-4）。

孕早期体重增长不明显，早孕反应明显的孕妇出现体重下降，均为正常。应避免孕早期体重增长过快。

2. **适当的体力活动**　对于没有并发症且在就业的妊娠女性，如果其所工作的环境中没有超出日常生活所遇到的更多的潜在危险，她们可以不中断继续工作直到产程发动。但应考虑到女性工作场所的安全性以及体力需求，尤其对早产风险较高的女性。

表 8-3-4　美国医学研究所 2009 年推荐的单胎妊娠
女性孕期适宜体重增长值及增长速率

妊娠前 BMI	总增重值（kg）	孕中晚期增重速率 kg/周（范围）
低体重（＜18.5）	12.5～18.0	0.51（0.44～0.58）
正常体重（18.5～24.9）	11.5～16.0	0.42（0.35～0.50）
超重（25.0～29.9）	7.0～11.5	0.28（0.23～0.33）
肥胖（≥30）	5.0～9.0	0.22（0.17～0.27）

注：双胎孕妇孕期总增重推荐值：孕前低体重者由于数据不足而无相关推荐，孕前正常体重者体重增长为 16.8～24.5kg，孕前超重者体重增长 14.1～22.7kg，孕前肥胖者体重增长 11.4～19.1kg。这些阈值表示足月双胎体重至少为 2500g 的女性体重增长的第 25 百分位数到第 75 百分位数。

身体健康且没有并发症的妊娠女性在妊娠期间应继续运动。如户外散步、轻松的家务事，均以不过分疲劳为原则；不攀高举重物，不做激烈的运动，怀孕末期不进行长途旅行，这是很重要的准则。

3. 摄入多种食物　热量是决定出生体重最重要的营养因素。正常体重的单胎妊娠女性在中期妊娠和晚期妊娠时需要通过增加热量摄入约 300kcal/d 来达到适当的体重增加，但在早期妊娠时不需要增加热量摄入。然而，能量需求量因身体活动、年龄、体重和身高的不同而异。

（1）蛋白质：在妊娠期间，胎儿/胎盘单位会消耗约 1kg 蛋白质，这一需求中的大部分是在妊娠后 6 个月。为了满足这一需求，妊娠女性应摄入的蛋白质为 1.1g/(kg·d)，比推荐给非妊娠期成年女性的蛋白质摄入量[0.8g/(kg·d)]略微更高。营养不良的女性补充蛋白质并不能改善临床重要妊娠结局。

（2）碳水化合物：妊娠期女性的碳水化合物需求量由非妊娠期女性的 130g/d 升至 175g/d。

（3）脂肪：脂肪摄入的量和类型的变化与新生儿出生体重、出生时胎龄和妊娠时长、神经发育的变化有关；然而，现有数据有限，且研究报道结果不一，因此对于妊娠期最佳脂肪摄入量尚无确切结论。多不饱和脂肪酸摄入低与一些不良妊娠结局，如早产、低出生体重和神经系统发育结局不良风险的小幅上升有关。

（4）反式脂肪酸（trans fatty acids，TFA）：根据母体摄入量按一定比例通过胎盘。TFA 通过干扰必需脂肪酸的代谢，直接影响膜结构或膜代谢，或者取代母体对顺式必需脂肪酸的摄入，从而可能对胎儿的生长和发育造成不利影响。考虑到 TFA 对心血管结局的不良反应、可能对妊娠造成的不良影响并且缺乏有利效应，因此，减少 TFA 的总摄入量似乎是合理的。

4. 适当补充维生素和矿物质　妊娠期和哺乳期维生素和矿物质的每日推荐摄入量均列在表中（表 8-3-5）。营养

表 8-3-5　成年孕妇和哺乳期妇女维生素和矿物质的每日推荐摄入量和上限

	每日推荐摄入量（RDA）		每日摄入量上限
	成年孕妇	哺乳期妇女	
脂溶性维生素			
Vitamin A	770μg	1300μg	3000μg
Vitamin D	600IU（15μg）	600IU（15μg）	4000IU（15μg）
Vitamin E	15mg	19mg	1000mg
Vitamin K	90μg	90μg	无
水溶性维生素			
Vitamin C	85mg	120mg	2000mg
Vitamin B_1	1.4mg	1.4mg	无
Vitamin B_2	1.4mg	1.6mg	无
Vitamin B_3	18mg	17mg	35mg
Vitamin B_6	1.9mg	2mg	100mg
叶酸	600μg	500μg	1000μg
Vitamin B_{12}	2.6μg	2.8μg	无
矿物质			
钙	1000mg	1000mg	2500mg
磷	700mg	700mg	4000mg
铁	27mg	9mg	45mg
锌	11mg	12mg	40mg
碘	220μg	290μg	1100μg
硒	60μg	70μg	400μg

［引自：Stephen Ong DM MRCOG Consultant in Obstetrics and Fetal Maternal Medicine. Guidelines for Perinatal Care，6th edition. Obstetrician & Gynaecologist，2011，10（3）：207-207］

良好的妊娠女性可能不需要复合维生素补充剂来满足这些日常需求；在美国，IOM和疾病预防控制中心（Centers for Disease Control and Prevention，CDC）推荐膳食营养摄入不充分的妊娠女性服用复合维生素补充剂。膳食性缺乏风险较高的女性包括：多胎妊娠女性、重度吸烟者、青少年、完全素食者、物质滥用者和缺乏乳糖酶的女性。但若没有营养师对其进行仔细评估，则推荐她们服用复合维生素补充剂。

过度补充的不良反应：自行使用补充剂的行为司空见惯，这造成了大量因滥用非处方药物而导致维生素或矿物质中毒的病例报道。现认为大量使用可能对胎儿有毒性的特定物质包括（但不仅限于）维生素A和碘。

（1）维生素A：由于某些食品强化了维生素A，而另外一些食品则富含维生素A（如动物肝脏），因此妊娠女性应该避免服用维生素A含量超过5000U（1500μg）的复合维生素补充剂或产前营养补充剂。摄入含有大量（超过10 000U/d）维生素A（1U＝0.3μg视黄醇当量）的维生素补充剂可能有致畸作用，应予避免。通过食用动物肝脏而摄入大量维生素A也可能是有害的，因此一些团体〔比如：芬兰食品安全局（Finnish Food Safety Authority）、美国优生优育基金会（March of Dimes）、英国国民健康服务（National Health Service）已推荐妊娠女性限制或避免食用动物肝脏。

虽然在发达国家维生素A摄入过量是一个值得注意的问题，但在一些发展中国家维生素A缺乏则是一个值得注意的问题。在维生素A缺乏流行地区，每日补充小于10 000U（3000μg视黄醇当量）或者每周补充小于25 000U（8500μg视黄醇当量）维生素A似乎可带来一些母体和胎儿/新生儿的健康收益（如减少母亲贫血和夜盲症），且无致畸性证据，在平常维生素A摄入量已超过3倍RDA（即8000U或2400μg视黄醇当量）的地区，不必补充维生素A。

（2）碘：过量的碘摄入可导致胎儿甲状腺肿，但尚不清楚妊娠期碘摄入的安全上限。有研究报道每日摄入12.5mg碘的女性以及每日摄入2.3～3.2mg碘的女性出现胎儿甲状腺功能减退。据报道，膳食中含有大量海藻的日本女性膳食碘摄入过量。

（3）维生素D：维生素D的中毒剂量尚未明确，100μg（4000U/d）可能是其安全上限。

5. 良好的生活习惯　①避免饮酒、吸烟和接触其他有害物质；②母亲热暴露与胎儿神经管缺陷相关，早期妊娠时应避免使用热水浴缸和桑拿；③妊娠时某些感染具有潜在危害，应采取干预措施将这些感染风险降至最低。如妊娠女性应该避免与有可传染的发热性疾病的病人接触、采取良好的手卫生、避免接触宠物、适当的免疫接种等。

二、胎　儿　监　护

胎儿监护指胎儿发育过程的监护。通过监护可以确定胎儿发育、生存状态和在宫内安危，预防缺陷儿出生和正常胎儿宫内死亡。

（一）妊娠早期

行妇科检查确定子宫大小及是否与妊娠周数相符，超声检查确定妊娠、估计胎龄，排除异位妊娠、滋养细胞疾病、卵巢肿瘤、子宫异常以及严重的胎儿畸形等。有条件者于妊娠11～13^{+6}周测量胎儿颈项透明层及胎儿发育状况。

（二）妊娠中期

测量宫高和腹围，判断胎儿大小是否与妊娠周数相符，于妊娠18～24周行超声胎儿结构畸形筛查；听胎心率。

（三）妊娠晚期

1. 定期产前检查　测量宫高，了解胎儿大小、胎产式、胎方位及胎心率。

2. 胎动计数

（1）胎动规律：正常妊娠18～20周孕妇开始感到胎动，经产妇比初产妇出现更早，以后次数逐渐增加，胎动逐渐变强，分娩前2周胎动略有减少。健康胎儿有醒睡周期，一般为20分钟，也可长达40分钟；还有"生物钟"习性，早晨活动少，中午以后逐渐增加，晚上最为活跃。

（2）胎动的影响因素：胎儿缺氧早期表现为胎动过频，缺氧晚期失代偿则胎动减弱及次数减少，进而消失。但胎动和胎儿行为状态有关，凡能影响其行为的因素均可影响胎动数，如孕妇饥饿、吸烟或被动吸烟、应用镇静、麻醉或解痉药以及胎儿神经系统发育异常或功能异常均可使胎动减少。而强光、碰击、推动胎儿、声音刺激等可致胎动加强及增多。胎动计数的优点为：易于操作、廉价、方便，以及能使孕妇持续了解其胎儿的惯常行为模式。但胎动是一种主观感觉，胎动计数会受孕妇的性格、敏感程度、工作性质、羊水量、孕妇腹壁厚度、胎盘位置、药物以及孕妇是否认真对待等因素影响，个体差异大。不能单凭胎动减少作为胎儿窘迫的依据。

（3）胎动计数的方法：孕28周后教会孕妇自数胎动：连续运动结束后计算为1次，间断后再动又算1次，只要感到胎动就算1次。孕妇每天早、中、晚自选方便而相对固定的时间各计数胎动1小时，3次胎动数之和乘以4即为12小时胎动数。＞30次/12h为正常。＜10次/12h或＜3次/h为异常。

（4）胎动计数的临床价值：①胎动正常：是胎儿存活、宫内情况良好的标志。②胎动减少：缺氧是其严重的影响因素。若胎动消失12小时，胎儿可能在24～48小时内死亡。若感受到胎动减少但未消失，则建议在12小时内就诊；如果胎动消失切勿等待超过2小时才就医。③胎动剧烈：常为脐带受压、胎盘早剥等造成的胎儿急性缺氧，多为躁动，无间隙，若不及时纠正，可能导致胎死宫内。④无胎动：确诊已妊娠妇女，停经＞20周，一直未感到胎动，有两种可能：一为胎儿早已死亡，为稽留流产；另一种可能为孕龄估计错误。

总之，一旦发现胎动异常，应进一步查找原因，并行其他监测，了解胎儿宫内情况，以便适时采取干预措施改善围产儿预后。

3. 胎儿电子监护　可以连续观察并记录胎心率(fetal heart rate，FHR)的动态变化，也可了解胎心与胎动及宫缩之间的关系，估计胎儿宫内安危情况。

(1) 胎心率监测：有宫内监测及腹壁监测两种。前者须将测量导管或电极经宫颈管置入宫腔内，必须在宫口已开并已破膜的情况下进行，且有引起感染的可能，故现多用腹壁监测。

由胎儿电子监测仪记录下的胎心率(FHR)可以有两种基本变化，即基线胎心率(baseline fetal heart rate，BFHR)及周期性胎心率(periodic fetal heart rate，PFHR)。

基线胎心率(BFHR)为无胎动及宫缩的情况下记录10分钟以上的胎心率平均值。监测仪记录下的胎心率图，是一条波动起伏的曲线，曲线中央的一条假想线，就是胎心率基线水平(图 8-3-13)。可从胎心率水平即每分钟心搏数(beats per minute，bpm)及胎心率基线变异(FHR variability)两方面对 BFHR 加以评估。

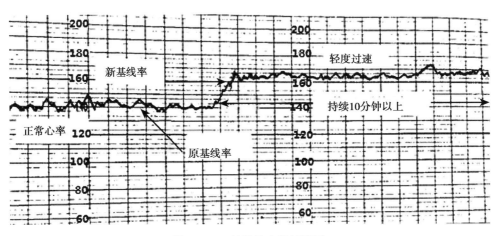

图 8-3-13　基线胎心率(BFHR)

胎心率水平：正常为 110～160bpm；FHR＞160bpm 或 FHR＜110bpm 历时 10 分钟及以上为心动过速(tachycardia)或心动过缓(bradycardia)。

胎心基线变异：是指 FHR 有小的周期性波动。此波由振幅和周期组成。振幅为上下摆动之波的高度，即在胎心曲线的最高点和最低点各画一条横线，两线间的胎心率差就是振幅，称长变异(long term variability，LTV)，以 bpm 表示，正常为 6～25bpm(图 8-3-14)。短变异(short term variability，LTV)：指心跳与心跳之间的振幅差异，极其小，通常不易用肉眼观察出来，因而只能用计算机分析。周期数是一分钟内肉眼可见的波动数，用 cpm(cycles per minute)表示，正常为 3～6cpm。胎心基线变异是胎儿、自主神经系统对胎心率有节律地动态调节的体现。只有在它

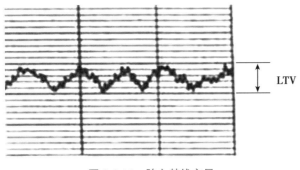

图 8-3-14　胎心基线变异

们功能正常时表现为一定幅度内波动。胎心基线变异按长变异分为 4 类：变异消失——振幅 0bpm，微小变异(低)——振幅≤5bpm，中等变异——振幅 6～25bpm，显著变异——振幅＞25bpm(图 8-3-15)。

周期性胎心率是指心率与子宫收缩的关系，包括加速和减速。

加速(acceleration)：是指随宫缩时胎心率基线暂时增加 15bpm 以上，持续时间＞15 秒，这是胎儿良好的表现，可能由胎儿躯干或脐静脉受压引起。

减速(deceleration)：是指随宫缩出现的短暂胎心率减慢。分三种：

1) 早期减速(early deceleration，ED)：有下列特点(图 8-3-16)：①它的发生几乎与宫缩同时开始，子宫收缩后即恢复正常；②胎心率曲线的波谷与宫缩曲线的波峰相一致，如波谷落后于波峰，其时间差应＜15 秒；③曲线升降均缓慢；④下降幅度多在 20～30bpm，不超过 40bpm；⑤改变母体体位或吸氧，图形不变；⑥注射阿托品可使减速消失；⑦早期减速偶发于宫口扩张 5～7cm 时，一般认为是胎头受压，脑血流量一过性减少的表现，无特别临床意义；⑧早期减速连续出现，逐渐加重，下降幅度＞50～80bpm 或降至 100bpm 以下，或频发于产程早期，均应想到脐带受压胎儿缺氧的可能。

2) 晚期减速(late deceleration，LD)：有下列特点(图

2

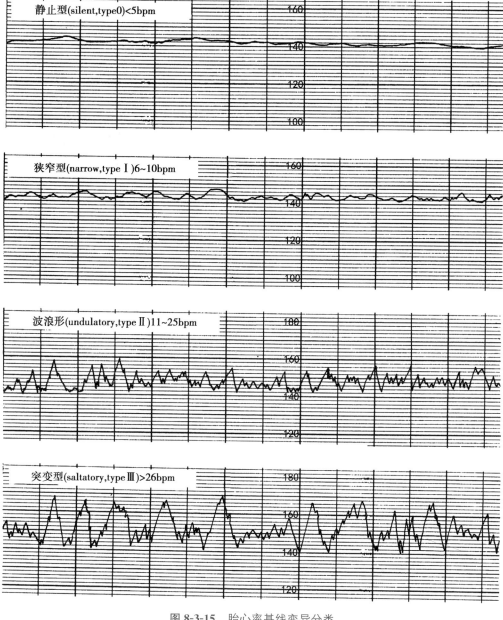

图 8-3-15 胎心率基线变异分类

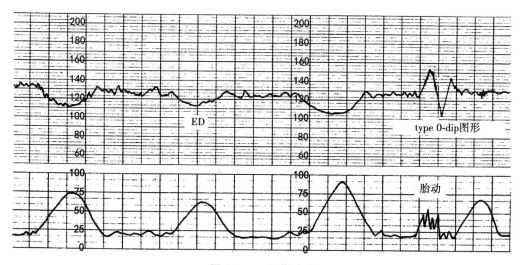

图 8-3-16 早期减速

8-3-17):①波谷落后于波峰,其时间差多在 30～60 秒; ②曲线升降均缓慢;③吸氧或改变体位可能使减速消失。

近年的研究表明,引起晚期减速的机制包括胎儿心肌缺氧和迷走神经反射:胎儿心肌缺氧导致的晚期减速伴基线变异消失,常提示胎儿重度缺氧(图 8-3-18);迷走神经反射导致的晚期减速伴有正常的基线变异,胎儿出现神经系统损伤及不良预后的风险较低(图 8-3-19)。

3）变异减速(variable deceleration,VD):有下列特点(图 8-3-20):①发生、消失与宫缩无固定关系;②下降幅度和持续时间均不一致;③曲线升降迅速;④改变体位可能使减速消失。

4）分型:

轻型:胎心率下降持续时间少于 60 秒,下降最低不小

于 60bpm。一般与胎儿预后关系不大。

重型:减速持续时间大于 60 秒,或下降最低低于 60bpm。大多提示胎儿缺氧。

（2）预测胎儿宫内储备能力

1）无激惹试验(non-stress test,NST):本试验是以胎动时伴有一过性胎心率加快为基础,观察胎动时胎心率的变化,了解胎儿的储备能力。NST 是产前胎儿评估中最常用的监护方法。与催产素激惹试验(oxytocin challenge test,OCT)不同,该试验是无创的,在任何情况下只要有一台电子胎儿监护仪就可以进行。进行 NST 不会给母体或胎儿带来直接风险。

当胎儿神经系统发育足以产生胎心率加速(通常在胎龄为 26～28 周时)且认为胎儿死亡风险增加时,就可以进

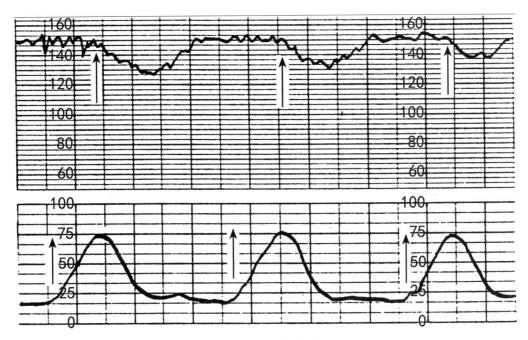

图 8-3-17 晚期减速

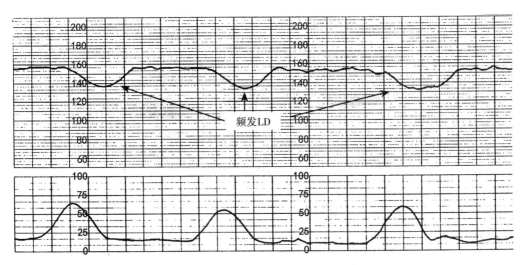

图 8-3-18 晚期减速伴基线变异消失

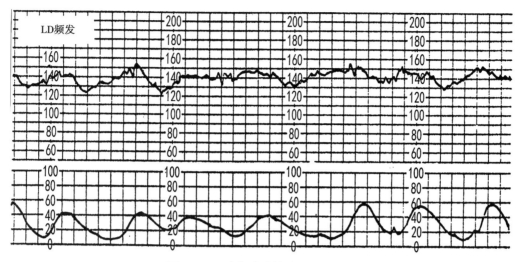

图 8-3-19　晚期减速伴基线变异正常

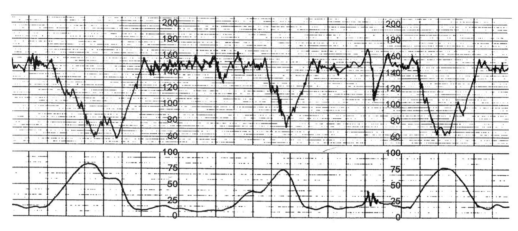

图 8-3-20　变异减速

行 NST。关于进行 NST 的最佳频率，目前尚无高质量证据。只要有检测指征就可以进行该试验，其频率可从每周 1 次到每天 1 次。检测的频率取决于临床判断，考虑该检测是用于筛查高危妊娠中胎儿是否有缺氧，还是用于对疑似有缺氧但尚处于代偿状态的胎儿进行监测。如果母亲或胎儿状况恶化，即使近期检测结果良好，仍需要重新评估。

试验时，孕妇在安静状态下取侧斜卧位或半坐卧位，胎心探头放在孕妇腹部胎心音区，宫缩压力探头放在宫底下 2～3 横指处，至少连续记录 20 分钟，若胎儿在睡眠中，可延长监测时间为 40 分钟或催醒胎儿。判断标准如下：①反应型 NST：胎心基线 110～160bpm，基线变异 6～25bpm，在 20 分钟的记录时间内，有 2 次或者 2 次以上的胎心率加速达到高于基线胎心率至少 15bpm 的峰值且从开始到恢复持续至少 15 秒。对于胎龄不到 32 周的胎儿，由于在此妊娠阶段胎儿心脏生理发育尚未成熟，故所采用的反应型的定义不同。对于这类胎儿，NST 反应型的定义为：在 20 分钟期间，有 2 次至少高于基线 10bpm，持续至少 10 秒的加速。②反应型 NST 伴胎心减速：指伴有胎心率减速的反

应型 NST。③无反应型 NST：在 40 分钟的监测期间无胎心率加速或胎心率加速未达到上述标准。④正弦波：无胎动反应基础上，胎心基线正常，基线变异消失，波形圆滑、连续、反复出现，振幅 5～15bpm，大者 30～50bpm，周期 2～5 次/分（图 8-3-21）。

临床意义及处理：①反应型：提示胎儿神经系统发育良好，检测时无胎儿缺氧，99% 以上的胎儿在一周内是安全的。建议：如无特殊情况一周后复查。②反应型 NST 伴胎心减速：意义尚不明确。多项观察性研究显示，存在反应型 NST 伴胎心率减速时，产时胎心率减速和手术产的发生率增加，除非减速是短暂的；但这类妊娠的结局大多良好。建议：a. 对这些妊娠进行超声评估，以寻找可导致胎心率减速的因素，如羊水过少、脐带绕颈或其他脐带异常、或宫内生长受限。超声还可能检出包括间歇性胎儿心律失常在内的其他可导致胎心率减速的原因。b. 如果发现胎儿宫内生长受限，通过对胎儿进行生物物理评分（biophysical profile，BPP），以及通过彩色多普勒超声检测脐动脉、静脉导管和胎儿大脑中动脉血流速度来进一步评估，为胎儿健康

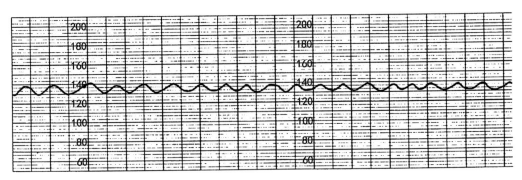

图 8-3-21　正弦波

提供进一步的保证,从而可对未足月胎儿继续进行保守治疗。c. 当临床上没有导致胎儿受损风险增加的因素,且其他胎儿评估检查结果良好时,可每周至少行两次 BPP 和 NST 来监测妊娠,直到有证据证实胎儿情况恶化或证实胎肺已成熟为止。d. 当胎肺成熟后,对于持续性伴有减速的反应型 NST 的妊娠,进行分娩是合理的。如果病人宫颈条件良好,NST 为反应型,且 BPP 良好,在持续胎心监护下进行引产是合理的。③无反应型:可能提示胎儿缺氧或酸中毒,因而是胎儿健康状况不良的表现。但是,无反应型 NST 也可能是良性和暂时性的,由胎儿未成熟、正处于安静的睡眠期、孕妇体位、孕妇用药或者母亲吸烟导致(吸烟的女性在即将进行 NST 前不应吸烟),假阳性率可能高达 50%～60%。建议:a.24 小时内复查 NST 或延长监护时间至 120 分钟。b. 应用各种方法刺激胎儿,如进行声振刺激试验。c. 进行其他一些不需要基于胎心率评估的检测(如生物物理评分、多普勒血流速度测定)。d. 如果可能,对可能导致异常检测结果的因素进行纠正,如纠正糖尿病酮症酸中毒或母体低血压。e. 酌情进行宫缩应激试验(contraction stress test,CST)。④正弦波:原因可能是严重胎儿窘迫、胎儿濒死、胎儿贫血、子痫前期或过期妊娠。多数学者认为出现正弦波,应考虑终止妊娠。但真正的正弦波非常少见,要避免因假正弦波而误行剖宫产。

2) 声振刺激试验:有助于降低与胎儿安静睡眠周期相关的无反应型 NST 的数量。该试验是通过在母亲腹部或紧邻其腹部上方放置一个声源(如人工喉),向胎儿传递一阵短促的声音刺激来完成的。该操作可刺激胎儿运动,因此可以在不影响反应型 NST 的预测价值的情况下缩短产生加速所需的时间。产前或产时均可进行该试验。关于如何进行该试验,尚无循证标准。NST 开始后最早 5 分钟即可进行该试验。给予 1～5 秒的刺激,可以重复给予。也尚未评估最佳的声振源放置部位。

3) 宫缩应激试验(contraction stress test,CST):通常需要使用缩宫素,也称为缩宫素激惹试验(oxytocin challenge test,OCT)。

• **适应证**:凡是可能有胎盘功能低下者,NST 无反应型均为其适应证。

• **禁忌证**:①先兆早产及宫颈功能不全;②病人早产风险高;③足月前胎膜早破;④前置胎盘;⑤既往接受过古典式剖宫产或广泛性子宫手术;⑥多胎妊娠;⑦怀疑胎儿已有严重宫内窘迫者。

• **方法**:①先行 NST 20 分钟基础记录;②缩宫素 2.5U 加入 5%GS500ml 内静脉点滴,5～8 滴/分,每隔 15 分钟滴速增加 1 倍,直至每 10 分钟 3 次宫缩,每次宫缩持续 40～60 秒,中等强度,滴速不再增加;③宫缩满意后连续监护 30 分钟;④试验结束后,停止滴入缩宫素,观察到宫缩消失。

• **注意事项**:①试验必须住院进行,并有急救胎儿窘迫的准备;②一旦发生宫缩过强或胎心率减速,立即停止试验,改变体位并予吸氧;③备有宫缩抑制剂。

• **判断标准**:①OCT 阳性(不良型):是指 50% 或以上的宫缩后均有晚期减速(即使宫缩频率小于 10 分钟 3 次,也认为是阳性);②OCT 阴性(良好型):是指无晚期减速或者明显的变异减速;③不确定型:不确定-可疑型是指出现间歇性晚期减速或明显变异减速,而不确定-宫缩过频型是指伴随频率大于每 2 分钟一次或持续时间超过 90 秒的宫缩出现的胎心减速;④不满意型:是指胎心监护图形无法解读,或者 10 分钟内宫缩小于 3 次。

对于有足够频率的自发宫缩的女性也可以用上述标准解读 CST。

• **临床意义及处理**:①OCT 阳性(不良型):可能提示胎儿储备减弱,对应分娩过程中异常胎心率图形(Ⅲ类)的发生率为 20%～40%。评估胎心率反应型有助于鉴别假阳性 OCT 与真阳性 OCT。在一项研究中,50% 的反应型阳性 OCT 是假阳性,但所有无反应型阳性 OCT 均为真阳性,即产时胎心率不正常。建议:a. 停止静滴缩宫素,必要时给予宫缩抑制剂;b. 改善孕妇全身情况,改变体位、吸氧等,如经治疗仍无改善,应终止妊娠;c. 结合病史、胎儿生物物理评分、羊水量与性状等综合评估,进行处理;d. 无反应型阳性 OCT 或 OCT 阳性合并胎心基线变异消失者,胎儿预后极差,应终止妊娠。②OCT 阴性(良好型):胎儿储备良好,约 99% 的胎儿一周内安全,此期间必须检测 NST。③不确定型:不确定-

可疑型应 24 小时内复查,约 50% 转为阴性。不确定-宫缩过频型应停止静滴缩宫素或应用宫缩抑制剂。

(3)产时电子胎儿监护:参照 2008 年 NICHD、ACOG 和美国母胎医学会(Society for Maternal-Fetal Medicine,SMFM)共同组成的工作组提出的产时电子胎心监护的三级评价系统(表 8-3-6)。

表 8-3-6 产时电子胎儿监护三级评价标准

Ⅰ类	具备以下所有表现	胎心率基线 110～160bpm;基线变异性中等(6～25bpm);加速:可有/可无;无晚期减速及变异减速;早期减速:可有/可无。Ⅰ类为正常 EFM 图形,对于胎儿正常血氧状态的预测价值极高,可常规监护,不需特殊干预
Ⅱ类		包括不能分类为Ⅰ类或者Ⅲ类的所有其他 FHR 图形 尚不能说明存在胎儿酸碱平衡紊乱,应该综合考虑临床情况、持续胎儿监护、采取其他评估方法来判断胎儿有无缺氧,可能需要宫内复苏来改善胎儿状况
Ⅲ类	有两种情况	(1)基线变异性消失合并以下任何一点:①反复晚期减速;②反复变异减速;③心动过缓 (2)正弦波 Ⅲ类为异常 EFM 图形,对于预测胎儿正在或即将出现窒息、神经系统损伤、胎死宫内有很高的预测价值,因此一旦出现,需要立即宫内复苏同时进行分娩准备

宫内复苏措施:①阴道检查:排除脐带脱垂、宫颈扩张过快、胎头下降过快;②改变体位:左(右)侧卧位,缓解下腔静脉压迫和减少脐带压迫;③监测孕妇血压,特别是麻醉镇痛的病人;④麻醉导致交感神经阻滞的孕妇低血压:单次快速静脉给予液体(500～1000ml 乳酸林格液或者生理盐水溶液)(容量超负荷风险增加的病人慎用)或应用麻黄素或去氧肾上腺素;⑤吸氧 8～10L/min;⑥评估宫缩,如有宫缩过强,停止宫缩剂或应用宫缩抑制剂(皮下注射特布他林 250μg 等)。

4. 生物物理评分(fetal biophysical profile scores,BPS)1980 年 Manning 首次报道了胎儿生物物理评分,通过对 NST、胎儿肌张力(fetal tone,FT)、胎动(fetal movement,FM)、胎儿呼吸样运动(fetal breathing movement,FBM)和羊水量(amniotic fluid volume,AFV)5 项指标来了解胎儿宫内安危,其中前 4 项反映中枢神经系统功能,是胎儿急性缺氧的指标,羊水量为胎盘功能的远期指标,是胎儿慢性缺氧的指标。每项 2 分,总分 10 分,观察时间为 30 分钟(表 8-3-7、表 8-3-8)。

表 8-3-7 Manning 评分法

指标	2分	0分
NST(20 分钟)	≥2 次胎动,FHR 加速,振幅≥15bpm,持续时间≥15 秒	<2 次胎动,FHR 加速,振幅<15bpm,持续时间<15 秒
FBM(30 分钟)	≥1 次,持续时间≥30 秒	无或持续时间<30 秒
FM(30 分钟)	≥3 次躯干和肢体活动(连续出现计 1 次)	≤2 次躯干和肢体活动
FT	≥1 次躯干伸展后恢复到屈曲,手指摊开合拢	无活动,肢体完全伸展,伸展缓慢,部分恢复到屈曲
AFV	≥1 个羊水暗区,最大羊水池垂直直径≥2cm	无,或最大羊水池垂直直径<2cm

表 8-3-8 Manning 评分的预测和处理原则

评分	预测结果	处 理 原 则
10 分	无急、慢性缺氧	每周复查 1 次,高危妊娠每周复查 2 次
8 分	急、慢性缺氧可能性小	每周复查 1 次,高危妊娠每周复查 2 次;羊水过少可终止妊娠
6 分	可疑急、慢性缺氧	24 小时内复查,仍≤6 分或羊水过少,可终止妊娠
4 分	可有急或慢性缺氧	24 小时内复查,仍≤6 分或羊水过少,可终止妊娠
2 分	急性缺氧或慢性缺氧	若胎肺成熟,终止妊娠;胎肺不成熟予激素治疗 48 小时内终止妊娠
0 分	急、慢性缺氧	终止妊娠;胎肺不成熟,同时激素治疗

改良的生物物理评分(modified biophysical profile, mBPP)只包括 NST 和羊水量两项指标。如果 NST 有反应,羊水量>2cm 认为正常。如果 NST 无反应,或是羊水量≤2cm,出现任何一项都视为 mBPP 异常。由于这种评分方法能在较短时间内做出判断,所以在临床上的应用逐渐广泛。

胎儿生物物理活动受中枢神经系统支配,中枢神经的各个部位对缺氧的敏感性存在差异,FT 在胎儿生命中最早出现(孕 7⁺⁴~8⁺⁴ 周),缺氧时该活动最后消失;FM 约孕 9 周开始;FBM 在孕 13~14 周出现,有规则的 FBM 在孕 20~21 周成熟;胎心加速在孕 25~26 周出现,而加速机制的完善要在孕 28~29 周以后,对缺氧最敏感。胎儿缺氧时首先 NST 为无反应型,FBM 消失;缺氧进一步加重,FM 消失,最后 FT 消失。参照此顺序可了解胎儿缺氧的程度,估计其预后,也可减少检测中的假阳性率和假阴性率。

5. **彩色多普勒超声的血流动力学监测** 彩色多普勒超声基本原理:由 5MHz 超声探头对准血管段,获得发射、反射波之间的瞬时多普勒频移。产生的频谱图横轴表示时间,纵轴显示血流方向及流速大小。利用现代数字信号处理和计算机成像技术,形成血流彩色频谱图。多普勒超声波形反映血流速度;因此,多普勒超声波形可能提供循环中血流的多方面信息,包括有无血流及血流方向、流速分布、血流量和血流阻力。多普勒波形分析通常基于最大频移,包括以下特征(图 8-3-22):收缩期频移峰值(S)、舒张末期频移值(D)、整个心动周期的平均频移值(A)。这 3 个值可以用来求出一些指数(多普勒指数,Doppler index,DI):①血流速度峰谷比(S/D);②阻力指数(RI)= S−D/S;③搏动指数(PI)= S−D/A。

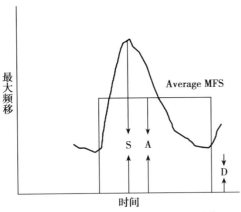

S: 收缩期频移峰值,D: 舒张末期频移值,
A: 整个心动周期的平均频移值

图 8-3-22 基于最大频移包络的多普勒指数

彩色多普勒超声临床应用:胎盘中有胎儿胎盘循环和母体胎盘循环两套循环系统。彩色多普勒超声可以观察子宫-胎盘和胎盘-胎儿的血流灌注状况从而了解胎儿在宫内的安危。测定的血管包括子宫动脉、脐动脉、脐静脉、静脉导管及大脑中动脉等。

(1)子宫动脉:子宫动脉血流速度波形的测量用于估测子宫-胎盘循环。正常妊娠时子宫动脉血流速度随着妊娠月份的增加而加快,尤其是舒张期血流速度的加快更明显,S/D 值、RI 值和 PI 值逐渐下降(图 8-3-23、图 8-3-24),滋养细胞浸润不充分和母体螺旋动脉重铸不全的特点是持续性子宫循环高压和子宫动脉血流阻抗增加。妊娠 22~24 周时阻力指数升高和(或)持续性子宫动脉切迹(notching)(图 8-3-25)表明胎盘母体面血流减少,并与子痫前期、胎儿生长受限及围产期死亡的发生相关。

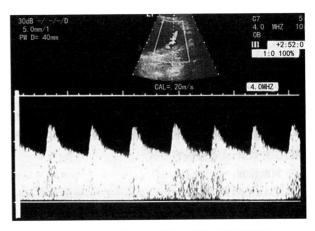

图 8-3-23 正常子宫动脉多普勒血流频谱图

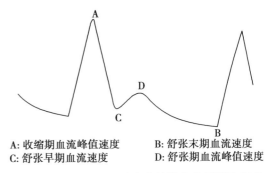

A: 收缩期血流峰值速度 B: 舒张末期血流速度
C: 舒张早期血流速度 D: 舒张期血流峰值速度

图 8-3-24 正常子宫动脉多普勒血流频谱示意图

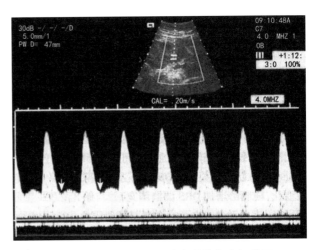

图 8-3-25 异常子宫动脉多普勒血流频谱图
箭头所示:子宫动脉舒张早期切迹

尽管 Meta 分析显示子宫动脉多普勒分析可以预测子痫前期风险增加的妇女,但是多数专家并不推荐这些检查用于筛查目的,因为对子痫前期进行密切的临床监测已经是产前保健的一个主要组成部分;子痫前期无法预防并且除分娩外没有其他治愈方法,即使提高识别高危孕妇的能力,也不太可能改善母体或胎儿结局;此外,该检查的假阳性率相当高,导致病人的过度焦虑和过多的医疗保健费用。在可以推荐应用子宫动脉多普勒检查进行筛查之前还需要更进一步的研究。

(2) 脐动脉:脐动脉血流速度波形的测量用于估测胎盘-胎儿循环。

影响波形的因素:

1) 妊娠并发症:多种妊娠并发症和合并症均可使胎盘发生绒毛血管分支减少,绒毛发育迟缓,循环阻抗增高,血流灌注量下降,脐血流量减少,S/D 增高,出现胎儿脐动脉舒张末期血流缺失(absent end-diastolic velocity, AEDV)或舒张末期流速反向(reversed end-diastolic velocity, REDV)时(图 8-3-26),50% 的围产儿死亡,胎儿畸形和染色体异常率也增高,围产儿预后不良高达 100%。如胎儿生长受限(FGR)和子痫前期的特征为胎儿胎盘血管床阻力增加,表现为舒张末期流速降低和 DI 增加。这是 DI 用于胎儿监测的基础。脐动脉多普勒评估最有益于并发 FGR 和(或)子痫前期的妊娠。推荐将其作为监测这些妊娠的主要监测工具。

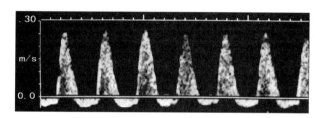

图 8-3-26　脐动脉舒张末期流速反向(REDV)

2) 孕龄:在正常妊娠时,随妊娠的进展,胎盘逐渐成熟,绒毛血管增多,增粗,胎盘血管阻力下降,血流量增加,舒张末期流速增加,S/D 比值和阻力指数持续降低。孕 12 周前脐动脉无舒张期血流,孕 20 周时 S/D 约为 4,孕 40 周时约为 2(图 8-3-27),≥妊娠 28 周时,S/D 比值>3.0 或阻力指数>0.6 是识别面临高危不良结局的妊娠的最佳阈值。

孕 12 周前,脐动脉血流缺失是正常的,Fisk 等发现 50% 的孕妇在 12~13 周为 AEDV,但到 14~16 周时,所有孕妇均出现了脐动脉舒张期血流,所以我们诊断 AEDV 的时间应在 14~16 周后。并且在早孕阶段,脐动脉的指数测定对以后 FGR 和子痫前期的发生并无提示作用。但是在孕中晚期,AEDV 就是不良妊娠结局的一个标志,而且越早出现的 AEDV 提示越坏的妊娠结局。从 AEDV 到异常的 NST、BPS 之间的时间间隔为 3~35 天,从 AEDV 到胎

儿死亡的时间间隔为 3~11 周,平均 5.5 周。

3) 胎儿心率:胎儿心率会影响 DI。然而,在胎儿心率正常范围内(110~160 次/分),DI 的改变并不显著。

4) 胎儿呼吸:胎儿呼吸期间,胸内压和中心血流动力学发生明显改变,这些改变引起多普勒波形的动态变异,所以同样影响 DI。因此,脐动脉多普勒超声检查应当仅在胎儿暂无呼吸运动期间实施。

5) 技术因素:影响波形分析的技术因素包括:①脐带的取样位置——脐带胎儿末端的 DI 高于脐带胎盘末端的 DI。对于脉冲波多普勒,如果可以选择多普勒取样部位,应该选用脐带中段游离漂浮环进行取样。其他人推荐使用脐带的胎儿末端。这些变异在测量技术中的临床意义仍不明确。②超声波作用的角度——多普勒超声声束路径(表现为二维图像上的光标线)与血管轴线之间的角度会影响多普勒频移,由此影响波形大小。角度越大,波形越小。尽管 DI 几乎完全不受角度的影响,但最好尽量保持超声波作用角度接近于零。③壁滤波器的设置——壁滤波器能够从总的多普勒血流信号中去除血管壁运动产生的高幅低频多普勒信号。然而,较高的滤波设置也可能去除舒张末期低频脐动脉血流信号。因此,对于特定的超声设备,壁滤波器设置应保持尽可能低。

6) 参数似乎不受胎儿行为状态(睡眠-觉醒周期)影响。

临床意义:

孕 26~28 周监测脐动脉 S/D 若升高,主要考虑:①胎儿畸形和染色体异常:尤其是脐动脉舒张末期血流缺失(AEDV)或舒张末期流速反向(REDV)时染色体异常(尤其是 13-三体、18-三体和 21-三体)和先天性异常的患病率较高,如先天性心脏病(室间隔缺损、左心发育不全综合征、右心室双流出道、三尖瓣下移畸形、先天性心脏传导阻滞)、中枢神经系统(脑积水、前脑无裂畸形、胼胝体发育不全)、泌尿系统(肾发育不良、肾盂积水)、消化系统/腹壁(食管闭锁、脐膨出、腹裂)、多指(趾)畸形等。因此,应进一步 B 超检查和胎儿染色体分析。②脐带异常:当脐带缠绕、过长或过短、过细影响到胎盘循环时,将出现异常的血流阻抗指数。③胎盘功能不良:胎盘的病理改变可导致胎盘容量减少,有效血管总截面积下降,增高血流阻力,使其血液灌注量下降。④FGR:子宫血流和脐血流的比较可以提示临床医师寻找 FGR 的原因。当子宫动脉血流异常而脐血流正常时,提示 FGR 的原因来自母体,而脐动脉血流异常子宫动脉血流正常时,提示 FGR 的原因来自胎儿。当 30% 的胎盘绒毛血管停止功能时,可导致舒张末期血流减少的脐动脉阻力增加。舒张末期血流正常或减少很少与显著的围产期并发症或死亡有关,且是胎儿健康状况良好的强有力证据,因此若非常需要获得进一步的胎儿成熟度时,舒张末期血流正常或减少为延迟分娩提供了支持。当 60%~

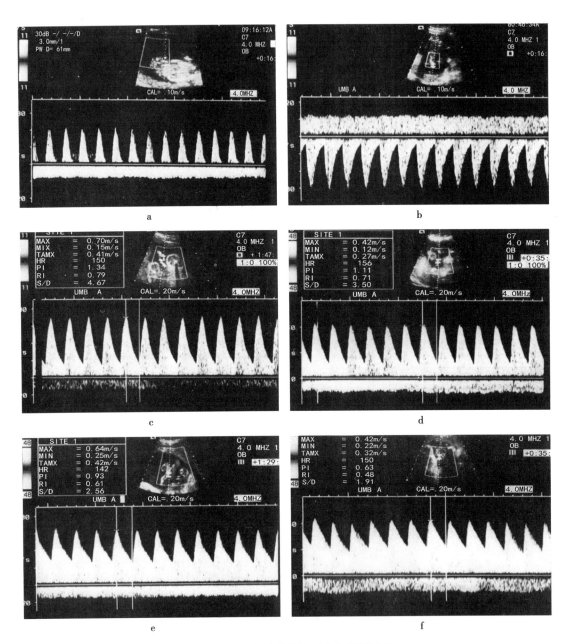

图 8-3-27　不同孕龄的脐动脉血流频谱图
a:12$^+$周;b:16$^+$周;c:20$^+$周;d:26$^+$周;e:32$^+$周;f:39$^+$周

70％的胎盘绒毛血管系统闭塞时会发生脐动脉舒张末期血流缺失或反向,后者是胎儿状况不佳的证据。这些胎儿最终会表现出缺氧恶化的代谢及生物物理后果,包括酸中毒、心率变异性缺失,以及胎动、胎儿呼吸和胎儿肌张力消失。正如预期的一样,与舒张末期血流缺失相比,舒张末期血流反向会有更差的新生儿结局。例如,在一项纳入了143次FGR妊娠的研究中,比较了舒张末期血流反向与血流缺失的新生儿/围产期死亡率,结果发现血流反向的死亡率是血流缺失死亡率的5倍多。

Ⅰ.**脐血流多普勒指数(DI)正常时的处理:**①高危妊娠(如:FGR或子痫前期)且DI保持正常或没有进行性升高,则应该每周予以多普勒超声评估进行监测。并将NST或BPP用做一种备选检查或者与脐动脉多普勒同时进行,后一方案更优,因为进行性胎儿损害所涉及的多个胎儿系统反应可能更易被多模式胎儿监测检出。②如果临床状况恶化(如:进行性生长受限或子痫前期加重),则应该加强胎儿监测,并应该根据现有指南采取恰当的产科干预。如果胎儿和母体评估结果维持令人放心,则妊娠可以持续到38～40周。

Ⅱ.**脐血流普勒指数异常时的处理:**DI异常时,产科处理的依据是多普勒检查结果异常的严重程度、基础产科并发症的严重程度以及妊娠的持续时间。胎儿畸形和非整倍性是额外因素,应该根据其存在进行个体化处理。①如果存在舒张末期血流DI较高或升高,须更强化的胎儿监测,例如每周实施脐动脉多普勒超声检查,以及根据临床情况的要求,每周实施1次或者2次NST、BPP或改良型BPP。如果胎儿监测试验提示胎儿受损(如:NST无反应、胎儿心率基线变异性较差、持续性晚期减速、羊水过少或BPP评分<4分),则应该强烈考虑进行分娩,并且分娩方式的确定要依据产科因素(如,孕龄、表现、胎心监护图形)和母体因素(如:内科并发症和宫颈状况)。②AEDV或REDV与围产期结局不良的可能性增加相关。因此,需要尽快地临床反应。

- a. 即使存在AEDV,在早期胎龄进行干预之前必须小心谨慎。例如,一项回顾性队列研究纳入了16例妊娠20～23周时AEDV和生长受限的胎儿,发现有4例(25％)胎儿舒张期血流速度在2～4周内改善,并且到妊娠27周时恢复正常。与持续性AEDV的胎儿相比,这些胎儿的分娩在妊娠较后期(30～36周 vs.24～30周),并且出生体重较大(1100～1750g vs.408～951g)。

- b. 如果胎龄超过足34周,出现AEDV应该提示即刻考虑分娩。随着新生儿护理的进展,该妊娠期间肺不成熟所致胎儿风险被认为低于宫内窒息所致风险。当胎儿肺不成熟作为一种较大风险时,对于更早的末足月妊娠(≤34周)的处理方式更为保守。这种情况下,

应该每天使用脐动脉多普勒检查、NST、BPP或改良型BPP来评估胎儿健康状况。同时给予地塞米松促进胎儿肺成熟度。如果一项或多项这些检查提示胎儿即将面临危险,无论胎儿肺成熟度如何,需要进行分娩。

- c. 在妊娠28周后的任何胎龄出现REDV应该提示即刻分娩。有些专家会考虑持续监测这些胎儿,并且在分娩前给予1个疗程的地塞米松,只要胎儿监测结果仍然令人放心,则可继续期待治疗直到32周。

当动脉多普勒识别出面临风险的胎儿时,采用静脉多普勒似乎可以改善对死产和酸血症的预测。这是评估这些胎儿的下一个步骤,并且可能有助于发现需要即刻分娩的胎儿与可以延迟分娩的胎儿。

(3)**大脑中动脉:**一项纳入设计良好的观察性研究的系统评价提供的有力证据表明,对于有胎儿贫血风险的妊娠(如妊娠合并Rh同种异体免疫),使用多普勒超声评估胎儿大脑中动脉(middle cerebral artery,MCA)的收缩期峰值流速(peak systolic velocity,PSV),是预测胎儿贫血的最佳的无创性方法。

- **原理:**贫血的胎儿通过增加脑部低黏度血流的流速来维持脑部的氧供。

- **方法:**理想情况下,应在胎儿处于安静的行为状态下测定MCA-PSV,因为当胎儿处于活动状态时,测定结果更高。由于MCA-PSV的值随妊娠的进展而增加,因此应使用换算器将实际的MCA-PSV(cm/sec)值,换算成根据胎龄进行校正的MOM值。

- **监测时间:**

1) 如果病人既往曾有一次受累严重的妊娠(如:胎儿水肿、胎儿宫内输血、胎儿贫血导致的早产、新生儿换血疗法),那么在之后的胎儿为Rh(D)阳性的妊娠中,几乎一定会发生严重的胎儿贫血。母体抗体滴度对于监测胎儿贫血的程度没有帮助,不需评估母体的抗体滴度。在妊娠16～18周时开始测量MCA-PSV。间隔时间1～2周。

2) 初次妊娠并发同种异体免疫:先监测母体抗D抗体的滴度,如果母体的抗D滴度≤8,建议每月重复检测滴度,直至妊娠24周,然后每2周重复检测,直至分娩。如果抗D滴度达到临界滴度(16或32,取决于不同的实验室),开始测量MCA-PSV,间隔时间1～2周。MCA-PSV≥1.5MOM,预示严重贫血。

A. 对于MCA-PSV持续小于1.5MOM的病人,在妊娠37～38周时进行引产。

B. 对于MCA-PSV≥1.5MOM的病人,其处理方法取决于孕龄:

- 对于<35周的妊娠,进行胎儿血样采集,如果证实存在严重贫血(胎儿红细胞比积<30％,或比同胎龄的平均

值低两个标准差),给予输血。

- 对于 35~37 周的妊娠,进行羊膜穿刺以评估胎肺的成熟度。如果证实胎肺成熟,进行引产(或如果有产科指征,进行剖宫产)。如果胎肺未成熟,且胎儿监护[无应激试验(NST)和(或)生物物理评分(BPP)]的结果令人安心,继续监测胎儿的健康状况,并推迟分娩直到胎肺可能已成熟时。对于已进行数次胎儿输血的女性,在分娩前给予口服苯巴比妥以促进胎儿肝脏成熟,共7天。

另外,大脑中动脉多普勒检查也用作胎儿生长受限等高危妊娠的一种额外监测手段。正常妊娠时脐动脉和大脑中动脉的阻力指标的变化趋势是一致的。当各种原因导致胎盘血流阻力增加时,脐动脉阻力指数变化趋势和大脑中动脉的变化趋势正好相反。原因是:胎儿缺氧时,外周血管阻力升高,而脑血管阻力代偿性降低,机体血液重新分配,保证脑的血供,即脑保护效应,表现为脐动脉血流阻力增加,S/D、PI、RI 值升高;大脑中动脉阻力下降,S/D、PI、RI 值降低;肾动脉阻力升高,S/D、PI、RI值升高。

(4) 胎儿静脉:胎儿静脉的多普勒评估联合脐动脉评估可有助于预测生长受限胎儿的结局。胎儿心前静脉(静脉导管和下腔静脉)和脐静脉是临床实践中最常评估的血管。在>15 孕周的正常妊娠中脐静脉血流是连续的。在病理状态下,如胎儿生长受限,脐静脉血流可出现搏动性,它反映了与后负荷增加相关的心脏功能障碍。静脉导管调节胎儿的氧合血液并能抵抗血流的变化,但在生长受限最严重的胎儿中例外。随着脐动脉阻力的进行性增加,胎儿心功能会受损且中心静脉压升高,从而导致静脉导管及其他大静脉中的舒张期血流减少。静脉导管血管舒张进一步使富含营养物质及氧气的血液转移至心脏,但会增强心房压的逆向传导。静脉导管 a 波缺失或反向提示心血管系统不稳定,且是即将发生酸血症和胎儿死亡的征象。虽然静脉导管 a 波缺失或反向对胎儿 pH<7.20 的总体敏感性和特异性仅分别为 65% 和 95%,但需考虑到静脉导管 a 波缺失或反向的持续时间,且其似乎会独立于胎龄而影响结局。这种多普勒超声检查结果异常的持续时间每增加 1 天,死产的可能性就翻倍,且胎儿存活不太可能超过 1 周。

6. **胎肺成熟度监测** 无论是结构还是功能方面,胎儿肺脏系统都是成熟得最晚的器官系统。不成熟的肺脏系统可能使新生儿氧合不充分,故早产可导致新生儿并发症发病率及死亡率显著升高。因此,在医源性早产前有时会评估胎肺成熟度,而胎肺成熟度可以作为这些病人确定分娩时机的一个因素。

(1) 胎肺成熟度检测时机:有医学指征需要在妊娠39 周前分娩者,应进行胎肺成熟度检测,以利于权衡继续

妊娠与早产的风险,也有助于估计所需要的新生儿监护级别。

在妊娠 32 周之前,胎肺大多不成熟且这一时期的胎肺成熟度检测结果的预测价值较低,因此通常不进行胎肺成熟度检测。

准确的胎龄≥39 周即可推测胎肺成熟。这一胎龄也不进行胎肺成熟度检测。如果没有适当的临床指征,胎肺成熟度检测结果提示肺脏成熟并非是提前分娩的恰当指征。

(2) 胎肺成熟度检测方法:正常妊娠 6 个月胎儿肺泡内开始出现肺表面活性物质,它由肺泡Ⅱ型细胞合成、分泌、贮存,主要成分是磷脂类物质,包括卵磷脂(lecithin,L)占 50% 以上,其他有磷脂酰甘油(phosphatidylglycerol,PG)、磷脂酰肌醇、鞘磷脂(sphingomyelin,S)等,且随着胎儿肺的成熟,肺表面活性物质逐渐增加。肺的气体交换是肺泡上皮通过肺泡的扩张和收缩而实现的。在呼气时,肺泡表面活性物质能够降低表面张力,防止肺泡萎缩,维持肺泡的正常功能。故对羊水成分——肺泡表面活性物质进行分析,对估计胎肺成熟度有重要意义。

1) 羊水板层小体计数(lamellar body count,LBC):板层小体是肺泡Ⅱ型细胞质中特殊结构,是肺表面活性物质在细胞内贮存的形式,具有典型的洋葱样结构。由肺泡Ⅱ型细胞排出并附着于肺泡表面,随肺泡液流入羊水中。板层小体计数是一种直接测定Ⅱ型肺泡上皮细胞产生的表面活性物质的方法。板层小体的大小与血小板相近,因此可以使用全自动血细胞计数仪来计算其数目。计数结果 LBC<15 000/μl 通常提示胎肺不成熟;LBC≥50 000/μl 强烈提示肺成熟。

血液污染样本时由于血小板可以被误认为是板层小体,可导致板层小体计数值假性升高;胎粪污染样本对检验结果的影响很小。

由于各个实验室的血液分析仪的敏感性和增益设置不同,所以所有的实验室都需要建立自己的板层小体计数临界值。

2) 羊水卵磷脂/鞘磷脂(L/S)比值:用薄层层析法检测。妊娠 32~33 周前羊水中卵磷脂和鞘磷脂的浓度大致相等,之后卵磷脂浓度开始显著增加而鞘磷脂浓度基本维持不变,孕 35 周前 L/S<2,孕 35 周后 L/S≥2。一般认为 L/S≥2 是胎肺成熟的标准。因血中卵磷脂含量几乎比羊水中高 9 倍,所以血液污染样本时,假阳性率很高。

3) 羊水磷脂酰甘油(PG):也是用薄层层析法检测。PG 是表面活性物质的一个次要组成成分。羊水中的 PG在妊娠 35 周后,也就是卵磷脂开始增加后的几周,即开始明显地增加,PS 的出现,代表胎肺成熟。只要从羊水中检测出 PG 即代表胎肺成熟。PG 测定不受血液或羊水污染

的影响;PG 判断胎肺成熟度正确率高于 L/S,只要出现 PG 就不会发生 RDS。尤其适用于糖尿病孕妇。如 L/S≥2,但 PG 阴性,胎肺仍不成熟。阴道收集的标本也可用于 PG 测定,对胎膜早破合并早产者提供了便利。

4)泡沫试验或振荡试验:羊水中的一些物质可减低水的表面张力,经振荡后,在气液界面可形成稳定的泡沫。在抗泡沫剂乙醇的存在下,蛋白质、胆盐、游离脂肪酸和不饱和磷脂等形成的泡沫在几秒钟内即被迅速破坏消除。而羊水中的肺泡表面活性物质饱和磷脂是既亲水又亲脂的两性界面物质,它所形成的泡沫在室温下可保持数小时,故经振荡后可在气液界面出现环绕试管边缘的稳定泡沫层。该试验是最常用的床边试验。方法:取 4 个干净、干燥的玻璃试管,编号为 1、2、3、4,向各管分别加入不同量的羊水、生理盐水及 95%乙醇(表 8-3-9),振荡 15 秒钟后静置 15 分钟,观察接触空气的液界面上有无环状泡沫以判断结果,如果有两管有完整泡沫环,则试验结果为阳性,提示胎肺成熟;1:1 阴性时表示胎儿不成熟,≥1:1.3 为阳性结果者,表明胎儿成熟。

表 8-3-9　羊水振荡试验的各管稀释度

试管	1	2	3	4
羊水(ml)	1.0	0.75	0.5	0.25
0.9%NS(ml)	0	0.25	0.5	0.75
95%乙醇(ml)	1.0	1.0	1.0	1.0
比例	1:1	1:1.3	1:2	1:4

注:测定时所用羊水样本不能使用硅胶试管收集,这是由于硅胶会产生"假泡沫"。血液或者胎粪污染样本可干扰结果

【临床特殊情况的思考和建议】

彩色多普勒超声可以观察子宫-胎盘和胎盘-胎儿的血流灌注状况从而了解胎儿在宫内的安危。测定的血管包括子宫动脉、脐动脉、脐静脉、静脉导管及大脑中动脉等。孕期可以根据病情酌情选择。

参考文献

1. 中华医学会妇产科学分会产科学组. 2011 孕前和孕期保健指南. 中华妇产科杂志,2011,46(2):150-153

2. WHO Expert Consultation. Appropriate body-mass index for Asian populations and its implications for policy and intervention strategies. Lancet,2004,363(9403):157

3. Oken E, Taveras EM, Kleinman KP, et al. Gestational weight gain and child adiposity at age 3 years. Am J Obstet Gynecol,2007,196(4):322. e1

4. Schieve LA,Cogswell ME,Scanlon KS,et al. Prepregnancy body mass index and pregnancy weight gain:associations with preterm delivery. The NMIHS Collaborative Study Group. Obstetrics & Gynecology,2000,96(2):194-200

5. Institute of Medicine (US) and National Research Council (US) Committee to Reexamine IOM Pregnancy Weight Guidelines,Rasmussen K M,Yaktine A L. Weight Gain During Pregnancy: Reexamining the Guidelines. National Academies Press,2009

6. nbsp;World Health Organization [WHO]. Programme of Nutrition. Safe vitamin A dosage during pregnancy and lactation. Recommendations and report of a consultation. Geneva Switzerland Who Programme of Nutrition,1998

7. Connelly KJ,Boston BA,Pearce EN,et al. Congenital hypothyroidism caused by excess prenatal maternal iodine ingestion. J Pediatr,2012,161(4):760-762

8. Nishiyama S,Mikeda T,Okada T,et al. Transient hypothyroidism or persistent hyperthyrotropinemia in neonates born to mothers with excessive iodine intake. Thyroid, 2004, 14 (12): 1077-1183

9. ACOG Committee Opinion No. 495:Vitamin D:Screening and supplementation during pregnancy. ACOG Committee on Obstetric PracticeObstet Gynecol,2011,118(1):197

10. 李博雅、杨慧霞. 产时电子胎心监护规范临床应用的研究进展. 中华妇产科杂志,2014,49(5):385-388

11. Macones GA,Hankins GD,Spong CY,et al. The 2008 National Institute of Child Health and human development workshop report on electronic fetal monitoring:update on definitions,interpretation,and research guidelines. Obstet Gynecol,2008,112:661

12. Vasconcelos RP,Brazil Frota Aragão JR,Costa Carvalho FH,et al. Differences in neonatal outcome in fetuses with absent versus reverse end-diastolic flow in umbilical artery Doppler. Fetal Diagn Ther,2010,28(3):160

13. Simonazzi G,Curti A,Cattani L,et al. Outcome of severe placental insufficiency with abnormal umbilical artery Doppler prior to fetal viability. BJOG,2013,120(6):754-757

14. Pretlove SJ,Fox CE,Khan KS,et al. Noninvasive methods of detecting fetal anaemia:a systematic review and meta-analysis. BJOG,2009,116(12):1558

(李桂英)

第九章　出生缺陷的预防与诊断

第一节　产前遗传咨询与预防

关键点

1. 产前遗传咨询需要由接受过专业培训的专业人员，按照规范和流程，向有遗传性疾病风险的患者或家属传递系统、全面、正确的信息，帮助患者或家属做出正确临床决策的过程。

2. 产前遗传咨询需要严格遵守相应的规范、流程和伦理原则，是帮助患者或家属做出正确的选择和决定，而不是替他们做决定。

3. 产前遗传咨询的原则是：提供尽量多的信息，"非指导性"，知情同意，知情选择。

产前遗传咨询是指向可能具有遗传性疾病风险的病人或家属传递信息，提供相应的婚育建议的过程。具体说，是指由从事医学遗传的专业人员，针对咨询者所提出的问题，进行诊断，判断其发病的原因，判断遗传病的遗传方式和预后、复发风险率等，并提出具体建议供咨询者参考的过程。产前遗传咨询的过程涉及产科学、儿科学、医学遗传学、医学伦理学等许多学科内容，因此需要有通过考核获得资质的专业遗传咨询人员承担。

一、产前遗传咨询的目的和意义

通过产前咨询，及时发现遗传性疾病的病人和携带者，通过包括产前诊断在内的一系列的预防性措施，避免遗传病患儿的出生，降低出生缺陷的发生率，提高人群遗传素质和人口质量。

二、产前遗传咨询的对象

在受孕前或孕期，通常有以下指征时，应当建议进行遗传咨询：①夫妇双方的任何一方患有遗传病或先天畸形或不明原因的智力低下；②曾孕、育过遗传病患儿或先天畸形儿；③家族成员患有遗传病或先天畸形；④生育过不明原因智力发育低下患儿，发生过不明原因死胎者，不明原因的反复流产；⑤母亲属于高龄（母亲预产期年龄大于 35 岁者）；⑥母亲产前筛查高风险；⑦近亲婚配；⑧孕前长期接受不良环境或孕早期接受不良环境影响；⑨有某些慢性病的孕妇等。

三、产前遗传咨询遵循的原则

（一）自愿的原则

即完全尊重咨询者自己的意愿。目前普遍实行的原则是当事者必须知情、被检查者和家人有权利自己做出决定，特别是有关遗传学检查和再生育的问题。这种选择不受任何外来压力和暗示的影响。

（二）平等的原则

遗传咨询、遗传病诊断和治疗应该平等地提供给所有需要并且选择遗传学服务的人。

（三）教育咨询者原则

遗传咨询的重要特征是对咨询者的教育。包括以下内容：①疾病特征、病史、疾病变异范围；②遗传或非遗传的基础；③如何诊断和处理；④在不同家庭成员中发生或再发的机会；⑤对经济、社会和心理可能产生的影响；⑥为因疾病带来困难的病人家庭介绍相应的求助机构；⑦改善或预防的策略。

（四）公开信息的原则

在对咨询者进行教育的时候，许多遗传学家和咨询师赞同公开所有有关信息，但就"有关信息"的内容一直存在争议。多数人赞成应该告知咨询者有关遗传病的诊断，包括难以接受的诊断。但也有人认为对于一些诊断，在不涉及风险增加且当事人不要求时，可不告知。为了达到让咨询者知情的目的，咨询师应向咨询者公开所有咨询者能理解和与做出决定有关的信息。

（五）非指导性的咨询原则

在咨询过程中,咨询师必须没有偏好地陈述信息,而不能有任何鼓励采纳某种特别措施的目的。坚持非指导性的方式是遗传咨询定义中最基本的特征,咨询中应没有任何优生学的动机。

（六）关注咨询中的心理、社会和情感影响尺度

现在的遗传咨询所采取的心理治疗模式是针对咨询者的焦虑和罪恶感两大心理特点而设立的。咨询师必须了解每一个咨询者的社会地位、文化、受教育程度、经济能力、情感和经历,聆听、理解和运用这些信息。

（七）信任和保护隐私的原则

一方面,有关咨询者本人或后代的家族史、携带者状态、诊断或遗传病风险的信息可能成为潜在的烙印,并可能成为雇主或保险公司歧视当事人而不给予医疗保险的理由。另一方面,知道个体的基因型,有时不仅可以对个体本人,也可以对家庭成员提供重要信息。当风险较严重、且具备有效的预防措施存在的时候,咨询师有责任告知病人家属有关遗传信息。

（八）遗传诊断的伦理、道德问题

随着产前诊断工作的广泛开展,其所带来的道德、伦理问题也日益突出。产前诊断常涉及一个新生命的存亡问题,如从事遗传和产前诊断工作的医务人员完全不懂有关的道德、伦理问题,后果将会很严重。从合乎普遍的伦理、道德标准来讲,产前诊断应该对可以严重影响个体生存质量、缺乏有效治疗方法、给个体和家庭带来巨大痛苦和负担的疾病进行诊断,然后做出相应的正确处理。有些疾病,如单纯唇裂、多指,简单的先天性心脏病等,虽然也痛苦,但并不影响生存及智力,这些胎儿是否有生存的权利? 很多国家将24周后(国内定为28周)的胎儿视为有生机儿,出生后有存活能力,做决定时应考虑胎儿的利益。在孕24周后发现胎儿存在不严重影响其生存质量的异常、或出生后可以治愈的疾病时,在检查其未合并染色体异常或其他脏器结构异常后,原则上不应建议终止妊娠。在国内一些大的医疗机构,对于28周后涉及终止妊娠的问题都需要通过伦理委员会表决。这一委员会由临床遗传医生、临床遗传检验专家、心理医生、社会工作者、行政领导和法律顾问等组成。其职责是处理与遗传疾病诊断有关的医疗纠纷、遗传歧视、遗传伦理等难题,既保护从事遗传病服务的专业人员,也保证病人的权利和利益。

四、产前遗传咨询的步骤

为了准确判断咨询者所提出的问题是否是遗传性疾病,并提供可靠的咨询,建议采用以下步骤:①询问病史;②临床检查和实验室检查确定诊断;③确定是否是遗传病;④确定遗传的类型,推算家庭成员的遗传风险;⑤向咨询者解释遗传信息;⑥讨论可能的选择,帮助家庭根据自己的情况作出合适的决定。

（一）通过询问病史、临床检查和实验室检查以确定是否是遗传病

应详细询问先证者和咨询者家族中其他病人的发病史的情况,如详细的发病过程、治疗情况等。对于家族中有多例发病的病史,要了解每例发病的共性和个性,必要时还需亲自询问其他发病者的详细情况。收集的家系资料包括有关成员的年龄、性别、健康状况,以及已故成员的病史和死亡原因,还需询问是否近亲婚配等。

然后将收集的信息制成家系图,采用系谱分析法进一步分析。所谓系谱分析是指用规定的符号、按一定的格式,将被调查家系的发病情况绘制成图谱,分析疾病在家族中的传递特征。系谱中不仅包括患病个体,也包括全部健康的家族成员。

根据需要进行详细的体格检查,特别注意检查是否存在常见的遗传综合征的症状,选择生化、内分泌、染色体核型分析和分子生物学诊断方法进行辅助诊断。如有需要还需对家系的其他患病者进行必要的体格检查和辅助检查。

在确定是否是遗传病的过程中,还要明确遗传病、先天性疾病和家族性疾病这三个概念是有区别的。遗传病是指完全或部分由遗传因素(染色体、致病基因等)决定的疾病。遗传病多表现为先天性,如21-三体综合征、色盲等,但是也可后天发病,例如假肥大型肌营养不良多在儿童期发病。先天性疾病是指胎儿在出生之前就存在或出生后立即发生的疾病。先天性疾病除了包括遗传病,还包括因为母体环境因素引起的胎儿疾病,例如孕期母体感染风疹病毒造成的胎儿多发性出生缺陷等。而家族性疾病是指同一家族中一人以上发病的疾病。家族性疾病常为遗传病,但也可能是相同的不良环境因素所引起的。例如缺碘引起甲状腺功能减退所导致的呆小症,在同一家族中就可能有多人发病的情况,但是只要纠正了不良的环境就可以避免其重复发生,也不是遗传病。也并不是所有的遗传病都具有家族史,例如染色体疾病,其畸变主要发生在亲代生殖细胞的形成过程中,因此临床上很少发现一个家族有两个以上发病者的情况,即使是单基因疾病,先证者的疾病也可能是新的基因突变造成的,也可以没有任何家族史。

（二）确定遗传类型并推算家庭成员的复发风险

从遗传方式看,人类遗传病大致可分单基因遗传病、多基因遗传病、染色体病等几类。

1. **单基因遗传病**　发生受一对等位基因的控制,其遗传遵循孟德尔遗传定律,而环境因素基本不起作用。根据致病基因的性质和所处的染色体不同,又分为常染色体显性遗传、常染色体隐性遗传、性染色体显性遗传、性染色体隐性遗传等。

（1）常染色体显性遗传:致病基因在常染色体上,呈现显性遗传,也就是说,只要一对等位基因中的一个为致病基因,即发病。其遗传的特点有:男女患病的机会均等。除非是发生新的突变造成的,家系中每代都有病人;先证者的双亲中至少有一位也是病人;先证者的同胞约有一半为病人;先证者的后代中约有一半也是病人。家族中未患病成员的后代中无病人。

所以当夫妻双方有一方为病人时,后代中有 1/2 的机会发病;当夫妻双方都是病人时,后代中有 3/4 的机会发病;而夫妻双方都不是病人时,后代不会发病。还有一种特殊的情况,就是父母均正常,但是生育了一个患儿,这种情况是因为新发生的突变,再次生育时再发风险很低。

常见的常染色体显性遗传疾病包括:迟发性成骨发育不全症、成年多囊肾病、神经纤维瘤病、多发性家族性结肠息肉症、肌强直性营养不良等。

(2)常染色体隐性遗传:致病基因在常染色体上,呈隐性遗传,只有两个等位基因都是致病基因,该性状才会得到表达,受累病人被称为纯合子。其遗传的特点是:男女患病机会均等。在家系中病人的分布是散发的,通常无连续传递的现象。病人的双亲往往表型正常;病人的同胞中有约 1/4 是病人,在表型正常的同胞中有约 2/3 为携带者;病人的后代均为携带者。在近亲结婚的家系,常染色体隐性遗传疾病的发病率增高。

所以当夫妻双方一方为病人时,其后代一般不会发病,但是后代均为携带者;而夫妻双方表型均正常,但是生育了一个患儿,其再次生育时,有 1/4 的几率再次生育患儿;如果夫妻双方均为病人时,其后代全部是病人。但是也有特殊情况,如果夫妇双方的致病基因不在同一位点时,即使双方都是病人,后代也是正常的。

常见的常染色体隐性遗传疾病包括:镰状细胞贫血、β-地中海贫血、苯丙酮尿症、半乳糖血症、肝豆状核变性、先天性肾上腺皮质增生等。

(3)X 连锁显性遗传:致病基因在 X 染色体上,并呈现显性遗传。其遗传的特点是:女性病人较男性病人约多一倍,但是症状常较轻。在家系中常可见连续传递的现象。病人的双亲中至少有一名是病人;病人的同胞中有约 1/2 是病人;女性病人的后代中约 1/2 为病人;男性病人后代女性均发病,而男性都正常。

所以当丈夫为病人,妻子正常时,女儿全部发病,儿子均正常;当妻子为病人,丈夫正常时,子女有 1/2 几率发病;当双方都为病人时,女儿全部发病,但是儿子有 1/2 的机会正常。

X 连锁显性遗传的疾病有抗维生素 D 佝偻病等。

(4)X 连锁隐性遗传:致病基因存在于 X 染色体,为隐性遗传。其遗传的特点是:男性病人为主。男性病人的母亲是携带者,或病人;如其母亲是携带者,则男性病人的兄弟中约 1/2 发病;如其母亲为病人,则男性病人的兄弟全部发病。如果女性是病人,则其父亲一定是病人,而其母亲至少是携带者,其同胞至少有 1/2 的机会发病。

所以当丈夫为病人时,儿子全部正常,而女儿全部为携带者;而妻子患病时,儿子全部患病,而女儿全部为携带者。

常见的 X 连锁隐性遗传的疾病有色盲、睾丸女性化、血友病 B 等。

(5)Y 连锁遗传:致病基因位于 Y 染色体上。其遗传的特点是:所有的病人均为男性;疾病在家族中随 Y 染色体代代遗传,也就是说病人的父亲一定是病人,其儿子也一定是病人。

外耳道多毛症就是一种 Y 连锁的遗传病。

2. 多基因遗传病　由两对以上致病基因的累计效应,并联合环境因素所导致的疾病称为多基因遗传病。多基因疾病不遵循经典的孟德尔遗传规律遗传,因此对再发风险的估计比较复杂,一般根据该病的群体发病率、遗传度、亲缘关系、亲属中已发病人数及病变严重程度来估算再发风险度。

一般而言,对于某种多基因遗传疾病,与病人的血缘关系越近,发病风险越大;家族中患病人数越多,发病风险越大;病人的病情越重,家系中的复发风险越大;此外当某种多基因遗传疾病在人群中存在发病的性别差异时,病人家系中不同性别的人其发病几率也不同。

糖尿病、精神分裂症、哮喘等疾病都是多基因遗传病。

3. 染色体病　是指因染色体数目异常或结构异常所致的遗传病。常染色体病病人一般出生后即可表现出较严重的临床症状,如 21-三体综合征、18-三体综合征等。而性染色体病的表现主要在生殖器官或性征,所以常常在发育期或婚育期才被发现。

染色体病形成的原因多是因性细胞成熟的过程中,发生了染色体不分离或染色体丢失所造成的非整倍体,或是父母生殖细胞中心发生的染色体结构畸变造成的。因此大多数染色体病均呈现散发而无家族的聚集性,具体的再发几率需根据不同的情况分析。

以唐氏综合征为例。唐氏综合征有 21-三体型、易位型两种类型,而不同型别再发风险是不同的。21-三体型是常见的一种,它的发生与父母的核型无关,系因减数分裂中 21 号染色体没有分离造成的。生育过 21-三体型唐氏综合征病人的夫妻,再次发生的几率增加,一般为 1%～2%。易位型则是因为 21 号染色体与其他的染色体发生了罗伯逊易位造成的。病人的双亲之一往往是易位型的携带者,他们再次生育时,仍有约 1/3 的机会再次生育唐氏综合征病人。

(三)向咨询者解释遗传信息并讨论可能的选择

在对咨询者的情况明确诊断后,应当进行充分的交谈,告知其疾病发生的可能原因、再次发生的风险、发生的后果,以及目前可以提供的诊断和治疗手段等信息。就产前咨询而言,还可以根据不同时段提供更为详尽的建议。

1. 婚前、孕前　对于影响婚育的先天畸形或遗传性疾病,分为四种情况:不能结婚,暂缓结婚,可以结婚但禁止生育,限制生育。这些限定是为我国相关法律明确规定的或者是为多数学者认可的原则,其中法律规定的部分是强制性的,必须执行。

(1)禁止结婚:直系血亲和三代以内的旁系血亲;患有

可能严重危害配偶身体健康的疾病,如麻风病、性传播疾病未经治愈前不能结婚;严重精神病,包括精神分裂症与躁狂抑郁性精神病,须经治疗好转并且两年以上没有复发才能考虑结婚;重度智力低下者。

(2)暂缓结婚:急性传染病;心、肝、肾等重要器官疾病,未治愈或疾病未减轻和稳定者;尿道下裂、先天性无阴道等生殖器官发育异常,应先治疗后再结婚。

(3)可以结婚,不宜生育:各种类型的严重的遗传病,只要估测其发生风险大于10%,就被认为是高风险,应建议避免生育,如常染色体显性遗传病(包括强直性肌营养不良、软骨发育不全、成骨发育不全)、多基因遗传病(重症先天性心脏病、精神分裂症等)、染色体病等。

(4)限制生育:严重的性连锁隐性遗传病(指血友病、进行性肌营养不良等),应限制生育,选择女性胎儿。

2. **孕期** 应向孕妇介绍各种产前诊断的方法,明确诊断后提出终止妊娠、继续妊娠,或在下次妊娠中接受配子移植、植入前诊断等方法。

(四)孕期其他情况咨询

因为遗传病相对少见,因此进行孕期咨询的大多数孕妇都不是遗传咨询,而是因为在孕前或孕期可能接受过不良环境暴露的咨询,其中又以药物暴露最为常见(详见本章第四节)。其余的不良暴露包括:酒精暴露、环境和职业暴露、细菌、病毒感染、电离辐射等。

1. **酒精暴露** 已经明确认定酒精滥用会导致畸形。宫内接触酒精带来的后遗症包括称为胎儿酒精综合征(FAS)的一系列典型畸形症状,及儿童时代出现的轻微行为障碍。

过量饮酒或者酗酒妇女的后代有可能出现胚胎中毒和畸形等严重后果。美国公共卫生部建议"怀孕妇女或者正在考虑怀孕的妇女不要饮用酒精饮料……"这是一个合理、保守又简单的建议。对于酗酒孕妇,至少在每个场合将饮酒控制在5杯以下,并且减少饮酒频率,那么其后代的健康程度会大大增加。而且减的量越大,效果越好。同时还应告知无意间少量饮酒的孕妇,目前证据显示,孕期少量的、不频繁的饮酒并不增加胎儿畸形的发生率。

2. **环境和职业暴露** 目前已知的职业和环境暴露中,甲基汞、铅和多氯联苯等因素对生殖的毒性作用是明确的,还有更多的因素对于胎儿的作用并不明确。

由于孕妇健康意识增强,越来越多的人关注和担忧孕期毒物暴露的问题,为怀孕妇女提供咨询的人员应当确定不同的毒物是否可以构成危害,以及引发畸形的暴露阈值和暴露时间等信息。对于因资料不够无法做评估者,可以告诉她们评估有不确定性,并提供一些相应的信息有助于她们做出决定。

3. **微生物感染** 孕期感染微生物的不同结局依赖于微生物的不同特性、感染时的孕周、母体的免疫状态和微生物对胎儿宿主的作用机制。母体感染对胎儿的影响从无明显影响到流产、死产、早产、胎儿畸形、宫内生长障碍等多种表现形式。在宫内感染的微生物中,最常引起注意的就是宫内 TORCH 感染,TORCH 一词是由数种导致孕妇患病,并能引起胎儿感染,甚至造成新生儿出生缺陷的病原微生物英文单词的首字母组成,包括弓形虫、风疹病毒、巨细胞病毒、单纯疱疹病毒和其他的病原微生物。

有关妊娠期微生物感染咨询要根据微生物的种类、感染发生的时间以及对感染诊断的准确程度进行综合的建议。

4. **电离辐射** 分娩前胎儿暴露于电离辐射是一个令人焦虑且经常产生误解的问题。胎儿的辐射损害可以分为两种主要类型:致畸作用(器官形成时)和致癌作用(中孕期和晚孕期)。对于多数产前诊断影像学检查来说,导致胎儿畸形、生长或智力发育迟缓、死胎或儿童期癌瘤的风险很小。按照目前的知识,大多数放射检查没有基因损害的显著风险。在妊娠的任何阶段,产前接触诊断性辐射通常不是建议治疗性流产的合法理由。

【临床特殊情况的思考和建议】

1. **遗传学咨询中的伦理争论** 医学伦理学以自主、行善、避恶和公正为基本准则。WHO 在 1997 年还发布了遗传咨询中的伦理原则,包括:尊重人们和家庭,包括透露全部信息、尊重人们的决定以及提供准确而无偏倚的信息;保护家庭完整;把与健康有关的所有信息全部透露给个人和家庭;保护个人和家庭的隐私不受雇主、保险商和学校的不公正侵扰;告知个人和家庭关于遗传信息可能被单位第三者误用;告知个人让血亲知道亲属可能有遗传风险是个人的伦理责任;告知个人如果他们想要孩子的话,怎样把他们携带者的身份透露给配偶、伙伴的知识,并告知这个透露对婚姻可能会有有害影响;告知人们他们有道德上的义务去透露可能影响公共安全的遗传状态;尽可能提供不偏不倚的信息;采取非指令性方式,除了有治疗方案者;在无论何时有可能的时候,让儿童和未成年人介入影响他们自己的决定;如属恰当和需要,有再次联系的义务。

但是在具体的咨询和决策中,在不同的文化背景下,不同的医生遵循的原则却可能是有所区别的,尚存在争论。以唐氏综合征为例,根据自主和知情的原则,孕期孕妇接受咨询后,自愿进行唐氏综合征的筛查;如果筛查为高风险,则应进一步向孕妇及家属说明筛查的意义,确诊实验的方式、流程、风险等情况,尊重病人的选择,考虑是否进行产前诊断以及产前诊断的方法;孕期经过产前诊断明确为 21-三体综合征的胎儿,应当向孕妇与其丈夫全面告知有关唐氏综合征的发病原因、可能预后等情况,尊重孕妇和丈夫的选择,选择保留胎儿继续妊娠或是流产。在各个阶段的咨询过程中,避免强制性的检查或强制性的处理措施。也就是在整个咨询的过程中遵循"非指导性原则"。但是对于唐氏综合征等虽然能够存活,但是导致长期病残的异常,也有一些专家持有不同的态度。本着降低家庭和社会负担的考虑,在咨询中更多地采用有明确倾向的"指导性原则"。

对于不同的先天缺陷,1997 年英国皇家妇产科学会提出,在孕期检测到的胎儿缺陷可根据临床后果进行分类和区别指导:致死性异常;可能存活但导致长期病残的异常;适合于宫内治疗的异常;可能造成一过性或短期疾病的异常。这其中较少引起伦理争论的为致死性异常,大多数咨询医生都会选择"指导性原则"对孕妇进行指导;而对于后三种情况,则更多的医生主张"非指导性原则"。

目前在我国,尚无相关的法律规定。产前咨询时采用"非指导性原则",但是根据孕妇的理解能力充分交流,保证并可证明孕妇的决定是在知情同意的情况下做出的,是合理的选择。

2. 咨询中的沟通技巧 沟通技巧在遗传咨询中占有重要的地位。

例如,虽然我们有"自主"的原则和咨询中"非指导性原则"的主张,但是在咨询的过程中当医生过于中立,有时会给病人推诿、漠不关心或逃避责任的感觉。所以在沟通的时候,应当可以采用举例说明等一些沟通的技巧,在保证提供全面信息的情况下,结合孕妇的实际情况,提供各种措施的可能后果和优缺点,以及各种风险发生的几率等一系列信息,帮助孕妇做出选择。

语言的交流上,避免用照本宣科和生硬的医学术语向病人解释,对于文化层次较低、理解能力受到一定限制的孕妇和家属,在咨询的过程中更应当采用通俗的语言向病人进行相关信息的介绍。

参考文献

1. 边旭明. 实用产前诊断学. 北京:人民军医出版社,2008

2. James DK,Steer PJ,Weiner CP,et al. 高危妊娠. 第 3 版. 段涛,杨慧霞,主译. 北京:人民卫生出版社,2008

3. 陈竺. 医学遗传学. 北京:人民卫生出版社,2005

4. 陆国辉,徐湘民. 临床遗传咨询. 北京:北京大学医学出版社,2007:3-20

5. Green RC,Berg JS,Grody WW,et al. American college of medical genetics and genomics. ACMG recommendations for reporting of incidental findings in clinical exome and genome sequencing. Genet Med,2013,15:565-574

6. Brothman AR,Dolan MM,Goodman BK,et al. College of american pathologists/american college of medical genetics proficiency testing for constitutional cytogenomic microarray analysis. Genet Med,2011,13(9):765-769

7. Prenatal diagnostic testing for genetic disorders. Practice Bulletin No. 162. American College of Obstetricians and Gynecologists. Obstet Gynecol,2016,127(5):e108

8. Manning Melanie,Hudgins Louanne,Professional Practice and Guidelines Committee. Array-based technology and recommendations for utilization in medical genetics practice for detection of chromosomal abnormalities. Genet Med,2010,12(11):742-745

(段 涛)

第二节 产前筛查

关键点

1. 产前筛查意义重大,但并不是所有的疾病都适于并且可以进行产前筛查,目前产前筛查的两大类疾病是:①产前唐氏综合征的筛查;②开放性神经管缺陷的筛查。

2. 唐氏综合征的产前筛查包括年龄、血清学指标和超声检查。联合筛查对唐氏综合征的检出率最高。母血游离 DNA 检测可以减少侵入性诊断试验的需求。

3. 开放性神经管缺陷的筛查方法有超声影像学检查和母血中 AFP 含量的检测。

筛查是指通过对群体进行简便、无创的检查,寻找罹患某种疾病风险增加的高危人群的方法。筛查的对象可以包括成人、新生儿和胎儿。针对胎儿的筛查称为产前筛查,是出生缺陷二级预防的重要措施,是本节讨论的内容。

从理论上,要预防所有的出生缺陷,需要在孕期对所有的胎儿进行产前诊断,以发现存在出生缺陷的胎儿。但是即使是存在对所有的出生缺陷进行诊断的方法,这在实际上也是完全行不通的,因为对如此大量的人群进行产前诊断需要耗费大量的人力、物力和财力,完全不符合卫生经济学的原则。这就需要我们首先选择出一个高危的人群,然后对这部分人进行诊断性实验,这个选择的过程就是产前筛查。筛查实验和诊断性实验存在许多不同点,详见表 9-2-1 所示。

表 9-2-1 筛查性实验和诊断性实验

筛查性实验	诊断性实验
针对全体人群	针对高危人群
一般操作简便	一般操作复杂
无创	一般有创
经济	一般较为昂贵
仅提供风险值,不能给出确切结果	可以得出确切结果

一、产前筛查的基本概念

虽然筛查的方法简便易行,但是筛查仅能够给出风险值,筛查的过程中还会存在假阳性、假阴性等问题。要正确的实施筛查并向孕妇合理的解释筛查报告,必须了解与筛查有关的一些概念。

1. 阳性率(positive rate) 是指在筛查实验中得到阳性结果的人数占筛查总人数的比例(表9-2-2)。

表9-2-2 产前筛查结果四格表示意图

		疾病	
		是	否
筛查	阳性	A	B
	阴性	C	D

$$阳性率 = 筛查中得出阳性结果的人数 / 所有参与筛查的人数 \times 100\%$$
$$= (A+B)/(A+B+C+D)$$

2. 假阳性率(false positive rate) 是指筛查实验中被错误地判断为阳性的健康人数,占所有实际健康人数的比例。反映了筛查系统的特异性,假阳性率越低,其特异性就越高。

$$假阳性率 = 筛查中被错误的判断为阳性的健康人数 / 所有实际健康的人数 \times 100\%$$
$$= B/(B+D)$$

3. 特异度(specificity) 是指在筛查实验中得到阴性结果的健康人数占实际健康人数的比例。

$$特异度 = 筛查为阴性的健康人数 / 实际的健康人数 \times 100\%$$
$$= D/(B+D)$$
$$= 1 - 假阳性率$$

4. 假阴性率(false negative rate) 是指在筛查实验中被错误地判断为阴性的患病人数与实际的患病总人数的比例。反映了筛查系统的灵敏度,也就是说假阴性率越低其灵敏度就越高。

$$假阴性率 = 筛查中被错误的判断为阴性的患病人数 / 实际的患病总人数 \times 100\%$$
$$= C/(A+C)$$

5. 灵敏度(sensitivity) 是指筛查为阳性的患病人数与实际患病人数的比。反映了筛查方法的检出能力,又被称为检出率。

$$灵敏度 = 筛查为阳性的患病人数 / 实际的患病人数 \times 100\%$$
$$= A/(A+C)$$
$$= 1 - 假阴性率$$

6. 阳性预测值(positive predictive value) 是指在筛查阳性的人群中,实际的患病者所占的比例。反映了筛查系统的筛查效率。

$$阳性预测值 = 筛查为阳性的患病人数 /$$

$$筛查为阳性的总人数 \times 100\%$$
$$= A/(A+B)$$

7. 阴性预测值(negative predictive value) 是指在筛查阴性的人群中,实际健康的人所占的比例。

$$阴性预测值 = 筛查为阴性的健康人数 /$$
$$筛查为阴性的总人数 \times 100\%$$
$$= D/(C+D)$$

8. 风险切割值(cutoff value) 以上所有的数据都是相互关联的,对于一个筛查系统而言,灵敏度和特异度都是越高越好,而假阳性率却是越低越好。风险切割值是在筛查系统中区分阳性和阴性的分界值,风险切割值的定义直接与系统的灵敏度相关,风险切割值的标准越低,就会有越多的人被归为"阳性",也就有更多的病人被检出,筛查系统呈现越高的灵敏度。但是同时,其检出的特异性却降低了,因为有更多的健康人被误判为阳性,失去了进行筛查的意义。所以风险切割值是特异性和灵敏性的一个平衡点。对于唐氏综合征的筛查,一般以假阳性率为5%来确定风险切割值。

二、产前筛查的常见疾病和指标

虽然产前筛查意义重大,但是并不是所有的疾病都适于并且可以进行产前筛查。进行产前筛查的疾病需要满足以下标准:①被筛查的疾病在人群中有一定的发生率并且严重影响健康;②筛查之后有进行确诊的方法;③筛查方法简便易行。目前产前筛查及降低出生缺陷率的工作主要可以分为两类:①产前唐氏综合征的筛查(血清学和超声);②开放性神经管缺陷的筛查。

(一)唐氏综合征

唐氏综合征(Down's syndrome,DS),也称为21-三体综合征或先天愚型,是最常见的一种染色体病,占新生儿染色体病的90%,出生率约为1/(600~800)。John Langdon Down 在1866年首先对其进行描述,随着核型分析技术的诞生,Lejeune 等1959年证实该病是由于多出一条额外的21号染色体引起。

根据病人的核型不同,分为游离型、易位型和嵌合型三种。其中游离型最为常见,临床表现也最为明显,是由于在减数分裂时21号染色体不分离造成。主要临床表现为生长迟缓、不同程度的智力低下和包括头面部特征在内的一系列的异常体征。病人的体貌特征包括:小头;眼裂小、眼距宽、外眼角上斜、内眦深;马鞍鼻;舌大外伸;耳廓低;手指粗短、贯通掌纹等。病人多合并先天性心脏病、消化道畸形、白血病等。虽然许多病人经过训练后可以掌握一些基本的生活技能,但是大多数病人都没有自理能力,给家庭带来沉重的精神和经济负担。因此,开展针对适龄孕妇的普遍筛查具有积极的社会和经济意义。

针对唐氏综合征的筛查指标包括孕妇年龄、血清学指标和超声学指标等。根据筛查时间分为孕早期和孕中期筛查。

1. **孕妇年龄** 是最早发现的与唐氏综合征发病相关的指标。早在 20 世纪初，即 1933 年 Penrose 等最先报道了孕妇年龄与唐氏综合征的关系，指出孕妇的妊娠年龄越大，其胎儿罹患唐氏综合征的几率也越高。在其他的筛查指标被发现前，不同的机构分别以 35 岁或 40 岁作为年龄的风险切割值。但是一般情况下高龄孕妇在整个人群中所占的比例较小，因此，一般认为，如果仅以年龄指标作为切割值，当假阳性率为 5% 时，其检出率不超过 30%。随着大量的筛查指标被发现，废除将高龄作为侵袭性产前诊断的适应证的呼声已经越来越大。

2. **血清学指标** 包括甲胎蛋白（alpha-fetoprotein，AFP）、人绒毛促性腺激素（HCG）、妊娠相关血浆蛋白（pregnancy associated plasma protein，PAPP-A）、非结合雌三醇（uE3）、抑制素 A（inhibin A）等。

（1）AFP：AFP 是一种胎儿来源的糖蛋白。母体血清中的浓度随着妊娠周数而增加。唐氏综合征胎儿母血清中的 AFP 值偏低，且随孕周增加的水平较慢，所以可以用 AFP 作为指标对唐氏综合征进行筛查。AFP 是最早用于对唐氏综合征进行筛查的血清学指标。

（2）HCG 与 β-HCG：HCG 是胎盘合体滋养细胞分泌的一种糖蛋白激素。由 α、β 两个亚基组成，其中 β 亚基与其他激素的结构有较大的差别，用于检测不易发生交叉反应，可以准确地表示 HCG 的真实分泌量。在早孕 HCG 与 β-HCG 增加迅速，至 8～10 周时达高峰，持续约两周后下降。唐氏综合征胎儿母血中 HCG 与 β-HCG 均呈现持续上升状态，因此可以用做筛查的指标。

（3）PAPP-A：PAPP-A 也是胎盘合体滋养层细胞分泌的。在未受累妊娠中，母体血清中的 PAPP-A 水平在孕早期增长速度迅速，在孕中期的增长速度则较慢。受唐氏综合征影响的妊娠中，血清 PAPP-A 一般会下降；就下降速度而言，孕早期要大大超过孕中期。因此被用做早孕期对唐氏综合征进行筛查的指标。

（4）μE3：μE3 在妊娠 10 周以后主要由胎儿-胎盘单位合成，进入母体循环。在唐氏综合征受累的妊娠中，母体血清中的 μE3 水平较正常妊娠降低。它被作为在中孕期进行唐氏综合征筛查的指标。

（5）抑制素 A：抑制素 A 是由 α、β 两个亚基组成的糖蛋白。母体血清中抑制素水平在妊娠早期时上升，在第 10 周以后逐渐下降，至 15～25 周时的水平稳定。唐氏综合征胎儿孕母血清中抑制素 A 水平是普通孕妇的两倍。

（6）其他：除了上述指标，研究者还发现，一些血清学的指标对于筛查唐氏综合征有一定的意义，包括 ADAM-12 等。ADAM-12 是去整合素金属蛋白酶-12，可随孕周的

增加而升高，并与孕周呈线性相关，唐氏综合征胎儿母血中 ADAM12 水平随孕周升高的趋势更为明显。这些指标的实际应用价值还在进一步探索中。

3. **超声学指标**

（1）胎儿颈项透明层（nuchal translucency，NT）：NT 是孕 11～14 周时在胎儿颈后皮肤下体液生理性聚集的超声定义。正常情况下，NT 厚度是随着胎儿头臀长的增加而增加的。唐氏综合征的胎儿 NT 较同孕周正常胎儿增厚。相对于其他指标，NT 是用于唐氏综合征筛查较新的指标。自 1992 年 Nicolaides 首次指出 NT 筛查染色体异常胎儿的意义，至今 NT 已经广泛地用于唐氏综合征的早孕期筛查中。NT 是早孕期筛查灵敏度最高的独立指标，假阳性率为 5% 时，检出率达 65%；结合孕妇年龄后检出率仍可达 75% 左右。

NT 增厚不仅与唐氏综合征有关，其他一些胎儿畸形也会发生 NT 增厚，例如 18-三体、13-三体、Turner 综合征、某些类型的心脏畸形、膈疝和脐疝等疾病。当然 NT 增高并不一定提示胎儿畸形，一项研究发现，即使 NT 大于 6.5mm，仍有三分之一的胎儿无染色体的异常和严重的畸形发生。因此目前美国妇产科学会不建议单独使用 NT 进行唐氏综合征的筛查。

（2）其他超声指标：对于筛查唐氏综合征有意义的还包括一些超声软指标，如：胎儿鼻骨缺如、颈项软组织增厚、肠管强回声、肾盂轻度扩张、侧脑室轻度扩张、股骨短小、上颌骨长度、三尖瓣反流等，对于唐氏综合征的风险评估也存在一定的影响。

虽然超声指标对于唐氏综合征的筛查起到越来越重要的作用，但是需要注意的是，超声指标只有在进行严格的培训和质控的情况下，才能发挥其应有的作用。缺乏严格质控和统一标准而滥用超声指标，对于唐氏综合征的筛查是有害而无益的。为此，英国胎儿医学基金会及国立筛查委员会将 NT 测量标准化，严格要求检查技术，要求通过合格认证后方可执行，对于已经通过认证的医生，也需要每年通过复核才可以继续实施超声筛查的工作。2005 年美国妇产科学会也将 NT 测量作为其训练课程之一，并成立母胎医学基金会和 NT 审查委员会。

4. **其他** 除了年龄、血清学和超声等指标与唐氏综合征有关，还有许多因素会影响唐氏综合征发生的风险。比如，前次分娩唐氏儿的夫妇，再次妊娠时风险增高。环境污染、酗酒、病原体感染等是否与其相关尚存争议。

（二）开放性神经管缺陷

开放性神经管缺陷（open neural tube defects，ONTD）系因致畸因素作用于胚胎阶段早期导致神经管关闭缺陷而造成的，最常见的类型是无脑儿和脊柱裂。无脑儿表现为胎儿颅骨与脑组织的缺失，是致死性的畸形，如果孕期没有被发现，可以持续妊娠达足月。脊柱裂则表现为部分椎管未完全闭合，根据类型不同，可分为开放性脊柱裂（占 80%～

85%)和隐性脊柱裂,临床表现可以有或无神经症状,严重者表现为下肢截瘫。神经管缺陷是造成胎儿、婴儿死亡和残疾的主要原因之一。各地区的发病率差异较大,我国北方地区高达 6‰~7‰,占胎儿畸形总数的 40%~50%,而南方地区的发病率仅为 1‰左右。

开放性神经管缺陷除了经超声的影像学检查直接发现外,也可经母血中 AFP 含量进行筛查。这是因为当胎儿为开放性神经管畸形时(如无脑儿、脊柱裂等),脑脊液中 AFP 可以直接进入羊水,使羊水中的 AFP 升高达 10 倍以上,孕妇血中 AFP 随之升高。因此可运用检测孕妇血中 AFP 水平,作为一种筛查方法,间接判断胎儿罹患开放性神经管畸形的风险程度。因为 AFP 是孕中期唐氏综合征的筛查指标,所以在实施孕中期唐氏综合征筛查的机构,可以同时采用 AFP 进行开放性神经管畸形的筛查工作。

三、产前筛查方案的选择

运用任何单一标记物开展唐氏综合征的产前筛查,其检出率都较低。因此,临床上常采用多个标记物联合筛查的方法,以提高检出率,降低假阳性率。临床常用的筛查方案包括以下几种。

1. **孕中期血清学筛查** 用于中孕期的筛查指标有 β-HCG、AFP、μE3、inhibin A。常用的方案包括:由 β-HCG 和 AFP 组成的二联筛查;由 β-HCG、AFP 和 μE3 组成的三联筛查;由上述四种指标共同组成的四联筛查方案。各种模式的中孕期血清学筛查是目前为止我国进行的最为成熟和广泛的筛查方式,筛查成本相对较低,筛查技术和实验室质量控制要求相对容易进行控制;其缺点是敏感性相对较低,且筛查时间较晚,一旦通过诊断实验确诊需要引产,损伤较大。

2. **孕早期筛查** 用于早孕期的筛查指标主要有 β-HCG、PAPP-A、NT、鼻骨。目前最为常用的孕早期筛查方案是包含 β-HCG、PAPP-A 和 NT 三个指标的方案,在假阳性率 5%时,唐氏综合征的检出率可达 85%~90%。也有将 NT 作为单独的指标进行筛查的方案,或者仅将两个血清学指标用于筛查。NT 的筛查还可以帮助发现其他的胎儿畸形。早孕期孕妇心理负担较轻,终止妊娠私密性较高,也较为安全。但是早孕筛查成本较高,对筛查技术要求较高,要求有严格的超声质控,还要求具备早孕期绒毛膜活检(CVS)这种后续诊断的能力。此外,因为约 20%患病胎儿会在 10~16 周自发流产,有些专家质疑早孕筛查会引起一些不必要的侵入性操作。对于优先考虑隐私和早期诊断的妊娠期妇女来说,孕早期筛查试验是最好的筛查试验;然而,对于每例被筛查妇女,进行 CVS 这种后续诊断性实验发生与操作相关的流产风险比妊娠中期进行羊膜腔穿刺术更高。

3. **联合筛查**(integrated test) 将早中孕期的指标联合筛查,确定一个风险值,又分为全面的联合筛查和血清学联合筛查。全面的联合筛查由妊娠 10~13 周时超声检查胎儿颈项后透明层厚度,妊娠 10~13 周的 PAPP-A 的水平,以及妊娠 15~18 周时的甲胎蛋白(alpha fetoprotein,AFP)、游离雌三醇(unconjugated estriol,uE3)、HCG 和抑制素 A(inhibin A)的水平测定组成。检出率为 85%或 95%时,在唐氏综合征筛查试验中,全面联合筛查试验的假阳性率最低,使得平均每名接受筛查的妊娠妇女的操作所致流产率最低。血清联合筛查试验的检测项目与全面的联合筛查相同,但是不包括胎儿颈项透明层厚度超声检查。若妊娠期妇女所在地区的医疗机构不能进行胎儿颈项透明层厚度超声检查,可以选择血清联合筛查,当检出率为 85%或 95%时,在不包括胎儿颈项透明层厚度检查的唐氏综合征筛查试验中,其假阳性率最低。联合筛查是各种筛查方式中检出率最高,而假阳性率最低的方案,可以有效降低确诊实验的使用率。但是在所有方案中联合筛查也是成本最高的一种。此外,在随访中,孕妇需要早孕、中孕两次回访,失访率较高,而早孕高危孕妇失访后果严重。联合筛查方案进行的时间跨度大,引起的心理压力也较大。同中孕期一样,如果确诊需要引产,损伤较大。

4. **阶段序贯筛查**(sequential test) 先进行早孕期产前筛查,给出早孕期风险值,高危者建议行产前诊断;低危者至中孕期接受中孕期筛查,依据中孕期筛查结果再决定是否进行产前诊断。这种方案在联合检查的基础上,使一部分高危的病人可以在早期被发现并终止妊娠,但是检查成本依然较高。

5. **酌情序贯筛查**(contingent sequential test) 通过早孕筛查,采取两个不同的风险截断值将人群分为三部分,高风险(如≥1/50)的妊娠期妇女进行侵入性产前诊断,低风险(如<1/2000)的妊娠期妇女结束筛查,中等风险(如>1/2000 且<1/50)的妊娠期妇女继续进行中孕筛查。该方案在分步序贯检查的基础上,极大地降低了筛查成本(占总人数约 70%~80%的低风险人群的中孕筛查费用),同时保持了较高的检出率和较低的假阳性率。但是该方案的流程和方法较为复杂,对于病人的解释工作较为困难。

6. **无创产前检查**(NIPT) NIPT 指孕 10 周后通过使用下一代基因组测序方法检测妊娠期妇女血浆中游离 DNA,主要用于检测 21-三体、18-三体和 13-三体。由于该试验方法具有较高的敏感性与特异性(检出率>98%,假阳性率<0.5%),所以用于筛选出可从侵入性产前诊断获益的妊娠期妇女是比较有效的。但现有的公司各自开发了专利技术用于评估妊娠妇女血液中的游离 DNA 和估算非整倍体风险,因此敏感性和特异性存在轻微差异。由于母血游离 DNA 检测并非一项诊断性试验,假阳性率<0.5%,如果计划进行一项重大干预措施(如终止妊娠),建议在获得阳性检查结果后行侵入性诊断试验以确定阳性结果。经超声检查发现胎儿有结构性畸形的妊娠妇女不建议行游离

2

DNA试验,直接进行非整倍体(以及其他遗传病)诊断试验更为合适。

目前各种方案的优缺点还在不断讨论中,我国尚无关于如何选择筛查方案的指南。选择筛查方案原则是,需结合筛查机构的条件、遵循卫生经济学原则,尽量选择最少的指标组合,达到最大的预测效果。

【临床特殊情况的思考和建议】

1. **双胎妊娠如何进行唐氏综合征的筛查** 理论上双胎妊娠生育唐氏综合征的先验风险要比单胎妊娠风险高。这是由于如果是双卵双胎,每一胎的患病风险都是独立的,因此他们中至少一个胎儿患有唐氏综合征的风险是单胎的两倍。由于单卵双胎中两个胎儿的染色体相同,他们发生或不发生唐氏综合征的风险和单胎妊娠是一样的。但是在实际观察中双胎妊娠的发生率并没有像理论估计的那么高。

在双胎妊娠的筛查中,发生唐氏综合征的背景风险和孕妇的年龄相关,还和双胎的类型有关。早期的超声检查有助于诊断双胎的绒毛膜性,并可以确定背景风险,即年龄相关风险(单卵双胎),或是年龄相关风险的两倍(双卵双胎)。孕妇血清学的指标也可以帮助分析风险,但是与单胎妊娠分析所用的风险曲线不同,双胎中判断风险的曲线须是针对双胎设计的。由于目前缺乏大样本双胎筛查数据,目前用母体血清学进行筛查的方法尚存在争议。NT是用于双胎筛查的一个较好的指标,既可以提高检出率,也能单独对每个胎儿进行风险评估,但是NT的检查也存在一定的缺点,例如在双胎输血综合征发生时,会因NT的增厚而发生假阳性的报告。此外双胎妊娠进行NT检查的操作难度也更大。

采用NIPT进行双胎唐氏综合征的筛查难度较大,因为母血循环中的游离DNA同时来自于两个胎儿。单凭分析细胞游离DNA无法确定是哪个胎儿具有异常,所以报告结果是针对整个妊娠而言的,仍需要进行侵入性试验来鉴别双胎中哪个受累。另外,双胎中各胎儿所产生的细胞游离DNA的量都低于单胎妊娠,而且两个胎儿所产生的DNA量可能大相径庭。目前关于13-三体、18-三体及21三体的检测均有公司开发,但相较单胎妊娠,来自双胎妊娠的验证数据较少。

双胎妊娠可以通过CVS、羊水穿刺或脐血穿刺等方法进行产前诊断,操作相关风险性较单胎妊娠大,因此在不具备双胎妊娠产前诊断能力的中心,不推荐进行双胎唐氏综合征的筛查工作。

2. **唐氏综合征筛查中孕周的确定** 唐氏综合征筛查中特别强调孕周确定的准确性。这是因为唐氏综合征筛查中的所有血清学指标或NT的中位数值都由孕周决定的,会随着孕周而发生变化的。即使是规律月经的妇女,仍有很大的机会出现不规律排卵,因此唐氏综合征筛查需要根据超声结果判断孕龄,从而计算相关风险。

孕早期超声检测胎儿头臀长度,可以作为推算孕龄的"金标准"。如果错过了孕早期超声检查,一般认为,在孕中期,胎儿双顶径较胎儿股骨长更能准确地反映孕龄,这是因为,唐氏综合征的胎儿存在发育迟缓的现象,突出表现于长骨的增长上。

特别强调的是,需采用超声检查和其他方法对所有参加筛查的孕妇准确估计胎龄,仅对月经不规律或是获得了阳性结果的孕妇重新推算孕龄的方法是不可取的,在减少假阳性率的同时,也降低了检出率。

3. **唐氏综合征的早期筛查与中期筛查** 据报道,在目前所有的检查方法中,孕早期的唐氏筛查(β-HCG、PAPP-A和NT)的检出率最高,因此在国外多采用早孕期筛查取代中孕期筛查。但是现阶段,在我国早期的唐氏筛查尚不能完全代替中期的唐氏筛查。原因很复杂,主要包括以下的几个方面:①很多的孕妇在中孕期才进行首次产科检查,甚至到中孕期才获知怀孕的消息;②早孕期筛查要求有后续的早孕期诊断的能力;③早孕期的NT检查需要有严格的质控,在缺乏经验和有效质控的情况下开展NT,有害无益;④成本的考虑;⑤医务人员和大众的认识水平;⑥早孕筛查指标中不包括AFP,因此无法预测神经管缺陷,在中孕期需要再检查AFP水平来筛查神经管缺陷。

4. **筛查中知情告知的必要性** 筛查应当遵循知情同意的原则自愿进行。即使筛查中的结果为阴性,也应告知孕妇因为筛查实验的局限性,仍存在漏诊的可能。

在妊娠中期对胎儿进行大畸形超声筛查时,也应告知孕妇,即使通过全面的超声评估,也不能发现所有的结构畸形。一些畸形直到妊娠晚期才能被超声发现,例如脑积水、十二指肠闭锁、软骨发育不良、多囊肾和主动脉缩窄等,也只有到妊娠晚期,这些畸形的程度才能被超声诊断。

知情同意还要求医生客观地将可以采用的处理措施告知病人。例如在唐氏综合征筛查前,就应当告知孕妇如果筛查为阳性,要进一步明确诊断需要通过产前诊断,以及产前诊断的各种方式。对于那些对侵入性检查存在严重顾虑的孕妇,允许选择拒绝筛查。事实证明,向病人充分告知筛查相关信息,对于减少后续的医疗纠纷具有重要意义。

参考文献

1. Haddow JE, Palomaki GE, Knight GJ, et al. Screening of maternal serum for fetal Down's syndrome in the first trimester. N Engl J Med, 1998, 338:955-961

2. Lau TK, Jiang F, Chan MK, et al. Non-invasive prenatal screening of fetal Down syndrome by maternal plasma DNA sequencing in twin pregnancies. J Matern Fetal Neonatal Med, 2013, 26:434

3. Canick JA, Kloza EM, Lambert-Messerlian GM, et al. DNA sequencing of maternal plasma to identify down syndrome and other trisomies in multiple gestations. Prenat Diagn, 2012, 32:730

4. del Mar Gil M，Quezada MS，Bregant B，et al. Cell-free DNA analysis for trisomy risk assessment in first-trimester twin pregnancies. Fetal Diagn Ther，2014，35：204

5. Gekas J，Durand A，Bujold E，et al. Cost-effectiveness and accuracy of prenatal Down syndrome screening strategies：should the combined test continue to be widely used?. Am J Obstet Gynecol，2011，204：175. e1

6. Practice Bulletin No. 163：Screening for Fetal Aneuploidy. Obstet Gynecol，2016，127(5)：e123-37

7. 严英榴，杨秀雄. 产前超声诊断学. 第2版. 北京：人民卫生出版社，2012

（李笑天　胡蓉）

第三节　产前筛查和诊断

关键点

1. 出生缺陷常见，多发，种类繁多，病因复杂，筛查与诊断手段相对局限。

2. 世界卫生组织（WHO）建议采用出生缺陷三级预防措施：一级预防是预防出生缺陷发生，二级预防是及早识别先天缺陷，三级预防是产后对出生缺陷及时发现和及早治疗。

3. 产前筛查策略的选择不仅仅是一个技术问题，需要综合考虑筛查方案的筛查效率，筛查费用，筛查技术的复杂性与可及性等。

4. 产前筛查关注的重点是在控制费用的前提下能够筛查出更加多的缺陷，产前诊断关注的重点是在保障安全性的前提下，作出更加准确和精确的诊断。

我国是出生缺陷高发国，据《中国出生缺陷防治报告（2012）》估计，我国出生缺陷总发生率约为5.6%，每年新增出生缺陷数约90万例，出生缺陷已成为导致流产、死胎、围产儿死亡和先天残疾的主要原因，不仅影响缺陷儿本身的生命健康和生活质量，更对家庭和社会带来长远影响。因此，为了提高人口素质和群体健康水平，世界卫生组织（WHO）提出出生缺陷三级预防措施。一级预防是预防出生缺陷发生，包括婚前检查和咨询、孕前检查和咨询等。二级预防是及早识别先天缺陷，及早宫内干预，改善异常胎儿出生后预后或减少异常胎儿出生。包括产前筛查、产前诊断、产前咨询、产前宫内治疗、终止妊娠。三级预防是产后对出生缺陷及时发现和及早治疗，包括新生儿筛查、畸形矫治等。根据我国国情，目前二级预防是最重要、最有效的关键环节，尤其是产前筛查和诊断，在预防出生缺陷方面发挥了举足轻重的作用。

产前筛查是指通过经济、简便和无创伤的检测方法，从孕妇群体中发现怀有可能异常胎儿的高危孕妇，以便进一步明确诊断，通常用于正常孕妇，需要注意的是产前筛查结果高风险仅意味着患病风险升高，并非确诊疾病，低风险结果表示风险无增加，并不意味胎儿正常。产前诊断又称宫内诊断，是对胚胎或胎儿是否患有某种先天性缺陷或遗传病进行的诊断，与产前筛查的目的不同，需要回答受检者是否患有某种疾病，对技术要求更高，适合高风险孕妇。

一、产前筛查

针对不同疾病有不同的产前筛查方法和策略，目前产前用得最多也较成熟的筛查方法有血清学筛查、超声筛查。超声筛查主要针对原卫生部《产前诊断技术管理办法》规定的六大严重结构畸形：无脑儿、严重脑膨出、严重开放性脊柱裂、严重胸腹壁缺损伴内脏外翻、单腔心、致死性软骨发育不良。对于产前超声筛查发现问题的高危孕妇进一步进行超声产前诊断。

（一）唐氏综合征的产前筛查

唐氏综合征（Down's syndrome，DS）又称21-三体综合征，是最早被发现的染色体病，发病率约为 $1/(600\sim800)$，是由于细胞分裂过程中染色体不分离导致21号染色体全部或部分增多引起。分为标准型、易位型及嵌合型三种。大部分DS在孕早期即发生流产，存活者有明显的智力落后、特殊面容、生长发育障碍和多发畸形。其发生风险与孕妇年龄有关，随孕妇年龄增大而升高。所以年龄成为DS产前筛查发现的第一个指标，以35岁作为产前诊断的切割值，但把年龄作为独立筛查指标，检出率很低，目前已不再作为入侵性产前诊断的独立指征，而结合其他非侵入性血清学指标和超声标记综合分析。

1. 早孕期唐氏筛查

（1）$11\sim13^{+6}$周超声筛查：这个时期筛查的主要指标是颈项透明层（nuchal translucency，NT）和鼻骨，NT是在 $11\sim13^{+6}$ 周超声观察到的胎儿颈项后方皮下积液。NT增厚与胎儿遗传学及结构异常密切相关，如DS、Turner综合征、Noonan综合征、胎儿心脏结构异常等。NT的厚度在不同孕周有一个切割值范围，因此以往以一个固定切割值，如2.5mm、3mm、3.5mm作为判断是否需要进一步侵入性诊断已不再精确。数项研究显示，在$11\sim13^{+6}$周鼻骨缺失与DS以及其他染色体异常有很高的相关性，DS胎儿中69%有鼻骨缺失，缺乏鼻骨的发生率随头臀长增长而下降，随NT厚度增加。这个时期还可以观察其他指标，如三尖瓣反流、静脉导管缺失或倒置，这些都可以增加胎儿唐氏综合征和先心病的风险。

（2）早孕期母体血清学筛查：早孕期母体血清学筛查指标有两项，即人绒毛膜促性腺激素（hCG）和妊娠相关蛋白A（pregnancy associated plasma protein A，PAPP-A）。对DS病例的母体血清学进行研究后发现，游离β-hCG值高于同孕周游离β-hCG中位数倍数（MOM）2倍，而PAPP-

A 值低于同孕周 PAPP-A 中位数倍数（MOM）0.5 倍。当假阳性率为 5% 时，该两项指标对 DS 的检出率为 67%。

（3）早孕期联合筛查：由于不论在 DS 或染色体正常的妊娠中，胎儿 NT 与母体血清游离 β-hCG 或 PAPP-A 均无显著相关性，因此可以合并 NT 与这两个生化标记，以提供比单独使用其一更有效的筛查，有研究表明，在假阳性率为 5% 时，DS 的检出率达到 86.3%。

2. 中孕期筛查

（1）血清学筛查：研究发现孕中期 DS 胎儿的孕妇血清中甲胎蛋白（AFP）值及游离雌三醇值降低（μE_3），hCG 值升高。AFP、hCG 及 μE_3 均不随母亲年龄的变化而变化，即没有相关性。况且彼此之间关联也较少，因此可以联合作为筛查的标志物。这三项指标联合筛查 DS 的检出率为 61%～70%。当上述三项指标结合抑制素 A 时（四联筛查），对 DS 的检出率可达到 80%（假阳性率为 5%）。

（2）超声筛查：中孕期超声"软标记物"有以下几种：颈项皱褶增厚、轻度肾盂扩张、轻度脑室扩张、心室内强光点、单脐动脉、肠管强回声、鼻骨缺失或发育不良、脉络膜囊肿等。NF 厚度若≥6mm，胎儿患有 21-三体综合征的风险将增加 17 倍。孤立肾盂分离相对于 21-三体综合征的似然比为 1.9。肠回声增强相对于 21-三体综合征的似然比为 6.1。

3. 早中孕期联合筛查

（1）早中孕期整合筛查：包括 11～14 周的胎儿 NT、血清学分析及 15～20 周的四联筛查。由这 7 个指标整合分析得出胎儿的染色体非整倍体风险。当假阳性率为 5% 时，DS 的检出率为 94%～96%。

（2）早中孕期序贯筛查：

1）独立的序贯筛查：可以立即提供孕早期联合筛查的结果，因此高风险的病人可以做绒毛取样或羊水穿刺。低风险的孕妇再做四联筛查，其结果可以不根据孕早期的结果进行分析，检出率为 88%～94%。

2）逐步的序贯筛查：在孕早期结果为高风险时也会把结果提供给病人，在孕中期进行最后风险评估时，它同时考虑孕中期和孕早期的测量结果，检出率为 95%。

4. 胎儿无创产前检测 胎儿无创产前检测（noninvasive prenatal testing，NIPT）也称为无创 DNA 检测。研究发现胎儿遗传物质存在于母体外周血中，早至妊娠 10 周便可通过高通量测序技术从母体外周血中捕获胎儿游离 DNA，用于检测唐氏综合征及其他常染色体三体。在高风险人群中，应用这一技术对 21-三体、18-三体、13-三体的检出率可高达 98%，且假阳性率低，目前已有取代唐氏筛查之势。尽管检出率较高，该检测方法目前在临床上仍作为筛查方案，并不能取代传统的产前诊断方法。对于检测结果阳性者，需提供遗传咨询及入侵性产前诊断以明确。无创 DNA 的适用人群包括：分娩时孕妇年龄≥35 岁；超声提示胎儿非整倍体异常的风险增加者；前次妊娠分娩 21-三体，18-三体

或 13-三体者；孕妇或配偶为 21 号或 13 号染色体的罗伯逊易位携带者；早孕期筛查/中孕期筛查或早中孕期联合筛查结果异常者。

（二）18-三体综合征的产前筛查

18-三体综合征又称 Edwards 综合征，活产儿发病率约为 1/6000，是由于细胞分裂过程中染色体不分离导致，分为标准型、易位型及嵌合型三种。其产前血清学筛查和唐氏筛查一起，中孕期母亲血清三项生化标志物 AFP、hCG 和 μE_3 呈现"三低"。超声筛查可发现草莓头、脉络膜囊肿、小脑小、Dandy-walker 畸形、小下颌、心脏畸形、重叠指、摇椅足及单脐动脉等表现，协助诊断。

（三）神经管缺陷的产前筛查

神经管缺陷（neural tube defect，NTD）是指先天性的大脑和脊柱的结构异常，是由于在胚胎发育时期受某些原因影响而造成神经管不能闭合所致。发生率约为（1.4～2）/1000，包括无脑儿、脑膨出、脊柱裂等畸形。母亲血清 AFP 检测是筛查 NTD 有效手段，当阳性切割值定为 2.5MOM，大约可筛查出 85% 的单胎和 80% 双胎。这里需要强调的是血清 AFP 只能筛查开放性 NTD，像隐性脊柱裂等不能筛查，因为其血清 AFP 并不增高。以前超声筛查和诊断开放性脊柱裂胎儿大多在中晚孕期，最近大量文献报道在孕 11～13^{+6} 周可通过评估颅内透明层（intracranial translucency，IT）早期筛查开放性脊柱裂。IT 即在标准 NT 测量切面上，脑干和脉络丛之间的第四脑室，由于第四脑室回声与颈项透明层相似，故命名。正常胎儿 IT 清晰可见。而开放性脊柱裂胎儿脑组织向尾侧移位，IT 受压变小甚至消失。

（四）地中海贫血的产前筛查

地中海贫血是世界上最常见的单基因遗传病之一，最早在地中海区域的民族中发现而得名。我国广东、广西、海南和四川等地是该病的高发地区，分为 α-地中海贫血和 β-地中海贫血两种。目前产前筛查方法有检查夫妻双方血常规和血红蛋白电泳。地中海贫血一个重要的特征是小细胞低色素性贫血，因此红细胞平均体积（MCV）≤80fl 和（或）红细胞平均血红蛋白（MCH）＜27pg 即为血液学参数阳性，再进一步血红蛋白电泳检查，通过血红蛋白电泳，不但可以发现大部分氨基酸组分异常或分子结构异常的血红蛋白，还可以根据各区带染色强度，计算出 HbA、HbA2、HbF 等的含量，对血红蛋白病的筛查有重要价值，并进一步作基因诊断。

二、产前诊断

（一）产前诊断的对象

1. 高龄孕妇（年龄大于等于 35 岁）。

2. 产前筛查高风险者。

3. 生育过染色体异常儿的孕妇或夫妇一方有染色体

异常者。

4. 曾有不良孕产史者,包括自然流产、死产、新生儿死亡、畸胎等或特殊致畸因子(如大剂量化学毒剂、辐射或严重病毒感染)接触史。

5. 曾生育过或者家族中有某些单基因病,并且这些疾病的产前诊断条件已经具备。

(二)产前诊断的内容

1. 胎儿结构异常的产前诊断　胎儿结构异常的产前诊断方法主要包括超声和MRI。

(1) 产前超声检查:超声是目前筛查、诊断胎儿结构异常最常用、安全、可重复的方法。我国把超声用于产前诊断的时间不长,全国各地产前超声技术规范、技术水平有很大差异,还处于经验积累阶段,随着2012年中国医师协会超声医师分会《产前超声检查指南》的发布,产前超声培训的广泛开展、超声医生经验的不断积累、超声仪器设备的不断更新,中国产前超声诊断水平已经有了相当大的提高。

目前我国产前超声分为早孕期超声检查和中晚孕期超声检查,早孕期超声检查又分为早孕期普通超声检查和孕11~13^{+6}周 NT 超声检查,以往胎儿结构的产前超声筛查需要到孕20~24周,而随着仪器和技术的提高,对于有经验的产前诊断超声医生,胎儿结构的产前筛查已可以推前至早孕期 NT 检查时期,尤其是经阴道超声检查,可显著提高胎儿结构图像分辨率,对发现早孕期胎儿结构异常有很大帮助。可发现如无脑儿、严重脑膨出、严重开放性脊柱裂、严重胸腹壁缺损伴内脏外翻、单腔心、巨膀胱、脐膨出等胎儿结构异常,让孕妇在孕早期做出选择,降低中期引产对母体的伤害。目前中晚孕期超声检查采取分级检查,分为Ⅰ、Ⅱ、Ⅲ、Ⅳ级产前超声检查,Ⅰ级产前超声检查为一般产前超声检查,主要进行胎儿主要生长参数的检查,不进行胎儿解剖结构的检查,不进行胎儿畸形的筛查。Ⅱ级产前超声检查是常规产前超声检查,按原卫生部《产前诊断技术管理办法》规定,初步筛查六大类畸形:无脑儿、严重脑膨出、严重开放性脊柱裂、严重胸腹壁缺损伴内脏外翻、单腔心、致死性软骨发育不良。Ⅲ级产前超声检查为系统产前超声检查,通过对胎儿解剖结构的详细检查,提高胎儿畸形检出率。以上是根据不同医院级别、不同医师水平、不同检查孕周而选择不同胎儿产前超声筛查级别,属于产前超声筛查。而Ⅳ级产前超声检查即针对性产前超声检查属于产前超声诊断,是针对产前超声筛查发现的胎儿异常进行有针对性的检查并诊断,如胎儿心脏超声、颅脑超声、泌尿生殖系统超声、骨骼系统超声、遗传学超声等。这对超声医生的思维与技术要求相当高,因为涉及胎儿预后评估及临床下一步处理,需要超声医生与胎儿医学专家、遗传学家、相关领域儿科专家配合,对胎儿异常做出全面、正确的评估。

产前超声检查有其局限性,需要告知孕妇,超声诊断不

能等同于临床诊断,更不能替代病理诊断。胎儿异常是一个动态形成的过程,有些胎儿异常随着孕周的增加才逐渐表现出来。产前超声不能检出所有胎儿异常,亦不能检测胎儿的智力、评价胎儿的生理功能及代谢异常。目前国内外文献报道部分胎儿畸形产前超声检出率如下:无脑儿产前超声检出率为87%以上;严重脑膨出产前超声检出率为77%以上;开放性脊柱裂检出率为61%~95%;严重胸腹壁缺损伴内脏外翻产前超声检出率为60%~86%;胎儿唇腭裂产前超声总检出率为26.6%~92.5%;单纯腭裂产前超声检出率为0~1.4%;膈疝产前超声检出率为60%左右;房间隔缺损产前超声检出率为0~5%;室间隔缺损产前超声检出率为0~66%;左心发育不良综合征的产前超声检出率为28%~95%;法洛四联症产前超声检出率为14%~65%;右心室双出口产前超声检出率约为70%;单一动脉干产前超声检出率为67%;消化道畸形产前超声诊断率为9.2%~57.1%;胎儿肢体畸形产前超声检出率为22.9%~87.2%。

(2) 磁共振成像(magnetic resonance imaging,MRI):随着磁共振技术的发展,因其具有较高软组织对比性、高分辨率、多方位成像能力和成像视野大等优点,使 MRI 技术成为产前诊断胎儿畸形的有效补充手段,而且越来越多地被产科临床应用。目前,MRI 不作为筛查的方法,只有在超声检查发现异常,但不能明确诊断的患儿,或者通过MRI 检查发现是否存在其他异常。可运用 MRI 扫描进行鉴别诊断的主要结构异常有:中枢神经系统异常,如侧脑室扩张、后颅窝病变、胼胝体发育不全、神经元移行异常、缺血性或出血性脑损伤等;颈部结构异常,如淋巴管瘤及先天性颈部畸胎瘤等;胸部病变,如先天性膈疝、先天性肺发育不全和先天性囊腺瘤样畸形;腹部结构异常,包括脐部异常、肠管异常及泌尿生殖系异常等。对于羊水过少、孕妇肠道气体过多或过于肥胖者,超声检查显示胎儿解剖结构较差,此时应用 MRI 检查较理想。MRI 检查没有电离辐射,安全性较高,目前尚未发现有磁场对胎儿造成危害的报道。为进一步确保胎儿安全,对妊娠 3 个月以内的胎儿不做MRI 检查。

2. 胎儿遗传学异常的产前诊断

(1) 染色体病:包括数目异常和结构异常两类。常见的常染色体数目异常疾病有 21-三体综合征、18-三体综合征和13-三体综合征等。常见的性染色体数目异常疾病有特纳综合征(45,XO)、克氏综合征(47,XXY)等。染色体结构异常以缺失、重复、倒位、易位较常见。传统的细胞遗传学方法亦称染色体核型分析(karyotype analysis)是确诊染色体病的主要方法。通过分析胎儿细胞的染色体核型,可及时诊断染色体数目异常和有明显染色体结构异常的胎儿。但有一些染色体畸变难以发现或确诊,如标志染色体、微缺失综合征和其他一些染色体隐蔽性重排等,还需结合

一些分子细胞遗传学技术如荧光原位杂交技术(FISH)、光谱核型分析(SKY)、荧光定量 PCR、巢式 PCR、多重 PCR、Southern 印迹杂交、比较基因组杂交、限制性片段长度多态性(RFLP)、基因芯片等技术等。传统的核型分析方法需要大量人力,要 2 周以上或 3 周才能得到结果。分子诊断学的进步可以在 1～2 天内诊断常见的染色体数目异常疾病,方法包括使用染色体特异性 DNA 探针的 FISH 和使用染色体特异性短重复序列标记物的 QF-PCR,统称为快速染色体异常检测技术(rapid aneuploidy detection,RAD)。与核型分析不同,这些技术只用于特定染色体异常的检出。目前,产前诊断运用 FISH 或 PCR 技术主要用来检测 13、18、21、X 和 Y 等染色体数目异常。

(2)单基因病:是指单一基因突变引起的疾病,这些改变包括 DNA 中一个或多个核苷酸的置换(点突变),DNA 中核苷酸的插入或缺失而导致蛋白质的移码和一些三核苷酸重复顺序的扩展。目前已开展针对地中海贫血、血友病、脆性 X 综合征等疾病的基因诊断。产前基因诊断的适用范围:遗传性疾病由单一基因缺陷造成;病人家族中的突变基因已被确认,或突变基因所在的染色体能用遗传标记所识别;胎儿父母以及家庭中先证者的标本均可获得。另外,检测必须由经临床验证有资质的基因诊断实验室进行。常用的方法主要是 PCR 与内切酶等联合应用以及遗传标记连锁分析法。基因诊断分直接诊断和间接诊断两种:直接基因诊断方法:直接检测致病基因本身的异常。通常使用基因本身或邻近 DNA 序列作为探针,进行 Southern 杂交,或通过 PCR 扩增产物,以检测基因点突变、缺失、插入等异常及性质。主要适用于已知基因异常疾病的诊断。如脆性 X 综合征,是一种常见的遗传性智力发育不全的综合征。95% 以上的脆性 X 综合征是 FMR1 基因(CGG)n 结构扩增的动态突变引起的,5% 以下是由于 FMR1 基因的错义突变和缺失型突变影响了 FMR 蛋白的正常结构导致的。对该疾病的诊断主要是脆性 X 染色体检查以及用 PCR、RT-PCR 的方法扩增 FMR1 序列。间接基因诊断方法:当致病基因虽然已知,但其异常性质未知时,或疾病基因本身尚未知时,主要通过基因和 DNA 多态的连锁分析间接地作出诊断。连锁分析基于遗传标记与基因在染色体上连锁,通过对受检者及其家系进行连锁分析,分析子代获得某种遗传标记与疾病的关系,间接推断受检子代是否获得带有致病基因的染色体。

3. 双胎妊娠的产前筛查和诊断 随着辅助生殖技术的发展及高龄孕妇的增多,双胎妊娠的发生率逐年上升。双胎妊娠已成为导致流产、早产、出生缺陷及围产儿病率和死亡率增加的重要原因。双胎的产前筛查和诊断方面很多与单胎相同,但也有其独特性。

(1)双胎妊娠的产前超声筛查和诊断:双胎按卵性分为单卵双胎和双卵双胎,但孕期更关注其绒毛膜性,因为它

和双胎并发症、预后密切相关。绝大多数双卵双胎为双绒毛膜双羊膜囊双胎;而单卵双胎则根据发生分裂时间的不同,分别演变成为双绒毛膜双羊膜囊双胎或单绒毛膜双羊膜囊双胎;若分裂发生的更晚,则形成单绒毛膜单羊膜囊双胎、甚至联体双胎。故单绒毛膜双胎均为单卵双胎,而双绒毛膜双胎不一定是双卵双胎。单绒毛膜双胎可能会发生一系列并发症,如双胎输血综合征(twin-twin transfusion syndrome,TTTS)、选择性胎儿生长受限(selective intrauterine growth restriction,sIUGR)、双胎动脉反向灌注序列征(twin reversed arterial perfusion sequence,TRAPS)及双胎贫血多血质序列征(twin anemia-polycythemia sequence,TAPS)等,且由于胎盘存在血管交通吻合支的特点,如果其中之一发生胎死宫内,对存活胎儿存在发生脑损伤的风险。单绒毛膜双胎妊娠胎死宫内的风险是双绒毛膜双胎的 3.6 倍,在妊娠 24 周前发生流产的风险是后者的 9.18 倍,因此,早孕期超声诊断绒毛膜性对双胎的评估及妊娠期管理至关重要。在妊娠 6～9 周,可通过孕囊数目判断绒毛膜性。妊娠 10～14 周,可以通过双胎间的羊膜与胎盘交界的形态判断绒毛膜性。单绒毛膜双胎羊膜分隔与胎盘呈"T"征,而双绒毛膜双胎胎膜融合处夹有胎盘组织,所以胎盘融合处表现为"双胎峰"(或"λ"征)。妊娠中期"双胎峰"或"T"征不容易判断,只能通过分离的胎盘个数或胎儿性别判断绒毛膜性。如为 2 个胎盘或性别不同,则为双绒毛膜双胎;如 2 个胎儿共用一个胎盘,性别相同,缺乏妊娠早期超声检查资料,绒毛膜性判定会很困难。以往通过羊膜分隔的厚度判断绒毛膜性,但准确性不佳。如绒毛膜性诊断不清,建议按单绒毛膜双胎处理。

由于双胎妊娠的妊娠期并发症发生率高于单胎妊娠,所以需要进行更多次的产前超声监测。双绒毛膜双胎至少每月进行 1 次胎儿生长发育的超声评估和脐血流多普勒检测,妊娠晚期酌情增加对胎儿的超声评估次数,便于进一步发现双胎生长发育可能存在的差异,并准确评估胎儿宫内健康状况。单绒毛膜双羊膜囊双胎由于存在较高的围产儿病率和死亡率,建议自妊娠 16 周开始,至少每 2 周进行 1 次超声检查。由有经验的超声医师进行检查,评估内容包括双胎的生长发育、羊水分布、胎儿脐动脉血流、胎儿大脑中动脉血流、静脉导管血流和宫颈长度,并预测和诊断单绒毛膜双胎严重并发症,如 TTTS、sIUGR、TAPS、TRAPS 和双胎之一畸形等,由于双胎容易因胎儿体位的关系影响结构筛查质量,建议在妊娠 18～24 周进行超声双胎结构筛查,有条件的医院可根据孕周分次进行包括胎儿心脏在内的结构筛查。

(2)双胎妊娠的遗传学筛查和诊断:双胎的唐氏筛查有其特殊性。对于双绒毛膜双胎妊娠,双胎 NT 检测并结合胎儿鼻骨、静脉导管、三尖瓣反流情况,对唐氏综合征的检出率可达 80%,与单胎妊娠的筛查结果相似。对于单绒

毛膜双胎,应按 1 个胎儿的唐氏综合征发生风险计算(使用头臀长最大值和 NT 的平均值)。对于双绒毛膜双胎,因多数为双卵双胎,则应独立计算各个胎儿的唐氏综合征发生风险。唐氏综合征在单胎与双胎妊娠妊娠孕中期血清学筛查的检出率分别为 60%～70%和 45%,其假阳性率分别为 5%和 10%。由于双胎妊娠筛查检出率较低,而且假阳性率较高,目前并不推荐单独使用血清学指标进行双胎的非整倍体筛查。

双胎染色体检查的指征与单胎妊娠相似。需要注意,单卵双胎的唐氏综合征发生几率与单胎相似,而双卵双胎其中 1 个胎儿发生染色体异常的几率为同年龄组单胎妊娠的 2 倍。有学者提出,双卵双胎妊娠孕妇年龄 32 岁时发生唐氏综合征的风险与单胎妊娠孕妇年龄 35 岁时相似。双胎妊娠产前诊断咨询需个体化,并由夫妇双方做出决定。双胎妊娠可以进行绒毛穿刺取样或羊膜腔穿刺。有研究显示,羊膜腔穿刺操作导致妊娠 24 周前双胎胎儿丢失率为 1.6%,绒毛穿刺操作导致妊娠 22 周前双胎胎儿丢失率为 3.1%。由于涉及发现 1 胎异常后的后续处理(如选择性减胎),双胎的细胞遗传学检查应在有能力进行胎儿宫内干预的产前诊断中心进行。在羊膜腔穿刺或绒毛穿刺取样前,要对每个胎儿做好标记(如胎盘位置、胎儿性别、脐带插入点、胎儿大小、是否存在畸形特征等)。不建议采用羊膜腔内注射靛胭脂的方法鉴别某个胎儿所在的羊膜腔。对于早期绒毛膜性不清,或者单绒毛膜双胎其中 1 个胎儿结构异常、2 个胎儿体质量相差较大者,均建议行 2 个羊膜腔的取样。

4. 产前诊断取材技术　目前常用的产前诊断取材技术包括羊膜腔穿刺术、绒毛取样术和脐静脉穿刺术等,需在规范的较大型医疗机构,由经培训的技术熟练的产前诊断医师操作实施。

(1) 羊膜腔穿刺术:羊水中含有从胎儿皮肤、消化道、呼吸道、泌尿道以及羊膜腔脱落下来的细胞,可用于染色体分析、DNA 分析、生化酶学分析。羊膜腔穿刺术一般在 18～24 周进行,此时羊水相对较多,羊水细胞中有活力的细胞比例大,培养成功率也高。也有研究者主张早期羊膜腔穿刺,即在妊娠 12～14 周进行,有助于早诊断、早处理。不过多数研究指出此方法安全性较差,此时羊膜绒毛膜尚未融合,增加了发生假羊膜带综合征的风险。羊膜腔穿刺术抽取羊水用于培养的最晚时间根据各医院遗传实验室技术水平,如用于 DNA 分析则无最晚时期限制。羊水穿刺存在发生羊水渗漏,阴道出血和流产等的风险,流产率约为 0.2%～0.5%。

(2) 绒毛取样术(CVS):绒毛组织是从受精卵发育而来,绒毛以活细胞为主,可直接制备染色体,1～3 天便可出结果。由于取绒毛在妊娠早期,所以发现胎儿异常可在早期终止妊娠,避免中期引产对母体的伤害。绒毛主要用于胎儿染色体及基因检查。取样时间以妊娠 10～14 周为宜,此时绒毛正处于生长旺盛时期,较易吸取。绒毛取样的风险一直是引人注目的问题。加拿大、美国的多个研究中心报告显示,CVS 的流产率与羊膜腔穿刺术比较,没有统计学差异。20 世纪 90 年代初期的一些研究认为,CVS 会增加胎儿肢体短缩畸形(LRDs)风险。近年来,多数报道倾向认为 LRDs 的发生与取样时间有关。孕 9 周前取样可以导致 LRDs,如果在孕 10 周后经熟练、有经验的操作者取样,其发生率不会增加。还有要注意的是绒毛取样无法回避限制性胎盘嵌合的问题,如发现嵌合体,需进一步明确诊断。

(3) 脐静脉穿刺术:在妊娠 18 周之后,此时胎儿的凝血机制已成熟,比较安全,但胎儿丢失率高于羊水穿刺和绒毛取样,可出现胎儿心动过缓、胎死宫内,心动过缓可能与脐带动脉破损和缺氧(如胎儿贫血或心功能衰竭)有关,尚无合适的方法治疗脐带穿刺术后的心率缓慢。适当的人为刺激或者应用阿托品等药物复苏也许有效。建议谨慎选择脐静脉穿刺术。

(4) 胎儿镜:胎儿镜以观察胎儿体表、五官等方面有无畸形,取脐血进行染色体分析或酶学分析,也可以取胎儿皮肤进行活检,但技术要求较高、合并症较多,随着超声检查技术和分子生物学技术的发展,目前不作为常规操作,仅作为某些胎儿疾病如双胎输血综合征、羊膜索带综合征等的宫内治疗用。

(三) 产前诊断与胎儿医学

产前诊断主要针对的是胎儿疾病的诊断,而胎儿医学涵盖的内容远远超过产前诊断,除了包括产前诊断以外,更侧重胎儿疾病的预后评估及宫内治疗。产前诊断是胎儿医学的基础,没有正确的产前诊断就无法开展胎儿医学,胎儿医学则秉承的是“胎儿也是病人,也有权获得治疗”的理念,为异常胎儿提供宫内治疗的选择,是产前诊断的下一步。胎儿医学是一个多学科交叉的新兴学科,涉及妇产科学、遗传学、影像学、儿科学等。

参考文献

1. 卫生部. 中国出生缺陷防治报告. 2012

2. Nicolaides KH. Nuchal translucency and other first-trimester sonographic markers of chromosomal abnormalities. Am J Obstet Gynecol,2004,191:45-67

3. Baer RJ,Flessel MC,Jelliffe-Pawlowski LL,Goldman S,Hudgins L,Hull AD,et al. Detection rates for aneu-ploidy by first-trimester and sequential screening. Obstet Gynecol,2015,126:753-759

4. Agathokleous M,Chaveeva P,Poon LC,et al. Meta-analysis of second-trimester markers for trisomy 21. Ultrasound ObstetGynecol,2013,41:247-261

5. Gil MM,Quezada MS,Revello R,et al. Analysis of cell-free DNA in maternal blood in screening for fetal aneuploidies:updated meta-analysis. Ultrasound Obstet Gynecol,2015,45:249-266

6. American Institute of Ultrasound in Medicine. AIUM prac-

tice guideline for the performance of fetal echocardiography. J Uhrasound Med,2013,32(6):1067-1082

7. International Society of Ultrasound in Obstetrics and Gynecology,Carvalhojs,Allan LD,et al. ISUOG Practice Guidelines (updated):sonographic screening examination of the fetal heart,. Ultrasound Obstet Gynecol,2013,41(3):348-359

8. 李胜利,邓学东. 产前超声检查指南(2012). 中华医学超声杂志(电子版),2012,9(7):574-580

9. Coakley FV,Glenn OA,Oayyum A,et al. Fetal MRI:a developing technique for the developing patient. Am J Roentgenol,2004,182:243-252

10. Levine D,Barnes PD,Robertson RR,et al. Fast MR imaging of fetal central nervous system abnormalities. Radiology,2003,229:51-61

11. Taylor-Phillips S,Freeman K,Geppert J,et al. Accuracy of non-inva-sive prenatal testing using cell-free DNA for detection of Down,Edwards and Patau syndromes:a systematic review and meta-analysis. BMJ Open,2016,6:e010002

12. Society of Obstetricians and Gynaecologists of Canada. Canadian guidelines for prenatal diagnosis,techniques of prenatal diagnosis. JOGC Clinical Practice Guidelines No. 105,2001

13. Simpson JL. Invasive procedures for prenatal diagnosis:any future left?. Best Pract Res Clin Obstet Gynaecol,2012,26:625-638

14. Collins LS,Impey L. Prenatal diagnosis:types and techniques. Early Hum Dev,2012,88:3-8

15. Agarwal K,Alfirevic Z. Pregnancy loss after chorionic villus sampling and genetic amniocentesis in twin pregnancies:a systematic review. Ultrasound Obstet Gynecol,2012,40:128-134

16. American College of Obstetricians and Gynecologists Committee on Genetics. Committee Opinion No. 581:the use of chromosomal microarray analysis in prenatal diagnosis. Obstet Gynecol,2013,122:1374-1377

17. Benn P,Borrell A,Chiu RW,et al. Position statement from the Chromosome Abnormality Screening Committee on behalf of the Board of the International Society for Prenatal Diagnosis. Prenat Diagn,2015,35(8):725-734

18. The American College of Obstetricians and Gyaecologists,Society for Maternal-Fetal Medicine. Committee opinion summary no. 640:cell-free DNA screening for fetal aneuploidy. Obstet Gynecol,2015,126(3):691-692

19. 中华医学会围产医学分会胎儿医学学组和中华医学会妇产科学分会产科学组. 双胎妊娠临床处理指南. 中华妇产科杂志,2015,50(8):561-567

20. Society for Maternal-Fetal Medicine. ACOG Practice Bulletin No. 144:Multifetal gestations:twin,triplet,and higher-order multi fetal pregnancies. Obstet Gynecol,2014,123(5):1118-1132

21. 段涛. 胎儿医学在中国的发展,何去何从. 中国实用妇科与产科杂志,2011,27(4):241-242

(段 涛)

第四节 孕 期 用 药

关键点

1. 孕期用药很常见,孕期用药可能会对胎儿造成不良影响。

2. 孕期用药是否会影响胎儿取决于很多因素,需要详细了解与综合平衡,要考虑到妊娠期药物代谢特点,所使用药物的种类、剂量和疗程,药物的暴露时间。

3. 在咨询中,需要了解全面信息:①了解该种药物在妊娠期使用的现有证据结果。②核实孕周,了解药物暴露史。③有无其他同时应用的药物,并注意药物相互作用。④评估孕妇病情,及继续用药的指征、风险和获益。

4. 在决策过程中,不仅仅是简单的看所使用药物的FDA的ABCDX分类标签,需要详细全面了解该药物的人类应用和胎儿不良影响的临床证据。

5. 孕期用药的咨询应该参照产前遗传咨询的原则:提供尽量多的信息,"非指导性",知情同意,知情选择。

妊娠是一个长达十个月的生理过程,在此过程中由于病理、生理或者意外的情况下用药的情况非常常见。据统计,孕妇平均每人用药3~4种,甚至多达10种以上。这些药物涉及范围较广,常见者包括维生素、微量元素,此外还有抗生素、止吐药、镇静剂、抗酸药、利尿剂及抗组胺剂等,涵盖所有的药物种类。由于妊娠期药物代谢发生的变化,以及可能对后代作用的延后性出现,针对妊娠期用药的研究开展相对困难,多数药物的安全性并不能被证实。因此,评价药物的安全性对妊娠期正确选择安全、有效的药物,掌握用药的时机及剂量非常重要。

一、妊娠期药物选择需要考虑的因素

(一) 妊娠期药物代谢特点

妊娠期药物在母体、胎盘和胎儿的体内代谢受到很多因素影响,这些因素或者导致药物被更多的吸收,或者可能导致药物作用降低。了解这些特点,将有助于在必须使用某种不确定的药物时,根据药物的特点,权衡选择用药。这些代谢的特点也揭示,妊娠期用药是个累及母、儿、胎盘三方面,多个脏器器官的复杂变化,因此妊娠期用药应持慎重态度。

妊娠期受到孕激素的影响,胃肠道的蠕动变慢,致使口服药物在胃肠道停留的时间延长,增加药物的吸收;由于胃酸分泌减少,碱性药物吸收尤其会明显增加。妊娠期大量雌激素需要在肝脏中代谢,肝内胆汁淤积,使药物在肝脏中的代谢减慢。妊娠中晚期血容量明显增加,血液稀释,血液中药物浓度降低,在和妊娠前相同的用量下,可能达不到治疗剂量;但是另一方面,由于血浆蛋白的浓度降低,使药物和蛋白结合的比例减少,游离药物浓度增加,达到组织和通过胎盘的药物增多。妊娠期肾脏血流增加、肾小球滤过率增加,药物从肾脏的排出加快,半衰期发生改变。

几乎所有的药物都能通过胎盘转运到胎儿体内。分子量小、脂溶性高、血浆蛋白结合性高的药物更加容易通过胎盘转运到胎儿体内。胎盘上某些受体高度表达,例如糖皮质激素和肾上腺激素,使这些药物更加容易通过胎盘。胎盘还具有生物转化的作用,某些药物因此获得了致畸的活性,例如苯妥英、利福平和己烯雌酚。

胎儿主要通过脐静脉吸收药物,也可以通过吞咽羊水、经消化道吸收药物。受到胎儿血循环特点的影响,药物在胎儿体内主要分布于胎儿脑部和肝脏。胎儿血浆蛋白与药物的结合能力较低,使胎儿体内游离型的药物浓度增高。肝脏功能和肾脏功能发育不全,使药物代谢和排泄均减慢,药物易在胎儿体内蓄积。

(二)药物的剂量和疗程

药物的药理效应和毒性反应通常都是剂量依赖性的,剂量越大,其对胎儿产生的不良作用也越大。用药疗程的

延长,增加了胎儿暴露的时间和剂量,也会增加不良反应的风险。例如,硫酸镁用于解痉治疗或预防脑瘫治疗,但长期应用,会因为其拮抗钙的作用,导致胎儿骨发育受到影响。

有关药物不良反应的绝大多数研究都是在处方剂量和推荐疗程下的应用结果,针对药物对胎儿不良作用的权衡时应考虑到上述因素。

(三)药物的暴露时间

不同孕周由于胚胎和胎儿发育的不同特点,对药物的敏感性存在不同。妊娠被分为以下几个阶段。

1. **妊娠前期**　从女性发育成熟到卵子受精时期。这一时期使用药物一般比较安全,但要注意半衰期长的药物,它可能会影响胚胎的正常生长。

2. **围着床期**　从受精到着床的2个星期。围着床期被称为"全"或"无"时期。这一发育时期合子进行分裂,细胞被分成外细胞团和内细胞团。此期如果暴露于致畸因子通常会破坏大量细胞,引起胚胎死亡。如果只有一些细胞受损,通常可在此后的发育过程中进行弥补,而不造成任何影响。

3. **胚胎期**　从第2周至第8周。胚胎期是发生结构畸形的最关键时期,因为胎儿在该阶段完成器官发生。图9-4-1列举了每个器官系统结构发育的关键时期,在某个器官发育的关键时期应用对它敏感的药物,造成损伤的风险会更大。

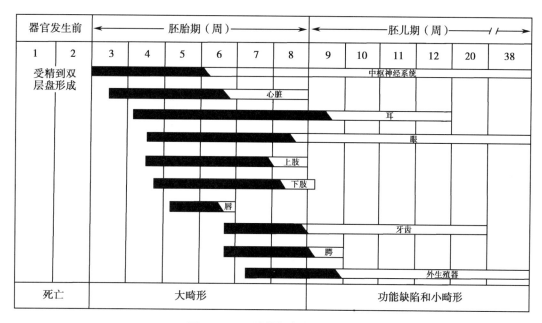

图 9-4-1　胚胎期器官发生的时间

4. **胎儿期**　从第9周至足月。胎儿期是系统发育时期,此时虽然胎儿的器官已经基本形成,但很多器官的发育是贯穿整个孕期的,依然可能受到影响。药物对各器官结构和功能的影响是变化的,有些因素会持续作用于整个胎儿期,如大量酒精暴露。

(四)可供参考的妊娠期药物信息

美国食品药品管理局(FDA)建立的妊娠期药物分

类,是目前应用较为广泛的妊娠期药物评级系统,见表9-4-1。国内外学者编纂的妊娠期药物手册非常有参考价值,提供了很多有用的信息。此外,许多药物的说明书上也会更新提供妊娠期用药的研究结果,但在参考说明书的过程中需要注意,很多厂家为了规避风险,并不参考研究结果而笼统地给出妊娠期不可用的结果。

表 9-4-1 FDA 的药品分类

A 类
人类对照研究已证实无胎儿风险。包括多种维生素或产前使用维生素,但不包括大剂量使用维生素

B 类
动物研究提示无胎儿风险,但无人类研究;或者在动物中证明有副作用,但是未被好的人类对照研究所证实。一些常用药物如青霉素属于此类

C 类
无足够的动物或人类研究,或者虽然动物研究提示对胎儿有不良作用,但是没有人类资料。许多孕期常用药物属于此类

D 类
有足够证据证实其对胎儿有风险,但是当益处大于风险时,妊娠期仍应权衡下用药,例如卡马西平和苯妥英

X 类
已证实对胎儿的风险会超过它的任何益处。例如治疗痤疮的异维 A 酸,它可引起中枢神经系统、面部和心血管系统的畸形

二、妊娠期常用药物选择和其 FDA 分类

(一) 抗感染药物

1. 抗生素

(1) 青霉素类:FDA 风险等级均属 B 类。可能为妊娠期最安全的抗生素,是孕妇的首选药物。能够迅速通过胎盘,是治疗妊娠期梅毒和预防先天性梅毒的一线药物。研究表明,青霉素类药物的使用并不增加胎儿先天畸形的发生率。常用的包括青霉素(penicillin G)、苄星青霉素(bicillin G,benzathine penicillin)、阿莫西林(amoxicillin)、氨苄西林(ampicillin)及羧苄西林(carbenicillin)。近年新研制的广谱青霉素类药物对孕妇的安全性尚没有证实,需要进一步研究,临床上还没有发现相关的严重副作用。

(2) 头孢菌素类:FDA 风险等级为 B 类。是除青霉素外孕期最常用的抗生素,常用于治疗孕期的严重感染。分第一代、第二代、第三代及第四代,能迅速通过胎盘。2001 年在匈牙利进行的一个大样本研究表明,头孢类抗生素与畸形无关。但根据动物实验结果,第二、三代头孢类抗生素由于含有 N-甲基硫四氮唑链,理论上可导致动物子代睾丸发育不良,但临床上并没有发现,尚需进一步证实,故有学者建议,孕期若使用头孢类抗生素,应首选不含此链的药物——头孢西丁(cefoxitin)。常用者还包括头孢拉定(cephradine)、头孢呋辛(cefuroxime)、头孢他啶(ceftazidime)、头孢曲松(ceftriaxone)等,第四代头孢类抗生素如头孢吡肟(cefepime)已逐渐在临床使用,虽然资料较少,但通常认为孕期使用是安全的。

(3) 大环内酯类:常用者包括红霉素(erythromycin)、阿奇霉素(azithromycin)和螺旋霉素(spiramycin)。红霉素 FDA 风险等级为 B 类,不能通过胎盘,目前尚无证据证实

其与胎儿或新生儿畸形有关,故孕期可用。红霉素抗菌谱和青霉素相似,并可对支原体、衣原体、螺旋体和放线菌素有抑制作用。阿奇霉素 FDA 风险等级为 B 级,可通过胎盘。有限的人类资料提示阿奇霉素与先天性畸形无关,在孕期适用。其作用与红霉素相似,常用于治疗细菌和支原体感染。螺旋霉素 FDA 风险等级为 C 类,可通过胎盘。在孕期很少将其作为治疗感染的一线广谱抗生素使用,常用于治疗弓形虫感染,目前尚没有有关的致畸报道,但资料有限,尚有待进一步证实。

(4) 克林霉素(clindamycin):FDA 风险等级为 B 类,可通过胎盘。目前尚没有人类孕早期使用的资料,虽然动物实验没有发现其与先天性畸形有关,但孕早期很少使用此类药物。

(5) 氯霉素(chloramphenicol):FDA 风险等级为 C 类,可通过胎盘。目前尚没有氯霉素与出生缺陷相关的报道。但已经证实的是新生儿直接大量使用氯霉素可导致灰婴综合征的发生(表现为发绀、血管塌陷和死亡)。鉴于该药的风险,其使用还存在争议,故孕期慎用,甚至有学者主张孕期禁用。

(6) 喹诺酮类:FDA 风险等级均属 C 类,可通过胎盘。是一类广谱的抗生素,常用于治疗泌尿系统感染,包括环丙沙星(ciprofloxacin)、诺氟沙星(norfloxacin)、氧氟沙星(ofloxacin)等。对孕期暴露于喹诺酮类药物的妇女进行随访,发现孕期使用喹诺酮类药物,可能与某些畸形有关,但畸形为非特异性,且常常和严重的先天性畸形无关。孕期使用环丙沙星的资料是有限的,但总体认为,治疗剂量的环丙沙星不太可能是致畸源,与严重先天性畸形可能无关,但由于人类资料有限,并不能证明环丙沙星没有风险。由于孕期抗生素有更好的选择,有学者建议在孕期禁忌使用喹诺酮类药物。但妊娠期使用此类药物并不是终止妊娠的指征。

(7) 抗结核药:常用者包括利福平(rifampin)、异烟肼(isoniazid)、乙胺丁醇(ethambutol)。利福平 FDA 风险等级为 C 类,可通过胎盘。人类研究的资料有限,目前尚没有引起先天性畸形的证据。异烟肼 FDA 风险等级 C 级,可通过胎盘。目前的研究并未提示异烟肼是一种致畸物。美国胸科协会推荐对妊娠合并结核的妇女使用异烟肼,母体获益远远大于胚胎及胎儿风险。乙胺丁醇 FDA 风险等级为 B 类,可通过胎盘。目前没有乙胺丁醇与先天性缺陷有关的报道,孕期适用。有学者认为孕期乙胺丁醇联合使用异烟肼、利福平对治疗疾病是比较安全的,但似乎有视觉方面的损害,故目前并不首选这种联合疗法。

(8) 呋喃妥因(nitrofurantoin):FDA 风险等级为 B 级。常用于治疗妊娠期泌尿系统感染。目前尚没有发现呋喃妥因对动物有致畸作用,也没有研究提示该药对人类是致畸剂。但小样本的研究提示,在近分娩期使用此药,新生儿有发生溶血性贫血的风险。由于呋喃妥因应用普遍,而发生新生儿溶血性贫血的报道很少,故 FDA 将其风险归为 B 类,孕期可用,但为安全起见,近分娩期应避免使用此药。

(9) 氨基糖苷类:常用者为链霉素(streptomycin)和庆

大霉素(gentamicin),可迅速通过胎盘。链霉素 FDA 风险等级为 D 类,已经明确孕妇使用大剂量链霉素可损伤胎儿第 8 对脑神经,诱导耳毒性,虽然发生率较低,但孕期已经不用。庆大霉素 FDA 风险等级为 C 级,虽然宫内暴露于庆大霉素导致先天性耳聋的风险很低,许多研究并没有发现庆大霉素与先天性缺陷的相关性,但考虑到氨基糖苷类药物的耳毒性,故孕期慎用。

(10) 四环素类:已明确其致畸性,故孕期禁用。包括四环素(tetracycline)、土霉素(doxycycline)及强力霉素(oxytet-racycline),均归为 D 级。由于四环素类药物可通过胎盘引起胎儿损害:牙齿呈黄褐色,另外还可抑制胎儿骨骼生长及牙釉质发育不良,并有罕见的肝坏死的报道,因此孕期禁用。

2. 抗真菌药　被用于治疗阴道念珠菌病,常用者包括克霉唑(clotrimazole)、制霉菌素(nystatin)、咪康唑(micon-azole)、两性霉素 B(amphotericin B)、酮康唑(ketoconazole)。目前尚没有阴道或局部使用克霉唑致先天性缺陷的报道,且阴道和皮肤吸收的药物量少,故 FDA 将其风险等级归为 B 类,孕期可用。关于制霉菌素,没有孕期使用可致先天性缺陷的报道,也没有相关的动物实验,证据不足,FDA 将其归为 C 级,孕期可用。咪康唑也是局部抗真菌药,虽然孕期使用咪康唑与先天性缺陷的关系尚不清楚,但有的研究认为并不能排除其相关性可能,故 FDA 将其归为 C 类,适合局部使用。两性霉素的风险等级为 B 级,动物研究及许多研究都没有发现孕期使用两性霉素对胎儿有不良影响,故在孕期由于需要而应用两性霉素是有益的。酮康唑是一种人工合成的广谱抗真菌药,动物实验证明,大剂量口服该药,对胚胎有毒性并有致畸性,而局部应用该药,似乎没有危害,可能适用于局部应用。FDA 将其风险等级归为 C 类。

3. 抗病毒药　抗病毒药种类很多,均是通过对 RNA 和 DNA 的作用来抑制病毒的复制,理论上可以干扰胎儿的生长,孕期使用应慎重。

(1) 齐多夫定(zidovudine):为核苷反转录酶抑制剂,是胸腺嘧啶脱氧核苷的类似物,用于治疗人类免疫缺陷病毒疾病(HIV)。已有多项研究证实,齐多夫定(zidovudine)可有效降低母婴 HIV-1 垂直传播,WHO 建议采取更有效的抗反转录病毒的措施以增强阻断母婴垂直传播的风险。对于孕期 HIV 感染者,2006 年指南推荐三联药物进行抗病毒治疗,齐多夫定、拉米夫定和单剂量的奈韦拉平。总之,在必要时使用,母体获益还是远远大于对胎儿或胚胎带来的风险,FDA 将其风险等级归为 C 类。

(2) 替比夫定(Telbivudine)和替诺福韦酯:都是用于抗肝炎病毒的抗病毒药物。孕期使用,可以有效地阻断乙肝病毒的母婴传播风险。现有的研究发现,孕期使用不增加胎儿畸形的风险。我国 2015 年版慢性乙型肝炎的指南中建议,对于 HBV DNA 拷贝数较高的孕妇,推荐在孕期应用以上两种药物阻断母婴传播。这两种药物在 FDA 的分类中均属于 B 类。

(3) 阿昔洛韦(acyclovir):FDA 风险等级为 B 类。临床上常作为治疗疱疹病毒和水痘的药物,尤其是生殖器原发性 2 型单纯疱疹病毒(HSV)感染,但不能用于治疗妊娠期复发的生殖器疱疹。1998 年美国疾病控制预防中心(the Centers for Disease Control and Prevention,CDC)制定的性传播疾病治疗指南指出:妊娠期间首发的生殖器疱疹可以口服阿昔洛韦治疗。存在威胁生命的母体 HSV 感染时(如播散性感染、脑炎、肺炎或肝炎)可以经静脉给药。关于孕妇使用阿昔洛韦的研究提示接近足月使用阿昔洛韦,在那些反复发作或新近感染生殖器疱疹的孕妇中可以降低疾病的复发,由此可能降低剖宫产率。

(4) 利巴韦林(ribavirin,病毒唑):FDA 风险等级为 X 类。孕期禁忌使用。动物实验证实,利巴韦林是潜在的致畸因子,对动物后代引起的畸形涉及颅面部、神经系统、眼、四肢、骨骼及胃肠。厂商建议,育龄期男性应避免使用此药,若经使用,则应有效避孕 6 个月再考虑妊娠。但也有争议,认为可能夸大了男性通过精液传递有潜在中毒量的利巴韦林给妊娠妇女及其后代的风险。由于尚缺乏人类妊娠期使用该药的报道,故无法得出确切结论。

4. 抗寄生虫药

(1) 甲硝唑(metronidazole):FDA 风险等级为 B 类,可通过胎盘,主要用于治疗滴虫性阴道炎、细菌性阴道病及抗阿米巴感染。目前已有多项研究对孕期使用甲硝唑的安全性进行研究和评估,结果都没有发现其导致胎儿或新生儿发生畸形的危险性增加。但目前关于孕早期使用甲硝唑仍有争议,原因为动物实验证明甲硝唑对细菌有致突变作用,对啮齿类动物有致癌作用,虽然在人类没有发现这种致癌性,但也很难进一步在人类证实。所以,目前对甲硝唑的使用,多数人包括生产厂商建议,在孕早期禁用甲硝唑,在中、晚孕期使用甲硝唑治疗厌氧菌感染、滴虫、细菌性阴道病等是安全的。

(2) 氯喹(chloroquine):是在妊娠各期应用最广泛的一线抗疟药,FDA 分类属 C 类。动物实验证实大剂量应用氯喹可致畸,但多数人类资料表明孕期使用治疗剂量的氯喹,并不增加流产、死产或先天性畸形的风险,当然,也会出现一些轻度并发症,如瘙痒、头昏及一些不适主诉症状。但孕期大剂量、长时间使用氯喹可增加流产率,对合并系统性红斑狼疮的病人尤其如此。很久以前,曾将氯喹作为一种堕胎药使用,但这种剂量是非常大的,非常危险,甚至危及病人的生命,这种使用已经被摒弃。也有学者认为孕期氯喹的使用可能导致新生儿出生缺陷的轻度增加。但总的来说,孕期使用氯喹是安全的。而且妊娠期感染疟疾后,会导致母儿出现严重并发症,包括贫血、流产、死产、低出生体重、胎儿窘迫以及先天性疟疾。故大多数学者支持在妊娠合并疟疾时使用氯喹,因为获益远远大于药物对胚胎和胎儿的风险。

(二) 心血管药物

1. 降压药

(1) 肼屈嗪(hydralazine):为妊娠期高血压疾病首选药物,常于妊娠后半期使用,FDA 风险等级为 C 类,可通过胎盘。目前尚无肼屈嗪致先天性畸形的报道,诸多涉及单独使用和联合使用其他抗高血压药物的研究发现,孕期使用肼屈嗪是相对安全的。但也有小样本的研究报道该药物的使用可能与一些畸形有关,但不排除是由于母亲患有严重的疾病而引起。

(2)拉贝洛尔(labetalol):为β-受体阻滞剂,是国内治疗妊娠期高血压最常使用的药物之一,FDA 风险等级为 C 类,可通过胎盘。目前尚没有致畸的报道。除非在孕早期使用拉贝洛尔,该药并不增加胚胎及胎儿的风险,不影响子宫胎盘的血流。但也有报道称拉贝洛尔可致胎儿生长受限和胎盘重量减轻,但无法排除是药物作用所致还是疾病本身子痫前期所致。

(3)硝苯地平(nifedipine):是一种钙离子拮抗剂,FDA 风险等级为 C 类。作为治疗早产的药物或者用于降压治疗。动物研究提示孕期使用硝苯地平可减少子宫血流量,可致轻度出生缺陷,但缺乏有说服力的人类数据。但要注意的是,与硫酸镁联合应用时,由于硝苯地平可增强硫酸镁对神经肌肉的阻滞作用,可出现严重不良反应,如四肢痉挛、吞咽困难及反常呼吸。

(4)硝普钠(nitroprusside):是一种起效快的血管扩张剂,FDA 分类为 C 类。长期应用可使氰化物在胎儿肝内积蓄。仅用于治疗严重高血压时。目前尚未发现硝普钠与先天缺陷有关。

(5)利尿剂:常用的药物为呋塞米(furosemide),可通过胎盘。动物实验证实呋塞米可致畸,但临床上尚未发现该药引起的严重副作用或畸形。常用于治疗肺水肿、严重高血压或充血性心力衰竭,紧急使用并不增加胎儿的风险,故风险等级为 C 类。由于利尿剂可能引起母体低血容量,降低胎盘血流灌注量,而并不改善妊娠结局,故现在并不主张使用呋塞米治疗妊娠期高血压疾病,若使用利尿剂治疗妊娠期高血压疾病,则风险等级为 D 类。

2. 心脏药物 洋地黄(digitalis)、地高辛(digoxin)及洋地黄毒苷(digitoxin)均属强心苷类药物,常用于治疗充血性心力衰竭和室上性心动过速,风险等级为 C 类。目前动物实验和有限的人类资料均未发现洋地黄或各种毛地黄糖苷类药物与先天性缺陷有关,孕期适用。

3. 抗凝药 肝素(heparin)是妊娠期首选的抗凝药,由于分子量大,不能通过胎盘,因此与先天性畸形无关,风险等级为 C 类,孕期适用。但长期使用可致母亲骨质疏松和血小板减少,故应同时补钙。20 世纪 70 年代发展起来的新药达那肝素(danaparoid)、依诺肝素(enoxaparin)及那屈肝素(nadroparin)均为自猪黏膜提取的低分子肝素产物,分子量 4000～6500kD,为普通肝素的 1/3～1/2。由于其分子量相对较大,也不能通过胎盘。相对于普通肝素,低分子肝素抗凝作用强,生物半衰期长,不良反应小,骨质丢失减少,出血可能性小。

(三)中枢神经系统药物

1. 解热镇痛药

(1)阿司匹林(aspirin):为非甾体类抗感染药物。低剂量使用 FDA 风险等级为 C 类,若妊娠早期或妊娠晚期全程使用,则风险增加为 D 类。妊娠期使用阿司匹林可影响母亲凝血功能,致贫血、产前和产后出血、过期妊娠和产程延长。研究已经证实,大剂量使用可能与围产儿死亡增加,胎儿生长受限和致畸作用有关;小剂量使用对妊娠期高血压疾病和胎儿生长受限可能有益,目前作为预防早发型子痫前期的标准治疗方案受到推荐。

(2)对乙酰氨基酚(acetaminophen):常用于妊娠各期的镇痛和退热。药物可通过胎盘,风险等级为 B 类。治疗剂量下,短期应用比较安全,大量使用,可导致母亲严重贫血、胎儿肝毒性和新生儿肾脏疾病。与阿司匹林不同,该药不影响母亲的凝血功能,孕期适用。

2. 抗惊厥药

(1)硫酸镁(magnesium sulfate):可用于预防子痫,保护胎儿脑神经和治疗早产,风险等级为 D 类。诸多研究表明,硫酸镁与先天性缺陷无关,规范治疗剂量的硫酸镁副作用小,但长期、大剂量使用可以导致胎儿持续性低钙水平、骨量减少甚至骨折。故建议硫酸镁有指征的、小于 48 小时的短期使用,不建议连续使用超过 5～7 天。

(2)卡马西平(carbamazepine):是一种三环类抗癫痫药,可通过胎盘,风险等级为 D 类。动物研究证实,卡马西平具有致畸性。人类资料也表明该药物与先天性缺陷的风险增加有关,包括神经管缺陷。2001 年发表的一项前瞻性研究得出的结论为,从妊娠期暴露于抗癫痫药的婴儿中观察到的结构畸形,是由药物而非癫痫本身引起。但孕期应用卡马西平治疗或预防癫痫,母亲的获益远远大于对胚胎或胎儿带来的风险。

3. 镇静药

(1)吗啡(morphine):风险等级为 C 类,但若于分娩时大剂量长期使用,则风险等级为 D 类。动物实验证明吗啡没有致畸性,人类资料亦提示其与出生缺陷也无相关性,但其成瘾性强,且可迅速通过胎盘,对新生儿的呼吸有抑制作用,因此,在孕期慎用。

(2)哌替啶(meperidine):目前无致畸性证据,风险等级为 B 类。但正如所有的麻醉药品一样,应用不当如大剂量长时间应用会增加母儿风险,风险等级则为 D 类。若产程中不当使用该药,则新生儿呼吸可被抑制,甚至致命。故应估计产程结束的时间,若估计 4 小时内新生儿即将娩出,则不建议使用该药。

(3)氯丙嗪(chlorpromazine)及异丙嗪(promethazine):为吩噻嗪类药物,风险等级均为 C 类。常用于加强镇静和镇痛,与哌替啶合用,称为冬眠合剂。多数研究认为,妊娠早期使用氯丙嗪和异丙嗪并不增加先天性畸形的发生。故目前认为小剂量、偶然使用该药是相对安全的,但不建议产时使用,以防对新生儿产生不良影响。

(4)地西泮(diazepam):风险等级为 D 类。动物实验证明地西泮有致畸性,虽然人类资料的证据不足,尚有很大争议,认为即使它可以引起出生缺陷,发生率也较低,但许多学者仍认为在孕早期和孕晚期使用均有风险。

（四）降糖药

胰岛素（insulin）是治疗妊娠合并糖尿病的首选药物，风险等级为B类，不易通过胎盘。是妊娠期降糖的首选药物。有越来越多的证据证明，二甲双胍（metformin）和格列本脲（glibenclamide）等口服降糖药在孕期可以安全使用，它们的FDA风险等级分别为B类和C类。但它们使用后对后代的远期安全性还需要进一步证实。

（五）消化道用药

孕期呕吐是常见的现象，甲氧氯普胺（metoclopramide）是常见的止吐药，其FDA的分类为B级，新近的研究结果也证实其可以在孕期安全使用。

西咪替丁（cimetidine）是一种H_2受体拮抗药，用于治疗消化性溃疡及预防分娩前胃酸吸入。虽然尚无西咪替丁致畸的相关报道，但人类宫内暴露于西咪替丁的潜在毒性尚没有进行系统研究，无法确定。目前认为孕期可用。奥美拉唑（omeprazole）常用于治疗十二指肠和胃溃疡等，风险等级C类。动物实验证明奥美拉唑不是一种严重的致畸剂，但人类资料有限，故建议孕早期尽量避免使用该类药物，若一旦使用，则告知对胚胎或胎儿的风险低，但要随访其后代。

（六）抗肿瘤药物

环磷酰胺（cyclophosphamide）是一种烷化剂的细胞毒性药物，FDA将其风险等级归为D级。研究已证实，妊娠早期使用可致多种畸形，是一种致畸原。但在妊娠晚期使用环磷酰胺似乎与胎儿发生先天性畸形的风险无关，许多个案报道和小样本的研究结论支持这一观点。对于职业接触的药师与护理人员，虽然证据不足，仍建议在准备怀孕前应尽量避免接触，孕前暴露于这些药物可能有致畸、致流产和致突变作用。甲氨蝶呤（methotrexate）是一种叶酸对抗药，FDA风险等级为X类。妊娠早期暴露可致甲氨蝶呤综合征，主要表现为生长受限、颅骨不能骨化、颅缝早闭、眼眶发育不全、小的低位耳、智力发育迟缓，危险暴露时间为受孕后6～8周。妊娠中晚期使用可致胎儿毒性和死亡。故孕期禁用，妊娠母亲尽量避免职业暴露该药物。

【临床特殊情况的思考和建议】

1. 如何看待药物的FDA分类系统　FDA分类系统作为全面且权威的评估系统，在妊娠期用药方面具有重要的意义，几乎所有的妊娠期药物手册中都会注明各种药物的FDA分级。但是同时，它也备受诟病。包括：它所指的风险是指致畸风险还是所有相关风险；在分类系统中并没有考虑用药剂量和时机的问题；不同分级之间的差异不能确定，B类一定比C类安全吗；以及它更新比较缓慢。因此很多专家认为，它更像是一套法律体系，而不是临床应用的工具。不过这种分类简洁易懂，尤其对于那些在临床上使用时间较长、使用较为广泛的药物，其FDA的分类值得信赖，特别是标记为A级或者B级的药物，往往是采信了比较严谨的研究结果而做出结论的。

2. 如何理解药物对胎儿的安全性　这个安全性的概念非常广泛，狭义上可以指不会造成胎儿畸形，广义上则可能包括对后代在行为、认知以及显微结构等方面是否存在影响。因此所谓的药物安全性，仅是一个"相对"的概念。在这方面，最具说服力的例子就是己烯雌酚的应用，它曾被用于预防流产和早产而被广泛推荐，被认为是"安全"的，直至多年后，发现宫内暴露于这种药物的少女发生阴道腺病这一罕见疾病的风险增加，才被认为是"不安全的"。所以，无论药物的安全性如何，妊娠期用药一定要权衡母儿的获益，在有明确指征时予以用药。

3. 中草药的安全性问题　因为"药食同源"等说法，很多人误认为妊娠期使用中草药是安全的。事实上，中药的成分十分复杂，一种草药内含有的成分可达十多种，因此中药的使用同样存在风险。目前，几乎所有的中药成分都没有被完全锁定，药物相互作用的问题就更加难以明确。此外，关于草药对妊娠期或哺乳期妇女的安全性的研究很少在动物或人体进行，因此鉴于目前缺乏这类人群的数据及产品质量的不确定性，一般不鼓励妊娠期妇女、准备妊娠的妇女或哺乳期的妇女使用草药治疗。

已经证实的对人体有生殖毒性的药物也有很多种，在妊娠期应避免使用。如红花、枳实、蒲黄、麝香、当归等对子宫有兴奋作用，易致胎儿缺血缺氧，引发胎儿发育不良、畸形、早产、死胎等。大黄、芒硝、大戟、巴豆、商陆、牵牛子、甘遂等可刺激肠道，反射引起子宫强烈收缩而造成流产、早产。有些中草药生南星、附子、乌头、一枝蒿、川椒、甘遂、大戟、朱砂、雄黄、巴豆、商陆、芫花、蜈蚣等，所含各种生物碱及化学成分复杂，本身有一定毒性，可直接或间接影响胎儿生长发育。雷公藤可杀伤男性精子引发男性不育，雄黄对胎儿有致畸作用，朱砂含有可渗透的汞盐（水银）可在孕妇体内蓄积使胎儿发生小头畸形、智能低下、耳聋等。在病情需要服用中草药时，要注意配方中有否上述禁忌的药物，注明孕妇禁用和慎用的中成药应避免用。

4. 如何系统解答孕妇的用药咨询　在咨询中，通常至少了解以下信息：①了解该种药物在妊娠期使用的现有证据结果（前文中提到的药物手册、FDA分类都可以提供这方面的帮助，但要获得最全面的资料仍需广泛查询最新的循证证据）。②核实孕周，了解药物暴露史：包括所用剂型、剂量、使用方法、使用时间及药物暴露时期。评判药物暴露发生于妊娠的哪个时期，以及药物的暴露剂量是否达到甚至超过推荐剂量。③有无其他同时应用的药物，并注意药物相互作用。④评估孕妇病情，及继续用药的指征、风险和获益。

最终，根据上述信息，解答孕妇是否应继续用药，继续用药的风险及发生的几率，之前服用的药物是否可能对胎儿造成影响，如果是，是哪方面的影响，其发生几率如何，以及可以提供哪些进一步检查排除这些风险等相关问题。需要和孕妇特别明确的是，现有的评估仅能在现有的证据基础上进行；而且孕期除了用药之外其他因素（例如遗传、母体疾病、外界环境）对胎儿造成的影响通过上述咨询并不能除外。除非有明确的检查证实畸形、或者长期大量应用明确可以致畸的药物，孕期用药咨询时不应为了规避风险,简单粗暴地建议终止妊娠。

参考文献

1. Cunningham FG,Leveno KJ,Bloom SL,et al. Williams Obstetrics. 24th ed. New York:McGraw-Hill Education,2014

2. 杨慧霞,段涛. 妊娠期和哺乳期用药. 北京:人民卫生出版社,2008

3. 曹泽毅. 中华妇产科学. 第 3 版. 北京:人民卫生出版社,2014

(李婷 段涛)

第十章 妊娠并发症

第一节 妊娠剧吐

关键点

1. 妊娠剧吐的临床特点是频繁呕吐,有脱水表现,体重较孕前减轻 5% 以上,出现尿酮体。诊断需要排除引起呕吐的其他疾病。

2. Wernicke 脑病是妊娠剧吐的严重并发症,致死率可达 50%。

3. 一旦诊断妊娠剧吐,应入院积极治疗。

4. 维生素 B_6 是一线治疗药物,氯丙嗪和糖皮质激素适用于难治性病例。选择药物应充分注意对胚胎和胎儿的影响。

一、定 义

(一)妊娠剧吐

妊娠剧吐(hyperemesis gravidarum)是指孕妇在妊娠早期出现频繁恶心呕吐,引发脱水、电解质紊乱及代谢性酮症酸中毒,严重者可导致多器官衰竭和孕妇死亡。其发病率为 0.3%～3%。

(二)孕吐与妊娠剧吐

恶心呕吐是常见的早孕反应。有 50% 的孕妇在孕早期会出现孕吐,另有 25% 的孕妇仅有恶心反应,其余 25% 孕妇无早孕反应。

孕吐最早出现在孕 4 周,孕 9 周最明显,60% 在孕 12 周后自然缓解,约 10% 的孕妇会持续整个孕期。

孕吐是正常的妊娠反应,绝大部分不需要药物和住院治疗,只有当孕吐发展为妊娠剧吐时,必须重视并积极治疗,否则严重者会导致孕妇死亡。

二、病 因

研究提示,妊娠剧吐与下列因素有关:

(一)孕妇体内激素的变化

1. **绒毛膜促性腺激素(hCG)** 被认为是与妊娠剧吐病理发生最相关的激素。研究发现,早孕反应的发生和消失过程与孕妇血 hCG 的升降时间相符;孕 9～12 周血 hCG 水平达高峰时,呕吐最严重;多胎妊娠、葡萄胎病人 hCG 水平显著增高,呕吐发生率增高,发生的时间提早,症状较重;妊娠终止后,呕吐消失。但 hCG 在妊娠剧吐的发病机制尚未阐明。病人症状的轻重程度和 hCG 水平并非都呈正相关,相同 hCG 水平下症状的轻重不一可能与 hCG 异构或受体突变有关。

2. **雌孕激素** 口服避孕药可引起类早孕反应,以及雌孕激素可松弛平滑肌,减慢胃排空时间,使胃肠动力障碍,支持雌孕激素水平升高是导致妊娠剧吐的原因之一,但体内雌孕激素高峰分泌时间出现在妊娠晚期不支持该理论。

3. 胎盘血清素、甲状腺素、ACTH、泌乳素和皮质醇等可能与之有关。

(二)精神和社会因素

恐惧妊娠、精神紧张、情绪不稳、经济条件差的孕妇易患妊娠剧吐。

(三)幽门螺杆菌

90% 的妊娠剧吐孕妇胃中幽门螺杆菌血清学试验呈阳性,而对照组无症状孕妇仅有 46.5% 呈阳性。幽门螺杆菌可加剧由激素介导的胃神经和电生理功能变化,加重妊娠剧吐的症状和持续时间。

（四）营养素缺乏

维生素 B_6 和锌元素的缺乏可导致妊娠剧吐。脂质水平的改变也有一定作用。

（五）遗传易感性

亚洲、印度和新西兰人种的妊娠剧吐发生率高于欧洲和美洲人种，单卵双胎的发生率高于双卵双胎，以及妊娠剧吐的家族发生倾向，均提示基因在妊娠剧吐发病机制中的作用。

三、诊 断

（一）临床表现

1. **恶心、呕吐** 几乎所有的妊娠剧吐均发生于孕 9 周以前。恶心、呕吐等早孕反应频繁出现，逐渐加剧，直至不能进食。呕吐物中常有胆汁和咖啡渣样物。

2. **水、电解质紊乱** 严重呕吐和不能进食可导致脱水及电解质紊乱，使氯、钠、钾离子大量丢失；病人明显消瘦、神疲乏力，皮肤黏膜干燥、口唇干裂，眼球内陷，脉搏增快，尿量减少，尿比重增加并出现酮体。孕妇常不能自行站立和行走。

3. **酸、碱平衡失调** 可出现饥饿性酸中毒，呕吐物中胃酸的丢失可致碱中毒和低钾血症。

4. **脏器功能损伤** 若呕吐严重，持续多日不能进食，可出现肝、肾、脑等脏器功能损伤。极严重者出现嗜睡、意识模糊、谵妄甚至昏迷、死亡。

（二）体征

孕前 BMI 常低于 18.5。孕早期体重明显减轻，下降幅度超过妊娠前的 5%，明显消瘦。极度疲乏，出现口唇干裂，皮肤干燥、眼球凹陷、少尿等脱水表现。

（三）辅助检查

1. **尿液检查** 尿酮体检测阳性，常为＋＋－＋＋＋＋；尿量减少，尿比重增加，肾功能受损者可出现蛋白尿及管型尿。

2. **血常规** 因血液浓缩致血红蛋白水平升高，可达 150g/L 以上，血细胞比容达 45% 以上。

3. **生化指标** 血清钾、钠、氯水平降低，呈代谢性低氯性碱中毒，67% 的妊娠剧吐孕妇肝酶水平升高，但通常不超过正常上限值的 4 倍或 300U/L；血清胆红素水平升高，但不超过 4mg/dl（1mg/dl＝17.1μmol/L）；血浆淀粉酶和脂肪酶水平升高可达正常值 5 倍；若肾功能不全则出现尿素氮、肌酐水平升高。

4. **动脉血气分析** 可了解血液 pH、碱储备及酸碱平衡情况。二氧化碳结合力下降，<22mmol/L。上述异常指标通常在纠正脱水、恢复进食后迅速恢复正常。

5. **眼底检查** 严重者可出现视神经炎及视网膜出血。眼底检查可了解有无视网膜出血。

6. **心电图** 了解有无低钾血症和心肌缺血。

7. **MRI** 一旦出现神经系统症状，可采用 MRI 头颅检查以排除其他的神经系统病变。

四、鉴别诊断

诊断妊娠剧吐前需要仔细询问病史，排除可能引起呕吐的其他疾病。包括：胃肠道疾病（胃肠炎、胃痉挛、贲门失弛缓症、胆道疾病（胆囊炎、胆道蛔虫）、肝炎、肠梗阻、消化道溃疡、胰腺炎、阑尾炎）；泌尿生殖道疾病（肾盂肾炎、尿毒症、卵巢扭转、肾结石、子宫平滑肌瘤变性）；代谢性及内分泌疾病（糖尿病酮症酸中毒、卟啉病、原发性肾上腺皮质功能减退症、甲状腺功能亢进）；神经系统疾病（神经失调、假性脑瘤、前庭病变、偏头痛、中枢神经系统肿瘤）；药物中毒或过敏反应；心理性疾病；妊娠相关性疾病（妊娠期急性脂肪肝、子痫前期、HELLP 综合征）。

妊娠剧吐与上述疾病的鉴别要点是：孕前无相关疾病史，无明显上腹或下腹痉挛性疼痛或绞痛，化验检查可辅助鉴别诊断。如急性肝炎，肝酶水平升高达 1000U/L 以上；胰腺炎，血浆淀粉酶水平升高达正常值 5～10 倍等。

五、特殊并发症

1. **甲状腺功能亢进** 由于 β-hCG 的 β 亚单位结构与 TSH 化学结构相似，妊娠后 β-hCG 水平升高，刺激甲状腺分泌甲状腺激素，继而反馈性抑制 TSH 水平，因此 60%～70% 的妊娠剧吐孕妇可出现短暂的甲状腺功能亢进，表现为促甲状腺激素（TSH）水平下降或游离 T_4 水平升高。常为暂时性，不超过孕 20 周，多数并不严重，一般不需要使用抗甲状腺药物。鉴别原发性甲亢和妊娠剧吐并发甲状腺功能亢进时，注意前者很少出现呕吐，而后者没有甲状腺结节病变或甲状腺抗体。

2. **Wernicke 脑病（Wernicke's encephalopathy）** 一般在妊娠剧吐持续 3 周后发病，为严重呕吐引起维生素 B_1 严重缺乏所致，约 10% 的妊娠剧吐病人并发该病。主要表现为眼肌麻痹，眼球震颤，视力障碍，躯干共济失调，步态及站立姿势异常和遗忘性精神症状。极少有食管破裂和气胸。若病情继续发展，可致病人意识模糊，陷入昏迷状态。病人未经治疗者的死亡率高达 50%，经治疗后死亡率仍达 10%。

MRI 检查可有特征性的表现：可见病变出现在对称性第三、四脑室、中脑导水管周围、乳头体、四叠体、丘脑等部位。呈稍长 T_1、长 T_2 信号，FLAIR 序列呈现高信号，DWI 序列病变急性期为高信号，亚急性期为低信号，急性期由于血-脑脊液屏障破坏病变可强化。

六、治 疗

一旦诊断妊娠剧吐，应入院积极治疗。治疗原则是补充营养，纠正水、电解质紊乱及酸碱失衡，合理使用止吐药物、防治并发症。

1. **饮食管理** 应尽量避免接触容易诱发呕吐的有气

味或刺激性的食品或添加剂。避免早晨空腹,鼓励少量多餐,两餐之间饮水、进食清淡易消化、干燥及高蛋白的食物。避免进食咖啡、辣椒、高脂肪、酸性、过咸过甜的食物,建议食用坚果、椒盐脆饼、克力架、谷物和烤面包片等零食,餐后半小时用试管饮用少量姜汁汽水、柠檬水、橙汁或运动饮料等。对于不能进食者,可采用鼻胃管肠内营养或肠外静脉营养治疗。

2. 纠正脱水及电解质紊乱

(1) 每天静脉补液总量在 3000ml 左右,可滴注 5% 或 10% 的葡萄糖液、葡萄糖盐水、生理盐水或平衡液等。补液中加入维生素 B_6 100mg、维生素 B_1 100mg、维生素 C 2～3g,连续输液至少 3 天,视呕吐缓解程度和进食情况调整,维持每天尿量≥1000ml。为预防和治疗 Wernicke 脑病,可先补充维生素 B_1。可按照葡萄糖 4～5g＋胰岛素 1U＋10%KCl 1.0～1.5g 配成极化液输注补充能量。

(2) 对低钾者,静脉补充钾离子。建议每天补钾 3～4g,严重低钾血症时可补钾至 6～8g/d。注意"见尿补钾"。原则上每 500ml 尿量补钾 1g 较为安全,同时监测血清钾水平和心电图,酌情调整剂量。肾功能不全者谨慎补钾。

(3) 可适当补充碳酸氢钠或乳酸钠溶液纠正代谢性酸中毒,常用量为 125～250ml/次。根据血气检查结果调整用量。

(4) 对营养不良者,可静脉补充必需氨基酸及脂肪乳等营养液。

3. 止吐药物治疗　止吐药物的分类有维生素(吡哆醇,即维生素 B_6)、组胺 H_1 受体拮抗剂(多西拉敏、苯海拉明、氯苯甲嗪、茶苯海明)、多巴胺受体拮抗剂(丙氯拉嗪、氯丙嗪、甲氧氯普胺、异丙嗪、氟哌利多)、5-羟色胺受体拮抗剂(恩丹西酮、格拉司琼)、组胺 H_2 受体拮抗剂(雷尼替丁、西咪替丁)以及糖皮质激素(甲基泼尼松龙、泼尼松龙、氢化可的松)。

药物选择的原则是根据药物的有效性和安全性循序用药。作为一线用药,美国 ACOG 指南建议首选多西拉敏和维生素 B_6 联合用药,如果呕吐持续,建议增加苯海拉明或氯苯甲嗪。如果症状仍无改善,再用二线药物丙氯拉嗪或甲氧氯普胺。恩丹西酮作为二线药物可用于脱水呕吐严重者。对于难治性病人,可用氯丙嗪和糖皮质激素。大部分病人经治疗后在孕 16～20 周症状改善或消失,极少数需要在孕 20 周后继续药物治疗。

中国专家共识建议的用药流程如下:首先口服维生素 B_6 10～25mg,tid;呕吐症状无改善,加用苯海拉明 50～100mg,qid,口服或直肠用药;在上述用药基础上,视呕吐程度和有无脱水,加用止吐药物。甲氧氯普胺 5～10mg,q8h,口服、肌内注射或静脉滴注。恩丹西酮 4～8mg,q12h,口服或肌内注射;异丙嗪 12.5～25mg,q4h,肌内注射或口服,也可直肠用药。有脱水时,多选用静脉用药。在上述止吐药物无效时,加用甲基泼尼松龙,16mg,q8h,连用 3 天,静脉滴注或口服。

因用药多从孕早期开始,应注意药物对胚胎和胎儿的影响。如恩丹西酮与胎儿唇裂有关,另有增加病人心脏 QT 间期延长引发尖端扭转型室性心动过速的潜在风险,故 FDA 建议单次使用量不应超过 16mg。异丙嗪如在妊娠晚期持续使用可致新生儿发生戒断效应和锥体外系反应。糖皮质激素早孕期应用与胎儿唇裂相关,应避免在孕 10 周前作为一线用药,且仅作为顽固性妊娠剧吐病人的最后止吐方案。

七、其他治疗

1. **心理治疗**　医务人员和家属应给予病人关心和心理疏导,告知妊娠剧吐经积极治疗 2～3 天后,病情多迅速好转,仅少数孕妇出院后症状复发,需再次入院治疗。

2. **针灸和指压**　按摩内关穴位可有助于缓解症状。

3. 食用生姜有助于止吐。

4. 催眠术。

【临床特殊情况的思考和建议】

1. **如何把握终止妊娠的时机**　绝大多数妊娠剧吐的孕妇经过积极治疗可以使病情缓解,继续妊娠至足月分娩。但少部分病人治疗后病情不能缓解,反而有加重趋势。当出现以下情况应考虑终止妊娠:①体温持续高于 38℃;②卧床休息时心率＞120 次/分;③持续黄疸或蛋白尿;④出现多发性神经炎及神经性体征;⑤有颅内或眼底出血经治疗不好转者;⑥出现 Wernicke 脑病。

2. **妊娠剧吐能否预防**　研究发现,受孕时服用复合维生素可减少因呕吐需要的医疗处理,因此,推荐孕前 3 个月开始服用含一定剂量叶酸的复合维生素,可降低妊娠剧吐的发生率及其严重程度,同时有助于预防胎儿神经管缺陷的发生。

参考文献

1. 中华医学会妇产科学分会产科学组. 妊娠剧吐的诊断及临床处理专家共识. 中华妇产科杂志,2015,50(11):801-804

2. American College of Obstetrics and Gynecology. ACOG Practice Bulletin: nausea and vomiting of pregnancy. Obstet Gynecol,2015,126(3):e12-e24

3. Niebyl JR. Clinical practice. Nausea and vomiting in pregnancy. N Engl J Med,2010,363(16):1544-1550

4. Tamay AG, Kuscu NK. Hyperemesis gravidarum: Current aspect. J Obstet Gynecol,2011,31(8):708-712

5. Bottomley C, Bourne T. Management strategies for hyperemesis. Best Pract Res Clin Obstet Gynaecol,2009,23(4):549-564

6. Di Gangi S, Gizzo S, Patrelli TS, et al. Wernicke's encephalopathy complicating hyperemesis gravidarum: from the background to the present. J Maternal Fetal Neonatal Med,2012,25(8):1499-1504

7. Slaughter SR, Hearns-Stokes R, van der Vluqt T, et al. FDA approval of doxylamine-pyridoxine therapy for use in pregnancy. N Engl J Med, 2014, 307(12): 1081-1083

8. 沈铿, 马丁. 妇产科学. 第 3 版. 北京: 人民卫生出版社, 2015: 128-130

（张　斌）

第二节　流　产

关键点

1. 自然流产发病率高, 病因复杂, 主要包括母体因素、胎儿因素以及母-胎互作因素。

2. 自然流产种类多样、临床表现不一, 如"生化妊娠""空孕囊""胚胎停止发育"等, 有时与宫外孕难以鉴别, 需仔细甄别、区别处理。

3. 自然流产尤其是复发性流产的保胎必须建立在病因基础上的针对性治疗, 避免麻木保胎与过度治疗。

流产（abortion）是指妊娠不足 28 周、胎儿体重不足 1000g 而终止者。流产发生于妊娠 12 周前者称早期流产, 发生在妊娠 12 周至不足 28 周者称晚期流产。流产又分为自然流产和人工流产, 本节内容仅限于自然流产（spontaneous abortion）。自然流产是最常见的妊娠并发症, 占全部妊娠的 30% 左右, 其中 80% 发生在早孕期, 称早期流产或早期妊娠失败（early pregnancy loss）。在早期自然流产中, 约 60% 发生在妊娠 5 周内, 血中可以检测到 hCG 升高, 或者尿妊娠试验阳性, 但超声检查看不到孕囊, 提示受精卵着床失败, 又称为"临床前流产"或"生化妊娠"（chemical pregnancy）。自然流产连续发生 3 次或 3 次以上者, 称复发性流产（recurrent spontaneous abortion）, 但多数专家认为, 连续发生 2 次流产即应重视并予评估, 因其再次出现流产的风险与 3 次者相近。自然流产严重影响了妇女生殖健康。

【病因和发病机制】

导致自然流产的原因很多, 主要包括胚胎因素、母体因素以及母-胎互作因素。胚胎因素主要是染色体异常; 母体因素包括遗传因素、解剖因素、内分泌异常、感染、免疫因素、血栓前状态、某些全身性重症疾病与环境因素等; 此外, 父亲因素如染色体异常和精子异常、夫妇免疫功能不协调也是导致流产的重要原因。早期流产多由遗传因素、内分泌异常、免疫功能紊乱及血栓前状态等所致; 晚期流产多见于宫颈功能不全、血栓前状态、严重的先天性畸形等因素。

1. 胚胎因素 胚胎染色体异常是自然流产最常见的原因。据文献报道, 50% 以上的自然流产与胚胎染色体异常有关。流产发生越早, 胚胎染色体异常的频率越高, 早期自然流产中染色体异常的发生率为 50%~60%, 中期自然流产中约占 1/3, 晚期妊娠失败中仅占 5%。

胚胎染色体异常包括数目异常和结构异常。在数目异常中非整倍体占早期妊娠失败的 70%, 其中首位是常染色三体占 60%, 除 1 号染色三体未见报道外, 各种染色三体均有发现, 以 13 号、16 号、18 号、21 号及 22 号染色体常见, 16-三体是最常见的三体, 约占 1/3; 第二位是 45,X 单体, 约占 20%; 其他依次为三倍体占 16%, 四倍体占 5.6%。染色体结构异常主要是染色体易位, 占 3.8%, 嵌合体占 1.5%, 染色体倒置、缺失和重叠也见报道。

多数三体胚胎是以流产或死胎告终, 但也有少数能成活, 如 21-三体、13-三体、18-三体等。单体是减数分裂不分离所致, 以 X 单体最为多见, 少数胚胎如能存活, 足月分娩后即形成特纳综合征。三倍体常与胎盘的水泡样变性共存, 不完全水泡状胎块的胎儿可发育成三倍体或第 16 号染色体的三体, 流产较早, 少数存活, 继续发育后伴有多发畸形, 未见活婴。四倍体活婴极少, 绝大多数极早期流产。在染色体结构异常方面, 不平衡易位可导致部分三体或单体, 易发生流产或死胎。总之, 染色体异常的胚胎多数结局为流产, 极少数可能继续发育成胎儿, 但出生后也会发生某些功能异常或合并畸形。若已流产, 妊娠产物有时仅为一空孕囊或已退化的胚胎。

多种因素增加胚胎染色体异常的风险, 母亲年龄是明确的导致胚胎非整倍体的风险因素, 染色体异常占 90% 的胚胎前的妊娠失败、50% 的孕 8~10 周的妊娠失败、30% 的孕 16~19 周的妊娠失败; 6%~12% 的死胎。

2. 母体因素

（1）夫妇染色体异常: 夫妇染色体异常是导致自然流产的重要遗传因素, 有 2%~5% 的复发流产夫妇中至少一方存在染色体结构异常, 包括染色体易位、嵌合体、缺失或倒位等, 其中以染色体平衡易位和罗氏易位最为常见。临床上染色体平衡易位者的表型正常, 但其妊娠后流产的发生风险明显增加, 且子代更易出现异常。同源染色体罗氏易位者理论上不能产生正常配子, 而非同源染色体罗氏易位者的生殖细胞经减数分裂后可产生 6 种配子, 受精后有 1/6 是正常核型, 1/6 为平衡易位携带者。

（2）内分泌因素

1）黄体功能不全（luteal phase deficiency, LPD）: 黄体功能不全是指黄体中期孕酮峰值低于正常标准值, 或黄体期子宫内膜反应低下。孕酮是调节胚胎着床所必需的内膜容受性的关键激素。孕酮分泌不足, 引起妊娠蜕膜反应不良, 影响孕卵着床和发育, 导致自然流产。妊娠早期孕酮的来源有两条途径: 一是由卵巢黄体产生, 二是胎盘合体滋养细胞分泌。妊娠 6~8 周后卵巢黄体产生孕酮逐渐减少, 之后由胎盘产生孕酮替代。在复发性流产中有 17%~28% 的病例存在黄体功能不全。黄体功能不全可因卵泡发育不

115

良及其雌激素依赖的子宫内膜孕激素受体低下,卵巢黄体产生孕酮不足,以及子宫内膜的孕激素敏感性下降,其他因素包括应激、过度运动与减重等。

2）多囊卵巢综合征（polycystic ovarian syndrome, PCOS）：PCOS病人早期妊娠失败率高达40%,明显高于人群中15%的妊娠失败率。多种因素包括肥胖、高LH水平、胰岛素抵抗、高雄激素血症等代谢综合征参与PCOS病人高流产率的发生；这些代谢综合征主要影响着床期子宫内膜的血管重塑,导致子宫内膜容受性形成不良,研究显示27%的不明原因反复自然流产病人伴有胰岛素抵抗。

3）高泌乳素血症（hyperprolactinemia, HPRL）：泌乳素是由脑垂体所分泌的一种多肽激素,一定水平的泌乳素有助于胚胎着床与胎盘发育,高水平的泌乳素可直接通过GnRH或间接通过多巴胺抑制排卵；子宫蜕膜细胞通过自分泌PRL抑制子宫内膜蜕膜化。过高或过低水平的PRL均与自然流产密切相关。

4）甲状腺功能紊乱：严重的甲状腺功能减退或亢进与自然流产密切相关,妊娠前期和早孕期进行合理的药物治疗,可明显降低流产的发生率。亚临床甲状腺功能减退（SCH）是指高TSH水平（早孕TSH>2.5mIU/L,中晚孕>3mIU/L）、游离T_4与总T_4均正常。SCH被认为是复发性流产的高危因素。

5）糖尿病：血糖控制不良者流产发生率可高达15%～30%,妊娠早期高血糖还是可能造成胚胎畸形的危险因素。

（3）生殖器官解剖因素

1）子宫畸形：米勒管先天性发育异常导致子宫畸形,如单角子宫、双角子宫、双子宫、子宫纵隔等。子宫畸形可影响子宫血供和宫腔内环境从而造成流产。母体在孕早期使用或接触己烯雌酚可影响女胎子宫发育。

2）Asherman综合征：由宫腔创伤（如刮宫过深）、感染或胎盘残留等引起宫腔粘连和纤维化。宫腔镜下行子宫内膜切除或黏膜下肌瘤切除手术也可造成宫腔粘连。子宫内膜受损伤可影响胚胎种植,导致流产发生。

3）宫颈功能不全：是导致中晚期自然流产的主要原因。宫颈功能不全在解剖上表现为宫颈管过短或宫颈内口松弛,随着妊娠的进程子宫增大,宫腔压力升高,多数病人在中、晚期妊娠出现无痛性的宫颈管消退、宫口扩张、羊膜囊突出、胎膜破裂,最终发生流产。宫颈功能不全主要由于宫颈局部创伤（分娩、手术助产、刮宫、宫颈锥形切除、Manchester手术等）引起,先天性宫颈发育异常较少见；另外,胚胎时期接触己烯雌酚也可引起宫颈发育异常。

4）其他：子宫本身疾病引起宫腔形态改变如子宫肌瘤、宫腔息肉等。

（4）感染因素：任何能够造成菌血症或病毒血症的严重感染均可以导致自然流产。生殖道各种病原体感染以及TORCH感染与流产的发生虽有一定相关性,但是否直接导致流产尚无定论。

1）细菌感染：细菌性阴道病是晚期流产及早产的高危因素,但与早期流产的关系仍不明确。

2）沙眼衣原体、支原体、尿素原体：生殖道感染沙眼衣原体、支原体、尿素原体是流产的高危因素,但是否直接导致流产尚无定论。

3）TORCH感染：弓形虫感染引起的流产是散发的,与习惯性流产的关系尚未完全证明。巨细胞病毒经胎盘可累及胎儿,引起心血管系统和神经系统畸形,致死或流产。妊娠早期单纯疱疹、风疹病毒感染与反复自然流产的发生虽有一定相关性,但不一定存在因果关系。

（5）血栓前状态：系凝血因子浓度升高,或凝血抑制物浓度降低而产生的血液易凝状态,尚未达到生成血栓的程度,或者形成的少量血栓正处于溶解状态。

血栓前状态与习惯性流产的发生有一定的关系,临床上包括先天性和获得性血栓前状态,前者是由于凝血和纤溶有关的基因突变造成,如凝血因子V突变、凝血酶原基因突变、蛋白C缺陷症、蛋白S缺陷症等；后者主要是抗磷脂抗体综合征（antiphospholipid antibody syndrome, APS）、获得性高半胱氨酸血症以及机体存在各种引起血液高凝状态的疾病等。

各种先天性血栓形成倾向引起自然流产的具体机制尚未阐明,目前研究得比较多的是抗磷脂抗体综合征,并已肯定它与早、中期胎儿丢失有关。普遍的观点认为高凝状态使子宫胎盘部位血流状态改变,易形成局部微血栓,甚至胎盘梗死,使胎盘血供下降,胚胎或胎儿缺血缺氧,引起胚胎或胎儿发育不良而流产。

（6）免疫因素：免疫因素是自然流产,特别是复发性流产的重要原因,研究显示60%以上的不明原因复发流产与免疫因素相关,免疫因素包括自身免疫和同种免疫异常。

1）自身免疫异常包括：①组织非特异性自身抗体产生：如抗磷脂抗体、抗核抗体、抗DNA抗体等；②组织特异性自身抗体产生：如抗精子抗体、抗甲状腺抗体等。

APS是一种非炎症性自身免疫性疾病,以体内产生大量的抗磷脂抗体（APL）,包括ACA、LA及抗β_2-GP1抗体为主要特征,临床表现包括动静脉血栓形成、病理妊娠、血小板计数减少等,是RSA最为重要且可以治疗的病因之一。临床上有5%～20%的RSA病人可检出抗磷脂抗体,其中未经治疗者再次妊娠的活产率将降低至10%。此外,临床上还有一种继发于系统性红斑狼疮（SLE）或类风湿关节炎（RA）等的自身免疫性疾病,称为继发型APS。

关于甲状腺自身抗体阳性与流产的关系,目前已有大量循证医学证据证明两者有显著相关性,有研究发现,RSA病人的甲状腺自身抗体阳性率显著增高,其他研究也发现,甲状腺自身抗体阳性妇女的RSA发生率增高。

2）同种免疫型异常包括：①固有免疫紊乱：包括自然

杀伤(NK)细胞数量及活性升高、巨噬细胞功能异常、树突状细胞功能异常、补体系统异常等。②获得性免疫紊乱:包括封闭抗体缺乏、T淋巴细胞异常、B淋巴细胞异常、辅助性T淋巴细胞 Th_1/Th_2 细胞因子异常等。

胚胎表达父系抗原,因而可视为一种半同种移植物,作为半同种移植物的胚胎能够在母体内存活直至分娩,实际反映了母体对胚胎的免疫耐受,一旦这种母-胎免疫耐受被打破,将会导致母体对胚胎的排斥反应,导致妊娠失败,如早期自然流产。早孕母体通过一系列适应与调节对胚胎形成同种免疫耐受,主要体现在以下几个方面:①在胚胎携带的父源性HLA抗原刺激母体免疫系统,产生封闭因子,抑制母体免疫系统对胎儿胎盘的攻击;②滋养细胞表达非经典的HLA分子与母体免疫细胞表面抑制性受体结合,传递免疫抑制信号;③ Th_2 型优势、调节性T细胞扩增的耐受性微环境;④母体外周与局部NK细胞的独特表型与功能改变等。

目前,对同种免疫型RSA仍处于研究阶段,因此,常称之为"原因不明复发性流产"(unexplained recurrent spontaneous abortion,URSA)。封闭抗体缺乏、NK细胞数量及活性异常与URSA密切相关。

(7) 其他因素

1) 慢性消耗性疾病:结核和恶性肿瘤常导致早期流产,并威胁孕妇的生命;高热可导致子宫收缩;贫血和心脏病可引起胎儿胎盘单位缺氧;慢性肾炎、高血压可使胎盘发生梗死。

2) 营养不良:严重营养不良直接可导致流产。现在更强调各种营养素的平衡,如维生素 E、D、A 缺乏也可造成流产。

3) 精神、心理因素:焦虑、紧张、恐吓等严重精神刺激均可导致流产。近来还发现,噪音和振动对人类生殖也有一定的影响。

4) 吸烟、饮酒等:近年来育龄妇女吸烟、饮酒,甚至吸毒的人数有所增加,这些因素都是流产的高危因素。孕期过多饮用咖啡也增加流产的危险性。

5) 环境毒性物质:影响生殖功能的外界不良环境因素很多,可以直接或间接对胚胎造成损害。过多接触某些有害的化学物质(如砷、铅、苯、甲醛、氯丁二烯、氧化乙烯等)和物理因素(如放射线、噪声及高温等),均可引起流产。

尚无确切的依据证明使用避孕药物与流产有关,然而,有报道宫内节育器避孕失败者,感染性流产发生率有所升高。

【病理】

早期流产时胚胎多数先死亡,随后发生底蜕膜出血,造成胚胎的绒毛与蜕膜层分离,已分离的胚胎组织如同异物,刺激子宫收缩而被排出。有时也可能蜕膜海绵层先出血坏死或有血栓形成,使胎儿死亡,然后排出。8周以内妊娠时,胎盘绒毛发育尚不成熟,与子宫蜕膜联系还不牢固,此时流产妊娠产物多数可以完整地从子宫壁分离而排出,出血不多。妊娠8~12周时,胎盘绒毛发育茂盛,与蜕膜联系较牢固。此时若发生流产,妊娠产物往往不易完整分离排出,常有部分组织残留宫腔内影响子宫收缩,致使出血较多。妊娠12周后,胎盘已完全形成,流产时往往先有腹痛,然后排出胎儿、胎盘。有时由于底蜕膜反复出血,凝固的血块包绕胎块,形成血样血块稽留于宫腔内。血红蛋白因时间长久被吸收形成肉样胎块,或纤维化与子宫壁粘连。偶有胎儿被挤压,形成纸样胎儿,或钙化后形成石胎。

【临床表现】

1. **停经**　多数流产病人有明显的停经史,根据停经时间的长短可将流产分为早期流产和晚期流产。

2. **阴道流血**　发生在妊娠12周以内流产者,开始时绒毛与蜕膜分离,血窦开放,即开始出血。当胚胎完全分离排出后,由于子宫收缩,出血停止。早期流产的全过程均伴有阴道流血,而且出血量往往较多。晚期流产者,胎盘已形成,流产过程与早产相似,胎盘继胎儿分娩后排出,一般出血量不多。

3. **腹痛**　早期流产开始阴道流血后宫腔内存有血液,特别是血块,刺激子宫收缩,呈阵发性下腹痛,特点是阴道流血往往出现在腹痛之前。晚期流产则先有阵发性的子宫收缩,然后胎儿胎盘排出,特点是往往先有腹痛,然后出现阴道流血。

尽管阴道流血与下腹痛是自然流产的主要临床表现,但临床仍然有许多早期妊娠妇女没有任何症状,仅仅在B超检查时发现胚芽与心管搏动异常,表现为"空孕囊","胚胎停止发育",亦有胚胎着床前后的流产又叫生化妊娠与宫外孕很难区分,这些类型统称为"早期妊娠失败",属于自然流产范畴。

【临床类型】

根据临床发展过程和特点的不同,流产可以分为7种类型:

1. **先兆流产**(threatened abortion)　指妊娠28周前,先出现少量阴道流血,继之常出现阵发性下腹痛或腰背痛。妇科检查:宫颈口未开,胎膜未破,妊娠产物未排出,子宫大小与停经周数相符。妊娠有希望继续者,经休息及治疗后,若流血停止及下腹痛消失,妊娠可以继续;若阴道血量增多或下腹痛加剧,则可能发展为难免流产。

2. **难免流产**(inevitable abortion)　是先兆流产的继续,妊娠难以持续,有流产的临床过程,阴道出血时间较长,出血量较多,而且有血块排出,阵发性下腹痛,或有羊水流出。妇科检查:宫颈口已扩张,羊膜囊突出或已破裂,有时可见胚胎组织或胎囊堵塞于宫颈管中,甚至露见于宫颈外口,子宫大小与停经周数相符或略小。

2

3. **不全流产**(incomplete abortion) 指妊娠产物已部分排出体外,尚有部分残留于宫腔内,由难免流产发展而来。妊娠 8 周前发生流产,胎儿胎盘成分多能同时排出;妊娠 8～12 周时,胎盘结构已形成并密切连接于子宫蜕膜,流产物不易从子宫壁完全剥离,往往发生不全流产。由于宫腔内有胚胎组织残留,影响子宫收缩,以致阴道出血较多,时间较长,易引起宫内感染,甚至因流血过多而发生失血性休克。妇科检查:宫颈口已扩张,不断有血液自宫颈口内流出,有时尚可见胎盘组织堵塞于宫颈口或部分妊娠产物已排出于阴道内,而部分仍留在宫腔内。一般子宫小于停经周数。

4. **完全流产**(complete abortion) 指妊娠产物已全部排出,阴道流血逐渐停止,腹痛逐渐消失。妇科检查:宫颈口已关闭,子宫接近正常大小。常常发生于妊娠 8 周以前。

5. **稽留流产**(missed abortion) 又称过期流产,指胚胎或胎儿已死亡滞留在宫腔内尚未自然排出者。病人有停经史和(或)早孕反应,按妊娠时间计算已达到中期妊娠但未感到腹部增大,病程中可有少量断续的阴道流血,早孕反应消失。尿妊娠试验由阳性转为阴性,血清 β-hCG 值下降,甚至降至非孕水平。B 超检查子宫小于相应孕周,无胎动及心管搏动,子宫内回声紊乱,难以分辨胎盘和胎儿组织。妇科检查:阴道内可见少量血性分泌物,宫颈口未开,子宫较停经周数小,由于胚胎组织机化,子宫失去正常组织的柔韧性,质地不软,或已孕 4 个月尚未听见胎心,触不到胎动。

6. **习惯性流产**(habitual abortion) 指自然流产连续发生 3 次或 3 次以上者。每次流产多发生于同一妊娠月份,其临床经过与一般流产相同。早期流产的原因常为黄体功能不足、多囊卵巢综合征、高泌乳素血症、甲状腺功能减退、染色体异常、生殖道感染及免疫因素等。晚期流产最常见的原因为宫颈内口松弛、子宫畸形、子宫肌瘤等。宫颈内口松弛者于妊娠后,常于妊娠中期,胎儿长大,羊水增多,宫腔内压力增加,胎膜向宫颈内口突出,宫颈管逐渐短缩、扩张。病人多无自觉症状,一旦胎膜破裂,胎儿迅即排出。

7. **感染性流产**(infected abortion) 是指流产合并生殖系统感染。各种类型的流产均可并发感染,包括选择性或治疗性的人工流产,但以不全流产、过期流产和非法堕胎为常见。感染性流产的病原菌常常是阴道或肠道的寄生菌(条件致病菌),有时为混合性感染。厌氧菌感染占 60% 以上,需氧菌中以大肠埃希菌和假芽胞杆菌为多见,也见有 β-溶血链球菌及肠球菌感染。病人除了有各种类型流产的临床表现和非法堕胎史外,还出现一系列感染相关的症状和体征。妇科检查:宫口可见脓性分泌物流出,宫颈举痛明显,子宫体压痛,附件区增厚或有痛性包块。严重时感染可扩展到盆腔、腹腔乃至全身,并发盆腔炎、腹膜炎、败血症及感染性休克等。

【病因筛查及诊断】

诊断流产一般并不困难。根据病史及临床表现多能确诊,仅少数需进行辅助检查。确诊流产后,还应确定流产的临床类型,同时还要对流产的病因进行筛查,这对决定流产的处理方法很重要。

1. **病史** 应询问病人有无停经史和反复流产史,有无早孕反应、阴道流血,应询问阴道流血量及其持续时间,有无腹痛,腹痛的部位、性质及程度,还应了解阴道有无水样排液,阴道排液的色、量及有无臭味,有无妊娠产物排出等。

2. **体格检查** 观察病人全身状况,有无贫血,并测量体温、血压及脉搏等。在消毒条件下进行妇科检查,注意宫颈口是否扩张,羊膜囊是否膨出,有无妊娠产物堵塞于宫颈口内;宫颈阴道部是否较短,甚至消退,内外口松弛,可容一指通过,有时可触及羊膜囊或见有羊膜囊突出于宫颈外口。子宫大小与停经周数是否相符,有无压痛等。并应检查双侧附件有无肿块、增厚及压痛。检查时操作应轻柔,尤其对疑为先兆流产者。

3. **辅助检查** 对诊断有困难者,可采用必要的辅助检查。

(1) B 型超声显像:目前应用较广,对鉴别诊断与确定流产类型有实际价值。对疑为先兆流产者,可根据妊娠囊的形态、有无心反射及胎动来确定胚胎或胎儿是否存活,以指导正确的治疗方法。一般妊娠 5 周后宫腔内即可见到孕囊光环,为圆形或椭圆形的无回声区,有时由于着床过程中的少量出血,孕囊周围可见环形暗区,此为早孕双环征。孕 6 周后可见胚芽声像,并出现心管搏动。孕 8 周可见胎体活动,孕囊约占宫腔一半。孕 9 周可见胎儿轮廓。孕 10 周孕囊几乎占满整个宫腔。孕 12 周胎儿出现完整形态。不同类型的流产及其超声图像特征有所差别,可帮助鉴别诊断。

1) 先兆流产声像图特征:子宫大小与妊娠月份相符,少量出血者孕囊一侧见无回声区包绕,出血多者宫腔有较大量的积血,有时可见胎膜与宫腔分离,胎膜后有回声区,孕 6 周后可见到正常的心管搏动。

2) 难免流产声像图特征:孕囊变形或塌陷,宫颈内口开大,并见有胚胎组织阻塞于宫颈管内,羊膜囊未破者可见到羊膜囊突入宫颈管内或突出宫颈外口,心管搏动多已消失。

3) 不全流产声像图特征:子宫较正常妊娠月份小,宫腔内无完整的孕囊结构,代之以不规则的光团或小暗区,心管搏动消失。

4) 完全流产声像图特征:子宫大小正常或接近正常,宫腔内空虚,见有规则的宫腔线,无不规则光团。

B 超检查在确诊宫颈功能不全引起的晚期流产中也很有价值。通过 B 超可以观察宫颈长度、内口宽度、羊膜囊突出等情况,能够客观地评价妊娠期宫颈结构,且具有无创伤、可重复等优点,近年来临床应用较多。可作为宫颈功能评价的超声指标较多,如宫颈长度、宫颈内口宽度、宫颈漏斗宽度、羊膜囊楔度等。一般认为,宫颈结构随着妊娠进程有所变化,故动态观察妊娠期宫颈结构变化的意义更大。目前国内规定:孕 12 周时如三条径线中有一异常即提示宫颈功能不全,这包括宫颈长度<25mm、宽度>32mm 和内径>5mm。

另外,以超声多普勒血流频谱显示孕妇子宫动脉和胎儿脐动脉,可判断宫内胎儿健康状况及母体并发症。目前常用动脉血流频谱的收缩期速度峰值与舒张期速度最低值的比值,估计动脉血管的阻力,早孕期动脉阻力高者,胎儿血供和营养不足,可诱发胚胎发育停止。

(2) 妊娠试验:用免疫学方法,近年临床多用试纸法,对诊断妊娠有意义。为进一步了解流产的预后,多选用血清 β-hCG 的定量测定。一般妊娠后 8～9 天在母血中即可测出 β-hCG,随着妊娠的进程,β-hCG 逐渐升高,早孕期 β-hCG 倍增时间为 48 小时左右,孕 8～10 周达高峰。血清 β-hCG 值低或呈下降趋势,提示可能发生流产。

(3) 其他激素测定:其他激素主要有血孕酮的测定,可以协助判断先兆流产的预后。甲状腺功能减退和亢进均易发生流产,测定游离 T_3 和 T_4 有助于孕期甲状腺功能的判断。人胎盘泌乳素(hPL)的分泌与胎盘功能密切相关,妊娠 6～7 周时血清 hPL 正常值为 0.02mg/L,8～9 周为 0.04mg/L。hPL 低水平常常是流产的先兆。正常空腹血糖值为 5.9mmol/L,异常时应进一步做糖耐量试验,排除糖尿病。

(4) 血栓前状态测定:血栓前状态的妇女可能没有明显的临床表现,但母体的高凝状态使子宫胎盘部位血流状态改变,形成局部微血栓,甚至胎盘梗死,使胎盘血供下降,胚胎或胎儿缺血缺氧,引起胚胎或胎儿发育不良而流产。如下诊断可供参考:D-二聚体、FDP 数值增加表示已经产生轻度凝血-纤溶反应的病理变化;而对虽有危险因子参与,但尚未发生凝血-纤溶反应的病人,却只能用血浆凝血功能亢进动态评价,如血液流变学和红细胞形态检测;另外凝血和纤溶有关的基因突变造成凝血因子 V 突变、凝血酶原基因突变、蛋白 C 缺陷症、蛋白 S 缺陷症、抗磷脂抗体综合征、获得性高半胱氨酸血症以及机体存在各种引起血液高凝状态的疾病等均需引起重视。

4. **病因筛查**　引发流产发生的病因众多,特别是针对习惯性流产者,进行系统的病因筛查,明确诊断,及时干预治疗,为避免流产的再次发生是必要的。筛查内容包括:胚胎染色体及夫妇外周血染色体核型分析、生殖道微生物检测、内分泌激素测定、生殖器官解剖结构检查、凝血功能测定、自身抗体检测等。

【鉴别诊断】

首先,应鉴别流产的类型,鉴别诊断要点见表 10-2-1。早期流产应与异位妊娠及葡萄胎鉴别,还须与功能失调性子宫出血及子宫肌瘤等鉴别。

表 10-2-1　各种类型流产的鉴别诊断

流产类型	病史			妇科检查	
	出血量	下腹痛	组织排出	宫颈口	子宫大小
先兆流产	少	无或轻	无	闭	与妊娠周数相符
难免流产	中→多	加剧	无	扩张	相符或略小
不全流产	少→多	减轻	有	扩张或有物堵塞或闭	小于妊娠周数
完全流产	少→无	无	全排出	闭	正常或略大

【处理】

流产为妇产科常见病,一旦发生流产症状,应根据流产的不同类型,及时进行恰当的处理。

1. **先兆流产处理原则**

(1) 休息:病人应适当休息,放松心情,禁止性生活,阴道检查操作应轻柔,加强营养,保持大便通畅。

(2) 补充黄体酮或 hCG:目前对于黄体酮或 hCG 保胎不建议常规使用,对于有明确黄体功能不足指征者,可用地屈孕酮口服保胎,用法为首次口服地屈孕酮 20mg,此后 10mg,每天 2～3 次,或根据孕酮水平确定用量与时间。

(3) 其他药物:维生素 E 为抗氧化剂,每天 100～200mg 口服。基础代谢率低者可以服用甲状腺素片,每天 1 次,每次 40mg。

(4) 出血时间较长者,可选用无胎毒作用的抗生素预防感染,如青霉素等。

(5) 心理治疗:要使先兆流产病人的情绪安定,增强其信心。

(6) 经治疗两周症状不见缓解或反而加重者,提示可能胚胎发育异常,进行 B 型超声检查及 β-hCG 测定,确定胚胎状况,给以相应处理,包括终止妊娠。

2. **难免流产处理原则**

(1) 孕 12 周内可行刮宫术或吸宫术,术前肌注催产素 10U。

(2) 孕 12 周以上可先催产素 5～10U 加于 5% 葡萄糖液 500ml 内静脉滴注,促使胚胎组织排出,出血多者可行刮宫术。

(3) 出血多伴休克者,应在纠正休克的同时清宫。

（4）清宫术后应详细检查刮出物，注意胚胎组织是否完整，必要时做病理检查或胚胎染色体分析。

（5）术后应用抗生素预防感染。出血多者可使用肌注催产素以减少出血。

3. 不全流产处理原则

（1）一旦确诊，无合并感染者应立即清宫，以清除宫腔内残留组织。

（2）出血时间短，量少或已停止，并发感染者，应在控制感染后再做清宫术。

（3）出血多并伴休克者，应在抗休克的同时行清宫术。

（4）出血时间较长者，术后应给予抗生素预防感染。

（5）刮宫标本应送病理检查，必要时可送检胎儿的染色体核型。

4. 完全流产处理原则　如无感染征象，一般不需特殊处理。

5. 稽留流产处理原则

（1）早期过期流产：宜及早清宫，因胚胎组织机化与宫壁粘连，刮宫时有可能遇到困难，而且此时子宫肌纤维可发生变性，失去弹性，刮宫时出血可能较多并有子宫穿孔的危险。故过期流产的刮宫术必须慎重，术时注射宫缩剂以减少出血，如一次不能刮净可于5～7天后再次刮宫。

（2）晚期过期流产：均为妊娠中期胚胎死亡，此时胎盘已形成，诱发宫缩后宫腔内容物可自然排出。若凝血功能正常，可先用大剂量的雌激素，如已烯雌酚 5mg，每天3次，连用3～5天，以提高子宫肌层对催产素的敏感性，再静脉滴注缩宫素（5～10单位加于5％葡萄糖液内），也可用前列腺素或依沙吖啶等进行引产，促使胎儿、胎盘排出。若不成功，再做清宫术。

（3）预防DIC：胚胎坏死组织在宫腔稽留时间过长，尤其是孕16周以上的过期流产，容易并发DIC。所以，处理前应检查血常规、出凝血时间、血小板计数、血纤维蛋白原、凝血酶原时间、凝血块收缩试验、D-二聚体、纤维蛋白降解产物及血浆鱼精蛋白副凝试验（3P试验）等，并做好输血准备。若存在凝血功能异常，应及早使用纤维蛋白原、输新鲜血或输血小板等，高凝状态可用低分子肝素，防止或避免DIC发生，待凝血功能好转后再行引产或刮宫。

（4）预防感染：过期流产病程往往较长，且多合并有不规则阴道流血，易继发感染，故在处理过程中应使用抗生素。

6. 复发性流产处理原则　有复发性流产史的妇女，应在怀孕前进行必要的检查，包括夫妇双方染色体检查与血型鉴定及其丈夫的精液检查，女方尚需进行内分泌、血栓前状态、免疫功能、感染因素及生殖道解剖结构等检查，查出原因者，应于怀孕前及时纠治。

（1）染色体异常：若每次流产均由于胚胎染色体异常所致，这提示流产的病因与配子的质量有关。如精子畸形率过高者建议到男科治疗，久治不愈者可行供者人工授精（AID）。如女方为高龄，胚胎染色体异常多为三体，且多次

治疗失败可考虑做赠卵体外受精——胚胎移植术（IVF）。夫妇双方染色体异常可做AID，或赠卵IVF及种植前诊断（PGD）。

（2）生殖道解剖异常：完全或不完全子宫纵隔可行纵隔切除术。子宫黏膜下肌瘤可在宫腔镜下行肌瘤切除术，壁间肌瘤可经腹肌瘤挖出术。宫腔粘连可在宫腔镜下做粘连分离术，术后放置宫内节育器3个月。宫颈内口松弛者，于妊娠前做宫颈内口修补术。若已妊娠，最好于妊娠14～16周行宫颈内口环扎术，术后定期随诊，提前住院，待分娩发动前拆除缝线，若环扎术后有流产征象，治疗失败，应及时拆除缝线，以免造成宫颈撕裂。

（3）内分泌异常：黄体功能不全者主要采用孕激素补充疗法。孕时可使用地屈孕酮每天20mg至孕10周左右。如病人存在多囊卵巢综合征、高泌乳素血症、甲状腺功能异常或糖尿病等，均宜在孕前进行相应的内分泌治疗，并于孕早期加用孕激素。

（4）感染因素：孕前应根据不同的感染原进行相应的抗感染治疗。

（5）免疫因素：自身免疫型复发性流产的治疗多采用抗凝剂和免疫抑制剂治疗。常用的抗凝剂有阿司匹林和肝素，免疫抑制剂以泼尼松为主，也有使用人体丙种球蛋白治疗成功的报道。针对同种免疫型习惯性流产的治疗，目前采用主动免疫和被动免疫治疗，主动免疫是采用丈夫或无关个体的淋巴细胞对妻子进行主动免疫致敏，其目的是诱发女方体内产生封闭抗体，避免母体对胚胎的免疫排斥；被动免疫即使用人体丙种球蛋白。此外，李大金教授团队发现免疫调节剂环孢素A对于同种免疫型流产有较好的治疗作用，同时研究发现环孢素A还具有促进滋养细胞的增殖与侵袭改善胎盘发育的功能。对于免疫性（包括同种免疫与自身免疫）或不明原因复发流产的治疗均取得了显著疗效。

（6）血栓前状态：目前采用低分子肝素（LMWH）单独用药或联合阿司匹林作为主要的治疗方法。一般 LMWH 5000IU 皮下注射，每天1～2次，期间严密监测胎儿生长发育情况和凝血-纤溶指标，检测项目恢复正常可停药，停药后继续每月复查凝血-纤溶指标，有异常需重新用药，必要时维持整个孕期，一般在终止妊娠前24小时停止使用。

（7）原因不明复发性流产：监测排卵后，可按黄体功能不足给以地屈孕酮治疗，每天20mg口服。确诊妊娠后继续给药直至妊娠10周或超过以往发生流产的月份，并嘱其卧床休息，禁忌性生活，补充维生素E并给予心理治疗，以解除其精神紧张，并安定其情绪。同时在孕前和孕期尽量避免接触环境毒性物质。此外，环孢素A对防治不明原因复发流产病人的再次妊娠失败有很好的效果。

7. 感染性流产　流产感染多为不全流产合并感染。治疗原则应积极控制感染，若阴道流血不多，应用广谱抗生素2～3天，待控制感染后再行刮宫，清除宫腔残留组织以止血。若阴道流血量多，静脉滴注广谱抗生素和输血的同

时,用卵圆钳将宫腔内残留组织夹出,使出血减少,切不可用刮匙全面搔刮宫腔,以免造成感染扩散。术后继续应用抗生素,待感染控制后再行彻底刮宫。若合并感染性休克者,应积极纠正休克。若感染严重或腹、盆腔有脓肿形成时,应行手术引流,必要时切除子宫。

【临床特殊情况的思考和建议】

1. 激素测定在流产中的应用价值

(1) 孕激素:正常妊娠的特点是孕7~9周时卵巢黄体-胎盘替换,孕7周前完全依赖黄体孕酮分泌,10周后依赖胎盘分泌。12周黄体退化,完全由胎盘取代。孕早期黄体孕酮的分泌呈脉冲性,孕酮的波动很大,有低至5ng/ml;孕酮在孕6~10周的范围中基本处于一个平台期,7~9周生理性下降,所以即使测到孕酮值低,也并不说明胚胎发育异常,故以孕酮判断妊娠预后临床价值有限,如果监测黄体期及妊娠早期孕酮值,必须测定内源性孕酮水平。

(2) 血β-hCG:单次β-hCG浓度的意义有限,一般采用动态观察其趋势。妊娠后8~9天在母血中即可测出β-hCG,随着妊娠的进程,β-hCG逐渐升高,早孕期β-hCG倍增时间为48小时左右,孕8~10周达高峰。一般认为,早孕期若β-hCG呈持续低水平和(或)倍增不良,或下降者流产的可能性大。建议对复发流产病人妊娠后定期检测β-hCG水平,每周1次。若结合B超和β-hCG值,则更具有临床应用价值。表10-2-2为妊娠时血清β-hCG及超声的关系。

表 10-2-2 正常妊娠血清 β-hCG 及超声的关系

妊娠天数	血 β-hCG $(\bar{x}\pm 2s,$ mU/ml)	阴道超声
34.8±2.2	914±106	见胎囊
40.3±3.4	3783±683	见胎芽
46.9±6.0	13 178±2898	见胎心

(3) 甲状腺激素:甲状腺功能异常伴有生殖异常如排卵障碍和黄体功能不足,早期妊娠的代谢需求对甲状腺激素的需要增加,甲状腺功能的紊乱会导致流产。甲状腺自身免疫(TAI)主要发生于女性,与反复自然流产关系密切,TAI病人往往伴有TPO-Ab阳性,一些TAI病人科检查到抗甲状腺球蛋白抗体(TGB-Ab),少数病人TSH受体抗体阳性。因此,流产病人需要排除甲状腺功能障碍,甲状腺激素(FT$_3$、FT$_4$、sTSH、TPO-Ab等)的测定不能忽视。

2. 晚期流产宫颈功能不全的诊断标准 在习惯性流产的病因筛查中,特别是晚期流产,宫颈功能不全是其主要原因,但临床上对宫颈功能不全的诊断仅为经验性判断,而且多数在晚期流产发生时才发现,所以预测宫颈功能不全对预防流产的发生有重要价值。目前国内常用的标准如下:

(1) 未孕时诊断:①宫颈扩张试验:无阻力通过8号宫颈扩张器提示宫颈功能不全;②宫颈气囊牵引试验:将Foley导尿管插入宫腔,囊内注入1ml生理盐水,如小于600g重量即可牵出,提示宫颈功能不全;③子宫输卵管碘油造影:宫颈管缩短,管径大于6mm,提示宫颈功能不全。

(2) 妊娠期诊断:①宫颈指检:宫颈阴道部较短,甚至消退,内外口松弛,可容1指通过,有时可触及羊膜囊或见有羊膜囊突出于宫颈外口;②B超检查:孕12周时如三条径线中有一异常即提示宫颈功能不全,这包括宫颈长度<25mm、宽度>32mm和内径>5mm,以此法诊断宫颈功能不全的敏感性和阳性预测值较高,平均达到90%以上,并且具有宫颈结构显示清晰、测量准确,操作简便等优点,更适合临床应用。

3. 血栓前状态的诊断、治疗和监测 血栓前状态的妇女并没有明显的临床表现,血液学检查也没有明确的诊断标准。但血栓前状态,如凝血因子浓度升高,或凝血抑制物浓度降低而产生的血液易凝状态,血栓的程度,或者形成的少量血栓正处于溶解状态,均与习惯性流产的发生有一定的关系。

(1) 血栓前状态实验室诊断指标:D-二聚体、FDP反映的血栓前状态,表示已经产生轻度凝血-纤溶反应的病理变化。而对虽有危险因子参与,但尚未发生凝血-纤溶反应的病人却只能用血浆凝血功能亢进动态评价,如血液流变学和红细胞形态检测。用针对性的药物或手段进行干预后能减低血栓的发生率。

(2) 血栓前状态的治疗:低分子肝素(LMWH)单独用药或联合阿司匹林是目前主要的治疗方法。低分子肝素和普通肝素一样属于抗凝血酶Ⅲ(ATⅢ)依赖性凝血酶抑制剂,但有许多普通肝素所不具备的特点,其半衰期长,对血小板功能、脂质代谢影响少,抗Xa/APTT活性比肝素大,极少增加出血倾向,一般5000IU皮下注射,每天1~2次。阿司匹林是通过抑制血小板的环氧酶,减少前列腺素的生成而起作用。阿司匹林推荐剂量为50~75mg/d。

(3) 用药监测:应用肝素和阿司匹林时要注意检测血小板计数、凝血功能及纤溶方面的指标。监测从早孕期开始,如果胎儿生长发育良好,与孕周相符,凝血-纤溶指标检测项目恢复正常,即可停药。但停药后必须每月复查凝血-纤溶指标,有异常时重用药。有时治疗可维持整个孕期,一般在终止妊娠前24小时停止使用。孕期使用LMWH和小剂量阿司匹林对母体和胎儿是相对安全的,药物不良反应发生机会很小。但在发生药物过敏、严重的出血事件及肝素诱导的血小板减少症时仍要注意及时停药。对于骨质疏松,通常可以应用钙剂及维生素D预防。目前尚未有发现LMWH和阿司匹林引起胎儿畸形的报道,LMWH不通过胎盘屏障,也不会增加胎儿出血事件的发生。因此,可以在妊娠期安全使用。

4. 主动免疫治疗安全性的探讨 正常妊娠作为一种

成功的半同种移植,胎儿之所以不被母体免疫系统所排斥,与妊娠后母-胎免疫耐受形成有关。这种免疫耐受状态与孕妇体内封闭抗体、抗感染性细胞因子以及免疫细胞具有独特表型与功能相关。封闭抗体可通过与母体反应性淋巴细胞结合,或通过与半同种异体抗原结合,达到阻断细胞免疫反应的目的。因此,封闭抗体低下者可用淋巴细胞注射主动免疫治疗,刺激封闭抗体的产生。主动免疫的指征之一是病人封闭抗体缺乏或低下,经主动免疫治疗后可见封闭抗体水平增高。一般说来主动免疫是比较安全的,无明显严重不良反应,但是如果供血者的健康条件缺乏严格控制或治疗操作过程无菌消毒隔离不够严格,有可能发生血行性感染。此外,需要对其适应证与入组标准进行规范。

5. 自身抗体联合检测的意义　自身免疫型复发性流产主要与病人体内抗磷脂抗体(ACA)有关,部分病人同时可伴有血小板减少症和血栓栓塞现象,这类病人可称为早期抗磷脂抗体综合征(APS)。APS的诊断标准至少有以下一项临床症状(复发性流产或血栓栓塞)和一项ACA阳性实验室指标。目前常用的ACA检测指标为:抗心磷脂抗体(ACL)、抗β_2-GPI抗体、狼疮抗凝因子(LAC)。阳性诊断标准是指出现2次以上ACA阳性,其间隔时间6周或以上。但临床上通常对复发性流产病人,只单独检测ACL 1~2次,导致ACA的阳性率波动较大,而对抗β_2-GPI抗体的检测,应用甚少。很多报道指出:APS病人ACL呈阴性,而抗β_2-GPI抗体却呈阳性,且抗β_2-GPI抗体也能够通过与β_2-GPI结合发挥与ACL相似的病理作用。所以,为减少ACA检测的漏诊率和误诊率,建议复发性流产自身抗体病因筛查时,应在排除急性感染等干扰因素的条件下,联合检测ACL、抗β_2-GPI抗体和LAC,有助于降低自身免疫型复发性流产的漏诊率。

6. 子宫动脉血流及脐动脉血流　胎儿通过脐动脉、子宫动脉从母体获取营养及进行氧交换,流产妇女的子宫动脉血流灌注不足是引起该病的基础之一。在脐动脉和子宫动脉中,血流速波可受血液的黏滞性、血管壁的弹性、末梢循环阻力等影响。子宫动脉阻力指数(RI)及脉动指数(PI)升高,反映子宫动脉血流及周围血管阻力升高,其发生的原因可能与血液的黏滞性升高、血球间摩擦力及血流与管壁间的摩擦增加相关。利用超声多普勒技术对妊娠过程中脐动脉及子宫动脉血流变化进行定性和定量估计,可了解胎儿发育生长情况及有无母体并发症。因此,流产妇女动脉血流的测定需引起临床的重视。

7. 环孢素A在复发性流产中的应用及其安全性　环孢素A作为一种选择性免疫抑制剂,最初应用于器官移植或某些自身免疫性疾病的防治,尽管作为妊娠期应用的C类药物,越来越多的证据表明:这些病人整个孕期应用CsA能够正常分娩健康的胎儿。笔者课题组在研究母-胎免疫耐受与正常妊娠建立与维持机制的同时,发现体内外应用环孢素A对胚胎滋养细胞与母体外周与蜕膜免疫细胞具有双向调节作用:有助于滋养细胞的生长与活性促进胎盘的适度侵袭,调节母体对胚胎抗原的耐受;临床围着床期应用低剂量环孢素A有助于胚胎着床与妊娠维持。目前推荐环孢素A 50mg口服,一天三次,期间监测血药浓度与hCG水平。hCG大于100 000IU/L,B超提示见胚芽与胎心后,即可停药。目前环孢素A的临床应用未增加胚胎胎儿发育异常风险,无心、肝、肾功能损伤以及免疫功能抑制等不良反应。

目前,关于自然流产尤其是不明原因复发性流产的保胎治疗仍然处于探索阶段,随着对早孕妊娠建立和维持机制的不断了解,以及母体不排斥胎胎的确切机制的深入研究,新的针对性的保胎策略与保胎方案在不断完善。

参考文献

1. de Jong PG, Goddijn M, Middeldorp S. Antithrombotic therapy for pregnancy loss. Hum Reprod Update, 2013, 19(6): 656-673

2. de Jesus GR, dos Santos FC, Oliveira CS, et al. Management of obstetric antiphospholipid syndrome. Curr Rheumatol Rep, 2012, 14(1): 79-86

3. Krog MC, Nielsen HS, Christiansen OB, et al. Reproductive Endocrinology in Recurrent Pregnancy Loss. Clin Obstet Gynecol, 2016, 59(3): 474-486

4. Page JM, Silver RM. Genetic Causes of Recurrent Pregnancy Loss. Clin Obstet Gynecol, 2016, 59(3): 498-508

5. Wang NF, Kolte AM, Larsen EC, et al. Immunologic Abnormalities, Treatments, and Recurrent Pregnancy Loss: What Is Real and What is Not?. Clin Obstet Gynecol, 2016, 59(3): 509-523

6. 中华医学会妇产科学分会产科学组. 复发性流产诊治的专家共识. 中华妇产科杂志, 2016, 51(1): 3-9

7. 陈子江, 林其德, 王谢桐, 等. 孕激素维持早期妊娠及防治流产的中国专家共识. 中华妇产科杂志, 2016, 51(7): 481-483

8. 孙赟, 刘平, 叶虹, 等. 黄体支持与孕激素补充共识. 生殖与避孕, 2015, 35(1): 1-8

(杜美蓉)

第三节　异 位 妊 娠

关键点

1. 异位妊娠是妇科常见急腹症之一,停经后不规则阴道流血是异位妊娠的主要临床表现,可伴有或不伴有下腹痛。

2. 有性生活的育龄期妇女若有阴道不规则流血或下腹疼痛,都应该首先行相关检查除外异位妊娠的可能,尤其是有异位妊娠高危因素者。

3. 异位妊娠的诊断依靠动态的超声检查和血清人绒毛膜促性腺激素水平检测。

4. 异位妊娠的主要治疗包括MTX为主的药物保守治疗和手术治疗。

受精卵在子宫体腔以外的部位着床称为异位妊娠(ectopic pregnancy),亦称宫外孕(extra-uterine pregnancy),根据受精卵种植部位的不同,异位妊娠可分为输卵管妊娠、宫颈妊娠、卵巢妊娠、腹腔妊娠、阔韧带妊娠等,其中以输卵管妊娠最为常见,约占95%～98%。异位妊娠是妇产科较为常见的急腹症,发病率约1.5%～2%,异位妊娠引起的出血是妊娠早期母体死亡的主要原因,在所有与妊娠相关的死亡中占4%～10%。既往异位妊娠史是病人再发此病的主要高危因素之一,研究提示,曾发生过异位妊娠的病人,再次妊娠发生此病的风险上升了7～13倍,而两次异位妊娠史病人再次发生异位妊娠的风险上升约76倍。

【输卵管妊娠】

输卵管妊娠(tubal pregnancy)多发生在壶腹部(70%),其次为峡部(12%)、伞部(11.1%),间质部妊娠(2%～3%)相对少见。

【病因】

可能与下列因素有关:

1. 输卵管异常

(1) 输卵管黏膜炎和输卵管周围炎均为输卵管妊娠的常见病因。在高达90%的异位妊娠病人中发现存在输卵管病变,尤其是慢性输卵管炎。存在异位妊娠的输卵管发生过慢性输管炎的比例是正常输卵管的6倍。输卵管黏膜炎严重者可引起管腔完全堵塞而致不孕,轻者管腔未全堵塞,但黏膜皱褶发生粘连使管腔变窄,或纤毛缺损影响受精卵在输卵管内正常运行,中途受阻而在该处着床。输卵管周围炎病变主要在输卵管的浆膜层或浆肌层,常造成输卵管周围粘连,输卵管扭曲,管腔狭窄,管壁肌蠕动减弱,影响受精卵的运行。淋菌及沙眼衣原体所致的输卵管炎常累及黏膜,而流产或分娩后感染往往引起输卵管周围炎。结核性输卵管炎病变重,治愈后多造成不孕,偶尔妊娠,约1/3为输卵管妊娠。结节性输卵管峡部炎(salpingitis isthmica nodosa,SIN)可在大约10%的输卵管妊娠病人中被发现,是一种特殊类型的输卵管炎,双侧输卵管峡部呈结节状态,该病变系由于输卵管黏膜上皮呈憩室样向峡部肌壁内伸展,肌壁发生结节性增生,使输卵管近端肌层肥厚,影响其蠕动功能,导致受精卵运行受阻,易发生输卵管妊娠。

(2) 输卵管发育不良如输卵管过长、肌层发育差、黏膜纤毛缺乏,其他还有双输卵管、憩室或有副伞等,均可成为输卵管妊娠的原因。

(3) 输卵管功能(包括蠕动、纤毛活动以及上皮细胞的分泌)受雌、孕激素的调节,若调节紊乱,将影响受精卵的正常运行。此外,精神因素可引起输卵管痉挛和蠕动异常,干扰受精卵的运送。

(4) 由于原有的输卵管病变或手术操作的影响,不论何种手术后再次输卵管妊娠的发生率为10%～25%。输卵管绝育术(tubal sterilization)后若形成输卵管瘘管或再通,均有导致输卵管妊娠的可能。因不孕接受过输卵管分离粘连术,输卵管成形术如输卵管吻合术(tubal anastomosis)、输卵管造口术(salpingostomy)等使不孕病人有机会获得妊娠,同时也有发生输卵管妊娠的可能。但需要明确的是,输卵管外科手术本身不是引起异位妊娠的主要原因,先前的盆腔炎性疾病或先前的异位妊娠导致的基础输卵管损伤才是罪魁祸首。

(5) 输卵管因周围肿瘤如子宫肌瘤或卵巢肿瘤的压迫,有时影响输卵管管腔通畅,使受精卵运行受阻,容易发生异位妊娠。

2. 放置宫内节育器与异位妊娠发生的关系　随着宫内节育器(intrauterine device,IUD)的广泛应用,异位妊娠发生率增高,其实IUD本身并不增加异位妊娠的发生率,使用IUD的女性异位妊娠的发生率是不使用任何类型避孕措施的女性的1/10。但是,IUD使用者如果发生妊娠,则异位妊娠的风险增高(放置左炔诺孕酮IUD者1/2的妊娠是异位妊娠,放置含铜IUD者1/16的妊娠是异位妊娠,而相比之下未避孕者1/50的妊娠是异位妊娠)。

3. 受精卵游走　卵子在一侧输卵管受精,受精卵经宫腔或腹腔进入对侧输卵管称受精卵游走,移行时间过长,受精卵发育增大,即可在对侧输卵管内着床形成输卵管妊娠。此病因也可以用于解释为何体外受精-胚胎移植(in vitro fertilization and embryo transfer,IVF-ET)术后,宫外孕患病率会有所增加。

4. 其他　子宫内膜异位症可增加受精卵着床于输卵管的可能性;随年龄增长异位妊娠风险亦相应上升,可能的机制为滋养层组织染色体异常率上升及功能性的卵子转运能力下降;吸烟是一种可独立发挥作用的危险因素,依据摄入量的不同,吸烟者异位妊娠发生率是非吸烟人群的1.6～3.5倍;有多个终生性伴侣的女性异位妊娠风险增加,可能与这类人群盆腔炎性疾病的风险增加有关;有研究提示,有宫内己烯雌酚(diethylstilbestrol,DES)暴露史的女性因异常的输卵管形态(可能还因伞端功能受损)导致异位妊娠的风险增加9倍;此外定期的阴道灌洗与盆腔炎性疾病(pelvic inflammatory disease,PID)和异位妊娠的风险增加均有关系。

【病理】

管腔内发现绒毛是输卵管妊娠的病理特征,2/3的病例用肉眼或显微镜可以发现胚胎。

1. 受精卵着床在输卵管内的发育特点　受精卵着床后,输卵管壁出现蜕膜反应,但由于输卵管腔狭小,管壁较薄,缺乏黏膜下层,蜕膜形成较差,不利于胚胎发育,往往较早发生输卵管妊娠流产(tubal abortion);输卵管血管分布不利于受精卵着床发育,胚胎滋养细胞往往迅速侵入输卵管上皮组织,穿破输卵管小动脉,小动脉压力较绒毛血管高,故血液自破口流入绒毛间;同时,输卵管肌层不如子宫肌层厚而坚韧,滋养细胞容易侵入,甚至穿透输卵管壁而引起输卵管妊娠破裂(rupture of tubal pregnancy)。

2. 输卵管妊娠的变化与结局

(1)输卵管妊娠流产:发生几率取决于胚胎种植部位,多发生在8~12周内的输卵管壶腹部妊娠。囊胚向管腔内生长,出血时可导致囊胚与管腔分离;若整个囊胚剥离落入管腔并经输卵管逆蠕动排出到腹腔,即形成输卵管妊娠完全流产,出血一般不多;若囊胚剥离不完整,则为输卵管妊娠不全流产,部分组织滞留管腔,滋养细胞可继续侵蚀输卵管导致反复出血,形成输卵管血肿或输卵管周围血肿,血液积聚在直肠子宫陷凹而形成盆腔积血,血量多时可流向腹腔。

(2)输卵管妊娠破裂:多见于输卵管峡部妊娠,破裂常发生在妊娠6~8周。囊胚生长时绒毛向管壁方向侵蚀肌层及浆膜引起输卵管妊娠破裂,妊娠物流入腹腔,也可破入阔韧带形成阔韧带妊娠。破裂所致的出血远较输卵管妊娠流产剧烈,短期内即可发生大量腹腔内出血使病人休克;亦可反复出血,在盆腔与腹腔内形成血肿。输卵管间质部妊娠(interstitial pregnancy)较壶腹部妊娠发生率低,一旦发生后果严重,几乎全为输卵管妊娠破裂。输卵管间质部为嵌入子宫肌壁的输卵管近端部分,管腔周围子宫肌层较厚,因此可维持妊娠到3~4个月发生破裂,短时间内导致失血性休克。

(3)继发性腹腔妊娠:输卵管妊娠流产或破裂后,囊胚从输卵管排出到腹腔或阔韧带内多已死亡,偶有存活者,若其绒毛组织排至腹腔后重新种植而获得营养,可继续生长发育形成继发性腹腔妊娠。输卵管妊娠流产或破裂后,出血逐渐停止,胚胎死亡后被血块包裹形成盆腔血肿,血肿不消散,随后机化并与周围组织粘连,临床上称陈旧性异位妊娠。

(4)持续性异位妊娠:随着临床医生对异位妊娠的早期诊断的重视,早期未破裂的异位妊娠病人要求保留患侧输卵管比例逐渐增多,保守性手术机会增加,若术中未完全清除胚囊或残留有存活的滋养细胞而继续生长,导致术后血β-hCG不降或反而上升,称为持续性异位妊娠(persistent ectopic pregnancy,PEP)。组织学上,残留的绒毛通常局限在输卵管肌层,滋养细胞腹膜种植也可能是持续性异位妊娠的原因。腹腔镜下输卵管造口术后持续性异位妊娠的发生率约为3%~30%,开腹手术则为3%~5%。持续性异位妊娠的高危因素包括:停经时间短、孕龄小、异位妊娠病灶的体积较小、盆腔粘连、术前hCG水平过高。所以,实施了输卵管保守手术的病人,术后仍需严密随访β-hCG(比如每三天一次),必要时可联合应用甲氨蝶呤(methotrexate,MTX)化疗(由于持续存在的滋养细胞可能不只局限于输卵管),如术后随访期间出现腹腔内出血征象,应仔细分析临床指征,必要时需再次手术探查(再次输卵管造口或者更常用的输卵管切除术)。

3. 子宫及内膜的变化　无论妊娠的位置如何,子宫会对卵巢和胎盘产生的妊娠相关激素起反应。异位妊娠的子宫常增大变软,月经停止来潮,这是因为滋养细胞产生的hCG维持黄体生长,使甾体激素分泌增加、血供增加所致。子宫内膜出现蜕膜反应(最常见,约占42%),但蜕膜下的海绵层及血管系统发育较差。若胚胎受损或死亡,滋养细胞活力下降或消失,蜕膜自宫壁剥离而发生阴道流血。内膜除呈蜕膜改变外,也可因为胚胎死亡、绒毛及黄体分泌的激素下降、新的卵泡发育,而呈增生期(约占12%)或分泌期(约占22%)改变。有时可见Arias-Stell(A-S)反应,为子宫内膜腺体局部增生和过度分泌的反应,细胞核增大,深染且形态不规则,是因甾体激素过度刺激引起,对诊断有一定价值。

【临床表现】

典型异位妊娠的三联症是停经、腹痛及不规则阴道流血。该组症状只出现在约50%的病人中,而且在异位妊娠破裂病人中最为典型。随着临床医生对异位妊娠的逐渐重视,特别是经阴道B超联合血hCG的连续监测,被早期诊断的异位妊娠越来越多。

1. 症状

(1)停经:需要注意的是有25%的异位妊娠病人无明显停经史。当月经延迟几天后出现阴道流血时,常被误认为是正常月经。所以,医生应详细询问平素月经状况,末次月经及本次不规则流血的情况,是否同既往月经比较有所改变。若存在不规则阴道流血伴或不伴腹痛的生育期妇女,即使无明显停经史也不能除外异位妊娠。

(2)阴道流血:常表现为短暂停经后不规则阴道流血,一般量少,呈点滴状暗红或深褐色。也有部分病人量多,似月经量,约5%的病人有大量阴道流血,但大量阴道流血更接近不完全流产的临床表现。胚胎受损或死亡导致hCG下降,卵巢黄体分泌的激素难以维持蜕膜生长而发生剥离出血,5%~10%的病人可排出子宫蜕膜管型,排出时的绞痛如同自然流产时的绞痛。

(3)腹痛:是最常见的主诉,但疼痛的程度和性质差异很大,没有可以诊断异位妊娠的特征性的疼痛。疼痛可以是单侧或者双侧,可以是钝痛、锐痛或者绞痛,可以是持续性的也可以为间断性的。未破裂时,增大的胚胎使膨胀的输卵管痉挛或逆行蠕动,可致患侧出现隐痛或胀痛;破裂时可致突发患侧下腹部撕裂样剧痛甚至全腹疼痛;血液积聚在直肠子宫陷凹可出现里急后重感;膈肌受到血液刺激可以引起胸痛及肩背部疼痛(Danforth征)。

2. 体征　体格检查应包括生命体征的评估、腹部及盆腔的检查。一般而言,破裂和出血前的体征是非特异性的,生命体征往往也比较平稳。

(1)生命体征:部分病人因为急性出血及剧烈腹痛而处于休克状态,表现为面色苍白、脉细弱、肢冷、血压下降等。体温一般正常,休克时略低,积血吸收时略高,<10%的病人可有低热。另外,部分病人有胃肠道症状,约一半的

病人有晕眩或轻微头痛。

（2）腹部及盆腔检查：腹部可以没有压痛或者轻度压痛，伴或不伴反跳痛。内出血多时可见腹部隆起，全腹压痛和反跳痛，但压痛仍以患侧输卵管处为甚，出血量大时移动性浊音阳性，肠鸣音减弱或消失。子宫可以轻度增大，与正常妊娠表现相似，可以有或者没有宫颈举痛。在约一半的病例中可触及附件包块，但包块的大小、质地和压痛可以有很大的差异，有时触及的包块可能是黄体而不是异位妊娠病灶。

【诊断】

因临床表现多种多样，从无症状到急性腹痛和失血性休克，故异位妊娠的诊断比较复杂。根据症状和体征，典型的异位妊娠较容易诊断，对于不典型的异位妊娠病人临床不易诊断，需要我们科学合理地应用各种辅助诊断方法。

1. B型超声检查　对于可疑异位妊娠病人，应选择经阴道超声作为首要检查手段，其在评估盆腔内结构方面优于经腹超声，误诊率为10%。输卵管妊娠的典型超声图像：子宫内不见孕囊（gestational sac，GS），若异位妊娠胚胎未受损，蜕膜未剥离则内膜可以增厚，但若已有阴道流血，子宫内膜并不一定增厚；附件区见边界不清、回声不均匀混合性包块，有时可见附件区孕囊、胚芽及心管搏动，此为输卵管妊娠的直接证据（只见于10%~17%的病例）；直肠子宫陷凹处有积液。

在妊娠早期，几乎所有病例均可通过经阴道超声与血清中人绒毛膜促性腺激素（human chorionic gonadotropin，hCG）联合检得到确定诊断，准确地解释超声结果需要结合hCG的水平（超声可识别阈值，即hCG临界区，是基于孕囊可见与hCG水平之间的相关性，具有重要的诊断意义，它被定义为水平在其之上如果确实存在宫内妊娠，则超声检查应该能够看到孕囊的血清hCG水平）。在大多数医疗机构中，经阴道超声检查（transvaginalsonography，TVS）时，该血清hCG水平为1500IU/L或2000IU/L，经腹部超声检查时，该水平更高（6500IU/L）。当血清hCG超过6500IU/L，所有经腹超声均可见存活的宫内妊娠，若宫内看不见妊娠囊提示异位妊娠可能性，而hCG水平在超声可识别范围以下看见宫内妊娠囊也是异常的，提示可能是宫内妊娠失败或者异位妊娠的假孕囊。需要注意的是hCG的水平与胚囊种植的部位没有相关性，不管hCG的水平多高，只要超声未见宫内妊娠就不能排除异位妊娠。

将2000IU/L而不是1500IU/L设定为临界区的阈值可以将干扰可存活的宫内妊娠（如果存在）的风险降到最低，但是会增加异位妊娠延迟诊断的几率。血清hCG浓度高于临界区水平而超声下未见宫内孕囊强烈提示异位妊娠或者无法存活的宫内妊娠；但hCG浓度低于临界区水平时超声下未见孕囊无诊断价值，可能提示早期可存活宫内妊娠或异位妊娠或不能存活的宫内妊娠。这种情况被称为

"未知部位妊娠"（pregnancy of unknown location），并且8%~40%的病人最终均诊断为异位妊娠。临界区取决于超声医生的技术、超声检查设备的质量、病人的身体因素（例如子宫肌瘤、多胎妊娠）以及所使用的hCG检测方法的实验室特性。

2. 妊娠试验　β-hCG的定量检测是异位妊娠诊断的基石，但是β-hCG若为阴性也不能完全排除异位妊娠，有陈旧性异位妊娠的可能性，需要结合其他辅助检查。

（1）尿hCG：这种定性试验在hCG 25IU/L水平及以上能测出阳性结果，对妊娠的敏感性和特异性是99%，可提供经济、快速有用的结果。需要注意的是异位妊娠因为胚胎发育差，时常出现弱阳性的结果，需要与宫内妊娠流产鉴别。

（2）血清hCG：如果发生妊娠，早在黄体生成素（luteinizing hormone，LH）激增后8天即可在血清和尿液中检测到hCG。正常宫内妊娠时，hCG的浓度在妊娠41天前呈曲线形上升（每48小时至少升高66%，平均倍增时间为1.4~2.1天），其后上升速度变缓，直至妊娠第10周左右达到高峰，然后逐渐下降，在中晚期妊娠时达到稳定水平。异位妊娠、宫内妊娠流产及少部分正常宫内妊娠的病人三者血hCG水平有交叉重叠，因此单次测定仅能确定是否妊娠，而不能区别是正常妊娠还是病理妊娠。大多数的异位妊娠由于着床部位的血供不良，血清hCG的上升较正常宫内妊娠缓慢，倍增时间可达3~8天，48小时不足66%。需要注意的是每48小时测定血β-hCG值，约85%的正常宫内妊娠呈正常倍增，另外的15%增加值不足66%，可存活的宫内妊娠有记录的48小时β-hCG浓度最小升高（第99百分位数）53%。而约有13%~21%的异位妊娠病人β-hCG在48小时内可上升66%。若每48小时β-hCG升高小于53%~66%，24小时小于24%或β-hCG持平或下降，均应考虑异常宫内妊娠或异位妊娠，若超声未见宫内妊娠物，可考虑手术介入包括诊断性刮宫（dilatation curettage，D & C）或行腹腔镜检查术（laparoscopy）以排除异位妊娠。现已将血清β-hCG水平达到1500~2000IU/L称为经阴道超声分辨阈值（经腹部超声为6000~6500IU/L）。若血清β-hCG水平达到上述阈值但经阴道超声未能见宫内妊娠，那么几乎可以百分之百排除正常宫内妊娠，需高度怀疑病理性妊娠（异位妊娠或是宫内妊娠流产）。若β-hCG水平未达到该阈值，经阴道超声也未见宫内孕囊，那么宫内早孕、异位妊娠均有可能，随后需每两天随访β-hCG水平，一旦达到阈值须结合超声复查，如果阴道超声未显示宫内妊娠却发现了附件区包块，异位妊娠的可能性就比较大。需要注意的是，血β-hCG的半衰期为37小时，随访中的β-hCG波动水平可反映滋养细胞的活力，如果48小时内的下降水平小于20%或7天内下降小于60%，那么基本可排除完全流产，而需要考虑不完全流产或异位妊娠。另外，对于多胎妊娠来说尚无经证实的阈值水平，有报道提示多胎妊娠时

血清 β-hCG 水平可能需要达到 2300IU/L，经阴道超声才能分辨宫内妊娠。

（3）血清孕酮值：虽然单次孕酮水平不能诊断异位妊娠，但能预测是否为异常妊娠（宫内孕流产或异位妊娠）。一般而言，正常宫内妊娠的血清孕酮水平比异位妊娠及即将流产的宫内妊娠要高。血清孕酮水平≥25ng/ml 的妇女中 97.5% 为正常的宫内妊娠，但那些使用辅助生育技术而妊娠的女性，她们的血清孕酮水平通常较高。<2% 异位妊娠和<4% 异常宫内妊娠病人血清孕激素水平≥25ng/ml，仅有约 0.3% 的正常妊娠的孕酮值低于 5ng/ml。≤5ng/ml 作为异常妊娠的预测值，其敏感性为 100%，因此较低的孕酮值可提示宫内妊娠流产或异位妊娠。

（4）其他内分泌标记物：为了能早期诊断异位妊娠，人们研究了大量的内分泌和蛋白标记物。

1）雌二醇：从受孕开始直到孕 6 周，雌二醇（estradiol，E_2）水平缓慢增加，与正常妊娠相比，异位妊娠中雌二醇水平明显降低，但在正常和异位妊娠之间雌二醇水平有部分重叠。

2）肌酸肌酶：母体血清肌酸肌酶（creatine kinase，CK）曾被研究用来作为诊断异位妊娠的标记物。有研究提示，与稽留流产或者正常宫内妊娠相比，母体血清肌酸肌酶水平在所有输卵管妊娠病人中显著升高。

3）松弛素：是一种蛋白激素，只来源于妊娠黄体（corpus luteum of pregnancy），孕 4~5 周时出现在母体血清中，孕 10 周达高峰，随后逐渐下降直至孕足月。与正常宫内妊娠相比，异位妊娠和自然流产病人体内松弛素（relaxin）的水平明显降低。

（5）后穹隆穿刺曾被广泛用于诊断有无盆腹腔出血，穿刺得到暗红不凝血者为阳性，异位妊娠破裂的可能性很大。然而，随着 hCG 检测和经阴道超声的应用，行后穹隆穿刺（culdocentesis）的病人越来越少了。对早期未破裂型异位妊娠腹腔出血不多，后穹隆穿刺协助诊断意义不大，甚至宫内妊娠有时也会出现阳性结果，其他的腹腔内出血情况还有黄体出血、腹腔其他脏器的破裂、滤泡出血、经血倒流等。但当有血肿形成或粘连时，抽不出血液也不能否定异位妊娠的存在。既往有输卵管炎和盆腔炎的病人可由于子宫直肠陷凹（recto-uterine pouch）消失而使后穹隆穿刺不满意。另外，后穹隆穿出脓性液体则提示感染相关疾病，如输卵管炎、阑尾炎等。

（6）诊断性刮宫是帮助诊断早期未破裂型异位妊娠的一个很重要的方法，可以弥补血清学检查以及超声检查的不足。其主要目的在于发现宫内妊娠，尤其是滋养细胞发育较差，β-hCG 倍增不满意以及超声检查未发现明显孕囊的先兆流产或难免流产等异常妊娠。此类妊娠和异位妊娠临床表现很相似，所以，对可疑病人可行刮宫术，刮出物肉眼检查后送病理检查，若找到绒毛组织，即可确定为宫内妊娠，无须再处理。若刮出物未见绒毛组织，刮宫术次日测定血 β-hCG

水平无明显下降或继续上升则诊断为异位妊娠，诊刮后 12 小时血 hCG 下降<15%，异位妊娠的可能性较大。

（7）腹腔镜诊断是异位妊娠诊断的金标准，诊断准确性可达 99%，适用于输卵管妊娠未流产或未破裂时的早期诊断及治疗。但腹腔镜诊断毕竟是一种有创性检查，费用也较昂贵，不宜作为诊断异位妊娠的首选方案，而且对于极早期异位妊娠，由于胚胎较小，着床部位输卵管尚未膨大时可能导致漏诊。

（8）其他：血红蛋白和血球比积连续测定是有帮助的，在观察的最初数小时血红蛋白和血球比积下降较最初读数更重要。白细胞计数：50% 的异位妊娠病人白细胞计数正常，但也有升高。

【鉴别诊断】

1. **黄体破裂** 无停经史，在黄体期突发一侧下腹剧痛，可伴肛门坠胀，无阴道流血。子宫正常大小、质地中等，一侧附件压痛，后穹隆穿刺可抽出不凝血，β-hCG 阴性。

2. **流产** 停经、阴道流血与异位妊娠相似，但腹痛位于下腹正中、腹痛呈阵发性胀痛、一般无宫颈举痛、有时可见绒毛排出。子宫增大变软，宫口松弛，若存在卵巢黄体囊肿可能混淆诊断，B 超可见宫内孕囊。

3. **卵巢囊肿蒂扭转** 既往有卵巢囊肿病史，突发一侧下腹剧痛，可伴恶心呕吐，无阴道流血及肛门坠胀感。子宫大小正常，患侧附件区可及触痛性包块，hCG 阴性，B 超可见患侧附件区肿块。

4. **卵巢子宫内膜异位囊肿破裂** 有内膜异位症病史，突发一侧下腹痛，伴肛门坠胀感，无阴道流血，宫骶韧带可触及痛性结节。B 超可见后穹隆积液，穿刺可能抽出巧克力样液体。

5. **急性阑尾炎** 无停经及阴道流血病史，典型表现为转移性右下腹痛，伴恶心、呕吐、WBC 升高，麦氏点压痛、反跳痛明显。

6. **盆腔炎症** 可能有不洁性生活史，表现为发热、下腹部持续性疼痛、白细胞计数升高。下腹有压痛，有肌紧张及反跳痛，阴道灼热感，可有宫颈举痛。附件区增厚感或有包块，后穹隆可抽出脓液。一般无停经史及阴道流血，hCG 阴性。

7. **其他** 还需与功能失调性子宫出血、胃肠炎、尿路感染、痛经、泌尿系统结石等鉴别。

【治疗】

绝大部分的异位妊娠病人都需要进行内科或者外科治疗，应根据病情缓急，采取相应的处理。

1. **非手术治疗** 随着辅助检查技术的提高和应用，越来越多的异位妊娠病人可以在未破裂前得到诊断，早期诊断为非手术治疗创造了条件和时机。

（1）期待疗法：一部分异位妊娠病人胚胎活性较低，可能发生输卵管妊娠流产或者吸收,使得期待治疗(expectant management)成为可能。美国妇产科医师协会(American College of Obstetricians and Gynecologists,ACOG)建议的筛选标准为:①经阴道超声未显示孕囊,或显示疑似异位妊娠的宫外包块;②hCG浓度<200U/L且逐渐下降(第三次测量值低于第一次测量值)。2016年英国皇家妇产科医师协会(Royal College of Obstetricians and Gynaecologists,RCOG)异位妊娠诊断和治疗的指南提出:若病人B超提示输卵管妊娠,hCG浓度<1500mIU/ml且逐渐下降,在充分知情同意且能定期随访的前提下,可以考虑期待治疗。而国内选择期待治疗的指征为:①病人病情稳定,无明显症状或症状轻微;②B超检查包块直径小于3cm,无胎心搏动;③腹腔内无出血或出血少于100ml;④血β-hCG<1000IU/L且滴度48小时下降大于15%。若存在输卵管破裂的危险因素(如腹痛不断加重)、血流动力学不稳定、不愿或不能依从随访或不能及时就诊,则不宜期待观察。

期待治疗在不明部位妊娠的治疗中具有重要意义,避免了对宫内妊娠及可疑异位妊娠病人的过早介入性干预,避免了药物治疗以及手术操作对盆腔正常组织结构的干扰。

在严格控制期待治疗的指征的前提下(病人须充分知晓并接受期待治疗的风险),其成功率约为70%(有报道成功率为48%~100%),但即使β-hCG初值较低,有下降趋势,仍有发生异位妊娠破裂、急诊手术甚至开腹手术的风险,需引起医生和病人的注意。观察中,若发现病人血β-hCG水平下降不明显或又升高者,或病人出现内出血症状应及时改行药物治疗或手术治疗。另一方面,长期随诊超声及血β-hCG水平会使得治疗费用增加。对部分病人而言,期待疗法是可供临床选择的一种方法,有报道提示期待治疗后,宫内妊娠率为50%~88%,再次异位妊娠率为0~12.5%。

(2)药物治疗:前列腺素、米非司酮、氯化钾、高渗葡萄糖及中药天花粉等都曾用于异位妊娠的治疗,但得到广泛认可和普遍应用的还是甲氨蝶呤。MTX是叶酸拮抗剂,能抑制四氢叶酸生成而干扰脱氧核糖核酸(deoxyribonucleic acid,DNA)中嘌呤核苷酸的合成,使滋养细胞分裂受阻,胚胎发育停止而死亡,是治疗早期输卵管妊娠安全可靠的方法,可以全身或局部给药。随机试验表明全身使用MTX和腹腔镜下保留输卵管手术在输卵管保留、输卵管通畅、重复性异位妊娠和对未来妊娠的影响方面无明显差异(A级证据)。应用单剂MTX治疗异位妊娠的总体成功率在观察试验中介于65%~95%,成功率依赖于治疗的剂量、孕周及血hCG水平,约有3%~27%的病人需要第二剂MTX。一项关于观察试验的系统性回顾分析提示如hCG水平高于5000mIU/ml,使用单剂量的MTX时,有14.3%或更高的失败率,若hCG水平低于5000mIU/ml,则有3.7%的失败率,若hCG水平高于5000mIU/ml,多剂量的使用更为有效。MTX药物不良反应是剂量、治疗时间依

赖的,因为MTX影响快速分裂的组织,胃肠道的反应比如恶心、呕吐、腹泻、口腔炎、胃部不适是最常见的不良反应,少见的严重不良反应包括骨髓抑制、皮炎、胸膜炎、肺炎、脱发。MTX的治疗效应包括:腹痛或腹痛加重(约有2/3的病人出现此症状,可能是由于药物对滋养层细胞的作用,通常这种腹痛不会特别剧烈,持续24~48小时,不伴随急腹症及休克症状,需与异位妊娠破裂鉴别),用药后的1~3天可出现血hCG一过性增高以及阴道点滴状流血。

1)适应证和禁忌证:国内曾将血β-hCG<2000IU/L,盆腔包块最大直径<3cm作为MTX治疗的适应证,但临床实践表明,部分超出上述指征范围进行的治疗仍然取得了良好的疗效。国内选择药物治疗常用标准为:①病人生命体征平稳,无明显腹痛及活动性腹腔内出血征象;②诊断为未破裂或者未流产型的早期输卵管妊娠;③血β-hCG<5000IU/L,连续两次测血β-hCG呈上升趋势者或48小时下降小于15%;④异位妊娠包块最大直径<3.5~4cm,且未见原始心管搏动;⑤某些输卵管妊娠保守性手术后,可疑绒毛残留;⑥其他部位的异位妊娠(宫颈、卵巢、间质或宫角妊娠);⑦血红细胞、白细胞、血小板计数正常,肝肾功能正常。在使用MTX前需行血常规、肝肾功能、血型(包括Rh血型)的检查,若有肺部疾病病史,则需行胸片检查。需要注意的是,MTX治疗的病人必须要有良好的依从性,能进行随访监测,且因MTX能影响体内所有能快速分裂的组织,包括骨髓、胃肠道黏膜和呼吸上皮,因此它不能用于有血液系统恶病质、胃肠道疾病活跃期和呼吸系统疾病的病人。

英国皇家妇产科医师协会和美国妇产科医师协会、美国生殖医学会(American Society for Reproductive Medicine,ASRM)分别于2016年、2008年颁布了异位妊娠药物治疗指南,基本原则一致,细节略有不同,现介绍如下:

2016年RCOG公布的药物治疗的禁忌证如下:血流动力学不稳定、同时存在宫内妊娠、哺乳期、不能定期随访、MTX过敏、慢性肝病、活动性肺部疾病、活动性消化性溃疡、免疫缺陷、恶病质。

ACOG颁布的异位妊娠的药物治疗方案,推荐的药物为MTX,使用的适宜人群为确诊或者高度怀疑宫外孕的病人,血流动力状态稳定,且异位妊娠包块未破裂(表10-3-1)。指南没有针对血hCG值和附件包块大小作出明确规定,但是从相对反指征推测看,包块最好小于3.5cm。

2008年ASRM公布的药物治疗的绝对禁忌证和相对禁忌证如下:宫内妊娠、中到重度贫血、白细胞或者血小板减少症、MTX过敏、活动性肺部疾病、活动性消化性溃疡、肝肾功能不全、哺乳期及酗酒的病人是药物治疗的绝对禁忌;相对禁忌证有经阴道超声发现心管搏动、β-hCG初始数值>5000IU/L、经阴道超声发现妊娠包块>4cm、拒绝接受输血和不能定期随访的病人。

2)用药方法

A. 指南推荐的MTX肌注给药方案(表10-3-2)。

表 10-3-1 MTX 治疗禁忌证

绝对禁忌证

哺乳期妇女

免疫缺陷疾病病人

酒精成瘾者、酒精性肝病或其他的慢性肝脏疾病病人

血液系统疾病,如骨髓造血功能低下、白细胞减少、血小板减少、重症贫血

MTX 过敏病人

活动期肺部疾病病人

消化性溃疡病人

肝、肾和凝血功能障碍

相对禁忌证

孕囊直径大于 3.5cm

异位妊娠囊内胎心搏动

表 10-3-2 MTX 给药方法

推荐的 MTX 治疗方法

单次给药方案

- 第 1 天单次 MTX $50mg/m^2$ 肌注,在第 4 和 7 天检测血 hCG 水平
- 如果第 4 天和第 7 天 hCG 比较,下降 15% 以上,每周随访 hCG 直至非孕期水平
- 如果第 4 天和第 7 天 hCG 比较,下降少于 15%,则再次注射 MTX $50mg/m^2$,在第二次治疗后的第 4 天和第 7 天,再次检测 hCG 值,必要时重复治疗

两次给药方案

- 第 0 天(day 0)予 MTX $50mg/m^2$ 肌注,第 4 天(day 4)重复注射 MTX $50mg/m^2$
- 第 4 天和第 7 天检测 hCG 值,比较 hCG 值下降程度
- 如果 hCG 下降超过 15%,每周测定 hCG 直至达到非孕期水平
- 如果 hCG 下降小于 15%,在第 7 天和第 11 天再次注射 MTX $50mg/m^2$,继续随访 hCG
- 如果第 7 天和第 11 天,hCG 值下降超过 15%,则继续监测直至非孕状态
- 如果第 7 天和第 11 天,hCG 值下降小于 15%,则考虑手术治疗

多次给药方案

MTX-CF 方案

- MTX 1mg/kg 肌注(1,3,5,7 天),每隔一天使用四氢叶酸 0.1mg/kg 肌注(2,4,6,8 天)
- 第 1,3,5,7 天测定 hCG 水平,比较 hCG 值下降程度
- 若 hCG 水平降低 >15%,每周随访 hCG 直至非孕期水平
- 若 hCG 水平降低 <15%,可考虑重复使用上述方案

小剂量分次肌内注射方案

- MTX 0.4mg/(kg·d) 肌注,5 天为一疗程
- 如 1 个疗程后 hCG 无明显下降,可间隔 1 周后再次给第二个疗程

不论使用何种方案,一旦 hCG 降至监测标准,就必须每三天定期监测 hCG 水平是否平稳下降,两周后可每周监测一次直到正常,连续三次阴性,症状缓解或消失,包块缩小为有效。通常在使用 MTX 治疗后 2~3 周 hCG 即可降至非孕期水平,但若初始 hCG 水平较高,也可能需要 6~8 周或更长的时间。如果下降中的 hCG 水平再次升高,那么需考虑持续性异位妊娠的诊断。若在使用 MXT 4~7 天后,hCG 水平不降反升、与初始值持平或下降幅度小于 15%,均提示治疗失败。此时,可在重新评估病人情况后再次予以 MTX 治疗,或直接手术治疗。

在开始 MTX 药物治疗前应向病人充分、详细地告知治疗过程中有输卵管破裂的风险,此外,在治疗过程中应避免摄入叶酸、非甾体类抗感染药物、酒精,避免阳光照射防止 MTX 皮炎,限制性生活或强烈的体育运动。

B. 静脉注射:多采用 1mg/kg 体重或 $50mg/m^2$ 体表面积的剂量单次给药,不需用解毒药物,但由于不良反应大,现极少应用。

C. 局部用药:MTX 局部用药临床应用较少,腹腔镜直视下或在超声引导下穿刺输卵管妊娠囊,吸出部分囊液后,将药液注入;宫颈妊娠病人可全身加局部治疗,用半量 MTX 肌注,另经阴道超声引导下在宫颈妊娠囊内抽出羊水后局部注射 MTX。此外,当宫内、宫外同时妊娠时,在超声引导下向异位孕囊或胎儿注射 KCI,治疗异位妊娠安全有效,在去除了异位妊娠的同时,保存了正常的宫内妊娠和完整的子宫。

2. 手术治疗 手术治疗的指征包括:血流动力学不稳定;即将发生或已发生的异位妊娠包块破裂;药物保守治疗失败;病人不能或不愿意依从内科治疗后的随访;病人无法及时到达医疗机构行输卵管破裂的处理。

手术方式取决于有无生育要求、输卵管妊娠部位、包块大小、内出血程度及输卵管损害程度、对侧输卵管状况、术者技术水平及手术设施等综合因素。

(1) 根治性手术:患侧输卵管切除术为最基本最常用的根治性手术(radical surgery),对破裂口大、出血多、无法保留的输卵管异位妊娠,有子女、对侧输卵管正常、妊娠输卵管广泛损害或在同条输卵管的复发的异位妊娠以及想要绝育的病人,可行此术,以间质部妊娠及严重内出血休克者尤为适合。从输卵管峡部近端,逐渐电凝并切断输卵管系膜,直至伞端,即可自子宫上切除输卵管。虽彻底清除了病灶,但同时切断了输卵管系膜及卵巢之间的血液循环,使卵巢的血液供应受到影响,其影响程度的大小,还有待于临床的进一步研究。而输卵管部分切除术是在包含妊娠物的输卵管的近远两端、自对系膜缘向系膜逐渐充分电凝并切除该部分的病变输卵管,并将下方的输卵管系膜一并切除。此术式在清除病灶的同时,还保留了输卵管、系膜与卵巢之间的血液循环,对卵巢的血液供应影响较小,若剩余的输卵管足够长还可行二期吻合术。

（2）保守性手术：凡输卵管早期妊娠未破裂并且妊娠病灶＜5cm，对侧输卵管缺如或阻塞（粘连、积水、堵塞）及要求保留生育功能者可考虑行保守性手术（conservative surgery）。但能否施行保守性手术还取决于孕卵植入部位（输卵管间质部妊娠一般不选择保守性手术）、输卵管破损程度和以前输卵管存在的病变。如输卵管有明显癌变或解剖学改变，陈旧性输卵管妊娠部位有血肿形成或积血，严重失血性休克者均列为禁忌。

1）经腹手术：①输卵管线形切开取胚术：当妊娠物种植于输卵管壶腹部者更适于此术式。在输卵管系膜的对侧，自妊娠物种植处，沿输卵管长轴表面最肿胀薄弱纵向线性切开各层组织，长度约2cm，充分暴露妊娠物，取净妊娠物，勿搔刮、挤压妊娠组织。若输卵管破裂，出血活跃时亦可先电凝输卵管系膜内血管，再取妊娠物。可用3/4个0肠线间断缝合管腔2～3针止血，也可不缝合，管腔或切缘出血处以双极电凝止血待其自然愈合，称为开窗术。②输卵管伞端妊娠囊挤出术：主要适用于妊娠囊位于输卵管伞端或近输卵管伞端，沿输卵管走行，轻轻挤压输卵管，将妊娠物自输卵管伞端挤出，用水冲洗创面看清出血点，双极电凝止血，此术式有时可能因残留而导致手术失败。③部分输卵管切除＋端端吻合术：此术式较少应用。具体操作步骤为：分离输卵管系膜，将妊娠物种植处的部分输卵管切除，然后通过显微手术，行端端吻合术。

2）腹腔镜下手术：腹腔镜手术微创，恢复快，术后输卵管再通率及宫内妊娠率高，目前是异位妊娠的首选手术方式，手术方式主要包括以下两种：①输卵管线性造口/切开术：适用于未破裂的输卵管壶腹部妊娠。于输卵管对系膜缘，自妊娠物种植处，沿输卵管长轴表面最肿胀薄弱处，纵行做"内凝"形成一约2～3cm长的"内凝带"（先凝固后切开，以免出血影响手术野的清晰），已破裂的输卵管妊娠，则从破口处向两端纵行延长切开，切口的长度略短于肿块的长度。输卵管一旦切开妊娠产物会自动向切口外突出或自动滑出，钳夹输卵管肿块两端轻轻挤压，妊娠产物会自然排出，有时需要借助抓钳来取出妊娠物，清除妊娠产物及血凝块，冲洗切口及输卵管腔，凝固切缘出血点止血，切口不缝合。操作中应当避免用抓钳反复搔抓输卵管腔，这样会损伤输卵管黏膜和导致止血困难，还应避免对管腔内的黏膜进行过多的凝固止血操作，这样会导致输卵管的功能丧失。输卵管峡部妊娠时输卵管内膜通常受损较重，行输卵管线性造口/切开术效果欠佳，术后再次发生异位妊娠的几率高，故线性造口/切开术不是输卵管峡部妊娠的首选手术方式，可选择输卵管部分切除或全切术。②输卵管伞部吸出术/挤压术或切开术：若孕囊位于输卵管伞端，可考虑应用此术式。用负压吸管自伞端口吸出妊娠组织，或夹持输卵管壶腹部顺次向伞部重复挤压数次，将妊娠产物及血凝块从伞部挤出，然后冲洗输卵管伞部将血凝块清除，此术式操作简单，但可引起出血、输卵管损伤、持续性输卵管妊娠，术

后再次发生异位妊娠的可能性高。对于hCG＜200IU/L的陈旧性输卵管伞部妊娠，采用此术式是可行的，对hCG＞500IU/L的病人，术中或术后应给予MTX等化学药物治疗。伞部妊娠的腹腔镜保守治疗更多的是采用伞部切开术。用无损伤钳固定输卵管伞部，将电凝剪刀的一叶从伞部伸入输卵管内，于输卵管系膜的对侧缘剪开输卵管，切口的长度以妊娠着床部位暴露为限。钳夹清除妊娠产物及血凝块，电凝切缘止血，冲洗输卵管伞及黏膜，切开的伞部不缝合。

无论采取何种术式，术中均应将腹腔内的出血洗净、吸出，不要残留凝血块及妊娠胚胎组织。在手术进行过程中，用生理盐水边冲洗边操作，既利于手术又有预防粘连的作用，必要时予病灶处局部注射MTX。为减少术中出血，可将20单位垂体后叶素以等渗盐水稀释至20ml注射于异位妊娠部位下方的输卵管系膜，误入血管可致急性动脉高压和心动过缓，故回抽无血方可注射。

术后可给予米非司酮25mg，2次/天，口服3～5天，防止持续性异位妊娠。

3）术后随访：手术切除异位妊娠物后，需每周检测hCG水平直到正常，这对接受保守性手术的病人尤为重要。一般术后2～3周hCG水平可恢复至正常，但部分病例可长达6周。术后72小时hCG水平下降少于20%提示可能存在妊娠组织残留，大多数情况为滋养细胞组织残留，极少数情况下亦可能是存在未被发现的多部位的异位妊娠。初始hCG水平小于3000IU/L的病人术后发生持续性异位妊娠的可能性很小。若存在输卵管积血直径大于6cm，hCG水平高于20 000IU/L，腹腔积血超过2L，则术后发生持续性异位妊娠的可能性很大。

【其他类型的异位妊娠】

1. 宫颈妊娠（cervical pregnancy，CP）　是指受精卵种植在组织学内口水平以下的宫颈管内，并在该处生长发育，约占异位妊娠的1%～2%，发生率约为1/9000例，属于异位妊娠中罕见且危险的类型。宫颈妊娠的病因尚不明确，目前认为主要有以下原因：①受精卵运行过快或发育过缓，子宫内膜成熟延迟，或子宫平滑肌异常收缩；②人工流产、剖宫产或引产导致子宫内膜病变、缺损、瘢痕形成或粘连，或宫内节育器的使用，都可干扰受精卵在子宫内的着床；③体外受精-胚胎移植等助孕技术的宫颈管内操作导致局部的病理改变；④子宫发育不良、内分泌失调、子宫畸形或子宫肌瘤致宫腔变形。临床表现多为停经后出现阴道流血或仅为血性分泌物，可突然大量、无痛性的流血危及生命，不足1/3的病人可出现下腹痛或痛性痉挛，疼痛但不伴出血则很少见。体格检查：宫颈膨大呈圆锥状，蓝紫色，变软，宫颈外口可能是张开的，外口边缘薄，显示呈蓝色或紫色的妊娠组织，内口紧闭，无明显触痛，而子宫正常大小或稍大，硬度正常，这种表现被称为"沙漏状"子宫。宫颈妊娠的超

声诊断准确率约为 87%，超声检查的诊断标准如下：①子宫体正常或略大，宫腔空虚，子宫蜕膜较厚；②宫颈管膨大如球状，与宫体相连呈沙漏状（8 字形）；③宫颈管内可见完整的孕囊，有时还可见到胚芽或原始心管搏动，如胚胎已死亡则回声紊乱；④宫颈内口关闭，胚胎不超过宫颈内口或子宫动脉平面以下。宫颈妊娠若未得到早期诊断，或是由于误诊而行刮宫术，都极可能发生致死性的阴道大量流血，从而不得不切除子宫，使病人丧失生育能力，甚至导致病人死亡。

确诊后根据阴道流血情况及血流动力学稳定与否采用不同的方法。

流血量少或无流血：可选择药物保守治疗，成功率约为 95.6%，首选 MTX 全身用药，方案见输卵管妊娠；或经宫颈注射于胚囊内。应用 MTX 后应待血 hCG 明显下降后再行刮宫术，否则仍有大出血的可能。

流血量多或大出血：需在备血后操作，可刮除宫颈管内胚胎组织，纱条填塞或小水囊压迫创面止血，或直视下切开宫颈剥除胚胎管壁，重建宫颈管；宫腔镜下吸取胚胎组织，创面电凝止血或选择子宫动脉栓塞，同时使用栓塞剂和 MTX，如发生失血性休克，应积极纠正休克，必要时应切除子宫挽救病人生命。

2. **卵巢妊娠**（ovarian pregnancy）　指受精卵在卵巢组织内着床和生长发育，是较罕见的异位妊娠，发生率为 1/7000 例妊娠，约占异位妊娠的 0.5%～3%，近年发病率有增高的趋势。与输卵管妊娠相反，盆腔炎性疾病病史或使用 IUD 并不增加卵巢妊娠的风险，从某种意义上来说，卵巢妊娠似乎是与不孕或反复异位妊娠史不相关的随机事件。临床表现与输卵管妊娠极为相似，表现为急性腹痛、盆腔包块、早孕征象以及阴道流血，往往被诊断为输卵管妊娠或误诊为卵巢黄体破裂。有时阴道超声也很难区分输卵管妊娠和卵巢妊娠，但可以除外宫内妊娠，腹腔镜诊断极有价值，但确诊仍需病理检查。诊断标准：①双侧输卵管完整，并与卵巢分开；②孕囊位于卵巢组织内；③卵巢及孕囊必须以卵巢固有韧带与子宫相连；④孕囊壁上有卵巢组织。符合上述 4 条病理学诊断标准，称为原发性卵巢妊娠，治疗可行卵巢楔形切除。

3. **宫角妊娠**（cornual pregnancy）　是指受精卵植入在宫腔外侧角子宫输卵管结合处的内侧，接近输卵管近端开口，与输卵管间质部妊娠相比，宫角妊娠位于圆韧带的内侧。宫角妊娠占异位妊娠的 1.5%～4.2%，但病死率却占异位妊娠的 20%。80% 的宫角妊娠病人存在 1 项或多项高危因素，影响受精卵的正常运行及着床，受精卵不能如期到达正常宫腔而种植，使之在非正常位置种植。在宫角处的妊娠囊随妊娠进展，可向宫腔侧发展，向宫腔侧发展的妊娠囊会逐渐移向宫腔，但胎盘仍附着于宫角。由于宫角处内膜和肌层较薄，早期滋养层发育不良，可发生早期流产、胚胎停育，部分出现胎盘植入、产后胎盘滞留。妊娠囊向输卵

管间质部扩展者，宫角膨胀、外突，最终出现和输卵管间质部妊娠相同的结果。由于宫角妊娠在解剖上的特殊性，妊娠结局可以多样：可妊娠至足月，可发生宫内流产，也可发生宫角破裂。B 超检查特点：宫角处突起包块，内有妊娠囊，与子宫内膜相连续，其周围见完整的肌壁层。在腹腔镜或剖腹手术过程中从外部观察子宫时，看到因宫角妊娠而增大的子宫使圆韧带向上、向外移位，但仍位于圆韧带本身的内侧。另一方面，间质部妊娠导致的子宫增大位于圆韧带外侧。

治疗方法有经腹或腹腔镜下宫角切除术，B 超引导下刮宫术，全身或妊娠囊局部化疗。也有采用子宫动脉结扎治疗宫角妊娠破裂的病例报道，术后应当找到绒毛组织且超声检查宫角部无异常回声，继续追踪至血 hCG 降至正常。

4. **腹腔妊娠**（abdominal pregnancy）　是指妊娠囊位于输卵管、卵巢、阔韧带以外的腹腔内妊娠，是一种罕见的异位妊娠，发病率大约为 1/5000 例妊娠，对母儿生命威胁极大。临床表现不典型，易被忽视而误诊，不易早期诊断，分原发性和继发性两种。原发性腹腔妊娠指受精卵直接种植于腹膜、肠系膜、大网膜、盆壁、肠管、直肠子宫陷凹等处，少有异位妊娠位于肝脏、脾脏、横结肠脾曲的文献报道。继发性腹腔妊娠往往发生于输卵管妊娠流产或破裂后，偶可继发于卵巢妊娠或子宫内妊娠而子宫存在缺陷破裂后，胚胎落入腹腔。病人一般有停经、早孕反应、腹痛、阴道流血等类似一般异位妊娠的症状，然后阴道流血停止，腹痛缓解，以后腹部逐渐增大，胎动时，孕妇常感腹部疼痛，无阴道流血，有些病人有嗳气、便秘、腹部不适，随着胎儿长大，症状逐渐加重。腹部检查发现子宫轮廓不清，但胎儿肢体极易触及，胎位异常（肩先露或臀先露），胎先露部高浮，胎心音异常清晰，胎盘杂音响亮，即使足月后也难以临产。若胎儿死亡，妊娠征象消失，月经恢复来潮，粘连的脏器和大网膜包裹死胎。胎儿逐渐缩小，日久若干尸化或成为石胎。若继发感染，形成脓肿，可向母体的肠管、阴道、膀胱或腹壁穿通，排出胎儿骨骼。B 型超声检查能清晰地示子宫大小、宫外孕囊、胎儿和胎盘结构，以及这些结构与相邻脏器的关系，是目前用于腹腔妊娠诊断首选的辅助检查方法。原则上一旦确诊，应立即终止妊娠。具体手术方式因孕期长短、胎盘情况而异：如果胎盘附着于子宫、输卵管及圆韧带，可以将胎盘及其附着器官一并切除；如果胎儿死亡，胎盘循环停止已久，可以试行胎盘剥除；如果胎盘附着于重要器官而不宜切除或无法剥离者，可留置胎盘于腹腔内，术后可逐渐吸收。

5. **剖宫产术后子宫瘢痕妊娠**（cesarean scar pregnancy, CSP）　是指受精卵着床于既往剖宫产子宫瘢痕处的异位妊娠，可导致胎盘植入、子宫破裂甚至孕产妇死亡，是剖宫产术后远期潜在的严重并发症，发生率约 1/2216～1/1800 例妊娠，在有剖宫产史女性的异位妊娠中约占 6.1%。

CSP的确切病因及发病机制尚不明确,CSP不同于宫内妊娠合并胎盘植入,后者系妊娠囊位于宫腔内,由于子宫蜕膜发育不良,胎盘不同程度地植入子宫肌层内;而前者系妊娠囊位于宫腔外瘢痕处,四周被瘢痕处子宫肌层和纤维组织包绕。有关CSP受精卵着床,最为可能的解释是剖宫产术中损伤子宫内膜基底层,形成与宫腔相通的窦道或细小裂隙,受精卵通过窦道侵入瘢痕处肌层内种植。

出现症状的孕周早晚不一,平均诊断孕周为(7.5±2.0)周,距离前次剖宫产时间为4个月至15年不等。不规则阴道流血通常为首发症状,占38.6%～50%,可为点滴状或大出血,有或无明确停经史。阴道流血可有如下几种不同形式:①停经后阴道流血淋漓不断,出血量不多或似月经样,或突然增多,也可能一开始即为突然大量出血,伴大血块,血压下降,甚至休克;②人工流产术中或术后大量出血不止,涌泉状甚至难以控制,短时间内出现血压下降甚至休克,也可表现为术后阴道流血持续不断或突然增加;③药物流产后常无明显组织排出或仅有少量蜕膜样组织排出,药流后阴道流血持续不净或突然增加,行清宫术时发生大出血。约16%的病人伴有轻、中度腹痛,8.8%的病人表现为单纯下腹痛,约40%的病人无症状,只是在超声检查时偶然发现。CSP病人子宫切口处瘢痕未破裂时,症状常不明显,可有瘢痕局部疼痛和压痛。随着妊娠的进展,CSP病人发生子宫破裂、大出血的危险逐渐增加,若突发剧烈腹痛、晕厥或休克、腹腔内出血,常提示子宫发生破裂。

超声检查简便可靠,是诊断CSP最常用的方法,经阴道超声更有利于观察胚囊大小,与剖宫产瘢痕的位置关系以及胚囊与膀胱间的肌层厚度,经腹部超声利于了解胚囊或团块与膀胱的关系,测量局部肌层的厚度以指导治疗,两种超声联合检查可以更全面了解病情。CSP的超声检查诊断标准为:①宫腔及宫颈管内未探及妊娠囊,可见内膜线;②妊娠囊或混合性包块位于子宫前壁下段肌层(相当于前次剖宫产切口部位),部分妊娠囊内可见胚芽或胎心搏动;③妊娠囊或包块与膀胱之间子宫肌层变薄,甚至消失,妊娠囊或包块与膀胱间隔变窄,子宫肌层连续性中断;④彩色多普勒血流成像在胚囊周围探及明显的高速低阻环状血流信号;⑤附件区未探及包块,直肠子宫陷凹无游离液体(CSP破裂除外)。当CSP的超声声像图不典型时,难以与子宫峡部妊娠、宫颈妊娠、难免流产、妊娠滋养细胞疾病相鉴别,可进行MRI检查。MRI检查矢状面及横断面的T_1、T_2加权连续扫描均能清晰地显示子宫前壁下段内的妊娠囊与子宫及其周围器官的关系,但因为费用较昂贵,所以,MRI检查不作为首选的诊断方法。血β-hCG水平与正常妊娠没有明显差别,与相对应的妊娠周数基本符合,主要用于指导治疗方法的选择和监测治疗结果。

根据超声检查显示的着床于子宫前壁瘢痕处的妊娠囊的生长方向以及子宫前壁妊娠囊与膀胱间子宫肌层的厚度进行分型。此分型方法有利于临床的实际操作。

Ⅰ型:①妊娠囊部分着床于子宫瘢痕处,部分或大部分位于宫腔内,少数甚或达宫底部宫腔;②妊娠囊明显变形、拉长、下端成锐角;③妊娠囊与膀胱间子宫肌层变薄,厚度>3mm;④CDFI:瘢痕处见滋养层血流信号(低阻血流)。

Ⅱ型:①妊娠囊部分着床于子宫瘢痕处,部分或大部分位于宫腔内,少数甚或达宫底部宫腔;②妊娠囊明显变形、拉长、下端成锐角;③妊娠囊与膀胱间子宫肌层变薄,厚度≤3mm;④CDFI:瘢痕处见滋养层血流信号(低阻血流)。

Ⅲ型:①妊娠囊完全着床于子宫瘢痕处肌层并向膀胱方向外凸;②宫腔及子宫颈管内空虚;③妊娠囊与膀胱之间子宫肌层明显变薄、甚或缺失,厚度≤3mm;④CDFI:瘢痕处见滋养层血流信号(低阻血流)。其中,Ⅲ型中还有一种特殊的超声表现,即包块型,其声像图的特点如下:①位于子宫下段瘢痕处的混合回声(呈囊实性)包块,有时呈类实性;包块向膀胱方向隆起;②包块与膀胱间子宫肌层明显变薄、甚或缺失;③CDFI:包块周边见较丰富的血流信号,可为低阻血流,少数也可仅见少许血流信号、或无血流信号。包块型多由CSP流产后(如药物流产后或负压吸引术后)子宫瘢痕处妊娠物残留并出血所致。

CSP的治疗目标为终止妊娠、去除病灶、保障病人的安全,治疗原则为尽早发现,尽早治疗,减少并发症,避免期待治疗和盲目刮宫。对于CSP的治疗目前尚无规范化的统一治疗方案。治疗方案的选择,主要根据病人年龄、病情的严重程度、孕周大小、子宫肌层缺损情况、血β-hCG水平、对生育的要求及诊疗经验及技术进行综合考虑。治疗前必须与病人充分沟通,充分告知疾病和各种治疗的风险并签署知情同意书。包括B超监视下清宫术、甲氨蝶呤治疗后清宫术、子宫动脉栓塞后清宫术、腹腔镜或开腹子宫局部切开取胚及缝合术及子宫次全切除或子宫全切除术等。病人出院后应定期随访,行超声和血hCG检查,直至血hCG正常,局部包块消失。

6. 残角子宫妊娠　残角子宫又称为遗迹性双角子宫,在胚胎发育过程中,子宫残角为一侧副中肾管发育不全所致的子宫先天发育畸形。残角子宫按Battram分型分3型,Ⅰ型:残角子宫腔与单角子宫的宫腔相通;Ⅱ型:残角子宫腔与正常单角子宫腔不相通;Ⅲ型:无宫腔实体残角子宫,仅以纤维带同单角子宫相连,以Ⅱ型为最多见。残角子宫妊娠是受精卵于残角子宫内着床并生长发育,残角子宫妊娠破裂的发生率高达89%,一旦破裂,可出现致命性的腹腔内出血。

不同类型的残角子宫妊娠(pregnancy in rudimentary horn),有不同的临床表现。Ⅰ型残角子宫妊娠有类似输卵管异位妊娠的症状,有停经史、腹痛、阴道流血、血β-hCG升高,一般腹痛轻微,甚至无腹痛,如果发生急剧腹痛表明已有子宫破裂。双合诊检查时,在子宫旁可扪及略小于停经月份妊娠子宫的、质地较软的包块,大多在妊娠早期有类似流产的不规则阴道流血。Ⅱ型残角子宫早期妊娠症状与

2

正常子宫妊娠相同,没有阴道流血,发生破裂时间晚,多数在孕12～26周发生肌层完全破裂或不完全破裂,引起严重内出血。Ⅲ型残角子宫因无宫腔,体积小,无内膜,不会造成残角子宫妊娠,但会导致输卵管妊娠。B超检查特点:子宫腔内无妊娠囊,而在子宫一侧可见一圆形或椭圆形均匀的肌样组织包块,包块内可见妊娠囊或胚胎,妊娠包块与宫颈不相连接。在B超监视下由宫颈内置入金属探针更有助于诊断。

残角子宫妊娠的典型临床表现出现较晚,在术前明确诊断少,到发生子宫破裂时,往往病情较危重,一旦明确诊断,应尽早手术治疗。妊娠早、中期者行残角子宫切除术并将患侧输卵管结扎或切除为宜,以防以后发生同侧输卵管妊娠的可能,保留卵巢。当妊娠已达足月且为活胎者,应先行剖宫产抢救胎儿,然后切除残角子宫与同侧输卵管。

7. 阔韧带间妊娠 是一种较少见的一种异位妊娠,文献报道发生率为每300次异位妊娠中发生1例。阔韧带间妊娠通常是由输卵管妊娠的滋养细胞组织穿过输卵管浆膜层进入输卵管系膜,继发性种植在两叶阔韧带之间而致。如果在宫腔和后腹膜间隙之间存在子宫瘘管,也可发生阔韧带间妊娠。与腹腔妊娠相似,阔韧带间妊娠胎盘可以附着到子宫、膀胱和盆腔侧壁,如果有可能,应该切除胎盘,当无法切除胎盘时,可以将其留在原位自行吸收。

8. 多发性异位妊娠 与宫内宫外同时妊娠(heterotopic pregnancy)相比,两个或者多个异位妊娠的发生率相对很少,可以出现在多个部位和有多种组合形式。尽管绝大多数报道的是输卵管双胎妊娠,但是也有卵巢、间质部和腹腔的双胎妊娠报道,也有部分输卵管切除术后以及IVF-ET术后双胎和三胎妊娠的报道。处理同其他类型的异位妊娠,取决于妊娠的部位。

【临床特殊情况的思考和建议】

1. 关于异位妊娠的漏诊和误诊问题 异位妊娠是常见的妇科急症之一,然而却是早期妊娠阶段引起妇女死亡的最主要病因,其中最重要的原因,就是误诊和漏诊。这一情况,不仅要引起妇产科医生相当的重视,而且也要引起其他科室临床医生的注意。妇产科医生由于诊治过程中的疏忽,有时会导致异位妊娠的漏诊,或者前次的诊疗过程例如不准确的B超,或者不规范的计划生育诊疗过程干扰了医生的判断及处理,这是应该积极避免的,然而有时妊娠早期阶段,由于未肯定是宫内还是宫外,未引起医生及病人的充分重视,等到突发的腹腔内大出血时,抢救起来就比较被动。异位妊娠病人死亡的直接原因,就是失血性休克,然而在休克代偿阶段,很多病人表现出腹痛、呕吐、里急后重等消化道症状,如果未能注意月经史的询问,单以消化道疾病来进行筛选诊断,往往会使病人失去最佳的抢救时机。

妇产科医生对此急症应该保持高度的警惕性,碰到疑似而又难以及时诊断的异位妊娠,应该充分告知疾病的风险,及时收治入院观察,从某种程度上来讲,真是要有一种"宁可错收一千,不能漏诊一个"的精神。

2. 关于异位妊娠的期待和保守疗法 如果决定了给予异位妊娠病人期待或者保守治疗,一定要有详细的症状询问、体检、实验室检查和影像学检查,综合分析后再决定,治疗前做好病人和家属的详细沟通工作,并且告知随时有手术的可能。妇产科医生应该深刻地了解hCG和B超的关系,这对于保守治疗中的监测和异位妊娠的诊断有非常重要的意义。经阴道B超如能早期看到孕囊,β-hCG值至少应为1500～2000IU/L,如果经腹B超看到宫内孕囊,β-hCG至少应为6000～6500IU/L。这就提示给临床医生,如果超过上述两个阈值的hCG时,无论经腹还是阴道B超都未见到宫内孕囊,同时附件区有包块存在,则异位妊娠可能性较大。如果小于上述阈值,如经腹或者经阴道未见到宫内妊娠囊,这种情况就比较复杂,需要定期监测hCG及复查B超,依据B超和hCG消长变化的规律来进行判断。

参考文献

1. Odejinmi F, Huff KO, Oliver R. Individualisation of intervention for tubal ectopic pregnancy: historical perspectives and the modern evidence based management of ectopic pregnancy. Eur J ObstetGynecolReprod Biol, 2016, 29(210):69-75

2. Marret H, Fauconnier A, Dubernard G, et al. Overview and guidelines of off-label use of methotrexate in ectopic pregnancy: report by CNGOF. Eur J ObstetGynecolReprod Biol, 2016, 205:105-109

3. Refaat B, Dalton E, Ledger WL. Ectopic pregnancy secondary to in vitro fertilisation-embryo transfer: pathogenic mechanisms and management strategies. ReprodBiolEndocrinol, 2015, 12(13):30

4. Richardson A, Gallos I, Dobson S, et al. Accuracy of first-trimester ultrasound in diagnosis of tubal ectopic pregnancy in the absence of an obvious extrauterine embryo: systematic review and meta-analysis. Ultrasound Obstet Gynecol, 2016, 47(1):28-37

5. Parker VL, Srinivas M. Non-tubal ectopic pregnancy. Arch Gynecol Obstet, 2016, 294(1):19-27

6. Fields L, Hathaway A. Key concepts in pregnancy of unknown location: identifying ectopic pregnancy and providing patient-centered care. J Midwifery Womens Health, 2016, 62(2):172

7. Elson CJ, Salim R, Potdar N, et al. on behalf of the Royal College of Obstetricians and Gynaecologists. Diagnosis and management of ectopic pregnancy. BJOG, 2016, DOI: 10.1111/1471-0528.14189

8. Hosni MM, Herath RP, Mumtaz R. Diagnostic and therapeutic dilemmas of cervical ectopic pregnancy. Obstet Gynecol Surv, 2014, 69(5):261-276

9. Alkatout I, Honemeyer U, Strauss A, et al. Clinical

diagnosis and treatment of ectopic pregnancy. Obstet Gynecol Surv,2013,68(8):571-581

10. Kirk E,Bottomley C,Bourne T. Diagnosing ectopic pregnancy and current concepts in the management of pregnancy of unknown location. Hum Reprod Update,2014,20(2):250-261

（郭　方）

第四节　妊娠期高血压疾病

关键点

1. 妊娠期高血压疾病是产科常见的危及母胎生命的一组疾病，分为五类：妊娠期高血压、子痫前期、子痫、慢性高血压合并妊娠、慢性高血压并发子痫前期。

2. 子痫前期的发生与滋养细胞侵袭异常、免疫学因素、血管内皮细胞损伤和遗传因素等有关，公认的发病机制为"两阶段学说"。

3. 子痫前期分为无严重表现子痫前期（轻度）和伴严重表现子痫前期（重度）。评估病情严重程度及何时终止妊娠是临床处理的关键。早发型子痫前期母胎情况稳定，可考虑期待治疗。期待治疗期间出现需要终止妊娠的指征，应及时终止妊娠。

4. 子痫前期的治疗包括降压、预防子痫、镇静等，密切监测母胎情况，适时终止妊娠。子痫处理原则为控制抽搐并尽快终止妊娠。

5. HELLP综合征是以溶血、肝酶升高及低血小板计数为特点，应尽快终止妊娠。

妊娠期高血压疾病（hypertensive disorders complicating pregnancy）是妊娠期特有的以妊娠和血压升高并存的一组疾病，包括妊娠期高血压（gestational hypertension）、子痫前期（preeclampsia）、子痫（eclampsia）、慢性高血压合并妊娠（chronic hypertension complicating pregnancy）和慢性高血压并发子痫前期（chronic hypertension with superimposed preeclampsia）。其中妊娠期高血压的发病率约为6%，子痫前期的发病率约为4.6%，并随孕妇年龄分布和初产妇比例而有所不同。在美国，子痫前期的患病率约为3.4%，但在初产妇中，患病率为此患病率的1.5～2倍。晚发型子痫前期（≥34周）的患病率高于早发型子痫前期（<34周）的患病率（2.7%：0.3%）。该组疾病以高血压、蛋白尿、水肿为特征，并伴有全身多脏器的损害；严重者可出现抽搐、昏迷、脑出血、心力衰竭、胎盘早剥和弥散性血管内凝血，甚至死亡。该组疾病严重影响母婴健康，是孕产妇和围产儿发病和死亡的主要原因。在世界范围内，10%～15%的直接孕产妇死亡（即由妊娠期产科并发症导致的死亡）与子痫前期/子痫有关。在受累的妊娠中，由于胎儿宫内生长受限和早产的风险更高，胎儿/新生儿的并发症发病率和死亡率也升高。

一、高危因素与发病机制

【高危因素】

流行病学调查发现子痫前期的高危因素有：年龄≥40岁、体质指数（BMI）≥28kg/m²、子痫前期家族史（母亲或姐妹）、既往子痫前期病史，以及存在的内科病史或隐匿存在（潜在）的疾病（包括高血压病、肾脏疾病、糖尿病和自身免疫性疾病如系统性红斑狼疮、抗磷脂综合征等）；初次妊娠、妊娠间隔时间≥10年、此次妊娠收缩压≥130mmHg或舒张压≥80mmHg（孕早期或首次产前检查时）、孕早期24小时尿蛋白定量≥0.3g或尿蛋白持续存在（随机尿蛋白≥＋＋1次及以上）、多胎妊娠等也是子痫前期发生的风险因素。

【发病机制】

尚未完全阐明，环境、免疫、遗传学因素均可在子痫前期发病过程中发挥作用。

目前较为公认的是子痫前期发病机制的"两阶段学说"，即：第一阶段，在孕早期，由于免疫、遗传、内皮细胞功能紊乱等因素可造成子宫螺旋小动脉生理性血管重铸障碍，滋养细胞因缺血导致侵袭力减弱，造成胎盘浅着床，子宫动脉血流阻力增加，致使胎盘灌注不足，功能下降。第二阶段，孕中晚期缺血缺氧的胎盘局部氧化应激反应，诱发内皮细胞损伤，从而释放大量炎症因子，形成炎症级联效应和过度炎症的发生，引起子痫前期、子痫各种临床症状。

1. **滋养细胞侵袭异常**　正常妊娠时，胎盘的细胞滋养层细胞分化为绒毛滋养细胞（villous trophoblast）和绒毛外滋养细胞（extravillous trophoblast，EVT）。EVT浸润子宫内膜基质直至子宫肌层的内1/3处，并可进入子宫螺旋动脉管腔逐渐替代血管壁平滑肌细胞、内皮细胞。充分的子宫螺旋动脉重铸使血管管径扩大，动脉由高阻力低容量血管转变为低阻力高容量血管，胎盘的血流量提高以满足胎儿生长的需要。相比之下，在子痫前期病人中，EVT浸润过浅，仅达螺旋动脉的蜕膜部分，造成"胎盘浅着床"，导致子宫螺旋动脉重铸不足，其管径为正常妊娠的1/2、血管阻力增大，胎盘灌注减少，从而引起子痫前期的一系列症状。

滋养细胞分化缺陷是导致螺旋动脉EVT浸润缺陷的一种可能机制。在内皮细胞浸润过程中，滋养细胞分化涉及许多分子表达的改变，包括：细胞因子、黏附分子、细胞外基质分子、金属蛋白酶、Ⅰb类主要组织相容性复合体分子（人类白细胞抗原 human leukocyte antigen，HLA-G）。在正常分化过程中，入侵的滋养层细胞可改变其本身黏附分子的表达，从上皮细胞特征（整合素 α_6/β_1、整合素 $\alpha V/\beta_5$ 和 E-钙黏着蛋白）转变为内皮细胞特征（整合素 α_1/β_1、整合素

αV/β3和VE-钙黏着蛋白),该过程被称为假性血管发生。而子痫前期病人的滋养层细胞无黏附分子表达的上调或假性血管发生。对重度子痫前期病人的滋养层细胞进行的转录组学和培养研究表明,信号蛋白3B可能是一个候选蛋白,它通过抑制血管内皮生长因子的信号传递,可导致滋养层细胞的分化和浸润受损。

2. **免疫学因素** 胎儿是一个同种异体半移植物,成功的妊娠要求母体免疫系统对其充分耐受,其实质是母胎界面上的母体免疫细胞对胎盘滋养细胞呈低反应性。对可能促进胎盘发育异常的免疫学因素的关注,部分基于以下观察:①之前暴露于父系/胎儿抗原似乎可抵抗子痫前期的发生;②未经产的女性、在不同妊娠中变换性伴侣的女性、两次妊娠间隔时间较长的女性、使用屏障避孕的女性以及通过卵细胞质内单精子注射妊娠的女性,其暴露于父系抗原较少,发生子痫前期的风险较高;③通过卵母细胞捐赠妊娠的女性与使用自体卵母细胞妊娠的女性相比,前者子痫前期的发生率更高。以上结果支持以下假设:母亲和胎儿之间的免疫不耐受可能在子痫前期的发病机制中发挥作用。

在EVT侵入螺旋动脉的过程中,会与蜕膜自然杀伤(dNK)细胞、母体血液中的NK细胞(CD56+ CD16+)和T细胞接触。EVT表达HLA-C和HLA-G,两者可作为NK细胞表达的杀伤细胞免疫球蛋白样受体(KIR)的配体,以免被NK细胞杀伤。EVT如减少或缺乏HLA-G表达,将不可避免地被细胞毒性NK细胞杀伤,引起滋养细胞侵入过浅及螺旋动脉管腔狭窄。特异性免疫研究集中在T细胞,正常妊娠时母体Th1/Th2免疫状态向Th2偏移,但子痫前期向Th1型偏移。这些都使母体对胚胎免疫耐受降低,引起子痫前期。

3. **血管内皮细胞受损** 所有子痫前期的临床特征均可解释为机体对全身内皮功能障碍的临床反应。例如,高血压是由内皮细胞对血管张力的控制发生紊乱导致的,蛋白尿和水肿是由血管通透性增加导致的,凝血病是内皮异常表达促凝物质的结果。头痛、癫痫发作、视觉症状、上腹痛和胎儿生长受限是靶器官血管内皮功能障碍的后遗症,这些靶器官包括脑、肝、肾和胎盘。

胎盘形成需广泛的血管生成以建立一个合适的血管网,为胎儿提供氧气和营养。发育中的胎盘可产生各种促血管生成因子和抗血管生成因子,这些因子之间的平衡对胎盘的正常发育很重要。抗血管生成因子的产生增加打破了促血管生成因子如血管内皮生长因子(vascular endothelial growth factor,VEGF)、胎盘生长因子(placental growth factor,PlGF)和抗血管生成因子(sFlt-1)之间的平衡,导致子痫前期特征性的全身血管内皮功能障碍。其中sFlt-1通过与循环中的VEGF和PlGF结合并阻止这两种因子与其内源性受体相互作用,可拮抗这两种因子促血管生成的生物学活性。研究发现胎盘表达和分泌sFlt-1增加在子痫前期的发病机制中起关键作用。

但目前尚不清楚触发胎盘产生sFlt-1增加的因素。最可能的触发因素是胎盘缺血。而sFlt-1分泌的增加是子痫前期特征性的早期胎盘发育异常的原因,还是机体对某种其他因素导致胎盘缺血的继发性反应,目前尚无定论。遗传学因素和胎盘的大小(如,多胎妊娠)在sFlt-1过量产生中也可能发挥作用。

子痫前期的另一种重要介导因子是胎盘来源的可溶性内皮因子(soluble endoglin,sEng),它是转化生长因子-β(transforming growth factor,TGF-β)的一个辅助受体,在血管内皮细胞和合体滋养细胞的细胞膜上高表达。研究表明,sEng是一种抗血管生成蛋白,作为sFlt-1的协同因子在子痫前期的全身内皮功能障碍的发病机制中发挥作用。

4. **遗传因素** 子痫前期的家族多发性提示该病可能存在遗传因素。

研究发现,13号染色体携带有*sFlt-1*和*Flt-1*基因。携带该染色体额外拷贝的胎儿(如,13-三体)与该染色体正常的胎儿相比,在前者中产生的这些基因的产物更多,从而导致其子痫前期的风险增加。12q中的一个不同位点可能与HELLP综合征有关,但与不伴HELLP综合征的子痫前期无关,这表明在HELLP综合征中重要的遗传学因素可能不同于那些在子痫前期中的遗传学因素。研究表明,12q23中长非编码区RNA的改变是可能导致HELLP综合征的一个潜在机制。该长非编码RNA调控一大组基因,这些基因可能对EVT的迁移发挥重要作用。

其他候选基因有血管紧张素原基因变异型(T235)、内皮型一氧化氮合酶基因、肾素-血管紧张素-醛固酮系统基因、*Fas/FasL*基因、*V Leiden*基因、凝血酶原基因、凝血酶原调节蛋白(TM)、亚甲基四氢叶酸还原酶(MTHFR)基因、线粒体DNA突变、脂蛋白脂肪酶基因(LPL)、载脂蛋白E基因、*TNF-α*基因、HLA-G、HLA-DR4、印迹基因等。因子痫前期的遗传易感性,特别是其他基因和环境因素的相互作用引起复杂性表型表达,所以任何候选基因都可能引起子痫前期。

二、妊娠期高血压疾病的分类和临床表现

妊娠期高血压疾病为多因素发病,可存在各种母体基础病理状况,也受妊娠期环境因素的影响。妊娠期间病情缓急不同,可呈现进展性变化并可迅速恶化。

(一)妊娠期高血压(gestational hypertension)

妊娠20周后首次出现高血压,收缩压≥140mmHg和(或)舒张压≥90mmHg,并于产后12周内恢复正常;尿蛋白检测阴性;少数病人可伴有上腹部不适或血小板减少。当收缩压≥160mmHg和(或)舒张压≥110mmHg的持续血压升高存在至少4小时,则认为是重度高血压。在妊娠20周后,如果血压持续升高,虽然未出现蛋白尿,但母儿的

危险性增加,约有 10％妊娠期高血压病人在出现蛋白尿之前就发生子痫。妊娠期高血压是一个针对不符合子痫前期或慢性高血压(首次检测到高血压是在妊娠第 20 周之前)诊断标准的高血压妊娠女性的暂时诊断。当出现以下情况时,应更正诊断。因此,有必要重新评估直到产后 12 周,以确立最终的决定性诊断。

妊娠期高血压是暂时的,可能发展为子痫前期,也可能产后 12 周血压仍未恢复而诊断为慢性高血压,所以妊娠期高血压在产后 12 周以后才能确诊。

(二)子痫前期-子痫(preeclampsia-eclampsia)

1. 子痫前期　妊娠 20 周后出现收缩压≥140mmHg 和(或)舒张压≥90mmHg,且伴有下列任一项:尿蛋白≥0.3g/24h,或尿蛋白/肌酐比值≥0.3,或随机尿蛋白≥(＋)(无法进行尿蛋白定量时的检查方法)。

ACOG2013 版指南中不再依赖是否有蛋白尿或者蛋白尿的严重程度来诊断子痫前期,在没有蛋白尿的病例中,出现高血压同时伴有以下表现,仍可诊断为子痫前期:①血小板减少(血小板计数<100×10⁹/L);②肝功能损害(血清转氨酶水平为正常参考值 2 倍以上);③肾功能损害(血肌酐升高大于 97.2μmol/L 或为正常参考值 2 倍以上);④肺水肿;⑤新发生的脑功能或视觉障碍。

子痫前期孕妇血压和(或)尿蛋白水平持续升高,发生母体器官功能受损或胎盘-胎儿并发症是子痫前期病情向重度发展的表现。ACOG2013 版指南建议将子痫前期分为无严重表现的子痫前期(preeclampsia without severe features)和伴有严重表现的子痫前期(preeclampsia with severe features)。

美国妇产科医师学会不再把蛋白尿作为诊断有严重特征的子痫前期的一个必要标准;也不再将大量蛋白尿(5g/24h)和胎儿生长受限作为重度子痫前期的可能特征,因为大量蛋白尿与妊娠结局的相关性较差,且无论是否诊断为子痫前期,胎儿生长受限的处理方法是类似的;同时也不再将少尿作为重度子痫前期的一个特征。子痫前期是渐进的过程,"轻度子痫前期"只能代表诊断时的状态,如果继续妊娠,将转为重度子痫前期。

中国妊娠期高血压疾病诊治指南(2015)建议在子痫前期孕妇出现下述任一表现可诊断为重度子痫前期(severe preeclampsia):

(1)血压持续升高:收缩压≥160mmHg 和(或)舒张压≥110mmHg。

(2)持续性头痛、视觉障碍或其他中枢神经系统异常表现。

(3)持续性上腹部疼痛及肝包膜下血肿或肝破裂表现。

(4)肝酶异常:血丙氨酸转氨酶(ALT)或天冬氨酸转氨酶(AST)水平升高。

(5)肾功能受损:尿蛋白>2.0g/24h;少尿(24h 尿量<400ml、或每小时尿量<17ml)、或血肌酐>106μmol/L。

(6)低蛋白血症伴腹水、胸腔积液或心包积液。

(7)血液系统异常:血小板计数呈持续性下降并低于100×10⁹/L;微血管内溶血[表现有贫血、黄疸或血乳酸脱氢酶(LDH)水平升高]。

(8)心功能衰竭。

(9)肺水肿。

(10)胎儿生长受限或羊水过少、胎死宫内、胎盘早剥等。

2. 子痫(eclampsia)　在子痫前期的基础上进而有抽搐发作,不能用其他原因解释,称为子痫。子痫发生前可有不断加重的重度子痫前期,但子痫期也可发生于血压升高不显著、无蛋白尿病例。59％的子痫发生在妊娠晚期或临产前,称为产前子痫;20％发生于分娩过程,称为产时子痫;21％发生于产后称为产后子痫,大约 90％的产后子痫发生在产后 1 周内。

最常见的先兆症状/体征包括高血压(75％)、头痛(持续额部或枕部头痛或霹雳性头痛)(66％)、视觉障碍[盲点、视力丧失(皮质盲)、视力模糊、复视、视野缺损(如同侧偏盲)、畏光](27％)、右上腹或上腹部疼痛(25％)、无症状(25％)。踝阵挛也是常见表现。

子痫抽搐进展迅速,通常表现为全身强直阵挛性癫痫或昏迷。发病时,出现突然意识丧失,常伴有尖叫。随后,手臂、腿、胸部和背部的肌肉则变得僵硬。在肌肉强直期,病人可能开始出现发绀。大约 1 分钟后,开始出现肌阵挛和抽搐,持续 1～2 分钟。在阵挛期,可能发生舌咬伤,口吐白沫血痰。当抽搐结束,病人进入发作后期。最初病人处于深睡眠,呼吸深,然后逐渐清醒,经常主诉头痛。大多数病人在全身惊厥后 10～20 分钟内开始恢复反应。一般没有局灶性神经功能缺损。胎儿心动过缓持续至少 3～5 分钟是子痫癫痫发作时和发作即刻后的常见表现。

(三)妊娠合并慢性高血压(chronic hypertension complicating pregnancy)

妊娠前或妊娠 20 周前发现收缩压≥140mmHg 和(或)舒张压≥90mmHg(除外滋养细胞疾病),妊娠期无明显加重;或妊娠 20 周后首次诊断高血压并持续到产后 12 周后。不管是何种原因导致的慢性高血压,在妊娠期均有可能发展为子痫前期和子痫。

(四)慢性高血压并发子痫前期(chronic hypertension with superimposed preeclampsia)

慢性高血压孕妇,妊娠 20 周以前无尿蛋白,妊娠 20 周后出现尿蛋白≥0.3g/24h 或随机尿蛋白≥(＋);或孕 20 周前有蛋白尿,孕 20 周后尿蛋白定量明显增加;或出现血压进一步升高或血小板<100×10⁹/L 等上述重度子痫前期的任何一项表现。

在妊娠前出现高血压,并已予以降压治疗者的诊断并不困难。对于在妊娠前和妊娠早期均未进行检查,在妊娠晚期首次发现高血压的病人,与子痫前期的鉴别比较困难,需要随访到产后 12 周才能确诊。

一般妊娠合并慢性高血压在妊娠中期血压有所下降,在妊娠晚期恢复到妊娠前的水平。妊娠合并慢性高血压的围产儿死亡率升高 3 倍,胎盘早剥的风险升高 2 倍;同时,胎儿生长受限、妊娠 35 周前早产的发生率均明显升高。

慢性高血压最大风险是并发子痫前期的几率升高,25% 慢性高血压合并妊娠时可能会合并发子痫前期;若存在肾功能不全,病程超过 4 年,或既往妊娠时曾经出现过高血压,子痫前期的发生率更高;若并发子痫前期,发生胎盘早剥的比率明显升高。

三、诊　　断

根据病史、临床表现、体征及辅助检查即可做出诊断,同时应注意有无并发症及凝血机制障碍。

【病史】

了解妊娠前有无高血压、肾病、糖尿病及自身免疫性疾病等病史或表现,有无妊娠期高血压疾病史或家族史;了解此次妊娠后高血压、蛋白尿等症状出现的时间和严重程度。

【高血压的诊断】

收缩压≥140mmHg 或舒张压≥90mmHg。测量血压前被测者至少安静休息 5 分钟。测量取坐位或卧位。注意肢体放松,袖带大小合适。通常测量右上肢血压,袖带应与心脏处于同一水平,同一手臂至少测量 2 次。若血压低于 140/90mmHg,但较基础血压升高 30/15mmHg 时,虽不作为诊断依据却需要密切随访。对首次发现血压升高者,应间隔 4 小时或以上复测血压,如 2 次测量均为收缩压≥140mmHg 和(或)舒张压≥90mmHg 诊断为高血压。对严重高血压孕妇收缩压≥160mmHg 和(或)舒张压≥110mmHg 时,间隔数分钟重复测定后即可以诊断。

【蛋白尿的检测和诊断】

高危孕妇每次产前检查均应检测尿蛋白。尿蛋白检测应留取中段尿或导尿。蛋白尿的诊断标准为:随机中段尿检测尿蛋白≥(+);或可疑子痫前期孕妇检测 24 小时尿蛋白定量,尿蛋白≥0.3g/24h;或尿蛋白/肌酐比值≥0.3。尿蛋白定性比较方便,但是容易受到外界因素的影响;24 小时尿蛋白定量比较客观、准确,但比较麻烦,可以用 12 小时或 6 小时尿蛋白定量替代。尿蛋白(+)时通常尿蛋白含量为 300mg/24h。尿蛋白量不作为子痫前期严重程度的独立指标,而且即使尿蛋白阴性,只要血压升高同时合并某些严重表现,仍可作出子痫前期的诊断。此外,应注意蛋白尿的进展性变化以及排查蛋白尿与孕妇肾脏疾病和自身免疫性疾病的关系。

【辅助检查】

1. 应定期进行以下常规检查

(1)尿液检查:应测尿比重、尿常规,当尿比重≥1.020 时说明尿液浓缩。

(2)血液检查:含全血细胞计数、血红蛋白含量、血细胞比容、血黏度,根据病情轻重可反复检查。血浓缩支持子痫前期的诊断,是疾病严重程度的指标。若合并有溶血的情况,血红蛋白降低,涂片可见破损的红细胞。血小板降低提示为重度子痫前期。

(3)肝功能测定:肝细胞功能受损可致 ALT、AST 升高。胆红素检查不仅能反映肝脏损害的程度,而且对黄疸的鉴别具有重要意义。肝细胞损害引起的黄疸,因为同时有摄取、结合、排泄的障碍,因此直接和间接胆红素均可升高,但一般直接胆红素升高比间接胆红素升高的幅度大。乳酸脱氢酶升高提示存在有溶血。血清白蛋白降低说明内皮细胞渗漏的程度(低白蛋白血症),可出现白蛋白缺乏为主的低蛋白血症,白/球蛋白比值倒置。

(4)肾功能测定:肾功能受损时,血清肌酐、尿素氮、尿酸升高,肌酐升高与病情严重程度相平行。血清肌酐升高尤其是合并有少尿时,提示重度子痫前期;尿酸在慢性高血压病人中升高不明显,因此可用于本病与慢性高血压的鉴别诊断。

(5)心电图检查:了解有无心肌损害或传导异常以及可以发现高血钾或低血钾的波形变化。

(6)胎心监护:胎儿电子监测,NST 或宫缩刺激试验、缩宫素刺激试验。

(7)产科超声检查:评价胎儿生长发育情况、多普勒脐动脉血流监测评价胎儿是否存在宫内缺氧。

2. 子痫前期及子痫病人视病情发展和诊治需要,应酌情增加以下检查项目

(1)凝血功能测定:妊娠期高血压疾病的凝血功能的变化越来越受到重视,目前认为子痫前期-子痫处于高凝状态,称为易栓症。

(2)血清电解质测定:重度子痫前期与子痫冬眠合剂治疗,可导致出现低血钾;酸中毒时细胞内 K^+ 外游导致高血钾。

(3)腹部超声等影像学检查肝、肾等脏器及胸腹水情况。

(4)动脉血气分析:重度子痫前期与子痫应测定电解质与二氧化碳结合力,以早期发现酸中毒并纠正。

(5)超声心动图及心功能检查。

(6)超声检查胎儿生长发育、脐动脉、大脑中动脉等血流指数。

（7）眼底检查:视网膜小动脉可以反映体内器官的小动脉情况。视网膜小动静脉比例可由 2:3 变为 1:2 或 1:3,且有反光增强、并可有视网膜水肿、有渗出物及视网膜剥离、亦可有点状或火焰状出血。

（8）必要时行 X 线胸片确定有无肺水肿,头颅 CT 或 MRI 检查确定有无颅内出血、脑水肿、可逆性后部脑病综合征。

四、鉴别诊断

【妊娠期高血压、子痫前期与慢性肾炎鉴别】

主要的鉴别点在于:慢性肾炎合并妊娠的病人往往会有肾炎的病史,实验室检查会先有蛋白尿,重者可发现管型及肾功能损害,伴有持续性血压升高,眼底可有肾炎性视网膜病变。结束妊娠以后肾功能损害和蛋白尿依然存在。隐匿性肾炎较难鉴别,需仔细询问有关病史,如果年轻孕妇在中期妊娠时即发现有持续性蛋白尿,应进一步做肾小球肾小管功能检查,除外自身免疫性疾病。

【子痫的鉴别诊断】

1. 确定癫痫发作对于妊娠状态是否纯属偶然(如脑瘤、动脉瘤破裂)。

2. 是否妊娠状态使癫痫发作加重,如:血栓性血小板减少性紫癜(thrombotic thrombocytopenic purpura,TTP)、溶血尿毒综合征(hemolytic uremic syndrome,HUS)、脑静脉血栓形成。

3. 是否这种癫痫发作为妊娠所特有(如子痫)。

鉴别诊断中应考虑以下问题:①无论病人是否有子痫,持续神经系统功能缺损表明存在解剖学异常,如脑卒中或占位性病变。②不伴神经功能缺损的癫痫发作可能由以下因素触发:代谢异常(如低钙血症、低钠血症、低血糖)、毒素(撤药或戒酒、药物中毒)、感染(脑膜炎、脑炎、脓毒症)或者新近头部创伤。病史、体格检查和实验室检查可有助于鉴别这些疾病与子痫。实验室检查包括电解质、葡萄糖、钙、镁、血液学检查、肾功能检查、肝功能检查和毒物学筛查。病人临床病情稳定时,神经影像学检查在特定病例中有价值。

五、预测与预防

【子痫前期的预测】

子痫前期的预测对早防早治、降低母胎死亡率有重要意义。许多因素会增加子痫前期发生的风险,但部分子痫前期也可出现在无明显危险因素的首次妊娠妇女中。目前

尚无独立可靠的预测子痫前期的方法。首次产前检查应进行风险评估,主张联合多项指标综合评估预测。

1. 高危因素　妊娠期高血压疾病发病的高危因素均为该病较强的预测指标。

2. 生化指标

（1）可溶性酪氨酸激酶-1(soluble Fms-like tyrosine kinase-1,sFlt-1)升高者子痫前期的发生率升高 5~6 倍。

（2）胎盘生长因子(placental growth factor,PLGF)在妊娠 5~15 周血清浓度<32pg/ml,妊娠 16~20 周<60pg/ml,对子痫前期预测的敏感性、特异度高。

（3）胎盘蛋白 13(placental protein 13,PP13)可作为早发型子痫前期危险评估的标志物。

（4）可溶性内皮因子(soluble endoglin,sEng)在子痫前期临床症状出现前 2~3 个月水平即已升高,预测的敏感性较强。

3. 物理指标　子宫动脉多普勒超声检查可预测子痫前期,其中子宫动脉搏动指数(pulsatile index,PI)的预测价值较肯定。妊娠早期子宫动脉 $PI>95^{th}\%$,妊娠中期(23 周)子宫动脉 $PI>95^{th}\%$,预测子痫前期的敏感性较高。

4. 联合检测

（1）分子标志物间联合:sFlt-1/PLGF>10 提示 5 周内可能发生 PE;妊娠早期 PlGF 联合 PP13,PlGF 联合 sEng,预测检出度较高。

（2）分子标志物联合子宫动脉(UA)多普勒:UA 多普勒联合 PP13 及 β-HCG,检出率高达 100%,假阳性率仅 3%;UA 多普勒联合 PlGF 或 sFlt-1 或 sEng;UA 多普勒联合 PP13 及妊娠相关血浆蛋白 A(pregnancy-associated plasma protein A,PAPP-A);抑制素 A(inhibin A)联合 UA 多普勒检出率较高,假阳性较低。

【子痫前期的预防】

对子痫前期的低危人群目前尚无有效的预防方法。对高危人群可能有效的预防措施包括:

1. 适度锻炼　不建议卧床休息或限制其他体力活动来预防子痫前期及其并发症。相反,适量锻炼可以改善血管的功能,刺激胎盘血管生成,从而预防子痫前期的发生。在非妊娠病人中适当的运动可以减少高血压和心血管疾病的发生,建议正常妊娠妇女每天做 30 分钟的适当锻炼。

2. 合理饮食　妊娠期不推荐严格限制盐的摄入,也不推荐肥胖孕妇限制热量摄入,因限制蛋白和热量的摄入不会降低发生妊娠期高血压发生的风险,反而会增加胎儿生长受限的风险。有研究怀疑维生素 D 缺乏是导致子痫前期的一个危险因素。但是,补充维生素 D 是否有用仍然未知。对于其他营养干预(如鱼油、蒜)目前还没有足够的证据说明可预防子痫前期的发生。补充维生素 C、维生素 E

并不能降低子痫前期发生的风险。因此,并不建议使用维生素 C、维生素 E 来预防子痫前期的发生。

3. **补充钙剂**　对于钙摄入低的人群(<600mg/d),推荐口服钙补充量至少为 1g/d 以预防子痫前期。正常钙摄入的高危孕妇推荐预防性补充钙剂,每天口服 1.5～2g。

4. **抗凝药物治疗**　推荐对存在子痫前期复发风险如存在子痫前期史(尤其是较早发生子痫前期史或重度子痫前期史),有胎盘疾病史如胎儿生长受限、胎盘早剥病史,存在肾脏疾病及高凝状况等子痫前期高危因素者,可以在妊娠 12 周开始服用小剂量阿司匹林(60～80mg),直至分娩,服药期间,注意监测。

六、治　疗

妊娠期高血压疾病治疗的目的:预防重度子痫前期和子痫发生,降低母儿围产期病率和死亡率,改善围产结局。治疗时需综合考虑孕周、疾病的严重程度及治疗效果。终止妊娠是最有效的治疗措施,其他治疗手段只是缓解病情,为胎儿成熟赢得时间。

治疗基本原则是休息、镇静、预防抽搐、有指征地降压和利尿、密切监测母儿情况,适时终止妊娠。应根据病情的轻重缓急和分类进行个体化治疗:

(1) 妊娠期高血压:一般采用休息、镇静、对症等处理后,病情可得到控制,若血压升高,可予以降压治疗。

(2) 子痫前期:预防抽搐,有指征地降压、利尿、镇静,密切监测母胎情况,预防和治疗严重并发症,适时终止妊娠。

(3) 子痫:需要及时控制抽搐的发作,防治并发症,经短时间控制病情后及时终止妊娠。

(4) 妊娠合并慢性高血压:以降压治疗为主,注意预防子痫前期的发生。

(5) 慢性高血压并发子痫前期:兼顾慢性高血压和子痫前期的治疗。

【评估和监测】

妊娠期高血压疾病,尤以子痫前期-子痫累及多器官损害,临床表现多样、病情复杂、变化快,分娩和产后的生理变化以及各种不良刺激等均可导致病情加重。因此,对产前、产时和产后的病情进行密切监测和评估十分重要,目的在于了解病情轻重和进展情况,及时合理干预,早防早治,避免不良妊娠结局的发生。

1. **基本监测**　注意头痛、眼花、胸闷、上腹部不适或疼痛及其他消化系统症状,检查血压、体质量、尿量变化和血尿常规,注意胎动、胎心等的监测。

2. **孕妇的特殊检查**　包括眼底、凝血功能、重要器官功能、血脂、血尿酸、尿蛋白定量和电解质等检查,有条件的单位建议检查自身免疫性疾病相关指标。

3. **胎儿的特殊检查**　包括胎儿电子监护、超声监测胎儿生长发育、羊水量,如可疑胎儿生长受限,有条件的单位注意检测脐动脉和大脑中动脉血流阻力等。

4. **检查项目和频度**　根据病情决定,以便于掌握病情变化。

【一般治疗】

1. **治疗地点**　妊娠期高血压孕妇可居家或住院治疗;非重度子痫前期孕妇应评估后决定是否住院治疗;重度妊娠期高血压、重度子痫前期及子痫孕妇均应住院监测和治疗。

2. **休息和饮食**　应注意休息,保证充足的睡眠,取左侧卧位,每天休息不少于 10 小时。左侧卧位可减轻子宫对腹主动脉、下腔静脉的压迫,使回心血量增加,改善子宫胎盘的血供。以前认为住院卧床休息可预防和减少重度子痫前期的发生。但是有研究表明:住院休息并不能改善母儿结局,在分娩孕周、重度子痫前期、早产、FGR、新生儿转新生儿加强监护病房、围产儿死亡率方面均无差别。保证摄入足量的蛋白质和热量;适度限制食盐摄入。

3. **镇静**　对于精神紧张、焦虑或睡眠欠佳者可给予镇静剂,必要时可睡前口服地西泮 2.5～5.0mg。

【降压治疗】

降压的目的是预防心脑血管意外和胎盘早剥等严重母胎并发症。对于收缩压≥160mmHg 和(或)舒张压≥110mmHg 的高血压孕妇应进行降压治疗;收缩压≥140mmHg 和(或)舒张压≥90mmHg 的高血压病人也可应用降压药。

目标血压:孕妇未并发器官功能损伤,收缩压应控制在 130～155mmH 为宜,舒张压应控制在 80～105mmHg;孕妇并发器官功能损伤,则收缩压应控制在 130～139mmHg,舒张压应控制在 80～89mmHg。降压过程力求血压下降平稳,不可波动过大,且血压不可低于 130/80mmHg,以保证子宫-胎盘血流灌注。在出现严重高血压,或发生器官损害如急性左心室功能衰竭时,需要紧急降压到目标血压范围,注意降压幅度不能太大,以平均动脉压(MAP)的 10%～25% 为宜,24～48 小时达到稳定。

降压药物选择的原则:对胎儿无毒副作用,不影响心搏出量、肾血浆流量及子宫胎盘灌注量,不致血压急剧下降或下降过低。孕期一般不使用利尿剂降压,以防血液浓缩、有效循环血量减少和高凝倾向。不推荐使用阿替洛尔和哌唑嗪。硫酸镁不作为降压药使用。妊娠中晚期禁止使用血管紧张素转换酶抑制剂(ACEI)和血管紧张素 Ⅱ 受体拮抗剂。

1. **拉贝洛尔**(labetalol)　为 α-、β-肾上腺素能受体阻滞剂,降低血压但不影响肾及胎盘血流量,并增加前列环素水平、降低血小板消耗及对抗血小板的凝集,促进胎儿肺成熟。该药显效快,不引起血压过低或反射性心动过速。在早孕期使用 β-受体拮抗剂,可能导致 FGR。用法:50～150mg 口服,3～4 次/天,最大量 2400mg/d。静脉注射:初始剂量 20mg,10 分钟后未有效降压则剂量加倍,最大单次剂量 80mg,直到血压被控制,每天最大总剂量 220mg。静脉滴注:50～100mg 加入 5% 葡萄糖溶液 250～500ml,根据血压调整滴速,血压稳定后改口服。不良反应为头皮刺痛及呕吐。但是如果有房室传导阻滞、脑出血等情况,拉贝洛尔要慎用,哮喘和充血性心力衰竭的病人是禁忌。

2. **硝苯地平**(nifedipine) 为二氢吡啶类钙离子通道阻滞剂,可阻止细胞外钙离子穿透细胞膜进入细胞内,并抑制细胞内肌浆网的钙离子释入细胞质,从而可解除外周血管痉挛,使全身血管扩张,血压下降,由于其降压作用迅速,除紧急时舌下含服 10mg,目前不主张常规舌下含化。用法:5～10mg 口服,每天 3～4 次,24 小时总量不超过60mg。缓释片 20mg 口服,1～2 次/天。其不良反应为心悸、头痛,与硫酸镁有协同作用。

3. **尼莫地平**(nimodipine) 为二氢吡啶类钙离子通道阻滞剂,其优点在于可选择性扩张脑血管。用法:20～60mg 口服,每天 2～3 次;或 20～40mg 加入 5% 葡萄糖250ml 中静脉滴注,每天总量不超过 360mg,该药不良反应为头痛、恶心、心悸及颜面潮红。

4. **尼卡地平**(nicardipine) 为二氢吡啶类钙离子通道阻滞剂,通过抑制 Ca^{2+} 流入血管平滑肌细胞而发挥血管扩张作用,并能抑制磷酸二酯酶,使脑、冠状动脉及肾血流量增加,起到降压作用。此药对心肌不产生负性肌力作用。用法:口服初始剂量 20～40mg,3 次/天。静脉滴注:每小时 1mg 为起始剂量,根据血压变化每 10 分钟调整用量。不良反应有脚肿、头晕、头痛、脸红。较少有心悸、心动过速、心绞痛加重,常是反射性心动过速的结果,减小剂量或加用 β-受体阻滞剂可以纠正。

5. **酚妥拉明**(phentolamine,立其丁) 为 α-肾上腺素能受体阻滞剂,静脉注射:10～20mg 加于 5% 葡萄糖溶液 100～200ml,以 10μg/min 的速度开始,根据降压效果调整滴注剂量。不良反应为心动过速及体位性低血压。

6. **硝酸甘油**(nitroglycerin) 作用于氧化亚氮合酶,可同时扩张静脉和动脉,降低心脏前、后负荷,主要用于合并急性心功能衰竭和急性冠状动脉综合征时的高血压急症的降压治疗。起始剂量 5～10μg/min 静脉滴注,每 5～10 分钟增加滴速至维持剂量 20～50μg/min。不良反应为面部潮红、搏动性头痛,量大时可致体位性低血压。青光眼及颅内高压禁用。

7. **甲基多巴**(methyldopa) 可兴奋血管运动中枢的 α 受体,抑制外周交感神经而降低血压,妊娠期使用效果较好。用法:250mg 口服,每天 3 次。其不良反应为嗜睡、便秘、口干、心动过缓。

8. **硝普钠**(sodium nitroprusside) 强有力的速效血管扩张剂,扩张周围血管使血压下降。由于药物能迅速通过胎盘进入胎儿体内,并保持较高浓度,其代谢产物(氰化物)对胎儿有毒性作用,产前应用时间不宜超过 4 小时。分娩期或产后血压过高,应用其他降压药效果不佳时,方考虑使用。剂量为 50mg 加入 5% 葡萄糖 500ml,按 0.5～0.8μg/(kg·min)缓慢静脉滴注,开始以 6 滴/分,以后5 分钟测血压一次,按血压下降情况,每 5 分钟加 2 滴,直至出现满意降压效果为止,一般控制血压在 140/90mmHg即可,并继续维持此血压水平。硝普钠溶液必须避光。用药不宜超过 72 小时。用药期间,应严密监测血压及心率。

【硫酸镁防治子痫】

硫酸镁(magnesium sulfate)是子痫治疗的一线药物,也是重度子痫前期预防子痫发作的预防用药。硫酸镁控制子痫再次发作的效果优于地西泮、苯巴比妥和冬眠合剂等镇静药物。除非存在硫酸镁应用禁忌证或者硫酸镁治疗效果不佳,否则不推荐使用苯巴比妥和苯二氮䓬类药物(如地西泮)用于子痫的预防或治疗。对于非重度子痫前期的病人也可酌情考虑应用硫酸镁。

1. **作用机制** ①镁离子抑制运动神经末梢释放乙酰胆碱,阻断神经肌肉接头间的信息传导,使骨骼肌松弛;②镁离子刺激血管内皮细胞合成前列环素,抑制内皮素合成,降低机体对血管紧张素 Ⅱ 的反应,从而缓解血管痉挛状态;③镁离子通过阻断谷氨酸通道阻止钙离子内流,解除血管痉挛、减少血管内皮损伤;④镁离子可提高孕妇和胎儿血红蛋白的亲和力,改善氧代谢。

2. **用药指征** ①控制子痫抽搐及防止再抽搐;②预防重度子痫前期发展成为子痫;③子痫前期临产前用药,预防产时或产后子痫抽搐。

3. **用药方案**

(1) 控制子痫:静脉用药,负荷剂量为 4～6g(常用5g),溶于 10% 葡萄糖溶液 20ml 静脉推注(15～20 分钟),或加入 5% 葡萄糖溶液 100ml 内快速静脉滴注(20 分钟内),继而 1～2g/h 静脉滴注维持。或者夜间睡眠前停用静脉给药,改用肌内注射,用法为 25% 硫酸镁 20ml＋2% 利多卡因 2ml 深部臀肌注射。24 小时硫酸镁总量25～30g。

(2) 预防子痫发作:负荷和维持剂量同控制子痫处理。一般每天静脉滴注 6～12 小时,24 小时总量不超过 25g;用药期间每天评估病情变化,决定是否继续用药。

4. **硫酸镁该何时应用、持续多长时间** 美国推荐于引产和产时可以持续使用硫酸镁,若剖宫产术中应用要注意产妇心脏功能;产后继续使用 24～48 小时。若为产后新发现高血压合并头痛或视力模糊,建议启用硫酸镁治疗。

(1) 轻度子痫前期:即使不接受硫酸镁治疗,发生子痫的几率很低,大约为 1/200。大多数是于足月后或产后发生。如果是临产后发展为子痫,常为自限性,对母体不会带来非常大的并发症。如果要使子痫发生率降低 50%,需要治疗 400 例轻度子痫前期才能预防 1 例子痫的发生,硫酸镁治疗产生的不良反应远大于所带来的好处。因此,在轻度子痫前期病人常规使用硫酸镁预防子痫,值得商榷。

(2) 重度子痫前期:不用硫酸镁治疗时重度子痫前期发生子痫的发生率为 2%,用硫酸镁治疗时子痫发生率为 0.6%,因此治疗 71 例重度子痫前期就可以预防 1 例子痫。用硫酸镁治疗提示有发生子痫征兆的重度子痫前期的病人,每治疗 36 例就能预防 1 例子痫的发生,这类病人是硫酸镁的最佳适应证。

5. **毒性反应**　正常孕妇血清镁离子浓度为 0.75~1mmol/L,治疗有效浓度为 2.5~3.5mmol/L,若血清镁离子浓度超过 3.5mmol/L 即可发生镁中毒。镁中毒在肾功能良好的女性中并不常见。毒性与血清镁浓度相关:浓度为 3.5~5.0mmol/L 时发生膝反射消失,浓度为 5.0~6.5mmol/L 时发生呼吸麻痹,浓度大于>7.5mmol/L 时心脏传导发生变化,浓度大于>12.5mmol/L 时发生心搏骤停。

镁中毒首先表现为膝反射减弱或消失,继之出现全身肌张力减退、呼吸困难、复视、语言不清,严重者可出现呼吸肌麻痹,甚至呼吸、心跳停止,危及生命。

6. **注意事项**　用药前及用药过程中应注意以下事项:定时检查膝反射是否减弱或消失;呼吸不少于 16 次/分;尿量每小时不少于 17ml 或每 24 小时不少于 600ml;硫酸镁治疗时需备钙剂,一旦出现中毒反应,立即停用硫酸镁并缓慢(5~10 分钟)静脉注射 10%葡萄糖酸钙 10ml,1g 葡萄糖酸钙静脉推注可以逆转轻至中度呼吸抑制。

【扩容】

子痫前期孕妇需要限制补液量以避免肺水肿。除非有严重的液体丢失(如呕吐、腹泻、分娩失血)使血液明显浓缩,血容量相对不足或高凝状态者,通常不推荐扩容治疗。扩容疗法可增加血管外液体量,导致一些严重并发症的发生,如心功能衰竭、肺水肿等。子痫前期孕妇出现少尿如无肌酐水平升高不建议常规补液。

【镇静】

适当镇静可消除病人的焦虑和精神紧张,改善睡眠、预防子痫发作。

1. **地西泮**(diazepam)　具有较强的镇静、抗惊厥、肌肉松弛作用,对胎儿及新生儿的影响较小。用法:2.5~5mg 口服,每天 2~3 次,或者睡前服用;或 10mg 肌内注射或静脉缓慢推入(>2 分钟),必要时间隔 15 分钟后重复给药。1 小时内用药超过 30mg 可能发生呼吸抑制,24 小时总量

不超过 100mg。

2. **冬眠药物**　由氯丙嗪(50mg)、哌替啶(100mg)和异丙嗪(50mg)三种药物组成,可广泛抑制神经系统,有助于解痉降压,控制子痫抽搐。用法:1/3~1/2 量肌内注射,或以半量加入 5%葡萄糖溶液 250ml 静脉滴注。

- **优点:**能解除血管痉挛,改善微循环;降压作用迅速,而且可降低机体新陈代谢速度,因而可有助于提高机体对缺氧的耐受性;并对大脑皮质和自主神经系统有广泛抑制作用,从而减轻机体对不良刺激的反应,有利控制子痫抽搐。
- **缺点:**血压易急速下降,可使肾及胎盘血流量更为不足,对胎儿不利,重症病人常有肝损,如使用较多的冬眠合剂,可加重肝功能损害;氯丙嗪又可抑制 ATP 酶系统,影响细胞的钠泵功能,有时可导致低血钾出现。故仅应用于硫酸镁控制抽搐效果不佳者。

3. **苯巴比妥钠**　具有较好的镇静、抗惊厥、控制抽搐作用,用于子痫发作时 0.1g 肌内注射,预防子痫发作 30mg 口服,每天 3 次。由于该类药物可致胎儿呼吸抑制,分娩 6 小时前宜慎重。

【利尿药物】

子痫前期病人存在血液浓缩、有效循环血量减少和高凝状态,利尿剂减少血容量、加重血液浓缩、减少胎盘灌流,目前不主张常规使用利尿剂,主张有指征应用。仅当孕妇全身水肿、肺水肿、脑水肿、肾功能不全、急性心力衰竭时,可酌情使用利尿剂。

1. **氢氯噻嗪(双氢克尿噻)**　作用于肾髓袢升支皮质部及远曲小管前段的利尿剂,使钠、钾、氯和水分排出增多。此药较为安全。常用量:每天 2 次,每次 25mg。

2. **呋塞米(速尿)**　主要作用于肾髓袢升支,为高效利尿剂,有较强的排钠、钾作用,容易造成电解质平衡失调,对脑水肿、无尿或少尿病人的疗效显著,与洋地黄并用,对于控制妊娠期高血压疾病相关的心力衰竭作用良好,常用量 20~40mg,静注(溶于 50%葡萄糖溶液 20ml),如 1 小时未见效,可加倍剂量静注,甚至单剂量注射 500~600mg,24 小时累积可达 1g。

3. **甘露醇**　本品为渗透性利尿剂,注入体内后由肾小球滤过,极少被肾小管再吸收,所有滤过的甘露醇均在尿中排出。在尿内排出甘露醇颗粒时,带出大量水分,导致渗透性利尿,同时可丢失大量钠离子,需防止出现低钠血症;大剂量快速滴注甘露醇可导致一过性的血容量增加,故有肺水肿心衰倾向的病人慎用。子痫或子痫前期有颅内压升高时,应用甘露醇降低颅内压可取得一定疗效。常用剂量为 20%甘露醇 250ml 在 15~20 分钟内快速静脉滴注。如静脉滴注速度缓慢,则利尿作用差。该药属高渗性利尿剂,心衰和肺水肿时禁用。

【纠正低蛋白血症】

严重低蛋白血症伴腹水、胸腔积液或心包积液者,应补充白蛋白或血浆,同时注意配合应用利尿剂及严密监测病情变化。

【促胎肺成熟】

孕周<34周并预计在1周内分娩的子痫前期孕妇,均应接受糖皮质激素促胎肺成熟治疗。用法:地塞米松5mg或6mg,肌内注射,每12小时1次,连续4次;或倍他米松12mg,肌内注射,每天1次,连续2天。

目前,尚无足够证据证明地塞米松、倍他米松以及不同给药方式促胎肺成熟治疗的优劣。不推荐反复、多疗程产前给药。如果在较早期初次促胎肺成熟后又经过一段时间(2周左右)保守治疗,但终止孕周仍<34周时,可以考虑再次给予同样剂量的促胎肺成熟治疗。

【适时终止妊娠】

子痫前期孕妇经积极治疗,而母胎状况无改善或者病情持续进展的情况下,终止妊娠是唯一有效的治疗措施。

1. 终止妊娠时机

(1) 妊娠期高血压、病情未达重度的子痫前期孕妇可期待至孕37周以后。

(2) 重度子痫前期孕妇:妊娠不足26周孕妇经治疗病情危重者建议终止妊娠。孕26周至不满28周病人根据母胎情况及当地母儿诊治能力决定是否可以行期待治疗。孕28~34周,如病情不稳定,经积极治疗病情仍加重,应终止妊娠;如病情稳定,可以考虑期待治疗,并建议转至具备早产儿救治能力的医疗机构。>孕34周的孕妇,可考虑终止妊娠。

(3) 子痫:控制病情后即可考虑终止妊娠。

(4) 慢性高血压合并妊娠:可期待治疗至38周终止妊娠。

(5) 慢性高血压并发子痫前期:伴严重表现的子痫前期(重度),≥34周则终止妊娠;无严重表现子痫前期(轻度),37周终止妊娠。

2. 终止妊娠指征　重要的是进行病情程度分析和个体化评估,既不失终止时机又争取获促胎肺成熟时间。

(1) 重度子痫前期发生母儿严重并发症者,需要稳定母体状况后尽早在24小时内或48小时内终止妊娠,不考虑是否完成促胎肺成熟。严重并发症包括重度高血压不可控制、高血压脑病和脑血管意外、子痫、心功能衰竭、肺水肿、完全性和部分性HELLP综合征、DIC、胎盘早剥和胎死宫内。当存在母体器官系统受累时,评定母体器官系统累及程度和发生严重并发症的紧迫性以及胎儿安危情况综合考虑终止妊娠时机:例如血小板计数<$100×10^9$/L、肝酶水平轻度升高、肌酐水平轻度升高、羊水过少、脐血流反向、

胎儿生长受限等,可同时在稳定病情和严密监护之下尽量争取给予促胎肺成熟后终止妊娠;对已经发生胎死宫内者,可在稳定病情后终止妊娠。总之,母体因素和胎盘-胎儿因素的整体评估是终止妊娠的决定性因素。

(2) 蛋白尿及其程度虽不单一作为终止妊娠的指征,却是综合性评估的重要因素之一,需注意母儿整体状况的评估:如评估母体低蛋白血症、伴发腹水和(或)胸腔积液的严重程度及心肺功能,评估伴发存在的母体基础疾病如系统性红斑狼疮、肾脏疾病等病况,与存在的肾功能受损和其他器官受累情况综合分析,确定终止妊娠时机。

3. 终止妊娠的方式及分娩期间注意事项

(1) 引产:适用于病情控制后,宫颈条件成熟者。先行人工破膜,羊水清亮者,可给予缩宫素静脉滴注引产。第一产程应密切观察产程进展状况,保持产妇安静和充分休息。第二产程应以会阴后-侧切开术、胎头吸引或低位产钳助产缩短产程。第三产程应预防产后出血。产程中应加强母儿安危状况及血压监测,血压控制在<160/110mmHg。一旦出现头痛、眼花、恶心、呕吐等症状,病情加重,立即以剖宫产结束分娩。

若宫颈条件不成熟,可以先促宫颈条件成熟后引产。但对于重度子痫前期而言,尽量避免时间过久的引产及成功可能性较低的引产。对孕龄小于32周且Bishop评分较低的重度子痫前期/子痫病人引产时,常出现不确定的胎心描记结果和宫颈扩张失败。在此情况下,仅有不到1/3的早产引产能够经阴道分娩,因此采取剖宫产分娩更为合理。

(2) 剖宫产:适用于有产科指征者,宫颈条件不成熟,不能在短时间内经阴道分娩,引产失败,胎盘功能明显减退,或已有胎儿窘迫征象者。产时、产后不可应用任何麦角新碱类药物。

【子痫的处理】

子痫是妊娠期高血压疾病最严重的阶段,是妊娠期高血压疾病所致母儿死亡的最主要原因,应积极处理。

子痫处理原则:控制抽搐,纠正缺氧和酸中毒,控制血压,抽搐控制后终止妊娠。

(1) 一般紧急处理:预防病人坠地外伤、唇舌咬伤,须保持气道通畅,维持呼吸、循环功能稳定,密切观察生命体征、尿量(留置导尿管监测)等。避免声、光等一切不良刺激。

(2) 控制抽搐:硫酸镁是治疗子痫及预防复发的首选药物。静脉用药负荷剂量为4~6g,溶于10%葡萄糖溶液20ml,静脉推注(15~20分钟),或5%葡萄糖溶液100ml快速静脉滴注,继而1~2g/h静脉滴注维持。或者夜间睡眠前停用静脉给药,改用肌内注射,用法为25%硫酸镁20ml+2%利多卡因2ml臀部肌内注射。24小时硫酸镁总量25~30g。当孕妇存在硫酸镁应用禁忌证或硫酸镁治疗无效时,可考虑应用地西泮、苯巴比妥或冬眠合剂控制抽搐。

2

对于正接受硫酸镁维持治疗的病人，如果复发抽搐，可在维持剂量基础上额外快速（5～10分钟内）给予2g硫酸镁，并频繁监测镁中毒征象（如膝反射消失、呼吸频率小于12次/分）。如果两次快速给药仍不能控制抽搐发作，就应给予其他药物如地西泮5～10mg静脉给药，每5～10分钟1次，速率≤5mg/min，最大剂量30mg。80％以上的病人使用地西泮后，5分钟之内可控制癫痫发作。

（3）控制血压和监控并发症：脑血管意外是子痫病人死亡的最常见原因。当收缩压持续≥160mmHg、舒张压≥110mmHg时要积极降压以预防心脑血管并发症。对于控制高血压和抽搐发作后10～20分钟内病情仍无好转的病人，以及有神经系统异常的病人，应请神经科医师进行评估。甘露醇在子痫病人的常规治疗中无效并可能是有害的，因为它可通过受损的血-脑脊液屏障进入大脑，逆转渗透压梯度，从而增加颅内压。对于出现有可能与颅内压增高相关症状/体征（如意识减退、视盘水肿、呼吸抑制）的女性，应请神经科医师会诊协助处理。

（4）纠正缺氧和酸中毒：面罩和气囊吸氧，根据二氧化碳结合力及尿素氮值，给予适量4％碳酸氢钠纠正酸中毒。

（5）终止妊娠：子痫控制且病情稳定，应尽快终止妊娠。

【产后处理】

重度子痫前期孕妇产后应继续使用硫酸镁至少24～48小时，预防产后子痫；注意产后迟发型子痫前期及子痫（发生在产后48小时后的子痫前期及子痫）的发生。子痫前期孕妇产后3～6天是产褥期血压高峰期，高血压、蛋白尿等症状仍可能反复出现甚至加重，此期间仍应每天监测血压。如产后血压升高≥150/100mmHg（两次测量间隔大于4小时）应继续给予降压治疗。哺乳期可继续应用产前使用的降压药物，禁用ACEI和ARB类（卡托普利、依那普利除外）降压药。产后血压持续升高要注意评估和排查孕妇其他系统疾病的存在。注意监测及记录产后出血量。孕妇重要器官功能稳定后方可出院。产后6周病人血压仍未恢复正常时应于产后12周再次复查血压，以排除慢性高血压，必要时建议内科诊治。

七、HELLP综合征

HELLP综合征（hemolysis,elevated liver enzymes,and low platelet syndrome,HELLP syndrome）是以溶血（微血管病性血涂片表现）、肝酶升高和低血小板计数为特征的一种综合征。它可能是子痫前期的严重并发症，也可以发生在无血压升高或血压升高不明显或者没有蛋白尿的情况下，可以发生在子痫前期临床症状出现之前。国外报道多达15％～20％的HELLP综合征病人无前驱高血压或蛋白尿，因此也有认为HELLP是独立于子痫前期的疾病。

国外报道HELLP综合征发生率约0.1％～0.8％，在重度子痫前期/子痫妊娠妇女中约为10％～20％。国内约为2.7％，其中初产妇比例52％～81％，平均起病孕龄为32～34周，多数发生在产前。典型症状为全身不适、右上腹疼痛、体质量骤增、脉压增大。少数孕妇可有恶心、呕吐等消化系统表现，但高血压、蛋白尿表现不典型。确诊主要依靠实验室检查。

【HELLP综合征的分类】

血小板计数和血清乳酸脱氢酶反映病情的严重程度、病情的变化以及恢复。密西西比分类系统主要参考血小板计数，进行病情严重的分类。除了微血管溶血和肝酶升高以外，HELLP综合征class 1：血小板≤50 000/μl；class 2：血小板＞50 000且≤100 000/μl；class 3：血小板＞100 000且≤150 000/μl。HELLP综合征class 1的围产期病率和死亡率最高，恢复时间最长。

Memphis分类：完全性和部分性HELLP。完全性HELLP除了微血管溶血以外，血清乳酸脱氢酶≥600IU/L，血小板＜100 000/μl，AST≥70IU/L；部分性仅仅有一项或两项异常（LDH、AST或BPC）。

【病因与发病机制】

1. **危险因素** 包括既往子痫前期或HELLP病史，有HELLP综合征病史妇女的姐妹和后代发生该综合征的风险也增高。一些基因的变异也与HELLP综合征风险增加有关。与子痫前期不同，初产并非HELLP综合征的危险因素，半数或以上的HELLP综合征病人为经产妇。

2. **发病机制** HELLP综合征的发病机制尚不清楚。有研究认为HELLP综合征可能是一种全身性炎症性疾病且补体级联是其中一种关键介质。研究表明该病病人血中补体被激活，过敏毒素、C3a、C5a及终末C5b-9补体复合物水平升高，可刺激巨噬细胞、白细胞及血小板合成血管活性物质。另有少于2％的HELLP病人的潜在病因似乎与胎儿长链3-羟酰辅酶A脱氢酶（long-chain 3-hydroxyacyl CoA dehydrogenase,LCHAD）的缺陷有关。

3. **病理生理** 本病的主要病理改变与妊娠期高血压疾病相同，如血管痉挛、血管内皮损伤、血小板聚集与消耗、纤维蛋白沉积和终末器官缺血等。血管内皮细胞损伤可引起管腔内纤维蛋白沉积，使管腔中流动的有形物质和损伤部位接触后遭到破坏，血小板被激活释放出缩血管物质，包括血栓素A_2、内皮素等，导致血管收缩，促使血管内皮进一步损伤，促进血小板凝集，增加了血小板消耗而使血小板减少；红细胞通过内皮损伤的血管和纤维蛋白网沉淀物时变形、破坏而发生溶血；血管内皮损伤，末梢血管痉挛，在门脉周围和（或）肝实质形成局灶性肝细胞坏死、出血和玻璃样物质沉积，肝窦内也有大片纤维素样物质沉着，甚至出现包囊下或肝实质内出血，引起肝酶升高和肝区疼痛，偶可导致肝包膜破裂。

4. 临床表现　子痫前期好发于年轻的初产妇,而HELLP好发于年龄较大的经产妇。本病可发生于妊娠中期至产后数日的任何时间,1980～1991年美国密西西比医学中心收治454例和1977～1992年期间田纳西州孟菲斯收治442例HELLP综合征,近1/3发生在产后,2/3发生在产前;10%发生在孕27周之前,20%在37周以后,70%发生在孕27～37周;产后发生HELLP综合征伴肾衰竭和肺水肿者危险性更大。产后发病一般发生于分娩后48小时内,偶有长达分娩后7天出现。仅20%的产后HELLP病人产前有子痫前期证据。

本病多为非特异性症状,HELLP综合征最显著的临床症状为右上腹痛或者胃区痛,占86%～92%,其中20%～40%在实验室检查异常前出现右上腹痛;45%～86%恶心和(或)呕吐;50%～67%的HELLP综合征病人出现全身性的水肿;至少有20%的HELLP综合征不表现为高血压,5%～15%没有或仅有轻度蛋白尿,15%既没有高血压也没有蛋白尿(即没有子痫前期的HELLP综合征),高血压或者蛋白尿的严重程度与实验室检查异常程度无关。严重母体并发症可能出现在初次发病时或发生于此后不久,包括弥散性血管内凝血(disseminated intravascular coagulation,DIC)、胎盘早剥、急性肾衰竭、肺水肿、肝包膜下或实质内肝血肿和视网膜脱离。

5. 诊断　HELLP综合征的诊断基础是妊娠妇女出现该病名称(有微血管病性血涂片表现的溶血、肝酶升高和低血小板计数)中包含的所有实验室检查异常。因此,实验室检查应包括全血细胞计数(complete blood count,CBC)和血小板计数、外周血涂片、ALT、AST、胆红素。

但是,由于HELLP综合征临床表现具有多变性、非特异性,常常导致临床诊断的延误。无高血压,特别是疾病早期,以及缺乏蛋白尿,使HELLP综合征早期诊断遇到困难。关键是对有右上腹或上腹部疼痛、恶心、呕吐的妊娠期高血压疾病病人保持高度警惕,通过实验室检查确诊。因此建议对在妊娠后半期或产后第1周内新发高血压和(或)出现特征性症状(右上腹/上腹部疼痛、恶心、呕吐、疲劳或不适)的妇女进行以上实验室检查。符合部分典型实验室异常但没有符合全部下述实验室检查标准的妊娠期妇女或产后妇女可诊断为部分HELLP综合征。

明确的HELLP标准对研究和预测母体并发症是必须的。但目前诊断HELLP综合征的实验室标准尚未达成共识。较为常用的有以下诊断标准:

(1) Tennessee分类

1) 血管内溶血:血管内溶血:外周血涂片见破碎红细胞、球形红细胞;胆红素≥20.5μmol/L(即1.2mg/dl);血红蛋白轻度下降;LDH水平升高。LDH升高是诊断HELLP综合征微血管内溶血的敏感指标,常在血清间接胆红素升高和血红蛋白降低前出现。

2) 肝酶升高:肝酶水平升高:ALT≥40U/L或AST≥70U/L。

3) 血小板计数减少:血小板计数<100×10⁹/L。

达到以上三项标准可诊断为HELLP综合征,未满足上述全部实验室异常的妇女被认为患部分性HELLP综合征,然而,这些病人有可能发展为完全性HELLP综合征。

(2) Mississippi分类:是用来界定HELLP综合征的常用替代标准。

1) LDH水平升高和进展性贫血说明溶血。

2) LDH水平大于600U/L说明肝功能障碍,AST大于40U/L或ALT大于40U/L或两者都存在说明肝酶升高。

3) 血小板最低值低于150 000/mm³说明血小板减少。根据血小板减少程度再分为Ⅰ级HELLP综合征:血小板最低值≤50 000/mm³;Ⅱ级HELLP综合征:血小板最低值≤100 000/mm³或Ⅲ级HELLP综合征:血小板最低值≤150 000/mm³。这样强调将HELLP综合征病人分类,有利于评估孕产妇严重并发症的发生风险;注意进展性变化,有利于对疾病严重程度分层和给予积极的监管处理,避免向严重方向发展。因此,对于重度子痫前期和部分性的HELLP综合征,注意动态实验室指标的监测非常重要。

6. 鉴别诊断　HELLP综合征应注意与血栓性血小板减少性紫癜(thrombotic thrombocytopenic purpura,TTP)、溶血性尿毒症性综合征(hemolytic uremic syndrome,HUS)、妊娠期急性脂肪肝(acute fatty liver of pregnancy,AFLP)等鉴别(表10-4-1)。

7. 治疗　HELLP综合征必须住院治疗。在确定诊断后,处理的初始步骤是稳定母亲情况、评估胎儿状态并决定是否需要立即分娩。妊娠不足34孕周及母亲状态不稳定时,应与母胎专家会诊后处理。在按照重度子痫前期对重要器官监测和保护及治疗的基础上,其他治疗措施包括:

(1) 肾上腺皮质激素治疗:血小板<50×10⁹/L可考虑肾上腺皮质激素治疗,可使血小板计数、乳酸脱氢酶、肝功能等指标改善、尿量增加、平均动脉压下降,并可促使胎儿肺成熟,孕期每12小时静滴地塞米松10mg,产后应继续应用,持续时间依据有关检查而定(主要是血小板计数、乳酸脱氢酶等)。糖皮质激素治疗能显著提高孕产妇的血小板计数,但是没有足够证据证明其可降低孕产妇病死率、发病率和改善胎儿预后。

(2) 输注血小板:血小板计数:①>50×10⁹/L且不存在过度失血或血小板功能异常时,不建议预防性输注血小板或剖宫产术前输注血小板;②<50×10⁹/L且血小板计数迅速下降或者存在凝血功能障碍时应考虑备血,包括血小板;③<20×10⁹/L时阴道分娩前强烈建议输注血小板,剖宫产前建议输注血小板。

表 10-4-1　HELLP 综合征的鉴别诊断

	HELLP 综合征	TTP	HUS	AFLP
主要损害器官	肝脏	神经系统	肾脏	肝脏
妊娠期	中、晚期	中孕	产后	晚孕
高血压、蛋白尿	有	无	无	无
血小板	减少	严重减少	减少	正常/减少
PT/APTT	正常	正常	正常	延长
血糖	正常	正常	正常	降低
纤维蛋白原	正常	正常	正常	减少
肌酐	正常或增高	显著增高	显著增高	显著增高
转氨酶	增高	正常	正常	增高
胆红素	增高	增高	增高	显著增高
血氨	正常	正常	正常	显著增高
贫血	无/轻度	无/轻度	严重	无

注:PT:凝血酶原时间,APTT:活化部分凝血活酶时间

（3）血浆析出疗法:用新鲜冷冻血浆置换病人血浆,去除毒素、免疫复合物、血小板聚集抑制因子的危害,降低血液黏稠度,补充缺乏的血浆因子等。可用于产后持续性 HELLP 综合征病人。

（4）产科处理

1）终止妊娠的时机:分娩是治疗的基础,也是唯一有效且可治愈的方法。出现下述任一情况则需立即分娩:①妊娠期≥34 孕周;②胎儿状况检查(如生物物理评分、胎儿心率检查)结果不良;③出现严重的母体疾病:多器官功能障碍、DIC、肝梗死或出血、肺水肿、肾衰竭或胎盘早剥。

病情稳定、妊娠<34 周、胎肺不成熟及胎儿情况良好者,可延长 48 小时,以完成糖皮质激素促胎肺成熟,然后终止妊娠。因该病一般会出现进展,有时有母体状态迅速恶化,所以不建议尝试延迟分娩超过 48 小时。

2）分娩方式:HELLP 综合征孕妇可酌情放宽剖宫产指征。对于临产妇女或胎膜破裂且胎儿顶先露的妇女,不论孕龄大小都适合经阴道分娩。宫颈状况良好或妊娠>30～32 孕周的妇女可进行引产。当有剖宫产的一般产科指征(如臀位、胎儿状况不良)时进行剖宫产。然而,对于不足 30～32 孕周的妊娠,若宫颈状况不利于引产,尤其是当出现胎儿受损征象(生长受限、胎盘早期剥离、羊水过少)时,剖宫产可能更可取。

3）麻醉选择:因血小板减少,有局部出血危险。如血小板计数>75×10⁹/L,无凝血功能障碍和进行性血小板计数下降,可选区域麻醉。如血小板计数<75×10⁹/L,阴部阻滞和硬膜外麻醉为禁忌,阴道分娩宜采用局部浸润麻醉,剖宫产采用局部浸润麻醉或全身麻醉。

【临床特殊情况的思考和建议】

（一）早发型重度子痫前期的期待治疗

34 孕周前的重度子痫前期称为早发型重度子痫前期（early onset severe pre-eclampsia,EOSP）。已有学者发现早发型重度子痫前期与晚发型重度子痫前期的病因或发病机制不一样。

伴严重表现的子痫前期女性通常需立即分娩以预防母体及胎儿并发症。然而,早产并不总是对胎儿最有利,因此,在某些情况下可考虑期待治疗延迟分娩。对于这些妊娠,期待治疗的依据是通过分娩更加成熟的胎儿来减少围产期死亡率与并发症发病率,其次是为经阴道分娩创造更有利的宫颈条件。延长妊娠时间的风险是母体内皮功能紊乱恶化,以及母体重要器官持续灌注不足,后者可能造成脑、肝脏、肾脏、胎盘/胎儿、血液和血管系统等终末器官严重损伤。因此,在决定进行期待治疗之前,首先也是极其重要的一步,要对孕妇和胎儿进行严格的评估,判断母儿病情是否适合期待治疗。

1. 期待治疗前的评估　所谓评估就是通过各种检查,评价早发型重度子痫前期发病孕周、孕妇各个脏器功能状况、胎儿生长发育以及有无宫内缺氧,另外也要对所处地区和医疗机构母儿救治条件和医疗水平(特别是孕产妇、危重早产儿救治和护理水平,所以早发型重度子痫前期都应在三级医疗机构进行监测和分娩),以及病人的经济状况和对于胎儿的期望程度做出客观评价,然后在孕妇和胎儿之间为终止妊娠的时机寻找一个最佳的平衡点。

2. 期待治疗的对象选择　中期妊娠尤其是<24 周者

发生伴严重表现的子痫前期,若采取期待治疗,不论母体还是胎儿的结局都较差。25%～63%接受期待治疗的母亲出现严重并发症,包括 HELLP 综合征、肾功能不全、胎盘早剥、肺水肿及子痫。恰当选择的孕龄小于 34 周的伴严重表现的子痫前期的病人接受期待治疗,似乎可显著延长妊娠时间而不增加母体并发症发生率。2009 年一篇系统评价纳入了多项观察性研究,对孕龄小于 34 周伴严重表现的子痫前期的期待治疗与干预治疗进行了比较。结果显示,期待治疗(39 项研究,4650 例女性)使妊娠时间延长 7～14 天,且中位严重母体并发症发生率低于 5%,与立即干预(2 项研究,42 例女性)的并发症发生率相近。

基于上述证据,对于孕 20～24 周的早发型重度子痫前期,目前大多主张以终止妊娠为宜,推荐对妊娠 24～34 周的早发型重度子痫前期孕妇,如满足以下条件则给予期待治疗。但是对于孕 24～28 周早发型重度子痫前期,则要慎重考虑,孕妇年龄、受孕难易程度、医疗机构新生儿诊治水平、夫妇双方的意见是在做决定之前必须要考虑的几个重要方面。在知情告知中,重点要交代:早产儿高死亡率和患病率、母亲风险、再次妊娠时再发风险。

(1) 仅基于短暂实验室检查异常诊断为伴严重表现的子痫前期:仅基于实验室检查标准[(2 倍于正常上限值的丙氨酸氨基转移酶(alanine aminotransferase,ALT)和天冬氨酸氨基转移酶(aspartate aminotransferase,AST),血小板计数低于 100 000/μl]诊断而无症状的伴严重表现的子痫前期女性,如果在住院 24～48 小时内实验室检查异常消退,期待治疗似乎对新生儿较为安全和有利。对于其他方面无症状或者轻度高血压的女性,合理的做法是延迟分娩,给予产前皮质类固醇,并每 6～12 小时重复实验室检查(AST、ALT、血小板计数)以观察这些指标是否改善。

(2) 仅基于血压标准诊断的伴严重表现的子痫前期:仅基于血压标准诊断伴严重表现的子痫前期的无症状女性,如果胎儿检测结果良好,接受期待治疗似乎对新生儿较为安全和有利。用抗高血压药物控制严重的高血压。

3. 期待治疗的内容 在决定进行期待治疗之后,要对母儿进行严密和认真的监测,包括孕妇终末器官受累的症状、体征和相应实验室结果的变化、胎儿宫内安危和生长情况以及孕周。孕妇方面包括:严密临床观察(孕妇主诉)、血压监测和尿蛋白定性检测;24 小时尿蛋白总量测定;肝肾功能检查;电解质测定;血常规和血小板检查;凝血功能检测;眼底检查;心电图和或动态心电图检查等。胎儿方面包括:胎动计数、胎心率、胎儿电子监测、超声检查(胎儿生长情况)、脐带血流的多普勒测定、生物物理评分以及生化指标等。

4. 期待治疗期间终止妊娠的指征 伴严重表现的子痫前期情况下,在有以下母体指征、胎儿指征、产科指征时需进行分娩。

(1) 母体指征:血压持续不降(≥160/110mmHg);子痫前期症状(头痛、眼花、少尿等)的反复发作;进行性肾功能不全(血肌酐≥97.2μmol/L 或为正常值 2 倍以上);持续性血小板减少;HELLP 综合征;肺水肿;子痫;疑似胎盘早剥;临产;胎膜早破。

(2) 胎儿指征:≥34 孕周;严重 FGR;持续性羊水过少,胎儿生物物理评分≤4 分;脐动脉舒张末期反流;NST 反复性变异或晚期减速。

(3) 产科指征:早产临床、足月前胎膜早破、胎盘早剥和死胎。

5. 分娩方式 剖官产仅用于有产科适应证者。伴严重表现的子痫前期的情况下,决定加速分娩并不意味着需要立即进行剖官产。如果引产前官颈状况不利于分娩,可使用促官颈成熟药物,但应尽量避免长时间的引产。

2 项回顾性病例研究分析了引产对新生儿的安全性,共纳入 700 多例伴严重表现的子痫前期女性的单胎活产早产儿,比较了引产或计划剖官产分娩的新生儿结局。引产并没有显著增加任何严重新生儿并发症(呼吸窘迫综合征、脑室内出血、抽搐、脓毒症、死亡)的发生率。在伴严重表现的子痫前期/子痫女性中,孕龄≥32 周时,引产后阴道分娩的比例超过了 60%,但孕龄≤28 周时,该比例降到了 0～32%,原因在于胎心监护异常和官颈扩张失败的发生率较高。因此,对于孕龄小于 28～30 周的伴严重表现的子痫前期女性,尤其当其官颈条件不佳(Bishop 评分较低)时,推荐行计划剖官产。

(二) 不典型子痫前期

经典的子痫前期指孕 20 周后出现高血压、且尿蛋白含量≥0.3g/24h,伴或不伴多官受损。临床上,某些子痫前期病例并不具备以上典型表现,仅有一些不典型的表现,但亦不容忽视,包括:在妊娠 20 周前发病;高血压或蛋白尿(并非两者兼有),伴或不伴重度子痫前期的症状和体征;产后迟发或产后病情恶化。

1. 妊娠 20 周之前发病 妊娠 20 周之前发生的子痫前期常与完全性或部分性葡萄胎妊娠有关。罕见情况下,在排除其他有相似表现的疾病,如狼疮肾炎、血栓性血小板减少性紫癜(thrombotic thrombocytopenic purpura,TTP)、溶血-尿毒综合征(hemolytic uremic syndrome,HUS)、抗磷脂综合征、妊娠期急性脂肪肝后,妊娠 20 周之前出现的特征性症状和体征可归因于重度子痫前期。

2. 高血压或蛋白尿(并非两者兼有) 高血压或蛋白尿(并非两者兼有)伴重度子痫前期的特征性症状和体征并不常见,但可能在 15% 的 HELLP 综合征病人以及某些子痫病人中观察到。有高血压或蛋白尿(并非两者兼有)的女性可能会进展为出现子痫前期的典型表现。目前尚未在存在单纯妊娠期蛋白尿的女性中开展前瞻性研究,以确定她们在余下的妊娠期内发生子痫前期的风险;但已开展的少量回顾性研究发现,在妊娠期高血压病人中 15%～25% 随后发展为子痫前期。

3. 产后迟发或产后病情恶化　亦称为迟发型产后子痫前期,即在分娩后 2 天以上 6 周以内出现子痫前期的症状和体征。一般认为子痫前期和子痫通常发生在产前和产后 48 小时内,但越来越多国内外文献报道在产后 48 小时以后仍然会发生子痫前期及子痫。在一项纳入 152 例迟发型产后子痫前期病人的回顾性队列研究中,发现 63.2% 的病人在本次妊娠中未曾被诊断为高血压病,而 18.4% 的病人有子痫前期,9.2% 的病人有慢性高血压,4.6% 的病人有妊娠期高血压,4.6% 的病人在围产期出现了慢性高血压合并子痫前期。在这些病人中,14.6% 出现了产后子痫。迟发型产后子痫前期的危险因素与妊娠期子痫前期的危险因素相似,但某些病人不存在危险因素。

迟发型产后子痫前期的临床症状和体征可能并不典型:如病人可能有霹雳性头痛与轻微头痛或间歇性高血压交替出现。对于分娩 48 小时后出现抽搐,不管发病前有无血压升高和蛋白尿,应考虑迟发型产后子痫,同时应考虑这些症状和体征的其他病因,如脑血管收缩综合征或脑卒中倾向。首先选用硫酸镁控制抽搐,用法同产后子痫;血压应控制在 150/100mmHg 以下;监测生命体征;经正规硫酸镁治疗后,如果抽搐持续存在或继续有脑部症状,需要进一步排除其他脑部疾病。

【硫酸镁使用问题】

硫酸镁用于重度子痫前期预防子痫发作以及重度子痫前期的期待治疗时,为避免长期应用对胎儿(婴儿)钙水平和骨质的影响,建议及时评估病情,病情稳定者在使用 5～7 天后停用硫酸镁;在重度子痫前期期待治疗中,必要时间歇性应用。

硫酸镁的治疗浓度与中毒浓度接近,导致硫酸镁中毒的常见过错在于使用剂量过大、输注速度过快、机体代谢障碍以及个体差异等。因此在使用时应按照规定的常规剂量和用法,使用微量泵滴注,输液瓶用特殊标签注明,同时加强监测。如孕妇同时合并肾功能不全、心肌病、重症肌无力等,或体质量较轻者,则硫酸镁应慎用或减量使用。硫酸镁本身可能诱发肺水肿、抑制心肌细胞功能,因此对于已并发心衰、肺水肿的重度子痫前期,硫酸镁应为禁忌使用。

早发型重度子痫前期病情进展可能终止妊娠而造成医源性早产,对于孕 32 周前早产应用硫酸镁具有保护胎儿神经系统的作用。用法为分娩前 24 小时内应用,负荷量 4g 静脉滴注 20 分钟,维持量以 1g/h 维持至分娩或持续 24 小时。

【子痫前期液体管理】

对于正常妊娠而言,孕期血容量增加 35%～45%;对于子痫前期而言,血容量绝对值并没有增加,但由于全身微小动脉痉挛,所以血容量相对增加。因为血管内皮损伤、血管渗透性增加,易导致外周或中枢水肿(肺水肿、脑水肿),同时可能存在低血容量。血容量不足的一个特点是血液浓缩。肾血管内皮损伤表现为对液体改变特别敏感,导致蛋白尿、少尿。肌酐可用以评估肾功能损害程度。由于子痫前期并发肺水肿更常见、而持久性的肾损伤罕见,补液通常要限制,液体管理既要保持器官灌注,同时要限制或预防肺水肿,严密监测体液平衡以免过度补液。

补液要注意以下几点:如果没有持续性体液丢失(例如出血),补液速度每小时不超过 80ml;对适度补液试验无反应的少尿是可接受的,利尿剂只应用于肺水肿的治疗;重度子痫前期对产后失血耐受能力降低,在纠正产后出血贫血和休克时,要更为积极,但要注意速度。

参考文献

1. Abalos E,Cuesta C,Grosso AL,et al. Global and regional estimates of preeclampsia and eclampsia:a systematic review. Eur J Obstet Gynecol Reprod Biol,2013,170:1-7

2. Lisonkova S,Sabr Y,Mayer C,et al. Maternal morbidity associated with early-onset and late-onset preeclampsia. Obstet Gynecol,2014,124:771-781

3. Cunningham FG,Leveno KJ,Bloom SL,et al. Williams Obstetrics. 24th ed. New York:McGraw-Hill Education,2014:731-734

4. Zhou Y,Gormley MJ,Hunkapiller NM,et al. Reversal of gene dysregulation in cultured cytotrophoblasts reveals possible causes of preeclampsia. J Clin Invest,2013,123:2862-2872

5. Levron Y,Dviri M,Segol I,et al. The 'immunologic theory' of preeclampsia revisited:a lesson from donor oocyte gestations. Am J Obstet Gynecol,2014,211:383. e1

6. Obstetriciansgynecologists ACO. Hypertension in pregnancy. Report of the American College of Obstetricians and Gynecologists' Task Force on Hypertension in Pregnancy. Obstetrics & Gynecology,2013,122(5):1122

7. 中华医学会妇产科学分会妊娠期高血压疾病学组. 妊娠期高血压疾病诊治指南. 中华妇产科杂志,2015,50(10):721-728

8. Lefevre ML. Low-dose aspirin use for the prevention of morbidity and mortality from preeclampsia:u. s. Preventive services task force

9. The American College of Obstetricians and Gynecologists. Committee opinion, No 514:emergent therapy for acute-onset, severe hypertension with preeclampsia or eclampsia. Obstet Gynecol,2011,118(6):1465-1468

10. The American College of Obstetricians and Gynecologists Committee on Obstetric Practice Society for Maternal-Fetal Medicine. Committee opinion no 652:magnesium sulfate use in obstetrics. Obstet Gynecol,2016,127(1):e52-53

(顾蔚蓉)

第五节　母儿血型不合

母儿血型不合是孕妇与胎儿之间因血型不合而产生的同种血型免疫性疾病，发生在胎儿期和新生儿早期，是胎儿新生儿溶血性疾病中重要的病因。胎儿的基因，一半来自母亲，一半来自父亲。从父亲遗传来的红细胞血型抗原为其母亲所缺乏时，此抗原在某种情况下可通过胎盘进入母体刺激产生相应的免疫抗体。再次妊娠时，抗体可通过胎盘进入胎儿体内，与胎儿红细胞上相应的抗原结合发生凝集、破坏，出现胎儿溶血，导致流产、死胎或新生儿发生不同程度的溶血性贫血或核黄疸后遗症，造成智能低下、神经系统及运动障碍等后遗症。母儿血型不合主要有 ABO 型和 Rh 型两大类：ABO 血型不合较为多见，危害轻，常被忽视；Rh 血型不合在我国少见，但病情重。

【发病机制】

1. 胎儿红细胞进入母体　血型抗原、抗体反应包括初次反应、再次反应及回忆反应。抗原初次进入机体后，需经一定的潜伏期后产生抗体，但量不多，持续时间也短。一般是先出现 IgM，约数周至数月消失，继 IgM 之后出现 IgG，当 IgM 接近消失时 IgG 达到高峰，在血中维持时间长，可达数年。IgA 最晚出现，一般在 IgM、IgG 出现后 2～8 周方可检出，持续时间长；相同抗原与抗体第二次接触后，先出现原有抗体量的降低，然后 IgG 迅速大量产生，可比初次反应时多几倍到几十倍，维持时间长，IgM 则很少增加；抗体经过一段时间后逐渐消失，如再次接触抗原，可使已消失的抗体快速增加。

母胎间血循环不直接相通，中间存在胎盘屏障，但这种屏障作用是不完善的，在妊娠期微量的胎儿红细胞持续不断地进入母体血液循环中，且这种运输随着孕期而增加，Cohen 等对 16 例妊娠全过程追踪观察：妊娠早、中、晚期母血中有胎儿红细胞发生率分别为 6.7%、15.9%、28.9%。足月妊娠时如母儿 ABO 血型不合者，在母血中存在胎儿红细胞者占 20%，而 ABO 相合者可达 50%。大多数孕妇血中的胎儿血是很少的，仅 0.1～3.0ml，如反复多次小量胎儿血液进入母体，则可使母体致敏。早期妊娠流产的致敏危险是 1%，人工流产的致敏危险是 20%～25%，在超声引导下进行羊水穿刺的致敏危险是 2%，绒毛取样的危险性可能高于 50%。

2. ABO 血型不合　99% 发生在 O 型血孕妇，自然界广泛存在与 A(B)抗原相似的物质(植物、寄生虫、接种疫苗)，接触后也可产生抗 A(B)IgG 抗体，故新生儿溶血病有 50% 发生在第一胎。另外，A(B)抗原的抗原性较弱，胎儿红细胞表面反应点比成人少，故胎儿红细胞与相应抗体结合也少。孕妇血清中即使有较高的抗 A(B)IgG 滴定度，新生儿溶血病病情也是比较轻的。

3. Rh 血型不合　Rh 系统分为 3 组：Cc、Dd 和 Ee，有无 D 抗原决定是阳性还是阴性。孕妇为 Rh 阴性，配偶为 Rh 阳性，再次妊娠时有可能发生新生儿 Rh 溶血病。Rh 抗原特异性强，只存在 Rh 阳性的红细胞上，正常妊娠时胎儿血液经胎盘到母血循环中大多数不足 0.1ml，虽引起母体免疫，但产生的抗 Rh 抗体很少，第一胎常因抗体不足而极少发病，此时胎儿 Rh 抗原刺激母体免疫系统产生抗 D 抗体的风险为 16%。随着妊娠次数的增加，母体不断产生抗体而引起胎儿溶血的机会越多，甚至屡次发生流产或死胎，但如果母亲在妊娠前输过 Rh(+)血，则体内已有 Rh 抗体，在第一胎妊娠时即可发病，尤其是妊娠期接受 Rh(+)输血，对母子的危害更大。虽然不知道引起 Rh 阴性母体同种免疫所需的 Rh 阳性细胞确切数，但临床及实验均已证明 0.03～0.07ml 的胎儿血就可以使孕妇致敏而产生抗 Rh 抗体。致敏后，再次妊娠时极少量的胎儿血液渗漏都会使孕妇抗 Rh 抗体急剧上升。

4. ABO 血型对 Rh 母儿血型不合的影响　Levin 曾首次观察到胎儿血型为 Rh(+)A 或 B 型与 Rh(-)O 型母亲出现 ABO 血型不合时，则 Rh 免疫作用发生率降低。其机制不清楚，有人认为由于母体中含有抗 A 或抗 B 自然抗体，因而进入母体的胎儿红细胞与这些抗体发生凝集，并迅速破坏，从而防止 Rh 抗原对母体刺激，保护胎儿以免发生溶血。

【诊断】

1. 病史　凡过去有不明原因的死胎、死产或新生儿溶血病史孕妇,可能发生血型不合。

2. 辅助检查

(1) 血型检查:孕妇血型为 O 型,配偶血型为 A、B 或 AB 型,母儿有 ABO 血型不合可能;孕妇为 Rh 阴性,配偶为 Rh 阳性,母儿有 Rh 血型不合可能。

(2) 孕妇血液 ABO 和 Rh 抗体效价测定:孕妇血清学检查阳性,应定期测定效价。孕 28～32 周,每 2 周测定一次,32 周后每周测定一次。如孕妇 Rh 血型不合,效价在 1∶32 以上,ABO 血型不合,抗体效价在 1∶512 以上,提示病情严重,结合过去有不良分娩史,要考虑终止妊娠;但是 ABO 母儿血型不合孕妇效价的高低并不与新生儿预后明显相关。

(3) 羊水中胆红素测定:用分光光度计做羊水胆红素吸光度分析,吸光度值差(Δ94 A450)大于 0.06 为危险值,0.03～0.06 为警戒值,小于 0.03 为安全值,目前临床上少用。

(4) B 超检查:在 Rh 血型不合的病人,需要定期随访胎儿超声,严重胎儿贫血患儿可见羊水过多、胎儿皮肤水肿、胸腹腔积液、心脏扩大、心胸比例增加、肝脾肿大及胎盘增厚等。如胎儿 2 个及以上体腔积聚异常液体,则须考虑胎儿免疫性水肿;此时应尽快进行经皮脐带血穿刺,得到胎儿血样,并进行胎儿宫内输血,或根据孕龄尽快分娩。胎儿大脑中动脉血流速度的收缩期的峰值(peak systolic velocity,PSV)升高可判断胎儿贫血的严重程度。

【治疗】

1. **妊娠期治疗**

(1) 孕妇被动免疫:在 RhD(−)的孕妇应用抗 D 的免疫球蛋白主要的目的是预防下一胎发生溶血。指征:在流产或分娩后 72 小时内注射抗 D 免疫球蛋白 $300\mu g$。

(2) 血浆置换法:Rh 血型不合孕妇,在妊娠中期(24～26 周)胎儿水肿未出现时,可进行血浆置换术,300ml 血浆可降低一个比数的滴定度,此法比直接胎儿宫内输血,或新生儿换血安全,但需要的血量较多,疗效相对较差。

(3) 口服中药:目前中药治疗母儿血型不合的疗效缺乏循证依据。

(4) 胎儿输血:死胎和胎儿水肿的主要原因是重度贫血,宫内输血的目的在于纠正胎儿的贫血,常用于 Rh 血型不合的病人。宫内输血的指征:根据胎儿超声检查发现胎儿有严重的贫血可能,主要表现为胎儿大脑中动脉的血流峰值升高,胎儿水肿、羊水过多等;输血前还需要脐带穿刺检查胎儿血红蛋白进一步确定胎儿 Hb<12g/L。输血的方法有脐静脉输血和胎儿腹腔内输血两种方式。所用血液满足以下条件:经过辐照,巨细胞病毒抗体阴性,经免疫的母体抗原阴性,抗 Kell 抗体阴性;血细胞比容为 80%;4 天以内采集的 Rh(−)O 型新鲜血。在 B 型超声指导下进行,经腹壁在胎儿腹腔内注入 Rh 阴性并与孕妇血不凝集的浓

缩新鲜血每次 20～110ml,不超过 20ml/kg。腹腔内输血量可按下列公式计算:(孕周-20)×10ml。输血后需要密切监测抗体滴度和胎儿超声,可反复多次宫内输血。给水肿胎儿输血使其最终血细胞比容超过 25% 或 4 倍于输血前的血细胞比容是不正确的,这会使胎儿体内液体超负荷,突然发生死胎。

(5) 引产:妊娠近足月抗体产生越多,对胎儿威胁也越大,故于 36 周以后,遇下列情况可考虑引产:①抗体效价:Rh 血型不合,抗体效价达 1∶32 以上;而对于 ABO 母儿血型不合一般不考虑提前终止妊娠;考虑效价高低以外,还要结合其他产科情况,综合决定。②死胎史,特别是前一胎死因是溶血症者。③各种监测手段提示胎儿宫内不安全,如胎动改变、胎心监护图形异常,听诊胎心改变。④羊膜腔穿刺:羊水深黄色或胆红素含量升高。

2. **分娩期治疗**

(1) 争取自然分娩,避免用麻醉药、镇静剂,减少新生儿窒息的机会。

(2) 分娩时做好抢救新生儿的准备,如气管插管、加压给氧,以及换血准备。

(3) 娩出后立即断脐,减少抗体进入婴儿体内。

(4) 胎盘端留脐血送检血型、胆红素,抗人球蛋白试验及特殊抗体测定。并查红细胞、血红蛋白,有核红细胞与网织红细胞计数。

(5) 对于水肿胎儿,尽管一般认为剖宫产分娩更为安全,可以降低胎儿软组织受损的风险,但水肿胎儿分娩的最佳模式尚不能确定。

3. **新生儿处理**　多数 ABO 血型不合的患儿可以自愈,严重的病人可出现病理性黄疸、核黄疸等。黄疸明显者,根据血胆红素情况予以:蓝光疗法每天 12 小时,分 2 次照射;口服苯巴比妥 5～8mg/(kg·d);血胆红素高者予以人血白蛋白静脉注射 1g/(kg·d),使与游离胆红素结合,以减少核黄疸的发生;25% 的葡萄糖液注射;严重贫血者及时输血或换血治疗。

【临床特殊情况的思考和建议】

如何判断 Rh 母儿血型不合胎儿是否发生胎儿溶血:随着超声技术不断进步,无创性诊断胎儿贫血的技术越来越成熟,超声测量胎儿大脑中动脉血流(peak systolic velocity,PSV),然后根据相应孕周大脑中动脉 PSV 中位数倍数(MoM)来预测胎儿贫血的严重程度。如果相应孕周大脑中动脉 PSV 中位数倍数(MoM)≥1.5,表明发生严重贫血。根据孕周情况,决定是终止妊娠还是进行宫内输血。

免疫性水肿胎儿的预后和再发风险:有关存活的免疫性水肿胎儿的远期结局的数据很少。免疫性水肿的再发风险不容忽视。通常,生育史中 Rh 同种免疫病情越严重,将来出现严重病情的再发风险越高。

参考文献

1. 李笑天. 母儿血型不合的类型及特点. 中国实用妇科与产科杂志,2001,17(10):577

2. 赵黎,黄醒华. 母儿 RII 血型不合. 北京:人民卫生出版社,2003:225-233

3. 黄醒华. 母儿血型不合溶血病的免疫学基础. 中国实用妇科与产科杂志,2001,17(10):580

4. 孙成娟,张为远. 母儿血型不合溶血病的病因及治疗. 中国实用妇科与产科杂志,2007,23(12):911

5. Spong CY,Porter AE,Queenan JT. Management of isoimmunization in the presence of multiple maternal antibodies. Am J Obstet Gynecol,2001,185(2):481-484

6. Bian X,Xu Y,Zhu L,et al. Prevention of maternal-fetal blood group incompatibility with traditional Chinese herbal medicine. Chin Med J (Engl),1998,111(7):585-587

7. Sherer DM,Abramowicz JS,Ryan RM,et al. Severe fetal hydrops resulting from ABO incompatibility. Obstet Gynecol,1991,78(5Pt2):897-899

8. Diana W. Bianchi 等. 胎儿学诊断与治疗. 北京:人民卫生出版社,2013

（段　涛）

第六节　胎儿窘迫

关键点

1. 胎儿窘迫的原因是宫内缺氧,母体因素、胎儿因素和胎盘与脐带因素都会导致胎儿窘迫。

2. 需要综合各种因素和指标来帮助诊断胎儿窘迫,这包括但是不仅仅限于胎心率变化、胎儿电子监护、胎儿脐动脉血流测定、B超生物物理评分、胎儿头皮血测定。

3. 羊水中胎粪污染不是胎儿窘迫的征象,出现羊水胎粪污染时,如果胎心监护正常,不需要进行特殊处理。

4. 出现胎儿窘迫时,应积极寻找原因并及时处理,视孕周、有无胎儿畸形、胎儿成熟度和窘迫的严重程度决定处理。

胎儿在宫内有缺氧征象危及胎儿健康和生命者,称为胎儿窘迫(fetal distress)。胎儿窘迫是一种由于胎儿缺氧而表现的呼吸、循环功能不全综合征,是当前剖宫产的主要适应证之一。胎儿窘迫主要发生在临产过程,以第一产程末及第二产程多见,也可发生在妊娠后期。发病率各家报道不一,一般在 $10.0\%\sim20.5\%$。产前及产时胎儿窘迫是围产儿死亡的主要原因。

【病因】

通过子宫胎盘循环,母体将氧输送给胎儿,CO_2 从胎儿排入母体,在输送交换过程中某一环节出现障碍,均可引起胎儿窘迫。

1. **母体血氧含量不足**　如产妇患严重心肺疾病或心肺功能不全、妊娠期高血压疾病、高热、重度贫血、失血性休克、仰卧位低血压综合征等,均使母体血氧含量降低,影响对胎儿的供氧。导致胎儿缺氧的母体因素有:①微小动脉供血不足:如妊娠期高血压疾病等;②红细胞携氧量不足:如重度贫血、一氧化碳中毒等;③急性失血:如前置胎盘、胎盘早剥等;④各种原因引起的休克与急性感染发热;⑤子宫胎盘血运受阻:急产或不协调性子宫收缩乏力等,缩宫素使用不当引起过强宫缩;产程延长,特别是第二产程延长;子宫过度膨胀,如羊水过多和多胎妊娠;胎膜早破等。

2. **胎盘、脐带因素**　脐带和胎盘是母体与胎儿间氧及营养物质的输送传递通道,其功能障碍必然影响胎儿获得所需氧及营养物质。常见胎盘功能低下:妊娠期高血压疾病、慢性肾炎、过期妊娠、胎盘发育障碍(过小或过大)、胎盘形状异常(膜状胎盘、轮廓胎盘等)和胎盘感染、胎盘早剥等。常见有脐带血运受阻:如脐带脱垂、脐带绕颈、脐带打结引起母儿间循环受阻。

3. **胎儿因素**　严重的心血管疾病,呼吸系统疾病,胎儿畸形,母儿血型不合,胎儿宫内感染,颅内出血,颅脑损伤等。

【病理生理】

胎儿血氧降低、二氧化碳蓄积出现呼吸性酸中毒。初期通过自主神经反射,兴奋交感神经,肾上腺儿茶酚胺及皮质醇分泌增多,血压上升及心率加快。若继续缺氧,则转为兴奋迷走神经,胎心率减慢。缺氧继续发展,刺激肾上腺增加分泌,再次兴奋交感神经,胎心由慢变快,说明胎儿已处于代偿功能极限,提示为病情严重。无氧糖酵解增加,导致丙酮酸、乳酸等有机酸增加,转为代谢性酸中毒,胎儿血 pH 下降,细胞膜通透性加大,胎儿血钾增加,胎儿在宫内呼吸运动加强,导致混有胎粪的羊水吸入,出生后延续为新生儿窒息及吸入性肺炎。肠蠕动亢进,肛门括约肌松弛,胎粪排出。若在孕期慢性缺氧情况下,可出现胎儿发育及营养不正常,形成胎儿生长受限,临产后易发生进一步缺氧。

【临床表现】

根据胎儿窘迫发生速度可分为慢性胎儿窘迫及急性胎儿窘迫两类。

1. **慢性胎儿窘迫**　多发生在妊娠末期,往往延续至临产并加重。其原因多因孕妇全身性疾病或妊娠期疾病引起胎盘功能不全或胎儿因素所致。临床上除可发现母体存在引起胎盘供血不足的疾病外,还发生胎儿宫内生长受限。孕妇体重、宫高、腹围持续不长或增长很慢。

2. **急性胎儿窘迫**　主要发生在分娩期,多因脐带因素(如脐带脱垂、脐带绕颈、脐带打结)、胎盘早剥、宫缩强且持续时间长及产妇低血压、休克引起。

【诊断】

根据病史、胎动变化以及有关检查可以作出诊断。

【辅助检查】

1. **胎心率变化**　胎心率是了解胎儿是否正常的一个重要标志，胎心率的改变是急性胎儿窘迫最明显的临床征象。①胎心率>160次/分，尤其是>180次/分，为胎儿缺氧的初期表现（孕妇心率不快的情况下）；②随后胎心率减慢，胎心率<110次/分，尤其是<100次/分伴频繁晚期减速，为胎儿危险征；③电子胎心监护图像出现以下变化，应诊断为胎儿窘迫：出现频繁的晚期减速，多为胎盘功能不良。重度可变减速的出现，多为脐带血运受阻表现，若同时伴有晚期减速，表示胎儿缺氧严重，情况紧急。在美国儿童健康与人类发展研究院（National Institute of Child Health and Human Development，NCHHD）2008年更新的电子胎心监护结果判读标准中，将图形进行三级分类，分类Ⅰ为正常图形，分类Ⅱ为不确定图形，分类Ⅲ为异常图形（表10-6-1），临床处理时根据三级分类采取不同的处理措施。

表10-6-1　FHR的三级分类及解释系统（NCHHD）

Ⅰ型：FHR图形的分类Ⅰ包含以下各项：
  （1）基线率：110～160bpm
  （2）FHR基线变异性：中度
  （3）晚期减速或可变减速：不存在
  （4）早期减速：存在与否均可
  （5）加速：存在与否均可

Ⅲ型：FHR图形的分类Ⅲ包含以下任意一种情况：
  （1）不存在FHR基线变异并伴有以下任意一种情况：反复的晚期减速；反复的可变减速；心动过缓
  （2）正弦曲线图形

Ⅱ型：FHR图形的分类Ⅱ包含除分类Ⅰ与分类Ⅲ的所有其他类型的FHR图形

2. **胎动计数**　胎动<10次/12小时为胎动减少，是胎儿窘迫的重要表现。取侧卧位，保持注意力集中，2小时至少10次胎动。临床上常可见胎动消失，24小时后胎心突然消失，应予警惕。急性胎儿窘迫初期，表现为胎动过频，继而转弱及次数减少，直至消失，也应予以重视。

3. **胎心监护**　首先进行无负荷试验（NST），NST无反应型需进一步行宫缩应激试验（CST）或催产素激惹试验（OCT），CST或OCT阳性高度提示存在胎儿宫内窘迫。

4. **胎儿脐动脉血流测定**　胎儿脐动脉血流速度波形测定是一项胎盘功能试验，对怀疑有慢性胎儿窘迫者可行此监测。通过测定收缩期最大血流速度与舒张末期血流速度的比值（S/D）提示胎儿胎盘循环的阻力情况，反映胎盘

的血流灌注。高危妊娠孕晚期S/D>3.0提示胎儿预后不良，28周前S/D对胎儿的意义还有待研究。舒张末期血流是最重要的脐血流监测指标，舒张末期血流缺失提示胎儿有宫内缺氧风险，如孕周大于34周则建议终止妊娠；舒张末期脐血流倒置提示有胎死宫内风险，如孕周达28周即建议立即终止妊娠。

5. **胎盘功能检查**　测定血浆E₃测定并动态连续观察，若急骤减少30%～40%，表示胎儿胎盘功能减退，胎儿可能存在慢性缺氧。

6. **生物物理相监测**　在NST监测的基础上应用B型超声仪监测胎动、胎儿呼吸、胎儿张力及羊水量，综合评分了解胎儿在宫内的安危状况。Manning评分10分：无急慢性缺氧；8分：急慢性缺氧的可能性小；6分：可疑急慢性缺氧；4分：可能有急慢性缺氧；2分：急性缺氧或伴慢性缺氧；0分：急慢性缺氧。在根据Manning评分结果决定治疗措施时需结合孕周等其他产科因素。

7. **羊水胎粪污染**　胎儿可以在宫内排出胎粪，影响胎粪排出的最主要因素是孕周，孕周越大，羊水胎粪污染的几率越高。某些高危因素也会增加胎粪排出的几率，例如妊娠期肝内胆汁淤积症。10%～20%的分娩中会出现胎粪污染，羊水中胎粪污染不是胎儿窘迫的征象。出现羊水胎粪污染时，如果胎心监护正常，不需要进行特殊处理；如果胎心监护异常，存在宫内缺氧情况，会引起胎粪吸入综合征，造成胎儿不良结局。

8. **胎儿头皮血测定**　头皮血气测定应在电子胎心监护异常的基础上进行。头皮血pH 7.20～7.24为病理前期，可能存在胎儿窘迫，应立即进行宫内复苏，间隔15分钟复查血气分析值；pH 7.15～7.19提示胎儿酸中毒及窘迫，应立即复查，如仍≤7.19，除外母体酸中毒后应在1小时内结束分娩；pH<7.15是严重胎儿窘迫的危险信号，须迅速结束分娩。

【鉴别诊断】

主要是综合考虑判断是否确实存在胎儿窘迫。

【治疗】

1. **慢性胎儿窘迫**　应针对病因处理，视孕周、有无胎儿畸形、胎儿成熟度和窘迫的严重程度决定处理。

（1）定期做产前检查者，估计胎儿情况尚可，应嘱孕妇取侧卧位减少下腔静脉受压，增加回心血流量，使胎盘灌注量增加，改善胎盘血供应，延长孕周数。每日吸氧提高母血氧分压，根据情况做NST检查，每日胎动计数。

（2）情况难以改善：接近足月妊娠，估计在娩出后胎儿生存机会极大者，为减少宫缩对胎儿的影响，可考虑行剖宫产。如胎肺尚未成熟，可在分娩前48小时静脉注射地塞米松促进胎儿肺泡表面活性物质的合成，预防呼吸窘迫综合征的发生。如果孕周小，胎儿娩出后生存可能性小，将情况

向家属说明，做到知情选择。

2. **急性胎儿窘迫**

（1）若宫内窘迫达严重阶段必须尽快结束分娩，其指征是：①胎心率持续低于110次/分或高于180次/分，伴羊水Ⅱ～Ⅲ度污染；②羊水Ⅲ度污染，伴羊水过少；③持续胎心缓慢达100次/分以下；④胎心监护反复出现晚期减速或出现重度可变减速，胎心60次/分以下持续60秒以上；⑤胎心图基线变异消失伴晚期减速。

（2）积极寻找原因并排除如心衰、呼吸困难、贫血、脐带脱垂等。改变体位左侧或右侧卧位，以改变胎儿脐带的关系，增加子宫胎盘灌注量。

1）持续吸氧提高母体血氧含量，以提高胎儿的氧分压。

2）宫颈尚未完全扩张，胎儿窘迫情况不严重，可吸氧、左侧卧位，观察10分钟，若胎心率变为正常，可继续观察。若因使用缩宫素宫缩过强造成胎心率异常减缓者，应立即停止滴注或用抑制宫缩的药物，继续观察是否能转为正常。若无显效，应行剖宫产术。施术前做好新生儿窒息的抢救准备。

3）宫口开全，胎先露已达坐骨棘平面以下3cm，吸氧同时尽快助产经阴道娩出胎儿。

【临床特殊情况的思考和建议】

1. **"Decision to Incision"间隔**　对于"急性胎儿窘迫"，能否及时终止妊娠是改善围产儿预后的一个重要的因素：对于必须剖宫产终止妊娠的，"Decision to Incision"时间最好在30分钟之内，这样可以改善围产儿结局。

2. **羊水粪染（Ⅱ度或Ⅲ度）的处理**　在国内，产科医师通常会把产程中"羊水粪染（Ⅱ度或Ⅲ度）"认为胎儿窘迫的表现，都会积极处理比如产钳助产或急诊剖宫终止妊娠。但是越来越多循证证据表明：羊水粪染除了与胎儿窘迫有关以外，还与胎儿胃肠道功能成熟有关；即使羊水粪染，如果胎心良好可以继续试产。但是，结合目前国内实际情况，还是应该在和产妇及其家属充分沟通基础上进行知情选择。

3. 在美国儿童健康与人类发展研究院制定的电子胎心监护结果判读及处理建议中，将胎心监护结果分成三类：Ⅰ类为正常；Ⅲ类提示胎儿存在酸血症，需及时干预；Ⅱ类需要继续监护并重新评估。

参考文献

1. Manning FA. Antepartum fetal testing：a critical appraisal. Curr Opin Obstet Gynecol，2009，21(4)：348-352

2. Heazell AE，Frøen JF. Methods of fetal movement counting and the detection of fetal compromise. J Obstet Gynaecol，2008，28(2)：147-154

3. Smith JF Jr. Fetal health assessment using prenatal diag-nostic techniques. Curr Opin Obstet Gynecol，2008，20(2)：152-156

4. Graham EM，Petersen SM，Christo DK，et al. Intrapartum electronic fetal heart rate monitoring and the prevention of perinatal brain injury. Obstet Gynecol，2006，108(3 Pt 1)：656-666

5. Macones GA，Hankins GD，Spong CY，et al. The 2008 National Institute of Child Health and Human Development workshop report on electronic fetal monitoring：update on definitions，interpretation，and research guidelines. Obstet Gynecol，2008，112：661

（段　涛）

第七节　早　产

关键点

1. 早产是多种病因引起的一种综合征，至今仍然是围产儿死亡的首要原因。

2. 我国对早产的定义仍然沿用 WHO 的定义，即自末次月经第1日计算，妊娠满28周至不足37周分娩者为早产。

3. 除了既往病史以外，可单独或联合监测宫颈长度和胎儿纤维结合蛋白（fetal fibronectin，fFN）来预测早产。

4. 早产的主要预防措施包括宫颈环扎，放置宫颈托，使用特殊类型的孕激素。

5. 早产临产的治疗措施包括糖皮质激素、宫缩抑制剂、硫酸镁保护胎儿脑神经、应用广谱抗生素等，这些治疗措施无法有效降低早产的发生率，但是可以降低围产儿死亡率和病率。早产儿的死亡率和病率不仅仅取决于这些治疗措施，还取决于新生儿科的医疗水平。

早产（premature delivery，PTD）是一个重要、复杂而又常见的妊娠并发症，世界范围内的早产发生率约为11%，据2005年流行病学调查数据显示，我国城市的早产率约为7.8%。近几十年来，虽然对早产的认识和防治方法有所提高和改进，但全世界的早产率并没有明显下降。一部分原因可能归结于辅助生殖技术的广泛应用，致使双胎妊娠的增加及早产率上升。由于各器官系统发育不成熟，至今早产儿仍然是围产儿死亡的首要原因。早产儿可出现多种并发症，如呼吸窘迫综合征、脑室内出血、坏死性小肠结肠炎、支气管肺不张、败血症、动脉导管未闭等，其中呼吸窘迫综合征是导致早产儿死亡的最主要原因。

根据世界卫生组织（WHO）的建议，早产定义为妊娠周数不足37周（孕259天）分娩者，但没有规定下限。很多国家采用24周作为早产下限，也有国家以满20周或22周作为下限，这与新生儿的救治水平有关。虽然目前我国对早产的定义，仍然沿用 WHO 20 世纪60年代的定义，即自末次月经第 1 天计算,妊娠满 28 周至不足 37 周分娩者为早产。但随着我国整体新生儿救治水平的迅速提高,28 周之内的极早产儿存活率较明显增加,尤其是 26~27 周 6 天分娩的围产儿。根据分娩孕周将早产分为:①晚期早产(late preterm birth),指分娩孕周在 34 周至 36 周者;②早期早产(very preterm birth),指分娩孕周在 32 周及之下者;③极早早产(extremely preterm birth),指分娩孕周在 28 周及之下者。另一种分类方法是根据出生体重界定,分为:①低出生体重,指出生体重小于 2500g;②极低出生体重,指出生体重低于 1500g;③超低出生体重,指出生体重低于 1000g。

【分类及病因】

由于分娩的动因尚未完全阐明,因此早产的原因仍不十分明了。目前比较统一的观点为,早产是多种病因引起的一种综合征。按可能原因将早产分为以下 2 类:①自发性早产,约占早产总数的 80%,其中未足月分娩发作者约占 50%,未足月胎膜早破者约占 30%。可能的高危因素包括年龄过大(>35 岁)或过小(<18 岁)、营养状况不良或体质指数低(BMI<18.5kg/m²)、教育程度低、种族(非裔美洲人)、吸烟或滥用药物、精神因素(焦虑或抑郁)、多胎妊娠、辅助生殖技术助孕者、晚期流产和(或)早产史、宫颈手术史、宫颈功能不全、感染(尤其是泌尿生殖道感染)、子宫畸形等;②治疗性早产或医源性早产,是指由于母体或胎儿的健康原因不允许继续妊娠,在 37 周前终止妊娠者。可能的原因包括前置胎盘、胎盘早剥等产前出血性疾病,子痫前期、子痫等妊娠期特有疾病,糖尿病、心脏病、肾脏疾病等妊娠合并症,胎儿畸形、胎儿窘迫、羊水过多等羊水及胎儿异常,约占 20%。

【临床表现及诊断】

首先需要准确核实孕周,判断是否属于早产范畴。再根据宫缩、宫颈管缩短及宫颈扩张程度,结合病史、高危因素、体格检查及实验室检查结果,综合评估早产风险(表10-7-1)。由于真性宫缩和假性宫缩很难鉴别,早产的早期症状特异性差,往往容易造成临床的过度诊断和治疗。目前,一般将早产分为先兆早产和早产临产,其概念如下:

1. **先兆早产**　指妊娠 37 周前孕妇出现规律或不规律宫缩,伴有宫颈管的进行性缩短,但宫颈尚未扩张。若仅出现以下非特异性症状,如下腹坠胀、腰背痛、阴道压迫感或宫颈黏液栓脱落等,而宫颈没有发生进行性变化时则不应诊断。目前还无法准确鉴别真性宫缩(可以造成宫颈进行性变化的宫缩)和假性宫缩。

2. **早产临产**　指妊娠 37 周前孕妇出现规律宫缩(指每 20 分钟 4 次或每 60 分钟 8 次),同时宫颈管进行性缩短(宫颈缩短≥80%)或宫颈扩张>2cm,伴随的阴道出血和(或)胎膜破裂会增加早产可能性。至于宫颈扩张的程度,

>1cm、>2cm 抑或>3cm 诊断早产临产,不同指南的推荐有所不同。有研究认为,宫颈扩张>3cm 时宫缩更难以抑制,更容易发生早产。

表 10-7-1　早产的综合评估

采集病史
- 既往史、手术史、生育史、妊娠合并症和并发症、社会经济水平

评估早产症状和体征
- 盆腔压迫感
- 下腹部胀痛
- 腰背部疼痛
- 阴道分泌物异常——黏液栓脱落、出血、流液
- 规律宫缩

体格检查
- 生命体征
- 腹部检查
- 胎儿监护——胎心率和胎心宫缩图(CTG)
- 阴道检查
  - 确诊有无胎膜破裂
  - 窥诊宫颈扩张和胎膜情况
  - 阴道分泌物检查
  - fFN
- GBS 筛查
- 宫颈检查
  - 排除前置胎盘后,指检宫颈扩张情况
- 超声检查
  - 了解胎儿生长情况和宫内状态

实验室检查
- 阴道分泌物培养＋药物敏感实验
- GBS 筛查
- 中段尿培养

【鉴别诊断】

妊娠进入晚期,子宫敏感度、收缩性逐渐增高,常在劳累、多行走后发生收缩,然而稍事休息,宫缩即消失,与先兆早产的临床表现不同。

难免早产则需与假阵缩相鉴别。假阵缩的特点是宫缩间歇时间长且不规则,持续时间短且不恒定,宫缩强度不增加,常在夜间出现而于清晨消失。此种宫缩仅引起下腹部轻微胀痛,子宫颈管长度不短缩,子宫颈口无明显扩张,可被镇静剂抑制。与其他引起腹痛的内外科疾病鉴别,如合并阑尾炎、肾结石等鉴别。

【预测】

除了早产高危因素,可单独或联合监测宫颈长度和胎儿纤维结合蛋白(fetal fibronectin,fFN)预测早产。推荐应用于临床的预测指标主要有两种:宫颈长度和胎儿纤维结

合蛋白(fetal fibronectin,fFN)。

（1）宫颈长度(cervical length,CL)：正常情况下，妊娠14～28周的宫颈长度是相对稳定的，第10百分位数和第90百分位数的宫颈长度分别为25mm和45mm。妊娠28～32周之后宫颈长度逐渐缩短，平均为30mm，而22～32周的均值为35mm。因此，目前大多数研究将宫颈长度≤25mm界定为宫颈短。宫颈长度越短，早产的风险越大（表10-7-2）。考虑到在低危人群中常规筛查宫颈长度可能不符合卫生经济学原则，故更多的学会和组织不建议常规筛查。但由于孕激素预防早产的证据出现，有研究建议于妊娠18～24周常规经阴道超声筛查宫颈长度。

表 10-7-2　宫颈长度与早产的风险

宫颈长度(mm)	早产似然比			
	＜28 周	28～30 周	31～33 周	34～36 周
＜2	745.29	74.29	44.22	99.36
5	119.19	36.81	24.26	18.10
7	62.08	27.80	19.08	11.15
10	26.79	18.24	13.31	6.53
12	16.29	13.77	10.47	4.93
15	8.26	9.04	7.30	3.47
18	4.45	5.93	5.09	2.60
20	3.03	4.48	4.01	2.20
22	2.10	3.38	3.15	1.89
25	1.25	2.22	2.20	1.53

〔引自：Celik E，To M，Gajewska K，et al. Cervical length and obstetric history predict spontaneous preterm birth：development and validation of a model to provide individualized risk assessment. Ultrasound Obstet Gynecol，2008，31(5)：549-554〕

英国胎儿医学基金会推荐规范的宫颈长度测量方法为：①排空膀胱后经阴道超声测量；②探头置于阴道前穹隆，用力适当，避免向宫颈加压，使得宫颈前、后唇的厚度相等；③标准矢状面，将图像放大至宫颈图像至少占2/3的显示屏幕；④清晰显示并测量宫颈内口至外口的直线距离，连续测量3次后取其最短值；⑤整个测量过程持续至少3分钟，明确有无宫颈漏斗形成。

（2）胎儿纤维结合蛋白(fetal fibronectin,fFN)：是子宫绒毛膜细胞外的基质成分，存在于绒毛膜和蜕膜之间，主要由滋养层细胞产生。由于孕21周以后，绒毛膜与蜕膜的融合阻止了fFN的释放，而使正常的孕妇在22～35孕周时fFN的含量极低，只有在绒毛膜与蜕膜分离、绒毛膜与蜕膜界面的细胞外基质遭到机械损伤或蛋白水解酶的降解时，fFN才可见于宫颈阴道分泌物中。因此，在孕22～35周，宫颈阴道分泌物中fFN的水平与是否发生早产有很大的相关性。一般采用灵敏免疫测定妊娠后期宫颈或阴道分泌物和羊水，fFN＞50ng/ml即为阳性。fFN在24小时有性交史或阴道检查、阴道流血和子宫收缩情况下可出现假阳性。阴性实验有助于排除（2周内）分娩的可能性，然而阳性结果对于预测早产的敏感度较低。

美国FDA批准，fFN检测用于有早产症状的孕妇和有高危因素孕妇的早产风险性评估，用于22～30孕周无症状孕妇的常规筛查和24～35孕周有早产症状孕妇检查。孕22～35周有先兆早产症状，但fFN阴性，1周内不分娩的阴性预测值为98%，2周内不分娩为95%。其重要意义在于它的阴性预测值和近期预测的意义。2013年一篇系统综述分析了5项随机试验和15项诊断研究，同样支持fFN的阴性预测值所产生的成本效益，主要来源于可以减少住院及不必要的干预。临床上，我们可以联合fFN和宫颈长度协助可疑早产的管理，以节约卫生资源（图10-7-1）。

【预后】

早产儿预后与以下几方面因素有关：出生体重、孕周、母亲种族、新生儿的救治水平以及是否存在先天性畸形，尤其是出生体重和孕周，孕周越小，体重越低，其预后越差。据2013年美国的数据显示，出生体重为1000～1250g的早产儿死亡率为61.7‰，而2000～2500g的死亡率为9.9‰；出生孕周在28周及以下的死亡率为374.7‰，而28～31周的死亡率为35.7‰。造成极低出生体重儿出现死亡和严重不良神经系统并发症的原因包括支气管肺发育不良、脑损伤、严重视网膜病变、感染及坏死性小肠结肠炎等。2013年，意大利的多中心数据显示，孕周≤31周的2974例早产儿的死亡率约为25.9%，死亡原因前三位的顺位依次为呼吸系统疾病(52%)、感染(17%)和脑室内出血(12%)。

2

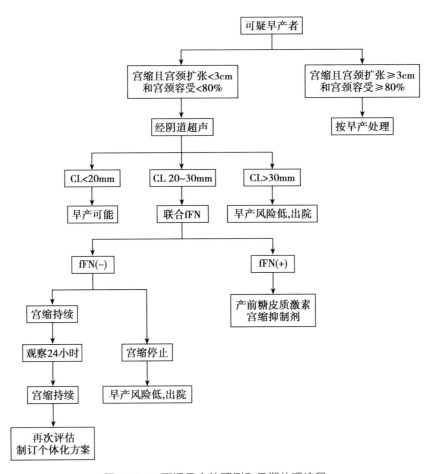

图 10-7-1　可疑早产的预测和早期处理流程

[引自:Iams JD. Prediction and early detection of preterm. Obstet Gynecol,2003,101(5):402]

发展中国家的数据不明,无法对死亡原因进行顺位排序。

【治疗】

早产临产的治疗包括糖皮质激素、宫缩抑制剂、广谱抗生素的应用及母胎监护等。

1. **促胎肺成熟**　糖皮质激素的作用是促胎肺成熟,同时也能促进胎儿其他组织发育。对于治疗性早产及有早产风险的孕妇应用糖皮质激素可以降低新生儿呼吸窘迫综合征、脑室出血、新生儿坏死性小肠结肠炎等风险,降低新生儿死亡率,并不增加感染率。糖皮质激素的应用方法:地塞米松 6mg,肌注,每 12 小时 1 次,连续 2 天;或倍他米松 12mg,肌注,每天 1 次,连续 2 天。对于糖皮质激素的重复应用,2012 年和 2016 年更新的 ACOG 指南指出,对胎膜完整、30 周前已使用一疗程的糖皮质激素的病例,若 34 周前在 7 天内有早产风险,则可以在第一疗程使用 2 周后重复一个疗程。对于糖皮质激素的使用孕周,多数专家达成共识,建议于妊娠 24 周至 33^{+6} 周在 7 天内有早产风险者使用,对于 34～36 周晚期早产以及 37-39 周择期剖宫产的使用,尚未达成一致。争议的焦点在于糖皮质激素是否对新生儿神经系统的远期发育存在影响。

2. **硫酸镁保护脑神经的应用**　近年来不断更新的证据证实,产前硫酸镁的宫内暴露不仅能降低早产儿脑瘫发生率,还能降低早产儿的脑瘫严重程度。可能的作用机制为:①通过稳定胎儿血压和脑血流以稳定胎儿脑循环;②通过稳定神经元膜和阻断兴奋性神经递质的释放来预防兴奋毒损伤;③通过抗氧化效应避免氧化损伤;④通过抗感染作用预防炎症损伤。具体的使用方法并未统一,主要用法有两种:一种是硫酸镁首负荷 4g,20～30 分钟内静脉输注,后续 1g/h 维持直至分娩或 24 小时,不主张重复使用;另一种是首负荷 6g,20～30 分钟内静脉输注,后续 2g/h 维持直至分娩或持续 12 小时,中断治疗 6 小时及以上可重复使用负荷量加维持量,中断治疗 6 小时以内重复维持量。研究多数建议于妊娠 34 周前使用,尤其是 32 周前。

3. **特殊类型孕激素的应用**　已有随机对照实验证实,特殊类型的孕激素能预防早产。主要指微粒化孕酮胶囊、阴道孕酮凝胶和 17α-羟己酸孕酮酯。2014 年中国早产指南专门阐述了 3 种药物各自不同的适应证:①对有晚期流产或早产史的无早产症状者建议使用 17α-羟己酸孕酮酯;②对有前次早产史且本次妊娠孕 24 周前 CL<25mm,可经阴道给予微粒化孕酮胶囊 200mg/d 或孕酮凝胶 90mg/d,至妊娠 34 周;③对无早产史但孕 24 周前阴道超声发现

宫颈缩短 CL<20mm,推荐使用微粒化孕酮胶囊 200mg/d 阴道给药,或阴道孕酮凝胶 90mg/d 至妊娠 36 周。

4. 宫缩抑制剂

(1) 应用条件:凡符合以下条件者,可应用宫缩抑制剂以延长妊娠数天,为糖皮质激素促胎肺成熟争取时间;或数周,使胎儿能继续在宫内发育生长,以降低新生儿死亡率及病率:①难免早产诊断明确;②除外明显胎儿畸形;③无继续妊娠的禁忌证;④子宫颈扩张≤3cm,产程尚处于潜伏期,或即将进入活跃期。

(2) 药物的选择及作用机制:目前常用的药物有以下几种:宫缩抑制剂能使孕周延长 2～7 天,但并不降低早产率。有助于将胎儿在宫内就能及时转运到有新生儿重症监护室设备的医疗中心,并能保证产前糖皮质激素应用。常用的宫缩抑制剂如下所述。

1) 钙通道阻断剂:主要作用在于阻止钙离子进入细胞膜,阻止细胞内肌纤维膜释放钙及增加平滑肌中的钙逐出,使细胞质内钙含量降低,子宫肌因而松弛。这类药物中,药效最强的是硝苯地平(nifedipine,心痛定)。①用法:首次负荷剂量 20mg 口服,每天 3～4 次,24 小时剂量不超过 60mg;②不良反应:可致外周血管扩张、房室传导减慢及随后的反射性心动过速、头痛、皮肤潮热以及降低子宫胎盘血流量;③禁忌证:心脏病、低血压和肾脏病。

2) 前列腺素抑制剂:为非甾体类抗感染药,前列腺素 (PG)合成酶抑制剂吲哚美辛,有使 PG 水平下降、减少宫缩的作用,孕期用药属于 B/D 类。①用法:150～300mg/d,首次负荷量为 50～100mg,经阴道或直肠给药,也可口服,然后 25mg/6h,可维持 48 小时,限于妊娠 32 周前短期内应用。②不良反应:孕妇:主要是消化道症状,恶心、呕吐和上腹部不适等,阴道出血时间延长,分娩时出血增加;胎儿:如果在妊娠 32 周后使用,PG 水平下降使动脉导管收缩狭窄,胎儿心脏衰竭和肢体水肿,肾脏血流减少,羊水过少等;③禁忌证:消化道溃疡、吲哚美辛过敏者、凝血功能障碍及肝肾疾病。

3) β_2-肾上腺素能受体兴奋剂:β_2-受体主要在子宫、血管、支气管及横膈平滑肌内。药物直接作用于平滑肌细胞膜上的受体,与相应受体结合后,激活腺苷环化酶而使平滑肌细胞中的环磷酸腺苷(cAMP)含量增加,抑制肌质网释放钙,细胞质内钙含量减少,使子宫肌松弛而抑制宫缩。目前用以治疗早产的有羟苄羟麻黄碱(ritodrine,利托君)。孕期用药属于 B 类。①用法:将利托君 100mg 溶于 500ml 葡萄糖液体中,开始时 0.05mg/min 的速度静脉滴注,以后每隔 10～15 分钟增加 0.05mg,直至 0.35mg/min,至宫缩停止。其后继续维持 12 小时,逐渐减量后改口服。如心率≥140 次/分应停药。②绝对禁忌证:孕妇心脏病、肝功能异常、子痫前期、产前出血、未控制的糖尿病、心动过速、低血压、肺动脉高压、甲状腺功能亢进症、绒毛膜羊膜炎。③相对禁忌证:糖尿病、偏头痛、偶发心动过速。

④不良反应:但该类药物有恶心、头晕头痛、致心率加快、心律失常、低血压等不良反应,并可引起高血糖、低血钾、低血钙、低血镁等。孕妇:心动过速、震颤、心悸、心肌缺血、焦虑、气短、头痛、恶心、呕吐、低血钾、高血糖、肺水肿;胎儿:心动过速、心律失常、心肌缺血、高胰岛素血症;新生儿:心动过速、低血糖、低血钙、高胆红素血症、低血压、颅内出血。⑤监测指标:心电图、血糖、血钾、心率、血压、肺部情况、用药前后动态监测心绞痛症状及尿量,总液体限制在 2400ml/24h。

4) 阿托西班(atosiban):阿托西班为催产素类似物,分子式为 1-巯基丙酸-右旋酪氨酸(2-乙基)-4-苏氨酸-8-鸟氨酸催产素,在催产素分子结构上的 1、2、4、8 的位置进行了修正。阿托西班于 2001 年正式在欧洲上市,和其他药物相比,催产素受体拮抗剂对子宫具有更高特异性,对母体及胎儿的不良反应均较其他抗早产药物少。目前认为可能的作用机制:①阿托西班可直接与催产素竞争催产素受体,抑制催产素和催产素受体结合,从而直接抑制催产素作用于子宫,抑制子宫收缩;②阿托西班可以抑制磷脂酰肌醇的水解作用,阻断第二信使的生成以及钙离子的活动,从而间接抑制了子宫对催产素的反应,使子宫收缩得到抑制。阿托西班的单药应用方法有以下三种:①6.5mg 静推＋$300\mu g$/min 静滴(持续 3 小时)＋$100\mu g$/min 静滴(持续);②2mg 静推＋$100\mu g$/min 静滴(持续);③$300\mu g$/min 静滴(持续),并均在完全有效抑制宫缩后 4～5 小时停用。这三种方案均可有效地抑制子宫收缩,其中以第一种方案最为常用,治疗效果更值得肯定。阿托西班可以迅速有效地抑制子宫收缩,延迟分娩 48 小时有效率达 88.1%,延迟分娩七天有效率可达 79.7%。临床不良反应较少,目前观察到的有:恶心,食欲减退,头痛,呕吐,以及长期注射后局部皮肤的硬结,但这些不良反应的程度均较轻,不影响病人的继续治疗,也不需要特殊处理。

5) 硫酸镁:镁离子可与钙离子竞争进入肌质网,并可直接作用于肌细胞,使肌细胞膜的电位差降低而不产生肌肉收缩,抑制作用与剂量有关。血清镁浓度为 2～4mmol/L(4～8mEq/L)时,可完全抑制子宫肌的自然收缩和缩宫素引起的宫缩。①用法:硫酸镁的首次剂量为 5g,半小时内静脉滴入,此后以静脉点滴 2g/h 的速度滴入,宫缩抑制后继续维持 4～6 小时后改为 1g/h,宫缩消失后继续点滴 12 小时,同时监测呼吸、心率、尿量、膝反射。有条件者监测血镁浓度。血镁浓度 1.5～2.5mmol/L 可抑制宫缩,但血镁浓度过高可抑制呼吸,严重者可使心跳停止。②禁忌证:重症肌无力、肾功能不全、近期心肌梗死史和心脏病史。③不良反应:孕妇:发热、潮红、头痛、恶心、呕吐、肌无力、低血压、运动反射减弱,严重者呼吸抑制、肺水肿、心跳停止;胎儿:无应激实验 NST 无反应型增加;新生儿:呼吸抑制、低 Apgar 评分、肠蠕动降低、腹胀。④硫酸镁的不良反应,2013 年 FDA 将硫酸镁的致畸类别从 A 类降至 D 类,并警示胎儿宫内长期（>5~7 天）暴露于硫酸镁，可能造成胎儿及新生儿的骨骼发育异常，对硫酸镁在早产中的应用做出了限制。但是，更改硫酸镁致畸类别的依据来源于 FDA 不良事件报告系统中的 18 例报告，以及流行病学分析的结果。而报告中硫酸镁的平均宫内暴露时间为 9.6 周，总用量平均为 3700g，远远多于目前产科的推荐剂量。因此，2016 年 ACOG 以及 SMFM 专门于今年联合发布共识，阐明硫酸镁在产科中的应用观点，明确支持在以下 3 种情况下短期（<48 小时）应用硫酸镁：①防治子痫前期或子痫的抽搐；②保护胎儿神经系统预防脑瘫；③抑制宫缩短期延长孕周，以协助完成产前糖皮质激素的治疗。

5. 抗生素　虽然早产的主要原因是感染所致，但研究显示，抗生素并不能延长孕周及降低早产率。

（1）对有早产史或其他早产高危孕妇，应结合病情个体化地应用抗生素。

（2）对胎膜早破的先兆早产孕妇建议常规应用抗生素预防感染。

（3）抗生素预防性应用防止胎膜未破性早产：亚临床和临床感染被认为是早产发生的病因之一。因此有人建议应对早产孕妇采用抗生素治疗，以减少早产的发生率。Cochrane 评价发现胎膜未破早产孕妇的抗生素治疗，使孕妇绒毛膜炎和子宫内膜炎感染减少，但没有减少早产或不良新生儿结局，对新生儿结局并无益处。相反，增加了新生儿发病风险。不推荐常规应用该治疗。

6. 宫颈环扎术　循证证据证实，宫颈环扎术能够降低早产率的发生。手术方式主要包括 3 种：经阴道实施的改良 McDonalds 术式和 Shirodkar 术式，以及经腹实施的（开放性手术或腹腔镜手术）宫颈环扎术。无论哪种手术，均力求环扎部位尽可能高位。目前研究表明，3 种手术的效果相当，但改良 McDonalds 术式最便于操作，临床广泛应用，而经腹宫颈环扎术需要严格限制指征，仅应用于经阴道环扎失败或无法经阴道手术者。2014 年中华医学会颁布的《早产的临床诊断与治疗指南》建议的适应证主要包括两点：①宫颈功能不全，既往有宫颈功能不全妊娠丢失病史，此次妊娠 12~14 周行宫颈环扎术对预防早产有效；②对有前次早产或晚期流产史，此次为单胎妊娠，妊娠 24 周前 CL <25mm，无早产临床症状，也无绒毛膜羊膜炎、持续阴道流血、胎膜早破、胎儿窘迫、胎儿严重畸形或死胎等宫颈环扎术禁忌证，推荐使用宫颈环扎术。但是，对于子宫畸形、宫颈手术包括宫颈锥切术或宫颈 LEEP 术后，以及宫颈短或妊娠中期流产史的双胎妊娠，目前并没有证据支持宫颈环扎术在这类人群中的作用。但由于目前研究的局限性，还需要更多的数据证实。宫颈环扎术的并发症往往随孕周的增加及宫颈的扩张而增多，近期并发症（48 小时之内）主要是胎膜早破、出血多、流产。远期并发症（48 小时以后）主要是宫颈管裂伤（3%~4%）、绒毛膜羊膜炎（4%）、宫颈管狭窄（1%）等。

7. 子宫颈托　传统上，子宫托应用于治疗生殖道器官脱垂。20 世纪 50 年代，Cross 发现环形子宫托可能有益于预防早产的发生。目前，子宫颈托已经被专门为孕妇设计的子宫颈托所取代用于防治早产的研究。可能的作用机制在于通过改变子宫颈管轴向转移受力点而起作用，并通过支持子宫颈组织的贴附、闭合内口而保护宫颈黏液栓，预防感染上行以及黏液栓脱落造成的前列腺素释放。但是，基于目前的几项较大样本的随机对照研究，子宫颈托对合并早产史或短宫颈孕妇的早产防治作用，存在争议。更多的妇产科学会和组织不支持子宫颈托在宫颈短人群中的使用，当然，目前的研究存在偏倚，需要更多设计严谨的随机对照研究的证实。

8. 分娩时机的选择　分娩时机的选择包括：

（1）对于不可避免的早产，应停用一切宫缩抑制剂。

（2）当延长妊娠的风险大于胎儿不成熟的风险时，应选择及时终止妊娠。

（3）妊娠<34 周时根据个体情况决定是否终止妊娠。如有明确的宫内感染则应尽快终止妊娠。

9. 分娩方式的选择　分娩方式的选择应与孕妇及家属充分沟通。

（1）有剖宫产指征者可行剖宫产术结束分娩，但应在估计早产儿有存活可能性的基础上实施。

（2）阴道分娩：重点在于避免创伤性分娩、新生儿窒息以及为出生后的复苏与保暖做好充分准备，并建议延迟断脐。

【临床特殊情况的思考和建议】

1. 早产促胎肺成熟　对于孕周小于 34 周的早产，地塞米松或倍他米松促胎肺成熟已经达成共识。但对于 34~36 周晚期早产以及 37~39 周择期剖宫产的使用，尚未达成一致。另外，对于糖皮质激素的重复应用，虽然 2016 年更新的 ACOG 指南指出，对胎膜完整、30 周前已使用一疗程的糖皮质激素的病例，若 34 周前在 7 天内有早产风险，则可以在第一疗程使用 2 周后重复一个疗程。但是，考虑到药物对新生儿神经系统的远期影响尚不明确，故仍然不推荐常规重复疗程的糖皮质激素使用。

2. 硫酸镁的脑保护效应　目前证据支持，产前硫酸镁的宫内暴露不仅能降低早产儿脑瘫发生率，还能降低早产儿的脑瘫严重程度。但作用机制尚不十分明确，另外，至关重要的是临床用法尚不统一，需要证据提供更有说服力的统一的使用方法。

3. 关于干预时机　由于真性宫缩和假性宫缩很难鉴别，早产的早期症状特异性差，目前的预测方法不够准确，故往往容易造成临床的过度诊断和治疗。可以考虑联合宫颈长度和 fFN 预测早产的发生，利用其阴性预测值比较高，降低住院及其他干预的比例。但要强调宫颈长度经阴道的规范化测量，以便指导临床实践。

4. **宫颈环扎术**　根据循证医学证据,宫颈环扎术可以降低一定的早产率,对一部分人群有效。但是,还有很多方面需要进一步研究和讨论,例如多胎妊娠宫颈短的处理、子宫畸形以及宫颈锥切术后的处理等。

参考文献

1. Martin JA,Hamilton BE,Osterman M,et al. Births:Final data for 2013. Natl Vital Stat Rep,2015,64:1

2. Martin JA,Hamilton BE,Osterman M,et al. Births:Preliminary data for 2015. Natl Vital Stat Rep,2016,65:1

3. Mathews TJ,MacDorman MF and Thoma ME. Infant mortality statistics from the 2013 period linked birth/infant death data set. Natl Vital Stat Rep,2015,64:1

4. Department of Health and Human Services. User Guide to the 2013 period linked Birth/Infant seath public use file

5. Corchia C,Ferrante P,Da Frè M,et al. Causespecific mortality of very preterm infants and antenatal events. J Pediatr,2013,162:1125

6. ACOG. American College of Obstetricians and Gynecologists. Practice Bulletin. Management of preterm labor. Obstet Gynecol,2016,127:e29-38

7. Deshpande SN,van Asselt AD,Tomini F,et al. Rapid fetal fibronectin testing to predict preterm birth in women with symptoms of premature labour:a systematic review and cost analysis. Health Technol Assess,2013,17:1

8. Celik E,To M,Gajewska K,et al. Cervical length and obstetric history predict spontaneous preterm birth:development and validation of a model to provide individualized risk assessment. Ultrasound Obstet Gynecol,2008,31(5):549-554

9. Iams JD. Prediction and early detection of preterm. Obstet Gynecol. 2003;101(5):402-412

10. The American College of Obstetricians and Gynecologists Committee on Obstetric Practice Society for Maternal-Fetal Medicine. Committee Opinion No 652:Magnesium Sulfate Use in Obstetrics. Obstet Gynecol. 2016;127(1):e52-53

11. SOGC Clinical Practice Guideline. Magnesium sulphate for fetal neuroprotection. J Obstet Gynecol Can,2011,33:516-529

12. Crowther CA,Hiller JE,Doyle LW,et al. Effect of magnesium sulfate given for neuroprotection before preterm birth:a randomized controlled trial. JAMA,2003,290:2669

13. Rouse DJ,Hirtz DG,Thom E,et al. A randomized,controlled trial of magnesium sulfate for the prevention of cerebral palsy. N Engl J Med,2008,359:895

14. 胡娅莉. 早产临床诊断与治疗指南(2014). 中华妇产科杂志,2014,7:481-485

15. Berghella V,Hayes E,Visintine J,et al. Fetal fibronectin testing for reducing the risk of preterm birth. Cochrane Database Syst Rev,2008 8(4):CD006843

（段　涛）

第八节　过期妊娠

> **关键点**
> 1. 过期妊娠的发生原因不明,其围产儿患病率和死亡率增加。
> 2. 过期妊娠诊断的关键在于核实预产期,可以通过末次月经计算、超声孕龄计算、和排卵监测来核实与纠正孕周。
> 3. 一般建议在妊娠达到或超过41周时进行引产,部分患者会要求期待至42周再引产,在充分告知风险以后,可以选择期待,需对母儿的情况进行严密的监测。

妊娠达到或超过42周,称为过期妊娠(postterm pregnancy)。这个概念是国际妇产科联盟(FIGO)在1977年时确定的,它制定时仅仅是个统计学的概念,并没有考虑到任何临床的问题。也就不难理解,在自然条件下过期妊娠的发生率约为妊娠总数的4%～15%,平均为10%左右;而过期妊娠也未必始终伴随着过度成熟。

随着对围产儿病率和死亡率的深入研究,近年来,美国妇产科学会(ACOG)建议将足月更加细分为:早期足月(妊娠37周至38^{+6}周)、足月(妊娠39周至40^{+6}周)和晚期足月(妊娠41周至41^{+6}周),过期妊娠仍指妊娠≥42周。这个概念的引入,考虑了不同孕龄新生儿围产期并发症的发生率情况,相对于足月产,晚期足月和过期妊娠围产儿死亡率均增加。

【原因】

绝大多数过期妊娠并没有已知的原因,目前观察到的和过期妊娠相关的因素有:

1. **遗传因素**　不同种族的妇女发生过期妊娠的比例不同,白种人发生过期妊娠的风险最高,而南亚和非洲妇女发生过期妊娠的风险最低;有过期妊娠史的妇女,再次妊娠发生过期妊娠的风险增加,发生过一次过期妊娠,其再次妊娠发生过期分娩的风险增加2～3倍;而如果她们更换了伴侣,这个风险也会增加,但是将变得比较不明显,显示了父亲和母亲双方遗传因素在其中所起的作用。

2. **分娩启动障碍**　胎儿成熟可能在分娩的启动上起到关键作用,各种原因造成的分娩启动障碍都可以导致过期妊娠。例如,无脑儿畸形,由于胎儿没有下丘脑,垂体-肾上腺轴发育不良,肾上腺皮质产生的肾上腺皮质激素及雌三醇的前身物质16α-羟基硫酸脱氢表雄酮不足,使雌激素形成减少,孕激素占优势,抑制前列腺素合成而无法启动分娩。还有一个例子是,胎盘硫酸酯酶缺乏症,这是一种罕见的伴性隐性遗传病,系因胎盘缺乏硫酸酯酶,不能使16α-羟基硫酸脱氢表雄酮转变成雌二醇及雌三醇,从而血中雌激素明显减少,致使分娩难以启动。

3. **其他流行病学危险因素**　流行病学研究发现初产妇、母亲肥胖、高龄孕妇、男性胎儿等情况下,发生过期妊娠的风险也轻度升高。

【病理】

1. **胎盘**　过期妊娠的胎盘主要有两种类型,一种是胎盘的外观和镜检均与足月胎盘相似,胎盘功能基本正常;另一种表现为胎盘功能减退,例如可见胎盘绒毛内的血管床减少,间质内纤维化增加,以及合体细胞结节形成增多;胎盘表面有梗死和钙化,组织切片显示绒毛表面有纤维蛋白沉淀、绒毛内有血管栓塞等。

2. **胎儿**

(1) 正常生长:如果过期妊娠的胎盘功能正常,胎儿将继续生长,所以高达 10%～25% 的过期妊娠胎儿为巨大胎儿,颅骨钙化明显,不易变形,导致经阴道分娩困难,使新生儿病率相应增加。

(2) 成熟障碍(过度成熟):由于胎盘功能下降,造成胎儿慢性宫内营养不良,胎儿不易再继续生长发育。可以表现为新生儿体重小于孕龄、身体瘦长、皮肤干燥多皱褶、毳毛稀少而头发浓密、指(趾)甲长,可有胎粪污染表现,甚至皮肤和指(趾)甲均被黄染。这些胎儿由于合并慢性宫内营养不良的基础,在临产时发生宫内缺氧的风险增加。

【过期妊娠对母儿的影响】

1. **围产儿病率和死亡率增加**　过期妊娠围产儿死亡率增加,在 42 周分娩时,围产儿的病率和死亡率为足月产儿的两倍,随着孕周的增加,死亡率还会增加。造成围产儿病率和死亡率增加的原因可能包括:

(1) 巨大胎儿:过期妊娠胎盘功能正常者,胎儿可表现为巨大胎儿,造成难产、产伤和相应的并发症。

(2) 过度成熟综合征:由于胎盘功能下降,胎儿在宫内慢性缺氧,临产和产程中出现失代偿。过期产儿在产程中出现异常胎儿监护图形的机会较大。

(3) 羊水过少:在孕晚期,羊水量渐渐减少,过期妊娠合并羊水过少的风险更大。一方面这是胎盘功能下降的结果,一方面也会造成粪染的羊水更加黏稠,一旦发生胎粪吸入时更加严重。此外,由于羊水过少,脐带受压的可能性也增大。

(4) 不明原因的胎儿缺氧:流行病学资料发现,在妊娠 39 周后,围产儿死亡率增加,其中不明原因的胎儿缺氧占相当的比例。有学者认为,这仍是胎盘功能下降的结果。

2. **新生儿远期不良预后可能性增加**　过期妊娠是否对新生儿远期造成影响还未充分明确。对过期分娩的新生儿随访到学龄,发现和正常孕周出生的胎儿相比,他们发生神经发育问题的风险增加[OR:2.2,95% CI:1.29-3.85]

还有研究者发现过期妊娠增加罹患脑瘫或者是儿童期发生癫痫的风险。不过也有学者指出,这些差异可能是由于对过期妊娠产程处理欠正确而不是过期妊娠本身造成的。

3. **孕妇难产、手术产、损伤以及相关并发症**　过期妊娠使孕妇接受手术产的风险增加;由于巨大胎儿的发生率增加,发生难产、肩难产可能性增加;此外胎儿过熟,颅骨钙化更加充分、可塑性小,即使正常体重胎儿,难产的机会也增加。在这些基础上,由于难产或手术产造成的损伤、产后出血等风险均增大。此外过期妊娠妇女焦虑的表现更加明显。

【诊断】

诊断的关键在于核实预产期。

(1) 末次月经计算:仅有不到 50% 的妇女有规律的月经;而即使平素月经周期 28 天且规律者,也仅有不足 50% 的妇女在月经第 14 天排卵。用末次月经计算孕龄非常不可靠。Caughey 等发现,如果采用末次月经的方法计算孕龄,有 6.4% 的分娩为过期妊娠;如果仅采用超声孕龄,则只有 1.9% 的妊娠为过期妊娠。

(2) 超声孕龄计算:早期超声胚芽长度或者胎儿头臀长是目前最常用也是相对准确的方法,孕中期结合胎儿双顶径、头围、股骨长等指标计算孕龄也有相当的参考价值。用 12 周之前的超声估计孕龄,过期妊娠发生率为 2.7%;用 13～24 周之间的超声估计孕龄,过期妊娠发生率为 3.7%。

(3) 排卵监测:辅助生育技术的开展和排卵监测的便捷发展,使很多孕妇精确地知道排卵时间。这是最准确的孕龄计算方法。在排卵后达到或超过 40 周仍未分娩,则为过期妊娠。

【处理】

1. **处理时机**　对过期妊娠的处理时机目前并未达成统一。我国妇产科学会在妊娠晚期促宫颈成熟和引产指南(2014)中明确提出,对妊娠已达 41 周或过期妊娠的孕妇应予引产,以降低围产儿死亡率及导致剖宫产率增高的胎粪吸入综合征的发生率。英国 NICE 指南中也认为,应该对妊娠 41 周以上的孕妇进行引产。不过美国妇产科学会(ACOG)和加拿大妇产科学会(SOGC)的指南中,并没有明确建议引产的时机,只是将过期妊娠作为引产的指征。

2. **处理方法**　对于存在妊娠合并症或并发症,以及存在其他剖宫产指征的孕妇,应及时剖宫终止妊娠。对于单胎、头位,不存在合并症的妊娠,绝大多数学者支持积极引产的方法,也有学者仍使用期待治疗方法。

(1) 引产:现有的证据显示,积极引产可以降低过期妊娠的围产儿死亡率,且不改变剖宫产率。2012 年的一篇 Meta 分析显示,对大于 41 周的妊娠进行引产,可以降低 70% 的围产儿死亡,并减少 40% 胎粪吸入综合征的发生。

在针对剖宫产率的两项研究中发现，对妊娠41周以上的孕妇进行引产，既不会增加也不会降低剖宫产的发生率。

引产的方法选择根据宫颈成熟情况和当地医院的条件而定。在我国妇产科学会2014年版的指南中，对促进宫颈成熟和引产的方法进行了详细的推荐。在宫颈未成熟的情况下，选择前列腺素制剂或者机械性的方法促进宫颈成熟是必要的；一旦宫颈已经成熟，则采用缩宫素静脉滴注或者人工破膜的方法引产。

（2）期待治疗：虽然目前的循证证据并不推荐对过期妊娠进行期待治疗，但是考虑到围产儿死亡率的绝对值仍非常低这一事实，这仍不失为一种可以的选择。一项研究发现，在43周，每进行195例引产才可以预防1例围产儿死亡；在41周，则需要进行527例引产来预防1例围产儿死亡。

在期待治疗的过程中每周进行2次或者2次以上胎儿情况的评估是必要的。评估的方法包括胎儿电子监护、生物物理评分、羊水量等，同时也包括对母体情况的监控。一旦出现合并症、并发症或者胎盘功能降低的指征，应采用剖宫产或者引产的方式及时终止妊娠。

【临床特殊情况的思考和建议】

如何对待过期妊娠孕妇继续等待的要求？

临床上不乏孕妇和家属在妊娠到达41周甚至42周时仍要求继续等待的情况，尤其是那些在家族中曾经发生过妊娠延期或者过期妊娠者。国外的调查显示，在过期妊娠中，有近30%的孕妇仍倾向于选择期待治疗。对于这些要求，应至少向孕妇及家属说明以下情况：①目前确定孕周和之前确定孕周方法的不同。在超声尚未普遍应用于临床的年代，通过末次月经、早孕反应或者胎动时间确定孕周存在相当大的误差，这种情况下的延期或者过期妊娠，很可能并不是真正的过期妊娠。②现有的证据证明引产治疗会降低围产儿的死亡率。③现有的证据证明，引产治疗不会改变剖宫产率。④因此目前的指南均建议在妊娠达到或超过41周时进行引产，也作为法律的依据。⑤当然，总的来说围产儿死亡的绝对值仍然非常低。在对上述情况进行详细的知情同意告知后，如果孕妇和家属仍然期待治疗时，应尊重他们的选择，并对母儿的情况进行严密的监测。需要理解，过期妊娠虽然确实能增加围产儿的死亡率，但是它在本质上是一个统计学的概念，正常人群中确实会有一定的机会发生。

参考文献

1. Cunningham FG,Leveno KJ,Bloom SL,et al. Williams Obstetrics,24th ed. New York:McGraw-Hill,2014

2. 曹泽毅. 中华妇产科学. 第3版. 北京:人民卫生出版社,2014

3. ACOG Committee Opinion No 579:Definition of term pregnancy. Obstet Gynecol,2013,122:1139

4. Spong CY. Defining "term" pregnancy: recommendations from the Defining "Term" Pregnancy Workgroup. JAMA,2013,309:2445

5. Kistka ZA,Palomar L,Boslaugh SE,et al. Risk for postterm delivery after previous postterm delivery. Am J Obstet Gynecol,2007,196:241. e1

6. Taylor NF. Review: placental sulphatase deficiency. J Inherit Metab Dis,1982,5:164

7. Alexander JM,McIntire DD,Leveno KJ. Forty weeks and beyond:Pregnancy outcomes by week of gestation. Obstet Gynecol,2000,96:291

8. Ehrenstein V,Pedersen L,Holsteen V,et al. Postterm delivery and risk for epilepsy in childhood. Pediatrics,2007,119:e554

9. Moster D,Wilcox AJ,Vollset SE,et al. Cerebral palsy among term and postterm births. JAMA,2010,304:976

10. 中华医学会妇产科学分会产科学组. 妊娠晚期促子宫颈成熟与引产指南(2014). 中华妇产科杂志,2014,49:881

11. American College of Obstetricians and Gynecologists. Practice bulletin no. 146: Management of late-term and postterm pregnancies. Obstet Gynecol,2014,124:390

12. Delaney M,Roggensack A,Clinical Practice Obstetrics Committee. Guidelines for the management of pregnancy at 41+0 to 42+0 weeks. J Obstet Gynaecol Can,2008,30(9):800

13. Gülmezoglu AM,Crowther CA,Middleton P,et al. Induction of labour for improving birth outcomes for women at or beyond term. Cochrane Database Syst Rev,2012,CD004945

（李　婷）

第九节　死　胎

关键点

1. 引起死胎的原因可归于胎儿因素，脐带和胎盘因素，母体因素。

2. 死胎确诊需行B超检查，如有条件，应尽量完善检查评估死胎原因，即使进行了全面系统的检查，仍有大约1/3的死胎寻找不到病因。

3. 死胎一经确诊，应该在详尽完善病史的前提下，尽早引产。

4. 死胎孕妇及家属的心理安慰和临床处理同等重要。

胎死宫内是指妊娠产物从母体完全排除之前胎儿已经死亡。WHO把胎儿死亡定义为胎儿无呼吸或任何其他生命征象，如心跳、脐带搏动或随意肌肉的运动。WHO规定不同国家可以根据国情来界定不同孕周区分死胎和流产。我国的死胎(stillbirth or fetal death)定义为孕20周以后的胎儿死亡及分娩过程中的死产。

【诊断】

1. **临床表现**　大多死胎发生时孕妇可无特殊不适。胎儿死亡后孕妇最常见的主诉有：胎动消失；体重不增或减轻；乳房退缩；其他：有血性或水样阴道分泌物，少数病人因阴道大出血就诊，可能是由于死胎在宫腔内停留过久能引起母体凝血功能障碍引起阴道大出血。

2. **体征**　定期随访检查，发现子宫不随孕周增加而增大；胎心未闻及；胎动未扪及；腹部触诊未扪及有弹性的、坚固的胎体部分。

3. **超声检查**　死亡时间较短者，仅见胎动和胎心搏动消失，体内各器官血流，脐带血流停止，身体张力与骨骼、皮下组织回声正常，羊水回声区无异常改变。若胎儿死亡过久，可显示颅骨重叠、颅板塌陷、颅内结构不清、胎儿轮廓不清、胎盘肿胀。

【病因】

引起死胎的原因可归于胎儿因素、脐带和胎盘因素、母体因素。

1. **胎儿因素**

（1）胎儿生长受限：胎儿生长受限与死胎或死产的风险显著增加，主要原因和胎儿非整倍体疾病、胎儿感染、母亲吸烟、高血压、自身免疫性疾病、肥胖和糖尿病等相关。

（2）胎儿严重畸形：先天性心脏病、神经管缺陷、脐膨出、腹裂、脑积水等均可导致胎儿死亡。其中最常见的是严重的心血管系统功能障碍或畸形，导致胎儿缺氧、死亡。大约8%～13%的死胎可以发现异常染色体核型。染色体核型异常率在胎儿解剖异常或那些生长受限的胎儿中超过20%，死胎中最常见染色体核型异常是单倍体X（23%），21-三体综合征（23%），18-三体（21%）和13-三体（8%）。胎盘嵌合体也是导致死胎的危险因素。染色体核型分析低估了遗传性异常导致的死胎，因为高达50%染色体核型培养是不成功的。大约有20%的死胎有结构畸形和骨骼异常，15%～20%的死胎有重大畸形。

（3）多胎妊娠：多胎妊娠死胎率比单胎妊娠高4倍，主要归因于复杂性双胎的并发症如双胎输血综合征、选择性生长受限等。

（4）宫内感染：和死胎相关的病原体有细小病毒、巨细胞病毒、李斯特菌和梅毒等。在发展中国家，疟疾是重要的可预防的导致死胎的病原菌。

2. **脐带和胎盘因素**　脐带是母体与胎儿进行气体交换、营养物交换的重要通道。脐带发育异常如单脐动脉等可导致胎儿死亡。若脐带受压包括脐带绕颈、缠身、扭转、打结、脱垂、水肿、淤血等引起脐带血供受阻，可使胎儿缺氧死亡。常于分娩后方能明确诊断。如果脐血管栓塞、破裂或与脐带平行（即无盘绕脐血管）、附着异常（如脐血管前

置）等，容易发生胎儿死亡。尽管许多死胎是由于脐带因素所造成的，但是做出此诊断应慎重。脐带异常包括脐带绕颈，正常分娩儿中有约30%发生脐带绕颈。为了将死胎归因为脐带因素，应该进行脐带检查以找出由此造成循环梗阻的证据。

胎盘功能异常和胎盘结构异常可导致胎儿宫内缺氧、死亡。胎盘功能异常一般发生于某些高危妊娠，如子痫前期、母亲贫血等。过期妊娠时，胎盘老化，功能减退，对胎儿氧及营养供应缺乏，并且过度成熟胎儿对缺氧的耐受能力差，因此，易发生胎儿宫内窘迫及宫内死亡。前置胎盘往往会出现孕妇失血过多、早产、宫内生长受限等异常，从而增加胎儿死亡风险。轮状胎盘、膜状胎盘可使母体胎儿营养交换面积减少。胎盘早剥时形成胎盘血肿，当剥离面积达1/2时可致胎儿死亡。胎盘感染时由于炎性渗出增多、水肿，减少了母体胎儿间的营养交换，可造成宫内死亡。其他引起胎儿死亡的胎盘异常包括：胎盘梗死、胎儿-母体（经胎盘）输血等。

3. **母体因素**　死胎中1/3是由于母体因素造成的。

（1）孕妇年龄和地区及生活习惯：不同国家地区、年龄和种族的孕妇发生死胎的机会是不同的。社会、经济地位低下，受教育程度低的孕妇，由于缺乏正规的产前检查，产科并发症多，且不能被及时发现和治疗，死胎发生率高。死胎相关的高风险因素有初产妇、高龄产妇等。吸烟、吸毒和酗酒是妊娠不良结局的普遍潜在的可逆转的风险因素。

（2）孕妇自身内科疾病：母体有严重的妊娠期合并症其死胎发生风险增加。妊娠期肝内胆汁淤积症可以出现不可预测的胎死宫内。妊娠前患有糖尿病的妇女发生死胎的风险增加2～3倍。严重肥胖、妊娠期高血压疾病等疾病控制不佳时，明显增加胎儿死亡几率。体重指数≥40的严重肥胖妇女发生死胎死产率是1.1%。控制吸烟、妊娠期糖尿病和子痫前期症状后，肥胖是死胎的独立风险因素。有血栓栓塞的个人史或家族史以及遗传或获得性血栓形成倾向病史的妇女死胎发生风险增加。

（3）既往产科史：既往患有妊娠并发症，如早产史、胎儿生长受限和产前子痫的妇女，随后妊娠发生死胎的风险几率更大。前胎是死胎其发生死胎的风险比那些前胎是活产儿孕妇的风险高2倍。

（4）孕妇子宫畸形、子宫局部因素（如子宫张力过大或收缩力过强）、子宫破裂等局部缺血而影响胎盘、胎儿。

4. **不明原因死胎**　由于目前缺乏死胎、死产原因评估的统一标准且尸检率较低，很多死胎的原因很难寻求。

【病理变化】

1. **浸软胎**（macerated fetus）　胎儿皮肤色素沉淀呈暗红色，并且非常软、触之脱皮。头盖骨的结缔组织失去弹性

而重叠,内脏器官软而脆。

2. 压扁胎(fetus compressus)　胎儿死亡后,羊水被吸收,同时胎盘循环消失而发生退化,身体构造互相压迫,形成枯干形象。

3. 纸样胎(fetus papyraceus)　双胎妊娠一个胎儿死亡,另一个继续妊娠,已死亡的胎儿枯干似纸质。纸样胎是压扁胎的进一步变化。

4. 凝血功能障碍　胎儿死亡3周以上仍未排出,退行性变的胎盘组织释放促凝物质进入母体血内,激活母体凝血系统而引起弥散性血管内凝血(DIC),致血中的纤维蛋白原和血小板降低,最终导致难以控制的大量出血。

【胎儿死亡后的常规检查】

死胎确诊需行B型超声检查。如有条件,应尽量完善检查评估死胎原因。

(一) 分娩前

1. 孕妇外周血红细胞涂片检查(Kleihauer-Betke试验),排除胎-母输血综合征。

2. 宫颈分泌物培养。

3. 尿液病毒分离/培养、母血TORCH检查,病毒分离等检查。

4. 甲状腺功能。

5. 间接抗球蛋白试验。

6. 空腹血糖或糖化血红蛋白。

7. 抗心磷脂抗体、抗核抗体、狼疮抗凝体等。

8. 血栓形成倾向检测。

9. 若死亡时间超过4周,每周纤维蛋白原及血小板测定直至分娩。

10. 羊水穿刺　行染色体核型分析及病毒、需氧、厌氧菌培养。如有条件还可以比较基因组杂交(芯片技术)、单基因突变检测等。

(二) 分娩后

1. 母亲　评估凝血功能(血小板、APTT、纤维蛋白原)。

2. 胎盘

(1) 儿面和母面细菌培养。

(2) 胎盘组织行病毒分离,行染色体核型分析。

(3) 胎盘组织病理学检查,如轮廓状胎盘、胎盘早剥、脐带附着异常和胎盘大小异常。

(4) 脐血培养。

3. 胎儿

(1) 咽喉部、外耳部、肛门行细菌培养。

(2) 胎儿尸解及影像学检查(X线和磁共振)。

【产科处理】

1. 死胎一经确诊,首先应该详尽完善病史,尽早引产。

术前详细询问病史,判断是否合并肝炎、血液系统疾病等,及时给予治疗。根据孕周及子宫有无瘢痕,结合孕妇意愿,知情同意下选择:

(1) 药流:应用米索前列醇,对于妊娠28周前无子宫手术史者,阴道放置米索前列醇是一种比较安全、有效的引产方式。应用方法200~400μg经阴道放置,每4~12小时一次。

(2) 经羊膜腔注入依沙吖啶:胎儿较大,考虑药流失败可能,可行羊膜腔注入依沙吖啶配合清宫术进行引产。

(3) 低浓度缩宫素:既往阴道分娩史,宫颈成熟者,可行催产素滴注引产,引产过程中需密切监测宫缩情况。

(4) 28周后的死胎应该按照产科指南处理。

(5) 剖宫取胎原则是尽量经阴道分娩,剖宫产仅限于特殊情况下使用。

2. 查找死胎原因　可行尸体解剖及胎盘、脐带及胎膜病理检查,以及染色体检测,但仍有许多病例无法明确病因,需要与病人夫妇做好沟通。

3. 死胎孕妇及家属的心理安慰　对于病人及其丈夫而言,死胎的发生是身体和情感的双重打击,因此在面对病人时不仅需要考虑如何更合理解决死胎的后续引产等治疗,并且需要对病人和家属提供情感上的支持。病人的援助应包括情感上的支持和检测结果清晰的交流。必要时需要心理医生的介入。尸检结果、胎盘检查、实验室检查和细胞遗传学检查结果应及时反馈给死者的家属。如果胎儿细胞没有生长(或没有获得染色体检查结果),与遗传学家或母胎医学专家讨论是否建议其父母进行染色体测试。检测结果和排除的诊断列表应提供给病人。

【胎死宫内的预防】

近年来围产医学不断发展,产科医疗质量迅速提高,围产儿死亡率逐步下降,但死胎的发生率并无明显下降。因此有必要进一步改善干预效果。应加强对孕产妇的宣教,使孕妇了解孕期保健及自我监护的重要性;加强围产保健,特别是流动人口的围产保健管理,加强及完善产前检查、产前宣教。对高危孕妇,如双胎妊娠、急性肾衰竭、羊水过少、妊娠期糖尿病、败血症等严重妊娠合并症及并发症孕妇要实行严密监护,适时分娩,尽量避免或减少胎儿宫内死亡的严重后果。脐带因素虽不能防止,但可通过孕期的自我监护、胎心监护、胎儿脐动脉血流监测等预测和诊断,及时处理,降低围产儿死亡率。若胎动异常或发现胎心异常,如发现严重变异性减速或变异性减速混合晚期减速,经改变体位、给氧等处理不见好转,提示脐带受压和严重缺氧,在胎儿成熟情况下,应尽早结束分娩。

【临床特殊情况的思考和建议】

1. 胎儿尸检的病因分析　尸体解剖是查找死亡原因

的最有价值的方法。它不仅能发现胎儿内部的结构和代谢异常,还可提供一些缺氧和感染的证据。文献报道:胎儿尸解可为26%~51%的病人提供影响咨询和复发的新信息。另外也应视具体情况选择性进行胎盘检查、X线检查、磁共振检查等。所有的死胎都有必要进行染色体检查。尽管经仔细临床观察和详尽检查仍可有9%~30%的死胎无确切原因,但还是应努力探寻死胎原因。

运用分子生物学进行尸检日益普及。在很多情况下,尸检要在胎儿死亡或分娩后数小时或几天才能进行。由于死后24~36小时的肝,死后5天的脾、肾和胸腺组织或死后3周的脑组织内DNA仍可以稳定存在,胎儿组织DNA的检测可以在胎儿死亡后间隔一段时间进行。石蜡包被储存在中性甲醛(福尔马林)缓冲液中的组织有助于保存组织DNA。胎儿死亡后组织细胞会发生自溶,因此DNA的检测只能用于定性分析,不能定量分析。PCR方法可检测死胎组织的感染病毒或细菌。新鲜、冷冻组织或甲醛固定与石蜡包埋的组织细胞均可进行PCR分析。传统的染色体核型分析技术需细胞培养,死亡后浸软的胎儿组织中的细胞很难培养。荧光原位杂交技术(FISH)不需经细胞培养,可直接检测新鲜组织细胞或甲醛固定及石蜡包埋的组织细胞的染色体。不过FISH技术不能确认染色体结构性异常,如易位、倒位、环状染色体等,只能检测特定染色体的数目异常。与胎儿组织不同,胎盘组织常可发生染色体嵌合现象(即两种以上不同染色体核型的细胞克隆),称为局限性胎盘染色体嵌合体(confined placental mosaicism,CPM)。CPM中最常见的染色体核型异常位于16号染色体上,其他染色体如2、3、7、9、12、13、15及18号染色体也可发生。FISH检测需运用特定染色体探针,CPM发生时异常染色体的多样性导致FISH方法很难准确、有效和全面地检测胎盘组织细胞相关染色体数目异常。近些年来随着分子生物学技术的发展,染色体微阵列技术(CMA)可以用来对死胎组织进行遗传学的检测,该技术不需要进行细胞培养,成功率高,不仅可检测出染色体数目异常,而且可以对全基因组(染色体拷贝的微缺失/微重复)进行检测,可以帮助临床进一步深入研究死胎的病因学。

2. 多胎妊娠中一胎死亡的预后 双胎妊娠时,过去多主张及时终止妊娠。主要依据是:①死胎发生时,组织凝血活酶释放导致DIC危及另一胎儿和母体。②存活胎儿的多个器官因血栓形成或低灌注而增加死亡风险。不过,近年研究显示,双胎之一死亡很少影响母体的凝血功能,因为胎儿死后胎盘血管闭塞,胎盘表面大量纤维素沉积,可阻止凝血活酶释放。如果死亡胎儿的原因在活胎儿上不存在时,孕周尚小、不成熟的胎儿是可以期待治疗的。通过严密监测母亲凝血功能,全面系统评价胎儿状况,经促胎儿肺成熟治疗后,适时终止妊娠。期待治疗可降低存活胎的死亡与病残率。患肝内胆汁淤积症(ICP)的孕妇双胎中一胎死亡后,应立即终止妊娠,且宜急诊剖宫产处理,这是因为ICP孕妇发生连续性胎儿猝死的几率较高。双胎妊娠中一胎死亡,对存活胎的影响还与是单卵双胎还是双卵双胎有关。单卵双胎一胎死亡后存活胎随之死亡的发生率高于双卵双胎。一般而言,双胎中一胎死亡后,存活胎的早产率、发病率和新生儿死亡率均会上升。特别是单卵双胎一胎死亡后,存活胎可能会发生双侧肾脏皮质坏死、多囊脑软化、胃肠道畸形等严重疾病。因此双胎中一胎死亡后需严密观察孕妇和胎儿情况,综合考虑单卵或双卵、胎儿体重、肺成熟度、预后、孕妇及家属的态度等再做处理。

3. 死胎后再次妊娠的处理 ①孕前或首次产检详细的内科和产科病史;以前死胎的评价和后处理;复发风险的评估;戒烟;肥胖妇女减肥(妊娠前);如果存在家族遗传性疾病进行遗传咨询;糖尿病筛查;血栓形成倾向的检查:抗磷脂抗体。②孕早期:预约超声检查;前三个月检查:妊娠相关蛋白A,绒毛膜促性腺激素,颈项透明层测定(NT)。③妊娠中期:妊娠18~22周B超筛查胎儿解剖有无异常,母血甲胎蛋白筛查;情感支持和反复安慰。④孕晚期:妊娠28周后B超检查筛查胎儿有无胎儿生长受限;妊娠28周开始胎动计数;妊娠32周开始进行胎儿监护,或前次死胎发生孕周前1~2周进行胎儿监护。⑤分娩:妊娠39周选择性引产。

参考文献

1. Lawn JE,Gravett MG,Nunes TM,et al. Global report on preterm birth and stillbirth (1 of 7):definitions,description of the burden and opportunities to improve data. BMC Pregnancy and Childbirth,2010,10(Suppl 1):S1

2. Gravett MG,Rubens CE,Nunes TM. Global report on preterm birth and stillbirth (2 of 7):discovery science. BMC Pregnancy and Childbirth,2010,10(Suppl 1):S2

3. Victora CG,Rubens CE. Global report on preterm birth and stillbirth (4 of 7):delivery of interventions. BMC Pregnancy and Childbirth,2010,10(Suppl 1):S4

4. ACOG Practice Bulletin. Management of stillbirth. Obstet Gynecol,2009,113:748-761

(段　涛)

第十一章　胎儿发育异常

第一节　巨大胎儿

关键点

1. 巨大胎儿常见高危因素有糖尿病、母亲肥胖、母亲出生体重＞4000g、经产妇、过期妊娠、高龄孕妇、男胎、上胎巨大胎儿等。

2. 巨大胎儿孕妇产程异常、手术产、软产道裂伤、产后出血、感染增加;新生儿产伤增加,新生儿窒息、死亡率均增加;后代糖尿病、肥胖、代谢综合征、心血管疾病的几率增加。

3. 有巨大胎儿高危因素的孕妇孕期给予营养指导,适当运动,控制血糖;根据孕妇骨盆情况、血糖、胎儿大小等综合考虑,决定分娩方式。

4. 肩难产是产科急症,可以导致严重的母婴损伤,助产人员要加强培训演练,熟练掌握肩难产的相关知识和操作手法,尽量减少母婴并发症。

巨大胎儿(fetal macrosomia)是指胎儿生长超过了某一特定阈值,国内外尚无统一的阈值标准,在发达国家,最常用的阈值为4000g、4500g或4536g(即10磅)。美国妇产科医师学会采用新生儿出生体重≥4500g的标准,我国以≥4000g为巨大胎儿。近些年,巨大胎儿的出生率呈现先增高、后逐渐下降的趋势。上海市普陀区1989年巨大胎儿的发生率为5.05%,1999年增加到8.62%。由于糖尿病的筛查和治疗的规范化,孕前和孕期的营养指导,以及孕妇阴道分娩的意愿增强,复旦大学附属妇产科医院2015年巨大胎儿发生率为5.15%。美国≥4000g胎儿发生率从1990年的10.9%降至2010的7.6%。巨大胎儿导致母亲产程异常、手术产、严重产道损伤、产后出血增加,新生儿肩难产、窒息、臂丛神经损伤、骨折增加。

【高危因素】

巨大胎儿是多种因素综合作用的结果,很难用单一的因素解释。临床资料表明仅有40%的巨大胎儿存在高危因素,其他60%的巨大胎儿并无明显的高危因素存在。巨大胎儿常见的因素有:糖尿病、父母肥胖(尤其是母亲肥胖)、母亲出生体重＞4000g、经产妇、过期妊娠、高龄孕妇、男胎、上胎巨大胎儿、种族(西班牙裔和非裔美国人)、环境或基因异常等。不同因素的长期影响后果是不同的。

1. **孕妇糖尿病**　包括妊娠合并糖尿病和妊娠期糖尿病。如血糖未控制,巨大胎儿的发生率均明显升高。在胎盘功能正常的情况下,孕妇血糖升高,通过胎盘进入胎儿血循环,使胎儿的血糖浓度升高,刺激胎儿胰岛B细胞增生,导致胎儿胰岛素分泌反应性升高、胎儿高血糖和高胰岛素血症,促进氨基酸的摄取、蛋白合成并抑制脂肪分解,使胎儿脂肪堆积,脏器增大,体重增加,导致巨大胎儿发生。胎盘转运及代谢功能改变也是造成巨大胎儿的可能原因,糖尿病孕妇可能通过胎儿胰岛素样生长因子-1系统影响宫内胎儿生长代谢,导致巨大胎儿的发生。糖尿病孕妇如果血糖未很好控制,巨大胎儿的发病率可达25%～40%,而正常孕妇中巨大胎儿的发生率仅为5%。但是,当糖尿病White分级在B级以上时,由于胎盘血管的硬化,胎盘功能降低,反而使胎儿生长受限的发生率升高。此外,糖尿病孕妇过分控制饮食导致营养摄入不足,也可导致胎儿生长受限。

2. **孕前肥胖及孕期体重增加过快**　当孕前体质指数＞30kg/m²、孕期营养过剩、孕期体重增加过快时,巨大胎儿发生率均明显升高。Johnson等对588例体重＞113.4kg(250磅)及588例体重＜90.7kg(200磅)妇女的妊娠并发症比较,发现前者的妊娠期糖尿病、巨大胎儿以及肩难产的发病率分别为10%、24%和5%,明显高于后者的0.7%、7%和0.6%。当孕妇体重＞136kg(300磅)时,巨大胎儿的发生率高达30%。可见孕妇肥胖与妊娠期糖尿病、巨大胎儿和肩难产等均有密切的相关性。这可能与能量摄入大于能量消耗导致孕妇和胎儿内分泌代谢平衡失调有关。母体肥胖对巨大胎儿发生率的影响可能高过母体糖尿病。

3. 经产妇　胎儿体重随分娩次数增加而增加,妊娠 5 次以上者胎儿平均体重比第一胎增加 80～120g。

4. 过期妊娠　孕晚期是胎儿生长发育最快时期,过期妊娠而胎盘功能正常者,子宫胎盘血供良好,持续供给胎儿营养物质和氧气,胎儿不断生长,以致孕期越长,胎儿体重越大,过期妊娠巨大胎儿的发生率是足月儿的 3～7 倍,肩难产的发生率比足月儿增加 2 倍。

5. 孕妇年龄　高龄孕妇并发肥胖和糖尿病的机会增多,因此分娩巨大胎儿的可能性增大。

6. 巨大胎儿分娩史　曾经分娩过超过 4000g 新生儿的妇女与无此既往史的妇女相比,再次分娩巨大胎儿的几率增加 5～10 倍。

7. 遗传因素　包括胎儿性别、种族及民族等。在所有有关巨大胎儿的资料中都有男性胎儿巨大胎儿发生率增加的报道,通常占 70%。在妊娠晚期,同一孕周男性胎儿的体重比相应的女性胎儿重 150g。身材高大的父母其子女为巨大胎儿的发生率高。不同种族、不同民族巨大胎儿的发生率各不相同:Rodrigues 等报道排除其他因素的影响,原为加拿大民族的巨大胎儿发生率明显高于加拿大籍的其他民族人群的发生率。Stotland 等报道美国白种人巨大胎儿发生率为 16%,而非白色人种(包括黑色人种、西班牙裔和亚裔)为 11%。

8. 环境因素　高原地区由于空气中氧分压低,巨大胎儿的发生率较平原地区低。

9. 罕见综合征　当巨大胎儿合并结构异常时,如羊水过多、巨大胎盘、巨舌症等,应考虑胎儿是否存在与生长过快相关的某种罕见综合征,如:Pallister-Killian 综合征、Beckwith-Wiedemann 综合征、Sotos 综合征、Perlman 综合征、Simpson-Golabi-Behmel 综合征(SGBS)等。遗传学的相关检查有助于诊断。

【对母儿的影响】

1. 对母体的影响　Stotland 等报道新生儿体重＞3500g 母体并发症开始增加,且随出生体重增加而增加,在新生儿体重 4000g 时肩难产和剖宫产率明显增加,4500g 时再次增加。其他并发症增加缓慢而平稳(表 11-1-1)。

表 11-1-1　1998～2012 年 Parkland 医院母婴并发症和胎儿出生体重的关系

母婴并发症(%)	＜4000g	4000～4499g	4500～4999g	≥5000g	P
剖宫产	25	30	42	60	＜0.001
计划性	7	8	11	17	＜0.001
难产	4	8	12	12	＜0.001
肩难产	0	3	7	15	＜0.001
Ⅲ/Ⅳ会阴裂伤	4	5	7	10	＜0.001
引产	13	14	15	10	＜0.001
第二产程延长	4	5	5	4	＜0.001
绒毛膜羊膜炎	7	10	10	9	＜0.001
pH＜7	0.5	0.6	0.7	1.1	0.039
5 分钟 Apgar 评分＜7 分	1	0.5	0.8	2.7	＜0.001
新生儿重症监护	2.2	0.7	1.3	2.4	＜0.001
锁骨骨折	1	3.5	4.4	4.3	＜0.001
机械通气	1.2	0.3	0.4	2.4	＜0.001
低血糖	0.2	0.5	1.1	3.2	＜0.001
高胆红素	3	1.7	2.6	3.2	＜0.001
臂丛神经损伤	0.2	1.3	2.6	5.9	＜0.001
新生儿死亡	0.2	0	0.1	0.3	＜0.001

［引自:坎宁安.威廉姆斯产科学(英文影印版).第 24 版.北京大学医学出版社,2015:88］

(1) 产程延长或停滞:由于巨大胎儿的胎头较大,头盆不称的发生率增加。临产后胎头始终不入盆,若胎头搁置在骨盆入口平面以上,称为跨耻征阳性,表现为第一产程延长。胎头即使入盆,亦可发生胎头下降受阻,导致活跃期延长、停滞或第二产程延长。产程延长易导致继发性宫缩乏力;同时巨大胎儿的子宫容积较大,子宫肌纤维的张力较高,肌纤维的过度牵拉,易发生原发性宫缩乏力;宫缩乏力反过来又导致胎位异常、产程延长。巨大胎儿双肩径大于双顶径,尤其是糖尿病孕妇的胎儿,若经阴道分娩,易发生肩难产。

（2）手术产发生率增加:巨大胎儿头盆不称的发生率增加,容易产程异常,因此阴道助产、剖宫产均几率增加。

（3）软产道损伤:由于胎儿大,胎儿通过软产道时可造成宫颈、阴道、Ⅲ或Ⅳ度会阴裂伤,严重者可裂至阴道穹窿、子宫下段甚至盆壁,形成腹膜后血肿或阔韧带内血肿。如果梗阻性难产未及时发现和处理,可以导致子宫破裂。

（4）产后出血和感染:巨大胎儿子宫肌纤维过度牵拉,易发生产后宫缩乏力,或因软产道损伤引起产后出血,甚至出血性休克。上述各种因素造成产褥感染率增加。

（5）生殖道瘘:由于产程延长甚至停滞,胎头长时间压迫阴道壁、膀胱、尿道和直肠,导致局部组织缺血坏死形成尿瘘或粪瘘;或因阴道手术助产直接导致损伤。

（6）盆腔器官脱垂:因分娩时盆底组织过度伸长或裂伤,产后可发生子宫脱垂或阴道前后壁膨出。

2. 对新生儿的影响

（1）新生儿产伤:随着体重的增加,巨大胎儿肩难产发生率增高,新生儿产伤发生率增加。如臂丛神经损伤及麻痹、颅内出血、锁骨骨折、胸锁乳突肌血肿等。超过 10% 的肩难产会发生永久性的臂丛神经损伤。

（2）胎儿窘迫、新生儿窒息:胎头娩出后胎肩以下部分嵌顿在阴道内,脐带受压,导致胎儿窘迫、新生儿窒息。脑瘫、高胆红素血症、红细胞增多症、低血糖、新生儿死亡率均增加。

（3）对后代的远期影响:后代发展为糖耐量受损、肥胖、血脂异常、代谢综合征、心血管疾病的几率增加。

【诊断】

目前尚无方法能准确预测胎儿体重,临床上通过病史、临床表现、超声检查等综合评估,做出初步判断,出生后才能确诊。

1. 病史　多存在高危因素,如孕妇糖尿病、肥胖、巨大胎儿分娩史、过期妊娠或产次较多的经产妇。

2. 临床表现　孕期体重增加过快,在妊娠后期出现呼吸困难,腹部沉重及两胁胀痛等症状。腹部检查:视诊腹部明显膨隆,宫高>35cm。触诊胎体大,先露部高浮,跨耻征阳性,听诊胎心正常但位置较高,当子宫高加腹围≥140cm 时,巨大胎儿的可能性较大。

3. B型超声检查　超声测量胎儿双顶径、头围、腹围、股骨长等各项指标,监测胎儿的生长发育情况,并将这些参数代入公式计算,估计胎儿体重（estimated fetal weight, EFW）,但对于巨大胎儿的预测有一定难度。当胎头双顶径≥100mm,股骨长≥75mm,腹围≥350mm,应考虑巨大胎儿的可能性。

【处理】

1. 妊娠期　检查发现胎儿大或既往分娩巨大胎儿者,应检查孕妇有无糖尿病。不管是否存在妊娠期糖尿病,有巨大胎儿高危因素的孕妇在孕早期进行营养咨询,合理调节膳食结构,同时适当的运动可以降低巨大胎儿的发生率。糖尿病孕妇,应监测血糖,必要时予胰岛素控制血糖。

2. 分娩期　根据宫高、腹围、超声结果,预测胎儿体重,并结合孕妇的身高、骨盆情况决定分娩方式。

（1）剖宫产:估计非糖尿病孕妇胎儿体重≥4500g,糖尿病孕妇胎儿体重≥4000g,即使骨盆正常,为防止母儿产时损伤应建议剖宫产终止妊娠。

（2）阴道试产:不宜试产过久。若产程延长,估计胎儿体重>4000g,胎头下降停滞也应剖宫产。若胎头双顶径已达坐骨棘下 3cm,宫口已开全者,做好产钳助产准备,同时做好处理肩难产的准备工作。分娩后应行宫颈及阴道检查,了解有无软产道损伤,并预防产后出血和感染。

（3）是否预防性引产:非糖尿病孕妇,预防性引产并没有降低剖宫产率、肩难产的发生率,也没有改善新生儿的预后,而引产失败反而增加了剖宫产率。因此,不建议在产程自然发动前进行干预引产。糖尿病孕妇,如血糖控制好者,妊娠 40 周前,引产或剖宫产;血糖控制不佳者,妊娠 38 周终止妊娠。但也有文献报道:无论是否妊娠期糖尿病,估计体重大于相应胎龄的第 95 百分位数的胎儿,在孕 37～38^{+6} 周引产,肩难产及其相关的并发症明显降低（RR: 0.32）。

（4）新生儿处理:新生儿应预防低血糖发生,生后 30 分钟监测血糖,生后 1～2 小时开始喂糖水,及早开奶,必要时静脉输入葡萄糖。积极治疗高胆红素血症,多选用蓝光治疗。新生儿易发生低钙血症,用 10% 葡萄糖酸钙 1ml/kg 加入葡萄糖液中静脉滴注补充钙剂。

附:肩难产

胎儿在胎头娩出后,前肩被嵌顿在耻骨联合上方或者后肩嵌顿于骶骨岬,用常规的助产方法不能娩出胎肩,还需要其他操作方法娩出胎肩,称为肩难产（shoulder dystocia）。肩难产可以导致严重的母胎损伤,是产科非常紧急的并发症。肩难产缺乏客观的指标,目前没有达成共识的肩难产定义。Spong 等提出通过记录胎头娩出到整个胎儿娩出之间的时间来诊断肩难产。在正常情况下,从胎头娩出到胎体娩出的平均时间为 24 秒;肩难产的情况下,平均时间为 79 秒,该学者建议当胎头娩出后 60 秒内胎儿尚未完全娩出,诊断为肩难产。而有的学者认为无论时间长短,只要通过其他操作帮助娩出胎肩,即可诊断为肩难产。由于定义的不同,肩难产的发生率为 0.2%～3%。

2

【病因】

1. **巨大胎儿** 肩难产的发生率随胎儿体重的增加而逐渐上升,尤其是糖尿病孕妇和高龄孕妇的巨大胎儿。糖尿病孕妇的胎儿的脂肪大量堆积于肩部和躯干,使得胎儿胸/头和肩/头径线比增加,这些胎儿更易发生肩难产,其发生率是非糖尿病孕妇巨大胎儿的 2～4 倍。约 50% 的肩难产发生于出生体重低于 4000g 的婴儿。当出生体重 ≥4500g 时,肩难产的并发症和死亡率显著增加。

2. **B超测定** 当胎儿胸径-双顶径 ≥1.4cm、胸围-头围 ≥6cm、肩围-头围 ≥4.8cm,或腹径-双顶径 ≥2.6cm 时,约 30% 发生肩难产。

3. **胎儿畸形** 联体双胎、胎儿颈部肿瘤、胎儿水肿。

4. **骨盆异常** 扁平骨盆、骨盆倾斜度过大、耻骨弓位置过低。此时,体重 <3000g 的胎儿,也有可能发生肩难产。

5. **既往有肩难产病史** 文献报道,肩难产在随后妊娠中的复发率为 1%～25%,是无肩难产病史孕妇的 10 倍。但许多既往发生过肩难产的孕妇再次妊娠时选择了剖宫产终止妊娠,因此,真实的复发风险可能比文献报道要高。

6. **过期妊娠** 可能与出生体重随着孕龄的延长而增加有关。

7. **产程异常** 产程的延长或停滞与胎儿偏大、头盆不称有关。急产往往由于胎头下降过快,胎肩来不及缩拢而直接嵌顿于耻骨联合上方导致肩难产。

8. **阴道手术助产。**

【对母儿的影响】

肩难产发生时,胎儿前肩嵌顿,血流受阻,此时胎头虽已娩出,但因胎儿胸廓受产道挤压,不能建立呼吸,导致胎儿宫内缺氧;若助产失败,胎肩不能及时娩出,易导致母儿严重损伤。肩难产对胎儿的危害超过对母亲的危害。

1. **对母体的影响** 产妇因宫缩乏力、产道严重损伤导致产后出血、产褥感染。严重软产道损伤包括会阴Ⅲ度和Ⅳ度裂伤、宫颈裂伤,甚至子宫破裂。产程时间过长还可导致膀胱麻痹、尿潴留、尿瘘、粪瘘等严重并发症。

2. **对胎儿及新生儿的影响** 约 11% 的肩难产并发严重的胎儿损伤。肩难产处理不及时或失败,可造成胎儿窘迫、新生儿窒息、臂丛神经损伤、肱骨骨折、锁骨骨折、颅内出血、缺血缺氧性脑病、肺炎、神经系统异常,甚至死亡。臂丛神经损伤(通常称为 Erb 麻痹)是最严重的新生儿并发症之一,在肩难产中的发生率为 2%～16%,大多数病例可以恢复,但仍有约 10% 将发生永久性神经损伤。值得注意的是:有极少部分的臂丛神经损伤没有高危因素,可发生在没有并发症的剖宫产术中。

【诊断】

巨大胎儿如有第二产程延长,肩难产的发生率明显上升,可作为肩难产的预示信号。

当较大胎头娩出后,不能顺利完成复位、外旋转,胎颈回缩,胎儿面部和颏部娩出困难,胎儿颏部紧压会阴(通常称为"乌龟征"),胎肩娩出受阻,排除胎儿畸形,即可考虑肩难产。

【处理】

所有助产人员都必须平时进行培训和演练,一旦发生肩难产,能迅速识别、熟练掌握肩难产的抢救步骤和人员的配合。肩难产发生时多无思想准备,必须镇定,一方面,要尽量缩短胎头娩出到胎肩娩出的时间,如在 5 分钟内解除肩难产,胎儿缺血缺氧性损伤的发生率低;另一方面,要减少因粗暴操作而引起的母亲和胎儿的损伤。常采取以下步骤:

1. **一般处理** 一旦发生肩难产,应立即发出紧急求援信号,请上级医师、麻醉医师、新生儿科医师到场协助抢救,迅速处置,以减少新生儿窒息和产伤。鼓励产妇深呼吸,停止腹压和按压子宫,腹部的压力使胎儿前肩不断撞击坚硬的耻骨,导致胎儿和产妇的损伤风险增大。牵引时,忌用暴力。若膀胱充盈,立刻导尿。双侧阴部充分的神经阻滞麻醉,行较大的会阴侧切术;但也有文献报道,较大的会阴切开术并没有减少胎儿臂丛神经的损伤。

2. **屈大腿法(McRobert 法)** 两名救助者分别站在孕妇的两侧,协助孕妇双腿极度屈曲,贴近腹部,头部抬高,下颌贴近胸部,双手抱膝减少骨盆倾斜度,使腰骶部前凸变直,骶骨位置相对后移,骶尾关节增宽,嵌顿耻骨联合上方的前肩自然松解,同时适当力量向下牵引胎头而娩出胎儿前肩。这是处理肩难产的首选方法,也是唯一必须实施的处理方法(图 11-1-1)。

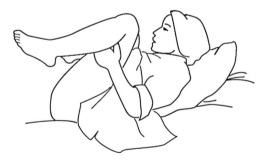

图 11-1-1 屈大腿法

3. **压前肩法(suprapubic pressure)** 在屈大腿的基础上,助手在产妇耻骨联合上方触到胎儿前肩部位并向后下加压,使胎儿双肩周径轻度缩小;同时助产者向下牵引胎头,两者相互配合持续加压与牵引,有助于嵌顿的前肩娩出。注意不要用暴力,操作时间 30～60 秒。屈大腿法和压前肩法联合使用,可以增加肩难产处置的成功率,有效率达 90%(图 11-1-2)。

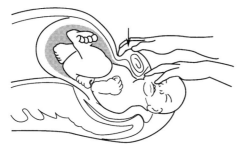

图 11-1-2　压前肩法

4. **旋肩法(Wood 法)**　当后肩入盆时助产者以示指和中指伸入阴道,紧贴胎儿后肩的胸侧,将后肩向侧上方旋转,助手协助将胎头同向旋转,当后肩旋转至前肩的位置时娩出。操作时,胎背在母体右侧用右手,胎背在母体左侧用左手。但该方法使肩关节外展,肩径增加。Rubin 等建议在旋肩时将手指放在后肩的背侧或前肩的背侧这样可使肩径缩小,该方法称为 Rubin 手法,或反 Wood 手法,临床上常选择后者(图 11-1-3)。

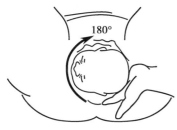

图 11-1-3　旋肩法

5. **牵引后臂娩后肩法**　助产者的手顺着骶骨进入阴道,明确胎背朝向,胎背在母体右侧用右手,胎背在母体左侧用左手,握住胎儿后上肢,保持胎儿肘部屈曲的同时,上抬肘关节,沿胎儿胸前轻轻滑过,然后抓住胎儿手,以洗脸样动作沿面部侧面滑过,伸展后臂,娩出胎儿的后肩及后上肢。再将胎肩旋至骨盆斜径上,牵引胎头,使前肩入盆后即可娩出胎儿。当阴道过紧手无法进入或者胎儿手臂伸直无法触及胎儿肘关节和胎手,此操作较为困难。当上肢嵌顿于骨盆时,从阴道内牵引较困难,可造成肱骨骨折。因此,动作一定要轻柔忌用暴力,并注意保护会阴,防止撕裂(图 11-1-4)。

6. **四肢着地法(Gaskin all-four maneuver)**　1976 年 Gaskin 首先介绍该方法。改变产妇的体位,帮助产妇的双手和双膝着地(不同于胸膝位),胎儿重力的作用使胎儿的前肩解除嵌顿;改变孕妇体位的过程中,胎儿的体位亦发生改变,相当于内倒转;手膝体位扩大了骨盆的径线。当

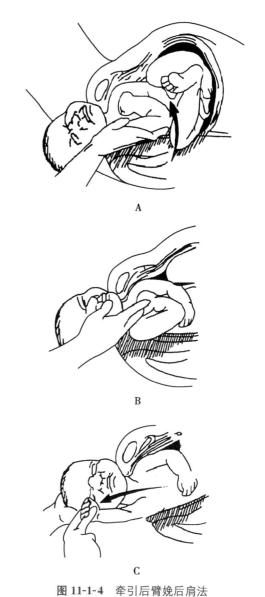

图 11-1-4　牵引后臂娩后肩法

A. 术者手沿胎儿后肱骨进入阴道,握住后肱骨,保持胎儿手臂肘关节屈曲,使其划过胸部;B. 握住胎儿手,沿脸部一侧将胎儿手臂伸展;C. 将胎儿后臂从阴道娩出

McRobert、压前肩法和 Wood 法均失败后可考虑选择该法,在此四肢着地体位的基础上可以进行上述的各种阴道内操作(图 11-1-5)。

7. **断锁骨法**　以上手法均失败后,方可考虑剪断或用指头勾断胎儿锁骨,断端远离肺尖,防损伤胎肺,娩出胎儿后缝合软组织,锁骨固定后能自愈。该法臂丛神经损伤的风险明显增加。

8. **Zavanelli 方法**　该方法由 Zavanelli 提出,1985 年 Sandberg 重做介绍,但学者们对此评价不一。将胎头回复成枕前位或枕后位,然后缓缓纳入阴道,并行剖宫产。在回纳的过程中需要应用宫缩抑制剂、吸氧。此时产妇子宫破裂、阴道严重裂伤、胎儿窘迫甚至死亡的风险明显增加,臂丛神经的损伤风险并没有降低。

9. **耻骨联合切开术**　在上述方法都失败的情况下,为

2

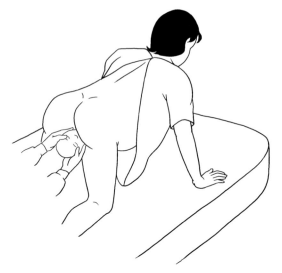

图 11-1-5 四肢着地法

了抢救胎儿的生命选择耻骨联合切开术,解除胎儿前肩嵌顿,胎肩进入骨盆并经阴道娩出。该法对母体的损伤极大,国内未有报道应用。

10. **产后处理** 积极处理产后出血和严重的软产道裂伤,预防感染。新生儿复苏后,认真进行新生儿检查,及时识别臂丛神经损伤、锁骨骨折、肱骨骨折、气胸、缺血缺氧性脑损伤,及早治疗。加强与产妇及其家属的沟通,告知母婴的近期和远期并发症。详细记录肩难产发生时间、处置的步骤和时间,面对可能发生的医疗诉讼。

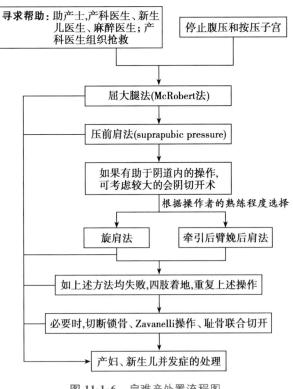

图 11-1-6 肩难产处置流程图

【预测和预防】

由于肩难产对母婴危害大,故预测和预防极为重要。肩难产的高危因素明确,但肩难产预测仍是比较困难,绝大部分的肩难产不能被预测和阻止。尽管如此,临床上仍应重视下述情况:

1. 降低巨大胎儿发生率 对于有高危因素的孕妇,孕前或者孕早期开始营养指导,减少孕妇肥胖和体重过度增加;高危孕妇尽早 OGTT 检查,加强孕期血糖监测,及早发现糖尿病合并妊娠或妊娠期糖尿病,通过合理饮食、运动、必要时加用胰岛素,使孕期血糖控制在正常范围,降低巨大胎儿发生率。

2. 临产前应根据宫高、腹围、先露高低、腹壁脂肪厚薄、超声等尽可能准确推算胎儿体重。估计非糖尿病孕妇胎儿体重≥4500g,糖尿病孕妇胎儿体重≥4000g,骨盆测量为中等大小,发生肩难产的可能性大,应建议行剖宫产结束分娩。对于非糖尿病孕妇,不推荐选择性的引产或提前剖宫产终止妊娠。糖尿病孕妇,在近预产期引产或选择性剖宫产可以降低肩难产的发生率。

3. 对于既往发生过肩难产的孕妇,如果没有严重的母婴损伤,胎儿体重适中、无明显相对头盆不称、有再次分娩意愿,在经过充分评估后,可阴道试产。

4. B超准确测量胎头双顶径、胸径及双肩径。胎儿胸径-双顶径>1.4cm 者有发生肩难产的可能。B 型超声检查还应注意胎儿有无畸形,如联体双胎,胎儿颈部有无肿瘤、胎儿水肿等。

5. 凡产程延长,尤其是活跃期及第二产程延长者,应重新估计胎儿体重,警惕发生肩难产,必要时行剖宫产。

6. 骨盆狭窄、扁平骨盆应警惕肩难产的发生,适时剖宫产终止妊娠。骨盆倾斜度过大及耻骨弓过低的高危产妇,分娩时应让其采用屈曲大腿或垫高臀部的姿势,以预防肩难产的发生。

7. 常规助产时胎头娩出后,切勿急于协助进行复位和外旋转,应让胎头自然复位及外旋转,防止人工干预转错方向。并继续指导产妇屏气,使胎肩同时自然下降。当胎头完成外旋转后,胎儿双肩径应与骨盆出口前后径相一致,等待下一次宫缩,轻轻按压胎头协助胎儿前肩娩出,后肩进入骶凹处,顺利娩出双肩。

【临床特殊情况的思考和建议】

如何准确估计胎儿体重?

孕期准确估计胎儿体重,对孕妇营养指导,预防巨大儿和肩难产,非常重要。产前预测胎儿体重,筛选巨大胎儿特别是≥4500g 胎儿,对选择分娩方式和指导产程处理至关重要。但迄今为止,尚无在宫内准确估计胎儿体重的方法。大多数巨大胎儿在出生后诊断。常用的预测胎儿体重的方法为临床评估和超声测量。

1. **临床评估**　临床上可通过四步触诊手法触诊胎儿、测量宫底高度(从耻骨联合上方至子宫底最高点的距离)估计胎儿体重。影响评估准确性的因素包括孕妇体型、腹壁脂肪的厚度、胎位、羊水量,最重要的是检查者的经验。该方法对预测巨大胎儿的敏感性和阳性预测值均较低(表11-1-2)。但对过期妊娠和糖尿病妊娠等巨大胎儿高发人群,临床评估准确率较高。

表 11-1-2　巨大胎儿评估方法

方　　法	敏感性(%)	特异性(%)	阳性预测值(%)	阴性预测值(%)
经产妇,既往分娩>4000g胎儿	56	94	77	86
临产医生估重胎儿>4000g	10～43	99.0～99.8	28～53	
超声预测				
腹围				
>4000g	77	75	91	50
>4500g	89	94	93	89
腹围连续监测	84	94	93	89
股骨长+腹围	63		68	
腹围+双顶径	65	90		
双顶径+腹围+股骨长				
>4000g	71	92	55	96
>4500g	22～44	99	30～44	97～99
母体参数调整后的双顶径+腹围+股骨长	86	95		
腹壁厚度>11mm	70	96	<50	

2. **超声测量**　超声检查并非高度准确,但仍是最有价值的预测方法,前提是各项生物指标要测量准确。文献报道的超声预测胎儿体重的生物指标很多,比较常用的径线为胎儿双顶径(biparietal diameter,BPD)、头围(head circumference,HC)、腹围(abdominal circumference,AC)和股骨长(femur length,FL)等。

(1) 单项参数估计体重:多数学者认为,在单项参数中以腹围(abdominal circumference,AC)诊断巨大胎儿的准确性最高。因为肝脏的大小可以反映胎儿生长发育的情况,腹围是在经肝脏的平面上测量的。预测巨大胎儿常用的阈值为AC 35～38cm。在孕晚期由于BPD增长缓慢,且受胎头变形影响,个体差异较大,误差可达1000g,结果很不可靠。

(2) 多项生物学参数联合估计体重:更为准确。最常组合应用的参数是双顶径、头围、腹围和股骨长。最常用的计算公式如下:

Hadlock 等用多项参数得出的公式,对胎儿体重的评估精确性较好,许多超声仪器中都包含了该公式(BPD、HC、AC、FL 的单位为厘米):

$$Log_{10} 出生体重(g) = 1.4787 + 0.001837(BPD)^2 + 0.0458(AC) + 0.158(FL) - 0.003343(AC \times FL)$$

Shephard 等用 BPD 和 AC 预测新生儿出生体重公式:Log_{10} 出生体重(g)$= -1.7492 + 0.166 \times BPD + 0.046 \times AC - 2.646 \times AC \times BPD/1000$。该方法预测精度较差。

根据预产期、孕妇的体重、身高和是否合并糖尿病来调整 EFW,预测具有更好的敏感性和特异性,尤其是在预测巨大胎儿方面(表11-1-2)。

(3) 其他超声指标:胎儿皮下脂肪的厚度对胎儿体重变化的影响是显著的,占出生体重变异量的46%。当胎儿生长加速或减慢时,脂肪组织易发生变化,此时,即使生物学指标相似的胎儿,出生体重的差异也可能非常明显。比如,血糖控制不佳的糖尿病孕妇,胎儿皮下贮存大量脂肪,巨大胎儿的几率增高。超声已开始评估胎儿皮下脂肪,以更好地评估正常和异常胎儿生长情况。

(4) 查阅有关参考书的体重估计表。

临床预测巨大胎儿要根据临床病史、腹部检查、宫底高度、腹围和超声测量的胎儿径线,综合分析,结合临床经验诊断巨大胎儿。相对于仅用任意单一方法,将上述方法联合应用,可能更有助于预测巨大胎儿。还应加强对产科工作者预测能力的培训,预测肩难产风险,不断总结经验,减少估计误差,以提高诊断符合率。

参考文献

1. Cox Bauer CM, Bernhard KA, Greer D M, et al. Maternal and neonatal outcomes in obese women who lose weight during pregnancy. J Perinatol, 2016, 36(4): 278-283

2. Vora N, Bianchi DW. Genetic considerations in the prenatal diagnosis of overgrowth syndromes. Prenat Diagn, 2009, 29(10): 923-929

3. Magini P, Palombo F, Boito S, et al. Prenatal diagnosis of Simpson-Golabi-Behmel syndrome. Am J Med Genet A, 2016

4. Barakat R, Pelaez M, Cordero Y, et al. Exercise during pregnancy protects against hypertension and macrosomia: randomized clinical trial. Am J Obstet Gynecol, 2016, 214: 649. e1-8

5. Boulvain M, Senat MV, Perrotin F, et al. Induction of labour versus expectant management for large-for-date fetuses: a randomised controlled trial. Lancet, 2015, 385(9987): 2600-2605

6. Zapata-Masias Y, Marqueta B, Gomez Roig MD, et al. Obstetric and perinatal outcomes in women ≥40years of age: associations with fetal growth disorders. Early Hum Dev, 2016, 100: 17-20

7. Nesbitt TS, Gilbert WM, Herrchen B. Shoulder dystocia and associated risk factors with macrosomic infants born in California. Am J Obstet Gynecol, 1998, 179(2): 476-480

8. Mehta SH. Shoulder dystocia and the next delivery: outcomes and management. J Matern Fetal Neonatal Med, 2007, 20(10): 729-733

9. Leung TY, Stuart O, Sahota DS, et al. Head-to-body delivery interval and risk of fetal acidosis and hypoxic ischaemic encephalopathy in shoulder dystocia: a retrospective review. BJOG, 2011, 118(4): 474-479

10. Gurewitsch ED, Donithan M, Stallings SP, et al. Episiotomy versus fetal manipulation in managing severe shoulder dystocia: a comparison of outcomes. Am J Obstet Gynecol, 2004, 191(3): 911-916

11. Gherman RB, Ouzounian JG, Chauhan S. Posterior arm shoulder dystocia alleviated by the Zavanelli maneuver. Am J Perinatol, 2010, 27(9): p. 749-751

12. Palatnik A, Grobman WA, Hellendag MG, et al. Predictors of shoulder dystocia at the time of operative vaginal delivery. Am J Obstet Gynecol, 2016, 215(5): 624 e1-624 e5

13. Horvath K, Koch K, Jeitler K, et al. Effects of treatment in women with gestational diabetes mellitus: systematic review and meta-analysis. BMJ, 2010, 340: c1395

14. Rosati P, Arduini M, Giri C, et al. Ultrasonographic weight estimation in large for gestational age fetuses: a comparison of 17 sonographic formulas and four models algorithms. J Matern Fetal Neonatal Med, 2010, 23(7): 675-680

15. 严英榴, 杨秀雄. 产前超声诊断学. 第2版. 北京: 人民卫生出版社, 2013: 63-70

（张　莺）

第二节　胎儿生长受限

关键点

1. 胎儿生长受限(FGR)是指胎儿体重低于同胎龄应有胎儿体重第10百分位数以下，未达到其应有的生长潜力的胎儿。管理FGR，关键在于区分出病理性生长受限的病人，给予干预，降低发病率和死亡率。

2. FGR的病因包括母体、胎儿和胎盘三方面，应积极寻找病因并对因治疗。

3. FGR胎儿主要的监测手段是超声检查，包括生长超声测量(胎儿腹围、双顶径、头围、股骨)、羊水量及多普勒血流检测(脐动脉、大脑中动脉、静脉导管和脐静脉)。

4. FGR终止妊娠的时机需遵循个体化原则，综合考虑母体因素及胎儿因素(孕周、羊水量、生物物理评分/NST和多普勒血流监测)。FGR不是剖宫产的指征，但可适当放宽剖宫产指征。

小于胎龄儿(small for gestational age, SGA)指超声检查估计体重低于同胎龄应有体重第10百分位数以下。这个定义仅仅描述体重位于正常低限，但不指示病理性生长异常。胎儿生长受限(fetal growth restriction, FGR)是指受某些病理过程的影响，超声估重低于同胎龄应有体重第10百分位数以下，未达到其应有的生长潜力的胎儿。

并不是出生体重低于第10百分位数的婴儿都是病理性生长受限，有些偏小是因为体质因素，仅仅是小个子。多达70%诊断为小于胎龄儿的婴儿，如果排除如母体的种族、孕产次及身高等影响出生体重的因素，这些婴儿实际上是适于胎龄儿，他们围产期发生并发症和死亡的风险不高。在不同国家出生的胎儿存在不同程度的生长受限，其中发达国家占4%～7%，发展中国家占6%～30%。严重的FGR被定义为胎儿估计体重小于第3百分位数，同时伴有多普勒血流的异常(定义为脐动脉搏动指数大于第95百分位数，舒张末期血流缺失或反流)，这些胎儿的围产期并发症和死亡率明显增加，是不良结局的一个较强且一致的预测因素。

【病因】

胎儿生长受限的病因迄今尚未完全阐明。约有40%发生于正常妊娠，30%～40%发生于母体有各种妊娠并发症或合并症者，10%由于多胎妊娠，10%由于胎儿感染或畸形。下列各因素可能与胎儿生长受限的发生有关。

1. 母体因素

(1) 妊娠并发症和合并症：妊娠期高血压疾病、慢性肾炎、糖尿病血管病变的孕妇由于子宫胎盘灌注不够易引起胎儿生长受限。自身免疫性疾病、发绀型心脏病、严重遗传型贫血、严重肺部疾病等均可引起 FGR。

（2）遗传因素：胎儿出生体重差异，40％来自父母的遗传基因，又以母亲的影响较大，如孕妇身高、孕前体重、妊娠时年龄以及孕产次等。

（3）营养不良：孕妇偏食、妊娠剧吐以及摄入蛋白质、维生素、微量元素和热量不足的，容易产生小样儿，胎儿出生体重与母体血糖水平呈正相关。

（4）药物暴露和滥用：苯妥因钠、丙戊酸、华法林、吸烟、酒精、可卡因、毒品等均与 FGR 相关。某些降压药由于降低动脉压，降低子宫胎盘的血流量，也影响胎儿宫内生长。

（5）母体低氧血症：如长期处于高海拔地区。

2. 胎儿因素

（1）染色体异常：21-三体综合征、18-三体综合征或 13-三体综合征、Turner 综合征、猫叫综合征、染色体缺失、单亲二倍体等常伴发 FGR。超声没有发现明显畸形的 FGR 胎儿中，近 20％可发现核型异常，当生长受限和胎儿畸形同时存在时，染色体异常的几率明显增加。21-三体综合征胎儿生长受限一般是轻度的，18-三体综合征胎儿常有明显的生长受限。

（2）胎儿结构畸形：如先天性成骨不全和各类软骨营养障碍、无脑儿、脐膨出、腹裂、膈疝、肾发育不良、心脏畸形等可伴发 FGR，严重结构畸形的婴儿有 1/4 伴随生长受限，畸形越严重，婴儿越可能是小于胎龄儿。许多遗传性综合征也与 FGR 有关。

（3）胎儿感染：在胎儿生长受限病例中，多达 10％的人发生病毒、细菌、原虫和螺旋体感染。常见宫内感染包括风疹病毒、单纯疱疹病毒、巨细胞病毒、弓形虫、梅毒螺旋体及艾滋病病毒。

（4）多胎妊娠：与正常单胎相比，双胎或多胎妊娠更容易发生其中一个或多个胎儿生长受限。

3. 胎盘脐带因素　单脐动脉、帆状胎盘、轮廓状胎盘、副叶胎盘、小胎盘、胎盘嵌合体等是 FGR 的高危因素。此外，慢性部分胎盘早剥、广泛性梗死或绒毛膜血管瘤均可造成胎儿生长受限。

【临床表现及分类】

1. 正常的胎儿生长　正常的胎儿生长反映了胎儿遗传生长潜能与胎儿、胎盘和母体健康调节的相互作用。胎儿生长过程包含 3 个连续且有些许重叠的阶段。第 1 个阶段是细胞增生阶段，包括了妊娠的前 16 周。第 2 个阶段被认为是细胞增生和增大并存的阶段，发生在妊娠第 16～32 周，涉及细胞大小和数量的增加。第 3 个也是最后一个阶段，被称为细胞增大阶段，发生在妊娠第 32 周至足月期间，且特征为细胞大小迅速增加。

2. 异常的胎儿生长　上述的正常生长模式形成 FGR 临床分类的基础：

（1）均称型 FGR 占生长受限胎儿的 20％～30％，是指由于早期胎儿细胞增生的总体受损而导致所有胎儿器官成比例减小的一种生长模式。

（2）非均称型 FGR 特征是腹部尺寸（例如，肝脏体积和皮下脂肪组织）比头围减小得相对较多，占 FGR 人群剩余的 70％～80％。认为非均称型胎儿生长是由胎儿适应有害环境的能力所致，即减少非重要胎儿器官（例如，腹部脏器、肺、皮肤和肾脏）血供为代价重新分配血流优先供应重要的器官（例如，脑、心脏、胎盘）。

在美国妇产科学会（ACOG）2012 年修订的关于 FGR 的指南中，没有进行匀称型 FGR 和非匀称型 FGR 的比较，因为这两者的差别对于病因和预后的重要性还不清楚。

【诊断及孕期监测】

1. 病史

（1）准确判断孕龄：尽管早孕期和中孕期超声推算孕龄的准确性相似，但还是推荐使用早孕期 B 超来推算预产期。除了早孕期 B 超，推荐联合使用多种方法优于单一方法来推算孕龄。如果是 IVF 导致的双胎，应根据胚胎种植时间来准确推算孕龄。

（2）详细询问病史，分析寻找本次妊娠过程中是否存在导致 FGR 的高危因素，如母体有无慢性高血压、慢性肾病、自身免疫性疾病、严重贫血等疾病史；有无接触有毒有害物质、滥用药品或毒品；有无吸烟、酗酒等。

2. 体征　根据宫高推测胎儿的大小和增长速度，确定末次月经和孕周后，产前检查测量子宫底高度，在孕 28 周后如连续 2 次宫底高度小于正常的第 10 百分位数时，则有 FGR 的可能。宫底高度是最常用的筛查胎儿大小的参数，但有 1/3 的漏诊率和大约 1/2 的误诊率，因此对于诊断 FGR 的价值有限。

3. 超声检查

（1）B 型超声检查：是诊断 FGR 的关键手段，最常用的几个参数为胎儿腹围、头围、双顶径、股骨和羊水量。测量胎儿腹围，或腹围联合头部尺寸（双顶径或头围）和（或）股骨长，可以较好地估算胎儿体重。

1）双顶径（BPD）：对疑有 FGR 者，应动态监测胎头双顶径的生长速度，来评估胎儿的发育状况。一般来说，胎儿双顶径每周增长＜2.0mm，或每 3 周增长＜4.0mm，或每 4 周增长＜6.0mm，或妊娠晚期每周增长＜1.7mm，则应考虑有 FGR 的可能。

2）腹围（AC）：胎儿腹围的测量是估计胎儿大小最可靠的指标。有学者认为腹围百分位数是筛查 FGR 最敏感的独立指标，如果胎儿腹围在正常范围内，就可以排除 FGR，其假阴性率＜10％。如果腹围或胎儿估计体重在相应孕龄的第 10 百分位数以下，可以诊断 FGR。

3）股骨（FL）：有报道股骨长度低值仅能评价是否存

在匀称型 FGR。

4）羊水量：是 FGR 胎儿重要的诊断和评估预后的指标。当胎儿血流重分布以保障重要脏器血液灌注时，肾脏血流量不足，胎儿尿液产生减少导致羊水量减少。77%～83% 的 FGR 合并有超声诊断的羊水过少。但是羊水过少难以准确评估，且通常伴发 FGR 以外的妊娠并发症。此外，一些明显发育受限的病例羊水量反而正常。因此，没有羊水过少也不能排除 FGR 的诊断。

（2）多普勒超声：一旦确诊 FGR，应开始严密监测。每两周进行超声下胎儿估重，同时进行多普勒超声检测脐动脉血流。如条件允许，进一步检查大脑中动脉血流、静脉导管血流以及脐静脉的多普勒血流征象。并依据病情需要增加监测频率。脐动脉血流多普勒检测可以有效帮助决定产科干预方法，从而降低新生儿围产期死亡率、严重疾病的发病率以及对未足月生长受限胎儿的不必要引产。

1）脐动脉：缺氧时，反映在血管多普勒超声上，最明显也是最早发生变化的是脐动脉阻力升高。脐动脉首先出现舒张末期血流降低，搏动指数（pulsatility index，PI）升高。但是，脐动脉有时太敏感，外界环境变化都可能影响其测值。因此，一次超声检测脐动脉 PI 值略微升高不一定表示胎儿存在缺氧，需复查与随访。严重缺氧时，出现脐动脉舒张末期血流缺失（absent end-diastolic velocity，AEDV），甚至出现反流（reversed end-diastolic velocity，REDV），REDV 是胎儿状况不佳的证据。

2）大脑中动脉：大脑中动脉阻力降低，舒张期血流量增加，反映了继发于胎儿缺氧的代偿性"脑保护效应"，多普勒血流检测表现为大脑中动脉 PI 降低。大脑中动脉与脐动脉的 PI 比值<1.0，提示胎儿缺氧可能性大。大脑中动脉不如脐动脉那么过分敏感，如果测得阻力降低，很有可能是处于缺氧状态下血流重新分配的结果。

3）静脉导管及脐静脉：随着脐动脉阻力的进行性增加，胎儿心功能受损且中心静脉压升高，从而导致静脉导管及其他大静脉中的舒张期血流减少。静脉导管 a 波缺失或反向或脐静脉出现搏动提示心血管系统不稳定，且是即将发生胎儿酸中毒和死亡的征象。

【孕期处理】

1. 积极寻找并尽快解除可能的病因

（1）母体

1）病史采集和体格检查：寻找与 FGR 相关的母体疾病，如吸烟或饮酒、母体血管疾病、抗磷脂综合征等。

2）感染：建议行 TORCH 筛查，必要时可行特定的羊水病毒 DNA 检测。病毒感染的超声影像标志通常没有特异性，但包括脑部和（或）肝脏的强回声和钙化，以及积水。

（2）胎儿

1）结构检查：因为重大先天性异常通常都与无法维持胎儿正常生长相关，所以推荐对所有病例进行详细的胎儿解剖结构检查。

2）染色体检查：当 FGR 为早发均称型（中期妊娠）、较严重（胎儿体重<第 3 百分位数）、或伴随有羊水过多（提示18-三体）或结构异常时，建议进行胎儿染色体核型分析。

2. 动态监测胎儿宫内状况
脐动脉多普勒血流检测联合标准胎儿监护，比如 NST，或生物物理评分，或两者联合监测，与改善 FGR 胎儿预后有关。

3. 宫内治疗

（1）卧床休息：没有证据表明卧床休息能够真正加速胎儿生长或改善生长受限胎儿的预后，却引起孕妇高凝状态导致相应并发症增加，以及孕妇过分紧张和产后恢复较慢。

（2）吸氧：孕妇吸氧不能改善围产儿预后，一旦吸氧停止，胎儿氧化能力进一步恶化，长期高氧状态导致胎儿的肺功能障碍。

（3）补充营养物质：营养和饮食补充策略对于预防FGR 的发生无效，所以不推荐。

（4）类固醇：如估计在 34 周前分娩 FGR 胎儿，产前需应用糖皮质激素，因为与改善早产儿的预后有关。

（5）硫酸镁：如 32 周前可能分娩，硫酸镁的使用可以保护胎儿和围产儿脑神经。

（6）改善胎盘血流灌注：没有证据明确药物干预有效，但从几项试验及 Meta 分析的累积数据来看，低剂量阿司匹林可以起到作用。相比之下，尚无证据支持注射用抗凝药物肝素的防治 FGR 的作用。

4. 适时终止妊娠

（1）终止妊娠时机：胎儿确定为 FGR 后，决定分娩时间较困难，必须在胎儿死亡的危险和早产的危害之间权衡利弊。

1）孕 34 周后：如果羊水量、BPP 及多普勒血流检测均正常，每周监测直至 37 周后，并在 40 周前考虑分娩。如果羊水量异常（羊水指数 AFI<5cm 或最大羊水深度 DVP<2cm），BPP 和（或）多普勒表现异常，考虑结束妊娠。

2）孕 34 周前：如果胎儿监测结果保持良好，对于有脐动脉舒张末期血流缺失者应期待妊娠至 34 周分娩；脐动脉舒张末期血流反流者，建议在妊娠 32 周时分娩；脐动脉舒张末期血流降低但没有缺失或反流时，妊娠可被延迟直至37 周以后。

（2）终止妊娠方式：FGR 不是剖宫产手术指征。选择分娩方式应从胎儿宫内状况和宫颈成熟度两方面考虑。如果胎儿宫内情况良好、胎儿成熟、Bishop 宫颈成熟度评分≥7 分，无产科禁忌证者可以经阴道分娩，但要加强产时胎心监测；如果羊水过少、胎儿窘迫、胎儿停止发育以及合并其他产科指征时，应考虑剖宫产。

（3）新生儿处理：FGR 儿存在缺氧容易发生胎粪吸入，故应即时处理新生儿，清理声带下的呼吸道吸出胎粪，并做好新生儿复苏抢救。及早喂养糖水以防止低血糖，并注意低血钙、防止感染及纠正红细胞增多症等并发症。

【预后】

如果胎儿是小于胎龄儿（SGA），但解剖结构正常且羊水量及生长速率适当，则其结局通常将是正常的体质性小新生儿。相比之下，真正的 FGR 儿围产期死亡率和并发症发病率会增加，且会对生长、发育及心血管健康产生长期影响。这些病例的并发症、发病率和死亡率受 FGR 病因、生长延迟发生、早产时的胎龄小、以及生长受限严重程度的影响。

1. **死亡率** 对于估算胎儿体重小于同胎龄体重第 10 百分位数的胎儿，胎儿死亡的总体风险为 1.5%，而小于第 5 百分位数的胎儿其总体风险为 2.5%。

2. **并发症** 短期并发症与低出生体重和早产有关，这些并发症包括体温调节受损、低血糖、红细胞增多症/高黏滞血症、低钙血症、高胆红素血症、感染及免疫功能受损。也有关于酸血症、呼吸暂停、呼吸窘迫、脑室内出血及坏死性小肠结肠炎的风险增加的报道。影响 FGR 胎儿出生后远期结局的主要因素有病因和畸形。Low 等随访 FGR 儿至 9～11 岁的研究发现，FGR 胎儿出生后的远期不良结局主要包括认知功能较差、神经系统发育不良、粗大肌肉运动功能较弱、低智商且书写能力差。此外，FGR 儿成年后高血压、糖尿病和冠心病等心血管和代谢性疾病发病率较高。

3. **复发风险** 生育过 SGA 的女性在下次妊娠时有再次分娩 SGA 的倾向。来自荷兰的一项前瞻性全国性队列研究发现，对于第 1 次妊娠时分娩了 SGA 的女性和分娩了非 SGA 的女性，第 2 次妊娠时分娩非异常 SGA（<第 5 百分位数）的风险分别为 23% 和 3%。

【临床特殊情况的思考和建议】

FGR 的孕期监测和处理对于改善围产儿预后非常重要，但目前国内的临床处理仍存在许多经验治疗，缺乏循证医学证据，根据 2103 年 ACOG 关于 FGR 的指南，以下为 A 级证据：

1. 脐动脉多普勒血流联合标准胎儿监护，比如 NST，或生物物理评分，或两者联合监测，与改善 FGR 胎儿预后有关。

2. 如估计在 34 周前分娩 FGR 胎儿，产前需应用糖皮质激素，因为与改善早产儿的预后有关。

3. 如 32 周前可能分娩，硫酸镁的使用可以对胎儿和围产儿脑保护。

4. 营养和饮食补充策略对于预防 FGR 的发生无效，并且不被推荐。

参考文献

1. SOGC Clinical Practice Guideline（No. 295）：Intrauterine Growth Restriction：Screening, Diagnosis, and Management. J Obstet Gynaecol Can，2013，35（8）：741-748

2. The American College of Obstetricians and Gynecologists. ACOG Practice Bulletin（No. 134）：Fetal Growth Restriction. Obstet Gynecol，2013，121（5）：1122-1133

3. Voskamp BJ，Kazemier BM，Ravelli AC，et al. Recurrence of small-for-gestational-age pregnancy：analysis of first and subsequent singleton pregnancies in The Netherlands. Am J Obstet Gynecol，2013，208：374. e1

4. UpToDate：胎儿生长受限：评估及处理

5. UpToDate：胎儿生长受限：诊断

6. 沈铿，马丁. 妇产科学（八年制）. 第 3 版. 北京：人民卫生出版社，2015

7. 严英榴，杨秀雄. 产前超声诊断学. 第 2 版. 北京：人民卫生出版社，2013

（李笑天 熊钰）

第三节 胎 儿 畸 形

关键点

1. 胎儿畸形可能由遗传因素、环境因素或综合因素等多种原因造成。我国主要出生缺陷 2007 年排前五位的是先天性心脏病、多指（趾）、总唇裂、神经管缺陷和脑积水。

2. 胎儿畸形的产前诊断手段主要包括超声检查、磁共振检查、母体血清学检查及侵入性产前诊断。

3. 胎儿畸形分为致死性和非致死性两大类。对于致死性畸形应尽快终止妊娠，非致死性畸形的处理需结合发现的孕周、畸形的严重程度、预后情况、有无合并的其他结构异常和染色体异常，以及孕妇和家属的意愿综合决定。

广义的胎儿畸形，指胎儿先天异常，包括胎儿各种结构畸形、功能缺陷、代谢以及行为发育的异常。又细分为代谢障碍异常、组织发生障碍异常、先天畸形和先天变形。狭义的胎儿畸形，是指由于内在的异常发育而引起的器官或身体某部位的形态学缺陷，又称为出生缺陷。

据美国 2006 年全球出生缺陷报告，全球每年大约有 790 万的出生缺陷儿出生，约占出生总人口的 6%。已被确认的出生缺陷有 7000 多种，其中全球前五位的常见严重出生缺陷占所有出生缺陷的 25%，依次为先天性心脏病（congenital heart disease，CHD）、神经管缺陷（neural tube defects，NTD）、血红蛋白病（地中海贫血，thalassemia）、唐氏综合征（Down's syndrome，DS）和红细胞 6-磷酸葡萄糖脱氢酶（G-6-PD）缺陷症（俗称"蚕豆病"）。我国每年约有 20 万～30 万肉眼可见的先天畸形儿出生，加上出生后数月和数年才显现的缺陷，先天残疾儿童总数高达 80 万～120 万，约占每年出生人口总数的 4%～6%。据全国妇幼卫生监测办公室和中国出生缺陷监测中心调查,我国主要出生缺陷 2007 年排前五位的是先天性心脏病、多指(趾)(polydactyly)、总唇裂(cleft palate)、神经管缺陷和脑积水(hydrocephalus)。

【病因】

导致胎儿畸形的因素目前认为主要由遗传、环境因素,以及遗传和环境因素共同作用所致。遗传原因(包括染色体异常和基因遗传病)占 25%;环境因素(包括放射、感染、母体代谢失调、药物及环境化学物质等)占 10%;两种原因相互作用及原因不明占 65%。

1. **遗传因素** 目前已经发现有 5000 多种遗传病,究其病因,主要分为单基因遗传病、多基因遗传病和染色体病。

(1) 单基因遗传病:是由于一个或一对基因异常引起,可表现为单个畸形或多个畸形。按遗传方式分为常见常染色体显性遗传病[多指(趾)、并指(趾)、珠蛋白生成障碍性贫血、多发性家族性结肠息肉、多囊肾、先天性软骨发育不全、先天性成骨发育不全、视网膜母细胞瘤等]、常染色体隐性遗传病(白化病、苯丙酮尿症、半乳糖血症、黏多糖病、先天性肾上腺皮质增生症等)、X 连锁显性遗传病(抗维生素 D 佝偻病、家族性遗传性肾炎等)和 X 连锁隐性遗传病(血友病、色盲、进行性肌营养不良等)。

(2) 多基因遗传病:是由于两对以上基因变化引起,通常仅表现为单个畸形。多基因遗传病的特点是:基因之间没有显性、隐性的区别,而是共显性,每个基因对表型的影响很小,称为微效基因,微效基因具有累加效应,常常是遗传因素与环境因素共同作用。常见多基因遗传病有先天性心脏病、小儿精神分裂症、家族性智力低下、脊柱裂、无脑儿、少年型糖尿病、先天性肥大性幽门狭窄、重度肌无力、先天性巨结肠、气管食管瘘、先天性腭裂、先天性髋脱位、先天性食管闭锁、马蹄内翻足、原发性癫痫、躁狂抑郁精神病、尿道下裂、先天性哮喘、睾丸下降不全、脑积水等。

(3) 染色体病:指染色体数目或结构异常,包括常染色体和性染色体,均可导致胎儿畸形,如 21-三体综合征、18-三体综合征、13-三体综合征、Tuner 综合征等。

2. **环境因素** 包括放射、感染、母体代谢失调、药物及环境化学物质、毒品等环境中可接触的物质。环境因素致畸与其剂量-效应、临界作用以及个体敏感性吸收、代谢、胎盘转运、接触程度等有关。20 世纪 40 年代广岛长崎上空爆炸原子弹诱发胎儿畸形,50 年代甲基汞污染水体引起先天性水俣病,以及 60 年代反应停在短期内诱发近万例海豹畸形以来,环境因素引起先天性发育缺陷受到了医学界的高度重视。风疹病毒可引起胎儿先天性白内障、心脏异常,梅毒也可引起胎儿畸形。另外,环境因素常常参与多基因遗传病的发生。

3. **综合因素** 多基因遗传价值环境因素常可导致先天性心脏病、神经管缺陷、唇裂、腭裂及幽门梗阻等胎儿畸形。

【胎儿畸形的发生易感期】

在卵子受精后 2 周,孕卵着床前后,药物及周围环境毒物对胎儿的影响表现为"全"或"无"效应。"全"表示胚胎受损严重而死亡,最终流产;"无"指无影响或影响很小,可以经其他早期的胚胎细胞的完全分裂代偿受损细胞,胚胎继续发育,不出现异常。"致畸高度敏感期"在受精后 3～8 周,亦即停经后的 5～10 周,胎儿各部开始定向发育,主要器官均在此时期内初步形成。如神经在受精后 15～25 天初步形成,心脏在 20～40 天,肢体在 24～26 天。该段时间内受到环境因素影响,特别是感染或药物影响,可能对将发育成特定器官的细胞发生伤害,胚胎停育或畸变。8 周后进入胎儿阶段,致畸因素作用后仅表现为细胞生长异常或死亡,极少导致胎儿结构畸形。

【常见胎儿畸形】

1. **先天性心脏病** 由多基因遗传及环境因素综合致病。发病率为 8‰左右,妊娠期糖尿病孕妇胎儿患先天性心脏病的几率升高,为 4‰左右。环境因素中妊娠早期感染,特别是风疹病毒感染容易引起发病。

先天性心脏病种类繁多,有 Fallot 四联症、室间隔缺损、左心室发育不良、大血管转位、心内膜垫缺损、Ebstein 畸形、心律失常等。由于医学超声技术水平的提高,绝大多数先天性心脏病可以在妊娠中期发现。

(1) Fallot 四联症(tetralogy of Fallot,TOF):占胎儿心脏畸形的 6%～8%,指胎儿心脏同时出现以下四种发育异常:室间隔缺损、右心室肥大、主动脉骑跨和肺动脉狭窄。

(2) 室间隔缺损(ventricular septal defect,VSD):是最常见的先天性心脏病。占 20%～30%。可分为三种类型:①漏斗部:又称圆锥间隔,约占室间隔的 1/3;②膜部室间隔:面积甚小,直径不足 1.0cm;③肌部间隔:面积约占 2/3。膜部间隔为缺损好发部位,肌部间隔缺损最少见。各部分缺损又分若干亚型:①漏斗部缺损分干下型(缺损位于肺动脉瓣环下,主动脉右与左冠状瓣交界处之前),嵴上(内)型缺损(位于室上嵴之内或左上方);②膜部缺损分嵴下型(位于室上嵴右下方),单纯膜部缺损,隔瓣下缺损(位于三尖瓣隔叶左下方);③肌部缺损可发生在任何部位,可单发或多发。大部分室间隔缺损出生后需要手术修补。

(3) 左心室发育不良(hypoplastic left heart syndrome,HLHS):占胎儿心脏畸形的 2%～3%,左心室狭小,常合并有二尖瓣狭窄或闭锁、主动脉发育不良。预后不良。

(4) 大血管转位(transposition of the great arteries):占胎儿心脏畸形的 4%～6%,发生于孕 4～5 周,表现为主动脉从右心室发出,肺动脉从左心室发出,属复杂先天畸形。出生后需要手术治疗。首选手术方式是动脉调转术,但因需冠状动脉移植、肺动脉瓣重建为主动脉瓣、血管转位时远段肺动脉扭曲、使用停循环技术等,术后随访发现患儿存在冠状动脉病变、主动脉瓣反流、神经发育缺陷、肺动脉狭窄等并发症。

(5) 心内膜垫缺损(endocardial cushion defect):占胎儿心脏畸形的 5% 左右,其中 60% 合并有其他染色体异常。心内膜垫是胚胎的结缔组织,参与形成心房间隔、心室间隔的膜部,以及二尖瓣和三尖瓣的瓣叶和腱索。心内膜垫缺损又称房室管畸形,主要病变是房室环上、下方心房和心室间隔组织部分缺失,且可伴有不同程度的房室瓣畸形。出生后需手术治疗,合并染色体异常时,预后不良。

(6) Ebstein 畸形(Ebstein anomaly):占胎儿心脏畸形的 0.3% 左右,属致死性心脏畸形。1866 年 Ebstein 首次报道,又名三尖瓣下移畸形。三尖瓣隔瓣和(或)后瓣偶尔连同前瓣下移附着于近心尖的右室壁上,将右室分为房化右室和功能右室,异位的瓣膜绝大多数关闭不全,也可有狭窄。巨大的房化右室和严重的三尖瓣关闭不全影响病人心功能,有报道 48% 胎死宫内,35% 出生后虽经及时治疗仍死亡。

(7) 胎儿心律失常(cardiac arrhythmias):占胎儿的 10%~20%,主要表现为期外收缩(70%~88%)、心动过速(10%~15%)和心动过缓(8%~12%)。胎儿超声心动图是产前检查胎儿心律失常的可靠的无创性影像技术,其应用有助于早期检出并指导心律失常胎儿的处理。大多数心律失常的胎儿预后良好,不需要特殊治疗,少部分合并胎儿畸形或出现胎儿水肿,则预后不良,可采用宫内药物(如地高辛)治疗改善预后。

除上述胎儿心脏畸形外,还有永存动脉干、心室双流出道、心肌病、心脏肿瘤等。必须提出的是,心脏畸形常常不是单独存在,有的是某种遗传病的一种表现,需要排查。

2. 多指(趾)(polydactyly) 临床分为三种类型:①单纯多余的软组织块或称浮指;②具有骨和关节正常成分的部分多指;③具有完全的多指。超过 100 多种异常或遗传综合征合并有多指(趾)表现,预后也与是否合并有其他异常或遗传综合征有关。单纯多指(趾)具有家族遗传性,手术效果良好。

3. 总唇裂 包括唇裂(cleft lip)和腭裂(cleft palate)。发病率为 1‰,再发危险为 4%。父为病人,后代发生率 3%;母为病人,后代发生率 14%。单纯小唇裂出生后手术修补效果良好,但严重唇裂同时合并有腭裂时,影响哺乳。B 型超声妊娠中期筛查有助诊断,但可能漏诊部分腭裂,新生儿预后与唇腭裂种类、部位、程度,以及是否合并有其他畸形或染色体异常有关。孕前 3 个月开始补充含一定叶酸的多种维生素可减少唇腭裂的发生。

4. 神经管缺陷(neural tube defects,NTD) 神经管在胚胎发育的 4 周前闭合。孕早期叶酸缺乏可引起神经管关闭缺陷。神经管缺陷包括无脑儿、枕骨裂、露脑与脊椎裂。各地区的发病率差异较大,我国北方地区高达 6‰~7‰,占胎儿畸形总数的 40%~50%,而南方地区的发病率仅为 1‰ 左右。

(1) 无脑儿(anencephaly):颅骨与脑组织缺失,偶见脑组织残基,常伴肾上腺发育不良及羊水过多。孕妇血清甲胎蛋白(AFP)异常升高,B 型超声检查可以确诊,表现为颅骨不显像,双顶径无法测量。属致死性胎儿畸形,无论在妊娠的哪个时期,一旦确诊,应尽早引产。即使妊娠足月,约 75% 在产程中死亡,其他则于产后数小时或数日死亡。无脑儿外观颅骨缺失、双眼暴突、颈短。

(2) 脊柱裂(spina bifida):脊柱裂是指由于先天性的椎管闭合不全,在脊柱的背或腹侧形成裂口,可伴或不伴有脊膜、神经成分突出的畸形。可分为囊性脊柱裂和隐性脊柱裂,前者根据膨出物与神经、脊髓组织的病理关系分为:脊膜膨出(meningocele)、脊髓脊膜膨出(myelomeningocele,MMC)和脊髓裂(myeloschisis)。囊性脊柱裂的病儿于出生后即见在脊椎后纵轴线上有囊性包块突起,呈圆形或椭圆形,大小不等,有的有细颈或蒂,有的基底部较大无颈。脊髓脊膜膨出均有不同程度神经系统症状和体征,患儿下肢无力或足畸形,大小便失禁或双下肢呈完全弛缓性瘫痪。脊髓裂生后即可看到脊髓外露,局部无包块,有脑脊液漏出,常并有严重神经功能障碍,不能存活。囊性脊柱裂几乎均须手术治疗。隐性脊柱裂为单纯骨性裂隙,常见于腰骶部第五腰椎和第一骶椎。病变区域皮肤大多正常,少数显示色素沉着、毛细血管扩张、成肤凹陷、局部多毛现象。在婴幼儿无明显症状;长大以后可出现腰腿痛或排尿排便困难。

孕期孕妇血清甲胎蛋白(AFP)异常升高,B 型超声排畸筛查可发现部分脊柱排列不规则或有不规则囊性物膨出,常伴有 lemon 征(双顶径测定断面颅骨轮廓呈柠檬状)和 banana 征(小脑测定断面小脑呈香蕉状)。孕前 3 个月起至孕后 3 个月补充叶酸,可有效预防脊柱裂发生。脊柱裂的预后变化很大,应根据发现孕周、严重程度、孕妇和家属的意愿决定是否继续妊娠。严重者建议终止妊娠。

5. 脑积水(hydrocephaly) 与胎儿畸形、感染、遗传综合征、脑肿瘤等有关。最初表现为轻度脑室扩张,处于动态变化过程。单纯轻度脑室扩张无严重后果,但当脑脊液大量蓄积,引起颅压升高、脑室扩张、脑组织受压、颅腔体积增大、颅缝变宽、囟门增大时,则会引起胎儿神经系统后遗症,特别是合并其他畸形或遗传综合征时,则预后不良。孕期动态 B 型超声检查有助于诊断。对于严重脑室扩张伴有头围增大时,或合并有 Dandy-Walker 综合征等其他异常时,建议终止妊娠。

6. 唐氏综合征(Down's syndrome) 又称 21-三体综合征或先天愚型,是最常见的染色体异常。发病率为

175

1/800。根据染色体核型的不同，唐氏综合征分为三种类型，即单纯 21-三体型、嵌合型和易位型。唐氏综合征的发生起源于卵子或精子发生的减数分裂过程中随机发生的染色体的不分离现象，导致 21 号染色体多了一条，破坏了正常基因组遗传物质间的平衡，造成患儿智力低下，颅面部畸形及特殊面容，肌张力低下，多并发先天性心脏病，病人白血病的发病率增高，为普通人群的 10～20 倍。生活难以自理，病人预后一般较差，50% 左右于 5 岁前死亡。目前对唐氏综合征缺乏有效的治疗方法。

通过妊娠早、中期唐氏综合征母体血清学检测（早期 PAPP-A、游离 β-hCG，中期 AFP、β-hCG 和 uE3 等），结合 B 超检查，可检测 90% 以上的唐氏综合征。对高风险胎儿，通过绒毛活检或羊水穿刺或脐血穿刺等技术作染色体核型分析可以确诊。一旦确诊，建议终止妊娠。

【辅助检查】

随着产前诊断水平的提高，很多胎儿畸形可以在产前发现或干预。采用的手段有以下几方面：

1. 影像学检查

（1）超声检查：是检查胎儿畸形的主要方法。早期妊娠和中期妊娠遗传学超声筛查，可以发现 70% 以上的胎儿畸形。

（2）磁共振（MRI）检查：对于中枢神经系统病变的诊断价值优于超声检查。但由于价格昂贵，不易临床推广，可作为超声检查发现胎儿异常的重要验证和补充诊断手段。

2. 生化检查

（1）母体血清学筛查：早孕期检测 PAPPA 和 β-HCG，中孕期检测 AFP、β-HCG 和 uE3，除了可用于胎儿染色体病特别是唐氏综合征的筛查外，还可以帮助判断是否存在胎儿神经管缺陷。优点是无创伤性，缺点是只能提供风险率，不能确诊。

（2）TORCH 检测：有助于了解胎儿畸形的风险与病因。

3. 染色体核型分析或基因检测

（1）侵入性检查：孕早期绒毛活检术，孕中期羊膜腔穿刺术和孕中晚期脐静脉穿刺术可以直接取样，获取胎儿组织细胞进行染色体核型分析或基因检测。

（2）无创 DNA 检查：通过采取孕妇外周血中胎儿游离 DNA，可用于胎儿 13、18、21、性染色体等染色体非整倍体的检测，近年来已成为热点。

4. 胎儿镜　属于有创性诊断技术，但能更直观、准确地观察胎儿情况，且可进行组织取样诊断，甚至可进行宫内治疗。

【预防和治疗】

预防出生缺陷应实施三级预防。一级预防是通过健康教育、选择最佳生育时机、遗传咨询、孕前保健、合理营养、避免接触放射线和有毒有害物质、预防感染、谨慎用药、戒烟戒酒等孕前阶段综合干预，减少出生缺陷的发生。二级预防是通过孕期筛查和产前诊断识别胎儿严重先天缺陷，早期发现，早期干预，减少缺陷儿的出生。三级预防是指对新生儿疾病的早期筛查、早期诊断、及时治疗，避免或减轻致残，提高患儿生活质量和生存几率。

建立、健全围产期保健网，向社会广泛宣传优生知识，避免近亲婚配或严重的遗传病病人婚配，同时提倡适龄生育，加强遗传咨询和产前诊断，注意环境保护，减少各种环境致畸因素的危害，可有效地降低各种先天畸形儿的出生率。对于无存活可能的先天畸形，如无脑儿、严重脑积水等，一经确诊应行引产术终止妊娠；对于有存活机会且能通过手术矫正的先天畸形，分娩后转有条件的儿科医院进一步诊治。

【临床特殊情况的思考和建议】

胎儿医学的飞速发展正是始于"出生缺陷"的产前筛查与产前诊断。对于非致死性胎儿畸形的治疗，应根据胎儿畸形的诊断孕周、严重程度、治疗方案、效果及围产儿的远期预后，有无合并的其他结构异常和染色体异常，与孕妇和家属充分沟通交流后，决定是否放弃胎儿还是进行宫内治疗。宫内治疗需遵循多学科联合诊治的原则，将产科学、儿科学、外科学、影像学、遗传学、生物学、生物化学、伦理学等众多不同领域的学科有机结合在一起。临床上以母体医学为基础，将胎儿视为完整个体，从而给予全面的监测与管理。

参考文献

1. 沈铿，马丁.妇产科学（八年制）.第 3 版.北京：人民卫生出版社，2015

2. 李正，王慧贞，吉士俊.先天畸形学.北京：人民卫生出版社，2000：11-66

3. 朱军.我国出生缺陷现状.全国妇幼卫生监测办公室，中国出生缺陷监测中心，2008，11

4. Roger C Sanders. Structural Fetal Abnormalities. Mosby Inc，2002：1-368

5. One PN，Schowengerdt KO Jr. Prenatal diagnosis of congenital heart disease. Pediatr Clin North Am，2009，56(3)：709-715

6. Bergé SJ，Plath H，Van de Vondel PT，et al. Fetal cleft lip and palate：sonographic diagnosis，chromosomal abnormalities，associated anomalies and postnatal outcome in 70 fetuses. Ultrasound Obstet Gynecol，2001，18(5)：422-431

7. Bromley B，Shipp TD，Benacerraf B. Isolated polydactyly：prenatal diagnosis and perinatal outcome. Prenat Diagn，2000，20(11)：905-908

（李笑天　熊钰）

第四节 多胎妊娠

在一次妊娠中，宫腔内同时有两个或两个以上胎儿时称双胎妊娠（twin pregnancy）或多胎妊娠（multiple pregnancy）。近年随着辅助生育技术广泛开展和母亲受孕年龄的增加，多胎妊娠发生率明显提高。双胎出生率增加了近70%，从1980年19例/1000例活产儿到2006年32例/1000例活产儿。

世界各地单卵双胎的发生率相对恒定，为4‰，并与种族、遗传、年龄和产次等基本无关；而双卵双胎和多胎妊娠的发生率变化较大，受种族、遗传、年龄、孕产次、促排卵药物以及辅助生育技术等因素影响，双卵双胎的发生率为1.3‰～49.0‰不等。本节主要讨论双胎妊娠。

【双胎的类型和特点】

1. **双卵双胎**（dizygotic twin） 由两个卵子和两个精子分别受精形成两个受精卵，约占双胎妊娠的70%。由于双胎的遗传基因不完全相同，所以与两次单胎妊娠形成兄弟姐妹一样，双卵双胎的两个胎儿的性别、血型可以相同或不同，而外貌、指纹等表型不同。胎盘分为分离的两个，也可以融合成一个，但胎盘内血液循环各自独立，没有血管吻合支。胎盘胎儿面见两个羊膜腔，中间隔有两层羊膜和两层绒毛膜，为双绒毛膜双羊膜囊双胎（图11-4-1）。

同期复孕（superfecundation）：一种两个卵子在短时期内不同时间受精而形成的双卵双胎，精子可以是来自相同或不同男性，检测HLA型别可识别精子的来源。曾有新闻报道国外一女子生育的双胎中一个为白人、一个为黑人。

异期复孕（superfetation）：在一次受精后隔一个排卵周期后再次受精妊娠。属于双卵双胎中特殊罕见的类型。人类未见报道。

2. **单卵双胎**（monozygotic twin） 一个卵子和一个精子受精后分裂形成两个胎儿，约占双胎妊娠的30%。单卵双胎的遗传基因完全相同，故两个胎儿性别、血型及其他各种表型完全相同。根据受精卵在早期发育阶段发生分裂的时间不同，可形成以下四种类型（见图11-4-1）。

（1）双绒毛膜双羊膜囊双胎（dichorionic diamnionic, DCDA）：在受精后72小时内分裂，形成两个独立的受精卵、两个羊膜囊，羊膜囊间隔有两层绒毛膜、两层羊膜，胎盘为两个或融合为一个。此种类型占单卵双胎的30%左右。

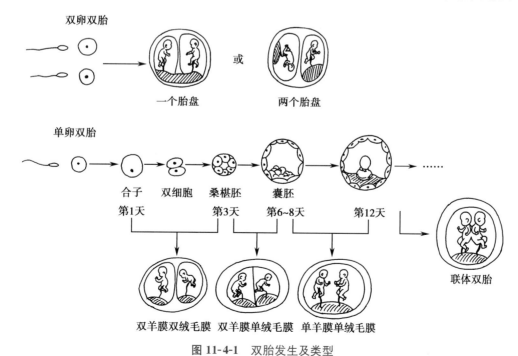

图 11-4-1 双胎发生及类型

2

（2）单绒毛膜双羊膜囊双胎（monochorionic diamnionic，MCDA）：受精卵在受精72小时后至8天内分裂，胚胎发育处于囊胚期，即已分化为滋养细胞，羊膜囊尚未形成。胎盘为一个，两个羊膜囊，羊膜囊间隔只有两层羊膜。此种类型占单卵双胎的68%。

（3）单绒毛膜单羊膜囊双胎（monochorionic monoamnionic，MCMA）：受精卵在受精后9~13天分裂，此时羊膜囊已形成，故两个胎儿共存于一个羊膜腔内，共有一个胎盘。此种类型占单卵双胎的1%~2%。

（4）联体双胎（conjoined twins）：受精卵在受精13天后分裂，此时原始胚盘已形成，机体不能完全分裂成两部分，导致不同形式的联体双胎。寄生胎也是联体双胎的一种形式，发育差的内细胞团被包入正常发育的胚胎体内，常位于胎儿的上腹部腹膜后，胎体的发育不完整。联体双胎的发生率为单卵双胎的1/1500。

【妊娠期母体变化】

双胎或多胎妊娠时，与单胎妊娠相比母体负担更重，变化更大。子宫体积及张力明显增大，其容量将增加超过1L，重量将增加至少9kg，当合并羊水过多时，容积和重量增加更明显。孕妇血容量扩张较单胎妊娠多500ml，心率和心搏量都增加，心输出量增多，加上宫底上升抬高横膈，心脏向左向上移位更加明显，心脏负担加重。由于血容量的剧增，以及两个胎儿的发育，对铁、叶酸等营养物质的需要剧增，而孕妇常常早孕反应重，胃储纳消化吸收功能减弱，孕期易患贫血、低钙血症等。相对于单胎，双胎或多胎妊娠孕妇骨关节及韧带的变化更加明显。容易发生腰椎间盘突出或耻骨联合分离，影响孕妇活动。

【诊断及鉴别诊断】

1. 诊断

（1）病史及临床表现：有家族史或（和）孕前曾用过促排卵药或接受体外受精多个胚胎移植的多为双卵双胎。早孕期早孕反应明显。中期妊娠后体重增加迅速，腹部增大与停经月份不相符，多伴有下肢水肿、静脉曲张等压迫症状，妊娠晚期常感身体沉重，行走不便，严重者有呼吸困难。

（2）孕期产科检查：宫底高度大于停经月份，常超出妊娠图的90百分位数，四步诊时腹部可触及多个小肢体或三个胎极，在腹部不同部位可听到两个或多个胎心，胎心率相差10次以上。下腹部和下肢皮肤可见妊娠纹，多见脚背或脚踝水肿。

（3）产科超声检查：是诊断双胎或多胎的主要手段，还可筛查胎儿结构畸形，早期诊断复杂性双胎如双胎输血综合征、双胎动脉反向灌注序列、联体双胎等。

（4）绒毛膜性判断：一旦确诊为双胎，应尽一切努力判定和报告羊膜性和绒毛膜性。双胎的预后取决于绒毛膜性，而并非合子性。绒毛膜性的判断主要依靠产前超声检查。

1）早孕期：早期绒毛膜性的判定最准确的体征（准确率接近100%）：孕7~10周孕囊的个数以及孕11~14周双胎峰的出现。孕7~10周，如果宫腔内可见两个妊娠囊，为双绒毛膜双胎，如仅见一个孕囊，则单绒毛膜双胎的可能性极大。孕11~14周，根据有无"双胎峰"来判断绒毛膜性。所谓双胎峰指分隔的胎膜与胎盘胎儿面接触处呈三角形，提示双绒毛膜双胎（图11-4-2A）。如分隔的胎膜与胎盘胎儿面接触处呈T形，提示单绒毛膜双胎（图11-4-2B）。

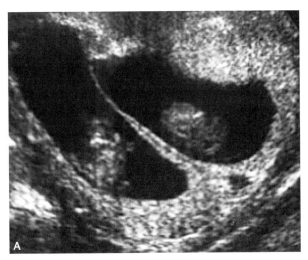
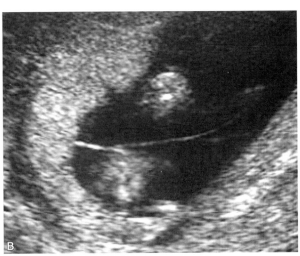

图11-4-2 超声判断绒毛膜性

2）中孕期：早孕期之后判断绒毛膜性的难度增加，准确率约80%。可通过检查胎儿性别、两个羊膜囊间隔厚度、胎盘是否独立综合判断绒毛膜性。如有两个独立胎盘

和（或）胎儿性别不同，提示双卵双胎；如超声影像图上只有一个胎盘，可以是单绒毛膜双胎，也可以是双绒毛膜双胎。此外，测定两个羊膜囊间隔的胎膜厚度可辅助诊断，如间隔

胎膜厚度≥2mm提示双绒毛膜双胎可能性大。

2. 鉴别诊断　当宫底高度大于停经月份时,首先应重新核定孕周,特别对于月经周期不规则的孕妇,第二应排空膀胱再测宫底高度,做好这两项工作后确定子宫大于停经月份,还应与以下情况相鉴别:

(1) 妊娠滋养细胞疾病。

(2) 子宫畸形(纵隔子宫、双角子宫或残角子宫)合并妊娠。

(3) 子宫肌瘤合并妊娠。

(4) 附件肿瘤合并妊娠。

(5) 羊水过多。

(6) 巨大胎儿。

通过询问相关病史,主要依靠超声检查,可以鉴别诊断。

【双胎并发症及对母儿的影响】

多胎妊娠比单胎妊娠发生孕产妇与胎儿并发症的风险增加,除容易流产、早产、妊娠期高血压疾病等常见并发症外,还有一些特有的围产儿并发症,危及母儿安全。

1. 孕产妇的并发症

(1) 贫血:双胎并发贫血的发生率为74.6%,是单胎的2.4倍,与铁及叶酸缺乏有关。

(2) 妊娠期高血压疾病:双胎并发妊娠期高血压疾病可高达30%,比单胎多3～4倍,具有发病早、程度重、容易出现心肺并发症等特点。

(3) 妊娠肝内胆汁淤积症:发生率是单胎的2倍,胆酸常高出正常值10～100倍,容易引起死胎及死产。

(4) 羊水过多及胎膜早破:双胎羊水过多发生率约为12%,约14%双胎并发胎膜早破。

(5) 胎盘早剥:双胎易发胎盘早剥,可能与妊娠期高血压疾病发病率增加有关,另外,胎膜早破或双胎第一胎娩出后宫腔压力骤降,是胎盘早剥的另一常见原因。

(6) 宫缩乏力和产后出血:双胎子宫肌纤维伸展过度,常并发原发性宫缩乏力,易致产程延长和产后出血。双胎产后出血发生率是单胎的2倍,导致全子宫切除的比率是单胎的3倍,与子宫过度膨胀、产后宫缩乏力加上胎盘附着面积增大有关。

2. 围产儿并发症

(1) 流产:双胎妊娠容易发生自然流产,据报道流产的双胎比足月分娩的双胎多三倍以上。单绒毛膜双胎是自然流产的高危因素,与双绒毛膜双胎的流产比例为18:1。

(2) 早产:因胎膜早破或宫腔内压力过高及严重母儿并发症等原因,约60%的双胎并发早产,导致围产儿病死率增高。美国一项调查显示16年间,双胎足月分娩数下降22%,与医源性干预有关,但并未造成围产儿病死率增高。

(3) 胎儿畸形:双卵双胎和单卵双胎妊娠胎儿畸形的发生率分别为单胎妊娠的2倍和3倍。

(4) 难产:胎位为臀头位,易发生胎头交锁导致难产;即使是头头位,胎头碰撞也会引起难产。

(5) 脐带异常:脐带插入点异常如球拍状胎盘或帆状胎盘是单绒毛膜双胎常见并发症。单绒毛膜单羊膜囊双胎几乎均有脐带缠绕。脐带脱垂多发生在双胎胎儿异常或胎先露未衔接出现胎膜早破时,以及第一胎胎儿娩出后,第二胎胎儿娩出前,可致胎儿死亡。

(6) 过期妊娠:美国一项研究表明孕39周以后双胎死产的风险超过了新生儿死亡的风险。有学者建议将40周以后的双胎妊娠视为过期妊娠。

3. 双胎特有并发症

(1) 双胎体重生长不一致(discordant twins):发生于20%～30%双胎,定义为双胎之一胎儿体重小于第10百分位数,且两胎儿体重相差大于25%,又称为选择性生长受限(selective FGR,sFGR)。两个胎儿的体重均小于第10百分位数,称为小于胎龄儿(small for gestational age,SGA)。双胎体重生长不一致原因不明,可能与胎儿拥挤、胎盘占领绒膜面积相对较小或一胎畸形有关。双绒毛膜双胎体重生长不一致,不一样的遗传生长潜力,特别在性别不同时也是原因之一。单绒毛膜双胎,主要原因是胎盘分配不均及脐带插入异常,FGR胎儿胎盘通常为球拍状或帆状胎盘。双胎体重生长不一,围产期不良结局增加,总的围产期丢失率为7.3%。当体重相差超过30%时,胎儿死亡的相对风险增加5倍以上。此外,新生儿呼吸窘迫综合征、脑室内出血、脑室周围白质软化、败血症和坏死性小肠结肠炎等的发生率都随着双胎生长不一致程度的上升而上升。

(2) 双胎输血综合征(twin to twin transfusion syndrome,TTTS):10%～15%的单绒毛膜双胎会发生TTTS。绝大部分是MCDA,MCMA发生TTTS非常少见。通过胎盘间的动-静脉吻合支,血液从动脉向静脉单向分流,使一个胎儿成为供血儿,另一个胎儿成为受血儿。导致供血儿贫血、血容量减少,致使发育迟缓,肾灌注不足,羊水过少,胎儿活动受限并引起"贴附胎"(stuck twin),甚或死亡;受血儿血容量过多,可因循环负荷过重而发生羊水过多、胎儿水肿、胎儿充血性心力衰竭。产前诊断TTTS的标准包括:①单绒毛膜性双胎;②羊水过多-羊水过少:受血儿羊水过多,最大羊水池深度>8cm;供血儿羊水过少,最大羊水池深度<2cm。

(3) 双胎贫血-多血序列征(twin anemia polycythemia sequence,TAPS):是单绒毛膜双胎的特有并发症,原发于3%～5%的单绒毛膜双胎,2%～13%的TTTS激光治疗后继发生TAPS。其发生机制与TTTS相似,为胎盘间的动静脉吻合支导致单向的血流,但吻合支均为直径小于1mm的微小血管,故表现为双胎网织红细胞的差异,一胎严重贫血,另一胎红细胞增多,不发生羊水量的改变。产前诊断标准包括:①单绒毛膜双胎;②一胎大脑中动脉血流峰值(MCA-PSV)>1.5 MOM,另一胎 MCA-PSV<1.0

MOM;③缺乏 TTTS 的诊断依据,没有羊水过少/过多。

（4）双胎反向动脉灌注序列（twin reversed arterial perfusion sequence,TRAPS）：又称无心双胎,是单绒毛膜双胎的罕见、特有并发症,发生于 1% 的单绒毛膜双胎。可通过产前超声检查做出诊断,表现为双胎妊娠一胎儿心脏缺如、退化或无功能（称为无心胎）,另一胎儿正常（称为泵血胎）。TRAPS 最显著的特征是结构正常的泵血胎通过胎盘表面的一根动-动脉吻合向寄生的无心胎供血。通常泵血胎儿解剖结构正常,其为非整倍体的风险为 9%;无心胎常伴有其他解剖结构异常,如先天性无脑畸形、前脑无裂畸形、重要器官缺如等。如不治疗,泵血胎多因高负荷心力衰竭而死亡,围产期死亡率为 50%～75%。

（5）单绒毛膜单羊膜囊双胎（MCMA）：是一种两个胎儿同在一个羊膜囊的罕见妊娠方式,大约占单绒毛膜双胎的 5%。在 16 周前,流产率为 50%,大部分丢失是由于胎儿异常和自然流产。一项系统综述包括 114 个 MCMA,得出结论:几乎所有的 MCMA 都存在脐带缠绕,脐带缠绕不会导致围产儿的发病率和死亡率。单有脐动脉切迹,而没有其他胎儿恶化的证据,并不能提示围产儿预后不良。TTTS 和脑损伤的发生率分别为 6% 和 5%。

（6）联体双胎：受精卵在胚盘已开始形成后才分裂形成双胎,属于单羊膜囊妊娠的特有并发症。联体双胎很罕见,估计每 100 000 例妊娠中有一例,约占单绒毛膜双胎的 1%。连体可涉及任意数量的器官,可分为前（胸部联胎）、后（臀部联胎）、头（头部联胎）和尾（骶部联胎）四类,其中最常见的连体类型包括:胸部连体、脐部连体、臀部连体、坐骨连体、颅部连体。

【临床管理】

1. 孕期管理

（1）绒毛膜性的判定和核实孕龄双胎的预后取决于绒毛膜性,故早孕期超声检查判断绒毛膜性显的至关重要。建议所有诊断双胎妊娠的孕妇均应在孕 14 周前通过超声检查孕囊的个数和双胎峰的出现,准确判断绒毛膜性。

尽管早孕期和中孕期超声推算孕龄的准确性相似,但还是推荐使用早孕期 B 超来推算预产期。没有充分的证据推荐使用哪个胎儿（当胎儿大小不一致时）来决定双胎的预产期。但是,为避免漏诊早期的一胎胎儿宫内生长受限,大多数专家同意临床医生应根据大胎儿来推算孕龄。

（2）产前非整倍体筛查及结构筛查双胎妊娠的非整体筛查策略与单胎不一样,不建议单独使用生化血清学方法对双胎妊娠进行唐氏综合征发生风险的筛查。可以考虑早孕期血清学＋NT＋年龄联合筛查,在假阳性率为 5% 的情况下,此筛查策略非整倍体的检出率单胎为 89%,DCDA 为 86%,MCDA 为 87%。目前由于缺乏大样本的研究,非侵入性产前筛查（NIPT）应用于双胎产前筛查仍然不确定其准确性。ACOG 仍不建议 NIPT 应用于双胎妊娠的产前筛查。建议在孕 18～24 周进行双胎妊娠的超声结构筛查。

（3）孕期超声检查的频率和内容建议双胎妊娠早孕期建卡登记,孕 14 周前超声确定绒毛膜性,孕 11～14 周 NT 检查联合孕妇年龄、血清学指标行非整体筛查,孕 20～24 周超声结构畸形筛查,同时测量宫颈长度。双绒双胎孕 24 周后每 4 周超声检查一次,监测胎儿生长发育、羊水量和脐动脉多普勒血流。单绒双胎自孕 16 周起,每 2 周超声检查一次,内容包括胎儿生长发育、羊水量、脐动脉多普勒血流和大脑中动脉血流峰值。

（4）妊娠期处理及监护

1）营养指导,补充含一定叶酸量的复合维生素,纠正贫血,适当补充铁及钙剂,合理饮食,保证胎儿生长所需的足够营养。

2）防治早产,合理应用宫缩抑制剂。双胎孕妇应增加休息时间,减少活动量。34 周前如出现宫缩或阴道流液,应住院治疗,给予宫缩抑制剂。孕期可行阴道超声检查了解宫颈内口形状和宫颈管长度,预测早产的发生。双胎妊娠的糖皮质激素促进胎肺成熟方案与单胎妊娠相同。

3）防治母体妊娠期并发症,妊娠期注意血压及尿蛋白变化,及时发现和治疗妊娠期高血压疾病。重视孕妇瘙痒主诉,动态观察孕妇血胆汁酸及肝功能变化,早期诊断和治疗妊娠肝内胆汁淤积症。

4）定期监测胎心、胎动变化,可自孕 33 周起,每周行 NST 检查。

5）妊娠晚期通过腹部触诊和 B 超检查确定胎位,帮助选择分娩方式。

2. 终止妊娠时机及指征

（1）终止妊娠时机:对于双胎终止妊娠时机选择,目前仍有不同观点。多数专家认为,对于无并发症及合并症的双绒毛膜双胎可期待至孕 38 周时再考虑分娩。对于无并发症及合并症的单绒毛膜双羊膜囊双胎可以在严密监测下至妊娠 37 周分娩。单绒毛膜单羊膜囊双胎的分娩孕周多为 32～34 周。复杂性双胎（如双胎输血综合征、选择性生长受限及贫血多血质序列等）需要结合每个孕妇及胎儿的具体情况制定个体化的分娩方案。

（2）终止妊娠指征:①单绒毛膜双胎出现严重的特殊并发症,如 TTTS、sFGR、TAPS 等,为防止一胎死亡对另一胎产生影响;②母亲有严重并发症,如子痫前期或子痫,不能继续妊娠时;③预产期已到但尚未临产,胎盘功能减退者。

3. 分娩期处理及产后观察

（1）分娩方式的选择:无合并症的单绒毛膜双羊膜囊双胎及双绒毛膜双羊膜囊双胎可以选择阴道试产。双胎计划阴道分娩时,第二胎儿的胎方位不作为分娩方式选择的主要依据,具体为:①胎方位为头-头位,可以阴道试产;②第一胎为头位,第二胎儿为臀位且估计体重介于 1500～4000g 时,可进行阴道试产;第二胎儿估计体重 1500g 以下时,仍无充分证据支持哪种分娩方式更为有利;③双胎体重不一致并不能作为剖宫产的指征。

剖宫产指征:①第一胎儿为肩先露、臀先露;②联体双胎孕周>26周;③单胎妊娠的所有剖宫产指征,如短期不能阴道分娩的胎儿窘迫、严重妊娠并发症等;④单绒毛膜单羊膜囊双胎。

(2) 产程处理:宫缩乏力时可在严密监护下给予低浓度缩宫素静脉滴注加强宫缩;第一产程全程严密观察胎心变化和产程进展;第二产程行会阴侧切,当第一胎儿娩出后,立即用血管钳夹紧胎盘侧脐带,防止第二胎儿失血。助手在腹部协助固定第二胎儿为纵产式,定时记录胎心和宫缩,及时阴道检查了解胎位,注意有无脐带脱垂或胎盘早剥。如无异常,尽快行人工破膜,必要时静脉滴注低浓度催产素加强宫缩,帮助胎儿在半小时内娩出。若发现脐带脱垂、胎盘早剥、第二胎横位,应立即产钳助产、内倒转术或臀牵引术等阴道助产术,甚至是剖宫产术,迅速娩出胎儿。产程中注意补充产妇高热量、易吸收的食物或饮品,使产妇有足够的体力完成分娩。

(3) 产后观察:无论阴道分娩还是剖宫产,均需积极防治产后出血,常规临产后备血,第三产程建立静脉通路。注意观察生命体征、子宫收缩和阴道出血量,加强宫缩剂的应用。

4. 双胎常见胎儿并发症的处理

(1) 双胎体重生长不一致(sFGR)

1) 一般处理:同单胎 FGR 一样,首先需寻找原因,包括:①详细的结构超声扫描;②查找病毒感染(巨细胞病毒、风疹病毒和弓形虫);③建议羊水穿刺排除染色体异常;④MCDA 的 sFGR 主要原因是胎盘和血管的分配不均。双胎体重生长不一致时,需加强超声监测:①胎儿生长发育和羊水量,每 2 周 1 次;②脐动脉和大脑中动脉多普勒血流监测,DCDA 每 2 周一次,MCDA 每周一次;③如果脐动脉多普勒血流异常,加做静脉导管和脐静脉血流,目的是尽量延长孕龄至新生儿能存活,同时避免一胎胎死宫内,导致存活胎严重的后果。估计医源性早产,应用糖皮质激素促胎肺成熟。

2) 双绒毛膜双胎:双绒毛膜双胎体重生长不一致对围产儿的预后无明显影响。终止妊娠的时机:①由双胎中 FGR 胎儿发生胎窘时决定何时干预,并计划相应的胎儿监护;②一般不建议 32~34 周前分娩;③在严重的早期生长差异双胎中,推荐以 FGR 胎儿自然死亡为代价,不干预从而最大化适于胎龄儿的生存机会。

3) 单绒毛膜双胎:单绒毛膜双胎体重生长不一致的处理比较棘手,根据脐动脉多普勒血流的异常分为 3 型,终止妊娠的时机:①Ⅰ型:FGR 胎儿脐动脉血流多普勒波形正常。预后最好,存活率 90% 以上。如宫内监测良好,建议 34~35 周终止妊娠。②Ⅱ型:FGR 胎儿脐动脉舒张末期血流持续性消失或反流。预后最差,任何一胎发生胎死宫内

的风险高达 29%。一般建议 30 周左右选择性终止妊娠。③Ⅲ型:FGR 胎儿脐动脉舒张末期血流间断性消失或反流。自然预后比Ⅱ型好,但 FGR 胎儿发生不可预测的宫内死亡和大胎儿出现脑损伤的几率升高。建议 32~34 周选择性终止妊娠。

(2) 双胎输血综合征(TTTS)

1) TTTS Quintero 分期:分为 5 期:Ⅰ期:羊水过多/过少,供血儿膀胱可见;Ⅱ期:观察 60 分钟,供血儿膀胱缺失;Ⅲ期:任何一个胎儿出现多普勒血流异常,如脐动脉舒张期血流缺失或倒置,大脑中动脉血流异常或静脉导管反流;Ⅳ期:任何一个胎儿水肿;Ⅴ期:双胎之一或双胎死亡。

2) 处理原则:①Ⅰ期:可行保守治疗并加强监测,每周随访一次超声,内容包括:羊水量,供血儿膀胱,脐动脉多普勒血流。也可考虑行胎儿镜胎盘血管交通支激光凝固术。一项针对 TTTSⅠ期治疗的系统综述显示:激光治疗和保守治疗两组的总生存率相近(85% 和 86%),羊水减量组稍低(77%)。②Ⅱ期及以上:首选胎儿镜胎盘血管交通支激光凝固术。如果不能行激光治疗,可以行连续的羊水减量。

3) 预后:TTTS 如果不治疗,90% 胎儿会死亡,存活的新生儿发病率为 50%。激光治疗后,60%~70% 两个胎儿存活,80%~90% 最起码一胎存活。平均分娩孕周为 33~34 周。

(3) 双胎贫血-红细胞增多症系列:没有很好的治疗方法,有以下几种治疗方案:①宫内输血(供血儿)+部分换血(受血儿);②胎儿镜胎盘血管交通支激光凝固术;③选择性减胎,首选射频消融术,还可以运用脐带结扎术,双极电凝脐带术;④分娩,产后治疗。

【临床特殊情况的思考和建议】

1. 双胎一胎死亡的处理

(1) 双绒毛膜双胎因不存在胎盘血管吻合支,故一胎死亡对另一胎的影响除可能诱发早产外,无其他不良影响,无需特殊处理。

(2) 单绒毛膜双胎如已足月,建议即刻终止妊娠,否则建议期待妊娠,因为对另一胎的损伤在死亡那一刻已经发生。期待妊娠过程中每 2~4 周行脐动脉和大脑中动脉多普勒血流检查,建议 34~36 周给予一疗程促胎肺成熟后终止妊娠。4~6 周后 MRI 检查存活胎的大脑是否受到损伤,2 岁时还应评估神经系统的发育情况。存活胎如果有严重神经系统损伤的证据,应考虑晚期终止妊娠。

2. 双胎一胎畸形的处理

(1) 双绒毛膜双胎如为致死性畸形,可保守性治疗;如为非致死畸形但会导致严重障碍,倾向于减胎治疗,可行心脏内或脊髓内注射氯化钾减胎。

(2) 单绒毛膜双胎如需选择性减胎,因存在胎盘血管吻合,不能使用氯化钾注射,首选射频消融术,还可以运用脐带结扎术,双极电凝脐带术。

参考文献

1. National Collaborating Center for Women's and Children's Health (UK). MultiplePregnancy. Members GDG. NICE Clinical Guideline 129-The management of twin and triplet pregnancies in the antenatal period. Rcog Press, 2011

2. Martin JA, Hamilton BE, Sutton PD, et al. Births: final data for 2006. Natl Vital Stat Rep, 2009, 57: 1-102

3. Twin pregnancies: guidelines for clinical practice from the French College of Gynaecologists and Obstetricians (CNGOF). European Journal of Obstetrics & Gynecology and Reproductive Biology, 2011, 156: 12-17

4. ISUOG Practice Guidelines: role of ultrasound in twin pregnancy. Ultrasound Obstet Gynecol, 2016, 47: 247-263

5. Joint SOGC-CCMG Clinical Practice Guidelines (No. 262), Prenatal Screening for and Diagnosis of Aneuploidy in Twin Pregnancies. Obstet Gynaecol Can, 2011, 33 (7): 754-767

6. The North American Fetal Therapy Network Consensus Statement, Management of Complicated Monochorionic Gestations. Obstet Gynecol, 2015: 1-10

7. SMFM Clinical Guideline, Twin-twin transfusion syndrome. American Journal of Obstetrics & Gynecology, 2013: 3-18

8. 中华医学会围产医学分会胎儿医学学组，中华医学会妇产科学分会产科学组. 双胎妊娠临床处理指南（第一部分）：双胎妊娠的孕期监护及处理. 中华妇产科杂志, 2015, 50 (8): 561-567

9. 中华医学会围产医学分会胎儿医学学组，中华医学会妇产科学分会产科学组. 双胎妊娠临床处理指南（第二部分）：双胎妊娠并发症的诊治. 中华妇产科杂志, 2015, 50 (9): 641-647

10. 沈铿，马丁. 妇产科学. 第3版. 北京：人民卫生出版社, 2015

（李笑天　熊钰）

第十二章　胎盘及其附属物异常

妊娠时，胎儿与其附属物（包括胎盘、胎膜、脐带及羊水）是一个有机的整体，如果一部分胎儿附属物异常，均可能造成不良的妊娠结局，甚至危及母儿生命。

第一节　前置胎盘

关键点

1. 前置胎盘分为完全性、部分性、边缘性和低置胎盘，还有特殊类型"凶险性前置胎盘"。

2. 前置胎盘主要临床表现是妊娠中晚期的无痛性阴道流血。

3. 超声检查是诊断前置胎盘的主要辅助检查。建议孕中期常规评估胎盘与宫颈内口关系。

4. 期待治疗还是终止妊娠需要根据孕周、母体生命体征及胎儿状况及阴道出血量综合评估。

5. 前置胎盘需要充分的术前评估，产科、麻醉、儿科、输血科及放射科综合管理。

妊娠时胎盘正常附着于子宫体部的后壁、前壁或侧壁。孕28周后胎盘附着于子宫下段，下缘达到或覆盖宫颈内口，位置低于胎先露部，称为前置胎盘（placenta previa）。前置胎盘可致晚期妊娠大量出血而危及母儿生命，是妊娠期的严重并发症之一。分娩时前置胎盘的发生率国内报道为0.24%～1.57%，国外报道为0.3%～0.5%。

【病因】

确切病因目前尚不清楚。既往前置胎盘史、既往剖宫产史、多胎妊娠、多产、高龄孕妇（>35岁）、不孕治疗、多次流产史、宫腔手术史、母亲吸烟及吸毒均增加前置胎盘风险。

1. **子宫内膜损伤**　多次刮宫、多次分娩、产褥感染、子宫瘢痕等可损伤子宫内膜。或引起炎症或萎缩性病变，使子宫蜕膜血管缺陷。当受精卵着床时，因血液供给不足，为摄取足够营养而增大胎盘面积，伸展到子宫下段。前置胎盘病人中85%～90%为经产妇。瘢痕子宫妊娠后前置胎盘的发生率5倍于无瘢痕子宫。

2. **胎盘异常**　多胎妊娠时，胎盘面积较大而延伸至子宫下段,故前置胎盘的发生率较单胎妊娠高一倍;副胎盘亦可到达子宫下段或覆盖宫颈内口;膜状胎盘也可扩展至子宫下段,发生前置胎盘。

3. **受精卵滋养层发育迟缓**　受精卵到达宫腔时,滋养层尚未发育到能着床的阶段,继续下移,着床于子宫下段而形成前置胎盘。

【临床分类】

按胎盘下缘与宫颈内口的关系,分为 4 种类型(图 12-1-1)。

1. **完全性前置胎盘**(complete placenta previa)　或称为中央性前置胎盘(central placenta previa),宫颈内口完全被胎盘组织覆盖。

2. **部分性前置胎盘**(partial placenta previa)　宫颈内口部分被胎盘组织覆盖。

3. **边缘性前置胎盘**(marginal placenta previa)　胎盘下缘附着于子宫下段,但未超越宫颈内口。

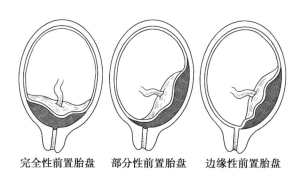

完全性前置胎盘　　部分性前置胎盘　　边缘性前置胎盘

图 12-1-1　前置胎盘类型

4. **低置胎盘**(low lying placenta)　胎盘附着于子宫下段,边缘距宫颈内口<20mm,但未达到宫颈内口。

胎盘下缘与宫颈内口的关系随子宫下段的逐渐伸展、宫颈管的逐渐消失、宫颈口的逐渐扩张而改变诊断时期不同,分类也可不同,目前均以处理前最后一次检查来确定其分类。有文献报道发现于妊娠 15～19 周、20～23 周、24～27 周、28～31 周和 32～35 周时诊断的前置胎盘病人分娩时前置胎盘仍存在的比例是 12%、34%、49%、62%、73%。

还有一种特殊类型,近年来发病率增高,由于其胎盘粘连、植入发生率高,往往引起致命性的大出血。因此定义为"凶险性前置胎盘"(pernicious placenta previa):既往有剖宫产史,此次妊娠为前置胎盘,且胎盘附着于原手术瘢痕部位。

【临床表现】

主要临床表现是妊娠晚期无痛性反复性阴道流血,可伴有因出血多所致的相应症状。出血可发生于中期妊娠的晚期和晚期妊娠的早期,发生出血较早者,往往由于出血过多而流产。

1. **无痛性阴道出血**　中期妊娠时 70%～80%前置胎盘病人的典型临床表现是无诱因、无痛性阴道流血。妊娠晚期子宫峡部逐渐拉长形成子宫下段,而临产后的宫缩又使宫颈管消失而成为产道的一部分。但附着于子宫下段及宫颈内口的胎盘不能相应的伸展。与其附着处错位而发生剥离,致血窦破裂而出血。初次出血一般不多。但也可初次即发生致命性大出血。随着子宫下段的逐渐拉长,可反复出血。

完全性前置胎盘初次出血时间较早,多发生在妊娠 28 周左右,出血频繁。出血量也较多。

边缘性前置胎盘初次出血时间较晚,往往发生在妊娠 37～40 周或临产后,出血量较少。

部分性前置胎盘的初次出血时间及出血量则介于以上两者之间。部分性及边缘性前置胎盘病人胎膜破裂后。若胎先露部很快下降,压迫胎盘可使出血减少或停止。

2. **贫血、休克**　反复出血可致病人贫血,其程度与阴道流血量及流血持续时间呈正比。有时,一次大量出血可致孕妇休克、胎儿发生窘迫甚至死亡。有时,少量、持续的阴道流血也可导致严重后果。

3. **胎位异常**　常见胎头高浮,约 1/3 病人出现胎位异常,其中以臀位和横位为多见。

4. **早产及足月前胎膜早破**　任何原因的产前出血均是早产和足月前胎膜早破的危险因素。

5. **宫内生长受限**　部分前置胎盘病人可能存在胎儿宫内生长受限,但目前存在争议。

6. **前置血管或脐带帆状附着**　前置血管及脐带帆状附着并不常见,但若出现则往往伴有前置胎盘。

【诊断】

妊娠 20 周以上且表现为阴道流血的任何女性均应怀疑前置胎盘的可能。诊断主要依靠超声的准确评估,不能确定的可经阴道超声明确。临床上,对任何可疑前置胎盘病人,在没有备血或输液情况下,不能做肛门或阴道检查,以免引起出血,甚至是致命性出血。

(一) 病史

妊娠晚期或临产后突发无痛性阴道流血,应首先考虑前置胎盘;通过超声检查才能获得诊断,同时应询问有无多次刮宫或多次分娩史等高危因素。

(二) 体征

病人全身情况与出血量及出血速度密切相关。反复出血者可有贫血貌,严重时出现面色苍白、四肢发冷、脉搏细弱、血压下降等休克表现。

1. **腹部体征**　子宫大小与停经月份相符,子宫无压痛,但可扪及阵发性宫缩,间歇期能完全放松。可有胎头高浮、臀先露或胎头跨耻征阳性,出血多时可出现胎心异常,甚至胎心消失;胎盘附着子宫前壁时可在耻骨联合上方闻及胎盘血流杂音。

2

2. **宫颈局部变化**　一般不做阴道检查，如果反复少量阴道出血，怀疑宫颈阴道疾病，需明确诊断，则在备血、输液、输血或可立即手术的条件下进行阴道窥诊，严格消毒外阴后，用阴道窥器观察阴道壁有无静脉曲张、宫颈糜烂或息肉等病变引起的出血，不做阴道指检，以防附着于宫颈内口处的胎盘剥离而发生大出血。

（三）辅助检查方法

1. **B型超声检查**　可清楚显示子宫壁、宫颈、胎先露部及胎盘的关系，为目前诊断前置胎盘最有效的方法，准确率在95%以上。超声诊断前置胎盘还要考虑孕龄，中期妊娠时胎盘占据宫壁一半面积，邻近或覆盖宫颈内口的机会较多，故有半数胎盘位置较低。因此超声检查描述胎盘位置时，应考虑妊娠周数、妊娠中期发现胎盘位置低，不宜诊断为前置胎盘，可称为"胎盘前置状态"。晚期妊娠后，子宫下段形成及向上扩展成宫腔的一部分，大部分胎盘上移而成为正常位置胎盘。妊娠18～23周发现胎盘边缘达到但没有覆盖宫颈内口（0mm），持续胎盘前置状态的可能性基本为零。如覆盖宫颈内口范围超过25mm，分娩时前置胎盘的发生率为40%～100%。附着于子宫后壁的前置胎盘容易漏诊，因为胎先露遮挡或腹部超声探测深度不够，经阴道彩色多普勒检查可以减少漏诊，而且安全、准确，但应注意避免因操作不当引起出血。

根据我国中华医学会妇产科学分会前置胎盘指南建议使用下述方法测量以指导临床：当胎盘达到宫颈内口，测量胎盘边缘距宫颈内口的距离；当胎盘边缘覆盖了宫颈内口，测量超过宫颈内口的距离，精确到毫米。

2. **磁共振检查（MRI）**　怀疑合并胎盘粘连、植入要采用MRI辅助检查，超声结合MRI可提供诊断率。怀疑"凶险性"前置胎盘，磁共振有助于了解胎盘侵入子宫肌层的深度、局部吻合血管分布情况，及是否侵犯膀胱等宫旁组织。动态观察MRI图像可见有"沸水症"。

3. **产后检查胎盘胎膜**　产后应检查胎盘有无形态异常，有无副胎盘。胎盘边缘见陈旧性紫黑色血块附着处即为胎盘前置部分；胎膜破口距胎盘边缘在7cm以内则为边缘性或部分性前置胎盘或低置胎盘的证据。

【鉴别诊断】

诊断时应排除阴道壁病变、宫颈癌、宫颈糜烂及息肉引起的出血。通过仔细的阴道检查可以鉴别。如排除阴道及宫颈病变，还应与胎盘早剥、帆状胎盘前置血管破裂、胎盘边缘血窦破裂鉴别，超声胎盘位置检测可以辅助鉴别。

【对孕妇、胎儿的影响】

1. **产时、产后出血**　附着于子宫前壁的前置胎盘行剖宫产时，如子宫切口无法避开胎盘，则出血明显增多。胎儿分娩后，子宫下段肌肉收缩力较差，附着的胎盘不易剥离，即使剥离后因开放的血窦不易关闭而常发生产后出血。

2. **植入性胎盘**　前置胎盘偶可合并胎盘植入（placental implantation），由于子宫下段蜕膜发育不良，胎盘绒毛可植入子宫下段肌层，使胎盘剥离不全而发生大出血，有时需切除子宫而挽救产妇生命。1%～5%前置胎盘合并胎盘植入，但"凶险性"前置胎盘合并胎盘植入的几率明显增高。

3. **贫血及感染**　产妇出血，贫血而体弱，加上胎盘剥离面又靠近宫颈外口，容易发生产褥感染。

4. **围产儿预后不良**　出血量多可致胎儿缺氧或宫内窘迫。有时因大出血而须提前终止妊娠，低出生体重儿及围产儿死亡率高。

【孕期管理】

孕期管理的原则是早期发现前置胎盘，及时制定孕期随访及诊疗方案。

推荐所有孕妇在孕20～24周超声检查胎盘距宫颈内口距离。胎盘位置低的孕妇覆盖宫颈内口或距宫颈内口2cm以内的，禁止性生活并进行前置胎盘宣教。需要32周复评估，如果胎盘边缘距离宫颈内口2cm以上，无需随访，如仍在2cm以内或覆盖宫颈内口，孕36周超声再次随访。阴道超声准确率较腹部超声更高。有阴道出血评估胎盘位置根据个体情况而定。孕32周后如仍为前置胎盘，需制定孕晚期随访方案及分娩计划，进行病人宣教，原则上如孕妇满足能在20分钟内返回医院，在家卧床休息，了解门诊随访风险及24小时有人陪护，可以考虑在病情稳定无出血的情况下门诊随访。

【处理】

治疗原则是抑制宫缩、控制出血、纠正贫血及预防感染，正确选择结束分娩的时间和方法。根据前置胎盘类型、出血量、有无休克及程度、妊娠周数、胎儿是否存活而采取相应的处理。

（一）期待疗法

适用于出血不多或无产前出血者、生命体征平稳、胎儿存活、胎龄<34周的孕妇。原则是在确保孕妇安全的前提下，继续延长胎龄，以期提高围产儿的存活率。若无阴道流血，在妊娠34周前可以不必住院，但要定期超声检查，了解胎盘与宫颈内口的关系；一旦出现阴道流血，就要住院治疗。期待疗法应在备血、有急诊手术条件下和母儿抢救能力的医疗机构进行，一旦出血增多，应立即终止妊娠。期待疗法具体如下：

1. **阴道流血期间绝对卧床休息**　左侧卧位，禁止性生活、阴道检查、肛门检查、灌肠及任何刺激，保持孕妇良好情绪，必要时可应用镇静剂地西泮5mg，口服，血止后可适当活动。

2. **纠正贫血**　视贫血严重程度补充铁剂，或少量多次输血。目标是维持血红蛋白含量在110g/L以上，血细胞比容在30%以上,增加母体储备,改善胎儿宫内缺氧情况。

3. 止血 在期待治疗过程中,常伴发早产。对于有早产风险的病人可酌情给子宫缩抑制剂。防止因宫缩引起的进一步出血,赢得促胎肺成熟的时间。β-受体激动剂、钙通道阻滞剂、非甾体类抗感染药、缩宫素受体抑制剂等可以考虑应用。

在使用宫缩抑制剂的过程中,仍有阴道大出血的风险,应做好随时剖宫产手术的准备。值得注意的是,宫缩抑制剂与肌松剂有协同作用,可加重肌松剂的神经肌肉阻滞作用,增加产后出血的风险。

4. 促胎儿肺成熟 密切监护胎儿宫内生长情况,警惕FGR发生,目前循证医学认为宫内能量治疗无效。可根据病人饮食营养摄入综合考虑,如考虑存在营养摄入不足可予能量等支持药物,但如为胎盘或胎儿因素宫内治疗无效。考虑7天内可能终止妊娠孕妇,可给予地塞米松6mg静脉或肌内注射,12小时一次,连用4次一个疗程,以促进胎儿肺成熟,急需时可羊膜腔内一次性注射10mg地塞米松。目前推荐34周前应用,间隔7天以上可加用一疗程,不超过两个疗程。

5. 保守治疗过程中 阴道大出血的风险预测(2013中华医学会前置胎盘指南)

(1) 宫颈管长度:妊娠34周前经阴道超声测量宫颈管长度,如宫颈管长度<3cm大出血而急诊剖宫产手术的风险增加。如覆盖宫颈内口的胎盘较厚(>1cm),产前出血、胎盘粘连、植入或手术风险增加。

(2) 胎盘边缘出血无回声区:覆盖宫颈内口的胎盘边缘出现无回声区,出现突然大出血的风险是其他类型前置胎盘的10倍。

(3) 位于前次剖宫产子宫切口瘢痕处的前置胎盘即"凶险型前置胎盘"常伴发胎盘植入、产后严重出血,子宫切除率明显增高。

6. 硫酸镁保护脑神经 对于已决定在24小时之内终止妊娠的前置胎盘早产(32周之前),推荐应用一个疗程的硫酸镁以保护脑神经,由于产妇或胎儿状况需要急诊剖宫产时,无需为了应用硫酸镁而延迟分娩。

7. 终止时机 严密观察病情,期待治疗一般至36周,各项指标提示胎儿已成熟者,可适时终止妊娠,避免在出现危险时再处理及急诊终止妊娠。对无反复出血者可延长至足月。

(二) 终止妊娠

1. 紧急剖宫产 出现大出血甚至休克,为了挽救孕妇生命应立即终止妊娠。无需考虑胎儿情况。剖宫产可在短时间内娩出胎儿,结束分娩,对母儿相对安全,是处理前置胎盘的主要手段。临床后诊断的部分性或边缘性前置胎盘,出血量多短期无法经阴娩也推荐急诊剖宫产。

2. 择期剖宫产 完全性前置胎盘必须以剖宫产终止妊娠。近年来对部分性及边缘性前置胎盘亦倾向剖宫产分

娩。无症状的前置胎盘合并胎盘植入可于妊娠36周后终止妊娠。无症状的完全性前置胎盘妊娠达37周终止妊娠。边缘性前置胎盘满38周考虑终止妊娠;部分性根据胎盘遮挡宫颈内口情况37~38周终止妊娠。

3. 阴道分娩 适用于边缘性前置胎盘、低置胎盘,出血不多、头先露、无头盆不称及胎位异常,且宫颈口已开大、估计短时间内分娩者。阴道检查需在备血、输液条件下,首先以一示、中两指轻轻行阴道穹隆部扪诊,如感觉手指与胎先露部之间有较厚的软组织,应考虑前置胎盘,如清楚感觉为胎先露,则可排除前置胎盘;然后,可轻轻触摸宫颈内有无胎盘组织,确定胎盘下缘与宫颈内口的关系,如为血块则易碎,若触及胎膜可刺破胎膜,使羊水流出,胎先露部下降压迫胎盘而减少出血。并加强宫缩促使胎头下降压迫胎盘而止血。一旦产程停滞或阴道流血增多,应立即剖宫产结束分娩。

4. 紧急转送 如无输血、手术等抢救条件时,应立即在消毒下阴道填塞纱布、腹部加压包扎、开通静脉输液通路后,由医务人员亲自护送至附近有条件的医院治疗。

期待过程中筛查与否,特别是GBS感染,预防性使用抗生素。终止妊娠时在胎盘剥离后预防性使用抗生素。

【临床特殊情况的思考和建议】

(一) 前置胎盘围术期处理

1. 术前充分评估,提前做好诊疗预案 前置胎盘多倾向于剖宫产终止妊娠,因此提前做好诊疗预案,尽量择期手术,集合产科医生、麻醉科、输血科、放射科、新生儿科协同合作降低母儿并发症,如考虑术中子宫切除风险大,及时妇科甚至泌尿外科介入也能有效降低孕产妇围产期并发症。

无论何种条件下手术均尽可能在手术前行B超检查或磁共振,确定胎盘的确切位置及分布,应选用手术熟练的主刀和助手用最短的时间娩出胎儿,可有效减少出血,减少并发症。如为选择性手术,则应在充分与家属沟通后,并准备全麻设备,手术前若孕妇条件许可可适当进行血液稀释,术中可考虑自体输血,输血可在控制出血过程中同时进行。术前有条件可放射科提前放置髂内动脉球囊。

2. 术中切口选择 手术中注意根据胎盘附着于子宫的位置而选择子宫切口,在胎盘位于下段前壁时,进腹后往往可见下段部位血管充盈或怒张,作子宫切口时应尽可能避开,或先行血管结扎,采用子宫下段偏高纵切口或体部切口,推开胎盘边缘后破膜,娩出胎儿。但应避免纵切口向下延伸而撕裂膀胱,更不主张撕裂胎盘而娩出胎儿。但在紧急情况时已误入胎盘者,则尽量将胎盘沿宫壁剥离后娩出胎儿,也可撕裂胎盘娩出胎儿,助手应快速将脐带自胎盘侧向新生儿侧挤压并切断以减少新生儿失血。侧壁前置胎盘可选择下段横切口,在无胎盘侧作一小切口后撕开子宫壁向另一侧延长,同时将胎盘向一侧推移娩出胎儿。后壁前置胎盘可选择子宫下段横切口,但由于胎盘挤压往往使先

露部高浮,导致出头困难,可能需产钳助产。也可将切口适当向上或直接做腹壁直切口。

3. 重视术中止血 胎儿娩出后,立即以缩宫素20U子宫肌壁内及子宫下段肌壁内注射以加强子宫收缩,及早使用欣母沛宫体注射,如无出血按摩子宫促进子宫收缩胎盘自娩或徒手剥离胎盘。如出血多可用止血带将子宫下段血管扎紧数分钟,以利胎盘剥离时的止血,但需警惕结扎部位以下的出血。胎盘剥离后,子宫下段胎盘附着面往往不易止血,可用热盐水纱垫直接压迫,或用可吸收线8字缝合血窦或环形缝合下段成型并止血、双侧子宫动脉或髂内动脉结扎、髂内动脉球囊扩张压迫止血以及宫腔内纱条或球囊填塞等方法止血。有机会可行子宫动脉栓塞术。如保守无效或合并胎盘植入,短时间内出血超过2000ml可行子宫全切除术或子宫次全切除术(应完全切除胎盘附着的出血处)。

4. 充分估计术中出血量 前置胎盘术中出血量估计尤其重要,前壁前置胎盘或中央性前置胎盘尤其大部分胎盘位于前壁时,手术分娩出血较多,可引起休克,甚至可危及生命,即使保住生命,有时因输血不及时或输血量不足,往往可引起严重并发症。故术中正确及时评估计出血量和及时输血是避免产妇不良后果发生的有效办法。前置胎盘术中出血往往较急,吸引器难以完全将溢出之血液及羊水完全吸净,可漫至手术单、手术床以及床周地面等。可采用多种统计出血方法综合分析出血量并及时补充。同时要预防急性肾功能不全、酸中毒、低体温、凝血功能障碍等不良后果的发生。

(二) 中期妊娠引产问题

临床诊断前置胎盘须于妊娠28周后,但有部分要求行中期妊娠引产的病人中,发现胎盘位置低或呈中央性表现,在引产过程中,尤其中央性前置胎盘者仍可能面临大出血的棘手问题。临床传统采用利凡诺羊膜腔内注射引产,其效果肯定。但为减少出血,在引产过程中,要求尽量缩短分娩时间并有较好的子宫收缩,在进入产程后加用缩宫素,并于产后加大用量。也有推荐在利凡诺注射前48小时起口服米非司酮50mg,每天2次×3天,可显著地诱导子宫内膜细胞凋亡,使整个胎盘均匀自子宫壁剥离,减少出血。对于完全性前置胎盘死胎,也可在引产前先米非司酮宫颈准备,子宫动脉栓塞降低出现几率后再利凡诺引产,也能有效降低出血。

(三) 前置血管评估

在妊娠中期发现的低置胎盘或前置胎盘(即使已恢复),前置血管(vasa previa)的患病率也会增加。因此有条件建议在32周随访时无论是否低置胎盘均超声评估是否存在前置血管。

参考文献

1. 谢幸,苟文丽.妇产科学.第8版.北京:人民卫生出版社,2013

2. 中华医学会妇产科学分会产科学组.前置胎盘的临床诊断与处理指南.中华妇产科杂志,2013,48:2:148

(彭 婷)

第二节 胎 盘 早 剥

关键点

1. 胎盘早剥国内分为轻型与重型,胎盘早剥增加20倍围产儿死亡风险。

2. 胎盘早剥主要临床表现为阴道出血,伴有腹痛及宫缩,部分存在胎心监护图形不良。

3. 胎盘早剥可以引起严重的母儿并发症,因此尽早识别是改善预后的关键。

4. 剖宫产是大多数胎盘早剥终止妊娠的最终方式。

5. 产时产后积极处理可能发生的产后出血及凝血功能障碍。

妊娠20周后或分娩期,正常位置的胎盘于胎儿娩出前,全部或部分从子宫壁剥离,称为胎盘早剥(placental abruption)。它是晚期妊娠严重的并发症之一。由于其起病急、发展快,处理不当可威胁母儿生命。国内报道发生率为0.46%~1.8%,约1%的胎盘早剥孕产妇死亡,而围产儿死亡率为达4.4%~67%,平均12%,是无胎盘早剥的20倍;大部分围产儿的死亡发生在宫内,发生率的高低还与产后是否仔细检查胎盘有关,有些轻型胎盘早剥病人症状不明显,易被忽略。发病率仍呈增加趋势,可能与胎盘早剥高危因素的出现率增加和(或)疾病确定方法的改进有关。

【病因及发病机制】

发病机制尚不完全清楚,子痫前期(preeclampsia)是胎盘早剥的高危因素,子痫前期较正常妊娠增加2~4倍的风险。早发型子痫前期胎盘早剥发病率高达4.1%~22.9%。子痫前期病人缺乏正规产检(OR值45.3);有子痫前期病史(OR值3.7);中孕期、晚孕期流产、早产(OR值16.1);FGR(OR值27.1)是易发胎盘早剥的独立危险因素。

下列情况时胎盘早剥发病率增高:

1. 孕妇血管病变 胎盘早剥多发生于子痫前期、子痫、慢性高血压及慢性肾脏疾病的孕妇。当这类疾病引起全身血管痉挛及硬化时,子宫底蜕膜也可发生螺旋小动脉痉挛或硬化,引起远端毛细血管缺血坏死而破裂出血,血液流至底蜕膜层与胎盘之间,并形成血肿,导致胎盘从子宫壁剥离。

2. 机械因素 腹部外伤或直接被撞击、性交、外倒转术等都可诱发胎盘早剥。羊水过多时突然破膜，羊水流出过快，或双胎分娩时第一胎儿娩出过快，使宫内压骤减，子宫突然收缩而导致胎盘早剥。临产后胎儿下降，脐带过短使胎盘自子宫壁剥离。

3. **子宫静脉压升高** 仰卧位低血压综合征（supine hypotensive syndrome）时，子宫压迫下腔静脉使回心血量减少，子宫静脉瘀血使静脉压升高，导致蜕膜静脉床瘀血或破裂而发生胎盘剥离。

4. **其他** 高龄孕妇、经产妇易发生胎盘早剥；不良生活习惯如吸烟、酗酒及吸食可卡因等也是国外发生率增高的原因；胎盘位于子宫肌瘤部位易发生胎盘早剥；接受辅助生育技术助孕等。

【病理及病理生理变化】

胎盘早剥的主要病理变化是底蜕膜中母体血管的破裂，极少数情况下，是源自胎儿胎盘血管，破裂后形成血肿，使胎盘从附着处分离，按病理分为三种类型（图 12-2-1）。底蜕膜出血，形成血肿，血肿产生张力使该处胎盘以出血点为中心自子宫壁向四周剥离，如剥离面小，张力增大可压迫止血使血液很快凝固而出血停止，临床可无症状或症状轻微。如继续出血，胎盘剥离面也随之扩大，形成较大的胎盘后血肿，血液可冲开胎盘边缘及胎膜经宫颈管流出，表现为外出血，称为显性剥离（revealed abruption）。如胎盘边缘或胎膜与子宫壁未剥离，或胎头进入骨盆入口压迫胎盘下缘，使血液积聚于胎盘与子宫壁之间而不能外流，故无阴道流血，称为隐性剥离（concealed abruption）。由于血液不能外流，胎盘后出血越积越多，可致子宫底升高，当出血达到一定程度，压力增大，血液冲开胎盘边缘和胎膜经宫颈管流出，即为混合性出血（mixed type）。有时胎盘后血液可穿破羊膜而溢入羊膜腔，形成血性羊水。

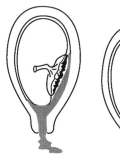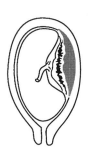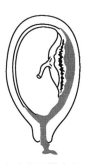

（1）显性剥离 （2）隐性剥离 （3）混合性出血

图 12-2-1 胎盘早剥的类型

胎盘早剥尤其是隐性剥离时，胎盘后血肿增大及压力增加，使血液浸入子宫肌层，引起肌纤维分离、断裂及变性，称为子宫胎盘卒中（uteroplacental apoplexy）。当血液经肌层浸入浆膜层时，子宫表面可见蓝紫色瘀斑。以胎盘附着处为明显；偶尔血液也可渗入阔韧带、输卵管系膜，或经输

卵管流入腹腔。卒中后的子宫收缩力减弱，可发生大量出血。

严重早剥的胎盘，剥离处的胎盘绒毛及蜕膜释放大量组织凝血活酶，进入母体血循环后激活凝血系统，而导致弥散性血管内凝血（disseminated intravascular coagulation; DIC），在肺、肾等器官内形成微血栓，引起器官缺氧及功能障碍。DIC 继续发展可激活纤维蛋白溶解系统，产生大量纤维蛋白原降解产物，引起继发性纤溶亢进。由于凝血因子的大量消耗及高浓度 FDP 的生成，最终导致严重的凝血功能障碍。

【临床表现及分类】

急性胎盘早剥的典型症状和体征为阴道出血、腹痛、宫缩、子宫硬度增加和压痛，以及胎心监护图形可能不良。阴道流血常为暗红色血液。子宫收缩是特征性的高频但低幅度（10 分钟内大于 5 次锯齿波模式）合并升高的宫压基线，但利用外置宫缩探头不可靠。如果胎膜破裂，有可能观察到血性羊水。

约 $10\% \sim 20\%$ 的胎盘早剥症状轻微。可能只表现为早产临产，少量阴道出血甚至没有阴道出血，出血量并不与母体出血程度紧密相关，不能用作评估足月前胎盘剥离严重程度的标志。应提高警惕，分析其相关合并症及并发症。一些早剥病人没有症状，如早发型子痫前期病人胎心监护异常可能是唯一提示，还有有些妊娠期高血压疾病突然出现 DIC 表现也应警惕胎盘早剥。胎心率异常常提示胎盘失血已经影响胎儿血流动力学，存在可能导致胎儿死亡的临床严重的早剥。

慢性胎盘早剥病人表现为相对较轻、慢性和间歇性的出血，并存在随时间或逐渐出现的临床表现，如羊水过少、胎儿生长受限及子痫前期。

胎盘早剥主要靠临床诊断，影像学、实验室检查和产后病理学检查能支持此临床诊断。

国内外对胎盘早剥的分类不同。国外（Sher, 1985）分为 I、II、III 度，国内则分为轻、重两型，我国的轻型相当于 Sher I 度，重型则包括 Sher II、Sher III 度。国内目前还是按照轻、重型分型。

1. **轻型** 以外出血为主。胎盘剥离面不超过胎盘面积的 1/3，体征不明显，主要症状为较多量的阴道流血，色暗红，无腹痛或伴轻微腹痛，贫血体征不明显。检查：子宫软，无压痛或胎盘剥离处有轻压痛，宫缩有间歇。子宫大小与妊娠月份相符，胎位清楚，胎心率多正常。部分病例仅靠产后检查胎盘，发现胎盘母体面有陈旧凝血块及压迹而得以确诊。

2. **重型** 常为内出血或混合性出血，胎盘剥离面一般超过胎盘面积的 1/3，伴有较大的胎盘后血肿，多见于子痫前期、子痫，主要症状为突发的持续性腹痛，腰酸及腰背痛。疼痛程度与胎盘后积血多少呈正相关，严重时可出现恶心、

呕吐、出汗、面色苍白、脉搏细弱、血压下降等休克征象。临床表现的严重程度与阴道流血量不相符。检查：子宫硬如板状，压痛，尤以胎盘剥离处最明显，但子宫后壁胎盘早剥时压痛可不明显。子宫往往大于妊娠月份，宫底随胎盘后血肿的增大而增高，子宫多处于高张状态，如有宫缩则间歇期不能放松，故胎位触不清楚。如剥离面超过胎盘面积的 $1/2$，由于缺氧，常常胎心消失，胎儿死亡。重型病人病情凶险，可很快出现严重休克、肾功能异常及凝血功能障碍。

【辅助检查】

（一）B 型超声检查

可协助了解胎盘附着部位及胎盘早剥的程度，并可明确胎儿大小及存活情况，超声声像图显示胎盘与子宫壁间有边缘不清楚的液性暗区即为胎盘后血肿，血块机化时，暗区内可见光点反射。超声低回声和无回声是血肿消退而非急性血肿的特征。如胎盘绒毛膜板凸入羊膜腔，表明血肿较大。有作者认为超声诊断胎盘早剥的敏感性仅 25% 左右，但当超声表现提示存在早剥阳性预测值很高 88%。即使阴性也不能排除胎盘早剥，但可排除前置胎盘。

（二）胎心监护

胎心监护用于判断胎儿的宫内情况，胎盘早剥时可出现胎心监护的基线变异消失、变异减速、晚期减速、正弦波形及胎心率延长减速等。

（三）实验室检查

了解贫血程度及凝血功能。可行血常规、尿常规及肝、肾功能等检查。重症病人应作以下试验：

1. **DIC 筛选试验**　血小板计数、血浆凝血酶原时间、血浆纤维蛋白原定量。母体出现程度与血液学异常程度相关，纤维蛋白原水平和出血严重程度最为相关。纤维蛋白原小于等于 200mg/dl 对严重产后出血的阳性预测值是 100%。

2. **纤溶确诊试验**　凝血酶时间、副凝试验和优球蛋白溶解时间。

3. 情况紧急时，可行血小板计数，并用全血凝块试验监测凝血功能，可粗略估计血纤维蛋白原含量。

【诊断与鉴别诊断】

胎盘早剥的诊断主要依靠临床表现及体征。超声仅作为辅助，因此充分认识并识别胎盘早剥是改善围产儿及孕产妇预后的关键。轻型病人临床表现不典型时，可结合 B 型超声检查判断。重型病人出现典型临床表现时诊断较容易。关键应了解病情严重程度，了解有无肝、肾功能异常及凝血功能障碍，并与以下晚期妊娠出血性疾病进行鉴别。

1. **前置胎盘**　20 周后出现无痛性阴道出血。但 10%～20% 可能会出现宫缩伴出血，所以临床不易鉴别，前置胎盘阴道流血量与贫血程度成正比，通过 B 型超声检查可以鉴别。

2. **先兆子宫破裂**　应与重型胎盘早剥相鉴别。可有子宫瘢痕史，常发生在产程中，由于头盆不称、梗阻性难产等使产程延长或停滞，子宫先兆破裂时，病人宫缩强烈，下腹疼痛拒按，胎心异常。可有少量阴道流血，腹部可见子宫病理缩复环，伴血尿。

【对孕妇及胎儿的影响】

（一）母体并发症

1. **弥散性血管内凝血（DIC）**　重型胎盘早剥特别是胎死宫内的病人可能发生 DIC，可表现为皮肤、黏膜出血，以及咯血、呕血、血尿及产后出血。

2. **出血性休克**　无论显性或隐性出血，量多时可致休克；子宫胎盘卒中者产后因宫缩乏力可致严重的产后出血；凝血功能障碍也是导致出血的重要原因。大量出血使全身重要器官缺血缺氧导致心、肝、肾衰竭，脑垂体及肾上腺皮质坏死。

3. **羊水栓塞**　胎盘早剥时，剥离面子宫血管开放，破膜后羊水可沿开放的血管进入母血循环导致羊水栓塞。

4. **急性肾衰竭**　重型胎盘早剥常由严重妊娠期高血压疾病等引起。子痫前期或子痫时，肾内小动脉痉挛，肾小球前小动脉极度狭窄，导致肾脏缺血。而胎盘早剥出血、休克及 DIC 等，可在其基础上更加减少肾血流量，导致肾皮质或肾小管缺血坏死，出现急性肾衰竭。

（二）胎儿和新生儿

1. 除上述急性早剥表现，还有临床慢性胎盘早剥，即超声检查发现胎盘或胎膜后方血肿，无进行性增大，但可能影响胎盘功能障碍引起宫内生长受限。

2. **宫内死亡**　如胎盘早剥面积大，出血多，胎儿可因缺血缺氧而死亡。

3. 新生儿窒息、低出生体重和（或）早产相关的围产儿并发症和死亡。

对母体来说，早剥的潜在后果主要与胎盘剥离的严重性相关，但胎儿的风险则与剥离严重性以及娩出时的孕龄相关。早剥围产儿死亡率约为 12%。轻度剥离时可能没有显著不良反应。随着胎盘剥离程度的增加，母亲和围产儿的风险也会增加。

【处理】

胎盘早剥处理要慎重，危及母儿生命，需根据孕周、早剥的严重程度、有无并发症、宫口开大情况、胎儿宫内状况等决定。

（一）纠正休克

当病人出血较多，胎心音听不到，面色苍白、休克时应立即面罩给氧，建立静脉输血通道，快速输新鲜血和血浆补充血容量及凝血因子，以保持血红蛋白在 100g/L，血细胞比容不小于 0.30，尿量＞30ml/h。

（二）及时终止妊娠

快速了解胎儿宫内安危状态、胎儿是否存活，母儿的预后与处理的早晚有直接关系。胎盘早剥后，由于胎儿未娩出，剥离面继续扩大，出血可继续加重，并发肾衰竭及DIC的危险性也更大，严重危及母儿的生命，因此，确诊后应立即终止妊娠，娩出胎儿以控制疾病进展。

1. 阴道分娩

（1）如胎儿已死亡。在评价产妇生命体征前提下首选阴道分娩。严重的胎盘早剥常致胎儿死亡，且合并凝血功能异常，抢救产妇是治疗的重点。尽快人工破膜降低宫腔压力并促进产程进展减少出血，缩宫素使用要慎重以防子宫破裂。如伴有其他产科因素如横位等可行剖宫产。强调个体化处理。

（2）胎儿存活以显性出血为主，宫口已开大估计短时间可以经阴分娩，胎心监护良好且子宫在宫缩间歇期有松弛的情况下，可严密监护下人工破膜降低宫腔压力经阴道试产，但需严密观察母亲生命体征、出血及宫缩情况，全程胎心监护，并备好血源，做好紧急剖宫产准备，由于胎盘早剥是不断进展的，大多数产妇还是需要剖宫产终止妊娠。

2. 剖宫产分娩　孕32周以上，胎儿存活，重型胎盘早剥，建议尽快终止妊娠，以降低围产儿死亡率。如果评估不能够短时间经阴分娩，胎儿出现晚期减速或其他异常波形提示胎儿窘迫，应急诊剖宫产终止妊娠，产程进展缓慢尽快剖宫产。如未临产原则上无论分型均建议剖宫产。胎儿存活的情况下DIC较少发生，一般不会影响手术分娩。如果凝血功能异常，胎儿预后差。

（三）保守治疗

对于孕32~34周轻型胎盘早剥者，可以综合产妇及胎儿宫内状况，与家属充分沟通后考虑予以保守治疗，但需严密关注胎盘早剥进展。积极给予皮质类固醇激素促肺成熟。孕28~32周，以及<28孕周的极早产产妇，产妇及胎儿状态稳定，行促胎肺成熟的同时考虑保守治疗。保守治疗过程中，动态密随访超声检查，监测胎盘早剥情况。一旦出现明显阴道出血、子宫张力高、凝血功能障碍及胎儿窘迫时应立即终止妊娠。

（四）早期预防及识别凝血功能异常及脏器功能损害

胎盘早剥时剥离处的胎盘绒毛及蜕膜释放大量组织凝血活酶，易导致弥散性血管内凝血（DIC），并在肺、肾等器官内形成微血栓，引起器官缺血缺氧及功能障碍。同时在产前出血的同时易发生产后出血，产后应密切观察子宫收缩、宫底高度、阴道流血量及全身情况，并监测主要脏器的功能情况，避免造成急性损害而危及生命或形成永久损害。

【临床特殊情况的思考和建议】

（一）不典型胎盘早剥的临床诊断

不典型胎盘早剥相当一部分病例无明显诱因可查，临床医师易放松警惕。故应重视询问病人易忽视的问题如长时间仰卧、体位的突然改变已经潜在的血管病变风险等。胎盘早剥的症状体征与胎盘附着部位、胎盘剥离面大小有关，如子宫后壁胎盘早剥往往表现为腰酸等不适。不典型胎盘早剥因早期病变轻，易误诊为先兆早产、前置胎盘出血及临产，故应重视动态观察，在行胎儿宫内情况监护时（NST）如发现单发的胎心延长减速或频发的小减速，又无明显原因时应高度警惕。对予以保胎期待治疗无好转的"先兆早产"，持续少量阴道流血或胎心监护异常要考虑到不典型胎盘早剥。不典型胎盘早剥也可发展成重型病例，其死胎发生、产后出血、胎儿窘迫等均明显升高。

（二）凝血功能异常的处理

胎盘早剥易引起凝血功能障碍，因此产后催产素20U子宫平滑肌注射并20U静脉维持，作为一线宫缩剂，有出血尽早应用卡前列素氨丁三醇注射液宫体注射促进子宫收缩，减少产后出现。密切监测产妇的生命体征、出血量、尿量、子宫大小，动态监测实验室结果（血红蛋白/血细胞比容、凝血功能），以确保出血已控制，并指导液体补充及和血液制品输注。

1. **补充血容量和凝血因子**　出血可导致血容量不足及凝血因子的丧失，输入足够的新鲜血液可有效补充血容量及凝血因子。10U新鲜冷冻血浆可提高纤维蛋白原含量1g/L。无新鲜血液时可用新鲜冰冻血浆替代。也可输入纤维蛋白原3~6g，基本可以恢复血纤维蛋白原水平。血小板减少时可输入血小板浓缩液。经过以上处理而尽快终止妊娠后，凝血因子往往可恢复正常。

2. **肝素的应用**　高效的抗凝剂，可阻断凝血过程，防止凝血因子及血小板的消耗，宜在血液高凝期尽早使用，但临床很难有效区分高凝期及纤溶亢进阶段，因此肝素应慎用。禁止在有显著出血倾向或纤溶亢进阶段使用。

3. **抗纤溶治疗**　DIC处于血液不凝固而出血不止的纤溶阶段时，可在肝素化和补充凝血因子的基础上应用抗纤溶药物治疗。临床常用药物有抑肽酶、氨甲环酸、氨基己酸、氨甲苯酸等。

（三）肾功能的保护

对胎盘早剥病人，一律放置持续导尿，观察排尿情况，必要时可放置滴液式集尿袋便于观察，如病人出现少尿（尿量<17ml/h）或无尿（尿量<100ml/24h）时应诊断肾衰竭，应及时补充血容量，必要时测中心静脉压，在血容量补充充足的情况下可用呋塞米40mg加入25%葡萄糖液20ml中静脉推注，现更推荐小剂量4~8mg/h维持效果更好。或用20%甘露醇250ml快速静脉滴注，必要时可重复应用，一般多在1~2天内恢复。如尿量仍不见增多，或出现氮质血症、电解质紊乱、代谢性酸中毒等严重肾衰竭时，可行血液透析治疗，多可于一周内好转。对不可逆性肾功能损害考虑行肾移植手术。

（四）子宫卒中及子宫切除问题

胎盘早剥形成的胎盘后血肿，使血液浸入子宫肌层，引起肌纤维分离、断裂及变性，子宫表面可见蓝紫色瘀斑，称为子宫胎盘卒中，子宫胎盘卒中后子宫肌收缩力减弱，常常引起宫缩乏力，使出血增加。故在手术中应及时使用宫缩剂，按摩子宫，可用温盐水纱布包裹卒中的子宫，促进血液循环，恢复平滑肌收缩功能，如仍出血不止，循产后出血处理步骤逐步处理并积极纠正输血，纠正凝血功能。

（五）胎盘早剥再次妊娠复发问题

有胎盘早剥史的女性发生早剥的风险会升至数倍。复发风险约 5%～15%，而普通人群发病率仅 0.4%～1.3%。如果上次早剥胎儿死亡时，未来妊娠中同一结局的发生率为 7%。

对于既往有子痫前期病史的孕妇孕期建议自 24～28 周起每 4 周随访超声直至分娩，如果发现宫内生长受限按宫内生长受限流程随访，定期产检监测子痫前期的发病。胎儿监护无需特殊，按常规进行。

终止妊娠的时间来讲，如果没有出血、生长受限或子痫前期，可以常规产检 39～40 周之间自然临产或再次剖宫产，不超过预产期。如果既往胎盘早剥导致死胎或超过一次发生胎盘早剥的孕妇，推荐确定肺成熟后 36～37 周晚期早产或早期足月分娩。如胎肺不成熟，孕妇稳定的情况下推荐期待到 39 周。

参考文献

1. 谢幸，苟文丽. 妇产科学. 第 8 版. 北京：人民卫生出版社，2013，126

2. 中华医学会妇产科学分会. 产科学组胎盘早剥的临床诊断及处理规范. 中华妇产科杂志，2012，47(12)：957

3. 王雅楠，杨孜. 子痫前期病人胎盘早剥发病危险因素分析. 中华妇产科杂志，2010，45(11)：825-828

（彭　婷）

第三节　胎膜病变

关键点

1. 胎膜早破分为足月和未足月，根据发生孕周的不同，母胎预后也不同。

2. 胎膜早破的主要症状为临产前阴道流液，阴道检查见后穹隆有羊水池或见羊水从宫颈口流出可确诊。

3. 根据孕周、有无感染征象和有无胎儿宫内窘迫等决定期待治疗或者终止妊娠。

4. 一旦绒毛膜羊膜炎诊断明确应该尽快终止妊娠，在没有获得病原体培养结果前可以应给予广谱抗生素治疗。

胎膜（fetal membrane）是由羊膜（amnion）和绒毛膜（chorion）组成。胎膜外层为绒毛膜，内层为羊膜，于妊娠 14 周末，羊膜与绒毛膜相连封闭胚外体腔，羊膜腔占据整个宫腔，对胎儿起着一定的保护作用。同时胎膜含甾体激素代谢所需的多种酶，与甾体激素的代谢有关。胎膜含多量花生四烯酸的磷脂，且含有能催化磷脂生成游离花生四烯酸的溶酶体，故胎膜在分娩发动上有一定作用。胎膜的病变与妊娠的结局有密切的关系。本节主要介绍胎膜早破和绒毛膜羊膜炎对妊娠的影响。

一、胎膜早破

胎膜早破（premature rupture of the membrane，PROM）是指宫缩发动之前的胎膜破裂，又称临产前胎膜破裂；大部分发生在 37 周后，称足月胎膜早破（PROM of term），发生在妊娠 37 周之前者，称为足月前胎膜早破（preterm premature rupture of the membrane，PPROM）。中期妊娠 PROM 通常是指在孕 16～26 周发生的 PPROM；这是一个比较主观的定义，在不同的研究者之间稍有差别。PROM 在足月、足月前和中期妊娠的发生率约分别为 8%、3% 和小于 1%。胎膜早破导致产妇、胎儿和新生儿的风险明显升高，常引起早产及母婴感染。胎膜早破的妊娠结局与破膜时孕周有关，孕周越小，围产儿预后越差。

【发病机制】

自发性胎膜破裂的机制尚不完全清楚。胎膜的强度和完整性取决于细胞外膜蛋白，包括胶原、纤连蛋白和层粘连蛋白。基质金属蛋白酶（matrix metalloproteinase，MMP）可以通过增加胶原降解而降低膜的强度。基质金属蛋白酶组织抑制剂（tissue inhibitors of matrix metalloproteinase，TIMMP）通过与 MMP 结合阻止蛋白水解，从而有助于维持膜的完整性。许多病理事件可破坏这一平衡，并启动一系列生化改变，最终导致 PROM。

【危险因素】

在许多病例中，母亲的生理、遗传和环境因素都有可能导致 PPROM 的发生。但大部分病人没有明确的危险因素。PPROM 既往史、生殖道感染、产前出血和吸烟与 PPROM 的关联紧密。中期妊娠 PPROM 可能是自发性的，或是医源性的（如因宫颈手术、羊膜穿刺术、绒毛穿刺活检等侵入性操作导致）。

【病因】

目前胎膜早破的病因尚不清楚，一般认为胎膜早破的病因与下述因素有关。

1. **生殖道病原微生物上行性感染**　胎膜早破病人经腹羊膜腔穿刺，羊水细菌培养 28%～50% 呈阳性，其微生物分离结果往往与宫颈内口分泌物培养结果相同,提示生殖道病原微生物上行性感染是引起胎膜早破的主要原因之一。B族溶血性链球菌、衣原体、淋病奈瑟菌、梅毒和解脲支原体感染不同程度与PPROM相关。但是妊娠期阴道内的致病菌并非都引起胎膜早破,其感染条件为菌量增加和局部防御能力低下。宫颈黏液中的溶菌酶、局部抗体等抗菌物质的局部防御抗菌能力下降导致微生物附着于胎膜,趋化中性粒细胞,浸润于胎膜中的中性粒细胞脱颗粒,释放弹性蛋白酶,分解胶原蛋白成碎片,使局部胎膜抗张能力下降,导致胎膜早破。

2. **羊膜腔压力增高** 双胎妊娠、羊水过多、过重的活动等使羊膜腔内压力长时间的增高,加上胎膜局部缺陷,如弹性降低、胶原减少,增加的压力作用于薄弱的胎膜处,引起胎膜早破。

3. **胎膜受力不均** 胎位异常、头盆不称等可使胎儿先露部不能与骨盆入口衔接,盆腔空虚致使前羊膜囊所受压力不均,引起胎膜早破。

4. **宫颈病变** 常因手术机械性扩张宫颈、产伤或先天性宫颈局部组织结构薄弱等,使宫颈内口括约功能破坏,宫颈内口松弛,前羊膜囊易于楔入,使该处羊膜囊受压不均,加之此处胎膜最接近阴道,缺乏宫颈黏液保护,常首先受到病原微生物感染,造成胎膜早破。

5. **创伤** 腹部受外力撞击或摔倒,阴道检查或性交时胎膜受外力作用,可发生破裂。

【临床表现】

症状:孕妇突然有透明或淡黄色的液体从阴道"涌出",但也有许多女性诉间歇性的或持续少量阴道漏出液,或者只是阴道内或会阴处有湿润感。

体征:直接观察到羊水自宫颈管流出,或者阴道后穹隆出现羊水池对于PPROM来说具有诊断意义。如果没有直接观察到羊水,可通过按压妊娠女性宫底、嘱其做Valsalva动作或咳嗽,促使羊水从宫颈口流出。

【诊断】

根据详细的询问病史并结合临床及专科检查可诊断胎膜早破。当根据临床表现诊断胎膜早破存在疑问时,可以结合一些辅助检查明确诊断。明确诊断胎膜早破后还应进一步检查排除羊膜腔感染。

胎膜早破的诊断:

(1) 阴道窥器检查:见液体自宫颈流出或后穹隆较多的积液中见到胎脂样物质是诊断胎膜早破的直接证据。

(2) 阴道液pH测定:正常阴道液pH为4.5~5.5,羊水pH为7.0~7.5,如阴道液pH>6.5,提示胎膜早破可能性大。该方法诊断正确率可达90%。若阴道液被血、尿、精液及细菌性阴道病所致的大量白带污染,可产生假阳性。

(3) 阴道液涂片检查:取阴道后穹隆积液置于干净玻片上,待其干燥后镜检,显微镜下见到羊齿植物叶状结晶为羊水。其诊断正确率可达95%。如阴道液涂片用0.5%硫酸尼罗蓝染色,镜下可见橘黄色胎儿上皮细胞;若用苏丹Ⅲ染色,则见到黄色脂肪小粒可确定为羊水。

(4) B型超声检查:可根据显露部位前羊膜囊是否存在,如消失,应高度怀疑有胎膜早破,此外,羊水逐日减少,破膜超过24小时者,最大羊水池深度往往<3cm,可协助诊断胎膜早破。

(5) 胎儿纤维连接蛋白(fFN):胎儿纤连蛋白检测结果阴性高度支持胎膜未破裂,但阳性结果仅表明绒毛膜和蜕膜之间的界面发生破坏,而胎膜可能仍然完整。

(6) 胰岛素样生长因子结合蛋白1(IGFBP-1):该蛋白是由蜕膜和胎盘细胞分泌,与其他体液相比,其在羊水中的浓度非常高。该方法不受感染的阴道炎、尿液、精液或者少量阴道流血的影响。其检测胎膜破裂的敏感性为95%~100%,特异性为93%~98%,阳性预测值接近98%。

【对母儿的影响】

1. **对母体影响**

(1) 感染:破膜后,阴道内病原微生物上行性感染更容易、更迅速。随着胎膜早破潜伏期(指破膜到产程开始的间隔时间)延长,羊水细菌培养阳性率增高,且原来无明显临床症状的隐匿性绒毛膜羊膜炎常变成显性。除造成孕妇产前、产时感染外,胎膜早破还是产褥感染的常见原因。

(2) 胎盘早剥:足月前胎膜早破可引起胎盘早剥,确切机制尚不清楚,可能与羊水减少有关。据报道最大羊水池深度<1cm,胎盘早剥发生率12.3%、而最大池深度<2cm,发生率仅3.5%。

2. **对胎儿影响**

(1) 早产儿:30%~40%早产(premature delivery)与胎膜早破有关。早产儿易发生新生儿呼吸窘迫综合征、胎儿及新生儿颅内出血、坏死性小肠炎等并发症,围产儿死亡率增加。

(2) 感染:胎膜早破并发绒毛膜羊膜炎时,常引起胎儿及新生儿感染,表现为肺炎、败血症、颅内感染。

(3) 脐带脱垂或受压:胎先露未衔接者,破膜后脐带脱垂的危险性增加;因破膜继发性羊水减少,使脐带受压,亦可致胎儿窘迫。

(4) 胎肺发育不良及胎儿受压综合征:妊娠28周前胎膜早破保守治疗的病人中,新生儿尸解发现。肺/体重比值减小、肺泡数目减少。活体X线摄片显示小而充气良好的肺、钟形胸、横膈上抬到第7肋间。胎肺发育不良常引起气胸、持续肺高压,预后不良。破膜时孕龄越小,引发羊水过少越早,胎肺发育不良的发生率越高。如破膜潜伏期长于4周,羊水过少程度重,可出现明显胎儿宫内受压,表现为铲形手、弓形腿、扁平鼻等。

【治疗】

总体而言,对胎膜早破的处理已经从保守处理转为积极处理,准确评估孕周对处理至关重要。

1. 足月胎膜早破 随着破膜时间延长,宫内感染的风险显著增加。无剖宫产指征者破膜后 2~12 小时内积极引产可以显著缩短破膜至分娩的时间,并且显著降低绒毛膜羊膜炎及母体产褥感染的风险,而不增加剖宫产率和阴道助产率及其他不良妊娠结局的发生率。国内主要基于初产妇的回顾性研究结果显示延长至破膜后 24 小时如果不临产再引产则显著增加新生儿感染率和剖宫产率。良好的规律宫缩引产至少 12~18 小时,如仍在潜伏期阶段才可考虑诊断引产失败行剖宫产分娩。破膜后 12 小时,给予抗生素预防感染。对于子宫颈条件成熟的足月 PROM 孕妇,行缩宫素静脉滴注是首选的引产方法。对子宫颈条件不成熟同时无促宫颈成熟及阴道分娩禁忌证者,可应用前列腺素制剂以促进子宫颈成熟,但要注意预防感染,密切监测宫缩情况和胎儿情况。

2. 足月前胎膜早破 是胎膜早破的治疗难点,一方面要延长孕周减少新生儿因不成熟而产生的疾病与死亡;另一方面随着破膜后时间延长,上行性感染成为不可避免或原有的感染加重,发生严重感染并发症的危险性增加,同样可造成母儿预后不良。

目前,足月前胎膜早破的处理原则是:若胎肺不成熟,无明显临床感染征象,无胎儿窘迫,则期待治疗;若胎肺成熟,或有明显临床感染征象,或有胎儿窘迫者,则应立即终止妊娠。

(1) 确定处理方案:依据孕周、母胎状况、当地的医疗水平及孕妇和家属意愿四个方面进行决策:放弃胎儿,终止妊娠;期待保胎治疗;如果终止妊娠的益处大于期待延长孕周,则积极引产或有指征时剖宫产术分娩。

1) 立即终止妊娠放弃胎儿:①孕周<24 周:为无生机儿阶段,由于需期待数周才能获得生存可能,早产儿不良结局发生率较高,且母儿感染风险大,多不主张继续妊娠,以引产为宜;②孕 24~27^{+6} 周者要求引产放弃胎儿者,我国仍然采用≥28 孕周才算进入围产期,孕 24~27^{+6} 周尚未进入围产期者,可以依据孕妇本人及家属的意愿终止妊娠。

2) 期待保胎治疗:①孕 24~27^{+6} 周符合保胎条件同时孕妇及家人要求保胎者;但保胎过程长,风险大,要充分告知期待保胎过程中的风险。②孕 28~33^{+6} 周无继续妊娠禁忌,应保胎、延长孕周至 34 周。

3) 不宜继续保胎采用引产或剖宫产终止妊娠:①孕 35~36^{+6} 周,已接近足月者,90%以上的胎儿肺已经成熟,新生儿发生呼吸窘迫综合征的几率显著下降,积极引产可以减少绒毛膜羊膜炎、羊水过少、胎儿窘迫等导致的新生儿不良结局。对于孕 34~34^{+6} 周由于有约 5%以上的新生儿会发生呼吸窘迫综合征,目前,国内外学术界对于是否延长

孕周至 35 周尚无统一的意见。美国妇产科医师学会(American College of Obstetricians and Gynecologist, ACOG)建议所有妊娠满 34 周的病人都应终止妊娠。②无论任何孕周,明确诊断的宫内感染、胎儿窘迫、胎儿早剥等不宜继续妊娠者。

(2) 期待治疗

1) 应用抗生素:足月前胎膜早破应用抗生素,能降低胎儿及新生儿肺炎、败血症及颅内出血的发生率;亦能大幅度减少绒毛膜羊膜炎及产后子宫内膜炎的发生;尤其对羊水细菌培养阳性或阴道分泌物培养 B 族链球菌阳性者,效果最好。B 族链球菌感染用青霉素;支原体或衣原体感染,选择红霉素或阿奇霉素。如感染的微生物不明确,可选用 FDA 分类为 B 类的广谱抗生素的 7 天疗程。建议静脉给予氨苄西林 2g,每 6 小时 1 次,用药 48 小时,随后再给予阿莫西林 500mg 口服,3 次/天,用药 5 天。同时建议入院时给予一剂阿奇霉素 1g 口服。如果青霉素过敏,建议静脉给予头孢唑林 1g,每 8 小时 1 次,用药 48 小时,随后口服头孢氨苄 500mg,4 次/天,共 5 天。若破膜后长时间不临产,且无明显临床感染征象则停用抗生素,进入产程时继续用药。

2) 宫缩抑制剂应用:对无继续妊娠禁忌证的病人,可考虑应用宫缩抑制剂预防早产(详见早产),常用的宫缩抑制剂有钙离子拮抗剂、β-受体激动剂、前列腺素合成酶抑制剂、缩宫素受体拮抗剂等。个体化选择宫缩抑制剂,同时应注意对孕妇及胎儿带来的不良反应。随机对照研究提示孕 32 周前有分娩风险孕妇应用硫酸镁可以降低存活儿的脑瘫率,所以孕周小于 32 周的 PPROM 孕妇,有随时分娩风险者可考虑应用硫酸镁保护胎儿神经系统,但无统一方案。

3) 肾上腺糖皮质激素促胎肺成熟:妊娠 35 周前的胎膜早破,应给予地塞米松或者倍他米松促胎肺成熟(详见早产)。

4) 期待过程中的监测:密切观察孕妇体温、心率、宫缩、白细胞计数、C-反应蛋白、有无子宫压痛、羊水性状等指标,定期超声监测胎儿生长和羊水量、胎心监护,避免不必要的阴道检查。行宫颈分泌物培养和中段尿培养及时发现绒毛膜羊膜炎。卧床期间应注意预防孕妇卧床过久可能导致的一些并发症,如血栓形成、肌肉萎缩等。

(3) 分娩方式:当妊娠达 35 周时即可以引产,若没有引产和阴道分娩的禁忌证,大部分女性经自然阴道分娩或引产阴道分娩娩出胎儿。剖宫产仅适用于有产科指征者,否则都建议引产。

【预防】

1. 妊娠期尽早治疗下生殖道感染 及时治疗滴虫阴道炎、淋病奈瑟菌感染、宫颈沙眼衣原体感染、细菌性阴道病等。

2. 诊断为宫颈功能不全者,可于妊娠 14~18 周行宫颈环扎术。

3. 有 PPROM 史的女性再次妊娠时补充黄体酮。

4. PPROM 可能与宫颈功能不全相关,在以后的妊娠中,孕 12 周起超声测定宫颈长度,若病人在妊娠 24 周前的宫颈长度不足 25mm,行宫颈环扎术可以降低早产复发的风险。

【临床特殊情况的思考和建议】

胎膜早破应用抗生素的价值及选择:胎膜早破病人中应用抗生素可以提高新生儿的预后,同时还可以减少母亲感染、推迟分娩、减少新生儿感染和新生儿在出生 28 天内需要肺表面活性物质及氧气的数量。选用何种抗生素也非常重要,现在认为大环内酯类抗生素能够消除细菌致病因子产物,发挥抗蛋白酶活性,稳定活化的炎性细胞。β-内酰胺类抗生素仅削弱细菌细胞壁合成,减少内毒素的释放,但增加炎症细胞因子的释放,对新生儿有潜在的不良反应。也有以下方案:静脉给予氨苄西林 2g,每 6 小时 1 次,红霉素 250mg,每 6 小时 1 次,联合使用 48 小时;随后口服阿莫西林 250mg,每 8 小时 1 次,红霉素 333mg,每 8 小时 1 次,联合使用 5 天。

二、绒毛膜羊膜炎

胎膜的炎症是一种宫内感染的表现,常伴有胎膜早破和分娩延长。当显微镜下发现单核细胞及多核细胞浸润绒毛时称为绒毛膜羊膜炎(chorioamnionitis)。如果单核细胞及多核细胞在羊水中发现时即为羊膜炎。脐带的炎症称为脐带炎,胎盘感染称为胎盘绒毛炎。绒毛膜羊膜炎是宫内感染的主要表现,与胎膜早破和(或)早产密切相关,同时与胎儿的和新生儿的损伤和死亡也密切相关。

【病因】

研究证实阴道和(或)宫颈部位的细菌通过完整或破裂的胎膜上行性感染羊膜腔是导致绒毛膜羊膜炎的主要原因。20 多年前已经发现阴道直肠的 B 族链球菌(group B streptococcal)与宫内感染密切相关。妊娠期直肠和肛门菌群异常可以导致阴道和宫颈部位菌群异常。妊娠期尿路感染可以引起异常的阴道病原体从而引起宫内感染,这种现象在未治疗的与 B 族链球菌相关无症状性菌尿病人中得到证实。细菌性阴道病被认为与早产、胎膜早破、绒毛膜羊膜炎,以及长期的胎膜早破、牙周炎、A 型或 O 型血、酗酒、贫血、肥胖等有关。

宫颈功能不全导致宿主的防御功能下降,从而为上行性感染创造条件。

【对母儿的影响】

1. **对孕妇的影响**　20 世纪 70 年代宫内感染是产妇死亡的主要原因。到 90 年代由于感染的严重并发症十分罕见,由宫内感染导致的孕产妇死亡率明显下降。但由宫内感染导致的并发症仍较普遍,因为宫内感染可以导致晚期流产和胎儿宫内死亡。胎膜早破与宫内感染密切相关。目前宫内感染已公认是早产的主要原因。宫内感染还可导致难产并导致产褥感染。

2. **对胎儿、婴儿的影响**　宫内感染对胎儿和新生儿的影响远较对孕产妇的影响大。胎儿感染是宫内感染的最后阶段。胎儿炎症反应综合征(fetal inflammatory response syndrome,FIRS)是胎儿微生物入侵或其他损伤导致一系列炎症反应,继而发展为多器官衰竭、中毒性休克和死亡。另外胎儿感染或炎症的远期影响还包括脑瘫,肺支气管发育不良,围产儿死亡的并发症明显增加。

【临床表现】

绒毛膜羊膜炎的临床症状和体征主要包括:①产时母体发热,体温>37.8℃;②孕妇明显的心动过速(>100 次/分);③胎心过快(>160bpm);④羊水或阴道分泌物有脓性或有恶臭味;⑤宫体触痛;⑥母亲白细胞增多(全血白细胞计数>15×10⁹/L 或核左移)。诊断通常基于母体出现发热,并且至少出现 2 项以上情况。

在以上标准中,产时母体发热是最常见和最重要的指标,但是必须排除其他原因,包括脱水、或同时有尿路和其他器官系统的感染。产程中硬膜外阻滞的无痛分娩可以引起发热。β-受体兴奋剂可以导致孕妇脉搏及胎心率增快。白细胞升高非常重要,但是作为单独指标诊断意义不大。另外 NST 无反应和基线变异差,超声检查生物物理评分低于正常等均提示绒毛膜羊膜炎的可能。

【诊断】

根据临床症状及体征诊断并不困难。但常需采用下列辅助检查,估计羊水量及羊水过多的原因。在产时,绒毛膜羊膜炎的诊断通常以临床标准作为依据,尤其是足月妊娠时。

1. **羊水或生殖泌尿系统液体的细菌培养**　对寻找病原体可能是有诊断价值的方法。有学者提出获取宫颈液培养时可能会增加早期羊水感染的危险性,无论此时胎膜有否破裂。隐性绒毛膜羊膜炎被认为是早产的重要诱因。

2. **羊水、母血、母尿或综合多项实验检查**　无症状的早产或胎膜早破的产妇需要进行一些检查来排除有否隐性绒毛膜羊膜炎。临床医生往往进行一些实验室检查包括羊水、母血、母尿或综合多项实验检查来诊断是否有隐性或显性的羊膜炎或绒毛膜羊膜炎的存在。

3. **羊水或生殖泌尿系统的实验室检查**　包括以下几项:

(1) 通过羊膜穿刺获得的羊水,可进行白细胞计数、革兰染色、pH 测定、葡萄糖定量,以及内毒素、乳铁蛋白、细胞因子(如白细胞介素-6)等的测定。

（2）羊水或血液中的细胞因子定量测定通常包括 IL-6、肿瘤坏死因子 α、IL-1 以及 IL-8。尽管在文献中 IL-6 是最常被提及的，IL-6≥7.9ng/ml 提示急性绒毛膜羊膜炎，但目前尚无一致的意见能表明哪种细胞因子具有最高的敏感性或特异性，以及阳性或阴性的预测性。脐带血或羊水中 IL-6 水平的升高与婴儿有长期的神经系统损伤有关。这些都不是常规的实验室检查，在社区医院中也没有这些辅助检查。

（3）PCR 作为一种辅助检查得到了迅速发展。它被用来检测羊水中或其他体液中的微生物如 HIV 病毒、巨细胞病毒、单纯疱疹病毒、细小病毒、弓形体病毒以及细菌 DNA。PCR 检测法被用来诊断由细菌体病原体引起的羊水感染，但只有大学或学院机构才能提供此类检测方法。

（4）B 族链球菌定植可增加发生绒毛膜羊膜炎的风险，而产时抗生素的应用能减少新生儿 B 族链球菌感染的发生率。在产时应用快速 B 族链球菌检测能较其他试验发现更多处于高危状态的新生儿。快速 B 族链球菌检测法的应用使一些采用化学药物预防产时感染的母亲同时也能节约花费于新生儿感染的费用大约 12 000 美元。近年来更多来自欧洲的报道也提到了 B 族链球菌检测和产时化学药物预防疗法的效果，但同时也提出 PCR 检测如何能更好改进 B 族链球菌检测的建议。

4. **母血检测**

（1）当产妇有发热时，白细胞计数或母血中 C-反应蛋白的水平用来预测绒毛膜羊膜炎的发生。但不同的报道支持或反对以 C-反应蛋白水平来诊断绒毛膜羊膜炎。但 C-反应蛋白水平较外周血白细胞计数能更好地预测绒毛膜羊膜炎，尤其是如果产妇应用了皮质醇激素类药物，她们外周血中的白细胞可能会增高。

（2）另一些学者提示母血中的 α_1-水解蛋白酶抑制复合物能较 C-反应蛋白或白细胞计数更好地预测羊水感染。羊水中的粒细胞计数较 C-反应蛋白或白细胞计数也能更好预测羊水感染。事实上，羊水中白细胞增多和较低的葡萄糖定量就高度提示绒毛膜羊膜炎的发生，在这种情况下也是最有价值的信息。分析母体血清中的 IL-6 或铁蛋白水平也是有助于诊断的，因为这些因子水平的增高也和母体或新生儿感染有关。在母体血清中的 IL-6 水平较 C-反应蛋白可能更有预测价值。母血中的 α_1-水解蛋白酶抑制复合物、细胞因子以及铁蛋白没有作为广泛应用的急性绒毛膜羊膜炎标记物。

【治疗】

包括两部分的内容，第一部分是对于怀疑绒毛膜羊膜炎孕妇的干预和防止胎儿的感染；第二部分是包括对绒毛膜羊膜炎的病因、诊断方法，以及可疑孕妇分娩的胎儿及时和适合的治疗。

1. **孕妇治疗** 一旦绒毛膜羊膜炎诊断明确应该尽快终止妊娠。目前建议在没有获得病原体培养结果前可以给予广谱抗生素或依据经验给予抗生素治疗，可以明显降低孕产妇和新生儿的病死率。

早产和胎膜早破的处理：早产或胎膜早破的孕妇即使没有绒毛膜羊膜炎的症状和体征，建议给予预防性应用抗生素治疗。足月分娩的孕妇有 GBS 感染风险的应预防性应用抗生素。一些产科医生发现在 32 周后应用糖皮质激素在促胎儿肺成熟的作用有限。而应用糖皮质激素是否会增加胎儿感染的风险性现在还没有明确的依据，应用不增加风险。

2. **新生儿的治疗** 儿科医生与产科医生之间信息的交流对于及时发现新生儿的感染非常有意义。及时和早期发现母亲的绒毛膜羊膜炎可有效降低新生儿的患病率和死亡率。

【临床特殊情况的思考和建议】

在早产胎膜早破病人中经常用到地塞米松促胎肺成熟和吲哚美辛抑制宫缩，由于担心会增加绒毛膜羊膜炎的发生、导致炎症的扩散，许多临床医生犹豫不决。研究表明胎儿的损伤与炎症反应过程中产生的大量细胞因子有密切关系，降低炎症反应的药物在预防早产、新生儿损伤和远期围产儿发病中可能起到一定的作用。所以，对于存在绒毛膜羊膜炎的孕妇在应用足够的抗生素的前提下应用地塞米松是安全的，而且对于改善围产儿的结局有益。

参考文献

1. 时春艳，漆洪波，杨慧霞. 胎膜早破的诊断与处理指南（2015）. 中华妇产科杂志，2015,50(1):161-167

2. Practice bulletins No. 139: premature rupture of embranes. Obstet Gynecol. 2013,122(4):918-930

3. Larsen JW, Sever JL. Group B Streptococcus and pregnancy: a review. Am J Obstet Gynecol,2008,198(4):440-448; discussion 448-450

4. Swadpanich U, Lumbiganon P, Prasertcharoensook W, et al. Antenatal lower genital tract infection screening and treatment programs for preventing preterm delivery. Cochrane Database Syst Rev,2008,CD006178

5. Holzman C, Lin X, Senagore P, et al. Histologic chorioamnionitis and preterm delivery. Am J Epidemiol, 2007, 166 (7): 786-794

6. Tran SH, Cheng YW, Kaimal AJ, et al. Length of rupture of membranes in the setting of premature rupture of membranes at term and infectious maternal morbidity. Am J Obstet Gynecol, 2008,198(6):700. e1-e5

7. Kumar D, Moore RM, Mercer BM, et al. The physiology of fetal membrane weakening and rupture: Insights gained from the determination of physical properties revisited. Placenta,2016,42:59

8. Lykke JA, Dideriksen KL, Lidegaard O, et al. First-

trimester vaginal bleeding and complications later in pregnancy. Obstet Gynecol,2010,115:935

9. van der Ham DP, van der Heyden JL, Opmeer BC, et al. Management of late-preterm premature rupture of membranes:the PPROMEXIL-2 trial. Am J Obstet Gynecol,2012,207:276. e1

10. Al-Mandeel H, Alhindi MY, Sauve R. Effects of intentional delivery on maternal and neonatal outcomes in pregnancies with preterm prelabour rupture of membranes between 28 and 34 weeks of gestation:a systematic review and meta-analysis. J Matern Fetal Neonatal Med,2013,26:83

11. van der Ham DP, Vijgen SM, Nijhuis JG, et al. Induction of labor versus expectant management in women with preterm prelabor rupture of membranes between 34 and 37 weeks: a randomized controlled trial. PLoS Med,2012,9:e1001208

（胡　蓉）

第四节　脐带异常

关键点

1. 可引起胎儿宫内急性或慢性缺氧,甚至胎死宫内。

2. 大多数可经产前超声诊断。单脐动脉需排除合并染色体异常或结构异常。对有胎盘位置异常者需排除脐带帆状附着和前置血管。

3. 一旦发生脐带脱垂,需紧急剖宫产终止妊娠。

脐带是胎儿与母体进行物质和气体交换的唯一通道。若脐带发生异常(包括脐带过短、缠绕、打结、扭转及脱垂等),可使胎儿血供受限或受阻,导致胎儿窘迫,甚至胎儿死亡。

一、脐带长度异常

脐带的长度个体间略有变化,足月时平均长度为55~60cm,特殊的脐带长度异常病例,长度最小几乎为无脐带,最长为300cm。正常长度为30~100cm。脐带过长经常会出现脐带血管栓塞及脐带真结,同时脐带过长也容易出现脐带脱垂。短于30cm为脐带过短。妊娠期间脐带过短并无临床征象。进入产程后,由于胎先露部下降,脐带被拉紧使胎儿血循环受阻出现胎儿窘迫或造成胎盘早剥和子宫内翻,也可引起产程延长。若临产后疑有脐带过短,应抬高床脚改变体位并吸氧,胎心无改善应尽快行剖宫产术。脐带长度超过100cm为脐带过长,过长的脐带易造成脐带缠绕、打结、扭转等,导致胎儿宫内缺氧、生长受限等;分娩时影响产程,已发生脐带脱垂,导致死胎/死产等。

通过动物实验以及人类自然分娩的研究,似乎支持这样一个论点:脐带的长度与羊水的量和胎儿的运动呈正相关,并受其影响。Miller 等证实:当羊水过少造成胎儿活动受限或因胎儿肢体功能障碍导致活动减少时会使得脐带的长度略微缩短。脐带过长似乎是胎儿运动时牵拉脐带以及脐带缠绕的结果。Soernes 和 Bakke 报道臀位先露者脐带长度较头位者短大约5cm。

二、脐带缠绕

脐带围绕胎儿颈部、四肢或躯干者称为脐带缠绕。约90%为脐带绕颈,Kan 及 Eastman 等研究发现脐带绕颈一周者居多,占分娩总数的21%,而脐带绕颈三周发生率为0.2%。其发生原因和脐带过长、胎儿过小、羊水过多及胎动过频等有关。脐带绕颈一周需脐带20cm左右。对胎儿的影响与脐带缠绕松紧、缠绕周数及脐带长短有关。脐带缠绕可出现以下临床特点:①胎先露部下降受阻:由于脐带缠绕使脐带相对变短,影响胎先露部入盆,或可使产程延长或停滞;②胎儿宫内窘迫:当缠绕周数过多、过紧时或宫缩时,脐带受到牵拉,可使胎儿血循环受阻,导致胎儿宫内窘迫;③胎心监护:胎心监护出现频繁的变异减速;④彩色超声多普勒检查:可在胎儿颈部找到脐带血流信号;⑤B型超声检查:脐带缠绕处的皮肤有明显的压迹,脐带缠绕1周者为U形压迫,内含一小圆形衰减包块,并可见其中小短光条;脐带缠绕2周者,皮肤压迹为W形,其上含一带壳花生样衰减包块,内见小光条;脐带缠绕3周或3周以上,皮肤压迹为锯齿状,其上为一条衰减带状回声。当产程中出现上述情况,应高度警惕脐带缠绕,尤其当胎心监护出现异常,经吸氧、改变体位不能缓解时,应及时终止妊娠。临产前B型超声诊断脐带缠绕,应在分娩过程中加强监护,一旦出现胎儿宫内窘迫,及时处理。值得庆幸的是,脐带绕颈不是胎儿死亡的主要原因。Hankins 等研究发现脐带绕颈的胎儿与对照胎儿对比出现更多的轻度或严重的胎心变异减速,他们的脐带血 pH 也偏低,但是并没有发现新生儿病理性酸中毒。

三、脐带打结

脐带打结分为假结和真结两种。脐带假结是指脐静脉较脐动脉长,形成纡曲似结或由于脐血管较脐带长,血管卷曲似结。假结一般不影响胎儿血液循环,对胎儿危害不大。脐带真结是由于脐带缠绕胎体,随后胎儿又穿过脐带套环而成真结,Spellacy 等研究发现,真结的发生率为1.1%。真结在单羊膜囊双胎中发生率更高。真结一旦影响胎儿血液循环,在妊娠过程中出现胎儿宫内生长受限,真结过紧可造成胎儿血循环受阻,严重者导致胎死宫内,多数在分娩后确诊。围产期伴发脐带真结的产妇其胎儿死亡率为6%。

四、脐 带 扭 转

胎儿活动可使脐带顺其纵轴扭转呈螺旋状，生理性扭转可达6～11周。若脐带过度扭转呈绳索样，使胎儿血循环缓慢，导致胎儿宫内缺氧，严重者可致胎儿血循环中断造成胎死宫内。已有研究发现脐带高度螺旋化与早产发生率的增加有关。妇女滥用可卡因与脐带高度螺旋化有关。

五、脐带附着异常

脐带通常附着于胎盘胎儿面的中心或其邻近部位。脐带附着在胎盘边缘者，称为球拍状胎盘，发现存在于7%的足月胎盘中。胎盘分娩过程中牵拉可能断裂，其临床意义不大。

脐带附着在胎膜上，脐带血管如船帆的缆绳通过羊膜及绒毛膜之间进入胎盘者，称为脐带帆状附着（velamentous umbilical cord）。因为脐带血管在距离胎盘边缘一定距离的胎膜上分离，它们与胎盘接触部位仅靠羊膜的折叠包裹，如胎膜上的血管经宫颈内口位于胎先露前方时，称为前置血管（vasa previa）。被胎膜包绕的脐血管可能伴有脐带帆状附着（1型前置血管），或连接两叶胎盘或主胎盘与副叶胎盘（2型前置血管）。

在分娩过程中，球拍状胎盘一般不影响母体和胎儿生命，多在产后胎盘检查时始被发现。前置血管对于胎儿存在明显的潜在危险性，若前置血管发生破裂，胎儿血液外流，出血量达200～300ml，即可导致胎儿死亡。少数情况下，脐血管破裂而胎膜并未破裂。附着于胎膜的血管也有发生扭结和受压的风险。血管越长越容易扭结，而当附着于胎膜的血管靠近或者覆盖宫颈时，胎先露部分的下降增加了血管受压的风险。随后发生的血流减少可导致胎心率异常甚至胎儿死亡。

阴道检查可触及有搏动的血管。产前或产时任何阶段的出血都可能存在前置血管及胎儿血管破裂。若怀疑前置血管破裂，一个快速、敏感的方法是取流出的血液做涂片，找到有核红细胞或幼红细胞并有胎儿血红蛋白，即可确诊。

产前做B型超声检查时，应注意脐带和胎盘附着的关系。脐带帆状附着的产前诊断依据是胎盘脐带插入点存在特征性的超声表现，即胎血管散开，由胎膜包绕，无华通胶。脐带帆状附着的确诊需在产后对胎盘、脐带及胎膜进行检查。在妊娠中期，对脐带帆状附着、经辅助生殖技术妊娠、低置胎盘、前置胎盘或位于子宫下段的双叶胎盘或副叶胎盘以及多胎妊娠，需要进行阴道超声检查前置血管。

六、脐带先露和脐带脱垂

胎膜未破时脐带位于胎先露部前方或一侧称为脐带先露（presentation of umbilical cord），也称隐性脐带脱垂。胎膜破裂后，脐带脱出于宫颈口外，降至阴道甚至外阴，称为脐带脱垂（prolapse of umbilical cord）。脐带脱垂是一种严重威胁胎儿生命的并发症，须积极预防。

七、单 脐 动 脉

正常脐带有两条脐动脉，一条脐静脉。如只有一条脐动脉，称为单脐动脉（single umbilical artery，SUA）。Bryan和Kohler通过对20 000个病例研究发现，143例婴儿为单脐动脉，发生率为0.72%，单脐动脉婴儿重要器官畸形率为18%，生长受限发生率为34%，早产儿发生率为17%。他们随后又发现在90例单脐动脉婴儿中先前未认识的畸形有10例。Leung和Robson发现在合并糖尿病、癫痫、子痫前期、产前出血、羊水过少、羊水过多的孕妇其新生儿中单脐动脉发生率相对较高。在自发性流产胎儿中更易发现单脐动脉。Pavlopoulos等发现在这些胎儿中，肾发育不全、肢体短小畸形、空腔脏器闭锁畸形发生率增高，提示有血管因素参与其中。

临床诊断为单脐动脉时，应行全面的解剖学评估以查看有无其他畸形，尤其是心脏和肾脏畸形。单纯性单脐动脉患儿发生非整倍体的几率似乎不会增加，所以无其他畸形及遗传学羊膜穿刺术的其他指征时，大多数专家都不推荐常规染色体核型分析。当病人接受有创产前诊断时，推荐行染色体微阵列分析。非单纯性单脐动脉会伴发结构性和（或）染色体异常。已有多项研究表明，20%～30%的活产单脐动脉婴儿合并严重的结构异常，通常累及多个器官，最常受累的器官为心脏、胃肠道和中枢神经系统。

【临床特殊情况的思考和建议】

脐带绕颈不影响产时处理，目前无证据支持妊娠期常规筛查脐带绕颈。产科超声检查在每3～5例病人中就能够发现1例脐带绕颈，妊娠期常规筛查脐带绕颈会显著增加不必要的超声随访预约，但目前也不清楚重复检查的最佳间隔时间，告知母亲会导致焦虑，并可能引发不必要的干预。由于缺乏高质量的证据支持产前诊断脐带绕颈可改善妊娠结局，脐带绕颈是妊娠期的常见表现，有些会自行松解；有些持续存在也不会明显增加不良妊娠结局的风险。因此，如同在所有妊娠中一样，告知病人留意胎动，在胎动减少时及时报告医生。

参考文献

1. American College of Obstetricians and Gynecologists Committee on Genetics. Committee Opinion No. 581: the use of chromosomal microarray analysis in prenatal diagnosis. Obstet Gynecol，2013，122：1374

2. Ruiter L，Kok N，Limpens J，et al. Systematic review of ac-

curacy of ultrasound in the diagnosis of vasa previa. Ultrasound Obstet Gynecol,2015,45:516

3. Sepulveda W,Rojas I,Robert JA,et al. Prenatal detection of velamentous insertion of the umbilical cord:a prospective color Doppler ultrasound study. Ultrasound Obstet Gynecol,2003,21:564

4. Bricker L,Neilson JP. Routine Doppler ultrasound in pregnancy:Cochrane Review. //In:The Cochrane library, Issue 3. Oxford,UK,Update Software,2003

（胡 蓉）

第五节 羊水量异常

关键点

1. 羊水量异常与多种妊娠并发症和合并症有关，每次产前超声检查都应评估羊水量。

2. 羊水过多的常见原因有：胎儿畸形/染色体疾病、母体糖尿病、多胎妊娠、胎儿贫血、感染等；可导致多种不良妊娠结局，如胎膜早破、早产、胎位不正、胎盘早剥、子宫收缩乏力等。

3. 寻找羊水过多病因，如筛查有无妊娠期糖尿病、胎儿有无溶血、感染、胎母输血，必要时行染色体检查。治疗原发病，仅在出现早产临产或严重的母体不适时，治疗羊水过多，如吲哚美辛、羊膜穿刺减压。

4. 羊水过少的常见原因有：胎儿畸形及发育不全特别是泌尿系统异常、胎儿染色体或基因异常、胎盘功能下降、胎儿缺氧、孕妇血管性疾病、胎膜早破、过期妊娠、吲哚美辛等。围产儿发病率和死亡率明显增高。

5. 寻找羊水过少病因，根据导致羊水过少的不同病因结合孕周采取不同的治疗方案。

正常妊娠时羊水的产生与吸收处于动态平衡中，20周前羊水的主要来源是羊膜上皮细胞的分泌，也主要由羊膜上皮细胞吸收；20周后胎儿各器官的功能逐渐完善，羊水的主要来源是胎儿排尿和肺脏液体的分泌，通过胎儿体表和胎儿吞咽羊水来吸收。正常情况下，妊娠20周时约350ml,36～38周时约1000ml～1500ml,以后羊水量逐渐减少，妊娠40周时约800ml,妊娠42周时减少为540ml。临床上，羊水量500～2000ml为正常。任何引起羊水产生与吸收失衡的因素均可造成羊水过多或过少的病理状态。

一、羊水过多

妊娠期间，羊水量超过2000ml者称羊水过多（polyhydramnios），发生率为1%～2%。

羊水过多可分为急性和慢性两种，孕妇在妊娠中晚期时羊水量超过2000ml,但羊水量增加缓慢，数周内形成羊水过多，往往症状轻微，称慢性羊水过多；若羊水在数日内迅速增加而使子宫明显膨胀，并且压迫症状严重，称为急性羊水过多。

【病因】

羊水过多的病因复杂，部分羊水过多发生的原因是可以解释的，但是大部分病因尚不明了，约有40%羊水过多为特发性，已知病因多与胎儿畸形及妊娠并发症、合并症有关。

1. **胎儿畸形** 通常伴有遗传学异常或综合征，是引起重度羊水过多的主要原因。羊水过多孕妇中，约1/3合并胎儿畸形。羊水过多伴有以下高危因素时，胎儿畸形率明显升高：①胎儿发育迟缓；②早产；③发病早，特别是发生在32周之前；④无法用其他高危因素解释。

（1）神经管畸形：最常见，约占50%,其中主要为开放性神经管畸形。当无脑儿、显性脊柱裂时，脑脊膜暴露，脉络膜组织增生，渗出增加，以及中枢性吞咽障碍加上抗利尿激素缺乏等，使羊水形成过多，吸收减少导致羊水过多。

（2）消化系统畸形：约占25%,主要是消化道梗阻，如食管、十二指肠狭窄或闭锁，使胎儿吞咽羊水障碍，引起羊水过多。

（3）腹壁缺损：腹壁缺损导致的脐膨出、内脏外翻，使腹腔与羊膜腔之间仅有菲薄的腹膜，导致胎儿体液外渗，从而发生羊水过多。

（4）胸部病变：肺部占位、纵隔移位、胸腔狭小、胸腔积液、横膈抬高可压迫食管减少羊水吞咽。

（5）膈疝：膈肌缺损导致腹腔内容物进入胸腔使肺和食管发育受阻，胎儿吞咽和吸入羊水减少，导致羊水过多。

（6）遗传性假性低醛固酮症（pseudohypoaldosteronism,PHA）：这是一种先天性低钠综合征，胎儿对醛固酮的敏感性降低，导致低钠血症、高钾血症、脱水、胎尿增加、胎儿发育迟缓等症状，往往伴有羊水过多。

（7）VACTERL联合征：包括脊椎缺陷（verterbral defect）、肛门闭锁（anal atresia）、心脏畸形（cardiac malformations）、气管食管瘘和（或）食管闭锁（tracheoesophageal fistula/esophageal atresia）、肾脏异常（renal anomalies）和肢体异常（limb anomalies）及桡骨远端发育不良，常常同时伴有羊水过多。

（8）巴特综合征：一种罕见的常染色体隐性遗传性肾小管疾病，可出现宫内的肾小管性低血钾性碱中毒。胎儿在第24～30孕周期间会出现多尿，并随后出现羊水过多。婴儿表现出产后多尿和持续肾性盐耗，需要终生治疗。一种严重但短暂的产前型巴特综合征类型已被归因于 *maged*2 基因突变，该基因位于X染色体上，该基因对胎儿肾盐重吸收和维持正常羊水稳态似乎是至关重要的。这种X连锁疾病的重度羊水过多出现时间极早（中位时间为妊娠19～20周时），常导致流产或早产（中位时间为妊娠22～34周时）。

2

2. **胎儿染色体异常** 18-三体、21-三体、13-三体胎儿可出现胎儿吞咽羊水障碍或肠道发育异常,引起羊水过多。

3. **双胎** 约 10% 的双胎妊娠合并羊水过多,是单胎妊娠的 10 倍。单绒毛膜双羊膜囊时,两个胎盘动静脉吻合,易并发双胎输血综合征,受血儿循环血量增多、胎儿尿量增加,引起羊水过多。双胎妊娠中一胎为无心畸形亦会出现羊水过多。

4. **妊娠期糖尿病** 是羊水过多的常见原因,占 10%～25%。母体高血糖致胎儿血糖增高,产生渗透性利尿,以及胎盘胎膜渗出增加均可导致羊水过多。

5. **胎儿心脏高输出量状态** 如:胎儿免疫性水肿(母儿血型不合溶血)、感染、胎母输血、α-地中海贫血纯合子、葡萄糖-6-磷酸酶缺乏引起的胎儿贫血。

6. **胎盘因素** 胎盘增大、胎盘催乳素(HPL)分泌增加,可能导致羊水量增加。胎盘绒毛血管瘤是胎盘常见的良性肿瘤,往往也伴有羊水过多。

7. **特发性羊水过多** 约占 40%,但分娩后约 25% 的病例找到病因,如消化道闭锁、胎儿感染、巴特综合征、贫血、神经肌肉疾病等。

【对母儿的影响】

1. **对孕妇的影响** 急性羊水过多引起明显的压迫症状,妊娠期高血压疾病的发病风险明显增加,是正常妊娠的 3 倍。膈肌上抬,呼吸功能受损。由于子宫肌纤维伸展过度,可致宫缩乏力、产程延长及产后出血增加。胎膜早破、早产的可能性增加。若突然破膜可使宫腔内压力骤然降低,导致胎盘早剥、休克。

2. **对胎儿的影响** 常并发胎位异常、脐带脱垂、胎儿窘迫及因早产引起的新生儿发育不成熟,加上羊水过多常合并胎儿畸形,故羊水过多者死胎风险和围产儿死亡明显增高,分别为正常妊娠的 5 倍和 2～5.5 倍。羊水过多合并巨大胎儿,肩难产风险增加,新生儿产伤风险增加。

【临床表现】

临床症状与羊水过多的程度和羊水增加的速度有关,主要是增大的子宫压迫邻近的脏器产生的压迫症状。

1. **急性羊水过多** 多在妊娠 20～24 周发病,羊水骤然增多,数日内子宫明显增大,产生明显的压迫症状。病人感腹部胀痛、腰酸、行动不便,因横膈抬高引起呼吸困难,甚至发绀,不能平卧。子宫压迫下腔静脉,血液回流受阻,下腹部、外阴、下肢严重水肿。检查可见腹部高度膨隆、皮肤张力大、变薄,腹壁下静脉扩张,可伴外阴部静脉曲张及水肿;子宫大于妊娠月份,张力大,胎位检查不清、胎心音遥远或听不清。

2. **慢性羊水过多** 常发生在妊娠晚期。羊水在数周内缓慢增多,出现较轻微的压迫症状或无症状,仅腹部增大较快。检查见子宫张力大、子宫大小超过停经月份,液体震颤感明显,胎位尚可查清或不清、胎心音较遥远或听不清。

【诊断】

根据临床症状及体征诊断并不困难,但常需采用下列辅助检查,估计羊水量及寻找羊水过多的原因。

1. **B 型超声检查** 为羊水过多的主要辅助检查方法。目前临床广泛应用的有两种标准:一种是以脐横线与腹白线为标志,将腹部分为四个象限,各象限最大羊水暗区垂直径之和为羊水指数(amniotic fluid index,AFI);另一种是以单个羊水最大深度(maximum vertical pocket depth,MVP 或 amniotic fluid volume,AFV)为诊断标准。2014 年胎儿影像学研讨会共识小组建议,诊断羊水过多的临界值为:MVP≥8cm 或 AFI≥24cm。MVP:8～11.9cm 为轻度羊水过多,12～15.9cm 为中度羊水过多,≥16cm 为重度羊水过多。AFI:25～30cm 为轻度羊水过多,30.1～35cm 为中度羊水过多,>35cm 为重度羊水过多。

也有学者将羊水过多定义为:两径线羊水池>50cm²,AFI≥25cm,≥20cm 或≥18cm。

B 型超声检查还可了解有无胎儿结构畸形如无脑儿、显性脊柱裂、胎儿水肿及双胎等,测定胎儿膀胱容量。对潜在贫血的胎儿评估大脑中动脉收缩期峰流速,若数值高于 1.5 倍中位值,提示中度或重度贫血。

2. **其他**

(1) 羊水甲胎蛋白测定(AFP):开放性神经管缺陷时,羊水中 AFP 明显增高,超过同期正常妊娠平均值 3 个标准差以上。

(2) 孕妇血糖检测:尤其慢性羊水过多者,应排除糖尿病。

(3) 孕妇血型检查:如胎儿水肿者应检查孕妇 Rh、ABO 血型,排除母儿血型不合溶血引起的胎儿水肿和贫血。

(4) 胎儿染色体检查:特别是重度羊水过多的病例。羊水细胞培养或采集胎儿血培养作染色体核型分析,或应用染色体探针对羊水或胎儿血间期细胞真核直接原位杂交,了解染色体数目、结构异常,或芯片检查是否存在微缺失/微重复。

(5) 胎儿基因检查:对于胎儿为男性且中期妊娠时存在无法解释的重度羊水过多,特别是有既往重度羊水过多史时,应考虑 *maged2* 突变的基因检查。

【处理】

主要根据胎儿有无畸形、孕周及孕妇压迫症状的严重程度而定。

1. **羊水过多合并胎儿畸形** 一旦确诊胎儿畸形、染色体异常,孕妇和家属可选择终止妊娠,通常采用人工破膜引产。破膜时需注意:

(1) 高位破膜,即以管状的高位破膜器沿宫颈管与胎膜之间上送 15cm,刺破胎膜,使羊水缓慢流出,宫腔内压逐渐降低,在流出适量羊水后,取出高位破膜器然后静滴缩宫素引产。若无高位破膜器或为安全亦可经腹穿刺放液,待宫腔内压降低后再行依沙吖啶引产。亦可选用各种前列腺素制剂引产,一般在24～48小时内娩出。尽量让羊水缓慢流出,避免宫腔内压突然降低而引起胎盘早剥。

（2）手术操作过程中,需严密监测孕妇血压、心率变化。

（3）注意阴道流血及宫高变化。

2. 羊水过多合并正常胎儿　对孕周不足36周,胎肺不成熟者,应尽可能延长孕周。

（1）一般治疗:适当减少孕妇饮水量,注意休息,取侧卧位,改善子宫胎盘循环,预防早产,必要时,给予地塞米松促胎肺成熟。每周监测羊水指数及胎儿生长情况。

（2）前列腺素合成酶抑制剂治疗:常用吲哚美辛,其作用机制是增加胎儿近曲小管重吸收减少尿液形成继而减少羊水量。常用剂量为:2.2～2.4mg/（kg·d）,分3次口服。应用过程中应密切随访羊水量、胎儿超声心动图（用药后24小时一次,此后2～7天/次）。若发现羊水量减少,则逐渐减量。若吲哚美辛减量过程中未复发严重羊水过多,可以停用吲哚美辛。若重度羊水过多复发,可再启动吲哚美辛治疗。吲哚美辛可使动脉动脉导管狭窄或提前关闭,主要发生在32周以后,所以应限于在32周以前使用,同时加强超声多普勒监测,一旦出现动脉导管狭窄立即停药。

（3）羊膜穿刺减压:对压迫症状严重,孕周小、胎肺不成熟者,可考虑经腹羊膜穿刺放液,以缓解症状,延长孕周。放液时注意:①避开胎盘部位穿刺;②放液速度应缓慢,每小时不超过500ml,一次放液不超过1500ml,放出羊水过多可引起早产;③有条件应在B型超声监测下进行;④密切注意孕妇血压、心率、呼吸变化;⑤严格消毒,防止感染,酌情用宫缩抑制剂预防早产;⑥放液后3～4周如压迫症状重,可重复放液以减低宫腔内压力。1%～3%的操作出现并发症,包括:早产临产、PROM、胎盘早剥、羊膜腔内感染和低蛋白血症。

（4）病因治疗:若为妊娠期糖尿病,需控制孕妇过高的血糖;母儿血型不合溶血,胎儿尚未成熟,而B超提示胎儿水肿,或脐血Hb<60g/L,应考虑胎儿宫内输血。

（5）分娩期处理:重度羊水过多病人,压迫症状严重,胎肺已成熟,可引产终止妊娠。对于妊娠37周前、母体出现不能耐受的症状的重度羊水过多病人,羊膜穿刺不能缓解症状,促胎肺成熟后终止妊娠。过多的羊水使得胎儿活动性更大,可能出现臀先露、复合先露或横产位,破膜前、后应注意胎位的变化。注意脐带脱垂和（或）胎盘早剥的风险。自然临产后,应尽早人工破膜。若破膜后宫缩仍乏力,可给予低浓度缩宫素静脉滴注,增强宫缩,密切观察产程进展。胎儿娩出后应及时应用宫缩剂,预防产后出血。

【临床特殊情况的思考和建议】

羊水过多病人什么情况下行胎儿染色体/基因检查?

羊水过多的病因复杂,部分羊水过多的原因是可以解释的,部分病因尚不明了。胎儿畸形是引起羊水过多的主要原因,轻、中和重度羊水过多病人出现胎儿畸形的频率分别为8%、12%和31%,羊水过多合并胎儿畸形其非整倍体的发病率为10%,因此,建议对羊水过多合并胎儿畸形的胎儿进行染色体检查或基因检查。如果胎儿超声筛查正常,轻度羊水过多合并染色体异常的风险极低,所以对这部分胎儿进行染色体检查尚存争议。但重度羊水过多,无论是否合并胎儿畸形,胎儿染色体/基因异常风险明显增加,应建议行胎儿染色体核型分析/微阵列基因检测或全基因测序。

二、羊水过少

妊娠晚期羊水量少于300ml者称羊水过少（oligohydramnios）,发生率为0.5%～5.5%,较常见于足月妊娠。羊水过少出现越早,围产儿的预后越差,因其对围产儿预后有明显的不良影响,近年受到越来越多的重视。

【病因】

羊水过少的病因目前尚未完全清楚。许多产科高危因素与羊水过少有关,可分为胎儿因素、胎盘因素、孕妇因素和药物因素四大类。另外,尚有许多羊水过少不能用以上的因素解释,称为特发性羊水过少。

1. 胎儿畸形及发育不全　在羊水过少中,胎儿畸形的很多,以先天性泌尿系统异常最常见。

（1）先天性泌尿系统异常:先天性肾缺如,又名Potter综合征,是以胎儿双侧肾缺如为主要特征的综合征,包括肺发育不良和特殊的Potter面容,发生率为1：（2500～3000）,原因至今不明。本病可在产前用B超诊断即未见肾形成。婴儿型的多囊肾,是常染色体的隐性遗传病,以双侧肾脏回声增强为特点,在孕早期即可出现羊水过少。尿路梗阻亦可发生羊水过少,如输尿管梗阻、狭窄、尿道闭锁及先天性肾发育不全。肾小管发育不全（renal tubular dysgenesis,RTD）,是一种以新生儿肾衰竭为特征的疾病,肾脏的大体外形正常,但其组织学检查可见近端肾小管缩短及发育不全,常有家族史。

（2）其他畸形:并腿畸形（sirenomelia）、梨状腹综合征（prune belly syndrome,PBS）、隐眼-并指（趾）综合征（cryptophthalmos-syndactyly syndrome）、泄殖腔不发育或发育不良、染色体/基因异常等均可出现羊水过少。

2. 胎儿缺氧　胎儿缺氧和酸中毒时,心率和心输出量下降,胎儿体内的血液重新分布,心、脑、肾上腺等重要脏器血管扩张,血流量增加;肾脏、四肢、皮肤等外周脏器的血管收缩,血流量减少,导致尿量减少。妊娠晚期胎尿是羊水的主要来源,胎儿长期的慢性缺氧可导致羊水过少、生长受限。所以羊水过少是胎儿宫内缺氧的表现。

3. 孕妇血管性疾病　可导致胎盘功能不全,胎儿宫内缺氧。如:子痫前期、慢性高血压、胶原血管病、肾脏疾病、血栓形成倾向等。

4. 孕妇血容量改变 羊水量与母体血浆量之间有很好的相关性,如母体低血容量则可出现羊水量过少,反之亦然。如夏季孕妇脱水、血容量不足,血浆渗透压增高等,可使胎儿血浆渗透压相应增高,胎盘吸收羊水增加,同时胎儿肾小管重吸收水分增加,尿形成减少。

5. 胎膜早破 羊水外漏速度大于再产生速度,常出现继发性羊水过少。

6. 胎盘因素 胎盘早剥、胎盘栓塞或梗死,造成胎盘血供减少、胎儿宫内缺氧、羊水减少。双胎输血综合征中,受血儿羊水过多,供血儿羊水过少。

7. 过期妊娠 妊娠晚期特别是 40 周以后,随着孕周的增加,羊水逐渐减少,可发生羊水过少。

8. 药物影响 吲哚美辛是一种前列腺素合成酶抑制剂,并有抗利尿作用,可以应用于治疗羊水过多,但使用时间过久,除可以发生动脉导管提前关闭外,还可以发生羊水过少。另外应用血管紧张素转换酶抑制剂也可导致胎儿低血压、胎儿肾脏血流灌注减少、无尿、羊水过少、生长受限、肺发育不良及肾小管发育不良等。

9. 特发性羊水过少。

【对母儿的影响】

1. 对胎儿的影响 羊水过少是胎儿危险的重要信号,围产儿发病率和死亡率明显增高。与正常妊娠相比,轻度羊水过少围产儿死亡率增加 13 倍,而重度羊水过少围产儿死亡率增加 47 倍。主要死因是胎儿缺氧及畸形。妊娠中期重度羊水过少的胎儿畸形率很高。先天性肾缺如所致的羊水过少,可引起典型 Potter 综合征(胎肺发育不良、扁平鼻、耳大位置低、肾及输尿管不发育,以及铲形手、弓形腿等),死亡率极高。妊娠晚期羊水过少,胎盘功能不良及慢性胎儿宫内缺氧导致胎儿宫内生长受限。羊水过少又可引起脐带受压,加重胎儿缺氧。羊水过少新生儿轻度窒息风险增加 7 倍。自发性早产、医源性早产均增加。

2. 对孕妇的影响 手术产儿率增加 2 倍。

【诊断】

1. 临床表现 胎盘功能不良者常有胎动减少。胎膜早破者有阴道流液。腹部检查:宫高、腹围较小,尤以胎儿宫内生长受限者明显,有子宫紧裹胎儿感。临产后阴道检查时发现前羊水囊不明显,胎膜与胎儿先露部紧贴。人工破膜时发现羊水极少。

2. 辅助检查

(1) B 型超声检查:是诊断羊水过少的主要辅助方法。妊娠晚期 MVP≤2cm,或 AFI≤5cm,可诊断羊水过少;MVP≤1cm 为严重羊水过少。妊娠中期发现羊水过少时,应排除胎儿畸形,如:肾脏、骨骼、心脏畸形,多发畸形等。此外,羊水过少常合并胎儿宫内生长受限,应定期评估胎儿生长状况。

(2) 胎儿染色体或基因检查:羊水过少合并胎儿畸形时,染色体或基因异常风险明显增加,应建议羊水细胞培养或采集胎儿血培养作染色体核型分析、微阵列基因检测微缺失/微重复或全基因组测序。

(3) 羊水直接测量:破膜后,直接测量羊水,总羊水量<300ml,可诊断为羊水过少。

(4) 其他检查:妊娠晚期发现羊水过少,应结合胎儿生物物理评分、胎儿电子监护等,了解胎盘功能及评价胎儿宫内安危,及早发现胎儿宫内缺氧。怀疑胎膜早破,阴道窥视观察后穹隆是否有羊水、检测阴道分泌物的 pH 来确诊。

【治疗】

根据导致羊水过少的不同的病因结合孕周采取不同的治疗方案。

1. 终止妊娠

(1) 胎儿已成熟、胎盘功能严重不良者,应终止妊娠。对胎儿窘迫,估计短时间内不能经阴道分娩或不能耐受宫缩者,应行剖宫产术;对胎儿贮备力尚好,宫颈成熟者,可在密切监护下引产,产程中连续监测胎心变化,出现胎儿宫内窘迫,及时剖宫产。

(2) 胎儿畸形或染色体/基因异常,根据孕妇和家属意愿,可选择依沙吖啶羊膜腔内注射引产。

2. 期待治疗 若胎肺不成熟,无明显胎儿畸形者,尽量延长孕周。

(1) 加强监护:嘱孕妇注意胎动,28 周后加强胎心监护,超声动态随访羊水量的变化和脐动脉血流 S/D 值,每周评估胎儿生长发育情况。

(2) 经腹羊膜腔输液:常在中期妊娠羊水过少时采用。主要有两个目的:①帮助诊断,羊膜腔内输入少量生理盐水,使 B 型超声扫描清晰度大大提高,有利于胎儿畸形的诊断;②预防胎肺发育不良,羊水过少时,羊膜腔压力低下(≤1mmHg),肺泡与羊膜腔的压力梯度增加,导致肺内液大量外流,使肺发育受损。羊膜腔内输液,使其压力轻度增加,有利于胎肺发育。具体方法:常规消毒腹部皮肤,在 B 型超声引导下避开胎盘行羊膜穿刺,以 10ml/min 速度输入 37℃的 0.9%氯化钠液 200ml 左右,应用宫缩抑制剂预防流产或早产。

(3) 母体补液:每天口服或静脉补液 2~4L,可以短暂地增加羊水量。

(4) 早产胎膜早破:给予抗生素预防感染。组织密封剂(如:纤维蛋白胶、明胶海绵、羊膜补丁)封堵胎膜破口取得了一定成功,但尚未确定这些密封剂的安全性和有效性。

【临床特殊情况的思考和建议】

1. AFI 与 MVP 预测羊水过少不良妊娠结局的作用 在预测产前、产时和围产期不良结局中,AFI 和 MVP 作用相当,但 AFI 诊断出的羊水过少病例增加 1 倍,从而导致了更多的干预(引产增加至 2 倍,剖宫产增加至 1.5 倍),但围产期结局并未改善。

2. AFI 处于临界值(5.1~8cm)是否要干预 与 AFI

＞8cm 相比，AFI 处于临界值死胎和新生儿死亡没有增加，但早产、剖宫产、胎儿生长受限比例升高，尚无充分证据推荐 AFI 处于临界值的病人需行任何额外的产前评估。

3. 双胎妊娠中羊水量的评估　双胎妊娠的围产期死亡率是单胎妊娠的数倍，评估双胎妊娠的羊水量是其总体评估的重要内容。

测量每个胎儿各自羊膜腔内的 MVP 是最简单、最常用的羊水量评估方法，并使用单胎妊娠的诊断标准来判读结果。MVP 的异常与胎心监护异常、新生儿窒息及并发症有关，也与早产、剖宫产的发生率增加有关。AFI 采用与单胎妊娠一样的诊断标准判读结果，但双胎妊娠中 AFI 的观察者内和观察者间一致性都较差，隔膜的位置会将异常羊水量误诊为正常。对多胎妊娠的每个羊膜囊的 AFI 进行测定也较难，所以建议采用 MVP 诊断羊水过少。

参考文献

1. Pilliod RA，Page JM，Burwick RM，et al. The risk of fetal death in nonanomalous pregnancies affected by polyhydramnios. Am J Obstet Gynecol，2015，213(3)：410 e1-6

2. Reddy UM，Abuhamad AZ，Levine D，et al. Fetal imaging：executive summary of a joint Eunice Kennedy Shriver National Institute of Child Health and Human Development，Society for Maternal-Fetal Medicine，American Institute of Ultrasound in Medicine，American College of Obstetricians and Gynecologists，American College of Radiology，Society for Pediatric Radiology，and Society of Radiologists in Ultrasound Fetal Imaging workshop. Obstet Gynecol，2014，123(5)：p. 1070-1082

3. Nicksa GA，Yu DC，Kalish BT，et al. Serial amnioinfusions prevent fetal pulmonary hypoplasia in a large animal model of oligohydramnios. J Pediatr Surg，2011，46(1)：67-71

4. Nabhan AF，Abdelmoula YA. Amniotic fluid index versus single deepest vertical pocket as a screening test for preventing adverse pregnancy outcome. Cochrane Database Syst Rev，2008(3)：CD006593

5. Petrozella LN，Dashe JS，McIntire DD，et al. Clinical significance of borderline amniotic fluid index and oligohydramnios in preterm pregnancy. Obstet Gynecol，2011，117(2 Pt 1)：338-342

6. Magann EF，Chauhan SP，Hitt WC，et al. Borderline or marginal amniotic fluid index and peripartum outcomes：a review of the literature. J Ultrasound Med，2011，30(4)：523-528

7. Magann EF，Doherty DA，Ennen CS，et al. The ultrasound estimation of amniotic fluid volume in diamniotic twin pregnancies and prediction of peripartum outcomes. Am J Obstet Gynecol，2007，196(6)：570 e1-6；discussion 570 e6-8

（张 莺）

第十三章　妊娠合并内科疾病

第一节　妊娠合并心血管系统疾病

关键点

1. 妊娠合并心脏病的常见种类包括先天性心脏病、瓣膜性心脏病、心律失常和妊娠期特有的心脏病，各类型心脏病在妊娠期间的表现及其母儿结局不同。

2. 妊娠风险分级、心功能分级及妊娠耐受性的评估。

3. 心脏病孕妇围产期需进行密切监护，避免心力衰竭及其他严重并发症发生，适时终止妊娠，平稳渡过分娩期。

【妊娠合并心脏病的种类及其对妊娠的影响】

妊娠合并心脏病的发病率为 0.5%～3.0%，是导致孕产妇死亡的前 3 位死因之一。在妊娠合并心脏病的病因中，先天性心脏病占 35%～50%，位居第一。随着广谱抗生素的应用，以往发病率较高的风湿性心脏病的发病率逐年下降。妊娠期高血压性心脏病、围产期心肌病、心肌炎、各种心律失常、贫血性心脏病等在妊娠合并心脏病中也占有一定比例。而二尖瓣脱垂、慢性高血压心脏病、甲状腺功能亢进性心脏病等较少见。不同类型心脏病的发病率随不同国家及地区的经济发展水平差异较大。在发达国家及我国沿海经济发展较快的地区，风湿性心脏病已较少见。而在发展中国家及贫困、落后的边远地区仍未摆脱风湿病的困扰，风湿性心脏病合并妊娠者仍较多见。

（一）结构异常性心脏病

1. 先天性心脏病

（1）左向右分流型先天性心脏病

1）房间隔缺损：最常见的先天性心脏病类型。对妊娠的影响取决于缺损的大小。缺损面积<1cm²者多无症状，仅在体检时被发现，多能耐受妊娠及分娩。若缺损面积较大，例如在左向右分流基础上合并肺动脉高压，右心房压力增加，可引起右至左分流出现发绀，有发生心衰的可能。房间隔缺损>2cm²者，最好在孕前手术矫治后再妊娠。

2）室间隔缺损：对于小面积缺损（缺损面积≤1cm²），若既往无心衰史，也无其他并发症者，妊娠期很少发生心衰，一般能顺利渡过妊娠与分娩。室间隔缺损较大，常伴有肺动脉高压，妊娠期可发展为右向左分流，出现发绀和心衰。后者妊娠期危险性大，于孕早期宜行人工流产终止妊娠。

3）动脉导管未闭：较多见，占先心病20%～50%，由于儿童期常手术治愈，故妊娠合并动脉导管未闭者并不多见。若较大分流的动脉导管未闭，孕前未行手术矫治者，由于大量动脉血流向肺动脉，肺动脉高压使血流逆转可出现发绀诱发心衰。孕早期发现已有肺动脉高压或有右向左分流者，宜终止妊娠。未闭动脉导管口径较小，肺动脉压正常者，妊娠期一般无症状，可继续妊娠至足月。

（2）右向左分流型先天性心脏病：临床上最常见的有法洛四联症及艾森曼格综合征等。一般多有复杂的心血管畸形，未行手术矫治者很少存活至生育年龄。此类病人对妊娠期血容量增加和血流动力学改变的耐受力极差，妊娠时母体和胎儿死亡率可高达30%～50%。若发绀严重，自然流产率可高达80%。这类心脏病妇女不宜妊娠，若已妊娠也应尽早终止。经手术治疗后心功能为Ⅰ～Ⅱ级者，可在严密观察下继续妊娠。

（3）无分流型先天性心脏病

1）肺动脉口狭窄：单纯肺动脉口狭窄的预后较好，多数能存活到生育期。轻度狭窄者能渡过妊娠及分娩期。重度狭窄（瓣口面积减少60%以上）宜于妊娠前行手术矫治。

2）主动脉缩窄：妊娠者合并主动脉缩窄较少见。此病预后较差，合并妊娠时20%会发生各种并发症，死亡率为3.5%～9.0%。围产儿预后也较差，胎儿死亡率为10%～20%。轻度主动脉缩窄，心脏代偿功能良好，病人可在严密观察下继续妊娠。中、重度狭窄者即使已行手术矫治，也应建议避孕或在孕早期终止妊娠。

3）马方（Marfan）综合征：表现为主动脉中层囊性退变。一旦妊娠，死亡率为4%～50%，多因血管破裂。胎儿死亡率超过10%。患本病的妇女应建议其避孕，已妊娠者若超声心动图见主动脉根部直径>40mm时，应建议其终止妊娠。本病于妊娠期间应严格限制活动，控制血压，必要时使用β-受体阻滞剂以降低心肌收缩力。

2. 瓣膜性心脏病 各种原因导致的心脏瓣膜形态异常和功能障碍统称为瓣膜性心脏病，包括二尖瓣、三尖瓣、主动脉瓣和肺动脉瓣病变，累及多个瓣膜者称为联合瓣膜病。最常见的原因是风湿性心脏病，以单纯性二尖瓣狭窄最多见，占2/3～3/4。部分为二尖瓣狭窄合并关闭不全。主动脉瓣病变少见。二尖瓣狭窄越严重，血流动力学改变越明显，妊娠的危险性越大，肺水肿和低排量性心衰的发生率越高，母体和胎儿的死亡率越高。尤其在分娩和产后死亡率更高。病变严重伴有肺动脉高压的病人，应在妊娠前纠正二尖瓣狭窄，已妊娠者宜孕早期终止妊娠。

（二）功能异常性心脏病

妊娠合并功能异常性心脏病主要包括各种无心血管结构异常的心律失常，包括快速型和缓慢型心律失常。快速型心律失常是临床上常见的心脏病，包括室上性心律失常（如房性和结性期前收缩、室上性心动过速、心房扑动和心房颤动），室性心律失常（如室性期前收缩、阵发性室性心动过速）。缓慢型心律失常包括窦性缓慢型心律失常、房室交界性心率、心室自主心律、传导阻滞（包括窦房传导阻滞、心房内传导阻滞、房室传导阻滞）等以心率减慢为特征的疾病，临床常见的有窦性心动过缓、病态窦房结综合征、房室传导阻滞。功能异常性心脏病以心电和传导异常、起搏点异常为主要病理生理基础，借助临床表现、心电图或24小时动态心电图检查、超声心动图排除结构异常等进行诊断。

（三）妊娠期特有的心脏病

1. 妊娠期高血压疾病性心脏病 指既往无心脏病史，在妊娠期高血压疾病的基础上，突然发生的以左心衰竭为主的全心衰竭者。妊娠期高血压疾病并发肺水肿的发生率为3%，这是由于冠状动脉痉挛、心肌缺血、周围小动脉阻力增加，水、钠潴留及血黏度增加等，加重了心脏负担而诱发急性心力衰竭。妊娠期高血压疾病合并中、重度贫血时更易引起心肌受累。这类心脏病在发生心衰之前，常有干咳，夜间更明显，易被误诊为上呼吸道感染或支气管炎而延误诊疗时机，产后病因消除，病情会逐渐缓解，多不遗留器质性心脏病变。

2. 围产期心肌病（peripartum cardiomyopathy，PPCM）指既往无心血管系统疾病史，于妊娠期最后3个月至产后6个月内发生的扩张型心肌病。这种特定的发病时间是与非特异性扩张型心肌病的区别点。确定围产期心肌病必须排除其他任何原因的左室扩张和收缩功能失常。确切病因还不十分清楚，可能与病毒感染、自身免疫因素、多胎妊娠、多产、高血压、营养不良及遗传等因素有关。与非特异性扩张型心肌病的不同点在于发病较年轻，发病与妊娠有关，再次妊娠可复发，50%的病例于产后6个月内完全或接近完全恢复。围产期心肌病对母儿均不利，胎儿死亡率可达10%～30%。临床表现不尽相同，主要表现为呼吸困难、心悸、咳嗽、咯血、端坐呼吸、胸痛、肝大、水肿等心力衰竭的症状。25%～40%的病人出现相应器官栓塞症状。轻者仅有心电图的T波改变而无症状。胸部X线摄片见心脏普遍增大、心脏搏动减弱,肺淤血。心电图示左室肥大、ST 段及 T 波异常改变,常伴有各种心律失常。超声心动图显示心腔扩大、搏动普遍减弱、左室射血分数减低。一部分病人可因心衰、肺梗死或心律失常而死亡。治疗宜在安静、增加营养和低盐饮食的同时,针对心衰可给强心利尿剂及血管扩张剂,有栓塞征象可以适当应用肝素。曾患围产期心肌病、心力衰竭且遗留心脏扩大者,应避免再次妊娠。

【妊娠合并心脏病对孕妇的影响】

妊娠期子宫增大、胎盘循环建立、母体代谢率增高,母体对氧及循环血液的需求量增加。妊娠期血容量增加可达 30%,致心率加快,心排出量增加,32~34 周时最为明显。分娩期子宫收缩,产妇屏气用力及胎儿娩出后子宫突然收缩,腹腔内压骤减,大量血液向内脏灌注,进一步加重心脏负担。产褥期组织间潴留的液体也开始回到体循环,血流动力学发生一系列急剧变化。因此,在妊娠 32~34 周、分娩期及产后 3 天内是血液循环变化最大、心脏负担最重的时期,有器质性心脏病的孕产妇常在此时因心脏负担加重,极易诱发心力衰竭,临床上应给予高度重视。

【妊娠合并心脏病对胎儿的影响】

不宜妊娠的心脏病病人一旦妊娠,或妊娠后心功能恶化者,流产、早产、死胎、胎儿生长受限、胎儿窘迫及新生儿窒息的发生率均明显增高。心脏病孕妇心功能良好者,胎儿相对安全,但剖宫产几率增加。某些治疗心脏病的药物对胎儿也存在潜在的毒性反应,如地高辛可以自由通过胎盘到达胎儿体内。一部分先天性心脏病与遗传因素有关,国外报道,双亲中任何一方患有先天性心脏病,其后代先心病及其他畸形的发生机会较对照组增加 5 倍,如室间隔缺损、肥厚性心肌病、马方综合征等均有较高的遗传性。

【妊娠合并心脏病的诊断】

由于妊娠期生理性血流动力学的改变,血容量及氧交换量增加,可以出现一系列酷似心脏病的症状和体征,如心悸、气短、踝部水肿、乏力、心动过速等。心脏检查可以有轻度心界扩大、心脏杂音。妊娠还可使原有心脏病的某些体征发生变化,如二尖瓣或主动脉瓣关闭不全的病人,妊娠期周围血管阻力降低,杂音可以减轻甚至不易听到;妊娠血容量增加可使轻度二尖瓣狭窄或三尖瓣狭窄的杂音增强,以致过高估计病情的严重程度,增加明确诊断的难度。因此妊娠期心脏病和心力衰竭的诊断必须结合妊娠期解剖和生理改变仔细分析,再做出正确判断。

1. **病史** 详细询问妊娠前是否有心悸、气急或心力衰竭史,或体检曾被诊断有器质性心脏病,或曾有风湿热病史,是否有家族性心脏病病史和猝死史。部分病人孕前有心脏手术史,如心脏矫治术、瓣膜置换术、射频消融术、起搏器置入术等,要详细询问手术时间、手术方式、手术前后心

功能的改变及用药情况。某些先天性心脏病(房、室间隔缺损)和各种心律失常以及孕期新发生的心脏病,如妊娠期高血压疾病性心脏病或围产期心肌病,因为无症状和体征而容易被漏诊。

2. **症状和体征** 病情轻者可无症状,重者有易疲劳、食欲缺乏、体质量不增、活动后乏力、心悸、胸闷、呼吸困难、咳嗽、胸痛、咯血、水肿等表现。其他特征性的表现,如发绀型先天性心脏病病人口唇发绀、杵状指(趾);有血液异常分流的先天性心脏病者有明显的收缩期杂音;风湿性心脏病者可有心脏扩大;瓣膜狭窄或关闭不全者有舒张期或收缩期杂音;心律失常者可有各种异常心律(率);金属瓣换瓣者有换瓣音;肺动脉压明显升高时右心扩大,肺动脉瓣区搏动增强和心音亢进;妊娠期高血压疾病性心脏病者有明显的血压升高;围产期心肌病者以心脏扩大和异常心律为主;部分先天性心脏病修补手术后可以没有任何阳性体征;心衰时心率加快、第三心音、两肺呼吸音减弱、可闻及干湿性啰音、肝-颈静脉回流征阳性、肝大、下肢水肿等。

3. **辅助检查** 根据疾病的具体情况和检测条件可选择下列检查:

(1) 心电图和 24 小时动态心电图:可反映出心律失常的类型、频率、持续时间,帮助诊断心肌缺血、心肌梗死及梗死的部位、严重程度。

(2) 超声心动图:是获得心脏和大血管结构改变、血流速度和类型等信息的无创性、可重复的检查方法,能较为准确地定量评价心脏和大血管结构改变的程度、心脏收缩和舒张功能。

(3) 血生化检查:除了血常规、血气分析、电解质、肝肾功能、凝血功能、D-二聚体等常规检查外,还可以监测反映心衰严重程度的特异性指标,如心肌酶学和肌钙蛋白、脑钠肽(即 BNP)及其前体,心衰病人无论有无症状,血浆 BNP 及其前体水平均明显升高,并且随心衰的严重程度而呈一定比例的增高,并可作为有效的心衰筛查和判断预后的指标。

(4) 影像学检查,包括 X 线、CT 和 MRI 检查,心导管及心血管造影检查,可反映心脏的扩大、心胸比例变化、大血管口径的变化及肺部改变,对复杂心脏病有一定意义。但因 X 线、造影剂是影响胚胎发育的不良因素,在妊娠早期禁用,妊娠中期应慎用,病情严重必须摄片时应以铅裙保护腹部。

【妊娠风险评估】

为保障心脏病孕妇能够得到产科、心脏内外科、重症监护科等多学科的联合管理,以使心脏病孕妇分层管理更加规范、有序、安全、有效,2016 年中华医学会妇产科学分会产科学组制订了心脏病妇女妊娠风险分级表妊娠风险分级。

• **Ⅰ级**:孕妇死亡率未增加,母儿并发症未增加或轻度

增加。

- Ⅱ级:孕妇死亡率轻度增加或者母儿并发症中度增加。
- Ⅲ级:孕妇死亡率中度增加或者母儿并发症重度增加。
- Ⅳ级:孕妇死亡率明显增加或者母儿并发症重度增加;需要专家咨询;如果继续妊娠,需告知风险;需要产科和心脏科专家在孕期、分娩期和产褥期严密监护母儿情况。
- Ⅴ级:极高的孕妇死亡率和严重的母儿并发症,属妊娠禁忌证;如果妊娠,须讨论终止问题;如果继续妊娠,需充分告知风险;需由产科和心脏科专家在孕期、分娩期和产褥期严密监护母儿情况。

【心功能分级】

衡量心脏病病人的心功能状态,纽约心脏病协会(NYHA)1994年开始采用两种并行的心功能分级方案。

一种是依据病人对一般体力活动的耐受程度,将心脏病病人心功能分为Ⅰ～Ⅳ级:

- Ⅰ级:进行一般体力活动不受限制。
- Ⅱ级:进行一般体力活动稍受限制,活动后心悸、轻度气短,休息时无症状。
- Ⅲ级:一般体力活动显著受限制,休息时无不适,轻微日常工作即感不适、呼吸困难,或既往有心力衰竭史。
- Ⅳ级:不能进行任何体力活动,休息时仍有心悸、呼吸困难等心力衰竭表现。

此方案的优点是简便易行,不依赖任何器械检查来衡量病人的主观心功能量,因此多年来一直应用于临床。其不足之处是,主观症状和客观检查不一定一致,有时甚至差距很大。

第二种是根据心电图、负荷试验、X线、超声心动图等客观检查结果评估心脏病的严重程度。此方案将心脏功能分为A～D级:

- A级:无心血管病的客观依据。
- B级:客观检查表明属于轻度心血管病病人。
- C级:属于中度心血管病病人。
- D级:属于重度心血管病病人。

其中轻、中、重没有做出明确规定,由医生根据检查进行判断。两种方案可单独应用,也可联合应用,如心功能Ⅱ级C、Ⅰ级B等。

【妊娠合并心脏病的主要并发症】

1. **心力衰竭** 原有心功能受损的心脏病病人,妊娠后可因不能耐受妊娠各期的血流动力学变化而发生心力衰竭。风湿性心脏病二尖瓣狭窄的孕产妇,由于心排血量增加、心率加快或生理性贫血,增加了左房的负担而使心房纤颤的发生率增加,心房纤颤伴心率明显加快使左室舒张期充盈时间缩短,引起肺血容量及肺动脉压增加,而发生急性肺水肿和心力衰竭。先天性心脏病心力衰竭多见于较严重

的病例,由于心脏畸形种类的不同,心力衰竭的发生机制及表现也不同。

急性左心衰以急性肺水肿为主要表现,发病突然,病人极度呼吸困难,被迫端坐呼吸,伴有窒息感、烦躁不安、大汗淋漓、面色青灰、口唇发绀、呼吸频速、咳嗽并咳出白色或粉红色泡沫痰。体检除原有的心脏病体征外,心尖区可有舒张期奔马律,肺动脉瓣区第二心音亢进,两肺底部可及散在的湿性啰音,重症者两肺满布湿性啰音并伴有哮鸣音,常出现交替脉。开始发病时血压可正常或升高,但病情加重时,血压下降、脉搏细弱,最后出现神志模糊,甚至昏迷、休克、窒息而死亡。

慢性左心衰主要表现为呼吸困难,随病情的进展,乏力和呼吸困难逐渐加重,轻度体力活动即感呼吸困难,严重者休息时也感呼吸困难,甚至端坐呼吸。慢性右心衰主要为体循环静脉压增高及淤血而产生的临床表现,上腹部胀满、食欲缺乏、恶心、呕吐,颈静脉怒张,肝-颈静脉回流征阳性。水肿是右心衰的典型表现,体质量明显增加,下肢、腰背部及骶部等低垂部位呈凹陷性水肿,重症者可波及全身,少数病人可有心包积液、胸腔积液或腹水。

2. **感染性心内膜炎** 妊娠各时期发生菌血症的危险性增加,如泌尿道或生殖道感染,此时已有缺损的心脏则易发生亚急性感染性心内膜炎,是心脏病诱发心力衰竭的原因之一。瓣膜为最常受累的部位,但感染也可发生在室间隔缺损部位、腱索和心壁内膜。主要临床表现为原有心脏病者出现不明原因的发热,体温升高持续在1周以上,可闻及心脏杂音,血培养阳性,25%的病人并发肺、脑等其他脏器栓塞表现。超声心动图能检出直径>2mm的赘生物,对诊断感染性心内膜炎很有帮助。感染性心内膜炎的治疗:根据血培养和药物敏感试验选用有效的抗生素,坚持足量(疗程6周以上)、联合和应用敏感药物为原则,同时应及时请心脏外科医师联合诊治,结合孕周、母儿情况、药物治疗的效果和并发症综合考虑心脏手术的时机。

3. **肺动脉高压及肺动脉高压危象** 临床上常用超声心动图估测肺动脉压力。肺动脉高压的诊断标准是在海平面状态静息时,右心导管检查肺动脉平均压(mPAP)≥25mmHg(1mmHg=0.133kPa)。肺动脉高压危象是在肺动脉高压的基础上发生肺血管痉挛性收缩、肺循环阻力升高、右心排出受阻,导致突发性肺动脉高压和低心排出量的临床危象状态。主要表现为病人烦躁不安,个别病人有濒死感,出现心率增快、心排出量显著降低、血压下降、血氧饱和度下降,死亡率极高。肺动脉高压危象常在感染、劳累、情绪激动、妊娠等因素的诱发下发生,产科更多见于分娩期和产后的最初72小时内。一旦诊断为肺动脉高压危象,需要立即抢救。心脏病合并肺动脉高压的妇女,妊娠后可加重原有的心脏病和肺动脉高压,可发生右心衰,孕妇死亡率为17%～56%,艾森曼格综合征孕妇的死亡率高达36%。因此,肺动脉高压病人要严格掌握妊娠指征,继续妊娠者需

要有产科和心脏科医师的联合管理。

4. 恶性心律失常　是指心律失常发作时导致病人的血流动力学改变,出现血压下降甚至休克,心、脑、肾等重要器官供血不足,是孕妇猝死和心源性休克的主要原因。常见的类型有病态窦房结综合征、快速心房扑动及心房颤动、有症状的高度房室传导阻滞、多源性频发室性期前收缩、阵发性室上性心动过速、室性心动过速、心室扑动和心室颤动等类型。妊娠期和产褥期恶性心律失常多发生在原有心脏病的基础上,少数可由甲状腺疾病、肺部疾病、电解质紊乱和酸碱失衡等诱发。恶性心律失常的处理原则,首先针对发生的诱因、类型、血流动力学变化对母儿的影响、孕周综合决定尽早终止心律失常的方式。同时防治其他并发症,待病情缓解或稳定后再决定其长期治疗的策略。目前没有抗心律失常药物在孕妇中使用情况的大样本量临床研究,孕期使用必须权衡使用抗心律失常药物的治疗获益与潜在的毒副作用,尤其是对于继续长期维持使用抗心律失常药物的孕妇,选择哪一类药物、什么时候停药,须结合病人心律失常的危害性和基础心脏病情况而定。

5. 静脉栓塞和肺栓塞　妊娠时血液呈高凝状态,心脏病病人静脉压增高及静脉血液淤积易引起栓塞。孕妇静脉血栓形成和肺栓塞发生率较非孕妇女高 5 倍,是孕产妇死亡的主要原因之一。

【心力衰竭的早期诊断】

心脏病孕产妇的主要死亡原因是心力衰竭,早期发现心力衰竭并及时做出诊断极为重要。若出现下述症状与体征,应考虑为早期心力衰竭:①轻微活动后即出现胸闷、心悸、气短;②休息时心率每分钟超过 110 次,呼吸每分钟超过 20 次;③夜间常因胸闷而坐起呼吸,或到窗口呼吸新鲜空气;④肺底部出现少量持续性湿啰音,咳嗽后不消失。

【心脏病病人对妊娠耐受能力的判断】

能否安全渡过妊娠期、分娩期及产褥期,取决于心脏病的种类、病变程度、是否手术矫治、心功能级别及具体医疗条件等因素。

1. 可以妊娠　心脏病妊娠风险分级Ⅰ～Ⅲ级,妊娠后经密切监护,适当治疗多能耐受妊娠和分娩。

2. 不宜妊娠　心脏病妊娠风险分级Ⅳ～Ⅴ级者,应在妊娠早期行治疗性人工流产。已达妊娠中期者终止妊娠的方法根据心脏病严重程度和心功能而定,重度肺动脉高压、严重瓣膜狭窄、严重心脏泵功能减退、心功能≥Ⅲ级者宜选择剖宫取胎术较为安全。

【妊娠合并心脏病的围产期监护】

心脏病孕产妇的主要死亡原因是心力衰竭和感染。心脏病育龄妇女应行孕前咨询,明确心脏病类型、程度、心功能状态,并确定能否妊娠。允许妊娠者一定要从早孕期开始,定期进行产前检查。未经系统产前检查的心脏病孕产妇心力衰竭发生率和孕产妇死亡率,较经产前检查者约高出 10 倍。在心力衰竭易发的三段时期(妊娠 32～34 周、分娩期及产后 3 天内)须重点监护。

1. 妊娠期

(1) 终止妊娠:凡不宜妊娠的心脏病孕妇,应在孕 12 周前行人工流产。若妊娠已超过 12 周,终止妊娠需行较复杂手术,其危险性不亚于继续妊娠和分娩,应积极治疗心衰,使之渡过妊娠和分娩为宜。对顽固性心衰病例,为减轻心脏负荷,应与内科、麻醉医生配合,严格监护下行剖宫取胎术。

(2) 定期产前检查:能及早发现心衰的早期征象。在妊娠 20 周前,应每 2 周行产前检查 1 次。20 周后,尤其是 32 周以后,发生心衰的机会增加,产前检查应每周 1 次。发现早期心衰征象应立即住院治疗。孕期产检顺利者,亦应在孕 36～38 周提前住院待产。

(3) 防治心力衰竭

1) 避免过劳及情绪激动,保证充分休息,每天至少睡眠 10 小时。

2) 孕期应适当控制体重,整个孕期体重增加不宜超过 10kg,以免加重心脏负担。高蛋白、高维生素、低盐、低脂肪饮食。孕 16 周后,每天食盐量不超过 4～5g。

3) 治疗各种引起心衰的诱因。如预防感染,尤其是上呼吸道感染;纠正贫血;治疗心律失常,孕妇心律失常发病率较高,对频发的室性期前收缩或快速室性心率,须用药物治疗;防治妊娠期高血压疾病和其他合并症与并发症。

4) 心力衰竭的治疗:与未孕者基本相同。但孕妇对洋地黄类药物的耐受性较差,需注意毒性反应。为防止产褥期组织内水分与强心药同时回流入体循环引起毒性反应,常选用作用和排泄较快的制剂,如地高辛 0.25mg,每天 2 次口服,2～3 天后可根据临床效果改为每天 1 次。妊娠晚期心衰的病人,原则是待心衰控制后再行产科处理,应放宽剖宫产指征。如孕产妇为严重心衰,经内科各种措施均未能奏效,病情继续发展将导致母儿死亡,也可边选择控制心衰同时紧急剖宫产取胎,减轻心脏负担以挽救孕妇生命。

2. 分娩期

(1) 终止妊娠的时机:心脏病妊娠风险分级Ⅰ～Ⅱ级且心功能Ⅰ级者可以妊娠至足月,如果出现严重心脏并发症或心功能下降者,则应提前终止妊娠。心脏病妊娠风险分级Ⅲ级且心功能Ⅰ级者可以妊娠至 34～35 周终止妊娠,如果有良好的监护条件,可妊娠至 37 周再终止妊娠;如果出现严重心脏并发症或心功能下降可提前终止妊娠。心脏病妊娠风险分级Ⅳ级但仍然选择继续妊娠者,即使心功能Ⅰ级,也建议在妊娠 32～34 周终止妊娠;部分病人经过临床多学科评估可能需要在孕 32 周前终止妊娠,如果有很好的综合监测实力,可以考虑适当延长孕周,但是如果出现严重心脏并发症或心功能下降,则应及时终止妊娠。

（2）分娩方式的选择：心脏病妊娠风险分级Ⅰ～Ⅱ级且心功能Ⅰ级者通常可耐受经阴道分娩，可考虑在严密监护下经阴道分娩。心脏病妊娠风险分级≥Ⅲ级且心功能≥Ⅱ级者，或者有产科剖宫产手术指征者，应行剖宫产术终止妊娠。剖宫产可减少产妇因长时间宫缩所引起的血流动力学改变，减轻心脏负担。由于手术及麻醉技术的提高，术中监护措施的完善及高效广谱抗生素的应用，剖宫产已比较安全，故应放宽剖宫产指征。术中麻醉以选择连续硬膜外阻滞麻醉为宜，麻醉剂中不应加肾上腺素，麻醉平面不宜过高。为防止仰卧位低血压综合征，可采取左侧卧位15°，上半身抬高30°。术中、术后应严格限制输液量。不宜再妊娠者，建议同时行输卵管结扎术。

3. 分娩期处理

（1）第一产程：安慰及鼓励产妇，消除紧张情绪。有条件者可以使用分娩镇痛，以减轻疼痛对于血流动力学的影响。密切注意血压、脉搏、呼吸、心率。一旦发现心衰征象，应取半卧位，高浓度面罩吸氧，并予毛花苷丙0.4mg加25％葡萄糖液20ml缓慢静脉注射，必要时4～6小时重复给药0.2mg。产程开始后即应给予抗生素预防感染。

（2）第二产程：要避免屏气增加腹压，应行会阴后-侧切开、胎头吸引或产钳助产术，尽可能缩短第二产程。

（3）第三产程：胎儿娩出后，产妇腹部放置砂袋，以防腹压骤降而诱发心衰。要防止产后出血过多而加重心肌缺血，诱发先心病发生发绀及心衰。可静注或肌注缩宫素10～20U，禁用麦角新碱，以防静脉压增高。产后出血过多者，应适当输血、输液，但需注意输液速度。

4. 产褥期处理　产后3天内尤其是产后24小时，是发生心衰的危险时期，产妇须充分休息并密切监护，限制每天的液体入量和静脉输液速度，心功能下降者尤其要关注补液问题；对无明显低血容量因素（大出血、严重脱水、大汗淋漓等）的病人，每天入量一般宜在1000～2000ml，甚至更少，保持每天出入量负平衡约500ml/d，以减少水钠潴留，缓解症状。应用广谱抗生素预防感染，直至产后1周左右，无感染征象时停药。心脏病妊娠风险分级Ⅰ～Ⅱ级且心功能Ⅰ级者建议哺乳。心功能Ⅲ级以上者不宜哺乳。但母乳喂养的高代谢需求和不能很好地休息，对于疾病严重的心脏病产妇，即使心功能Ⅰ级，也建议人工喂养。另外，华法林可以分泌至乳汁中，长期服用者建议人工喂养。

5. 围术期的处理　积极防止和及早纠正各种妨碍心功能的因素，如贫血、心律失常、妊娠期高血压疾病、各种感染尤其上呼吸道感染、维持电解质平衡。已有心衰时，原则是待心衰控制后再行产科处理。如为严重心衰，经内科各种措施均未能奏效，若继续发展将导致母儿死亡时，也可边控制心衰边紧急剖宫产，减轻心脏负担，以挽救孕妇生命。剖宫产后给予24小时心电监护，监测中心静脉压调整补液量和补液速度，密切观察电解质和血细胞比容变化，发现异

常及时纠正，心衰病人产后24小时补液量不超过1000ml。器质性心脏病病人为预防心内膜炎，抗生素需使用1～2周。

6. 心脏手术的指征　妊娠期血流动力学的改变使心脏储备能力下降，影响心脏手术后的恢复。加之术中用药及体外循环对胎儿的影响，一般不主张在孕期手术，尽可能在幼年、孕前或延至分娩后再行心脏手术。如果妊娠早期出现循环障碍症状，孕妇不愿做人工流产，内科治疗效果又不佳且手术操作不复杂，可考虑手术治疗。手术时期宜在妊娠12周以前进行，手术前注意保胎及预防感染。

7. 心脏病手术后要求妊娠的妇女　心脏病手术后要求妊娠的妇女需要接受心脏病专家和对心脏病妊娠有经验的产科专家的评估。主要依据有：心脏病的种类、心脏手术的种类、疾病的稳定程度、日常生活所反映心功能状态、各种辅助检查对心脏病变现况和心功能的评估等，以确定是否可以妊娠。先天性心脏病（房间隔缺损、室间隔缺损、法洛四联症、动脉导管未闭）经手术矫形后，心功能改善至Ⅰ～Ⅱ级，多能胜任妊娠和分娩。而风湿性心脏病瓣膜（扩张或置换）手术后，由于病变还在不同程度的进展，孕前心功能Ⅰ～Ⅱ级者，随着妊娠进展，可能出现心功能减退甚至恶化，应充分重视。艾森曼格综合征、马方综合征伴有大动脉瘤形成者等心功能差或危险较大而无法手术矫治的病人，则终身不宜妊娠。心脏移植后妇女要求生育则必须在移植情况稳定一定时间、心功能较好情况下方可妊娠，有其特定的标准。

【临床特殊情况的思考和建议】

对于机械瓣膜置换术后、伴心房颤动或严重泵功能减退的心脏病病人以及有血栓-栓塞高危因素的病人，妊娠期需要使用抗凝治疗。抗凝药物种类的选择需要根据疾病、孕周、母亲和胎儿安全性等综合考虑。口服华法林对胚胎的致畸作用与剂量相关，而皮下注射低分子肝素对胎儿的影响较小，但是预防母亲发生瓣膜血栓的作用较弱。因此，2016年中华医学会妇产科学分会产科学组专家共识建议孕早期使用肝素，孕中晚期使用口服抗凝剂，使国际标化比率维持在1.5～2.0。在终止妊娠前3～5天应停用口服抗凝药改为皮下肝素，调整INR至1.0左右时剖宫产手术比较安全。使用低分子肝素者，分娩前停药12～24小时以上，使用普通肝素者分娩前停药4～6小时以上，使用阿司匹林者分娩前停药4～7天以上。分娩后24小时后若子宫收缩好、阴道流血不多，可恢复抗凝治疗。加强新生儿监护，注意新生儿颅内出血问题。

参考文献

1. 中华医学会妇产科学分会产科学组. 妊娠合并心脏病的诊治专家共识(2016).中华妇产科杂志,2016,51:401-409

2. 种甲,杨杰孚.妊娠合并心律失常的诊治现状.实用妇产科杂志,2015,6:408-410

3. 周远洋,朱军,王艳,等.1996—2010年全国孕产妇死亡率变化趋势.中华预防医学杂志,2011,10:934-939

4. 中华医学会麻醉学分会.2014版中国麻醉学指南与专家共识.北京:人民卫生出版社,2014:117

5. 中华医学会心血管病学分会,中华心血管病杂志编辑委员会.中国心力衰竭诊断和治疗指南2014.中华心血管病杂志,2014,42(2):98-122

6. 沈铿,马丁.妇产科学.第3版.北京:人民卫生出版社,2015:185

(程海东 程琰)

第二节 妊娠合并消化系统疾病

关键点

1. 妊娠女性的肝病 分为:妊娠引起的肝病(妊娠急性脂肪肝、妊娠肝内胆汁淤积症、妊娠剧吐、重度子痫前期或HELLP综合征)、妊娠合并肝病(病毒性肝炎、肝硬化和门静脉高压,自身免疫性肝炎等)。

2. 非妊娠相关性腹部疼痛 主要考虑原因有消化系统疾病如胆囊炎、阑尾炎、胰腺炎、消化道溃疡和肠梗阻等。

3. 腹部和盆腔超声检查 对于评估妊娠女性的腹痛最为有效安全,核共振成像(MRI)不涉及电离辐射,安全性优于计算机断层扫描(CT)。

妊娠后,母体内雌、孕激素水平大幅升高可影响消化系统平滑肌的生理功能,引起一些与消化系统疾病相似的症状,从而影响诊断的正确性,产科常见的妊娠合并消化系统疾病包括急性病毒性肝炎、妊娠期肝内胆汁淤积症及消化性溃疡等。

一、妊娠合并病毒性肝炎

病毒性肝炎(viral hepatitis)是孕妇最常见的肝脏疾病,妊娠期感染可严重地危害孕妇及胎儿,病原发病率约为非妊娠期妇女的6～9倍,急性重型肝炎发生率为非孕期妇女的65.5倍。常见的病原体有甲型(HAV)、乙型(HBV)、丙型(HCV)、丁型(HDV)、戊型(HEV)等肝炎病毒。其他少见的还有巨细胞病毒(CMV)、EB病毒(EBV)、肠道病毒、疱疹病毒感染等。这些病毒在一定条件下都可造成严重肝功能损害甚至肝功能衰竭,对患有病毒性肝炎孕妇的孕期保健及阻止肝炎病毒的母儿垂直传播已成为围产医学领域的重要课题。

【病因和分类】

1. **甲型病毒性肝炎**(viral hepatitis A) 由甲型肝炎病毒(HAV)引起,HAV是一种直径27～28nm、20面立体对称的微小核糖核酸病毒,病毒表面无包膜,外层为壳蛋白,内部含有单链RNA。病毒基因组由7478个核苷酸组成,分子量为2.25×10^8。病毒耐酸、耐碱、耐热、耐寒能力强,经高热100℃,5分钟、紫外线照射1小时、1:4000,37℃甲醛浸泡72小时等均可灭活。

甲型肝炎主要经粪-口直接传播,病毒存在于受感染的人或动物的肝细胞浆、血清、胆汁和粪便中。在甲型肝炎流行地区,绝大多数成人血清中都有甲肝病毒抗体,因此,婴儿在出生后6个月内,由于血清中有来自母体的抗-HAV而不易感染甲型肝炎。

2. **乙型病毒性肝炎**(viral hepatitis B) 由乙型肝炎病毒(HBV)引起,孕妇中HBsAg携带率为5%～10%。妊娠合并乙型肝炎的发病率为0.025%～1.6%,70.3%产科肝病是乙型肝炎,乙型肝炎表面抗原携带孕妇的胎儿宫内感染率为5%～15%。

乙型肝炎病毒又称Dane颗粒,因系Prince 1968年在澳大利亚发现,也称澳大利亚抗原。乙型肝炎病毒是一种直径42nm、基因组长约3.2kb,部分双链环状的嗜肝DNA病毒,由外壳蛋白和核心成分组成。外壳蛋白含有表面抗原(HBsAg)和前S基因的产物;核心部分主要包括核心抗原(HBcAg)、e抗原(HBeAg)、DNA及DNA多聚酶,是乙型肝炎病毒复制部分。HBV的抵抗力较强,但65℃10小时、煮沸10分钟或高压蒸气均可灭活HBV。环氧乙烷、戊二醛、过氧乙酸和碘附对HBV也有较好的灭活效果。

乙型肝炎的传播途径主要有血液传播(如不安全注射)、母婴垂直传播和性接触传播,不经呼吸道和消化道传播。人群中40%～50%的慢性HBsAg携带者是由母婴传播造成的。母婴垂直传播的主要方式有:宫内感染、产时传播和产后传播。

3. **丙型病毒性肝炎**(viral hepatitis C) 由丙型肝炎病毒(HCV)引起,HCV与乙肝病毒的流行病学相似,感染者半数以上发展成为慢性,是肝硬化和肝癌的原因。HCV属披盖病毒科,有包膜,基因组9.5kb,是单股正链RNA病毒。

血液和血液制品传播是我国丙型肝炎的主要传播途径。据国外报道,90%以上的输血后肝炎是丙型肝炎,吸毒、性混乱、肾透析和医源性接触都是高危人群,除此之外,仍有40%～50%的HCV感染无明显的血液及血液制品暴露史,其中母婴传播是研究的热点。文献报道,发生HCV垂直传播的风险大约是2%。

4. **丁型病毒性肝炎**(viral hepatitis D) 又称δ病毒,是一种缺陷的嗜肝RNA病毒。病毒直径38nm,含1678个核苷酸。HDV需依赖HBV才能复制,常与HBV同时感染或在 HBV 携带情况下重叠发生,导致病情加重或慢性化。国内各地的检出率为 1.73%～25.66%。HDV 主要经输血和血制品、注射和性传播,也存在母婴垂直传播,研究发现,HBV 标记物阴性、HDV 阳性的母亲的新生儿也可能有 HDV 感染。

5. **戊型病毒性肝炎**(viral hepatitis E)　又称流行性或肠道传播的非甲非乙型肝炎。戊型肝炎病毒(HEV)直径 23～37nm,病毒基因组为正链单股 RNA。戊肝主要通过粪-口途径传播,输血可能也是一种潜在的传播途径,目前尚未见母婴垂直传播的报道。

6. **其他病毒性肝炎**　除以上所列各种病毒性肝炎外,还有 10%～20% 的肝炎病人病原不清,这些肝炎主要有 EB 病毒、单纯疱疹病毒性肝炎和巨细胞病毒性肝炎等。单纯疱疹病毒性肝炎和巨细胞病毒性肝炎文献报道少见。

【病毒性肝炎对妊娠的影响】

1. **对母体的影响**　妊娠早期发生病毒性肝炎可使妊娠反应如厌食、恶心、呕吐等症状加重。妊娠晚期由于肝病使醛固酮灭活能力下降,较易发生妊娠期高血压疾病,发生率可达 30%。分娩时,由于肝功能受损,凝血因子合成功能减退,易发生产后出血。如为重症肝炎,极易并发 DIC,导致孕产妇死亡。HCV 感染,增加产科并发症的危险。戊型肝炎暴发流行时,孕妇感染后可致流产、死胎、产后出血,妊娠后期易发展为重症肝炎、肝功能衰竭,病死率可达 30%。妊娠合并病毒性肝炎孕产妇病死率各地报道不同,上海地区为 1.7%～8.1%;武汉地区为 18.3%;欧洲仅 1.8%;北非则高达 50%。

2. **对胎儿的影响**　目前尚无 HAV 致畸的报道。

妊娠早期患乙型病毒性肝炎,胎儿畸形率约增高 2 倍。乙型肝炎病人和慢性无症状 HBV 携带者的孕妇,均可能发生胎儿畸形、流产、死胎、死产,新生儿窒息率、病死率明显增加,也可能使新生儿成为 HBV 携带者,部分乙型病毒性肝炎的孕产妇可发展为慢性肝炎、肝硬化和肝癌。妊娠晚期合并病毒性肝炎时,早产率和围产儿死亡率亦明显增高。

3. **母婴传播**(maternal-neonatal transmission)

(1) 甲型肝炎:无宫内传播的可能性,分娩时由于吸入羊水可引起新生儿感染及新生儿监护室甲型肝炎的暴发流行。

(2) 乙型肝炎:乙型肝炎母婴传播可分为宫内感染、产时传播、产后传播。

1) 宫内感染(intrauterine infection):主要是子宫内经胎盘传播,是母婴传播中重要的途径。脐血 HBV 抗原标志物阳性则表示可能有宫内感染。Sharma 等报道单纯 HBsAg 阳性的孕妇胎儿受感染率约 50%～60%;合并 HBeAg 阳性和抗 HBc 阳性孕妇宫内感染率可达 88%～

90%。

HBV 经胎盘感染胎儿的机制可能有:①HBV 使胎盘屏障受损或通透性改变,通过细胞与细胞间的传递方式实现的母血 HBV 经蜕膜毛细血管内皮细胞和蜕膜细胞及绒毛间隙直接感染绒毛滋养层细胞,然后进一步感染绒毛间质细胞,最终感染绒毛毛细血管内皮细胞而造成胎儿宫内感染的发生;②HBV 先感染并复制于胎盘组织;③HBV 病人精子中存在 HBV DNA,提示 HBV 有可能通过生殖细胞垂直传播,父系传播不容忽视。

2) 产时传播(intrapartum transmission):是 HBV 母婴传播的主要途径,约占 50%。其机制可能是分娩时胎儿通过产道吞咽或接触了含有 HBV 的母血、羊水和阴道分泌物,也有学者认为分娩过程中,胎盘绒毛血管破裂,少量血渗透入胎儿血中,引起产时传播。

3) 产后传播(postpartum transmission):主要与接触母亲唾液、汗液和乳汁有关。HBV 可侵犯淋巴细胞和精细胞等,而早期母乳中有大量淋巴细胞,所以不能排除 HBV DNA 在母乳中整合和复制成 HBV 的可能。当新生儿消化道任何一处黏膜因炎症发生水肿、渗出导致通透性增加或黏膜直接受损时,母乳中该物质就可能通过毛细血管网进入血液循环而引起乙肝感染。

(3) 丙型肝炎:丙型肝炎病毒(HCV)垂直传播的总体发病率约为 2%,而且几乎只在血液中可检测出丙型肝炎病毒核糖核酸(HCV RNA)的女性中才会发生。在合并感染人类免疫缺陷病毒(HIV)、有静脉注射毒品史以及外周血单个核细胞(PBMC)丙型肝炎病毒(HCV)感染的妇女中,其传播风险增加。其他因素也可能增加传播风险,包括丙型肝炎病毒(HCV)病毒载量高、延迟破膜以及产科操作(如羊膜穿刺术和胎儿头皮监测)。如果可能,在感染丙型肝炎病毒(HCV)的女性中减少进行产科操作。若无产科指征,不建议感染丙型肝炎病毒(HCV)的妊娠期妇女行剖宫产。现有证据表明,HCV 感染的母亲进行母乳喂养不会明显增加 HCV 垂直传播给后代的风险,但如果乳头破裂或出血,建议放弃母乳喂养。

(4) 其他类型的肝炎:HDV 存在母婴传播,其传播机制可能是经宫内感染,也有可能类似某些 RNA 病毒经生殖细胞传播。目前尚未见 HEV 母婴传播的报道。

【妊娠对病毒性肝炎的影响】

肝脏代谢在妊娠期有别于非妊娠期,一旦受到肝炎病毒侵袭,其损害就较为严重,原因是:①妊娠期新陈代谢旺盛,胎儿的呼吸排泄等功能均需母体完成;②肝脏是性激素代谢及灭活的主要场所,孕期内分泌变化所产生的大量性激素需在肝内代谢和灭活,加重肝脏的负担;③妊娠期机体所需热量较非妊娠期高 20%,铁、钙、各种维生素和蛋白质需求量大大增加,若孕妇原有营养不良,则肝功能减退,易加重病情;④妊娠期高血压疾病可引起小血管痉挛,使肝、肾血流减少,而肾功能损害导致代谢产物排泄受阻,可进一步加重肝损害;若合并肝炎时易致肝细胞大量坏死,诱发重症肝炎;⑤由于妊娠期的生理变化和分娩、手术创伤、麻醉影响、上行感染等因素,不可避免地对已经不健康的肝脏造成再损伤,使孕妇患肝炎较普通人更易发生严重变化;⑥为了适应妊娠的需要,循环系统血液再分配使孕期的肝脏处于相对缺血状态,使原本不健康的肝脏更加雪上加霜甚至不堪重负。所以,既往存在肝炎的孕产妇更易加重肝损害,甚至诱发重症肝炎。国内外的资料显示,约 8% 的妊娠合并乙型肝炎病人发展为重症肝炎,大大高于非孕人群的发生率(1%～5%)。

【临床表现】

甲型肝炎临床表现均为急性,好发于秋冬季,潜伏期为 2～6 周。前期症状可有发热、厌油、食欲下降、恶心呕吐、乏力、腹胀和肝区疼痛等,一般于 3 周内好转。此后出现黄疸、皮肤瘙痒、肝脏肿大,大约持续 2～6 周或更长。多数病例症状轻且无黄疸。

乙型肝炎分急性乙型肝炎、慢性乙型肝炎、重症肝炎和 HBsAg 病毒携带者。潜伏期一般为 1～6 个月。急性期妊娠合并乙肝的临床表现出现不能用妊娠反应或其他原因解释的消化道症状,与甲肝类似,但起病更隐匿,前驱症状可能有急性免疫复合物样表现,如皮疹、关节痛等,黄疸出现后症状可缓解。乙型肝炎病程长,5% 左右的病人转为慢性。极少数病人起病急,伴高热、寒战、黄疸等,如病情进行性加重,演变为重症肝炎则黄疸迅速加深,出现肝性脑病症状、凝血机制障碍,危及生命。妊娠时更易发生重症肝炎,尤其以妊娠晚期多见。

其他类型的肝炎临床表现与乙型肝炎类似,症状或轻或重。丙型肝炎的潜伏期为 2～26 周,输血引起者为 2～16 周。丁型肝炎的潜伏期为 4～20 周,多与乙型肝炎同时感染或重叠感染。戊型肝炎与甲肝症状相似,于暴发流行时易感染孕妇,妊娠晚期发展为重症肝炎,导致肝功能衰竭,病死率可达 30%。

【诊断】

妊娠合并病毒性肝炎的前驱症状与妊娠反应类似,容易被忽视,诊断需要根据病史、症状、体征和实验室检查等综合分析。

1. 病史　要详细了解病人是否有与肝炎病人密切接触史;是否接受输血、血液制品、凝血因子等治疗;是否有吸毒史。

2. 症状和体征　近期内有无其他原因解释的消化道症状、低热、肝区疼痛、不明原因的黄疸。体格检查肝脏肿大,压痛,部分病人可有脾大。重症肝炎出现高热、烦躁、谵妄等症状,黄疸迅速加深,伴有肝性脑病,可危及生命。查体肝浊音界明显减小,有腹水形成。

3. 实验室检查

(1) 周围血象:急性期白细胞多减低,淋巴细胞相对增多,异常淋巴细胞不超过 10%。急性重型肝炎白细胞总数及中性粒细胞百分比均可显著增多。合并弥散性血管内凝血时,血小板急骤减少,血涂片中可发现形态异常的红细胞。

(2) 肝功能检查

1) 血清酶活力测定:血清丙氨酸氨基转移酶(alanine aminotransferase,ALT),即谷丙转氨酶(GPT)及血清天门冬氨酸氨基转移酶(aspartate aminotransferase,AST),即谷草转氨酶(GOT)是临床上常用的检测指标。肝细胞有损害时,ALT 增高,为急性肝炎早期诊断的敏感指标之一,其值可高于正常十倍至数十倍,一般于 3～4 周下降至正常。若 ALT 持续数月不降,可能发展为慢性肝炎。急性重型肝炎 ALT 轻度升高,但血清胆红素明显上升,为酶胆分离现象,提示有大量肝细胞坏死。当肝细胞损害时 AST 亦增高,急性肝炎升高显著,慢性肝炎及肝硬化中等升高。急性黄疸出现后很快下降,持续时间不超过 3 周,乙肝则持续较长。AST/ALT 的比值对判断肝细胞损伤有较重要意义。急性重型肝炎时 AST/ALT<1,提示肝细胞有严重坏死。

2) 胆色素代谢功能测定:各类型黄疸(jaundice)时血清胆红素(bilirubin)增高,正常时 <17μmol/L,重型肝炎、淤胆型肝炎均明显增高 >170μmol/L,以直接胆红素为主,黄疸消退时胆红素降低。急性肝炎时尿胆红素先于黄疸出现阳性,在黄疸消失前转阴。尿胆原在黄疸前期增加,黄疸出现后因肝内胆红素排出受阻,尿胆原则上减少。肝功能衰竭病人血清胆红素可呈进行性升高,有出现胆红素升高与 ALT 和 AST 下降的"胆酶分离"现象。

3) 慢性肝炎时白/球比例倒置或丙种球蛋白增高。麝香草酚浊度及絮状试验,锌浊度试验反映肝实质病变,重症肝炎时氨基酸酶谱中支链氨基酸/芳香族氨基酸克分子比值降至 1.0～1.5 以下。病毒性肝炎合并胆汁淤积时碱性磷酸酶(alkaline phosphatase,AKP)及胆固醇测定明显升高。有肝细胞再生时甲胎球蛋白(AFP)增高。CHB、肝硬化和肝功能衰竭病人可有血清白蛋白下降。

4) 凝血酶原时间(PT)及凝血酶原活动度(PTA):PT 是反映肝脏凝血因子合成功能的重要指标,常用国际标准化比值(INR)表示,对判断疾病进展及预后有较大价值。

(3) 病原学检查:对临床诊断、治疗、预后及预防等方面有重要意义。最常用且敏感的为酶联免疫法(EIA)及放射免疫法(RIA)检测抗原和抗体。

1) 甲型肝炎:急性期抗-HAV IgM 阳性,抗 HAVIgG 阳性表示既往感染。一般发病第 1 周抗-HAV IgM 阳性,1～2 个月后抗体滴度下降,3～6 个月后消失。感染者粪便免疫电镜可检出 HAV 颗粒。

2) 乙型肝炎:有多种抗原抗体系统。临床常用有乙型肝炎表面抗原(HBsAg)及抗体系统、e抗原HBeAg及抗体系统,核心抗体(HBcAb)系统。HBsAg阳性是乙型肝炎的特异性标志,急性期其滴度随病情恢复而下降,慢性及无症状携带者HBsAg可长期阳性。HBeAg阳性表示HBV复制,这类病人临床有传染性,抗HBe出现则表示HBV复制停止。慢性HBV感染者,HBcAb可持续阳性。有条件者测前S_1、前S_2和抗前S_1、抗前S_2,对早期诊断乙型肝炎和判断转归有重要意义。HBV DNA定量检测主要用于判断慢性HBV感染的病毒复制水平,可用于抗病毒治疗适应证的选择及疗效的判断,使用实时定量聚合酶链反应(real-time quantitative,PCR)法,灵敏度和精确度比较高。

3)丙型肝炎:抗-HCV阳性出现于感染后期,即使抗体阳性也无法说明现症感染还是既往感染,需结合临床。判断困难时可用反转录聚合酶链反应(RT-PCR)检测HCV-RNA。

4)丁型肝炎:血清抗-HD或抗-HD IgM阳性,或HDAg阳性,一般出现在肝炎潜伏期后期和急性期早期;亦可测HDV RNA,均为HDV感染的标志。

5)戊型肝炎:急性期血清抗-HEV IgM阳性;或发病早期抗-HEV阴性,恢复期抗-HEV IgG转为阳性。病人粪便内免疫电镜可检出HEV颗粒。

(4)其他检测方法:B超超声诊断对判断肝硬化、胆管异常、肝内外占位性病变有参考价值;肝活检对确定弥漫性肝病变及区别慢性肝炎临床类型有重要意义。

【鉴别诊断】

1. **妊娠剧吐**(hyperemesis gravidarum)**引起的肝损害** 妊娠剧吐多发生在妊娠早期,由于反复呕吐,可造成脱水、尿少、酸碱失衡、电解质失调、消瘦和黄疸等。实验室检查血胆红素和转氨酶轻度升高、尿酮体阳性。与病毒性肝炎相比,妊娠剧吐引起的黄疸较轻,经过治疗如补足液体、纠正电解质紊乱和酸中毒后,症状迅速好转。

2. **妊娠期高血压疾病**(hypertensive disorders complicating pregnancy)**引起的肝损害** 重度妊娠期高血压疾病子痫和先兆子痫常合并肝功能损害,恶心、呕吐、肝区疼痛等临床症状与病毒性肝炎相似。但妊娠期高血压疾病症状典型,除有高血压、水肿、蛋白尿和肾损害及眼底小动脉痉挛外,还可有头痛、头晕、视物模糊与典型子痫抽搐等,部分病人转氨酶升高,但妊娠结束后可迅速恢复。如合并HELLP综合征,应伴有溶血、肝酶升高及血小板减少。妊娠期肝炎合并妊娠期高血压疾病时,两者易混淆,可检测肝炎病毒抗原抗体帮助鉴别诊断。

3. **妊娠期急性脂肪肝**(acute fatty liver of pregnancy,AFLP) 临床罕见,多发生于妊娠28~40周,于妊娠期高血压疾病、双胎中等多见。起病急,以忽然剧烈、持续的呕吐开始,有时伴上腹疼痛及黄疸。1~2周后,病情迅速恶化,出现弥散性血管内凝血、肾衰竭、低血糖、代谢性酸中毒、肝性脑病、休克等。其主要病理变化为肝小叶弥漫性脂肪变性,但无肝细胞广泛坏死,可与病毒性肝炎鉴别。实验室检查转氨酶轻度升高,血清尿酸、尿素氮增高,直接胆红素明显升高,尿胆红素阴性。B超为典型的脂肪肝表现,肝区内弥漫的密度增高区,呈雪花状,强弱不均;CT为肝实质呈均匀一致的密度减低。

4. **妊娠期肝内胆汁淤积症**(intrahepatic cholestasis of pregnancy,ICP) 又称妊娠期特发性黄疸、妊娠瘙痒症等,是发生于妊娠中、晚期,以瘙痒和黄疸为特征的疾病。其临床特点为先有皮肤瘙痒,进行性加重,黄疸一般为轻度。分娩后1~3天黄疸消退,症状缓解。病人一般情况好,无病毒性肝炎的前驱症状。实验室检查转氨酶正常或轻度升高,血胆红素轻度增加。肝组织活检无明显的实质性肝损害。

5. **药物性肝炎**(drug-induced hepatitis) 妊娠期易引起肝损害的药物主要有氯丙嗪、异烟肼、利福平、对氨基水杨酸钠、呋喃妥因、磺胺类、四环素、红霉素、安定和巴比妥类药物等。酒精中毒、氟烷、氯仿等吸入也可能引起药物性肝炎。有时起病急,轻度黄疸和转氨酶升高,可伴有皮疹、皮肤瘙痒、蛋白尿、关节痛和嗜酸性粒细胞增多等,停药后可自行消失。诊断时应详细询问病史,尤其是用药史。妊娠期禁用四环素,因其可引起肝脏急性脂肪变,出现恶心呕吐、黄疸、肌肉酸痛、肝肾衰竭,并可致死胎、早产等。

【治疗】

原则上与非孕期病毒性肝炎治疗相同,根据不同病因,给予不同处理,同时辅以支持治疗。

1. **一般处理** 急性期应充分卧床休息,减轻肝脏负担,以利于肝细胞的修复。黄疸消退症状开始减轻后,逐渐增加活动。合理安排饮食,以高糖、高蛋白和高维生素"三高饮食"为主,对有胆汁淤积或肝性脑病者应限制脂肪和蛋白质。禁用可能造成肝功能损害的药物。

2. **保肝治疗** 以抗感染、抗氧化和保肝辅助恢复肝功能为原则。甘草酸制剂、水飞蓟素制剂、多不饱和卵磷脂制剂以及双环醇等,有不同程度的抗感染、抗氧化、保护肝细胞膜及细胞器等作用,临床应用可改善肝脏生物化学指标。如黄疸较重、凝血酶原时间延长或有出血倾向,可给予维生素K;新鲜血、血浆和人体白蛋白等可改善凝血功能,纠正低蛋白血症起到保肝作用。抗感染保肝治疗只是综合治疗的一部分,并不能取代抗病毒治疗。对于ALT明显升高者或肝组织学明显炎性坏死者,在抗病毒治疗的基础上可适当选用抗感染保肝药物。不宜同时应用多种抗感染保肝药物,以免加重肝脏负担及因药物间相互作用而引起不良效应。

3. **抗病毒制剂** 干扰素-α(IFNα)和核苷(酸)类似物(恩替卡韦、替诺福韦酯和拉米夫定、替比夫定、阿德福韦酯),可使血清HBV-DNA及HBeAg缓慢下降,同时肝内

DNA 形成及 HBeAg 减少,病毒停止复制,肝功渐趋正常。

4. 免疫调节药物 免疫调节药物糖皮质激素目前仅用于急性重型肝炎、淤胆型肝炎及慢性活动性肝炎。常用药物为泼尼松、泼尼松龙及地塞米松。疗程不宜过长,急性者约 1～2 周;慢性肝炎疗程较长,用药过程中应注意防止并发感染或骨质疏松等,停药时需逐渐减量。转移因子、左旋咪唑、白细胞介素-2(IL-2)、干扰素及干扰素诱导剂等免疫促进剂,效果均不肯定。

5. 中医治疗 根据症状辨证施治,以疏肝理气、清热解毒、健脾利湿、活血化淤的重要治疗为主。黄疸型肝炎需清热、佐以利湿者,可用茵陈蒿汤加味。需利湿佐以清热者可用茵陈五苓散加减。如慢性肝炎、胆汁淤积型肝炎后期等,应以温阳去寒,健脾利湿,用茵陈术附汤。如急性、亚急性重型肝炎应以清热解毒,凉血养阴为主,用犀角地黄汤加味等。另外,联苯双酯、强力宁、香菇多糖等中成药也有改善肝细胞功能的作用。

6. 产科处理

(1) 妊娠期:早期妊娠合并急性甲型肝炎,因 HAV 无致畸依据,也没有宫内传播的可能性,如病程短、预后好,则原则上可继续妊娠,但有些学者考虑到提高母婴体质,建议人工流产终止妊娠。合并乙型肝炎者,尤其是慢性活动性肝炎,妊娠可使肝脏负担加重,应积极治疗,病情好转后行人工流产。中晚期妊娠合并肝炎则不主张终止妊娠,因终止妊娠时创伤、出血等可加重肝脏负担,使病情恶化,可加强孕期监护,防止妊娠期高血压疾病。

(2) 分娩期及产褥期:重点是防治出血和感染。可于妊娠近预产期前一周左右,每天肌内注射维生素 K 20～40mg,临产后再加用 20mg 静脉注射。产前应配好新鲜血,做好抢救休克及新生儿窒息的准备,如可经阴分娩,应尽量缩短第二产程,必要时可行产钳或胎头吸引助产。产后要防止胎盘剥离面严重出血,及时使用宫缩剂,必要时给予补液和输血。产时应留脐血做肝功能及抗原的测定。如有产科指征需要行剖宫产时,要做好输血准备。选用大剂量静脉滴注对肝脏影响小的广谱抗生素如氨苄西林、三代头孢类抗生素等防止感染,以免病情恶化。产褥期应密切检测肝功变化,给予相应的治疗。

(3) 新生儿的处理:新生儿在出生 12 小时内注射 HBIG 和乙型肝炎疫苗后,可接受 HBsAg 阳性母亲的哺乳。

7. 急性重型肝炎的治疗

(1) 卧床休息,减少体力消耗,减轻肝脏负担。推荐肠道内营养,包括高碳水化合物、低脂、适量蛋白饮食,提供每公斤体质量 35～40kcal 总热量,肝性脑病病人需限制经肠道蛋白摄入,进食不足者,每天静脉补给足够的热量、液体和维生素。

(2) 促进肝细胞再生,保护肝脏。

1) 人血白蛋白或血浆:有助于肝细胞再生,提高血浆胶体渗透压,减轻腹水和脑水肿,白蛋白还可结合胆红素,减轻黄疸。每次 5～10g,每周 2～3 次。输新鲜血浆可补充调理素,补体及多种凝血因子,增强抗感染能力,可与白蛋白交替,每天或隔天 1 次。酌情补充凝血因子。

2) 胰高血糖素-胰岛素疗法:有防止肝细胞坏死,促进肝细胞再生,改善高氨血症和调整氨基酸代谢失衡的作用。用法:胰高血糖素 1～2mg 加胰岛素 6～12 个单位,溶于 5%或 10%葡萄糖溶液 250～500ml 中静脉滴注,2～3 周为一疗程。

(3) 控制脑水肿、降低颅内压、治疗肝性脑病:糖皮质激素应用可降低颅内压,改善脑水肿。用 20%甘露醇或 25%山梨醇静脉滴注,脱水效果好。应用以支链氨基酸为主要成分的复合氨基酸液可防止肝性脑病,提供肝细胞的营养素。如 6-氨基酸-520 250ml 与等量 10%葡萄糖液,内加 L-乙酰谷氨酰胺 500mg,缓慢滴注,5～7 天为一疗程,主要用于急性重型肝炎肝性脑病。14-氨基酸-800 500ml 每天应用可预防肝性脑病。左旋多巴可通过血-脑脊液屏障,进入脑组织内衍化为多巴胺,提供正常的神经传递介质,改善神经细胞的功能,促进意识障碍的恢复。可用左旋多巴 100mg 加多巴脱羧酶抑制剂卡比多巴 20mg,静脉滴注,每天 1～2 次。

(4) 出血及 DIC 的治疗:出血常因肝脏合成多种凝血因子减少或 DIC 导致的凝血因子消耗过多所致。可输新鲜血液、血浆;给予维生素 K_1、凝血酶复合因子注射。一旦发生 DIC,应用肝素要慎重,用量一般为 25mg 静脉点滴,根据病人病情及凝血功能再调整剂量,使用过程应加强凝血时间监测,以防肝素过量出血加剧。临产期间及产后 12 小时内不宜应用肝素,以免发生致命的创面出血。有消化道出血时可对症服云南白药或西咪替丁、奥美拉唑等。

(5) 改善微循环,防止肾衰竭:可用肝素、654-2 等,能明显改善微循环,减轻肝细胞损伤。川芎嗪注射液有抑制血小板聚集,扩张小血管及增强纤维蛋白溶解等作用;双嘧达莫可抑制血小板聚集及抑制免疫复合物形成的作用;低分子右旋糖酐可改善微循环。

(6) 人工肝支持治疗和肝移植人工肝支持系统是治疗肝衰竭有效的方法之一,其治疗机制是基于肝细胞的强大再生能力,通过一个体外的机械、理化和生物装置,清除各种有害物质,补充必需物质,改善内环境,暂时替代衰竭肝脏的部分功能,为肝细胞再生及肝功能恢复创造条件或等待机会进行肝移植。肝移植是治疗中晚期肝衰竭最有效的挽救性治疗手段。

【预防】

病毒性肝炎尚无特异性治疗方法,除乙肝外其他型肝炎也尚无有效主动免疫制剂,故采取以切断传播途径为主的综合防治措施极为重要。

1. 加强宣教和围产期保健 急性期病人应隔离治疗。

2

应特别重视防止医源性传播及医院内感染,产房应将 HBsAg 阳性者床位、产房、产床及器械等严格分开;肝炎流行区孕妇应加强营养,增加抵抗力预防肝炎的发生。对最近接触过甲型肝炎的孕妇应给予丙种球蛋白。患肝炎妇女应于肝炎痊愈后半年、最好 2 年后怀孕。HBsAg 及 HBeAg 阳性孕妇分娩时应严格实行消毒隔离制度,缩短产程、防止胎儿窒迫、羊水吸入及软产道裂伤。

2. **免疫预防** 甲型肝炎病毒活疫苗可对 1 岁以上的儿童或成人预防接种,如注射过丙种球蛋白,应于 8 周后再注射。

接种乙型肝炎疫苗(Hepatitis B vaccine)是预防 HBV 感染最有效的方法。乙型肝炎疫苗全程需接种 3 针,按照 0、1 和 6 个月程序,即接种第 1 针疫苗后,在 1 个月和 6 个月时注射第 2 和第 3 针疫苗。新生儿接种第 1 针 10μg 重组酵母乙型肝炎疫苗要求在出生后 24 小时内,越早越好。单用乙型肝炎疫苗阻断母婴传播的阻断率为 87.8%。乙型肝炎免疫球蛋白(hepatitis B immunoglobulin, HBIG)是高效价的抗 HBV 免疫球蛋白,可使母亲或新生儿获得被动免疫,是预防乙肝感染有效的措施。对 HBsAg 阳性母亲所生新生儿,应在出生后 24 小时内尽早(最好在出生后 12 小时)加用注射 HBIG,剂量应≥100IU,可显著提高母婴传播的阻断成功率。新生儿在出生 12 小时内注射 HBIG 和乙型肝炎疫苗后,可接受 HBsAg 阳性母亲的哺乳。HBV DNA 水平是影响 HBV 母婴传播的最关键因素。HBV DNA 水平较高(>10^6 IU/ml)母亲的新生儿更易发生母婴传播。妊娠中后期如果 HBV DNA 载量>2×10^6 IU/ml,在与病人充分沟通、知情同意基础上,可于妊娠第 24～28 周开始抗病毒治疗,给予替比夫定、替诺福韦酯或拉米夫定。可于产后 1～3 个月停药,并加强随访和监测。停药后可以母乳喂养。新生儿标准乙型肝炎免疫预防及母亲有效的抗病毒治疗可显著降低 HBV 母婴传播的发生率。HCV DNA 疫苗的研制尚停留在动物实验基础上,但可用来源安全可靠的丙种球蛋白对抗-HCV 阳性母亲的婴儿在 1 岁前进行被动免疫。丁、戊等型肝炎尚无疫苗。

二、妊娠合并肝硬化

肝硬化(cirrhosis of liver)是慢性弥漫性进行性肝脏疾病,病理变化主要为广泛肝细胞变性坏死、结节性增生、结缔组织纤维化及组织结构紊乱,肝内血液循环异常。妊娠合并肝硬化较少见,病人年龄一般在 23～42 岁。文献报道妊娠合并肝硬化占分娩总数的 0.02%。

【肝硬化对妊娠及分娩的影响】

病毒性肝炎、慢性酒精中毒、血吸虫病、药物或化学中毒等是肝硬化的常见病因。原发性胆汁性肝硬化在妊娠期间可能保持静止、好转或加重。代偿性肝硬化妊娠结局良好、失代偿性肝硬化可引起代谢障碍,对妊娠及胎儿均有不良影响,文献报道肝硬化病人流产率为 8.0%～13.7%,早产率为 15%～20%,围产儿死亡率为 17.9%～18.2%,均较正常妊娠增加。在存活的婴儿中,未见先天性肝硬化报道,但低体重儿和胎儿窒迫发生率增高。

肝硬化女性可以维持妊娠不伴任何肝功能恶化,但一部分人群会出现进行性肝功能衰竭导致的黄疸、腹水和肝性脑病。妊娠合并肝硬化使妊娠期高血压疾病的发病率增高,文献报道可达 81.8%。可能与肝硬化病人肾素-血管紧张素-醛固酮系统活力增加、低蛋白血症、雌激素代谢障碍和缺氧有关,可使病情进一步恶化。肝硬化合并腹水、低蛋白、子宫肌纤维水肿等,临产后易导致宫缩乏力,产程停滞。由于凝血机制障碍、凝血因子缺乏可引起产后出血。而肝硬化病人贫血、低蛋白等使机体免疫力下降,易发生产后感染。孕产妇合并肝硬化死亡原因主要有消化道出血、产后出血和肝性脑病。文献报道,产妇病死率可达 10.34%。

【妊娠对肝硬化的影响】

妊娠是否对肝硬化有影响,学者们意见不一。部分学者认为,妊娠对肝硬化无不良影响,肝脏代偿功能好者,可正常妊娠分娩。但是大多数观点则认为妊娠加重肝脏负担,更易产生腹水,使肝硬化的病情恶化。另外,肝硬化病人多伴有食管或胃底静脉曲张,妊娠期血容量增加,门静脉系统过度充盈,妊娠子宫增大,腹内压增高,可加重食管静脉扩张,加之分娩期第二产程孕妇用力屏气等因素,均可使食管、胃底静脉曲张破裂,发生大出血,危及生命。脾动脉瘤自发性破裂是门静脉高压女性妊娠的一种罕见并发症。

【诊断与鉴别诊断】

1. **病史** 肝硬化病人多有慢性 HBV、HCV、HDV/HBV 感染,尤其是有过活动性肝损害、慢性酒精中毒、每天摄入酒精 80g 或以上、营养不良、血吸虫感染和长期服用对肝功能有损害的药物等病史。

2. **症状** 肝功能代偿期,一般无症状或仅有消化不良的症状,如乏力、腹胀和食欲减退等。肝功能代偿期症状明显,腹胀和食欲减退加重,肝病面容,可出现消瘦、腹痛、贫血和牙龈出血、皮肤紫癜、胃肠道出血等倾向。也可能出现肝性脑病、继发感染、门静脉血栓形成、肝肾综合征等并发症和相应的症状。

3. **体征** 肝功能代偿期体征可不明显,常见为肝脏轻度肿大,病人可有肝掌和蜘蛛痣,少数伴有脾脏肿大。失代偿期病人除上述表现外,查体可见贫血、水肿、腹壁静脉曲张、肝脏肿大或缩小,质地坚硬、脾脏肿大、腹水等。

4. **辅助检查**

(1)实验室检查:合并贫血时,血红蛋白可有不同程度的降低;脾功能亢进时,血小板和白细胞计数可降低。尿胆元和尿胆红素可增加。肝功能损害的表现主要为蛋白代谢异常,血清白蛋白浓度降低,球蛋白浓度升高,凝血酶原时间延长。ALT 或 AST 正常或升高,两者和胆红素代谢一般仅用于评价疾病的活动性。肝纤维化标志物血清Ⅲ型前胶原肽、单胺氧化酶、脯氨酰羟化酶等均高于正常。

(2) 肝纤维化无创性诊断:APRI 评分:AST 和血小板(PLT)比率指数(aspartate aminotransferase-to-platelet ratio index,APRI)可用于肝硬化的评估。成人 APRI 评分>2 分,预示病人已经发生肝硬化。APRI 计算公式为 $[(AST/ULN)\times100/PLT(10^9/L)]$。另外有 FIB4 指数、瞬时弹性成像等能够比较准确地识别出轻度肝纤维化和进展性肝纤维化或早期肝硬化。

(3) 影像学检查和内镜检查:腹部超声、电子计算机断层成像和磁共振都可以用来监测肝脏的临床进展、了解有无肝硬化、发现占位性病变和鉴别其性质,尤其是监测和诊断肝硬化。早期超声下可见肝脏略增大,以尾叶增大明显,肝表面呈结节状或细齿状,肝实质呈大小不等结节状地图样光点回声分布,伴条索样或网状回声增强。脾大,合并腹水。晚期肝脏缩小,肝表面不平。B 超还可用于诊断门脉高压,检查可发现脾静脉和肠系膜上静脉之和大于门脉主干内径,或门脉及其属支内径随呼吸运动变化幅度减弱或消失。此外,B 超可用于排除肝外门脉高压症。需要妊娠但已确认为肝硬化的女性,孕前进行上消化道内镜检查,以检查是否有静脉曲张,并告知妊娠会增加消化道出血的风险。孕前未实施上消化道内镜检查的孕妇,孕中期应该实施检查,必要时非选择 β-受体阻滞剂预防治疗。

(4) 病原学和肝组织检查:应常规行 HBV、HCV 病原标志物检测,慢性抗 HBe 阳性者,应行 PCR HBV DNA 检测。肝穿刺或组织检查对肝硬化有确诊价值,同时可了解肝硬化的组织类型和肝细胞损害程度。

5. **鉴别诊断**　肝脏肿大者应与慢性肝炎、原发性肝癌、华支睾血吸虫病等相鉴别。出现腹水者应与结核性腹膜炎、缩窄性心包炎、营养不良性水肿、慢性肾炎等相鉴别。对胆汁性肝硬化应区别是肝内或肝外梗阻。此外,出现并发症时应与消化性溃疡出血、尿毒症糖尿病酮症酸中毒等相鉴别。

【治疗】

1. 加强营养及休息,减轻肝脏负荷,包括体力负荷、营养负荷、钠水负荷和心理负荷。肝硬化处于代偿期或无症状时,可承受一般的体力劳动,以不疲劳为标准。失代偿期,应以休息为主,可减少肝脏的负荷,使肝细胞有机会修复和再生。给予高维生素、适量蛋白、碳水化合物和低盐、低脂肪饮食,过分限制脂肪会影响食欲,并且影响脂溶性维生素吸收给予适量脂肪,适当食用糖,可在肝内转变为肝糖原,促使肝细胞新生,增加肝细胞对毒素的抵抗力。病人肝性脑病时,蛋白摄入量应降低,甚至暂时不给蛋白质。

2. 保肝治疗　可给予促肝细胞生长因子、多种维生素、肌苷、活血化淤的中药、丹参注射液、当归注射液等药物促进肝细胞再生,抑制肝纤维化,疏通肝脏微循环。

3. 并发症的治疗

(1) 腹水:妊娠合并肝硬化病人大多伴有腹水,应卧床休息,限制水钠,钠盐摄入以每天 10～20mg 为宜。给予利尿剂利尿,可单用螺内酯或与呋塞米联合使用,利尿时应防止水、电解质失调。严重的低蛋白血症应补充白蛋白、血浆或新鲜血,同时可适当给予促蛋白合成药物如 14-氨基酸-800 等。并发细菌性腹膜炎时,应使用广谱抗生素。

(2) 食管静脉曲张破裂出血的预防和治疗:应避免胃内容物反流,饭后不要立即仰卧。食物应细软,药片研碎后服用。适时给予制酸剂或利尿剂,非选择性 β-受体阻滞剂,可减轻食管静脉曲张淤血的程度。如发生食管静脉曲张破裂,应与内外科医师联合积极治疗,可用三腔二囊管压迫止血;或行内镜下硬化剂注射或套扎治疗止血,也可行介入治疗。必要时外科分流术。

4. 肝性脑病和肝肾综合征　去除诱因,如严重感染、出血及电解质紊乱等,限制蛋白饮食,给予支链氨基酸,调整支链氨基酸与芳香比例、药物降血氨、减少肠道内氨等毒性物质、胎肝细胞悬液输注等综合治疗,必要时可肝移植和肾透析治疗。

5. 产科处理

(1) 孕期处理:妊娠早期时,若有肝功能不全、凝血酶原时间延长或食管静脉曲张的孕妇,应尽早行人工流产术,术后应严格避孕。妊娠中晚期时,若肝功能稳定,无子女者可继续妊娠,定期产前检查,预防合并症(子痫前期、贫血等)。如果出现食管静脉曲张破裂出血,保守治疗无效,病人又迫切希望继续妊娠者,可行门腔静脉分流术,手术一般宜在孕 4～5 个月时进行。妊娠晚期合并肝硬化,代偿功能好者,应尽量经阴道分娩,如有食管静脉曲张破裂史,应行剖宫产为宜。

(2) 分娩期处理:代偿功能好,无并发症及产科难产情况者,大多可经阴道分娩。在产程早期给予硬膜外麻醉。尽量缩短第一产程,保持孕妇安静,密切观察产程。积极处理第二产程,应避免增加腹压,可用产钳或胎头吸引器助产。同时应做好输血、补充凝血因子等治疗准备。第三产程应使用宫缩剂,促进子宫收缩,减少出血。

三、妊娠期急性脂肪肝

妊娠急性脂肪肝(acute fatty liver of pregnancy,AFLP)是妊娠期特有的、致命性的少见疾病,多发于妊娠末期,以黄疸、凝血障碍、脑病及肝脏小滴脂肪变性为特征,病死率高。由于近年来对该病的认识,AFLP 的发病率有所增加。国外报道 AFLP 发病率为 1/0.7 万至 1/1.6 万,国内则为 1/1.3 万至 1/100 万。该病起病急骤,病情变化迅速,临床表现与急性重型肝炎相似,既往文献报道母儿死亡率分别为 75%

和 85%，但如能做到早期诊断、早期治疗、及时终止妊娠，可降低母亲死亡率，婴儿死亡率可降至 58.3%。

【病因及发病机制】

本病的确切病因和发病机制尚不明确。迄今未发现病原感染及免疫学检查阳性的证据。目前可能的原因有：①先天遗传性代谢障碍：AFLP 病例与线粒体脂肪酸 β-氧化遗传性缺陷[即长链 3-羟酰基辅酶 A 脱氢酶(long-chain 3-hydroxyacyl CoA dehydrogenase deficiency, LCHAD) 缺乏]的关联表明，一些受累女性及其胎儿可能存在遗传性 β-氧化酶缺乏，或伴 G1528C 基因突变。②雌孕激素异常：Crimbert 等通过对怀孕大鼠一系列试验发现，妊娠对脂肪酸 β-氧化作用的影响与雌激素类物质有关。脂肪酸 β-氧化的损害可引起微血管代谢紊乱，使甘油三酯在肝细胞内及其他脏器内迅速堆积。妊娠是以产生大量雌、孕激素为特征，故 AFLP 有可能是因妊娠对脂肪酸代谢发生影响所致；加之妊娠时肝内糖原的储备减少，更有利于脂肪沉着在肝细胞内。③其他：感染、中毒、药物、营养不良、妊娠应激反应等多种因素对线粒体脂肪酸氧化的损害作用也可能是本病的诱因，如饮食中缺乏蛋氨酸，肝脏无法将甘油三酯形成脂蛋白而转送出去，造成肝内脂肪增多等。

【临床表现】

AFLP 通常发生于妊娠晚期，多见于第 1 胎、孕 35 周左右。更常见于多胎妊娠、体重低下的孕妇。病情变化急剧，初期仅有恶心或呕吐(约 75%)、腹痛(尤其上腹部，约 50%)、乏力、全身不适等消化道症状，同时可伴有上腹痛或头痛。相继出现黄疸，进行性加深，一般无瘙痒。1~2 周后病情迅速变化，出现少尿、皮肤瘀斑、瘀点、消化道出血等凝血障碍性出血表现，进而发展为暴发性肝肾衰竭、肝性脑病、昏迷、休克及死胎、早产、死产等，病人可于短期内死亡。少数病人可有急性胰腺炎、低血糖、低蛋白血症等。约一半病人在就诊时或在病程中出现高血压、蛋白尿和水肿等子痫前期的体征。

【诊断】

AFLP 易发生于妊娠晚期，以肝脏严重脂肪变性为主，常伴有肾、胰、脑等脏器的损害，病情发展迅速，极易死亡。诊断除根据病史、临床特点外，可参考辅助检查，确诊则依赖于组织学检查。

1. 实验室检查

(1) 血常规：外周血白细胞计数升高，可达(15.0~30.0)×10⁹/L，出现中毒颗粒可见幼红细胞和嗜碱性点彩红细胞；血小板计数减少，外周血涂片可见肥大血小板。

(2) 血清总胆红素中度或重度升高，以直接胆红素为主，一般不超过 200μmol/L，尿胆红素阴性；血转氨酶轻度或中度升高，ALT 不超过 300U/L，有酶胆分离现象；血碱性磷酸酶明显升高；血清白蛋白偏低，B 脂蛋白升高。

(3) 血糖可降至正常值的 1/3~1/2，是 AFLP 的一个显著特征；血氨升高，出现肝性脑病时可高达正常值的 10 倍；血尿素氮、肌酐和尿酸均升高。

(4) 凝血酶原时间和部分凝血酶原时间延长，纤维蛋白原降低。

(5) 伴急性肾衰竭和高尿酸血症。

2. 影像学检查　肝脏影像学检查主要用于排除其他诊断，如肝梗死或血肿。B 超见肝区的弥漫性高密度区，回声强弱不均，呈雪花状，有典型的脂肪肝波形。CT 及 MRI 检查可显示肝内多余的脂肪，肝实质呈均匀一致的密度减低。这些检查对于病情回顾最有帮助。

3. 肝活检　病理符合 AFLP 改变是确诊的金标准，可在 B 超定位下行肝穿刺活检。但肝活组织检查属侵袭性操作，妊娠期需非常谨慎操作。

(1) 光镜观察：肝组织学的典型改变为肝小叶结构正常，肝细胞弥漫性、微滴性脂肪变性，肝细胞肿大，以小叶中央静脉附近的肝细胞多见；细胞质内散在脂肪空泡，胞核仍位于细胞中央，结构不变；可见胆汁淤积，无炎性细胞浸润。HE 染色下，肝细胞呈气球样变，是本病最早的形态学改变，肝窦内可见嗜酸性小体。如肝细胞受损严重，则出现明显的坏死和炎症反应。

(2) 电镜检查：电镜下可见线粒体明显肿大，出现破裂、疏松和嵴减少，并见类结晶包涵体。滑面和粗面内质网、高尔基体内充满脂质而膨胀。

【鉴别诊断】

1. 急性重症病毒性肝炎　血清免疫学检查应为阳性，尿三胆阳性；血清转氨酶升高明显；血白细胞正常，外周血无幼红细胞和点彩红细胞；低血糖少见，肾衰出现较晚；肝组织活检见肝细胞广泛坏死，肝小叶结构破坏。终止妊娠不能使病情改善。

2. HELLP 综合征(hemolysis elevated liver enzymes, and low platelet syndrome, HELLP syndrome)　是妊娠期高血压疾病的严重并发症，以溶血、肝酶升高、血小板降低为特点。凝血酶原时间、部分凝血酶原时间和纤维蛋白原正常，3P 试验阴性，很少发生 DIC；转氨酶升高更明显，不存在低血糖症，意识障碍较少发生。

3. 妊娠期肝内胆汁淤积症(intrahepatic cholestasis of pregnancy, ICP)　以瘙痒为主，黄疸虽重，但肝损害较轻，肝酶轻度增高，无凝血机制障碍和神经系统症状，尤全身多脏器损害，病人预后好。肝组织活检示肝实质和间质结构正常，胆小管内有胆栓形成。

【处理】

1. 早诊、早治　提高认识，早期诊断、早期处理及早诊治，及时终止妊娠，是改善 AFLP 预后的关键。

2

2. 保肝、纠正水电解质平衡 给予低蛋白质、高碳水化合物、低脂肪饮食。可用维生素C、ATP、辅酶A、六合氨基酸静滴。给予去氨去脂类药物如：谷氨酸、γ-氨酪酸、精氨酸等降低血氨；肝乐、肝宁、肌醇、蛋氨酸等去脂。给予维生素B_{12}促进上皮生长；葡醛内酯有护肝和解毒作用。给予葡萄糖、电解质以纠正低血糖和水、电解质失调。

3. 输血和血浆置换 可输新鲜全血、血红细胞、血小板、白蛋白、新鲜血浆等维持血容量。国外应用换血、血液透析、血浆置换等方法取得了一定的效果。杨伟文等对尿少或有大量腹水者腹腔留置橡皮引流管，以达到腹膜透析或缓解腹胀的目的。并发肾衰者中，腹腔引流液每天可达3000ml左右，至第三天病人尿量可由300ml/d增加到800ml/d，直至正常量，腹腔引流液也显著减少。

4. 其他治疗 应用肾上腺皮质激素如氢化可的松200～300mg/d静滴，可保护肾小管上皮的功能；应用抗凝剂、H_2受体阻滞剂，维持胃液的pH大于5，防止发生胃应激性溃疡。如并发肾衰竭，扩血管利尿无效时应立即给予血液透析、人工肾等治疗；及时发现DIC，早期给予小剂量肝素治疗，可适当给予凝血酶原复合物治疗。给予对肝脏影响小的广谱抗生素，预防和控制感染。

5. 产科处理 AFLP是与妊娠有关的疾病，起病凶险，目前尚未有分娩前康复的报道，因此，一旦确诊或高度怀疑本病，母体病情稳定后紧急终止妊娠，减轻肝脏负荷，制止病情的进一步发展。关于分娩方式，如病人病情不甚危重，无全身各器官衰竭的症状，宫颈条件好，估计短期内可以经阴道分娩者，可给予引产。如病情较重，疾病来势凶猛，宫颈条件差、胎位异常、短时间不能经阴分娩者，应迅速行剖宫产结束分娩。应选择局麻或硬膜外麻醉，而不用全麻。为防止术中出血、渗血，术前可在应用止血药的基础上，补充一定量的凝血因子，并尽可能改善低血糖。术后可滴注缩宫素预防产后出血。如出血不能控制，应及时行髂内动脉结扎术或子宫切除术。经上述处理后，多数产妇预后良好，一般于产后1个月左右康复。本病一旦治愈，再次妊娠很少复发。

四、妊娠期肝内胆汁淤积症

妊娠期肝内胆汁淤积症（intrahepatic cholestasis of pregnancy，ICP）主要发生在妊娠晚期，少数发生在妊娠中期，以皮肤瘙痒和胆酸高值为特征，主要危及胎儿。发病率为0.8%～12.0%，有明显的地域和种族差异，智利发病率最高，国内无确切的ICP流行病学资料。

【病因】

目前尚不清楚病因，可能与雌激素、遗传及环境等因素有关。

1. 雌激素作用 妊娠期体内雌激素水平大幅度增加。

雌激素可使Na^+/K^+-ATP酶活性下降，能量提供减少，导致胆酸代谢障碍；可使肝细胞膜中胆固醇与磷脂比例上升，流动性降低，从而影响了肝细胞对胆酸的通透性，使胆汁流出受阻；作用于肝细胞内雌激素受体，改变肝细胞蛋白质的合成，导致胆汁回流增加。上述因素综合作用可能导致ICP的发生。有慢性肝胆基础疾病，如丙型肝炎、非酒精性肝硬化、胆结石或胆囊炎、非酒精性胰腺炎可能会加剧ICP发生。临床研究发现：①高雌激素水平的双胎妊娠ICP的发病率明显高于单胎妊娠，但三胎妊娠与ICP的关系尚有待进一步明确；②ICP仅在孕妇中发生，并在产后迅速消失；前次妊娠有ICP病史，再次妊娠其ICP复发率在40%～70%；③应用避孕药或孕激素的妇女发生的胆汁淤积性肝炎类似于ICP的临床表现，但测定ICP血中雌、孕激素与正常妊娠一样平行增加，且雌、孕激素的合成是正常的，提示ICP可能是雌激素代谢异常及肝脏对雌激素的高敏感性所致；④人工授精妊娠的孕妇，ICP发病危险度相对增加。

2. 遗传与环境因素 流行病学研究发现，世界各地ICP发病率明显不同，并且在母亲或姐妹中有ICP病史的孕妇ICP发病率明显增高，其完全外显的特性及母婴直接传播的特性，符合孟德尔显性遗传规律，表明遗传及环境因素在ICP发生中起一定作用。

【对母儿的影响】

1. 对孕妇的影响 ICP孕妇出现其他原因无法解释的皮肤瘙痒和肝功能异常，以空腹血总胆汁酸水平升高为主，伴血清丙氨酸转氨酶和天冬氨酸转氨酶水平轻、中度升高。由于脂溶性维生素K的吸收减少，致使凝血功能异常，导致产后出血，也可发生糖、脂代谢紊乱。

2. 对胎儿、新生儿的影响 由于胆汁酸毒性作用，使围产儿发病率和死亡率明显升高。可发生胎膜早破、胎儿窘迫、自发性早产或孕期羊水胎粪污染。此外，尚有胎儿生长受限，妊娠晚期不能预测的胎儿突然死亡，新生儿颅内出血，新生儿神经系统后遗症等风险。

【临床表现】

1. 症状 多数病人首发症状为妊娠晚期发生无皮肤损伤的瘙痒，约80%病人在孕30周后出现，也有少数在孕中期出现瘙痒的病例。瘙痒程度不一，常呈持续性，白昼轻，夜间加剧。瘙痒一般先从手掌和脚掌或脐周开始，然后逐渐向肢体近端延伸甚至可发展到面部，但极少侵及黏膜，这种瘙痒症状于瘙痒大多在分娩后24～48小时缓解，少数在48小时以上。严重瘙痒时引起失眠和疲劳、恶心、呕吐、食欲减退和脂肪痢。

2. 体征 四肢皮肤可见抓痕；20%～50%病人在瘙痒发生2～4周内出现轻度黄疸，部分病例黄疸与瘙痒同时发生，于分娩后1～2周内消退。同时伴尿色加深等高胆红素血症表现，ICP孕妇有无黄疸与胎儿预后关系密切，有黄疸者羊水粪染、新生儿窒息及围产儿死亡率均显著增加。无急慢性肝病体征,肝大但质地软,有轻压痛。

【诊断】

确诊依靠实验室检查。

1. **血清胆汁酸** 血清胆汁酸水平改变是 ICP 最主要的实验室证据。既往认为总胆汁酸和甘胆酸同等重要,结合近年文献,特别是英国皇家妇产科协会(RCOG)2011 版的指南,考虑甘胆酸在 ICP 诊断与程度分类中的稳定性差,故在 ICP 诊断及监测中以总胆汁酸水平作为检测指标更合理。

(1) ICP 孕妇胆汁酸水平较健康孕妇显著上升。

(2) 总胆汁酸水平升高,伴或不伴肝酶水平升高就足以支持 ICP 的诊断和严重程度的判别。

2. **肝功能** 大多数 ICP 病人的门冬氨酸转氨酶(AST)、丙氨酸转氨酶(ALT)和血清 α-谷胱甘肽转移酶轻至中度升高,为正常水平的 2～10 倍,ALT 较 AST 更敏感;部分病人血清胆红素轻至中度升高,很少超过 85.5μmol/L,其中直接胆红素占 50% 以上。

3. **ICP 严重程度的判断** ICP 的分度有助于临床监护和管理,常用的指标包括瘙痒程度和起病时间、血清总胆汁酸、肝酶、胆红素水平,比较一致的观点认为,总胆汁酸水平与围产结局密切相关。

(1) 轻度:①血清总胆汁酸≥10～40μmol/L;②临床症状以皮肤瘙痒为主,无明显其他症状。

(2) 重度:①血清总胆汁酸≥40μmol/L;②临床症状:瘙痒严重;③伴有其他情况,如多胎妊娠、妊娠期高血压疾病、复发性 ICP、曾因 ICP 致围产儿死亡者;④早发型 ICP:国际上尚无基于发病时间的 ICP 分度,但早期发病者其围产儿结局更差,也应该归入重度 ICP 中。ICP 是妊娠特有疾病,血清总胆汁酸和临床症状可以经治疗得以改善,但 ICP 引起胆盐在胎盘绒毛膜沉积妊娠期不会改变,因此诊断 ICP,其严重程度不会改变,对胎儿的影响不会改变,ICP 产后可痊愈。

4. **产后胎盘病理检查** ICP 可见母体面、胎儿面及羊膜均呈不同程度的黄色和灰色斑块,绒毛膜板及羊膜有胆盐沉积,滋养细胞肿胀、数量增多,绒毛基质水肿,间隙狭窄。

【鉴别诊断】

诊断 ICP 需排除其他能引起瘙痒、黄疸和肝功能异常的疾病。ICP 病人无发热、急性上腹痛等肝炎的一般表现,如果病人出现剧烈呕吐、精神症状或高血压,则应考虑为妊娠急性脂肪肝和先兆子痫。分娩后 ICP 病人所有症状消失,实验室检查异常结果恢复正常,否则需考虑其他原因引起的胆汁淤积。

【治疗】

ICP 治疗目标是缓解瘙痒症状,改善肝功能,降低血胆汁酸水平;延长孕周,改善妊娠结局。重点是胎儿宫内安危监护,及时发现胎儿宫内缺氧并采取措施。

1. **一般处理** 低脂、易于消化饮食;适当休息,左侧卧位为主,以增加胎盘血流量,计数胎动;重视其他不良产科因素的治疗,如妊娠期高血压疾病、妊娠期糖尿病的治疗。根据疾病程度和孕周适当缩短产前检查间隔,重点监测血总胆汁酸水平和肝功能,加强胎儿监护。

2. **药物治疗** 尽可能遵循安全、有效、经济和简便原则。至今尚无一种药物能治愈 ICP,故临床以合理延长孕周为目的。常用的药物有:

(1) 熊去氧胆酸:推荐作为 ICP 的一线药物。人体内一种内源性胆酸,服用后抑制肠道对疏水性胆酸的重吸收从而改善肝功能,降低胆酸水平,改善胎儿胎盘单位的代谢环境,延长胎龄。用法为 15mg/(kg·d),分 3 次口服,ICP 瘙痒症状和生化指标均有明显改善。常规剂量疗效不佳,而又未出现明显不良反应时,可加大剂量为每天 1.5～2.0g。

(2) S 腺苷蛋氨酸:ICP 临床二线用药或联合治疗,剂量:静脉滴注每天 1g,疗程 12～14 天;口服 500mg 每天 2 次。

(3) 降胆酸药物的联合治疗:熊去氧胆酸 250mg,每天 3 次口服,联合 S 腺苷蛋氨酸 500mg,每天 2 次静脉滴注。建议对于重度、进展性、难治性 ICP 病人可考虑两者联合治疗。

(4) 辅助治疗:支持产前使用维生素 K 减少出血风险,肝酶水平升高者可加用护肝药物。

3. **产科处理** ICP 孕妇会发生无任何临床先兆的胎儿死亡,选择最佳的分娩时机和方式、获得良好的围产结局是对 ICP 孕期管理的最终目的。

(1) 产前监护:妊娠晚期加强监护,尽可能防止胎儿突然死亡。但是无证据证明胎儿宫内死亡与胎儿监护指标异常之间有相关性。

(2) 适时终止妊娠

1) 终止妊娠时机:①轻度 ICP:孕 38～39 周终止妊娠;②重度 ICP:孕 34～37 周终止妊娠,根据治疗反应、有无胎儿窘迫、双胎或合并其他母体并发症等因素综合考虑。

2) 终止妊娠方式:阴道分娩指征:①轻度 ICP;②无其他产科剖宫产指征者;③孕周<40 周。阴道分娩时产程管理要制定产程计划,产程初期常规行 OCT 或宫缩应激试验(CST)检查,产程中密切监测孕妇宫缩、胎心节律变化,避免产程过长,做好新生儿窒息复苏准备,若存在胎儿窘迫状态,放宽以剖宫产结束分娩为宜。重度 ICP 和既往有 ICP 病史并存在与之相关的死胎、死产、新生儿窒息或死亡史可以选择性剖宫产。

五、妊娠合并急性胆囊炎

妊娠合并急性胆囊炎(acute cholecystitis during pregnancy)可发生于妊娠各期,妊娠晚期和产褥期多见,发生率约为 0.8%,仅次于妊娠合并阑尾炎,较非孕期高,50%的病人伴有胆囊结石。

【病因】

1. **胆汁淤积**　90%以上的胆汁淤积由结石嵌顿引起,结石可引起胆囊出口梗阻,胆囊内压增高,胆囊壁血运不良,发生缺血性坏死;淤积的胆汁可刺激胆囊壁,引起化学性炎症,如胰液反流,胰消化酶侵蚀胆囊壁引起急性胆囊炎。

2. **细菌感染**　由于胆汁淤积,细菌可繁殖,经血流、淋巴或胆管逆行进入胆囊,引起感染。感染原以革兰阴性杆菌为主,70%为大肠埃希菌,其次为葡萄球菌、变形杆菌等。

3. **妊娠的影响**　妊娠期雌、孕激素大量增加,胆囊壁肌层肥厚,胆囊平滑肌松弛,胆囊收缩力下降,胆囊容量增大 2 倍,胆囊排空延迟,加之胆汁中胆固醇含量增高,胆固醇和胆盐的比例改变,胆汁黏稠度增加易发生胆囊炎;妊娠子宫增大压迫胆囊也可引起胆囊炎。胆石症的主要独立危险因素是妊娠前肥胖。

【临床表现】

一般为饱餐后 1～3 小时或过度疲劳后发生,夜间多见,初次发作前常有脂肪食物摄入史,首发症状为反复发作的疼痛(胆绞痛),右上腹多见,也可见于上腹部正中或剑突下,阵发性加剧。疼痛可放射至右肩部、右肩胛下角或右腰部,少数病人可放射至左肩部。70%～90%的病人可有恶心和呕吐;80%左右的病人出现寒战、发热;25%左右的病人合并黄疸。严重感染时可出现休克。右上腹压痛明显,右季肋下可触及肿大的胆囊,并发腹膜炎时可有腹肌紧张和反跳痛,部分病人墨菲征阳性,妊娠晚期由于增大的子宫掩盖,腹部体征可不明显。

【诊断和鉴别诊断】

1. 根据病史、临床表现和体征即可初步诊断。

2. 辅助诊断方法

(1) 实验室检查:血白细胞总数和中性粒细胞升高,可达 20×10⁹/L,核左移和(或)杆状核粒细胞增多提示感染;血清总胆红素和直接胆红素升高,尿胆红素阳性;血清丙氨酸氨基转移酶和天门冬氨酸氨基转移酶轻度升高;血或胆管穿刺液细菌培养阳性。

(2) B超检查:简便、无创、安全、可靠,是妊娠期诊断急性胆囊炎的常用手段,超声可显示胆囊大小、囊壁厚度、胆管是否扩张,通过胆石光影和声影,判断胆囊和胆管内结石的大小和数量,排除胆管畸形、炎症和肿瘤。

(3) 逆行胰胆管造影(ERCP)、经皮肝穿刺胆管造影术、胆管闪烁显像术等诊断率虽高,但存在射线的危害,应慎重使用。

妊娠合并急性胆囊炎应与妊娠期急性阑尾炎、妊娠期高血压疾病合并 HELLP 综合征、急性黄疸型病毒性肝炎、妊娠期急性脂肪肝、右肾绞痛、胰腺炎等相鉴别。

【处理】

妊娠合并急性胆囊炎的治疗原则是保守治疗为主,适当控制饮食,缓解症状,给予抗生素预防感染,消除并发症,必要时手术治疗。

1. **保守治疗**

(1) 控制饮食:重症病人应禁食,轻症病人症状发作期,应禁脂肪饮食,如在缓解期可给予高糖、高蛋白、低脂肪、低胆固醇饮食。适当补充液体,补充维生素,纠正水、电解质失调。

(2) 对症治疗:可用解痉止痛剂如阿托品 0.5～1mg 肌内注射或哌替啶 50～100mg 肌内注射。硝酸甘油、美沙酮、吲哚美辛等也有解痉镇痛作用,可适当选用。症状缓解期可适当服用利胆药如选用 50%硫酸镁 10～15ml,每天 3 次口服,可使 Oddi 括约肌松弛,促进胆囊排空。其他利胆药有去氢胆酸、熊去氧胆酸、利胆素等。

(3) 抗感染治疗:应选用广谱抗生素。主要是大肠埃希菌、肠球菌属、克雷伯菌属和肠杆菌属感染。头孢菌素类在胆汁中的浓度远高于血液,且对胎儿无不良影响,应作为首选,其中先锋铋在胆汁中的浓度是血液浓度的 100 倍,是治疗严重胆管感染的有效抗生素。

2. **手术治疗**　妊娠期急性胆囊炎胆囊结石大部分经过保守治疗可以获得缓解,但急性胆囊炎的治疗宜个体化。妊娠的任何阶段都可安全有效地进行胆囊切除术。妊娠本身并不会增加胆囊切除术后的并发症发病率。

(1) 首次发作胆绞痛的妊娠女性,建议初始支持治疗。

(2) 妊娠期胆绞痛反复发作(超过 3 次)的胆结石,建议行胆囊切除术。

(3) 对于合并急性胆囊炎的妊娠病人,建议初次住院时行胆囊切除术,而非仅行保守治疗或择期手术,及时手术干预可降低复发率和再住院率。

(4) 临近足月时发生胆绞痛或急性胆囊炎,应努力避免手术。等待分娩后 6 周再行胆囊切除术。

(5) 对于有脓毒症、坏疽或穿孔体征的胆石症病人,或在观察期间出现顽固性疼痛或发热的病人,应行紧急或急诊干预(胆囊切除手术,胆囊或胆管引流)。妊娠中期手术流产率约为 5%,低于妊娠其他时期。手术方式主要有胆囊造口引流术、胆总管引流术、腹腔镜下胆囊切除术或病灶局部脓液引流术。手术后应给予保胎治疗。

六、妊娠合并急性胰腺炎

妊娠合并急性胰腺炎(acute pancreatitis, AP)的发生率文献报道不一,一般认为发病率为 1/100～1/11 000,与非孕期相同,或略低于非孕期。可发生于妊娠的任何时期,以妊娠末期和产褥期最为常见,妊娠早中期相对较少,而产褥期发病较易发生漏诊和误诊。20世纪90年代以来，国外文献报道妊娠期急性胰腺炎孕产妇和围产儿死亡也很少发生，国内孕产妇病死率及围产儿病死率仍在20%～50%，严重威胁母婴健康。

【病因】

妊娠合并急性胰腺炎的病因很多，近年来研究表明，以胆管疾病最为多见，约占50%，其中胆石症约占67%～100%。其他原因可能与妊娠剧吐、增大的子宫机械性压迫致胰管内压增高、妊娠期高血压疾病先兆子痫、胰腺血管长期痉挛、感染、甲状旁腺功能亢进，诱发高钙血症、噻嗪类利尿药及四环素等药物的应用、酒精中毒等有关。加之妊娠期神经内分泌的影响，胆管平滑肌松弛，Oddi括约肌痉挛，胰液反流入胰管，胰酶原被激活，胰液分泌增多，胰管内压力增高，胰组织发生出血水肿，更易导致胰腺炎的发生。妊娠期脂质代谢异常，甘油三酯升高，血清脂质颗粒栓塞胰腺血管，可造成急性胰腺炎，引起不良后果。

【临床表现】

起病急，饱餐或饮酒后发生突发性左上腹或中上腹部持续性疼痛，阵发性加剧是90%～95%病人的主述。疼痛可向左肩部或左腰部放射，弯腰时减轻，进食后可加剧。大部分病人伴有恶心、呕吐，严重者可吐出胆汁，呕吐后疼痛不能缓解。如出现肠麻痹病人可持续性呕吐，少数病人会发生消化道出血。另外病人可有发热、黄疸、肠梗阻和休克等表现。

【诊断与鉴别诊断】

1. **详细询问病史**　了解有无发病诱因。妊娠期任何上腹部疼痛的病人均应考虑到急性胰腺炎的可能。

2. **症状和体征**　上腹部疼痛、恶心、呕吐是急性胰腺炎的三大症状。体征与症状相比较轻，可有上腹部压痛，腹肌紧张，反跳痛不明显，尤其是妊娠晚期，由于子宫增大，腹部膨隆，胰腺位置相对较深，体征更不典型。并发弥漫性腹膜炎时，全腹压痛，腹肌紧张，可有腹胀、肠鸣音消失等肠麻痹的体征。

3. **辅助检查**

（1）血、尿淀粉酶：血清淀粉酶值一般于发病2～6个小时开始升高，12～24小时左右达到高峰，淀粉酶有大约10小时的半衰期，48～72小时后开始下降，持续3～5天转为正常。Somogyi法正常值为40～180U，如增高>500U，有早期诊断意义。血清淀粉酶升高超过正常上限3倍对诊断急性胰腺炎的敏感性为67%～83%，特异性为85%～98%，尿淀粉酶一般比血淀粉酶升高晚2～12个小时，持续1～2周后缓慢下降。Winslow法测定正常值为8～32U，高于250U有临床诊断价值。

（2）血清脂肪酶：血清脂肪酶对于诊断急性胰腺炎的敏感性和特异性范围在82%～100%。胰管阻塞后，血清中脂肪酶可升高，一般病后4～8小时开始上升，24小时达高峰，持续7～10天。Tietz法正常值为$(0.1～1.0)×10^3$U/L，急性胰腺炎时，90%的病人可超过此值。尤其对于晚期重症病人，由于胰腺破坏，淀粉酶反而降低时，持续增高的血清脂肪酶有诊断意义。

（3）急性胰腺炎时血清胰蛋白酶、淀粉酶/肌酐清除率、血白细胞计数、血细胞比容、血糖、血脂、胆红素、碱性磷酸酶等均可增高。

（4）影像学检查：B超可显示胰腺体积增大，实质结构不均，界限模糊。当胰腺出血、坏死时，可见粗大强回声及胰周围无声带区。国外文献报道，70%的妊娠期急性胰腺炎腹部超声有异常，其中56%为多发性胆石引起，7%为胆汁淤积，5%可见胆囊壁增厚。增强CT示胰腺增大，以体尾部为主，有明显的密度减低区，小网膜区、肠系膜血管根部及左肾周围有不同程度的浸润。X线摄片、磁共振、胰胆管或胰血管造影等必要时也可协助诊断。

急性胰腺炎须与急性胃肠炎、上消化道溃疡穿孔、急性胆囊炎、胆绞痛、急性肠梗阻、重症妊娠期高血压疾病、肠系膜血管栓塞等及妊娠合并症鉴别。

【处理】

妊娠期急性胰腺炎与非妊娠期治疗基本相同，主要为保守治疗。90%的急性单纯性胰腺炎效果好，而急性坏死性胰腺炎，胰腺脓肿，化脓性腹膜炎时，可危及产妇生命，应用手术治疗。所有的病人均应给予病情监护，观察生命体征，测定各项生化指标，防止心、肺、肾等并发症的发生。

1. **保守治疗**

（1）禁食、胃肠减压：可减少胰酶的分泌，防止胃肠的过度胀气，至腹痛减轻后可进少量流质饮食。

（2）解痉、镇痛：解痉常用阿托品0.5mg，肌内注射，每天3～4次。也可给予普鲁苯辛15mg，每天3～4次。可解除胰管痉挛，使胃液、胰液分泌减少，可预防Oddi括约肌收缩。疼痛剧烈时，给予哌替啶50～100mg肌内注射，2～6小时1次，或给予吗啡10mg肌内注射。

（3）抗休克治疗：每天给予补液3000～4000ml。其中，1/3应为胶体液。以纠正水电解质失调，维持血容量，提高胶体渗透压。

（4）阻止胰腺分泌，抑制胰酶活性的药物：可用西咪替丁抑制胃酸分泌，20mg口服或静脉滴注；奥曲肽0.1～0.5mg皮下注射，每天4次，因对母儿影响尚未有长期随诊经验，应用时需慎重；胞二磷胆碱500mg静脉滴注，每天1～2次，连用1～2周。胰肽酶可抑制胰蛋白酶，阻止胰腺中其他蛋白酶原的激活和胰蛋白酶原自身的激活；福埃针FOY、FUT-175等可抑制蛋白酶，舒缓素、纤维蛋白酶的活性及抑制胰激肽类的生成，可选择应用。

（5）抗生素的应用：宜选用对胎儿没有影响的广谱抗生素，如头孢类抗生素。青霉素因不能透过血胰屏障，治疗效果受到影响。

（6）其他治疗：重症病人可能发生休克，国外文献报道可通过进行血浆置换，治疗妊娠期高血脂性胰腺炎，血浆甘油三酯水平可降低 70%～80%，血浆黏度降低 50%，严重病例可应用肾上腺皮质激素，及时处理酸中毒和低钠、低钙和低镁血症。及时应用全胃肠外营养，可满足母体及胎儿对营养的要求。

2. **手术治疗** 如发生急性坏死性胰腺炎、胰腺脓肿、化脓性腹膜炎等保守治疗无效时，应考虑行手术治疗。手术包括对胰腺本身的手术和对于胰腺炎相关的手术如胆管或胰床引流、病灶清除或切除术。胆源性 AP 合并胆管梗阻而短期内未缓解者，首选经十二指肠镜下行 Oddi 括约肌切开取石及鼻胆管引流，已被证实对母亲和胎儿相对安全。最佳手术日期应在妊娠中期和产褥期。如在妊娠晚期，增大的子宫妨碍手术的进行，可先作剖宫产再做胰腺手术。

【预后】

母儿的危险性与胰腺炎病情轻重有关，文献报道母亲病死率为 5%～37%，急性重症胰腺炎胎儿病死率可达 40%。近年来，由于诊断及治疗技术的改变，为妊娠急性胰腺炎预后的改善提供了条件，但总死亡率仍高于一般产科人群，早期诊断和早期治疗是降低妊娠期急性胰腺炎孕妇及围产儿死亡率，改善预后的基础。

七、妊娠合并急性阑尾炎

急性阑尾炎（acute appendicitis）是妊娠期常见的外科急腹症，可发生于妊娠的各个阶段，在妊娠妇女中发生率为 0.1%～0.3%。与非孕期大致相同，但妊娠后半期阑尾炎并发穿孔率明显升高，较非孕期高 1.5～3.5 倍，可能是孕妇的特殊生理和解剖改变，使阑尾炎的诊断和治疗受到影响所致。妊娠期急性阑尾炎是一种比较严重的并发症，应及时诊断和处理，以改善母儿预后。

【特点】

1. **妊娠期阑尾解剖位置的改变** 在妊娠过程中，由于孕期子宫的增大，盲肠和阑尾的位置不断向上、向外移位。妊娠 3 个月末时，阑尾的基底部位于髂嵴下 2 横指处，妊娠 5 个月末达髂嵴水平，妊娠 8 个月末则上升到髂嵴上 2 横指处，而接近足月妊娠时，阑尾可达到右肾上极或胆囊处，分娩 10 天后恢复到原来的正常位置。在盲肠向上移位的同时，阑尾转向外后方而被妊娠子宫掩盖，如果局部有粘连，阑尾也可能不随妊娠子宫的增大而上升。

2. 由于阑尾位置的升高、妊娠子宫覆盖病变、妊娠时腹壁变薄、松弛等，腹痛部位及压痛点就不在传统的麦氏点而相应地移到右上腹或后腰部。腹部疼痛和阑尾压痛点不明显、不固定，部位升高甚至可达右肋下胆囊区。查体时可无肌紧张和反跳痛体征。文献报道仅 50%～60%病人有典型的转移性腹痛。

3. 妊娠期盆腔器官充血，阑尾也充血，炎症发展快，易发生阑尾坏死和穿孔；增大的子宫将大网膜和小网膜推移向上，加之胎儿的活动，大网膜无法达到阑尾区包围感染灶，炎症不易局限，常引起弥漫性腹膜炎，如发生膈下脓肿，病人预后不良。

4. 妊娠期肾上腺皮质激素水平增高，抑制了孕妇的免疫机制，降低了组织对炎症的反应，使早期症状和体征不易被发现；增加了淋巴回流量和淋巴回流速度，使炎症迅速扩散，阑尾穿孔坏死、弥漫性腹膜炎的发生率升高，且发生较早。

5. 增大的子宫压迫膀胱和输尿管，可引起尿潴留和尿频、尿急、尿痛等膀胱刺激症状；压迫直肠，可引起直肠淤血水肿，出现便秘、便频、里急后重和黏液血便等症状，给阑尾炎的诊断造成困难。

6. 感染易波及子宫浆膜层或通过血液侵入子宫、胎盘，引起子宫收缩，诱发流产或早产；细菌毒素可导致胎儿缺氧，甚至死亡。产后子宫缩复迅速，如使已局限的阑尾脓肿破溃，可发生急性弥漫性腹膜炎，病情危重，应予重视。

【病理机制】

急性阑尾炎按病情进展可分为急性单纯性阑尾炎、急性化脓性阑尾炎、急性坏疽性阑尾炎和阑尾穿孔。妊娠合并阑尾炎由于有其病情的特殊性，更易发生阑尾穿孔，继发弥漫性腹膜炎，给母婴生命带来极大危险。

阑尾炎早期阑尾充血水肿，炎症仅局限在黏膜层，为单纯性阑尾炎；以后炎症进一步发展，阑尾高度充血，肿胀明显，阑尾腔可见溃疡及黏膜坏死，有小脓肿形成，为急性化脓性阑尾炎。后期部分或整个阑尾全层坏死，呈暗红色或黑色，如合并穿孔，炎症局限，可形成阑尾周围脓肿，如果炎症播散，引起弥散性腹膜炎，可导致脓毒血症、麻痹性肠梗阻、门静脉炎、多发性肝脓肿等，后果严重。

【临床表现】

1. **症状**

（1）腹痛：转移性腹痛 24 小时内固定于右下腹，大多数妊娠合并急性阑尾炎时这一固有的规律发生改变，腹痛往往先从剑突下开始，延及脐周，数小时或十几个小时后，转移至右侧下腹部。一部分病人症状不典型。妊娠早期，阑尾炎的症状与非妊娠时相似，妊娠中后期，由于妊娠子宫的增大，阑尾的位置发生改变，孕妇疼痛的部位可达右肋下肝区或右后腰区，疼痛可能较非孕期轻。

（2）其他症状：可有恶心、呕吐，腹泻等症状，有些病人可伴有发热、全身不适或乏力。

2. **体征** 妊娠期阑尾炎的压痛点可随子宫的增大而不断上移，妊娠早期，右下腹麦氏点处，有压痛和反跳痛，伴有肌紧张。如阑尾发生坏疽或穿孔，可形成阑尾周围脓肿或弥漫性化脓性腹膜炎，出现相应体征。妊娠中晚期，压痛点可偏高，腹部反跳痛和肌紧张等不明显。如伴有阑尾周围脓肿,可触及包块,并伴有压痛。由于压痛部位可因子宫的掩盖而不清,可采用以下方法协助诊断:①Bryan 试验:可作为区别阑尾炎与子宫疾病的可靠体征,具体方法:嘱病人采取右侧卧位,妊娠子宫移至右侧而引起疼痛,可提示疼痛非子宫的疾病造成。②Alder 试验:病人平卧,检查者将手指放在阑尾区最明显的压痛点上,然后,嘱病人左侧卧位,子宫倒向左侧后,如压痛减轻或消失,说明疼痛来自子宫。如压痛较平卧位时更明显,则阑尾本身病变的可能性较大。

3. **辅助检查**

(1) 血象:妊娠期白细胞计数呈生理性增加,至孕晚期可达$(9\sim10)\times10^9/L$,分娩或应激状态时可达 $25\times10^9/L$。因此,仅用白细胞计数增高协助诊断阑尾炎意义不大。如分类有核左移,中性粒细胞超过 80% 或白细胞持续$\geq18\times10^9/L$,有临床意义。

(2) 影像学检查:B 超是简单安全的检查方法,可见阑尾呈低回声管状结构,僵硬,压之不变形,横切面呈同心圆似的靶向图像,直径$\geq7mm$。MRI 对胎儿影响小且诊断下腹和盆腔病变效果好。X 线和 CT 可显示阑尾区气影、阑尾改变、脓肿等,对阑尾炎诊断价值不大,妊娠期应慎用。

【诊断和鉴别诊断】

详细询问病史,文献报道,妊娠期急性阑尾炎病人中,20%～40%孕妇有慢性阑尾炎病史。应根据妊娠期急性阑尾炎的临床特点,随病情演变动态观察,结合症状和体征,辅助检查,尽早确诊和治疗,以改善母儿预后。本病应与下列病种相鉴别:

1. **卵巢肿瘤蒂扭转**　多见于妊娠早、中期及产后,常有下腹部包块史,表现为突发性、持续性下腹痛,如肿瘤血运受阻,肿瘤坏死,可有局限性腹膜炎表现。双合诊检查,可触及囊性或囊实性包块,有触痛,B 超可明确诊断。

2. **异位妊娠破裂**　应与妊娠早期急性阑尾炎鉴别。病人停经后可有少量不规则阴道流血,持续性下腹痛和肛门坠胀感。双合诊检查,宫颈举痛明显,后穹隆可饱满、触痛,右附件区可触及包块,B 超显示盆腔内有液性暗区,如后穹隆穿刺抽出不凝血,即可确诊。

3. **右侧急性肾盂肾炎**　起病急骤,一般寒战后出现高热,疼痛始于腰胁部,沿输尿管向膀胱部位放射,同时伴有尿痛、尿频、尿急等膀胱刺激症状。查体右侧肾区叩击痛明显,输尿管点和肋腰点有压痛,无腹膜刺激症状。尿常规镜下可见大量脓细胞和白细胞管型。

4. **右侧输尿管结石**　绞痛剧烈,疼痛部位在腰胁部,向大腿内侧和外生殖器放射。实验室检查,尿中可见红细胞,X 线或 B 超显示尿路结石,即可确诊。

5. **胆绞痛**　多见于急性胆囊炎和胆石症。疼痛多见于右上腹肋缘下,阵发性绞痛,夜间多发,可向右肩部、右肩胛下角或右腰部放射。80% 的病人可有寒战、发热、恶心、呕吐,亦可有阻塞性黄疸。X 线、B 超或胆囊造影可协助

诊断。

6. **上消化道溃疡急性穿孔**　常有溃疡病史,一般为全腹疼痛,查体腹肌紧张,压痛反跳痛明显。X 线立位检查,多有膈下游离液体,可协助诊断。

7. **胎盘早剥**　应与妊娠晚期急性阑尾炎鉴别。胎盘早剥常有妊娠期高血压疾病和外伤史,腹痛剧烈,检查子宫坚硬,僵直性收缩,胎心变慢或消失,产妇可有急性失血及休克症状。腹部 B 超显示胎盘后血肿,可明确诊断。

8. **其他**　妊娠期急性阑尾炎尚需与妊娠期高血压疾病、HELLP 综合征、产褥感染、子宫破裂、胎盘早剥、子宫肌瘤变性肠梗阻、卵巢肿瘤蒂扭转、急性胰腺炎等鉴别。

【治疗】

1. **妊娠期**　妊娠期急性阑尾炎的治疗原则是早期诊断,无论妊娠期限和病变程度如何,一经确诊,原则上应及时手术治疗,对高度可疑的阑尾炎孕妇,同样应积极剖腹探查,但亦可用全身抗生素治疗情况下严密观察而不可延误治疗,以免病情恶化,易致阑尾穿孔和弥漫性腹膜炎,危及母婴安全。

2. **临产期**　临产期急性阑尾炎的处理。临产期急性单纯性阑尾炎,症状较轻,无剖宫产指征,短期内可经阴道分娩者,可采用非手术治疗。治疗中应密切观察病情变化,分娩后如症状未缓解或病情加重,应及时行阑尾切除术。

【预后】

妊娠期阑尾炎的预后和妊娠期别、手术时阑尾炎的发展有关。炎症刺激和手术的干扰可引起流产或早产,妊娠中、晚期发病,预后较差,分娩期前后发病及产褥期发病,预后更差。总之,妊娠期急性阑尾炎的病情多较严重,早期诊断、及时治疗可改善预后。近年来,随着新型抗生素的运用和诊断技术的提高,妊娠期急性阑尾炎的死亡率已大大降低。

八、妊娠合并消化道溃疡

妊娠期消化性溃疡(peptic ulcer)发病率较低,多数病人在妊娠期原有溃疡发作缓解,且很少发生溃疡穿孔。其机制不清,可能与下列因素有关:①孕酮水平上升,可延缓酸性胃内容物进入十二指肠,而升高的雌激素对细胞有保护作用;②胃酸和胃蛋白酶减少,H^+ 浓度降低,胃黏液分泌增多;③妊娠期组胺酶增加,使组胺灭活;④胎盘可能产生有细胞保护作用的前列腺素;⑤孕期心情舒畅,一般不饮酒或使用阿司匹林等刺激性药物。

【临床表现】

1. **症状**

(1) 上腹痛:90% 以上的消化性溃疡有慢性上腹痛,妊娠早、中期,由于胃酸分泌减少、胃蠕动减弱、胃黏膜充血减

轻等因素的作用,多数消化性溃疡症状可缓解。妊娠晚期、分娩期及产褥期,由于肾上腺皮质功能增强、乳汁的形成和分泌,胃液的分泌随之增加或减弱,胃液内盐酸和蛋白酶含量升高,约12%的胃溃疡病人症状加重,甚至发生溃疡出血或穿孔。疼痛具有明显的节律性,呈周期性发作,与非孕期相同。疼痛多为烧灼痛或钝痛。

(2) 嗳气、反酸、恶心、呕吐:孕早期上述症状可与妊娠反应混淆。

(3) 其他:并发溃疡出血、穿孔、幽门梗阻或癌变等,可出现贫血、腹肌紧张、呕吐等相应临床表现。妊娠期偶有并发出血,情况十分严重,可导致垂体功能减退、席汉综合征,并发生胎儿窘迫、新生儿窒息。如12小时内出血超过总血容量的30%,可危及孕妇和胎儿的生命。如并发穿孔,由于腹膜刺激征不明显,临床表现不典型,病人的病死率亦较高,文献报道,13例妊娠合并消化道溃疡穿孔,死前只有3例确诊。

2. **体征** 多数病人有上腹部局限性压痛,发生并发症时可有相应的体征,但并发穿孔时腹膜刺激征可不明显,仅表现轻度腹胀,上腹部相当于溃疡所在部位有腹部轻压痛和肠鸣音亢进,应引起注意。

【诊断和鉴别诊断】

1. **诊断** 应结合病史、症状和体征及妊娠期消化道溃疡的特点。

2. **辅助检查** 合并消化道出血者,可有贫血,大便潜血阳性。X线钡餐透视或上消化道内镜对妊娠合并消化道溃疡有确诊价值。但前者对孕妇和胎儿有不利影响,不宜常规使用。如临床症状不典型或合并上消化道出血时,可先使用镇静剂或咽部黏膜麻醉后,给予胃纤维镜明确诊断,可使孕妇痛苦减轻。合并穿孔,B超可显示腹腔内气体和液体回声,是诊断胃肠道穿孔的间接征象。

3. **鉴别诊断** 轻症病人应与妊娠剧吐、妊娠期高位阑尾炎等相鉴别。妊娠晚期重症病人出现急性腹痛、腹肌紧张或休克症状时,应与妊娠合并急性胰腺炎、急性肠梗死、胎盘早期剥离、子宫破裂等疾病相鉴别。

【治疗】

1. **一般治疗** 充分休息,保持精神愉快,少食多餐,给予易消化的饮食。

2. **药物治疗**

(1) 抗酸药:可中和胃酸,缓解疼痛,促进溃疡愈合,为妊娠期消化道溃疡的一线药物。目前常用者为氢氧化铝和氢氧化镁合剂,每次15~30ml,于三餐后1小时、3小时及睡前各服1次。目前尚无抗酸药致畸的可靠证据,妊娠中、晚期及哺乳期使用抗酸药是安全的。

(2) H_2 受体拮抗剂: H_2 受体阻滞药(如雷尼替丁、西咪替丁)或促胃动力药(甲氧氯普胺)可作为第二线药物用于症状稍重的病人(应尽量避免使用尼扎替丁)。西咪替丁、雷尼替丁等组胺 H_2 受体拮抗剂可于三餐后或睡前服用,剂量分别为西咪替丁 200mg,一天 3 次,睡前加服400mg;雷尼替丁 150mg,一天 2 次,或每晚睡前服用300mg,4~8 周为 1 疗程。两种药物 FDA 划分为 B 类。因本类药物从母乳中排出,所以,用药期间不宜哺乳。

(3) 硫糖铝:可与溃疡面渗出物相结合,形成保护膜,使溃疡不受胃酸和胃蛋白酶侵蚀。用法:于三餐前 1 小时和睡前各服 1 次,每次 1g。妊娠期和哺乳期可用,未发现对胎儿有不良影响。

(4) 质子泵抑制药,FDA 将兰索拉唑(lansoprazole)划分为 B 类,而将奥美拉唑(洛赛克、奥克)划分为 C 类,在妊娠中应用是低风险的。

3. **手术治疗** 仅用于合并出血或穿孔的病人,手术方式有胃大部切除等彻底性溃疡手术和单纯穿孔缝合术或贯穿缝扎溃疡止血术。

4. **产科处理** 应根据胎儿成熟情况、妊娠期别、溃疡病情轻重等综合考虑。如溃疡病出血、穿孔保守治疗无效,妊娠期并非外科手术的禁忌,可根据产科情况,择期行胃肠溃疡手术或剖宫产同时进行胃肠溃疡手术治疗。产后应停止哺乳,以免胃酸和胃酶分泌增多,影响溃疡或胃肠手术部位的愈合。

九、妊娠合并肠梗阻

妊娠合并肠梗阻(intestinal obstruction)较少见,发生率各家报道不一,一般为 1/2500 万~1/3500 万妊娠。可发生于妊娠期、分娩期和产褥期,好发时期为:①妊娠中期,尤其是 16~20 周子宫增大升入腹腔;②妊娠晚期 32~36 周时,胎儿下降,胎头入盆;③产后子宫迅速复旧,肠袢急剧易位。文献报道妊娠期肠梗阻有 52.9% 发生于妊娠晚期,8.2% 发生于产褥期。

【病因】

1. **机械性肠梗阻** 约占 90% 以上,其中 60%、70% 由粘连引起,其次有肠扭转、肠套叠、先天畸形、炎性狭窄、嵌顿疝和腹部肿块等。妊娠期增大的子宫可挤压肠袢,使无症状的肠粘连因受压或扭转形成肠梗阻;先天性肠系膜根部距离过短,受增大的子宫挤压,肠管活动受限,可使小肠扭转或套叠,发生机械性肠梗阻。

2. **动力性肠梗阻** 妊娠期由于穿孔性腹膜炎、腹部外伤、低血钾或全身代谢紊乱等可引起麻痹性肠梗阻;肠道炎症、神经系统功能紊乱可导致暂时性痉挛性肠梗阻。

3. **血运行肠梗阻** 极少数妊娠合并肠梗阻是由肠系膜血管栓塞或血栓形成引起,肠管血运障碍,发生绞窄,可引起坏死。

【临床表现】

妊娠期肠梗阻基本上和非孕期肠梗阻症状相似,但妊娠晚期增大的子宫占据腹腔,肠袢移向子宫的后方或两侧,或由于产后腹壁松弛,可使体征不明显、不典型。

1. 症状

(1) 腹痛:为肠梗阻的主要症状,一般为持续性或阵发性肠绞痛,疼痛部位多位于中腹部,也可偏于梗阻部位一侧。原因为肠内容物通过受阻,梗阻以上部位肠管蠕动增强,肠壁平滑肌强烈收缩和痉挛,引起阵发性剧烈绞痛。

(2) 呕吐和腹胀:早期呕吐多为肠膨胀引起的反射性呕吐,此后呕吐和腹胀随梗阻部位的不同而不同。高位肠梗阻时,呕吐出现早而频繁,呕吐物为胃和十二指肠内容物伴大量胃肠液、胰液和胆汁。腹胀多不明显。低位肠梗阻时,呕吐出现晚且次数少,晚期可吐出带粪味的肠内容物。腹胀一般较重,可呈全腹弥漫性。

(3) 排便、排气障碍:不完全性肠梗阻及高位肠梗阻早期可有排气和少量排便。完全性肠梗阻病人则不再排气排便。

2. 体征　腹胀,腹部可见肠型和肠蠕动波。触诊有时可摸到肿块,梗阻部位有压痛和腹膜刺激征。叩诊腹部呈鼓音,听诊肠鸣音亢进,有气过水声,部分绞窄性肠梗阻肠鸣音可消失。

【诊断和鉴别诊断】

1. 详细了解病史,如外伤、手术史、肿瘤病史,尤其是阑尾炎、宫外孕及其他附件手术史,并详细询问术后有无肠粘连等并发症。

2. 仔细分析上述临床症状和体征,严密观察病情变化。

3. 辅助检查

(1) 实验室检查:单纯性肠梗阻早期实验室检查无明显变化,晚期伴脱水、血液浓缩、电解质失调等,可出现相应的实验室检查改变。如出现血常规白细胞总数及中性粒白细胞显著升高时,应排除绞窄性肠梗阻。

(2) 影像学检查:腹部 X 线透视和平片可显示肠管过度胀气和数量不等的气液平面。出现移动性浊音或 B 超检查有盆腹腔积液应高度怀疑绞窄性肠梗阻。

妊娠合并肠梗阻应与妊娠合并卵巢囊肿蒂扭转、早产、隐性胎盘早剥、急性羊水过多及其他内外科疾病如急性阑尾炎、胆囊炎、胆石症等疾病相鉴别。

【治疗】

妊娠期肠梗阻的处理与非孕期相同,应根据梗阻的性质、类型、程度、部位、全身情况及妊娠的期限和胎儿情况等采取相应的措施。治疗原则是严密观察病情,纠正水电解质紊乱,积极抗感染,必要时手术治疗。

1. 保守治疗　多用于非绞窄性肠梗阻,包括暂禁饮食、给予胃肠减压,以吸出积滞的气体和液体,减轻腹胀和呕吐、静脉输液,补充水、电解质,纠正酸碱平衡失调,用广

谱抗生素控制感染等措施。

2. 手术治疗　经保守治疗 24 小时,症状不缓解,梗阻未解除或绞窄性肠梗阻,应及时手术。尤其是绞窄性肠梗阻,不论处在妊娠的任何时期,均应手术治疗。手术可行粘连松解、整复扭转、切除坏死或有肿瘤的肠段或肠造口术。

3. 产科处理　妊娠早期合并肠梗阻,给予保守治疗后,梗阻症状解除者,可继续妊娠。如发生肠绞窄或梗阻症状不能解除,出现低血容量休克或肾衰等并发症时,应择行人工流产术。妊娠中期可行手术治疗,术中尽量避免刺激子宫,术后给予保胎治疗,多数可维持妊娠。妊娠晚期,增大的子宫影响手术野的暴露,可先行剖宫产术,胎儿娩出、子宫缩小后再行腹腔探查。

【预后】

妊娠合并肠梗阻母体病死率为 $10\%\sim20\%$,胎儿病死率为 $30\%\sim50\%$,多发生在绞窄性肠梗阻或肠穿孔伴有水、电解质失衡时。如能做到早期诊断和及时处理可降低病死率。

【临床特殊情况的思考和建议】

1. 妊娠期重症急性胰腺炎　妊娠期重症急性胰腺炎治疗中是否需要终止妊娠:目前尚无定论。孕妇并发急性胰腺炎约 70% 发生在妊娠晚期,而早产的发生率可达60%,因此,应积极进行保胎治疗。如孕妇已临产,可自然分娩;如胎死宫内,应及时给予引产。如已足月或估计胎儿娩出后可以存活,有胎儿宫内窘迫情况,应行剖宫产术,可使胎儿及时获得救治。剖宫产后子宫收缩,有利于外科探查及处理。

2. 妊娠合并急性阑尾炎　妊娠合并急性阑尾炎的手术注意事项:

(1) 麻醉选择:持续硬膜外麻醉镇痛和肌肉松弛作用好,应首选,但需要注意控制麻醉平面和麻醉药剂量。

(2) 切口选择:手术切口应根据子宫大小确定。妊娠早期,采取右下腹麦氏点切口;妊娠中、晚期采取高于麦氏点的、相当于宫体上 1/3 部位、右侧腹直肌旁切口为宜。手术时,应将手术床向左倾斜 30°,使增大的子宫左移,有利于暴露手术野,减少对子宫的刺激。行腹腔镜手术应考虑外科医生的技术和经验,以及临床因素(如妊娠子宫的大小)

(3) 术中处理:妊娠期急性阑尾炎的基本术式为阑尾切除。如发生阑尾坏疽或穿孔,切除阑尾后,应尽量吸净腹腔内脓液并放置引流。对阑尾粘连严重或形成阑尾周围脓肿,伴高热和中毒症状时,可彻底清除阑尾局部病灶后,放置腹腔引流。如无产科指征,一般不应同时剖宫取胎,如妊娠已足月或接近临产,因子宫膨大妨碍手术视野,最好先行腹膜外剖宫产,然后于右侧腹膜切开一小口,再行阑尾切除术。亦可经腹行子宫下段剖宫产术,再做阑尾切除术。

(4) 术后处理:术后 3~4 天内应给予保胎治疗,防止

流产或早产的发生,同时给予大剂量广谱抗生素。

参考文献

1. 中华医学会肝病学分会,中华医学会感染病学分会.慢性乙型肝炎防治指南(2015更新版).中华肝脏病杂志,2015,23(12):888-890

2. 中华医学会妇产科学分会产科学组.妊娠期肝内胆汁淤积症诊疗指南(2015).中华妇产科杂志,2015,50(7):481-485

3. 蒋佩茹,李笑天.妊娠合并病毒性肝炎的产科处理.实用妇产科杂志,2010,26(4):246-248

4. 王谢桐,于恩燕.妊娠合并乙型病毒性肝炎的母婴传播与阻断.实用妇产科杂志,2010,26(4):244-246

5. 闫婕,杨慧霞.妊娠期急性脂肪肝研究进展.中华围产医学杂志,2007,10:No5 350-352

6. 蒋佩茹,张晓红,张庆英,等.妊娠急性脂肪肝的临床诊断及治疗方法.中华妇产科杂志,2007,42(10):658-661

7. Mackillop I,Williamson C. Liver disease in pregnancy. Postgard Med J,2010,86:160-164

8. 中华医学会感染病学分会肝衰竭与人工肝学组中华医学会肝病学分会重型肝病与人工肝学组.肝衰竭治疗指南(2012年版).中华临床感染病杂志,2012,5(6):321-327

9. Pearl J,Price R,Richardson W,et al. Guidelines for diagnosis,treatment,and use of laparoscopy for surgical problems during pregnancy. Surgical Endoscopy,2008,22(4):849-861

(张庆英)

第三节　妊娠合并内分泌系统疾病

关键点

1. 甲状腺分泌甲状腺激素,甲状腺激素的合成与分泌受下丘脑-垂体-甲状腺轴调控。

2. 妊娠期母体甲状腺激素分泌增加。孕早期促甲状腺素水平较低,孕中晚期水平略有升高。

3. 甲状腺功能减退是妊娠期常见的疾病,根据甲状腺素水平分为临床型甲减和亚临床型甲减。

4. 临床型甲减和TPO抗体(+)的亚临床甲减需要左甲状腺素片治疗。

5. 妊娠期甲状腺功能亢根据病因可分为两类:一类为自身免疫性疾病,主要是Graves病;另一类由妊娠引起,发生在妊娠早期,妊娠中期以后自然缓解,一般称之为"妊娠期一过性甲状腺功能亢进(妊娠一过性甲亢)"。

6. 妊娠期甲亢的治疗目的是控制甲亢发展,使孕妇安全渡过妊娠期和分娩期。常用的抗甲状腺药物包括甲巯咪唑和丙硫氧嘧啶。

7. 席汉综合征是由产后出血引起,病人再次怀孕后病情可能缓解,孕期根据甲状腺和肾上腺功能情况,决定是否给予相应的激素治疗。

内分泌系统在孕期产生有利于妊娠的适应性变化。原有内分泌系统疾病在妊娠期或静止,或缓解,或恶化,主要视妊娠对该内分泌腺体的影响而决定。不同的内分泌系统疾病,也因其病理生理变化,分别对母儿产生不同的影响。

本节主要叙述妊娠期较常见或虽不常见但有特殊临床意义的内分泌疾病,涉及的内分泌腺体有甲状腺、垂体、甲状旁腺和肾上腺。

一、甲状腺生理

1. **甲状腺解剖**　甲状腺分左右两叶,中间以峡部相连。甲状腺由大量甲状腺滤泡和滤泡旁细胞组成,卵泡间有结缔组织和毛细血管。

甲状腺滤泡大小不一,直径0.02~0.9mm,滤泡由单层的滤泡上皮细胞围成,滤泡上皮细胞合成和分泌甲状腺素。滤泡内充满透明的胶质,胶质是滤泡上皮细胞的分泌产物,即碘化甲状腺球蛋白,碘化甲状腺球蛋白水解后释放出甲状腺素:四碘甲状腺原氨酸(tetraiodothyronine,T_4)和三碘甲状腺原氨酸(triiodothyronine,T_3)。

2. **甲状腺激素的合成**　甲状腺素的原料是碘离子和甲状腺球蛋白,甲状腺球蛋白由滤泡上皮细胞分泌,甲状腺球蛋白上的酪氨酸残基碘化后生成甲状腺素,合成的甲状腺素存于胶质内的甲状腺球蛋白上。只有在甲状腺球蛋白被水解后,甲状腺素才被释放入血。

3. **甲状腺功能的调节**　甲状腺素的合成与分泌受下丘脑-垂体-甲状腺轴调节。下丘脑分泌促甲状腺素释放激素(thyrotropin-releasing hormone,TRH),垂体前叶分泌促甲状腺素(thyroid stimulating hormone,TSH)。TSH为糖蛋白激素,由α和β两个亚基组成。TSH的α亚基与FSH、LH和HCG的α亚基完全相同,但它们的β亚基不同。TRH通过垂体门静脉系统促进TSH的分泌,TSH的作用是促进甲状腺激素的合成与分泌。

甲状腺激素对TRH和TSH的分泌有负反馈调节作用。甲状腺功能亢进时抑制作用强,TSH水平下降;甲状腺功能减退时抑制作用弱,TSH水平升高。

二、妊娠期甲状腺功能的生理变化

1. **母体甲状腺素分泌增加**　妊娠期母体甲状腺素分泌增加50%,一方面要满足母体代谢的需要,另一方面还要满足胎儿生长发育的需要。甲状腺素能通过胎盘,妊娠早期胎儿所需要的甲状腺素全部由母体提供。妊娠中期以后胎儿甲状腺开始分泌甲状腺素,但是胎儿分泌的甲状腺素量无法满足胎儿的生理需要。目前认为,即使在妊娠晚期胎儿生长发育所需要的甲状腺素仍有1/3由母体提供。

2. **妊娠期TSH水平发生变化**　妊娠早期TSH水平

较非孕期有所降低,这与 HCG 能部分替代 TSH 作用有关。HCG 与 TSH 受体有一定的亲和力,表现出弱的 TSH 作用,10 000IU/L 的 HCG 对甲状腺的作用与 0.1mIU/L 的 TSH 相当。妊娠早期血 HCG 水平逐步升高,孕 9～12 周达到峰值;血 TSH 水平也相应地降低。妊娠中、晚期血 HCG 水平下降,血 TSH 水平则较孕早期有所升高。

三、甲状腺功能减退

甲状腺功能减退(甲减)是妊娠期常见的疾病,妊娠期临床型甲状腺功能减退(临床甲减)的发生率为 0.2%～0.5%,亚临床型(亚临床甲减)发生率为 2%～3%。

【病因】

甲状腺自身疾病引起的甲状腺功能减退,称为原发性甲状腺功能减退,如碘缺乏、桥本甲状腺炎、甲亢病人手术后或放射性治疗后。下丘脑-垂体病变引起的甲状腺功能减退,称为继发性甲状腺功能减退,如下丘脑-垂体肿瘤术后或放射性治疗后、Sheehan 综合征。临床上,原发性甲状腺功能减退常见。

【对妊娠的影响】

1. **对胎儿甲状腺功能的影响**　引起母体甲状腺功能减退的病因有多种,有的可以影响胎儿甲状腺功能,有的则不影响。碘缺乏时,胎儿甲状腺功能也受到影响。桥本甲状腺炎往往由过氧化物酶抗体(TPO 抗体)和甲状腺球蛋白抗体引起,这两种抗体可能能通过胎盘,但是它们对胎儿甲状腺功能造成影响的可能性很小。继发性甲状腺功能减退时,胎儿甲状腺功能也不受影响。

2. **妊娠结局**　甲状腺功能减退对妊娠结局有不良影响,它使子痫前期、胎盘早剥、低出生体重儿、流产和死胎的发生率增加。有研究报道亚临床型甲状腺功能减退孕妇胎盘早剥的发病风险增加 3 倍,早产风险增加 2 倍。

3. **对将来儿童认知功能的影响**　甲状腺素对中枢神经系统的发育具有重要意义,临床型甲状腺功能减退对将来儿童的认知功能产生不良影响。关于亚临床型甲状腺功能减退对认知功能的影响,目前尚无统一的结论。

【诊断】

主要根据实验室检查进行诊断。亚临床型甲状腺功能减退者临床症状不典型,只能根据激素测定的结果进行诊断。临床型根据临床表现和激素测定的结果进行诊断。

1. **激素测定**

(1) TSH 测定:TSH 水平是诊断甲状腺功能减退最重要的指标,不同的实验室有不同的参考范围。如果实验室未建立妊娠期正常 TSH 水平范围,可以以非孕期女性正常上限－0.5mIU/L 或者 4.0mIU/L 作为 TSH 上限参考范围。

(2) 游离 T_4(FT$_4$)、总 T_4(TT$_4$)、游离 T_3(FT$_3$)和总 T_3(TT$_3$):由于甲状腺分泌的激素主要是 T_4(占 95% 以上),因此在评估激素水平时主要参考 T_4 水平。血中的甲状腺激素大部分与甲状腺结合球蛋白结合,只有少部分是游离的,游离的激素具有生物学功能。因此,临床上主要参考 T_4 的水平。

(3) 过氧化物酶抗体(TPO 抗体)和甲状腺球蛋白抗体:对诊断桥本甲状腺炎具有意义。

2. **诊断**　根据临床表现、病史和实验室检查做出诊断(表 13-3-1)

表 13-3-1　甲状腺功能减退的诊断

	甲状腺功能减退（原发性）	亚临床型甲状腺功能减退（原发性）	甲状腺功能减退（继发性）	孤立性低 FT$_4$ 血症
病史	桥本甲状腺炎	不典型	垂体瘤、产后大出血	不典型
其他内分泌器官	无特殊	无特殊	常伴有性腺和肾上腺皮质功能低下	无特殊
TSH 水平	升高	升高	正常或降低	正常
FT$_4$ 水平	降低	正常	降低	降低（在第 2.5～5 百分位之间）

注:如果 TSH>10mIU/L,则直接诊断甲状腺功能减退,此时 FT$_4$ 水平没有意义

【治疗和随访】

无论何种原因的甲状腺功能减退,在治疗时都首选左甲状腺素钠片。

1. **左甲状腺素片**　是人工合成的甲状腺素(T_4)。在 FDA 妊娠用药分级中,左甲状腺素片被列为 A 类药,对胎儿非常安全。

左甲状腺素钠片口服吸收好,生物利用度为 50%～75%,半衰期平均为 7 天。进入循环后,绝大部分药物与甲状腺结合球蛋白结合,只有极少部分是游离的。左甲状腺素钠片对机体的作用与内源性的甲状腺素一样。

2. **临床甲减**　一旦确定临床甲减,立即开始用左甲状

腺素片治疗。起始剂量为 $50\mu g/d$，根据内分泌测定结果每 $2\sim4$ 周调整一次剂量，每次增加 $25\sim50\mu g/d$，直至维持剂量。原发性甲减治疗效果根据血 TSH 水平进行评估，治疗目标为血 TSH 水平 $<2.5mIU/L$。继发性甲减的治疗疗效不能根据 TSH 水平进行判断，只能根据 FT_3 和 FT_4 水平进行平判断。

如果孕前即已服用左甲状腺素片，一般在确诊怀孕后立即增加 30% 的剂量或增加 $25\sim50\mu g/d$，以满足胎儿生长发育的需要。

临床甲减孕妇在妊娠 20 周前每 4 周检测一次甲状腺功能，在妊娠 30 周左右再检测一次甲状腺功能。产后应减少药物剂量，产后 6 周检测甲状腺功能，根据结果进一步调整药物剂量。

3. 亚临床甲减 亚临床甲减治疗的指征是合并 TPO 抗体阳性，对 TPO 抗体阴性者是否治疗，目前没有统一的结论。起始剂量为 $25\mu g/d$，根据内分泌测定结果每 $2\sim4$ 周调整一次剂量，治疗目标为血 TSH 水平 $<2.5mIU/L$。如果治疗剂量不超过 $50\mu g/d$，产后可以直接停药。

无论治疗与否，亚临床甲减的妊娠期随访与临床甲减一样。

4. 孤立性低 FT_4 血症 目前认为，孤立性低 FT_4 血症不需要常规治疗。

四、甲状腺功能亢进

妊娠期甲状腺功能亢进分为两类：一类为妊娠合并症，另一类为妊娠并发症。妊娠合并症多为自身免疫性疾病，其中最常见的是 Graves 病，发病率为 0.2%。妊娠并发症由妊娠引起，发生在妊娠早期，妊娠中期以后自然缓解，一般称之为"妊娠期一过性甲状腺功能亢进（妊娠一过性甲亢）"。妊娠一过性甲亢发生率为 $1\%\sim3\%$，其发病机制与孕妇体内过高的血 HCG 水平有关。

【对妊娠的影响】

1. 轻度或经治疗后能控制的甲亢对妊娠影响不大。重度甲亢会引起流产、早产、胎死宫内、胎儿生长受限。

2. 妊娠一过性甲亢往往与妊娠剧吐相关，妊娠剧吐病情不能控制时会危及孕妇生命安全。

3. Graves 病对母体最严重的影响是甲亢危象。发生甲状腺危象时，孕妇的死亡率可高达 25%。

4. 引起 Graves 病的 TSH 受体抗体（TRab）能通过胎盘，导致胎儿出现甲状腺功能亢进。Graves 病孕妇的后代发生抽搐和神经行为功能异常的风险增加。

5. 抗甲状腺药物甲巯咪唑（MMI）和丙硫氧嘧啶（PTU）均可通过胎盘屏障进入到胎儿体内。因此使用抗甲状腺药物治疗甲亢时可能造成胎儿甲状腺功能减退。

【临床表现】

轻症甲亢的表现不典型，与妊娠期代谢变化相似。典型的临床症状与非孕期相同，如甲状腺肿大、心悸、心动过速、多汗、怕热、食欲亢进而体重减轻、疲乏、腹泻、手指震颤、甲状腺肿大、突眼等。

甲亢孕产妇在手术、分娩、感染及各种应激情况下，有发生甲状腺危象的可能，临床表现为高热、心动过速、烦躁、焦虑不安、谵妄、恶心、呕吐、腹泻，严重病人可有心衰、休克和昏迷等。

【实验室检查】

1. TSH 测定 甲状腺功能亢进时，TSH 分泌受到抑制，TSH 水平降低或测不出。

2. FT_3 和 FT_4 测定 尽管 FT_3 仅占 TT_3 的 0.35%，FT_4 仅占 TT_4 的 0.025%，但它们与甲状腺素的生物学效应密切相关，是诊断临床甲亢的首选指标。

3. TRAb 是鉴别甲亢病因，诊断 Graves 病的重要指标之一。

【影像学检查】

超声、MRI 等可以了解甲状腺结节的性状。

【诊断和鉴别诊断】

首先根据病史、临床表现和激素测定判断有无甲亢，TSH 水平下降者伴有 FT_3 及 FT_4 水平升高时为临床甲亢，TSH 水平下降者不伴有 FT_3 及 FT_4 水平升高时为亚临床甲亢。其次鉴别甲亢的病因，主要根据临床表现、TRAb 测定和影像学检查进行鉴别。

如果既往无甲亢史、体格检查未发现甲状腺弥漫性增大、症状较轻且伴有妊娠剧吐时多为妊娠一过性甲亢。既往有 Graves 病者或不考虑妊娠一过性甲亢时，应检测 TRAb，这对诊断 Graves 病具有意义。

【治疗】

1. **治疗原则** 是控制甲亢发展，使孕妇安全渡过妊娠期和分娩期。甲亢不是终止妊娠的指征，伴有甲亢性心脏病及高血压等重症病例才考虑终止妊娠。妊娠一过性甲亢仅在出现妊娠剧吐时给予对症处理，不考虑抗甲状腺治疗；心率过快时，可给予小剂量的 β-受体拮抗剂治疗。Graves 病多需要抗甲状腺治疗，有心率加快、心脏不适时可以使用普萘洛尔治疗。甲亢危象时需综合治疗。

2. **抗甲状腺治疗** 常用的抗甲状腺药物包括甲巯咪唑和丙硫氧嘧啶。

（1）药理特点：甲巯咪唑（methimazole）和丙硫氧嘧啶（propylthiouracil）抑制甲状腺素的合成，不抑制已合成的甲状腺素的释放。具体机制有两个：一是抑制过氧化酶，从而抑制碘化物转化为活性碘;二是抑制一碘酪氨酸和二碘酪氨酸耦合成 T_3 及两个二碘酪氨酸耦合成 T_4。

甲巯咪唑的药效比丙硫氧嘧啶高,一般认为 5mg 的甲巯咪唑相当于 100mg 的丙硫氧嘧啶。甲巯咪唑的半衰期为 6～15 小时,丙硫氧嘧啶为 2 小时,因此甲巯咪唑每天给药一次即可,而丙硫氧嘧啶则每天给药 2～3 次。

（2）治疗剂量:根据临床症状和疾病的严重程度选择起始药物剂量,甲巯咪唑起始剂量为 5～30mg/d(通常为 10～20mg/d),丙硫氧嘧啶起始剂量为 100～600mg/d(通常为 200～400mg/d)。一般治疗一周症状即有改善,完全发挥治疗作用常需 4～6 周。

服药期间密切随访 FT_3 和 FT_4,以免发生甲状腺功能减退。病情稳定后开始逐步减量,维持量应采用最低有效量,治疗目标是 FT_3 及 FT_4 维持在正常范围上限或轻度升高,以免发生胎儿甲状腺功能减退。

（3）药物不良反应:发生率 3%～5%,大部分是在开始服药的第一个月内发生。最常见的不良反应是过敏反应,主要表现为皮疹。粒细胞减少属于严重的不良反应,但其发生率低(0.15%),且停药后多会自行缓解。丙硫氧嘧啶最严重的不良反应是肝功能衰竭,其发病率极低,目前认为定期监测肝功能对预防肝功能衰竭没有意义。

（4）致畸作用:甲巯咪唑是明确的致畸剂,2%～4% 孕早期暴露于 MMI 的胎儿会出现严重的出生缺陷,包括皮肤发育不良、面部畸形、食道闭锁、腹壁缺失等。以前认为丙硫氧嘧啶不会导致出生缺陷,目前发现丙硫氧嘧啶可能与一些不严重的出生缺陷有关,如面部和颈部囊肿、男性泌尿道异常等。

（5）药物选择:基于药物不良反应,一般建议孕早期选择丙硫氧嘧啶,孕中期和孕晚期选择甲巯咪唑。

（6）随访:定期监测 TSH、FT_3 和 FT_4。调整药物剂量时,应每 1～2 周监测一次;病情稳定时每 4 周监测一次。

3. **普萘洛尔**　为 β-受体拮抗剂,主要用于早期症状控制及甲状腺危象的治疗。

（1）作用机制:有两个,一是阻断甲状腺素对心脏的兴奋作用,二是在外周组织阻断 T_4 向 T_3 转化。

（2）治疗剂量:每次 10～40mg,每天 3～4 次。症状控制后开始减量,一般孕期连续使用不超过 2～6 周。

（3）不良反应:长期使用可以导致胎儿宫内生长受限、胎儿心率减慢和新生儿低血糖。

4. **手术治疗**　原则上妊娠期不采取手术疗法治疗甲亢。确实有指征时可以考虑行甲状腺次全切除术,理想的手术时机是孕中期。

5. **甲状腺危象的治疗**　甲状腺危象是甲亢严重的并发症,发生原因可能与循环中的 FT_3 水平增高、心脏和神经系统的儿茶酚胺受体数目增加有关。

（1）针对诱因治疗。

（2）抗甲状腺治疗:首选丙硫氧嘧啶,服用剂量加倍,以阻断甲状腺素的合成。症状缓解后及时减量。

（3）抑制甲状腺素释放:复方碘口服溶液 5 滴口服,每 8 小时一次;或碘化钠 0.5～1.0g,加入 10% 葡萄糖 500ml 中静脉滴注 24 小时。碘剂应于硫氧嘧啶首次口服后 1 小时给予,以后根据病情减量,一般使用 3～7 天。

（4）普萘洛尔:20～40mg 口服,每 6～8 小时一次。

（5）氢化可的松:50～100mg 静滴,每 6～8 小时一次。

（6）降温:一般选择物理降温,避免使用非甾体类的抗感染药。

（7）其他治疗:根据病人的表现,给予其他对症、支持治疗。

6. **产科处理**

（1）妊娠期:加强监护,避免感染、精神刺激和情绪波动,减少甲状腺危象的发生。妊娠 37～38 周住院监护,并决定分娩方式。

（2）分娩期:甲亢控制良好者,如没有产科指征,一般建议阴道分娩。临产后注意给予精神安慰、减轻疼痛、补充能量及缩短第二产程。甲亢控制不良者,放宽剖宫产指征。无论剖宫产还是阴道分娩均应预防感染,预防甲状腺危象。

（3）产后:部分甲亢病人产后有病情加重倾向,不但需要继续用药,而且要增加药物剂量。虽然 PTU 能进入乳汁,但量很少,因此产后继续治疗者可以哺乳。应随访新生儿甲状腺功能。

【临床特殊情况的思考和建议】

1. **妊娠期甲状腺结节**　妊娠合并甲状腺结节不少见。对疑似恶性结节者,建议进行细针穿刺细胞学检查,不建议进行放射性核素闪烁扫描和放射性碘吸收等检查。

2. **妊娠合并甲状腺癌**　妊娠对甲状腺髓样癌的影响尚不清楚,对其他类型癌的进展则没有影响。如果孕期发现比较大的原发性甲状腺癌或有淋巴结广泛转移的甲状腺癌,建议立即进行手术。一般认为孕中期甲状腺癌手术对孕妇及胎儿均没有不良影响。

五、妊娠合并甲状旁腺疾病

钙离子参与许多重要生理活动,钙离子代谢异常会导致严重的不良妊娠结局。

（一）钙离子代谢的调节

机体中直接参与钙、磷代谢的激素有三种:甲状旁腺素(PTH)、1,25-二羟基维生素 D 和降钙素。甲状旁腺激素(parathyroid hormone,PTH)是由甲状旁腺分泌的多肽激素,其主要作用是促进肾脏对钙的重吸收、抑制肾脏对磷的重吸收、促进骨钙入血和肠道对钙磷的吸收,其结果是升高血钙和降低血磷,是调节钙磷代谢最重要的激素。降钙素是由甲状腺 C 细胞分泌的肽类激素,其受体主要分布在骨和肾,作用是降低血钙和血磷。1,25-二羟基维生素 D 的作用较为复杂,其主要作用是促进钙磷吸收,升高血钙和血磷。

(二)甲状旁腺功能亢进

甲状旁腺功能亢进可分为原发性、继发性和假性,原发者是甲状旁腺自身疾病引起的甲状旁腺激素分泌增加;继发者是各种原因导致的低钙血症使甲状旁腺增生肥大,PTH分泌增加;假性是指某些各种其他器官的恶性肿瘤分泌PTH样物质,引起高钙血症。临床上最常见的是由甲状旁腺肿瘤引起的原发性甲状旁腺功能亢进。

【病理生理与临床表现】

孕期甲状旁腺功能亢进与非孕期表现相似,病人有高血钙和低血磷,容易形成尿路结石,加重肾脏负担。血钙过高可引起钙在软组织沉积,造成广发钙化。另外,长期的高PTH可造成骨质脱钙。

胎儿受长期高血钙影响,会出现甲状旁腺发育不良或甚至不发育。娩出后即出现低血钙,25%~50%新生儿出现低钙惊厥。新生儿低血钙发病时间,产后72小时内及产后7天为两个高峰期。新生儿低血钙症,总钙<1.75mmol/L,游离钙<0.625mmol/L。约50%新生儿低血钙者,血镁也低于正常。妊娠合并PHP如不治疗,流产、死产及新生儿死亡率均高。

【诊断】

确诊有赖于实验室检查。血总钙升高,游离钙升高,血磷降低,PTH明显升高。但轻症血钙可呈正常高值。甲状腺区B超有助于诊断。

【治疗】

1. **手术治疗** 原发性甲状旁腺功能亢进原则上以手术治疗为主,不宜手术者可考虑药物治疗。已有关于孕早中期手术治疗的报道。

2. **药物治疗** 多饮水以利尿(注意低钾),药物治疗包括降钙素、磷酸盐、西咪替丁和硫酸镁。重症者可以腹膜透析或血液透析。

(三)甲状旁腺功能减退

甲状旁腺功能减退症为具有生物活性的甲状旁腺激素分泌减少或效应不足而引起的一组临床症状。PTH合成、释放、与靶器官受体结合的过程中,任何一个环节出现障碍都可以引起甲状旁腺功能减退,临床上主要表现为手足抽搐、癫痫样发作、低钙血症和高磷血症。

妊娠合并甲状旁腺功能减退,母儿并发症均高。孕妇发生各种低钙高磷的并发症;胎儿因继发性甲状旁腺功能亢进而出现头颅脱钙。胎儿、新生儿死亡率高。孕期如治疗得当,血钙保持正常,则较少发生严重并发症。

治疗措施包括补充钙剂,口服1,25-二羟基维生素D,限制磷摄入。伴低镁血症者应补充镁。低血钙如未纠正,

分娩时可抽搐。避免分娩时过度换气(大口深呼吸或呼吸频率过速)。硬膜外麻醉有益。

【临床特殊情况的思考和建议】

1. **妊娠合并甲状旁腺功能亢进手术治疗时机** 妊娠合并甲状旁腺功能亢进,治疗方案应根据病人的症状、血钙水平、保守治疗的效果、孕周及病人的意愿等进行个体化选择。在整个孕期,手术切除甲状旁腺都是合理且安全的,尤其是对血钙非常高、保守治疗后症状持续存在或出现并发症的病人。多数学者认为,如有可能手术,手术的最佳时机适宜选择在妊娠中期。

2. **以循证医学为基础的妊娠合并甲状旁腺疾病的处理指导原则** 早孕期如非必要,不宜手术。保守治疗包括足量的水化、正常钙饮食、口服双磷酸盐、静脉注射降钙素等,将血钙浓度控制在12mg/dl以内。双磷酸盐为FDA C类药物,但临床应用的经验表明孕期使用还是相对安全。降钙素不通过胎盘,为FDA B类药物,通过抑制破骨细胞的活性起到迅速降低血钙的作用。保守治疗进入孕中晚期,建议手术治疗。孕期手术指征主要有:持续存在甲状旁腺功能亢进症状;血清钙浓度高于12mg/dl;高钙危象;影像学检查有骨病变;肾功能低下;不能长期随访观察者。

对于多数孕妇,在早期诊断及治疗的情况下,可得到较好的妊娠结局。对于孕期血钙升高或合并有反复泌尿系感染、肾结石、胰腺炎的孕妇,应考虑有合并原发性甲状旁腺功能亢进的可能,使此类孕妇得到早期诊断及治疗,避免由于常规补钙导致病情加重。高钙可导致胎儿死亡,妊娠合并甲状旁腺功能亢进导致胎儿的其他并发症包括胎儿生长受限、胎儿窘迫及低出生体重、产后低钙性抽搐及早产等。

六、妊娠合并肾上腺疾病

妊娠合并肾上腺疾病并不常见,如诊断不及时,可增加母儿并发症。胎儿-胎盘单位改变了孕妇内分泌代谢和激素的反馈机制,为肾上腺疾病的诊断带来困难。妊娠对肾上腺皮质类固醇的产生影响较大。虽然孕期肾上腺形态未发生改变,但肾上腺皮质类固醇代谢变化显著。与下丘脑-垂体-肾上腺(HPA)轴相比,糖皮质激素正反馈作用于胎盘糖皮质激素轴。孕期胎盘促肾上腺皮质激素释放激素(CRH)水平上升数百倍,调节母、儿的垂体-肾上腺轴,并可能调节分娩。母体和胎盘的促肾上腺皮质激素和皮质醇在孕期均显著升高,在孕11周时出现首次激增,孕16~20周后显著上升,分娩时达高峰。此外,胎儿胎盘单位产生类固醇的能力可观,从而造成孕期血浆的皮质醇水平高于非孕期的2~3倍,达到Cushing综合征的血浆皮质醇水平。另外,增加的胎盘雌激素刺激肝脏产生皮质醇结合球蛋白(CBG),导致总皮质醇水平的增高和皮质醇清除的减少,随着皮质醇被孕酮从CBG置换下来,游离皮质醇水平增加。

孕期血浆 17-羟类固醇水平同样上升。尽管胎盘激素增加、HPA 轴功能增强，但孕期仍维持正常的 ACTH 昼夜生理节律性。

孕期肾素-血管紧张素系统（renin-angiotensin system，RAS）也发生显著变化。血浆肾素活性（PRA）早在孕早期即开始增加，至孕晚期升高达正常非孕期的 3～7 倍。血浆醛固酮水平在孕期增加 5～20 倍，至孕 38 周达高峰并维持于此水平。尽管醛固酮增加显著，但其分泌仍受正常生理刺激如体位的调节，其分泌量与血容量及摄入的盐成反比。孕期随着肾小球滤过率（GFR）和孕激素的增加，醛固酮也增加。醛固酮的增加促进远端肾小管对钠的重吸收。此外，孕激素有抗钾利尿作用。其他盐皮质素，如肾上腺酮、脱氧皮质醇和可的松与氢化可的松一样，均增加 2～3 倍。去氧皮质酮（DOC），一种强效盐皮质素，于孕早期增加至正常未孕的 2 倍，孕晚期则增至 60～100ng/100ml，DOC 可能与孕期钠的潴留有关。

（一）肾上腺皮质功能亢进（库欣综合征、皮质醇增多症）

库欣综合征（Cushing's syndrome）是指各种原因引起的肾上腺皮质功能亢进，孕期库欣综合征最常见的原因是肾上腺腺瘤，其次是垂体原因、肾上腺癌及其他极罕见的病因。孕期肾上腺性库欣综合征发病率较高（55%，而非妊娠者为 25%），且 21% 的肾上腺肿瘤可能为恶性。

各种原因产生的库欣综合征均影响排卵，故合并妊娠少见。如妊娠，则因妊娠期血浆总皮质醇及游离皮质醇均随孕周增加而升高，使病情加重。

【库欣综合征对妊娠影响】

75% 的孕妇可发生高血压，50% 的孕妇可发生妊娠期糖尿病，心衰及重度子痫前期、伤口愈合不良比较常见，有报道早产率为 60%，围产儿死亡率为 25%。

【临床表现】

库欣综合征的典型症状容易与妊娠相关症状混淆，包括向心性肥胖、水肿、易疲劳、情绪不安、高血压和糖耐量受损。一些症状和体征有助于鉴别出库欣综合征，包括发生色素沉着性紫纹而不是肤色的妊娠纹，容易瘀伤，以及痤疮的病理诊断和肾上腺雄激素显著增高引起的多毛症。此外，也可发生病理性骨折。

【诊断】

孕晚期，低剂量地塞米松（1mg）不能抑制体内激素水平，但高剂量（8mg）可抑制。肾上腺腺瘤病人，即使给予大剂量地塞米松也不会抑制血浆皮质醇。游离和总皮质醇的昼夜变化规律的缺失有助于库欣综合征的诊断。连续 2 次测定 24 小时尿游离皮质醇，如超过妊娠同期正常值，则进行地塞米松抑制试验。妊娠合并垂体分泌 ACTH 的腺瘤

用大剂量地塞米松（2mg，q6h×8 次）可抑制。

垂体及肾上腺行 MRI 检查，有助于诊断腺瘤部位。超声检查对肾上腺腺瘤诊断也有帮助。

【治疗】

孕期肾上腺性库欣综合征的治疗首选手术，因为恶性肿瘤的发生率较高。肾上腺腺瘤可手术治疗，早孕期末、孕中期的前半期是手术的最佳时机，在此期间不容易引起子宫收缩。晚孕期首选保守治疗及提早终止妊娠。如不治疗，围产儿死亡率高。垂体 ACTH 腺瘤手术可延迟至产后。垂体 ACTH 腺瘤用五羟色胺拮抗剂（cyproheptadine）有治疗成功者（Kasperlik-Zaluska，1980）。也有经蝶窦垂体腺瘤手术治疗成功正常足月分娩者。

（二）肾上腺皮质功能减退

肾上腺皮质功能减退是由于肾上腺皮质激素分泌不足引起的疾病。分慢性和急性两类。一般为慢性，即艾迪生病（Addison disease）。慢性肾上腺功能减退绝大部分（85%）是由于自体免疫疾病引起，可与其他自体免疫疾病同时存在。AIDS 和肾上腺结核也可发生肾上腺皮质功能减退。此外，本症也可继发于垂体功能减退（如席汉综合征）或下丘脑功能减退，外源性皮质类固醇的使用是最常见的原因。

慢性肾上腺皮质功能减退早期主要有疲劳、虚弱、皮肤色素沉着、厌食、恶心及直立性低血压、低血糖；晚期有严重盐皮质激素缺乏时，肾钠丢失，血容量减少出现体重减轻、脱水、低血压及心脏变小致循环虚脱。也常伴有恶心、呕吐、腹泻、头晕等。

妊娠期慢性肾上腺皮质功能减退可由于妊娠期的种种应激状态，如妊娠剧吐、分娩、手术、感染等而发生危象，即急性肾上腺皮质功能减退。先兆子痫，产后出血等也可诱发之。

【慢性肾上腺皮质功能减退与妊娠的相互影响】

肾上腺皮质功能减退如治疗得当，不会增加妊娠并发症。如治疗得当，妊娠对肾上腺皮质功能减退也无影响。孕期可能需调整激素用量。

【诊断】

妊娠期慢性肾上腺皮质功能减退易被忽略。因为色素沉着、疲劳、呕吐等症状也常发生在孕期。但本症的色素沉着有其特征性，即在黏膜、非暴露区等处均可发生。妊娠剧吐持续至妊娠中期者应注意与本症鉴别。

实验室检查有低钠、高钾，低血糖，嗜伊红细胞或淋巴细胞增多。有时可有高血钙。

由于妊娠期血浆皮质醇升高，故依靠皮质醇测定作诊断有困难。如皮质醇较低，同时血浆 ACTH 升高，两者结合可作为诊断依据。肾上腺自身抗体测定对自体免疫性疾

病作为病因有诊断价值。

肾上腺 MRI 如发现钙化提示肾上腺结核或霉菌病。

【治疗】

妊娠期慢性肾上腺功能减退之治疗主要应用激素替代疗法。如口服泼尼松（糖皮质激素类），上午 5mg，下午 2.5mg。盐皮质激素类也应加用，如醋酸氟可的松（fludro-cortisone acetate）每天口服 0.05～0.1mg。

妊娠剧吐、手术、感染、分娩等应激情况下应加大糖皮质类激素剂量，并改为注射。如氢化可的松 300mg/d，分次注射。

急性肾上腺皮质功能衰竭（危象）应及时给予足量肾上腺皮质激素，如氢化可的松 100～200mg，肌内或静脉注射，以后 100mg，每 6 小时一次静脉注射。病情控制后逐渐减量。此外，应足量补液，并注意电解质平衡。

孕期应用治疗量糖皮质激素未发现胎儿神经或心理异常。

（三）原发性醛固酮增多症

原发性醛固酮增多症的特征为高血压，伴低血钾、低肾素、高醛固酮。本症约 70% 的病因为肾上腺腺瘤，通常为单侧。其他病因有肾上腺皮质增生、肾上腺腺癌、某些卵巢肿瘤等。也有原因不明之特发性醛固酮增多症。

妊娠期原发性醛固酮增多症罕见。本症应与妊娠期高血压疾病等鉴别。孕期本症之高血压及低血钾可加剧，产后则因失去孕酮对醛固酮之拮抗作用而病情可加重。

【诊断】

高血压合并高醛固酮血症，低血钾、低肾素可作出诊断。肾上腺部位 MRI 及超声诊断有对肾上腺腺瘤、腺癌等诊断及定位价值。

【治疗】

孕期诊断为肾上腺腺瘤引发的醛固酮增多症者，有报道认为既可在孕中期切除肿瘤，也可行药物治疗，产后再行手术治疗，两者疗效相同。药物治疗包括补钾及控制血压，可用甲基多巴、柳胺苄心定（labetalol）或阿米洛利（amilo-ride）。孕期禁用血管紧张素转换酶抑制剂及螺内酯，螺内酯有抗雄激素作用，会使男胎女性化。

（四）嗜铬细胞瘤

妊娠期罕见，发生率仅 2/10 万。半数病人可出现典型的阵发性高血压及其引起的最常见的三联症即头痛、心悸、多汗，也可出现焦虑及胸痛。症状可因腹内压增加、胎动、子宫收缩、分娩、腹腔手术，甚至全身麻醉诱发。妊娠期本症应与先兆子痫鉴别。本症孕期确诊率 53%。

【嗜铬细胞瘤对妊娠的影响】

孕期发生嗜铬细胞瘤虽罕见，但却很危险。以前未诊断的孕妇死亡率为 18%，未诊断的病人的胎儿死亡率为 25%，而作出诊断的病人的胎儿死亡率为 15%，有报道最近未诊断的孕妇死亡率降低至 5%，产前做出诊断的病人均未发生死亡。主要死因为心律失常、脑血管意外或肺水肿。

【妊娠对嗜铬细胞瘤影响】

分娩、全身麻醉或鸦片可引发致死性的高血压危象。仰卧位时增大的子宫压迫肿瘤可引发高血压。

【诊断】

测定尿中游离儿茶酚胺、去甲肾上腺素、肾上腺素及此类物质的甲基化代谢物，或甲基化去胺代谢物——香草苦杏仁酸（VMA）。同时测定多种代谢物可提高诊断正确率。

肾上腺部行 MRI 检查有助于确诊及定位。未发现 MRI 磁场对胎儿引起危害。

CT 可检测出 85%～95% 直径＞1cm 的肾上腺腺瘤。腹部 CT 检查，估计胎儿接受 1.6rad 射量（安全剂量为 2.5rad）。B 超也有助诊断。

【治疗】

确诊后即先给予 α-肾上腺能阻滞剂，然后用 β-肾上腺能阻滞剂，以控制心动过速，以及快速型心律不齐。高血压危象可用酚妥拉明或硝普钠（nitroprusside）。室性心律不齐可用胺碘酮（amiodarone）或利多卡因。

孕 23 周前，经药物控制 10～14 天后可手术切除肿瘤。孕 24 周后，建议待胎儿成熟后剖宫产时同时手术，或产后手术。

【临床特殊情况的思考和建议】

1. **孕期肾上腺皮质功能减退激素应用**　氢化可的松是糖皮质激素替代治疗的首选，因为它的结构更接近生理结构，而且是由胎盘酶 11B-HSD$_2$ 降解，因此氢化可的松不通过胎盘，对胎儿无影响。推荐的剂量是 12～15mg/m^2 体表面积，每天两次，2/3 的剂量上午服用，1/3 的剂量下午服用。常规替代治疗剂量一直持续到分娩前，分娩发动时，口服剂量加倍。另外，第二产程时注射 50mg 氢化可的松，并根据产程进一步调整剂量。剖宫产开始时，静推或肌注氢化可的松 100mg，然后每隔 6～8 小时注射一次，48 小时后逐渐减量。哺乳期可继续口服氢化可的松，其每升母乳中的分泌量不足 0.5%。

2. **孕期肾上腺皮质功能减退的实验室检查**　有典型肾上腺皮质功能减退临床表现的孕妇，在非应激状态下如清晨皮质醇水平低于 3μg/dl，则可确诊肾上腺皮质功能减退。如孕早期和孕中期早期的清晨皮质醇水平超过 19μg/dl，可排除诊断。随着孕周增大，皮质醇水平较非孕期上升 2～3 倍，因此，在孕中期晚期和孕晚期，如清晨皮质醇水平处于未孕期的正常范围则表明该孕妇可能合并有肾上腺皮质功能减退。血浆皮质醇水平低于相应孕周,而血浆ACTH水平升高,可考虑为原发性肾上腺功能不全,应行替可克肽(合成促肾上腺皮质激素,250μg静推)刺激试验。早、中、晚孕期的基础清晨皮质醇水平分别为(9.3±2.2)μg/dl、(14.5±4.3)μg/dl 和(16.6±4.2)μg/dl。ACTH刺激后的皮质醇水平于早、中、晚孕期则分别为(29.5±16.1)μg/dl、(37.9±9.0)μg/dl 和(34.7±7.5)μg/dl。

3. 妊娠合并嗜铬细胞瘤用药注意事项　不能先单独给予β-肾上腺素能阻滞剂治疗嗜铬细胞瘤,因为单独使用β-肾上腺素能阻滞剂会使血压急剧升高,原因在于儿茶酚胺的α-肾上腺素能作用未被阻滞,这种情况在合并分泌肾上腺素的肿瘤的病人中更明显。

七、妊娠合并垂体疾病

(一) 催乳素腺瘤

垂体瘤是神经系统常见的肿瘤之一,约占颅内肿瘤总数的10%,尸检时垂体腺瘤的检出率为8.4%～26.7%。垂体腺瘤大多数为良性,生长缓慢。根据分泌功能对垂体腺瘤进行分类:①功能性肿瘤:能分泌激素并产生临床症状的肿瘤;②无功能性肿瘤:不分泌激素或只分泌少量激素但不产生临床症状的肿瘤,此类肿瘤约占20%。按照肿瘤分泌的激素,功能性肿瘤又分为泌乳素瘤、生长激素瘤、促甲状腺素瘤、促肾上腺皮质激素瘤、混合瘤等,其中泌乳素瘤最多,约占垂体腺瘤总数的40%～70%,其次是生长激素瘤或生长激素和泌乳素混合瘤,对生殖内分泌影响较大的是泌乳素瘤。

由于怀孕后孕妇的脑垂体体积增大,血泌乳素水平升高,因此许多人担心妊娠后垂体催乳素瘤会增大。事实上,垂体PRL微腺瘤在怀孕后增大的几率很小(<2%),因此PRL微腺瘤病人可以怀孕。约20%的垂体PRL大腺瘤在怀孕期间会增大,多巴胺激动剂治疗后只有不到5%的垂体PRL大腺瘤在怀孕期间会增大。因此建议垂体PRL大腺瘤病人在准备妊娠之前先接受6～12个月的多巴胺激动剂治疗。正常妇女妊娠后血泌乳素水平可升高10倍以上,因此PRL瘤病人怀孕后随访血泌乳素水平意义不大。但是如果病人有剧烈的头痛或视觉障碍,应考虑垂体瘤增大的可能。

目前没有证据表明多巴胺激动剂对胎儿有致畸作用,但是临床上一般在确诊妊娠后停用多巴胺激动剂。

(二) 空蝶鞍综合征

空蝶鞍综合征(empty sella syndrome)是指蛛网膜下腔及脑脊液疝入到鞍内,致使蝶鞍扩大,腺垂体受压而产生的一系列临床症状。空蝶鞍综合征是引起高泌乳素血症的原因之一,但该病引起的血PRL升高一般都很轻微。空蝶鞍一词是1951年由Bush首先提出的,当时在尸体解剖时发现鞍膈不全缺失,垂体萎缩,蝶鞍即垂体窝空虚,充满了脑脊液。

空蝶鞍的发病原因至今不清,但普遍认为鞍膈不全或缺失是形成本病的先决条件。按照病因可分为原发和继发两类:原发性由先天性鞍膈解剖缺陷所致;继发性多与垂体肿瘤和妊娠有关。鞍内或鞍旁肿瘤手术后造成鞍膈缺损,放疗后造成蝶鞍缺损;妊娠时垂体增大,产后缩小,使鞍内留下较大空间,有利于脑脊液流入;有些垂体瘤或颅咽管瘤发生囊性变,破裂后造成囊腔和蛛网膜下腔沟通,使脑脊液进入垂体窝。

空蝶鞍综合征的诊断依赖影像学检查。蝶鞍X线摄片可见蝶鞍扩大,底部下陷呈特有气球状,出现此征象的人84%患有空蝶鞍可能。CT或MRI可精确地在扩大的垂体窝中见到萎缩的垂体和充满了低密度的脑脊液。

非孕期治疗包括手术和药物两种:有神经压迫症状和脑脊液鼻漏者手术治疗;无神经压迫症状和脑脊液鼻漏、有内分泌紊乱和溢乳者,可用溴隐亭治疗;但是溴隐亭治疗不一定有效。大多数无神经压迫症状和脑脊液鼻漏者可能只需要雌孕激素治疗。

孕期空蝶鞍综合征无特殊处理,但值得注意的是怀孕结束后蝶鞍缺陷可能加重。

(三) 席汉综合征

垂体前叶功能减退指垂体前叶功能下降,所分泌的激素无法满足机体的生理需要。任何导致垂体前叶或下丘脑破坏的病变都可引起垂体前叶功能减退。在所有的病例中,以产后大出血引起的垂体前叶功能减退的临床表现最典型,该病被称为席汉综合征(Sheehan's syndrome)。

腺垂体在妊娠后期增生变大。如果分娩中或分娩后发生大出血,就会造成低血压,腺垂体腺动脉痉挛,最后导致垂体前叶发生缺血坏死。当腺体坏死的体积>70%时,就会出现临床症状。最早出现的是催乳素(PRL)和生长激素的分泌不足,以后又出现促性腺激素的分泌不足。促甲状腺激素(TSH)和促肾上腺皮质激素(ACTH)缺乏出现的时间较晚,它们通常在数年后才出现。腺垂体功能减退危象发生在病情严重的病人身上,多发生在产后很多年以后。

席汉综合征病人怀孕后病情可能缓解,孕期根据甲状腺和肾上腺功能情况,决定是否给予相应的激素治疗。在治疗时应注意补充激素的顺序,应先补充肾上腺皮质激素,然后再补充甲状腺激素或两种药物同时使用。如果单用甲状腺激素,会使肾上腺皮质功能不足加重,严重时可能诱发垂体危象。

参考文献

1. Stagnaro-Green A, Abalovich M, Alexander E, et al. American Thyroid Association Taskforce on Thyroid Disease During Pregnancy and Postpartum. Guidelines of the American Thyroid Association for the diagnosis and management of thyroid disease

during pregnancy and postpartum. Thyroid,2011,21:1081-1125

2. Korevaar TI, Schalekamp-Timmermans S, de Rijke YB, et al. Hypothyroxinemia and TPO-antibody positivity are risk factors for premature delivery: the generation R study. J Clin Endocrinol Metab,2013,98:4382-4390

3. Moon HW, Chung HJ, Park CM, et al. Establishment of tri-mester-specific reference intervals for thyroid hormones in Korean pregnant women. Ann Lab Med,2015,35:198-204

4. Bestwick JP, John R, Maina A, et al. Thyroid stimulating hormone and free thyroxine in pregnancy: expressing concentrations as multiples of the median (MoMs). Clin Chim Acta,2014,430:33-37

5. Seror J, Amand G, Guibourdenche J, et al. Anti-TPO anti-bodies diffusion through the placental barrier during pregnancy. PLoS One,2014,9:e84647

6. Niebyl JR. Clinical practice. Nausea and vomiting in preg-nancy. N Engl J Med,2010,363:1544-1550

7. Patil-Sisodia K, Mestman JH. Graves hyperthyroidism and pregnancy: a clinical update. Endocr Pract,2010,16:118-129

8. Andersen SL, Olsen J, Carle A, Laurberg P. Hyperthyroidism incidence fluctuates widely in and around pregnancy and is at vari-ance with some other autoimmune diseases: a danish population-based study. J Clin Endocrinol Metab,2015,100:1164-1171

9. Bednarek-Tupikowska G, Kubicka E, Sicińska-Werner T, et al. A case of Cushing's syndrome in pregnancy. Endokrynol Pol,2011,62(2):181-185

10. Suri D, Moran J, Hibbard JU, et al. Assessment of adrenal reserve in pregnancy: defining the normal response to the adreno-corticotropin stimulation test. J Clin Endocr Metab, 2006, 91:3866-3872

11. Oliva R, Angelos P, Kaplan E, et al. Pheochromocytoma in pregnancy: a case series and review. Hypertension,2010,55(3):600-606

12. Molitch ME. Prolactinoma in pregnancy. Best Pract Res Clin Endocrinol Metab,2011,25(6):885-896

（李儒芝）

第四节　妊娠合并糖尿病

> **关键点**
>
> 1. 妊娠期间的糖尿病包括孕前糖尿病和妊娠期糖尿病,75g 口服葡萄糖耐量试验是诊断的金标准。
>
> 2. 对妊娠期高血糖孕妇进行血糖监测、饮食运动治疗及胰岛素治疗等科学管理可显著改善母儿妊娠结局。
>
> 3. 糖尿病合并酮症酸中毒的处理治疗原则是给予胰岛素降低血糖、纠正代谢和电解质紊乱、改善循环、去除诱因。

妊娠期间的糖尿病包括两种情况:一种妊娠前已有糖尿病的病人妊娠,称为孕前糖尿病(pregestational diabetes mellitus,PGDM);另一种为妊娠后首次发生的糖尿病,又称妊娠期糖尿病(gestational diabetes mellitus,GDM)。糖尿病孕妇中 90%以上为 GDM,随着 GDM 的诊断标准的变更,GDM 发病率明显上升,达 15%以上,大多数 GDM 病人产后糖代谢异常能恢复正常,但 20%~50%将来发展为糖尿病。孕妇糖尿病的临床经过复杂,对母儿均有较大危害,应引起重视。各国学者对 GDM 的诊断方法和标准、应对哪些人群进行干预、对何种程度的糖代谢异常进行管理等问题争议不断。为此,美国国立卫生研究院(National Institutes of Health,NIH)组织进行了全球多中心、前瞻性关于高血糖与妊娠不良结局的关系的研究(hyperglycemia and adverse pregnancy outcomes,HAPO),已解决 GDM 诊疗标准中长期以来的争议,并探讨孕妇不同血糖水平对妊娠结局的影响。2010 年国际妊娠合并糖尿病研究组织(International Association of Diabetic Pregnancy Study Group,IADPSG)推荐的 75g 糖耐量试验(oral glucose tolerance test,OGTT)成为最新的研究成果,2011 年美国糖尿病协会(American diabetes association,ADA)修改了 GDM 的诊治指南。WHO 在 2013 年也制订出妊娠期高血糖的诊断标准。

【妊娠对糖尿病的影响】

妊娠后,母体糖代谢的主要变化是葡萄糖需要量增加、胰岛素抵抗和分泌相对不足。妊娠期糖代谢的复杂变化使无糖尿病者发生 GDM、原有糖尿病的病人病情加重。

1. **葡萄糖需要量增加** 胎儿能量的主要来源是通过胎盘从母体获取葡萄糖;妊娠时母体适应性改变,如雌、孕激素增加母体对葡萄糖的利用、肾血流量及肾小球滤过率增加,而肾小管对糖的再吸收率不能相应增加,都可使孕妇空腹血糖比非孕时偏低。在妊娠早期,由于妊娠反应、进食减少,严重者甚至导致饥饿性酮症酸中毒或低血糖昏迷等。

2. **胰岛素抵抗和分泌相对不足** 胎盘合成的胎盘生乳素、雌激素、孕激素、肿瘤坏死因子、瘦素等以及母体肾上腺皮质激素都具有拮抗胰岛素的功能,使孕妇体内组织对胰岛素的敏感性下降。妊娠期胰腺功能亢进,特别表现为胰腺 β 细胞功能亢进,增加胰岛素分泌,维持体内糖代谢。这种作用随孕期进展而增加。产后随胎盘排出体外,胎盘所分泌的抗胰岛素物质迅速消失,孕期胰岛素抵抗状态逐渐恢复。

【糖尿病对妊娠的影响】

取决于血糖升高出现的时间、血糖控制情况、糖尿病的严重程度及有无并发症。

1. **对孕妇的影响**

(1) 孕早期自然流产发生率增加,达 15%~30%。多见于血糖未及时控制的病人。高血糖可使胚胎发育异常甚至死亡，所以糖尿病妇女宜在血糖控制正常后再怀孕。

（2）易并发妊娠期高血压疾病，为正常妇女的3～5倍。糖尿病可导致血管广泛病变，使小血管内皮细胞增厚及管腔变窄，组织供血不足。尤其糖尿病并发肾病变时，妊娠期高血压病的发生率高达50％以上。糖尿病一旦并发妊娠期高血压，病情复杂，临床较难控制，对母儿不利。

（3）糖尿病病人抵抗力下降，易合并感染，以外阴阴道假丝酵母菌病及泌尿系感染最常见。

（4）羊水过多的发生率较非糖尿病孕妇多10倍。其发生与胎儿畸形无关，原因不明，可能与胎儿高血糖，高渗性利尿致胎尿排出增多有关。

（5）因巨大胎儿发生率明显增高，难产、产道损伤、手术产的几率高。产程长易发生产后出血。

（6）易发生糖尿病酮症酸中毒。由于妊娠期复杂的代谢变化，加之高血糖及胰岛素相对或绝对不足，代谢紊乱进一步发展到脂肪分解加速，血清酮体急剧升高。在孕早期血糖下降，胰岛素未及时减量也可引起饥饿性酮症。酮酸堆积导致代谢性酸中毒。糖尿病酮症酸中毒对母儿危害较大，不仅是糖尿病孕产妇死亡的主要原因，酮症酸中毒发生在孕早期还有致畸作用，发生在妊娠中晚期易导致胎儿窘迫及胎死宫内。

2. 对胎儿的影响

（1）巨大胎儿发生率高达25％～40％。由于孕妇血糖高，通过胎盘转运，而胰岛素不能通过胎盘，使胎儿长期处于高血糖状态，刺激胎儿胰岛B细胞增生，产生大量胰岛素，活化氨基酸转移系统，促进蛋白、脂肪合成和抑制脂解作用，促进胎儿生长。

（2）胎儿宫内生长受限发生率为21％。见于严重糖尿病伴有血管病变时，如肾脏、视网膜血管病变。

（3）早产发生率为10％～25％。早产的原因有羊水过多、妊娠期高血压疾病、胎儿窘迫以及其他严重并发症，常需提前终止妊娠。

（4）胎儿畸形率为6％～8％，高于非糖尿病孕妇。主要原因是孕妇代谢紊乱，尤其是高血糖与胎儿畸形有关。其他因素有酮症、低血糖、缺氧及糖尿病治疗药物等。

3. 对新生儿的影响

（1）新生儿呼吸窘迫综合征发生率增加：孕妇高血糖持续经胎盘到达胎儿体内，刺激胎儿胰岛素分泌增加，形成高胰岛素血症。后者具有拮抗糖皮质激素促进肺泡Ⅱ型细胞表面活性物质合成及释放的作用，使胎儿肺表面活性物质产生及分泌减少，胎儿肺成熟延迟。

（2）新生儿低血糖：新生儿脱离母体高血糖环境后，高胰岛素血症仍存在，若不及时补充糖，易发生低血糖，严重时危及新生儿生命。

（3）低钙血症和低镁血症：正常新生儿血钙为2～2.5mmol/L，生后72小时血钙＜1.75mmol/L为低钙血症。出生后24～72小时血钙水平最低。糖尿病母亲的新生儿低钙血症的发生率为10％～15％。一部分新生儿还同时合并低镁血症（正常新生儿血镁为0.6～0.8mmol/L，生后72小时血镁＜0.48mmol/L为低镁血症）。

（4）其他：高胆红素血症、红细胞增多症等的发生率均较正常妊娠的新生儿高。

【诊断】

孕前糖尿病已经确诊或有典型的糖尿病"三多一少"症状的孕妇，于孕期较易确诊。但GDM孕妇常无明显症状，有时空腹血糖可能正常，容易漏诊、延误治疗。

1. GDM 的诊断

（1）推荐医疗机构对所有尚未被诊断为PGDM或GDM的孕妇，在妊娠24～28周以及28周后首次就诊时行OGTT。

（2）根据2011年ADA的GDM诊断指南，妊娠24～28周直接进行75g OGTT，不需要先进行50g葡萄糖筛查试验（glucose challenge test，GCT）。判断标准：空腹血糖5.1mmol/L，餐后1小时为10.0mmol/L，餐后2小时为8.5mmol/L。三项中任何一项升高诊断为GDM。

75g OGTT方法：OGTT前禁食至少8小时，试验前连续3天正常饮食，即每天进食碳水化合物不少于150g，检查期间静坐、禁烟。检查时，5分钟内口服含75g葡萄糖的液体300ml，分别抽取孕妇服糖前及服糖后1小时、2小时的静脉血（从开始饮用葡萄糖水计算时间），放入含有氟化钠的试管中，采用葡萄糖氧化酶法测定血糖水平。

（3）孕妇具有GDM高危因素或者医疗资源缺乏地区，建议妊娠24～28周首先检查空腹血糖（fasting plasma glucose，FPG）。FPG＞5.1mmol/L，可以直接诊断GDM，不必行OGTT；FPG＜4.4mmol/L（80mg/dl），发生GDM可能性极小，可以暂时不行OGTT；FPG＞4.4mmol/L且＜5.1mmol/L时，应尽早行OGTT。

（4）孕妇具有GDM高危因素，首次OGTT结果正常，必要时可在妊娠晚期重复OGTT。

（5）妊娠早、中期随孕周增加FPG水平逐渐下降，尤以妊娠早期下降明显，因而，妊娠早期FPG水平不能作为GDM的诊断依据。

2. PGDM 的诊断

具有DM高危因素者，需在确诊妊娠后的第一次孕期保健时进行孕前糖尿病的筛查。高危因素包括：肥胖（尤其重度肥胖）；一级亲属患2型糖尿病；GDM史或大于胎龄儿分娩史；PCOS；妊娠早期反复空腹尿糖阳性。

符合下列条件之一者诊断为妊娠合并糖尿病：

（1）空腹血糖（FPG）≥7.0mmol/L（126mg/dl）。

（2）OGTT 2小时血糖≥11.1mmol/L（200mg/dl）。

（3）伴有典型的高血糖或高血糖危象症状，同时随机血糖≥11.1mmol/L(200mg/dl)。

（4）糖化血红蛋白（glycohemoglobin，HbAlc）≥6.5%，但不推荐妊娠期常规用 HbAlc 进行糖尿病筛查。

【妊娠合并糖尿病的分期】

目前，国内外学者比较认同的是修正的 White 分级法，影响母婴安全的主要因素是糖尿病的发病年龄及血管并发症，有助于估计病情的严重程度及预后。

- **A 级**：妊娠期出现或发现的糖尿病。

  A1 级：经饮食控制，空腹血糖<5.8mmol/L，餐后 2 小时血糖<6.7mmol/L。

  A2 级：经饮食控制，空腹血糖≥5.8mmol/L，餐后 2 小时血糖≥6.7mmol/L。

- **B 级**：显性糖尿病，20 岁以后发病，病程<10 年。
- **C 级**：发病年龄在 10~19 岁，或病程达 10~19 年。
- **D 级**：10 岁以前发病，或病程≥20 年，或合并单纯性视网膜病。
- **F 级**：糖尿病性肾病。
- **R 级**：眼底有增生性视网膜病变或玻璃体积血。
- **H 级**：冠状动脉粥样硬化性心脏病。
- **T 级**：有肾移植史。

【处理】

维持血糖正常范围，减少母儿并发症，降低围产儿死亡率。

1. 妊娠期处理

（1）血糖监测方法

1）自我血糖监测（self-monitored blood glucose，SMBG）：采用微量血糖仪自行测定毛细血管全血血糖水平。新诊断的高血糖孕妇、血糖控制不良或不稳定者以及妊娠期应用胰岛素治疗者，应每天监测血糖 7 次，包括三餐前 30 分钟、三餐后 2 小时和夜间血糖；血糖控制稳定者，每

周应至少行血糖轮廓试验 1 次，根据血糖监测结果及时调整胰岛素用量；不需要胰岛素治疗的 GDM 孕妇，在随诊时建议每周至少监测 1 次全天血糖，包括末梢空腹血糖及三餐后 2 小时末梢血糖共 4 次。

2）连续动态血糖监测（continuous glucose monitoring system，CGMS）：可用于血糖控制不理想的 PGDM 或血糖明显异常而需要加用胰岛素的 GDM 孕妇。大多数 GDM 孕妇并不需要 CGMS，不主张将 CGMS 作为临床常规监测糖尿病孕妇血糖的手段。

（2）妊娠期血糖控制目标

1）GDM 病人：妊娠期血糖应控制在餐前及餐后 2 小时血糖值分别 ≤ 5.3mmol/L、6.7mmol/L（95mg/dl、120mg/dl），特殊情况下可测餐后 1 小时血糖≤7.8mmol/L(140mg/dl)；夜间血糖不低于 3.3mmol/L(60mg/dl)；妊娠期 HbAlc 宜<5.5%。

2）PGDM 病人：妊娠早期血糖控制勿过于严格，以防低血糖发生；妊娠期餐前、夜间血糖及 FPG 宜控制在 3.3~5.6mmol/L(60~99mg/dl)，餐后峰值血糖 5.6~7.1mmol/L(100~129mg/dl)，HbAlc<6.0%。

（3）孕妇监护：除注意一般情况外，一些辅助检查有利于孕妇安危的判断，如血压、尿蛋白及尿酮体测定，眼底检查，肾功能、糖化血红蛋白、感染指标等测定。

（4）胎儿监护：孕早、中期采用 B 型超声或血清甲胎蛋白测定了解胎儿是否畸形。孕 32 周起可采用 NST（2次/周）、脐动脉血流测定及胎动计数等判断胎儿宫内安危。

（5）治疗

1）饮食治疗：75%~80% 的 GDM 病人仅需要控制饮食量与种类即能维持血糖在正常范围。应根据不同妊娠前体质量和妊娠期的体质量增长速度而定，见表 13-4-1。热量分配：碳水化合物占 50%~60%，蛋白质 15%~20%，脂肪 25%~30%；早餐摄入 10%~15% 的热量，午餐和晚餐各 30%，每次加餐（共 3 次）可各占 5%~10%。

表 13-4-1 基于妊娠前体质指数推荐的孕妇每日能量摄入量及妊娠期质量增长标准

妊娠前体质指数 (kg/m²)	能量系数 (kcal/kg 理想体质量)	平均能量* (kcal/d)	妊娠期体质量增长值 (kg)	妊娠中晚期每周体质量增长值(kg)	
				均数	范围
<18.5	35~40	2000~2300	12.5~18.0	0.51	0.44~0.58
18.5~24.9	30~35	1800~2100	11.5~16.0	0.42	0.35~0.50
>25.0	25~30	1500~1800	7.0~11.5	0.28	0.23~0.33

注：* 平均能量(kcal/d)=能量系数(kcal/kg)×理想体质量(kg)；1kcal=4.184kJ；对于我国常见身高的孕妇(150~175cm)，可以参考：理想体质量(kg)=身高(cm)－105。身材过矮或过高孕妇需要根据病人的状况调整膳食能量推荐。妊娠中、晚期在上述基础上平均依次再增加约 200kcal/d；妊娠早期平均体质量增加：0.5~2.0kg；多胎妊娠者，应在单胎基础上每日适当增加 200kcal 能量摄入

2）运动疗法：运动疗法可以降低妊娠期胰岛素抵抗，每餐 30 分钟后进行一次低至中等强度的有氧运动对母儿无不良影响，可自 10 分钟开始，逐步延长至 30 分钟。适宜

的频率为 3~4 次/周。进食 30 分钟后再运动，每次运动时间控制在 30~40 分钟，运动后休息 30 分钟。血糖水平<3.3mmol/L 或>13.9mmol/L 者停止运动。运动时应随身

携带饼干或糖果,有低血糖征兆时可及时食用。避免清晨空腹未注射胰岛素之前进行运动。

3)药物治疗:糖尿病孕妇经一般饮食调整3~5天后,在孕妇不感到饥饿的情况下,测定孕妇24小时的血糖及相应的尿酮体。如果空腹或餐前血糖≥5.3mmol/L或者餐后2小时血糖≥6.7mmol/L应及时加用胰岛素治疗。若调整饮食后出现饥饿性酮症,增加热量摄入后血糖又超过妊娠期标准者,首先推荐应用胰岛素控制血糖。

A. 孕期胰岛素使用特点:①孕早期由于早孕反应,可产生低血糖,胰岛素有时需减量。随孕周增加,体内抗胰岛素物质产生增加,胰岛素用量应不断增加,可比非孕期增加50%~100%甚至更高。胰岛素用量高峰时间在孕32~34周,一部分病人孕晚期胰岛素用量减少。②产程中孕妇血糖波动很大,由于体力消耗大,进食少,易发生低血糖;同时由于疼痛及精神紧张可导致血糖过高,从而引起胎儿耗氧增加、宫内窘迫及出生后低血糖等。因此产程中停用所有皮下注射胰岛素,每1~2小时监测一次血糖,依据血糖水平维持小剂量胰岛素静滴。③产褥期随着胎盘排出,体内抗胰岛素物质急骤减少,胰岛素所需量明显下降。胰岛素用量应减少至产前的1/3~1/2,并根据产后空腹血糖调整用量。多在产后1~2周胰岛素用量逐渐恢复至孕前水平。

B. 胰岛素治疗方案:最符合生理要求的胰岛素治疗方案为:基础胰岛素联合餐前超短效或短效胰岛素。基础胰岛素的替代作用可持续12~24小时,而餐前胰岛素起效快,持续时间短,有利于控制餐后血糖。应根据血糖监测结果,选择个体化的胰岛素治疗方案。

- **基础胰岛素治疗:**选择中效胰岛素睡前皮下注射,适用于空腹血糖高的孕妇;睡前注射中效胰岛素后空腹血糖已经达标但晚餐前血糖控制不佳者,可选择早餐前和睡前2次注射,或者睡前注射长效胰岛素。
- **餐前超短效或短效胰岛素治疗:**餐后血糖升高的孕妇,进餐时或餐前30分钟注射超短效或短效人胰岛素。
- **胰岛素联合治疗:**中效胰岛素和超短效或短效胰岛素联合,是目前应用最普遍的一种方法,即三餐前注射短效胰岛素,睡前注射中效胰岛素。由于妊娠期餐后血糖升高显著,一般不推荐常规应用预混胰岛素。

C. 妊娠期胰岛素应用的注意事项:①胰岛素初始使用应从小剂量开始,0.3~0.8U/(kg·d)。每天计划应用的胰岛素总量应分配到三餐前使用,分配原则是早餐前最多,中餐前最少,晚餐前用量居中。每次调整后观察2~3天判断疗效,每次以增减2~4U或不超过胰岛素每天用量的20%为宜,直至达到血糖控制目标。②胰岛素治疗期间清晨或空腹高血糖的处理:夜间胰岛素作用不足、黎明现象和Somogyi现象均可导致高血糖的发生。前两种情况必须在睡前增加中效胰岛素用量,而出现Somogyi现象时应减少睡前中效胰岛素的用量。

目前,口服降糖药物二甲双胍和格列本脲在GDM孕妇中应用的安全性和有效性不断被证实,但我国尚缺乏相关研究,且这两种口服降糖药均未纳入我国妊娠期治疗糖尿病的注册适应证。

2. 产时处理 包括分娩时机选择及分娩方式的决定。

(1)分娩时机

1)无需胰岛素治疗而血糖控制达标的GDM孕妇,如无母儿并发症,在严密监测下可待预产期,到预产期仍未临产者,可引产终止妊娠。

2)PGDM及胰岛素治疗的GDM孕妇,如血糖控制良好且无母儿并发症,在严密监测下,妊娠39周后可终止妊娠;血糖控制不满意或出现母儿并发症,应及时收入院观察,根据病情决定终止妊娠时机。

3)糖尿病伴发微血管病变或既往有不良产史者,需严密监护,终止妊娠时机应个体化。

(2)分娩方式:妊娠合并糖尿病本身不是剖宫产指征。决定阴道分娩者,应制订分娩计划,产程中密切监测孕妇的血糖、宫缩、胎心率变化,避免产程过长。择期剖宫产的手术指征为糖尿病伴严重微血管病变,或其他产科指征。妊娠期血糖控制不好、胎儿偏大(尤其估计胎儿体质量>4250g者)或既往有死胎、死产史者,应适当放宽剖宫产指征。连续硬膜外麻醉和局部浸润麻醉对糖代谢影响小。乙醚麻醉可加重高血糖,应慎用。

(3)产时胰岛素使用方法:阴道分娩时,产程中应密切监测宫缩、胎心变化,避免产程延长。每1~2小时监测1次血糖,根据血糖值维持小剂量胰岛素静脉滴注。产程中血糖不低于5.6mmol/L(100mg/dl)以防发生低血糖。应用胰岛素控制血糖者计划分娩时,引产前1天睡前正常使用中效胰岛素;引产当日停用早餐前胰岛素,并给予0.9%氯化钠注射液静脉内滴注;正式临产或血糖水平<3.9mmol/L时,将静脉滴注的0.9%氯化钠注射液改为5%葡萄糖/乳酸林格液,并以100~150ml/h的速度滴注,以维持血糖水平在5.6mmol/L(100mg/dl);如血糖水平>5.6mmol/L,则采用5%葡萄糖液加短效胰岛素,按1~4U/h的速度静脉滴注。也可参考表13-4-2。

3. 新生儿处理 新生儿均按高危儿处理,出生后30分钟内行末梢血糖监测,并严密监测血糖变化可及时发现低血糖。注意保温、吸氧,提早喂糖水,早开奶。新生儿娩出后30分钟开始定时滴服25%葡萄糖液。注意防止低血糖、低血钙、高胆红素血症及NRDS发生。

4. 产后处理

(1)妊娠期应用胰岛素的产妇剖宫产术后禁食或未能恢复正常饮食期间,予静脉输液,胰岛素与葡萄糖比例为1:(4~6),同时监测血糖水平及尿酮体,根据监测结果决定是否应用并调整胰岛素用量。

(2)妊娠期应用胰岛素者,一旦恢复正常饮食,应及时行血糖监测,血糖水平显著异常者,应用胰岛素皮下注射,根据血糖水平调整剂量,所需胰岛素的剂量一般较妊娠期

表 13-4-2 产程或手术中小剂量胰岛素的应用标准

血糖水平(mmol/L)	胰岛素用量(U/h)	静脉输液种类*	配伍原则 (液体量＋胰岛素用量)
＜5.6	0	5%葡萄糖/乳酸林格液	不加胰岛素
≥5.6～＜7.8	1.0	5%葡萄糖/乳酸林格液	500ml＋4U
≥7.8～＜10.0	1.5	0.9%氯化钠注射液	500ml＋6U
≥10.0～＜12.2	2.0	0.9%氯化钠注射液	500ml＋8U
≥12.2	2.5	0.9%氯化钠注射液	500ml＋10U

注:* 静脉输液速度为125ml/h

明显减少。

(3) 妊娠期无需胰岛素治疗的 GDM 产妇,产后可恢复正常饮食,但应避免高糖及高脂饮食。

5. 糖尿病合并酮症酸中毒的处理

(1) 临床表现及诊断:恶心、呕吐、乏力、口渴、多饮、多尿,少数伴有腹痛;皮肤黏膜干燥、眼球下陷、呼气有酮臭味,病情严重者出现意识障碍或昏迷;实验室检查显示高血糖＞13.9mmol/L(250mg/dl)、尿酮体阳性、血 pH＜7.35、二氧化碳结合力＜13.8mmol/L、血酮体＞5mmol/L、电解质紊乱。

(2) 发病诱因:妊娠期间漏诊、未及时诊断或治疗的糖尿病;胰岛素治疗不规范;饮食控制不合理;产程中和手术前后应激状态;合并感染;使用糖皮质激素等。

(3) 治疗原则:给予胰岛素降低血糖、纠正代谢和电解质紊乱、改善循环、去除诱因。

(4) 治疗方案

1) 血糖＞16.6mmol/L,先予胰岛素 0.2～0.4U/kg 一次性静脉注射,继而小剂量胰岛素 0.1U/(kg·h)或 4～6U/h 加入 0.9%氯化钠注射液中持续静脉滴注,并从使用胰岛素开始每小时监测 1 次血糖,根据血糖下降情况进行调整,要求平均每小时血糖下降 3.9～5.6mmol/L 或超过静脉滴注前血糖水平的 30%。达不到此标准者,可能存在胰岛素抵抗,应将胰岛素用量加倍。

2) 血糖≤13.9mmol/L,开始用 5%葡萄糖盐水加入胰岛素,直至血糖降至 11.1mmol/L 以下、尿酮体转阴后可改为皮下注射。

3) 注意事项:补液原则先快后慢、先盐后糖;注意出入量平衡。开始静脉胰岛素治疗且病人有尿后要及时补钾,避免出现严重低血钾。当 pH＜7.1、二氧化碳结合力＜10mmol/L,HCO₃⁻＜10mmol/L 时可补碱,一般用 5% NaHCO₃ 100ml＋注射用水 400ml,以 200ml/h 的速度静脉滴注,至 pH＞7.2 或二氧化碳结合力＞15mmol/L 时停止补碱。

【临床特殊情况的思考和建议】

GDM 病人中一半以上将在未来的 20 年内最终成为 2 型糖尿病病人,而且有越来越多的证据表明其子代有发生肥胖与糖尿病的可能。推荐所有 GDM 妇女在产后 6～12 周行 OGTT,并按照 2014 年 ADA 的非孕期血糖异常的分类及诊断标准明确有无糖代谢异常及其种类。有条件者建议检测血脂及胰岛素水平,至少每 3 年进行 1 次随访。对糖尿病病人的子代也推荐进行随访以及健康生活方式的指导,降低子代发生肥胖和糖尿病的风险。

参考文献

1. 沈铿,马丁. 妇产科学. 第 3 版. 北京:人民卫生出版社,2015:193

2. 魏玉梅,杨慧霞. 妊娠期糖尿病诊断标准变迁. 中国实用妇科与产科杂志,2013,29;295-298

3. 中华医学会妇产科学分会产科学组. 中华医学会围产医学分会妊娠合并糖尿病协作组. 妊娠合并糖尿病临床诊疗指南(2014). 中华妇产科杂志,2014,8;516-569

(程海东 程琰)

第五节 妊娠合并呼吸系统疾病

关键点

1. 孕妇在一次胸 X 线片检查中所接受的电离辐射量＜0.01mGy(＜1mrad),远低于致畸剂量。

2. 孕妇细胞免疫力低,患病毒性肺炎易进展为 ARDS,应在症状出现后 48 小时内尽早开始抗病毒治疗,使用神经氨酸酶抑制剂。

3. 哮喘药物治疗分为长期控制药物(糖皮质激素、白三烯受体拮抗剂等)和按需使用药物(短效 β-受体激动剂)。妊娠期使用对胎儿无不利影响。

妊娠期由于胎儿发育生长的需要,孕妇需氧量明显增加,所以孕妇呼吸系统也会发生某些解剖学和生理学的改变。妊娠使机体抵抗力降低,增加了发生肺炎并发症的危险。

1. 解剖学改变 受孕期高雌激素水平和血容量增加

的影响,孕妇常可发生鼻黏膜水肿和充血。由于子宫逐渐增大,使膈肌上升 4cm 以上,胸廓上下径线减小,而胸廓横径增加和肋骨下角增宽。

2. **生理学改变**　由于孕酮能诱导呼吸中枢对 CO_2 的敏感性增加,产生过度换气,因此使吸气量增加,功能性残气量减少,耗氧量、每分钟换气量和 CO_2 量均增加,故可致慢性呼吸性碱中毒。虽然孕妇和胎儿循环的氧分压较低,但胎儿可通过以下几种机制来代偿:①胎儿组织的血流速度较成人高 2.5 倍;②胎儿血红蛋白与氧的亲和力大于成人血红蛋白;③胎儿的血红蛋白含量较高;④胎儿循环优先供应重要生命器官,如肝、心、脑等。因此,即使胎儿血中的氧分压稍低,胎儿也不会发生缺氧情况。

一、妊娠合并肺炎

肺炎(pneumonia)是肺实质的炎症,可由多种病原体引起,如细菌、病毒、真菌、寄生虫等,化学物质、放射线和过敏因素等亦可引起肺炎。孕期肺炎发生率与非孕期无明显差异,但由于孕妇呼吸系统和免疫系统的变化,妊娠并发肺炎更容易发生肺部感染并发症,尤其是病毒和真菌感染。在抗生素问世之前,肺炎是导致早产的主要原因之一。目前,妊娠合并肺炎所致的早产率仍达 44%。本小节主要讨论细菌性肺炎和支原体肺炎、病毒性肺炎和真菌性肺炎。

(一)细菌性肺炎和支原体肺炎

【病因】

体质虚弱、过度疲劳、营养不良、上呼吸道感染是诱因,妊娠合并细菌性肺炎(bacterial pneumonia)的最常见的致病菌为肺炎双球菌(pneumococcal pneumonia),占 30%～50%;其次为嗜血流感杆菌(haemophilusinfluenzae),约占 10%;其他较少见的致病菌有葡萄球菌(staphylococcus aureus)、克雷伯杆菌(klebsiella)、军团菌(legionella)等。

【临床表现】

妊娠合并细菌性肺炎的症状与非孕期相同。肺炎球菌引起的肺炎的典型症状是发病急,先寒战,继之高热、头痛、全身不适、呼吸困难、咳嗽、脓痰或痰中带血。偶有恶心、呕吐、腹痛或腹泻。

嗜血流感杆菌性肺炎,多有吸烟、免疫功能低下、酗酒等病史,发病较慢。临床表现与肺炎球菌性肺炎相似。葡萄球菌性肺炎常继发于病毒性肺炎,一般有脓痰、胸膜痛,胸片上有空洞,该病还与感染性心内膜炎和长期静脉置管有关。克雷伯杆菌肺炎常见于慢性酗酒者,病变位于肺上叶并伴有脓肿形成。住院病人发生医院感染时,如 Gram 细菌阴性应考虑到此病。支原体肺炎是较常见而表现又不典型的一种肺炎,一般起病较隐匿,有乏力、低热、干咳、肌痛等,胸片显示有非均匀性渗出物。

体格检查时典型病例有叩浊、语颤增强和支气管呼吸音消散期可闻及湿啰音。

【辅助检查】

1. **血常规**　一般白细胞升高,中性粒细胞分类升高并有明显的核左移。

2. **X 线检查**　各种肺炎的 X 线表现详见表 13-5-1。

表 13-5-1　细菌性肺炎和支原体肺炎的 X 线表现

病　　名	X 线表现
肺炎双球菌性肺炎	一小叶或多小叶肺实变有时伴胸膜渗出
嗜血流感杆菌性肺炎	肺实变多发生于肺上叶
葡萄球菌性肺炎	有空洞形成伴胸膜渗出
克雷伯杆菌性肺炎	肺上叶有蜂窝脓肿形成
支原体肺炎	非均匀性渗出物

3. **致病菌检查**　详见表 13-5-2。

表 13-5-2　肺炎致病菌检查

致病菌	表　　现
肺炎双球菌	痰涂片 Gram 染色阳性,中性粒细胞大量短链状球菌,荧光标记抗体检测可提高诊断率
嗜血流感杆菌	痰涂片为小的 Gram 染色阴性杆菌痰细菌培养阳性,胞壁酸抗体阳性有助于诊断
葡萄球菌	痰细菌培养阳性,胞壁酸抗体阳性有助于诊断
克雷伯杆菌	痰细菌培养很重要
支原体	菌落较小,荷包蛋样菌落

【诊断】

一般依据临床表现、胸片、血常规及痰涂片或细菌培养来确定诊断。血清冷凝集试验阳性有助支原体肺炎的诊断。

【治疗】

1. **尽快找出病原菌**　发病后应立即做痰和血的细菌培养,加药敏试验,同时做痰涂片行 Gram 染色,以便尽早诊断,选择敏感抗生素。但要注意慎用或不用对胎儿有害的抗生素。

2. **抗生素的应用**　肺炎球菌、葡萄球菌感染可选用青霉素 G、红霉素类、头孢类。嗜血流感杆菌感染可选用氨苄西林加红霉素,如有耐药改用三代头孢菌素,如头孢塞肟等。克雷伯杆菌感染,氨基苷类抗生素为首选,但它对胎儿听神经有损伤作用,孕期禁用,重症时可用三代头孢菌素。支原体感染可用红霉素、阿奇霉素禁用四环素。

3. **对症处理** 加强全身支持疗法。咳嗽严重者可给予雾化吸入。适当给予镇咳、祛痰药物,胸痛、烦躁不安者可用镇静剂,有呼吸困难时给予氧气吸入。注意纠正水电解质紊乱和贫血。同时注意有关胎儿缺氧和早产征兆等。

4. **胎儿宫内情况监护** 严重的肺部感染可导致孕妇的血氧浓度下降,进一步导致胎儿缺氧。长期的慢性缺氧可导致胎儿发育异常。

5. **临产及分娩期的处理** 临产过程中,不宜使用麻醉止痛药。密切观察产程进展,给予持续吸氧,一般以经阴道分娩为宜。为缩短第二产程,可经阴道助产结束分娩,产后仍需继续用抗生素,直至恢复正常。

【肺炎对妊娠的影响】

妊娠合并肺炎对胎儿影响:肺炎对胎儿的影响随疾病严重性、病程及胎龄的不同而不同,一般情况下,妊娠合并肺炎增加早产、低体重儿及新生儿窒息的发病率。

肺炎常有高热咳嗽和呼吸困难,易致胎儿缺氧、流产率和早产率升高。重度肺炎可致脓胸、气胸或心包压塞,甚至死亡。一般认为,母儿的预后与感染的轻重,病程长短、治疗是否及时以及病人的全身状况有密切关系。

(二) 病毒性肺炎

【病因】

引起病毒性肺炎(viral pneumonia)的主要病毒有甲型流感病毒、乙型流感病毒、腺病毒、副流感病毒、呼吸道合胞病毒、冠状病毒等。麻疹、风疹和流行性出血热病毒也可引起肺炎,但较少见。2003 年导致 SARS 的冠状病毒是一种新型的冠状病毒,可以叫 SARS 冠状病毒。病人可同时受一种以上病毒感染,并常继发细菌感染,免疫抑制宿主还常继发真菌感染。呼吸道病毒可通过飞沫与直接接触传播,且传播迅速。因细胞免疫力降低,孕妇病毒性肺炎易发生急性呼吸功能衰竭、继发性细菌感染及成人呼吸窘迫综合征,死亡率达 50%。

【病理】

早期或轻型病毒性肺炎表现为间质性肺炎,炎症从支气管、细支气管开始,沿肺间质发展,支气管、细支气管壁及其周围、小叶间隔以及肺泡壁等肺间质充血、水肿、淋巴细胞和单核细胞浸润,肺泡壁明显增宽。肺泡腔内一般无渗出物或仅有少量浆液。病变较重者,肺泡也可受累,出现由浆液、少量纤维蛋白、红细胞及巨噬细胞组成的炎性渗出物,甚至可发生组织坏死。有些病毒性肺炎(如流感病毒肺炎,麻疹病毒肺炎、腺病毒肺炎等)肺泡腔渗出明显,渗出物浓缩凝结成一层红染的膜样物贴附于肺泡内表面,即透明

膜形成。支气管上皮的肺泡上皮也可增生,甚至形成多核巨细胞。麻疹病毒肺炎的病变特点为在间质性肺炎的基础上,肺泡壁上有透明膜形成,并有较多的多核巨细胞(巨细胞肺炎),在增生的上皮细胞和多核巨细胞的细胞质内和胞核内可检见病毒包涵体。病毒包涵体常呈球形,约红细胞大小,呈嗜酸性染色,均质或细颗粒状,其周围常有一清晰的透明晕。其他一些病毒性肺炎也可在增生的支气管上皮、支气管黏液腺上皮或肺泡上皮细胞内检见病毒包涵体。如腺病毒肺炎可在增生的上皮细胞核内,呼吸道合胞病毒肺炎可在增生的上皮细胞细胞质内,巨细胞病毒肺炎也可在增生的上皮细胞核内检见病毒包涵体。检见包涵体是病理组织学诊断病毒性肺炎的重要依据。

【临床表现】

病毒性肺炎好发于病毒疾病流行季节,临床症状和体征多变,可表现为气喘、发热、呼吸频率增快,病毒性肺炎咳嗽多为干咳,合并细菌性感染可有浓痰。本病通常无显著胸部体征,病情严重者有呼吸浅速、心率增快、发绀、肺部干湿啰音等。

1. **流行性感冒病毒性肺炎** 当流行性感冒康复后,再出现呼吸道症状,如急性胸膜痛、呼吸困难、高热、寒战、咳嗽等应疑及病毒性肺炎。当病毒性肺炎并发细菌感染时,病情迅速恶化,肺炎球菌和葡萄球菌是最常见的致病菌。

2. **水痘病毒性肺炎** 儿童发生者罕见,但成人并不少见。主要临床表现为皮肤水痘发生 2~6 天后,出现胸膜痛、咳嗽、呼吸困难、咯血等。如果孕妇在分娩前感染水痘,可严重危及胎儿,有些新生儿可发生内脏和神经系统播散性水痘,而危及生命。孕妇在产前 4 天和产后 2 天内感染水痘者,新生儿易感染。孕妇早孕时感染水痘,胎儿可发生先天水痘综合征,该综合征表现有先天性白内障,小头、小眼、皮肤病变、肢体发育不全等。

【辅助检查】

白细胞计数正常、稍高或偏低,血沉通常正常,痰涂片所见的白细胞以单核细胞居多,痰培养常无致病菌生长。

胸片:病毒性肺炎病人肺部病变多表现为间质渗出性改变,而细菌性肺炎病人肺部病变多表现为肺泡渗出性改变。然而,细菌、病毒的单独感染或二者的混合感染可能产生各种胸部放射线检查改变。

【诊断】

诊断依据临床症状及 X 线改变,并排除其他病原体引起的肺炎。确诊则有赖于病原学检查,包括病毒分离、血清学检查以及病毒抗原的检测。呼吸道分泌物中细胞核内的包涵体提示病毒感染。血清学检查常用的方法是检测特异性 IgG 抗体,如补体结合试验、血凝抑制试验、中和试验,但仅能作为回顾性诊断,并无早期诊断价值。

【治疗】

一般支持治疗包括保暖，保持呼吸道通畅，防止水、电解质和酸碱失衡，改善病人一般状况，维持生命体征平稳，高热对于胎儿有不利影响，应及时退热。必要时给予吸氧、支气管扩张药物，严重者给予机械通气和激素治疗。

孕妇由于细胞免疫力低，易进展为 ARDS，作为高危人群，应在症状出现后 48 小时内尽早开始抗病毒治疗，使用神经氨酸酶抑制剂（扎那米韦和奥司他韦）。金刚烷不再推荐为一线抗流感病毒药物。必要时应用抗生素预防细菌感染。利巴韦林有明确致畸作用，孕期禁用。

如病情得不到有效控制，必要时终止妊娠。分娩方式根据病情、孕周、胎儿情况、宫颈成熟情况选择。孕妇在产前 4 天或产后 2 天感染水痘者，应给新生儿注射带状疱疹免疫蛋白，以减少新生儿感染。当孕妇患有活动性的水痘感染时，应尽量推迟分娩。

（三）真菌性肺炎

近年来由于广谱抗生素、细胞毒性药物、激素和免疫抑制剂的广泛应用，肺部真菌感染有增加趋势。

1. 球孢子菌肺炎　是妊娠期常见的真菌性肺炎（fungal pneumonia）。一般临床表现为发热、咳嗽、进行性呼吸困难，胎儿发病率达 90%。诊断主要依据痰培养的真菌形态来判定。抗原皮试，血清学检查可供参考，胸片无特征性，有时可表现为部分肺叶实变或弥漫性小结节。治疗可用两性霉素 1mg/kg 每天一次。不良反应较大，主要有药物热、骨髓抑制和肝功受损，但对胎儿的影响还不十分清楚。

2. 肺孢子菌肺炎（pneumocystis pneumonia，PCP）　常继发于艾滋病（AIDS），起初认为引起肺孢子菌肺炎的病原菌是卡氏肺孢子菌，但在 2002 年通过对其 rRNA 基因序列进行研究后发现，耶氏肺孢子菌（pneumocystis jiroveci）才是肺孢子菌肺炎（pneumocystis pneumonia，PCP）真正的致病菌，而前者只能引起豚鼠发病。肺孢子菌寄生于正常人的肺泡内，多通过吸入空气中包囊而感染，成熟包囊进入肺泡后破裂，囊内小体脱囊后发育为滋养体，滋养体紧贴肺泡上皮寄生、增殖，包囊多位于肺泡中央。正常人体可以通过细胞免疫将其清除，当免疫功能低下时，可在肺泡腔内和肺间质内大量繁殖，释放氧自由基及炎症介质，引起肺泡上皮细胞的变性脱落、抑制肺泡上皮细胞的增殖与修复，同时启动炎症反应途径，加重肺损伤。随着病变进展可出现肺间质的纤维组织增生、肺泡间隙增宽，导致氧弥散障碍，引起低氧血症甚至呼吸衰竭而死亡。尽管妊娠合并 PCP 者少见，但一旦感染往往是致命的，有时以 PCP 的反复发作为线索而发现 AIDS。

【临床表现】

无特异性，最常见的症状是呼吸困难，其次为发热、干咳，少见症状有咳痰、咯血、盗汗和胸痛等，查体肺部啰音较少。肺部体征少与呼吸窘迫症状的严重不成比例为本病特点之一。肺外表现仅见于极少数病例，包括不明原因的淋巴结肿大、肝脾大等。非 AIDS 的 PCP 病人病情往往起病急，进展更快，低氧血症更重，对这类病人需加强认识。PCP 病人因免疫功能损害可能还合并其他机会性感染。

【诊断】

目前 PCP 的病原学诊断仍较困难，在多数医院仍依据临床表现及影像学特点。PCP 病人咳嗽多为干咳，深部痰液少，通过痰液查到肺孢子菌的几率低，采用 3% NaCL 溶液超声雾化诱导痰能提高检出率。支气管肺泡灌洗液（BLAF）或肺活检查到肺孢子菌的阳性率可高达 90%。但部分病人因其已经诊断 AIDS，病人往往拒绝行有创检查而不易得到 BLAF。近年采用 PCR 方法检测肺孢子菌 mRNA 或者 DNA 水平是敏感性和特异性均高于细胞学的无创性检测方法。肺孢子菌 mRNA 水平还可提示肺孢子菌感染是否处于活动期。

诊断依据：①起病隐匿或亚急性，干咳、气短和活动后加重，可有发热、发绀，严重者可发生呼吸窘迫；②肺部阳性体征少，或可闻及少量散在的干、湿啰音，体征与疾病症状的严重程度多不成比例；③胸部影像学检查可见双肺从肺门开始的弥漫性网状结节样间质浸润，有时呈磨玻璃状阴影；④血气分析示低氧血症，严重病例动脉血氧分压明显降低，常在 60mmHg 以下；⑤血清乳酸脱氢酶常升高；⑥确诊依靠病原学检查，如痰或支气管肺泡灌洗/组织活检等发现肺孢子菌的包囊或滋养体。

【治疗】

肺孢子菌在常见唑类抑制结合部位有氨基酸突变而耐药，现有的唑类药物不能用于 PCP 治疗。复方新诺明（甲氧磺胺嘧啶-磺胺甲基异噁唑，TMP-SMZ）是目前临床预防和治疗 PCP 的首选药物，HIV 合并 PCP 疗程为 3 周，非 HIV 病人为 2 周。TMP 和 SMZ 分别作用于耶氏孢子菌的二氢叶酸还原酶和合成酶，双重阻断其叶酸合成，干扰蛋白质合成，起到杀灭病原体作用。

对 TMP-SMZ 耐药或过敏可选用戊烷脒、氨苯砜、阿托伐醌或伯氨喹联合克林霉素。氨苯砜作用于二氢叶酸合成酶，干扰叶酸代谢；其剂量为每天 50mg 口服，但葡萄糖-6-磷酸脱氢酶（G-6-PD）缺陷病人禁用。阿托伐醌作用于二氢乳清酸酯脱氢酶，干扰嘧啶合成，剂量为 750mg，每天 2 次口服，适用于轻中度病人。伯氨喹每天 30mg 口服与克林霉素 600mg 每天静脉滴注 3 次联用可用于杀灭肺孢子菌。戊烷脒作用于胸苷酸合成酶，干扰核苷酸代谢；因其不良反应较严重且发生率高达 50%，因而临床应用受限。

对病情重，缺氧明显的病人可给予激素治疗，激素抑制 PCP 的炎症反应和由此造成的肺损伤可使中重度 PCP 的病死率降低近 50%。目前普遍推荐在 $PaO_2 < 70mmHg$、$PaCO_2 > 35mmHg$ 或 BALF 中性粒细胞 $> 10\%$ 均应使用激素作为辅助治疗,并主张在 TMP-SMZ 前 15～30 分钟给药,在 $PaO_2 > 70mmHg$ 的 PCP 病人应用激素亦可获益,但不主张常规使用。

对于合并严重呼吸衰竭,经磺胺及激素治疗症状无缓解需考虑呼吸支持治疗。

(四) 吸入性肺炎

【病因】

孕妇是吸入性肺炎(aspiration pneumonia)的高危人群,由于孕激素使胃、食管括约肌松弛,使胃排空延迟,胃酸反流,当全身麻醉或病人神志不清时易发生吸入性肺炎。

【临床表现】

临床表现主要与吸入物的量和性质有关,吸入圆体颗粒时可堵塞气管和支气管,导致肺不张;吸入液体性物质可致呼吸困难、发绀、呼气性哮鸣音;继发感染引起的吸入性肺炎可致细菌性肺炎,胸片示肺间质水肿。

【治疗】

迅速清理呼吸道,正压给氧吸入,应用支气管扩张药物等。继发感染引起的吸入性肺炎,要对支气管分泌物做细菌培养加药敏试验,指导应用抗生素。继发性细菌感染一般发生在吸入物 2～3 天后,多数这种病人需插管给氧。

【预防】

任何麻醉均有引起吸入性肺炎的可能,特别是全麻。麻醉前给予抗酸药物以中和胃酸。气管插管时,应持续保持环状软骨的张力,拔管时应待病人清醒方可拔管。

二、妊娠合并肺结核

肺结核(tuberculosis)是结核分枝杆菌引起的一种肺实性病变。结核杆菌抗酸,对外界抵抗力较强,在潮湿处可生存 5 个月以上。20 世纪 50 年代初,抗结核药广泛应用于临床后,我国肺结核发生率明显下降。但是近年来,由于多重耐药结核菌的增加和人类免疫缺陷病毒(HIV)感染,结核病发生率明显上升。由于肺结核对孕妇及其子女均有不利影响,临床上应高度重视。

【病因及传染途径】

肺结核的致病菌是结核分枝杆菌,主要通过呼吸道传播,排菌的肺结核病人的痰是主要传染源。传染的次要途径是经消化道进入体内。通过皮肤、泌尿、生殖器传者很少见。糖尿病、麻疹、艾滋病、矽肺、营养不良、使用免疫抑制剂和糖皮质激素易感染结核。

【肺结核对妊娠的影响】

肺结核病人除非同时伴有生殖器结核,一般不影响受孕。由于肺结核孕妇受发热、缺氧和营养不良等影响,妊娠结局亦不良,可致流产、早产、宫内感染、胎儿生长受限和胎死宫内。延误诊断可使产科并发症增高 4 倍,早产风险增高 9 倍。围产儿死亡率可达 30%～40%。若孕妇并发急性粟粒性肺结核,结核菌可经血行播散,感染胎盘,引起胎盘结核,从胎盘至脐静脉传染给胎儿或经摄入污染的羊水而感染胎儿,血源性传播可在胎儿肺或肝脏中形成一个或多个原发感染灶,而经羊水感染者则仅在肺部形成开放性感染灶。宫内感染结核病(曾称先天性结核病)罕见。新生儿结核病多数是由于与母亲密切接触感染而来。

【妊娠对肺结核的影响】

妊娠可加重肺结核的病情,原因有:①妊娠早期的妊娠反应,影响孕妇的进食与营养;②妊娠期细胞免疫调节受抑制;③孕期膈肌上升,肺膨胀减小致组织缺氧和呼吸困难,更易引起感染;④孕期全身脏器负担加重,能量消耗增加;⑤产后哺乳体力消耗和膈肌下降使静止期肺结核变为活动型,这些因素均可使肺结核孕妇发生活动性结核的危险性增加。也有人认为孕期子宫体增大。膈肌升高,有利于开放性肺结核空洞的闭合。我们认为在现代医疗条件下,只要注意克服不利因素,诊治及时,产科处理得当,一般来说,妊娠对结核无明显影响,但是对于诊治不及时,病灶广泛,病情严重,全身情况差的病人,妊娠和分娩可使其病情恶化。

【诊断要点】

多数病人在孕前已明确肺结核的诊断并及时进行治疗。妊娠期遇有低热、盗汗、咳嗽、消瘦及肺尖部闻及湿啰音等临床表现时,应考虑到肺结核的可能。依靠病史、症状、体征,尤其是胸部 X 线检查以及痰液结核菌检查等,不难诊断。

1. **皮肤结核菌素试验** 目前结核菌素的纯蛋白衍生物(purified protein derivative,PPD)已取代旧结核菌素(old tuberculin,OT),前者一般不产生非特异性反应。0.1ml (5IU)PPD 用于临床诊断,硬结平均直径 $\geqslant 5mm$ 者,为阳性反应。此试验对胎儿安全。

2. **痰中找到结核菌** 是确诊为肺结核的主要依据。

3. **胸部 X 线检查** 可早期发现肺结核。

宫内感染结核病的诊断必须符合以下标准之一:①结核病发生于出生后的第 1 周内;②原发性肝脏多种损害或有干酪样肉芽肿;③胎盘或母体生殖道有结核菌感染;④排除产后感染者。

【预防】

1. 减少肺结核的发病率是预防妊娠合并肺结核的根

本措施。

2. 在肺结核活动期,避免怀孕;待抗结核治疗病灶稳定1年以后,再考虑妊娠。

3. 为了早期发现病人,凡孕前有肺结核史或有密切接触者,在初次产前检查时,应常规行胸部X线检查。

【治疗】

1. **一般治疗** 及时治疗妊娠呕吐,注意补充营养,给予高蛋白和富有多种维生素的食物,肺结核活动期应卧床休息,房间内保持通风、阳光充足。

2. **抗结核药物治疗**

(1)预防性治疗:结核菌素试验阳性、胸片阴性的无活动性结核应给予预防性治疗。具体方案为异烟肼(INH)300mg/d和维生素 B_6 10mg/d,同时服用,至产后3~6个月。INH预防活动性结核的有效率达60%~90%。也有人担心INH对肝脏的毒性作用,建议产后3~6个月开始用药。

(2)活动性结核的治疗:活动性结核的药物治疗原则是坚持早期、联用、适量、规律和全程使用敏感药物。

INH和乙胺丁醇(ethambutol,ETH)是治疗妊娠合并活动性结核的首选药物,INH 300mg/d,ETH 15mg/(k·d),疗程为18个月,每月口服维生素 B_6 50mg,可降低INH对肝脏的毒性。治疗期间每月查肝功能1次。INH与利福平(rifampin,RIF)合用,疗程为9个月,但是因RIF可致胎儿畸形,一般很少使用。吡嗪酰胺(pyrazinamide,PZA)用于孕妇的安全性尚需进一步研究。链霉素对胎儿听神经有损害作用,乙硫异烟胺有致畸作用,故孕期不宜使用。当对INH耐药时,可采用INH、ETH和RIF三联用药。

(3)妊娠合并耐药结核病:所有育龄期女性病人在治疗前需评估是否合并妊娠。妊娠不是活动性耐药结核病治疗的禁忌证,但治疗可能对母亲和胎儿的生命带来很大的风险。妊娠合并耐药结核病病人需要认真评估胎龄、疾病的严重程度,以及治疗的益处和可能带来的风险。治疗的主要目的是力求达到痰菌阴转,以便在出生前后保护母子的健康。为此,在妊娠合并耐药结核病病人的治疗时需要注意以下几点:

1)治疗时机:诊断一经确立,应立即开始抗结核药物治疗。对于妊娠早期3个月内能否延迟治疗目前有一定的争议;只有当病人病情稳定、病变很轻的情况下,经有经验的医师充分评估推迟治疗的风险,并且与病人和家属充分沟通的情况下可以推迟治疗。

2)治疗方案:应选择3~4种二线口服抗结核药物联合吡嗪酰胺组成有效方案;由于注射剂对胎儿听力的影响,妊娠期应尽量避免使用注射剂;在病人病情危重,必须使用注射剂时,可以选择卷曲霉素每周3次使用,以最大程度降低其对胎儿的影响;如果病情需要,可以在胎儿娩出后加用注射剂以加强方案;此外,尽量避免使用丙硫异烟胺,该药

可以导致恶心、呕吐等消化道反应而加重孕妇的早孕反应,并且该药在动物试验中有致畸作用,同样丙硫异烟胺也可以选择在产后重新加入方案。如果病人8个月强化期治疗后痰菌阴转,也可以选择不再加用注射剂和丙硫异烟胺。尽管缺乏孕期使用氟喹诺酮类、环丝氨酸、对氨基水杨酸、阿莫西林/克拉维酸这些二线药物的安全性资料,但在耐药时可以考虑使用。

3)终止妊娠:在孕妇病情危重、一般情况差,继续妊娠可能加重疾病时需要立即终止妊娠。

(4)哺乳期合并耐药结核病:绝大多数抗结核药物都可以在乳汁中检测到,尽管浓度很低,其对胎儿的影响尚无足够资料证实。因此建议母亲停止母乳喂养,改为婴儿配方奶粉;为防止婴儿感染结核分枝杆菌,痰菌阳性的母亲最好能够与婴儿隔离至痰菌阴转,必须哺乳时选择通风良好的环境,母亲戴口罩。所有哺乳期合并活动性耐药结核病的病人需要立即开始抗结核药物治疗。

3. **手术治疗** 很少采用。一般认为,如肺部病变适合手术,孕妇并非禁忌。但应严格掌握手术指征,仅限于对病灶局限、反复咯血或肺结核瘤、空洞经保守治疗无效、手术疗法对母儿有利者。

4. **产科处理** 对妊娠合并肺结核的处理,应做到抗结核治疗和围产期保健同时兼顾,以保障母儿安全。临产后,如果无其他产科指征,以经阴道分娩为宜,可使用胎头吸引器或低位产钳助产,缩短第二产程,以避免因过度屏气而致肺泡破裂或病灶扩散。

5. **关于终止妊娠问题** 如果孕妇合并肺结核充分接受了抗结核药物的治疗,结核对孕期、产褥期的妇女和胎儿不会造成不良影响。但如有以下情况时应终止妊娠:①肺结核合并有肺外结核,且需长期治疗者;②重症活动性结核病,且病变广泛,如慢性纤维空洞型结核、毁损肺等;③耐多药结核杆菌感染者;④严重妊娠反应且治疗无效者;⑤结核病伴有心、肝、肾功能不全,不能耐受妊娠、自然分娩或剖宫手术;⑥肺结核合并反复咯血;⑦HIV或AIDS妊娠并发症结核病;⑧糖尿病孕妇合并结核病。

6. **新生儿处理** 在无先天性结核的证据情况下,婴儿应在出生时即开始异烟肼[10mg/(kg·d)]治疗,并持续6个月。具有临床或放射学表现的活动性结核和阳性结核菌素皮肤试验的婴儿应进行全疗程的抗结核治疗。出生后6周、12周、6个月各进行一次结核菌素试验及胸部X线检查。如果检查结果均阴性,则婴儿在出生后6个月时接种卡介苗,但如果任一项检查结果阳性,则婴儿应该多药联合治疗。

三、妊娠合并哮喘

哮喘(asthma)是一种常见的可逆的呼吸道阻塞性疾病,其临床特点是阵发性喘息、呼气性呼吸困难、胸闷和咳

嗽。2014 GINA 指南对哮喘的新定义：哮喘为一种异质性疾病，常以慢性气道炎症为特征，包含随时间不断变化的呼吸道症状，如喘息、气短、胸闷和咳嗽，同时具有可变性呼气气流受限。妊娠合并哮喘的发生率为 0.4%～3.0%。喘息发作特别是重症哮喘和哮喘持续状态不仅危及母亲，而且由于母体严重缺氧可致胎儿宫内缺氧、发育迟缓、窘迫，甚至胎死宫内。

【病因与发病机制】

哮喘是以嗜酸性粒细胞、肥大细胞反应为主的气道变应性疾病。哮喘分为外源性和内源性。外源性哮喘常在儿童、青少年发病，多有家庭过敏史，有明显季节性，嗜酸性粒细胞增多，IgE 水平升高，过敏原皮试阳性。内源性哮喘多无已知过敏原，在成年发病，无明显季节性，少有过敏史，嗜酸性粒细胞正常或稍增，IgE 水平正常或偏低。孕期发作的哮喘以内源性哮喘为主。

哮喘发病的机制主要有两个：

1. 有过敏体质的人接触抗原后，刺激肥大细胞释放组胺，嗜酸性粒细胞趋化因子等使支气管平滑肌收缩。

2. 病人接触抗原后，气道发生变应性炎症，支气管壁内炎性细胞释放出前列腺素、血栓素、白三烯和血小板活化因子等炎症介质，引起气道黏膜水肿，腺体分泌增加。渗出物形成黏液栓阻塞气道，诱发哮喘。

【哮喘对妊娠的影响】

妊娠期由于血浆中游离皮质醇和组胺酶增加，支气管运动张力下降及气道阻力的下降，可使哮喘发作频率和严重性降低。另一方面，由于宫底上升使膈肌提高而影响呼吸功能，可使哮喘加重。妊娠期高血压疾病和新生儿低氧血症发生率增高，重度哮喘发作时常伴有低碳酸血症和碱中毒，使胎儿缺氧，生长受限、早产等，新生儿畸形发生率不增加，哮喘孕妇容易发生胎膜早破，低出生体重儿和围产期新生儿死亡率增加。一般认为，虽然哮喘对妊娠可产生不利影响，但是如果哮喘急性发作时诊治及时得当，对妊娠、分娩和新生儿健康并无严重影响。

【临床表现】

典型发作一般表现为阵发性哮喘，伴有哮鸣音的呼气性呼吸困难、咳嗽、胸闷、呼吸频率＞28 次/分、脉搏＞110 次/分。危重病人呼吸肌严重疲劳，呈腹式呼吸，出现奇脉，甚至呼吸衰竭。轻症可以自行缓解，缓解期无任何症状或异常体征。

【诊断】

1. **孕前有哮喘反复发作病史** 尤其是冬季和初春季节易发病。

2. **发作时的典型症状和体征** 哮喘发作时，常先有咽

部发痒、胸闷不适，继而出现呼气性呼吸困难、咳嗽并伴有哮鸣者。可自行缓解或给予支气管解痉剂后缓解。发作可持续几分钟或数小时。如果发作超过 24 小时，则称为哮喘发作持续状态。胸部检查，可见胸部呈鸡胸状，胸腔前后径增大，横膈下降。听诊双肺布满哮鸣音且呼吸音降低。重症病例，可因无足够的气流而无哮鸣音，可见颈静脉怒张、低血压等。反复发作者，常并发肺气肿、肺动脉高压、左心肥大而致慢性肺心病。

3. **辅助检查**

（1）胸部 X 线检查：早期发作者两肺透亮度增加，呈过度通气状态，缓解期多无明显异常。

（2）血常规：发作者嗜酸性粒细胞增多。

（3）动脉血气：PCO_2 升高，PO_2 降低。$PaO_2 < 70mmHg$ 提示低氧血症，$PaCO_2 > 35mmHg$ 代表呼吸功能即将衰竭。

（4）痰涂片：可见较多嗜酸性粒细胞、黏液栓和透明的哮鸣珠，如合并呼吸道感染可做细菌培养加药敏试验，以指导选择有效抗生素。

（5）IgE 水平升高。

（6）肺功能检查：在哮喘发作时，有关呼气流速的所有指标均显著下降，1 秒钟用力呼气量（FEV_1）、一秒钟用力呼气量占用力肺活量比值（$FEV_1/FVC\%$），25% 和 75% 肺活量时的最大呼气流量（MEF 25% 和 MEF 75%）以及呼气流速峰值（PEFR）均减少。FEV1 和 MEF 25%～75% 被认为是评价呼吸道阻塞性疾病最敏感的指标。药物治疗的目的是使上述指标恢复至正常值。

【预防哮喘发作】

1. 严密观察病情变化及时发现很重要，病人一旦出现咳嗽、上呼吸道感染、胸痛或肺部充血都要给予预防性治疗，防止哮喘发作。

2. 避免接触已知过敏原和可能促进哮喘发作的因素，如粉尘、香料、烟丝、冷空气等。阿司匹林、食物防腐剂、亚硫酸氢盐可诱发哮喘，应避免接触。反流食管炎可诱发支气管痉挛，因此睡眠前给予适当的抗酸药物减轻胃酸反流，同时可抬高床头。减少咖啡因的摄入。避免劳累和精神紧张，预防呼吸道感染。

【治疗】

哮喘药物治疗分为：长期控制药物和按需使用药物。长期控制药物包括吸入皮质激素（ICS）、白三烯受体拮抗剂（LTRAs）、茶碱和奥马珠单抗，可维持治疗达到哮喘控制。按需使用药物包括短效 β-受体激动剂（SABAS）用于缓解急性症状，口服激素也被用于急需药物或者严重持续哮喘控制用药。

1. **吸入激素** 吸入激素（ICS）是妊娠哮喘控制的主要药物。研究证实，ICS 不会增加围产期风险（如子痫、早产、

低出生体重、先天缺陷)。2005 年美国哮喘教育和预防项目(NAEPP)将 ICS 作为治疗妊娠期哮喘的一线药物。研究表明,ICS 既不会增加胎儿死亡率,也不会导致胎儿畸形。也不会增加新生儿低体重、早产的风险。布地奈德可作为妊娠期间 ICS 治疗的首选,但是别的 ICS 也同样安全。

2. **吸入 β-受体激动剂**　吸入 SABAs 为妊娠期间按需使用的药物,首选沙丁胺醇。吸入沙丁胺醇有两种方法:轻、中度哮喘使用 2~6 喷或雾化 20 分钟,哮喘严重持续急性加重时使用高剂量。

3. **白三烯调节剂**　扎鲁司特和孟鲁司特是选择性 LTRAs,是妊娠 B 类用药。用于哮喘治疗,孟鲁司特的用法为 1 次/天,成人一般是 10mg/d。

4. **色甘酸钠和茶碱**　由于色甘酸钠和茶碱在哮喘症状的控制上不如 ICS,一般仅在轻度持续性哮喘中替代使用。由于茶碱不良反应较多,存在潜在的药物反应以及毒性,因此该药物在孕妇中的使用是有限的。

5. **口服糖皮质激素**　部分严重哮喘病人必须使用口服激素控制哮喘症状,泼尼松 40~60mg/次或分两次使用,使用 3~10 天,用于哮喘急性发作。相对严重哮喘急性发作可导致母体和胎儿死亡,激素的不良反应就显得不那么重要了。重症哮喘的孕妇应该接受口服糖皮质激素的治疗。

6. **奥马珠单抗**　奥马珠单抗是治疗中重度持续性过敏性哮喘的药物。动物试验已证实该药物的安全性,FDA 分类为 B 类药。研究证实,哮喘孕妇使用奥马珠单抗 8 周不会增加先天畸形和低出生体重的发生率;重症哮喘孕妇使用奥马珠单抗,不会引起小于妊娠周数生产的发生。

【哮喘教育】

哮喘孕妇心理压力大,易导致哮喘症状加重。妊娠期间,由于担心药物对胎儿安全的影响,哮喘病人的用药依从性下降,导致哮喘控制不佳。孕妇担心使用药物特别是糖皮质激素的安全性,却不太关心哮喘未控制所带来的风险。哮喘孕妇无知的决定或者是不良的管理易导致哮喘急性加重和围产期的不良后果。因此,哮喘教育在哮喘孕妇的哮喘控制中起到很关键的作用,特别要告知病人哮喘未控制对胎儿的影响以及自我管理的策略,如正确的吸入技术,依从性和出现哮喘发作时应如何应对等。吸烟的哮喘孕妇应该戒烟,同时尽量避免烟草环境和其他可能的刺激物。

四、胸 廓 畸 形

见于幼时患脊柱结核、外伤所致脊柱后突或侧突,也可见于严重佝偻病和先天异常。由于胸廓变形缩小、活动受限,可导致肺活量降低和肺循环阻力增加。妊娠期随胎儿发育,膈肌升高,可进一步加重心肺负担,严重时可发生肺动脉高压、心肺功能衰竭,危及母儿安全。

【胸廓畸形对母儿的影响】

严重胸廓畸形(thoracocyllosis)的孕妇常有肺不张、肺通气不足、代偿性肺气肿、胸腔内大血管受到不同程度挤压。随着妊娠进展,通气功能障碍进一步加重。孕妇长期处于低氧血症、酸中毒、高碳酸血症的状态,易发生呼吸道感染等并发症。妊娠及分娩期需氧量增加及心脏负担加重,更容易发生肺源性心脏病,甚至心肺功能衰竭。

孕妇缺氧可引起胎儿缺氧、早产、胎儿宫内生长受限,甚至胎死宫内。严重胸廓畸形常合并骨盆畸形,难产及剖宫产儿率增高。

【诊断】

应注意身材、体态、脊柱是否弯曲等。肺功能受限者,常有胸式呼吸障碍并伴有口唇、面色青紫等乏氧表现。肺功能检查,肺活量明显下降。肺活量<1000ml 妊娠者,预后较差。肺通气不良的孕妇,血气分析血氧分压(PaO_2)下降,二氧化碳分压($PaCO_2$)上升。如果出现以下症状,应考虑有肺源性心脏病:呼吸困难加重,发绀加深;颈静脉怒张、静脉压上升,肺部闻及湿啰音;肝大、压痛;头痛、神志模糊甚至昏迷不醒,四肢抽搐;剑突下心脏搏动明显提示右心室肥大。肺动脉第二心音亢进,剑突下闻及奔马律及收缩期杂音。

【治疗】

妊娠前肺活量<1000ml 者不宜妊娠,一旦妊娠应尽早终止。妊娠 20 周后定期进行肺功能及血气检查,发现异常应及早住院。妊娠后期肺活量<600ml 者应终止妊娠。孕期应积极治疗增加心肺负担的疾病,如贫血、妊娠期高血压疾病、呼吸道感染等。

分娩方式以剖宫产为宜,产程中不应使用哌替啶等止痛药。给予广谱抗生素预防感染。持续低流量吸氧,氧流量 1~1.5L/min。密切监护血气变化,$PaCO_2$ 持续高值者,术前术后间断正压吸氧,防止肺不张。必要时给予呼吸兴奋剂。术后补液量应限制在 1000ml 以内。

【临床特殊情况的思考和建议】

1. **妊娠合并胸廓畸形病人心肺功能变化**　胸廓畸形病人胸廓缩小,肋骨运动受限制,胸廓顺应性下降,肺组织多有纤维化、肺不张、代偿性肺气肿、小血管闭塞等,同时还可以有大血管的扭转、弯曲等,这些变化使肺内通气不足,肺活量下降,肺内血管阻力增加,加重心肺负担。随着妊娠进展,横膈抬高,胸腔进一步缩小,使肺泡的膨大受限制,如合并呼吸道感染,分泌物滞留,气管阻力增大,使通气更加不足,血氧下降,二氧化碳积聚,易发生呼吸衰竭。

2. **终止妊娠的时间**　伴慢性心肺功能不全者,可适时促胎肺成熟,一旦胎肺成熟,即剖宫产终止妊娠,以减少妊娠对心肺加重的负担。

3. 产时麻醉方式的选择　产时麻醉方式的选择尚无统一标准，各种麻醉方式均有利弊，可根据具体情况选择麻醉方式。

（1）全麻：考虑到局部阻滞麻醉技术上的困难，合并心肺疾病的孕产妇手术时可能选择全身麻醉，但全麻会引起肺动脉压力增高从而导致右心衰竭。正压通气会减少静脉回流，同时，伴随着麻醉剂的负性趋离子作用，可导致血压明显下降。手术结束时病人的咳嗽和身体屈曲可瞬时但显著降低功能残气量，进一步加重通气灌注比例失调及低氧血症。术后全身麻醉引起的喉麻痹和吞咽功能受损进一步降低气道防御机制。所有这些因素可导致延迟拔管，术后需继续辅助通气。

（2）区域阻滞麻醉：妊娠期间，腹腔内压力增加、硬膜外腔静脉充血可使蛛网膜下腔缩小，因此，常规麻醉药物剂量即可导致更高平面的阻滞。根据身高和体重调整麻醉药物剂量，可达到理想的感觉神经和运动神经阻滞，减少低血压的发生率。但严重脊柱后侧凸可使脑脊液减少，以至于低剂量局部麻醉剂即可达到高于预期的阻滞平面，从而使低血压的发生率增加。另外，脊柱及硬膜外腔的变形可造成进针困难及局麻药的扩散不均匀，从而造成阻滞效果差或单侧阻滞。另外，脊麻或硬膜外麻醉的另一问题是进针困难。

当脊麻或硬膜外麻醉困难、病人不能耐受全麻或无条件施行全麻时，可选择局部浸润麻醉。

五、妊娠期和产褥期肺栓塞

肺栓塞（pulmonary embolism，PE）以肺血栓栓塞症（pulmonary thromboembolism，PTE）最为常见，其他还包括羊水栓塞、脂肪栓塞、空气栓塞、肿瘤栓塞等。下肢静脉及盆腔静脉的深静脉血栓形成（deep venous thrombosis，DVT）是PTE的主要栓子来源。妊娠产褥期，由于同时存在静脉血液淤滞、血管内皮损伤和血液高凝状态，静脉血栓栓塞的发生率明显增高。多胎分娩、肥胖和剖宫产都是静脉血栓栓塞的危险因素。剖宫产比阴道分娩的静脉血栓栓塞风险高两倍。在欧美等发达国家，VTE是孕产妇死亡的首要原因。VTE形成风险从孕早期即开始逐渐升高，产后高于产前，尤以产后第1周发生风险最高，相对危险度较非妊娠女性增加近20倍。70%的围产期PTE发生在产后2个星期内。PTE作为妊娠女性死亡的直接危险因素，虽然发生率仅为0.09‰～0.7‰，但病情发展快，若未经治疗或处理不当，病死率可高达30～40%，且66%死于栓塞发生的30分钟内，因此早期诊断和治疗十分重要。

ESC 2008年急性肺栓塞诊治指南和AHA于2011年的重度静脉血栓栓塞治疗指南，分别将急性肺栓塞风险划分为低、中、高危，低危、次大面积、大面积。低危PTE是指在就诊时血压正常的病人中发现的PTE，这些病人住院期间死亡或并发症的危险低。高危PTE（大面积）约占所有PTE病例的5%，病人死亡危险高，尤其是发病的数小时期间。

【临床表现】

绝大多数妊娠深静脉血栓病人表现为下肢疼痛、肿胀以及下腹疼痛。由于妊娠期左髂静脉受增大的子宫及右髂动脉压迫，故妊娠DVT以左下肢最为常见，85%以上的病人表现为左侧肢体疼痛或肿胀，双侧小腿周径差值超过2cm以上高度提示DVT。下腹疼痛则多提示血栓延伸进入盆腔血管。髂静脉栓塞可表现为后背及臀部疼痛以及全腿肿胀。PTE临床表现包括呼吸困难、胸痛、咯血以及晕厥等。其中晕厥、休克、血压下降常提示高危PTE，是急救的关键信号。由于妊娠期特殊的生理改变，气促、下肢水肿等DVT或PTE的常见临床症状在健康妊娠女性也可出现，因此仅凭临床表现判断妊娠DVT或PTE的发生较为困难。

【诊断】

约41%的急性肺栓塞孕产妇心电图存在异常，但缺乏特异度。对于既往无心肺疾病的病人出现的心电图改变应引起足够重视。动脉血气分析对妊娠PTE的诊断价值有限。超声心动图、床旁下肢超声和CT肺动脉造影等方式能帮助诊断。

高危及中高危PTE往往存在严重的右心功能不全，表现为至少以下1项：①右心室扩张（在心脏超声及胸部CT上四腔心右心室与左心室直径比>0.9）或心脏超声右心收缩功能障碍；②BNP>90pg/ml，NT-BNP>500pg/ml或心电图改变（新发完全性或不完全性右束支传导阻滞，前间壁ST段压低或抬高，T波倒置）。有的甚至合并心肌坏死，肌钙蛋白I>0.4ng/ml或肌钙蛋白T>0.1ng/ml。

【治疗】

1. 抗凝治疗　对存在VTE症状体征或怀疑肺栓塞的孕产妇应尽快检查同时予抗凝治疗，除非合并已知的出血性疾病、血小板减少、严重肝肾疾病以及不可控的高血压等强烈的抗凝禁忌。普通肝素和低分子肝素，均不通过胎盘。低分子肝素不增加阴道分娩产后大出血风险，且较普通肝素发生出血及诱导血小板减少症的风险更小，是妊娠及产褥期抗凝治疗的最佳选择。产前一旦开始低分子肝素初始治疗，则应在余下的孕程持续使用，直到产后6周，且总疗程不少于3个月。普通肝素半衰期短，可用于即将分娩或需溶栓治疗的病人，但应注意监测血小板水平。存在晕厥、休克等肺栓塞高危症状的孕产妇应首选普通肝素静脉输注抗凝，以便及时行溶栓治疗。华法林等维生素K拮抗剂可透过胎盘，并可引起流产、早产、低出生体质量儿、神经发育障碍以及胎儿和新生儿出血,妊娠前3个月使用还可能致畸,因此不推荐用于产前VTE治疗。

2. 分娩期的抗凝治疗　分娩过程中出现的深静脉血栓应首选普通肝素静脉输注治疗。低分子肝素皮下注射均应在分娩前24小时停止使用,普通肝素静脉输注在分娩或麻醉6小时前停止使用。顺产后4～6小时或剖宫产后6～12小时即可恢复普通肝素或低分子肝素抗凝治疗。如恢复低分子肝素抗凝,应首先以预防剂量起始,8～12小时后再改用治疗剂量。无论是肝素还是华法林,均无母乳喂养禁忌。

3. 溶栓治疗　溶栓治疗可以迅速缓解病人不适症状(呼吸困难、胸痛以及精神痛苦等)。在不需要机械通气或血管活性药物治疗下逐步稳定呼吸和心血管功能、预防PE再发生以及提高生存率;但出血的风险增加,可能发生不可控制的出血(包括创面出血、颅内出血)。剖宫产和阴道分娩后10天内被认为是溶栓治疗的相对禁忌,但也有阴道分娩后1小时和剖宫产术后12小时溶栓治疗成功的案例。有报道指出对孕妇进行溶栓治疗,其出血风险与非孕妇女相似。

(1)溶栓治疗的时机:明确诊断后即行溶栓治疗;心跳呼吸骤停者,自主心跳恢复即开始溶栓。

(2)方法:介入局部溶栓法:用药剂量小,效果确切,不良反应少,适用于可以搬运到导管室的危重病人。静脉全身溶栓法。对于病情危重、不能搬动的病人是唯一方法。

(3)药物:国内常用药物有尿激酶和rt-PA,两者均通过激活纤溶酶原起作用。尿激酶给药后15分钟作用达高峰,体内半衰期约20分钟,但其激活的纤溶酶活性将持续6小时以上,24小时才降至正常;rt-PA主要作用于血栓局部,起效快,半衰期短,给药20分钟后体内仅剩给药量的10%,出血并发症较少,且无致敏作用,临床使用的优点更突出。有报道显示半剂量溶栓的出血并发症要明显低于全剂量溶栓。最终剂量取决于临床症状的改善。呼吸氧合与血压、心率有所改善,并达到维持生命的最低限,即应马上停药。

【预防】

既往血栓病史是深静脉血栓发生的高危因素,妊娠期间血栓复发风险可增加3～4倍。对于存在该类危险因素的孕产妇,产前及产后均需严密监测,同时预防性抗凝治疗。其他妊娠期危险因素还包括易栓症、肥胖、高血压、吸烟、剖宫产等。研究表明,对存在VTE危险因素的孕妇行预防性抗凝治疗可使VTE复发风险从12.2降至2.4。

参考文献

1. 曹泽毅. 中华妇产科学. 第3版. 北京:人民卫生出版社,2014

2. Frye D,Clark SL,Piacenza D,et al. Pulmonary complications in pregnancy:considerations for care. J Perinat Neonatal Nurs,2011,25(3):235-244

3. Lamontagne F,Briel M,Guyatt GH,et al. Corticosteroid therapy for acute lung injury,acute respiratory distress syndrome,and severe pneumonia:A meta-analysis of randomized controlled trials. J Crit Care,2009

4. Romanyuk V,Raichel L,Sergienko R,et al. Pneumonia during pregnancy:radiological characteristics,predisposing factors and pregnancy outcomes. J Matern Fetal Neonatal Med,2011,24(1):113-117

5. Tuberculosis—diagnosis,management,prevention,and control:summary of updated NICE guidance. BMJ,2016,352:h6747

6. Konstantinides SV,Barco S,Lankeit M,et al. Management of pulmonary embolism:an update. J Am Coil Cardiol,2016,67(8):976-990

7. 王丹凤,江莲,唐良法. 阿替普酶与尿激酶治疗急性肺栓塞溶栓的有效性及安全性研究. 临床肺科杂志,2015,20(8):1465-1468

(王红梅)

第六节　妊娠合并感染性疾病

关键点

1. TORCH综合征也称为TORCH感染,指孕妇感染一种或数种病原微生物后引起的胎儿宫内感染,甚至造成新生儿缺陷的综合征。

2. 孕期初次感染可侵犯胎儿神经系统、心血管系统、肝脾等器官,造成流产、早产、死胎及各种先天畸形,危害严重。

3. 妊娠晚期及分娩期HSV感染,新生儿获得HSV感染的几率非常高,应建议孕妇采取剖宫产分娩,减少对新生儿的影响。

4. 梅毒感染时,孕期首选青霉素,可预防传播给胎儿,且对胚胎期梅毒有治疗作用。

5. 目前TORCH检查是在孕前及妊娠期取血行相应的抗体检测,如IgM抗体、IgG抗体及IgG抗体亲和力指数。

妊娠感染性疾病是指妊娠期感染各种病原微生物引起的疾病,病原微生物包括病毒、细菌、真菌、衣原体、支原体、螺旋体、原虫等,因其可以导致围产儿的死亡与新生儿的出生缺陷,受到广泛重视。

TORCH综合征

TORCH综合征(TORCH syndrome)也称为TORCH感染,指孕妇感染一种或数种病原微生物后引起的胎儿宫内感染,甚至造成新生儿缺陷的综合征,其中,TORCH分别指弓形虫(toxoplasma)、其他(others)主要指梅毒螺旋体

(treponema pallidum),HIV 感染,人微小病毒 B19 及 EB 病毒等、风疹病毒(rubella virus)、巨细胞病毒(cytomegalovirus,CMV)以及单纯疱疹病毒(herpes simplex virus,HSV)。TORCH 综合征的特点是孕妇患其中任何一种疾病后,多数自身症状轻微,甚至无临床症状,但病原体可以导致胎儿宫内感染,使胎儿、新生儿出现严重症状和体征,或出现流产、死胎、死产以及出生后中枢神经系统障碍等先天性缺陷。

【感染途径】

1. **孕妇为易感人群** 弓形虫的病原体为刚地弓形虫(toxoplasma gondii),猫科动物为其终宿主,孕妇通过食用含有包囊的生肉或未煮熟的肉类、蛋类、未洗涤的蔬菜、水果而感染。风疹病毒可以通过直接传播或呼吸道飞沫传播感染孕妇。巨细胞病毒、单纯疱疹病毒、梅毒螺旋体主要通过性接触传播。

2. **胎儿及新生儿感染** 孕妇垂直传播至胎儿的途径主要有三种:

(1) 宫内感染:①经胎盘感染:孕妇患生殖道以外部位的感染性疾病,病原微生物可进入孕妇血中,孕妇血中的病毒可直接通过胎盘屏障感染胚胎或胎儿,而细菌、原虫、螺旋体等需要在胎盘部位形成病灶后感染胚胎或胎儿;②上行感染宫腔:临产后宫颈管扩张,羊膜囊与寄生在阴道内的内源性菌群接触,引起羊膜腔内的感染,如有胎膜早破存在时,感染更易发生;③病原体上行沿胎膜外再经胎盘感染胎儿。

(2) 产道感染:胎儿在分娩时通过软产道,软产道内存在内源性病原微生物和外源性病原微生物,如巨细胞病毒、单纯疱疹病毒Ⅱ型,均可以引起新生儿感染。

(3) 出生后感染:通过母乳、母亲唾液、母血感染新生儿。最常见的病原微生物为巨细胞病毒,此途径并不常见,但不可忽视。

TORCH 感染胎儿、新生儿途径见表 13-6-1。

表 13-6-1 TORCH 感染胎儿、新生儿途径

感染时期		感染方式	
出生前	经产道感染	阴道、宫颈管感染	
		外阴、肛门感染	
	宫内感染	经胎盘感染	经胎盘入血(病毒)
			经胎盘病灶入血(螺旋体)
		上行至羊膜腔感染	已破膜
			未破膜
		沿胎膜外再经胎盘感染	
出生后	经母乳感染	母乳混有母血感染	
		母乳头感染灶感染	
	经母唾液、母输血感染		

【对母儿的影响】

1. **对孕妇的影响** 不同微生物感染所致的影响也不同。

(1) 弓形虫病:刚地弓形虫寄生于各种有核细胞内,引起弓形虫病,在细胞内反复增殖,破坏细胞,引起组织炎症和水肿,其流行呈世界分布。孕妇感染后约 90% 发生淋巴结炎,全身或局部淋巴结肿大,特点是无粘连、触痛。若侵犯多个脏器出现全身反应。

(2) 风疹:人是风疹病毒的唯一宿主,孕妇感染后出现低热、咳嗽、咽痛等上呼吸道症状,随后面颊部及全身相继出现浅红色斑丘疹、耳后及枕部淋巴结肿大,数日后消退,在临床上易被忽略。

(3) 巨细胞病毒:在我国一般人群 CMV 抗体阳性率为 86%～96%,孕妇 95% 左右,多为隐性感染。可长时间呈带病毒状态,经唾液、尿液、乳汁、宫颈分泌物排除病毒。

少数病人表现为低热、无力、头痛、肌肉关节痛、白带增多、颈部淋巴结肿大等。

(4) 生殖器疱疹:潜伏及复发感染者居多,感染后出现外阴部多发性、左右对称的表浅溃疡,周围表皮形成疱疹。

(5) 梅毒:早期梅毒主要为皮肤损害,晚期可侵犯骨骼、心血管、神经系统等重要脏器,造成劳动力丧失甚至死亡。

2. **对胚胎、胎儿、新生儿的影响** 影响的大小取决于病原微生物的种类、数量及胚胎发育的时期。

(1) 弓形虫病:妊娠早期感染可引起胎儿死亡、流产或发育缺陷,多不能生存,幸存者智力低下;妊娠中期感染可发生广泛性病变,引起死胎、早产或胎儿脑内钙化、脑积水、小眼球等严重损害;晚期感染可致胎儿肝脾肿大、黄疸、心肌炎,或在生后数十年出现智力发育不全、听力障碍、白内障及视网膜脉络膜炎。

(2) 风疹:孕期感染风疹可致胚胎和胎儿严重损害,发生流产、死胎及先天性风疹综合征(congenital rubella syn-

drome,CRS),在感染 1～2 个月时感染发病率最高,出生后新生儿不一定立即出现症状,可在出生数月甚至数年才显现。CRS 儿有三大临床特征称为三联症,即心血管畸形、先天性白内障和耳聋。临床上分为新生儿期症状(低体重、肝脾肿大、脑膜炎症状)、永久性障碍(心血管畸形、眼障碍、耳损伤)和迟发性障碍(耳聋、高度近视、糖尿病、神经发育延迟等)。

(3)巨细胞病毒:孕期初次感染可侵犯胎儿神经系统、心血管系统、肝脾等器官,造成流产、早产、死胎及各种先天畸形,危害严重。存活的新生儿有肝脾肿大、黄疸、肝炎、血小板减少性紫癜、溶血性贫血及各种先天性畸形,死亡率高,出生时无症状者常有远期后遗症如智力低下、听力丧失和迟发性中枢神经系统损害等。

(4)生殖器疱疹:妊娠期原发性生殖器疱疹常致自然流产、宫内生长受限、早产及新生儿 HSV 感染。孕 12 周内感染可致胎儿畸形,主要为小头、小眼、肝脾肿大、视网膜脉络膜炎、脑钙化、智力低下。孕晚期感染 HSV 之孕妇经产道分娩,其新生儿 HSV 发生率可达 50%。复发性生殖器疱疹引起新生儿 HSV 的危险性明显低于原发性生殖器疱疹,且与早产无关。

(5)梅毒:鉴于早期胎儿体内已查到梅毒螺旋体,表明妊娠期间可感染胎儿。梅毒螺旋体宫内感染,可致流产、早产及死亡。其新生儿称为先天梅毒儿,也称胎传梅毒儿,病情较重,早期表现有皮肤大疱、皮疹、鼻炎及鼻塞、肝脾肿

大、淋巴结肿大等;晚期先天性梅毒多出现在 2 岁以后,表现为楔状齿、鞍鼻、间质性角膜炎、骨膜炎、神经性耳聋等,病死率及病残率均明显增高。新生儿梅毒若系宫内感染者常无硬下疳,有此表现者常为分娩时产道感染所致。

【诊断】

1.**病史及体征**　有以下情况者应考虑和警惕孕妇 TORCH 感染。

(1)曾有 TORCH 感染史、反复自然流产史、死胎、死产史及无法解释的新生儿缺陷或死亡史。

(2)孕期接触猫、有摄食生肉或未熟肉、蛋及未洗涤的瓜果、蔬菜史,孕期淋巴结肿大者有弓形虫感染可能。

(3)孕妇出现耳后或枕部淋巴结肿大,皮肤出现浅红色斑丘疹,有风疹感染可能。

(4)孕妇患单核细胞增多症,曾行器官移植或有多次输血史,有巨细胞病毒感染可能。

(5)孕妇出现生殖器、肛门及腰以下皮肤疱疹,有单纯疱疹感染可能。

(6)新生儿出生 3 周出现皮疹、鼻炎、肝脾肿大等,多为梅毒感染。

2.**辅助检查**　须借助实验室检查确诊。可采集母血、尿、乳汁、疱疹液、宫颈分泌物、胎盘、绒毛、羊膜、羊水及胎儿之血、尿、脑脊液等作形态学检查、病理切片、病原学检查、血清学检查,具体见表 13-6-2。

表 13-6-2　TORCH 感染实验室诊断手段

TORCH 感染	实验室诊断手段
T(弓形虫病)	• 检出弓形虫(直接镜检、动物接种、细菌培养) • 血清学检查(染色试验、间接血凝试验、补体结合试验、ELISA 检测特异 IgM) • PCR 技术
O(梅毒螺旋体)	• 检测梅毒螺旋体(暗视野镜检) • 血清学检查(VDRL、USR、RPR、TPHA-ABS 试验、补体结合试验)
C(风疹病毒)	• 分离巨细胞病毒 • 脱落细胞检查猫头鹰眼细胞 • 血清学检查(ELISA 检测特异 IgM、免疫荧光法) • PCR 技术
H(单纯疱疹病毒)	• 分离单纯疱疹病毒 • 血清学检查(ELISA 检测特异 IgG、IgM 荧光法) • PCR 技术

【治疗】

1.**治疗性流产**　妊娠早期 TORCH 感染者应做实验室检查,确诊后行治疗性流产。妊娠中期确诊为胎儿宫内感染、胎儿严重畸形应终止妊娠,减少 TORCH 患儿的出生。

2.**药物治疗**

(1)弓形虫病:尚无特效药物,孕期多选用乙酰螺旋霉素,该药在胎盘等组织中浓度高、毒性小、无致畸作用。每次 1g,每天 4 次,连用 2 周,间隔 2 周后可重复使用。亦可选用乙胺嘧啶,但该药在妊娠早期服用有致畸作用,适用于妊娠中、晚期,并应同时补充叶酸。

（2）风疹:尚无特效疗法。天然获得性风疹免疫具有高度保护性。

（3）巨细胞病毒感染:预防为主,目前无疫苗,尚无疗效高、不良反应小的药物。常用药物为丙氧鸟苷,对骨髓有明显的抑制作用,5～15mg/(kg·d),分2～3次静脉滴注,10～14天为一疗程。

（4）生殖器疱疹:孕妇一般情况下常用阿昔洛韦400mg口服,每天3次,5～7天为一疗程,严重感染时可用5～10mg/(kg·d)静脉滴注,每8小时一次,用药5～7天或用至临床症状与体征消失。

（5）梅毒:孕期首选青霉素,可预防传播给胎儿,且对胚胎期梅毒有治疗作用。用法与用量与非孕妇女相同,最好于妊娠初3个月及妊娠末3个月各进行一个疗程治疗。既往感染的孕产妇,也要及时给予1个疗程的治疗。对青霉素过敏者一般不用红霉素,应尽量做青霉素脱敏治疗。先天梅毒儿亦可用青霉素治疗。

3. 分娩方式　无产科指征,产道病原体检测阴性者,尽量争取经阴道分娩。妊娠晚期及分娩期HSV感染,新生儿获得HSV感染的几率非常高,应建议孕妇采取剖宫产分娩,减少对新生儿的影响。

4. 产后　应警惕母婴传播,乳头感染及巨细胞病毒感染者不宜哺乳,母婴均应定期进行复查。

【预防】

1. 对孕妇的**卫生宣传**　提高对TORCH危害性的认识,保持良好的卫生习惯,避免去公众场合,避免接触感染者;指导高危人群坚持正确使用避孕套,可有效预防CMV及梅毒螺旋体的传播。孕期加强胎儿管理,对可能TORCH感染者应进行羊水检查,B超检查以便早期诊断。

2. 凡产道病原体检测阳性者,均应在产前积极治疗,产时选择合适的分娩方式,以减少新生儿感染的机会。

3. 对育龄妇女进行预防接种,已感染TORCH者应避孕,并给予系统药物治疗。

【临床特殊情况的思考和建议】

1. 检测方法　目前的TORCH检查是在孕前及妊娠期取血行相应的抗体检测,如IgM抗体、IgG抗体及IgG抗体亲和力指数。现多为化学发光法,行定量检测。孕妇血清IgM阳性表明在近期内急性感染或存在复发性感染,特异性IgG存在,表明既往感染孕妇,已获得免疫。如考虑胎儿有感染时,可以进行产前诊断,包括进行孕早期绒毛活检、孕中期羊水取样或脐带血、胎儿血取样,进行病毒DNA或RNA检测,妊娠期20周通过B超发现有无结构异常、神经系统的异常及FGR的存在。

2. 预防接种与孕期预防注意事项　风疹是唯一可以通过接种减毒活疫苗方法预防感染的,疫苗适用对象为非孕期人群、孕前检测血清风疹IgG抗体阴性者,接种后1个月可以妊娠,妊娠期意外接种该疫苗也非终止妊娠指征。妊娠期应避免接触可疑病患,尤其是在妊娠前3个月避免去公共场合。孕妇感染HSV后出现HSV SIgG抗体,但发病后一月内出现的该抗体还不能通过胎盘,胎儿还不能获得被动免疫保护。

3. 知情同意　由于妊娠期感染对胚胎、胎儿的影响较大,但治疗上缺乏行之有效的药物,在治疗之前应充分向病人及其家属交代病情和目前治疗的局限性、治疗的利弊,取得病人的理解和同意。风疹病毒在妊娠早期感染时,在病人同意的前提下选择继续观察或人工流产终止妊娠,在妊娠中、晚期感染时,必须排除胎儿感染或畸形后才可以继续妊娠。HSV感染胎儿后可出现肝、脾、肾上腺等脏器的全身扩散性损害和中枢神经系统、皮肤、眼的局限性损害,但目前HSV相关胎儿病例发生率低,报道亦不多,有学者认为多数孕妇已获得HSV的抗体,妊娠早期单纯性再感染HSV并不是终止妊娠的绝对指征,当出现疱疹性肝炎、脑炎、脑膜炎时,才建议终止妊娠。

参考文献

1. Gindes L, Teperberg-Oikawa M, Sheman D, et al. Congenital cytomegalovirus infection following primary maternal infection in the third trimester. BJOG,2008,115(7):830-835

2. Neu N, Duchon J, Zachariah P. TORCH infections. Clin Perinatol,2015,42(1):77-103

3. Kollmann M, Voetsch J, Koidl C, et al. Etiology and perinatal outcome of polyhydramnios. Ultraschall Med,2014,35(4):350-356

4. Adams Waldorf KM, Mc Adams RM. Influence of infection during pregnancy on fetal development. Reproduction,2013,146(5):R151-162

5. Rasti S, Ghasemi FS, Abdoli A, et al. ToRCH "co-infections" are associated with increased risk of abortion in pregnant women. Congenit Anom,2015,56(2):73-78

6. Singh L, Mishra S, Prasanna S, et al. Seroprevalence of TORCH infections in antenatal and HIV positive patient populations. Med J Armed Forces,2015,71(2):135-138

7. Pasquini L, Seravalli V, Sisti G, et al. Prevalence of a positive TORCH and parvovirus B19 screening in pregnancies complicated by polyhydramnios. Prenat Diagn,2016,36(3):290-293

8. Halawa S, McDermott L, Donati M, et al. TORCH screening in pregnancy. Where are we now? An audit of use in a tertiary level centre. J Obstet Gynaecol,2014,34(4):309-312

9. Tonolli E, Fontana R. Performance characteristics of current-generation Immulite 2000 TORCH Assays. Clin Vaccine Immunol,2013,20(1):122-126

（彭　文）

第七节 妊娠合并血液系统疾病

关键点

1. 贫血是妊娠期最常见的并发症,以缺铁性贫血最常见。

2. 由于妊娠期对铁的需求增加而摄入不足或妊娠期疾病致吸收障碍时可导致贫血。

3. 地中海贫血重症病人的胎婴儿死亡率高,实施有效的产前诊断是降低重症地中海贫血患儿的重要环节。

4. 妊娠期血小板减少症在妊娠前多无血小板减少的病史,妊娠期首次发现血小板计数低于正常值。

5. 特发性血小板减少性紫癜是自身免疫机制使血小板破坏过多的临床综合征,其特点是血小板寿命缩短、骨髓巨核细胞增多、血小板更新率加速。

6. 血栓性血小板减少性紫癜此病较罕见,妊娠期可并发。本病发病急骤,病情危重,预后差。

7. 血友病是一种性染色体隐性遗传病,是先天性凝血因子疾病中最常见的一种,主要由于Ⅷ因子的凝血活性降低引起。

妊娠合并血液系统疾病可影响孕产妇的健康和胎儿及婴儿的发育,严重者危及母儿生命,是妊娠期高危因素之一。贫血是妊娠期最常见的并发症,尤其以缺铁性贫血最常见,占90%以上,巨幼红细胞贫血占7%~8%,再生障碍性贫血、其他类型贫血及其他血液病占2%~3%。有些遗传性血液性疾病应在早期做好产前诊断,不宜继续妊娠者宜尽早终止妊娠。因此,要加强围产期保健,注意孕期营养,及早发现不利因素并及时治疗,方可降低孕产妇和胎婴儿的死亡率及病残儿的出生率。

一、妊娠合并贫血

【概述】

外周血血红蛋白(Hb)浓度因性别、居住地区、怀孕与非孕或怀孕时服用与未服用铁剂的不同而有差异,因此,妊娠期贫血的定义很难简单地加以界定。

在孕妇可观察到血红蛋白略有下降,妊娠的早期及接近足月时,血红蛋白浓度通常为110g/L或更高,而妊娠中期血容量增加更快,故血红蛋白浓度较低,但没有铁和叶酸的下降,是因为自妊娠第6周起,由于胎盘分泌催乳素,促使醛固酮增加,加之胎盘组织类似动静脉瘘,使血容量逐步增加,到妊娠32~34周血容量扩充达高峰,可增加40%~

50%,为1200~1800ml,而红细胞容量仅增加18%~20%,两者不相平衡,形成血液相对稀释。此种红细胞与血浆在血液循环中增加量不成比例,特别是妊娠中期使血液稀释以及血容量的增加,可降低周围循环的阻力,改善微循环,增加子宫胎盘的灌注,无疑有利于妊娠和胎儿的发育。但此生理过程常与病理性贫血的诊断容易混淆。由于妊娠期间血液被稀释,单位体积内的红细胞、血红蛋白下降,实际上绝对值不但不减,反而增加,所以对铁剂和叶酸治疗也无明显反应,尤其妊娠末期血浆容量的增加停止而血红蛋白量继续增加,产后血红蛋白可迅速回升,因此,根据世界卫生组织的标准,妊娠期贫血的标准定为Hb<110g/L或血细胞比容<30%。美国疾病控制中心(1990)定的贫血标准为妊娠早期或晚期Hb<110g/L,中期Hb<105g/L。国内一般主张以Hb<110g/L或血细胞比容<30%为妊娠贫血。

正常情况下,产后血红蛋白浓度与分娩前比较没有明显下降。分娩后血红蛋白浓度可适度地波动几天,然后恢复到未孕时浓度。产后血红蛋白浓度主要是由怀孕时血红蛋白增加量、分娩时血液丢失量和分娩后血浆容量下降情况来决定。

【发生率及分度】

贫血是妊娠期常见的并发症,多见于贫困地区的妊娠妇女。妊娠期贫血发生率差异相当大,主要取决于妊娠期是否补充铁剂。世界卫生组织九十年代公布的资料表明,妊娠妇女贫血发生率为60%。国内统计妊娠合并及并发贫血的发生率约为10%~20%。根据贫血不同程度划分轻、中、重度和极重度(表13-7-1)。

表13-7-1 妊娠期贫血分度

分度试剂	RBC($\times 10^{12}$/L)	Hb(g/L)
轻度贫血	3.50~3.00	100~109
中度贫血	3.00~2.00	70~99
重度贫血	2.00~1.00	40~69
极重度贫血	<1.00	<40

【病因】

在生育期妇女的贫血性疾病均可使妊娠复杂性,构成高危妊娠。贫血主要依据病因学分类。

1. 后天性(获得性)

(1) 缺铁性贫血。

(2) 急性失血性贫血。

(3) 感染或恶性肿瘤引起贫血。

(4) 巨幼红细胞贫血。

(5) 获得性溶血性贫血。

(6) 再生障碍性贫血。

2. **遗传性**

(1) 地中海贫血。

(2) 镰状细胞血红蛋白病。

(3) 其他血红蛋白病。

(4) 遗传性溶血性贫血。

【对妊娠的影响】

轻度贫血对妊娠和分娩的影响不大。重度贫血对孕妇及胎婴儿均有明显的影响,妊娠期孕妇患有贫血,可使早产的危险性增加。妊娠中、晚期出现的一些轻度的贫血,反映了母体血容量预期的(和必要的)扩增,通常不伴有早产危险性。但是,妊娠晚期血红蛋白浓度、血细胞比容和血清铁蛋白水平的增加反映了母体血容量没有足量地增加,因而对胎盘的血液供应减少,反而可致胎儿发育受限、供氧不足或早产等。根据WHO统计在发展中国家因贫血所致的孕产妇死亡可达到40%。孕产妇在分娩或产褥早期Hb<60g/L时,死亡率为12.8%,而Hb升至60~80g/L时,死亡率降至2.9%。

1. **对孕妇的影响**

(1) 贫血孕妇发生妊娠期高血压疾病的比例较高:据报道妊娠期高血压疾病发生于贫血者较正常孕产妇高2倍;另有作者报道,给予贫血妇女铁剂及维生素治疗后,妊娠期高血压疾病发生率显著下降(由14.6%降至4.8%)。贫血与妊娠期高血压疾病的关系尚不清楚。但妊娠期高血压疾病的发病机制中子宫缺血起重要作用,而贫血病员引起子宫缺血的机会较正常孕产妇多。也有认为两者可能同时存在,或同时由某一病因引起,如营养不良,我们也发现,妊娠期高血压疾病病人合并重度贫血往往与低蛋白血症有关。

(2) 重度贫血使心肌供氧不足而导致心力衰竭:当血红蛋白下降时,为了维持周围组织的氧供应,机体产生一系列代偿性改变,当超过一定的时限与程度时,则机体可失去代偿而引起心力衰竭,当Hb降至40~50g/L时常可并发贫血性心脏病,也有可能出现心力衰竭;如同时合并感染、产时过度劳累等因素,则导致心衰机会更多。目前,据WHO统计,在世界上某些地区贫血仍是引起孕产妇死亡的主要原因之一。

(3) 贫血病人对出血的耐受性差:贫血者血液的氧合能力本已降低,如再失去一部分血液,则更减少了对周围组织氧的供应而使休克发生率较正常孕妇升高。在临床上常见到贫血产妇,在失血量尚未达到产后出血标准时却已出现休克症状,甚至导致心衰、死亡。

(4) 贫血与感染:贫血病人的抵抗力低下,容易发生产褥感染。有研究发现,Hb<90g/L者较Hb>106g/L者的感染发生率要高5~6倍,Hb<80g/L者则发生感染的几率更高,轻度贫血孕妇与正常孕妇的感染发生率相比差别不大。

(5) 贫血对孕产妇生活工作能力的影响:严重贫血和缺铁的孕妇不仅影响红细胞生成,且影响淋巴细胞内锌的含量,进而降低机体免疫功能。此外,贫血本身的症状可明显影响孕、产妇的工作能力和生活能力。

2. **对胎、婴儿的影响** 过去研究认为,孕妇的铁营养状况不影响胎儿按其自身需要从母体摄取铁,但近年的研究有较大不同。在对胎盘转铁蛋白的研究显示,无论是足月妊娠胎盘还是中孕期胎盘,其转铁蛋白受体在轻度缺铁性贫血时均明显增高,重度贫血时则降至正常水平。对胎盘铁蛋白受体的研究也有相似的改变。表明母-胎间的铁转运在孕妇严重缺铁性贫血时会受到影响,使供给胎儿的铁减少。但在隐性缺铁及轻度缺铁性贫血时,由于胎盘转铁蛋白受体、铁蛋白受体数量明显的优势,可保证胎儿铁代谢不受母体铁状况的影响。国外研究发现,贫血孕妇足月分娩时其脐带血中血红蛋白、血清铁、转铁蛋白饱和度、铁蛋白均低于正常,提示胎儿铁供应下降,并且胎儿铁吸收与母体可利用铁成正比。

大量贫血病例对妊娠的影响分析表明,妊娠期中、重度贫血孕妇导致的子宫缺血缺氧,胎盘灌注及氧供应不足引起死胎、死产、早产、低出生体重儿及新生儿病死率均明显增加。如及时纠正贫血,则胎婴儿的预后会有明显改善。

妊娠期贫血中以缺铁性贫血最常见,巨幼红细胞性贫血较少见,再生障碍性贫血更少见。

二、妊娠合并缺铁性贫血

缺铁性贫血(iron deficiency anemia,IDA)占妊娠期贫血的95%,发展中国家更为多见。妊娠期对铁的需要量增加、胎儿的生长发育也需要铁,因此在摄取不足或患慢性疾病、妊娠期高血压病、肝肾等疾病导致吸收不良时出现贫血。一般在妊娠20周前发生率不高,在妊娠中后期发生率明显增加。

【妊娠期缺铁的发生机制】

由于妊娠期对铁的需求增加而摄入不足或妊娠期疾病致吸收障碍时可导致贫血。妊娠期因血容量增加而需要的铁为650~700mg,胎儿的生长发育需要铁约250~350mg,妊娠期总需求铁约1000mg。食物中铁的吸收有限,仅为5%~10%,在妊娠末期对铁的需求达高峰,虽然吸收率增加至40%,但仍不能满足需求,在孕期如不及时补充可以出现缺铁性贫血。

【缺铁性贫血对妊娠的影响】

1. **对孕妇的影响** 贫血对孕妇的影响取决于贫血的严重程度、孕妇的基础状况,轻度贫血影响不大,重度贫血

（红细胞计数小于1.5×10^{12}/L、血红蛋白低于70g/L、血细胞比容小于0.13）因心肌缺氧导致贫血性心脏病；胎盘缺氧导致妊娠期高血压疾病，产时、产后出现失血性休克、产褥期感染等，危及母婴安全。

2. **对胎儿的影响**　由于胎儿具有自我调节和通过胎盘单向从母体主动摄取铁的能力，一般情况下，胎儿缺铁程度不会严重，但可以因为严重贫血使胎盘的氧分和营养物质不足以补充胎儿生长所需，造成胎儿宫内生长受限、胎儿窘迫、早产或死胎。

【诊断】

1. **病史**　既往有月经过多等慢性失血性疾病史；或长期偏食、孕早期呕吐、胃肠功能紊乱导致的营养不良等病史。

2. **临床表现**　轻者无明显症状，可有皮肤、口唇、睑结膜苍白。重者可有乏力、头晕、心悸、气短、食欲缺乏、腹胀腹泻。

3. **实验室检查**

（1）外周血象：为小细胞低血红蛋白性贫血；血红蛋白低于110g/L；红细胞计数小于3.5×10^{12}/L；血细胞比容小于0.30；红细胞平均体积（MCV）小于80fl，红细胞平均血红蛋白浓度（MCHC）小于0.32。白细胞计数及血小板计数均在正常范围。

（2）铁代谢检查：血清铁小于$5.37\mu mol/L$，总铁结合力大于$64.44\mu mol/L$，转铁蛋白饱和度小于15%，血清铁蛋白小于$20\mu g/L$。血清铁蛋白常下降在血红蛋白下降之前出现，是缺铁性贫血的早期表现。

（3）骨髓检查：诊断困难时通过骨髓穿刺，骨髓象为红细胞系统增生活跃，中、晚幼红细胞增多。

【治疗】

1. **补充铁剂**　血红蛋白高于60g/L以上者，可以口服给药，多糖铁不良反应少，150mg，每天1~2次口服或硫酸亚铁0.3g，每天3次，服后口服维生素C 0.3g，以保护铁不被氧化，胃酸缺乏的孕妇可同时口服10%稀盐酸0.5~2ml，使铁稳定在亚铁状态，促进铁的吸收。对于妊娠后期重度贫血或因严重胃肠道反应不能口服铁剂者，可用右旋糖酐铁或山梨醇铁，深部肌注，使用后吸收较好，但注射部位疼痛，首次肌注50mg，如无反应增加至100mg，每天一次，15~20天为一疗程，至血红蛋白恢复正常，每注射300mg后，血红蛋白可提高10g/L。为预防复发，须补足储备铁，继续服用铁剂治疗3~6个月。如血红蛋白无明显提高时，应考虑以下因素：药量不足、吸收不良、继续有铁的丢失等。

2. **输血**　当血红蛋白低于60g/L、接近预产期或短期内需行剖宫产者，应少量多次输血，警惕发现左心衰竭，有

条件者输浓缩红细胞。

3. **预防产时并发症**

（1）临床后备血，酌情给予维生素K_1、维生素C等。

（2）严密监护产程，防止产程过长，阴道助产以缩短第二产程。

（3）当胎儿前肩娩出后，给予宫缩剂，以防产后出血。

（4）产程中严格无菌操作，产后给予广谱抗生素预防感染。

【预防】

1. 妊娠前积极治疗失血性疾病如月经过多等，增加铁的储备。

2. 孕期加强营养，鼓励进食含铁丰富的食物，如猪肝、鸡血、豆类等。

3. 建议血清铁蛋白小于$30\mu g/L$的孕妇口服补铁。

4. 加强产前检查，适时复查血常规。

三、妊娠合并急性失血性贫血

妊娠期的急性失血性贫血多由产科出血性因素引起，出现明显贫血。

【病因】

1. 胎盘早剥及前置胎盘引起产前产后大出血。

2. 妊娠早期急性失血性所造成的贫血通常由不完全流产、输卵管妊娠、葡萄胎引起。

3. 羊水栓塞、重度妊娠期高血压疾病、死胎、感染性流产及羊水感染综合征等可并发DIC和纤溶活力亢进，造成急性大出血而引起贫血。

4. 因产后子宫收缩乏力、软产道裂伤、胎盘胎膜残留及子宫内翻后凝血功能障碍可引起急性失血性贫血。

【治疗】

严重的急性失血需要明确病因对症处理，及时娩出妊娠组织、胎盘组织、纠正DIC、抗感染等，并立即补充血液，以恢复并维持主要器官的灌注，之后的贫血需要以铁剂来纠正。

四、妊娠合并巨幼红细胞性贫血

巨幼红细胞性贫血（megaloblastic anemia）又称为营养性巨幼红细胞性贫血，较为少见，占所有贫血的7%~8%，是由于叶酸或维生素B_{12}缺乏引起DNA合成障碍所致的贫血，可累及神经、消化、循环、免疫及内分泌系统，表现为全身性疾病。外周血呈大细胞高血红蛋白性贫血。发病率

国外为 $0.5\%\sim2.6\%$，国内报道为 0.7%。

【病因】

妊娠期本病有 95% 是由于叶酸缺乏，维生素 B_{12} 缺乏较为少见，人体需要维生素 B_{12} 量很少，储存量较多，单纯因维生素 B_{12} 缺乏而发病者很少。主要原因有：

1. 摄入不足或吸收不良　人体不能合成叶酸，必须从食物中供给，叶酸和维生素 B_{12} 存在于植物或动物性食物中，绿叶蔬菜中含量较多，此外，肝脏、肉类、酵母、豆类、花生中含量也较多。长期偏食、营养不良等可发病。另外，不当的烹调方法也可损失大量叶酸。孕妇有慢性消化道疾病可影响吸收加重贫血。

2. 妊娠期需要量增加　正常成年妇女每天需叶酸 $50\sim100\mu g$，而孕妇每天需要食物叶酸 $300\sim400\mu g$ 以供给胎儿需求和保持母体正常的叶酸储存，多胎的需求量更多。但胎儿和胎盘可以从母体获取较多叶酸，即使母亲缺乏叶酸有严重贫血时，其胎儿却不贫血。有报道新生儿的血红蛋白 $18g/L$ 后更高，而母亲的血红蛋白却低于 $36g/L$。

3. 排泄增加　孕妇肾脏血流量增加，加快了叶酸的代谢，肾小管再吸收减少，叶酸从尿中排泄增加。

【对孕妇及胎儿的影响】

轻度贫血影响不大，严重贫血时可出现贫血性心脏病、妊娠期高血压性疾病、胎盘早剥、早产、产褥感染。

叶酸缺乏可导致胎儿神经管缺陷、胎儿生长受限、死胎。

【临床表现与诊断】

该病多发生于妊娠中、晚期，以产前 4 周及产褥感染最为多见。发生于妊娠 30 周前的贫血，多与双胎、感染、摄入不足或应用影响叶酸吸收的药物造成叶酸缺乏有关。叶酸和（或）维生素 B_{12} 缺乏的临床症状、骨髓象及血象的改变均相似，但维生素 B_{12} 缺乏常有神经系统症状，而叶酸缺乏无神经系统症状。

1. 血液系统表现　贫血起病较急，多为中重度贫血。表现有乏力、头晕心悸、气短、皮肤黏膜苍白等。部分病人因同时有白细胞及血小板的减少，出现感染或明显的出血倾向。

2. 消化系统表现　食欲缺乏、恶心、呕吐、腹泻腹胀、舌炎、舌乳头萎缩等。

3. 神经系统表现　末梢神经炎常见，出现手足麻木、针刺、冰冷等感觉异常，少数病例可出现锥体束征、共济失调及行走困难等。

4. 其他　低热、水肿、脾大等，严重者出现腹腔积液或多浆膜腔积液。

5. 实验室检查

（1）外周血象：大细胞性贫血，血细胞比容下降，MCV 大于 100fl，MCH 大于 32pg，大卵圆形红细胞增多，中性粒细胞核分叶过多，网织红细胞大多减少，约 20% 的病人同时伴有白细胞和血小板的减少。

（2）骨髓象：红细胞系统呈巨幼细胞增多，巨幼细胞系列占骨髓总数的 $30\%\sim50\%$，核染色质疏松，可见核分裂。严重者可出现类红血病或类白血病反应，但巨核细胞数量不减少。

（3）叶酸和维生素 B_{12} 的测定：血清叶酸值小于 $6.8mmol/L（3ng/ml）$，红细胞叶酸值小于 $227nmol/L（100ng/ml）$ 提示叶酸缺乏；若叶酸值正常，应测孕妇血清维生素 B_{12}，如小于 $74pmol/L$ 提示维生素 B_{12} 缺乏。

【治疗】

1. 叶酸 $10\sim20mg$ 口服，每天 3 次，吸收不良者每天肌注叶酸 $10\sim30mg$，至症状消失血象恢复正常，改用预防性治疗量维持疗效。如治疗效果不显著，应检查有无缺铁，并同时补给铁剂。有神经系统症状者，单独用叶酸有可能使神经系统症状加重，应及时补充维生素 B_{12}。

2. 维生素 B_{12} $100\mu g$ 每天一次肌注，连用 14 天，以后每周 2 次。

3. 血红蛋白小于 $60g/L$ 时，可间断输血或浓缩红细胞。

4. 分娩时避免产程延长，预防产后出血，预防感染。

【预防】

1. 加强孕期指导　改变不良饮食习惯，多食用新鲜蔬菜、水果、瓜豆类、肉类、动物肝肾等。

2. 对有高危因素的孕妇　从妊娠 3 个月起每天口服叶酸 $5\sim10mg$，连续 $8\sim12$ 周。

3. 预防性叶酸治疗　妊娠 20 周每天起给予叶酸 $5mg$，如为双胎等消耗增加者，给予 $5mg/d$。

五、妊娠合并再生障碍性贫血

再生障碍性贫血（aplastic anemia，AA），是由于多种原因引起的以骨髓造血组织显著减少为特点的造血功能衰竭，引起全血细胞减少为主要表现的一组综合征。以贫血、出血、感染为主要表现，分为原发性与继发性，是由多种原因引起的骨髓造血干细胞增殖与分化障碍，导致全血红细胞减少的综合征。发生率为 $0.03\%\sim0.08\%$。

【病因及发病机制】

再生障碍性贫血的病因及发病机制较为复杂，病因不明，遗传性或获得性造血干细胞内在缺陷可能是本病的主要病因,可诱发机体免疫系统的异常免疫反应,攻击自身的缺陷干细胞,并可导致骨髓造血功能的急性衰竭,表现为急性再生障碍性贫血。某些药物、化学毒物、射线、病毒甚至妊娠可以诱发增殖缺陷干细胞,导致严重骨髓衰竭,也有可能通过自身修复保持相对静止状态,维持近乎正常的造血功能,使得临床上仅表现为轻度慢性全血细胞减少。

【再障对母儿的影响】

目前认为妊娠不是再障的原因,但妊娠可使再障病情加重,同时由于妊娠期间母体血液稀释,贫血加重,易发生贫血性心脏病,甚至造成心力衰竭。再障孕妇易发生妊娠期高血压疾病,使再障病情进一步加重。出血及感染的几率增加,甚至引起败血症。颅内出血、心力衰竭及严重的呼吸道、泌尿道感染或败血症,常是再障孕产妇的重要死因。

一般认为,孕期血红蛋白大于 60g/L 对胎儿影响不大,分娩后能存活的新生儿一般血象正常,极少发生再障;血红蛋白小于 60g/L 对胎儿不利,可导致流产、早产、胎儿生长受限、死胎及死产等。

【临床表现与诊断】

表现为进行性贫血、出血多局限于皮肤和黏膜,严重者可以引起中枢神经系统出血,产后出血和创伤可引起生殖道和全身感染,是造成再障孕妇死亡的主要原因。根据临床表现、血象三系减少、网织红细胞减低、骨髓增生低下综合进行判断。再障分为急性型和慢性型,急性型仅占 10%。慢性型多见,临床表现主要有进行性贫血,少数病人有皮肤和内脏出血或反复感染。贫血呈正常细胞型,全血细胞减少,骨髓相见多部位增生减低或重度减低,有核细胞甚少,粒细胞、幼红细胞、巨核细胞均减少,淋巴细胞相对较高。

【处理】

严重病症在临床处理时需要血液科医师的积极参与。

1. 妊娠期

(1) 治疗性终止妊娠:再障病人应在病情稳定获得医师认可的前提下有计划地妊娠,当妊娠后病情不稳定需要进行治疗性人工流产终止妊娠,需要进行备血等术前准备,加强手术前后的全身监护。当孕中、晚期需要引产时,由于出血和感染的风险较大,一般在严密的监护和支持疗法下至足月分娩。

(2) 支持疗法:孕期加强营养、减少感染、间断吸氧、少量、多次间断输入新鲜血液后成分输血,包括白细胞、浓缩红细胞或血小板。

(3) 肾上腺皮质激素:当有明显出血倾向时给予肾上腺皮质激素,如泼尼松 10mg 每天 3 次口服,但不宜长时间使用或羟甲烯龙 5mg,每天 3 次口服,可刺激红细胞生成。

(4) 避免感染:在感染早期给予有效、广谱抗生素,避免感染的扩散。

2. 分娩期 原则上一般以阴道分娩为宜。注意加强产时监护、缩短第二产程,防止用力过度,造成脑出血等重要脏器出血或胎儿颅内出血;可适当助产。产后仔细检查胎盘、软产道有无残留或裂伤出血,防止阴道血肿的形成。当有产科剖宫产指征时进行剖宫产手术,注意手术中的止血、胎盘母体面是否完整,加强宫缩及减少出血量。

3. 产褥期 继续治疗疗法,继续支持疗法,用缩宫素预防产后出血及广谱抗生素预防感染。

【预后】

急性病例预后差,多于半年内死亡,主要死于颅内出血与感染。慢性病例中多数经过适当治疗后病情缓解或临床痊愈,分娩后近 1/3 病人的病情出现缓解,未缓解的病例与非妊娠期相同。

六、妊娠合并后天获得性溶血性贫血

较少见,在产科临床上血小板减少症可与溶血性贫血同时存在,其原因可能为免疫因素(自身免疫或同种免疫)或其他原因如红细胞脆性增高或微血管病。

(一) 自身免疫性溶血性贫血

自身免疫性溶血性贫血不常见。异常抗体产生的原因现在仍不清楚,贫血可能是由于有活力的自身抗体(80%～90%),无活力抗体或结合抗体引起。这种贫血可分为原发性(特发性)免疫性溶血及继发性两大类,后者包括淋巴瘤、白血病、结缔组织病、某些传染病、慢性感染性疾病以及药源性因素。在许多病例,最初视为原发性,以后发现是由潜在性疾病引起。

病人直接或间接抗人球蛋白抗体(Coombs)实验阳性,其抗体可能是抗红细胞 IgM 和 IgG。支原体肺炎和传染性原核细胞增多症可引起冷凝集抗体。

患本病的妇女在妊娠期溶血可加重,糖皮质激素治疗有效,用泼尼松 1mg/(kg·d),如伴有血小板减少症血小板亦可被纠正。

IgM 抗体不能通过胎盘,因此胎儿红细胞不受影响,但是 IgG 抗体,特别是 IgG1 和 IgG3 能通过胎盘。由于母亲产生的 IgG 抗体对胎儿不良影响最常见的是伴有胎儿和新生儿溶血性疾病的同种免疫。对严重自身免疫性溶血性疾病的母亲输入红细胞也有致敏作用,输血后即发生溶血反应。加热供体细胞到正常体温可降低冷凝集对其损害。

（二）妊娠诱发的溶血性贫血

显然与妊娠有关的孕期不能解释的妊娠诱发的溶血性贫血甚罕见。严重溶血可出现在妊娠早期,产后数月内恢复,发生机制尚不清楚。由于胎婴儿也可表现短暂贫血,因此怀疑为免疫因素。对皮质醇治疗有效。文献报道一个妇女,每次怀孕都发生溶血,但用氢化可的松可以控制病情至分娩,婴孩均表现正常。

（三）阵发性睡眠性血红蛋白尿

阵发性睡眠性血红蛋白尿是一种造血干细胞疾病,其特征是血小板、白细胞、红细胞的形成有缺陷。我国北方地区报道较多,个别地区发病率达 0.12/10 万。Miyata 等提示突变基因存在于 X 染色体上,称为 PIG-A(磷脂酰肌醇烯糖类 A)。该病是由于磷脂酰肌醇烯糖基分子固定到细胞膜蛋白上所致。红细胞和粒细胞膜上相一致的缺陷对补体特别敏感,易遭受补体作用使红细胞破坏并发溶血。

临床表现为隐匿起病、慢性病程、血红蛋白尿发生无规律,不总是睡眠时发作。有时溶血可能由输血、感染或手术引起。病情轻重程度不一,严重可致死。由于尿丢失铁可引起铁缺乏。如果伴有严重血小板减少,可发生出血。大约 40% 病人发生静脉血栓,肾功能异常和高血压也较常见。有报告长期随访 10 年,有 15% 的病人自发长期缓解。阵发性睡眠性血红蛋白尿是一种严重的不可预测的疾病,妊娠对母婴均有危险。Green 等(1983 年)总结了 31 位妊娠期病例,发现有并发症超过 3/4,主要是溶血和出血,母亲死亡率 10%,产褥期后几乎一半妇女有深静脉血栓形成。随后 Solal 等(1988)报道 6 名妇女 8 次妊娠,只有一半妇女分娩存活新生儿。蛇毒因子实验和红细胞补体溶血敏感实验可提高诊断水平。除骨髓移植外,没有肯定有效治疗。肝素治疗用于并发静脉血栓形成时。皮质类固醇有时有减少减轻溶血的作用。应限制输血,对有输血适应证者应输洗涤红细胞。从血红蛋白尿丢失的铁较多,常与缺铁性贫血同时存在。

（四）药物引起的溶血性贫血

孕期药物引起的溶血性贫血不同于其他形式的自身免疫性溶血。溶血较轻,停药后即恢复,应避免使用相关药物预防发病。机制是对红细胞的免疫损害,药物作为一种与红细胞蛋白有高亲和力的半抗原与抗药物抗体结合,例如抗青霉素抗体。药物也可作为低亲和力抗原黏附于细胞膜蛋白而起作用。

症状的严重性取决于溶血的程度,通常是轻到中度的慢性溶血,抗人球蛋白试验阳性,有球形细胞及网织细胞增加,也可能有血小板和粒细胞减少。大多数病例,停止药物可使病情恢复,皮质类固醇疗效不肯定。输血只适用于严重溶血病人。

七、妊娠合并地中海贫血

地中海贫血,是最常见的遗传性溶血性贫血,因首先在地中海地区发现而得名。

正常人出生后有三种血红蛋白:① 血红蛋白 A(HbA):为成人主要血红蛋白,占总量的 95% 以上,由一对 α 链和一对 β 链组成($\alpha_2\beta_2$);② 血红蛋白 A_2(HbA_2):由一对 α 链和一对 δ 链组成($\alpha_2\delta_2$),自出生 6~12 个月起,占血红蛋白的 2%~4%;③ 胎儿血红蛋白(HbF):由一对 α 链和一对 γ 链组成($\alpha_2\gamma_2$)。血红蛋白的不同肽链是由不同的遗传基因控制的。α 链基因位于 16 号染色体,β、δ、γ 链基因位于 11 号染色体,呈连锁关系。地中海贫血则是由于血红蛋白的珠蛋白链有一种或几种受到部分或完全抑制所引起。地中海贫血依其所缺乏的珠蛋白肽链来分类,即以 α 链制造受损的 α-地中海贫血及 β 链制造受损的 β-地中海贫血。

本病在我国多见于长江以南各省,尤其是两广地区,其中 β-地中海贫血是我国南方最常见、危害最为严重的遗传病种之一。β-地中海贫血(1.08%~5.51%)较 α-地中海贫血(0.05%~0.12%)多见,在妊娠期间所见到的多为 β-地中海贫血的轻型病人,对妊娠多无影响。重型者贫血严重,红细胞形态改变显著,绝大多数于儿童期死亡,在妊娠期极为少见。

【发病机制】

β-地中海贫血是 β 链合成减少,多余的 α 链即与 γ 链、δ 链相结合,结果 HbF 和 HbA_2 增多,而 HbA 显著减少。

α-地中海贫血时因 α 链合成减少,HbA 和 HbF 都缺乏。在婴儿和儿童期,多余的 γ 链聚合成 HbBart(γ_4)。在儿童和成人,由于 γ 链可转化为 β 链合成,多余的 β 链聚合成 HbH(β_4)。

相对过剩的珠蛋白链聚合,沉积于红细胞膜上和红细胞内,诱发氧自由基反应,导致红细胞变形能力和机械稳定性下降,红细胞在通过骨髓腔、脾窦和毛细血管网时的破坏和在循环中的寿命缩短,最终导致溶血和无效造血。

【临床表现和诊断】

1. β-地中海贫血

（1）轻型:是一个 β-地中海贫血基因和一个正常基因的杂合子状态,表现为轻度低血红蛋白性及小红细胞性贫血,类似缺铁性贫血,生育率正常,大多数孕妇及新生儿预后好,血红蛋白电泳 HbA_2 在 3.5%~7%,正常人 HbA_2 <3%。

（2）重型：是两个β-地中海贫血基因的纯合子状态，其临床特征是贫血严重，红细胞形态显著改变，绝大多数病人于幼年或20岁死亡，故生育率很低，外周血检查为小细胞低色素，细胞大小和形态有显著异常，呈环形或靶形，网织红细胞增多，红细胞渗透性和脆性降低，血红蛋白电泳HbF 30%～90%，HbA多低于40%。

诊断β-地中海贫血的血液学指标为：红细胞平均体积（MCV）<80fl和（或）红细胞平均血红蛋白量（MCH）<25pg，且血红蛋白A_2（HbA_2）≥4%，并辅以血清铁和铁蛋白测定，以排除缺铁性贫血的可能。所有筛查出的病例均应进行基因分析。

2. α-地中海贫血

（1）血红蛋白H病：本病任何年龄均可发病，半数20岁以后出现症状，有轻度至中度贫血，伴有黄疸和肝脾肿大，红细胞形态及脆性改变类似β-地中海贫血，血红蛋白电泳有助诊断，妊娠可使贫血加重。

（2）血红蛋白Bart病（胎儿水肿综合征）：Hb Bart对氧的亲和力较强，父母为重型病人时，可分娩患"α-地中海贫血胎儿水肿综合征"的胎儿。常于孕28～32周死于宫内或早产。胎儿有严重贫血，红细胞形态有显著改变，肝脾明显肿大，伴严重全身水肿和腹水，与Rh血型不合之水肿型胎儿相似，血中几乎达100%可发现大量的Hb Bart。

【治疗】

1. 轻型病例　如无明显症状不必治疗，一般行支持治疗加强营养，避免使用影响骨髓造血功能和促进红细胞破坏的药物，积极预防感染和贫血性心脏病。补充铁剂和叶酸，铁剂用量不宜过多，乳酸亚铁0.15g，每天3次，贫血严重可少量多次输血。但传统的定期输血和铁剂治疗并不能根治地中海贫血病。

2. 重型病例　可行移植治疗，是从兄弟姐妹抽取骨髓、脐带血或血液中的干细胞移植到病人身上。若移植成功，病人的骨髓便可恢复正常的造血功能，贫血得以痊愈。由于捐赠者必须没有患重型贫血及与病人组织吻合，平均来说，只有少于1/4重型贫血者能有机会接受移植治疗。广州南方医院曾使用母亲供髓移植获得成功。

【产前诊断】

由于目前缺乏有效的治疗，重症病人的胎婴儿死亡率很高，给社会和家庭带来沉重负担，因此通过产前诊断和选择性终止妊娠，阻止重度患儿的出生，具有重大的优生学意义，目前在我国大力普及遗传优生知识和进行遗传咨询，开展人群β-地中海贫血常规筛查，实施有效的产前诊断是降低重症地中海贫血患儿的重要环节。

1. 产前检查　对产前检查的孕妇及其配偶用血红蛋白自动分析仪进行Hb分析及A_2定量进行血液筛查。

HbA_2>4%者视为β-地中海贫血携带者，所有阳性病例均用反向点杂交法进行基因分析。夫妇双方均为携带者时，在遗传咨询的基础上实行高风险胎儿的产前诊断。

2. 植入前遗传学诊断　植入前遗传学诊断（preimplantation genetic diagnosis，PGD）试管婴儿时配子或移入到子宫腔之前的胚胎进行遗传学分析，去除有遗传缺陷的配子或胚胎。它可以有效地避免传统的产前诊断技术对异常胚胎进行治疗性流产的要求。

3. 羊水穿刺检查　妊娠10～15周在B超引导下行早期羊膜腔穿刺或在妊娠14～20周抽吸羊水细胞进行α-地中海贫血产前基因诊断。

【遗传学特征】

若夫妇双方都不是地中海贫血基因携带者，他们的下一代中将不会有这种基因。

若夫妇一方是地中海贫血基因携带者，每次怀孕，他们的子女中将有50%的机会因遗传成为地中海贫血基因携带者。

若夫妇双方均为地中海贫血基因携带者，每次怀孕，他们的孩子中将有25%正常，50%为携带者，25%为重型地中海贫血病人。

八、妊娠合并血小板减少症

血小板量的异常和质的异常两类疾病在妊娠期均可见到，但以获得性者居多。临床上注意以下三点：①某些致病因素如药物、感染既可以引起血小板量的减少，也可以引起某种程度的血小板功能障碍；②在血小板减少症病例，某些致病因素既可以抑制骨髓的血小板生成功能，也可直接破坏外周血小板或以其中某一方为主要病理机制；③由血小板生成功能障碍所引起的出血有时可非常严重，并常比其他出血性疾病更难查明。妊娠相关血小板减少症是妊娠常见的合并症，可由多种内科合并症和妊娠并发症引起，对妊娠期血小板减少意义的探讨取决于对潜在病因的准确认识。不同原因引起的血小板减少，其母亲及新生儿的预后及死亡率相差很大。文献报道妊娠相关血小板减少的总发生率约为7%，其中最常见的原因是妊娠期血小板减少症，在总发生率中所占比例各文献报道不一，约为30%～79%，其次为妊娠合并特发性血小板减少性紫癜（idiopathic thrombocytopenic purpura，ITP）、子痫前期及HELLP综合征等妊娠特有疾病，血栓性血小板减少性紫癜（thrombotic thrombocytopenia purpura，TTP）、溶血性尿毒症综合征（hemolytic uremic syndrome，HUS）、巨幼红细胞贫血（megaloblastic anemia，MegA）、再生障碍性贫血（aplastic anemia，AA）、脾功能亢进、白血病等疾病也可合并妊娠期血小板减少。

（一）妊娠期血小板减少症

妊娠期血小板减少症（gestational thrombocytopenia，GT）又称为良性血小板减少，在妊娠前多无血小板减少的病史，妊娠期首次发现血小板计数低于正常值。肝肾功能与血凝功能正常，抗血小板抗体阴性。妊娠期血小板减少症一般被称为无症状性血小板减少症，多在中晚孕期发病，即使血小板低于 $60×10^9/L$，大多数母儿并无临床症状，只表现为轻度至中度血小板减少，产后迅速恢复，胎儿也一般不会出现血小板减少。

【病因】

妊娠期血小板减少症的发病机制目前尚不完全明确。现在多数学者认为其为正常妊娠的一种生理现象，并不是病理原因引起的血小板破坏增加或血小板生成减少，凝血系统功能正常且没有血小板质的改变，凝血因子活性水平以及数量与正常人无明显差别，为一过性自限性的生理过程。有学者推测可能与妊娠期孕妇生理性血容量增加、血液稀释、血液处于高凝状态、胎盘循环中血小板的收集和利用增多，导致血小板相对减少等原因有关。文献报道双胞胎及三胞胎的孕妇在妊娠晚期出现血小板计数逐渐下降，分娩后迅速上升，并认为多胎妊娠的孕妇比单胎的孕妇更容易发生妊娠期血小板减少症，可能提示妊娠晚期胎盘循环对血小板收集和利用增多可能是妊娠期血小板减少症的发病原因。这与其他的妊娠合并血小板减少症的疾病，如 ITP、HELLP 综合征等的发病机制不同。ITP 病人产生抗血小板的抗体，在其作用下除血小板数量下降外，尚有血小板生存期缩短、血小板易破坏的特点；HELLP 综合征主要为血管内皮细胞损伤后血小板黏附和聚集，从而增加血小板消耗，使血小板减少，同时凝血系统也被激活，凝血因子被消耗。两者均有血小板质的下降以及凝血系统紊乱。

【临床表现】

妊娠期血小板减少症病人一般无明显出血症状及相关病史，血小板减少程度较轻，产后血小板计数恢复时间短，母儿预后好。

【诊断与鉴别诊断】

妊娠期血小板减少症的诊断为排除性诊断，需排除内外科疾病及产科因素引起血小板减少的原因，以及药物、实验室误差引起的假性血小板减少之后，符合以下特点的，诊断为妊娠期血小板减少症：①妊娠前无血小板减少的病史，妊娠期首次发现血小板计数低于正常值水平 $<100×10^9/L$，多发生于妊娠晚期；②抗血小板抗体阴性，肝肾功能及凝血功能正常，免疫全套检测、抗核抗体、狼疮全套检测阴性，骨髓象巨核细胞形态及数量无异常；③血小板减少只发生在妊娠期，分娩后血小板恢复正常；④不引起胎儿和新生儿血小板减少和出血；⑤临床常无皮肤瘀点、瘀斑、牙龈出血、鼻出血等出血表现。有学者认为可将血小板轻度减少（血小板计数 $>80×10^9/L$）作为妊娠期血小板减少症诊断标准之一，但也有学者认为血小板减少程度不能完全区别妊娠期血小板减少症与其他血小板减少性疾病。

【治疗】

对于临床治疗以及分娩方式的选择，妊娠期血小板减少症通常不需特殊处理。文献报道给予 6 例严重妊娠期血小板减少症的孕妇免疫球蛋白或者激素加免疫球蛋白治疗，产后血小板计数恢复正常，新生儿血小板计数均正常，新生儿未发现颅内出血及其他出血现象。通常将血小板计数 $<50×10^9/L$ 作为剖宫产以及内科处理的指标之一，由于妊娠期血小板减少症病人血小板计数大多 $>50×10^9/L$，因此对大多数妊娠期血小板减少症的孕妇，它所引起的血小板减少在产后可以自行恢复正常，故不需要输入血小板。有学者认为血小板输注的指征应该结合血小板数目和病人的出血倾向综合评估决定，对于血小板减少较严重，血小板 $<20×10^9/L$ 以及有出血倾向的病人，可以在分娩当天短时间内输注血小板。多数学者认为，在严密观察的妊娠期血小板减少症孕妇除非有产科指征，对于血小板 $>50×10^9/L$，胎儿已成熟者，应尽量阴道分娩。因为血小板减少的孕妇面临产道损伤和手术切口的出血，阴道分娩较剖宫产损伤小，故为首选，但在分娩过程中，由于血小板数目减少而阴道壁充血丰富，可能加重阴道壁创面的伤口出血、渗血，故产程中应注意防止产程延长或急产，尽量避免手术助产和软产道损伤，分娩后仔细检查缝合创口，彻底止血。血小板 $<50×10^9/L$，有出血倾向或有产科指征时，应选择剖宫产。

【预后】

妊娠期血小板减少症病人一般无明显出血症状及相关病史，血小板减少程度较轻，产后血小板计数恢复时间短，与正常人群比较产后出血的发生率无明显差异。妊娠合并中到重度血小板减少的孕妇流产以及早产的几率均较正常人群高，但这通常发生在 HELLP 综合征、子痫前期的少数病人。妊娠期血小板减少症的预后通常较好，因妊娠期血小板减少症不是由于免疫系统疾病所引起，新生儿一般没有血小板减少的症状，不需特殊治疗。新生儿的预后与普通人群无明显差异。围产期母亲有血小板减少同时有新生儿血小板减少时，则须考虑免疫性血小板减少的可能，如妊娠合并特发性血小板减少性紫癜，而新生儿出生数天后血小板进行性减少，则需考虑新生儿败血症或新生儿坏死性小肠炎的可能。

（二）ITP

ITP是自身免疫机制使血小板破坏过多的临床综合征，又称为免疫性血小板减少性紫癜。其特点是血小板寿命缩短、骨髓巨核细胞增多、血小板更新率加速。ITP在女性中多发，尤其在生育年龄阶段发病率更高。妊娠合并ITP的发病率为$0.1\%\sim0.2\%$，在妊娠期血小板减少症发病原因中居第二位，占比为$3\%\sim4\%$，是妊娠期常见的血液系统合并症。

【病因】

分为急性型和慢性型，急性型好发于儿童，多发生于病毒感染或上呼吸道感染的恢复期，病人血清中有较高的抗病毒抗体，血小板表面相关抗体明显升高；慢性型于成年女性多见，发病前无明显感染史。目前认为是由于血小板结构抗原发生变化引起的自身免疫性疾病，$80\%\sim90\%$的病人可检测到血小板相关免疫球蛋白（platelet associated immunoglobulin，PAIg），包括PA-IgG、PA-IgM、PA-C$_3$等。当结合了这些抗体的血小板经过脾、肝脏时，可被单核巨噬细胞系统破坏，使血小板减少。妊娠期以慢性型多见，易复发，目前认为雌激素可以增加血小板的破坏和吞噬。

【ITP与妊娠的相互影响】

1. **妊娠对ITP的影响** 一般认为妊娠可使ITP病情加重恶化。但同时妊娠并不是ITP终止妊娠的指征。妊娠可使ITP病人病情稳定者复发后使活动型ITP加重病情，增加感染与出血的可能。

2. **ITP对孕妇的影响** ITP对孕妇的影响主要是出血问题，尤其是当血小板低于50×10^9/L时，在分娩过程中用力屏气可诱发颅内出血、产道裂伤出血及血肿形成。如产后子宫收缩良好，产后大出血并不多见，ITP病人妊娠时，自然流产较正常妊娠高两倍，主要取决于周围血中血小板数目和是否有出血倾向，血小板计数明显减少（低于30×10^9/L）或临床出血严重，ITP病人妊娠期间若未系统进行治疗，流产发生率为$7\%\sim23\%$，孕妇死亡率为$7\%\sim11\%$。

3. **对胎儿及新生儿的影响** 由于部分抗血小板抗体可以通过胎盘进入胎儿血循环，引起胎儿血小板破坏，导致胎儿、新生儿血小板减少。在母体血小板低于50×10^9/L的孕妇中，胎儿血小板减少的发生率为$9\%\sim45\%$。新生儿体内的抗体多数于1个月内逐渐消失，偶可持续$4\sim6$个月血小板才恢复正常。

【临床表现与诊断】

临床表现主要为皮肤和黏膜的出血，因病情轻重表现不同。轻者仅为四肢、躯干皮肤的出血点及瘀斑，黏膜出血多为鼻出血、牙龈出血，脾脏不增大或轻度增大。严重者可出现消化道、生殖道、泌尿道的出血，甚至发生视网膜及颅内出血而危及生命，出血多者有脸色苍白、心悸、气促、头晕乏力等贫血表现。临床表现与血小板计数有关，当血小板计数$<50\times10^9$/L时临床往往才出现症状。当血小板计数$<20\times10^9$/L时，可发生内脏和颅内出血，血小板计数在妊娠晚期下降最为明显。诊断时需要除外其他血液系统疾病，如再障、药物性血小板减少、妊娠合并HELLP综合征等。

【处理】

1. **妊娠期处理** 一般不必终止妊娠，当严重病例治疗无效需要使用肾上腺皮质激素时，可考虑终止妊娠。

（1）肾上腺皮质激素：是治疗ITP的首选药物。当血小板计数$<20\times10^9$/L，临床有出血症状时，给予泼尼松$40\sim100$mg/d，维持量为$10\sim20$mg/d。

（2）丙种球蛋白：静脉滴注400mg/（kg·d），$5\sim7$天为一疗程，可抑制自身抗体产生，减少血小板的破坏。

（3）脾脏切除：使用激素无效、临床有严重出血倾向威胁孕妇和胎儿安全，血小板计数低于10×10^9/L时，给予输注新鲜血或输血小板悬液。

2. **分娩期处理** 原则上以阴道分娩为主，预防产时出血的发生并积极应对处理。ITP产妇尤其是当血小板低于50×10^9/L时，在分娩过程中用力屏气可诱发颅内出血、产道裂伤出血及血肿形成。如产后子宫收缩良好，产后大出血并不多见，妊娠合并ITP分娩时的最大风险是出血，剖宫产时手术创面大，使出血难度增大，有时出现难以止血，应尽量选择阴道分娩；另一方面ITP孕妇其新生儿患血小板减少症的几率增高，经阴道分娩易于出现新生儿颅内出血，故妊娠合并ITP病人剖宫产指征可适当放宽。

关于阴道分娩和剖宫产在止血难度的差异，现有研究表明两种分娩方式止血的难度并无明显差别，进一步说明分娩方式的选择主要取决于产科因素。

3. **产后处理** 产前使用肾上腺皮质激素者应在产后逐步减量，给予广谱抗生素预防感染。观察新生儿有无出血表现，并测定血小板计数，根据母亲病情决定是否母乳喂养。

（三）TTP

TTP又名血栓性微血管病，其特征是血小板减少、发热、神经系统损害、肾脏损害和溶血性贫血"五联症"，发病年龄多在$30\sim37$岁，故妊娠期可并发，此病较罕见。本病发病急骤，病情危重，预后差，能长期存活者仅10%。

【病因及病理】

本病是一种综合征，原因不明，其诱发因素可能是多方面，包括感染（病毒、细菌、立克次体）、药物过敏及自身免疫性病(红斑狼疮、类风湿关节炎)等。

小动脉和毛细血管内的小血栓是由血小板和纤维素构成的玻璃样物质组成。这些聚合物是各种器官产生局部缺血和坏死。现一致认为微血管内的血栓刺激连锁反应导致终末器官衰竭。

TTP病人的血浆可在试管内使正常血小板聚积。据报道,给病人换血浆可取得较好效果,这均提示在病人血浆内可能存在一种促血小板聚集因子。Lian(1979)曾报道在3例此病病人的血浆中找到血小板聚集因子的证据,其中2例为孕妇,在输注血浆后得以存活。

【临床表现及诊断】

1. **症状**　一般表现为急性型,有时也呈慢性型,40%以上的病人发病前有病毒感染前驱症状,如类似上呼吸道感染或上消化道感染。在孕妇本病多见于产前,且发生在妊娠中期或晚期,但也有极少数发生在产后。预后极差,死亡率极高。

(1) 出血:超过90%的病人表现为血小板减少性紫癜,有黏膜出血和皮下出血,有时有阴道流血,严重者可出现内出血和脑出血。脑出血是死亡的主要原因。但严重的自发性出血不常见。

(2) 发热:约有90%的病人有发热。

(3) 神经系统损害:见于60%病人,包括抽搐、头痛、知觉改变、视觉障碍,甚至意识障碍。

(4) 肾脏损害:75%的病人有肾功能异常,初期出现蛋白尿和血尿,以后迅速转入肾衰竭。

(5) 溶血性出血:贫血多为中、重度,可出现黄疸和血红蛋白尿。

2. **实验室检查**

(1) 血象表现为红细胞正色素性贫血、外周血涂片中可见有裂细胞症的红细胞碎片,网织红细胞增多,出现有核红细胞,血小板明显减少至 $10 \times 10^9 \sim 50 \times 10^9 / L$。

(2) 尿液出现蛋白、红细胞、白细胞、管型;肾功能检查,血中尿素氮、肌酐升高。

(3) 消耗性凝血病表现,出血时间延长,具有诊断意义。

(4) 骨髓象显示红系增生,巨核细胞正常或增多。

由于此种病人血压显著增高,并可出现蛋白尿,应注意与重度妊娠期高血压疾病相鉴别。

【妊娠与血栓性血小板减少性紫癜的关系】

目前还没有证据认为妊娠使妇女易患 TTP,因为妊娠期发病率不高于一般人群。但妊娠可使病情加重。母亲和胎儿的预后均不佳,Weiner 总结了 65 例围产儿死亡率80%,母亲死亡率 68%。虽不会并发胎儿血小板减少,但可引起早产。

【治疗】

1. **血浆输入和血浆置换**　是一种有效的治疗方法,可明显改善预后,在非孕妇女,血浆置换优于血浆输入。

(1) 输入新鲜血或新鲜冰冻血浆:48～72 小时内血小板升高,缓解可达 60%～70%,如 48 小时后无效,则改用血浆置换术。

(2) 血浆置换术:将病人的血通过血浆交换仪,去除血浆,其余成分回输体内,同时输入新鲜冰冻血浆。

2. **皮质激素**　可单独使用也可联合用药,大约 1/4 的轻度病人仅用泼尼松即有效,一般开始用 60～80mg/d,必要时增至 200mg/d,病情好转后减量。

3. **抗血小板凝集药物的使用**　双嘧达莫(潘生丁)、阿司匹林、中分子或低分子右旋糖酐。

4. **脾切除**　适用于血浆置换术无效者。

5. **血液透析**　适用于肾衰竭者。

6. **产科处理**　孕早期发生 TTP,应考虑终止妊娠;孕中晚期,应积极进行以上治疗,改善病情,待胎儿估计能存活时剖宫产结束分娩。

九、妊娠合并遗传性凝血缺陷病

遗传性凝血缺陷病(inherited coagulation defects)是由遗传性凝血因子缺乏造成凝血功能障碍而引起的一组出血性疾病,产科出血可由遗传性缺陷所引起。

(一) 血友病

血友病(hemophilia)是一种性染色体隐性遗传病,是先天性凝血因子疾病中最常见的一种,主要因为病人血浆中因子Ⅷ的凝血活性降低,使血液凝血酶的形成发生障碍,影响凝血功能。1986～1989 年我国血友病患病率为2.37/10 万,各地区间无差别。但由于该病是女性传递、男性发病。只有当男性血友病病人与女性传递者间婚配才会有女性血友病病人。因此临床上血友病孕妇相当少见。常见的凝血因子缺乏有Ⅷ因子、Ⅸ因子、Ⅺ因子,分别称之为血友病甲、血友病乙、血友病丙,其中以血友病甲最为多见,占 77.8%。

血友病出血的严重程度明显地与凝血因子ⅧC 的水平有关,如果ⅧC 的水平为 0,则为重症血友病,非常危险;如果ⅧC 的水平高,则危险性减少。

【临床表现】

发病有家族性,自幼发生的出血倾向。轻微外伤即引起出血不止,可持续数小时、数日甚至数周,出血部位以四肢易受伤处多见,常出现深部组织血肿。出血倾向多自幼儿期发现,轻者可在青年或成年后发病,可有月经过多及产后大出血病史,少部分病人因拔牙或小手术时出血不止始被发现。

实验室检查可明确诊断,表现为凝血时间延长,白陶土部分凝血活酶时间(KPTT)延长,有关凝血因子含量或活性减低,KPTT 纠正试验可鉴别血友病的类型。KPTT 有生成缺陷者,可被硫酸钡吸附的正常血浆所纠正,则为血友病甲;被正常血清而不被正常吸附血浆纠正的为血友病乙;正常血清及正常吸附血浆均使之纠正的为血友病丙(表13-7-2)。

表 13-7-2 KPTT 纠正试验鉴别血友病的类型

试 剂	血友病甲	血友病乙	血友病丙
病人血浆	延长	延长	延长
病人吸附血浆＋正常血清	不纠正	纠正	纠正
正常吸附血浆＋病人血清	纠正	不纠正	纠正

【治疗】

1. **孕前期** 有血友病家族史的妇女,应详细检查,了解是否为血友病携带者;如丈夫为血友病病人,行试管婴儿时做种植前遗传性诊断(preimplant-ation genetic diagnosis,PGD),是指从体外受精的胚胎取部分细胞进行基因检测,排除带致病基因的胚胎后才移植。从广义上说,PGD 还包括受精前配子的诊断,如精子的筛选和分离、精子和卵子的基因型的检测、极体的活检,可看作是产前遗传诊断的延伸。应用特殊的 X 和 Y 染色体探针对胚胎进行荧光原位杂交(FSH)或应用聚合酶链式反应(PCR)技术对染色体分析以诊断胎儿的性别,从而鉴别和避免严重的性连锁疾病。

2. **孕早期** 有血友病家族史的高危孕妇应通过等基因诊断确定是否为基因携带者,并通过产前诊断去确定胎儿性别以决定是否需要终止妊娠,甚至可行绒毛活检对血友病进行诊断。

3. **孕中晚期** 防止外伤,必要时输新鲜血或血小板,最好输浓缩的凝血因子制剂。

4. **分娩期** 经阴道分娩不引起胎儿和新生儿的严重出血,但其机制不清,因此尽量经阴道分娩,避免撕裂和会阴切开,产后立即使用缩宫素增加子宫平滑肌的收缩。

如果有严重产后出血和有产科指征行剖宫产时,应补充凝血因子。

【对母儿的影响】

增加产后出血的危险,但轻症病人大多经过顺利。血

友病的遗传特点:

1. 若血友病 A 病人与正常女子结婚,其子女中无血友病 A 病人,但其女儿 100％为血友病 A 携带者。

2. 若正常男子与携带血友病 A 的女性结婚,则其儿子中发生血友病的可能性为 50％,其女儿中携带血友病 A 的可能性也有 50％。

3. 若血友病 A 男病人与携带血友病 A 的女子结婚,则其子女中可能有血友病 A 男病人、血友病女病人,携带血友病 A 的女儿及正常儿子,这种情况的可能性只有1/100 万。

4. 若血友病 A 男病人与血友病 A 女病人结婚,则其子女都是血友病病人,这种情况可能性更少,过去认为不存在血友病女病人,但到 1971 年为止,文献上报道的血友病女病人已逾 60 例。

（二） Ven Willebrand 病

Ven Willebrand 病是一种遗传性出血性疾病,为常染色体显性遗传。此病是 Eric Ven Willebrand 于 1926 年在Aland 岛首次发现的一种遗传性出血素质,本病的其他名称还有血管性血友病、Ven Willebrand-Jurgen 综合征、Minot-Ven Willebrand 病等。

本病是一种常染色体显性遗传性出血病,对两性均有影响。典型的自体显性形式,在杂合子状态通常表现出症状。以自体隐性形式表现,较少见,但临床上症状更严重。

【临床特征及诊断】

主要以黏膜出血、瘀斑及损伤后过度流血(包括手术所造成的损伤)为特点,如常见鼻出血、牙龈出血、月经过多、消化道出血、拔牙后或普通伤口出血不止,而关节腔出血则较罕见(后者在血友病病人较为常见),病人常合并毛细血管壁耐受力降低。不同病人的临床症状差异颇大,即使在同一家族系内,症状也可有不同。

实验室检查:主要表现为出血时间延长和血小板黏附性(Salzmann 试验)降低,而血小板计数、血块退缩和血小板一般功能(包括对 ADP 的聚集反应、ADP 释放反应)均正常,凝血因子ⅧC 可降低至 50％以下,有的可降低至1％~5％,但其含量常有较大波动,这与血友病 A 病人持续下降有明显区别,此病与血友病的显著不同点是对输入血浆反应不同,这些独特表现是由于缺乏一种既能维持正常血小板功能,又能影响第Ⅷ因子活性的血清蛋白。给本病病人输注血友病 A 病人的血浆,可使血中第Ⅷ因子活性缓慢升高,因此说明本病缺乏的因子正存在于典型血友病病人的血浆中。

Noller 曾报道 17 例妊娠合并本病,一些止血方面的缺陷在妊娠期会有所改善。妊娠可刺激病人因子Ⅷ:C 含量增高,故常有助于减轻其在分娩期的出血倾向。轻症病人

凝血时间和凝血活酶时间可无明显改变。如果第Ⅷ凝血因子的活性非常低,宜补充富有第Ⅷ因子的血浆冷冻沉淀物。本病大多数为异基因合子(杂合子),仅有轻微的出血异常;当父母双方都有此种异常时,其子女为同基因合子(纯合子),有严重的出血异常。曾采用胎儿镜检法(fetoscopy)取得胎儿血,以检验胎儿是否患有此病。

【治疗】

由于此类病人一般在妊娠前都已明确诊断,故临产时的关键是做好应急准备,当因子Ⅷ:C浓度保持在60%以上时,病人的出血时间可正常,病人的因子Ⅷ:C活性至少应保持在30%～40%以上,才能安全地渡过分娩期。如果症状轻微、因子Ⅷ:C活力在40%以上,则唯一的处理原则是严密观察出血时间。由于此病属常染色体显性遗传,故必须预防新生儿合并出血素质的可能性,其预防产伤的原则与胎儿血小板减少症相同;分娩时,如因技术条件所限而不可能进行较详细的血小板功能和第Ⅷ凝血因子活性检查,对可疑病人均应首选含丰富血小板的新鲜血浆或既含血小板又含因子Ⅷ的新鲜血,冰冻新鲜血浆或血浆冷冻沉淀制品也可考虑选用。

产科处理:这种病人经阴道分娩时,如不合并软产道损伤常可安全渡过分娩期,但如因施腹压过猛或粗暴手术导致软产道较大损伤,则常可引起致命性出血,因此必须慎防软产道损伤。如因产科指征需行剖宫产术,则术前应常规补充新鲜血浆或血浆冷冻沉淀制品,以防术中发生严重的止血困难。新生儿可因娩出过程中的产伤而导致颅内出血。对新生儿应及时进行血液学检查,以确定有无遗传性凝血障碍存在。

患该病的妇女在孕期尽管其因子Ⅷ凝血活力和VWF可在正常水平,但出血时间延长。虽然止血的缺陷在孕期得到改善,但如果因子Ⅷ活力非常低或有出血时,仍需要进行治疗。

【临床特殊情况的思考和建议】

1. 妊娠期贫血——妊娠期对铁的需求　妊娠期对铁的总需求量为1240mg,具体为生理性需求230mg、红细胞增加需求450mg、平均体重为3500g的新生儿需求270mg,胎盘和脐带生长需要90mg,分娩时出血所需200mg。产后的进入血液再循环中的铁有450mg,产后停经减少了约160mg血液的丢失,因此,正常妊娠与分娩期中,铁的净需求量为630mg。动物肝脏、肉类、豆类中铁的吸收率为15%～20%。一般的饮食不能满足机体对铁的需求,因此在妊娠期应预防性补充铁剂,铁剂摄取注意事项如下:

(1) 剂量按照推荐要求,增加剂量并不能提高疗效,并可增加不良反应。

(2) 减少对胃肠道的刺激,通常饭后服用,但餐前服用吸收率高。

(3) 补充维生素C,如新鲜瓜果可增加铁的吸收。

(4) 饮食营养均衡,改变不良饮食习惯,忌偏食、挑食、素食。

(5) 食高蛋白、高维生素、富含铁、叶酸、维生素B_{12}的食物。

(6) 食铁含量丰富的食物:动物肝脏、血液、海带、木耳、红枣、紫菜,以及瘦肉和豆类。

(7) 食叶酸含量丰富的食物:新鲜绿叶蔬菜、豆类、肝脏、奶制品。

(8) 食维生素B_{12}含量丰富的食物:动物蛋白。

需要特别注意的是当妊娠合并有慢性感染(如泌尿系统)时,可以影响红细胞的产生,同时也影响红细胞的寿命及红细胞破坏后的再利用、抑制机体对储备铁的利用。因此对于妊娠合并贫血的孕妇应全面进行检查。

妊娠期贫血的诊断要及时,关键是及时进行纠正,因此在孕前检查、孕期体检中均应考虑到有无该种疾病的发生及其类型,孕前和孕期应进行各种形式的宣教,避免偏食不良习惯,增加蔬菜、瓜果、肉类等的摄入,孕期给以外源性叶酸进行补充。在遇到不明原因的贫血病人时,应考虑到有罕见血液性疾病发生的可能,应及时与血液科联系,通过骨髓检查和染色体检查,进一步明确病因。

2. 妊娠合并贫血的产时产后处理　妊娠合并贫血的产时处理需要根据疾病的具体种类、病因、孕产妇及胎儿的孕周状况等进行综合考虑判断,避免对产妇的刺激和产程延长,轻度缺铁性贫血并不影响产科处理,中、重度缺铁性贫血病人要对其心功能进行评价,有无心力衰竭的可能,阴道分娩时应注意避免对产妇的过度刺激,及时改善贫血程度,注意补液量与速度的控制,产褥期及时下床活动;急性失血性贫血多由产科出血性因素引起,紧急处理时及时补充血液,纠正DIC,保证重要器官的灌注,在产褥期继续纠正贫血;免疫性或遗传性溶血性贫血需要产前进行各免疫性指标、染色体的检测。再生障碍性贫血病人应注意病因的细致筛选,要注意防止产伤,及时对伤口进行彻底缝合止血,并在产后注意观察有无产后出血;贫血易于发生感染,尤以产褥感染为主,产中产后应及时给予广谱抗生素预防感染,尤其要注意产时的无菌操作。

3. 妊娠合并ITP输注血小板的时机　妊娠合并ITP的主要表现为血小板减少,输注血小板虽然可以短时间内提高血小板数量,控制严重的威胁生命的出血,但并不能预防出血的发生,且病人体内存在有自身抗血小板抗体,使输入的血小板很快被破坏、清除,输入血小板的存活期为40～230分钟,使止血效果难以持久,同时输注血小板易产生同种抗血小板抗体,使以后真正需要输入血小板抢救病人生命时无效,因而对于妊娠合并ITP输注血小板的时机应合理把握。

妊娠合并 ITP 输注血小板的指征:①血小板<10×10⁹/L 并有出血倾向,为防止重要脏器出血,或怀疑有中枢神经系统出血者;②阴道分娩宫口开全时、剖宫产术中;③脾切除术前或术中有严重出血者。

临床研究证实输注血小板前先输入单一剂量的免疫球蛋白可以使输入的血小板寿命延长,改善控制出血的效果。

4. ITP 分娩时处理要点

(1) 剖宫产手术的适应证:①血小板<30×10⁹/L 并有临床出血倾向;②胎儿血小板<50×10⁹/L;③有脾切除史;④有产科指征或产科合并症。

(2) 阴道分娩时注意事项:①备好新鲜血及血小板并根据病人具体情况选择使用;②密切观察产程进展,防止急产和产程过长;③缩短第二产程,尽量避免阴道手术助产;④防止产后出血,胎儿娩出后首先给予缩宫素 20 单位稀释于 10ml 葡萄糖液中静注,并随后将缩宫素 20 单位稀释于 500ml 葡萄糖液中静滴以加强宫缩;⑤检查软产道损伤,仔细缝合,产后应继续观察有无产道血肿的发生;⑥预防感染的发生。

(3) 剖宫产分娩时注意事项:①备好新鲜血及血小板并根据病人具体情况选择使用;②术野止血彻底;③胎儿娩出后宫体肌注缩宫素 20 单位;④胎盘剥离完整,防止创面的出血;⑤预防感染的发生。

参考文献

1. Ge H, Huang X, Li X, et al. Noninvasive prenatal detection for pathogenic CNVs: the application in alpha-thalassemia. PLoS One, 2013, 8(6): e67464

2. Shenkman B, Einav Y. Thrombotic thrombocytopenic purpura and other thrombotic microangiopathic hemolytic anemias: diagnosis andclassification. Autoimmun Rev, 2014, 134-5: 584-586

3. Shander A, Goodnough LT, Javidroozi M, et al. Iron deficiency anemia bridging the knowledge and practice gap. Transfus Med Rev, 2014, 28(3): 156-166

4. Short MW, Domagalski JE. Iron deficiency anemia: evaluation and management. Am Fam Physician, 2013, 87 (2): 98-104

5. Horowitz KM, Ingardia CJ, Borgida AF. Anemia in pregnancy. Clin Lab Med, 2013, 33(2): 281-291

6. Jia X, Huang R, Lei Z, et al. Detection of a novel large deletion causing alpha-thalassemia in South China. Exp Mol Pathol, 2013, 95(1): 68-73

7. Nicolescu A, Vladareanu AM, Voican I, et al. Therapeutic Options for Immune Thrombocytopenia (ITP) During Pregnancy. Maedica, 2013, 8(2): 182 188

(彭　文)

第八节　妊娠合并泌尿系统疾病

关键点

1. 妊娠相关急性肾损伤,见于大量失血、子痫前期、妊娠期急性脂肪肝、HELLP 综合征、血栓性血小板减少性紫癜、溶血性尿毒症综合征和脓毒血症。

2. 慢性肾炎肾功能正常或轻度受损者可达足月分娩,无产科指征可阴道分娩。如尿蛋白漏出超过 10g/24h,引起严重低蛋白血症,出现重度胸腹水,伴肾功能进一步减退或血压上升不易控制时,应考虑终止妊娠。

妊娠期间肾脏的血流动力学、肾小球、肾小管和内分泌均发生显著变化,肾脏负担加重,影响原有的泌尿系统疾病。如果肾功能代偿不全,增加子痫前期、早产、胎儿宫内生长受限的风险。

一、急性肾衰竭

急性肾衰竭(acute renal failure, ARF)是由多种病因导致复杂的肾功能紊乱,其临床表现可以是血肌酐水平的轻度升高,也可以是无尿性肾衰竭。国际肾脏病和急救医学界趋向将其改称为急性肾损伤(acute kidney injury, AKI)。意将诊断提前,在肾小球滤过率(GFR)开始下降甚至肾脏有组织学损伤、生物标志物改变而 GFR 尚正常的阶段将之分类,及早干预。

【定义、诊断标准及分期】

急性肾损伤是指不超过 3 个月的肾脏功能或结构异常,包括血、尿、组织检查或影像学肾损伤标志物的异常。诊断标准:肾功能突然减退(在 48 小时内),表现为血肌酐绝对值增加≥0.3mg/dl(≥26.5μmol/L),或增加≥50%,或尿量<0.5ml/(kg·h)持续超过 6 小时。急性肾损伤分期见表 13-8-1。

表 13-8-1　急性肾损伤的分期

分期	血清肌酐水平	尿量
Ⅰ期	升高≥0.3mg/dl 或增加>50%	<0.5ml/(kg·h)(大于 6h)
Ⅱ期	升高>200%~300%	<0.5ml/(kg·h)(大于 12h)
Ⅲ期	升高>300% 或≥4.0mg/dl,且急性升高≥0.5mg/dl	<0.3ml/(kg·h)

【病因】

妊娠相关性急性肾损伤(PR-AKI)的高危因素:妊娠年龄、高血压、子痫前期、妊娠期高血压疾病、蛋白尿、糖尿病、血栓性微血管病等。系统性红斑狼疮特别是Ⅲ型和Ⅳ型以及抗磷脂抗体综合征也都是 PR-AKI 的危险因素。PR-AKI 第一个高峰在妊娠早期(12～18 周),主要病因是妊娠剧烈呕吐或感染(包括脓毒症性流产);另一个高峰是妊娠晚期(35 周以后和产褥期),多由产科各种妊娠相关性综合征引起。妊娠晚期,PR-AKI 发生更频繁,通常与大量失血、子痫前期、妊娠期急性脂肪肝、HELLP 综合征、血栓性血小板减少性紫癜(thrombotic thrombocytopenic purpura,TTP)、溶血性尿毒症综合征(hemolytic uremic syndrome,HUS)和脓毒血症有关。

PR-AKI 的病因分为肾前性、肾性和肾后性。详见表13-8-2。

表 13-8-2　PR-AKI 病因

肾前性	• 妊娠剧烈呕吐 • 充血性心力衰竭 • 脓毒症 • 出血:妊娠早期(流产、异位妊娠或生殖道异常病理如息肉、炎症);妊娠后期(前置胎盘、胎盘早剥、子宫破裂)
肾性	• 急性肾小管坏死:药物、脓毒症、急性皮质坏死 • 肾盂肾炎 • 脓毒症性流产 • 血栓性微血管病 • 先兆子痫/HELLP 综合征 • 急性妊娠脂肪肝 • 急性肾小球肾炎 • 药物如磺胺、氨基糖苷类
肾后性	梗阻:肾结石、输尿管梗阻如妊娠子宫压迫、羊水过多、子宫肌瘤

1. **妊娠期高血压肾损伤**　具有特征性的肾损害,表现为内皮细胞增生,毛细血管基底膜增厚,周边祥假双轨样改变等,免疫荧光检查可有少量 IgG 和 IgM 沉着甚至"满堂红",免疫复合物的沉积不具备特异性。本病特征性病理变化在分娩后迅速消退,2～4 周即恢复正常。

2. **急性肾小管坏死**　急性肾小管坏死(ATN)主要由脓毒败血症或肾缺血引起。脓毒败血症目前由急性肾盂肾炎引起者已极少见,在妊娠前 3 个月,败血症性流产是发生 ARF 的主要原因,由于严重感染引起低血压,从而导致肾缺血而造成 ATN。妊娠晚期和产褥早期见于产科大失血特别是胎盘早剥或隐匿性胎盘后出血;其次可继发于严重的妊娠期高血压疾病、胎死宫内时间太长或羊水栓塞。

3. **急性肾皮质坏死**　妊娠期肾皮质坏死多见于胎盘早剥、宫内死胎延滞、严重的宫内出血及羊水栓塞。原发性弥散性血管内凝血(DIC)和严重的肾缺血可以导致内皮细胞损伤及继发性纤维蛋白沉积,是这一疾病的启动因素。

4. **产后溶血性尿毒症综合征**　多发生在正常妊娠分娩后 1 天至 10 周,在妊娠期和产程中均很顺利,分娩前可有或无高血压及先兆子痫,产后发生少尿甚至无尿、高血压、肾功能急剧下降,严重的微血管病性溶血性贫血是一种特征表现,病人出现血清间接胆红素浓度增加、血浆血红蛋白血症、网织细胞增多、血小板明显减少等表现。本病的病理表现主要是肾小球内皮细胞增生,毛细血管祥纤维素样坏死,甚至小动脉内膜增厚,坏死,与血栓性微血管病相似。如果出现神经系统症状及发热则可能是血栓性血小板减少性紫癜。

5. **妊娠急性脂肪肝**　肾损伤较轻,肾结构正常,仅肾小管细胞内脂肪空泡形成及非特异性改变。

【临床表现】

1. **少尿期**　本病初期,临床所见常被原发疾病的症状所掩盖,如不同原因所引起的持续性休克,溶血反应,中毒症状等,经数小时或 1～2 天,以后即进入少尿期。少尿是指 24 小时尿量少于 400ml 或每小时尿量少于 17ml。而后 24 小时尿量在 40ml 以下,称为无尿。完全无尿者少见,完全性尿路梗阻、急性肾皮质坏死、肾小球肾炎及恶性高血压引起的急性肾衰可出现完全无尿。在少数非少尿性急性肾衰竭病人,尿量可维持在 800～1000ml 或更多。少尿期一般为 7～14 天,短则 2～3 天,长者可达 2 个月。少尿期超过 1 个月者预后差,即使免于急性期死亡,肾功能不全也难以恢复。

在少尿期由于水、盐、氮质代谢产物的潴留,可出现下列症状:

(1) 水肿:由于少尿,水分排出减少,容易引起水潴留。但起病时常伴有腹水及恶心、呕吐,故开始时并不一定存在水肿,大多数病人由于输液量过多,使组织水肿,血容量增加,血压升高,又称水中毒,甚至发生心力衰竭、肺水肿和脑水肿。

(2) 高血压:在急性肾衰竭时,肾脏缺血,肾素分泌增多,为引起高血压的主因,少尿期的液体负荷过度,亦加重了此种情况。血压大多在 140～200/90～110mmHg(18.7～26.7/12～14.7kPa),约有 1/3 病人血压正常。

(3) 心力衰竭:在心肌损害的基础上,如果治疗时不注意水、盐控制,可以发生心力衰竭,出现胸闷、气急、端坐呼吸、咳嗽,痰呈泡沫样或粉红色,心脏扩大、有奔马律、肺部满布湿啰音或哮鸣音,如不积极抢救可致死亡。

(4) 电解质紊乱:由于少尿、酸中毒,引起高血钾、高血镁、高血磷、低钠、低氯和低钙血症。高血钾临床表现为肢体麻木,反射消失,心律失常,甚至室性纤颤、心搏骤停及心电图改变。低钠、低钙、酸中毒可加重钾中毒。低钠血症可表现乏力、肌肉痉挛、血压下降、低渗性昏迷等。高血镁症状和高血钾相似。

（5）代谢性酸中毒：由于肾衰竭时，尿酸化作用减弱或消失，加上蛋白质代谢产生的各种酸性代谢产物和乳酸等堆积，可引起代谢性酸中毒。病人表现全身软弱，嗜睡，甚至昏迷。

（6）氮质血症：急性肾衰竭时，由于血中非蛋白氮和其他代谢产物含量大幅度增加，出现尿毒症症状。病人有食欲缺乏、恶心、呕吐、腹胀、腹泻以及神经系统症状。

（7）感染：急性肾衰竭使机体抵抗力减弱、免疫功能低下，除原发病如创伤、手术的感染途径外，许多治疗措施如导尿、注射、透析等增加了感染的机会。病人常合并肺部、泌尿道、口腔的感染，败血症亦常见。

（8）其他：如贫血与出血倾向。血红蛋白降低，面色及指甲床苍白、皮下瘀斑、注射部位血肿、胃肠道出血等。

2. **多尿期**

（1）尿多：急性肾衰竭经过及时而有效的治疗后，经数天到2周后，肾脏病变开始修复，当24小时尿量从少尿或无尿增加至400ml以上，即为肾功能开始恢复的一个表现。尿量逐渐递增或迅速成倍增加，并且日尿量超过正常，可达5000～7000ml/d，多尿阶段说明肾血流量和肾小球滤过率改善，但肾小管重吸收功能还未恢复，此时病人自觉症状迅速好转。在尿多2周后，肾小管的稀释功能开始恢复，在此期间尿比重可低达1.002，经1～2个月后稀释功能可恢复正常。在病程2～3个月后，肾脏浓缩功能开始恢复，此时尿的比重可逐渐升高至1.015～1.018，一般需1年以后才能达到1.025以上。若尿比重不能升高而固定在1.010左右，表示预后差。

（2）电解质紊乱：当病人每天尿量超过1000ml时，在大量丢失水的同时，也伴有大量的钠盐丢失，出现低钠血症，病人表现体重下降、软弱无力、面容憔悴、血压偏低等。由于肾小管功能尚未健全，加上大量排尿，大量的钾离子随尿排出，若补钾不及时，可产生低钾血症，病人表现肌肉软弱无力、麻痹、呼吸困难、腹胀、心脏扩大。重者可因心室颤动等发生阿-斯综合征而猝死。在多尿期可出现低钙血症，而增加神经肌肉的应激性。

（3）氮质血症：在多尿期由于肾小管的结构与功能尚欠完善，肾脏的廓清率仍很差，故氮质代谢产物的潴留明显，在多尿期开始的2～4天内，血液内尿素氮等可继续升高并达高峰，致临床表现似无好转，有时反而加重，重者因此死亡。以后随尿量增加，氮质代谢产物的浓度逐渐降低，但速度比较慢。病人的全身状况开始迅速好转，精神转佳，食欲渐增。至数周后氮质代谢产物才逐渐降至正常水平。在多尿期常可有低热，极易发生感染，故应继续观察病情，加强监护。

3. **恢复期** 病人经少尿、多尿两期后，组织被大量破坏、消耗，故在恢复期常表现软弱无力、贫血、消瘦、肌肉萎缩，有时有周围神经炎症状。往往需经历3～6个月，甚至1年以后才能完全康复。

【诊断】

肾功能评估：血清肌酐（serum creatinine，SCr）作为AKI时GFR的标志物。AKI早期，由于GFR下降可由双肾残存的代偿功能及近曲小管上皮细胞排泌肌酐增强所代偿，因此，应用SCr来判断AKI时会低估实际GFR损伤程度。当GFR大约下降50%之后，SCr水平才开始超过参考范围，此后SCr的变化才较好地反映了GFR的损害。

妊娠期间由于溶质清除率增加和血浆容量扩张，普通人群诊断AKI的SCr值并不适合于诊断PR-AKI。孕产妇正常肌酐基线值约为0.5mg/dl，有学者推荐在孕产妇当48小时内SCr升高到>1.0mg/dl或SCr升高0.1mg/dl都应视为异常，考虑AKI。

【治疗】

PR-AKI的治疗需要多学科协作，包括产科、肾内科、ICU等。健全产前保健和早识别高危产妇至关重要。孕产妇AKI的治疗需要根据病因针对性综合治疗。治疗包括：

1. **病因治疗** 入量不足和大量失血，均会导致肾前性PR-AKI。可通过静脉液体复苏和止血、输血治疗，减少肾脏低灌注性进一步损害。危重症病人行血流动力学监测指导液体管理。

控制感染极为重要。孕产妇并发感染时尽早清除感染物并给予恰当有效的抗感染治疗。使用抗生素时兼顾母亲和胎儿的安全。抗生素的剂量根据GFR适当调整。

妊娠期高血压疾病肾损伤、妊娠期急性脂肪肝、狼疮性肾炎等应及早终止妊娠。

2. **治疗并发症**

（1）高钾血症：推荐用胰岛素、高糖和阳离子树脂处理。阳离子交换树脂在消化道局部发挥作用，对胎儿无不良反应。

（2）高血压：一线治疗药物有甲基多巴和拉贝洛尔。盐酸肼苯哒嗪多用于产妇伴有严重高血压，但具有胎儿和产妇不良反应；二氢吡啶类钙通道阻滞剂可安全用于产妇。如血管紧张素转换酶抑制剂（AcEIs）和血管紧张素受体拮抗剂（ARBs）孕期禁用。

（3）代谢性酸中毒可以用碳酸氢钠治疗，使动脉血pH接近7.2，这种pH水平酸中毒的不利影响最小。

3. **肾替代治疗** 肾替代治疗（renal replacement treament，RRT）指征包括：酸中毒、电解质紊乱、尿毒症和液体过多。间歇性血液透析和腹膜透析、血浆置换治疗等。孕期尿素氮升高考虑RRT并且维持其值小于30～50mg/

dl,可降低尿毒症对胎儿的不良影响。产后 AKI 治疗方案同非妊娠病人。危重症和血流动力学不稳定病人,需考虑给予持续血液净化治疗。

二、妊娠合并慢性肾炎

【病因及发病机制】

肾小球肾炎涉及自身免疫性疾病,循环内可溶性免疫复合物沉积于肾小球,或有抗原与抗体在肾小球原位形成免疫复合物,激活补体,引起组织损伤,也可不通过免疫复合物,而由沉积于肾小球局部的细菌毒素、代谢产物等通过"旁路途径"激活补体,从而引起一系列的炎症反应而导致肾小球肾炎。非免疫介导的肾脏损害在慢性肾炎的发生发展中亦可能起到很重要的作用。慢性肾小球肾炎病理改变与病因、病程和类型不同而异。可表现为弥漫性或局灶节段系膜增殖、膜增殖、膜性、微小病变、局灶硬化、晚期肾小球纤维化或不能定型。除肾小球病变外,尚可伴有不同程度肾间质炎症及纤维化,肾间质损害加重了肾功能损害。晚期肾小球肾炎肾皮质变薄、肾小球毛细血管袢萎缩,发展为玻璃样变或纤维化,残存肾小球可代偿性增大,肾小管萎缩等。

【临床表现】

急性者表现有突发性少尿、血尿、水肿、高血压,发病前可有链球菌感染史。慢性者临床表现多种多样,自无症状的蛋白尿或镜下血尿到明显的肉眼血尿、水肿、贫血、高血压或肾病综合征,甚至尿毒症。

临床上按照主要表现可分型如下:

1. 普通型　起病时可与急性肾炎相似,水肿、血尿及高血压均很明显,以后病情暂时缓解,或呈进行性恶化,多数病人起病时可毫无症状,经查尿才被发现本病。尿蛋白大多在 3.5g/24h 以下;尿中常有红细胞,甚至少许管型;血压虽升高,但非主要表现。

2. 肾病型　此病的病理变化以基膜增生型为主。病人有显著的蛋白尿与管型及水肿,尿蛋白每天排出量在 3~3.5g 以上。血浆蛋白降低,白蛋白与球蛋白比例倒置,胆固醇升高。

3. 高血压型　蛋白尿可以少量,伴有高血压,血压常持续升高,临床表现很像原发性高血压(又称高血压病)。

Kaplan 根据病人临床表现严重程度分为 3 型:①Ⅰ型,仅出现蛋白尿;②Ⅱ型,有蛋白尿和高血压;③Ⅲ型,同时有蛋白尿、高血压和氮质潴留。

若血压高或中、重度肾功能不全者其孕期并发症发生率由 40% 上升至 80%,主要是重度子痫前期、胎儿生长受限、早产及贫血等。

【诊断及鉴别诊断】

慢性肾炎多见于年轻妇女,过去有急性或慢性肾炎病史,症状以蛋白尿为主,或伴有水肿、高血压,多见于妊娠 20 周前,因此诊断并不困难。

1. 诊断

(1) 尿常规检查:常在孕前或妊娠 20 周前持续有蛋白尿而发现本病,在肾病型的尿蛋白最多。慢性肾炎晚期,肾小球多数毁坏,蛋白漏出反而逐渐减少,因而尿蛋白较少不一定说明疾病的好转,也不能以尿蛋白的多少作为引产的标准。健康肾脏应能浓缩使尿比重达 1.020 以上,而慢性肾炎晚期时因浓缩及稀释能力减退,常使尿比重固定于 1.010 左右。视病变轻重程度不同,尿中出现多少不等的红、白细胞和管型。

(2) 血常规:慢性肾炎因蛋白质大量丧失和肾脏实质的毁损,使肾脏红细胞生成素减少,所以常伴有贫血,属于正常血红蛋白及红细胞型贫血。慢性肾功能不全伴有贫血者很难治疗,宜少量多次输血。

(3) 肾脏功能测定:在疾病早期,肾功能受影响较少,至晚期各种肾功能如酚红试验、内生肌酐和尿素廓清即浓缩稀释功能等均有不同程度的减退。

(4) 眼底检查:可见出血、渗出及典型符合肾炎之网膜炎。轻度慢性肾炎,眼底检查可以正常。

(5) B超:双肾缩小,肾皮、髓质分界不清,肾实质回声增强。

(6) 肾脏活组织检查:国内已有些医院在妊娠期做肾脏活组织检查,此对明确诊断、了解病变程度有很大帮助。但妊娠期做此检查,各学者之意见不一,主要顾虑活检出血不止,反而弊多利少。

肾功能不全的分度:①轻度:血肌酐<132.6μmol/L,舒张期血压≤90mmHg;②中度:血肌酐≥132.6μmol/L 和(或)高血压;③重度:血肌酐>265.2μmol/L 或尿素氮>10.7mmol/L,往往并存高血压。

如果缺乏可靠的肾炎病史,或产前检查时已达妊娠后期,则必须与妊娠期高血压疾病、慢性肾炎合并妊娠期高血压疾病、肾盂肾炎、原发性高血压和体位性蛋白尿作鉴别。

2. 鉴别诊断

(1) 妊娠期高血压疾病:本病发生于妊娠 20 周以后,妊娠前无水肿、蛋白尿的病史。发病后多先有水肿,高血压和蛋白尿发生较晚。不伴有明显的尿沉渣异常。产后 6 周~3 个月多恢复正常。

(2) 肾盂肾炎:肾盂肾炎的尿蛋白量一般在 1~2g/24h,若>3g/24h,则多属肾小球病变。尿常规检查肾盂肾炎则以白细胞为主,有时有白细胞管型,而肾小球肾炎可发现红细胞较多,有时有红细胞管型。肾盂肾炎时尿液细菌培养阳性,并有发热、尿频等症状有助于鉴别。

（3）原发性高血压：本病以40岁以后发病率高，病情发展缓慢。在高血压早期，尿中一般不出现蛋白、管型及血液化学变化。无肾功能减退，眼底检查常以动脉硬化为主。

（4）狼疮肾：为全身性疾病表现之一。常有发热、皮肤、心、肝、肾等多脏器功能损害，免疫学检查发现自身抗体与抗核抗体。

（5）糖尿病肾病：有糖尿病病史，血糖长期增高控制不佳。

【治疗】

1. 妊娠前 妊娠前如果已有高血压和蛋白尿，血压在150/100mmHg（20/13.3kPa）以上，或有氮质血症者均不宜妊娠。一旦妊娠应及早进行人工流产，因为妊娠必将加重肾脏负担，还容易并发妊娠期高血压疾病，对母儿都非常不利。

2. 妊娠期 须详细检查，充分评估后做出决定。病情轻者，仅有蛋白尿或蛋白尿伴有高血压，但血压不超过20/13.3kPa，可在监护下继续妊娠，妊娠期要保证充足睡眠和休息，避免劳累、受凉、感染等；合适的营养，选择富含必需氨基酸的优质蛋白质，补充足量维生素，提高机体的抗病能力，积极防治妊娠期高血压疾病，高血压病人要减少钠的摄入，必要时要住院治疗。

密切观察肾功能的变化，随访尿常规及尿培养，及早发现无症状性菌尿及泌尿系统感染。每月一次24小时尿蛋白、血清肌酐、尿素氮及电解质。定期测尿酸及血压，积极防治妊娠期高血压疾病及子痫抽搐。定期监测及纠正贫血和低蛋白血症。

肾功能正常或轻度受损者可达足月分娩，但不应超过预产期，无产科指征可阴道分娩。如尿蛋白漏出超过10g/24h，引起严重低蛋白血症，出现重度胸腹水，伴肾功能进一步减退，或血压上升不易控制时，应考虑终止妊娠。Bear提出妊娠合并肾脏疾患，如血清肌酐含量<132.6μmol/L（1.5mg/dl），母儿预后好；如>141.4μmol/L（1.6mg/dl），则预后较差，故建议以血清肌酐含量141.4μmol/L为终止妊娠的指标。

【预后】

慢性肾小球肾炎与其他慢性肾病一样，对妊娠的承受力取决于血压控制的情况及肾功能不全的程度。凡血压正常，肾功能正常或轻度不全者通常能平安渡过孕期，远期随访母儿预后良好。中、重度肾功能不全者易并发妊娠期高血压疾病，妊娠期高血压疾病是促使肾功能恶化的重要因素，重症者有25%肾功能急剧恶化，以致在产后数月至1~2年内发展成终末期肾衰竭。因此，血压正常，肾功能正常或轻度不全者能承受妊娠，应及早生育，因随时间推移，肾功能将进一步减退。血压高及（或）中重度肾功能不全的妇女，则不宜妊娠。

三、妊娠合并尿路感染

妊娠期泌尿道最明显的解剖学变化是肾盂肾盏和输尿管的扩张，尤其在右侧最为明显。

【病因及发病机制】

1. 黄体酮作用 致输尿管壁松弛，管腔扩张，蠕动降低，引起功能性尿流阻滞，肠道平滑肌收缩减弱，易发生便秘。结肠肝曲邻近右肾，肠道细菌易沿淋巴管侵入右肾。

2. 子宫压迫 增大的子宫在骨盆入口处压迫输尿管，造成机械性梗阻，使尿流受阻，便于细菌的侵入、停留、繁殖而致病。另外妊娠子宫多向右旋，右侧输尿管更易受压。由于左侧输尿管前方有乙状结肠作垫衬，起缓冲作用，故右侧感染的发生率要高于左侧。

（一）妊娠期无症状性菌尿

当泌尿系统中存在着持续性的细菌增殖，在临床上却无泌尿系统感染症状者为无症状菌尿症。它在孕期的发生率同非孕期，为5%~10%。它引起症状性肾盂肾炎的发生率为20%~40%，成为引起肾盂肾炎的前提条件。细菌的种类以大肠埃希菌最为多见，占75%~90%，其次为克雷伯菌、变形杆菌、葡萄球菌及假单胞菌属。约35%的病菌来自肾脏。

【临床表现及诊断】

无明显症状，只有在尿培养中发现，诊断标准：①耻骨上膀胱穿刺尿液的细菌培养为阳性；或②连续两次避免污染的自主排尿的尿样中分离到同一菌株，菌落计数>10⁵/ml（B-Ⅱ）；或③导尿管留取的单个样本菌落计数>10²/ml（A-Ⅱ）。孕期尿培养只适用于有泌尿系统感染史者。

【治疗】

1. 临床对照研究显示，抗菌治疗可使ASB妊娠病人并发肾盂肾炎的发病率由20%~35%下降到1%~4%，然而2015年Kazemier研究：无症状性菌尿与早产并无相关性，未治疗者发生肾盂肾炎的绝对风险也较低。该结果发表在近期的 *Lancet Infectious Diseases* 杂志上。

2. 治疗可根据药敏结果应用抗生素。抗生素治疗对清除菌尿和降低肾盂肾炎风险是有效的。可首选头孢菌素类药物。孕中期可应用磺胺类或含磺胺制剂（孕晚期除外，因为有胎儿高胆红素血症的高度危险）。孕期禁用四环素类、氨基糖苷类。喹诺酮类药物可能影响胎儿软骨发育。足量而敏感的药物治疗两周。当疗程结束后每周或定期做培养。约有15%的病例菌尿症状持续存在。

（二）妊娠期肾盂肾炎

1. 妊娠期急性肾盂肾炎　多发生于妊娠中、晚期及产褥早期。有糖尿病的孕妇易在早孕期间发生急性肾盂肾炎。

2. 妊娠期慢性肾盂肾炎　一般症状较急性期轻，甚至可表现为无症状性菌尿，半数有急性肾盂肾炎史，以后出现易疲劳、轻度厌食，不规则低热及腰酸背痛等。泌尿道症状可有轻度尿频及小便浑浊。病情较重者可出现肾功能不全。慢性肾盂肾炎的诊断，往往只有在产后当泌尿道生理性扩张消失后（产后 6 周以后）进行静脉肾盂造影才能诊断。

主要在于积极治疗急性肾盂肾炎，以免造成慢性肾盂肾炎；尿细菌学检查阳性时按急性肾盂肾炎治疗；避免使用对肾脏有毒性的药物。

【病因】

本病多因膀胱上行感染所致，2/3 病人过去有菌尿史；亦可通过淋巴系统或血行感染，偶有由肾周围组织的感染蔓延而来。一般是双侧性，或以右侧为主。妊娠期由于尿路的相对性梗阻引起尿液排空延迟及菌尿；其次孕妇尿中含有营养物质，葡萄糖尿及氨基酸尿利于病菌的繁殖。急性肾盂肾炎细菌培养，P 菌毛大肠埃希菌株占优势。且多半在急性发作前已是无症状性菌尿病人。因此，妊娠期急性肾盂肾炎是原有的无症状性尿路感染在适宜于细菌繁殖条件下，形成的急性症状性感染。

1. 肾盂肾炎对妊娠的影响　急性肾盂肾炎起病急骤，有畏寒、高热、全身不适等中毒症状，可引起内毒素血症甚至败血症。急性肾盂肾炎在非妊娠妇女一般不影响肾功能，但妊娠期可引起暂时的肾小球滤过率下降，血肌酐、血尿素氮升高。一般 3～6 周后肌酐清除率恢复到正常。急性肾盂肾炎有少数病人并发毒败血症时可发生嗜血细胞综合征，出现严重贫血、血小板减少、甚至白细胞降低，并可能发生 DIC。妊娠期急性肾盂肾炎有 3% 可能发生中毒性休克，出现肺功能障碍及成人呼吸窘迫综合征。高热可引起流产、早产及死胎，低体重儿及早产儿的发生率增加。妊娠早期高热，还可使胎儿神经管发育障碍。

2. 妊娠对肾盂肾炎的影响　由于妊娠期解剖生理方面的变化，急性肾盂肾炎的发病率较高。无症状性菌尿者在妊娠期将有 25%～40% 发生尿路感染，分娩后有 25%～30% 可发展为症状性尿路感染，若得不到及时治疗，可发展为慢性肾盂肾炎，甚至发生肾衰竭。

【临床表现、诊断与鉴别诊断】

1. 临床表现

（1）全身症状：起病急骤，常有寒战、高热、全身不适、疲乏无力、食欲减退、恶心呕吐，甚至腹胀、腹痛或腹泻。如

高热持续不退，多提示并存尿路梗阻、肾脓肿或败血症。

（2）尿路刺激症状：肾盂肾炎多由上行感染所致，故多伴有膀胱炎，病人出现尿频、尿急、尿痛等尿路刺激症状。

（3）局部体征：一侧或两侧肾区疼痛，肋腰点有压痛及叩击痛，上输尿管点及中输尿管点均有深压痛。

妊娠期急性肾盂肾炎可发生危及生命的并发症，出现多脏器系统的功能失调，包括：①内毒素血症及感染性休克：临床出现体温过度下降（低于 35℃，提示下丘脑功能障碍）等不良预兆，常常是内毒素血症及感染性休克先兆，低血压的前驱；②贫血及血小板减少：大肠埃希菌内毒素所含脂多糖破坏红细胞而引起贫血。如血小板计数下降提示可能存在 DIC；③肾功能损害：肾小球滤过率下降，肌酐清除功能下降，这往往是暂时的，多在急性期后 3～6 周恢复；④肺脏损害：内毒素损伤肺泡而致肺水肿（程度不等的呼吸功能不全乃至成人呼吸窘迫综合征），发生率为 2%。

2. 诊断

（1）尿常规及细菌培养：尿色一般无变化，如为脓尿则呈浑浊；尿沉渣可见白细胞满视野、白细胞管型、红细胞每高倍视野可超过 10 个。细菌培养多数为阳性，尿路感染常见之病原菌为大肠埃希菌，占 75%～85%；其次为副大肠埃希菌、变形杆菌、产气荚膜杆菌、葡萄球菌及粪链球菌，铜绿假单胞菌少见。如细菌培养阳性应做药敏试验。如尿细菌培养为阴性，应想到病人是否已使用过抗生素，因为许多肾盂肾炎病人以前曾有过泌尿道感染，故可能病人已自行开始抗生素治疗，即使抗生素单次口服剂量，也可使尿细菌培养阴性。

（2）血白细胞计数：变动范围很大，白细胞计数可以从正常到高达 $17 \times 10^9/L$ 或 $>17 \times 10^9/L$。

（3）血清肌酐在约 20% 急性肾盂肾炎孕妇中可升高，而同时有 24 小时尿肌酐清除率下降。有些病人出现血细胞比容下降。

（4）血培养：对体温超过 39℃ 者须做血培养，如阳性应进一步做分离培养及药敏试验。对血培养阳性者应注意可能发生败血症休克及 DIC。

（5）B 超检查：可了解肾脏大小、形状，肾盂肾盏状态及有无肾积水。

3. 鉴别诊断

（1）高热：须与上呼吸道感染、宫内感染或免疫系统疾病等鉴别，前者有流行病学史，有明显的呼吸道症状，全身肌肉酸痛，病毒感染时白细胞计数及中性粒细胞分类均降低；后者可有胎膜早破史，阴道分泌物有异味或呈脓性，子宫体有压痛，胎盘胎膜病理标本绒毛膜羊膜炎可有新生儿肺炎等，两者均无脊肋角叩痛及尿检查的异常发现。一些免疫系统疾病如系统性红斑狼疮也可伴有高热，通过详细体检及免疫学指标检测，可以逐步确诊，该病对抗炎治疗无效，只有激素或免疫抑制剂有效。

（2）腹痛：须与急腹症鉴别。包括：①急性阑尾炎：初起时有低热，并有转移性右下腹痛；②胆绞痛：常有胆石症史，疼痛位于右上腹，可向右肩部放射及伴有黄疸、发热，影像学检查胆囊或胆管能发现结石；③右侧卵巢囊肿扭转：既往可有卵巢囊肿史，也可没有，由于孕期增大的子宫遮挡使B超诊断卵巢囊肿困难，病人往往有呕吐及腹痛，无明显发烧，体检腹痛固定在一处，如囊肿破裂可伴有肌紧张。通常无寒战、高热及脊肋角叩痛，尿沉渣检查亦无明显异常可鉴别。

（3）胁痛：须与急性肾、输尿管积水鉴别，急性肾及输尿管积水多有反复发作的胁痛，与姿势、体位有关，疼痛向腹股沟放射，左侧卧位或膝胸卧位时症状缓解；尿检查有少数红细胞，甚或无红细胞，反复中段尿培养阴性为其特点。

【治疗】

1. 急性肾盂肾炎均应住院治疗。孕妇应卧床休息，并取侧卧位，以左侧卧位为主，减少子宫对输尿管的压迫，使尿液引流通畅。

2. 持续高热时要积极采取降温措施，妊娠早期发病可引起胎儿神经系统发育障碍，无脑儿发生率远较正常妊娠者发生率高；控制高热也减少了流产、早产的危险。

3. 鼓励孕妇多饮水以稀释尿液，每天保持尿量达2000ml以上；但急性肾盂肾炎病人，多数有恶心、呕吐、脱水，并且不能耐受口服液体及药物，故应给予补液及胃肠外给药。保证尿量至少达到30ml/h。

4. 监护母儿情况，定期检测母体生命体征，包括血压、呼吸、脉搏以及尿量，监护宫内胎儿情况，胎心以及B超生物物理评分。

5. 抗生素治疗。应给予有效的抗生素治疗。经尿或血培养发现致病菌和药敏试验指导合理用药。选用头孢菌素类及较新的广谱青霉素治愈率可达85%～90%，一般应持续用药10～14天。用药得当，治疗24小时后尿培养可转为阴性，48小时可基本控制症状。如治疗72小时未见明显改善者，应重新评估抗生素的使用是否恰当或有无潜在的泌尿系统疾病，如泌尿道梗阻，可进行超声等检查。疗程结束后每周或定期尿培养。尿培养阳性者需继续治疗，可用呋喃妥因（呋喃坦啶），每晚100mg，持续整个孕期。培养阴性者，每月尿培养一次。

6. 并发感染性休克的治疗，感染性休克的死亡率可高达30%～70%，监测血压等生命体征，及早发现感染性休克，与重症监护室医生协同处理，予以积极有效治疗，包括调整抗生素、升压药使用、纠正贫血、小剂量糖皮质激素使用、白蛋白、丙种球蛋白等支持治疗，防治多脏器衰竭及DIC。感染性休克的治疗原则是去除病灶有利于控制感染，是否立即终止妊娠尚无明确规定，但前提是以保障孕妇生命安全为主，其次考虑兼顾胎儿安全。

四、妊娠合并多囊肾

多囊肾，又名Potter I综合征，发病率为1/1000，占全部终末肾衰竭病因的8%～10%。囊肿可出现在任何年龄，但常常出现于青春期或成年的早期。常伴有多囊肝或脾脏和胰腺囊肿、颅内动脉瘤，故又称多囊病。

【病因、发病机制及病理】

1. **发病原因**　胚胎发育过程中，肾曲细管与集合管或肾曲细管与肾盏全部或部分连接前肾脏发育终止，分泌的尿液排出受阻，肾小球和肾小管产生潴留性囊肿。

2. **发病机制**　本病为常染色体显性遗传病，其主要的发病机制尚不明确，可能是变异的上皮细胞生长分泌细胞外基质导致肾囊性病变，肾囊性病变以结节分化开始。囊随液体增多而增大，压迫肾实质，引起临床症状。

3. **病理**　多囊肾多发生在双侧肾脏，单侧极为少见，即使肉眼见肾囊肿为单侧，病理检查时亦可在另一侧肾脏发现早期肾囊肿变化。多囊肾系肾小管进行性扩张，导致囊肿形成、阻塞、继发感染、破裂出血与慢性肾功能衰竭。患侧肾脏常较正常增大2～3倍，大囊肿内液体可达数千毫升，小囊肿直径可小至0.1cm。解剖时肾脏呈蜂窝状，囊与囊之间和囊与肾盂之间互不相通，肾实质受肾囊肿压迫可发生萎缩；肾小球呈玻璃样变；多数病人存在间质性肾炎。

【临床表现】

1. **疼痛**　腰痛或腹痛为最常见症状。大多为隐痛、钝痛，固定于一侧或两侧，可放射到腰背或下腹部。疼痛如突然加剧，常为囊内出血或继发感染。

2. **血尿和蛋白尿**　有25%～50%病人有血尿，可表现为镜下血尿或肉眼血尿。血尿主要因囊壁血管被过度牵拉发生破裂所致。有70%～90%病人有蛋白尿，一般量不多，24小时定量常在2g以下。

3. **高血压**　有70%～75%病人发生高血压，所以妊娠期孕妇常合并妊娠期高血压疾病，可引起多囊肾病情发生恶化。

4. **腹部肿块**　妊娠期随着子宫长大，腹部不易扪及肿大的多囊肾。但在非妊娠期体型消瘦的病人，有50%～80%可扪及腹部肿块。

5. **感染**　多囊肾常合并泌尿道感染。急性感染或化脓时表现为寒战、高热、尿频、脓尿等。

6. **肾衰竭**　晚期病例由于囊肿压迫，并发肾盂肾炎等原因破坏肾实质而引起肾衰竭。

【诊断和鉴别诊断】

根据多囊肾阳性家族史及临床表现，可有多囊肾存在的可能性,结合尿液及超声检查可确立多囊肾的诊断。多囊肾确诊后应注意有无其他部位病变,如多囊肝。

1. **诊断**

(1) 尿常规:早期尿常规无异常,中晚期可有镜下血尿,部分病人出现蛋白尿,伴结石和感染时有白细胞和脓细胞。

(2) 尿渗透压测定:病程早期即可出现肾浓缩功能受损表现。

(3) 肾功能测定:血清肌酐和尿素氮随肾代偿功能的丧失呈进行性升高,肌酐清除率亦为较敏感的指标。

(4) B超:肾脏外形增大,显示双肾区为数众多之液性暗区,大小不等,边缘整齐。

(5) 影像学检查:腹部平片、IVU、CT、腹部平片肾影增大,外观不规则。IVU双侧肾盂肾盏受压变形,呈蜘蛛状。肾盏变平而宽,盏颈拉长变细,常呈弯曲状。肾功能不全时,肾脏显影时间延迟甚至不显影。CT显示双肾增大,外形呈分叶状,由多数充满液体的薄壁囊肿,亦可同时发现肝、脾、胰腺囊肿。妊娠期X线及CT对胎儿有一定影响,故不宜作妊娠期多囊肾的辅助检查。

2. **鉴别诊断**

(1) 肾积水:也可表现为腰部胀痛及腰腹部囊性肿块。但尿路造影显示肾盂肾盏扩张,其间没有分隔,也无受压、伸长改变,肾皮质变薄,并可明确梗阻的原因。B超示肾脏体积增大,肾实质变薄,中间为液性暗区。

(2) 单纯性肾囊肿:多为单侧。IVU检查示肾影局部增大,边缘呈半球状突出,肾盂或肾盏有弧形压迹。B超检查示肾实质内边缘清楚的圆形液性暗区。CT检查见肾脏局部圆形、壁薄且光滑、不强化的囊性占位。

(3) 多房性肾囊肿:可有血尿、腰痛、高血压及腰腹部肿块,但无肾功能损害。B超及CT检查见局限于单侧肾脏内的单个囊性肿块,内有许多间隔,将囊肿分为多个互不相通的小房。

(4) 肾肿瘤:有血尿、腰痛和肾脏肿块,但无慢性肾功能损害。肿块多发生于单侧肾脏,且B超和CT检查示边缘不清楚的实质性占位。肾动脉造影可发现肿块边缘血管增多,肿块内散在斑点状造影剂聚集。

【治疗】

1. 产前检查　妊娠合并多囊肾为高危妊娠,妊娠期易并发妊娠期高血压疾病、肾盂肾炎,故应定期检查与随访。除常规检查外应注意肾功能的变化,积极防治妊娠期高血压疾病,防止多囊肾病情恶化。发生泌尿道感染时,应使用广谱抗生素,因肾盂肾炎可诱发肾衰竭。

2. 终止妊娠的问题　年轻而无并发症孕妇,常能使妊娠达到足月,并经阴道分娩。如肾功能进行性恶化,应考虑终止妊娠,估计短期内不能经阴道分娩者可采取剖宫产

手术。

3. 多囊肾本身无特殊治疗方法,往往预后较差。近年来肾移植术的进展,使多囊肾的治疗前景明显好转。

4. 多囊肾为遗传性疾病,孕前告知该疾病遗传的风险,若夫妇一方有多囊肾的孕妇,胎儿发生多囊肾的风险增高;需要产前胎儿超声畸形筛查,排除胎儿多囊肾可能。

五、妊娠合并肾病综合征

肾病综合征是多种原因引起的大量蛋白尿、低白蛋白血症、水肿伴或不伴有高脂血症为特征的一组综合征。

【病因】

增殖性或膜性增殖性肾小球肾炎、脂性肾病、狼疮肾炎、家族性肾炎、糖尿病性肾病、梅毒、淀粉样变性、肾静脉血栓、重金属或药物中毒以及过敏等均可引起该综合征,发生于妊娠晚期的肾病综合征的最常见原因是重度妊娠期高血压疾病。

【病理生理】

肾小球滤过功能的结构基础是肾小球滤过膜。它有三层结构,即肾小球毛细血管内皮细胞、基膜和肾小囊脏层上皮细胞。其中毛细血管内皮细胞上有许多直径$50\sim100nm$的小孔称为窗孔,它可以防止血细胞通过,对血浆蛋白基本无阻挡作用。基膜层含有微纤维网,上面有直径仅$4\sim8nm$的网孔,这层是滤过膜的主要滤过屏障。肾小囊上皮细胞有足突相互交错形成裂隙,其小孔直径在$4\sim14nm$。上述结构组成对蛋白过滤起屏障作用,一旦此屏障作用遭受损害,蛋白滤过和丧失超过一定程度和时间时,临床上即可出现肾病的表现。至于肾病产生高脂血症的机制尚不十分明确,但血脂过高乃继发于蛋白代谢异常。尿蛋白大量丧失时,由于肝脏合成白蛋白增加,合成脂蛋白亦同时增加,成为高脂血症的原因。此外,脂蛋白脂酶活力下降使脂质清除力降低,亦为部分原因。由于大量蛋白自尿中丢失,而产生低蛋白血症,致血浆渗透压降低,血管内水分向组织间转移,致血容量减少,血液浓缩。子宫胎盘血液灌注不足,影响营养供应导致胎儿生长受限,缺氧还导致胎儿发生缺血缺氧性脑病,甚至死亡。由于血流迟缓,再加以伴发的高脂血症加剧了血液的高凝状态,容易发生血栓。

【临床表现】

1. **水肿**　初多见于踝部,呈凹陷性,继则延及到全身,清晨起床时面部水肿明显。

2. **心血管系统症状**　类似妊娠期高血压疾病的表现。

3. **并发症**

(1) 感染:与蛋白质营养不良、免疫球蛋白水平低下有

关。常见感染部位有呼吸道、泌尿道、皮肤和原发性腹膜炎等。

（2）血栓、栓塞性并发症：与血液浓缩、高黏状态、抗凝因子缺乏和纤溶机制障碍有关。多为肾静脉血栓，次为下肢静脉血栓，甚至冠状血管血栓。可伴发致死性肺栓塞。

（3）营养不良：孕妇本身多种营养代谢障碍，且易致宫内生长发育迟缓。

（4）肾功能损伤：可因严重的循环血容量不足而致肾血流量下降，发生一过性肾前性氮质血症。经扩容、利尿治疗后恢复。另可出现突发的肾功能急骤恶化，胶体溶液扩容后不能利尿反而引起肺水肿，常需透析治疗，多能于7周左右自然缓解，称之为特发性急性肾衰竭。另外也可引起真性肾小管坏死或近端肾小管功能紊乱。

【诊断】

1. 辅助检查

（1）尿检查：24小时尿蛋白定量＞3g/d，高者可达5g/d或以上，合并其他肾脏疾病时，尿中出现红、白细胞和（或）细胞与颗粒管型。

（2）生化测定：胆固醇及血脂水平增高；白蛋白水平降低，白、球蛋白比例倒置；血尿素氮、肌酐可有不同程度的增高。

（3）其他相关疾病的实验室所见：轻中度贫血、血糖水平增高、梅毒血清反应阳性、自身抗体或抗核抗体阳性等。

2. 诊断标准

（1）确诊肾病综合征：①大量蛋白尿＞3.5g/d；②低白蛋白血症，白蛋白＜30g/L；③水肿；④高胆固醇血症（＞5.7mmol/L，＞220mg）。其中①、②为诊断必需，①、②、③或①、②、④或①、②、③、④均可诊断本病。单纯肾病综合征：①、②。

（2）确认病因：必须首先除外继发性病因和遗传性疾病，才能诊断为原发性肾病综合征，最好进行肾活检，做出病理诊断。

（3）判定有无并发症。

【鉴别诊断】

1. 狼疮性肾炎　好发于中、青年女性，呈现多系统损害，血清补体C3持续降低，血沉升高，循环免疫复合物阳性，出现多种自身抗体，尤其是dsDNA（＋）。肾脏病变部分呈肾病综合征表现。多系统损害，尤其是血清学、免疫学检查，有助于鉴别诊断。

2. 糖尿病肾病　患糖尿病数年后出现的尿液改变，尿中出现蛋白，逐渐出现肾病综合征改变。原发病病史对鉴别诊断有意义。

3. 过敏性紫癜性肾炎　起病于青少年，有典型的皮疹，可伴发关节疼痛、腹痛及黑便，皮疹出现1～4周以后出现肾损害，部分出现肾病综合征。

4. 其他　肾淀粉样变性及骨髓瘤肾病少见，肾淀粉样变性确诊需要组织活检病理检查，刚果红染色阳性为本病的特征性改变。骨髓瘤肾病可出现骨痛，扁骨X线出现穿髓样空洞，血清中单株球蛋白增高，血浆蛋白电泳出现M带，累及肾脏时呈肾病综合征表现。确诊需要骨髓穿刺，可见大量骨髓瘤细胞。

【治疗】

1. 孕前　严重肾病综合征伴有肾功能不全者不宜妊娠，宜采用避孕措施。

2. 妊娠期

（1）饮食：以高质量蛋白、低钠饮食为主。有氮质血症时，蛋白摄入量必须适当限制。

（2）大剂量皮质类固醇制剂冲击治疗：抑制免疫反应，稳定细胞膜，减少渗出，减轻水肿及蛋白尿，但在孕早期应慎用。首次治疗一般为泼尼松1mg/(kg·d)，经治疗8周后，有效者逐渐减量，一般每1～2周减原剂量的10%～20%。激素的维持量和维持时间因病例不同而异，以不出现临床症状而采用的最小剂量为度，以低于15mg/d为满意。对如系统性红斑狼疮引起的严重肾病综合征可予以静脉激素冲击治疗。冲击疗法为甲泼尼松龙0.5～1g/d，疗程3～5天，大剂量冲击疗法不良反应包括水钠潴留、高血压、上消化道大出血、精神症状等。因此根据临床经验，也可选用中小剂量治疗，即泼尼松龙240～480mg/d，疗程3～5天，1周后改为口服剂量。长期应用激素可产生很多不良反应，如加剧高血压、促发心衰；又如伴发感染症状可不明显，特别容易延误诊断，使感染扩散。激素长期应用可加剧肾病综合征的骨病，甚至产生无菌性股骨颈缺血性坏死。

（3）细胞毒性药物和免疫抑制剂：环磷酰胺和苯丁酸氮芥孕期禁用，有学者开始运用环孢霉素A(CyA)治疗SLE肾病。它是一种有效的细胞免疫抑制剂，近年已试用于各种自身免疫性疾病的治疗。目前临床上以微小病变、膜性肾病和膜增生性肾炎疗效较肯定。CyA最大的优点是减少蛋白尿及改善低蛋白血症疗效可靠，不影响生长发育和抑制造血细胞功能。但此药亦有多种不良反应，最严重的不良反应为肾、肝毒性。CyA的治疗剂量为3～5mg/(kg·d)，一般在用药后2～8周起效，但个体差异很大，个别病人则需更长的时间才有效，见效后应逐渐减量。用药过程中出现血肌酐升高应警惕CyA中毒的可能。

（4）监测凝血指标：如血小板聚集试验(PAgT)升高可予以阿司匹林口服，D-二聚体升高可予以低分子肝素治疗。

（5）补充白蛋白，纠正胎儿生长受限。但对有些胎儿宫内营养不良效果并不明显，同时由于肾小球滤过膜损伤，输入的蛋白往往在1~2天内即经肾脏从尿中排出,故应严格掌握适应证,即严重的水肿,且单纯应用利尿剂无效,合并胎儿生长受限,使用利尿剂后出现血容量不足表现。

(6)应用免疫球蛋白,抑制其免疫反应,减少肾小球滤过膜损伤的同时,也补充血浆总蛋白含量,但其疗效尚在观察。

(7)解痉、降压、利尿等对症支持治疗,定期检查24小时尿蛋白、血浆蛋白以及肾功能,如病情恶化必须考虑终止妊娠。孕32周后应定期检查胎盘功能,B超生物物理评分,脐动脉血流。

(8)适时终止妊娠,为了保证孕产妇及胎儿生命安全,酌情适时终止妊娠至关重要。终止妊娠指征:一是发病孕周早、病程长,孕期监测中出现腹水或胎盘功能不良,特别是明显的胎儿生长受限,治疗效果不好者;二是妊娠已达34周且合并腹水,治疗效果不好者;三是伴有严重的合并症,如心、肾衰竭,以及高血压危象、胎盘早剥、溶血、肝酶升高和低血小板计数综合征等。终止妊娠后继续监测病人病情变化及肾功能,如持续蛋白尿或合并肾功不良,应酌情转内科治疗。

【预后】

1. **肾病综合征对母儿的影响** 它对妊娠的主要影响是并存的妊娠期高血压疾病以及胎儿生长受限、早产、胎死宫内或低出生体重儿等的发生率增高。影响的程度取决于致病原因及肾功能不全的程度。轻度肾功能不全,又不伴高血压者发生的病人孕期并发症少,预后较好。

2. **妊娠对肾病综合征的影响** 由于孕期肾血流量增加,肾静脉压力增高可致病情加重,尿蛋白排出量增多;另外,血液浓缩、血流迟缓等增加了血栓形成的机会,一旦发生肾静脉血栓梗死,将使肾功能进一步恶化。长期随诊发现至少20%的病人将发展至终末期肾衰竭,需要进行透析或肾移植。

六、肾移植后妊娠

自1958年起,国外出现了一系列肾移植术后妊娠成功的报道。迄今全球肾移植术后妊娠并分娩的病例已超过万例。我国近年也有肾移植后妊娠成功的报道。器官移植后妇女妊娠的安全性必须考虑母亲、胎儿和移植器官三个方面。移植后妊娠被认为是高风险妊娠,移植后妊娠对母亲的危险主要包括感染、蛋白尿、贫血、高血压和急性排斥反应,对胎儿的危险主要包括早产和低体重。

【肾移植后妊娠的条件】

1. 肾移植术后18个月以上到2年。

2. 一般情况良好。

3. 移植物情况良好,无排斥反应迹象。

4. 无高血压。

5. 无或者仅有少量蛋白尿少于1g/24h。

6. 肾功能良好。血清肌酐低于180μmol/L,最好在125μmol/L以下。

7. 超声或静脉肾盂造影检查无移植肾肾盂或输尿管扩张。

8. 仅需低剂量免疫抑制药物维持。泼尼松≤15mg,硫唑嘌呤≤2mg/(kg·d),环孢素A≤5mg/(kg·d)。

【肾移植与妊娠】

1. 肾移植对妊娠影响

(1)妊娠期高血压疾病、妊娠期糖尿病:血浆醛固酮、血管紧张素活性增高,妊娠期高血压疾病的发生率为27%~30%,比一般孕妇增加4倍。由于长期使用糖皮质激素易发生妊娠期糖尿病。

(2)感染:由于长期使用免疫抑制剂,易发生感染,常见有肺部感染、泌尿系统感染、真菌性阴道炎及病毒感染。

(3)对胎儿影响:免疫抑制剂可造成胎儿畸形及新生儿染色体畸变率增高,约占4%(多为小的畸形,腿发育不全、脐疝、尿道下裂、多指等),可造成流产、早产、胎死宫内,还可影响胎儿蛋白合成,致宫内生长发育迟缓,发生率为20%。长期使用激素胎膜变得脆弱,胎膜早破达20%~40%,干预性早产达45%~60%。移植后肾功能正常者流产率为8%,围产儿死亡率68‰,而肾功能不良者流产率为22%,围产儿死亡率142‰。

2. 妊娠对肾移植影响
移植物排斥反应:可发生在孕期或产褥期,严重排斥反应发生率为9%,并不比非孕期高。孕晚期肾小球滤过率可短暂降低。约有15%病人发生肾功能受损,40%病人近足月时发生蛋白尿增加,伴有肾小球滤过率降低和高血压。

【处理】

1. **孕前咨询** 经详细检查,符合条件者方可妊娠,并告知风险。

2. 孕早期如有高血压、肾功能损害则及早人工流产终止妊娠。

3. 加强孕期管理,每2周一次,32周后每周一次。防治感染,防治无症状性菌尿及尿路感染,防治妊娠期高血压疾病及妊娠期糖尿病,纠正贫血。

4. 终止妊娠的指征

(1)产科因素:如胎儿窘迫、胎膜早破、重度妊娠期高血压疾病等。

(2)出现肾功能受损逐步加重,危及移植肾功能及存活。

5. **终止妊娠的时机及方式** 终止时机同慢性肾炎,无产科指征,可阴道分娩,可适当放宽指征,但要充分考虑到肾移植术后因手术粘连所造成的剖宫产难度系数的增加。

6. 产后不宜母乳喂养,一方面因哺乳可加重病人负担,另一方面免疫抑制剂是否通过乳汁影响婴儿尚不确切。产后为防止发生严重的排异反应,应加大免疫抑制剂的剂量。

【临床特殊情况的思考和建议】

1. 对于妊娠合并肾病综合征者,应注意:①尽量寻找发病原因,针对病因进行治疗可收到较好的效果;②病因不明者采用综合治疗,使用肾上腺皮质激素可收到一定的治疗效果;③不可盲目利尿,否则可致血容量进一步降低,血液浓缩而加重病理生理的恶性循环;④因易有血栓形成倾向,产后要严密观测,早期活动;⑤病因不明者产后可予以肾活组织检查。

2. 对于肾移植后病人,应注意:①新生儿的特殊问题:分娩时应有儿科医师到场,因为此类新生儿易发生下列问题:早产、小于胎龄儿、呼吸窘迫综合征发生率高;造血功能受抑制;淋巴系统/胸腺功能不良;肾上腺皮质功能不全;败血症(应常规送脐血培养);巨细胞病毒感染;先天畸形;免疫问题等。②避孕问题:最好为避孕套等工具避孕,口服避孕药可诱发或加重高血压、血栓及改变免疫系统的功能,不宜使用,但若能严密监测,也非完全忌用。宫内节育器可引起月经紊乱,另外也易感染,放取宫内节育器引起的菌血症可达13%,且免疫抑制剂的使用可降低宫内节育器的避孕效力,如病人坚决要求用,应详细告知,并定期随访。③母体预后:由于肾移植术仅有30年历史,现仅有肾移植术后5年存活率,活体肾移植为70%～80%,尸体肾移植为40%～50%,移植后2年肾功能正常者5年存活率为80%。目前认为妊娠对移植肾的功能和存活没有影响。除此之外,由于长期使用免疫抑制剂易发生生殖道肿瘤,应定期妇科检查。④孕早期应警惕宫外孕的发生:由于泌尿外科的手术,以及免疫抑制剂的使用,容易发生盆腔的感染,易造成宫外孕,应予以重视。

参考文献

1. 曹泽毅. 中华妇产科学. 第3版. 北京:人民卫生出版社,2014:603-613

2. 邱海波,刘大为. 严重感染和感染性休克治疗指南概要. 中国危重急救医学,2004,16(7):390-393

3. Hill James B, Sheffield Jeanne S, McIntire Donald D. Acute pyelonephritis in pregnancy. Obstet Gynecol,2005,105(1):18-23

4. 张仪. 威廉姆斯产科学手册. 第21版. 长沙:湖南科学技术出版社,2006:504-505

5. 万里燕,崔健,袁丽萍. 成人无症状菌尿诊断和治疗指南. 世界临床药物,2006,27(10):582-584

6. 李军辉,邢涛,汪年松. 急性肾损伤与妊娠关系的研究进展. 中国中西医结合肾病杂志,2011,12(7):654-656

(王红梅)

第九节　妊娠合并自身免疫性疾病

关键点

1. 妊娠合并自身免疫性疾病是严重影响母婴健康的一类疾病。妊娠与自身免疫性疾病可相互影响。因此,及早识别自身免疫性疾病,加强孕前咨询,合理实施母胎监测与管理,重视多学科合作,是降低妊娠合并自身免疫性疾病母儿损害的关键。

2. 自身免疫性疾病是以遗传因素为发病基础,多种环境因素为诱发因素的复杂疾病。妊娠期Th1途径介导发生的自身免疫性疾病(如类风湿关节炎、系统系硬皮病等)病情得到缓解,而Th2途径介导发生的自身免疫性疾病[如系统性红斑狼疮、抗磷脂综合征、干燥综合征、皮肌炎/多肌炎、结节性多动脉炎、白塞病(皮肤黏膜型)和强直性脊柱炎等]病情加重。

3. 自身免疫性疾病病因复杂,但是具有共同的发病机制,对妊娠的影响主要通过自身抗体攻击胎盘组织产生的直接影响和间接影响。

4. 自身免疫性疾病一般不会影响女性的受孕能力。

5. 自身免疫性疾病大多为遗传相关性疾病,患者的子女,属于高危人群应追踪观察。

6. 自身抗体(autoantibody, AAB)对于自身免疫性疾病的诊断及鉴别诊断、疾病活动度判断、病情评估、疗效观察和指导用药都具有重大价值。部分自身抗体还可作为自身免疫性疾病的风险预测因子。

7. 对于APS妊娠妇女,产科医生需要关注的抗磷脂抗体(APL)分别是:狼疮抗凝物(LA),抗心磷脂抗体(ACL)和抗β2-糖蛋白1抗体(抗β2-GP-1)。临床上使用低分子肝素(LMWH)预防静脉血栓形成,应用小剂量阿司匹林(LDA)或LDA联合LMWH,可以预防动脉血栓及妊娠并发症的发生。

8. 决定系统性红斑狼疮围产期母儿结局的重要因素是孕前评估,在受孕前接受孕前咨询,对孕产妇和胎儿进行风险评估和药物评估可以有效改善妊娠结局。

自身免疫性疾病(autoimmune diseases, AID)是指机体对自身抗原发生免疫反应而导致自身组织损害所引起的一组疾病。根据病变累及多系统或局限于某一特定器官,自身免疫性疾病又分为系统性自身免疫病和器官特异性自身免疫病。

系统性自身免疫病是由于抗原抗体复合物广泛沉积于血管壁，导致血管壁及间质的纤维素样坏死性炎症，多器官的胶原纤维增生，导致全身多器官损害，习惯上又称为自身免疫性结缔组织病（autoimmune connective tissue disease，ACTD）或胶原血管性病病（collagen vascular disorders）。常见的系统性自身免疫性疾病主要包括：系统性红斑狼疮（systemic lupus erythematosus，SLE）、抗磷脂综合征（antiphospholipid syndrome，APS）、皮肌炎/多发性肌炎（dermatomyositis/polymyositis，DM/PM）、系统性硬皮病（systemic sclerosis，SSc）、类风湿关节炎（rheumatoid arthritis，RA）、混合性结缔组织病（mixed connective tissue disease，MCTD）、干燥综合征（siogren's Syndrome，SS）、系统性血管炎（systemic vasculitides）、强直性脊柱炎（ankylosing spondylitis，AS）。ACTD 的共同生物化学特点是存在着某些可检测的自身抗体，病理组织学特点是以血管和结缔组织慢性炎症的病理改变为基础，病变累及多个系统。而抗磷脂综合征的特点是血栓或发生病理妊娠，其病理基础是抗磷脂抗体导致的血栓形成倾向和对合体滋养细胞的直接损害。

器官特异性自身免疫性疾病是指抗体或致敏淋巴细胞所致病理损害和功能障碍仅限于某一器官。主要包括慢性淋巴细胞性甲状腺炎、甲状腺功能亢进（Graves 病）、胰岛素依赖型糖尿病、重症肌无力、溃疡性结肠炎、恶性贫血伴慢性萎缩性胃炎、肺出血肾炎综合征、寻常天疱疮、类天疱疮、原发性胆汁性肝硬化、多发性脑脊髓硬化症、急性特发性多神经炎等。

流行病学资料显示，自身免疫性疾病整体人群发病率约为 3%～5%，且在世界范围内呈逐年递增趋势。人群中女性发病率明显高于男性，不同的自身免疫性疾病男女发病率比例分别为：系统性红斑狼疮（SLE）为 1∶9；多发性肌炎/皮肌炎（PM/DM）为 1∶2；系统性硬皮病（SSc）为 1∶3～4；类风湿关节炎（RA）为 1∶2～4；重症肌无力（MG）为 1∶2；未分化结缔组织病（UCTD）为 1∶4～6；干燥综合征（SS）为 1∶9。由于自身免疫性疾病多发于生育年龄女性，妊娠合并自身免疫性疾病在产科是个重要问题。

由于妊娠本身就存在母体免疫应答机制调节的变化，当妊娠合并自身免疫性疾病时，孕前隐匿性以及妊娠和分娩激素水平的变化，可有部分自身免疫性疾病病情复发或加重、部分隐匿和不典型的病例显性化。由于自身免疫性疾病在病因及发病机制方面具有共同的特点，对妊娠结局的影响表现相似，自然流产、早产、胎儿生长受限（FGR）、羊水过少、死胎、子痫前期-子痫、HELLP 综合征等母胎并发症明显增加。随着基础医学，特别是免疫学和分子生物学的快速发展，对自身免疫性疾病不断有新的认识和突破。因此，在妊娠前、妊娠期及产后，及早识别自身免疫性疾病，认识妊娠与疾病的相互影响，加强孕前咨询，合理实施母胎监测与管理，重视多学科合作，是降低妊娠合并自身免疫性

疾病母儿损害的关键。

一、自身免疫性疾病与妊娠的相互影响

（一）妊娠对自身免疫性疾病的影响

1. **妊娠影响自身免疫性疾病的因素**　自身免疫性疾病是以遗传因素为发病基础，多种环境因素为诱发因素的复杂疾病。妊娠期及产褥期的性激素水平改变、感染以及高凝状态，均可对自身免疫性疾病产生明显的影响。

（1）性激素的影响：妊娠期女性由于激素水平（包括雌激素、孕激素、泌乳素、肾上腺皮质激素等）的变化，体内免疫内环境也相应改变，表现为 Th2 优势，Th1 途径受到抑制，Th1 细胞参与细胞免疫和迟发性超敏性炎症反应；Th2 可辅助 B 细胞分化为抗体分泌细胞，参与体液免疫应答。从而使得 Th1 途径介导发生的自身免疫性疾病（如类风湿关节炎、系统性硬皮病等）病情得到缓解，而 Th2 途径介导发生的自身免疫性疾病（如系统性红斑狼疮等）病情加重。

雌激素可影响淋巴细胞和骨髓细胞的分化、Th1/Th2 细胞的分化、细胞因子的分泌、MHC Ⅱ类分子的表达，以及抗原呈递细胞（APC）的募集和功能。甲胎蛋白（AFP）是抗乙酰胆碱受体抗体（AchR-Ab）的抑制因子，当质量浓度高于 60mg/L 时，能抑制 93% 的 AchR-Ab 的结合，是影响孕期重症肌无力（MG）病情的因素之一。催乳素作为促炎症因子发挥作用，可在产后加重类风湿关节炎病情。

（2）感染的影响：感染特别是病毒感染通过分子模拟和超抗原作用破坏自身免疫耐受，产生自身抗体及相关临床症状。

（3）高凝状态的影响：妊娠合并生理性高凝状态，在自身抗体特别是在抗心磷脂抗体促血栓作用下，抗磷脂综合征（APS）的表现更严重。

2. **妊娠对常见自身免疫性疾病的影响**　妊娠会导致病病情加重的自身免疫性疾病主要包括：系统性红斑狼疮、抗磷脂综合征、干燥综合征、皮肌炎/多肌炎、结节性多动脉炎、白塞病（皮肤黏膜型）和强直性脊柱炎。

（二）自身免疫性疾病对女性生育功能的影响

自身免疫性疾病一般不会影响女性的生育能力。类风湿关节炎、皮肌炎或（和）多发性肌炎、强直性脊柱炎、血管炎和系统性硬化症对生育功能没有直接影响。系统性红斑狼疮患者及抗磷脂综合征患者由于病情严重复发或者大剂量使用皮质激素/环磷酰胺治疗，可能导致月经周期紊乱、无排卵周期甚至闭经。狼疮性肾炎继发的终末期肾功能衰竭可引起卵巢早衰。合并 APS 者可能会因并发卵巢静脉血栓而影响受孕。干燥综合征与子宫内膜异位症存在相关性，严重者可能导致不孕。

（三）自身免疫性疾病对妊娠的影响

自身免疫性疾病与不良妊娠结局： 自身免疫性疾病病

271

因复杂，由于自身抗体的多样性，表现出复杂多样的临床特征。但自身免疫性疾病具有共同的发病机制，即免疫系统丧失了对自身组织的耐受性，对自身组织产生免疫反应并导致组织损伤。自身免疫性疾病对妊娠的影响主要通过自身抗体攻击胎盘组织产生的直接影响和间接影响。如狼疮抗凝物 LA 可能干扰滋养细胞膜联素 V，导致广泛胎盘坏死、梗死；在合体细胞分化过程中，滋养层表达能与 β_2GPI 结合的细胞膜阴离子磷脂，依赖 β_2GPI 的 APL 可能把滋养细胞表面的自身抗原识别为种植抗原，与这种抗原的结合会影响滋养细胞的几种功能，导致胎盘缺陷；β_2GPI/抗 β_2GPI 复合物可以激活补体，引起局部的炎症损伤。

（1）妊娠丢失：胎盘组织受累后可出现流产、早产、死胎、绒毛膜下出血等。复发性流产可能是自身免疫性疾病或者抗体阳性的首发临床表现。自身抗体的检测发现，妊娠丢失患者抗核抗体（ANA）和抗 ds-DNA 抗体阳性率高于正常对照组，且其滴度越高妊娠丢失率也越高。抗甲状腺过氧化物酶抗体（TPO）和抗甲状腺球蛋白（TG）均与复发性流产相关，甲状腺抗体（AT-Ab）与小于 10 周的复发性流产关系密切，但与流产次数无相关性。在甲状腺功能正常的妇女中，AT-Ab、TPO 阳性者自然流产、早产的风险也会增加。抗磷脂抗磷脂综合征是导致复发性流产的重要原因。

（2）子痫前期-子痫及 HELLP 综合征：自身免疫性疾病是发生子痫前期-子痫及 HELLP 综合征的高风险因素。在早发型子痫前期的患者中 APL 的检出率可达 10%～20%。关于母体基础疾病状况对子痫前期发病影响的研究显示，母体合并糖尿病、甲状腺疾病等内科基础疾病是早发型子痫前期发病的独立影响因素。

（3）胎儿生长受限及羊水过少：绒毛早期形成及胎盘发育过程中受到的免疫损害，致使胎盘功能低下，进而影响胎儿正常发育及羊水形成。关于甲状腺功能正常但血清甲状腺过氧化物酶抗体（TPO-Ab）阳性对妊娠结局影响的研究显示，TPO-Ab 阳性组患者 FGR 患病率为 5.4%，高于阴性组的 0.8%。

（4）对母体凝血机制影响及易栓倾向：自身免疫性疾病中系统性红斑狼疮、抗磷脂综合征患者存在较明显的凝血功能异常和易栓倾向。SLE 患者伴血管炎和（或）合并 APL 阳性，是血栓栓塞性疾病的高危因素。有研究提出 APL 可以干扰内源性抗凝机制，结合并激活血小板，与内皮细胞相互作用并诱导黏附分子和组织因子的表达以及引发补体瀑布效应的激活，诱导血栓形成。APL 阳性患者其血栓的发生率为 30%～40%，血栓可发生于动脉或静脉，静脉血栓占 70% 左右。当妊娠合并 AID 或 APL 阳性时，血栓栓塞性疾病风险进一步增加。在大多数患者不一定发生大血管的血栓栓塞性疾病，但可以导致胎盘的微血栓形成而影响子宫胎盘循环。

（四）自身免疫性疾病对胎儿的影响

自身免疫性疾病可对胎儿大脑和神经系统发育造成影响，造成远期的精神、神经智力等发育缺陷。由于 IgA、IgG、IgM、C3 免疫复合物等可沉积在胎盘绒毛膜部分血管内，致微血栓形成，使胎盘灌注减少，胎盘缺血缺氧，引起胎盘功能低下，进而影响胎儿体格及神经、精神系统的发育。胎盘灌注不足者对子代大运动的影响虽不显著，但是远期精神发育及行为异常的几率明显增高。

某些自身抗体通过胎盘屏障进入胎儿体内，与胎儿正在发育的神经系统发生交叉免疫反应，干扰了神经系统的正常发育，从而导致子代学习能力障碍、脑瘫及自闭症、多动症等的发生。早在 1997 年，有学者就注意到神经系统功能异常、多动症与 APL 之间的关系。2004 年 Neri 等报道，妊娠合并 SLE 伴 APL 阳性母亲的后代，在儿童期学习能力低下的发生率增高。2009 年 Motta 等对妊娠合并 AID 的母亲所生后代儿童期神经功能结局进行长期的随访研究发现，主要表现在学习能力障碍和注意力的不集中方面。

甲状腺激素对胎儿中枢神经系统的发育也至关重要，是维持胎儿大脑和神经系统正常发育不可缺少的调控激素。妊娠期母体亚临床甲状腺功能减退可影响新生儿出生体重及神经行为的发育。Horacek 等的近年研究表明，妊娠晚期母体甲状腺功能正常但 TPO-Ab 阳性可致后代听力缺陷及智力发育受到损害。

（五）自身免疫性疾病对新生儿的影响

自身免疫性疾病大多为遗传相关性疾病，如人白细胞抗原-B27（HLA-B27）阳性的患者，子女 50% 亦呈 HLA-B27 阳性，HLA-B27 阳性个体患强直性脊柱炎（AS）的危险度明显增高，在新生儿期多数还表现不出来，大部分在青春期后开始发病，因此，结缔组织病患者的子女，属于高危人群应追踪观察。

抗 Ro（抗 SSA）和（或）抗 La（抗 SSB）抗体可以出现在 SLE、干燥综合征、类风湿关节炎、硬皮病患者和健康无症状携带者中。这些抗体在妊娠 16～30 周可以通过胎盘，抗-SSA IgG 型抗体能够阻断房室传导和胎儿心脏细胞钙通道的内流，使新生儿的 QT 间期延长。抗-SSB 抗体可识别胎儿的心肌抗原，损害胎儿的心脏传导系统发生先天性心脏传导阻滞有关的病理改变。

二、自身免疫性疾病的抗体监测

自身抗体（autoantibody，AAB）是自身免疫应答和自身免疫性疾病的重要特征，自身抗体对于自身免疫性疾病的诊断及鉴别诊断、疾病活动度判断、病情评估、疗效观察和指导用药都具有重大价值。部分自身抗体还可作为自身免疫性疾病的风险预测因子。近年来随着自身抗体检测技术的持续发展，新的特异性靶抗原及相应自身抗体不断被发现,越来越多的疾病被归入到自身免疫性疾病范畴。

(一)自身抗体在一般人群中的分布特点及意义

对于自身抗体的产生机制目前尚不十分明确,但普遍认为与机体免疫耐受机制出现异常密切相关,自身反应性淋巴细胞的异常激活,产生针对正常组织具有破坏作用的自身抗体。事实上自身抗体在一般人群中的阳性率远超过了自身免疫性疾病的发病率。研究发现,正常人群中,20%～30%有1:40及以上的ANA滴度阳性,10%～12%有1:80及以上的ANA阳性,5%有1:160及以上的ANA阳性,3%有1:320及以上的ANA阳性。用敏感的检测技术,几乎所有甲状腺功能正常者均能检测出抗甲状腺过氧化物酶抗体(TPOAb)。除此之外,在感染、组织损伤、慢性肝病、肺纤维化、肿瘤等非自身免疫性疾病人群以及服用某些药物(如苯妥英钠、肼苯达嗪、普鲁卡因酰胺)后也可出现某些自身抗体阳性。在对无自身免疫性疾病症状的自身抗体阳性者的跟踪调查发现,其中绝大多数可能终生都不会出现任何自身免疫性疾病症状。这表明自身抗体可作为机体正常免疫反应的一部分存在,某些自身抗体甚至具有重要的免疫调节功能,这类抗体被称为生理性抗体,效价一般较低,可在体内长期存在,帮助机体抵御外来抗原、清除衰老的自身成分,而不会引起自身组织器官的破坏。仅有少部分阳性者最终发展成为典型的自身免疫性疾病。自身抗体的检出率及临床相关性在不同种族之间也存在差异,这种差异可能与遗传基因及社会环境等因素有关。

(二)自身抗体对自身免疫性疾病的预测价值

多项回顾性研究及随访调查显示,自身抗体在很多自身免疫性疾病出现典型临床症状前数月甚至数年前便已经存在,其对靶器官的病理损害也早在临床诊断前已开始。如ANA、抗ds-DNA、抗SSA、抗SSB等可相继在SLE临床确诊前被检测到,其中抗ANA最早可在诊断前10年出现,而抗SSA和抗SSB平均在诊断前3～4年出现,抗ds-DNA平均在诊断前2年出现,孕期抗SSA或抗SSB阳性将预示胎儿患先天性房室传导阻滞和新生儿红斑狼疮的风险增加。无症状的TPOAb阳性者在20年内发生甲减的风险大大增加,约半数的TPOAb阳性孕妇将发生产后甲状腺炎。

某些自身抗体除可协助AID早期诊断外,对已诊断患者还可预测AID某些重要并发症的发生、疾病严重程度以及预后的好坏。如抗CCP抗体的出现将增加RA患者关节侵蚀的风险,持续高滴度的RF提示RA预后不良;抗ds-DNA抗体阳性不仅与SLE的活动度有关,而且与狼疮性肾病的发生及严重程度密切相关;抗C1q抗体可在狼疮性肾损害和肾病复发前检测到;而抗RNP抗体及抗SSA抗体阳性则预示SLE患者肾脏受累风险低,预后较好。

(三)自身抗体在自身免疫性疾病中存在的特点

自身抗体的存在,尤其是高效价且具有特征性的抗体的存在是自身免疫性疾病诊断的重要依据。目前所发现的各种自身抗体达上千种,包括系统性自身免疫性疾病相关抗体如抗核抗体、抗中性粒细胞抗体、抗磷脂抗体等,器官特异性自身免疫性疾病相关抗体可涉及血液、消化、内分泌、神经、生殖、皮肤等大部分人体系统。自身免疫性疾病可单发,也可数种重叠出现。自身抗体在不同的自身免疫性疾病中亦有交叉和重叠现象,根据临床意义分为特异性自身抗体、疾病相关性自身抗体及非特异性自身抗体等。特异性自身抗体对自身免疫性疾病的诊断价值最大,主要存在于某种特定的自身免疫性疾病中,大多数自身免疫性疾病都伴有对应的特异性自身抗体,如系统性红斑狼疮(SLE)中的抗ds-DNA,类风湿关节炎(RA)中的抗CCP等,这类抗体的诊断特异性高达95%以上,敏感性也较高。还有少数自身抗体如抗Sm、抗核糖体P蛋白抗体等只出现在SLE中,特异性几乎达100%,这类特异性抗体可作为某种自身免疫性疾病的血清标记抗体,但其种类较少,敏感性也低,多在30%以下。疾病相关性抗体可出现于几种自身免疫性疾病中,但与某种自身免疫性疾病关系最密切,如抗SSA抗体及抗SSB抗体在原发性干燥综合征(PSS)患者中出现频率最高,对其诊断价值较大,同时在部分SLE、多发性肌炎及皮肌炎(PM/DM)中也常可检测出。非特异性抗体可出现于多种自身免疫性疾病中,诊断特异性差,以抗核抗体(ANA)为代表,该抗体在各种结缔组织病中的检出率达90%以上,其高敏感性可作为结缔组织病的筛查试验。但由于低滴度的ANA在普通人群中的阳性率较高,因此其作为AID筛查试验时应强调其高滴度。各种自身抗体与自身免疫性疾病不同的相关性在疾病诊断和鉴别诊断中发挥了重要作用,并形成了各自相关的特异性自身抗体谱。随着病情的发展变化,自身抗体的种类和滴度在体内也随之变化,病程中对自身抗体的监测有助于病情评估及疗效观察。

随着生物学技术的进步及免疫基础研究的发展,越来越多新的自身抗体不断被发现,并陆续用于临床诊断,过去很多病因不明的特发性疾病被重新定义为自身免疫性疾病。自身抗体检测的推广和普及,也改变了临床医生对某些自身免疫性疾病发病的认识。

三、常见的自身抗体检测

(一)抗核抗体(ANA)

1. **抗核抗体谱** ANA是一系列抗细胞核内和细胞质内抗原成分的抗体总称,是一个谱系。ANA主要用于自身免疫性疾病的筛查,而抗核抗体谱(ANAs)对自身免疫性疾病的诊断和鉴别意义较大。

对ANA阳性病人,除了检测其滴度外,还应分清是哪一类ANA,不同成分的ANA,有其不同的临床意义,具有不同的诊断特异性,或与某些临床症状相关联。不同的抗原、不同的检测方法,ANA的检测结果不尽相同。大部分自身免疫性疾病可出现 ANA 阳性,在 SLE、SS、PM/DM、SSc、RA 及自身免疫性甲状腺病(AITD)等绝大多数患者均可检出 ANA,未经治疗的 SLE 患者几乎 95% 以上能够检出较高滴度的 ANA。然而 ANA 阳性也可见于少数正常人,慢性感染,肝病以及使用某些药物。ANA 可作为 AID 的筛选试验,对于 ANA 阳性的病人要考虑结缔组织病的可能性,但必须是多次或多个实验室检查证实为阳性。不同的自身免疫病 ANA 阳性的比例是不同的。有些疾病需要 ANA 阳性才能诊断,如混合性结缔组织病、药物性狼疮。有些疾病 ANA 阳性率很高,但 ANA 阴性也不能完全排除该病,需要极为谨慎,如 SLE 有 84%~98%ANA 阳性、系统性硬化有 97%ANA 阳性;有些疾病 ANA 的阳性率就没有那么高,如皮肌炎 40%~80%、干燥综合征 40%~96%。ANA 的滴度不一定与病情呈平行关系。抗体与疾病不是一一对应的关系,也可能存在假阳性和假阴性,需结合临床进行综合分析。间接免疫荧光法检查 ANA 是最常应用的过筛性检查项目,荧光图型与抗体所作用的抗原成分有关,可根据发光图型大致判断患者自身抗体的种类。荧光分布的模式,分为以下几种类型:均质型(H,homogeneous):与抗组蛋白和抗 DNA 有关;斑点型(S,speckled):与抗 ENA 有关;核仁型(N,nucleolar):抗 4-6sRNA;着丝粒型(C,centromere):抗着丝粒抗体(ACA),在 CREST 综合征中出现;胞浆型(cytoplasmic):与抗 rRNP 等有关;核膜型(M,Membranous):与抗 dsDNA 有关。随着 ELISA、LIA 等针对特异性自身抗原的方法的普及,根据 ANA 核型推断抗体种类的重要性有所下降。

2. 抗核抗体谱检测

(1)抗组蛋白抗体(AHA):可见于多种自身免疫病,不具备特异性。但在药物性狼疮中阳性率较高,如仅有 AHA 而不伴有其他 ANA(可以是 ssDNA),则强烈支持药物性狼疮的诊断。常见可诱发药物性狼疮的药物有普鲁卡因胺、苯妥英钠、异烟肼。

(2)抗双链 DNA 抗体:抗 dsDNA 抗体是 SLE 特异性抗体,对于诊断 SLE 特异性为 95%,敏感性为 70%,且与 SLE 的活动性相关,与狼疮肾炎相关,可作为治疗和预后的评价。但抗 dsDNA 轻度增高不一定有临床意义,仍需要结合临床表现。在正常人中检出抗 ds-DNA 抗体,有 80%~90%在 5 年中发展成 SLE。

(3)抗可提取核抗原抗体(ENA 抗体):ENA 抗体是可溶于盐溶液而被提取的核抗原的总称,包括抗 Sm、抗 U1 RNP、抗 SSA/Ro、抗 SSB/La、抗 rRNP、抗 Scl-70、抗 Jo-1 抗体等自身抗体,主要用于系统性红斑狼疮(SLE)、亚急性皮肤型狼疮(SCLE)、混合性结缔组织病(MCTR)、硬皮病(SSc)、干燥综合征(SS)和多发性肌炎/皮肌炎(PM/DM)等自身免疫性疾病的诊断和鉴别诊断。其中抗 Sm 是红斑狼疮的标志性抗体;抗 RNP 可出现在 MCTD、SLE、SSc 等患者血清中;抗 SSA 阳性则可能提示 SS 或 SCLE;

抗 SSB 是 SS 的标志性抗体;抗 jo-1 是 PM/DM 的标志性抗体;抗 Scl-70 是 SSc 的标志性抗体。虽然某种抗体阳性可能提示某种疾病,但不是绝对的,临床诊断更重要的依据是临床表现。

1)抗 Sm 抗体:Sm 是一位病人名字的缩写,在这位诊断为红斑狼疮的病人血清中,首次找到了这种抗体,因此命名,以后大量的报道证实在红斑狼疮病人血清中,存在此种抗体,属于一类抗核抗体。抗 Sm 抗体是 SLE 的特异性抗体,特异性高达 99%,但敏感性仅 25%,该抗体的存在与 SLE 病情活动无关。与抗 RNP 是同一复合物中的不同抗原位点,故有交叉反应,需鉴别是否为假阳性。

2)抗核糖核蛋白体(RNP)抗体:抗 RNP 阳性可见于多种自身免疫病,不具有特异性。高滴度且不伴抗 Sm 抗体阳性有助于混合性结缔组织病(MCTD)的诊断,且有指示肺动脉高压的临床意义。约 40%SLE 可检出抗 RNP 抗体,与抗 ds-DNA 抗体同时存在时,则可出现肾损害。抗 RNP 抗体阳性者,雷诺现象、瘢痕盘状损害发生率增加。

3)抗干燥综合征 A 抗体(抗 SSA/Ro 抗体)与抗干燥综合征 B 抗体(抗 SSB/La 抗体):抗 SS-A(Ro)有两种不同的靶抗原(52KD、60KD 两种蛋白),免疫印迹法和以 Ro52、Ro60 两种重组抗原建立的 ELISA 法,可以分别检出两种抗 SA/Ro-52KD 和 SSA/Ro-60KD 抗体。抗 SSA/Ro 抗体可见于多种自身免疫病,不具有特异性,可见于干燥综合征,也可见于 SS 以外的自身免疫性疾病如 SLE。在 SLE 中的阳性率为 25%~60%,SSA/Ro-52ku 多见于 SS,而 SSA/Ro-60ku 多见于 SLE。在 SS 患者抗 SSA 常与抗 SSB 抗体同时存在;SLE 患者抗 SSA 可单独存在,常伴有皮肤光敏感和肾脏受累。当母亲血清中含有 IgG 类的抗 SSA/Ro 抗体时,可通过胎盘进入胎儿体内,引起新生儿狼疮综合征,出现典型的 SLE 皮损,该抗体可与胎儿心脏的传导系统结合,导致先天性新生儿心脏传导阻滞。抗 SSB/La 抗体是目前公认的干燥综合征(SS)的特异性抗体,相比于抗 SSA,对于诊断 SS 更具特异性。其他自身免疫病若出现抗 SSB 阳性,往往提示继发性干燥综合征,抗 SSB 抗体也可透过胎盘引起新生儿狼疮综合征、先天性心脏传导阻滞。抗 SSB/La 抗体阳性的患者几乎都伴有抗 SSA/Ro 抗体阳性,阳性率可达 40%。Ro 和 La 也是病人名字的缩写。

4)抗硬皮病 70 抗体(抗 Scl-70 抗体):又称为抗 DNA 拓扑异构酶Ⅰ抗体。70 表示抗原的分子质量为 70 000。为系统性硬化症(SSc)的特异性抗体,阳性率为 28%~40%,弥漫型阳性率高于局限型。对于肺间质病,肺动脉高压有提示意义。

5)抗皮肌炎-1 抗体(抗 Jo-1 抗体):该抗体见于皮肌炎或多发性肌炎(有间质性肺纤维化),阳性率为 20%~40%。抗 Jo-1 阳性典型的三联症为:PM、关节病变、肺泡或肺纤维化。Jo 为病人名字缩写。

6) 抗 rRNP 抗体：也称为抗核糖体 P 蛋白抗体(anti-P)。为 SLE 特异性抗体，其阳性常与 SLE 中的中枢神经系统病变有关。在精神症状发作前及发作期抗 rRNP 抗体效价升高，该抗体可先于神经系统的病变发生出现在血清中，因此当报告抗 rRNP 抗体阳性时临床需密切观察是否有抽搐、昏迷等精神症状。

7) 抗 PCNA：抗增殖细胞的核抗原抗体，SLE 特异性抗体，敏感性不高。

(4) 抗核小体抗体(ANuA)：是 SLE 的特异性抗体，与狼疮肾炎的发病机制相关。早年因为核小体抗原纯化技术的限制，核小体抗原试剂中常掺杂 Scl-70 等，往往与硬皮病患者有交叉反应。随着纯化技术的改进，发现 ANuA 是 SLE 的特异性抗体。约 84%~88% SLE 的体内存在抗核小体抗体，可早于 ds-DNA 抗体被检测到。因此可把抗核小体抗体作为 SLE 病情加重的早期指标。

(5) 抗着丝粒 B 抗体(CENP B)：又名抗着丝粒抗体(ACA)。是 CREST 综合征(C-钙化，R-雷诺现象，E-食管运动障碍，S-手指硬化，T-毛细血管扩张，局限性硬皮病的一种)的特异性抗体。可见于 SS、SSc、PBC。此抗体常与雷诺现象、局限型硬皮病相关，80% 的 CREST 综合征有此抗体。

3. **抗磷脂抗体**(anti-phospholipid，APL) 磷脂是细胞膜和细胞器膜的主要脂质成分。抗磷脂抗体是针对膜上的磷脂或磷脂结合蛋白而产生的一类抗体，研究比较深入且更具临床意义的有 3 种，分别是狼疮抗凝物、抗心磷脂抗体和抗 $β_2$-GP1 抗体。$β_2$-GP1 是抗磷脂抗体综合征患者血浆中抗磷脂抗体主要靶抗原。生理状态下，$β_2$-GP1 对于机体磷脂依赖的凝血反应过程存在抑制作用，为体内抗凝物质。然而抗 $β_2$-GP1 抗体持续存在作用下，$β_2$-GP1 蛋白二聚化形成构象改变，与磷脂亲和力提高后，$β_2$-GP1 与抗磷脂抗体共同形成的抗原抗体复合物与血小板表面受体(载脂蛋白 E 受体 2，apoE2)结合，导致血小板聚集黏附增多，释放血栓烷素 2(thromboxane A2，TXA2)，同时促进磷脂依赖的凝血过程发生，共同导致循环内血栓形成。除此之外，抗磷脂抗体可与滋养细胞结合，破坏滋养细胞层，造成胚胎着床失败及妊娠期胎盘功能不良。抗磷脂抗体可与滋养细胞表面磷脂酰丝氨酸结合，启动滋养细胞凋亡程序，造成滋养层细胞凋亡。同时，抗磷脂抗体与滋养细胞结合后，可影响细胞内外信号转导通路，阻碍 GnRH 介导的人绒毛膜促性腺激素(HCG)释放通路，减少 HCG 释放，通过以上途径共同影响胚胎着床及妊娠进展。

(1) 抗心磷脂抗体(anticardiolipin，ACL)：ACL 是抗磷脂综合征中的重要自身抗体，主要是 IgG 和 IgM 型。血栓形成、血小板减少和复发性自然流产主要与 IgG 型有关；而 IgM 型与溶血性贫血和中性粒细胞减少症、网状青斑、心内膜病变的发生有关。IgA 型与临床的关系尚不清楚。ACL 阳性 SLE 患者血管炎、溶血性贫血、心脏及中枢神经

系统损害率明显增高，血清及脑脊液中 ACL 的检测有助于神经性狼疮的临床诊断。

(2) 狼疮抗凝集物(lupus anti-coagulant，LA)：LA 是一种 lgG/IgM 型免疫球蛋白，作用于凝血酶原复合物(Ⅹ a、Ⅴ a、Ca^{2+} 及磷脂)以及 Tenase 复合体(因子Ⅸ a、Ⅴ ia、Ca^{2+} 及磷脂)，在体外能延长磷脂依赖的凝血试验的时间，在体内则具有促凝及血栓形成作用。检测 LA 是一种功能试验，有凝血酶原时间(PT)、激活的部分凝血活酶时间(AP-TI')、白陶土凝集时间(KCT)和蛇毒试验，其中以 KCT 和蛇毒试验较敏感。应在抗凝治疗前或停用口服抗凝药至少 1 周后进行检测。主要存在于 SLE、APS 等。

(3) 抗 $β_2$-糖蛋白 1 抗体(抗 $β_2$-GP1 抗体)：主要抗原是 $β_2$-GP1，无论 ACL 还是 LA 与带负电荷的磷脂结合时，都需要辅助因子 $β_2$-GP1 的参与。$β_2$-GP1 能通过结合血小板，作为 aPL 结合细胞的抗原决定簇，促进血栓形成。有人认为检测 $β_2$GP1 抗体可能比 ACL 更有意义。由于 $β_2$-GP 在合体滋养细胞表面高表达，从产科观点更为重要。

4. **抗中性粒细胞胞浆抗体**(antineutrophil cytoplasmantibodies，ANCA) ANCA 是系统性坏死性血管炎的血清标记物，对于血管炎疾病的鉴别诊断及预后估计均有价值，而且是疾病活动的一个重要指标。在病人发病(复发)时，ANCA 滴度均升高。ANCA 可分为胞质型、核周型、非典型。

5. **抗环瓜氨酸肽抗体(抗 CCP 抗体)** 具有较高的敏感度和特异度，是类风湿关节炎新的血清标志物，即使是早期患者，敏感度也为 40%~60%。

(二) 其他特殊的检测指标

1. **类风湿因子(RF)** RF 对类风湿关节炎的诊断很有意义，阳性率为 60%~80%。但 RF 不是类风湿关节炎特异性指标，RF 阴性不能排除类风湿关节炎诊断，而 RF 阳性也不等于就是类风湿关节炎。此外，其他风湿性疾病，如系统性红斑狼疮，干燥综合征，血管炎等也常有 RF 阳性。另外，一些慢性感染性疾病，如细菌性心内膜炎，结核等也可阳性。

2. **补体补体的检测项目** 包括血清补体总活性测定(CH50)、C4、C3、B 因子。补体为机体免疫系统重要组成。生理状态下，补体系统通过经典途径、凝集素途径及旁路途径适度激活，阻挡机体由于可能的致病抗原所导致的损伤。妊娠后期补体可呈现生理性增高。自身细胞的细胞膜分泌补体抑制蛋白以避免被自身免疫系统损伤，如 CD46、CD55 等。然而，在病理状态下，当体内抗原与自身抗磷脂抗体抗体结合后形成抗原抗体复合物，激活补体的经典途径，过度激活的补体形成活化的补体片段。补体途径形成最终产物膜攻击复合物(membrane attack complex，MAC)，导致抗原结合靶细胞溶解死亡。在 SLE 患者中补体水平降低一般意味着 SLE 活动，而补体升高往往提示感染。

3. **血沉(ESR)** 多种高球蛋白血症均可见血沉增快，

如系统性红斑狼疮、多发性骨髓病、巨球蛋白血症、肝硬化、慢性肾炎等。在贫血、高胆固醇血症时也可出现血沉增快。血沉增快,病因复杂,无特异性。

4. C-反应蛋白(CRP) CRP 是炎性反应性蛋白之一。风湿病活动时 C-反应蛋白普遍升高,与病情密切相关。CRP 也不是风湿病的特异指标,其他炎症如感染或外伤也明升高。

(三) 自身免疫性疾病相关血生化指标

自身免疫性疾病患者往往伴有血糖、血脂代谢和血液系统的异常,相关血生物化学指标检测是早期发现自身免疫性疾病的重要信息和手段之一。

1. **糖脂代谢指标** 有多种自身免疫性疾病存在着糖脂代谢指标的变化。近年来,SLE、RA 等 AID 也被发现有血脂的异常。与此同时,SSc、APS 等其他 AID 也被发现存在不同形式的血脂紊乱。血脂指标和血浆脂蛋白质和量的异常都可以促进血栓形成。对易栓倾向和高危孕妇进行血脂检测有利于抗凝剂和抗氧化剂的临床选择和预防性应用。

2. **凝血纤溶系统指标** 自身免疫抗体导致的血管内皮损伤的炎症和凝血机制变化的指标是临床可用监测项目。血小板减少往往是临床易见的首发征象,是 SLE 患者血液系统受累的重要表现,也是 APS 重要表现之一。血小板减少通常是由免疫因素引起。此外,凝血系统明显激活,凝血酶大量生成,导致抗凝血酶Ⅲ(AT-Ⅲ)、蛋白 C(PC)、蛋白 S(PS)消耗过多和活性降低,纤维蛋白降解产物(FDP)和 D-二聚体(D-Dimer)升高。APL 与血栓形成之间有明确的关联。APL 还可能通过影响血小板活性、凝血或抗凝机制和血管内皮功能而诱发血栓形成,进一步导致血栓形成的制约机制被破坏。

四、妊娠合并自身免疫性疾病的管理

对于妊娠合并自身免疫性疾病,孕前咨询、风险评估、分层管理、多学科协作、个体化的产前和产后管理计划,以及早期识别发作和并发症[无论是内科和(或)产科],这些都是改善母儿结局的基石。

(一) 孕前咨询与评估

孕前评估应包括孕产史和自身免疫性疾病病史,当前疾病活动度,最后发作时间,慢性脏器损害,最近血清学检查结果(自身抗体、补体),基础血压,尿液分析,肾功能等。同时考虑子痫前期、妊娠糖尿病、静脉血栓栓塞(VTE)的风险,应当评估风险并讨论相应的防治措施。孕前即改用对胚胎和胎儿影响小的药物维持治疗。接受糖皮质激素治疗,属于骨质疏松症或维生素 D 缺乏症高风险,应预防性给予钙和维生素 D。有计划的妊娠,可以减少并发症,增加妊娠成功率。

自身免疫性疾病患者计划妊娠时,病情稳定至少应该半年以上。对于 SLE 患者,在无重要器官损害、病情稳定 1 年或以上;细胞毒免疫抑制剂如环磷酰胺(CTX)、甲氨蝶呤(MTX)等停药半年;激素仅用小剂量(≤10mg/d)维持时方可妊娠。对孕前即患有多发性肌炎和皮肌炎(PM/DM)者,如合并肺纤维化、肺动脉高压(PAH),一般不主张妊娠,若妊娠应考虑及时终止;SSc 者合并肺动脉高压者也不宜妊娠,50%产妇死亡与其相关。孕前应筛查肺动脉压,孕期诊断肺动脉高压者应终止妊娠。RA 患者在妊娠前需达到病情的显著缓解或改善,应用在妊娠期安全无害的药物控制病情。女性服用柳氮磺吡啶或 MTX 意外怀孕,应补充大剂量叶酸(5 毫克/天)。叶酸的补充,从受孕前 3 个月,直到妊娠 12 周,以预防神经管缺陷的发生。关于利妥昔单抗孕期暴露,最近的两项包括 240 例病例的回顾性研究得出了不同的结果。在得出更可靠的数据之前,应建议利妥昔单抗暴露后避孕 6~12 个月,以减少新生儿 B 细胞耗竭的风险。在中孕期和晚孕期暴露的新生儿,应该接受白细胞和感染监测。华法林等维生素 K 拮抗剂器官形成期(6~10 孕周)有致畸性,在此期间尽量避免。建议一旦确认怀孕,以低分子量肝素(LMWH)替代。

以下情况被列为妊娠相对禁忌证:①6 个月内有严重的结缔组织疾病的发作;②肺动脉高压;③中度至重度心脏衰竭(左心室射血分数<40%);④严重的限制性肺病(用力肺活量<1 升);⑤慢性肾脏疾病 4~5 期(估计肾小球滤过率<30 毫升/分钟);⑥未控制的高血压;⑦前次妊娠虽然使用阿司匹林及肝素治疗,仍发生严重的早发型子痫前期(<28 周)。

(二) 妊娠期管理

1. **自身免疫性疾病患者的识别**

(1) 既往史:对孕前即已确诊的自身免疫性疾病患者,在孕前和孕期进行定期自身抗体监测,并行多学科管理和病情评估。

(2) 不良孕产史:对具有妊娠丢失尤其反复妊娠丢失史、早产、早发型子痫前期、胎儿生长受限等胎盘功能不良病史的高危人群,需孕前咨询或孕早期初诊时进行相关的自身抗体筛查。

(3) 妊娠合并症:本次妊娠存在绒毛膜下血肿、特发性 FGR 或羊水过少、早发型子痫前期-子痫或 HELLP 综合征等,为高危人群,需要警惕自身免疫性疾病,必要时筛查自身抗体。

(4) 对存在糖代谢、脂代谢异常或甲状腺自身抗体阳性及既往血栓史等高危人群进行必要的筛查。

(5) 对血小板降低者,要注意自身免疫性疾病的筛查。

(6) 皮肤和黏膜等干燥及面部皮肤的斑性损害,要考虑干燥综合征,包括继发于 SLE、PM/DM、SSc 等的继发性 SS。

2. **妊娠合并自身免疫性疾病的母体-胎盘-胎儿监测** 妊

娠合并自身免疫性疾病主要影响包括疾病的加重及出现母体并发症、胎盘功能障碍和胎儿受累及。对母体进行病情监测和并发症监测，包括产科个体化产前检查模式制定、强化依从性以及围孕期和孕期的多学科管理。

实验室检查包括血常规、肝肾功能、糖代谢和脂代谢指标、血沉（ESR）、C反应蛋白（CRP）、凝血功能和血液流变学指标，以及自身抗体谱和补体免疫系统监测。

SLE疾病活动以血液系统及肾脏受累最常见，血常规检查常会出现 WBC、PLT、Hb 降低，约 5% 的 SLE 患者 PLT 低于 $50×10^9/L$。对于狼疮肾炎，产科不良预后因素包括受孕时或孕早期疾病处于活动期，基础肾功能不良（肌酐$>100\mu mol/L$，24h 尿蛋白定量$>0.5g$），以及合并存在 APS 或高血压。ESR 的监测对是否需增加激素剂量有指导意义。当 CRP 明显升高时要考虑是否合并感染或全身血管炎。与低补体血症有关的 AID 主要是 SLE，尤其是活动性狼疮肾炎、中枢神经型狼疮等，以 CH50 及 C3 变化最为敏感。补体 C3、C4 下降或 CH50 下降$>25\%$、抗 ds-DNA 抗体的异常升高多提示疾病活动。临床血清补体检测还用于妊娠晚期 SLE 恶化与 PE-E 的鉴别。对 SLE 及 SS 患者应进行抗 Ro/SSA 抗体和抗 La/SSB 抗体的检测。妊娠期应注意易栓指标监测，监测凝血功能、FDP、AT-Ⅲ、血浆鱼精蛋白副凝试验（3P 试验）、D-二聚体等。注重血脂异常者的其他因素查找，血脂指标和血浆脂蛋白质和量的异常都可以促进血栓形成。AID 患者常出现肾脏的受累，注意监测肾功能和尿常规及 24h 尿蛋白定量。尿常规检查可出现蛋白、红细胞及管型，有时还出现白细胞。

源于妊娠早期胎盘形成及发育过程中受到的免疫损害，致使胎盘功能低下，进而影响胎儿正常发育及羊水形成。对胎盘-胎儿监测包括超声多普勒子宫-胎盘血流改变、胎盘回声变化、羊水量变化以及临床检查与超声检查的胎儿生长发育评估。脐血流阻力增加、舒张期血流消失甚至反向等不同程度的异常，都是胎盘功能不足与胎儿缺氧的征象。对临床和超声影像学出现胎盘-胎儿功能和发育异常现象时注意母体自身潜在疾病的查找，警惕和筛查母体 AID，避免仅仅从胎儿或胎盘单方面因素考虑。

3. 妊娠合并自身免疫性疾病的药物治疗

（1）药物治疗原则：个体化药物治疗。妊娠合并自身免疫性疾病具有多样性、复杂性，对其治疗应强调个体化，做到对症治疗，努力改善症状，有指征的应用肾上腺皮质激素、免疫抑制剂及低分子肝素等治疗。

欧洲抗风湿病联盟（EULAR）对抗风湿药妊娠期和哺乳期临床应用的陈述和建议，共定义了 4 项总体原则和 11 点陈述，以指导妊娠期和哺乳期的抗风湿药使用。妊娠期应用抗风湿药的观点：

1）被证明适用于妊娠期的传统合成缓解病情抗风湿药（csDMARD）包括：羟氯喹、柳氮磺胺吡啶、硫唑嘌呤、环孢素、他克莫司和秋水仙素。妊娠期应继续应用这些药物

以维持疾病缓解或治疗疾病复发。（Ⅱ类证据）

2）传统合成缓解病情抗风湿药（csDMARD）甲氨蝶呤、吗替麦考酚酯和环磷酰胺具有胎儿致畸性，应在妊娠前停药。（B级）

3）若需控制活动性症状，妊娠期应考虑应用非选择性 COX 抑制剂（NSAID）和泼尼松。NSAID 仅用于妊娠早、中期。（Ⅱ类证据）

4）妊娠期母亲疾病严重、难治时，应考虑用泼尼龙静脉冲击、静脉给予免疫球蛋白，甚至在妊娠中、晚期应用环磷酰胺。（D级）

5）传统合成缓解病情抗风湿药（csDMARD）、靶向合成缓解病情抗风湿药（tsDMARD）和抗炎药，因其妊娠期应用的文献不足，应避免应用，直至进一步研究证据出现。这些药物包括：来氟米特、米帕林、托法替尼和选择性 COX Ⅱ抑制剂。（Ⅱ-Ⅳ类证据）

6）在生物合成缓解病情抗风湿药（bDMARD）中，肿瘤坏死因子（TNF）抑制剂应考虑在妊娠早期应用。依那西普和赛妥珠单抗因胎盘转运率低，或可考虑妊娠全程应用。（Ⅱ类证据）

7）其他 bDMARD，利妥昔单抗、阿那白滞素、托珠单抗、阿巴西普、贝利木单抗和优特克单抗由于妊娠期用药安全性文献有限，应在计划怀孕前换用其他药物。仅当无其他药物可有效控制妊娠期母亲疾病时，才考虑在妊娠期应用上述药物。（Ⅳ类证据）

妊娠期轻症发作可以用羟氯喹和（或）低剂量口服类固醇（或早孕期、中孕期短时间的 NSAIDs）进行治疗。中度或重度发作，使用甲泼尼龙冲击或高剂量口服类固醇，控制后减量，低剂量维持，选择安全的免疫抑制剂联合用药，生物制剂和（或）免疫球蛋白可能是必要的。更严重的情况下，需要进行母胎风险效益评估，选择使用有效药物，如霉酚酸酯（MMF）及环磷酰胺（CYC）或利妥昔单抗（RTX）。怀孕期间秋水仙碱使用似乎是安全的。此外，羟氯喹（HCQ）的安全性已被广泛的研究，没有胎儿神经毒性或畸形的相关报道。

（2）常用药物：

1）非甾体抗炎药物（nonsteroidal anti-inflammatory drugs，NSAIDs）：对于妊娠合并自身免疫性疾病的患者，抗凝治疗兼具预防和治疗的双重性。小剂量阿司匹林和低分子肝素已经在较普遍的应用，但应注意目前存在的滥用性、无选择性和无指征性的盲目应用。妊娠期短期使用非类固醇消炎药（NSAID）通常是安全的。现有的证据显示非选择性环氧酶（cyclooxygenase，COX）抑制剂如阿司匹林、布洛芬不会增加先天性畸形发生率。小剂量阿司匹林在整个孕期均可安全使用，但阿司匹林可抑制环氧合酶-1，通过抑制血栓素产生和抑制前列腺素合成酶对血小板聚集产生不可逆的抑制作用。因此，在使用阿司匹林时须同时监测血小板聚集实验，一旦$≤60\%$要慎用，$≤45\%$或临床有明显出

血倾向时必须停药。

SLE 患者(尤其是狼疮肾炎)、类风湿关节炎、硬皮病、未分类的结缔组织病和(或)APL 阳性者,与普通人群相比,发生子痫前期的风险增高。在妊娠 16 周之前开始使用小剂量阿司匹林(LDA)(75 毫克/天)可以显著降低高危人群的围产期死亡、子痫前期及其并发症的风险,下午或睡前服药可以取得最佳效果。此外,所有 APL 阳性者均应使用阿司匹林治疗,以减少流产和晚期产科并发症的风险。

尽管 NSAID 不致畸,但是长时间使用,可以导致肾脏和心脏衰竭、高血压、母亲容量超负荷、羊水过少和胎儿肾功能损害。在晚孕期(>30～32 周),增加动脉导管早闭的风险,并增加了母亲出血和儿童哮喘的风险,应避免使用。关于选择性 COX-2 抑制剂如双氯芬酸钠、依托考昔在妊娠期使用的证据不足,因此禁止在妊娠期使用选择性 COX-2 抑制剂。

2) 肾上腺皮质激素:肾上腺皮质激素是治疗妊娠合并自身免疫性疾病的主要药物,不但有利于改善病情,而且可以减轻胎盘的免疫损伤,降低胎儿丢失的风险。肾上腺皮质激素具有强大的抗炎作用和免疫抑制作用,能抑制几乎所有的细胞因子合成,可发挥免疫抑制作用。由于不同激素剂量的药理作用有所侧重,病情不同,患者之间对激素的敏感性有差异,因此,临床用药要个体化,准确应用激素是治疗疾病的关键。肾上腺皮质激素是治疗 SLE 的基础药物:①小剂量泼尼松:一般≤7.5mg/d,适用于关节炎、皮疹的轻症 SLE 患者。②中度剂量泼尼松:20～40mg/d,适应于高热、胸膜炎、心包炎以及轻中度活动性间质性肺炎、系膜增生性肾炎等 SLE 患者。③大剂量泼尼松:1mg/(kg·d),适用于有重要器官累及如弥漫性血管炎、弥漫增殖型肾炎、重型血小板减少性紫癜等患者。必要时可用甲泼尼龙冲击治疗,可用 500～1000mg,一般每天 1 次,连续 3 天。同时,肾上腺皮质激素是治疗妊娠血小板减少性紫癜的首选药物。肾上腺皮质激素一般不作为类风湿关节炎首选药物,重症肌无力患者对溴吡斯的明疗效不满意,可考虑应用肾上腺皮质激素。

糖皮质激素长期应用可诱发感染、皮质功能亢进、骨质疏松和高血压等不良反应。其不良反应与应用剂量及累积用量相关。非静脉注射的皮质类固醇激素,通过胎盘或出现在母乳中的比例小(为总剂量的 5%～20%)。其中泼尼松是首选药物,但是鉴于不良影响,仍推荐使用最小维持剂量(<7.5 毫克/天)。为顺利度过分娩时的应激反应,围分娩期改为氢化可的松替代治疗,剂量 100～200mg/d,可以有效地预防和控制 SLE 病情复发和恶化。长期激素治疗的患者,分娩时推荐使用冲击量的氢化可的松。大剂量甲基泼尼松龙对治疗重型狼疮和狼疮危象有较好的疗效,但也增加了并发症的风险,包括糖尿病、高血压、子痫前期和胎膜早破等。因此,泼尼松的应用剂量必须在专业临床医生的指导下选择,并根据病情需要合理调整。

地塞米松和倍他米松可通过胎盘屏障,不宜于妊娠时常规使用,但可用于促胎儿肺成熟或心肌炎治疗。

3) 免疫抑制剂:对于病情严重,单用激素不能控制或出现激素抵抗者可加用免疫抑制剂。SLE 患者孕期可使用的免疫抑制剂主要有硫唑嘌呤、环孢素 A、他克莫司。禁用的免疫抑制剂有甲氨蝶呤、霉酚酸酯、来氟米特、环磷酰胺、雷公藤等。如服用来氟米特的患者,妊娠后应改口服考来烯胺(消胆胺)8g,3 次/d。也可口服或通过胃管给予活性炭混悬液 50g,每 6 小时 1 次,连续使用 24 小时,以清除体内药物。进行药物清除治疗后,再停药半年尚可考虑妊娠。

4) 抗疟疾药:羟氯喹(HCQ)是经临床验证孕妇可使用的安全药物。抗磷脂抗体阳性的 SLE 患者,HCQ 可以减少血栓形成的危险。而抗 SSA 或抗 SSB 阳性的 SLE 患者,应用 HCQ 可降低胎儿心脏传导阻滞的发生率。HCQ 推荐剂量为 200mg,2 次/天。而氯喹(chloroquine)具有致畸性,围产期禁止使用。由于 HCQ 起效时间缓慢,不能用来治疗疾病的急性发作。

5) TNF 抑制剂(TNF inhibitors,TNFi):TNFi 是目前研究最多的治疗 RA 的生物制剂,是一种促炎症细胞因子,主要由活化的单核细胞和巨噬细胞产生,少量由 T 细胞产生,有介导炎症反应和免疫调节作用,具有药理作用选择性高和毒副反应小的优点。目前依那西普、英夫利昔单抗和阿达木单抗 3 种 TNFi 已被批准用于治疗 RA,该药最常见的不良反应为注射部位反应及感染。其特点是除常见致病菌感染外,还可发生结核杆菌、真菌及机会性致病菌感染。

目前认为 TNFi 的使用不会增加先天性异常和不良妊娠结局。不经乳汁分泌,因此母乳喂养被认为是安全的。然而,在妊娠期接受生物制剂治疗的母亲,其婴儿接种卡介苗(BCG)有发生致命性芽孢杆菌播散的报道,所以,目前建议在接受了宫内 TNFi 治疗后,新生儿出生后 6 个月不能接种活疫苗。

(三)产后管理

根据患者病情,及时调整肾上腺皮质激素、免疫抑制剂、低分子肝素等药物剂量。对有易栓倾向且无既往静脉血栓栓塞病史妊娠妇女的血栓预防,由于疾病发作和血栓形成的高风险,分娩后 2～3 个月内要严密监护。所有的患者都应该进行静脉血栓栓塞的风险评估,并在产后进行有效预防。

哺乳期自身免疫性疾病患者的治疗应旨在预防或抑制母亲疾病活动度,并使幼儿暴露于无害环境。药物治疗应权衡母亲与幼儿的利益平衡。羟氯喹、氯喹、柳氮磺胺吡啶、硫唑嘌呤、环孢素、他克莫司、秋水仙素、泼尼松、免疫球蛋白、非选择性 COX 抑制剂和塞来昔布可继续应用于哺乳期。甲氨蝶呤、吗替麦考酚酯、环磷酰胺、来氟米特、托法替尼和除塞来昔布之外的 COXⅡ抑制剂,因缺乏足够的哺乳期安全性数据,应避免应用。英夫利昔单抗、阿达木单抗、依那西普和赛妥珠单抗经证明母乳转运率低。TNF 抑制剂可用于哺乳期女性。利妥昔单抗、阿那白滞素、贝利木单抗、优特克单抗、托珠单抗和阿巴西普，缺乏哺乳期安全性数据，若其他方法可控制疾病，应避免用于哺乳期女性，若无其他药物选择，不应列为哺乳期禁忌。

总之，在妊娠期与多学科专家共同管理已经明确诊断的自身免疫性疾病患者并不困难。如何在孕前识别高危人群或潜在发病者、如何在孕期发现发病者，以及对已确诊自身免疫性疾病患者进行恰当的病情评估及管理，是产科及风湿免疫科等多学科共同关注、共同管理的首要问题。需要在孕前、在妊娠期从高危抑或低风险人群中及时发现、识别以及查找和处理临床不典型的潜在各类自身免疫性疾病；妊娠期注意对潜在和存在的自身免疫性疾病原发疾病治疗和妊娠相关母胎并发症预防、监控和处理；不断评价抗免疫药物适应证和药物选择，注意抗凝药物应用时机、疗程和剂量；避免药物应用的过度性和滥用性，权衡利弊使之恰到好处，防止疾病和药物对母体-胎盘-胎儿造成的进一步损害。

五、抗磷脂抗体综合征

抗磷脂综合征（antiphospholipid syndrome，APS）是指抗磷脂抗体（antiphospholipid antibody，APL）阳性并伴有血栓形成或病理妊娠的一组临床征象的总称。妊娠合并抗磷脂综合征的患者也可出现血小板减少的临床表现。

抗磷脂综合征（APS）在育龄女性中具有以下特征：动脉或静脉血栓形成或病理妊娠发生；有离子型磷脂蛋白抗体存在的实验室证据。临床医生需要关注的抗磷脂抗体（APL）分别是：狼疮抗凝物（LA），抗心磷脂抗体（ACL）和抗 β_2-糖蛋白 1 抗体（抗 β_2-GP1），其他特异性抗体没有在临床研究中得以验证。

【发病机制】

抗磷脂综合征的发病机制尚不完全明确，APL 被认为影响血小板和内皮细胞活化，促进凝血，并对人胎盘滋养层的具有直接影响。尽管血栓形成可能是导致不良妊娠结局的机制之一，但是并非所有受影响的胎盘都具有胎盘血栓形成或梗死的病理改变。APL 对胎盘滋养层直接作用，可降低滋养细胞的发育能力、减少滋养细胞合体化、降低滋养细胞侵袭力。此外，APL 可能会影响激素的产生，影响滋养细胞信号分子，进而刺激凝血系统和补体的激活。胎盘中性粒细胞胞外诱捕（neutrophil extracellular traps）是APS 胎盘病理的特征表现，与子痫前期胎盘病理改变类似。另一种假说认为，APL 可以诱导 Toll 样受体-8 的激活。

妊娠时发生的组织重塑使许多相关细胞处于激惹状态，磷脂膜内侧暴露，同时滋养细胞也能合成和分泌 β_2-

GP1，因此 APS 患者的病理妊娠多样化，而且可能产生危及母亲和胎儿的严重后果。

【诊断标准】

1999 年在日本 Sappora 举行的国际研讨会上发布了《关于 APS 的初步分类诊断标准的国际共识声明》，2006 年悉尼会议进行了修订。诊断 APS 必须具备下列至少 1 项临床标准和 1 项实验室标准。

1. **临床标准**

（1）血管栓塞：任何器官或组织发生 1 次以上的动脉、静脉或小血管血栓，血栓必须被客观的影像学或组织学证实。组织学还必须证实血管壁附有血栓，但没有显著炎症反应。

（2）病理妊娠：①发生 1 次以上的在 10 周或以上不能解释的形态学正常的死胎，正常形态学的依据必须被超声或被直接检查所证实；或②在妊娠 34 周之前因严重的子痫或子痫前期或严重的胎盘功能不全所致 1 次以上的形态学正常的早产，或③在妊娠 10 周以前发生 3 次以上的不能解释的自发性流产。必须排除母亲解剖、激素异常及双亲染色体异常

2. **实验室标准**

（1）血浆中出现 LA，至少发现 2 次，每次间隔至少 12 周。

（2）用标准 ELISA 在血清中检测到中-高滴度的 IgG/IgM 类 aCL 抗体（IgG 型 aCL＞40 GPL；IgM 型 aCL＞40 MPL；或滴度＞99 的百分位数）；至少 2 次。间隔至少 12 周。

（3）用标准 ELISA 在血清中检测到 IgG/IgM 型抗 β_2-GP1 抗体（滴度＞99 的百分位数），至少 2 次。间隔至少 12 周。

通常可普遍接受的胎盘功能不全包括以下四个方面：①异常或不稳定的胎儿监护试验：非应激试验阴性提示有胎儿低氧血症；②异常的多普勒血流速度波形分析提示胎儿低氧血症：脐动脉舒张末期无血流状态；③羊水过少：羊水指数≤5cm；④出生体质量在同胎龄儿平均体质量的第 10 个百分位数以下。

【APS 与病理妊娠的关系】

1. **不明原因的死胎** 抗磷脂综合征增加不明原因的死胎风险。80％以上的 APS 女性有至少一次妊娠丢失史，与对照组的 25％（$P＜0.001$）差异显著。APS 大于 10 周的胎儿死亡的比例也较对照组更高（50％ vs.15％）。研究发现，ACL-IgG 水平与不良妊娠结局有一定相关性。

一项关于系统性红斑狼疮的回顾性研究发现，妊娠丢失在 APL 阳性的患者中更为常见，ACL-IgM 可用于预测妊娠结局，而 LA 是妊娠并发症相关性最强的预测因子。进一步研究提示，APL 阳性女性妊娠丢失的发生风险，一

定程度上是独立于狼疮的。

2. **复发性流产**　多项研究发现 APL 在复发性流产患者中检测到的比例明显高于对照组（20%vs<5%），支持 APS 与复发性流产之间存在关联。上海交通大学医学院附属仁济医院对 301 例排除了系统性红斑狼疮（SLE）的复发性流产病例进行 ACL 检测，ACL 阳性标准为连续两次 ACL 阳性，其时间间隔为 4 周或以上，结果发现 ACL 阳性率为 14.29%，其中 2 次流产者为 12.73%，而 3 次以上流产者为 15.18%，复发性流产患者 ACL 阳性率明显高于对照组，而正常妇女 ACL 检出率为 6.73%，这些结果与近年国外报道相一致。

但是，APL 在正常无症状人群中也可检出；抗体和与临床妊娠结局之间的因果关系很难被证明，尤其是对于小于 10 周的自然流产，ACL 抗体的预测价值较低。应用 APL 预测不良妊娠结局，目前主要存在的问题包括：①APL 检测缺乏标准化和临床诊断缺乏国际公认标准；②没有控制其他的已知可引起不良妊娠结局的疾病存在；③没有重复进行 APL 确认试验；④入组患者的 APL 阳性值较低；⑤病例选择时对妊娠丢失的标准/定义不同；⑥APL 阳性患者其血栓形成潜能的不确定性；⑦APS 的临床表型分布存在异质性，已发生血栓的 APS 女性妊娠并发症的发生率较高。

3. **胎盘功能不全相关疾病**　APL 干扰滋养细胞的侵蚀及子宫螺旋动脉血管重铸，并能促血栓形成，导致子痫前期和 FGR 的风险增大。

(1) 早发型子痫前期：APL 是早发型子痫前期的危险因素之一。子痫前期与 LA、ACL 和/或抗 β_2GP-1 之间的相关性研究发现，重度早发型子痫前期、HELLP 综合征人群中的发生率较高，而轻度或晚发型子痫前期与 APL 并无明显相关性。

(2) 胎儿生长受限：在有症状的 APS 患者中胎儿生长受限的发生率接近 30%，明显高于普通人群的≤10%。

4. **血栓形成**　血栓形成与 APL 明显相关。前瞻性研究表明，APS 女性妊娠期或产褥期血栓栓塞性疾病的风险是 5%~12%，明显高于正常对照的 0.025%~0.10%。持续 APL 阳性的患者血栓形成发生率为 30%。抗体滴定度越高，发生血栓的危险性也越大。在血栓形成病例中，APL 阳性率非常高，可达 64%~68%。

5. **血小板减少**　在 SLE 或具有 SLE 样表现的患者中，APL 存在与血小板减少明显相关，APL 阳性患者血小板减少可双倍于 APL 阴性患者。血小板减少可以是轻度，也可以很严重，多是急性发作和周期性发作，也可以提前于其他临床征象出现。

6. **神经精神系统损伤**　神经精神症状主要表现是脑血管意外，包括脑血栓、脑出血、精神行为异常、癫痫、舞蹈病和脊髓病变等。造成神经精神系统损伤主要在于 APL 通过损伤血管内皮细胞、激活血小板、影响凝血系统而形成

血栓，也可能是 APL 直接与脑磷脂发生交叉反应而造成脑组织弥漫性损伤。

【APS 对新生儿的影响】

新生儿 APS 与 APS 诊断标准相同：在血清中存在一种及以上 APL；有至少一种临床特征，如静脉或动脉血栓形成或血小板减少症。

新生儿 APS 成因复杂，可能为母体抗体胎盘转移所致。被动获得的 APL 会在 6 到 12 个月后完全消失。新生儿 APS 极为罕见，新生儿 APS 与 APL 之间的因果关系尚不明确，但几乎所有病例都有动脉或静脉血栓形成的危险因素[例如，窒息，败血症，留置血管导管，心脏疾病，遗传性血栓形成倾向，产前疾病（子痫前期，生长受限）]，母体 APS 对胎儿的远期影响尚不明确。

【母胎监测】

目前没有高质量的数据研究对产妇和胎儿的监测给出建议。

1. 与其他导致妊娠并发症风险增加的疾病一样，APS 患者产前检查的频率和内容是根据孕产妇和妊娠并发症进行调整的，以便在某些情况下（如子痫前期发生时）进行及时干预。除了常规产前检查，还包括：

(1) 血小板计数水平、血清肌酐浓度、尿蛋白肌酐比值、血清谷丙转氨酶（ALT）和天冬氨酸氨基转移酶（AST），以便与其他合并症发生后进行鉴别。

(2) 进行抗 Ro/SSA 和抗 LA/SSB 抗体筛查。如果存在一个狼疮相关自身抗体，可能其他抗体也呈阳性，这些抗体会对胎儿或新生儿产生影响。

(3) 20 周前进行超声检查来确定预产期，建议从孕晚期开始每 3~4 周连续评估胎儿生长情况、羊水量和脐动脉血流。

2. 对于 APL 阳性的非 APS 女性　一般健康妇女各种 APL 的阳性率低于 3%，正常孕妇的阳性率低于 7%，而不孕和复发性流产妇女的阳性率可达 10%~20%。目前尚不清楚 APL 阳性但不符合 APS 诊断标准的无症状健康女性妊娠并发症的危险性是否增加，大部分证据表明，此类人群风险并无明显变化。但对于部分符合 APS 诊断标准的非标准抗磷脂综合征，临床采用小剂量阿司匹林和低分子肝素治疗，可以改善妊娠结局。此外，对于既往没有血栓史的无症状 APL 阳性的健康怀孕女性首次发生血栓的风险也是不确定的。针对这一部分人群，是否需要针对性干预，尚有争议。

【治疗】

对于 APS 妊娠妇女，临床上使用低分子肝素（LMWH）预防静脉血栓形成，应用小剂量阿司匹林（LDA）或 LDA 联合 LMWH，可以预防动脉血栓及妊娠并发症的

发生。

1. **ACL 和（或）LA 阳性和血栓形成倾向的 APS**　基于实验室 APL 诊断标准与动、静脉血栓形成病史的非妊娠 APS 患者具有血栓复发的高风险，通常需用华法林治疗，治疗期限可能是终身的。美国胸科医师协会（American College of Chest Physicians，ACCP）在循证临床实践指南建议使用 LMWH 对这些女性在妊娠期间进行抗凝治疗，华法林在产后恢复期使用。ACCP 还建议在此环节中使用的 LMWH 剂量为治疗剂量而不是预防剂量。如果这些女性也有 APS 妊娠并发症的病史，在怀孕期间应使用 LMWH 联合 LDA。

ACCP 于 2012 年发表了第 9 版抗栓治疗及血栓预防指南，对于特殊人群（妊娠妇女）抗凝管理推荐：①急性静脉血栓栓塞（VTE）的妊娠妇女推荐使用低分子肝素（LMWH）而不是普通肝素来预防和治疗 VTE；②因 VTE 接受抗凝治疗后妊娠，抗凝时机推荐在妊娠前期、中期、后期以及临产前（总治疗时间至少 3 个月）；③对于符合 APS 的妊娠妇女，推荐产前应用预防剂量或者中等剂量的普通肝素，或者预防量的 LMWH 加小剂量阿司匹林；④对于有易栓倾向且无既往 VTE 病史妊娠妇女的血栓预防，产前使用预防量或中等剂量的 LMWH，产后给予为期 6 周的预防剂量或中等剂量的 LMWH 或维生素 K 拮抗剂。使用 LMWH 抗凝治疗至少持续到产后 6 周。

2. **早期或晚期流产**　对于有一次以上大于 10 周或连续 3 次以上小于 10 周的不明原因自然流产且 APL 阳性的 APS 患者，建议在备孕期间使用 LDA（每天 50～100mg），并在确认宫内妊娠后联合使用预防剂量 LMWH。在三个关于 APS 随机试验的荟萃分析中，LMWH 联合 LDA 治疗与单独使用 LDA 治疗比较，孕早期妊娠丢失率显著降低，活产率增加。但是这些分析有很多局限性，包括样本量较小以及试验本身的质量较低。两种治疗均与活产率升高有关，联合治疗活产率为 71%～84%，单独使用 LDA 活产率为 42%～80%。因此，联合治疗相比单独使用 LDA 在改善预后上相对更佳。对具有两次及以上流产史的女性，药物治疗后活产率为 70%～80%。然而，即使在活产患者中，妊娠相关并发症（早产、子痫前期、生长受限）的发生风险仍是增高的。

3. **与胎盘功能不全有关的早产**　对于 APS 患者有 1 次及以上胎儿形态正常的死胎、重度子痫前期、子痫或其他胎盘功能不全引起的小于 34 周的早产，建议 LDA 治疗（每天 50～100mg），从孕早期开始持续使用到分娩前。一些医生也使用 LMWH，但目前尚没有试验对此进行验证。但建议在 LDA 治疗无效，或检查发现胎盘存在大量蜕膜炎症和血管病变和（或）血栓形成的情况下加用 LMWH，但这种做法并没有得到随机试验验证。

4. **APL 阳性不符合 APS 临床诊断标准**　目前还没有数据来指导偶发 ACL 或 LA 阳性但不符合 APS 诊断标准

孕妇的管理，这类人群中 50% 可以在非治疗的情况下顺利怀孕。对这类妇女的治疗意见包括不治疗、单独 LDA（每天 50～100mg）治疗、或 LDA 联合使用预防剂量 LMWH 治疗等。鉴于这些患者发生妊娠并发症的不确定性，治疗应个体化。第 10 届 APL 国际会议的顾问委员会建议，对此类患者单独使用 LDA。

5. **APL 阳性女性 IVF-ET**　不主张对 ACL 或 LA 阳性但不符合 APS 诊断标准，准备行 IVF-ET 的妇女进行预防性抗栓治疗，APL 的存在本身并不影响 IVF 患者的怀孕几率或妊娠结局。美国生殖医学学会（ASRM）实践委员会的一项荟萃分析得出结论：没有证据表明夫妻双方需在 IVF 前进行 APL 相关评估，而且现有数据未表明对其进行治疗的合理性。然而，由于这些研究的异质性和 ACL 的检测方法不同，这个问题仍然存在争议。美国生殖免疫学会（ASRI）强烈反对 ASRM 的建议，并呼吁大家进行研究以明确怀孕前评估和治疗 APL 阳性的必要性。

6. **治疗失败后处理**　对于使用上述治疗方法仍发生不良妊娠结局的患者，没有二线疗法被证明有效。可能的治疗方法在有限的研究中进行了说明，但这些方法被证明几乎没有任何益处。

（1）静脉注射免疫球蛋白：静脉丙种球蛋白（IVIG）在常规治疗失败后使用，但这种方法的有效性尚未证明。IVIG 应只限于调查研究使用，特别是在罕见有多次流产史，有溶血、转氨酶升高和低血小板计数（HELLP 综合征）或严重 APS 的患者也可使用 IVIG。下列摘要列举了部分 IVIG 预防流产的选择性临床试验：①多中心的随机试验研究，包括 16 例 APS 患者，IVIG 治疗并不能显著改善先兆子痫、胎儿生长受限、胎儿无应激试验反应、新生儿重症监护天数，或分娩孕周和胎儿出生体重等妊娠结局。②有自然流产史的患者中，接受 IVIG 治疗的 53 名患者与另一组强的松和 LDA 治疗的 29 名 APS 患者相比，活产率没有显著变化（活产率分别为 78% 和 76%），但 IVIG 治疗组发生高血压或母体糖尿病的几率降低（分别为 5% 与 14%）。③一项包含 40 名女性的对照研究，比较 LDA 和 LMWH 与使用 IVIG 用于预防复发性流产的治疗效果，分为接受 LMWH 联合 LDA（75mg/d）治疗组与 IVIG 组，IVIG 治疗组活产婴儿率比 LMWH 联合 LDA 更高（分别为 84% 和 57%），两种治疗均无严重不良影响，两组也没有血栓栓塞事件发生。

（2）羟氯喹：抗疟药羟氯喹可逆转小鼠由人 APL-IgG 诱导的血小板激活、抑制 APL 的致血栓性能，并且也可降低人类的 APL 水平。目前没有高质量数据可用，但数据表明，羟氯喹可使 APS 患者受益。

（3）糖皮质激素：几乎没有证据表明这些药物可以改变患者的高凝状态。有研究评估糖皮质激素降低不良妊娠结局的风险，但结果是相互矛盾的。激素治疗会导致不良妊娠后果（包括胎膜早破、早产、胎儿生长受限、感染、子痫前期、妊娠糖尿病、孕妇骨质疏松和股骨头缺血性坏死）的风险增加。

【围产期管理】

LMWH 应在分娩前 24 小时停用，便于椎管内麻醉的管理，并最大限度地降低分娩时出血的风险。我们是在 37 周后（顺产或剖宫产）评估抗血栓药物的停药时机，既往有血栓史的患者停药时间不应超过 48 小时。LDA 可以在 36 周后任何时间停药，理想情况是分娩前 7～10 天，因为一些研究报道持续用药可能使围术期出血风险增加。既往有严重动脉血栓并发症（例如中风或心肌梗死）的患者，应持续 LDA 治疗，其潜在益处大于分娩时切口出血的风险。

【产后管理】

APL 阳性且具有动脉或静脉血栓史的患者复发血栓风险高，通常应在产后恢复终身使用华法林抗凝。目前缺乏高质量的数据来指导无血栓病史或仅有 APL 阳性的 APS 患者进行产后管理，是否开始或继续使用抗凝剂仍存在争议。对于接受产前 LDA 和预防剂量 LMWH 治疗的患者，持续治疗方案应至产后六周。在 ACCP 循证临床实践指南中认为，没有个人或家族血栓病史的 APL 患者其妊娠相关的静脉血栓形成风险并不增加，但建议有血栓家族史的患者产后继续抗凝治疗。

APL 阳性患者应避免含有雌激素的激素类避孕药，它会与 APL 协同增加动脉血栓形成的风险。一项多中心的病例对照研究中发现，口服避孕药且 LA 阳性比 LA 阴性的患者缺血性卒中的发病风险高，患者发生心肌梗死的风险也显著上升。

六、系统性红斑狼疮

系统性红斑狼疮（systemic lupus erythematosus，SLE）多见于育龄期女性，是一种自身免疫介导的，以免疫性炎症为突出表现的弥漫性结缔组织病。我国大样本流行病学调查发现 SLE 的患病率为 70/10 万，妇女中高达 113/10 万，且有增高趋势。SLE 主要影响育龄女性，除暴露于环磷酰胺的患者可能出现卵巢储备功能下降之外，大多数并不影响受孕能力。但是，SLE 患者妊娠会增加妊娠并发症和母儿不良结局的发生风险。加强产科和新生儿监护是优化母胎结局的必要措施，通过多学科合作及努力，SLE 妊娠丢失率已经从 43％ 下降到 17％。

【诊断标准以及 SLE 活动性判断标准】

目前普遍采用美国风湿病学会（ACR）1997 年推荐的分类标准，包括颊部红斑、盘状红斑、光过敏、口腔溃疡、累及 2 个或以上外周关节的非侵蚀性关节炎、浆膜炎、肾脏病变、神经病变、血液学异常、抗双链 DNA 抗体阳性等免疫学检查异常以及抗核抗体滴度升高。以上 11 项分类标准中，符合 4 项或者 4 项以上者，在除外感染、肿瘤和其他结缔组织病后，即可诊断为 SLE，其特异度和敏感度分别达 95％ 和 85％。其中免疫学检查异常和高滴度抗核抗体更具有诊断意义。

在临床表现有疲劳症状占 80％～100％、胃肠道症状 38％、发热＞80％、呼吸道症状 90％～98％、消瘦＞60％、心血管症状 46％、关节痛～95％、淋巴系统损害～50％、皮肤损害＞80％、中枢神经症状 25％～75％、肾脏病变～50％。SLE 活动性判断标准主要有 SLE 疾病活动指数（systemic lupus erythematosus disease activity index，SLE-DAI），SLE 活动测定标准（systemic lupus activity measure，SLAM），不列颠群岛狼疮小组评估标准（British Isles Lupus Assessment Group，BILAG）等。其中以 SLE-DAI 最为常用，其将判断病情的各项指标按照受累程度积分，0～4 分为基本无活动；5～9 分为轻度活动；10～14 分为中度活动；≥15 分为重度活动（表 13-9-1）。

表 13-9-1　系统性红斑狼疮疾病活动指数（SLE-DAI）

计分	得分	临床表现	定　义
8		癫痫样发作	近期发作，除外代谢、感染及药物因素
8		精神症状	严重的认知障碍、行为异常，包括幻觉、思维散漫、缺乏逻辑性、行为紧张、怪异、缺乏条理。除外尿毒症及药物因素
8		器质性脑病	大脑功能异常，定向力、记忆力及计算力障碍。包括意识障碍，对周围环境注意力不集中，加上以下至少两项：认知障碍、语言不连贯、嗜睡或睡眠倒错、精神运动增加或减少。需除外代谢性、感染性及药物性因素
8		视力受损	SLE 的视网膜病变，包括絮状渗出、视网膜出血、严重的脉络膜渗出或出血及视神经炎。需除外高血压、感染或其他药物因素
8		脑神经异常	新发的包括脑神经在内的感觉或运动神经病
8		狼疮性头痛	严重持续的头痛，可以为偏头痛，镇痛药无效

计分	得分	临床表现	定　义
8		脑血管意外	新发的脑血管意外,除外动脉硬化
8		血管炎	溃疡、坏疽、痛性指端结节,甲周梗死、片状出血或活检或血管造影证实存在血管炎
4		关节炎	2个以上关节疼痛及炎症表现,如:压痛、肿胀及积液
4		肌炎	近端肌肉疼痛或无力,合并 CPK 或醛缩酶升高,或肌电图或肌活检存在肌炎
4		管型尿	出现颗粒管型或红细胞管型
4		血尿	>5 RBC/HP。除外结石、感染或其他因素
4		蛋白尿	新出现的蛋白尿$>0.5g/24h$ 或近期增加$>0.5g/24h$。
4		脓尿	>5 WBC/HP。除外感染
2		新发皮疹	新出现或再发的炎性皮疹
2		脱发	新出现或再发的异常片状或弥漫性脱发
2		黏膜溃疡	新出现或再发的口、鼻溃疡
2		胸膜炎	出现胸膜炎性疼痛、有胸膜摩擦音或胸腔积液或胸膜增厚
2		心包炎	心包疼痛,加上以下至少一项:心包摩擦音、心包积液或心电图或超声证实
2		低补体	CH50、C3、C4 低于正常值低限
2		DNA 升高	$>25\%$(Fan 氏法)或高于检测范围
1		发热	需除外感染因素
1		血小板减低	$<100\times10^9/L$
1		白细胞减少	$<3\times10^9/L$ 除外药物因素

注:上述计分为前10天之内的症状和检查

【SLE 与妊娠的相互影响】

1. **妊娠对 SLE 的影响**　妊娠期系统性红斑狼疮发作可以造成不可逆的脏器损害。虽然产后存在狼疮发作的特殊高风险,但是妊娠是否增加 SLE 发作的风险,目前尚未明确。发作的风险与受孕前 6~12 个月的疾病状态有关,此阶段狼疮处于静息状态,在妊娠期发作的风险较小。活动性狼疮性肾炎(LN),即使处于缓解期,妊娠期发作的风险也很大。妊娠对远期肾功能损害影响不大,但是对于肌酐水平已经增高的患者,妊娠期有进一步恶化风险。需要重视的是,相当一部分患者病情复发与妊娠期停用药物有关。在妊娠期及产褥期,系统性红斑狼疮发作通常不严重(如关节,皮肤和轻微的血液改变),但也可以发生累及重要脏器的严重发作。重度活动 SLE 占 15%~30%,主要表现为肾脏和中枢神经系统受累。合并肺动脉高压者,妊娠期间死亡率高达 50%,应予重视。增加妊娠期 SLE 发作风险的因素包括:妊娠前 6 个月之内的狼疮活动;狼疮性肾炎病史;停用羟氯喹(HCQ)。预测不良妊娠结局的指标包括:狼疮活动;使用抗高血压药物;狼疮性肾炎;存在抗磷脂抗体和血小板减少。

2. **SLE 对妊娠的影响**　SLE 合并妊娠,孕产妇死亡风险增加了 20 倍,早产、胎儿生长受限、子痫前期-子痫、非计划性剖宫产、新生儿狼疮风险增加。

(1) 子痫前期:子痫前期是 SLE 最常见的妊娠并发症,发生率 16%~30%,明显高于产科人群的 4.6%。SLE女性患者子痫前期的危险因素与健康女性相同,包括孕妇年龄≥40 岁、既往个人或家族子痫前期病史、高血压和糖尿病以及肥胖(BMI≥35)、妊娠期持续应用泼尼松 20mg/d以上及血小板减少。特定于 SLE 的其他危险因素包括狼疮活动、狼疮性肾炎史、补体水平下降等。患者仅有皮肤型红斑狼疮,或无重要脏器受累的缓解狼疮,对妊娠影响较小。

(2) 早产:早产是 SLE 常见的产科并发症。文献报道的早产率为 15%~50%,伴有狼疮性肾炎或狼疮重度活动的女性早产发病率增加。狼疮性肾炎活动性疾病的存在是早产最强的预测因子。

(3) 胎儿丢失:APL 阳性和狼疮活动是 SLE 患者妊娠丢失的重要危险因素。SLE 患者的早期和晚期胎儿丢失率均显著增加。SLE 对于<10 周的自然流产的影响是存在争议的,增加的是 10 周以上的死胎风险。尤其是存在狼疮性肾炎或并发抗磷脂综合征时。

(4) 胎儿生长受限:大约 10% 到 30% 的 SLE 患者妊

娠合并胎儿生长受限。与其他并发症一样，在活动性 SLE、高血压和狼疮性肾炎存在时，风险较高。

（5）新生儿红斑狼疮：新生儿红斑狼疮是一种被动转移的自身免疫性疾病，发生在抗 SSA 抗体或抗 SSB 抗体阳性的母亲分娩的新生儿。胎儿暴露于抗 SSA 抗体和（或）抗 SSB 抗体还会增加患先天性完全性心脏传导阻滞的风险。在大多数情况下，先天性心脏传导阻滞在妊娠 18 至 24 周之间发展起来。因此，对于抗 SSA 和（或）抗 SSB 抗体阳性的妇女应增加胎儿心脏传导阻滞监测。然而目前尚无防止疾病进展的有效干预措施。妊娠期间服用羟氯喹可能降低先天性心脏传导阻滞率，发现早期的房室传导阻滞十分重要。抗 SSA 抗体和抗 SSB 阳性女性母乳中可以检测出抗体，但没有证据表明母乳喂养会导致新生儿红斑狼疮。

抗 SSA 和（或）抗 SSB 抗体阳性的母亲分娩的新生儿大约有 5% 发生新生儿红斑狼疮，表现为一过性狼疮样皮疹、完全性房室传导阻滞、血细胞减少和肝功能异常等。最常见的表现是皮损。通常表现为在出生后的头两周，出现光暴露皮肤的地图样红斑，类似亚急性皮肤红斑狼疮。皮疹通常在 3~6 个月内消失，不留瘢痕。先天性心脏传导阻滞（CHB）是新生儿狼疮综合征（NNLS）最严重的表现，在妊娠 16~24 周并无异常表现。围产儿死亡的风险是 10%~20%，在存活的新生儿中，也会有 67% 的患儿需要植入永久性心脏起搏器。出生 6 个月后，婴儿体内母体来源的自身抗体会完全降解，病情会随之缓解，但Ⅲ度房室传导阻滞多不可逆转。抗 SSA 抗体和（或）抗 SSB 抗体阳性的母亲分娩过一个患儿，再发风险增加至 18%，分娩过 2 个则高达 50%。有半数新生儿狼疮患儿的母亲并未诊断自身免疫性疾病，但后者至少有一半会在未来 10 年后发生 SS 或 SLE。血管炎和 APS 也有类似的母胎影响的报道。

（6）对子代的其他影响：妊娠合并特发性血小板减少性紫癜患者分娩的新生儿，由于血小板相关抗体可穿过胎盘屏障引起胎儿同种免疫血小板减少症，重症者会发生颅内出血。血小板计数一般在新生儿出生后 1~2 周内恢复正常。SLE 并未明显增加胎儿其他先天性畸形的风险，一些研究发现，SLE 患者的后代，尤其是男性子代，儿童期学习障碍的发生率增加，尚需更多的研究来证实。

【妊娠合并 SLE 的鉴别诊断】

1. 子痫前期　肾型 SLE 患者和妊娠期高血压疾病患者均可出现水肿、高血压、蛋白尿。脑型 SLE 可以发生癫痫，与子痫抽搐发作的临床表现难以区分。由于两种疾病的处理方法不同，使得鉴别 SLE 病情加重和妊娠期高血压疾病显得尤为重要，可以通过以下几点区分：

（1）免疫指标：SLE 患者阳性，子痫前期患者阴性。

（2）血清补体：SLE 患者降低，子痫前期患者升高。

（3）妊娠终止：子痫前期疾病缓解，SLE 不能缓解。妊娠期高血压疾病的根本措施是终止妊娠，而 SLE 病

情加重，治疗方法则是需增加泼尼松用量或加用其他免疫抑制药物。

2. 原发性血小板减少性紫癜　约有 25% 的 SLE 患者发病时有血小板减少，被误认为原发性血小板减少性紫癜。通过骨髓穿刺进行区分，SLE 患者巨核细胞不减少，原发性血小板减少性紫癜巨核细胞减少。此外还可以进行抗核抗体等免疫学检查，如免疫指标阳性支持 SLE，阴性则排除。

3. 贫血　妊娠期多见缺铁性贫血、营养性贫血，通过补充铁剂、叶酸、调整饮食，多数能纠正。SLE 患者贫血可能是免疫引起的溶血性贫血，一般为正常细胞贫血，并常伴有血小板减少。可进行免疫抗体指标和抗人球蛋白试验鉴别，SLE 患者呈阳性，营养性贫血均为阴性。

【孕前评估】

理想的情况下，系统性红斑狼疮（SLE）患者应在病情稳定至少 6 个月后备孕。一项 385 例 SLE 患者的相关研究结果表明，对于轻度、中度活动的 SLE 合并妊娠，81% 未发生妊娠合并症；另一项 267 例 SLE 的队列研究发现，早孕及中孕期重度活动者妊娠丢失率增加了 3 倍，然而，总体上的婴儿活产数并无统计学显著差异（重度活动和轻度活动者分别为 77% vs. 88%）。在怀孕前 6 个月疾病活动、高血压、慢性肾病、不可逆的器官损伤、低补体血症、继发性抗磷脂综合征（APS），也被认为是不良妊娠结局的危险因素。

孕前评估对 SLE 育龄女性妊娠计划是至关重要的，患者应该在受孕前接受孕前咨询，对孕产妇和胎儿进行风险评估和药物评估。只有在药物能够良好控制病情发展的情况下，且病情至少稳定半年以上，才能计划妊娠。停用药物和妊娠都会增加狼疮发作以及妊娠并发症的风险。孕前评估应包括疾病活动和主要器官受累的评估，以及静脉血栓形成史，或并发疾病。要重视既往不良孕产史，特别是胎儿生长受限，子痫前期，死胎、流产、早产的病史。孕前应进行相关的实验室检查评估。主要包括：APL、抗 SSA 抗体和抗 La/SSB 抗体、肾功能（肌酐，尿常规和尿沉渣，尿蛋白/肌酐比值）、全血细胞计数（CBC）、肝功能、抗 ds-DNA 抗体、补体（CH50、C3 和 C4）和尿酸。

SLE 患者必须同时满足下述条件才可以考虑妊娠：①病情不活动且保持稳定至少 6 个月；②糖皮质激素的使用剂量为泼尼松 15mg/d（或相当剂量）以下；③24 小时尿蛋白排泄定量为 0.5g 以下；④无重要脏器损害；⑤停用免疫抑制药物如环磷酰胺、甲氨蝶呤、雷公藤、霉酚酸酯等至少 6 个月；对于服用来氟米特的患者，建议先进行药物清除治疗后，再停药至少 6 个月后才可以考虑妊娠。

以下情况属于妊娠禁忌证：①严重的肺动脉高压（估测肺动脉收缩压 >50mmHg，或出现肺动脉高压的临床症状）；②重度限制性肺部病变（用力肺活量（FVC）<1L）；

③心功能衰竭；④慢性肾功能衰竭[血肌酐(SCr)＞247μmol/L]；⑤既往即使经过阿司匹林和肝素治疗仍不能控制的严重子痫前期或 HELLP 综合征；⑥过去 6 个月内出现脑卒中；⑦过去 6 个月内有严重的狼疮病情活动。

【妊娠合并系统性红斑狼疮的围产期管理】

1. **妊娠期监测**　SLE 患者一旦妊娠，应由风湿病科和高危产科医生共同进行密切监测。风湿免疫科每个月复诊 1 次，如果出现复发可增加复诊频率。产科 20 周前每个月复诊 1 次，20～28 周每 2 周复诊 1 次，28 周后每周 1 次。产检内容包括：①详细的病史与体格检查及专科检查。②血尿常规、24 小时尿蛋白定量、肝功能、肾脏功能、生化及电解质水平检测、血糖、血尿酸、血清补体、免疫球蛋白定量、抗 ds-DNA 抗体等进行监测，对疾病的整体情况或有无复发进行评估；对合并抗磷脂综合征的患者，应定期监测抗心磷脂(ACL)抗体、狼疮抗凝物(LA)、抗 β_2 糖蛋白-1(抗 β_2GP-1)抗体水平。③超声检查：7～13 周核实孕周，16 周后每个月复查评估胎儿生长发育情况，排除胎儿发育畸形，如果存在胎儿生长受限(FGR)或子痫前期可适当增加检查频率。④脐动脉血流速度监测，26 周后每周 1 次。⑤对于血清抗 SSA 或抗 SSB 抗体阳性、或前次胎儿发生心脏异常的患者，建议在妊娠 16～24 周间，每 2 周行 1 次胎儿心脏超声检查，监测胎儿心脏结构及传导情况；若无异常，建议在 24 周后每 3～4 周进行 1 次胎儿心脏超声检查。如果发现胎儿出现心脏异常或传导功能异常，建议每 1～2 周进行 1 次胎儿心脏超声检查，直至胎儿出生。妊娠期一些生理变化可能与 SLE 的临床表现重叠，增加鉴别难度。比如，正常妊娠期的实验室检查可轻度贫血，轻度血小板减少，血沉增快等。另外，在正常妊娠过程中，补体水平可能上升 10%～50%，而 SLE 也可能出现保持正常的假阴性，因此，补体水平的变化趋势通常比检测数值更有意义。实验室检查结果必须结合临床，对于无症状的血清学结果，需要加强监测，而不是直接药物治疗。

2. **SLE 患者妊娠期间的药物使用**

(1) 糖皮质激素：建议使用不含氟的糖皮质激素型控制 SLE 患者病情，使用剂量应视患者的病情轻重程度而定；尽量使用最小的可控制疾病的剂量，建议维持剂量不超过每日相当于泼尼松 15mg 的剂量；可使用地塞米松促肺成熟。如果发现胎儿出现心脏Ⅰ、Ⅱ度房室传导阻滞，可以使用地塞米松或倍他米松进行治疗，建议地塞米松剂量为 4mg/d 或倍他米松 4ms/d，一直使用至终止妊娠时，并建议在 37 周时终止妊娠。对于发现有心肌病变的胎儿，可试用丙种免疫球蛋白静脉输注 1g/d。但对于完全房室传导阻滞，治疗几乎均不可逆转。

(2) 免疫抑制剂：SLE 患者妊娠期间可以使用的免疫抑制剂包括硫唑嘌呤、环孢素 A、他克莫司；禁用的免疫抑制剂有甲氨蝶呤、霉酚酸酯、来氟米特、环磷酰胺、雷公藤

等。已经服用这些药物的患者，建议在停药半年后再考虑妊娠。服用来氟米特者应先使用口服考来烯胺(消胆胺) 8g,3 次/d,服用 11 天后，在至少 14 天间隔内 2 次检测血浆中来氟米特浓度，应在 0.02mg/L 以下，如果血浆浓度高于此水平，还需再进行 1 个周期的考来烯胺治疗。也可口服或通过胃管给予活性炭混悬液 50g,每 6 小时 1 次，连续使用 24 小时，以清除体内药物ⅢJ。进行药物清除治疗后再停药半年尚可考虑妊娠。

(3) 羟氯喹：抗疟药可影响细胞受体的功能、阻断细胞内蛋白质的合成与加工，可能影响自身抗体的形成，减少淋巴细胞的增殖，干扰自然杀伤细胞的功能。是经临床使用经验证实为安全的药物，对于抗磷脂抗体阳性的患者，在妊娠后应该使用羟氯喹，以减少血栓形成的危险，对于抗 SSA 或抗 SSB 阳性的 SLE 患者，建议服用，以降低胎儿心脏传导阻滞的发生率，推荐剂量为 200mg,2 次/d。

(4) NSAIDs：在妊娠中期使用是安全的，但在妊娠早期和后期不建议使用。小剂量阿司匹林可以整个孕期使用

(5) 对乙酰氨基酚：可用于缓解 SLE 妊娠患者的关节疼痛等症状，可以在妊娠期间安全使用。

(6) 降压药物治疗：伴有高血压的 SLE 患者可以使用的降压药物包括 β 受体阻滞剂(如阿替洛尔、美托洛尔、普萘洛尔、拉贝洛尔)；中枢性仅受体拮抗剂(甲基多巴、可乐定)、扩血管药物(如尼非地平、硝苯地平、肼苯达嗪)。禁用血管紧张素转换酶抑制剂或血管紧张素转化酶受体抑制剂。对于重度高血压，除可以使用拉贝洛尔、尼非地平、肼苯达嗪外，可以使用静脉降压药物。由于妊娠期间药物代谢活性的变化，在常规剂量降压效果不佳时，建议咨询心脏科医师，调整药物剂量及使用频次。

3. **终止妊娠时机**　目前对于 SLE 合并妊娠何时终止妊娠还没有明确定论，需要根据 SLE 病情严重程度及产科指征共同决定。对于 SLE 病情稳定且无并发症者，可在风湿免疫科及产科医生共同监控下，等待自然分娩。若出现病情活动以及产科并发症时，在积极治疗下，放宽剖宫产指征，及时终止妊娠。终止妊娠的时机如下：①早孕期出现明显的 SLE 病情活动。②病情进行性加重，出现严重并发症，如重度子痫前期、血液系统受损，心、肾、肺、脑等器官出现损害等，经积极治疗无好转者，不论孕周大小，都应及时终止妊娠。③胎盘功能不良，出现胎儿生长受限、羊水过少，妊娠≥34 周随时结束分娩，若明显胎盘功能不良、胎儿窘迫如胎心监护异常或脐动脉舒张期血流缺失等，＜34 周可促胎肺成熟后结束分娩。④对于病情平稳者，如果胎龄已满 38 周，建议终止妊娠。

4. **SLE 患者终止妊娠时糖皮质激素的使用**　对于病情稳定的、每日口服糖皮质激素剂量相当于泼尼松 5mg/d 者进行人工流产、正常分娩或剖宫产手术时均不需要额外增加激素的剂量。但对于每日口服激素剂量在泼尼松 5mg/a(或相当剂量)以上者，均应该在围术期调整糖皮质

激素的使用剂量。对于进行人工流产、中期引产手术或正常生产的患者,在原使用糖皮质激素的基础上,在手术当日或产程启动时服用泼尼松5mg(或相当剂量)或于产程启动时或于手术前0.5小时,静脉注射甲基泼尼松龙5mg或氢化可的松25mg,次日恢复原口服剂量即可;进行剖宫产手术的患者,在原糖皮质激素剂量的基础上,在手术当中静脉输注甲基泼尼松龙10～15mg或氢化可的松50～75mg,术后次日起改为静脉注射氢化可的松20mg,每8小时1次,术后第3天恢复至术前用量即可。

5. **合并抗磷脂综合征**　SLE妊娠患者的治疗抗磷脂抗体与不良妊娠转归关系密切,因此应该根据患者的既往妊娠情况来进行治疗。对于抗磷脂抗体持续中、高滴度阳性,没有血栓与不良妊娠史的患者,应在妊娠前即口服小剂量阿司匹林,推荐剂量为75mg/d,一直服用至妊娠结束后6～8周;对于既往有血栓史的患者,妊娠前应服用华法林,调整剂量至国际标准化比值(INR)2～3之间。一旦确认妊娠时,即停止使用华法林,改为治疗剂量的普通肝素或低分子肝素注射治疗;对于有1次或以上死胎、2次以上妊娠前12周内出现胎儿丢失、1次或以上因胎盘功能异常造成早产但没有血栓史的患者,在妊娠前即应服用小剂量阿司匹林(75mg/d),在明确妊娠后开始注射预防剂量的普通肝素或低分子肝素,直至分娩后6周。手术前1天,停用注射肝素,手术前1周,停用阿司匹林。

6. **SLE患者的哺乳**　推荐SLE患者进行母乳喂养。口服泼尼松(龙)或甲基泼尼松龙、HCQ与非甾体抗炎药(NSAIDs)的患者都可以进行母乳喂养。服用阿司匹林和华法林以及使用肝素治疗的SLE患者可以正常哺乳。服用环磷酰胺、霉酚酸酯、甲氨蝶呤、来氟米特、硫唑嘌呤、环孢素A、他克莫司的SLE患者不宜哺乳。但对于服用泼尼松剂量超过20mg/d或相当剂量者,应弃去服药后4小时内的乳汁,并在服药4小时后再进行哺乳。

七、系统性硬化病

系统性硬化病(systemic sclerosis,SSc)是一种临床上以局限或弥漫性皮肤增厚和纤维化为特征的,可影响心、肺、肾和消化道等器官的结缔组织疾病。如果病变既累及皮肤,又侵及内脏的,称为系统性硬化症;若病变只局限于皮肤而无内脏损害,则称为局限性硬皮症(scleroderma)。SSc是一种罕见疾病,美国报道的发病率为1～2/10万/年,发病高峰年龄在30到50岁。

【病因及病理】

目前的研究显示SSc的病理变化与移植物抗宿主反应相似,微嵌合体可能是一个启动因子。微嵌合体是由不同个体间少量的外周血细胞互相迁移而形成的,如妊娠时母胎之间、多胎妊娠时的胎儿之间及输血或器官移植时的供体和受体之间均可发生细胞微嵌合。在一定条件下,如母胎共享某些特定HLA基因时,胎源细胞可导致母体病理损害,1996年Nelson首次提出假设,认为经产妇血液中的胎源细胞可引发自身免疫疾病,特别是SSc。研究发现大多数患SSc的经产妇血液中胎源细胞数量是健康经产妇血液中的30倍。在SSc患者的多个内脏器官均可发现胎源细胞。

SSc患者的皮肤、肺、平滑肌、食管、消化道、关节液和肝脏中可见多种炎性细胞的浸润,包括CD4＋CD8＋ T淋巴细胞、B淋巴细胞、肥大细胞、巨噬细胞和嗜酸粒细胞等。多数患者还有自身抗体存在。然而目前我们并不能清楚了解SSc患者的病理损伤的发生。

【临床表现】

该病多见于30～50岁,病情程度和病程进展个体间差异很大。初期多表现有雷诺现象(寒冷或情绪激动时肢端间歇性苍白和发绀)、肢端肿胀和脸部肿胀,并有手指皮肤逐渐增厚,多关节痛。并可迅速发展为致命性的内脏损害(消化道、心、肺、肾等弥漫性纤维化,退行性改变和血管异常)和弥漫性皮肤增厚。系统性硬化症的死因中,由于肾衰竭,病变累及肾脏和肺时,死亡率很高,且10年生存率低于50%。也可进展缓慢,经过数十年才出现明显内脏损害。还有患者呈现混合性结缔组织病表现,即包括系统性红斑狼疮、系统性硬化症、多肌炎、类风湿关节炎及高浓度抗RNP抗体等特点的综合征。

【实验室检查】

多数患者可见:血沉升高,γ球蛋白增高。特异性的实验室检查主要是自身抗体,血清可以出现多种自身抗体,如类风湿因子在约50%的患者出现,抗核抗体及其亚型也均可出现,如抗Scl-70抗体、抗着丝粒抗体、抗核仁抗体、抗RNP抗体、抗sm抗体、抗SSA抗体,自身抗体中仅抗Scl-70抗体和抗着丝粒抗体对SSc有很强的特异性,因为它们很少出现在其他的结缔组织病,故对SSc起着诊断性作用。同时对SSc的分型也有一定的指导意义,抗着丝粒抗体在局限型硬皮病中阳性率为50%～90%,而在弥漫型为5%,抗Scl-70在弥漫型为20%～30%,而局限型仅为其一半。

【诊断】

美国风湿病协会(ACR)的SSc诊断标准为具备一个主要指标或两个次要指标者可诊断SSc。

1. **主要指标**　近端皮肤硬化:手指及掌指关节或跖趾关节以上的任何部位皮肤对称性变厚、变紧和硬化。皮肤病变可累及全部肢体、面部、颈部和躯干(胸部和腹部)。

2. **次要指标**　①指(趾)端硬化:皮肤改变仅局限于手指;②指尖凹陷性瘢痕和指腹消失:缺血所致指端凹陷区或指垫组织的萎缩;③双侧肺底纤维化:胸部X线示双肺呈

线性网状纹理或线性结节密度增高影,以肺底部最为明显,可呈弥漫性斑点样表现,称为蜂窝肺。肺部改变应除外原发性肺部疾病所致。

【与妊娠的相互影响】

1. **妊娠对疾病的影响**　2/3 SSC 不受妊娠影响,1/3 妊娠期缓解或恶化。受孕时病情稳定的 SSc 患者在妊娠期间通常并不恶化,但在产后病情可能发展。妊娠期 SSc 的临床表现可有胃食管反流和劳力性呼吸困难等。皮肤受累情况通常在妊娠期保持稳定或改善,而在产后加重。但对系统性伴内脏功能损害之病例,可使一部分病情恶化,甚至死亡。食管受累者妊娠期间呕吐可能会导致贲门黏膜撕裂,造成危及生命的大出血。妊娠后期,由于子宫增大,劳力性呼吸困难可显著加重,此时应警惕肺动脉高压恶化;心输出量增加,雷诺现象可得到缓解。系统性硬化症危及孕妇和胎儿的危险因素与存在中重度高血压、严重心肌病(射血分数<30%)、肺动脉高压、严重的限制性肺疾病(肺活量<50%)、肾功能不全等因素有关。硬皮病近期发作(<4年)、弥漫性皮肤受累,抗 Scl-70 或抗 RNA 聚合酶-Ⅲ抗体,增加了疾病活动和恶化风险。硬皮病缓解期长或抗着丝粒抗体阳性患者降低妊娠期恶化风险。局限性硬皮病与弥漫性硬皮病相比,妊娠结局更好。

2. **疾病对妊娠的影响**　局限性硬化病对妊娠无明显影响,系统性硬化病患者的妊娠结局与病情严重程度有关。系统性硬化症增加妊娠期高血压疾病的风险,若肾脏受累,易出现高血压及肾危象等。SSc 最严重的并发症是肾危象和继发性高血压,且病程小于 5 年者常见。SSc 与子痫前期和 HELLP 综合征不易鉴别,较难控制。与子痫前期相反,分娩并不能改善高血压和肾危象。既往妊娠期间曾出现过肾危象的患者在病情稳定之前应避免再次妊娠,一般需要间隔 3~5 年的时间。SSc 增加早产(14%~29%)、胎儿生长受限风险,延长住院治疗天数。长期弥漫性硬皮病患者增加流产风险。局限性硬皮病与弥漫性硬皮病相比,妊娠结局更好。促胎肺成熟的糖皮质激素应避免应用,因为可以诱发肾脏危象。若会阴及软产道硬化时尚引起难产。

【处理】

1. **孕期保护**　避免受寒、局部理疗和关节局麻等可保护手、足及关节功能,减少雷诺现象的发生。

2. **治疗**　目前,对 SSc 尚无特效疗法,可应用的药物虽多,疗效均不理想。应由风湿病医师协同处理治疗。主要是抑制微血管病变和胶原组织过度增生,同时辅以对症治疗。

(1) 结缔组织形成抑制剂:D2 青霉胺是治疗本病最常用的药物,但治疗效果不确定。其他如秋水仙素、积雪苷(从中药落得打中提取的一种有效成分)、依地酸钙钠、氨基

苯甲酸钾等均能抑制结缔组织的形成,使硬化的皮肤变软。这类药物可能影响胚胎发育,孕妇禁用。松弛素由于其促进胶原酶活性,能抑制 SSc 成纤维细胞产生胶原的作用,其临床疗效和不良反应需进一步研究。

(2) 免疫调节的药物:糖皮质激素类药物,如泼尼松对硬皮病水肿期皮损及其并发炎症、组织纤维化有效。免疫抑制剂如环磷酰胺、甲氨蝶呤、苯丁酸氮芥(瘤可宁)、硫唑嘌呤等对硬皮病引起的间质性肺炎、伴发肌炎等可能有效,但此类药物孕妇禁用。近年来随着对本病的深入研究,妊娠期妇女的治疗用药多选择羟基氯喹、低剂量的糖皮质激素,以及适宜地使用静脉注射免疫球蛋白。

(3) 针对血管功能异常的药物:以扩张血管、降低血液黏度、改善微循环等作用为主。如低分子右旋糖酐、丹参注射液等孕妇可用。有报道伊洛前列素对严重雷诺现象、晚期发生坏疽和致残等营养障碍的患者有效,不过其副作用较多。此类药物孕妇多应慎用。

(4) 体外光化学治疗(ECP):应用紫外线(UVA)单独照射或结合光敏物质照射治疗 SSc。孕妇可接受适量 UVA 单独照射,但不能口服光敏药。

(5) 自体造血干细胞移植(AHSCT):近年来有个案报道 AHSCT 治疗 SSc,它通过化疗或放疗摧毁患者的免疫和造血系统,再输注造血干细胞重建免疫和造血功能,可缓解自身免疫性病理改变。

(6) 中医中药:目前常用的治疗方法有活血化瘀、祛风通络、温补肾阳、化痰软坚、清热利湿、补益气血等。

3. **产科处理**　孕期按高危妊娠处理,密切监护胎儿-胎盘功能及胎儿宫内生长情况。同时需要监测血压,防止肾危象出现。分娩方式:轻症患者可以自娩,如有严重脏器损伤,孕妇无法承受分娩负担或软产道硬化时,应考虑剖宫产,由于食管运动功能障碍,容易发生误吸,所以首选硬膜外麻醉。

八、多发性皮肌炎

多肌炎/皮肌炎(polymyositis/dermatomyositis,PM/DM)均属于自身免疫性炎性肌病,是一组具有横纹肌慢性、非化脓性炎性病变,或伴有特征性皮肤改变的结缔组织病。皮肌炎(DM)表现为皮肤和肌肉的弥漫性炎症,皮肤出现红斑、水肿,肌肉表现为无力、疼痛及肿胀,可伴有关节痛和肺、心肌等多脏器损害;多肌炎(PM)无皮肤损害。本病发病率较低,约 7/10 万。女性患者为男性的 2 倍。好发于 50~60 岁,但也见于生育期妇女。

与妊娠的相互影响:皮肌炎和多肌炎与妊娠之间的关系和发病时间有关,如在妊娠之前,该病已确诊且处于非活动期或药物控制时则妊娠预后较好。如妊娠时刚发现或妊娠时该病属于活动期,则围产病率和死亡率明显增加,且妊娠也能使该病病情加剧。

【病因及病理】

该病原因不明,可能与外周血或组织中存在的微嵌合体引发类似移植物抗宿主免疫反应有关。多肌炎/皮肌炎的基本病理改变是 T 淋巴细胞和 B 淋巴细胞浸润、肌纤维粗细不均、灶性分布的肌纤维变性和(或)坏死、肌细胞再生、纤维化和肌萎缩。皮肤病变主要是小血管周围炎症,皮肤和皮下组织均有炎细胞浸润。

【临床表现】

肌肉病变是本病的重要临床表现之一,典型病人表现为对称性的上、下肢近端肌肉逐渐加重的肌无力和疼痛等症状,并表现出相应的运动障碍。如肺部受累可出现肺部纤维化引起的呼吸困难,如心肌受累可表现心律和传导失常。常有雷诺征,1/3 病例有轻度关节炎症状。如为皮肌炎则合并有皮疹,典型皮损为双上眼睑的水肿性紫红色斑,四肢肘膝尤其是掌指关节和指(趾)关节间伸侧出现紫红色丘疹(Gottron 征),DM 的其他皮肤损害类型还有异色症、红皮病、皮肤血管炎、荨麻疹、钙质沉着等。

约 15% 的成人型皮肌炎患者伴有恶性肿瘤,两种疾病之间可能间隔数年;恶性肿瘤手术摘除后皮肌炎可持续缓解。恶性肿瘤常好发于乳腺、肺、胃和卵巢,也有报道发生于子宫和宫颈的个例。

【实验室检查】

实验室检查对临床有帮助,但缺乏特异性,血沉常常增快,少数患者有抗体或狼疮细胞。约 60% 的患者抗胸腺核抗原抗体阳性或抗全胸腺核提取物抗体阳性。血清骨骼肌酶水平升高,尤其是肌酸磷酸激酶,其次是醛缩酶、血清转氨酶及乳酸脱氢酶。

肌电图检查:肌电图显示短时限、低幅、多相波的运动单元电位,纤颤波、正锐波和插入活动增加,反复异常的高频放电。

Ⅰ型和Ⅱ型肌纤维坏死、被吞噬、再生,嗜碱性粒细胞增多,细胞核有大的膜状囊泡和增大的核仁,肌束周围萎缩,和肌纤维大小不等,血管周围的炎性细胞浸润。

【诊断标准】

一般采用 Bohan 和 Peter(1975)提出的多发性肌炎-皮肌炎的诊断标准;明确诊断可进行磁共振显像检查。DM 和 PM 的诊断标准如下:

1. 肢带肌(肩胛带肌、骨盆带肌、四肢近端肌肉)和颈前屈肌对称性软弱无力,有时尚有吞咽困难或呼吸肌无力。

2. 肌肉活检可见受累的肌肉有变性、再生、坏死、被吞噬和单个核细胞浸润。

3. 血清中肌酶,特别足 CK、AST、LDH 等升高。

4. 肌电图呈肌源性损害。

5. 皮肤的典型皮疹包括上眼睑和眶周水肿性紫红色斑;掌指关节和背侧的 Gottron 征;甲周毛细血管扩张;肘膝关节伸侧、上胸"V"字区红斑鳞屑性皮疹和皮肤异色病样改变。

具有前 3~4 项标准加上第 5 项,确诊 DM;具有前 4 项标准但无第 5 项表现,确诊 PM;具有 2 项标准和第 5 项,可能为 DM;具有 2 项标准但无第 5 项,可能为 PM。

【处理】

1. **药物**　主要应用肾上腺皮质激素,泼尼松为首选药物,症状较重为 40~60mg/d,当肌无力症状改善、肌酶下降时,可逐渐减量,每 2~3 周减少 5mg,直至维持剂量(7.5~20mg/d)。妊娠期皮质激素的用法无特殊改变。分娩时可适当加量,以预防急性肾上腺功能不足。其他免疫抑制剂在孕期尽量避免使用。

2. **产科处理**　按高危妊娠处理,密切监护胎儿生长及胎儿胎盘功能。分娩方式一般可以自然分娩。如有产科指征或病情严重而孕妇无法承受分娩负担,应考虑剖宫产。

九、其他自身免疫性 疾病与妊娠

(一) 系统性血管炎(systemic vasculitides)

总体而言,如果血管炎缓解后妊娠,发生并发症的风险较低。

1. **大动脉炎(takayasu arteritis,TA)**　是妊娠期间常见的血管炎之一。妊娠、分娩对 TA 的影响尚不确定。一般不会在妊娠期恶化,有个别报道妊娠对 TA 有改善作用,产后 TA 的炎症反应未加重。大动脉炎(对产科的不利影响主要是进展的高血压和子痫前期。在孕前和孕期要全面评估患者的心血管,包括主动脉瓣病变以及主动脉和(或)其主要分支狭窄。若出现这些并发症,应及时终止妊娠。

2. **韦格纳(Wegner)肉芽肿**　韦格纳肉芽肿是一种罕见的坏死性血管炎,通常会影响上呼吸道、肺和肾,40 岁以后是发病高峰期。缓解期怀孕的复发率 25%,孕期病情活动常见于孕早中期或产后,并且取决于器官受累程度。肉芽肿疾病活动期合并妊娠或在妊娠期间发病者,是孕妇与胎儿死亡的高危因素。妊娠期间发病者或活动者易发生早产。

3. **结节性多动脉炎(polyarteritis nodosa,PAN)**　疾病本身发生中、小动脉狭窄,在此基础上并发妊娠期高血压疾病会加重不良影响。

4. **白塞综合征(Behqet syndrome,BS)**　白塞综合征是一种慢性全身性大、中、小血管炎性疾病,妊娠期 2/3 病情恶化,1/3 缓解。原发病和妊娠本身易导致血栓形成,可疑型或皮肤黏膜型在妊娠初期易发生病情恶化。而妊娠后改善者多为个全型、完全型,或关节炎与眼部病变型。病情改善者在产后、月经期或月经后有反弹。

（二）类风湿关节炎和其他慢性炎性关节炎

48%～66%的类风湿关节炎（rheumatoid arthritis，RA）在妊娠期可以缓解，约20%在晚孕期可以处于静息状态。然而，类风湿因子（RF）和抗环瓜氨酸肽（anti-CCP）阳性患者，妊娠期多不能缓解。银屑病关节炎（PsA）一般可以在妊娠期缓解。大多数慢性炎症性关节炎在产后4个月之内发作。高血压疾病、早产和胎儿生长受限更多见于类风湿关节炎。若是继发性干燥综合征，则引起胎儿心脏传导阻滞发生率增加。

（三）强直性脊柱炎

强直性脊柱炎（ankylosing spondylitis，AS）是以脊柱为主要病变部位的慢性病，累及骶髂关节，引起脊柱强直和纤维化，造成不同程度眼、肺、肌肉、骨骼病变，属自身免疫性疾病。可伴有眼部病变，即强直性脊椎炎伴发的葡萄膜炎。妊娠期多数外周关节炎和葡萄膜炎可以缓解，25%的患者在妊娠时脊柱疾病恶化，很难区别是疾病本身的炎症还是妊娠引起。有产后增加病情活动的风险。

（四）干燥综合征

约30%的原发性干燥综合征（Sjögren's syndrome，SS）患者会因妊娠使病情加重。继发性干燥综合征较原发性干燥综合征对妊娠的影响更大。干燥综合征患者自然流产和胎儿丢失率增加，但并不增加早产发生率。妊娠合并SS患者若血清学自身抗体异常，血小板、红细胞减少或继发于SLE，则自然流产、早产的发生率可能显著增加。SS患者SGA的发生是否增加尚不确切。单纯原发性SS不增加SGA的风险，但患者血清中其他自身抗体阳性或血小板减少症或继发性SS合并有SLE等，会显著增加SGA发生率。

（五）混合性结缔组织病

妊娠不会导致MCTD的恶化，47%的患者会经历孕期短暂的病情发作，一般较轻，多数未出现母体并发症。但有个案报道，在妊娠期间发展为进行性肺动脉高压。混合性结缔组织病（mixed connective tissue disease，MCTD）患者并未增加子痫前期-子痫的发病风险。合并妊娠时发生早产与血管炎有关。妊娠32～34周、分娩期、产后3天是孕产妇血容量和血流动力学变化最为剧烈的时期，因此上述3个阶段是MCTD继发肺动脉高压患者在妊娠期最易发生心衰、严重心律失常和猝死的危险时段。

（六）未分化结缔组织病

未分化结缔组织病（undifferentiated connective tissue disease，UCTD）对妊娠的影响主要表现在FGR、SGA的发生率增加，以及当抗SSA抗体、抗SSB抗体阳性时围产儿死亡率升高。

参考文献

1. Effraimidis G，Wiersinga WM. Mechanisms in endocrinology：autoimmune thyroid disease：old and new players. Eur J Endocrinol，2014，170：R241

2. Stanford SM，Bottini N. PTPN22：the archetypal non-HLA autoimmunity gene. Nat Rev Rheumatol，2014，10：602

3. Gupta B，Hawkins RD. Epigenomics of autoimmune diseases. Immunol Cell Biol，2015，93：271

4. Rubtsova K，Marrack P，Rubtsov AV. Sexual dimorphism in autoimmunity. J Clin Invest，2015，125：2187

5. Khosroshahi A，Wallace ZS，Crowe JL，et al. International Consensus Guidance Statement on the Management and Treatment of IgG4-Related Disease. Arthritis Rheumatol，2015，67：1688

6. De Martino L，Capalbo D，Improda N，et al. APECED：A Paradigm of Complex Interactions between Genetic Background and Susceptibility Factors. Front Immunol，2013，4：331

7. Park H，Bourla AB，Kastner DL，et al. Lighting the fires within：the cell biology of autoinflammatory diseases. Nat Rev Immunol，2012，12：570

8. Murdaca G，Orsi A，Spano F，et al. Influenza and pneumococcal vaccination of patients with systemic lupus erythematosus：current views upon safety and immunogenicity. Autoimmun Rev，2013

9. Yelnik CM，Laskin CA，Porter TF，et al. Lupus anticoagulant is the main predictor of adverse pregnancy outcomes in aPL-positive patients：validation of PROMISSE study results. Lupus Sci Med，2016，3：e000131

10. Bouvier S，Cochery-Nouvellon E，Lavigne-Lissalde G，et al. Comparative incidence of pregnancy outcomes in treated obstetric antiphospholipid syndrome：the NOH-APS observational study. Blood，2014，123：404

11. Gibbins KJ，Ware Branch D. Pre-eclampsia as a manifestation of antiphospholipid syndrome：assessing the current status. Lupus，2014，23：1229

12. Hanouna G，Morel N，Le Thi Huong D，et al. Catastrophic antiphospholipid syndrome and pregnancy：an experience of 13 cases. Rheumatology（Oxford），2013，52：1635

13. Kim MY，Buyon JP，Guerra MM，et al. Angiogenic factor imbalance early in pregnancy predicts adverse outcomes in patients with lupus and antiphospholipid antibodies：results of the PROMISSE study. Am J ObstetGynecol，2016，214：108. e1

14. Chighizola CB，de Jesus GR. Antiphospholipid antibodies and infertility. Lupus，2014，23：1232

15. Levine AB，Lockshin MD. Assisted reproductive technology in SLE and APS. Lupus，2014，23：1239

16. Tong M，Viall CA，Chamley LW. Antiphospholipid antibodies and the placenta：a systematic review of their in vitro effects and modulation by treatment. Hum Reprod Update，2015，21：97

17. Marder W，Knight JS，Kaplan MJ，et al. Placental histology and neutrophil extracellular traps in lupus and pre-eclampsia pregnancies. Lupus Sci Med，2016，3：e000134

18. Gysler SM，Mulla MJ，Guerra M，et al. Antiphospholipid antibody-induced miR-146a-3p drives trophoblast interleukin-8 se-

cretion through activation of Toll-like receptor 8. Mol Hum Reprod,2016,22:465

19. Mekinian A,Lachassinne E,Nicaise-Roland P,et al. European registry of babies born to mothers with antiphospholipid syndrome. Ann Rheum Dis,2013,72:217

20. van Hoorn ME,Hague WM,van Pampus MG,et al. Low-molecular-weight heparin and aspirin in the prevention of recurrent early-onset pre-eclampsia in women with antiphospholipid antibodies:the FRUIT-RCT. Eur J ObstetGynecol Reprod Biol,2016,197:168

21. Ruffatti A,Favaro M,Brucato A,et al. Apheresis in high risk antiphospholipid syndrome pregnancy and autoimmune congenital heart block. Transfus Apher Sci,2015,53:269

22. Amengual O,Fujita D,Ota E,et al. Primary prophylaxis to prevent obstetric complications in asymptomatic women with antiphospholipid antibodies:a systematic review. Lupus,2015,24:1135

23. Yelnik CM,Porter TF,Branch DW,et al. Brief Report:Changes in Antiphospholipid Antibody Titers During Pregnancy:Effects on Pregnancy Outcomes. Arthritis Rheumatol,2016,68:1964

24. Gris JC,Bouvier S,Molinari N,et al. Comparative incidence of a first thrombotic event in purely obstetric antiphospholipid syndrome with pregnancy loss:the NOH-APS observational study. Blood,2012,119:2624

25. Curtis KM,Tepper NK,Jatlaoui TC,et al. U. S. Medical Eligibility Criteria for Contraceptive Use,2016. MMWR Recomm Rep,2016,65:1

26. Sciascia S,Hunt BJ,Talavera-Garcia E,et al. The impact of hydroxychloroquine treatment on pregnancy outcome in women with antiphospholipid antibodies. Am J ObstetGynecol,2016,214:273. e1

27. Bertolaccini ML,Contento G,Lennen R,et al. Complement inhibition by hydroxychloroquine prevents placental and fetal brain abnormalities in antiphospholipid syndrome. J Autoimmun,2016

28. 中国系统性红斑狼疮研究协作组专家组,国家风湿病数据中心.中国系统性红斑狼疮患者围产期管理建议.中华医学杂志,2015,95(14):1056-1060

29. 中华医学会风湿病学分会.抗磷脂综合症诊断和治疗指南.中华风湿病学杂志,2011,15(6):407-410

30. Yang H,Liu H,Xu D,et al. Pregnancy-related systemic lupus erythematosus:clinical features,outcome and risk factors of disease flares—a case control study. PLoS One,2014,9:e104375

31. Buyon JP,Kim MY,Guerra MM,et al. Predictors of Pregnancy Outcomes in Patients With Lupus:A Cohort Study. Ann Intern Med,2015,163:153

32. Mekinian A,Lazzaroni MG,Kuzenko A,et al. The efficacy of hydroxychloroquine for obstetrical outcome in anti-phospholipid syndrome:Data from a European multicenter retrospective study. Autoimmun Rev,2015,14:498

33. Webster P,Wardle A,Bramham K,et al. Tacrolimus is an effective treatment for lupus nephritis in pregnancy. Lupus,2014,23:1192

34. Borella E,Lojacono A,Gatto M,et al. Predictors of maternal and fetal complications in SLE patients:a prospective study. Immunol Res,2014,60:170

35. Gibbins KJ,Ware Branch D. Pre-eclampsia as a manifestation of antiphospholipid syndrome:assessing the current status. Lupus,2014,23:1229

36. Nalli C,Iodice A,Andreoli L,et al. Children born to SLE and APS mothers. Lupus,2014,23:1246

37. Vinet É,Pineau CA,Clarke AE,et al. Neurodevelopmental disorders in children born to mothers with systemic lupus erythematosus. Lupus,2014,23:1099

38. Chighizola CB,Andreoli L,de Jesus GR,et al. The association between antiphospholipid antibodies and pregnancy morbidity,stroke,myocardial infarction,and deep vein thrombosis:a critical review of the literature. Lupus,2015,24:980

（王谢桐）

第十节　妊娠合并神经系统疾病

关键点

妊娠合并癫痫、脑血管疾病等需结合不同病种与神经科医师共同完成孕期监护,充分考虑神经系统疾病治疗对母儿安全的影响,结合产科指征谨慎选择分娩方式及时机。

一、妊娠合并癫痫

癫痫是一组反复发作的神经元异常放电所致的暂时性中枢神经系统功能失常的慢性疾病。按照有关神经元的部位和放电扩散的范围,功能失常可能表现为运动、感觉、意识、行为、自主神经等不同障碍,或兼有之。每次发作或每种发作称为癫痫发作(seizure)。病人可有一种或数种发作为其症状。我国癫痫发生率为1%左右,而患病率为0.5%~1.0%。在美国有0.5%~2.0%的育龄妇女患有癫痫。妊娠与癫痫互为影响,妊娠可影响癫痫发作,癫痫发作和抗癫痫药(antiepileptic drugs,AEDs)也可对妊娠妇女及胎儿产生许多不利影响。包括外伤、流产、早产、胎儿出生缺陷、后天认知功能及神经精神发育障碍等方面异常。

【病因和发病机制】

癫痫发作的病理生理特征是由于多种诱因导致大脑全

部或局部的许多神经元发生有节奏的、重复的、同步的神经元放电,源于局部大脑的数秒钟同步放电形成局限性发作;局部大脑的同步放电若扩散到全脑,或持续许多秒甚至数分钟,则局限性发作可发展为全身性发作。有些源于具有广泛网状分支的丘脑皮质回路的同步放电,则可使异常放电迅速传遍全部大脑造成以惊厥起始的原发性全身性癫痫发作。文献报道妊娠合并癫痫的病人中,17%发作增加,16%发作频率减少,67%保持不变。发作频率发生改变的可能机制与孕妇精神因素如妊娠期紧张、焦虑,用药依从性,激素水平及药物代谢率等因素密切相关。从整个妊娠期观察,妊娠期前3个月发作频率最高,分娩期发作频率也较高。妊娠期癫痫发作类型中,部分性发作比全身性发作恶化的几率高,妊娠前发作频繁者比已控制者恶化的几率高,发作恶化可能与 AEDs 未结合的浓度增加、睡眠减少、用药依从性降低等因素有关。

认为癫痫发作的异常脑电活动可能与以下因素有关:

1. 脑内抑制因子 γ-氨基丁酸(GABA)水平降低削弱了对脑神经元突触的抑制。

2. 兴奋性突触机制增强,特别是由 N-甲基-D-天门冬氨酸盐(MN-DA)受体介导的神经突触兴奋性增强。

3. 内源性神经元暴发放电。

4. 妊娠时性激素水平变化影响癫痫发作。

5. 妊娠期 AEDs 血浓度变化 AEDs 的药动学在妊娠期会有改变,妊娠时部分 AEDs 血浓度下降,个体差异明显,产后8~12周恢复至妊娠前水平。

【分类】

1. 原发性癫痫 脑内没有明显病理改变,又称特发性或功能性癫痫。

2. 继发性癫痫 继发于脑局部外伤、感染、血管疾病、肿瘤、寄生虫或变性疾病,这也可继发于中毒、缺氧、心血管疾病、代谢或内分泌疾病,又称为症状性或器质性癫痫。

【临床表现】

癫痫病人有多种发作类型,但每位癫痫病人可以只有一种发作类型,也可以有一种以上发作类型。单纯部分性发作可以发展为复杂部分性发作或进而出现全面性强直-阵挛发作。因此,痫性发作与癫痫症系两种概念,痫性发作(seizure)为临床表现,有一种或数种发作类型而且反复发作者即为癫痫症(epilepsy)。痫性发作的国际分类是将多种发作的临床表现集中在一个简表内说明(表 13-10-1),有利于临床诊断和治疗,新的命名可说明疾病的定位,优于过去的分类("大发作"、"小发作"、"精神运动发作"以及"局限性发作")。因为临床上大多数癫痫发作者是源于大脑皮层的局限部位,所表现的系列症状是由局灶性放电扩散至邻近区域以及远隔部位而引起的。癫痫病人妊娠期及分娩中并发症较多,造成并发症增加的3个因素是遗传、发作及

AEDs,癫痫孕妇自然分娩的机会小于正常人,其发生并发症的发病率比正常人群高2倍。

表 13-10-1 痫性发作的国际分类

名称类型
部分性发作
(1) 单纯部分性发作(不伴意识障碍)(局部起始的发作) ①有运动症状 ②有体重或特殊感觉症状 ③有自主神经症状 ④有精神症状
(2) 复杂部分性发作(伴有意识障碍) ①先有单纯部分性发作,继有意识障碍 ②开始即有意识障碍 ③仅有意识障碍 ④自动症
(3) 部分性发作继发为全面性发作 ①单纯部分性发作继发 ②复杂部分性发作继发
全面性发作
(1) 失神发作(两侧对称性发作,发作起始时无局部症状)
(2) 肌阵挛性发作
(3) 阵挛性发作
(4) 强直性发作
(5) 强直-阵挛发作
(6) 无张力性发作
未分类发作

1. 部分运动性发作 部分运动性发作指局部肢体的抽动,多见于一侧口角、眼睑、手指或足趾,也可涉及整个一侧面部或一个肢体的远端,有时表现为言语中断,如果发作自一处开始后,按大脑皮质运动区的分布顺序缓慢地移动,例如自一侧拇指沿手指、腕部、肘部、肩部扩展,称为杰克逊(Jackson)癫痫,病灶在对侧运动区。如部分运动性发作后,遗留暂时性(数分至数日)局部肢体的瘫痪或无力,称为Todd 瘫痪。如局部抽搐持续数小时或数日,称为持续性部分性癫痫,病灶在运动区。

2. 失神发作 失神发作者在脑电图上呈规律和对称的3周/s 棘慢波组合,意识短暂中断,3~15秒,无先兆和局部症状,发作和休止均突然,每天可发作数次至数百次,病人停止当时的活动,呼之不应,两眼瞪视不动,但可伴有眼睑、眉或上肢的3次/秒颤抖,或有简单的自动性活动如擦鼻、用手按面或咀嚼、吞咽,一般不会跌倒,手中持物可能坠落,事后立即清醒,继续原先之活动,对发作无记忆。失神发作者罕有其他神经科疾病,但40%~50%的病人偶有较易控制的全面性强直-阵挛发作。

3. **强直-阵挛发作** 全面性强直-阵挛发作(generalized tonic-clonic seizure,GTCS)在特发性癫痫中旧称大发作,以意识丧失和全身抽搐为特征。发作可分为 3 期:

(1) 强直期:所有的骨骼肌呈现持续性收缩。上睑抬起,眼球上窜。喉部痉挛,发出叫声。口部先强张而后突闭,可能咬破舌尖。颈部和躯干先屈曲而后反张。上肢自上举、后旋,转变为内收、前旋。下肢自屈曲转变为强烈伸直。强直期持续 10~20 秒后在肢端出现微细的震颤。

(2) 阵挛期:待至震颤幅度增大并延及全身,成为间歇的痉挛,即进入阵挛期。每次痉挛都继有短促的肌张力松弛。阵挛频率逐渐减慢,松弛期逐渐延长。本期持续 0.5~1.0 分钟。最后 1 次强烈痉挛后,抽搐突然终止。

在以上两期中,出现心率增快,血压升高,汗、唾液和支气管分泌增多,瞳孔散大等自主神经征象。呼吸暂时中断,皮肤自苍白转为发绀。瞳孔对光反射和深、浅反射消失。

(3) 惊厥后期:阵挛期以后,尚有短暂的强直痉挛,造成牙关紧闭和大小便失禁。呼吸首先恢复,口鼻喷出泡沫或血沫。心率、血压、瞳孔等回至正常,肌张力松弛,意识逐渐苏醒,自发作开始至意识恢复历时 5~10 分钟。醒后感到头痛、全身酸痛和疲乏,对抽搐全无记忆。不少病人意识障碍减轻后进入昏睡。个别病人在完全清醒前有自动症或情感变化,如暴怒、惊恐等。在药物不全控制下,发作的强度和时程可能减少。

在强直期,脑电图表现为振幅逐渐增强的弥漫性 10 周/秒波。阵挛期表现为逐渐变慢的弥漫性慢波,富有间歇发生的成群棘波。惊厥后期成低平记录。GTCS 若在短期内频繁发生,以至发作间歇期内意识持续昏迷者,称为癫痫持续状态,常伴有高热、脱水、血白细胞增多和酸中毒。

【诊断和鉴别诊断】

1. 诊断

(1) 首先确定是否是癫痫:在大多数情况下,要依据详细的病史。但除单纯的部分性发作外,病人本人很难表达。因此,还要向目睹者了解整个发作过程,包括当时环境、发作过程,发作时的姿态、面色、声色,有无肢体抽搐和其大致的顺序,有无怪异行为和精神失常等。了解发作时有无意识丧失对诊断全面性强直-阵挛发作是关键性的,间接的依据是咬舌、尿失禁,可能发生的跌伤和醒后的头痛、肌痛。

(2) 辅助检查:①脑电图检查(EEG):有助于确诊及分辨类型,且为无创伤性检查,原发性癫痫的 GTCS 时,EEG 在强直期呈低电压快活动,逐渐转为较慢、较高的尖波,在阵挛期肌收缩时为暴发波,肌舒张时为慢波,发作间歇期 EEG 可正常,也可为对称性同步化棘-慢复合波,目前认为,在发作间歇期,通过睡眠时描记,深呼吸,节律性闪光或声刺激等诱发试验,诊断阳性率可达 80%~85%;但 10% 正常人也可出现节律异常,因此分析 EEG 时必须结合临床。②相关疾病的检测:通过尿蛋白、血电解质、血糖及肝肾功能测定,以及心电图检查、眼底检查,必要时作头颅磁共振(MRI)及脑脊液检查等,可协助诊断和鉴别诊断有关的疾病。

(3) 判断癫痫的病因:应区别特发性和症状性癫痫,鉴别脑部和全身性疾病。

2. 鉴别诊断

(1) 癔症:发病与精神因素密切相关,发作时多有他人在场,意识清楚,瞳孔正常,无尿失禁,而有夸张、做作、古怪等症状,不发生自伤、外伤,发作可持续数小时,暗示治疗有效,事后能忆起发作过程,发作后无后遗症状。

(2) 晕厥:体质虚弱神经血管功能不稳定及恐惧等精神因素常常是发作的诱因。有全身乏力、不能站立及伴有意识丧失但无抽搐。发作开始,病人常处于站立或坐位。发作前病人常有眩晕,周围物件有摇动感,打呵欠,眼前出现暗点,视力模糊,出现耳鸣、恶心,有时呕吐,面部呈苍白或灰白色,出冷汗。由于发作缓慢,病人如能意识到而迅速躺下,常可防止发作。意识可不完全消失,意识丧失深度及持续时间不相同,几秒或数分,甚至可达 1/2 小时发作后四肢冷、乏力。

(3) 子痫:有妊娠期高血压疾病病史,抽搐多发生在妊娠晚期,有严重的高血压颜面和下肢重度水肿及大量蛋白尿,多半未经产前检查及治疗,易与癫痫发作鉴别。

(4) 低钙血症抽搐:可发生于任何孕期以手足搐搦为主,血钙低于正常或处于正常值低限。

(5) 脑血管疾病抽搐:伴有颅内压增高的症状或定位性神经症状与体征,头颅 MRI 或 CT 扫描有助于鉴别诊断。

(6) 羊水栓塞:阿-斯综合征发作时心电图显示三度房室传导阻滞或严重的心律失常,不具有定位性神经体征。

(7) 过度换气综合征:焦虑状态和其他神经官能症病人,可能有主动的过度换气而产生口角和肢端的麻木或感觉异常,可伴有头昏或手足抽搐。诊断时可嘱病人进行过度换气试验,以观察是否能重复产生同样的症状。

【治疗】

妊娠合并癫痫病人的主要危险是癫痫发作及 AEDs 带来的危害,病人在知情的原则下有选择继续妊娠的权利。癫痫病人除有自发性缓解的倾向外,大部分病人经正规治疗后可终身不再复发,多数病人不需终身服药。

1. 用药原则

(1) 药物的选择主要决定于癫痫发作的类型,兼顾药物的毒性。禁用三甲双酮或丙戊酸钠等明显致畸药。

(2) 药物剂量应从低限开始,如不能控制发作再逐渐加量。

(3) 单药治疗,仅在特殊需要时合并用药。

(4) 分次服用减少胃肠反应。

(5) 长期使用苯巴比妥或苯妥英钠应补充维生素 D

及叶酸。前者每天 400U,后者每天 1mg。

(6)定期监测血药浓度,调整药量以维持其有效水平;有些学者的经验是仅在标准药量仍不能控制病情以及不能很好配合治疗的病人中才进行监测。

2. **部分性发作**　一线药物为拉莫三嗪 25mg/d,每隔 2 周增加剂量直到达到最佳疗效,通常有效维持剂量为 100~200mg/d,对于难治性可单用或加用左乙拉西坦 500~1500mg,每天 2 次。二线药物为氯硝西泮 4~6mg/d。

(1)失神发作:首选拉莫三嗪。二线药物为妥泰,单药治疗剂量推荐日总量为 100mg,最高为 500mg,也为小剂量开始逐渐加量或氯硝西泮。大发作者长期药物一线为拉莫三嗪,二线药为妥泰。

(2)癫痫大发作或癫痫持续状态的处理:强直-阵挛发作:要扶持病人卧倒防止跌伤或伤人,衣领腰带必须解开,以保持呼吸道通畅,将毛巾、手帕或外裹纱布的压舌板塞入齿间,可以防止舌部咬伤。惊厥时不可按压病人的肢体,以免发生骨折或脱臼。在背后垫一卷衣被之类的软物,可以防止椎骨骨折。惊厥停止后,将头部旋向一侧,让分泌物流出,避免窒息。如惊厥时间偏长,或当日已有过发作,可给苯巴比妥钠 0.2g,肌内注射,否则不需特殊处理。对自动症要注意防护自伤或伤人。癫痫持续状态:给氧防护的同时,从速制止发作(要求 30 分钟内终止发作),药物:①首选地西泮(安定)10mg~20mg 缓慢静推,速度小于 2mg/min,隔 15~20 分钟可重复应用,总量不超过 30mg;注意可有呼吸抑制,一旦出现立即停止使用。或安定 100~200mg 溶于 5%葡萄糖溶液中静脉滴注 12 小时。②或者劳拉西泮 4mg 静脉注射,速度<2mg/min,隔 15~20 分钟可重复应用,如再隔 10~15 分钟后仍无效,需采取其他措施,12 小时内用量不超过 8mg。③还可加用苯妥英钠 200~300mg 加 5%葡萄糖注射液 20~40ml,缓慢静脉推注,用量依血药浓度而定,每分钟注射不超过 50mg,必要时 30 分钟后可再注射 100mg。一日总量不超过 500mg。有心律不齐、低血压或肺功能损害者要慎用。发作不止时还可用异戊巴比妥钠 300~500mg 溶于注射用水 10ml 内,缓慢静注,一旦出现呼吸抑制则应停止。上述处理仍不能控制时可采用 10%水合氯醛 20~30ml 加等量植物油保留灌肠或全身麻醉。给药的同时,需保持呼吸通畅,防止缺氧的加重。昏迷中给予气管插管,经常吸痰,必要时气管切开。高热时给予体表降温。维持水电解质平衡,脑水肿时给予甘露醇脱水,给予抗生素预防肺部感染。在检查中发现脑瘤、低血糖、糖尿病、尿毒症等情况作出相应处理。抽搐停止后可给予苯巴比妥钠 0.2g,肌内注射,每 8~12 小时一次,清醒后改口服长期药物,并作进一步病因检查。

【预后】

1. **妊娠对癫痫的影响**　孕前平均每月发作 1 次以上者,半数以上在孕期更难控制;平时发作稀少者,孕期发作

频度增加的机会不足 25%。可引起孕期血药浓度下降的因素包括:

(1)孕妇顾虑药物对胎儿产生不良影响,而自动停服或减量。

(2)早孕反应严重影响药物的正常服用与吸收。

(3)生理性血容量增加及胎儿胎盘循环的建立药物分布广泛而被稀释。

(4)妊娠期胃肠道功能改变、肝代谢及肾排泄功能旺盛,干扰药物吸收及加速药物的清除。

(5)合并应用叶酸、抗酸药及抗组胺药均可干扰药物的吸收与代谢。

(6)发作的阈值在妊娠期有所下降,睡眠状况及过度换气均可影响阈值等。游离药物浓度的测定对调整药量更有指导意义。

2. **癫痫对妊娠的影响**

(1)疾病对妊娠的影响

1)患癫痫的孕妇(含用药治疗者)有 85%~90%的机会获得正常婴儿。但也有报道表明癫痫孕妇的早产及妊娠期高血压疾病的发生率为正常人群的 2~3 倍。

2)胎儿缺氧性损伤见于癫痫大发作或持续状态等长时间抽搐者。

3)胎儿畸形:与正常人群相比,明显畸形的风险增加了 2.7 倍。

4)子代癫痫:特发性者的危险大于继发性者,有报道父母一方患有特发性癫痫,子代发病的危险为 2%~3%,双方均为病人则几率更高;也有不同的观点,认为父系病人对子代的影响少。

(2)抗癫痫药物对妊娠的影响

1)孕期合并症:①维生素 D 及叶酸缺乏,苯巴比妥及苯妥英钠能以诱导肝微粒体酶的活性,促使 25-羟维生素 D_3 转化为无活性的 24,25-双羟维生素 D_3,同时消耗辅酶叶酸,另外苯妥英(苯妥英钠)还可干扰叶酸吸收。维生素 D 缺乏导致低钙血症、手足抽搐;叶酸缺乏与胎儿畸形有关还可引起巨幼红细胞贫血。②卡马西平可致胎儿生长受限的发生率增加。③三甲双酮增加自然流产率。

2)致畸作用:妊娠期用药者最常见的畸形为唇裂、腭裂、先天性心脏病或小头畸形等。三甲双酮可以引起多发性畸形,且精神发育迟缓的发生率增高;丙戊酸钠可增加颅面畸形、骨骼异常及神经管畸形的发生率因此在准备受孕前及妊娠期禁用。苯巴比妥、苯妥英钠及卡马西平的致畸作用相对较轻,亦可引起小头畸形、颅面畸形肢体远端发育不良及轻中度精神发育迟缓等。

3)围产儿死亡率:为正常人群的 2 倍。主要原因:一是严重胎儿畸形的发生率高;二是新生儿出血的发生率高。

【临床特殊情况的思考和建议】

妊娠合并癫痫病人应加强孕前、孕期、分娩及产后

咨询。

1. 孕前咨询

（1）长期无发作者应将药物减量至停用，病情仍稳定者妊娠最理想。停药阶段要加强防护。

（2）仍有发作者，应与神经科医师协同调整药量控制发作后再妊娠。

2. 孕期管理　除常规的孕期保健外，要注意以下问题：

（1）补充维生素D及叶酸。

（2）监测胎儿发育：妊娠18～24周行B超筛查胎儿畸形，有条件者可行超声心动检查以排除先天心脏畸形；妊娠30～32周后，定期进行胎心监护。

（3）抗癫痫药物应用的注意事项

1）说服并监督病人按规定服药。

2）不得任意变动原来的有效方案。

3）酌情监测血药浓度，能测定游离药物的浓度更好，以维持最低有效剂量，预防发作。

4）早孕反应严重者采用缓释胶囊于每晚投药，有助于维持血药浓度。

5）原则上应采用不良反应最小而最有效的抗癫痫药物，其中苯巴比妥及扑米酮为孕早期首选药物，苯妥英钠的致畸作用虽报道不多，但最好在孕中期以后使用为宜。三甲双酮和乙内酰脲致畸作用较强，不宜使用。

（4）长期服用苯巴比妥或苯妥英（苯妥英钠）者可致胎、婴儿体内维生素K依赖性的凝血因子缺乏。应于妊娠34周始给予维生素K_1 10mg/d，以防止新生儿出血。有些学者不采用此法，原因是维生素K是否可以通过胎盘尚不清楚，另外婴儿出生后注射维生素K也同样可以达到预防出血的目的。

（5）妊娠期首次发作者，经体格检查、神经系检查、血生化检测、脑电图检查、头颅MRI或CT扫描等，检查均无异常发现时，可以观察，不必用抗癫痫药物，因大都不再发作；当发作2次或以上者则应使用抗癫痫药物，选单一药物，由小剂量开始，逐渐增量直至控制发作，监测血药浓度有助于调整药量，避免毒性作用。

（6）不能控制的严重癫痫，对母胎的影响大于药物的影响，应终止妊娠。

（7）分娩的处理：该类病人应在有癫痫诊疗经验和设备的产科中心分娩，分娩时由儿科医师协同处理。

1）分娩方式：没有产科指征剖宫产的可阴道分娩。分娩过程中及分娩后应该按时按量服用抗癫痫药，如果不能及时口服，应该通过其他途径给予足量抗癫痫药。建议无痛分娩。在分娩中一旦出现癫痫发作，应该尽快采取措施终止发作，可选用地西泮或劳拉西泮静脉注射；如果发作持续，应该按照癫痫持续状态处理，同时采取措施尽快终止妊娠。如果妊娠后期出现频繁全面性强直阵挛发作或部分性发作的时间延长应考虑剖宫产提前终止妊娠，注意事项有：

术前谈话要将抗癫痫药物对胎儿的致畸、窒息死亡及妊娠易引起癫痫的恶化和复发等各种并发症向孕妇及家属讲明；避免诱发癫痫发作的各种不良因素，如情绪紧张、疲劳、各种刺激、噪声等，为孕妇提供一个安静舒适的优良环境；要由有经验的麻醉师负责，避免术中发生低血压和呼吸抑制等并发症，合理使用镇静药物，预防术中癫痫大发作；术后合理使用止痛泵；术后要专人陪护，应用安定、苯妥英钠等抗癫痫药物，防止术后癫痫大发作；癫痫产妇专人照看，避免癫痫大发作时误伤婴儿。

2）新生儿娩出后，留脐血测凝血酶原时间与活动度，并及时给予维生素K_1 5mg，肌内注射。

3）详细检查新生儿有无畸形。

（8）产后处理：不可立即将药物减量，应定时进行血药浓度监测，调整药量。绝大多数抗癫痫药可通过乳汁分泌，因药物在乳汁中的含量远低于母血中的浓度，对于大多数服用抗癫痫药物的妇女来说，哺乳相对是安全的。但需注意以下问题：如果服用孕期禁用的抗癫痫药物（如卡马西平、氨己烯酸等），建议不要哺乳；抗癫痫药物应在常规剂量之内，不可随意加大剂量；注意婴儿的不良反应，如易激惹、睡眠不良、体重减轻或镇静、肌张力降低、吸吮无力、进食困难等。服用酶诱导型抗癫痫药的妇女口服避孕药失败的几率明显增加，是因抗癫痫药物诱导肝P450酶的活性而加速了雌激素的代谢，使用低剂量口服避孕药容易发生突破性出血及避孕失败，此类病人可以采用工具或节育器避孕，但如欲使用口服避孕药，炔雌醇的最小剂量为$50\mu g/d$，如发生突破性出血，炔雌醇的剂量应增加到$75～100\mu g/d$。非酶诱导型的癫痫药对口服避孕药无影响。酶诱导型的药物包括卡马西平、奥卡西平、苯巴比妥、扑痫酮、托吡酯；非酶诱导型的药物包括苯二氮䓬类、乙酰唑胺、乙琥胺、加巴喷丁、拉莫三嗪、左乙拉西坦、噻加宾、丙戊酸钠、氨己烯酸。

3. 新生儿的特殊问题

（1）新生儿凝血障碍：发生于生后24小时内（有些发生于胎儿），出血部位也不寻常，可见于胸腔或腹膜后，严重者致命；不同于一般的新生儿出血病，发生于出生后2～5天。因此产后24小时内要严密观察，以便及时发现出血情况，定时检查凝血酶原时间有助于诊断。凝血酶原时间延长者还可重复注射维生素K_1，发生出血时可以输入新鲜冷冻血浆及凝血因子。

（2）药物撤退综合征：妊娠晚期使用巴比妥类药物，剂量达60～120mg/d或使用扑米酮者，婴儿对药物常发生依赖。有20％左右的婴儿于生后1周内表现兴奋、不安静、啼哭、震颤或入睡困难等，然而并不抽搐，通过加强护理可以渡过此阶段，多需要1周左右。

（3）长期随访：了解身体、精神及智力等的发育情况。妊娠合并癫痫妇女的生育约90％为正常胎儿。胎儿出生后定期健康检查（包括体格发育和精神运动检查），每年1次脑电图。发育迟缓的儿童可能有某些方面发育障碍，对精神发育迟缓儿童进行及时教育指导很有必要。

（4）婴幼儿抚养问题：母乳中 AEDs 以不同比例移行至母乳，苯妥英钠为 19%，苯巴比妥为 35%，扑米酮为 72%，卡马西平为 43%，丙戊酸钠为 4%，唑尼沙胺（zoni-samide）约为 93%。AEDs 可通过胎盘，如给予半衰期较长 AEDs，将会给婴幼儿带来不良影响。为此母体服苯巴比妥、苯二氮草（benzodiazepine）和唑尼沙胺后，宜生后 1 周之内联合应用人工营养，因这一时期胎儿对 AEDs 代谢和清除能力低。

二、妊娠合并脑血管疾病

脑血管疾病是各种病因使脑血管发生病变引起脑部疾病的总称。临床上可分为出血性脑血管病（脑出血、蛛网膜下腔出血）和缺血性脑血管病（脑血栓形成、脑栓塞和短暂性脑缺血发作）。尽管脑血管病在年轻女性并不高发，但仍然是孕产妇主要的致死性疾病之一。妊娠期妇女发生缺血性脑血管病的病因有：先兆子痫和子痫，动脉血栓形成，静脉血栓形成，动脉栓塞，血管病变，羊水栓塞及夹层动脉瘤等。出血性脑血管病的病因有：高血压，动脉瘤，动静脉畸形，血管病变和血液系统疾病等。

（一）妊娠合并颅内静脉系统血栓形成

颅内静脉系统血栓形成是由多种病因所导致的以脑静脉回流受阻、脑脊液吸收障碍为特征的一组特殊类型脑血管病。按部位可分为静脉窦血栓形成和脑静脉血栓形成。静脉窦血栓形成常发生于产褥期。多发生于产后 3～14 天，个别者发生于产时。

【病因】

颅内静脉系统血栓形成依病变的性质可分为感染性和非感染性，前者常继发于头面部或其他部位化脓性感染灶，故又称化脓性静脉血栓形成或血栓性静脉炎及静脉窦炎；后者的发生多与高凝状态、血液瘀滞及管壁损伤有关，常见于严重营养不良、脱水、产褥期、服用避孕药抗血栓药物、凝血异常、红细胞增多症、结缔组织病、肾病以及颅脑外伤等多种疾病的病人。产科并发的颅内静脉系统血栓多为非感染性，多继发于病理妊娠基础上，如妊娠期高血压疾病、产前出血、前置胎盘、胎盘早剥、羊水栓塞、产科感染、妊娠糖尿病血管变、产科手术，或并存有心脏病瓣膜病变和全身栓塞性疾病。

【病理生理】

颅内静脉系统包括静脉窦和脑静脉。颅内主要的大的静脉窦包括上矢状窦、下矢状窦、直窦、横窦、乙状窦、海绵窦。脑的静脉分浅深两组，两组之间相互吻合。因此根据血栓部位可区分为皮质静脉血栓形成、深静脉血栓形成和静脉窦血栓形成。临床上以上矢状窦血栓形成为多见，也

有数窦血栓并存者。单纯的皮质静脉血栓形成罕见，多为硬膜窦血栓扩展所致。

【临床表现】

1. **病史** 产科多与病理妊娠相关，如妊娠期高血压疾病、胎盘早剥、羊水栓塞、产科感染、妊娠糖尿病血管病变或并存有心脏病瓣膜病变和全身栓塞性疾病等。炎性则有全身、局部感染的病史。

2. **症状与体征**

（1）颅内静脉窦血栓形成的临床表现各异。急性起病，也可历经数周缓慢起病。最常见的症状包括头痛、局灶性神经功能缺损、癫痫发作、意识障碍、视盘水肿等。静脉窦血栓常见的几种表现如下：

1）海绵窦血栓：多继发于眼鼻面部感染，表现眼球突出、眼睑眼眶眶周结膜充血水肿、眼底瘀血水肿、眼球运动受限、瞳孔散大、面部感觉障碍等。

2）横窦与乙状窦血栓：多继发于化脓性中耳炎或乳窦炎，表现吞咽困难、饮水呛咳、构音不清同侧眼球外展困难等。

3）上矢状窦血栓：颅高压症状、意识障碍突出，可伴癫痫（抽搐等）发作，出现对侧偏瘫、偏侧麻木。

（2）脑静脉血栓的临床表现：单纯脑静脉血栓形成罕见，多数由静脉窦血栓扩展而来。

1）浅静脉血栓形成：常突然起病，发生头痛、呕吐、视盘水肿、局限性癫痫发作、肢体瘫痪、皮质型感觉障碍等，即颅内压增高及局限型皮层损害的症状体征。

2）深静脉血栓形成：临床也无特征性，主要表现为头痛、精神障碍、意识障碍，还可出现轻偏瘫、锥体束征及去皮质强直或去皮质状态，视盘水肿少见。

【诊断】

1. 根据病史及临床表现。

2. 辅助检查

（1）头部 CT：颅内静脉系统的血栓的影像学表现可分为直接征象和间接征象两部分。直接征象包括：CT 平扫时可看到的束带征（cord sign）、高密度三角征（dense triangle）和 CT 增强扫描后可见到的 Delta 征又称空三角征（empty triangle sign）。间接征象包括：脑室变小，脑白质低密度，静脉性脑梗死（包括出血性梗死和非出血性梗死），条索状高密度影。在已经证实的颅内静脉系统血栓中约有 20% 的病例 CT 扫描是正常的，故临床上高度怀疑为颅内静脉系统血栓的病人，即使行头颅 CT 扫描是正常的，也要尽早行 MRI 和 MRV 检查，以免延误诊断和治疗。

（2）MRI：比 CT 更敏感、更准确，对颅内静脉系统血栓的早期诊断具有重要价值，而且还能反映颅内静脉系统血栓致脑实质病变的病理生理过程，病变早期表现为脑肿胀，进一步发展表现为脑水肿，继续进展可表现为静脉性的

梗死和出血。

（3）脑磁共振静脉血管造影（MRV）、脑血管造影（DSA）。

（4）其他检查：血液和脑脊液检查对颅内静脉系统血栓形成本身的诊断虽无特异性，但炎症改变对感染性者却有定性的价值，其细菌培养及药物敏感实验有助于查找病原菌及指导临床用药。与凝血机制相关的血液学检查，有利于发现病人有无高凝状态及监测抗栓治疗。对非感染性血栓形成者为确定病因尚应进行其他检查，特别是与内分泌、血液、免疫及肿瘤性疾患，如毒性甲状腺肿、真性红细胞增多症、血小板增多症、蛋白 C 及蛋白 S 或抗凝血酶Ⅲ缺乏、系统性红斑狼疮、白血病及各种癌肿等疾病相关的特殊检查，以期发现病因，也有约 20% 的病例一时难以查出确切病因者，则应追踪随访。

【治疗】

1. **病因治疗**　对感染性血栓形成应积极控制感染及处理原发病灶。抗生素的应用，应强调及早用药、合理选药、剂量足够及疗程宜长的原则。针对性的治疗应在脓液、血液及脑脊液等细菌培养及药物敏感试验后选择用药，但在尚未查明致病菌种前，宜多种抗生素联合或用广谱抗生素治疗；为根除残余感染、防止复发，疗程宜长，一般 2～3 个月，或在局部或全身症状消失后再继续用药 2～4 周。对非感染性血栓形成也应在针对原发疾患治疗的基础上，尽力纠正脱水、增加血容量、降低血黏度、改善脑血液循环。

2. **对症治疗**　有脑水肿颅内高压者，应积极行脱水降颅压治疗，常用 20% 甘露醇 125～250ml，每 4～6 个小时一次，快速静脉滴注，7～10 天，可加利尿剂辅助脱水，心肺功能不全不用甘露醇。预防抽搐：尤其发病 24 小时内，予以苯妥英钠 100mg 肌内注射，后改口服。如癫痫发作则行抗痫治疗；高热病人应予以物理降温；对意识障碍的病人应加强基础护理及支持治疗，并预防并发症。头痛剧烈可用止痛药或镇静剂。治疗性腰穿缓慢放出脑脊液 4～6ml 有助于缓解头痛，但要谨慎，过快可发生脑疝。

3. **抗栓治疗**

（1）抗凝：目前，国内外倾向性的意见是肝素抗凝治疗是安全、有效的，可列为脑静脉系统血栓形成的一线治疗方法。静脉给予普通肝素与皮下注射低分子肝素最为常用。低分子肝素（LMWH）：不需监测 PTT，出血并发症发生率极低。推荐剂量为 4.1kU，2 次/天皮下注射。根据神经功能恢复状态和血流再通情况决定用药疗程，一般用 7～10 天，而后改为华法林（华法令）维持治疗。

（2）抗血小板聚集：阿司匹林 100～300mg/d。

（3）非孕期常采用溶栓药物阿替普酶（rt-PA）经股静脉插管进入到静脉窦或颅内静脉溶栓。且在溶栓的同时，加用 LMWH 皮下注射，直至血流再通或神经功能恢复。维持抗凝采用口服华法林，时间在 10 周以上妊娠期使用本

药的经验非常有限，对于危及生命的疾病，应权衡利益与潜在出血的危险。10 天内的大手术、分娩为溶栓治疗的相对禁忌证，因此临近分娩，特别是需剖宫产者，应更警惕出血造成的致命风险。

（4）中药活血化瘀治疗：丹参、川芎、红花等。

4. **产科处理**　发病时胎儿已有存活机会或产程中有机会行剖宫产者宜剖宫产终止。如病情轻，胎儿未熟，治疗脑动脉梗死的同时加强胎儿监护，如恢复良好又无产科指征，可阴道分娩但需助产缩短第二产程。

（二）妊娠合并脑动脉栓塞

脑动脉梗死是指由于脑动脉供血障碍引起脑组织缺血、缺氧而发生坏死、软化形成梗死的脑血管疾病，简称脑梗死。临床上最常见的类型有脑动脉血栓形成和脑动脉栓塞，其中脑动脉壁由于动脉粥样硬化或其他因素造成管腔狭窄，甚至闭塞而导致局灶脑梗死，称为脑动脉血栓形成；由身体其他部位的栓子脱落，如颅外动脉壁的粥样硬化斑块脱落的血栓碎片或心脏的附壁血栓脱落的碎片或心脏瓣膜的赘生物脱落，进入脑循环，导致某一脑动脉阻塞而形成局灶性脑梗死称为脑动脉栓塞，简称脑栓塞。

【病因及发病机制】

脑梗死主要有血栓形成及栓塞两类。

1. **非栓塞性脑梗死的病因**

（1）动脉硬化症：如高血压、高脂血症、糖尿病等。

（2）动脉炎或血管内皮损伤：如产后败血症、免疫性疾病等。

（3）高血压。

（4）血液病：红细胞增多症等易发生血栓。

（5）机械压迫：脑血管的外面受附近肿瘤等因素的压迫，可以出现血管闭塞的改变。

2. **栓塞性脑梗死的病因**　常是血流带进颅内的固体、液体或气体栓子将某一支脑血管堵塞。其病因很多，主要为心源性与非心源性两类：

（1）心源性：诸如风心病、心肌梗死、先天性心脏病、心脏肿瘤、心脏手术等，尤其房颤时。

（2）非心源性：气栓塞、长骨骨折时的脂肪栓塞、肺静脉栓塞、脑静脉栓塞。

【病理生理】

动脉及其分支梗死后，其分布区域的脑组织缺血坏死，且发生的血管痉挛使缺血范围更加增大，发生相应的神经功能障碍。约 4/5 的脑梗死发生于前循环，特别是大脑中动脉，椎基底动脉系统受累约占 1/5。

【临床表现】

1. 病史中有发病的诱因或该病的伴随症状。

2. 脑血栓形成起病相对较慢，一般在发病前有反复的

脑缺血发作,发作后常可完全恢复或明显改善,通常叫"一过性脑缺血发作"(TIA)。

3. 多数病人常在夜间睡眠中发病,有人称"半夜卒中"。

4. 病情进展多数缓慢,脑症状需经过数分钟至数小时或更长时间,逐渐或阶段性出现。

5. 急性期意识障碍相对较轻。

6. 而脑栓塞者急骤发病,局灶性神经体征在数秒至数分钟达到高峰,是所有脑血管病中发病最快者。

7. 多表现完全性卒中,个别病例局灶性体征稳定或一度好转后又出现加重提示栓塞再发或继发出血。

8. 大脑中动脉受累者,出现偏瘫、偏身感觉障碍、失语或局灶性癫痫发作等,偏瘫以面部和上肢较重。

9. 椎基底动脉系统受累者,表现眩晕、复视、交叉瘫或四肢瘫、共济失调、饮水呛咳、吞咽困难及构音障碍等。

10. 栓子进入一侧或两侧大脑后动脉导致同向性偏盲或皮质盲,基底动脉主干栓塞导致突然昏迷、四肢瘫或基底动脉尖综合征。

【诊断及鉴别诊断】

1. **诊断**　根据病史症状体征及辅助检查,不难作出诊断。辅助检查包括:

(1) 腰穿:脑脊液无色透明,压力、细胞数和蛋白多正常。感染性脑栓塞脑脊液细胞数增高(早期粒细胞为主,晚期淋巴细胞为主);脂肪栓塞脑脊液可见脂肪球。

(2) 头颅CT扫描:在24~48小时等密度,其后病灶处可见到低密度区。脑血管造影可发现血管狭窄或闭塞的部位和程度。磁共振(MRI)检查则可在早期发现梗死部位。正电子发射计算机断层扫描(PET)不仅能测定脑血流量,还能测定脑局部葡萄糖代谢及氧代谢,减低或停止提示存在梗死。

(3) 脑电图:两侧不对称,病灶侧呈慢波、波幅低及慢的α节律。脑超声波:病后24小时可见中线波向对侧移位。

(4) 血液流变学:全血黏度增高,血小板聚集性增强。

(5) 颈动脉超声:检查可评价管腔狭窄程度和粥样硬化斑块,对证实颈动脉源性栓塞有提示意义。

2. **鉴别诊断**　需要与颅内静脉血栓形成及脑出血做鉴别:通过病史、腰穿(明确是出血还是缺血),特别是影像学检查:CT可以明确是出血还是缺血及部位,脑血管造影可明确具体出血的血管,MRI可体现疾病演变的过程。

【治疗】

1. **内科综合支持治疗**　绝对卧床休息、监测生命体征、维持水电解质平衡、预防感染等,应特别注意血压的调控,消除诱因特别是妊娠期各种并发症,尤其是妊娠期高血压疾病,积极治疗原发病。

2. **神经科专科治疗**　治疗原则基本同颅内静脉血栓形成:

(1) 抗脑水肿。

(2) 降颅高压。

(3) 改善脑血循环:①非孕期常采用溶栓、降纤治疗。妊娠期使用溶栓药的经验非常有限,如根据《脑血管疾病防治指南》,对于危及生命确实需要溶栓者,应权衡利益与潜在出血的危险。10天内的大手术、分娩为溶栓治疗的相对禁忌证,因此临近分娩,特别是需剖宫产者,应更警惕出血造成的致命风险。对于降纤治疗缺乏孕期用药资料。②抗凝及抗血小板制剂:治疗同颅内静脉血栓。③扩容:对于心源性慎用。

(4) 中药治疗:如丹参、三七、银杏叶制剂等。

(5) 神经保护剂:目前常用的有胞二磷胆碱、钙通道阻滞剂等。高压氧可能是有前途的治疗方法,有关研究正在进行。

(6) 外科治疗。

(7) 血管内介入治疗,孕期使用报道较少。

(8) 康复治疗。

3. **产科处理**　同颅内静脉血栓形成:发病时胎儿已有存活机会或产程中有机会行剖宫产者宜剖宫产终止。如病情轻,胎儿未熟,治疗梗死的同时加强胎儿监护,如恢复良好又无产科指征,可阴道分娩但需助产缩短第二产程。

(三) 妊娠合并蛛网膜下腔出血

软脑膜血管的血管破裂出血流入蛛网膜下腔,称为原发性蛛网膜下腔出血。脑实质内出血破入蛛网膜下腔者称为继发性蛛网膜下腔出血。一般均指原发性。

【病因及病理】

引起蛛网膜下腔出血的最常见原因是先天性颅内动脉瘤和血管畸形,其次为高血压脑动脉粥样硬化、颅内肿瘤、血液病、各种感染引起的动脉炎、肿瘤破坏血管等。多在情绪激动或过度用力时发病。颅内动脉瘤破裂好发在动脉分叉处,80%~90%见于脑底动脉环前部,特别是颈内动脉和后交通动脉,大脑前动脉和前交通动脉分叉处。动静脉畸形常见于大脑中动脉和大脑前动脉供应区的脑表面。粟粒样动脉瘤可能与遗传和先天性发育缺陷有关,直径<3mm较少出血,5~7mm极易出血。脑动静脉畸形是胚胎期发育异常形成畸形血管团。当血管破裂血流入脑蛛网膜下腔后,颅腔内容物增加,压力增高,并继发血管痉挛。另外大量积血或凝血块堵塞蛛网膜绒毛间的小沟,使脑脊液的回吸收被阻,因而可发生急性交通性脑积水,使颅内压急骤升高,进一步减少了脑血流量,加重了脑水肿,甚至导致脑疝形成。

85%~90%的先天性粟粒样动脉瘤位于前循环,多为单发;约20%的病例为多发,位于两侧相同血管(镜像动脉瘤)。动脉瘤破裂频率为:颈内动脉及分叉部40%,大脑前动脉及前交通动脉 30%,大脑中动脉及分支 20%,椎-基底动脉及分支 10%。

【临床表现】

1. 发病突然,可有情绪激动、用力、咳嗽、饮酒、性交等诱因。

2. 前驱期症状　少数病人发病前 2 周内有头痛、头晕、视力改变或颈项强直、颈背部疼痛。

3. 头痛与呕吐　是本病常见而重要的症状,病人从突然剧烈难以忍受的头痛开始,持续不易缓解或进行性加重。常伴有喷射性呕吐、颜面苍白、全身冷汗。开始头痛的部位有定位意义,如前头痛提示小脑幕上和大脑半球(单侧痛)、后头痛表示后颅窝病变。

4. 意识及精神障碍　多数病人在发病后立即出现短暂性意识丧失,少数病人在起病数小时发生。意识障碍的程度和持续时间与出血部位及量、脑损害的程度有关。

5. 少数病人出现偏瘫。

6. 颈项强直及脑膜刺激征是本病的主要阳性体征。

【诊断和鉴别诊断】

1. **诊断**　突发剧烈头痛伴呕吐、颈项强直等脑膜刺激征,伴或不伴意识模糊、反应迟钝,检查无局灶性神经体征,可高度提示蛛网膜下腔出血。

2. **辅助检查**

(1) 腰穿压力明显增高和血性脑脊液。

(2) CT 证实脑池和蛛网膜下腔高密度阴影。

(3) MRI 及 DSA 是确诊脑动脉瘤及脑血管畸形的部位类型。

(4) 眼底检查玻璃体下片块状出血。

3. **鉴别诊断**

(1) 颅内感染:结核性、真菌性、细菌性和病毒性脑膜炎等可有头痛、呕吐及脑膜刺激征,但先有发热,CSF 检查提示为感染,并需与 SAH 后发生化学性脑膜炎鉴别。SAH 脑脊液黄变、淋巴细胞增多,应注意与结核性脑膜炎区别,但后者 CSF 糖、氯降低,头部 CT 正常。

(2) 脑室内出血(表 13-10-2)。

表 13-10-2　SAH 与脑出血的鉴别要点

	SAH	脑出血
发病年龄	粟粒样动脉瘤多发于 40~60 岁,静脉畸形青少年多见	常在 10~40 岁发病 50~60 岁多见
常见病因	粟粒样动脉瘤、动脉畸形	
起病速度	急骤,数分钟症状达到高峰	数十分钟至数小时达高峰
血压	正常或增高	通常显著增高
头痛	极常见,剧烈	常见,较剧烈
昏迷	重症病人出现一过性昏迷	重症病人持续性昏迷
神经体征	颈强、Kernig 征等脑膜刺激征	偏瘫、偏身感觉障碍及失语等局灶性体征
眼底	可见玻璃体膜下片块状出血	眼底动脉硬化,可见视网膜出血
头部 CT	脑池、脑室及蛛网膜下腔高密度出血症	脑实质内高密度病灶
脑脊液	均匀一致性血性	洗肉水样

【治疗】

1. **内科治疗**

(1) 一般处理:绝对卧床休息 4~6 周,避免引起血压及颅压增高的诱因。头痛时可用止痛药,保持便通可用缓泻剂。

(2) SAH 引起颅内压升高,可用 20%甘露醇、呋塞米(速尿)和人血白蛋白(白蛋白)等脱水降颅压治疗。颅内高压征象明显有脑疝形成趋势者可行颞下减压术和脑室引流,挽救病人生命。

(3) 预防再出血:抗纤溶药:氨基己酸(6-氨基己酸) 4~6g 加于 0.9%生理盐水 100ml 静脉滴注,15~30 分钟内滴完,再以 1g/h 剂量静滴 12~24 小时;之后 24g/d,持续 3~7 天,逐渐减量至 8g/d,维持 2~3 周;肾功能障碍者慎用,不良反应为深静脉血栓形成。氨甲苯酸(止血芳酸) 0.4g 缓慢静注,2 次/天,或促凝血药(立止血)、维生素 K_3 等,但止血药应用仍有争论。高血压伴癫痫发作可增加动脉瘤破裂风险,常规推荐预防性应用抗癫痫药如苯妥英钠 300mg/d。

(4) 预防性应用钙通道拮抗药:可减少动脉瘤破裂后迟发性血管痉挛导致缺血合并症。尼莫地平 40mg 口服, 4~6 次/天,连用 21 天。

(5) 放脑脊液疗法:腰穿缓慢放出血性脑脊液,每次 10~20ml,每周 2 次,可减少迟发性血管痉挛、正常颅压脑积水发生率,降低颅内压,应注意诱发脑疝、颅内感染和再出血的风险。

2

2. **手术治疗**　是根除病因、防止复发的有效方法。

（1）动脉瘤：破裂动脉瘤最终手术治疗常用动脉瘤颈夹闭术、动脉瘤切除术等。未破裂动脉瘤治疗应个体化，年轻的、有动脉瘤破裂家族史和低手术风险病人适宜手术，无症状性动脉瘤病人适合保守治疗。

（2）动静脉畸形：力争全切除是最合理的，也可采用供血动脉结扎术、血管内介入栓塞等。

3. **产科处理**

（1）阴道分娩：发生于妊娠中期的脑血管畸形或动脉瘤出血已经手术纠正者可阴道分娩，但要助产缩短第二产程，也可适当放宽剖宫产指征。

（2）剖宫产：胎儿已可存活且肺已成熟、近足月或产程中发病以及未行手术治疗者应予以剖宫产终止妊娠，日后有复发出血可能者应建议同时绝育。病情持续恶化，预后不佳，胎儿可存活时可行剖宫产抢救胎儿。酌情先行剖宫产再做开颅手术，必要时两者可同时进行。

（四）妊娠合并脑室内出血

脑室内出血是指颅内血管破裂，血液流入脑室内。分为外伤性及自发性。自发性脑室内出血又分为原发性与继发性。原发性系指出血来源于脑室脉络丛、脑室内及脑室壁和脑室旁区的血管；脑室周围距室管膜下 1.5cm 以内血肿亦属于原发性脑室内出血。继发性脑室内出血是指脑实质内或蛛网膜下腔出血，血肿破入或逆流入脑室内。

【病因及发病机制】

原发性脑室内出血最常见的病因是脉络丛动脉瘤及脑动静脉畸形，高血压及颈动脉闭塞、烟雾病也是常见的病因。继发性脑室内出血的病因为：高血压、动脉瘤、脑动静脉畸形、烟雾病、颅内肿瘤卒中、脑梗死后出血，其他少见或罕见的病因有凝血功能异常。

【临床表现】

轻者可仅表现为脑膜刺激征而无脑定位征或意识障碍，甚至仅表现为定向力等认识功能障碍而无其他症状和体征。严重者表现为意识障碍、抽风、偏瘫、失语、高热、肌张力高、膝反射亢进、眼肌活动障碍、瞳孔缩小及双侧病理征阳性等。晚期可出现脑疝、去脑强直和呼吸循环障碍以及自主神经功能紊乱。危险因素主要有高血压、心脏病、脑梗死、脑出血、糖尿病等。

1. **原发性脑室内出血**　占自发性脑室内出血的 4%～18%，临床表现除具有头痛、头晕、恶心、呕吐、血压升高、脑膜刺激征等一般表现外，尚具有以下特点：

（1）年龄两极化，即 30 岁以下，50 岁以上为高发年龄。

（2）意识障碍相对较轻或无（76.2%）。

（3）可亚急性或慢性起病（19%）。

（4）定位体征不明显，如运动障碍轻或无，较少发生脑神经受累及瞳孔异常。

（5）多以认识功能（如记忆力、注意力、定向力及集中力）障碍和精神症状为常见表现。

2. **继发性脑室内出血**　占自发性脑室内出血的 82%～96%。

（1）大脑半球出血破入脑室：占继发性的 84.6%。

1）基底节出血：占继发性的 4.7%～33.3%。位于内囊前肢前 2/3 的血肿，临床表现相对较轻、意识障碍轻、无感觉障碍、轻度偏瘫。内囊后肢前 2/3 区的血肿较大，多在 60ml 以上，病情一般较重。多突然昏迷、偏瘫，病理征阳性，严重时可发生呼吸衰竭和脑疝。

2）丘脑出血：占继发性的 3.1%～20.8%，可出现意识障碍、偏瘫或肢体麻木，两眼上视困难、高热、尿崩症、病理征阳性等症状。其血肿量平均约 15.8ml。

3）脑叶出血：占继发性的 1.2%～8.9%。临床表现严重得多，预后也差。血肿量平均 60ml，最大可达 400ml 以上。多突然深昏迷、完全性偏瘫、明显的颅内压增高或去皮质强直、脑疝等。

（2）小脑出血破入脑室：占继发性的 6.4%，多急性起病。起先神志清楚后迅速恶化而出现意识障碍；有些病人可于发病后 1～2 小时内发展至深昏迷，呼吸衰竭或突然呼吸停止。这部分病人往往是由于小脑大量出血，直接压迫脑干或造成小脑扁桃体下疝而发生死亡。

（3）脑桥出血破入脑室：占继发性的 2%。若出血量较少，病人可以神志清楚，有剧烈头痛、眼花、呕吐、复视、吞咽困难、后组脑神经损伤、颈强直等表现。若大量出血，发病时即十分危险，往往不到达医院或未来得及诊治便死亡，故预后极差，病死率几乎 100%。

（4）蛛网膜下腔出血逆流入脑室和多发性脑出血破入脑室

1）蛛网膜下腔出血逆流入脑室：占继发性的 5.9%。症状体征要比单纯蛛网膜下腔出血严重，其预后也较单纯蛛网膜下腔出血差。

2）多发性脑出血破入脑室：占继发性的 2%，约 80% 的病人出现意识障碍，病死率高。

【并发症】

部分自发性脑室内出血的病人可能并发上消化道出血（21%）、急性肾衰竭（1.2%）、坠积性肺炎（25.9%）等疾病。

【诊断及鉴别诊断】

凡突然发病、有急性颅内压增高、意识障碍、脑定位征、脑膜刺激征等表现者，均应考虑到有脑室内出血的可能。1993 年，刘玉光等根据 CT 表现及放射学病理解剖，将自发性脑室内出血分为五型：

Ⅰ型：出血局限在室管膜下，出血未穿破室管膜进入脑室系统，脑实质内没有血肿。

Ⅱ型：出血限于脑室系统局部，常位于额角、颞角或枕角，没有脑积水。

Ⅲ型：出血限于脑室系统内，可有脑室铸型，并有脑积水。

Ⅳ型：脑实质内出血破入脑室系统，不伴脑积水。又分为两亚型：Ⅳa型，幕上脑实质内血肿<30ml；Ⅳb型，幕上脑实质内血肿>30ml或幕下血肿。

Ⅴ型：脑实质内血肿破入脑室，伴有脑积水。亦分两亚型：Ⅴa型：幕上脑实质内血肿<30ml；Ⅴb型：幕上脑实质内血肿>30ml或幕下血肿。

1. 辅助检查

（1）头颅CT：血肿灶为高密度影，边界清，血肿被吸收后为低密度影。

（2）头颅MRI：对急性期的出血CT优于MRI，但MRI能显示血肿演变的过程。

（3）脑血管造影DSA：能显示异常血管及血管破裂部位。

（4）腰穿：有血性脑脊液，只用于没有CT的条件下，对大量脑出血或脑疝早期腰穿慎重，以免诱发脑疝。

2. 鉴别诊断

（1）高血压性脑室内出血：高血压性脑室内出血病人，绝大多数有明显的高血压的病史，中年以上突然发病，意识障碍相对较重，偏瘫、失语较明显，脑血管造影无颅内动脉瘤及畸形血管。

（2）动脉瘤性脑室内出血：多见于40～50岁，女性多于男性，发病前无特殊症状或有一侧眼肌麻痹、偏头痛等。发病后症状严重，反复出血较多见，间隔时间80%为1个月之内。病人有一侧动眼神经损伤，视力进行性下降，视网膜出血，在此基础上突然出现脑室内出血的表现，很有可能为动脉瘤破裂出血导致脑室内出血，应及时行CT扫描和脑血管造影明确诊断。

（3）脑动静脉畸形性脑室内出血：易发年龄为15～40岁，平均年龄比动脉瘤性脑室内出血小约20岁。性别发生率与动脉瘤相反，即男性多于女性。发病前可有出血或癫痫病史，进行性轻偏瘫而无明显颅内压增高表现，或有颅后窝症状，呈缓慢波动性进展。如突然发生轻度意识障碍和一系列脑室内出血表现，应首先考虑脑动静脉畸形。确诊需要CT扫描及脑血管造影术。

（4）烟雾病性脑室内出血：多见于儿童及青年，在发生脑室内出血之前，儿童主要表现为发作性偏瘫，成人则多表现为蛛网膜下腔出血，在此基础上出现脑室内出血的症状和体征。脑血管造影示颈内动脉末端严重狭窄或闭塞，在脑底部有密集的毛细血管网，如同烟雾状为其特征表现。

（5）颅内肿瘤性脑室内出血：多见于成人，凡是脑室内出血恢复过程不典型或脑室内出血急性期脑水肿消退，神志或定位体征不见好转，查体发现双侧视盘水肿等慢性颅内压增高的表现，或发病前有颅内占位性病变表现或脑肿瘤术后放疗病人，应考虑到有脑肿瘤出血导致脑室内出血的可能，必要时可行CT强化扫描确诊。

【治疗】

1. 内科治疗和外科治疗 常用的外科手术治疗方式为脑室引流术和开颅血肿清除术，而脑内血肿穿刺吸除术临床上较少用。

（1）内科治疗

具体指征：①入院时意识清醒或朦胧；②临床轻、中度脑定位体征，保守治疗过程中无恶化倾向；③入院时血压≤26.7kPa（200/120mmHg）；④无急性梗阻性脑积水或仅有轻度脑积水（脑室-颅比率在0.15～0.23）的原发性脑室内出血；⑤中线结构移位<10mm；⑥非闭塞性血肿；⑦对于继发性脑室内出血幕上脑实质内血肿<30ml，或小脑、脑干、多发性出血破入脑室、蛛网膜下腔出血逆流入脑室以及原发血肿量少、病人意识障碍轻者，亦可考虑保守治疗；⑧多个器官衰竭，脑疝晚期不宜手术者。

治疗措施：为镇静、止血、减轻脑水肿、降低颅内压、控制血压及防治并发症、改善脑功能等。

（2）外科治疗：①手术方法与适应证：手术方法大致可分为直接手术（穿刺血肿吸除及引流术、开颅血肿清除术）及脑室穿刺脑脊液引流术。②手术时机：可分为超早期（发病后7小时之内）、早期（发病后7小时～3天）和延期（发病后3天以上）手术三种。③孕中期低温下手术时注意加强胎心监护，以免低血压或缺氧致胎死宫内，术后预防早产。④适应证：A. 直接手术适应证：意识障碍进行性加重或早期深昏迷者；大脑半球出血，血肿量超过30ml，中线结构移位超过10mm的继发性脑室内出血；脑实质内血肿大而脑室内血肿小者，或复查CT血肿逐渐增大者；小脑血肿直径大于3cm，脑干血肿直径大于2cm，或脑室引流后好转又恶化的继发性脑室内出血；早期脑疝经脑室穿刺脑脊液引流好转后，亦应考虑直接手术。病死率一般为33.75%。B. 脑室穿刺脑脊液引流术：病死率一般为25%左右。凡内科保守治疗无效或有心、肺、肝、肾等脏器严重疾病者，以及脑干血肿不能直接手术或脑疝晚期病人，均可试行脑室穿刺脑脊液引流术。

自发性脑室内出血的最佳治疗方案为：

- Ⅰ级病人行内科治疗；
- Ⅱ级病人行超早期脑室穿刺脑脊液引流术；
- Ⅲ级病人行超早期开颅血肿清除术；
- Ⅳ级病人应积极探索新的治疗方法，以挽救病人的生命，治疗上亦可考虑行超早期手术。但是，Ⅳ级病人即使偶尔有个别病例存活，也多遗有严重的神经功能障碍。

2. 产科处理 同蛛网膜下腔出血。

三、妊娠合并偏头痛

偏头痛（migraine）是一组常见的头痛类型，为发作性神经-血管功能障碍,以反复发生的偏侧或双侧头痛为特征。头痛是目前妊娠妇女最常见的神经科主诉之一,研究表明:70%患有偏头痛的妇女在孕期有戏剧性的缓解,尤其是与月经周期相关的偏头痛。在妊娠期大约有15%的偏头痛是首次发作,且多发生于妊娠前3个月,此时激素水平已处于上升阶段。约60%病人有家族史,但无一致的遗传形式。

【病因及病理生理】

1. 主要病因学说

(1) 血管源学说:发作先兆期颅内血管收缩,局部脑血流量减少,以致脑组织缺血、缺氧,局部乳酸堆积致使血管扩张引发头痛。

(2) 神经源学说:焦虑不安、过度疲劳或其他环境因素的改变,可导致脑干神经元兴奋,去甲肾上腺素、5-HT等递质释放活动增强,导致头颅血管舒缩改变,脑缺血及血管的"无菌性炎症"。偏头痛病人有遗传倾向,使发病的阈值降低;在各种环境因素及诱发因素影响下,可导致脑部阈值进一步下降,通过一系列改变最终形成偏头痛发作。实验证明,硬脑膜小血管对各种刺激处于高敏状态是产生头痛的一个重要来源。

2. 高危因素

(1) 遗传因素:有60%病人有家族史,但无一致的遗传形式。某些特殊亚型,如基底动脉型偏头痛和一部分偏瘫型偏头痛,为常染色体显性遗传。

(2) 脑电因素和脑血流因素:与典型偏头痛视觉先兆发生的同时,对侧枕叶可显示脑电活动的低落,提示皮质层抑制,还伴有局部脑血流量的减少。

(3) 血小板和生化因素:大多数病人血小板聚集力较正常人为高,在发作前进一步增强,然后在头痛期减退。聚集的血小板释放出5-HT、去甲肾上腺素、花生四烯酸等物质,导致头颅血管舒缩改变,脑缺血及血管的"无菌性炎症"。

(4) 饮食因素:不少病人在摄取某些食物后导致发作,如奶酪、熏鱼、酒类和巧克力等。

(5) 其他因素:情绪紧张、饥饿、睡眠不足、噪声、强光以及气候变化等均可诱导发作。

【临床表现】

1. 普通型偏头痛
是最常见的类型,前驱症状可有可无,先兆可以表现为短暂而轻微的视觉模糊,但大多完全不发生,其头痛通常始自颞部眼眶后扩展至半侧头部,常伴有恶心、呕吐,可持续数天。

2. 典型偏头痛
仅见于10%的偏头痛病人中一般在青春期发病,多有家族史头痛前有典型的先兆症状,出现闪光幻觉,通常是一些闪烁的暗点或者是"眼前冒金星"头痛开始表现为一侧眶上眶后或额颞部位的钝痛,偶尔可以出

现在顶部或枕部头痛增强时具有搏动性质,以增强的方式到顶部然后持续为一种剧烈的固定痛病人面色苍白,伴有恶心呕吐头痛通常持续一整天,常为睡眠所终止。

3. 复杂型偏头痛

(1) 眼肌麻痹型偏头痛:病人在一次偏头痛发作中,当1~2天后头痛渐行减退之际,发生同侧的眼肌麻痹,受累神经多为动眼神经,其次为展神经。可在数日或数周后恢复。不定期再发,多次发作后,瘫痪可能持久不愈。

(2) 偏瘫型头痛:病人有偏侧轻瘫和(或)偏侧麻木,也可有失语,数十分钟后发生同侧或对侧头痛,而偏瘫症状持续至头痛消退后一至数日方始消失,甚至可有部分残留。

(3) 基底动脉型偏头痛:先兆症状包括双侧视觉障碍、眩晕、呐吃、口周和两上肢麻木或感觉异常、双侧耳鸣和共济失调,持续20~30分钟,继之发生的头痛主要在枕部,伴恶心、呕吐。

(4) 不伴头痛的偏头疼先兆(偏头疼等位发作):出现偏头疼发作的各种先兆症状,但有时候并不随后出现头痛。当病人年龄渐老,头痛可完全消失而依然有发作性先兆症状,但完全表现为先兆症状而无头痛者则较少。40岁后首次发病者需做深入检查,除外血栓栓塞性TIA。有很多亚型,但每个病人一般表现仅一种:①闪光暗点;②偏瘫或偏侧麻木;③腹型偏头痛;④复发性眩晕;⑤精神性偏头痛等。

4. 偏头疼持续状态
偏头疼发作持续时间在72小时以上(其间可能有短于4小时的缓解期)的称偏头疼持续状态。

【并发症】

目前认为偏头痛与子痫之间存在某些共同性病理基础。有偏头痛素质的病人易发生子痫,妊娠期偏头痛恶化标志着妊娠有并发症的发生。

【诊断与鉴别诊断】

1. 诊断
对常见类型的偏头痛,诊断无困难。其根据是长期反复有发作史,家族史和体检正常。若试用麦角胺制剂止痛有效,则诊断更加明确。

2. 鉴别诊断

(1) 前期子痫头痛:孕20周后出现高血压、水肿、蛋白尿为主综合征,经测量血压、尿蛋白可确诊。

(2) 丛集性头痛:又名组胺性头痛或Horton神经痛,为另一机制的血管神经性头痛。头痛发作极其迅速,20分钟达高峰,1~2小时内可完全缓解。强烈钻痛可局限于一侧眶部,痛侧结膜充血、流泪、鼻塞,有时畏光和恶心。常于夜间定时痛醒。24小时内发作1~3次。一般是1周或数周内一次接一次成串发作(故名"丛集性"),以后交替为数天或数年的无症状期。一般抗偏头痛药治疗往往无效。发病早期吸氧、吲哚美辛(消炎痛)或皮质类固醇治疗可获缓解。

（3）颅内占位性和血管性病变：任何头痛病人均须经过详细神经系统检查以排除占位性病变。必要时须进一步检查，如 MRI 等。脑动脉硬化者可发生缺血性头痛，一般不剧烈，无恶心、呕吐，病人年龄偏大，并有动脉硬化征象。巨细胞动脉炎见于中老年，所致头痛非发作性，颞浅动脉常有曲张、按痛，血沉加快。

另外尚须与癫痫、神经症、紧张性头痛等鉴别。

【治疗】

1. 急性发作时的治疗　安静、避光处休息。重者可应用镇静剂地西泮 10mg 或氯丙嗪 25～50mg 肌注；或肌注哌替啶 50mg 加异丙嗪 25～50mg。偏头痛持续状态，可给予口服泼尼松 10mg，3 次/天。

2. 频繁发作治疗　发作频繁即每月发作 2 次以上者，可选用以下药物预防偏头痛。口服普萘洛尔（心得安）15～30mg，3 次/天，从小剂量开始服用，逐渐加量，尤其严重病人在妊娠期间需持续服用。但是该药可引起胎儿心动过缓，降低其对缺氧、窒息的应激反应，最好在妊娠晚期慎用。硝苯地平（心痛定）为钙离子通道阻滞剂，能抑制血管平滑肌收缩，保护脑细胞，常用量 10mg，3 次/天。苯噻啶为 5-羟色胺拮抗剂，有抗组胺、抗胆碱能及缓激肽的作用，常用量 0.5mg，日服 1 次，逐渐增至 3 次。阿米替林为三环类抗抑郁药，对偏头痛伴有紧张性头痛的病人效果好，常用量 25mg，3 次/天，或睡前 75mg 口服。同时要调整情绪，防止抑郁和焦虑，不要过度疲劳和紧张，禁进含酪胺食物和高脂饮食，戒饮酒，禁烟等。

3. 妊娠、哺乳期偏头痛　妊娠及哺乳期间，多数治疗药物均受到限制。在启用任何治疗之前，需要评估利弊，并与病人进行详细的沟通。对乙酰氨基酚（口服或肛栓剂）可在整个妊娠期使用，其他的解热镇痛类消炎药仅可在妊娠第二阶段后使用。对于难治性头痛，可在产科会诊的前提下，使用甲基泼尼松龙静滴治疗。曲坦类药物及麦角碱类均为禁忌。大型妊娠期登记中，未见归因于舒马曲坦的不良事件或并发症。

【临床特殊情况的思考和建议】

1. 尽量使用单一药物。

2. 晚期妊娠避免使用吲哚美辛类止痛药，以免胎儿动脉导管早闭和羊水过少。

3. 避免使用麦角类，虽然它是治疗偏头痛的有效药物，但可能引起出生缺陷、降低子宫胎盘血流、诱发子宫收缩等。

4. 偏头痛并不影响妊娠和分娩过程。病人在妊娠头 3 个月内偏头痛可以加重而在妊娠后 6 个月中常改善或发作停止，有 60％～80％的妇女偏头痛可完全停止，在分娩后又有复发，这可能与妊娠期间雌激素水平高有关。女性病人服用避孕剂时发作往往加重、加频。妊娠妇女偏头痛发

作本身对胎儿影响不大但其子女偏头痛发病率明显增高，三组病例的统计显示：父母均无偏头痛的 265 人中有 76 人（28.7％）患偏头痛；父母一方患偏头痛的 1250 人中有 564 人（45.1％）患同病；父母双方均患偏头痛的 383 人中有 285 人（74.7％）患同病。因此从优生学角度来看，患偏头痛病人选择婚配对象应避免与患有同病或同病家族史者结婚。妊娠期并发症如流产、死胎、妊娠期高血压疾病或胎儿畸形等的发生率并无增加。

四、妊娠合并重症肌无力

重症肌无力（myasthenia gravis，MG）主要是乙酰胆碱受体抗体（AchR-Ab）介导的、细胞免疫依赖的、补体参与的一种神经-肌肉接头处传导障碍的自身免疫性疾病，病变主要累及神经-肌肉接头突触后膜上乙酰胆碱受体。本病的临床特征为部分或全身骨骼肌易于疲劳，呈波动性肌无力，常具有活动后加重、休息后减轻和晨轻暮重等特点。本病在一般人群中发病率为（8～20）/10 万，患病率为 50/10 万。MG 是少见病，好发于育龄期妇女，妊娠合并 MG 的发生率为 0.023％～0.073％。

【病因与病理】

1. 病人体内产生的乙酰胆碱受体抗体，在补体参与下与乙酰胆碱受体发生应答，使 80％的肌肉乙酰胆碱受体达到饱和，经由补体介导的细胞膜溶解作用使乙酰胆碱受体大量破坏，导致突触后膜传导障碍而产生肌无力。在 80％～90％重症肌无力病人外周血中可检测到乙酰胆碱受体特异性抗体，对诊断本病有特征性意义。重症肌无力病人中，胸腺几乎都有异常，10％～15％重症肌无力病人合并胸腺瘤，约 70％病人有胸腺肥大，淋巴滤泡增生。

2. 遗传易感性，MG 可分为两个亚型：具有 HLA-A1、A8、B8、B12 和 DW3 的 MG 病人多为女性，20～30 岁起病，合并胸腺增生，AchR-Ab 检出率较低，服用抗胆碱酯酶药疗效差，早期胸腺摘除效果较好；具有 HLA-A2、A3 的 MG 病人多为男性，40～50 岁发病，多合并胸腺瘤，AchR-Ab 检出率高，皮质类固醇激素疗效好。

3. MG 病人外周血单个核细胞（MNC）肾上腺糖皮质激素受体减少，血浆皮质醇水平正常，动物实验提示肾上腺糖皮质激素受体减少易促发 MG。

4. MG 骨骼肌改变分为凝血性坏死、淋巴溢出及炎性纤维变性三个阶段。8％～20％的 MG 病人发生肌萎缩，神经-肌肉接头处的突触后膜皱褶丧失或减少，乙酰胆碱受体（AchR）数目减少，受体部位存在抗 AchR 抗体，且突触后膜上有 IgG 和 C3 复合物的沉积，突触间隙加宽。约 60％的 MG 病人发生胸腺淋巴样增生（lymphoid hyperplasia），10％～15％的 MG 病人合并胸腺瘤。

【临床表现】

眼外肌受累为最常见的首发症状,随病情进展,逐步出现构音困难、进食呛咳、面部缺乏表情、吹气不能、抬头无力、四肢无力等。严重病人可因呼吸肌受累而致呼吸困难,称MG危象,是致死的主要原因,心肌也可受累,引起猝死。

1. **传统的分型** 分为眼肌型、延髓肌型和全身型。

(1) 眼肌型:临床特征是受累骨骼肌肉呈病态疲劳,晨轻晚重,后期可处于不全瘫痪状态。眼外肌最常累及,为早期症状:轻者睁眼无力,眼睑下垂,呈不对称性分布。眼球运动受限,出现斜视和复视,重者眼球固定不动。

(2) 延髓型(或球型):面肌、舌肌、咀嚼肌及咽喉肌亦易受累。

(3) 全身型:颈肌、躯干及四肢肌也可罹病,重症可因呼吸肌麻痹继发吸入性肺炎导致死亡。偶尔心肌受累可突然死亡,平滑肌和膀胱括约肌一般不受累。本病病程稽延,其间可缓解、复发或恶化。感冒、腹泻、激动、过劳及月经、分娩或手术等常使病情加重,甚至出现危象危及生命。奎宁、奎尼丁、普鲁卡因酰胺、青霉胺、普萘洛尔、苯妥英、锂盐、四环素及氨基糖苷类抗生素可加重症状,避免使用。

2. **Osserman 分型**

- Ⅰ型:眼肌型,单纯眼外肌受累。肾上腺皮质激素治疗有效,预后好。

- Ⅱ型:全身型,累及一组以上延髓支配的肌群,累及颈、项、背部及四肢躯干肌肉群。

- ⅡA型:轻度全身型,进展缓慢,无危象,无胸闷或呼吸困难等症状。对药物反应好,预后较好。

- ⅡB型:中度全身型,骨骼肌和延髓肌严重受累,感觉胸闷,呼吸不畅。无危象,药物敏感欠佳。

- Ⅲ型:重症急进型,症状危重,进展迅速,胸腺瘤高发。可发生危象,药效差,常需气管切开或辅助呼吸,死亡率高。

- Ⅳ型:迟发重症型,从Ⅰ型发展为ⅡA、ⅡB型,经2年以上进展期,逐渐发展而来。药物治疗差,预后差。

- Ⅴ型:肌萎缩型,起病半年出现肌肉萎缩,生活不能自理,吞咽困难,食物误入气管而由鼻孔呛出。口齿不清或伴有胸闷气急。病程反复2年以上,常由Ⅰ型或Ⅱ型发展而来。危象是指肌无力突然加重,特别是呼吸肌(包括膈肌、肋间肌)以及咽喉肌的严重无力,导致呼吸困难,喉头与气管分泌物增多而无法排出,需排痰或人工呼吸。伴有胸腺瘤者更易发生危象。

3. **其他类型**

(1) 新生儿MG:约12%MG母亲的新生儿有吸吮困难、哭声无力、肢体瘫痪,特别是呼吸功能不全的典型症状。症状出现在生后48小时内,可持续数日至数周,症状进行性改善,直至完全消失。母亲、患儿都能发现AchR-Ab,症状随抗体滴度降低而消失。血浆置换可用于治疗严重呼吸功能不全患儿,呼吸机支持和营养也是治疗的关键。

(2) 先天性MG:少见,但症状严重。通常在新生儿期无症状,婴儿期主要症状是眼肌麻痹、肢体无力亦明显,有家族性病史。AchR-Ab阴性,但重复电刺激反应阳性。

(3) 药源性MG:可发生在用青霉胺治疗类风湿关节炎、硬皮病、肝豆状核变性的病人。临床症状和AchR-Ab滴度与成人型MG相似,停药后症状消失。

【诊断】

根据受累肌群的极易疲劳性,病情波动,朝轻夕重,神经系统检查无异常发现等,一般诊断并不困难。

1. 对可疑病人可做疲劳试验,即令病人做受累骨骼肌的重复或持续收缩(如重复闭眼、睁眼、咀嚼、举臂、握拳、两臂平举等)数十次可出现暂时性所检肌肉的瘫痪。若仍不能确诊者可结合肌电图重复电刺激和单纤维肌电图试验以明确诊断。

2. 65%～85%的肌无力病人血清中抗 AchR 抗体阳性,部分可测出突触前膜受体(PsmR)抗体。抗体阴性病人中可测到 MuSK 抗体。部分病人血清中可测到抗核抗体、抗甲状腺抗体。伴胸腺瘤病者可测到 Titin、Ryanodine 抗体。合并甲状腺功能亢进者可有 T3、T4 增高。

3. 新斯的明试验 甲基硫酸新斯的明 0.5～1mg 肌内注射,20 分钟后症状明显减轻则为阳性。

4. 神经重复频率刺激检查 典型改变为低频(2～3Hz)和高频(10Hz 以上)重复刺激尺神经、面神经和腋神经,可出现肌动作电位波幅递减,递减幅度 10% 以上为阳性。

5. MRI 可发现胸腺肥大或胸腺瘤。

【鉴别诊断】

1. 肌无力综合征 50 岁以上男性病人居多,约 2/3 伴发癌肿,以小细胞型肺癌最多见;主要是四肢近端的躯干肌肉无力,下肢症状重于上肢;消瘦和易疲劳,行动缓慢。肌肉在活动后即感到疲劳,但如继续进行收缩则肌力反而可暂时改善;偶见眼外肌和延髓支配肌肉受累;约 1/2 病例有四肢感觉异常、口腔干燥、阳痿;碱酯酶抑制剂对治疗无效。腱反射减弱但无肌萎缩现象。而重症肌无力 40 岁以下女性多见;常伴胸腺肿瘤;全身肌肉均可受累,以活动最多的肌肉受累最早;肌无力晨轻午重,活动后加重,休息后减轻或消失;腱反射通常不受影响;胆碱酯酶抑制剂治疗有效。

2. 红斑狼疮和多发性肌炎 无眼外肌麻痹,但 MG 可与自身免疫病并存。

3. 神经症 病人主诉肌无力实际是易疲劳,可自述复视(疲倦时短暂症状)及喉缩紧感(癔症球),但无睑下垂、斜视等。反之,MG 也可误诊为神经症或癔症。

4. 进行性眼外肌瘫痪及先天性肌无力状态 进行性眼外肌瘫痪及先天性肌无力状态也可误诊为 MG,前两者提上睑肌等眼外肌为永久性损伤,对新斯的明无反应。另一种可能是对抗胆碱酯酶药无反应,错误地排除MG,须注意对其他肌肉进行肌电图检查。

5. MG病人无睑下垂或斜视,但构音障碍可误诊为MS、多发性肌炎、包涵体肌炎、脑卒中、运动神经元病及其他神经疾病,应注意鉴别。

【治疗】

目前未见MG妊娠禁忌证报道,但最好在病情稳定、维持最低药物治疗量后再妊娠,服用免疫抑制剂病人最好暂不妊娠。对于已妊娠重症者在内科治疗的同时,应考虑终止妊娠。MG妊娠应加强产前监护及早期治疗,孕期要定期查AchR-Ab滴度,注意在应激状态如流产、分娩、产褥期可诱发症状加重,应适当调整药物用量。

1. **抗胆碱酯酶药物**　降低胆碱酯酶对乙酰胆碱的水解作用,但大多数病人用药后仅起暂时性或不稳定的症状改善。常用药物有新斯的明,15~45mg,4~6次/d,口服;溴吡斯的明(吡斯的明,吡啶斯的明),60~150mg,每3~6小时1次,口服。大剂量的抗胆碱酯酶药物会引起毒蕈碱样副作用,如腹部痉挛、腹胀、腹泻、恶心、呕吐、流涎、流泪等。药物更大量时,反致肌肉无力,甚至致死性呼吸衰竭。为对抗新斯的明的毒蕈碱样副作用,可同时口服阿托品。妊娠期MG推荐的吡啶斯的明每日剂量是低于10mg/kg。吡啶斯的明对胎儿的影响呈剂量依赖性,妊娠期间每日低于600mg是安全的。

2. **皮质激素**　皮质激素治疗对大多数病人均有改善,尤其青春期及年轻妇女更为有效。1~7周内症状开始改善,很多病人症状消失而不需用抗胆碱酯酶药物。1/3~1/2肌无力病人需长期服用泼尼松治疗来控制症状。泼尼松每天40~60mg口服,2周后应用维持量。停用皮质激素可使肌无力症状加重,故孕期应使用控制疾病的最小剂量,预防病情的加重。

3. **胸腺切除术**　凡胸腺瘤病人均应做胸腺切除术。而非胸腺瘤肌无力者,年轻,全身肌无力,抗胆碱酯酶药物反应不满意者可用胸腺切除术。约有半数的病人,在术后数月至1~2年才有症状的改善。孕早期行胸腺切除术不发生并发症,但一般认为手术应在分娩后进行为妥。文献报道,孕妇未做过胸腺切除术者临床病情加重的发生率较高,而做过手术切除者病情过程较为稳定。

4. **血浆交换法**　这种治疗法仅使病情暂时性缓解以及高昂的费用,故一般应用限制在危急病例,例如依赖呼吸机病人、病情加重以及药物治疗无效病人中使用。妊娠期使用血浆交换法相当安全,一般每周1次,每次2000~3000ml,5~7次为1个疗程。在交换血浆前12小时停用胆碱酯酶抑制剂,以免发生胆碱能的症状。

5. **免疫抑制剂硫唑嘌呤(azathioprine)**　曾广泛用于重症肌无力的治疗。用药后6~12周症状开始改善,6~15个月后达到最大的缓解。孕鼠应用硫唑嘌呤10mg/(kg·d)引起胎盘及胚胎的严重损害。故此法常用于非妊娠期。

6. **产科处理**

(1) 孕前:①所有可能妊娠的青年和成年女性MG病人应该在成人神经科进行孕前咨询。条件具备时,应该让妊娠前护理方面的专业护士参加。理想情况下,女性MG病人均应该做好妊娠的准备,在孕前均应该由神经科医生诊查并对其提出合理的治疗建议。应该对各种疗法在妊娠期的安全性提出建议,明确提出在妊娠期不要停用安全的免疫抑制剂或溴吡斯的明。如果计划近期怀孕,就应该避免开始使用有致畸性的药物(如甲氨蝶呤和霉酚酸酯)。如果不能避免使用这些药物,需要明确指出其风险并做好有效的避孕。②如果有适应证且适合,应在计划怀孕前切除胸腺。③在怀孕前要检查甲状腺功能和甲状腺自身抗体,以保证怀孕时甲状腺功能正常。

(2) 妊娠后定期产前检查,加强监护:由于抗AChR的抗体可通过胎盘影响胎儿,故孕32周后,每周做NST及B超、生物物理评分以监护胎儿。

(3) 预防感染:是防止MG孕妇病情加重的关键。

(4) 分娩期监护:产妇临产后应加强监护,仔细观察有无呼吸不全症状及缺氧。产程中抗胆碱酯酶药物应胃肠外给药,因口服不能预估胃肠道药物吸收及排空的时间。

(5) 剖宫产问题:重症肌无力不是剖宫产的指征,但有产科指征时应及时采取剖宫产术。分娩期的生理性应激亦加重了重症肌无力的病情,产妇更易疲劳与无力。由于子宫平滑肌不是靠乙酰胆碱机制,故宫缩常常不受影响。无产科指征,可阴道分娩,重症肌无力不影响第一产程,主要影响在于第二产程,因产妇腹肌和肛提肌无力,不能用腹压和协助胎头回转而致第二产程延长,往往需手术助产。若孕妇MG病情恶化出现危象,危象控制后亦应终止妊娠。由于产科手术应激、麻醉以及手术后切口痛而限制膈肌移动,影响肺呼吸功能和支气管分泌物的排出,故MG产妇术后应安置在重点监护病室加强观察,防止MG危象的发生。

(6) 产后:应该鼓励病人母乳喂养,母亲服用泼尼松龙、硫唑嘌呤或溴吡斯的明时并不是母乳喂养的禁忌。病人需要知道在产后可能病情加重,尤其是手术后和产后感染时。建议病人一旦感到产后MG症状加重立即找神经科医生团队就诊。对于婴儿:①建议在产后对所有MG女性产下的婴儿进行一段时间观察,重点在于发现提示。新生儿短暂MG(TNMG)的症状和体征,尤其是球麻痹和呼吸肌受累。因为TNMG可在产后数小时到数天才发生,因此建议至少住院观察2天。MuSK抗体阳性的MG病人产下的婴儿如果发生TNMG,其症状出现更早且更严重,因此对这样的婴儿要更加密切观察。②对TNMG的治疗主要是支持性的,处理喂养困难和提供通气支持。除了使用胆碱酯酶抑制剂,在严重累及的婴儿应该给予静脉注射免疫球蛋白(IVIg)。血浆置换只适于非常严重的患儿。③尽管 TNMG 是暂时性的,但一些伴有母亲抗胎儿型乙酰胆碱受体(AChR)亚单位抗体的患儿可能发生伴有腭咽闭合不全的肌病。④在缺乏母亲 MG 病史的婴儿出现肌无力症状时,神经电生理检查是最有价值的筛查方法,应该由有经验的医生完成。通常在考虑新生儿肌无力或先天性肌无力综合征时进行神经电生理检查。

7. 药物与 MG 的关系　重症肌无力病人对镇静、麻醉和安定药物特别敏感,故对这些药物的剂量和反应应仔细核对,安全给药。对妊娠期高血压疾病病人避免应用硫酸镁,因硫酸镁降低运动神经末梢传递介质的释放,降低终板部乙酰胆碱的去极化作用,抑制了肌肉纤维膜的兴奋性。文献报道有些病人应用了硫酸镁促使发生 MG 危象。重症肌无力孕妇妊娠期高血压疾病时,应用肼屈嗪控制血压升高是安全和有效的。此外,β-肾上腺素能药物如利托君(ritodrine)以及普萘洛尔(心得安)等也应避免使用。

8. MG 危象及处理　妊娠期及分娩期的应激、手术、严重妊娠期高血压疾病、感染、产后出血、用药不当或停服抗胆碱酯酶药物等均可诱发危象。最主要的治疗是保持呼吸道通畅。应尽早气管切开,放置鼻饲导管和辅助人工呼吸。来不及气管切开可先行气管插管。同时给予大剂量皮质激素,泼尼松 100~200mg 隔天凌晨顿服,或地塞米松 10~15mg,静脉推注。并应选择适当的抗生素预防并发感染。还可血浆交换法降低抗 AChR 抗体的滴度,血浆交换法每天或隔天重复,直到危象得到控制。病人肌力恢复后,再开始应用抗胆碱酯酶药物。对于急性胆碱能的危象,由于是口服抗胆碱酯酶药物过量而发生的严重毒蕈碱样副作用产生的胃肠道症状、肌无力和呼吸衰竭。治疗主要是支持疗法,停用抗胆碱酯酶药物,并进行人工辅助呼吸。

【临床特殊情况的思考和建议】

1. 妊娠与 MG 的相互影响

(1) 妊娠对 MG 的影响:有报道妊娠期 MG 缓解、复发、无变化各占 1/3。Batocchi 报道,孕期头 3 个月和产后 1 个月是 MG 病情变化最剧烈时期。MG 孕产妇死亡率为 4% 左右,往往死于肌无力症状的加剧或治疗的并发症。妊娠期病情加重可能与妊娠期孕酮增多及其影响盐皮质激素有关。此外孕早期的恶心、呕吐,无法口服抗胆碱酯酶药物也影响了 MG 的病情过程;妊娠期的生理应激,子宫长大、膈肌抬高也影响肺呼吸功能,使肺通气不足,在呼吸肌无力时危险性更为增大。孕前 MG 严重度与孕期病情的恶化无相关(孕前已稳定和孕期仍需服药两组病人恶化率分别为 17% 和 19%)。一般来说,血抗乙酰胆碱受体抗体(Anti-AchR-Ab)的降低,预示 MG 临床症状的改善,但在孕期抗体水平的降低并不都提示症状好转。人工流产、妊娠与分娩可使病情加重,甚至诱发危象发生。妊娠合并 MG 危象诱因包括:发热、感染、劳累、营养不良、疼痛和药

物等。

(2) MG 对妊娠的影响:重症肌无力病人妊娠后流产、早产、死胎和围产儿死亡率明显增高。流产率达 12.2%,早产率为 13%~41.3%(一般人群为 8.8%~24.8%)。围产儿死亡率可达 8.2%。妊娠期高血压疾病可能是一种与免疫有关的妊娠特有并发症,而重症肌无力也是自身免疫性疾病,因此妊娠合并 MG 的妊娠期高血压疾病发生率高。此类病人亦常见其他免疫性疾患。

(3) MG 对胎婴儿的影响:重症肌无力孕妇抗 AChR 抗体可通过胎盘进入胎儿血中,受累的胎儿可有胎动减少;AChR 抗体干扰了新生儿骨骼肌上乙酰胆碱受体的功能而使神经肌肉接头处传导功能发生障碍,出生后新生儿有重症肌无力(NMG)的表现。发生率为 12%~19%。症状往往在出生后 24 小时内出现,也可迟至 3 天出现,多为暂时性肌无力,大多数婴儿在几周后恢复正常,很少会超过 3 个月。NMG 并呼吸肌麻痹者死亡率高。NMG 的发生不能通过其母亲重症肌无力的过程及严重度来预测。在产妇 MG 缓解期,而其新生儿可发生 NMG。NMG 产生的机制尚未完全清楚,但一般认为 NMG 是由于母体 AChR 抗体被动性转输给其胎儿所致。母体抗体滴度高,增加胎儿及新生儿的危险,但母体滴度高低不是新生儿重症肌无力(NMG)的绝对指标,与胎儿 AchR-Ab 滴度也相关,因为 NMG 患儿 AchR-Ab 并不全从母亲处输送而来,有可能为患儿自己合成些,胎儿其他环境因素如甲胎蛋白有可能与临床表现 NMG 有关。但胎儿出生时血清 AchR-Ab 阴性、母亲 AchR-Ab 亦阴性,出现 NMG,亦见报道;现已发现抗胎儿 AchR-Ab 及抗成人 AchR-Ab,两者比率孕前、孕期和产后均相对恒定,比率可预示首孕 NMG 的发生,若比率高,首孕母-胎传播 NMG 机会大,但比率不能预测第二次妊娠以后 NMG 的发生,也不能预测 NMG 的严重度。受累胎儿可有羊水过多和胎动减少。产前可通过测胎儿 AchR-Ab/成人 AchR-Ab 比率进行筛查,部分可在孕中期通过 B 超发现羊水多、胎动少、未见胎儿膈肌运动及吞咽动作而作初步诊断;然后产前测羊水或脐血胎儿 AchR 抗体滴度做产前诊断。有报道在孕妇 AchR-Ab 滴度升高明显时,予多次血浆置换、大剂量激素及增加抗胆碱酯酶药治疗,降低抗体滴度,改善胎儿预后。

2. 治疗 MG 用药对胎儿影响目前尚无定论。据报道,孕期口服乙酰胆碱治疗是安全的,但若大剂量服用,有致新生儿小肠肠管肥大症可能;哺乳期大剂量使用,有可能引起母乳喂养婴儿胃肠功能不适。不宜静脉用药,因可诱发宫缩致流产和早产。皮质激素在孕期使用是安全的,早期大剂量服用,有致腭裂发生率增高;胎膜早破与大剂量皮质激素治疗有关。免疫抑制剂如硫唑嘌呤、环磷酰胺等在治疗妊娠合并 MG 病人的安全性方面资料不多,它有引起自发性流产和早产可能;动物实验有致畸报道,一些临床医生建议孕期不用,但若药物对控制病情及避免危象发生方面起

重要作用,孕期仍应使用;免疫抑制剂能预防 NMG 发生,避免新生儿死亡。免疫球蛋白及血浆置换孕期治疗是安全的。用免疫抑制剂治疗的产妇不主张哺乳。由于产后仍需服药且孕妇不宜疲劳,大剂量用药可通过乳汁影响胎儿,有学者主张人工喂养为宜。

胎儿乙酰胆碱受体(AChRs)无活性综合征是 MG 妊娠妇女的一种罕见并发症,新生儿体内的胎儿 AChRs 特异性抗体滴度升高,在一过性的全身肌无力后新生儿可有面部肌肉等易患病肌群的长期功能受损。在 AChRs 抗体滴度较低、症状轻微的 MG 妊娠妇女中应警惕这种罕见并发症,加强监护,预防新生儿吸入性肺炎等的发生。先天性多发性关节弯曲(AMC)是胎儿宫内运动减少导致的先天性非进展性挛缩,MG 母亲 AChRs 抗体的跨胎盘转运是引起胎儿 AMC 的常见原因,甚至可引发围产儿死亡,近年越来越多的研究揭示,部分 MG 母亲可向子代传递肌肉特异性酪氨酸激酶(MuSK)抗体,而后者与 NMG 的发生以及 MG 的家族遗传易感性有关。子代的先天性肌无力综合征(congenital myasthenic syndromes,CMS)可与某些先天性肌病或代谢性肌病相混淆;而血清学自身免疫抗体的阴性结果也可造成诊断的延误。抗胆碱酯酶药物仍是 CMS 的一线用药,但对某些 AChRs 阴性的病人应用 3,4-二氨基吡啶(3,4-DAP)治疗也是辅助方案之一。

3. 胸腺切除术是否有利于妊娠病人的 MG 病程　目前关于孕前是否应行胸腺切除术颇具争议。虽然 MG 的发病机制尚未明了,但认为其发生与胸腺有关。在胸腺切除术后、妊娠前 MG 分级较好可能与妊娠期间病程较好相关。

4. 有关重症肌无力分级治疗基本观点

(1) 眼肌型,宜选用泼尼松"中剂量冲击、小剂量维持"疗法。

(2) 延髓肌型,宜首选抗胆碱酯酶药物和皮质类固醇激素治疗。

(3) 眼肌型和延髓肌型病人,使用皮质类固醇激素或吡啶斯的明治疗后症状有反复,效果逐渐减效时,可选用免疫抑制剂如环孢素等。

(4) 眼肌型或全身型病人,上述治疗效果欠佳,而又条件者,可使用大剂量人血丙种球蛋白(丙种球蛋白)静脉滴注疗法。

(5) 对于危象(尤其是肌无力危象伴有胆碱能危象)、胸腺手术前准备、胸腺切除后症状明显加重者或全身型药物治疗效果不好者,可选用血浆交换疗法。

(6) 对有胸腺瘤、其他类型的胸腺病变或全身型 MG 病人药物治疗逐渐减效者,均可选用胸腺切除术(均须按规范进行围术期处理)。但一般认为手术应在分娩后进行为妥。

5. 分娩方式　由于子宫由平滑肌构成,其不受乙酰胆碱受体抗体影响,所以推荐孕妇经阴道分娩。但在第二产程中有横纹肌参与且受乙酰胆碱受体抗体影响,因此可能需要产钳、吸引器等协助孕妇分娩。

6. 预后　不同临床类型,以及个体对治疗的不同反应与差异,预后大不相同。反复出现危象或合并胸腺瘤者,预后较差。

五、妊娠合并多发性硬化症

多发性硬化(multiple sclerosis,MS)是一种常见的中枢神经系统炎症性脱髓鞘为特征的自身免疫性疾病,青、中年多见,所谓"硬化"指的是这些髓鞘脱失的区域因为组织修复的过程中产生的瘢痕组织而变硬。临床特点是病灶部位及时间上的多发性,10%～20%的病人起病后呈进行性加重,多数为反复多次发作与缓解的病程。病变最常见侵犯的部位为脑室周围的白质、视神经、脊髓的传导束、脑干和小脑等部位。

【病因及病理】

病因尚不肯定。

1. 遗传因素　已知 MS 具有家族倾向性。

2. 感染与免疫因素　推测病毒感染后使体内 T 细胞激活并生成抗病毒抗体可与神经髓鞘多肽片段发生交叉反应,导致脱髓鞘病变。脑和脊髓的白质显现大量散在、轻度下陷、因髓鞘脱失而呈粉红色的病灶。病灶大小从 1mm 到数厘米不等;这些病灶不超过脊神经和脑神经根的进入区。因其具有明显的轮廓,法国病理学家称之为硬化斑。病变破坏髓鞘但神经细胞则相对保留完好。

【临床表现】

1. 发病年龄多在 20～40 岁,MS 临床表现复杂。可能出现:

(1) 脑神经损害:以视神经最为常见,视神经、视交叉受累而出现球后视神经炎。眼球震颤与核间性眼肌麻痹并存指示为脑干病灶,是高度提示 MS 的两个体征。

(2) 感觉障碍:多由脊髓后索或脊丘系斑块引起。表现为麻木、束带感,后期可出现脊髓横贯性感觉障碍。

(3) 运动系统功能障碍:锥体束损害出现痉挛性瘫痪,小脑或脊髓小脑束损害出现小脑性共济失调。

(4) 自主神经系统受损:出现尿潴留或尿失禁。

(5) 精神症状:可表现欣快、易激动或抑郁。

(6) 言语障碍:小脑病损引起发音不清、言语含混。这些症状因人而异,严重程度也不尽相同。其首发症状,按其发病频率的高低,依次为脊髓性感觉障碍、视力下降、步行困难、肢体无力、复视、平衡障碍或共济失调等。这些症状可能会减轻或消失,消失后也可能再发作。是否会产生新的症状或是产生新症状的时机则无法加以预测。首次发病后可有数月或数年的缓解期,可再出现新的症状或原有症状再发。多次复发及不完全缓解后病人的无力、僵硬、感觉障碍、肢体不稳、视觉损害和尿失禁等可越来越重。

2. MS可急性、亚急性或慢性起病,我国MS病人急性或亚急性起病较多,发作类型:

(1)急性型:可似卒中样,于数小时内或数日内出现大脑小脑脑干脊髓等多灶性损害的临床表现,病程短,在几周至几月内症状进展,无缓解而死亡。

(2)温和型:此类病例常局限于一次典型发作,并且没有持续性功能丧失。最常见症状为肢体麻木和因视神经感染引起的暂时性视力障碍,大约20%的多发性硬化病人属于这种温和型。

(3)复发-缓解型:此型及复发-渐进型均源于有再发作、再缓解的发作缓解周期,这种类型病例包括突然的具有很强破坏力的发作,紧接着几乎是完全缓解的时期,大约25%多发性硬化病人属于此种类型。

(4)复发-渐进型:这种类型的病人,发作不太严重,但亦不能完全康复,许多的周期性发作累积效应可慢慢导致某种程度的功能不全,这是多发性硬化中最常见类型,数量约占全部病人的40%。

(5)慢性-渐进型:这种多发性硬化症类型病人很快被致残而且没有缓解期。此类病人数量占全部病例的15%。

【诊断和鉴别诊断】

参照2010年多发性硬化症McDonald诊断标准(表13-10-3),并排除其他原因如脑瘤、脑血管性疾病、颈椎病等。

表 13-10-3　2010 年多发性硬化症 McDonald 诊断标准

临床表现	诊断 MS 必需的进一步证据
≥2 次临床发作;≥2 个病灶的客观临床证据或 1 个病灶的客观临床证据并有 1 次先前发作的合理证据	无
≥2 次临床发作;1 个病灶的客观临床证据	空间的多发性需具备下列 2 项中的任何一项: • MS 4 个 CNS 典型病灶区域(脑室旁、近皮质、幕下和脊髓)中至少 2 个区域有≥1 个 T_2 病灶 • 等待累及 CNS 不同部位的再次临床发作
1 次临床发作;≥2 个病灶的客观临床证据	时间的多发性需具备下列 3 项中的任何一项: • 任何时间 MRI 检查同时存在无症状的钆增强和非增强病灶 • 随访 MRI 检查有新发 T_2 病灶和(或)钆增强病灶,不管与基线 MRI 扫描的间隔时间长短 • 等待再次临床发作
1 次临床发作;1 个病灶的客观临床证据(临床孤立综合征)	空间的多发性需具备下列 2 项中的任何一项: • MS 4 个 CNS 典型病灶区域(脑室旁、近皮质、幕下和脊髓)中至少 2 个区域有≥1 个 T_2 病灶 • 等待累及 CNS 不同部位的再次临床发作 时间的多发性需符合以下 3 项中的任何一项: • 任何时间 MRI 检查同时存在无症状的钆增强和非增强病灶 • 随访 MRI 检查有新发 T_2 病灶和(或)钆增强病灶,不管与基线 MRI 扫描的间隔时间长短 • 等待再次临床发作
提示 MS 的隐袭进展性神经功能障碍(PPMS)	回顾性或前瞻性调查表明疾病进展持续 1 年并具备下列 3 项中的 2 项: • MS 特征病灶区域(脑室旁、近皮层或幕下)有≥1 个 T_2 病灶以证明脑内病灶的空间多发性 • 脊髓内有≥2 个 T_2 病灶以证明脊髓病灶的空间多发性 • CSF 阳性结果(等电聚焦电泳证据表明有寡克隆区带和(或)IgG 指数增高)

1. **临床表现**　符合上述诊断标准且无其他更合理的解释时,可明确诊断为 MS;疑似 MS,但不完全符合上述诊断标准时,诊断为"可能的 MS";用其他诊断能更合理地解释临床表现时,诊断为"非 MS"。

(1)一次发作(复发、恶化)被定义为:①具有 CNS 急性炎性脱髓鞘病变特征的当前或既往事件;②由病人主观叙述或客观检查发现；③持续至少 24 小时；④无发热或感染征象。临床发作需由同期的客观检查证实；即使在缺乏 CNS 客观证据时，某些具有 MS 典型症状和进展的既往事件亦可为先前的脱髓鞘病变提供合理支持。病人主观叙述的发作性症状（既往或当前）应是持续至少 24 小时的多次发作。确诊 MS 前需确定：①至少有 1 次发作必须由客观检查证实；②既往有视觉障碍的病人视觉诱发电位阳性；或③MRI 检查发现与既往神经系统症状相符的 CNS 区域有脱髓鞘改变。

（2）根据 2 次发作的客观证据所做出的临床诊断最为可靠。在缺乏神经系统受累的客观证据时，对 1 次先前发作的合理证据包括：①具有炎性脱髓鞘病变典型症状和进展的既往事件；②至少有 1 次被客观证据支持的临床发作。

（3）不需要进一步证据。但仍需借助影像学资料并依据上述诊断标准做出 MS 相关诊断。当影像学或其他检查（如 CSF）结果为阴性时，应慎重诊断 MS 或考虑其他可能的诊断。诊断 MS 前必须满足：①所有临床表现无其他更合理的解释；②有支持 MS 的客观证据。

（4）不需要钆增强病灶。对有脑干或脊髓综合征的病人，其责任病灶不在 MS 病灶数统计之列。

2. **辅助检查**

（1）脑脊液常规：约 1/3 的 MS 病人，特别是急性发病、恶化型的病例，脑脊液常有轻度到中度的单核细胞增多（通常少于 50×10^6/L）。约 40% 的病人，CSF 中的总蛋白含量升高。蛋白增多是轻度的。更为重要的是在 2/3 的病人 γ-球蛋白（主要为 IgG）的比例增加（超过总蛋白的 12%）。目前，测定 CSF 中 γ-球蛋白和寡克隆带是 MS 最可靠的化学检测方法。

（2）电生理检查：包括：视、听和躯体感觉诱发反应；电眼图；瞬目反射改变；视成像的闪光融合变化。据报道 MS 病人中 50%～90% 的病人有一项或多项检查异常。

（3）影像学检查：MRI 比 CT 更为敏感地显示大脑、脑干、视神经和脊髓的无症状性多发性硬化斑。

3. **鉴别诊断**

（1）播散性脑脊髓炎：是一种广泛散在性病损的急性疾病，具有自限性，多为单一病程。另外，该病常有发热、木僵和昏迷，而这些特征在 MS 很少见。

（2）系统性红斑狼疮和其他少见的自身免疫性疾病（混合性结缔组织病、舍格伦综合征、硬皮征、原发性胆汁性肝硬化）：在 CNS 白质可有多个病灶。这些疾病的 CNS 损伤与潜在的免疫性疾病的活动性或诸如针对自身 DNA 或磷脂的自身抗体的水平相平行。多先有或合并有其他系统性损害。

（3）白塞病：以再发性虹膜睫状体炎、脑膜炎、黏膜及生殖器溃疡；关节、肾、肺部症状以及大脑多发性病灶为鉴别特征。

（4）脊髓压迫征：因肿瘤或颈椎关节病变而致的脊髓压迫征，在病程某段时间出现根性疼痛，而 MS 则少见。CSF 蛋白含量在脊髓压迫征可显著升高，但无其他 MS 特异性蛋白的异常。最有价值的鉴别方法是 MRI 和 CT 脊髓显影术。

（5）颅底凹陷症和扁平颅底：这种病人短颈，放射检查可确定诊断。

（6）遗传性共济失调：偶尔 MS 可与遗传性共济失调相混淆。后者常有家族史及其相关的遗传特性，呈隐匿性发病、慢性持续进展，具有对称性和特异临床方式。腹壁反射和括约肌功能完好、弓形足、脊柱后侧凸、心脏病是支持遗传性疾病的一些常见特征。

（7）球后视神经炎：视神经炎多损害单眼，常伴有中心暗点加周边视野缺损，且病程中无缓解复发的特点。MS 常先后两眼均受累，少有中心暗点，有明显缓解与复发。

【治疗】

1. **急性期治疗**　以糖皮质激素为主，其他包括大剂量丙种球蛋白静脉滴注和血浆交换法。

（1）皮质激素：静脉给予大剂量甲泼尼龙（甲基泼尼松）（1g/d，3～5 天），后逐渐减量，每疗程 3～4 周。如果症状反复，延长减量过程。大多数年轻女性病人，病程较短，病情轻，平时不必服用药物，只是在急性复发期才短期使用皮质激素。在妊娠期间，激素比较安全，属于可应用药物。

（2）丙种球蛋白：推荐于暴发型或急性重症病例。可降低复发-缓解性的发作次数，但对延缓疾病进展疗效甚微，剂量为 0.4g/（kg·d），静脉滴注，连用 3～5 天。也可半量每月一次，连续两年，有一定疗效。

（3）血浆置换：推荐于暴发型或急性重症病例。

2. **缓解期治疗**　目前被美国 FDA 批准的药物有三类——β-干扰素、考帕松和那他珠单抗，可减少某些病人复发频率及延迟疾病进展。但这三类药缺乏大样本的孕期安全性研究，故孕期不推荐使用。

免疫调节药：曾试用过多种免疫调节药，但免疫抑制剂疗效较上述 IFN-β 等药物差，预防复发作用的证据不够充分，且长期应用均有一定不良反应。但由于 MS 缓解期其免疫活动仍在进行中，可慎重考虑应用免疫抑制剂，充分估价其疗效/风险比。临床上常用硫唑嘌呤、环孢素 A，也有用环磷酰胺及甲氨蝶呤者，但孕期也不推荐使用。

3. **一般治疗**　一般措施包括保证适当的卧床休息时间、避免过度疲劳和减少感染，争取从首发或病情恶化中最大程度的恢复。对于痛性感觉异常或强制性痉挛或其他发作症状，可给予安定，对精神忧郁者用三环类药物，对尿急尿频者用普鲁苯辛，对无张力膀胱有大量尿潴留者予定时导尿。

4. **产科处理**　MS 非妊娠禁忌，但疾病活动期最好暂不宜妊娠。如急性进展期最好立即终止。无产科指征可以阴道分娩，但要避免过度疲劳，尽量缩短第二产程。完全母乳喂养对疾病有利。

【临床特殊情况的思考和建议】

1. 与一般的观念相反，妊娠对 MS 无恶性影响。怀孕并不增加复发危险性，也不影响此病的长远残疾和病程。怀孕期间复发率会降低，这可能与 MS 是一种自身免疫性疾病有关，怀孕后母体内甲胎蛋白合成增加，皮质激素水平升高等，这些物质具有免疫抑制作用。但孩子出生后最初 6 个月内复发率会增加，可能与在产后，随着甲胎蛋白和激素恢复正常水平，母体免疫功能也恢复正常，伴同照料婴儿带来的疲劳和应激等所致。但最近研究显示产妇产生的催乳素有可能治愈多发性硬化症：研究人员在实验室老鼠身上发现，母老鼠怀孕期间产生的催乳素可以自动修补遭损伤的髓鞘。除此之外，在怀孕期间，免疫系统也不再攻击髓鞘。且从实验结果来看，催乳素生产愈多，髓鞘也随之增多，进而使受损的髓鞘获得修补。另外最近有研究报道罹患多发性硬化症的妇女怀孕后如果进行完全母乳喂养（没有辅助喂养）至少 2 个月，其多发性硬化症复发的风险将大大降低。完全母乳喂养会导致身体变化，比如月经期消失，这会降低炎症的发生。

2. 没有证据提示多发性硬化会影响受精，或导致增加流产、畸形、死胎、分娩和产后并发症的危险性。

3. 大量回顾性调查发现，妊娠并不影响多发性硬化。但若夫妻双方有一个或双方均都患有多发性硬化时，应谨慎考虑作出组成家庭的决定。许多夫妇关心他们的孩子也会有患多发性硬化的危险性。多发性硬化家系研究结果提示：若父母中仅有一位患多发性硬化，且再无其他家庭成员患有多发性硬化，则该孩子一生患多发性硬化的几率只有 3%～5%，若家庭中有几个人和（或）父系和母系双方都有多发性硬化，则其危险性会有增加。作出要孩子的决定的同时，应考虑其长远的后果。诸如当前和将来的残疾程度，对方为照料和抚育孩子能作贡献的能力，家庭和朋友给予支持的可能性，经济能力等，各种因素均应评估。不应在没有考虑所有这些可能的情况下做出要孩子的决定，因为有多发性硬化病人的家庭要比没有多发性硬化病人的家庭更需要支持系统。

参考文献

1. 坎宁安. 威廉姆斯产科学（英文影印版）. 第 24 版. 北京：科学出版社，2015

2. 曹泽毅. 中华妇产科学. 第 3 版. 北京：人民卫生出版社，2014：630-638

3. 吴江，贾建平. 神经病学（八年制）. 第 3 版. 北京：人民卫生出版社，2016

4. 中华医学会. 临床诊疗指南-癫痫病学分册. 北京：人民卫生出版社，2006

5. 中华医学会. 中国脑血管病防治指南. 北京：人民卫生出版社，2007

6. 王维治. 多发性硬化急性期及缓解期的治疗对策. 中华神经科杂志，2010，43（7）：522-524

7. 中华医学会. 临床诊疗指南-神经病学分册. 北京：人民卫生出版社，2011

8. 洪震. 抗癫痫药物应用专家共识. 中华神经科杂志，2011，44（1）：56-65

9. 王晓丽，张敬军. 妊娠合并癫痫的研究. 中国临床神经科学，2013，21（6）：699-702

10. 华绍芳，韩玉环. 妊娠合并重症肌无力的临床研究进展. 国际妇产科学杂志，2014，41（3）：218-220

11. 于生元. 中国偏头痛诊断治疗指南. 中国疼痛医学杂志，2011，17（2）：82

12. Norwood F, Dhanjal M, Hill M, et al. Myasthenia in pregnancy: best practice guidelines from a UK muhispecialty working group. J Neurol Neurosurg Psychiatry, 2013, 11

（王　珊）

第十一节　妊娠合并精神疾病

> **关键点**
>
> 新的医学模式要求产科医师能够重视孕产期精神卫生问题及精神疾病，并具备处理如妊娠期焦虑、产后抑郁症等常见精神病的能力。

我国《婚姻法》规定"患有医学上认为不应当结婚的疾病的禁止结婚"，这里规定的禁止结婚的疾病是否包括精神病，现行《婚姻法》及《婚姻登记管理条例》没有明确规定。但《母婴保健法》规定"有关精神病（指精神分裂症、躁狂抑郁型精神病以及其他重型精神病）在发病期内的，医师应当提出医学意见，准备结婚的男女双方应当暂缓结婚"。另外原卫生部 2002 年制定的《婚前保健工作规范（修订）》规定"一方或双方患有重度、极重度智力低下，不具有婚姻意识能力；重型精神病，在病情发作期有攻击危害行为的，属于医学上认为不宜结婚的疾病，应建议不宜结婚；有关精神病在发病期内属于医学上认为应暂缓结婚的疾病，建议暂缓结婚。若受检者坚持结婚，应充分尊重受检双方的意愿，注明建议采取医学措施，尊重受检者意愿"。因此，对于不属于发病期内结婚或婚后发病者，以及属于暂缓结婚未经出具婚前检查证明而结婚者，仍有妊娠分娩等产科情况。更有平日精神健康而在妊娠期产前产后出现心理卫生问题及精神障碍者。孕产期精神卫生问题及精神疾病，是精神医学实践中的一个重要方面。对此范畴，目前无确切的名称，权且称产科精神医学。该部分内容不但要求精神科医师掌握及处理,而且在新时期,新的医学模式要求产科医师也能掌握和处理。

一、妊娠、分娩期精神卫生问题

(一) 妊娠合并精神病

精神病(psychosis)指严重的心理障碍,病人的认识、情感、意志、动作行为等心理活动均可出现持久的明显的异常;不能正常学习、工作、生活,动作行为难以被一般人理解,显得古怪、与众不同;在病态心理的支配下,有自杀或攻击、伤害他人的动作行为;有程度不等的自制力缺陷,病人往往对自己的精神症状丧失判断力,认为自己的心理与行为是正常的,拒绝治疗。目前我国对精神疾病的习惯分为十四种:

1. 脑器质性精神障碍;
2. 躯体疾病伴发的精神障碍;
3. 酒依赖或酒精中毒性精神障碍;
4. 鸦片类及其他精神活性物质伴发的精神障碍;
5. 中毒性精神障碍;
6. 精神分裂症;
7. 偏执型精神病;
8. 情感障碍;
9. 神经症;
10. 心因性精神障碍;
11. 与文化相关的精神障碍常见症状;
12. 人格障碍;
13. 性心理障碍;
14. 精神发育迟滞。

【病因】

致病因素有多方面:先天遗传、个性特征及体质因素、器质因素、社会环境因素等。以精神分裂症为例:大多数学者认为精神分裂症是遗传因素和环境因素相互作用的结果。

1. 遗传因素 可能是多基因遗传,由若干基因的叠加作用所致。

2. 神经生化病理的研究

(1) 多巴胺功能亢进假说。

(2) 谷氨酸生化假说:在某些局部有谷氨酸化合物及其代谢酶通路的神经生化病理因素。

(3) 皮质下多巴胺系统和谷氨酸系统功能不平衡假说。

3. 环境中的生物学和社会心理因素

(1) 社会心理因素。

(2) 家庭教养环境。

(3) 性格问题。

(4) 生活事件。

4. 神经发育研究 发生于妊娠第 2 个 3 月期的发育缺损,致脑部病理学改变,包括:

(1) 产科并发症所致。

(2) 出生前病毒感染。

(3) 母孕期及围产期合并症所致。

(4) 其他病因学因素:如酒精会对胚胎发育产生负面影响,母亲在妊娠的第 1 个 3 月期的饥饿与精神分裂症患儿增加有关。

5. 大脑病理和脑结构的变化以及神经发育异常假说 病人有侧脑室扩大,脑皮质、额部和小脑结构较小,胼胝体的面积、长度和厚度和对照组亦有差别,至少部分与遗传因素有关,来源于遗传控制的脑发育不对称。

【临床表现】

着重讲述几种常见的精神病:

1. 精神分裂症 早期症状包括:睡眠改变、情感变化、行为异常、性格改变、语言表达异常等。精神分裂症的特征性症状:妄想、幻觉、思维障碍。当疾病发展至一阶段,可分为若干类型(单纯型、紧张型、青春型、偏执型等)。

(1) 偏执型:最多见。起病较缓慢,起病年龄也晚。临床表现主要是妄想和幻觉,尤以妄想为主,经过治疗通常能取得较好的效果。

(2) 青春型:起病在 18~25 岁,其临床表现主要是思维、情感和行为障碍。本型病人生活难以自理,预后较差。

(3) 紧张型:少见。其临床表现主要是紧张性木僵,可任意摆动其肢体而不作反抗,但意识清醒。有时会从木僵状态突然转变为难以遏制的兴奋躁动,常有毁物伤人行为,严重时可昼夜不停,但一般数小时后可缓解,或复又进入木僵状态。本型可自行缓解,治疗效果也较理想。

(4) 单纯型:少见。起病隐袭而缓慢,其临床表现为思维贫乏、情感淡漠,或意志减退等"阴性症状"为主,早期可表现为类似神经衰弱症状,然后逐渐出现孤僻、懒散、兴致缺失、情感淡漠和行为古怪,以致无法适应社会需要,但没有妄想、幻觉等明显的"阳性症状"。病情严重时精神衰弱日益明显。病程至少 2 年。本型预后较差。

(5) 其他型:尚有未分型、残留型和抑郁型等几种类型。

2. 躁狂抑郁症 以情感、活动过分高涨或低落为基本症状的精神疾病,为情感性精神病,是重性精神病。其临床特征为单相或双相发作性的躁狂状态或抑郁状态反复出现,两次发病之间有明显的间歇期。在间歇期精神状态可以完全正常,一般预后较好。发病多在青壮年,躁狂病人的兴奋和抑郁病人的自杀倾向对劳动力和社会秩序影响较大。

3. **癔症** 是神经症与心理因素相关的精神病。因生活事件、内心冲突或情绪激动、暗示或自我暗示等而引起,表现为急起的短暂的精神障碍、身体障碍(包括感觉、运动和自主神经功能紊乱),这些障碍没有器质性基础。主要表现:

(1)癔症性意识障碍。

(2)癔症性情绪障碍。

(3)癔症性遗忘。

(4)癔症性梦游。

(5)癔症性感觉障碍。

【诊断】

1. **精神分裂症** 精神分裂症的诊断标准:

(1)症状标准:确定无疑有下述症状中的至少两项,如症状存在可疑或不典型,则至少需要三项:①联想障碍:破裂性思维或逻辑倒错性思维等;②妄想;③情感障碍:情感淡漠,或情感倒错,或自笑;④幻听;⑤行为障碍:紧张综合征,或幼稚愚蠢行为;⑥被动体验或被控制体验;⑦内心被揭露体验(被洞悉感),或思维播散;⑧思想插入,或思维被撤走,或思维中断。

(2)严重程度标准:自知力丧失或不完整,且至少有下述情况之一:①社会功能明显受损;②现实检验能力受损;③无法与病人进行有效的交谈。

(3)病程标准:精神障碍的病期至少持续3个月,单纯型另有规定。

(4)排除标准:应除外脑器质性精神障碍、身体疾病、精神活性特质所引起的上述症状。

2. **躁狂抑郁症**

(1)躁狂发作的症状标准:以情绪高涨或易激惹为主要特征,且症状持续至少一周,在心境高扬期,至少有下述的三项:言语比平时显著增多;联想加快,或意念飘忽,或自觉说话的速度跟不上思维活动的速度;注意力不集中或集中不持久,或随境转移;自我评价过高,可达妄想程度;自我感觉良好,如感头脑特别灵活,或身体特别健康,或精力特别充沛;睡眠需要量减少且无疲乏感;活动增多或精神运动性兴奋;行为轻率或追求享乐,且不顾后果,或具有冒险性;性欲明显亢进。

(2)抑郁发作的症状标准:以心境低落为主要特征且持续至少两周,在此期间至少有下述症状中的四项:①对日常生活丧失兴趣或无愉快感;②精力明显减退,无原因的持续的疲乏感;③精神运动性迟滞或活动明显减少;④自我评价过低,或自责,或有内疚感,可达妄想程度;⑤联想困难,或自觉思考能力显著下降;⑥反复出现死亡的念头,或有自杀行为;⑦失眠,或早醒,或睡眠过多;⑧食欲缺乏,或体重

明显减轻;⑨性欲明显减退。

3. **癔症诊断** 有四个要点:

(1)由于精神刺激突然引起的疾病。

(2)症状具有特异性,如躯体障碍表现出的体征,意识障碍表现出过多的表情和夸张性。

(3)症状可因暗示而消失。

(4)不属于器质性躯体疾病。

【治疗】

1. **精神科专科治疗**

(1)精神分裂症

1)药物治疗:①急性期:疗程为8~10周。常用有:a. 氯丙嗪(FDA-C类):剂量300~400mg/d;b. 奋乃静(FDA-C类):剂量40~60mg/d;c. 三氟拉嗪(FDA-C类):有兴奋、激活作用。有明显抗幻觉妄想作用。对行为退缩、情感淡漠等症状有一定疗效。适用于精神分裂症偏执型和慢性精神分裂症。剂量20~30mg/d;d. 氟哌啶醇(FDA-C类):较迅速地控制精神运动性兴奋,有抗幻觉妄想作用,对慢性症状亦有一定疗效。剂量12~20mg/d;e. 氟哌噻吨(FDA-分档资料不足)(三氟噻吨,复康素):本药对阴性症状效果较好。剂量10~20mg/d;f. 珠氯噻醇(FDA-分档资料不足)(氯噻吨,高抗素):本药对妄想、幻觉以及兴奋、冲动等行为障碍效果较好。40~80mg/d。起效较快,1周可出现疗效;g. 氯氮平(FDA-B类):氯氮平对急性精神分裂症症状疗效与氯丙嗪等相等同,但对难治性精神分裂症疗效优于氯丙嗪。剂量300~400mg/d;h. 舒必利(FDA-分档资料不足)(Sulpiride):临床总疗效与氯丙嗪相接近,对控制幻觉、妄想、思维逻辑障碍有效外,对改善病人情绪、与周围人接触亦有治疗作用。剂量600~800mg/d。属于第二代新型抗精神病药物,锥体外系副作用等明显低于第一代;i. 利培酮(FDA-C类)(维思通):除对妄想等阳性症状有效外,亦能改善阴性症状。剂量3~4mg/d,个别可达6mg/d;j. 奥氮平(FDA-C类)(奥兰扎平):对阳性、阴性症状以及一般精神病态均有良好疗效。剂量5~20mg/d;k. 长效针剂:适用于有明显精神病症状而拒绝服药或有藏药企图的病人,以及处于巩固疗效、预防复发维持治疗阶段的病人。吩噻嗪类药物(FDA-C类)(癸氟奋乃静(氟奋乃静癸酸酯)12.5mg~25mg~50mg,bim,m;棕榈酸哌泊塞嗪(哌泊噻嗪棕榈酸酯),50~100mg,qm,m;丁酰苯类(FDA-C类)的有癸氟哌啶醇(安度利可长效针剂)50~100mg,bim,m。硫杂蒽类的长效针剂(FDA-分档资料不足):癸氟哌噻吨(三氟噻吨癸酸酯,氟哌噻吨癸酸酯)20~40mg,bim,m,对改善慢性症状有效,且疗效较快。癸酸珠氯噻醇(癸酸氯哌噻吨),200mg,bim,m,对改善阳性和阴性症状均有效。药物的剂量因人而异。一般从小剂量开始,逐渐加量,于10天至2周内加至治疗剂量,一般在治疗量4~6周内可

控制急性精神分裂症症状。对有明显自伤、伤人、兴奋躁动病人，宜迅速控制兴奋，防止病人发生意外可人工冬眠治疗。②继续治疗和维持治疗：a. 继续治疗：在急性期控制后，继续用药持续 1 个月左右，以期使病情获得进一步缓解。然后逐渐减量进行维持治疗；b. 维持治疗：旨在减少复发或症状波动而再住院。维持治疗的时间一般在症状缓解后不少于 2 年。如病人系复发，维持治疗的时间要求更长一些。这一阶段的抗精神病药物逐渐减量，以减至最小剂量而能维持良好的恢复状态为标准。一般在 3～6 个月后逐渐减至治疗量的 1/2，如病情稳定，可继续减量，减至治疗量的 1/4 或 1/5。如病人为第 2 次发作，药物维持的时间更长一些。即使用较低剂量维持，定期复查，随时调整剂量，可避免复发。

2）心理治疗和心理社会康复：要了解与发病有关的生活和工作中的应激，了解病人在病情好转阶段对疾病的态度、顾虑，协助病人解除家庭生活中的急慢性应激，并给予支持性的心理治疗。

（2）躁狂抑郁症：躁狂抑郁症治疗包括服用药物和各种形式的心理治疗。药物治疗：

1）抑郁症孕妇的服药问题：一般来说抑郁症孕妇如果抑郁症状并不严重，可以不服用药物。如果怀孕后抑郁症状仍非常严重，有明显的消极意念或者自杀行为，或者伴有精神病性妄想、幻觉，可以用治疗单相抑郁症的三环、四环类药物：丙咪嗪（FDA-C 类）、多虑平（FDA-C 类）等或者麦普替林（路滴美）（FDA-B 类）、氯米帕明（安拿芬尼）（FDA-C 类）。早先认为三环类抗抑郁剂会引起肢体短小等先天性畸形，经大量临床调查认为与药物应用无关。选择性血清素重新摄入抑制剂（SSRIs）（FDA-C 类），包括百忧解（氟西汀）、帕罗西丁（赛乐特）、左洛复（舍曲林）及 5-羟色胺和去甲肾上腺素再摄取抑制药（SNRIs）万拉法辛（怡诺思）（FDA-C 类），已经成为大多数抑郁疾病的主要治疗药物，它们不会造成体位性的低血压、便秘或者镇静，因此与其他抗抑郁药物比较更有优势，但目前报道了它们三个少有的不良反应：①帕罗西丁可引起胎儿心脏畸形；②新生儿行为异常综合征；③新生儿肺动脉高压。单胺氧化酶抑制剂（MAOIs）（FDA-C 类）如苯乙肼、苯环丙胺因为会造成体位性低血压而少用于孕妇。兴奋剂如苯丙胺、利太林（FDA-C 类）有报道可引起胎儿颅内出血、心脏和上腭畸形等；而且有人研究发现服用兴奋剂的子代，长大后性格暴躁、猝死，应该避免应用。

2）躁狂症孕妇的服药问题：氟哌啶醇能较快地控制急性躁狂发作症状，还可用抗精神病药氟哌啶醇、氯氮平或者氯硝西泮（氯硝安定）治疗。电休克可控制躁狂抑郁，但警惕胎盘早剥。

3）碳酸锂（FDA-D 类）、卡马西平（得理多）（FDA-D 类）治疗对于躁狂症或抑郁症都有很好的疗效，但碳酸锂引起的畸胎发生率较高，尤其是在三尖瓣等心血管畸形，而卡马西平据报道也能引起新生儿神经管的缺陷，以及多指（趾）和精神发育迟滞。如果病人在服用碳酸锂或者卡马西平类抗惊厥药物时想要怀孕，应该中止这些药物（尤其在早孕期），可用拉莫三嗪（FDA-C 类）、加巴喷丁（FDA-C 类）、托吡酯（妥泰）（FDA-C 类）、富马酸喹硫平（思瑞康）（FDA-C 类）。

（3）癔症：以心理治疗为主，可选用暗示疗法、心理疏导疗法、系统脱敏疗法等，也可根据不同症状酌情选用小剂量抗精神病药、抗抑郁药、抗焦虑药等。经正规治疗后大多数癔症病人预后良好，只有少数癔症迁延不愈。

2. 产科处理

（1）孕前咨询：精神病经治疗后精神症状缓解，疗效巩固较好者，可以恋爱结婚，但必须注意：①如果双方都患有精神病，即使治疗效果好，发病与遗传因素仍关系密切，结婚后不宜生育；②如果一方有精神病，最好不要再找有阳性家族史的对象结婚，因为这样会增加精神病的遗传几率；③精神病病人应在疾病稳定期且停药后再结婚怀孕，疾病发作期应暂缓结婚生育；④病情完全恢复且疗效巩固的病人，恋爱结婚，不要隐瞒病情，因一旦实情暴露，会影响恋爱婚姻关系，对病人本人也是个打击，甚至会诱发病情复发；⑤重型精神病，在病情发作期有攻击危害行为的，属于医学上认为不宜结婚的疾病，应建议不宜结婚。

（2）妊娠与分娩期处理

1）孕产期处理：2008 年美国妇产科学会（ACOG）发布孕期和哺乳期精神病药物治疗新版指南：A 级证据（良好及一致的科学证据）：锂可能轻度增加先天性心脏畸形（风险比 1.2～7.7）；丙戊酸钠会增加胎儿发育异常的风险（尤其在孕早期）；卡马西平与胎儿卡马西平综合征有关，应尽量避免（尤其在孕早期）；分娩前使用地西泮类药物与婴儿低肌张力综合征有关；B 级证据（有限或不一致的科学证据）：妊娠及计划妊娠的女性应避免使用帕罗西汀，胎儿在孕早期接触过帕罗西汀者应考虑做胎儿超声心动图；产前使用苯二氮䓬类增加唇裂的风险（绝对风险增加 0.01%）；拉莫三嗪可用于治疗妊娠期双相性精神障碍，安全性较好；C 级证据（主要基于共识及专家意见）：孕期精神病治疗，更倾向于采用较高剂量的单一药物治疗；不推荐检测母乳喂养新生儿的血药水平；孕期应用选择性五羟色胺重摄取抑制剂和去甲肾上腺素重吸收抑制剂时应遵从个体化治疗；孕早期接触锂的胎儿，应考虑作超声心动图检查。

中华医学会精神科分会制定的"中国精神障碍防治指南"中制定的原则为：①育龄妇女在使用精神科药物时应采取可靠、有效的避孕措施；②用药过程中一旦发现妊娠应首先考虑终止妊娠，待病情完全稳定，并咨询精神科医生被认可后再怀孕;③病情稳定(最好在病情稳定2年以上:情感性精神障碍者,治愈且巩固治疗1年以上,可停药妊娠。精神分裂症病人孕前则需巩固治疗2年以上稳定才考虑停药怀孕,过去无复发史和临床缓解水平很高的病人可以考虑妊娠,待妊娠12周后再用药;④对确实需要维持治疗的病人,可考虑选用对母体及胎儿毒性最小、最安全的药物,且用量宜减到最低有效剂量;⑤目前临床上多数精神科药物没有发现对妊娠有确切影响的证据(少数D级X级类药物除外),不能排除精神科药物对妊娠的不良影响。妊娠的12周内最好禁止使用精神科药物(因一些抗精神病药常会引起静坐不能、手抖、肌张力增高等锥体外系症状,很多解除这类不良反应的药物如安坦、苯海拉明、金刚烷胺等都有不同程度的致畸作用,因此在怀孕初期应该尽量避免使用药物),大多数精神药物都能分泌到乳汁中,所以在服用精神药物的哺乳期妇女应避免哺乳婴幼儿,而改用其他哺乳方法;⑥巩固时期不足或存在精神症状已受孕者,孕中晚期应予维持治疗,孕早期病情加重,服用较大剂量或致畸风险高的药物,应选择终止妊娠,孕期病情复发加重,病人及家属自愿中止妊娠,应予以支持。

2)分娩期处理:绝大多数病人在分娩前精神病已治愈,孕期病情稳定,分娩期一般不会发生病情波动,分娩处理与正常产妇基本相同,但应视为高危,要防患于未然。无产科指征可阴道分娩,尽量配合导乐及无痛分娩,酌情助产缩短第二产程。对发作期病人可进行保护性约束,并适当放宽剖宫产指征,可确保产妇和新生儿的安全,麻醉方式以全麻合适。

3)产后处理:为防止产后病情复发或加重,妊娠期未维持治疗者,产后尽早予以足量有效的精神药物治疗,尽量参照原发病时治疗方案。妊娠中晚期维持治疗者,产后尽快适当增量,产后病情加重者及时精神科住院治疗。由于许多精神药物可通过乳汁分泌,对婴儿产生不良影响,且哺乳影响产妇休息易加重病情,建议人工喂养。产后病情稳定者可允许其照顾婴儿,否则要加强监护或由他人照顾婴儿。产后积极避孕,应由男方主动配合。

【临床特殊情况的思考和建议】

1. 妊娠期精神病发病　既往精神健康者妊娠期很少发生精神分裂症、情感性精神障碍等重性精神病。瑞典的研究资料表明:

(1) 既往有精神病病史者,妊娠期精神卫生状态恶化者为50%,精神健康改善者5%,无改变者45%。

(2) 既往有精神病病史者妊娠期间出现精神症状与既往精神病史强烈相关。

(3) 既往有精神病病史的妇女45%在妊娠期可能出现精神卫生问题,而既往无精神病病史的妇女仅13%在妊娠期出现问题。

(4) 在同这些精神病病人谈话中可以发现,既往有精神病病史的妇女妊娠时精神障碍加重者占39%,而对照组为4%。

(5) 临床观察,该类既往有精神病病史的妇女中仅35%有与精神卫生状态相关的医学记录,在无精神卫生记录的病人中发现58%有较多的精神紊乱。另有学者对214例精神病病人在妊娠期病情研究发现:①精神分裂症治愈后维持治疗者,妊娠期均未见复发,未维持治疗者妊娠期复发率为15.38%,总复发率为2.4%。维持治疗者妊娠期复发率较少。②存有精神病性症状的精神分裂症者,妊娠期病情较易波动,显示妊娠对恶化原有精神症状有一定影响。③情感性精神障碍者,不论维持治疗与否,妊娠期病情均未见波动与复发。

2. 精神病病人产后　赵贵芳等对精神病病人产后3个月病情进行研究:精神分裂症病人产后病情总波动率(复发＋加重)占49.4%,其中复发为46.99%,加重为51.76%。情感性精神障碍病人产后复发占50%。癔症病人产后复发占62.5%。说明无论精神分裂症、情感性精神障碍还是癔症病人,产后病情均易波动,达半数以上。影响精神病病人产后病情的因素是多方面的,都对病人的产后病情具有重要作用。影响因素:

(1) 精神病本身易复发。

(2) 精神疾病治疗依从性差。

(3) 精神病病人产后大脑功能敏感性增加。

(4) 精神病病人产后内分泌改变的因素。

(5) 精神病病人产后休息饮食的影响。

(6) 精神病病人产后家庭环境因素。

(7) 精神病病人产后心理情绪因素。

(8) 精神病病人产后哺乳、照顾婴儿因素。

3. 精神病病人人工流产

(1) 适应证:发生精神分裂症有自杀企图时,孕妇因精神病致性格极其不稳定,社会和家庭的和谐程度不能维持,如继续妊娠可能对孕妇产生不利影响,或服用大剂量抗精神病药物或服用可能影响胎儿的精神类药物。

(2) 不宜立即人工流产的情况:①有意识障碍者,恢复意识后再进行;②对于急性兴奋躁动者应尽早人工流产,术前予大剂量苯二氮䓬类如氯硝西泮<20mg/d使病人安静后进行,流产后正规治疗;③因精神病病情不能接受或暂时不宜操作者,待病情稳定后进行。人工流产前病情不稳定者人工流产后精神科住院治疗。人工流产前病情稳定者,予以适当加大剂量的加强治疗,以免病情波动或加重。

4. 群体遗传学表明,精神分裂症具有肯定的遗传倾向,有研究认为精神分裂症母系后代比父系后代有更高的发病风险,对不宜或无意愿生育的病人及其配偶进行相关的避孕知识宣教,降低意外妊娠发生率,从源头上提高病人后代质量、优生优育,提高病人家庭生活质量。

（二）妊娠期焦虑

妊娠期焦虑是孕、产妇对妊娠、分娩应激产生的一种身心反应。

【病因及病理】

造成这种心理问题有多种原因：

1. 城市女性大多是初产妇，缺乏对生产的直接体验。从电视等媒体上耳闻目睹他人生产的痛苦经历，心中不免焦虑。

2. 怕孩子畸形。

3. 对胎儿性别的忧虑。

4. 患有妊娠期高血压疾病、妊娠合并心脏病等产前并发症的产妇，由于自身健康存在问题，同时也怕殃及胎儿，因此也易焦虑。

5. 由于到孕晚期各种不适症状加重，如出现皮肤瘙痒、腹壁皮肤紧绷、水肿等不适，使心中烦躁，易焦虑。

6. 由于行动不便，整日闭门在家，注意力集中到种种消极因素上，加重焦虑。

7. 担心孩子出生后，自己的职业受到影响或家庭经济压力加大，而产生焦虑。

孕妇产前焦虑会对母亲及胎儿造成直接的影响。据调查，产前严重焦虑的孕妇剖宫产及阴道助产比正常孕妇高一倍。严重焦虑的孕妇常伴有恶性妊娠呕吐，并可导致早产、流产。孕妇的心理状态会直接影响到分娩过程和胎儿状况，比如易造成产程延长、新生儿窒息、产后易发生围产期并发症等。焦虑还会使孕妇肾上腺素分泌增加，导致代谢性酸中毒引起胎儿宫内缺氧。焦虑还可引起自主神经紊乱，导致产时宫缩无力造成难产。由于焦虑，得不到充分的休息和营养，生产时会造成滞产。

【临床表现及诊断】

1. 焦虑、恐惧、不安及情绪不稳定为主要表现。心理测定表明，妊娠 30～36 周间，孕妇情绪变化的幅度最大，初产妇尤为明显。

2. 还可伴有明显的自主神经症状和肌肉紧张，以及运动性不安等。

【治疗】

1. **支持心理治疗**　除了家人的关心体贴外，孕妇自己也要注意身心调节。应学习有关知识，增加对自身的了解，增强生育健康宝宝的自信心。有产前并发症的孕妇应积极治疗并发症。分娩时提倡导乐无痛分娩模式。

2. **酌情使用抗焦虑症药物**　这类病人常常服用苯二氮䓬类药物如利眠宁、地西泮、硝西泮（硝基安定）和艾司唑仑（舒乐安定）等。有些报道认为这一类药物与唇裂和腭裂有关，在怀孕早期应该避免服用。如果停药困难，可以改用短效的安定类药物如阿普唑仑、劳拉西泮（氯羟安定）；也可以应用丙米嗪等抗抑郁剂；认知行为治疗对惊恐障碍和强迫症的疗效也相当好。

3. **分娩时精神症状**　分娩过程中体验到恐惧紧张和疼痛，产程延迟导致机体消耗，产妇可出现"恐怖-紧张-疼痛"综合征或发生短暂意识混乱。在产前即应予以心理治疗，消除其对分娩的恐惧，提倡开展导乐无痛分娩模式。必要时可酌情给予抗焦虑药或安定治疗。

二、产后精神障碍

产后精神障碍主要分为产后忧郁综合征、产后抑郁症和产后精神病三类。

（一）产后忧郁综合征

产后忧郁综合征，或称产后心绪不良，是在产褥早期最常见的精神障碍，主要表现为不明原因的阵发性哭泣和忧郁，但没有感觉障碍，产妇还可以伴有感觉疲劳、容易激动、不安、睡眠不好甚至失眠，以及与丈夫发生隔阂等。发生率多数报道在 50%，其症状持续 2～3 天后自愈。

【病因】

发病机制尚不清楚，生物学机制主要是性激素的改变，催乳素水平和皮质醇升高，甲状腺功能不足、血管加压素水平降低、尿中环磷酸腺苷排除增加，电解质改变血浆游离色氨酸水平降低、单胺氧化酶活性降低、β-内啡肽降低、产后孕酮降低等假说，仍尚需进一步证实。社会心理学因素和产科因素也有相关性。Hannah 等认为孕期焦虑、既往精神病病史、孩子出生时低体重、分娩较想象困难、剖宫产、人工喂养等因素与该病也有关。

【临床表现及诊断】

哭泣和眼泪汪汪是其常见症状，可见于 55%～58% 的产妇。哭泣的原因多种多样，伴有精神不振，可有忧郁。少数病人可有自尊心受损、自罪自责、悲观厌世等消极情绪。心绪波动往往表现为一日之内可有抑郁紧张易激惹哭泣喜悦的频繁交替。躯体症状可有头痛、失眠、口渴、食欲缺乏、乳房充血、踝部肿胀、消耗和衰弱等。该病可在再分娩时复发，且是产后抑郁症的前奏。诊断标准为：产后十天内出现上述临床特点。自我评定表格以爱丁堡产后抑郁量表让产妇每日评定。还有 Kennerley 产后心绪不良问卷亦可。

【治疗】

因其症状持续 2～3 天后可自愈，故无需特殊治疗，以心理疏导与安慰为主，并需要家庭与社会支持。对有生二胎打算的病人应提醒再次复发的可能。

（二）产后抑郁症

产后抑郁症（postpartum depression，PPD）指产后产生的抑郁，较产后忧郁综合征为重，但较产后精神病为轻，发病较高，发病率为 10%～25%。一般在产后两个星期内发病，至产后 4～6 周内逐渐明显，表现为产后心理不适、睡眠不足，病人感到疲乏无力、烦躁、易怒、悲观厌世、有犯罪感、严重者不能照料婴儿，甚至有伤婴者。

【病因及发病机制】

确切病因目前尚不清楚，众多研究认为其发病的相关因素与生理、心理、社会因素综合作用有关。

1. 生物学因素

（1）产后体内激素水平的变化是其发生的生物学基础。分娩后胎儿胎盘娩出，血液中雌激素、孕激素水平迅速下降，于产后 1 周内可达到非孕期水平。此生理特点恰与 PPD 发病的高峰期相吻合。近来有学者采用小剂量雌、孕激素防治 PPD 取得了明显效果，这将有助于对其发病机制的深入研究。孕酮作为一种可以在神经系统合成并发挥作用的神经活性甾体，通过上调炎症防护因子如 TNF-α 和 1L-1β 及生长因子的表达，调节相关神经递质、影响海马突触传递和突触可塑性等途径对产后抑郁症发挥潜在的保护作用。

（2）有研究显示产后 HCG 水平明显下降、催乳素水平迅速上升、下丘脑-垂体-肾上腺轴功能改变、甲状腺功能减退均与产后发生 PPD 有关。

（3）另有研究发现，5-羟色胺、去甲肾上腺素、多巴胺水平降低与产后忧郁症有关，而这类神经体质增加又与产后躁狂症有关。并认为产后 β-内啡肽迅速下降，而 $α_2$ 肾上腺受休升高与产后忧郁症也有关。

（4）本次分娩因素：临产时间较长、产钳助产、剖宫产、产后出血、感染、泌乳不足或新生儿因素如低体重儿、新生儿窒息等，孕产期有并发症与合并症者产后忧郁症的发病率也增高。

2. 心理因素

研究发现妇女在孕产期均有心理变化、感情脆弱、依赖性强等变化，故孕产期各种刺激都可能引起心理异常。除上述因素外，非计划妊娠、对分娩的忧虑、恐惧、胎婴儿的健康、婴儿性别非所愿，以及对成为母亲照料孩子的焦虑等，均可造成心理压力。

3. 社会因素

国内外研究表明，婚姻破裂或关系紧张、夫妻分离、家庭不和睦、生活困难、缺少丈夫和家人及社会的关心帮助、文化水平低、围产期保健服务少等均可能是 PPD 发病的诱因。

【临床表现及诊断】

依据 PPD 的定义包含产后 1 年内发病的所有抑郁症，但大多数 PPD 发生在产后最初的 3 个月内。PPD 的主要症状为情绪低落、落泪和不明原因的悲伤。但易激惹、焦虑、害怕和恐慌等症状在患抑郁症的产妇也很常见。缺乏动力和厌烦情绪也是重要的相关症状。PPD 的主动神经系统症状包括食欲低下、体重减轻、早睡、疲倦和乏力，还可有便秘。在认知方面，PPD 可引起注意力不集中、健忘和缺乏信心。在较严重的病例中，还可有自尊心减低、失望感和自觉无用感。对这类病例，应询问其有无自杀的企图。

1. 美国精神病学会 1994 年制定的产后抑郁症的诊断标准

（1）在产后两周内出现下列 5 条或 5 条以上的症状，首先必须具备①②两条：①情绪抑郁；②对全部或多数活动明显缺乏兴趣或愉悦感；③体重显著下降或增加；④失眠或睡眠过度；⑤精神运动性兴奋或阻滞；⑥疲劳或乏力；⑦遇事皆感毫无意义或有自罪感；⑧思维能力减退或注意力涣散；⑨反复出现死亡想法。

（2）关于 PPD 的时间限定，《美国精神疾病诊断与统计手册》第 4 版文字修订版中（DSM-IV-TR）的要求是"症状发生于产褥期"（即在产后 4 周内）。但这一限定很快受到不少学者的批评，因为有证据表明许多 PPD 的起病其实是在妊娠期，因此在新出版的 DSM-V 中对这一限定适当进行了修订，要求只要"起病于围产褥期"即符合标准，这就包括了起病于妊娠期以及产后 4 周的病人。但仍有研究认为这 4 周的时间限定过于武断，因为有证据表明许多女性的抑郁症状发生于产后 4 周后。因此一些研究者也尝试将时间的限定放宽。

2. 我国通用诊断症状标准

抑郁症有九个主要症状，只要以下这些症状至少存在 4 项，而且持续了两周还不能缓解，并且影响到了平时的正常生活，即可考虑抑郁症：①兴趣丧失、没有愉快感；②精力减退，常有无缘无故的疲乏感；③反应变慢，或者情绪容易激动、亢奋，也容易被激怒；④自我评价过低，时常自责或有内疚感，这也是导致病人自杀的主要原因；⑤联想困难或自觉思考能力下降，对一些日常生活小事也难以决断；⑥反复出现想死的念头或有自杀、自伤行为；⑦睡眠障碍，如失眠、早醒或睡眠过多（据研究，80% 抑郁症病人具有睡眠障碍）；⑧食欲降低或体重明显减轻；⑨性欲减退。

- **严重标准**：社会功能受损或给本人造成痛苦或不良后果。
- **病程标准**：符合症状标准和严重标准至少已持续 2 周。
- **排除标准**：排除器质性精神障碍或精神活性物质和非成瘾物质所致抑郁。
- **心理测试**：对产后抑郁的筛查并无特定的问卷，但是在产科工作中常用于产后抑郁辅助诊断有如下几种量表：①爱丁堡产后抑郁量表（Edingburgh postnatal depression scale，EPDS）；②抑郁自评量表；③汉密尔顿抑郁量表

（Hamiltons Rating Scale for Depression，HRSD）；④90项症状自评量表（Symptom checklist-90，SCL-90）等心理量表，有助于本病的诊断。

目前应用较多的是 Cox 等设立的爱丁堡产后抑郁量表。EPDS 包括 10 项内容，于产后 6 周进行，每项内容分 4 级评分（0～3 分），总分相加≥13 分者可诊断为产后抑郁症。

【治疗】

1. **心理治疗** 通过心理治疗增强病人的自信心，对产妇给以关心和无微不至的照顾，尽量调整好家庭成员之间的各种关系，指导其养成良好的睡眠习惯，对产后抑郁症病人的康复是非常有利的。

2. **抗精神病药物治疗** 心理治疗无效且抑郁症状严重时可予以抗抑郁药，五羟色胺摄取抑制剂较三环类疗效好。有资料表明对哺乳妇女去甲替林和舍曲林尚安全。

3. **激素治疗** 孕酮栓 800mg/d 可作为抗抑郁药的辅助治疗。甲亢予 β-受体阻滞剂，甲减予优甲乐治疗。

（三）产后精神病

产后精神病是产后发生的各种精神障碍，主要指伴发精神症状的躁狂症或抑郁症、急性幻觉妄想和一时性精神病性障碍、分裂情感性障碍。对于产后精神病是否作为一个独立的疾病单元，目前仍有争议。但在国际分类第 10 版中又重新出现，并加以说明"这一分类仅被用于产后有关的精神障碍（产后 6 周内）"。说明产后精神病的临床表现有其特征。其发病率为 0.1%～0.2%，以产后 7 天内发病者居多，产后精神病临床特点是精神紊乱、急性幻觉和妄想、严重忧郁和狂躁交叉等多形性病程和症状复杂与易变性，其生物学特征是睡眠障碍、饮食变化。

【病因】

产后精神病的确切病因目前尚不清楚，众多研究认为其发病的相关因素与生理、心理、社会因素综合作用有关。发病机制：据研究，产后精神病与双相型情感障碍家族史、既往双相型情感障碍史、初产妇、丈夫支持不良等因素有关。说明产后精神病的发病与遗传、社会心理因素、人格缺陷、躯体因素及产后积累的激素变化有关。有人认为强迫型人格和不成熟人格妇女容易发生产后精神病。

【临床表现及诊断】

产后精神变化快，常以心境紊乱为较常见的症状，以变化快、短期预后好、双向病程、多见于产后 6 周内为特点。

再次妊娠复发的危险性极高。常见表现有：严重失眠与早醒，情绪易变，突然大哭大笑，持续性的紊乱，定向和人格障碍，异常行为，对婴儿焦虑或拒绝婴儿，产生妄想，抑郁或焦虑，自罪自责，甚至自杀或杀婴。

【治疗】

1. **心理治疗** 针对病人的心理问题，予以同情、耐心、和蔼、解释、鼓励、关怀细致，并提出指导性建议或劝告。重视开展人际心理治疗，特别是夫妻间或家人间矛盾冲突的心理治疗，但需要家庭成员及社会各方面的热情支持与协助。

2. **抗精神病药物治疗** 根据本病的临床不同表现状态、母乳喂养与否，选用不同药物，并与心理治疗相结合，一般均可获得良好的效果。对哺乳的母亲根据病情选最小剂量和对婴儿仔细检测，必要时停止母乳喂养。

多数产后女性情绪略有波动，但多数不属于 PPD。但 PPD 也并不少见。PPD 值得重视，其不仅影响产妇的身心健康，而且会对婴儿的成长造成不利影响。一般建议进行 PPD 的例行筛查。轻、中度 PPD 首选心理治疗，以 IPT 和 CBT 为主；对中、重度 PPD 的女性推荐使用抗抑郁剂联合或不联合心理治疗。抗抑郁剂首选舍曲林，应低剂量起步，缓慢加量。目前国内相关的研究并不多，缺乏大样本的研究数据，国内 PPD 的诊治水平亟待提高。

参考文献

1. 曹泽毅. 中华妇产科学. 第 3 版. 北京：人民卫生出版社，2014：638-642

2. 中华医学会. 中国精神障碍防治指南. 2007：45-46

3. 王永清，杨孜. 妊娠合并精神分裂症的孕期保健和围产期处理. 中国实用妇科与产科杂志，2009，25（8）：583-586

4. 彭超，杨慧霞. 治疗神经精神疾病类药物对母儿的影响评价. 中国实用妇科与产科杂志，2009，25（8）：587-588

5. ACOG Practice Bulletin：Clinical management guidelines for obstetrician-gynecologists number 92. Use of psychiatric medications during pregnancy and lactation. Obstet Gynecol，2008，111（4）：1001-1020

6. Piton A，Gauthier J，Hamdan FF，et al. Systematic resequencing of X-chromosome synaptic genes in autism spectrum disorder and schizophrenia. Mol Psychiatry，2011，16（8）：867-880

7. Bobo WV，Yawn BP. Concise review for physicians and other clinicians：postpartum depression JJ. Mayo Clin Proc，2014，89（6）：835-844

（王 珊）

2

第十四章　妊娠合并阑尾炎外科疾病

第一节　妊娠合并阑尾炎

关键点

1. 妊娠合并急性阑尾炎是妊娠期最常见的外科急腹症,中孕期较多见。

2. 妊娠期阑尾炎的症状体征不典型。急性右下腹痛仍然是妊娠合并急性阑尾炎最常见的临床表现,右下腹局部压痛是最重要的临床体征。

3. 加压超声检查是诊断妊娠期急性阑尾炎首选的影像学检查。

4. 磁共振检查诊断急性阑尾炎敏感性偏低,但具有较高的特异性和阴性预测值。

5. 临床上高度怀疑妊娠合并急性阑尾炎,但影像学检查不能提供诊断依据时,为了降低阑尾炎穿孔和死产发生的可能,可以选择性行腹腔镜检查或剖腹探查术。

6. 妊娠合并急性阑尾炎不主张保守治疗,一经确诊,需在抗感染治疗的基础上及早手术。

7. 当妊娠合并急性阑尾炎诊断相对明确时,可以考虑开放性或腹腔镜阑尾切除术。这两种方法,没有随机试验证实孰优孰劣,手术方法的选择应该基于外科医生的经验水平。

8. 除非存在产科指征,原则上不同时进行阑尾手术及剖宫取胎术。

妊娠合并急性阑尾炎(acute appendicitis in pregnancy, AAP)是妊娠期最常见的外科急腹症,拟诊发病率为1/1000~1/600,确诊发病率为1/1500~1/800,略低于同年龄对照的非妊娠期妇女。该病可发生于妊娠任何时期,妊娠早、中、晚期分别占30%,45%和25%。由于妊娠期特殊的生理状况和解剖位置改变,妊娠期尤其是妊娠晚期合并急性阑尾炎的临床表现常不典型,往往导致诊断、处理不及时,更易发生阑尾穿孔。穿孔在妊娠早、中、晚期的发生率分别占8%,12%和20%,且会威胁母儿生命安全。因此,妊娠合并急性阑尾炎的早期诊断与及时处理极为重要。

【妊娠合并急性阑尾炎的特点】

1. 妊娠期阑尾解剖位置的变化　妊娠初期阑尾的位置与非孕期相似。随着妊娠子宫的增大,盲肠与阑尾的解剖位置逐渐被推向上方、外方和后方。妊娠3个月末时其基底部位于髂嵴下2横指处,5个月末达髂嵴水平,8个月末则上升到髂嵴上2横指处,妊娠接近足月时可达右肾上极或胆囊处,分娩10~12天后可恢复到原来的正常位置。

急性阑尾炎的病因是阑尾管腔堵塞和细菌侵入或慢性阑尾炎急性发作。进入妊娠中期后宫体增大,进而压迫阑尾管壁,易造成阑尾管腔堵塞,加之随着宫体增大,盲肠、阑尾位置逐渐上移,使阑尾扭曲、粘连、缺血,导致妊娠中期后阑尾炎发病率相对增高。

2. 妊娠期阑尾炎体征常不典型　由于阑尾位置的升高及妊娠子宫的覆盖,阑尾位置相对加深而腹壁变得薄而松弛,发病时压痛不典型,肌紧张和反跳痛不明显。

3. 妊娠期阑尾炎炎症易扩散　由于妊娠期免疫应答抑制,盆腔血液和淋巴循环较丰富,毛细血管壁通透性增强,组织蛋白溶解能力增加,易发生阑尾坏死和穿孔;增大的子宫将腹壁与阑尾分开,使壁层腹膜防卫功能减退;大网膜被向上推移,使之不能到达感染部位包围感染灶,炎症易在上腹部扩散,常导致弥漫性腹膜炎;炎症累及子宫可诱发宫缩,宫缩又促使炎症播散,易诱发败血症和感染性休克,导致不良的围产期结局。

4. 妊娠期阑尾炎后果较严重　妊娠期阑尾炎易波及子宫浆膜层甚至通过血液侵入子宫、胎盘,常引起子宫收缩,诱发流产或早产;细菌毒素可导致胎儿缺氧、生长受限、死亡。此外,由于产后子宫恢复迅速,已局限的阑尾脓肿可发生破溃而导致急性弥漫性腹膜炎,并发肠梗阻、败血症,严重者发生感染性休克导致死亡。

【临床表现】

1. **病史**　文献报道妊娠期急性阑尾炎病人中，20％～40％有慢性阑尾炎病史。

2. **症状**

（1）腹痛：转移性右下腹痛是非孕期急性阑尾炎最常见、最突出的早期表现，然而妊娠合并急性阑尾炎可能无此症状。传统观点认为：妊娠期由于阑尾随子宫增大而向外上移动，导致腹痛"移位"，这一观点如今遭到质疑——大样本回顾性研究并未发现"移位"，急性右下腹痛仍然是妊娠合并急性阑尾炎最常见的临床表现。据文献报道，腹痛的发生率约为 96％，其中右下腹痛为 75％，右上腹痛为 20％。

（2）伴随症状：妊娠期阑尾炎可有恶心（85％）、呕吐（70％）、厌食（65％）等非特异性的消化道症状。妊娠所致的恶心、呕吐，一般不会伴随腹痛症状。妊娠中、晚期出现明显的消化道症状，需警惕妊娠合并急性阑尾炎的可能。部分病人可主诉尿频、排尿困难（8％）、直肠症状，如腹泻和里急后重。

（3）发热：仅约 20％妊娠期阑尾炎病人出现＞37.8℃的发热症状，即使在非妊娠期，发热也并非阑尾炎的特异性表现。阑尾穿孔、坏死或出现腹膜炎时，体温可明显升高。

【体征】

1. **腹部压痛、反跳痛**　转移性右下腹痛及右下腹压痛和（或）反跳痛仍为诊断妊娠合并急性阑尾炎最重要的临床症状和体征。传统观点认为阑尾炎时疼痛部位随增大的子宫而向上移位，Mourad J 等回顾 10 年病例，报道了 6933 例妊娠中经病理证实的 45 例急性阑尾炎孕妇，不论孕周，82.2％的病人压痛点仍在右下腹。局部压痛是最重要的临床体征，详细的体格检查是确诊的关键。

反跳痛和肌紧张是诊断阑尾炎有意义的体征。妊娠期子宫将阑尾推移而远离腹壁，且腹壁伸张，疼痛感受器接受腹膜刺激的反应下降，合并阑尾炎时腹部压痛和肌紧张不明显，反跳痛也不易引出，即使经验丰富的医生也难以判定疼痛是否为阑尾炎所致。

2. **特殊体征的检查**

（1）Bryman 试验：嘱病人采取右侧卧位，使妊娠子宫移向右侧，若引起疼痛提示疼痛并非子宫本身疾病所致，可作为区别妊娠期阑尾炎与子宫疾病的体征。

（2）Alder 试验：先嘱病人平卧，检查者将手指放在阑尾区最明显的压痛点上，再嘱病人左侧卧位，使子宫倾向左侧，如压痛减轻或消失，说明疼痛来自子宫；如压痛较仰卧位时更明显，提示疼痛来自子宫以外部位，则阑尾病变的可能性大。

妊娠合并急性阑尾炎诊断缺乏具有确切临床价值的特异性体征，上述方法或有帮助。对确诊病例的回顾分析发现，腰大肌试验（Psoas 征）、闭孔内肌试验（Obturator 征）及结肠充气试验（Rovsing 征）的阳性率并不高，对于 Alder 征阳性的病例，约 2/3 无 Rovsing 征和 Psoas 征，这些体征对妊娠合并急性阑尾炎的诊断并无帮助。

【辅助检查】

1. **实验室检查**　与正常妊娠相比，急性阑尾炎病人的白细胞水平升高比率更高，但是由于妊娠期有生理性的白细胞增多，可增加至$(6.0～16.0)×10^9/L$，分娩过程中，甚至可增加至$(20～30)×10^9/L$，因此，白细胞计数的增加对诊断阑尾炎意义不大。并非所有的围产期急性阑尾炎病人都有白细胞计数和中性粒细胞百分数升高，WBC 和中性粒细胞百分数正常的病人不能排除急性阑尾炎的诊断。有报道利用锝标记的白细胞（TWBCS）筛查妊娠期阑尾炎，敏感性 50％，特异性 73％，假阳性率 27％，假阴性率 50％，阳性预测值仅 25％，所以认为 TWBCS 作为阑尾炎的预测指标在妊娠期并无价值。对怀疑为妊娠期急性阑尾炎的病人应动态观察白细胞计数和中性粒细胞百分数的结果。如白细胞计数短期内升高$>18×10^9/L$，或分类有核左移，中性粒细胞超过 80％，则具有临床意义，应予重视。

妊娠期急性阑尾炎可出现 C-反应蛋白的增高，但不具特异性。约 20％的急性阑尾炎病人可能出现一定程度的血尿、菌尿甚至脓尿，与病变阑尾接近膀胱和输尿管有关，这种改变不具特异性。胆红素轻度增高（总胆红素＞1.0mg/dl）可以作为阑尾穿孔的监测指标，敏感性 70％，特异性 70％。

2. **影像学检查**　影像学检查的主要目的，首先是减少因诊断的不确定性而造成的手术治疗延误，其次是尽量减少阴性开腹率。

（1）超声检查：加压超声检查（graded compression sonography，紧密固定并缓慢加压超声探头），是诊断妊娠期急性阑尾炎首选的影像学检查。美国妇产科医师协会（ACOG）建议，怀疑急性阑尾炎且病情稳定的妊娠妇女，应首先采用超声检查。急性阑尾炎超声诊断标准是阑尾不受压且直径超过 6mm，伴或不伴阑尾粪石、阑尾周围炎症或脓肿形成；超声检查阴性者是指可见一正常的直径小于 6mm 的受压阑尾，且阑尾周围无炎症、蜂窝织炎及脓肿；超声未发现阑尾则无法判断是否存在阑尾炎。

超声检查诊断妊娠期急性阑尾炎的敏感性为 67％～100％，特异性为 83％～96％。多种因素，比如孕周、孕妇身体质量指数（BMI）、超声医师的培训和经验，都会影响检查的可靠程度。孕周是超声准确诊断妊娠合并急性阑尾炎的一项独立影响因素，在早孕期及产后急性阑尾炎的诊断中具有较高的准确性，而在中孕后期及晚孕期的可靠性降低。超声检查的阳性预测值为 100％，如见异常，无需再通过其他影像学检查确认。单纯依靠腹部超声仅能识别38%的妊娠期急性阑尾炎,这一准确性在术后确诊为坏死性阑尾炎的病例中并未升高。因此,诊断时都可先行超声检查,未发现阑尾炎症征象并不能排除诊断,需要借助其他影像学手段进一步检查。

超声检查同时可以提示阑尾张力大小,为手术决策提供参考依据。可显示输尿管扩张、肾盂积水情况,与右输尿管结石相鉴别。有助于与卵巢囊肿或扭转,子宫肌瘤变性或扭转,胆囊炎等鉴别。

(2) 磁共振成像:急性阑尾炎磁共振成像(MRI)的诊断标准:①T_2加权像上高信号的增厚的阑尾壁;②T_2加权像上阑尾腔内有高信号影充填;③T_2加权像上阑尾周围组织信号增高。

对于腹部超声检查没有阳性发现的疑似妊娠合并急性阑尾炎病例,磁共振检查有助于提高诊断的准确性,Basaran等通过系统评价分析发现,临床上怀疑急性阑尾炎的孕妇若超声检查正常或无法诊断时,使用MRI检查的敏感性、特异性、阳性似然比和阴性似然比分别为80%(95%CI:44%-98%)、99%(95%CI:94%-100%)、22.7(95%CI:6.0-87.5)和0.29(95%CI:0.13-0.68)。

MRI的组织分辨能力佳,相对安全,诊断急性阑尾炎敏感性偏低,但是具有较高的特异性和阴性预测值,同时能够鉴别其他妇科及消化系统的疾病,因此MRI作为一种有效的辅助检查手段,在包括急性阑尾炎在内的妊娠期急腹症的诊断中越来越受到重视。

(3) X线和计算机断层扫描:X线检查(腹部平片)所能提供的信息非常有限,临床上基本不用于妊娠合并急性阑尾炎的诊断。非孕期急性阑尾炎,计算机断层扫描(CT)是最常用的影像学检查,敏感性、特异性和准确率均可达98%。出于对胎儿近远期影响的顾虑,放射性检查在妊娠期的应用受到限制。目前仅用于超声检查不明确且不具备MRI检查条件的疑似病人。与超声检查相比,CT在显示阑尾穿孔和阑尾周围炎性包块形成上更具优势,能显著降低阴性阑尾切除率,是有益的备选检查方法。

(4) 腹腔镜检查及剖腹探查术:临床上高度怀疑妊娠合并急性阑尾炎,但影像学检查不能提供诊断依据时,为了降低阑尾炎穿孔和死产发生的可能,可以选择行腹腔镜检查或剖腹探查术。术后的病理学检查是急性阑尾炎确诊的金标准。剖腹探查的目的常常在于切除怀疑存在炎症的阑尾,它不仅可以用于诊断和治疗急性阑尾炎,而且还可以诊断临床表现类似急性阑尾炎的其他腹部疾病,降低阑尾误切率。

【诊断和鉴别诊断】

1. **诊断**　依靠病史、体征和实验室检查仅仅能达到50%的诊断率,假阳性率和假阴性率均明显高于非妊娠期。

Brown等研究了450例妊娠期急性阑尾炎恶心、呕吐、发热、腹痛、腹膜刺激征、宫缩等临床表现,分析各临床表现对妊娠期急性阑尾炎的诊断价值,认为腹痛是唯一确定的妊娠期急性阑尾炎临床诊断指标,其他临床表现对妊娠期急性阑尾炎的诊断均无价值。右下腹痛尽管在无阑尾炎的妊娠期妇女中也很常见,但仍然被认为是妊娠期急性阑尾炎最可靠的临床表现。

妊娠期急性阑尾炎的早期诊断对母婴的生命安全至关重要,自发病至手术时间若超过24小时,阑尾穿孔的发生率将增加两倍。Pastore等系统分析了1975～2005年30年内的妊娠期阑尾炎病例,认为正确诊断阑尾炎除依靠典型症状和辅助检查外,更重要的是临床医师需保持高度警惕并具备综合全面的临床思维,特别注重采纳发病初期护理过病人的人所提供的潜在信息及体征。

2. **鉴别诊断**

(1) 妇产科疾病:主要包括异位妊娠破裂、卵巢肿瘤蒂扭转、急性输卵管炎和盆腔炎、胎盘早剥、HELLP综合征、先兆早产、肌瘤变性等疾病。

1) 异位妊娠:对于妊娠试验阳性,并且有右下腹疼痛的女性,首先需要排除异位妊娠的可能。异位妊娠破裂的病人停经后多有少量阴道流血,腹痛从下腹开始,有急性失血和腹腔内出血的症状和体征。妇科检查宫颈举痛明显,阴道后穹隆饱满、触痛。若发生于右侧附件区,可触及包块。B超检查显示盆腹腔有液性暗区。行后穹隆穿刺抽出不凝血即可确诊。

2) 卵巢肿瘤蒂扭转:多发生于妊娠早中期及产后,常有附件区包块史。临床表现为突发性、持续性下腹痛。若肿瘤坏死,则有局限性腹膜炎表现。妇科检查可触及触痛性囊性或囊实性包块。超声可确诊。

3) 急性输卵管炎和盆腔炎:病人多有脓性白带,查体盆腔双侧对称性压痛,行阴道后穹隆穿刺可抽出脓液,涂片检查可查见G^-球菌。超声有助于鉴别诊断。

4) 胎盘早剥和子宫破裂:表现为下腹部正中或邻近部位疼痛,与阑尾炎不同,这两种诊断通常表现出阴道出血、胎儿心率异常和子宫压痛。

5) 子痫前期和HELLP综合征:也可以表现为伴随腹痛的恶心、呕吐,与阑尾炎不同,疼痛通常在右上腹或上腹部,通常存在高血压,部分可以出现发热和白细胞增多。

(2) 胃十二指肠溃疡穿孔:病人常有消化性溃疡史,查体时除右下腹压痛外,上腹也可有压痛,板状腹,肠鸣音消失,腹膜刺激症状明显。立位腹部平片膈下有游离气体可帮助鉴别诊断。

(3) 右侧急性肾盂肾炎和右侧输尿管结石:肾盂肾炎在妊娠期比非妊娠期更常见。具有右侧腹痛,发热,白细胞增多和脓尿的孕妇,也应考虑急性阑尾炎的可能性。急性肾盂肾炎起病急,病人寒战、高热,疼痛始于腰肋部,沿着输尿管向膀胱部位放射,伴有尿急、尿频、尿痛等膀胱刺激症状。查体时右侧肾区叩击痛明显,上输尿管点和肋腰点有压痛,但无腹膜刺激症状。尿常规检查可见大量白细胞和脓细胞。输尿管结石病人绞痛剧烈,疼痛部位自腰肋部向大腿内侧和外生殖器放射。尿常规检查可见红细胞,X线或超声显示尿路结石。

(4)胆绞痛:常见于急性胆囊炎和胆石症。病人阵发性绞痛,夜间多发,疼痛开始于右上腹肋缘下,向右肩部、右肩胛下角或右腰部放射。大多数病人有寒战、发热、恶心、呕吐,亦可有阻塞性黄疸。超声、X线或胆囊造影可明确诊断。

(5)卵巢静脉血栓性静脉炎:通常在分娩后一周内出现临床症状,如果右卵巢静脉受影响,症状可能包括发烧和腹部疼痛,以及右侧腹部压痛。恶心、肠梗阻和其他胃肠道症状也可能发生,但通常是轻微的,这可能有助于区分右侧卵巢静脉血栓性静脉炎(OVT)与阑尾炎。

(6)其他:妊娠期急性阑尾炎尚需与急性胰腺炎、右侧肺炎、胸膜炎、产褥感染、肠梗阻、急性胃肠炎或肠系膜淋巴结炎等等疾病鉴别。

【治疗】

1. **阑尾切除术** 妊娠合并急性阑尾炎不主张保守治疗,一经确诊,需在抗感染治疗的基础上及早手术。围术期的抗生素治疗,应同时覆盖革兰阴性和革兰阳性菌(例如第二代头孢菌素)以及厌氧菌(例如克林霉素或甲硝唑),除非伴有坏疽、穿孔、阑尾周围蜂窝组织炎,一般手术后可停用抗生素。不伴有弥漫性腹膜炎的病人,预后良好。

早期诊断和及时的手术干预十分重要,手术干预延迟至症状发作24小时之后,阑尾穿孔的风险增加到14%～43%。阑尾穿孔者与未穿孔者比较,胎儿丢失率自1.5%增加至36%。当存在弥漫性腹膜炎或腹膜脓肿时,胎儿丢失率自2%增至6%,早产率自4%增至11%。鉴于妊娠期急性阑尾炎的诊断较非妊娠期困难,而阑尾穿孔后显著增加胎儿丢失风险,所以,当高度怀疑阑尾炎时,不论在妊娠任何时期,均应放宽开腹指征。但在开腹探查阑尾正常时,应仔细寻找其他引起急腹症的产科及非产科病因。

手术中外观正常的阑尾,组织学检查也可提示存在急性炎症改变,所以仍建议切除。基于目前的研究,切除正常阑尾,并发风险非常低,是否增加母儿的不良结局仍存在争议。

除非存在产科指征,原则上不同时进行阑尾手术及剖宫取胎术。当出现下列情况时可考虑先行剖宫产术,再切除阑尾:①阑尾炎穿孔并发弥漫性腹膜炎,盆腹腔感染严重,或子宫胎盘已有感染征象者;②胎儿基本成熟;③术中阑尾暴露困难。以上情况可先施行腹膜外剖宫产后,再打开腹腔进行阑尾手术。如病人妊娠已近足月且临产,阑尾

炎症状较轻,无剖宫产指征时,可先经阴分娩,再行阑尾切除术。

2. **阑尾穿孔的处理** 对于阑尾穿孔的处理,取决于穿孔的性质。弥漫性的阑尾穿孔可引起脓液和粪便组织的腹膜内播散。病人大多症状明显,可出现败血症,早产和胎儿丢失的风险显著增加。应急症开腹进行阑尾切除术,同时需进行腹膜腔灌注和引流。局限性穿孔:在非妊娠期,若急性阑尾炎病程超过5天,通过禁食,抗感染,给予水、电解质和热量的静脉输入等保守治疗,穿孔阑尾腹膜炎局限化,形成炎性肿块。致密粘连和炎症会增加阑尾切除术的难度及并发症,保守治疗优于手术。同样情况是否适于妊娠期,目前还没有有力的证据。妊娠期病人的个案报道,提示给予抗生素治疗,症状改善者,可以将阑尾切除术延至产时或者产后。需要注意的是,保守治疗期间,避免使用糖皮质激素及宫缩抑制剂,以免掩盖症状,要加强对病人脓毒血症及早产的监测。

3. **手术方法** 当妊娠合并急性阑尾炎诊断相对明确时,可以考虑开放性或腹腔镜阑尾切除术。这两种方法,没有随机试验证实优劣,手术方法的选择应该基于外科医生的经验水平。

(1)开腹手术:妊娠合并急性阑尾炎开腹手术(open appendectomy,OA),可采用在McBurney点或压痛最明显处的横切口,当诊断不明确时,选择下腹正中纵切口为宜,有利于探查和暴露术野,如有必要还可以同时施行剖宫产手术。虽然尚未证实牵拉刺激与早产之间存在关联,但手术当中应尽量减少对子宫的牵拉刺激。

(2)腹腔镜阑尾切除术:妊娠合并急性阑尾炎是否选择腹腔镜阑尾切除术(laparoscopic appendectomy,LA),需要综合考虑外科医生的技能和经验,以及临床因素,例如妊娠子宫的大小。美国胃肠和内镜外科医师协会(SAGES)制定的妊娠期腹腔镜手术指南,为妊娠期合并急性阑尾炎腹腔镜手术的安全开展提供了重要依据。早孕期腹腔镜阑尾切除术,成功率高,并且并发症很少。

由于妊娠自身原因及腹腔镜手术的特点,避免穿刺损伤和气腹时腹腔压力的过度上升是妊娠期进行腹腔镜阑尾切除术的主要问题。合理选择第一切口的位置至关重要,对于孕周较大的病人,建议采取轻微左侧斜卧位,一般根据宫底高度选择脐与剑突之间,其他套管位置较非孕期相应增高以避免损伤子宫。也可以选择超声引导下的Torcar穿刺和直视下的Hasson开放技术。CO_2气腹本身带来的腹腔压力升高可能减少子宫血液循环,使母体静脉回流及心排血量减少,最终导致胎儿低血压、缺氧及酸中毒。当腹腔压力维持在合适水平时(10～12mmHg),妊娠期的腹腔镜手术并不会对胎儿和母体产生明显的伤害,与开腹手术相比无明显差异。CO_2气腹对于胎儿高碳酸血症的有害影响并未得到充分证实。妊娠期孕妇处于高凝状态,且

CO_2 气腹导致血流减慢,静脉淤血,增加血栓形成风险。没有证据支持腹腔镜术后常规应用普通肝素或低分子肝素预防血栓。

虽然腹腔镜的安全性已经证实,但是也有研究认为腹腔镜阑尾切除术可能与早产率和胎儿丢失率增高相关。在2012年一项包括3415名妇女的11项研究的荟萃分析中,妊娠期合并阑尾炎腹腔镜手术与开放阑尾切除术相比,胎儿丢失的风险更大,腹腔镜和开放组的胎儿丢失率分别为7%和3%。随后的2014年的系统评价提示,虽然低级别的证据表明妊娠期腹腔镜阑尾切除术可能与胎儿丢失率增高有关,但尚不能因此确定开腹阑尾切除术在妊娠期更为优越。

【妊娠结局】

妊娠合并阑尾炎,尤其是伴有腹膜炎时,会增加流产、早产的风险。与脓毒血症及新生儿神经系统损伤之间的关联并未得到证实。妊娠合并急性阑尾炎也并未增加后续的不孕症的风险。

目前数据表明,妊娠期的腹腔镜或开腹阑尾炎手术并不增加剖宫产率,并没有发现妊娠期行阑尾炎手术病人有远期的相关并发症。

妊娠合并急性阑尾炎病人得到及时诊断与处理后,胎儿并发症的发生率明显下降。然而不论何种手术方式,与正常妊娠病人相比,阑尾炎病人术后低体重儿、早产和胎儿生长受限的发生率均较高。施行阑尾切除手术后,妊娠23周之后的胎儿丢失率约为22%,显著高于因其他原因而进行外科手术后的胎儿丢失率。而新生儿低出生体重和早产的发生率增高了1.5~2倍。既往有小样本研究表明,阑尾炎手术后分娩的新生儿在出生后13~17个月发育正常,其远期生长发育情况还有待进一步研究。

【临床特殊情况的思考和建议】

1. 依靠病史、体征和实验室检查仅仅能达到50%的诊断率,假阳性率和假阴性率均明显高于非妊娠期。腹痛是唯一确定的妊娠期急性阑尾炎临床诊断指标,恶心、呕吐、发热、腹痛、腹膜刺激征、宫缩等临床表现缺乏特异性。右下腹痛尽管在无阑尾炎的妊娠期妇女中也很常见,但仍然被认为是妊娠期急性阑尾炎最可靠的临床表现。

2. 影像学检查的主要目的,首先是减少因诊断的不确定性而造成的手术治疗延误,其次是尽量减少阴性开腹率。怀疑急性阑尾炎且病情稳定的妊娠妇女,应首先采用超声检查。超声检查未发现阑尾炎症的征象并不能排除诊断,需要借助其他影像学手段进一步检查,例如磁共振检查。临床上高度怀疑妊娠合并急性阑尾炎,但影像学检查不能提供诊断依据时,为了降低可能的阑尾炎穿孔和死产的发生,可以选择性行腹腔镜检查及剖腹探查术。

3. 妊娠合并急性阑尾炎不主张保守治疗,一经确诊,需在抗感染治疗的基础上及早手术。当高度怀疑阑尾炎时,不论在妊娠任何时期,均应放宽开腹指征,可以接受一定比例的阴性开腹。手术中外观正常的阑尾,仍建议切除,并发症风险非常低,是否增加母儿的不良结局仍存在争议。原则上处理阑尾不应同时行剖宫取胎术,除非有产科指征。

参考文献

1. Abbasi N,Patenaude V,Abenhaim HA. Management and outcomes of acute appendicitis in pregnancy-population-based study of over 7000 cases. BJOG,2014,121:1509

2. Zingone F,Sultan AA,Humes DJ,et al. Risk of acuteappendicitis in and around pregnancy:apopulation-based cohort study from England. AnnSurg,2015,261:332

3. Pates JA,Avendanio TC,Zaretsky MV,et al. The appendix in pregnancy:confirming historical observations with a contemporary modality. Obstet Gynecol,2009,114:805

4. House JB,Bourne CL,Seymour HM,et al. Location of the appendix in the gravid patient. J Emerg Med,2014,46:741

5. LurieS,RahamimE,PiperI,et al. Total and differential leukocyte counts percentiles in normal pregnancy. Eur JObstet Gynecol Reprod Biol,2008,136:16

6. SmithMP,KatzDS,LalaniT,et al. ACR apropriateness criteria right lower quadrant pain-suspected appendicitis. Ultrasound Q,2015,31:85

7. Shetty MK,Garrett NM,Carpenter WS,et al. Abdominal computed tomography during pregnancy for suspected appendicitis:a 5-year experience at a maternity hospital. Semin Ultra sound CT-MR,2010,31:8

8. Kastenberg ZJ,Hurley MP,LuanA,et al. Cost-effectiveness of preoperative imaging for appendicitis after indeterminate ultrasonography in the second or third trimester of pregnancy. Obstet Gynecol,2013,122:821

9. Lehnert BE,Gross JA,Linnau KF,et al. Utility of ultra sound for evaluating the appendix during the second and third trimester of pregnancy. Emerg Radiol 2012,19:293

10. Theilen LH,Mellnick VM,Longman RE,et al. Utility of magnetic resonance imaging for suspected appendicitis in pregnant women. Am J Obstet Gynecol,2015,212:345. e1

11. Duke E,Kalb B,Arif-Tiwari H,et al. A systematic review and meta-analysis of diagnostic performance of MRI for evaluation of acute appendicitis. AJR AmJ Roentgenol,2016,206:508

12. Burke LM,Bashir MR,Miller FH,et al. Magneticresonance imaging of acute appendicitis in pregnancy:a 5-year multi institutional study. AmJ Obstet Gynecol,2015,213:693. e1

13. Ito K,Ito H,Whang EE,Tavakkolizadeh A. Appendectomy in pregnancy:evaluation of the risks of a negative append ectomy. AmJ Surg,2012,203:145

(连 岩)

第二节　妊娠合并胆囊炎和胆石病

2

关键点

1. 妊娠期胆囊动力学改变,增加了胆石病及胆囊炎风险。胆石病的主要独立危险因素是孕前肥胖。

2. 在大多数病人中,复发性胆绞痛是胆石症的首发症状。胆囊炎的体征多不典型。

3. 对于胆道疾病,影像学检查是确诊依据。超声检查是诊断胆囊结石可靠和安全的方法。对于胆总管结石,可行磁共振、磁共振胰胆管造影、内镜下逆行胰胆管造影术检查。

4. 实验室检查有助于复杂胆囊疾病的排除和鉴别诊断。

5. 对于妊娠期首次发作的胆绞痛,建议初始支持治疗。对于症状加重者,建议进行动态的影像学和实验室检查用来评估潜在的并发症。

6. 对于妊娠期复发性胆绞痛,建议行胆囊切除术。及时手术干预,可降低复发率和再住院率。

7. 妊娠期胆囊切除术,首选腹腔镜手术。如果腹腔镜手术不能安全和(或)有效地完成,应进行开腹胆囊切除术。

妊娠期急性胆囊炎(acute cholecystitis)和胆石病(cholelithiasis)是仅次于急性阑尾炎的外科急腹症,发生率为1/10 000~1/1600,可发生于妊娠各期,以妊娠晚期和产褥期多见。70%~80%的急性胆囊炎病人合并胆石症,其诊断较非孕期困难。急性胆囊炎可发生严重并发症,如胆源性胰腺炎、胆囊积脓、胆囊穿孔、胆汁性腹膜炎等。炎症可诱发宫缩导致流产、早产、胎儿窘迫等,威胁母儿生命。早期识别和诊断该疾病,积极治疗和预防相关并发症,可改善围产期母儿结局。

【病因和发病机制】

1. 妊娠期雌孕激素变化使孕妇胆道疾病增多

(1) 早期妊娠时胆囊排空率轻度下降;中孕以后胆囊空腹容积及残余容积增大,排空率亦明显下降,胆囊容量增加2倍。

(2) 孕激素使胆道平滑肌松弛,胆囊壁肌层肥厚,胆囊收缩力从而下降,造成胆囊排空延迟。

(3) 雌激素能促进胆固醇的分泌,而孕激素能抑制胆汁酸的分泌,胆汁中胆固醇浓度过高,卵磷脂和胆汁酸盐含量减少,最终导致胆汁成为胆固醇过饱和胆汁。

(4) 胆酸池变小。

(5) 妊娠子宫增大压迫胆囊也可诱发胆囊炎。

2. 胆囊管梗阻　在进食脂肪餐之后,通过激素及神经刺激,胆囊收缩,胆结石被挤压到胆囊管开口处,80%的胆囊管梗阻是由胆囊结石引起的,尤其是小的结石嵌顿在胆囊颈部导致的梗阻,使胆汁排出受阻,疼痛加重。梗阻后胆囊内压增加,胆囊局部释放炎症因子溶血卵磷脂、磷脂酶A和前列腺素等,加之胰液反流、胰消化酶侵蚀胆囊壁导致急性胆囊炎。当结石从胆囊管上脱落,胆囊放松,症状改善。

3. 细菌入侵　当胆汁排出不畅或梗阻时,胆囊的内环境便有利于细菌的生长和繁殖。大多数细菌可经胆道逆行入胆囊,也可通过血液或淋巴入侵。病原菌以革兰阴性杆菌为主,70%为大肠埃希菌,其次为葡萄球菌、链球菌及厌氧菌等。

4. 危险因素　胆结石的主要独立危险因素是孕前肥胖。经产妇胆结石的发病率高于初产妇。年龄的增加、肥胖以及遗传背景可能是妊娠期胆石病发病率进一步升高的主要原因。在一项前瞻性研究中,妊娠期间脂肪和蛋白质的摄入量并没有增加或降低妊娠期及产褥期女性胆石病的发病风险。其他危险因素有:多产次、家族史、高甘油三酯和高胆固醇、低高密度脂蛋白和胰岛素抵抗等。

【胆石病临床分型】

妊娠期胆石病的表现与非妊娠期相似,按照临床表现和超声检查结果可以分为以下几类:①没有临床症状,仅超声发现胆囊结石。②具有典型的胆道症状和超声发现胆囊结石:大多数病人的首发症状是胆绞痛。病人主诉上腹或右上腹部痛,疼痛发作通常是在餐后1~3小时,特别是摄入脂肪食物后。之后疼痛逐渐加重,达到中度到剧烈程度后持续一段时间(这一过程一般不超过一个小时),此后的几小时内逐渐缓解。③非典型症状和超声发现胆囊结石:初始症状即为急性胆囊炎的表现。疼痛的性质、症状表现和持续时间有助于区分急性胆囊炎和胆绞痛。④典型的胆道症状,但超声未发现胆囊结石。

【急性胆囊炎临床表现】

1. 病史　既往可有胆绞痛、胆囊炎或胆石症病史。大约70%~80%的病人有胆绞痛病史且不能耐受油腻饮食。50%的病人可以询问到既往有右上腹疼痛病史。

2. 症状　突发性右上腹痛,也可见于上腹部正中或剑突下,呈阵发性加重,多在饱餐或过度疲劳后发作,多见于夜间。典型者为绞痛,疼痛可放射到右肩部、右肩胛下部或右腰部,少数病人可放射至左肩部,持续几分钟到数小时。70%~90%的病人伴低热、恶心、呕吐。25%的病人出现黄疸。并发急性化脓性胆管炎时,可出现明显寒战、高热、黄疸加重。感染严重时可出现感染性休克、败血症等表现。腹痛是妊娠期常见的主诉,胃肠胀气、胃灼热、不能耐受油腻食物等非孕期胆囊疾病的特征性表现在孕期不再典型。合并感染化脓时出现寒战和高热,有时体温可高达40℃。

有少数病人因胆囊结石压迫胆总管引起堵塞,或结石嵌于胆总管引起胆囊炎、胆管炎或梗阻性黄疸。严重感染时病人可出现休克。

3.**体征**　早期病人右上腹有压痛,胆囊出现化脓坏疽时右季肋下可触及肿大的胆囊,压痛范围增大,并发腹膜炎时可有腹肌紧张和反跳痛。由于妊娠晚期的解剖和生理变化,增大的子宫使脏器移位,妊娠期急性胆囊炎的体征常不典型,仅部分病人墨菲征阳性。

【实验室检查】

妊娠期实验室检查不具有特异性。发生胆囊坏死穿孔时,外周血白细胞计数升高伴核左移,白细胞可达 20×10^9/L;血清丙氨酸氨基转移酶(ALT)和天门冬氨酸氨基转移酶(AST)轻度升高。胆总管有梗阻时血清总胆红素和直接胆红素升高,尿胆红素阳性。淀粉酶、脂肪酶、碱性磷酸酶可用来鉴别是否并发胰腺炎。血或胆道穿刺液细菌培养可阳性。

【影像学检查】

对于胆道疾病,影像学检查是确诊依据。

1.**腹部超声**　腹部超声检查简单、无创、高效,是诊断胆道疾病的首选方法。超声下见胆囊体积增大(通常超过 $8cm \times 4cm$),囊壁不规则增厚,可见结石征象,可有胆囊周围积液的表现。超声可以发现 2mm 的结石,对胆囊结石诊断的准确性可达 $95\% \sim 98\%$,对于肝内外胆管结石诊断的准确性可达 80%。

超声对胆总管病变和微小结石,尤其是胆总管下段病变,常因十二指肠气体掩盖等而漏诊。超声医师的技术和经验不足,对胆囊结石的声像图认识不足,以及病史采集不够细致均会导致漏诊和误诊。因此,对于超声结果阴性的病人尚不能排除胆胰系统结石,可行 MRI、MRCP 或 ERCP 检查。

2.**计算机断层扫描**　计算机断层扫描(X-ray computerized tomography,CT)对高密度结石、低密度结石及部分混合密度结石的诊断率较高,但对等密度结石及泥沙样结石,诊断率较低。CT 检查诊断效果不及超声及磁共振检查,并使胎儿暴露于电离辐射,极少应用于妊娠期。

3.**磁共振成像、磁共振胰胆管造影**　磁共振成像(magnetic resonance imaging,MRI)在显示胆囊结石、胆管结石的部位、数量以及胆管梗阻部位、胆管扩张形态上,有 CT 不可比拟的优势。磁共振胰胆管造影(magnetic resonance cholangiopancreatography,MRCP)是近年发展起来的一种非介入性胰胆管成像技术,采用重 T_2 加权技术使胆汁和胰液呈明亮高信号,多角度立体展示胆囊形态,在发现胰胆管病变和确定病变部位方面具有一定优势。对胆总管疾病诊断的正确性与 ERCP 无差别。国内外文献报道 MRCP 对胆管结石的诊断正确性可达 $89\% \sim 97\%$,敏感性

$81\% \sim 98\%$。

急性胆囊炎的磁共振胰胆管成像(MRCP)和磁共振成像(MRI)表现包括:①胆囊增大、轮廓模糊。②胆囊壁增厚、水肿,在 T_1WI 呈低信号,在 T_2WI 呈高信号,信号不均匀或呈现双边影。③胆囊周围见液体信号。④胆囊内多见低信号结石。呈现低信号与胆系结石中氢含量少,主要成分是胆固醇和胆色素有关。而当结石含胆固醇较多时,在 T_1WI 和 T_2WI 可呈相对高信号。⑤胆囊穿孔时出现胆囊壁缺损、张力减小。

磁共振成像、磁共振胆管造影并不常规用于妊娠期胆绞痛或急性胆囊炎的评估,适用于 B 超检查有疑问,特别是需要鉴别胰腺疾病的妊娠期病人,安全可靠。钆剂的应用尚有争议,应尽量避免,确需使用,需要权衡利弊,充分告知。

4.**内镜超声**　内镜超声(endoscopic ultrasound,EUS)是一种对胆道系统半侵入性的操作,创伤小、风险低、无放射性,能准确的探测胆道结石、胆道淤泥甚至微小结石,能发现除胆总管结石以外原因(如小壶腹肿瘤,胆管上皮癌等)引起的胆道梗阻,是诊断胆管结石(CBD)最好的成像技术,但对设备、技术要求较高。EUS 对于诊断胆管源性急性胰腺炎优于经腹超声和经腹 CT 扫描及 MRCP。国外资料推荐 MRCP 和 EUS 是妊娠期诊断胆道系统疾病的首选检查手段,优于 ERCP。EUS 还可作为 ERCP 治疗前的辅助措施,如果 EUS 检查结果阴性,可避免行 ERCP 治疗。

5.**内镜下逆行胰胆管造影术**　考虑胆总管结石或并发胆源性胰腺炎时,可行内镜下逆行胰胆管造影术(endoscopic retrograde cholangiopancreatography,ERCP),但由于可能存在射线的危害,在妊娠早、中期应慎用。

ERCP 对于胆胰肿瘤疾病诊断率明显优于超声和 CT,对于胆管肿瘤、胆总管结石以及胆道炎性狭窄等具有重要的诊断价值。但由于并发症较多(如高淀粉酶血症、急性胰腺炎、出血、穿孔、胆道感染等)而且存在辐射,因此一般不作为单独的诊断方式。ERCP 作为一种治疗方法有重要的临床价值,在检查的基础上可行十二指肠乳头切开术,可取出胆总管结石、胰管结石,还可行内镜鼻胆管引流术、胆胰管扩张术、置入支架术等治疗,取代了部分外科手术。目前 ERCP 不推荐作为临床一线诊断手段,而是作为其他影像学检查的补充,或已确诊病例的介入治疗手段。对于妊娠期妇女,通过限制射线检查时间,屏蔽骨盆和胎儿,回避直接的 X 射线照射,可极大的减低胎儿所接受的辐射剂量。

【鉴别诊断】

1.**与妊娠相关疾病鉴别**　需要和可能引起右上腹或上腹疼痛的妊娠相关疾病进行鉴别,主要包括:子痫前期前期、HELLP 综合征、妊娠期急性脂肪肝、子宫破裂、胎盘早剥、羊膜腔感染。

(1)子痫前期/HELLP 综合征:子痫前期和 HELLP

综合征都是发生在妊娠 20 周之后的妊娠特发性疾病,子痫前期表现为高血压,常伴有血小板减少;HELLP 综合征表现为血小板减少,多伴有高血压。胆囊疾病可以发生在妊娠任何时间,一般不伴有高血压或血小板减少症。重度子痫前期、HELLP 综合征可有肝酶升高,也可合并胆石症的发生。

(2) 妊娠期急性脂肪肝:妊娠期急性脂肪肝通常发生在晚孕期。最常见的首发症状是恶心或呕吐(约 75%)、腹痛(尤其是上腹部疼痛,50%)、厌食、黄疸。妊娠期脂肪肝病人的血清转氨酶升高通常比胆囊疾病显著,约半数病人同时有子痫前期的临床表现。低血糖是妊娠期急性脂肪肝的特殊表现,区别于子痫前期、HELLP 综合征,或胆囊疾病。重症的妊娠期急性脂肪肝可出现肾衰竭和弥散性血管内凝血,可区别于胆囊疾病。

(3) 胎盘早剥:胎盘早剥的典型表现是阴道流血、强直宫缩、腹痛,腹痛通常不局限于右上腹或上腹部。在严重的情况下,出现胎儿监护的异常改变和弥散性血管内凝血。这些特征可区别于胆囊疾病。

(4) 子宫破裂:大多数病人有剖宫产史或子宫肌瘤切除术手术史。子宫破裂的症状和体征包括异常的胎心监护或死胎,子宫压痛,腹膜刺激征,阴道出血,休克。发生在分娩之前的子宫破裂是罕见的,多见于腹部外伤。

(5) 宫内感染:宫内感染的症状包括发热、腹痛、子宫压痛、白细胞增多、母体和胎儿心动过速、子宫收缩。宫内感染多见于胎膜早破后。急性胆囊炎病人可以出现某些类似症状,但是疼痛的位置是不同的,位于右上腹或上腹部,而不是子宫局部,且不伴有胎膜早破。

2. 与非妊娠相关疾病相鉴别 非妊娠相关疾病包括非胆囊结石相关的胆道疾病,胃食管反流,消化性溃疡,肝炎、阑尾炎等。

【并发症】

急性胆囊炎及胆结石随着病情进展,可能并发胆囊穿孔、弥漫性腹膜炎、急性化脓性胆管炎、胆总管结石和胆源性胰腺炎。胆囊穿孔常表现为持续性钝痛或绞痛、发热不退、黄疸加重等,可出现急性腹膜炎体征,甚至感染性休克表现;典型的急性胆管炎表现为三联征,即腹部绞痛、寒战发热和黄疸,急性重症胆管炎可在此基础上出现低血压和神志改变;伴发急性胰腺炎时,体征常不典型,血清淀粉酶升高,B 超见胰腺水肿;若出现坏死性胰腺炎,病情严重,可危及母儿生命。

【治疗】

1. 治疗原则 妊娠合并急性胆囊炎治疗原则与非妊娠期一致。对于妊娠期首次发作的胆绞痛,建议首先进行支持治疗。如果胆绞痛症状(疼痛,恶心,呕吐)不能控制或严重疼痛反复发作,选择手术治疗是合理的。近年来,倾向

于发病早期即积极手术治疗。

研究表明,初发病人手术治疗相比非手术治疗有更好的母儿结局,保守治疗复发率较高。有文献报道,妊娠合并急性胆囊炎病人早、中孕期保守治疗出现症状复发的几率为 55%,晚孕期为 40%。妊娠期急性胆囊炎症状复发,会增加住院次数和早产风险。症状一旦再发,病情较前加重,会增加手术难度,且易致胆道损伤,增加胆瘘和中转开腹的几率,病人术后恢复较慢。及早诊断和手术治疗是控制病情发展和改善母儿预后的重要因素。回顾性病历资料分析显示,接受胆囊切除手术的病人与保守性治疗病人比较,母体并发症发生率分别为 4.3% vs.16.5%,胎儿并发症发生率分别为 5.8% vs.16.5%。

2. 非手术治疗 支持性的治疗包括疼痛控制,静脉补液和营养支持,必要时进行抗生素治疗。

(1) 控制饮食:胆绞痛急性发作时,应指导病人进食。疼痛缓解后,给予高糖、高蛋白、低脂肪和低胆固醇的均衡饮食。

(2) 支持治疗:补充营养,维持水与电解质平衡。补充维生素,出现黄疸时须用大剂量维生素 K 注射。

(3) 对症处理:镇静、解痉、镇痛。止痛通常选用静脉注射阿片类药物。非甾体类抗感染药(NSAIDs)也可有效镇痛,但是因可造成动脉导管早闭及羊水过少,应避免在妊娠 32 周后使用。症状缓解期可适当服用利胆药。口服溶石药物主要有两种:鹅去氧胆酸(CDCA)和熊去氧胆酸(VDCA)。目前尚无人类或动物实验显示对胎儿有不良影响。虽然熊去氧胆酸已在妊娠期肝内胆汁淤积症治疗中广泛使用,但是目前仍不建议常规用于胆石症的治疗。

(4) 抗感染治疗:对于症状性胆石症病人,初始的抗生素使用是经验性治疗。大肠埃希菌、克雷伯杆菌和肠球菌是胆囊炎的主要病原菌,厌氧菌感染少见。抗感染应选用高效广谱抗生素,头孢菌素类在胆汁中浓度较血液高,且对胎儿无不良影响,应作为首选。常用的 β-内酰胺类/β-内酰胺酶抑制剂单药治疗:①氨苄西林舒巴坦 3g 静脉滴注,每 6 小时一次;②哌拉西林/他唑巴坦 3.375g 静脉滴注,每 6 小时一次;③替卡西林克拉维酸 3.1g 静脉滴注,每 4 小时一次。第三代头孢菌素,如头孢曲松钠 1g 静脉滴注,每 24 小时一次,加甲硝唑 500mg 静脉滴注,每 8 小时一次。对青霉素过敏病人,可以选择克林霉素。对于存在胆道感染的病人联合使用青霉素和氨基糖苷类效果较好。氨基糖苷类主要针对革兰阴性菌包括假单胞菌属,而氨苄西林覆盖了需氧菌和肠球菌。头孢菌素类、克林霉素、氨曲南妊娠期可以安全使用。对于胆源性胰腺炎病人,除非有可靠的感染证据,没有必要抗生素治疗。

3. 手术治疗

(1) 手术指征:①保守治疗期间病人病情加重,保守治疗无效,25%~50%的病人由于症状持续而最终需要手术治疗;②合并阻塞性黄疸、胆总管结石;③妊娠期间胆绞痛

发作次数大于 3 次；④出现严重的合并症如坏疽性胆囊炎、胆囊穿孔、胆囊积脓、胆囊周围脓肿并弥漫性腹膜炎等。

（2）手术时机：一般认为妊娠中期是最佳手术时机。妊娠晚期由经验丰富的外科医生施行急性胆囊炎手术治疗也是可行的。

（3）手术方式：一旦决定手术，需充分考虑外科医师的技术水平及人员设备情况，决定开腹手术还是腹腔镜手术，术前需与病人及家属充分知情沟通。手术方式包括腹腔镜或开腹手术行胆囊切除或胆囊造瘘术。

腹腔镜胆囊切除术（laparoseopic cholecysteetomy，LC）相对于开腹手术可减少对子宫的操作和激惹，降低早产风险。腹腔镜胆囊切除术在妊娠期是首选技术。手术方式需要考虑子宫大小，既往手术史，手术经验等。腹腔镜的方法可以比开腹手术提供更好的手术暴露。如果腹腔镜手术不能安全和（或）有效地完成，应转为开腹的胆囊切除术，以避免周围脏器损伤，这种情况不应被视为腹腔镜手术失败或并发症。

开腹胆囊切除术：病人手术体位应选择稍头高位且左侧倾斜，以增大子宫与下腔静脉的距离。手术切口首选肋下切口，利于暴露与操作。术中如果胆道解剖不清和（或）高度怀疑胆总管结石，在适当屏蔽下施行胆道造影，利大于弊。

胆囊造瘘术是一种较为简单的急救手术方式，有经腹腔穿刺造瘘和经肝穿刺造瘘两种手术方式，一般只在耐受差、行胆囊切除术有较大风险且急需引流的危重胆囊炎病人急救时采用。该手术操作简单、并发症少、安全性高，但此种手术只在胆囊管及肝总管无梗阻时才可发挥作用，加之胆囊切除术的完善和成熟，因此此种手术方法已应用较少。

经内镜逆行性胰胆管造影术（ERCP）和内镜下括约肌切开取石术（EST）可作为胆囊切除术的替代选择，放射线暴露对胎儿发育的影响以及内镜手术对妊娠结局的影响仍存在争论。中华医学会消化内镜分会建议 ERCP 只用于治疗已确诊的胆总管结石病例，实施结石的清除或胆管引流。在妊娠中晚期，尤其对并发胆源性胰腺炎病人，建议行 ERCP 诊断的同时行 EST 取出结石，数日后再行 LC。由于内镜下胆总管结石取出术后采用非手术治疗，因此将有一半的病人出现再发症状。

4. **产科处理**　一般情况下，围产期急性胆囊炎无论采取保守治疗或是手术治疗，均需严密监测胎儿宫内情况。如果情况允许，建议有早产征象者予宫缩抑制剂抑制宫缩；如果存在胎儿窘迫则需尽快终止妊娠。而当采用保守治疗时，应充分考虑胎儿生长对营养的需求，应给予静脉营养支持治疗。对需要手术治疗的妊娠晚期胆囊炎病人，无产科终止妊娠指征时，可手术治疗胆囊炎，而予促胎肺成熟后酌情继续妊娠。如病人一般情况较差，而胎儿接近成熟，也可选择剖宫产同时进行胆囊切除术。在制定终止妊娠的决策

时，应以孕妇安全为首要目标，充分评估母儿情况，合理选择治疗方法和分娩方式，提高孕妇治愈率及胎儿存活率。胆囊手术并未明显增加早产的风险，但是增高了剖宫产率。

【临床特殊情况的思考和建议】

1. 胃肠胀气、胃灼热、不能耐受油腻食物等非孕期胆囊疾病的特征性表现在孕期不再典型。腹痛仍然是妊娠期常见的主诉，尤其是对于有胆囊疾病病史及孕前肥胖的高危女性，要提高警惕。

2. 对于胆道疾病，妊娠期实验室检查不具有特异性，影像学检查是确诊依据。腹部超声仍然是诊断胆道疾病的首选方法。国外资料推荐磁共振胰胆管造影和内镜超声是妊娠期诊断胆道系统疾病的首选检查手段，优于内镜下逆行胰胆管造影术。后者在妊娠期一般不作为单独的诊断方式。

3. 妊娠合并急性胆囊炎治疗原则与非妊娠期一致。对于妊娠期首次发作的胆绞痛，建议首先进行支持治疗。如果胆绞痛症状（疼痛，恶心/呕吐）不能控制；严重疼痛反复发作，伴随体重不增，选择手术治疗是合理的。保守治疗复发率较高，症状一旦再发，病情较前加重，增加手术难度。近年来，倾向于发病早期即积极手术治疗。有经验的外科医生实施腹腔镜下手术是可行和安全的。孕妇安全是是否终止妊娠的首要目标，剖宫产的选择以腹膜外剖宫产为首选。

参考文献

1. Igbinosa O, Poddar S, Pitchumoni C. Pregnancy associated pancreatitis revisited. Clin Res HepatolGastroenterol, 2013, 37: 177

2. Liu B, Beral V, Balkwill A, Million Women Study Collaborators. Childbearing, breastfeeding, other reproductive factors and the subsequent risk of hospitalization for gallbladder disease. Int J Epidemiol, 2009, 38: 312

3. Mathew LK, Ko C. Dietary fat and protein intake are not associated with incident biliary sludge and stones during pregnancy. JPEN J Parenter Enteral Nutr, 2015, 39: 124

4. Ellington SR, Flowers L, Legardy-Williams JK, et al. Recent trends in hepatic diseases during pregnancy in the United States, 2002-2010. Am J Obstet Gynecol, 2015, 212: 524. e1

5. Date RS, Kaushal M, Ramesh A. A review of the management of gallstone disease and its complications in pregnancy. Am J Surg, 2008, 196: 599

6. Ducarme G, Maire F, Chatel P, et al. Acute pancreatitis during pregnancy: a review. J Perinatol, 2014, 34: 87

7. European Association for the Study of the Liver. EASL Clinical Practice Guidelines: management of cholestatic liver diseases. J Hepatol, 2009, 51: 237

8. Othman MO, Stone E, Hashimi M, Parasher G. Conservative management of cholelithiasis and its complications in pregnan-

cy is associated with recurrent symptoms and more emergency department visits. Gastrointest Endosc,2012,76:564

9. Dhupar R,Smaldone GM,Hamad GG. Is there a benefit to delaying cholecystectomy for symptomatic gallbladder disease during pregnancy? Surg Endosc,2010,24:108

（连　岩）

第三节　妊娠合并肠梗阻

关键点

1. 妊娠合并肠梗阻是腹部外科中的一种少见疾病，肠粘连是主要病因。肠梗阻是仅次于阑尾炎的外科急腹症第二位原因。

2. 妊娠并不增加肠梗阻的发病率，但是妊娠特有的生理状态，与肠梗阻的发生具有一定相关性。妊娠期肠梗阻较非妊娠期的病情严重。

3. 妊娠合并肠梗阻的症状与非妊娠期类似，当表现出不能用妊娠来解释的严重或持续呕吐，需要警惕肠梗阻的可能。妊娠期增大的子宫拉伸前腹壁腹膜，腹膜刺激征减弱，体征不典型。

4. 超声检查是评价妊娠合并肠梗阻首选的影像学检查方法。磁共振检查可以较为准确地诊断肠梗阻病因及其梗阻部位。结肠镜检查对明确梗阻部位及病因，决定是否手术及手术方式具有重要意义。

5. 白细胞计数及C-反应蛋白对妊娠期肠梗阻的早期识别及病情监测均无特殊价值。特异性指标可以作为间接证据来反映疾病严重程度。

6. 妊娠合并肠梗阻的治疗，原则与非妊娠期相同，取决于梗阻的性质、程度、部位及孕周。纠正肠梗阻引起的水电解质紊乱及酸碱失衡，解除肠梗阻和进行恰当的产科处理。

7. 禁食与胃肠减压是治疗妊娠合并肠梗阻的首要措施，泛影葡胺和结肠镜复位治疗是有益的措施。

8. 如果保守治疗失败，或病人出现发热、心动过速、显著的白细胞增多伴严重腹痛、腹膜阳性体征，应及时行手术探查。

9. 急性结肠假性梗阻是结肠功能紊乱引的一种非器质性病变，为可逆性疾病，只要及时发现，治疗正确，预后较好。

肠梗阻（intestinal obstruction）是由于各种原因引起的肠内容物通过障碍，进而出现一系列病理生理变化的临床综合征，是仅次于阑尾炎的外科急腹症第二位原因。妊娠合并肠梗阻并不常见，Sharp等报道发病率约为1∶3500～1∶2500。由于早期识别、早期诊断相对困难，在一定程度上延误了早期治疗，进而影响预后。1992年Perdue等报道，妊娠合并肠梗阻的病死率为6%，胎儿丢失率为26%，肠切除率为23%。随着对疾病认识及诊疗手段的提高，母婴死亡率逐步降低。2015年Webster等的研究数据显示，妊娠合并肠梗阻的病死率为2%，胎儿丢失率为14%。

【病因】

1. **妊娠与肠梗阻的关系**　妊娠并不增加肠梗阻的发病率，但是妊娠特有的生理状态，与肠梗阻的发生具有一定相关性。以下是妊娠促进或产生肠梗阻的诱因：

（1）妊娠中后期，粘连的肠段受逐渐增大的子宫的推移，使肠曲成角、扭转，从而形成逐渐加重的、难以缓解的机械性肠梗阻。

（2）孕激素水平升高，使肠管平滑肌张力降低，肠蠕动减弱，易发生肠麻痹。

（3）妊娠晚期胎头下降容易压迫肠管。

（4）大量应用解痉药物、长时间卧床、妊娠子宫压迫等，均可影响肠蠕动及肠管通畅，造成妊娠期便秘，影响肠管排空。

（5）妊娠期高凝状态，血栓性疾病累及肠系膜血管。

2. **妊娠期肠梗阻的好发时期**　肠梗阻在早、中、晚孕期及产褥期的发生比例为6%、28%、45%和21%。妊娠16～20周，子宫由盆腔升入腹腔，妊娠32～36周，胎头下降入骨盆，以及产褥早期，子宫体积迅速减小时是妊娠期肠梗阻的好发时期。

3. **妊娠合并肠梗阻的病因**　肠梗阻按病因可分为机械性、动力性和血运障碍性肠梗阻。

（1）肠粘连：肠粘连是机械性肠梗阻最常见的病因，占妊娠期急性肠梗阻的60%，与非妊娠期相近。肠粘连与腹部手术史及腹膜炎病史有关，70%～90%有腹部手术史，最常见于阑尾切除术，其次为妇科手术包括剖宫产术。

（2）肠扭转：肠扭转所致妊娠期肠梗阻约为25%，明显高于非妊娠期的3%～5%，其中乙状结肠扭转占10%、盲肠扭转占5%、小肠扭转占2%。肠扭转与子宫大小、位置改变有关，其原因可能为空间改变后，多余肠袢围绕固定点转动，发生扭转。

（3）其他少见的病因：肠套叠（5%），绞窄性疝（3%），结肠癌（1%）。

近年来，不同来源的个案报道，提示盐酸昂丹司琼可能增加肠梗阻风险，其机制可能与药物减慢肠蠕动有关，脱水状态会加重这种风险。Fejo等研究认为，暴露于盐酸昂丹司琼的妊娠期肠梗阻罕见，发生率约为0.25%，但是用药过程中应注意主动水化及肠道管理，对于严重便秘的病人，应减小药物剂量或者停用药物。

4. **妊娠合并肠梗阻的分类**　妊娠合并肠梗阻，按肠壁有无血运障碍，可分为单纯性肠梗阻和绞窄性肠梗阻两类。单纯性肠梗阻：只是肠内容物通过受阻，而无肠管血运障碍。绞窄性肠梗阻（strangulated intestinal obstruction）指梗阻并伴有肠壁血运障碍者,可因肠系膜血管受压、血栓形成或栓塞等引起。绞窄性肠梗阻可发生于单纯性机械性肠梗阻的基础上,单纯性肠梗阻因处理不当而转变为绞窄性肠梗阻的占15%～43%。单纯性肠梗阻时,肠壁高度膨胀,使肠管小血管受压,肠壁血运障碍严重时,可导致肠壁坏死、穿孔。

【临床表现】

1. **症状** 妊娠期肠梗阻临床表现与非妊娠期肠梗阻相似,其典型的表现有持续性或阵发性腹部绞痛伴发热(体温>37.5℃)、恶心、呕吐、腹胀,完全梗阻者可停止排气、排便。98%有持续性或间歇性腹痛,80%表现有恶心、呕吐,30%有便秘的情况。这些症状可以是非典型的,或者被妊娠本身的改变所掩盖。需要注意的是,妊娠相关的呕吐、腹胀、便秘等表现一般为单独的现象,而在肠梗阻时这些症状会同时出现。尤其是当妊娠女性表现出不能用怀孕来解释的严重或持续呕吐,需要警惕肠梗阻的可能。

2. **体征** 腹部查体可见肠型及肠蠕动波;听诊肠鸣音亢进,有气过水声或金属音;叩诊呈鼓音,有腹部振水音;腹部压痛,严重者可有反跳痛和腹肌紧张。妊娠期增大的子宫拉伸前腹壁腹膜,腹膜刺激征减弱,不同程度掩盖急腹症体征。71%有腹部压痛,55%出现异常肠鸣音。

【辅助检查】

1. **影像学检查**

(1) 腹部X线平片(KUB):KUB曾被广泛应用于诊断肠梗阻,检查可见肠段扩张、积液和气液平面。机械性肠梗阻时梗阻部位以上肠管充气、胀大,充气肠袢大小不一。麻痹性肠梗阻可见肠道普遍胀气,充气肠袢大小较为一致。由于腹部组织结构影像互相重叠、分辨率低,征象难以显示清晰,诊断肠梗阻是基于肠腔内积气显示扩张的肠管,但肠梗阻发生早期肠管开始积液,而积气少或无。KUB诊断肠梗阻符合率低,敏感性和特异性为75%和66%,难以诊断梗阻部位、病因和程度。对绞窄性肠梗阻的诊断率仅为15.9%。首次KUB检查不明确者占50%,可在6h后复查。

(2) 超声检查:超声在无回声肠腔积液的良好透声窗下,肠壁结构、黏膜皱襞、回盲瓣及肠腔内容物均可清晰显示,也可看到粪石、肿瘤等梗阻病灶,结合肠蠕动改变,早于KUB诊断肠梗阻。超声检查可以在床边进行,同时可实施动态观察,是评价妊娠合并肠梗阻首选的影像学检查方法。对积液型肠梗阻的诊断相对较好,而对积气型肠梗阻的诊断困难。对绞窄性肠梗阻有较高的诊断价值,诊断正确率可达75.4%。

超声诊断依据是:①肠管扩张伴积气、积液,小肠内径可超过3cm,结肠内径可超过6cm。②肠管蠕动活跃,肠管内以液体为主的液气混合回声呈现漩涡状来回流动,或以

气体为主滚动性强光团回声梗阻;局部肠管蠕动减弱或不蠕动;麻痹性肠梗阻时肠管蠕动明显减弱或消失。③肠壁水肿。

(3) 计算机扫描成像(CT):CT检查对肠梗阻病因、部位、类型的判断及诊断绞窄性梗阻有明显优势。但是CT检查放射线暴露剂量大,一次腹部CT检查(层面厚度:10mm,10层)胎儿估计平均吸收剂量为2.600rad,孕期单次应用相对安全,应慎用。多层螺旋CT(MDCT)诊断妊娠合并肠梗阻的敏感性为85%,特异性为73%。此外,CT扫描提供的附加信息有助于诊断肠缺血及肠穿孔。

(4) 磁共振成像(MRI):磁共振具有无辐射暴露、高分辨率、高软组织对比度和大视野图像的特点,已成为诊断妊娠合并肠梗阻的重要手段。对于非妊娠期肠梗阻,缺乏证据证明MRI的诊断价值优于CT,不推荐作为常规检查,建议应用于妊娠期妇女、儿童以及多次CT扫描不能确诊的病人。钆剂仅可用于母体利益远远大于可能带来的胎儿危害时。磁共振成像具有确定梗阻部位和病因的能力,可显示肠梗阻的部位,并确定在腹部和骨盆内的炎症、脓肿形成或出血的部位,其诊断的敏感性为90%,特异性为89%。妊娠期合并肠梗阻MRI特征为小肠横径扩张至3cm,结肠扩张至6～9cm,梗阻近端肠管明显扩张,并见气液平面。肠扭转在轴位或冠状位均可呈"漩涡状",肠套叠呈"弹簧状"或"袖套状"。

2. **实验室检查**

(1) 常规实验室检查:妊娠期肠梗阻病人由于不能进食与频繁呕吐,体液大量丧失,导致血容量减少和血液浓缩、电解质紊乱(主要表现低钾、低钠、低氯),进而出现酸碱失衡。酸碱失衡类型与梗阻部位有关,如为十二指肠第一段的梗阻,可因大量丢失氯离子及酸性胃液而发生碱中毒。小肠梗阻丧失的体液多为中性或碱性,钠离子、钾离子丢失多于氯离子,低血容量情况下酸性代谢产物剧增,加上肾脏排H^+、再吸收$NaHCO_3$能力受损,可以引起严重的代谢性酸中毒。应动态监测血清电解质(K^+、Na^+、Cl^-)、二氧化碳结合力、血气分析、尿素氮、血细胞比容、尿比重的测定。

(2) 特异性检查:常用的炎症标记物:白细胞计数及C-反应蛋白对妊娠期肠梗阻的早期识别及病情监测均无特殊价值,仅部分病人会出现白细胞升高及核左移,约60%的该病病人即使有肠绞窄死亡,仍无白细胞升高症状。早期文献报道的肌酸激酶、乳酸脱氢酶、二氨氧化酶、氨基己糖酶、D-二聚体等指标均易受到多种因素影响,而缺乏特异性。由于缺乏特异性,这些指标不能用于肠梗阻的诊断以及是否需要手术治疗的决策,但是可以作为间接证据反应疾病严重程度。

1) α-谷胱甘肽巯基转移酶(α-GST):α-GST是一种细胞内自由基清除剂,在肠梗阻肠缺血发生后能结合并清除肠道氧化应激产生的毒性代谢产物,而肠上皮细胞的破坏可导致α-GST释放入血,成为反映肠道缺血的一个指标。

在肠梗阻早期阶段,即可以在尿液及血浆中检测到升高。α-GST的组织特异性差,其并不仅来源于肠道组织,还可来自肝脏和其他组织。血浆α-GST增高,诊断肠梗阻的敏感性是20%~100%,特异性为85%。所以,血浆中检测不到α-GST,作为肠梗阻不需要手术治疗的排除性标准,更具有临床意义。

2)肠脂肪酸结合蛋白(I-FABP):I-FABP来源于小肠上皮细胞的细胞质,主要位于小肠黏膜微绒毛尖端。正常情况下,外周血中检测不到I-FABP,当肠缺血时,肠绒毛顶端细胞坏死,其内的I-FABP释放入血。目前证实其为小肠上皮细胞黏膜损伤早期的生物学标记物。临床研究表明在肠缺血的早期,血清和尿液中人I-FABP值即见增高,尿液中的浓度更高。切除缺血的小肠后,I-FABP值即恢复正常,对肠坏死、肠缺血的敏感性达到100%,可以作为诊断早期肠黏膜损伤和缺血的指标。同时研究显示I-FABP水平增高的缺血病例中,57.7%为绞窄性肠梗阻,因此,I-FABP在妊娠合并肠梗阻是否需要手术治疗时,可作为有价值的参考指标。不同研究认为I-FABP诊断肠梗阻的敏感性为72%,特异性为73%。由于肠道是多种疾病的靶器官,除了炎性肠病、慢性肠缺血、机械性肠梗阻以外,创伤、休克以及各种原因引起的全身炎性反应综合征均可引起肠上皮细胞的损伤从而导致I-FABP异常增高。

3)D-乳酸:D-乳酸是肠道细菌发酵的正常产物。当肠管缺血时,局部细菌开始过度繁殖,肠黏膜屏障被破坏,导致大量D-乳酸进入门静脉和体循环。由于体内缺乏代谢D-乳酸的相关酶,D-乳酸几乎不被肝脏代谢,故D-乳酸被认为是一项反映细菌易位和肠道黏膜破坏的可靠指标。然而,各种原因引起的细菌易位或肠道黏膜损伤均能引起D-乳酸的升高,所以诊断肠梗阻的特异性不足。

4)L-乳酸:L-乳酸升高往往并存广泛的非特异性的组织缺氧和低灌注。早期文献显示,L-乳酸在半数肠梗阻、几乎所有肠缺血病人中都有升高,但在所有的细菌性腹膜炎以及1/3的急性胰腺炎中也有升高,特异性较差。

3. 结肠镜检查　低位肠梗阻与肠扭转、结肠癌有关,结肠镜检查对明确梗阻部位及病因,决定是否手术及手术方式的选择具有重要意义。由于梗阻的存在,以及增大子宫的影响,增加进镜难度及穿孔并发症的几率,因此结肠镜要轻柔操作。对伴有严重腹痛、腹胀、呕吐及腹膜炎,怀疑有肠坏死、肠穿孔时,严禁结肠镜检查。一项系统回顾研究显示,结肠镜检查的母胎风险小,没有必要推迟到中孕或者产褥期,延迟诊断的风险远远大于检查本身。

4. 诊断和鉴别诊断　仔细了解病史,询问有无腹部外伤、手术史,有无肿瘤病史,手术后有无肠管粘连等并发症。详细分析临床症状和体征,密切观察病情变化。妊娠期受增大子宫的影响,常使肠梗阻失去典型症状和体征。这些症状和体征容易与妊娠本身引起的胃肠道症状、胎盘早剥及临产时宫缩导致的腹痛相混淆,需注意腹胀等腹部体征易被妊娠晚期膨隆的腹部掩盖。

妊娠期肠梗阻首先应与妇产科急症如妊娠剧吐、隐性胎盘早剥、子痫前期伴呕吐、早产、子宫破裂、子宫肌瘤变性等鉴别。此外,尚需与妊娠合并急性阑尾炎、急性胆囊炎和胆石症、急性胃炎、急性胰腺炎等内外科疾病鉴别。

肠梗阻的腹痛是典型的绞痛,初期可以是间歇性的,疼痛往往缓慢增加,随着肠管的扩张而转变为持续性疼痛。高位梗阻,呕吐后腹痛可以暂时缓解。结肠梗阻的腹痛多不显著。对于急骤发生的持续性剧烈腹痛,或腹痛由阵发性转为持续性,疼痛的部位较为固定,应考虑绞窄性肠梗阻可能。若腹痛涉及背部提示肠系膜受到牵拉,更提示为绞窄性肠梗阻。查体腹部有压痛,反跳痛和腹肌强直,腹胀与肠鸣音亢进则不明显。呕吐物、胃肠减压引流物、腹腔穿刺液含血液,亦可有便血。全身情况急剧恶化,毒血症表现明显,可出现休克。应及时处理。

机械性肠梗阻临床表现往往比较典型。麻痹性肠梗阻多表现为全腹膨胀,持续性腹部胀痛,无绞痛发作,肠鸣音减弱或消失。痉挛性肠梗阻腹胀不明显,起病时腹痛剧烈,无肠鸣音亢进,腹痛可以突然缓解。

【治疗】

妊娠合并肠梗阻的治疗,原则与非妊娠期相同,取决于梗阻的性质、程度、部位及孕周。纠正肠梗阻引起的水、电解质紊乱及酸碱失衡,解除肠梗阻和进行恰当的产科处理。

1. 保守治疗措施　禁食与胃肠减压是治疗妊娠合并肠梗阻的首要措施。Krebs等发现,胃肠减压对手术后粘连所引起的小肠梗阻的治疗非常有效,成功率可达81%。而当梗阻的原因是肿瘤或放射性狭窄,胃肠减压较少成功,几乎所有病人最终需手术治疗。同时,还需注意监测并及时纠正水、电解质紊乱及酸碱失衡,给予充分的全胃肠外营养支持(total parenteral nutrition,TPN),必要时给予血液及血液制品等。应用广谱抗生素预防感染,应首选青霉素类及头孢菌素类。对于诱发宫缩的妊娠合并肠梗阻,应给予镇静、抑制宫缩等保胎治疗。

泛影葡胺是含碘高渗液体,使肠梗阻部位细胞外液顺压力梯度进入肠腔,从而减轻肠水肿,提高肠蠕动。对于粘连性肠梗阻,具有治疗作用,同时具有预测是否需要手术的作用。泛影葡胺治疗后8小时,影像学检查无改善,提示具有手术指征。泛影葡胺本身并不增加妊娠期母胎风险,需要重视的是放射性诊断的累积辐射量。

对早期病例,无腹膜炎或肠缺血表现者,结肠镜已被成功地用于乙状结肠的肠扭转复位,从而避免了急症手术。使用口径更小的胃镜替代结肠镜操作,也是有益的尝试。对于无严重并发症迹象的盲肠扭转,也可以尝试结肠镜检查治疗。由于盲肠扭转结肠镜复位率远低于乙状结肠扭转,结肠镜复位困难,不应延误手术治疗。

2. 手术治疗　如果保守治疗失败,或病人出现发热、心动过速、显著的白细胞增多伴严重腹痛、腹膜阳性体征，应及时行手术探查。手术一般采用连续硬膜外麻醉方法，任何孕周，麻醉对胎儿的影响都不应该成为延误手术的理由。手术切口一般选正中切口，其高度适应子宫大小。手术方式根据病因不同可分别行肠粘连松解术、肠扭转复位术、肠部分切除术及肠造口术等。对于复发病例，择期手术尽量安排在产褥期。

引起胎儿死亡的最常见的两个因素为低血压与缺氧，因此应注意在术前补充足够的血容量，减少因麻醉所致的血压波动，同时持续低流量鼻饲给氧，减少胎儿宫内缺氧。妊娠晚期病人如胎儿监护示宫内窘迫，应先行剖宫产后再解除梗阻。术后并发症有肺不张、静脉血栓形成、切口感染等。

3. **产科处理**　妊娠合并肠梗阻经保守治疗缓解者，可继续妊娠，发生于妊娠 12 周前而手术治疗的病例，应先行人工流产，部分病人流产后梗阻可自行解除。妊娠 12~28 周，外科手术操作对妊娠子宫一般影响不大，如无产科指征，无需终止妊娠。妊娠晚期，外科手术操作对妊娠子宫影响很大，在促胎儿肺成熟的基础上，可先行剖宫产手术再行肠梗阻手术，以利于暴露视野。未发现围产儿感染及发育异常。

附：急性结肠假性梗阻症

急性结肠假性梗阻（acute colonic pseudo-obstruction，ACPO），是由于支配结肠的交感神经阻断，副交感神经使结肠局限性、痉挛性收缩引起的肠梗阻。它是结肠功能紊乱引起的一种非器质性病变。1948 年首先由 Ogilvie 等报道，又被称为 Ogilvie 综合征（Ogilvie's syndrome）。文献报道约 1% 的 ACPO 与妊娠相关，以剖宫产术后多见，偶有产前发生。ACPO 的病理生理机制尚未阐明。妊娠子宫压迫、剖宫产损伤、阿片类药物可以抑制支配结肠的骶副交感神经，造成功能性梗阻。

【诊断】

典型的 ACPO 发病时间通常为术后 48~72 小时，直至术后 12 天。ACPO 具有肠梗阻的症状和体征，主要特点为腹部明显膨隆伴结肠急性广泛扩张。临床诊断比较困难，很难与不完全性、机械性肠梗阻相区别。发病早期，常由于镇痛剂的应用或症状被术后切口痛、宫缩痛所掩盖，而贻误治疗时机。因此，对剖宫产术后发生早期腹胀、腹痛的病人，应警惕本病发生。

【治疗】

1. **保守治疗**　保守治疗是早期治疗 ACPO 的重要手段，包括禁食、禁水、静脉补液维持营养和水、电解质平衡、胃肠减压、应用抗生素预防感染等。

许多药物被尝试用于治疗 ACPO，唯一证实有效的是乙酰胆碱酯酶抑制剂新斯的明，新斯的明可以迅速增强副交感神经系统的影响，减轻结肠压力。明显的胆碱能副作用包括支气管痉挛、心动过缓，因此哮喘和心脏传导疾病是相对禁忌证。持续心电监护下，新斯的明 2mg，3~5 分钟缓慢静脉推注。过量使用，可以用阿托品拮抗。新斯的明可通过胎盘，对胎儿影响是不确定的，目前尚无不良反应的相关报道。

2. **结肠镜治疗**　保守治疗无效时，可经结肠镜减压。初次成功率为 73%~91%，初次减压治疗成功后 11%~18% 病人可能复发，再次行减压治疗多可获得成功。

3. **手术治疗**　保守治疗超过 72 小时未缓解或 X 线腹部平片显示盲肠扩张 10~12cm，或疑有肠穿孔发生时，应进行手术治疗。手术方式包括肠减压术、结肠造瘘术、肠穿孔修补术或结肠切除术等。

【预后】

ACPO 为可逆性疾病，只要及时发现，治疗正确，一般在 1 周内就能缓解，预后较好。

个案报道妊娠期 CMV 感染与 Ogilvie 综合征有关，肌间神经丛的 CMV 感染可能会导致结肠的自主神经平衡失调，交感神经张力增加，从而导致急性结肠假性梗阻。巨细胞病毒相关的结肠扩张早期诊断和适当的治疗可改善预后。

【临床特殊情况的思考和建议】

1. 妊娠合并肠梗阻的症状与非妊娠期类似，这些症状可以是非典型的，或者被妊娠本身的改变所掩盖。需要注意的是，妊娠相关的呕吐、腹胀、便秘等表现一般为单独的现象，而在肠梗阻时这些症状会同时出现。尤其是当妊娠女性表现出到不能用怀孕来解释的严重或持续呕吐，需要警惕肠梗阻的可能。

2. 评价妊娠合并肠梗阻首选的影像学检查方法是超声检查，而磁共振检查是最优方法。实验室检查缺乏特异性。必要时，妊娠不是结肠镜检查的禁忌。

3. 禁食与胃肠减压在妊娠期仍然是治疗肠梗阻的首要措施。泛影葡胺和结肠镜治疗是有益的措施，妊娠并非禁忌。对于保守治疗失败，或病人出现发热、心动过速、显著的白细胞增多伴严重腹痛、腹膜阳性体征，强调应及时行手术探查，以免延误病情。

4. 剖宫产术后的急性肠梗阻，需要考虑急性结肠假性梗阻可能。后者是结肠功能紊乱引起的一种非器质性病变，为可逆性疾病，只要及时发现，治疗正确，预后较好。新斯的明是被证实有效的保守治疗药物。

参考文献

1. Webster PJ, Bailey MA, Wilson J, et al. Small bowel obstruction inpregnancy is a complex surgical problem with a high

risk of fetal loss. Am R Coll Surg Engl,2015,97(5):339-344

2. Zachariah SK,FennMG. Acute intestinal obstruction complicating pregnancy:diagnosis and surgical management. BMJ Case Rep,2014,6:2014

3. Fejzo MS,Mac Gibbon K,Mullin P. Intestinal obstruction is a rare complication of ondansetron exposure in hyperemesis gravidarum. Reprod Toxicol,2015,57(11):207

4. Stukan M,Kruszewski Wiesław J,Dudziak M,et al. Intestinal obstruction during pregnancy. Ginekol Pol,2013,84(2):137-141

5. Van Oudheusden TR,Aerts BA,de Hingh IH,et al. Challenges in diagnosingadhesivesmallbowelobstruction. World J Gastroenterol,2013,19(43):7489-7493

6. Jang TB,Schindler D,Kaji AH. Bedside ultrasonography for the detection of small bowel obstruction in the emergency department. Emerg Med J,2011;28:676-678

7. Adriaanse MP,Tack GJ,Passos VL,et al. Serum I-FABP as marker for enterocyte damage in coeliac disease and its relation to villous atrophy and circulating autoantibodies. Aliment Pharmacol Ther,2013,37(4):482-490

8. Ceresoli M,Coccolini F,Catena F. Water-soluble contrast agent in adhesive small bowel obstruction:a systematic review and meta-analysis of diagnostic and therapeutic value. Am J Surg,2016,211(6):1114-1125

9. Reeves M,Frizelle F,WakemanC,et al. Acute colonic pseudo-obstruction in pregnancy. ANZ J Surg,2015,85(10):728-733

10. Charatcharoenwitthaya P,Pausawasdi N,Pongpaibul A. Education and Imaging:gastrointestinal:Ogilvie's syndrome:a rare complication of cytomegalovirus infection in an immunocompetent patient. J Gastroenterol Hepatol,2014,29(10):1752

(连 岩)

第四节 妊娠合并急性胰腺炎

关键点

1. 妊娠合并急性胰腺炎分为轻症、中重症和重症,轻症容易治疗,重症胰腺炎病情凶险,孕产妇病死率和围产儿病死率高。

2. 妊娠合并急性胰腺炎的三大典型症状为恶心、呕吐伴上腹疼痛,也可有发热、黄疸、消化道出血、肠梗阻和休克等表现。

3. 妊娠合并急性胰腺炎的治疗原则与非孕期基本相似,以非手术治疗为主,治疗过程中应兼顾胎儿宫内情况,并掌握终止妊娠的时机。

妊娠合并急性胰腺炎(acute pancreatitis)并不常见,国内外报道其发生率约为1/10 000~1/1000,但随着人们生活水平提高,饮食结构改变,其发病率呈上升趋势。妊娠期

急性胰腺炎可发生于妊娠的各个时期,以晚期妊娠和产褥期多见。妊娠合并急性胰腺炎分为轻症、中重症和重症三类,轻症容易治疗,中重症发病初期如治疗不及时或不得当可转变为重症胰腺炎。而重症胰腺炎病情凶险,孕产妇病死率和围产儿病死率高达37%和11%~37%,严重威胁母儿健康。

【病因和发病机制】

急性胰腺炎是指多种病因引起的胰酶激活,继以胰腺局部炎症反应为主要特征,病情较重者可发生全身炎症反应综合征(systemic inflammatory response syndrome,SIRS),并可伴有器官功能障碍的疾病。机体正常状态下,胰腺通过一系列的保护机制使其腺细胞中的大部分消化酶以未活化的酶原形式存在,若任何原因造成酶原的提前激活即可诱发急性胰腺炎。其高危因素主要包括以下几方面。

1. **胆道结石导致胆汁反流** 妊娠期雌孕激素的变化对胆囊的功能有很大的影响。孕激素的增加使得胆囊的收缩力和活动性降低,造成胆囊空腹时的容量和排空后的残余容量增加;此外,受雌激素的影响,妊娠期胆固醇浓度增高,胆汁的分泌受抑制,胆石病的发生率增加。国内外研究表明妊娠合并急性胰腺炎的病因中胆道疾病最为多见,约占50%,其中胆石病占67%~100%。78%的正常人群中,胰管与胆总管进入十二指肠降部之前,先形成共同通道。当胆道结石阻塞共同通道远端时,造成胆汁反流入胰管,由于细菌的作用使得胆汁中的结合胆汁酸转化为游离胆汁酸,对胰腺有很强的损伤作用,并可激活胰酶中的磷脂酶原A,产生激活状态的磷脂酶A_2,反作用于胆汁中的卵磷脂,使其转化为有细菌毒性的溶血卵磷脂,导致胰腺组织的坏死。有些病人急性胰腺炎的发生与十二指肠液反流入胰管有关。

2. **高脂血症** 高脂血症诱发急性胰腺炎的机制尚不十分明确。最有可能的是在胰脂酶的作用下甘油三酯变成游离脂肪酸,直接损伤胰腺所致。在妊娠早、中期,大量的孕激素、皮质醇及胰岛素促进脂肪生成和储存,抑制其降解利用;而至妊娠晚期,受胎盘生乳素升高的影响,脂肪分解增加,释放过量的游离脂肪酸,导致胰腺腺泡的直接损伤,并加速胰蛋白酶的激活,引起胰腺细胞急性脂肪浸润,并可引起胰腺毛细血管内皮损伤,甚至形成微血栓,严重破坏胰腺微循环,导致胰腺缺血、坏死。

3. **机械压迫** 妊娠期高脂、高蛋白饮食可使胆汁和胰液分泌增加,同时孕激素导致胆道平滑肌松弛,Oddi括约肌痉挛,使胰液反流。增大的子宫机械性压迫胆管和胰管,使胆汁和胰液排出受阻,还可使肠液反流进入胰腺,除了直接作用于胰腺外,还可激活胰蛋白酶。胰腺在上述各种病因作用下,产生自溶,胰管内压力增高,胰腺组织发生充血、水肿和渗出。

4. 其他因素　妊娠期甲状旁腺功能增强,甲状旁腺激素分泌增加,对胰腺有直接的毒性作用,还可引起高钙血症刺激胰酶分泌,活化胰蛋白酶,增加胰管结石的形成机会。妊娠期高血压疾病的胰腺血管长期痉挛也可诱发胰腺炎的发生。酒精对胰腺有直接的损伤作用,但我国孕妇大多数并不酗酒。

【病理分型及严重度分级】

1. **病理分型**

(1) 间质水肿型胰腺炎:多数急性胰腺炎病人由于炎性水肿引起弥漫性或局限性胰腺肿大,CT 表现为胰腺实质均匀强化,但胰周脂肪间隙模糊,可伴有胰周积液。

(2) 坏死型胰腺炎:部分急性胰腺炎病人伴有胰腺实质和(或)胰周组织坏死。胰腺灌注损伤和胰周坏死的演变需要数天,早期增强 CT 有可能低估胰腺及胰周坏死的程度,起病 1 周后的增强 CT 更有价值。

2. **严重程度分级**　依据是否出现器官功能衰竭及其持续的时间将急性胰腺炎分成三级。

(1) 轻症:占急性胰腺炎的多数,不伴有器官功能衰竭及局部或全身并发症,通常在 1~2 周内恢复。

(2) 中重症:伴有一过性(≤48 小时)器官功能障碍。早期病死率低,后期如坏死组织合并感染,病死率增高。

(3) 重症:约占急性胰腺炎的 5%~10%,伴有持续(>48 小时)的器官功能衰竭。重症急性胰腺炎早期病死率高,如后期合并感染则病死率更高。

【对母儿的影响】

1. **对母亲的影响**　间质水肿型胰腺炎病情平稳,死亡率低;坏死型胰腺炎病人病情凶险,可出现全身各系统的损害,出现多器官功能衰竭,尤其以心血管、肺、肾脏、肝脏更为明显,病人出现水电解质代谢紊乱、休克、DIC、腹膜炎、败血症,甚至发病数小时之内死亡。

2. **对胎儿的影响**　孕早期发病可导致流产、胎儿畸形;孕中晚期可发生流产、胎儿窘迫、死胎、胎儿生长受限及早产等。

【临床表现】

恶心、呕吐伴上腹疼痛为妊娠合并急性胰腺炎的三大典型症状,可有发热、黄疸、消化道出血、肠梗阻和休克等表现。

1. **急性腹痛**　为急性胰腺炎的主要症状,表现为突发性上腹部剧烈疼痛,持续性、阵发性加重,多为饱餐或进食油腻食物后发作,但有的病人无明显诱因。疼痛多位于上腹部偏左,向左肩部和左腰部放射,严重时双侧腰背部均有放射痛。弯腰时减轻,进食后加重。

2. **恶心、呕吐**　发病早,呕吐频繁,呕吐后不能缓解腹痛。

3. **腹胀**　为大多数病人的共同症状,腹胀一般都极严重。

4. **发热**　在妊娠合并急性胰腺炎的早期,只有中度发热,体温不超过 38℃;胰腺有坏死时,则出现高热;有胆道梗阻时,表现为高热、寒战。

5. **其他症状**　部分病人可有黄疸,但一般较轻。重症急性胰腺炎时病人可能出现休克和多器官功能衰竭等症状。

体格检查时病人中上腹压痛、肌紧张,反跳痛不明显。并发弥漫性腹膜炎时病人腹部胀气、膨隆,听诊肠鸣音减弱或消失。重症病人可有板状腹,病人腰部水肿,皮肤呈青紫色改变,脐周部皮肤也呈青紫色改变,这种改变是由于胰液外溢至皮下组织间隙,溶解皮下脂肪及毛细血管破裂出血引起。但妊娠晚期时由于子宫增大,腹部膨隆,胰腺位置较深,体征可不明显。

【诊断】

诊断标准:①与急性胰腺炎相符合的腹痛;②血清淀粉酶和(或)脂肪酶活性至少高于正常上限值 3 倍;③腹部影像学检查符合急性胰腺炎影像学改变。临床上符合以上三项特征中的两项,即可诊断急性胰腺炎。

1. **详细询问病史**　了解有无诱因,根据恶心、呕吐、上腹部疼痛的典型症状,结合查体可初步诊断。

2. **实验室和影像学检查**

(1) 实验室检查

1) 血、尿淀粉酶测定:尽管特异性差,但仍不失为诊断急性胰腺炎的主要手段之一。血清淀粉酶一般在发病后 2 小时开始升高,24 小时达高峰,持续 4~5 天。尿淀粉酶在发病 24 小时后开始升高,下降缓慢,可持续 1~2 周。其他疾病如胃十二指肠穿孔、小肠穿孔、肠梗阻、胆石病、病毒性肝炎、急性肠系膜血栓形成等疾病也可导致淀粉酶升高,但一般不超过正常值 2 倍。因此,当血、尿淀粉酶升高明显,通常认为超过正常值上限的 3 倍才有诊断价值。测定值越高诊断急性胰腺炎的价值越大,但与其严重程度不呈正相关。

2) 血清脂肪酶的测定:对急性胰腺炎的诊断具有重要意义,尤其当血清淀粉酶活性已经降至正常或因其他原因引起血清淀粉酶活性增高时,血清脂肪酶活性的测定具有互补作用。同样,血清脂肪酶活性与疾病的严重程度不呈正相关。

3) 血钙测定:发病后 2~3 天血钙开始降低,若血钙明显降低,低于 2mmol/L(8mg/dl)常预示病情严重。血钙降低与脂肪组织坏死、组织内钙皂沉积有关。

4) 血清 C-反应蛋白(CRP)测定:发病 72 小时后 CRP 大于 150mg/L 常提示胰腺组织坏死。

5) 动脉血气分析:是目前急性胰腺炎治疗过程中一个很重要的观察指标,但需动态观察,当 PaO_2 降至 60mmHg

以下时,预示可能发生急性呼吸窘迫综合征(ARDS)。

6) 其他检查:白细胞计数、血细胞比容、血糖、血清胆红素、血脂、乳酸脱氢酶等均可升高。

(2) 影像学检查

1) 超声检查:可显示胰腺弥漫性肿大,实质结构不均匀。可了解病人是否存在胆囊结石和胆道结石,也有利于胰腺脓肿及假性囊肿的诊断。但超声检查易受肠道积气的干扰,诊断价值受限。

2) CT 和 MRI 检查:CT 增强检查有利于判断急性胰腺炎的严重程度、是否累及周围器官。轻症胰腺炎表现为胰腺弥漫性增大,密度不均,边界模糊,包膜被掀起和胰周渗出。重症胰腺炎在肿大的胰腺内出现肥皂泡状的密度减低区,伴不同程度的胰腺坏死。尽管 CT 增强扫描使胎儿暴露在 X 线下,但病情危重时仍需进行。MRI 有助于鉴别胰腺坏死液化、胰腺假性囊肿和胰腺脓肿等,且妊娠期进行 MRI 检查相对安全。

【鉴别诊断】

妊娠期急性胰腺炎的诊断较非孕期困难。妊娠早期的急性胰腺炎有 1/3 常被误认为妊娠剧吐。此外尚需与其他产科并发症如流产、早产临产、胎盘早剥及重度子痫前期并发 HELLP 综合征鉴别。本病还需与急性胆囊炎、消化性溃疡穿孔、肠梗阻、肠系膜血管栓塞、肝炎、急性心肌梗死等内外科疾病鉴别。

【治疗】

妊娠合并急性胰腺炎的治疗原则与非孕期基本相似。制订治疗方案时要考虑轻症、中重症和重症急性胰腺炎的不同,根据严重度分级和病情的不同制订个体化治疗方案。处理及时、正确可使母儿获得良好结局。

1. 以非手术治疗为主的早期综合治疗

(1) 禁食和胃肠减压:可减少胰腺分泌,亦可减轻肠胀气和肠麻痹。

(2) 补充体液,防治休克:病人均应经静脉补充液体、电解质和热量,以维持循环稳定和水电解质平衡。应根据每日液体出入量及热量需求计算输液量,复苏液首选乳酸林格液,积极补充液体和电解质可恢复有效循环血量,从而改善胰腺循环和维持胎盘灌注。预防出现低血压。

(3) 器官功能支持治疗:中重症和重症急性胰腺炎病人易合并器官功能衰竭,因此入院后需评估脏器功能,建议以下病人转入 ICU 进行治疗:①持续性呼吸困难或心动过速者;②入院 6～8 小时内对初始复苏无应答的呼吸衰竭或低血压者;③呼吸衰竭需要机械通气者;④肾功能不全需要透析者。

(4) 抑制胰腺分泌和抗胰酶药物的应用:生长抑素可显著减少胰液分泌,但对胎儿的潜在影响目前尚不明确。抗胰酶药物最常用抑肽酶,第 1、2 天每天给予 8～12 万

kIU 缓慢静脉注射(每分钟不超过 2ml),以后每天 2～4 万 kIU 静脉滴注,病情好转后减量,维持 10 天。同时给予 H_2 受体阻滞剂以抑制胃酸的分泌,进而抑制胰酶的分泌,最常用西咪替丁口服或静脉滴注。

(5) 镇痛和解痉:首选盐酸哌替啶 50～100mg,2～6 小时肌内注射 1 次,必要时还可静脉滴注。盐酸哌替啶可导致 Oddi 括约肌痉挛,可与阿托品或山莨菪碱(654-2)等药物联合应用,以减少此不良反应。

(6) 抗生素的应用:不推荐常规静脉使用抗生素预防感染。有证据表明存在胰腺或胰腺外感染征象时建议使用抗生素,此外针对部分易感人群(如胆道梗阻、免疫低下等)可能发生的肠源性细菌易位,也可选择使用抗生素。应采用广谱、高效、易通过血胰屏障的抗生素,同时还要考虑对胎儿的影响。一般选用第三代头孢菌素并加用甲硝唑。

(7) 营养支持:肠功能恢复前,可酌情选用肠外营养;一旦肠功能恢复,就要尽早进行肠内营养。营养支持需满足母胎的需要。对高脂血症者应给予特殊的支持治疗。

(8) 中药治疗:目前国内使用中医中药治疗促进胃肠功能恢复及胰腺炎症的吸收,在非妊娠期急性胰腺炎的治疗中广泛使用并取得了较好的疗效。但对于妊娠合并急性胰腺炎病人的中医药治疗还需进一步研究。

2. 外科治疗

(1) 手术指征:随着诊疗技术的进步,大部分急性胰腺炎病人可经上述非手术治疗获得痊愈,但急性胰腺炎病人出现以下情况,仍应考虑手术治疗:①出现胰腺局部并发症继发感染或产生压迫症状,如消化道梗阻、胆道梗阻等;②出现胰瘘、消化道瘘、假性动脉瘤破裂出血等其他并发症。

(2) 手术方式:可分为 B 超或 CT 引导下经皮穿刺引流(PCD)、内镜、微创手术和开放手术,急性胰腺炎发生并发症时病情复杂多样,各种手术方式须遵循个体化原则单独或联合应用。此外,胰腺及胰周无菌性坏死积液无症状者无需手术治疗。

3. 妊娠合并急性胰腺炎的产科处理　对于孕早期和中期的急性胰腺炎病人,治疗应以母体为主,其次考虑胎儿因素。而对于妊娠晚期的急性胰腺炎孕妇,此时胎儿存活率高,治疗时应兼顾胎儿,如急性胰腺炎治疗效果不佳,而胎儿娩出可存活时应及时终止妊娠。

(1) 胎儿宫内准备:治疗孕妇急性胰腺炎过程中应严密监测胎儿宫内状况。研究发现约 60% 妊娠期急性胰腺炎病人出现早产,因此在治疗过程中应视情况予以抑制宫缩和促胎肺成熟治疗以提高胎儿存活率。

(2) 终止妊娠时机:掌握终止妊娠的时机对中晚期妊娠合并急性胰腺炎治疗非常关键。以下是终止妊娠的指征:①孕妇有明显的流产或早产征象;②胎儿窘迫或死胎;③妊娠足月;④重症胰腺炎出现弥漫性腹膜炎,高热伴腹部体征加重,呼吸困难甚至多器官功能衰竭。终止妊娠的决策应以保全孕妇的生命为首位。多数孕妇可自然分娩,产

程中应严密监测病情变化;胰腺炎病情较重时可适当放宽剖宫产指征。

【预后】

妊娠合并急性胰腺炎的预后与病情轻重有关,20 世纪 70 年代初文献报道产妇死亡率高达 37.0%,围产儿死亡率达 37.7%。近年来,随着诊断及治疗技术水平的提高,母儿死亡率明显下降,但死亡率仍高于一般人群,早期诊断和及时治疗是改善妊娠期急性胰腺炎孕妇及围产儿结局的基础。

【临床特殊情况的思考和建议】

妊娠合并急性胰腺炎的手术治疗问题一直存在争议。一般认为妊娠合并急性胰腺炎的手术治疗作用有限,但存在以下情况时仍需考虑手术治疗。

研究资料显示,57%～70%妊娠合并胆源性疾病的病人胰腺炎会复发,因此对此类病人进行手术很必要。随着微创胆道外科的迅速发展,妊娠期胆道手术也可采用腹腔镜、胆道镜等治疗。有胆囊结石的轻症急性胰腺炎病人,应在病情控制后尽早行胆囊切除术。

对于胰腺或胰周感染性坏死的病人也需考虑手术治疗,但目前研究发现早期手术治疗显著增加手术次数、术后并发症发生率和病死率。因此,手术治疗应遵循延期原则,一旦判断坏死感染可立即行针对性抗生素治疗,严密观察抗感染的疗效,稳定者可延缓手术。

手术时机尽量选择在妊娠中期或产褥期,因为此时自发性流产的可能性小,且子宫未进入上腹腔,对手术视野影响也较小。胰腺手术主要是清除坏死胰腺组织和引流,对胆道疾病病人则行胆囊切除术和胆总管探查术。术中注意减少对子宫的刺激,避免仰卧位低血压,术后应用保胎治疗,治疗胰腺炎的同时加强胎儿监测。

参考文献

1. 沈铿,马丁. 妇产科学. 北京:人民卫生出版社,2015:217-219

2. 赵玉沛,陈孝平. 外科学. 第 3 版. 北京:人民卫生出版社,2015:600-604

3. F. Gary Cunningham. William's obstetrics. 24th ed. USA:McGraw-Hill Education,Inc,2014:1096-1097

4. 中华医学会外科学分会胰腺外科学组. 急性胰腺炎诊治指南(2014). 中国实用外科杂志,2015,35:4-7

5. Tenner S,Baillie J,DeWitt J,et al. American college of gastroenterology guidelines:management of acute pancreatitis. Am J Gastroentero,2013,108(9):1400-1415

6. 贺芳,唐小林. 妊娠合并急性胰腺炎的研究进展. 中华产科急救电子杂志,2016,5(1):55-57

7. 顾薇蓉,李笑天. 妊娠合并急性胰腺炎的临床特点及诊治. 实用妇产科杂志,2007,23:466-468

8. Li HP,Huang YJ,Chen X. Acute pancreatitis in pregnancy:a 6-year single center clinical experience. Chin Med J (Engl),2011,124(17):2771-2775

9. Papadakis EP,Sarigianni M,Mikhailidis DP,et al. Acute pancreatitis in pregnancy:an overview. Eur J Obstet Gynecol Reprod Biol,2011,159(2):261-266

(夏贤　李笑天)

第五节　妊娠合并尿石症

关键点

1. 妊娠所致泌尿系统结构和功能改变使得孕妇较普通人更易产生尿结石。

2. 超声是妊娠期尿石症的首选检查方法,但对生理性和梗阻性输尿管扩张有时鉴别困难。无法确诊者可选用肾图或 MRI。

3. 多数妊娠期尿石症可经保守治疗而得到控制或治愈,应尽量选择对胎儿影响小的药物。

4. 外科治疗经皮肾穿刺或逆行插管引流尿液法应为首选。

尿石症(urolithiasis)是多种病理因素相互作用引起的泌尿系统内任何部位的结石病,包括肾结石、输尿管结石、膀胱结石和尿道结石。尿石症是泌尿外科的常见病,人群患病率为 6.06%,男性比女性多见,男女之比为 2:1～5:1。上尿路结石病人中,男性稍多于女性或比例相近,而患下尿路结石的男性则明显多于女性。在我国,上尿路结石主要是草酸钙和磷酸钙混合性结石以及单纯草酸钙结石,而下尿路结石则以尿酸盐结石及草酸钙和磷酸钙混合性结石为主。妊娠期尿石症的发生率为 0.03%～0.30%。目前认为:妊娠并不增加尿石症的发病率;尿石症对妊娠也无明显不良影响;但合并感染者其泌尿系感染的发生率增加,且处理上较非孕期困难。

【病因】

病因复杂,大致分为个体因素和环境因素。

1. **个体因素**

(1) **代谢异常**:泌尿道结石多是由人体代谢产物构成。尿液中的成石成分包括钙、草酸、尿酸及胱氨酸等,任何原因引起这些成石物质在尿液中过饱和,或其结晶抑制因子缺乏时,都有可能促进结石形成。

(2) **局部因素**:尿路感染、尿路梗阻或尿路异物等局部因素均能导致继发性结石形成。

2. **环境因素**　气候可以诱发结石形成。在热带、亚热带及一些地区的夏季,由于炎热的环境,结石的发生率较高;饮食不当,如饮水过少,动物蛋白、钙、钠、镁等摄入过高,而维生素 A、维生素 B_6 缺乏时能促进结石形成;药物也可以引起结石形成,如长期应用糖皮质激素,摄入过多的维生素 C 或维生素 D,口服磺胺药等均可增加结石发病率。

【病理】

泌尿道结石是肾脏或膀胱内形成,而输尿管结石和尿道结石多数是结石排出过程中于此停留所致。泌尿道结石能直接导致泌尿系统的损伤、梗阻和继发感染。结石可直接刺激尿路黏膜导致充血、水肿、糜烂或脱落,或在局部引起组织溃疡、肉芽肿或瘢痕性狭窄,偶尔可致恶变。结石的长期作用可导致肾盂壁变厚、间质组织纤维增生、白细胞浸润等。结石阻塞尿路后可导致肾积水和肾功损害。由于输尿管管腔较细,一旦发生结石阻塞,则病情严重,容易导致肾脏进行性或不可逆性损害。肾盂和膀胱部位由于容积较大,故结石发生后仅导致部分梗阻,对肾脏的损害程度较轻。当泌尿道结石合并梗阻时,由于尿液引流不畅,可继发尿路感染,而感染又可加重结石的形成,使尿路梗阻更严重,由此形成恶性循环。

【临床表现】

妊娠合并尿石症的临床表现与非孕期基本相似,因结石的部位、大小、形状、有无梗阻或并发感染而不同。

1. 症状

(1) 上尿路结石的典型症状是疼痛和血尿:①疼痛发生于肋脊角、上腹部或腰部,可放射至下腹部、大腿内侧、腹股沟或外生殖器等部位,一般为间歇性钝痛,也可呈隐痛、胀痛或绞痛;②血尿多发生在疼痛之后,大多为镜下血尿,少数为肉眼血尿,血尿的出现是肾绞痛与其他急腹症鉴别的关键;③少数病人可自行排出细小结石;④少数结石可并发尿路感染,出现发热;⑤当结石在肾与输尿管交汇处或向下移动时,病人可出现肾绞痛,出现疼痛难忍、辗转不安、大汗淋漓、恶心呕吐等症状,疼痛沿着侧腹部向下放射;⑥少数情况下结石导致两侧尿路梗阻,发生尿闭。

(2) 下尿路结石表现为膀胱区的疼痛、尿流突然中断、血尿,并发感染时出现膀胱刺激征。

2. 体征

患侧肾区可有轻度的叩击痛,或有肌肉痉挛和肌紧张。大的结石并发重度积水时可扪及肿大的肾脏。肾绞痛发作时,深按肾区可使绞痛加重,导致扪诊难以进行。

【诊断和鉴别诊断】

根据病史及典型临床表现如腰痛或肾绞痛、血尿和结石排出,诊断多不困难。此外,尚需明确结石发生的部位、数目、大小、双侧肾脏功能以及有无继发感染等,故应结合临床表现、实验室检查及影像学检查等作出判断。

1. 实验室检查

(1) 尿液检查:尿中查见红细胞,是诊断结石的有力证据;脓细胞或中段尿培养查见细菌提示尿路感染;结晶尿出现于肾绞痛发作期。

(2) 血液检查:血常规检查中,白细胞计数及分类可明确有无尿路感染。血生化检查对代谢评估非常重要,如血钙升高、血磷降低、PTH 升高,可提示甲状腺功能亢进;血氯升高、血钾和二氧化碳结合力降低,则提示肾小管性酸中毒。尿素氮和肌酐是评价肾脏功能的常见指标。

2. 影像学检查

(1) X 线检查:经腹部平片和静脉肾盂造影对泌尿道结石的诊断有重要意义,但妊娠期尤其是妊娠早期,因对胎儿的不良影响应慎用。

(2) 膀胱镜检查:如病人出现膀胱区疼痛、尿流突然中断与血尿等典型症状时,应考虑膀胱结石,必要时行膀胱镜检查。

(3) 超声检查:B 超是泌尿道结石筛查和随诊的重要手段。B 超检出结石的敏感性很高,可分辨出直径 0.5cm 甚至更小的结石。但妊娠晚期,膨大的子宫和胀气的肠管可影响 B 超结果。结石的影像学特征是高回声区(强光团)伴声影。当出现结石伴积水时,B 超还可检测肾积水的程度及肾皮质的厚度。但 B 超有时出现假阳性结果,必要时还需行 X 线检查。

(4) 磁共振检查:磁共振检查对肾功衰竭及胎儿是安全的,特别是结石引起肾积水导致一侧肾脏无功能的孕妇,采用磁共振泌尿系水成像(MRU),能清楚地显示肾脏的集合系统,能明确显示梗阻部位,敏感度达 100%,病因诊断率 93%。

(5) 同位素肾显影:同位素肾显影使胎儿暴露于放射线,但是肾图可以提供近似生理性泌尿系统的情况以协助诊断。目前认为射线剂量是安全的,但是真正实施时要和病人及家属充分沟通。

(6) 其他:肾盂逆行造影及 CT 检查孕期受限,除非特殊情况,不适用。

3. 鉴别诊断

肾绞痛除了与妇产科疾病如卵巢囊肿蒂扭转、卵巢巧克力囊肿破裂、胎盘早剥或早产等鉴别外,还需与急性阑尾炎、急性胰腺炎、急性胆囊炎和胆石症等外科急腹症鉴别。

【治疗】

妊娠期尿石症病人的治疗应根据病人的具体情况而定。

1. 无症状和无并发症的病人

密切观察,鼓励病人大量饮水,保持每日尿量在 2000~3000ml 以上(每日需饮水 2500~4000ml),促进小结石排出,减少尿路感染的几率。定期行超声和肾功能检查,对较大结石,可待产后再行手术。

2. 有症状和合并泌尿道感染的病人

(1) 对症治疗:建议病人注意休息,避免剧烈运动,鼓励病人多饮水的同时,配合解痉、利尿和抗感染治疗。①止痛:肾绞痛一经确诊,可给予盐酸哌替啶 50mg 肌内或静脉注射,6 小时可重复一次,或与异丙嗪合用。还可用吗啡 10mg 和阿托品 0.5mg 联合肌注。吗啡与哌替啶对胎儿呼吸有抑制作用,估计在 4 个小时内分娩者不可使用。长期应用可引起药物成瘾、IUGR 或早产。非甾体类消炎药如消炎痛栓阻碍前列腺素的合成,有很好的止痛作用,但可导致动脉导管早闭,超过 32 孕周时,不建议使用。肾绞痛发作时,针刺三阴交穴、肾俞穴及手背的腰腿穴有很好的止痛效果。②抗感染:有尿路感染症状者,可使用抗生素,孕妇首选青霉素和头孢类药物,或根据细菌药敏实验选择抗生素,但是氨基糖苷类、四环素类、氯霉素类、喹诺酮类、磺胺类、孕妇禁用。

(2)手术治疗:多数妊娠期尿石症病人可经保守治疗而得以控制症状或治愈,但出现下列情况时应采取积极的外科治疗:尿源性败血症、孤立肾尿路梗阻、急性肾衰竭、顽固性疼痛等。传统的外科治疗方法是开放式手术取石,但近年来已逐步被各种微创手术所取代。具体如暂时性引流尿液,包括:经皮肾穿刺造瘘和逆行输尿管插管。此外,还有经输尿管镜治疗等。对于保守治疗失败而又缺乏腔内设备或腔内治疗失败的重症病人开放手术仍不失为一种有效的治疗手段,其主要并发症是流产或早产。经皮肾镜取石术不宜在孕期进行,因为该手术麻醉时间长,且在 X 线透视下操作,孕妇禁用。如在妊娠早期行手术治疗,术后应用黄体酮保胎;妊娠中期手术,流产几率较小,但仍需保胎治疗;妊娠晚期时,如胎儿能存活,可先行剖宫产,再行手术治疗。体外超声波碎石虽然是一种安全、有效、无创的肾结石治疗方法,但在妊娠期的应用仍有争议。肾绞痛或急性梗阻时,上述治疗方法失败后,应行外科手术取石。

(3)中医中药治疗:中医认为妊娠合并泌尿道结石系湿热蕴结兼夹血虚瘀滞,治以清热利湿,养血化瘀行滞,通淋消石安胎,方用溶排消石汤加减。

(4)饮食注意事项:根据结石的不同成因注意事项也各有偏重。对于尿酸盐结石病人应减少富含嘌呤食物的摄入,多吃水果和蔬菜等碱性食物,以碱化尿液。对于胱氨酸结石的病人应大量饮水(超过 4000ml/d)来稀释尿液。对于草酸钙结石病人除需要大量饮水外,应减少富含草酸的饮品和食物的摄入。对于磷酸盐结石病人应食低钙、低磷食物,少食豆类、奶类、蛋类等食物并控制尿路感染。

【临床特殊情况的思考和建议】

妊娠期尿石症发病率并不高,但是临床问题处理困难,腰痛和血尿是常见的症状。妊娠期尿石症诊断明确后,如果无脓毒症或肾功能障碍,应首先采取保守治疗,包括卧床休息、大量饮水、止痛等,吗啡和哌替啶对胎儿呼吸有明显抑制作用,在评估 4 小时内不会分娩时方可使用。

参考文献

1. 华克勤,丰有吉.实用妇产科学.第 3 版.北京:人民卫生出版社,2013

2. 陈孝平,汪建平.外科学.第 8 版.北京:人民卫生出版社,2016

3. 米华,邓耀良.中国尿石症的流行病学特征.中华泌尿外科杂志,2003;24(10):715-716

4. 曾国华,麦赞林.中国成年人群尿石症患病率横断面调查.中华泌尿外科杂志,2015,36(7):528-532

5. 周炳鹏,白进良.尿石症饮食危险因素的研究进展.医学综述,2014,20:2772-2774

6. 孙阳,郭建明.妊娠期尿石症诊治进展.中华临床医师杂志(电子版),2012;21-23

7. 吕天兵,付承忠,唐亚雄,等.输尿管镜碎石术与内科保守疗法用于妊娠期输尿管结石治疗临床对比研究.微创泌尿外科杂志,2016,4:206-208

8. 徐妍力,滕银成.妊娠合并肾结石的诊断与治疗.中华产科急救电子杂志,2012;2:11-14

9. 刘明生,周红庆,张小德,等.不同腔内碎石方法在治疗妊娠期输尿管结石的疗效与安全性比较.微创泌尿外科杂志,2015,5:283-285

10. 周艳丽,彭启宇.彩超引导下经皮肾盂穿刺造瘘引流治疗妊娠期输尿管结石.齐齐哈尔医学院学报,2013,19:2890-2891

11. 胡嘉盛,袁鹤胜,谢国海,等.妊娠期输尿管结石合并急性肾盂感染 43 例临床治疗与分析.现代泌尿外科杂志,2015,20(8):554-557

12. 温洪波,何锦园,丁新民,等.输尿管镜在妊娠期输尿管结石中的应用.中华腔镜泌尿外科杂志(电子版),2013;3:52-54

13. 谭书韬,吴斌.妊娠期输尿管结石的外科治疗.中国医科大学学报,2017;5:453-456

14. 李斌,俞斌,郑旭东,等.妊娠期输尿管结石合并急性肾盂感染置入输尿管双 J 管治疗效果及安全性分析.中华医院感染学杂志,2017;2:414-417

15. 徐遵礼,石格荣,窦维龙,等.两种腔镜术式治疗妊娠合并输尿管结石的比较.中华腔镜泌尿外科杂志(电子版),2015;6:8-11

16. Johnson EB, Krambeck AE, White WM, et al. Obstetric complications of ureteroscopy during pregnancy. J Urol, 2012, 188:151-154

17. Isen K, Hatipoglu NK, Dedeoglu S, et al. Experience with the diagnosis and management of symptomatic ureteric stones during pregnancy. Urology, 2012, 79 (3):508-512

18. Cai CY, Li SY. The double J tube in treatment of pregnancy and renaluretral calculus colic in 9 cases. Journal of Clinical, 2013, 28(9):695-701

19. Song Y, Fei X, Song Y. Diagnosis and operative intervention for problematic ureteral calculi during pregnancy. Int J Gynaecol Obstet, 2013, 121:115-118

20. Shireen Meher, Norma Gibbons, Ranan DasGupta. Renal stones in pregnancy Obstet Med, 2014, 7(3):103-110

21. Leonardo Tortolero Blanco, Moises Rodriguez Socarras, et al. Rubén Fabuena Montero, Renal colic during pregnancy: Diagnostic and therapeutic aspects. Literature review. Cent European J Urol, 2017, 70(1): 93-100

22. Debasmita Mandal, Mriganka Mouli Saha, Dillip Kumar Pal. Urological disorders and pregnancy: An overall experience. Urol Ann, 2017, 9(1): 32-36

23. Cunningham FG, Leveno KJ, Bloom SL, et al. Williams Obstetrics: 24th Edition. New York: McGraw-Hill Education, 2014

(张春华)

第六节 妊娠合并创伤性疾病

关键点

1. 妊娠期创伤的发生率虽然不足10%，却是导致孕妇死亡的非产科因素中的主要原因。

2. 孕妇的生命救治与非妊娠病人相同，包括必要的心肺复苏和液体复苏。病情平稳后，进一步评估母体及胎儿情况。

3. 孕龄大于20周妊娠期创伤病人均应该接受至少6小时的胎心监护。若存在子宫收缩、胎心异常等情况，应持续胎心监护并进一步评估。

4. 对于孕妇，应尽可能使用无辐射效应的影像学检查来代替X线检查，但此不是X线检查的禁忌，应以母体生命安全为前提。在整个孕期小于5rad的辐射并不增加胎儿畸形或流产的几率。

5. 孕龄大于24周的濒临死亡的孕妇建议接受紧急剖宫产手术。胎儿神经系统的预后与孕妇死亡后开始手术的时间有关，理想时间为4分钟内。

全世界每年大约有一百万孕产妇死于创伤性疾病。交通事故是创伤的最主要原因，其次为坠落伤和身体虐待伤。孕期所受创伤大多为轻伤，仍有0.4%的妊娠期妇女因创伤需入院治疗。创伤的处理要考虑到母体和胎儿，但母体的安危更为重要。快速地评估、处理和转运是改善围产结局的关键，这需要多学科合作。

【流行病学】

引起妊娠期创伤性疾病的原因与非妊娠期并无差别，孕妇死亡率与妊娠本身相关性不大，而与创伤本身的严重性有关。随孕周的延长，子宫和胎儿不断增大，创伤对孕妇和胎儿的威胁也随之增大。调查显示约有10%~15%的创伤发生在妊娠早期，50%~54%发生在妊娠晚期。创伤部位可因妊娠而发生变化，随着妊娠的进展腹部损伤更多见，而头部损伤少见。创伤原因中交通事故伤约占70%，坠落伤和身体虐待伤占10%~31%，而人为暴力造成的损伤有上升的趋势。妊娠期创伤的高危因素为年轻、药物滥用、家庭暴力等。

【妊娠期创伤的分类】

按创伤原因，可分为交通事故、暴力和虐待伤、坠落伤、自杀、中毒、烧伤、溺水等；按创伤部位，可分为颅脑伤、胸部伤、腹部伤、肢体伤等；按皮肤的完整性，可分为闭合性创伤、开放性创伤；由于妊娠期腹部的特殊性又可以分为腹部直接创伤（腹部闭合性创伤、腹部开放性创伤）和腹部间接创伤（跌伤、扭伤、挫伤等）。

【围产结局】

在所有妊娠期创伤中，约8%可威胁到孕妇生命，其中40%~50%可引起流产。而轻微的创伤中只有1%~5%可引起流产，但由于轻微创伤多见，是引起流产最常见的原因。Kady等对10 000多名受创伤的孕妇进行回顾性研究发现25例胎儿死亡，3例孕妇死亡。在导致胎儿死亡的原因中交通事故占82%，枪伤占6%，坠落伤占3%。由孕妇的死亡导致胎儿死亡的约占11%。创伤严重度评分(ISS)对母胎预后有很好的评估作用，评分超过9分能预测胎儿的死亡，敏感性和特异性可达85.7%和70.9%。另外母体骨盆骨折引起胎儿的死亡率可高达25%~57%，胎盘早剥、胎儿的直接损伤、DIC、休克等是引起胎儿死亡的直接原因。

【妊娠期创伤的评估及处理】

外伤孕妇的评估和处理需要做到及时性和有组织性。无论创伤发生在妊娠的任何时期，其基本抢救原则是母体紧急复苏；建立有效通气；对于低血容量病人，在止血的同时输入晶体液和血制品。在紧急复苏后，继续检查母体出血部位、是否存在骨折或闭合性损伤，并评估胎儿和子宫损伤情况。

1. **初步的评估及处理** 初步处理的主要目的是全面评估孕妇伤情并保持病情的稳定。初步评估主要在于发现是否有威胁生命的外伤及是否需要心肺复苏。其处理包括心肺复苏的ABC(气道、呼吸、循环)、初步的体格检查、充分暴露并确定受伤部位及简要的神经系统评估。

首先开放气道保持呼吸通畅。保持病人呼吸道通畅，维持有效呼吸是复苏的第一步。病人若无法维持正常通气，需立即行气管插管、机械通气。由于妊娠时期的特殊性，孕期食管下段括约肌张力减低、胃部受压，外伤孕妇误吸风险增加，对于昏迷和半昏迷孕妇除需要建立充分通气外，同时应予胃肠减压。另外外伤孕妇对缺氧的耐受性较非妊娠期低，即使清醒的外伤孕妇也应常规吸氧，为确保胎儿正常氧供应，其血氧饱和度应维持在95%以上。

其次维持母体有效循环。孕期血容量较正常人群明显增加，孕晚期可增加约40%~50%，使得孕妇对缺血的耐受性增加,在休克早期可能不会出现血压下降;由于中心静脉压不受妊娠的影响,当出现血流动力学不稳定时,可将中心静脉压可以作为监测血流动力学的可靠指标。当血容量丢失 30%～50%时,孕妇的脉搏和血压才会有所改变。一旦孕妇血流动力学发生改变时,则预示着较严重的急性失血。对中、重度创伤病人早期应开放两条或以上的静脉通道,其中包括建立输血通道。液体复苏首选平衡盐溶液,复苏液体需比非孕期增加 50%。大多数医师首选晶体液作为复苏的第一步,补充的晶体液与丢失的血流量比例为 3∶1。但应注意防止稀释性凝血功能障碍。紧急情况下,在血型和交叉配血结果获得之前可输注 O 型血或者成分血。仰卧位时增大的子宫会压迫下腔静脉导致回心血量下降约 30%,妊娠 24 周后增大的子宫压迫下腔静脉可以引起仰卧位低血压,而下腔静脉压升高可使骨盆、胎盘原有病情恶化。孕妇应采取左侧卧位,最大限度地减轻子宫对下腔静脉的压迫。如果有脊柱损伤,可以使右侧升高 15°。如果病人不能倾斜,就需要人工把子宫移向左侧。

2. **再次评估及处理**　必须详细询问病史这有助于了解受伤和妊娠的经过,有利于临床制订处理方案,调整相应措施。紧急复苏成功后,需立即按顺序进行全面体格检查,体格检查的原则和顺序与非孕期相同,体格检查必须全面有效。对于中重度病人必须除去所有衣服,以便更好地观察及评价伤情。特别要注意出血部位。创伤致死的常见因素是头颈部受伤,需进行神经系统的全面评估。对所有受伤孕妇都应行腹部检查,孕期的腹壁缺乏弹性,常可掩盖腹腔脏器损伤所引起的腹膜刺激征,需要注意的是即使无阳性体征,也不能排除急性内脏损伤。产科检查需注意宫高、子宫张力、宫缩情况和有无压痛。张力过高、子宫压痛、宫高大于孕周、阴道流血等需考虑胎盘早剥的可能。阴道检查可以明确宫颈情况、胎先露情况以及是否有胎膜早破,发现阴道流血来源。另外要充分评估胎儿受累情况,妊娠合并外伤中导致胎儿死亡的主要原因为胎盘早剥、母体骨盆骨折、母体死亡等。要通过各种实验室检查和诊断方法对外伤孕妇进行评估和处理。可根据临床情况选择不同的检查方法。

3. **围死亡期剖宫产**　孕妇处于围死亡期但其胎儿仍有存活机会,为抢救存活胎儿的紧急情况下而实施的剖宫产,是在母体呼吸心搏骤停时进行,而不是在预测有这种可能性时进行。对于孕 28 周以上或宫底位于脐上 3～4cm 以上有存活机会的胎儿,其母体在心脏骤停时必须及早考虑围死亡期剖宫产。胎儿的存活率除了与胎龄、母亲心肺复苏情况和医院新生儿重症监护水平有关外,还与母亲心脏停搏直至胎儿娩出的时间密切相关。呼吸心搏骤停后 5 分钟内娩出的胎儿预后较为理想,建议在母体呼吸心搏骤停后心肺复苏不成功的 4 分钟内迅速开始分娩,使得胎儿在母体呼吸心搏骤停后 5 分钟内娩出。推荐手术时采用下

腹正中切口和宫体正中切口,以最快速度娩出胎儿。且及早终止妊娠可以增加复苏的成功率。剖宫产术终止了胎儿-胎盘循环,相应增加了孕妇全身血容量;剖宫产手术后,子宫体积减小,解除了静脉压迫;同时膈肌下降,有利于肺脏通气,这都会增加心肺复苏的效果。对于某些病例围死亡期剖宫产可以使母亲得以生存。

【辅助检查】

1. **实验室检查**　包括血常规、尿常规、凝血功能、肝功能、肾功能、血生化、血型和交叉配血、酶学检查、血气分析、尿和血的毒理分析、Kleihauer-Betke 染色涂片等。

血常规和血细胞比容可以判断失血或感染情况。即使血红蛋白水平正常也不排除大量失血的可能。妊娠期孕妇纤维蛋白原含量增加,如果纤维蛋白原水平位于正常值的低限(200～250mg/ml),提示消耗性凝血功能障碍。血生化也可提供一些有价值的信息,碳酸氢钠降低往往与胎儿死亡有关。测定肌酐基础水平对判断肾脏并发症很有帮助。谷草转氨酶和谷丙转氨酶超过 130IU/L 时,腹腔内损伤的风险会提高 6 倍。Kleihauer-Betke 染色涂片可发现母体循环中胎儿血细胞的存在,还能显示母胎输血的程度。酒精和毒品的使用在外伤病人中很常见,因此应进行尿与血的毒物筛查。

2. **穿刺和导管检查**　诊断性穿刺是一种简单、安全的辅助方法,可在急症室内进行。一般胸腔穿刺可明确血胸或气胸;腹腔穿刺和灌洗,可以证实内脏破裂、出血;心包穿刺可证实心包积液和积血。放置导管或灌洗可以诊断尿道和膀胱的损伤;监测中心静脉压可以辅助判断血容量和心功能。

3. **影像学检查**　对于孕妇,必要的影像学检查并不能因为胎儿的存在而省略,但应做好腹部防护措施,避免重复照射。妊娠 20 周后射线对胎儿的影响是可以忽略的,尤其在控制辐射剂量后。如果累积辐射量<10rads(100mGy)、照射剂量<1rads(10mGy),对胎儿影响很小。如果累积辐射量<5rads(100mGy),对胎儿没有影响。研究发现辐射剂量>15rads(150mGy),有 6% 胎儿精神发育迟缓、3% 童年时期患癌症、15% 胎儿有小头畸形。因此我们要规避不必要的放射线检查,但不能为使胎儿免受照射而放弃必要的诊断性检查,延误母胎诊治。CT 是诊断颅脑损伤和实质脏器损伤的一种很好的方法,尤其是在做好腹部防护的时候,颅脑 CT 对胎儿是安全的。B 超可以评价胎儿孕周、胎盘位置及早剥的程度和胎儿宫内状况。创伤部位腹部强化 B 超(FAST)是一种新型无创的检查方式,尤其适用于血流动力学稳定的病人。可重复操作,主要用于识别心包积液、胸腔积液、腹膜后肾周积液和腹水。此法敏感性为 73%～88%,准确率为 96%～99%。

4. **诊断性腹腔灌洗**　对于诊断腹腔内有无损伤的阳

性率可达 90% 以上，应用于孕妇一样安全准确。腹腔灌洗能较 CT 更早对空腔脏器和肠管损伤作出诊断，但不能诊断腹膜后损伤和准确估计损伤和出血程度。孕早期穿刺点可选择在脐下，随着妊娠进展穿刺点都位于脐上，且高于宫底，对于孕晚期病人则不可行此检查。其他禁忌证：既往有过腹部手术病人、躁动不安不能配合手术者、过度肥胖和严重腹部胀气者。

【妊娠期常见创伤及治疗】

1. 钝性损伤

（1）概述：交通事故是钝性损伤最常见的原因，其次为坠落伤和人为暴力。早期评估救治应围绕母体展开，胎儿评估不应干扰母体潜在生命危险因素的排除，因母体稳定是胎儿存活的最好机会。创伤孕妇的评估及处理首先应严密监测生命体征，创伤早期母体以减少胎儿供血来代偿失血，因此即使血压、脉率改变不明显，也应警惕失血性休克的存在。妊娠期妇女更易受到腹部的损伤。孕期、撞击的程度及方式是预测母儿预后的重要因素。钝性外伤常见的产科并发症为流产和早产、胎盘早剥、子宫破裂、母胎输血、胎儿直接外伤及死胎，另外还有罕见的羊水栓塞。

（2）处理：对该类病人的处理基本原则同非妊娠外伤病人。要对病人进行系统的评估和复苏，关注的重点主要是孕妇。孕妇的死亡是导致胎儿死亡最主要的原因，一旦孕妇发生休克，胎儿死亡率高达 80%。在致命外伤得到控制后要及时对胎儿进行监测。

钝性损伤中最常见的为腹部外伤。在妊娠早期子宫受盆腔保护不易受到直接创伤，流产主要是由于低血压和低血容量导致的胎盘灌注不足。随着妊娠进展，子宫超出盆腔，受伤风险增加。孕期盆腔血流丰富更易发生致命的腹膜后出血。准确快速地诊断病人是否有腹腔内脏器的损伤，以及是否需要开腹探查是对外科医师的一大挑战。骨盆骨折常合并泌尿生殖道损伤及腹膜后出血，易导致胎儿的直接损伤。骨盆骨折孕妇的死亡率可达 9%，胎儿的死亡率高达 35%。妊娠期耻骨联合和骶尾关节扩张，因而对孕妇盆腔 X 线片要有正确的理解。骨盆骨折并不是经阴分娩的禁忌证，除非为不稳定骨折。

（3）常见并发症

1）胎盘早剥：孕妇轻伤发生率为 1%～5%，重伤发生率为 6%～37%，是导致胎儿死亡的常见原因之一。胎盘早剥可以在受伤后立即发生，也可发生在受伤一段时间后。典型的症状包括阴道流血、腹痛、子宫易激惹、宫底压痛、宫缩强度及频率增加。即使没有以上症状也不能排除胎盘早剥。外伤后胎盘早剥的处理同非外伤者。除了常规的实验室检查，最重要的是胎心宫缩监测。对超过 20 周的外伤孕妇常规监测 2～6 小时，如果有持续的宫缩、子宫敏感、阴道流血、严重创伤、胎膜早破、胎心异常要延长监护时间。

2）早产：25% 的创伤合并早产。严密监护胎心率变化和宫缩频率，给予宫缩抑制剂。选用宫缩抑制剂时应考虑孕妇潜在的并发症和药物的不良反应而慎重选择。常用的肾上腺能受体激动剂如利托君和沙丁胺醇能引起孕妇心率增快，对疑有内出血者不应使用；钙通道阻滞剂如硝苯地平，可以导致母体低血压，应用要慎重；硫酸镁是常用的宫缩抑制剂，但经肾脏排泄，肾功能受损病人发生肾毒性的风险增加并容易发生中毒；非甾体类抗感染药物如吲哚美辛也可以抑制早产，但可导致胎儿动脉导管早闭及羊水过少。

3）子宫破裂：钝性创伤也可以导致子宫破裂，发生率 <1%，但对母儿威胁极大。孕妇死亡率为 10%，胎儿死亡率可达 100%。子宫的血管密布，血流丰富，一旦损伤容易发生大出血。子宫破裂诊断困难，可以被腹部其他损伤所掩盖，有时直到剖腹探查才能明确诊断。一旦怀疑子宫破裂，应立即开腹探查控制出血和凝血功能障碍。快速的液体复苏可以减少出血带来的并发症。如果行子宫修补术，应在胎儿娩出后与孕妇血流动力学稳定时。如果破裂严重，不能修补或孕妇处于失血性休克时，应行子宫切除术。

4）胎儿损伤：由于子宫和羊水的保护，直接的胎儿损伤比较少见，发生率 <1%，包括胎儿颅骨骨折、长骨骨折、颅内出血及软组织损伤。妊娠晚期随着胎头下降，胎儿颅骨骨折及脑部损伤多见，尤其在合并骨盆骨折时。胎儿损伤的处理应个体化，但经验有限。若胎儿存活、无窘迫征象，且孕周较小时可考虑期待疗法，应行超声及胎儿监测，直到胎儿成熟。如发生于孕晚期或胎儿出现缺氧征象有引产指征时，则需要儿科医师会诊，同时在分娩中提供帮助。

5）母胎输血：创伤后相当一部分病人发生母胎输血综合征（FMH），发生率为 8.7%～30%。前壁胎盘及有子宫压痛的病人发生 FHM 的风险增加。尽管大多数 FMH 胎儿预后良好，但亦有贫血、室上性心动过速和死胎等并发症发生。Kleihauer-Betke 试验能发现 Rh 阴性孕妇大量的母胎输血。Rh 抗原在妊娠 6 周左右就出现，胎儿 0.01ml 血量就能刺激母体产生抗体。但 Kleihauer-Betke 试验尚不能敏感地探测到母体循环中如此少的胎儿血，因而对外伤后未致敏的 Rh 阴性血妇女都应该给予抗-D-免疫球蛋白。

（4）预防：乘车或驾驶车辆时，安全带挽救了成千上万人的生命。膝-肩安全带的使用可减少 45% 的胎儿受伤和 50% 的中重度外伤。安全带能使病人避免与车内面相撞及弹出车外，并使减速的力量扩散到较大的面积。安全气囊能大大减低创伤的死亡率，在妊娠期应继续使用。

2. 穿透伤
发生率为 3%～10%，主要有枪伤和刀伤，前者对孕妇和胎儿伤害更大。妊娠期由于增大的子宫保护，内脏的损伤发生率为 16%～38%，低于非妊娠期的 40%～70%。枪伤导致胎儿损伤的几率高达 70%，其中 40%～70% 的胎儿死亡，死亡原因为直接损伤或早产。妊娠期由于肠管的上移,上腹部的刺伤更容易损伤肠管,常需要外科治疗。治疗原则同非妊娠期:及时的手术探查、异物清除、诊断性腹腔冲洗、内镜检查、CT 检查、病情观察。处理需要外科和产科医生合作,要根据具体情况进行处理。穿刺伤病人需要给予破伤风的预防性治疗,尤其对刀伤和枪伤病人。

3. **人为暴力创伤**　妊娠期家庭暴力的发生率为10%～30%,导致约 5% 的胎儿死亡。而且随着妊娠的进展,发生率增加,危险因素包括怀孕年龄、酒精和药物的滥用。这些病人开始产科检查的时间较晚,在妊娠期未予以重视,易导致妊娠期并发症的发生或合并症的加重。而且其阴道流血、胎儿生长受限、胎盘早剥、妊娠期贫血、胎膜早破、死产以及新生儿疾病的发生率明显增高。妊娠期受到家庭暴力的结局从心理障碍直至母胎死亡。心理障碍多表现为抑郁和焦虑。因此,应将妊娠期家庭暴力作为重要的公共健康问题,在孕早期对受暴虐者进行筛查,及时发现并进行干预,预防可能发生的不良后果。

4. **坠落伤**　坠落伤占 3%～31%,妊娠后期腹部隆起,为维持平衡,脊柱更加向前突出,这种变化导致孕妇更易摔倒。摔倒时常常以臀部、腹部正中或侧面着地。最常见的损伤就是骨折,其他损伤包括擦伤、刺伤、关节扭伤或拉伤。早期妊娠病人若无先兆流产迹象,可保胎治疗或观察,定期B 超监测胚胎发育情况。中期妊娠后,有子宫收缩可应用宫缩抑制剂,阴道流血时应先排除胎盘早剥,如绒毛膜下血肿无进行性增大且胎儿情况良好时可保胎治疗。晚期妊娠时若无早产临产和腹部压痛,超声检查和持续 4 小时的无应激试验均正常,可考虑出院,门诊复查。

5. **妊娠合并烧伤**　此情况较难处理。妊娠使母亲发生了特殊的生理变化,而烧伤则各系统带来了更大的负担,因要兼顾母儿安全处理更加困难。为了提高孕妇生存机会,改善症状和外观,较大面积烧伤病人的治疗措施包括:局部抗微生物制剂、营养支持、全身抗感染治疗,必要时进行外科手术等。母儿的预后与烧伤面积密切相关,烧伤体表面积超过 15%～25% 时,胎儿死亡率达 56%;烧伤体表面积达 25%～50% 时,胎儿死亡率达 63%;当烧伤体表面积超过 50% 时,胎儿很难存活。母体病情稳定后可保胎观察。若病情严重,胎死宫内,母体生命体征及病情平稳后,适时选择合适方式引产。

总之,妊娠期受到创伤,不论受伤的性质、程度如何,均应提高警惕。多学科团队的合作可以大大改善母胎预后。产科医生在最初的评估、病情的稳定及后续的处理中起着重要作用。为了母亲的安全,产科医生随时准备对胎儿进行干预,尤其在胎儿可能存活时。对外伤孕妇不能因为妊娠而干预或停止对病情的全面评估包括影像学检查。对孕妇进行教育,使用安全带。及时发现家庭暴力,并给予干预是产前检查的重要内容。

【临床特殊情况的思考和建议】

妊娠期创伤对机体的影响是妊娠与创伤的双重叠加效应,最大程度保障母儿安全为妊娠期创伤处理的基本原则。但是任何因片面强调对胎儿的影响而放弃用药或者放弃相关检查导致母体损伤的皆是本末倒置的错误行为,应同病人及家属充分沟通,胎儿最好的存活机会是母亲的生存。对胎儿最佳的初始处理方案是多学科协作对孕妇进行最优化的复苏和尽早评估胎儿。若母体损伤需要行剖腹探查术时,建议行下腹正中纵切口,易于扩大切口,以便更好的暴露手术野。

参考文献

1. 陈孝平,汪建平.外科学.第 8 版.北京:人民卫生出版社,2016

2. 芮塬,王志坚.妊娠合并外伤的处理.中华产科急救电子杂志,2016,5(1):4-9

3. 刘明华,田君.提高妊娠期创伤的认识与救治水平.临床急诊杂志,2015,16(8):571-573

4. 叶立刚,张茂.孕妇创伤的诊断和处理指南.中华急诊医学杂志,2010,19(10):1026-1026

5. 向强,田君,陈翔宇,等.47 例妊娠期严重创伤救治分析.临床急诊志,2015,8:574-577

6. 张博雯,周伟元,黄小芳.40 例妊娠期严重创伤患者的急救治疗对策.中国现代医生,2017,2:50-52,55

7. 汤曼力,方汉萍,周琼.妊娠期多发伤患者的急救护理特点.创伤外科杂志,2012,14(4):368-368

8. No authors listed;ACOG committee opinion no. 518:intimate partner violence E. Obstet Gynecol,2012,119:412-417

9. Puri A,Khadem P,Ahmed S,et al. Imaging of trauma in a pregnant patient. Semin Ultrasound CT MR,2012,33:37-45

10. Jain V,Chari R,Maslobitz S,et al. Guidelines for themanagement of a Pregnant Trauma Patient. J Obstet GynaecolCan,2015,37(6):553-571

11. Petrone P,Marini CP. Trauma in pregnant patients. CurrProbl Surg,2015,52(8):330-351

12. Mendez-Figueroa H,Dahlke JD,Vrees RA,et al. Trauma inpregnancy:an updated systematic review. Am J ObstetGynecol,2013,209(1):140

13. Raptis CA,Mellnick VM,Raptis DA,et al. Imaging of trauma ina pregnant patient. Radiographics,2014,34(3):748-763

（张春华）

第十五章　妊娠合并妇科肿瘤

妊娠合并肿瘤并非罕见，许多良性肿瘤，例如子宫肌瘤、卵巢囊性成熟畸胎瘤等常与妊娠同在，而罹患恶性肿瘤较为少见，约 1/（1000～1500）的孕妇合并恶性肿瘤，主要包括宫颈癌、乳腺癌，霍奇金病，黑色素瘤，以及甲状腺癌等。

第一节　概　　论

关键点

妊娠合并肿瘤是临床处理的棘手问题，需充分评估妊娠对肿瘤的影响以及肿瘤对妊娠、胎儿及分娩的影响。其诊断和治疗管理应由多学科团队共同完成，对合并的肿瘤还应区分是良性肿瘤与恶性肿瘤，是否来源于生殖道等。妊娠合并恶性肿瘤的治疗手段，包括手术、化疗和放疗等，如要维持妊娠则必须考虑到这些治疗措施对胚胎、胎儿的不利影响，如致畸、流产与早产等。

【妊娠与肿瘤的相互影响】

包括：①妊娠对肿瘤的影响；②肿瘤对妊娠、胎儿及分娩的影响；③肿瘤治疗（手术、化疗及放疗）对妊娠的影响。

孕期的生理性改变可能会对肿瘤产生一些影响：

1. 来源于受内分泌影响的组织或器官的肿瘤，会于孕期发生变化，如子宫肌瘤变性。

2. 孕期解剖和生理变化导致肿瘤发生或使已有肿瘤发生变化，甚至难以被发现，如孕期的子宫颈病变。

3. 由于丰富的血流和淋巴引流导致恶性肿瘤的早期播散，但此说法尚无确切的证据。虽然目前还没有充分的证据表明妊娠会对恶性肿瘤产生影响，即妊娠不改变恶性肿瘤的进程。但恶性肿瘤，特别是其治疗措施却对妊娠有重要影响，应引起足够的重视。

4. 肿瘤对妊娠分娩的直接影响，主要是生殖道本身的肿瘤，如子宫肌瘤引起的不育、流产或早产，巨大肌瘤可能造成的难产，以及卵巢肿瘤破裂、蒂扭转所致的妊娠丢失等。宫颈癌可导致难产或大出血。

5. 由于胎盘屏障对胎儿的保护，癌瘤转移到胎儿很少见。恶性黑色素瘤转移到胎儿、胎盘相对多见（占 30%），其次是白血病和淋巴瘤，再次为乳腺癌、肺癌和肉瘤。北京协和医院还曾报道母婴同患胎盘绒癌的罕见病例。

【妊娠期恶性肿瘤的治疗方式】

1. **手术治疗**　对患有癌症的孕妇进行手术的目的包括：明确诊断、确定分期、判断预后及是否进一步辅助治疗。手术是治疗实体肿瘤的主要方式，随着现代手术器械及麻醉技术的发展，孕妇及胎儿几乎都能耐受腹腔内不干扰生殖道的手术，妊娠并非手术治疗的绝对禁忌。早孕期的手术治疗并不增加新生儿出生缺陷的风险，但会增加流产的风险，因此，如果病情允许，手术治疗可推迟至孕 3～6 个月，对胎儿的相对风险最低。切除卵巢应在妊娠 8 周以后，因为此时胎盘产生的孕酮量已足够维持妊娠，切除卵巢不会引起流产。若因癌症必须在孕 8 周前切除卵巢，应立刻注射孕酮以防流产。妊娠期间的麻醉是安全的，并且绝大多数的麻醉药物对胎儿也是安全的。然而麻醉过程中母体的生命体征变化，包括缺氧、低血压、低体温、或葡萄糖代谢异常等对胎儿不利，手术本身不会增加流产及先天性出生缺陷的几率。然而当肿瘤引起腹膜炎症状时，易诱发流产或者早产，因此，术后镇痛非常重要。术后预防血栓形成的措施与常规手术类似，腹腔镜手术也可以施行，建议由有经验的妇瘤科医师完成。

2. **化疗**　化学治疗可用于治疗生育年龄妇女多种癌症，不仅作为手术或放射治疗的辅助治疗，甚至可作为根治性治疗手段。但对于孕妇施行化疗时必须考虑胎儿致畸、生长受限以及子代患癌症风险。化疗药物对胎儿的不良影响与应用化学治疗时的孕龄有关。

大多数的化疗药物分子量较小，可通过胎盘屏障，妊娠期化疗可以造成胎儿畸形、生长受限和流产等。孕 60 天以内是胚胎发育和胎儿器官形成的重要时期,因此,在妊娠3个月内避免使用化疗药物。据报道,化疗,尤其是妊娠3个月内的化疗会引起20%新生儿出生缺陷,低体重儿发生率达40%,33%会发生全血细胞减少。抗代谢药(甲氨蝶呤、5-氟尿嘧啶、阿糖胞苷)和烷化剂(环磷酰胺、苯丁酸氮芥、氮芥)是最主要的致畸药物。目前尚缺乏植物类药物及蒽环类抗生素对胎儿影响的报道,或许因为该两种药物属于大分子药物,难以通过胎盘屏障。铂类药物会导致胎儿生长受限和听力损害。依托泊苷可诱发胎儿或新生儿全血细胞减少,并存在继发性白血病的风险。如果孕期必须使用化疗药物,顺铂是对胎儿影响最小的(卡铂存在骨髓抑制的风险)。在蒽环类抗生素当中,建议使用阿霉素,而脂质体阿霉素不推荐使用,因为其脂质体的结构更容易通过胎盘屏障。联合化疗比单药化疗致畸率更高。接受过化疗的孕妇不推荐母乳喂养,因为药物可分泌至乳汁中。他莫昔芬和芳香化酶抑制剂的使用应推迟到分娩后,已在动物实验和临床治疗中发现其有致畸作用。

3. **放疗** 与诊断性X线检查不同,放射治疗可使胎儿暴露于离子辐射,对胎儿的影响与放疗的剂量、照射的组织和范围大小有关。临床实践已证实,放射治疗可诱发新生儿出生缺陷,例如小头畸形,智力低下,发育不良,视网膜变性,白内障和牙齿缺损等。放疗的不良影响除剂量依赖外,与孕龄直接相关。在胚胎种植前期或种植期(受精9~10天)具有致死性的杀伤作用;组织器官分化早期(受精10天至妊娠8周)可致胎儿畸形和生长受限;组织器官分化晚期、胚胎早期(12~16周)可致神经发育与生长发育障碍及小头畸形;胚胎晚期、胎儿期(妊娠20~25周至分娩)可致恶性肿瘤、遗传缺陷等。

原则上,孕期应尽量避免放疗,颈部或纵隔区域的肿瘤在骨盆完全遮挡的条件下,可接受放射治疗。国际放射防护委员会(International Commission on Radiological Protection,ICRP)认为小于1mGy的放疗对胎儿几乎无影响,几个mGy的放射剂量被认为与胎儿出生缺陷无直接关系,较为安全。而孕期的频繁放疗后果严重,可引起流产,器官损伤,发育不良、致癌或致死性的伤害。超过5~10mGy的放射剂量应尽量避免,小于此剂量的放疗,被认为与基因突变率无明显直接关联(正常人群基因突变率为3%~5%)。对于非腹部放疗或施行腹部屏蔽,胎儿受量一般是母体放射量的0.2%~2%。通常,应避免腹部平片、同位素扫描和CT等检查。

综上所述,妊娠期合并肿瘤的处理原则与非妊娠期基本相同。肿瘤本身及其治疗对妊娠、分娩和哺乳会产生影响,特别是治疗恶性肿瘤时手术、化疗及放疗对妊娠结局、胚胎和胎儿、新生儿的有害作用。在诊疗过程中除考虑孕龄、肿瘤分期外,病人的意愿亦是重要因素,应在遵循肿瘤治疗规范的原则下,施行更人性化、个体化的治疗方案。

【临床特殊情况的思考和建议】

妊娠合并肿瘤的处理原则:

1. **尽量维护母体的健康** 特别是合并恶性肿瘤,应以遵循恶性肿瘤治疗原则和措施为基本考虑。对40岁以后的妊娠妇女要注意并发恶性肿瘤的可能性,虽然其发病率并非因妊娠而增加。

2. **对合并的恶性肿瘤亦应尽早治疗** 除非非常晚期,都应按照癌瘤诊治规范施行。

3. **尽量保护胎儿或新生儿免受肿瘤治疗的不利影响** 肿瘤治疗的主要手段,包括手术、化疗和放疗,如要维持妊娠则必须考虑到这些治疗措施对胚胎、胎儿的不利影响,如致畸、流产与早产等。有些肿瘤的治疗还涉及哺乳对婴儿的影响。

4. **尽量保留母体的生理与生育功能** 推崇规范化、微创化、人性化和个体化治疗,遵循肿瘤治疗规范的前提下注意保护卵巢、子宫,以维系其生理和生育功能,更符合病人的意愿和要求的人性化处理,以提高其生活质量。

参考文献

1. Eheman C,Henley SJ,Ballard-Barbash R,et al. Annual Report to the Nation on the status of cancer,1975-2008,featuring cancers associated with excess weight and lack of sufficient physical activity. Cancer,2012,118(9):2338-2366

2. Moran BJ,Yano H,Al Zahir N,et al. Conflicting priorities in surgical intervention for cancer in pregnancy. Lancet Oncol,2007,8(6):536-544

3. Lawrenz B,Henes M,Neunhoeffer E,et al. Pregnancy after successful cancer treatment:what needs to be considered? Onkologie,2012,35(3):128-132

4. Amant F,Loibl S,Neven P,et al. Breast cancer in pregnancy. Lancet,2012,379(9815):570-579

5. Basta P,Bak A,Roszkowski K. Cancer treatment in pregnant women. Contemp Oncol (Pozn),2015,19(5):354-360

6. Kal HB,Struikmans H. Radiotherapy during pregnancy:fact and fiction. Lancet Oncol,2005,6(5):328-333

(杨兴升 孔北华)

第二节 妊娠合并宫颈肿瘤

关键点

1. 妊娠合并宫颈癌是指在妊娠期间和产后6~12个月内发现的宫颈癌。

2. 妊娠期常规行细胞学检查,必要时阴道镜检查以提高产前诊断率。

3. 结合临床分期、病灶大小、妊娠周数、孕妇身体状况及对生育的渴望及医疗条件等制订个性化的治疗方案。

一、妊娠合并宫颈上皮内病变

宫颈上皮内病变(cervical intraepithelial lesion)分为低级别鳞状上皮内病变(LSIL)、高级别鳞状上皮内病变(HSIL)和原位腺癌(AIS)。妊娠期增高的雌激素使柱状上皮外移至宫颈阴道部,转化区的基底细胞出现不典型增生,同时妊娠期免疫力低下,易患 HPV 感染。近年来,由于生育推迟、对产前检查的重视以及规范的防癌筛查应用,发现宫颈涂片细胞学异常的孕妇亦逐渐增加,为 0.193% ～ 5.000%,发病率与非孕期妇女相似。妊娠合并宫颈上皮内病变,48%～62%会消退,29%～38%则不发生变化。但临床怀疑妊娠合并宫颈上皮内病变应及时检查、除外浸润性病变、密切随访。

【临床表现】

妊娠合并宫颈上皮内瘤变的患者常无明显症状或症状较轻微,常在孕早期妇科检查或常规宫颈涂片时被发现。

【诊断】

妊娠期宫颈上皮内病变的筛查与非孕期基本相同,采用"三阶梯"技术进行筛查。

所有细胞学检查结果异常的妊娠妇女均应行阴道镜检查。妊娠期子宫颈鳞柱状交界外移,利于阴道镜检查及活检。理论上阴道镜活检可在妊娠的任何阶段进行,为了最大限度降低妊娠意外的发生,多建议在孕中期进行。由于妊娠期宫颈活检时易引起出血,活检取材不可过深、过广,如有出血,应适当延长压迫时间;如果出血量过多,可用硝酸银或蒙赛尔溶液涂抹止血;一般不需要局部缝合或电凝止血。阴道镜下活组织检查诊断准确率可达 95%,不需反复活检。

妊娠期不主张行宫颈管内搔刮术,以免增加胎膜早破和出血的风险。

妊娠期是否可行宫颈锥切术目前仍存在争议。一般认为孕期应尽量避免宫颈锥切术,妊娠期宫颈锥切易造成早产、流产、出血、胎膜早破和绒毛膜羊膜炎等,其中出血风险随孕周增加而上升。其绝对适应证是排除宫颈微小浸润癌。妊娠期往往只进行诊断性锥切而非治疗性锥切。妊娠期诊断性宫颈锥切的理想时间是孕 24 周之前,特别是孕 14～20 周。孕 24 周后,宫颈锥切术应延迟至胎儿成熟、分娩后进行。

【处理原则】

对妊娠期宫颈细胞学异常的妇女进行阴道镜检查,排除浸润癌。美国阴道镜检查与子宫颈病理协会(ASCCP)制定了宫颈细胞学异常妇女诊疗指南,提出对于妊娠期妇女宫颈细胞学异常的处理原则。

1. 意义不明的不典型细胞(ASCUS) 由于宫颈癌的发生率仅 0.1%～2%。发生高度病变的几率也低,处理原则同非妊娠期。即不做特殊处理。对于需要做阴道镜检查的患者可推迟至产后 6 周进行。

2. 高度可疑不典型鳞状细胞(ASCUS-H) 约 7%～12%为 CINⅡ、CINⅢ,对其首选阴道镜检查。如未检出 CINⅡ、CINⅢ,则需在产后 6 周重新评价,复查细胞学及 HPV,阳性者行阴道镜检查。

3. LSIL 经过活检 18%为 CINⅡ、CINⅢ,0.03%为浸润癌,因此,对于此类妊娠妇女首选阴道镜检查,无病变证据者产后 6 周复查。

4. HSIL 应首选阴道镜检查,并强调需由有经验的医师来进行阴道镜检查。如有生育要求,可遵照 LSIL 处理原则,定期(每 8～12 周)复查阴道镜。在此期间若疑有病变进展应再次取活检。在确保没有浸润癌的前提下密切观察直至分娩后再予治疗。在治疗前须于产后 8～12 周再行阴道镜检查和活检,对病变重新评估。如不保留胎儿,则终止妊娠,再按非孕期 HSIL 处理。

5. 不典型腺细胞(AGC) 阴道镜检查,但不能进行颈管搔刮和取颈管内膜。

6. 对于 HPV 阳性且细胞学阴性孕妇,产后 6 周复查 HPV DNA 及细胞学。

也有观点认为除妊娠期 HSIL 需行阴道镜检查,其他妊娠期宫颈上皮内病变可以观察,产后复查再处理。

【预后及随访】

一般认为产后 2 个月妊娠期的宫颈变化恢复正常,故应于产后 2 个月后行细胞学、阴道镜及活组织检查,根据病理结果进行处理。治疗后每 3 个月随访 1 次,两次后 6 个月随访 1 次,再以后每年随访 1 次。即使产后恢复正常的妇女,仍是远期 CIN 复发的高危人群,均应严密随访,至少 5 年。

二、妊娠合并宫颈浸润癌

妊娠合并宫颈癌是指在妊娠期间和产后 6～12 个月内发现的宫颈癌。涉及妊娠期、分娩期和产后约 1 年的时期,又称之为妊娠相关性宫颈癌。妊娠合并宫颈癌并不常见,妊娠妇女宫颈癌的发病率大约是 1.2/10 000 次妊娠。约 3%宫颈癌患者可同时妊娠。

【病理生理】

妊娠合并宫颈癌最常见的组织学类型为鳞癌,尤其是低分化鳞癌。其次为腺癌、腺鳞癌及黏液腺癌等。妊娠期体内激素水平发生了明显变化,促使阴道及宫颈上皮发生生理性变化,如鳞状上皮化生、间质细胞蜕膜反应、子宫内膜腺体增生、腺体上皮增生或腺瘤样增生等,容易与宫颈上皮内病变或癌相混淆而导致误诊,因此,妊娠期宫颈刮片或活检疑为癌变时,必须慎重作出判断。

【临床表现】

妊娠合并宫颈癌的症状及体征与非孕期相同,早期多无症状,或症状轻微,仅表现为阴道分泌物增加、阴道不规则流血与接触性出血。早期病变表现为宫颈光滑或轻度糜烂。晚期则随肿瘤进展出现相应的症状和体征。

【诊断】

妊娠期发现阴道流血或者异常分泌物增加,排除产科因素后,若疑为宫颈病变,应该遵循子宫颈病变三阶梯步骤进行筛查,即细胞学检查(必要时同时行高危型 HPV 检测)、阴道镜检查、活体组织病理学检查最终确诊。

【临床分期】

妊娠合并宫颈浸润癌的临床分期与非妊娠期相同。由于妊娠造成宫颈和宫颈旁组织水肿,使宫颈和宫旁的查体不准确。B超和MRI可以辅助确定肿瘤的大小、宫颈旁有无转移和增大的淋巴结,对胎儿无明显不良影响。

【临床处理】

妊娠期宫颈癌的处理主要取决于肿瘤分期、组织学类型、诊断时的孕周、孕妇对于生育的要求,需充分评估、知情同意后进行规范的个体化治疗。

1. **ⅠA期宫颈癌**

(1) ⅠA1 期、并且切缘阴性,则可以在严密监护下暂时不采取治疗,等待妊娠足月,在产后 6 周行筋膜外子宫切除术。

(2) ⅠA2 期不伴有淋巴管浸润者,也可以随访至足月行剖宫产术,同时行改良广泛性子宫切除术。

2. **ⅠB~ⅡA期**

(1) 小于 20 孕周:首选手术治疗,多建议终止妊娠,行流产或剖宫取胎术。同时行广泛全子宫切除术和盆腔淋巴结清扫术。也可选择盆腔外照射,照射剂量 4500cGy,此时患者通常会发生流产,然后再进行腔内放疗;如未发生流产,则行改良广泛子宫切除术以切除残余的中心肿瘤,可以不切除盆腔淋巴结。

(2) 大于 20 孕周:如患者坚决要求生育,可待胎儿有存活能力后再行宫颈癌的治疗,这也被称之为宫颈癌的延迟治疗,一般认为不会影响预后。如胎儿肺成熟,即可行剖宫产终止妊娠,同时行广泛全子宫切除术和盆腔淋巴结清扫术。若胎儿未成熟,可行新辅助化疗(neoadjuvant chemotherapy),随诊至胎儿可存活,行剖宫产,同时行根治性手术或术后放疗。鉴于妊娠期宫颈癌患者大多数为年轻妇

女,选择手术治疗,可以行卵巢移位,保留卵巢,避免或减少放疗的不良反应,有助于提高患者的生活质量。但两种方法中,哪一种更能提高患者的生存率,目前尚无定论。

3. **ⅡB 以上**　首选放疗,放疗时机根据孕周和胎儿能否存活而定。

(1) 早期妊娠:直接放疗,如发生流产,即行清宫术,术后继续放疗。

(2) 中期妊娠:可先行剖宫取胎术,术后 2 周开始放疗,也有学者主张直接放疗,以免延误宫颈癌治疗时机。放疗过程中,70%患者将发生流产。

(3) 晚期妊娠:观点不统一,有学者认为如要求保留胎儿可行先期化疗,随诊至胎儿成熟,行剖宫产,在腹部切口愈合后即开始全盆腔放疗,剂量为 5000~6000cGy,待外照射结束后,行腔内放疗。也有学者认为晚期宫颈癌应及时治疗,不宜延迟。如胎儿已成熟即行剖宫产术,术后放疗。胎儿未成熟则放弃胎儿,行剖宫取胎术,术后放疗,也有学者主张直接放疗。

4. **终止妊娠的方式**　应选择剖宫产术终止妊娠。研究表明,经阴道分娩可增加难产、大出血和会阴伤口部位肿瘤种植转移与复发率。

5. **孕期根治性宫颈切除术**　有文献报道了 15 例孕期广泛宫颈切除术(14 例≤ⅠB1 期,1 例为ⅠB2 期),术中均行盆腔淋巴结清扫术。7 例经阴道手术,8 例为开腹手术。ⅠB2 期患者术后数小时后流产。14 例患者(2 例为ⅠA2期,12 例为ⅠB1 期),在孕 4~19 周间完成手术,仅 1 例患者术中发现淋巴结转移,该患者孕 30 周行剖宫产及子宫切除术,术后放疗。5 例在术后 0~16 天流产,流产率较高。鉴于目前报道的病例数有限,随访时间短,对此术的优点尚无法下结论,也很难明确保留胎儿对患者预后的影响。

【预后】

多数文献报道,妊娠合并宫颈癌患者的预后较非妊娠期宫颈癌差。妊娠合并宫颈癌患者的 5 年生存率为 70%~78%,而非妊娠期患者为 87%~92%。这可能与妊娠期母体受高雌激素水平和盆腔血流丰富的影响,可能促进肿瘤细胞的迅速生长,加速肿瘤细胞的扩散与转移密切相关。另外,妊娠相关性宫颈癌常为组织低分化、淋巴结转移率高,预后较差。

【临床特殊情况的思考和建议】

1. **妊娠合并子宫颈癌早期诊断问题**　妊娠合并宫颈癌早期多无症状或症状不明显,仅表现为阴道排液增加或少量阴道流血,早期诊断往往易被忽略。妊娠早期易被误诊为先兆流产,中晚期则常被误诊为前置胎盘、胎盘早剥离,早产等。因此,对妊娠期有异常阴道分泌物或(和)阴道出血的患者,一定要行阴道窥器检查,鉴别出血来自于宫腔还是宫颈。对有可疑宫颈病变者要遵循子宫颈病变三阶梯

步骤进行筛查,即细胞学检查、阴道镜检查、活体组织病理学检查排除浸润癌。另外,妊娠期宫颈黏膜腺体数目增多,黏膜增厚,鳞状上皮基底细胞增生,宫颈间质血管增生扩张、水肿,可见蜕膜反应,有时可有核分裂象,且由于高水平雌激素的影响,宫颈鳞柱交接部外移,移行带区的细胞出现不典型性,部分甚至可类似原位癌,需要有经验的医师进行阴道镜检查和病理诊断,既不要过度诊断,又要防止漏诊。

2. 宫颈锥切时机的选择　妊娠期行宫颈锥切术的时机需慎重。多数学者认为宫颈锥切的最佳时机是孕14~20周或在胎儿成熟以后,但在预计分娩前4周内不要锥切,所以锥切手术时间应选择在妊娠中期。为了尽可能降低母儿并发症,一般只作诊断性锥切,不作为治疗手段,因而病变的残留率较高,产后仍需密切随访。妊娠晚期则可等待胎儿成熟,产后行宫颈锥切术以明确诊断。

3. 化疗药物的选择　对于孕期诊断早期宫颈癌且希望继续妊娠的女性,可延迟肿瘤治疗直至胎儿成熟。妊娠合并宫颈癌患者接受化疗治疗,化疗药物致畸与否主要取决于孕龄、药物剂量和药物特性。妊娠早期,特别是孕2~8周为胎儿的器官发生形成期,此期进行化疗,容易发生胎儿畸形,妊娠中晚期胎儿器官基本已经发育成熟,化疗相对安全,但可能会增加早产、FGR和低出生体重儿的风险。烷化剂容易导致胎儿畸形,化疗副作用较大,应避免使用。短期随诊证实妊娠期接受新辅助化疗,后代无异常,但远期影响尚不清楚。

参考文献

1. 潘玲,贺晶.宫颈冷刀锥切术对生育能力及妊娠结局的影响,实用妇产科杂志,2012,28(6):471-475

2. 李永铮.宫颈锥形切除术后妊娠及分娩结局分析.中国妇幼保健,2013,28(36):5964-5966

3. 薛凤霞,刘宏图,刘朝晖.女性下生殖道人乳头瘤病毒感染诊治专家共识.中国实用妇科与产科杂志,2015,10:894-897

4. 周颖,陈纲,徐菲,吴大保.妊娠合并子宫颈癌的诊断与治疗进展.中华妇产科杂志,2016,51(7):555-558

5. 张楠.高雨农.妊娠期宫颈癌的诊治进展.中国实用妇科与产科杂志,2015,31(2):101-103

6. E. J. Mayeaux,J. Thomas Cox. 现代阴道镜学. 第3版. 魏丽惠主译. 北京大学医学出版社,2016

7. 妊娠合并宫颈癌保留胎儿的治疗进展. 王青综述,丁景新,华克勤审校. 现代妇产科进展,2013,22(11):931-933

8. Massad LS,Einstein MH,Huh WK,et al. 2012updated consensus guidelines for the management of abnormal cervical cancer screening tests and cancer precursors. Obstet Gynecol, 2013, 121(4):829-846

9. Origoni M,Salvatore S,Perino A,et al. Cervical Intraepithelial Neoplasia (CIN) in pregnancy:the state of the art. Eur Rev Med Pharmacol Sci,2014,18(6):851-860

(张英　华克勤)

第三节　妊娠合并子宫体肿瘤

关键点

妊娠合并子宫肿瘤包括妊娠合并子宫肌瘤和妊娠合并子宫内膜癌,以前者为多见。妊娠合并子宫肌瘤,根据肌瘤对胎儿的影响,妊娠期一般不对子宫肌瘤作处理,密切监测肌瘤大小与胎盘关系及母儿状况,定期产前检查,注意防止流产、早产。妊娠晚期应综合考虑肌瘤生长部位、胎儿及孕妇情况,选择合适的分娩方式。剖宫产的同时是否行子宫肌瘤剔除术始终存在着争议,应根据肌瘤的大小、部位、产妇的具体情况而决定。妊娠合并子宫内膜癌一经确诊,其治疗应根据肿瘤分期、肌层浸润深度、组织分化程度、病理类型及有无生育要求综合考虑。

一、妊娠合并子宫肌瘤

子宫肌瘤(uterine myoma)是女性最常见的良性肿瘤,多见于30~50岁的育龄期女性,发病率高达20%~30%。因此,妊娠合并子宫肌瘤病人并不少见。妊娠合并子宫肌瘤的发病率约为0.1%~12.5%,约占妊娠的1.0%~3.9%。随着生育年龄的推迟及超声检查技术的提高,妊娠合并子宫肌瘤的发生率呈逐渐上升趋势。妊娠合并子宫肌瘤发生流产、早产及胎盘位置异常、胎位异常的风险高达10%~30%,已经纳入高危妊娠的范畴。

【妊娠和子宫肌瘤的相互影响】

1. 子宫肌瘤对妊娠的影响　子宫肌瘤是否影响妊娠主要取决于其生长部位、类型、大小和数目。肌瘤小、浆膜下肌瘤(subserous myoma)和近浆膜面的肌瘤对受孕影响甚微,但宫颈肌瘤可能会妨碍精子进入宫腔,宫角部肌瘤可因压迫输卵管间质部而阻碍精子和卵子的结合。黏膜下或肌壁间肌瘤单个较大或数目较多时,常导致肌瘤表面的子宫内膜供血不足或萎缩,同时使宫腔变形,不利于受精卵着床,约20%~30%子宫肌瘤病人合并不孕。即使着床后,随着孕期妊娠物的增大导致宫腔内压力加大,会诱发子宫收缩,导致流产或早产。妊娠晚期,巨大肌瘤、多发性肌瘤、浆膜下肌瘤合并蒂扭转均可使子宫变形,常致胎位不正,臀位、横位及斜位发生率升高;胎盘的附着和正常发育也受肌瘤的影响而导致胎儿生长受限,前置胎盘和胎盘早剥的发生率也较高。分娩期,位于子宫峡部或宫颈后唇的肌瘤或有蒂的浆膜下肌瘤突入子宫直肠陷窝可阻塞产道、影响胎先露下降而发生梗阻性难产,剖宫产的几率增高。同时,由于肌瘤的存在致子宫收缩乏力而使产程延长。分娩后宫缩乏力及胎盘粘连引起产后出血和子宫复旧不良、产褥感染等。妊娠合并子宫肌瘤最严重的并发症是子宫扭转，临床上罕见。通常是在妊娠晚期，在孕妇突然改变体位或者胎动等诱因下，生长于子宫一侧的肌瘤可使子宫突然发生扭转，其症状表现为剧烈腹痛，甚至休克，需与卵巢囊肿蒂扭转相鉴别。一旦发生，必须及时剖腹探查，确诊为子宫扭转后，应根据扭转程度、子宫血运情况及胎儿是否存活考虑子宫复位、剖宫取胎或子宫切除。

2. **妊娠对子宫肌瘤的影响**

（1）肌瘤大小的变化：传统观点认为孕期雌激素受体及雌激素含量明显增高，会使子宫充血，平滑肌细胞肥大水肿，肌瘤增大，然而目前研究证实，妊娠期子宫肌瘤增大并不明显。研究发现，妊娠满 20 周前大约 45% 的肌瘤体积有所增大，妊娠 20 周以后仅约 25% 肌瘤体积增大，75% 的肌瘤体积无明显变化甚至有所减小。

（2）肌瘤位置变异：随着妊娠期子宫增大，肌瘤的位置会发生相应的变化，如产道内和邻近产道的肌瘤在妊娠后可随着子宫增大而上移，可缓解对产道的阻塞。

（3）妊娠后由于孕妇体内雌、孕激素水平明显增高，使子宫平滑肌细胞肥大水肿，而出现供血相对不足，可引起肌瘤玻璃样变（hyaline degeneration）、囊性变（cystic degeneration）及肌瘤红色变性（red degeneration）等，究其原因主要是由于肌瘤快速增大导致肌瘤内血液循环出现障碍，再加上不断增大的胎儿对肌瘤产生的机械性压迫所致。肌瘤红色变性临床多表现为腹部疼痛、呕吐、体温升高、白细胞数增高，多数病人症状不明显，目前冠以"妊娠期肌瘤性疼痛综合征"。

（4）浆膜下带蒂肌瘤妊娠后可发生肌瘤的蒂扭转，常发生于妊娠 3 个月后，增大的子宫逐渐由盆腔升入腹腔，活动空间变大，肌瘤的活动性也变大，易发生蒂扭转。此时应与急性阑尾炎、卵巢囊肿蒂扭转合并妊娠等相鉴别。

【诊断】

由于 B 超的广泛应用，特别是许多妇女妊娠前已确诊有子宫肌瘤，所以，妊娠合并子宫肌瘤的诊断一般并不困难，国内外报道其准确率高达 70%～80%，如果妊娠前未发现子宫肌瘤，肌瘤在妊娠过程中明显增大变软，容易被误诊及漏诊。诊断要点包括：

（1）妊娠前已有子宫肌瘤。

（2）妊娠后发现子宫的实际大小超过停经时间，妇科检查发现子宫表面不规则，有结节状突起或者孕妇易频发宫缩者，应怀疑是否合并肌瘤。

（3）B 超检查发现子宫切面中妊娠的声像特征及子宫肌瘤声像特征并存。

【治疗】

1. **妊娠前子宫肌瘤的治疗**　有生育要求的子宫肌瘤病人，在准备妊娠前，应根据症状及肌瘤的部位、大小、数目

全面考虑。

（1）期待疗法：肌瘤较小，无明显症状和体征，可暂不处理，定期复查，若出现明显症状或肌瘤增大速度较快，需采用手术治疗，在妊娠过程中严密观察。

（2）药物治疗：适用于症状轻、依从性好、有迫切的保守治疗意愿或全身情况不可耐受手术的子宫肌瘤患者。常用的药物有促性腺激素释放激素类似物（Gonadotropin releasing hormone analogues，GnRH-a）、抗孕激素制剂以及传统中药制剂等。

• 促性腺激素释放激素类似物：可采用大剂量连续或者长期非脉冲式给药方法，其机制在于抑制垂体合成和释放 FSH 及 LH，降低体内雌、孕激素水平近绝经后状态，进而抑制肌瘤生长，并使其萎缩，间接缓解一系列由肌瘤引起的贫血、疼痛、压迫等临床症状。一般选择长效制剂，每 28 天皮下注射一次，也可用于术前用药缩小肌瘤体积。随着用药时间延长，用药患者出现围绝经期综合征症状及骨质疏松的风险增加，在用药期间可抑制排卵，且不同患者的药物敏感性存在差异，对于有妊娠需求的妇女，选择该药控制肌瘤大小时应充分考虑用药及停药时机，不可长期用药。目前，临床上使用的 GnRH-a 主要有曲普瑞林、亮丙瑞林、戈舍瑞林等。

• 抗孕激素制剂：常用药物为米非司酮（mifepristone），其机制在于拮抗孕激素，从而达到抑制肌瘤生长的目的。一般以联合用药为主，采用 12.5mg/d 口服给药，也可作为术前辅助用药。因抗孕激素与妊娠需求相违背，且其长期使用，可导致子宫内膜受雌激素单相作用而增加子宫内膜增生的风险，应妥善控制用药时长。

• 传统中药制剂：常用药物为桂枝茯苓胶囊。桂枝茯苓方剂是我国传统的中药制剂，现代制药工艺改善了用药的便利性和药物效能，但在获得肯定疗效的同时，对于有妊娠需求的患者而言，其近期的妊娠相关副作用仍未明确，故该患者群体需慎用。

（3）手术治疗：手术方式主要包括子宫肌瘤剔除术（开腹或腹腔镜）、经阴道子宫肌瘤剔除术和宫腔镜下黏膜下肌瘤电切术。其适应证包括：孕前子宫大于 10 周妊娠大小，肌瘤较大（>5cm），病人存在明显的临床症状。特殊部位的肌瘤，包括宫颈和宫角肌瘤或者多发性子宫肌瘤多次流产史或长期不孕者。术后有望提高生育能力，并可预防妊娠后肌瘤发生的各种并发症。过去观点认为术后需严格避孕 1～2 年，但国内有学者认为，术后的避孕时间应结合术前超声及术中所见肌瘤大小及位置深浅决定：①浆膜下肌瘤、肌壁间肌瘤距离内膜>5mm 者，可以不避孕；②肌瘤底部距离内膜 3～5mm 者，避孕 3～6 个月；③肌瘤底部贴近内膜或者术中穿通宫腔者，避孕 1 年；④如需体外受精-胚胎移植（in vitro fertilization and embryo transfer，IVF-ET）者可先取卵全胚冷冻，择期移植，告知病人需避孕 1 年，建议单胎移植。

（4）肌瘤剥除术中注意事项：①子宫切口方向的选择应有利于缝合，子宫肌层内环、外纵、中间为交织状，应选择

2

有利于缝合的切口方向;②使用单极电切方式切开肌壁组织,避免过多电凝止血,电凝过多可能导致术后组织液化、死腔形成;③子宫肌层出血主要依靠肌层收缩压迫螺旋动脉止血,但缝合时应注意不要缝合过紧过密影响术后血供、造成组织坏死;④子宫切口应对合整齐不留死腔,深部肌瘤或者特殊部位肌瘤分层缝合,尽量避免穿透子宫腔;⑤维持子宫正常形态,在保证手术顺利前提下尽量减少子宫切口长度。有关文献报道,子宫肌瘤切除术后妊娠率为30%～40%。一般认为,开腹手术与腹腔镜手术术后妊娠率相当且极少妊娠子宫破裂发生。

(5) 其他治疗:随着现代医疗技术的提高,子宫肌瘤的新手术治疗方式包括子宫动脉栓塞术(uterine arterial embolization,UAE)、高强度聚焦超声治疗等。与传统手术方式相比,这些手术有自己的优势,然而这些手术方式对于术后妊娠发生流产、早产等存在争议。

2. 妊娠期子宫肌瘤的治疗

(1) 非手术治疗:孕早期发现妊娠合并子宫肌瘤,根据肌瘤对胎儿的影响,一般不对子宫肌瘤作处理,保守治疗过程中应密切监测肌瘤大小与胎盘关系及母儿状况,定期产前检查,注意防止流产、早产。一旦出现先兆流产或早产,立即就医,可适当给予镇静剂或子宫收缩抑制剂等。若肌瘤较大,继续妊娠会产生并发症者可考虑终止妊娠。妊娠中期后,一般认为,无论肌瘤大小、单发还是多发,以在严密监测下行保守治疗为首选。如子宫肌瘤影响到胎儿宫内生长发育,或者发生红色变性,经保守治疗无效或发生子宫肌瘤蒂扭转坏死、子宫肌瘤嵌顿,出现明显压迫症状者,则需行肌瘤剥除术。

(2) 手术治疗:一般不主张妊娠期行肌瘤切除术(myomectomy),主要原因包括:①手术可刺激子宫收缩,诱发流产或早产;②妊娠期间由于雌孕激素刺激,子宫肌瘤变大变软,肌瘤血供丰富,与周围组织界限欠清晰,剥离时常出现大出血;③术后子宫壁切口可能在妊娠晚期时破裂;④分娩后激素水平的下降可使肌瘤体积明显缩小。然而,在某些特殊情况下,可考虑手术治疗,手术方式可选择腹腔镜或开腹手术。适应证包括:①肌瘤增长迅速或发生嵌顿,影响妊娠继续或考虑恶变;②因肌瘤引起的腹痛、宫缩、阴道出血,或红色变性,刺激腹膜有急腹痛、低热等症状,保守治疗无效;③肌瘤压迫邻近器官,出现严重症状;④肌瘤与胎盘位置接近,易产生收缩不良致产后出血及胎盘滞留;⑤认为肌瘤可能是既往流产、早产的原因。术后充分卧床休息,给予子宫收缩抑制剂及抗生素的应用,加强胎儿监护。

3. 分娩期子宫肌瘤的治疗 妊娠晚期应综合考虑肌瘤生长部位、胎儿及孕妇情况,选择合适的分娩方式,但无论选择阴道分娩还是剖宫产,均应做好产前准备,如备血、预防和治疗产后出血,做好处理各种产科并发症的准备,必要时行子宫切除。

剖宫产的适应证包括:

(1) 肌瘤位于子宫下段或宫颈,可阻塞产道,影响胎先

露下降或并发前置胎盘及胎位异常者。

(2) 胎盘种植于肌瘤的表面,易引起胎盘粘连或植入,有可能引起产后大出血。

(3) 曾经实施过肌瘤切除。

除上述情况外均可阴道试产,但应严密观察宫缩及产程情况,特别是要重视胎儿娩出后胎盘剥离情况和子宫收缩不良可能引起的产后大出血。

4. 剖宫产术中的子宫肌瘤处理策略

(1) 非手术治疗:剖宫产的同时是否行子宫肌瘤剔除术始终存在着争议,应根据肌瘤的大小、部位、产妇的具体情况而决定。传统观念认为,由于妊娠时肌瘤界限不清,妊娠子宫较大,血液丰富,术中止血困难,术后感染机会增加等原因,除带蒂浆膜下肌瘤、靠近剖宫产子宫切口容易剔除的肌瘤或不太大的浆膜下肌瘤外,一般多不主张剖宫产同时行瘤剔除术。

(2) 手术治疗:随着剖宫产技术的提高及抗生素的广泛应用,有些学者认为剖宫产同时剔除肌瘤的手术难度并未明显增加,但如若不处理肌瘤,不仅因为产后子宫复旧不良可能引起产后出血及产褥期感染,而且可能因为二次手术而增加产妇的心理负担。研究发现,剖宫产同时行肌瘤剔除术并不增加手术难度、术中和产后出血量、新生儿窒息率和产褥期感染率,而且有效减少二次手术的机会。因此认为剖宫产同时行肌瘤剔除术对于某些病人来说是必要而且可行的,但应严格掌握适应证,以及缩宫素或血管阻断技术的及时应用。一般先行剖宫产,除肌瘤需经宫腔内切除外,先缝合子宫切口后再剔除肌瘤。若较大的肌瘤位于子宫下段切口处并影响胎儿的娩出,可先行剔除,但应注意操作迅速和避免出血,以免造成胎儿危害。

5. 产褥期的治疗 在产程中的处理包括注意胎先露高低、胎方位及监测产程进展,及时发现难产和纠正难产。产后的处理包括加强子宫收缩药物的应用以及子宫收缩和阴道出血的观察,注意预防产后出血、感染。肌壁间肌瘤及黏膜下肌瘤影响子宫复旧,在产褥期有导致感染及晚期产后出血的可能,治疗措施除了加强宫缩剂外还包括抗生素的应用。

6. 子宫肌瘤红色变性的治疗 红色变性常发生在妊娠中晚期或产褥期,临床表现为持续性下腹剧痛、高热,伴有恶心呕吐,肌瘤部位有明显的压痛、反跳痛。临床处理首选保守治疗,包括心理安慰、卧床休息,充分静脉补液及一般支持治疗,可适当给予镇静剂、止痛剂,如有规律的宫缩可以给予宫缩抑制剂,应用抗生素预防感染治疗。若保守治疗无效或疼痛剧烈无法缓解,可行肌瘤剔除术。

二、妊娠合并子宫内膜癌

子宫内膜癌(endometrial carcinoma)是仅次于宫颈癌的女性常见生殖道恶性肿瘤,且近年来发病率呈现上升趋势,但由于子宫内膜癌好发于围绝经期与绝经后妇女,75%病例发生在50岁以后,20%在40～50岁,5%发生于40岁

以内,极少数发生于 20 岁左右的青年妇女,并且年轻妇女的子宫内膜癌多合并无排卵性功能失调性子宫出血、不孕、多囊卵巢综合征,因此,子宫内膜癌合并妊娠极其少见。

【病理类型】

妊娠合并子宫内膜癌的主要病理类型是腺癌及其癌前病变,即子宫内膜不典型增生。

【临床表现】

主要的临床表现为孕期不规则阴道流血或产后大出血,但亦有无明显症状而是在剖宫产时才发现为妊娠合并子宫内膜癌者。

【诊断】

妊娠合并子宫内膜癌主要临床表现为阴道不规则流血。若足月产后或者早产后出现不能解释的不规则阴道流血,应警惕合并子宫内膜癌的可能性,诊断性刮宫仍是其诊断方法,可根据分段诊刮病理报告明确诊断。

【治疗】

妊娠合并子宫内膜癌一经确诊,其治疗应根据肿瘤分期、肌层浸润深度、组织分化程度、病理类型及有无生育要求综合考虑。对早期妊娠合并子宫内膜癌者,可直接手术治疗终止妊娠,中期妊娠合并子宫内膜癌可先行化疗或者放疗再行手术治疗,而对于晚期妊娠胎儿有存活可能时,可先行剖宫取胎,然后再行子宫切除术(hysterectomy),必要时手术后辅助化疗、放疗及激素治疗。对于产后出血的病例,首先需要排除胎盘部分残留,植入性胎盘及绒毛膜癌等,也应考虑合并子宫内膜癌的可能性,进一步检查,如 B 超及 CT、MRI 等有助于明确诊断,对可疑病例进行诊断性刮宫病理检查以明确诊断。对于有强烈生育要求的病人,可根据其病情在严密观察下行保守治疗。

【临床特殊情况的思考和建议】

剖宫产的同时是否行子宫肌瘤剔除术始终存在着争议,应根据肌瘤的大小、部位、产妇的具体情况而决定。随着剖宫产技术的提高及抗生素的广泛应用,有些学者认为剖宫产同时剔除肌瘤的手术难度并未明显增加,但如果不处理肌瘤,不仅因为产后子宫复旧不良可能引起产后出血及产褥期感染,而且可能因为二次手术而增加产妇的心理负担。

参考文献

1. Eze CU, Agwu KK, Ezeasor DN, et al. Sonographic biometry of spleen among school age children in Nsukka, Southeast, Nigeria. Afr Health Sci, 2013, 13(2):384-392

2. Vitale SG, Tropea A, Rossetti D, et al. Management of uterine leiomyomas in pregnancy:review of literature. Updates Surg, 2013,65(3):179-182

3. Hammoud AO, Asaad R, Berman J, et al. Volume change of uterine myomas during pregnancy:do myomas really grow? J Minim Invasive Gynecol, 2006, 13(5):386-390

4. De Vivo A, Mancuso A, Giacobbe A, et al. Uterine myomas during pregnancy:a longitudinal sonographic study. Ultrasound Obstet Gynecol, 2011, 37(3):361-365

5. Malzoni M, Tinelli R, Cosentino F, et al. Laparoscopy versus minilaparotomy in women with symptomatic uterine myomas:short-term and fertility results. Fertil Steril, 2010, 93(7):2368-2373

6. Leach K, Khatain L, Tocce K:First trimester myomectomy as an alternative to termination of pregnancy in a woman with a symptomatic uterine leiomyoma:a case report. J Med Case Rep, 2011,5:571

7. Hoellen F, Reibke R, Hornemann K, et al. Cancer in pregnancy. Part I:basic diagnostic and therapeutic principles and treatment of gynaecological malignancies. Arch Gynecol Obstet, 2012, 285:195-205

8. Ilancheran A, Low J, Ng JS. Gynaecological cancer in pregnancy. Best Pract Res Clin Obstet Gynaecol, 2012, 26:371-377

(杨兴升　孔北华)

第四节　妊娠合并卵巢肿瘤

关键点

1. 妊娠合并卵巢肿瘤临床并不少见,大多数为无症状的功能性囊肿,良性肿瘤中以囊性成熟性畸胎瘤最常见,恶性者以无性细胞瘤及浆液性囊腺癌多见,交界性肿瘤较少见。

2. 妊娠合并卵巢肿瘤可导致流产、早产、难产及肿瘤蒂扭转和破裂等母儿并发症,临床处理较为棘手,应引起重视。

3. 早孕合并卵巢囊肿,为避免诱发流产,以等待至妊娠 3 个月后进行手术为宜;孕晚期则可等待至足月;临产后肿瘤阻塞产道者宜行剖宫产结束妊娠,同时切除肿瘤。

4. 诊断或疑诊妊娠合并卵巢恶性肿瘤的病人,应尽早行手术治疗,处理原则同非孕期。

妊娠合并卵巢肿瘤(ovarian tumors in pregnancy)临床并不少见,以往通常在产科查体、剖宫产时偶然发现或因肿瘤扭转、破裂出现急腹症时才得以诊断。近年来随着超声技术在产前检查中的普遍应用,剖宫产率的增加以及人们保健意识的提高,妊娠合并卵巢肿瘤的发现率明显提高。文献报道的发生率差异较大,从 0.08%~0.90%(妊娠次),其中良性肿瘤占 95%~98%,卵巢恶性肿瘤合并妊娠相对较少,约占 2%~5%(非孕期占 15%~20%),分为原发性和转移性两大类,原发性为主,居妊娠期女性生殖道恶性肿瘤第二位。妊娠合并卵巢肿瘤较非孕时更易发生扭转、破裂，可引起流产、早产，分娩时梗阻产道导致难产、滞产，危害母儿安全，需引起我们重视。

妊娠合并卵巢肿瘤的病人临床处理较为棘手，原因在于：①妊娠与肿物的相互影响，包括妊娠对肿瘤的影响及肿瘤对妊娠、胎儿及分娩的影响；②肿瘤的治疗（手术、化疗或放疗）将对妊娠结局产生影响。因此对妊娠合并卵巢肿瘤的应权衡利弊，兼顾母亲及胎儿，个体化处理。

【病理类型】

妊娠期附件包块绝大多数为无症状的功能性囊肿，如黄体囊肿、滤泡囊肿等，多在中孕早期自然消退。如果妊娠14周以后囊肿仍持续存在就应考虑行手术探查。妊娠合并良性肿瘤中以囊性成熟性畸胎瘤最多见，约占50%，其次为浆液性囊腺瘤、黏液性囊腺瘤。妊娠期卵巢交界性肿瘤较少见。妊娠期恶性肿瘤近50%为上皮来源，恶性生殖细胞及性索间质肿瘤占30%，余20%由罕见的实体瘤如癌肉瘤或卵巢继发性转移性肿瘤组成。

【诊断】

1. 妊娠合并卵巢肿物的诊断

（1）症状与体征：因肿瘤大小与孕龄及肿瘤性质不同而有所不同。肿瘤较小者可无任何症状，或仅有下坠感。肿瘤中等大小以上者，早、中孕期、产褥期行常规超声、妇科检查时可被发现；肿瘤较大时，可产生压迫症状如心悸、呼吸困难、胸闷、下肢水肿等；若肿瘤嵌顿在盆腔可能会阻碍正常分娩。妊娠合并卵巢恶性肿瘤早期通常无明显症状，中晚期可能出现明显腹胀、腹水、消瘦等，有时出现不规则阴道流血。症状特点与非孕期病人相似，病史短，病程进展快，短期内出现明显腹痛、腹胀及腹水征，甚至恶病质。但其症状可能被妊娠反应、妊娠期增大的子宫等妊娠期变化所掩盖。

（2）辅助检查：有报道指出，86.6%的妊娠合并卵巢瘤经超声检出。超声作为卵巢肿瘤的检查手段已被广泛应用于临床，其无创性及安全性特别适用于妊娠期妇女。超声不但可了解肿物的位置、形态、大小以及与子宫的关系，还能判断肿物的内容物及血流，结合盆腔检查综合判定卵巢肿瘤的类型。卵巢恶性肿瘤超声提示：卵巢实质性或混合性包块，血流信号丰富，血流阻力指数降低，肿物内回声不均，伴乳头生长，囊壁轮廓不清，囊壁及隔较厚、边缘不整，伴有腹水。磁共振成像（MRI）作为一种影像学的检查方法，在妊娠期间使用是安全的，但其费用昂贵，不宜作为常规检查，仅在超声检查诊断困难、无法辨认肿瘤的来源或可疑邻近器官及淋巴结癌转移时使用。肿瘤标记物检查是判断卵巢良、恶性肿瘤的一种参考指标。卵巢上皮性肿瘤以CA125、CA199为主，生殖细胞肿瘤以HCG、AFP为主。值得注意的是，妊娠期肿瘤标记物如同雌、孕激素等一样，其血清值均有不同程度的生理性升高。

2. 妊娠合并卵巢肿瘤发生蒂扭转、破裂的诊断　孕妇出现急腹症症状，剧烈腹痛，伴恶心、呕吐，继发感染时可出现发热及白细胞的异常升高。腹部查体可扪及局部压痛，因妊娠后子宫增大，腹膜刺激症状不如非孕期明显。文献报道大约1%~7%的卵巢肿物在孕期发生扭转，尤其多发于早孕期。由于临床表现与流产或早产相似，较易误诊或漏诊，可能与子宫增大、附件移位使疼痛的部位及性质发生变化有关，应详细询问病史并查体，并借助超声及其他相关实验室辅助检查来帮助诊断。

【处理】

妊娠合并卵巢肿瘤的处理尚缺乏规范的处理指南，但应考虑遵循以下原则：①尽量维护母体的健康：特别是合并卵巢恶性肿瘤者，应以遵循恶性肿瘤治疗原则为基本考虑；②妊娠合并卵巢恶性肿瘤应积极治疗：按癌瘤诊治规范施行；③尽量保护胎儿或新生儿免受肿瘤治疗的不利影响：肿瘤治疗的主要手段，包括手术、化疗和放疗均可能对胚胎、胎儿产生不利影响，如致畸、流产与早产等。有些肿瘤的治疗还涉及哺乳对婴儿的影响；④尽量保留母体的生理与生育功能：妊娠和并卵巢肿瘤的治疗应个体化，在遵循治疗规范的前提下注意保护卵巢、子宫，以维系其生理和生育功能，提高其生活质量；⑤妊娠期行手术应考虑到妊娠可能的影响，如妊娠导致组织水肿，液体在血管外重新分布，盆腔脏器血流增加及解剖学改变等，因此手术应由有经验的妇科肿瘤医师施行。

妊娠早期发现肿瘤，可根据盆腔检查的结果，决定手术时机。如果盆腔检查发现卵巢肿瘤直径<10cm，以囊性为主，单侧性，包膜完整，活动性好，可参考B型超声波检查所提示囊肿大小、性质，是否有囊内乳头，孕妇血清CA125是否在正常范围，再确定是否可以在随诊观察到妊娠中期处理。B超提示肿瘤直径≤5cm，如囊肿在妊娠早期自然消退，为卵巢生理性囊肿。妊娠中期（超过16周）以后仍存在的附件区囊肿，囊内无乳头生长，如无并发症，可待分娩后处理。肿瘤持续增大者应在中孕期手术探查。B超提示肿瘤直径>5cm、单纯囊性、囊内无乳头生长，可待至中孕期手术探查；对囊内有乳头生长者或实性高度怀疑恶性时，不考虑妊娠月份，及时行剖腹探查，并送冷冻切片快速病理学检查。对肿瘤蒂逆转、破裂、感染者立即手术探查。

1. 妊娠期卵巢良性肿瘤，应行肿瘤剥除术　16~22周是处理卵巢肿瘤的最佳时期，胎盘已能分泌足够的孕激素维持妊娠，手术后的流产率明显低于孕早期，且子宫尚不是很大，有足够的空间进行手术。有内镜经验者可考虑行腹腔镜手术，肿瘤并发症引起急腹症并非腹腔镜手术禁忌。22周以后手术将对妊娠产生不利影响，应尽可能等待胎儿成熟后，于剖宫产同时处理卵巢肿瘤。早期妊娠手术术中破坏妊娠黄体或行附件切除术时，术后需补充足量孕激素以避免黄体功能不足而诱发流产。

2. 妊娠合并卵巢交界性肿瘤　妊娠期卵巢交界性肿瘤较少见。与非妊娠期的交界性肿瘤相比，孕期交界性肿瘤具有一些较特异的组织学表现,包括活跃的上皮增生、大量嗜酸性细胞及腔内黏液。这些特异性改变是与妊娠期内分泌改变有关。妊娠终止,肿瘤即出现退行性变,预后也较好。因此,应注意勿将妊娠期交界性肿瘤误认为低度恶性的乳头状癌。绝大多数妊娠合并卵巢交界性肿瘤 FIGO 分期为Ⅰ期,可保留妊娠而行患侧附件切除及全面分期手术。一项新近的研究发现,约 20% 的病人分期术后诊断为Ⅱ～Ⅲ期疾病。由于孕期对盆腔腹膜及道格拉斯陷凹的检查准确性差,因此卵巢交界性肿瘤的病人可先行单侧附件切除,分娩后再行分期手术。

3. **妊娠合并卵巢恶性肿瘤**　妊娠期卵巢恶性肿瘤较少见,且大多数属早期病例,产科结局良好。妊娠合并卵巢恶性肿瘤,处理与非孕时相似,以手术为主,辅以化疗。终止妊娠的时机主要取决于孕周,结合孕妇与家属意愿决定。在早孕期发现恶性肿瘤,应尽快终止妊娠;在中孕期,若病情允许,可期待治疗以提高胎儿存活率;在晚孕期,估计胎儿成熟可终止妊娠。局限在一侧卵巢且为低度恶性的肿瘤,可考虑行保留生育功能(保留子宫和对侧附件)的手术,该类病人必须具备以下条件:①年轻、渴望生育;②ⅠA 期;③细胞分化良好(G1);④对侧卵巢外观正常;⑤有条件随诊。完成生育后视情况再行手术切除子宫及对侧附件。

妊娠合并卵巢浸润性上皮癌,高度怀疑卵巢恶性肿瘤的盆腔包块应尽早手术,以明确诊断。术中切除肿瘤后立即剖视,并行冰冻切片检查。如确为恶性,则要根据肿瘤侵犯范围、妊娠周数、病人及家属意愿决定是否继续保留妊娠;进而根据肿瘤的组织学类型、分期决定手术方式及范围。对于 FIGO ⅠA 期 G1 的病例,可行保留生育功能的手术。卵巢上皮癌病变已达Ⅱ期或Ⅱ期以上时,不应考虑继续妊娠或保留生育功能问题。早期病人行全面分期手术和术后辅助化疗,晚期病例应及时终止妊娠并行卵巢癌标准治疗。如孕妇希望维持妊娠,可选择:①先行保留妊娠的手术并行化疗,计划性分娩后再行完整的分期手术;②行新辅助化疗维持至胎儿成熟,产后行肿瘤细胞减灭术。与非孕期卵巢癌病人一样,化疗方案可选紫杉醇/卡铂,贝伐珠单抗在孕期的应用尚缺乏证据。

妊娠合并卵巢非上皮性恶性肿瘤(恶性生殖细胞或性索间质肿瘤),多数病人处于 FIGO Ⅰ期,可行保留生育功能的手术,无性细胞瘤双侧发生率高,建议探查对侧卵巢,不主张楔形切除。分娩后再考虑行全面分期手术。化疗的指征与非孕期相同。非孕期病人首选 BEP 化疗方案,而妊娠合并卵巢非上皮性恶性肿瘤的病人可行紫杉醇/卡铂或顺铂/长春新碱/博来霉素化疗方案。早孕期化疗是禁忌的,因致畸率及流产率高。妊娠中晚期化疗胎儿先天性畸形的风险不大于一般人群,然而化疗可能引起胎儿生长受限、低出生体重或影响中枢神经系统发育。对于此类病人,需将风险告知病人及家属,慎重选择。

对于卵巢恶性肿瘤保守手术的处理宜持慎重态度,考虑病人或家属的主观愿望,向病人讲明利害关系和风险,由病人自己与家属共同知情决定。

4. **卵巢囊肿扭转的处理**　尽管卵巢肿瘤出现扭转的发生率很低,但一旦发生即有手术指征。发病时往往腹痛剧烈,需急诊手术。术中将卵巢肿瘤剔除,将卵巢复位;若确定卵巢已坏死,需行切除术。若手术在孕 28～34 周进行,有诱发早产的可能,术前应予地塞米松促胎肺成熟。

5. **剖宫产术中发现卵巢肿瘤的处理**　Yen 等报道大约 1/5 病人(39/212)直到卵巢肿瘤发生扭转或剖宫产术中偶然发现。因此,剖宫产术中应常规探查双侧附件,及时发现卵巢肿瘤。若有多个良性肿瘤,原则上应切除所有卵巢肿瘤,以免延误治疗,增加并发症及恶变风险;若可疑肿瘤恶变,治疗原则与非孕时相同。

【预后】

影响预后主要因素包括手术分期、肿瘤组织学分级和组织学类型。Gray 报道大多数妊娠合并卵巢癌和交界性瘤为早期,65.5% 的妊娠合并卵巢癌和 81.7% 的交界性瘤为局限性(FIGO 分期Ⅰ A、Ⅰ B 期);51.9% 的卵巢癌病人组织学分级为 1 级或 2 级;妊娠期病人均为年轻女性,生殖细胞肿瘤所占比例较高,约 39.1%(非孕期 15%～20%),其中以无性细胞瘤最多见,因此妊娠合并卵巢癌病人总体预后较好。

【临床特殊情况的思考和建议】

超声检查是妊娠期卵巢肿瘤的重要诊断手段,且可初步判断肿瘤的性质,指导进一步治疗;超声诊断不明确者可采用 MRI 检查,孕期可安全应用,其诊断价值甚至优于超声,但费用较昂贵;肿瘤标记物如 CA125、AFP 等诊断价值不大,因为妊娠期其血清值均不同程度生理性升高,但治疗前后检测肿瘤标记物有助于指导治疗、判断预后。CEA 在妊娠期不升高,具有一定诊断价值。

参考文献

1. Amant F, Halaska MJ, Fumagalli M, et al. Gynecologic cancers in pregnancy:guidelines of a second international consensus meeting. Int J Gynecol Cancer,2014,24(3):394-403

2. Mukhopadhyay A, Shinde A, Naik R. Ovarian cysts and cancer in pregnancy. Best Pract Res Clin Obstet Gynaecol,2016, 33:58-72

3. Ji YI, Kim KT. Gynecologic malignancy in pregnancy. Obstet Gynecol Sci,2013,56(5):289-300

4. Morice P,Uzan C,Gouy S,et al. Gynaecological cancers in pregnancy. Lancet,2012,379(9815):558-569

5. Mascilini F,Savelli L,Scifo MC,et al. Ovarian masses with papillary projections diagnosed and removed during pregnancy:ultrasound features and histological diagnoses. Ultrasound Obstet Gynecol. 2016

6. Aggarwal P,Kehoe S. Ovarian tumours in pregnancy:a literature review. Eur J Obstet Gynecol Reprod Biol,2011,155(2):

119-124

7. Han SN, Van Calsteren K, Amant F. Use of chemotherapy during pregnancy in the treatment of ovarian malignancies. Eur J Obstet Gynecol Reprod Biol, 2011, 156 (2): 237

8. Schwartz N, Timor-Tritsch IE, Wang E. Adnexal masses in pregnancy. Clin Obstet Gynecol, 2009, 52 (4): 570-585

9. Marret H, Lhomme C, Lecuru F, et al. Guidelines for the management of ovarian cancer during pregnancy. Eur J Obstet Gynecol Reprod Biol, 2010, 149 (1): 18-21

10. Lenglet Y, Roman H, Rabishong B, et al. Laparoscopic management of ovarian cysts during pregnancy. Gynecol Obstet Fertil, 2006, 34 (2): 101-106

11. 郎景和. 妊娠合并肿瘤的处理策略. 中国实用妇科与产科杂志, 2007, 23(10): 737-739

12. 王子莲，吴艳欣. 妊娠合并卵巢肿瘤和子宫肌瘤的诊断及处理. 中国实用妇科与产科杂志, 2011, 27(10): 785-788

（姜艳艳　姜洁）

第五节　妊娠合并其他肿瘤

关键点

妊娠合并其他肿瘤包括妊娠合并阴道癌、外阴癌及输卵管癌。妊娠合并外阴癌的治疗原则与非孕期基本相同，应根据孕周以及肿瘤的大小、部位、期别、淋巴结有无转移而个体化处理。在妊娠36周前，根据病变部位、大小进行局部切除或外阴切除伴（或不伴）腹股沟淋巴结切除。对于孕36周以后的孕妇，由于孕晚期外阴血管增生会增加术后病率，推荐延期至产后进行治疗。分娩方式以剖宫产为宜。妊娠合并阴道癌少见，治疗原则可参考非妊娠期阴道癌的治疗。考虑到阴道癌以放射治疗为主且需要采用腔内放疗治疗，对胎儿发育和生存影响较大，因此，多数情况下需先终止妊娠，然后再接受放疗或同步放化疗。对于妊娠合并输卵管癌，其诊治规范原则同妊娠合并卵巢癌。

一、妊娠合并外阴癌

外阴癌（vulvar tumor）约占女性生殖系统恶性肿瘤的4%，多见于绝经期妇女，妊娠合并外阴癌者少见。随着HPV感染率上升，外阴鳞状上皮内瘤变（squamous vulvar intraepithelial neoplasia, VIN）及外阴癌在年轻妇女中增多。

【病理类型】

多数妊娠合并外阴癌者病理类型为鳞癌，占80%左右，其次为恶性黑色素瘤。另外，基底细胞癌、疣状癌、外阴佩吉特病（Paget's disease）、非特异性腺癌（not otherwise specified, NOS）和巴氏腺癌也占有一定比例。外阴上皮内瘤变好发于年轻妇女，VIN有两种：①寻常型VIN（疣状，基底细胞样和混合型），其中多数病例与人乳头瘤病毒（human papillomavirus, HPV）感染相关；②分化型VIN，主要见于年长妇女，常与硬化性苔藓和（或）鳞状上皮过度增生相关。

【临床表现】

1. 外阴瘙痒，经久不愈。
2. 外阴肿块形成，并逐渐增大。
3. 阴道分泌物增多。
4. 外阴或阴道不规则出血。

【诊断】

外阴癌由于发生在外阴体表，容易发现且经局部病灶组织活检、病理学检查而得到确诊。但妊娠期合并外阴癌时，往往因妊娠期湿疣及表皮内病损的发生率有所增多，这些病变易与外阴癌混淆。因此，在有妊娠的情况下，对外阴部位可疑病灶进行活组织检查，活检的组织要有足够的大小和深度，应包含部分皮下脂肪组织的整块切除活检（微小病灶可避免二次手术）或用Keyes活检。除活检外，还需行宫颈细胞学检查；由于鳞状上皮病变通常累及其他部位，故需阴道镜检查宫颈和阴道。对于病灶较大的肿瘤，盆腔或腹股沟区CT或MRI扫描有助于检测相应部位的肿大淋巴结及转移病灶。

【治疗】

1. **治疗原则**　妊娠合并外阴癌的治疗原则与非孕期基本相同。然而需考虑到在合并妊娠的情况下，外阴血液循环丰富，内分泌及免疫功能的改变易引起术中出血、术后感染；其次对于渴望保留胎儿的病人，其放射治疗和化疗均可对胎儿产生不良影响；另外，由于外阴皮肤、肛门及尿道正常组织往往难以耐受根治性放射剂量。因此，妊娠合并外阴癌的治疗，应根据孕周以及肿瘤的大小、部位、期别、淋巴结有无转移而个体化处理。在妊娠36周前，根据病变部位、大小进行局部切除或外阴切除伴（或不伴）腹股沟淋巴结切除。对于孕36周以后的孕妇，由于孕晚期外阴血管增生会增加术后病率，推荐延期至产后进行治疗。分娩方式以剖宫产为宜。

2. **手术时机**　在早孕期，对于Ⅰ期、肿瘤浸润深度＜1mm，高分化、非中线型等低危病人，多采用行广泛局部切除术，切缘距肿瘤病灶应超过2cm，通常不需切除腹股沟淋巴结。因手术范围不大，可考虑在妊娠期手术，继续妊娠；对于期别晚、肿瘤浸润深度＞1mm、分化程度差、中线型高危病人，多采用改良式外阴广泛切除加腹股沟淋巴结清扫术。因手术范围广，或因术后需辅以放、化疗，以终止妊娠为宜。对于妊娠中期低危病人以及侧边型癌，可先行外阴广泛局部切除术，待胎儿成熟后终止妊娠，在产后2～3周补行淋巴结清扫术；高危及中线型病人，可根据高危因素的多少，以及距离预产期的时间，权衡利弊，确定手术时间以及是否需要终止妊娠。对于在 36 周及以后被确诊者,推荐终止妊娠产后 2~3 周再行手术治疗。

3. 妊娠期手术后的分娩方式　如果病灶较大,手术瘢痕明显,阴道分娩有可能造成外阴严重撕裂出血者,应进行剖宫产,若考虑术后需行放疗,可同时考虑行卵巢移位术,以保留其功能。

4. 术后补充治疗　术后高危因素包括手术切缘阳性、淋巴脉管间隙浸润、切缘邻近肿瘤(切缘到肿瘤距离<8mm)、肿瘤大小、浸润深度、浸润方式(放射性或弥漫性),其中手术切缘阳性是外阴鳞癌术后复发的重要预测因素。若手术切缘阴性,术后可随访或根据有无其他高危因素选择辅助放疗;若手术切缘阳性,可考虑再次手术切除至切缘阴性,术后随访或根据有无其他高危因素行辅助放疗。切缘阳性无法再次手术切除或再次手术切缘仍为阳性者,需辅助放疗。对于淋巴结状态而言,可根据淋巴结评估结果指导术后放化疗,分为以下 3 种情况:

(1) 淋巴结阴性(前哨淋巴结或腹股沟/股淋巴结):术后可随访观察。

(2) 前哨淋巴结阳性:可考虑同期放化疗,或行系统性腹股沟/股淋巴结切除术,术后同期放化疗(尤其适合≥2 个前哨淋巴结阳性或单个淋巴结>2mm 的前哨淋巴转移病人)。

(3) 腹股沟淋巴结切除术后发现淋巴结阳性,建议同期放化疗。

孕期尽量避免放疗,超过 0.1Gy 的放射剂量可诱发新生儿出生缺陷。产后的辅助放疗量至关重要,只要确保足够的放射剂量及完全覆盖肿瘤侵犯区域,可采用 3D 适型或适型调强放射治疗(intensity modulated radiation therapy,IMRT)。对于大块肿瘤病人,靶区设计需覆盖肿瘤周边组织。在少部分病人中,只需治疗表浅外阴病灶,可使用浅层电子束照射。

同期放化疗中化疗药物推荐顺铂单药、5-FU+顺铂及 5-FU+丝裂霉素 C。晚期、复发及转移灶的化疗方案可选用顺铂单药、顺铂/长春瑞滨及顺铂/紫杉醇。

二、妊娠合并阴道恶性肿瘤

阴道癌(vaginal tumor)占女性生殖道恶性肿瘤的 1%~2%,50 岁以下的阴道癌仅占全部阴道癌的 20%,妊娠合并阴道癌则非常罕见。据 2005 年统计,仅 16 例有关阴道癌合并妊娠的英文文献报道。

【诊断】

由于阴道癌特别是晚期病人往往存在阴道流血的症状,极易与先兆流产相混淆,所以在确定妊娠合并阴道癌时要仔细鉴别,病理活检是确诊的依据。对于早期的可疑病灶,阴道镜指导下活检可提高阳性率。

【治疗】

1. 治疗原则　妊娠合并阴道癌少见,治疗原则可参考非妊娠期阴道癌的治疗。考虑到阴道癌以放射治疗为主且需要采用腔内放疗治疗,对胎儿发育和生存影响较大,因此,多数情况下需先终止妊娠,然后再接受放疗或同步放化疗。

2. 治疗方法　原发性阴道癌的治疗方法有单纯放射治疗、手术或手术加放疗、放化疗综合治疗等。治疗方法的选择主要取决于病变部位、病灶大小、期别等因素。对于合并妊娠病人除了上述因素外,还应考虑妊娠的孕周以及对胎儿的渴望程度。对于妊娠合并阴道上皮内瘤变或阴道原位癌的病例,妊娠早期可以用激光治疗或微波固化治疗、LEEP 以及 5-Fu 软膏局部应用。对于中、晚期妊娠者,也可随访至妊娠结束后再行治疗。对于早期(I~IIa 期)阴道癌病人若病灶位于阴道下 1/3 段,且渴望生育者,可考虑扩大的局部病灶切除或加腹股沟淋巴结切除术,术后继续妊娠至分娩。若病灶位于阴道中、上段,无论手术(多采用根治性全子宫和阴道切除及盆腔淋巴结切除)还是放疗(单纯腔内或体外腔内照射)均会影响胎儿的生存,应先终止妊娠。若仅行单纯放射治疗,则可先行体外放疗,待胎儿自然流产后再行单纯放射治疗;若胎儿较大,且期别较晚,估计手术难以切净病灶的病人,可行剖宫取胎,然后给予常规体外及腔内放疗。对于晚期妊娠的病人(36 周以上,胎儿可存活),则无论期别早晚或病灶部位不同,均可先行剖宫产,术后即可按非妊娠期阴道癌治疗。

三、妊娠合并输卵管肿瘤

原发性输卵管癌(primary cancinoma of the fallopian tube)较为少见,占妇科恶性肿瘤的 0.2%~0.5%。妊娠合并输卵管癌更为罕见。虽然妊娠合并输卵管癌发病率极低但其死亡率却很高,可高达 43%~88%。可参照妊娠合并卵巢癌诊治规范进行诊疗。

【诊断】

一般认为输卵管癌三联征为腹痛、阴道排液及盆腔包块。但临床上真正典型的三联征发生率不到 15%。绝大多数病人早期无明显临床症状。随着孕周的增加,肿物可能出现扭转、破裂等,从而引起急腹症。由于孕期检查逐步规范化,通常能在妊娠早期及中期查出一些无症状的疑似病例。妊娠期常见的筛查手段包括超声检查及血清学检查,必要时可辅助其他影像学俭查。

妊娠期间定期超声检查能够发现部分疑似输卵管癌病例,但往往不易与盆腔其他疾病相区分,如卵巢肿瘤、输卵管卵巢脓肿等。其常见的超声学表现为:附件区腊肠样肿物、囊实性肿物、分叶状肿物等。超声下肿物血流丰富,可呈现低阻力血流信号。若超声检查不足以明确肿物性质或需除外其他诊断,必要时可行盆腔磁共振检查。妊娠期行增强 MRI 检查的时机最好选在孕 13 周之后,此时胎儿器官已形成,对于胎儿的影响较孕早期明显减小。而妊娠期不推荐行盆腔 CT 检查。

CA125 是临床上常见的血清肿瘤标记物。约 80％以上的输卵管癌病人血清 CA125 水平升高,约 87％病人的肿瘤组织标本 CA125 染色阳性。但是妊娠早期 CA125 会出现生理性上升,至妊娠中期才会逐渐恢复正常,故妊娠早期 CA125 检查价值有限,妊娠中晚期可做参考。

【治疗】

对于妊娠合并输卵管癌,其诊治规范原则同妊娠合并卵巢癌。

【预后】

影响妊娠合并输卵管癌的预后因素同非妊娠期。与卵巢癌不同的是,输卵管癌更易腹膜后淋巴结及远处复发转移。即使是妊娠期,输卵管癌的治疗也应尽可能规范化,而终止妊娠并不改变疾病结局。

【临床特殊情况的思考和建议】

妊娠合并外阴癌术后高危因素包括手术切缘阳性、淋巴脉管间隙浸润、切缘邻近肿瘤(切缘到肿瘤距离＜8mm)、肿瘤大小、浸润深度、浸润方式(放射性或弥漫性),其中手术切缘阳性是外阴鳞癌术后复发的重要预测因素。若手术切缘阴性,术后可随访或根据有无其他高危因素选择辅助放疗;若手术切缘阳性,可考虑再次手术切除至切缘阴性,术后随访或根据有无其他高危因素行辅助放疗。切缘阳性无法再次手术切除或再次手术切缘仍为阳性者,需辅助放疗。

参考文献

1. 郎景和. 妊娠合并肿瘤的处理策略. 中国实用妇科与产科杂志,2007,23(10):737-739

2. 林仲秋,谢玲玲,林荣春.《FIGO 2015 妇癌报告》解读连载五——外阴癌诊治指南解读. 中国实用妇科与产科杂志,2016(01):47-53

3. 谢玲玲,林荣春,冯凤芝,等. 2016 NCCN 外阴鳞癌临床实践指南(第一版)解读. 中国实用妇科与产科杂志,2016(05):426-431

4. Monteiro DL,Trajano AJ,Menezes DC,et al. Breast cancer during pregnancy and chemotherapy:a systematic review. Rev Assoc Med Bras (1992),2013,59(2):174-180

5. Fujita K,Aoki Y,Tanaka K:Stage I squamous cell carcinoma of vagina complicating pregnancy:successful conservative treatment. Gynecol Oncol,2005,98(3):513-515

6. Soo-Hoo S,Luesley D. Vulval and vaginal cancer in pregnancy. Best Practice & Research Clinical Obstetrics and Gynaecology,2016,33:73-78

7. 黄强,王建六. 妊娠与输卵管肿瘤. 实用妇产科杂志,2014,30(3):170-171

8. Amant F,Brepoels L,Halaska MJ,et al. Gynaecologic cancer complicating pregnancy:an overview. Best Pract Res Clin Obstet Gynaecol,2010,24(1):61-79

9. Marret H,Lhomme C,Lecuru F,et al. Guidelines for the management of ovarian cancer during pregnancy. Eur J Obstet Gynecol Reprod Biol,2010,149(1):18-21

(杨兴升　孔北华)

第十六章　正常分娩

分娩(delivery)是指妊娠满 28 周及以后,胎儿及其附属物从临产开始到从母体内全部娩出的过程。满 28 周至不满 37 足周期间的分娩称早产(premature delivery,PTD);妊娠满 37 周至不满 42 足周期间的分娩称足月产(term delivery);而满 42 周及其以后的分娩称过期产(postterm delivery)。

第一节　分娩动因

关键点

分娩发动是综合因素共同作用的结果。

分娩发动的原因至今没有统一的定论,也不能用一个机制来解释,现认为分娩发动是由多因素,包括机械性刺激、子宫功能性改变及胎儿成熟等综合因素导致的。

1. 机械性刺激　又称子宫张力理论。随着妊娠的进展,宫内容积增大,宫壁的伸展张力增加,子宫壁能动收缩的敏感性增加;妊娠末期羊水量逐渐减少而胎儿却不断在生长,胎儿与子宫壁,特别是子宫下段、宫颈部密切接触;此外,在子宫颈部有 Frankenhauser 神经丛,胎儿先露部下降压迫此神经丛,均可刺激引发子宫收缩。

2. 子宫功能性改变　在内分泌激素的作用下,子宫通过肌细胞间隙连接以及细胞内钙离子水平增高发生子宫功能性改变。特别是缩宫素的作用,与子宫肌细胞上的缩宫素受体结合后,启动细胞膜上的离子通道,使细胞内游离的钙离子增加,促发子宫收缩。另一方面,胎盘分泌的缩宫素酶可降解缩宫素,两者的平衡被打破被认为是分娩发动的关键。

3. 胎儿成熟　胎儿成熟后,胎儿肾上腺皮质可产生大量硫酸脱氢表雄酮(DHAS),DHAS 可经胎儿胎盘单位合成雌三醇并参与分娩发动。随着分娩的临近,雌激素水平明显增高,雌激素与孕激素比值由早期的 1：10 增加到 3：10,雌激素水平增高可通过:①促使子宫功能性改变;②影响前列腺素的产生,子宫肌层、子宫内膜及宫颈黏膜均能产生前列腺素,前列腺素不仅能诱发宫缩,还能促宫颈成熟,对分娩发动起主导作用;③促进肌动蛋白蓄积,使子宫体部肌动蛋白分布增多,收缩力增强,有利于胎儿娩出;④使肌细胞膜电位活性增高,对缩宫素的敏感性增加,并促宫颈成熟等作用而参与分娩发动。

【临床特殊情况的思考和建议】

分娩是指妊娠满 28 周及以后,胎儿及其附属物从临产开始到从母体内全部娩出的过程。满 28 周至不满 37 足周期间的分娩称早产;妊娠满 37 周至不满 42 足周期间的分娩称足月产;而满 42 周及其以后的分娩称过期产。分娩发动的原因至今没有统一的定论,也不能用一个机制来解释,现认为分娩发动是由多因素,包括炎症反应、机械性刺激、子宫功能性改变等综合因素导致的。

(张华　漆洪波)

第二节　决定分娩的因素

关键点

1. 产力、产道、胎儿及心理因素是决定分娩的四大因素。

2. 产力包括子宫收缩力、腹肌及膈肌收缩力和肛提肌收缩力,以子宫收缩力为主。

3. 产道是胎儿从母体娩出的通道,分骨产道和软产道两部分。而骨产道又由三个骨盆平面组成,分别是入口平面、中骨盆平面及出口平面,各平面重要径线的长度与分娩关系紧密。

4. 胎儿的大小、胎位及有无畸形是影响分娩及决定分娩难易程度的重要因素之一。

5. 产妇的社会心理因素可引起机体产生一系列变化从而影响产力,亦是决定分娩的因素之一。

产力、产道、胎儿及心理因素是决定分娩的四大因素。若各因素正常且相互适应,胎儿经阴道自然娩出,称正常分娩。

一、产　　力

产力是产妇自身将胎儿及其附属物从子宫内逼出的力量,包括子宫收缩力、腹肌及膈肌收缩力和肛提肌收缩力,以子宫收缩力为主。

(一)子宫收缩力

子宫收缩力简称宫缩,是临产后的主要产力,为子宫不随意的、规律的阵发性收缩,贯穿于整个分娩过程。临产后宫缩的作用是使宫颈管消失、宫口扩张、先露部下降及胎儿胎盘娩出。临产后正常宫缩具有节律性、对称性、极性及缩复作用等特点。

1. 节律性　宫缩的节律性是临产的重要标志。每次宫缩都是从弱到强(进行期),维持一段时间(极期),再由强到弱(退行期),直到消失进入间歇期(图 16-2-1)。宫缩时宫内压力增高,子宫肌壁血管及胎盘受压,子宫血流量减少,宫缩间歇时恢复。临产开始时宫缩持续约 30 秒,间歇约 5~6 分钟,随着产程的进展,宫缩持续时间逐渐延长,宫内压力逐渐升高,间歇时间逐渐缩短(表 16-2-1)。

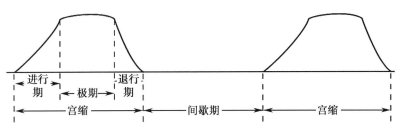

图 16-2-1　临产后正常宫缩节律性示意图

表 16-2-1 宫缩强度的表现

宫口开大程度（cm）	4～6	7～8	9～宫口开全
平均宫内压（mmHg）	30	45	50
平均宫缩周期（分钟）	3	2.5	2
平均宫缩持续时间（秒）	40	70	60

2. 对称性和极性 正常宫缩起自两侧子宫角部，左右对称地迅速向子宫底中线集中，再以 2cm/s 速度向子宫下段扩散，约 15 秒均匀协调地遍及整个子宫，称为宫缩的对称性。宫缩以子宫底部最强最持久，向下逐渐减弱，子宫底部收缩力的强度是子宫下段的 2 倍，称为子宫收缩的极性。

3. 缩复作用 宫缩时子宫体部肌纤维缩短变宽，间歇期肌纤维松弛，但不能完全恢复到原来的长度，反复收缩使肌纤维越来越短，宫腔容积逐渐缩小，这种现象称缩复作用，其目的是迫使先露部持续下降和宫颈管逐渐消失。

（二）腹肌及膈肌的收缩力

腹肌及膈肌的收缩力是第二产程的主要辅助力量，又称腹压。进入第二产程后，胎先露部已降至阴道，每当宫缩时，前羊膜囊或胎先露部压迫盆底组织及直肠，反射性地引起不随意的屏气，腹肌及膈肌强有力的收缩使腹压增高，与宫缩同步，直至胎儿娩出并促使胎盘娩出。必须注意，如腹压运用不当或过早使用腹压，则易造成产妇疲劳和宫颈水肿，使产程延长造成难产。

（三）肛提肌收缩力

在分娩机制中，肛提肌收缩可协助胎先露部进行内旋转；当胎头枕部位于耻骨弓下时，肛提肌收缩还能协助胎头仰伸和娩出。此外，肛提肌收缩有助于胎盘娩出。

二、产　道

产道是胎儿从母体娩出的通道，分骨产道和软产道两部分。

（一）骨产道

骨产道指真骨盆，是产道的重要组成部分，其大小及形状与分娩关系密切。在产科学上将骨盆腔分为 3 个假想平面，即通常所称的骨盆平面（图 16-2-2）。

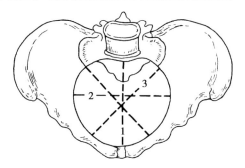
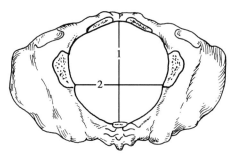

骨盆入口平面
1　前后径（11cm）
2　横径（13cm）
3　斜径（12.75cm）

中骨盆平面
1　前后径（11.5cm）
2　横径（10cm）

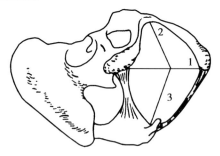

骨盆出口各径线
1　出口横径（9.0cm）
2　出口前矢状径（6.0cm）
3　出口后矢状径（8.5cm）

图 16-2-2　骨盆各平面及径线

1. 骨盆入口平面（pelvic inlet plane）　即真假骨盆的交界面，呈横椭圆形，共有 4 条径线，即入口前后径、入口横径、入口左斜径及入口右斜径。

（1）入口前后径：又称真结合径，指从耻骨联合上缘中点至骶岬前缘正中的距离，平均约为 11cm，是一条非常重要的骨盆径线，与分娩关系密切。

（2）入口横径：左右髂耻缘间的最大距离，平均约为 13cm。

（3）入口斜径：左斜径为左骶髂关节至右髂耻隆突间

的距离,右斜径为右骶髂关节至左髂耻隆突间的距离,平均约为12.75cm。

2.**中骨盆平面**(mid plane of pelvic)　为骨盆最小平面,具有重要的产科临床意义。其前方为耻骨联合下缘,两侧为坐骨棘,后为骶骨下端。中骨盆平面有两条径线,即中骨盆横径和中骨盆前后径。

(1)中骨盆横径:又称坐骨棘间径。指两坐骨棘间的距离,正常值平均10cm,其长短与胎先露内旋转关系密切。

(2)中骨盆前后径:是指耻骨联合下缘中点通过两坐骨棘间连线中点到骶骨下端间的距离,平均约为11.5cm。

3.**骨盆出口平面**(pelvic outlet plane)　由两个不同平面的三角形组成。前三角顶端为耻骨联合下缘,两侧为耻骨降支。后三角顶端为骶尾关节,两侧为骶结节韧带。骨盆出口平面共有4条径线,即出口前后径、出口横径、前矢状径及后矢状径。

(1)出口前后径:指耻骨联合下缘到骶尾关节间的距离,平均约为11.5cm。

(2)出口横径:指两坐骨结节内侧缘的距离,也称坐骨结节间径,平均约为9cm。出口横径是胎先露部通过骨盆出口的径线,与分娩关系密切。

(3)出口前矢状径:耻骨联合下缘至坐骨结节连线中点的距离,平均约为6cm。

(4)出口后矢状径:骶尾关节至坐骨结节连线中点的距离,平均约为8.5cm。若出口横径稍短,则应测量出口后矢状径,如两径线之和大于15cm时,中等大小的足月胎头可通过后三角区经阴道分娩。

4.**骨盆轴与骨盆倾斜度**　骨盆轴为连接骨盆各假想平面中点的曲线。分娩及助产时,胎儿沿此轴娩出。骨盆轴上段向下向后,中段向下,下段向下向前。骨盆倾斜度是指妇女直立时,骨盆入口平面与地平面所成的角度,一般为60°。若倾斜度过大,则常影响胎头的衔接。改变体位可改变骨盆倾斜度(图16-2-3)。

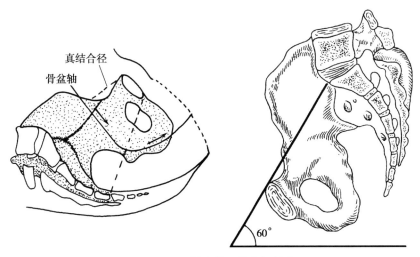

图 16-2-3　骨盆轴及骨盆倾斜度

(二)软产道

由子宫下段、宫颈、阴道及盆底软组织共同组成的弯曲管道。

1.**子宫下段的形成**　子宫下段由子宫峡部形成。非孕时子宫峡部约1cm,妊娠12周后逐渐伸展成为宫腔的一部分,随着妊娠的进展被逐渐拉长,至妊娠末期形成子宫下段。临产后,规律的宫缩使子宫下段进一步拉长达7~10cm。由于子宫体部肌纤维的缩复作用,使上段肌壁越来越厚,下段肌壁被动牵拉而越来越薄,在子宫内面的上、下段交界处形成一环状隆起,称生理性缩复环(physiological retraction ring)。生理情况时,此环不能从腹部见到(图16-2-4)。

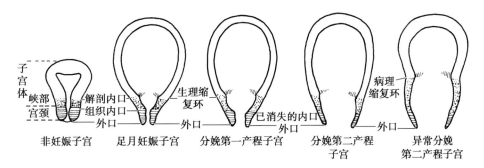

图 16-2-4　子宫下段及缩复环的形成

355

2

2. **宫颈管消失及宫口扩张** 临产后宫颈出现两个变化:①宫颈管消失;②宫口扩张。初产妇通常是先宫颈管消失,而后宫口扩张。临产后宫口扩张主要是子宫收缩及缩复向上牵拉的结果。临产前宫颈管长约2～3cm,临产后由于宫缩的牵拉及胎先露、前羊膜囊的直接压迫,使宫颈内口向上向外扩张,宫颈管形成漏斗状,随后宫颈管逐渐变短、消失。宫缩使胎先露部衔接,在宫缩时前羊水不能回流,加之子宫下段的胎膜容易与该处蜕膜分离而向宫颈管突出,形成前羊膜囊,协助宫口扩张;宫口近开全时胎膜多自然破裂,破膜后胎先露部直接压迫宫颈,使宫口扩张明显加快。当宫口开全时,妊娠足月胎头方能通过。经产妇一般是宫颈管消失与宫口扩张同时进行(图16-2-5)。

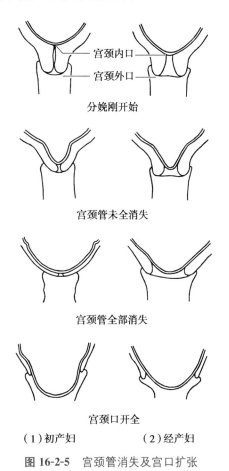

宫颈内口

宫颈外口

分娩刚开始

宫颈管未全消失

宫颈管全部消失

宫颈口开全

（1）初产妇　　（2）经产妇

图 16-2-5 宫颈管消失及宫口扩张

3. **阴道、骨盆底及会阴的变化** 正常阴道伸展性良好,一般不影响分娩。临产后前羊膜囊及胎先露部将阴道上部撑开,破膜以后胎先露部直接压迫盆底,软产道下段形成一个向前向上弯曲的筒状通道,阴道黏膜皱襞展平,阴道扩张加宽。肛提肌向下及两侧扩展,肌纤维逐步拉长,使会阴由5cm厚变成2～4mm,以利胎儿通过。但由于会阴体部承受压力大,若会阴保护不当可造成裂伤。

三、胎 儿

胎儿的大小、胎位及有无畸形是影响分娩及决定分娩

难易程度的重要因素之一。胎头是胎儿最大部分,也是胎儿通过产道最困难的部分。当胎儿过大致胎头径线增大时,尽管骨盆大小正常,可引起相对性头盆不称而造成难产,另外,也可因胎头颅骨较硬、不易变形,造成相对性头盆不称,所以胎头各径线的长度与分娩关系密切。

（一）胎头各径线及囟门

1. **胎头各径线** 胎头径线主要有4条:双顶径、枕额径、枕下前囟径及枕颏径。双顶径可用于判断胎儿大小,胎儿以枕额径衔接,以枕下前囟径通过产道。胎头各径线的测量及长度见表16-2-2。

2. **囟门** 胎头两颅缝交界空隙较大处称囟门。大囟门又称前囟,是由两额骨、两顶骨及额缝、冠状缝、矢状缝形成的菱形骨质缺损部。小囟门又称后囟,由两顶骨、枕骨及颅缝形成的三角形骨质缺损部。囟门是确定胎位的重要标志(图16-2-6)。在分娩过程中,颅缝与囟门使骨板有一定的活动余地,通过颅缝的轻度重叠,使胎头变形、变小,有利于胎儿娩出。

表 16-2-2　胎头各径线的测量及长度

名 称	测 量 方 法	长度(cm)
双顶径(BPD)	两顶骨隆突间的距离,是胎头最大横径	9.3
枕额径	鼻根上方至枕骨隆突间的距离	11.3
枕下前囟径	前囟中央至枕骨隆突下方的距离	9.5
枕颏径	颏骨下方中央至后囟顶部的距离	13.3

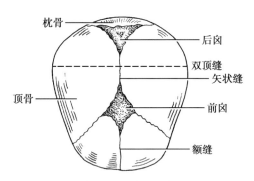

枕骨

后囟

双顶缝

矢状缝

顶骨

前囟

额缝

图 16-2-6 胎儿颅骨、颅缝、囟门及双顶径

（二）胎位及胎儿畸形

胎产式、胎先露及胎方位的异常可造成难产。如横位,其足月活胎不能通过产道;臀先露可造成后出头困难;持续性枕横位、枕后位、前不均倾位、颏后位、高直位等能造成分娩梗阻。此外,胎儿发育异常,如脑积水、联体儿等造成通过产道困难致难产。

四、社会-心理因素

产妇的社会-心理因素可引起机体产生一系列变化从

而影响产力,亦是决定分娩的因素之一。分娩虽属生理现象,但对产妇确实可产生社会-心理上的应激。对疼痛的恐惧和分娩的紧张可导致宫缩乏力、宫口扩张缓慢、胎头下降受阻、产程延长,甚至可导致胎儿窘迫、产后大出血等。所以在分娩过程中,应该耐心安慰产妇;讲解分娩的生理过程,尽可能消除产妇不应有的焦虑和恐惧心理;使产妇掌握分娩时必要的呼吸和躯体放松技术;同时开展温馨病房、陪伴分娩。

社会-心理因素对分娩的影响正日益受到医务工作者的关注。影响分娩的社会因素极其复杂,包括产妇本身人口学因素、民族、国家地区、政策、法规、产科医生等因素,以上诸多因素互为因果,综合作用。研究表明,产妇年龄、文化程度、产次及心理因素等与分娩方式选择有关。30~35岁的产妇选择剖宫产比例最高,是由于这一年龄段的产妇自认为年龄较大,顾虑重重,故而更倾向于选择剖宫产。高学历孕妇心理不良反应的比例较高,选择剖宫产的比例相对较高。究其原因是文化层次高者,对分娩知识一知半解,恐惧分娩疼痛所致。由于分娩的高风险性及结局的不确定性,多数产妇会产生不同程度的焦虑、紧张、恐惧等情绪。情绪是产妇选择剖宫产的主要原因,而复杂的社会因素,又是影响产妇情绪的重要因素。

【临床特殊情况的思考和建议】

中骨盆平面是骨盆最小平面,其中反映其最小径线的坐骨结节间径与胎先露内旋转关系密切,具有重要的产科临床意义。胎头是胎儿最大部分,也是胎儿通过产道最困难的部分。当胎儿过大致胎头径线增大时,尽管骨盆大小正常,可引起相对性头盆不称而造成难产,另外,也可因胎头颅骨较硬、不易变形,造成相对性头盆不称,所以胎头各径线的长度与分娩关系密切。

(张华 漆洪波)

第三节 枕先露的分娩机制

> **关键点**
>
> 1. 分娩机制包括衔接、下降、俯屈、内旋转、仰伸、复位及外旋转等动作。
> 2. 衔接是胎头双顶径进入骨盆入口平面,胎头颅骨的最低点达到或接近坐骨棘水平,胎头呈半俯屈状,以枕额径衔接。
> 3. 下降始终贯穿于整个分娩过程。
> 4. 俯屈是胎头以最小径线的枕下前囟径适应产道变化。胎儿经过内旋转,矢状缝与骨盆前后径一致,以适应纵椭圆形的中骨盆及骨盆出口平面。
> 5. 当胎头到达阴道外口处时,胎头逐渐仰伸依次娩出,此时胎儿双肩径沿骨盆入口斜径进入骨盆。
> 6. 最后通过复位、外旋转,胎肩及胎体娩出。

分娩机制(mechanism of labor)指在分娩过程中,胎先露部通过产道时,在产力作用下为适应骨盆各平面的不同形态而进行的一系列被动地转动,使其能以最小径线通过产道的全过程。包括衔接、下降、俯屈、内旋转、仰伸、复位及外旋转等动作。现就以临床上最常见的枕左前位为例详加说明。

1. **衔接** 胎头双顶径进入骨盆入口平面,胎头颅骨的最低点达到或接近坐骨棘水平,称衔接(engagement)(图16-3-1)。胎头呈半俯屈状,以枕额径衔接。矢状缝坐落在骨盆入口的右斜径上,胎头枕骨在骨盆的左前方。胎头衔接后,产前检查时触诊胎头固定。初产妇可在预产期前的1~2周内衔接,经产妇在分娩开始后衔接。如初产妇临产后胎头仍未衔接,应警惕头盆不称。

2. **下降** 胎头沿骨盆轴前进的动作称下降(descent)。下降始终贯穿于整个分娩过程。宫缩是下降的主要动力,因而胎头下降呈间歇性,即宫缩时胎头下降,间歇时胎头又退缩,这样可减少胎头与骨盆之间的相互挤压,对母婴有利。此外,第二产程时腹压能加强产力,亦是使胎头下降的主要辅助力量。临床上观察胎头下降程度,是判断产程进展的主要标志之一。促使胎头下降的因素有:①宫缩压力通过羊水传导,经胎轴传至胎头;②宫缩时宫底直接压迫胎臀;③胎体伸直伸长;④腹肌收缩腹压增加。

3. **俯屈** 胎头下降至骨盆底时枕部遇肛提肌阻力,使原处于半俯屈状态的胎头进一步俯屈(flexion)(图16-3-2)。以最小径线的枕下前囟径适应产道变化,有利于胎头继续下降。

4. **内旋转** 中骨盆及骨盆出口为纵椭圆形。为便于胎儿继续下降,当胎头到达中骨盆时,在产力的作用下,胎头枕部向右前旋转45°,达耻骨联合后面。使矢状缝与骨盆前后径一致的旋转动作称内旋转(internal rotation)(图16-3-3)。完成内旋转后,阴道检查发现小囟门在耻骨弓下。一般胎头于第一产程末完成内旋转动作。

5. **仰伸** 内旋转后,宫缩和腹压继续使胎头下降,当胎头到达阴道外口处时,肛提肌的作用使胎头向前,其枕骨下部达到耻骨联合下缘时,即以耻骨弓为支点,使胎头逐渐仰伸(extention),依次娩出胎头的顶、额、鼻、口和颏。此时胎儿双肩径沿骨盆入口左斜径进入骨盆(图16-3-4)。

6. **复位及外旋转** 胎头娩出后,为使胎头与位于左斜径上的胎肩恢复正常关系,胎头枕部向左旋转45°,称复位(restitution)。胎肩在骨盆内继续下降,前肩向前向中线旋转45°,与骨盆出口前后径方向一致,而胎头枕部在外继续向左旋转45°,以保持与胎肩的垂直关系,称外旋转(external rotation)。

7. **胎儿娩出** 胎儿前肩在耻骨弓下先娩出,随即后肩娩出(图16-3-5)。这时胎体及胎儿下肢亦随之顺利娩出。

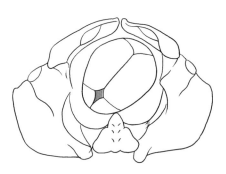
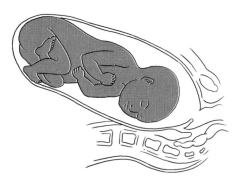

图 16-3-1　胎头衔接

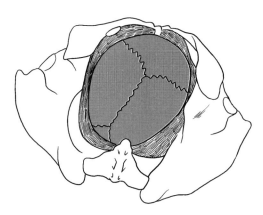
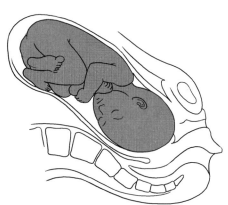

图 16-3-2　胎头俯屈

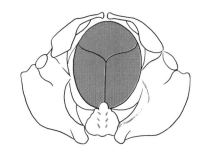
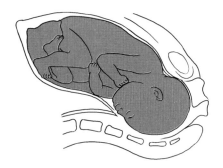

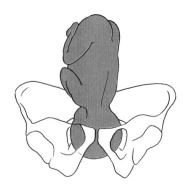

图 16-3-3　内旋转

2

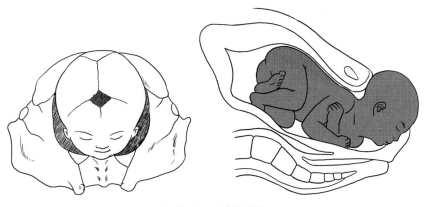

图 16-3-4　胎头仰伸

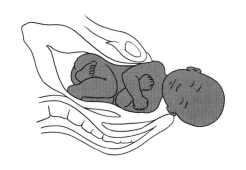
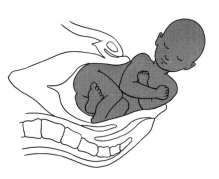

图 16-3-5　胎肩娩出

【临床特殊情况的思考和建议】

初产妇可在预产期前的 1~2 周内衔接，经产妇在分娩开始后衔接。如初产妇临产后胎头仍未衔接，应警惕头盆不称。临床上观察胎头下降程度，是判断产程进展的主要标志之一。一般胎头于第一产程末完成内旋转动作。

（张华　漆洪波）

第四节　先兆临产及临产的诊断

关键点

1. 分娩前出现的预示孕妇不久将临产的症状称先兆临产。

2. 临产的标志为有规律且逐渐增强的宫缩，持续 30 秒或以上，间歇 5~6 分钟。伴随着宫缩，有进行性的宫颈管消失、宫口扩张及胎先露部下降。

一、先兆临产

分娩前出现的预示孕妇不久将临产的症状称先兆临产。

1. **胎儿下降感**　由于胎儿先露部进入骨盆入口，宫底下降，上腹部较以前舒适，下腹及腰部有胀满及压迫感，膀胱因受压常有尿频症状。

2. **假临产**　分娩前出现的宫缩，其特点为持续时间短，强度不增加，间歇时间长且不规则，以夜间多见，清晨消失。不规律宫缩引起下腹部轻微胀痛，但宫颈管不短缩，亦无宫口扩张。

3. **见红**　由于胎儿下降，部分胎膜从宫壁分离，使毛细血管破裂出血，可见少许阴道流血，称见红。一般在分娩前 24~48 小时出现（少数迟至约一周），是即将临产的较可靠征象。若阴道流血超过平时月经量，则应考虑妊娠晚期出血如前置胎盘等。

二、临产及其诊断

临产的标志为有规律且逐渐增强的宫缩，持续 30 秒或以上，间歇 5~6 分钟。伴随着宫缩，有进行性的宫颈管消失、宫口扩张及胎先露部下降。由于整个妊娠期有间歇性和不规则的正常生理性子宫收缩，而产程初期规律宫缩较轻微、稀发，故确定规律宫缩起始的准确时间非常困难，也就是说临产的时间很难确定。

【临床特殊情况的思考和建议】

出现临产先兆也不能确定具体临产时间。由于整个妊娠期有间歇性和不规则的正常生理性子宫收缩,而产程初期规律宫缩较轻微、稀发,故确定规律宫缩起始的准确时间非常困难,也就是说临产的时间很难确定。

(张华 漆洪波)

第五节 正常产程和分娩的处理

> **关键点**
>
> 1. 分娩全过程即总产程,是指从规律宫缩开始至胎儿胎盘娩出的过程,临床分为三个产程。
> 2. 第一产程是指从规律宫缩开始到宫口开全。
> 3. 第二产程是指从宫口开全到胎儿娩出。
> 4. 第三产程,是指从胎儿娩出到胎盘娩出。

分娩全过程即总产程,是指从规律宫缩开始至胎儿胎盘娩出的过程。初产妇的正常总产程应不超过 24 小时,临床分为三个产程。

1. **第一产程** 又称宫口扩张期,是指从规律宫缩开始到宫口开全(10cm)。初产妇的宫颈较紧,宫口扩张缓慢;经产妇的宫颈较松,宫口扩张较快。Zhang 等发现,宫口从 4cm 扩张至 10cm 的中位时间及第 95 百分位时间分别为初产妇 5.3 小时、16.4 小时,经产妇 3.8 小时、15.7 小时。

2. **第二产程** 又称胎儿娩出期,从宫口开全到胎儿娩出。对于初产妇,如行硬脊膜外阻滞,第二产程可长达 4 小时;如无硬脊膜外阻滞,第二产程应≤3 小时。对于经产妇,如行硬脊膜外阻滞,第二产程可长达 3 小时;如无硬脊膜外阻滞,第二产程则应≤2 小时。

3. **第三产程** 又称胎盘娩出期,从胎儿娩出到胎盘娩出。一般约 5~15 分钟,不超过 30 分钟。

表 16-5-1 初产妇与经产妇第一产程宫口扩张及第二产程平均时间和第 95 百分位时间(小时)

类 别	初产妇		经产妇	
	平均时间	第 95 百分位时间	平均时间	第 95 百分位时间
第一产程				
宫口扩张程度(cm)				
4~5	1.3	6.4	1.4	7.3
5~6	0.8	3.2	0.8	3.4
6~7	0.6	2.2	0.5	1.9
7~8	0.5	1.6	0.4	1.3
8~9	0.5	1.4	0.3	1.0
9~10	0.5	1.8	0.3	0.9
第二产程				
分娩镇痛(应用硬脊膜外阻滞)	1.1	3.6	0.4	2.0
未行分娩镇痛	0.6	2.8	0.2	1.3

【各产程的临床经过及监护与处理】

(一) 第一产程

1. 临床表现

(1) 规律宫缩:临产初期,宫缩持续约 30~40 秒,间歇 5~6 分钟。随后宫缩强度逐渐增加,持续时间逐渐延长,间歇时间逐渐缩短。当宫口近开全时,宫缩持续时间可达 1 分钟或以上,间歇时间仅 1~2 分钟。

(2) 宫口扩张:随着规律宫缩的逐渐加强,宫颈管逐渐缩短、消失,宫口逐渐扩张。潜伏期宫口扩张速度较慢,进入活跃期后宫口扩张速度加快。当宫口开全时子宫下段及阴道形成宽阔的软产道。临床上是通过阴道检查确定宫口的扩张程度。若宫口不能如期扩张则应高度重视。

(3) 胎头下降:胎头下降在宫口扩张潜伏期不明显,活跃期下降加快,平均每小时下降约 1cm。胎头下降程度通过

阴道检查判断,并以坐骨棘平面为其判断标准,即胎头颅骨最低点达坐骨棘水平以"0"表示;在坐骨棘水平上 1cm 以"-1"表示;在坐骨棘水平下 1cm 以"+1"表示,依此类推(图 16-5-1)。当胎先露达"+3"以下时,一般可经阴道分娩。

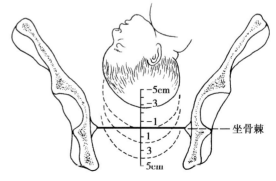

图 16-5-1 胎头高低的判定

（4）胎膜破裂：宫缩使宫腔内压力增高，羊水向阻力较小的宫颈管方向流动，使此处胎膜膨隆渐形成前羊膜囊，其内有羊水约 20～50ml，称前羊水。正常产程时胎膜应在宫口近开全时破裂。破膜后孕妇自觉阴道有水流出。若胎膜过早破裂，应注意头盆不称。

2. 产程监护及处理

（1）一般监护：包括精神安慰、血压测量、饮食、活动与休息、排尿与排便等。

1）精神安慰：产科医生必须认识到影响分娩的因素除了产力、产道、胎儿之外，还有产妇社会心理因素。在分娩过程中产科医生和助产士应尽可能安慰产妇，消除产妇的焦虑和恐惧心情；指导分娩时的呼吸技术和躯体放松技术；开展导乐式分娩及无痛分娩；建立家庭式产房让亲人陪伴等。

2）血压测量：血压测量应在宫缩间歇时进行，因宫缩时血压常升高 5～10mmHg，而间歇期可恢复。在第一产程中，应每隔 4～6 小时测量一次。若发现血压高，应增加测量次数，给予相应处理。

3）鼓励进食：鼓励产妇少量多次进食，进高热量易消化的食物，并注意摄入足够水分，以保证充沛的体力。

4）注意活动与休息：临产后，若宫缩不强、胎膜未破，产妇可适当在病室内活动，以加速产程进展。

5）排尿与排便：临产后，应鼓励产妇经常排尿，以免膀胱充盈影响宫缩及胎头下降。如遇胎头压迫而排尿困难者，应警惕头盆不称，必要时导尿。

（2）宫缩的监护：监护仪有内监护和外监护两种，以外监护较常用。其方法是将测量宫缩强度的压力探头放置在宫体接近宫底部，以腹带固定于产妇腹壁上，连续描记曲线 20 分钟，必要时延长或重复数次，宫口开大近全后有条件者行持续胎心监护，重点观察宫缩持续时间、强度及间歇时间，并认真及时记录，发现异常及时处理。此外，临床上也采用触诊法观察宫缩，即助产人员将一手手掌放在产妇腹壁上，根据宫缩时宫体部隆起变硬，间歇时松弛变软的规律进行观察。

（3）胎心监护：产程开始后应每隔 1～2 小时于宫缩间歇时听胎心，每次应听 1 分钟，进入活跃期后或宫缩强、密时应 15～30 分钟听一次。正常胎心率为 110～160 次/分。胎心听取的方法有两种，即听诊器法及胎心监护仪描记。胎心监护仪是将探头置于胎心音最响亮的部位，用窄腹带固定于腹壁上，观察胎心率的变化及其与宫缩、胎动的关系。

（4）宫口扩张及胎头下降：第一产程分为潜伏期和活跃期。潜伏期以宫口缓慢开张为特征，而活跃期以宫口快速开大为特征（每小时至少扩张 1cm）。Zhang 等创建的新产程标准提示，潜伏期、活跃期及潜伏期进入活跃期的典型模式，宫颈扩张曲线呈逐渐上升，平滑缓慢。50％以上的产妇宫口扩张至 5～6cm 前，扩张速度并未达到 1.2cm/h。活跃期宫口急剧扩张的起始点（拐点）常常在宫口扩张 ≥6cm 以后。可通过阴道检查进行判断。

阴道检查：检查者手指向后触及尾骨尖端，了解其活动度，再查两侧坐骨棘是否突出并确定胎头位置，然后了解宫口扩张大小。未破膜者可在胎头前方触到有弹性的羊膜囊，已破膜者可直接触到胎头。若无胎头水肿且位置较低，宫口开大，同时了解矢状缝及囟门，确定胎方位。若触及有血管搏动的条索状物，应高度警惕脐带先露或脐带脱垂，需及时处理。由于阴道检查能了解骨盆大小，并直接触清宫口四周边缘，准确估计宫口扩张、宫颈管消退、胎膜是否已破、胎先露部及位置，并可减少肛查时手指进出肛门次数以降低感染几率，因此阴道检查有取代肛门检查之趋势。但阴道检查应注意消毒。如宫口扩张及胎头下降程度不明、疑有脐带先露或脐带脱垂、轻度头盆不称试产、产程进展缓慢等，此检查尤为重要。第一产程初期，初产妇应间隔 4～6 小时进行一次，宫缩较频或经产妇酌情可每 1～2 小时进行一次。

（5）破膜时的监护：一旦破膜应立即听胎心，同时观察羊水流出量、颜色及性状。胎头仍浮动者需卧床以防脐带脱垂；破膜超过 12 小时仍未分娩者应给予抗生素预防感染。

3. 关于产程图的相关问题 产程图概念的引入主要是来源于 20 世纪 50 年代 Friedman 一系列卓越的研究。约半个世纪的时间里，一直沿用作为产程管理的工具，但近年来，越来越多的研究者发现，经典的产程图已经不再适用于当今人群的分娩模式，是否能继续成为有效的产程管理工具备受争议。

随着近年来产程研究的日趋活跃，对产程图的质疑也逐渐明显，究其原因主要为以下两方面：

（1）经历 50 余年的变化，当今的分娩人群特点和干预措施与 Friedman 时代有很大的不同。如母体年龄比既往更大，孕前及孕期体质指数更高，有更多的人种差异，新生儿出生体重更重，逐渐增多的前次剖宫产后的分娩人群；硬膜外麻醉为主的无痛分娩和缩宫素促进产程的干预措施更加常见，诱导临产的引产人群更多等。

（2）临床试验的研究方法与统计学在这 50 余年内同样发展迅速，以当前的观点来看，当初在研究设计和统计学方法上存在着一定缺陷。如纳入的样本基线资料是不完善的，并且包括了一些非正常分娩的数据；没有提供人种资料及数据合成的方法；检查手段存在主观性；产程促进措施以及入室时的宫口大小没有作为混杂因素进行控制；不完整的数据去向和处理方法没有说明；存在偏倚控制问题，统计学方法也过于简单等。

复习文献发现，国内近 20 余年对产程的认识及理念的更新与跟进力度是不够的，临床上若继续沿用着半世纪前的 Friedman 产程图，可能增加剖宫产率。

（二）第二产程

1. 临床表现

（1）屏气：宫口开全后，胎膜大多已自然破裂。胎头下降加速，当胎头降至骨盆出口而压迫盆底组织时，产妇有排便感，不自主地向下屏气。

（2）胎头拨露与着冠：随着胎头的下降，会阴逐渐膨隆和变薄,肛门括约肌松弛。宫缩时胎头进一步下降露出阴道口外,并不断增大,宫缩间歇时,胎头又回缩到阴道内,反复数次,称胎头拨露。当胎头双顶径越过骨盆出口时,宫缩间歇胎头也不回缩,称胎头着冠(图16-5-2)。

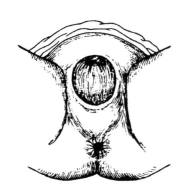

图 16-5-2　胎头着冠

(3) 胎儿娩出:胎头着冠后,会阴体极度扩张,当胎头枕骨到达耻骨联合下时,出现仰伸等一系列动作,娩出胎头。随后胎肩及胎体相应娩出,后羊水随之流出,完成胎儿娩出全过程。

2. 监护及处理

(1) 重点监护:在严密监护下,如果胎儿情况良好,可适度延长第二产程的观察时间。①密切监测胎心:胎头拨露前,每15分钟1次,有胎儿电子监护仪全程监护更佳;②指导产妇正确屏气,即与宫缩一致,起到加强宫缩的作用,以利于胎儿娩出;③准备接产。

(2) 接产准备:初产妇宫口开全,经产妇宫口扩张4cm以上且宫缩规律有力时,应做好接产准备。①消毒外阴:让产妇取膀胱截石位,冲洗外阴部,顺序是大阴唇→小阴唇→阴阜→大腿内上1/3→会阴及肛门周围。冲洗时用消毒干纱布球盖住阴道口,防止冲洗液流入阴道。然后再按该顺序碘伏消毒外阴。②准备接产:接产者严格按无菌操作规程洗手、戴手套及穿手术衣,打开产包,铺好消毒巾准备接产。

(3) 接产:其目的是帮助胎儿按分娩机制娩出及保护会阴防止损伤。接产要领:协助胎头俯屈的同时,注意保护

会阴,尽量使胎头以最小径线(枕下前囟径)在宫缩间歇时缓缓地通过阴道口。此步骤是防止会阴撕裂的关键,需产妇与接产者充分合作方能做到。接产者还必须正确娩出肩,娩出时也要注意保护好会阴。

(4) 保护会阴:接产者站在产妇右侧,当宫缩时胎头拨露,会阴体变薄,应开始保护会阴。即将右手张开,以大鱼际肌顶住会阴部,宫缩间歇时手放松,以免过久压迫造成会阴水肿。为避免会阴撕裂,初产妇常在胎头即将着冠时行会阴切开术。

(5) 会阴切开术:会阴切开指征:会阴过紧或胎儿过大,估计分娩时会阴撕裂难以避免者或母儿有病理情况急需结束分娩者。目前,多采用限制性会阴切开术,即当有会阴切开指征时才予以切开,不行常规切开。

会阴切开术包括会阴正中切开术及会阴后-侧切开术(图16-5-3)。①会阴正中切开术:于宫缩时沿会阴后联合中线垂直切开,长约2cm,切勿损伤肛门括约肌。此法有剪开组织少、出血量少、术后局部组织肿胀及疼痛均较轻微等优点,但切口容易自然延长撕裂肛门括约肌。胎儿大、接产技术不熟练者不宜采用。②会阴左侧后-侧切开术:阴部局部浸润麻醉及神经阻滞麻醉生效后,术者右手用钝头直剪定位于会阴后联合中线向左侧45°方向,于宫缩时以左手中、示两指伸入阴道内,撑起左侧阴道壁切开会阴,一般切开长度为4～5cm。左手引导的目的在于保护胎头不受损伤。注意事项:当会阴高度膨隆时切开角度应为60°～70°;切开阴道黏膜长度应与皮肤切口长度一致;会阴切开后出血较多,不应过早切开并注意止血;缝合应在胎盘娩出后进行。

(6) 协助胎儿娩出:宫缩时在保护会阴的同时,左手轻轻下压拨露出的胎头枕部,协助胎头俯屈及下降。胎头着冠后,应控制娩出力,左手协助胎头仰伸,宫缩时让产妇张口呼吸,不用屏气,宫缩间歇时稍向下屏气,使胎儿于宫缩间歇时娩出。胎头娩出后应立即清洁口鼻,使呼吸道通畅,然后再按分娩机制顺序娩出胎儿(图16-5-4)。

(7) 脐带绕颈的处理:脐带绕颈占妊娠的13.7%～20%。当胎头娩出发现脐带绕颈一周且较松时,应将脐带顺胎肩推下或从胎头滑下;若绕颈过紧或在2周以上时,则用两把血管钳夹住脐带从中剪断,可松解脐带(图16-5-5)。

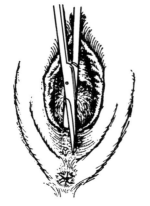

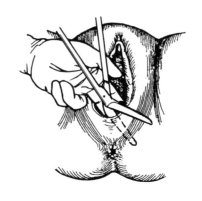

图 16-5-3　会阴正中切开术及会阴后-侧切开术

2

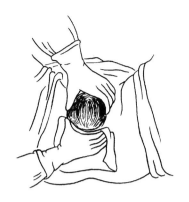
（1）保护会阴,协助胎头俯屈

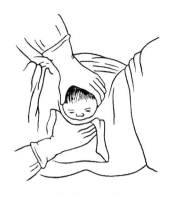
（2）协助胎头仰伸

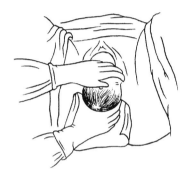
（3）助前肩娩出

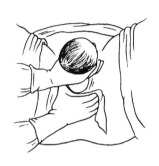
（4）助后肩娩出

图 16-5-4　接产步骤

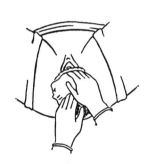
（1）将脐带顺肩部推上

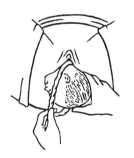
（2）把脐带从头上退下

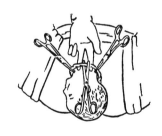
（3）用两把血管钳夹住,从中间剪断

图 16-5-5　脐带绕颈的处理

（8）新生儿处理:断脐后应首先清理呼吸道,再使新生儿啼哭,以免发生吸入性肺炎。为了判断新生儿有无窒息及其严重程度,通常用阿普加评分(Apgar score)。阿普加评分的体征依据为:新生儿出生后 1 分钟内的心率、呼吸、肌张力、喉反射和皮肤颜色。每项正常为 2 分,10 分为满分,表示新生儿情况良好,详见表 16-5-2。

表 16-5-2　新生儿 Apgar 评分法

体征	0分	1分	2分
每分钟心率	0	＜100 次	≥100 次
呼吸	0	浅慢,不规则	佳,哭声响亮
肌张力	松弛	四肢稍屈曲	四肢屈曲,活动好
喉反射	无反射	有些动作	咳嗽,恶心
皮肤颜色	全身苍白	身体红,四肢青紫	全身粉红

注:1 分钟评分反映在宫内的情况,而 5 分钟及以后的评分则反映复苏效果,与预后密切相关。临床恶化以皮肤颜色最敏感,以呼吸为基础,依次为皮肤颜色→呼吸→肌张力→反射→心率。Apgar 评分在 7 分以下表示有新生儿缺氧

（三）第三产程

1. 临床表现

（1）胎盘剥离征象：胎儿娩出后,宫腔容积明显缩小,胎盘不能相应缩小,而与子宫壁错位剥离。剥离面有出血形成胎盘后血肿,在宫缩的作用下,剥离面不断扩大,直到完全剥离娩出。在此过程中,所能观察到的胎盘剥离征象有:①宫底升达脐上,宫体变硬呈球形;②剥离的胎盘降至子宫下段,使阴道口外露的一段脐带自行延长;③阴道少量流血;④耻骨联合上方轻压子宫下段,外露的脐带不再回缩（图 16-5-6）。

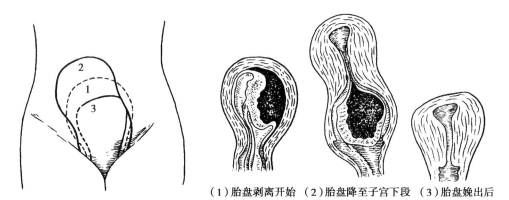

（1）胎盘剥离开始　（2）胎盘降至子宫下段　（3）胎盘娩出后

图 16-5-6　胎盘剥离时子宫的形状

（2）胎盘剥离及排出的方式：有胎儿面娩出式及母体面娩出式两种。胎儿面娩出式即胎盘从中央开始剥离而后向周围剥离,胎儿面先排出,随后少量阴道流血,常见;母体面娩出式为胎盘从边缘开始剥离,血液沿剥离面流出,先有较多阴道流血,再有胎盘母体面排出,不常见。

2. 监护及处理

（1）协助胎盘娩出：确认胎盘已完全剥离后,应在宫缩时以左手握住宫底并按压,右手牵引脐带,当胎盘娩出至阴道口时,接产者用双手握住胎盘朝一个方向旋转并缓慢向外牵拉,协助胎盘胎膜完全排出（图 16-5-7）。

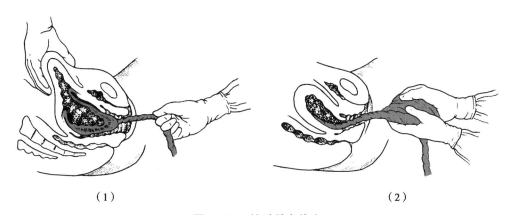

（1）　　　　　　　　　　　　　（2）

图 16-5-7　协助胎盘娩出

（2）检查胎盘、胎膜：将胎盘铺平,检查胎盘的母体面有无胎盘小叶缺损,再将胎盘提起,检查胎膜是否完整,胎盘边缘有无血管断裂等,及时发现副胎盘。副胎盘为一较小的胎盘,与正常胎盘相邻,两者间有血管相连（图 16-5-8）。若有副胎盘、部分胎盘残留或较多胎膜残留时,应在无菌操作下伸手入宫腔取出残留组织并进行清宫术。

（3）检查软产道：胎盘娩出后,应仔细检查外阴、阴道及宫颈有无裂伤及其程度,进行相应的处理。

（4）预防产后出血：胎儿娩出后,立即在孕妇臀下放一弯盘收集阴道流血,正确估计出血量。正常分娩一般不超过 300ml。若胎盘未剥离而出血多量,应行手取胎盘,并配合宫缩剂的使用加速胎盘剥离而减少出血。如遇既往有产

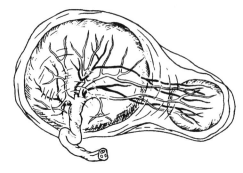

图 16-5-8　副胎盘

后出血史或易出现宫缩乏力的产妇（如分娩次数≥5 次的多产妇、多胎妊娠、羊水过多、滞产等）,可在胎儿前肩娩出

时静注缩宫素(oxytocin)10～20U,也可在胎儿前肩娩出后立即肌注缩宫素 10U 或缩宫素 10U 加于 0.9％氯化钠注射液 20ml 内静脉快速注入,均能促使胎盘迅速剥离减少出血。若胎儿已娩出 30 分钟,胎盘仍未排出,应排空膀胱,按压子宫及静脉注射缩宫素促使胎盘排出,必要时行手取胎盘术。若胎盘娩出后出血多,可经下腹部直接以前列腺素制剂(如:卡前列氨丁三醇注射液)子宫体注射或肌内注射,并将缩宫素 20U 加于 5％葡萄糖液 500ml 内静滴。

附:手取胎盘术

术者更换手术衣及手套,再次消毒外阴,将右手合拢呈圆锥状直接伸进宫腔,手掌面朝向胎盘母体面,手指并拢以掌尺侧缘轻慢地将胎盘从边缘开始逐渐与子宫壁分离,左手则在腹部按压宫底,亦可让助手帮助按压宫底(图 16-5-9)。等确认胎盘已全部剥离方可取出胎盘。

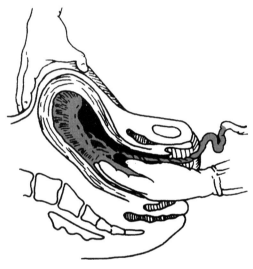

图 16-5-9　手取胎盘术

(四) 分娩镇痛

分娩镇痛是指用药物或精神疗法减少产妇在分娩过程中的疼痛。在医学疼痛指数中,分娩疼痛仅次于烧灼伤痛而位居第二,焦虑和疼痛引起的各种应激反应对母婴均不利。分娩镇痛,可以缩短产程,减少剖宫产率,减少产后出血量,降低胎儿缺氧和新生儿窒息。分娩镇痛包括药物和非药物两种。药物性分娩镇痛的方法有:①分娩时镇痛所用的药物有地西泮、哌替啶、一氧化二氮等;②椎管内阻滞镇痛,包括硬膜外镇痛、腰-硬联合阻滞、连续蛛网膜下隙阻滞等;③静脉分娩镇痛,主要用于不适合实施椎管内阻滞镇痛的产妇,如拒绝接受穿刺、腰椎有病变、发热和对局部麻醉药过敏的产妇等。瑞芬太尼因其特殊的药理特性使之成为静脉分娩镇痛研究的热点。

相对于药物镇痛,非药物性镇痛由于其创伤小、无药物不良反应而受到青睐。非药物性镇痛的方法有:①精神镇痛法 拉玛泽疗法,该方法是运用呼吸分散注意力,以减轻产痛。导乐(Doula)陪伴分娩是国际上推荐的一种回归自然的精神分娩镇痛方式。其他还有音乐疗法、变换体位、水中分娩等。②针刺镇痛法是通过穴位刺激而使痛阈值增高的一种分娩镇痛方法,有较为确切的效果。但因选穴不一,手法不同而使镇痛效果出现差异,镇痛效果评定标准各异,故尚待进一步系统研究。

【临床特殊情况的思考和建议】

第一产程,初产妇的宫颈较紧,宫口扩张缓慢;经产妇的宫颈较松,宫口扩张较快。第二产程,对于初产妇,如行硬脊膜外阻滞,第二产程可长达 4 小时;如无硬脊膜外阻滞,第二产程应≤3 小时。对于经产妇,如行硬脊膜外阻滞,第二产程可长达 3 小时;如无硬脊膜外阻滞,第二产程则应≤2 小时。

参考文献

1. 刘兴会,漆洪波.难产.北京:人民卫生出版社,2015,47-63
2. 沈铿,马丁.妇产科学(8 年制).第 3 版.北京:人民卫生出版社,2015,62-75
3. Glenn DP, Jessica D, Amanda YB, et al. Oxorn-Foote Human Labor & Birth. 6th ed. New York:McGrawHill Com,Inc, 2013;90-117
4. 中华医学会产科学组.新产程标准及处理的专家共识(2014).中华妇产科杂志,2014,49(7):486

(张华　漆洪波)

第六节　新生儿处理

关键点

1. 新生儿处理包括产房内早期护理和出生后的常规操作和持续评估。

2. 早产儿,尤其是极低出生体重儿和超低出生体重儿,因为其各脏器生理功能不成熟,需根据其特点进行管理。

3. 窒息原因主要可分为孕妇疾病、胎盘疾病、脐带异常、胎儿疾病及产程因素。也有一小部分窒息找不到明确原因。

4. 窒息诊断时必须血气存在代谢性酸中毒。

5. 窒息后可发生多器官损害:神经、心血管、消化系统、血液系统、肾脏及内分泌系统等。缺氧缺血性脑病分三度,中重度者有一定比例发生神经系统后遗症。需严密随访及时干预。

6. 评估-决策-措施应贯穿于整个复苏过程中,复苏强调按序进行,即先 A(气道-畅通气道),后 B(呼吸-面罩或经气管插管正压通气),再 C(循环-胸外按压),最后 D(药物)。

7. 应加强复苏后体温、通气、血压和血糖等的管理。

新生儿从出生后脐带结扎开始到整28天前的一段时间为新生儿期,是初生婴儿生理功能进行调整而逐渐适应宫外生活的时期。新生儿期的正确观察和处理是降低围产儿病率的重要手段。

一、正常足月新生儿的常规管理

绝大多数新生儿为足月分娩,即胎龄满37周(259天)以上,出生体重超过2500g,称为正常足月新生儿(full-term new born infant)。

(一)产房内正常新生儿的早期护理

1. **产房** 室温至少应在20℃以上,并需注意保持适当湿度,并应定期大扫除及消毒。

2. **工作人员** 应身体健康,严守无菌操作规程及消毒隔离制度。护理每个婴儿后应洗手,患感染性疾患及带菌者必须隔离。

3. **刚出生新生儿的护理**

(1)保暖:新生儿出生后体温可有明显降低,体温过低可影响代谢及血液循环,故保暖极为重要。新生儿娩出后应立即用预热的毛巾擦干新生儿,并用毯子包裹。

(2)呼吸道:婴儿娩出开始呼吸之前宜迅速清除口腔内黏液,可将其鼻腔和口腔中的黏液和羊水挤出,或用吸痰管吸引新生儿鼻腔和口腔中残余的羊水和黏液,吸引时间应<10秒,吸引器的负压不超过100mmHg。呼吸道内的黏液和羊水洗净后,新生儿仍未啼哭,可轻拍足底和背部,刺激啼哭。

(3)Apgar评分:Apgar评分是评估新生儿出生后即刻状态的一种公认且普遍使用的方法,然而,Apgar评分不应该用于预测新生儿死亡率或并发症发病率,因为Apgar评分不是这些结局的准确预测工具。根据心率、呼吸、肌张力、对刺激的反应和皮肤颜色进行评分,每项0~2分,满分为10分,大约90%的新生儿的Apgar评分为8~10分,通常无需进一步干预,评分低于8分的新生儿需要进一步的评估和干预,1%的新生儿出生时需要采取多种复苏措施。

(4)脐带:在距脐带根部约15cm处钳夹第一把血管钳,用手自第一把血管钳处向脐带远端加压挤出脐血管内残留血液,在距第一把血管钳约3~5cm处钳夹第二把血管钳,在两把血管钳之间剪断脐带。在距离脐带根部约0.5cm处剪断并结扎脐带,消毒脐带残端,药液不可接触新生儿皮肤,以免灼伤。

1)断脐时间:对于出生时不需要复苏的足月儿和早产儿,延迟结扎脐带30秒以上,但出生时需要复苏的新生儿,延迟脐带结扎的安全性和实用性尚未得到证实,且可能会因此延误通气的建立。

2)断脐方法:①脐带夹断脐:在距脐带根部0.5~1cm处夹上脐带夹,在脐带夹上0.5cm处剪断脐带;②线扎法:

在脐带根部用粗丝线结扎第一道,再在距脐带根部0.5~1cm处结扎第二道,在线外0.5cm处剪断脐带,用脐带卷包扎。

3)脐带残端的消毒:出生后脐带护理对降低脐部感染风险的效果取决于出生时和出生后的护理质量,如果脐炎风险增加,可以使用抗菌剂(如酒精、磺胺嘧啶银等)进行脐部护理,减少新生儿并发症和死亡。在发达国家,无菌护理已常规用于脐带结扎和断脐。

(5)眼部护理:新生儿出生后不久即预防性地给予眼部用抗生素,可明显降低感染淋球菌结膜炎的风险。美国强制要求对所有新生儿进行新生儿淋球菌性眼炎预防治疗,红霉素眼用软膏(0.5%)是唯一可用于新生儿眼炎预防的治疗药物。每侧眼睛各应用1cm长段软膏。

(二)过渡时期的评估

宫内至宫外生活的过渡期是指出生后的最初4~6小时,此时期发生的生理变化包括:肺血管阻力降低伴所致肺血流增加、肺部扩张伴随肺泡液体清除及所致氧合改善,以及动脉导管关闭。在这一过渡时期中,应每30~60分钟对婴儿临床状态进行1次评估,对体温、呼吸频率、心率、肤色和肌张力进行监测。

(三)常规操作和持续评估

1. **维生素K** 每一新生儿娩出后应予维生素K_1 1mg肌内注射,以预防新生儿出血症。

2. **乙型肝炎疫苗接种** 不管母亲乙型肝炎病毒表面抗原状态如何,均推荐新生儿普遍接种乙型肝炎疫苗,HBsAg阳性母亲所生的婴儿在出生后不久应接受乙肝疫苗和乙型肝炎免疫球蛋白,最好在出生后12小时内给予。

3. **新生儿筛查**

(1)听力筛查:普遍进行听力筛查,以发现存在听力损失的婴儿。

(2)代谢与遗传性疾病:对新生儿进行苯丙酮尿症、先天性甲状腺功能减退症、先天性肾上腺皮质增生症和G6PD缺乏等代谢性疾病和遗传性疾病的普遍筛查。

(3)先天性心脏病:采用脉搏血氧测定及听诊心脏相结合,对新生儿进行先天性心脏病筛查。

4. **喂养** 婴儿应尽早频繁喂养,以避免低血糖,推荐进行母乳喂养,医学禁忌母乳喂养的情况除外。母乳喂养最好在产房就开始,新生儿住院期间,每天应喂养8~12次。

5. **体重减轻** 新生儿出生后有生理性体重下降,正常婴儿到出生后5天时停止体重减轻,出生后10~14天恢复出生体重。体重减轻超过7%时,应通过全面的喂养评价对体重减轻进行评估。

6. **血糖筛查** 新生儿低血糖可能促成脑损伤,对以下有严重低血糖风险的婴儿应进行血糖监测:早产儿、大于胎龄儿或小于胎龄儿、糖尿病母亲婴儿、红细胞增多症婴儿和需重症监护的婴儿。

7. 新生儿黄疸 约有 75% 的新生儿在出生后 2～3 天皮肤开始黄染,4～6 天达高峰,一般在 10～14 天自行消退,不需要特殊治疗,预后良好。如果新生儿黄疸出现时间早,上升速度快,或同时伴随不吃、不哭、不动或黄疸持续不退,需考虑病理性黄疸可能,及时进行检查及治疗。在住院期间,每 8～12 小时及出院时应常规评估婴儿是否有黄疸。

二、早产儿的常规管理

早产儿(preterm infant)的概念为胎龄<37 周出生的新生儿,早产儿各种脏器生理功能不成熟,对外界适应能力差,在处理方面要针对其特点进行。晚期早产儿指在妊娠 34 周至 36^{+6} 周时出生的婴儿,虽然晚期早产儿的身长和体重常常与某些足月儿无差别,但由于其生理功能和代谢相对不成熟,其并发症发病率和死亡率高于足月儿。

(一)早产儿出生时的管理

早产儿分娩时,应提高产房室温,准备好开放式远红外床和暖包及预热的早产儿暖箱。娩出后应马上擦干水分,并用干燥、预热的毛毯包裹,及时清除口鼻黏液,无菌条件下结扎脐带。一般不必擦去皮肤上可保留体温的胎脂。根据 Apgar 评分,采取相应的抢救及护理措施。

(二)早产儿出生后的管理

1. 一般护理 护理人员应具有高度责任心,且有丰富学识及经验,对早产儿护理工作需轻柔,减少医护刺激。每 4～6 小时测体温一次,体温保持恒定(皮肤温度 36～37℃,肛温 36.5～37.5℃)。每天在固定时间称一次体重。

2. 保暖 早产儿在暖箱中,箱温应保持适中温度(婴儿耗氧量最低的适当温度称为适中温度),早产儿的适中温度一般在 32～35℃,一般箱内相对湿度在 55%～65%,有助于稳定早产儿的体温。

3. 供氧 勿常规使用,仅在发生发绀和呼吸困难时才予吸氧,且不宜长期持续使用。氧浓度以 30%～40% 为宜。高浓度、长时间吸氧,易引起早产儿视网膜病。

4. 防止低血糖 不论早产儿的胎龄和日龄,血糖低于 2.2mmol/L(40mg/dl)为新生儿低血糖的诊断标准,但是当血糖水平低于 2.6mmol/L(46mg/dl)时,即应开始治疗,以预防低血糖脑损伤的发生。

5. 液体需要量 根据胎龄、环境条件和疾病状况,早产儿的液体需要量有所变化。通常胎龄较小早产儿的水分摄入量第一天从 70～80ml/kg 开始,以后逐步增加到 150ml/(kg·d)。

6. 喂养

(1)喂养奶方选择:以母乳为最优,对能进食的早产儿应尽量给予母乳喂养。但早产母乳对于正在生长发育的早产儿来说,蛋白质等物质的含量则相对不足,需加用人乳强化剂(human milk fortifiers,HMF)。

(2)喂养技术:胎龄 34 周前的早产儿一般需要管饲法喂养,鼻胃管较口胃管容易固定但可增加呼吸暂停的发生率。对较成熟、胃肠道耐受性较好的早产儿,可采用推注法,有胃食管反流和胃排空延迟者,可采用输液泵间歇性输注。管饲喂养时,在喂养前应常规进行抽吸,如吸出量为前一次喂养的 10% 以内,可以注回或者丢弃。

(3)喂养方案:早产儿对能量及水分的需求量有较大的个体差异,多数早产儿的能量可按 120kcal/(kg·d)计算供给,生后第一天喂养一般给予总量 60～90ml/(kg·d),每 2～4 小时喂养一次,以后总量逐渐增加至 140～160ml/(kg·d)。

(4)肠道外营养:在肠道喂养途径尚未建立前或因病较长期未能经肠道喂养时,肠道外营养可提供足够的液体、能量、氨基酸、电解质和维生素,以维持早产儿的生长之需。

7. 维生素及铁剂的供给 由于早产儿体内各种维生素及铁的贮量少,生长又快,容易导致缺乏,因此早产儿需另外补充维生素及铁剂。生后一次性注射维生素 K_1 1mg,可预防因维生素 K 缺乏所引起的新生儿出血症。因维生素 D 的贮存量少,生后第 14 天起需给早产儿服用维生素 D 800IU/d。早产儿体内铁的贮存量一般只能维持生后 8 周左右,为防止出现缺铁性贫血,生后 6 周左右应补充铁剂。

8. 预防感染 需做好新生儿病房的日常清洁消毒工作,严格执行隔离制度,护理要按无菌技术操作,护理前后需用肥皂洗手及消毒液擦手。有传染病者及时隔离。

三、极低出生体重儿和超低出生体重儿的管理

出生体重 1000～1499g 的新生儿称为极低出生体重儿(verylowbirthweightinfant,VLBWI),出生体重<1000g 的新生儿称为超低出生体重儿(extremely low birth weight infant,ELBWI)。

(一)出生前管理

1. 产科及新生儿科共同讨论 选择最佳分娩时间和分娩方式,尽量将母胎双方的损伤控制在最小限度内。

2. 与父母进行交流 包括存活率,生后不久可能发生的问题,包括 RDS 和呼吸支持、静脉营养和置管、感染、颅内出血、黄疸、电解质紊乱和 PDA 等,远期可能发生的问题及预后,以及父母的愿望和要求。

3. 宫内转运和出生后转运 如果医疗条件欠佳的医院预计将有极低出生体重儿或超低出生体重儿出生,最佳方案是通过宫内转运,将孕母转运到具有良好接产条件并设有 NICU 的高层次医院分娩。孕母如已迫近临产,可先与专科医院联系,专科医院应配备技术优良的医护人员和完善的转运设施,及时赶到代转医院协助抢救,待婴儿稳定后再转运到专科医院。

4. 从有存活可能孕周到孕 34 周,有高危因素的孕妇应给予单疗程产前激素,间隔产前激素第一个疗程使用大

于 1～2 周,孕 32～34 周孕妇若出现其他产科指征可考虑使用第二疗程的产前激素。

(二)出生时管理

1. **分娩前准备** 保暖的设备,复苏技术熟练的儿科医生和护士,空氧混合仪,T 型复苏器,CPAP,脉氧仪以及预热的转运暖箱等。

2. **体温管理** 由于相对大的体表面积和不能产生足够的热量,导致早产儿出生时热量迅速丢失。新生儿低体温增加了早产儿低血糖、代谢性酸中毒的发生,增加了死亡率。胎龄小于 28 周的患儿应在辐射保暖台上使用塑料薄膜保暖,从产房开始到转运过程中始终保持早产儿处于中性环境温度 36.5～37.5℃。

3. 不需复苏的早产儿延迟断脐 30～60 秒,无法延迟断脐时,挤压脐带血可作为备选。

4. 使用空氧混合仪控制氧气浓度,小于 28 周的患儿以 30％氧浓度开始复苏,28～31 周的患儿使用 21％～30％氧浓度开始复苏,然后根据血氧监测调整氧浓度。

5. 有自主呼吸的患儿使用经面罩或鼻塞 CPAP 复苏,压力至少 $6cmH_2O$,对持续呼吸暂停或心动过缓的患儿使用 20～25cmH_2O 进行轻柔肺膨胀。

6. 气管插管仅限于对面罩正压通气无效的患儿,需要气管插管复苏的患儿应使用肺表面活性物质。

7. **外周静脉穿刺和脐动静脉置管** 在呼吸稳定后应进行外周静脉穿刺,给予静脉液体输注,需要机械通气的患儿应尽可能放置脐动脉、静脉导管,不需要机械通气的患儿可仅放置脐静脉导管,成功后进行 X 线定位。

8. **血糖和血气监测** 极低出生体重儿和超低出生体重儿易发生低血糖,应尽早监测血糖,并监测血气,发现酸中毒及时纠正。

(三)NICU 管理

1. **体温和湿化管理** 超未成熟儿皮下脂肪少,体表面积相对大,能量贮存较少,极易导致低体温,最好安置在双层暖箱内,维持一定的湿度也非常重要,至少应保持 60％以上。和婴儿接触的物品都要放置在暖箱内预热。

2. **皮肤管理** 超未成熟儿的皮肤非常不成熟,极易受到破坏引发严重的问题,皮肤护理相当重要。各种监护电极的粘贴最好用纸质胶布或低过敏的棉胶布,尽可能减少和皮肤的接触面积,及时更换部位。尽量避免损伤性的操作如反复的采血和穿刺,尽可能应用中心静脉输注液体,避免药物外渗皮肤坏死。

3. **呼吸系统管理**

(1)肺表面活性物质的应用:可以降低 RDS、气胸的发生,减少呼吸机的应用和缩短呼吸机应用时间。RDS 患儿应在疾病早期使用天然置备的肺表面活性物质,对胎龄小于 26 周的早产儿,若 $FiO_2 > 0.30$,胎龄大于 26 周早产儿,若 $FiO_2 > 0.40$,需使用肺表面活性物质,首剂 200mg/kg。若患儿 CPAP 下有自主呼吸考虑微创的方式给予肺表面活性物质。

(2)血氧饱和度监测:吸氧的早产儿,维持经皮氧饱和度在 90％～94％。

(3)非插管性的呼吸支持:鼻塞 CPAP 是目前最常用的非插管性呼吸支持方法,早期应用可减少气管插管和机械通气的时间,对所有存在 RDS 高危因素,如胎龄 < 30 周,无需气管插管的患儿应使用 CPAP,至少保证 $6cmH_2O$ 压力,CPAP 联合早期 PS 是 RDS 患儿的最优治疗方案。

(4)机械通气时的肺保护性策略

1)同步呼吸:其优点为:增加每次呼吸的潮气量,降低 PIP,降低气压伤的危险性,更好的氧合,相对稳定的脑血流,较易撤机,病人舒服。

2)容量保证或压力调节容量控制通气:设定容量,目前多主张小潮气量 4～6ml/kg。可自动调节供气流速来维持压力和容量的相对稳定,对气道顺应性低、气道阻力高又变化迅速(用 PS 后)者特别有效且安全。

3)采用允许性高碳酸血症策略,在维持 pH > 7.20 的情况下,允许 PCO_2 的范围为 45～65mmHg。

4)高频通气:应用越来越多,指征通常为:常频通气 $FiO_2 > 60\%$、平均气道压力 > 15cmH_2O、胸片示气漏以及不能纠正的持续性高碳酸血症等。

(5)呼吸暂停:发生呼吸暂停要积极寻找病因,没有明确病因时,可考虑为原发性呼吸暂停。如呼吸暂停反复发作,应给予枸橼酸咖啡因兴奋呼吸中枢。

4. **循环系统异常及管理**

(1)动脉导管未闭(patent ductus arteriosus,PDA):目前有关 PDA 的处理仍存在很大争议,但对有症状的 PDA 多主张早期处理。液体量一般限制在 120～140ml/(kg·d),药物治疗可应用吲哚美辛或布洛芬。对有临床症状、药物关闭失败的 PDA 早产儿可进行手术结扎。

(2)低血压:由于 PDA 导致左向右分流,VLBW 和 ELBW 早产儿的心肌收缩力弱,代偿能力有限,易导致低血压和血压较大的波动。早产儿低血压的判断以临床表现为主,对于没有明显失液或失血的 ELBW 儿不主张扩容,因为液量过多可以造成急性心功能衰竭和颅内出血,可以应用血管活性药物。

5. **感染和管理** 院内感染在超未成熟儿感染中占非常重要的地位,且以耐药菌和条件致病菌为主,感染途径以接触感染和各种置管相关的感染为主。手接触感染是院内感染的重要途径,必须坚持一次操作一次洗手。感染时症状多不典型,疑有感染应做实验室检查,并立即开始治疗,一旦排除则应立即终止治疗。

6. **营养管理**

(1)肠道内营养:早期微量喂养可以促进胃肠功能的发育,缩短达到全肠道喂养的时间,体重恢复较快,减少住院天数。母乳为首选,在没有足够母乳或存在不适合母乳喂养的情况下也可以选择早产儿配方乳喂养。人乳喂养者应添加人乳强化剂。早产儿每日增加的奶量不应超过 20ml/kg,以每天体重增长 10～15g/kg 较为适宜。

(2)肠道外营养:可通过中心静脉和外周静脉两种途径供给,需要长期静脉营养的患儿可选用经皮外周中心静脉置管(PICC),优点是可以长期放置,可以快速输注高渗液体,缺点是感染的风险增加,发生血栓、心律失常、乳糜胸的危险性也增加。静脉营养的组成包括葡萄糖、氨基酸、脂肪乳剂、电解质等。

7. 黄疸和管理 由于肝脏功能不成熟、蛋白质合成能力低下,对胆红素代谢不完全,生理性黄疸持续时间长并且较重,而且血-脑脊液屏障发育不完善,易出现酸中毒、缺氧等核黄疸的高危因素,因此应密切监测及早干预。

8. 中枢神经系统异常及管理 常见脑损伤为脑室周围-脑室内出血和脑室周白质软化,预防的重点包括:应维持血压稳定和血气正常,保持体温正常,避免液体输入过多过快、血渗透压过高,减少操作和搬动。床旁头颅超声是首选方法,生后 3～7 天内进行初次头颅超声检查,随访至矫正胎龄 40 周,提倡在出院前或矫正胎龄 40 周,常规进行 MRI 检查。

9. 贫血及管理 由于促红细胞生成素量少且活性低下,红细胞寿命短,医源性失血,早产儿贫血较常见。在达到全肠道喂养后应尽早补充铁剂,达输血指征应给予输血。

10. 早产儿视网膜病(retinopathy of prematurity,ROP)**的预防** 用氧要控制,切忌高浓度或长时间给氧。ROP 的筛查指征:胎龄<34 周,或出生体重<2000g 的新生儿,应定期进行眼底病变筛查,直至周边视网膜血管化,对于患有严重疾病的早产儿筛查范围可适当扩大。首次筛查在出生后 4～6 周,然后根据眼科的随访要求随访。

11. 听力问题及管理 对 NICU 住院时间较长的早产儿,住院和出院时均应进行听力筛查,并定期复查评估,对听力障碍早期诊断尽早干预。

12. 发育支持护理 指改变 NICU 环境和照顾方式,从而保障早产儿及其家人身心健康的护理方法。其目标是使婴儿所处的环境与宫内环境尽可能相似,并帮助婴儿以有限的能力适应宫外的环境,以期改善早产儿的预后。具体包括:减少光线对早产儿的影响,减少噪声对早产儿的影响,减少侵袭性的操作,合理摆放体位,鼓励婴儿父母参与护理。

13. 家庭参与式医护模式(family-integrated care,FIcare) 现代 NICU 医护理念是:既关注早期救治,也关注改善远期预后。FIcare 已开始从根本上改变了传统的护理理念和模式,让父母在医护人员的指导下参与到早产儿的初级护理中,包括准备单独的房间,保证适宜的环境温度,在专业团队(新生儿科医生、新生儿科护士长、母乳喂养泌乳师)的指导和帮助下提供肌肤接触、袋鼠式护理、母乳喂养、基础护理、营养指导、出院前护理指导,这种模式可以改善早产儿的预后,提高父母的护理质量。

【临床特殊情况的思考和建议】

目前我国早产儿的复苏现状包括:保暖不当,用氧不规范,呼吸支持设备、技术不到位,操作不轻柔,院感防控不到位,大部分产房没有专用的新生儿复苏室,从产房到 NICU 没有转运设备。建议早产儿的复苏抢救必须由新生儿科专科医生和 NICU 护士承担,产房有专门的复苏区域,备有仪器设备,产房复苏后,由转运暖箱转运至 NICU。

四、新生儿窒息

新生儿窒息(asphyxia)是指高危因素使子宫-胎盘血流之间的气体交换发生障碍,导致胎儿严重缺氧,酸中毒,出现中枢神经、呼吸、循环系统等抑制,出生后不能建立和维持正常呼吸的危急病理状态。近年来,随着产科胎儿监护技术和新生儿心肺复苏技术的进展,围产期窒息的发生率已明显下降。然而,围产期窒息仍然是导致新生儿死亡和神经发育伤残的重要原因。

新生儿窒息是导致全世界新生儿死亡、脑瘫和智力障碍的主要原因之一。据统计每年全世界大约 400 万新生儿死亡中,出生窒息占 23%。

(一)围产期窒息的定义

由于胎儿和新生儿的气体交换受损所致的进行性低氧血症、高碳酸血症和代谢性酸中毒。

单凭 Apgar 评分诊断窒息必须废止。它是评估新生儿和复苏效果的简便方法,它虽可识别新生儿抑制,但不能识别抑制的病因。

1. 窒息的原因 凡是能影响胎儿和母体间氧气交换导致胎儿缺氧缺血的因素都可引起窒息。常见的有孕妇、脐带、胎盘、胎儿、产程等几个方面的高危因素。

(1)孕妇缺氧缺血性疾病:妊娠合并心脏病、肺部疾病、贫血、妊娠期糖尿病等引起的低氧血症,从而减少对胎儿的氧供。

(2)胎盘异常:胎盘位置异常如前置胎盘;胎盘形态异常如帆状胎盘前置血管破裂出血等;胎盘病理改变如胎盘血管硬化、变性、坏死、梗死、小血栓形成等,都可引起母胎之间气体交换不充分,影响胎儿氧供。

(3)脐带异常:脐带发育异常或病变如脐带绕颈、脐带打结及脐带脱垂等,都可使脐动静脉血流不畅及阻断,造成胎儿胎盘循环障碍。

(4)胎儿疾病:①胎儿先天畸形:气道畸形如喉闭锁、气管缺如等、胸部畸形、膈疝、先天性心脏畸形等。②胎儿贫血:帆状胎盘血管前置破裂出血、双胎输血综合征、同族免疫性血小板减少症引起出血贫血、巨大血管瘤引起贫血心衰等均可降低胎儿血红蛋白的携氧能力,降低组织供氧。③胎儿水肿:各种原因导致的严重水肿胎儿肺膨胀不足,肺的顺应性降低、阻力增加,肺不能足够的通气;而且,氧从肺转运到组织利用即所谓的细胞呼吸的能力也差,出生时气体交换受累,从而导致出生时窒息甚至死亡。④胎儿宫内感染:宫内感染时脐动静脉血管壁内膜、中膜有大量炎症细胞浸润,使脐动静脉明显变细,胎盘绒毛内血管壁有炎症细胞浸润,导致胎盘供血供氧障碍。微小病毒 B19 感染时会导致胎儿严重贫血引起胎儿缺氧。

(5)产程异常:产程中的许多因素,如产程延长尤其是第二产程延长、宫缩异常等影响母儿间的气体交换,造成胎儿急性缺氧。

除上述可查原因外,仍有 20% 左右的窒息原因不明。

高危因素的意义在于产前提供预警,防止窒息的发生和发展,在诊断上仅提示可能性,并不一定发生窒息。有高危因素者仅 1.37% 发生窒息。

2. 围产期窒息的诊断标准

(1)有导致窒息的高危因素。

(2)新生儿出生时有严重呼吸抑制、至出生后 1 分钟仍不能建立有效自主呼吸且 Apgar 评分≤7 分或出生时 Apgar 评分不低、但至出生后 5 分钟降至≤7 分者。

(3)脐动脉血 pH<7.15。

(4)除外其他引起 Apgar 低评分的病因:如呼吸、循环和中枢神经系统先天性畸形,以及神经肌肉疾患、胎儿失血性休克、胎儿水肿、产程中使用大剂量麻醉镇痛剂和(或)硫酸镁引起的胎儿被动药物中毒等。

(2)～(4)为必备指标,(1)为参考指标。其中,无缺氧缺血性器官损害者为轻度窒息,合并缺氧缺血性器官损害者为重度窒息。

"窒息"是目前我国医患纠纷最常见原因,上列病因虽有低 Apgar 评分或类似窒息的表现,但母-儿通过胎盘的血气交换并未发生障碍,脐动脉血气也正常,应按实际病因诊断,不能误诊为窒息。窒息不是分娩后事件,而是复苏后事件——充分体现了对窒息的淡化和对复苏的强化。Apgar评分不能用来指导复苏,因为它不能决定何时应开始复苏,也不能对复苏过程提供决策。因为评分是出生 1 分钟进行,但初生儿不能等 1 分钟后再复苏。复苏对象并非均是窒息儿,而是出生后即刻需要呼吸循环帮助过渡到正常呼吸状态的新生儿。有抑制状态必须复苏,但需复苏并非都是窒息。须加强心肺复苏,将纠正低氧血症及增加冠状动脉和全身灌注作为窒息复苏重点。

(二)窒息后多器官损害

随着新生儿复苏项目的普遍推广,新生儿窒息的死亡率和伤残率有所下降,但仍有 60%～80% 的足月窒息新生儿会出现一个或多个器官损害,严重影响患儿的生命健康和生存质量。

1. 窒息后多器官损害的病理生理机制　随着窒息加重或持续时间延长,循环系统失代偿,导致心输出量减少和脉压减小。窒息对各脏器血流的影响各不相同,取决于窒息的模式、持续时间和程度。急性重度缺氧时机体来不及

代偿,可出现外周器官豁免的以脑干、丘脑、基底核等区域受累为主要表现的脑损伤;而亚急性或慢性缺氧则会导致心输出血流重新分配,用以维持脑、心脏、肾上腺等重要脏器的灌注,同时潜在地减少肾、肺、胃肠道和皮肤的血流灌注(潜水反射)。若缺氧持续存在,最终可导致各脏器血流量减少而发生缺氧缺血性损伤,脑的损伤则以分水岭区域的白质/皮质损害占优势。因此,新生儿严重窒息造成的缺氧缺血性脑损伤几乎都伴有全身多器官损害。

2. 新生儿窒息后多器官损害的识别　新生儿出生时窒息的识别指标包括 5 分钟 Apgar 低评分、需要产房复苏及脐动脉血气 pH<7.00。以上单一指标均无法很好地识别脑损伤或其他器官损害,而综合这些指标是早期(出生后 1 小时)识别可能发展为缺氧缺血性脑病的有效指标。

(1)脑损伤:窒息可能导致缺氧缺血性脑病(hypoxic ischemic encephalopathy, HIE)、颅内出血(intracranial hemorrhage)、脑梗死(cerebral infarction)或严重的颅内高压(intracranial hypertension)等脑损伤,对患儿生命和远期预后产生不良影响。因此,临床需要严格准确地诊断窒息后脑损伤,以正确实施治疗策略和评价远期预后。

1)HIE:脑组织对缺氧缺血具有易损性,机体的适应性代偿反应(潜水反射)在一定程度上可减轻脑损伤;相反,机体的失代偿反应和(或)针对这种失代偿反应的治疗措施可能会直接或间接加重脑损伤。根据患儿的意识状态、肌张力、原始反射、有无惊厥、脑电图等可将 HIE 分为轻、中、重度。振幅整合脑电图是目前最有前景的脑电功能监护手段,对识别 HIE 及其程度并排除其疾病具有重要意义,对于筛选合适的 HIE 患儿进行干预、制定治疗计划、早期预测远期预后也有重要的临床价值,推荐用于窒息新生儿的初步评估。

2)颅内出血、脑梗死、脑水肿:确诊依赖于影像学检查。

(2)心血管系统损伤:心肌损伤或心血管功能障碍可表现为心动过缓、心力衰竭、心源性休克和持续胎儿循环等,发生于 50%～80% 的窒息新生儿。窒息患儿左心室输出量和每搏心输出量降低,心肌肌钙蛋白水平增高,表明窒息一定程度上影响了心血管系统的功能。反映窒息后心肌缺血性改变的指标包括临床表现、心电图改变(如 ST 段和 T 波改变、电轴右偏、心室肥厚等)及超声心动图改变(心肌收缩力减少、心输出量和每搏心输出量减少,以及肺动脉压力增高导致的二尖瓣和三尖瓣反流)等。

(3)肾损伤:急性肾损伤(Acute kidney injury, AKI)是围产期窒息的常见并发症,发生于 56% 的窒息新生儿,是脑损伤以外最容易发生的窒息后损害。当出现肾功能变化及特征性少尿伴有异常神经体征时,远期神经预后不良。新生儿出生后 48 小时钠排泄分数或肾衰指数高于正常值的 3% 定义为存在肾损伤。钠排泄分数＝(尿钠×血肌酐)/(血钠×尿肌酐)×100%;肾衰指数＝(尿钠×血肌

酐)/尿肌酐。

（4）肺损伤：常见的窒息肺损伤有吸入性肺炎、持续性肺动脉高压(persistent pulmonary hypertension of the newborn,PPHN)、肺水肿、肺出血、急性呼吸窘迫综合征(acute respiratory distress syndrome,ARDS)和气胸等。窒息导致的缺氧和酸中毒增加肺血管阻力，持续增高的肺血管阻力是诱发心功能障碍和PPHN的原因。PPHN可导致低氧血液从卵圆孔和动脉导管分流至体循环，导致持续而严重的青紫。窒息导致的缺氧和酸中毒可使肺血管内皮细胞、肺泡Ⅱ型上皮细胞及血管基底膜损伤而发生肺出血。严重围产期窒息可导致肺泡Ⅱ型细胞损伤，肺泡膜-毛细血管膜渗透性增高，表面活性物质释放减少，出现急性呼吸窘迫综合征。

（5）胃肠道损伤：窒息后机体血液重新分配，肠系膜血管收缩，易发生缺氧缺血性损伤导致坏死性小肠结肠炎、胃肠道出血等并发症。

（6）内分泌及下丘脑-垂体-肾上腺轴的改变：严重的窒息缺氧和HIE对于新生儿是巨大的应激，可以刺激活化下丘脑-垂体-肾上腺轴。慢性宫内缺氧可以上调胎儿下丘脑-垂体-肾上腺轴的调定点，并增强肾上腺皮质激素的产生，导致血中皮质醇水平持续增高。相反，重度窒息缺氧导致应激过度，皮质醇激素合成减少，出现血中循环皮质醇水平下降，肾上腺皮质功能相对不全，使得窒息新生儿对扩容、血管活性药物反应低下，从而出现低血压、休克等，外源性补充皮质醇可以快速逆转低血压及休克。

（三）新生儿窒息时的复苏措施

绝大部分新生儿是有活力的，约10%的新生儿出生时需要一些帮助才能开始呼吸，仅1%的新生儿出生时需要进一步的复苏手段[气管插管、胸外按压和(或)用药]才能存活。

成功的复苏取决于对婴儿需要复苏的预见性和开始复苏的时间以及复苏技术的熟练程度。团队的配合至关重要，技术熟练的复苏毫无疑问可使许多窘迫的婴儿免于损伤和死亡。

在ABCD的复苏原则下，新生儿复苏可分为四个步骤：①快速评估和初步复苏；②正压通气和氧饱和度监测；③气管插管正压通气和胸外按压；④药物和(或)扩容。

1. 快速评估 出生后立即用几秒钟的时间快速评估四项指标：足月吗？羊水清吗？有哭声或呼吸吗？肌张力好吗？如以上四项中有一项为"否"，则进行以下初步复苏。

2. 初步复苏

（1）保暖：将新生儿放在辐射保暖台上或因地制宜采取保温措施，有条件的医疗单位对体重<1500g的极低出生体重儿可将其头部以下躯体和四肢放在清洁的塑料袋内，或盖以塑料薄膜置于辐射保暖台上，摆好体位后继续初步复苏的其他步骤。因会引发呼吸抑制也要避免高温。

（2）体位：将新生儿摆成"鼻吸气"体位（头轻度仰伸位）以开放气道，使咽后壁、喉和气管呈一条直线。

（3）吸引：《2015年美国新生儿复苏指南》不再推荐羊水胎粪污染时常规气管内吸引胎粪（无论新生儿有活力或无活力）。中国新生儿复苏专家组制定了《中国新生儿复苏指南》(2016年修订)发表在《中华围产医学》杂志上，指南指出，根据我国国情和实践经验推荐：当羊水胎粪污染时，仍首先评估新生儿有无活力：①新生儿有活力时，不做常规呼吸道吸引，继续初步复苏；②新生儿无活力时，应在20秒内完成气管插管及用胎粪吸引管吸引胎粪。气管内吸引操作流程：①插入喉镜，用12F或14F的吸引管清理口腔和咽后壁，使能看清楚声门；②将气管导管插入气管，将气管导管通过胎粪吸引管与吸引器连接；③数秒内边吸引边慢慢撤出气管导管（不超过3～5秒）；④必要时可重复吸引，直至胎粪吸引干净。如新生儿心率减慢，提示必须进行下一步复苏步骤。

（4）擦干：快速擦干全身，拿掉湿毛巾。

（5）刺激：用手拍打或手指轻弹新生儿的足底或摩擦背部2次，以诱发自主呼吸。如这些努力无效表明新生儿处于继发性呼吸暂停，需要正压通气。

初步复苏后，再次评估呼吸和心率。新生儿从宫内到宫外的转变是一个逐渐过程，连续血氧饱和度监测发现：足月健康新生儿在生后10分钟才能使导管前血氧饱和度达到85%～95%，近1小时可达到导管后血氧饱和度>95%，出生后数分钟正常新生儿氧饱和度可能仅为75%～80%，可以表现为青紫。复苏时合适的氧的管理相当重要，缺氧或高氧均可导致损伤，因此2011年复苏指南中把青紫不再作为是否需要进一步复苏的指征，同时引入血氧饱和度监测。

3. 正压通气

（1）关于氧的应用：复苏时合适的氧的管理相当重要，缺氧或高氧均可导致损伤，氧饱和度监测相当重要。大量研究提示出生后10分钟左右，新生儿氧饱和度才能达到90%左右。出生后数分钟正常新生儿氧饱和度可能仅75%～80%，可以表现为青紫。此青紫不再作为是否需要进一步复苏的指征。表16-6-1是新生儿出生后不同时间点目标氧饱和度(target oxygen saturation)。

表16-6-1 新生儿出生后不同时间点目标氧饱和度

时间(分钟)	氧饱和度(%)
1	60～65
2	65～70
3	70～75
4	75～80
5	80～85
10	85～95

产房需配备空氧混合仪及脉搏氧饱和度仪。无论足月儿或早产儿,正压通气均要在氧饱和度仪的监测指导下进行。脉搏氧饱和度仪的传感器应放在导管前位置(右上肢)。足月儿——开始21%的氧复苏,氧饱和仪监测,无效逐渐增加到100%氧复苏,使用空氧混合仪逐渐增加吸入氧浓度。早产儿——用脉搏氧饱和度仪和空氧混合仪监测,开始用稍高于空气的氧浓度(21%~30%),然后根据氧饱和度调整给氧浓度。中国指南:如无空氧混合仪,可用接上氧源的自动充气式气囊去除储氧袋进行正压通气(氧浓度40%)进行正压通气。如果有效通气90秒心率不增加或氧饱和度增加不满意,应当考虑将氧浓度提高到100%(胸外按压+气管插管情况下亦然)。

我们应该把氧当做一种药物来看待,该用时合理用,该停时尽快停,因为它有潜在的毒性作用。在产房添置空气-氧混合仪以及脉搏氧饱和度仪,用空氧混合仪根据氧饱和度调整给氧浓度,使氧饱和度达到目标值。脉搏氧饱和度仪的传感器应放在导管前位置即右上肢,通常是手腕或手掌的中间表面。无论足月儿或早产儿,正压通气均要在氧饱和度仪的监测指导下进行,足月儿可以用空气进行复苏,早产儿开始给30%~40%的氧,如果没有空氧混合仪,用不接储氧袋的接上氧源的自动充气式气囊正压通气可以提供40%的氧浓度。如果有效通气90秒心率不增加或氧饱和度增加不满意,应该考虑将氧饱和度提高到100%的目标氧饱和度。

(2)气囊面罩正压通气:新生儿复苏成功的关键是建立充分的正压通气(continuous positive airway pressure, CPAP)。当患儿有:①呼吸暂停或喘息样呼吸;②心率<100次/分;③持续中央性发绀时,可用气囊面罩正压通气。面罩应当与口鼻周围面部密闭以防漏气。建立通气需要的压力随患儿而异,但吸气峰压和吸气时间应当足够以达到良好的双肺扩张。可通过心率、胸廓起伏、呼吸音及氧饱和度来评价。对于最初的几次呼吸,压力需要30~40cmH$_2$O。随着正常的功能残气量的建立,通气压力通常维持在20~25cmH$_2$O,频率40~60次/分。有效的正压通气应显示心率迅速增快。如正压通气达不到有效通气,心率仍<100次/分,需矫正通气步骤(MRSOPA:M——mask adjustment,即调整面罩保证与面部的良好密闭;R——reposition airway,摆正头位成鼻吸气位;S——suction mouth and nose,检查并吸口鼻分泌物;O——open mouth,稍张口并下颌向前移动;P——pressure increase,逐渐增加压力直至每次呼吸看到呼吸运动,听到呼吸音;A——airway alternative,考虑气管插管或喉罩气道)。经30秒充分正压通气后,如有自主呼吸且心率≥100次/分,可逐步减少并停止正压通气。如自主呼吸不充分,或心率<100次/分,应选用适当型号的气管插管正压通气,并检查及矫正通气操作。如心率<60次/分,气管插管正压通气并开始胸外按压。持续气囊面罩正压通气>2分钟可产

生胃充盈,应常规经口插入8F胃管,用20ml注射器抽气并保持胃管远端处于开放状态。

国内使用的新生儿复苏囊为自动充气式气囊(250ml),使用前要检查减压阀。有条件最好配备压力表。自动充气式气囊不能用于常压给氧。T组合复苏器(T-Piece)是一种由气流控制和压力限制的机械装置,尤其对早产儿的复苏更能提高效率和安全性。由于提供恒定一致的PEEP及PIP,维持功能残气量,更适合早产儿复苏时正压通气的需要。

(3)气管插管正压通气:气管插管的指征如下:①需要气管内清除胎粪时;②气囊面罩人工呼吸无效或要延长时;③经气管注入药物时;④特殊复苏情况,如先天性膈疝或超低出生体重儿;⑤配合胸外按压时。表16-6-2为经口插管不同体重气管导管型号和插入深度(唇-端距离)的选择。

表 16-6-2　不同体重气管导管型号和插入深度的选择

体重(g)	导管内径(mm)	唇-端距离*(cm)
≤750	2.0	5~6
~1000	2.5	6~7
~2000	3.0	7~8
~3000	3.5	8~9
>3000	4.0	9~10

注:*为上唇至气管导管管端的距离

上述表格里的数值只是理论上的估计,要确定是否插管成功及导管位置是否正确可以通过下述方法判断:胸廓起伏对称;听诊双肺呼吸音一致,尤其是腋下;胃部无呼吸音、无胃扩张;呼吸时导管内有雾气;心率、肤色和新生儿反应好转。

当气囊面罩正压通气失败以及气管插管不可能或不成功情况下,可用喉罩气道提供有效的正压通气。尤其是小下颌的Robin序列征患儿。

4. **胸外按压**　矫正通气步骤后给予充分正压通气30秒后仍然心率<60次/分,在正压通气同时须进行胸外按压。按压方法有双拇指法和示中指法,目前认为双拇指法较好。按压位置在胸骨下1/3段(两乳头连线中点的下方),避开剑突。按压频率为90次/分,压力必须用在胸骨上,按压深度为胸廓前后径1/3,下压的时间短于松开的时间,放松期间手指不要离开胸部。胸外按压和正压通气应默契配合,4个动作1个周期,耗时约2秒,每分钟有120个"动作"(90次按压和30次呼吸)。如果已知心跳停止是由心脏原因引起,可考虑较高比例的胸外按压与人工通气(15:2)。30秒后再次评估,如心率仍<60次/分,除继续胸外按压外,考虑开始药物复苏。

Kapadia/Solevag将纠正低氧血症及增加冠状动脉灌注全身灌注作为心肺复苏的重点。为恢复冠状动脉灌注

压,可以经过 45～60 秒的按压和通气后再评估心率。

5. 复苏用药　大多数情况下,经过 A、B、C 处理复苏都可成功,仅少数窒息的新生儿需要药物复苏(drug resuscitation)。心动过缓通常是肺膨胀不足及严重低氧血症所致,建立足够的通气是最重要的纠正方法。经正压给氧和胸外按压 30 秒后心率仍然＜60 次/分是使用药物复苏的指征。若临产前有胎心,出生时已无心跳者,则需在气管插管、胸外按压的同时立即用药。

(1) 肾上腺素:是最常用的药物。剂量:0.1～0.3ml/kg 的 1∶10 000 溶液,静脉或气管内注入。必要时可 3～5 分钟重复一次。气管内给药可能需要稍大的剂量(1∶10 000 溶液 0.5～1.0ml/kg),脐静脉给药为静脉给药的首选途径,静脉通路的替代方法有气管导管和骨髓内给药。

(2) 扩容:扩容指征:对复苏无反应,并呈现休克或有胎儿失血病史的新生儿。有关扩容剂的使用目前推荐生理盐水,剂量 10ml/kg,脐静脉内注入,速度为 5～10 分钟以上。其他可接受的扩容剂有乳酸林格液、与患儿交叉配血阴性的同型血或 O 型红细胞悬液。

(3) 碳酸氢钠:使用碳酸氢钠仍有争议。给药前提是血气分析确定有严重的代谢性酸中毒和正常 CO_2 水平,且通气要充分。必须经大静脉给药,一定不能经气管内导管给药;速度缓慢、稀释后用,否则容易引起颅内出血。

(4) 纳洛酮:纳洛酮不被推荐为最初复苏用药。纳洛酮仅应用于逆转由于母亲分娩前最后 4 小时期间供给麻醉剂而呼吸抑制的患儿。

评估-决策-措施应贯穿于整个复苏过程中,复苏强调按序进行,即先 A(气道-畅通气道),后 B(呼吸-面罩或经气管插管正压通气),再 C(循环-胸外按压),最后 D(药物)。若不必做胸外按压,就不必要给药;若需要胸外按压,就达到气管插管的指征。要重视速度,要求做好复苏黄金 1 分钟及规范窒息复苏。Apgar 评分在生后 1 分钟末评估,是对复苏效果的评价,而不是对复苏程序的指导。新生儿复苏过程因人而异不能千篇一律。通气是窒息中的关键环节,处于濒死状态的患儿通气必须是迅速气管插管,而不应经初步复苏给予刺激无反应才面罩正压通气。胸外按压目的是帮助几乎停止跳动的心脏重新恢复跳动,复苏开始即迅速气管插管并进行几次通气后立即进行,不能等几秒后才开始。对危重的新生儿复苏必须要有一支训练有素的团队,核心人员必须掌握复苏的流程及技巧。

(四) 新生儿窒息复苏后的管理

认为复苏可以解决一切,复苏后就万事大吉,是十分错误有害的。复苏结束后,要评估是否有脏器损害? 脏器损伤多少、性质、程度怎样等? 对 pH≤7 的窒息新生儿更需要监测多器官损害情况,做到早干预和正确评估预后。对多器官损害且发生严重代谢性酸中毒的危重患儿更可及早干预、降低病死率。

1. 加强生命体征的监护　复苏后的新生儿可能有多

器官损害的危险,应继续监护,包括:体温管理、生命体征监测、早期发现并发症。

体温是最重要的生命体征,过高或过低的体温对机体的代谢都是不利的,尤其是高温可以加重已经存在的脑损伤。2010 年的新生儿复苏指南已经明确指出:对于足月或近足月的窒息新生儿在窒息复苏时或在 NICU 救治过程中,应将远红外关闭,避免温度过高;对估计会发生中或重度 HIE 的患儿在窒息复苏后或转运途中,应尽早开始低温治疗。

2. 预防和治疗低血糖　低血糖(hypoglycemia)是窒息复苏后常见的并发症,因为缺氧或窒息可致窘迫的新生儿糖原储备消耗。如果缺氧或缺血与低血糖症同时伴存,则新生儿将处于更大的脑损伤风险。因此,在新生儿复苏后的稳定期间监测和治疗低血糖极为重要。另一方面,高血糖也可引起高渗性血管源性脑损伤,必须谨慎避免。

3. 维持适当的通气和避免低碳酸血症　复苏后的稳定期轻度的过度通气和低碳酸血症有助于减轻脑水肿和颅高压,然而必须谨慎避免过度低的低碳酸血症(勿＜25mmHg)。新生儿的脑血流高度依赖于 $PaCO_2$,新生羊的研究证实 $PaCO_2$ 每降低 1mmHg,脑血流降低 3% 左右,因此低碳酸血症可能加重窒息时所致的脑缺血;而当低碳酸血症终止后,脑血流又可突然增加而引起脑出血和再灌注损伤。

4. 纠正低血压　窒息新生儿由于脑血管自主调节功能受损而变成压力被动型脑血流,任何程度的低血压都可加重新生儿脑的缺血性损伤。低血压(hypotension)是窒息缺氧常见的并发症,其主要原因与窒息缺氧所致的心肌收缩力降低和心输出量减少有关,因此多大 80% 的窒息新生儿都需要在窒息复苏后的稳定期应用增加心肌收缩力的药物如多巴胺或多巴酚丁胺。

(五) 特殊病人的复苏流程

1. 胎儿水肿新生儿的产房复苏　呼吸在很大程度上是不仅肺要有足够的通气,而且要保证氧从肺转运到组织来利用即所谓的细胞呼吸的开始。胎儿水肿时常常影响了这种能力,从而导致出生窒息甚至死亡。水肿胎儿肺膨胀不足,肺的顺应性降低、阻力增加,出生时气体交换受累,出现进行性缺氧、酸中毒表现。水肿胎儿往往因为肺水肿及表面活性物质缺乏使肺顺应性降低。胸腔积液的量和持续时间决定了肺膨胀的好坏,长期大量胸腔积液压迫肺可出现肺发育不良,从而影响呼吸。出生时严重水肿新生儿的复苏比较困难,及时有效的复苏对水肿新生儿的预后非常重要,产房复苏团队至少需要 6～7 人,要规范水肿胎儿新生儿复苏流程。因为面部水肿、呼吸系统顺应性下降、胸腔积液使肺受压、腹水使膈肌活动受限、可能存在肺发育不良等原因,所以必须迅速气管插管。抢救者要分工协作:有人负责气道管理,气管插管下保证通气;有人负责循环管理,评价心率、循环灌注、必要时心外按压;有人负责置管,包括脐静脉置管、给药或执行腹、胸腔穿刺;有人负责设备和药品及数据记录等。这对于提高复苏成功率有积极的作用。

2

如果复苏效果持续不理想，则需考虑胸腔穿刺放液。尽管气管插管位置正确、正压通气与胸外按压的操作均正确，患儿仍对复苏无反应，腹腔穿刺要考虑。如果没有孕期胎儿水肿的超声资料，患儿出生后有明显皮肤水肿，出生窒息，复苏困难时要想到有可能会有胸腹腔积液，因为皮肤水肿是胎儿水肿最后的表现，所以复苏同时要做相应的辅助检查如胸腹腔超声或 X 线摄片，必要时胸腹腔穿刺放液以减少积液对心肺的压迫。

2. **早产儿复苏**　早产儿（preterm infant）是一类特殊的人群，抗氧化防御能力弱，早产儿的抗氧化能力与出生体重成正比，到妊娠后期接近足月时，一些重要的抗氧化酶，包括谷胱甘肽过氧化物酶、超氧化物歧化酶和过氧化氢酶的活性才明显升高。所以早产儿容易出现氧化应激损伤。同时早产儿肺不成熟，传统的正压通气会对其肺部产生剪切力，导致肺损伤，以后发生慢性肺病的风险高，所以早产儿关注早期救治同时要考虑到远期预后的改善。目前以循证医学的观点，通过随机对照多中心临床研究，达成共识并写入早产儿复苏指南：包括关于氧浓度、通气策略、体温控制、脐带结扎等几方面的规范管理。

（1）氧浓度：临床数据表明与空气复苏相比，100％氧可增加新生儿死亡率（约 40％），至少在生后 4 周内增加了氧化应激，增加了心肌和肾损伤和增加了复苏和给氧的时间。目前研究证据显示：产房早产儿复苏过程中，FiO_2 需根据心率或氧饱和度来调整，恒定的 100％氧对需要正压通气复苏的早产儿不是最好的选择，可能介于 30％～40％之间的氧浓度才是最适当的。使用空氧混合仪控制复苏时的 FiO_2，起始 FiO_2 为 0.21～0.30，然后根据右手腕脉搏氧饱和度监测仪显示的心率及饱和度来调高或降低 FiO_2，使早产儿目标氧饱和度维持在 90％～95％。如果产房没有空氧混合仪，可用不接储氧袋的接上氧源的自动充气式气囊来提供 40％的氧。

（2）通气策略：通气可影响脑血流，脑损伤的程度依赖于初始通气策略的使用正确与否。几乎所有的 VLBW 儿均需要不同程度的复苏，早期复苏不当可诱导肺损伤，最终导致支气管肺发育不良（bronchopulmonary dysplasia，BPD）。在出生后早期尽快合理地"open lung"很重要。T-Piece 可提供恒定一致的 PIP 及 PEEP，早产儿生后及时使用进行肺扩张，可减轻过大的潮气量，使肺有一定的功能残气量。需要气管插管来维持稳定的患儿应给予肺表面活性物质治疗，给予肺表面活性物质后应快速降低 FiO_2，避免形成血氧高峰。生后应避免血氧饱和度的波动。有自主呼吸的患儿使用面罩或鼻塞 CPAP，压力至少 5～6cmH_2O。

（3）体温控制：胎龄<28 周的早产儿应在辐射保暖台上使用塑料袋或密闭的包裹材料包裹，以减少低体温的发生。塑料袋保温可预防早产儿热丢失，是产房中预防低体温及早期酸中毒的一个简单而有效的十顶措施。产房温度维持在 25～26℃。置于辐射保暖台的患儿应在 10 分钟内实现伺服控制，以避免过度加热。

（4）脐带结扎：如果可能，将新生儿置于低于母亲的位置，并至少延迟结扎脐带 60 秒，以促进胎盘-胎儿间的血流灌注，使早产儿血细胞比容升高，减少输血和降低新生儿坏死性小肠结肠炎（neonatal necrotizing enterocolitis，NEC）和颅内出血的发生率。如果患儿情况不稳定，可通过迅速向胎儿侧挤脐带血的方法达到与延迟脐带结扎相似的效果，但此方法循证依据不足。

总之，要提高窒息复苏成功率及减少并发症和后遗症，就要规范从产前、产时及产后的各个环节。例如：详细了解母亲病史及胎儿超声信息、充分做好窒息复苏的准备（包括设备及人员）、必要时做好子宫外产时处理以提高患儿预后，并与家长谈话告知可能的情况及预后；严格按照窒息复苏流程逐步进行，遵循 A、B、C、D 的抢救步骤。如果遇到困难复苏的情况，应首先查找外在原因，如氧源是否接好？吸入氧浓度是否足够？球囊、插管、胸外按压的位置、深度、频率等是否正确？是否适时用药如肾上腺素、生理盐水、输血等。外在因素全部无疑议后则应积极寻找疾病的内在原因，必要时给予相应的辅助检查如超声、X 线等，根据情况给予相应处理如胸腹腔穿刺放液等。

【临床特殊情况的思考和建议】

复苏效果不好时，除完成正常复苏流程外，应积极寻找原因并给以相应处理。首先要排除外在原因，如氧源、氧浓度、球囊、插管、胸外按压的位置、深度、频率、是否用药等。排除外在原因后，仍复苏困难，需查找内在原因，如是否存在胎儿水肿、贫血、气胸等，必要时给以相应辅助检查和处理。

参考文献

1. American Academy of Pediatrics, American College of Obstetricians and Gynecologists. Care of the newborn. In: Guidelines for perinatal care. 7th ed. Riley LE and Stark AR（Ed），american academy of pediatrics and american college of obstetricians, Elk Grove Village, IL，2012

2. American Academy of Pediatrics Committee on Fetus and Newborn. American college of obstetricians and gynecologists committee on obstetric practice. The Apgar Score Pediatrics，2015，136：819

3. Perlman JM, Wyllie J, Kattwinkel J, et al. Part 7：Neonatal resuscitation：2015 international consensus on cardiopulmonary resuscitation and emergency cardiovascular care science with treatment recommendations. Circulation，2015，132：S204

4. American Academy of Pediatrics. Overview and principles of resuscitation. in：textbook of neonatal resuscitation. 6th ed. Kattwinkel J（Ed），2011

5. Committee on Fetus and Newborn, American Academy of Pediatrics. Respiratory support in preterm infants at birth. Pediatrics，2014，133：171

6. Pinheiro JM, Santana-Rivas Q, Pezzano C. Randomized trial of laryngeal mask airway versus endotracheal intubation for surfactant delivery. J Perinatol, 2016, 36: 196

7. Johnston ED, Boyle B, Juszczak E, et al. Oxygen targeting in preterm infants using the Masimo SET Radical pulse oximeter. Arch Dis Child Fetal Neonatal Ed, 2011, 96: F429

8. Bracht M, O'Leary L, Lee SK, et al. Implementing family-integrated care in the NICU: a parent education and support program. Adv Neonatal Care, 2013, 13(2): 115-126

9. 中国新生儿复苏项目专家组. 新生儿复苏指南(2016 年北京修订). 中华围产医学杂志, 2016, 19(07): 481-486

10. McMahan MJ, Donovan EF. The delivery room resuscitation of the hydropic neonate. Semin Perinatol, 1995, 19(6): 474-482

11. Saugstad OD, Aune D, Aguar M, et al. Systematic review and meta-analysis of optimal initial fraction of oxygen levels in the delivery room at ≤ 32 weeks. Acta Paediatr, 2014, 103 (7): 744-751

12. Polglase GR, Miller SL, Barton SK, et al. Respiratory support for premature neonates in the delivery room: effects on cardiovascular function and the development of brain injury. Pediatr Res, 2014, 75(6): 682-688

13. 陈自励, 刘敬. 新生儿窒息诊断与分度标准建议解读. 中国当代儿科杂志, 2013, 15(1): 2-4

14. Wiberg N, Kallen K, llerbst A, et al. Relation between umbilical cord blood pH, base deficit, lactate, 5-minute Apgar score and development of hypoxic ischemic encephalopathy. Acta Obstet Gvnecol Scand, 2010, 89(10): 1263-1269

15. 新生儿脐动脉血气指标研究协作组. 脐动脉血气指标诊断新生儿窒息的多中心临床研究. 中华儿科杂志, 2010, 48(9): 668-673

16. Rook D, Schierbeek H, Vento M, et al. Resuscitation of Preterm Infants with Different Inspired Oxygen Fractions. J Pediatr, 2014, 164(6): 1322-1326

17. Perlman JM, Davis P, Jonathan Wyllie J, et al. Therapeutic hypothermia following intrapartum hypoxia-ischemia. An advisory statement from the Neonatal Task Force of the International Liaison Committee on Resuscitation. Resuscitation, 2010, 81(11): 1459-1461

18. Black RE, Cousens S, Johnson HL, et al. Global, Regional, and national causes of child mortality in 2008: a systematic analysis. Lancet, 2010, 375(9730): 1969-1987

(骆菲 汪吉梅)

第十七章 异 常 分 娩

第一节 产 力 异 常

关键点

1. 产力异常包括子宫收缩乏力和子宫收缩过强, 两者又有协调性和不协调性之分。

2. 子宫收缩乏力可由头盆不称、胎位异常、精神因素、子宫因素及内分泌失调等引起, 手术产率高, 可导致产程延长、产后出血、水电解质紊乱、产褥感染、胎儿窘迫、新生儿窒息等母儿并发症。

3. 子宫收缩过强可导致产程进展过快、病理性缩复环或子宫破裂、子宫痉挛性狭窄环、强直性子宫收缩等, 发生急产或产程延长, 增加羊水栓塞、产后出血、产褥感染及手术产的机会。

产力是分娩的动力, 是将胎儿及其附属物经过产道排出体外的力量, 它包括子宫收缩力、腹肌及膈肌收缩力、肛提肌收缩力。子宫收缩力是临产后的主要产力, 贯穿于分娩全过程, 而腹肌及膈肌收缩力和肛提肌收缩力是临产后的辅助产力, 协同子宫收缩, 促进胎儿及其附属物娩出, 仅在子宫颈口开全后起作用, 特别是在第二产程末期的作用更大, 第三产程中还可促使胎盘娩出。产力是决定分娩的重要因素之一。

无论何种原因致使子宫收缩丧失了节律性、对称性和极性, 收缩强度或频率过强或过弱, 称为子宫收缩力异常, 简称产力异常(abnormal uterine action), 其临床表现较为复杂, 尚缺乏一种简单、准确的测量方法和标准。根据子宫收缩的强度、协调性和宫内压力的高低等异常, 产力异常分为子宫收缩乏力(uterine inertia)及子宫收缩过强(uterine overcontraction)两种, 每种又分为协调性和不协调性(图 17-1-1)。

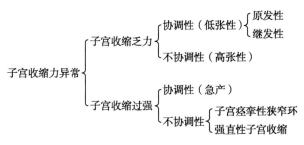

图 17-1-1　子宫收缩力异常的分类

一、子宫收缩乏力

【病因】

子宫收缩功能取决于子宫肌源性、精神源性及激素调节体系中的同步化程度,三者之中任何一方异常均可直接导致产力异常。产力在产程进展过程中,具有可变性和不可预见性,故子宫收缩力可发生在产程的任何阶段,可与分娩的四大要素相互影响、共同存在,引起难产的发生。

1. **产道及胎儿因素**　骨盆大小和形态异常、胎儿过大或胎位异常均可形成头盆不称,阻碍胎先露部下降,临产后若不能克服阻力或胎儿先露部不能紧贴子宫下段和子宫颈部,影响内源性缩宫素的释放和反射性子宫收缩,致使原属正常的子宫收缩逐渐减弱,可出现继发性子宫收缩乏力,是引起难产的常见原因。

2. **精神心理因素**　不良的心理状态可以导致产力异常,特别是初产妇分娩时害怕疼痛、出血、发生难产等。临产前产妇这种紧张、焦虑、过早兴奋等情绪可通过中枢神经系统引发一系列不良反应,如交感神经兴奋,肾上腺素作用于子宫,可减少子宫收缩次数或发生不规则宫缩,致使产程延长或引发难产。

3. **子宫肌源性因素**　子宫发育不良、子宫畸形、子宫肌纤维过度伸展(如巨大胎儿、羊水过多、多胎妊娠等)、高龄产妇、经产妇、有宫内感染、子宫肌瘤等因素,影响子宫收缩的对称性和极性,导致子宫收缩乏力。

4. **内分泌和代谢失调**　临产后产妇体内雌激素、缩宫素、前列腺素、乙酰胆碱等分泌不足,孕激素水平下降缓慢,子宫对前四者的敏感性降低,以及电解质浓度异常(如低钾、钠、钙、镁等)等均可直接影响子宫肌纤维的收缩力。胎儿肾上腺系统发育未成熟时,胎儿胎盘单位合成与分泌硫酸脱氢表雄酮量少,致使宫颈成熟欠佳,亦可引起原发性宫缩乏力。

5. **药物因素**　在产程早期使用大剂量解痉、镇静、镇痛药物,例如哌替啶、硫酸镁、地西泮、前列腺素拮抗剂等,可使子宫收缩受到抑制。行硬膜外麻醉镇痛分娩亦可影响子宫收缩力使产程延长。

6. **其他因素**　产妇患有急、慢性疾病。临产后产妇

休息不好、进食减少甚至呕吐,体力消耗大、过度疲劳均可致宫缩乏力。产妇尿潴留或于第一产程后期过早使用腹压向下屏气等均可影响子宫收缩。有研究发现,组织中低氧自由基水平同时伴有 Ca^{2+}-ATP 酶、细胞色素 C 氧化酶、琥珀酸脱氢酶活性降低,与子宫肌层收缩活性紊乱有关。

【临床表现和诊断】

1. **协调性子宫收缩乏力(低张性子宫收缩乏力 hypo-tonic uterine inertia)**　特点是子宫收缩虽有节律性、对称性和极性,但收缩强度弱、宫内压力低(<15mmHg),持续时间短而间歇时间长,宫缩<2 次/10 分钟。在宫缩的高峰期子宫体不隆起和变硬,以手指按压子宫底部肌壁仍可出现凹陷。宫颈无法以正常的速度扩张、胎先露部不能如期下降,使产程延长,甚至停滞,故又称为低张性子宫收缩乏力。产妇可有轻度不适,一般对胎儿影响不大,但若未及时发现,导致产程拖延时间太久,则对母儿产生不良影响。

2. **不协调性子宫收缩乏力(高张性子宫收缩乏力 hy-pertonic uterine inertia)**　是指子宫收缩失去正常的节律性、对称性,尤其是极性消失或倒置。子宫收缩的兴奋点发自子宫的某处、多处或子宫两角的起搏点不同步,节律不协调。子宫底部、子宫上段收缩不强,子宫中段或下段宫缩强。临床表现为子宫收缩不协调,不能使宫口扩张和胎先露下降,属于无效宫缩。宫缩间歇期子宫壁也不能完全放松,宫缩持续及间隔时间均不长。产妇往往自觉宫缩强,宫缩后腹痛也不能完全缓解。下腹部持续剧烈疼痛,检查时拒按子宫,胎位触不清,胎心不规律,宫口扩张缓慢或不扩张,胎先露部下降延缓或停滞,产程延长。产妇烦躁不安,脱水、电解质紊乱、肠胀气、尿潴留,甚至发生胎儿-胎盘循环障碍,导致胎儿宫内窘迫。多发生于潜伏期。

两种宫缩乏力的临床鉴别诊断见表 17-1-1。

协调性与不协调性子宫收缩乏力,根据其发生时期分为:

(1) 原发性子宫收缩乏力:系产程开始时即表现为子宫收缩乏力,往往为不协调性子宫收缩乏力,子宫颈口不能正常扩张,因多发生在潜伏期,应与假临产相鉴别。鉴别方法是给予强的镇静剂,若可以使宫缩停止则为假临产,不能停止者为原发性宫缩乏力。产妇往往有头盆不称和(或)胎位异常,胎头无法衔接,不能很好地紧贴子宫下段,以产生反射性的正常子宫收缩。临床上多表现为潜伏期延长,或宫颈扩张活跃早期延缓或停滞。

(2) 继发性子宫收缩乏力:系临产初期子宫收缩正常,但至宫颈扩张活跃晚期或第二产程时,子宫收缩减弱,临床上往往表现为协调性宫缩乏力。此种情况常见于持续性枕横位与枕后位,或中骨盆平面狭窄。

表 17-1-1 协调性(低张性)与不协调性(高张性)宫缩乏力的鉴别

	协调性(低张性)宫缩乏力	不协调性(高张性)宫缩乏力
发生率	约占分娩的 4%	占 1%
发生时间	宫颈扩张活跃期多见	潜伏期多见
临床特点	无痛(宫缩间歇时子宫肌松弛)	有痛(宫缩间歇时子宫肌张力仍高)
胎儿窘迫	出现晚	出现早
镇静效果	不明显	明显
缩宫素效果	良好	不佳(宫缩未恢复协调前禁用)

诊断宫缩乏力不仅应从临床上进行观察,包括子宫收缩微弱、产程延长情况、对母婴的影响,还需对宫缩开始的形式、内压、强度、频率、持续时间、内压波形等诸多因素全面了解。①宫缩周期(开始收缩至下次开始收缩为一周期):随分娩进展不断变化,如周期延长(>5分钟)可诊断宫缩乏力;②宫缩程度:分娩开始为 30mmHg,第二产程为 50mmHg,如宫缩在 25mmHg 以下,并且反复、持续较长时间,可诊断为宫缩乏力。

【对产程及母儿的影响】

1. **对产程的影响** 宫缩乏力使产程进展缓慢或停滞。原发性宫缩乏力可致潜伏期延长,继发性宫缩乏力可导致第一及第二产程延长、停滞,甚至发生滞产。但根据国内外专家最新的产程共识,对于滞产已不做诊断,在潜伏期只要胎儿状况良好,可不过多地人为干预,并且不强调潜伏期的长短。

2. **对母体的影响** 由于子宫收缩乏力,产程延长,产妇往往休息较差,进食少,加上体力消耗及过度换气,导致产妇出现疲惫、烦躁、口干唇裂、皮肤弹性差等脱水、电解质紊乱现象,并可能合并酸中毒、肠胀气、尿潴留等,手术产率增加。第二产程延长,产道受压过久甚至发生尿瘘、粪瘘。产程延长若伴有胎膜破裂时间较长,具有多次肛查及阴道检查,加之产妇一般情况较差,体质虚弱,则容易发生细菌逆行感染,导致子宫收缩乏力、产后出血、产褥感染的发生。若医务人员不恰当的使用,甚至违规使用缩宫素可导致子宫破裂,危及母儿生命。

3. **对胎儿的影响** 产程延长伴有胎膜破裂过久、羊水过少,致使胎儿与子宫壁间的脐带受压;不协调性宫缩乏力时宫缩间歇期子宫不能完全放松等因素影响子宫胎盘循环;或伴有阴道逆行性感染时容易发生胎儿窘迫;出生后易发生新生儿肺炎、新生儿败血症、颅内出血、缺氧缺血性脑病等严重并发症。子宫收缩乏力导致产程延长者除需剖宫产以外,阴道手术助产率也相应增加,后者易可引起新生儿产伤。

【预防及处理】

1. **预防** 应对孕妇进行产前教育,使孕妇了解妊娠及分娩的生理过程。分娩时,对产妇多做解释和具体指导,解除产妇思想顾虑和恐惧心理,做好耐心的解释工作,以增强其分娩信心,可以预防精神心理因素所导致的宫缩乏力。目前推行的"导乐分娩"和"家庭化产房"对减少产妇焦虑、稳定情绪,保持正常的产力很有益处。产程中应注意改善全身情况,加强护理,鼓励多进高能量饮食,及时补充水分和营养,必要时可静脉给予 5%~10% 葡萄糖液 500~1000ml 及维生素 C 1~2g。伴有酸中毒时应补充 5% 碳酸氢钠,低钾血症时应给予氯化钾静脉缓慢滴注。补充钙剂可提高子宫肌球蛋白及腺苷酶活性,增加间隙连接蛋白数量,增强子宫收缩。产程中要正确使用镇静剂,产妇疲劳时可予以地西泮 10mg 静脉推注,或哌替啶 100mg 肌内注射,也可肌内注射苯巴比妥钠 0.1~0.2g。产妇在得到充分休息后,子宫收缩可以转强,有利于产程进展。产程中还应督促产妇及时排尿,对膀胱过充盈而有排尿困难者应予以导尿,以免影响子宫收缩。应当有充分的耐心等待,减少干预,顺其自然。

2. **处理** 当出现宫缩乏力时首先应积极寻找原因,特别注意有无头盆不称以及严重的胎位异常,如能除外明显的头盆不称及严重胎位不正后才考虑加强宫缩;其次检查宫缩是否协调,不同类型及不同产程时限的宫缩乏力处理不一样,切忌盲目加强宫缩。若系不协调宫缩乏力应先予以镇静剂如哌替啶 100mg 或地西泮 10mg 静脉推注使产妇充分休息,宫缩转协调后才能使用其他方法加强宫缩。

(1)协调性子宫收缩乏力:不论是原发性还是继发性,首先应寻找原因,有无头盆不称与胎位异常,了解宫颈扩张和胎先露下降情况。若发现头盆不称与胎位异常预计不能经阴道分娩者,应及时行剖宫产术。若确认无头盆不称和胎位异常、胎儿窘迫征象,估计能经阴道分娩者,应采取加强宫缩的措施。

1)第一产程

①一般处理:解除产妇对分娩的心理顾虑与紧张情绪,指导休息、饮食及大小便等。排尿有困难者,先行诱导法,无效时应给予导尿。对潜伏期出现的宫缩乏力,必要时可用强镇静剂如哌替啶 100mg 肌内注射,镇静治疗后绝大多数潜伏期宫缩乏力经充分休息后自然转入活跃期。

②加强宫缩

- **A. 温肥皂水灌肠**：临产后宫口扩张 3cm 以下而胎膜未破裂者，可予以温肥皂水灌肠以促进肠蠕动，排除粪便和积气，反射性刺激子宫收缩。

- **B. 人工破膜**：宫口扩张 6cm 以上，产程进展延缓或停滞而无明显头盆不称或严重的胎位异常者，可行人工破膜以利胎头下降而直接压迫子宫下段及宫颈，反射性加强子宫收缩而促进产程进展。但破膜前必须先做阴道检查，特别对胎头未衔接者应除外脐带先露，以免破膜后发生脐带脱垂。破膜前后应听胎心。破膜时间应在两次宫缩之间，推荐在下次宫缩即将开始前这一段时间进行，此时宫腔压力不大，同时观察羊水量及性状。破膜后手指应停留在阴道内，依靠随即而来的宫缩使胎头下降，占据骨盆入口，经过 1～2 次宫缩待胎头入盆后，再将手指取出，以防羊水流出过速而将脐带冲出引起脐带脱垂。

Bishop 用宫颈成熟度评分法（表 17-1-2），估计人工破膜加强宫缩措施的效果，该评分法满分为 13 分，若产妇得分≤3 分，人工破膜均失败，应改用其他方法；4～6 分的成功率约为 50％，7～9 分的成功率约为 80％，>9 分均成功。破膜后宫缩不理想，可用缩宫素静脉滴注加强宫缩。

表 17-1-2　Bishop 宫颈成熟度评分法

指　标	分　数			
	0	**1**	**2**	**3**
宫口开大（cm）	0	1～2	3～4	5～6
宫颈管消退（%）（未消退为 2～3cm）	0～30	40～50	60～70	80～100
先露位置（坐骨棘水平＝0）	−3	−2	−1～0	＋1～＋2
宫颈硬度	硬	中	软	
宫口位置	后	中	前	

- **C. 缩宫素的应用**：适用于协调性宫缩乏力、胎心良好、胎位正常、头盆相称者。

在处理协调性子宫收缩乏力时，正确的使用缩宫素十分重要。使用前应除外明显的头盆不称、胎位不正（额位、颏后位、高直后位、前不均倾位等）以及胎儿窘迫。因缩宫素与其受体结合后才能发挥加强宫缩的作用，若用量过大，大部分不能与受体结合，且因足月妊娠子宫对缩宫素的敏感性增加，故主张从小剂量开始给药，当产程中出现协调性子宫收缩乏力而需使用缩宫素加强宫缩时，需掌握低浓度、慢速度及专人守护的原则。具体方法如下：即将缩宫素 2.5U 加入 0.9％生理盐水 500ml 中，每 1ml 溶液中含缩宫素 5mU，开始以每分钟 8 滴（2.5mU/min）缓慢滴注。根据子宫收缩的反应程度调整，直至达到有效剂量，出现有效宫缩（宫缩间隔 2～3 分钟，每次宫缩持续 40～60 秒，宫腔内压为 50～60mmHg）。通过调整给药浓度，在不引起子宫过强收缩及胎儿窘迫的情况下使宫口扩张及胎先露部下降。缩宫素的血浆半衰期平均为 5 分钟，用药后 20～40 分钟可达血浆稳态浓度，因此，加量间隔以 15～30 分钟、每次增加浓度以 1～3mU/min 为宜，最大给药浓度不超过 7.5mU/min。

应用缩宫素静滴时，必须有经过训练、熟悉该药物性质并能处理并发症的医务人员在旁，密切观察宫缩、胎心率、血压及产程进展等变化。最好使用输液泵，以便根据宫缩调整滴速。若血压升高，应减慢滴注速度；若发现宫缩过强，应立即调整滴速；若出现激惹性宫缩或宫缩持续时间超过 1 分钟或胎心率明显减速（包括胎心持续减速及晚期减速），均应立即停止滴注。对有明显产道梗阻或伴瘢痕子宫者不宜使用。

- **D. 地西泮的应用**：地西泮能选择性松弛宫颈平滑肌，软化宫颈，促进宫口扩张，而不影响子宫体肌收缩，可以降低母体交感神经系统的兴奋性，使子宫血管张力下降，有助于改善子宫的血液循环。同时，其镇静、抗焦虑及催眠作用可以缓解产妇的紧张情绪及疲惫状态，进而减少产妇体内儿茶酚胺的分泌，有助于加强子宫收缩，适用于宫口扩张缓慢及宫颈水肿时。常用方法为 10mg 缓慢静脉推注，2～3 分钟注完。间隔 4～6 小时可酌情重复使用，与缩宫素联合应用效果更佳。

此外，针刺合谷、三阴交、太冲、支沟等穴位也可以增强宫缩。

剖宫产终止妊娠：在第一产程中，大多数潜伏期延长的产妇通过期待仍可最终进入活跃期，其余的产妇可能停止宫缩，部分产妇经过人工破膜和（或）缩宫素加强宫缩后可以进入活跃期。因此，潜伏期延长（初产妇>20 小时，经产妇>14 小时）不应作为剖宫产的指征。破膜后且至少给予缩宫素静脉滴注 12～18 小时，方可诊断引产失败。在除外头盆不称及可疑胎儿窘迫的前提下，缓慢但仍然有进展（包括宫口扩张及先露下降的评估）的第一产程不作为剖宫产指征。因活跃期停滞而行剖宫产时应满足以下情况：当破膜且宫口扩张≥6cm 后，如宫缩正常，而宫口停止扩张≥4 小时；或如宫缩欠佳，宫口停止扩张≥6 小时。当胎儿出现窘迫征象时，应立即以剖宫产终止妊娠。

2）第二产程：第二产程的长短受多种因素的影响，包括产次、分娩镇痛、孕妇 BMI、胎儿估计体重、胎方位等。根据 2014 年中华医学会妇产科学分会产科学组公布的《新产程标准及处理的专家共识》，只要不诊断第二产程停滞，母胎条件允许，在第二产程中应允许经产妇至少用力2小时，初产妇至少用力3小时，行硬膜外镇痛者应增加1小时的用力时间。若期间产程无进展，应当再次评估头盆是否相称。若头盆相称出现宫缩乏力，可静脉滴注缩宫素加强宫缩，同时指导产妇配合宫缩屏气用力，争取经阴道自然分娩；若出现胎儿窘迫征象应尽早结束分娩，胎头双顶径已通过坐骨棘平面且无明显颅骨重叠者可行低位产钳术或胎头吸引术助产分娩；否则，应行剖宫产术。

3）第三产程：为预防产后出血，当胎儿前肩娩出后，立即静脉滴注缩宫素10～20U，以增强宫缩，促使胎盘剥离、娩出及子宫血窦关闭，对于产程长、破膜时间长及手术产者，应予以抗生素预防感染，预防产后出血。

（2）不协调性子宫收缩乏力：处理原则是调节子宫收缩，使其恢复正常节律性和极性。应给予适量镇静药物，如哌替啶100mg或吗啡10mg肌注（限于估计胎儿在4小时内不会娩出者），或安定10mg缓慢静推，使产妇充分休息，醒后多能恢复协调性子宫收缩，使产程得以顺利进展。需要注意的是，在未恢复协调性子宫收缩前，禁用缩宫素，以免加重病情。对伴有胎儿窘迫征象、明显头盆不称者则禁用强镇静剂，应尽早行剖宫产。若不协调性子宫收缩已被抑制，但子宫收缩仍弱时，则可采用协调性子宫收缩乏力时加强子宫收缩的方法。

二、子宫收缩过强

【定义】

子宫收缩过强（uterine hypercontractility/uterine over-contraction）包括协调性子宫收缩过强和不协调性子宫收缩过强。前者的特点是子宫收缩的节律性、对称性及极性均正常，仅收缩力过强。不协调性收缩过强多表现为子宫痉挛性狭窄环和强直性子宫收缩。子宫痉挛性狭窄环的特点是子宫局部平滑肌呈痉挛性不协调收缩形成环形狭窄，持续不放松。而强直性子宫收缩过强多见于缩宫药物使用不当，特点是子宫收缩失去节律性，呈持续性强直性收缩。

【临床表现和诊断】

1. 协调性子宫收缩过强　子宫收缩的节律性、对称性和极性均正常，但子宫收缩力过强、过频，10分钟以内有5次或5次以上宫缩，羊膜腔内压大于50mmHg。如产道无梗阻时，宫口可迅速扩张，先露部迅速下降，胎儿娩出过速，产程短暂，总产程<3小时结束分娩，称为急产（precipitate delivery），经产妇多见。若伴有头盆不称、胎位异常或瘢痕子宫，有可能出现病理性缩复环或发生子宫破裂。

2. 不协调性子宫收缩过强

（1）子宫痉挛性狭窄环（constriction ring of uterus）：子宫局部平滑肌痉挛性不协调收缩形成的环状狭窄，持续不放松。其发生原因尚不清楚，偶见于产妇精神紧张、过度疲劳、早期破膜、不恰当地应用宫缩剂或粗暴的宫腔内操作。狭窄环多发生于子宫上下段交界处及胎体狭窄部，如胎儿颈部，亦可发生在子宫任何部位，这种情况应与先兆子宫破裂的病理性缩复环相鉴别。由于痉挛性狭窄环紧卡宫体，胎先露难以下降反而上升，子宫颈口不扩大反而缩小，产妇持续腹痛，烦躁不安，宫颈扩张缓慢，胎先露下降停滞，胎心时快时慢。可发生在产程中任何时期，在第三产程常造成胎盘嵌顿。经阴道内触诊，可扪及子宫腔内有一坚硬而无弹性环状狭窄，环的位置不随宫缩而上升（图17-1-2）。

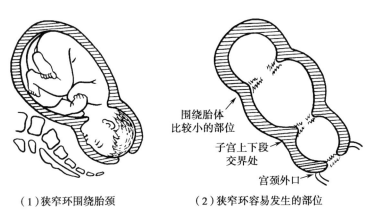

（1）狭窄环围绕胎颈　　（2）狭窄环容易发生的部位

围绕胎体比较小的部位
子宫上下段交界处
宫颈外口

图17-1-2　子宫痉挛性狭窄环

（2）强直性子宫收缩（tetanic contraction of uterus）：由外界因素导致的子宫失去节律性，呈持续性、强直性收缩。子宫内口以上部分的子宫肌层处于强烈痉挛性收缩状态。多系分娩发生梗阻、缩宫素应用不当或胎盘早剥血液浸润肌层所引起。产程中产妇表现为烦躁不安，持续性腹痛，腹部拒按。胎位扪不清，胎心听不清，胎儿可在短期内死亡。若合并产道梗阻，亦可出现病理性缩复环、肉眼血尿等先兆子宫破裂征象。

【对产程及母儿的影响】

1. **对产程的影响**　协调性子宫收缩过强可致急产,不协调性子宫收缩过强形成子宫痉挛性或强直性子宫收缩时,可导致产程延长及停滞。

2. **对产妇的影响**　无论急产还是强直性子宫收缩均易造成软产道裂伤。初产妇可因宫颈、阴道、会阴在短期内扩张不满意造成严重撕裂,个别宫颈坚韧者甚至可发生子宫破裂,且产后又可因子宫肌纤维缩复不良而发生产后出血。宫缩过强导致宫腔压力增高,可增加羊水栓塞发生的风险。若产程过快而使接产准备不及,消毒不严,可引起产褥感染。不协调性子宫收缩过强形成子宫痉挛性狭窄环或强直性子宫收缩时,还可导致产程延长和停滞、胎盘滞留等风险。

3. **对胎儿及其新生儿的影响**　急产及强直性子宫收缩使子宫胎盘血流减少,子宫痉挛性狭窄环可使产程延长,易发生胎儿窘迫及新生儿窒息,严重者直接导致死胎及死产。胎儿娩出过快,而软产道未充分扩张,阻力较大,可导致新生儿颅内出血、骨折和臂丛神经损伤。另外,由于来不及充分准备,或来不及到医院分娩,可因急产而造成不消毒分娩、坠地分娩等意外情况发生。

【处理】

1. **协调性子宫收缩过强**　重点在于对急产的预防和处理。有急产高危因素或家族有急产史的孕妇,应提前住院待产。临产后慎用缩宫药物及其他可促进宫缩的产科处理,如人工破膜等。提前做好接产及抢救新生儿窒息的准备。胎儿娩出时,勿使产妇向下屏气。若急产来不及消毒及新生儿坠地者,新生儿应肌注维生素 K_1 10mg 预防颅内出血,并尽早肌注精制破伤风抗毒素 1500U。产后应仔细检查宫颈、阴道、外阴,若有撕裂应及时缝合。若属未消毒的接产,应给予抗生素预防感染。

此类异常强烈的宫缩很难被常规剂量的镇静剂抑制,剂量过大又对胎儿不利。若因严重头盆不称、胎先露或胎位异常出现梗阻性难产并导致子宫收缩过强时,子宫下段过度拉长变薄,子宫上下段交界部明显上移形成病理性缩复环。此为先兆子宫破裂的征象,应及时处理,可予乙醚麻醉紧急抑制宫缩而尽快行剖宫产术,否则将发生子宫破裂,危及母儿生命。

2. **不协调性子宫收缩过强**

(1) 子宫痉挛性狭窄环:胎心无明显变化时可采取期待疗法,停止宫腔内操作,给予镇静止痛药物,如吗啡、哌替啶等,在充分休息后狭窄环多能自行消失。如有胎儿窘迫则可用宫缩抑制剂如特布他林、利托君、硫酸镁,亦可用氟烷、乙醚等吸入麻醉使环松解,舌下含硝酸甘油 0.6mg,吸入亚硝酸异戊酯 0.2ml 有时也可使狭窄环放松。凡能松解者在宫口开全后可经阴道助产结束分娩,若缩窄环仍不

放松并出现胎儿窘迫征象,则应及时剖宫产终止妊娠。

(2) 强直性子宫收缩:发现子宫强直性收缩时应立即停用宫缩剂,停止阴道内、宫腔内操作,给予产妇吸氧的同时应用宫缩抑制剂如 25% 硫酸镁溶液 20ml 加等量 5%～10% 葡萄糖溶液静脉缓推。若估计胎儿在 4 小时内不会娩出亦可给予强镇静剂,如哌替啶 100mg 肌注。在抑制宫缩的时候应密切观察胎儿安危。若宫缩缓解、胎心正常,可等待自然分娩或经阴道手术助产。若宫缩不缓解,已出现胎儿窘迫征象或病理性缩复环者,应尽早行剖宫产;若胎死宫内,应先缓解宫缩,随后经阴道助产处理死胎,以不损害母体为原则。

(顾蔚蓉)

第二节　产道异常

> **关键点**
>
> 1. 产道异常包括骨产道异常和软产道异常,以骨产道异常多见。
>
> 2. 骨产道异常又称骨盆狭窄,可为入口平面狭窄、中骨盆平面狭窄、出口平面狭窄、均小骨盆及畸形骨盆。
>
> 3. 骨产道异常可导致胎方位异常、产程延长、宫缩乏力、产后出血、胎儿窒息、新生儿产伤或感染等,严重时发生子宫破裂。产前应综合评估判断,选择正确的分娩方式,充分试产。
>
> 4. 软产道异常可由先天发育异常及后天疾病因素引起,软产道异常在产程中无法解除时,应行剖宫产终止妊娠。

产道异常包括骨产道(骨盆)及软产道(子宫下段、宫颈、阴道)异常,临床上以骨产道异常多见。

一、骨产道异常

包括骨盆形态异常及径线过短。骨盆形态异常或径线过短,使骨盆腔容积小于胎先露部能够通过的限度,称为骨盆狭窄(pelvic contraction),可以是骨盆的任何一个径线或几个径线小于正常,也可以是一个平面或多个平面同时狭窄。当某一径线短小时需要观察同一平面其他径线的大小,再结合整个骨盆的大小与形态全面衡量,才能对这一骨盆在难产中所起的作用做出比较正确的估计。造成狭窄骨盆的原因有先天性发育异常、出生后营养、疾病和外伤等因素。

骨盆的大小与形态是造成难产的首要因素,是导致头盆不称及胎位异常最常见的原因,因此在对分娩预后做出估计时首先要了解骨盆是否有异常。但正常分娩除与骨盆

形状、大小有关外,与产力、胎儿大小、胎位及胎头的可塑性皆有密切关系。即使骨盆正常,胎儿过大或胎位不正,分娩也会遇到困难。相反,骨盆轻度狭小,胎儿一般大小,胎位正常,产力良好也可顺利经阴道娩出。因此不能只从骨盆测量的数值孤立地去估计分娩的难易。

【骨盆狭窄的程度】

目前有关骨盆狭窄程度的划分尚无统一的划分标准,主要是对骨盆测量的方法和意见不一致。骨盆的测量可以有三种方法,即临床测量、X线测量以及超声测量。为避免X线可能对胎儿产生危害,目前多数人不主张用X线测量骨盆,至少不应常规应用。超声测量在临床上尚未普及。故临床测量仍然是衡量骨盆大小的主要方法。

骨盆狭窄的程度一般分为三级:

- Ⅰ级:临界性狭窄,即径线处于临界值(正常与异常值之交界),需谨慎观察此类产妇的产程,但绝大多数病例可自然分娩。
- Ⅱ级:相对性狭窄,包括的范围较广,分为轻、中、重度狭窄三种,此种病例需经过一定时间的试产后才能决定是否可能由阴道分娩,中度狭窄时经阴道分娩的可能性极小,重度狭窄应以剖宫产结束分娩。
- Ⅲ级:绝对性狭窄,无阴道分娩的可能,必须以剖宫产结束分娩。

【骨盆狭窄的分类】

1. **骨盆入口平面狭窄**(contracted pelvic inlet) 常见于扁平性骨盆,因骨盆入口前后径狭窄较横径狭窄多见,故按入口前后径长短将骨盆入口平面狭窄分为3级:Ⅰ级为临界性狭窄,骶耻外径18.0cm,对角径11.5cm,入口前后径10.0cm,多数可经阴道分娩;Ⅱ级为相对性狭窄,骶耻外径16.5～17.5cm,对角径10.0～11.5cm,入口前后径8.5～9.5cm,需经试产后才能决定是否可以经阴道分娩;Ⅲ级为绝对性狭窄,骶耻外径≤16.0cm,对角径≤9.5cm,入口前后径≤8.0cm,需以剖宫产结束分娩。但对于早产者,胎儿偏小仍不排除有阴道分娩的可能性。根据形态变异分为两种:

(1) 单纯扁平骨盆(simple flat pelvis):入口呈横扁圆形,骶岬向前下突出,入口横径正常前后径缩短,骶凹存在(图17-2-1)。

(2) 佝偻病性扁平骨盆(rachitic flat pelvic):因儿童期维生素D供应不足或长期缺乏太阳照射所致,佝偻病骨盆的形成主要是由于病人体重的压力及肌肉韧带对骨盆牵拉的机械作用,其次是骨盆骨骼在发育过程中的病理改变,现已极少见。佝偻病骨盆的主要特征:入口呈横的肾形,骶岬向前突,入口前后径明显缩短,骶凹消失,骶骨下段变直后移,尾骨前翘,坐骨结节外翻使耻骨弓角度及坐骨结节间径增大(图17-2-2)。

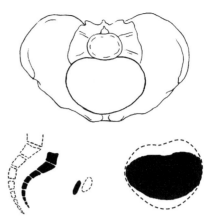

图 17-2-1 扁平型狭窄骨盆

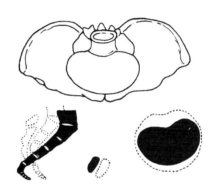

图 17-2-2 佝偻病骨盆

2. **中骨盆平面狭窄**(contracted midpelvis) 主要为男型骨盆及类人猿型骨盆,以坐骨棘间径及中骨盆后矢状径狭窄为主。中骨盆狭窄常表现为横径短小,因而坐骨棘间径(中骨盆横径)甚为重要,但临床上难以测量,只得用米氏菱形窝横径加1cm来估计。中骨盆后矢状径可以坐骨切迹底部宽度估计。中骨盆平面狭窄分为3级:Ⅰ级为临界性狭窄,坐骨棘间径10.0cm,坐骨棘间径加后矢状径13.5cm;Ⅱ级为相对性狭窄,坐骨棘间径8.5～9.5cm,坐骨棘间径加后矢状径12.0～13.0cm;Ⅲ级为绝对性狭窄,坐骨棘间径≤8.0cm,坐骨棘间径加后矢状径≤11.5cm。

类人猿型骨盆,又称横径狭窄骨盆(transversely contracted pelvis),以骨盆各平面横径狭窄为主,入口平面呈纵椭圆形,常因中骨盆及出口平面狭窄影响分娩。

严格地讲,中骨盆除前后径可以直接测得外,坐骨棘间径与后矢状径均需X线摄片测量,在无条件进行X线测量时,可用以下几项临床检查指标估计中骨盆狭窄以及狭窄程度:①坐骨棘明显突出;②坐骨切迹底部宽度小于三横指(<4.5cm);③坐骨结节间径(出口面横径)≤7.5cm。若有以上两项情况存在,考虑为中骨盆狭窄。

3. **骨盆出口平面狭窄**(contracted pelvic outlet) 常与中骨盆平面狭窄伴行,多见于男型骨盆,骨盆侧壁内收及骶骨直下使坐骨切迹<2横指、耻骨弓角度<90°,呈漏斗型骨盆(funnel shaped pelvis)(图17-2-3)。骨盆出口的径线

以坐骨结节间径与后矢状径的临床意义最大,尤以前者更为重要。如坐骨结节间径较短,耻骨弓角度变锐,出口平面前部可利用面积减少,如后矢状径有足够的长度,可以补偿坐骨结节间径之不足,胎儿仍有可能娩出。但若坐骨结节间径过于短小(≤6.0cm)时,即使后矢状径再大也无法补偿。对出口平面狭窄的分级,除需测量坐骨结节间径、坐骨结节间径+后矢状径外,还应参考出口面前后径的大小。出口面前后径为耻骨联合下至骶尾关节之直线距离,也是胎头必须经过的出口。骨盆出口平面狭窄分为3级:Ⅰ级为临界性狭窄,坐骨结节间径7.5cm,坐骨结节间径加出口后矢状径15.0cm,出口平面前后径10.5cm;Ⅱ级为相对性狭窄,坐骨结节间径6.0~7.0cm,坐骨结节间径加出口后矢状径12.0~14.0cm,出口平面前后径9.0~10.0cm;Ⅲ级为绝对性狭窄,坐骨结节间径≤5.5cm,坐骨结节间径加出口后矢状径≤11.0cm,出口平面前后径≤8.5。

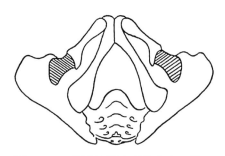

图 17-2-3 漏斗型狭窄骨盆之出口平面

4. **骨盆三个平面狭窄** 骨盆外形属女型骨盆,三个平面各径线均比正常值小 2cm 或更多,称为均小骨盆(generally contracted pelvis)(图 17-2-4)。此型骨盆虽各个径线稍小,若胎儿不大,胎位正常,产力强,有时也可经过阴道分娩。但大多数由于全身体格发育不良,往往出现子宫收缩乏力,需手术助产。如胎儿较大或胎头为持续性枕后位或枕横位时,则难产机会更大。故对均小型骨盆的产妇剖宫产指征也不宜掌握过紧。

5. **畸形骨盆** 指骨盆丧失正常形态及对称性所致的

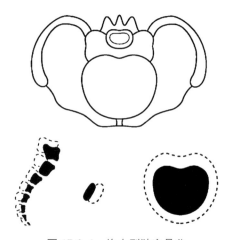

图 17-2-4 均小型狭窄骨盆

狭窄。包括跛行及脊柱侧突所致的偏斜骨盆及骨盆骨折或疾病导致的畸形骨盆。

(1)骨盆疾病或损伤

1)骨软化症骨盆(osteomalacic pelvis):维生素 D 缺乏发生于骨骺已闭合的成年人时称骨软化症。因受躯干重量的压力和两侧股骨向上内方的支撑力,以及邻近肌群、韧带的牵拉作用。骨软化症骨盆的主要特征(图 17-2-5):发生高度变形,但不成比例;骨盆入口前后径、横径均缩短而呈"凹三角形",中骨盆显著缩小,出口前后径也严重缩小。胎儿完全不能经阴道分娩,即使胎儿已死,由于胎头无法入盆,也不能经阴道行穿颅术,只能行剖宫取胎术。骨软化症骨盆已极为罕见。

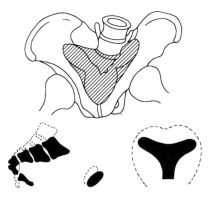

图 17-2-5 骨软化症骨盆

2)骨盆骨折:多发生于车祸或跌伤后。常见有尾骨骨折,可致尾骨尖前翘或骶尾关节融合使骨盆出口前后径明显变短,导致骨盆出口平面狭窄而影响分娩。其他骨折部位可见于双侧耻骨横支、坐骨支及骶骨翼。严重骨盆骨折愈合后可后遗骨盆畸形及明显骨痂形成,妨碍分娩。骨盆骨折愈合骨盆摄片很重要,可为今后妊娠能否经阴道分娩提供依据。妊娠后,应仔细做内诊检查明确骨盆有无异常,应慎重决定是否试产。

3)骨盆肿瘤:罕见。骨软骨瘤、骨瘤、软骨肉瘤皆有报道。可见于骨盆后壁近骶髂关节处,肿瘤向盆腔突出,产程中可阻碍胎头下降,造成难产。

(2)脊柱、髋关节或下肢疾患所致的骨盆异常

1)脊柱病变性畸形骨盆:脊柱病变多由骨结核引起,可导致两种畸形骨盆。

- **A. 脊柱后凸(驼背)性骨盆**:主要是结核病及佝偻病所引起。脊柱后凸部位不同对骨盆影响也不同,病变位置越低,对骨盆影响越大。若后凸发生在胸椎,则对骨盆无影响;若后凸发生在胸、腰部以下,可引起中骨盆及出口前后径及横径均缩短,形成典型漏斗型骨盆(图 17-2-6),分娩时可致梗阻性难产。由于脊柱高度变形,压缩胸廓,使胸腔容量减少,增加了对心肺的压力,肺活量仅为正常人的一半,右心室必须增大压力以维持因妊娠而日益增加的肺血流量,以致右心室负荷增加,右心室肥大,因此,驼背影响心肺功能,孕晚期及分娩时应加强监护,以防发生心衰。

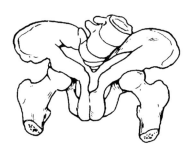

图 17-2-6 驼背性骨盆

- **B. 脊柱侧凸性骨盆**:若脊柱侧凸累及脊柱胸段以上,则骨盆不受影响;若脊柱侧凸发生在腰椎,则骶骨向对侧偏移,使骨盆偏斜、不对称而影响分娩(图 17-2-7)。

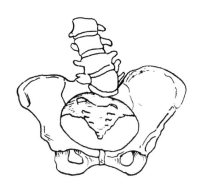

图 17-2-7 脊柱侧弯性骨盆

2) 髋关节及下肢病变性骨盆:髋关节炎(多为结核性)、脊髓灰质炎致下肢瘫痪萎缩、膝或踝关节病变等,如在幼年发病可引起跛行,步行时因患肢缩短或疼痛而不能着地,由健肢承担全部体重,结果形成偏斜骨盆(图 17-2-8)。由于患侧功能减退,患侧髂翼与髋骨发育不全或有萎缩性变化,更加重了骨盆偏斜程度。妊娠后,偏斜骨盆对分娩不利。

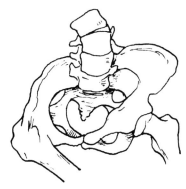

图 17-2-8 偏斜(髋关节病性)骨盆

【骨盆狭窄的临床表现】

1. 骨盆入口平面狭窄的临床表现

(1)胎先露及胎方位异常:骨盆入口平面狭窄时,初产妇腹形多呈尖腹,经产妇呈悬垂腹。狭窄骨盆孕产妇臀先露、肩先露等异常胎位发生率明显高于正常骨盆者,约为后者的 3 倍以上。即使头先露,常见初产妇已临产,胎头迟迟不入盆。检查胎头跨耻征阳性;产程早期胎头常呈不均倾位或仰伸位入盆。若为临界性或相对性骨盆入口平面狭窄、胎儿不大且产力好,经充分试产,后不均倾位胎头后顶骨可紧贴骶凹后移下降,使前顶骨同步后移入盆成为均倾位衔接,可经阴道分娩;否则,胎头受阻于骨盆入口,衔接失败,属绝对性头盆不称,应剖宫产结束分娩。

(2)产程进展异常:因骨盆入口平面狭窄而致相对性头盆不称时,常见潜伏期及活跃期早期产程延长。经充分试产,一旦胎头衔接则后期产程进展相对顺利。绝对性头盆不称时,常导致宫缩乏力及产程停滞。

(3)其他:因胎头对前羊膜囊压力不均或胎头高浮,使胎膜早破及脐带脱垂等分娩期并发症发病率增高。头盆不称产妇脐带脱垂风险为正常产妇的 4~6 倍以上。偶有狭窄骨盆伴有宫缩过强者,因产道梗阻使产妇出现腹痛拒按、排尿困难,甚至尿潴留等症状。检查可见产妇下腹压痛明显、耻骨联合分离、宫颈水肿,甚至出现病理缩复环、肉眼血尿等先兆子宫破裂征象。若未及时处理则可发生子宫破裂。

2. 中骨盆平面狭窄的临床表现

(1)胎方位异常:中骨盆狭窄多为男型骨盆及类人猿骨盆,入口平面呈前窄后宽形状,胎头虽能按时衔接,但易出现枕后位衔接。当胎头下降至中骨盆平面时,由于中骨盆横径狭窄致使胎头内旋转受阻,易出现持续性枕后(横)位。在第一产程产妇常过早出现排便感,应及时行阴道检查,以发现并纠正此种胎方位,并充分预测头盆相称程度。

(2)产程进展异常:胎头多于宫口近开全时完成内旋转,因此持续性枕后(横)位可使减速期及第二产程延长,尤其多导致第二产程延长及胎头下降延缓与停滞。

(3)其他:中骨盆狭窄易致继发性宫缩乏力,使胎头滞留产道过久,压迫尿道与直肠,易发生产时、产后排尿困难,严重者可发生尿瘘或粪瘘。胎头强行通过中骨盆以及手术助产矫正胎方位等均使胎头变形、颅骨重叠幅度增大,易发生胎儿颅内出血、头皮血肿等。中骨盆严重狭窄、宫缩又较强,同样可发生子宫破裂。

3. 骨盆出口平面狭窄的临床表现
骨盆出口平面狭窄常与中骨盆平面狭窄并存。若为单纯骨盆出口平面狭窄,第一产程进展顺利,而胎头达盆底后受阻,导致继发性宫缩乏力及第二产程停滞,胎头双顶径不能通过骨盆出口。

【骨盆狭窄的诊断】

1. 病史
询问孕妇有无佝偻病、骨质软化症、小儿麻痹症、脊柱及髋关节结核、严重的胸廓或脊柱变形、骨盆骨折史,如为经产妇,应了解既往分娩史,有无难产史及其发生原因,新生儿有无产伤等。

2

2. **全身检查**　注意身高、脊柱及下肢残疾情况以及米氏菱形窝是否对称等。身高<145cm 的产妇,患骨盆均小型狭窄的可能性较大。体格粗壮,颈部较短,骨骼有男性化倾向者,不但因其骨质偏厚影响骨盆腔大小,也易伴有漏斗型狭窄。米氏菱形窝对称但过扁者易合并扁平骨盆、过窄者易合并中骨盆狭窄,两侧髂后上棘对称突出且狭窄者往往是类人猿型骨盆特征,米氏菱形窝不对称、一侧髂后上棘突出者则偏斜骨盆可能性大。双下肢不等长,可导致骨盆畸形,故应仔细检查有无影响骨盆形态的下肢或脊柱疾病,有无佝偻病或骨盆骨折的后遗症等。

3. **腹部检查**　初产妇呈尖腹、经产妇呈悬垂腹者,往往提示可能有骨盆入口狭窄。对腹形正常者通过尺测子宫高度、腹围,B 超测量胎头双顶径等检查充分预测胎儿大小,并查清胎位,临产后还应充分估计头盆关系,需行胎头跨耻征检查。方法为:产妇排尿后仰卧,两腿伸直,检查者一手放在耻骨联合上方,另一手向骨盆腔方向推压胎头,如胎头低于耻骨联合平面,称胎头跨耻征阴性,表示头盆相称;若胎头与耻骨联合在同一平面,称胎头跨耻征可疑阳性,表示头盆不称;若胎头高于耻骨联合平面,称胎头跨耻征阳性,表示头盆不称(cephalopelvic disproportion,CPD)(图 17-2-9)。头盆不称提示有骨盆相对性或绝对性狭窄可能,但头盆是否相称还与骨盆倾斜度和胎方位相关,不能单凭一次检查轻易作出临床诊断,必要时可动态观察并参考产程进展等作出最终诊断。

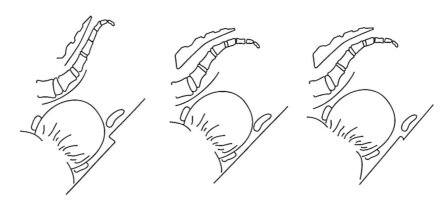

图 17-2-9　检查头盆相称程度

4. **骨盆测量**　除测量髂棘间径、髂嵴间径、骶耻外径和坐骨结节间径外,还应注意检查耻骨弓角度、对角径、坐骨切迹宽度、坐骨棘内突程度、骶凹曲度及骶尾关节活动度等,以确定骨盆各平面的狭窄程度。

(1) 骨盆外测量:由于受骨盆的骨质厚薄及内展、外翻等生理因素等影响,骨盆外测量并不能真实反映产道大小,故有学者主张淘汰不用。但多数学者认为骨盆外测量方法简单易行,可初步了解骨盆大小,仍可供临床诊断和处理参考。

1) 骶耻外径<18cm,提示入口平面前后径狭窄,往往为扁平骨盆。

2) 坐骨结节间径<7.5cm,提示出口横径狭窄,往往伴中骨盆狭窄。

3) 坐骨结节间径+后矢状径<15cm 或耻骨弓角度呈锐角且耻骨弓低者,应考虑出口横径狭窄,为漏斗形骨盆,往往伴中骨盆狭窄。

4) 米氏菱形不对称,各边不等长者,可能为偏斜骨盆。

5) 骨盆外测量各径线均小于正常值 2cm 或更多者,提示为均小骨盆狭窄。

骨盆外测量时,应该注意:①测量髂前上棘间径和髂棘间径时测量器两端应置于解剖点的外缘,以免测量器滑动产生误差。②测量骶耻外径时,测量器的一端应在耻骨联合前方尽量靠近阴蒂根部,避免滑入耻骨联合上缘内产生误差。③骨质厚薄对于外测量径线的可靠性有直接影响。若外测量为同一数值,骨质薄的较骨质厚的妇女其骨盆内腔要大些。用带尺围绕右尺骨茎突及桡骨茎突测出前臂下段周径(简称手腕围),可作为骨质厚薄的指数。我国妇女平均指数为 14cm,大于 14cm 者骨质偏厚,小于 14cm 者骨质偏薄。当手腕围为 14cm 时,骨盆入口前后径=骶耻外径-8cm,手腕围每增加 1cm 骶耻外径要多减 0.5cm,手腕围每减少 1cm 骶耻外径要少减 0.5cm。④骨盆出口径线的测量不受骨质厚薄的影响,测量时两手大拇指内面应紧贴耻骨坐骨支的内面,由上而下寻找坐骨结节,一过坐骨结节两大拇指内面即无法停留在耻骨坐骨支内面,因此这两手大拇指最后能停留处即为坐骨结节间径测量处。坐骨结节间径不但表明了骨盆出口横径的长度,也可间接了解中骨盆横径大小。

(2) 骨盆其他外部检查

1) 米氏菱形区(Michaelis' rhomboid):米氏菱形区之纵径正常为 10.5cm,若超过此值,表示骨盆后部过深;横径正常为 9.4cm,若短于此值表示中骨盆横径可能缩短。米氏菱形区上三角高正常值应为 4～5cm,≤3cm 者则骨盆入口面形态偏扁(前后径缩短),若上三角消失,则为严重的佝偻病(图 17-2-10)。

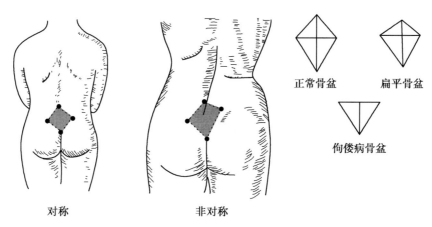

对称　　　　　　　　非对称

图 17-2-10　米氏菱形区及其形态

2）骨盆倾斜度：凡孕产妇有以下表现者要怀疑骨盆倾斜度过大：①孕产妇腹壁松弛，子宫向前倾斜呈悬垂腹，多发生于经产妇，现已少见。②背部腰骶椎交界处向内深陷，骶骨上翘。③腹部检查胎头有可疑骑跨现象，即胎头虽高于耻骨联合水平，但以手按压可将其推至耻骨联合水平，如以手按压可将其推至耻骨联合水平以下，这并不表示头盆不称，而因骨盆倾斜度过大时，胎头不能适应骨盆入口面的方向所造成。④耻骨联合低，产妇平卧时，耻骨联合下缘接近产床平面，检查者常怀疑耻骨联合过长，实则是由于骨盆倾斜度过大所造成。

（3）骨盆内测量：骨盆外测量时如怀疑有骨盆狭窄，应在妊娠晚期或临产后进行骨盆内测量。内测量须经消毒外阴及阴道后戴无菌手套经阴道检查进行测量。

1）对角径：是从耻骨联合下缘到骶岬的距离，正常值为 12.5～13.0cm。对角径减去 1.5cm 即等于骨盆入口面前后径，即真结合径。对角径＜11.5cm，而且骶岬突出者为扁平骨盆。

2）坐骨棘间径：又称中骨盆横径，此径不易测量，可采用以下方法：①用德利（De-Lee）中骨盆测量器测量，但因此器末端难以固定，故不易检查准确；②有人提出在内诊时手指触及一侧坐骨棘后向另一侧横扫，以手指数估计其长度，但也不够准确。

无法确切了解坐骨棘间径时可采取临床估计方法：①可考虑以髂后上棘间径即米氏菱形区横径，加 1cm 作为坐骨棘间径；②更简便的方法是将坐骨棘突出程度划分为三级以表示坐骨棘之长短：Ⅰ级——坐骨棘较平坦，相对坐骨棘间径较长；Ⅱ级——坐骨棘中等突出，坐骨棘间径也为中等长度；Ⅲ级——坐骨棘尖锐突出，坐骨棘间径短小；③参考坐骨结节间径长度。

3）中骨盆前后径：先确定骶尾关节，然后用内诊指尖循此关节向上，越过骶骨第 5 节约 1cm，此处即第 4 与第 5 骶椎交界处为测量的后据点，前据点仍为耻骨联合下缘。中骨盆前后径平均值为 12.2cm。

4）中骨盆后矢状径：此径无法直接测量，但可以坐骨切迹底部宽度代表，能容 3 横指为正常；若≤2 横指表示中骨盆后矢状径明显缩短。

5）耻骨联合后角：此角应大于 156°，检查时如感觉耻联后角较宽大表示系女型骨盆，如较小则为猿型或男型骨盆。

5. **胎位及产程动态监测**　初产妇临产后胎头尚未衔接或呈臀先露、肩先露等异常胎先露，或头先露呈不均倾位衔接，或胎头内旋转受阻以及产力、胎位异常而产程进展缓慢时，均提示有骨盆狭窄可能，应根据头盆相称程度确定是否可经阴道试产。

【骨盆狭窄对产程及母儿的影响】

1. **对产程的影响**　狭窄骨盆可使产程延长及停滞。骨盆入口狭窄可使潜伏期及活跃期均延长或停滞；中骨盆狭窄可使胎头下降延缓、胎头下降停滞、活跃期及第二产程延长；骨盆出口狭窄可使第二产程延长及胎头下降停滞。

2. **对产妇的影响**　骨盆入口狭窄使异常胎先露发生率增加；中骨盆狭窄易致胎方位异常。胎先露部下降受阻多导致继发性宫缩乏力，产程延长，使手术产及产后出血增多；产道受压过久，可形成尿瘘、粪瘘；个别情况下伴宫缩过强形成病理性缩复环，可致子宫破裂；因滞产行阴道检查次数增多，产褥感染机会增加。

3. **对胎儿的影响**　骨盆入口狭窄使胎头高浮或胎膜早破，使脐带先露及脐带脱垂机会增多，容易发生胎儿窘迫及胎儿死亡；胎头内旋转及下降受阻，在产道受压过久，或强行通过狭窄产道或手术助产，均能使胎头变形、颅骨重叠而致硬脑膜甚至大脑镰、小脑幕等撕裂，引起颅内出血及其他新生儿产伤、感染等疾病。

【骨盆狭窄的分娩处理】

骨盆重度狭窄较少见。临床上遇到的骨产道异常多为骨盆轻度狭窄，但常是导致难产和滞产的重要原因之一。

单一径线的狭小不一定影响分娩，故应对整个骨盆的大小和形态作全面的衡量，才能做出比较正确的估计。胎儿能否自然分娩,与产力、胎方位、胎头的大小及可塑性、软组织的阻力及诊断和处理是否及时、正确等均有密切关系。

1. **骨盆入口平面狭窄的处理**

(1)骶耻外径 16.5～17.5cm,骨盆入口前后径 8.5～9.5cm,胎头跨耻征可疑阳性,属相对性骨盆入口狭窄。若产妇一般状况和产力良好,足月胎儿体重<3000g,胎位、胎心正常时,应给予阴道试产机会。当破膜后宫颈扩张≥6cm后,试产时间以 4～6 小时为宜。产程仍无进展或出现胎儿窘迫征象,应及时行剖宫产术。

(2)骶耻外径≤16.0cm、骨盆入口前后径≤8.0cm、胎头跨耻征阳性,属绝对骨盆入口狭窄,足月活胎应行剖宫产术。

2. **中骨盆狭窄的处理**　在分娩过程中,胎头在中骨盆平面完成俯屈及内旋转动作,中骨盆狭窄将影响胎头在骨盆腔的内旋转,因而是形成持续性枕横位或枕后位的主要原因。此时,胎头不能很好地俯屈以致通过骨盆的径线增大。如宫颈开全初产妇已 2 小时,经产妇已 1 小时以上,可徒手将胎头转成枕前位,以缩短胎头通过骨盆的径线,同时加强产力,以利于自然分娩,但多数需用产钳或胎头吸引器助产。如产程无明显进展,胎头双顶径仍然停留在坐骨棘水平以上,或出现胎儿窘迫时,即应行剖宫产术。

3. **骨盆出口平面狭窄的处理**　骨盆出口是骨产道的最低部位,如怀疑有出口狭窄,应于临产前对胎儿大小、头盆关系,仔细地作出估计,决定能否经阴道分娩。当出口横径狭窄时,耻骨弓下三角空隙不能利用,先露可向后移,利用后三角空隙娩出。临床上常用出口横径与后矢状径之和来估计出口大小(图 17-2-11)。如两者之和大于 15cm 时,多数胎儿可经阴道分娩;两者之和小于 15cm 时,足月胎儿一般不能经阴道娩出,应行剖宫产术。

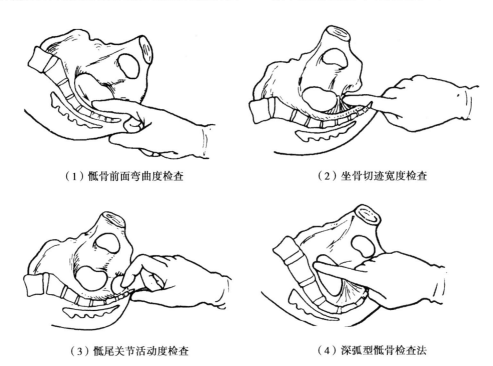

（1）骶骨前面弯曲度检查

（2）坐骨切迹宽度检查

（3）骶尾关节活动度检查

（4）深弧型骶骨检查法

图 17-2-11　肛查了解骨盆后半部的手法

4. **骨盆三个平面均狭窄的处理**　在胎儿小、产力好、胎位及胎心正常的情况下可试产,通常可通过胎头变形和极度俯屈,以胎头最小径线通过骨盆腔,可能经阴道分娩;若胎儿较大,合并头盆不称以及出现胎儿窘迫征象时,均应行剖宫产术。

5. **畸形骨盆的处理**　应根据畸形骨盆的种类、狭窄程度、胎儿大小及产力等情况具体分析。畸形严重、头盆明显不称者,应及时行剖宫产术。

二、软产道异常

软产道由子宫下段、宫颈、阴道及骨盆底软组织构成。

软产道异常同样可致异常分娩,但少见,因而易被忽略,造成漏诊。故应于妊娠早期常规行阴道检查,孕期有阴道出血时也应做阴道检查,以了解生殖及盆腔有无异常。软产道异常可由先天发育异常及后天疾病因素引起,主要包括以下几个方面:

【外阴异常】

1. **会阴坚韧**　多见于初产妇,尤以 35 岁以上的高龄产妇多见,由于会阴组织坚韧,缺乏弹性,使阴道口小,会阴伸展性差,在第二产程中常使胎先露部下降受阻,且可于胎头娩出时造成会阴严重裂伤,分娩时应做预防性会阴侧切。

2. **外阴水肿**　重度子痫前期、重度贫血、心脏病及慢性肾脏疾病的孕妇,在有全身性水肿的同时,可有重度外阴水肿。处理时,在临产前可局部应用50%硫酸镁湿热敷,一日多次;临产后仍有显著水肿者,可在严格消毒下用针进行多点穿刺皮肤放液;分娩时可行会阴侧切术;产后应加强局部护理,严防感染。

3. 外阴感染或肿瘤 靠近会阴的炎性包块或其他肿块,若体积较大,可妨碍正常分娩,如广泛的外阴尖锐湿疣即可妨碍分娩,且常发生裂伤、血肿及感染。分娩时遇有此种情况以剖宫产为宜。

4. 外阴瘢痕 外伤或炎症的后遗瘢痕挛缩,可使外阴及阴道口狭小影响先露部的下降,如瘢痕范围不大,分娩时可做适度的会阴侧切,若范围较大,分娩时容易撕裂,阴道分娩困难,可行剖宫产。

【阴道异常】

1. 阴道闭锁 阴道完全闭锁多因先天性发育畸形所致,病人的子宫亦常发育不全,故即使采用手术矫正阴道,受孕的机会极小。阴道不完全闭锁往往是由于产伤、腐蚀药、手术或感染而形成的瘢痕挛缩狭窄,其中央仅留小孔,闭锁位置低可影响性生活。在非妊娠期诊断此种情况可用一个手指置入肛门直肠中,另一手将探针探入阴道狭窄处,两者互相配合,以探明狭窄的深度、广度或闭锁的情况,必要时可用40%碘化油10~20ml注入阴道内行造影术,以了解病变情况。

在妊娠期,基底部<0.5cm厚的瘢痕可随妊娠的进展而充血软化,如仅有轻度环形或半环形狭窄,临产后先露部对环状瘢痕有持续性扩张作用,常能克服此种障碍,完成分娩。若闭锁位置较低,可根据情况做单侧或双侧预防性会阴侧切,以防严重的会阴裂伤。瘢痕广、部位高者不宜经阴道分娩,以剖宫产为宜。

2. 先天性阴道隔 可因其发生的来源不同而分为阴道纵隔和阴道横隔两种。

(1) 阴道纵隔又分为完全纵隔和不完全纵隔。阴道纵隔常伴有双子宫及双宫颈畸形。伴有双宫颈者,纵隔被推向对侧,分娩多无阻碍;发生于单宫颈着,如发现胎先露部下降时为纵隔所阻,可将其剪断,待胎儿娩出后再切除剩余的隔,用肠线锁边或间断缝合残端。

(2) 阴道横隔多位于阴道上、中段,系因两侧副中肾管会合后的最尾端与尿生殖窦相接部未贯通或仅部分贯通所致。完全性横隔不可能受孕。不完全性横隔易被误认为子宫颈外口,如仔细检查可发现阴道较短且看不到阴道穹隆。另在小孔上方可触及宫颈。临产后,做肛查可误将横隔之孔作为扩张停滞的宫口,仔细阴道检查可发现这种情况。若横隔厚直接阻碍胎先露部下降使产程停滞,需剖宫产分娩;若横隔随胎先露部下降被进一步撑薄,通过横隔孔及逐渐开大的宫口,在确认为横隔后,可在直视下以小孔为中心将横隔"×"形切开,待胎儿胎盘娩出后再将切缘用可吸

收线间断或连续锁边缝合残端。

3. 阴道囊肿和肿瘤 较小的阴道壁囊肿可以移到先露部的后方,不妨碍分娩的进行,阴道壁囊肿较大时可阻碍胎先露部下降,此时,可行囊肿穿刺吸出内容物,产后再选择时机进行处理。妊娠合并阴道肿瘤罕见,阴道内的肿瘤阻碍胎先露部下降而又不能经阴道切除者或阴道癌病人均应行剖宫产术,原有病变产后再行处理。

4. 肛提肌痉挛 可使胎头下降受阻。在阴道检查未发现有器质性病变,而阴道有狭窄环时,可用硬膜外麻醉解除痉挛。

【子宫颈异常】

1. 宫颈坚韧 多见于高龄初产妇,因组织缺乏弹性或因情绪紧张发生宫颈痉挛性收缩而不扩张,此时可予以地西泮10mg静推或肌注哌替啶100mg,或于宫颈局部注射阿托品0.5mg,用1%普鲁卡因1~2ml宫颈封闭,进行短期观察,如宫颈仍不扩张,应行剖宫产术。

2. 宫颈瘢痕 宫颈深部电灼、电熨、锥切及粗暴的宫颈扩张等术后、宫颈裂伤修补术后及感染所致的子宫颈瘢痕,一般在妊娠后可以软化,多不影响分娩。但如宫缩强而宫颈扩张停滞,阴道检查又未发现产道其他异常者,如有可疑病史,可考虑为子宫颈瘢痕所致的难产,宜早行剖宫产术。

3. 宫颈水肿 胎头位置不正,产妇过早屏气或宫缩不协调,而产程延长时,由于宫颈组织受压、血液回流受阻可引起宫颈水肿而扩张缓慢。阴道检查时发现宫颈变厚且硬。处理时可于宫颈两侧各注射1%普鲁卡因10ml或予以地西泮10mg静推,嘱产妇勿在宫颈开全前屏气,短期观察2~3小时,若宫颈扩张仍停滞则可能有头盆不称或宫颈坚韧,宜尽快行剖宫产术。如宫颈已近开全,先露已达+2以下时,只有宫颈前唇水肿,可在消毒后用手轻轻将水肿的前唇在宫缩时向胎头上方推移,使宫颈前唇越过胎头,常可使胎儿顺利分娩。推宫颈前唇时绝不可用暴力,否则易造成宫颈裂伤出血。

4. 宫颈癌 妊娠合并子宫颈癌时,因癌肿硬而脆,影响宫颈扩张,如经阴道分娩可能发生大出血、裂伤、感染及癌扩散,故应行剖宫产术。若为早期浸润癌可先行剖宫产术,随即行宫颈癌根治术,或术后放疗。

【子宫异常】

1. 子宫肌瘤 子宫肌瘤对分娩的影响主要与其大小、生长部位及类型有关。随妊娠月份增大,肌瘤也增大,肌壁间的肌瘤在临产后可使子宫收缩乏力,产程延长。生长在子宫下段及子宫颈壁层内肌瘤或嵌顿于盆腔内的浆膜下肌瘤皆可能阻碍分娩。另外造成胎位异常(横位、臀先露)的情况也常见。肌瘤在孕期及产褥期可发生红色退行性变,局部出现疼痛和压痛,并伴低热,白细胞中度升高。黏膜下

2

肌瘤可妨碍受精卵着床,引起流产或影响胎盘功能,即使妊娠至足月,亦常因肌瘤脱垂于阴道而继发感染。位于子宫后壁且位置较低者影响更大。在处理时根据胎头与肌瘤的位置关系作出判断,如果肌瘤在骨盆入口以上而胎头已入盆,一般不发生分娩梗阻。如肌瘤位于先露部以下,且先露部未入盆,则阴道分娩有困难,应行剖宫产术(图 17-2-12)。

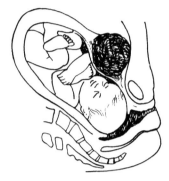

子宫肌瘤位于骨盆入口以上,胎头已入盆

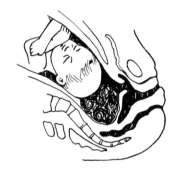

子宫肌瘤位于先露部下方,阻碍分娩

图 17-2-12 子宫肌瘤与分娩的关系

2. **瘢痕子宫** 近年初产妇剖宫产率升高,使子宫下段的手术瘢痕者增多。瘢痕子宫再孕分娩时有瘢痕破裂的危险,故重复剖宫产相应增加。但并非所有曾行剖宫产的妇女再孕后均须行剖宫产术,需视前次剖宫产术式、指征、术后有无感染、术后再孕间隔时间、既往剖宫产次数以及本次妊娠临产后产力、产道、胎儿相互适应情况等综合分析决定。若前次剖宫产切口为下段横切口,再孕后阴道试产成功率高;但若前次术式为子宫上段纵切口则不宜试产,因子宫上段纵切口处于临产后主动收缩部分,试产时易破裂。另外,瘢痕子宫破裂时多无子宫破裂先兆症状,仅约 10% 瘢痕破裂时伴有疼痛及出血,多为无症状破裂或仅在再次剖宫产时见前次瘢痕已分离。对前次剖宫产次数≥2 次者亦不宜试产。若产前或试产过程中发现子宫破裂征象,应立即剖宫产同时修复子宫破口,必要时需切除子宫止血或消除感染灶,术中必须探查膀胱有无损伤。

曾做过肌瘤剔除术后的子宫,有可能在分娩时发生瘢痕破裂。若因巨大子宫肌瘤行剔除术时穿透子宫黏膜者应做剖宫产术,并应警惕瘢痕妨碍子宫收缩引起产后出血。

既往肌壁间子宫肌瘤切除术,在连续的产时胎儿监测、早期进行产科麻醉及必要时有能力行紧急剖宫产的条件下进行阴道试产。

3. **子宫畸形** 子宫畸形合并妊娠者并不少见,常见的子宫畸形类型有:

(1)双子宫畸形:双子宫之一侧子宫妊娠时,另一侧未孕之子宫亦稍增大,但一般不致造成难产,但如未孕子宫确已阻塞产道时,则需行剖宫产(图 17-2-13)。双子宫同时妊娠而发生双胎导致难产者极罕见。此外,由于子宫形状狭长,易发生臀先露。分娩时可因子宫发育不良而出现宫缩乏力,产程延长。

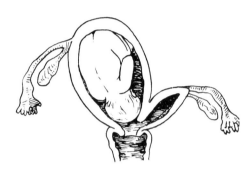

图 17-2-13 双子宫妊娠

(2)双角子宫、子宫纵隔畸形:双角子宫或纵隔子宫妊娠者较多见。在临床上很难区别这两种畸形,即使在非孕时做子宫碘油造影也有可能误诊。检查时双角子宫的宫底呈马鞍形,两角较凸起;而子宫纵隔宫底部外形正常。两者均可因宫腔形状异常而导致胎产式及胎位异常,以及因子宫发育不良而发生原发性子宫收缩乏力。临产后如能采取措施加强产力,多可经阴道分娩。若有胎产式或胎位不正,应根据产妇年龄、产次、骨盆情况及胎儿大小等决定分娩方式。凡产前疑为双角子宫者产后应做宫腔探查以明确诊断。附着于子宫纵隔处的胎盘部分常不易自然剥离,需行人工剥离,且易残留宫内引起产后出血。

(3)发育不全的残角子宫妊娠:此类病人往往在早、中孕时发生子宫破裂,需与输卵管间质部妊娠相鉴别。人工流产时如在宫腔内未见有孕产物而子宫继续增大时,应考虑本病并行剖腹探查。足月或近足月的残角子宫妊娠极少见。剖腹探查时应将发育不良的子宫切除(图 17-2-14)。

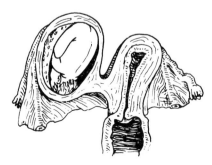

图 17-2-14 残角子宫妊娠

4. 子宫变位

（1）妊娠子宫过度前屈：腹壁松弛、驼背、身高不足及骨盆倾斜度过大等可使子宫过度前倾，称为悬垂腹（图17-2-15）。由于轴向异常，可妨碍胎头衔接，使分娩发生困难。在妊娠期可用腹带包裹腹部纠正轴向，临产后用脚架将腿部抬高或产妇置于半卧位，纠正轴向，有利于胎先露通过骨盆。

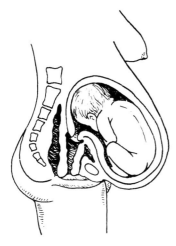

图 17-2-15 悬垂腹

（2）妊娠子宫后屈：后屈子宫达孕3个月后多能自动纠正位置，持续后屈的子宫有可能引起流产。在极个别情况下，后屈嵌顿或宫底与盆底粘连的子宫可继续妊娠，此时，宫颈外口在耻骨联合以上，子宫前后壁为适应胎儿生长而向腹腔伸长（袋形化）（图17-2-16），且常伴发尿潴留性尿失禁。此种妊娠被忽略而达到足月时，临产后，子宫收缩力的轴向虽能作用于胎儿，但不能使先露部进入宫颈，如不及时诊断并行剖宫产，势必发生子宫破裂。对有排尿困难史，临产后做阴道检查发现宫颈上移至胎先露之前上方者，可诊断为子宫后屈嵌顿，立即行剖宫产，同时行子宫复位术，并将圆韧带及宫骶韧带缩短。

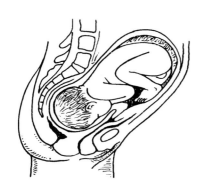

图 17-2-16 子宫后壁囊状突入子宫直肠窝

（3）子宫脱垂：子宫Ⅱ度脱垂或Ⅲ度脱垂，尤其伴宫颈延长者，在妊娠后宫颈充血、水肿加重，并可因摩擦导致溃疡和继发感染。妊娠3个月后，由于子宫体积增大，子宫上升进入腹腔，子宫脱垂的程度可减轻，妊娠期罕见有子宫完全脱垂者，至足月妊娠时则子宫不可能全部脱出阴道外，亦不致引起难产，如宫颈过度肥大、水肿，以致临产后宫颈扩张停滞时则需行剖宫产。

【卵巢肿瘤】

妊娠伴发卵巢肿瘤多数为良性肿瘤，恶性肿瘤仅占2%，良性肿瘤又以囊性畸胎瘤及黏液性囊腺瘤多见，各占1/4。最常见的并发症是蒂扭转，扭转后又可因肿瘤坏死而发生破裂。肿瘤可以是囊性或实质性。无论是哪一种，凡位于盆腔内的较大肿瘤，皆可能使分娩发生梗阻，甚至导致子宫或囊肿破裂。怀疑有卵巢肿瘤存在时，应做阴道及超声检查才能确诊。良性肿瘤确诊后根据病人情况进行随诊观察或择期手术，可于孕4个月或产后行卵巢肿瘤剥除术。如疑为恶性肿瘤，确诊后立即手术，手术范围同非妊娠期；如至妊娠晚期发现恶性肿瘤，胎儿已初具生存能力，可在保全母亲安全的条件下，支持数周以期得到活婴；若临产时发现卵巢肿瘤位于骨盆入口阻碍胎先露部衔接者，应行剖宫产术同时切除肿瘤。

【盆、腹腔其他器官病变】

由于盆、腹腔其他器官病变所造成的难产甚为罕见，术前诊断亦较困难，但一旦发现，必须行剖宫产。肾、脾等实质性器官可以游走盆腔内，影响分娩。其他如骶骨肿瘤、腹膜后肿瘤、盆腔包虫囊肿、直肠癌、膀胱巨大结石均可导致难产。疑为异位肾时可做静脉肾盂造影，B超检查以协助诊断。如有尿频、尿急、尿痛等症状，尿常规检查有红、白细胞，双合诊时则应想到膀胱内巨大结石可能，可用金属导尿管插入膀胱试探，如有撞击石头的感觉，即可证实。在膀胱充盈时做B超检查，对结石的诊断有很大帮助。如有便血、腹泻史，肛诊发现直肠内有硬块，应行钡灌肠、直肠镜检并做活体组织学检查以决定是否是直肠癌或其他病变。如因盆腔包块阻碍分娩而行剖宫产时，应仔细辨明包块的性质，决不可将异位肾切除。对其他病变应根据包块物的性质而决定是否剖宫产，术时将其切除或术后再进一步处理。一般良性肿瘤应于剖宫产时一并切除，恶性者应按恶性肿瘤尽量切除全部肿瘤、子宫和双侧附件。如当时不能切除或虽然切除但不彻底，可待以后再择机进行处理。

参考文献

1. 华克勤，丰有吉. 妇产科学. 第3版. 北京：人民卫生出版社，2015：77-84

2. Cunningham FG，Leveno KJ，Bloom SL，et al. Williams Obstetrics：24th ed. New York：McGraw-Hill Education，2014：455-472

3. 中华医学会妇产科学分会产科学组. 新产程标准及处理的专家共识. 中华妇产科杂志，2014，49(7)：486

4. 刘兴会,漆洪波. 难产. 北京:人民卫生出版社,2015:110-122

5. The American college of obstetrician and gynecologists. Practice bulletin number 115:Vaginal birth after previous cesarean delivery. 2010

（顾蔚蓉）

第三节　胎位异常

关键点

1. 胎位异常包括横位、臀先露及头先露胎头位置异常。

2. 头先露胎头位置异常包括持续性枕横位及枕后位、胎头高直位、枕横位中的前不均倾位、面位、额位等,不易做到早期诊断,它是在分娩过程中逐步由正常发展到异常情况。

3. 分娩过程中若发现有任何异常应做阴道检查及超声显像以确定胎头位置,给予恰当的处理,避免形成头位难产。

胎儿性难产可归纳分为胎位异常、胎先露异常和胎儿发育异常性难产。胎儿异常在难产中占有相当重要的位置,可从两方面影响分娩:一是胎位异常,包括横位、臀先露及头先露胎头位置异常,其中头先露胎头位置异常包括持续性枕横位及枕后位、胎头高直位、枕横位中的前不均倾位、面位、额位等;二是胎儿发育异常,包括胎儿巨大及畸形,后者有包括联体双胎、无脑儿、脑积水、胎儿肝、肾肿瘤,胎儿腹水、多囊肾等。本节主要对胎位异常进行阐述。

分娩时正常胎位占90%,而异常胎位约占10%。头先露胎头位置异常发生率为6%～7%,臀先露约3%,近来,由于臀先露外倒转术已少做,因之臀先露发生率有上升趋势,横位及复合先露少见。

头先露时胎头不以枕前位俯屈通过产道而分娩者称为胎头位置异常。若胎头衔接异常,则为胎头高直位;若内旋转受阻,则发生持续性枕横位或枕后位;若胎头姿势异常如胎头仰伸,则成前顶先露、额先露或面先露;若胎头侧屈,则为不均倾位。以上胎头位置异常均可能使胎儿下降受阻,宫颈扩张延缓或停滞,产程延长,母儿损伤、产后出血及感染的危险均显著增加。胎位位置异常还是导致发生胎膜早破、潜伏期延长、活跃期异常及第二产程延长的重要原因之一。

胎头位置异常,部分是由于母体骨盆形态异常之故,而胎头位置异常本身又进一步增大了胎头通过骨盆的径线,以致成为头位难产的首要因素。胎头位置异常不容易做到早期诊断,它是在分娩过程中逐步形成,由正常发展到异常情况。分娩过程应仔细监护,若发现有任何异常应做阴道检查及超声显像以确定胎头位置,给予恰当的处理,避免形成头位难产。

一、持续性枕后位

【定义】

传统的定义指胎头以枕后位衔接于骨盆入口,经过充分试产,至中骨盆及盆底仍不能自然旋转至枕前位,而持续于枕后位状态,致使分娩发生困难者,称持续性枕后位(persistent occipitoposterior position)。

凡是正式临产后,经过充分试产(积极处理后产程仍无进展),当终止妊娠时,不论胎头在骨盆的入口、中骨盆或骨盆底,只要其枕部仍持续位于母体骨盆后部,即称为持续性枕后位。应当指出,持续性枕后位经徒手旋转为枕前位或枕直前位后自然娩出者,仍应诊断为持续性枕后位。

【发生率】

持续性枕后位是常见的胎头位置异常,发生率一般为4%～5%,但也有报道差别较大,为0.8%～27.1%,主要原因在于诊断枕后位时间早、晚不同和对持续性枕后位定义的认识不同。若按胎头衔接并下降至中骨盆及盆底仍持续为枕后位,则其发生率必然较低。另外,重庆医科大学附属第二医院用超声显像观察221例孕产妇的胎方位,发现临产后枕后位占33.03%,其中53.13%在产程中可自然转至枕前位分娩,29.69%仍持续为枕后位,故持续性枕后位的发生率为9.6%。

【病因】

持续性枕后位的发生原因尚不十分清楚,一般认为可能与下列因素有关。

1. **骨盆形态异常**　男型骨盆及猿型骨盆的入口平面前半部狭窄,后半部较宽,更适合于胎头以枕部衔接;漏斗型骨盆的中骨盆面及出口面横径狭窄,妨碍枕后位胎头向前旋转,而持续性枕后位。Diesopo认为,90%的持续性枕后位是由于骨盆形态异常引起,是胎头适应骨盆前半部窄小、后半部宽大、前后径长的表现。

2. **骨盆狭窄**　均小骨盆狭窄,枕后位胎头在中骨盆难以进行大于90°的内旋转,常易停滞于枕后位。

3. **头盆不称**　胎头与骨盆大小不相称时,妨碍胎头内旋转,使持续性枕后位的发生率增加。

4. **胎头俯屈不良**　胎头以枕后位入盆时,胎儿脊柱与母体脊柱靠近,不利于胎头与胎背形成一弧形曲线,妨碍胎头俯屈以适应骨产道的自然弯曲度。由于胎头俯屈不良,甚至略为仰伸,以致胎头以枕额径(11.3cm)通过产道,较枕前位时以枕下前囟径(9.5cm)通过产道的径线大1.8cm或更多,这不利于胎头内旋转及下降,而持续于枕后位状态造成难产。

5. 宫缩乏力 子宫收缩乏力不易推动胎头内旋转,可致产程受阻,其中原发性宫缩乏力者仅占12.2%,而继发性占31%。因此,子宫收缩乏力也往往是持续性枕后位的重要原因,如宫缩乏力得以纠正,可能使枕后位旋转成枕前位娩出。

6. 子宫内外环境的影响 胎盘附于子宫前壁,前壁的子宫肌瘤及充盈的膀胱等,均可阻碍胎头向前旋转。

【分娩机制】

胎头以枕后位入盆时,可以有以下几种分娩机制:

1. 当骨盆、胎儿及宫缩均正常时,大多数枕后位胎头的枕部可以自然向前旋转135°,成为枕前位自然娩出(图17-3-1)。因此,胎头以枕后位入盆者,一般不视为异常。

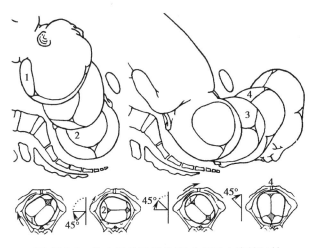

图17-3-1 枕右后位时胎头完成135°内旋转以枕前位娩出

2. 少数以枕后位入盆的胎头在骨盆腔内不能进行正常的内旋转,而出现以下情况:

(1) 枕后位(枕左后位或枕右后位)胎头向后旋转45°,使胎头矢状缝与骨盆前后径方向相一致,然后下降至盆底称为低直后位或枕直后位(图17-3-2)。此时若胎头俯屈良好,则枕骨在骶岬前方,大囟先露与耻骨联合下方,以大囟为支点,胎头继续俯屈,使顶部、枕部相继自会阴前缘娩出,继而胎头仰伸,额、鼻、口、颏相继自耻骨联合下方娩出。胎儿躯干娩出后,胎儿肢体娩出与一般正常分娩过程相同。此种分娩机制见于骨盆正常,胎儿较小、产力强者,是枕后位经阴道自然分娩的方式(图17-3-3)。但是,若枕后位胎头虽内旋转为枕直后位,而胎头俯屈不良,呈半仰伸状态,则胎儿的额部先露于耻骨联合下方,逐渐娩出鼻根部,以鼻根部为支点,胎头俯屈,娩出大囟、头顶及枕部,胎头再仰伸,继续娩出鼻、口、颏,胎头全部娩出(图17-3-4)。这种分

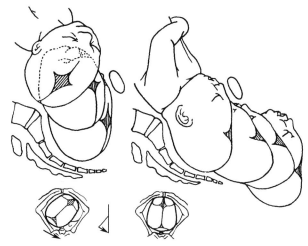

(1)以大囟为支点　　(2)以鼻根为支点

图17-3-2 枕右后位转成枕直后位娩出

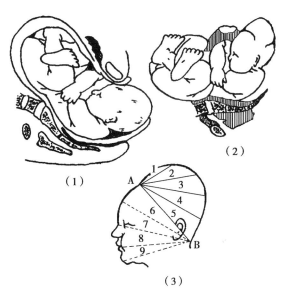

图17-3-3 枕后位胎头俯屈较好的分娩机制
(1)大囟为先露,以A表示,位于耻骨弓下为支点;(2)仰伸时以B位于会阴处为支点;(3)通过产道的胎头各个平面的径线

娩机制较前者困难,需用产钳或胎头吸引器助产。

(2) 枕后位胎头向前旋转45°并下降至骨盆底,形成胎头低横位,呈持续性枕横位。

(3) 胎头在骨盆腔内不进行内旋转,而持续于枕右后位或枕左后位,若胎头停留在+2或2以上不再下降,则阴道分娩困难,需行剖宫产结束分娩;若胎头下降至盆底,可徒手旋转胎头至枕前位后再行产钳助产;若胎头旋转不动,估计阴道助产有困难,亦应行剖宫产。

【对母儿的影响】

持续性枕后位如不及时处理,对母亲尤其对胎儿危害大,滞产的发生率为49.15%,产后出血率为14.14%,胎儿窘迫率为37.37%,新生儿窒息为24.24%,新生儿死亡率

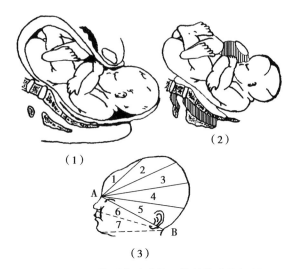

图 17-3-4 枕后位胎头俯屈较差的分娩机制
(1) 额为先露,以 A 表示,位于耻骨弓下为支点;(2)仰伸时以 B 位,于会阴处为支点;(3)通过产道的胎头各个平面的径线,胎头各平面径线大于图 17-3-3 所有径线情况

为 5.9‰。

【临床表现与诊断】

1. 临产后不久,产妇感觉腰骶部胀痛,随产程的进展,宫缩加强而明显。

2. 由于胎头枕骨位于骨盆后方,直接压迫直肠,产妇过早出现排便感及肛门坠胀,甚至在宫颈扩张 3～5cm 时,产妇不自主地向下屏气。

3. 由于产妇过早屏气,腹压增加,常出现宫颈水肿,尤以宫颈前唇水肿多见。

4. 产程图异常

(1) 枕后位胎头俯屈不良,衔接缓慢甚至不能衔接,先露部不能紧贴子宫颈,故常伴有继发性宫缩乏力,活跃期宫颈扩张延迟或停滞。

(2) 宫颈开全后胎头下降延缓或停滞,致第二产程延长。

5. 腹部检查 在母体前腹壁的大部分(2/3)可扪及胎肢,胎背偏向母体侧方或后方,胎心音在母体腹侧偏外侧或胎儿肢体侧最响亮。有时,可在胎儿肢体侧耻骨联合上方摸到胎儿颏及面部。

6. 肛查及腹部联合扪诊 当宫颈口扩张至 3～5cm 时,可采取肛查及腹部联合扪诊。肛查时常有直肠后部较空虚感,手指将胎头往上顶,有利于另一只手在腹部上触摸胎儿颏部。若肛查触及胎头矢状径在骨盆右斜径上,颏在耻骨联合左上方,为枕右后位;若矢状缝在骨盆左斜径上,颏在耻骨联合右上方,则为枕左后位。故肛查及腹部联合扪诊有利于早期发现枕后位。

7. 阴道检查 是确诊枕后位的重要方法。一般在宫颈扩张 3～4cm 时,阴道检查即能确定胎方位。将两手指伸入宫颈口内检查,当胎头水肿不明显时,矢状缝及囟门的位置不难确定。若矢状缝在骨盆的左斜径上,前囟在骨盆的右前方,后囟在骨盆左后方则为枕左后位;若矢状缝在骨盆的右斜径上,前囟在骨盆的左前方,后囟门在骨盆的右后方则为枕右后位(图 17-3-5)。宫颈完全或近完全扩张时,若扪及胎儿耳廓朝向后方可作为诊断枕后位的标记。此外,必须扪清双顶径是否已经衔接,切不可被水肿的胎头所迷惑。

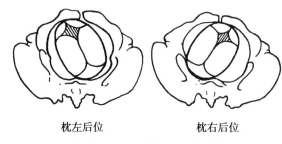

　　　　枕左后位　　　　　枕右后位
图 17-3-5 阴道检查的枕后位

【处理】

临产后,胎头以枕后位入盆时,除了少数在产程中持续于枕后位状态而致分娩困难以外,多可在产力推动下胎头内旋转为枕前位而经阴道顺产。因此,若产前检查无头盆不称或临界,枕后位均应给予阴道试产的机会,但产程中应进行严密的观察。

1. **第一产程**

(1) 潜伏期:潜伏期应耐心期待,减少干预,保证产妇充分的营养和休息。若精神紧张、睡眠不好或宫缩欠佳者,可予以哌替啶或地西泮肌注,消除产妇疲劳,可使宫缩逐渐转频。进食少者应补液。

(2) 活跃期:应严密观察产程进展,积极处理。

如宫口扩张至 6cm 时宫颈扩张速度显著加快,如宫颈扩张率＜1cm/小时,可人工破膜;如宫缩欠佳,无头盆不称,可及早使用缩宫素。

值得一提的是,第一产程中胎头未完全衔接,宫颈未完全扩张,若行手法旋胎头至枕前位,易出现宫颈裂伤、脐带脱垂等严重并发症,且失败率高,故不推荐第一产程行手法旋转胎头。

另外,宫口尚未开全,产妇即可因胎头压迫直肠产生排便感,应劝告产妇不可过早屏气用力,以免引起宫颈前唇水肿,影响产程进展。

2. **第二产程** 宫口开全后,胎先露仍停留在＋2 或＋2 以上不再下降,若骨盆无漏斗型狭窄,胎儿中等大小,试徒手转胎位至枕前位,如徒手转胎位成功,胎头继续下降,可在双侧阴部神经阻滞麻醉后,待其自然分娩或阴道助产。若骨盆有漏斗型狭窄,胎儿较大,胎头较高或徒手转胎位失败,需立即行剖宫产术。

凡是经过较长时间试产,并经各种处理后,产程曲线表现为宫颈扩张延缓或停滞,应考虑剖宫产。阴道助产只用于胎头达+3或更低者。不宜使用中位产钳助产。

枕后位胎头达+3或+3以下,可出现两种情况。第一种情况是胎头呈低直后位、可以产钳助产。上产钳的方法同枕前位,但牵拉时应尽量将产钳柄适度的向上向外提,协助胎头俯屈,避免胎头俯屈不良造成软产道的严重损伤。必须指出,低直后位不宜以胎头吸引器助产,因低直后位胎头常略带仰伸,呈前囟先露,胎头吸引器助产使负压直接作用于前囟,可损伤颅内组织,造成新生儿颅内出血。第二种情况是胎头持续于枕后位,若胎头先露部达+2或+3,目前均主张徒手旋转胎头至枕直前位。术时先将胎头略往上推,但上推的高度应不高于0位,待胎头转正后,术者的手暂不放松,等一两阵宫缩后,胎头下降至+3或+3以下再上产钳。钳柄方向应先持平,微微向上,然后再向上提。产钳柄、产钳叶方向向后向下,使胎头滑过耻骨联合下降。在这种情况下可用产钳旋转胎头由后位至前位。Kielland产钳是最好的。如枕后位胎头已达盆底,又非前囟先露,先徒手旋转,失败后可用胎头吸引器助产。将胎头吸引器置于胎儿枕部,不要放在囟门上,边旋转边牵引,娩出儿头效果较好。不论用何方法均必须先准确查清胎方位,然后枕右后位应做顺时针方向旋转;枕左后位应做反时针方向旋转。另有一点应引起注意,产程延长后由于产道的挤压,颅骨重叠,胎头水肿形成,当胎头已达+3或+3以下,胎头双顶径尚在坐骨棘水平以上,胎头最大径线尚未通过最窄的中骨盆平面。若施行产钳术时必须清楚此点。阴道检查要仔细,明确胎头是否降至+3以下。

3. **第三产程**　处理及产后注意事项:第三产程产妇疲劳,应预防产后出血,积极应用宫缩剂,会阴切口较大深者,积极预防感染,对准缝合。

二、持续性枕横位

大约50%的胎儿在妊娠晚期或临产前以枕横位入盆,因此,枕横位是头先露的正常衔接方位。胎头以枕横位入盆后,多数能自然旋转至枕前位而经阴道自然分娩。若胎头不能自然旋转至枕前位或胎头以枕后位入盆后向前旋转至枕横位时停顿,均可能形成持续性枕横位。

【定义】

胎头以枕横位衔接,至中骨盆或盆底,尚未自然转至枕前位者,称为持续性枕横位(persistent occipital transverse position),又称胎头低横位(deep transverse arrest)。

持续性枕横位与持续性枕后位一样,无论胎头在骨盆的哪一个平面,均可能持续于枕横位状态。因此认为凡正式临产后,经过充分试产,至分娩结束时,无论胎头在骨盆哪一个平面,只要胎头矢状缝与骨盆横径平行,仍持续处于枕横位,均称为持续性枕横位。

【发生率】

持续性枕横位在胎头位置异常中发生率最高,通常情况下约50%的孕妇其胎儿以枕横位入盆,到产程晚期都会内旋转至枕前位分娩,仅5%的胎儿最终以枕横位娩出。

【病因】

1. **骨盆形态异常**　常见于扁平型及男型骨盆,共占42.23%,其中扁平型骨盆占23.88%。由于扁平型骨盆前后径小,男型骨盆入口面前半部狭窄,使入口面可利用的前后径较短,故胎头多以枕横位入盆,男型骨盆的中骨盆横径短小,胎头下降过程中难以转至枕前位,而持续于枕横位。

2. **头盆不称**　因骨盆狭窄,头盆大小不称,以枕横位入盆的胎头向前旋转受阻。

3. **胎头俯屈不良**　此时胎头通过产道的径线相应增大,妨碍胎头内旋转及下降。

4. **宫缩乏力**　多因继发性宫缩乏力影响胎头内旋转及下降。

【分娩机制】

多数枕横位在产力推动下,胎头枕部可向前旋转90°称为枕前位最后自然分娩。如不能转为枕前位,可以有以下几种分娩机制。

1. 部分枕横位于下降过程中胎头无内旋转动作,从临产到分娩结束,均为枕横位,称为持续性枕横位。

2. 如果胎头以枕后位衔接,下降过程中不能完成大于90°的内旋转,而是旋转至枕横位时即停顿下来,称为持续性枕横位,这是枕后位发展的结果。

【对母儿的影响】

持续性枕横位的难产倾向大,多数需要手术助产将胎儿转成枕前位娩出。

【诊断】

宫口近开全或开全后,胎头位于中骨盆及盆底时,出现产程异常,胎头下降停滞,阴道检查示胎头矢状缝在骨盆横径上,前后囟均能扪及,即可诊断持续性枕横位。其临床特点:

1. **腹部检查**　扪及胎儿肢体及胎背在腹前壁两侧各占一半,胎心音在下腹部偏外侧最响亮。耻骨联合上方触及的胎头比枕前位及枕后位宽。因枕横位时扪及的胎头两侧为枕额径的两端,平均11.3cm,为头先露胎头不俯屈或不仰伸时的最宽纵径。耻骨联合上扪及的两侧颅顶不等高,胎头枕骨所在的一侧高于额骨所在的一侧。若为枕左横位,于下腹部的左侧,耻骨联合左上方扪及枕部(形圆质硬),枕部如在耻骨联合上3指高,则右侧的额部可能仅有1指高;如为枕右横位,方向则相反。随访胎头是否下降,应以枕骨侧为标准,枕左横位时总在耻骨联合左上方触摸枕部高低,下次检查切不可更换到耻骨联合右上方触摸,所摸到的是额部,只在耻骨联合上1横指,而误认为胎头已经下降2横指。

2. **肛查**　胎头矢状缝在骨盆横径上。

3. **阴道检查**　胎头矢状缝在骨盆横径上,通常前后囟均能扪及,后囟在母体左侧称枕左横位,后囟在母体右侧称为枕右横位。

【处理】

凡以枕横位入盆者,除明显头盆不称外,均应试产。若试产过程中出现产程异常,可加强子宫收缩力。当宫颈口扩张开全或近开全时,将手伸入阴道内将拇指与其余四指自然分开握住胎头向前旋转为枕前位,枕横位纠正后胎头一半均能很快下降,经阴道自然分娩或用产钳助产或胎头吸引器助产。若徒手旋转胎方位失败,胎头位置较高,尚在+2以上,则应行剖宫产术。

三、胎头高直位

【定义】

当胎头矢状缝位于骨盆入口面前后径上时,称为胎头高直位(sincipital presentation),是一种特殊的胎头位置异常。

胎头高直位又分为两种,一种是胎头的枕骨在母体骨盆耻骨联合后方,称高直前位,又称枕耻位(occipitopubic position)(图17-3-6);另一种是胎头枕骨位于母体骨盆骶岬前,称高直后位,又称枕骶位(occipitosacral position)(图17-3-7)。胎头高直位是一种很不利的胎位,若不及时诊断和处理,对母儿危害均较大。尤其高直后位,几乎均需剖宫产结束分娩,故属于严重的异常胎位,应予以特别重视。高直前位50%~70%可经阴道分娩。

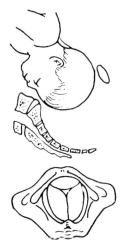

图 17-3-6　高直前位(枕耻位)

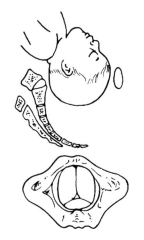

图 17-3-7　高直后位(枕骶位)

【发病率】

胎头高直位在胎头位置异常中排第三位,值得重视,发病率国内文献报道占分娩总数的1.08%,国外文献报道的发病率为0.06%~1.60%。发病率存在较大区别主要在于是否漏诊。

【病因】

胎头高直位的病因尚不明确,可能与以下因素有关:

1. **头盆不称**　重庆医科大学附属第二医院45例高直位中头盆不称者11例,头盆临界不称者27例,两者相加占总数的84.4%,头盆关系正常者仅占7例,占总数的15.6%。

2. **骨盆形态及大小异常**　如骨盆入口面狭窄或变形,漏斗型骨盆狭窄,尤其男型及猿型骨盆入口面的形态易使胎头以高直位衔接。

3. **胎头异常**　胎头太大、太小或胎头形态呈长形。

4. **胎膜早破**　系胎头高直位的原因还是结果,尚有争议。有学者认为,在妊娠末期或临产初期,胎头未固定之前,胎位可能发生变动,当胎头由母体一侧转向另一侧时,胎膜突然破裂,羊水迅速外流,胎头迅速落于骨盆入口上,形成胎头高直位。也有报道胎膜早破可能使胎头不能恰当的旋转,胎头矢状缝被固定在骨盆入口前后径上,形成胎头高直位。

5. **悬垂腹**　腹部松弛,两侧腹直肌分离,使胎背处于前位,有可能发生高直位。

【分娩机制】

高直前位临产后,胎头极度俯屈,以枕骨下部支撑在耻骨联合处,额、顶、颏转向骶岬。由于胎头极度俯屈,首先是大囟滑过骶岬,然后是额部沿骶岬向下滑动,一旦胎头极度俯屈的姿势得以纠正,胎头不需内旋转,可按一般枕前位机转通过产道分娩,但因胎头的入盆与下降遇到困难,整个产程较长。若俯屈得不到纠正,胎头无法入盆,就需以剖宫产结束分娩。

高直后位最突出表现是胎头高浮,迟迟不能入盆。这主要是由于胎头枕部与胎背所形成的弧形正对着母体向前突出的脊椎腰骶部,前凸的腰骶部妨碍胎头下降,较长的胎头矢状径又位于较短的骨盆入口前后位上,致使胎头高浮而无法衔接入盆。若胎背能向一侧旋转45°称为枕左后位或枕右后位,胎头即有可能下降,在临床实际工作中,高直后位能够入盆并经阴道分娩是极少见的。

【临床表现及诊断】

1. **胎头不衔接和不下降** 胎头高直位主要表现为胎头的衔接和下降均有困难,高直前位可能衔接入盆而转为正常产程,高直后位胎头不入盆,不下降。胎头下降受阻、嵌顿、压迫膀胱,可引起胎头变形水肿、宫颈水肿及膀胱水肿而发生排尿困难和尿潴留。

2. **宫颈扩张延缓或停滞** 因胎头下降受阻影响宫颈扩张。可表现为宫颈扩张5~6cm时胎头下降停滞,甚至宫颈近开或开全,先露仍在坐骨棘水平或以上。

3. **产程延长** 胎头高直位中高直后位绝大多数需以剖宫产结束分娩。若对胎头高直后位认识不足,延误诊断,常可致产程延长。

4. **腹部检查** 高直前位时胎头是正直前位,胎头横径较短,检查者感觉胎头偏小与胎体不称比例。孕妇腹部完全被胎头所占据,触不到胎儿肢体。胎心音在下腹中线或稍偏左处最清楚。

高直后位时在下腹正中耻骨联合上方可触及胎儿颏部,枕骨与下颌骨在一水平面上,孕妇腹部完全被胎儿肢体所占据,这是诊断高直后位很重要的体征。胎心音在下腹中线附近稍偏右最清楚,因胎心音由胎儿前胸传至腹壁,故较枕前位时由胎儿背部传导而来的胎心音更响亮。由于胎心音响亮,故在下腹左右两侧均可听见。即使在同一孕妇,不同检查者所标明的胎心音位置也可能不相同,这种胎心音位置忽左忽右的现象有助于诊断高直后位。

5. **阴道检查** 高直位时胎头矢状缝与骨盆入口平面的前后径方向一致,有时可略偏左或右,但左右不超过15°。高直前位时后囟靠近耻骨联合,前囟靠近骶骨。相反,高直后位时后囟靠近骶骨,而前囟靠近耻骨联合。胎先露均高悬于"0"位以上。

由于胎头紧紧嵌顿于骨盆入口处,产程停滞,胎头压迫宫颈的时间过长,妨碍宫颈的血液循环,由阴道检查常可发现宫颈水肿及胎头水肿,胎头水肿的大小与宫颈扩张大小相符合,一般直径3~5cm。高直前位时,因胎头极度俯屈,胎头水肿一般在枕骨正中;高直后位时,因胎头有不同程度的仰伸,故胎头水肿在两顶骨之间。

胎头高直位容易漏诊。在临产早期腹部检查时如遇有可疑体征,而产程进展较慢,应及时做阴道检查明确诊断。早期诊断非常重要,可减少母婴的并发症。

【处理】

高直前位时,胎儿枕部若能向一侧转45°至枕左前位或枕右前位,即有可能正常分娩。一般可采用加强宫缩,使其自然转位,但必须是骨盆正常,头盆相称,经检查后,严密观察1~2小时的产程进展,如失败应手术产。

高直后位时,胎头若向一侧转45°至枕左后位或枕右后位,则可按枕后位的分娩机制进行。总的说来有两种方法可以使胎头转位:①加强宫缩促使胎头转位;②徒手旋转胎方位。但是高直后位即使在严密观察下静滴缩宫素,并予以足够的时间试产,转位成功的机会很少。徒手旋转胎方位,则必须宫颈开全或近开全才有可能进行,但高直后位时宫颈很少能开全,即使宫颈开全,胎先露不下降,转位的成功率也不高。因此,一旦诊断明确,应立即行剖宫产术,以避免对母儿造成危害。

四、前不均倾位

【定义】

枕横位的胎头以前顶骨先入盆者称为前不均倾位(anterior asynclitism)。

胎头以枕横位入盆时,可以有三种倾位(图17-3-8),一种为均倾位(synclitism),即胎头双顶同时进入骨盆入口,

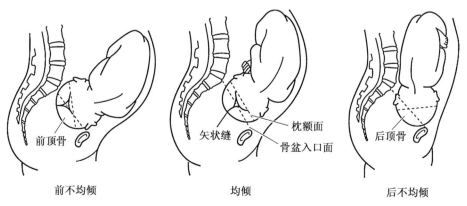

前不均倾　　　　　均倾　　　　　后不均倾

图 17-3-8　枕横位时胎头入盆的三种方式

胎头矢状缝在骨盆入口平面中轴线的横径上;若胎头侧屈,后顶骨先入盆,并滑入骶岬下,则为后不均倾位(posterior asynclitism);若胎头前顶骨先入盆,则为前不均倾位。前两种胎头入盆倾势是正常的。但胎头为前不均倾位时,前顶骨先入盆,落于耻骨联合后方,致使后顶骨搁于骶岬上而不能入盆,随着产程进展,宫缩加强,胎头侧屈加重,而胎头始终不入盆,最终以剖宫产结束分娩。这很明显,在枕横位时后不均倾是较前不均倾位更有利的分娩机制。

【发病率】

前不均倾位的发病率在胎头位置异常中占第 4 位。发病率在 0.68% 左右。

【病因】

1. **头盆不称**　国内的报道中头盆不称占有较大比例。

2. **骨盆倾斜度过大**　胎头可利用的骨盆入口面较小,胎头不易入盆,后顶骨搁于骶岬上方,前顶骨先进入骨盆入口。

3. **悬垂腹**　孕妇腹壁松弛,子宫前倾,使胎头前顶骨先入盆。

4. **扁平骨盆**　骨盆入口前后径小,胎头双顶不能入盆,为适应骨盆形态,胎头侧屈,前顶首先入盆。64 例前不均倾位中,2 例为扁平骨盆狭窄,骶耻外径分别为 17cm 及 17.5cm。

综上所述,当骨盆倾斜度过大,悬垂腹或腹壁松弛时,胎儿身体向前倾斜,可使胎头前顶先入盆,若同时有头盆不称,则更有可能出现前不均倾势这种异常胎位。

【临床表现及诊断】

1. **胎膜早破**　易同时发生胎膜早破。

2. **胎头不衔接**　前不均倾时,胎头不易衔接,即使衔接也难于下降。

3. **活跃期停滞**　多在宫口扩张至 5～6cm 时产程停滞。

4. **尿潴留**　产程延长,子宫收缩乏力,引起神经反射性尿潴留,此外胎头前顶骨紧紧嵌顿于耻骨联合后方压迫尿道,故前不均倾位病人可于临产早期出现尿潴留。

5. **宫颈水肿**　前不均倾位时胎头前顶骨紧紧嵌顿于耻骨联合后方压迫宫颈,使血液和淋巴液回流受阻,导致宫颈受压迫以下的软组织水肿。

6. **胎头水肿**　由于产程停滞,胎头受压过久,可出现胎头水肿,水肿的范围常与宫颈扩张大小相符,一般直径为3～5cm,故称之为胎头"小水肿"。枕左横位前不均倾位时,胎头水肿应在右顶骨,枕右横位前不均倾位时,胎头水肿应在左顶骨。剖宫产取出胎儿后,因检查胎头水肿部位,这是核实前不均倾位的可靠方法。

7. **腹部检查**　胎背与胎体的关系与胎心音的位置基本与一般枕横位相同。所不同的是绝大多数前不均倾位的胎头无法入盆。在临产早期,可在耻骨联合上方扪到一圆而硬的隆起,此即嵌顿于耻骨联合后方的胎头前顶部,以后逐渐摸不到此顶骨,系因产程进展,胎头侧屈不断加重,埋于胎肩后而无法由腹部触及,此时胎头与胎肩折叠于骨盆入口处,胎肩可达耻骨联合上缘,表现为胎头已经入盆的假象。有时因胎头折叠于胎肩后而胎肩高高地耸起,高出于耻骨平面,在剖宫产术中一旦切开子宫,胎肩及上肢即可从子宫切口处突出来。

8. **阴道检查**　阴道检查时在耻骨联合后方可触及前耳,感觉胎头前顶紧嵌于耻骨联合后方,盆腔前半部被塞满,而盆腔后半部则显得很空虚,系因后顶骨大部分尚在骶岬以上。胎头矢状缝在骨盆横径上但逐渐向后移而接近骶岬,这是由于胎头侧屈加深所致(图 17-3-9,图 17-3-10)。阴道检查时,应注意将前不均倾位与枕前位和枕后位相鉴别。前不均倾位时,胎头前囟与后囟均向后移,若为枕左横前不均倾位时,前囟可在骨盆面时钟方向 7°～8° 处,后囟在 4°～5° 处。由于胎头位置较高,宫颈口仅扩张 3～5cm,很难将前囟及后囟均扪诊清楚,往往仅能扪及颅顶的一部分。若仅摸到后囟在 4°～5° 处又可能误诊为枕左后位。因此,阴道检查诊断前不均倾位的关键在于摸清矢状缝的走向是否与骨盆的横径相平行,并向后移靠近骶岬,且同时前后囟均一起向后移。前不均倾位易被误诊和漏诊。

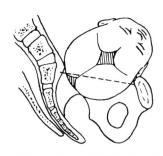

图 17-3-9　前不均倾位胎头侧屈,胎头前顶骨嵌在耻骨联合后,后顶的大部分尚在骶岬之上

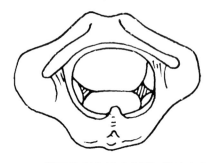

图 17-3-10　前不均倾位胎头侧屈,胎头之矢状缝在骨盆的横径上,后移

【预防与处理】

首先要预防前不均倾位的发生,凡是会引起前不均倾

位的因素,可于产前或临产早期尽量予以纠正,如妊娠晚期腹部松弛或悬垂腹者,可加用腹带纠正胎儿向前倾斜。

前不均倾位的诊断一旦确定,除极个别骨盆正常或较大,胎儿较小,产力强者可给予短期试产外,其余均应尽快做剖宫产术。

有时诊断未能于手术前完全确立,但按产程图观察已无继续进展可能者,也必须尽快剖宫产结束分娩,不然产程延长后不但对母儿带来危害,也会使手术遇到困难。产程较长者施行剖宫产术时,胎儿前肩已抵达耻骨联合上方,胎头未能入盆,侧屈逐渐加重,胎头紧贴后肩,转向骨盆入口后方,这种情况被称为"忽略性前不均倾位",随着诊断水平

不断的提高,应避免发生这种忽略性前不均倾位。切开子宫下段时,因胎肩骑跨于耻骨联合上,故上肢很容易脱出于切口外。

五、面先露(颜面位)

分娩过程中,当胎头极度仰伸,以面部为先露时成为面先露(face presentation),又称颜面位。其方位指示点为颏。根据颏部与母体骨盆的关系可以分为颏左前、颏左横、颏左后、颏右前、颏右横、颏右后六种不同的颜面位(图 17-3-11),而以颏左前及颏右后位较多见。

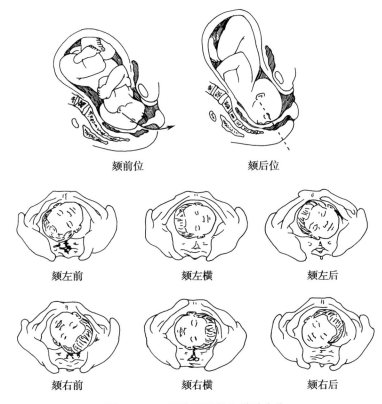

额前位   额后位

颏左前   颏左横   颏左后

颏右前   颏右横   颏右后

图 17-3-11 面先露及其六种胎方位

颜面位时,胎儿枕骨与背部贴近,颏部远离胸部,呈挺胸弯腰姿势,往往是产程中由于额先露继续仰伸而形成。

【发生率】

面先露的发生率不高,据国内外报道,大约 0.20%~0.27%,经产妇多于初产妇,其比例为 3:1。

【病因】

引起面先露的原因是多方面的,任何有利于胎头仰伸或妨碍胎头俯屈的因素都可能促成面先露。

1. 骨盆狭窄或胎儿巨大者,在临产后胎头衔接受阻,仰伸为面先露的可能性增大。Hellman 等统计 141 例面先

露中 39.4%有骨盆入口狭窄。

2. 经产妇 悬垂腹是发生面先露的另一因素。胎背向前或与枕骨成同一方向,于是胎儿颈椎与胸椎仰伸,形成颜面位。

3. 无脑儿、胎儿甲状腺肿大、脐带绕颈、前置胎盘、羊水过多等均可促使胎头以仰伸姿势嵌入骨盆入口发生面先露。

【诊断】

1. 腹部检查 由于胎头极度仰伸,入盆受阻,胎体伸直,故宫底位置较高。颏前位时,胎儿肢体靠近母腹前壁,易被触及。胎心音由胎儿胸前壁经母体腹前壁传出,故在胎儿小肢体所在一侧的母体下腹部听诊胎心音最响亮。颏

后位时,由于胎儿枕部靠近胎儿背部,在孕妇下腹部靠近耻骨联合上方处可扪及明显高起的胎头,且胎头枕骨隆突与胎背间有明显的凹沟,胎心音则因胎儿胸壁远离孕妇腹前壁使传导受到影响,故响度较弱。

2. **肛查** 可触及高低不平、软硬不均的面部,常因面部有水肿而不以与臀先露区别,故临床诊断面先露必须依靠阴道检查。

3. **阴道检查** 是确诊面先露最可靠的方法。一般在宫口开大 3～5cm 时进行。如在阴道内扪及胎儿的口、鼻、眼眶及颧骨各部,即可确诊为面位。行阴道检查时,若胎膜未破,应先行人工破膜,破膜后可触及高低不平的面部器官。由于胎儿面部受到产道的压迫,常有水肿、淤血。组织变得较脆,检查时动作要十分轻柔,以免损伤面部皮肤。检查时应注意与臀先露相鉴别,偶可将胎儿的口误认为肛门,将颧骨误认为是坐骨结节,但肛门与坐骨结节是在一条直线上,而口与颧骨形成一个三角形,可以作为鉴别面先露和臀先露的参考(图 17-3-12)。另外,若阴道检查时触及胎儿肛门,则手指上附有胎粪,与面先露时手指触及胎儿口腔不难鉴别。检查时必须查清胎儿颏的方位,以便决定分娩方式。颏前位可能经阴道分娩,颏后位则需行剖宫产术,两者的分娩方式截然不同。

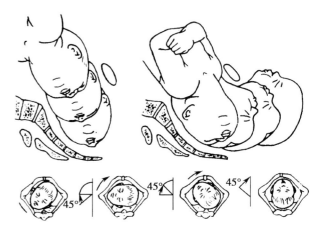

图 17-3-13 面先露的分娩机制

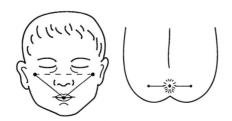

图 17-3-12 胎面与胎臀触诊的鉴别

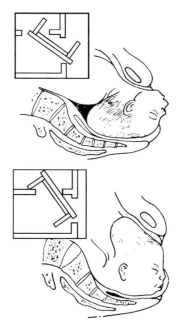

图 17-3-14 颏前位及颏后位分娩示意图

【分娩机制】

一般系额先露在下降的过程中胎头进一步仰伸而转变为面先露。面先露的分娩机制主要包括仰伸、下降、内旋转、俯屈及外旋转。

若产力、产道均正常,胎儿不大,颏前位可能经阴道自然娩出。胎头以仰伸姿势衔接入盆,当胎儿面部到达盆底时,胎头极度仰伸,颏部作为最低点转向前方,自耻骨弓下娩出,其后以下颌骨为支点,在产力(尤其是肛提肌收缩力)推动下,胎头相应俯屈,口、鼻、眼、额及大囟相继娩出(图17-3-13)。

颏后位需经内旋转 135°呈颏前位方能自然娩出,若内旋转受阻而持续为颏后位(图 17-3-14),则因胎颈需极度仰伸方能越过骶骨,但很少有能克服者,除外早产或已浸软的胎儿在胎头与胎肩同时随胎颈一道娩出者外,足月活胎绝对不能从阴道娩出,故颏后位一般需剖宫产终止妊娠。

【对母儿的影响】

1. **对母体的影响**

(1)颏前位时多有产程延长。

(2)胎先露部不能紧贴子宫下段,常导致继发性子宫收缩乏力。

(3)胎儿面部骨质不能变形,易发生产妇会阴裂伤。

(4)颏后位时,如未能及时发现和处理,可因分娩梗阻造成子宫破裂,危及产妇生命。

2. **对胎儿的影响**

(1)胎儿面部变形、青紫及水肿。

(2)头骨变形,枕额径明显变长。

(3)严重者发生会厌水肿,影响吸吮动作。

(4)新生儿可保持仰伸姿势达数日,出生后需加强护理。

【处理】

面先露均在临产后发生,事先难以预防,临产后如出现产程异常,应及时做阴道检查,及早诊断和处理。

额前位时,如产道无异常,子宫收缩正常,可能经阴道自然分娩;如第二产程延长,可行低位产钳助产;据额前位分娩机制而言固然可以阴道分娩,但对产程长,胎头下降延缓者仍以及时行剖宫产为宜。额后位难以自阴道娩出,需行剖宫产。

六、额　先　露

额先露(brow presentation)是指胎头的姿势处于俯屈和仰伸之间(介于枕先露和面先露之间)的位置,以最大枕颏径通过产道,持续以额为先露,又称额位。额先露是一种暂时性的胎位,因胎头可俯屈而变为枕先露,或胎头进一步仰伸而成为面先露,持续呈额先露者极少见,占头先露的0.5‰～1.0‰,经产妇多于初产妇。因额先露胎头以最大径枕颏径(13.3cm)入盆,衔接与下降均很困难,除非胎儿甚小或死胎,足月正常胎儿不可能经阴道自然娩出(图17-3-15)。

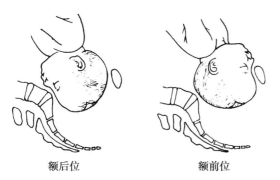

额后位　　　　　　额前位

图 17-3-15　额先露

【病因】

与面先露发生的原因基本相同。凡能影响胎头正常俯屈的因素均可能导致额先露。Meltzer观察到21%发生于早产、骨盆狭窄或腹壁松弛,也有学者发现额先露可能与前置胎盘、羊水过多、子宫异常或胎儿畸形有关。

【临床表现和诊断】

产程中子宫收缩良好而胎头高浮迟迟不能入盆时,应想到有此种异常胎位的可能,需进行以下检查:

1. **腹部检查**　额前位时,于耻骨联合上方可触及胎儿枕骨隆突及其与胎背间的横凹,但不如面先露时明显。仅凭腹部检查,很难确诊额先露。

2. **阴道检查**　若扪及额骨及额缝,可确诊额先露。额缝一端为大囟的前半部,另一端为眼眶及鼻根部。

在临产早期诊断额先露较困难。腹部检查胎头未入盆,与胎背在同一侧。阴道检查可以确诊。另外,B超检查也有助于诊断额先露。

【分娩机制】

额先露经过胎头塑形30%可自然转变为面先露,20%可自然转变为枕先露。因额先露时胎头以最大径枕颏径(13.3cm)难以衔接,故胎儿不可能经阴道分娩。若未能及时发现和处理,可导致子宫破裂或其他严重的软组织损伤,胎儿可因窒息或颅内出血而死亡。

【处理】

临产后发现额位,因可能是一种过渡性胎位,如胎头有转为枕先露或面先露趋势,可短时间试产;如无转位趋势,应剖宫产终止妊娠。

七、臀　先　露

臀先露(breech presentation)是异常胎位中最常见的一种,在妊娠20周时,其发生率较高;随妊娠周的增长,臀先露发生率逐渐减低,孕30周前,胎儿呈臀位不应视为胎位异常,往往有自然回转机会。至足月分娩时其发生率为3%～4%。

因胎臀比胎头小,分娩时胎头未经变形或因过度仰伸往往后出头娩出困难,脐带脱垂亦多见,故围产儿死亡率较头位分娩明显增高,因此,近年臀先露剖宫产率显著上升至70%～90%,但是剖宫产并不是臀先露处理的最好办法,关键是孕期及时发现臀先露,尽可能促使转为头位,减少臀先露的发生率。

【病因】

1. **早产**　妊娠未足月,特别在30周或30周以前时,羊水量相对偏多,胎儿常取臀先露,一旦发生早产,即以臀先露方式分娩。

2. **羊水过多或经产妇**　此时子宫腔空间较大或子宫壁较松弛,胎儿易在宫腔内自由活动以致形成臀先露。

3. **胎儿在宫腔内活动受限**　致使胎头不易随妊娠月的增加而转为头位,如子宫畸形(单角子宫、双角子宫、子宫不完全纵隔等)、双胎、羊水过少等。

4. **胎儿下降受阻或衔接受阻**　如有骨盆狭窄、胎儿过大或相对性头盆不称、前置胎盘、肿瘤阻塞盆腔等情况。

5. **胎儿畸形**　如无脑儿、胎儿脑积水等。

【临床分类】

根据胎儿下肢的姿势,臀先露可分为三类(图17-3-16):

1. **单纯臀先露**　又称腿直臀先露,双腿髋关节屈曲,

2

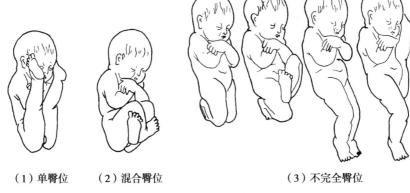

（1）单臀位　　（2）混合臀位　　　　　　（3）不完全臀位

图 17-3-16　胎儿各种臀产式

膝关节伸直,以臀部为先露,临床上最多见。单纯臀先露时首先通过宫颈口的是臀部加双大腿,臀部加双大腿的周径与胎头周径略同,当其通过宫颈口时,宫颈口必已开全,此时胎头没有被宫颈口卡住以致不能娩出的危险;又因为胎儿双腿架在盘曲于胸前的双上肢之前,使胎儿的双腿与腹壁之间留有空隙,避免脐带严重受压;亦不容易发生脐带脱垂。但因单臀先露时伸直的胎儿下肢支撑着胎体,使胎体和胎头之间缺乏弧度,使之不容易回转成头位,分娩时亦不利于臀部侧屈,但总的说来对分娩影响不大。

2. **完全臀先露**　又称混合臀先露,双腿髋关节及膝关节均屈曲,以臀先露与双足为先露,较单臀先露少见。完全臀先露在分娩过程中因下肢受到的阻力比臀部受到的阻力小,所以往往是下肢先下降,其位置低于臀部。完全臀先露处理得当,一般不至于形成不完全臀先露,但在胎膜突然破裂时应警惕发生不完全臀先露的可能。

3. **不完全臀先露**　较少见,胎儿呈直立或跪式,以足或膝为先露。不完全臀先露的确切定义应该是单侧或双侧髋关节伸直而不是下肢低于臀部,不完全臀先露有以下几种情况:①足先露,双侧髋关节与膝关节均伸直;②膝先露,双侧髋关节伸直而膝关节屈曲;③双侧先露不同,一侧为足先露,另一侧为膝先露。不完全臀先露往往是在临产过程中演变而成,最容易发生脐带脱垂,尤其是两侧先露不同的不完全臀先露脐带脱垂机会更大。

三种臀先露中单臀先露胎儿预后最佳,完全臀先露次之,不完全臀先露最差,单臀先露最适合阴道试产。

【分娩机制】

胎儿身体各部中,头的变形性最小而径线最大,肩次之,臀最小。头位分娩时,胎头一经娩出,胎体其他各部的娩出一般多无困难,但在臀先露则不同,较小的臀部先娩出,较大的头部却最后娩出,因而分娩易发生后出头困难。接生时,如能按照臀先露分娩机制适时地恰当处理,可减少臀先露的围产儿死亡率。臀先露以骶骨为指示点,有骶左前、骶右前、骶左横、骶右横、骶左后、骶右后等六种胎方位,

现以单臀先露骶右前为例介绍分娩机制(图 17-3-17)。

1. **臀部娩出**　临产后,胎儿臀部以粗隆间径衔接于骨盆入口右斜径上,并不断下降,其前髋部下降稍快,先抵盆底,在遇盆底阻力后,臀部向母体右侧做 45° 的内旋转,使前髋位于耻骨联合后方,而粗隆间径即与母体骨盆的前后径一致,此时,胎体为适应产道弯曲度而俯屈,胎臀在母体会阴部出现并娩出。继之,双腿双足亦娩出,胎臀及下肢娩出后,胎体发生外旋转,胎背转向前方或右前方。

2. **胎肩娩出**　在胎体发生旋转的同时,胎儿双肩径于骨盆入口面的横径或斜径上入盆,逐渐下降达盆底,此时,前肩向右做内旋转 45°～90° 而位于耻骨弓下,接着,胎体又侧屈于会阴后联合前,先娩出后肩及其上肢,然后又娩出前肩及另一侧上肢。

3. **胎头娩出**　当胎肩娩出时,胎头以矢状缝衔接于骨盆入口的左斜径或横径上,逐渐下降、俯屈,当胎头达盆底时,其枕部紧贴于耻骨联合之后并以位于耻骨弓下的枕骨下凹为支点,胎头继续俯屈,于是颏、面、额部相继露于会阴部而最终胎头全部娩出。

【诊断】

1. **腹部检查**　在宫底可以扪及圆而硬的胎头,按压时有浮球感,在耻骨联合上方可扪及软而较宽的胎臀,胎心音的位置较高,在脐的左上或右上方。完全臀先露时胎头在胎臀的对侧,胎头在宫底正中时应怀疑为单臀先露。

2. **肛查或阴道检查**　如腹部检查不能肯定为头位或臀先露时,可做肛查,如盆腔内空虚,扪不到圆而硬的胎头,而摸到位置较高的质软而形状不规则的胎臀,即可确诊为臀先露。如肛查仍不能确诊,则可做阴道检查,以区别臀先露的种类、了解宫颈口的情况及有无脐带脱垂。如胎膜已破,可直接扪到胎臀、外生殖器及肛门。如扪到的部位似胎足,可以从足趾和手指的不同及有无足跟而区别其为胎手或胎足(图 17-3-18),在扪到胎臀时应注意与面位相鉴别。在臀先露,肛门与两侧坐骨结节联成一条直线,当手指放入肛门时有环状括约肌的收缩感,指尖上有胎粪;而

2

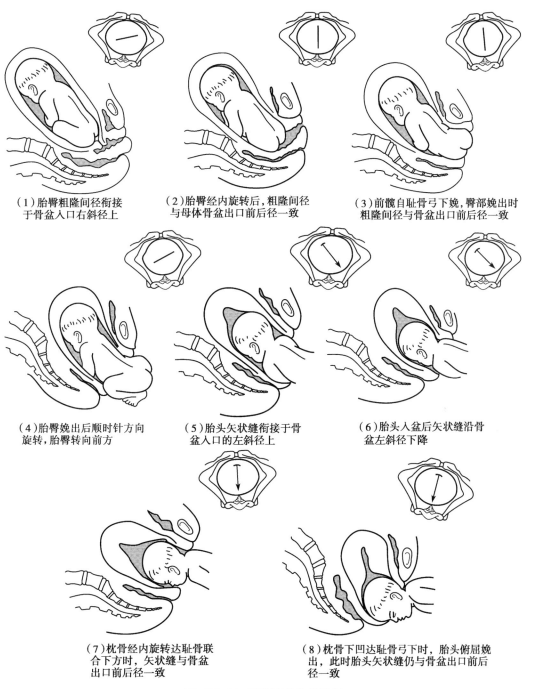

（1）胎臀粗隆间径衔接
　　于骨盆入口右斜径上

（2）胎臀经内旋转后，粗隆间径
　　与母体骨盆出口前后径一致

（3）前髋自耻骨弓下娩，臀部娩出时
　　粗隆间径与骨盆出口前后径一致

（4）胎臀娩出后顺时针方向
　　旋转，胎臀转向前方

（5）胎头矢状缝衔接于骨
　　盆入口的左斜径上

（6）胎头入盆后矢状缝沿骨
　　盆左斜径下降

（7）枕骨经内旋转达耻骨联
　　合下方时，矢状缝与骨盆
　　出口前后径一致

（8）枕骨下凹达耻骨弓下时，胎头俯屈娩
　　出，此时胎头矢状缝仍与骨盆出口前后
　　径一致

图 17-3-17　臀先露的分娩机制

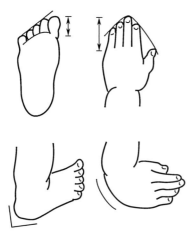

图 17-3-18　胎手与胎足的区别

面位的口部及两侧颧骨呈一等腰三角形分布,手指放入口内可触及牙龈,并可扣及下颌骨。

3. **超声波检查**　孕妇腹壁厚,先露高,胎头嵌顿于肋骨下需做超声显像检查。超声检查可以了解以下情况:

(1) 胎头是否仰伸,仰伸程度如何。

(2) 测量胎头双顶径、胸围、腹围及股骨长度,用以估计胎儿大小。

(3) 胎儿是否畸形:臀先露胎儿畸形的发病率 3%,而头位仅 1%。

(4) 确定臀先露的类型:了解胎儿下肢是否屈曲良好,紧紧盘于胎儿腹部前且高于臀部,还是屈曲不良,盘得不紧且低于臀部。

(5) 胎盘位置:胎盘在子宫前壁者不宜做外倒转术。

(6) 如在臀先露旁见到一团软组织阴影,应警惕脐带先露。

【并发症】

1. 臀先露分娩对胎儿和新生儿影响较大,容易发生早产,窒息,脐带脱垂围产儿死亡率是头先露的 10 倍。臀位胎体娩出时宫口未开全,如强行娩出胎头易造成胎头及头颈部神经肌肉损伤,颅内出血、臂丛神经麻痹、胸锁乳突肌血肿及死产。

2. 臀先露分娩对母体的不良影响

(1) 臀先露先露部不规则,使前羊膜囊受到的压力不均匀,易发生胎膜早破。

(2) 由于其先露部不规则,不易紧贴子宫下段及子宫颈,容易引起子宫收缩乏力,致产程延长。

(3) 若宫颈尚未开全过早性臀牵引术,或因臀先露助产技术掌握不当,或动作粗暴可致阴道裂伤,甚至会阴Ⅲ度撕裂,子宫颈裂伤,严重者可累及子宫下段,乃至子宫破裂。

【处理】

1. **妊娠期**　妊娠 28 周以前,由于羊水较多,胎位不易

固定,30%～35%为臀先露,多可自然回转呈头位,无需特殊处理。若妊娠 30～32 周仍为臀先露,应当积极处理,用下述方法矫正胎位:

(1) 艾灸或激光照射至阴穴:孕妇取平卧位或坐位,用艾条灸或激光照射两侧至阴穴,每天 1～2 次,每次 15 分钟,5 次为一疗程。孕妇在艾灸时常感觉胎动较活跃。此法转位成功率达 75%～85%。

(2) 膝胸卧位:促使胎臀退出盆腔,借助胎儿重心,自然转成头先露。方法:孕妇排空膀胱后,松解裤带,俯跪于床上,胸部贴床,大腿与床成直角(图 17-3-19)。每天 1～2 次,每次 15 分钟,7 天为一疗程。成功率 70%以上。侧卧位也可帮助倒转,骶左前位时令孕妇向右侧卧,骶右前位时向左侧卧,使胎头顺着子宫腔侧面的弧形面滑动而转位。晚上睡眠较易采用侧卧位。这样两者结合可提高效果。

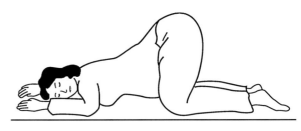

图 17-3-19　膝胸卧位

(3) 仰卧臀高位:孕妇排空膀胱后,松解裤带,仰卧于床上,腰部用枕头或被褥垫高,使腰臀与床缘成 30°～45°角,仰卧 10～15 分钟后,迅速将身体向胎肢侧转动,侧卧 5 分钟。每天 2 次,每次 15～45 分钟,3～7 天为一疗程。

(4) 甩臀运动:方法是令孕妇双足分开直立,双手扶桌沿,双膝及臀部顺胎头屈曲方向做规律的连续旋转,每天早晚各一次,每次 15 分钟,7 天为一疗程。

(5) 外倒转术:经上述方法失败后或直接实施此术均可。

国外有人认为,臀先露自然回转率与外倒转成功率几乎一致,且施行外倒转术可能发生早产、胎膜早破、脐带脱垂、胎盘早剥、胎儿窘迫或死亡,甚至有子宫破裂的危险性,因而不主张行外倒转术。但目前国内外多数人主张可以在正确掌握外倒转术的适应证和禁忌证的情况下,谨慎施行。

Newman 建议用一种评分法估计臀先露外倒转的成功率,他选出最能影响转位成功的五项因素进行评分,见表 17-3-1 所示。

表 17-3-1　臀先露外倒转术评分法

	0分	1分	2分
产次	0	1	≥2
宫颈扩张度	≥3cm	1～2cm	0cm
胎儿体重估计	<2500g	2500～3500g	>3500g
胎盘位置	前	后	侧/宫底
先露下降程度	≥-1	-2	≤-3

在 266 例臀先露施行外倒转术者中 166 例(62.4%)获得成功。平均评分为 6.6±1.5,而未成功者为 5.1±1.5($P<0.05$)。

由表 17-3-1 可见,评分≤4 分者,外倒转成功率极低。评 5~7 分者,成功率>60%,评分≥8 分者成功率可达 80%~90%。故评 5 分以上者可试行外倒转术。

1) 禁忌证:①曾行剖宫产术或子宫肌瘤剔除术;②不良分娩史;③骨盆狭窄;④产前出血,如前置胎盘;⑤羊水过多;⑥脐带绕颈;⑦估计胎儿体重<2500g 或>3500g;⑧胎盘附着于子宫前壁;⑨先兆早产、胎儿慢性窘迫、胎儿畸形;⑩妊娠期高血压疾病。

2) 适应证:凡无以上禁忌证者,均适于行外倒转术。

3) 施行外倒转术的时机和影响因素:国内外多数学者认为施行外倒转术最佳时机为孕 30~32 周。但是,也有学者认为初产妇孕 32 周前或经产妇孕 34 周前,大多数臀先露能自然回转,无需行外倒转术;孕 38 周后因胎儿长大且羊水量相对减少,外倒转术不易成功。另外,影响外倒转术成功的因素有:腹部肥胖,孕妇精神紧张,子宫易激惹,臀先露已衔接入盆、胎腿伸展等。

4) 方法:孕妇仰卧于床上,B 超确定胎位。术前 30 分钟口服心痛定使子宫松弛。孕妇排空膀胱。听诊胎心正常。外倒转术方法见图 17-3-20。

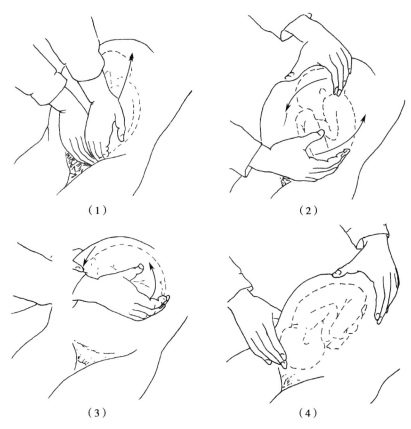

图 17-3-20 臀先露外倒转术
(1)施术者两手置于胎臀两侧逐渐向内上方拖起胎臀,并用一手支撑胎臀,防止再次滑落入母体骨盆腔内;(2)术者另一手示指、中指轻按胎头枕部,使其俯屈,并向子宫体侧方推移,以缓慢下移达脐平面为度。然后注意用手固定胎头,不可松开;(3)扶住胎臀的手掌面朝上,托胎臀由子宫侧面向上移动,至脐平面与胎头相对。此时,胎儿已转为横位;(4)术者双手继续保持扶住胎臀向上并促使胎头俯屈向下的姿势,胎儿躯干自行伸直以解除强迫横位,胎头转至下方成为头先露

进行以上操作时应随时听胎心,若有异常或孕妇不适,应立即停止操作。完成以上操作后再次听胎心正常者,腹部用一尺宽包布缠裹并用卷曲的小毛巾放置在胎儿下颌或颈部固定胎头,防止复转为臀先露。观察三天后复查仍为头先露者可解除固定包布,或将包布固定直至先露入盆或临产。以后每周复查一次,直至分娩。

2. 分娩期 臀先露分娩的处理一直存在着争议。由于臀先露阴道分娩围产儿病率和死亡率都较高,故近二三十年

来臀先露剖宫产率逐渐上升,达到 70%~90%。随着剖宫产增多,围产儿病率和死亡率有所下降,但产褥感染及产后出血发生率却相应增加,胎儿羊水吸入综合征及麻醉意外也偶有发生。根据我国 1985 年 11 月头臀先露难产专题座谈会及 1987 年 6 月全国难产防治会推荐,臀先露剖宫产率宜控制在 50% 左右。掌握臀先露阴道助产技术仍十分重要。

分娩方式选择:

1) 剖宫产:足月单臀先露选择性剖宫产的指征:①骨

盆狭窄;②胎儿体重≥3500g或B超检查双顶径>9.5cm,或胎儿体重<2500g(若体重过小估计出生后存活可能不大,仍宜阴道分娩);③足先露或膝先露;④B超见胎头过度仰伸,呈"望星式";⑤B超提示脐带先露或隐性脐带脱垂;⑥妊娠合并症或并发症,如妊娠期高血压重度子痫前期,前置胎盘,糖尿病,慢性高血压病等;⑦高龄初产;⑧瘢痕子宫;⑨软产道异常;⑩胎膜早破,胎盘功能异常。

2)阴道分娩的条件:①孕龄≥36周;②单臀先露;③胎儿体重为2500g~3500g;④无胎头仰伸;⑤骨盆大小正常;⑥无其他剖宫产指征。

3)臀先露评分法:为了臀先露分娩的危险性作出估计,1965年Zatuchni等提出评分法来对每一个臀先露的预后进行估计,统计的结果是,当评分≤3分时(表17-3-2),胎儿病率升高,产程延长者多见,剖宫产率亦上升,有较大的临床意义;但较高的评分,并不能保证一定是成功的阴道分娩,故意义较小。主要由于该评分法中,未列入臀先露的种类之故。临床上对足先露顾虑最大,完全臀先露次之,因两者导致难产及并发症的可能性较大。因此,此评分法仅可作为临床处理的参考之一。

表 17-3-2　Zatuchni-Andros 臀先露评分法

项　　目	0分	1分	2分
产次	初产妇	经产妇	
孕龄	39周	38周	37周
体重估计	>3630g	3176~3630g	<3176g
既往臀先露史(体重大于2500g者)	无	1次	2次或以上
宫颈扩张(住院时阴道检查)	2cm	3cm	>4cm
先露高低(住院时)	-3或更高	-2	-1或更低

3. 阴道分娩的处理

(1) 第一产程:孕妇应卧床休息,给予足够的水分和营养以保持较好的产力,少做肛查及阴道检查;不宜灌肠,以减少胎膜破裂发生的机会。宫缩间歇,应勤听胎心音,一旦胎膜破裂,应即听胎心,若胎心音改变明显即做阴道检查,了解宫颈扩张程度及有无脐带脱垂。

若产程中出现以下情况应及时行剖宫产:①宫缩乏力,产程进展缓慢;②胎儿窘迫;③脐带脱垂;④宫口开全后,先露位置仍高,估计阴道分娩困难。

决定阴道分娩时,如临产后先露逐渐下降,宫颈口逐渐扩张,胎心音正常,可以继续等待阴道分娩。如因子宫收缩乏力而产程进展缓慢,胎儿不大,可用缩宫素静滴加强宫缩。臀与双下肢同时通过了宫颈口,才能认为宫颈口已扩张完全。因此臀位的宫颈口是否开全,不能以检查手指是否触及宫颈口边缘为准,而是以相当于胎头周径大小的胎儿臀部与下肢同时通过宫颈口才能认为宫颈扩张完全。

(2) 第二产程:臀先露胎儿能自行完成所有机转而自然分娩者极少见(除非死产或早产儿),绝大多数需由接产者协助才能经阴道分娩,称其为臀先露助产。

1) 臀先露助产:臀先露助产的目的是使软产道充分扩张,并按照臀先露分娩机制采用一系列手法使胎儿顺利娩出。臀先露助产可分为压迫法和扶持法两种,如系完全臀先露或足先露一般用压迫法,如系单臀先露则用扶持法助产。

● **A. 压迫法**:要点是"堵",宫缩时,如于阴道口见到胎足,而宫口大多未开全,此时,应立即消毒外阴部,并用无菌巾铺于外阴上,每次宫缩时以手掌堵于阴道口,不使胎足落于阴道外,当胎臀逐渐下降以致完全进入盆腔时,宫颈继续扩大,阴道亦得以充分扩张。至产妇下屏感十分强烈,其外阴膨隆,肛门松弛,胎儿的外阴部及部分臀部已显露于产妇的阴道口,而堵在阴道口接生者的手掌也感受到相当大的冲击力,提示宫口已开全,可不必再堵而准

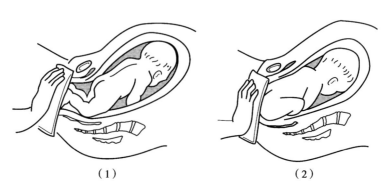

（1）　　　　　　　　（2）

图 17-3-21　压迫法臀先露助产

备接产(图 17-3-21)。在堵的过程中要严密注意胎心率，如发现异常，可及时做会阴切口行臀先露牵引术。

在做臀先露助产前，凡初产妇必须先做会阴切开，切开的时间掌握在切开后一至两次宫缩胎儿的双下肢及臀部即可娩出为度。胎臀及下肢娩出后，助产者可用无菌巾包住胎儿的下肢及臀部，双手把持胎儿臀部向下牵引，当脐部露出后，将胎背转向原来胎位的一侧，一面旋转，一面向下后方牵引，露出前肩，此时，助产者可以示指及中指伸入阴道，置于胎儿前上肢的上外侧并将其压向内侧，使胎儿前上肢做洗脸样动作，扫过面部及胸部而娩出，然后将胎体提起，以同法娩出后肩及后上肢，此为滑脱法[图 17-3-22(1)]。也可以用双手握持胎臀，逆时针方向旋转胎体同时稍向下牵拉，先将前肩娩出于耻骨弓下，再顺时针方向旋转娩出后肩，此为旋转胎体法助娩胎肩[图 17-3-22(2)]。此时仅胎头尚未娩出，将胎背转向前方，胎体骑跨在术者左前臂上，术者将左手伸进阴道，左手中指进入胎儿口腔，以示指及无名指分别置于胎儿上颌骨两侧，右手中指按压胎儿枕部，示指及无名指分别置于胎儿颈部两侧，向下向外牵引。此时可由助手在耻骨骨联合上方加压，使胎头俯屈，待枕部抵耻骨弓时，接生者双手将胎头向上提举，使下颏、口、鼻、额相继从阴道娩出(图 17-3-23)。

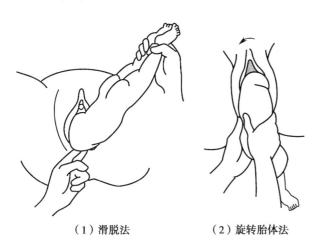

（1）滑脱法　　　（2）旋转胎体法

图 17-3-22　臀先露助产助娩胎肩

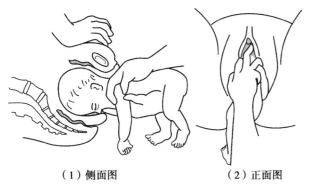

（1）侧面图　　　　（2）正面图

图 17-3-23　臀先露助产助娩胎头

• **B. 扶持法**：扶持法只用于单臀先露，其要点是"拨"。换言之，在接生过程中要注意保持胎儿伸直的下肢折叠于胎体上，压住交叉在胸前的双臂，防止其上举。接产时，当胎臀于阴道口娩出后，接产者用手把持胎体两侧，拇指压在胎儿腿部上，其余四指扶住胎儿骶部，每次宫缩时将胎体及双腿向上抽拔，以使胎体逐步自阴道娩出。此时，术者的拇指及其他四指立即又移近阴道口，使双腿始终紧贴胎体而不致脱出阴道口外。当胎足娩出阴道后，双肩亦随之娩出，而交叉于胸前的两侧胎臂亦随之娩出，而至此再握住双足将胎体及双腿向耻骨联合方向提举，若胎头能保持俯屈位，将能顺利娩出(图 17-3-24)。若在扶持的过程中胎儿下肢不慎落出，则应该用压迫助产法协助胎体、胎肩及胎头娩出。

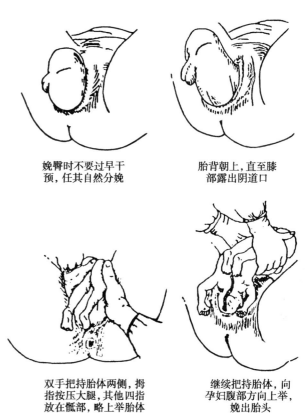

娩臀时不要过早干　　胎背朝上，直至膝
预，任其自然分娩　　部露出阴道口

双手把持胎体两侧，拇　　继续把持胎体，向
指按压大腿，其他四指　　孕妇腹部方向上举，
放在骶部，略上举胎体　　娩出胎头

图 17-3-24　扶持法臀先露助产

需要注意的是不论采取何种助产法，胎臀娩出至胎头娩出的时间最多不得超过 8 分钟，否则即可因脐带受压导致胎儿发生严重缺氧，甚至死亡。

2) 臀牵引术：这是一种以手术分娩的臀先露产。胎儿由下肢开始直至胎头全部由接产者牵引娩出者称臀牵引术。臀牵引术除两下肢是由接产者牵出外，其余部分的接产手法同臀先露助产，似乎两者相差不多，其实它与臀先露助产截然不同。它没有足够的时间让胎臀降到盆底、使两下肢盘屈于腹部前，又不能保证宫颈扩张完全及阴道、会阴充分的松弛。增加了分娩的难度和围产儿死亡率及并发症的发生率。因此只有在胎儿有紧急情况如宫内窘迫、脐带脱垂、死产及母体危急,而宫颈已开全或近开全时,在全身吸入性麻醉或硬膜外麻醉下施行臀先露牵引术。多数著者认为采用剖宫产术较采用臀牵引术为好。

(3)第三产程:产程延长易并发子宫收缩乏力性出血。胎盘娩出后,应肌注缩宫素加强子宫收缩,减少产后出血。凡行手术助产者,术后均应仔细检查有无软产道损伤,及时缝合止血,并用抗生素预防感染。

(4)阴道分娩中的并发症及处理

1)脐带脱垂:脐带脱垂时,宫颈未开全,胎心好,尽快做剖宫产;宫颈已开全,胎儿情况不佳且胎心<100bpm,或缺乏即刻做剖宫产条件时,可考虑行臀牵引术。胎心已消失,胎儿已死亡,可等待宫颈开全后行臀先露助产。

2)后出头的娩出困难:若因胎头仰伸而不能进入骨盆,且不可强行牵引使仰伸加剧。此时,助手可在耻骨联合上方加压,协助胎头俯屈,而术者的手在阴道内钩住胎儿口腔,加以牵引,胎头即可入盆;若仍有困难,则可将枕部转向骨盆一侧成为枕横位,以胎头的双顶径通过骨盆入口的前后径,促使胎头入盆。此法对骨盆入口呈扁平型的产妇较为有效。

臀先露产的后出头娩出困难时,可用臀先露后出头钳(piper forceps)助产(图17-3-25),先由助手向上提起胎儿手足及躯干,使产妇会阴部暴露,自胎腹侧面一次放入左叶及右叶产钳,交合后向下向外牵引,使胎儿下颌、口、鼻及额部相继娩出,若无piper产钳,亦可用一般产钳代之。

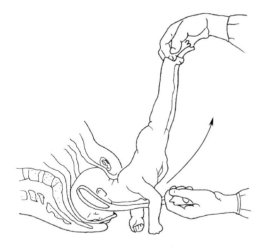

图17-3-25 臀先露后出胎头产钳术

遇到后出头娩出困难时,切忌用暴力牵引,以免导致臀丛神经损伤、锁骨骨折,甚至胎儿颈椎脱位、小脑天幕撕裂等损伤,而应采取上述方法双手牵拉。如在宫颈未开全即强行牵引,则可发生宫颈甚至子宫下段的严重裂伤。如胎儿已死亡则可做穿颅术。

3)胎臂上举:臀先露分娩中牵引胎体过急,可发生胎臂上举,增加胎儿娩出的困难。处理胎臂上举有两种方法:

①旋转法:接生者以无菌巾包裹胎儿臀部,以双手的拇指紧贴胎儿骶骨及背部,四指紧握胎儿腹部及大腿,向胎背方向旋转180°,旋转后,位于耻骨弓后方的前肩及上臂可从耻骨弓下脱出,再向相反方向旋转180°娩出另一侧肩部及上臂;②滑脱法:如上述方法失败,接生者可用右手握住双足上提,使位于会阴联合处的后肩先露,再以左手示指及中指伸入阴道,紧贴胎儿前臂的前外侧,钩住肘关节以洗脸样动作使前臂向前胸滑出阴道,然后放低胎儿,此时前肩及同侧上肢常可自然由耻骨下娩出。

4)颅脑及脊柱损伤:胎头仰伸未能入盆应设法使其俯屈,转动90°至横位入盆。切忌在胎头未入盆时强行牵拉胎体造成小脑幕撕裂、脊柱断裂或其他损伤。

5)臂丛神经损伤:臀先露胎头未入盆时强行牵拉胎臀、胎肩都可造成臂丛神经损伤。一旦发生,只有等待其自然恢复,损伤严重者往往需半年以后才能恢复功能。造成上肢永久瘫痪的机会不大。

八、肩 先 露

当胎体横卧于骨盆入口以上,其纵轴与母体纵轴相垂直或交叉时称为横位,又因先露部为肩,故亦称为肩先露(shoulder presentation)。根据胎头的位置在母体左侧或右侧以及胎儿肩胛朝向母体前方或后方,可将横位分为肩左前、肩左后、肩右前、肩右后四种胎位(图17-3-26)。横位是最不利于分娩的胎位,除死胎及早产儿肢体可折叠而自然娩出外,足月活胎不可能自然娩出,如不及时处理,容易造成子宫破裂,危及母儿生命。有时胎体纵轴与母体纵轴不完全垂直而成一锐角,胎体较低的一段位于母体髂嵴水平以下,形成所谓斜位。

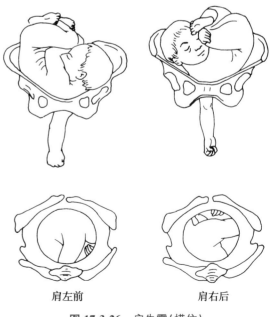

肩左前　　　　　肩右后

图17-3-26 肩先露(横位)

【发生率】

横位约占分娩总数的 0.2%~0.5%,在我国普遍开展产前检查,横位或斜位在门诊得到及时发现,但近年来经产妇的数量有所上升,横位的发生率也有所变化。横位时围产儿死亡率由 3.9% 上升至 24%,多因脐带脱垂及困难的分娩引起。外倒转及阴道分娩的围产儿死亡率为 6%,剖宫产率为 0~10%,发病率约 1∶500,妊娠 32 周前横位发生率为 1∶50。妊 35~38 周仍保持横位或斜位者应予纠正。

【病因】

任何破坏子宫极性(纵椭圆形)的原因都可导致横位及斜位,如骨盆狭窄、前置胎盘、子宫畸形、子宫肌瘤、双胎、羊水过多、经产妇腹壁松弛等情况均可能使胎头的衔接发生阻碍,或使胎儿在宫腔内的活动范围过大而导致横位。

【临床表现与诊断】

1. **腹部检查** 子宫轮廓呈横椭圆形,横径较正常妊娠的要宽。用四部手法触诊可发现子宫底较妊娠月份为低,宫底较空虚,触摸不到胎头或胎臀;母体腹部一侧可触到胎头,对侧摸到胎臀;耻骨联合上方空虚,摸不到胎头或胎臀。根据腹部检查多可确定胎位。肩前位时,胎背朝向母体腹前壁,触之宽大而平坦;肩后位时,胎儿肢体朝向母体腹前壁,可扪及不规则的高低不平的小肢体。在脐周听诊胎心音最清楚。

2. **肛查** 横位时先露部较高,即使在临产后做肛查亦不易触及先露部,常需做阴道检查以明确诊断。

3. **阴道检查** 胎膜未破者不易查清胎位,但横位临产后胎膜多已破裂,如宫口已扩张,可触及胎儿肩峰、肋骨、肩胛及腋窝。腋尖端指向胎儿头端,据此可判断胎头在母体的左侧或者右侧,依据肩胛骨朝向母体的前或后方,再决定肩前位或肩后位。如胎头在母体的右侧,肩胛骨朝向后方,则为肩右后位。肩先露部与骨盆不可能很好地衔接,故小肢体容易脱垂,如胎手已脱出阴道口外,可用握手方法鉴别时左手或是右手。检查者只能用同侧手与胎儿手合握,即左手与左手合握,右手与右手合握。如阴道检查发现先露部为小肢体,应尽可能将手与足、肘与膝、肩与臀等加以区分。足与手最明显的区别是足有足跟,足掌与其连接部小腿呈垂直线,足趾短而较整齐、趾间不易张开,趾部与掌部不能靠拢,拇指亦不能与其他四趾靠拢。而手指长而不齐,指间易张开,指部与掌心能靠拢,拇指与其他四指可靠拢。肘部较小,沿肘部向上可触到肩部;膝部较大,沿膝部向上可触及臀部。在肩部上方可触到腋窝,其闭锁的一侧为胸部肋骨;在臀部则可触到胎儿的外生殖器及肛门。根据以上特点,不难将各部位加以鉴别。

4. **超声检查** 初产妇腹壁厚而紧者,在临产前往往触摸不清胎位,而又未具备阴道检查的条件,致使诊断发生困难,此时可做超声检查以明确诊断。

5. **临床特点**

(1) 横位的先露部为肩,对宫颈口及子宫下段的贴合不均匀,常易发生胎膜早破及宫缩乏力。

(2) 胎膜破后,羊水外流,胎儿上肢或脐带容易脱垂,导致胎儿窘迫,以致死亡。

(3) 临产后,随着宫缩增强,迫使胎肩下降,胎肩及胸廓的一小部分挤入盆腔内,肢体折叠弯曲,颈部被拉长,上肢脱出于阴道口外,但胎头及臀部仍被阻于骨盆入口上方,形成所谓嵌顿性横位或称忽略性横位(图 17-3-27)子宫收缩继续增强而胎儿无法娩出,子宫上段逐渐变厚,下段变薄、拉长,在上下两段之间形成病理性缩复环。产程延长后,此环很快上升达脐上,此时做检查可在子宫下段发现固定压痛点,并可能发现产妇有血尿,这些表现均属于先兆子宫破裂的临床征象,如不及时处理,随时可发生子宫破裂。

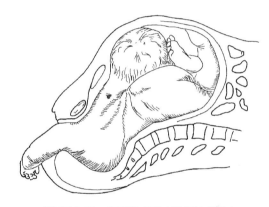

图 17-3-27 忽略性横位(嵌顿性横位)

(4) 有时由于分娩受阻过久,宫缩可变的越来越弱,间隔时间越来越长,直至子宫呈麻痹状态,对此情况若缺乏认识,任产程继续延长,可能导致宫腔严重感染,危及母儿生命。

【预防及处理】

建立健全妇女保健组织,加强孕期保健及产前检查,避免生育过多,是减少横位的关键。

1. **妊娠期** 妊娠 30 周以后仍为横位或斜位者,可采用膝胸卧位、仰卧臀高位或艾灸至阴穴,促使胎儿自行转为头先露。如未成功,可试行腹部外倒转术转成头先露,并包裹腹部固定胎儿为纵产式。若外倒转术失败,妊娠近足月应提前在 35~38 周住院,住院后重点监护临产征兆及胎膜早破,行选择性剖宫产。无条件住院者,需与产妇和家属说明出现胎膜早破或临产现象立刻来院。

2. **分娩期**

(1) 对伴有产科指征,如头盆不称、前置胎盘、有难产史,应于临产前或临产初期行剖宫产。

（2）对无其他产科指征者,于临产初期子宫颈口未扩张,胎膜未破,而子宫壁又较松弛者仍可试行外倒转术,如不成功则考虑行剖宫产。

（3）产妇已临产若干小时,即不宜再试行外倒转术,应根据情况进行处理:①宫颈口扩张不大或有脐带脱垂、胎心尚好者,应立即剖宫产术;②若系经产妇,胎膜刚破不久,子宫腔内羊水尚未流尽,宫颈口已开全或近开全,胎心音好,仍以选择剖宫产为妥。除非在无剖宫产条件或不能及时转送时,方可考虑由有经验的医生行内倒转术,将胎儿转为臀先露后,待宫口开全如胎心好则行臀先露助产术,如胎心异常即进行臀先露牵引术。

（4）如羊水流尽,或已有先兆子宫破裂或子宫已部分破裂者,无论胎儿是否存活,绝不能再经阴道进行操作,应立即行剖宫产术。如发现宫腔感染严重,可根据病人的年龄、有无再次生育要求及术中情况,考虑一并将子宫切除。

（5）胎儿已死,胎肢脱出于阴道,而无先兆子宫破裂,宫颈口已开全,可在硬膜外麻醉或乙醚麻醉下行断头术,亦可考虑内倒转术。断头或除脏术遇到困难时也应改行剖宫产术。

（6）若子宫已破裂,应紧急剖宫产挽救胎儿。如裂口较完整,破裂时间不超过12小时,要求保留子宫者,可行修补术并置引流。破裂已超过12小时且有感染可能者,应行子宫切除,以挽救母体生命。如破裂已超过24小时,产妇处于休克状态,伴有感染因素,此时应严密观察,除外内出血,应予输血、静脉输注大量抗生素,待休克初步得到纠正后再行剖腹术处理。

（7）如已肯定胎儿有畸形者,可在宫口开大5cm后行内倒转术,将胎儿一条腿牵出宫颈转为臀先露后使胎臀压迫宫颈,待宫颈开全后经阴道分娩。

凡准备由阴道手术分娩者,术前必须仔细检查有无子宫先兆破裂或部分子宫破裂的症状和体征。如果腹部检查时,下腹部一侧有明显的压痛或见暗红色血液自阴道流出时,很可能是子宫部分破裂,应立即行剖宫产术。

凡经阴道手术分娩者,术时严格消毒,注意宫缩情况,预防出血与感染,术后应常规探查宫腔,若发现子宫已破裂,须经腹修补或行子宫切除术;若有宫颈撕裂,应及时缝合,并应注意子宫收缩情况,预防产后出血及感染,产后给予抗生素。如发现有血尿,或怀疑膀胱受压过久时应放置保留尿管两周,以防发生尿瘘。

九、复合先露

肢体在先露旁,与先露同时进入骨盆者,称为复合先露(compound presentation)。临床少见,发生率约为1/771。早产时发生复合先露者较足月产高2倍。一般为胎儿以手或一前臂沿胎头脱出,形成头与手复合先露(图17-3-28)。头与足或臀与手复合先露者均极少见。

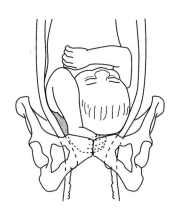

图 17-3-28　头手复合先露

【病因】

当胎儿先露部不能完全填充骨盆入口,至先露部周围留有空隙,即可能发生胎儿小肢体(上肢或下肢)自先露部之旁侧滑脱下来成为复合先露。复合先露常发生于较低体重胎儿、早产儿或发育不佳儿,因其先露未能将骨盆入口面全部占据,使肢体有机会脱垂于先露旁形成复合先露,故早产儿发生复合先露两倍于足月儿。骨盆狭窄、头盆不称、羊水过多、双胎、胎头入盆晚等也是诱发复合先露的原因。臀先露外倒转术操作不当亦可引起复合先露。Ang 1978年报道2例外倒转术后发生复合先露,1例为足与头,另1例为双足及一手与头,两例均以足与头为先露,这是外倒转术后复合先露的特点,是较少见的。

【诊断】

骨盆大、胎儿小,虽以头与手为先露,产程仍可能表现正常。足月儿无论有无头盆不称存在,复合先露本身即可导致分娩困难,产程可表现异常。临床多表现为第二产程延长。阴道检查若发现胎先露旁侧有肢体,可明确诊断。常为头与手复合先露,在胎头旁扪及小手。

注意臀先露及横位鉴别。臀先露时,如臀与足同时入盆,则扪及足旁为臀。肩先露(横位)时,肢体旁为肩部而非胎头。

【对母儿的影响】

复合先露及早发现并处理及时者多可自然分娩。如仅有胎手露于胎头旁侧者多能顺利分娩,但如上臂脱出或下肢与胎头同时入盆,则可阻碍胎头下降,导致梗阻性难产,若未做及时恰当的处理,可威胁母儿生命,致子宫破裂、胎儿窒迫甚至死亡。复合先露的围产儿死亡率可达25%,胎儿主要由于早产、脐带脱垂、产时损伤或因产程延长、胎儿缺氧以致死亡。

【处理】

发现复合先露后,首先应查明原因,根据情况处理。

1. 有学者认为,若产程进展正常,对脱垂的肢体可不予理会,往往可以自行回纳,不妨碍分娩。但也有医生主张在阴道检查确诊后立即将胎肢回纳,越早越好,因为肢体所在位置越高越易回纳。还纳肢体时动作应轻柔,不能勉强,待肢体还纳入宫腔后,立即下推宫底,促使胎头下降,以防肢体再度脱出。此后,可待其自然分娩或产钳助产。

2. 若肢体还纳失败,阻碍分娩,产程停滞,或脐带脱垂、胎儿窘迫,以及宫颈扩张不大、胎头较高时应立即剖宫产终止妊娠。

十、胎儿发育异常性难产

胎儿过度发育成为巨大胎儿,常可导致难产;胎儿畸形或胎儿生长肿瘤也可导致难产,但较为少见。

（一）肩难产与巨大胎儿

巨大胎儿根据其体型特点分为两型:①均称型:胎儿各部分均匀,成比例增大,常见于过期妊娠、多产妇或父母体格高大者;②非均称型:胎儿肩部增大为主,多见于妊娠期糖尿病或糖尿病合并妊娠。后者发生肩难产的风险较高。

【定义】

胎头娩出后,胎儿前肩被嵌顿于耻骨联合上方,用常规助产手法不能娩出胎儿双肩,称为肩难产。

肩难产的发病率为 $0.15\% \sim 0.60\%$。尽管肩难产的发病率不高,但可引起母体宫颈撕裂及子宫破裂。新生儿方面如颅内出血、窒息、臂丛神经损伤、锁骨骨折、肺炎,甚至新生儿死亡等。产科医生应该熟悉各种解决肩难产手法的步骤,由易而难避免给胎儿带来严重损害。

【病因】

肩难产发生于巨大胎儿和过期儿的原因,可能是由于胎儿体重过度增加,躯体(特别是胸部)的生长速度较胎头生长速度为快。正常大小的足月新生儿最大头围应大于最大胸围,但在巨大胎儿是胸围最大。故在胎头娩出后,前肩即被嵌顿于耻骨联合后,发生肩难产。

头盆不称可能是促发肩难产的另一因素,特别是扁平型骨盆,尤易发生肩难产。Davis 指出,有 50% 的肩难产发生在正常体重胎儿的分娩。有时,使用产钳或胎头吸引器助产快速娩出较大的胎头。但却不能娩出较大的胎肩,即发生肩难产。

【临床表现及诊断】

肩难产者多数为巨大胎儿或过期儿,因此,对胎儿体重的估计十分重要。凡产程延长,特别是活跃晚期延长及第二产程延长、胎头娩出困难,应警惕发生肩难产。

若胎头娩出较快,胎头较大,胎头娩出后颈部回缩,胎头亦随胎颈向阴道内回缩,使胎儿颏紧紧压向会阴部,无法使胎肩娩出,特别是估计胎儿过大,或骨盆狭窄者,应诊断为肩难产。

【处理】

肩难产发生突然,胎头已娩出,胎肩被嵌顿,胎胸受压,使胎儿不能呼吸。使用暴力牵拉胎头,造成严重的母儿并发症。正确而快速的处理很重要。助产者须熟悉所有肩难产的处理手法,做好新生儿窒息急救准备,缩短胎头排出至胎体排出的时间对胎儿生命很重要。但暴力牵拉胎头与胎颈或过度旋转胎体对胎儿会造成严重损害。应尽快做一个够大的中侧位会阴切开或双侧会阴切开及给予足够的麻醉,下一步是清洁婴儿鼻子与口腔。并做阴道检查除外连体双胎畸形或胎儿颈、胸或腹部的异常增大,或子宫狭窄环等情况。切不可再宫底加压或强行牵拉胎头,否则会使胎肩嵌顿更紧,并可能损伤臂丛神经。完成以上步骤后,有各种方法或技术用以解除被压在母体耻骨联合下的胎儿的前肩,用下述手法协助胎儿娩出:

1. **屈大腿法(McRobert 法)**　协助产妇极度屈曲双腿,尽可能紧贴腹部,双手抱膝或抱腿使腰骶段变直、脊柱弯曲度缩小,减小骨盆倾斜度。此时骨盆径线虽无改变,但骨盆轴方向的改变使骶骨相对后移,骶尾关节变宽,嵌顿于耻骨联合后的前肩自然松动,适当用力向下牵引胎头,前肩即娩出。临床实践发现此方法可减小对胎肩的牵拉力,且在肩难产助产中成功率较高,是一种基础助产法,如与其他助产方法一起使用,效果更佳(图 17-3-29)。

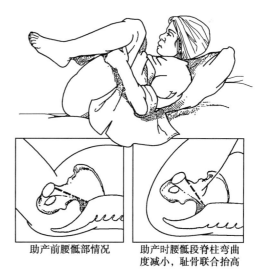

| 助产前腰骶部情况 | 助产时腰骶段脊柱弯曲度减小,耻骨联合抬高 |

图 17-3-29　屈大腿法

2. **压前肩法(suprapubic pressure)**　以手置入阴道,放在胎儿的前肩后,在下次宫缩时将胎肩推向骨盆的斜径,使之能入盆;然后将胎头向下持续牵引以协助胎肩入盆,助手可在腹部耻骨联合上方加压,迫使前肩入盆并娩出(图 17-3-30)。

2

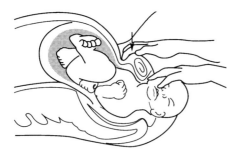

图 17-3-30　压前肩法

3. **旋肩娩出法**(woods cork-screw **手法**)　以枕左横位为例,术者右手先置于母体腹部上持续压于胎儿臀部,使胎儿下降,左手置于阴道内胎儿后肩之前,压胎儿后肩,使之向逆时针方向旋转180°,此时,胎头由枕左横转为枕右横,原来的后肩已位于耻骨弓下方成为前肩而娩出,而原来的前肩则转为后肩,然后术者再以右手置于母体腹部持续压胎儿臀部,而其左手又置于胎儿后肩之前,加压于后肩,使之向顺时针方向转动180°,胎头转回枕左横位,胎儿之后肩又转回为前肩,于是双肩均娩出。此法之优点在于不用强力牵引,从而减少对胎儿的损伤(图 17-3-31)。

4. **牵引后臂娩后肩法**　助产者将手沿骶骨伸入阴道,胎背在母体右侧者用右手,胎背母体左侧者用左手,握住胎儿后上肢,保持胎儿肘部屈曲的同时,上抬肘关节,沿胎儿

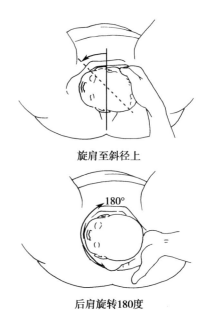

旋肩至斜径上

180°

后肩旋转180度

图 17-3-31　旋肩法

胸前轻轻滑过,然后抓住胎儿手,沿面部侧面滑过,伸展后臂,娩出胎儿后肩及后上肢。后肩娩出后,双肩旋至骨盆斜径上,前肩松动入盆,轻轻牵拉胎头即可娩出前肩。操作时应注意保护会阴,否则易造成会阴Ⅲ度裂伤(图17-3-32)。

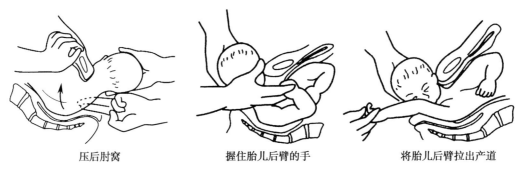

压后肘窝　　　　　握住胎儿后臂的手　　　　　将胎儿后臂拉出产道

图 17-3-32　牵引后臂娩后肩法

5. **把病人转为"四肢着床"位**　可增加骨盆前后径,通过转动及重力作用有利于解除嵌顿,经轻轻向下牵拉而娩出后肩(图 17-3-33)。

6. **Zavanelli 助娩法**　将胎头转成枕前位或枕后位,使胎头俯屈并缓慢将其还纳回阴道,并紧急行剖宫产娩出胎儿。该方法一般在上述方法均失败时使用,至今对此法评价不一。若失败则母婴并发症严重,甚至导致胎儿死亡。

7. **断锁骨法**　用剪刀和其他器材折断锁骨,由下而上,避免损伤肺部。这只用于死亡的胎儿,但当以上各种方法失败后在紧急情况时可用于活胎,注意用于活胎时最好用手挑断锁骨,增强产妇及家属的依从性。

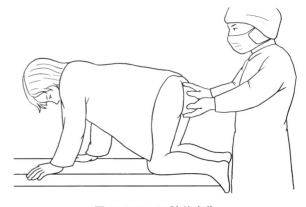

图 17-3-33　四肢着床位

【预测和预防】

由于肩难产对母婴危害较大,故预测及预防极为重要,在妊娠期准确估计胎儿体重占首要地位,但目前尚无满意的产前准确预测巨大胎儿的方法。

1. 病史及全身情况 有巨大胎儿分娩史者,或有肥胖、糖尿病者,或妊娠期孕妇体重增长超过 20kg 者,应考虑有分娩巨大胎儿之可能。

2. 腹部检查 腹部明显膨隆,宫高明显大于相应孕周,且先露部常不入盆而高浮。需注意与双胎、羊水过多相鉴别。

根据宫高、腹围估计胎儿体重,预测巨大胎儿的公式较多,但符合率均不太高,以下公式可参考:

(1) 估计体重＝2700＋123×宫高＋20×腹围:预测巨大胎儿符合率为 63.1%;

(2) 估计体重＝2900＋0.3×宫高×腹围:预测巨大胎儿符合率为 77.4%;

(3) 宫高 ＋ 腹围≥140cm:预测巨大胎儿符合率 57.3%。

3. B超检查 不但可预测巨大胎儿,尚可排除双胎、羊水过多及某些胎儿畸形。

(1) 胎儿双顶径≥100mm 者,可能为巨大胎儿。

(2) B超测量胎儿腹围≥360mm 者,预测巨大胎儿灵敏度为 74.7%～87.8%。

(3) 胎儿肱骨软组织厚度(humeral soft tissue thickness,HSTT)包括胎儿肱骨头处皮肤、皮下脂肪和肌肉等成分,与胎儿体重密切相关。研究发现,若 HSTT≥11mm,预测巨大胎儿的灵敏度为 91.30%,特异度为 95.61%。B超测量胎儿 HSTT 预测巨大胎儿的方法简便、实用、准确性比较好。

4. 凡产程延长,尤其是活跃期及第二产程延长,应警惕肩难产,骨盆狭窄、扁平骨盆、骨盆倾斜度过大、耻骨弓过低的产妇应也应预防肩难产的发生。

5. 常规助产时胎头娩出后,切勿急于协助进行复位和外旋转,嘱产妇屏气,使胎肩自然下降,当完成外旋转后,胎儿双肩径与骨盆出口前后径一致,再协助娩肩。

(二) 胎儿畸形与难产

胎儿若合并脑积水、无脑儿、巨腹症、联体双胎等畸形,亦可导致难产的发生,本节不再详细阐述。

(三) 胎儿附属物异常与难产

脐带缠绕、脐带过短可能牵拉胎儿导致先露下降受阻、前置胎盘阻挡胎先露或导致胎方位异常而导致难产的发生。

当脐带缠绕、扭转、打结、过短引起胎儿供氧障碍,出现胎儿窘迫,羊水污染,常常成为急诊剖宫产结束分娩的重要原因。

(程海东)

第四节 难产的诊断与处理

关键点

1. 产力、产道、胎儿及精神心理因素中任何一个或几个因素异常均可影响分娩进程导致难产,其中以头位难产最常见,也最难诊断。

2. 通过对病史的了解,产道、胎儿的评估,产力的观察,根据新产程标准,及时、准确地诊断头位难产。

3. 根据新产程标准,针对潜伏期延长、活跃期延缓或停滞、第二产程延长等,可以通过人工破膜、缩宫素加强宫缩、镇静剂调整宫缩来处理,对于持续性枕横位或枕后位可以通过手法或器械旋转、器械辅助下阴道分娩。

决定分娩的四大因素是产力、产道、胎儿及精神心理因素,其中任何一个或几个因素异常即可能导致分娩进程受阻而发生难产,判断和处理时应当综合考虑。常发生于头先露的难产称为头位难产,头位难产最常见,但是最难诊断。随着妇幼保健工作的开展,臀先露、横位的发生率大大减少,致头位难产在难产中所占的比例增加。据 1980 年全国 15 个单位协作调查,头位难产占分娩总数的 12.56%,占难产总数的 69.12%,周溶等报道,1987 年至 1997 年头位分娩占分娩总数的 97.02%,头位难产占分娩总数的 15.70%,占难产总数的 83.62%。难产尤其头位难产若处理不当,可给母儿带来严重危害。因此,产科工作者应当综合分析分娩的四大因素,及时正确地诊断难产并给予恰当的处理,防止母儿并发症的发生。

【难产的因素及其相互间的关系】

导致难产的因素虽不外乎分娩的产力、产道与胎儿三方面的异常,但此三方面因素可能单独存在,或同时存在并且可相互影响,如产力异常方面有原发性子宫收缩乏力与继发性子宫收缩乏力,产道方面有骨产道与软产道的异常,胎儿方面不仅有发育方面的异常(包括过度发育与畸形),还有胎位方面的异常。所有这些异常既可以单独存在,又可以相互影响,其影响不仅可以发生于异常者之间,如胎儿发育异常与骨盆异常等,亦可发生于正常与异常之间,如胎儿发育正常与重度骨盆狭窄等。更值得注意的是有些异常并不明显,如轻度骨盆狭窄、头位异常等,其诊断与处理之正确与否,往往建立于医生对此类情况之基本要领与定义的认识与熟悉,如必须了解轻、中、重度骨盆狭窄的区分标准,枕后位之不同于持续性枕后位等。临床上由于医、护、助产士不能明辨影响分娩因素之正常与异常界限而诊治失当者,主要即在于对所遇情况的基本概念与定义认识与熟悉不足,因此在难产因素及其间关系的判断上尤为重要。

【头位难产的诊断】

明显的胎儿发育异常、胎头位置异常及骨盆狭窄常在临产前容易发现,而临界性异常(如骨盆临界狭窄)及产力异常往往在临产后出现分娩受阻,需要耐心细致地观察产程。善于发现早期异常表现,才能得到及时的诊断及正确的处理。头位难产的诊断应注意以下方面:

1. **病史**　仔细询问产妇既往内科、外科病史,以及是否有佝偻病、骨质软化症、脊髓灰质炎、严重的胸廓或脊柱变形、骨盆骨折病史,曾有剖宫产、阴道手术助产、反复发生臀先露或横位的经产妇、死胎、死产、新生儿产伤等病史。

2. **全面检查产妇情况**　了解产妇思想状态,对妊娠及分娩的认识。全身体检特别要注意心、肺、肝、肾等重要器官情况,测量血压、脉搏、呼吸、体温,了解有无妊娠并发症和内、外科合并症,有无脱水、酸中毒,以及排尿、排便情况。若仅注意产科情况而忽略产妇全身情况常会造成诊断和处理上的重大失误,给母儿带来严重危害,故应引起产科医务人员的高度重视。

3. **仔细检查产科情况**

(1) 产道:临产前应仔细检查孕妇产道包括骨产道和软产道是否有明显异常,以决定行选择性剖宫产或阴道试产。凌萝达等按骨盆狭窄程度进行评分(表 17-4-1),临界性骨盆狭窄可经阴道试产,但应严密观察在良好宫缩情况下的产程进展,根据分娩进展情况决定处理措施。

表 17-4-1　骨盆狭窄的标准及评分

骨盆大小	骶耻外径 (cm)	对角径 (cm)	坐骨结节间径 (cm)	坐骨结节间径十 后矢状径(cm)	出口面前后径 (cm)	评分
＞正常	＞19.5	＞13.5	＞9.0	＞18.0	＞12.0	6
正常	18.5～19.5	12.0～13.5	8.0～9.0	15.5～18.0	11.0～12.0	5
临界狭窄	18.0	11.5	7.5	15.0	10.5	4
轻度狭窄	17.5	11.0	7.0	14.0	10.0	3
中度狭窄	17.0	10.5	6.5	13.0	9.5	2
重度狭窄	16.5	10.0	6.0	12.0	9.0	1
绝对狭窄	≤16.0	≤9.5	≤5.5	≤12.0	≤8.0	0

(2) 胎儿:临产前应尽量准确估计胎儿体重,除了测量宫高、腹围外,还应做 B 超测量胎儿径线(如双顶径、头围、腹围、股骨长、肱骨长等),尽量使估计的胎儿体重相对较准确些。产程中注意观察胎头下降情况及胎方位情况,还应加强胎儿监护,及时正确诊断胎儿窘迫。

(3) 产力:分娩中产力多数表现正常。但若有胎头位置异常、胎儿过大、羊水过多及骨盆异常,以及某些软产道异常也可影响子宫收缩力。此外,精神因素的影响也不容忽视。

子宫收缩力可借腹部扪诊或宫缩检测仪了解宫缩频率、持续时间、强弱及宫缩的有效强度,分为强、中、弱三等,"强"指正常的强宫缩,为有效宫缩,与宫缩虽强而无效的强直性宫缩不同;"中"为一般正常宫缩;"弱"指微弱宫缩,包括原发性、继发性宫缩乏力及宫缩不协调等效能差或无效的子宫收缩。

4. **头位分娩评分的临床应用**　1978 年,凌萝达提出头位分娩评分法,系将骨盆大小、胎儿体重、胎头位置及产力强弱四项评分相加综合判断,以帮助助产者决定处理时参考(表 17-4-2)。四项评分总和≥13 分者为正常,≥10 分者可以试产。

表 17-4-2　头位分娩评分法

骨盆大小	评分	胎儿体重(g)	评分	胎头位置	评分	产力	评分
＞正常	6	2500±250	4	枕前位	3	强	3
正常	5	3000±250	3	枕横位	2	中(正常)	2
临界狭窄	4	3500±250	2	枕后位	1	弱	1
轻度狭窄	3	4000±250	1	高直前位	0		
中度狭窄	2			面位	0		
重度狭窄	1						

凌萝达的研究表明:头位分娩评分总分 10 分为头位难产分娩方式的一个分界线。10 分中剖宫产占 59.5%,11 分中剖宫产只有 6.1%,12 分以上基本都可阴道分娩。可见 10 分及以下者多考虑剖宫产分娩。

若产妇尚未临产,则根据骨盆大小及胎儿体重两项评分之和(头盆评分)进行判断,头盆评分≥8 分者为头盆相称,6~7 分为轻微头盆不称,≤5 分为严重头盆不称。头盆评分≥6 分可以试产,评分 5 分者若系骨盆入口问题可予以短期试产,否则以剖宫产为宜。

5. 产程图监测分娩进展

(1) 传统产程图:20 世纪 50 年代 Friedman 提出以产程图监护产程,70 年代末国内开始应用简易产程图监测分娩进展。产程图可直接及时反映产程进展情况,适用于每位产妇的产程监测。当出现产程图异常如宫颈扩张或胎头下降延缓或停滞时,应做进一步检查并进行综合分析,及时诊断头位难产。半个世纪以来,Friedman 产程图(图 17-4-1)一直作为全球产程进展和处理的标准,这一苛刻的产程标准无疑增加了产科干预,包括人工破膜和缩宫素的广泛使用、器械助产的滥用、剖宫产率的增加等。

(2) 新产程标准:由于传统产程图及产程标准建立的

方法学缺陷,另外现代分娩人群的特点及产程干预措施的改变,传统产程图受到质疑。在综合一些大规模回顾性研究的基础上,结合美国国家儿童保健和人类发育研究所、美国妇产科医师协会、美国母胎医学会等提出的相关指南及专家共识,中华医学会妇产科学分会产科学组专家对新产程的临床处理达成以下共识。第一产程:潜伏期延长(初产妇>20 小时,经产妇>14 小时)不作为剖宫产指征,破膜后至少给予缩宫素静脉滴注 12~18 小时方可诊断引产失败,除外头盆不称及可疑胎儿窘迫的前提下,缓慢但仍有进展的第一产程不作为剖宫产指征;活跃期以宫口扩张 6cm 作为标志,当破膜且宫口扩张≥6cm 后,如宫缩正常,而宫口停止扩张≥4 小时可诊断活跃期停滞,如宫缩欠佳,宫口停止扩张≥6 小时可诊断活跃期停滞。活跃期停滞可作为剖宫产指征;第二产程延长的诊断标准:对于初产妇,如行硬脊膜外阻滞,第二产程超过 4 小时产程无进展(包括胎头下降、旋转)可诊断第二产程延长;如无硬脊膜外阻滞,第二产程超过 3 小时产程无进展可诊断;对于经产妇,如行硬脊膜外阻滞,第二产程超过 3 小时产程无进展(包括胎头下降、旋转)可诊断第二产程延长;如无硬脊膜外阻滞,第二产程超过 2 小时产程无进展则可以诊断。

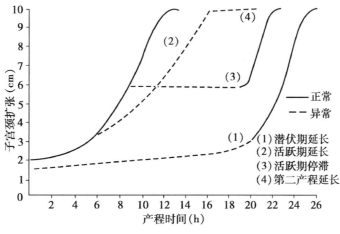

图 17-4-1 Friedman 产程图

【处理】

1. **选择性剖宫产** 头位分娩在临产前决定做选择性剖宫产者不甚容易,只有符合以下条件者予以考虑:

(1) 足月妊娠具有绝对性狭窄骨盆或明显畸形、歪斜骨盆。

(2) 胎头高直后位、颏后位、额先露等。

(3) 头盆明显不称,头盆评分≤5 分者需做选择性剖宫产。然入口面头盆评分 5 分者、枕前位、产力正常或强、总分仍可达到 10 分,有阴道分娩的可能,可以短期试产。但出口面若总评分为 10 分者,最好还是施行剖宫产。

(4) 联体双胎、双头畸形在临产前即可经 X 线摄片或超声显像作出诊断,此类无存活可能的畸形即使予以毁胎

也难经阴道娩出,且可并发母体软产道严重损伤,多选择剖宫产,其目的是保护母体。若畸胎有存活可能者更应经剖宫产娩出。

2. **临产过程中考虑做剖宫产**

(1) 严重胎头位置异常如高直后位、枕横位中的前不均倾势、额位及颏后位。这些胎位往往在宫颈口扩张 3~5cm 后,经阴道检查证实。高直后位体征明确,一旦证实即可做剖宫产;但枕横位中的前不均倾势体征不如高直后位明确,有怀疑时尚需要观察一段时间,随着胎头继续侧屈,矢状缝继续后移,体征逐渐明确,诊断方能成立并选择剖宫产结束分娩;额位时也可观察一段时间,因额位有向面位及枕先露转化的可能,可短期试产。若持续于额位则需考虑剖宫产;颏后位时除非胎儿较小,产力强,胎头达盆底后有

可能转成额前位娩出,如持续于颏后位则需做剖宫产术。

(2)临产后产程停止进展,检查有明显头盆不称。

(3)经过积极处理宫颈始终未能开全。

(4)胎头始终未能衔接者,特别要警惕由于颅骨过分重叠及严重胎头水肿所造成的胎头已衔接的假象。

(5)子宫收缩乏力,经积极治疗后仍无进展。

3. 试产 除因绝对指征选择性剖宫产者外,头先露的初产妇一般均应试产,尤其骨盆入口面临界性或轻度狭窄更应给予充分试产的机会。试产过程中应有专人守护,严密观察产程进展。试产过程中严格按照产程图进行观察和处理非常重要。中骨盆-出口狭窄试产应特别慎重,若产程中处理不当,勉强经阴道助产分娩或阴道助产失败后再做剖宫产对母儿均极为不利,容易发生分娩并发症。因此,若发现中骨盆-出口狭窄,剖宫产指征应当适当放松。

(1)一般处理:应给产妇提供舒适的待产环境,减少对分娩的恐惧心理,消除精神紧张。注意改善产妇全身情况,对疲乏不能进食者,可静滴 5%～10% 葡萄糖液、维生素 B₆、维生素 C 或(和)电解质。产妇宜左侧卧位,以改善胎儿、胎盘循环,防止仰卧位低血压。产程中应随时排空膀胱,若出现尿潴留,应给予导尿并警惕发生滞产。

(2)产程异常的处理

1)潜伏期异常:由于对从假临产到潜伏期再到活跃期的过渡时刻很难准确判断,且多为主观判定,因此对于如何判断潜伏期是正常还是异常上不确定。潜伏期以规律宫缩为特征,宫缩会逐渐软化宫颈、使宫颈管消退并开始扩张宫颈,活跃期开始即为潜伏期终止,这时宫颈通常扩张 6cm。对于潜伏期异常的产妇,可以采用治疗性休息和子宫收缩药物来治疗。可予以哌替啶 100mg 或地西泮 10mg 肌内注射或其他阿片类镇痛药进行治疗性休息,纠正不协调性子宫收缩,使用后约有 85% 的产妇会在活跃期时醒来,10% 将不会分娩,5% 会存在持续性分娩异常。若用镇静剂后宫缩无改善,可在人工破膜后加用缩宫素。在宫颈条件欠佳的同期引产妇中,大约 70% 在使用缩宫素和胎膜破裂后 6 小时渡过潜伏期,只有 5% 在 12 小时后依然处于潜伏期,在潜伏期使用缩宫素 12 小时后,只有 40% 的产妇经阴道分娩。此时应重新评估头盆关系,若有头盆不称应行剖宫产,以免延误处理导致滞产,危害母儿安全。

2)活跃期宫颈扩张延缓或停滞:首先应做阴道检查了解骨盆情况及胎方位,确认病人确实处于活跃期(宫口至少 6cm),若无明显头盆不称及胎位异常,可行人工破膜及缩宫素加强宫缩,在母亲及胎儿进行监测的情况下若子宫充分收缩情况下等待 4 小时或在子宫未充分收缩情况下产程仍无进展≥6 小时,则诊断为活跃期停滞,应行剖宫产。若为严重的胎头位置异常,如高直后位、前不均倾位、额位及颏后位等应立即行剖宫产术。

3)第二产程延长:第二产程胎头下降延缓或停滞,提示胎头在中骨盆遇到阻力,应及时做阴道检查,了解中骨盆

及出口情况,胎方位及胎头下降水平,胎头水肿及颅骨重叠情况,若无头盆不称或严重胎位异常,宫缩弱可用缩宫素加强宫缩;若为枕横位或枕后位可试行徒手将胎头转为枕前位,待胎头下降至≥+3,宫颈开全后行产钳或胎头吸引器助产,若徒手转胎方位失败,胎头仍持续在 +2 以上,应行剖宫产术。

【临床特殊情况的思考和建议】

1. 产科临床使用哌替啶、地西泮等药物的问题 产科临床常使用哌替啶、地西泮等药物以鉴别是否临产,或纠正不协调子宫收缩,或用于促进宫颈软化而促进宫颈扩张,增强子宫收缩力。但由于其对胎儿的呼吸抑制作用往往在用药后 2 小时达峰值,以前主张估计胎儿 6 小时内不分娩可以使用,现在认为估计胎儿 4 小时内不分娩可以使用,且最好在潜伏期使用。使用后可能有胎动减少,或电子胎心监护显示基线较平,一般不会增加胎儿宫内窘迫及新生儿窒息的发生率。

2. 米索前列醇用于引产及加强宫缩问题 米索前列醇与米非司酮合用可终止 49 天内早孕。但由于前者对子宫的强力而有效的收缩作用,大量文献报道可用于中晚期妊娠引产及加强产程中子宫收缩,并取得了良好的效果。与缩宫素相比较,该药加强子宫收缩的作用比缩宫素强,促宫颈成熟作用比缩宫素明显,但更容易引起强直性子宫收缩。因此,用在晚期妊娠引产及加强宫缩时容易导致胎儿宫内窘迫及胎死宫内,或子宫强直性收缩而引起子宫破裂、羊水栓塞等严重并发症。故多数学者不主张在晚期妊娠引产及产程中加强宫缩时使用。

3. 关于缩宫素催产的剂量问题 缩宫素是美国食品药品监督管理局(Food and Drug Administration,FDA)唯一批准用于活跃期刺激分娩的药物。应用缩宫素时通常是逐步调整给药直至产生效果,因为预测女性对某一特定剂量的反应是不可能的。目前已对多种缩宫素方案进行了研究,这些方案的初始剂量、剂量增幅和剂量增加的时间间隔有所差异(表 17-4-3)。相对于低剂量方案,应用高剂量缩宫素方案时会面临风险和获益无法兼顾:较高剂量方案与产程较短和剖宫产较少有关,但也与更多的子宫收缩过强(在平均 30 分钟内,每 10 分钟收缩＞5 次)有关。各分娩中心对上述各结局的判断以及对子宫收缩过强的应对能力有所差异,因此,高剂量或低剂量方案都是可接受的,不需要根据产次改变处理方案,但是对于有剖宫产史的女性,不使用高剂量缩宫素方案。

4. 持续性枕后位、枕横位的诊断时机及处理 枕后位、枕横位并非异常胎方位。临产后如果骨盆正常,胎儿不大,产力正常,80% 的枕后位、枕横位可以向前旋转成枕前位而经阴道分娩。如果有骨盆狭窄,胎儿较大,或产力异常,胎儿在骨盆内的旋转因此而受阻,难以转成枕前位。指检或超声难以评估枕后位或枕横位最终是否需要行剖宫

产,因此在胎心监护满意、临床骨盆测量结果理想且第二产程持续进展的情况下,可以短期内期待治疗。若胎儿下降明确受阻时,可采取手法或产钳旋转胎儿至枕前位、枕后位器械辅助分娩或剖宫产分娩。

表 17-4-3 缩宫素引产方案

	起始剂量 (mU/min)	增幅剂量 (mU/min)	剂量增加的 时间间隔 (min)
低剂量	0.5~2	1~2	15~40
高剂量	6	3~6	15~40

(1)手法或器械旋转:避免在第一产程实施,操作前排空膀胱。操作者掌心向上,将4根手指置于后顶骨后方,拇指覆于前顶骨上。左枕后位用右手,右枕后位用左手。用4指和拇指的指尖抓住胎头,在一次宫缩期间,鼓励产妇向下用力,同时操作者试着使胎头俯曲并向前旋转胎头。有时轻微的向上压力可能有助于稍稍移动位置,使旋转更容易。胎头需要被固定在这个位置几次宫缩的时间,以防止胎头向后旋转至枕后位。对于有经验的临床医生也可以借助器械辅助旋转(例如,Kielland 产钳旋转)。

(2)枕后位器械辅助阴道分娩:产钳或胎头吸引器可以用来从正枕后位分娩胎儿。对于难以进行向前旋转的产妇,从枕后位直接分娩较进行旋转更可取。然而,与旋转(手法或产钳)至枕前位并从枕前位进行产钳分娩相比,枕后位产钳分娩更易导致Ⅲ度或Ⅳ度会阴裂伤。枕后位器械辅助阴道分娩的失败率显著高于枕前位。由于枕后位其先露的俯屈点在阴道内的位置较枕前位先露的俯屈点更靠后且更高,因此在实施器械助产时必须做出某些调整。对于枕后位而言,产钳助产并不比胎头吸引术有更确切的优势,必须针对不同的情况做出选择。例如,对于疲惫的、胎儿位于或接近骨盆出口且存在会阴水肿的初产妇,优先选择胎

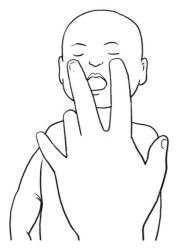

图 17-4-2 臀先露后出头困难时手指在阴道内放置方法

头吸引术;对于胎头位置已达+3,且胎心心动过缓的产妇,最好立即实施产钳助产。

5. 臀先露后出头的娩出困难问题 若因胎头仰伸而不能进入骨盆,且不可强行牵引使仰伸加剧,此时,助手可在耻骨联合上方加压,协助胎头俯屈,而术者的手在阴道内不宜钩住胎儿口腔,以防胎儿下颌关节损伤,可将示指及中指放置胎儿颧骨部位(图 17-4-2),向外、向上加以牵引娩出胎头。

参考文献

1. 沈铿,马丁. 妇产科学. 北京:人民卫生出版社,2015

2. 中华医学会妇产科学分会产科学组. 新产程标准及处理的专家共识(2014).中华妇产科杂志,2014,49(7):486

3. Zhang J, Landy HJ, Branch DW, et al. Contemporary patterns of spontaneous labor with normal neonatal outcomes. Obstet Gynecol,2010,116(6):1281-1287

4. American College of Obstetricians and Gynecologists(the College),the Society for Maternal-Fetal Medicine,Caughey AB,et al. Safe prevention of the primary cesarean delivery. Am J Obstet Gynecol,2014,210(3):179-193

5. Spong CY, Berghella V, Wenstrom KD, et al. Preventing the first cesarean delivery: summary of a joint Eunice Kennedy Shriver National Institute of Child Health and Human Development,Society for Maternal-fetal Medicine, and American College of Obstetricians and Gynecologists Workshop. Obstet Gynecol,2012,120:1181-1193

6. Rouse DJ, Weiner SJ, Bloom SL, et al. Failed labor induction: toward an objective diagnosis. Obstet Gynecol, 2011, 117:267

7. ACOG Practice Bulletin. Induction of labor. Obstet Gynecol,2009,114:386-397

8. 中华医学会妇产科学分会产科学组. 妊娠晚期促子宫颈成熟与引产指南(2014).中华妇产科杂志,2014,49(12):881-885

9. Satin AJ,Leveno KJ,Sherman ML,et al. High-versus low-dose oxytocin for labor stimulation. Obstet Gynecol,1992,80:111

10. Kenyon S, Tokumasu H, Dowswell T, et al. High-dose versus low-dose oxytocin for augmentation of delayed labour. Cochrane Database Syst Rev,2013:CD007201

11. Verhoeven C, Ruckert M, Opmeer B, et al. Ultrasonographic fetal head position to predict mode of delivery: a systematic review and bivariate meta-analysis. Ultrasound Obstet Gynecol, 2012, 40:9

12. Stock SJ, Josephs K, Farquharson S, et al. Maternal and neonatal outcomes of successful Kielland's rotational forceps delivery. Obstet Gynecol,2013,121:1032

13. Bradley MS, Kaminski RJ, Streitman DC, et al. Effect of rotation on perineal lacerations in forceps-assisted vaginal deliveries. Obstet Gynecol,2013,122:132

(徐 焕)

第十八章 分娩期并发症

第一节 子宫破裂

子宫破裂(uterine rupture)是妊娠期和分娩期极其严重的并发症之一,直接威胁母儿生命,导致灾难性的后果,其中出血、休克、感染是病人死亡的主要原因。子宫破裂的发病率和病因构成比在社会经济发展不同的国家和地区报道中差别很大,美国0.04%~0.1%,中国0.1%~0.55%,非洲部分国家地区高达1%~1.2%。发达国家导致子宫破裂的主要原因是既往剖宫产瘢痕,经济欠发达地区和落后地区的主要原因是梗阻性难产和不当助产。近年来随着剖宫产后再次妊娠病例的增多和前列腺素类药物在催引产领域的广泛应用,子宫破裂的发病较以前有上升的趋势。

【病因】

子宫破裂的病因主要有瘢痕子宫(包括剖宫产术后和其他子宫手术后)、梗阻性难产、宫缩剂应用不当和助产手术损伤。

1. **瘢痕子宫** 狭义的瘢痕子宫主要是指既往有剖宫产手术史或子宫肌瘤剔除病史的病例,特别是古典式的子宫体部剖宫产术和剔除时穿透子宫内膜达宫腔的子宫肌瘤手术,对子宫肌壁的损伤较大,形成的瘢痕范围宽,不能承受妊娠子宫胀大和宫缩时的张力,更容易在妊娠晚期和分娩时发生子宫破裂。

广义的瘢痕子宫包括子宫畸形矫形术、子宫角部切除术、子宫破裂修补、子宫穿孔等所有手术操作对子宫造成的损伤。随着外科和妇科微创手术的迅速发展和广泛开展,高频电刀、超声刀等能量器械在手术中的应用给子宫带来了一系列热损伤的问题。甚至常见的腹腔镜下输卵管峡部或间质部妊娠手术时,能量器械操作不当造成子宫角部过度的灼伤,引起中晚孕子宫自发性破裂也时有发生。

2. **梗阻性难产** 梗阻性难产是子宫破裂常见的原因之一,该类型子宫破裂好发于伴随有子宫肌壁原发和继发病理性改变者,如多产、畸形子宫肌层发育不良、胎盘植入病史等导致子宫肌壁延展性和抗张能力下降的因素。这些病人如果同时伴有明显的骨盆狭窄、头盆不称、软产道畸形、盆腔肿瘤、胎位异常和胎儿畸形等因素阻碍胎先露下降时,子宫为克服阻力,体部肌肉强烈收缩,子宫下段被迫拉长、变薄,最终破裂。这也是子宫破裂中最常见类型,破裂处多发生于子宫下段。严重的可以延伸到宫体、宫颈、阴道甚至撕裂膀胱。

3. **宫缩剂应用不当** 使用前列腺素药物以及催产素等宫缩剂引产、催产,时机把握不当,或超剂量用药都可能会造成子宫平滑肌强烈的痉挛性收缩。值得注意的是在胎膜自然破裂和人工破膜等存在内源性前列腺素释放的情况下,一定要严格控制宫缩剂使用的指征和时机,避免造成子宫收缩效应叠加,导致宫缩过强、子宫破裂。

4. **助产手术损伤** 分娩时实施助产手术导致的子宫破裂损伤,多是由不适当或粗暴的手术操作所导致。宫口未开全,强行产钳术或臀牵引术导致子宫颈严重裂伤并上延到子宫下段;臀牵引手法粗暴,未按照分娩机转引起胎儿手臂上举,出头困难,后出头暴力牵拉;忽略性横位内倒转术,毁胎术以及部分人工剥离胎盘术等由于操作不当,均可以造成子宫破裂。第二产程中暴力按压宫底,增加腹压,促使胎儿娩出也是导致子宫破裂的高危因素之一。

【分类】

子宫破裂按照发生时间可以分为妊娠期破裂和分娩期破裂;按照原因可以分为自发性破裂和损伤性破裂;按照程

度可分为完全破裂和不完全破裂。

【临床表现】

子宫破裂发生在瘢痕子宫和非瘢痕子宫病例时表现不尽相同,因此对两类病人的临床表现都要有明确的认识。

(一)非瘢痕子宫

非瘢痕子宫破裂即传统意义上的子宫破裂,几乎均发生于分娩过程中,根据其病程进展可以分为先兆子宫破裂和子宫破裂两个阶段。

1. 先兆子宫破裂　多见于产程长、有梗阻性难产高危因素的病人。典型的表现为腹痛、病理性缩复环、胎心改变和血尿的"四联征"。

(1)腹痛:由于宫缩过强,子宫呈现强直性或痉挛性收缩,产妇因剧烈的腹痛而烦躁不安、呼吸心率增快、下腹部拒按。

(2)病理性缩复环:因为梗阻的存在,子宫平滑肌反应性的强直收缩,导致子宫体部肌层增厚,同时下段肌层在强力拉伸作用下延展、菲薄,从腹壁上观察,宫体部和子宫下段之间形成一个明显的凹陷,称之为"病理性缩复环(pathological retraction ring)"(图18-1-1),随着宫缩的进展,子宫下段进一步拉伸,病理性缩复环会逐渐上移达到脐平面或以上,如果此时不能得到及时处理,子宫下段最终会因为张力过高而断裂,进展成为子宫破裂。

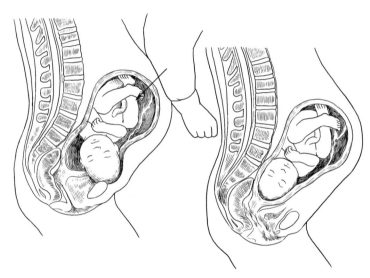

图 18-1-1　病理性缩复环

(3)胎心改变:先兆子宫破裂发生时,子宫平滑肌痉挛,强直性收缩,由于没有充分的平滑肌舒张期,影响有效的胎盘血流灌注和氧气交换,胎儿会因急性缺氧出现胎动频繁,电子胎心监护(ECG)可能出现胎儿心动过速、心动过缓、重度变异减速以及晚期减速等一系列胎儿宫内窘迫的表现。

(4)血尿:梗阻性难产发生时,胎先露部位对膀胱持续性压迫,膀胱壁水肿、黏膜充血,会导致血尿和排尿困难。

2. 子宫破裂　子宫破裂往往在先兆子宫破裂的进展过程中骤然发生,表现如下:

(1)在先兆子宫破裂基础上突然发生。病人感到下腹部"撕裂样"剧烈疼痛。随后强烈的宫缩短暂停止。孕妇自觉腹痛症状会出现一过性的缓解和"轻松感"。但是紧接着,由于羊水、胎儿、血液充盈整个腹腔,病人很快出现全腹疼痛及腹膜刺激征。

(2)产妇呼吸急促、浅快,出现心率增快、脉搏细弱、血压下降等失血性休克的表现。

(3)全腹部肌紧张,压痛、反跳痛明显,移动性浊音阳性。从腹部可触及明显的胎儿肢体等部位,胎动停止、胎心

消失,在胎儿旁有时可扪及收缩的子宫体。经阴道检查可以发现胎先露上移,宫颈口可见鲜血流出,有时可以经宫颈向上扪及子宫下段前壁缺损。

(4)不完全子宫破裂:不完全子宫破裂是指子宫肌层部分或完全断裂,浆膜完整,此时胎儿及胎盘、脐带等附属物仍然在宫腔内。发生子宫不完全破裂时,宫缩疼痛并不明显,可以有少量的阴道流血,胎儿仍然存活,但会出现严重的晚期减速、基线变异消失等缺氧表现。此时破裂的肌层如果累及血管,也会发生严重的腹腔内出血或阔韧带血肿、后腹膜血肿等,并出现失血性休克症状。

(二)瘢痕子宫破裂

发生于既往有子宫手术史或子宫损伤病史的病人,和非瘢痕子宫破裂相比,瘢痕子宫破裂可以发生在妊娠晚期和分娩期。甚至部分严重的病例,如能量器械造成的子宫角部、子宫体部烧灼伤,会发生中孕期自发性子宫破裂,导致腹腔内出血、急腹症。子宫下段剖宫产术后的瘢痕子宫破裂往往缺乏先兆子宫破裂的表现,部分病人仅有下腹部针刺样疼痛或压痛,伴或不伴血尿,临床上还有部分病例无任何阳性表现,只是剖宫产术中意外发现。

【诊断和鉴别诊断】

1. 诊断　根据典型的病史、症状、体征,典型的子宫破裂诊断并不困难,关键在于根据病史及时筛查和识别子宫破裂的高危因素,并对其重点监测。在临产时能够及时识别先兆子宫破裂的表现,分辨子宫强直性收缩、腹痛和正常产程中的宫缩痛。当产程中出现宫缩突然消失、胎心消失、产妇心率增快、血压下降等表现时一定要警惕子宫破裂的发生。

对可疑的高危孕产妇建议产程中持续电子胎心监护,及时发现胎儿心动过速、心动过缓、严重变异减速或晚期减速、延长减速等异常。

腹腔穿刺可以明确诊断腹腔内出血,急诊床旁 B 型超声检查可以协助诊断腹腔内出血、死胎等。

2. 鉴别诊断

(1) 胎盘早剥:Ⅱ级以上的胎盘早剥会出现子宫强直收缩、宫体压痛、阴道出血、胎儿窘迫或死亡、孕妇失血性休克等表现,同子宫破裂的临床表现有诸多类似。但是严重的胎盘早剥一般都存在子痫前期、子痫、严重腹部外伤等病史,腹部检查无病理性缩复环。超声检查见子宫完整,部分病例可见到胎盘后血肿等典型的胎盘剥离影像。

(2) 难产伴发绒毛膜羊膜炎:部分病例特别是合并胎膜早破者,由于产程长、多次行阴道检查、胎头旋转等操作可以导致绒毛膜羊膜炎,出现子宫体压痛、激惹等类似先兆子宫破裂的表现。因为感染的存在,绒毛膜羊膜炎病人可伴有羊水异味、白细胞计数和分类升高、CRP 及 PCT 增高等表现。结合病理缩复环、血尿等症状的有无以及 B 型超声检查,鉴别并不困难。

【治疗】

一般治疗:开放静脉通道,吸氧、输液,做好输血的准备,大剂量广谱抗生素预防感染。

1. 先兆子宫破裂　一旦诊断先兆子宫破裂,立即予以抑制宫缩药物输注,肌内注射或静脉输注镇静剂,如盐酸哌替啶 100mg 肌注,吸入麻醉或静脉全身麻醉,尽快行剖宫产术,抢救胎儿生命。

2. 子宫破裂　确诊子宫破裂,无论胎儿存活与否都应当在积极抗休克治疗的同时急诊剖腹探查,尽量快找到出血位置,止血。新鲜、整齐、无感染的子宫破裂如果有生育要求可以行创面修补缝合。破口不规则或伴感染者考虑子宫次全切除术。如果子宫破裂口向下延伸至宫颈者建议子宫全切。术中发现有阔韧带巨大血肿时,要打开阔韧带,充分下推膀胱及游离输尿管后再钳夹切断组织。子宫破裂已发生失血性休克的病人尽量就地抢救,避免因搬运加重休克与出血。如果限于当地条件必须转院时,一定要同时大量输血、输液抗休克治疗,腹部加压包扎后,依就近原则转运至有救治能力的医疗机构。

【预防】

子宫破裂是严重的产科并发症,根据国内报道,围产儿死亡率高达 90%,孕产妇死亡率为 12%,一旦发生后果严重,因此子宫破裂重在预防。而且通过系统化的管理和严密观察,绝大多数子宫破裂是可以避免的。

1. 健全妇幼保健制度,加强围产期保健管理,及时发现高危病人进行追踪管理和适时转诊,按照病情制订适宜的分娩计划。特别强调,对有子宫手术操作史的病人尽量取得前次手术操作的原始资料,根据手术记录情况综合评估。

2. 强化医务人员的理论实践技能培训,严密观察产程,能够及时识别并正确处理病理缩复环、强直性子宫收缩等异常情况。

3. 严格掌握宫缩剂的应用原则,包括缩宫素、前列腺素制剂在促宫颈成熟、催引产的应用规范。对宫缩药物使用的间隔时间、剂量、叠加效应等要熟练掌握,使用时专人看守、做好相关记录。

4. 掌握手术助产的适应证和禁忌证。避免因不恰当的粗暴操作造成医源性子宫破裂。对操作困难的产钳助产、内倒转术、毁胎术等,常规在术后探查宫颈、宫腔,必要时可以利用 B 型超声协助检查。

5. 严格掌握剖宫产指征,减少不必要的瘢痕子宫。

6. 实施剖宫产后阴道分娩(vaginal birth after cesarean section,VBAC),要稳步有序的开展,做到制度先行、规范先行,严格掌握指征,切忌盲目跟风,给医患双方带来不必要的风险和危害。

【临床特殊情况的思考和建议】

子宫破裂临床相对少见,针对产程进展不顺利的病人要判断是否存在梗阻性难产。在部分病例,腹痛和病理性缩复环会因为宫缩痛、胎盘早剥、腹壁脂肪过厚等情况,而容易混淆。当异常产程中发生胎心改变要警惕该病的发生,部分瘢痕子宫导致的子宫破裂可能仅有胎心异常的表现。

(周玮　漆洪波)

第二节　脐带异常

关键点

1. 脐带是胎儿宫内存活的唯一命脉,严重的脐带结构或形态异常会威胁胎儿生命。

2. 单脐动脉不仅代表胎儿物质交换的通道减少,更提示可能存在染色体异常。

3. 脐带脱垂和前置血管破裂均可在短时间内导致胎儿死亡。

脐带介于胎盘和胎儿之间,是胎儿与母体进行氧气、二氧化碳以及其他物质交换的唯一通道,是胎儿的命脉。如果存在脐带异常(abnormalities of umbilical cord)情况,就会不同程度地影响胎儿从母体获取生长发育必需的物质,导致胎儿出现一系列的病理性变化甚至死亡。

一、脐带长度异常

正常的脐带长度为30~70cm,平均长度为50~55cm。脐带长度超过70cm称为脐带过长,脐带过长是孕期发生脐带缠绕、脐带打结、脐带脱垂等情况的高危因素。

脐带长度不足30cm称做脐带过短,一般在孕期没有明显的阳性临床征象,主要表现在临产后,随着胎儿下降,受到牵拉导致脐血管受压,胎儿与母体氧气交换受阻,导致胎儿窘迫。同时脐带牵拉胎儿,阻止其下降,严重的甚至还因为机械张力导致胎盘早剥和子宫内翻。当胎盘位于宫底,至少脐带需要达到32cm才能满足胎儿从阴道娩出的需要,可见胎盘和脐带的位置很关键,因此也有根据脐带与胎盘的相对关系来定义脐带过短的说法。

二、脐带缠绕

脐带缠绕在胎儿颈、躯干、四肢等称为脐带缠绕(cord entanglement),临床发生率约为13.7%~20%。其中以脐带缠绕胎儿颈部最为常见,约占90%(图18-2-1、图18-2-2)。无论缠绕部位如何,只要没有张力,脐血管不被压迫,脐带缠绕对母儿无害。但是如果脐带缠绕过紧影响脐血循环,就会导致胎儿缺氧甚至死亡。由于胎儿四肢活动度大,因此脐带缠绕肢体相对绕颈风险较高。严重的颈部脐带缠绕可以导致相对性的脐带过短,在临产时会产生和脐带过短类似的不良影响,如胎先露下降受阻、频发变异减速、胎儿窘迫。胎儿脐带缠绕颈部在产前超声会有特征性表现,多普勒可以显示胎儿颈部血流信号,B型超声可见胎儿颈部"U形"或"W形"压迹。

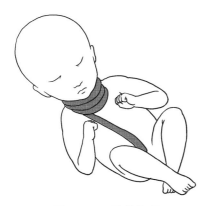

图 18-2-1 脐带绕颈

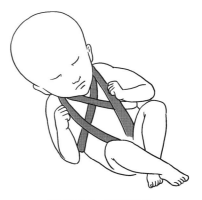

图 18-2-2 脐带绕身

三、脐带打结

脐带打结(knot of umbilical cord)有真结、假结之分,脐带假结实质上只是因为脐血管长度不一致或血管与脐带长度不一致,局部卷曲形成外观类似"打结"的结构,一般不会对母儿有不良影响。脐带真结是在中孕期胎儿位置不固定,脐带绕躯干时,胎儿在宫内活动穿过脐带环形成真正的结(图18-2-3),也有同时存在2~3个真结的情况。一般真结都合并有脐带较长的情况,当脐带松弛,血循环不受影响。但孕晚期随着胎儿入盆,特别是临产后胎儿下降,就可能导致真结被拉紧,脐带血流受阻甚至断流,就会出现胎心改变或胎儿死亡。脐带真结是孕晚期和产程中胎儿猝死的主要原因。遗憾的是目前对脐带真结还缺乏可靠的产前确诊的方法,几乎都是在胎儿娩出后诊断。

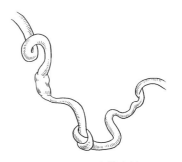

图 18-2-3 脐带真结

四、脐带扭转

胎儿在宫内活动可以导致脐带顺长轴扭转呈螺旋样。生理性的扭转对脐血管有一定的保护作用。但过度扭转就会导致脐血管扭曲,管腔狭窄、闭塞,导致胎儿死亡。尤其是当脐带华通胶欠发达,而近脐轮处严重扭转,很容易导致脐带血流阻断。

五、脐带附着异常

一般情况下,脐带应当附着于胎盘中心部位,脐带边缘附着(marginal insertion of umbilical cord)是指脐带和脐血管汇入点在胎盘边缘,由于其形状似球拍,也称为球拍状胎盘,胎盘循环不受影响,对母儿没有危害,均为产后检视胎盘时诊断。

脐带帆状附着(velamentous insertion cord)是指脐带与胎盘没有直接连接,而是附着于胎膜上,通过绒毛膜与羊膜之间的交通血管和胎盘相连(图18-2-4)。当交通血管高于胎先露时不影响胎儿-胎盘循环交换,如果交通血管低于胎先露或者行走于宫颈内口上方,称为前置血管(vasa previa),就可能会被胎先露压迫阻断,导致胎儿缺氧或死亡。另外在胎膜破裂时,前置的血管同时也存在破裂的风险,导致胎儿失血,休克甚至死亡。虽然通过实验室检查有核红细胞、胎儿血红蛋白等方法有助于诊断该疾病,但是对急诊处理没有意义。临床上要特别注意胎膜早破的病例伴阴道流血和胎心下降时,需要考虑到血管前置的情况。另外对孕中期提示脐带由胎盘下缘汇入的孕妇建议在34周行阴道超声多普勒,排除显著的血管前置。

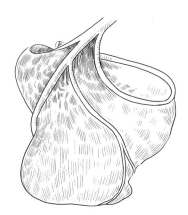

图18-2-4　脐带帆状附着

六、脐带脱垂

胎膜未破时,脐带位于胎先露一侧称为脐带隐性脱垂;脐带位于胎先露前方称为脐带先露(presentation of umbilical cord)。胎膜破裂时,脐带和羊水一起从宫颈口脱出至阴道或者外阴称为脐带脱垂(prolapse of umbilical cord)。相对正常位置的脐带,隐性脱垂或者低于先露的脐带更容易发生脱垂。脐带脱垂对母体无害,是产科危及胎儿生命的急症之一,发生率约0.1%～0.6%,如果处理不及时,脱出的脐带被胎先露压迫,数分钟内就会导致胎儿死亡。

【病因】

各种可能引起胎先露不能衔接,骨盆入口缝隙过大的原因都可能导致脐带脱垂。主要包括以下几类:胎位异常,如肩先露、臀先露、复合先露等;头盆不称,如骨盆狭窄、高直位、枕后位等导致胎头高浮、贴合不紧;胎儿因素,如早产儿、双胎一胎娩出后;羊水过多;脐带过长等。

【诊断】

有脐带脱垂高危因素的孕妇,在临产后出现子宫收缩期严重的胎心变异减速或延长减速,通过改变体位、抬高臀部、上推胎先露后能很快改善者要警惕脐带先露或隐性脱垂。部分病人阴道检查时可以扪及前羊膜囊有搏动的条索状结构,多普勒超声发现胎先露处的脐带血流信号可以协助诊断。胎膜破裂后发现胎心率显著下降时一定要做阴道检查,了解阴道内和宫颈口有无脐带脱出。

【治疗】

1. **脐带先露或隐性脱垂**　胎膜未破、宫缩良好者可采取头低臀高体位,利用重力作用使胎先露退出产道,有利于缓解脐带受压和复还到宫腔内正常位置。在此期间严密持续胎心电子监护,并做好随时剖宫产的准备。

2. **脐带脱垂**　脐带脱垂短时间内就可以导致胎心消失、胎死宫内。因此发现脐带脱垂时,如果胎儿存活、胎心尚可,一定要尽最大努力利用各种手段让胎儿在最短时间内娩出。

宫口开全、先露低于坐骨棘者采用产钳或胎头吸引助产;臀先露者行臀牵引术。宫口未开全、先露高,或者操作者判断助产困难的病人应准备立即剖宫产。在胎儿娩出前,要采取头低臀高体位。检查者用一只手将脱出的脐带还纳入阴道,保持脐带温度,预防脐动脉痉挛,同时托举胎先露,尽量减轻胎先露对脐带的压迫。除非本地无剖宫产条件,否则不要轻易尝试将脐带还纳入宫腔,成功率很低,还可能会加重脐带脱垂和压迫导致胎儿死亡。

如果胎儿已经死亡,则顺其自然,必要时用缩宫素加强宫缩,尽早结束分娩。

【预防】

1. 孕期积极纠正臀先露、肩先露等异常胎位,如果纠正失败,则根据情况尽量择期入院。

2. 羊水过多、多胎妊娠、胎头位置异常等先露未衔接者,临产后卧床待产,尽量减少肛查、阴道检查等操作。胎膜早破,先露未衔接的孕妇要卧床休息。

3. 胎膜破裂时要及时听诊胎心,若胎心明显改变则立即阴道检查。

4. 胎头高浮而需要人工破膜者,一定选择宫缩间期高位破膜,控制羊水流出速度。

5. 双胎者在一胎分娩过后注意固定好第二胎的位置,同时严密监测胎心,及时发现异常。

七、脐带病变

(一) 单脐动脉

正常脐带由三条血管组成,2 条脐动脉和 1 条脐静脉。单脐动脉(single umbilical artery,SUA)是指先天缺乏一条脐动脉,是人类最常见的脐带畸形之一,发病率 0.48%～1.2%。1980 年 Jassani 首次在产前确诊了 SUA。目前随着彩色多普勒技术的进步,产前确诊 SUA 并不困难。

与 SUA 相关的疾病包括多胎妊娠、胎儿生长受限、妊娠期糖尿病、妊娠期高血压疾病、癫痫、羊水过多、羊水过少等。如果没有发现其他发育异常,单纯的 SUA 胎儿只需要做心脏超声检查,而并不一定需要核型分析。但是一旦 SUA 合并了心脏发育异常、中枢神经系统、泌尿系统等其他相关畸形或软指标异常,就要做核型分析排除 18-三体以及其他染色体疾病。单纯 SUA 胎儿出生后远期预后并没有其他异常。

(二) 脐带囊肿

脐带囊肿(cysts of umbilical cord)有真假之分。假性囊肿实质上是华通胶液化积聚形成,并没有囊壁等结构。真性囊肿是胚胎遗迹,卵黄囊或尿囊,有上皮结构的包膜。真性囊肿一般很小,没有临床意义,偶尔有较大的囊肿形成可能会压迫脐带血管。此外还有极其罕见的羊膜上皮包涵囊肿,多发、体积小,囊壁内为羊膜上皮。

(三) 脐带肿瘤

脐带肿瘤(umbilical cord tumor)很罕见,多为脐带血管上皮性肿瘤(hemangiomas)。此外还有肉瘤、黏液瘤、囊性畸胎瘤等。如果瘤体过大压迫脐血管则会影响胎儿生长发育。

(四) 脐带水肿

约 10% 的新生儿脐带存在水肿,早产儿更明显。除生理性的水肿以外,脐带水肿(edema of umbilical cord)往往是胎儿水肿的表现之一,如胎儿溶血性贫血、HbBart 水肿等。脐带水肿表现为脐带增粗、华通胶水肿、明亮、质脆(图18-2-5),结扎脐带时容易伤及脐血管导致血管断裂。

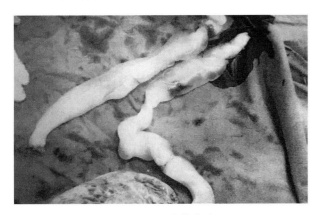

图 18-2-5　脐带水肿

(五) 脐带血肿

脐带血肿(hematoma of cord)多发生于脐血管破裂,血液渗漏到华通胶中形成闭合性血肿,发病率约 1/13 000～1/5000。发生原因主要是血管发育异常,血管壁弹性差、抗张能力不足,当发生脐带扭转、牵拉时血管壁破裂。如果破损严重,出血量多,会在短时间内形成脐带内大血肿,压闭血管管腔,围产儿死亡率可达 90%。

【临床特殊情况的思考和建议】

脐带绕颈在孕期多可通过超声诊断,虽然脐带缠绕不是阴道分娩的禁忌,但产程中频发重度变异减速的病例要考虑脐血管受压,需要根据产程进展决定分娩方式。

发现胎儿单脐动脉的病人须结合年龄、孕产史、系统超声及胎儿心脏结构异常等情况综合判定是否予以胎儿核型分析。单纯的单脐动脉有条件者建议行无创基因筛查。

血管前置和脐带脱垂都会导致胎儿灾难性后果的发生,前者重在筛查,后者重在应急处理,平素的规范化应急演练非常重要。

(周玮　漆洪波)

第三节　下生殖道损伤

> **关键点**
> 1. 下生殖道损伤常由产程异常或不当的助产手术引起。
> 2. 下生殖道损伤也是产后出血的病因之一。
> 3. 会阴Ⅲ度以上裂伤的缝合处理与预后密切相关。

胎儿经阴道分娩时,宫颈、阴道、会阴都极度扩张,整个下生殖道和邻近器官(膀胱、尿道、直肠)都可能发生损伤。常见的有宫颈裂伤、阴道裂伤、会阴裂伤和阴道、会阴深部血肿形成。产道机械性梗阻、巨大胎儿、胎儿异常、宫缩过强等都是生殖道损伤的高危因素。临床上更多的损伤多发生在协助胎儿娩出所采用的各种阴道助产手术过程中,如产钳术、胎头吸引、臀位牵引术及助产术等。操作者努力提高诊疗操作水平,掌握各种手术指征及正确实施方法,下生殖道损伤是可以被有效控制的。

【分类及临床表现】

1. **会阴阴道裂伤**　会阴裂伤和阴道裂伤常常伴发,会阴的裂伤根据范围不同分为:Ⅰ度裂伤:阴蒂、尿道口周围、大小阴唇皮肤黏膜的裂伤,处女膜环断裂,会阴皮肤裂伤;Ⅱ度裂伤:裂伤达会阴深浅横肌,或深达肛提肌及其筋膜,常沿两侧阴道沟向上延长,严重的可达阴道后穹隆;Ⅲ度裂伤:在Ⅱ度裂伤基础上深度累及肛门括约肌;Ⅳ度裂伤:Ⅲ

度裂伤并发直肠黏膜裂伤。

阴道裂伤包括表浅的黏膜裂伤、深及盆底组织的裂伤和大面积的阴道壁裂伤。常见的会阴侧切部位的顶点向上纵行裂伤，甚至可以延伸至阴道顶端，其深度也各有不同，个别深度裂伤可达耻骨下支，有时可有数个裂口，直到穹隆。阴道裂伤还可以向外、向内延伸，甚至累及小阴唇，或尿道旁组织。形成阴道裂伤的主要原因包括胎儿过大、急产、阴道壁充血水肿等。但产钳使用不当是最重要的原因，胎头旋转不完全，而产钳勉强交合，牵引时，又未沿产道、产轴进行。

2. **宫颈裂伤**　常见的是纵行裂伤。撕裂位置多位于三点或九点（图 18-3-1），裂伤有时可深达阴道穹隆部。子宫颈环形撕裂较少见，上唇或下唇的内面因暴力而发生环形撕裂和翻出。宫颈撕裂常发生在胎儿过大、急产，以及产钳助产不当，或臀位牵引术后出头用暴力牵拉胎头所致，如撕裂过大过深，或累及血管，均可导致大量出血。

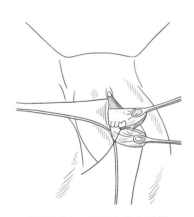

图 18-3-1　宫颈九点处裂伤

3. **外阴阴道血肿**　外阴阴道血肿分两种，一种是开放性血肿，见于会阴阴道裂伤或会阴切开术后切口裂伤。缝合修复时止血不彻底、残留死腔导致血液局部积聚形成。另一种是闭合性血肿，可发生于产程活跃期、分娩期和产褥期。尽管分娩过程中胎儿始终试图以最小径线通过产道的最大径线，但是产妇阴道会阴软组织仍然会极度扩张，黏膜以下部位血管因牵拉撕裂就会导致自发性的闭合血肿形成，如果孕妇合并妊娠期高血压疾病、营养不良、低蛋白血症等情况就更容易出现。急产、产钳助产会因为产道扩张不充分而导致血肿发生。血肿多位于外阴深部和阴道下段侧壁，表现为会阴、阴道局部逐渐加重的胀痛、肿块、瘀斑，触痛明显。由于盆底组织的疏松结构，阴道血肿可以沿阴道侧壁扩散形成巨大血肿，甚至压迫直肠、尿道引起肛门坠胀和排尿障碍，阴道检查有助于明确血肿的存在、位置、范围大小。在妊娠期高血压疾病的情况下，外阴、阴道、甚至阔韧带内可都有自发性血肿，有时血肿巨大，腹部可以扪及包块，而子宫可被推向一侧。

4. **膀胱破裂**　阴道壁以及相邻的膀胱弹性均较大，如

在术前常规导尿，则在阴道的一般助产术时，不易发生破裂，但如因胎位异常等情况行毁胎术，胎儿锐利的骨片，或术者器械操作不当，均可能刺破阴道前壁及膀胱，以上各种损伤都可导致出血，特别是妊娠期盆底组织血供丰富，如损伤严重，可发生大量出血。

【治疗】

下生殖道组织血管丰富，容易愈合，但是妊娠和分娩期的生理性改变使得组织充血、水肿，并且容易发生累及宫颈、阴道、会阴的复合性损伤，手术修补要求严格止血、分层对合。组织之间对合牢固但无张力，否则容易因为继发性肿胀导致张力过大，局部缺血坏死而影响预后。阴道、宫颈的损伤往往较深，适当的麻醉后摆好体位，充分暴露手术视野。良好的照明和熟练的助手也是做好修补手术不可或缺的重要因素。

1. **会阴阴道裂伤**　会阴裂伤和阴道裂伤常常同时发生，对于新鲜的裂伤，只要注意消毒止血，正确辨认其解剖结构，并及时正确修补缝合恢复原有解剖结构，即使Ⅲ度裂伤的修补，成功率也可达到 99%。

Ⅰ度会阴阴道裂伤可能伴有阴蒂及尿道口周围、大小阴唇皮肤黏膜损伤、处女膜环断裂。可选用 2-0 可吸收线间断缝合止血，恢复组织结构。Ⅰ度会阴裂伤会阴体皮肤损伤较小，组织缝合对合良好后皮肤可以自然贴合，一般不需单独缝合。

Ⅱ度裂伤会导致会阴浅横肌、深横肌甚至肛提肌及其筋膜断裂，向内沿两侧阴道沟上延形成阴道后壁舌形撕裂。缝合中要注意充分暴露阴道裂伤的顶端，必要时可用纱布填塞阴道后穹隆协助暴露。2-0 可吸收线缝合阴道壁黏膜，部位要超过裂口顶端 0.5cm 以上；2-0 可吸收线间断缝合撕裂的会阴体肌层，缝合会阴皮下组织；3-0 可吸收线行会阴皮内缝合，丝线外缝定期拆线亦可。术后取出填塞的阴道纱布，先后行阴道和直肠指检，检查有无血肿、直肠黏膜有无损伤或贯穿缝合。

Ⅲ度和Ⅳ度裂伤因为涉及肛门括约肌功能恢复，重点在于恢复正常解剖层次和结构，应当由高年资医师实施修补手术。首先在阴道穹隆部填塞纱布，阻挡宫腔内出血，以免影响手术视野；充分清洁冲洗创面，严格消毒；直肠内塞入纱条防止肠内容物污染，3-0 可吸收线由直肠裂口顶端上 0.5cm 开始间断内翻缝合黏膜下层，不能穿透黏膜，边缝边退出纱条，再间断内翻缝合直肠肌层和筋膜。Allis 钳夹两侧牵缩的肛门括约肌断端，可用剪刀锐性游离部分断端以便于缝合，7 号丝线端端缝合或重叠缝合两针，嘱病人做缩肛运动，证实肛门括约肌收缩力。缝合两侧肛提肌覆盖直肠壁。余步骤同Ⅱ度裂伤。术后无渣流质饮食三天，外阴部用 0.5% 碘伏溶液冲洗，术后第四天开始，每天口服乳果糖 20～30ml，保持大便软化通畅。

对于创面较深的阴道裂伤可以采取分层缝合，注意不

留死腔。出血多的部位可以置橡皮引流条。弥漫性渗血的创面缝合后可以用碘伏纱布阴道填塞压迫 24 小时后取出。

2. 宫颈裂伤　阴道分娩和助产后要常规用无齿卵圆钳交替从 12 点部位开始检查宫颈一周,发现累及穹隆的裂伤还要经阴道探查子宫下段完整性。宫颈最常见的裂伤部位是 3 点和 9 点处。如果裂伤超过 1cm,或伴活动性出血就应及时缝合。

用无齿卵圆钳分别钳夹两侧裂缘下端并向下牵拉,必要时阴道拉钩配合能充分暴露裂伤部位。2-0 可吸收线在裂伤顶端上 0.5cm 做“8”字缝合,然后间断全层缝合宫颈至游离边缘 0.5cm。有环形裂伤者横行间断缝合。累及阴道穹隆的宫颈裂伤或宫颈裂伤向上超过宫颈阴道部不能完全暴露者,须剖腹探查,经腹修补,同时仔细探查子宫下段裂伤情况。

3. 外阴阴道血肿　外阴和阴道小的血肿,无继续增大的趋势,没有感染征象者可以采取冰敷、加压包扎、阴道纱布填塞压迫等保守治疗方法处理。如果血肿持续增大,必须及时切开引流,寻找活动性出血点缝扎止血。若未发现明确的活动性出血灶,则清除积血、缝合关闭血肿腔隙、置引流条,术后加压包扎。

阴道血肿可以是闭合性,也可以是阴道裂伤及会阴切开后小血管回缩止血不彻底导致的继发血肿。两者处理原则相同,都是要充分清除积血、止血、缝合关闭死腔。但阴道壁组织疏松,很容易形成疏松结缔组织内无法彻底清除的积血,此时充分引流就特别重要,缝合后可以用碘伏纱布填塞阴道压迫,24 小时后取出。此外,阴道血肿要特别警惕向盆腔方向蔓延至阔韧带和后腹膜,病人会出现腹痛、腰痛以及难以用显性出血解释的血红蛋白进行性下降。这种情况就必须开腹手术清除血肿。

4. 膀胱损伤　行毁胎术等操作后要常规检查阴道各个壁的完整性,当发生前壁损伤时需要观察尿液性状,必要时可以采取膀胱亚甲蓝溶液灌注了解是否存在膀胱壁缺损。新鲜的膀胱损伤及时修补预后良好。但是如果术中未及时发现而形成陈旧性损伤,即膀胱阴道瘘,手术就相对复杂很多。

阴道分娩或助产术发生的下生殖道损伤,往往伴有较多的出血、长时间的操作,术中术后应根据产妇的具体情况予以补液、输血,术后常规予以抗生素预防感染。

【预防】

分娩期下生殖道损伤当以预防为主,尽量降低其发生率,防止严重并发症发生,这也是评判产科质量的标准之一。

1. 掌握阴道分娩产程的正确处理,及各种阴道助产术的适应证、禁忌证,这是防止各种下生殖道损伤关键。例如宫颈口未开全禁止用产钳术;禁用高位产钳助产;禁止滥用宫缩剂,人为造成急产等。

2. 在试产和实施助产前,系统全面地了解产妇全身及产科情况。

(1) 产妇有无妊娠合并症及并发症及其严重程度,以便做出分娩方式的选择和术前准备。

(2) 了解产妇的骨产道、软产道情况,孕妇宫高腹围、超声下胎儿径线,综合评估是否存在显著头盆不称。

(3) 阴道助产前需要充分的、适宜的麻醉,保持会阴和盆底软组织的松弛。

(4) 开放静脉通道,以备必要时静脉给药、输血。

(5) 阴道助产术前导尿,保持膀胱空虚。

(6) 阴道分娩,特别是手术助产后常规检查宫颈、阴道、外阴及会阴部情况,有无撕裂血肿等检查应仔细完全,避免遗漏。

【临床特殊情况的思考和建议】

下生殖道损伤,特别是阴道上段和宫颈损伤可能导致盆底或后腹膜血肿,引起的产后出血有时比较隐匿,判断不及时可能延误救治时机。会阴Ⅲ度以上裂伤缝合必须由有经验的医师操作,严格准确分层缝合,否则会引起肛门功能障碍,严重影响生活质量。

(周玮　漆洪波)

第四节　子宫内翻

> **关键点**
> 1. 暴力按压宫底和牵拉脐带是子宫内翻的主要原因。
> 2. 第三产程剧烈腹痛和休克需要考虑子宫内翻,超声检查可辅助诊断。

产后子宫内翻是指分娩后子宫底部向宫腔内陷甚至从下段和宫颈口翻出的病变,部分病例会出现子宫内翻进入阴道或脱出阴道口外。是分娩期罕见而又凶险的并发症,病人常伴有下腹剧痛、阴道流血及休克,严重者可危及生命。按照发病时间,可分为急性、亚急性和慢性子宫内翻。产后子宫内翻在临床发生率大约在 0.01%,内翻一旦发生,如果不能及时的诊断和治疗,死亡率可高达 12%~40%。

【病因】

子宫壁平滑肌层薄弱无力、宫颈口松弛扩张是子宫内翻发生的内在原因,脐带过短、脐带过度牵拉和不恰当的暴力按压宫底是发病的主要诱因。胎盘粘连、植入,急产、产程过长等均为发生子宫内翻的高危因素。

【临床表现】

根据子宫是否翻出宫颈,将子宫内翻分为完全内翻和不完全内翻。完全内翻又分为Ⅱ度和Ⅲ度,分别代表翻出

2

的宫底在阴道内和脱出阴道口。

按发病急缓不同，子宫内翻的临床症状有所不同。急性子宫内翻通常发生在产后 24 小时之内，第三产程尤为多见。子宫内翻通常会引起剧烈的下腹痛和神经性或失血性休克。凡在胎儿娩出后出现剧烈腹痛、阴道大量出血和休克，休克程度与出血量不符，应当想到该病。亚急性和慢性子宫内翻分别发生在产后 24 小时至 30 天之间以及在产后 30 天以后，多为急性子宫内翻未能及时诊断而迁延时日者，曾有产后 42 天子宫内翻的报道，病人阴道流血不多，大小便不畅，有阴道坠胀感。

查体可以发现盆腔空虚，腹部触不到宫体，阴道内或阴道口外可发现红色球状物脱出，临床上有时会因经验不足误认为是胎盘或子宫黏膜下肌瘤。诊断不清时建议急诊床旁超声协助判断。

【治疗】

第三产程发生的急性期子宫内翻应当立即积极处理。

1. 积极抗休克治疗，建立有效的静脉通道，补液治疗，同时积极准备输血。

2. 请麻醉医师予以镇静、静脉麻醉或全身麻醉。

3. 胎盘尚未剥离，在做好输液、输血的前提下再剥离胎盘。

4. 如果子宫内翻一旦发生，抗休克的同时尽早行经阴道徒手还纳子宫术，如病人剧痛可考虑使用阿托品、哌替啶镇痛、松弛宫颈、硫酸镁、利托君松弛子宫平滑肌。病人取膀胱截石位，导尿。一手伸入阴道，手指扩张宫颈后手掌托住翻出的宫底，以"后翻出的宫壁先还纳"之顺序依次向上推送，最后还纳宫底。另一只手在耻骨联合上方协助扩张宫底部凹陷。复位成功后，宫腔内手握拳抵住子宫保持完全复位状态，保持 5 分钟，并予以宫缩剂加强宫缩，维持肌壁张力，收缩减少出血。必要时可以予以宫腔球囊填塞支撑，24 小时后取出。急性子宫内翻及时发现，经阴道复位成功率可达 75%～80%。

5. 如果手法复位失败，则要考虑开腹手术复位，可用 Allis 钳夹持翻入的子宫壁向上牵引直至子宫完全复原（Huntington 手术），若此法不成功，可考虑纵行切开后壁子宫翻转环复位（Haultain 手术），部分病例也可以利用腹腔镜联合阴道操作进行子宫复位。

6. 亚急性或慢性子宫内翻容易伴发感染，凡有明显感染发臭组织腐败者均应在外阴消毒后，切除翻出的子宫。

【预防】

随着助产理念和技术的进步，子宫内翻在临床上非常罕见，作为助产技术人员更应该掌握如何通过提高助产技能、规范化操作，产程处理中切忌使用各种暴力来避免该病的发生。另外要在日常进行相应的急救演练，一旦遇到紧急情况，才能处变不惊，从容应对。

【临床特殊情况的思考和建议】

子宫内翻虽不多见，但是会引起严重产后出血、疼痛性休克、子宫坏死等不良后果。正是因为临床中少发，更容易被忽视和误诊。随着二孩政策的普及，该病发生率可能会有所上升，产科医生、助产士要了解子宫内翻，随时保持警惕状态。

参考文献

1. Cunningham FG, Leveno KJ, Bloom SL, et al. Williams Obstetrics, 24th ed. New York: McGraw-Hill, 2014

2. 刘兴会, 漆洪波. 难产. 北京: 人民卫生出版社, 2015

3. 沈铿, 马丁. 妇产科学. 第 3 版. 北京: 人民卫生出版社, 2015

4. Vandenberghe G, De Blaere M, Van Leeuw V, et al. Nationwide population-based cohort study of uterine rupture in Belgium: results from the Belgian Obstetric Surveillance System. BMJ Open, 2016, 6: e010415

5. Vilchez G, Gill N, Dai J, et al. 156: rupture in the scarred uterus. Am J Obstet Gynecol, 2015, 212: S94-S95

6. Bujold E, Goyet M, Marcoux S, et al. The role of uterine closure in the risk of uterine rupture. Obstet Gynecol, 2010, 116: 43-50

7. Gambacorti-Passerini Z, Gimovsky AC, Locatelli A, et al. Trial of labor after myomectomy and uterine rupture: a systematic review. Acta Obstet Gynecol Scand, 2016, 95: 724-734

8. Belfort M. Images in clinical medicine. Umbilicalcord prolapse at 29 weeks' gestation. N Engl J Med, 2006, 354: e15

9. Royal College of Obstetricians and Gynaecologists. Umbilical cord prolapse. Green-Top Guideline No. 50. London: RCOG, 2014: 324

10. Aigmueller T, Umek W, Elenskaia K, et al. Guidelines for the management of third and fourth degree perineal tears after vaginal birth from the Austrian Urogynecology Working Group. Int Urogynecol, 2013, 24: 553-558

11. Farrell SA, Flowerdew G, Gilmour D, et al. Overlapping compared with end-to-end repair of complete third-degree or fourthdegree obstetric tears: three year follow-up of a randomized controlled trial. Obstet Gynecol, 2012, 120: 803-808

12. Gabbay-Benziv R, Maman M, Wiznitzer A, et al. Umbilical cord prolapse during delivery-risk factors and pregnancy outcome: a single center experience. J Matern Fetal Neonatal Med, 2014, 27: 14-17

13. Behbehani S, Patenaude V, Abenhaim HA. Maternal risk factors and outcomes of umbilical cord prolapse: a population-based study. J Obstet Gynaecol Can, 2016, 38: 23-28

14. 陈汉青, 王子莲. 子宫破裂的诊断及处理. 中国实用妇科与产科杂志, 2016, 32(12): 1178-1181

15. 邓春艳, 王晓东, 余海燕. 胎儿单脐动脉的研究进展. 中华妇幼临床医学杂志, 2015, 11(6): 786-789

16. 刘希婧, 白一, 周容. 前置血管的诊治进展. 中华围产医学杂志, 2014, 17(3): 212-215

17. 高福梅,王雁.产后急性完全性子宫内翻1例.实用妇产科杂志,2016,32(4):318-319

（周玮　漆洪波）

第五节　产后出血

关键点

1. 产后出血是导致孕产妇死亡的首要原因,子宫收缩乏力、胎盘因素、软产道裂伤及凝血功能障碍等因素互为因果,相互影响。

2. 产后出血诊断的关键在于对出血量的正确测量和估计,临床上估计的出血量往往低于实际失血量。较客观检测出血量的方法有容积法、面积法、称重法、血红蛋白测定和休克指数法等。

3. 产后出血的处理原则为针对原因,迅速止血,补充血容量,纠正休克及防治感染。

4. 产后出血需要早期识别,及时处理,根据不同的原因,采用缩宫素加强宫缩、宫腔填塞、子宫压迫性缝合、盆腔血管结扎或术前术后介入栓塞等方法,经积极治疗无效时,应及时切除子宫。

5. 对于穿透性胎盘植入,应进行多学科协作,术前制定详尽的计划是极为关键的。

产后出血（postpartum hemorrhage,PPH）是指胎儿娩出24小时内阴道分娩失血量超过500ml,剖宫产超过1000ml。产后出血是分娩期严重的并发症,是欠发达地区产妇死亡原因之首。国内外文献报道产后出血的发病率占分娩总数的5%～10%,由于临床上估计的产后出血量比实际出血量少30%～50%,因此产后出血的实际发病率更高。因此Combs等主张以测定分娩前后血细胞比容来评估产后出血量,若产后血细胞比容减少10%以上,或出血后需输血治疗者,定为产后出血。但在急性出血的1小时内血液常呈浓缩状态,血常规不能反映真实出血情况。如果先前有产后出血的病史,再发风险增加2～3倍。

每年全世界孕产妇死亡51.5万,99%在发展中国家。因产科出血致死者13万,2/3没有明确的危险因素。产后出血是全球孕产妇死亡的主要原因,更是导致我国孕产妇死亡的首位原因,占死亡原因的54%。产后出血可导致失血性休克、产褥感染、肾衰竭及继发垂体前叶功能减退等并发症,直接危及产妇生命。

【病理机制】

胎盘剥离面的止血是子宫肌纤维的结构特点和血液凝固机制共同决定的。子宫平滑肌分三层内环、外纵、中层多方交织,子宫收缩关闭血管及血窦。妊娠期血液处于高凝状态。子宫收缩的动因来自于内源性催产素和前列腺素的释放。细胞内游离钙离子是肌肉兴奋-收缩耦联的活化剂,催产素可以释放和促进钙离子向肌细胞内流动,而前列腺素是钙离子载体,与钙离子形成复合体,将钙离子携带入细胞内。进入肌细胞内的钙离子与肌动蛋白、肌浆蛋白的结合引起子宫收缩与缩复,对宫壁上的血管起压迫止血的作用。同时由于肌肉缩复使血管迂曲弯折,血流阻滞,有利于血栓形成,血窦关闭。但是子宫肌纤维收缩后还会放松,因而受压迫的血管可以再度暴露开放并继续出血,因而根本的止血机制是血液凝固。在内源性前列腺素作用下血小板大量聚集,聚集的血小板释放血管活性物质,加强血管收缩,同时亦加强引起黏性变形形成血栓,导致凝血因子的大量释放,进一步发生凝血反应,形成的凝血块可以有效地堵塞胎盘剥离面暴露的血管达到自然止血的目的。因此凡是影响子宫肌纤维强烈收缩,干扰肌纤维之间血管压迫闭塞和导致凝血功能障碍的因素,均可引起产后出血。

【病因】

产后出血的原因依次为子宫收缩乏力、胎盘因素、软产道裂伤及凝血功能障碍。这些因素可互为因果,相互影响。

1. **子宫收缩乏力**　产后出血最常见的原因。胎儿娩出后,子宫肌收缩和缩复对肌束间的血管能起到有效的压迫作用。影响子宫肌收缩和缩复功能的因素,均可引起子宫收缩乏力性产后出血。常见因素有:

（1）全身因素:产妇精神极度紧张,对分娩过度恐惧,尤其对阴道分娩缺乏足够信心;临产后过多使用镇静剂、麻醉剂或子宫收缩抑制剂;合并慢性全身性疾病;体质虚弱等均可引起子宫收缩乏力。

（2）产科因素:产程延长、产妇体力消耗过多,或产程过快,可引起子宫收缩乏力。前置胎盘、胎盘早剥、妊娠期高血压疾病、严重贫血、宫腔感染等产科并发症及合并症可使子宫肌层水肿、缺血,甚至平滑肌坏死引起子宫收缩乏力。

（3）子宫因素:子宫肌纤维发育不良,如子宫畸形或子宫肌瘤;子宫纤维过度伸展,如巨大胎儿、多胎妊娠、羊水过多;子宫肌壁受损,如有剖宫产、肌瘤剔除、子宫穿孔等子宫手术史;产次过多、过频可造成子宫肌纤维受损,均可引起子宫收缩乏力。

（4）药物因素:临产后过度应用麻醉剂、镇静剂、子宫收缩抑制剂(如硫酸镁、沙丁胺醇)以及缩宫素使用不当等,均可造成产后子宫收缩乏力。

2. **胎盘因素**　根据胎盘剥离情况,胎盘因素所致产后出血类型有:

（1）胎盘滞留:胎儿娩出后,胎盘应在15分钟内娩出。若30分钟仍不娩出,影响胎盘剥离面血窦的关闭,导致产后出血。常见的情况有：①胎盘剥离后，由于宫缩乏力、膀胱膨胀等因素，使胎盘滞留在宫腔内，影响子宫收缩；②胎盘剥离不全：多因在第三产程胎盘完全剥离前过早牵拉脐带或按压子宫，已剥离的部分血窦开放出血不止；③胎盘嵌顿：胎儿娩出后子宫发生局限性环形缩窄及增厚，将已剥离的胎盘嵌顿于宫腔内，多为隐性出血。

（2）胎盘粘连：实际属于胎盘浅植入，表现为胎盘全部或部分粘连于宫壁不能自行剥离。多次人工流产、子宫内膜炎或蜕膜发育不良等是常见原因。若完全粘连，一般不出血；若部分粘连，则部分胎盘剥离面血窦开放而胎盘滞留影响宫缩造成产后出血。

（3）胎盘植入：指胎盘绒毛植入子宫肌层。部分植入血窦开放，出血不易止住。

（4）胎盘胎膜残留：多为部分胎盘小叶或副胎盘残留在宫腔内，有时部分胎膜留在宫腔内也可影响子宫收缩导致产后出血。

3. 软产道裂伤 分娩过程中软产道裂伤，常与下述因素有关：①外阴组织弹性差；②急产、产力过强、巨大胎儿；③阴道手术助产操作不规范；④会阴切开缝合时，止血不彻底，宫颈或阴道穹隆的裂伤未能及时发现。

胎儿娩出后，立即出现阴道持续流血，呈鲜红色，检查发现子宫收缩良好，应考虑软产道损伤，需仔细检查软产道。

4. 凝血功能障碍 见于：①与产科有关的并发症所致，如羊水栓塞、妊娠期高血压疾病、胎盘早剥及死胎均可并发DIC；②产妇合并血液系统疾病，如原发性血小板减少、再生障碍性贫血等。由于凝血功能障碍，可造成产后切口及子宫血窦难以控制的流血不止，特征为血液不凝。

【临床表现】

产后出血主要表现为阴道流血或伴有失血过多引起的并发症如休克、贫血等。

1. 阴道流血 不同原因的产后出血临床表现不同。胎儿娩出后立即出现阴道流血，色鲜红，应先考虑软产道裂伤；胎儿娩出几分钟后开始流血，色较暗，应考虑为胎盘因素；胎盘娩出后出现流血，其主要原因为子宫收缩乏力或胎盘、胎膜残留。若阴道流血呈持续性，且血液不凝，应考虑凝血功能障碍引起的产后出血。如果子宫动脉阴道支断裂可形成阴道血肿，产后阴道流血虽不多，但产妇有严重失血的症状和体征，尤其产妇诉说会阴部疼痛时，应考虑为隐匿性软产道损伤。

2. 休克症状 如果阴道流血量多或量虽少，但时间长，产妇可出现休克症状，如头晕、脸色苍白、脉搏细数、血压下降等。

【诊断】

诊断的关键在于对出血量的正确测量和估计，错误低

估将会丧失抢救时机，但临床上估计的出血量往往低于实际失血量。较客观检测出血量的方法有：

（1）称重法：事先称重产包、手术包、敷料包和卫生巾等，产后再称重，前后重量相减所得的结果，换算为失血量毫升数（血液比重为1.05g/ml）。

（2）容积法：收集产后出血（可用弯盘或专用的产后接血容器），然后用量杯测量出血量。

（3）面积法：将血液浸湿的面积按10cm×10cm为10ml计算。

（4）休克指数（shock index，SI）：用于未作失血量收集或外院转诊产妇的失血量估计，为粗略计算。休克指数（SI）＝脉率/收缩压。

SI＝0.5，血容量正常；

SI＝1.0，失血量10%～30%（500～1500ml）；

SI＝1.5，失血量30%～50%（1500～2500ml）；

SI＝2.0，失血量50%～70%（2500～3500ml）。

（5）血红蛋白测定：血红蛋白每下降10g/L，失血400～500ml。但是在产后出血早期，由于血液浓缩，血红蛋白值常不能准确反映实际出血量。

【治疗】

根据阴道流血的时间、数量和胎儿、胎盘娩出的关系，可初步判断造成产后出血的原因，根据病因选择适当的治疗方法。有时产后出血几个原因可互为因果关系。

1. 子宫收缩乏力 胎儿娩出后，子宫缩小至脐平或脐下一横指。子宫呈圆球状，质硬。血窦关闭，出血停止。若子宫收缩乏力，宫底升高，子宫质软呈水袋状，阴道出血多。按摩子宫或用缩宫剂后，子宫变硬，阴道流血量减少或停止，是子宫收缩乏力与其他原因出血的重要鉴别方法。

2. 胎盘因素 胎盘在胎儿娩出后10分钟内未娩出，并有大量阴道流血，应考虑胎盘因素，如胎盘部分剥离、胎盘粘连或植入、胎盘嵌顿、胎盘残留等。胎盘残留是产后出血的常见原因，故胎盘娩出后应仔细检查胎盘、胎膜是否完整。尤其应注意胎盘胎儿面有无断裂血管，警惕副胎盘残留的可能。徒手剥离胎盘时如果发现胎盘与子宫壁粘连紧密，难以剥离，牵拉脐带时子宫壁与胎盘一起内陷，可能为胎盘植入，应立即停止剥离。

3. 软产道损伤 胎儿、胎盘娩出后，出现阴道持续流血，经按摩子宫及应用宫缩剂后阴道出血未减少，应考虑软产道损伤，仔细检查软产道。

（1）宫颈裂伤：产后应仔细检查宫颈，胎盘娩出后，用两把卵圆钳钳夹宫颈并向下牵拉，从宫颈12点处起顺时针检查一周。初产妇宫颈两侧（3、9点处）较易出现裂伤。如裂口不超过1cm，通常无明显活动性出血。有时破裂深至穹隆伤及动脉分支，可有活动性出血，隐性或显性。有时宫颈裂口可向上延伸至宫体，向两侧延至阴道穹隆及阴道旁组织。

（2）阴道裂伤：检查者用中指、示指压迫会阴切口两侧，仔细查看会阴切口顶端及两侧有无损伤及损伤程度和有无活动性出血。如果有严重的会阴或肛门疼痛及突然出现的张力大、有波动感、可触及不同大小的肿物应考虑阴道裂伤，若表面皮肤颜色改变为阴道壁血肿。

（3）会阴裂伤：按损伤程度分为 4 度。Ⅰ度指会阴部

皮肤及阴道入口黏膜撕裂，未达肌层，一般出血不多；Ⅱ度指裂伤已达会阴体筋膜及肌层、累及阴道后壁黏膜，甚至阴道后壁两侧沟向上撕裂使原解剖结构不易辨认，出血较多；Ⅲ度是指裂伤向会阴深部扩展，肛门外括约肌已断裂，直肠黏膜尚完整；Ⅳ度是指肛门、直肠和阴道完全贯通，直肠肠腔外露，组织损伤严重，但出血可能不多（图 18-5-1）。

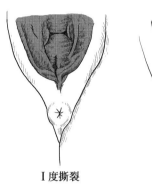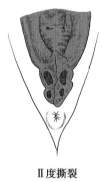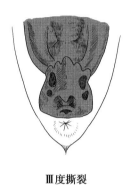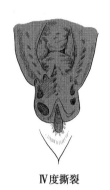

| Ⅰ度撕裂 | Ⅱ度撕裂 | Ⅲ度撕裂 | Ⅳ度撕裂 |

图 18-5-1　会阴裂伤

4. **凝血功能障碍**　若产妇有血液系统疾病或由于分娩引起 DIC 等情况，产妇表现为持续性阴道流血，血液不凝，止血困难，同时可出现全身部位出血灶。实验室诊断标准应同时有下列 3 项以上异常：

（1）PLT 进行性下降<$100×10^9$/L，或有 2 项以上血小板活化分子标志物血浆水平升高：①β-TG；②PF_4；③血栓烷 B_2（TXB_2）；④P_2 选择素。

（2）血浆纤维蛋白原（Fg）含量<115g/L 或>410g/L，或呈进行性下降。

（3）3P 试验阳性，或血浆 FDP>20mg/L 或血浆 D-D 水平较正常增高 4 倍以上（阳性）。

（4）PT 延长或缩短 3 秒以上，部分活化凝血时间（APTT）延长或缩短 10 秒以上。

（5）AT-Ⅲ：A<60% 或蛋白 C（PC）活性降低。

（6）血浆纤溶酶原抗原（PLG：Ag）<200mg/L。

（7）因子Ⅷ：C 活性<50%。

（8）血浆内皮素-1（ET-1）水平>80ng/L 或凝血酶调节蛋白（TM）较正常增高 2 倍以上。

为了抢救病人生命，DIC 的早期诊断显得尤为重要。如果能在 DIC 前期做出诊断，那么病人的预后会有明显改善。

诊断 DIC 前期的诊断标准为：

（1）存在易致 DIC 的基础疾病，或可能导致 DIC 的妊娠并发症，常见的有大出血（前置胎盘、子宫破裂、粘连性胎盘或子宫收缩乏力等）、胎盘早剥、重度子痫前期、子痫或 HELLP 综合征、羊水栓塞、妊娠期急性脂肪肝、脓毒性流产等。

（2）有下列一项以上临床表现：①皮肤、黏膜栓塞、灶性缺血性坏死、脱落及溃疡形成；②原发病不易解释的微循

环障碍，如皮肤苍白、湿冷及发绀等；③不明原因的肺、肾、脑等轻度或可逆性脏器功能障碍；④抗凝治疗有效。

（3）实验室检测有下列三项以上异常：①正常操作条件下，采集血标本易凝固，或 PT 缩短 3 秒以上，APTT 缩短 5 秒以上；②血浆血小板活化产物含量增加：β-TG、PF_4、TXB_2、P_2 选择素；③凝血激活分子标志物含量增加：F_{1+2}、TAT、FPA、SFMC；④抗凝活性降低：AT-Ⅲ：A 降低、PC 活性降低；⑤血管内皮细胞受损分子标志物增高：ET-1 和 TM。

【处理】

产后出血的处理原则为针对原因，迅速止血，补充血容量纠正休克及防治感染。

1. **子宫收缩乏力**　加强宫缩是最迅速有效的止血方法。具体方法有：

（1）去除引起宫缩乏力的原因：若由于全身因素，则改善全身状态；若为膀胱过度充盈应导尿等。

（2）按摩子宫：助产者一手在腹部按摩宫底（拇指在前，其余四指在后），同时压迫宫底，将宫内积血压出，按摩必须均匀而有节律（图 18-5-2）。如果无效，可用腹部-阴道双手按摩子宫法，即一手握拳置于阴道前穹隆顶住子宫前壁，另一手在腹部按压子宫后壁使宫体前屈，双手相对紧压子宫并作节律性按摩（图 18-5-3），按压时间以子宫恢复正常收缩为止，按摩时注意无菌操作。

（3）应用宫缩剂

1）缩宫素：能够选择性的兴奋子宫平滑肌，增加子宫平滑肌的收缩频率及收缩力，有弱的血管加压和抗利尿作用。用药后 3～5 分钟起效，缩宫素半衰期为 10～15 分钟，作用时间 0.5 小时。肌注或缓慢静推 10～20U，然后 20U

2

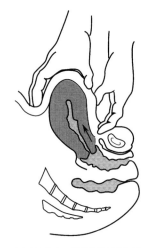

图 18-5-2 腹部按摩子宫

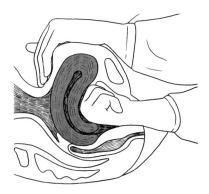

图 18-5-3 腹部-阴道双手按摩子宫

加入 0.9％生理盐水或 5％葡萄糖液 500ml 中静脉点滴。24 小时内用量不超过 40U。宫体、宫颈注射等局部用药法效果则更佳。大剂量使用应注意尿量。卡贝缩宫素（carbetocin，巧特欣），长效缩宫素，九肽类似物，100μg 缓慢静脉推注或肌内注射，与持续静脉滴注缩宫素 16 小时的效果相当。

2）麦角新碱：直接作用于子宫平滑肌，作用强而持久，稍大剂量可引起子宫强直性收缩，对子宫体和宫颈都有兴奋作用，2～5 分钟起效。用法：IM/IV 均可，IV 有较大的副作用，紧急情况下可以使用。0.2～0.4mg IM/IV，必要时每 2～4 小时重复。部分病人用药后可发生恶心、呕吐、出冷汗、面色苍白等反应，有妊娠期高血压疾病及心脏病者慎用。

3）米索前列醇：是前列腺素 E_1 的类似物，口服后能转化成有活性的米索前列醇酸。增加子宫平滑肌的节律收缩作用。5 分钟起效，口服 30 分钟达血药浓度高峰；半衰期 1.5 小时，持续时间长，可有效解决产后 2 小时内出血问题，对子宫的收缩作用强于催产素。给药方法：在胎儿娩出后立即给予米索前列醇 200～600μg 口服，直肠给药效果更好。部分病人用药后会出现一过性高热、寒战，要注意和其他疾病鉴别。

4）卡前列甲酯栓（卡孕栓）：即 15-甲基 PGF2α 甲酯，

对子宫平滑肌有很强的收缩作用。1mg 直肠给药用于预防产后出血。

5）欣母沛® HemabateTM：卡前列素氨丁三醇注射液，引发子宫肌群收缩，发挥止血功能，疗效好，止血迅速安全。不良反应轻微。难治性产后出血起始剂量为 250μg 欣母沛无菌溶液（1ml），深层肌内注射。某些特殊的病例，间隔 15～90 分钟后重复注射，总量不超过 2000μg（8 支）。对欣母沛无菌溶液过敏的病人、急性盆腔炎的病人、有活动性心肺肾肝疾病的病人忌用。不良反应：主要由平滑肌收缩引起，血压升高 5～10mmHg、呕吐、腹泻、哮喘、瞳孔缩小、眼内压升高、发热、脸部潮红。约 20％的病例有各种不同程度的不良反应一般为暂时性，不久自行恢复。

6）垂体后叶素：使小动脉及毛细血管收缩，同时也有兴奋平滑肌并使其收缩的作用。在剖宫产术中胎盘剥离面顽固出血病例，将垂体后叶素 6U（1ml）加入生理盐水 19ml，在出血部位黏膜下多点注射，每点 1ml，出血一般很快停止，如再有出血可继续注射至出血停止，用此方法 10 分钟之内出血停止未发现不良反应。

7）葡萄糖酸钙：钙离子是子宫平滑肌兴奋的必需离子，而且参与人体的凝血过程，静推 10％葡萄糖酸钙 10ml，使子宫平滑肌对宫缩剂的效应性增强，胎盘附着面出血减少，降低催产素用量。

（4）宫腔填塞（uterine packing）：主要有两种方法：填塞纱布或填塞球囊。

剖宫产术中遇到子宫收缩乏力，经按摩子宫和应用宫缩剂加强宫缩效果不佳时；前置胎盘或胎盘粘连导致剥离面出血不止时，直视下填塞宫腔纱条可起到止血效果。但是胎盘娩出后子宫容积比较大，可以容纳较多的纱条，也可以容纳较多的出血，而且纱布填塞不易填紧，且因纱布吸血而发生隐匿性出血。采用特制的长 2m，宽 7～8cm 的 4～6 层无菌脱脂纱布条，一般宫腔填塞需要 2～4 根，每根纱条之间用粗丝线缝合连接。术者左手固定子宫底部，右手或用卵圆钳将纱条沿子宫腔底部自左向右，来回折叠填塞宫腔，留足填塞子宫下段的纱条后（一般需 1 根），将最尾端沿宫颈放入阴道内少许，其后填满子宫下段，然后缝合子宫切口。若系子宫下段出血，也应先填塞宫腔，然后再用足够的纱条填充子宫下段，纱条需为完整的一根或中间打结以便于完整取出，缝合子宫切口时可在中间打结，注意勿将纱条缝入。24～48 小时内取出纱布条，应警惕感染。经阴道宫腔纱条填塞法，因操作困难，常填塞不紧反而影响子宫收缩，一般不采用（图 18-5-4）。

可供填塞的球囊有专为宫腔设计的，能更好适应宫腔形态，如 Bakri 紧急填塞球囊导管；原用于其他部位止血的球囊，但并不十分适合宫腔形态，如森-布管、Rusch 泌尿外科静压球囊导管；产房自制的球囊，如手套或避孕套。经阴道放置球囊前，先置尿管以监测尿量。用超声或阴道检查大致估计宫腔的容量，确定宫腔内无胎盘胎膜残留、动脉出

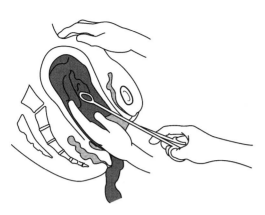

图 18-5-4 宫腔纱条填塞

血或裂伤。在超声引导下将导管的球囊部分插入宫腔,球囊内应注入无菌生理盐水,而不能用空气或二氧化碳,也不能过度充盈球囊。

所有宫腔填塞止血的病人应严密观察生命体征和液体出入量,观测宫底高度和阴道出血情况,必要时行超声检查排除有无宫腔隐匿性出血。缩宫素维持 12～24 小时,促进子宫收缩;预防性应用广谱抗生素。8～48 小时取出宫腔填塞物,抽出前做好输血准备,先用缩宫素、麦角新碱或前列腺素等宫缩剂。缓慢放出球囊内液体后再取出球囊,避免再次出血的危险。

(5)盆腔动脉结扎(hypogastric artery ligation):经上述处理无效,出血不止,为抢救产妇生命可结扎盆腔动脉。妊娠子宫体的血液 90% 由子宫动脉上行支供给,故结扎子宫动脉上行支后,可使子宫局部动脉压降低,血流量减少,子宫肌壁暂时缺血,子宫迅速收缩而达到止血目的。子宫体支、宫颈支与阴道动脉、卵巢动脉的各小分支,左右均有吻合,故结扎子宫动脉上行支或子宫动脉总支,子宫卵巢动脉吻合支,侧支循环会很快建立,子宫组织不会发生坏死;并且采用可吸收缝合线结扎,日后缝线吸收、脱落,结扎血管仍可再通,不影响以后的月经功能及妊娠分娩。

具体术式有:

1)子宫动脉上行支结扎术:主要适用于剖宫产胎盘娩出后子宫收缩乏力性出血,经宫缩药物及按摩子宫无效者,胎盘早剥致子宫卒中发生产后出血者,剖宫产胎儿娩出致切口撕伤,局部止血困难者。方法:一般在子宫下段进行缝扎,结扎为子宫动静脉整体结扎,将 2～3cm 子宫肌层结扎在内非常重要;若已行剖宫产,最好选择在子宫切口下方,在切口下 2～3cm 进行结扎,如膀胱位置较高时应下推膀胱。第一次子宫动脉缝扎后如效果不佳,可以再缝第二针,多选择在第一针下 3～5cm 处,这次结扎包括了大部分供给子宫下段的子宫动脉支。宜采用 2-0 可吸收线或肠线,避免"8"字缝合,结扎时带入一部分子宫肌层,避免对血管的钳扎与分离,以免形成血肿,增加手术难度。如胎盘附着部位较高,近宫角部,则尚需结扎附着侧的子宫卵巢动脉吻合支。

2)子宫动脉下行支结扎术:是以卵圆钳钳夹宫颈前或(和)后唇并向下牵引,暴露前阴道壁与宫颈交界处,在宫颈前唇距宫颈阴道前壁交界处下方约 1cm 处作长约 2cm 横行切口,将子宫向下方及结扎的对侧牵拉,充分暴露视野,示指触摸搏动的子宫动脉作为指示进行缝扎,注意勿损伤膀胱,同法缝扎对侧。子宫动脉结扎后子宫立即收缩变硬,出血停止。但在下列情况下不宜行经阴道子宫动脉结扎:由其他病因引起的凝血功能障碍(感染、子痫前期等);阴道部位出血而非宫体出血。

经阴道子宫动脉下行支结扎特别适用于阴道分娩后子宫下段出血病人。对剖宫产术结束后,如再发生子宫下段出血,在清除积血后也可尝试以上方法,避免再次进腹。对前置胎盘、部分胎盘植入等病人可取膀胱截石位行剖宫产手术,必要时采用以上两种方法行子宫动脉结扎,明显减少产后出血。

3)髂内动脉结扎术(图 18-5-5):髂内动脉结扎后血流动力学的改变的机制,不是因结扎后动脉血供完全中止而止血,而是由于结扎后的远侧端血管动脉内压降低,血流明显减缓(平均主支局部脉压下降 75%,侧支下降 25%),局部加压后易于使血液凝成血栓而止血即将盆腔动脉血循环转变为类似静脉的系统,这种有效时间约 1 小时。髂内动脉结扎后极少发生盆腔器官坏死现象,主要是因腹主动脉分出的腰动脉、髂总动脉分出的骶中动脉、来自肠系膜下动脉的痔上动脉、卵巢动脉、股动脉的旋髂动脉、髂外动脉的腹壁下动脉均可与髂内动脉的分支吻合,髂内动脉结扎后45～60 分钟侧支循环即可建立,一般仍可使卵巢、输卵管及子宫保持正常功能。

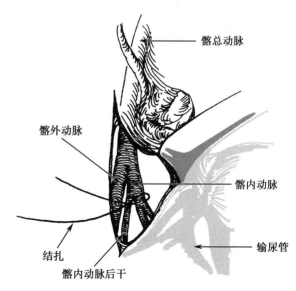

髂总动脉
髂外动脉
髂内动脉
输尿管
结扎
髂内动脉后干

图 18-5-5 髂内动脉结扎

髂内动脉结扎的适应证包括:产后出血、行子宫切除术前后;保守治疗宫缩乏力失败;腹腔妊娠胎盘种植到盆腔,或胎盘粘连造成难以控制的出血;盆腔、阔韧带基底部持续出血;子宫破裂、严重撕伤,可能撕伤到子宫动脉。方法:确认髂总动脉的分叉部位,该部位有两个骨性标志:骶骨岬和两侧髂前下棘连线,输尿管由此穿过。首先与输尿管平行,纵行切开后腹膜3～5cm,分离髂总及髂内动动脉分叉处,然后在距髂内外分叉下2.5cm处,用直角钳轻轻从髂内动脉后侧穿过,钳夹两根7号丝线,间隔1.5～2.0cm分别结扎,不剪断血管。结扎前后为防误扎髂外动脉,术者可提起缝线,用食、拇指收紧,使其暂时阻断血流,常规嘱台下两人触摸病人该侧足背动脉或股动脉,确定有搏动无误,即可结扎两次,必须小心勿损伤髂内静脉,否则会加剧出血程度。多数情况下,双侧结扎术比单侧效果好,止血可靠。

上述方法可逐步选用,效果良好且可保留生育功能。但应注意,结扎后只是使血流暂时中断,出血减少,应争取时间抢救休克。

(6) 子宫背带式缝合术(B-Lynch suture):治疗产后出血,对传统产后出血的治疗来说是一个里程碑式的进展,如果正确使用,将大大提高产后出血治疗的成功率。B-lynch缝合术操作简单、迅速、有效、安全、能保留子宫和生育功能,易于在基层医院推广。B-Lynch缝合术原理是纵向机械性压迫使子宫壁弓状血管被有效的挤压,血流明显减少、减缓、局部血栓形成而止血;同时子宫肌层缺血,刺激子宫收缩进一步压迫血窦,使血窦关闭而止血。适用子宫收缩乏力、前置胎盘、胎盘粘连、凝血功能障碍引起的产后出血以及晚期产后出血。B-Lynch缝合术用于前置胎盘、胎盘粘连引起的产后出血时,需结合其他方法,例如胎盘剥离面作"8"字缝合止血后再行子宫B-Lynch缝合术;双侧子宫卵巢动脉结扎再用B-Lynch缝合术。

剖宫产术中遇到子宫收缩乏力,经按摩子宫和应用宫缩剂加强宫缩效果不佳时,术者可用双手握抱子宫并适当加压以估计施行B-lynch缝合术的成功机会。此方法较盆腔动脉缝扎术简单易行,并可避免切除子宫,保留生育能力。具体缝合方法为:距子宫切口右侧顶点下缘3cm处进针,缝线穿过宫腔于切口上缘3cm处出针,将缝线拉至宫底,在距右侧宫角约3cm处绕向子宫后壁,在与前壁相同的部位进针至宫腔内;然后横向拉至左侧,在左侧宫体后壁(与右侧进针点相同部位)出针,将缝线垂直绕过宫底至子宫前壁,分别缝合左侧子宫切口的上、下缘(进出针的部位与右侧相同)。子宫表面前后壁均可见2条缝线。收紧两根缝线,检查无出血即打结,然后再关闭子宫切口。子宫放回腹腔观察10分钟,注意下段切口有无渗血,阴道有无出血及子宫颜色,若正常即逐层关腹(图18-5-6)。

(7) 动脉栓塞术:当以上治疗产后出血的方法失败后,动脉栓塞术是一个非常重要的保留子宫的治疗方法,产后出血动脉栓塞的适应证应根据不同的医院、实施动脉栓塞的手术医生的插管及栓塞的熟练程度,而有所不同,总的来讲,须遵循以下原则:①各种原因所致的产后出血,在去除

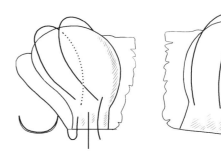

图18-5-6　子宫背带式缝合

病因和常规保守治疗无效后;②包括已经发生DIC(早期)的病人;③生命体征稳定或经抢救后生命体征稳定,可以搬动者;④手术医生应具有娴熟的动脉插管和栓塞技巧。

禁忌证:①生命体征不稳定,不宜搬动的病人;②DIC晚期的病人;③其他不适合介入手术的病人,如造影剂过敏。

在放射科医师协助下,行股动脉穿刺插入导管至髂内动脉或子宫动脉,注入直径1～3mm大小的新胶海绵颗粒栓塞动脉,栓塞剂2～3周被吸收,血管复通。动脉栓塞术后还应注意:①在动脉栓塞后立即清除宫腔内的积血,以利于子宫收缩;②术中、术后应使用广谱抗生素预防感染;③术后应继续使用宫缩剂促进子宫收缩;④术后应监测性激素分泌情况,观测卵巢有没有损伤;⑤及时防止宫腔粘连,尤其在胎盘植入病人及合并子宫黏膜下肌瘤的病人。但应强调的是动脉栓塞治疗不应作为病人处于危机情况的一个避免子宫切除的措施,而是应在传统保守治疗无效时,作为一个常规止血手段尽早使用。

(8) 切除子宫:经积极治疗仍无效,出血可能危及产妇生命时,应行子宫次全切除术或子宫全切除术,以挽救产妇生命。但产科子宫切除术对产妇的身心健康有一定的影响,特别是给年轻及未有存活子女者带来伤害。因此必须严格掌握手术指征,只有在采取各种保守治疗无效,孕产妇生命受到威胁时,才采用子宫切除术。而且子宫切除必须选择最佳时机,过早切除子宫,虽能有效的治疗产后出血,但会给病人带来失去生育能力的严重后果。相反,若经过多种保守措施,出血不能得到有效控制,手术者仍犹豫不决,直至病人生命体征不稳定,或进入DIC状态再行子宫切除,已错失最佳手术时机,还可能遇到诸如创面渗血、组织水肿、解剖不清等困难,增加手术难度,延长手术时间,加重病人DIC,继发感染或多脏器衰竭的发生。

目前,虽然子宫收缩乏力是产后出血的首要原因,但较少成为急症子宫切除的主要手术指征。尽管如此,临床上还有下列几种情况须行子宫切除术:宫缩乏力性产后出血,对于多种保守治疗难以奏效,出血有增多趋势;子宫收缩乏力时间长,子宫肌层水肿、对一般保守治疗无反应;短期内迅速大量失血导致休克、凝血功能异常等产科并发症,已来

不及实施其他措施,应果断行子宫切除手术。值得强调的是,对于基层医疗机构,在抢救转运时间不允许、抢救物品和血液不完备、相关手术技巧不成熟的情况下,为抢救产妇生命应适当放宽子宫切除的手术指征。胎盘因素引起的难以控制的产科出血,是近年来产科急症子宫切除术最重要的手术指征。穿透性胎盘植入,合并子宫穿孔并感染;完全胎盘植入面积>1/2;作楔形切除术后仍出血不止者;药物治疗无效者或出现异常情况;胎盘早剥并发生严重子宫卒中均应果断地行子宫切除。其次子宫破裂引起的产后出血是急症子宫切除的重要指征。特别是发生破裂时间长,估计已发生继发感染,裂口不整齐,子宫肌层有大块残缺,难予行修补或即使行修补但缝合后估计伤口愈合不良;裂口深,延伸到宫颈等情况。而当羊水栓塞、重度或未被发现的胎盘早剥致循环障碍及器官功能衰竭,凝血因子消耗和继发性纤维蛋白溶解而引起的出血、休克,甚至脏器功能衰竭时进行手术,需迅速切除子宫。

(9)术中血液回收(intraoperative blood salvage,IBS):完整的外科血液保护程序包括术前自体储备、术中血液稀释、术中及术后血液回收。针对产科一些用血量大的手术,术中血液回收不失为解决预期大量用血、减少异体输血风险的手段之一。IBS也称术中自体输血,能非常迅速地提供大量自体血液,相比之下,术前收集受时间制约和病人耐受性的限制,血液稀释受血液容量及血流动力学情况限制,而术后回收血液则担心机械问题和微生物污染问题。

IBS开始操作时,使用连接至双通导管的吸引器在输液中抽吸血液,使抗凝剂与血液在抽吸时混合。吸出的血液收集于贮血器内,至有足够的需处理的血液时,回收的血液被泵入离心机,浓缩后经等张电解质溶液洗涤处理后的红细胞悬液从离心机泵入输液袋予以输注。该仪器每小时可产生相当于12单位库存血用于大出血病人。

IBS的并发症包括空气栓塞、凝血病、弥散性血管内凝血(DIC)、感染、脂肪栓塞和来自污染小颗粒凝聚物的微栓塞形成,这些并发症多数都可避免。

2. 胎盘因素

(1)胎盘已剥离未排出:膀胱过度膨胀应导尿排空膀胱,用手按摩使子宫收缩,另一手轻轻牵拉脐带协助胎盘娩出。

(2)胎盘剥离不全或胎盘粘连伴阴道流血:应徒手剥离胎盘(图18-5-7)。

(3)胎盘植入的处理:若剥离胎盘困难,切忌强行剥离,应考虑行子宫切除术。若出血不多,需保留子宫者,可保守治疗,目前用甲氨蝶呤(MTX)治疗,效果较好。

1)术前预置腹主动脉球囊或髂内动脉球囊:对于术前诊断粘连性胎盘尤其是凶险性前置胎盘伴胎盘植入时,可以给予术前预置腹主动脉球囊或双侧髂内动脉球囊,术中发生出血时行球囊扩张暂时性阻断盆腔血管,可以起到很

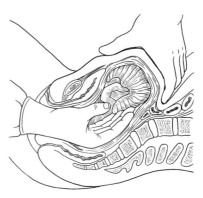

图18-5-7 徒手剥离胎盘

好的血管阻断的作用。术前在透视指导下,将气囊导管插入腹主动脉或分别插入两侧股动脉并且引导导管进入髂内动脉。胎儿娩出后,气囊可以间断性膨胀长达20分钟以减少术野的出血,在血流阻断的基础上剥离胎盘,并进行钳夹和缝合,或者对于难以保留生育功能需要术中进行子宫切除的病人,均可以明显减少总失血量。还有学者针对凶险性前置胎盘伴胎盘植入的病人采用"Triple-P procedure",避免了胎盘植入病人的子宫切除。该术式包括:定位胎盘,在胎盘上缘取切口娩出胎儿;通过预置髂内动脉球囊阻断髂内动脉血流,不分离胎盘,切除植入的胎盘组织和部分子宫壁,再进行子宫壁的重建,可以有效地保留生育功能。

2)经子宫后路子宫修补术:该手术方法在"Triple-P procedure"的基础上,对盆腔去血管化过程进行改进,采取经子宫后路止血带捆绑控制术中出血,在手术过程中尽量避免从解剖层次不够清晰的子宫下段前壁直接下推因胎盘植入而致密粘连的膀胱,有效减少了膀胱损伤及子宫膀胱分离面的广泛渗血。手术步骤如下:避开胎盘切开子宫娩出胎儿,并于宫体注射催产素;经子宫后路将膀胱从子宫下段游离,将止血带捆绑于子宫颈顶端;剥离胎盘,穿透子宫浆膜层者,直接切除胎盘植入部分的子宫前壁;缝合子宫,重建子宫形态。这一术式有利于术中处理这个与膀胱的关系以及出血的控制,为前置胎盘伴胎盘植入的病人保留子宫的手术方法提供了选择。

(4)胎盘胎膜残留:可行钳刮术或刮宫术。

(5)胎盘嵌顿:在子宫狭窄环以上者,可在静脉全身麻醉下,待子宫狭窄环松解后再用手取出胎盘。

3. 软产道裂伤 一方面彻底止血,另一方面按解剖层次缝合。宫颈裂伤小于1cm若无活动性出血,则不需缝合;若有活动性出血或裂伤大于1cm,则应缝合。若裂伤累及子宫下段时,缝合应注意避免损伤膀胱及输尿管,必要时经腹修补。修补阴道裂伤和会阴裂伤,应注意解剖层次的对合,第一针要超过裂伤顶端0.5cm(图18-5-8),缝合时不能留有无效腔,避免缝线穿过直肠黏膜。外阴、阴蒂的损伤,应用可吸收线缝合。软产道血肿形成应切开并清除血

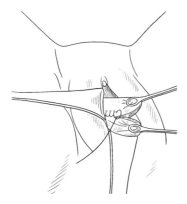

图 18-5-8　宫颈裂伤的缝合

肿,彻底止血、缝合,必要时可放置引流条。

4. 凝血功能障碍　首先应排除子宫收缩乏力、胎盘因素、软产道裂伤引起的出血,明确诊断后积极输新鲜全血、血小板、纤维蛋白原或凝血酶原复合物、凝血因子等。若已并发 DIC,则按 DIC 处理。在治疗过程中应重视以下几方面:早期诊断和动态监测;积极治疗原发病;补充凝血因子,包括输注新鲜冰冻血浆、凝血酶原复合物、纤维蛋白原、冷沉淀(含Ⅷ因子和纤维蛋白原)、单采血小板、红细胞等血制品来解决;改善微循环和抗凝治疗;重要脏器功能的维持和保护。

在治疗产后出血,补充血容量,纠正失血性休克,甚至抢救 DIC 病人方面,目前仍推广采用传统早期大量液体复苏疗法。即失血后立即开放静脉,最好有两条开放的静脉通道,快速输入复方乳酸林格液或林格溶液加 5% 碳酸氢钠溶液 45ml 混合液,输液量应为出血量的 2～3 倍。

处理出血性休克的原则:

(1) 止血,止痛。

(2) 输血、补液,保障血容量。

(3) 纠正酸中毒,改善微循环,有时止血不是立即成功,而扩充血容量较容易,以维护主要脏器的血供,防止休克恶化,争取时间完成各种止血方法。

休克早期先输入 2000～3000ml 平衡液(复方乳酸林格液等),以后尽快输全血和红细胞。如无血,可以使用胶体液作权宜之计。尤其在休克晚期,组织间蛋白贮存减少,继续输晶体液会使胶体渗透压明显下降产生组织水肿。胶体液除全血外还有血浆、白蛋白血浆代用品。血液稀释可降低血液黏度增加心排出量,减少心脏负荷和增加组织灌注,但过度稀释又可使血液携氧能力降低,使组织缺氧,最佳稀释度一般认为是血细胞比容在 30% 以上。

另一方面,产科失血性休克的早期液体复苏还应涉及合理的输液种类问题。有关低血容量性休克液体复苏中使用晶体还是胶体的问题争论已久,但目前尚无足够的证据表明晶体液与胶体液用于低血容量休克液体复苏的疗效与安全性方面有明显差异。近年研究发现,氯化钠高渗盐溶液(7.5%)早期用于抗休克,较常规的林格液、平衡盐液有许多优势,且价格便宜,使用方便,适合于急诊抢救,值得在临床一线广泛推广。新型的代血浆注射液-高渗氯化钠羟乙基淀粉 40 溶液("霍姆")引起了国内外学者的广泛关注,其具有我国自主知识产权并获得 SDFA 新药证书。临床研究表明可以其较少的输液量迅速恢复机体的有效循环血容量、改善心脏功能、减轻组织水肿、降低颅内压。

【预防】

加强围产期保健,严密观察及正确处理产程可降低产后出血的发生率。

1. 重视产前保健

(1) 加强孕前及孕期妇女保健工作,对有凝血功能障碍和可能影响凝血功能障碍疾病的病人,应积极治疗后再受孕,必要时应于早孕时终止妊娠。

(2) 具有产后出血危险因素的孕妇,如多胎妊娠、巨大胎儿、羊水过多、子宫手术史、子宫畸形、妊娠期高血压疾病、妊娠合并血液系统疾病及肝病等,要加强产前检查,提前入院。

(3) 宣传计划生育,减少人工流产次数。

2. 提高分娩质量　严密观察及正确处理产程。第一产程:合理使用子宫收缩药物和镇静剂,注意产妇饮食,防止产妇疲劳和产程延长。第二产程:根据胎儿大小掌握会阴后-斜切开时机,认真保护会阴;阴道检查及阴道手术应规范、轻柔,正确指导产妇屏气及使用腹压,避免胎儿娩出过快。第三产程:是预防产后出血的关键,不要过早牵拉脐带;胎儿娩出后,若流血量不多,可等待 15 分钟,若阴道流血量多应立即查明原因,及时处理。胎盘娩出后要仔细检查胎盘、胎膜,并认真检查软产道有无撕裂及血肿。

3. 加强产后观察　产后 2 小时是产后出血发生的高峰。产妇应在产房中观察 2 小时:注意观察会阴后-斜切开缝合处有无血肿;仔细观察产妇的生命体征、宫缩情况及阴道流血情况,发现异常及时处理。离开产房前要鼓励产妇排空膀胱,鼓励母亲与新生儿早接触、早吸吮,能反射性引起子宫收缩,减少产后出血。

【临床特殊情况的思考和建议】

1. 产后出血早期识别和处理流程(图 18-5-9)　早期识别产后出血,对于以下情况应按产后出血处理,以免延误病情:

(1) 产后 2 小时出血达到 400ml。

(2) 即使产后出血量未达到诊断标准,但产妇血流动力学参数持续下降甚至出现休克,无法用其他疾病解释者。

(3) 出血量虽不足 400ml,但出血迅猛者。

以上情况或出血量大于 500ml,则须及时采取以下步骤:

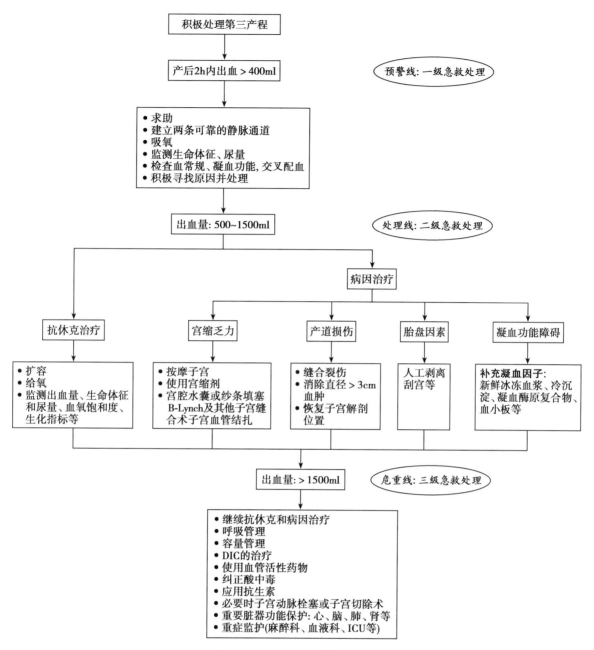

图 18-5-9 产后出血的处理流程

（1）双合诊手法按压子宫。

（2）寻求帮助，必要时呼叫院内抢救小组或者当地孕产妇急救中心。

（3）如果分娩前未进行，即查血型并予交叉配血。

（4）立即查凝血功能、水电解质平衡，持续心电血压监护，持续监测血压、脉搏等生命体征；必要时可以连续检测血红蛋白浓度及凝血功能。

（5）开始补液，至少开放两条通畅可靠的静脉补液通道，首选含钠液；必要时输血，在等待血源时可以给予代血浆-羟乙基淀粉扩容；可考虑开放中心静脉通道，以利于监测中心静脉压及可用于快速扩容。

（6）吸氧、留置导尿管、记出入量。可用束带绑住下肢，有助于增加主要器官的灌注。

（7）针对病因的进一步处理，如出血的原因已明确，应针对病因进行处理。

2. 产后出血动脉栓塞的问题 关于产后出血动脉栓塞适应证的选择目前尚无统一的观点，根据文献上的病例报道，以下原因所致的产后出血动脉栓塞治疗有效：早期产后出血中的宫缩乏力性产后出血、胎盘植入性产后出血，包括部分植入和全部植入、软产道裂伤包括点状的血管破裂、凝血功能疾病、间断性出血，甚至由于羊水栓塞引起的产后出血，以及各种原因导致的早期 DIC 所致出血，还有晚期产后出血等。

产后出血的动脉栓塞一般不主张进行子宫动脉的精细

2

栓塞,其原因有二:一为子宫血管交通支的原因,过于精细栓塞对于止血不利;二为产后出血为真正意义上的急诊,在时间上必须是争分夺秒,只要尽快达到止血目的即可。因此,建议行髂内动脉前干栓塞即可,而且是双侧栓塞,因为子宫的血管是双侧性的。

栓塞剂的选择对于产后出血的动脉栓塞至关重要,动脉栓塞的实质是对出血血管应用栓塞剂进行栓塞,栓塞剂既可栓塞血管达到止血的目的,同时也可导致正常组织的坏死。不同的栓塞剂栓塞的程度不同,导致正常组织坏死的程度也不同。在选择栓塞剂时,要寻找一个平衡点,既要止血,也要避免正常组织的过度坏死,避免并发症的发生,尤其是子宫、卵巢坏死的发生。产后出血的子宫与非孕期的子宫不同,其血供特别丰富,对缺血缺氧特别敏感,因此栓塞剂的选择也必须慎重。栓塞剂选择的首要原则是栓塞剂最好是可降解性的,为以后子宫动脉的复通创造条件;第二原则是栓塞剂颗粒不能过小,避免栓塞后子宫赖以生存的血管交通支被完全栓塞;第三原则,应选择血管网式栓塞而不是血管的点状栓塞。根据前两个原则,能引起子宫动脉细小血管网广泛栓塞的液体栓塞剂如碘油、无水酒精,不能用于产后出血的栓塞治疗;过于细小的不可降解的栓塞剂颗粒(如≤1000μm 的 PVA 和经高压消毒的明胶海绵粉和可降解的栓塞剂(如≤1000μm 的 KMG 等),同样不建议应用于产后出血的栓塞治疗。根据第三个原则应选择动脉血管末梢连续栓塞而不是点状血管栓塞,血管末梢连续栓塞是指从出血动脉的末梢开始栓塞一直栓塞至动脉主干血管,而点状血管栓塞是仅栓塞出血动脉的主干。因此,钢圈类的栓塞剂不宜应用,此类栓塞剂有时不但不能止血,还由于栓塞了动脉主干使后续治疗困难。从栓塞血管的角度来讲,由于妊娠子宫供血多血管性,过于精细的栓塞如子宫动脉栓塞不仅可能造成子宫的过度缺血,也可能导致栓塞的失败。因此选择双侧髂内动脉前干栓塞无论从手术时间、止血效果,还是并发症上,都是较好的选择。因此,直径1～3mm 大小的新胶海绵颗粒是产后出血栓塞材料的首选。

3. 子宫压迫缝合术在产后出血中的应用问题 子宫压迫缝合术是用于治疗产后出血的一系列新方法,包括 B-Lynch 缝合术、Cho 缝合术、子宫下段平行垂直压迫缝合术以及止血带捆绑下子宫下段环形蝶式缝扎术。

(1) B-Lynch 缝合术:适用子宫收缩乏力、前置胎盘、胎盘粘连、凝血功能障碍引起的产后出血,以及晚期产后出血。B-Lynch 缝合术后,子宫缩复正常、恶露正常排出,并不增加产褥感染和产褥病率,产后月经恢复正常。B-Lynch 等报道 B-Lynch 缝合术后宫腔镜检查宫腔形态正常,未见宫腔粘连。目前已有 B-Lynch 缝合术后再次妊娠、分娩病例报道,当然 B-Lynch 缝合术的远期安全性尚需评估。B-Lynch 缝合术也有不良结局个案报道,2004 年 Joshi

等报道 B-Lynch 缝合术后 1 周发现子宫坏死。2006 年 Treloar 等报道 1 例 B-Lynch 缝合术后 3 周出现子宫坏死的报道。子宫坏死是由于 B-Lynch 缝合术本身造成的还是操作方法不当引起,尚有争论。

(2) 改良 B-Lynch 缝合术:许多学者对 B-Lynch 缝合术进行改良,有以下几方面改进:缝线仅在浆膜层、肌层内穿行,不穿透子宫黏膜,减少缝线对宫腔的刺激,降低了产褥感染。当缝线绕行宫底过程中,分别在子宫前后壁垂直褥式缝合子宫浆肌层 3～4 针,将缝线固定于子宫以防止缝线滑脱,引起其他器官套叠、梗阻。2002 年 Hayman 等提出了一种改良 B-Lynch 缝合术:下推膀胱腹膜反折,进一步暴露子宫下段;从右侧子宫切口右侧下缘 2cm、子宫内侧 3cm,从前壁进针到后壁出针,然后绕到宫底打结;左侧同法操作。子宫放回腹腔观察,若正常即逐层关腹。Hayman 缝合术主要适用于宫体收缩乏力,若为继发于阴道分娩的产后出血,行 Hayman 缝合术时可不切开子宫,这是与 B-Lynch 缝合术不同之处。Hayman 等用该法治疗 3 例产后出血,都取得成功,术后月经正常。国内也有类似报道。但目前尚无再次妊娠报道。2005 年 Bhal 等提出:子宫左右两侧各用 1 根缝线;从子宫前壁切口下方 2cm 进针,经宫腔从切口上方 2cm 出针;然后经宫底绕到子宫后壁子宫下段相当于切口下方 3cm 处,由子宫后壁到前壁贯穿缝合;左侧同法处理;两根缝线水平交叉打结。经典的 B-Lynch 缝合法虽也用于前置胎盘引起的产后出血,但效果不如在单纯宫缩乏力,可以将切口下缘缝合点的位置下移能起到不错效果。

(3) Cho 缝合术:2000 年 Cho 等提出 Cho 缝合术,止血原理是:通过缝合使子宫前后壁尽量接近直至宫腔没有留下空隙而压迫止血。自 2000 年至今总共 3 篇报道,25 例,成功率 100%。缝合方法:在子宫出血严重处任选第一个进针点,从子宫前壁到后壁贯穿缝合;在第一个进针点一侧 2～3cm,从子宫后壁到前壁贯穿缝合;然后再第二进针点一侧 2～3cm,从子宫前壁到后壁贯穿缝合;在第三进针点一侧 2～3cm,从子宫后壁到前壁贯穿缝合;组成一个方形,然后打结。若为宫缩乏力则从宫底到子宫下段行 4～5 个缝合;若胎盘粘连则需要在胎盘剥离面进行 2～3 个缝合;若系前置胎盘剥离面的出血,在缝合之前需下推膀胱。子宫放回腹腔观察,若正常即逐层关腹。Cho 缝合术适用于子宫收缩乏力、前置胎盘以及胎盘粘连引起的产后出血。Cho 等报道 Cho 缝合术治疗 23 例产后出血,成功率100%。2 个月后超声检查子宫内膜、宫腔回声正常,月经恢复正常。6 例在产后第一次月经后行子宫输卵管碘油造影和宫腔镜检查,宫腔形态正常。4 例再次妊娠,足月分娩。但该术有导致宫腔粘连的危险,2005 年有人报道 1 例行 Cho 缝合术后系列超声发现宫腔粘连、部分阻塞影响恶露排出,宫腔镜发现宫腔内有未吸收缝线。

（4）子宫下段平行垂直压迫缝合术：由 Hwu 等首先提出,适用于前置胎盘或胎盘粘连引起的子宫下段胎盘剥离面出血。子宫下段平行垂直压迫缝合方法：下推膀胱腹膜反折进一步暴露子宫下段,从宫颈内口上 2～3cm、右侧缘内侧 3cm 处由子宫下段前壁向宫腔进针,然后从子宫下段后壁距离子宫颈口 2～3cm 进针,不穿透子宫后壁,针在子宫后壁肌层当中行走,距子宫颈口 3～4cm 处出针,出针后,从子宫下段前壁切口下缘 2～3cm 由宫腔向外出针;同法在左侧缝合,左右两侧平行,分别打结,常规关闭子宫切口。Hwu 等报道用子宫下段平行垂直压迫缝合术治疗 14 例前置胎盘其中 1 例胎盘粘连引起的产后出血,都取得成功,没有并发症;术后 3 天超声检查宫腔内无血液或液体积聚;产后 1 个月超声检查子宫和宫腔形态正常;所有产妇月经恢复正常。2 例行宫腔镜检查未发现宫腔粘连,2 例再次妊娠,剖宫产时未发现宫腔粘连。

（5）止血带捆绑下子宫下段环形蝶式缝扎术：主要用于处理凶险性前置胎盘伴胎盘植入。该术式应用传统的止血带,采取全盆腔血管捆绑的方法,起到阻断子宫血管的作用;缝扎方法上强调通过前壁重叠缝合的方式加固子宫前壁,挤压开放的动静脉窦,同时联合子宫动脉结扎达到止血目的。具体方法：首先结合术前影像学检查确定子宫切口位置,尽量避开胎盘取出胎儿;将止血带自后向前环绕子宫,将子宫以及附件像收伞样收拢,使得附件以及周围血管紧贴子宫旁,将止血带捆绑在子宫下段,输卵管伞部及卵巢置于止血带以外,小心剥离胎盘,尽量剥离干净;随后进行子宫下段环形蝶式缝扎术,具体缝合方式有两种：一种是在子宫下段宫腔内反折加固,一种是在子宫前壁外面反折折回加固。在子宫侧壁肌层内以 1 号肠线自右后向前贯穿进针,在出针点附近肌层较厚处再次进针,在宫腔内横行跨过薄弱的子宫前壁自内向外出针,再后退至离出针点一半距离处重复自外向内贯穿进针,反复跨过部分薄弱的子宫前壁由内向外出针,如此反复数针直至前壁重叠效果满意。再在子宫侧壁肌层内由前向后出针,于子宫后壁打结（图 18-5-5 和图 18-5-6）。缝扎满意后松开止血带,观察止血效果。

目前各种压迫缝合术各有特点,应该根据实际情况选用合适的方法或几种方法联合使用,才能取得良好的效果。

4. 前置胎盘出血胎盘剥离面出血的处理 前置胎盘剖宫产术时,胎儿娩出后如无活动性出血,可等待胎盘自然剥离,这样出血常常会减少。胎盘剥离面出血者可采用以下方法：

（1）可吸收缝线局部"8"字缝合开放的血窦处：可以经宫腔内缝合,也可以在子宫的浆膜面缝合对应位置的子宫浆肌层。

（2）宫腔纱条填塞：前置胎盘或胎盘植入导致胎盘剥离面出血不止时,直视下填塞宫腔纱条可起到良好的止血效果,纱条必须填紧宫腔和子宫下段,24～48 小时后取出。经阴道宫腔纱条填塞法,因操作困难,常填塞不紧反而影响子宫收缩,一般不采用。

（3）B-Lynch 缝合：经典的 B-Lynch 缝合可以用于前置胎盘导致的产后出血,目的是加强子宫收缩,闭合胎盘剥离面的开放血管。如果采用低位 B-Lynch 缝合,缝合前分离下推膀胱腹膜反折,将子宫切口下缘的缝合进针和出针点再下移 2～3cm,这样对前置胎盘剥离面止血的效果会好些。

（4）活动性出血明显,采用上述方法均不能止血时,可行子宫动脉下行支、上行支或髂内动脉结扎。现在更多采用经阴道行子宫动脉下行支缝扎术,处理中央性前置胎盘的剥离面出血,剖宫产时置膀胱截石位,采用可吸收缝线,经阴道缝合宫颈 3、9 点部位,同时还可缝合宫颈前唇和后唇。止血效果较好,操作简便,不易损伤膀胱和输尿管。

（5）动脉栓塞术。

（6）经积极治疗仍无效,出血可能危及产妇生命时,应果断行子宫切除术,不可犹豫不决而失去抢救时机。值得注意的是,中央性和部分性前置胎盘应行全子宫切除术,避免漏掉胎盘附着的宫颈出血处。

5. 宫腔填塞纱条的注意事项 宫腔填塞纱条曾广泛应用于治疗产后出血,但现在应用已逐渐减少,在没有球囊或导管填塞的情况下,此方法也是一种选择,可适用于没有条件行放射介入治疗的医院,或等待上级医生前来抢救,或准备转送等情况。由于胎盘娩出后子宫容积比较大,可以容纳较多的填塞物,也可以容纳较多的出血。所填入纱布应于 24～48 小时内取出,期间须予有效抗生素治疗。拔出纱条之前应该先应用缩宫素。需要注意的是,纱布填塞必须将宫腔填紧,而且填塞速度要快;纱布有很强的吸血作用,当我们意识到继续出血的时候为时已晚;因为纱布条的吸血作用,不易立即判断治疗是否有效;难以判断宫腔是否填紧,尤其是纱布吸血后影响填塞效果;有裂伤和感染的危险;纱布取出时较困难。

6. 关于胎盘植入的胎盘原位保留 胎盘原位保留的目的是保留子宫,减少出血量和手术并发症。当部分胎盘植入或完全性胎盘植入时均可以行胎盘原位保留,但是需要满足几个条件：①病人要求保留生育功能;②具备及时输血、紧急子宫切除、感染防治等条件;③术中发现胎盘植入,但不具备子宫切除的技术条件,可在短时间内安全转院接受进一步治疗者。

一篇系统评价说明了胎盘原位保留致病程延长及其显著风险,该系统评价纳入了 10 项队列研究和 50 项病例系列研究/病例报道中的 434 例保守治疗（期待治疗、子宫动脉栓塞、氨甲蝶呤治疗、止血缝合、动脉结扎和气囊压迫等）的粘连性胎盘、植入性胎盘或穿透性胎盘,报道了短期结局:严重出血(53%)、脓毒症(6%)、继发性子宫切除(19%)、死亡(0.3%)、再次妊娠(67%)。保守治疗后长期生殖结局欠佳,因为子宫内膜潜在的异常并未纠正,且产后刮宫使情况恶化,增加了形成子宫内粘连的风险。大多数有再次妊娠愿望的女性能够怀孕,但是胎盘粘连复发的风险增加。基于这些临床资料,采用胎盘原位保留时应谨慎并充分告知病人该方法的局限性。

7. 穿透性胎盘侵及膀胱　穿透性胎盘是指绒毛膜绒毛穿透子宫肌层至浆膜层或邻近器官,最多见于侵及膀胱,是极为严重的胎盘植入异常。可引起妊娠期血尿,妊娠期常常通过彩色多普勒或 MRI 获得诊断。对于穿透性胎盘术前制定详尽的计划是非常关键的。

(1) 分娩前充分讨论潜在的术中并发症(如严重出血、需要输血和剖宫产子宫切除术、膀胱和肠道损伤),其中部分危及生命。

(2) 有条件的医院可以在术前预置腹主动脉球囊或髂内动脉球囊,术后动脉栓塞,以减少术中及术后出血。

(3) 除了交叉配血和备足血制品外,还可考虑术前储存式自体输血或术中血液回收自体输血。

(4) 穿透性胎盘侵及膀胱可能需要行部分膀胱切除术,因此若膀胱受累,应请泌尿科专家、妇科肿瘤学专家会诊,手术时膀胱镜检查或目的性膀胱切开有助于评估膀胱(或甚至输尿管)的受累程度。

(5) 穿透性胎盘侵及膀胱需要进行行子宫切除手术时,由于子宫-膀胱腹膜反折粘连紧密,下推膀胱困难,如果按照传统手术方法切除子宫常常增加严重手术并发症,此时采取经后路子宫切除术,避免分离与子宫下段前壁胎盘致密粘连的膀胱后壁,有效减少创面渗血,减少术中出血及严重手术损伤并发症,相对于传统手术方法,经后路子宫切除对于凶险性前置胎盘伴胎盘植入可能为一种比较好的手术选择。

8. 产后出血休克处理原则

(1) 复苏:采用头低位,增加心脏和大脑的血供。

(2) 面罩给氧,速度达到 8L/min。

(3) 及时开放两条以上的静脉通道。要用 14G 针头,便于补充血制品。

(4) 监测实验室指标及生命体征,包括:血液常规、凝血功能、心电图、氧饱和度、动态检测 T、P、R、BP、尿量。必要时测定中心静脉压。

(5) 及时有效止血:以段涛教授总结的 MOPPABE 方法进行:按摩子宫(massage)、缩宫素(oxytocin)、前列腺素(prostaglandins)、宫腔填塞纱条(packaging)、子宫动脉结扎(artery ligation)、子宫压迫缝合(B-lynch)、子宫动脉栓塞(embolization)。

(6) 及时请会诊:包括上级医生、麻醉医生、ICU 医生、血液科医生、血库人员等。尽早呼救,启动院内产后出血抢

救流程。

(7) 治疗并发症:出血有效控制后及时将病人转入ICU,针对肾衰竭、ARDS、DIC、感染等并发症进行救治。

休克处理时补液问题:补液速度先快后慢,最初 20 分钟至少输入 1000ml。第 1 小时输入 2000ml,输液顺序先晶体后胶体及血液(多通道),补液量为总输液量为失血量的 2~3 倍。血容量补足的表现:记住 2 个"100"即收缩压>100mmHg,心率<100bpm;2 个"30"脉压>30mmHg,尿量>30ml/h(表 18-5-1)。

9. 产后出血休克时限制性液体复苏问题　临床发现重度休克仍有较高的死亡率,基于此种情况,越来越多的学者开始关注限制性液体复苏。限制性输液是指在非控制性出血性休克时,通过控制液体输注速度和输液量,保持机体血压维持在一个能有效保障重要器官血供的较低水平范围,直至彻底止血,使机体的代偿机制和液体的复苏作用都得到充分发挥,从而达到理想的复苏效果。我国余艳红等,以孕兔非控制性失血性休克模型为研究对象,初步探讨限制性输液优于传统输液的机制如下:

表 18-5-1　补液与失血量比例

失血量	晶体	胶体	血液
<20%	3	1	0
20%~40%	3	1	1
40%~80%	3	1	1.5
>80%	3	1	2

(1) 限制性输液阻止血细胞比容(HCT)、血红蛋白(HGB)含量的进一步下降,提升机体组织供氧能力,同时减轻或防止了失血性休克其本身所致和大量输液加重的稀释性凝血障碍,有促进孕兔凝血功能恢复的作用。

(2) 限制性输液减少了失血性休克炎性细胞因子的产生,能增强抗脂质过氧化能力,减少氧自由基产生,保护细胞免受氧自由基的损伤,减轻肺组织缺血再灌注损伤。

(3) 限制性输液降低了循环内皮素(ET)、血管活性肽(VIP)水平,利于机体促炎、抗炎介质的平衡,有效阻断了全身炎症反应综合征(SIRS)的发生和发展。

(4) 限制性输液能增强机体有氧代谢,使无氧酵解途径减弱,利于体内乳酸等代谢产物的清除,同时还改善了失血性休克孕兔碱缺失状况,减轻酸中毒反应,增强复苏效果,减少 SIRS 的发生以及肝肾功能改变,利于孕兔复苏。

(5) 限制性输液相比传统输液能有效减少内毒素向肠外转移。

(6) 限制性输液复苏孕兔失血性休克还能有效降低血清肿瘤坏死因子-α(TNF-α)水平,改善细胞免疫功能。当

然在产科出血性休克领域,应用限制性输液尚处于摸索阶段,还需要进一步探讨以寻求最佳的液体复苏方案。

参考文献

1. American college of Obstetricians and Gynecologists ACOG practice bulletin: clinical management guidelines for obstetrician-gynecologists number 76. October 2006: postpartum hemorrhage. Obstet Gynecol,2006,108(4):1039-1047

2. You WB, Zahn CM. Postpartum hemorrhage: abnormally adherent placenta, uterine inversion, and puerperal hematomas. Clin Obstet Gynecol,2006,49(1):184-197

3. 沈铿,马丁.妇产科学.北京:人民卫生出版社,2015

4. 中华医学会围产医学分会,中华医学会妇产科学分会产科学组.胎盘植入诊治指南.中华围产医学杂志,2015,7(18):481-485

5. Steins Bisschop CN, Schaap TP, Vogelvang TE, Scholten PC. Invasive placentation and uterus preserving treatment modalities: a systematic review. Arch Gynecol Obstet,2011,284:491

6. Eshkoli T,Weintraub AY,Sergienko R,Sheiner E. Placenta accreta: risk factors,perinatal outcomes,and consequences for subsequent births. Am J Obstet Gynecol,2013,208:219

7. Provansal M,Courbiere B,Agostini A,et al. Fertility and obstetric outcome after conservative management of placenta accreta. Int J Gynaecol Obstet,2010,109:147

8. Ballas J,Hull AD,Saenz C,et al. Preoperative intravascular balloon catheters and surgical outcomes in pregnancies complicated by placenta accreta: a management paradox. Am J Obstet Gynecol,2012,207:216. e1

9. Angstmann T,Gard G,Harrington T,et al. Surgical management of placenta accreta: a cohort series and suggested approach. Am J Obstet Gynecol,2010,202:38. e1

10. Kayem G,Keita H. Management of placenta previa and accrete. J Gynecol Obstet Biol Reprod（Paris）,2014,43（10）:1142-1160

11. Chandraharan E,Rao S,Belli AM,et al. The Triple-P procedure as a conservative surgical alternative to peripartum hysterectomy for placenta percreta. Int J Gynaecol Obstet,2012,117(2):191-194

12. Teixidor Viñas M,Arulkumaran S,Chandraharan E. Prevention of postpartum haemorrhage and hysterectomy in patients with Morbidly Adherent Placenta: A cohort study comparing outcomes before and after introduction of the Triple-P procedure. Ultrasound Obstet Gynecol,2014,doi:10. 1002/uog. 14728

13. 贺芳,陈敦金,等.经子宫后路子宫修补术处理中央性前置胎盘合并胎盘植入的策略.中华妇产科杂志,2016,4(51):304-305

14. 钟柳英,钟梅,等.经子宫后路子宫切除术在凶险性前置胎盘伴胎盘植入中的临床应用.实用妇产科杂志,2016,8(32):609-612

（徐　焕）

第六节　羊水栓塞

关键点

1. 羊水栓塞的诊断为分娩时或分娩前后突然出现循环呼吸功能衰竭的鉴别式诊断。

2. 羊水栓塞是临床诊断,不推荐使用任何特殊实验室检查来证实或驳斥羊水栓塞的诊断。

3. 对发展到心脏骤停的羊水栓塞病人立即采取心肺复苏。

4. 羊水栓塞抢救应组织麻醉科、呼吸科、重症医学和母胎医学等多学科团队参与救治并持续监护和治疗。

5. 一旦胎儿有存活可能,羊水栓塞伴心脏骤停孕妇立即采取措施分娩。

6. 羊水栓塞抢救最初治疗使用升压药物和强心药物,避免使用过多液体。

7. 羊水栓塞引起的凝血功能障碍及产后出血根据输血规范尽早积极处理临床出血。

羊水栓塞(amniotic fluid embolism,AFE)是指羊水进入母体血液循环,引起的急性肺栓塞(acute pulmonary embolism)、休克、弥散性血管内凝血、肾衰竭甚至骤然死亡等一系列病理生理变化过程。以起病急骤,病情凶险,难以预料,病死率高为临床特点,是极其严重的分娩期并发症。

1926 年 Megarn 首次描述了 1 例年轻产妇在分娩时突然死亡的典型症状,直到 1941 年,Steiner 和 Luschbaugh 等在病人血液循环中找到羊水有形成分,才命名此病为羊水栓塞。近年的研究认为羊水栓塞与一般的栓塞性疾病不同,而与过敏性疾病更相似,故建议将羊水栓塞更名为妊娠类过敏样综合征(anaphylactoid syndrome of pregnancy)。

羊水栓塞的发病率为 2.0/10～8.0/10 万。由羊水栓塞导致的孕产妇死亡占孕产妇死亡总数的 10%。在以往报道中,足月妊娠时发生的羊水栓塞,孕产妇死亡率可高达 70%～80%。在近 10 年,随着诊疗技术的进步,羊水栓塞孕产妇的死亡率下降为 20%～60%。羊水栓塞的临床表现主要是迅速出现、发展极快的循环、呼吸衰竭,继之以因凝血功能障碍而发生大出血及多器官功能衰竭,以上表现常是依次出现的,而急性呼吸循环衰竭,如心脏停搏、低血压、肺动脉高压、低氧血症的出现十分迅速而严重,数分钟之内可导致死亡,仅有约一半病人能存活至大出血阶段。但也有少数病人(10%)在阴道分娩或剖宫产后一小时内,不经过心、肺功能衰竭及肺动脉高压阶段直接进入凝血功能障碍所致的大量阴道出血或伤口渗血阶段,这种情况称为迟发性羊水栓塞(delayed amniotic fluid embolism,AFE)。

【病因】

羊水栓塞的病因与羊水进入母体循环有关。但是对致病机制的看法则有不同。妊娠晚期,羊水中水分占98%,其他为无机盐、碳水化合物及蛋白质,如白蛋白、免疫球蛋白A及G等,此外尚有脂质如脂肪酸以及胆红素、尿素、肌酐、各种激素和酶,如果已进入产程羊水中还含有在产程中产生的大量前列腺素;重要的是还有胎脂块,自胎儿皮肤脱落下的鳞形细胞、毳毛及胎粪,在胎粪中含有大量的组织胺、玻璃酸质酶。以前很多学者认为这一类有形物质进入血流是AFE引起肺血管机械性阻塞的主要原因。而产程中产生的前列腺素类物质进入人体血流,由于其缩血管作用,加强了羊水栓塞病理生理变化的进程;值得注意的是羊水中物质进入母体的致敏问题是人们关注的焦点,早就有人提出AFE的重要原因之一就是羊水所致的过敏性休克。在20世纪60年代,一些学者发现在子宫的静脉内出现鳞形细胞,但病人无羊水栓塞的临床症状;另外,又有一些病人有典型的羊水栓塞的急性心、肺功能衰竭及肺水肿症状,而尸检时并未找到羊水中所含的胎儿物质;Clark等(1995)在46例AFE病例中发现有40%病人有药物过敏史,基于以上理由,Clark认为过敏可能也是导致发病的主要原因,他甚至建议用"妊娠类过敏样综合征",以取代羊水栓塞这个名称。过敏反应解释AFE引起的争议为:肥大细胞类胰蛋白酶和组胺同时测定是过敏性疾病的敏感监测指标,血清类胰蛋白酶>10ng/ml即存在过敏反应,但AFE病人血清类胰蛋白酶通常为阴性或轻度增高。AFE的病因十分复杂,目前尚难以一种学说来解释其病因及致病机制。

1. 羊水进入母体的途径 进入母体循环的羊水量至今无法计算,但羊水进入母体的途径有以下几种:

(1) 宫颈内静脉:在产程中,宫颈扩张使宫颈内静脉有可能撕裂,或在手术扩张宫颈、剥离胎膜、安置内监护器引起宫颈内静脉损伤,静脉壁的破裂、开放,是羊水进入母体的一个重要途径。

(2) 胎盘附着处或其附近:胎盘附着处有丰富的静脉窦,如胎盘附着处附近胎膜破裂,羊水则有可能通过此裂隙进入子宫静脉。

(3) 胎膜周围血管:如胎膜已破裂,胎膜下蜕膜血窦开放,强烈的宫缩亦有可能将羊水挤入血窦而进入母体循环。另外,剖宫产子宫切口也日益成为羊水进入母体的重要途径之一。Clark(1995)所报告的46例羊水栓塞中,8例在剖宫产刚结束时发生。Gilbert(1999)报告的53例羊水栓塞中,32例(60%)有剖宫产史。

2. 羊水进入母体循环的条件

(1) 羊膜腔压力增高:多胎、巨大胎儿、羊水过多使宫腔压力过高;临产后,特别是第二产程子宫收缩过强、胎儿娩出过程中强力按压腹部及子宫等,使羊膜腔压力(100～175mmHg)明显超过静脉压,羊水有可能被挤入破损的微

血管而进入母体血循环。

(2) 子宫血窦开放:分娩过程中各种原因引起的宫颈裂伤可使羊水通过损伤的血管进入母体血循环。前置胎盘、胎盘早剥、胎盘边缘血窦破裂时,羊水也可通过破损血管或胎盘后血窦进入母体血循环。剖宫产或中期妊娠钳刮术时,羊水也可从胎盘附着处血窦进入母体血循环,发生羊水栓塞。

(3) 胎膜破裂后:大部分羊水栓塞发生在胎膜破裂以后,羊水可从子宫蜕膜或宫颈管破损的小血管进入母体血循环中。由此推论,羊膜腔压力增高、过强宫缩和血窦开放是发生羊水栓塞的主要原因。高龄产妇、经产妇、急产、羊水过多、多胎妊娠、过期妊娠、巨大胎儿、死胎、胎膜早破、人工破膜或剥膜、前置胎盘、胎盘早剥、子宫破裂、不正规使用缩宫素或前列腺素制剂引产、剖宫产、中期妊娠钳刮术等可能是羊水栓塞的高危因素。由于羊水栓塞是一种罕见产科并发症,现有报道很难明确诱发因素。

值得注意的是,AFE发生的确切原因目前仍不清楚,其高危因素包括所有可能增加羊水及胎儿成分进入母体机会的状况,如剖宫产、会阴切开等手术操作,前置胎盘、胎盘植入、胎盘早剥等胎盘异常。宫缩过强也曾被认为是羊水栓塞的高危因素,但是这一观点目前存在争议,AFE病人早期往往存在宫缩过强的表现,但是目前认为这种平滑肌高张是由于子宫灌注不足导致的内源性儿茶酚胺释放引起。宫缩过强是结果而不是原因。其他被认为是AFE高危的因素有:宫颈裂伤、子宫破裂、子痫、羊水过多、多胎妊娠以及高龄、人种差异等。但是由于发病例数少,目前数据显示没有任何一项高危因素可以针对性的指导产科处理规范,而降低AFE的发生率。

【病理生理】

羊水进入母体循环后,通过多种机制引起机体的过敏反应、肺动脉高压(pulmonary arterial hypertension)和凝血功能异常等一系列病理生理变化(图18-6-1)。

1. 过敏性休克(allergic shock) 羊水中的抗原成分可引起Ⅰ型变态反应。在此反应中肥大细胞脱颗粒、异常的花生四烯酸代谢产物产生,包括白三烯、前列腺素、血栓素等进入母体血循环,导致过敏性休克,同时使支气管黏膜分泌亢进,导致肺的交换功能下降,反射性地引起肺血管痉挛。

2. 肺动脉高压 被认为是AFE急性发作死亡的主要原因,羊水中有形物质可直接形成栓子阻塞肺内小动脉;还可作为促凝物质促使毛细血管内血液凝固,形成纤维蛋白及血小板微血栓机械性阻塞肺血管,引起急性肺动脉高压。同时有形物质可刺激肺组织产生和释放$PGF2\alpha$、5-羟色胺、白三烯等血管活性物质,使肺血管反射性痉挛,加重肺动脉高压。羊水物质也可反射性引起迷走神经兴奋,进一步加重肺血管和支气管痉挛,导致肺动脉高压或心脏骤停。肺

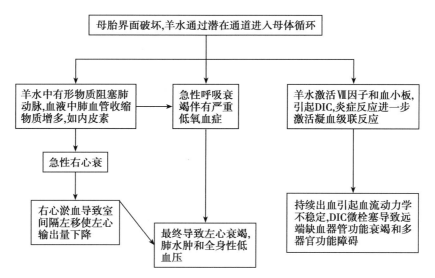

图 18-6-1　羊水栓塞的病理生理学

动脉高压又使肺血管灌注明显减少,通气和换气障碍,肺组织严重缺氧,肺毛细血管通透性增加,液体渗出,导致肺水肿、严重低氧血症和急性呼吸衰竭。肺动脉高压直接使右心负荷加重,导致急性右心衰竭。肺动脉高压也可使左心房回心血量减少,引起周围血循环衰竭,使血压下降产生一系列心源性休克症状,产妇可因重要脏器缺血而突然死亡。

3. **弥散性血管内凝血(DIC)**　羊水中含有丰富的促凝物质,进入母血后激活外源性凝血系统,在血管内形成大量微血栓(高凝期),引起休克和脏器功能损害。同时羊水中含有纤溶激活酶,可激活纤溶系统,加上大量凝血因子被消耗,血液由高凝状态迅速转入消耗性低凝状态(低凝期),导致血液不凝及全身出血。

4. **多脏器功能衰竭**　由于休克、急性呼吸循环衰竭和DIC等病理生理变化,常导致多脏器受累。以急性肾脏功能衰竭、急性肝功能衰竭和急性胃肠功能衰竭等多脏器衰竭常见。

【临床表现】

羊水栓塞发病特点是起病急骤、来势凶险。90%发生在分娩过程中,尤其是胎儿娩出前后的短时间内。少数发生于临产前或产后24小时以后。在极短时间内可因心肺功能衰竭、休克导致死亡。典型的临床表现可分为3个渐进阶段:

1. **心肺功能衰竭和休克**　因肺动脉高压引起心力衰竭和急性呼吸循环衰竭,而变态反应可引起过敏性休克。在分娩过程中,尤其是刚破膜不久,产妇突然发生寒战、烦躁不安、呛咳气急等症状,随后出现发绀、呼吸困难、心率加快、面色苍白、四肢厥冷、血压下降等低氧血症和低血压。由于中枢神经系统严重缺氧,可出现抽搐和昏迷。肺部听诊可闻及湿啰音,若有肺水肿,产妇可咳血性泡沫痰。严重者发病急骤,甚至没有先兆症状,仅惊叫一声或打一次哈欠后,血压迅速下降,于数分钟内死亡。

2. **DIC大出血**　产妇渡过心肺功能衰竭和休克阶段,则进入凝血功能障碍阶段,表现为大量阴道流血、血液不凝固,切口及针眼大量渗血,全身皮肤黏膜出血,血尿甚至出现消化道大出血。产妇可因出血性休克死亡。

3. **急性肾衰竭**　由于全身循环衰竭,肾脏血流量减少,出现肾脏微血管栓塞,肾脏缺血引起肾组织损害,表现为少尿、无尿和尿毒症征象。一旦肾实质受损,可致肾衰竭。严重病例会并发多器官功能衰竭。

典型临床表现的3个阶段可能按顺序出现,但有时亦可不全部出现或按顺序出现,不典型者可仅有休克和凝血功能障碍。中孕引产或钳刮术中发生的羊水栓塞,可仅表现为一过性呼吸急促、烦躁、胸闷后出现阴道大量流血。有些产妇因病情较轻或处理及时可不出现明显的临床表现。

【诊断】

羊水栓塞的诊断缺乏有效、实用的实验室检查,主要依靠的是临床诊断。而临床上诊断羊水栓塞主要根据发病诱因和临床表现。典型的羊水栓塞表现包括三方面:突然出现的低氧血症和低血压,随后许多病例出现凝血功能障碍,所有表现都与妊娠和分娩相关。羊水栓塞出现在早期或中期妊娠终止妊娠或羊膜腔穿刺术中很罕见。羊水栓塞通常考虑为鉴别性诊断,针对那些突然出现心衰或心脏骤停、低血压、抽搐、严重的呼吸困难或低氧血症的孕妇和近期分娩的妇女,特别在这些状况后出现不能用其他原因解释的凝血功能异常。

需要与羊水栓塞进行鉴别诊断的产科并发症与合并症有:空气栓塞、过敏性反应、麻醉并发症、吸入性气胸、产后出血、恶性高热、败血症、血栓栓塞、子痫、宫缩乏力及子宫破裂等。

1. **病史及临床表现**　凡在病史中存在羊水栓塞各种

诱发因素及条件,如胎膜早破、人工破膜或剥膜、子宫收缩过强、高龄初产,在胎膜破裂后、胎儿娩出后或手术中产妇突然出现寒战、烦躁不安、气急、尖叫、呛咳、呼吸困难、大出血、凝血障碍、循环衰竭及不明原因休克,休克与出血量不成比例,首先应考虑为羊水栓塞。初步诊断后应立即进行抢救,同时可考虑利用胸部 X 线片、心脏超声、凝血功能等辅助检查和实验室诊断进行鉴别诊断。

2. 辅助检查

（1）血涂片寻找羊水有形物质:这曾经被认为这是确诊羊水栓塞的标准,但近年来的研究指出,这一方法既不敏感也非特异,在正常孕妇血液中也可发现羊水有形物质。实施方法也并不适用于抢救当中进行,具体的是抽取下腔静脉或右心房血 5ml,离心沉淀后取上层物作涂片,用Wright-Giemsa 染色,镜检发现鳞状上皮细胞、毳毛、黏液,或行苏丹Ⅲ染色寻找脂肪颗粒。

（2）子宫组织学检查:当病人行全子宫切除,或死亡后进行尸体解剖时,可以对子宫组织进行组织学检查,寻找羊水成分的证据。

（3）非侵入性检查方法:①Sialyl Tn 抗原检测:胎粪及羊水中含有神经氨酸-N-乙酰氨基半乳糖(Sialyl Tn)抗原,羊水栓塞时母血中 Sialyl Tn 抗原浓度明显升高。应用放射免疫竞争法检测母血 Sialyl Tn 抗原水平,是一种敏感和无创伤性的诊断羊水栓塞的手段。②测定母亲血浆中羊水-胎粪特异性的粪卟啉锌水平、纤维蛋白溶酶及 C3、C4水平也可以帮助诊断羊水栓塞。

（4）胸部 X 线检查:90％病人可出现胸片异常。双肺出现弥散性点片状浸润影,并向肺门周围融合,伴有轻度肺不张和右心扩大。

（5）心电图检查:ST 段下降,提示心肌缺氧。

（6）超声心动图检查:可见右心房、右心室扩大、心排出量减少及心肌劳损等表现。

（7）肺动脉造影术(pulmonary angiography):是诊断肺动脉栓塞最可靠的方法,可以确定栓塞的部位和范围。但临床较少应用。

（8）与 DIC 相关的实验室检查:可进行 DIC 筛选试验(包括血小板计数、凝血酶原时间、纤维蛋白原)和纤维蛋白溶解试验(包括纤维蛋白降解产物、优球蛋白溶解时间、鱼精蛋白副凝试验)。

（9）尸检:①肺水肿、肺泡出血,主要脏器如肺、心、胃、脑等组织及血管中找到羊水有形物质;②心脏内血液不凝固,离心后镜检找到羊水有形物质;③子宫或阔韧带血管内可见羊水有形物质。

3. 美国羊水栓塞诊断标准

（1）出现急性低血压或心脏骤停;

（2）急性缺氧,表现为呼吸困难、发绀或呼吸停止;

（3）凝血功能障碍或无法解释的严重出血;

（4）上述症状发生在子宫颈扩张、分娩、剖宫产时或产后 30 分钟内;

（5）排除了其他原因导致的上述症状。

【处理】

临床一旦怀疑羊水栓塞,应立即抢救产妇。主要原则为:高质量的心肺复苏,纠正呼吸循环衰竭、强心、抗休克、抗过敏、防治 DIC 及肾衰竭、预防感染,病情稳定后立即终止妊娠(图 18-6-2)。

（一）纠正呼吸循环衰竭

1. 心跳骤停病人,立即启动高质量的带有基础生命支

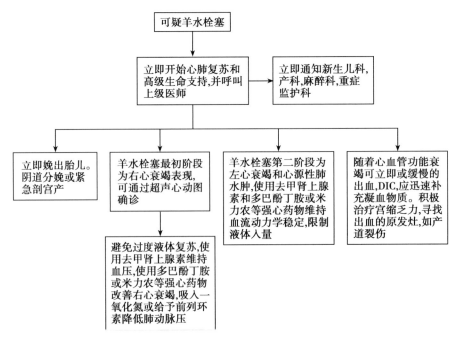

图 18-6-2　疑似羊水栓塞病例的快速支持治疗

持和高级生命支持的心肺复苏,心肺复苏要求如下:

(1) 按压频率大于 100 次/分;

(2) 在硬床或者硬板上,按压深度大于 5cm;

(3) 保证每次按压可以引起足够的胸廓起伏;

(4) 尽量不中断胸外按压;

(5) 除颤后立即恢复胸外按压;

(6) 每 2 分钟换按压人员,避免过度疲劳;

(7) 复苏时将子宫放置于横位。

2. 纠正缺氧　出现呼吸困难、发绀者,立即面罩给氧,流速为 5~10L/min。必要时行气管插管,机械通气,正压给氧,如症状严重,应行气管切开。保证氧气的有效供给,是改善肺泡毛细血管缺氧、预防肺水肿的关键。同时也可改善心、脑、肾等重要脏器的缺氧。

3. 解除肺动脉高压,抗休克及强心。

常用药物如下:

(1) 西地那非:5 型磷酸二酯酶(PDE-5)抑制剂,能够特异性抑制 PDE-5 表达,增加机体内的内皮源一氧化氮及环磷酸鸟苷(cGMP),舒张血管平滑肌以及降低肺动脉压力。西地那非解除肺动脉高压的疗效明显优于传统盐酸罂粟碱。临床用法:20mg,通过鼻饲/胃管口服,一天三次。

(2) 一氧化氮:舒张平滑肌的信使分子,可阻断迷走神经反射引起的肺血管痉挛及支气管痉挛,舒张肺动脉血管平滑肌。临床用法:5~40ppm 吸入,每 6 小时需要检测高铁血红蛋白血水平。

(3) 多巴胺或多巴酚丁胺:多巴胺 10~20mg 加于 5% 葡萄糖液 250ml 中静脉滴注;多巴酚丁胺 2.5~5.0μg/(kg·min),根据血压情况调整滴速。

(4) 去甲肾上腺素:本品为肾上腺素受体激动药。是强烈的 α-受体激动药同时也激动 β 受体。通过 α 受体激动使血压升高,冠状动脉血流增加;通过 β 受体的激动,使心肌收缩加强,心排出量增加。临床用法:0.05~3.3mg/(kg·min),根据血压情况调整滴速。

(5) 米力农:磷酸二酯酶抑制剂,正性肌力作用主要是通过抑制磷酸二酯酶,使心肌细胞内环磷酸腺苷(CAMP)浓度增高,细胞内钙增加,心肌收缩力加强,心排血量增加。兼有正性肌力作用和血管扩张作用,作用优于传统的毛花苷丙(西地兰)。临床用法:0.25~0.75μg/(kg·min)。

(二) 抗过敏

应用糖皮质激素可解除痉挛,稳定溶酶体,具有保护细胞及抗过敏作用,应及早大量使用。首选氢化可的松 100~200mg 加入 5% 葡萄糖液 50~100ml 中快速静脉滴注,再用 300~800mg 加入 5% 葡萄糖液 250~500ml 中静脉滴注;也可用地塞米松 20mg 缓慢静脉注射后,再用 20mg 加于 5% 葡萄糖液 250ml 中静脉滴注,根据病情可重复使用。

(三) 补充血容量

1. 在抢救过程中,应尽快输新鲜全血和血浆以补充血容量。与一般产后出血不同的是,羊水栓塞引起的产后出血往往会伴有大量的凝血因子消耗,因此在补充血容量时注意不要补充过量的晶体,要以补充血液,特别是凝血因子和纤维蛋白原为主。扩容首选低分子右旋糖酐 500ml 静脉滴注(每日量不超过 1000ml)。应作中心静脉压(CVP)测定,了解心脏负荷状况,指导输液量及速度,并可抽取血液寻找羊水有形成分。

2. 纠正酸中毒　在抢救过程中,应及时作动脉血气分析及血清电解质测定。若有酸中毒可用 5% 碳酸氢钠 250ml 静脉滴注,若有电解质紊乱,应及时纠正(见图 18-6-2)。

(四) 防治 DIC

1. 肝素钠　在已经发生 DIC 的羊水栓塞病人使用肝素要非常慎重,一般原则是“尽早使用,小剂量使用”或者是“不用”。所以临床上如果使用肝素治疗羊水栓塞,必须符合以下两个条件:导致羊水栓塞的风险因素依然存在(子宫和宫颈未被切除,子宫压力继续存在),会导致羊水持续不断地进入母亲的血液循环,不使用肝素会使凝血因子的消耗继续加重;有使用肝素的丰富经验,并且能及时监测凝血功能的状态。

肝素钠用于羊水栓塞早期高凝状态时的治疗,尤其在发病后 10 分钟内使用效果更佳,而实际临床中很难捕捉到羊水栓塞血液高凝状态。可用肝素钠 25~50mg(1mg＝125U)加于 0.9% 氯化钠溶液 100ml 中,静脉滴注 1 小时,以后再以 25~50mg 肝素钠加于 5% 葡萄糖液 200ml 中静脉缓滴,用药过程中可用试管法测定凝血时间,使凝血时间维持在 20~25 分钟。24 小时肝素钠总量应控制在 100mg(12 500U)以内为宜。肝素过量(凝血时间超过 30 分钟),有出血倾向时,可用鱼精蛋白对抗,1mg 鱼精蛋白对抗肝素 100U。

2. 抗纤溶药物　羊水栓塞由高凝状态向纤溶亢进发展时,可在肝素化的基础上使用抗纤溶药物,如 6-氨基己酸 4~6g 加于 5% 葡萄糖液 100ml 中,15~30 分钟内滴完,维持量每小时 1g;氨甲环酸 0.5~1.0g/次,加于 5% 葡萄糖液 100ml 静脉滴注;氨甲苯酸 0.1~0.3g 加于 5% 葡萄糖液 20ml 稀释后缓慢静脉注射。

3. 补充凝血因子　应及时补充,输新鲜全血、血浆、纤维蛋白原(2~4g)凝血酶原复合物、冷凝沉淀物等。

(五) 预防肾衰竭

羊水栓塞第 3 阶段为肾衰竭期,在抢救过程中应注意尿量。当血容量补足后仍少尿,应及时应用利尿剂:①呋塞米 20~40mg 静脉注射;②20% 甘露醇 250ml 静脉滴注,30 分钟滴完。如用药后尿量仍不增加,表示肾功能不全或衰竭,按肾衰竭处理,尽早给予血液透析。

(六) 预防感染

应用大剂量广谱抗生素预防感染。应注意选择对肾脏毒性小的药物,如青霉素、头孢菌素等。

（七）产科处理

1. 如果病人出现心脏骤停时还未分娩，一旦胎儿孕周可能有存活力的有指征迅速分娩，而美国将此孕周定义为>23周，国内有建议>26周。迅速分娩不仅可以抢救胎儿的生命，而且在理论上可以解除增大的子宫对下腔静脉的压迫，有效帮助母体心肺复苏。

2. 临产后阴道手术产（产钳或胎吸）应当作为产科的干预措施。如果不能即刻阴道分娩，急诊剖宫产常是有指征的。围死亡期手术通常是指母亲经过4分钟CPR仍未建立自主呼吸和循环情况下，为抢救胎儿而进行的手术。

3. 一些作者提出为了改善母亲灌注将孕周阈值提前到20周，然而没有证据证明这种可预见的剖宫产可改善羊水栓塞伴母亲心脏骤停的结局。

4. 分娩后宫缩剂的应用　没有明确依据认为宫缩剂会促进更多的羊水成分进入血液循环，适用强效宫缩剂可以有效地减少凝血功能障碍阶段的产后出血，因此多数学者主张使用宫缩剂。

【预防】

严格来说羊水栓塞是不能完全被预防的。早期诊断，早期心肺复苏至关重要。首先应针对可能发生羊水栓塞的诱因加以防范，提高警惕，早期识别羊水栓塞的前驱症状，及时恰当的处理，以免延误抢救时机。同时应注意下列问题：

1. 减少产程中人为干预如人工破膜、静脉滴注缩宫素等。

2. 掌握人工破膜时机，破膜应避开宫缩最强的时间。人工破膜时不要剥膜，以免羊水被挤入母体血液循环。

3. 严密观察产程，正确使用宫缩剂。应用宫缩剂引产或加强宫缩时，应有专人观察，随时调整宫缩剂的剂量及用药速度，避免宫缩过强。宫缩过强时适当应用宫缩抑制剂。

4. 以往认为剖宫产时羊水进入子宫切口开放的血窦内，增加羊水栓塞的风险。美国国家登记记录分析表明，70%的羊水栓塞发生在分娩时，11%在阴道分娩后，19%在剖宫产后。这些数据表明，分娩方式可能改变羊水栓塞的发生时间但不会改变它的发生。

5. 羊水栓塞出现在早期或中期妊娠终止妊娠或羊膜腔穿刺术中很罕见。

【临床特殊情况的思考和建议】

1. **羊水栓塞抢救成功要点**　需要特别强调的是，羊水栓塞的诊断缺乏有效、实用的实验室检查，主要依靠临床诊断。羊水栓塞抢救成功取决于早期识别，一旦出现羊水栓塞的前驱症状或高度怀疑羊水栓塞时，应当机立断，采用各种急救措施，做到边诊断边治疗，为抢救成功赢得宝贵时机。而抢救的关键是快速阻断病情的发展。一旦考虑羊水栓塞，应立即开放静脉通路、呼吸通路，并针对羊水栓塞的病理生理不同阶段的变化及时处理：进行抗过敏、解除肺动脉痉挛及支气管痉挛、抗休克、纠正低氧血症、纠正DIC等积极治疗。对于羊水栓塞表现不典型者，如胎儿娩出后短时间内出现无法解释的休克及子宫出血不凝时，应及早以纠正DIC为主。

2. **不典型羊水栓塞诊治**　目前国际上公认肺血管内找到胎儿有形成分不再是确诊羊水栓塞的依据，只是支持诊断。典型羊水栓塞，临床医生常常能够识别，但是即使尽力抢救，往往不能挽救孕产妇的生命。而那些不典型羊水栓塞，需要排除其他原因后确定诊断，如果及时识别，则有机会进行救治。

由于临床症状的多样性及非特异性，缺乏可靠的检测手段，临床诊断又是排除性诊断，因此容易导致不典型羊水栓塞漏诊。不典型的羊水栓塞表现有低血压、胎儿窘迫、ARDS、心功能衰竭、发绀、凝血功能异常、低氧血症、支气管哮喘、咳嗽、胸痛、头痛等，特别是分娩后，仅表现为大量阴道出血，切口渗血容易误诊的疾病：①单纯性产后出血；②肺栓塞；③过敏反应；④胎盘早剥；⑤空气栓塞；⑥麻药毒性反应等。

具体表现在：

（1）对前驱症状认识不足：把寒战、胸闷、气急误认为输液反应；把烦躁不安、恶心、呕吐误认为宫缩疼痛，产时疲惫；把术中头晕、胸闷误认为麻醉平面过高等。

（2）误认为单纯产后出血：遇到产后出血总认为是子宫收缩乏力或者软产道损伤，特别是子宫收缩尚可的阴道出血，应想到羊水栓塞可能，否则会延误抢救时机。

（3）DIC的诊断：局限于单纯原有疾病，忽视合并存在。不典型的羊水栓塞有时仅表现为DIC。而容易引起DIC的疾病如胎盘早剥、重症肝炎、急性脂肪肝、重度子痫前期等，出现阴道大量出血，伴有栓塞和休克症状时，需要考虑合并羊水栓塞。

不典型羊水栓塞的误治表现在：

（1）子宫收缩剂应用：由于误诊为产后出血，单纯使用大量的子宫收缩剂。

（2）止血药物应用：羊水栓塞发生DIC，由于大量凝血因子和血小板被消耗，应当输新鲜全血、纤维蛋白原、血小板、冷沉淀、血浆等为主，但是许多医生看到出血则大量使用止血药物。

（3）不及时切除子宫：羊水栓塞子宫大量出血，短时间内不能控制，即使在休克状态，也要积极创造条件，果断切除子宫；手术有可能加重休克，但是切除子宫可以阻止子宫进一步出血，阻断羊水成分继续进入母体循环，控制病情的继续恶化。而切除子宫的决定需要果断并与家属很好沟通。

参考文献

1. Cunningham FG，Leveno KJ，Bloom SL，et al. Williams Ob-

stetrics:. 24th Editioned. New York:McGraw-Hill Education,2014

2. Clark SL. Amniotic fluid embolism. Obstet Gynecol,2014,123 (2 Pt 1):337-348

3. Knight M,Berg C,Brocklehurst P,et al. Amniotic fluid embolism incidence, risk factors and outcomes:a review and recommendations. BMC Pregnancy Childbirth,2012,12:7

4. SMFM. Amniotic fluid embolism:diagnosis and management. Am J Obstet Gynecol,2016

5. Abenhaim HA,Azoulay L,Kramer MS,Leduc L. Incidence and risk factors of amniotic fluid embolisms:a population-based study on 3 million births in the United States. Am JObstet Gynecol,2008,199:49. e1-8

（刘小华 程蔚蔚）

第十九章　产褥期及其疾病

产褥期又称为妊娠第四阶段,介于分娩、完全性生理恢复及精神调节适应之间。一些潜在的疾病可在产褥期激变（如感染或晚期产后出血等）。同时也可由产妇及其家人的习俗处理引起疾病（如中暑）。

第一节　正常产褥

关键点

1. 产褥期是指产妇全身各器官除乳腺外从胎盘娩出至恢复或接近正常未孕状态所需的时期,一般规定为6周。

2. 产褥期产妇各项生理指标均有所变化,正确有效的护理保健有助于减少产褥期及远期母婴并发症。

从胎盘娩出至产妇全身各器官除乳腺外恢复至或接近于妊娠前状态,包括形态和功能,这一阶段称为产褥期（puerperium）,一般规定为6周。

【产褥期母体的生理变化】

1. 生殖系统 产褥期变化最大的是生殖系统,其中又以子宫的变化最大。

（1）子宫复旧:子宫在胎盘娩出后逐渐恢复至未孕前状态的过程,称为子宫复旧（involution of uterus）。需时6~8周。

1）宫体变化:肌细胞数量无明显变化,但肌细胞长度和体积却明显缩小,其多余的细胞质变性自溶,在溶酶体酶系作用下,转化成氨基酸进入循环系统,由肾脏排出。因此,随着肌纤维的不断缩复,子宫体积不断缩小,于产后1周缩小至约妊娠12周大小;于产后10天,子宫缩小降至骨盆腔内,腹部检查扪不到子宫底;产后6周,子宫恢复至非孕期大小。此时子宫重量由分娩结束时的1000g减少至约50g。胎盘娩出时,胎盘附着处蜕膜海绵层随胎盘娩出。胎盘附着表面粗糙,分娩后2~3天,蜕膜浅层细胞发生退行性变,坏死脱落,形成恶露的一部分;深层保留的腺体和间质细胞迅速增殖,成为新的子宫内膜。产后第3周除胎盘附着部位以外的子宫内膜基本修复,胎盘附着部位的内膜修复约需至产后6周。子宫肌层间的血管由于肌层收缩而被压缩变细,最终闭塞形成血栓,后被机化吸收。

2）子宫下段变化:产后几周内,被动扩张、拉长的子宫下段缩复,恢复至非孕期的子宫峡部。

3）宫颈变化:胎儿娩出后,宫颈外口如袖口状,产后2~3天宫口可容2指,产后1周,宫口关闭,宫颈管复原。产后4周左右子宫颈完全恢复至孕前形态。宫颈左右两侧（3点及9点处）常因分娩时撕裂,愈合后宫颈外口呈"一"字形横裂,称为已产型。

（2）阴道、外阴的变化:阴道受胎先露部压迫,在产后最初几天内可出现水肿,阴道壁松软、平坦,弹性较差。阴道黏膜皱褶消失,产后阴道壁水肿逐渐消失,弹性恢复。产后3周重新出现阴道黏膜皱褶,产后6周尚不能完全恢复至原有的程度。阴道黏膜上皮恢复至正常孕状态需等到排卵恢复。

阴道分娩后外阴出现水肿,产后数天内消退。处女膜因分娩时撕裂而成为残缺不全的痕迹,呈处女膜痕,是经产的重要标志;阴唇后联合可有轻度裂伤,缝合后3~5天能愈合。分娩可造成盆底组织（肌肉和筋膜）扩张过度,弹性减弱，常伴有肌纤维部分撕裂，一般产褥期内可恢复。但分娩次数过多，间隔时间过短，盆底组织松弛，较难完全恢复正常，这也是导致子宫脱垂、阴道壁膨出的重要原因。

2. 乳房　乳房的主要变化是泌乳。分娩后雌、孕激素急剧下降，抑制了催乳素抑制因子的释放，在催乳素作用下，乳房腺细胞开始分泌乳汁。哺乳过程是维持乳汁分泌及排出的最重要条件。婴儿的吸吮刺激可通过抑制下丘脑多巴胺及其他催乳素抑制因子，致使催乳素呈脉冲式释放，促进乳汁分泌。吸吮乳头还可反射性地引起神经垂体释放缩宫素，缩宫素可使乳腺腺泡周围的肌上皮细胞收缩，促进乳汁从腺泡、小乳导管进入输乳导管和乳窦而喷出，进而排出乳汁，此过程又称喷乳反射。乳汁产生的数量与产妇充足营养、足够睡眠、愉悦情绪和健康状况密切相关。产后7天内分泌的乳汁，称为初乳，初乳色偏黄是由于含有较多β-胡萝卜素的缘故。

母乳中含有丰富的营养物质，尤其是初乳中含有丰富抗体和初乳小体即吞噬细胞，可增强新生儿的抵抗力。母乳中还含有丰富的蛋白和脂肪，多种免疫物质、矿物质、维生素和酶，对新生儿生长发育有重要作用，是新生儿最佳天然食物。母乳喂养过程是最深的感情交融，可加深母子感情，同时有利于促进子宫复旧，预防产后出血，有利于母亲健康。

3. 循环系统　子宫胎盘循环结束后，大量血液从子宫进入产妇体循环，加之妊娠期潴留在组织中的液体亦进入母体血循环中。产后72小时内，产妇血循环量增加15%~25%，尤其是最初24小时，因此产后72小时内心脏负担明显加重，应注意预防心衰发生。一般产后2~6周，血循环量恢复至孕前水平。

4. 血液系统　产褥早期仍处于高凝状态，有利于胎盘创面迅速形成血栓，减少产后出血量。纤维蛋白原、凝血酶、凝血酶原于产后2~3周内降至正常。白细胞于产褥早期仍较高，可达$15 \times 10^9 \sim 30 \times 10^9/L$，中性粒细胞比例增加，淋巴细胞数下降，一般产后1~2周内恢复正常。血小板亦逐渐上升恢复正常。产褥早期可继续贫血，一般产后10天血红蛋白上升。红细胞沉降率于产后3~4周降至正常。

5. 泌尿系统　产褥早期为妊娠期体内滞留的多量水分进入体循环后通过肾脏排出，故产后最初数日的尿量增多。产后第1周，一般为多尿期。分娩过程中膀胱尤其是膀胱三角区受压，致使黏膜充血水肿和肌张力减低，对尿液刺激敏感性下降，且由于会阴伤口疼痛等原因，产褥早期易出现一过性尿潴留，尤其是产后最初12小时。肾盂及输尿管生理性扩张，需4~6周恢复正常。

6. 消化系统　产褥早期胃肠肌张力及蠕动力仍较低，产妇食欲欠佳，喜进汤食，容易发生便秘。产后1~2周内消化功能逐渐恢复正常。

7. 内分泌系统　分娩后，雌、孕激素水平急剧下降，至产后1周已降至孕前水平。血清绒毛膜促性腺激素（HCG）产后2周内血中已测不出。甲状腺功能于产后1周左右恢复正常。肾上腺皮质功能分娩后逐渐下降，约产后4天恢复正常。胎盘分泌的胎盘生乳素，一般在产后6小时消失，血中不能测出。哺乳产妇垂体催乳素（PRL）于产后数天降至$60\mu g/L$，吸吮乳汁时此值增高；不哺乳产妇则降至$20\mu g/L$。产后6周卵泡刺激素（FSH）、黄体生成素（LH）逐渐恢复，哺乳妇女其PRL值高抑制FSH和LH的分泌，不哺乳妇女一般产后6~10周恢复排卵，月经复潮。哺乳妇女平均在产后4~6个月恢复排卵，有的在哺乳阶段一直不来月经，但也有偶发排卵。

8. 免疫系统　在产褥期，机体免疫功能逐渐恢复，NK细胞和LAK细胞活性增加，有利于对疾病的防御。

【临床表现】

1. 生命体征　正常产妇，产后生命体征在正常范围。产后24小时内，体温略升高但不超过38℃，可能与产程长导致过度疲劳，产妇失水或恶露积滞等有关。产后3~4天可能会出现"泌乳热"，乳房充血影响血液和淋巴回流，乳汁不能排出，一般不超过38℃，一般仅持续数小时，最多不超过24小时可恢复正常。产后脉搏在正常范围，一般略慢，每分钟60~70次，1周后恢复正常。心率可反映体温和血容量情况，当心率加快时，应注意有无感染和失血。产后呼吸深慢，一般每分钟14~16次，是由于产后腹压降低，膈肌下降，由妊娠时的胸式呼吸恢复为胸腹式呼吸所致。血压于产褥初期平稳，若血压下降，需警惕排除产后出血。对有妊娠期高血压疾病者，产后仍应监测血压，预防产后子痫的发生。

2. 子宫复旧和宫缩痛　胎盘娩出后，子宫收缩呈圆形，宫底即刻降为脐下一横指，产后1天因宫颈外口上升达坐骨棘水平，致使宫底略上升至脐平，以后每天下降1~2cm，产后10天降至盆腔内，在耻骨联合上方触不到宫底。产后6周，子宫恢复到正常非孕期大小。产后哺乳吸吮乳头反射性引起缩宫素分泌增加，故子宫下降速度较不哺乳者快。产后子宫收缩引起的下腹部阵发性疼痛，称为宫缩痛。经产妇宫缩痛较初产妇明显，哺乳者较不哺乳者明显。宫缩痛多在产后1~2天出现，持续2~3天自然消失，不需特殊用药。如果宫缩痛比较严重，可试用局部热敷，也可酌情给予镇痛剂。

3. 褥汗　产后一周内，皮肤排泄功能旺盛，通过皮肤排泄孕期潴留的水分，在睡眠时明显，产妇醒来满头大汗，习称"褥汗"，不属病态，于产后1~2周内自行好转。

4. 乳房　产后3天，因乳房过度充盈及乳腺管阻塞，常出现乳房胀痛，多于产后7天自然消失。

5. **恶露**(lochia)　产后血液和坏死脱落的子宫蜕膜等组织经阴道排出,称为恶露(lochia)。根据其颜色及内容物分为血性恶露、浆液性恶露、白色恶露(表 19-1-1)。正常恶露有血腥味,但无异味,一般持续 4～6 周,总量可达 500ml。若有子宫复旧不全或胎盘、胎膜残留或感染,可使恶露量增多,时间延长,并有臭味。

表 19-1-1　正常恶露性状

	血性恶露	浆液恶露	白色恶露
持续时间	产后最初 3 天	产后 4～14 天	产后 14 天以后
颜色	红色	淡红色	白色
内容物	大量血液、少量胎膜、坏死蜕膜	少量血液、坏死蜕膜、宫颈黏液、细菌	坏死退化蜕膜、表皮细胞、大量白细胞和细菌等

【产褥期处理】

产褥期母体各系统发生很多变化,如果不能正确处理这些变化,则可能由生理变化转为病理状态。

1. **产后 2 小时**　需在产房密切观察产妇,产后 2 小时内极易发生严重并发症,如产后出血、心衰、产后子痫和羊水栓塞等。注意观察生命体征,产后立即测量血压、脉搏、呼吸,以后每半小时测量一次。心脏病、妊娠期高血压疾病产妇更要密切注意心功能变化,此外还应注意子宫收缩及阴道流血情况。若宫缩不佳,可让产妇排尿并按摩子宫使其收缩,压出宫腔积血块,同时注射子宫收缩剂如缩宫素等。产后 2 小时进行阴道和直肠检查,注意有无阴道壁血肿及会阴切口缝线是否良好。若产后 2 小时一切正常,可将产妇连同新生儿送回休养室。

2. **产后一周**　重点仍是注意观察血压、心率、体温、呼吸,有内科合并症应注意对相应疾病的观察和处理,同时应注意预防晚期产后出血。

3. **营养,饮食,锻炼**　产后 1 小时可进流质饮食或清淡的半流质饮食,以后可进普食。产妇胃肠功能恢复需要一定时间,产后建议少量多餐,以清淡、高蛋白质饮食为宜,同时注意补充水分。不宜进食高蛋白、高脂肪食物,可多吃些新鲜水果和蔬菜等,为了防止便秘也需吃些粗粮。ACOG 建议产后慢慢开始恢复锻炼。如无内科或手术并发症,顺产产妇分娩后几天内就能恢复身体锻炼,适度锻炼对身体无明显不良反应,可减少产妇超重和肥胖的发生,有助于其心血管健康,并可锻炼盆底肌,促进恢复。此外,为减轻运动时充盈的乳房造成的不适感,哺乳期妇女应在锻炼前哺乳促乳房排空。

4. **排尿和排便**　产后应鼓励产妇尽早自行排尿,产后 4 小时应鼓励产妇排尿。若排尿困难,可采用温开水冲洗会阴,热敷下腹部刺激膀胱肌收缩;针刺两侧气海、关元、阴陵泉、三阴交等穴位;肌注新斯的明 1mg 兴奋膀胱逼尿肌,促进排尿。上述处理无效时,可留置导尿 1～2 天。产妇活动少,肠蠕动减弱,容易发生便秘,应鼓励产妇早日下床活动,多吃水果蔬菜等富含纤维素类食物,以预防便秘。对便秘者可口服适量缓泻剂。

5. **观察子宫复旧及恶露**　产后 1 周内应每日于大致相同时间手测宫底高度,以了解子宫复旧情况。测量前应嘱产妇排尿。每日观察恶露数量、颜色和气味。若子宫复旧不全,恶露增多,红色恶露持续时间长时,应及早给予宫缩剂。若合并感染,恶露有臭味且子宫有压痛,应让产妇取半卧位利于恶露排出,同时给予广谱抗生素控制感染。

6. **会阴处理**　保持会阴清洁,外阴水肿者产后 24 小时内可用 95% 乙醇湿敷,或用 50% 硫酸镁湿敷。会阴有缝线者,应观察伤口有无红肿、硬结和渗液等。会阴缝线一般于产后 3～5 天拆线。若会阴伤口感染,应提前拆线、充分引流或行扩创处理,并定时换药,必要时加用抗生素控制感染。

7. **乳房处理**　推荐母乳喂养,指导正确哺乳,产后尽早哺乳,按需哺乳。于产后 30 分钟内开始哺乳,尽早刺激乳房,建立泌乳反射。母乳喂养的原则是"按需哺乳",哺乳的时间及频率取决于婴儿的需要及乳母感到乳胀的情况。哺乳前,应用温开水擦洗乳头和乳房,母亲应洗双手,全身放松,一手拇指放在乳头上方,四指放在乳头下方,将乳头放于新生儿口中,含住乳头和大部分乳晕。出生几日的新生儿每次喂养 2～3 分钟,多数新生儿吸吮 5～10 分钟停止,但有些新生儿吸吮 30 分钟也属正常。一般吸空一侧乳房后,再吸另一侧乳房。在产褥期如出现乳房胀痛,哺乳前可用热毛巾敷乳房并按摩,促进乳汁畅通,哺乳期间冷敷以减少乳房充血。按摩乳房促乳汁排出,必要时可用吸乳器将乳汁吸出。若出现乳汁不足,指导哺乳方法,按时哺乳并将乳汁吸尽。产妇适当调节饮食,必要时可采用催乳中药和针灸的方法进行处理。若出现乳头皲裂,可用少量乳汁涂于乳头和乳晕上,短暂暴露使乳头干燥,因乳汁既具抑菌作用,又具有促进表皮修复的作用。也可涂 10% 复方安息香酸酊或抗生素软膏,下次哺乳前将其洗净后再哺乳。每次喂完奶后就将乳头及时拔出,不要让孩子含着乳头睡觉。疼痛严重可用乳头保护罩间接哺乳或用吸入器将乳汁吸

出。如果由于医源性因素不能哺乳应尽早回奶。回奶首要的是坚持不哺乳,控制液体摄入量。同时可辅以药物,常用回奶方法可选用:

(1) 生麦芽 60～90g,水煎当茶饮,每天 1 剂,连用 3～5 天;已烯雌酚抑制垂体催乳激素的分泌,但必须在产后 24 小时内尽早开始服用,每次 5mg,每天 3 次,连服 3 天;以后每天 5mg,再服 3 天;其后每天 2mg,再服 3 天。或肌注苯甲酸雌二醇 4mg,每天 1 次,连用 3～5 天。

(2) 芒硝 250g,研成粉末分装两纱布袋内,敷于两乳房并包扎,湿硬时更换。

(3) 维生素 B_6 200mg 口服,每天 3 次,共 5～7 天。

(4) 对已有大量乳汁分泌,可用溴隐亭 2.5mg/次,每天 2 次,早晚与食物共服,连用 14 天,但不作为常规推荐使用。

【产后随访】

1. 产妇出院后 3 天、产后 14 天及 28 天由社区医疗保健人员进行家庭访视。医务人员应做到:

(1) 了解产妇的饮食起居、睡眠等情况,同时了解产妇心理及情绪,预防产后抑郁症。

(2) 对妊娠期有合并症的产妇要随访原发病状态及治疗情况。

(3) 检测两侧乳房并了解哺乳情况。

(4) 检查子宫复旧及恶露情况。

(5) 观察会阴伤口或腹部伤口愈合情况。

(6) 了解新生儿生长、喂养、预防接种情况,并指导哺乳。

2. 产后 42 天应去分娩医院做产后健康检查,包括:

(1) 全身检查:血压、心率、血常规、尿常规。

(2) 若有内科合并症或产科并发症,需做相应检查。

(3) 妇科检查了解子宫复旧情况,观察恶露,并检查乳房。

(4) 婴儿全身体格检查。

(5) 计划生育指导。产褥期内避免性交。于产后 21 天起即应采取有效的避孕措施,避免非意愿妊娠。如产妇未处于严重血栓栓塞疾病急性期,产后可立即使用含孕激素的避孕方法(口服或植入),但产后 6 周内不建议使用复合避孕药。产后应避免使用自然避孕和除了避孕套之外的屏障避孕。用延长哺乳期的方法避孕效果不可靠。

参考文献

1. 谢幸,苟文丽.妇产科学.北京:人民卫生出版社,2013

2. 吴立贤.正常产褥期的处理保健.世界最新医学信息文摘,2015,15(66):228-229

3. The American College of Obstetricians and Gynecologists. Physical activity and exercise during pregnancy and the postpartum period. Obstet Gynecol,2015,126(6):e135-142

4. 王悦.产妇在产褥期的健康指导.医药与保健,2014,22(2):94

5. 刘彩霞,李佳莹,刘莉莉,等.产褥期妇女的护理.中国保健营养,2013,12(12):95-96

6. The French College of Gynaecologists and Obstetricians. Postpartum practice:guidelines for clinical practice from CNGOF. Eur J Obstet Gynecol Reprod Biol,2016,29(202):1-8

(陈焱　程蔚蔚)

第二节　产褥感染

关键点

1. 产褥感染是指分娩时及产褥期生殖道受病原体感染,引起局部和全身的感染。发病率为 6%,是导致产妇死亡的四大原因之一。

2. 发热、腹痛和异常恶露是最主要的临床表现。由于炎症反应的程度、范围和部位的不同、机体抵抗力不同,临床表现有所不同。

3. 产褥感染应积极处理,治疗必须结合考虑病人病情的轻重,采取相应的治疗方法。治疗原则是抗感染,辅以局部病灶处理,手术或中药等治疗。

产褥感染(puerperal infection)是指分娩及产褥期内生殖道受病原体侵袭,引起局部或全身的感染。产褥病率(puerperal morbidity)是指分娩结束 24 小时以后的 10 天内,每天用口表测 4 次体温,间隔时间 4 小时,其中有 2 次体温达到或超过 38℃。产褥病率常由产褥感染所引起,亦可由生殖道以外感染如泌尿系统感染、呼吸系统感染、乳腺炎、血栓性静脉炎等原因引起。产褥感染是常见的产褥期并发症,其发病率为 6% 左右。至今产褥感染仍对产妇健康构成严重威胁。产褥感染、产科出血、妊娠合并心脏病及严重的妊娠期高血压疾病仍是导致孕产妇死亡的四大原因。

【病因】

女性生殖道对细菌的侵入有一定的防御功能,其对入侵病原体的反应与病原体的种类、数量、毒力及机体的免疫力有关。妇女阴道有自净作用,羊水中含有抗菌物质。妊娠和正常分娩通常不会给产妇增加感染机会。只有在机体免疫力、细菌毒力和细菌数量三者之间的平衡失调,才会增加产褥感染的机会,导致感染发生。其发病可能和孕期卫生不良,胎膜早破,羊膜腔感染,产程较长,产科手术操作,产后出血,产妇体质虚弱、营养不良、严重贫血等因素有关。

【病原体】

正常妇女阴道寄生大量微生物，包括需氧菌、厌氧菌、真菌及支原体、衣原体。微生物可分为致病微生物和非致病微生物。有些非致病微生物在一定条件下可以致病。即使致病微生物也需要达到一定数量或机体免疫力下降时，才会致病。

1. **需氧菌**

（1）链球菌：以 β-溶血性链球菌致病性最强，能产生多种外毒素和溶组织酶，溶解组织内多种蛋白，使病变迅速扩散，引起严重感染。其对青霉素极其敏感。需氧链球菌可以寄生在正常妇女阴道中，也可通过医务人员或产妇其他部位感染而进入生殖道。

（2）杆菌：以大肠埃希菌、克雷伯菌属、变性杆菌属多见，这些细菌平时可寄生在阴道、会阴、尿道口周围，能产生内毒素，引起菌血症或感染性休克。因此，产褥感染若出现菌血症或感染性休克，则多考虑杆菌感染。

（3）葡萄球菌：主要为金黄色葡萄球菌和表皮葡萄球菌，多为外源性感染。金黄色葡萄球菌引起的感染一般比较严重，且可产生 β-内酰胺酶，对青霉素产生耐药性，常引起会阴伤口或剖宫产腹壁伤口感染致伤口裂开。表皮葡萄球菌不产生凝固酶，致病力弱，多见于混合感染。

2. **厌氧菌** 厌氧菌感染通常为内源性，来源于宿主全身的菌群，厌氧菌感染的主要特征为化脓，有明显的脓肿形成及组织破坏。厌氧菌感染一般始于皮肤黏膜屏障的损害。

（1）球菌：以消化球菌和消化链球菌最常见。常存在于阴道中，当有产道损伤、胎盘胎膜残留、局部组织坏死时，这些细菌可迅速繁殖而致病，且侵入周围健康组织与其他细菌混合感染，形成大量腐臭脓液，阴道分泌物可出现恶臭味。这两种厌氧菌对青霉素、头孢菌素、林可霉素敏感。

（2）杆菌属：常见的厌氧性杆菌有脆弱类杆菌。这类杆菌多与需氧菌和厌氧性球菌混合感染，形成局部脓肿，产生大量脓液，有恶臭味。其可产生肝素酶，溶解肝素，促进凝血，引起化脓性血栓静脉炎，形成感染性血栓，脱落后随血液循环到达全身各器官形成迁徙性脓肿。它还可以产生破坏青霉素的 β-内酰胺酶，对青霉素耐药。对头孢菌素、甲硝唑、氯霉素敏感。

（3）梭状芽孢杆菌：主要是产气荚膜杆菌，可释放出糖溶解酶，分解肌糖原，因而在子宫肌层中产生气体；也可形成大量 α-外毒素，破坏红细胞，引起溶血。因此产气荚膜杆菌感染，轻者可致子宫内膜炎、腹膜炎、败血症，重者可引起溶血、黄疸、血红蛋白尿、急性肾衰竭、循环衰竭、气性坏疽而死亡。首选青霉素，对林可霉素、氯霉素亦敏感。

3. **支原体与衣原体** 支原体和衣原体均可在女性生殖道内寄生，可引起生殖道感染。有致病性的支原体是解脲支原体和人型支原体。衣原体主要为沙眼衣原体，潜伏期长，因此发病较晚，其感染多无明显症状。

【感染途径】

1. **内源性感染** 产妇阴道内寄生的病原体，在一定的条件下，细菌繁殖能力增加或机体抵抗力下降，使本不致病的细菌转化为致病菌引起感染。

2. **外源性感染** 外界的病原菌进入产道所引起的感染，其细菌可以通过医务人员、消毒不严或被污染的衣物、医疗器械、产妇临产前性生活等途径侵入机体。

【临床表现及病理】

1. **急性外阴、阴道、宫颈、剖宫产伤口感染** 会阴裂伤及后-斜切开部位是会阴感染的最常见部位，会阴部可出现疼痛，局部伤口红肿，并有触痛和波动感，严重者伤口边缘可裂开，产妇活动受限。阴道裂伤处感染多继发于经阴道手术助产或产程延长的病例，可出现阴道部疼痛，严重者可有畏寒、发热，阴道黏膜充血、水肿，甚至出现溃疡坏死。阴道裂伤处缝线脱落若累及血管，可导致晚期产后出血。感染严重者可波及阴道旁结缔组织。宫颈裂伤引起炎症者，症状多不明显，若深部达穹隆部及阔韧带底部，又未及时缝合，则病原体可直接上行或通过淋巴播散引起盆腔结缔组织炎。剖宫产腹部伤口感染一般发生于手术后 4～7 天，抗生素治疗体温仍往往持续不退，伤口局部红肿、触痛、或有炎症浸润硬结，伤口有浑浊液体渗出，伴有脂肪液化时，渗出液呈黄色浮油状，伤口敷料常被渗液浸湿。严重者组织坏死，伤口部分或全层裂开。

2. **子宫感染** 产后子宫感染包括急性子宫内膜炎、子宫肌炎。产褥期感染时子宫内膜是最常受累的部位。细菌经胎盘剥离面侵入，先扩散到蜕膜层引起急性子宫内膜炎，之后可继续侵犯浅肌层、深肌层乃至浆膜层，导致子宫肌炎。临床表现为产后 3～4 天开始出现低热、下腹疼痛及压痛、阴道分泌物增多且有异味。有时早期因下腹部压痛不明显及恶露无异常而容易被误诊。如炎症不能得到控制，病情加重出现寒战、高热、头痛、心率加快、白细胞增多等感染征象。子宫内膜炎由于内膜充血、坏死，阴道内有大量脓性分泌物，可伴有恶臭。当炎症波及子宫肌壁时，恶露反而减少，异味亦明显减轻，容易误认为病情好转。感染逐渐发展可于肌壁间形成多发性小脓肿，如继续发展，可导致败血症甚至死亡。子宫肌炎，子宫常复旧不良。体检腹部压痛以宫底部为甚。

3. **急性盆腔结缔组织炎和急性附件炎** 感染沿淋巴管播散引起盆腔结缔组织炎和腹膜炎，可波及输卵管、卵巢，形成附件炎。如炎症未能得到有效控制，可继续沿阔韧带扩散，直达侧盆壁、髂窝、直肠阴道隔。病人可出现持续高热、寒战、腹痛、腹胀、肛门坠胀及里急后重感。检查下腹部有明显压痛、反跳痛及腹肌紧张等腹膜炎体征,宫旁组织增厚,有时可触及肿块,肠鸣音减弱或消失;严重者侵及整个盆腔形成"冰冻骨盆"。病人白细胞持续升高,中性粒细胞明显增加。

4. 急性盆腔腹膜炎及弥漫性腹膜炎　炎症扩散至子宫浆膜层,形成急性盆腔腹膜炎,继而发展为弥漫性腹膜炎,后者是产褥期感染中引起死亡的主要原因。弥漫性腹膜炎表现为全身重度中毒症状,体温稽留于 40℃,寒战、恶心、呕吐,全腹持续性疼痛,呼吸急促,脉搏细弱,腹胀、腹部膨隆,有压痛及反跳痛,产妇因产后腹壁松弛,腹肌紧张多不明显。腹膜炎性渗出及纤维素沉积可引起肠粘连,肠蠕动减弱甚至消失。若经积极抗感染等治疗,体温仍持续不退,腹部症状、体征无改善,有感染扩散或脓肿形成等可能。常见脓肿包括膈下脓肿、肠曲间脓肿及子宫直肠窝脓肿,以子宫直肠窝脓肿多见。当脓肿波及肠管和膀胱时可出现腹泻、里急后重与排尿困难等表现。若急性期治疗不彻底可发展为慢性盆腔炎,有的可导致不孕。

5. 血栓静脉炎　多由厌氧性链球菌引起。炎症向上蔓延可引起盆腔内血栓静脉炎,可累及子宫静脉、卵巢静脉、髂内静脉、髂总静脉、阴道静脉,早期表现为下腹痛,尔后向腹股沟放射。盆腔静脉炎向下扩散可形成下肢深静脉炎,可侵及股静脉、腘静脉、大隐静脉,单侧居多。表现为反复高热、寒战、下肢持续性疼痛,症状可持续数周或反复发作。若小腿浅静脉炎症时,可出现水肿和压痛。小腿深静脉有栓塞,可有腓肠肌和足底部压痛。当下肢血栓静脉炎影响静脉回流时,可出现下肢肿胀,局部皮温升高,皮肤发白,习称"股白肿"。

6. 脓毒血症和败血症　感染血栓脱落进入血液循环,可引起脓毒血症。若细菌大量进入血液循环并繁殖形成败血症,可危及生命。

【诊断】

1. 病史　详细询问病史及分娩经过,对产后发热者,应排除引起产褥病率的其他疾病。

2. 全身及局部检查　仔细检查腹部、盆腔及会阴伤口,可基本确定感染部位及严重程度。辅助检查如血常规:白细胞显著升高,核左移,可见中毒颗粒。血清 C-反应蛋白(CRP)、降钙素原等检测有助于感染的早期诊断。B 型超声、CT、磁共振成像等检测手段,能够了解由感染形成的炎性包块大小、脓肿的位置及性状。

3. 实验室检查　宫腔分泌物、脓肿穿刺物、后穹隆穿刺物做细菌培养和药敏试验,确定病原体。必要时,需做血培养和厌氧菌培养以确定具体病原体。

4. 血栓静脉炎　病变轻时无明显阳性体征,彩色超声多普勒检查可协助诊断。如患侧踝部、腓肠肌部和大腿中部的周径大于健侧 2cm 时,可作出诊断。

【治疗】

1. 一般治疗　进食高蛋白、易消化食物,多饮水、补充维生素,若有严重贫血或病人虚弱可输血或人血白蛋白,以增强抵抗力。取半卧位休息,有利于恶露引流,并可使炎症局限于盆腔内。对高热者给予物理和药物降温。保持外阴清洁,每天给予 2‰苯扎溴铵溶液或 1：5000 高锰酸钾溶液擦洗外阴或坐浴 2 次。

2. 抗感染治疗　在未明确病原体时,可根据临床表现及临床经验选用广谱抗生素,待细菌培养和药敏试验结果再做调整。抗生素应用原则:①对有发热等全身感染症状明显者,应全身应用抗生素;②盆腔炎症大多为混合感染,应选用广谱抗生素,选择药物注意需氧菌与厌氧菌及耐药菌株的问题;③要保持血药有效浓度,给药剂量充足,以免病情反复发作或转成慢性。④中毒症状严重者,同时短期给予肾上腺皮质激素,提高机体应激能力;⑤应用抗生素 48～72 小时,体温无持续下降,应及时做相应的检查,寻找病因,并酌情更换抗生素。

3. 局部病灶处理　局部热敷可促进炎症吸收。外阴或腹部伤口局部中药热敷或红外线照射,可使早期炎症消退。每天至少坐浴 2 次。

4. 手术治疗手术指征　①药物治疗无效。经积极抗感染治疗后,体温持续不降、感染重度症状未改善或包块增大着。②肿块持续存在。经药物治疗 2 周以上,肿块持续存在或增大。③脓肿破裂。腹痛突然加剧,寒战、高热、恶心、呕吐、腹胀,检查腹部拒按或有感染中毒性休克表现,应疑诊脓肿破裂。若脓肿破裂未及时诊治,病人死亡率高。因此,一旦疑诊脓肿破裂,需立即在抗菌药物治疗的同时行手术探查。手术方式应根据病人一般情况,病变范围,病变位置综合考虑,可经腹或经腹腔镜手术。如脓肿位置低,突向阴道后穹隆,可经阴道切开引流。严重子宫感染保守治疗无效,可行子宫切除术。此外,若伤口已化脓,应及时拆除伤口缝线扩创引流。

5. 血栓静脉炎治疗　①卧床休息,抬高患肢。②积极控制感染。③肝素 1mg/(kg·d)加入 5%葡萄糖液 500ml,静脉滴注,每 6 小时一次,体温下降后改为每天 2 次,连用 4～7 天;尿激酶 40 万 U 加入 0.9%氯化钠液或 5%葡萄糖液 500ml 中,静脉滴注 10 天,用药期间监测凝血功能。以往发生过血栓栓塞性疾病的妇女,妊娠过程中静脉血栓的发生率 4%～15%。因此,对既往有血栓栓塞史,特别是有易栓倾向(如抗磷脂综合征)的妇女,整个孕期应给予低分子肝素预防血栓形成,并监测 APTT。产后在抗感染同时,加用低分子肝素维持 7～10 天。亦可加用活血化瘀中药。④手术治疗:手术范围包括下腔静脉结扎和双侧卵巢静脉结扎,或切开病灶直接取出栓子,仅用于少数病人。其适应证为:药物治疗无效;脓毒性血栓不断扩散;禁忌使用抗凝治疗者。

【预防】

1. **加强孕期保健及卫生宣传工作** 临产前2个月内避免盆浴和性生活。做好产前检查,早期发现感染性疾病并予以治疗。积极治疗贫血等内科合并症。

2. **待产室、产房及各种器械均应定期消毒** 严格遵守无菌操作,减少不必要的阴道检查及手术操作,认真观察并处理好产程,避免产程过长及产后出血。产后仔细检查软产道,及时发现和处理异常情况。产褥期应保持会阴清洁,每天擦洗2次。加强对孕产妇的管理,避免交叉感染。

3. **预防性应用抗生素** 对于阴道助产及剖宫产者,产后预防性应用抗生素。对于产程长、阴道操作次数多及胎膜早破,也应预防性应用抗生素。

【临床特殊情况的思考和建议】

1. **思考产后发热是否系感染引起** 产后发热往往是首先引起注意的临床症状。很多因素可导致产后发热。正常产妇在产后24小时内可有轻度体温升高,一般不超过38℃,很快恢复正常,可能与产程长导致过度疲劳,产妇失水或恶露积滞等有关。产后3~4天又可因乳房充血、淋巴管肿胀引起发热,体温突然升高,一般仅持续数小时,最多不超过24小时可恢复正常。如果产后24小时内体温达到或超过38℃或持续不恢复正常,多系感染引起。据Filker和Molif报道,产后24小时内体温达到或超过38℃者,以后出现临床感染的占93%。需特别强调的是,产后24小时内高热(体温≥39℃)可能与严重的盆腔A族或B族链球菌感染有关。因此,发热是最有实用意义的临床指标,再结合详细询问病史和全身体格检查,并有白细胞显著增高和左移,一般病例不难做出诊断。

2. **思考感染病灶的部位** 产褥期最常见的感染是生殖道感染,但泌尿道、乳腺以及呼吸道感染也是产褥期常见的并发症,首先应予以排除。由于分娩刺激,产后可以出现尿频、尿急、尿痛和排尿困难等症状。此外,产后膀胱相对不敏感,泌尿道刺激症状不典型,因此,依靠临床表现诊断产褥期低位泌尿道感染容易误诊。产褥期低位泌尿道感染的病人也可以出现低热和耻骨上压痛等体征。高位泌尿系感染全身症状比较突出,可出现高热、寒战、乏力、恶心、呕吐、肋脊角叩痛、脓尿和菌尿。尿常规、尿培养等检测可辅助诊断。乳腺内乳汁淤积引起的发热,一般不超过24小时,如有炎症并发,则体温持续增高,局部出现炎症或脓肿体征,诊断多不困难。呼吸道感染时有鼻塞、流鼻涕、咳嗽、咳痰、胸痛等症状,听诊双肺呼吸音粗或闻及干、湿啰音,胸部X线检查亦有助诊断。如果未能证实发热是由其他原因所引起,均应诊断为产褥感染。炎症局限在子宫内膜和(或)肌层时,以下腹痛为主。炎症扩散至子宫及其附件(输卵管、卵巢)以及其周围组织,形成盆腔腹膜炎时,除下腹痛外,还出现压痛和反跳痛。有盆腔脓肿形成时,更能触到有压痛的肿块。但是,约有1/3~1/2产褥感染首先出现的症状并不是发热。因此,全面的体格检查包括盆腔检查是必要的,心动过速,下腹、子宫、附件压痛,恶露混浊、有臭味或呈脓性,以及盆腔包块等都是产褥感染常见的体征,往往是临床诊断的依据。

3. **思考产褥感染的病原菌** 病原菌鉴定是产褥感染重要的诊断手段之一,并为选用最恰当抗菌治疗提供依据。主要是做宫腔分泌物培养并做药敏试验。体温超过39℃时,应做血培养除外菌血症。术后阴道内细菌培养并不能准确反映哪些为致病菌,从与阴道隔绝的局部感染灶或血液中分离出的细菌更具有临床诊断价值。当产褥感染出现下列临床表现时应多考虑厌氧菌感染:

(1) 恶露或脓液具有特殊的腐败臭味。

(2) 感染病灶有坏死组织和假膜形成。

(3) 深部脓肿。

(4) 病变组织及渗出物中有气体形成。

(5) 血栓性静脉炎或多发性迁徙性脓肿。

4. **产褥感染抗菌药物治疗的建议** 最好是根据细菌培养结果和药敏试验选择适当抗生素,然而治疗往往需在得到细菌培养结果之前即开始,因此必须根据经验选用抗菌药物。产褥感染多为混合菌感染,因此宜首选广谱再联合使用抗生素。青霉素和甲硝唑或奥硝唑联合治疗,对90%的阴道分娩后产褥感染感染有效,应作为首选。但在应用甲硝唑或奥硝唑期间应暂停哺乳。β-内酰胺类抗生素的抗菌谱包括许多厌氧菌属,抗菌谱广,可单药使用,如头孢菌素(头孢噻吩、头替呋坦、头孢噻肟等)及广谱的青霉素类如哌拉西林、替卡西林及美洛西林,安全、经济、有效,也可作为首选。

5. **产褥感染易感因素的思考及其预防建议** 分娩方式是产褥期子宫感染的最重要的危险因素。其他易感因素需考虑贫血、下生殖道的病原菌如B族链球菌、沙眼支原体、人型支原体和阴道加德纳菌感染。相对于剖宫产,阴道分娩的子宫感染并不常见,发病率仅1.3%。合并高危因素的产妇如胎膜早破时间长、产程延长、多次的阴道检查和胎儿内监护其发病率为6%,如产时有绒毛膜羊膜炎,则产褥期子宫感染率上升至13%。因此,对于有以上产褥感染高危因素的产妇,应予预防性应用抗生素。由于剖宫产率的不断上升,而剖宫产后感染率又高,因此,剖宫产围术期抗生素应用预防感染的问题引起人们的关注。Chelmow等报道,预防性应用抗生素可减少选择性剖宫产及非选择性剖宫产病人产后子宫内膜炎70%~80%,并减少剖宫产切口感染。2003年ACOG推荐围术期单剂使用氨苄西林或第一代头孢菌素。应用广谱抗生素或多次使用并无益处。于剖宫产术前半小时或切皮时应用，也有人主张在断脐时开始用药，以减少药物对新生儿的影响。

参考文献

1. 谢幸，苟文丽. 妇产科学. 第 8 版. 北京：人民卫生出版社，2013

2. 吴水妹，高玲娟，胡芝仙. 产褥感染的相关因素分析及预防措施. 中华医院感染学杂志，2014(12)：3062-3063

3. 中华医学会妇产科学分会感染性疾病协作组. 妇产科抗生素使用指南. 中华妇产科杂志，2011，46(3)：20-21

4. 中华医学会妇产科学分会感染性疾病协作组. 盆腔炎症性疾病诊治规范(修订版). 中华妇产科杂志，2014，49(6)：42-43

5. Mitić G，Kovac M，Povazan L，et al. Efficacy and safety of nadroparin and unfractionated heparin for the treatment of venous thromboembolism during pregnancy and puerperium. Srp Ark Celok Lek，2010，138：18-22

6. Dueppers P，Grabitz K，Li Y，et al. Surgical management of iliofemoral vein thrombosis during pregnancy and the puerperium. J Vasc Surg-Venous L J，2016，4(4)：392-399

（陈焱　程蔚蔚）

第三节　产褥期抑郁症

关键点

1. 围产期抑郁可分为孕期抑郁及产后抑郁，产后抑郁多发生于产褥期，国内将其定义为产褥期抑郁症。

2. 产褥期抑郁症是产褥期精神综合征中最常见的一种类型。它严重地影响产妇的身心健康及新生儿情绪、智力发育和行为发展。

3. 沮丧、感情淡漠、焦虑、易激惹、恐怖、对自身及婴儿健康过度担忧是产后抑郁症的典型表现。

4. 目前三种主要治疗方法是药物治疗、心理治疗和物理治疗，综合治疗的效果优于单一的任何一种治疗。

产褥期抑郁症(postpartum depression)是指产妇在产褥期出现抑郁症状，是产褥期精神综合征中最常见的一种类型。通常在分娩后 2 周内发病，产后 4～6 周症状明显。有关其发病率，国内报道为 3.8%～16.7%，国外报道为 3.5%～33.0%。临床上表现为沮丧，心情压抑，感情淡漠，甚至与丈夫也会产生隔阂；焦虑，对自身及婴儿健康过度担忧，常失去生活自理及照料婴儿的能力；易激惹，恐惧，有时还会陷入错乱或嗜睡状态。产后抑郁症对母亲本身、新生儿的生长发育及家庭其他成员均有潜在不良影响。

【病因及发病机制】

产后抑郁症的病因不明，目前认为主要是由于妊娠、分娩过程中及分娩后体内神经内分泌的改变，以及心理、社会等方面的因素所致。

(1) 内分泌因素：在妊娠、分娩过程中，体内内分泌环境发生了很大变化，尤其在产后 24 小时内，体内激素水平的急剧变化是产后抑郁症发生的生物学基础。妊娠后，母血中雌、孕激素浓度逐渐升高，孕晚期达高峰。随着分娩胎盘剥离后，雌、孕激素水平急剧下降，至产后 1 周左右降至正常，哺乳则可降至低于正常值。雌激素具有多种神经调节功能，包括直接作用和递质调节，可增强神经生长因子及其受体的表达，并通过调节 5-羟色胺及其一些信息而发挥抗抑郁作用。产后雌激素撤退过快导致多巴胺受体出现超敏状态，增加了多巴胺转运体在脑部的表达，随即带来神经递质的改变可能促发某些个体发生心境障碍。怀孕期间雌激素水平的增加，使甲状腺结合球蛋白水平增加了 150%，导致孕妇体内游离甲状腺浓度下降。同时，孕期进行性升高的母体血浆皮质醇浓度在分娩后迅速下降。在易感妇女，这些激素剧烈变化过程会对其神经递质和体内环境的稳定性产生影响，进而诱发产褥期抑郁症。

(2) 遗传因素：有精神病家族史，特别是有家族抑郁症病史的产妇产后抑郁症发病率高，表明家族遗传可能影响产妇对抑郁症的易感性。

(3) 社会心理因素婚姻不合，社会经济地位低下，缺乏家庭和社会的支持与帮助，尤其是缺乏来自丈夫和长辈的帮助，或是产后抑郁症发生的危险因素。此外，个人不良的成长经历(孩童时期父母早亡，父母分居。童年时代不幸福，处于逆境等)，人格特征(以自我为中心、心理不成熟、缺乏自信、敏感脆弱、神经质型等)，有精神病病史(个体焦虑、抑郁史等)的产妇也是产后抑郁症的易患因素。

(4) 产科因素：有不良生育史，使用辅助生育技术，意外妊娠，妊娠合并症，难产、滞产对精神造成的刺激和消耗，新生儿畸形，家族成员对新生儿的性别歧视，剖宫产、经阴道助产这些都是产后抑郁症的危险因素。

【临床表现】

临床表现复杂多样，异质性较大，主要分为核心症状群、心理症状群和躯体症状群 3 个方面。典型的产褥期抑郁症常在产后 2 周内出现，产后 4～6 周症状明显。

(1) 核心症状群主要包括三个症状：情感低落(典型病例有晨重夜轻的节律性改变)、兴趣和愉快感丧失、导致劳累感增加和活动减少的精力降低。

(2) 心理症状群包括焦虑(经常会出现严重的焦虑，甚至是惊恐发作)。注意和集中注意的能力降低。自我评价和自信降低，自罪观念，无价值感。认为前途暗淡悲观。自杀或伤婴的观念或行为。强迫观念。精神病性症状（幻觉、妄想等）。感知综合障碍。

（3）躯体症状群病人合并躯体症状的几率很高，有时躯体症状可能成为病人的首发症状或就诊主诉。包括：睡眠障碍。食欲及体质量下降。性欲下降。非特异性的躯体症状（如头痛、腰背痛、恶心、口干、便秘、胃部烧灼感、肠胃胀气等）。

【诊断】

1. 诊断主要建立在对症状学（横断面）与病程（纵向）的分析之上，缺乏客观性实验室或影像学检查作为依据。诊断产褥期抑郁症至少应包括核心症状群状中的两个症状。疲乏感、注意力及记忆力减退、睡眠障碍、食欲下降等症状可于某一阶段出现在正常产妇身上，也可由于产后情绪不良、神经衰弱、创伤后应激障碍、继发性抑郁障碍等疾病导致，应予以重视并鉴别。

临床上推荐诊断采用两步法：第一步为量表筛查，依据不同病人给予合适的筛查工具，由经过相关培训的社区及产科医护人员完成量表筛查。仅量表筛查并不能对疾病作出诊断，第二步由精神科医生对达到量表阈值的可疑人群做进一步临床定式检查，做出符合相应诊断标准的临床诊断。

2. 筛选量表

（1）爱丁堡产后抑郁量表（Edinburgh postnatal depression scale，EPDS）：是目前多采用的自评量表，该表包括 10 项内容，于产后 6 周进行调查，每项内容分 4 级评分（0～3）分，总分相加≥9 或 10 分提示可能有抑郁障碍。这一调查问卷易于管理、简便、可靠，是目前普遍采用的一种有效的初级保健筛查工具，但不能评估病情的严重程度。

（2）Zung 抑郁自评量表（self-rating depression scale，SDS）：为短程自评量表，操作方便，容易掌握，不受年龄、经济状况等因素影响，适于综合医院早期发现抑郁病人、衡量抑郁状态的轻重度及治疗中的变化。这是一个 20 道题的自评调查表，将抑郁程度分为 4 个等级；中国常模 SDS 标准分为（41.88±10）分，分界值标准为 53 分，即将 SDS＞53 分者定为阳性（抑郁症状存在）。

（3）贝克抑郁问卷（Beck's depression inventory，BDI）：也是一种常见抑郁筛查工具，BDI 是一个 21 道题的问卷，包括认知、情感和身体因素，被证实对诊断产后抑郁临床病人和非临床病人均具有较好的一致性和重复性；但是 BDI 问卷中包含了身体状况方面的内容，对于身体处于不适状态的孕妇和产妇来说，BDI 问卷结果会比其他方法偏高。

（4）汉密尔顿抑郁量表（Hamilton depression scale，HAMD）：是经典的抑郁评定量表，也是临床上评定抑郁状态时应用得最为普遍的量表，本量表有 17 项、21 项和 24

项 3 种版本，简单、准确、便于掌握，但有时与焦虑不易鉴别。

（5）症状自评量表（Symptom checklist 90，SCL90）：是当前使用最为广泛的精神障碍和心理疾病门诊检查量表，对于有心理症状（即有可能处于心理障碍或心理障碍边缘）的人有良好的区分能力，适用于检测是否有心理障碍、有何种心理障碍及其严重程度如何。

【治疗】

1. **治疗原则**

（1）综合治疗原则：目前三种主要的方法是药物治疗、心理治疗和物理治疗。已有众多的循证医学证据显示，综合治疗的效果优于单一的任何一种治疗。

（2）全病程治疗原则：倡导全病程治疗。分为：急性期（推荐 6～8 周）、巩固期（至少 4～6 个月）和维持期（首次发作 6～8 个月，2 次发作至少 2～3 年，发作 3 次及以上则需要长期维持治疗。

（3）分级治疗原则：轻度抑郁发作可以首选单一心理治疗，但产妇必须被监测和反复评估，如果症状无改善，就必须要考虑药物治疗；中度以上的抑郁发作应该进行药物治疗或药物联合心理治疗，并建议请精神科会诊；若为重度抑郁发作并伴有精神病性症状、生活不能自理或出现自杀及伤害婴儿的想法及行为时，务必转诊至精神专科医院。

（4）坚持以产妇安全为前提原则：首先应该考虑的是产妇的安全。如果症状严重或非药物治疗无效，应立即进行药物治疗。

（5）保证婴儿安全原则：所有的精神科药物均会渗入乳汁，婴儿通过母乳接触药物后对发育的远期影响尚不清楚。因此原则上尽量避免在哺乳期用药，若必须在哺乳期用药，应采取最小有效剂量，以使婴儿接触的药量最小，而且加量的速度要慢。有条件母乳喂养者，鼓励母乳喂养，以便提高新生儿的免疫能力。

2. **心理治疗**　是产褥期抑郁症非常重要的治疗手段，其关键是：通过心理咨询，增强病人对治疗及康复的信心和主观能动性；根据病人的个性特征、心理状态、发病原因给予个体化的心理辅导，解除致病的心理因素（如婚姻关系紧张、想生男孩却生女孩、既往有精神障碍史等）。对产褥期妇女多加关心和无微不至地照顾，尽量调整好家庭关系，减轻产后的应急压力，鼓励产妇把自己的感受向丈夫、家人、朋友倾诉，保持快乐的心情。指导其养成健康、有规律饮食，做适量的家务劳动，体育锻炼，养成良好的睡眠习惯。

3. **药物治疗**　对原有精神病的病人，妊娠后应继续治疗，不可突然停药，否则会出现严重的不良后果。对症治疗包括抗抑郁、抗焦虑等。

（1）抗抑郁药迄今为止，美国 FDA 和我国 CFDA 均未正式批准任何一种精神药物可以用于哺乳期。所有的抗抑郁药均从母乳中排出，因此在哺乳期母亲的抗抑郁药使用最低有效剂量，逐步递增至足量、足疗程（＞4～6 周）。临床常用药物如下：

1）5-羟色胺再吸收抑制剂：①氟西汀（fluxetine）：选择性地抑制中枢神经系统 5-羟色胺的再摄取，延长和增加 5-羟色胺的作用，从而产生抗抑郁作用，每天 20mg，分 1～2 次口服，根据病情可增加至每天 80mg。②帕罗西汀（paroxetine）：通过阻止 5-羟色胺的再吸收而提高神经突触间隙内 5-羟色胺的浓度，从而产生抗抑郁作用。每天 20mg，1 次口服，连续用药 3 周后，根据病情增减剂量，1 次增减 10mg，间隔不得少于 1 周。③舍曲林（sertraline）：作用机制同帕罗西汀，每天 50mg，一次口服，数周后可增加至每天 100～200mg。

2）三环类抗抑郁药：阿米替林（amitriptyline）：起始口服剂量为每天 50mg，分 2 次口服，渐增至 150～300mg，分 2～3 次服。维持量每天 50～150mg。此类药在体内起效慢及代谢存在个体差异，使用时应严密监测血药浓度及对乳汁的影响。

3）单胺氧化酶类抗抑郁药：这种药具有非选择性、非可逆性的特点，起效快、不良反应大，一般不作为首选药。

目前尚无证据表明哪种抗抑郁药更有效。选药的主要依据为既往用药史及耐受性。

（2）抗焦虑药、抗精神病药使用这类药物，往往提示产妇病情较重，很难维持对婴儿的正常哺乳，因而不推荐此类产妇进行母乳喂养。

（3）雌激素治疗已被广泛应用，雌激素有多种神经调节功能，包括直接的细胞内效用和作用于 5-HT 系统间接效用，在特定女性人群中，这些效用可能共同发挥抗抑郁作用。但目前不支持雌激素作为产后抑郁症的一线治疗，且雌激素预防产后抑郁症的效果差，单独给予雌激素的作用仍然不明确。

4. **物理疗法**　最常用的物理疗法为改良电痉挛治疗（MECT）及重复经颅磁刺激（rTMS）。大量的临床证据证实，MECT 的有效率可高达 70%～90%。如产妇具有强烈自杀及伤害婴儿倾向时可作为首选治疗。超短波脉冲式脑电刺激属于一种有效性和安全性较高的物理疗法，该治疗技术不会对产妇哺乳功能产生影响，而且有助于改善产妇的身体功能。

【预后】

产后抑郁症预后良好，约 70% 病人可于 1 年内治愈，仅极少数病人持续 1 年以上。但再次妊娠则有 25% 左右的复发率。产后抑郁症治疗不及时，可导致产后抑郁型精神病。

【预防】

1. **加强围产期宣教**　利用孕妇学校等多种渠道对孕妇及家人普及关于妊娠、分娩的相关知识，减轻孕妇对妊娠、分娩的紧张、恐惧心理，完善自我保健，促进家庭成员间的相互支持。

2. **密切观察，心理咨询与疏导**　了解产妇的心理状态和个性特征，对于有高危因素（不良分娩史、孕前、孕期情绪异常等）病人进行干预，及早进行心理咨询与疏导。对于有精神疾病家族史尤其是抑郁症家族史的孕妇，应定期密切观察，避免一切不良刺激，给予更多关爱、指导。

3. **产时、产后干预**　分娩过程中多鼓励、关爱，医护人员要充满爱心和耐心，并在生理及心理上全力支持，如开展陪伴分娩，分娩及产后镇痛。

【临床特殊情况的思考和建议】

应该预测到每 8 个新母亲中将有一个患产后抑郁症，有产后抑郁症病史的妇女复发的风险为 25%。尽管产褥期抑郁症可得到有效的治疗，但仅有不到一半的病例获得诊断，因此我们第一步首先要识别产褥期抑郁症，建议采用 EPDS，这是一种简单、可接受性强并且可靠的筛选产后抑郁症的方法。一旦诊断为抑郁症，立即给予适当的治疗，在妊娠期患抑郁或既往有抑郁症病史者，产后立刻给予预防性抗抑郁药是有益的。当询问到抑郁妇女有任何伤害自己或其子女的意图时，必须立即转精神病科治疗。

5-羟色胺再吸收抑制剂是一线药物，因为这类制剂一旦过量其毒性作用低，易于管理，并且常常可用于哺乳妇女。任何药物通常从起始剂量的一半开始，为防止复发，我们常常在症状完全缓解后继续药物治疗至少 6 个月，对于有 3 次或更多次的发作或症状严重导致劳动力丧失的妇女应考虑长期维持治疗，并进行良好的心理疏导。一般情况不推荐 2 种以上抗抑郁药联合应用，但对于某些难治性抑郁症可采用联合用药以增强疗效，减少不良反应。治疗的目标是情绪、生理和社会功能完全正常化。

美国 ACOG 建议建立协同产后管理体系，即由妇产科医师、精神专科医师、护士、社会工作者共同合作，向病人提供心理咨询、心理治疗、药物治疗，并协助提供社会支持，从疾病的筛查、诊断、治疗及随访等各个方面完善治疗监测体系，可明显改善病人的症状和预后，改善病人生活质量。

参考文献

1. 谢幸，苟文丽. 妇产科学. 第 8 版. 北京：人民卫生出版社，2013

2. Gonidakis F, Rabavilas AD, Varsou E, et al. A 6-month study of postpartum depression and related factors in Athens Greece. Compr Psychiatry, 2008, 49(3):275-282

3. Kirkan T S, Aydin N, Yazici E, et al. The depression in women in pregnancy and postpartum period: A follow-up study. Int J of Soc Psychiatry, 2014, 61(4): 343-349

4. Practice, Committee On Obstetric. The American College of Obstetricians and Gynecologists Committee Opinion no. 630. Screening for perinatal depression. Obstet Gynecol, 2015, 125(5): 1268-1271

5. 产后抑郁防治指南撰写专家组. 产后抑郁障碍防治指南的专家共识（基于产科和社区医生）. 中国妇产科临床杂志, 2014, 15(6): 572-576

6. 赵阿霞, 刘蕾. 产后抑郁症的相关因素及治疗进展研究. 医疗前沿, 2014: 71-72

（陈焱　程蔚蔚）

第四节　晚期产后出血

关键点

1. 晚期产后出血是指分娩后 24 小时至产后 6 周之间发生的产后出血。

2. 晚期产后出血的保守治疗为宫缩剂和广谱抗生素的运用。

3. 阴道分娩由妊娠附属物残留引起的晚期产后出血可以行清宫术。

4. 剖宫产分娩的晚期产后出血高度怀疑子宫切口愈合不良。

5. 剖宫产术后持续不断少量出血需要考虑子宫切口憩室。

晚期产后出血（late postpartum hemorrhage）指分娩后 24 小时至产后 6 周之间发生的子宫大量出血。多发生在产后 1～3 周，也有发生于产后 8～10 周以后者，更有时间长达产后 6 个月者。晚期产后出血表现为持续或间断的阴道流血，亦可为急剧的阴道大量流血，出血多者可导致休克。产妇多伴有腹痛、低热，失血多者可出现贫血。晚期产后出血的发生率各家报道不一，但多在 1%～2% 左右。近年来由于剖宫产率逐渐升高，剖宫产术后各种并发症也相应增多，其中剖宫产术后晚期出血甚至是反复大量出血也时有发生，直接危及受术者生命安全。

【病因】

1. 阴道分娩后的晚期产后出血

（1）胎盘胎膜残留：最常见的病因，多发生在产后 10 天左右。残留的胎盘胎膜可影响子宫复旧或形成胎盘息肉，残留组织坏死、脱落后，基底部血管开放，导致大量阴道出血。

（2）蜕膜残留：正常情况下，子宫蜕膜于产后 1 周内脱落，随恶露排出。若蜕膜剥脱不全造成残留，可影响子宫复

旧或继发感染，导致晚期产后出血。

（3）子宫胎盘剥离部位感染或复旧不全：影响子宫缩复，可引起胎盘剥离部位的血栓脱落，血窦重新开放而发生子宫出血。

2. 剖宫产术后的晚期产后出血　除以上因素外，主要原因是子宫切口的感染及切口愈合不佳，多发生在子宫下段剖宫产术的横切口两端。

（1）切口感染：子宫下段横切口靠近阴道，如胎膜早破、产程长、多次阴道检查、无菌操作不严格、术中出血多等，易发生感染。

（2）切口位置选择不当：切口位置过高时，切口上缘子宫体肌组织厚，下缘组织薄，不易对齐，影响切口愈合；切口位置过低时，因宫颈结缔组织多，血供差，组织愈合能力差，切口不易愈合。子宫下段横切口若切断子宫动脉的下行支，可导致局部血供不足，也影响切口愈合。

（3）子宫切口缝合不当：组织对合不佳，或缝合过密，切口血供不良，或血管缝扎不紧致局部血肿等，均可导致切口愈合不良。

（4）子宫切口憩室：可因切口缝合不佳或愈合不佳导致子宫下段薄弱，切口处可见内膜、肌层及浆膜层呈疝囊样向外突出，形成明显的憩室改变，个别憩室中间有血块积聚，导致阴道淋漓不尽出血。

3. 其他因素　少数晚期产后出血是由于产妇患重度贫血、重度营养不良、子宫肌瘤、产后绒癌等引起。发生在产后 2～5 天的需要首先排除假血友病或者是血管性假血友病（von Willbrand）。

【诊断】

病史可有第三产程或产后 24 小时内阴道出血较多史。阴道分娩者应询问产程进展是否顺利，胎盘胎膜是否完整娩出。剖宫产者应注意切口位置及缝合过程，术后恢复是否顺利。

【临床表现】

阴道分娩和剖宫产术后发生的晚期出血虽然都表现为阴道流血，但各有特点。

1. 阴道流血发生的时间　胎盘胎膜残留者，阴道流血多发生在产后 7～10 天左右；子宫胎盘部位复旧不全者，阴道流血多发生在产后 2 周左右；剖宫产子宫切口裂开或愈合不良所致的阴道流血多在术后 2～3 周发生。

2. 阴道出血量和出血方式　胎盘胎膜残留、蜕膜残留和子宫胎盘剥离部位复旧不全常为反复多次阴道流血，或突然大量阴道流血；子宫切口裂开多为突然大量阴道流血，可导致失血性休克。

3. 全身症状　阴道流血量多时，可发生失血性贫血，严重者可致失血性休克，甚至危及患者生命。患者抵抗力

降低,可导致或加重已存在的感染,出现发热及恶露增多,伴臭味。

4. 妇科检查　子宫复旧不良,子宫大而软,宫颈口松弛,有时可触及残留组织或血块,如伴感染可有子宫压痛。

【辅助检查】

1. 超声检查　了解子宫大小、宫腔内有无残留物及子宫切口愈合的情况。

2. 宫腔分泌物涂片　取宫腔分泌物涂片查找病原体,或行细菌培养加药敏试验,以选择有效抗生素抗感染。

3. 血常规检查　有助于了解贫血的程度及是否有感染。

4. HCG 测定　有助于排除胎盘残留及绒癌。

5. 磁共振检查　有助于了解子宫切口愈合情况及是否有憩室形成。

6. 病理检查　将宫腔刮出物或子宫切除标本送病理检查。胎盘残留者镜下见到变性或新鲜绒毛;蜕膜残留者无绒毛,仅见玻璃样变性蜕膜细胞、纤维素和红细胞;胎盘剥离部位复旧不良者,蜕膜或肌层内有管腔扩大、壁厚、玻璃样变性的血管,无胎盘组织,再生的子宫内膜及肌层有炎性反应。

【处理】

首先予以一般支持治疗,包括大量补液、输血以纠正失血性贫血或休克,应用广谱抗生素预防和治疗感染,应用止血和补血药物,保证患者生命体征平稳。更重要的是要同时查明发病原因,依据不同原因给予相应处理。

1. 阴道分娩后的晚期产后出血　少量或中等量出血,给予宫缩剂促进子宫收缩,应用广谱抗生素和支持治疗。如有胎儿附属物残留,应在输液和备血条件下行刮宫术,操作应轻柔,以防子宫穿孔。术后继续应用抗生素和宫缩剂。

2. 剖宫产术后的晚期产后出血　除非确定有胎盘胎膜或蜕膜残留,否则不宜行刮宫术。出血量较少者可给予抗生素治疗,加强营养,促进切口愈合,同时密切观察病情变化。保守治疗失败者,可行清创缝合及双侧子宫动脉或髂内动脉结扎。组织坏死严重者则行子宫次全切除术或全切术。有条件的医院可采用髂内动脉栓塞治疗。当子宫切口憩室形成,可行腹腔镜手术切除原愈合不佳子宫下段切口,再次缝合。

3. 其他　滋养细胞肿瘤或子宫黏膜下肌瘤引起的出血,应做相应处理。

【预防】

产后仔细检查胎盘胎膜娩出是否完整,疑有残留者应及时行清宫术,术后给予宫缩剂治疗,复查 B 型超声,必要时再次宫腔探查。剖宫产术中子宫切口的位置选择应恰

当,合理缝合切口,充分结扎止血,严格无菌操作。术后应用抗生素预防感染。

参考文献

1. Gabbe SG,Niebyl JR,Simpson JL,et al. Obstectrics normal and problem pregnancy. 7nd ed, ElSEVIER, Washington, 2016: 499-516

2. Leduc D,Senikas V,Lalonde AB,et al. Active management of the third stage of labour: prevention and treatment of postpartum hemorrhage. J Obstet Gynaecol Can, 2009, 31(10): 980-993

3. Georgiou C. Balloon tamponade in the management of post-partum haemorrhage:a review. BJOG,2009,116(6):748-757

4. Delotte J,Novellas S,Koh C,et al. Obstetrical prognosis and pregnancy outcome following pelvic arterial embolisation for post-partum hemorrhage. Eur J ObstetGynecol Reprod Biol,2009, 145(2):129-132

（刘小华　程蔚蔚）

第五节　产褥期中暑

> **关键点**
>
> 1. 产褥中暑是指产褥期,产妇在高温、高湿、通风不良的环境中,体内积热不能及时散发,引起中枢性体温调节功能障碍的急性热病。
>
> 2. 高热、谵妄及昏迷、无汗为产褥期中暑的典型表现。
>
> 3. 产褥期中暑治疗原则是迅速降温、纠正水、电解质与酸碱紊乱,积极防治休克。
>
> 4. 产褥中暑关键在于预防,做好卫生宣教,破除旧风俗中的错误经验。预防产褥期的高热疾病。

产妇在高温闷热环境下,体内积热不能及时散发,引起中枢性体温调节功能障碍的急性热病,表现为高热、水、电解质紊乱、循环衰竭和神经系统功能损害等而发生中暑表现者为产褥期中暑(puerperal heat stroke)。本病起病急骤,发展迅速,处理不当会遗留严重的后遗症,甚至死亡。

【病因及发病机制】

产妇体内在妊娠期间潴留相当多的水分,在产褥期尤其是产褥早期,需要将这些多余的水分排出体外。部分进入体循环后通过肾脏排出,部分通过汗腺排出;此外,在产褥期体内代谢旺盛,必然产热,出汗是产妇散热的一种重要方式。因此,产妇在产后数日内都有多尿、多汗的表现。当外界气温超过 35℃时,机体靠汗液蒸发散热。而汗液蒸发

需要空气流通才能实现。但旧风俗习惯怕产妇"受风"而要求关门闭窗，妇女在分娩后，即包头巾，身着长袖、长裤衣服，并全身覆以棉被，门窗紧闭，俗称"避风寒"，以免以后留下风湿疾病，如时值夏日，高温季节，湿度大，而住房狭小，室内气温极高，则产妇体表汗液无由散发，体温急骤升高，体温调节中枢失控，心功能减退，心输出量减少，中心静脉压升高，汗腺功能衰竭，水和电解质紊乱，体温更进一步升高，而成为恶性循环。当人体处于超过散热机制能力的极度热负荷时，因体内热积蓄过度而引起高热，发生中暑。当体液高达 42℃ 以上时可使蛋白变性，时间一长病变常趋于不可逆性。高热可导致大脑和脊髓细胞死亡，继而出现脑水肿、脑出血、颅内压增高、昏迷等表现。即使经抢救存活，常留有神经系统的后遗症。

【临床表现】

1. **中暑先兆**　表现为疲乏、四肢无力、头昏、头痛、恶心、胸闷、心悸、口渴、多汗。此时体温正常或低热。

2. **轻度中暑**　体温达 38.5℃ 以上，出现面色潮红、胸闷加重、脉搏增快、呼吸急促、出汗停止、皮肤干热、口渴、全身布满湿疹等症状。

3. **重度中暑**　体温继续上升达 40℃ 以上，有时高达 42℃，严重者甚至超越常规体温表的最高水平。高温持续不降呈稽留热型。皮肤温度极高，但干燥无汗。可出现剧烈头痛、恶心、呕吐、腹痛、腹泻、血压下降。继而谵妄、昏迷，抽搐。心率更快，脉搏细数，呼吸更急促，瞳孔缩小，瞳孔对光反射消失，膝腱反射减弱或消失。如不及时抢救，数小时即可因呼吸、循环衰竭死亡。即使幸存也常遗留中暑神经系统不可逆的后遗症。

【诊断】

发病时间常在极端高温季节，病人家居环境、衣着情况及临床表现均有助于诊断，其高热、谵妄及昏迷、无汗为产褥期中暑的典型表现。本病须与产褥感染、产后子痫、败血症作鉴别诊断，而且产褥感染的产妇可以发生产褥中暑，产褥中暑的病人又可以并发产褥感染。

【治疗】

产褥期中暑治疗原则是迅速降温、纠正水、电解质与酸碱紊乱、积极防治休克。

1. **中暑先兆及轻度中暑**　首先应迅速降温：置病人于荫凉、通风处，脱去产妇过多衣着，室温宜 25℃ 或以下。同时采用物理降温，在额部、二侧颈、腋窝、腹股沟、腘窝部有浅表大血管分布区置冰袋，全身可用冷水、乙醇擦浴。鼓励多饮用含食盐的冷开水，服用避暑药(仁丹、十滴水等)，如有呕吐、腹泻，可服用藿香正气丸等。同时注意水和电解质的平衡，适时静脉补液及给予镇静剂。

2. **重度中暑**

(1) 为达到迅速降温的目的，可将病人躺在恒温毯上，按摩四肢皮肤，使皮肤血管扩张，加速血液循环以散热，已发生循环衰竭者慎用物理降温，以避免血管收缩加重循环衰竭。

(2) 药物降温：首选盐酸氯丙嗪，其具有调节体温中枢、扩张血管、加速散热、松弛肌肉、减少震颤、降低器官代谢和氧消耗量的功能，防止身体产热过多。剂量为 25～50mg 加入生理盐水或葡萄糖注射液 500ml 补液中静脉滴注 1～2 小时，4～6 小时可重复一次。用药时需动态观察血压、心率、呼吸等生命体征，当血压下降时，停用盐酸氯丙嗪改用地塞米松。情况紧急时可将氯丙嗪 25mg 或异丙嗪 25mg 溶于 5% 生理盐水 100～200ml 中于 10～20 分钟滴入。若在 2 小时内体温并无下降趋势，可重复用药。高热昏迷抽搐的危重病人，或物理降温后体温复升者亦可用冬眠疗法，常用冬眠 1 号(哌替啶 100mg，氯丙嗪 50mg，异丙嗪 50mg)半量静脉滴注。降温过程中以肛表测体温，一待肛温降至 38℃ 左右时，应即停止降温。

(3) 对症治疗

1) 积极纠正水、电解质紊乱和酸中毒，24 小时补液量控制在 2000～3000ml，并注意补充钾、钠盐。

2) 抽搐者可用安定。

3) 血压下降者用升压药物，常用多巴胺及阿拉明。

4) 疑有脑水肿者，用 20% 甘露醇或 25% 山梨醇 250ml 快速静滴脱水。

5) 有心力衰竭者，可用快速洋地黄类药物，如毛花苷 C 0.4mg 加入 25% 葡萄糖溶液 20ml 内缓慢静脉推注，必要时 4 小时后再给予 0.2～0.4mg。

6) 呼吸衰竭用尼可刹米、洛贝林对症治疗，必要时行气管插管。

7) 有急性肾衰竭者，应适时血透治疗。

8) 肾上腺皮质激素有助于治疗脑水肿及肺水肿，并可减轻热辐射对机体的应激和组织反应，但用量不宜过大。

9) 预防感染：病人在产褥期易有产褥感染，同时易并发肺部其他感染，可用抗生素预防。

10) 重症产褥期中暑抢救时间可以长达 1～2 个月或更多，有时需用辅助呼吸，故需有长期抢救的思想准备。

【预后】

中暑先兆及轻度中暑者，积极处理后，症状多能迅速消失，预后良好。重症者则有可能死亡，特别是体温达 42℃ 以上伴有昏迷者，存活后亦可能伴有神经系统损害的后遗症。

【预防】

产褥中暑关键在于预防，做好卫生宣教，破除旧风俗中的错误经验,告知孕妇产后的居室宜宽大、通风良好、有一定的降温设备,其衣着宜宽大透气,气温高时要多饮水,产褥期中暑是完全可以预防的。预防产褥期的高热疾病如产褥感染、急性乳腺炎等。识别产褥中暑,应积极治疗。

参考文献

1. 曹泽毅.中华妇产科学.第 3 版.北京:人民卫生出版社,2014

2. Hemmelgarn C,Gannon K. Heatstroke:clinical signs,diagnosis,treatment,and prognosis. Compendium-continuing Education for Veterinarians,2013,35(7):e1-7

3. 蒙巧云.产褥中暑的治疗.世界最新医学信息文摘:电子版,2013(4):142-142

4. Hou B,Pu X,Miao X. Treatment experience of patients with severe heatstroke. Journal of Modern Medicine & Health, 2013

(陈焱 程蔚蔚)

第三篇 实用妇科学

第二十章 妇科疾病诊断与处理的临床思维

狭义地说,临床医生的职责是将其所学的医学知识或所掌握的医疗技能为病人解决病痛,其服务途径即为临床实践。临床实践包含诸多的内容,其中重要的两大内容为医患沟通与医疗技能。妇科作为一个重要的临床科室,主要对发生在妇女内外生殖器病理改变进行诊治,有一般临床医学的共性,更有其特殊性。妇科临床医生将所学知识运用于临床诊断和治疗,更是体现妇科医师职业和人生价值的过程。

妇科临床实践中,每一次的接诊病人,均包括病史采集、体格检查、开具相关的辅助检查,并对上述结果进行综合分析、得出初步诊断、并进一步制定诊疗计划、具体实施方案、观察与随访诊疗结果,其中每项内容都与诊治的整体效果密切相关。由于妇科的特殊性,要求医生不但要有扎实的妇科理论知识,还需要具备良好的人文修养,熟练的沟通交流技巧。

第一节 医 患 沟 通

关键点

1. 良好的医患沟通是所有妇科疾病诊断和治疗的基础,直接影响到病人的预后,既要符合一般医学的规律,更要结合妇科疾病的特点及个体化因素。

2. 医患沟通包括语言沟通及非语言沟通,通常情况下两者同样重要。

著名医史学家西格里斯(Henry E. Sigerist, 1891—1957)曾说:"每一个医学行动始终涉及两类人群:医师和病人,或者更广泛地说,医学团体和社会,医学无非是这两群人之间多方面的关系"。医学的社会价值属性决定了医学只有服务于社会大众,才能促进其发展。世界医学教育联合会 1983 年在《福冈宣言》中指出:所有医生必须学会交流和处理人际关系的技能。缺少共鸣(同情)应该看做与技术不够一样,是无能的表现。同时提出,"做好医患沟通工作,建立良好的医患关系,是医务人员的本职工作之一,也是医疗服务本身的客观需要。"

一、医患沟通要点

同样的内容,沟通方式或方法不同,会产生截然不同的结果。显然,沟通是一门"艺术"。医患沟通又不同于其他的人际沟通,医患沟通(doctor-patient communication)是两类特殊人群的沟通。医者,拥有救人治病的专业知识和技术,医患沟通中占主导地位。病人,身处病痛、渴望诊治,医患沟通中处被动地位。但除外诸多的社会因素影响,实际上,医患关系犹如皮毛关系,病人为皮,医者为毛,"皮之不存,毛将焉附"。理解此点,就不难理解医家为何应始终"以病人为中心"了。医患沟通可简单分为语言沟通和非语言沟通。

(一)语言沟通要点

语言沟通时,医者应:①尊重病人。除疾病外,均应一视同仁,不以贫富、年龄、外貌、性格或种族等而区别之;②真诚对待病人。以自己所掌握的专业知识真实地介绍或分析病情、可能所需的处理及其利和弊、重要检查的目的或结果,病情的自然转归及其处理的预后,可能所需费用等内容。并听取病人及其家属的意见和建议,回答其所要了解的问题。有时,也需以善意的"谎言"沟通之;③以共情理解病人。设身处地地理解病人的处境,并有恰当的反应。切记语言沟通特点:"良言一句暖三冬,恶语伤人六月寒"。

(二)非语言沟通要点

在语言沟通前,即已有医患的非语言沟通。医者的着装(包括身体修饰与饰物)给病人的第一印象可能会影响病人对医者的信任度。语言沟通时医者的姿势、手势更会影响病人的沟通情绪以及顺从性。同时，医者也应注意观察病人及其家属的非语言行为，努力理解其真正的含义，并以恰当的非语言行为或语言改善沟通状况，以提高病人的顺从性。

二、妇科医患沟通的特点

医患沟通是一门技巧，是一个医生接诊病人的起始，所有诊疗活动的基础，直接影响诊疗的质量，并贯通整个诊疗过程。由于医生职业的专业性，医患关系是非常特殊的人际关系，针对每位病人的不同情况，需要采用不同的沟通方式。对于妇科临床医生来说，良好的医患沟通至关重要。古今中外，生殖系统一直以来都被认为是人类非常隐私的性器官，所以妇科临床医疗实践过程中所涉及的各种操作往往被认为是直接涉及病人的"隐私"。尽管人类文明的发展使人们的理念有了很大改观，但我国数千年的封建礼教思想仍或多或少地影响着现代的女性。不少人即使身患妇科病痛，也羞于启齿，更不愿接受妇科检查，因而延误疾病诊治的病例屡见不鲜。特别是有些女性病人在接触男性妇科医生时，难免会有抵触和拒绝，这时候除了耐心解释以外，更重要的还是尊重病人的选择。女性在其青春期、性成熟期、绝经过渡期和绝经后期的心理和行为差异显著、各具特征。作为一名妇科医师一定要在临床诊疗实践过程中，将专业的知识与良好的沟通技巧相结合，结合上述特点，关注和尊重每一个病人。

对于临床每位就诊的病人来说，主诉是其感受最主要的症状或体征，病人非常希望医师能够认真听取她对患病后感受的描述，同情并能体会到她讲述的病痛，了解她所患疾病对日常生活、工作的影响。对于妇科病人，病人会非常关注疾病本身或者接受不同治疗后对女性特征的保持、生育能力或性功能的影响。在进行初次医患交流时，病人会非常注意医师的衣着、表情、眼神、肢体动作以及说话的语气语调。当她感到医生以真诚、认真、关心的状态倾听她的叙述，并能专业并耐心地回答她所提出的问题时，病人就会初步建立对医生一定的信任，主动地提供尽可能多的、更加细致的病情描述，从而有利于更好地对疾病进行诊断和治疗。随后通过进一步的沟通，病人对妇科医师提供的专业诊治计划充分了解，那么病人就会更加信任医师，积极配合医师的诊治方案。

在接诊病人、采集相关病史时，妇科医生一定要以"同理心"的理念和病人进行沟通。所谓的同理心，简单来说就是"将心比心"，站在病人的角度，利用所掌握的专业知识，表达出一种身同感受的心情，从而让病人体

会到医生的真诚、耐心和具有同情心，迅速赢得病人的信任。认真听取病人的陈述，以静听或点头赞同鼓励病人提供的详细病情，必要的时候进行相关的补充。同时要注意病人的情绪变化及所阐述的内容等。必要时给予适当启发或采用询问的方式调整或集中病人的诉说内容。切忌在采集病史时表现出心不在焉，做一些无关的动作，比如长时间低头书写，接听手机，收发信息等。适当的与病人进行目光交接，眼神交流。避免以指责或粗鲁的态度打断病人讲话，从而诱发病人不良情绪，甚至产生医患矛盾和纠纷。沟通时也要避免暗示和主观臆测。妇科医生要学会用通俗的语言和病人进行交谈，尽量少用专业医学术语。对病情严重或者特殊的病人要尽可能多地表示理解和同情，切忌让病人误解医生带有幸灾乐祸或者歧视的感觉。不要给予不适当的提醒或应用不恰当的措词。要充分考虑到病人的隐私权，尤其对于男妇科医生，更不可反复追问与性生活有关的情节或细节。对自述未婚或无性生活史的病人，要委婉询问性生活相关问题，必要时需经过沟通解释后进行肛门指诊和相应的化验检查，明确病情后再进一步询问与性生活有关的问题。对不能口述的危重病人或者存在语言听力缺陷病人，可询问其家属或其亲友；遇到病情危重的病人在了解病情的同时要立即进行抢救，尽快完成相关的重要辅助检查，以免贻误治疗。对于外院转诊病人，应重视外院书写的病情介绍，并详细与病人及家属沟通确认相关病史和诊治经过。

（姜伟　徐丛剑　丰有吉）

第二节　妇科基本医疗技能

> **关键点**
>
> 1. 双合诊和三合诊是妇科检查的基本功，需要熟练掌握。
>
> 2. 妇科病人常见的症状及体征包括：异常阴道出血、异常白带、下腹痛、外阴瘙痒及下腹部包块等，需要结合病史、详细检查及辅助检查加以鉴别。

妇科基本医疗技能包括病史撰写、体格检查和妇科常见病症分析。每项内容都与诊治的整体效果密切相关。

一、病史和检查

病历是记录疾病的发生、发展、治疗经过及其转归的医疗文件，分门诊病历和住院病历，有电子病历和纸质版的病历，病历作用除了记录医患之间沟通的结果，疾病的诊治过

程,更是一份法律文书,也是进行相关临床研究的基本依据。和其他临床科室一样,妇科病历可分为门诊病历、住院病历。这两种病历的书写格式、内容及重点都有较大区别。一般门诊病历相对比较精简,由病人自行保存,而住院病历记录的是病人自发病以来完整的发生发展情况及诊治过程,由医院病例管理部门负责存档。病历书写是指医务人员通过问诊、查体、辅助检查、诊断、治疗等医疗活动获得有关资料,并进行归纳、分析、整理形成医疗活动记录的行为。病历书写需客观、真实、准确地反映各种诊疗活动,并做到及时和完整。临床上,现在基本上都以电子病史并打印签字为主。住院病历最迟应在病人入院后 24 小时内完成。病历书写中涉及手写的部分应使用蓝黑墨水钢笔或水笔(参考原卫生部颁发的《病历书写基本规范》)。由于门诊病史相对比较简单,本节仅介绍住院病历中妇科病史、检查及病历小结的撰写。

(一)妇科病史

妇科病史既是妇科医生搜集疾病资料的开端,也是临床思维的起点。真实全面的病史是初步诊断的重要根据之一。采集病史时不要遗漏各项细节内容。病史有严格的格式和项目内容,除了妇科检查之外,妇科病史和其他科病史基本上相同。包括以下内容:

1. **一般项目** 包括病人姓名、性别、年龄、民族(国籍)、婚姻状况、出生地、职业、入院日期、记录日期、病史陈述者、可靠程度。

2. **主诉** 是指促使病人就诊的主要症状(或体征)及持续时间。围绕主要症状或体征及其发生和经过的时限描述,突出重点。如有两项主诉,可按先后顺序列出。力求简明扼要,通常不超过 20 字。主诉一般采用症状学名称,除非有明确病理诊断,或者之前已经确诊某种疾病,需进一步治疗而住院外,尽量避免使用病名,如果主诉中出现诊断,需加双引号。妇科比较常见的主诉如绝经×年,阴道流血×天;停经××天,不规则阴道流血××天,下腹痛×天等。对于某些特殊情况,如病人就诊时无任何自觉症状,仅在妇科普查时发现子宫肌瘤,主诉可写为:普查发现"子宫肌瘤"××天。

3. **现病史** 通过详细询问病史,围绕主诉而展开的详细记录,是住院病史的核心部分,非常重要,主要体现妇科医生的逻辑思维和概括总结能力。内容包括病人本次疾病的发生、演变、诊疗等方面详细真实的情况,一般应按时间顺序书写。与其他临床科室一样,原则上包括以下七个方面:

(1)发病情况:发病时间、最初症状及其严重程度、发病诱因或病因。对于异常阴道出血,或者下腹痛等妇科情况,还需要简略描述病人的既往及近期的月经情况。对每一位妇科病人需记录末次月经情况(除某些特殊情况,如子宫已切除,原发闭经等)。

(2)主要症状特点及其发展变化情况:发病性质、部位、程度、持续时间,演变以及症状变化的可能原因。

(3)伴随症状:突出伴随症状与主要症状之间的关系及其演变等。

(4)发病后诊疗经过及结果:发病后何时、在何医院接受过哪些检查和治疗,详细写明手术情况或药物名称,结果如何。

(5)一般情况的变化:包括发病以来的一般情况,如情绪、精神、食欲、体重变化及大小便等有无改变。

(6)与疾病有鉴别意义的阴性症状。这部分可穿插于之前的症状特点或伴随症状部分,如腹痛时是否伴有发热,是否有恶心呕吐等。

(7)与本次发病有关的既往发病情况及其治疗经过。

4. **既往史** 是指病人过去的健康和疾病情况。内容包括既往一般健康状况、疾病史、传染病史、预防接种史、手术外伤史、输血史、药物过敏史及系统回顾等。对系统回顾应分段撰写,标题清楚、不可颠倒。若既往患有某一疾病,应写明疾病的名称、确诊单位及依据、确诊日期及治疗经过等。

5. **月经史** 需详细记录病人初潮年龄、月经周期、经期持续时间、经量多少及经期伴有症状,如是否有痛经等。如 12 岁初潮,月经周期 28 日,经期持续 6 日;可简写为 12,6/28 天。经量多少可描述每日需用卫生巾数,有无血块,是否伴有贫血等;经期伴随症状,包括有无下腹部疼痛、乳房胀痛、肢体水肿以及焦虑、情绪不稳定等。对于妇科病人,无论因何种症状就诊,均应询问末次月经(last menstrual period,LMP)。若月经不规则,还应描述前次月经(previous menstrual period,PMP)。绝经后病人应问清绝经年龄,绝经后有无阴道流血、阴道分泌物情况或其他不适。

6. **婚育史** 结婚年龄及配偶情况等。生育情况包括足月产、早产、流产(包含人工流产及异位妊娠等)及现有子女数,如足月产 1 次、无早产、人工流产 1 次,现有子女 1 人,可简写为 1-0-1-1。同时也应包括分娩过程中有无异常、计划生育情况等。

7. **个人史** 生活及居住情况,出生地及曾居留地区,有无烟酒嗜好。

8. **家族史** 父母、兄弟姐妹及子女等直系亲属中有无患与遗传有关疾病(糖尿病、肿瘤等)以及传染病等。

(二)体格检查

本部分与其他科室病史一样,需包含生命体征及所有系统情况,按内科诊断学标准循序书写。内容包括体温、脉搏、呼吸、血压,一般情况,皮肤、黏膜,全身浅表淋巴结,头部及其器官,颈部,胸部(胸廓、肺、心脏、血管等),腹部(肝、脾等),直肠肛门,外生殖器(此部分在妇科检查处描述),脊柱,四肢,神经系统各常见重要反射等。记录时应按次序准

3

确记录各项内容；与疾病有关的重要体征以及有鉴别意义的阴性体征均不应遗漏；不能用文字说明的可以用简图表示，并加以说明。

1. 全身检查　测量体温、脉搏、呼吸及血压，必要时测量体重和身高。其他检查包括神志、精神状态、面容、体态、全身发育及毛发分布（是否有多毛或体毛稀少）情况、头部器官、颈（注意甲状腺是否肿大）、乳房（对于青春期女性要注意其发育情况，观察局部皮肤有无凹陷，有无包块及乳头溢液）、心、肺、皮肤、浅表淋巴结（尤其是锁骨上和腹股沟浅淋巴结）、脊柱及四肢。

2. 腹部检查　应在盆腔检查前进行。按视、触、叩、听的顺序进行描述。视诊观察腹部形状（腹平、隆起或呈蛙腹）；腹壁有无瘢痕、静脉曲张、妊娠纹，局部是否隆起等。触诊包括肝、脾有无增大或压痛；麦氏点情况；腹部软硬度，有无压痛、反跳痛或肌紧张；能否扪及异常包块，如有块物应描述其位置，大小（以 cm 表示）、形状、质地、活动度、表面是否光滑、有无压痛等。叩诊注意有无移动性浊音。听诊了解肠鸣音。对于妊娠女性应测量腹围，宫高，检查胎位、胎心率及估计胎儿大小等。

3. 盆腔检查（pelvic examination）　盆腔检查又称妇科检查，这是妇科病历特有的部分。盆腔检查范围包括外阴、阴道、宫颈、宫体及两侧附件（adnexa），附件包括输卵管及卵巢。

（1）检查前准备及注意事项：盆腔检查可能会引起病人不适、紧张或害怕；不恰当的检查也可能引起交叉感染。因此行盆腔检查时要注意以下事项：

1）妇科检查室温度要适中，天冷时要注意保暖，注意隐私保护。环境要寂静，让病人感到舒适与放心。

2）检查前应排尿，必要时导尿排空膀胱。若需做尿液检查（如尿常规、尿妊娠试验），应先取尿液样本送化验室，然后再行盆腔检查。粪便充盈者应在排便或灌肠后检查。

3）置于病人臀部下面的垫单（纸或塑料纸）应是一次性使用，以免交叉感染。

4）取膀胱截石位，病人臀部置于检查台缘，两手平放于身旁或交叉放于胸口，使腹肌松弛。

5）检查前告知病人盆腔检查可能引起的不适，不必紧张。检查时动作要轻柔。

6）避免在月经期做阴道检查。若为阴道异常流血，需作妇科检查时，应先消毒外阴，并使用无菌器械和手套，以防感染。

7）对无性生活史病人，严禁做阴道窥器检查或双合诊检查，应行直肠-腹部诊。若必须做阴道窥器检查或双合诊才能了解病情时，应告知可能发生处女膜损伤需要修补的可能，并征得病人及其家属同意后方可进行检查。男医师

对未婚病人进行检查时，需有其他女性在场，以减轻病人紧张心理和避免发生不必要的误会。

8）对疑有子宫或附件病变的腹壁肥厚或高度紧张病人，盆腔检查往往不能清楚了解子宫及附件情况，此时可行B超检查。对于特殊情况，必要时可在麻醉下进行妇科检查，如需对宫颈癌病人进行准确临床分期时。

（2）检查方法及步骤

1）外阴检查：主要以观察为主，包括了解外阴发育、阴毛分布和浓稀情况，注意大、小阴唇及会阴部位皮肤和黏膜有无皮肤变薄或增厚、有无抓痕、溃疡、赘生物、包块或色素减退等异常改变；阴蒂长度（一般不超过 2.5cm）、尿道口周围黏膜色泽及有无赘生物；处女膜是否完整；有无会阴后-侧切或陈旧性撕裂瘢痕。必要时应让病人用力向下屏气，观察有无阴道前后壁膨出、子宫脱垂，有异常者进一步行 POPQ 评分，嘱病人咳嗽了解有无压力性尿失禁等，并进行盆底泌尿系统相关检查和评估。

2）阴道窥器检查：目前临床上一般都使用一次性的塑料可拆卸阴道窥器，有不同大小尺寸，根据阴道口大小和阴道壁松弛程度，选用大小适当的阴道窥器。放置窥器时注意动作轻柔，用阴道窥器检查阴道与宫颈时，要注意阴道窥器的结构特点，必要时旋转方向以免漏诊。对于有阴道前壁脱垂病人，检查时可卸下窥器前叶，仅用后叶压迫阴道后壁，可更准确判断前壁脱垂情况。

①检查阴道：观察阴道壁黏膜色泽、皱襞多少，有无溃疡、出血点、赘生物、囊肿、阴道隔（纵隔、横隔及斜隔）或双阴道等先天畸形等。注意阴道分泌物的量、色泽及有无异味。阴道分泌物常规做滴虫、假丝酵母菌检查，有异常者可行一般细菌及衣原体、支原体、淋球菌等培养。检查阴道时，要旋转阴道窥器，仔细检查阴道四壁及穹隆，以免由于阴道窥器两叶的遮盖而造成的漏诊。②检查宫颈：观察宫颈大小、颜色、外口形状；有无接触性出血，注意有无柱状上皮异位、腺囊肿、息肉或赘生物等。描述时可按宫颈前后唇及宫颈口进行区别。同时可采集宫颈外口柱状上皮和鳞状上皮交界处或宫颈分泌物标本行宫颈细胞学检查。必要的时候采集标本送 HPV 检测。

3）双合诊（manual examination）：针对有性生活史的女性病人，是盆腔检查中最重要的项目，也是一个妇科医生应掌握的基本功。检查者一手的两指或一指放入阴道，置于宫颈及后穹隆位置，另一手在腹部配合，在两手之间感触子宫及附件情况，称为双合诊。其目的主要是扪清阴道、宫颈、宫体、输卵管、卵巢、子宫韧带及宫旁结缔组织，了解有无压痛，有无异常盆腔肿块。若阴道黏膜病变或宫颈癌时，了解病变组织质地或癌肿浸润范围。双合诊检查的准确性取决于检查者的经验及病人有无肥胖等（图 20-2-1）。

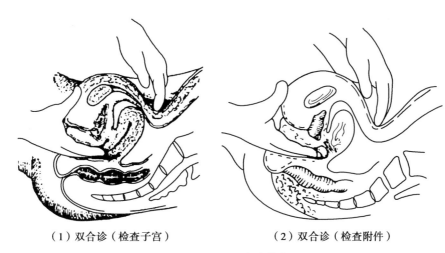

（1）双合诊（检查子宫） （2）双合诊（检查附件）

图 20-2-1 双合诊检查

①查子宫及宫颈：应了解子宫大小、形状、位置、质地和活动度。多数妇女的子宫呈前倾前屈位；"倾"指宫体纵轴与身体纵轴的关系。前倾（anteversion）指宫体朝向耻骨；后倾（retroversion）指宫体朝向骶骨。"屈"指宫体与宫颈间的关系。前屈（anteflexion）指两者间的纵轴形成的角度朝向前方；后屈（retroflexion）指两者间形成的角度朝向后方。同时了解有无宫颈举痛（lifting pain of cervix）、触动等。了解子宫后壁有无异常结节，是否触痛等。②检查附件：附件包括输卵管和卵巢。正常输卵管和卵巢不能扪及；在检查比较瘦的女性时偶可扪及卵巢，为 3cm×2cm×1cm 并可活动的块物，触之病人略有酸胀感。

4）三合诊（rectovaginal examination）：即腹部、阴道、直肠联合检查。是双合诊的补充检查。可了解后倾后屈子宫大小；有无子宫后壁、直肠子宫陷凹或宫骶韧带附近的病变；估计病变范围，尤其是癌肿以及深部子宫内膜异位症等的浸润范围，并可查清直肠阴道隔、骶骨前方或直肠内有无病变，区分后腹膜肿块等（图 20-2-2）。

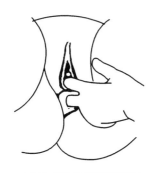

三合诊（检查直肠阴道隔）

图 20-2-2 三合诊检查直肠阴道隔

5）直肠-腹部诊：适用于无性生活史或其他原因不宜行双合诊的病人，对于先天性处女膜闭锁，阴道或宫颈闭锁病人尤其重要。

（3）记录：通过盆腔检查，将检查结果按下列解剖部位先后顺序记录：

1）外阴：发育情况，婚产式（未婚式、已婚未产式或经产式），有异常时应详加描述。

2）阴道：是否通畅，黏膜情况，分泌物量、色、性状，以及有无臭味。

3）宫颈：大小、硬度，有无柱状上皮异位、撕裂、息肉、赘生物、腺囊肿，有无接触性出血、举痛等。

4）宫体：位置、形状、大小、硬度、活动度、有无压痛以及后壁有无触痛结节等。

5）附件：有无块物、增厚或压痛。若扪及肿块，记录其位置、大小、质地、表面光滑与否，活动度，有无压痛以及与子宫、肠曲及盆壁关系。左右情况需分别记录。

4. **实验室与特殊诊断仪器检查** 抄录已有的所有实验室常规检查结果及检查日期（如血、尿常规，肝肾功能）、其他特殊实验室检查（肿瘤标志物，HCG 等）及各种特殊诊断仪器的检查结果（B超、病理学结果、MRI 等）。外院检查结果应注明医院名称及检查日期。

病史是一切疾病诊断的基础，目的在于提供重要的诊断依据和提出进一步检查的方向。查体是发现体征的基本方法，是赖以获得客观的诊断依据，并具有纠正和补充病史资料的意义。实验室检查及各种特殊诊断仪器的检查是辅助诊断的重要手段，能够获取更多的客观资料，不但有利于进一步诊断明确，鉴别诊断，并可对治疗效果进行评价及监测和随访。病史、查体、辅助检查三者紧密结合、互相补充，就能构成较全面的资料，为展开临床思维、确立诊断奠定物质基础。

（三）病史小结与讨论

1. **病史小结** 一般分以下部分：一般情况，包括病人性别、年龄及婚姻状况等，本次住院的主诉；围绕主诉展开的简要说明和总结；全身体格检查结果及妇科检查结果；重要检查结果，包括实验室检查，病理，影像学结果等，需包括阳性及阴性结果。本部分内容的目的在于为之后的诊断及鉴别诊断提供基础，所以应围绕诊断与鉴别诊断撰写，特别注意不要遗漏阳性资料及与鉴别诊断有关的阴性资料，做到阅后能对病人的病情有大部分的了解。

2. **讨论**　根据前一部分病史小结对诊断与鉴别诊断进行系统的陈述，与所掌握的妇科疾病理论知识进行比较，论证，原则上应将诊断与鉴别诊断分开，先讨论诊断，接着讨论鉴别诊断。一般将最可能的疾病诊断放在第一位讨论，列举现有支持及不支持的论据，力求做到分析层次分明；按可能性的大小对各个可能的诊断逐一进行讨论。观点要明确，要写出应该肯定还是应该排除的结论。若同时患有两种或两种以上疾病，应按疾病的主次（以本科疾病为主），分别讨论。主要疾病最先讨论，其次并发症及伴发病。如一病人因贫血就诊于内科，结果发现有子宫肌瘤，来妇科就诊，追问病史有月经量多，诊断讨论顺序应该是子宫肌瘤、月经过多、继发性贫血。对于一时难以明确诊断的病例，也可以采用排除法进行讨论，此时诊断与鉴别诊断可放在一个段落进行讨论。将可能性最小的先排除，余下可能性最大的疾病作为主要鉴别诊断或同时罗列几个可能性较大的作为鉴别诊断。讨论时要运用自己的临场思维能力去分析，给出总结性的并符合逻辑的语言，反映出思考过程，切不可照搬书本理论知识"对号入座"。最后根据已有的诊断拟定合理、正确、及时、有具体内容的诊疗计划（包括进一步的实验室检查、辅助检查和治疗措施），以逐条形式表达并加以说明。

二、妇科常见病症及其分析

本部分内容仅对一些常见疾病的常见临床表现进行概括性阐述，主要罗列了一些促使病人前往妇科就诊的症状或体征，关于各个疾病的具体内容详见随后章节内容。首先要明确一点，任何一个病人都是一个整体，可能妇科疾病是全身状态的一种表现，也或者其他器官的异常由妇科疾病引起，特别是在处理妇科疾病时要考虑到其他疾病的影响，如是否合并糖尿病、心脏病、高血压等慢性病。另外，妇科作为妇产科的一个分支，与产科在某种程度上是密不可分的，会相互影响，所以需要一起考虑到。如盆腔脏器脱垂，和病人之前产科分娩过程、分娩次数密切相关。而妇科的疾病也会影响产科的处理，如子宫肌瘤术后可能引起妊娠过程中的子宫破裂，也会直接影响分娩过程。同时，妇科疾病与年龄关系密切。如异常子宫出血，在做出诊断时，除了依靠详细病史，检查结果外，还要考虑病人年龄，特别是在治疗方面，年龄的影响更大。如青春期与围绝经期发生的月经失调常由无排卵所致，而生育期多由黄体功能异常引起。青春期的异常子宫出血往往以对症处理为主，而围绝经期的异常出血，需更加积极的排查各种肿瘤相关疾病。

妇科门急诊病人就诊的常见症状有异常阴道流血、异常白带、下腹痛、外阴瘙痒以及下腹部肿块等。不同年龄女

性所述症状虽相同，但其原因可能不同。

尽管有各种教材书本及文献对妇科各种疾病的典型特点有详细描述，但作为一个妇科临床医生，在诊断和处理妇科疾病时，一定要注意到个体化的因素在里面。尽可能要首先考虑并排除危及生命的疾病，如各种生殖系统恶性肿瘤，异位妊娠等。首先。在接诊病人时要结合病人的年龄来考虑与病人诉说症状相关疾病的轻重，要重视病人的主诉；其次将病史与检查结果（包括体格检查，妇科检查及各种辅助检查）最终确定其为妇科疾病，抑或外科、内科等学科的疾病或同时存在。

（一）异常阴道流血鉴别的思考

首先要明确是否为真正的阴道流血，有不少女性会把尿道、肛门处的流血当成阴道流血而到妇科门诊就诊，这时候医生可通过详细询问出血的情况，并结合阴道检查来明确。阴道流血妇科门诊病人最常见的就诊原因，也是女性生殖器疾病最常见的一种症状，是指来自生殖道任何部位的出血，如阴道、宫颈、子宫等处。阴道流血可能是生殖系统功能或者结构病变出现的现象，也可为凝血障碍性疾病的一种临床表现，如特发性血小板减少性紫癜、白血病、再生障碍性贫血以及肝功能损害等。

绝大多数阴道出血来自子宫，包括青春期前、育龄期及绝经后子宫。2011年国际妇产科联盟（FIGO）针对育龄期非妊娠女性提出了异常子宫出血（abnormal uterine bleeding，AUB）的概念，并根据不同的病因进行了新的分类——PALM-COEIN系统，废用了"功血"一词。中华医学会妇产科学分会妇科内分泌学组在2014年也根据上述标准制订了我国的AUB诊治指南。所谓的PALM-COEIN系统，具体为：子宫内膜息肉所致AUB(AUB-P)，子宫腺肌病所致AUB(AUB-A)，子宫肌瘤所致AUB(AUB-L)，子宫内膜恶变和不典型增生所致AUB(AUB-M)，全身凝血相关疾病所致AUB(AUB-C)，排卵功能障碍相关的AUB(AUB-O)，子宫内膜局部异常所致AUB(AUB-E)，医源性AUB(AUB-I)，未分类AUB(AUB-N)。接诊时候要根据上述分类进行不同的鉴别和处理。

其他常见的流血来源有外阴、阴道壁、宫颈及输卵管，引起阴道流血的原因也各不相同。

1. **根据病人的年龄特点鉴别**　根据病人的年龄及其性生活等情况，按病变危害程度的轻重，逐一鉴别阴道流血的病因。

（1）若病人为育龄期女性，且近期有性生活，应首先排除与病理性妊娠相关的疾病，如异位妊娠、不同类型的流产以及滋养细胞疾病等。其次考虑卵巢内分泌功能变化引起的异常子宫出血，根据AUB的分类进行相应鉴别。最后考虑内生殖器炎症，如阴道炎、宫颈炎和子宫内膜炎等，以及生殖器肿瘤，如子宫肌瘤、宫颈癌、子宫内膜癌等。

（2）若病人为绝经过渡期和绝经后期女性，则应首先排除内生殖器肿瘤，特别是子宫内膜癌、宫颈癌、具有分泌雌激素功能的卵巢肿瘤、子宫肉瘤、阴道癌及子宫肌瘤。其

次考虑生殖器官炎症,如外阴炎、老年性阴道炎、宫颈炎和子宫内膜炎等,以及卵巢内分泌功能变化引起的子宫出血,特别还要关注是否有外源性激素的影响。上述疾病的鉴别需要结合一系列的辅助检查,如宫颈脱落细胞,HPV,B超,子宫内膜活检,诊断性刮宫甚至宫腔镜检查及活检等。

(3) 若病人为青春期女性,则应首先排除卵巢内分泌功能变化引起的子宫出血,按 AUB 分类进行思考和鉴别。包括排卵障碍引起的子宫出血(AUB-O),以及雌激素水平短暂下降所致的子宫出血(所谓的"排卵期出血")。其次要考虑全身性疾病如特发性血小板减少性紫癜、白血病、再生障碍性贫血以及肝功能损害等。

(4) 若病人为儿童期女性,则应首先排除外伤、阴道异物及外源性激素影响等因素,其次考虑宫颈葡萄状肉瘤和其他良恶性病变的可能,必要时可在麻醉下以宫腔镜设备进行阴道检查。

2. 根据阴道流血的特点进行鉴别　阴道流血的临床表现不尽相同,可简单地分为周期规律的阴道流血和无周期规律的阴道流血。

(1) 有周期规律的阴道流血

1) 经量增多:主要表现为月经周期正常,但经量多或经期延长。此型流血量多与子宫内膜异常增生、子宫肌瘤、子宫腺肌病、放置宫内节育器及全身因素导致的凝血功能障碍等有关。

2) 月经间期出血:发生在两次月经来潮的中期,常历时3~4日,一般出血量少于月经量,偶可伴有下腹部疼痛或不适。此类出血是月经间期卵泡破裂,雌激素水平暂时下降子宫内膜脱落所致,故又称排卵期出血,可通过补充雌激素进行明确。

3) 经前或经后点滴出血:月经来潮前或来潮后数日持续少量阴道流血,常淋漓不尽。可见于子宫内膜息肉、子宫内膜增生症、排卵性月经失调或放置宫内节育器后的不良反应。部分子宫内膜异位症也可出现类似情况。另外月经后淋漓少量出血也可见于剖宫产术后子宫瘢痕愈合不良,即剖宫产憩室,通过 B 超或者 MRI 可以鉴别。

(2) 无周期规律的阴道流血

1) 接触性出血:于性交后或阴道检查后立即出现的阴道流血,色鲜红,量可多可少,常见于各种宫颈炎、早期宫颈癌或者癌前期病变、宫颈息肉或子宫黏膜下肌瘤,子宫内膜癌等。此类出血也可表现为性生活后第二天阴道排出少量的咖啡色分泌物。

2) 停经后阴道流血:若病人为育龄妇女,伴有或不伴有下腹部疼痛、恶心等症状,首先考虑与妊娠相关的疾病,如异位妊娠、流产或滋养细胞疾病等;若病人为青春期无性生活史女性或围绝经期妇女,且不伴有其他症状,应考虑无排卵性子宫出血,但还需排除生殖道恶性肿瘤。

3) 绝经后阴道流血:一般流血量较少,可持续不尽或反复流血。偶可伴有下腹部疼痛。比较常见的为子宫内膜癌或癌前期病变,出血一般暗红色。另外比较常见的是萎

缩性阴道炎,也就是老年性阴道炎,表现为少量红色出血,或者粉红色白带,可伴有异味、局部刺痛等不适,妇科检查见阴道黏膜变薄,点状出血点。比较晚期的宫颈癌也会表现为绝经后阴道流血,一般为鲜红色出血,甚至出现突发的大量阴道出血伴血块,比较容易诊断。

4) 外伤后阴道流血:常发生在各种骑跨伤、车祸或受性侵后,流血为鲜红色,可多可少,伴外阴及阴道内疼痛。

(二) 异常白带鉴别的思考

女性阴道内常有少量分泌液,主要由阴道黏膜渗出物,宫颈管、子宫内膜及输卵管腺体分泌物等混合而成,习称白带(leucorrhea)。正常白带呈蛋清样或白色糊状、无腥臭味,量少。白带的量及性状随月经周期而呈现周期性改变,一般在月经前后 2~3 日,排卵期及妊娠期增多,特别是在排卵期,会呈现较多的蛋清样白带;青春期前及绝经后较少。若出现感染病原体后出现阴道炎、宫颈炎或各种生殖系统良恶性肿瘤及癌前期病变时,白带量会显著增多,伴有性状改变或异味等。妇科门诊病人因白带异常就诊的占很大比例,常见的有白带量多,白带异味及白带颜色异常,常伴外阴瘙痒。

临床上常根据异常白带的状况鉴别其病因:

1. 灰黄色或黄白色泡沫状稀薄分泌物　多伴有异味,为滴虫阴道炎的特征,常见于经期前后、妊娠期或产后等阴道分泌物 pH 发生改变时明显增多,多伴外阴瘙痒。

2. 凝乳块或豆渣样分泌物　为假丝酵母菌阴道炎的特征,常呈白色膜状覆盖于阴道黏膜及宫颈表面,多伴外阴奇痒或灼痛,部分严重病人可表现为阴道壁黏膜充血、溃疡、外阴红肿等。

3. 灰白色匀质分泌物　为细菌性阴道病的特征。有鱼腥味,可伴有外阴瘙痒或灼痛。

4. 透明黏性分泌物　外观与正常白带相似,但量显著增加。可考虑宫颈病变(如宫颈柱状上皮异位,各种宫颈鳞状上皮内病变等),也可见于卵巢功能失调。偶见于宫颈高分化腺癌或阴道腺病等。

5. 脓性分泌物　色黄或黄绿,质稠伴臭味,多为病原微生物感染所致,如各种细菌、支原体、淋球菌等。临床上可见于急性阴道炎、宫颈炎、宫颈管炎,宫颈癌或阴道癌并发感染、宫腔积脓、阴道内异物等。

6. 血性分泌物　阴道分泌物中混有血液,呈淡红色,量多少不一,可由宫颈息肉、老年性阴道炎,宫颈癌、子宫内膜癌、子宫内膜间质肉瘤、子宫平滑肌肉瘤、子宫黏膜下肌瘤或输卵管肿瘤所致。部分放置宫内节育器也可引起血性分泌物。

7. 水样分泌物　量多、持续、淡乳白色(又称泔水样),常伴有明显异味。多见于宫颈管腺癌、晚期宫颈癌、阴道癌或子宫黏膜下肌瘤伴感染。间歇性排出清澈、黄红色液体,应考虑输卵管癌的可能。

(三) 下腹痛鉴别的思考

女性下腹痛首先要考虑妇科疾病引起,但也可以来自

内生殖器以外的疾病,如泌尿系统、消化系统及后腹膜血管神经系统等异常引起。寻找下腹痛的病因,临床上应根据下腹痛起病缓急、部位、性质、时间以及伴随症状加以思考鉴别。下腹痛通常分为急性下腹痛与慢性下腹痛两种。

1. **急性下腹痛** 既往无腹痛,起病急剧,疼痛剧烈,常伴有恶心、呕吐、出汗及发热等症状。伴随症状非常重要。查体可有局部较固定的压痛点,可伴有反跳痛。

(1) 下腹痛伴阴道流血:详细询问月经情况,婚育情况及性生活史。可伴或不伴停经史。此类急性下腹痛多与病理妊娠有关,常见于输卵管妊娠(流产型或破裂型)与流产(多为不全流产,阵发性疼痛)。若为输卵管妊娠所致,下腹痛常表现为局限于一侧的突然撕裂样疼痛,随后疼痛略有缓解并有肛门坠胀感。疼痛也可向全腹部扩散;若为流产所致,疼痛常位于下腹中部,呈阵发性。

(2) 下腹痛伴发热:有或无寒战。由炎症所致,一般见于盆腔炎症疾病、子宫内膜炎、输卵管卵巢脓肿或囊肿破裂伴感染。右侧下腹痛还应考虑急性阑尾炎的可能。

(3) 下腹痛伴附件肿块:常为卵巢非赘生性囊肿或卵巢肿瘤扭转,子宫浆膜下肌瘤扭转,通常在突然改变体位后发生。还要考虑输卵管妊娠的可能。此外,囊肿或者肿瘤破裂也不少见。比如月经期突然发生的下腹痛可能是卵巢内膜样囊肿破裂,而黄体期在用力后,如大便时,或性生活过程中,发生的突发下腹痛要考虑黄体破裂可能。右下腹痛伴肿块,还应考虑阑尾周围脓肿的可能。

2. **慢性下腹痛** 起病缓慢,多为隐痛或钝痛,病程长。60%~80%病人并无盆腔器质性疾病。根据慢性下腹痛发作时间,可以分为非周期性与周期性两种。

(1) 非周期性慢性下腹痛:常见于下腹部手术后组织粘连、子宫内膜异位症、慢性输卵管炎、残余卵巢综合征、盆腔静脉瘀血综合征及晚期妇科肿瘤等。

(2) 周期性慢性下腹痛:疼痛呈周期性发作,与月经关系密切。

1) 月经期慢性下腹痛:每次行经前后或月经期下腹部疼痛,经净数日后疼痛消失。多数是原发性痛经,一般与子宫局部前列腺素分泌增加有关,部分疼痛为病理状态条,如子宫腺肌病、子宫内膜异位症、宫颈狭窄或盆腔炎性疾病所致。

2) 月经间期慢性下腹痛:发生于月经间期,疼痛位于下腹一侧,常持续3~4日。多伴有阴道少量流血。此类下腹痛为排卵期疼痛。

人工流产或刮宫术后也可有周期性慢性下腹痛。其疼痛原因为宫颈或宫腔部分粘连,子宫反射性收缩,或经血倒流入腹腔刺激腹膜所致。

另外,在鉴别时还要考虑病人的年龄,不同年龄女性下腹痛的常见妇科病因不尽相同,青春期前女性的急性下腹痛多由卵巢肿瘤蒂扭转或破裂所致,最常见的为卵巢畸胎瘤扭转。青春期女性的急性下腹痛常由痛经、黄体破裂或卵巢肿瘤蒂扭转所致,慢性下腹痛多由处女膜闭锁,阴道横隔等引起积血所致;性成熟期女性的急性下腹痛多由痛经、异位妊娠、急性盆

腔炎、黄体破裂、卵巢肿瘤蒂扭转、破裂及流产所致;慢性下腹痛多由子宫内膜异位症、炎症、盆腔内炎性粘连所致;围绝经期女性的急性下腹痛常由卵巢肿瘤破裂、蒂扭转所致,慢性下腹痛多为生殖器官炎症、盆腔内炎性粘连、晚期恶性肿瘤引起。

(四) 外阴瘙痒鉴别的思考

外阴瘙痒(pruritus valvae)鉴别诊断相对比较简单,可由妇科疾病所致,也可由全身其他疾病引起,如皮肤科疾病。应根据外阴瘙痒持续时间、是否伴有局部皮损以及病人年龄加以思考。

1. 阴瘙痒持续时间长,伴有局部皮损,可由外阴上皮良性(鳞状上皮增生,病毒感染所致的疣样病变等)或恶性病变(外阴癌等)引起,尤其是病人年龄较大,瘙痒和皮损久治不愈者。若外阴皮肤或大阴唇黏膜呈生牛肉状,要排除糖尿病的可能。需仔细观察局部皮肤的改变,必要时,皮损处活检,明确诊断。

2. 外阴瘙痒,伴有白带增多,多为阴道分泌物刺激外阴所致,尤其是年轻病人,应检查白带的性状以及致病菌。常见的有霉菌性阴道炎,各种细菌性阴道炎等。

3. 外阴瘙痒伴内裤点状血染多为阴虱引起。

(五) 下腹部肿块鉴别的思考

女性下腹部肿块可以来自子宫及双侧输卵管、卵巢、肠道、腹膜后、泌尿系统及腹壁组织。许多下腹部肿块病人并无明显的临床症状,可能仅是病人本人偶然发现或做妇科普查时检查发现。对于发现有肿块的病人,需要结合病史、妇科检查(双合诊或三合诊)及相应的辅助检查以明确其性质。

通常可以根据下腹部肿块的性状考虑其病因:

1. **囊性肿块** 所谓的囊性,是指囊肿内容物为液体,一般需要B超明确,超声下表现为无回声,或低回声,一般为卵巢或输卵管来源良性肿物或炎性肿块。肿块在短时期内增大显著时,应考虑有恶性的可能性。

(1) 活动性囊性肿块:位于子宫一侧,边界清楚,囊壁薄、光滑,无触痛的肿块,一般为卵巢或输卵管来源肿块。若囊肿为单房性,内壁无乳头,囊壁薄,增大缓慢,于月经净后略有缩小或消失的肿块,多数为卵巢非赘生性囊肿,如卵泡囊肿、黄体囊肿,或并发于滋养细胞疾病的双侧黄素囊肿;若囊肿壁有或无乳头,长时间随访不消失,且有增大趋势的肿块,多数为卵巢赘生性囊肿,如浆液性囊腺瘤等。囊肿在短期内增大明显者应考虑卵巢恶性肿瘤可能。如肿块有明显触痛,且病人有短期停经后阴道少量流血及腹痛史,应考虑输卵管妊娠。若肿块从右上到左下移动度大、部位较高,应考虑肠系膜囊肿。另外还需要排除腹膜来源的囊肿,有时候B超也无法确认,常见的有输尿管囊肿、神经鞘囊肿等。

(2) 固定性囊性肿块:边界不清,囊壁厚或囊内见分隔组织,并固定于直肠子宫陷凹、子宫后壁的囊性肿块;若囊肿内压力高,伴压痛者,超声提示囊肿内见较多小光点,囊液较稠,常见于子宫内膜异位症。肿块压痛明显伴发热者,多为附件炎性包块、脓肿或盆腔结核性包块。若肿块位于右下腹,有明显压痛伴发热,兼有转移下腹部疼痛史,还应考虑阑尾周围

脓肿的可能。此类肿块有时候很难和卵巢恶性肿瘤鉴别,需要结果病史及更进一步的检查,如 MRI,肿瘤标志物等。

2. 半实半囊性肿块　囊性与实性相间的肿块多来自子宫附件组织。

(1) 活动性半实半囊性肿块:肿块位于子宫一侧、边界清楚、表面光滑或呈分叶状、无压痛、一般无症状者,多见于卵巢肿瘤。若伴腹水,卵巢恶性肿瘤居多。若为双侧囊肿,还要考虑卵巢转移性肿瘤的可能。

(2) 固定性半实半囊性肿块:肿块位于子宫一侧或直肠子宫陷凹、边界不清楚、表面不规则。若伴腹水、肿块表面可扪及结节者,多数为卵巢恶性肿瘤;若肿块压痛明显且伴发热,应考虑输卵管卵巢脓肿或输卵管积脓的可能。

3. 实性肿块　首先要排除恶性肿瘤的可能。

(1) 活动性实性肿块:首先要考虑是否为增大的子宫,如子宫肌瘤,子宫腺肌病及妊娠子宫,肿块边界清楚、表面光滑或呈分叶状、与宫体相连且无症状,多为子宫浆膜下肌瘤或卵巢肿瘤(如卵巢纤维瘤等)。

(2) 固定性实性肿块:肿块固定于子宫一侧或双侧、表面不规则、尤其是盆腔内可扪及其他结节、伴有腹水或胃肠道症状的病人,多为卵巢恶性肿瘤。还要排除盆腔各种转移性肿瘤的可能。若肿块位于下腹部一侧,特别是左下腹,呈条块状、有轻压痛,伴便秘、腹泻或便秘腹泻交替以及粪中带血或黏液者,应考虑结肠癌的可能,可做肠镜检查以明确。双子宫或残角子宫的病人,可于子宫一侧扪及与子宫对称或不对称的肿块,两者相连,质地相同,确诊需 B 超或 MRI。

(姜伟　徐丛剑　丰有吉)

第三节　临床诊断的思维

> **关键点**
> 对某一疾病的诊断思维包括流行病学、病因、病理生理、病理、病变部位、疾病典型症状、演变过程、转归及预后等的全面认识。

临床诊断是临床医师根据医学基本理论、基本知识及基本技能,通过对病人病史,结合体格检查及各种辅助检查结果,对病人所患疾病作出判断性的结论。在现代科学技术条件下,对于某一疾病的诊断思维应包括流行病学、病因、病理生理、病理、病变部位、疾病典型症状、演变过程、转归及预后等的全面认识。确定诊断是复杂的认识过程,首先要有扎实的各种疾病的相关基础理论知识,其次要逐渐积累丰富的临床经验,及时地更新相关知识。正确判断通常需要的步骤是:获得能够反映疾病本质的病史、体征、辅助检查等的病情资料,这些资料应该力求全面、系统、客观、真实,这是建立正确诊断的基本依据。随后是对所获得的感性资料结合理论知识进行归纳、分析、鉴别和综合评价,揭示出疾病的本质联系,作出带有判断性的结论。

诊断疾病的过程是富有探索性的、能动的思维过程。在这个过程中,不仅要求临床医师具有必需的医学理论知识,还要求有较丰富的临床实践经验和较强的思维能力,并且在诊治的过程中对于新出现的症状和体征,不断地同步更新,及时修整诊断。从思维方法上应掌握三项基本原则:要具体认识疾病的个性化,要在整体联系和动态观察中认识疾病的本质,要自始至终坚持医疗实践第一的原则。

(姜伟　徐丛剑　丰有吉)

第四节　临床治疗的思维

> **关键点**
> 需要与时俱进,及时更新治疗新理念,学习新方法,从而提高医疗质量、保障病人安全。

20 世纪以来,随着循证医学的不断完善,临床治疗的决策已开始从经验医学转向循证医学。应用经过科学的、客观论证过的治疗指南指导和规范临床实践,以审慎、明确及客观的观点为病人制定临床治疗计划。而近年来,越来越多的医生关注到病人的个体化差异,提出了精准治疗的概念,对疾病的认识也深入到以分子生物学,遗传学等学科为基础的疾病分类,治疗效果评价,作为一个妇科医生,要做到与时俱进,及时更新治疗新理念,学习新方法,从而提高医疗质量、保障病人安全。

同时,在制订临床治疗方案时,既要明确治疗的目的,也要衡量施治方法的利弊。在治疗妇科疾病的同时,需要考虑病人的生活质量、各种并发症以及妇科疾病给病人及其家人在心理上带来的影响和压力,所以在开始治疗前要充分告知病人可供选择的治疗方案及利弊,及时给予解释和指导。

【临床特殊情况的思考和建议】

在医患沟通中存在以下特殊情况,需要特别对待。对于语言沟通存在障碍,如外籍、非汉语的少数民族病人,或者存在语言障碍的残疾病人,需要更关注非语言的沟通,同时需要反复与其代理人或翻译交流,最终确定其真实、准确的病史。对于妇科急诊病人,特别是出现危及生命的状况时,如异位妊娠破裂内出血所致的休克,应在简单询问病史的同时积极抢救处理,待病人生命体征平稳后再做详细的沟通。

参考文献

1. 周晋,尹梅. 医患沟通. 北京:人民卫生出版社,2014
2. 沈铿,马丁. 妇产科学. 北京:人民卫生出版社,2014
3. 万学红,卢雪峰. 诊断学. 第 8 版. 北京:人民卫生出版社,2014
4. Jonathan S,Berek. Berek& Novak's Gynecology. 15th ed. Lippincott Williams &Wiikins,2011:12
5. Munro MG,Critchley HO,Fraser IS. The FIGO classification of causes of abnormal uterine bleeding in the reproductive

years. Fertil Steril,2011,95:2204-2208

6. 中华医学会妇产科分会妇科内分泌学组. 中华妇产科杂志,

2014,49(11):801-806

（姜伟　徐丛剑　丰有吉）

第二十一章　女性生殖内分泌疾病

3

第一节　正常性分化和性发育异常

关键点

1. 生殖系统的分化是一个复杂的过程,包括三个方面:即性腺、生殖道和外生殖器的分化。

2. 性发育异常包括一大组疾病,这些疾病的病人在性染色体、性腺、外生殖器或性征方面存在一种或多种先天性异常或不一致,临床上最常见的表现是外生殖器模糊和青春期后性征发育异常。

3. Turner 综合征(Turner syndrome)是最常见的先天性性腺发育不全,大约每2000个女性活婴中有1例,其发生的根本原因是两条 X 染色体中的一条完全或部分缺失。

4. 单纯性性腺发育不全有两种染色体核型:46,XX 和 46,XY,染色体核型为 46,XY 的单纯性性腺发育不全又被称为 Swyer 综合征。

5. 染色体核型为 45,X/46,XY 病人的临床表现差别很大,从类似典型的 Turner 综合征到类似正常男性、从混合性性腺发育不全到卵睾型性发育异常都有可能出现,这些表现千差万别的疾病唯一的共同点是染色体核型,故它们被统称为 45,X/46,XY 综合征。

6. 当体内同时有卵巢组织和睾丸组织时,称为卵睾型 DSD。病人的染色体核型有 46,XX、46,XY 和 46,XX/46,XY,其中最常见的核型是 46,XX。

7. 先天性肾上腺皮质增生症包括 21-羟化酶缺陷、11β-羟化酶缺陷、17-羟化酶缺陷和类固醇侧链裂解酶缺陷,其中最常见的是 21-羟化酶缺陷,占 CAH 总数的 90%～95%。21-羟化酶缺陷和11β-羟化酶缺陷既影响皮质醇的合成,也影响醛固酮和雄激素的合成,女性病人可出现性分化或性发育异常。

8. 雄激素不敏感综合征的发病原因是雄激素受体基因发生了突变,其临床表现与 5α-还原酶相似。

9. 男性胎儿发生睾酮合成酶缺陷或睾丸间质细胞发育不全时,会出现外阴畸形。

一、女性生殖系统的分化

生殖系统的分化是一个复杂的过程,它包括三个方面:即性腺、生殖道和外生殖器的分化。下面介绍女性生殖系统的分化。

(一)卵巢的发生

1. 原始性腺的发生　女性的性腺是卵巢,它和睾丸一样均起源于原始性腺。在胚胎的第 4 周,卵黄囊后壁近尿囊处出现原始生殖细胞(primordial germ cell),原始生殖细胞体积较大,起源于内胚层。在胚胎的第 5 周,中肾内侧的体腔上皮及其下面的间充质细胞增殖,形成一对纵行的生殖腺嵴(gonadal ridge)。生殖腺嵴表面上皮向其下方的间充质内增生,形成许多不规则的细胞索,我们称为初级性腺索(primitive gonadal cord)。在胚胎的第 6 周原始生殖细胞经背侧肠系膜移行至初级性腺索内,这样就形成了原始性腺(图 21-1-1)。原始性腺无性别差异,将来既可以分化成卵巢,也可以分化成睾丸,因此我们又称之为未分化性腺。

2. 与性腺分化有关的基因　在性腺发育过程中涉及多个基因的调控,如果这些基因调控出现异常,就可能出现性发育异常。调控性腺发育过程的基因包括 Wilms 肿瘤-1 基因(Wilms tumor 1,WT-1)、Y 染色体上的性别决定区(sex-determining region Y,SRY)、SRY 同源家族基因-9(SRY-related HMG box 9,SOX9)、类固醇生成因子-1(steroidogenic factor-1,SF-1)、成纤维细胞生长因子-9(fibroblast growth factor 9,FGF9)、剂量-敏感性反转(dosage-sensitive reversal,DSS)和先天性肾上腺发育不良(adrenal hypoplasia congenita,AHC)(DSS-AHC critical region on the X gene 1,DAX-1)和 DMRT1 (double sex,mab3,related transcription factor 1)等。

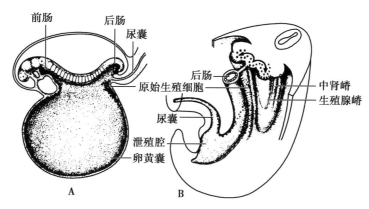

图 21-1-1 原始生殖细胞的迁移示意图

SRY 基因位于 Y 染色体上,是睾丸分化的启动基因,主要作用是通过对下游的多个基因调控促使原始性腺向睾丸方向分化。在 SRY 不存在时,原始性腺自然向卵巢方向分化。如果 SRY 基因转位到 X 染色体或常染色体上,可以使 46,XX 个体表现为男性性征。SF-1 和 SOX9 为 SRY 的下游基因,SOX9 基因上调是睾丸分化的关键因素,在没有 SRY 基因时如果 SOX9 基因上调,也会出现睾丸的发育。SOX9 重复表达可以使 46,XX 个体出现睾酮。FGF9 和 DMRT1 也与睾丸发育有关。

DAX-1 是卵巢发生的关键基因。DAX-1 编码的蛋白是核受体大家族中的一员,当该基因发生突变时,病人会发生性反转和先天性肾上腺发育不良。

3. **睾丸的发育** 胚胎的第 7 周,在 SRY、SOX9 和 DMRT1 等基因的影响下初级性腺索增殖,并与生发上皮分离。初级性腺索向原始性腺的深部生长,分化成生精小管,生精小管末端相互连接形成睾丸网。生精小管内含有 2 种细胞,即由初级性腺索分化来的支持细胞和由原始生殖细胞分化来的精原细胞。胚胎第 8 周时,生发上皮下方的间充质形成白膜,分散在生精小管之间的间充质细胞分化成睾丸间质细胞。在胚胎的第 9 周,胎儿睾丸间质细胞开始分泌睾酮,第 16 周时达到高峰。胎儿睾丸支持细胞分泌 AMH,AMH 与生殖道的分化有关。

4. **卵巢的发育** 在胚胎的第 10 周,初级性索向原始性腺的深部生长,形成不完善的卵巢网,以后初级性索与卵巢网均退化,被血管和间质所替代,形成卵巢的髓质。此后,原始性腺表面上皮再次增生形成新的细胞索,称为次级性索(secondary sex cord)。次级性索较短,分布于皮质内,故又被称为皮质索(cortical cord)。在胚胎的第 16 周,皮质索断裂成许多孤立的细胞团,这些细胞团就是原始卵泡(primordial follicle)。原始卵泡中央是一个由原始生殖细胞分化来的卵原细胞,周围是一层由皮质索细胞分化来的卵泡细胞(follicular cell)。胚胎期的卵原细胞可以分裂增生,它们最终分化成初级卵母细胞,初级卵母细胞不具备增生能力。卵泡之间的间充质形成卵巢的间质。在妊娠17~

20 周,卵巢分化结束。

(二) 内生殖器的发生

女性内生殖器起源于副中肾管,副中肾管又称米勒管(Müllerian duct)。男性内生殖器起源中肾管,中肾管又称沃夫管(Wolffian duct)。在胚胎期,胎儿体内同时存在中肾管和副中肾管。决定内生殖器分化的因子是睾丸支持细胞分泌的抗米勒管激素(anti-müllerian hormone,AMH)和睾丸间质细胞分泌的雄激素,AMH 抑制米勒管的分化,中肾管的分化依赖雄激素。

卵巢分泌的雄激素量不能满足中肾管发育的需要,因此中肾管逐渐退化。另外卵巢不分泌 AMH,米勒管便得以发育。米勒管的上段分化成输卵管,中段发育成子宫,下段发育成阴道的上 1/3。阴道的下 2/3 起源于尿生殖窦。

(三) 外生殖器的发生

外生殖器起源于尿生殖窦。在胚胎的第 8 周,尿生殖窦的腹侧中央出现一个突起,称为生殖结节;尾侧有一对伸向原肛的皱褶,称为生殖皱褶,生殖皱褶的两侧还有一对隆起,称为生殖隆起。生殖结节、生殖皱褶和生殖隆起是男女两性外生殖器的始基,它们具有双相分化潜能。决定胎儿外阴分化方向的决定因子是雄激素。胎儿睾丸分泌的睾酮在 5α-还原酶作用下转化成二氢睾酮,二氢睾酮使尿生殖窦向男性外生殖器方向分化。如果尿生殖窦未受雄激素的影响,则向女性外生殖器方向分化。

对女性胎儿来说,由于体内的雄激素水平较低,尿生殖窦将发育成女性外阴。生殖结节发育成阴蒂,生殖皱褶发育成小阴唇,生殖隆起发育成大阴唇。另外,阴道的下 2/3 也起源于尿生殖窦。

二、性发育异常

性发育异常(disorders of sex development,DSD)包括一大组疾病,这些疾病的病人在性染色体、性腺、外生殖器或性征方面存在一种或多种先天性异常或不一致,临床上最常见的表现是外生殖器模糊和青春期后性征发育异常。

SDS 的发生率约 1/1000,发病主要与遗传因素有关,包括单基因突变、染色体异常、嵌合体、基因拷贝数异常和印记控制缺陷等。

在诊断 DSD 时,既往使用的一些术语,如两性畸形、真两性畸形、假两性畸形、睾丸女性化综合征等,由于其具有某种歧视性意味,现已废弃不用,他们的替代术语见表 21-1-1。

【分类】

DSD 的分类较为复杂,目前倾向于首先根据染色体核型分成 3 大类,即染色体异常型 DSD、46XX 型 DSD 和 46XY 型 DSD,然后再根据性腺情况和激素作用情况

进行具体诊断(表 21-1-2)。

表 21-1-1　DSD 的规范术语

弃用的术语	替代术语
女性假两性畸形	46XX 型性发育异常
男性假两性畸形	46XY 型性发育异常
真两性畸形	卵睾型性发育异常
XX 型男性或 XX 型性逆转	46XX 型睾丸型性发育异常
XY 型女性或 XY 型性逆转	46XY 型卵巢型性发育异常

(引自:Hughes IA,Houk C,Ahmed SF,et al. Consensus statement on management of intersex disorders. Arch Dis Child,2006,91:554-562)

表 21-1-2　性发育异常的分类

染色体异常型 DSD		Turner 综合征 Klinefelter 综合征 45,X/46,XY 综合征 染色体为 46,XX/46,XY 的卵睾型 DSD
46,XY 型 DSD	性腺发育异常	• 性腺发育不全(完全型或部分型) • 卵睾型 DSD • 睾丸退化
	雄激素合成异常	• 5α-还原酶缺陷 • StAR 缺陷 • CYP11A1 缺陷 • 3β-HSD 缺陷 • CYP17 缺陷 • 17β-HSD 缺陷
	雄激素作用异常	• 雄激素不敏感综合征(完全型和部分型)
	其他	• 米勒管持续存在综合征 • 先天性低促性腺激素性性腺功能低下 • 环境因素
46,XX 型 DSD	性腺发育异常	• 性腺发育不全 • 卵睾型 DSD • 睾丸型 DSD
	雄激素过多	• 21-羟化酶缺陷 • 11β-羟化酶缺陷 • 3β-脱氢酶缺陷 • 外源性雄激素
	其他	• 17α-羟化酶缺陷 • 先天性低促性腺激素性性腺功能低下 • 米勒管发育异常 • 尿生殖窦发育异常

【诊断】

性发育异常的诊断较为复杂,临床上根据体格检查、内分泌测定、影像学检查、染色体核型分析进行诊断,必要时可能需要腹腔镜检查或剖腹探查。

1. **体格检查** 体格检查重点关注性征的发育和外阴情况。

(1) 无性征发育:幼女型外阴,乳房无发育,说明体内雌激素水平低下,卵巢无分泌功能。这有两种可能:卵巢发育不全或者下丘脑或垂体病变导致卵巢无功能。

多数先天性性腺发育不全是由 Turner 综合征和单纯性性腺发育不全引起的。Turner 综合征除了有性幼稚外,往往还有体格异常,如身材矮小、蹼颈、后发际低、皮肤多黑痣、内眦赘皮、眼距宽、盾形胸、肘外翻、第四和第五掌(跖)骨短等表现。单纯性性腺发育不全病人没有体格异常。

先天性低促性腺激素性性腺功能减退也没有体格发育异常。极个别可伴有嗅觉的丧失,我们称之为 Kallmann 综合征。

(2) 有性征发育,无月经来潮:提示有生殖道发育异常

可能。青春期有第二性征的发育,说明卵巢正常,下丘脑-垂体-卵巢轴已启动。如生殖道发育正常,应该有月经的来潮;如无月经的来潮则提示有生殖道发育异常可能。当检查发现子宫大小正常,且第二性征发育后出现周期性腹痛,应考虑为处女膜或阴道发育异常如处女膜闭锁、先天性无阴道或阴道闭锁。子宫未发育或子宫发育不全时,往往无周期性腹痛,如先天性无子宫、始基子宫和实质性子宫等米勒管发育异常等。

(3) 外生殖器异常:又称外阴模糊,提示可能有性腺发育异常、雄激素分泌或作用异常等。如果病人性腺为卵巢,有子宫和阴道,外阴有男性化表现,则可能为 46,XX 型 DSD 中的雄激素过多性发育异常,如 21-羟化酶缺陷等。如果病人性腺为睾丸,没有子宫和阴道,外阴有女性化表现,则很可能是 46,XY DSD,如雄激素不敏感综合征等。

临床上一般采用 Prader 方法对异常的外生殖器进行分型(Prader 分型):Ⅰ型,阴蒂稍大,阴道与尿道口正常;Ⅱ型,阴蒂增大,阴道口变小,但阴道与尿道口仍分开;Ⅲ型,阴蒂显著增大,阴道与尿道开口于一个共同的尿生殖窦;Ⅳ型表现为尿道下裂;Ⅴ型,阴蒂似正常男性(图 21-1-2)。

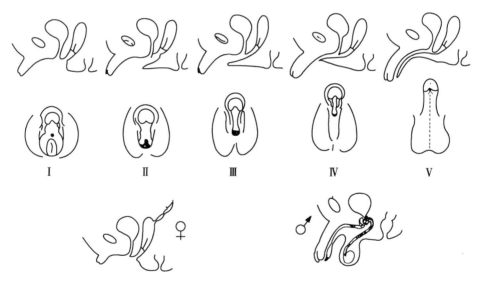

图 21-1-2 外阴男性化的 Prader 分型

2. **影像学检查** 包括超声、CT 和 MRI 等。通过影像学检查可了解性腺和生殖道的情况。

3. **内分泌测定** 测定的激素包括 FSH、LH、PRL、雌二醇、孕烯醇酮、孕酮、17α-羟孕酮、睾酮、雄烯二酮、二氢睾酮、硫酸脱氢表雄酮和脱氧皮质酮(DOC)等。

性腺发育不全时 FSH 和 LH 水平升高,先天性低促性腺激素性性腺功能减退者的促性腺激素水平较低,米勒管发育异常和尿生殖窦发育异常者的促性腺激素水平处于正常范围。

雄激素水平较高时应考虑 46,XX 型 DSD 中的 21-羟化酶缺陷和 11β-羟化酶缺陷、46,XY 型 DSD 和染色体异常

型 DSD。孕酮、17-羟孕酮和 DOC 对先天性肾上腺皮质增生症引起的 DSD 很有帮助。睾酮/二氢睾酮比值是诊断 5α-还原酶缺陷的重要依据,雄烯二酮/睾酮比值升高是诊断 17β-脱氢酶的依据之一。

4. **染色体检查** 对所有怀疑 DSD 的病人均应做染色体检查。典型的 Turner 综合征的染色体为 45,XO,其他核型有 45,XO/46,XX、46,XXp-、46,XXq-、46,XXp-/46,XX、46,XXq-/46,XX 等。单纯性性腺发育不全的核型为 46,XX 或 46,XY。女性先天性肾上腺皮质增生症的染色体为 46XX,雄激素不敏感综合征的染色体为 46,XY。卵睾型 DSD 的染色体核型有三种:46,XX、46,XX/46,XY 和 46,

XY;其中最常见的是 46,XX。

5. **性腺探查** 卵睾型 DSD 的诊断依赖性腺探查,只有组织学证实体内同时有卵巢组织和睾丸组织才能诊断。卵睾型 DSD 的性腺有三种:一侧为卵巢或睾丸,另一侧为卵睾;一侧为卵巢,另一侧为睾丸;两侧均为卵睾。其中最常见的为第一种。对含有 Y 染色体的 DSD 者来说,性腺探查往往是诊断或治疗中的一个必不可少的步骤。

【治疗】

性发育异常处理的关键是性别决定。婴儿对性别角色还没有认识,因此在婴儿期改变性别产生的心理不良影响很小,甚至没有。较大的孩子在选择性别时应慎重,应根据外生殖器和性腺发育情况、病人的社会性别及病人及其家属的意愿选择性别。

1. **外阴整形** 外阴模糊者选择做女性时往往需要做外阴整形。

手术的目的是使阴蒂缩小,阴道口扩大、通畅。阴蒂头有丰富的神经末梢,对保持性愉悦感非常重要,因此现在都做阴蒂体切除术,以保留阴蒂头及其血管和神经(图 21-1-3)。

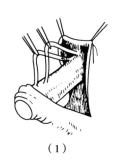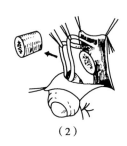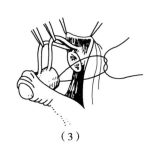

（1） （2） （3）

图 21-1-3 阴蒂体切除术

（1） 游离阴蒂体、血管和神经;（2） 切除阴蒂体;（3） 把阴蒂头和阴蒂根部缝在一起

2. **性腺切除** 体内存在睾丸组织或 Y 染色体的病人在选择做女性后,首要的治疗是切除双侧睾丸组织或性腺组织,因为性腺组织可能发生癌变(表 21-1-3)。

表 21-1-3 不同种类 DSD 的性腺组织恶变率

疾病	恶变率(%)
含 Y 染色体的性腺发育不全	15～35
性腺组织部在腹腔内时	50
部分型雄激素不敏感综合征(非阴囊型)	60
含 Y 染色体的 Turner 综合征	12
17β-HSD 缺陷	28
完全性雄激素不敏感综合征	2
卵睾型 DSD	3

3. **性激素治疗** 包括雌激素治疗和孕激素治疗。原则是有子宫者需要雌孕激素治疗,无子宫者单用雌激素治疗。

性激素治疗的目的是促进并维持第二性征的发育、建立规律月经、防止骨质疏松的发生。常用的雌激素有戊酸雌二醇和妊马雌酮,孕激素有醋酸甲羟孕酮等。

4. **皮质激素治疗** 先天性肾上腺皮质增生症者需要皮质激素治疗。

三、Turner 综合征

Turner 综合征(Turner Syndrome)是最常见的先天性性腺发育不全,大约每 2000 个女性活婴中有 1 例。1938 年 Turner 对 7 例具有女性表型,但有身材矮小、性幼稚、肘外翻和蹼颈的病人做了详细的描述,这是历史上第一次对该疾病的临床表现做详尽的描述,故该疾病后来被命名为 Turner 综合征。

【发病机制】

Turner 综合征属于染色体异常型 DSD,其发生的根本原因是两条 X 染色体中的一条完全或部分缺失。目前认为两条完全正常的 X 染色体是卵巢正常发生的前提,如果缺少一条 X 染色体或者一条 X 染色体有部分基因的缺失,就可以造成先天性卵巢发育不全。由于 X 染色体上有许多功能基因,如果这些基因缺少,就会引起一系列的器官发育异常或体格异常(图 21-1-4)。

核型为 45,X 的病人临床表现最典型。嵌合型的临床表现差异很大,取决于正常细胞系和异常细胞系的比例。正常细胞系所占比例越大,临床症状就越轻。染色体结构异常的病人的临床表现与其缺失的基因有关,与体格发育有关的基因位于 X 染色体短臂上,因此短臂缺失会导致身材矮小,而长臂缺失不会导致身材矮小。正常的卵巢功能需要两条完整的 X 染色体,因此 X 染色体的任何结构异常都可以导致卵巢发育不全或卵巢早衰。Xq25 远端的功能基因较少,因此该部分的缺失引起的症状较轻。

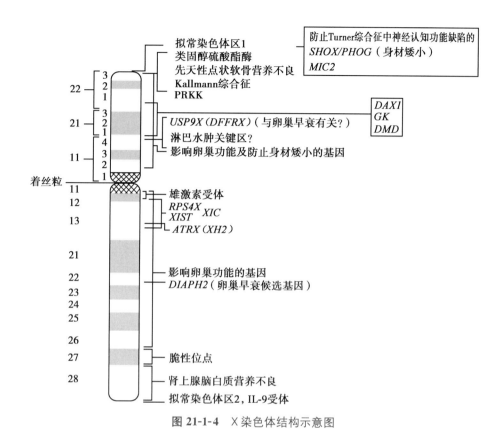

图 21-1-4 X 染色体结构示意图

【临床表现】

Turner 综合征最典型的临床表现是身材矮小和性幼稚。另外部分患儿还可能有一些特殊的体征,如皮肤较多的黑痣、蹼颈、后发际低、盾状胸、肘外翻和第 4、5 掌(跖)骨短等。

1. **身材矮小** 许多 Turner 综合征患儿出生身高就偏矮,儿童期身高增长较慢,比正常同龄人的平均身高低 2 个标准差以上。到青春期年龄后,无生长加速。典型的 Turner 综合征者的身高<147cm。

以前认为 Turner 综合征者的身材矮小与生长激素缺乏有关,目前多数认为患儿体内不缺少生长激素。研究已证实 Turner 综合征者的身材矮小是由 X 染色体短臂上的身材矮小同源盒基因(short stature homeobox-containing gene,SHOX)突变所致。如果 SHOX 基因不受影响,患儿就不会出现身材矮小。

2. **骨骼发育异常** 许多 Turner 综合征者存在骨骼发育异常,临床上表现为肘外翻、不成比例的腿短、盾状胸、颈椎发育不良导致的颈部较短、脊柱侧凸和第 4、5 掌(跖)骨短等。

Turner 综合征者异常的面部特征也是由骨骼发育异常造成的,这些异常特征包括:下颌过小、上腭弓高、内眦赘皮等。

Turner 综合征的骨骼发育异常是骨发育不全的结果,

目前尚不清楚 Turner 综合征者骨发育不全的具体机制,推测可能与 X 染色体缺陷导致的结缔组织异常有关。

3. **淋巴水肿** Turner 综合征者存在淋巴管先天发育异常,从而发生淋巴水肿。有的患儿出生时就有手、足部的淋巴水肿,往往经过数月方可消退。颈部淋巴水肿消退后就表现为蹼颈,眼睑下垂和后发际低也是由淋巴水肿引起的。

4. **内脏器官畸形** 20%～40% 的 Turner 综合征者有心脏畸形,其中最常见的是二叶式主动脉瓣、主动脉缩窄和室间隔缺损等。约 1/4 的病人有肾脏畸形,如马蹄肾以及肾脏结构异常等。许多研究提示 Turner 综合征者的心脏畸形和肾脏畸形可能与这些部位的淋巴管发育异常有关。

5. **生殖系统** 患儿为女性外阴,有阴道、子宫。性腺位于正常卵巢所在的部位,呈条索状。典型的 Turner 综合征者到青春期年龄后,没有乳房发育,外阴呈幼女型,但少数病人可以有阴毛。有些 Turner 综合征者(染色体核型为嵌合型者)可以有第二性征的发育,但往往来过几次月经后就发生闭经。

条索状性腺由结缔组织组成,不含卵泡。在胚胎期 Turner 综合征者的原始性腺分化为卵巢,但是由于没有两条完整的 X 染色体,结果在胎儿阶段卵巢内的卵泡就被耗竭,到出生时,两侧卵巢已被结缔组织所替代。

6. **其他内分泌系统异常** Turner 综合征者甲状腺功能减退的发生率比正常人群高,一项对平均年龄为 15.5 岁的 Turner 综合征者的调查发现,约 22% 的病人体内有甲状腺自身抗体,其中约 27% 的病人有甲状腺功能减退。另外,胰岛素拮抗在 Turner 综合征者中也常见,随着病人的年龄增加,她们发生糖尿病的风险也增加,肥胖和生长激素治疗会使糖尿病发病风险进一步增加。

7. 其他临床表现　许多病人的皮肤上有较多的黑痣,这些黑痣主要分布在面、颈胸和背部。大部分患儿智力发育正常,但也有部分病人有不同程度的智力低下。

肝功能异常较常见,有研究发现 44% 的病人有肝酶升高。儿童期病人常有中耳炎反复发作,这与有关骨骼发育异常有关,许多病人因此出现听力障碍。

【内分泌检查】

常规测定血 FSH、LH、PRL、睾酮和雌二醇水平。结果如表 21-1-4 所示:

表 21-1-4　Turner 综合征者的激素测定结果

激素	水　平
FSH	↑达到绝经后妇女水平
LH	↑达到绝经后妇女水平
PRL	正常范围
睾酮	比正常女性正常平均水平低
雌二醇	↓比正常青春期女孩的卵泡早期水平低

【染色体核型分析】

对疑似 Turner 综合征者,常规做染色体核型分析,目的有两个:①明确诊断;②了解有无 Y 染色体以指导治疗。

Turner 综合征者的染色体核型多种多样,具体见表 21-1-5。

表 21-1-5　Turner 综合征者的染色体核型

分类	染色体核型
染色体数目异常	
X 单体	45,X
嵌合型	45,X/46,XX、45,X/46,XY、45,X/47,XXX、45,X/47,XXY
染色体结构异常	
缺失	
臂缺失	46,X,del(Xp)、46,X,del(Xq)
带缺失	46,X,del(X)(p11)、46,X,del(X)(q11)、46,X,del(X)(q21)、46,X,del(X)(q24)
环状染色体	46,X,r(X)
等臂染色体	46,X,i(Xq)
	46,X,t(X;21)(q24;q23)、46,X,t(X;4)(q27;q21)
其他	

【治疗】

Turner 综合征治疗的目的是治疗先天性畸形、改善最终身高、促进第二性征的发育、建立规律月经、减少各种并发症的发生。

1. 治疗先天性畸形　有些先天性畸形,如心血管系统。病人如有心血管方面的畸形,需要外科医生进行评价和治疗。在外科医生认为不需要特殊治疗后,再给予相应的内分泌治疗。

2. 性激素治疗　目的是促进并维持第二性征的发育,维护正常的生理状况,避免骨质丢失。为最大限度改善病人的身高,一般在开始的 2～3 年采用小剂量的雌激素,这样可以避免骨骺过早愈合。以后再逐步加大雌激素剂量,一般要维持治疗二三十年。单用雌激素会导致子宫内膜增生症,增加子宫内膜癌的发病风险,加用孕激素可消除该风险。第一次加用孕激素往往在使用雌激素 6～12 个月以后或第一次有阴道出血(未使用孕激素)后。以后定期加用孕激素,每周期孕激素使用的天数为 7～14 天。

3. 生长激素治疗　虽然 Turner 综合征者的身材矮小不是生长激素缺乏引起,但是在骨骺愈合前及时给予生长激素治疗对改善身高还是有益的。一般说来,生长激素治疗可以使病人的最终身高增加 5～10cm。

4. 其他治疗　含 Y 染色体的 Turner 综合征病人的性腺容易恶变为性腺母细胞瘤和无性细胞瘤,恶变率约 20%～25%,恶变通常发生在儿童期和青春期。因此建议这些病人及时手术切除两侧的性腺组织。

四、单纯性性腺发育不全

有一类性腺发育不全者有性幼稚、条索状性腺,但她们的染色体核型正常,没有身材矮小等 Turner 综合征者的躯体症状,该疾病就被称为单纯性性腺发育不全。

【发病机制】

单纯性性腺发育不全有两种染色体核型:46,XX 和 46,XY,染色体核型为 46,XY 的单纯性性腺发育不全又被称为 Swyer 综合征。目前认为 46,XY 单纯性性腺发育不全的发病原因包括:①未被探测到的 Y 染色体短臂缺失;②SRY 基因突变;③其他与性别决定有关的基因。Y 染色体的基因突变或缺失导致原始性腺未分化成睾丸,而是分化成条索状性腺。条索状性腺不能分泌 AMH 和睾酮,因此中肾管退化,副中肾管分化成输卵管、子宫和阴道的上 1/3。没有雄激素的作用,尿生殖窦也分化成女性外阴。

46,XX 单纯性性腺发育不全的发病原因有:①胚胎期生殖细胞未移行到原始性腺内;②相关基因突变。虽然卵巢为条索状性腺,但副中肾管和尿生殖窦的分化不受影响,因此内生殖器和外阴均为女性表型。

【临床表现】

单纯性性腺发育不全与 Turner 综合征有很多相似之处，她们最大的区别在与前者没有躯体异常体征。

1. **原发闭经**　原发闭经是典型的症状，闭经的原因是性腺发育不全。

2. **性幼稚**　由于性腺不能分泌雌激素，因此乳房没有发育，外阴呈幼女型。另外妇科检查发现有阴道、子宫。

3. **体格检查未发现异常**　除性幼稚外，没有其他躯体异常。如病人身高正常，没有骨骼发育异常和心血管系统异常等。

4. **内分泌测定**　内分泌测定结果与 Turner 综合征相同，提示为高促性腺激素性闭经。

5. **影像学检查**　包括超声、CT 和 MRI，目的是发现条索状性腺。

6. **染色体核型分析**　染色体核型为 46,XY 或 46,XX。

【诊断和鉴别诊断】

根据体格检查、妇科检查、内分泌检查、影像学检查和染色体核型分析，不难诊断。鉴别主要与卵巢内含始基卵泡的原发性高促性腺激素性闭经相鉴别，这些疾病包括 17α-羟化酶缺陷、自身免疫性卵巢炎和体内有促性腺激素受体抗体等。

【处理】

单纯性性腺发育不全的治疗目的是防止条索状性腺恶变、促进第二性征的发育和建立规律月经。

1. **切除性腺**　46,XY 单纯性性腺发育不全者的性腺恶变率为 10%～20%，因此一旦确诊，就应立即切除性腺组织。46,XX 单纯性性腺发育不全者不需要切除性腺组织。

2. **性激素治疗**　根据病人对身高的要求选择性激素治疗方案。如果病人要求身高更高一些，就在开始的 2～3 年采用小剂量的雌激素，如戊酸雌二醇 0.5mg/d，这样可以避免骨骺过早愈合。以后再逐步加大雌激素剂量。为保护子宫内膜需定期加用孕激素。第一次加用孕激素的时间同 Turner 综合征，在使用雌激素 6～12 个月以后或第一次有阴道出血后。

如果没有长高的需要，可以从常规剂量开始，如戊酸雌二醇 1～2mg/d，内膜厚度达到 10mm 左右时加用孕激素。

五、45,X/46,XY 综合征

染色体核型为 45,X/46,XY 的性腺发育不全者最初被称为混合性性腺发育不全，因为这些病人体内的性腺一侧为条索状性腺，另一侧为发育不全的睾丸。后来发现染色体核型为 45,X/46,XY 病人的临床表现差别很大，从类

似典型的 Turner 综合征到类似正常男性、从混合性性腺发育不全到卵睾型性发育异常都有可能出现，这些表现千差万别的疾病唯一的共同点是染色体核型，故它们被统称为 45,X/46,XY 综合征（一般不包括真两性畸形）。

【临床表现】

染色体核型异常导致性腺发育异常。根据性腺发育情况，内生殖器可有不同表现。如果两侧均为条索状性腺，那么病人就表现为 Turner 综合征；如果只有发育不全的睾丸，就表现为两性畸形；如果有发育较好的睾丸，病人多数按男孩抚养，此类病人往往因男性不育而在男性科就诊。

来妇产科就诊的病人或者表现为 Turner 综合征，或者表现为更像女性的两性畸形。具体表现见表 21-1-6。

表 21-1-6　45,X/46,XY 综合征的临床表现

染色体核型	45,X/46,XY
外阴	女性→模糊→男性
内生殖器	副中肾管发育-中肾管发育-副中肾管、中肾管均发育
性腺	条索状性腺-发育不全的睾丸-发育正常的睾丸
躯体	女性体格：身材矮小等；男性体格
内分泌测定	血 FSH 和 LH 水平升高；根据性腺发育情况血睾酮水平可能比正常女性高或低

【诊断】

根据体格检查、影像学检查、内分泌测定和核型分析不难诊断。

【处理】

来妇产科就诊的病人往往从小按女性抚养，性腺为条索状性腺或发育不良的睾丸，因此治疗的目的是切除性腺，使病人按女性正常生活。

1. **切除性腺**　无论是条索状性腺还是发育不全的睾丸均容易发生恶变，因此不管性腺发育程度如何，均予以切除。

2. **外阴矫形术**　对外阴模糊者，予以整形，使之成为女性外阴。

3. **激素替代治疗**　激素替代治疗的方案与 Turner 综合征类似。要强调的是如果病人体内没有子宫，就不需要补充孕激素。

六、卵睾型性腺发育异常

当体内同时有卵巢组织和睾丸组织时，称为卵睾型 DSD。

【发病机制】

病人的染色体核型有 46,XX、46,XY 和 46,XX/46,XY,其中最常见的核型是 46,XX,其次是 46,XY 和 46,XX/46,XY。在睾丸分化过程中起重要作用的基因是 SRY,如果 X 染色体上携带 SRY 基因,就很容易解释发病机制。但是大多数核型为 46,XX 的卵睾型 DSD 病人体内并未找到 SRY 基因,目前认为可能的机制有:①常染色体或 X 染色体上与性别决定有关的其他基因发生了突变;②性腺局部存在染色体嵌合;③SRY 基因调控的下游基因发生了突变。

46,XX/46,XY 嵌合型可能是双受精或两个受精卵融合的结果,46,XX 核型使部分原始性腺组织向卵巢组织方向分化,46,XY 核型使部分性腺组织向睾丸组织方向分化,因此病人表现为卵睾型 DSD。核型为 46,XY 的卵睾型 DSD 的卵巢发生机制还没有很满意的解释,有作者认为原始性腺组织的 SRY 突变是主要原因。SRY 突变导致了原始性腺组织上既有 SRY 正常的细胞,又有 SRY 突变的细胞,前者使部分原始性腺组织分化成睾丸组织,后者使部分原始性腺组织分化成卵巢组织。

【诊断和鉴别诊断】

诊断卵睾型 DSD 需要有组织学证据,因此性腺探查是必需的手段。另外,一些辅助检查对诊断也有帮助。如超声发现卵泡样回声时,可以提示卵巢组织的存在。注射 HMG 后,如果雌激素水平升高,提示存在卵巢组织。注射 HCG 后,如果睾酮水平升高,提示存在睾丸组织。

染色体为 46,XX 的卵睾型 DSD 主要与先天性肾上腺皮质增生症相鉴别。由于 95% 的先天性肾上腺皮质增生症为 21-羟化酶缺陷,因此测定 17-羟孕酮可以鉴别。染色体为 46,XY 的卵睾型 DSD 主要雄激素不敏感综合征和 5α-还原酶缺陷等 46,XY 型 DSD 相鉴别。

【治疗】

卵睾型 DSD 处理的关键是性别决定。从纯粹的生理学角度来讲,染色体为 46,XX 者,多建议选择做女性。对选择做女性的卵睾型 DSD 者,需要手术切除体内所有的睾丸组织。如果性腺为睾丸,则行睾丸切除术。如果性腺为卵睾,则切除卵睾的睾丸部分,保留卵巢部分。在有的卵睾中,睾丸组织与卵巢组织混在一起,没有界限,此时需要行卵睾切除术。术后需要做 HCG 试验,以了解是否彻底切除睾丸组织。

按女性抚养的病人,还要做外阴整形术,使外生殖器接近正常女性的外生殖器。选择做男性的病人,应切除卵巢组织、子宫和阴道,使睾丸位于阴囊内。如果睾丸发育不全,可能需要切除所有的性腺,以后补充雄激素。

七、21-羟化酶缺陷

21-羟化酶缺陷(21-hydroxylase deficiency)是最常见的先天性肾上腺皮质增生症,发生率约 1/2 万,占 CAH 总数的 90%～95%。21-羟化酶缺陷既影响皮质醇的合成,也影响醛固酮的合成。由于 21-羟化酶缺陷者的肾上腺皮质会分泌大量的雄激素,因此女性病人可出现性分化或性发育异常。21-羟化酶缺陷是最常见的女性假两性畸形。

【发病机制】

21-羟化酶(cytochrome P450 21-hydroxylase,CYP21)的作用是把 17-羟孕酮(17-hydroxyprogesterone)和孕酮分别转化成脱氧皮质醇和脱氧皮质酮,CYP21 有缺陷时,皮质醇和皮质酮生成受阻。因此,病人会出现糖皮质激素功能低下和盐皮质激素功能低下的表现。由于皮质醇对下丘脑-垂体-肾上腺皮质轴的负反馈抑制作用减弱,垂体前叶会分泌大量的 ACTH。在过多的 ACTH 的作用下,肾上腺皮质增生并分泌大量的 17-羟孕酮和雄激素。

由于女性外阴的分化发生在孕 20 周前,因此如果在孕 20 周前发病,病人会出现严重的外阴男性化;如果在孕 20 周后发病,病人仅会出现轻度外阴男性化。

【遗传学】

21-羟化酶缺陷为单基因遗传病,其遗传模式为常染色体隐性遗传。21-羟化酶基因位于人类 6 号染色体的短臂上(6p21.3),由无活性的 CYP21A1P(假基因)和有活性的 CYP21A2(真基因)组成,他们均由 10 个外显子组成,真假基因的外显子和内含子的同源性分别达到 98% 和 95%。

当 CYP21 基因发生突变时,就会引起 21-羟化酶缺陷。目前已报道的 CYP21 基因突变有 100 多种,其中 95% 因遗传而得,约 5% 为自然突变所致。病人的表型与基因型高度相关,杂合子者的表型往往较轻。21-羟化酶活性完全没有时表现为失盐型(salt-wasting,SW),活性剩 2%～10% 时表现为单纯男性化型(simple virilizing,SV),活性剩 10%～60% 时表现为不典型型(non-classical,NC)。

【临床表现】

21-羟化酶缺陷的临床表现差别很大,根据疾病严重程度,21-羟化酶缺陷分为 3 种:失盐型、单纯男性化型和迟发型(非典型)。

1. **失盐型**　失盐型病人的酶缺陷非常严重,体内严重缺少糖皮质激素和盐皮质激素。出生时已有外阴男性化,可表现为尿道下裂。患儿在出生后不久就会出现脱水、体重下降、血钠降低和血钾升高,需要抢救。目前能在患儿出生后 1～2 天内明确诊断,进一步的治疗在儿科和内分泌科进行。

2. 单纯男性化型　21-羟化酶缺陷较轻的女性病人，如果在胎儿期发病，就表现为性发育异常，临床上称为单纯男性化型(图21-1-5)。

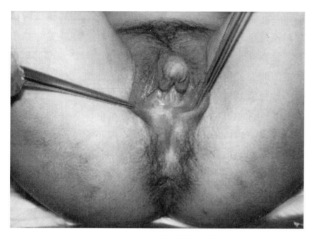

图 21-1-5　外阴男性化

(1) 外阴男性化：临床上一般采用 Prader 方法对外生殖器男性化进行分型：Ⅰ型，阴蒂稍大，阴道与尿道口正常；Ⅱ型，阴蒂增大，阴道口变小，但阴道与尿道口仍分开；Ⅲ型，阴蒂显著增大，阴道与尿道开口于一个共同的尿生殖窦；Ⅳ型表现为尿道下裂；Ⅴ型，阴蒂似正常男性。

(2) 其他男性化体征：病人往往身材矮壮，皮肤粗糙且有较多油脂分泌，四肢有较多毛发，声音低沉，有喉结，乳房小(图21-1-6)。

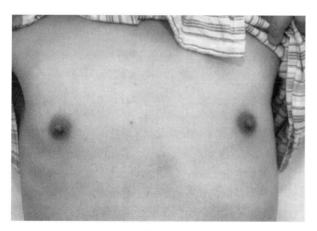

图 21-1-6　男性化体征——乳房小

(3) 体格发育：儿童期过高的雄激素水平可以促进骨骼迅速生长，骨骺提前闭合，因此病人的最终身高往往较矮。许多病人往往是因为原发闭经来妇产科就诊，此时她们的骨骺已经闭合，因此任何治疗对改善身高都没有任何意义。

(4) 妇科检查：由于雄激素的干扰，病人有排卵障碍，表现为原发闭经。另外，由于雄激素对抗雌激素的作用，乳房往往不发育或乳房发育不良。Prader Ⅰ型和Ⅱ型很容易

看到阴道，Prader Ⅲ型可通过尿生殖窦发现阴道。Prader Ⅳ型和Ⅴ型在检查时会发现阴囊空虚，阴囊和腹股沟均扪及不到性腺。肛门检查可在盆腔内扪及到偏小的子宫。

3. 迟发型　迟发型 21-羟化酶缺陷在青春期启动后发病，临床表现不典型。病人在青春期启动前无异常表现。青春期启动后病人出现多毛、痤疮、肥胖、月经稀发、继发闭经和多囊卵巢等表现，易与多囊卵巢综合征相混淆。

【**内分泌测定**】

1. 单纯男性化型　病人的促性腺激素在正常卵泡早期范围。孕酮、睾酮、硫酸脱氢表雄酮(DHEAS)和 17-羟孕酮均升高。其中最有意义的是 17-羟孕酮的升高。正常女性血 17-羟孕酮水平不超过 2ng/ml，单纯男性化型 21-羟化酶缺陷者体内的血 17-羟孕酮水平往往升高数百倍，甚至数千倍。

2. 迟发型　FSH 水平正常、LH 水平升高、睾酮水平轻度升高、DHEAS 水平升高。部分病人的 17-羟孕酮水平明显升高，这对诊断有帮助。但是也有一些病人的 17-羟孕酮水平升高不明显(<10ng/ml)，这就需要做 ACTH 试验。静脉注射 ACTH 60 分钟后，迟发型 21-OHD 病人体内的血 17-羟孕酮水平将超过 10ng/ml。

通过前面的介绍，可以看出迟发型 21-羟化酶缺陷与多囊卵巢综合征的临床表现几乎完全一致，因此临床上经常把迟发型 21-羟化酶缺陷误诊为多囊卵巢综合征。

【**诊断和鉴别诊断**】

1. 新生儿筛查　目前许多国家建议对新生儿进行 21-羟化酶缺陷的筛查，根据新生儿血 17-羟孕酮水平进行筛查。血 17-羟孕酮水平升高者需做基因诊断。

2. 儿童及成人的诊断和鉴别诊断　根据临床表现、体格检查、妇科检查、超声检查、内分泌测定和染色体分析，女性单纯男性化型 21-羟化酶缺陷不难诊断。女性单纯男性化型 21-羟化酶缺陷 D 最容易与 11β-羟化酶缺陷相混淆，后者也有 17-羟孕酮水平的升高。11β-羟化酶缺陷者体内的脱氧皮质酮水平升高，因此临床上表现为高血压。而单纯男性化型 21-羟化酶缺陷者没有高血压。

迟发型 21-羟化酶缺陷需要与多囊卵巢综合征相鉴别。病人初次就诊时，医生一般不诊断为迟发型 21-羟化酶缺陷，而是诊断为多囊卵巢综合征。对难治性的多囊卵巢综合征要考虑误诊的可能，此时需要测定 17-羟孕酮。如果 17-羟孕酮>10ng/ml，就可诊断为迟发型 21-羟化酶缺陷；如果 17-羟孕酮<10ng/ml，还需进一步做 ACTH 试验。静脉注射促肾上腺皮质素 0.25mg 60 分钟后，如果 17-羟孕酮水平超过 10ng/ml 就可诊断为迟发型 21-羟化酶缺陷。

【**单纯男性化型 21-羟化酶缺陷的治疗**】

1. 治疗时机的选择　应尽可能早地治疗单纯男性化

型 21-羟化酶缺陷,最好能在新生儿阶段就进行治疗。肾上腺皮质分泌的过多的雄激素可加速骨骺愈合,因此治疗越晚,病人的最终身高越矮。另外,早治疗还可避免男性化体征加重。

2. 药物治疗　糖皮质激素是治疗 21-羟化酶缺陷的特效药。补充糖皮质激素可以负反馈地抑制 ACTH 的分泌,从而降低血 17-羟孕酮、DHEAS 和睾酮水平。

(1) 糖皮质激素:常用的糖皮质激素有氢化可的松、泼尼松和地塞米松。儿童一般使用氢化可的松,剂量为每天 $10\sim20mg/m^2$,分 2~3 次服用,最大剂量一般不希望超过每天 $25mg/m^2$。由于泼尼松和地塞米松抑制生长作用较强,因此一般不建议儿童使用。成人每天使用氢化可的松 37.5mg,分 2~3 次服用;泼尼松 7.5mg/d,分 2 次服用;或者地塞米松 0.4~0.75mg,每天睡觉前服用 1 次。

在应激情况下,需要把皮质醇的剂量增加 1~3 倍。在手术或外伤时,如果病人不能口服,就改为肌内注射或静脉给药。

病人怀孕后应继续使用糖皮质激素,此时一般建议病人使用氢化可的松或泼尼松,根据病人的血雄激素水平进行剂量调整,一般把雄激素水平控制在正常范围的上限水平。如病人曾行外阴整形术,分娩时应选择剖宫产,这样可以避免外阴损伤。分娩前后应该按应激状态补充糖皮质激素。

需要终身服药。开始治疗时可采用大剂量的药物,在 17-羟孕酮水平下降后逐步减量到最小维持量。不同的病人,最小维持量不同。

(2) 盐皮质激素:单纯男性化型 21-OHD 病人一般不需要补充盐皮质激素。对需要补充盐皮质激素的失盐型病人,使用氟氢可的松(fludrocortisone),儿童期剂量为 0.05~0.2mg/d。在使用氟氢可的松的同时,还需补充 NaCl。

(3) 随访:治疗过程中要定期随访,主要监测月经情况、高雄激素表现、17-羟孕酮水平及有无骨质疏松,治疗的理想目标是月经规律、无高雄激素表现、血 17-羟孕酮水平 <10ng/ml。

(4) 糖皮质激素的不良反应及解决策略:长期使用超生理剂量的糖皮质激素可以造成 Cushing 综合征、骨质疏松和抵抗力低下等并发症。而剂量不足则无法消除高雄激素血症。为解决上述矛盾,可在使用生理剂量的糖皮质激素的同时,使用抗雄激素的药物,如炔雌醇环丙孕酮片和非那雄胺等。

由于炔雌醇环丙孕酮片中所含有的醋酸环丙氯孕酮具有很强的抗雄激素活性,因此炔雌醇环丙孕酮片可用于治疗 21-羟化酶缺陷。治疗方案:从月经的第 3~5 天开始每天服用一片,连服 21 天后等待月经的来潮。

非那雄胺是 Ⅱ 型 5α 还原酶抑制剂,其结构与睾酮相似,临床上主要用于治疗前列腺疾病,近年也开始用于治疗女性高雄激素血症。非那雄胺每片 5mg,治疗前列腺增生时的剂量是 5mg/d,女性用药的剂量较低,尚无成熟经验要摸索。

(5) 其他治疗:儿童期过高的雄激素水平可以促进骨骼提前生长,骨骺提前闭合,因此 21-羟化酶缺陷病人的最终身高往往较矮。尽可能早的发现 21-羟化酶缺陷并给予糖皮质激素治疗是改善病人最终身高的最佳方法。近年有作者发现在使用糖皮质激素的同时,加用 GnRHa 和生长激素能更有效地改善病人的身高。

3. 手术治疗　女性 21-OHD 病人不存在性别选择问题,均应做女性。外生殖器异常者可通过手术纠正。手术的目的是使阴蒂缩小,阴道口扩大、通畅。阴蒂头有丰富的神经末梢,对保持性愉悦感非常重要,因此现在都做阴蒂体切除术,以保留阴蒂头及其血管和神经。

4. 生育问题　绝大多数病人经糖皮质激素治疗后,可恢复正常排卵,因此可以正常受孕。对女性病人来说,需终身服药,怀孕期间也不可停药。因为如果孕期不治疗的话,即使怀孕的女性胎儿没有 21-羟化酶缺陷,依然会发生女性外阴男性化。

经糖皮质激素治疗后,如果病人没有恢复排卵,可以使用氯米芬、HMG 和 HCG 诱发排卵。

【迟发型 21-羟化酶缺陷的治疗】

迟发型 21-羟化酶缺陷的治疗为对症治疗,一般根据病人的年龄、临床表现和有无生育要求选择治疗方案。

1. 年轻、无生育要求的女性　如果病人没有多毛、痤疮、睾酮水平升高等高雄激素血症表现,可以给予孕激素治疗,目的是保护子宫内膜,定期有月经来潮。方法:醋酸甲羟孕酮 6~10mg,每天 1 次,连用 5~10 天;或者醋酸甲地孕酮 6~10mg,每天 1 次,连用 5~10 天。停药 3~7 天后有月经来潮,一般让病人每 30~45 天来一次月经。

如果停药 10 天以上还没有月经来潮,应排除怀孕可能。如果病人没有怀孕,那么应考虑病人体内的雌激素水平偏低,此时改用雌孕激素序贯治疗或联合治疗,一般多选用复方口服避孕药做雌孕激素联合治疗。

2. 有高雄激素血症、但没有生育要求　选择抗雄激素治疗。单用复方口服避孕药(包括炔雌醇环丙孕酮片)可能效果不好,因为过多的雄激素主要来自于肾上腺皮质,因此加用泼尼松或地塞米松。如:炔雌醇环丙孕酮片 1# /d＋泼尼松 2.5~5mg/d,或者炔雌醇环丙孕酮片 1# /d＋地塞米松 0.4~0.75mg/d。

3. 有生育要求者　往往先给予抗雄激素治疗,使血睾酮水平恢复正常。然后用克罗米芬促排卵治疗。

4. 年龄大、无生育要求者　给予孕激素治疗,目的是保护子宫内膜,定期有月经来潮。方法:醋酸甲羟孕酮 6~10mg,每天 1 次,连用 5~10 天;或者醋酸甲地孕酮 6~10mg,每天 1 次,连用 5~10 天。

八、11β-羟化酶缺陷

11β-羟化酶（cytochrome P450 11β-hydroxylase，CYP11B1）缺陷也会引起先天性肾上腺皮质增生症，但是其发病率很低，约为 21-羟化酶缺陷的 5%。

【发病机制】

CYP11B1 的生理作用是把 11-脱氧皮质醇转化成皮质醇，把 11-脱氧皮质酮转化成皮质酮。当 CYP11B1 存在缺陷时，皮质醇合成受阻，ACTH 分泌增加，结果肾上腺皮质增生，雄激素分泌增加。

在此综合征中醛固酮合成也受影响，但由于 11-脱氧皮质酮在体内积聚，11-脱氧皮质酮有盐皮质激素活性，因此病人不仅没有脱水症状，反而会出现高血压。

【遗传学】

11β-羟化酶缺陷为单基因遗传病，其遗传模式为常染色体隐性遗传。编码 11β-羟化酶的基因（CYP11B1）位于 8 号染色体的长臂上，与编码醛固酮合成酶的基因（CYP11B2）相邻。目前已发现 50 多种 CYP11B1 基因突变类型。在该综合征中，CYP11B2 基因不受影响。

【临床表现】

11β-羟化酶缺陷的临床表现与 21-羟化酶缺陷的临床表现既有相似之处，也有不同之处。

1. **外阴男性化**　根据酶缺陷程度的不同，病人外阴可表现为 Prader Ⅰ～Ⅴ 型中的任何一种。

2. **其他男性化体征**　如身材矮壮，皮肤粗糙且有较多油脂分泌，四肢有较多毛发，声音低沉，有喉结等。

3. **体格发育**　儿童期过高的雄激素水平可以促进骨骼提前生长，骨骺提前闭合，因此病人的最终身高往往较矮。

4. **妇科检查**　与 21-羟化酶缺陷一样，在阴囊和腹股沟内扪及不到性腺，肛门检查时在盆腔内扪及到偏小的子宫。

5. **高血压**　由于 11-脱氧皮质酮在体内积聚，病人出现水钠潴留和高血压。这是 11β-羟化酶缺陷和 21-羟化酶缺陷在临床表现上的区别。

【内分泌测定】

与 21-羟化酶缺陷一样，11β-羟化酶缺陷病人的血促性腺激素水平在正常范围，孕酮、睾酮、硫酸脱氢表雄酮（DHEAS）和 17-羟孕酮水平平均升高。

与 21-羟化酶缺陷不同的是，11β-羟化酶缺陷病人的血 11-脱氧皮质醇和脱氧皮质酮水平显著升高。

【诊断和鉴别诊断】

根据临床表现、体格检查、妇科检查、超声检查、内分泌测定和染色体分析，11β-羟化酶缺陷不难诊断。11β-羟化酶缺陷最容易与 21-羟化酶缺陷相混淆，二者的血 17-羟孕酮水平均升高。11β-羟化酶缺陷病人体内的 11-脱氧皮质醇和脱氧皮质酮水平升高，有高血压；而 21-羟化酶缺陷病人没有这些表现（表 21-1-7）。

表 21-1-7　21-羟化酶缺陷和 11β-羟化酶缺陷的鉴别

疾病	男性化	高血压	17-羟孕酮	脱氧皮质酮
21-羟化酶缺陷	有	无	高	低
11β-羟化酶缺陷	有	有	高	高

【治疗】

11β-羟化酶缺陷的治疗与单纯男性化型 21-羟化酶缺陷的治疗相似，以糖皮质激素治疗为主。如果使用糖皮质激素后，血压还不正常，就需要加用抗高血压药。

1. **糖皮质激素**　儿童一般使用氢化可的松，剂量为每天 10～20mg/m²，分 2～3 次服用。成人每天使用氢化可的松 37.5mg，分 2～3 次服用；泼尼松 7.5mg/d，分 2 次服用；或者地塞米松 0.4～0.75mg，每天睡觉前服用 1 次。需要终身服药。

在应激情况下，需要把剂量增加 1～3 倍。在手术或外伤时，如果病人不能口服，就改为肌内注射或静脉给药。

2. **抗高血压药物**　糖皮质激素治疗后，如果病人的血压仍然偏高，需要加用抗高血压药。

3. **手术治疗**　有外阴畸形者需要手术治疗。

4. **生育问题**　与 21-羟化酶缺陷者一样，11β-羟化酶缺陷者可以正常生育。糖皮质激素治疗后，如果病人恢复自发排卵，病人就能自然受孕。如果病人没有自发排卵，需要促排卵治疗。

促排卵治疗首选克罗米芬。克罗米芬失败时，选 HMG。怀孕期间应继续使用糖皮质激素。

九、雄激素不敏感综合征

雄激素不敏感综合征（androgen insensitivity syndrome，AIS）又被称为雄激素抵抗综合征（androgen resistance syndrome）或睾丸女性化综合征（testicular Feminization syndrome），是最常见的男性假两性畸形（male Pseudohermaphroditism）。据估计，AIS 的发生率是每 2 万～6 万个男婴中有 1 例。AIS 是一种单基因突变所致的性发育异常，病人的核型为 46，XY；性腺为睾丸；血睾酮水平与正常男性相同。但是，由于雄激素受体存在缺陷，使得雄激素的正常生物学效应全部或部分丧失。根据临床表现，雄激素不敏感综合征分为两种:完全性雄激素不敏感综合征(complete androgen insensitivity syndrome,CAIS)和不完全性雄激素不敏感综合征(incomplete androgen insensitivity syndrome),后者又被称为部分性雄激素不敏感综合征(partial androgen insensitivity syndrome,PAIS)。

【发病机制】

AIS 的发生根本原因是雄激素受体(androgen receptor,AR)基因发生了突变。基因突变可导致 3 个结果:①激素与受体无法结合,临床上表现为完全性雄激素不敏感综合征;②激素与受体可以结合,但结合力下降,主要原因是激素结合区的氨基酸改变导致受体与激素的亲和力下降;③激素与受体可以结合,但是激素-受体复合物的转录活性降低,最常见的原因是受体的 DNA 结合区发生了点突变,从而导致激活转录活性下降。

由于中肾管和尿生殖窦的分化需要雄激素的作用,因此雄激素受体基因突变会导致中肾管和外阴的发育异常。完全性雄激素不敏感综合征的中肾管基本不发育,尿生殖窦向女性外阴分化,因此外阴与正常女性一样。部分性雄激素不敏感综合征的中肾管可正常发育,也可发育不全。PAIS 的外阴分化非常复杂,非正常男性,也非正常女性,一般描述为外阴模糊。雄激素不敏感综合征的性腺为有功能的睾丸,睾丸支持细胞分泌 AMH。因此,雄激素不敏感综合征者的副中肾管不会发育,他们体内没有子宫和输卵管。但雄激素不敏感综合征者可以有一个顶端为盲端的阴道,这部分阴道是由尿生殖窦发育而来的。

【遗传学】

由于雄激素受体位于 X 染色体上,因此 AIS 为 X-连锁隐性遗传病。AR 基因位于 Xq11-12,由 8 个外显子和 7 个内含子构成。其中外显子 1 编码转录调节区,外显子 2 和 3 编码 DNA 结合区,外显子 4~8 编码激素结合区。8 个外显子均可以发生基因突变。

目前已发现的 AR 基因的突变类型有 800 多种,其中最常见的是点突变,其次是核苷酸的插入或缺失、内含子的剪接位点发生改变和基因缺失等。点突变无固定位置,主要集中于外显子 2、3、7 和 8 上。点突变导致的 AR 活性下降是部分性雄激素不敏感综合征最常见病因。缺失型仅占雄激素不敏感综合征的 5%~10%,它可引起受体结构大范围的改变甚至缺失,从而导致完全性雄激素不敏感综合征,偶尔完全性雄激素不敏感综合征可合并智力发育迟缓。另外,一部分雄激素不敏感综合征病人至今未发现 AR 受体基因突变,考虑其病因可能是雄激素和受体结合后的某个环节存在缺陷所致,即存在受体后缺陷。

【临床表现】

完全性雄激素不敏感综合征的临床表现较单一,不同病人间的差别不大。部分性雄激素不敏感综合征的临床表现与雄激素受体缺陷程度有关,个体间的差异很大。

1. **完全性雄激素不敏感综合征** 由于 AR 基因异常,导致胚胎组织对雄激素不敏感。中肾管分化受阻,最后退化。缺少雄激素的影响,尿生殖窦发育成女性外阴,有大阴唇、小阴唇和阴道,外观与正常女性没有差别。许多病人伴有单侧或双侧腹股沟疝,仔细检查疝囊时可发现睾丸。完全性雄激素不敏感综合征者的睾丸可位于腹腔、腹股沟管或阴唇内,病理学检查常可见大量无生精功能的曲细精管。无附睾和输精管。无子宫和输卵管,阴道为盲端。极少数病人有发育不良的输卵管和子宫,可能是睾丸功能不足造成的。

由于完全性雄激素不敏感综合征者为女性外阴,因此出生后按女孩抚养。进入青春期后,病人与正常女性的差异开始显现出来。完全性雄激素不敏感综合征者有正常发育的乳房,但没有阴毛、腋毛和月经。另外,病人的身高可能较一般女性高。

内分泌测定发现病人的血 FSH 水平正常,LH 水平升高,睾酮水平达到正常男性水平,雌激素水平可达到卵泡早、中期水平。雄激素不敏感综合征者体内的雌激素是由睾酮在周围组织转化而来的。雄激素不敏感综合征者的睾丸分泌的大量睾酮虽然不能通过 AR 发挥生物学效应,但是它却可通过周围组织的芳香化酶转化为雌激素,在雌激素的作用下,病人表现为女性。

2. **部分性雄激素不敏感症** 部分性雄激素不敏感综合征的临床表现差异非常大。外阴可以从类似于正常女性的外生殖器到类似于正常男性的外生殖器,跨度很大。与完全性雄激素不敏感综合征相比,部分性雄激素不敏感综合征最大的特点是有不同程度的男性化。男性化程度差的病人可表现为尿道下裂、阴蒂增大,甚至可有带盲端的阴道。男性化程度好的病人可仅表现为男性不育或男性乳房发育。

男性化程度差的 PAIS 病人出生后一般按女孩抚养,而男性化程度好的 PAIS 病人出生后一般按男孩抚养。因此前者一般来妇产科就诊,而后者则去泌尿外科就诊。按女孩抚养的部分性雄激素不敏感综合征者进入到青春期后,可有乳房发育,但没有月经来潮。此时病人男性化体征往往更明显,如声音较粗、可有喉结、皮肤较粗、体毛呈男性分布和阴蒂肥大等。

部分性雄激素不敏感综合征的激素水平与完全性雄激素不敏感综合征相似。

【诊断与鉴别诊断】

雄激素不敏感综合征往往在青春期后才被诊断出。在青春期前临床表现不明显,因此患儿及其家长很少会因此求医。青春期后病人没有月经来潮或男性化体征非常明显,此时病人才发现自己与正常女性不同,因此来求医。

完全性雄激素不敏感综合征的诊断比较容易,根据体格检查、超声检查、内分泌测定和染色体核型分析不难诊断。部分性雄激素不敏感综合征的诊断较困难,有时可能需要腹腔镜检查和剖腹探查才能诊断。雄激素不敏感综合征主要与其他疾病引起的两性畸形相鉴别。

【治疗】

雄激素不敏感综合征的治疗关键是性别选择。完全性雄激素不敏感综合征和男性化程度差的部分性雄激素不敏感综合征病人,从小按女孩抚养,社会和病人都认为她们是女孩(即社会性别和心理性别均为女性),因此她们中的绝大多数都选择将来做女性。完全性雄激素不敏感综合征病人在选择性别时一般不会遇到心理障碍,而PAIS病人在选择性别时应注意其心理变化,尽量避免不良心理影响。

1. **手术治疗**　在病人选择做女性后,首要的治疗是切除双侧睾丸。异位的睾丸尤其是存在于腹腔内的睾丸由于长期受到体内相对较高的体温的作用可能发生癌变,因此早期切除睾丸可预防癌变的发生。但有研究表明,青春期前的睾丸恶变率很低,恶变通常发生在30岁以后,青春期后约8%的发育不良的睾丸将发生恶变。

对完全性雄激素不敏感综合征来说,由于而睾丸分泌的激素对青春期体格发育和女性第二性征发育均有重要意义,因此许多医生建议在青春期第二性征发育后行睾丸切除术。对部分性雄激素不敏感综合征者来说,青春期启动后睾丸分泌的雄激素可以使病人的外阴异常变得更明显,容易给病人造成心理障碍,因此应当尽早手术。事实上由于在青春期前诊断较困难,大多数部分性雄激素不敏感综合征者都是在青春期启动后才做手术。

完全性雄激素不敏感综合征不存在外阴畸形,不需要做外阴整形术。部分性雄激素不敏感综合征病人往往有明显得外阴畸形,因此在切除性腺得同时还要做外阴整形术。对增大的阴蒂,一般采取保留阴蒂头的阴蒂体切除术。雄激素不敏感综合征病人一般不需要做阴道成形术,病人成人后用模具使盲端阴道延长,就可以满足性生活的需要。

2. **雌激素治疗**　性腺切除后应给予雌激素替代治疗以维持女性第二性征。由于病人没有子宫,因此只需要补充雌激素,不需要补充孕激素。由于病人需要长期补充雌激素,因此建议病人使用不良反应较小的雌激素制剂,如戊酸雌二醇等。戊酸雌二醇1～2mg,每天1次,连续服用。在使用雌激素期间,应注意定期查乳房和骨密度。

对青春期前切除睾丸的部分性雄激素不敏感综合征者,不可过早补充雌激素,否则会使骨骺提前愈合,从而影响病人的成人身高。在骨骺愈合前,选择小剂量的雌激素,如戊酸雌二醇0.5～1mg/d。如果病人不需要继续长高或骨骺已愈合,可给予戊酸雌二醇1～2mg/d。

十、5α-还原酶缺陷

5α-还原酶位于细胞的内质网膜上,其生理作用是催化类固醇激素 $\Delta^{4,5}$-双键的加氢还原反应。睾酮(testosterone,T)在5α-还原酶的作用下转化成双氢睾酮(dihydrotestosterone,DHT),双氢睾酮是人体内活性最强的雄激素。在胚胎期,尿生殖窦在双氢睾酮的作用下发育成男性外生殖器。对男性胎儿来说,如果5α-还原酶有缺陷,双氢睾酮生成不足,那么就会出现两性畸形,临床上表现为外阴模糊,该疾病称为5α-还原酶缺陷(5α-reductase deficiency)。

【发病机制】

尿生殖窦的分化主要受双氢睾酮的影响,在双氢睾酮的作用下尿生殖窦分化成男性外阴,没有双氢睾酮时,尿生殖窦将分化成女性外阴。双氢睾酮是由睾酮在周围组织转化而来的,使睾酮转化成双氢睾酮的酶是5α-还原酶。人体内有两种5α-还原酶,即5α-还原酶Ⅰ型和Ⅱ型。

Ⅰ型酶的基因在肝脏和非生殖器的上皮上表达,在人体内的生理作用是在类固醇激素代谢中起分解作用,因此它与外生殖器的分化无关。在尿生殖窦分化过程中起作用的是Ⅱ型5α-还原酶。Ⅱ型酶在雄激素的靶器官中占优势,在类固醇激素代谢中起合成作用。未分化的尿生殖窦上有Ⅱ型酶的基因表达,因此Ⅱ型酶对外阴分化发挥作用。分化前的中肾管上没有Ⅱ型酶,诱导中肾管分化的是睾酮,而不是双氢睾酮。出生后的Ⅱ型酶基因在肝脏上也有表达,但在其他非生殖上皮上几乎没有表达。

由于导致男性假两性畸形的5α-还原酶缺陷实际上是5α-还原酶Ⅱ型缺陷,因此目前将此症命名为5α-还原酶Ⅱ型缺陷(5α-reductase Ⅱ deficiency)。

【遗传学】

5α-还原酶Ⅱ型缺陷为单基因遗传病,其遗传模式为常染色体隐性遗传。两种5α-还原酶的基因结构相似,均由5个外显子和4个内含子组成。Ⅰ型酶的基因位于染色体5p15上,Ⅱ型酶的基因位于染色体2p23上,二者有50%的同源性。目前已发现有50多种基因突变可引起5α-还原酶Ⅱ型缺陷。

【临床表现】

病人染色体均为46,XY,有正常或基本正常的睾丸。病人没有子宫和卵巢。由于缺乏双氢睾酮,外阴发育异常。出生时阴茎很小,类似增大的阴蒂。阴囊呈分叉状,尿道开口于会阴,阴道呈一浅凹。睾丸位于腹股沟或分叉的阴囊内。

出生前绝大多数病人按男孩抚养,这些病人将来会去泌尿科就医,因此本文对这些病人将不多赘述。少数按女孩抚养的病人在青春期由于睾酮分泌增加,将出现男性的第二性征,如男性体毛生长、男性体态、阴蒂增大呈正常阴茎及无乳房发育等。

内分泌测定会发现病人的血促性腺激素水平和睾酮水平与正常男性相似。但是双氢睾酮水平明显下降,因此 T/DHT 比值升高。在青春期后,正常男性的 T/DHT 比值约为 10 左右,而 5α 还原酶缺陷者可高达 30 以上。hCG 刺激后,T 明显升高,但 DHT 无改变,因此 T/DHT 比值将进一步升高,该试验对诊断有帮助。

【诊断与鉴别诊断】

男性化程度差的、按女孩抚养的 5α 还原酶缺陷病人主要与部分性雄激素不敏感综合征相鉴别。测定 DHT 和 HCG 试验可以鉴别(表 21-1-8)。

表 21-1-8 5α-还原酶缺陷与部分性雄激素不敏感综合征的鉴别

疾病	外阴	内生殖道	性腺	染色体	睾酮水平	基础 T/DHT 比值	HCG 刺激后 T/DHT 比值
PAIS	畸形	男性	睾丸	46,XY	高	正常	不变
5α-还原酶缺陷	畸形	男性	睾丸	46,XY	高	高	进一步升高

【处理】

早期诊断最为重要。早期诊断可以避免按女孩抚养,因为病人在青春期后可发育为基本正常的男性。有许多按女孩抚养的病人在青春期后被迫改变社会性别为男性。

对选择社会性别为女性的病人,最好在青春期前切除睾丸,以免将来出现男性第二性征。青春期给予雌激素替代治疗。成年后如性生活有困难,可以做阴道成形术。

十一、睾酮合成酶缺陷

对男性来说,雄激素有三个来源:睾丸、肾上腺皮质和周围组织转化。睾丸和肾上腺皮质利用胆固醇合成雄激素,在周围组织中 5α 还原酶将睾酮转化成双氢睾酮。当睾丸或肾上腺皮质睾酮合成酶的基因发生突变时,睾酮就会减少,男性胎儿会因此发生外阴畸形。

(一)睾酮合成所需要的酶

从胆固醇开始合成睾酮所需的酶有胆固醇 P450 侧链裂解酶(cytochrome P450 side chain cleavage,CYP11A1)、3β-脱氢酶(3β-hydroxysteroid dehydrogenase,3β-HSD)、17-羟化酶和 17,20-裂解酶(cytochrome P450 17α-hydroxylase,CYP17)和 17β-脱氢酶(17β-hydroxysteroid dehydrogenase,17βHSD),另外在胆固醇从线粒体膜外转运到线粒体膜内的过程中还需要甾体生成急性调节蛋白(steroidogenesis acute regulatory protein,StAR)。

人 CYP11A1 基因位于 15 号染色体上,只在睾丸、卵巢和肾上腺皮质上表达。目前发现人体内有 2 种 3β-HSD,编码他们的基因均位于 1 号染色体上,Ⅰ 型酶基因主要在皮肤组织表达,而 Ⅱ 型酶基因则只在性腺和肾上腺皮质表达。CYP17 是一个双功能酶,兼有 17-羟化酶和 17,20-裂解酶两种活性,人 CYP17 基因位于 10 号染色体上。目前在人体内发现 8 种 17β-HSD,他们分别由不同的基因编码,在不同的组织表达不同,生理作用也不同。其中参与睾丸内睾酮合成的是 Ⅲ 型 17β-HSD,其基因位于 5 号染色体上。

当 StAR 和上述 4 个酶有缺陷时,就会发生睾酮合成障碍。对男性胎儿来说,胚胎期睾酮合成不足会导致外阴畸形。

(二)StAR 缺陷

1. **发病机制** 由于病人的肾上腺增大并含有大量的胆固醇和其他脂质,因此被称为先天性类脂质肾上腺皮质增生症。过去认为该疾病的病因是胆固醇 P450 侧链裂解酶基因(CYP11A1)突变,因为从理论上讲胆固醇 P450 侧链裂解酶有缺陷时,皮质醇、醛固酮和性激素合成均受阻,临床表现与该疾病完全一致。近年研究发现先天性类脂质肾上腺皮质增生症发生的原因是 StAR 基因突变,当 StAR 发生基因突变时,胆固醇不能进入到线粒体内,所有的甾体激素,包括雄激素都不能被合成。因此,男性胎儿的外阴女性化。

2. **自然史和临床表现** 所有病人的外阴均为女性外阴,血皮质激素、醛固酮、雌激素、孕激素和雄激素水平均非常低。另外,由于肾上腺皮质功能极度低下,病人往往不能存活。

3. **出生后处理** 对幸存者首先要进行抢救,补充肾上腺皮质激素。肾上腺皮质激素需终身服用,具体用法参见先天性肾上腺皮质增生症。青春期首先手术切除睾丸,然后补充雌激素。在骨骺愈合前如果病人想继续长高,就选择小剂量的雌激素,如倍美力 0.3mg/d 或补佳乐 0.5～1mg/d。如果病人不需要继续长高或骨骺已愈合,可给予倍美力 0.625mg/d 或补佳乐 1～2mg/d。

(三)3β-脱氢酶缺陷

1. **发病机制** 3β-脱氢酶(3β-HSD)作用是把甾体激素合成的 Δ^5 途径转换成 Δ^4 途径,人体内有两种 3β-HSD,3β-HSD Ⅰ 型和 Ⅱ 型,Ⅰ 型分布在周围组织,Ⅱ 型分布在性腺和肾上腺皮质。引起内分泌紊乱的是 Ⅱ 型酶缺陷。

当由于基因缺陷造成Ⅱ型酶缺陷时,睾酮、雌二醇、皮质醇和醛固酮的合成都受影响,体内积聚大量的 DHEA 和 Δ^5-雄烯二醇。由于睾酮合成障碍,男性婴儿有外阴畸形。

在Ⅱ型酶缺陷时,周围的Ⅰ型酶可以代偿性地转化 DHEA 和 Δ^5-雄烯二醇。

2. 自然史和临床表现　本病非常少见,病人的临床表现差异很大,重症患儿可夭折,轻者可能无明显异常。两性畸形的主要临床表现有:病人的染色体为 46,XY,性腺是睾丸;外阴男女难辨;有尿道下裂和分支状阴囊,常伴有隐睾。可伴有肾上腺皮质功能不足的临床表现。

内分泌测定:血 ACTH 和 DHEA 升高是典型特征。

3. 治疗　终身补充肾上腺皮质激素,青春期采取手术治疗并开始加用性激素治疗。儿童一般使用氢化可的松,剂量为 10～20mg/m^2。成人每天使用氢化可的松 37.5mg,分 2～3 次服用;泼尼松 7.5mg/d,分 2 次服用;或者地塞米松 0.4～0.75mg,每天睡觉前服用 1 次。糖皮质激素需要终身服用。

(四) 17β-脱氢酶缺陷

1. 发病机制　17β-脱氢酶(17β-HSD)是雄激素合成途径中的关键酶,其生理作用是把 DHEA 转化为 Δ^5-雄烯二醇,把雄烯二酮转化成睾酮,把雌酮转化成雌二醇。男性胎儿有 17β-HSD 缺陷时,睾酮分泌减少,外阴发育出现异常。

2. 临床表现　本病较少见,病人的临床表现差异非常大,与酶缺陷程度有关。大多数病人出生时的外阴类似于正常女性的外生殖器,因此按女孩抚养,少部分病人的外阴模糊,难以区别。病人有睾丸,常位于腹股沟内。无卵巢和子宫,可有盲端阴道。

青春期后随着睾丸功能的启动,病人会出现男性化体征,如阴蒂增大、声音低沉、有喉结等。

内分泌测定:血促性腺激素水平明显升高,血雄烯二酮和雌酮水平显著升高。血睾酮比正常女性高,但比正常男性低。

3. 治疗　17β-脱氢酶缺陷的临床表现与不完全性雄激素不敏感综合征的临床表现相似,治疗也相似。17β-脱氢酶缺陷治疗的关键也是性别选择。来妇产科就诊的病人都是从小按女孩抚养,社会性别和心理性别均为女性,因此她们中的绝大多数都选择将来做女性。选择社会性别为男性的病人一般去泌尿科就医。

在病人选择做女性后,首要的治疗是切除双侧睾丸。由于青春期启动后睾丸分泌的雄激素可以使病人出现男性化表现,因此为避免男性化的不良影响应当尽早手术。不存在外阴畸形者不需要做外阴整形术。

如果有明显的外阴畸形,就需要在切除性腺的同时做外阴整形术。对增大的阴蒂,一般采取保留阴蒂头的阴蒂体切除术。

性腺切除后应给予雌激素替代治疗以维持女性第二性征。由于病人没有子宫,因此只需要补充雌激素,不必补充孕激素。在骨骺愈合前如果病人想继续长高,就选择小剂量的雌激素,如戊酸雌二醇 0.5～1mg/d。如果病人不需要继续长高或骨骺已愈合,可给予戊酸雌二醇 1～2mg/d。

(五) CYP17 缺陷

1. 发病机制　CYP17 是一个双功能酶,兼有 17-羟化酶和 17,20-裂解酶两种活性。前者的作用是把孕烯醇酮和孕酮转化成 17-羟孕烯醇酮和 17-羟孕酮,后者的作用是把 17-羟孕烯醇酮和 17-羟孕酮转化成脱氢表雄酮(DHEA)和雄烯二酮。皮质醇和性激素的合成均需要 CYP17,因此当 CYP17 有缺陷时皮质醇、雌激素和雄激素的合成均受影响。由于肾上腺皮质的增生,脱氧皮质酮和皮质酮的合成增加。

如果 17α-羟化酶活性正常,而 17,20-裂解酶功能有缺陷时,就称为孤立性 17,20-碳链裂解酶缺陷症。17,20-裂解酶的活性必须有其反应配体 P450 氧化还原酶和变构酶 P450 b5 的存在,当突变位点位于反应配体结合部位时,就会出现 17α-羟化酶活性正常而 17,20-裂解酶功能有缺陷的情况。

2. 自然史和临床表现　对男性患儿来说,其染色体为 46,XY,性腺是睾丸。由于胚胎期的睾丸组织能正常分泌 AMH,因此体内没有子宫和输卵管。睾酮合成不足使外生殖器分化异常,如阴茎小、尿道下裂和盲端阴道。睾丸位于腹股沟或阴唇内。

由于脱氧皮质酮和皮质酮合成增加,所以有水钠潴留、高血压和低钾血症。

内分泌测定:血促性腺激素水平升高,血睾酮和雌激素水平低,血黄体酮、脱氧皮质酮和皮质酮水平升高。

3. 诊断和鉴别诊断　激素测定及高血压对诊断该病很重要。该病主要与其他男性假两性畸形相鉴别。

4. 处理

(1) 手术治疗:多数病人从小按女孩抚养,一般在确诊后病人选择女性作为自己的社会性别。在病人选择做女性后,就切除双侧睾丸。根据外阴情况,决定是否做外阴整形术。

(2) 糖皮质激素治疗:药物治以糖皮质激素治疗为主。儿童一般使用氢化可的松,剂量为 10～20mg/m^2。成人每天使用氢化可的松 37.5mg,分 2～3 次服用;泼尼松 7.5mg/d,分 2 次服用;或者地塞米松 0.4～0.75mg,每天睡觉前服用 1 次。糖皮质激素需要终身服用。

(3) 抗高血压治疗:如果使用糖皮质激素后,血压还不正常,就需要加用抗高血压药。

(4) 雌激素治疗:进入青春期年龄后开始补充雌激素,目的是促进女性第二性征的发育及避免骨质疏松。一般给予戊酸雌二醇 1～2mg/d。

十二、睾丸间质细胞发育不全

男性雄激素主要来自于睾丸的间质细胞(leydig cell),

在 LH 的作用下,间质细胞合成并释放睾酮。如果胎儿期间质细胞上的 LH/CG 受体有缺陷,睾丸合成雄激素的能力就会下降,间质细胞也会退化。男性胎儿会因此出现两性畸形,该疾病就称为睾丸间质细胞发育不全(leydig cell agenesis 或 leydig cell hypoplasia)。

【发生机制】

LH 和 HCG 与同一受体结合,该受体称为 LH/CG 受体,当受体基因发生突变时,睾丸间质细胞对 LH 就不会产生反应,结果出现睾酮水平下降,间质细胞发育不全。睾酮水平下降时,双氢睾酮生成也不足,因此会出现外阴发育异常。

【遗传学】

人 LH/CG 受体基因位于 2 号染色体上,含有 3 个外显子和 2 个内含子。目前已发现 30 多种基因突变可导致睾丸间质细胞发育不全。

【临床表现】

本病非常少见。染色体为 46,XY,性腺是睾丸,组织学检查会发现睾丸内缺少间质细胞或有少量发育不全的间质细胞。病人的外阴类似女性外阴,带有盲端的阴道,阴蒂可增大。睾丸位于腹股沟或大阴唇内。

内分泌测定显示病人的血促性腺激素水平升高,睾酮水平下降。hCG 刺激后,睾酮水平不升高。

【诊断和鉴别诊断】

根据体格检查、内分泌测定和染色体发现不难诊断,病理诊断是最终诊断。该病主要与其他男性假两性进行鉴别,睾酮测定和 hCG 试验对鉴别诊断有帮助。

【处理】

睾丸间质细胞发育不全的病人多自幼按女孩抚养,在确诊后病人往往选择女性作为自己的社会性别。在病人选择做女性后,就切除双侧睾丸。根据外阴情况,决定是否做外阴整形术。对增大的阴蒂,一般采取保留阴蒂头的阴蒂体切除术。一般不需要做阴道成形术,成人后用模具使盲端阴道延长,就可以满足性生活的需要。性腺切除后应给予雌激素替代治疗以维持女性第二性征,如戊酸雌二醇1～2mg/d 口服。

【临床特殊情况的思考和建议】

1. 何时考虑性分化异常。来妇产科就诊的 DSD 病人往往按女孩抚养或体征更像女孩,她们最常见的就诊原因是原发闭经。在诊断原发闭经时,我们需要做全身体格检查、生殖器检查、超声检查和内分泌检查。如果出现以下任何一种结果时,都应考虑 DSD:

(1) 促性腺激素水平升高。

(2) 生殖器模糊。

(3) 睾酮水平异常升高(>2ng/ml)。

2. 一旦怀疑存在 DSD 的可能,就需要做以下检查:

(1) 测定 17-羟孕酮和去氧皮质酮。

(2) 影像学检查进一步评估性腺究竟是卵巢还是睾丸。

(3) 染色体检查。

(4) 必要时做腹腔镜或开腹进行性腺探查。

3. 孕酮在诊断先天性肾上腺皮质增生症中具有一定的意义,如 17-羟化酶缺陷和 21-羟化酶缺陷时,病人的孕酮水平显著升高,虽然没有排卵,可是孕酮水平可以达到黄体期水平。

参考文献

1. Eggers S,Sinclair A. Mammalian sex determination-insights from humans and mice. Chromosome Res,2012,20:215-238

2. Ono M,Harley VR. Disorders of sex development:new genes,new concepts. Nat Rev Endocrinol,2013,9:79-91

3. Lee PA,Houk CP,Ahmed SF,et al. Consensus statement on management of intersex disorders. International Consensus Conference on Intersex. Pediatrics,2006,118:e488-500

4. Hoyle C,Narvaez V,Alldus G,et al. Dax1 expression is dependent on steroidogenic factor 1 in the developing gonad. Mol Endocrinol,2002,16:747-756

5. Arcari AJ,Bergada I,Rey RA,et al. Predictive value of anatomical findings and karyotype analysis in the diagnosis of patients with disorders of sexual development. Sex Dev,2007,1:222-229

6. Temel SG,Cangul H. Duplication of SOX9 is not a common cause of 46,XX testicular or 46,XX ovotesticular DSD. J Pediatr Endocrinol Metab,2013,26(1-2):191

7. Massimi A. Functional and Structural Analysis of Four Novel Mutations of CYP21A2 Gene in Italian Patients with 21-Hydroxylase Deficiency. Horm Metab Res,2014,46,515-520

8. Pallan PS. Human Cytochrome P450 21A2,the Major Steroid 21-Hydroxylase:Structure of the enzyme progesterone substrate complex and rate-limiting C-H bond cleavage. J Biol Chem,2015,290,13128-13143

9. Milacic I. Molecular genetic study of congenital adrenal hyperplasia in serbia:novel p. Leu129Pro and p. Ser165Pro CYP21A2 gene mutations. J Endocrinol Invest,2015,38:1199-1210

10. Concolino P,Mello E,Zuppi C,et al. CYP21A2 p. E238 Deletion as Result of Multiple Microconversion Events:A Genetic Study on an Italian Congenital Adrenal Hyperplasia (CAH) Family. Diagn Mol Pathol,2013,22(1):48-51

11. Chacko E,Graber E,Regelmann MO,et al. Update on Turner and Noonan syndromes. Endocrinol Metab Clin North Am,2012,41(4):713-734

12. King TF,Conway GS. Swyer syndrome. Curr Opin Endocrinol Diabetes Obes,2014,21:504-510

13. Hughes IA, Werner R, Bunch T, et al. Androgen insensitivity syndrome. Semin Reprod Med, 2012, 30(5): 432-442

（李儒芝）

第二节 经前期综合征

> **关键点**
>
> 1. 经前期综合征 月经前周期性发生躯体精神及行为症状（如乳房胀痛、头痛、小腹胀痛、水肿、烦躁、紧张、焦虑、嗜睡、失眠等）的总称。
>
> 2. 经前焦虑障碍 伴有严重情绪不稳定者。诊断需要排除心理或器质性病变。治疗需个体化，以缓解症状为主。

经前期综合征（premenstrual syndromes, PMS）又称经前紧张症（premenstrual tension）或经前紧张综合征（premenstrual tension syndrome, PMTS），是育龄妇女常见的问题。PMS 是指月经来潮前 7～14 天（即在月经周期的黄体期），周期性出现的躯体症状（如乳房胀痛、头痛、小腹胀痛、水肿等）和心理症状（如烦躁、紧张、焦虑、嗜睡、失眠等）的总称。PMS 症状多样，除上述典型症状外，自杀倾向、行为退化、嗜酒、工作状态差甚至无法工作等也常出现于 PMS。由于 PMS 临床表现复杂且个体差异巨大，因此诊断的关键是症状出现的时间及严重程度。伴有严重情绪不稳定者称为经前焦虑障碍（premenstrual dysphoric disorder, PMDD）。

PMS 的临床特点必须考虑：①在大多数月经周期的黄体期，再发性或循环性出现症状；②症状于经至不久缓解，在卵泡期持续不会超过一周；③招致情绪或躯体苦恼或日常功能受累或受损；④症状的再发，循环性和定时性，症状的严重性和无症状期均可通过前瞻性逐日评定得到证实。

PMS 的患病率各地报道不一，这与评定方法（回顾性或前瞻性）、调查者的专业、调查样本人群、症状严重水平不一，以及一些尚未确定的因素有关。在妇女生殖阶段可发生，初潮后未婚少女的患病率低，产后倾向出现 PMS。虽然 50%～80% 的生育期妇女普遍存在轻度以上的经前症状，约 30%～40% 有 PMS 症状的妇女需要治疗，3%～8% 的妇女受到符合 DSM-IV 标准的 PMDD 的困扰。然而，大多数有经前症状的女性没有得到诊断或治疗。

【病因与发病机制】

近年研究表明，PMS 病因涉及诸多因素的联合，如社会心理因素、内分泌因素及神经递质的调节等。但 PMS 的准确机制仍不明，一些研究结果尚有矛盾之处，进一步的深入研究是必要的。

（一）社会心理因素

情绪不稳定及神经质、特质焦虑者容易体验到严重的 PMS 症状。应激或负性生活事件可加重经前症状，而休息或放松可减轻，均说明社会心理因素在 PMS 的发生或延续上发挥作用。

（二）内分泌因素

1. 孕激素 这一疾病仅出现于育龄女性，青春期前、妊娠期、绝经后期均不会出现，且仅发生于排卵周期的黄体期。给予外源性孕激素可诱发此病，在激素补充疗法（hormone replace therapy, HRT）中使用孕激素建立周期引发的抑郁情绪和生理症状同 PMS 相似；曾患有严重 PMS 的女性，行子宫加双附件切除术后给予 HRT，单独使用雌激素不会诱发 PMS，而在联合使用雌孕激素时 PMS 复发。相反，卵巢内分泌激素周期消失，如双卵巢切除或给予促性腺激素释放激素激动剂（gonadotropin releasing hormone antagonist, GnRHa）均可抑制原有的 PMS 症状。因此，卵巢激素尤其是孕激素可能与 PMS 的病理机制有关，孕激素可增加女性对甾体类激素的敏感性，使中枢神经系统受激素波动的影响增加。

2. 雌激素

（1）雌激素降低学说：正常情况下雌激素有抗抑郁效果，经前雌激素水平下降可能与 PMS，特别是经前心境恶劣的发生有关。

（2）雌激素过多学说：雌激素水平绝对或相对高，或者对雌激素的特异敏感性可招致 PMS。具有经前焦虑的妇女，雌激素/黄体酮比值较高。雌孕激素比例异常可能与 PMS 发生有关。

3. 雄激素 妇女雄激素来自卵巢和肾上腺。在排卵前后，血中睾酮水平随雌激素水平的增高而上升，且由于大部分来自肾上腺，故于围月经期并不下降，其时睾酮/雌激素及睾酮/孕激素之比处于高值。睾酮作用于脑可增强两性的性驱力和攻击行为，而雌激素和孕酮可对抗之。经前期雌激素和孕酮水平下降，脑中睾酮失去对抗物，这至少与一些人 PMS 的发生有关，特别是心境改变和其他精神病理表现。

（三）神经递质

研究表明在 PMS 女性中血清性激素的浓度表现为正常，这表明除性激素外还可能有其他因素作用。PMS 病人常伴有中枢神经系统某些神经递质及其受体活性的改变，这种改变可能与中枢对激素的敏感性有关。一些神经递质可受卵巢甾体激素调节，如 5-羟色胺（5-hydroxytryptamine, 5-HT）、乙酰胆碱、去甲肾上腺素、多巴胺等。

1. 乙酰胆碱（Acetylcholine, Ach） Ach 单独作用或与其他机制联合作用与 PMS 的发生有关。在人类 Ach 是抑郁和应激的主要调节物，引起脉搏加快和血压上升，负性情绪，肾上腺交感胺释放和止痛效应。

483

2. 5-HT 与 γ-氨基丁酸 某些神经递质在经前期综合征中发挥关键作用。PMDD 病人与患 PMS 但无情绪障碍者及正常对照组相比，5-HT 在卵泡期增高，黄体期下降，波动明显增大。5-羟色胺能系统对情绪、睡眠、性欲、食欲和认知具有调节功能，在抑郁的发生发展中起到重要作用。雌激素可增加 5-HT 受体的数量及突触后膜对 5-HT 的敏感性，并增加 5-HT 的合成及其代谢产物 5-羟吲哚乙酸的水平。有临床研究显示选择性 5-HT 再摄取抑制剂（selective serotonin reuptake inhibitors，SSRIs）可增加血液中 5-HT 的浓度，对治疗 PMS/PMDD 有较好的疗效。

另外，有研究认为在抑郁、PMS、PMDD 的病人中 γ-氨基丁酸（γ-aminobutyric acid，GABA）活性下降，认为 PMDD 病人可能存在 GABA 受体功能的异常。

3. 类鸦片物质与单胺氧化酶 目前认为在性腺类固醇激素影响下，过多暴露于内源性鸦片肽并继之脱离接触可能参与 PMS 的发生。持单胺氧化酶（monoamine oxidase，MAO）学说则认为 PMS 的发生与血小板 MAO 活性改变有关，而这一改变是受孕酮影响的。正常情况下，雌激素对 MAO 活性有抑制效应，而黄体酮对组织中 MAO 活性有促进作用。MAO 活性增强被认为是经前抑郁和雌激素/孕激素不平衡发生的中介。MAO 活性增加可以减少有效的去甲肾上腺素，导致中枢神经元活动降低和减慢。MAO 学说可解释经前抑郁和嗜睡，但无法说明其他众多的症状。

4. 其他 前列腺素可影响钠潴留，以及精神、行为、体温调节及许多 PMS 症状，前列腺素合成抑制剂能改善 PMS 躯体症状。一般认为此类非甾体抗感染药物可降低引起 PMS 症状的中介物质的组织浓度起到治疗作用。维生素 B_6 是合成多巴胺与五羟色胺的辅酶，维生素 B_6 缺乏与 PMS 可能有关，一些研究发现维生素 B_6 治疗似乎比安慰剂效果好，但结果并非一致。

【临床表现】

近年研究提出大约 20 类症状是常见的，包括躯体、心理和行为三个方面。其中恒定出现的是头痛、疼痛、肿胀、嗜睡、易激惹和抑郁，行为笨拙，渴望食物。但表现有较大的个体差异，取决于躯体健康状态、人格特征和环境影响。国际经前期紊乱协会将上述的经前期症状分为以下两类：核心 PMD，其特点为通常伴有自发性排卵的月经周期；可变 PMD，与核心 PMD 相比较为复杂。变异 PMD 在经前期加重，是在无排卵周期中出现的症状，在排卵周期和孕激素作用周期中类似症状中不会发生。

（一）躯体症状

1. 水潴留 经前水潴留一般多见于踝、小腿、手指、腹部和乳房，可导致乳房胀痛、体重增加、面部虚肿和水肿，腹部不适或胀满或疼痛，排尿量减少。这些症状往往在清晨起床时明显。

2. 疼痛 头痛较为常见，背痛、关节痛、肌肉痛、乳房痛发生率也较高。

3. 自主神经功能障碍 常见恶心、呕吐、头晕、潮热、出汗等。可出现低血糖，许多妇女渴望摄入甜食。

（二）心理症状

主要为负性情绪或心境恶劣：

1. 抑郁 心境低落、郁郁不乐、消极悲观、空虚孤独，甚至有自杀意念。

2. 焦虑、激动 烦躁不安，似感到处于应激之下。

3. 运动共济和认知功能改变 可出现行动笨拙、运动共济不良、记忆力差、自感思路混乱。

（三）行为改变

可表现为社会退缩，回避社交活动；社会功能减低，判断力下降，工作时失误；性功能减退或亢进等改变。

【诊断与鉴别诊断】

（一）诊断标准

PMS 具有三项属性（经前期出现；在此以前无同类表现；经至消失），诊断一般不难。美国国立精神卫生研究院的工作定义如下：一种周期性的障碍，其严重程度是以影响一个妇女生活的一些方面（如为负性心境，经前一周心境障碍的平均严重程度较之经后一周加重 30%），而症状的出现与月经有一致的和可以预期的关系。这一定义规定了 PMS 的症状出现与月经有关，对症状的严重程度做出定量化标准。

PMDD 的诊断可采用美国精神病协会推荐的标准（表 21-2-1）。

表 21-2-1 PMDD 的诊断标准

对病人 2~3 个月经周期所记录的症状做前瞻性评估。在黄体期的最后一个星期存在 5 个（或更多个）下述症状，并且在经后消失，其中至少有 1 种症状必须是 1、2、3 或 4
1. 明显的抑郁情绪，自我否定意识，感到失望
2. 明显焦虑、紧张、感到"激动"或"不安"
3. 情感不稳定，比如突然伤感、哭泣或对拒绝增加敏感性
4. 持续和明显易怒或发怒或与他人的争吵增加
5. 对平时活动（如工作、学习、友谊、嗜好）的兴趣降低
6. 主观感觉注意力集中困难
7. 嗜睡、易疲劳或能量明显缺乏
8. 食欲明显改变，有过度摄食或产生特殊的嗜食渴望
9. 失眠
10. 主观感觉不安或失控
11. 其他身体症状，如乳房触痛或肿胀、头痛、关节或肌肉痛、肿胀感、体重增加
• 这些失调务必是明显干扰工作、学习或日常的社会活动及与他人的关系（如逃避社会活动，生产力和工作学习效率降低）
• 这些失调务必不是另一种疾病加重的表现（如重型抑郁症、恐慌症、恶劣心境或人格障碍）

（二）诊断方法

严重问题的每日评定记录表（daily record of severity of problems，DRSP）可让 PMS 诊断更明确。这个图表是用来记录情绪和身体与月经周期相关的症状。要求病人在没有任何前瞻性治疗下，至少连续 2 个月描述他们的症状。医生通过了解症状发生的时间、每个月经周期症状的变化，月经后 1～2 天症状消失来做判断（表 21-2-2）。

表 21-2-2　经前症状日记

姓名	日期			末次月经			
	周一	周二	周三	周四	周五	周六	周日
月经（以 x 表示）							

体重增加
臂/腿肿胀
乳房肿胀
乳房触痛
腹部肿胀
痛性痉挛
背痛
身体痛
神经紧张
情绪波动
易怒
不安
失去耐心
焦虑
紧张
头晕
抑郁
健忘
哭闹
精神错乱
失眠
嗜甜食
食欲增加
头痛
疲劳
兴奋
松弛
友好
活力
每天体重
每天基础体温

注：1. 每晚记下你注意到的上述症状：无：空格；轻：记 1；中：记 2（干扰每天生活）；重：记 3（不能耐受）
2. 记录每天清晨的体重（排空膀胱）
3. 起床前测基础体温

（三）鉴别诊断

1. **月经周期性精神病**　PMS 可能是在内分泌改变和心理-社会因素作用下起病的，而月经周期性精神病则有着更为深刻的原因和发病机制。PMS 的临床表现是以心境不良和众多躯体不适组成，不致发展为重性精神病形式，可与月经周期性精神病区别。

2. **抑郁症**　PMS 妇女有较高的抑郁症发生风险以及抑郁症病人较之非情感性障碍病人有较高的 PMS 发生率，已如上述。根据 PMS 和抑郁症的诊断标准，可作出鉴别。

3. 其他精神疾病经前恶化　根据 PMS 的诊断标准与其他精神疾病经前恶化进行区别。

【治疗】

PMS 的治疗应针对躯体、心理症状、内在病理机制和改变正常排卵性月经周期等方面。此外，心理治疗和家庭治疗亦受到较多的重视。轻症 PMS 病例采取环境调整、适当膳食、身体锻炼、改善生活方式、应激处理和社会支持等措施即可，重症病人则需实施以下治疗。

（一）非药物治疗

1. 调整生活方式　包括合理的饮食与营养、适当的身体锻炼、戒烟、限制盐和咖啡的摄入。可改变饮食习惯，增加钙、镁、维生素 B_6、维生素 E 的摄入等，但尚没有确切、一致的研究表明以上维生素和微量元素治疗的有效性。体育锻炼可改善血液循环，但其对 PMS 的预防作用尚不明确，多数临床专家认为每日锻炼 20～30 分钟有助于加强药物治疗和心理治疗。

2. 心理治疗　心理因素在 PMS 发生中所起的作用是不容忽视的。精神刺激可诱发和加重 PMS。要求病人日常保持乐观情绪，生活有规律，参加运动锻炼，增强体质，行为疗法曾用以治疗 PMS，放松技术有助于改善疼痛症状。生活在经前综合征妇女身边的人，如父母、丈夫、子女等，要多关心病人，对她们在经前出现的心境烦躁，易激惹等给以容忍和同情。工作周围的人也应体谅她们经前发生的情绪症状，在各方面予以照顾，避免在此期间从事驾驶或其他具有危险性的作业。

3. 膳食补充　膳食补充剂已被证明是对 PMS 症状有积极作用。与安慰剂组相比，每天服用 1200mg 碳酸钙的 PMDD 妇女，可减少 48% 与情感和身体相关的 PMS 症状。另一项研究表明，每日服用 80mg 的维生素 B_6 与安慰剂组相比，可减少情绪相关的 PMS 症状，但对躯体相关症状无效。大剂量（>300mg）维生素 B_6 可能与外周神经病变相关；然而，中等剂量的维生素 B_6 可在不良反应最小的情况下，缓解 PMS 症状。

（二）药物治疗

1. 精神药物

（1）抗抑郁药：5-羟色胺再摄取抑制剂（selective serotonergic reuptake inhibitors，SSRIs）对 PMS 有明显疗效，达 60%～70% 且耐受性较好，目前认为是一线药物。如氟西汀（百忧解）20mg 每日一次，经前口服至月经第 3 天。减轻情感症状优于躯体症状。

舍曲林（sertraline）剂量为每日 50～150mg。三环类抗抑郁药氯丙米嗪（clomipramine）是一种三环类抑制 5-羟色胺和去甲肾上腺素再摄取的药物，每天 25～75mg 对控制 PMS 有效，黄体期服药即可。SSRIs 与三环类抗抑郁药物相比，无抗胆碱能、低血压及镇静等不良反应，并具有无依赖性和无特殊的心血管及其他严重毒性作用的优点。SSRIs 除抗抑郁外也有改善焦虑的效应，目前应用明显多

于三环类。

（2）抗焦虑药：苯二氮䓬类用于治疗 PMS 已有很长时间，如阿普唑仑为抗焦虑药，也有抗抑郁性质，用于 PMS 获得成功，起始剂量为 0.25mg，1 天 2～3 次，逐渐递增，每日剂量可达 2.4mg 或 4mg，在黄体期用药，经至即停药，停药后一般不出现戒断症状。

2. 抑制排卵周期

（1）口服避孕药：作用于 H-P-O 轴可导致不排卵，常用以治疗周期性精神病和各种躯体症状。口服避孕药对 PMS 的效果不是绝对的，因为一些亚型用本剂后症状不仅未见好转反而恶化。就一般病例而论复方短效单相口服避孕药均有效。国内多选用复方炔诺酮或复方甲地孕酮。

（2）达那唑：一种人工合 17α-乙炔睾酮的衍生物，对下丘脑-垂体促性腺激素有抑制作用。100～400mg/d 对消极情绪、疼痛及行为改变有效，200mg/d 能有效减轻乳房疼痛。但其雄激素活性及致肝功能损害作用，限制了其在 PMS 治疗中的临床应用。

（3）促性腺激素释放激素激动剂（GnRHa）：GnRHa 在垂体水平通过降调节抑制垂体促性腺激素分泌，造成低促性腺激素水平及低雌激素水平，达到药物切除卵巢的疗效。有随机双盲安慰剂对照研究证明 GnRHa 治疗 PMS 有效。单独应用 GnRHa 应注意低雌激素血症及骨量丢失，故治疗第 3 个月应采用反加疗法（add-back therapy）克服其不良反应。

（4）手术切除卵巢或放射破坏卵巢功能：虽然此方法对重症 PMS 治疗有效，但卵巢功能破坏导致绝经综合征及骨质疏松性骨折、心血管疾病等风险增加，应在其他治疗均无效时酌情考虑。对中、青年女性病人不宜采用。

3. 其他

（1）利尿剂：PMS 的主要症状与组织和器官水肿有关。醛固酮受体拮抗剂螺内酯不仅有利尿作用，对血管紧张素功能亦有抑制作用。剂量为 25mg，每天 2～3 次，可减轻水潴留，并对精神症状亦有效。

（2）抗前列腺素制剂：经前子宫内膜释放前列腺素，改变平滑肌张力，免疫功能及神经递质代谢。抗前列腺素如甲芬那酸 250mg，每天 3 次，于经前 12 天起服用。餐中服可减少胃刺激。如果疼痛是 PMS 的标志，抗前列腺素有效。除对痛经、乳胀、头痛、痉挛痛、腰骶痛有效，对紧张易怒症状也有报告有效。

（3）多巴胺拮抗剂：高催乳素血症与 PMS 关系已有研究报道。溴隐亭为多巴胺拮抗剂，可降低 PRL 水平并改善经前乳房胀痛。剂量为 2.5mg，每日 2 次，餐中服药可减轻不良反应。

【临床特殊情况的思考和建议】

月经前周期性发生躯体精神及行为症状影响妇女日常生活和工作，称为经前期综合征，伴有严重情绪不

稳定者称为经前焦虑障碍。病因涉及心理、激素、大脑神经系统之间的相互作用，但确切作用机制尚未明了。轻症 PMS 病例通过调整环境、改善生活方式、提供社会支持等予以治疗。重症病人尤其伴有明显负性情绪或心境恶劣如焦虑、抑郁、甚至有自杀意念等，应及时与精神疾病科联系，协作管理治疗，包括采用抗抑郁、抗焦虑药物的治疗。

参考文献

1. Ryu A,Kim TH. Premenstrual syndrome：A mini review. Maturitas,2015,82(4):436-440. Review

2. Chung SH, Kim TH, Lee HH, et al, Premenstrual syndrome and premenstrual dysphoric disorder in perimenopausal women. J Menopausal Med,2014,20(2):69-74

3. Baker LJ,O'Brien PM. Premenstrual syndrome (PMS)：a peri-menopausal perspective. Maturitas,2012,72(2):121-125. Review

4. O'Brien PM,Backstrom T,Brown C,et al, Towards a consensus on diagnostic criteria, measurement and trial design of the premenstrual disorders: the ISPMD Montreal consensus. Arch Womens Ment Health,2011,14(1):13-21

5. Endicott J,Nee J,Harrison W. Daily Record of Severity of Problems (DRSP): reliability and validity. Arch Womens Ment Health,2006,9(1):41-49

6. Kashanian, MR. Mazinani and S. Jalalmanesh, Pyridoxine (vitamin B6) therapy for premenstrual syndrome. Int J Gynaecol Obstet,2007,96(1):43-44

（顾超　李斌）

第三节　异常子宫出血

关键点

1. 2011 年国际妇产科联盟提出了育龄期女性异常子宫出血的 PALM-COEIN 分类系统。

2. 青春期无排卵的原因是雌激素正反馈机制未建立或存在缺陷，围绝经期无排卵的原因是卵巢储备功能下降。

3. 无排卵性异常子宫出血属于雌激素撤退性出血或雌激素突破性出血，典型临床表现是月经周期紊乱。

4. 在诊断 AUB-O 时，首先要排除子宫器质性疾病。在 AUB-O 诊断建立后，还需要完善各项内分泌检查以确定导致排卵障碍的基础病因。

5. 对 AUB-O 病人来说，止血只是治疗的第一步，几乎所有的病人都还需要调整周期。

6. 黄体功能不足属于亚临床疾病，目前缺乏方便、可靠的诊断方法。

异常子宫出血(abnormal uterine bleeding, AUB)是青春期和育龄期女性常见的妇科症状，给病人健康及生活造成严重的不良影响。2011 年国际妇产科联盟(FIGO)提出了育龄期女性异常子宫出血的 PALM-COEIN 分类系统(表 21-3-1)，2012 年美国妇产科医师协会接受了该分类系统，2014 年中华妇产科学会的指南也接受了该分类系统，目前该系统已被全球妇产科医生广泛接受。排卵障碍性异常子宫出血(abnormal uterine bleeding associated with ovulatory dysfunction, AUB-O)是无排卵、稀发排卵和黄体功能不足引起的异常子宫出血，多与下丘脑-垂体-卵巢轴功能异常有关。本节将主要介绍无排卵和黄体功能不足引起的异常子宫出血。

表 21-3-1　育龄期女性异常子宫出血的 PALM-COEIN 分类系统

PALM：器质性疾病

AUB-P：Polyp　子宫内膜息肉

AUB-A：Adenomyosis　子宫腺肌病

AUB-L：Leomyoma　子宫肌瘤

AUB-M：Malignancy & hyperplasia　恶性疾病和子宫内膜增生

COEIN：非器质性疾病

AUB-C：Coagulopathy　凝血功能障碍

AUB-O：Ovulatory dysfunction　排卵功能障碍

AUB-E：Endometrial　内膜性

AUB-I：Iatrogenic　医源性

AUB-N：Not yet classified　未分类的

一、无排卵性异常子宫出血

【发病机制】

从青春期到绝经前，女性均可发生排卵障碍，但它们的发病机制各不相同。年轻女性不排卵的原因是下丘脑-垂体-卵巢轴功能障碍，雌激素正反馈机制未建立或存在缺陷；围绝经期女性不排卵的原因是卵巢储备功能下降，雌激素正反馈可能正常；由于卵巢对促性腺激素不敏感，卵泡发育不良，卵泡分泌的雌激素达不到诱发正反馈的阈值水平。

在一个正常的排卵性周期中，卵巢内依次出现卵泡生长发育、排卵、黄体生长和黄体溶解，排卵前卵巢只分泌雌激素，排卵后卵巢同时分泌雌激素和孕激素。黄体晚期黄体溶解，女性体内的雌激素和孕激素撤退，水平下降。在卵巢雌、孕激素的序贯作用下，子宫内膜依次出现增殖变厚、分泌反应、子宫内膜脱落和修复。在排卵性月经周期中，月经周期、月经期和月经量相对稳定，可预测。

无排卵时卵巢只分泌雌激素,不分泌孕激素。在无孕激素对抗的雌激素长期作用下,子宫内膜增殖变厚。当雌激素水平急遽下降时,大量子宫内膜脱落,子宫出血很多,这种情况称为雌激素撤退性出血。在雌激素水平下降幅度小时,脱落的子宫内膜量少,子宫出血也少,这种出血称为雌激素突破性出血。另外,当增殖变厚的内膜需要更多的雌激素而卵巢分泌的雌激素却未增加时也会出现子宫出血,这种出血也属于雌激素突破性出血。

由于没有孕激素的作用,无排卵时的子宫内膜脱落和修复变得不规律、不可预测,临床上表现为月经周期不固定、出血时间长度不等、出血量多少不定。雌激素水平升高时,子宫内膜增殖覆盖创面,出血就会停止。孕激素可以使增殖的内膜发生分泌反应,子宫内膜间质呈蜕膜样改变,这是孕激素止血的机制。

【临床表现】

临床上主要表现为月经失调,即月经周期、经期和月经量的异常变化。

1. **症状** 无排卵多见于青春期及围绝经期妇女,临床上表现为月经周期紊乱,经期长短不一,出血量时多时少。出血少时病人可以没有任何自觉症状,出血多时会出现头晕、乏力、心悸等贫血症状。

2. **体征** 体征与出血量多少有关,大量出血导致继发贫血时,病人皮肤、黏膜苍白,心率加快;少量出血无上述体征。妇科检查无异常发现。

【辅助检查】

1. **基础体温测定** 基础体温单相提示无排卵。

2. **激素测定** 包括生殖功能、甲状腺功能及肾上腺皮质功能等有关激素的测定。

3. **影像学检查** 最常用的是超声检查,在评估脑垂体时可能需要 CT 和 MRI。

【诊断和鉴别诊断】

1. **诊断** 根据病史、临床表现和辅助检查,无排卵性异常子宫出血不难诊断。由于 AUB 可以由单个或多个病因引起,因此在诊断无排卵性 AUB 时还要注意鉴别其他类型的异常子宫出血。病史对排除其他系统疾病具有重要意义。对任何有性生活史者均应做妊娠试验,以排除妊娠相关疾病;对子宫内膜病变高危人群,需要刮宫排除子宫内膜病变。超声检查在异常子宫出血的诊断中具有重要意义,如果超声发现有引起异常出血的器质性子宫病变,则可排除 AUB-O。另外,超声检查对治疗也有指导意义。如果超声提示子宫内膜厚,那么孕激素止血的效果可能较好;如果内膜薄,雌激素治疗的效果可能较好。

2. **鉴别诊断** AUB-O 需与各种子宫器质性疾病引起的异常子宫出血相鉴别。在 AUB-O 诊断建立后,还需要完善各项内分泌检查、影像学检查以确定导致排卵障碍的基础病因(具体见表 21-3-2)。

表 21-3-2 排卵障碍的病因

生理性	• 青春期早期 • 围绝经期 • 妊娠 • 哺乳
病理性	• 高雄激素血症(如多囊卵巢综合征、先天性肾上腺皮质增生、分泌雄激素的肿瘤等) • 下丘脑功能失调(如减肥后、运动性和精神紧张等) • 垂体疾病 • 高泌乳素血症 • 甲状腺功能异常 • 特发性卵巢功能不全 • 医源性 • 药物性

【处理】

根据具体病因选择合适的治疗方案,尽量做到对因治疗,例如高雄激素血症者首选抗高雄激素治疗,年轻高泌乳素血症者首选多巴胺受体激动剂治疗等。可是大多数 AUB-O 病人无法做到对因治疗,只能对症处理。急性出血时以止血为首要治疗,出血停止后应选择适当的孕激素或以孕激素为主的治疗方案调整周期,减少远期并发症的发生;有生育要求者选择促排卵治疗。

1. **急性出血的治疗** 止血的方法包括激素止血和手术止血。激素止血治疗的方案有多种,应根据具体情况如病人年龄、诊断、既往治疗的效果、出血时间、出血量等来决定激素的种类和剂量。在开始激素治疗前必须明确诊断,需要强调的是除青春期病人外,其他病人尤其是绝经前妇女更是如此。诊刮术和分段诊刮术既可以刮净子宫内膜,刺激子宫收缩、迅速止血,又可进行病理检查以了解有无内膜病变。

(1)雌激素止血:雌激素止血的机制是使子宫内膜继续增生,覆盖子宫内膜脱落后的创面,起到修复作用。另外雌激素还可以升高纤维蛋白原水平,增加凝血因子,促进血小板凝集,使毛细血管通透性降低,从而起到止血作用。雌激素止血适用于内膜较薄的大出血病人。

己烯雌酚(diethylstibestrol,DES,乙底酚):开始用量为 1～2mg/次,每 8 小时一次,血止 3 天后开始减量,每 3 天减一次,每次减量不超过原剂量的 1/3。维持量为 0.5～1mg/d。止血后维持治疗 20 天左右,在停药前 5～10 天加用孕激素,如醋酸甲羟孕酮片 10mg/d。停己烯雌酚和醋酸甲羟孕酮片 3～7 天后会出现撤药性出血。由于己烯雌酚胃肠道反应大,许多病人无法耐受,因此现在多改用戊酸雌二醇片。

戊酸雌二醇(estradiol valerate):片剂,2mg/片。出血多时口服 2～6mg/次,每 6～8 小时一次。血止 3 天后开始减量,维持量为 2mg/d。具体用法同己烯雌酚。

苯甲酸雌二醇(estradiol benzoate):针剂,2mg/支。出血多时每次注射 1 支,每 6～8 小时肌内注射一次。血止 3 天后开始减量,具体用法同己烯雌酚,减至 2mg/d 时,可改口服戊酸雌二醇。由于肌内注射不方便,因此目前很少使用苯甲酸雌二醇止血。

在使用雌激素止血时,停用雌激素前一定要加孕激素。如果不加孕激素,停用雌激素就相当于人为地造成了雌激素撤退性出血。围绝经期妇女是子宫内膜病变的高危人群,因此在排除子宫内膜病变之前应慎用雌激素止血。子宫内膜比较厚时,需要的雌激素量较大,使用孕激素或复方口服避孕药治疗可能更好。

(2) 孕激素止血:孕激素的作用机制主要是转化内膜,其次是抗雌激素。临床上根据病情,采用不同方法进行止血。孕激素止血既可以用于年轻女性病人的治疗,也可以用于围绝经期病人的治疗。少量出血和中量出血时多选用孕激素;大量出血时既可以选择雌激素,也可以选择孕激素,他们的疗效相当。一般来讲内膜较厚时,多选用孕激素,内膜较薄时多选雌激素。

临床上常用的孕激素有醋酸炔诺酮、醋酸甲羟孕酮、醋酸甲地孕酮和黄体酮,止血效果最好的是醋酸炔诺酮,其次是醋酸甲羟孕酮和醋酸甲地孕酮,最差的是黄体酮,因此大出血时不选用黄体酮。

1) 少量子宫出血时的止血:孕激素使增生期子宫内膜发生分泌反应后,子宫内膜可以完全脱落。通常用药后阴道流血减少或停止,停药后产生撤药性阴道流血,7～10 天后出血自行停止。该法称为"药物性刮宫",适用于少量长期子宫出血者。方法:黄体酮针 10mg/d,连用 5 天;或用醋酸甲羟孕酮片 10～12mg/d,连用 7～10 天;或醋酸甲地孕酮 5mg/d,连用 7～10 天。

2) 中多量子宫出血时的止血:醋酸炔诺酮片(norethisterone,norethisteron,norlutin,妇康片)属 19-去甲基睾酮类衍生物,止血效果较好,临床上常用。每片剂量为 0.625mg,每次服 5mg,每 6～12 小时一次(大出血每 6～8 小时 1 次,中量出血每 12 小时 1 次)。阴道流血多在半天内减少,3 天内血止。血止 3 天后开始减量,每 3 天减一次,每次减量不超过原剂量的 1/3,维持量为 5mg/d,血止 20 天左右停药。如果出血很多,开始可用 5～10mg/次,每 3 小时一次,用药 2～3 次后改 8 小时一次。治疗时应叮嘱病人按时、按量用药,并告知停药后会有撤药性出血,不是症状复发,用药期间注意肝功能。

醋酸甲地孕酮片(megestrol acetate,妇宁片):属孕酮类衍生物,1mg/片,中多量出血时每次口服 10mg,每 6～12 小时一次,血止后渐减量,减量原则同上。与醋酸炔诺酮片相比,醋酸甲地孕酮片的止血效果差,对肝功能的影响小。

醋酸甲羟孕酮片(medroxyprogesterone acetate,安宫黄体酮):属孕酮衍生物,对子宫内膜的止血作用逊于醋酸炔诺酮片,但对肝功能影响小。中多量出血时每次口服 10～12mg,每 6～12 小时一次,血止后逐渐减量,递减原则同上,维持量为 10～12mg/d。

(3) 复方口服避孕药:复方口服避孕药是以孕激素为主的雌孕激素联合方案。大出血时每次服复方口服避孕药 1～2 片,每 8～12 小时 1 次。血止 2～3 天后开始减量,每 2～3 天减一次,每次减量不超过原剂量的 1/3,维持量为 1～2 片/天。

大出血时国外最常用的是复方口服避孕药,24 小时内多数出血会停止。

(4) 激素止血时停药时机的选择:一般在出血停止 20 天左右停药,主要根据病人的一般情况决定停药时机。如果病人一般情况好、恢复快,就可以提前停药,停药后 2～5 天,会出现撤药性出血。如果出血停止 20 天后,贫血还没有得到很好的纠正,可以适当延长使用激素时间,以便病人得到更好的恢复。

(5) 其他药物治疗

雄激素:雄激素既不能使子宫内膜增生,也不能使增生的内膜发生分泌反应,因此它不能止血。虽然如此,可是雄激素可以减少出血量。雄激素不可单独用于无排卵性功血的治疗,它需要与雌激素或(和)孕激素联合使用。临床上常用丙酸睾丸酮(testosterone propionate),25mg/支,在出血量多时每天 25～50mg 肌内注射,连用 2～3 天,出血明显减少时停止使用。注意为防止发生男性化和肝功能损害,每月总量不宜超过 300mg。

其他止血剂如巴曲酶、6-氨基己酸、氨甲苯酸、氨甲环酸(止血环酸)和非甾体类抗感染药等。由于这些药不能改变子宫内膜的结构,因此他们只能减少出血量,不能从根本上止血。大出血时静脉注射巴曲酶 1KU 后的 30 分钟内,阴道出血会显著减少。因此巴曲酶适于激素止血的辅助治疗。6-氨基己酸、氨甲苯酸和氨甲环酸属于抗纤维蛋白溶解药,它们也可减少出血。

大出血时,为迅速减少出血,可同时使用雌激素和孕激素(如复方口服避孕药)、雄激素、巴曲酶和抗纤维蛋白溶解药。出血明显减少或停止时,停止使用一般止血药,仅用激素维持治疗。

(6) 手术治疗

1) 诊刮术:围绝经期女性首选诊刮术,一方面可以止血,另一方面可用于明确有无子宫内膜病变。怀疑有子宫内膜病变的妇女也应做诊断性刮宫。

少数青春期病人药物止血效果不佳时,也需要刮宫。止血时要求刮净,刮不干净就起不到止血的作用。刮宫后 7 天左右,一些病人会有阴道流血,出血不多时可使用抗纤维蛋白溶解药,出血多时使用雌激素治疗。

由于刮宫不彻底造成的出血则建议使用复方口服避孕药治疗，或者选择再次刮宫。

2）子宫内膜去除术：目前有多种去除子宫内膜的方法，但均不作为一线治疗。理论上讲单一的子宫内膜去除术不能避免子宫内膜病变的发生。

2. 调整周期　对 AUB-O 病人来说，止血只是治疗的第一步，几乎所有的病人都还需要调整周期。年轻女性发生不排卵的根本原因是下丘脑-垂体-卵巢轴功能紊乱，雌激素正反馈机制存在缺陷。雌激素正反馈机制受精神、营养等因素影响，容易受到干扰，部分病人可能在整个青春期和育龄期都存在排卵障碍。因此，年轻的 AUB-O 病人需定期随访。

围绝经期 AUB-O 发生的原因是卵巢功能衰退，随着年龄的增加，卵巢功能只能越来越差。因此，理论上讲围绝经期 AUB-O 病人不可能恢复正常，这些病人需要长期随访、调整周期，直到绝经。

目前常用的调整周期方法如下：

（1）序贯疗法：适用于青春期和生育期妇女。月经周期（或撤退性出血）的第 3～5 天开始服用雌激素（戊酸雌二醇片 1～2mg/d 或炔雌醇片 0.05mg/d），连用 22 天，在服药的最后 7～10 天加用孕激素（醋酸甲羟孕酮片 10mg/d 或黄体酮针 10mg/d 或醋酸甲地孕酮片 5mg/d）。停药 3～7 天会出现撤药性出血。

（2）联合疗法：适用于雌激素水平偏高或子宫内膜较厚者。可服用短效口服避孕药如复方去氧孕烯片、复方孕二烯酮片、复方炔诺酮片、复方甲地孕酮片和炔雌醇环丙孕酮片等。此类复合制剂含有雌、孕激素，长期使用使子宫内膜变薄，撤退性流血减少。月经周期（撤退性流血）的第 3～5 天开始服用，连用 21 天。

有高雄激素血症的病人也选择雌、孕激素联合疗法，因为雌、孕激素联合使用可抑制卵巢雄激素的合成。疗效最好的是炔雌醇环丙孕酮片。

（3）孕激素疗法：适用于各个年龄段的妇女，但多用于围绝经期妇女。传统的孕激素疗法称为孕激素后半周期疗法，从月经周期的第 14 天开始，每天口服醋酸甲羟孕酮片 10mg，连用 10 天左右。笔者认为孕激素后半周期疗法太死板，无法满足不同病人的需要，不符合个体化用药的原则。对大多数病人来说，每 1～2 个月来一次月经就可以避免发生大出血和子宫内膜病变。用法：从月经周期的第 14～40 天开始，每天口服醋酸甲羟孕酮片 10mg，连用 10 天左右。

对青春期和生育年龄的女性来说，一般使用 3～6 个周期后停药观察。如果月经还不正常，需要继续随访治疗。围绝经期妇女应一直随访治疗到绝经。

（4）左炔诺孕酮宫内缓释系统（levonorgestrel-releasing intrauterine system，LNG-IUS）：该系统内含有 LNG，开始时每天释放 LNG 20μg，使用超过 5 年后平均每天释放 LNG 15μg。该系统可以有效减少子宫出血量，降低子宫内膜病变的发生率，目前认为适用于各个年龄段的有性生活史、但没有生育要求的 AUB-O 病人。

3. 促卵泡发育和诱发排卵　仅适用于有生育要求的妇女，不主张用于青春期女性，不可用于围绝经期妇女。氯米芬（克罗米芬）是经典促排卵药，月经周期（或撤药性出血）的第 3～5 天起给予 50～150mg/d，连用 5 天。其他药物还有 hCG 和 HMG，在卵泡发育成熟时肌内注射 hCG 10 000～10 000U 诱发排卵；HMG，一支含有 FSH 和 LH 各 75U，可与氯米芬联合使用，也可单独使用。

二、黄体功能不足

排卵后，在黄体分泌的孕激素的作用下子宫内膜发生分泌反应。在整个黄体期，子宫内膜的组织学形态（子宫内膜分泌反应）是持续变化的；分泌期时相不同，子宫内膜组织学形态也不同。若排卵后子宫内膜组织学变化比黄体发育晚 2 天以上，则称为黄体功能不足或黄体期缺陷（luteal phase deficiency 或 luteal phase defect，LPD）。导致黄体功能不足的原因有两个：黄体内分泌功能不足和子宫内膜对孕激素的反应性下降，前者是名副其实的黄体功能不足，后者实质上为孕激素抵抗。

【发病机制】

目前认为黄体期缺陷的发病机制如下：

1. 卵泡发育不良　黄体是由卵泡排卵后演化而来的，卵泡的颗粒细胞演变成黄体颗粒细胞，卵泡膜细胞演变成黄体卵泡膜细胞。当促性腺激素分泌失调或卵泡对促性腺激素的敏感性下降时，卵泡发育不良，颗粒细胞的数量和质量下降。由发育不良的卵泡生成的黄体质量也差，其分泌孕激素的能力下降。

2. 黄体功能不良　黄体的形成和维持与 LH 有关。当 LH 峰和黄体期 LH 分泌减少时，会发生黄体功能不足。另外，如前所述即使 LH 峰和 LH 分泌正常，如果卵泡发育不良也会出现黄体功能不足。黄体功能不足体现在两个方面：①黄体内分泌功能低下，分泌的孕酮减少；②黄体生存时间缩短，正常的黄体生存时间为 12～16 天，黄体功能不足时≤11 天。

3. 子宫内膜分泌反应不良　黄体功能不足时孕激素分泌减少，子宫内膜分泌反应不良，子宫内膜形态学变化比应有的组织学变化落后 2 天以上。子宫内膜存在孕激素抵抗时，虽然孕激素水平正常，但由于子宫内膜对孕激素的反应性下降，因此也将出现子宫内膜分泌反应不良。

【临床表现】

黄体功能不足属于亚临床疾病，其对病人的健康危害不大。病人往往因为不孕不育来就诊。

1. 月经紊乱 由于黄体生存期缩短，黄体期缩短，所以表现为月经周期缩短、月经频发。如果卵泡期延长，月经周期也可在正常范围。

2. 不孕或流产 由于黄体功能不足，病人不容易受孕。即使怀孕，也容易发生早期流产。据报道约 3%～20% 的不育症与黄体期缺陷有关，另外诱发排卵时常出现黄体功能不足。

【辅助检查】

临床表现只能为黄体功能不足的诊断提供线索，明确诊断需要一些辅助检查。

1. 子宫内膜活检 是诊断黄体功能不足的金标准。Noyes 和 Shangold 对排卵后每日的子宫内膜特征进行了描述，如果活检的内膜比其应有的组织学变化落后 2 天以上，即可诊断。活检的关键是确定排卵日，有条件者可通过 B 超监测和 LH 峰测定确定排卵日。临床上多选择月经来潮前 1～3 天活检，但该方法的误差较大。

2. 基础体温（BBT）测定 孕激素可以上调体温调定点，使基础体温升高。一般认为基础体温升高天数≤11天、上升幅度≤3℃或上升速度缓慢时，应考虑黄体功能不足。需要注意的是，单单测定基础体温对诊断黄体功能不足是不够的。

3. 孕酮测定 孕酮是黄体分泌的主要激素，因此孕酮水平可反映黄体功能。黄体中期血孕酮水平＜10ng/ml时，可以诊断黄体功能不足。由于孕酮分泌变化很大，因此单靠一次孕酮测定进行诊断很不可靠。

4. B超检查 B超检查可以从形态学上了解卵泡的发育、排卵情况和子宫内膜的情况，对判断黄体功能有一定的帮助。

【诊断和鉴别诊断】

明确诊断需要子宫内膜活检。另外，根据常规检查很难明确诊断子宫内膜对孕激素的反应性下降。

【处理】

目前的处理仅仅针对黄体功能不足。如果子宫内膜对孕激素的反应性下降，则没有有效的治疗方法。

1. 黄体支持 因为人绒毛膜促性腺激素（hCG）和 LH 的生物学作用相似，因此可用于黄体支持治疗。用法：黄体早期开始肌内注射 hCG，1000IU/次，每天 1 次，连用 5～7 天；或 hCG 2000IU/次，每 2 天 1 次，连用 3～4 次。

在诱发排卵时，如果有发生卵巢过度刺激综合征（OHSS）的风险，则应禁用 hCG，因为 hCG 可以引起 OHSS 或使 OHSS 病情加重。

2. 补充孕酮 治疗不孕症时选用黄体酮制剂，因为天然孕激素对胎儿最安全。如果不考虑生育，而是因为月经

紊乱来治疗，可以选择人工合成的口服孕激素，如醋酸甲羟孕酮和醋酸甲地孕酮等。

（1）黄体酮针剂：在自然周期或诱发排卵时，每日肌内注射黄体酮 10～20mg；在使用 GnRH 激动剂和拮抗剂的周期中，需要加大黄体酮剂量至 40～80mg/d。

（2）微粒化黄体酮胶囊：口服利用度低，因此所需剂量大，根据情况每天口服 200～600mg。

（3）醋酸甲羟孕酮片：下次月经来潮前 7～10 天开始用药，每天 8～10mg，连用 7～10 天。

（4）醋酸甲地孕酮片：下次月经来潮前 7～10 天开始用药，每天 6～8mg，连用 7～10 天。

3. 促进卵泡发育 首选氯米芬，从月经的第 3～5 天开始，每天口服 25～100mg，连用 5 天，停药后监测卵泡发育情况。氯米芬疗效不佳者，可联合使用 HMG 和 hCG 治疗。

【临床特殊情况的思考和建议】

1. 青春期女性有异常阴道出血时，不要仅考虑 AUB-O，也要考虑其他可能，如妊娠、性传播疾病和生殖道裂伤等。初潮后 3 年内出现排卵障碍属于正常现象，一般不需要特殊处理；如果月经周期显著延长或出现大出血、出血时间过长，就需要激素治疗。

2. PCOS 是育龄期女性最常见的排卵障碍病因。由于雄激素的作用，PCOS 病人很少出现大出血，一般不需要止血治疗。

3. 35 岁以上的女性如果出现异常子宫出血，应评估子宫内膜病变风险。如果考虑子宫内膜病变风险高，治疗时应首选诊断性刮宫术，排除子宫内膜病变后再给予孕激素治疗。

4. 根据黄体功能不足的定义，目前没有好的诊断黄体功能不足的方法。大部分孕早期流产与黄体功能不足无关，孕激素治疗没有意义。

参考文献

1. Committee on Practice，B. -G.．Practice bulletin no. 128：diagnosis of abnormal uterine bleeding in reproductive-aged women. Obstet Gynecol，2012，120：197-206

2. Munro MG，Critchley HO，Broder MS，et al. FIGO classification system（PALM-COEIN）for causes of abnormal uterine bleeding in nongravid women of reproductive age. Int J Gynaecol Obstet，2011，113：3-13

3. Management of acute abnormal uterine bleeding in nonpregnant reproductive-aged women. Committee Opinion No. 557. American College of Obstetricians and Gynecologists. Obstet Gynecol，2013，121：891-896

4. Strasburger VC，Brown RT，Braverman PK，et al. Adolescent Medicine：A Handbook for Primary Care. Philadelphia，Lippincott Williams & Wilkins，2006

5. Lethaby A,Farquhar C,Cooke I. Antifibrinolytics for heavy menstrual bleeding (Cochrane Review). The Cochrane Library, vol. 4. Oxford:Update Software,2002

6. 中华医学会妇产科学分会妇科内分泌学组. 异常子宫出血诊断和治疗指南. 中华妇产科杂志,2014,49(11):801-806

(李儒芝)

第四节　痛　　经

> **关键点**
>
> 1. 痛经是指伴随月经的疼痛,分为原发性和继发性两种。原发性痛经是指不伴有其他明显盆腔疾病的单纯性功能性痛经;继发性痛经是指因盆腔器质性疾病导致的痛经。
>
> 2. 原发性痛经的病因不清,可能与子宫局部收缩异常及痛觉中枢敏感化有关;导致继发性痛经的病因很多,包括一系列子宫局部疾病,如子宫畸形、内膜异位症、炎症等。
>
> 3. 原发性痛经的治疗主要是对症治疗,继发性痛经则需要诊断明确后针对病因进行治疗。

痛经(dysmenorrhea)是指伴随着月经的疼痛,疼痛可以出现在行经前后或经期,规律性发作,主要集中在下腹部,常呈痉挛性,通常还伴有其他症状,包括腰腿疼、头痛、头晕、乏力、恶心、呕吐、腹泻、腹胀等,是导致盆腔慢性痛的常见原因,常常影响情绪、工作、社交和生活质量,甚至导致活动受限。痛经是育龄期妇女常见的疾病,发生率很高,文献报道为16.8%～81%,每个人的疼痛阈值差异及临床上缺乏客观的评价指标使得人们对确切的发病率难以评估。我国1980年全国抽样调查结果表明:痛经发生率为33.19%,其中原发性痛经占36.06%,其余为继发性痛经。不同年龄段痛经发生率不同,初潮时发生率较低,随后逐渐升高,16～18岁达顶峰,30～35岁时下降,生育期稳定在40%左右,以后更低,50岁时约为20%左右。

痛经分为原发性和继发性两种。原发性痛经(primary dysmenorrhea)是指不伴有其他明显盆腔疾病的单纯性功能性痛经;继发性痛经(secondary dysmenorrhea)是指因盆腔器质性疾病导致的痛经。

一、原发性痛经

通常发生在青春期,初潮开始或初潮后6～24个月内发生。原发性痛经通常有明确的发生时间,一般发生在月经开始前或月经开始,持续8～72小时,第一或第二天最严重,可向背部或大腿放射,有时伴有恶心、呕吐、拉肚子、疲倦等症状。由于诊断标准的缺乏以及很多人把经期痛疼和不适看做生理反应而不就诊治疗,所以原发性闭经的发生率大大被低估。青春期女孩发生原发性闭经的比例约为16%～93%,2%～29%女生有严重痛经。原发性闭经的发生率在不同研究差异很大,但如此高的发病率提示这是一个很大的社会问题。青春期和年轻的成年女性的痛经大多数是原发性痛经,是功能性的,与正常排卵有关,没有盆腔疾患;但有部分可能是先天子宫发育异常,还有部分痛经病人可能会随着时间的推移逐渐查出有盆腔疾患,如子宫内膜异位症。

【病因和病理生理】

原发性痛经的发病原因尚不清楚,研究表明:初潮过早、抽烟、饮酒、月经量大、BMI过高、从未生育、家族史、年龄是原发痛经的风险因素,随着年龄的增长和生育有些人的痛经会消失或减弱。

1. **局部因素**　研究发现原发性痛经发作时有子宫收缩的异常,而造成收缩异常的原因有局部前列腺素、白三烯类物质、血管加压素、催产素的增高等。

(1) 前列腺素(prostaglandin,PG)的合成和释放过多:PG合成过多是目前被广泛认可的导致原发性痛经的原因。子宫内膜是合成前列腺素的主要场所,子宫合成和释放前列腺素过多可能是导致痛经的主要原因。PG的增多不仅可以刺激子宫肌肉过度收缩,导致子宫缺血,并且使神经末梢对痛觉刺激敏感化,使痛觉阈值降低。PG来源于长链多不饱和脂肪酸,比如花生四烯酸,花生四烯酸是溶酶体酶磷脂酶A_2催化磷脂产生的。PG的合成受肾上腺素、多肽激素、甾体激素等分子调节,也受机械刺激和组织外伤的影响。溶酶体的活性受多种因素调节,其中之一是孕激素水平,孕激素水平越高溶酶体越稳定,低孕激素水平导致溶酶体不稳定,因此在黄体晚期随着黄体的萎缩,孕激素水平下降,溶酶体激活释放磷脂酶A_2,从而导致花生四烯酸合成增多和PG的合成增多。所有女性黄体期循环中PG水平比卵泡期高,而且痛经女性的PG水平高于无痛经的女性,PG的水平在月经的前24小时达到高峰。受孕激素影响的子宫内膜合成PG的量更多,因此,人们认为排卵周期痛经更为严重。

(2) 子宫收缩异常:伴随着PG水平的增高,痛经病人还表现出月经期的异常子宫收缩。正常月经期子宫的基础张力<1.33kPa,宫缩时可达16kPa,收缩频率为3～4次/分。痛经时宫腔的基础压力提高,收缩频率增高且不协调。多普勒超声提示:痛经病人经期子宫呈现过度收缩、血流量减少,可能由此导致子宫缺血和痛经。

(3) 血管紧张素和催产素过高:原发性痛经病人体内的血管紧张素增高,血管紧张素可以引起子宫肌层和血管的平滑肌收缩加强,因此,被认为是引起痛经的另一重要因素。催产素是引起痛经的另一原因,临床上应用催产素拮抗剂可以缓解痛经。

（4）其他：除了与经期的相关的变化，原发性痛经病人在整个月经周期存在促炎症因子和抗感染因子的平衡失调，与对照相比，原发性痛经病人的抗炎症因子水平下降，促炎症因子水平升高，这提示痛经病人存在不同的炎症反应过程。还有研究发现原发性痛经病人黄体期的催乳素水平增高。

2. **中枢因素** 研究表明，有痛经的病人存在痛觉中枢敏感化，表现为持续的痛觉过敏和疼痛阈值降低。与无痛经的女性相比，痛经病人的疼痛敏感性高，特别是深部肌肉痛，疼痛的阈值低。不考虑月经周期的影响，对有痛经和无痛经的女性进行不同的疼痛刺激，发现痛经病人对热刺激、缺血刺激、压力刺激和电刺激的反应更敏感。

【临床表现】

原发性痛经主要发生在年轻女性身上，初潮或初潮后

数月开始，疼痛发生在月经来潮前或来潮后，在月经期的48~72小时持续存在，疼痛呈痉挛性，集中在下腹部，有时伴有腰痛，严重时伴有恶心、呕吐、面色苍白、出冷汗等，影响日常生活和工作。

【诊断与鉴别诊断】

诊断原发性痛经，首先要排除器质性盆腔疾病的存在。全面采集病史，进行全面的体格检查，必要时结合辅助检查，如 B 超、腹腔镜、宫腔镜、子宫输卵管碘油造影等，排除子宫器质性疾病。鉴别诊断主要排除子宫内膜异位症、子宫腺肌病、盆腔炎等疾病，并区别于继发性痛经，还要与慢性盆腔痛相区别。图 21-4-1 为痛经的诊断流程图。

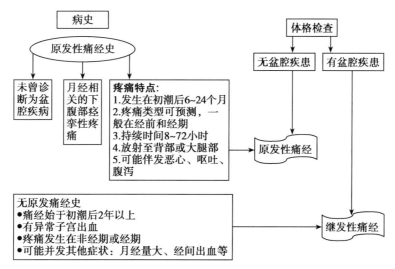

图 21-4-1 痛经的诊断流程图

【治疗】

1. **一般治疗** 对痛经病人，尤其是青春期少女，必须进行有关月经的生理知识教育，消除其对月经的心理恐惧。痛经时可卧床休息，热敷下腹部，还可服用非特异性的止痛药。研究表明，对痛经病人施行精神心理干预可以有效减轻症状。

2. **药物治疗**

（1）前列腺素合成酶抑制剂（prostaglandin synthesis inhibitors）：基于 PG 是导致痛经的主要分子基础这一理论，治疗痛经的首选药物为前列腺素合成酶抑制剂——非甾体类抗感染药（non-steroidal anti-inflammatory drug，NSAIDs），其作用机制是通过阻断环氧化酶通路，抑制前列腺素合成，使子宫张力和收缩力下降，达到止痛的效果。有效率 60%~100%，服用简单，不良反应小，还可以缓解其他相关症状，如恶心、呕吐、头痛、腹泻等。用法：一般于月经来潮、痛经出现前开始服用，连续服用 2~3 天，因为前列

腺素在月经来潮的最初 48 小时释放最多，连续服药的目的是减少前列腺素的合成和释放。因此疼痛时间断给药效果不佳，难以控制疼痛。然而，有 15% 左右的病人对 NSAIDs 不敏感或耐受，这些病人可以选择复方短效避孕药作为二线药物。常用于治疗痛经的非甾体类药物及剂量见表 21-4-1 所示。

表 21-4-1 常用治疗痛经的非甾体类止痛药

药物	剂量
甲灭酸（mefenamic acid）	首次 500mg，250mg/6h
氟灭酸（flufenamic acid）	100mg~200mg/6~8h
消炎痛（indomethacin）	25~50mg/6~8h
布洛芬（ibuprofen）	200mg~400mg/6h
酮基布洛芬（ketoprofen）	50mg/8h
芬必得	300mg/12h

布洛芬和酮基布洛芬的血药浓度 30～60 分钟达到峰值,起效很快。吲哚美辛等对胃肠道刺激较大,容易引起消化道大出血,不建议作为治疗痛经的一线药物,必要时可以用栓剂,采用肛门用药。

(2) 避孕药具:短效口服避孕药和含左炔诺孕酮的宫内节育器(曼月乐)适用于需要采用避孕措施的痛经病人,可以有效地治疗原发性痛经。口服避孕药可以使 50% 的病人疼痛完全缓解,40% 明显减轻。曼月乐对痛经的缓解的有效率也高达 90% 左右。避孕药的主要作用是抑制子宫内膜生长、抑制排卵、降低前列腺素和血管加压素的水平。各类雌、孕激素的复合避孕药均可以减少痛经的发生,它们减轻痛经的程度无显著差异。

(3) 物理治疗:经皮电神经刺激可以改变身体对疼痛信号的接受能力;硝酸甘油皮贴抑制子宫收缩;中医针灸止痛等。

(4) 中药治疗:中医认为痛经是由于气血运行不畅引起,因此一般以通调气血为主,治疗原发性痛经一般用当归、川芎、茯苓、白术、泽泻等组成的当归芍药散,效果明显。

3. 手术治疗 以往对原发性痛经药物治疗无效者的顽固性病例,可以采用骶前神经节切除术,效果良好,但有一定的并发症。近年来主要用子宫神经部分切除术。无生育要求者,可进行子宫切除术。

二、继发性痛经

继发性痛经是指与盆腔器官的器质性病变有关的周期性疼痛。常在初潮后数年发生。

【病因】

有许多妇科疾病可能引起继发性痛经,按其疼痛规律进行原因分类,它们包括:

1. 典型周期性痛经的原因 处女膜闭锁、阴道横隔、宫颈狭窄、子宫异常(先天畸形、双角子宫)、子宫腔粘连(asherman syndrome)、子宫内膜息肉、子宫平滑肌瘤、子宫腺肌病、盆腔淤血综合征、子宫内膜异位症、IUD 等。

2. 不典型的周期性痛经的原因 子宫内膜异位症(endometriosis)、子宫腺肌病(adenomyosis)、残留卵巢综合征、慢性功能性囊肿、慢性盆腔炎等。

【病理生理】

由于导致继发性痛经的病因各不相同,因此其病理过程也各不相同。子宫内膜异位症和子宫腺肌病病人体内产生过多的前列腺素,可能是痛经的主要原因之一。前列腺素合成抑制制剂可以缓解该类疾病的痛经症状。环氧化酶(cyclooxygenase,COX)是前列腺素合成的限速酶,在子宫内膜异位症和子宫腺肌病病人体内表达量过度增高。这些均说明前列腺素合成代谢异常与继发性痛经的疼痛有关。

宫内节育器(intrauterine device,IUD)的不良反应主要是月经过多和继发性痛经,其痛经的主要原因可能是子宫的局部损伤和 IUD 局部的白细胞浸润导致的前列腺素合成增加。

慢性盆腔炎引起疼痛的原因可能与炎性因子刺激等有关。

【临床表现】

继发性痛经一般发生在初潮后数年,生育年龄妇女较多见。疼痛多发生在月经来潮之前,月经前半期达到高峰,此后逐渐减轻,直到结束。继发性痛经症状常有不同,伴有腹胀、下腹坠痛、肛门坠痛、性交痛等。但子宫内膜异位症的痛经也有可能发生在初潮后不久。

【诊断和鉴别诊断】

诊断继发性痛经,除了详细询问病史外,主要通过盆腔检查,相关的辅助检查,如 B 超、腹腔镜、宫腔镜及生化指标的化验等,找出相应的病因。继发性痛经的鉴别诊断见表 21-4-2 所示。

表 21-4-2 继发性痛经的鉴别诊断

疾病	临床表现	诊断与评估
原发性痛经	在经前和经期反复发作于下腹部的痉挛性疼痛,持续 2～3 天,疼痛可放射至背部和大腿,伴随有恶心、呕吐、头痛、腹泻等症状	主要根据临床症状
子宫内膜异位症	伴随月经或不伴月经的下腹痛,不孕,深部性交痛等	经阴道超声、盆部 MRI、腹腔镜活检
盆腔炎性疾病	性生活下下腹疼痛史,妇科检查异常,如子宫、宫颈、附件触痛,阴道分泌物异常,体温升高等	阴道分泌物镜检发现微生物,白细胞升高,支原体或衣原体感染,有时超声检查提示:附件增厚、输卵管积水、盆腔积液等
子宫腺肌病	痛经、经间出血、月经量大;妇检:子宫增大、压痛、质地硬	阴道超声或 MRI 通常可以发现子宫肌层的异位内膜
子宫肌瘤	周期性腹痛,月经量大,有时有膀胱压迫症状	阴道超声可诊断
间质性膀胱炎	与排尿相关的下腹疼痛,盆腔无阳性发现	
慢性盆腔痛	非周期性的盆腔痛持续超过 6 个月,疼痛向前放射至阴道,向后放射至直肠,盆腔检查正常	诊断主要依据临床症状

【治疗】

继发性痛经的治疗主要是针对病因进行治疗,具体方法参阅相关章节。

痛经的诊断与治疗流程见图21-4-2。

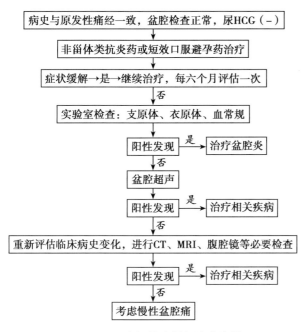

病史与原发性痛经一致,盆腔检查正常,尿HCG(-)

↓

非甾体类抗炎药或短效口服避孕药治疗

↓

症状缓解→是→继续治疗,每六个月评估一次

↓否

实验室检查:支原体、衣原体、血常规

↓

阳性发现 →是→ 治疗盆腔炎

↓否

盆腔超声

↓

阳性发现 →是→ 治疗相关疾病

↓否

重新评估临床病史变化,进行CT、MRI、腹腔镜等必要检查

↓

阳性发现 →是→ 治疗相关疾病

↓否

考虑慢性盆腔痛

图 21-4-2 痛经的诊断与治疗流程

【临床特殊情况的思考和建议】

1. **痛经的严重程度与处理** 疼痛是病人个人的一种主观感觉,除了疾病本身造成疼痛外,精神心理因素也会影响病人对疼痛的体验。另外,个人疼痛阈值的不同也会影响病人对疼痛程度的判断。对疼痛程度的判断与评估影响医生的治疗决策和疗效判断。由于疼痛无法用仪器检测,只能依靠病人描述,根据疼痛的部位、持续时间、是否需要休息、是否需要服药等因素将其分为4度。就痛经而言:0度,无痛经;1度,可以忍受,可以工作,轻度影响工作效率,不影响睡眠,不需要服药;2度,需休息1天或更长时间,中度影响工作,需要服用止痛药;3度,不能工作,需要卧床休息,需要服用强止痛药。

2. **止痛药的应用** 非甾体类抗感染药是痛经治疗的首选药物,作用是通过抑制前列腺素合成达到止痛的效果。此类药是通过有效遏制前列腺素合成达到持续止痛的目的,往往需要数小时才能开始起效,因此,建议连续使用直至预期痛经结束的时间停药,否则就不能达到期望的效果。

3. **短效避孕药和曼月乐治疗痛经** 随着对避孕药具的应用效果研究进展,发现短效避孕药和曼月乐具有避孕以外的益处——预防和治疗痛经,不仅可以用于治疗原发性痛经,对继发性痛经的疗效也非常好,如子宫腺肌病、子宫内膜异位症引起的痛经,都可以用避孕药具治疗,可以通过抑制前列腺素合成达到止痛目的,通过抑制内膜生长抑制疾病的发展。

4. **复方短效避孕药或非甾体抗感染药无效** 部分原发性痛经病人尽管用了这些药物痛经仍然持续存在,这提示病人可能存在器质性盆腔疾病,该情况需要进行腹腔镜等进一步检查排除子宫内膜异位症等盆腔疾病。

参考文献

1. De Sanctis V,Soliman A,Bernasconi S,et al. Primary Dysmenorrhea in Adolescents:Prevalence,Impact and Recent Knowledge. Pediatr Endocrinol Rev,2015,13(2):512-520

2. Osayande AS,Mehulic S. Diagnosis and Initial Management of Dysmenorrhea. Am Fam Physician,2014,89(5):341-346

3. Latthe P,Latthe M,Say L,et al. WHO systematic review of prevalence of chronic pelvic pain:a neglected reproductive health morbidity. BMC Public Health,2006,6:177-183

4. Iacovides S,Avidon I,Bake FC. What we know about primary dysmenorrhea today:a critical review. Human Reproduction Update,2015,21(6):762-778

5. Ju H,Jones M,Mishra G. The prevalence and risk factors of dysmenorrhea. Epidemiol Rev,2014,36:104-113

6. Juang CM,Yen MS,Horng HC,et al. Natural progression of menstrual pain in nulliparous women at reproductive age:an observational study. J Chin Med Assoc,2006,69:484-488

7. Ma H,Hong M,Duan J,et al. Alteredcytokine gene expression in peripheral blood monocytes across the menstrualcycle in primary dysmenorrhea:a case-control study. PLoS One,2013,8:e55200

8. Iacovides S,Avidon I,Baker FC. Women with dysmenorrhoea are hypersensitive toexperimentally induced forearm ischaemia during painful menstruation and during the pain-free follicular phase. Eur J Pain,2015,19:797-804

(张 炜)

第五节 闭 经

关键点

1. 闭经是指不同疾病导致的月经从未来潮或来潮后异常停止。分为原发性闭经和继发性闭经两种。

2. 闭经的分类方式很多,常用的是按照导致闭经原因的发生部位不同分类为:子宫或下生殖道病变性闭经、卵巢性闭经、垂体性闭经、下丘脑性闭经。

3. 闭经的诊断需要根据病史及相应的辅助检查,确定其病因和种类,这对治疗和生育功能预后判断十分重要。

4. 闭经的治疗需根据患病病因制订出不同的治疗方案,病因治疗和激素补充治疗相结合。

任何因素导致的月经从未来潮或月经来潮后异常停止都称之为闭经（amenorrhea），闭经是许多疾病导致的共同症状。闭经可分为生理性闭经和病理性闭经。女性一生中有几个阶段会发生生理性闭经，比如怀孕期、哺乳期、绝经期；病理性闭经情况复杂，很多疾病可以导致闭经，不同病因导致的闭经其治疗方法和结局不同，因此，了解闭经的病因并准确诊断十分重要。为了规范诊治，2011 年中华医学会妇科内分泌学组曾制定了"闭经的诊断和治疗指南"，但迄今，国际上并没有针对闭经的统一的诊疗指南。

本节主要介绍病理性闭经。

【定义】

闭经分为原发性闭经和继发性闭经两种。

1. **原发性闭经**（primary amenorrhea）　是指女性年满 16 岁尚无月经来潮，或 14 岁尚无第二性征发育，或第二性征发育已过两年而月经仍未来潮者为原发性闭经。此定义以正常青春期应出现第二性征发育和月经初潮的年龄推后两个标准差为依据。

2. **继发性闭经**（secondary amenorrhea）　是指月经建立后月经停止，停经持续时间超过既往 3 个正常月经周期或月经停止 6 个月以上者。

【病因与分类】

调节月经的生理过程十分复杂，需要中枢神经系统、下丘脑、垂体、卵巢、生殖系统参与。正常月经建立和维持的必要条件是：①正常的下丘脑-垂体-卵巢轴的神经内分泌调节；②靶器官子宫内膜对激素的周期性反应良好；③生殖道的引流畅通。其中任何一个环节发生异常都会导致月经失调甚至闭经。闭经是妇科疾病中常见的症状，可由各种原因引起。

由于引起闭经的病因复杂，所以病理性闭经存在多种分类方式。比如：①发生时间分类：分为原发性闭经和继发性闭经；②促性腺激素激素水平分类：把闭经分为低促性腺素型闭经和高促性腺素型闭经，前者是由于下丘脑或垂体的问题导致的促性腺激素水平低下，从而导致卵巢功能低下性闭经，后者是由于卵巢本身功能减退导致的闭经；③病因和发生部位进行分类：该分类根据参与调节月经的不同部位进行分类，分为子宫或下生殖道病变性闭经、卵巢性闭经、垂体性闭经、下丘脑性闭经。下面将按闭经发生的部位概述导致闭经的原因。

1. **子宫或下生殖道性闭经**　子宫是形成月经的器官，由于先天的子宫缺如、发育异常或后天损伤导致其对卵巢性激素无反应，不能周期性发生内膜增殖和分泌期变化，导致闭经。该类型的闭经通常生殖内分泌正常，第二性征正常。

（1）子宫性闭经：子宫性闭经的病因包括先天性和后天性两种，前者包括米勒管发育不全综合征（Müllerian agenesis syndrome，又称 Mayer-Rokitansky-Küster-Hauser syndrome，MRKH 综合征）和雄激素不敏感综合征。后者包括手术、感染导致的宫腔粘连或闭锁。

1）MRKH 综合征：是由于米勒管（又称副中肾管）发育障碍引起的先天畸形，表现为始基子宫（primordial uterus）或无子宫（congenital absence of uterus）、无阴道或阴道盲端，而外生殖器、输卵管、卵巢发育正常，女性第二性征正常，其中 30% 伴肾脏畸形、12% 病人伴有骨骼畸形。近年来的研究发现该病与 $Wnt4$ 基因异常有关。约 20% 的原发性闭经伴有子宫阴道发育不全。

2）雄激素不敏感综合征：雄激素不敏感综合征病人染色体为男性核型 46，XY，性腺为睾丸，体内睾酮为男性水平，由于缺乏雄激素受体导致男性生殖器发育异常，由于靶器官缺乏雄激素受体，因此性毛缺失或异常。分为完全性和不完全性两种表现型，前者外生殖器女性且发育幼稚，无阴毛无腋毛，青春期启动后乳房发育，但无乳头。后者表现为外生殖器性别不清，有阴毛和腋毛。

3）继发性子宫性闭经：Asherman 综合征是继发性子宫性闭经中的最常见原因。因人工流产刮宫过度、诊刮刮宫过度、产后或引产后或流产后出血刮宫损伤内膜基底层，或伴有子宫内膜炎导致宫腔粘连或闭锁。宫腔完全粘连者无月经；颈管粘连者有月经产生但不能流出，造成周期性下腹痛。感染所致的子宫内膜炎，严重时也可以导致闭经，如结核性子宫内膜炎时，子宫内膜遭受破坏易导致闭经。手术切除子宫或子宫内膜电灼导致闭经。宫腔内放疗也可导致闭经。

（2）下生殖道性闭经：下生殖道发育异常性闭经包括宫颈闭锁、阴道横隔、阴道闭锁、处女膜闭锁等。

1）处女膜闭锁：又称无孔处女膜（imperforate hymen），是发育阶段泌尿生殖窦未能贯穿前庭导致，发病率约为 0.015%。该病临床上主要表现为月经初潮后因经血不能外流而积聚阴道，多次行经后逐渐形成阴道血肿，以后逐渐发展为宫腔积血。随着病情发展，临床症状逐渐出现，最早可感周期性下坠胀、腹痛，进行性加重。当血肿压迫尿道和直肠，可引起排尿及排便困难、肛门坠痛、尿频尿急等。当经血流入腹腔可出现剧烈腹疼。妇科检查时可以发现处女膜封闭无开口，有时可触及阴道血肿。处女膜孔出生后因炎症等原因形成粘连将孔封闭，也可形成无孔处女膜。

2）阴道横隔和阴道闭锁：阴道横隔是由于两侧副中肾管融合后其尾端与泌尿生殖窦未贯通或部分贯通所致。阴道闭锁是泌尿生殖窦未形成阴道下段所致，通常上 2/3 正常，下 1/3 闭锁，青春期后经血积存于阴道上段或横隔内侧不能流出。

3）宫颈闭锁：先天性宫颈闭锁是由于副中肾管尾端发育异常或发育停滞所致。常表现为原发闭经、周期性下腹痛,盆腔及宫腔积液等。后天性宫颈闭锁主要是手术损伤导致,如宫颈癌保留生殖功能手术、宫颈锥切或宫颈 Leep 刀手术后,可导致宫颈闭锁,造成闭经及宫腔经血滞留。

2. **卵巢性闭经**　卵巢性闭经是由于卵巢先天性发育异常或后天因素导致功能过早衰退,雌、孕激素等卵巢激素水平下降,垂体激素 FSH 和 LH 反馈性升高。

(1) 先天性性腺发育不全:先天性性腺发育不全性闭经占原发性闭经的 35% 左右,分为染色体异常和正常两类。

1) 特纳综合征:特纳综合征(Turner syndrome)病人缺少一个 X 染色体或 X 染色体的一个片段,染色体核型为 X 染色体单体(45,XO)或嵌合体(45,XO/46,XX 或 45,XO/47,XXX)。表现为卵巢不发育、原发性闭经、第二性征发育不良。病人通常身材矮小、常有蹼颈、盾状胸、后发际低、肘外翻、腭高耳低、鱼样嘴等临床特征,病人还伴有面部多痣,部分病人伴有主动脉狭窄及肾、骨骼畸形。

2) 单纯性性腺发育不全:单纯性性腺发育不全(simple gonadal agenesis)病人染色体核型正常,但分为女性核型和男性核型两种类型。①46,XX 性腺发育不全:病人卵巢呈条索状、无功能的实质结构,内无生殖细胞,子宫由于缺乏雌激素刺激呈幼稚型,外生殖器女性型,第二性征不发育或发育差,体格发育正常。表现为原发闭经。激素治疗可促进第二性征和生殖器官的发育及月经来潮。②46,XY 性腺发育不全:又称 Swyer 综合征(Swyer syndrome)。主要表现为原发闭经、性腺呈条索状、体格发育正常。由于 Y 染色体存在,病人在 10～20 岁时发生性腺母细胞瘤或无性生殖细胞瘤的可能性增高。因此,一经确诊应立即切除条索状性腺。

(2) 卵巢不敏感综合征/抵抗性卵巢综合征(resistant ovary syndrome):该综合表现与卵巢早衰相似,但病理却有不同。由于卵巢的包膜受体缺陷,导致对促性腺激素的反应低下或无反应,因此不能周期性发生卵泡的发育、成熟、排卵及分泌性激素,因此出现闭经;雌、孕激素和抗米勒管激素(anti-Müllerian hormone,AMH)水平低下,不能反馈抑制垂体激素,因此 FSH 和 LH 水平升高。临床特征闭经、生殖器官萎缩,但卵巢形态饱满、内有多数始基卵泡极少数初级卵泡,第二性征不发育或退缩,出现闭经及促性腺激素升高。

(3) 早发性卵巢功能不全(premature ovarian insufficiency,POI):过去称为卵巢早衰(premature ovarian failure,POF);现在很多文章更名为 POI,是指发生在 40 岁以前的卵巢功能减退。表现为继发闭经,常常伴有潮热、多汗、失眠、乏力等更年期症状,激素测定呈现低雌激素和高促性腺激素的特点。卵巢内无卵母细胞或虽有原始卵泡但对促性腺激素无反应。POI 的病因不明,常见有遗传因素、特发性、药物破坏或手术损伤、自身免疫因素等。

3. **垂体性闭经**　垂体的器质性病变或功能失调均可导致月经紊乱或闭经。

(1) 先天性垂体病变:包括单一垂体促性腺激素水平低下和生长激素缺乏,前者是单一 LH 或 FSH 亚单位或受体缺乏导致,后者是先天性垂体前叶生长激素分泌不足。

(2) 垂体肿瘤:腺垂体包含多种具有分泌功能的细胞,可分泌催乳素、生长激素、促肾上腺激素、促甲状腺激素等,这些腺细胞均可产生垂体腺瘤,如催乳素腺瘤、生长激素腺瘤、促甲状腺激素腺瘤、促肾上腺皮质激素腺瘤及无功能垂体腺瘤,由于不同类型的肿瘤可分泌不同的激素,因此症状各不相同,但都会有闭经表现。

1) 催乳素腺瘤:约占垂体功能性肿瘤的 45%～70%,占闭经病人的 15% 左右。女性病人表现为闭经、溢乳、复发性流产、不孕等,40% 病人出现高雄激素症状,肿瘤增大可能出现神经压迫症状,如头疼、视力减退、视野缺损等。

2) 生长激素腺瘤:为垂体前叶嗜酸细胞瘤,瘤细胞分泌过多的生长激素而引发一系列症状,因发病年龄不同可表现为巨人症或肢端肥大症,前者发生在未成年人,有原发闭经;后者发生在成年人,常有继发闭经和性功能障碍。

3) 促甲状腺激素腺瘤:属嗜酸或嫌色细胞瘤,瘤细胞分泌过量的促甲状腺激素,导致甲状腺激素水平过高,引起甲亢和闭经。

4) 促肾上腺皮质激素腺瘤:又称库欣综合征(Cushing's syndrome),该瘤细胞分泌大量的 ACTH,致使肾上腺分泌皮质醇量增高,从而导致向心性肥胖,女性病人出现闭经、多毛、痤疮等。

(3) 空蝶鞍综合征(empty sella syndrome):先天发育不全、肿瘤、手术破坏、妊娠后等因素,导致脑脊液流入垂体窝、蝶鞍扩大,垂体受压缩小。临床上可无症状,部分病人出现头疼、视野改变、脑脊液鼻漏或颅内高压,并发下丘脑功能失调可导致内分泌功能紊乱出现闭经、溢乳等。

(4) 席汉综合征(Sheehan's syndrome):由于产后大出血、休克导致垂体缺血梗死。一般垂体前叶最为敏感,可累及促性腺激素、促甲状腺激素及促肾上腺激素分泌细胞,因此出现闭经、无乳、性欲减退、毛发脱落等症状,还可以出现畏寒、贫血、嗜睡、低血压、及基础代谢率低下等症状。垂体后叶功能受影响可导致尿崩症。

4. **下丘脑性闭经**(hypothalamic amenorrhea,HA)　下丘脑性闭经是指包括中枢神经系统、下丘脑疾病或功能紊乱引起的 GnRH 脉冲分泌异常或分泌不足导致的闭经。其原因分为先天性因素和后天性因素,先天性因素包括下丘脑 GnRH 神经元先天性发育异常导致的功能低下,如 Kallmann 综合征、特发性低促性腺素性性腺功能低下;后天因素主要是环境因素、精神心理因素、营养、运动等导致的继发性低促性腺素性性腺功能低下。

(1) 先天性:包括伴有嗅觉障碍的低促性腺素性性腺功能低下(Kallmann's syndrome)和不伴嗅觉障碍的特发性低促性腺素性性腺功能低下。

1) Kallmann 综合征：是下丘脑先天性分泌促性腺激素释放激素缺陷、同时伴有嗅觉丧失或减退的一种疾病，因 Kallmann 于 1944 年首次报道而得名。男女均可发病，女性发病率为 1/5000。病变在下丘脑，先天性 GnRH 分泌不足与嗅觉神经发育不全。由于胚胎时期分泌 GnRH 的神经元和嗅觉神经元系同一来源，移行途径相同，因此，本病的发生是嗅神经元向前脑移行未达嗅球，却终止于筛板和前脑之间，GnRH 神经元也终止于此，两种神经元部分或完全不发育，故导致闭经同时伴发嗅觉异常。病人表现为原发闭经、第二性征不发育，同时伴嗅觉缺失。可伴神经系统异常、眼球运动失常、凝视性眼球水平震颤、感觉神经性耳聋、体格系统异常、唇裂、裂腭、单侧肾、弓形足等表现。激素测定 FSH、LH、E_2 均明显降低。

2) 特发性低促性腺素性腺功能低下（idiopathic hypogonadotropic hypogonadism，IHH）：是染色体隐性遗传疾病，为单纯的促性腺激素释放激素缺乏导致的性腺功能低下。表现为原发闭经、第二性征不发育或发育差。除了没有嗅觉缺失，其他表现与 Kallmann 综合征基本一致。

（2）器质性：下丘脑器质性疾病，包括肿瘤、炎症、手术等导致的功能受损，引起 GnRH 分泌不足，HPO 轴功能低下。

1) 颅咽管瘤：是一种生长缓慢的肿瘤，位于蝶鞍上垂体柄漏斗部前方，肿瘤增大可压迫第三脑室，向上压迫视神经交叉，向下压迫下丘脑和垂体出现相应的压迫症状。导致颅内压增高、肥胖、视力障碍等压迫症状。发生在青春期可出现原发闭经、性幼稚、生长障碍；发生在青春期后表现为继发闭经、女性性征退化、生殖器官萎缩、骨质疏松等。

2) 肥胖生殖无能综合征：属下丘脑性幼稚肥胖症，主要是下丘脑组织病变侵犯了释放 GnRH 的神经核群，同时也侵犯了与摄食有关的神经核群，导致性腺功能低下和肥胖。表现为闭经、第二性征发育差、内外生殖器发育不良，伴多食和肥胖。

（3）功能性：功能性下丘脑性闭经（functional hypothalamic amenorrhoea，FHA）是由于 HPO 轴功能受到抑制导致的，不是器质性疾病或结构性疾病造成的，因此，这种类型的闭经常常是可逆的。下丘脑分泌的 GnRH 受中枢神经系统的调节，许多环境因素可导致下丘脑功能紊乱，分泌 GnRH 的水平、脉冲频率和幅度异常，从而导致 HPO 轴功能失调，发生闭经。导致下丘脑功能失调的因素包括：精神心理因素、运动、饮食、环境变化等。

1) 精神应激性闭经：精神刺激和创伤的应激反应，可导致下丘脑-垂体-卵巢轴功能失调，导致闭经。精神应激刺激可以使肾上腺皮质激素释放激素增加，皮质激素分泌增加，内源性阿片肽增加，抑制下丘脑及垂体激素释放。

2) 运动性闭经：长期过量、剧烈的运动，会导致的体脂减少，产生相应的应激反应，导致瘦素（leptin）下降等，都会引起下丘脑-垂体-卵巢轴功能失调，导致闭经。这种现象

在 69% 的运动员中发生，运动一旦引起闭经，提示病人存在能量消耗和摄入不平衡、饮食不足，激素水平降低，可导致骨质丢失、骨密度降低。

3) 跌重性闭经：神经性厌食症（anorexia nervosa）是一种严重的进食障碍，多数由生物、社会、精神因素引起。该症的精神应激刺激和体重严重下降都会导致内分泌功能紊乱，引起闭经。该病不仅影响 H-P-O 轴，还影响下丘脑-垂体-肾上腺轴和下丘脑-垂体-甲状腺轴，因此病人不仅出现性激素水平低下，肾上腺皮质激素、甲状腺激素水平均有不同程度下降，导致除闭经以外的怕冷、乏力、皮肤干燥、血压降低等问题。另外，节食过度、营养不良、胃肠道吸收障碍等都可导致跌重性闭经。

（4）药物：很多药物可以干扰下丘脑和垂体的功能，导致闭经。如抗精神病药物氯丙嗪、奋乃静，通过阻断多巴胺受体引起 PRL 升高，从而抑制 GnRH 释放，导致闭经和溢乳；长效避孕药中的雌孕激素可以抑制 H-P-O 轴的功能可导致部分女性闭经；其他药物包括利血平、甲氧氯普胺（灭吐灵）、地西泮等药物也可以通过抑制下丘脑的催乳素抑制因子而产生溢乳和闭经症状。药物性闭经的特点是停药后月经可自动恢复正常。

5. 其他　雄激素异常、其他内分泌系统异常等疾病皆可导致闭经。

（1）雄激素增高

1) 多囊卵巢综合征（polycystic ovary syndrome，PCOS）：是临床上常见的妇科内分泌紊乱性疾病，由于 LH/FSH 失调、雄激素产生过多、胰岛素抵抗等一系列内分泌紊乱，导致卵巢持续不排卵，造成闭经。

2) 卵巢功能性肿瘤：卵巢上出现的具有分泌功能的肿瘤皆可影响月经。产生雄激素的肿瘤，包括睾丸母细胞瘤、卵巢门细胞瘤、泡膜细胞瘤等，由于产生过量的雄激素抑制 H-P-O 轴功能而引起闭经。

3) 卵泡膜细胞增殖症：为卵泡膜细胞和间质细胞增殖导致雄激素水平升高，病人呈男性化表现，常伴有胰岛素抵抗。

4) 先天性肾上腺皮质增生症（CAH）：是先天性酶缺陷导致的疾病，常见的有 21-羟化酶缺乏和 11-羟化酶缺乏，为常染色体遗传疾病。由于酶缺乏导致皮质醇合成减少，ACTH 合成增多，刺激肾上腺皮质增生，合成过多的雄激素，严重的导致女婴外生殖器男性化，轻者表现为类似 PCOS 的高雄变现和闭经。

（2）甲状腺功能异常：甲状腺和性腺的内分泌活动可以直接或间接地相互影响，因此，当甲状腺发生疾病时，其分泌的甲状腺激素水平的增加或减少都会影响到生殖系统的功能。甲状腺功能亢进（甲亢）中、重度病人对垂体功能反馈抑制，引起 TRH、TSH、GnRH 降低，导致无排卵月经或闭经。甲状腺功能减退病人可导致青春期前病人出现原发闭经、身材矮小、性幼稚等，成年病人出现月经过多、无排

卵型功血。引起 POI 的重要原因之一是免疫因素,研究发现部分桥本氏甲状腺炎病人伴发 POI,可能是自身抗体损伤卵巢功能的结果。

（3）肾上腺功能异常:控制肾上腺和卵巢功能的下丘脑激素释放激素间存在交叉作用,因此肾上腺和卵巢关系密切,肾上腺疾病可影响卵巢功能,出现月经紊乱或闭经。

1）肾上腺皮质功能亢进:又叫 Cushing 综合征,是ACTH 分泌过多或肾上腺肿瘤所致的肾上腺皮质功能亢进,表现为向心性肥胖、高血压、高血糖、多毛、痤疮、月经失调或闭经等一系列症状。

2）肾上腺皮质功能低下:是由于肾上腺皮质功能低下导致病人出现虚弱、疲乏、厌食、恶心、心动微弱等症状为特点的一种疾病,于 1855 年由英国的 Thomass Adission 发现,故又名 Adission 综合征。引起肾上腺功能低下的原因包括:肾上腺结核、梅毒、肿瘤、出血等导致功能破坏;精神神经因素导致肾上腺功能减退;或自身免疫因素造成的同时合并卵巢、甲状腺等的多腺体自身免疫疾病。该病常出现卵巢功能低下,严重时表现为排卵障碍、月经过多、闭经、不育等。

（4）糖代谢失调:胰岛素缺乏或外周组织对胰岛素敏感性下降而引起的一种代谢性疾病。胰岛功能的失调可影响性腺轴功能,出现月经紊乱、闭经、不育等症状。1 型糖尿病的未经治疗控制的女性病人,闭经率高达 50%,说明糖尿病对生殖轴的影响十分明显。

【诊断】

闭经的原因很多,是许多疾病的一种共同表现,其诊断要根据病史、体格检查和相关的辅助检查找出导致闭经的原发病因,才能最终诊断其类型和发生部位。因此,详细了解闭经病人的发病史、月经史、生育史、个人史十分重要。

1. 病史

（1）现病史:了解末次月经时间,并区分是自然月经或激素治疗后的撤退性出血。了解发病前有无诱因,如环境改变、精神刺激、过度劳累、寒冷刺激等,精神心理因素、节制饮食或厌食所致的明显体重下降,消耗性疾病引起的严重营养不良等。

（2）月经史:原发性闭经病人应询问有无自然的乳房发育、性毛生长情况、身高增长速度、有无周期性腹痛等;继发性闭经者应询问初潮年龄、周期、经期、经量等。闭经以来有无伴发症状,如早孕样反应、腹痛、溢乳、视力改变、体重增加、围绝经症状等。曾做过什么检查,用过哪些药物等。最近的两次月经日期要详细了解。

（3）婚育史:包括婚姻状况、结婚年龄、避孕方法、避孕药具使用时间等。妊娠生育史包括妊娠次数、分娩次数,有无难产、大出血和手术产情况,有无产后并发症;流产次数、方法、有无并发症等;有无人流、取环、宫腔镜等可能造成子

宫内膜损伤的病史。

（4）既往史:幼年有无腮腺炎、结核、脑炎、脑部创伤史、生殖器官感染史。有无垂体肿瘤、垂体手术、垂体外伤等病史。有无其他内分泌病史,如甲状腺、肾上腺和胰腺等异常病史。

（5）个人史:个人生活习惯、饮食习惯、学习工作压力、环境改变、运动强度、家庭关系等。

（6）家族史:母亲、姐妹有无早绝经的病史,父母是否近亲结婚等。

2. 临床表现和体格检查

（1）临床表现:16 岁月经从未来潮,为原发闭经;原来月经正常,排除妊娠和哺乳,月经停止 6 个月以上或停经超过 3 个自身月经周期,为继发闭经。

（2）体格检查

1）全身检查:包括全身发育状况、有无畸形;测量身高、体重、四肢与躯干的比例,五官特征,观察精神状态、智力发育、营养状等,对毛发分布和浓密程度进行评分,评估乳房发育情况并检查是否溢乳,腹股沟和小腹部有无肿块等。

2）妇科检查:观察外生殖器发育情况,有无阴毛及分布,阴蒂大小,处女膜是否闭锁,阴道是否通畅,有无先天性畸形;检查子宫和卵巢的大小,有无肿块和结节,输卵管有无增粗和肿块等。

3. 辅助检查

（1）激素试验:雌孕激素撤退试验是传统的闭经检测手段,但有些专家认为这种方法特异性和敏感性差而不建议使用。

1）孕激素试验:根据孕激素试验将闭经分为Ⅰ度闭经和Ⅱ度闭经,反映闭经的严重程度:卵巢具有分泌雌激素功能,有一定雌激素水平,用孕激素有撤退出血称Ⅰ度闭经;卵巢分泌雌激素功能缺陷或停止,雌激素水平低落,用孕激素无撤退出血,称Ⅱ度闭经。方法为黄体酮 20mg,肌注,共 3～5 天;或甲羟孕酮 8～10mg,每日一次,共 5～7 天;或达芙通 10mg,每日两次,共 10 天。停药后 2～7 天内有撤退性出血为阳性,即Ⅰ度闭经,表示生殖道完整,体内有一定水平的内源性雌激素,但有排卵障碍;如本试验为阴性,则为Ⅱ度闭经。

2）雌激素试验:孕激素试验阴性者行雌激素试验以排除子宫性闭经。口服雌激素(炔雌醇 0.05mg,或倍美力 0.625mg,或补佳乐 1mg)每日一次,共 20 天,于用药第 16 天开始用孕激素制剂(黄体酮胶囊 100mg,口服,每日两次,或甲羟孕酮 8～10mg,每日一次,或达芙通 10mg,每日两次)共 10 天。停药后 2～7 天内有撤退性出血者为阳性,表示子宫内膜正常,下生殖道无梗阻,病变系内源性雌激素缺乏引起;试验阴性表示病变在子宫,重复两个周期仍无出血,提示子宫内膜受损或无反应、或下生殖道梗阻。

3）垂体兴奋试验:对于 FSH 及 LH 低于正常者,需用

此试验区分病变在垂体还是下丘脑。方法是静脉注射 GnRH $50\mu g$，于注射前及注射后 15、30、60、120 分钟分别采血测定 LH，峰值通常出现在注射后 15～30 分钟，峰值为注射前 2～3 倍以上为阳性，说明病变可能在下丘脑；如果峰值后移，提示可能是 kallman 综合征或 IHH。阴性者人工周期治疗 1～3 个月后重复试验仍无反应者表示病变在垂体。若 FSH 升高不明显，LH 较基础值明显升高 3～5 倍，伴有 LH/FSH>3，提示可能是 PCOS。

（2）靶器官功能检查

1）子宫功能检查：诊断性刮宫加内膜活检、宫腔镜适用于已婚妇女，用以了解宫腔深度、内膜情况、颈管和宫腔有无粘连。刮取内膜活检可以了解子宫内膜的分期并判断其对卵巢激素的反应，并可诊断内膜增生/癌、内膜结核、内膜息肉等疾病。

2）卵巢功能检查：包括基础体温测定、宫颈评分、宫颈脱落细胞检查等。①基础体温测定：孕酮通过体温调节中枢使体温升高，正常有排卵的月经周期排卵后 24 小时体温开始升高，整个后半周期体温较前半周期升高 0.3～0.5℃，因此体温呈双相型通常提示卵巢有排卵和黄体形成。②宫颈黏液检查：宫颈受雌、孕激素的影响会发生形态、宫颈黏液物理性状的改变。分为宫颈黏液评分和宫颈黏液结晶检查两种，前者是根据宫颈黏液的量、拉丝度、宫颈口张合的程度进行评分；后者根据黏液的结晶判断受雌激素影响的程度及是否受孕激素的影响。③阴道脱落细胞检查：通过观察阴道脱落细胞中表、中、底层细胞的比例，判断雌激素水平，一般表层细胞的比例越高反映雌激素水平越高。中枢性闭经及卵巢早衰病人都会出现不同程度的雌激素低落状态。

（3）内分泌测定

1）生殖激素测定：闭经病人需要测定的生殖激素通常包括 FSH、LH、PRL、E_2、P、T 等，测定早卵泡期（月经周期 1～5 天）的促性腺激素 FSH、LH 测定适用于雌激素试验阳性者，以区别雌激素缺乏是卵巢性或中枢性。高促性腺激素性腺功能低落（hypergonadotropic hypogonadism）：FSH≥30IU/L，说明病变在卵巢；低促性腺激素性腺功能低落（hypogonadotropic hypogonadism）：FSH 或 LH<5IU/L，或单纯性 LH 降低，提示病变在中枢（下丘脑或垂体）；LH/FSH 比值增大可能患有 PCOS；FSH/LH 比值增高可能与卵巢功能减退有关，但其切割值尚待统一。早卵泡期 E_2 测定可反映卵巢激素的水平，E≤50pg 卵巢功能低下；黄体期 P≥15.9nmol/L 说明有排卵；T 水平增高提示有 PCOS、卵巢男性化肿瘤、睾丸女性化疾病、肾上腺皮质疾病等可能，需要进行相关检查鉴别诊断。PRL 测定要在上午 9～11 时，空腹、安静状态下，避免应激因素影响测定结果。PRL>25～30ng/ml 为高泌乳素血症，PRL 过高尚需要进行 MRI 检查以排除垂体催乳素瘤，此外要根据病史寻找相应的病因。检测 17α-OHP 水平升高可能是肾上腺皮质增生症，需

要进一步进行肾上腺皮质激素刺激试验进行诊断。

2）其他激素：甲状腺激素、肾上腺激素、胰岛素等的测定可以确定闭经的原发病因。

（4）其他辅助检查

1）B超：通过 B 超检查可了解盆腔有无肿块，了解是否有子宫、子宫大小、内膜情况、宫腔内有无占位病变，卵巢的大小形态、卵泡大小数目、有无肿块，盆腔有无积液等。

2）子宫输卵管造影（HSG）：对于怀疑子宫疾病、结核、粘连者应行 HSG 检查，了解子宫是否有粘连、输卵管是否通畅等。

3）宫腔镜检查：有助于明确子宫性闭经的病变性质，了解宫腔粘连的部位、程度、范围等，估计月经恢复的可能性；

4）腹腔镜检查：可以在直视下观察卵巢的外观、大小、形状等，明确闭经的病因，腔镜下可以行活检，卵巢活检有利于明确两性畸形的病因。

5）电子计算机断层扫描（CT）或磁共振成像（MRI）：可用于头部蝶鞍区的检查，有利于分析肿瘤的大小和性质，诊断空蝶鞍、垂体瘤等疾病。

6）染色体检查：对于 FSH 增高的原发性闭经病人应常规进行外周血染色体检查，对鉴别先天性性腺发育不全的病因、两性畸形的病因有重要意义。

7）自身免疫性抗体检测：与闭经有关的自身免疫性抗体包括抗肾上腺抗体、抗甲状腺微粒体抗体、抗卵巢抗体、抗胰岛细胞抗体等。

8）其他：疑为结核者测定血沉、结核菌素试验、胸片；怀疑妊娠或相关疾病者应查 HCG。

【诊断流程】

闭经诊断流程见图 21-5-1、图 21-5-2。

【治疗】

引起闭经的原因复杂多样，有先天和后天因素，更有功能失调和器质性因素之分，因此治疗上要按照患病病因制订出不同的治疗方案，病因治疗和激素补充治疗相结合。

1. **一般治疗**　月经正常来潮受神经内分泌调节，精神心理、社会环境、饮食营养对其有重大影响。另外闭经本身也会影响病人的身心健康。因此，全身治疗和心理调节对闭经病人十分必要。对于因精神创伤、学习和工作压力导致的精神应激性闭经要进行耐心的心理疏导；对于盲目节食减肥或服药减肥导致的闭经要指导其正确认识和利用适当途径进行体重控制，并告知过度节食减肥的弊端；对于偏食引起的营养不良要纠正饮食习惯；慢性疾病导致的营养不良要针对病因进行治疗，并适当增加营养。若闭经病人伴有自卑、消极的心理问题，要鼓励其树立信心，配合治疗，有助于月经早日恢复。

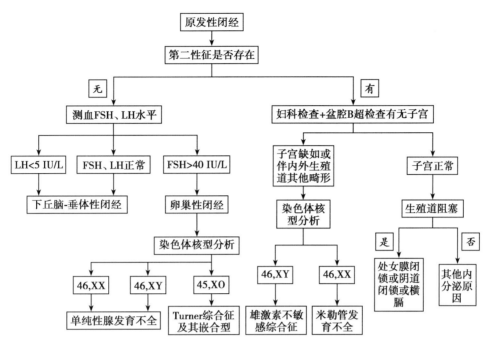

图 21-5-1　原发性闭经诊断流程

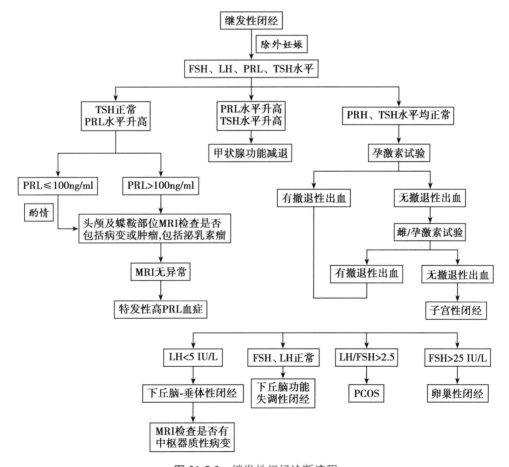

图 21-5-2　继发性闭经诊断流程

2. **激素治疗**　对于原发性闭经病人,激素应用的目的是促进生长和第二性征发育,诱导人工月经来潮;对于继发性闭经病人,激素应用的目的是补充性激素,诱导正常月经,防止激素水平低下造成的生殖器官萎缩、骨质疏松等影响。

（1）单纯雌激素应用

1）促进身高生长和第二性征发育:Turner综合征病人及性腺发育不良病人缺乏青春期雌激素刺激产生的身高突增阶段,因此,这类病人在骨龄达到13岁以后,可以开始小剂量应用雌激素,如炔雌醇0.0125mg/d、孕马雌酮(倍美力)0.300～0.625mg/d、戊酸雌二醇0.5～1mg/d、17β-雌二醇0.5～1mg/d,可增快生长速度。

2）促进生殖器官发育及月经来潮:原发性闭经病人为低雌激素水平者,第二性征往往发育不良或完全不发育,应用小剂量雌激素模拟正常青春期水平,刺激女性第二性征和生殖器官发育,如孕马雌酮(倍美力)0.625mg/d,戊酸雌二醇1mg/d,17β-雌二醇1mg/d,使用过程中定期检测子宫内膜厚度,当子宫内膜厚度超过6mm时,开始定期加用孕激素,造成撤退性出血——人工月经。对于继发性闭经的病人,如果闭经时间过长,子宫萎缩且对激素治疗反应不良的情况下,可以先单纯应用雌激素促进子宫生长、刺激子宫内膜的受体表达和对激素的反应,当持续应用到内膜厚度超过6mm,可以加用孕激素10～14天,停药撤性出血,之后便可以进入周期性雌孕激素补充治疗。

3）雌激素补充治疗:当病人雌激素水平低下,而子宫缺如或子宫因手术切除时,可单纯应用雌激素进行激素替代治疗,如孕马雌酮(倍美力)0.300～0.625mg/d、戊酸雌二醇0.5～2mg/d、17β-雌二醇0.5～2mg/d等,无需加用孕激素。

（2）雌、孕激素联合治疗:雌、孕激素分为周期序贯治疗和周期联合。周期序贯是模拟生殖周期的雌孕激素分泌模式,前半周期单纯应用雌激素、后半周期雌孕激素联合,比如孕马雌酮(倍美力)0.625～1.25mg/d,或戊酸雌二醇1～2mg/d,或17β-雌二醇1～2mg/d从出血第5天开始应用,连续21～28天,最后10～14天加用孕激素,如醋酸甲羟孕酮8～10mg/d,或黄体酮胶囊200～300mg/d,或地屈孕酮10～20mg/d。目前市场上的周期序贯药物有克龄蒙、芬吗通等。对于先天性性腺发育不良、卵巢早衰、下丘脑性闭经等缺乏自身分泌雌孕激素能力的病人,建议持续进行雌孕激素治疗直至妇女的平均绝经年龄,以维持女性性征、生殖系统功能、全身健康等需要。

（3）单纯应用孕激素:对于有一定雌激素水平的Ⅰ度闭经,可以应用孕激素后半周期治疗,避免长期雌激素刺激缺乏孕激素抵抗造成子宫内膜过度增生。用药方法为,醋酸甲羟孕酮8～10mg/d,或地屈孕酮10～20mg/d,或黄体酮胶囊200～300mg/d,从出血第14～16天开始,连续应用10～14天。

3. **促孕治疗**　对于有生育要求的妇女,有些闭经病人在进行数个周期的激素治疗后,排卵恢复,可自然孕育;但有些病人无法恢复自发排卵,要在周期治疗诱导生殖器官发育正常后,进行促排卵治疗。

（1）小剂量雌激素:对于卵巢功能不全病人,卵巢内尚有少量残余卵泡,这类病人不论对氯米芬或尿促性素都不敏感,可以用小剂量雌激素期待治疗,孕马雌酮(倍美力)0.625mg/d,或戊酸雌二醇1mg/d,或17β-雌二醇1mg/d,定期监测卵泡生长情况,当卵泡成熟时可用hCG 5000～10 000IU促排卵。

（2）氯米芬(CC)及来曲唑:适应于有一定雌激素水平的闭经妇女。从撤退性出血第3～5天开始,氯米芬50～150mg/d,或来曲唑2.5～5mg/d,连续5天,从最低剂量开始试用,若无效,下一周期可逐步增加剂量。使用促排卵药物过程中要严密监测卵巢大小和卵泡生长情况。

（3）尿促性素(HMG):适应于中枢性闭经,包括下丘脑性和垂体性闭经。一般用药自撤退性出血3～5天开始,每天75IU,连续7天,若无反应可逐渐增加剂量,每次增加37.5～75IU,用药期间必需利用B超、宫颈评分、雌激素水平监测卵泡发育情况,随时调整剂量。当宫颈评分>8,优势卵泡>18mm时,可以注射hCG促排卵,hCG的注射剂量要根据卵泡的数量和卵巢的大小决定,以防引起卵巢过激反应。

（4）纯促卵泡激素(FSH):每支含纯化的FSH 75IU,该制剂主要适应于LH不低的病人,如PCOS病人,使用方法同HMG,在撤退性出血3～5天开始使用,每天75IU,连续7天,之后通过定期监测卵泡发育情况调整用药量,直至卵泡成熟,停止应用FSH。

（5）hCG:促卵泡治疗过程中观察到卵泡直径>18mm,或宫颈评分连续2天大于8分时,可以注射hCG 2000～10 000IU/d,诱使卵泡排出。hCG的使用量要根据成熟卵泡的数量、卵巢的大小慎重选用,避免剂量使用不当造成卵巢过度刺激。

4. **对因治疗**　引起闭经的原因很多,因此治疗闭经要结合其病因诊断,针对发病原因进行治疗。

（1）子宫及下生殖道因素闭经

1）下生殖道因素闭经:无孔处女膜可手术切开处女膜,有经血者进行引流,并用抗生素预防感染;小阴唇粘连者一经确诊应立即行钝性分离术,术后抗感染、局部应用雌激素预防术后再次粘连;阴道闭锁和阴道完全横隔需手术打通阴道,术后适当应用阴道模具避免粘连;阴道不全横隔可在孕育成功,分娩时予以切开;先天性无阴道无子宫者,可在婚前3～6个月进行阴道成形术,术后放置模具。

2）宫腔粘连:宫腔粘连的处理要根据粘连的部位、面积、程度、有无生育要求决定是否处理,治疗的目的是恢复宫腔形态、保存生育功能并预防复发。宫腔完全粘连或虽部分粘连但不影响经血外流者，若病人无生育要求者，无需处理；如有生育要求，宫腔部分粘连、或宫颈粘连影响经血流出有周期性腹痛，应分解粘连。方法有：用宫腔探针或宫颈扩张器分离粘连，或在宫腔镜直视下分离粘连，应用宫腔镜既可探查粘连程度同时又能在指示下进行粘连的分离，其效果明显好于宫腔探针及宫颈扩张器。以往粘连分离后建议放置 IUD 预防粘连；目前采用的防粘连方法包括：应用雌孕激素序贯治疗支持内膜的修复和生长；粘连分离后球囊的放置等。但对于严重的内膜损伤，恢复功能仍然是个难题，干细胞治疗、细胞因子治疗等尚在探索中。

（2）卵巢性闭经：不论是先天性卵巢发育不良，或是后天因素导致卵巢功能衰退、卵泡耗竭，均表现为促性腺激素增高，雌、孕激素水平低下。

1）原发性卵巢性闭经：这类病人第二性征发育不良或不发育，因此，在骨龄达到 13 岁时应用小剂量雌激素促进生长和第二性征发育，当子宫内膜发育到一定程度开始使用雌、孕激素联合治疗诱发月经。该类病人由于卵巢内缺乏生殖细胞和卵泡，因此，极少能孕育自己的孩子，如子宫发育正常，通过雌孕激素刺激子宫发育成熟，婚后可以借助他人供卵的试管婴儿完成生育要求。

2）继发性卵巢性闭经：这类闭经引起的原因复杂、机制不详，治疗上亦无法针对病因。对于无生育要求的，应进行雌孕激素联合替代治疗，维持月经、避免生殖器官萎缩、预防骨质疏松等疾病，建议持续用药至少到平均绝经年龄 50 岁。对于有生育要求，而卵巢内又有残存卵泡者，雌孕激素序贯治疗数周期后，有部分病人可恢复排卵而受孕。研究表明 POI 病人闭经 1～5 年内自然排卵的机会为 5%～10%，有一定机会受孕，但受孕机会与闭经时间的长短成反比，所以该类疾病病人虽然受孕机会极小，生育计划越早希望越大；若不能自发恢复排卵，可试用促排卵治疗，但这类病人的卵巢对促排卵药物的敏感性差，促排卵的成功率较小。所以，如果病人卵巢内的卵泡储备彻底耗竭，这类病人最终的助孕手段也是供卵试管婴儿。

（3）垂体性闭经：多为器质性原因引起的闭经，如垂体瘤、空蝶鞍综合征、席汉综合征，要针对病因治疗。

1）垂体瘤：如前文所述，垂体瘤种类很多，各具不同的分泌功能，因此除了瘤体增大时的神经压迫症状外，对健康产生的影响依据其分泌的激素而不同。一般而言，垂体肿瘤通过手术切除可以根治，但近年来的研究和医学发展使垂体肿瘤的药物治疗成为可能。垂体催乳素瘤是引起闭经的主要原因之一，该病可以手术治疗，如开颅术、经蝶鞍术等，但垂体催乳素瘤手术常常造成肿瘤切除不全或正常垂体组织损伤，近年来药物治疗获得了巨大的进展，逐渐替代手术成为首选治疗方法。

目前垂体催乳素瘤的首选治疗药物是溴隐亭，为多巴胺受体激动剂，每片 2.5mg，可从 1.25mg 开始给药，2 次/天，餐时或餐后给药，3 天无不适可逐渐加量，最大剂量 10mg/d。该药的主要不良反应是胃肠道刺激症状，如不能适应，也可改用阴道给药，资料报道与口服生物利用度相似。另外，还有长效溴隐亭，每 28 天注射一次，一次 50～100mg，最大剂量 200mg，不良反应小，疗效好，可用于对口服溴隐亭不能耐受的病人。卡麦角林是 DA 受体激动剂，其特点是强力、长效并有选择性，与 D_2 受体有高度亲和力，适用于对溴隐亭无效果或者服用溴隐亭后不适症状较大的病人，有 50% 以上对溴隐亭不敏感的病人对卡麦角林敏感。推荐的起始剂量为每周 0.5mg，分 1～2 次服用，根据泌乳素水平用药，治疗剂量通常为每周 1mg。据报道，该药长期应用有导致心脏瓣膜反流的风险。还有一种是诺果宁，是非麦角碱类多巴胺受体 D_2 激动剂，治疗初始剂量为 25μg/d，第二、第三天为 50μg/d，维持量为 75～150μg/d，该药不良反应小、使用安全，但目前国内市场尚无销售。由于 PRL 降为正常后可以立即恢复自发排卵，因此对于已婚妇女，如不避孕可能很快怀孕，但建议如果是垂体瘤病人，最好是 PRL 控制正常一年后怀孕。尽管目前尚无任何资料证明溴隐亭对胚胎有害，但慎重起见，推荐妊娠期，特别是三个月以内停用溴隐亭。妊娠过程中定期观察病人视野变化，如有头痛、视力下降、视野变化等症状，提示可能有催乳素瘤复发或加重，可立即使用溴隐亭，能迅速控制症状，2 周控制不住可以立即手术。

2）席汉综合征：由于席汉综合征通常造成垂体分泌促性腺激素、促甲状腺素、促肾上腺素功能的损伤，因此根据病人的具体情况，需进行雌、孕激素、甲状腺素和肾上腺皮质激素三方面的补充替代治疗。雌、孕激素采用序贯治疗；肾上腺皮质激素采用泼尼松 5～10mg/d 或醋酸可的松 25mg/d，晨服 2/3，下午服 1/3；甲状腺素片 30～60mg/d。该病如果没有子宫和输卵管的损伤，如有生育要求，轻型者可用 CC 促排卵，重者可以用 HMG/hCG 促排卵治疗，排卵后建议使用黄体酮维持黄体功能。

（4）中枢性闭经：中枢性闭经的病因多为精神心理、应激相关因素，因此针对诱因进行治疗十分重要；部分为先天性下丘脑神经元发育异常导致，主要是进行激素替代，有生育要求者进行促排卵助孕。

1）Kallmann 综合征：由于这种先天性的中枢异常无法纠正，因此，需用激素替代方法补充治疗及诱导月经来潮。而卵巢本身并无异常，只是缺乏促性腺激素的刺激使其功能处于静止状态，给予外源性促性腺激素可以诱导卵巢内卵泡的发育和成熟。因此，该病的治疗分两个阶段，首先是激素替代治疗，用小剂量雌激素治疗促进第二性征的发育和生殖器官的发育，到生殖器官发育到一定阶段时,单纯雌激素治疗改为雌、孕激素联合治疗诱导月经来潮;当病人结婚有生育要求时,可用 HMG 和 hCG 诱导排卵,或用 GnRH 脉冲法诱导排卵,后者由于操作困难使用较少。另一种治疗方法是 GnRH 泵,通过定期释放 GnRH 刺激垂体分泌 FSH 和 LH,从而调节卵巢内卵泡的发育、成熟和排卵及性激素的分泌,因需持续携带,其不良反应是局部感染,并影响病人运动及社交、心理等,且价格昂贵。

2)特发性低促性腺素性腺功能低下(IHH):治疗同 Kallmann 综合征,用激素替代方法补充治疗及诱导月经来

潮,有生育要求时,给予外源性促性腺激素诱导卵巢内卵泡的发育成熟和排卵。

3)继发性低促性腺素性腺功能低下:用雌、孕周期性治疗诱导月经来潮,连续 3~6 个月一个疗程,并配合相应的生活方式、饮食、情绪心理等调整。如果停药后不能恢复自然月经,可继续雌孕激素治疗。

(5)其他原因性闭经:由于甲亢、甲减、肾上腺皮质功能亢进或低下、糖尿病等因素引起的闭经,要治疗原发疾病,治疗方法参见相关书籍。

闭经治疗流程见图 21-5-3、图 21-5-4。

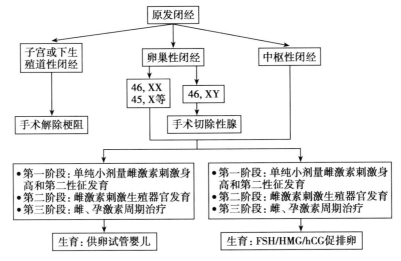

图 21-5-3　原发性闭经的治疗流程

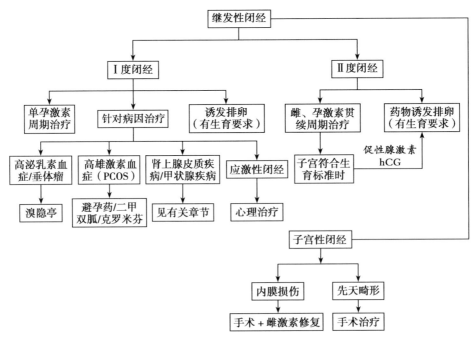

图 21-5-4　继发性闭经的治疗流程

【临床特殊情况的思考和建议】

1. 无第二性征发育的原发性闭经治疗的思考 原发性闭经分为无第二性征发育和有第二性征发育两种。无第二性征发育的闭经有两种可能：卵巢发育不良或下丘脑、垂体病变导致的卵巢无功能。对于无第二性征发育的闭经病人，应用激素治疗可促进其第二性征的发育，过早和剂量过大的激素使用会抑制身高生长。为了避免大剂量雌激素促进骨骺愈合、抑制身高的增长，治疗应当模拟女性的青春期，从小剂量激素开始，治疗开始时间为骨龄达到13岁，单纯雌激素应用的时间可以持续1~2年或更长，应用过程中子宫内膜厚度超过6mm时可加用孕激素撤退性出血。

2. 多囊卵巢综合征（PCOS）导致长期闭经 需注意PCOS是引起闭经的常见原因，这种疾病的特点是长期不排卵或稀发排卵，病人子宫内膜长期受雌激素刺激而缺乏孕激素的对抗，常常会发生内膜增生症。因此，PCOS引起的闭经就诊时如果病程长期发展没有得到有效的治疗，应注意病人的子宫内膜厚度、超声检查是否有异常，如有可疑病变倾向，建议行诊断性刮宫，排除内膜病变，以免延误治疗。

3. 跌重性闭经（weight lost related amenorrhea） 是指由于体重下降引起的下丘脑GnRH脉冲分泌功能障碍导致的闭经。引起体重降低的原因很多，有营养不良、精神心理因素、运动、使用减肥药物、节食等。一般而言，较原体重下降25%或降至标准体重15%，可导致下丘脑-垂体-卵巢轴功能失调，下丘脑-垂体-肾上腺轴功能失调，下丘脑-垂体-甲状腺轴功能失调等。根据生殖轴功能被抑制的程度，可以造成黄体功能不全、月经不规则，严重者导致闭经。这类闭经的治疗方法中，精神心理调整、生活方式调整、体重恢复甚至比药物治疗更重要，如果病人不配合这些调整，药物治疗常常难以达到根治的目的。

4. 闭经激素治疗的思考 月经的周期性来潮是一个育龄妇女身体健康的标志，因此闭经常常会给妇女造成很大的困扰。为了让闭经病人恢复月经，除了子宫下生殖道性闭经外，其他任何原因引起的闭经，不论Ⅰ度或Ⅱ度闭经，应用雌孕激素都可以使月经来潮，但这并不意味着医生治疗目的的实现，闭经病人成功诊治是找到引起闭经的原发因素，依据病因治疗是关键，去除病因治疗是根本。

5. 不同类型闭经对生育的影响 按照闭经的病理生理改变，将其划分为下丘脑性闭经、垂体性闭经、卵巢性闭经、子宫及下生殖道性闭经。下丘脑及垂体性闭经通称为中枢性闭经，是下丘脑或垂体的功能异常或器质性病变导致的GnRH和（或）FSH、LH分泌减少，因此卵巢处于功能低下状态，不能排卵和正常分泌雌、孕激素，导致闭经、不孕，但这类病人只要给予外源性的FSH、LH，卵巢功能就被激活，卵泡可以生长并排卵，因此，经治疗可以生育。卵巢性闭经病变在卵巢，如果是先天性腺发育不良卵巢内先天缺乏卵泡，卵巢早衰病人则是卵泡耗尽，病人就不再具备生育自己孩子的可能，但采取他人供卵体外受精-宫内移植受孕可以孕育丈夫和供卵者的子代。当然，体细胞克隆技术可以解决因卵巢问题造成的不育问题，该项技术有待未来的成熟和应用。子宫是胎儿生长的宫殿，子宫内膜是孕育胎儿的温床，先天性无子宫、先天性子宫发育异常或后天炎症、手术造成子宫内膜严重损伤都会造成胚胎无处种植发育而不孕。目前国外有陆续报道子宫移植治疗MRKH综合征、先天性无子宫等疾病的成功病例，可以实现病人自己生育的梦想；也有报道腹腔妊娠技术成功的病例，这些技术都有待进一步发展和完善。

参考文献

1. Zupi E, Centini G, Lazzeri L. Asherman syndrome: an unsolved clinical definition and management. Fertil Steril, 2015, 104 (6): 1380-1381

2. Caronia LM, Martin C, Welt CK, et al. A genetic basis for functional hypothalamic amenorrhea. N Engl J Med, 2011, 364 (3): 215-225

3. Shaw ND, Seminara SB, Welt CK, et al. Expanding the phenotype and genotype of female GnRH deficiency. J Clin Endocrinol Metab, 2011, 96 (3): E566-E576

4. Gordon CM. Clinical practice. Functional hypothalamic amenorrhea. N Engl J Med, 2010, 363 (4): 365-371

5. Elżbieta SP. Elżbieta AM, Grażyna JB, et al. Functional hypothalamic amenorrhoea-diagnostic challenges, monitoring, and treatment Endokrynol Pol, 2015, 66 (3): 252-268

6. Practice Committee of American Society for Reproductive Medicine. Current evaluation of amenorrhea. Fertil Steril, 2008, 90 (5 suppl): S219-S225

7. Nelson LM. Clinical practice. Primary ovarian insufficiency. N Engl J Med, 2009, 360 (6): 606-614

8. d'Alva CB, Abiven-Lepage G, Viallon V, et al. Sex steroids in androgen-secreting adrenocortical tumors: clinical and hormonal features in comparison with non-tumoral causes of androgen excess. Eur J Endocrinol, 2008, 159 (5): 641-647

9. David A. Kleinamerrily A. Poth, amenorrhea: an approach to diagnosis and management. american family physician, 2013, 87 (11): 781-788

10. Miriam MF, Hanstede, Eva van der Meij, et al. Results of centralized Asherman surgery, 2003-2013. Fertility and sterility, 2015, 104 (6): 1561-1568

11. van Kasteren YM, Schoemaker J. Premature ovarian fail-

ure: a systematic review on therapeutic interventions to restore ovarian function and achieve pregnancy. Hum Reprod Update, 1999,5(5):483-492

12. Capozzi A,Scambia G,Pontecorvi A,et al. Hyperprolactinemia: pathophysiology and therapeutic approach. Gynecol Endocrinol, 2015, 31 (7):506-510

13. Chen H, Fu J, Huang W. Dopamine agonists for preventing future miscarriage in women with idiopathic hyperprolactinemia and recurrent miscarriage history. Cochrane Database Syst Rev,2016,25:7

（张 炜）

第六节 多囊卵巢综合征

关键点

1. 多囊卵巢综合征以长期无排卵和高雄激素血症为基本特征,普遍存在胰岛素抵抗,远期可发展为代谢性综合征、心血管疾病、子宫内膜癌等并发症。

2. 多囊卵巢综合征常见的临床表现为月经失调、不育症、雄激素过多症、肥胖等。

3. 治疗上按有无生育要求及有无并发症分为基础治疗、并发症治疗及促孕治疗三方面。基础治疗包括控制月经周期治疗、降雄激素治疗、降胰岛素治疗及控制体重治疗四方面。并发症的治疗指对已发生子宫内膜增生病变或代谢综合征,包括糖耐量受损、2型糖尿病、高血压等的治疗。有生育要求的病人,在基础治疗后仍未受孕者可给予促孕治疗。

4. 多囊卵巢综合征疾病是影响女性一生的疾病,需进行长期管理。

多囊卵巢综合征(polycystic ovary syndrome,PCOS)是常见的妇科内分泌疾病,以长期无排卵和高雄激素血症为基本特征,普遍存在胰岛素抵抗,临床表现异质性,约50%的PCOS病人超重或肥胖。育龄妇女中PCOS的患病率是5%~10%,而在无排卵性不育症病人中的发病率高达30%~60%。近年来的研究发现该疾病的功能紊乱远超出生殖轴,由于存在胰岛素抵抗,常发展为2型糖尿病、脂代谢紊乱及心血管疾病等;且PCOS病人的代谢综合征的患病率为正常人群的4~11倍。

【病因】

PCOS的确切病因至今尚不是很清楚,现有的研究表明,PCOS发病与遗传因素,如肥胖、2型糖尿病、脂溢性脱发、高血压等家族史,以及宫内环境、出生后的饮食结构、生活方式等密切相关,提示PCOS可能是遗传与环境因素共同作用的结果。

1. 遗传学因素 研究发现PCOS病人有明显的家族聚集性,如具有肥胖、2型糖尿病、脂溢性脱发、高血压等家族史者,其PCOS的发生率较高。

目前发现可能与PCOS发生有关的基因主要有以下几类:①与甾体激素合成和作用相关的基因,如胆固醇侧链裂解酶CYP11A、CYP17、CYP19、CYP21等;②与促性腺激素作用和调节相关的基因,如LH受体基因、卵泡抑素基因、β-FSH基因、SHBG基因等;③与糖代谢和能量平衡相关的基因,如胰岛素基因、胰岛素受体基因、IRS基因、钙激活酶基因、胰岛素样生长因子系列基因、PPAR-γ、Calpain-10基因等;④主要组织相容性位点;⑤编码炎症因子的基因:PON-1基因、TNF-α、TNFR2基因、IL-6基因等;⑥调节基因和表型表达的一些遗传结构变异,如端粒酶等。

这些基因可出现表达水平或单核苷酸多态性变化。另外,研究还发现PCOS也存在某些基因DNA甲基化的异常,2002年Hickey等首次对雄激素受体(AR)的CAG重复序列多态性、甲基化和X染色体失活进行了研究,认为AR(CAG)n位点甲基化类型可能影响PCOS的发生、发展。

2. PCOS的环境因素 近年来发现PCOS病人的高胰岛素或高血糖血症可能通过影响胎儿宫内环境导致子代出生后生长发育及代谢异常;并且出生后饮食结构、生活方式也可以影响PCOS的发生、发展。

【病理生理】

PCOS病理生理的基本特征有:

(1) 长期排卵功能障碍。

(2) 雄激素过多。

(3) 卵巢呈多囊样改变伴间质增生。

(4) 胰岛素抵抗(insulin resistence,IR)。PCOS存在激素异常的交互影响,但始动因素至今尚未阐明。

以下讨论PCOS病理生理机制及相互关系:

1. 雄激素过多症 正常女性循环中的雄激素有雄烯二酮、睾酮、脱氢表雄酮及硫酸脱氢表雄酮,主要来源于卵巢和肾上腺,少部分来源于腺外转化;PCOS病人的卵巢及肾上腺分泌的雄激素均增多,其机制如下:

(1) 肾上腺功能初现亢进:早在1980年Yen就提出了PCOS起于青春期的肾上腺功能初现(adrenarche)亢进,使肾上腺分泌的雄激素出现一过性增多,并导致垂体促性腺激素的脉冲分泌模式发生异常,致使卵巢继续分泌过多的雄激素。但关于PCOS肾上腺功能初现时雄激素分泌过多的机制尚不清楚,可能与肾上腺P450c17α酶系统活性增加有关。

(2) 促性腺激素分泌异常:PCOS病人垂体LH的合成量增加,其脉冲分泌的幅度和频率增加,使循环中黄体生素(luteinizing hormone，LH)水平增高，而卵泡刺激素(follicle stimulating hormone，FSH)分泌正常或稍低于正常水平，从而使血中LH/FSH比值增加。过高的LH可促进卵巢内间质及卵泡膜细胞雄激素(包括睾酮和雄烯二酮)分泌过多；LH也可促进卵巢内IGF-Ⅰ的活性，而IGF-Ⅰ与卵巢内卵泡膜IGF-Ⅰ受体结合是促进卵巢雄激素产生的又一条途径。

但关于PCOS促性腺激素LH分泌异常的机制，尚未完全阐明。早期的理论认为，过多的雄烯二酮在外周转化为雌酮，后者能促进LH的分泌。但是近年的研究发现，给予正常女性及PCOS病人外源性雌酮并没有增加基础状态下及GnRH刺激下的LH的分泌。另外，给予外周芳香化酶抑制剂阻断雄烯二酮向雌酮的转化，未发现LH的脉冲频率降低；因此目前的研究资料尚不足以证实雌酮能引起PCOS促性腺激素分泌异常的说法。最近有研究显示，过多的雄激素本身能干扰下丘脑-垂体-卵巢轴的正负反馈机制，促进垂体LH的释放，从而引起LH的异常升高；另外，也有研究显示LH过多的原因之一是由于垂体对LHRH(黄体生成素释放激素)的敏感性增加所致。

因此，LH是促进PCOS卵巢分泌雄激素的主要激素之一；而过高的雄激素又可促进LH的释放，从而形成PCOS雄激素过多的恶性循环。

(3) 性激素结合球蛋白(sex hormone binding globin，SHBG)：循环中的SHBG由肝脏产生，可与循环中的两种性激素即睾酮和雌二醇结合，从而调控这两种性激素的活性，只有不与SHBG结合的游离的性激素才具有生物活性。PCOS循环中升高的雄激素可抑制肝脏产生SHBG，从而降低循环中SHBG，继而使游离睾酮和游离雌二醇水平均增高。PCOS病人的高雄激素体征除了与雄激素产生过多有关，还与其活性形式——游离睾酮增加有关。因此，雄激素↑→SHBG↓→雄激素活性↑→SHBG↓↓→雄激素活性↑↑，是造成PCOS病人雄激素过多症及生物活性增加的又一恶性循环。

(4) 高胰岛素血症：早在1980年Burghen等就发现PCOS病人的循环中胰岛素水平增高，之后又相继出现类似报道，究其原因胰岛素水平升高是由胰岛素抵抗引起的。在病情早期PCOS病人胰岛B细胞通过分泌过多的胰岛素以克服IR，从而使PCOS病人血中的胰岛素水平升高，形成高胰岛素血症(hyperinsulinemia)。胰岛素是调节糖代谢的激素，也是卵巢行使正常功能的重要激素。但是过高的胰岛素对卵巢和肾上腺两个内分泌腺的雄激素分泌均具有促进作用，其机制是胰岛素对卵巢合成雄激素的酶(P450c17α酶系统)具有促进作用，并上调卵巢内卵泡膜细胞的LH受体，从而增强LH促进雄激素生成的作用。另外，胰岛素也可抑制肝脏SHBG的合成，从而使循环中

SHBG进一步降低，导致游离睾酮的生物学活性进一步升高。

(5) IGF-Ⅰ/IGFBPI系统：卵巢及循环中IGF-Ⅰ的活性受其结合蛋白(IGFBP-Ⅰ)的调节。PCOS病人卵巢中IGF-Ⅰ活性的增加不仅与循环中LH过度刺激有关，同时也与高胰岛素血症有关；胰岛素可通过上调卵巢IGF-Ⅰ受体数目而放大胰岛素自身及IGF-Ⅰ的作用。胰岛素还可通过抑制卵巢和肝脏产生IGFBP-Ⅰ，从而进一步导致卵巢局部和循环中游离IGF-Ⅰ的升高；这样，高胰岛素通过自身及IGF-Ⅰ的作用而促进雄激素分泌。目前的研究显示IGF-Ⅰ促进雄激素产生的可能机制包括：

1) IGF-Ⅰ可以促进GnRH基因的表达，增加基础的和GnRH刺激的促性腺激素的释放。

2) IGF-Ⅰ协同LH刺激雄激素的产生。

3) 由于IGF-Ⅰ/IGFBP比率降低，IGF-Ⅰ生物利用度升高，起到类促性腺激素的作用。

4) 促进雄激素合成关键酶细胞色素P45017酶mRNA和Ⅱ型3-β羟甾脱氢酶mRNA的表达，导致雄激素的合成增加。

5) IGF-Ⅰ能增强外周5α-还原酶的活性，雄激素水平的升高也可以促进5α-还原酶活性，造成外周双氢睾酮(DHT)生成增加，从而加重高雄激素体征。

2. 卵巢多囊样改变　正常卵泡从始基卵泡自主发育到窦前卵泡，再到窦腔卵泡以及最后发育到成熟卵泡的过程中，经历初始募集、自主生长，调控生长，分化及最终成熟的4个阶段；期间经历2次募集，即始基卵泡自主发育的初始募集和窦腔卵泡在FSH作用下的周期性募集。PCOS病人初始募集阶段的卵泡较正常人群明显增多，约是正常者的6倍，而其卵泡进一步发育的周期性募集受到抑制。近来的研究发现雄激素在早期卵泡发育中起一定作用，过多的雄激素可刺激早期卵泡的生长，增加窦前卵泡及小窦状卵泡的发育，但是会抑制卵泡的周期募集和成熟。研究发现，超声下2～4mm卵泡数量增多与血清雄激素水平呈正相关。雄激素能加速始基卵泡自主发育，但抑制进一步发育的可能机制如下：①雄激素可通过增加卵泡内Bcl-2的表达，抑制Bax及p53的表达，从而抑制了卵泡的凋亡，使小卵泡数目增加；②雄激素可以降低卵泡内的生长分化因子9(GDF-9)水平，增加循环中的LH，通过促进卵泡抑素、抗米勒管激素及前列腺组织生长因子的生成，而最终抑制卵泡的生长。

另外，Durlinger等发现，敲除AMH小鼠卵巢的始基卵泡比正常小鼠的始基卵泡过早耗尽；因此，提出始基卵泡的初始发育受到AMH的抑制。免疫组化的证据显示，PCOS病人早期窦腔卵泡所产生的AMH显著低于正常排卵妇女；大量始基卵泡进入初期募集的多囊卵巢形态可能与缺少AMH对始基卵泡发育的抑制作

用有关。

3. 胰岛素抵抗(IR) 研究表明,PCOS病人IR主要的机制是丝氨酸磷酸化异常增加,一方面胰岛素受体丝氨酸残基异常升高的磷酸化导致胰岛素信号通路受到抑制,进而出现葡萄糖代谢异常,导致IR;另一方面,雄激素合成酶(P450c17α酶)丝氨酸磷酸化异常,引起卵巢及肾上腺合成的雄激素增多,导致高雄激素血症。

研究证实导致PCOS胰岛素抵抗可能还与循环中某些炎症因子和脂肪细胞因子的异常有关:

(1) 炎症因子:对PCOS病人的研究发现,一些炎性因子如血清C-反应蛋白(CRP)、IL-6、IL-18及TNF-α血清浓度升高,近年研究已经明确这些炎症因子可通过干扰胰岛素信号通路重要分子的表达及活性而引起IR。

1) IL-6:是一个多效能的细胞炎症因子,有研究表明,IL-6与胰岛素抵抗有关,其与胰岛素水平保持着动态平衡,低水平的IL-6可以促进胰岛素分泌,而高水平则抑制其分泌。升高的IL-6通过以下机制引起IR:①诱导SOCS蛋白的表达,从而通过抑制IRS21酪氨酸磷酸化,使胰岛素信号传导受阻;②能降低GLUT-4mRNA的表达,削弱胰岛素刺激的葡萄糖转运功能,升高血清游离脂肪酸,促进脂质氧化,抑制脂肪组织脂蛋白脂酶活性等途径对抗胰岛素作用。

2) 肿瘤坏死因子-α(TNF-α):是一种非糖基化蛋白,由多种炎症细胞合成或分泌,脂肪细胞也是其重要来源。PCOS病人TNF-α水平显著高于正常人群,且肥胖者升高更明显。升高的TNF-α通过以下机制引起IR:①减少IRS-1的酪氨酸磷酸化,抑制胰岛素信号传导;②促进脂肪分解,增加游离脂肪酸,间接影响胰岛素敏感性;③下调脂肪细胞中多种重要的信号分子或蛋白表达,从而导致IR。

3) C-反应蛋白(CRP):是炎症急性期反应蛋白,主要受循环IL-6和TNF-α的调节。当CRP水平升高激活慢性免疫系统,则发生炎症反应。研究表明,PCOS病人血CRP水平明显升高。CRP导致IR的作用机制:主要是促进TNF-α释放,干扰胰岛素的早期信号转导;抑制脂肪合成,增加脂肪分解和纤溶酶原激活抑制因子(PAI-1)的分泌;抑制GLUT4、PPARγ的表达,加重IR。

(2) 脂肪细胞因子:近十多年以来,脂肪组织为内分泌器官已成为学术界的共识,许多脂肪细胞因子如瘦素(leptin)、脂联素(adiponectin)、抵抗素相继被发现与IR有关。近年研究发现这些脂肪因子在PCOS病人IR的发生中也起一定作用。

1) 瘦素:众多研究证实,瘦素与胰岛素之间具有双向调节作用,胰岛素可刺激体外培养的脂肪组织瘦素mRNA表达,瘦素可通过干扰胰岛素信号通路,而加重IR。Rems-

berg等也发现,PCOS病人IR、雄激素水平及体质指数(BMI)与瘦素水平有关系。肥胖病人瘦素分泌增加,因此肥胖病人瘦素是加重IR的重要因素。

2) 脂联素:通过干预机体糖脂代谢途径,参与了IR相关疾病的发生发展过程,低脂联素血症的程度与IR及高胰岛素血症具有显著相关性。Carmina等比较了年龄、BMI相匹配的52名PCOS妇女与45名正常排卵的妇女性激素水平、IR参数和脂联素水平,发现病人脂联素水平明显降低,这可能导致病人脂肪分布与功能异常。Ardawi等认为,无论是肥胖的还是消瘦的PCOS病人只要有不同程度的IR,她们就有低脂联素血症,这表明PCOS的IR或其他代谢紊乱影响脂联素浓度的调控。

(3) 雄激素:高胰岛素可引起高雄激素血症如上述,但是研究也证实,高雄激素血症亦可引起IR。呈中枢性肥胖的女性体内的游离雄激素水平普遍高于正常对照组,且胰岛素抵抗的程度也较正常对照组明显加重。Cohen等发现,滥用雄激素的女运动员普遍存在胰岛素抵抗。再生障碍性贫血的病人给予雄激素治疗后,可出现葡萄糖耐量异常以及胰岛素水平升高。Givens等发现,分泌雄激素的肿瘤病人存在的黑棘皮病(胰岛素抵抗的重要的临床体征)在手术切除肿瘤后得以明显改善。近年有一项研究发现,高雄激素血症的病人给予螺内酯、氟他胺及GnRH-a等降雄激素药物治疗后,其胰岛素抵抗均得到明显改善。高雄激素血症引起IR可能机制为:①雄激素可能直接或间接影响体内葡萄糖的代谢而导致高胰岛素血症;②雄激素也可直接抑制外周及肝脏内胰岛素的作用而导致高胰岛素血症。Ciaraldi等发现,PCOS病人脂肪细胞上的胰岛素受体及其激酶活性并未见异常,而葡萄糖摄取能力明显下降;故推测PCOS病人的胰岛素抵抗是由胰岛素受体后环节缺陷引起的,并可能与雄激素水平升高有关;笔者医院的研究表明,雄激素可通过抑制胰岛素受体后信号通路传导分子的表达而导致胰岛素抵抗。另外,雄激素还可以增加游离脂肪酸的生成,从而抑制肝脏胰岛素的清除而引起高胰岛素血症,进而导致胰岛素抵抗。高雄激素血症与高胰岛素的相互影响见图21-6-1所示。

4. 排卵障碍 PCOS排卵障碍的机制包括卵巢的内分泌调控激素及卵巢局部因子的异常。

(1) FSH不足,LH过高:PCOS病人卵泡数量的增多,产生过多的抑制素B(INH B)及其分泌的雌激素可抑制垂体FSH的释放。FSH是卵泡进入周期募集和进一步发育的关键激素;卵泡不能有突破性生长的主要原因可能是PCOS病人循环中FSH偏低。另外,PCOS病人循环中的LH持续升高,常促使已发育为窦腔期的卵泡闭锁或过早黄素化。

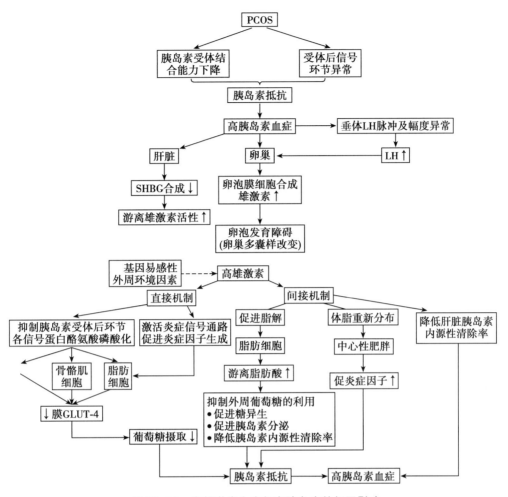

图 21-6-1　高雄激素血症与高胰岛素的相互影响

（2）卵巢局部因子比例失衡：研究发现，PCOS 对 FSH 的反应性较正常对照组降低与其卵巢局部产生一些抑制 FSH 作用的因子有关。目前研究比较多的是 AMH，AMH 是由生长卵泡的颗粒细胞分泌，可抑制 FSH 作用，但机制尚不清楚。正常情况下，FSH 与 AMH 之间存在着平衡。当循环中 FSH 水平上升时，FSH/AMH 比例增加，可增强芳香化酶的活性，促进卵泡正常发育及周期募集，最终发育成熟；成熟卵泡分泌的 INH B 反过来又抑制垂体 FSH 的分泌，这样周而复始。在 PCOS 病人体内，AMH 与 FSH 之间失去了这种平衡，使 FSH/AMH 比例降低，从而抑制了芳香化酶的作用，最终抑制卵泡的发育，导致排卵障碍。研究已证实，PCOS 病人血清中米勒管抑制因子（AMH）水平比正常人高出 2～3 倍（图 21-6-2）。

另外，也有研究发现高胰岛素血症能影响颗粒细胞的分化。体外试验证实胰岛素能增加颗粒细胞对 LH 的反应能力，提示 PCOS 无排卵妇女的胰岛素升高可能也是卵泡期促进卵泡闭锁的主要原因之一。

5. 并发症

（1）代谢综合征（metabolic syndrome，MS）：包含肥胖、糖尿病（diabetes）、高血压、血脂异常四大组分。

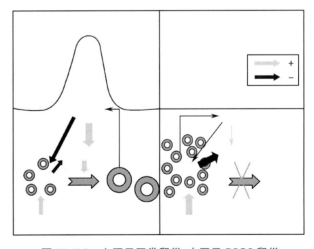

图 21-6-2　左图示正常卵巢，右图示 PCOS 卵巢

PCOS 是发生 MS 的高风险人群，这主要与胰岛素抵抗有关；胰岛素抵抗是代谢综合征四大组分的中心环节。2005 年的一项回顾性研究发现，161 名 3 年以上病史的 P-COS 病人的代谢综合征的发生率高达 43%，而在年龄相匹配的普通人群中代谢综合征的发生率仅为 24%。该项研

究发现PCOS病人的代谢综合征的各个组分的发生率如下：HDL-C降低的发生率为68%，BMI增高的发生率67%，高血压45%、高TG35%、高血糖4%。

1）肥胖：PCOS病人中肥胖的发生率约10%～50%，主要与基因易感性密切相关。肥胖可反过来加重PCOS的病情发展。与非肥胖的PCOS病人相比较，肥胖的PCOS病人循环中的SHBG、HDL下降，而循环中的LDL水平是升高的。50%～60%的PCOS病人表现为腹型肥胖，后者可加重高雄激素血症及高胰岛素血症。高胰岛素血症可通过增加脂肪细胞对葡萄糖的摄取、甘油三酯的合成，可导致肥胖的产生。

2）脂代谢异常：PCOS病人与正常人相比发生脂代谢异常的相对危险度为1.8。由于高胰岛素血症、高雄激素血症均可以影响脂蛋白的脂代谢，故PCOS病人出现脂代谢异常的比例可高达70%。高胰岛素血症可促进极低密度脂蛋白（VLDL）和中间密度脂蛋白（IDL）等富含TG脂蛋白（TRL）的生成，并抑制VLDL的清除，抑制高密度脂蛋白（HDL）的合成，促进HDL的分解，并增加肝脂肪酶

（HL）的活性，促进脂解，引起FFA增多，后者刺激肝脏合成及分泌大量的TG。睾酮也可降低HDL-c的合成。故PCOS IR病人可出现高VLDL、高LDL血症、低HDL血症及高TG血症等脂代谢紊乱。

3）非酒精性脂肪肝（NAFLD）：NAFLD是比较复杂的、多因素疾病。胰岛素抵抗在NAFLD的发生发展中起着重要的作用。

4）高血压：PCOS病人出现高血压是与胰岛素抵抗密切相关。其可能机制：①高胰岛素可激活RAAS系统，后者可增加肾脏对钠的重吸收，使血压升高；②高胰岛素血症使Na$^+$/K$^+$-ATP酶的活性降低，造成细胞内高钠导致细胞水肿，同时Ca^{2+}-ATP酶活性降低，细胞内钙浓度增加，提高小动脉血管平滑肌对血管加压物质的反应；③通过刺激交感神经系统引起血管收缩；④通过刺激IGF-1的生成及活性增加，引起血管平滑肌的肥大，使动脉内膜增厚，最终导致器质性动脉硬化性高血压。故PCOS病人发生高血压及冠心病的风险较正常女性明显增高（图21-6-3）。

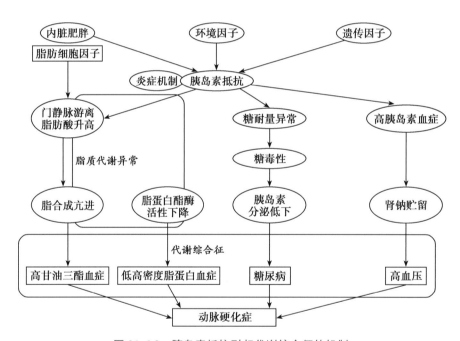

图21-6-3　胰岛素抵抗引起代谢综合征的机制

5）糖尿病：IR失代偿时，可导致糖耐量异常、糖尿病。研究发现，每年PCOS病人由糖耐量异常发展到糖尿病的比率（2%→10.75%）较正常女性（1%→7%）要高。40岁以下的PCOS病人中35%为糖耐量异常，10%为糖尿病。PCOS病人表现为全身性IR。高胰岛素血症可使肝糖原的产生及分泌增多，引起空腹血糖升高，导致肝抵抗；骨骼肌对胰岛素的敏感性下降，葡萄糖摄取减少，肌糖原生成、贮存减少，导致肌抵抗；脂解作用增强，游离脂肪酸（FFA）生成增多，使血浆中FFA浓度升高，增高的FFA可同时促进

肝糖原异生，并抑制肌肉细胞胰岛素介导的葡萄糖转运活动；另外，在IR状态下，胰岛B细胞功能缺陷失代偿时，血糖升高。升高的血糖不仅抑制胰岛素分泌，同时也抑制肌肉细胞胰岛素刺激的葡萄糖转运和肌糖原的合成，进一步加重IR，形成恶性循环。

6）阻塞性睡眠呼吸暂停（OSA）：PCOS病人发生阻塞性睡眠呼吸暂停的几率是正常女性的5～30倍，但目前机制不明。与年龄、体质指数、雄激素等因素相比，IR是OSA的更强有力的预测因子。

7）血浆黏度与促血栓状态：血浆黏度是血液流变学中很重要的一个观察指标，主要受循环中一些大分子影响，如纤维蛋白原、免疫球蛋白以及脂蛋白；血浆黏度升高说明机体组织内的血流阻力是增加的。血浆黏度与空腹胰岛素及胆固醇的水平密切相关。

高胰岛素血症通过抑制纤维蛋白溶解、增加纤溶酶原激活物抑制剂-1(PAI-1)，进而促进血栓状态的形成。

8）内皮功能与代谢性炎症：PCOS病人出现内皮功能异常的可能机制：①NO的合成及释放减少；②引起血管收缩的物质增加；③高胰岛素可直接引起血管内皮及血管平滑肌肥大。

PCOS病人循环中的炎症因子水平较正常女性明显升高，为持续低度炎症，即代谢性炎症状态。目前的研究认为，PCOS的代谢性炎症可进一步加重PCOS的代谢紊乱。

（2）PCOS子宫内膜样腺癌：PCOS病人由于长期无排卵，子宫内膜在无孕激素保护的雌激素长期作用下，容易发生增生病变，甚至发生子宫内膜样腺癌。研究发现，PCOS病人发生子宫内膜样腺癌的风险是正常人群的4倍；PCOS病人中子宫内膜样腺癌发生率为19%～25%。近年发现PCOS病人的子宫内膜增生病变除了与雌激素长期作用有关外，还与胰岛素作用下的局部IGF-I及其活性的增高有关。有些子宫内膜增生病变的PCOS病人对孕激素治疗不敏感，孕激素治疗不敏感的可能机制：局部生长因子尤其是IGF-I，具很强的促有丝分裂作用，并可促进雌激素受体表达，使雌激素作用增强，导致子宫内膜细胞不断增生；另外局部生长因子抑制内膜细胞的凋亡，而且升高的胰岛素样生长因子能增加内膜细胞VEGF合成，促进LHRH和LH释放，

降低体内脂联素水平等，因此能抑制孕激素对子宫内膜的保护作用。

【临床表现】

1. **月经失调**　见于75%～85%的PCOS病人。可表现为：月经稀发（每年月经次数≤6次）、闭经或不规则子宫出血。

2. **不育症**　一对夫妇结婚后同居、有正常性生活（未避孕）1年尚未怀孕者称为不育。须检查排除男方和输卵管异常，并确认无排卵或稀发排卵。

3. **雄激素过多症**

（1）痤疮：PCOS病人中约15%～25%有痤疮，病变多见于面部、前额、双颊等，胸背、肩部也可出现。痤疮的分级为：轻-中度者以粉刺、红斑丘疹、丘脓疱疹为主；重度者以脓疱结节、囊肿、结疤炎症状态为主（表21-6-1）。

表21-6-1　痤疮评分标准

评分	类型	临床表现
0	无	无
1	轻微	痤疮≥2mm，面部或躯干<10个
2	轻	痤疮10～20个
3	中	痤疮≥20个或脓疱<20个
4	重	脓疱≥20个
5	囊性	炎性病损≥5mm

（2）多毛症(hirsutism)：性毛过多指雄激素依赖性体毛过度生长，PCOS病人中患多毛症者约65%～75%（图21-6-4）。

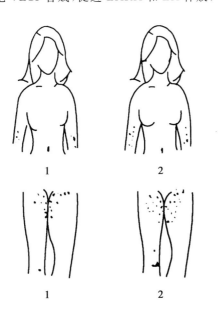
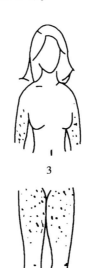
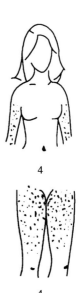

3

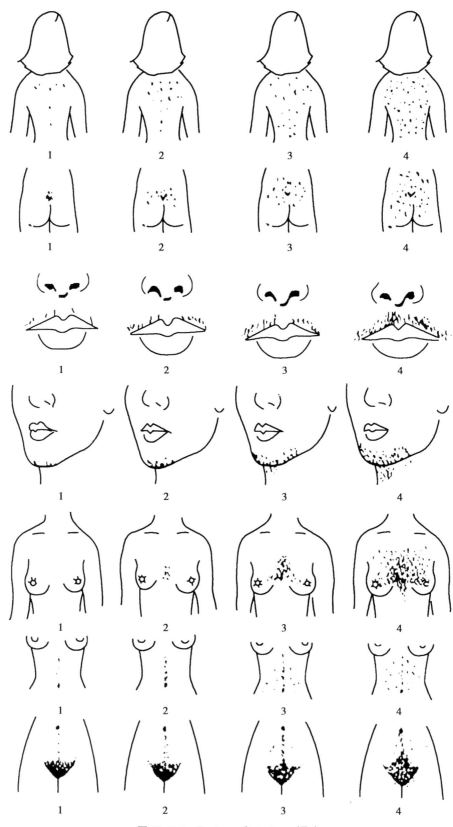

图 21-6-4　Ferriman 和 Gallway 评分

4. **肥胖**(obesity)　以腹型肥胖为主,临床上以腰围(WR)或腰臀比(腰 cm/臀 cm,WHR)表示肥胖的类型。若女性 WHR≥0.8,或腰围≥85cm 可诊断为腹型肥胖。

5. **黑棘皮病**(acanthosis nigricans)　是严重胰岛素抵抗的一种皮肤表现,常在外阴、腹股沟、腋下、颈后等皮肤皱折处呈灰棕色、天鹅绒样片状角化过度,有时呈疣状。分为轻、中、重度。0:无黑棘皮病;1+:颈部 & 腋窝有细小的疣状斑块,伴/不伴有受累皮肤色素沉着;2+:颈部 & 腋窝有粗糙的疣状斑块,伴/不伴有受累皮肤色素沉着;3+:颈部 & 腋窝及躯干有粗糙的疣状斑块,伴/不伴有受累皮肤色素沉着。

【诊断标准】

1. 不论症状还是生化异常 PCOS 病人均呈现种族和个体差异。多年来对 PCOS 的诊断一直存在争议,近二十年国际上陆续推出四个标准:

(1) 1990 年 NIH 标准:1990 年美国国立卫生研究院(National institute health,NIH)对 PCOS 诊断标准包括以下两项(按重要性排序):①雄激素过多症及(或)高雄激素血症;②稀发排卵。但需排除以下高雄激素疾病,如先天性 21-羟化酶缺乏、库欣综合征、高泌乳素及分泌雄激素的肿瘤等,使标准化诊断迈出了重要的一步。该标准包括了三种基本表现型:①多毛、高雄血症及稀发排卵;②多毛及稀发排卵;③高雄血症及稀发排卵。

(2) 2003 年鹿特丹标准:随着诊断技术的进展、阴道超声的广泛应用,许多学者报道超过 50% 的 PCOS 病人具有卵巢多囊改变特征,2003 年由美国生殖医学会(American Society for Reproductive Medicine,ASRM)及欧洲人类生殖与胚胎协会(European society of human reproduction and embryology,ESHRE)在鹿特丹举办专家会对 PCOS 诊断达成新的共识,加入了关于卵巢多囊改变的标准,并提出 PCOS 需具备以下三项中两项:①稀发排卵及(或)无排卵;②雄激素过多的临床体征及(或)生化指标;③卵巢多囊改变。同样需排除其他雄激素过多的疾病或相关疾病;此标准较 NIH 标准增加了两个新的表型:①多囊卵巢、多毛和(或)高雄血症,但排卵功能正常;②多囊卵巢、排卵不规则,但没有雄激素增多症。此标准的提出引起医学界广泛争论,支持该标准的一方认为该标准提出新表型,对病因和异质性的认识有帮助;反对的一方则认为,该标准提出的新表型尚缺乏资料,且两种新表型的临床重要性不确定。

(3) 2006 年 AES 标准:2006 年美国雄激素过多协会(Androgen Excess Society,AES)对 PCOS 又提出如下标准,必须具备以下两项:①多毛及(或)高雄激素血症;②稀发排卵及(或)多囊卵巢。此标准同样需排除其他雄激素过多或相关疾病,与鹿特丹标准不同的是此标准强调必须具备第一条。

(4) 2013 美国内分泌学会标准:为了进一步扩大共识、规范操作,美国内分泌学会(The Endocrine Society)年颁布了 PCOS 的诊断指南,本指南沿用 2003 年鹿特丹诊断标准,即符合以下三条中的两条,并排除其他疾病导致的类似临床表现,即可诊断 PCOS:①雄激素过多的临床和(或)生化表现,如多毛,痤疮,雄激素性脱发,血清总睾酮或游离

睾酮升高;②稀发排卵或无排卵;③卵巢多囊样改变,即单侧卵巢体积增大超过 10ml(排除囊肿与优势卵泡)或单侧卵巢内有超过 12 个的直径 2~9mm 卵泡。指南指出,如果病人存在高雄激素的临床表现,且合并女性男性化,那么血清雄激素测定可以不作为诊断必需。同样,若病人同时存在高雄激素体征和排卵障碍,那么卵巢超声表现可以不作为诊断必备条件。另外,该指南推荐所有病人筛查 TSH、催乳素及 17-羟孕酮,来除外一些常见的可致相似临床表现的疾病。该指南特别提出对于青春期、育龄期、围绝经期及绝经后女性诊断侧重点不同。对于青春期女性,诊断应基于临床和(或)生化高雄激素表现及持续性稀发月经,并除外其他原因导致的高雄激素表现。

2011 年中国的妇科内分泌专家提出了中国 PCOS 的诊断标准:①疑似 PCOS:月经稀发或闭经或不规则子宫出血是诊断必须条件。另外再符合下列两项中的一项即可诊断为疑似 PCOS:a. 高雄激素的临床表现或高雄激素血症;b. 超声表现为 PCO。②确定诊断:具备上述疑似 PCOS 诊断条件后还必须逐一排除其他可能引起高雄激素的疾病和引起排卵异常的疾病才能确定诊断。③排除疾病:下丘脑性闭经、甲状腺功能异常、高催乳素血症、迟发型肾上腺皮质增生、卵巢或肾上腺分泌雄激素肿瘤等。

2. 实验室测定

(1) 雄激素的测定:正常妇女循环中雄激素有睾酮、雄烯二酮、去氢表雄酮及其硫酸盐 4 种。临床上常规检查项目为血清总睾酮及硫酸脱氢表雄酮。目前尚缺乏我国女性高雄激素的实验室诊断标准。

(2) 促性腺激素的测定(LH、FSH):研究显示 PCOS 病人 LH/FSH 比值>2~3,但这一特点仅见于无肥胖的 PCOS 病人。由于肥胖可抑制 GnRH/LH 脉冲分泌振幅,使肥胖 PCOS 病人 LH 水平及 LH/FSH 比值不升高,故 LH/FSH 比值不作为 PCOS 的诊断依据。

3. 盆腔超声检查　多囊卵巢(PCO)是超声检查对卵巢形态的一种描述。根据鹿特丹专家共识 PCO 超声相的定义为:一个或多个切面可见一侧或双侧卵巢内直径 2~9mm 的卵泡≥12 个,和(或)卵巢体积≥10ml(卵巢体积按 0.5×长径×横径×前后径计算)。

注意:超声检查前应停用口服避孕药至少 1 个月,在规则月经病人中应选择在周期第 3~5 天检查。稀发排卵病人若有卵泡直径>10mm 或有黄体出现,应在下个周期进行复查。除未婚病人外,应选择经阴道超声检查;青春期女孩应采用经直肠超声检查。

4. 基础体温(BBT)测定　PCOS 病人应于每天早晨醒后立即测试舌下体温(舌下放置 5 分钟),至少一个月经周期,并记录在坐标纸上。测试前禁止起床、说话、大小便、进食、吸烟等活动。根据体温曲线的形状可以了解有无排卵,并估计排卵日期,早期诊断妊娠。

【鉴别诊断】

PCOS的鉴别诊断　临床上引起雄激素过多的疾病很多,在诊断PCOS的高雄激素血症时,需要排除这些疾病。

(1) 先天性肾上腺皮质增生症:引起雄激素过多的先天性肾上腺皮质增生症(CAH)有两种:21-羟化酶缺陷和11β-羟化酶缺陷。21-羟化酶缺陷是最常见的先天性肾上腺皮质增生症,占CAH总数的90%～95%,11β-羟化酶缺陷较罕见。根据临床表现21-羟化酶缺陷可分为3种:失盐性肾上腺皮质增生症、单纯男性化型和非典型肾上腺皮质增生症,后者又被称为迟发性肾上腺皮质增生症;其中容易与PCOS相混淆的是非典型肾上腺皮质增生症。

临床上诊断非典型肾上腺皮质增生症依靠内分泌测定,其中最重要的是血17-羟孕酮水平的测定。非典型肾上腺皮质增生症者的血17-羟孕酮和血孕酮水平升高、FSH水平正常、LH水平升高、睾酮水平轻度升高、DHEAS水平升高。如果血17-羟孕酮水平<2ng/ml,则可排除非典型肾上腺皮质增生症;如果>10ng/ml,则可诊断为非典型肾上腺皮质增生症;如果血17-羟孕酮水平为2～10ng/ml,则需要做ACTH试验。静脉注射ACTH 60分钟后,测定血17-羟孕酮水平,如果>10ng/ml,则可诊断为非典型肾上腺皮质增生症,否则排除该诊断。

(2) 分泌雄激素的肿瘤:有卵巢泡膜细胞瘤、卵巢支持-间质细胞肿瘤、卵巢类固醇细胞肿瘤和肾上腺分泌雄激素的肿瘤。如果存在分泌雄激素的肿瘤,病人体内的雄激素水平会异常升高,通常血睾酮水平超过3ng/ml。影像学检查可协助诊断,通常会发现肾上腺或卵巢的包块,确诊依赖手术病理检查。

(3) Cushing综合征:Cushing综合征病人也有高雄激素血症,但病人最突出的临床表现是由皮质醇过多引起的,如满月脸、向心型肥胖等。血皮质醇和ACTH水平升高可资鉴别。

【治疗】

1. 治疗原则　按有无生育要求及有无并发症分为基础治疗、并发症治疗及促孕治疗三方面。基础治疗是指针对PCOS病人月经失调、雄激素过多症、胰岛素抵抗及肥胖的治疗,包括控制月经周期治疗、降雄激素治疗、降胰岛素治疗及控制体重治疗四方面。治疗目的:促进排卵功能恢复,改善雄激素过多体征,阻止子宫内膜增生性病变和癌变,以及阻止代谢综合征的发生。以上治疗可根据病人的情况,采用单一或两种及以上治疗方法联合应用。并发症的治疗指对已发生子宫内膜增生性病变或代谢综合征,包括糖耐量受损、2型糖尿病、高血压等的治疗。促孕治疗包括药物促排卵、卵巢手术促排卵及生殖辅助技术,一般用于基础治疗后仍未受孕者;但任何促孕治疗应在纠正孕前健康问题后进行,以降低孕时并发症。

2. 治疗方法

(1) 基础治疗

1) 降体重疗法:肥胖型PCOS病人调整生活方式(饮食控制和适当运动量)是一线治疗。早在1935年,Stein和leventhal就发现肥胖是该综合征的常见症状,但长期以来未将降体重作为该综合征肥胖病人的常规治疗方法。近年很多观察性研究资料发现减重能促进PCOS病人恢复自发排卵。一项为期15年的对照前瞻性的研究发现,减重能降低10年内糖尿病及8年内高血压的发病率;并有研究表明限制能量摄入是减重和改善生殖功能最有效的方法,甚至有时在体重仍未见明显下降时,生殖功能已得到了明显的改善,这可能与能量摄入减少有关。最早的一项关于低卡路里饮食摄入的观察性研究发现,20例肥胖的病人(14例PCOS,6个为高雄激素血症-胰岛素抵抗-黑棘皮病病人)予低卡路里饮食8个月,结果明显降低了胰岛素及雄激素水平,随后的多项研究也进一步证实此结果。有证据指出,肥胖病人予低糖饮食有益于改善其高胰岛素血症。2008年的欧洲生殖与胚胎学会/美国生殖医学会(ESHRM/ASRM)共识建议肥胖型PCOS病人首选低糖饮食。2009年国外学者对14项随机对照研究的荟萃分析的资料显示(其中仅2项研究为PCOS病人),对于肥胖者,不论是否为PCOS病人,生活方式的改变(生活习惯及饮食控制)是其一线治疗的方法。但是对不同食物结构组成对减重疗效的评估目前尚缺乏大样本研究,故不同的食物结构对控制体重的效果仍不明确。

运动也是控制体重的方法之一,它可提高骨骼肌对胰岛素的敏感性,但关于单纯运动对PCOS生殖功能恢复的作用的研究很少。在一项临床小样本研究中未证实单独运动对减重有效。另外,也有采用药物减重的报道,如采用胰岛素增敏剂二甲双胍抑制食欲的作用;研究证实二甲双胍治疗肥胖型PCOS时,能使体重有一定程度的下降,并能改善生殖功能。一项应用大剂量的二甲双胍(大于1500mg/d)或服用时间大于8周治疗肥胖病人的临床研究表明,二甲双胍组比安慰剂组能明显减轻体重。但是改善生活方式联合大剂量的二甲双胍能否达到更好的协同作用尚缺乏大样本的研究。此外,对饮食运动控制饮食效果并不明显者,美国国家心肺循环研究中心及Cochrane系统综述建议如下:对于BMI大于30kg/m²且无并发症的肥胖病人或BMI大于27kg/m²并伴并发症的病人可给予西布他明食欲抑制剂治疗;而对于BMI大于40kg/m²的病人可采用手术抽脂减重。但上述方式对生殖功能的影响未见报道。

2) 控制月经周期疗法:由于PCOS病人长期无排卵,子宫内膜长期受雌激素的持续作用,而缺乏孕激素拮抗作用,其发生子宫内膜增生性病变,甚至子宫内膜癌的几率明显增高。定期应用孕激素或给予含低剂量雌激素的雌孕激素联合的口服避孕药(oral contraceptive pills,OCPs)能很好地控制月经周期,起到保护子宫内膜,阻止子宫内膜增生性病变的作用。并且定期应用孕激素或周期性应用 COC 能抑制中枢性 LH 的分泌,部分病人停用口服避孕药后恢复自发排卵。因此对于无排卵 PCOS 病人应定期采用孕激素或口服避孕药疗法以保护子宫内膜及控制月经周期,阻止因排卵功能失调引起的异常子宫出血及子宫内膜增生性病变,并可能有助于自发排卵功能的恢复。

- **A. 单孕激素用药方法**:适合于月经频发、月经稀发或闭经的病人,可采用孕激素后半周期疗法控制月经周期。

    用药方法:醋酸甲羟孕酮 10mg/d,每次服药 8~10 天,总量 80~100mg/周期;地屈孕酮 10/d,每次服药 140 天,总量 140mg/周期;微粒黄体酮 200mg/d,每次服药 10 天,总量 2000mg/周期。

    用药时间和剂量的选择根据病人失调的月经情况而定,月经频发的病人一般在下次月经前 3~5 天用药;月经稀发、闭经的病人应至少 60 天用药一次。

- **B. 口服避孕药疗法**:雌孕激素联合的口服避孕药(OCPs),如妈富隆(炔雌醇 30μg+去氧孕烯 150μg)、达英-35(炔雌醇 35μg+环丙孕酮 2mg)、优思明(炔雌醇 30μg+屈螺酮 3mg)等。适用于单孕激素控制周期撤药出血较多者,或月经不规则者,及月经过多病人需先用 OCPs 止血者。

    用药方法:调整周期用药方法:在采用孕激素撤药月经第 5 天起服用,每天 1 片,共服 21 天;撤药月经的第 5 天重复使用,共 3~6 个周期为 1 疗程。

    注意事项:OCPs 不会增加 PCOS 病人患代谢性疾病的风险,但有血栓风险;因此,有口服避孕药禁忌证的病人禁用。

    3)降雄激素疗法:适用于有中重度痤疮、多毛及油脂皮肤等严重高雄激素体征需治疗的病人及循环中雄激素水平过高者。目前 PCOS 病人常用的降雄激素药物主要为 OCPs、胰岛素增敏剂、螺内酯及氟他胺。

- **A. OCPs**:除用于 PCOS 病人调整月经周期,保护子宫内膜,还能通过抑制垂体 LH 的合成和分泌,从而有效降低卵巢雄激素的产生,所含的雌激素成分(炔雌醇)可有效地促进肝脏合成 SHBG,进而降低循环中雄激素的活性。某些 OCPs 所含的孕激素具抗雄激素作用,如达英-35 制剂所含的环丙孕酮及优思明所含屈螺酮均具有抑制卵巢和肾上腺雄激素合成酶的活性及在外周与雄激素竞争受体,因此不仅能有效降低卵巢雄激素的生成,而且也能抑制肾上腺雄激素的产生,并可阻止雄激素的外周作用,从而有效改善高雄激素体征。另外,OCPs 还通过抑制 LH 和雄激素水平缩小卵巢体积。由于环丙孕酮的上述抗雄激素作用为目前具抗雄激素作用孕激素之首,因而含环丙孕酮的达英-35 为目前抗雄激素作用最强的 OCP。

    用药方法:撤药月经的第 5 天起服用,每天 1 片,共服 21 天。用药 3~6 个月,50%~90% 的病人痤疮可减少 30%~60%,对部位深的痤疮尤为有效,服药 6~9 个月后能改善多毛。

- **B. 胰岛素增敏剂**:胰岛素增敏剂二甲双胍能降低循环中的胰岛素水平,进而减少卵巢及肾上腺来源的雄激素的合成,并能解除高胰岛素对肝脏合成 SHBG 的抑制作用,故也能有效地降低循环中雄激素水平及其活性,但其降低雄激素作用的治疗效果一般需 3 个月,持续服药作用持久;服药期间随着胰岛素及雄激素的下降,排卵功能可恢复。用药方法:见下述降胰岛素疗法。

- **C. 螺内酯及氟他胺**:螺内酯通过抑制 17-羟化酶和 17,20-裂解酶(雄激素合成所需的酶),以减少雄激素的合成和分泌;在外周与雄激素竞争受体,并能抑制 5α 还原酶而阻断雄激素作用。单独使用螺内酯可使 50% 的 PCOS 病人多毛症状减少 40%,亦可增加胰岛素敏感性。氟他胺则由于其抑制外周 5α 还原酶而抗雄激素作用。

    用药方法:螺内酯:100mg/d,应用 6 个月可抑制毛发生长。氟他胺:250mg,每日 2 次,连续使用 6~12 个月。

    不良反应及用药监测:螺内酯是排钠保钾利尿药,易导致高血钾,使用时应定期监测电解质。螺内酯和氟他胺这两种药物均有致畸作用,因此应用时一般与 OCPs 联合应用,或用药期间避孕。另外,由于氟他胺有肝脏毒性已较少使用。

    关于以上药物的降雄激素作用及安全性的研究有 3 项大的荟萃分析。2008 年的一项荟萃分析发现,胰岛素增敏剂与 OCPs 在改善多毛方面的效力相当,但效果不如螺内酯及氟他胺。与此同时,另一项对 12 个 RCT 研究所做的荟萃分析发现,螺内酯联合 OCPs 的作用明显优于单独应用 OCPs,而氟他胺联合二甲双胍的作用明显优于单独应用二甲双胍。另外,2009 年的一项荟萃分析表明,在调节月经周期和降低雄激素水平上,OCPs 优于二甲双胍;但二甲双胍能明显降低胰岛素和甘油三酯水平,3 个月以上的长期服药可使病人胰岛素及雄激素水平下降;两者对 PCOS 病人空腹血糖及胆固醇的影响无统计学差异。

    4)胰岛素抵抗的治疗:有胰岛素抵抗的病人采用胰岛素增敏剂治疗。可降低胰岛素,从而降低循环中的雄激素水平,从而有利于排卵功能的建立及恢复,并可阻止 2 型糖尿病等代谢综合征的发生。在 PCOS 病人中常选用二甲双胍,对二甲双胍治疗不满意或已发生糖耐量损害、糖尿病者可加用噻唑烷二酮类药物(TZDs)。

- **A. 二甲双胍**:能明显改善有胰岛素拮抗的 PCOS 病人的排卵功能,使月经周期恢复运转和具有规律性。一项随机对照双盲临床试验证实 IR 是二甲双胍治疗后排卵功能恢复的预测指标。另外,二甲双胍可明显增加非肥胖型 PCOS 和青春期 PCOS 病人排卵率(A 级证据)及妊娠率(B 级证据),早孕期应用二甲双胍对胎儿无致畸作用(A 级证据)。

    用法:初始剂量 250~500mg/d,逐步增加至目标剂量 1500~2550mg/d。

3

不良反应及用药监测：胃肠道反应最常见，餐中服用可减轻症状。乳酸性酸中毒为罕见的严重不良反应；用药期间每 3 个月监测肝肾功能。

- **B. 噻唑烷二酮类药物（TZDs）**：TZDs 为 PPARγ 受体激动剂，能增强外周靶细胞（肝细胞、骨骼肌细胞、脂肪细胞）对胰岛素的敏感性，改善高胰岛素血症。罗格列酮既往是常用的 TZDs，但因其心脏毒性已停用，现多选用安全性较高的吡格列酮；TZDs 增加胰岛素敏感性的作用与二甲双胍相仿；对于不能耐受二甲双胍的病人，可考虑吡格列酮，或单用二甲双胍疗效不满意者可加用吡格列酮。但由于其可能的肝脏毒性及胚胎毒性，在服用 TZDs 期间应监测肝功能并注意避孕。

（2）并发症治疗

1）子宫内膜增生病变的治疗：子宫内膜增生病变的 PCOS 病人应选用孕激素转化子宫内膜。对于已发生子宫内膜样腺癌的病人应考虑手术治疗。

2）代谢综合征的治疗：对于已出现高血压、高脂血症、糖尿病的病人，建议同时内科就诊。

（3）促孕治疗：由于 PCOS 病人存在胰岛素抵抗，故在妊娠期发生妊娠糖尿病或妊娠期合并糖尿病、妊娠高血压、先兆子痫、妊娠糖尿病、早产及围产期胎儿死亡率的风险明显增高，故应引起重视。2008 年，ESHRM/ASRM 关于 PCOS 不育的治疗已达成共识，认为对 PCOS 病人采用助孕干预开始之前应该首先改善孕前状况，包括通过改善生活方式、控制饮食及适当运动降体重，以及降雄激素、降胰岛素和控制月经周期等医疗干预。部分病人可能在上述措施及医疗干预过程中恢复排卵；但在纠正高雄激素血症及胰岛素抵抗后仍未恢复排卵者可考虑药物诱发排卵。

1）一线促排卵药物——氯米芬：氯米芬为 PCOS 的一线促排卵治疗药物，价格低廉，口服途径给药，不良反应相对小，用药监测要求不高。其机制是与雌激素竞争受体，阻断雌激素的负反馈作用，从而促进垂体 FSH 的释放。该药排卵率约为 75%～80%，周期妊娠率约 22%，6 个周期累积活产率达 50%～60%。肥胖、高雄激素血症、胰岛素抵抗是发生氯米芬抵抗的高危因素。

用药方法及剂量：自然月经或药物撤退出血的第 5 天开始，初始口服剂量为 50mg/d，共 5 天；若此剂量无效则于下一周期加量，每次增加 50mg/d；最高剂量可用至 150mg/d 共 5 天，仍无排卵者为氯米芬抵抗。氯米芬抵抗的 PCOS 病人，可采用二甲双胍联合氯米芬治疗；7 个关于二甲双胍联合氯米芬的观察性研究的荟萃分析表明，二甲双胍联合氯米芬的排卵率较单用氯米芬增加 4.41 倍（B 级证据）。如果氯米芬在子宫和宫颈管部位有明显的抗雌激素样作用，则可采用芳香化酶抑制剂——来曲唑来进行促排卵治疗。来曲唑治疗的排卵率可达 60%～70%，妊娠率达 20%～27%；目前的观察性研究未见来曲唑对胚胎有不良作用，但仍需大

样本研究来进一步证实来曲唑对胚胎的安全性。

治疗期限：采用氯米芬治疗一般不超过 6 个周期。氯米芬治疗无效时，可考虑二线促排卵治疗，包括促性腺激素治疗或腹腔镜下卵巢打孔术。

来曲唑：也为 PCOS 的一线促排卵治疗药物。其机制为：通过抑制芳香化酶的作用，阻断雄激素如雄烯二酮（A）和睾酮（T）向雌酮（E_1）和 E_2 转换，使体内雌激素降低，阻断其对下丘脑和垂体的负反馈作用，使垂体 Gn 分泌增加，从而促进卵泡的发育和排卵。

用药方法及剂量：自然月经或药物撤退出血的第 3 天开始，口服剂量为 2.5～5mg/d，共 5 天。

治疗期限：一般不超过 6 个周期，当来曲唑治疗无效时，可考虑二线促排卵治疗，包括促性腺激素治疗或腹腔镜下卵巢打孔术。

2）促性腺激素：促性腺激素促排卵治疗适用于氯米芬抵抗者，列为 PCOS 促排卵的二线治疗。促性腺激素促排卵分为低剂量递增方案及高剂量递减方案。较早的研究报道，上述两种方案获得单卵泡发育的成功率均较高，但是目前一项大样本的研究资料显示低剂量递增方案更为安全。低剂量递增方案促单卵泡发育排卵率可达到 70%，妊娠率为 20%，活产率为 5.7%，而多胎妊娠率小于 6%，OHSS 发生率低于 1%。

3）腹腔镜卵巢打孔术（laparoscopic ovarian drilling，LOD）：早在 1935 年，Stein 和 Leventhal 首先报道了在无排卵 PCOS 女性采用卵巢楔形切除，术后病人的排卵率、妊娠率分别为 80% 和 50%，但之后不少报道术后可引起盆腔粘连及卵巢功能减退，使开腹卵巢手术用于 PCOS 促排卵一度被废弃。随着腹腔镜微创手术的出现，腹腔镜下卵巢打孔手术（LOD）开始应用于促排卵；多项文献的研究结果认为，每侧卵巢以 30～40W 功率打孔，持续 5 秒，共 4～5 个孔，可获得满意排卵率及妊娠率。5 项 RCT 的研究资料显示，对于氯米芬抵抗的 PCOS 病人 LOD 与促性腺激素两项方案对妊娠率及活产率的影响差异无统计学意义，且 LOD 组 OHSS 及多胎妊娠的发生率小于促性腺激素组。之前的研究认为，对于 CC 抵抗或高 LH 的 PCOS 病人可应用 LOD；但是，近期的研究发现，并不是所有的 CC 抵抗或高 LH 的病人均适用于该手术。日本学者对 40 例 PCOS 不育病人进行回顾性队列研究发现，睾酮水平高于 4.5nmol/L 或雄激素活性指数（free androgen index，FAI）高于 15、LH 低于 8IU/L 或 BMI 大于 35kg/m² 的 PCOS 病人因其可能有其他致无排卵因素，故不宜采用卵巢手术诱发排卵。另外，较多的文献研究发现，LOD 对胰岛素敏感性的改善无效，故卵巢手术并不适用于存在显著胰岛素抵抗的 PCOS 病人。

4）体外受精-胚胎移植（IVF-ET）：IVF-ET 适用于以上方法促排卵失败或有排卵但仍未成功妊娠，或合并有盆

腔因素不育的病人,为 PCOS 三线促孕治疗。近期的一项荟萃分析发现,在 PCOS 病人中采用促性腺激素超促排卵取消周期的发生率较非 PCOS 病人明显增高,且用药持续时间也明显增加,临床妊娠率可达 35%。有一项对 8 个 RCT 的荟萃分析发现,联合应用二甲双胍能明显增加 IVF 的妊娠率,并减少 OHSS 的发生率。

【临床特殊情况的思考和建议】

1. **男性化体征**　当高水平的雄激素(血睾酮>1.5ng/ml)持续较长时间(>1 年)时才会出现男性化体征,PCOS 病人的血睾酮水平很少超过 1.5ng/ml,因此 PCOS 很少有男性化体征。如果病人出现男性化体征,应考虑分泌雄激素的肿瘤和不典型的先天性肾上腺皮质增生症(表 21-6-2)。

表 21-6-2　男性化体征

阴蒂增大	乳房变小
声音嘶哑	有喉结
肌肉发达	男性体格

2. **PCOS 的鉴别诊断**　临床上引起雄激素过多的疾病很多,在诊断 PCOS 的高雄激素血症时,需要排除这些疾病。

(1) 先天性肾上腺皮质增生症:引起雄激素过多的先天性肾上腺皮质增生症(CAH)有 2 种:21-羟化酶缺陷和 11β-羟化酶缺陷。21-羟化酶缺陷是最常见的先天性肾上腺皮质增生症,占 CAH 总数的 90%～95%,11β-羟化酶缺陷较罕见。根据临床表现 21-羟化酶缺陷可分为 3 种:失盐性肾上腺皮质增生症、单纯男性化型和非典型肾上腺皮质增生症,后者又被称为迟发性肾上腺皮质增生症;其中容易与 PCOS 相混淆的是非典型肾上腺皮质增生症。

临床上诊断非典型肾上腺皮质增生症依靠内分泌测定,其中最重要的是血 17-羟孕酮水平的测定。非典型肾上腺皮质增生症者的血 17-羟孕酮水平升高、FSH 水平正常、LH 水平升高、睾酮水平轻度升高、DHEAS 水平升高。如果血 17-羟孕酮水平<2ng/ml,则可排除非典型肾上腺皮质增生症;如果>10ng/ml,则可诊断为非典型肾上腺皮质增生症;如果血 17-羟孕酮水平为 2～10ng/ml,则需要做 ACTH 试验。静脉注射 ACTH 60 分钟后,测定血 17-羟孕酮水平,如果>10ng/ml,则可诊断为非典型肾上腺皮质增生症,否则排除该诊断。

(2) 分泌雄激素的肿瘤:有卵巢泡膜细胞瘤、卵巢支持-间质细胞瘤、卵巢类固醇细胞瘤和肾上腺分泌雄激素的肿瘤。如果存在分泌雄激素的肿瘤,病人体内的雄激素水平会异常升高,通常血睾酮水平超过 3ng/ml。影像学检查可协助诊断,通常会发现肾上腺或卵巢的包块,确诊依赖手术病理检查。

(3) Cushing 综合征:Cushing 综合征病人也有高雄激素血症,但病人最突出的临床表现是由皮质醇过多引起的,如满月脸、向心型肥胖等。血皮质醇和 ACTH 水平升高可资鉴别。

参考文献

1. The Thessaloniki ESHRE/ASRM-Sponsored PCOS Consensus Workshop Group, Consensus on infertility treatment related to polycystic ovary syndrome, 2008, 23:462-477

2. O'Connor A, Gibney J, Roche HM. Metabolic and hormonal aspects of polycystic ovary syndrome: the impact of diet. Proc Nutr Soc, 2010, 69:628-635

3. Moran LJ, Brinkworth G, Noakes M, et al. Effects of lifestyle modification in polycystic ovarian syndrome. Reprod Biomed Online, 2006, 12:569-578

4. Sjostrom L, Lindroos AK, Peltonen M, et al. Swedish Obese Subjects Study Scientific Group. Lifestyle, diabetes, and cardiovascular risk factors 10 years after bariatric surgery. New England Journal of Medicine, 2004, 351:2683-2693

5. Torgerson JS, Sjostrom L. The Swedish Obese Subjects (SOS) study-rationale and results. International Journal of Obesity and Related Metabolic Disorders, 2001, 25:S2-S4

6. Reaven GM. The insulin resistance syndrome: definition and dietary approaches to treatment. Annu Rev Nutr, 2005, 25:391-406

7. The Thessaloniki ESHRE/ASRM-Sponsored PCOS Consensus Workshop. Consensus on infertility treatment related to polycystic ovary syndrome. Human Reproduction, 2008, 23(3):462-477

8. Nieuwenhuis-Ruifrok AE, Kuchenbecker WK, Hoek A, et al. Insulin sensitizing drugs for weight loss in women of reproductive age who are overweight or obese: systematic review and meta-analysis. Hum Reprod Update, 2009, 15(1):57-68

9. Barber TM, Franks. Genetics of polycystic ovary syndrome. Front Horm Res, 2013, 40:28-39

10. Padwal R, Li SK, Lau DC. Long-term pharmacotherapy for obesity and overweight. Cochrane Database Syst Rev, 2003:CD004094

11. Niwa K, Imai A, Hashimoto M, et al. A case control study of uterine endometrial cancer of pre and post menopausal women. Oncol Rep, 2000, 7(1):89-93

12. Wang P. Hypomethylation of the LH/choriogonadotropin receptor promoter region is a potential mechanism underlying susceptibility to polycystic ovary syndrome. Endocrionology, 2014, 155(4):1445-1452

13. Michael F Costello, Bhushan Shrestha, John Eden, et al. Metformin versus oral contraceptive pill in polycystic ovary syndrome: a Cochrane review. Human Reproduction, 2007, 22(5):

3

1200-1209

14. Lakkakula B, Thangavelu M, Godla U. Genetic variants associated with insulin signaling and glucose homeostasis in pathogenesis of insulin resisitance in polycystic ovary syndrome: a systematic review. J Assist Repro Genet, 2013, 30:883-895

15. Baillargeon JP. Use of insulin sensitizers in polycystic ovarian syndrome. Curr Opin Investig Drugs, 2005, 6:1012-1022

16. Li X, Feng Y, Lin JF, etal. Endometrial progesterone resistance and PCOS. J Biomed Sci, 2014, 21:2-8

17. Sahmay S, Aydin Y, Atakul N, etal. Relation of antimilullerian hormone with the clinical sighs of hyperandrogenism and polycystic ovary morphology. Gynecol Endocrinol, 2014, 30(2): 130-134

18. Mihaela Cosma, Brian A. Swiglo, David N. Flynn, et al. Insulin sensitizers for the treatment of hirsutism: a systematic review and metaanalyses of randomized controlled trials. J Clin Endocrinol Metab, 2008, 93:1135-1142

19. Brian A. Swiglo, Mihaela Cosma, David N. Flynn, et al. Antiandrogens for the treatment of hirsutism: a systematic review and metaanalyses of randomized controlled trials. J Clin Endocrinol Metab, 2008, 93:1153-1160

20. Michael F Costello, Bhushan Shrestha, John Eden, et al. Insulin-sensitising drugs versus the combined oral contraceptive pill for hirsutism, acne and risk of diabetes, cardiovascular disease, and endometrial cancer in polycystic ovary syndrome. Cochrane Database of Systematic Reviews, Issue 3, 2009

21. Rice S, Elia A, Jawad Z, et al. Metformin inhibits FSH action in human granular cells: relevance to polycystic ovary syndrome. J Clin Endocrinol Metab, 2013, 98(9):E1491-E1500

22. Eisenhardt S, Schwarzmann N, Henschel V, et al. Early effects of metformin in women with polycystic ovary syndrome: a prospective randomized, double-blind, placebo-controlled trial. J Clin Endocrinol Metab, 2006, 91(3):946-952

23. Brower M, Brennan K, Pall M, etal. The severity of menstrual dysfunction as a predictor of insulin resistance in PCOS. J Clin Endocrionol Metab, 2013, 98(12):E1967-E1971

24. Gilbert C, Valois M, Koren G. Pregnancy outcome after first-trimester exposure to metformin: a meta-analysis. Fertil Steril, 2006, 86(3):658-63

25. Villa J, PratleyRE. Adipose tissue dysfunction in polycystic ovary syndrome. Curr Diab Rep, 2011, 11:179-184

26. Homburg R. Clomiphene citrate—end of an era? A minireview. Hum Reprod, 2005, 20:2043-2051

27. Eijkemans MJ, Imani B, Mulders AG, et al. High singleton live birth rate following classical ovulation induction in normogonadotrophic anovulatory infertility (WHO 2). Hum Reprod, 2003, 18:2357-2362

28. Panidis D, Tziomalos K, Papadakis E, et al. The guidelines issued by the European Society for human Reproduction and Embryology and American Society for Reproductive Medicine regarding the induction of ovulation with metformin in patients with polycytic ovary syndrome potentially require reconsideration. Hormones, 2013, 12(2):192-200

29. Imani B, Eijkemans MJ, te Velde ER, et al. A nomogram to predict the probability of live birth after clomiphene citrate induction of ovulation in normogonadotropic oligoamenorrheic infertility. Fertil Steril, 2002, 77:91-97

30. David S Guzick. Ovulation induction management of PCOS. Clinical obstet Gynecol, 2007, 50:255-267

31. Palomba S, Falbo A, La Sala GB. Metformin and gonadotropins for ovulation induction in patients with polycystic ovary syndrome: a systematic review with meta-analysis of randomized comtrolled trials. reproducing Biology End, 2014, 12:3

32. Christin-Maitre S, Hugues JN. A comparative randomized multicentric study comparing the step-up versus step-down protocol in polycystic ovary syndrome. Hum Reprod, 2003, 18:1626-1631

33. Diamanti-Kandaris E, DunaifA. Insulin resistance and polycystic ovary syndrome revisited: an updated on mechanisms and implations. Endocr Rev, 2012, 33:981-1030

34. Jones H, Sprung V, Pugh CJA, et al. Polycystic ovary syndrome with hyperandrogenism is characterized by an increased risk of hepatic steatosis compared to nonhyperandrogenic PCOS phenotypes and healthy controls, independent of obesity and insulin resistance. J Clin Endocrinol Metab, 2012, 97(10):3709-3716

35. Palomba S, Falbo A, Russo T, et al. The risk of a persistent glucose metabolism impairment after gestational diabetes mellitus ia increased in patients with polycytic ovary syndrome. Diabetes Care, 2012, 35:861-867

36. Vegetti W, Ragni G, Baroni E, et al. Laparoscopic ovarian versus low-dose pure FSH in anovulatory clomiphene-resistant patients with polycystic ovarian syndrome: randomized prospective study. Hum Reprod, 1998, 13:120

37. Farquhar C, Lilford RJ, Marjoribanks J, et al. Laparoscopic 'drilling' 6 by diathermy or laser for ovulation induction in anovulatory polycystic ovary syndrome. Cochrane Database Syst Rev, 2007, CD001122

38. Bayram N, van Wely M, Kaaijk EM, et al. Using an electrocautery strategy or recombinant follicle stimulating hormone to induce ovulation in polycystic ovary syndrome: randomised controlled trial. BMJ, 2004, 328:192

39. Kaya H, Sezik M, Ozkaya O. Evaluation of a new surgical approach for the treatment of clomiphene citrate-resistant infertility in polycystic ovary syndrome: laparoscopic ovarian multi-needle intervention. J Minim Invasive Gynecol, 2005, 12:355-358

40. Hiroshi Hayashi, Ezaki K, Endo H, et al. Preoperative luteinizing hormone levels predict the ovulatory response to laparoscopic ovarian drilling in patients with clomiphene citrate-resistant polycystic ovary syndrome. Gynol Endocrinol, 2005, 21(6)307-311

41. Amer SA, Li TC, Ledger WL. Ovulation induction using laparoscopic ovarian drilling in women with polycystic ovarian syndrome:predictors of success. Hum Reprod,2004,19:1719-1724

42. Heijnen EM, Eijkemans MJ, Hughes EG, et al. A meta-analysis of outcomes of conventional IVF in women with polycystic ovary syndrome. Hum Reprod Update,2006,12:13-21

43. Michael F. Costello, Michael Chapman1, Una Conway. A systematic review and meta-analysis of randomized controlled trials on metformin co-administration during gonadotrophin ovulation induction or IVF in women with polycystic ovary syndrome. Human Reproduction,2006,21(6):1387-1399

（苏椿淋　林金芳）

第七节　高催乳素血症

关键点

1. 高催乳素血症可分为生理性、药物性及病理性，其中垂体疾病是引起高催乳素血症最常见的原因。

2. 高催乳素血症临床表现为月经紊乱，伴或不伴有溢乳，垂体肿瘤可能引起压迫症状，如头痛和视觉障碍。

3. 多巴胺受体激动剂是高催乳素血症最主要的治疗方法，常用的药物为溴隐亭，药物治疗效果不佳可选用手术或放射治疗，均需随访。

4. 溴隐亭对妊娠是安全的，但仍主张一妊娠，应停药，定期评估。

高催乳素血症(hyperprolactinemia)是指各种原因导致的外周血清催乳素(prolactin,PRL)水平持续高于正常值的状态(正常女性 PRL 水平通常低于 25ng/ml)。

高催乳素血症的原因包括生理性、病理性或药物性等，常见的临床表现有月经紊乱或闭经、溢乳(galactorrhea)、不孕等。高催乳素血症在一般人群中的患病率为 0.4%，在生殖功能失调病人中可达 9%~17%。

【PRL 生理基础】

（一）分子特性

PRL 是一种主要由垂体前叶 PRL 合成细胞分泌的多肽激素，由 198 个氨基酸构成的大小为 23kD 单链多肽，通过 3 个分子内二硫键连接 6 个半胱氨酸残基。由于蛋白质翻译后修饰作用(磷酸化、糖基化等)，体内的 PRL 以多种形式存在，以 PRL 单体(23kD)为主(80%)，生物活性及免疫活性最高，二聚体(大分子 PRL，>100kD)与多聚体(大大分子 PRL，>100kD)各占 8%~10% 及 1%~5%，生物活性减低，免疫活性不变，因此血 PRL 水平与临床表现可不一致。

PRL 与其受体结合发挥效应，PRL 受体(prolactin receptor,PRL-R)是一种属于造血细胞因子受体超家族的跨膜蛋白，结构与生长激素(growth hormone,GH)受体、白介素(interleukin,IL)受体等类似。

（二）调节因素

生理情况下，垂体 PRL 分泌受下丘脑 PRL 抑制因子(prolactin-inhibiting factor,PIF)和 PRL 释放因子(prolactin releasing factor,PRF)双向调节，以 PIF 占优势。下丘脑弓状核和室旁核释放的多巴胺(Dopamine)作用于 PRL 合成细胞表面的多巴胺 D_2 受体，抑制 PRL 的合成分泌；而促甲状腺素释放激素(TRH)、雌二醇(estradiol)、催产素(oxytocin)、抗利尿激素(vasopressin)、血管活性肠肽(vasoactive intestinal peptide,VIP)等神经肽可促进 PRL 分泌。

（三）生理功能

PRL 的主要生理功能是促进乳腺组织生长发育，启动并维持产后泌乳。妊娠期女性雌激素水平升高，促进 PRL 合成细胞增殖，从而使 PRL 分泌增多，PRL 与雌孕激素、胎盘生乳素(placental lactogen)、胰岛素等共同作用，刺激乳腺生长发育，为产后哺乳做准备，同时，高雌激素水平抑制了 PRL 的促乳腺泌乳作用；分娩后雌激素水平下降，这种抑制作用随之解除，哺乳时婴儿吮吸乳头通过神经体液调节，短期内刺激 PRL 大量分泌。

PRL 能直接或间接影响卵巢功能。PRL 能直接降低卵巢黄体生成素(luteinizing hormone,LH)与卵泡刺激素(follicle-stimulating hormone,FSH)受体的敏感性；还可抑制下丘脑促性腺激素释放激素(gonadotropin-releasing hormone,GnRH)脉冲式分泌，抑制垂体 LH、FSH 分泌，从而导致排卵障碍。

PRL 的生理功能广泛而复杂，还对心血管系统、中枢神经系统、免疫功能、渗透压等有不同程度的调节作用。

（四）生理变化

1. **月经周期中的变化**　月经周期中期血 PRL 可有升高，黄体期较卵泡期略有上升。

2. **妊娠期的变化**　孕 8 周血中 PRL 值仍为 20ng/ml，随着孕周的增加，雌激素水平升高刺激垂体 PRL 细胞增殖和肥大，导致垂体增大及 PRL 分泌增多。在妊娠末期血清 PRL 水平可上升 10 倍，超过 200ng/ml。自然临产时血 PRL 水平下降，于分娩前 2 小时左右最低。

3. **产后泌乳过程中的变化**　分娩后 2 小时血 PRL 升至高峰，并维持在较高水平，不哺乳的女性产后 2 周垂体恢复正常大小，血清 PRL 水平下降，产后 3~4 周降至正常；哺乳者由于经常乳头吸吮刺激，触发垂体 PRL 释放，产后 4~6 周内哺乳妇女基础血清 PRL 水平持续升高。产后 6~12 个月恢复正常，延长哺乳时间则高 PRL 状态相应延长，出现生理性闭经。

4. **昼夜变化**　PRL 的分泌有昼夜节律,入睡后 $60\sim90min$ 血 PRL 开始上升,早晨睡醒前 PRL 可达到一天 24 小时峰值,醒后迅速下降,上午 $9\sim11$ 时进入低谷,睡眠时间改变时 PRL 分泌节律也随之改变。

5. **饮食结构**　进餐 30 分钟内 PRL 分泌增加 $50\%\sim100\%$,尤其是进食高蛋白高脂饮食。

6. **应激导致 PRL 的变化**　PRL 的分泌还与精神状态有关,应激状态如激动或紧张、寒冷、麻醉、低血糖、性生活及运动时 PRL 明显增加,通常持续时间不到 1 小时。乳房及胸壁刺激通过神经反射使 PRL 分泌增加。

【病因】

(一) 下丘脑疾患

下丘脑分泌的 PIF 对 PRL 分泌有抑制作用,PIF 主要是多巴胺。颅咽管瘤压迫第三脑室底部,影响 PIF 输送,导致 PRL 过度分泌。其他肿瘤如胶质细胞瘤、脑膜炎症、颅外伤引起垂体柄被切断、脑部放疗治疗破坏、下丘脑功能失调性假孕等影响 PIF 的分泌和传递都可引起 PRL 的增高,另外,下丘脑功能失调如假孕也可引起 PRL 升高。

(二) 垂体疾患

是高 PRL 血症最常见的原因。高泌乳素血症中 $20\%\sim30\%$ 有垂体瘤,其中垂体泌乳细胞肿瘤(prolactinoma)最多见,其他有生长激素(GH)瘤、促肾上腺皮质激素(ACTH)瘤及无功能细胞瘤。按肿瘤直径大小分垂体微腺瘤(pituitary microadenoma)(肿瘤直径<1cm)和大腺瘤(肿瘤直径$\geqslant$1cm)。空蝶鞍综合征、肢端肥大症、垂体腺细胞增生都可致 PRL 水平的异常增高。

(三) 胸部疾患

如胸壁的外伤、手术、烧伤、带状疱疹等也可能通过反射引起 PRL 升高。

(四) 其他内分泌、全身疾患

原发性和(或)继发性甲状腺功能减退症,如假性甲状旁腺功能减退、桥本甲状腺炎等,甲状腺释放激素(TRH)水平升高因此 PRL 细胞增生,垂体增大,约 40% 的病人 PRL 水平增高。多囊卵巢综合征,异位 PRL 分泌增加如未分化支气管肺癌、胚胎癌、子宫内膜异位症及肾癌可能有 PRL 升高。肾功能不全、肝硬化影响到全身内分泌稳定时也会出现 PRL 升高。乳腺手术、乳腺假体手术后、长期乳头刺激、妇产科手术如人工流产、引产、死胎、子宫切除术、输卵管结扎术、卵巢切除术等 PRL 也可异常增高。

(五) 药物影响

通过拮抗下丘脑多巴胺或增强 PRL 刺激引起高 PRL 血症的药物有多种。多巴胺受体拮抗剂(dopamine receptor antagonist)如酚噻嗪类镇静药:氯丙嗪、奋乃静。儿茶酚胺耗竭剂抗高血压药:利血平、甲基多巴。甾体激素类:口服避孕药、雌激素。鸦片类药物:吗啡。抗胃酸药:H$_2$-R 拮抗剂——西咪替丁、多潘立酮。均可抑制多巴胺转换,促进 PRL 释放。药物引起的高 PRL 血症多数血清 PRL 水平在 $100\mu g/L$ 以下,但也有报道长期服用一些药物使血清 PRL 水平升高达 $500\mu g/L$,而引起大量泌乳、闭经。

(六) 特发性高催乳激素血症

特发性高催乳激素血症(idiopathic hyperprolactinemia)指血 PRL 水平轻度增高并伴有症状,多为 $60\sim100ng/ml$,但未发现任何原因,可能为下丘脑-垂体功能紊乱,PRL 分泌细胞弥漫性增生所致,有报道,本症随访 6 年 20% 自然痊愈,$10\%\sim15\%$ 发展为微腺瘤,发展为大腺瘤罕见。部分病人可能是大分子或大大分子 PRL 血症,这种 PRL 有免疫活性而无生物活性。临床上当无病因可循时,包括 MRI 或 CT 等各种检查后未能明确 PRL 异常增高原因的病人可诊断为特发性高 PRL 血症,但应注意对其长期随访,对部分伴月经紊乱而 PRL 高于 100ng/ml 者,需警惕潜隐性垂体微腺瘤的可能。

【临床表现】

(一) 闭经或月经紊乱

高催乳素血症病人 90% 有月经紊乱,以继发性闭经多见,也可为月经量少、稀发或无排卵月经;原发性闭经、月经频发、月经量多及不规则出血较少见。高水平的 PRL 可影响下丘脑-垂体-卵巢轴的功能,导致黄体期缩短或无排卵性月经失调、月经稀发甚至闭经,闭经与溢乳症状合称为闭经-溢乳综合征。

(二) 溢乳

病人在非妊娠和非哺乳期出现溢乳或挤出乳汁,或断奶数月仍有乳汁分泌,轻者挤压乳房才有乳液溢出,重者自觉内衣有乳渍。分泌的乳汁通常是乳白、微黄色或透明液体,非血性。仅出现溢乳的占 27.9%,同时出现闭经及溢乳者占 75.4%。这些病人血清 PRL 水平一般都显著升高。部分病人 PRL 水平较高但无溢乳表现,可能与其分子结构有关。

(三) 肿瘤压迫症状

1. **神经压迫症状**　微腺瘤一般无明显症状;大腺瘤可压迫蝶鞍隔出现头痛、头胀等;当腺瘤向前侵犯或压迫视交叉或影响脑脊液回流时,也可出现头痛、呕吐和眼花,甚至视野缺损和动眼神经麻痹。肿瘤压迫下丘脑可以表现为肥胖、嗜睡、食欲异常等。

2. **其他垂体激素分泌减低**　如 GH 分泌减低引起儿童期生长迟缓,引起闭经、青春期延迟,抗利尿激素分泌减低引起。

(四) 不孕或流产

卵巢功能异常、排卵障碍或黄体不健可导致不孕或流产。

（五）性功能改变

部分病人因卵巢功能障碍,表现低雌激素状态,阴道壁变薄或萎缩,分泌物减少,性欲减低。

【辅助检查】

（一）血清学检查

血清 PRL 水平持续异常升高,大于 25ng/ml(1.14nmol/L),需除外由于应激引起的 PRL 升高。测定血 PRL 时,采血有严格的要求:早晨空腹或进食纯碳水化合物早餐,于上午 9~11 时到达,先清醒静坐半小时,然后取血,力求"一针见血",尽量减少应激。FSH 及 LH 水平正常或偏低。为鉴别高催乳素血症病因,需测定甲状腺功能、其他垂体激素及肝肾功能等,行盆腔 B 超及骨密度等检查。

（二）影像学检查

当血清 PRL 水平高于 100ng/ml(4.55nmol/L)时,应注意是否存在垂体腺瘤,CT 和 MRI 可明确下丘脑、垂体及蝶鞍情况,是有效的诊断方法。其中 MRI 对软组织的显影较 CT 清晰,因此对诊断空蝶鞍症最为有效,也可使视神经、海绵窦及颈动脉清楚显影。

（三）眼底、视野检查

垂体肿瘤增大可侵犯和(或)压迫视交叉,引起视盘水肿;也可因肿瘤损伤视交叉不同部位而有不同类型视野缺损,因而眼底、视野检查有助于确定垂体腺瘤的部位和大小。

【诊断】

根据血清学检查 PRL 持续异常升高,同时出现溢乳、闭经及月经紊乱、不育、头痛、眼花、视觉障碍及性功能改变等临床表现,可诊断为高催乳素血症。诊断时若血 PRL<100ng/ml(即 4.55nmol/L)时,应排除某些生理状态如妊娠、哺乳、夜间睡眠、长期刺激乳头、性交、过饱或饥饿、运动和精神应激等,药理性因素及甲状腺、肝肾病变引起的高催乳素血症。当 PRL 测定结果在正常上限 3 倍以下时至少检测 2 次,以确定有无高 PRL 血症。若 PRL 持续高于 100ng/ml,有临床症状者应行鞍区 MRI 平扫加增强检查明确有无占位性病变。高 PRL 血症的病因及诊断步骤见图 21-7-1 所示。

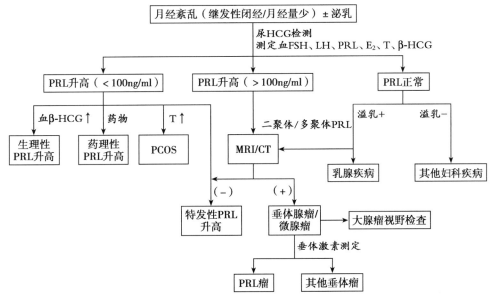

图 21-7-1　高 PRL 血症的病因及诊断步骤

PRL:催乳素;E_2:雌二醇;P:孕酮;PCOS:多囊卵巢综合征

【治疗】

应该遵循对因治疗原则。控制高 PRL 血症、恢复女性正常月经和排卵功能、减少乳汁分泌及改善其他症状(如头痛和视功能障碍等)(图 21-7-2)。

（一）随访

对特发性高催乳素血症、PRL 轻微升高、月经规律、卵巢功能未受影响、无溢乳且未影响正常生活时,可不必治疗,应定期复查,观察临床表现和 PRL 的变化。

（二）药物治疗

垂体 PRL 大腺瘤及伴有闭经、泌乳、不孕不育、头痛、骨质疏松等表现的微腺瘤都需要治疗。

1. **药物治疗的种类**　药物治疗首选多巴胺激动剂治疗,常用有溴隐亭(bromocryptine)、α 二氢麦角隐亭(dihydroergocryptine)、卡麦角林(cabergoline)等。

（1）甲磺酸溴隐亭片:为麦角类衍生物,多巴胺 D_1、D_2

3

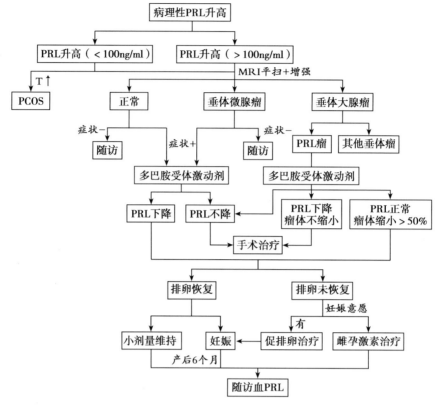

图 21-7-2 特发性高 PRL 血症和垂体 PRL 瘤的治疗流程

PRL：催乳素

受体激动剂，与多巴胺受体结合，抑制垂体腺瘤增殖，从而抑制 PRL 的合成分泌，是治疗高催乳素血症最常用的药物。临床报道溴隐亭治疗可使 60%～80% 的病人血 PRL 降至正常，异常泌乳消失或减少，80%～90% 的病人恢复排卵，70% 的病人生育。大腺瘤病人视野改变，瘤体缩小 50% 以上。溴隐亭不良反应：主要有恶心、呕吐、眩晕、疲劳和体位性低血压等，为了减少药物不良反应，溴隐亭治疗从小剂量开始渐次增加，初始剂量为每天 1.25mg，餐中服用，每 3～7 天增加 1.25mg/d，直至常用剂量每天 5～7.5mg，分 2～3 次服用。剂量的调整依据是血 PRL 水平。达到疗效后可分次减量到维持量，若 PRL 大腺瘤在多巴胺激动剂治疗后血 PRL 正常而垂体大腺瘤不缩小，应重新审视诊断是否为非 PRL 腺瘤或混合性垂体腺瘤、是否需改用其他治疗（如手术治疗）。溴隐亭治疗是可逆性的，只是使垂体 PRL 腺瘤可逆性缩小，长期治疗后肿瘤出现纤维化，但停止治疗后垂体 PRL 腺瘤会恢复生长，导致高 PRL 血症再现，因此需长期用药维持治疗。10%～18% 的病人对溴隐亭不敏感或不耐受，可更换其他药物或手术治疗。

新型溴隐亭长效注射剂（parlodel LAR）克服了因口服造成的胃肠道功能紊乱，用法是 50～100mg，每 28 天一次，是治疗 PRL 大腺瘤安全有效的方法，可长期控制肿瘤的生长并使瘤体缩小，不良反应较少，用药方便。

（2）甲磺酸 α-二氢麦角隐亭：是高选择性多巴胺 D₂ 受体激动剂及 α-肾上腺素能拮抗剂。有报道，5mg α-二氢麦角隐亭与 2.5mg 溴隐亭的药效动力学曲线相同，血 PRL 水平均于服药后 5 小时达低谷，至少可维持 12 小时。初始治疗病人从 5mg（1/4 片）每天 2 次开始，餐中服用，1～2 周后加量，并根据病人血 PRL 水平变化，逐步调整至最佳剂量维持，一般为 20～40mg/d。疗效与溴隐亭相仿，心血管不良反应少于溴隐亭，无体位性低血压出现，长期耐受性高。

（3）卡麦角林：是具有高度选择性的多巴胺 D₂ 受体激动剂，卡麦角林，是溴隐亭的换代药物，抑制 PRL 的作用更强大而不良反应相对减少，且作用时间更长。对溴隐亭抵抗（每天 15mg 溴隐亭效果不满意）或不耐受溴隐亭治疗的 PRL 腺瘤病人改用这些新型多巴胺激动剂仍有 50% 以上有效。卡麦角林每周只需服用 1～2 次，常用剂量 0.5～2.0mg（1～4 片），病人顺应性较溴隐亭更好。作用时间的延长是由于从垂体组织中的清除缓慢，与垂体多巴胺受体的亲和力高，广泛的肝肠再循环，口服后 3 小时就可检测到 PRL 降低，然后逐渐下降，在 48～120 小时之间效应达到平台期；坚持每周给药，PRL 水平持续下降，不良反应少。

（4）维生素 B₆：作为辅酶在下丘脑中多巴向多巴胺转化时加强脱羟及氨基转移作用，与多巴胺受体激动剂起协同作用。临床用量可达 60～100mg,每日 2～3 次。

2. **药物治疗时的随诊**　在多巴胺受体激动剂治疗的长期用药过程中随诊十分重要,应包括:

(1) 治疗 1 个月起定期测定血 PRL 及雌二醇水平,根据生化指标和卵泡发育情况调整药物剂量。

(2) 每 1～2 年重复鞍区 MRI 检查,大腺瘤病人每 3 个月复查。其他接受多巴胺受体激动剂治疗的病人,如血 PRL 水平不降反升、出现新症状(视野缺损、头痛等)也应行 MRI 检查。大腺瘤病人在多巴胺受体激动剂治疗后血 PRL 水平正常而瘤体不缩小,应重新核对诊断。

(3) 有视野缺损者、可能压迫到视交叉的大腺瘤病人在初始治疗时可每周复查 2 次视野,疗效满意者常在 2 周内显效。如无改善或不满意应在治疗后 1～3 周内复查 MRI,决定是否需手术治疗减压。

(4) 其他垂体激素、骨密度测定等。

3. **药物减量及维持**　在初始治疗时,血 PRL 水平正常、月经恢复后原剂量可维持不变 3～6 个月。微腺瘤病人即可开始减量;大腺瘤病人此时复查 MRI,确认 PRL 肿瘤已明显缩小(通常肿瘤越大,缩小越明显),PRL 正常后也可开始减量。

减量应缓慢分次(2 个月左右一次)进行,通常每次 1.25mg,用保持血 PRL 水平正常的最小剂量为维持量。每年至少 2 次血 PRL 随诊,以确认其正常。在维持治疗期间,一旦再次出现月经紊乱或 PRL 不能被控制,应查找原因,如药物的影响、怀孕等,必要时复查 MRI,决定是否调整用药剂量。对小剂量溴隐亭维持治疗 PRL 水平保持正常、肿瘤基本消失的病例 5 年后可试行停药,若停药后血 PRL 水平又升高者,仍需长期用药,只有少数病例在长期治疗后达到临床治愈。

(三) 手术治疗

若溴隐亭等药物治疗效果欠佳者,有观点认为由于多巴胺激动剂能使肿瘤纤维化形成粘连,可能增加手术的困难和风险,一般建议用药 3 个月内实施手术治疗。经蝶窦手术是最为常用的方法,开颅手术少用。

1. **手术适应证主要包括以下几类**

(1) 药物治疗无效或效果欠佳者。

(2) 药物治疗反应较大不能耐受者。

(3) 巨大垂体腺瘤伴视交叉压迫有明显视力视野障碍急需减压者;药物治疗一段时间后无明显改善者。

(4) 血 PRL 水平正常但瘤体无改变,疑为无功能瘤。

(5) 侵袭性垂体腺瘤伴有脑脊液鼻漏者。

(6) 拒绝长期服用药物治疗者。

(7) 复发的垂体腺瘤也可以手术治疗。

全身器官功能差不能耐受手术者为相对禁忌证。手术后,需要进行全面的垂体功能评估,存在垂体功能低下的病人需要给予相应的内分泌激素替代治疗。

2. **手术治疗后随访问题**　手术后 3 个月应行影像学检查,结合内分泌学变化,了解肿瘤切除程度。视情况每半年或一年再复查一次。手术成功的关键取决于手术者的经验和肿瘤的大小,微腺瘤的手术效果较大腺瘤好,60%～90%的微腺瘤病人术后 PRL 水平可达到正常,而大腺瘤病人达到正常的比例则较低。手术后仍有肿瘤残余的病人,手术后 PRL 水平正常的病人中,长期观察有 20%病人会出现复发,需要进一步采用药物或放射治疗。

(四) 放射治疗

放射治疗主要适用于大的侵袭性肿瘤、术后残留或复发的肿瘤;药物治疗无效或不能坚持和耐受药物治疗不良反应的病人;有手术禁忌或拒绝手术的病人以及部分不愿长期服药的病人。放射治疗疗效评价应包括肿瘤局部控制以及异常增高的 PRL 下降的情况。传统放射治疗后 2～10 年,有 12%～100%的病人出现垂体功能低下;1%～2%的病人可能出现视力障碍或放射性颞叶坏死。部分可能会影响瘤体周围的组织而影响垂体的其他功能,甚至诱发其他肿瘤,损伤周围神经等,因此,传统放疗可加溴隐亭联合治疗,约 1/3 的病人血 PRL 水平正常,但显效时间可长达 20 年以上。即使近年来采用的立体定向放射外科治疗,2 年内也仅有 25%～29%的病人 PRL 恢复正常,其余病人可能需要更长时间随访或需加用药物治疗。

(五) 其他治疗

由于甲状腺功能减退、肾衰竭、手术、外伤、药物等因素引起的高催乳素血症,则对因进行治疗。

【高催乳素血症病人的妊娠相关处理】

(一) 溴隐亭对胎儿的影响

溴隐亭可通过胎盘,原则上应将胎儿对药物的暴露尽可能减少。有报道,6000 余例溴隐亭治疗后的病人确定妊娠后立即停药,其流产、异位妊娠、胎儿畸形等的发生率与正常人无异。其中 64 例随诊至儿童 0.5～9 岁均无不良后果。也有报道孕早期继续使用溴隐亭未发现明显的致畸作用。妊娠期继续使用溴隐亭的目前报告仅 100 余例,其中发现 1 例睾丸未降、1 例足畸形,因资料尚少不推荐整个妊娠期服用溴隐亭,除非是未经治疗的大腺瘤伴有视交叉压迫症状的病人服用溴隐亭后妊娠才考虑整个妊娠期使用溴隐亭。但若发现孕妇有孕期服用溴隐亭的历史,也不推荐终止妊娠。

(二) 妊娠、哺乳对垂体肿瘤的影响

妊娠期间 95%微腺瘤病人、70%～80%大腺瘤病人瘤体并不增大,虽然妊娠期 PRL 腺瘤增大情况少见,但仍应该加强监测,垂体腺瘤病人怀孕后未用药物治疗者,约 5%的微腺瘤病人会发生视交叉压迫,而大腺瘤出现这种危险的可能性达 25%以上,因此,于妊娠 20、28、38 周定期复查视野,若有异常,应该及时行 MRI 检查。

目前,尚无证据提示哺乳刺激肿瘤生长,故分娩后可以哺乳。PRL 瘤病人产后停止哺乳 6 个月后复查,仍有

70%～90%的病人有高 PRL 血症及闭经、异常泌乳等症状，但复查垂体影像学未见加重者。此时仍需服溴隐亭治疗，促进月经恢复，并预防低雌激素引起的骨量丢失加速。

（三）妊娠期间的管理

在妊娠前有微腺瘤的病人应在明确妊娠后停用溴隐亭，因为肿瘤增大的风险较小。停药后应定期测定血 PRL 水平和视野检查。正常人怀孕后 PRL 水平可以升高 10 倍左右，病人血 PRL 水平显著超过治疗前的 PRL 水平时要密切监测血 PRL 及增加视野检查频度。

对于有生育要求的大腺瘤妇女，需在溴隐亭治疗腺瘤缩小后再妊娠较为安全。目前认为溴隐亭对妊娠是安全的，但仍主张一旦妊娠，应考虑停药。所有患垂体 PRL 腺瘤的妊娠病人，在妊娠期需要每 2 个月评估一次。妊娠期间肿瘤再次增大者给予溴隐亭仍能抑制肿瘤生长，一旦发现视野缺损或海绵窦综合征，立即加用溴隐亭可望在 1 周内改善缓解，但整个孕期须持续用药直至分娩。对于药物不能控制者及视力视野进行性恶化时，应该经蝶鞍手术治疗需要并根据产科原则选择分娩方式。高 PRL 血症、垂体 PRL 腺瘤妇女应用溴隐亭治疗，怀孕后自发流产、胎死宫内、胎儿畸形等发生率在 14% 左右，与正常妇女妊娠情况相似。

【临床特殊情况的思考和建议】

视野异常治疗问题治疗前有视野缺损的病人，治疗初期即复查视野，视野缺损严重的在初始治疗时可每周查 2 次视野（已有视神经萎缩的相应区域的视野会永久性缺损）。药物治疗满意，通常在 2 周内可改善视野；但是对药物反应的时间，存在个体差异，视力视野进行性恶化时应该经蝶鞍手术治疗。

参考文献

1. 中华医学会神经外科学分会，中华医学会妇产科学分会，中华医学会内分泌学分会. 高催乳素血症诊疗共识. 中华医学杂志，2016,91(3):147-154

2. Melmed S,Casanueva FF,Hoffman AR,et al. Diagnosis and treatment of hyperprolactinemia:an Endocrine Society clinical practice guideline. J Clin Endocrinol Metab,2011,96(2):273-288

3. 林金芳. 女性高泌乳素血症诊治的共识、争议及循证研究方向. 上海医学,2008,31(2):81-82

4. Bernard V,Young J,Chanson P,et al. New insights in prolactin:pathological implications. Nat Rev Endocrinol,2015,11(5):265-275

5. Capozzi A,Scambia G,Pontecorvi A,et al. Hyperprolactinemia:pathophysiology and therapeutic approach. Gynecol Endocrinol,2015,31(7):506-510

6. Bouilly J,Sonigo C,Auffret J,et al. Prolactin signaling mechanisms in ovary. Mol Cell Endocrinol,2012,356(1-2):80-87

7. Klibanski A. Clinical practice. Prolactinomas. N Engl J Med,2010,362(13):1219-1226

8. Kaiser UB. Hyperprolactinemia and infertility:new insights. J Clin Invest,2012,122(10):3467-3468

（康　玉）

第八节　绝经综合征

关键点

1. STRAW 分期系统被视为描述生殖衰老到整个绝经期阶段的金标准。10 年来的研究已认识到生殖衰老进程遵循一个固定的、可预期的模式，与月经出血模式的变化轨迹和生殖衰老标志物（包括抗米勒管激素、抑制素 B、促卵泡激素和窦卵泡数）变化有关。STRAW＋10 更新并拓展了 STRAW 建议，包括了从生育期晚期经由绝经过渡期进入绝经后期的各阶段，为研究和临床评价生殖衰老提供了更全面的依据。

2. 绝经综合征主要表现为雌激素低下导致的血管舒缩症状、泌尿生殖道萎缩症状、精神神经症状。其远期危害为骨质疏松症、心血管疾病、阿尔茨海默病。

3. HRT 是治疗绝经综合征的有效措施。使用 HRT 应考虑女性生活质量、健康优先关注点、个体危险因素（如年龄、绝经开始时间，以及静脉血栓栓塞、卒中、缺血性心脏病和乳腺癌的风险），从而制订 MHT 个体化方案。HRT 治疗需遵循规范的诊疗流程。其他治疗包括健康的生活方式、中医药、抗骨质疏松药物等。

4. 早发性卵巢功能不全(POI)具有绝经综合征类似的低雌激素症状及不孕不育、情绪心理等健康问题。

绝经是每个妇女生命进程中必经的生理过程。多数国家调查表明，妇女自然绝经的平均年龄为 50 岁左右。随着人类期望寿命的延长，妇女超过三分之一的生命将在绝经后期度过。据统计，在占我国总人口约 11% 的 40～59 岁的妇女中，50% 以上存在不同程度的绝经相关症状或疾病。绝经相关问题和疾病严重困扰广大中老年妇女的身心健康。确立围绝经期治疗对策，改善围绝经期与绝经后期妇女的生活质量是妇产科工作者义不容辞的职责。

【STRAW＋10：生殖衰老与整个绝经期阶段的分期系统】

绝经综合征(menopausal syndrome)是指妇女绝经前后出现性激素波动或减少所致的一系列躯体及精神心理症状。绝经分为自然绝经和人工绝经。自然绝经指卵巢内卵泡生理性耗竭所致的绝经；人工绝经指两侧卵巢经手术切除或受放射或化学治疗所致的绝经。人工绝经病人更易发生绝经综合征。生殖衰老的基础是卵巢内始基卵泡储备逐渐耗竭,它有一个渐进、累积的过程。1994 年 WHO 将这一时期命名为"绝经过渡期",定义为"绝经前从临床特征、内分泌、生物学方面开始出现趋向绝经的变化,直到最终月经时止"。此后的生命期定义为绝经后期。绝经是指妇女一生中最后一次月经,只能回顾性地确定,当停经达到或超过 12 个月,认为卵巢功能衰竭,以至月经最终停止。对绝经过渡期的研究认为,准确认识绝经过渡期的分期、月经改变与卵巢组织学、激素变化、临床症状的关系有助于研究和制订治疗策略。

2001 年生殖衰老分期专题研讨会(Stages of Reproductive Aging Workshop,STRAW)将成年女性划分为 3 个主要阶段:生育期、绝经过渡期和绝经后期,共包括了以 FMP(末次月经)为中心(0 期)的 7 个期别。生育期阶段被分为－5、－4 和－3 期即为生育期早期、峰期和晚期;绝经过渡期阶段分为－2、－1 期即为绝经过渡期早期和绝经过渡

期晚期;绝经后期阶段分为＋1、＋2 期即为绝经后期早期和绝经后期晚期。STRAW 分期系统被广泛视为描述生殖衰老到整个绝经期的金标准。10 年来的研究已使我们对最终月经前后下丘脑-垂体和卵巢功能的重要变化有更深入的认识。这些进展促成了"STRAW＋10:仍在构建中的生殖衰老分期"专题研讨会。会议于 2011 年 9 月 20 日至 21 日在华盛顿特区举行,发起方有国立衰老研究院(NIA)、国立卫生研究院(NIH)下属的妇女健康研究办公室(ORWH)、北美绝经协会(NAMS)、美国生殖医学协会(ASRM)、国际绝经协会(IMS)和内分泌协会。来自美国、澳大利亚等 5 个国家和多学科领域的 40 多名专家再次评价了数个中年女性队列研究的资料与进展并考虑到慢性疾病和内分泌失调对月经、内分泌和生殖衰老标志物(包括抗米勒管激素、抑制素 B、促卵泡激素和窦卵泡数)变化的影响,在达成共识后公布了改良的 2011 STRAW＋10 分期系统(图 21-8-1)。

分期	－5	－4	－3b	－3a	－2	－1	＋1a	＋1b	＋1c	＋2
术语	生育期				绝经过渡期		绝经后期			
	早期	峰期	晚期		早期	晚期	早期			晚期
					围绝经期					
持续时间	可变				可变	1~3年	2年(1+1)		3~6年	余生
主要标准										
月经周期	可变到规律	规律	规律	经量周期长度轻微变化	周期长度变化,邻近周期长度变异持续≥7天,10个月内重复出现	闭经间隔≥60天				
支持标准										
内分泌 FSH AMH 抑制素B			低 低	可变* 低	↑可变* 低	↑≥25IU/L** 低 低	↑可变 低		稳定 极低 极低	
窦卵泡数			少	少	少	少	极少		极少	
描述性特征										
症状						血管舒缩症状	血管舒缩症状			泌尿生殖道萎缩症状

*在周期第2~5天取血↑=升高
**依据目前采用的国际垂体标准大约的预期水平   [Harlow et al. Climacteric, 2012, 15(2):105-114]

图 21-8-1　生殖衰老分期专题研讨会＋10 分期系统用于女性生殖衰老的分期

绝经过渡期早期(－2 期)以月经周期长度变异增大为标志,其定义是在连续的周期长度之差为 7 天或以上的持续改变。持续的定义是指周期长度变化首次出现后的 10 个周期内再次发生。绝经过渡期晚期(－1 期)以出现停经 60 天或以上为标志,其特征是月经周期长度的变异性增大,激素水平剧烈波动,无排卵几率增加。在该期,FSH 水平有时会升高到绝经范围内,有时还在

较早的生育年龄范围内,尤其是与高雌二醇水平关联。目前国际化标准的发展和基于大人群的资料,已可定义 FSH 的量化标准,依据目前国际性标准,定为在绝经过渡期晚期随机血样大于 25IU/L。STRAW＋10 建议绝经后期早期应再分为 3 个亚期(＋1a,＋1b,＋1c 期)。＋1a 与＋1b 期分别持续 1 年,在 FSH 和雌二醇水平稳定的时间点结束。＋1a 期标志着闭经 12 个月的结束,

用于定义 FMP 已经发生,标志了围绝经期结束。围绝经期这个术语仍在广泛应用中,经历 - 2 期、- 1 期与 + 1a 期。而 + 1b 期是指 FSH 和雌二醇水平快速变化的后期阶段。根据激素变化的研究,估计 + 1a 期和 + 1b 期共持续平均 2 年。最易被关注的血管舒缩症状,最有可能在该期出现。+ 1c 期为高 FSH 水平和低雌二醇水平的稳定阶段,估计持续 3 到 6 年(图 21-8-2)。因此整个绝经后期早期持续大约 5 到 8 年。绝经后期晚期(+ 2 期)是指生殖内分泌功能进一步变化很小的一段时期,也是走向衰老直至死亡的阶段。躯体老化的进程成为该阶段重要的关注点。在此时期,阴道干涩、泌尿生殖道萎缩的症状更为普遍。

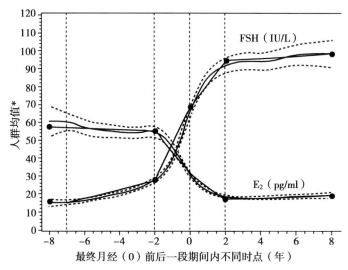

图 21-8-2　最终月经前后阶段不同时点 FSH、雌二醇调整后人群均值(95% CI)形成的 S 形曲线(n = 1215)。∗,y 轴无单位,激素的单位在相应曲线中标出。经允许,复制自 Randolph *et al*. *J Clin Endocrinol Metab*,2011,96:746-754

STRAW+10 更新并拓展了 STRAW 建议,更新的分期系统包括从生育期晚期经由绝经过渡期进入绝经后期的各阶段,为研究和临床评价生殖衰老提供了更全面的依据。流行病学和临床研究已经报告的生殖衰老进程,虽然受人口学因素、生活方式和 BMI 的影响,但都遵循一个固定的、可预期的模式,不会改变与生殖衰老相关的出血模式的变化轨迹或激素水平。因此 STRAW+10 建议应用本标准不必考虑妇女年龄、种族、体重和生活方式的影响。STRAW+10 还指出对卵巢衰老的科学理解虽然已有长足进步,但仍有许多科学知识尚不了解,从而提出优先研究关注点。如指出 PCOS、POI 和已切除一侧卵巢和(或)子宫妇女不适合该 STRAW+10 模型,需要深入研究适用于她们的生殖衰老进程及其恰当的分期标准。

【围绝经期与绝经后期的内分泌变化】

妇女一生中卵细胞的储备功能在胎儿期已成定局,出生后不再增加。经历绝经过渡期与绝经,卵巢储备功能也经历下降至衰竭的过程,内分泌出现一系列改变。

1. 促性腺激素　绝经过渡期 FSH 水平升高,呈波动型,与卵巢分泌的抑制素水平有关。FSH 对抑制素的负反馈抑制较 LH 敏感。绝经后 FSH 增高 10～20 倍(> 301U/L),LH 约增加 3 倍,于绝经后 1～3 年达最高值,以后稍有下降。

2. 促性腺激素释放激素　下丘脑弓状核分泌的 GnRH,于绝经后水平升高。与垂体分泌的促性腺激素 FSH、LH 释放一致,呈脉冲式释放。

3. 雌激素　绝经过渡期雌激素水平呈波动状态,当 FSH 升高对卵泡过度刺激时可使 E_2 分泌过多,导致早期雌激素水平高于正常卵泡期水平。当卵泡生长发育停止时,雌激素水平下降。绝经后卵巢不再分泌雌激素,循环中雌二醇(10～20pg/ml)多来自雌酮的外周转化;雌酮(30～70pg/ml)主要来自雄烯二酮的外周转化。转化的部位主要在肌肉和脂肪,肝、肾、脑等组织也可促使转化。

4. 孕酮　绝经过渡期卵巢尚有排卵功能,但黄体功能不全,孕酮分泌减少;绝经后卵巢停止分泌孕酮。

5. 雄激素　绝经后雄激素来源于卵巢间质细胞及肾上腺,总体雄激素水平下降。其中雄烯二酮主要来源于肾上腺,量约为绝经前的 1/2。卵巢主要产生睾酮,由于升高的 LH 对卵巢间质细胞的刺激增加,使睾酮水平较绝经前无明显下降。

6. 抑制素　绝经期妇女血抑制素浓度下降,较雌二醇下降早且明显。抑制素有反馈抑制垂体合成分泌 FSH 作用,并抑制 GnRH 对自身受体的升调节,使抑制素水平与 FSH 水平呈负相关。绝经后卵巢分泌的抑制素极低,FSH 升高。

7. 抗米勒管激素(anti-Müllerian hormone,AMH)　AMH 由小窦状卵泡分泌,其水平与卵巢储备功能有关。血清 AMH 水平大约在末次月经前 5 年开始降低,在绝经后妇女中不能被检测到。大多数研究表明,其在整个月经周期中相对稳定,然而在不同情况下其浓度存在个体差异。AMH是绝经时间的一个独立预测因子。用AMH与年龄结合预测绝经比单纯用年龄预测绝经能提供更有力的信息。目前研究重点是构建一个多变量模型,包括AMH值、与卵泡募集有关的基因和母亲的绝经年龄,可更准确预测绝经时间。

8. **催乳素** 绝经后催乳素水平变化不大,有人认为FSH、LH升高会使催乳素下降。

9. **甲状旁腺素(PTH)** 由甲状旁腺分泌,雌激素与其相拮抗,并共同参与体内血钙平衡的调节,雌激素水平下降,甲状旁腺激素升高。

10. **降钙素(CT)** 由甲状腺滤泡细胞分泌,受雌激素刺激分泌增加,二者呈正相关,绝经后减少。

11. **生长激素(GH)** 随年龄增加而减少。

12. **β-内啡肽** 绝经后明显降低。

【潮热病因机制】

潮热是典型的更年期症状,也是围绝经期妇女最主要的主诉。绝经期妇女潮热发生率高达75%,历来研究者研究更年期症状的发病机制,往往从潮热病因机制研究入手。

1. **血管舒缩功能变化** 围绝经期由于雌激素等内分泌的变化,可引起体表及末梢血管舒缩功能改变,末梢血管扩张,血流增加,引起潮热发生。其可能机制为绝经后雌激素缺乏,反馈性地引起去甲肾上腺素能神经元活性增强从而激发下丘脑视前区GnRH神经元的释放活性,引起与之相毗邻体温调节神经元散热功能的激活,人体出现活跃的潮红发作。

2. **体温调节中枢异常** 下丘脑体温调节中枢是体温调节的关键,温敏神经元与冷敏神经元起着调定点的作用。当机体温度偏离调定点,体温调节中枢会及时发出指令,调控效应器的产热和散热状况,直至达到与调定点相适应的水平。体温偏离调定点需要达到阈值才能激活体温调节中枢,但在围绝经期,这个阈值范围缩小,导致女性体温调节过度敏感,出现血管扩张、潮热、发汗症状。

3. **其他神经递质的作用** 雌激素的部分作用是通过神经递质来调节实现的,主要是β-内啡肽、去甲肾上腺素以及5-羟色胺。

随着卵巢功能的下降,雌激素减少,下丘脑β-内啡肽活性也下降,对去甲肾上腺素抑制作用减弱。研究发现血浆去甲肾上腺素代谢产物在潮热发作前期以及发作时升高,认为其可诱发潮热。另有研究显示,绝经过渡期5-羟色胺水平高于育龄期,绝经后升高更明显,但随绝经期延长逐渐减低,时间上与潮热的出现高峰期吻合,因此认为5-羟色胺升高及活性增强与潮热的发生有关。但亦有不同的报道,病人使用5-羟色胺受体再摄取抑制剂治疗抑郁时,观察到潮热症状减轻。5-羟色胺通过与受体结合发挥作用,已发现5-羟色胺受体的7种类型及15个亚型,其作用机制

复杂。可能由于雌激素减少或波动,导致5-羟色胺亚型受体平衡破坏,引起体温调节中枢不稳定和GnRH神经元兴奋,导致LH升高与潮热发生。有关神经递质的作用还需深入研究。

【绝经综合征的临床表现】

(一)早、中期症状

1. **月经紊乱** 在一项绝经过渡期女性的研究中,82%女性存在闭经、月经稀发和(或)月经过少,18%存在月经过多、月经不规则出血或月经频发。后者发现19%的病人组织学上有癌前病变和恶性变。此期无排卵功能失调性子宫出血往往先有数周或数月停经,然后有多量出血,也可一开始即为阴道不规则出血。严重出血或出血时间长可导致贫血、休克和感染。一些妇女也可伴随潮热、出汗、情绪改变等更年期症状。处理可详见"异常子宫出血"相关内容。

2. **血管舒缩症状** 潮热可视为卵巢功能衰退的标志性症状。自然绝经潮热发生率在75%以上,约持续1~2年,25%妇女将持续4~5年或更长。手术绝经潮热发生率更高,往往在手术后一周内开始。

病人有时感自胸部向颈及面部扩散的阵阵上涌热浪,同时上述部位皮肤有区域性弥散性或片状发红,伴有出汗,汗后又有畏寒。潮热突然出现,可持续数秒到数十秒,甚至达1个小时,通常约1~2分钟,发作次数由每周1~2次到每天数次至数十次。发作的频率、严重程度以及持续时间个体差异很大。发作多在凌晨乍醒、黄昏或夜间、活动、进食、穿衣、盖被过多、热量增加的情况下或情绪激动时,伴头痛、心悸。症状严重者影响情绪、工作、睡眠,困扰病人使之感到痛苦。82%的病人此症状持续1年左右,有时还能维持到绝经后5年,在绝经前及绝经早期较严重,随绝经时间进展,发作频度及强度亦渐渐减退,最后自然消失。

3. **精神神经症状** 情绪症状如烦躁、焦虑、抑郁等;记忆力可减退及注意力不能集中。据统计绝经妇女中精神神经症状发生率为58%,其中抑郁78%、淡漠65%、激动72%、失眠52%。约有1/3有头痛、头部紧箍感、枕部和颈部疼痛向背部放射。也有人出现感觉异常,常见的有走路漂浮、登高晕眩、皮肤划痕、瘙痒及蚁走感,咽喉部异物梗阻(俗称梅核气)。

4. **泌尿生殖道萎缩症状** 绝经后生殖器官各部均出现萎缩性变化,阴道黏膜变薄,阴道脱落细胞检查以底层、中层细胞为主。阴道黏液分泌减少、干燥、阴道缩小狭窄可致性生活困难及反复阴道感染。绝经妇女泌尿道平滑肌和条纹肌有明显退行性改变,膀胱肌纤维化,膀胱容量减少,排尿速度减慢,残余尿量增多。尿道和膀胱黏膜变薄,抵抗力下降可发生尿路感染,脏器脱垂;尿道缩短及萎缩性改变可致尿失禁。

(二)远期症状与危害

1. **骨密度降低与骨质疏松** 绝经后骨矿含量将以每年3%~5%的速率丢失,头5年丢失最快,并将持续10~

15 年。流行病学调查显示绝经后骨质疏松症严重威胁妇女的健康及生活质量,据统计年龄超过 50 岁的女性一生可遭受一次或更多次椎体骨折者占 30%;如发生髋部骨折则有 30% 的病人可能因并发症如静脉栓塞、感染等原因死亡,30% 的病人可能致残。雌激素对骨质疏松的防治作用通过以下骨代谢调节实现:①与成骨细胞和破骨细胞上的雌激素受体结合,直接抑制破骨细胞的溶酶体酶活性,降低其在骨切片上产生陷窝的能力;②调节成骨细胞产生的细胞因子,其中包括 IL-1、IL-6、TNF 等溶骨因子,从而改变破骨细胞的功能;③促进降钙素分泌,抑制骨吸收;④调节骨对甲状旁腺素(PTH)的敏感性,减少低钙对 PTH 的刺激,抑制 PTH 分泌,减少骨吸收;⑤提高 1α-羟化酶活性,使 $1,25(OH)_2D_3$ 合成增加,促进钙吸收和骨形成。

2. **心血管疾病** 雌激素通过对脂代谢的良性作用改善心血管功能并抑制动脉粥样硬化。妇女绝经前冠心病发病率明显低于同龄男性,绝经后冠心病发病率及并发心肌梗死的死亡率随年龄增加,成为妇女死亡的主要原因。多数研究表明,雌激素可降低心血管疾病的发病率及死亡率。雌激素对心血管的保护作用主要表现为预防动脉粥样硬化斑块形成、稳定或缩小动脉粥样硬化斑块,并减少发生栓塞的危险性。雌激素预防动脉粥样硬化斑块形成,其中 30%~50% 归于对脂代谢的有利影响,其他包括雌激素对动脉壁细胞的作用,对糖代谢及对生长因子和细胞因子的调控等。有关雌激素补充治疗对心血管疾病的影响,目前主张在机会窗口内应用有防治作用。

3. **阿尔茨海默病**(Alzheimer's disease,AD) 表现为老年痴呆、记忆丧失、失语失认、定向计算判断障碍及性格行为情绪改变。阿尔茨海默病脑病理改变呈弥漫性脑萎缩,累及额、顶、颞、枕各叶。组织学形态呈现神经纤维缠结、老年斑痕、颗粒空泡变性。脑血流量减少,低氧可抑制脑中乙酰胆碱的合成。雌激素通过改善脑血流量、刺激中枢神经系统乙酰胆碱代谢,增加发育型的胶质细胞数量而支持神经功能。体内随机对照神经显像试验表明:在年轻和中年女性的脑功能受到卵巢正常功能变化的调节。卵巢激素的急速丧失会增加神经元细胞膜的破裂,卵巢功能的急速抑制与对记忆至关重要的脑区的激活下降有关。

【绝经综合征的诊断】

根据病人年龄、病史、症状、妇科检查及超声、实验室等辅助检查,诊断较易确定。为便于对症状的严重程度进行评估,在临床及研究工作中采用了评分的方法对绝经综合征进行量化。血生殖内分泌激素水平测定常用于辅助诊断。围绝经期也是众多疾病的好发阶段,因此应认真地进行鉴别诊断。注意与冠心病、高血压病、甲状腺功能亢进、精神病以及经前紧张症相鉴别。

(一) **Kupperman 及 Greene 症状评分标准**

是广泛用于评价更年期症状严重程度的方法(表 21-8-1、表 21-8-2)。

表 21-8-1 Kuppeman 评分标准

症状	基本分	程度评分			
		0	1	2	3
潮热出汗	4	无	<3 次/天	3~9 次/天	≥10 次/天
感觉异常	2	无	有时	经常有刺痛,麻木,耳鸣等	经常而且严重
失眠	2	无	有时	经常	经常且严重、需服安定类药
焦躁	2	无	有时	经常	经常不能自控
忧郁	1	无	有时	经常,能自控	失去生活信心
头晕	1	无	有时	经常,不影响生活	影响生活与工作
疲倦乏力	1	无	有时	经常	日常生活受限
肌肉骨关节痛	1	无	有时	经常,不影响功能	功能障碍
头痛	1	无	有时	经常,能忍受	需服药
心悸	1	无	有时	经常,不影响工作	需治疗
皮肤蚁走感	1	无	有时	经常,能忍受	需治疗

注:①症状评分=基本分×程度评分;②各项症状评分相加之和为总分

表 21-8-2 Greene 症状评分法

日期							
用药时间(月)							
1. 心跳加快或加强							
2. 容易紧张							
3. 失眠							
4. 容易激动							
5. 焦虑							
6. 不能集中注意力							
7. 容易疲劳或乏力							
8. 对生活和工作失去兴趣							
9. 不开心或忧郁							
10. 好哭							
11. 容易烦躁							
12. 眩晕							
13. 头脑或身体感觉压力							
14. 身体感觉麻木或刺感							
15. 头痛							
16. 肌肉和关节疼痛							
17. 手或脚感觉障碍							
18. 憋气							
19. 潮热							
20. 夜间盗汗							
21. 性欲减低							
总分							

注:评分标准 0=无症状;1=有时有;2=经常有;3=经常有,程度重,影响工作和生活。
心理症状 P(1~11)= 　　　躯体症状 S(12~18)= 　　　焦虑症状 A(1~6)=
血管舒缩症状 V(19~20)= 　　　抑郁症状 D(7~11)= 　　　性 S(21)=

（二）辅助检查

1. **阴道细胞学涂片** 显示以底、中层细胞为主。

2. **血激素测定**

（1）雌激素:绝经后妇女血雌二醇低于 150pmol/L,但绝经过渡期妇女血 E_2 可呈现波动水平。

（2）促性腺激素:绝经后妇女血 FSH 大于 40U/L。

（3）AMH≤0.5～1.0ng/ml 预示卵巢储备功能下降。

3. **盆腔超声检查** 可展示子宫和卵巢全貌,卵巢体积缩小、窦卵泡数减少、子宫变小、内膜变薄,内膜一般不超过5mm。超声也可协助排除妇科的器质性疾病。

【绝经综合征的激素补充疗法】

围绝经期妇女健康是重要的公共健康问题。妇女从开始进入绝经过渡期就应该重视绝经综合征的防治。激素补充疗法（hormone replacement therapy，HRT）应该是维持围绝经期及绝经后妇女健康全部策略（包括关于饮食、运动、戒烟、限酒等生活方式）中重要的组成部分。

（一）对 HRT 认识的进展

HRT 是当机体缺乏性激素，并因此发生或将会发生健康问题时外源性地给予具有性激素活性的药物，以纠正与性激素不足有关的健康问题。"HRT"这一术语包括了雌激素、孕激素、联合疗法和替勃龙等各种激素治疗。

1. 以往对 HRT 的认识及 WHI 研究结果带来的冲击　我们已认识到 HRT 对绝经妇女的有利之处，如对绝经过渡期的月经失调有调节作用；迅速缓解血管运动功能不稳定状态；减少骨量的迅速丢失。也认识到 HRT 对子宫内膜癌、乳腺癌、血栓性疾病可能造成的风险。1998 年以前多数学者认为，预防冠状动脉粥样硬化性心血管疾病是绝经后妇女选用 HRT 的重要指征，且应尽早、长期应用。但 2002 年 7 月 WHI 以及 1998 年 HERS（Heart & estrogen/progestin replacement study）循证医学的研究结果进一步提示，HRT 不应该用于心血管疾病的一级和二级预防。2002 年 7 月 WHI 中期报告显示雌、孕激素联合组（HRT 组 8506 例，安慰剂组 8102 例，随访 5.2 年）冠心病相对危险增加 29%，脑卒中风险增加 41%，乳腺癌风险增加 26%。单用雌激素组不增加乳腺癌、冠心病的发生率，降低了骨折的风险，但与雌孕激素联合治疗组相似，增加了卒中的风险。当时因对雌、孕激素联合组总体权衡对妇女健康的风险超过了受益，美国国立卫生研究院（NIH）下属心肺血液研究所宣布试验提前终止。由于与以往的认识有较大不同，全球人群一度产生了使用 HRT 的重大恐慌，不少地区还一度公布停止使用 HRT 的决定。为何 WHI 研究结果引起如此的"地震"呢？此后进一步的分析研究为我们揭示了真相并为正确应用 HRT 指明方向。

2. 有关 WHI 分层再分析的研究结果与"时间窗"概念的提出　经历了 2002 年夏天 WHI 研究的中期叫停事件，有关激素补充治疗与临床心脏保护、乳腺癌风险、大脑老化等有关信息，在女性、医护人员和媒体中引起巨大的困惑和担忧。国际绝经学会（International Menopause Society，IMS）于 2003 年 12 月讨论并着重阐明以下观点：WHI 试验的妇女年龄 50~79 岁，平均 63.3 岁，平均为绝经后 12 年，受试妇女很少（<10%）是处于绝经后关键的头 5 年。因此不能推广应用于绝经过渡期妇女，这些妇女

一般都有症状，开始治疗时一般≤55 岁。IMS 建议继续现有的全球所接受的激素补充治疗，没有新的理由对 HRT 期限做强行限制，包括强迫停止那些已经开始激素治疗且症状得到缓解的围绝经期妇女的治疗。继续用药应每年进行利弊评估、咨询、知情、个体化用药，适时进行乳腺造影和生殖道检查以除外病变。同时认为 HRT 的并发症仍是一个重要的问题，HRT 相关的深静脉血栓与肺栓塞、乳腺癌以及结肠癌、骨折等发生的利弊均是医生与病员需探讨的主题。此后就 WHI 等大型临床实验再次分层分析后公布的结果，IMS 2005 再次阐述了激素治疗的益处与风险，并提出关于"时间窗"的理念（图 21-8-3）。这是近年来对 HRT 的应用时机认识的新进展并认识到应用时机的选择与心血管疾病获益有关。中华医学会妇产科学分会绝经学组 2009 年指南也建议，对具有适应证的妇女，在卵巢功能开始衰退并出现相关症状时即可开始应用 HRT，包括绝经过渡期及绝经后期。WHI 研究结果显示，激素补充治疗后心血管疾病发生率升高的主要为 60 岁以上老年妇女。护士健康研究根据年龄分层的研究结果显示，对于没有心血管疾病的妇女，绝经后 5 年内开始 HRT，其心肌梗死的风险降低 52%~55%。2006、2007 年发表的新的研究结果显示，WHI 的研究人群中 60 岁以下者经单纯雌激素补充治疗（ERT）后减少 50% 冠状动脉钙化、显著降低冠状动脉风险 34%，并显著降低所有小于 60 岁病人的总死亡率 30%。对已患有冠状动脉疾病或有亚临床动脉粥样硬化的老年女性，在开始激素治疗的第一年中，冠状动脉事件增多（被称为"早期危害"）。而大量基础研究及流行病学资料提示女性冠状动脉粥样硬化斑块形成及钙化在 60 岁后明显增加，因此从绝经早期开始 HRT 治疗将更为安全，风险更低，获益更多，特别是对女性冠心病的保护作用。对于从未使用过 HRT 的 60 岁以上妇女，一般不推荐启动 HRT。此后 2013 年，由国际绝经协会、美国生殖医学会、亚太绝经联盟、内分泌学会、欧洲绝经学会、国际骨质疏松基金会、北美绝经学会等 7 大国际团体组成的圆桌会议发表了关于 HRT 的全球共识声明（Global Consensus Statement，GCS）。该声明虽为仅包含要点式短文，却是全球各团体一致的共识。GCS 2013 还对 HRT 作了概念的更新，称其为绝经激素疗法（menopause hormone therapy，MHT）。GCS 2013 对时间窗内启动 MHT 的利弊进行了清晰简明的分析，总结了 MHT 对绝经症状、骨质疏松的获益，并将"时间窗"内启动 MHT 对冠心病的益处写入共识声明。同时也分析了 MHT 对血栓栓塞、卒中及乳腺癌的风险及应对措施。2016 IMS 在针对中年妇女健康与 MHT 的推荐中，有关利弊分析完全同意 GCS 的观点，还作了证据级别的评判和详细的论述。

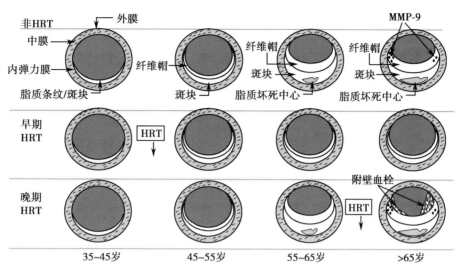

图 21-8-3 动脉粥样硬化:发病过程的"时间窗"假说

可见动脉粥样硬化随年龄典型的进展。绝经过渡期末和绝经期开始时美国妇女出现的典型病变是最左面的小冠状动脉粥样硬化病变。其进展涉及一系列复杂的炎症进程,最终在最右侧形成成熟的、复杂的粥样硬化病变。一系列的临床和动物实验表明正如图解中间部分描述的早期和持续的雌激素治疗具有有益的作用,能够阻断病变的进展。如图解的较低位置所述,很多研究也表明当在动脉粥样硬化病程的晚期开始 HRT,可能使存在的斑块不稳定,从而导致 CHD 事件的发生。

(Lobo R. Workshop on HRT, International Menopause Society, Vienna, 2 December 2003.)

(二) MHT 的益处与风险

1. MHT 的益处

(1) 更年期症状:MHT 仍然是对血管舒缩症状和雌激素缺乏引起的泌尿生殖道症状最有效的治疗方法。生活质量和性功能是治疗衰老时考虑的最关键的因素。使用个体化的 MHT(包括在需要时使用雄激素)既可以改善性功能,也可以改善总的生活质量。

(2) 绝经后骨质疏松:MHT 可以降低所有骨质疏松相关性骨折的发生率,包括椎骨、髋骨骨折,甚至对骨折低风险发生率的病人也有效。根据关于疗效、花费和安全性的最新资料,对绝经后妇女特别是小于 60 岁的妇女,MHT 可以作为适合的一线治疗来防止骨折风险增加和阻止过早绝经的妇女骨质丢失。

(3) 心血管疾病:是导致绝经后妇女患病和死亡的主要原因。主要的初级预防方法(除了戒烟和控制饮食)有:减轻体重、降低血压、控制血糖和血脂。有证据表明,如果从绝经前后就开始使用 MHT 并且长期持续(经常作为"时间窗"或"机会窗"被提到),可能有心血管保护作用。MHT 可以显著降低糖尿病的风险,并且通过改善胰岛素抵抗状态,对其他心血管疾病的风险因素如高血脂和代谢征也有效。根据 WHI 分层研究临床证据,GC S 2013 与 IMS 2016 均认为对于年龄＜60 岁和绝经 10 年内的女性,单用雌激素的 MHT,可减少冠心病的发病率和全因死亡率。应用雌孕联合的 MHT,未发现冠心病的发病有明显的升高或降低,而其死亡率与单用雌激素有着相似的趋势。中华医学会妇产科学分会绝经学组指南 2009 也指出单用雌激素可能对冠状动脉有更多的益处,需要加用孕激素的女性,尽可能选用对心血管系统无不良作用的孕激素。

(4) 其他的益处:MHT 对结缔组织、皮肤、关节和椎间盘都有益。雌孕激素连续联合的 MHT 可以减少结肠癌的风险。

2. MHT 的风险

(1) 乳腺癌:不同国家乳腺癌的发病率也不同。因此,现有的资料不一定具有普遍性。乳腺癌和 MHT 的相关程度仍有争论。WHI 针对平均年龄 63 岁的老年妇女研究证实雌孕激素联合治疗组应用 5 年以上对乳腺癌发生的负面影响增加,但其危险也是很小的(小于每年 0.1%,属于罕见的类别,其风险类似肥胖与每日饮酒超过 2 个标准饮量)。但 WHI 单用雌激素组达 7 年未增加乳腺癌发生危险。IMS 2013 也指出"与合成孕激素相比,微粒化黄体酮或地屈孕酮联合口服或经皮吸收雌激素治疗 4 年以上甚至 8 年并不增加乳腺癌风险或降低其风险",表明不同孕激素药物选择对乳腺的作用和影响是不全相同的。乳房摄片密度基础值和乳腺癌发病风险有关。这不一定适用于由 MHT 引起的乳房摄片密度增加。联合雌孕激素治疗会引起乳房摄片密度的增加,这可能会妨碍对乳房摄片作出诊断性的解释。

(2) 子宫内膜癌:使用无对抗的雌激素会对子宫内膜产生剂量依赖性的刺激。有子宫的妇女需补充使用孕激素。子宫内膜保护需要足够剂量和足够疗程的孕激素。与普通人群相比,雌孕激素连续联合治疗不增加子宫内膜增生发生率和内膜癌的发病率。低/极低剂量的雌孕激素治疗方案可以使子宫内膜刺激更小、出血也更少。

(3) 血栓栓塞和心血管事件:GCS 2013 与 IMS 2016 均一致认为与 MHT 相关的严重的静脉血栓栓塞在亚洲女性中发病率很低,其风险随着年龄增加(尽管 60 岁以前很小),并与肥胖、吸烟和血栓形成倾向正相关。较晚使用标准剂量 MHT 的人可能会冠状动脉事件的风险会有短暂的轻度增加。脑卒中的风险和年龄有关。在 60 岁以后 MHT 可能会增加脑卒中的风险。口服 MHT 增加静脉血栓栓塞事件和缺血性卒中风险,对于 60 岁以下的女性,绝对风险较罕见。目前已有研究证实经皮雌激素避免了肝脏首过效应,对肝脏刺激较小,对代谢的影响小,因此在降低心血管和静脉血栓形成的风险方面较为有利,可不增加血栓栓塞风险。孕激素的种类如天然与接近天然孕激素较合成孕激素对血栓栓塞风险有较好的影响。有关雌孕激素的低剂量和极低剂量联合制剂较以往标准剂量均影响更小,更为安全。

(4) 阿尔茨海默病:IMS 2016 指出当健康女性考虑使用 MHT 治疗已批准适应证时,不需要过度担心 MHT 会对认知功能产生不良影响。对于绝经过渡期出现的抑郁或各种抑郁性疾病,短期雌激素治疗可有效改善症状,或增加缓解的可能性。强调 MHT 不应用于增强认知功能。对于阿尔茨海默病女性病人,痴呆症状出现后开始 MHT 治疗对认知功能无受益,或不会减慢疾病进展。绝经后晚期开始使用 MHT 会增加痴呆风险。

(三) MHT 的适应证、禁忌证、慎用情况

1. **适应证**

(1) 绝经相关症状(A 级推荐)。

(2) 泌尿生殖道萎缩相关的问题(A 级推荐)。

(3) 有骨质疏松症的危险因素(含低骨量)及绝经后骨质疏松症(A 级推荐)。

2. **禁忌证**

(1) 已知或怀疑妊娠。

(2) 原因不明的阴道出血。

(3) 已知或怀疑患有乳腺癌。

(4) 已知或怀疑患有与性激素相关的恶性肿瘤。

(5) 患有活动性静脉或动脉血栓栓塞性疾病(最近 6 个月内)。

(6) 严重肝肾功能障碍。

(7) 血卟啉症、耳硬化症、系统性红斑狼疮。

(8) 脑膜瘤(禁用孕激素)。

3. **慎用情况**

(1) 子宫肌瘤。

(2) 子宫内膜异位症。

(3) 子宫内膜增生史。

(4) 尚未控制的糖尿病及严重高血压。

(5) 有血栓形成倾向。

(6) 胆囊疾病、癫痫、偏头痛、哮喘、高催乳素血症。

(7) 乳腺良性疾病。

(8) 乳腺癌家族史。

(四) MHT 的药物、途径、常用剂量

1. **雌激素**　推荐应用天然雌激素。天然口服给药有结合雌激素 0.3～0.625mg/d、戊酸雌二醇或微粒化雌二醇 1～2mg/d。人工合成长效雌三醇制剂有乙炔雌三醇环戊醚或称尼尔雌醇片,口服 1～2mg/2w。经皮肤制剂有雌二醇凝胶,每日涂抹 1.25～2.50g(含 17β-雌二醇 0.75～1.50mg);雌二醇贴剂有半水合雌二醇贴片,每贴含半水合雌二醇 1.5mg,活性成分释放为 50μg 17β-雌二醇/24 小时,作用时间为 7 天,每周更换一次,每次 1/2～1 贴。经阴道制剂有结合雌激素软膏、雌三醇软膏、普罗雌烯阴道胶囊/乳膏等。雌激素经阴道给药,多用于治疗下泌尿生殖道局部低雌激素症状。在仅用于治疗外阴阴道症状时,可首选阴道局部用药,此时短期应用可不加用孕激素。非口服 HRT(经皮肤治疗系统)是近年来 HRT 取得的重要进展,尤其适用于患慢性肝胆、胃肠道疾患等不能耐受口服给药的绝经妇女。非口服的雌激素避开了肝脏的首过效应,因而对肝脏刺激较小,对代谢的影响小,因此在降低心血管和静脉血栓形成的风险方面较为有利。

2. **孕激素**　天然孕激素有微粒化黄体酮胶囊、微粒化黄体酮胶丸、微粒化黄体酮软胶囊等,每日剂量 200～300mg,每周期 10～14 天用于序贯周期或 100mg/d 用于连续联合周期,可有效保护内膜。胶囊制剂仅用于口服,胶丸、软胶囊既可口服,也可阴道用药。地屈孕酮是逆转孕酮衍生物,是最接近天然孕酮的药物,口服 10～20mg/d。合成孕激素有 19-去甲基睾酮衍生物如醋炔诺酮 1mg/d,17α-羟孕酮衍生物如甲羟孕酮 2.5～5mg/d,后者雄激素活性较低,对肝代谢影响较小,较接近天然孕酮。建议使用天然孕酮或接近天然孕酮的孕激素。

3. **雄激素**　甲睾酮 1.25～2.5mg/d,动物试验及绝经前妇女去势后用雄激素可能提高性欲。但雄激素有肝损、水钠潴留、男性化及对血脂的不利影响,现已不推荐应用。安雄(十一酸睾酮)口服有效而对肝脏无毒性作用。此药口服后经肠道吸收,然后通过淋巴系统进入血液循环。临床研究证实每天口服安雄 80mg,可有效治疗男子更年期综合征。目前在国内市场,尚无适合绝经后妇女使用的雄激素补充制剂。替勃龙具有雌、孕、雄激素三种活性作用,诊断雄激素不足的绝经妇女可酌情选用。

4. **复方制剂** 戊酸雌二醇/雌二醇环丙孕酮片和雌二醇/雌二醇地屈孕酮片均是雌、孕激素周期序贯复方制剂。克龄蒙每盒由 11 片戊酸雌二醇(2mg/片)和 10 片戊酸雌二醇(2mg/片)加醋酸环丙孕酮(1mg/片)组成。芬吗通(含两种剂型 1/10 与 2/10)由 14 片 17β-雌二醇(1mg/片或 2mg/片)和 14 片 17β-雌二醇(1mg/片或 2mg/片)加地屈孕酮(10mg/片)组成。可每日一片连续服用或周期性服用,月经可按时来潮。雌二醇屈螺酮片每片含 17β-雌二醇 1mg,屈螺酮 2mg,每日 1 片连续服用月经不来潮。根据个体反应也可采用半量。复方制剂配伍的雌、孕激素各有其优势特点且病人服用方便。

5. **替勃龙**(tibolone) 其结构为 7-甲基异炔诺酮,口服后在体内迅速代谢为△⁴异构体、3α-OH 和 3β-OH 三种代谢产物,具有雌、孕、雄激素三种活性作用。有人称为仿性腺药物。欧洲剂量为 2.5mg/d。国内剂量为 1.25~2.5mg/d。替勃龙是一个具有组织特异性的甾体。"组织特异性"是指激素药物对不同的组织和器官有不同的临床效果,除了对情绪、骨骼、萎缩性阴道炎等绝经症状有良好的作用外,且不刺激内膜增生,不增加乳房图像密度及乳房胀痛发生率。与传统的 HRT 不同,有子宫的绝经后妇女应用替勃龙治疗时不需要再使用孕激素对抗内膜的增殖。由于含雄激素活性,替勃龙可更有效地改善情绪,提高性欲。替勃龙亦被称为组织选择性雌激素活性调节剂(selective tissue estrogen activity regulators,STEARs)。

(五)MHT 的剂量选择与使用期限

MHT 的剂量和持续时间应该与治疗目标和安全性相一致,并应个体化,推荐选择最低有效剂量。使用低于标准剂量的制剂可以使很大比例的病人维持生活质量。目前还缺乏关于使用低剂量对骨折风险和心血管相关性的长期资料。尽管减少骨质丢失的量和雌激素的剂量有关,但是对大多数妇女来说,使用低于标准剂量的制剂也可以对骨指数产生积极的影响。妇女 HOPE 研究中的低剂量成分同样可以改善绝经症状,提供适当的子宫内膜保护作用,对脂质、脂蛋白、凝血因子、糖代谢的改变有良好的作用。IMS 2016 指出,来自大型的观察性研究——护士健康研究的结果表明,卒中增加甚至在年轻女性也存在,但在口服低剂量时(CEE 0.3mg)未发现这种风险。来自英国的一项大规模观察性研究结果表明,经皮雌激素活性成分释放的剂量≤50μg/24 小时,不会增加缺血性卒中的风险,而大剂量雌二醇经皮给药和口服雌激素会增加风险。没有理由强行限制 MHT 的应用期限。WHI 试验和其他研究的数据显示 60 岁前开始 MHT 的健康女性,至少在使用的 5 年内是安全的。根据女性的个人风险谱,在 5 年后继续使用可能是适当的。

(六)MHT 方案

1. **单用雌激素** 仅运用于子宫已切除的病人。

2. **雌、孕激素合用** 主要目的是防止子宫膜增生及内膜腺癌,具体方案:

(1)周期序贯法:雌激素 21~28 天,后期加孕激素 10~14 天,停药后有撤退性流血。主要应用于绝经过渡期及围绝经期雌激素水平降低妇女。

(2)连续序贯法:连续应用雌激素不停,每月加孕激素 10~14 天。会有预期的撤退性出血。雌激素不间断,对控制症状更有利。

(3)周期联合法:连续应用雌、孕激素 21~25 天,停药撤退后再重复。有预期的撤退性出血,经量可减少。

(4)连续联合法:连续应用雌、孕激素而不间断,激素剂量可减少。更适用于绝经年限较长不愿意再有月经来潮的妇女。方法简便,阴道出血率低,依从性好。

总之,如 GCS 2013 所述:使用 HRT 应考虑女性生活质量、健康优先关注点、个体危险因素(如年龄、绝经开始时间以及静脉血栓栓塞、卒中、缺血性心脏病和乳腺癌的风险),从而制订 MHT 个体化方案。

(七)HRT 的规范诊疗流程与医疗监护

病人就诊时,首先需要询问病史,评价其绝经状态,判断是否有 HRT 的适应证、禁忌证或慎用情况。不论哪种 HRT 制剂及方案均需进行医疗监护,了解疗效、顺应性及不良反应。规范 HRT 1 年后的随诊间隔至少为每年一次。若出现异常的阴道流血等其他不良反应,应随时复诊。中华医学会妇产科学分会绝经学组于 2013 年发表"绝经相关激素补充治疗的规范流程"。从接诊、处理、随诊三个方面详细具体地进行了描述,为临床医师指出了诊治的正确方向和具体路径,可操作性强(图 21-8-4~图 21-8-8)。复旦大学附属妇产科医院制订的妇产科疾病诊疗流程中,由我院绝经学组参与制定了 HRT 的诊疗流程,详见图 21-8-9。该路线图较为简略,供参考。

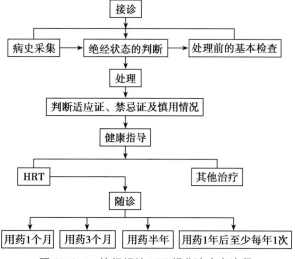

图 21-8-4 绝经相关 HRT 规范诊疗全流程

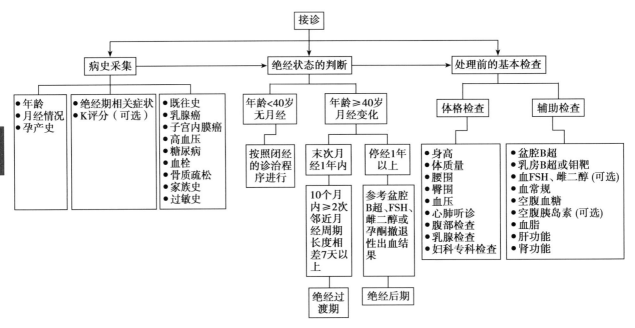

图 21-8-5　绝经相关激素补充治疗接诊流程

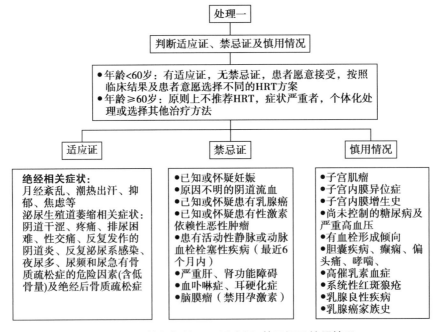

图 21-8-6　绝经相关 HRT 适应证、禁忌证及慎用情况

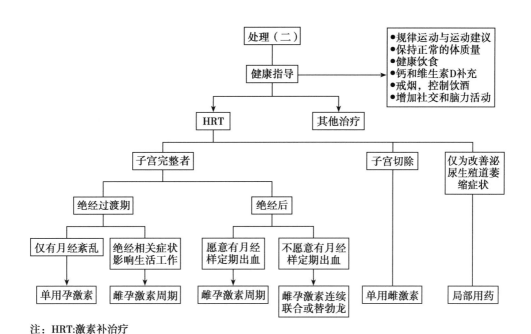

图 21-8-7 绝经相关 HRT 方案的选择

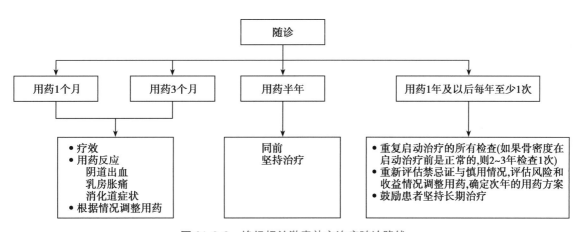

图 21-8-8 绝经相关激素补充治疗随诊路线

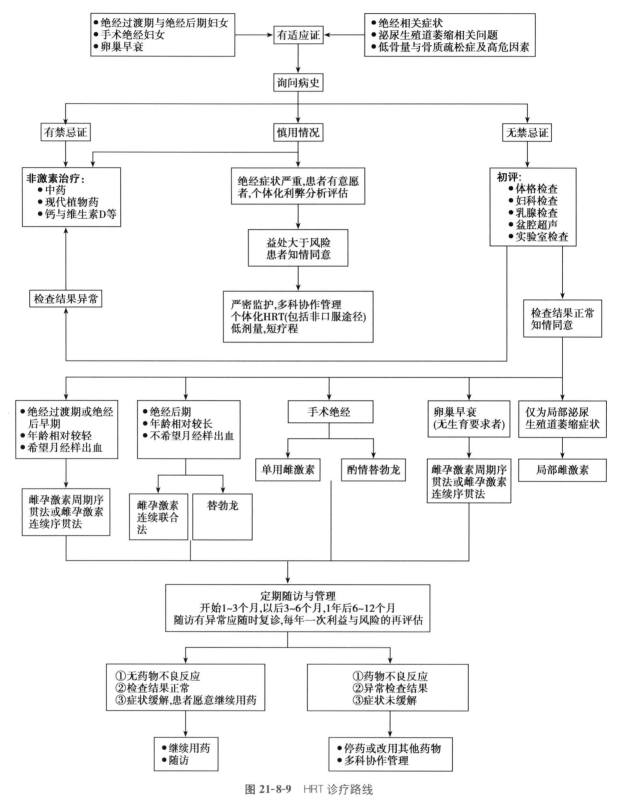

图 21-8-9 HRT 诊疗路线

【绝经综合征的非激素药物治疗】

（一）健康的生活方式

1. 运动疗法 长期适宜的体育活动，无论是步行、慢跑、太极拳、气功均能增强更年期妇女肺功能，有利脂类代谢。在一定程度上减轻更年期症状，防止骨质疏松，提高免疫功能。坚持舞蹈、体操等体育锻炼，可达到促进身心健康的目的。从事绘画、书法、下棋等活动，将使老年人生活更加充实，心情更为愉快。更年期妇女应针对自身条件制定运动方案，要循序渐进、持之以恒。参加任何体育活动比久坐要好，规律运动可以降低总的死亡率和由心血管疾病引起的死亡率；经常参加运动者的身体情况、代谢平衡、肌肉力量、认知度以及生命质量更好，并且心脑血管不良事件、卒中、骨折以及乳腺癌的发生率可显著降低。

2. 禁烟和限酒 妇女吸烟可伴发过早绝经，易发生压力性尿失禁。吸烟是老年妇女认知功能减退及骨质疏松症的重要危险因素。饮酒要注意适量，成年女性一天饮用酒的酒精量不超过 15g，相当于啤酒 450ml，或葡萄酒 150ml，或 38°的白酒 39ml。多量饮酒可损害肝脑等其他脏器，增加高血压发病率及增加体质指数，影响认知功能，增加骨折危险。

3. 合理营养和平衡膳食 这是延缓衰老、预防慢性非传染性疾病以及减少并发症的主要措施。富含钙和维生素、低盐及适量蛋白质的膳食有助于防治骨质疏松。更年期妇女膳食宜：食物多样、谷类为主、油脂适量、粗细搭配、多吃新鲜蔬菜和水果、清淡少盐饮食、饥饱适当、三餐合理。

4. 精神与心理保健 精神愉快是健康的核心，可增强机体抵抗力。应重新认识老龄概念，树立自信、自立、自强的新观念，保持年轻时的心态。要维护好和谐的家庭关系；培养广泛兴趣，陶冶情操；提高对社会环境和自然环境的适应能力，保持乐观豁达情绪。美国消费者协会对 4246 名 50～93 岁的老人调查发现维持性生活与长寿有一定关系，围绝经期、老年期妇女可以适度的性生活。

（二）中医药及针灸治疗

中医药对更年期综合征进行个体化辨证论治有悠久的历史，很多临床研究报道中医药疗效显著，且不良反应及潜在的危险性少。更年期病机总属阴阳失调，肾阴肾阳不足，但以肾阴虚为多见，且亦有心脾等脏器功能失调。更年期综合征的中医治则：补肾柔肝，清泻心火，调整肾阴阳，以滋肾阴为主，疏肝理气，宁心泻火。很多研究证实"坤泰胶囊"可有效治疗更年期综合征。针刺对神经内分泌系统起综合调节作用，可以使紊乱的自主神经功能恢复正常。临床治疗以针刺及耳穴贴压为主，具有很好的镇静安神，止痛等效果。

（三）植物药

升麻的药用价值在历史上早有记载，其制剂可抑制下丘脑/垂体轴，减少 LH 的释放，从而缓解围绝经期血管舒缩症状。通过激动中枢 5-羟色胺受体、多巴胺受体和阿片受体，从而解除焦虑、烦躁、失眠和抑郁等症状。升麻制剂选择性对雌激素 β 受体有轻微的激动作用，但对子宫无雌激素样作用。临床应用已证实植物药缓解围绝经期症状的作用。希明婷属中国药典收载的升麻属提取物，主要用于女性围绝经期综合征中出现的潮热、出汗、失眠、焦虑、抑郁等症状的改善。莉芙敏属美国药典收载的黑升麻根茎的异丙醇提取物，属类叶升麻属。均为源于天然的、非性激素的植物药物。莉芙敏的临床应用已超过半个世纪，在国际上接受了多角度临床研究和多层次基础研究，已获得 WHO 植物药手册、美国植物药手册、德国药典认可，是治疗围绝经症状的一种安全有效的选择。

（四）选择性 5-羟色胺再摄取抑制剂

选择性 5-羟色胺再摄取抑制剂（selective serotonin reuptake inhibitors，SSRIs）是经过检验对潮热最有效的代替雌激素的药物。SSRIs 最大可改善 50%～60%的潮热症状，其效应似乎是短期的。SSRIs 改善情绪的作用不依赖于对潮热的效应。用于治疗更年期综合征时，SSRIs 不会对性欲产生不良影响。长期应用可能会产生撤退症状，因此不应该突然停药。

（五）保护骨量、预防骨质疏松性骨折

避免久坐的生活方式、适宜的负重运动、注意防止跌倒（如室内安置必要的扶手，尤其在浴室、卫生间内等）也是防治骨质疏松及其并发症——骨折的重要有效措施。药物主要有：

1. 钙 适量钙摄入对获得骨峰量及保持骨骼健康是非常必要的。对绝经妇女推荐的每日钙摄入量为 1000mg 元素钙。我国居民的膳食结构处于低钙饮食品状态，应多吃含钙丰富的食物如牛奶、豆制品、海鱼、虾皮、紫菜及深绿色叶菜等。此外还可通过钙制剂补充，如钙尔奇 D 等。每日应补充的元素钙含量为 500～600mg。钙剂可作为基础治疗，与其他抗骨质疏松药物联合应用。

2. 维生素 D 维生素 D 对钙吸收及骨健康起了很重要的作用。含维生素 D 的食物包括含维生素 D 的牛奶（每夸脱含 400iu）、麦片粥、蛋黄、海鱼及鱼肝油等。成年人通过紫外线皮肤照射和食物摄取，可以获得足够的维生素 D。对维生素 D 缺乏的高危老年妇女，如慢性疾病、缺乏户外活动、长期居家或者在养老院的老人建议每日补充 400～800iu（10～20μg）维生素 D。老年人由于肝脏 25-羟化酶以及肾脏 1α-羟化酶缺乏，宜选择活性维生素 D，如 1α(OH)D₃（阿法迪三）、1,25(OH)₂D₃（罗钙全）等补充效果较好。临床应注意个体差异和安全性，定期监测血钙和尿钙，酌情调整剂量。

3. 抗骨质疏松药物 双磷酸盐、降钙素、选择性雌激素受体调节剂（selective estrogen receptor modulator, SERM）、锶盐、维生素 K_2（四烯甲萘醌）等，都是有效的抗骨质疏松药物。应根据病人特点，在医生指导下个体化应用。SERM 是一类人工合成的类似雌激素的化合物，选择性地作用于不同组织的雌激素受体，起类似雌激素或抗雌激素作用。如他莫昔芬（tamoxifen）、雷诺昔芬（raloxifene, 易维特）及其一系列衍生物。他莫昔芬具有抗雌激素及雌激素的双重效应，长期应用可能导致内膜的增生过长与内膜癌。新一代的 SERM 制剂如雷诺昔芬等可以保护心血管、减少骨质丢失、抑制乳腺癌生长、不刺激子宫内膜增殖，目前用于绝经后骨质疏松症。但它不能解除围绝经期妇女潮热、出汗症状，也不能防治泌尿生殖道萎缩症状。IMS 2016 指南推荐认为 50～60 岁年龄组或绝经后 10 年内女性，MHT 的利益往往超过其风险，应考虑作为骨质疏松的一线治疗。60～70 岁骨质疏松病人如启动 MHT，需要进行个体化的利弊分析与判断，应考虑其他可用的药物及最低的有效剂量。70 岁以后的骨质疏松病人则不应该启动 MHT。

（六）植物雌激素

近来愈发受到大家的关注。它是指植物中存在的非甾体雌激素类物质，结构与雌激素类似，可与雌激素受体结合，产生一系列雌激素样和（或）抗雌激素样活性。植物雌激素（phytoestrogen, PE）主要分为三类：异黄酮（isoflavones）、香豆素（coumenstans）、木脂素（lignans）。研究比较多的是异黄酮，主要包括大豆苷原（daidzein）、染料木黄酮（genistein）、黄豆黄素（glycitein），它们的结构与雌激素相似。大豆异黄酮是人类膳食中最主要的植物雌激素来源，主要存在于大豆及其制品中。在亚洲，以大豆为基础的饮食已经超过 1000 年，是日常饮食的重要组成部分，其大豆消费比西方国家高得多。中国、日本和韩国人，估计每天进食各种食物来源的异黄酮约 20～150mg。而在美国，典型的"西方饮食"者，每天平均进食异黄酮仅 1～3mg。植物雌激素以其对健康的潜在益处受到关注。基于现有绝经综合征妇女 RCT 证据，植物雌激素补充剂胃肠道不良反应中度升高。服用植物雌激素的妇女其阴道出血、子宫内膜增生、子宫内膜癌和乳腺癌的发生率没有显著增加。最近几十年来，大多数的研究证明植物雌激素能够对绝经相关症状包括潮热和盗汗等发挥有益的作用，但也存在不同的研究结果。因此，目前还不能把植物雌激素作为治疗绝经相关症状的标准方案进行推荐，但是可以作为个体化治疗的一种有益的选择。流行病学资料显示大豆食品消费量高的妇女，其患骨质疏松症的风险比典型的西方饮食的妇女低，亚洲绝经后妇女髋部骨折率比白种人低。人体随机对照试验的结果不完全一致，大部分研究提示植物雌激素对骨有保护性作用，而另一部分则提示没有作用，但未显示对骨密度有坏处。多个荟萃分析评估了大豆异黄酮对围绝经期或绝经后妇女的腰椎、全髋骨、股骨颈和粗隆骨密度的影响，结果发现大豆异黄酮以一种温和的方式显著改善腰椎骨密度，但对妇女的上述其他部位的骨密度没有影响。有关对骨代谢标志物的影响，荟萃分析也发现大豆异黄酮以一种温和的方式显著降低尿脱氧吡啶啉（一种骨吸收标志物）水平，但不影响绝经妇女血清碱性磷酸酶和骨钙素（两种骨形成标志物）水平。然而，也有一部分临床研究提示植物雌激素对骨密度没有益处，认为该益处可能取决于转换大豆苷元为雌马酚的能力。今后需关注植物雌激素的剂量、治疗时间和受试者年龄造成的影响，还需要更多了解雌马酚和其他植物雌激素增强骨密度的机制。流行病学研究表明异黄酮摄入量越高，患乳腺癌的风险越低。对东西方妇女的研究表明，亚洲人群中高大豆消费，其乳腺癌患病率低了三倍。一项针对 5042 位上海乳腺癌病人生存的研究提示，进食大豆食品显著降低乳腺癌死亡和复发风险。现有的临床研究资料缺乏大型的、长期的随机对照试验以评估植物雌激素对乳腺的影响。但是对人体研究进行全面的综述发现，目前较多的研究都证实进食大豆食品可以减少患乳腺癌的风险，也降低乳腺癌复发的风险。

当青春期前或者在出生前暴露植物雌激素，可能有最大的终生风险。2008 年在以色列对 694 名女孩的一项横断面研究发现婴幼儿时喂养大豆配方奶粉，在 2 岁时乳腺芽的发生增加，这些结果都支持在生命的早期暴露大豆植物雌激素可以改变乳房发育的时间和特征。目前还不清楚这是否会影响他们一生中患乳腺癌的风险，但需要深入的调查来论证早期生命的植物雌激素暴露、过早乳腺发育与患乳腺癌的风险之间的关系。青少年和生育期妇女不主张补充植物雌激素。

（七）社区支持

应健全并发挥各级医疗机构及三级妇幼保健网的作用。尤其应以社区为单位开展健康教育，建立更年期妇女保健档案。根据需求，有计划有组织地提供多学科多层次的连续性保健与干预措施。

【关于早发性卵巢功能不全(POI)】

（一）命名的由来

卵巢早衰（premature ovarian failure, POF）曾是一直被临床广泛采用的专业术语。指女性 40 岁之前出现闭经，伴有卵泡刺激素的升高（FSH>40IU/L）、雌激素降低等内分泌异常及绝经症状，意指卵巢功能的过早完全丧失。POF 概念存在局限性，无法体现疾病的进展性和多样性，仅代表卵巢功能的终末阶段。2008 年美国生殖医学会（ASRM）提出"原发性卵巢功能不全"（primary ovarian insufficiency,POD)概念。POI命名反映了受损的卵巢功能的连续变化,而非POF那么极端。POI诊断歧视程度低于POF,对病人心理的影响减轻。但从病因学的角度讲,POI更强调"原发性"卵巢功能低下,故对于继发性卵巢功能衰竭者,POF是对POI的补充。2016年欧洲人类生殖与胚胎学会(ESHRE)发表了最新"POI处理指南",将POI全称更改为"早发性卵巢功能不全"(premature ovarian insufficiency,POI)。

(二)病因

POI的病因分析主要为:POI染色体和基因缺陷、自身免疫性卵巢损伤、感染因素、医源性因素如放疗、化疗和手术对卵巢的损伤、环境因素如吸烟、酒精、营养及内分泌紊乱等,可能影响绝经年龄。特发性POI指找不到明确病因的病人,大约近50%为特发性POI。

(三)诊断标准与临床结局

POI指女性在40岁之前卵巢活动衰退的临床综合征,以月经紊乱(如停经或稀发月经)伴有高促性腺激素和低雌激素为特征。停经或月经稀发4个月,间隔>4周,连续两次FSH>25U/L(为ESHRE的诊断阈值)或FSH>40U/L(为IMS的诊断阈值)。本文采取中华医学会妇产科学分会绝经学组的标准,也即采用了ESHRE的诊断阈值。将疾病的诊断标准"关口前移",目的是让早期阶段的卵巢功能不全(POD)病人得到充分的重视和必要的干预。POI病人因雌激素下降,故乳腺癌发病率降低。POI影响健康的结局是三大方面:①低雌激素血症导致的健康问题(包括骨健康、心血管健康、泌尿生殖系统健康、神经相关健康问题如记忆认知等);②不孕不育健康问题;③情绪心理健康问题。POI病人往往生育能力降低,但并非一定不能生育。尤其在POI诊断后的早期,近5%的POI病人可能自发性妊娠,但大多数需要怀孕的病人需寻求生育治疗。有研究提示POI与抑郁和焦虑高风险相关,因此多数学者支持POI会影响心理健康和生活质量。不难理解这些较年轻的病人除了提前承受绝经症状带来的困扰,还要为不孕不育苦恼焦虑,甚至对家庭的稳定性失去信心。因此,情绪心理健康问题也是医务人员需要极大关注的。

(四)POI的治疗

早发性卵巢功能不全是一种肯定的疾病状态,因而其治疗应更及时、更积极。

1. POI病人低雌激素血症导致的健康问题　应采用激素补充治疗,临床应用细节可见前部分所述。GCS 2013、IMS 2016特别指出:若在45岁之前,尤其是在40岁之前自然绝经或医源性绝经,发生心血管疾病和骨质疏松症的风险会更高,发生情感性精神障碍和老年痴呆症的风险也会增加。对POI病人宜推荐全身应用MHT、选择天然与接近天然的雌孕激素、使用剂量比普通自然绝经妇女

(她们一般较年长)要大些(可用常规剂量)、通常采用雌孕激素序贯疗法、至少应该持续至自然绝经的平均年龄。此后也没有理由强行限制MHT的应用期限,应根据个体化利弊分析决定是否继续应用。多数研究结果显示,未经治疗的POI病人与寿命缩短有关,其原因主要源于心血管疾病。肥胖可能增加其风险,HRT可能降低其风险。但目前仍缺乏关于HRT对POI死亡率影响的长期前瞻性研究。因此对POI病人除了HRT外,还应该对其降低心血管疾病风险的因素给予建议,如不吸烟、规律运动、保持健康体重等。

2. POI病人不孕不育健康问题　其治疗主要涉及促排卵药物与技术的应用。在激素补充疗法的基础上进行赠卵体外受精-胚胎移植(IVF-ET)是POI的适应证,妊娠成功率与常规IVF-ET相似或略高。对于年轻恶性肿瘤病人,可考虑进行放、化疗前将卵母细胞、卵巢组织或胚胎冷冻以保存生育能力。有家族史的女性在目前还没有可靠的检查能预测卵巢功能的状况下也可考虑使用卵母细胞或胚胎冷冻以解决日后的生育问题。

3. POI病人情绪心理健康问题　对POI进行心理和生活方式干预有价值。患有抑郁症、神经性厌食症、暴食症或其他主要精神疾病者需要向精神科医生就诊或咨询。应对其进行POI基本知识的教育与学习,给予有关生育的建议及必要时的性咨询。鼓励病人尽量发泄负面情绪,随后帮助病人融入社会,建立积极、健康的生活方式,保持豁达、乐观、进取的精神。必要时可联合使用小剂量抗焦虑、抗抑郁药治疗。

4. POI病人的青春期诱导　当POI发生在青春期之前时(如特纳综合征),病人终生缺乏内源性雌激素,应在童年、青春期、成年期给予持续的补充治疗。如能早期发现,原发性闭经病人进行HRT以诱导青春期是重要的。因大剂量雌激素可加速骨骼成熟,在骨龄显示身高尚有增长空间,结合病人的意愿,应从小剂量开始进行激素补充。当病人无第二性征发育时,建议从12~13岁开始补充雌激素。起始剂量尚有争议,一般认为,为了正常的乳腺和子宫发育,起始剂量可为成人剂量的1/4~1/8,模拟正常青春发育过程。可单用雌激素,同时可联合生长激素使用,促进身高生长。根据骨龄和身高的变化,在2~4年内逐渐增加,直至15或16岁开始雌孕激素序贯治疗以诱导月经。主张使用人体天然雌激素。

5. 其他治疗　有研究报道,用滋阴降火、补肾养血中药可改善POI症状,对高促性腺激素能起到抑制作用,对卵巢、肾上腺有减轻萎缩作用。针灸可能激活脑内多巴胺系统,调整下丘脑、垂体、卵巢轴的功能,使自身功能恢复,且作用较持久。最近新兴的遗传学研究,有望使基因治疗成为可能。多食鱼虾、常饮牛奶、经常锻炼身体、减少被动吸烟等健康的生活方式可能使绝经年龄推后。适龄生育对降低POF治疗难度也有益。

【临床特殊情况的思考和建议】

对于HRT慎用情况,往往需要我们针对病情慎重考虑决定。涉及其他学科疾病者可能需要多科的协作管理,以增加HRT安全性。例如关于乳腺疾病,一般认为外源性雌激素对乳腺有影响,可以促进正常乳腺或乳腺癌细胞的增殖,但它却无致突变作用。对于乳腺小叶增生等良性疾病病人可以使用HRT,但对性质不明的乳腺结节应建议乳腺外科就诊,宜等病理结果明确后才决定是否使用。HRT后乳腺放射线检查密度可能增高,注意其有别于真性病变。这类病人除年度体检包括乳腺彩超或钼靶检查外,还需加强监测,乳腺超声可缩短至4~6个月一次。根据随访结果、不良反应及病人意愿,酌情可考虑继续使用、或减量使用、或停用HRT。

参考文献

1. Soules MR, Sherman S, Parrott E, et al. Executive summary:stages of reproductive aging workshop(STRAW). Fertil Steril,2001,76(5):874-878

2. Harlow SD,Gass M,Hall JE,et al. Executive summary of the Stages of Reproductive Aging Workshop 10:addressing the unfinished agenda of staging reproductive aging. Climacteric, 2012,15:105-114

3. Seltzer VL, Benjamin F, Deutsch S. Perimenopausal bleeding patterns and pathologic findings. JAMA,1990,45:132-134

4. Villiers TJ,Gass ML,Haines CJ,et al. Global Consensus Statement on Menopausal Hormone Therapy. Climacteric, 2013,16:203-204

5. Villiers TJ,Pines A,Panay N,et al. Updated 2013 International Menopause Society recommendations on menopausal hormone therapy and preventive strategies for midlife health Climacteric,2013,16:316-337

6. Baber RJ,Panay N,Fenton A and the IMS Writing Group. 2016 IMS recommendations on women's midlife health and menopause hormone therapy. CLIMACTERIC,2016,19(2):109-150

7. 中华医学会妇产科学分会绝经学组.绝经相关激素补充治疗的规范诊疗流程. 中华妇产科杂志,2013,10(48):155-158

8. 中华医学会妇产科学分会绝经学组.早发性卵巢功能不全的激素补充治疗专家共识. 中华妇产科杂志,2016,12(51):881-886

9. ESHRE Guideline Group on POI,Webber L,Davies M,et al. ESHRE Guideline:management of women with premature ovarian insufficiency. Hum Reprod,2016,31(5):926-937

10. Pinsker JE. Clinical review:Turner syndrome:updating the paradigm of clinical care. JClin Endocrinol Metab,2012,97(6):E994-1003

11. Giannoulia P,Zervasb I,Armenia E,et al. Determinants of quality of life in Greek middle-age women:A population survey. Maturitas,2012,71:154-161

12. Olié V, Canonico M, Scarabin PY. Postmenopausal hormone therapy and venous thromboembolism. Thromb Res, 2011,127 (Suppl 3):S26-29

13. Baer HJ, Glynn RJ, Hu FB, et al. Risk factors for mortality in the Nerses' Health Study:a competing risks analysis. Am J Epidemiol,2011,173:319-329

14. Gompel A,Santen RJ. Hormone therapy and breast cancer risk 10 years after the WHI. Climacteric,2012,15:241-249

15. 陈蓉,林守清,杨欣,等. 坤泰胶囊治疗更年期综合征的临床研究. 中国新药杂志,2005,14:1472-1476

16. 张绍芬,华克勤. 绝经——内分泌与临床. 第2版. 北京:人民卫生出版社,2014

17. 陈蓉,译. 林守清,审校. 生殖衰老分期+10专题研讨会的工作总结:仍在构建中的生殖衰老分期. 更年期,2015,15:105-114

（张绍芬）

第二十二章　女性生殖系统炎症

女性生殖系统炎症包括下生殖道的外阴、阴道、宫颈及盆腔内的子宫、输卵管、卵巢、盆腔腹膜、子宫旁结缔组织所发生的炎症。根据炎症所在部位的不同而表现出不同的症状,其主要临床表现为外阴瘙痒、疼痛,甚至溃烂,以及阴道分泌物增多、宫颈充血、下腹部及腰骶部疼痛等症状。急性盆腔炎还可引起弥漫性腹膜炎、败血症、感染性休克,严重者可危及生命。

第一节 外阴及阴道炎症

外阴及阴道炎症是妇科最常见疾病,女性一生中各时期均可发病。外阴阴道毗邻于尿道、肛门,局部潮湿,易受尿液、粪便污染;生育年龄妇女性生活较频繁,同时外阴阴道为分娩、宫颈及宫腔操作的必经之路,易受损伤及外界致病菌感染;幼女及绝经后妇女雌激素水平低下,阴道上皮菲薄,局部抵抗力低,易受感染。

健康女性生殖道的解剖特点、生理生化特点以及局部免疫系统,使阴道对病原体的入侵有自然防御功能。近年的研究认为,阴道微生态体系与女性生殖系统正常生理功能的维持、和各种炎症的发生、发展,以及治疗转归均直接相关。生理情况下,阴道微生态系统处于生态平衡状态,当阴道的自然防御功能遭到破坏或机体免疫力下降,阴道微生态平衡破坏,则病原体易于侵入,导致阴道炎症。

外阴及阴道炎临床上以白带的性状发生改变以及外阴瘙痒为主要临床特点,性交痛也较常见,感染累及尿道时,可有尿痛、尿急、尿频等症状。临床上分为单纯性外阴炎、毛囊炎、外阴脓疱病、外阴疖病、蜂窝组织炎及汗腺炎等。

一、单纯性外阴炎

【病因】

单纯性外阴炎(simple vulvitis)也称非特异性外阴炎。一般指物理、化学等刺激因素引起。如当宫颈或阴道炎症时,阴道分泌物流出刺激外阴可致外阴炎;经常受到经血、阴道分泌物、尿液、粪便刺激,如不注意保持外阴皮肤清洁容易引起外阴炎,其次糖尿病病人尿糖刺激、粪瘘病人粪便刺激,以及尿瘘病人尿液长期浸渍,也易导致外阴炎。此外,不透气的尼龙内裤、经期使用卫生巾导致局部透气性差,局部潮湿,均可引起。

【临床表现】

炎症多发生在小阴唇内、外侧或大阴唇甚至整个外阴部。急性期主要表现外阴皮肤黏膜瘙痒、疼痛、烧灼感,在活动、性交、排尿、排便时加重。妇科检查可见外阴充血、肿胀、糜烂,常见抓痕,严重者可形成溃疡或湿疹。慢性炎症可使皮肤增厚、粗糙、皲裂,甚至苔藓样变。

【治疗】

治疗原则:保持外阴局部清洁、干燥;局部可使用抗生素;重视消除病因。

1. 急性期避免性交,停用引起外阴皮肤刺激的药物,保持外阴清洁、干燥。

2. 局部治疗 可应用 0.1% 聚维酮碘液或 1:5000 高锰酸钾溶液坐浴,每日 2 次,每次 15~30 分钟。坐浴后局部涂抗生素软膏或紫草油。也可选用中药水煎熏洗外阴部,每日 1~2 次。

3. 病因治疗 积极治疗宫颈炎、阴道炎。如发现糖尿病、尿瘘、粪瘘应及时治疗。

二、外阴毛囊炎

【病因】

外阴毛囊炎(vulva folliculitis)为细菌侵犯毛囊及其所属皮脂腺引起的急性化脓性感染。常见致病菌为金黄色葡萄球菌、表皮葡萄球菌及白色葡萄球菌。搔抓、摩擦、高温、潮湿多汗为本病发生的诱因,手术前备皮损伤亦可并发毛囊炎。

【临床表现】

外阴皮肤毛囊口周围红肿、疼痛,毛囊口可见白色脓头,中央有毛发通过。脓头逐渐增大呈锥状脓疱,相邻的多个小脓疱融合成大脓疱,严重者伴外阴充血、水肿及明显疼痛。数日后结节中央组织坏死变软,出现黄色小脓栓,再过数日脓栓脱落,脓液排出,炎症逐渐消退,但常反复发作,可变成疖病。

【治疗】

1. 保持外阴清洁、干燥,勤换内裤,勤洗外阴。

2. 局部治疗 病变早期可做局部热敷,也可用 0.1% 聚维酮碘液或 1:5000 高锰酸钾溶液坐浴。已有脓包形成者,可消毒后针刺挑破,脓液流出,局部涂上金霉素等抗生素软膏。

3. 全身治疗 病变较广泛时,可口服头孢类或大环内酯类抗生素。

三、外阴疖病

外阴疖病(vulva furunculosis)系外阴皮肤毛囊及皮脂腺周围的急性多发性脓肿,可反复发作。

【病因】

主要由金黄色葡萄球菌,其次由白色葡萄球菌感染引起。潮湿多汗、外阴皮肤摩擦受损后容易发生。此外,贫血、糖尿病、慢性肾炎、长期应用糖皮质激素及免疫抑制剂、营养不良等病人易患本病。

【临床表现】

多发生在大阴唇的外侧面。开始时毛囊口周围皮肤轻度充血肿痛、红点，逐渐形成增高于周围皮肤的紫红色硬结，皮肤表面紧张，有压痛，硬结边缘不清楚，常伴腹股沟淋巴结肿大，以后疖肿中央变软，表面皮肤变薄，并有波动感，继而中央顶端出现黄白色点，不久溃破，脓液排出后疼痛减轻，红肿消失，逐渐愈合。多发性外阴疖病可引起患处疼痛剧烈而影响日常生活。

【治疗】

1. 保持外阴清洁、干燥，勤换内裤，勤洗外阴。

2. 局部治疗　早期可用 0.1% 聚维酮碘液或 1:5000 高锰酸钾溶液坐浴后局部涂上抗生素软膏，以促使炎症消散或局限化，也可红外线照射、50% 酒精湿敷减轻疼痛，促进炎症消散，促使疖肿软化。

3. 全身治疗　病变严重或有全身症状者应口服或肌注抗生素，必要时根据脓液培养及药敏选择药物。

4. 手术治疗　当疖肿变软，有波动感，已形成脓肿时应立即切开引流并局部换药，切口适当大以便脓液及坏死组织能流出，切忌挤压以免引起血行扩散。

四、外阴急性蜂窝组织炎

【病因】

外阴急性蜂窝组织炎（acute cellulitis of vulva）为外阴皮下、筋膜下、肌间隙或深部蜂窝组织的一种急性弥漫性炎症。致病菌以 A 族 B 型溶血性链球菌为主，其次为金黄色葡萄球菌及厌氧菌。炎症多由于皮肤或软组织损伤，细菌入侵引起。少数也可由血行感染引起。

【临床表现】

发病较急剧，常有畏寒、发热、头痛等前驱症状。急性外阴蜂窝组织炎特点是病变不易局限化，迅速扩散，与正常组织无明显界限。浅表的急性蜂窝组织炎局部明显红肿、剧痛，并向四周扩大形成红斑，病变有时可出现水疱甚至坏疽。深部的蜂窝组织炎局部红肿不明显，只有局部水肿和深部压痛，疼痛较轻，但病情较严重，有高热、寒战、头痛、全身乏力、白细胞计数升高，双侧腹股沟淋巴结肿大、压痛。

【治疗】

1. 全身治疗　早期采用头孢类或青霉素类抗生素口服或静滴，体温降至正常后仍需持续用药 2 周左右。如有过敏史者可使用红霉素类抗生素。

2. 局部治疗　可采用热敷或中药外敷，如不能控制应作广泛多处切开引流，切除坏死组织，伤口用 3% 过氧化氢

溶液冲洗和湿敷。

五、前庭大腺炎

前庭大腺炎又称巴氏腺炎（bartholinitis），是由多种细菌感染所致的前庭大腺炎症，生育年龄妇女多见。前庭大腺位于两侧大阴唇下 1/3 深部，其直径约为 0.5～1.0cm，它们的腺管长约 1.5～2.0cm，腺体开口位于小阴唇内侧近处女膜处。由于解剖位置的特殊性，在性交、分娩等情况下，病原体易侵入引起前庭大腺炎。

【病因】

主要致病菌有葡萄球菌、大肠埃希菌、链球菌、肠球菌、淋球菌及厌氧菌等，近年来，随着性传播疾病发病率增加，淋球菌、沙眼衣原体所致前庭大腺炎有明显增高趋势。常为混合感染。

【临床表现】

前庭大腺炎可分为三种类型：前庭大腺导管炎、前庭大腺脓肿和前庭大腺囊肿。炎症多为一侧。

1. **前庭大腺导管炎**　初期感染阶段多为导管炎，表现为局部红肿、疼痛及性交痛、行走不便，检查可见患侧前庭大腺开口处呈白色小点，有明显触痛。

2. **前庭大腺脓肿**（bartholin abscess）　导管开口闭塞，脓性分泌物不能排出，细菌在腺体内大量繁殖，积聚于导管及腺体中，逐渐扩大形成前庭大腺脓肿。患侧外阴部肿胀、疼痛剧烈，偶伴有尿痛，行走困难。妇科检查患侧外阴红肿热痛，可扪及肿块；当形成脓肿，肿块有波动感，触痛明显，多为单侧，直径约为 3～6cm，表面皮肤变薄，脓肿继续增大，可自行破溃，症状随之减轻；若破口小，脓液引流不畅，症状可反复发作。部分病人伴随发热等全身症状，白细胞计数增高，患侧腹股沟淋巴结肿大等。

3. **前庭大腺囊肿**（bartholin cyst）　炎症急性期后，脓液被吸收，腺内液体被黏液代替，成为前庭大腺囊肿，治疗不彻底，可反复多次发作。分娩过程中，会阴侧切将前庭大腺腺管切断，腺内液体无法排出，长期积累也可引起前庭大腺囊肿。初始囊性肿物小，多无症状，肿物增大导致外阴患侧肿大。妇检外阴患侧肿大，可扪及囊性肿物，与皮肤粘连，患侧小阴唇展平，阴道口挤向健侧，囊肿较大时有局部肿胀感及性交不适，合并细菌感染时易引起前庭大腺脓肿。

【诊断】

大阴唇下 1/3 部位发生红、肿、硬结，触痛明显，行走不便，就应该考虑前庭大腺炎。一般为单侧，与外阴皮肤有粘连或无粘连，可自其开口处挤压出的分泌物作病原微生物检查及抗生素的敏感试验。根据肿块的部位、外形、有无急性炎症等特点，一般都可确诊。必要时可以穿刺进行诊断，脓肿抽出来的是脓液，而囊肿抽出来的是浆液。

【治疗】

1. 前庭大腺炎早期,可以使用全身性抗生素治疗。由于近年淋球菌所致的前庭大腺炎有增加的趋势,所以在用药前最好挤压尿道口,或者取宫颈管分泌物做细菌培养及药敏试验。在获得培养结果之前,可选择广谱抗生素。此外,使用局部热敷或理疗,促使炎症消退。同时应保持外阴局部清洁卫生。

一旦形成脓肿,应切开引流。手术时机以波动感明显为宜。一般在大阴唇内侧下方切开,切口不要过小,以便脓液全部排出,脓液排出后,可采用 0.1％聚维酮碘液或1：5000高锰酸钾溶液坐浴。

2. 前庭大腺囊肿的治疗,行囊肿造口术方法简单、损伤小,切口选择在囊肿下方,使囊液全部流出,放置引流条以防造口粘连,同时予 0.1％聚维酮碘液或 1：5000 高锰酸钾溶液坐浴。

六、外 阴 溃 疡

【病因】

外阴溃疡(vulvar ulcer)常见于中、青年妇女,按其病程可分为急性外阴溃疡与慢性外阴溃疡两种。溃疡可单独存在,也可以使多个溃疡融合而成一大溃疡。外阴溃疡多为外阴炎症引起,如非特异性外阴炎、单纯疱疹病毒感染、白塞病、外阴结核、梅毒性淋巴肉芽肿,约有 1/3 外阴癌在早期表现为溃疡。

【临床表现】

外阴溃疡可见于外阴各个部位,以小阴唇和大阴唇内侧为多,其次为前庭黏膜及阴道口周围。

1. 急性外阴溃疡

(1) 非特异性外阴炎:溃疡多发生于搔抓后,可伴有低热及乏力等症状,局部疼痛严重。溃疡表浅,数目较少,周围有明显炎症。

(2) 疱疹病毒感染:起病急,接触单纯疱疹性病毒传染源后一般有 2～7 天的潜伏期后出现发热等不适,伴有腹股沟淋巴结肿大和疱疹。溃疡大小不等,底部灰黄,周围边际稍隆起,并高度充血及水肿。初起为多个疱疹,疱疹破溃后呈浅表的多发性溃疡,有剧痛,溃疡多累及小阴唇,尤其其内侧面。溃疡常在 1～2 周内自然愈合,但易复发。

(3) 白塞病:急性外阴溃疡常见于白塞病,因口腔、外阴及虹膜睫状体同时发生溃疡,故又称眼-口-生殖器综合征。其病因不明确,病变主要为小动静脉炎。溃疡可广泛发生于外阴各部位,而以小阴唇内外侧及阴道前庭为多。起病急,常反复发作。临床上分为 3 型,可单独存在或混合发生,以坏疽型最严重。

1) 坏疽型:多先有全身症状,如发热乏力等。病变部位红肿明显,溃疡边缘不整齐,有穿掘现象,局部疼痛重。溃疡表面附有多量脓液,或污黄至灰黑色的坏死伪膜,除去后可见基底不平。病变发展迅速,可形成巨大蚕食性溃疡,造成小阴唇缺损,外表类似外阴癌,但边缘及基底柔软,无浸润。

2) 下疳型:较常见。一般症状轻,病程缓慢。溃疡数目较多、较浅。溃疡周围红肿,边缘不整齐。常在数周内愈合,但常在旧病灶痊愈阶段,其附近又有新溃疡出现。

3) 粟粒型:溃疡如针头至米粒大小,数目多,痊愈快。自觉症状轻微。

4) 性病:如梅毒、软下疳及性病性淋巴肉芽肿均可引起外阴溃疡。

2. 慢性外阴溃疡

(1) 外阴结核:罕见,偶继发于严重的肺、胃肠道、内生殖器官、腹膜或骨结核。好发于阴唇或前庭黏膜。病变发展缓慢。初起常为一局限性小结节,不久即溃破为边缘软薄而穿掘的浅溃疡。溃疡形状不规则,基底凹凸不平,覆以干酪样结构。病变无痛,但受尿液刺激或摩擦后可有剧痛。溃疡经久不愈,并可向周围扩展。

(2) 外阴癌:外阴恶性肿瘤在早期可表现为丘疹、结节或小溃疡。病灶多位于大小阴唇、阴蒂和后联合等处,伴或不伴有外阴白色病变。癌性溃疡与结核性溃疡肉眼难以鉴别,需做活组织检查确诊。

对急性外阴溃疡的病人应注意检查全身皮肤、眼、口腔黏膜等处有无病变。诊断时要明确溃疡的大小、数目、形状、基底情况,有时溃疡表面覆以一些分泌物容易漏诊。故应细心认真查体,分泌物涂片培养,血清学检查或组织学病理有助于诊断。

【治疗】

因病因往往不是很明确,故治疗上主要以对症治疗为主。

1. **全身治疗**　注意休息及营养,补充大量维生素 B、维生素 C;也可口服中药治疗。有继发感染时应考虑应用抗生素。

2. **局部治疗**　应用 0.1％聚维酮碘液或 1：5000 高锰酸钾溶液坐浴。局部抗生素软膏涂抹。急性期可给以皮质类固醇激素局部应用缓解症状。注意保持外阴清洁干燥,减少摩擦。

3. **病因治疗**　尽早明确病因,针对不同病因进行治疗。

七、外阴前庭炎综合征

外阴前庭炎综合征(vulvar vestibulitis syndrome, VVS)好发于性生活活跃的妇女,多数既往有反复细菌或尖锐湿疣感染史。1987 年，Friedrich 将该综合征定义为：①触摸外阴前庭部，或将阴茎插入阴道，或将栓剂送入阴道时，病人即感严重疼痛；②压迫外阴前庭部时，局部有压痛；③前庭部呈现出不同程度的红斑。

其特征是病人主诉当阴道撑开时，发生插入疼痛、不适，触诊时局部有红斑，用棉签轻轻压迫处女膜环上的腺体开口或阴道口系带时有点状疼痛。性交时疼痛异常，甚至在性交后 24 小时内都感到外阴部灼热疼痛，严重者根本不能有正常的性生活。一般而言，凡病变 3 个月之内者属急性；超过 3 个月者属慢性。

【病因】

尚不清楚，可能为多因素的发病机制。

1. 继发于炎症的神经病变普遍的理论是，VVS 是一种涉及异常疼痛感知的神经性紊乱，可能与阴道前庭神经纤维致敏作用和维持疼痛回路的建立相关。

2. 感染生殖道感染史是 VVS 的一个危险因素。早期病因假设集中在流行病学对外阴阴道假丝酵母菌病和生殖器 HPV 感染。一项研究报道在 VVS 例中，80% 有复发性念珠菌病史，最近的研究发现 VVS 风险与细菌性阴道病、念珠菌病史、盆腔炎、滴虫、和外阴发育不良相关。

3. 物理因素盆底肌功能障碍可能是 VVS 一个因素。

4. 饮食基于尿中草酸盐排泄引起的烧灼感和尿道口瘙痒，饮食可作为一个辅助因素。

5. 性心理功能障碍多项研究已检测性心理因素有潜在致病作用。据文献研究表明 VVS 妇女比健康妇女经历更大的心理困扰，性生活不满意。

【临床表现】

严重性交疼痛，持续 1~24 小时，导致性交畏惧感。妇检外阴前庭部发红，压痛明显，疼痛可局限在前庭大腺或尿道旁腺开口处，多数累及整个前庭，甚至尿道口与阴蒂间亦有压痛。

【治疗】

干预措施包括缓解症状，生物反馈，公认的感染原因药物治疗，心理和支持疗法，手术切除受累的前庭组织。

1. **缓解症状** 建议性交前约 10~15 分钟，局部麻醉以缓解性交疼痛。

2. **生物反馈** 是一种很好的保守首选治疗方法。治疗包括借助家庭程序生物反馈辅助，使用便携式设备，盆底肌肉康复锻炼。

3. **抗真菌及抗感染** 主要针对原发性疾病进行抗感染治疗或抗真菌治疗，特异性外阴炎如白色念珠菌，应给予抗真菌药物治疗。

4. **支持和多模式治疗** VVS 综合治疗应该包括某些形式的支持治疗。最佳治疗必须解决性心理和生理方面的

疾病。综合治疗包括物理治疗方案（生物反馈），疼痛管理以及心理支持，作为干预的主要形式。

5. **前庭切除术** 依据前庭组织切除术后疗效的文献综述表明，手术是一种有效的治疗形式，60%~90%病人症状得以缓解。当其他治疗方式失败时，受累及前庭部分切除可缓解症状，但慢性顽固性病例仍存在。对这种复杂性疾病，需要更多的研究来阐明病因机制和制定循证基础的有效治疗方式。

八、外阴接触性皮炎

【病因】

外阴接触性皮炎（contact dermatitis of vulva）为外阴皮肤或黏膜直接接触刺激物或致敏物所引起的炎性反应。分为刺激性接触性皮炎和过敏性接触性皮炎。如接触了较强的酸碱类物消毒剂，阴道冲洗剂，以及一些染色衣物、劣质卫生巾或过敏性药物等，均可引发外阴部的炎症。

【临床表现】

阴部接触一些刺激性物质后在接触部位感觉灼热感、疼痛、瘙痒，检查见局部出现皮肤潮红、皮疹、水疱，重者可发生坏死及溃疡，过敏性皮炎发生在接触过敏物质的部位。

【治疗】

根据病史及临床表现诊断不难，须尽快除去病因，避免用劣质卫生巾及刺激性物质如肥皂，避免搔抓等。对过敏性皮炎症状严重者可口服开瑞坦、阿司咪唑或皮质类固醇激素，局部用生理盐水洗涤或用 3% 硼酸湿敷，其后擦炉甘石洗剂。如有继发感染可涂擦抗生素软膏如金霉素软膏或 1% 新霉素软膏等。

九、外 阴 结 核

【病因】

外阴结核病在临床上非常少见，占 1%~2% 的生殖器结核，多数经血行传播而得，极少由性接触感染而致。

【临床表现】

外阴结核好发于阴唇或前庭黏膜。分为溃疡及增生两型。病变发展较为缓慢，初期常为局限性小结节，不久溃破成浅表溃疡，形状不规则，溃疡基底部被干酪样物质覆盖。病变可扩散至会阴、尿道及肛门，并使阴唇变形。外阴及阴道结核均不引起疼痛，但遭受摩擦或尿液刺激则可发生剧痛。增生型外阴结核者外阴肥厚、肿大，似外阴象皮病，病人常主诉性交疼痛、小便困难。

【诊断】

在身体其他部位有结核者,外阴部又发现经久不愈的慢性溃疡,应怀疑外阴结核。除根据病史及溃疡的特征外,主要靠分泌物涂片找结核杆菌,动物接种或进行活组织检查。另外,PCR检测是皮肤结核诊断的有力工具,因为它是快速的,可靠的,敏感性高。少数结核性外阴溃疡病例,身体其他部位并无结核病灶,则须与一般性外阴溃疡、梅毒性溃疡、软性下疳、疱疹、坏疽性脓皮病、结节病、性病性淋巴肉芽肿、黑热病、深部真菌、外阴癌等相鉴别。

【治疗】

确诊后,应立即进行全身及局部抗结核治疗及支持疗法,以增强抵抗力。局部应保持干燥、清洁,并注意防治混合感染。

十、外阴阴道假丝酵母菌病

因假丝酵母菌性阴道炎症多合并外阴炎,现称为外阴阴道假丝酵母菌病(vulvovaginal candidiasis,VVC)。据统计,约75%妇女一生中曾患过此病,其中40%~50%的妇女经历第2次,有一小部分女性(6%~9%)遭受反复发作。

【病因】

假丝酵母菌有许多种,外阴阴道假丝酵母菌病中80%~90%病原体为白假丝酵母菌,10%~20%为光滑假丝酵母菌、近平滑假丝酵母菌、热带假丝酵母菌等,白假丝酵母菌为条件致病菌。白假丝酵母菌呈卵圆形,由芽生孢子及细胞发芽伸长形成假菌丝,假菌丝与孢子相连形成分支或链状。白假丝酵母菌由酵母相转为菌丝相,从而具有致病性。假丝酵母菌通常是一种腐败物寄生菌,可生活在正常人体的皮肤、黏膜、消化道或其他脏器中,经常在阴道中存在而无症状。白带增多的非孕妇女中,约有30%在阴道内有此菌寄生,当阴道糖原增加、酸度升高时,或在机体抵抗力降低的情况下,便可成为致病的原因,长期应用广谱抗生素和肾上腺皮质激素,可使假丝酵母菌感染率大为增加。因为上述两种药物可导致机体内菌群失调,改变了阴道内微生物之间的相互制约关系,抗感染的能力下降。此外,维生素缺乏(复合维生素B)、严重的传染性疾病,和其他消耗性疾病均可成为假丝酵母菌繁殖的有利条件。妊娠期阴道上皮细胞糖原含量增加,阴道酸性增强,加之孕妇的肾糖阈降低,常有营养性糖尿,小便中糖含量升高而促进假丝酵母菌的生长繁殖。

【传染途径】

虽然10%~20%的健康妇女阴道中就携带有假丝酵母菌,并且生活中有些特殊情况下可以诱发阴道假丝酵母菌感染,所以假丝酵母菌是一种条件致病菌。但很多时候也能够从外界感染而来。

【临床分类】

VVC分为单纯性VVC和复杂性VVC。单纯性VVC是指发生于正常非孕宿主、散发的、由白假丝酵母菌引起的轻度VVC。复杂性VVC包括复发性VVC(RVVC)、重度VVC和妊娠VVC,非白假丝酵母菌所致的VVC或宿主为未控制的糖尿病、免疫功能低下者。RVVC是指妇女患VVC经过治疗后临床症状和体征消失,真菌检查阴性后又出现症状,且经真菌学证实的VVC发作一年内有症状4次或以上。复发原因不明,可能与宿主具有不良因素如妊娠、糖尿病、大剂量抗生素应用、免疫抑制剂应用,治疗不彻底,性伴侣未治疗或直肠假丝酵母菌感染等有关。VVC的临床表现按VVC评分标准划分为轻、中、重度。评分≥7分为重度VVC,<7分为轻、中度VVC,2012年中华医学会妇产科分会感染协作组修订VVC评分标准见表。

【临床表现】

最常见的症状是白带增多,外阴及阴道内有烧灼感,伴有严重的瘙痒,甚至影响工作和睡眠。部分病人可伴有尿频、尿急、尿痛及性交痛等症状。典型病人妇科检查时可见白带呈豆腐渣样或凝乳状,白色稠厚,略带异味,或白带夹有血丝,阴道黏膜充血、红肿,甚至溃疡形成。部分病人外阴因瘙痒或接触刺激出现抓痕,外阴呈地图样红斑。约10%病人携带有假丝酵母菌,而无自觉症状。

【诊断】

典型病例诊断不困难,根据病史、诱发因素、症状、体征和实验室检查诊断较易。实验室取阴道分泌物涂片检查即可诊断。

1. **悬滴法**　取阴道分泌物置于玻璃片上,加1滴生理盐水或10%氢氧化钾,显微镜下检查找到芽胞及真菌菌丝,阳性检出率30%~60%。如阴道分泌物pH>4.5,见多量白细胞,多为混合感染。

2. **染色法**　取阴道分泌物用革兰染色,阳性检出率达80%。

3. **培养法**　取分泌物接种于培养基上,查出真菌可确诊,阳性率更高,但不常规应用。部分病人有典型的临床表现,而显微镜检查阴性或反复复发,如阴道分泌物pH<4.5,未见大量白细胞、滴虫及线索细胞者,临床怀疑耐药菌株或非白假丝酵母菌感染时,采用培养法+药敏,可明显提高诊断准确性同时指导进一步敏感药物治疗。

【治疗】

1. **去除诱因**　仔细询问病史了解存在的诱因并及时消除。如停用广谱抗生素、雌激素、口服避孕药等。合并糖尿病者则同时积极予以治疗。停用紧身化纤内裤,使用棉质内裤,确诊病人的毛巾、内裤等衣物要隔离洗涤,使用开水热烫,以避免传播。真菌培养阳性但无症状者无需治疗。

2. 改变阴道酸碱度　真菌在 pH 5.5～6.5 环境下最适宜生长繁殖,因此可以改变阴道酸碱度形成不适宜其生长的环境。使用碱性溶液擦洗阴道或坐浴,不推荐阴道内冲洗。

3. 药物治疗

（1）咪唑类药物

1）克霉唑:又称三苯甲咪唑,抗菌作用对白色念珠菌最敏感。普遍采用 500mg 克霉唑的乳酸配方单剂量阴道给药,使用方便、疗效好,且孕妇也可使用。单纯性 VVC 病人首选阴道用药,推荐使用单剂量 500mg 给药。另有克霉唑阴道栓 100mg/d,7 天为一疗程;200mg/d,3 天为一疗程。

2）咪康唑:又称双氯苯咪唑。阴道栓剂 200mg/d,7 天为一疗程或 400mg/d,3 天一疗程治疗单纯性 VVC。尚有 1.2g 阴道栓剂单次给药疗效与上述方案相近。亦有霜剂可用于外阴、尿道口、男性生殖器涂抹,以减轻瘙痒症状及小便疼痛。

3）布康唑:阴道栓 5g/d,3 天为一疗程。体外抑菌试验表明对非白假丝酵母菌如光滑假丝酵母菌等,其抑菌作用比其他咪唑类强。

4）益康唑:抗菌谱广,对深部、浅部真菌均有效。50mg 阴道栓每日连续 15 天或 150mg/d 3 天为一疗程。其治疗时病人阴道烧灼感较明显。

5）酮康唑:口服的广谱抗真菌药,200mg 每日一次口服,5 天为一疗程。疗效与克霉唑等阴道给药相近。

6）噻康唑:2% 阴道软膏单次给药,使用方便,不良反应小、疗效显著。

（2）三唑类药物

1）伊曲康唑:抗真菌谱广,餐后口服生物利用度最高,吸收快,口服后 3～4 小时候血药浓度达峰值。单纯性 VVC 病人可 200mg 每日 2 次治疗 1 天或 200mg 每日一次口服治疗 3 天,药物治疗浓度可持续 3 天。对于复发性外阴阴道假丝酵母菌病病人,主张伊曲康唑胶囊口服治疗。

2）氟康唑:是唯一获得 FDA 许可的治疗假丝酵母菌感染的口服药物。药物口服胶囊生物利用度高,在阴道组织、阴道分泌物中浓度可维持 3 天。对于单纯性 VVC,氟康唑 150mg 单剂量口服可获得满意治疗效果。无明显肝毒性,但需注意肾功能。

3）特康唑:只限于局部应用治疗,0.4% 霜剂,5g/d 阴道内给药 7 天;0.8% 霜剂,5g/d 阴道内给药 3 天;栓剂 80mg/d 阴道内给药 3 天。

（3）多烯类:制霉菌素 10 万 U/枚,每日阴道用药 1 枚,连续 14 天治疗单纯性 VVC。药物疗程长、使用频繁,病人往往顺应性差。

4. 单纯性及重度 VVC

（1）单纯性 VVC:首选阴道用药,短期局部用药(单次用药和 1～3 天的治疗方案)可有效治疗单纯性 VVC。局部用药唑类药物比制霉菌素更有效,完成唑类药物治疗方案的病人中,80%～90% 的病人症状缓解且阴道分泌物真菌培养结果阴性。不推荐性伴侣接受治疗。

（2）重度 VVC:首选口服药物,症状严重者,局部应用低浓度糖皮质激素软膏或唑类霜剂。口服用药:伊曲康唑:200mg,2 次/天,共 2 天;氟康唑胶囊:150mg,顿服,3 天后重复 1 次;阴道用药,在治疗单纯性 VVC 方案基础上,延长疗程(局部使用唑类药物 7～14 天)。

【随访】

对 VVC 在治疗结束后 7～14 天和下次月经后进行随访,两次阴道分泌物真菌学检查阴性为治愈。对 RVVC 在治疗结束后 7～14 天、1 个月、3 个月、6 个月各随访 1 次。

【预防】

对初次发生外阴阴道假丝酵母菌病者应彻底治疗;检查有无全身疾病如糖尿病等,及时发现并治疗;改善生活习惯如穿宽松、透气内裤,保持局部干燥及清洁;合理使用抗生素和激素类药物。可试使用含乳杆菌活菌的阴道栓调节阴道内菌群平衡。

【临床特殊情况的思考和建议】

1. 复发性外阴阴道假丝酵母菌病(recurrent vulvovaginal candidiasis,RVVC)治疗　治疗前需尽量消除所有的诱因或易发因素,病人性伴侣也应作生殖器真菌培养和作适当抗真菌治疗。RVVC 病人尽量作抗真菌培养和药物敏感试验,明确诊断并鉴别不常见菌属,尤其光滑假丝酵母菌。根据分泌物培养和药物敏感试验选择药物。

最佳治疗方案尚未确定。治疗原则包括强化治疗和巩固治疗。强化治疗可在口服或局部用药方案中任选一种,具体方案如下:

（1）口服用药:伊曲康唑:200mg,2 次/天,共 2～3 天;氟康唑胶囊:150mg,顿服,3 天后重复 1 次。

（2）阴道用药:咪康唑栓 400mg,每晚一次,共 6 天;咪康唑栓 200mg,每晚一次,共 7～14 天;克霉唑栓 500mg,3 天后重复 1 次;克霉唑栓 100mg,每晚一次,共 7～14 天。

（3）巩固治疗:在强化治疗达到真菌学治愈后,给予巩固治疗半年。目前国内、外没有成熟的方案,可选择:

1）口服用药:氟康唑胶囊 150mg/周,共 6 个月(首选治疗方案);伊曲康唑 100mg,每日 2 次,共一周,每月一次,共 6 个月;酮康唑 100mg/d,共 6 个月。

2）阴道用药:咪康唑栓 400mg,每日一次,每月 3～6 大,共 6 个月;克霉唑栓 500mg,每月一次,共 6 个月。

（4）唑类耐药的念珠菌属用药:

1）硼酸阴道栓剂/胶囊：每日 600mg，每日 1 次，连用 14 天。

2）制霉菌素栓剂：10 万单位，每晚 1 次，塞入阴道，连用 14 天。

3）两性霉素 B 阴道膏或栓剂（5%～10%），每晚 1 次，塞入阴道，连用 14 天。

4）氟胞嘧啶霜（17%），阴道，每晚 1 次，连用 14 天。

5）联合两性霉素 B，氟胞嘧啶。

抗真菌巩固治疗可有效降低 RVVC 发生，但仍有 30%～50% 女性病人终止治疗后又复发。

2. 妊娠合并外阴阴道假丝酵母菌病治疗 妊娠是外阴阴道假丝酵母菌病的易发因素，妊娠时其雌激素升高，阴道上皮细胞糖原增加，阴道微环境改变，有利于假丝酵母菌生长，故妊娠期易发生 VVC，且临床表现重，治疗效果差，易复发。

目前临床治疗孕妇 VVC 的药物有克霉唑和制霉菌素霜或栓（B 类药物）、咪康唑栓和伊曲康唑及氟康唑（C 类药物）。早孕期以阴道用药为宜，应忌用口服抗真菌药物，禁用口服唑类药物，首选克霉唑 500mg，单次阴道用药，治愈率在 80% 左右，也可每周用药一次，连续 2～3 次，延长治疗时间可提高临床疗效及治愈率。妊娠 4 个月后可使用咪康唑栓，但仍需医师指导下进行。性伴侣无需治疗。

【复发性外阴阴道假丝酵母菌病未来的研究领域】

未来研究领域：RVVC 病人阴道和胃肠道的微生物；利用已知定植阴道的乳酸菌进行阴道益生菌科学探索；研究遗传多态性，鉴别 RVVC 遗传因素易感性和探索如何影响感染易感性；了解阴道的炎症反应，探索阴道上皮细胞炎症小体的获取；RVVC 发病机制中生物膜的作用；开发更有效的抗真菌药物，尤其在药代动力学方面有更多优势，包括延长药物半衰期；C 白色念珠菌获取唑类的耐药机制；进一步开发念珠菌疫苗。

十一、滴虫性阴道炎

滴虫性阴道炎（trichomonal vaginitis）是由阴道毛滴虫引起的性传播疾病之一，常与其他性传播疾病同时存在，女性发病率约 10%～25%。除了性交传播，经过公共卫生用具、浴室、衣物等可间接传染。

【病因】

滴虫性阴道炎是由阴道毛滴虫引起的常见阴道炎。阴道毛滴虫适宜在温度 25～40℃、pH 5.2～6.6 的潮湿环境中生长，在 pH 5 以下或 7.5 以上的环境中生长受抑制。滴虫生活史简单，只有滋养体而无包囊期，滋养体生命力较强，能在 3～5℃ 生活 21 天，在 46℃ 生存 20～60 分钟，在半干燥环境生存约 10 小时，在普通肥皂水中也能生存 45～120 分钟。月经前后阴道内 pH 发生变化，月经后接近中性，隐藏在腺体和阴道皱襞中的滴虫常得以繁殖而引起炎症发作。

【临床表现】

25%～50% 病人感染初期无症状，称为带虫者。潜伏期为几天到 4 周。当滴虫消耗阴道细胞内糖原、改变阴道酸碱度、破坏其防御机制，在月经前后易引起阴道炎症。

主要症状为阴道分泌物增多，多为稀薄、泡沫状，滴虫可无氧酵解碳水化合物，产生腐臭气味，故白带多有臭味，分泌物可为脓性或草绿色；可同时合并外阴瘙痒或疼痛、性交痛等。如合并尿路感染可有尿急、尿频、尿痛及血尿等症状。阴道检查可见阴道黏膜、宫颈阴道部明显充血，甚至宫颈有出血斑点，形成"草莓样"宫颈。阴道毛滴虫能吞噬精子，并阻碍乳酸生成，影响精子在阴道内存活而导致不孕。

【诊断】

根据病史、临床表现及分泌物观察可作出临床诊断。取阴道分泌物检查可确诊。取分泌物前 24～48 小时避免性交、阴道灌洗或局部用药；窥阴器不涂抹润滑剂；分泌物取出后应及时送检，冬天需注意保暖，以避免滴虫活动性下降后影响检查结果。

1. 悬滴法 取温生理盐水一滴于玻璃片上，在阴道后穹隆处取分泌物少许混于生理盐水玻片上，立即在低倍显微镜下观察寻找滴虫。镜下可见波状运动的滴虫和增多的白细胞。敏感性为 60%～70%。

2. 涂片染色法 将分泌物涂在玻璃片上，待自然干燥后用不同染液染色，不仅能看见滴虫，还能看到并存的假丝酵母菌甚至癌细胞等。

3. 培养法 对可疑病人，多次阴道分泌物镜下检查未检出滴虫者，可采用培养法。

【治疗】

因滴虫阴道炎可同时合并尿道、尿道旁腺、前庭大腺滴虫感染，单纯局部用药不易彻底治愈，故需同时全身用药。

1. 全身用药 甲硝唑 2g 单次口服或替硝唑 2g 单次口服；或甲硝唑 400mg，每日 2 次，连服 7 日。口服药物的治愈率为 90%～95%。单次服药方便，但因剂量大，可出现不良反应如胃肠道反应、头痛、皮疹等。甲硝唑用药期间及停药 24 小时内、替硝唑用药期间及停药 72 小时内禁止饮酒，哺乳期用药不宜哺乳。治疗失败者可采用甲硝唑 2g/d 口服，连服 3～5 日。

2. 阴道局部用药 阴道局部药物治疗可较快缓解症状，但不易彻底消灭滴虫，停药后易复发。因滴虫适宜环境为 pH 5.2～6.6，阴道用药前先使用 1% 乳酸或 0.5% 醋酸等酸性洗液清洗阴道改变阴道内酸碱度，同时可减少阴道内恶臭分泌物,再使用甲硝唑栓(阴道泡腾片)或替硝唑栓(阴道泡腾片)200mg,每日一次,7天为一疗程。

3. 性伴侣的治疗　滴虫性阴道炎主要通过性交传播,故病人性伴侣多有滴虫感染,但可无症状,为避免双方重复感染,故性伴侣应同时治疗。

4. 滴虫性阴道炎　常在月经期后复发,可考虑下次月经干净后再巩固治疗一疗程。治疗后应在每次月经干净复查分泌物,经连续检查3次阴性后方为治愈。

5. 顽固性滴虫性阴道炎　治疗后多次复查分泌物仍提示滴虫感染的顽固病例,可加大甲硝唑剂量及应用时间,1g口服,每日2次,同时阴道内放置500mg,每日2次,连续7~14天。部分滴虫对甲硝唑有耐药者,可选择康妇栓,每日1枚塞阴道,7~10天为一疗程;严重者,每日早晚1次阴道塞康妇栓,7天为一疗程。

6. 妊娠合并滴虫性阴道炎　曾认为甲硝唑在妊娠3个月内禁用,因动物实验甲硝唑可能有致畸作用。但最近有国外研究显示人类妊娠期应用甲硝唑并未增加胎儿畸形率,妊娠期可应用。美国疾病控制中心推荐妊娠合并滴虫性阴道炎治疗为甲硝唑2g顿服。国内有学者提出治疗方案首选甲硝唑200mg,每日3次,共5~7天;甲硝唑400mg,每日2次,共5~7天。治疗失败者:甲硝唑400mg,每日3次,7天。性伴侣需同时治疗:甲硝唑或替硝唑2g顿服。应用甲硝唑时需与孕妇及其家属详细说明,知情同意后再使用。

【预防】

滴虫可通过性生活传播,且性伴侣多无症状。故应双方同时治疗,治疗期间禁止性生活。内衣裤、毛巾等应高温消毒或用消毒剂浸泡,避免重复感染。注意保持外阴清洁、干燥。注意消毒公共浴池、马桶、衣物等传播中介。

【展望】

20世纪60年代人类开始致力于阴道毛滴虫疫苗的开发,目前研制的疫苗接种在阴道毛滴虫感染的小鼠模型,导致抗体产生和细胞因子生成,并增强免疫应答。模型将有助于阐明引起持续和保护性免疫应答具体的因素。

未来阴道毛滴虫疫苗可以提供长期的保护,而不是短期的治疗,可降低医疗费用,防止妊娠和不孕有关的后遗症。人类面临的挑战将促进疫苗开发的投资,尤其适用于针对资源贫乏地区的人口。

十二、细菌性阴道病

细菌性阴道病(bacterial vaginosis,BV)是育龄期妇女异常阴道分泌物最常见原因,它是一种混合感染。对病原体认识的差异,不同年代有不同的命名。1984年在瑞典召开的专题会上命名细菌性阴道病。

【病因】

细菌性阴道病是阴道内正常菌群失调所致。正常阴道内以产生过氧化氢的乳杆菌占优势,通过产生乳酸从而保持阴道内较低的酸碱度,维持正常菌群平衡。当细菌性阴道病时,乳杆菌减少,而阴道加德纳菌与厌氧菌及人型支原体大量繁殖。阴道加德纳菌生活最适 pH 6.0~6.5,温度35~37℃。该菌可引起 BV,但多与其他厌氧菌共同致病。临床及病理特征无炎症改变及白细胞浸润。其发病可能与妇科手术、多次妊娠、频繁性生活及阴道灌洗使阴道内 pH 偏碱有关。口服避孕药有支持乳酸杆菌占优势的阴道环境的作用,对 BV 有一定防护作用。

【临床表现】

多见于生育期妇女(15~44岁),约10%~40%病人无临床症状,有症状者主要表现为阴道分泌物增多,有鱼腥味,尤其性交后加重,少数病人伴有轻度外阴瘙痒。分泌物呈鱼腥臭味,是由于厌氧菌大量繁殖的同时可产生胺类物质所致。检查见阴道黏膜无充血、红肿的炎症表现,分泌物特点为有恶臭味,灰白色、灰黄色,均匀一致,稀薄,易从阴道壁拭去。

BV 常与滴虫性阴道炎、宫颈炎、盆腔炎同时发生。BV 可引起盆腔炎、异位妊娠和不孕。孕期合并 BV 可引起胎膜早破、早产、绒毛膜羊膜炎、产褥感染及新生儿感染。

【诊断】

下列四项中有三项阳性即可临床诊断为细菌性阴道病。

1. 均质、稀薄、白色阴道分泌物,常黏附于阴道壁上。

2. 线索细胞阳性　取少许阴道分泌物于玻片上,加一滴生理盐水混合,高倍显微镜下观察见线索细胞,白细胞极少。线索细胞即阴道脱落的表层细胞于细胞边缘贴附颗粒状物,即各种厌氧菌,尤其是加德纳菌,细胞边缘不清。

3. 阴道分泌物 pH>4.5。

4. 胺臭味试验阳性　取少许阴道分泌物于玻片上,加一滴10%氢氧化钾溶液,产生烂鱼肉样腥臭气味,系因胺遇碱释放氨所致。

阴道分泌物性状取决于临床医师的分辨能力,因而特异性、敏感性不高。阴道 pH 是一个较敏感的指标,但正常妇女在性交后、月经期也可有阴道 pH 的升高,其特异性不高。氨试验的假阳性可发生在近期有性生活的妇女。线索细胞阳性是临床诊断标准中最具有敏感性和特异性。BV 为正常菌群失调,细菌定性培养在诊断中意义不大。

【治疗】

治疗原则:①无症状病人无需治疗;②性伴侣不必治疗;③妊娠期合并 BV 应积极治疗;④子宫内膜活检、宫腔镜、取放 IUD 术、子宫输卵管碘油造影、刮宫术等须行宫腔操作手术者术前发现 BV 应积极治疗。

1. 硝基咪唑类抗生素　甲硝唑为首选药物。甲硝唑抑制厌氧菌生长，不影响乳杆菌生长，是较理想的治疗药物。甲硝唑 500mg，每日 2 次，口服连续 7 天；或 400mg，每日 3 次，口服连续 7 天。甲硝唑 2g 顿服的治疗效果差，目前不再推荐应用。甲硝唑栓 200mg，每晚 1 次，连续 7～10 天。替硝唑 1g，每日 1 次口服连续 5 天；也可 2g 每日 1 次连续 2 天。

2. 克林霉素　300mg，每日 2 次，口服连续 7 天。治愈率约 97%，尤其适用于妊娠期病人（尤其孕早期）和对甲硝唑无法耐受、过敏或治疗失败者。另有含 2% 克林霉素软膏阴道涂抹，每次 5g 连续 7 天。

3. 乳酸杆菌栓剂　阴道内用药补充乳酸杆菌，通过产生乳酸从而升高阴道内酸度，抑制加德纳菌及厌氧菌生长，使用后 BV 复发率较单纯适用甲硝唑治疗低，临床值得推广。

4. 其他药物　氨苄西林具有较好杀灭加德纳菌等，但也有杀灭乳酸杆菌作用，治疗效果较甲硝唑差。

【临床特殊情况的思考和建议】

1. 妊娠期细菌性阴道病的治疗　孕期合并 BV 可引起胎膜早破、早产、绒毛膜羊膜炎、产褥感染及新生儿感染，故有症状的孕妇及无症状的高危孕妇（胎膜早破史、早产史）建议治疗，在早产高危人群中进行孕期筛查和治疗可降低早产发生率。

推荐治疗方法甲硝唑 200mg，每日 3 次，口服连续 7 天；或克林霉素 300mg，每日 2 次，口服连续 7 天。不主张阴道给药，性伴侣无需治疗。Iams 学者建议，孕 20 周前细菌性阴道病孕妇的治疗应尽量使用克林霉素。

2. 细菌性阴道病复发的有关问题　复发性 BV 的病因仍然是不明的。一种理论认为治疗后 BV 相关微生物的持续，可能存在耐药生物膜。另外，再感染，可以通过性接触或内源性因素，可能导致复发。BV 治疗后 3 个月内其复发率可高达 30%，其原因与病原菌持续感染、通过性生活再次传染、阴道内环境重建失败可能有关。重复使用克林霉素或甲硝唑能获得治疗效果，但最佳的治疗时间及剂量无统一标准，需进一步大样本研究指导临床用药。

十三、萎缩性阴道炎

萎缩性阴道炎（atrophic vaginitis）是因体内雌激素水平下降，阴道黏膜萎缩、变薄，上皮细胞内糖原减少，阴道内 pH 增高，乳杆菌不再为优势菌，局部抵抗力减低，当受到刺激或被损伤时，其他致病菌入侵、繁殖引起炎症。

【病因】

常见于绝经前后、药物或手术卵巢去势后妇女。常见病原体为需氧菌、厌氧菌二者的混合感染。

【临床表现】

主要为外阴瘙痒、灼热不适伴阴道分泌物增多，阴道分泌物多稀薄呈水样，感染病原菌不同，也可呈泡沫样、脓性或血性。部分病人有下腹坠胀感，伴有尿急尿频尿痛等泌尿系统症状。部分病人仅有泌尿系统症状，曾以尿路感染治疗而效果不佳。

阴道检查可见阴道皱襞减少、消失，黏膜萎缩、变薄并有充血或点状出血，有时可见浅表溃疡。分泌物多呈水样，部分呈脓性有异味，如治疗不及时，阴道内溃疡面相互粘连，甚至阴道闭锁，分泌物引流不畅者可继发阴道或宫腔积脓。

【诊断】

根据绝经、卵巢手术、药物性闭经或盆腔反射治疗病史及临床表现诊断不难，应取阴道分泌物检查以排除滴虫、假丝酵母菌阴道炎。妇科检查见阴道黏膜红肿、溃疡形成或血性分泌物，但必须排除子宫恶性肿瘤、阴道癌等，常规行宫颈细胞学检查，必要时活检或行分段诊刮术。

【治疗】

原则上为抑制细菌生长，应用雌激素，增强阴道抵抗力。

1. 保持外阴清洁、干燥　分泌物多时可用 1% 乳酸冲洗阴道。

2. 雌激素制剂全身给药　补佳乐每日 0.5～1mg 口服，每 1～2 个月用地屈孕酮 10mg 持续 10 天；克龄蒙每日 1 片（含戊酸雌二醇 2mg，醋酸环丙孕酮 1mg）；诺更宁（含雌二醇 2mg，醋酸炔诺酮 1mg）每日 1 片。如有乳癌及子宫内膜癌者慎用雌激素制剂。

3. 雌激素制剂阴道局部给药　0.5% 己烯雌酚软膏或倍美力阴道软膏局部涂抹，0.5g，每日 1～2 次，连用 7 天。

4. 抑制细菌生长　阴道局部给予抗生素如甲硝唑 200mg 或诺氟沙星 100mg，每日一次，连续 7～10 天。

5. 注意营养　给予高蛋白食物，增加维生素 B 及维生素 A 量，有助于阴道炎的消退。

【临床特殊情况的思考和建议】

激素替代治疗可治疗萎缩性阴道炎，且可改善一系列更年期症状，但长时间激素应用可导致子宫内膜增生、增加药物的不良反应，如何减少相关并发症及不良反应成了现今学者们研究的方向。2007 年 Simon 等学者尝试以每天

3

0.3mg 雌激素口服剂量持续 3 个月治疗萎缩性阴道炎,明显改善病人的临床症状。2008 年 Gloria 等学者完成一项随机对照研究,共收纳 230 名患有萎缩性阴道炎的绝经后妇女,分别给予 $10\mu g$、$25\mu g$ 雌二醇及安慰剂,每日 1 次阴道纳药,持续 3 个月。给予雌激素替代治疗的两组病人在 2 周后其主观症状均得到明显改善,但两组间无统计学差异。3 个月后共 52 名病人(其中 9 名为安慰组,18 名为 $10\mu g$ 雌二醇组,25 名为 $25\mu g$ 雌二醇组)均给予 $25\mu g$ 雌二醇每日 1 次阴道纳药,持续 52 周,疗程完成后行子宫内膜活检,均未提示子宫内膜异常增生或恶变。

十四、婴幼儿外阴阴道炎

婴幼儿阴道炎(infant vaginitis)多见于 1~5 岁幼女,多合并外阴炎。

【病因】

因婴幼儿卵巢未发育,外阴发育差,阴道细长,阴道上皮内糖原少,阴道内 pH 6.0~7.5,抵抗力差,阴道自然防御功能尚未形成,容易受到其他细菌感染。另卫生习惯差,年龄较大者可因阴道内误放异物而继发感染。病原菌常见大肠埃希菌、葡萄球菌、链球菌等。

【临床表现】

主要症状为阴道内分泌物增多,呈脓性,有异味。临床上多为母亲发现婴幼儿内裤有脓性分泌物而就诊。分泌物刺激可致外阴瘙痒,患儿多有哭闹、烦躁不安、用手搔抓外阴。检查可见外阴充血、水肿或破溃,有时可见脓性分泌物至阴道内流出。慢性外阴炎见小阴唇发生粘连甚至阴道闭锁。

【诊断】

根据病史、体征及临床表现诊断不难,同时需询问其母亲有无阴道炎病史。取阴道分泌物做细菌学检查或病菌培养。怀疑阴道内有异物、肿瘤和(或)不能耐受检查,可以在麻醉下进行。在反复和持续性的阴道炎情况下,应考虑到异物存在,可使用 3mm 宫腔镜检查阴道。

【治疗】

治疗原则:①便后清洗外阴,保持外阴清洁、干燥、减少摩擦;②针对病原体选择相应口服抗生素治疗,必要时使用吸管吸取抗生素溶液滴入阴道内;③对症处理:如有蛲虫者给予驱虫治疗;阴道内异物者,应及时取出;小阴唇粘连者可外涂雌激素软膏后多可松解,严重者应分离粘连后外用抗生素软膏。

参考文献

1. 华克勤,丰有吉. 实用妇产科学. 第 3 版. 北京:人民卫生出版社,2014

2. 石一复. 外阴阴道疾病. 北京:人民卫生出版社,2005:178-218

3. 谢幸,苟文丽. 妇产科学. 第 8 版. 北京:人民卫生出版社,2013

4. Farage MA. Vulvarvestibulitis syndrome: A review. European Journal of Obstetrics & Gynecology and Reproductive Biology,2005,123:9-16

5. Shen HP. Vulvar tuberculosis. Taiwanese Journal of Obstetrics & Gynecology,2011,50:106-108

6. Jiménez-Gallo D, Navas-García N, Albarrán-Planelles C, et al. Periorificial cutaneous tuberculosis of the vulva. Actas Dermosifiliogr,2012,103(10):929-930

7. Foxman B, Muraglia R, Dietz JP, et al. Prevalence of recurrent vulvovaginal candidiasis in 5 European countries and the United States:results from an internet panel survey. J Low Genit Tract Dis,2013,17:340-345

8. 中华医学会妇产科学分会感染性疾病协作组. 外阴阴道假丝酵母菌病诊治指南. 中国实用妇科与产科杂志,2012,28(6):401-402

9. Sobel. Recurrent vulvovaginal candidiasis. Am J ObstetGynecol,2016

10. Sarah L. Problems with current treatment and prevention strategies. Journal of Infection and Public Health,2010,3:47-53

11. Verstraelen H. The biofilm in bacterial vaginosis:implications for epidemiology, diagnosis and treatment. CurrOpin Infect Dis,2013,26:86-89

12. Fethers KA. Early sexual experiences and risk factors for bacterial vaginosis. J Infect Dis,2009,200:1662-1670

13. Marrazzo JM. Extravaginal reservoirs of vaginal bacteria as risk factors for incident bacterial vaginosis. J Infect Dis,2012,205:1580-1588

14. James A, Simon, Kathleen Z, et al. Randomized, multicenter, double-blind, placebo-controlled trial to evaluate the efficacy and safety of synthetic conjugated estrogens B for the treatment of vulvovaginal atrophy in healthy postmenopausal women Fertility and Sterility,2008,90(4):1132-1138

15. Gloria Bachmann, Rogerio A Lobo, Robert Gut, et al. Efficacy of Low-Dose Estradiol Vaginal Tablets in the Treatment of Atrophic Vaginitis A Randomized Controlled Trial. Obstetrics & Gynecology,2008,111(1):67-76

16. Nakhal RS. The role of examination under anesthesia (EUA) and vaginoscopy in pediatric and adolescent gynecology:a retrospective review. J Pediatr Adolesc Gynecol,2012,25:64

17. McGreal S. Recurrent vaginal discharge in children. J Pediatr Adolesc Gynecol,2013,26:205

(张宏伟 隋龙)

第二节　宫颈炎症

关键点

1. 病原体多为性传播疾病病原体或内源性病原体,但部分病原体不清。

2. 临床表现为阴道分泌物增多、阴道不规则出血或伴泌尿系统感染等。

3. 宫颈分泌物呈黏液脓性或棉拭子擦拭宫颈管易诱发出血,分泌物镜检白细胞增多,可初步诊断。

4. 治疗原则以全身治疗为主,针对病原体使用有效抗生素。未获得病原体检测结果可根据经验性给药。

宫颈炎(cervicitis)是妇科常见疾病之一。在正常情况下,宫颈具有黏膜免疫、体液免疫及细胞免疫等多种防御功能,是阻止阴道内病原菌侵入上生殖道的重要防线。宫颈容易受到性生活、分娩、经宫腔操作损伤、阴道炎等多种因素诱发炎症。宫颈炎症包括宫颈阴道部炎症及宫颈管黏膜炎症。临床多见的宫颈炎症是急性宫颈管黏膜炎症,若急性炎症未经及时诊治或病原体持续存在,可导致慢性宫颈炎症或上生殖道感染。

一、急性宫颈炎

急性宫颈炎(acute cervicitis)多发生于感染性流产、产褥感染、宫颈急性损伤或阴道内异物并发感染。

【病因】

急性宫颈炎多由性传播疾病的病原体如淋病奈瑟菌及沙眼衣原体感染所致,淋病奈瑟菌感染时约50%合并沙眼衣原体感染。葡萄球菌、链球菌、大肠埃希菌等较少见。此外也有病毒感染所致,如单纯疱疹病毒、人乳头瘤病毒、巨细胞病毒等。临床常见的急性宫颈炎为黏液脓性宫颈炎(mucopurulent cervicitis,MPC),其特点为宫颈管或宫颈管棉拭子标本上,肉眼可见脓性或黏液脓性分泌物;棉拭子擦拭宫颈管容易诱发宫颈管内出血。黏液脓性宫颈炎的病原体主要为淋病奈瑟菌及沙眼衣原体。但部分MPC的病原体不清。沙眼衣原体及淋病奈瑟菌均感染宫颈管柱状上皮,沿黏膜面扩散引起浅层感染,病变以宫颈管明显。

【病理】

急性宫颈炎的病理变化可见宫颈红肿,宫颈管黏膜水肿,组织学表现见血管充血,宫颈黏膜及黏膜下组织、腺体周围见大量中性粒细胞浸润,腺腔内见脓性分泌物。

【临床表现】

白带增多是急性宫颈炎最常见的、有时是唯一的症状,常呈脓性甚至脓血性白带。分泌物增多刺激外阴而伴有外阴瘙痒、灼热感,以及阴道不规则出血、性交后出血等。由于急性宫颈炎常与尿道炎、膀胱炎或急性子宫内膜炎等并存,可不同程度出现下腹部不适、腰骶部坠痛及尿急、尿频、尿痛等膀胱刺激症状。急性淋菌性宫颈炎时,可有不同程度的体温升高和白细胞增多;炎症向上蔓延可导致上生殖道感染,如急性子宫内膜炎、盆腔结缔组织炎。

妇科检查可见宫颈充血、水肿、黏膜外翻,宫颈有触痛、触之容易出血,可见脓性分泌物从宫颈管内流出。淋病奈瑟菌感染的宫颈炎,尿道、尿道旁腺、前庭大腺可同时感染,而见充血、水肿甚至脓性分泌物。沙眼衣原体性宫颈炎可无症状,或仅表现为宫颈分泌物增多,点滴状出血。妇科检查可见宫颈外口流出黏液脓性分泌物。

【诊断】

根据病史、症状及妇科检查,诊断并不困难,但需明确病原体,应取宫颈管内分泌物作病原体检测,可选择革兰染色、分泌物培养+药物敏感试验、酶免疫法及核酸检测。革兰染色对检测沙眼衣原体敏感性不高;培养法是诊断淋病的金标准,但要求高且费时长,而衣原体培养其方法复杂,临床少用;酶免疫法及核酸检测对淋病奈瑟菌及衣原体感染的诊断敏感性及特异性高。

诊断黏液脓性宫颈炎:在擦去宫颈表面分泌物后,用小棉拭子插入宫颈管内取出,肉眼观察棉拭子上见白色或黄色黏液脓性分泌物,将分泌物涂片作革兰染色,如光镜下平均每个油镜中有10个以上或高倍视野有30个以上中性粒细胞,即可诊断MPC。

诊断需注意是否合并上生殖道感染。

【治疗】

急性宫颈炎治疗以全身治疗为主,需针对病原体使用有效抗生素。未获得病原体检测结果可根据经验性给药,对于有性传播疾病高危因素的年轻妇女,可给予阿奇霉素1g单次口服或多西环素100mg,每日2次口服,连续7天。已知病原体者针对使用有效抗生素。

1. **急性淋病奈瑟菌性宫颈炎**　原则是及时、足量、规范、彻底。常用药物:头孢曲松,125mg单次肌注;或头孢克肟,400mg单次口服;大观霉素,4g单次肌注。因淋病奈瑟菌感染半数合并沙眼衣原体感染,故治疗同时需联合抗衣原体感染的药物。

2. **沙眼衣原体性宫颈炎**　四环素类、红霉素类及喹诺酮类常用药物。多西环素,100mg口服,每日2次,连用7天。阿奇霉素,1g单次口服;红霉素,500mg,每日4次,连续7天(红霉素,250mg,每日2次,连续14天)。氧氟沙星,300mg 口服,每日 2 次,连用 7 天;左氧氟沙星,500mg,每日 1 次,连用 7 天。

3. 其他　一般化脓菌感染宫颈炎最好根据药敏试验进行抗生素的治疗。合并有阴道炎者如细菌性阴道病者需同时治疗。疾病反复发作者其性伴侣亦需治疗。

二、宫颈炎症相关性改变

(一) 宫颈柱状上皮异位

子宫颈上皮在女性一生中都在发生变化,青春期、妊娠期和绝经期尤为明显,并且受外源女性甾体激素的影响,受宫颈管和阴道内微环境及 pH 的影响。性生活特别是高危性行为女性中由原始柱状和早期或中期鳞状化生上皮构成的移行带的变化有相关性。随着循环中雌激素和孕激素水平升高,阴道微环境的酸性相对更强,造成宫颈外翻,暴露出宫颈管柱状上皮末端,导致翻转即原始柱状上皮暴露增加,此现象也称为"宫颈柱状上皮异位"。

【临床表现】

常表现为白带增多,而分泌物增多可刺激外阴不适或瘙痒。若继发感染时白带可为黏稠的或脓性的,有时可带有血丝或少量血液,有时会出现接触性出血,也可出现下腹或腰背部下坠痛。

检查见宫颈表面呈红色黏膜状,是鳞状上皮脱落,为柱状上皮所代替,上皮下血管显露的结果。柱状上皮与鳞状上皮有清楚的界限,因非真正"糜烂",可自行消失。

临床常根据宫颈柱状上皮异位的面积将其分成轻、中、重度。凡异位面积小于子宫颈总面积 1/3 者为轻度,占 1/3~1/2 者为中度,超过 1/2 总面积者为重度。

【治疗】

有症状的宫颈柱状上皮异位可行宫颈局部物理治疗。常用的方法:

1. 电凝(灼)法(electrocoagulation)　适用于宫颈柱状上皮异位面较大者。将电灼器接触糜烂面,均匀电灼,范围略超过糜烂面。电熨深度约 0.2cm,过深可致出血,愈合较慢;过浅影响疗效。深入宫颈管内约 0.5~1.0cm,过深易导致宫颈管狭窄、粘连。电熨后创面喷洒呋喃西林粉或涂以金霉素甘油。术后阴道出血可用纱布填塞止血,24 小时后取出。此法简便,治愈率达 90%。

2. 冷冻疗法　系一种超低温治疗,利用制冷剂快速产生低温而使柱状上皮异位面冻结、坏死而脱落,创面修复而达到治疗目的。制冷源为液氮,快速降温为 - 196℃。治疗时根据糜烂情况选择适当探头。为提高疗效可采用冻-溶-冻法,即冷冻 1 分钟,复温 3 分钟,再冷冻 1 分钟。其优点是操作简单,治愈率约 80%。术后很少发生出血及颈管狭窄。缺点是术后阴道排液多。

3. 激光治疗　是一种高温治疗,温度可达 700℃以上。主要使柱状上皮异位组织炭化、结痂,待痂脱落后,创面为新生的鳞状上皮覆盖达到修复治疗目的。一般采用二氧化碳激光器,波长为 10.6μm 的红外光。其优点除热效应外,还有压力、光化学及电磁场效应,因而在治疗上有消炎(刺激机体产生较强的防御免疫功能)、止痛(使组织水肿消退,减少对神经末梢的化学性与机械性刺激)及促进组织修复(增强上皮细胞的合成代谢作用,促进上皮增生,加速创面修复),故治疗时间短,治愈率高。

4. 微波治疗　微波电极接触局部病变组织,快速产生高热效应,使得局部组织凝固、坏死,形成非炎性表浅溃疡,新生鳞状上皮覆盖溃疡面而达到治疗目的,且微波治疗可出现凝固性血栓形成而止血。此法出血少,治愈率约 90%。

【持续性与复发性宫颈炎的治疗】

研究者发现,有部分宫颈炎病人接受了针对沙眼衣原体或淋病奈瑟菌等病原体的药物治疗后,仍表现为持续性宫颈炎或复发性宫颈炎,对于这类宫颈炎目前还没有明确的定义。美国 CDC 指南认为:对持续性宫颈炎病人应再次评估,以确定是否重新感染性传播疾病。如果排除复发或再感染性传播疾病、患细菌性阴道病的可能性,且性伴侣已评估及治疗,则对持续性宫颈炎无肯定有效的治疗方法。对持续性宫颈炎进行重复或延长抗生素治疗是否有效,尚不清楚。因此,应进行随访,判断治疗效果,还应研究持续性宫颈炎病因,包括生殖道支原体的可能作用。

(二) 宫颈息肉

宫颈息肉(cervical polyp)可能是因炎症的长期刺激导致宫颈管黏膜局部增生,由于子宫具有排异作用,使增生的黏膜逐渐往宫颈口突出,形成宫颈息肉。镜下宫颈息肉表面覆盖一层柱状上皮,中心为结缔组织,伴充血、水肿及炎性细胞浸润。宫颈息肉极易复发,恶变率低。

【临床表现】

常表现为白带增多或白带中带有血丝或少量血液,有时会出现接触性出血。也可无任何症状。

检查时见宫颈息肉为一个或多个,色红,呈舌状,直径一般 1cm,质软而脆,触之易出血,其蒂细长,多附于宫颈外口。

【治疗】

宫颈息肉应行息肉摘除术,术后标本常规送病理检查。

(三) 宫颈腺囊肿

宫颈腺囊肿(naboth's cysts):子宫颈鳞状上皮化生过程中,使柱状上皮的腺口阻塞,或其他原因致腺口阻塞,而导致腺体内的分泌物不能外流而潴留于内,致腺腔扩张,形成大小不等的囊形肿物。其包含的黏液常清澈透明,也可能由于合并感染而呈混浊脓性。腺囊肿一般小而分散,可突出于子宫颈表面。小的仅有小米粒大,大的可达玉米粒大,呈青白色,常见于表面光滑的子宫颈。

(四)宫颈肥大

宫颈肥大(cervical hypertrophy):可能由于炎症的长期刺激,宫颈组织反复发生充血、水肿,炎性细胞浸润及结缔组织增生,致使子宫颈肥大,严重者可较正常子宫颈增大1倍以上。目前对于宫颈肥大尚无具体数值标准,且随绝经后宫颈萎缩变小,故无需治疗。

总之,应该加强专业知识的学习,树立正确观念,防止对宫颈炎的过度诊断与治疗。

参考文献

1. 华克勤,丰有吉. 实用妇产科学. 第3版. 北京:人民卫生出版社,2013

2. 谢幸,苟文丽. 妇产科学. 第8版. 北京:人民卫生出版社,2013

3. WorkowskiKA,BermanSM. Sexually transmitted diseases treatment guidelines. MMWR Recomm Rep,2010,59:1-110

4. 廖秦平,张岱. 中国女性生殖道感染诊治现状及研究进展. 国际妇产科学杂志,2011,38:469-474

(张宏伟)

第三节 盆腔炎性疾病

关键点

1. 盆腔炎性疾病是病原体感染导致女性上生殖道及其周围组织(子宫、输卵管、卵巢、宫旁组织及腹膜)炎症的总称。

2. PID大多发生于性活跃期妇女。病原体99%来源于内源性,由阴道或宫颈的菌群上行性感染引起;部分为外源性病原体,为性传播疾病的病原体。

3. PID的常见症状为发热、下腹痛和膀胱直肠刺激症状等;若有右上腹部疼痛,应怀疑有肝周围炎存在。检查腹部有压痛、反跳痛及肌紧张;宫颈举痛,穹隆触痛,宫体及附件区压痛明显。

4. PID临床诊断标准有最低标准、附加标准、特异标准。最低标准为诊断PID所必需,附加诊断标准有利于提高PID诊断的特异性,特异标准基本可诊断PID;腹腔镜被认为是诊断PID的金标准。

5. PID治疗的目的是减轻急性期症状,减少远期并发症,保留生育能力。治疗依据药敏试验选择有效的抗生素,必要时经验用药。应及时规范合理应用抗生素治疗以降低炎性疾病后遗症的发生。对于抗生素治疗不满意的输卵管卵巢脓肿或有盆腔脓肿形成的病人建议手术治疗。

盆腔炎性疾病(pelvic inflammatory disease,PID)是病原体感染导致女性上生殖道及其周围组织(子宫、输卵管、卵巢、宫旁组织及腹膜)炎症的总称(ascending infection of the upper genital),包括子宫炎、输卵管炎、卵巢炎、输卵管卵巢炎、盆腔腹膜炎及盆腔结缔组织炎,其中以输卵管炎、输卵管卵巢炎最常见。PID大多发生于性活跃期妇女;月经初潮前、绝经后或无性生活者很少发生PID,若发生往往是邻近器官炎症的扩散。PID可引起弥漫性腹膜炎、败血症、感染性休克,严重者可危及生命。既往PID被分为急性或慢性盆腔炎两类,但慢性盆腔炎实际为PID的后遗症,如盆腔粘连、输卵管阻塞,从而导致不孕、异位妊娠、慢性盆腔疼痛,目前已摒弃慢性盆腔炎的称呼。PID严重影响妇女身体健康,增加家庭及社会经济负担。美国疾病控制中心的近年数据显示:与20世纪70至80年代每年1 000 000例PID相比,近年发病率减少22%,每年PID大约780 000例。

一、输卵管卵巢炎、盆腔腹膜炎、盆腔结缔组织炎

在PID中以输卵管炎(salpingitis)最常见,因此在临床上有时将急性输卵管炎等同于PID,代表内生殖器的急性感染。由于解剖结构邻近的关系,输卵管炎、卵巢炎以及盆腔腹膜炎甚至结缔组织炎往往同时并存,相互影响。

【发病机制】

1. **病原体** PID的病原体可达20多种,主要有两个来源:①内源性病原体,99%的PID是由于阴道或宫颈的菌群上行性感染引起,包括需氧菌和厌氧菌,以两者混合感染多见。主要的需氧菌和兼性厌氧菌有溶血性链球菌、金黄色葡萄球菌、大肠埃希菌和厌氧菌。厌氧菌有脆弱类杆菌、消化球菌、消化链球菌。厌氧菌的感染容易引起盆腔脓肿。②外源性病原体,主要为性传播疾病的病原体,如淋病奈瑟菌、沙眼衣原体、支原体,前两者只感染柱状上皮及移行上皮,尤其衣原体感染常导致严重输卵管结构及功能破坏,并引起盆腔广泛粘连。在美国,40%~50%的PID是由淋病奈瑟菌引起,10%~40%的PID可分离出沙眼衣原体。在我国,淋病奈瑟菌或沙眼衣原体引起的PID明显增加,但目前缺乏大宗流行病学资料。性传播疾病可同时伴有需氧及厌氧菌感染,可能是淋病奈瑟菌或衣原体感染造成输卵管损伤后容易继发需氧菌和厌氧菌感染。其他病原体包括放线菌、结核杆菌、病毒(如巨细胞病毒、腮腺炎病毒)以及寄生虫亦可引起盆腔炎性疾病。

2. **感染途径**

(1) 沿生殖道黏膜上行蔓延:病原体经宫颈、子宫内膜、输卵管黏膜上行蔓延至卵巢及腹腔,是非妊娠期、非产褥期PID的主要感染途径。淋病奈瑟菌、衣原体及葡萄球

菌常沿此途径扩散。

（2）经淋巴系统蔓延：病原体经外阴、阴道、宫颈及宫体创面的淋巴管侵入盆腔结缔组织及生殖器其他部分，是产褥感染、流产后感染及宫内节育器放置后感染的主要感染途径。链球菌、大肠埃希菌、厌氧菌多沿此途径蔓延。

（3）经血循环传播：病原体先侵入人体的其他系统，再经血液循环感染生殖器，为结核菌感染的主要途径。

（4）直接蔓延：腹腔其他脏器感染后，直接蔓延到内生殖器引起相应器官的感染，如阑尾炎可引起右侧输卵管炎。

【病理】

1. **急性输卵管炎、卵巢炎、输卵管卵巢脓肿**　急性输卵管炎症因病原体传播途径不同而有不同的病变特点。炎症经子宫内膜向上蔓延时，首先为输卵管内膜炎，输卵管黏膜血管扩张、瘀血，黏膜肿胀，间质充血、水肿及大量中性多核白细胞浸润，黏膜血管极度充血时，可出现含大量红细胞的血性渗出液，称为出血性输卵管炎，炎症反应迅速蔓延至输卵管壁，最后至浆膜层。输卵管壁红肿、粗大，近伞端部分的直径可达数厘米。管腔内的炎性分泌物易经伞端外溢从而导致盆腔腹膜炎及卵巢周围炎。重者输卵管内膜上皮可有退行性变或成片脱落，引起输卵管管腔粘连闭塞或伞端闭塞，如有渗出物或脓液积聚，可形成输卵管积脓（pyo-salpinx），肿大的输卵管可与卵巢紧密粘连而形成较大的包块，临床上称之为附件炎性包块。若病原体通过子宫颈的淋巴管播散至子宫颈旁的结缔组织，首先侵及输卵管浆膜层再到达肌层，输卵管内膜受侵较轻或不受累。病变以输卵管间质为主，由于输卵管管壁增粗，可压迫管腔变窄，轻者管壁充血、肿胀，重者输卵管肿胀明显、弯曲，并有炎性渗出物，引起周围组织的粘连。

卵巢表面有白膜，很少单独发炎，卵巢多与输卵管伞端粘连，发生卵巢周围炎，也可形成卵巢脓肿，如脓肿壁与输卵管粘连穿通则形成输卵管卵巢脓肿（tubo-ovarian ab-scess）。

2. **急性盆腔腹膜炎**　盆腔腹膜的受累程度与急性输卵管炎的严重程度及其渗出物多少有关。盆腔腹膜受累后，充血明显，并可渗出含有纤维蛋白的浆液，而形成盆腔脏器的粘连，渗出物积聚在粘连的间隙内，可形成多个小的脓肿，或积聚于子宫直肠陷凹内形成盆腔脓肿。

【临床表现】

可因炎症轻重及范围大小而有不同的临床表现。衣原体感染引起 PID 常无明显临床表现。炎症轻者无症状或症状轻微。常见症状为阴道分泌物增多、下腹痛、不规则阴道流血、发热等；下腹痛为持续性，可于活动或性交后加重。若病情严重可有寒战、高热、头痛、食欲缺乏等症状。月经期发病可有经量增多、经期延长的表现。若有腹膜炎，则出现消化系统症状如恶心、呕吐、腹胀、腹泻。若有脓肿形成，

可有下腹包块及局部压迫刺激症状；包块位于子宫前方可出现膀胱刺激症状如排尿困难、尿频，若引起膀胱肌炎，可出现尿痛等；若包块位于子宫后方可有直肠刺激症状；若在腹膜外可导致腹泻、里急后重和排便困难。若有输卵管炎的病人同时有右上腹部疼痛，应怀疑有肝周围炎存在。

PID 病人体征差异大，轻者无明显异常发现，或妇科检查仅发现宫颈举痛或宫体压痛或附件区压痛。严重病例呈急性病容，体温升高，心率增快，下腹有压痛、反跳痛及肌紧张，叩诊鼓音明显，肠鸣音减弱或消失。盆腔检查：阴道内可见脓性分泌物；宫颈充血、水肿，若见脓性分泌物从宫颈口流出，说明宫颈管黏膜或宫腔有急性炎症。穹隆触痛明显，须注意是否饱满；宫颈举痛；宫体稍大有压痛，活动受限；子宫两侧压痛明显，若为单纯输卵管炎，可触及增粗的输卵管，压痛明显；若为输卵管积脓或输卵管卵巢脓肿，可触及包块且压痛明显，不活动；宫旁结缔组织炎时，可扪及宫旁一侧或两侧片状增厚，宫旁两侧宫骶韧带高度水肿、增粗，压痛明显；若有盆腔脓肿形成且位置较低时，可扪及后穹隆或侧穹隆有肿块且有波动感，三合诊能协助进一步了解盆腔情况。

若有输卵管炎的症状及体征同时有右上腹部疼痛，考虑肝周围炎存在，即被称为 Fitz-Hugh-Curtis 综合征。

【实验室检查及辅助检查】

外周血白细胞计数仅在 44% 的病人中升高，为非特异性；炎症标志物如 CRP 及血沉的敏感性为 74%～93%，特异性为 25%～90%。

- 阴道分泌物生理盐水涂片检查：每高倍视野中 3～4 个白细胞，对上生殖道感染高度敏感为 87%～91%，涂片中未见白细胞时，阴性预测值可达 94.5%。

- 阴道超声：特异性为 97%～100%，但敏感性较低，约为 32%～85%，但若是超声无异常发现，并不能因此就排除盆腔炎性疾病的诊断。

【诊断】

根据病史、临床症状、体征及实验室检查可作出初步诊断。但由于 PID 的临床表现差异大，临床诊断准确性不高。

目前尚无单一的病史、体格检查或实验性检查对盆腔炎性疾病的诊断既高度敏感又特异性强。2015 年美国疾病与预防控制中心（CDC）制定的盆腔炎性疾病临床诊断标准如下：

1. **最低标准**　宫颈举痛或子宫压痛或附件区压痛。若以上三者均必须具备，则会导致诊断敏感度下降。存在下生殖道感染（阴道分泌物中白细胞增多、宫颈黏液呈脓性及宫颈脆性增加）增加诊断特异度。

因不正确诊治可能增加不必要的发病率，因此需要更精细的诊断。附加标准可增加诊断的特异度，支持 PID 的

诊断。

2. 附加标准　体温[口表>101°F(38.3℃)];宫颈异常黏液脓性分泌物或宫颈脆性增加;阴道分泌物生理盐水湿片见大量白细胞;红细胞沉降率升高;血C-反应蛋白升高;实验室证实宫颈淋病奈瑟球菌或衣原体阳性。

3. 特异标准　子宫内膜活检证实子宫内膜炎,阴道超声或磁共振检查显示充满液体的增粗输卵管,伴或不伴有盆腔积液、输卵管卵巢肿块,腹腔镜检查发现盆腔炎性疾病征象。

最低标准为诊断PID所必需,附加诊断标准有利于提高PID诊断的特异性,特异标准基本可诊断PID,但除超声外,均为有创检查或费用较高,特异标准仅适用于一些有选择的病例。腹腔镜被认为是诊断PID的金标准,具体包括:①输卵管表面明显充血;②输卵管壁水肿;③输卵管伞端或浆膜面有脓性渗出物。腹腔镜诊断输卵管炎的准确率高,并能直接采取感染部位的分泌物行细菌培养,但仅针对抗生素治疗无效以及需要进一步明确诊断的病人,所以临床应用有一定的局限性。

PID诊断明确后应进一步明确病原体。宫颈管分泌物及后穹隆穿刺液的涂片、培养及核酸扩增检测病原体,虽不及剖腹或腹腔镜直接采样行分泌物检测准确,但临床较实用。

【鉴别诊断】

需与急性阑尾炎、卵巢囊肿扭转、异位妊娠、盆腔子宫内膜异位症等鉴别。

1. 急性阑尾炎　右侧急性输卵管卵巢炎易与急性阑尾炎混淆。一般而言,急性阑尾炎起病前常有胃肠道症状,如恶心、呕吐、腹泻等,腹痛多初发于脐周围,然后逐渐转移并固定于右下腹。检查时急性阑尾炎仅麦氏点压痛,左下腹不痛,体温及白细胞增高的程度不如急性输卵管卵巢炎。急性输卵管卵巢炎的腹痛则起于下腹左右两侧。右侧急性输卵管卵巢炎常在麦氏点以下压痛明显,妇科检查宫颈举痛,双附件均有触痛。偶有急性阑尾炎和右侧急性输卵管卵巢炎两者同时存在。如诊断不确定,应尽早剖腹探查。

2. 卵巢肿瘤蒂扭转　卵巢囊肿蒂扭转可引起急性下腹痛伴恶心、甚至呕吐。扭转后囊腔内常有出血或伴感染,则可有发热,故易与输卵管卵巢炎混淆。仔细询问病史及进行妇科检查,并借助B超可明确诊断。

3. 异位妊娠或卵巢黄体囊肿破裂　异位妊娠或卵巢黄体囊肿破裂均可发生急性下腹痛并可伴低热,但异位妊娠常有停经史,有腹腔内出血,甚至出现休克,尿HCG阳性,而急性输卵管卵巢炎多无这些症状。卵巢黄体囊肿仅限于一侧,块物边界明显。

4. 盆腔子宫内膜异位症　病人在经期有剧烈下腹痛,多合并不孕病史,须与输卵管卵巢炎鉴别,妇科检查子宫可增大,盆腔有结节状包块,可通过B超及腹腔镜检查做出

诊断。

【治疗】

治疗的目的首先是减轻急性期症状,减少远期并发症;而保留生育能力是盆腔炎性疾病治疗中的另一个重要目标。

治疗原则: 选择广谱抗生素,联合抗厌氧菌药物治疗,根据药敏试验选择最有效的抗生素,疗程应持续14日。美国CDC推荐对于符合PID基本诊断标准的性活跃期妇女应立即开始经验性治疗,兼顾杀灭淋病奈瑟菌或沙眼衣原体,同时对性伴侣进行积极治疗。2015年美国CDC推荐的PID治疗方案如下:

1. 肌注,口服药物治疗　轻、中度急性PID病人可肌注或口服给药。给药治疗72小时,如病人症状无改善,应对病人进行重新评估和诊断,改为静脉用药。

(1) 推荐方案:头孢曲松250mg,肌内注射,单次给药;或头孢西丁2g,肌内注射,加丙磺舒1g,口服,均单次给药;或其他非口服的三代头孢菌素类药物(如头孢唑肟或头孢噻肟等)。加用多西环素100mg,口服,2次/天,共14天。可加或不加甲硝唑500mg,口服,2次/天,共14天。

(2) 替代方案:单一使用阿奇霉素(500mg,静脉滴注,1次/天或2次/天,随后250mg口服,1次/天,连续12~14天)或与甲硝唑联合治疗PID,有一定的短期临床疗效。阿奇霉素每周口服1次,连用2周,联合头孢曲松250mg肌内注射,单次给药治疗PID亦有效。但在应用以上方案时,应加用甲硝唑。

因耐喹诺酮类药物淋病奈瑟球菌株的出现,包括喹诺酮类药物的治疗方案不再被常规推荐用于治疗PID。如果头孢菌素过敏,对淋病奈瑟球菌的地区流行和个人危险因素低,随访方便,可考虑应用喹诺酮类药物(左氧氟沙星500mg,口服,1次/天,或氧氟沙星400mg,口服,2次/天,),加用甲硝唑(500mg,口服,2次/天,共14天)。或莫西沙星400mg,口服,1次/天,共14天。在应用喹诺酮类药物治疗PID前,必须进行淋病奈瑟球菌的检测。如果淋病奈瑟菌培养阳性,应根据药敏结果选用抗生素。

2. 静脉药物治疗　许多临床随机试验已证实静脉给药治疗PID的疗效。根据临床经验,通常在临床症状改善24~48小时后,将静脉给药改为口服药物治疗。对于输卵管卵巢脓肿病人,至少在住院观察24小时后改为口服药物治疗。

(1) 推荐方案:头孢替坦2g,静脉滴注,每12小时1次+多西环素100mg,口服或静脉滴注,每12小时1次;或头孢西丁2g,静脉滴注,每6小时1次+多西环素100mg,口服或静脉滴注,每12小时1次;或克林霉素900mg,静脉滴注,每8小时1次+庆大霉素负荷剂量静脉滴注或肌内注射(肌注,2mg/kg),随之维持剂量(1.5mg/kg),每8小时1次。庆大霉素也可采用每日1次给药(3~5mg/kg)。

因静脉滴注多西环素易出现疼痛的不良反应,并且口服和静脉应用药物的生物利用度相似,所以建议尽量口服治疗。临床症状改善至少24～48小时后口服药物治疗,多西环素100mg,每12小时1次,连用14天。对输卵管卵巢脓肿者,通常在多西环素的基础上加用克林霉素(450mg,口服,4次/天)或甲硝唑(500mg,2次/天),从而更有效地对抗厌氧菌。

(2) 替代方案:氨苄西林/舒巴坦3g,静脉滴注,每6小时1次;加用多西环素100mg,口服或静脉滴注,每12小时1次。氨苄西林,舒巴坦加用多西环素对治疗输卵管卵巢脓肿的沙眼衣原体、淋病奈瑟球菌及厌氧菌感染有效。

3. **手术治疗**　主要适用于抗生素治疗不满意的输卵管卵巢脓肿等有盆腔脓肿形成者。

4. **中药治疗**　主要为活血化瘀、清热解毒。

根据美国疾病预防和控制中心(CDC)推荐的治疗方案,临床治愈率达90%。若治疗失败,则可能因为依从性差、误诊或盆腔包块形成,需要进一步检查。对合并炎性包块的病人,如抗生素治疗无效,应立即考虑手术治疗。对放置宫内节育器的病人,抗生素治疗后建议将其取出。PID病人在治疗期间应被告知禁止性生活,所有近60天内有性接触的性伴侣都应进行衣原体及淋病奈瑟菌的检查,并进行经验性治疗。门诊治疗的病人应于48～72小时复诊以评估疗效及病人的依从性。

二、子宫内膜炎

子宫内膜炎(endometritis)虽常与输卵管炎同时存在,但子宫内膜炎具有某些独特的临床特征。

【病因】

子宫内膜炎多与妊娠有关,如产褥感染及感染性流产;与宫腔手术有关如黏膜下肌瘤摘除、放置宫内节育器及剖宫产中胎盘人工剥离等。子宫内膜炎特殊的高危因素包括近30天内阴道冲洗、近期宫内节育器的放置等。病原体大多为寄生于阴道及宫颈的菌群,细菌突破宫颈的防御机制侵入子宫内膜而发生炎症。

若宫颈开放,引流通畅,可很快清除宫腔内的炎性分泌物。各种引起宫颈管狭窄的原因如绝经后宫颈萎缩、宫颈物理治疗、宫颈锥形切除等,可使炎症分泌物不能向外引流或引流不畅,而形成宫腔积脓。

【临床表现】

主要为轻度发热、下腹痛、白带增多,妇科检查子宫有轻微压痛。炎症若未及时治疗,则向深部蔓延而感染肌层,在其中形成小脓肿,可形成子宫肌炎、输卵管卵巢炎、盆腔腹膜炎等,甚至可导致败血症而有相应的临床表现。

【诊断】

子宫内膜炎的症状和体征比较轻微,容易被忽视。因此有时可能需要行子宫内膜活检来协助诊断。子宫内膜活检是诊断子宫内膜炎的金标准,组织学的诊断标准为120倍的视野下子宫内膜间质中至少有一个浆细胞以及400倍视野下浅表子宫内膜上皮中有5个或更多的白细胞。

【治疗】

子宫内膜炎的治疗同输卵管炎病人的门诊治疗方案,持续14天。2006年美国疾病预防和控制中心(CDC)推荐的治疗方案如下:①氧氟沙星400mg,口服,每日2次,或左氧氟沙星500mg,口服,每日1次,连用14日;②头孢曲松钠250mg单次肌注,多西环素100mg,每日2次,连用14日。若病人有细菌性阴道病,加甲硝唑500mg,每日2次,连用14日。

若宫颈引流不畅,或宫腔积留炎性分泌物时,需在大剂量抗生素治疗的同时清除宫腔内残留物、分泌物或扩张宫颈使宫腔分泌物引流通畅。若怀疑有感染或坏死的子宫黏膜下肌瘤或息肉存在时,应摘除赘生物。

三、输卵管卵巢脓肿、盆腔脓肿

输卵管卵巢脓肿和盆腔脓肿是盆腔炎性疾病最严重的并发症。输卵管积脓、卵巢积脓、输卵管卵巢脓肿也属于盆腔脓肿,但各有特点。亦有相同之处。输卵管卵巢脓肿(tubo-ovarian abscess)是输卵管、卵巢及其周围组织的化脓性包块。在需要住院治疗的PID病人中约1/3形成输卵管卵巢脓肿。盆腔脓肿(pelvic abscess)多由急性盆腔结缔组织炎未及时治疗或治疗不彻底而化脓形成。这种脓肿可局限于子宫的一侧或双侧,脓液流入于盆腔深部,甚至可达直肠阴道隔中。

【临床表现】

病人多有高热及下腹痛,常以后者为主要症状。亦有部分病人发病迟缓,缓慢形成脓肿,症状不明显,甚至无发热。Landers等发现50%的输卵管卵巢脓肿有寒战及发热,常常伴有恶心,阴道分泌物增多,以及不规则阴道流血;但值得注意的是约35%的输卵管卵巢脓肿病人无发热。妇科检查可在子宫一侧或两侧扪及包块,或在子宫后方子宫直肠陷凹处触及包块,并向后穹隆膨隆,有波动感,触痛明显。此外直肠受脓肿刺激可有排便困难、排便疼痛或便意频繁等。常伴外周血白细胞计数升高。但Landers等发现,23%的病人白细胞计数正常。

脓肿可自发破裂引起严重的急性腹膜炎甚至脓毒血症、败血症以致死亡。偶见盆腔脓肿自发穿破阴道后穹隆或直肠,此时病人症状可迅速缓解。

【诊断】

典型的临床表现为盆腔疼痛、包块形成以及发热、白细胞计数增多。

超声和 CT 是最常见的协助诊断输卵管卵巢脓肿的影像学检查手段。超声作为一种简便、无创的辅助检查手段能有效辨认输卵管卵巢脓肿，超声的影像图为一侧或双侧附件结构消失，可见囊性或多房分隔的包块，其中无法辨认输卵管或卵巢，斑点状液体与积聚在腹腔及子宫直肠陷凹的脓液有关。

与超声（75%～82%）相比，CT 具有更好的敏感性（78%～100%），但价格相对昂贵。CT 中可见增厚、不规则及回声增强的脓肿壁，多房，囊内液稠厚，同时可发现输卵管系膜增厚，肠壁增厚。

【治疗】

盆腔脓肿建议住院治疗，警惕脓肿破裂的症状。输卵管卵巢脓肿以往多行经腹全子宫及双附件切除术，近 30 年来随着广谱抗生素的发展，初步治疗从手术治疗转变为抗生素治疗。抗生素的选择强调针对感染的病原体，应能渗透入脓腔，且疗程更长。大多数研究提示保守性药物治疗的成功率约 70% 或更高，某些研究的结果为 16%～95%。药物治疗的成功率被认为与脓肿的大小有关，Reed 等在 119 例输卵管卵巢脓肿的研究中发现脓肿直径大于 10cm 者 60% 以上病人需要进一步手术治疗，而脓肿直径 4～6cm，约少于 20% 的病人需要手术治疗。文献报道，老年输卵管卵巢脓肿病人对抗生素的敏感性差。

是否需要手术治疗除了需要评估抗生素的治疗效果外，还取决于临床症状和是否有脓肿破裂。约 25% 的输卵管卵巢脓肿经药物保守治疗失败后采取手术治疗。手术治疗仅限于脓肿破裂者或抗生素治疗不敏感者，可行手术切除脓肿或脓肿切开引流，原则以切除病灶为主。手术指征如下：

1. 药物治疗无效　盆腔脓肿或输卵管卵巢脓肿经药物治疗 48～72 小时，体温持续不降，病人中毒症状加重或包块增大者，白细胞计数持续升高，应及时手术。

2. 脓肿持续存在　经药物治疗病情有好转，继续控制炎症数日（2～3 周），包块未消失，但已局限，应手术切除。

3. 脓肿破裂　突然腹痛剧烈、寒战、高热、恶心、呕吐、腹胀，腹部拒按或有中毒性休克表现，考虑脓肿破裂应立即剖腹探查。

多数学者认为对于抗生素治疗 48～72 小时无效者应积极手术切除脓肿，手术中注意操作轻柔，避免损伤输卵管或脓液溢入腹腔内。因输卵管卵巢脓肿常发生于年轻妇女，应努力保留生育功能，可行输卵管卵巢脓肿造口术；为防止复发，可行一侧附件切除术联合有效抗生素治疗，尽可能保留卵巢功能；对于无生育要求的年龄较大病人，应行全子宫

及双附件切除术减少复发。

随着影像学检查技术的进步以及引流技术的提高，盆腔脓肿的手术治疗发生了很大的改变。对复杂的盆腔脓肿可采取腹腔镜下脓肿抽吸引流，减少脓肿切除导致的周围组织的损伤。对位置已达盆底的脓肿常采用阴道后穹隆切开引流，可自阴道后穹隆穿刺，如能顺利吸出大量脓液则在局部切开排脓后插入引流管，如脓液明显减少可在 3 日后取出引流管。此种方法对盆腔结缔组织炎所致的脓肿，尤其是子宫切除术后所形成的脓肿效果好。一旦脓液全部引流，病人即可达到治愈。但如形成腹腔脓肿，即使引流只能达到暂时缓解症状，常需进一步剖腹探查切除脓肿。据报道，在积极抗生素和手术治疗后因为盆腔脓肿破裂引起的死亡率为 5%～10%。

目前对于穿刺引流后的不孕和异位妊娠发生率尚难以定论。有资料表明若脓肿未破裂，药物治疗联合 24 小时内腹腔镜下脓肿引流，日后妊娠率为 32%～63%，明显较脓肿行单纯药物治疗（4%～15%）或脓肿破裂后行保守性手术者（25%）增加，因此，腹腔镜下脓肿引流术术后恢复快，且缩短住院时间，可减少日后不孕的发生。

四、盆腔炎性疾病后遗症

约 1/4 的盆腔炎性疾病会发生一系列后遗症，即盆腔炎性疾病后遗症（sequelae of PID）。主要因为组织的结构破坏、广泛粘连、增生及瘢痕形成，导致输卵管阻塞、积水，输卵管卵巢囊肿，盆腔结缔组织增生导致子宫主韧带、宫骶韧带增生、变厚，子宫固定，从而引起不孕、异位妊娠及慢性盆腔疼痛及盆腔炎性疾病的反复发作。有 PID 病史的病人日后异位妊娠的风险增加 6～10 倍，不孕的发生率为 6%～60%，慢性盆腔痛的风险增加 4 倍。根据后遗症的不同选择不同的治疗方案。不孕病人则需辅助生育技术协助生育。但对慢性盆腔痛则无有效的治疗方法。对输卵管积水者可行手术治疗。

五、盆腔炎症性疾病的预防措施

国外关于 PID 的高危因素包括：患有性传播性疾病，年轻（15～24 岁），既往 PID 病史，多个性伴侣，细菌性阴道病，宫腔手术史以及月经期性生活、IUD、阴道冲洗、吸烟及吸毒史等。因此相关预防措施包括宣传安全的性行为，适当的避孕方法，以及卫生保健措施如月经期避免性生活。积极治疗下生殖道感染如细菌性阴道病，常规衣原体筛查可明显减少 PID 的发生。淋病奈瑟菌和衣原体感染的病人和阴道毛滴虫感染病人应同时行性传播性疾病的检查。但老年病人并不一定存在盆腔炎性疾病的高危因素，多与生殖道恶性肿瘤、糖尿病及伴随的消化道疾病如阑尾炎

有关。

【临床特殊情况的思考和建议】

1. Fitz-Hugh-Curtis 综合征　即急性输卵管卵巢炎伴发肝周围炎,发生率为 1%～30%,在不孕病人中多见,在衣原体及淋球菌感染相关的盆腔炎性疾病中比较常见。临床表现为右上腹或右下胸部痛,颇似胆囊炎或右侧胸膜炎的症状。其病理特点是在腹腔镜或剖腹探查直视下可见到肝脏包膜有纤维素样斑,横膈浆膜面有小出血点,而最典型的表现是在肝脏表面和横膈间见琴弦状粘连带。当盆腔炎性疾病病人出现右上腹部疼痛,CT 提示肝包膜形成时应考虑肝周围炎。

2. 开腹或腹腔镜下切除盆腔脓肿的比较　约 25% 的盆腔脓肿病人抗生素治疗失败仍需采取手术治疗。因盆腔组织充血、水肿,互相粘连,手术中易导致周围组织损伤,尤其是肠管、膀胱的损伤,既往多主张开腹行脓肿切除更安全。但近年来随着腹腔镜的广泛应用和操作技能的提高,腹腔镜下盆腔脓肿切除术逐渐增多,与开腹手术相比,众多的资料表明两组手术时间、手术并发症、手术风险、安全性类似,但腹腔镜组切口愈合不良明显减少,术后体温恢复快,康复快,住院时间短。且 PID 多发生于年轻病人,腹腔镜手术对日后的生育能力影响小。因此手术可根据病变情况及医生的经验选择经腹手术或腹腔镜手术。首选腹腔镜下脓肿切除术,但相关人员必须具备娴熟的腹腔镜操作技术。

3. 行盆腔脓肿穿刺引流或切除的思考　多数学者认为对于抗生素治疗无效的盆腔脓肿主张行脓肿切除术,尽可能去除病灶,减少脓肿复发。但因此手术风险将明显增加。随着更多有效抗生素的诞生,影像学技术的进步,以及穿刺、引流技术的提高,盆腔脓肿的手术治疗方式发生了很大的改变,药物治疗联合超声或 CT 引导下脓肿穿刺、引流以及腹腔镜下脓肿引流应用逐渐增加,治愈率达 85% 以上,而并发症明显减少。但选择脓肿穿刺、引流或切除术,仍应根据脓肿位置、波动感、大小,结合药物治疗的敏感性采取最合适的手术方式,原则以切除病灶为主。术中谨慎分离,轻柔操作。手术时可能肠管损伤等严重并发症时并非一定需切除输卵管或卵巢。

参考文献

1. 曹泽毅. 中华妇产科学. 第 3 版. 北京:人民卫生出版社,2014

2. 盆腔炎症性疾病诊治策略专题讨论——盆腔炎症性疾病的流行病学. 实用妇产科杂志,2013,29(10):721-723

3. 中华医学会妇产科学分会感染疾病协作组. 盆腔炎症性疾病诊治规范(修订版). 中华妇产科杂志,2014,49(6):401-403

4. Liu Bette,Donovan Basil,Hocking Jane S,et al. Improving adherence to guidelines for the diagnosis and management of pelvic inflammatory disease:a systematic review. Infect Dis Obstet Gynecol,2012,2012:325108

5. Chappell Catherine A,Wiesenfeld Harold C. Pathogenesis,diagnosis,and management of severe pelvic inflammatory disease and tuboovarian abscess. Clin Obstet Gynecol,2012,55(4):893-903

6. Goodwin K,Fleming N,Dumont T. Tubo-ovarian abscess in virginal adolescent females:a case report and review of the literature. J Pediatr Adolesc Gynecol,2013,26(4):e99-102

7. Mitchell Caroline,Prabhu Malavika. Pelvic inflammatory disease:current concepts in pathogenesis,diagnosis and treatment. Infect. Dis. Clin. North Am,2013,27(4):793-809

8. Romosan G,Valentin L. The sensitivity and specificity of transvaginal ultrasound with regard to acute pelvic inflammatory disease:a review of the literature. Arch Gynecol Obstet,2014,289(4):705-714

9. Dhasmana Divya,Hathorn Emma,McGrath Racheal,et al. The effectiveness of nonsteroidal anti-inflammatory agents in the treatment of pelvic inflammatory disease:a systematic review. Syst Rev,2014,3:79

10. Lis Rebecca,Rowhani-Rahbar Ali,Manhart Lisa E. Mycoplasma genitalium infection and female reproductive tract disease:a meta-analysis. Clin Infect Dis,2015,61(3):418-426

11. Topçu HO,Kokanall K,Güzel AI,et al. Risk factors for adverse clinical outcomes in patients with tubo-ovarian abscess. J Obstet Gynaecol,2015,35(7):699-702

12. Kim Ho Yeon,Yang Jeong In,Moon Chong Soo. Comparison of severe pelvic inflammatory disease,pyosalpinx and tubo-ovarian abscess. J Obstet Gynaecol Res,2015,41(5):742-746

13. Brunham Robert C,Gottlieb Sami L,Paavonen Jorma. Pelvic inflammatory disease. N Engl J Med,2015,372(21):2039-2048

14. Lee Suk Woo,Rhim Chae Chun,Kim Jang Heub,et al. Predictive Markers of Tubo-Ovarian Abscess in Pelvic Inflammatory Disease. Gynecol Obstet Invest,2015

15. 刘晓娟,范爱萍,薛凤霞. 2015 年美国疾病控制和预防中心关于盆腔炎性疾病的诊治规范》解读. 国际妇产科学杂志,2015,42:674-675,684

16. Duarte Rui,Fuhrich Daniele,Ross Jonathan D C. A review of antibiotic therapy for pelvic inflammatory disease. Int J Antimicrob Agents,2015,46(3):272-277

17. Menon S,Timms P,Allan JA,et al. Human and Pathogen Factors Associated with Chlamydia trachomatis-Related Infertility in Women. Clin Microbiol Rev,2015,28(4):969-985

18. Das Breanne B,Ronda Jocelyn,Trent Maria. Pelvic inflammatory disease:improving awareness,prevention,and treatment. Infect Drug Resist,2016,9:191-197

19. Jensen J S,Cusini M,Gomberg M,et al. 2016 European guideline on Mycoplasma genitalium infections. J Eur Acad Dermatol Venereol,2016,30(10):1650-1656

20. Czeyda-Pommersheim Ferenc,Kalb Bobby,Costello James,et al. MRI in pelvic inflammatory disease:a pictorial review.

Abdom Radiol（NY），2017，42（3）：935-950

21. Hill Stuart A，Masters Thao L，Wachter Jenny. Gonorrhe-a-an evolving disease of the new millennium. Microb Cell，2016，3（9）：371-389

22. Savaris Ricardo F，Fuhrich Daniele G，Duarte Rui V，et al. Antibiotic therapy for pelvic inflammatory disease. Cochrane Database Syst Rev，2022. Savaris Ricardo F，Fuhrich Daniele G，Duarte Rui V，et al. Antibiotic therapy for pelvic inflammatory disease. Cochrane Database Syst Rev，2017，4：CD010285

（徐开红　林俊）

第四节　生殖器官结核

关键点

1. 女性生殖器官结核是全身结核的一种表现，常继发于肺结核、肠结核、腹膜结核等。

2. 急性生殖器结核的临床表现为发热、盗汗、乏力、食欲缺乏和腹痛、腹胀等。隐匿性生殖器结核以不孕、月经量减少为主要表现。

3. 女性生殖器官结核的早期诊断很困难，误诊率高。应注意详细询问病史，对原发不孕病人伴有月经改变；盆腔炎久治不愈；未婚女青年有低热、盗汗、盆腔炎或腹水，皆应高度怀疑生殖器结核。进一步的子宫内膜活检及子宫输卵管造影等辅助检查可明确诊断。

4. 女性生殖器结核一经明确诊断，不论病情轻重均应积极治疗，抗结核治疗应严格遵照"早期、联合、适量、规律、全程"的原则，制订合理的治疗方案。

结核病是由结核分枝杆菌引起的慢性传染病，严重危害人民健康。全世界约 1/3 人口感染结核菌，每年约 900 万人口患结核，发展中国家更常见。我国属世界上 22 个结核病高流行国家之一，全国约有 3 亿以上人口受到结核杆菌感染的威胁。据卫生部统计，我国目前约有 500 万活动性结核病病人，其中传染性肺结核病病人数达 200 余万人，每年新增 113 万新结核病病人。由于流动人口的增加、HIV 感染、耐药性结核增多，使结核病的治疗遇到了巨大的挑战。女性生殖器官结核（female genital tuberculosis，FGTB）是全身结核的一种表现，常继发于肺结核、肠结核、腹膜结核等，约 10% 的肺结核伴有生殖器结核。生殖器结核的发病率在过去 10 年成倍增加，占肺外结核的 11.9%，占盆腔炎性疾病的 37%，占所有结核病病人的 1.32%，占所有妇产科疾病的 0.45%，占不孕症病人的 4.2%～15%。80%～90% 的病人为 20～40 岁生育年龄妇女。有报道显示，发病年龄有后延趋势。

【发病机制】

1. **病原菌**　结核杆菌属放线菌目分枝杆菌科分枝杆菌属。因涂片染色具有抗酸性，故称抗酸杆菌。对人类有致病力的结核杆菌有人型及牛型两种亚型；其中以人型结核杆菌为主要致病菌。人型结核杆菌首先感染肺部，牛型结核杆菌首先感染消化道，然后再传播至其他器官。由于对食用牛的严格检疫，目前人类的牛型结核杆菌感染已极少见。但近年来非典型分枝杆菌感染引起的结核样病变有增加趋势。

机体初次遭结核菌感染后，随即产生两种形式的免疫反应，即细胞介导免疫反应和迟发超敏反应。结核菌的致病性、病变范围及发病时间常取决于人体免疫状态，尤其是过敏性与免疫力两者间的平衡。免疫力强，结核菌可被吞噬清除，免于发病或病变趋于局限。

结核菌亦可长期潜伏于巨噬细胞内，待日后复苏时播散致病。若免疫力不足或入侵菌量大、毒力强，又因迟发超敏反应，则导致结核发病或病变扩散。目前多认为再次感染的结核菌几乎全部为初次感染灶内细胞经内源性播散所引起。

绝大多数生殖器结核属继发性；感染主要来源于肺或腹膜结核。据文献报道，生殖器结核合并肺部或胸膜结核者占 20%～50%。部分病人发病时虽未见肺部或其他器官的结核病灶，但不排除原发结核病灶已消失的可能。是否有原发性生殖器结核尚有争论。

2. **传播途径**　生殖器结核的主要传播途径有：

（1）血行传播：是主要的传播途径。结核菌首先侵入呼吸道，在肺部、胸膜或淋巴结等处形成病灶，随后在短期内进入血液循环，传播至体内其他器官。青春期正值生殖器官发育，血供丰富，结核杆菌多经血行传播累及内生殖器。但各个器官受感染的机会不等，这与器官的组织构造是否有利于结核杆菌的潜伏有关。输卵管黏膜的构造有利于结核杆菌潜伏，结核杆菌可在局部隐伏 1～10 年甚至更长，一旦机体免疫力低下，方才重新激活而发病。输卵管结核多为双侧性，双侧输卵管可能同时或先后受到感染。

（2）直接蔓延：结核性腹膜炎、肠道或肠系膜淋巴结核的干酪样病灶破裂或与内生殖器官广泛粘连时，结核病变可直接蔓延至生殖器表面。输卵管结核与腹膜结核亦可通过直接蔓延而相互感染。生殖器结核病人中约 50% 合并腹膜结核。

（3）淋巴传播：肠结核可能通过淋巴管逆行传播而感染内生殖器官，但较少见。

【病理】

女性生殖器结核大多数首先感染输卵管，然后逐渐蔓延至子宫内膜、卵巢、宫颈等处。

1. **输卵管结核**　最多见。女性生殖器结核中输卵管受累者占 90%～100%。病变多为双侧性，两侧的严重程度不一定相同。血行播散者，首先累及输卵管内膜，黏膜充血肿胀，黏膜皱襞有肉芽肿反应及干酪样坏死，在镜下可见

到典型的结核结节。直接蔓延者先侵犯输卵管浆膜,在浆膜面散布灰白色粟粒样小结节。随病情发展,可表现为两种类型:

(1) 增生粘连型:较常见。输卵管增粗、僵直,伞端肿大、外翻,状如烟斗嘴,管腔狭窄或阻塞,黏膜及肌壁见干酪样结节样病变,浆膜表面散布多量黄白色粟粒样结节。病程迁延的慢性病人可能发生钙化。输卵管、卵巢、盆腔腹膜、肠曲及网膜等可有广泛紧密粘连,期间可有渗液积聚,形成包裹性积液。严重者可并发肠梗阻。

(2) 渗出型:输卵管显著肿胀,黏膜破坏明显,伞端粘连闭锁,管壁有干酪样坏死,管腔内充满干酪样物质及渗出液,形成输卵管积脓,或波及卵巢形成输卵管卵巢脓肿。此时容易合并化脓性细菌感染。急性期输卵管浆膜面及盆腔腹膜散布粟粒结节,可有草黄色腹水。

2. **子宫结核**　约占女性生殖器结核的 50%~60%。多由输卵管结核蔓延而来。主要侵犯子宫内膜,常累积于内膜基底层。因此,即使部分结核病灶随着子宫内膜周期性脱落而排出,增生的功能层内膜仍会再度感染,致使病程迁延。

病程早期内膜充血水肿,仅散在少量肉芽肿性结节。随着病情进展,可出现干酪样坏死及表浅溃疡,进而大部分内膜层遭破坏,甚至侵及肌层。子宫腔内大量瘢痕形成,致使宫腔粘连、变形、挛缩。子宫内膜结核结节周围的腺体对性激素的反应不良,表现为持续性增生期或分泌不足状态。

3. **卵巢结核**　由于卵巢表面其感染率较低,卵巢结核在女性生殖结核中约占 20%~30%。一旦感染常双侧受累。可表现为两种类型:①卵巢周围炎:由输卵管结核蔓延而来,卵巢表面或皮质区有结核性肉芽肿,可见干酪样坏死;②卵巢炎:通常经血行感染。在卵巢深部间质中形成结核结节或干酪样脓肿。但少见。

4. **宫颈结核**　较少见,占 5%~15%。大多数由子宫内膜结核直接蔓延,可表现为不规则的表浅溃疡,其边界清晰,基底呈灰黄色,高低不平,触之出血。亦有呈乳头状或结节状增生,状如菜花。

5. **外阴、阴道结核**　少见,仅占 1%~2%。由子宫及宫颈结核向下蔓延或由血行感染。病灶表现为单个或多个浅表溃疡,经久不愈,可能形成窦道,偶尔可见灰白色肉芽肿或灰黄色结节。

【临床表现】

生殖器结核的临床表现同急性 PID 后遗症,依病情轻重而异。

1. **症状**

(1) 不孕:生殖器结核病人基本上均有原发或继发性不孕,尤其以原发不孕多见。李玉艳等的研究结果显示,在 1878 例原发性不孕症病人中发现 FGT 350 例(18.64%);在继发不孕症病人 1422 例中发现 FGT 122 例(8.58%),

总体生殖器结核性不孕的患病率为 14.30%。以不孕为唯一症状者约占生殖器结核病人的 40%~50%。不孕主要由于输卵管黏膜遭结核破坏,伞端或管腔粘连闭锁;或纤毛受损、管壁僵硬,周围粘连致蠕动输送功能障碍。子宫内膜受累,也是导致不孕的原因。

(2) 月经异常:与病情严重程度及病程长短有关。早期因子宫内膜炎症充血及溃疡形成而有经量增多、经期延长或不规则子宫出血。随着内膜破坏逐渐加剧,渐次表现为经量减少,乃至闭经。据国内早期报道,闭经者占 29.9%,然而国外报道及近年所见,则以经量增多、经期延长等早期症状多见,约占 40%。

(3) 下腹疼痛:由于盆腔炎症和粘连,约 35%的病人有轻中度的下腹坠痛,经期腹痛加重,甚至可有较重的痛经。

(4) 全身症状:结核病变活跃者,可有发热、盗汗、乏力、食欲缺乏、体重减轻等症状。发热多表现为午后低热,部分病人可有经期发热。

(5) 其他症状:宫颈或阴道结核病人可有白带增多、血性白带或接触性出血等症状。外阴结核者则可因溃疡而伴有阴部疼痛。

2. **体征**　由于病变轻重程度及受累范围不同,体征差异颇大。约 50%的病人可无异常发现。伴有腹膜结核存在时,腹部有压痛、柔韧感或腹水征。形成包裹性积液时,可扪及不活动包块,包块多与肠管粘连,可有轻度触痛。若发育期即遭结核感染,子宫小于正常大小。随病情进展,可在附件区扪及呈索条状增粗的输卵管或大小不等、质地不均的肿块,与子宫粘连甚紧,固定而有触痛,其周围组织增厚,甚至质硬如板状。

【辅助检查】

1. **病理组织学诊断**

(1) 诊断性刮宫、子宫内膜病理检查:是诊断子宫内膜结核可靠而常用的方法,有重要的诊断价值。在月经期前 1~3 天进行诊断性刮宫,注意刮取子宫两侧角部的内膜,将部分组织送结核杆菌培养并做动物接种,其余部分可进行病理组织学检查。但阴性结果亦不能排除结核可能,必要时可重复刮宫 2~3 次。闭经时间长、内膜大部分破坏者可能刮不出内膜。为预防刮宫导致结核病变扩散,应在手术前后每日肌注链霉素 0.75g 各 3 天。

(2) 宫颈、外阴及阴道结核均通过活检组织病理检查确诊。

2. **影像学诊断**

(1) B 型超声检查:发现腹水、包裹性积液、腹膜增厚、附件包块或子宫内膜受累等征象时,应警惕生殖器结核的可能。

(2) X 线检查

1) 子宫输卵管碘油造影:有助于内生殖器结核的诊

断。实用价值较大。造影显示内生殖器结核较典型的征象有：①子宫腔呈不同程度的狭窄或变形，边缘不规则呈锯齿状；②输卵管腔内有多处狭窄呈串珠状或管腔细小、僵直，远端阻塞；③造影剂进入子宫壁间质或宫旁淋巴管、血管；④卵巢钙化，呈环状钙化影或盆腔散在多个钙化阴影。

碘油造影检查前后肌注链霉素数日，防止病变扩散。有发热或附件炎性包块者不宜行子宫输卵管碘油造影检查。

2）盆腔 X 线平片：发现多个散在的钙化阴影，即提示盆腔结核可能。但阴性不能排除结核。

3）胸部 X 线片：必要时行消化道或泌尿道造影检查。

（3）CT、MRI：有一定的参考价值，但无特异性。

3. **腹腔镜和宫腔镜检查** 对于根据病史和体格检查高度怀疑结核性不孕但细菌学或病理学检查阴性者，可考虑行腹腔镜检查，这对经常规方法诊断困难的、非活动期结核病人尤为适用。腹腔镜用于诊断盆腔疾病直观而又准确。对于除不孕外无其他明显症状、体征的早期结核病变，其诊断价值高于内膜活检。但腹腔镜检查属于有创伤性检查，有一定的风险性，特别是盆腔、腹腔广泛粘连时更有损伤脏器之虞。故应严格掌握指征，并由有经验的医师操作。宫腔镜检查已成为多数医院诊断结核性不孕的常规手段之一，可评价宫腔和内膜情况并进行定点活检，其诊断效能较盲目诊断性刮宫大为提高。采用低压膨宫技术一般不会导致结核播散。

4. **实验室检查**

（1）结核菌素试验：结核菌素试验阳性表明曾经有过结核感染，其诊断意义不大。若为强阳性，则提示有活动性病灶存在，但不表明病灶部位。阴性结果亦不能排除结核病。

（2）血清学诊断：活动性结核病病人血清抗体水平明显升高，其升高的程度与病变活动程度成正比，且随病情好转而恢复。特异性强的 DNA 探针技术与灵敏性高的 PCR 技术结合，形成诊断结核病的新途径。但开发敏感性与特异性俱佳的方法仍旧是个棘手问题。

（3）结核菌培养与动物接种：可用月经血或刮宫所获的子宫内膜进行结核菌培养或动物接种。但阳性率不高，耗时长，临床很少采用。

（4）其他：白细胞计数一般不高，分类计数中淋巴细胞增多。结核活动期血沉可增快，但血沉正常亦不能除外结核。

【诊断】

重症病人有典型症状、体征，诊断一般无困难。但生殖器官结核大多为慢性炎症，缺乏典型的结核中毒症状，腹胀、腹水、盆腔包块易被误诊为卵巢肿瘤、子宫内膜异位症或盆腔炎性疾病，又因临床上相对不多见，认识不足，警惕

性不够，因此早期诊断很困难，误诊率可达 85%。应注意详细询问病史，拓宽诊断思路。若病人对抗生素治疗无效时应怀疑生殖器结核可能。原发不孕病人伴有月经改变：经量增多、经期延长或月经稀少甚至闭经；盆腔炎久治不愈；未婚女青年有低热、盗汗、盆腔炎或腹水，皆应高度怀疑生殖器结核。既往曾患有肺结核、胸膜结核、肠结核或有结核接触史者应警惕。根据可能的病史、体征，进一步借助子宫内膜活检及子宫输卵管造影等辅助检查可明确诊断。经血和内膜组织的结核杆菌培养是诊断的"金标准"，但技术要求高、阳性率低、需时也较长。

【鉴别诊断】

临床上常需与生殖器结核鉴别的病变有：

1. **盆腔炎性疾病后遗症** 既往多有急性 PID 病史，有宫腔手术史或流产史，月经量减少和闭经少见。诊断性刮宫、子宫输卵管碘油造影及腹腔镜检查有助于明确诊断。

2. **子宫内膜异位症** 两者亦有很多相似之处。但子宫内膜异位症病人痛经更明显，妇科检查可在子宫后壁或骶韧带处扪及有触痛的小结节，输卵管大多通畅。

3. **卵巢肿瘤** 结核性包裹性积液应与卵巢囊性肿瘤鉴别。卵巢囊性肿瘤大多表面光滑、活动，再结合病程、临床表现、B 超特征等予以鉴别。卵巢恶性肿瘤伴盆、腹腔转移时，病人可有发热、消瘦，检查可发现与子宫粘连的不规则肿块，可有乳头状或结节样突起，伴腹水。血清 CA125 值明显升高。此时与严重内生殖器结核或合并腹膜结核者常难以区分。诊断困难时，应及早剖腹探查，以免延误治疗。

4. **宫颈癌** 宫颈结核可有乳头状增生或溃疡，出血明显，肉眼观察与宫颈癌不易区分。通过宫颈活检即可明确诊断。

【治疗】

生殖器结核一经明确诊断，不论病情轻重均应积极治疗，由于分枝杆菌的特性，对结核病的治疗应坚持长期用药。

1. **一般治疗** 适当休息，加强营养，增强机体抵抗力，提高免疫功能有利于恢复。急性期有发热或重症病人需卧床休息，住院治疗。

2. **预防性治疗** 结核菌素试验阳性而无临床症状阶段应给予预防性治疗，既可防止具有明显临床症状的活动性病例出现，又可阻止细菌的传播。可选择异烟肼每日 300mg 和维生素 B_6 每日 50mg 同服，持续服用 3～6 个月。已证实异烟肼预防活动性结核的有效率为 60%～90%，甚至高达 98%。

3. **活动性结核的治疗** 抗结核药物对绝大多数生殖器结核有效，是最重要的首选治疗。抗结核药疗效好、不良

反应少的药物有异烟肼、利福平、乙胺丁醇、吡嗪酰胺及链霉素等,多作为初治的首选药物,称为一线药。对氨基水杨酸钠、乙硫异烟肼、丙硫异烟肼和卡那霉素等为二线药物。异烟肼联合利福平可治愈85%的结核病人,但对耐多药结核病无效。近年研究表明,氟喹诺酮类药物具有抗分枝杆菌活性,疗效良好。某些品种(如环丙沙星、司帕沙星、氧氟沙星和左氧氟沙星)被作为二线抗 TB 药物,在治疗耐多药结核病以及对耐受一线抗 TB 药物的病人使用中发挥着重要作用。

(1) 常用抗结核药

1) 异烟肼(isoniazid,H):对结核杆菌有选择性抗菌作用,对生长旺盛的结核菌有杀灭作用,能杀灭细胞内外的结核菌,但对静止期结核菌仅有抑制作用。其用量较小,疗效较好,毒性相对较低。口服吸收快而完全,生物利用度为90%,服药后1～2小时血药浓度达峰值。通常每日 300mg 一次顿服,需要时可肌注或静脉注射。不良反应可有周围神经炎、肝损害等,多在大量或长期应用时发生。加服维生素 B_6 30mg/d 可预防神经炎。用药时注意监测肝功能。

2) 利福平(rifampicin,R):为利福霉素的半合成衍生物,是对结核菌有明显杀菌作用的全效杀菌药。对增殖期结核菌作用最强,浓度较高时对静止期结核菌亦有杀菌作用。能渗入细胞内,对吞噬细胞内的结核菌亦有杀灭作用。口服吸收迅速而完全,生物利用度 90%～95%。每日 0.45～0.60g 空腹顿服。不良反应轻,可有胃肠道症状、药疹热、皮疹等,少数有肝损害、粒细胞和血小板减少等。

3) 乙胺丁醇(ethambutol,E):对增殖期结核杆菌有较强的抑制作用。口服吸收约 80%,常用剂量 15～25mg/(kg·d),一次顿服。不良反应较少,大剂量长时间用药偶可见视神经炎,用 15mg/(kg·d)则很少发生。

4) 吡嗪酰胺(pyrazinamide,Z):对细胞内结核杆菌有杀灭作用,在酸性环境中杀菌作用更强。口服易吸收,每日剂量 0.75～1.50g。不良反应少,可有高尿酸血症及肝毒性。

5) 链霉素(streptomycin,S):对细胞外结核菌的杀灭作用大于对细胞内菌群的作用。其抗结核菌作用弱于异烟肼和利福平,口服不吸收,剂量 0.75g 肌注,疗程以 2～3 个月为宜,主要不良反应为听觉器官及前庭功能损害,偶见肾脏损害。

(2) 氟喹诺酮类药物:氧氟沙星、左氟沙星、环丙沙星等为常用药物。该类药物主要通过抑制结核菌的 DNA 旋转酶(拓扑异构酶Ⅱ)A 亚单位,从而抑制细菌 DNA 的复制和转录,达到抗菌目的。氟喹诺酮类药物对细胞内外的结核菌均有杀灭作用,且有在巨噬细胞内聚积的趋势。与其他抗结核药多呈协同或相加作用。氧氟沙星用量 300～800mg/d,口服吸收迅速,生物利用度高,不良反应少。

(3) 其他新型抗结核药:如利福霉素类药物中的利福喷汀、克拉霉素、阿奇霉素、罗红霉素以及近年开发的 5-硝基咪唑衍生物等均具有肯定的抗结核作用。

抗结核治疗应严格遵照"早期、联合、适量、规律、全程"的原则,制定合理的化疗方案。20 世纪 70 年代以来,短疗程方案日益盛行,其用药时间短,剂量减少,病人经济负担减轻,疗效好。大多以异烟肼、利福平和吡嗪酰胺为基础,在开始 2 个月内可加用链霉素或乙胺丁醇,进行 6～9 个月的短程化疗。

活动性结核病常用治疗方案有:

1) 2SHRZ/4HRE,WHO 提出的短程化疗方案即每天用链霉素(S)、异烟肼(H)、利福平(R)、吡嗪酰胺(Z)2 个月,以后用异烟肼(H)、利福平(R)、乙胺丁醇(E)4 个月。在此基础上改良的服药方法有多种。

2) 2HRSZ/6H3R3E3,即每日用 HRSZ 2 个月后再改为 HRE,每周 3 次,用 6 个月。

3) 2SHR/2S2H2R2/5S2H2,每天用药 SHR 2 个月,每周用 SHR 2 次 2 个月,每周用 SH 2 次 5 个月。

4) 2SHRZ/4～6TH,每天给 SHRZ 治疗 2 个月,以后 4～6 个月给硫胺脲(T)和异烟肼。

5) 2SHRE/4H3R3,每天链霉素、利福平、异烟肼乙胺丁醇口服,连续应用 2 个月,然后每周 3 次给予异烟肼、利福平,连续应用 4 个月。

4. 手术治疗　由于药物治疗可获得满意疗效,大多数生殖器结核病人不需手术治疗。手术治疗主要适用于:

(1) 输卵管卵巢炎块经药物治疗无效或治疗后又反复发作者。

(2) 多种药物耐药。

(3) 瘘管形成,药物治疗未能愈合。

(4) 怀疑有生殖道肿瘤并存。

手术范围依据病人的年龄及病灶范围而定。为求彻底治疗,一般以双附件及全子宫切除为宜,年轻病人应尽量保留卵巢功能。术前做好肠道准备,术时注意解剖关系,细心分离粘连,避免损伤邻近脏器。为了避免手术导致感染扩散,减少炎症反应所致手术操作困难,术前应给予抗结核药物 1～2 个月,术后视结核活动情况及手术是否彻底而决定是否继续抗结核治疗。若盆腔病灶已全部切除,又无其他器官结核并存者,术后再予抗结核药物治疗 1～2 个月即可。有生育要求的宫腔粘连病人可行宫腔镜下宫腔粘连松懈术。

【预防】

生殖器结核多为继发性感染,原发病灶以肺结核为主,因此积极防治肺结核,对预防生殖器结核有重要意义。加强防痨宣传,新生儿接种卡介苗,3 个月以后的婴儿直至青春期少女结核菌素阴性者应行卡介苗接种。结核活动期应避免妊娠。此外,生殖器结核病人其阴道分泌物及月经血内可能有结核菌存在,应加强隔离,避免传染。

【生殖器结核与妊娠】

绝大多数生殖器结核病人均并发不孕。个别早期轻症输卵管结核或腹膜结核病人偶尔受孕,但妊娠可能使原已静止的结核病变再度活动甚至经血行播散,同时导致流产。

【临床特殊情况的思考和建议】

1. **生殖器官结核的早期诊断**　因生殖器官结核多发生于年轻女性,疾病的迁延不愈导致输卵管结构和子宫内膜组织破坏严重,严重影响日后的生育功能。因此如何提高该病的早期诊断尤为重要。生殖器官结核发病部位90%~100%在输卵管,多为双侧性,一般始发于输卵管壶腹部,逐渐向近端扩散,约50%累及子宫内膜。病程早期,局限于输卵管的结核多为粟粒状结节,病灶主要在输卵管的表面,由于期别早,结核杆菌的数量相对较少、耐药菌株少等,此时得以早期诊断并及时治疗,治疗效果是最理想的。仍强调仔细询问病史,对既往有结核病史或有接触史者应警惕,对原发不孕病人伴有月经改变:经量增多、经期延长逐渐月经稀少甚至闭经;盆腔炎久治不愈;未婚女青年有低热、盗汗、盆腔炎或腹水,皆应高度怀疑生殖器结核。传统的病原学诊断阳性率低,临床意义不大。随着分子生物学的发展,将特异强的 DNA 探针和灵敏度高 PCR 技术相结合,有利于早期诊断生殖器官结核。对不孕病人尽早进行子宫输卵管碘油有助于协助早期诊断。及时进行腹腔镜检查有助于疾病的早期诊断和及时治疗。采取月经血进行 PCR 检测因其无创、方便,有望成为未来结核杆菌检测的重要方法。

2. **耐药结核病及其治疗**　目前抗结核药物治疗的难点是迅速出现的耐药,尤为多重耐药性问题。结核病治疗不当或治疗管理不当是多重耐药的关键。耐多药结核病(multidrug resistance tuberculosis,MDR-TB)是指对两种或更多的一线抗结核药耐药;泛耐药结核病(extensively drug resistance tuberculosis,XDR-TB)是指在耐多药结核病的基础上,同时对氟喹诺酮类药物中的其中 1 种和对 3 种二线注射药物(硫酸卷曲霉素、卡那霉素和阿米卡星)中至少 1 种具有耐药的结核病。由于耐多药结核的出现,美国 CDC 推荐初始治疗应同时应用 5 种药物,直至结核杆菌培养结果明确后将抗结核药减少至 2~3 种。对于 MDR-TB 者应给予 5 种药物抗结核治疗。

3. **生殖器结核与不孕**　生殖器官结核可导致生殖道解剖学的异常、胚胎着床障碍和卵巢功能的异常而严重影响生育能力,绝大多数病人均并发不孕。对导致不孕的病人除了抗结核的药物治疗、手术治疗外,必要时需助孕治疗。但因双侧输卵管的结构及功能往往严重受损,人工授精不能提高妊娠率,IVF-ET 虽能提高受孕能力,但明显低于非生殖器结核合并不孕者。生殖器结核病人能否恢复生育能力,取决于治疗是否及时彻底。病变轻微者,经积极治疗可能恢复生育能力,但由于早期诊断不易,正常妊娠机会少。有学者综合 7000 余例病人的妊娠,获正常宫内妊娠者仅 31 例,占 0.44%,其余为输卵管妊娠 125 例,流产 67 例。张丹等研究表明,早期生殖器结核中妊娠率为 42.11%(16/38),中晚期结核病人妊娠率仅 6.19%,流产率高达39.29%。因此须强调结核的早期诊断和严格遵照"早期、联合、适量、规律、全程"的原则。

参考文献

1. 曹泽毅. 中华妇产科学. 第 3 版. 北京:人民卫生出版社,2014
2. 华克勤,丰有吉. 实用妇产科学. 第 3 版. 北京:人民卫生出版社,2013
3. 陈美群,龚美琴,高浩成,等. 女性生殖器结核的诊断和治疗. 医学综述,2014,20(12):2196-2199
4. Grace G Angeline, Devaleenal D Bella, Natrajan Mohan. Genital tuberculosis in females. Indian J Med Res,2017,145(4):425-436
5. Luthra AM. Genital Tuberculosis in Female Infertility:An Enigma. J Minim Invasive Gynecol,2015,22(6S):S14
6. Sharma Jai Bhagwan,Sneha Jayaramaiah,Singh Urvashi B, et al. Comparative Study of Laparoscopic Abdominopelvic and Fallopian Tube Findings Before and After Antitubercular Therapy in Female Genital Tuberculosis With Infertility. J Minim Invasive Gynecol,2016,23(2):215-222
7. Farrokh Donya,Layegh Parvaneh,Afzalaghaee Monavvar et al. Hysterosalpingographic findings in women with genital tuberculosis. Iran J Reprod Med,2015,13(5):297-304
8. Shah Hardik Uresh, Sannananja Bhagya, Baheti Akshay Dwarka et al. Hysterosalpingography and ultrasonography findings of female genital tuberculosis. Diagn Interv Radiol, 2015, 21(1):10,15
9. Joob Beuy,Wiwanitkit Viroj. Pelvic inflammatory disease in China. Gynecol Obstet Invest,2014,77(4):272
10. Zhao Wei-Hong, Hao Min. Pelvic inflammatory disease:a retrospective clinical analysis of 1922 cases in North China. Gynecol Obstet Invest,2014,77(3):169-175
11. Jindal UN, Verma S, Bala Y. Favorable infertility outcomes following anti-tubercular treatment prescribed on the sole basis of a positive polymerase chain reaction test for endometrial tuberculosis. Hum. Reprod,2012,27(5):1368-1374

(徐开红　林俊)

第二十三章 女性性传播疾病

第一节 淋 病

关键点

1. 淋病是淋病奈瑟菌引起的性传播疾病,主要通过性接触传播。

2. 临床表现包括下生殖道感染、上生殖道感染、播散性淋病。

3. 治疗方案有头孢曲松、多西环素等。

淋病(gonorrhea)是目前世界上发病率最高的性传播疾病,病原菌为淋病奈瑟菌。它在潮湿、温度 35~36℃ 的条件下适宜生长,在完全干燥的环境中只能存活 1~2 小时,在常用消毒剂或肥皂液中数分钟就能使其灭活。男性淋病病人早期多有症状,因此可以早期治愈。但是,对于女性病人,大部分无明显症状,发现时已有合并症存在。淋病可以引起盆腔炎性疾病,继而导致不孕或异位妊娠。推荐每年对<25 岁有性生活的女性及有感染风险的高龄女性进行淋病筛查。

【传播途径】

病菌主要通过性接触传播,通过一次性交,女性病人传染给男性的机会是 20%,男性病人传染给女性的机会则高达 90% 以上。一般在不洁性交或接触了淋病病人不洁的内裤、被褥、毛巾、寝具等 2~10 天内发病。肛交和口交可以分别感染直肠和口咽部,引起淋球菌性直肠炎及淋球菌性咽喉炎。孕妇若患有淋病,分娩时胎儿经过产道可能被传染而发生淋球菌性眼炎。儿童感染:多为间接传染。

【发病机制】

1. **对上皮的亲和力** 淋球菌对柱状上皮和移行上皮有特别的亲和力。男女性尿道,女性宫颈覆盖柱状上皮和移行上皮,故易受淋球菌侵袭,而男性舟状窝和女性阴道为复层扁平上皮覆盖,对其抵抗力较强,一般不受侵犯,或炎

症很轻,故成年妇女淋菌性阴道炎少见。幼女由于阴道黏膜为柱状上皮,因此易于受染。皮肤不易被淋球菌感染,罕见有原发性淋球菌皮肤感染。人类对淋球菌无先天免疫性,痊愈后可发生再感染。

2. **黏附** 淋球菌菌毛上的特异性受体可与黏膜细胞相应部位结合;其外膜蛋白 Ⅱ 可介导黏附过程;它还可释放 IgAl 分解酶,抗拒细胞的排斥作用。这样,淋球菌与上皮细胞迅速粘合。微环境中的酸碱度、离子桥、疏水结构和性激素等也可促进黏附过程。

3. **侵入与感染** 淋球菌吸附于上皮细胞的微绒毛,其外膜蛋白 Ⅰ 转移至细胞膜内,然后淋球菌被细胞吞噬而进入细胞内。淋球菌毛可吸附于精子上,可迅速上行到宫颈管。宫颈管的黏液可暂时阻止淋球菌至宫腔,而在宫颈的柱状上皮细胞内繁殖致病。淋球菌一旦侵入细胞,就开始增殖,并损伤上皮细胞。细胞溶解后释放淋球菌至黏膜下间隙,引起黏膜下层的感染。

4. **病变形成** 淋球菌侵入黏膜下层后继续增殖,约在 36 小时内繁殖一代。通过其内毒素脂多糖、补体和 IgM 等协同作用,形成炎症反应,使黏膜红肿。同时,由于白细胞的聚集和死亡,上皮细胞的坏死与脱落,出现了脓液。腺体和隐窝开口处病变最为严重。

5. **蔓延播散** 淋球菌感染后造成的炎症可沿泌尿、生殖道蔓延播散,在男性可扩展至前列腺、精囊腺、输精管和附睾,在女性可蔓延到子宫、输卵管和盆腔。严重时淋球菌可进入血液向全身各个组织器官播散,导致播散性感染。

【临床表现】

潜伏期 1~10 天,平均 3~5 天,50%~70% 的妇女感染淋菌后,无明显临床症状,易被忽略,但仍具有传染性。有些女性仅表现为"阴道分泌物"增多而不予注意。

1. **下生殖道感染** 淋病奈瑟菌感染最初引起尿道炎、宫颈管黏膜炎、前庭大腺炎,被称为无并发症淋病(uncomplicated gonococcal infections)。尿道炎表现为尿频、尿急、尿痛,排尿时尿道口灼热感,检查可见尿道口红肿、触痛,经阴道前壁向耻骨联合方向挤压尿道或尿道旁腺,可见脓性

分泌物流出。宫颈黏膜炎表现为阴道脓性分泌物增多,外阴瘙痒或灼热感,偶有下腹痛。检查可见宫颈明显充血水肿、糜烂,有脓性分泌物从宫颈口流出,宫颈触痛,触之易出血。若有前庭大腺炎,可见腺体开口处红肿、触痛、溢脓,若腺管阻塞可形成脓肿。淋病奈瑟菌可同时感染以上部位,因而临床表现往往为数种症状并存。

2. **上生殖道感染**　无并发症淋病未经治疗或治疗不当,淋病奈瑟菌可上行感染至盆腔脏器,导致淋菌性盆腔炎性疾病(gonococcal pelvic inflammatory disease,GPID),包括急性输卵管炎、子宫内膜炎、继发性输卵管卵巢脓肿、盆腔腹膜炎和盆腔脓肿等。10%~15%的淋菌性子宫内膜炎可上行感染,发生淋菌性盆腔炎、输卵管炎、卵巢炎、附件炎及宫体炎。可引起输卵管阻塞、积水及不孕。如与卵巢粘连,可导致输卵管卵巢脓肿,一旦脓肿破裂可引起化脓性腹膜炎。66%~77%的盆腔炎多发生于月经后,主要见于年轻育龄妇女。多在经期或经后1周内发病,起病急,典型症状为双侧下腹剧痛,一侧较重,发热、全身不适,发热前可有寒战,常伴食欲缺乏、恶心和呕吐。病人多有月经延长或不规则阴道出血,脓性白带增多等。若脓液由开放的输卵管伞端流入子宫直肠陷凹,刺激该处腹膜而产生肛门坠痛感。体格检查下腹两侧深压痛,若有盆腔腹膜炎则可有腹壁肌紧张及反跳痛。妇科检查宫颈外口可见脓性分泌物流出,宫颈充血、水肿、举痛,双侧附件增厚、压痛。若有输卵管卵巢脓肿,可触及附件囊性包块,压痛明显。

3. **播散性淋病**　是指淋病奈瑟菌通过血循环传播,引起全身性疾病,病情严重,若不及时治疗可危及生命。约1%~3%的淋病可发生播散性淋病,早期菌血症可出现高热、寒战、皮损、不对称的关节受累以及全身症状,晚期则表现为永久性损害,例如关节炎、心内膜炎、心包炎、胸膜炎、肺炎、脑膜炎等全身病变。确诊主要根据临床表现和血液、关节液、皮损部位渗出物淋菌培养阳性。

特殊情况:孕期淋病:妊娠对淋病的表现无明显影响,但是淋病对母婴都有影响。孕早期感染淋病可致流产;晚期可引起绒毛膜羊膜炎,而致胎膜早破、早产,胎儿生长受限。分娩时产道损伤、产妇抵抗力差;产褥期淋病易扩散,引起产妇子宫内膜炎、输卵管炎,严重者引起播散性淋病。约1/3新生儿通过淋病孕妇的软产道时可感染淋病奈瑟菌,出现新生儿淋球菌性眼炎,若治疗不及时,可发展成角膜溃疡、角膜穿孔甚至失明。

【诊断】

(1) 核酸扩增试验(NAATs):美国食品药品管理局(FDA)批准应用培养法和NAATs诊断NG。NAATs可用于检测宫颈拭子、阴道拭子、尿道拭子(男性)和尿液标本(女性与男性)等。FDA尚未批准应用NAATs检测直肠、咽部与结膜标本。但临床实验室改进修正案(CLIA)认证的实验室可以应用NAATs检测直肠、咽部与结膜标本。通常NAATs检测生殖道和非生殖道NG的灵敏度优于培

养。如果怀疑或证明治疗失败,需要同时行细菌培养和药敏试验。

(2) 培养法:标本在选择培养基上培养可明确诊断,并可以进行药敏试验,可应用于各种临床标本。从治疗失败病人中分离的菌株要进行药敏试验。此为诊断淋病的金标准方法。先拭去宫颈口分泌物,用棉拭子插入宫颈管1.5~2.0cm,转动并停留20~30秒,取出分泌物进行标本分离培养,注意保湿、保暖,立即送检、接种。培养阳性率为80.0%~90.5%。若需要确诊试验,可对培养的淋菌进行糖发酵试验及直接免疫荧光染色检查。

(3) 革兰染色涂片:男性尿道分泌物涂片行革兰染色,镜下可见大量多形核白细胞,多个多形核白细胞内可见数量不等的革兰阴性双球菌,特异度>99%,灵敏度>95%。革兰染色涂片对宫颈管、直肠和咽部NG感染检出率低,对于女性病人,仅为40%~60%,且宫颈分泌物中的有些细菌与淋菌相似,可有假阳性,只能作为筛查手段。不推荐应用。尿道分泌亚甲基蓝(MB)/结晶紫(GV)染色镜检可替代培养法。

(4) 其他:对所有的淋病病人测试其他性传播疾病(STD),包括沙眼衣原体感染、梅毒和人类免疫缺陷病毒(HIV)。对于孕期淋病,妊娠期淋病严重影响母儿健康,多数淋病孕妇无症状,因此对高危孕妇(即性活跃期妇女或具有其他个体或群体的风险因素),产前检查时应取宫颈管分泌物培养,以便及时诊断治疗。

【治疗】

1. **一般原则**　早期诊断,早期治疗,使用敏感抗生素,遵循及时、足量、规则用药的原则;根据不同的病情采用不同的治疗方案;治疗后应进行随访;性伴应同时进行检查和治疗。告知病人在其本人和性伴完成治疗前禁止性行为。由于耐青霉素的菌株增多,目前选用的抗生素以第三代头孢菌素类及喹诺酮类药物为主。无合并症的淋病,推荐大剂量单次给药,以保证足够的血药浓度灭菌,推荐药物的治愈率大于97%。合并症淋病,应该连续每日给药,并保证足够治疗时间。注意多重病原体感染,一般应同时用抗沙眼衣原体的药物或常规检测有无沙眼衣原体感染,也应作梅毒血清学检测以及HIV咨询与检测。

2. **治疗方案**

(1) 无并发症淋病:①淋菌性尿道炎、子宫颈炎、直肠炎。推荐方案:头孢曲松250mg,单次肌内注射;或大观霉素2g(宫颈炎4g),单次肌内注射;如果衣原体感染不能排除,加抗沙眼衣原体感染药物。替代方案:头孢噻肟1g,单次肌内注射;或其他第3代头孢菌素类,如已证明其疗效较好,亦可选作替代药物。如果衣原体感染不能排除,加抗沙眼衣原体感染药物;②儿童淋病:体重>45kg者按成人方案治疗,体重<45kg者按以下方案治疗。推荐方案:头孢曲松25~50mg/kg(最大不超过成人剂量),单次肌内注射;或大观霉素40mg/kg(最大剂量2g),单次肌内注射。如果

衣原体感染不能排除,加抗沙眼衣原体感染药物:阿奇霉素1g,单次口服或多西环素100mg,每天2次,口服7天。

(2)有并发症淋病

1)淋菌性盆腔炎门诊治疗方案:头孢曲松250mg,每天1次肌内注射,共10天;加服多西环素100mg,每日2次,共14天;加口服甲硝唑400mg,每日2次,共14天。

2)住院治疗推荐方案A:头孢替坦2g,静脉滴注,每12小时1次;或头孢西丁2g,静脉滴注,每6小时1次,加多西环素100mg,静脉滴注或口服,每12小时1次。注意:如果病人能够耐受,多西环素尽可能口服。在病人情况允许的情况下,头孢替坦或头孢西丁的治疗不应<1周。对治疗72小时内临床症状改善者,在治疗1周时酌情考虑停止肠道外治疗,并继以口服多西环素100mg,每日2次,加口服甲硝唑500mg,每日2次,总疗程14天。

3)住院治疗推荐方案B:克林霉素900mg,静脉滴注,每8小时1次,加庆大霉素负荷量(2mg/kg),静脉滴注或肌内注射,随后给予维持量(1.5mg/kg),每8小时1次,也可每日1次给药。

注意:病人临床症状改善后24小时可停止肠道外治疗,继以口服多西环素100mg,每日2次;或克林霉素450mg,每日4次,连续14天为一个疗程。多西环素静脉给药疼痛明显,与口服途径相比没有任何优越性;孕期或哺乳期妇女禁用四环素、多西环素。妊娠头3个月内应避免使用甲硝唑。

(3)播散性淋病:推荐住院治疗。需检查有无心内膜炎或脑膜炎。如果衣原体感染不能排除,应加抗沙眼衣原体感染药物。推荐方案:头孢曲松1g,每日1次肌内注射或静脉滴注,共≥10天。替代方案:大观霉素2g,肌内注射,每日2次,共≥10天。淋菌性关节炎者,除髋关节外,不宜施行开放性引流,但可以反复抽吸,禁止关节腔内注射抗生素。淋菌性脑膜炎经上述治疗的疗程约2周,心内膜炎疗程>4周。

妊娠期感染推荐方案:头孢曲松250mg,单次肌内注射;或大观霉素4g,单次肌内注射。如果衣原体感染不能排除,加抗沙眼衣原体感染药物,禁用四环素类和喹诺酮类药物。对于所有新生儿,无论母亲有无淋病,即以1%硝酸银滴眼,预防新生儿淋菌性结膜炎,已成为淋病常规筛查的指南。

(4)随访:单纯淋菌感染:用推荐方案或可选择的方案,治疗结束时不需要检查评估疗效。治疗后持续有症状者或持续感染的病人应做淋菌培养,同时还需要检测其他病原体,因为持续的尿道炎、宫颈炎、直肠炎可能是由衣原体或其他病原体引起。淋球菌重复感染较多见,建议治疗后3月淋球菌培养复查,性伴侣应同时检查。

(5)性伴侣治疗:为预防感染和防治传播,对病人性伴侣应进行评估检查。对于病人发病或确诊2个月内有性行为或固定的性伴侣者,应该同时治疗。治疗期间禁止性生活直至症状消失。

【预后】

对于急性淋病早期,及时、正确的治疗可以完全治愈,无合并症淋病经单次大剂量药物治疗,治愈率可达95%;若延误治疗或治疗不当,可产生合并症或播散性淋病。因此,在淋病急性期应给予积极治疗。

【临床特殊情况的思考和建议】

(1)过敏:对头孢或喹诺酮类过敏者,可选用大观霉素。但是,大观霉素对于咽炎的治愈率约52%,因而对可疑阳性或确诊的咽部感染者在治疗后3~5天应做细菌培养以明确是否治愈。

(2)青春期喹诺酮用药:18周岁以下慎用喹诺酮类。体重大于45kg的儿童可同成人推荐方案治疗。

(3)合并HIV感染:合并HIV感染者治疗同未合并感染者。

参考文献

1. Satterwhite CL, Torrone E, Meites E, et al. Sexually transmitted infections among US women and men: prevalence and incidence estimates. Sex Transm Dis, 2013, 40: 187

2. Centers for Disease Control and Prevention. Sexually transmitted disease surveillance. Atlanta, GA: US Department of Health and Human Services, 2016

3. Le Fevre ML, U. S. Preventive Services Task Force. Screening for Chlamydia and gonorrhea: U. S. Preventive Services Task Force recommendation statement. Ann Intern Med, 2014, 161: 902

4. Centers for Disease Control and Prevention. Sexually transmitted disease surveillance. Atlanta, 2014

5. Centers for Disease Control. Sexually transmitted diseases treatment guidelines. MMWR, 2010, 59(RR-12): 1-108

6. Workowski KA, Bolan GA, Centers for Disease Control and Prevention. Sexually transmitted diseases treatment guidelines. MMWR Recomm Rep, 2015, 64: 1

7. J Bignell C. Unemo M. 2012 European guideline on the diagnosis and treatment of gonorrhoea in adults. Int J STD AIDS, 2013, 24(2): 85-92

8. J Bignell C, FitzGerald M. UK national guideline for the management of gonorrhoea in adults, 2011. Int J STD AIDS, 2011, 22(10): 541-547

9. J Deguchi T, Yasuda M, Yokoi S, et al. Treatment of uncomplicated gonococcal urethritis by double, dosing of 200mg cefixime at a 6h interval. J Infect Chemother, 2003, 9(1): 35-39

10. J Bolan GA, Sparling F, Wasserheit JN. The emerging

threat of untreatable gonoeoeeal infection. N Engl J Med,2012,366
(6):485-487

11. 吴兴中,郑和平,李燕娃,等.淋球菌对头孢克肟等6种抗
生素敏感性及耐药质粒分型研究.皮肤性病诊疗学杂志,2012,19
(6),52:355-369

（董　晶）

第二节　梅　毒

关键点

1. 梅毒是由苍白螺旋体引起的一种全身慢性传染病,主要通过性交传染。

2. 临床分期包括一期梅毒、二期梅毒、三期梅毒,临床诊断依靠梅毒感染史,临床表现,梅毒螺旋体检查和梅毒血清反应等。

3. 治疗方案有青霉素、多西环素、头孢曲松等。

梅毒(syphilis)是由苍白螺旋体引起的一种全身慢性传染病,主要通过性交传染,侵入部位大多为阴部。临床表现极为复杂,几乎侵犯全身各器官,造成多器官损害。早期主要侵犯皮肤黏膜,晚期可侵犯血管、中枢神经系统及全身各器官。可通过胎盘传给胎儿。

梅毒螺旋体的运动极为活跃。在人体外很容易死亡,在干燥的环境中和阳光直射下迅速死亡,在潮湿的器皿和毛巾上可生存数小时,39℃,4小时死亡。40℃失去传染力,3小时死亡。48℃可生存30分钟,60℃仅生存3~5分钟。100℃立即死亡。对寒冷抵御力强,0℃可存活1~2天,-78℃以下经年不丧失传染性。肥皂水和一般消毒液均可使其死亡。血液中的梅毒螺旋体4℃放置3天即可死亡,故血库4℃冰箱储存3天以上的血液通常可避免传染梅毒的风险。

【传播途径】

1. **性接触传播**　最主要的传播途径,约占95%;病人在感染后1年内最具传染性,随病期延长,传染性越来越小,病期超过4年者基本无传染性。

2. **非性接触传播**　少数病人因医源性途径、接吻、哺乳、接触污染物以及输血而感染。

3. **垂直传播**　母婴传播,患梅毒孕妇,即使病期超过4年,其梅毒螺旋体仍可通过胎盘感染胎儿,引起先天性梅毒。

【发病机制】

梅毒的发病机制至今尚未完全明确。梅毒螺旋体的致病能力与黏多糖及黏多糖酶有关,螺旋体表面似荚膜样的黏多糖能够保护菌体免受环境中不良因素的伤害并有抗吞噬作用。黏多糖酶能作为细菌受体与宿主细胞膜上的黏多糖相黏附,梅毒螺旋体借其黏多糖酶与组织细胞黏附。黏多糖物质几乎遍布全身组织,因而,梅毒感染几乎累及全身组织,在不同组织粘多糖含量不一,其中尤以皮肤、眼、主动脉、胎盘、脐带中黏多糖基质含量较高,故对这些组织的损伤也较为常见和严重,此外,胎盘和脐带在妊娠18周才发育完善,含有大量的黏多糖,故梅毒螺旋体从母体转移到胎儿必须在18周以后才发生。

人类是梅毒螺旋体的唯一宿主。临床上绝大多数病例是通过有活动性病灶感染者的亲密接触而获得。病原体经由完整的黏膜表面或皮肤微小破损灶进入体内,在临床症状出现前,菌体在感染局部繁殖,经过2~4周(平均3周)的潜伏期,通过免疫反应引起侵入部位出现破溃,即硬下疳。如未经治疗或治疗不彻底,螺旋体在原发病灶大量繁殖后,侵入附近的淋巴结,再经淋巴及血循环播散到全身其他组织器官,造成全身多灶性病变,表现为二期梅毒。早期梅毒后4年或更长时间,一部分未治愈病人可进展到三期梅毒(晚期梅毒),发生皮肤、骨与内脏的树胶肿损害(梅毒瘤),心血管及神经系统损害。

【临床表现】

1. **分类与分期**　根据传播途径不同可分为获得性梅毒(后天梅毒)和先天梅毒(先天梅毒)两类;每一类依病情发展分为早期和晚期。本节主要介绍获得性梅毒。

2. **获得性梅毒**　根据病程可分为早期梅毒和晚期梅毒。早期梅毒包括一期梅毒、二期梅毒及早期隐性梅毒,病程在2年以内;晚期梅毒包括三期梅毒及晚期隐性梅毒,病程在2年以上。潜伏梅毒指梅毒未经治疗或用药剂量不足,无临床症状,梅毒血清反应阳性,没有其他可以引起梅毒血清反应阳性的疾病存在,脑脊液正常者。感染期限在2年以内的为早期潜伏梅毒,2年以上为晚期潜伏梅毒。

(1) 一期梅毒:主要表现为硬下疳,常发生于感染后2~4周。梅毒螺旋体经皮肤黏膜的擦伤处侵入机体,数小时即沿淋巴管到达附近淋巴结,2~3天后侵入血循环,经过3周(9~90天)的潜伏期,在入侵部位形成硬下疳(chancre),为一期梅毒。好发于外生殖器,呈单个,偶见2~3个,圆形或椭圆形无痛性溃疡,直径1~2cm,边界清楚,稍高出皮面,表面呈肉红色,糜烂,有少量渗液,触之软骨样硬度,无痛,表面和渗液内均含大量梅毒螺旋体。初起时为小红斑或丘疹,进而形成硬结,表面破溃形成溃疡。硬下疳出现1~2周,可有局部或腹股沟淋巴结肿大,无化脓破溃,无疼痛及压痛,多为单侧,大小不等,较硬,无痛,不粘连,称硬化性淋巴结炎,穿刺液中可有大量梅毒螺旋体。此时,机体产生抗体杀灭大部分梅毒螺旋体,硬下疳未经治疗可于3~8周内(多6~8周)消失,不留痕迹或遗留暗红色表浅瘢痕或色素沉着。由于梅毒螺旋体未被完全杀死,而进入无症状的潜伏期。硬下疳初期,梅毒血清反应大多呈阴性,以

后阳性率逐渐提高,硬下疳出现 6～8 周后,血清反应全部变为阳性。

（2）二期梅毒：主要表现为皮肤梅毒疹。若一期梅毒未经治疗或治疗不规范,潜伏期梅毒螺旋体继续增殖,由淋巴系统进入血液循环可达全身,引起二期早发梅毒,常发生在硬下疳消退后 3～4 周（感染后 9～12 周）,少数可与硬下疳同时出现。以皮肤黏膜典型的梅毒疹为主要特点,亦可见于骨骼、心脏、心血管及神经系统损害。多有前驱症状,常伴有低热、食欲减退、头痛、肌肉关节及骨骼酸痛等。主要损害表现：

1）皮肤损害：80%～95% 的病人可出现皮肤损害。①各种丘疹,包括斑疹、斑丘疹、丘疹鳞屑性梅毒疹及脓疱疹等,常出现于躯干、四肢,也可在面部与前额部,皮疹特点为多形性、对称、泛发。皮疹持续 2～6 周可自然消退。②扁平湿疣,多见于皮肤相互摩擦和潮湿的外阴及肛周。③梅毒性白斑,多见于颈部。④梅毒性脱发,呈虫蚀样,多发生于颞部。

2）黏膜损害：常与皮损伴发,其中最典型的是黏膜斑,呈圆形、椭圆形糜烂面,边缘清楚,表面潮湿,有灰白色伪膜,好发于口腔黏膜和外生殖器。也可见于梅毒性黏膜咽炎和舌炎。

3）系统性损害：主要有骨损害,表现为骨膜炎、关节炎,多发生在四肢的长骨和大关节。眼损害以虹膜炎、虹膜睫状体炎及脉络膜炎较多见。神经损害可分为无症状性和有症状性神经梅毒两类,前者仅有脑脊液异常,后者以梅毒性脑膜炎为主。部分病人可发生虫蚀样脱发。

此期大部分梅毒螺旋体可被机体产生的抗体所杀灭,小部分进入潜伏期。当机体抵抗力下降,梅毒螺旋体又可进入血液循环,再现二期梅毒症状,称二期复发梅毒。

（3）三期梅毒：多发生于病程 3～4 年以上,此时体内损害处螺旋体少而破坏力强,主要表现为永久性皮肤黏膜损害,并可侵犯多种组织器官危及生命,尤其是心血管和中枢神经系统。基本损害为慢性肉芽肿,局部因动脉内膜炎所致缺血而使组织坏死。三期梅毒皮肤黏膜损害主要是梅毒性树胶样肿,初为皮下结节,常为单个,逐渐增大,与皮肤粘连呈浸润性斑块,中央软化,形成溃疡,流出黏稠树胶状脓汁,故名树胶肿。有中心愈合,四周蔓延的倾向,可排列成环形、多环形、马蹄形或肾形,破坏性大,愈合后有萎缩性瘢痕。结节性梅毒疹为簇集、坚硬的铜红色小结节,好发于头面部、背部及四肢伸侧。骨梅毒表现为骨膜炎、骨髓炎、关节炎、腱鞘炎等；眼梅毒表现为虹膜炎、虹膜睫状体炎、视网膜炎、角膜炎。

三期心血管梅毒多发生在感染后 10～30 年,发生率约 10%。晚期心血管梅毒表现为主动脉炎、主动脉关闭不全、主动脉瘤,梅毒性冠状动脉口狭窄及心肌梅毒树胶肿。晚期神经梅毒发生于感染后 3～20 年,发生率约 10%,表现为梅毒性脑炎、脑血管梅毒、麻痹性痴呆、脊髓痨、视神经萎缩。晚期梅毒可以致命。

【实验室检查】

1. **病原学检查**　组织及体液的梅毒螺旋体的检测对早期梅毒的诊断具有十分重要的价值,特别是对已出现硬下疳,但梅毒血清反应仍阴性者。暗视野显微镜检查：是一种原始的、最简便、最可靠的梅毒实验诊断方法,收集害处组织渗出液或淋巴结穿刺液,立即暗视野显微下观察,可发现活动的梅毒螺旋体。也可采用免疫荧光染色。另外,可用涂片染色法,取皮损渗出物时应注意先用生理盐水清洁,然后挤压出渗出物,玻片涂抹后用不同方法进行病原学检查。

2. **梅毒血清学试验**　梅毒螺旋体进入人体后,可产生两种抗体,非特异性的抗心磷脂抗体,可用牛心磷脂检测,称非梅毒螺旋体抗原血清反应；抗梅毒螺旋体抗体可用梅毒螺旋体检测出来,称梅毒螺旋体抗原血清反应。

（1）非梅毒螺旋体抗原血清反应：包括性病研究实验室试验（venereal disease research laboratory test,VDRL）、快速血浆反应素（rapid plasma reagin,RPR）环状卡片试验、血清不需加热的反应素试验（unheated serum reagin,USR）。其敏感性高但特异性较低,可作为常规筛选试验,因可做定量试验及充分治疗后反应素可消失,故可用于疗效观察。

（2）梅毒螺旋体抗原血清反应：包括荧光螺旋体抗体吸附试验（fluorescent treponemal antibody absorption test,FTA-ABS）、梅毒螺旋体血凝试验（treponema pallidum hemagglutination assay,TPHA）、梅毒螺旋体被动颗粒凝集试验（treponema pallidum particle agglutination test,TP-PA）、梅毒螺旋体制动试验 TPI,酶联免疫吸附试验 ELISA等。其敏感性和特异性较好,一般用做证实试验,但这种方法是检测血清中抗梅毒螺旋体 IgG,充分治疗后仍能持续阳性,甚至终生不消失,因此,不能用做疗效观察。

（3）脑脊液检查：怀疑神经梅毒者应行脑脊液检查。神经梅毒病人脑脊液中淋巴细胞 $\geqslant 10 \times 10^6$/L,蛋白量 $>$ 50mg/dl,VDRL 阳性。

（4）梅毒血清假阳性反应：无梅毒螺旋体感染,但梅毒血清反应阳性,可分为技术性假阳性及生物学假阳性。技术性假阳性是由于标本的保存、输送及实验室操作的技术所造成的,如重复试验,无梅毒病人的试验可转为阴性；生物学假阳性则是由于病人有其他疾病或生理状况发生变化所导致。由其他螺旋体引起的疾病如品他、雅司、回归热、鼠咬症等出现的梅毒血清反应阳性,则不属于假阳性反应,而是真阳性。梅毒血清学假阳性主要发生在非螺旋体抗原血清试验,在螺旋体抗原血清试验中则较少见。

【诊断及鉴别诊断】

梅毒的临床表现复杂,要鉴别的疾病很多,鉴别时要注意以下事项:①有无感染史;②皮疹的临床特点;③梅毒螺旋体检查;④梅毒血清反应;⑤必要时做组织病理学检查。

1. **一期梅毒**

(1) 硬下疳:需与软下疳、生殖器疱疹、性病性淋巴肉芽肿、糜烂性龟头炎、白塞病、固定型药疹、癌肿、皮肤结核等鉴别。

(2) 梅毒性腹股沟淋巴结肿大:需与软下疳、性病性淋巴肉芽肿鉴别。

2. **二期梅毒**

(1) 梅毒性斑疹:需与玫瑰糠疹、银屑病、白癜风、花斑癣、药疹、多形红斑、远心性环状红斑等鉴别。

(2) 梅毒性丘疹、斑丘疹和扁平湿疣:需与银屑病、体癣、扁平苔藓、毛发红糠疹、尖锐湿疣等鉴别。

(3) 梅毒性脓疱疹:需与各种脓疱病、脓疱疮、臁疮、雅司、聚合性痤疮等鉴别。

(4) 黏膜梅毒疹:需与传染性单核细胞增多症、地图舌、鹅口疮、扁平苔藓等鉴别。

3. **三期梅毒**

(1) 结节性梅毒疹:需与寻常狼疮、类肉瘤、瘤型麻风等鉴别。

(2) 树胶肿:需与寻常狼疮、瘤型麻风、硬红斑、结节性红斑、小腿溃疡、脂膜炎、癌肿等鉴别。

4. **神经梅毒** 血清和脑脊液的梅毒血清学试验对各型神经梅毒的鉴别诊断十分重要。

(1) 梅毒性脑膜炎:需与由各种原因引起的淋巴细胞性脑膜炎相鉴别,包括结核性脑膜炎、隐球菌性脑膜炎、钩端螺旋体病和莱姆病等。

(2) 脑膜血管梅毒:需与各种原因引起的脑卒中相鉴别,包括高血压、血管硬化性疾病、脑血栓等。

(3) 全身性麻痹病:需与脑肿瘤、硬膜下血肿、动脉硬化、老年性痴呆、慢性酒精中毒和癫痫发作等相鉴别。

5. **心血管梅毒** 梅毒性主动脉瘤需要与严重主动脉硬化症相鉴别;梅毒性冠状动脉病需要与冠状动脉粥样硬化相鉴别;梅毒性主动脉瓣闭锁不全需与慢性单纯性主动脉瓣闭锁不全相鉴别。

【治疗】

一般原则:及早发现,及时正规治疗,愈早治疗效果愈好;剂量足够,疗程规则,不规则治疗可增多复发及促使晚期损害提前发生;治疗后要经过足够时间的追踪观察;对所有性伴同时进行检查和治疗。

各期梅毒的首选治疗药物均为青霉素G。根据分期和临床表现决定剂型、剂量和疗程。

1. **不同时期梅毒的治疗**

(1) 一期梅毒、二期梅毒

- **推荐方案:**成人推荐方案,苄星青霉素,240万U,单次,肌内注射。新生儿及儿童推荐方案,苄星青霉素,5万

U/kg,最大剂量240万U,单次,肌内注射。

- **随访、疗效评价和重复治疗:**在治疗后第6个月、第12个月进行非螺旋体试验评价疗效,如果疗效不确定或怀疑再次感染梅毒,可以增加随访次数。如在治疗后6个月内临床症状及体征持续存在或再次出现,或持续2周出现血清学检查抗体滴度增高4倍或以上,应视为治疗失败或再次感染梅毒,对于此类病人没有标准的治疗方法,至少应追踪临床表现、血清学检查、HIV检查及脑脊液检查,如果无法随访,应予以重新治疗。推荐经脑脊液检查排除神经梅毒后,予以苄星青霉素,240万U,1次/周,肌内注射,共3次。

- **特殊情况:**青霉素过敏。多西霉素100mg,口服,2次/天,连续14天。四环素500mg,4次/天,口服,连续14天。头孢曲松1～2g,1次/天,肌内注射或静脉滴注,连续10～14天。阿奇霉素2g,单次口服,对某些一期梅毒及二期梅毒有效,仅当青霉素或多西霉素治疗无效时可以选用。若青霉素过敏者的依从性及随访追踪不能确定时,应先行脱敏治疗后予以苄星青霉素治疗。

(2) 三期梅毒:包括神经梅毒和潜伏梅毒以外的晚期梅毒,如心血管梅毒或梅毒瘤树胶肿等。

- **推荐方案:**苄星青霉素,240万U,1次/周,肌内注射,共3次。

- **其他治疗:**三期梅毒病人治疗前应行HIV检查及脑脊液检查。随访缺乏相关研究。

- **特殊情况:**青霉素过敏者的治疗应与感染病学专家商讨。

(3) 神经梅毒

- **治疗方案:**推荐方案,青霉素1800万～2400万U/d,300万～400万U/4h,静脉滴注或持续静脉滴注,连续10～14天。若病人依从性好,也可考虑以下方案:普鲁卡因青霉素240万U,1次/天,肌内注射;丙磺舒500mg,4次/天,口服,连续10～14天。可考虑在推荐方案或替代方案治疗结束后予以苄星青霉素240万U,1次/周,肌内注射,共3次。

- **其他:**虽然全身性应用糖皮质激素是常用的辅助治疗,但目前仍无证据证明应用这类药物是有益的。

- **随访:**在治疗后每6个月进行脑脊液检查,直到脑脊液细胞计数正常。治疗后6个月脑脊液细胞计数无下降或治疗后2年脑脊液细胞计数和蛋白未降至完全正常,予以重复治疗。

- **特殊情况:**青霉素过敏。头孢曲松2g,1次/天,肌内注射或静脉滴注,连续10～14天。

(4) 潜伏梅毒:血清学检查阳性,排除一期、二期、三期梅毒。诊断早期潜伏梅毒的依据:在过去12个月内出现唯一可能的暴露,且符合以下条件:确有血清学检查转阳或持续2周以上非螺旋体试验抗体滴度升高4倍或以上;明确的一期梅毒或二期梅毒症状;其性伴侣存在一期梅毒或二

期梅毒或早期潜伏梅毒。不符合上述条件，没有临床症状，血清学检查阳性的病人应诊断为晚期潜伏梅毒或分期未明的潜伏梅毒。

- **治疗：**

成人：①早期潜伏梅毒治疗推荐方案：苄星青霉素 240 万 U，单次，肌内注射；②晚期潜伏梅毒或分期未明的潜伏梅毒治疗推荐方案：苄星青霉素 240 万 U，1 次/周，肌内注射，共 3 次，总剂量 720 万 U。

新生儿及儿童：①早期潜伏梅毒治疗推荐方案：苄星青霉素 5 万 U/kg，最大剂量 240 万 U，单次，肌内注射；②晚期潜伏梅毒治疗推荐方案：苄星青霉素 5 万 U/kg，每次最大剂量 240 万 U，1 次/周，肌内注射，共 3 次（总量为 15 万 U/kg，最大剂量 720 万 U）。

- **随访和疗效评价：** 在治疗后第 6、12、24 个月进行非螺旋体试验评价疗效。符合以下条件时需要脑脊液检查排除神经梅毒：①非螺旋体试验抗体滴度持续 2 周以上升高 4 倍或以上；②治疗后 1～2 年内，原来升高的非螺旋体试验抗体滴度（≥1∶32）下降小于 4 倍；③出现梅毒的症状或体征。若脑脊液检查异常应按神经梅毒治疗。

- **特殊情况：** 青霉素过敏。多西环素 100mg，2 次/天，口服，连续 28 天。四环素 500mg，口服，4 次/天，连续 28 天。头孢曲松，剂量及用法有待商榷。青霉素过敏的病人，如用药依从性差或不能保证随访时，应经脱敏治疗后使用苄星青霉素。

2. **妊娠梅毒** 孕妇均应在第 1 次产前检查时行梅毒血清学检查。可用非螺旋体试验或螺旋体试验中的一种检查方法进行梅毒筛查。螺旋体试验阳性孕妇应行非螺旋体试验，以便评价疗效。对梅毒高发地区孕妇或梅毒高危孕妇，在妊娠第 28～32 周及分娩前再次筛查。妊娠 20 周以上死胎史者均需要行梅毒血清学检查。所有孕妇在妊娠期间至少做 1 次梅毒血清学检查，如果未进行梅毒血清学检查，新生儿则不能出院。

（1）诊断：除病历清楚记录既往曾接受规律抗梅毒治疗或梅毒血清学检查非螺旋体试验抗体滴度下降良好，梅毒血清学检查阳性孕妇均视为梅毒病人。螺旋体试验用于产前梅毒筛查，若为阳性，应行非螺旋体试验。若非螺旋体试验阴性，应再次行螺旋体试验（首选 TP-PA），最好用同一标本。若第 2 次螺旋体试验阳性，可确诊梅毒或既往梅毒病史。既往曾接受规范治疗者，不需要进一步治疗，否则应进行梅毒分期并根据梅毒分期进行治疗。若第 2 次螺旋体试验阴性，对于低危孕妇且否认梅毒病史者，初次螺旋体试验则为假阳性。对于低危孕妇，无临床表现，性伴侣临床及血清学检查阴性，应于 4 周后再次行血清学检查，若 RPR 和 TP-PA 仍为阴性，则不需要治疗。若随访困难，否认抗梅毒治疗病史者应根据梅毒分期进行治疗。

（2）治疗：根据孕妇梅毒分期采用相应的青霉素方案治疗。

其他治疗： 一期梅毒、二期梅毒及早期潜伏梅毒，可以在治疗结束后 1 周再次予以苄星青霉素，240 万 U，肌内注射。妊娠 20 周以上的梅毒孕妇应行胎儿彩色超声检查，排除先天梅毒。胎儿及胎盘梅毒感染的 B 超表现（如肝大、腹腔积液、水肿及胎盘增厚）提示治疗失败，此时应与产科专家商讨进一步处理。如治疗中断应重新开始治疗。

随访和疗效评价： 多数孕妇在能做出疗效评价之前分娩。在妊娠第 28～32 周和分娩时进行非螺旋体试验评价疗效。对高危人群或梅毒高发地区孕妇需要每月检查非螺旋体试验，以发现再感染。如果在治疗 30 天内分娩，临床感染症状持续至分娩，或分娩时产妇非螺旋体试验抗体滴度较治疗前高 4 倍，提示孕妇治疗可能不足。

【临床特殊情况的思考和建议】

青霉素过敏。首先深入探究其过敏史的可靠性，必要时重做青霉素皮肤试验。对青霉素过敏者，首选脱敏治疗后再予以青霉素治疗。脱敏治疗一定要在有急救药物及设施的医院进行。脱敏治疗是暂时的，病人日后对青霉素仍可过敏。四环素和多西环素禁用于孕妇。红霉素和阿奇霉素对胎儿感染梅毒疗效差，不用于治疗妊娠梅毒。目前尚无资料推荐应用头孢曲松治疗妊娠梅毒。

参考文献

1. Cantor AG，Pappas M，Daeges M，et al. Screening for syphilis：updated evidence report and systematic review for the us preventive services task force. JAMA，2016，315：2328

2. US Preventive Services Task Force（USPSTF），Bibbins-Domingo K，Grossman DC，et al. Screening for syphilis infection in nonpregnant adults and adolescents：US preventive services task force recommendation statement. JAMA，2016，315：2321

3. Jafari Y，Peeling RW，Shivkumar S，et al. Are Treponema pallidum specific rapid and point-of-care tests for syphilis accurate enough for screening in resource limited settings?. Evidence from a meta-analysis. PLoS One，2013，8：e54695

4. Kamb ML，Newman LM，Riley PL，et al. A road map for the global elimination of congenital syphilis. Obstet Gynecol Int，2010，312798

5. Liu LL，Lin LR，Tong ML，et al. Incidence and risk factors for the prozone phenomenon in serologic testing for syphilis in a large cohort. Clin Infect Dis，2014，59：384

6. Gayet-Ageron A，Sednaoui P，Lautenschlager S，et al. Use of Treponema pallidum PCR in testing of ulcers for diagnosis of primary syphilis. Emerg Infect Dis，2015，21：127

7. 樊尚荣，中华医学会妇产科学分会感染性疾病协作组. 妊娠合并梅毒的诊断和处理专家共识. 中华妇产科杂志，2012，39（6）：430-431

8. Rac MWF，Bryant SN，McIntire DD，et al. Progression of ultrasound findings of fetal syphilis after maternal treatment. Am J Obstet Gynecol，2014，211：426

9. Ghanem KG，Workowski KA. Management of adult syphilis. Clin Infect Dis，2011，53（3）：s110

10. Workowski KA and Bolan GA. Sexually transmitted diseases treatment guidelines，MMWR，2015，64：3

（董 晶）

第三节 尖锐湿疣

关键点

1. 尖锐湿疣是由人乳头瘤病毒感染后引起的外阴皮肤黏膜良性增生。

2. 典型的临床表现为生殖器黏膜有扁平状、丘疹状或菜花样赘生物。

3. 诊断依靠临床表现，醋酸试验，阴道镜，病理检查等。

4. 治疗方案有药物，激光，电灼等物理治疗等。

尖锐湿疣（condyloma acuminata，CA）是由人乳头瘤病毒（human papilloma virus，HPV）感染后引起的外阴皮肤黏膜良性增生，亦可累及肛门、阴道及宫颈，主要经性传播，治疗上以去除病灶及改善症状为主。它是最常见的 STD 之一，国外发病率占性病的第二位，且目前呈不断上升趋势。

【病因】

尖锐湿疣是由人乳头瘤病毒感染引起的鳞状上皮增生性疣状病变。人是 HPV 唯一宿主，病毒颗粒直径为 50～55nm，目前尚未在体外培养成功。HPV 属环状双链 DNA 病毒，其基因组的早期（E）区含有 7 个开放读码框（E_1～E_7），晚期（L）区有 2 个开放读码框（L1、L2）。早期区基因编码蛋白参与病毒 DNA 复制、转录调节（E_1、E_2）对宿主细胞的转化（E_5、E_6、E_7）；L1、L2 编码病毒衣壳蛋白并参与病毒装配。近年来分子生物学技术研究发展迅速，证实 HPV 有一百种以上的型别，其中超过三十种与生殖道感染有关，除可以引起尖锐湿疣，还与生殖道肿瘤有关。依据引起肿瘤可能性高低将其分为低危型及高危型。低危型有 6、11、40、42～44、61 型；高危型有 16、18、31、33、35、39、45、56、58 型。其中至少有 10 个型别与尖锐湿疣有关（如 6、11、16、18 及 33 型，最常见 6、11 型）。HPV 普遍存在于自然界，促使感染的高危因素有过早性生活、多个性伴侣、免疫力低下、高性激素水平、吸烟等。CA 往往与多种 STD 合并存在，如梅毒、淋病、外阴阴道假丝酵母菌病、衣原体感染等。

【传播途径】

本病 60% 是通过性生活传播的，发病 3 个月左右时传染性最强。另外，尖锐湿疣还能通过间接接触传播，如共用浴盆、毛巾、游泳衣都可能成为传播途径；家庭成员间非性行为的密切接触也能造成传播。本病的另一条传播途径即母婴传播，患病的母亲通过阴道分娩或日常生活，将病毒传染给婴儿，使婴儿患病。

【发病机制】

HPV 主要作用于鳞状上皮细胞，而三种鳞状上皮（皮肤、黏膜、化生的）对 HPV 感染都敏感，当含有比较大量 HPV 病毒颗粒的脱落表层细胞或角蛋白碎片通过损伤的皮肤黏膜到达基底层细胞，由于 HPV 的亚型、数量、存在状态及机体免疫状态的不同而结局迥异。若感染低危型 HPV，病毒进入宿主细胞后，其 DNA 游离于宿主染色体外，HPV 在基底层细胞脱衣壳，随细胞分化，HPV 的 E 区蛋白表达，刺激 HPV 利用宿主的原料、能量及酶在分化细胞（主要为棘层细胞）进行 DNA 复制，随后 L 区基因刺激在颗粒细胞合成衣壳蛋白并包装病毒基因组，在角质层细胞包装成完整病毒体，当角质层细胞坏死、脱落后释放大量病毒再感染周围正常细胞，病毒复制时 E 区蛋白能诱导上皮增生及毛细血管超常增生，从而产生增殖感染（productive infection），表现为镜下呈现表皮增生、变厚，临床表现为乳头状瘤。若感染高危型，其 DNA 整合到宿主细胞染色体，不能产生完整的病毒体，E_6、E_7 转化基因表达，导致鳞状上皮内瘤变及浸润癌的发生，整合感染时乳头样瘤表现不明显。

虽然 HPV 感染多见，美国年轻女性感染率为 30%～50%，但由于 HPV 感染后，机体产生的细胞免疫及体液免疫可清除大部分 HPV，因此只有一部分人群呈 HPV 潜伏感染，少数呈亚临床感染（subclinical HPV infections，SPI），极少数发生临床可见的尖锐湿疣。潜伏感染是指皮肤黏膜肉眼观察正常，醋酸试验、阴道镜等检查阴性，但分子生物学检查发现 HPV 感染。亚临床 HPV 感染是指无肉眼可见病灶，但醋酸试验、阴道镜、细胞学、病理学检查发现 HPV 感染改变。

【临床表现】

尖锐湿疣潜伏期 3 周到 8 个月，平均 3 个月，尖锐湿疣多见于性活跃的青、中年男女，发病高峰年龄为 20～25 岁。女性尖锐湿疣好发在大小阴唇、阴蒂、肛周、宫颈和阴道，偶见于腋窝、脐窝、乳房等处。尤其易发生于有慢性淋病、白带多者。有些病人可发生在以上多处，少数病人可出现在生殖器、肛门以外如足趾缝间、口腔舌边缘、舌系带、脐窝等处。尖锐湿疣初起为又小又软的淡红色丘疹，顶端稍尖，以后逐渐增大、增多，融合成乳头状、菜花状或鸡冠状等大小不等，形态不一的增生物，部分皮损根部可有蒂。因分泌物浸润表面可呈白色、污灰色。红色或有出血表现，颗粒间积有脓液、发出恶臭味。而发生在宫颈部位者，常无典型的乳头状形态,增生物一般较小,境界清楚,表面光滑,或呈颗粒状、沟回状、单发或多发、散在或融合。病人感到阴部瘙痒,有异物感、阴部灼痛、性交时疼痛或出血。由于局部搔抓、摩擦,可使疣体破损、表面糜烂而出现渗液、出血和继发感染,由于不断搔抓,疣体的增长更为明显。位于湿热湿润部位的疣常表现为丝状或乳头瘤状,易融合成大的团块。妊娠期由于孕妇免疫功能低下及生殖器官供血丰富,为病灶迅速生长提供了条件。所以,尖锐湿疣在孕期生长明显加快,有的长到荔枝或鸭蛋大小,堵满阴道口,分娩时可引起大出血。亚临床感染是指临床上肉眼不能辨认的病变,需用阴道镜及醋酸液辅助检查。发生尖锐湿疣后,由于 HPV 与机体免疫因素的相互作用,10%~30%病人的病变可自然消退,部分病人病变持续不变,部分病人病变进一步进展。

【诊断】

生殖器尖锐湿疣通常呈扁平状、丘疹状或菜花样生长,多生长于生殖器黏膜。生殖器尖锐湿疣可以通过视诊得出诊断,对于临床症状和体征不典型者,要借助辅助检查来确诊。

【辅助检查】

1. **细胞学检查** 细胞学涂片中可见挖空细胞(koilo-cytosis)、角化不良细胞(dyskeratosis)或角化不全细胞(parakeratosis)及湿疣外基底细胞。细胞学检查特异性较高,但敏感性低。挖空细胞的特点为细胞体积大,核大,单核或双核,核变形或不规则,轻度异型性,细胞核周围空晕。挖空细胞形成机制,可能是 HPV 在细胞核内复制,使细胞核增大,而细胞质内线粒体肿胀、破裂,糖原溶解、消失,形成核周空泡。它是 HPV 感染后细胞退行性变。免疫组织化学研究提示挖空细胞核内或核周有 HPV 颗粒。

2. **醋酸白试验** 用3%~5%醋酸外涂疣体2~5分钟,病灶部位变白稍隆起,而亚临床感染则表现为白色的斑片或斑点。本试验的原理是蛋白质与酸凝固变白的结果,HPV 感染细胞产生的角蛋白与正常的未感染上皮细胞产生的不同,只有前者才能被醋酸脱色。醋酸白试验对辨认早期尖锐湿疣损害及亚临床感染是一个简单易行的检查方法。对发现尚未出现肉眼可见改变的亚临床感染是一个十分有用的手段。醋酸白试验简单易行,有助于确定病变的范围,进行指导治疗。但醋酸白试验并不是个特异性的试验,对上皮细胞增生或外伤后初愈的上皮可出现假阳性的结果。所以不推荐作为 HPV 感染的筛查。

3. **阴道镜检查** 阴道镜有助于发现亚临床病变,尤其对于宫颈病变,辅以醋酸试验有助于提高阳性率。涂以

3%的醋酸后,尖锐湿疣可以呈现三种图像类型:①指状型,涂醋酸后显示多指状突起,基质呈透明黄色可见非常清晰的血管襻;②地毯型,呈白色片状,略突出于正常皮肤黏膜表面散在点状血管或螺旋状血管,是典型的反镶嵌阴道镜图像。③菜花型,明显突起,基底较宽或有细蒂,表面布满毛刺或珊瑚样突起,3%~5%的醋酸涂布后表面组织水肿变白如雪塑状。

4. **病理检查** 主要表现:上皮呈密集乳头状增生;表皮角化不良;棘层细胞高度增生;基底细胞增生;挖空细胞为其特征性改变,主要位于上皮浅、中层,呈灶性或散在性分布;真皮内毛细血管增生、扩张、扭曲,周围常有较多密集的以中性粒细胞为主的炎性细胞浸润。

5. **核酸检测** 可采用 PCR 及核酸 DNA 探针杂交检测 HPV,后者包括 southern 印迹杂交、原位杂交及斑点杂交。PCR 技术简单、快速,敏感性高,特异性强,不仅能确诊是否为 HPV 感染,且能确定 HPV 类型,但容易污染,假阳性相对高。

【诊断与鉴别诊断】

典型病例,依据病史(性接触史、配偶感染史或间接接触史)、典型临床表现即可确诊。对于外阴有尖锐湿疣者,应仔细检查阴道、宫颈以免漏诊,并常规行宫颈细胞学检查以发现宫颈上皮内瘤变。对于体征不明显者,需进行辅助检查以确诊。

本病需与假性尖锐湿疣、扁平湿疣、鲍温病样丘疹病、生殖器鳞状细胞癌和皮脂腺异位症等进行鉴别。

1. **假性尖锐湿疣**(pseudo condyloma) 病程较短,常发生在女性小阴唇内侧及阴道前庭,为白色或淡红色小丘疹,少见2个部位以上同时发生,多呈对称分布的颗粒状,无自觉症状,醋酸试验阴性。镜下见乳头较粗,上皮增生不明显,没有诊断性挖空细胞,HPV 检测阴性。

2. **乳头状瘤** 瘤体常有蒂,单发,无假上皮瘤样增生,无角化不全,没有诊断性挖空细胞,HPV 检测阴性。

3. **扁平湿疣**(condyloma latum) 为二期梅毒特征性皮损,发生在肛门、生殖器部位的多个或成群的红褐色蕈样斑块,表面扁平,基底宽,无蒂,常糜烂、渗出,皮损处取材在暗视野下可见梅毒螺旋体,梅毒血清学反应强阳性。

4. **鲍温病样丘疹病**(Bowenoid papulosis) 皮损多为多发性,且多单个散在发生,其表面尚光滑,颜色多为淡红色、褐色、紫罗兰色或棕色,受摩擦后不易出血,其损害增长速度缓慢,多增长到一定程度后停止生长,醋酸试验阴性,组织病理学表现为表皮呈银屑病样增生,表皮乳头瘤样增生,棘层肥厚,可见角化不良细胞,棘细胞排列紊乱,真皮浅层血管扩张,周围有淋巴细胞、组织细胞浸润。

【治疗】

治疗生殖器疣的主要目标是尽早去除疣体,尽可能消除疣体周围亚临床感染和潜伏感染,减少复发。

生殖器疣的治疗应遵循病人的偏好及可用资源和医生的经验。目前尚不存在一个特别有优势的治疗方法,能够治疗所有的病人和所有的疣。由于未来传播 HPV 和 HPV 自限的不确定性,为数较多的研究者依然接受期待治疗的方法即顺其自然。多数病人有 <10 个生殖器疣,疣总面积 $0.5 \sim 1.0cm^2$,这些疣应予各种治疗方式。

治疗方式的选择有如下几种:

1. CO_2激光 是常用的治疗尖锐湿疣的方法。它的特点是在直视下较精准的控制治疗的深度和广度,操作方便,高效而且安全,对周围组织损伤程度小。激光的效能是通过光化作用,热作用,机械作用,电磁场,生物刺激这五大作用实现的,它作用于组织上,使病变组织变性,凝固,坏死,继而结痂,脱落,最后上皮修复。在治疗后,疣体当时即可脱落。对单发或少量多发湿疣,一般 1 次即可使疣体脱落。如疣体较大,激光治疗很容易复发。所以对多发或面积大的湿疣要做多次治疗,间隔时间一般为 1 周。激光尤其适用于多发灶,多中心病灶,以及残留和复发的病灶,可以反复多次操作。激光也可以协同其他技术提高疗效。

2. **冷冻治疗** 它是以液氮或二氧化碳干冰冷冻皮肤病损,冷冻时需覆盖疣体表面,直至皮损周围形成数毫米的冷冻晕轮,使皮肤局部水肿、坏死,每个皮损均要反复冻融。以达到治疗的目的。尖锐湿疣是由于尖锐湿疣病毒的感染,导致皮肤黏膜的良性增生。它有大量的小血管,增殖迅速。用冷冻的方法可使尖锐湿疣内结冰,形成组织局部的高度水肿,从而破坏疣体。冷冻治疗的优点是局部不留痕迹,治愈率约 70%。可用喷雾法或直接接触法,冷冻通常隔 1 周做 1 次,连续 2～3 次。其特点是简单、廉价,很少发生瘢痕和色素脱失,妊娠期治疗安全。冷冻治疗疣体清除率为 44%～75%。清除后 1～3 个月复发率为 21%～42%。适用于疣体不太大或不太广泛的病人。但此治疗技术很难标准化,不同操作者治疗效果有很大差异。

3. **电灼** 用高频电刀或电针烧灼。它的特点是操作简单,见效快。能直接切除和干燥疣体,治疗也较彻底。可用于任何尖锐湿疣的治疗,但是对施术者的技术要求较高,烧灼太过或不足都是有害的。由于电烧灼后皮肤表面愈合较缓慢,所以治疗后要注意预防感染。

4. **手术切除** 尖锐湿疣一般不主张手术切除,因为手术创伤大,出血,感染等并发症多,不适用多发,散在的病灶。且术后易复发,疗效不理想。但对带蒂的较大的疣体,如有的病人尖锐湿疣生长过于迅速,或大如菜花,其他方法

治疗十分困难,可考虑手术治疗。为防止复发,术后配合其他治疗。手术时,大部分病人可在局麻下进行。建议浸润麻醉前常规使用局麻乳膏,能明显减少注射时的疼痛。使用 100mg 利多卡因即能使组织快速浸润麻醉。

5. **微波治疗** 它的原理是利用微波的高频振动,使疣体内部水分蒸发,坏死脱落。微波治疗的特点是,疣体破坏彻底,不易复发,但创面恢复较慢,容易继发感染。所以微波治疗特别适用于治疗疣体较大的、孤立、散在的尖锐湿疣。

6. **光动力治疗** 它对靶组织及损伤程度都具有可选择性,可减少对正常组织的损伤。光动力学疗法有如下重要优点:

(1) 创伤很小:借助光纤、内镜和其他介入技术,可将激光引导到体内深部进行治疗,避免了大手术造成的创伤和痛苦。

(2) 毒性低微:进入组织的光敏药物,只有达到一定浓度并受到足量光照射,才会引发光动力学反应而杀伤病变细胞,是一种局部治疗的方法。人体未受到光照射的部分,并不产生这种反应,人体其他部位的器官和组织都不受损伤,也不影响造血功能,因此光动力疗法的毒副作用是很低微的。

(3) 选择性好:光动力疗法的主要攻击目标是光照区的病变组织,对病灶周边的正常组织损伤轻微。

(4) 可重复治疗。

(5) 可协同手术提高疗效。

7. **局部外用药物**

(1) 咪喹莫特乳膏,咪喹莫特是一种免疫调节剂,具有抗病毒和抗肿瘤活性,通过诱导细胞因子的表达以增强抗病毒活性及刺激细胞免疫反应。将 5% 咪喹莫特乳膏,均匀涂抹一薄层于疣患处,轻轻按摩直到药物完全吸收,并保留 6～10 小时,每周三次,最长可用至 16 周。不良反应是局部灼热,疼痛。休息期会缓解,或通过减少使用频率来减轻。治疗 16 周疣体清除率为 35%～68%,女性清除率高于男性。复发率相对较低,为 6%～26%。该药外用不良反应主要为红斑,偶尔发生重度炎症,使治疗中断。动物实验未显示咪喹莫特有致畸性。但妊娠期尖锐湿疣病人应用咪喹莫特治疗的安全性尚待进一步评估,因此,妊娠期不推荐应用。

(2) 0.5% 鬼臼毒素酊(或 0.15% 鬼臼毒素乳膏):每日外用 2 次,连续 3 天,随后停药 4 天,4～7 天为一疗程。如有必要,可重复治疗,不超过三个疗程。女性阴部及肛周疣体用 0.15% 的乳膏更有效。外用 0.5% 溶液 3～6 周疣体清除率为 45%～83%。外用 0.15% 的乳膏 4 周,疣体清除率为 43%～70%,清除疣体后 8～21 周,复发率为 6%～100%。且高达 65% 的病人用药后出现短暂的烧灼感、刺痛感、红斑和(或)糜烂。该药应禁用于妊娠期。治疗期间,

育龄女性必须避免性生活或应用安全套。

（3）80%～90%三氯醋酸溶液，用棉棒蘸取少量溶液，直接涂于疣体上，通常每周1次。涂后用滑石粉去除未发生反应的酸液。此药适用于小的尖形的疣体或丘疹型疣体，不太适合角化的或大的疣体。三氯醋酸具有腐蚀性，烧灼过度可引起瘢痕，使用时应备好中和剂（如碳酸氢钠）。理想的治疗结果是浅表溃疡无瘢痕愈合。其治愈率为56%～81%，复发率为36%。所有药物在外用时均应注意避开正常皮肤，以减少对周围正常皮肤的损伤。

8. **抗病毒治疗**　无环鸟苷口服，每日5次，每次200mg，或用其软膏外用 α-干扰素每日注射300万单位，每周用药5天。或干扰素300万单位注入疣体基部，每周两次，连用2～3周。干扰素具有抗病毒、抗增殖的作用，主要不良反应为流感样综合征，局部用药不良反应较少且轻微。

对已经治愈的病人，仍应定期仔细检查，防止复发。反复发作的尖锐湿疣，一定要注意有无癌变，需做组织病理学检查确定。孕妇患尖锐湿疣时应选用50%三氯醋酸溶液外用，激光治疗、冷冻治疗或外科手术治疗。

对于下生殖道尖锐湿疣病人，在开始治疗之前，需要确定HPV型别、行脱落细胞学检查并且活检了解病灶是否存在癌变情况。确诊尖锐湿疣的病例，需要根据疣体形态和病变程度，结合病人年龄，生育要求，个人意愿，检查情况，治疗经历，术者经验，当地条件等选择个体化的治疗方案，没有千篇一律的治疗模式。

由于HPV感染存在自限性，且尚无有效去除病毒方法，若检查经确诊仅为HPV亚临床感染，没发生病变，则不需治疗。首次感染尖锐湿疣的病人要进行其他性传播疾病以及宫颈癌相关的筛查。排除淋球菌、衣原体、支原体、滴虫、真菌等病原体感染，如有，应同时治疗。治疗同时还需通知性伴侣一同检查以及接受相应的治疗。

【性伴侣的处理】

应评估现在及过去6个月内的性伴侣有无病变发生，并加强宣教，进行性病防治的教育和咨询，告知其性接触传染的可能性，性行为时推荐使用避孕套阻断传播途径。避孕套可以很大程度减少HPV对生殖器的感染，降低HPV相关疾病的风险，但在避孕套未覆盖或保护区（如阴囊、外阴或肛周），HPV感染仍有可能发生。

【治愈标准和随访】

治愈标准是疣体消失，其预后一般良好，治愈率较高，生殖器疣清除后，随访非常重要。复发易发生在治愈后的3个月之内为多见，复发率为25%，而且小型外生殖器疣在疾病初期很难确定。因此，在治疗后的最初3个月，应嘱病人在治疗后最初3个月提高警惕，加强随诊，至少每2周随诊1次，有特殊情况（如发现有新发

皮损或创面出血等）应随时就诊，以便及时得到恰当的临床处理。同时告知病人注意皮损好发部位，仔细观察有无复发。对于反复复发的顽固性尖锐湿疣，应及时做活检排除恶变。3个月后，可根据病人的具体情况，适当延长随访间隔期。

【临床特殊情况的思考和建议】

1. **妊娠合并尖锐湿疣**　妊娠期女性因为免疫力下降，性激素水平增高，局部血循环丰富，所以更容易感染HPV，而且尖锐湿疣症状也比未怀孕的女性更严重，疣生长迅速，数量多，体积大，范围大，多态性，有时外阴、阴道的赘生物可突出于外阴及阴道，甚至引起阴道阻塞。此外妊娠期疣组织脆弱，经阴道分娩时容易导致大出血。而产后由于体内激素水平的下降与免疫功能的恢复，可使病人在短期内疣迅速缩小，甚至自然消失。

妊娠期HPV感染可引起新生儿喉乳头瘤及眼结膜乳头瘤，但幼儿喉乳头瘤发生率低，危害不大，故患有尖锐湿疣孕妇不需要停止妊娠，且传播途径（即胎盘，产期，或产后）目前尚不完全明确，故也不是必须通过剖宫产分娩减少传播。除非是到了怀孕晚期时，尖锐湿疣还没有得到有效控制，而且估计采用阴道分娩可引起一些不良后果，如赘生物过大，遮盖了阴道口或堵塞阴道，致使阴道分娩受阻、赘生物很脆，阴道分娩易导致局部组织裂伤大出血时，才考虑行剖宫产。

尖锐湿疣合并妊娠的治疗：病灶较小者采用局部治疗，忌用鬼臼毒素和咪喹莫特。可选用三氯醋酸或二氯醋酸。对病灶较大者，采用物理治疗方法如冷冻、烧灼、激光等去除病灶。需要告知患尖锐湿疣的孕妇，新生儿可能有感染HPV发生呼吸道乳头瘤病的危险性，因此，在胎儿和胎盘完全成熟后和羊膜未破前可考虑行剖宫产，产后的新生儿应避免与HPV感染者接触；必要时需请妇产科和性病科专家联合会诊处理。也可以外用三氯醋酸治疗。如无其他原因，没有足够的理由建议患尖锐湿疣的孕妇终止妊娠，人工流产可增加患盆腔炎性疾病和HPV上行感染的危险性。

2. **HIV合并尖锐湿疣**　无数据表明对于艾滋病病人患有尖锐湿疣的治疗方法有所不同。由于HIV感染或其他原因使免疫功能受抑制，可能会出现更多、更大的疣，常用疗法的疗效不如免疫正常者，治疗后也会出现更频繁的反复发作。依不同情况，可采用多种方法联合治疗，这些病人更容易在尖锐湿疣的基础上发生鳞癌，因而常需活检确诊。

参考文献

1. Steben M, LaBelle D. Genital warts: Canadians' perception, health-related behaviors, and treatment preferences. J Low Genit

Tract Dis,2012,16:409

2. Workowski KA,Bolan GA,Centers for Disease Control and Prevention. Sexually transmitted diseases treatment guidelines. MMWR Recomm Rep,2015,64:1

3. Stern PL,van der Burg SH,Hampson IN,et al. Therapy of human papillomavirus-related disease. Vaccine,2012,30 Suppl 5:F71

4. Ciavattini A,Tsiroglou D,Vichi M,et al. Topical Imiquimod 5% cream therapy for external anogenital warts in pregnant women:report of four cases and review of the literature. J Matern Fetal Neonatal Med,2012,25:873

5. Massad LS,Xie X,Darragh T,et al. Genital warts and vulvar intraepithelial neoplasia:natural history and effects of treatment and human immunodeficiency virus infection. Obstet Gynecol,2011,118:831

6. Blomberg M,Friis S,Munk C,et al. Genital warts and risk of cancer:a Danish study of nearly 50 000 patients with genital warts. J Infect Dis,2012,205:1544

（董　晶）

第四节　衣原体感染

关键点

1. 女性患者感染衣原体后常表现为宫颈炎症及尿道炎症，称非淋球菌性泌尿生殖道炎。

2. 临床特点是无症状或症状轻微，患者不易察觉，病程迁延。

3. 临床诊断较困难，常需实验室检查确诊。

4. 需同时治疗感染患者、性伙伴、妊娠妇女防止再次性传播、母胎传播。抗生素应具有良好的细胞穿透性、半衰期长，使用时间应延长。

衣原体（chlamydia）是一类真核细胞内寄生、有独特发育周期、能通过常用细胞滤器的原细胞型微生物。衣原体的共同特征是：①革兰阴性，圆形或椭圆形，大小 $0.2\sim0.5\mu m$，具有类似革兰阴性菌细胞壁；②同时有 DNA 及 RNA；③真核细胞内寄生，有独特发育周期，二分裂方式繁殖；④有核糖体和较复杂的酶类，能独立进行一些代谢活动，但必须由宿主细胞提供能量；⑤对多种抗生素敏感。衣原体根据抗原结构、DNA 同源性、包涵体及对磺胺类药物的敏感性等差异分为 4 种：沙眼衣原体、肺炎衣原体、鹦鹉热衣原体及兽类衣原体。

衣原体感染是常见的性传播性疾病，在美国，衣原体性生殖道感染是最频繁被报道的感染性疾病，在≤25 岁女性中发病率最高。因女性患者感染后常表现为宫颈炎症及尿道炎症，所以称非淋球菌性泌尿生殖道炎。沙眼衣原体（chlamydia trachomatis,CT）是非淋球菌性泌尿生殖道炎

最常见的病原微生物，可引起许多严重的后遗症，最严重的包括盆腔炎、异位妊娠及不孕，而其余衣原体亚种主要引起肺炎及呼吸道感染。沙眼衣原体有 18 个血清型，分别为 A、B、Ba、C；D、Da、E、F、G、H、I、Ia、J、K；L1、L2、L2a、L3。前 4 个血清型主要与沙眼有关，后 4 个可引起性病性淋巴肉芽肿，与泌尿生殖道感染有关的是中间 10 个血清型（D～K），尤其是 D、E、F 型最常见。沙眼衣原体主要感染柱状上皮及移行上皮而不向深层侵犯，可引起尿道炎、直肠炎、肝周围炎、眼包涵体结膜炎及新生儿肺炎等。衣原体感染的高危因素：新的性伙伴、多个性伴侣、社会地位低、年龄小、口服避孕药等。

【传播途径】

成人主要经性交直接传播，很少通过接触患者分泌物污染的物品等间接传播。若孕妇患沙眼衣原体，胎儿或新生儿可通过宫内、产道或产后感染，经产道感染是最主要的感染途径。

衣原体对热敏感，在 $56\sim60℃$ 可存活 $5\sim10$ 分钟，但在 $-70℃$ 可存活达数年之久，常用消毒剂（如 0.1% 的甲醛液、0.5% 石炭酸和 75% 酒精等）均可将其杀死。

【发病机制】

衣原体的生长周期有两个生物相。原体存在于细胞外，无繁殖能力，传染性强；始体存在于细胞内，繁殖能力强，但无传染性。衣原体进入机体后，原体吸附易感的柱状上皮细胞及移行上皮细胞，在细胞内形成吞噬体，原体在吞噬体内变成始体，进行繁殖，继而转化为原体，随感染细胞的破坏而释放出来。衣原体感染后，机体产生体液免疫及细胞免疫，免疫反应具有防御及保护作用，但同时也可导致免疫损伤。衣原体感染的主要病理改变是慢性炎症造成的组织损伤，形成瘢痕，可能与衣原体外膜上的热休克蛋白 60 及脂多糖诱导的迟发型变态反应有关。

沙眼衣原体的致病物质除内毒素样物质和主要外膜蛋白，其他致病原因不明。内毒素样物质是沙眼衣原体细胞壁中的脂多糖，具有革兰阴性菌内毒素类似的作用，可抑制宿主细胞代谢，直接破坏宿主细胞。含原体的细胞内囊泡若与溶酶体结合，衣原体则被杀死。主要外膜蛋白能阻止溶酶体与含原体的囊泡结合，使衣原体在囊泡内得以生长繁殖。主要外膜蛋白易发生变异，使衣原体逃避机体免疫系统对其清除作用，也可使已建立的免疫力丧失保护作用而再次感染。

【临床表现】

临床特点是无症状或症状轻微，患者不易察觉，病程迁延。临床表现因感染部位不同而异。

1. **宫颈黏膜炎**　宫颈管是衣原体最常见的感染部位。

575

70%～90%衣原体宫颈黏膜炎无临床症状。若有症状表现为阴道分泌物增加，呈黏液脓性，性交后出血或经间期出血。检查见宫颈管脓性分泌物，宫颈红肿，黏膜外翻，脆性增加。

2. 子宫内膜炎 30%～40%宫颈管炎上行引起子宫内膜炎，表现为下腹痛、阴道分泌物增多、阴道少量不规则出血。

3. 输卵管炎 8%～10%宫颈管炎可发展为输卵管炎。2/3输卵管炎为亚临床型，长期轻微下腹痛、低热，久治不愈，腹腔镜见输卵管炎症较重，表现为盆腔广泛粘连。由于输卵管炎症、粘连及瘢痕形成，沙眼衣原体感染的远期后果可导致异位妊娠及不孕。

4. 性病性淋巴肉芽肿 表现为外生殖器溃疡，腹股沟淋巴结化脓、破溃，若发生于阴道上2/3或宫颈，由于此部位的淋巴液主要引流至直肠周围淋巴结，故可引起直肠炎和直肠周围炎，即形成生殖器肛门直肠综合征，出现腹痛、腹泻、里急后重、血便等症状，最终可发生肛周脓肿、溃疡、瘘管等，常伴全身症状。晚期可发生阴部象皮肿和直肠狭窄。

5. 尿道炎 可表现为尿道口充血、尿频，甚至排尿困难等泌尿系统症状。

【诊断与鉴别诊断】

由于沙眼衣原体感染无特异性临床表现。临床诊断较困难，常需实验室检查确诊。沙眼衣原体的妇女生殖道感染可通过测试尿液或采集宫颈口及阴道拭子标本诊断。诊断男性尿道沙眼衣原体感染可通过测试尿道拭子或尿液样本。在接受肛交的直肠沙眼衣原体感染的患者，可以通过测试诊断直肠拭子标本。培养、直接免疫荧光技术、酶联免疫技术、核酸杂交试验、PCR技术可用于对子宫颈和男性尿道拭子标本沙眼衣原体检测。扩增技术为这些标本中最敏感的试验，FDA已经开始使用的尿液检测，一些测试为阴道拭子标本。大多数的测试，包括NAAT和核酸杂交试验及与直肠拭子标本，是未经FDA承认的，衣原体培养液没有得到广泛的应用。一些非商业实验室已开始使用NAAT检测直肠拭子标本。

1. 细胞学检查 临床标本涂片后，行Giemsa染色，显微镜下在上皮细胞内找到包涵体，方法简便、价廉，但敏感性及特异性低，WHO不推荐作为宫颈沙眼衣原体感染的诊断手段。

2. 沙眼衣原体培养 诊断沙眼衣原体感染的金标准，敏感性和特异性高，但耗时、费钱、需一定的实验设备，限制了临床应用。取材时注意先用1个棉拭子擦去宫颈口的黏液及脓液，再用另一个棉拭子伸到宫颈管内转动或用小刮勺刮取细胞，放入试管中送检。

3. 沙眼衣原体抗原检测 应用针对沙眼衣原体外膜蛋白或脂多糖的抗体检测抗原，是目前临床最常用的方法，包括：①直接免疫荧光法，敏感性80%～85%，特异性95%左右；②酶联免疫吸附试验，敏感性60%～80%，特异性97%～98%。

4. 沙眼衣原体核酸检测 PCR及LCR（连接酶链反应）敏感性最高，细胞培养阴性时亦能检出衣原体DNA，但应防止污染而致的假阳性。

5. 血清抗体检测 对诊断无并发症的生殖道感染价值不大，但在输卵管炎或盆腔炎时可明显升高，方法有补体结合试验、ELISA及免疫荧光法。

本病主要与淋球菌性尿道炎进行鉴别，此外尚需排除白色念珠菌及滴虫的感染。此外，诊断为衣原体感染的患者还应该对其他性传播疾病进行检测。

【治疗】

治疗感染患者防止传染给性伴侣。此外，通常治疗感染沙眼衣原体的妊娠妇女防止出生时传染给婴儿。性伙伴治疗有助于防止患者再感染和其他性伴侣感染。选用的抗生素应具有良好的细胞穿透性，抗生素使用时间应延长并且使用半衰期长的药物。

治疗生殖器衣原体感染的12个随机阿奇霉素与多西环素的临床试验分析表明，两者治疗同样有效，分别为97%和98%微生物的治愈率。阿奇霉素具有更好的费-效关系，它是一个单一治疗剂量直接观察疗效的药物。然而，多西环素成本比阿奇霉素少，也没有较高的不良事件的风险。红霉素可能有效率比阿奇霉素或多西环素差，主要是因为胃肠道的副作用。氧氟沙星和左氧氟沙星是有效的治疗办法，但比较昂贵。其他喹诺酮类药物由于对沙眼衣原体感染的效果不可靠，因而未进行充分疗效评价。

1. 沙眼衣原体宫颈黏膜炎的治疗 推荐方案：多西环素100mg，每天2次，连服7天或阿奇霉素1g单次顿服。可选用方案：红霉素500mg，每天4次，连服7天；或琥乙红霉素800mg，每天4次，连服7天；或氧氟沙星300mg，每天2次，连服7天；或左氧氟沙星500mg，每天1次，连服7天。

2. 沙眼衣原体盆腔炎的治疗 选用多西环素100mg，每天2次，连服14天；或氧氟沙星300～400mg，每天2次，连服14天。同时加用其他治疗盆腔炎的抗生素。

3. 性病性淋巴肉芽肿的治疗 可用多西环素100mg，每天2次；或米诺环素100mg，每天2次或四环素500mg，每天4次，疗程均为14～21天。局部有淋巴结波动时可穿刺吸脓并注入抗生素，但严禁切开引流。直肠狭窄初期可做扩张术，晚期严重者和象皮肿可采用手术治疗。

4. 衣原体性尿道炎 推荐：阿奇霉素1000mg，口服，单次顿服；或多西环素100mg，口服，每天2次，连服7天。也可选用：红霉素500mg，口服，每天4次，连用7天；或琥乙红霉素 800mg，口服，每天 4 次，连服 7 天；或氧氟沙星 300mg，口服，每天 2 次，连服 7 天；或左氧氟沙星 500mg，口服，每天 2 次，连服 7 天。

5. **性伴侣治疗** 性伙伴及时检查及治疗是必不可少的，以减少对再感染源头患者的风险。治疗期间均应禁止性生活，禁欲应持续到为期 7 天的疗程完成之后。

6. **随访** 除了孕妇(完成治疗后 3~4 周重复测试)，由于沙眼衣原体对所推荐的治疗方案较少耐药，并且治疗成功者，3 周内仍有死亡病原体排出，可致衣原体检查假阳性，因此治疗后短期内(<3 周)不建议为观察疗效而进行衣原体检查，除非未遵循推荐或未遵循可选方案、症状持续存在或怀疑再感染。衣原体重复感染较多见，因为患者的性伴侣没有治疗或患者与沙眼衣原体感染的新的伴侣性交，重复感染导致 PID 和其他并发症发生较最初的感染时风险升高，因此临床医生和卫生保健机构考虑建议衣原体感染治疗后 3~4 个月进行衣原体的检查。性伴侣亦应同时检查。

【临床特殊情况的思考及建议】

1. **妊娠合并沙眼衣原体感染** 妊娠对沙眼衣原体的病程影响不大，但沙眼衣原体感染对妊娠有影响，尤其是分娩时能经产道感染新生儿。未治疗的沙眼衣原体感染孕妇所分娩的新生儿中，20%~50%出现新生儿结膜炎，10%~20%在 3~4 个月内出现沙眼衣原体肺炎。此外，孕期沙眼衣原体感染可引起流产、早产、胎膜早破、低体重儿及产后子宫内膜炎。因此，对高危孕妇因进行沙眼衣原体的筛查，尤其是妊娠晚期。若发现沙眼衣原体感染应进行治疗。多西环素、氧氟沙星、左氧氟沙星是孕妇禁忌。然而，临床经验和研究表明，阿奇霉素是安全有效的。推荐方案：阿奇霉素 1000mg，口服，单次顿服；或阿莫西林 500mg，每天 3 次，连服 7 天。也可选用：红霉素 500mg，口服，每天 4 次，连用 7 天；或红霉素 250mg，口服，每天 4 次，连用 14 天；或琥乙红霉素 800mg，每天 4 次，连服 7 天；或琥乙红霉素 400mg，每天 4 次，连服 14 天。若胃肠道能耐受，低剂量的 14 天红霉素治疗方案可以考虑。而在妊娠期间使用依托红霉素是禁忌，因为它有肝毒性。治疗后 3 周复查衣原体。

2. **新生儿衣原体感染** 母亲患沙眼衣原体感染的新生儿应密切观察，新生儿沙眼衣原体感染多见于沙眼衣原体性结膜炎，在取标本时标本必须包含结膜细胞，而不是单独渗出液。沙眼衣原体感染的诊断意义不仅对新生儿的具体治疗具有重要价值，还必须确定母亲和她的性伴侣的治疗。如果评估为沙眼衣原体结膜炎，婴儿眼分泌物也进行淋球菌检测。一旦发现沙眼衣原体感染，立即治疗。推荐：红霉素或琥乙红霉素每天 50mg/kg，分 4 次口服，连服 14天。局部使用抗生素是不足的，而当全身使用抗生素时，局部抗生素的使用是不必要的。红霉素的有效率约 80%，因此后续的随访，建议确定是否初期治疗有效及评估随之而来的衣原体肺炎的可能性。沙眼衣原体肺炎的婴儿的症状、体征包括：①双肺重复断断续续咳嗽合并呼吸急促；②胸片双肺弥漫浸润气喘是罕见的，婴儿通常退烧。外周血嗜酸细胞数往往增加 400 cells/mm。由于临床表现各不相同，早期诊断和治疗应包括所有 1~3 个月衣原体感染的婴儿，他们可能有肺炎(特别是沙眼衣原体感染未经治疗产妇)。诊断注意事项：衣原体检测应从鼻咽部采集标本。组织培养是衣原体肺炎明确的标准。非培养检测(如 EIA、DFA 和 NAAT)可以使用，但对鼻咽部比眼部标本非培养检测灵敏度和特异性低。DFA 是唯一通过 FDA 擦拭鼻咽部标本检测沙眼衣原体。如果收集气管抽吸、肺活检标本，应检测沙眼衣原体。对沙眼衣原体感染者，确定其母亲和她的性伴侣的治疗，可以协助其婴儿疾病的管理。衣原体肺炎推荐用药：红霉素或琥乙红霉素每天 50mg/kg，分 4 次口服，连服 14 天。红霉素的治疗由沙眼衣原体引起的肺炎的效果大约 80%，可能需第二个疗程，后续随访建议确定肺炎是否治愈，因衣原体肺炎的婴幼儿在其童年期肺功能可能仍然异常。

3. **儿童衣原体感染** 虽然围产期传播沙眼衣原体的鼻咽感染，泌尿生殖道和直肠可能会持续一年，性虐待被视为儿童沙眼衣原体感染的原因之一。儿童推荐方案，体重<45kg，红霉素或琥乙红霉素每天 50mg/kg，分 4 次口服，连服 14 天；体重≥45kg，但年龄<8 岁，阿奇霉素 1000mg，口服，单次顿服；年龄>8 岁阿奇霉素 1000mg，口服，单次顿服或多西环素 100mg，口服，每天 2 次，连用 7 天。

(丰华 隋龙)

第五节 生殖器疱疹

关键点

1. 生殖器疱疹由单纯疱疹病毒 HSV 感染引起，HSV-1 经非性传播途径、HSV-2 经性接触感染。

2. 初次感染生殖器疱疹一半以上为隐性感染，恢复后多数转为潜伏感染，可有原发性、复发性及亚临床三种表现。

3. 生殖器疱疹的临床诊断缺乏敏感性和特异性，有必要进行实验室检测。

4. 生殖器疱疹为复发性疾病，目前尚无彻底治愈方法。治疗目的是减轻症状，缩短病程，减少 HSV 排放，控制其传染性。

生殖器疱疹(genital herpes，GH)是由单纯疱疹病毒(herpes simplex virus，HSV)感染引起的，最常见的一种性传播性疾病。单纯疱疹病毒-2 型是大多数生殖器疱疹的病因,几乎所有的单纯疱疹病毒-2 型为性接触感染。单纯疱疹病毒-1 型常常发生在儿童期,经非性传播途径,然而在发展中国家单纯疱疹病毒-1 型已成为生殖器疱疹常见的病因。在美国,单纯疱疹病毒-1 型是生殖器疱疹的重要的病因并且在学生中有发病增加的趋势。

【病因】

生殖器疱疹是由单纯疱疹病毒引起的泌尿生殖器及肛周皮肤黏膜溃疡而引起的一种慢性、复发性、难治愈的 STD。HSV 属双链 DNA 病毒,分 HSV-1 及 HSV-2 两个血清型。50%的首次发作的 GH 由 HSV-1 引起,但是复发和亚临床脱落常常为 HSV-2 感染,确定引起 GH 的疱疹病毒类型可影响对患者预后的预测和咨询。

GH 可引起播散性 HSV 感染、病毒性脑膜炎、盆腔炎等一系列并发症,孕妇还可以引起胎儿感染和新生儿疱疹。在艾滋病流行地区,GH 增加了 HIV 感染的危险性,同时 HIV 的感染也改变了 GH 的流行状况和临床特点。HSV 感染也与宫颈癌的发生密切相关。

【传播途径】

由于 HSV 在体外不易存活,存在于皮损渗液、精液、前列腺液、宫颈及阴道的分泌物中,主要由性交直接传播,生殖器疱疹患者、亚临床或无表现排毒者及不典型生殖器疱疹患者为主要传染源,有皮损表现者传染性强。孕妇合并 HSV 感染,HSV 可通过胎盘造成胎儿宫内感染(少见)或经软产道感染新生儿(多见)。

【发病机制】

HSV 是嗜神经病毒,经破损的皮肤黏膜进入角质形成细胞,在细胞内复制,细胞产生肿胀、变性、坏死,产生皮肤损害。感染细胞可与未感染细胞融合,形成多核巨细胞。也可不产生临床症状而沿感觉神经轴索迁移到骶神经节,形成潜伏感染。HSV 感染后 1 周血中出现特异性 IgM 抗体,2 周左右出现特异性 IgG 抗体,抗体可中和游离病毒,阻止病毒扩散,但抗体不能清除潜伏的病毒,也不能预防疱疹复发。在机体免疫力降低或某些因素如日晒、月经、寒冷、发热、劳累等的作用下,可激活潜伏的 HSV,病毒沿感觉神经轴索下行到末梢而感染邻接的皮肤黏膜细胞并进行增殖,导致局部疱疹复发。

【临床表现】

初次感染生殖器疱疹的患者中,一半以上为隐性感染,即没有临床症状,显性感染只是少数,一般初次感染恢复后

多数转为潜伏感染。可有原发性、复发性及亚临床三种表现。

1. **原发性生殖器疱疹** 潜伏期 2～20 天,外生殖器和宫颈有烧灼感及溃疡,导致外阴疼痛,排尿困难,阴道流液和腹股沟淋巴结肿大;群集性丘疹,可单簇或散在多簇,好发部位为大小阴唇、阴道口、尿道口、阴道、肛门周围、大腿或臀部,约 90% 累及宫颈。亦有原发疱疹仅累及宫颈,宫颈表面易破溃形成大量排液。丘疹很快形成疱疹,疱液中可有病毒。2～4 天疱疹破裂形成糜烂或溃疡,随后结痂自愈,若未继发细菌感染,不留痕迹。发病前可有全身症状如发热、全身不适、头痛、肌肉酸痛等。有报道 42% 的原发性 HSV-2 感染者及 12% 原发性 HSV-1 感染患者并发病毒性脑膜炎;病情平均经历 2～3 周缓慢消退,但容易复发。妊娠妇女原发性 HSV 感染较非妊娠妇女病情更易发展为重症。尤其是疱疹性口炎和疱疹性外阴阴道炎,可导致播散性的皮肤病变甚至累及内脏引起肝炎,脑炎,血小板减少,白细胞减少及凝血功能障碍。虽然在妊娠妇女中播散性的病变并不常见,但其致死率可高达 50%。此外,在妊娠晚期发生原发性的 HSV 感染引起黏膜病变,更易导致播散性病变的发生并且经阴道分娩可传染给新生儿。

2. **复发性生殖器疱疹** 50%～60%原发性感染患者在半年内复发。发病前局部烧灼感、针刺感或感觉异常,随后群簇小水疱很快破溃形成糜烂或小溃疡。复发者症状较轻,水疱和溃疡数量少,面积小,愈合时间短,病程 7～10 天,较少累及宫颈,腹股沟淋巴结一般不肿大,无明显全身症状。可间隔 2～3 周或月余复发多次。大多数的复发性生殖器疱疹是 HSV-2 感染,由于 HSV-2 较 HSV-1 更易复活。

3. **亚临床性生殖器疱疹** 又称不典型生殖器疱疹,有报道可占感染者的 50%～70%,较难识别,有时仅表现为大小阴唇上的细微裂口、表浅糜烂,甚至是局限性红斑,除皮疹不典型外,部位也不典型,如有的在肛门周围、臀部骶尾部、会阴部,甚至下腹部。由于症状或部位的不典型易被忽略,耽搁了就诊时间也成为该病的主要传染源。

【诊断】

生殖器疱疹的临床诊断缺乏敏感性和特异性。许多 HSV 感染缺乏典型的疼痛性多发性水疱或溃疡性皮损。临床诊断生殖器疱疹时有必要进行实验室检测。根据病毒学或血清学检测对病毒分型,确定对性传播疾病(STD)患者或 STD 高危患者的处理。

1. **病毒检测** 直接识别病毒或病毒成分(表 23-5-1)。

表 23-5-1　单纯疱疹病毒直接检测方法

方法	标本	敏感性	特异性	优点	缺点
病毒培养	皮损处或黏膜				特殊的实验室
	疱疹液	>90%		金标准	需要培养基避光
	溃疡	95%	100%	取样简便	运送迅速、低温
	结痂	70%		病毒分型	2/7 天出结果
	无病变的黏膜	30%		取决于表象	不适合 CFS
	不明确的活检			由实验室条件决定	
	涂片显微镜检				
	新生儿				
细胞学诊断	皮肤黏膜病损	73%～100%	100%	简单、快速、便宜、可重复	病变需新鲜、完整、间隔1/3
	活检				
	涂片显微镜检				
免疫荧光	涂片、病损	41%～70%	>95%	迅速(<4 小时)可分型	新鲜疱疹
	疱疹基底面涂片				要求有实验室技术
病毒抗原检测	病损涂片	41%～80%	80%	取样简单	严格要求新鲜疱疹
EIA/ELISA	疱疹基底液			迅速(<4 小时)可分型,不要求样本完整	
PCR 或实时 PCR					
检测病毒 DNA	CSF	97%～98%	～100%	最敏感方法,24～48 小时出结果	特殊实验室要求未标准化
	玻璃体液			可行病毒分型	不适合所有的标本
	体液			耐药型别的分型适合 CSF	
	皮肤,疱疹液或无病损的黏膜			Real-time PCR 迅速扩增定量分析可以;减少污染可能	污染可能;昂贵

（1）病毒培养:取皮损处标本进行病毒培养、分离、鉴定、分型,是诊断 HSV 感染的金标准,但操作复杂,花费大,敏感性低,尤其对于复发性 GH。

（2）细胞学检查:以玻片在疱疹底部作印片,Wright-Giemsa 染色,显微镜下见到具有特征性的多核巨细胞或核内嗜酸性包涵体,此法敏感性低、特异性低,不能作为诊断 HSV 感染的可靠依据。

（3）核酸检测:可应用核酸杂交技术及 PCR 技术诊断生殖器疱疹,可提高诊断的敏感性并进行分型。PCR 特别适用于诊断中枢系统的 HSV 感染,但应用 PCR 检测 HPV

至 2006 年尚未被 FDA 批准。

仍需注意的是由于感染者为间歇性排毒,培养或 PCR 阴性并不一定代表不存在感染。

2. **血清学检测**　间接的方法(表 23-5-2)。病毒抗原检测:从皮损处取标本,以单克隆抗体直接免疫荧光试验或酶联免疫吸附试验检测 HSV 抗原,是临床常用的快速诊断方法,敏感度为 80%～90%,特异度>96%。疱疹病毒血清学检测主要用于:①复发性及不典型症状生殖器疱疹但病毒培养阴性患者;②临床诊断为生殖器疱疹,但无实验室的诊断依据;③性伴侣患生殖器疱疹。

表 23-5-2　间接 HSV 诊断方法

方法	标本	敏感性	特异性	优点	缺点
Western Blot	血清	～100%	～100%	区分 HSV-1 和 2,早期检测前 HSV-1 到 HSV-2 的血清转换	昂贵;商业化难;2～3 天出结果
EIA	血清	93%～98%	93%～98%	区分 HSV-1 和 2;易商业化	敏感度较低;(相对于扩增)
	血清			比 Western blotting 便宜	商用的仅对 HSV-2
POCT	毛细血管血	96%	87%～98%	快速 6 分钟;易实行;可检测出 80%;4 周内血清转换	昂贵;不能大规模筛查;不能排除试验混杂的 HSV-2 片段

3

【治疗】

生殖器疱疹为复发性疾病,目前尚无彻底治愈方法。治疗目的是减轻症状,缩短病程,减少 HSV 排放,控制其传染性。抗病毒治疗可使大部分有临床症状的患者获益。

1. **注意休息**　避免饮酒及过度性生活,出现临床症状时应避免性生活。

2. **抗病毒治疗**　以全身性抗病毒药物为主。

(1) 原发性生殖器疱疹:常常首次发作症状轻微,但不久会长期出现较严重的症状,所以原发性生殖器疱疹需要接受抗病毒治疗。推荐:阿昔洛韦 400mg,每天 3 次,连用 7～10 天;或阿昔洛韦 200mg,每天 5 次,口服,连用 7～10 天;或伐昔洛韦 1000mg,每天 2 次,口服,连用 7～10 天;或泛昔洛韦 250mg,每天 3 次,口服,连用 5～10 天。但若未完全治愈,疗程可超过 10 天。

(2) 复发性生殖器疱疹:最好在出现前驱症状或皮损出现 24 小时内开始治疗,有助于缩短病程、缓解症状,对于此类患者应长期备药以及时服用。推荐:阿昔洛韦 400mg,每天 3 次,口服,连用 5 天;或阿昔洛韦 800mg,每天 2 次,口服,连用 5 天;或阿昔洛韦 800mg,每天 3 次,口服,连用 2 天;或泛昔洛韦 125mg,每天 2 次,口服,连用 5 天;或泛昔洛韦 1000mg,每天 2 次,口服,服用 1 天;或伐昔洛韦 500mg,每天 2 次,口服,连用 3 天;或伐昔洛韦 1000mg,每天 1 次,口服,连用 5 天。

(3) 频繁复发患者(1 年复发 6 次以上):为减少复发次数,可用抑制疗法,可降低复发性 GH 患者 70%～80%复发频率。推荐:阿昔洛韦 400mg,每天 2 次,口服;或伐昔洛韦 500mg,每天 1 次,口服;或泛昔洛韦 250mg,每天 2 次,口服,连用 5 天。这些药物需长期服用,一般服用 4 个月至 1 年。但是对生殖器疱疹极频繁复发者(≥10 次/年),伐昔洛韦 500mg,口服,每天 1 次的疗效低于伐昔洛韦或阿昔洛韦的治疗剂量。许多研究比较泛昔洛韦或伐昔洛韦与阿昔洛韦,研究显示三者临床结果相似。

(4) 严重感染:指原发感染症状严重或皮损广泛者。推荐:阿昔洛韦每次 5～10mg/kg,每 8 小时 1 次,静脉滴注,连用 2～7 天或直至临床症状消退,随后改为口服药物抗病毒治疗,总疗程不少于 10 天。

3. **局部治疗**　保持患处清洁、干燥,皮损处外涂 3%阿昔洛韦霜、1%喷昔洛韦乳膏或酞丁胺霜等。

【治愈标准及预后】

患处疱疹损害完全消退,疼痛、异常以及淋巴结肿痛消失为治愈。此病虽易复发,但预后良好。

【HIV 感染合并生殖器疱疹】

常具有以下特点:

1. 病情严重,病程长,可表现为广泛性、多发性、慢性持续性溃疡及坏死,疼痛剧烈。

2. 临床复发更加频繁,排毒时间长,可持续 1 个月以上。

3. 并发症多且更严重,常合并细菌或白念珠菌感染,易发生疱疹性脑膜炎及播散性 HSV 感染。

4. 治疗较困难,对阿昔洛韦易产生耐药性,常需进行病毒抑制治疗。发作期治疗,推荐:阿昔洛韦 400mg,口服,每天 3 次,连服 5～10 天;或泛昔洛韦 500mg,口服,每天 2 次,连服 5～10 天;或伐昔洛韦 1000mg,口服,每天 2 次,连服 5～10 天。抑制病毒治疗,推荐:阿昔洛韦 400～800mg,口服,每天 2～3 次;或泛昔洛韦 500mg,口服,每天 2 次;或伐昔洛韦 500mg,口服,每天 2 次。

免疫缺陷使用推荐剂量的抗病毒药是安全的,严重 HSV 感染者可使用静脉抗病毒治疗,但若在抗病毒期间疱疹复发需考虑病毒耐药可能。所有阿昔洛韦耐药病例对伐昔洛韦均耐药,对大部分泛昔洛韦也耐药。耐阿昔洛韦的患者对膦甲酸常有效,剂量为 40mg/kg,静脉滴注,每 8 小时 1 次至临床症状消失。也可局部应用 1%西多福韦,每天 1 次,连用 5 天。

【临床特殊的问题的思考与建议】

1. **妊娠合并生殖器疱疹** 孕妇患 GH 有两种情况。一种是孕妇在怀孕时首次感染上 HSV 病毒,而另一种是孕妇在怀孕前就曾患 GH,在怀孕时 GH 复发。临近分娩孕妇感染 HSV 传染给新生儿的危险是 30%～50%,而复发性 GH 及孕中期感染 HSV 的母亲感染新生儿的危险<1%。但因复发性 GH 比孕期初次感染 HSV 的要多得多,故新生儿从复发性 GH 的母亲感染 HSV 的数量也是很可观的。HSV 感染可造成胎儿宫内发育迟缓、流产、早产甚

至死产,产道分娩也可能引起胎儿感染。故预防新生儿疱疹主要依靠预防 HSV 孕晚期的感染及避免新生儿分娩时暴露在破损的疱疹下。临床研究表明,患有 GH 孕妇,全身应用阿昔洛韦、伐昔洛韦和泛昔洛韦治疗孕妇的安全性尚未确定,但和一般人群比较,早孕期应用阿昔洛韦未增加出生缺陷。故孕妇在怀孕后 GH 复发或者首次患 GH,只要及时接受抗病毒治疗,一般不会出现明显的疱疹症状,大多数孕妇能够安全地妊娠(表 23-5-3),甚至能够进行正常的阴道分娩。若分娩前病情处于活动期,则应行剖宫产,减少胎儿经阴道分娩时感染病毒的机会,但剖宫产不能完全排除疱疹病毒传播给婴儿的风险。

表 23-5-3 孕期抗疱疹病毒治疗

根治性治疗	• 初次治疗:阿昔洛韦 5×200mg×10 天口服/伐昔洛韦 2×500mg×10 天
	• 复发性:阿昔洛韦 5×200mg×5 天口服/伐昔洛韦 2×500mg×5 天
抑制性治疗	• 初次治疗:阿昔洛韦 3×400mg 口服/伐昔洛韦 2×250mg,36 周起服用至分娩
	• 复发性:阿昔洛韦 3×400mg 口服/伐昔洛韦 2×250mg,36 周起服用至分娩

初次感染疱疹病毒孕妇及复发者分娩方式的选择:

(1) 初次感染的孕妇。

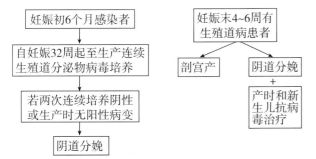

(2) 复发感染的孕妇。

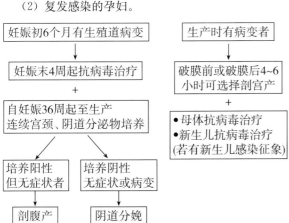

2. **新生儿疱疹** 对病毒学检查或临床观察推测产时已接触 HSV 的新生儿要严密随访,可做病毒动态监测,以在临床症状出现前发现 HSV 的感染。也有专家建议对这些婴儿应用阿昔洛韦治疗。对所有存在新生儿疱疹病毒感染征象者均应及时评估(表 23-5-4),并对这些婴儿选择阿昔洛韦治疗,阿昔洛韦 20mg/kg,静脉滴注,每 8 小时 1 次,如感染播散到中枢神经系统,疗程为 21 天;如感染限于皮

肤、黏膜,疗程为 14 天。

表 23-5-4 新生儿抗 HSV 治疗

| 新生儿 | 阿昔洛韦 3×(10～20)mg/kg,静脉注射 | 14 天(局部感染)/21 天(神经系统或播散感染) |
| 新生儿疱疹后皮肤复发抑制性治疗 | 阿昔洛韦(2～3)×300mg/m²,口服 | 数周或数月 |

(丰华 隋龙)

第六节 获得性免疫缺陷综合征

关键点

1. HIV 可引起 T 淋巴细胞损害,导致持续性免疫缺陷,多个器官出现机会性感染及罕见恶性肿瘤,最后导致死亡。

2. HIV 初筛试验有酶联免疫吸附试验和颗粒凝集试验,确认试验有免疫印迹试验。

3. HIV 感染和艾滋病目前尚无治愈方法,主要采取一般治疗、抗病毒药物及对症处理。

获得性免疫缺陷综合征(acquired immune deficiency syndrome, AIDS),又称艾滋病,是由人类免疫缺陷病毒(human immunodeficiency virus, HIV)引起的性传播疾病。HIV 可引起 T 淋巴细胞损害,导致持续性免疫缺陷,多个器官出现机会性感染及罕见恶性肿瘤,最后导致死亡。HIV 属反转录 RNA 病毒,有 HIV-1、HIV-2 两个型别,引

起世界流行的是 HIV-1，HIV-2 主要在西部非洲局部流行。数据显示，2007 年，全世界大概有 330 万人带 HIV 病毒生存，大概 270 万人感染上 HIV，200 万人死于艾滋病。

【传播途径】

HIV 可存在于感染者的血液、精液、阴道分泌物、眼泪、尿液、乳汁、脑脊液中。艾滋病患者及 HIV 携带者均具有传染性。传播途径：①性接触传播：包括同性接触及异性接触。以往同性恋是 HIV 的主要传播方式，目前异性之间的传播日趋严重。②血液传播：见于吸毒者共用注射器；接受 HIV 感染的血液、血制品；接触 HIV 感染者的血液、黏液等。③母婴传播：HIV 在妊娠期能通过胎盘传播给胎儿，或分娩时经软产道及出生后经母乳喂养感染新生儿。具有下列情况的孕妇易将病毒传播给胎儿：①早产；②孕期患 STD；③孕期出现条件感染；④生育过 HIV 感染儿；⑤p24 阳性；⑥GP120 抗体水平低；⑦CD4 计数 $<400/mm^3$ 及有 HIV 感染症状者。

【发病机制】

最近的研究显示，导致艾滋病的机制始动于感染后的最初数周至数月。急性感染期大量病毒复制，使淋巴外组织的 $CD4^+$ 效应记忆 T 细胞严重缺失，免疫系统显著受损，决定了免疫系统最终衰竭；慢性无症状期普遍的免疫活化，进行性的摧毁免疫系统功能组织，降低其再生能力，最终导致艾滋病。

HIV 病毒体外层的脂蛋白包膜中嵌有 gp120 和 gp41 两种糖蛋白，gp120 与淋巴细胞表面的 CD4 糖蛋白有嗜亲性，可与其特性异结合；gp41 介导病毒包膜与宿主细胞膜融合。因此，HIV 进入人体到达血液后，选择性的侵入 $CD4^+$ 淋巴细胞。HIV 侵入 $CD4^+$ 淋巴细胞后，在病毒反转录酶作用下，合成 DNA，并整合到宿主细胞的染色体，整合的病毒 DNA 既可在细胞内复制，形成完整的病毒体释放出细胞外，细胞死亡，感染新的细胞，也可呈潜伏感染状态，随细胞分裂而进入子代细胞。感染初期，HIV 大量复制，产生病毒血症，临床表现为急性 HIV 感染症状。由于 HIV 的细胞内大量复制，导致 $CD4^+$ 淋巴细胞损伤、死亡，$CD4^+$ T 细胞明显减少。黏膜部位主要的 $CD4^+$ T 细胞是效应记忆 T 细胞，这些细胞表达趋化因子 CCR5，CCR5 是 HIV 感染靶细胞需要的辅助受体，所以 $CCR5+CD4^+$ T 细胞是急性感染阶段病毒感染的靶细胞，这些细胞主要位于胃肠道。然后在机体的免疫作用下，$CD8^+$ CTL 活化，杀伤 HIV 感染细胞，同时产生 HIV 抗体，病毒血症很快被清除，$CD4^+$ 淋巴细胞数量回升。但 HIV 未被完全杀死，进入持续潜伏感染状态，HIV 处于缓慢复制阶段，临床表现为无症状 HIV 感染。随着 HIV 不断复制、扩散，$CD4^+$ 细胞不断死亡，如此周而复始，最后导致 $CD4^+$ 淋巴细胞耗竭，免疫功能严重破坏，并发各种条件致病菌的感染和肿瘤，临床表现为艾滋病，导致死亡。

HIV 病毒进入宿主细胞及复制演示图：

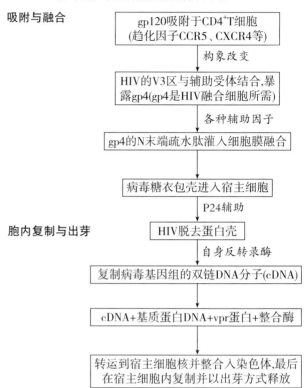

【临床表现】

从感染 HIV 到发展为艾滋病的潜伏期长短不一，短至几个月，长达 17 年，平均 10 年。由于 HIV 感染后期常发生各种机会性感染及恶性肿瘤，因此，临床表现多样化。我国 1996 年 7 月 1 日起执行的《HIV/AIDS 诊断及处理原则》标准中，将艾滋病分为 3 个阶段。

1. **急性 HIV 感染期** 部分患者在感染 HIV 初期无症状，但大部分 HIV 感染后 6 天～6 周可出现急性症状，临床主要表现为：①发热、乏力、咽痛、全身不适等上呼吸道感染症状；②个别有头痛、皮疹、脑膜炎或急性多发神经炎；③颈、腋及枕部有肿大淋巴结，类似传染性单核细胞增多症；④肝脾肿大。上述症状可自行消退。约在感染 HIV 2～3 个月后出现 HIV 抗体阳性，95% 感染者在 6 个月内 HIV 抗体阳性。从感染 HIV 至抗体形成的时期，称为感染窗口期。窗口期 HIV 抗体检测阴性，但具有传染性。

2. **无症状 HIV 感染** 临床常无症状及体征。血液中不易检出 HIV 抗原，但可以检测到 HIV 抗体。

3. **艾滋病** 临床表现为：①原因不明的免疫功能低下；②持续不规则低热超过 1 个月；③持续原因不明的全身淋巴结肿大（淋巴结直径 $>1cm$）；④慢性腹泻超过 4～5 次/天，3 个月内体重下降 $>10\%$；⑤合并口腔假丝酵母菌感染、卡氏肺囊虫肺炎、巨细胞病毒感染、弓形虫感染、隐球菌脑膜炎、进展迅速的活动性肺结核、皮肤黏膜的 Kaposi 肉瘤、淋巴瘤等；⑥中青年患者出现痴呆症状。

1986 年美国疾病控制中心(CDC)建议的 HIV/AIDS 临床表现分类:过去美国 CDC 将艾滋病分成三种不同的临床表现:无症状的 HIV 感染、艾滋病有关的复合症(AIDS related syndrome,ARC)和艾滋病。1986 年美国 CDC 对艾滋病的临床进行的分类:

(1) 第Ⅰ组:急性 HIV 感染:临床表现为一过性的传染性单核细胞增多症,血液抗 HIV 抗体阳性。

(2) 第Ⅱ组:无症状的 HIV 感染:抗 HIV 抗体阳性,没有Ⅲ、Ⅳ组的临床症状,临床检查均属正常范围。

(3) 第Ⅲ组:持续全身淋巴结肿大:在腹股沟以外的其他部位,有两个以上直径在 1cm 以上原因不明的淋巴结肿大持续 3 个月。

(4) 第Ⅳ组:有其他临床症状:又分 5 个亚型。

• **A 亚型:**有非特异的全身症状,如持续一个月以上的发热,腹泻,体重减轻 10% 以上,而找不出其他原因。

• **B 亚型:**表现神经系统的症状,如痴呆,脊髓病,末梢神经病变的症状,而找不出病因。

• **C 亚型:**二重感染,由于 HIV 感染后引起细胞免疫功能不全导致合并二重感染,又分二类:

• **C1:**根据 1982~1985 年美国 CDC 所记录对艾滋病常见感染,如卡氏肺囊虫肺炎、慢性隐球孢子病、弓形体病、间质外类圆线虫病、念珠菌病(食管、支气管及肺)、隐球菌病、组织胞浆菌病、鸟型结核分枝杆菌、巨细胞病毒感染、慢性播散性疱疹和进行性多发性白质脑病等。

• **C2:**其他常见感染有以下六种,口腔内毛状白斑症、多层性带状疱疹、复发性沙门菌血症、奴卡菌症、结核和口腔内念珠菌病。

• **D 亚型:**继发肿瘤。由于细胞免疫功能不全而发生的恶性肿瘤,主要是 Kaposi 肉瘤,非霍奇金淋巴瘤和脑的原发性淋巴瘤。

• **E 亚型:**其他合并症。由 HIV 感染引起细胞免疫功能不全而引起的不属于以上其他亚型的并发症,如慢性淋巴性间质性肺炎。

以上第Ⅰ~Ⅲ组无合并其他感染,第Ⅳ组中 A、B 亚型已出现临床症状,第Ⅳ组中 C、D、E 亚型已有各种合并感染和肿瘤。

【实验室检查】

1. HIV 抗体检测　初筛试验有酶联免疫吸附试验和颗粒凝集试验(加未致敏颗粒应显示阴性反应,而加致敏颗粒如显示凝集反应者则为阳性),确认试验有免疫印迹试验。

2. 病毒培养　病毒分离培养是诊断 HIV 感染最可靠的方法(需要 30ml 血液,不适合新生儿)。

3. 病毒相关抗原检测　双抗体夹心法检测 HIV 相关抗原 p24。

4. 核酸检测　PCR 技术检测血浆中 HIV RNA。

5. 其他　CD4 细胞的计数和其他机会性感染原或抗体的检测。

【诊断】

1. 小儿 HIV/AIDS 的诊断标准　由于母亲的抗体在小儿的体内可持续存在超过 18 个月以上,所以小于 18 个月的小儿应行病毒检测(一般是 HIV DNA 或 RNA 分析)确定其感染状态。CDC 感染监测机构明确认定小儿两次不同的标本病毒结果阳性孩子被认为确定感染了 HIV 或者大于 18 个月的小儿或者病毒试验阳性或者 HIV 抗体试验阳性。

中国疾病预防控制中心(CDC)修订了实验室的标准对于年龄很小的孩子感染监测允许假设排除 HIV 感染:一个孩子未予母乳喂养假设未感染:无临床或实验室感染 HIV 的证据并且两次病毒检测阴性(一次大于等于出生后 2 周,一次大于等于出生后 4 周无病毒检测阳性;或者大于等于出生后 8 周病毒检测阴性和未检测到病毒阳性;或者大于等于出生后 6 个月一次 HIV 抗体阴性)。确定无 HIV 感染的依据为两次病毒检测阴性(一次大于等于出生后 1 个月,一次大于等于出生后 4 个月,或大于等于出生后 6 个月至少两次不同的标本 HIV 抗体均阴性)。而这个新的假设确定未感染者使得一些出生后 6 周暴露于 HIV 下者,得以避免开始 PCP 的预防。

2. 成人 HIV/AIDS 的诊断标准　根据病史、临床表现及实验室检查诊断。我国关于《HIV/AIDS 诊断及处理原则》的诊断标准如下:

(1) 急性 HIV 感染

1) 流行病学史:包括:①同性恋或异性恋者有多个性伴侣史,或配偶或性伴侣抗 HIV 抗体阳性;②静脉吸毒史;③用过进口Ⅷ因子等血液制品;④与 HIV/AIDS 患者有密切接触史;⑤有过梅毒、淋病、非淋菌性尿道炎等性病史;⑥出国史;⑦抗 HIV(+)者所生的子女;⑧输入未经抗 HIV 检测的血液。

2) 临床表现:见上述。

3) 实验室检查:①周围血 WBC 及淋巴细胞总数起病后下降,以后淋巴细胞总数上升可见异型淋巴细胞;②CD4/CD8 比值大于 1;③抗 HIV 抗体由阴性转阳性者,一般经 2~3 个月才转阳性,最长可达 6 个月,在感染窗口期抗体阴性;④少数患者感染初期血清 P24 抗原阳性。

(2) 无症状 HIV 感染:流行病学史同急性 HIV 感染。临床表现同上述临床表现。实验室检查:①抗 HIV 抗体阳性,经确诊试验证实;②CD4 淋巴细胞总数正常,CD4/CD8 大于 1;③血清 P24 抗原阴性。

(3) 艾滋病:流行病学同急性 HIV 感染。临床表现同上述临床表现。实验室检查:①抗 HIV 抗体阳性经确诊试验证实者;②P24 抗原阳性;③CD4 淋巴细胞总数小于 $200/mm^3$ 或 $200\sim500/mm^3$;④CD4/CD8 小于 1;⑤周围血 WBC、Hb 下降;⑥β₂ 微球蛋白水平增高;⑦可找到上述各种合并感染的病原学或肿瘤的病理依据。

（4）病例分类:①HIV 感染者需具备抗 HIV 抗体阳性,急性 HIV 感染系高危人群在追踪过程中抗 HIV 阳转;②若有流行病学史,或有艾滋病临床表现,并且同时具备上述艾滋病实验检查①～⑦中的①③⑦三项者为艾滋病。

【治疗】

经过长时间的研究与应用,艾滋病的死亡率已经有所下降,艾滋病也由一种急性病转变为一种像乙肝一样的慢性病。数据显示艾滋病的死亡人数 2005 年大概是 220 万,而 2007 年大概是 200 万。但是 HIV 感染和艾滋病目前尚无治愈方法,主要采取一般治疗、抗病毒药物及对症处理。

1. **何时开始治疗**　在 2008 年第 17 届艾滋病国际会议上就艾滋病的诊断和治疗做了详细的报告。何时开始治疗是一个问题。对于有症状的 HIV 感染者,不管其 $CD4^+$ T 细胞数或病毒负荷如何,以及 $CD4^+$ T 细胞数 $<0.2\times$ 10^9/L 的无症状患者,建议起始治疗不变。对于 $CD4^+$ T 细胞数在 $(0.2\sim0.35)\times10^9$/L 范围内的患者,起始治疗应认真考虑和实行个体化方案。

2. **一般治疗**　对 HIV 感染和艾滋病患者给予积极的心理治疗,嘱其注意休息,加强营养及劳逸结合,避免传染给他人。

3. **抗病毒药物的种类与作用机制**

（1）核苷类反转录酶抑制剂（nucleoside reverse transcri-ptase inhibitors,NRTI）抑制剂药物有 5 个(表 23-6-1),单独运用疗效有限。

（2）蛋白酶抑制剂（protease inhibitors,PI）:其作用抑制蛋白酶,妨碍前体蛋白裂解或结构蛋白或功能性蛋白从而阻止病毒装配形成完整的病毒颗粒,但并不能清除体内已有的 HIV,见表 23-6-2。

（3）非核苷类反转录酶抑制剂（non-nucleoside reverse transcriptase inhibitors,NNRTIS）:为一组强有力的化合物,可高效地阻止对核苷类抑制剂敏感的或耐药的 HIV-1 的复制,见表 23-6-3。

表 23-6-1　常用核苷类反转录酶抑制剂的剂量及常见副作用

药物	英文名及缩写	剂量	常见副作用
齐多夫定(叠氮胸苷)	zidovudine,ZDV	200mg,每天 3 次或 300mg,每天 2 次	中性粒细胞减少,贫血,口腔溃疡
司他夫定	stavudine,d4T	40mg,每天 3 次(<60kg,30mg,每天 3 次)	AST、ALT 升高
扎西他滨	zalcitabine,DDC	0.75mg,每天 3 次	末梢神经病、阿夫他性溃疡
地丹诺辛	didanosine,DDI	200mg,每天 3 次	恶心、腹泻、胰腺炎、周围神经炎
拉米夫定	lamivudine,3TC	150mg,每天 2 次	恶心、贫血

表 23-6-2　蛋白酶抑制剂的剂量及常见副作用

药物	英文名及缩写	剂量	常见副作用
英地那韦	indinavir,IDV	800mg,每天 3 次	肾结石、高胆红素血症
尼非那韦	nelfinavir,NFV	750mg,每天 3 次	疲乏、腹泻、注意力不集中
沙奎那韦	saquinavir,SQV	600mg,每天 3 次	腹泻、恶心、腹部不适
利杜那韦	ritomavir,RTV	600mg,每天 2 次	恶心、呕吐、无力、腹泻、感觉异常

表 23-6-3　非核苷类逆转录酶抑制剂的剂量和常见副作用

药物	英文名及缩写	剂量	常见副作用
奈韦拉平	nevirapine,NVP	200mg/d,服 2 周后 400mg/d	皮疹、常为自限性
台拉维定	delavirdine,DLV	400mg,每天 3 次	皮疹,为自限性
洛韦胺	loviride	100mg,每天 3 次	恶心、腹泻

联合用药(鸡尾酒疗法)可增加疗效。联合用药多选 2 种 NRTI 加 1 种 N-NRTI 的三联治疗,也可选用 2 种 NRTI 加 2 种 PI 的四联治疗。注意 d4T 和 DDC 不能联合应用。联合用药要注意经证实有效的,有协同作用的,没有交叉耐受,无蓄积毒性,具有实用性。用 1 个 PIs 联合 2 个 NRTIs 的三药联合疗法,它可以使血浆中 HIV RNA 下降并长期维持在检测水平以下。这种合理且有效的联合用约被称之为高效抗反转录病毒治疗（highly active antiretroviral therapy,HAART)。高效抗反转录病毒治疗已经广泛应用于各个国家和地区,高效反转录病毒治疗应用,也让艾滋病转变为一种慢性病。

(4)其他:恩夫韦肽(enfuvirtide),是一种 HIV-1 融合抑制剂,使作用于融合最后一步 gp4 的 N 末端疏水肽灌入细胞膜的一种抑制剂。有助于减少体内的 HIV 数量以及增加 CD4$^+$T 细胞的数量。有研究表明该药物有不错的疗效。HIV 疫苗,目前尚在研究中。

4. 抗病毒药物治疗方案的选择 鼓励临床医生评估患者整体情况,不只是评估艾滋病的状况,而是整个共存的环境。"在所有患者中,耐药性试验应该作为基本检验的一部分进行。"对感染非耐药病毒患者的初始治疗方案建议稍有改变,一线选择为一个 NNRTI 或者以利托那韦蛋白酶抑制剂(PI)为主,再加上双核苷反转录酶抑制剂(NRTI)成分,有大量随机对照试验的证据可寻。在初始方案中不要使用 Darunavir,但是可以给那些对其他 PIs 耐药的患者使用。最近对阿巴卡韦的超敏反应研究结果表明,其可能降低高病毒载量患者(>10 拷贝/ml)的疗效,并且增加患心血管疾病的风险,因此建议在方案中应谨慎使用该药。如果以 NNRTI 为基础的一线治疗方案失败,应该用 2 种有效的 NRTIs 加 1 种利托那韦蛋白酶抑制剂治疗。根据 NRTI 基因变异情况,可以考虑使用 Etravirine。以蛋白酶抑制剂为基础的治疗方案失败更复杂,取决于基因屏障。如果发现得早,将 NRTI 改为 2 种有效的药物可能足够挽救此方案。但是随着耐药性的积累,医生应该考虑使用 Darunavir 或替拉那韦。建议中的一个改变是更加注重充分抑制病毒。Raltegravir 的批准使用已经给我们在抑制多重耐药 HIV 感染者病毒方面带来了又一次飞跃。Enfurvitide 仍是一个重要选择,但与日常注射相关的问题及其他替代药物如 Raltegravir 或 Maraviroc 的出现使其使用减少。Raltegravir 在首次试用中效果明显,但它引发了一个问题,整合酶抑制剂是否可以完全替代现有的药物,还未考虑成熟。当前的一线治疗方案很好,使用也很简单,并且注意保留部分药物以备对现有药品耐药的患者使用。

5. 免疫调节药物的应用 ①α 干扰素每次 300 万 U,皮下注射或肌注,每周 3 次,3~6 个月 1 疗程;②白细胞介素 2(IL-2)每次 250 万 U,连续静脉滴注 24 小时,每周 5 天,共 4~8 周;③丙种球蛋白定期使用,能减少细菌性感染的发生;④中药如香菇多糖、丹参、黄芪均有调整免疫功能。

6. 常见合并症的治疗 常见的合并症有机会性感染和肿瘤。机会性感染包括各种原虫(弓形虫、隐孢子虫等)、细菌(革兰阴性菌和阳性菌)、病毒(肝炎病毒、疱疹病毒、巨细胞病毒、EB 病毒等)和真菌感染(念珠菌、卡氏肺孢子虫、隐球菌等)。对于这些合并症一般采取对症治疗。

(1)口腔、食道念珠菌感染:双性霉素乙 0.6mg/kg,每天一次,静脉滴注,连用 7~10 天。

(2)卡氏肺囊虫肺炎:可口服复方新诺明(TMPco)

2~4 片/次,3~4 次/天,回复后剪断服用以防复发。

(3)细菌性感染:可口服喹诺酮类药物。

(4)播散性带状疱疹:口服阿昔洛韦 200mg,每天 5 次,10 天;或伐昔洛韦 300mg,每天 2 次,10 天。

(5)Kaposi 肉瘤的治疗:在皮损内注射长春花碱,放射治疗,柔红霉素脂质体、阿霉素、博来霉素及长春花碱联合治疗,以及大剂量 α 干扰素,但其疗效是暂时性的。

【预防】

目前无有效的治愈方法,疫苗研究尚未成功,预防相当重要。开展健康教育,普及艾滋病知识,禁止滥交,取缔暗娼;避免与 HIV 感染者、艾滋病患者及高危人群发生性接触;提倡安全性行为,包括使用避孕套;使用血液、血液成分、血制品史,必须经 HIV 检测;防止医源性感染、注射器、针头、手术器械必须严格消毒,有条件的地方用一次性针筒和针头;艾滋病患者或感染 HIV 的妇女避免妊娠,一旦怀孕应行人工流产,对已出生的婴儿应避免母乳喂养。

【临床特殊情况的思考和建议】

妊娠合并获得性免疫缺陷综合征:约 82% 的 HIV 感染的孕妇并无症状,12% 有 HIV 相关症状,仅 6% 表现为艾滋病。孕妇的感染途径也多为性接触,其次为吸毒。孕妇感染 HIV 能通过胎盘传染给胎儿,或分娩时经软产道及出生后经母乳喂养感染新生儿。妊娠期因免疫抑制,可能影响 HIV 感染病程,加速 HIV 感染者从无症状期发展为艾滋病,约 45%~75% 无症状孕妇在产后 28~30 个月后出现症状。但目前对 HIV 感染是否会引起不良妊娠结局,尚无定论。妊娠期的一般治疗、抗病毒治疗及对症处理的原则基本同非妊娠期。HIV 感染本身不是剖宫产的绝对指征。若新生儿出生后经检测未感染 HIV,禁止母乳喂养。

(丰华 隋龙)

第七节 性传播疾病的预防

关键点

1. 性传播疾病重点在于预防,加强教育和咨询,同时及早检查和正确的治疗,以防产生后遗症。

2. 对于有可以通过疫苗接种避免感染 STD 可暴露前行疫苗接种。

性传播疾病不仅是医学问题,也是社会问题。性病及艾滋病的流行将影响人们的身体健康,甚至预期寿命下降,造成卫生资源紧张,引起社会及家庭的不稳定。女性因解剖及生理特征更容易发生性传播疾病,并且由于无症状而得不到及时诊断和治疗,更易成为传染源。孕妇患性传播疾病还可造成胎儿、新生儿感染，危害后代。性传播疾病重点在于预防，同时及早检查和正确的治疗，以防产生后遗症。发生性病危险性的大小与性伴侣的数目、性放纵的程度和性交方式等有密切关系。性爱专一，固定一个性伴侣，是预防性病发生的有效方式。因此，对性传播疾病应予以积极防治。

【预防和控制 STD】

主要在以下五个方面：①教育和给予人们咨询服务以避免因改变性行为而发生 STD；②明确无症状感染患者和有症状患者有可能不寻求诊断和治疗服务；③感染患者的有效诊断与治疗；④对感染 STD 的性伴侣提供评估、治疗和咨询；⑤对于有可以通过疫苗接种避免感染 STD 可暴露前行疫苗接种。

STD 的一级预防是改变高危感染的性行为。卫生保健提供者有独一无二的机会来向他们的患者提供教育与咨询。作为临床交谈的一个部分，卫生保健提供者应该常规和有规律地从他们患者那里了解性生活史，来减少危险性。获得性生活的指南可在第 18 版的避孕技术和在 CDC 的 HIV/STD 预防训练中心的课程里得到咨询技术和特点是尊重、同情、非批判的态度对待每一位患者，了解性生活史和传递有效的预防信息很重要。与患者沟通的主要技巧包括：①自由回答的问题（如"告诉我关于你最近的新性伴侣"，和"使用避孕套你有什么感受吗？"）；②可理解的语言（如"你阴茎上有过痂或疼痛吗"）；③正常化语言（"我的一些患者每次性生活时使用避孕套有困难，那你怎么样"）。引出问题的捷径包括五个 P：伴侣、避孕、STD 的保护、实践和既往 STD 病史。

1. 伴侣

- 你是否和男性、女性或两者发生过性关系？
- 在过去 2 个月，你有几个性伴侣？
- 在过去 12 个月，你有几个性伴侣？

2. 避孕

- 你或者你性伴侣尝试怀孕？如果没有，你们怎么避孕？

3. 避免 STD

- 你怎么保护自己避免感染 STD 和 HIV？

4. 实践

- 要了解你感染 STD 的危险，我需要了解你最近性生活的方式。
- 你是经阴道性交的吗，也就是阴茎在阴道内？
- 如果是，你是否用避孕套：从不、有时或者总是？
- 你有肛交吗，也就是阴茎在直肠或肛管里？
- 如果是，你是否用避孕套：从不、有时或者总是？
- 你有口交吗，也就是阴茎在嘴里？

避孕套答案：
- 如果没有，为什么不用避孕套？
- 如果有时，在什么条件或者和谁你不使用避孕套？

5. 既往 STD 病史

- 你是否有过 STD？
- 你性伴侣是否有过 STD？

其他问题识别 HIV 和肝炎危害：
- 你或者性伴侣曾注射过药物？
- 你或性伴侣曾用钱或药物交换性？
- 是否有任何别的关于你性伴侣的信息？

患者应确保治疗不受个人情况的限制（如支付能力、公民或移民身份、语言或特定的性行为）。许多患者对进行特定的性病治疗或筛查时应进行所有常见性传播疾病的检查，即使如此，如果未对常见性病（如生殖器疱疹）检测，所有患者应当知道重视所有的 STD。

【STD/HIV 预防咨询】

预防信息的有效传递，它是相关的客户端通信（即以客户为中心的心理咨询）和教育方面的具体行动，可减少 STD 的风险/HIV 的传播（如禁欲、避孕套使用、限制性伴侣数量、改正性行为、疫苗接种）。这些每一个具体行动在本报告中单独讨论到。

1. 互动式咨询方法直接针对患者的个人风险，在哪些情况下风险的发生，以及使用的目标制定战略是有效的 STD/HIV 预防。其中一种办法，以客户为中心 STD/HIV 预防咨询，涉及以患者的具体情况减少风险的讨论。以客户为中心的辅导可以减少未来的性病患者的风险而产生有利的影响。一个有效的以客户为中心的做法是发展计划，这表明，一个简短的咨询与干预的次数减少 STD/HIV 的风险相关的行为与降低 STD 发病率。尊重的基础上项目实践模式，已在诊所为基础的环境成功地实施了。其他方式使用的激励采访实现客户的风险减少。CDC 提供关于这些和其他有效的行为干预措施的其他资料。

2. 互动式咨询服务可以有效地利用保健提供者，也可以由经过专门培训辅导员进行。咨询质量的最好保证在于直接提供预防咨询方法和技能建设的办法，定期观察的咨询者反馈，定期进行患者满意度评价，并提供专门知识的人即时反馈专家协助或转介。培训以客为本的辅导，可以在疾病预防控制中心 STD/HIV 预防培训中心获得。如果再提供适合患者的文化、语言、性别、性取向、年龄和发展水平的咨询，这样的预防是最有效。

3. 除了个人预防咨询，一些影片和组织提供明确的资料介绍关于如何正确使用避孕套，这些都有效地减少额外的性传播疾病高风险人群的发生，包括门诊性病患者和青少年。

4. 由于一些性传播疾病发病，特别是梅毒，增加了艾滋病病毒感染者，使用客户为中心的艾滋病毒咨询性病感染者已经受到了公共卫生机构和组织的高度重视。由于疾病预防控制中心发出的共识准则，美国卫生资源和服务管理、艾滋病毒医学协会传染病学会加强性病/艾滋病的风险评估及性病检查,并以客户为中心的咨询减少感染风险。有几个具体的方法,设计用于艾滋病毒护理。其他有关这些方法可在 http://effectiveinterventions.org/获得。

【预防方法】

客户发起的干预措施,减少性传播性病/艾滋病和意外怀孕。

1. **禁欲和性伙伴数量减少**　最可靠的方法,以避免性病传播,禁欲(即口交、阴道性交或肛交),或者在长期的一夫一妻制的未受感染的性伴侣关系。在咨询中鼓励禁欲是至关重要的,正在为性病治疗的人(或其性伴侣正在接受治疗)和想要避免性可能产生的后果(如性病/艾滋病和意外怀孕)。提供避孕技术,双方一夫一妻制,共同性病检查等措施,然后才开始性行为可能会减少对无症状 STD 传播的危险。

2. **暴露前疫苗**　是最有效地防止某些性病传播的方法之一。例如,由于乙肝病毒感染是常见性传播性疾病,建议所有未接种疫苗者接受乙肝疫苗接种。此外,甲肝疫苗对男性同性恋和非法毒品使用者建议注射。关于 A 和 B型肝炎疫苗接种的具体细节可在 http://www.cdc.gov/hepatitis 获得。对人类乳头状瘤病毒四价疫苗(HPV 类型6、11、16、18)现已在 9～26 岁女性中注射。其他性传播疾病疫苗的试验也在进行中。

3. **男用避孕套**　始终正确使用避孕套,在防止艾滋病毒感染性传播性疾病中具有重要的意义,研究显示艾滋病毒在异性恋中,坚持用避孕套者 80% 不太可能成为艾滋病毒感染者,可见,男用乳胶避孕套可以有效地预防感染,同时也可以减少对其他性传播疾病传染的危险,包括衣原体、淋病和滴虫的感染,可以降低发展中国家的妇女盆腔炎的发生。使用避孕套可能会减少对单纯疱疹病毒-2 传播的风险,虽然这种效果的数据比较有限。还可能降低 HPV相关疾病(如生殖器疣和子宫颈癌)的风险和减轻与 HPV感染的不良后果,因为 HPV 与宫颈上皮内瘤病变和男性阴茎病变相关。一个数量有限的前瞻性研究已证明避孕套对 HPV 感染的保护作用,最近的一项前瞻性研究中认为性行为活跃的大学生若坚持使用避孕套,人乳头瘤病毒感染风险降低 70%。

避孕套作为医疗设备,美国食品和药物管理局(FDA)对它进行随机抽样的测试。每一个乳胶避孕套在包装前进行美国制造的电子测试,发现安全套在性交后破损率大约在 2%。使用避孕套后意外怀孕或感染性病往往是由于未正确使用,而并非避孕套破裂的结果。

非乳胶材料男用避孕套虽然他们有一定的断裂和滑移率,较之乳胶安全套通常较为昂贵,其中妇女与性伴侣在使用这两种避孕套的怀孕率相似。非乳胶避孕套主要有两种。第一类是由聚氨酯或其他合成材料,使用后发生性病/艾滋病感染和怀孕率与乳胶避孕套相似。适用于乳胶过敏者。第二类是自然膜避孕套(通常称为"天然"的避孕套,或者羊皮避孕套)。这些避孕套通常由羊盲肠制作而成,该材料有直径为 1500 纳米小孔。虽然这些小孔不允许精子通过,但是,它们的直径是艾滋病毒直径的 10 多倍,是乙型肝炎病毒的 25 倍。此外,实验室研究数据表明,STD 会经自然膜避孕套发生传播。因此目前不建议用自然保护膜避孕套防止性传播性疾病。

患者应注意,必须坚持并正确使用避孕套,对防止性病极其重要。下面的建议,男性用避孕套的正确使用方法:

(1) 每次性行为使用新的安全套(如口腔、阴道和肛门)。

(2) 小心处理,避免指甲、牙齿或其他尖锐物体弄破避孕套。

(3) 阴茎勃起后在与性伴侣生殖器、口腔或肛门接触之前戴上避孕套。

(4) 只能使用水基润滑剂,油基润滑剂(如凡士林、起司油、矿物油、按摩油、身体的乳液和食用油)可能会与乳胶发生化学反应而影响相应效果。

(5) 确保在阴道和肛门性交时有足够的润滑,这可能需要外源性使用水性润滑剂。

(6) 为了防止避孕套滑落,撤出期间对阴茎的避孕套进行固定并撤离。

4. **女性避孕套**　实验室研究表明,女性避孕套是一种带有两端环的润滑聚氨酯鞘,对病毒,包括艾滋病毒以及精液起到机械性障碍作用。一个数目有限的临床研究表明如果始终正确使用,女用避孕套可能会显著减少性传播性疾病的风险。在男用避孕套不能正确使用,性伴侣应该考虑使用女用避孕套。女用避孕套的成本与男性避孕套相比较高。女性避孕套也已用于在接受肛交时性病/艾滋病毒的保护。

5. **阴道杀精子剂和隔板**　可预防淋病、衣原体、病毒感染。含 N-9 杀精子剂不能降低可能艾滋病毒传播的风险,因此,不建议 N-9 杀精子剂用于性病/艾滋病的预防。

参考文献

1. 丰有吉. 妇产科学. 北京:人民卫生出版社,2005

2. 张学军. 皮肤性病学. 第 6 版. 北京:人民卫生出版社,2006

3. 贾文祥. 医学微生物学. 北京:人民卫生出版社,2005

4. 陈同辛,郝轶群. 艾滋病发病机制研究进展. 实用儿科临床杂志,2004 7,19(7)

5. 李海英,吴昊. HIV 致病机制研究进展. 中国病原生物学杂志,2008 3,3:3

6. 贺繁荣,李春辉,吴安华. 艾滋病治疗新指南. 节译自 2008年第 17 届艾滋病国际会议. 中国感染控制杂志,2009 5,8(3):135

7. Reynolds SJ,Makumbi F,Newell K,et al. Effect of daily aciclovir on HIV disease progression in individuals in Rakai,Uganda,co-infected with HIV-1 and herpes simplex virus type 2:a randomised,double-blind placebo-controlled trial. Lancet Infect Dis,2012,

12:441

8. Roxby AC, Drake AL, Ongecha-Owuor F, et al. Effects of valacyclovir on markers of disease progression in postpartum women co-infected with HIV-1 and herpes simplex virus-2. PLoS One, 2012, 7: e38622

9. Drake AL, Roxby AC, Ongecha-Owuor F, et al. Valacyclovir suppressive therapy reduces plasma and breast milk HIV-1 RNA levels during pregnancy and postpartum: a randomized trial. J Infect Dis, 2012, 205: 366

10. Tan DH, Raboud JM, Szadkowski L, et al. Herpes simplex virus type 2 serostatus is not associated with inflammatory or metabolic markers in antiretroviral therapy-treated HIV. AIDS Res Hum Retroviruses, 2015, 31: 276

11. Van Wagoner N, Geisler WM, Bachmann LH, et al. The effect of valacyclovir on HIV and HSV-2 in HIV-infected persons on antiretroviral therapy with previously unrecognised HSV-2. Int J STD AIDS, 2015, 26: 574

12. Yi TJ, Walmsley S, Szadkowski L, et al. A randomized controlled pilot trial of valacyclovir for attenuating inflammation and immune activation in HIV/herpes simplex virus 2-coinfected adults on suppressive antiretroviral therapy. Clin Infect Dis, 2013, 57: 1331

13. Binswanger IA, Carson EA, Krueger PM, et al. Prison tobacco control policies and deaths from smoking in United States prisons: population based retrospective analysis. BMJ, 2014, 349: g4542

14. Young-Wolff KC, Karan LD, Prochaska JJ. Electronic cigarettes in jails: a panacea or public health problem? JAMA Psychiatry, 2015, 72: 103

15. Lee JD, Friedmann PD, Kinlock TW, et al. Extended-Release Naltrexone to Prevent Opioid Relapse in Criminal Justice Offenders. N Engl J Med, 2016, 374: 1232

16. Cloyes KG, Rosenkranz SJ, Berry PH, et al. Essential Elements of an Effective Prison Hospice Program. Am J Hosp Palliat Care, 2016, 33: 390

17. Lim S, Seligson AL, Parvez FM, et al. Risks of drug-related death, suicide, and homicide during the immediate post-release period among people released from New York City jails, 2001-2005. Am J Epidemiol, 2012, 175: 519

18. Wang EA, Wang Y, Krumholz HM. A high risk of hospitalization following release from correctional facilities in Medicare beneficiaries: a retrospective matched cohort study, 2002 to 2010. JAMA Intern Med, 2013, 173: 1621

19. Binswanger IA, Blatchford PJ, Mueller SR, et al. Mortality after prison release: opioid overdose and other causes of death, risk factors, and time trends from 1999 to 2009. Ann Intern Med, 2013, 159: 592

20. Finlay AK, Smelson D, Sawh L, et al. US Department of Veterans Affairs Veterans Justice Outreach Program: Connecting justice-involved veterans with mental health and substance use disorder treatment. Crim Justice Policy Rev, 2016, 27: 203

21. Bird SM, McAuley A, Perry S, et al. Effectiveness of Scotland's National Naloxone Programme for reducing opioid-related deaths: a before (2006-10) versus after (2011-13) comparison. Addiction, 2016, 111: 883

22. Panel on Antiretroviral Guidelines for Adults and Adolescents. Guidelines for the use of antiretroviral agents in HIV-1-infected adults and adolescents. Department of Health and Human Services. 2014

23. Robb ML, Eller LA, Kibuuka H, et al. Prospective Study of Acute HIV-1 Infection in Adults in East Africa and Thailand. N Engl J Med, 2016, 374: 2120

24. Braun DL, Kouyos RD, Balmer B, et al. Frequency and Spectrum of Unexpected Clinical Manifestations of Primary HIV-1 Infection. Clin Infect Dis, 2015, 61: 1013

25. McKellar MS, Cope AB, Gay CL, et al. Acute HIV-1 infection in the Southeastern United States: a cohort study. AIDS Res Hum Retroviruses, 2013, 29: 121

26. De Souza MS, Phanuphak N, Pinyakorn S, et al. Impact of nucleic acid testing relative to antigen/antibody combination immunoassay on the detection of acute HIV infection. AIDS, 2015, 29: 793

27. Peters PJ, Westheimer E, Cohen S, et al. Screening Yield of HIV Antigen/Antibody Combination and Pooled HIV RNA Testing for Acute HIV Infection in a High-Prevalence Population. JAMA, 2016, 315: 682

28. Rosenberg NE, Kamanga G, Phiri S, et al. Detection of acute HIV infection: a field evaluation of the determine® HIV-1/2 Ag/Ab combo test. J Infect Dis, 2012, 205: 528

29. Hollingsworth TD, Pilcher CD, Hecht FM, et al. High Transmissibility During Early HIV Infection Among Men Who Have Sex With Men-San Francisco, California. J Infect Dis, 2015, 211: 1757

30. Samji H, Cescon A, Hogg RS, et al. Closing the gap: increases in life expectancy among treated HIV-positive individuals in the United States and Canada. PLoS One, 2013, 8: e81355

31. Centers for Disease Control and Prevention (CDC). Revised surveillance case definition for HIV infection-United States, 2014. MMWR Recomm Rep, 2014, 63: 1

32. Branson BM, Ginocchio CC. Introduction to 2013 Journal of Clinical Virology supplement on HIV testing algorithms. J Clin Virol, 2013, 58 Suppl 1: e1

33. Popovich KJ, Hota B, Aroutcheva A, et al. Community-associated methicillin-resistant Staphylococcus aureus colonization burden in HIV-infected patients. Clin Infect Dis, 2013, 56: 1067

34. Zervou FN, Zacharioudakis IM, Ziakas PD, et al. Prevalence of and risk factors for methicillin-resistant Staphylococcus aureus colonization in HIV infection: a meta-analysis. Clin Infect Dis, 2014, 59: 1302

35. Henrich TJ, Hanhauser E, Marty FM, et al. Antiretrovi-

ral-free HIV-1 remission and viral rebound after allogeneic stem cell transplantation:report of 2 cases. Ann Intern Med,2014,161: 319

36. Touloumi G,Pantazis N,Pillay D,et al. Impact of HIV-1 subtype on CD4 count at HIV seroconversion,rate of decline,and viral load set point in European seroconverter cohorts. Clin Infect Dis,2013,56:888

37. Mlisana K,Werner L,Garrett NJ,et al. Rapid disease progression in HIV-1 subtype C-infected South African women. Clin Infect Dis,2014,59:1322

38. Le T,Wright EJ,Smith DM,et al. Enhanced CD4$^+$ T-cell recovery with earlier HIV-1 antiretroviral therapy. N Engl J Med, 2013,368:218

39. O'Brien M,Markowitz M. Should we treat acute HIV infection? Curr HIV/AIDS Rep,2012,9:101

40. Volz EM,Ionides E,Romero-Severson EO,et al. HIV-1 transmission during early infection in men who have sex with men: a phylodynamic analysis. PLoS Med,2013,10:e1001568;discussion e1001568

41. Jain V,Hartogensis W,Bacchetti P,et al. Antiretroviral therapy initiated within 6 months of HIV infection is associated with lower T-cell activation and smaller HIV reservoir size. J Infect Dis,2013,208:1202

42. Ananworanich J,Vandergeeten C,Chomchey N,et al. Early ART intervention restricts the seeding of the HIV reservoir in long-lived central memory CD4 T cells. Presented at the 20th Conference on Retroviruses and Opportunistic Infections. Atlanta, March 3-6,2013,Abstract 47

43. Henrich TJ,Gandhi RT. Early treatment and HIV-1 reservoirs:a stitch in time? J Infect Dis,2013,208:1189

（丰华　隋龙）

3

第二十四章　外阴上皮非瘤样病变

外阴上皮内非瘤样病变是女性外阴皮肤和黏膜组织色素改变和变性的一组慢性疾病。病人的外阴皮肤黏膜色素减退呈现白色,临床上也称外阴白色病变。

外阴上皮内非瘤样病变的名称在临床应用上千差万别,如外阴白斑、外阴干枯症、增生性或萎缩性外阴炎、外阴营养不良等。由于命名混乱给疾病诊疗带来诸多不便。随着对外阴上皮内非瘤样病变的认识不断加深,1987 年国际外阴疾病研究协会(International Society for the Study of Vulvar Disease,ISSVD)与国际妇科病理学家协会(International Society of Gynecological Pathologists,ISGYP)共同制定了外阴皮肤疾病分类,见表 24-1。

到了 2006 年,ISSVD 又对外阴皮肤疾病进行了新的病理临床分类,见表 24-2。

表 24-1　外阴皮肤疾病分类(ISSVD,1987)

皮肤和黏膜上皮内非瘤样病变(nonneoplastic epithelial disorders of skin and mucosa)
- 硬化性苔藓(lichen sclerosus)
- 鳞状上皮细胞增生(squamous cell hyperplasia)
- 其他皮肤病(other dermatoses)

上皮内瘤样病变(intraepithelial neoplasia)

鳞状上皮内瘤样病变(squamous intraepithelial neoplasia)
- 轻度不典型增生(mild dysplasia)
- 中度不典型增生(moderate dysplasia)
- 重度不典型增生或原位癌(severe dysplasia or carcinoma in situ)

非鳞状上皮内瘤样病变(nonsquamous intraepithelial neoplasia)
- 佩吉特病(Paget's disease)
- 非浸润性黑色素细胞瘤(tumors of melanocytes,noninvasive)

浸润性肿瘤(invasive tumors)

表 24-2 外阴皮肤疾病病理分型与相应的临床病变分类(ISSVD,2006)

棘细胞层水肿型(spongiotic pattern)
- 特应性皮炎(atopic dermatitis)
- 过敏性接触性皮炎(allergic contact dermatitis)
- 刺激性接触性皮炎(irritant contact dermatitis)

棘皮病型(以前称鳞状上皮细胞增生)(acanthotic pattern formerly squamous cell hyperplasia)
- 银屑病(psoriasis)
- 慢性单纯性苔藓(lichen simplex chronicus)
- 原发性(特发性)[primary (idiopathic)]
- 继发性(并发于硬化性苔藓、扁平苔藓或其他外阴病变)[secondary (superimposed on lichen sclerosus, lichen planus, or other vulvar disease)]

苔藓样型(lichenoid pattern)
- 硬化性苔藓(lichen sclerosus)
- 扁平苔藓(lichen planus)

真皮均一化/硬化型(dermal homogenization/sclerosis pattern)
- 硬化性苔藓(lichen sclerosus)

水疱大疱型(vesiculobullous pattern)
- 类天疱疮,瘢痕型(pemphigoid, cicatricial type)
- 线型 IgA 病(linear IgA disease)

皮肤棘层松解型(acantholytic pattern)
- Hailey-Hailey 病(Hailey-Hailey disease)
- 达里耶病(Darier disease)
- 丘疹样生殖股棘层松解(papular genitocrural acantholysis)

肉芽肿型(granulomatous pattern)
- 克罗恩病(Crohn disease)
- 迈-罗二氏综合征(Melkersson-Rosenthal syndrome)

血管病变型(vasculopathic pattern)
- 口疮性溃疡(aphthous ulcers)
- 眼-口-生殖器三联综合征(Behcet disease)
- 浆细胞性外阴炎(plasma cell vulvitis)

最常见的三种外阴上皮内非瘤样病变:外阴硬化性苔藓、外阴扁平苔藓和外阴慢性单纯性苔藓,在临床上都以瘙痒、皮肤色素改变为特点,因此本章将重点讨论。

第一节 外阴硬化性苔藓

关键点

外阴硬化性苔藓以外阴肛周皮肤萎缩变薄、色素减退至白色为主要表现,其病因可能与遗传、免疫、内分泌、外伤感染等因素有关。主要治疗方法包括药物对症治疗、物理疗法,必要时采取手术治疗等。

【病因】

病因尚未阐明。可能与以下几种因素有关:

1. **遗传因素** 12%的病人有家族史,研究证实人白细胞抗原 DQ7、DQ8、DQ9 与本病有关。

2. **自身免疫因素** 有报道约 21.5%病人合并自身免疫性疾病,如自身免疫性甲状腺炎、斑秃、白癜风、恶性贫血等;21%病人有自身免疫病家族史;42%病人有自身免疫抗体,如细胞外基质蛋白 1,即 ECM1 的抗体,基底膜蛋白 BMZ 的抗体;这都提示本病可能与自身免疫有关。外阴硬化性苔藓病人外阴皮肤中 CD_4^+ T 细胞表达减少,CD_8^+,$CD_{45}RO^+$ 和 CD_{68}^+ T 细胞表达增加,这表明细胞免疫失衡可能在其中有一定作用。

3. **内分泌因素** 有学者报道病人血清中二氢睾酮及雄烯二酮减少,而游离睾酮升高,局部应用睾酮治疗有效,治疗后血中睾酮及二氢睾酮升高,推测可能与 5α-还原酶活性减低,导致睾酮向二氢睾酮转化受阻有关,然而在 5α-还原酶缺乏病人,其硬化性苔藓的危险性并未增加;最近有报道多数病人缺乏雄激素受体,推测可能为雄激素缺乏治疗有效性的原因之一。

4. **外伤与慢性刺激** 不透气、潮湿的环境更容易发生外阴硬化性苔藓,尿液慢性刺激也与病变进程有关。

5. **感染** 欧洲的案例中发现伯氏包柔氏螺旋体与外阴硬化性苔藓有关,一项研究还发现 34 例活检有外阴硬化性苔藓的病人中 26.5%存在 EB 病毒感染。

【病理】

表皮萎缩，表层过度角化，常可见到毛囊角质栓，棘层变薄，基底层细胞液化、空泡变性，黑色素细胞减少，上皮脚变钝或消失；真皮浅层早期水肿，晚期胶原纤维玻璃样变，形成均质化带，均质化带下方有淋巴细胞和浆细胞浸润。由于表皮过度角化及黑素细胞减少使皮肤外观呈白色。

【临床表现】

外阴硬化性苔藓可发生于任何年龄，但以 40 岁左右妇女多见，国外报道绝经后妇女多见，其次为幼女。

1. **主要症状** 外阴瘙痒、性交痛及外阴烧灼感。幼女病人瘙痒症状多不明显，可能在大、小便后感外阴或肛周不适。

2. **体征** 其典型临床特征是外阴萎缩，表现为小阴唇变小，甚至消失；大阴唇变薄，阴蒂萎缩；皮肤颜色变白、皱缩、弹性差，常伴有皲裂及脱皮。病变通常对称，并可累及会阴及肛周而成蝴蝶状。早期病变较轻，皮肤红肿，出现粉红或象牙白色或有光泽的多角形平顶小丘疹，中心有角质栓，丘疹融合成片后呈紫癜状，但在边缘仍可见散在丘疹；若病变进一步发展可形成典型的临床表现；晚期皮肤菲薄、皱缩似卷烟纸或羊皮纸，阴道口挛缩狭窄，仅容小指，造成性交困难。

由于幼女病变过度角化不似成年人明显，检查见局部皮肤呈珠黄色或与色素沉着点相间形成花斑样，若为外阴及肛周病变，可呈现锁孔状或白色病损环。多数病人的病变在青春期可能自行消失。

【诊断及鉴别诊断】

根据临床表现可作出初步诊断，组织活检病理检查是唯一确诊手段。外阴硬化性苔藓应与白癜风及白化病鉴别。

1. **白癜风** 无自觉症状，局部皮肤白色区域与周围组织界限清楚，表面光滑润泽，弹性正常，身体其他部位可伴发白癜风。

2. **白化病** 无自觉症状，身体其他部位也可发现相同病变。

3. **老年外阴生理性萎缩** 外阴皮肤各层组织及皮下组织均萎缩，表现为阴唇扁平，小阴唇退化，病人无自觉症状。

【治疗】

1. **一般治疗** 保持外阴清洁干燥，禁用刺激性大的药物或肥皂清洗外阴。衣着应宽松，并勤换洗，衣料应松软、吸水性强，忌穿不透气的化纤内裤，以棉织内裤为宜。不食辛辣和过敏食物。避免抓伤，对瘙痒症状明显以致失眠者，

可加用镇静、安眠和抗过敏药物。

2. **药物治疗** 治疗的主要目的是缓解瘙痒症状、使皮肤软化、粘连松解。药物治疗的有效率约为 80%，多数只能缓解症状而不能痊愈，且需要长期用药。可选用 0.05% 氯倍他索软膏，最初 1 个月，每日 2 次，继而每日 1 次，连用 2 个月，最后每周 2 次，连用 3 个月，共计 6 个月。也可用 2% 丙酸睾酮油膏（200mg 丙酸睾酮加入 10g 凡士林油膏），初起每日 2 次，连用 3 周后改为每日 1 次，连用 3 周，然后应用维持量，每日 1 次或每 2 日 1 次。根据治疗反应及症状持续情况决定用药次数及时间。治疗期间密切观察丙酸睾酮不良反应，一旦出现毛发增多或阴蒂增大等男性化影响或疗效欠佳时应停药，可改用 0.3% 黄体酮油膏（100mg 黄体酮油剂加入 30g 凡士林油膏），每日 3 次。幼女外阴硬化性苔藓至青春期有可能自愈，一般不采用丙酸睾酮治疗，以免出现男性化体征。可局部涂搽 1% 氢化可的松软膏或 0.3% 黄体酮油膏。

凡瘙痒顽固、表面用药无效者可用曲安奈德混悬液皮下注射。将 5mg 曲安奈德混悬液用 2ml 生理盐水稀释后，取脊髓麻醉穿刺针在耻骨联合下方注入皮下，经过大阴唇皮下直至会阴，缓慢回抽，将混悬液注入皮下组织。对侧同法治疗。注射后轻柔按摩以使混悬液弥散。有报道指出口服环孢霉素 A 3～4mg/(kg·d)，3 个月有效缓解症状，不良反应轻微。

3. **物理治疗** 适用于病情严重或药物治疗无效者，可采用光疗、光动力疗法、聚焦超声治疗（high-intensity focused ultrasound，HIFU）等方法。有文献报道单用 A 波段紫外线（UVA）暴露疗法（PUVA）或者联合补骨脂素（psoralen，一种光敏感性药物）治疗外阴硬化性苔藓有效。近年来 HIFU 对外阴硬化性苔藓的疗效得到越来越多临床工作者的肯定。

4. **中医药疗法** 有报道称采用传统中药熏洗、中药局部注射红花当归注射液等有一定疗效，但有待于进一步大样本随机对照研究证实。

5. **手术治疗** 适用于外阴硬化性苔藓引起性交困难或阴蒂包茎者，可行手术矫形，若发生恶变者，可行手术切除。对病情严重或药物治疗无效者，可行表浅外阴切除或激光切除，但复发率高，不仅在切除边缘，甚至移植皮肤也可复发，目前很少采用。

【临床特殊情况的思考和建议】

文献报道外阴硬化性苔藓有发展为外阴鳞状细胞癌（vulvar squamous cell carcinoma）的风险，其恶变率为 0.3%～4.9%，应长期随访排除恶变，随访间隔一般为 6～12 月。外阴 SCC 中发现 33% 的病人合并有外阴硬化性苔藓。一项回顾性病例对照研究发现年龄和鳞状细胞增生是发展为外阴癌的危险因素。外阴 SCC 由两条不同的途径

发展而来,每条途径均有其癌前病变。一条是无人乳头瘤病毒(human papilloma virus,HPV)感染的途径,外阴硬化性苔藓或分化型外阴鳞状上皮内瘤变(vulvar intraepithelial neoplasia,VIN)或两者合并存在,可进展为SCC;另一条途径由 HPV 相关的癌前病变,即平常型 VIN 进展为 SCC。

(汪　清)

第二节　外阴扁平苔藓

> **关键点**
> 　　外阴扁平苔藓是一种具有特征性的紫红色扁平丘疹、斑丘疹,主要症状为外阴局部剧烈瘙痒,呈慢性经过的非感染性炎性病变。其病因不明,可能与精神因素、病毒感染、免疫异常有关。治疗方法主要有局部药物治疗,必要时手术治疗。

【病因】

确切病因不明。可能与精神因素、病毒感染、免疫异常有关。目前推测可能是由于病毒、药物或其他接触性变应原引起记忆性 T 细胞与表皮交叉抗原发生自身免疫。在 T 细胞迁移聚集于皮肤的过程中,墨角藻糖基转移酶Ⅶ产生的内皮细胞选择素配体起关键作用。心理应激也可导致内分泌和 T 细胞抗原表达异常。另外,病人有脂质过氧化异常和糖代谢异常。

【病理】

外阴上皮颗粒层楔形增生,有过度角化及棘层肥厚,表皮突不规则延长呈锯齿状。真皮浅层可见以淋巴细胞为主的带状浸润,并侵入表皮,基底膜常有液化变性,上皮细胞退化可形成胶状体。淋巴细胞浸润以 $CD_{68}{}^+$ 和 $CD_3{}^+$ T 细胞为主。

【临床表现】

好发于 30～60 岁妇女,可累及外阴和阴道。分为三型:糜烂型、丘疹鳞屑型和肥厚型。主要症状为外阴局部剧烈瘙痒,其典型皮损为多角形扁平暗红色、紫红色或乳白色丘疹,针尖至 1cm 大小,扁平光滑,边缘清楚。丘疹表面可有一层光滑发亮的蜡样薄膜,并可见细的白色条纹,即 Wickham 纹。偶见水疱和大疱性损害。损害可孤立存在,亦可密集成片,并可互相融合成苔藓状,在棕色潮湿的区域内出现脐窝状区,表面粗糙、湿润,并可见抓痕,前庭及小阴唇内侧面可见淡红色网状斑。除侵犯大小阴唇、阴蒂及会阴外,也常累及阴道黏膜,常并发严重的萎缩性变化,但阴道口及阴道无萎缩狭窄。身体其他部位可有典型皮疹,口

腔黏膜可有糜烂及网状 Wickham 纹。糜烂型外阴扁平苔藓存在进展为外阴浸润癌的潜在风险,应引起重视。

【诊断及鉴别诊断】

依据典型外阴扁平苔藓的临床特征,结合组织病理检查,即可诊断。应注意与银屑病、皮肤淀粉样变、黏膜白斑等鉴别。点滴状银屑病者可与外阴扁平苔藓相似,但其鳞屑较多,薄膜现象和点状出血征阳性。皮肤淀粉样变皮损多对称分布,为褐红色和褐黄色平顶或圆顶形丘疹,表面粗糙无光泽。刚果红试验阳性。皮肤组织病理学检查可以证实。外阴黏膜白斑皮损为灰白色斑片,表面粗糙,触有韧硬感,自觉瘙痒或剧痒,其他皮肤无皮疹。组织病理学检查可以证实。

【治疗】

1. **一般治疗**　与外阴硬化性苔藓相同,见本章第一节"外阴硬化性苔藓"。

2. **局部药物治疗**　病变局限者,可外搽 5%～10% 水杨酸软膏,皮肤肥厚者可用 0.1% 维生素 A 软膏。芦荟凝胶局部外用也是一种安全有效的选择。有报道称口服甲氨蝶呤 2.5～7.5mg,每周一次,同时局部涂抹 0.05% 氯倍他索软膏和 0.03%～0.10% 他克莫司软膏,4～8 周症状改善,皮损愈合,病人耐受好,未见不良反应。小范围病变可在病变基部黏膜下用 2.5% 醋酸泼尼松龙混悬液 0.5～1ml,加入等量的 1% 普鲁卡因液,局部封闭。亦可用维生素 B_{12} 100μg 加入 1% 普鲁卡因液 1ml,局部封闭。

3. **手术治疗**　适应证与外阴硬化性苔藓相同,用于病变引起性交困难或阴蒂包茎或者恶变者。

【临床特殊情况的思考和建议】

外阴扁平苔藓在诊疗过程中常易漏诊误诊,确诊需外阴活检送病理,同时也需排除恶性病变。治疗上尚无特效疗法,多采用综合疗法。他克莫司疗效较好,安全性高,但存在费用昂贵的问题。此外病程长、病情易反复常常导致病人依从性差。

(汪　清)

第三节　外阴慢性单纯性苔藓

> **关键点**
> 　　外阴慢性单纯性苔藓是外阴局部皮肤受到刺激而产生的以鳞状上皮细胞良性增生,临床表现主要为瘙痒的外阴病变。根据 1987 年 ISSVD 与 ISGYP 制定的外阴皮肤疾病分类方法,其属于外阴鳞状上皮增生范畴。治疗方法主要有药物、激光、HIFU、手术疗法等。

【病因】

病因不明。一般认为外阴长期受局部潮湿和分泌物的刺激与发病有关。不明原因的瘙痒，反复搔抓，也可致该病。精神紧张或抑郁者可导致外阴部易于罹患慢性单纯性苔藓。

【病理】

表层角化过度或角化不全，棘细胞层不规则增厚，上皮脚向下延伸。上皮脚之间的真皮层乳头明显，并有轻度水肿以及淋巴细胞或少量浆细胞浸润。但上皮细胞整齐排列，细胞大小、极性和核形态、染色均正常。无异型细胞。

【临床表现】

多见于 50 岁左右的中年妇女，国外报道绝经后老年妇女多见。主要症状为外阴瘙痒，其瘙痒程度远较外阴硬化性苔藓严重，病人常由于剧痒难耐而搔抓，搔抓可加重皮损使瘙痒加剧，形成愈抓愈痒、愈痒愈抓的恶性循环。病损主要累及大阴唇、阴唇间沟、阴蒂包皮、阴唇后联合以及附近的股部内侧等处。病变可呈孤立、局灶性或多发、对称性。早期病变皮肤暗红或粉红色，角化过度部位呈灰白色。长期搔抓和摩擦后，皮肤增厚、色素增加，皮嵴隆起，皮肤纹理明显，呈数多小多角形扁平丘疹，并群集成片，出现苔藓样变，并可见搔抓痕迹。由于局部潮湿、搔抓和摩擦的程度不同，病人不同部位的病变形态亦有所差别，严重者可因搔抓引起表皮破损、溃疡等，表面多为暗红或粉红，随着上皮不断增厚，外阴呈浸渍状，形成界限清晰的白色斑块。一般无萎缩或粘连。本病可与外阴浸润癌并存。前瞻性研究显示其恶变率为 2%～5%。

【诊断及鉴别诊断】

除临床症状及体征外，主要依靠病理组织学检查确诊，注意多点活检。若病理检查结果有不典型增生或原位癌，则应归为外阴上皮内瘤变。活检应在皲裂、溃疡、硬结、隆起或粗糙等病损范围边缘处进行。活检前先用 1% 甲苯胺蓝涂抹局部皮肤，干燥后用 1% 醋酸液擦洗脱色，在不脱色区活检。甲苯胺蓝为核染色剂，不脱色区常表示有裸核存在，此处活检有助于提高不典型增生或早期癌变的检出率。

外阴慢性单纯性苔藓除了与白癜风、白化病鉴别外，还应与特异性外阴炎相鉴别。假丝酵母菌外阴炎、滴虫性外阴炎、糖尿病外阴炎等分泌物及糖长期刺激，均可导致外

阴表皮角化过度、脱落而呈白色。假丝酵母菌外阴炎、滴虫性外阴炎均有分泌物增多、瘙痒，分泌物检查可发现病原体；若外阴皮肤对称发红、增厚，伴有严重瘙痒，阴道分泌物不多，可能为糖尿病外阴炎。特异性外阴炎在原发疾病治愈后，白色区随之消失。

【治疗】

1. **一般治疗**　与外阴硬化性苔藓相同，见本章第一节"外阴硬化性苔藓"。

2. **药物治疗**　该病以奇痒为主，一般主张局部应用皮质激素控制瘙痒。可选用 0.025% 氟轻松软膏或 0.1% 曲安德奈软膏，每日 3～4 次。因长期使用类固醇药物可使局部皮肤萎缩，故当瘙痒症状缓解后，停用高效类固醇药物，改为作用轻微的 1%～2% 氢化可的松软膏，每日 1～2 次，维持治疗。为促进药物吸收，局部用药前可先用温水坐浴，每日 2～3 次，每次 10～15 分钟，使皮肤软化，并可缓解瘙痒症状，并有利于药物吸收。坐浴时，禁用毛巾擦洗患处以免加剧病损。多数病人治疗有效，但需坚持长期用药。

3. **手术及激光治疗**　由于手术治疗仍有远期复发可能，目前一般不采用。手术治疗仅用于反复药物治疗无效，或有恶变可能者。包括单纯外阴切除和激光手术。

（1）单纯外阴切除：由于切除后瘢痕形成常导致术后性交痛，故有学者主张手术同时行皮片移植以减少瘢痕挛缩。术后应定期随访，一般远期复发率为 50%。复发部位多在切口周围，再次手术仍有复发可能。

（2）激光治疗：一般采用 CO_2 激光治疗，破坏皮肤深度 2mm 可消除异常上皮组织和破坏真皮层内神经末梢，从而阻断瘙痒或搔抓所引起的恶性循环。激光治疗具有手术精确、操作简易、破坏性小、愈合后瘢痕组织较少的优点，但远期复发率仍与手术切除相似。

4. **聚焦超声治疗**　HIFU 可通过增加外阴鳞状上皮细胞增生组织中碱性成纤维细胞生长因子（bFGF）及其受体成纤维细胞生长因子受体-1（FGFR-1）的表达，从而抑制鳞状上皮增生。

【临床特殊情况的思考和建议】

近年来治疗方法多样，建议根据病人具体情况，采取个体化治疗。

1. **聚焦超声治疗**　HIFU 是将超声波聚焦于靶区组织，利用超声波具有的组织穿透性和能量沉积性，将体外发生的超声波聚焦到生物体内病变组织（治疗靶点），通过超声的机械效应、热效应和空化效应达到治疗疾病的目的。通过对超声换能器参数的设置可以达到靶向破坏病变的目

的,而对治疗靶点周围组织却没有损伤,从而实现无创治疗的目标。HIFU治疗外阴上皮内非瘤样病变,是一种有效的新方法。

2. 神经钙蛋白阻滞剂治疗作用　局部应用皮质激素仍是治疗T细胞异常活化增殖导致的外阴皮肤疾病的首选用药,但长期应用皮质激素可导致皮肤萎缩、下丘脑-垂体-肾上腺轴抑制等不良反应。吡美莫司和他克莫司这两种神经钙蛋白阻滞剂,可有效阻断T细胞在提高表皮防御能力时释放炎性细胞因子,对硬化性苔藓、扁平苔藓和慢性单纯性苔藓均有效,且耐受良好。在对局部应用皮质激素耐药或不能耐受时,吡美莫司和他克莫司可作为二线用药。对外阴慢性单纯性苔藓,应用1%吡美莫司乳膏,每日2次,4周后半数以上病人瘙痒症状完全消退。吸收的吡美莫司血药浓度低于0.3ng/ml,未见不良反应。然而尚未有长期应用是否可致恶变可能增加的确切结论的研究,因此长期应用需谨慎。

3. 光动力疗法　光动力疗法(photodynamic therapy, PDT)的原理是应用光敏剂,在一定时间内蓄积与其吸收峰波长一致的辐照刺激能量,导致病变组织破坏。PDT最早用于治疗外阴硬化性苔藓始于1999年。行PDT前先用生物吸附38mg/cm^{2}氨基乙酰丙酸,然后使用氩激光照射,治疗1～3周期后效果明显。常见的不良反应是治疗时疼痛和烧灼感,治疗后1周可能出现局部红斑。

4. 中医药疗法替代　传统中医药是一个伟大的宝库,其中有很多清热解毒、活血化瘀的中药值得进一步挖掘,用药方法可有中药煎汤熏洗、中药提取物局部注射、中药局部超声导入等方法,相信随着研究的深入,可能会有一些有效的药物挖掘出来。

参考文献

1. Lynch PJ, Moyal-Barracco M, Bogliatto F, et al. 2006 ISSVD classification of vulvar dermatoses:pathologic subsets and their clinical correlates. J Reprod Med,2007,52(1):3-9

2. Bulbul Baskan E,Turan H,Tunali S,et al. Open-label trial of cyclosporine for vulvar lichen sclerosus. J Am Acad Dermatol, 2007,57(2):276-278

3. Shiohara T,Mizukawa Y,Takahashi R,et al. Pathomechanisms of lichen planus autoimmunity elicited by cross-reactive T cells. Curr Dir Autoimmun,2008,10:206-226

4. Hussein MR,Aboulhagag NM,Atta HS,et al. Evaluation of the profile of the immune cell infiltrate in lichen planus, discoid lupus erythematosus, and chronic dermatitis. Pathology,2008,40(7):682-693

5. Rajar UD,Majeed R,Parveen N,et al Efficacy of aloe vera gel in the treatment of vulval lichen planus. J Coll Physicians Surg Pak,2008,18(10):612-614

6. Jang NG,Fischer. Treatment of erosive vulvovaginal lichen planus with methotrexate. Australas J Dermatol,2008,49(4):216-219

7. Lotti TG,Buggiani F. Prignano, Prurigo nodularis and lichen simplex chronicus. Dermatol Ther,2008,21(1):42-46

8. van de Nieuwenhof, H. P., I. A. van der Avoort, J. A. de Hullu. Review of squamous premalignant vulvar lesions. Crit Rev Oncol Hematol,2008,68(2):131-156

9. Maclean AB,Jones RW,Scurry J,et al. Vulvar cancer and the need for awareness of precursor lesions. J Low Genit Tract Dis, 2009,13(2):115-117

10. Raspollini MRG,Asirelli GL,Taddei. The role of angiogenesis and COX-2 expression in the evolution of vulvar lichen sclerosus to squamous cell carcinoma of the vulva. Gynecol Oncol, 2007,106(3):567-571

11. 李成志,卞度宏,汪炼,等. 聚焦超声用于治疗外阴白色病变的长期疗效评估. 中华妇产科杂志,2007,42(1):9-13

12. 刘阳,马涛,武昕. CD4$^+$ T细胞和CD8$^+$ T细胞浸润与外阴上皮内非瘤样病变的相关性,中国医科大学学报,2010,39(7):561-563

13. Goldstein AT,Parneix-Spake A,McCormick CL,et al. Pimecrolimus cream 1% for treatment of vulvar lichen simplex chronicus:an open-label, preliminary trial. Gynecol Obstet Invest, 2007,64(4):180-186

14. Zawislak AA,McCarron PA,McCluggage WG,et al. Response of vulval lichen sclerosus and squamous hyperplasia to photodynamic treatment using sustained topical delivery of aminolevulinic acid from a novel bioadhesive patch system. Photodermatol Photoimmunol Photomed,2009,25(2):111-113

15. 靳志颖,郑凤平. 中药熏洗治疗外阴上皮内非瘤样病变疗效观察. 中国医药,2013,8(3):415

16. 徐爱玲. 中药配合超声治疗外阴硬化性苔藓36例疗效分析. 宁夏医科大学学报,2011,33(10):1000

17. 赖慧敏,邓新粮,薛敏,等. bFGF、FGFR-1在外阴鳞状上皮增生组织中表达及意义. 实用预防医学,2011,18(1):22-25

18. Fistarol SK,Itin PH. Diagnosis and treatment of lichen sclerosus:an update. Am J Clin Dermatol,2013,14(1):27-47

（汪　清）

第二十五章　鳞状上皮内病变

鳞状上皮内病变(squamous intraepithelial lesion,SIL)指 HPV 感染后,在鳞状上皮内形成的具有相应临床和病理学表现的上皮内病损。女性生殖道鳞状上皮内病变包括外阴、阴道、宫颈处的鳞状上皮内病变,临床上常三者或二者同时存在。

1. **病理学诊断与分级**　2014 年 WHO 将鳞状上皮内病变病理学分级分为两级:低度鳞状上皮内病变(low-grade squamous intraepithelial lesion,LSIL)/高度鳞状上皮内病变(high-grade squamous intraepithelial lesion,HSIL),命名与分级及细胞学诊断相对应,提高了不同观察者之间诊断的一致性。

2. **LSIL**　指 HPV 感染后,鳞状上皮细胞具有成熟分化能力的上皮内病损,具有较低的复发或转化为浸润癌的风险。

3. **HSIL**　指 HPV 感染后,主要由不能成熟分化的幼稚鳞状细胞过度增生为主构成的上皮内病损,如果不处理,具有较高的复发或转化为浸润癌的风险。

第一节　外阴上皮内病变

关键点

1. 瘙痒是外阴上皮内病变(VIN)最常见的症状。其他表现包括可见的病变、可触及的异常、疼痛或排尿困难;但很多女性没有症状。鳞状上皮内病变发生在不止一个部位(外阴、阴道、宫颈或肛周区域)的情况相对常见。

2. 确诊依据为活组织病理检查,主要镜下病理特征为上皮层内细胞异型性和核分裂象增加。

3. 治疗的目标是阻止浸润性外阴癌的发生和缓解症状,同时保留正常的外阴解剖和功能。根据活检结果、病变范围和病人的症状来进行个体化治疗。

外阴上皮内病变(vulvar intraepithelial neoplasia,VIN)指局限于外阴表皮内,未发生间质浸润的癌前病变。多见于 45 岁妇女。近年来发生率在年轻妇女中逐渐增加,约 50% 病人伴有其他部位上皮内病变。约 38% 病人的病变可自行消失,仅 2%～4% 进展为浸润癌。

【病因】

确切病因不明。VIN 的危险因素包括人乳头瘤病毒感染、吸烟、免疫缺陷传播疾病、等。

1. **人乳头瘤病毒感染**　所有 VIN 病变中几乎 90% HPV 检测阳性。HPV 与湿疣型亚型和基底细胞样型亚型的 VIN 及外阴癌均有关。

2. **吸烟**　吸烟一贯都与 VIN 的发生有关。一项病例系列研究报道,40 例有 VIN 的女性中有 27 例为吸烟者,而 40 例与之年龄匹配的非肿瘤性外阴疾病女性中仅有 5 例为吸烟者(68% vs .13%),两者之间相关联的机制尚不清楚。

3. **免疫缺陷**　感染人类免疫缺陷病毒(human immunodeficiency virus,HIV)的女性与未感染者相比,前者发生外阴/肛周上皮内病变的情况更常见。

【发病机制】

肛门生殖器的上皮来源于胚胎的泄殖腔,包括宫颈、阴道、外阴、肛门和齿状线以上的下段 3cm 直肠黏膜。由于整个区域的胚胎学起源相同,因此对相似的外源因子(例如 HPV 感染)易感,此区域的鳞状上皮内病变经常既是多灶性的(即同一器官的多个病灶),又是多中心性的(即累及一个以上器官的病灶)。

【病理特征及分类】

2014 年 WHO 女性生殖器官肿瘤分类将外阴病变分为低级别鳞状上皮内病变(LSIL)、高级别鳞状上皮内病变(HSIL)和分化型外阴上皮内病变(differentiated-type VIN,dVIN)。2015 年外阴阴道疾病研究国际协会

（ISSVD）讨论了 2014 年 WHO 的该分类后，提出了鳞状上皮内病变（SIL）的新命名，进一步将之分为 LSIL、HSIL 和 dVIN。良性的鳞状上皮疾病，如：尖锐湿疣则被单独列出。

发布了关于外阴临床上皮内病变的术语，仍采用 WHO 分类。

1. **外阴 LSIL** 可以表现为扁平湿疣或者 HPV 感染的改变。需要明确指出的是，LSIL 不应被视为潜在的外阴癌前病变。如果没有症状，可以不做处理。

2. **外阴 HSIL** 2004 年 ISSVD 术语中被称为外阴上皮内病变常见型（usual-type VIN，uVIN）。与 HPV 感染有关，大约有 20% 的风险发展为浸润癌。

3. **dVIN** 与 HPV 感染无关，大约有 80% 的风险发展为浸润癌。

【临床表现】

症状多无特异性，有症状女性中最常见的主诉是瘙痒。其他表现包括会阴疼痛或烧灼感，或排尿困难。大约 50% 的女性是无症状的，是在常规妇科检查时或因宫颈细胞学异常行阴道镜检查时观察到病变而被诊断的。病灶可发生在外阴任何部位，可见外阴丘疹、斑点、斑块或乳头样赘疣，单个或多个，融合或分散，灰白或粉红色，少数为略高出皮面的色素沉着。

【诊断】

确诊需依据病理学检查。对任何可疑病灶应作多点活组织病理检查。取材时应注意深度，避免遗漏浸润癌，采用局部涂抹 3%～5% 醋酸或 1% 甲苯胺蓝，有助于提高病灶活检的准确率。

【处理】

治疗的目标是预防浸润性外阴癌的发生和缓解症状，同时保留正常的外阴解剖和功能。VIN 必须根据活检结果、局灶性、疾病位置和范围及女性的症状进行个体化治疗。

1. **低级别鳞状上皮内病变的处理** 若无明显症状可暂不治疗，定期随访；也可考虑运用激光治疗，激光气化的目的是治疗异常区域整个上皮层。

2. **高级别鳞状上皮内病变的处理** 可采用 CO_2 激光消融术，对于年龄较大病人，也可考虑局部切除术，切缘超过病灶外至少 0.5cm。较大融合型病灶或病变较广泛或多灶性，尤其阴道镜检查已疑及早期浸润癌可能，可考虑行外阴皮肤切除术。

3. **分化型外阴上皮内病变的处理** 可采用单纯外阴

切除（单纯外阴切除术是指切除整个外阴连同会阴组织，通常包括一些皮下组织），适用于老年、病灶广泛的病人。若伴有浸润癌或合并汗腺癌时，需做广泛性外阴切除和双侧腹股沟淋巴结切除术。

【临床特殊情况的思考和建议】

妊娠期 VIN 的治疗：关于 VIN 合并妊娠的数据非常有限。据报道，大约 15% 的外阴癌发生在 40 岁以下的女性。因此，出现在妊娠期的任何外阴病变都应按照非妊娠病人的原则进行活检。妊娠期 VIN 病人的治疗选择主要有两大类：

（1）采用局部切除或消融的外科治疗应该遵循与非妊娠病人相同的一般原则。这是妊娠期 VIN 的优选治疗，特别是妊娠早期或中期病人。

（2）期待治疗直至分娩后。一旦已在组织学上排除浸润癌，可考虑推迟 VIN 的治疗至产后，尤其是在妊娠晚期被诊断的病人。

【预后】

约 38% 外阴鳞状上皮内病变（VSIL）可自然消退，治疗后 VSIL 的复发率为 10%～20%。复发的危险因素包括免疫抑制、存在多灶性或多中心性病变、较大的病变或切除标本切缘阳性。治疗后 3 个月、6 个月、12 个月各检查一次，随访 5 年。

（高蜀君　隋龙）

第二节　阴道上皮内病变

关键点

1. 阴道上皮内病变（VaIN）通常无症状，但病人可因性交后点滴出血或因阴道分泌物异常就诊。子宫切除术后阴道涂片（pap smear）异常或 HPV 持续感染的所有女性，应当排除 VaIN。

2. 手术切除、激光消融、局部治疗和腔内放疗能成功根除约 70%～80% 女性的病变，复发率为 20%～30%。治疗的选择取决于病人的总体健康状况、手术风险、是否期望保留阴道性功能、是否存在多病灶病变以及侵袭性疾病已被排除的确定性。

3. 治疗后的 1～2 年内应每 6 个月进行 1 次妇科检查和阴道细胞学检查，必要时行阴道镜检查，其后应每年进行 1 次，以评估病变的持续或进展情况。人乳头瘤病毒（HPV）检查作为治疗后监测是有意义的。

阴道上皮内病变(vaginal intraepithelial neoplasia,VaIN)指存在鳞状细胞异型性且不伴侵袭。以往根据上皮受累的深度将病变分类:VaIN 1 和 VaIN 2 分别累及上皮的下 1/3 和 2/3,而 VaIN 3 累及上皮的 2/3 以上,累及上皮全层的原位癌被包括在 VaIN3 内。2012 年,美国病理学家学会和美国阴道镜和宫颈病理学会提出了修正的术语,据此 VaIN 分为两类:LSIL 表示低级别病变,以往称 VaIN 1;HSIL 表示高级别的病变,以往称 VaIN2、VaIN3。VaIN 相对少见,没有宫颈上皮内病变(cervical intraepithelial neoplasia,CIN)或外阴上皮内病变(vulvar intraepithelial neoplasia,VIN)常见,故人们对其疾病进展和自然病程缺乏全面理解。

【病因】

病因不清,一般认为是由于下生殖道肿瘤有共同的病因,约 1/2 的 VaIN 病变存在合并的宫颈或外阴肿瘤。共同胚胎起源的组织易于因类似致癌刺激暴露而形成肿瘤。尤其暴露于 HPV 似乎能诱导女性下生殖道的所有 3 个部位肿瘤形成(宫颈、阴道和外阴)。

【临床表现】

阴道上皮内病变多无症状。或仅有分泌物增多伴臭味,或性交后出血。病灶多位于阴道上段,单个或多个,分散或融合,红色或白色。散在的病灶呈卵圆形,稍隆起,表面有刺状细突。

【诊断】

确诊需依据病理学检查。阴道脱落细胞学检查可作为阴道上皮内病变的筛选方法。如细胞学发现异常,应明确其是否来自宫颈和阴道。阴道黏膜涂抹 3%醋酸可使白色病灶显而易见。范围较广的病灶需作多点活检。应注意全面观察,包括阴道穹隆部。绝经后萎缩的阴道,可予雌激素局部涂抹后行阴道镜检查和活检更易发现病灶。

【治疗】

阴道上皮内病变的治疗强调个体化,应综合考虑病灶情况(范围、部位、级别、数量)、病人情况(年龄、生育要求等)。

1. **低级别阴道上皮内病变** VaIN1 常自发性消退,没有确定的恶变可能性,可以给予密切监测,也可以选择 CO₂激光治疗。

2. **高级别阴道上皮内病变** 应尽早发现并给予及时、合理的治疗,以降低发展为浸润癌的风险。治疗方法包括非手术治疗和手术治疗。

(1) 非手术治疗:适用于 50 岁以下并希望保留性功能的病人。

1) 物理治疗:二氧化碳激光气化是一种常用的局部组织消融技术,尤其适用于病灶小(< 1.5cm),阴道顶端病灶以及阴道穹隆广泛的病灶。约 1/3 的病人将需要不止 1 次治疗,但这种操作通常耐受良好,愈合令人满意并且最大限度地减少性功能障碍。疼痛和出血是最常见的并发症。

如果阴道镜检查无法完全显示异常上皮整个区域或者怀疑有任何侵袭就不应进行消融治疗。

2) 局部药物治疗:局部药物治疗包括咪喹莫特和 5-氟尿嘧啶。咪喹莫特:有若干关于局部应用 5%咪喹莫特乳膏治疗 VaIN 并取得满意效果的小型病例系列研究。在这些报道中不同的咪喹莫特治疗方案使得相当高比例的病人完全缓解,报道的疾病持续或复发率为 22%～29%。最常见的不良反应是局部灼伤和疼痛,但不严重到使得病人终止治疗。基于现有数据,咪喹莫特可能是治疗 VaIN 的相当有效且耐受良好的局部治疗选择。

5-氟尿嘧啶(5-FU):局部用 5-氟尿嘧啶(5-fluorouracil,5-FU)的并发症包括阴道刺激或烧灼感和溃疡形成。外用氧化锌乳膏或凡士林可以作为屏障帮助保护邻近区域避免发生溃疡。局部用雌激素也可能减少病人的不适感。

3) 放射治疗:腔内放疗是一种有效的治疗方式,但很少使用,因为单纯切除阴道断端或消融治疗通常能成功治疗,且腔内放疗较其他治疗具有更高的并发症发生率。放疗保留用于既往治疗失败的病人、不适合手术的病人或广泛性或多病灶疾病病人。放疗最佳剂量目前还不清楚。腔内放疗引起的并发症包括阴道萎缩、狭窄和缩短,还可发生肠道和膀胱的变化和诱导绝经。

(2) 手术治疗:多用于 50 岁以上病人,尤其是 HSIL 或因宫颈癌切除子宫后阴道残端病人。手术方法包括局部切除、阴道部分切除术和阴道全切术。手术治疗的并发症可有:广泛局部切除导致的阴道缩短或狭窄,甚至腹部操作后严重的术后并发症。

【预后】

高级别阴道上皮内病变的复发率为 10%～42%。高级别病变复发的危险因素包括多发性病灶、单用 5-FU 治疗、HPV 感染及免疫抑制等。任何高级别病变病人均需长期随访。用细胞学涂片和 HPV 检测进行治疗后随访,每 6 个月 1 次,持续 1～2 年,之后每年 1 次。因 HPV 在 VaIN 中具有较高的检出率,故将 HPV 检测作为一项重要的评价指标用于 VaIN 治疗后随访,并辅助行阴道镜检查。

(高蜀君 隋龙)

第三节　宫颈上皮内病变

关键点

1. 宫颈上皮内病变（cervical intraepithelial neoplasia，CIN）分为低级别鳞状上皮内病变（LSIL）、高级别鳞状上皮内病变（HSIL）和原位癌（CIS）。LSIL 包括 CIN1、轻度不典型增生、扁平湿疣等，大部分 LSIL 常自然消退。HSIL 包括 CIN2、CIN3、中度不典型增生、重度不典型增生、原位癌。宫颈高级别鳞状上皮内病变和原位癌属于宫颈癌前病变范畴。

2. 人乳头瘤病毒（HPV）感染是发生宫颈病变的必要条件，但不是充分条件。与发生宫颈癌前病变和宫颈癌有关的主要因素是高危型 HPV 的持续性感染。环境因素（如，吸烟）和免疫因素也起一定作用。

3. 致癌风险低的人乳头瘤病毒（HPV）亚型，如 HPV6 和 HPV11，并不整合入宿主的基因组，只可导致低级别病变，致癌风险高的人乳头瘤病毒（HPV）亚型，如 HPV16 和 HPV18，与病毒的持续性、高级别病变以及向浸润癌的进展密切相关，但也可导致低级别病变。

4. 对于大多数 LSIL 病人，建议以宫颈癌筛查性检测进行观察，而非治疗。如果 LSIL 持续两年以上或怀疑高度病变（之前细胞学检查为高度病变），可行宫颈的诊断和治疗操作。

5. HSIL 进展为宫颈癌的风险高，5% 的 CIN2 和 12%～40% 的 CIN3 病变会进展为宫颈癌，对于大多数 HSIL 病人，应治疗而非观察。对于妊娠女性延期治疗（除非怀疑浸润性疾病）。

【病因】

HPV 感染是发生宫颈上皮内病变的必要条件，但由于绝大多数 HPV 感染者并没有发生宫颈上皮内病变或宫颈癌，单纯 HPV 感染不足以导致这些疾病。慢性感染、性传播疾病、吸烟等为协调因素。遗传、家族性、饮食和内源性激素因素等可能与 CIN 或宫颈癌的发生无关。

【发病机制】

1. **低级别鳞状上皮内病变（LSIL）**　目前已知的 HPV 亚型有 120 多种，其中 40 多种可以感染宫颈。大部分感染由 13 种高危型 HPV（16,18,31,33,35,39,45,51,52,56,58,66,68）和 4～6 个低危型（6,11,42,43）引起，其中高危型亚型感染占 80%～85%，其余为低危亚型感染。LSIL 中 HPV 通常为非整合状态，宿主基因组相对稳定。

2. **高级别鳞状上皮内病变（HSIL）**　高危型 HPV 感染所致，HPV16 和 HPV18 可导致 50%～60% 的高级别病变。HPV 整合入宿主基因组可破坏 E_1 和 E_2 开放读码框，也可导致 E_6 和 E_7 基因的转录调控丧失，导致过表达癌蛋白 HPV

E6 蛋白、HPV E7 蛋白。HPV E6 蛋白可结合 p53 并诱导其在细胞内降解；而 E7 可与视网膜母细胞瘤（retinoblastoma，Rb）蛋白相互作用，导致转录因子 E2F 分离并促进细胞周期的进展。p53 和 Rb 这两个重要抑癌基因的失活被认为是 HPV 导致宿主细胞转化和被感染细胞系无限增殖的核心环节，通过一系列生物学效应导致：抑制局部免疫功能，使感染得以持续；使感染的鳞状细胞去分化、呈永生化状态，因而形成局部鳞状细胞的单克隆性过度增生，局部上皮内病变形成。

3. **原位腺癌**　绝大多数由高危型 HPV 感染所致，最常见亚型为 HPV18 和 HPV16，其致病机制目前尚不清楚。

【临床表现】

宫颈上皮内病变无特殊症状。偶有阴道排液增多，伴或不伴臭味，也可表现为接触性出血。检查宫颈可表现为各种不同程度的宫颈糜烂，也可无特殊改变。

【诊断】

宫颈上皮内病变诊断应遵循"三阶梯式"诊断程序-细胞学（HPV 检测）、阴道镜及组织病理学检查。

1. **宫颈细胞学检查**　是上皮内病变及早期宫颈癌筛查的基本方法，相对于高危 HPV 检测，细胞学检查特异性高，但敏感性较低，可选用巴氏涂片或液基细胞涂片，宫颈细胞学检查的报告形式为 TBS（the bethesda system）分类系统。

Bethesda 2001 宫颈细胞学报告：

- **细胞学诊断总体分类：** 未见上皮内病变细胞或恶性细胞（negative for intraepithelial lesion or maglignancy，NILM）、其他细胞（子宫内膜细胞出现在 40 岁以后妇女图片中要报告）和上皮细胞异常。上皮细胞异常包括鳞状上皮细胞异常和腺上皮细胞异常。

- **鳞状细胞异常包括：** ① 非典型鳞状细胞（atypical squamous cells，ASC），包括无明确诊断意义的非典型鳞状细胞（atypical squamous cells of undetermined significance，ASC-US）和非典型鳞状细胞不除外高度鳞状上皮内病变（atypical squamous cells cannot exclude high-grade squamous intraepithelial lesion，ASC-H）；② 低级别鳞状上皮内病变（low grade squamous intraepithelial lesion，LSIL），包括 CIN1/HPV 感染；③ 高级别鳞状上皮内病变（HSIL），包括 CIN2 及 CIN3；④ 鳞状细胞癌。

- **腺上皮细胞异常：** 不典型（AGC），倾向于病变；原位腺癌（宫颈管）；腺癌（宫颈管、子宫内膜、子宫外）。

2. **HPV 检测**　可与细胞学联合应用于宫颈癌筛查。2015 年中华医学会妇产科指南建议 30 岁以上女性（已婚或未婚但有性生活）可行高危 HPV 检测，建议有条件者行细胞学和 HPV 联合检测；如 HPV16/18 型阳性者，无论细胞学结果如何均建议行阴道镜检查。

3. **阴道镜检查**　若细胞学检查为 ASC-US，且高危型 HPV 检测阳性或 LSIL 及以上者应做阴道镜检查，可了解病变区及血管情况。若需了解宫颈管病变程度，应行宫颈管内搔刮（ECC）取材。

4. 宫颈活组织检查　任何肉眼可见病灶均应做单点或多点活检。如无明显病变，可选择宫颈转化区多点活检，或在醋白上皮、碘实验不染色区取材。但对以下情况应做宫颈诊断性锥切术确诊：①宫颈细胞学多次诊断 HSIL，阴道镜检查阴性或不满意或镜下活检阴性，颈管搔刮术阴性；②宫颈细胞学诊断较阴道镜下活检诊断病变级别高，或提示可疑浸润癌；③HSIL；④宫颈细胞学提示腺上皮异常倾向病变，或更高级别诊断者，无论 ECC 如何；⑤阴道镜检查或镜下活检怀疑早期浸润癌或怀疑宫颈原位腺癌。

【处理】

关于 CIN 治疗的决定主要基于宫颈癌的风险、治疗相关的风险，以及遵守治疗计划的可能性。对于极有可能会消退的 LSIL 进行观察；HSIL 病变发展为宫颈癌的风险高，对这些病变通常采取宫颈切除术治疗。然而，这些病变也有消退的可能，因此对于某些病人在充分评估后，有条件者可考虑密切随访。对于计划日后生育的女性尤为如此，因为切除术可能会导致一些日后不良的产科结局。以下评估方案是由美国阴道镜及宫颈病理学协会与美国和加拿大多个专业协会和政府机构共同制定的 2012 年共识指南提供。

1. 高危型 HPV 感染、宫颈细胞学阴性的处理　如果是 HPV16 或者 HPV18 阳性，直接转诊阴道镜检查，如果是其他高危型 HPV 阳性，6 个月后复查细胞学，1 年后复查细胞学和 HPV。

2. LSIL 的处理　由于 LSIL 在以后的随访中有较高比例可转为正常，因此对 CIN1 的处理越来越趋于保守。

（1）需要处理的 LSIL 指征：LSIL 合并细胞学结果为 HSIL/AGC 或以上的病例，或 LSIL 病变持续 2 年，或阴道镜评估提示 HSIL。

（2）处理的方法：阴道镜检查满意者，可采用消融的方法予以治疗；阴道镜检查不满意者应采用 LEEP 锥切治疗。

（3）随访：6 个月后复查细胞学，如无异常 1 年以后复查细胞学和 HPV。若细胞学是 ASC-US 及以上或高危型 HPV 阳性，需行阴道镜检查。

3. HSIL 的处理　对于 CIN2 病变，如不予治疗，似乎 40%～58% 的病变会消退，而 22% 的病变会进展为 CIN3，5% 的病变会进展为浸润癌。对于 CIN3，预计的自然消退率为 32%～47%，如不治疗 12%～40% 会进展为浸润癌。因此所有的 CIN2 和 CIN3 均需治疗。阴道镜检查满意的 CIN2 可用物理治疗或宫颈锥切术，但之前必须行 ECC 除外宫颈管内病变；阴道镜检查不满意的 CIN2 和所有 CIN3 通常采用宫颈锥切术，特别是宫颈环形电切术（LEEP）。经宫颈锥切确诊、年龄较大、无生育要求、合并有其他手术指征的妇科良性疾病的 CIN3 也可行全子宫切除术。

【临床特殊情况的思考和建议】

妊娠合并宫颈上皮内病变：不论异常持续多久，也不论之前检查结果是否为高度病变（ASC-H 或 HSIL），妊娠女性均不应行宫颈切除术或消融术。应在病人产后 6 周行再次评估，并根据那些评估结果进行管理。

对于 CIN2，CIN3 妊娠女性，如果不怀疑浸润性疾病，可有两种随访方式：①妊娠期间进行细胞学检查和阴道镜检查重复评估病人，但评估频率不超过每 12 周 1 次。应仅在阴道镜下病变外观恶化或细胞学检查提示浸润性疾病时，才进行重复活检。禁止进行宫颈管刮除取样和子宫内膜取样，因为存在影响妊娠的风险。②或者再评估可推迟至产后 6 周进行。

仅在怀疑浸润性疾病时才行诊断性切除。

参考文献

1. 沈铿，马丁. 妇产科学. 第 3 版. 北京；人民卫生出版社，2015

2. Kurman RJ，Carcangiu ML，Herrington CS，et al. WHO Classification of Tumours of Female Reproductive Organs. 2014

3. Ogunleye D，Lewin SN，Huettner P，et al. Recurrent vulvar carcinoma in pregnancy. GynecolOncol，2004，95：400

4. Thuis YN，Campion M，Fox H，et al. Contemporary experience with the management of vulvar intraepithelial neoplasia. Int J Gynecol Cancer，2000，10：223

5. Darragh TM，Colgan TJ，Cox JT，et al. The Lower Anogenital Squamous Terminology Standardization Project for HPV-Associated Lesions：background and consensus recommendations from the College of American Pathologists and the American Society for Colposcopy and Cervical Pathology. Arch Pathol Lab Med，2012，136：1266

6. Aho M，Vesterinen E，Meyer B，et al. Natural history of vaginal intraepithelial neoplasia. Cancer，1991，68：195

7. Gunderson CC，Nugent EK，Elfrink SH，et al. A contemporary analysis of epidemiology and management of vaginal intraepithelial neoplasia. Am J Obstet Gynecol，2013，208：410. e1

8. Haidopoulos D，Diakomanolis E，Rodolakis A，et al. Can local application of imiquimod cream be an alternative mode of therapy for patients with high-grade intraepithelial lesions of the vagina? Int J Gynecol Cancer，2005，15：898

9. National Comprehensive Cancer Network. NCCN clinical practice guidelines in oncology（NCCN guidelines）：cervical cancer screening. Version 2. 2012

10. Khan MJ，Partridge EE，Wang SS，Schiffman M. Socioeconomic status and the risk of cervical intraepithelial neoplasia grade 3 among oncogenic human papillomavirus DNA-positive women with equivocal or mildly abnormal cytology. Cancer，2005，104：61

11. De Villiers EM. Relationship between steroid hormone contraceptives and HPV，cervical intraepithelial neoplasia and cervical carcinoma. Int J Cancer，2003，103：705

12. Bornstein J，Bogliatto F，Haefner HK，et al. The 2015 International Society for the Study of Vulvovaginal Disease（ISSVD）Terminology of Vulvar Squamous Intraepithelial Lesions. J Low Genit Tract Dis，2016，20：11-4

（隋龙　高蜀君）

第二十六章 女性生殖器肿瘤

女性生殖器肿瘤可发生于女性生殖器的各个部位,以子宫和卵巢的肿瘤最为常见。常见的良性肿瘤是子宫肌瘤和卵巢囊肿;恶性肿瘤为宫颈癌、子宫内膜癌和卵巢癌。死亡率最高的女性生殖器肿瘤是卵巢上皮癌。肿瘤的诊断依据是病理组织学检查。恶性肿瘤的分期(包括临床分期和手术病理分期)对制订治疗方案、判断预后有重要的指导意义,也是诊断必不可少的内容。主要治疗方法有手术、放疗、化疗、免疫及综合治疗。

第一节 外阴肿瘤

关键点

1. 外阴肿瘤为少见肿瘤,可分为良性肿瘤和恶性肿瘤。

2. 其主要临床表现为外阴肿块,良性肿瘤生长缓慢,而恶性肿瘤发展较快,且常伴有出血和感染。

3. 诊断需依据病理学结果,治疗方式常为个体化治疗,常根据肿瘤位置、大小,采用不同的手术范围。

4. 对外阴鳞癌而言,可行前哨淋巴结检查,以明确是否切除淋巴结。

外阴肿瘤指发生于外阴的肿瘤,可分为良性和恶性肿瘤,在妇科肿瘤中属少见的肿瘤。

一、外阴良性肿瘤

外阴良性肿瘤较少见。根据良性肿瘤的性状可划分为两大类:囊性或实质性。根据肿瘤的来源也可将其划分为四大类:①上皮来源的肿瘤;②上皮附件来源的肿瘤;③中胚叶来源的肿瘤;④神经源性肿瘤。本节将常见的外阴良性肿瘤按肿瘤的来源归类,介绍如下。

(一) 上皮来源的肿瘤

【外阴乳头瘤】

外阴部鳞状上皮的乳头瘤较少见。病变多发生在大阴唇,也可见于阴阜、阴蒂和肛门周围。外阴乳头瘤(vulvar papilloma)多见于中老年妇女,发病年龄大多在40～70岁。

1. **病理特点**

(1) 大体所见:单发或多发的突起,呈菜花状或乳头状,大小可由数毫米至数厘米直径,质略硬。

(2) 显微镜下所见:复层鳞形上皮中的棘细胞层增生肥厚,上皮向表面突出形成乳头状结构,上皮脚变粗向真皮层伸展。但上皮细胞排列整齐,细胞无异型性。

2. **临床表现** 常常无明显的症状,有一些病人有外阴瘙痒;如肿瘤较大,因反复摩擦,表面可溃破、出血和感染。有时,妇科检查时才发现外阴部有乳头状肿块,可单发或多发,质略硬。

3. **诊断和鉴别诊断** 根据临床表现,可作出初步的诊断。确诊应根据活检后病理学结果。诊断时应与外阴尖锐湿疣进行鉴别。外阴尖锐湿疣系HPV病毒感染,在显微镜下可见典型的挖空细胞。据此,可进行鉴别。

4. **治疗** 以局部切除为主要的治疗方法,在病灶外0.5～1cm处切除整个肿瘤,切除物必须送病理组织学检查。

【软垂疣】

软垂疣(acrochordon)有时也称为软纤维瘤、纤维上皮性息肉或皮垂,常常较小且软,多见于大阴唇。

1. **病理特点**

(1) 大体所见:外形呈球形,直径为1～2cm,可有蒂。肿瘤表面有皱襞,肿瘤质地柔软。

(2) 显微镜下所见:肿瘤由纤维结缔组织构成,表面覆盖较薄的鳞形细胞上皮层,无细胞增生现象。

2. **临床表现** 通常无症状,当蒂扭转或破溃时出现症状,主要为疼痛,溃破、出血和感染。有时肿块受摩擦而有不适感。妇科检查时可见外阴部有肿块,质地偏软。

3. **诊断和鉴别诊断** 根据临床表现,基本可作出诊断。如肿瘤表面皱襞较多,需与外阴乳头瘤进行鉴别,显微镜下检查可鉴别。

4. **治疗** 如病人因肿瘤而担忧、有症状,或肿瘤直径超过1~2cm,则肿瘤应予以切除。同样,切除物应送病理组织学检查。

【痣】

痣(naevus)可生长在全身各部位,生长于外阴的痣由于位于被刺激的部位,故有可能发生恶变。

1. **病理特点**

(1) 大体所见:痣呈黑色,表面平坦或隆起,有时表面可见毛发。

(2) 显微镜下所见:痣细胞呈黑色,细胞膜清晰,胞质内为黑棕色细颗粒。按生长部位分为交界痣、皮内痣和复合痣。交界痣是指痣细胞团位于表皮基底层和真皮乳头层交界处。皮内痣是指痣细胞脱离上皮基底层完全进入真皮层内。复合痣是指交界痣的一部分或大部分进入真皮层内。

2. **临床表现** 通常无症状。常在妇科检查时发现:痣的颜色从淡褐色到黑色;可呈平坦或隆起,一般较小。

3. **诊断** 诊断应不困难,确诊应需病理组织学检查。

4. **治疗** 因外阴部的痣处于被刺激的部位,故应切除。切除时可先做冰冻检查,若为恶性则扩大手术范围。

(二) 上皮附件来源的肿瘤

【汗腺瘤】

汗腺瘤(hydradenoma)是由汗腺上皮增生而形成的肿瘤,一般为良性,极少数为恶性。由于大汗腺在性发育成熟后才有功能,因此这种汗腺瘤发生于成年之后。生长部位主要在大阴唇。

1. **病理特点**

(1) 大体所见:肿块直径一般小于1cm,结节质地软硬不一。有时囊内的乳头状生长物可突出于囊壁。

(2) 显微镜下所见:囊性结节,囊内为乳头状结构的腺体和腺管,腺体为纤维小梁所分隔。乳头部分表面有两层细胞:近腔面为立方形或低柱状上皮,胞质淡伊红色呈顶浆分泌状,核圆形位于底部;其外为一层梭形或圆形、胞质透亮的肌上皮细胞。

2. **临床表现** 汗腺瘤病程长短不一,有些汗腺瘤可长达10余年而无变化。汗腺瘤小而未破时,一般无症状,仅偶然发现外阴部有一肿块。有时病人有疼痛、刺痒、灼热等症状。如继发感染则局部有疼痛、溢液、出血等症状。

妇科检查时可发现外阴部肿块,肿块可为囊性、实质性或破溃而成为溃疡型。

3. **诊断和鉴别诊断** 诊断常常需要根据病理组织学检查。因汗腺瘤易与皮脂腺囊肿、女阴癌、乳头状腺癌等混

淆,若单凭肉眼观察,确实不易鉴别,故必须在活组织检查以后,才能确诊。

4. **治疗** 汗腺瘤一般为良性,预后良好,故治疗方法大都先做活组织检查,明确诊断后再做局部切除。

【皮脂腺腺瘤】

皮脂腺腺瘤(sebaceous adenoma)为一圆形或卵圆形的肿块,发生于外阴者较少,一般为黄豆大小,单发或多发,稍隆起于皮肤。

1. **病理特点**

(1) 大体所见:肿块为黄色,直径1~3mm大小,有包膜,表面光滑,质地偏硬。

(2) 显微镜下所见:镜下见皮脂腺腺瘤的细胞集合成小叶,小叶的大小轮廓不一。瘤细胞有三种:①成熟的皮脂腺细胞,细胞大呈多边形,胞质透亮空泡;②较小色深的鳞形样细胞,相当于正常皮脂腺的边缘部分细胞,即生发细胞;③界于两者之间的为成熟中的过渡细胞。

2. **临床表现** 一般无症状。妇科检查时可发现肿块多发生于小阴唇,一般为单个,扣之质偏硬。

3. **诊断和鉴别诊断** 诊断可根据临床表现而做出。有时需行切除术,术后病理检查才能确诊。

4. **治疗** 一般可行手术切除。

(三) 中胚叶来源的肿瘤

【粒细胞成肌细胞瘤】

粒细胞成肌细胞瘤(granular cell myoblastoma)可发生于身体的很多部位,其中35%发生于舌,30%在皮肤及其邻近组织,7%发生于外阴,其余的发生于其他部位,包括上呼吸道、消化道和骨骼肌等。

1. **病理特点**

(1) 大体所见:肿瘤直径一般为0.5~3cm大小,肿块质地中等,淡黄色。

(2) 显微镜所见:瘤细胞集合成粗条索状或巢状,为细纤维分隔,细胞大,胞质丰富,含有细伊红色颗粒,核或大或小,位于中央,核仁清晰。

特殊染色提示细胞质颗粒并非黏液,也不是糖原,但苏丹黑B染色结果为阳性,经PAS染色经酶消化后仍为阳性,说明细胞质颗粒很有可能是糖蛋白并有类脂物,这一点支持其为神经源性的组织来源学说。

2. **临床表现** 一般无特异的症状,有时病人偶然发现外阴部的肿块,生长缓慢,无压痛,较常发生于大阴唇。妇科检查时可见外阴部肿块质地中等,常为单个,有时为多个,无压痛。

3. **诊断和鉴别诊断** 一般需病理检查后才能确诊。同时,需与纤维瘤、表皮囊肿进行鉴别。

4. **治疗** 治疗原则是要有足够的手术切除范围,一般在切除标本的边缘应做仔细的检查,如切缘有病变存在,则

需再做扩大的手术切除范围。一般预后良好。

【平滑肌瘤】

平滑肌瘤(leiomyoma)发生于外阴部者还是很少见的。可发生于外阴的平滑肌、毛囊的立毛肌或血管的平滑肌组织中。外阴平滑肌瘤与子宫平滑肌瘤有相似的地方,如好发于生育年龄的妇女,如肌瘤小,可无任何症状。

1. 病理特点

(1) 大体所见:肿块为实质性,表面光滑,切面灰白色,有光泽。

(2) 显微镜所见:平滑肌细胞排列成束状,内含胶原纤维,有时可见平滑肌束形成漩涡状结构,有时也可见肌瘤的变性。

2. 临床表现　病人一般无不适症状,有时会感到外阴不适,外阴下坠感,也有病人因自己发现外阴肿块而就诊。外阴平滑肌瘤常常发生在大阴唇,有时可位于阴蒂、小阴唇。妇科检查可见外阴部实质性肿块,边界清楚,可推动,无压痛。

3. 诊断和鉴别诊断　外阴平滑肌瘤的诊断并不困难,有时需与纤维瘤、肉瘤进行鉴别。纤维瘤质地较平滑肌瘤更硬。而肉瘤边界一般不清,有时在术前鉴别困难。

4. 治疗　以手术切除,如果肌瘤位于浅表,可行局部切除;如果位置较深,可打开包膜,将肌瘤剜出。切除之组织物送病理组织学检查。

【血管瘤】

血管瘤(hemangioma)实际上是先天性血管结构异常形成的,所以,应该说它不是真正的肿瘤。多见于新生儿或幼儿。

1. 病理特点

(1) 大体所见:肿块质地柔软,呈红色或暗红色。

(2) 显微镜下所见:常表现为两种结构:①一种为无数毛细血管,有的血管腔不明,内皮细胞聚积在一起,有人称其为毛细血管瘤;②另一种为腔不规则扩大,壁厚薄不一的海绵状血管瘤,管壁衬以单层扁平内皮细胞,扩大的腔内常有血栓形成,有人称此种血管瘤为海绵状血管瘤。

2. 临床表现　多见于婴幼儿,直径从数毫米至数厘米。常高出皮肤,色鲜红或暗红,质软,无压痛。有时因摩擦而出血。

3. 诊断和鉴别诊断　主要根据临床表现,进行初步的诊断。有时需与色素痣进行鉴别诊断。

4. 治疗　如果血管瘤不大,可手术切除;如果面积大或部位不适合手术,则可用冷冻治疗,也可应用激光进行治疗。

(四) 神经源性肿瘤

【神经鞘瘤】

神经鞘瘤(neurilemmoma)发生于外阴部的神经鞘瘤常常为圆形,生长缓慢。目前一般认为它是来源于外胚层的雪旺鞘细胞(Schwann cell)。以往有人认为其来源于中胚层神经鞘。

1. 病理特点

(1) 大体所见:肿块大小不等,一般中等大小,有完整的包膜。

(2) 显微镜所见:肿瘤组织主要由神经鞘细胞组成。此种细胞呈细长的梭形或星形,细胞质嗜酸,胞核常深染,大小一致,疏松排列成束状、螺旋状或漩涡状结构。

2. 临床表现　外阴部的神经鞘瘤常表现为圆形的皮下结节,一般无症状,质地偏实。

3. 诊断　根据临床表现,进行初步的诊断,确诊需要病理组织学检查结果。

4. 治疗　手术切除,切除物送病理组织学检查。

【神经纤维瘤】

外阴神经纤维瘤(neurofibroma)为孤立的肿块,常位于大阴唇。它主要由神经束衣、神经内衣和神经鞘细胞组成。此肿瘤为中胚层来源。

1. 病理特点

(1) 大体所见:肿瘤无包膜,边界不清。

(2) 显微镜下所见:主要为细纤维,平行或交错排列,其中有鞘细胞和轴索的断面,还有胶原纤维。

2. 临床表现　一般无症状,检查发现肿块质地偏实,与周围组织分界不清。

3. 诊断　根据临床表现,进行初步的诊断,确诊需要病理组织学检查结果。

4. 治疗　手术切除,切除物送病理组织学检查。

二、外阴恶性肿瘤

外阴恶性肿瘤主要发生于老年妇女,尤其60岁以上者。外阴恶性肿瘤占女性生殖系统恶性肿瘤的3%～5%。外阴恶性肿瘤包括来自表皮的癌,例如外阴鳞状细胞癌、基底细胞癌、Paget病、汗腺癌和恶性黑色素瘤;来自特殊腺体的腺癌,例如前庭大腺癌和尿道旁腺癌;来自表皮下软组织的肉瘤,例如平滑肌肉瘤、横纹肌肉瘤、纤维肉瘤和淋巴肉瘤。

(一) 外阴鳞状细胞癌

外阴鳞状细胞癌(vulvar squamous cell carcinoma)是外阴最常见的恶性肿瘤,占外阴恶性肿瘤的90%,好发于大、小阴唇和阴蒂。

【发病因素】

确切的病因不清,可能与下列因素有一定的关系:

(1) 人乳头状瘤病毒感染:人乳头状瘤病毒感染与宫颈癌的发生有密切的关系。目前研究发现,人乳头状瘤病毒与外阴癌前病变及外阴癌也有相关性。

（2）外阴上皮内非瘤变：外阴上皮内非瘤变中的外阴鳞状上皮细胞增生及硬化性苔藓合并鳞状上皮细胞增生有一定的恶变率，其恶变率为 $2\%\sim5\%$。有时，对可疑病变需行活检以明确诊断。

（3）吸烟：吸烟抑制了人体的免疫力，导致人体的抵抗力下降，不能抵抗病毒等感染，可导致肿瘤的发生。

（4）与 VIN 关系密切：如 VIN 未及时发现和治疗，可缓慢发展至浸润癌，尤其是 VIN3 的病人。

（5）其他：性传播性疾病和性卫生不良也与此病的发生有一定的关系。

【病理】

大体检查：肿瘤可大可小，直径一般为 $1\sim8cm$ 大小，常为质地较硬的结节，常有破溃而成溃疡，周围组织僵硬。显微镜下可分为：①角化鳞形细胞癌。细胞大而呈多边形，核大而染色深，在底部钉脚长短大小和方向不一，多而紊乱，侵入间质。癌细胞巢内有角化细胞和角化珠形成。②非角化鳞形细胞癌。癌细胞常为多边形大细胞，细胞排列紊乱，核质比例大，核分裂多，无角化珠，角化细胞偶见。③基底样细胞癌。由类似鳞形上皮基底层组成。癌细胞体积小，不成熟，核质比例很大。角化细胞偶见或见不到。

【临床表现】

（1）症状：最常见的症状是外阴瘙痒，外阴疼痛或排尿时灼痛，自己发现外阴肿块，肿瘤破溃出血和渗液；若肿瘤累及尿道，可影响排尿；偶尔病人扪及腹股沟肿大的淋巴结而就诊。

（2）体征：病灶可发生于外阴的任何部位，常见于大小阴唇。肿瘤呈结节状质硬的肿块，与周围分界欠清。可见破溃和出血。检查时，需注意有无腹股沟淋巴结的肿大，还须注意阴道和宫颈有无病变。

【转移途径】

以直接浸润和淋巴转移为主，晚期可血行转移。

（1）直接浸润：肿瘤在局部不断增殖和生长，体积逐渐增大，并向周围组织延伸和侵犯：向前方扩散可波及尿道和阴蒂，向后方扩散可波及肛门和会阴，向深部可波及脂肪组织和泌尿生殖隔，向内扩散至阴道。进一步还可累及到膀胱和直肠。

（2）淋巴转移：外阴淋巴回流丰富，早期单侧肿瘤的淋巴回流多沿同侧淋巴管转移，而位于中线部位的肿瘤，如近阴蒂和会阴处的淋巴回流多沿双侧淋巴管转移，一般先到达腹股沟浅淋巴结，再回流至腹股沟深淋巴结，然后进入盆腔淋巴结。若癌灶累及直肠和膀胱，可直接回流至盆腔淋巴结。

（3）血行转移：肿瘤细胞进入静脉，常播散至肺和脊柱，也可播散至肝脏。

【临床分期】

AJCC TNM（Tumor-Node-Metastases）和 FIGO 临床分期见表 26-1-1 所示。

表 26-1-1　AJCC TNM（Tumor-Node-Metastases）和 FIGO 临床分期

TNM	FIGO	定　义
Tx		原发肿瘤无法估计
T_0		无原发肿瘤证据
Tis		原位癌
T_1	Ⅰ	局限在外阴或会阴，淋巴结阴性
T_{1a}	ⅠA	肿块≤2cm 且间质浸润≤1.0mm
T_{1b}	ⅠB	肿块>2cm 或肿块间质浸润>1.0mm
T_2	Ⅱ	无论肿瘤大小，累及会阴邻近器官（下 1/3 尿道，下 1/3 阴道，肛门），淋巴结阴性
	Ⅲ	无论肿瘤大小，伴或不伴会阴邻近器官累及（下 1/3 尿道，1/3 阴道，肛门），淋巴结阳性
N_{1a}	ⅢA	1 或 2 个淋巴结转移，（转移灶<5mm）
N_{1b}	ⅢA	1 个淋巴结转移，（转移灶≥5mm）
N_{2a}	ⅢB	3 个以上淋巴结转移，（<5mm）
N_{2b}	ⅢB	2 个以上淋巴结转移，（≥5mm）
N_{2c}	ⅢC	阳性淋巴结伴囊外转移
T_3	ⅣA	肿瘤侵犯其他区域（上 2/3 尿道、上 2/3 阴道）、膀胱直肠黏膜或累及盆骨
N_3	ⅣA	固定或溃疡型腹股沟淋巴结
M_1	ⅣB	任何远处转移和盆腔淋巴结转移

3

【诊断】

(1) 根据病人病史、症状和检查结果,初步得出结果。

(2) 活组织检查:在病灶处取活检,送病理学检查。取活检时,需一定的组织,组织少,会给病理诊断造成困难;同时,也应避开坏死处活检。

(3) 其他辅助检查:宫颈细胞学检查,CT 或 MRI 了解腹股沟和盆腔淋巴结的情况。必要时可行膀胱镜检查或直肠镜检查,了解有无膀胱黏膜或直肠黏膜的侵犯情况。

【鉴别诊断】

需与外阴鳞状上皮细胞增生、外阴尖锐湿疣和外阴良性肿瘤相鉴别,确诊需根据活检病理学检查结果。

【治疗】

外阴癌的治疗强调个体化和综合治疗,了解病史和体格检查,血常规、活检、影像学检查、麻醉下膀胱镜或直肠镜检查、戒烟或咨询、HPV 检测。对早期病人,在不影响预后的基础上,尽量缩小手术范围,以减少手术创伤和手术的并发症。对晚期的病人则采用手术＋化学治疗＋放射治疗,以改善预后,提高病人的生活质量。

(1) T_1、T_2(肿块≤4cm),浸润深度≤1mm,局部广泛切除。

(2) T_1、T_2(肿块≤4cm),浸润深度>1mm,离中线≥2cm,根治性女阴切除和单侧腹股沟淋巴结评估或切除;中线型,根治性女阴切除和双侧腹股沟淋巴结评估或切除;切缘阴性,手术结束;切缘阳性,能切则继续切,不能切则手术结束,选择术后辅助治疗。

(3) 肿块>4cm 或累及尿道、阴道和肛门,影像学检查淋巴结无转移,可行腹股沟淋巴结切除,切除淋巴结有转移,针对原发肿瘤及腹股沟及盆腔淋巴结放化疗;切除淋巴结无转移可行针对原发肿瘤放化疗±腹股沟淋巴结放疗;影像学检查淋巴结疑转移,可行细针穿刺行活检,再针对原发肿瘤及腹股沟及盆腔淋巴结放化疗。

(4) 远处转移,放化疗及支持治疗。

【治疗注意点】

(1) 手术治疗

1) 手术切口:目前一般采用三个切口的手术方式,即:双侧腹股沟各一个切口,广泛外阴切除则为一个切口。也有双侧腹股沟淋巴结切除应用腔镜进行。

2) 若尿道口累及,则可以切除 1cm 的尿道,一般不影响排尿。

3) 切缘距肿瘤边缘 1～2cm,<8mm 建议再切,但也需注意尿道、肛门的情况以及淋巴结有无累及。

4) 影像学检查淋巴结有无转移,对治疗有一定的指导作用。

5) 危险因素:淋巴血管浸润;切缘距肿瘤边缘<8mm;肿瘤大小;浸润深度;浸润方式(spray 或 diffuse);淋巴结累及。

6) 前哨淋巴结切除:由于淋巴结清扫增加了死亡率,增加伤口感染的机会以及导致淋巴水肿,目前也推荐选择合适的病人行前哨淋巴结切除。

(2) 放射治疗:外阴鳞状细胞癌对放射治疗敏感,但外阴皮肤不易耐受放疗。所以,放射治疗仅在下列情况下应用:肿块大,肿块位于特殊部位如近尿道口或肛门,腹股沟淋巴结有转移。放射治疗一般作为术前缩小病灶或术后辅助治疗。

(3) 化学治疗:晚期病人可采用静脉或介入化学治疗。常用的药物有顺铂,博莱霉素及表阿霉素等。

【复发】

术后或放化疗后肿块再次生长或出现肿瘤转移,称为肿瘤复发。一旦肿瘤复发,则根据病情如能切除,可再次手术,如无法切除,可应用化疗或放疗,需行个体化治疗,同时,加强支持治疗。

【预后】

预后和肿瘤的分期有密切关系:临床期别早,预后好;肿块小,无转移,预后好;淋巴结无转移,预后好;如有淋巴结转移,则转移的个数和包膜有无累及,均与预后相关。

(二) 外阴恶性黑色素瘤

外阴恶性黑色素瘤(vulvar melanoma)发生率仅次于外阴鳞状细胞癌,最常发生的部位是小阴唇或阴蒂部。

【临床表现】

(1) 症状:外阴瘙痒,以往的色素痣增大,破溃出血,周围出现小的色素痣。

(2) 体征:病灶稍隆起,结节状或表面有溃破,黑色或褐色。仔细检查可见肿块周围有小的色素痣。

【临床分期】

FIGO 分期并不适合外阴恶性黑色素瘤,因为与恶性黑色素瘤预后相关的主要是肿瘤浸润的深度。目前常用的分期方法为 Clark 分期法或 Breslow 分期法(表 26-1-2)。

表 26-1-2　Clark 分期法、Breslow 分期法

级别	Clark	Breslow(浸润深度)
Ⅰ 级	局限在上皮层内(原位癌)	<0.76mm
Ⅱ 级	侵入乳头状的真皮层	0.76～1.5mm
Ⅲ 级	乳头状及网状真皮层交界处	1.51～2.25mm
Ⅳ 级	侵犯网状真皮层	2.26～3.0mm
Ⅴ 级	侵犯皮下脂肪层	>3.0mm

也可参考美国癌症联合会(AJCC)和国际抗癌联盟

（UICC）制定的皮肤黑色素瘤分期系统，见表26-1-3。

表26-1-3　UICC皮肤黑色素瘤分期法

分期	肿瘤侵犯深度（mm）	区域淋巴结转移	远处转移
ⅠA期	≤0.75	—	—
ⅠB期	0.76～1.40	—	—
ⅡA期	1.50～4.00	—	—
ⅡB期	>4.00	—	—
Ⅲ期		+*	
Ⅳ期			+#

注：* 包括卫星转移；# 包括远处淋巴结或其他部位转移

【诊断】

根据临床表现及病理检查可明确诊断。建议外阴色素痣切除送病理，不建议激光气化。医师检查时需仔细观察有无卫星病灶。

【治疗】

外阴恶性黑色素瘤的治疗一般采用综合治疗。由于肿瘤病灶一般较小，故可行局部广泛切除，切除的边缘要求离病灶1cm。是否行腹股沟淋巴结清扫术目前仍有争议。有研究认为：如肿瘤侵犯深度超过1～2mm，则建议行腹股沟淋巴结清扫。晚期肿瘤考虑给予化疗和免疫治疗。目前，应用免疫治疗恶性黑色素瘤有一些有效的报道，如anti-CTLA或PD-1也可考虑临床应用。

（三）外阴前庭大腺癌

外阴前庭大腺癌（bartholin's gland cancer）是一种较少见的恶性肿瘤，常发生于老年妇女。肿瘤既可以发生于腺体，也可以发生在导管。因此，可有不同的病理组织类型，可以为鳞状细胞癌及腺癌，也可以是移行细胞癌或腺鳞癌。

【临床表现】

（1）症状：病人可扪及肿块而就诊。早期常无症状，晚期肿瘤可发生出血和感染。

（2）体征：外阴的后方前庭大腺的位置可扪及肿块，早期边界尚清晰，晚期则边界不清。

【诊断】

早期肿瘤的诊断较困难，与前庭大腺囊肿难以鉴别，需将肿块完整剥出后送病理检查确诊。晚期肿瘤可根据肿瘤发生的部位及临床表现、经肿瘤活检而作出诊断。

【治疗】

治疗原则为外阴广泛切除术及腹股沟淋巴结清扫术。

有研究发现，术后给予放射辅助治疗可降低局部的复发率，如淋巴结阳性，则可行腹股沟和盆腔的放射治疗。

【预后】

由于前庭大腺位置较深，诊断时临床病期相对较晚，预后较差。

（四）外阴基底细胞癌

外阴基底细胞癌（vulvar basal cell carcinoma）为外阴少见的恶性肿瘤，常发生于老年妇女。病灶常见于大阴唇，也可发生于小阴唇或阴蒂。病理组织学显示：瘤组织自表皮的基底层长出，伸向真皮或间质，边缘部有一层栅状排列的基底状细胞。常发生局部浸润，较少发生转移，为低度恶性肿瘤。

【临床表现】

（1）症状：可扪及外阴局部肿块，伴局部的瘙痒或烧灼感。

（2）体征：外阴部肿块，边界可辨认，肿块为结节状，若发病时间长，肿块表面可溃破成溃疡。

【诊断】

根据肿瘤发生的部位及临床表现、肿瘤活检而作出诊断。

【治疗】

手术为主要治疗手段，可行局部广泛切除术，一般不需行腹股沟淋巴结切除。

【预后】

预后较好，若肿瘤复发，仍可行复发病灶的切除。

（五）外阴湿疹样癌

外阴湿疹样癌（vulvar Paget's diease）为一种上皮内癌，少见，常发生于老年妇女。癌灶常发生于大阴唇及肛周，有时还可伴有腺癌组织。病理组织学显示：癌灶表皮深处有典型的Paget细胞。这种细胞体积大，呈圆形、卵圆形或多边形，胞质透亮，核大，单个或小群的位于表皮层内，周围的鳞状细胞正常。

【临床表现】

（1）症状：较长时间的外阴瘙痒或烧灼感。

（2）体征：外阴部病灶湿疹样变化，表面有渗出，边界可辨认，周围组织可见皮肤色素的缺失，表面可溃破。

【诊断】

根据肿瘤发生的部位及临床表现、肿瘤活检病理发现Paget细胞而作出诊断。

【治疗】

手术为主要治疗手段,可行局部广泛切除术,一般不需行腹股沟淋巴结切除。肿瘤细胞生长范围常超出肉眼所见病灶的范围,手术后可能病理报告显示切缘累及,故目前认为,可等待临床可见病灶出现或有症状时再行手术切除。尿道或肛周的肿瘤切除困难,则可行激光治疗。如伴有腺癌,局部切除病灶的边缘至少1cm,还应行腹股沟淋巴结清扫术。根据病情可选择辅助治疗(放疗或化疗)。

【预后】

一般预后较好,若肿瘤复发,仍可行复发病灶的再切除。

【临床特殊情况的思考和建议】

1. **有关外阴前哨淋巴结**　应用染料或放射性元素注射至肿瘤部位,一定时间后检测其引流部位的淋巴结,有无被染色或有放射性显示,了解淋巴结是否有肿瘤的转移,以便切除可疑转移的淋巴结。此方法首先在乳腺癌中应用,目前也有作者将此方法应用于外阴癌。由于外阴癌的发病率不高,有关这方面的研究仍是实验性的,目前尚未得到肯定。

2. **侧位型外阴癌的共识**　1990年Heaps等的研究结果显示,若癌灶边缘无瘤区域少于8mm,局部复发的危险高达50%。故目前多认为,侧位型外阴癌是指癌灶边缘偏离中线(阴蒂与肛门间的联线)≥2cm。

3. **早期外阴癌癌灶边缘营养障碍性病变的处理**　癌灶边缘伴营养障碍性病变(苔藓样硬化或VIN)可增加外阴癌术后局部复发的风险,外阴癌手术时宜一并切除营养障碍性病变(营养障碍性病变灶边缘外侧1cm)。

参考文献

1. Sherman KJ,Daling JR,Chu J,et al. Genital warts,other sexually transmitted diseases,and vulvar cancer. Epidemiology,1991,2:257

2. 陈忠年,杜心谷,刘伯宁. 妇产科病理学. 上海:上海医科大学出版社,1996:46

3. 胡元晶,曲芃芃. 第19届国际妇产科联盟(FIGO)大会纪要(肿瘤部分). 国际妇产科学杂志,2009,36(6):483-484

4. Homesley HD,Bundy BN,Sedlis A,et al. Radiation therapy versus pelvic node resection for carcinoma of the vulva with positive groin nodes. Obstet Gynecol,1986,63:733-739

5. Copeland L,Sneige N,Gershensen DM,et al. Bartholin gland carcinoma. Obstet Gynecol,1986,67:794-801

6. Fanning J,Lambert L,Hale TM,et al. Paget's disease of the vulva:prevalence of associated vulvar adenocarcinoma,invasive Paget's disease,and recurrence after surgical excision. Am J Obstet Gynecol,1999,180:24-27

7. De Hulla,Oonk MH,Ansink AC,et al. Pitfalls in the sentinel lymph node procedure in vulvar cancer. Gynecol Oncol,2004,94:10-15

8. Heaps JM,Fu YS,Montz FJ,et al. Surgical pathological variables predictive of local recurrence in squamous cell carcinoma of the vulva. Gynecol Oncol,1990,38:309-314

9. David M. Gershenson,William P. McGuire,Martin Gore et al:Gynecologic Cancer:Controversies in management. Elsevier Ltd USA,2004:93-103

10. NCCN Guidelines：Vulvar Cancer（Squamous Cell Carcinoma）V_1,2017

11. Mahner S,Jueckstock J,Hilpert F,et al. Adjuvant therapy in lymph node-positive vulvar cancer:the AGO-CaRE-1 study. J Natl Cancer Inst,2015,107:107

12. Ibrahim Alkatout,Melanie Schubert,Nele Garbrecht,et al. Vulvar cancer:epidemiology,clinical presentation,and management options,International J of Women's Health,2015,7:305-313

13. Moxley KM,Fader AN,Rose PG,et al. Malignant melanoma of the vulva:an extension of cutaneous melanoma? Gynecol Oncol,2011,122(3):612-617

14. Meads C,Sutton AJ,Rosenthal AN,et al. Sentinel lymph node biopsy in vulval cancer:systematic review and meta-analysis. BBJC,2014,110:2837-2846

(孙　红)

第二节　阴道肿瘤

关键点

1. 阴道肿瘤临床发病率较低。
2. 阴道恶性肿瘤需排除阴道转移性肿瘤。
3. 阴道恶性肿瘤分期与治疗原则与肿瘤发生部位密切相关。

阴道肿瘤(vaginal tumor)可分为良性与恶性肿瘤,临床上均较少见。良性肿瘤较小时多无症状,而恶性肿瘤则可伴有阴道流血或分泌物异常。

一、阴道良性肿瘤

阴道良性肿瘤(vaginal benign tumor)相对少见。阴道壁主要是由鳞形上皮、结缔组织和平滑肌组织所组成,鳞形上皮发生肿瘤则为乳头瘤;平滑肌组织增生成为平滑肌瘤;发生于结缔组织的有纤维瘤、神经纤维瘤、血管瘤等。若肿瘤较小,则病人可无不适,仅在妇科检查时发现。

(一)阴道乳头瘤

阴道乳头瘤(vaginal papilloma),可见于阴道的任何部位,呈单灶性或多灶性生长。

【临床表现】

常无症状，合并感染时出现分泌物增多或出血。妇科检查可发现阴道壁有单灶性或多灶性乳头状突起、质中、大小不等，触之可有出血。

【病理】

1. **大体所见**　呈乳头状突起、质中、大小不等。

2. **显微镜下所见**　表面覆有薄层鳞形上皮，中心为纤维结缔组织。

【诊断与鉴别诊断】

根据临床表现可作出初步诊断。常常需与尖锐湿疣及阴道壁其他良、恶性肿瘤相鉴别，确诊需病理组织学检查。

【处理】

单纯手术切除，肿瘤需送病理组织学检查。

（二）阴道平滑肌瘤

阴道平滑肌瘤（vaginal leiomyoma）是良性实质性肿瘤，常发生于阴道前壁，呈单个生长。

【病理】

1. **大体所见**　实质性肿块，常为球形，质地偏实。

2. **显微镜下所见**　肿瘤由平滑肌细胞组成，中间由纤维结缔组织分隔。

【临床表现】

临床症状取决于肿瘤大小和生长部位。小的可无症状，大的可产生压迫症状，并有坠胀感或性交困难。妇科检查可扪及阴道黏膜下偏实质的肿块，常有一定的活动度。

【诊断与鉴别诊断】

根据临床表现可作出基本诊断，在临床上需与阴道纤维瘤、阴道平滑肌肉瘤等鉴别，确诊需病理组织学检查。

【处理】

行肿瘤摘除术，即切开阴道黏膜，将肌瘤剥出，并将肿瘤送病理组织学检查。

（三）其他少见的肿瘤

除上述两种良性的肿瘤外，尚可见其他良性肿瘤，例如纤维瘤、血管瘤、脂肪瘤、颗粒细胞成肌细胞瘤和神经纤维瘤等。此外阴道结节及肿瘤应与阴道内膜异位症相鉴别。总之，任何一种肿瘤，均应予以切除，并将切除之肿瘤送病理检查以明确诊断。

二、阴道恶性肿瘤

阴道恶性肿瘤（malignant vaginal tumor）约占女性生

殖道恶性肿瘤的 2%，包括原发性恶性肿瘤和继发性恶性肿瘤，后者发生率远多于原发性恶性肿瘤。肿瘤扩散至宫颈阴道部，并且宫颈外口有肿瘤应归为宫颈癌。肿瘤仅在尿道内生长应归为尿道癌。肿瘤侵及外阴时应归为外阴癌。这些疾病都应通过组织学验证。

（一）原发性阴道恶性肿瘤

原发性阴道恶性肿瘤有鳞状细胞癌、透明细胞腺癌、恶性黑色素瘤和肉瘤。

【原发性阴道鳞状细胞癌（primary vaginal squamous cell cancer）】

大约 90% 的原发阴道癌为鳞状细胞癌，但总体发病率较外阴癌和宫颈癌低，国外学者估计阴道癌与宫颈癌之比为 1∶45，与外阴癌之比为 1∶3。据统计，每年阴道癌的发生率约为 5/100 万。

1. **发病因素**　确切的发病原因尚不清楚，可能与下列因素有关。

（1）大多数阴道癌发生于绝经后或者老年女性，超过 50% 阴道癌病人为 70 岁以上女性。既往曾报道阴道癌的发生与老年女性放置子宫托或阴道脱垂导致阴道黏膜局部炎症有一定关系。目前阴道癌发生相关报道公认的因素还包括初次性行为年龄、终生性伴侣数目、吸烟、宫内己烯雌酚暴露等。

（2）当发生于年轻女性时，从病因学上可能与宫颈肿瘤相关，因此与 HPV 感染相关。高达 30% 的原发阴道癌病人至少有 5 年以上的宫颈原位癌或浸润癌病史。虽然阴道上皮内瘤变（VAIN）的真正恶性潜能现在尚未明确，仍认为其为一部分阴道癌的癌前病变。

（3）既往接受过盆腔放疗也被认为是阴道癌发生的可能的病因。

2. **病灶部位**　阴道自处女膜环向上延伸至子宫颈。当肿瘤生长原发部位位于阴道内时，应当归类为阴道癌。阴道癌最常发生的部位是阴道上 1/3 处。

3. **病理**

（1）大体所见：肿瘤可呈结节样、菜花样及硬块，有时可见溃疡。

（2）显微镜下所见：原发性阴道癌可分为角化大细胞癌、非角化大细胞癌和低分化梭形细胞癌。以非角化大细胞癌多见。

（3）组织病理学分级（G）

- GX：分级无法确定；
- G_1：高分化；
- G_2：中分化；
- G_3：低分化或未分化。

4. **临床表现**

（1）阴道流血：大约 60% 的病人主诉无痛性阴道流血，表现为点滴状阴道流血，有时也可有多量流血。20% 的病人主诉阴道排液(伴或不伴阴道流血)、5%有疼痛、5%～10%病人在初次检查时无症状。70%的病人出现症状在6个月之内。

(2) 阴道排液增多:这与肿瘤表面坏死组织感染或分泌物刺激有关。排液可为水样、米汤样或混有血液。有症状的病人75%为晚期。

(3) 体征

1) 肿瘤外观可表现为:①外生性(息肉样,乳头状);②内生性(硬结,浸润);③扁平病灶。最常见的是外生性,扁平病灶最少见。浸润性病灶发展最快,预后也最差。

2) 阴道肿瘤在初次检查时常容易漏诊,造成漏诊的原因是:①检查欠仔细,没有检查全部阴道黏膜;②窥阴器的叶片遮住了微小的病灶。

(4) 早期病例即可发生黏膜下浸润和邻近器官的浸润,而溃疡的形成则较晚。早期时肿瘤常向腔内生长,随后向阴道外扩展,最后有破坏浸润性生长。常见周围组织表现有炎性反应,有时可见到局部类似广泛浸润,而实际上肿瘤仍局限于阴道及其附属结构。

5. **诊断** 确诊需病理组织学检查。检查时需注意:

(1) 用窥阴器及打诊仔细地探查整个阴道黏膜,并记录发病的部位及病灶的大小。有时需在麻醉下行检查,作阴道镜和直肠镜检查对分期有帮助。同时应认真检查宫颈、外阴和尿道,如发现在上述部位有肿瘤,就不能作原发性浸润性阴道癌的诊断,而且还需要排除转移病灶。

(2) 双合诊对估计病变的范围是重要的,如病灶累及阴道周围组织的范围、直肠阴道隔的浸润、盆壁浸润等,肿瘤及其边缘和宫颈应常规行活检。

(3) 检查时还需注意双侧腹股沟淋巴结转移的可能性,应根据组织学检查结果才能确诊有无转移。

原发性阴道癌的诊断标准:①原发病灶在阴道;②宫颈活检未发现恶性肿瘤;③其他部位未发现肿瘤。

6. **临床分期** 目前主要采用 FIGO 分期(表 26-2-1)。

表 26-2-1 原发性阴道癌的 FIGO 分期

分期	描 述
Ⅰ	癌瘤局限于阴道壁
Ⅱ	癌瘤侵及阴道黏膜下组织,但尚未扩散到盆壁
Ⅲ	癌瘤扩散至盆壁
Ⅳ	肿瘤扩散超出真骨盆,或已经侵及膀胱或直肠黏膜;大泡样水肿则不能被归为Ⅳ期
ⅣA	癌瘤侵及膀胱和(或)直肠黏膜,和(或)直接扩散至真骨盆外
ⅣB	播散到远处器官

7. **转移途径** 阴道癌的转移途径主要是直接浸润和淋巴转移。阴道壁组织血管及淋巴循环丰富,且黏膜下结缔组织疏松,使肿瘤易迅速增大并转移。

(1) 直接浸润:阴道前壁癌灶向前累及膀胱及尿道,后壁病灶向后可累及直肠及直肠旁组织,向上累及宫颈,向外累及外阴,向两侧累及阴道旁组织。

(2) 淋巴转移:阴道上 2/3 淋巴回流至盆腔淋巴结,与子宫动脉和阴道动脉并行至闭孔、下腹(髂内)和髂外淋巴结。阴道下 1/3 淋巴回流至腹股沟淋巴结。有些区域,尤其是阴道后壁的区域,可能通过直肠旁淋巴通道回流至骶前淋巴结。

8. **治疗** 原发性阴道癌的治疗必须个体化。由于阴道位于膀胱和直肠中间,阴道壁很薄,很容易转移至邻近的淋巴和支持组织,以及应用放射治疗技术的困难性,如此种种,使阴道癌成为难以治疗的恶性肿瘤之一。

(1) 治疗方法的选择依据:①疾病的期别;②肿瘤的大小;③位于阴道的部位;④是否有转移;⑤如病人年轻应尽量考虑保存阴道功能。

(2) 手术治疗:根据肿瘤的期别及病人的具体情况,可选择不同的手术范围及方式。

1) 手术适应证:①阴道任何部位的较浅表的病灶;②阴道上段较小的肿瘤;③局部复发病灶(尤其是放射治疗后);④腹股沟淋巴结转移病灶;⑤近阴道口较小的病灶;⑥晚期肿瘤放射治疗后病灶缩小,可考虑行手术治疗。

2) 手术范围及方式:①阴道后壁上部受累的Ⅰ期病人,如果子宫无下垂,可行广泛子宫切除、阴道上部切除,达肿瘤外至少 1cm,可同时行盆腔淋巴结清扫。如果子宫已切除,或可行阴道上部广泛切除及盆腔淋巴结清扫。②Ⅳa期病人,尤其是病人有直肠阴道瘘或膀胱阴道瘘,合适的治疗是全盆腔清除术,可同时行盆腔淋巴结切除术或者行术前放疗。当阴道下 1/3 受累时,应考虑行双侧腹股沟淋巴结切除术。③放射治疗后中央型复发的病人需切除复发灶,可同时给予全盆腔清除术。④一些年轻的需行放射治疗的病人,治疗前行开腹或腹腔镜手术可行卵巢移位手术,或者对有选择手术的病例,行手术分期和可疑阳性的淋巴结切除。⑤近阴道口较小的病灶,可行广泛外阴切除术＋腹股沟深、浅淋巴结清除术。

3) 手术注意点:①严格掌握手术适应证;②根据病变范围选择合适的手术范围;③年轻病人如希望保留阴道功能可行皮瓣重建阴道术;④年龄大、病期晚的病人行广泛手术需慎重。

4) 手术并发症:除一般的手术并发症外,由于阴道的解剖、组织学特点、与直肠、尿道的密切关系,使阴道手术较其他手术更容易损伤尿道及直肠,形成膀胱阴道瘘或尿道阴道瘘、直肠阴道瘘。术后阴道狭窄也可能影响年轻病人的性功能。

(3) 放射治疗:放射治疗有以下特点:①全身危险性较小;②有可能保存膀胱、直肠及阴道;③治愈率与宫颈和子宫内膜癌的放射治疗效果相似。所以,对于大多数阴道癌病人来说,放疗是常用的治疗方式,而且通常需要综合体外放疗和腔内或间隙内近距离照射。

对于病灶小的Ⅰ期(甚至Ⅱ期)肿瘤病人,尽管有些研究者提倡可仅行近距离放疗,但联合体外放疗和近距离放疗可降低局部复发的风险。对于较大的肿瘤,体外放疗的

量大约为45～50Gy,可减小肿瘤体积并同步治疗盆腔淋巴结。

腔内照射和外照射联合方案可改善治疗效果。根据放射的质量及病灶大小及部位选择不同的放射源。放射治疗的计划可参照表26-2-2。

表26-2-2 阴道鳞形细胞癌的放射治疗计划

期别	外照射	子宫旁	腔内照射	肿瘤剂量
Ⅰ期(浅表)			阴道浅表 65～80Gy	65～80Gy
Ⅰ期(0.5cm)			阴道 0.5cm 深 65～70Gy	65～70Gy
Ⅱ期	20Gy	30Gy	60～70Gy	70～75Gy
Ⅲ～Ⅳ期	40Gy	10Gy	50～60Gy IS* 子宫旁间质内 20～30Gy	80Gy

注:* IS:interstitial[引自:Perez CA. Vaginal cancer. In Perez CA,Brady LW(eds). Principles and Practice of Radiation Oncology. 2nd ed. Philadelphia:JB Lippincott,1992,1258-1272]

放射治疗常见轻微并发症包括阴道和宫旁组织纤维化、放射性膀胱炎和直肠炎、尿道狭窄、局部坏死。6%～8%病人可出现一些严重的并发症,如直肠、阴道狭窄和直肠阴道瘘,膀胱阴道瘘及盆腔脓肿。最严重的并发症常常发生于晚期病人,并且与肿瘤进展有关。放射治疗Ⅰ～Ⅳ期的5年存活率为50%。

随着肿瘤期别的增加死亡率上升。Ⅰ期死亡率大约为10%,Ⅱ期为50%,Ⅲ加Ⅳ期约80%。Ⅰ期复发80%发生于48个月内,Ⅱ期为30个月,Ⅲ期和Ⅳ期为18个月内。原发性阴道鳞形细胞癌的5年生存率见表26-2-3。

表26-2-3 562 例原发性阴道鳞形细胞癌的5年生存率*

期别	例数	5 年生存率(%)
Ⅰ	131	73
Ⅱ	240	48
Ⅲ	118	28
Ⅳ	73	11

注:* 资料来源:1. Kucera H,Vavra N. Radiation management of primary carcinoma of the vagina:clinical and histopathological-variables associated with survival. Gynecol Oncol,1991,40(1):12-16

2. Rubin SC,Young J,Mikuta JJ. Squamous carcinoma of the vagina:treatment,complications,and long-term follow-up. Gynecol Oncol,1985,20(3):346-353

3. Perez CA,Camel HM. Long-term follow-up in radiation therapy of carcinoma of the vagina. Cancer,1982,49(6):1308-1315

因此,原发性阴道鳞形细胞癌期别对预后有重要的意义,直接影响病人的生存率和复发率。由此,也说明了肿瘤早期诊断及治疗的重要性。

【阴道透明细胞腺癌(vaginal clear cell adenocarcinoma)】

发生于阴道的透明细胞癌约占原发阴道恶性肿瘤的

10%。大多数阴道透明细胞腺癌病人的发病年龄为18～24岁。一般认为病人在胚胎期暴露于己烯雌酚,尤其是孕18周以前。大约70%的阴道透明细胞腺癌病人其母亲孕期曾服用雌激素,阴道腺病与阴道透明细胞腺癌有一定的关系。

1. 病理 大体检查可见肿瘤呈息肉状或结节状,有的呈溃疡;显微镜下可见癌细胞胞质透亮,细胞结构排列呈实质状,可呈腺管状、囊状、乳头状及囊腺型。

2. 临床表现 20%的病人无自觉症状,一旦出现症状,常主诉异常阴道流血,量时多时少,常被误诊为无排卵性功能失调性子宫出血而未予重视。白带增多也是常见的症状。在窥视检查时可见息肉样、结节状或乳头状赘生物、表面常有溃疡、大小不一,甚至有 10cm 直径大小的肿块。常向腔内生长,深部浸润不常见,最常发生于上 1/3 阴道前壁。应用窥阴器检查时,必须旋转 90°,以便看清整个阴道壁的情况。阴道镜检查是有效的辅助诊断方法,确诊需根据病理检查结果。

3. 治疗 目前尚无有效的治疗方案,必须考虑能否保留阴道功能和卵巢功能。因此,如病灶侵犯阴道上段,应行广泛子宫切除、部分阴道切除和盆腔淋巴结清扫术。卵巢正常者可以保留。晚期病例,放射治疗也是有一定效果的,应行全盆腔外照射及腔内放射治疗。年轻病人如需行全阴道切除术,应同时考虑重建阴道,阴道重建可应用厚皮瓣建立。近年来有采用化学治疗的报道,但因例数较少,很难判断疗效。常用药物有 CTX、VCR、5-FU、MTX、孕酮制剂等。

4. 预后 与疾病的期别、组织学分级、病灶大小、盆腔淋巴结是否转移有关,其中以疾病的期别最为重要。复发及死亡常发生于淋巴结转移的病人。

【阴道恶性黑色素瘤(vaginal malignant melanoma)】

阴道恶性黑色素瘤少见,而且几乎所有的病例均发生

于白人女性。最常见的发病部位为阴道远端,尤其是阴道前壁。

1. **发病原因**　关于恶性黑色素瘤的来源有三种意见。

(1)来自原有的痣,尤其为交界痣是恶性黑色素瘤的主要来源。

(2)来自恶性前期病变(恶性雀斑)。

(3)来自正常皮肤。

至于恶变的原因尚有争论,一般认为与内分泌和刺激有密切关系。文献报道恶性黑色素瘤的发病与种族、免疫系统状态及遗传有关。有人认为免疫系统状态是一个附加因素,将决定一个除了有遗传倾向的人是否最后发生恶性黑色素瘤,任何免疫缺陷都可能是一个触发因素。一些恶性黑色素瘤具有遗传性,称为遗传性黑色素瘤或家族性恶性黑色素瘤。恶性黑色素瘤病人的近亲中恶性黑色素瘤的发生率尤其高。

2. **病理**

(1)大体所见:在黏膜表面形成黑色或棕黑色肿块,肿块大小不定,有时在肿块表面有溃疡,仔细检查可发现在主要肿瘤的四周有多个小的子瘤,为瘤组织向外浸润所致。

(2)显微镜下所见:瘤细胞形状不一,呈圆形、多角形及梭形。并呈各种排列,成串、假腺泡样或成片,细胞质较透明,内含黑素颗粒,以及表皮真皮交界处上皮细胞团生长活跃现象都有助于诊断。如无黑素,可用特殊染色来检测,包括 Fontana 组化染色、新鲜组织做多巴反应及酪氨酸酶反应、免疫组织化学以 HMB45 来检测。

3. **临床表现**

(1)症状:常为阴道流血(65%),阴道异常分泌物(30%)和阴道肿块(20%)。阴道肿块易发生溃疡,常常导致感染及分泌物混浊。如出现坏死,则病人的阴道分泌物中有异常组织并含有污血。其他的症状有疼痛、解尿不畅、排便不畅、下腹部不适及腹股沟扪及肿块。自出现症状到诊断明确平均时间约为 2 个月。

(2)体征:阴道黑色素瘤可发生于阴道的任何部位,最常见发生于下 1/3 的阴道前壁。肿瘤常呈乳头状及息肉样生长,可伴溃疡及坏死。肿瘤表面通常为蓝黑色或黑色,仅 5% 表面为无色素。病灶周围常常有小的卫星病灶。Morrow 等报道,初次检查时 70% 肿瘤的直径>2cm。必须彻底检查生殖道或生殖道外的原发部位,因为较多的阴道黑色素瘤是转移性的而不是原发的。

4. **治疗**　阴道恶性黑色素瘤的治疗原则首选手术。

(1)手术治疗:手术范围应根据病灶的部位、大小、深浅而决定。对可疑病例一定要做好广泛手术的准备工作,然后作局部切除送冰冻检查。根据冷冻检查结果决定手术范围。如病灶位于阴道上段,除切除阴道外,还需作广泛子宫切除及双侧盆腔淋巴结清除术。如病灶位于阴道下段,在阴道口附近,则需作阴道切除术及双侧腹股沟淋巴结清扫术。如病变晚、浸润深,则可能需行更广泛的手术,如前、

后或全盆腔清扫术。

(2)放射治疗:阴道恶性黑色素瘤对放射治疗不十分敏感,因此,放射治疗不宜作为首选的治疗方法。转移及复发的病人可采用放射治疗,可以起到姑息及延长生命的作用。

(3)化学治疗:作为手术治疗后的辅助治疗,起到消除残存病灶的作用,以提高生存率。

(4)免疫治疗:近年来,免疫治疗恶性黑色素瘤取得较好的疗效。应用 γ-干扰素或白细胞介素治疗,也有应用非特异的免疫治疗如卡介苗。

5. **预后**　阴道恶性黑色素瘤的预后较差,肿瘤生长非常迅速,短期内肿瘤可发生腹股沟淋巴结转移,5 年生存率 15%～20%。

【阴道肉瘤(vaginal sarcoma)】

极为罕见,仅占阴道恶性肿瘤的 2% 以下。可发生于任何年龄的女性,从幼女到老年,文献报道最年轻的病人仅 13 个月。其发生年龄有两个高峰:一是在 5 岁以前,二是在 50～60 岁。阴道肉瘤常见以下类型。

1. **平滑肌肉瘤**(leiomyosarcoma)　在成年人,平滑肌肉瘤是最常见的阴道肉瘤,但仅占所有阴道肿瘤中很少的比例。它常发生在阴道上段的黏膜下组织。平滑肌肉瘤经淋巴或血行转移,以血行转移更常见。

(1)临床表现:病人常主诉阴道有块物,伴阴道或直肠疼痛,如肿瘤表面破溃则有阴道流血及白带增多。肿瘤充塞阴道时可影响性生活及下腹与阴道胀痛等。

(2)病理:大体所见:肿物大小不一,直径为 3～10cm。显微镜下可见:梭形细胞,核异型,分裂象多,一般分裂象大于 5/10 高倍镜;细胞不典型。预后与组织学分级、分裂象的多少有关,分裂象多则提示预后差。

(3)治疗:治疗原则与其他女性生殖道平滑肌肉瘤相同。首选手术治疗,化疗及放疗作为辅助治疗。

局部广泛切除,如肿瘤位于阴道上段则加行根治性子宫切除及盆腔淋巴结清扫术。如病情较晚期,则可加行邻近器官的切除(膀胱或直肠)。辅助应用化疗和放疗有一定的价值。

2. **胚胎横纹肌肉瘤**(embryonal rhabdomyosarcoma)又称葡萄状肉瘤(sarcoma botryoides),是横纹肌肉瘤中的高度恶性肿瘤,多见于婴儿和儿童。肿瘤起源于上皮下结缔组织,不仅可发生于阴道,也可发生于泌尿道及生殖道以外的组织。若发生于阴道,则多见于阴道顶或阴道上部的前壁。

(1)发病机制:具体发病机制尚不清楚。Nilms 等认为胚胎横纹肌肉瘤系米勒管发育异常所致。但 Willis 则认为其来源于成熟肌原组织,或为具有迷走分化能力的中胚叶组织。肉瘤中可见中胚叶的成分,尤其是含有胚胎性横纹肌,故名。

（2）病理

1）大体所见：多个息肉样突出，可充满整个阴道，有时突出于阴道口外，肿瘤组织疏松。阴道前壁病灶多于后壁病灶。

2）显微镜下所见：表面黏膜下有一层组织较致密，内有较深染的异型梭形细胞，较为密集，称为形成层，为组织形态特征之一；疏松的黏液样组织中，常可找到横纹肌母细胞和胚胎性横纹肌细胞。

（3）临床表现

1）症状：初起时可无症状，随着肿瘤的发展，阴道流血是最常见的症状。点滴出血是第一条线索。有时在哭吵、咳嗽或大便后阴道流血。

2）体征：初次检查时可发现息肉样组织。常将其误诊为炎性息肉、阴道炎。肿瘤蔓延至阴道口时，可见透亮、水肿的葡萄状息肉或息肉状组织。

必须强调妇科检查很重要。不管病人的年龄大小，只要有异常的阴道流血，就必须行妇科检查（检查前需病人家属知情同意），包括内、外生殖器的窥视和扪诊。婴儿的检查必须在麻醉下进行。用小扩鼻器扩张阴道后进行检查。肿块常位于阴道上 2/3 前壁。肿瘤首先向阴道腔内生长，随后浸润破坏扩展至阴道旁结缔组织，并可转移到身体的其他部位，最常转移至局部淋巴结、肺和肝脏。

肿瘤生长很快，在出现症状后 3 个月之内就可引起病人的死亡。如果不治疗，大多数病人在出现症状后 9～18 个月死亡。病人的预后与诊断时疾病的期别和所选择的治疗方式密切有关。

（4）诊断：胚胎横纹肌肉瘤恶性程度高，发展快，一般从病人出现症状到死亡的间隔时间为 9～18 个月，也有在症状发生后 3 个月内即死亡者。所以早期诊断至关重要。一般根据上述症状及体征，诊断并不困难，但最后诊断需根据病理检查。

（5）治疗：如果病变区域小，且能行保留脏器的手术切除，手术应为初始治疗。对于体积较大的肿瘤，手术前可行化疗、局部远距离或近距离放疗。过去，因本病发展快，易复发，手术多采用根治术，但其生存率很低。目前已不再强调必须行根治性盆腔清扫术。现常应用综合治疗，联合术前或术后化疗和放疗后适当选择相对较小的根治性手术可显著提高生存期。术前多选用低剂量放射治疗（肿瘤剂量40～50cGy），不推荐扩大野放疗，因为可能破坏或干扰骨盆的生长中心，导致明显的生长发育问题。

所采用的化疗药物是长春新碱，放线菌素 D 和环磷酰胺（VAC）。

（6）预后：肿瘤生长很快，在出现症状后 3 个月之内就可引起病人的死亡。如果不治疗，大多数病人在出现症状后 9～18 个月死亡。病人的预后与诊断时疾病的期别和所选择的治疗方式密切有关。应用综合治疗，有可能保留膀胱和直肠，5 年生存率高达 75%。

重要的可影响预后的因素为：①疾病的程度（即局部、区域或扩散）；②治疗时间，从症状出现到治疗的时间越短，预后越好；③首次治疗的彻底性，采用广泛的病灶切除及淋巴结清扫术，可提高生存率。有报道 5 年生存率可提高至 50%。

（二）继发性阴道恶性肿瘤

由于发生于阴道的继发性肿瘤远多于原发性肿瘤，因此，如诊断为阴道恶性肿瘤，首先需排除转移性肿瘤的可能。继发性阴道恶性肿瘤可由宫颈或外阴肿瘤直接扩散；或由淋巴或血管转移而来，如子宫内膜癌和妊娠滋养细胞疾病；亦可由非生殖系统肿瘤转移或直接扩散至阴道，如来自膀胱、尿道、尿道旁腺、直肠等部位；极少数来源于乳腺、肺，以及其他部位。

【临床特殊情况的思考和建议】

1. 阴道肿瘤临床检查易漏诊，视诊切忌阴道窥器遮挡病变部位，触诊应检查阴道穹隆及四周。

2. 阴道肿瘤与 HPV 感染密切相关，HPV 感染病人阴道镜检查同时加强阴道穹隆检查活检以排除阴道上皮内病变（详见相关章节）。

3. 阴道恶性肿瘤淋巴转移及术前评估　阴道恶性肿瘤淋巴转移途径与宫颈癌相同，但病灶累及下 1/3 阴道壁时，其淋巴转移途径又与外阴癌相同。有资料显示，无淋巴转移临床迹象的术后病理检查发现约 20% 病人的腹股沟淋巴结转移。建议：有条件者，可采用 CT（或 PET/CT）、MRI 术前评估阴道恶性肿瘤的淋巴转移情况。

4. 晚期阴道癌的处理　与宫颈癌一样，以铂类为主的同步放化疗为晚期阴道癌的首选方案，治疗前应作淋巴转移情况的充分评估。

5. 阴道恶性肿瘤的预后　除了与临床期别相关外，病人的预后与下列因素也有关。

（1）肿瘤淋巴转移：阴道癌无淋巴转移的 5 年无癌生存率为 56%，有淋巴转移的仅为 33%。

（2）病灶大小：阴道癌病灶>5cm 的复发率高于<5cm 者。

（3）放疗完成时间：采用放疗治疗阴道癌者，若在 63 日内完成放疗，其盆腔病情控制率可达 97%，而长于 63 日者的盆腔病情控制率仅为 54%（$P=0.00003$）。

（4）病理类型：腺癌的预后差于鳞状细胞癌；预后最差的是阴道黑色素瘤和成年肉瘤病人。

参考文献

1. Hacker NF. Vaginal Cancer. In: Berek JS, Hacker NF, editors. Berek and Hacker's Gynecologic Oncology. 6th ed. Philadelphia: Lippincott Williams and Wilkins, 2015: 608-624

2. Blecharz P, Reinfuss M, Jakubowicz J, et al. Effectiveness of radiotherapy in patients with primary invasive vaginal carcinoma.

3

Eur J Gynaecol Oncol,2013,34(5):436-441

3. Greenwalt JC,Amdur RJ,Morris CG,et al. Outcomes of Definitive Radiation Therapy for Primary Vaginal Carcinoma. Am J Clin Oncol,2015,38(6):583-587

4. Yin D,Wang N,Zhang S,et al. Radical hysterectomy and vaginectomy with sigmoid vaginoplasty for stage I vaginal carcinoma. Am J Obstet Gynecol,Int J Gynaecol Obstet,2013,122(2):132-135

5. Blecharz P,Reinfuss M,Jakubowicz J,et al. Prognostic factors in patients with primary invasive vaginal carcinoma. Ginekol Pol,2012,83(12):904-909

6. Murakami N,Kasamatsu T,Sumi M,et al. Radiation therapy for primary vaginal carcinoma. J Radiat Res,2013,54(5):931-937

7. Rubin SC,Young J,Mikuta JJ. Laparoscopic upper vaginectomy for post-hysterectomy high risk vaginal intraepithelial neoplasia and superficially invasive vaginal carcinoma. World J Surg Oncol,2013,11:126

8. Yao F,Zhao W,Chen G,et al. Comparison of laparoscopic peritoneal vaginoplasty and sigmoid colon vaginoplasty performed during radical surgery for primary vaginal carcinoma. World J Surg Oncol,2014,12:302

9. Moncharmont C,Levy A,Guy JB. Management of vaginal carcinoma in patients over 70 years old:advantage of a radiotherapy-brachytherapy association. Presse Med,2013,42(10):e371-6

10. Perez CA. Vaginal cancer. In Perez CA,Brady LW(eds):Principles and Practice of Radiation Oncology,2nd ed. Philadelphia:JB Lippincott,1992

11. David M Gershenson,William P McGuire,Martin Gore,et al. Gynecologic Cancer:Controversies in management. Elsevier Ltd USA,2004,113-118

（李晓翠　万小平）

第三节　宫　颈　癌

关键点

1. 宫颈癌是最常见的妇科恶性肿瘤。宫颈癌的发病因素是由环境与个体综合作用所致，而持续高危型人乳头状瘤病毒是宫颈癌发生的必要条件，鳞状细胞癌是宫颈癌的主要组织学亚型。

2. 宫颈癌的临床表现包括阴道分泌物增多、阴道流血等。晚期病人可表现长期反复的阴道流血与晚期癌痛等临床症状。

3. 目前手术是早期宫颈癌的主要治疗方式；对于局部晚期宫颈癌可行同期放化疗；晚期病人主要接受包括化疗在内的姑息治疗，缓解生活质量。

4. 对于年轻的合适的宫颈癌病人，可通过保留生育功能手术切除病灶，保存病人生育功能。

近80年来，以宫颈脱落细胞涂片为主要内容的宫颈癌筛查的普及和推广使宫颈癌的发生率和死亡率在世界范围内普遍下降了70%，但近年来其稳居不降。与发达国家相比，发展中国家常因为缺乏经济有效的筛查，仅有少数妇女能够得到宫颈癌筛查服务。因此宫颈癌仍是一种严重危害妇女健康的恶性肿瘤，在发展中国家尤其如此。

【宫颈癌的流行病学】

1. **发病率与死亡率**　宫颈癌（cervical cancer）是最常见的妇科恶性肿瘤。据世界范围统计，其发病率和死亡率在女性恶性肿瘤中居第四位，仅次于乳腺、结直肠癌和肺癌；而在我国女性恶性肿瘤死亡排名中占第二位，患病率位居女性生殖道恶性肿瘤的首位。全世界每年估计有52.7万的新发宫颈癌病例，26.5万的死亡病例，其中超过80%病人发生在发展中国家，且在不同国家或地区宫颈癌的发病率和死亡率存在着显著差异。我国每年约有13万女性被诊断为宫颈癌，占世界新增病例的28.8%，其中约5.3万例死亡。在已建立了宫颈癌筛查的发达国家和一些发展中国家的流行病学资料显示，宫颈浸润癌的发病率和死亡率均已大幅度下降。我国自20世纪50年代末期就积极开展了宫颈癌的防治工作，全国宫颈癌的死亡率（中国人口年龄调整率）由20世纪70年代的10.28/10万下降到20世纪90年代的3.25/10万，下降了69%。但是，随着我国社会经济快速发展，个体性行为等行为方式的改变，宫颈癌危险暴露因素增加，使宫颈癌患病率下降缓慢，现处于持续不降的"平台期"并略有升高。1998—2008年间，我国宫颈癌发病率总体呈上升趋势，患病率由9.7/10万升至14.9/10万，其发病率与死亡率亦逐年升高，城市与农村地区的宫颈癌的死亡率分别以每年7.3%与3.9%速率增长。

2. **地区分布**　宫颈癌的发病率和死亡率在不同地区和不同国家之间存在非常显著的差异。与发达国家和地区相比，发展中国家或地区宫颈癌的发病率和死亡率均较高，迄今在南非、东非、中美洲、中亚、南亚和拉美地区，宫颈癌仍是威胁妇女健康的最主要恶性肿瘤，且城市妇女宫颈癌的发病率和死亡率均低于农村妇女。我国宫颈癌以中、东部地区的发病率较高，而西部地区的死亡率较高，最近一次全国死因抽样调查结果显示，宫颈癌的分布特点为：山区高于平原，宫颈癌导致的病人死亡率较高的为宁夏回族自治区、甘肃、山西、陕西、湖南、贵州及江西等省区，形成一个自北向南的高死亡率地带；而死亡率较低的为北京、上海、重庆等城市及内蒙古自治区、辽宁、山东、四川和云南等省区。在过去的20年里，我国宫颈癌的发病率和死亡率有了明显下降，但是近些年宫颈癌的发病率有明显上升的趋势，据统计，2009年，我国妇女宫颈癌发病率总体为城市高于农村，分别为13.35/10万与12.14/10万，而宫颈癌导致的病人死亡率却为农村高于城市，分别为3.12/10万与3.21/10万。这一现象与我国经济发展水平状况相符合，城市生活条件改善,宫颈癌危险暴露因素增加,但医疗卫生资源丰富,而农村地区群众缺乏卫生保健意识,并且医疗卫生资源不足。

3. 人群分布　近年来在世界范围内,宫颈癌发病呈年轻化和发病过程缩短的趋势,年轻化已成为宫颈癌防治工作面临的新的严峻挑战。数据显示小于 35 岁的宫颈癌发病率以每年 2%～3%的速度上升,已由 20 世纪 70 年代的 8/10 万增加至 20 世纪 80 年代的 16/10 万。我国宫颈癌发病通常在 35 岁以后,高峰年龄在 45～49 岁。30 岁以下已婚妇女宫颈癌少见,30 岁以后随着年龄增加宫颈癌发病率明显升高,55～60 岁是高发年龄组,65 岁以后呈下降趋势。但近年发现,小于 30 岁宫颈癌病人并非罕见,宫颈癌有逐步年轻化趋势。性伴侣数多的妇女和城市流动性大的妇女患宫颈癌的危险性较高。

宫颈癌的发生存在着种族和民族间的差异,如在非裔美国人、拉丁美洲人和美洲印第安人发病较多,而夏威夷人、新西兰毛利人等发病较少。我国曾经对 8 个民族宫颈癌的死亡率进行了调查,发现维吾尔族的死亡率最高,其次是蒙古族、回族,而藏族、苗族和彝族则较低。

【宫颈癌的病因学】

宫颈癌的病因学研究历史悠久,也提出了许多可能的病因。概括来讲主要包括两个方面:其一是行为危险因素,如性生活过早、多个性伴侣、多孕多产、社会经济地位低下、营养不良和性混乱等;其二是生物学因素,包括细菌、病毒和衣原体等各种微生物的感染。近年来,在宫颈癌病因学研究方面取得了突破性进展,尤其在生物学病因方面成绩显著,其中最主要的发现是明确人乳头瘤病毒(human papillomavirus,HPV)是宫颈癌发生的必要条件。

1. 宫颈癌发生的必要条件——HPV 感染　与宫颈癌最为密切的相关因素是性行为,因而人们很早就怀疑某些感染因子的作用。在 20 世纪 60～70 年代,人们将主要的目光投向单纯疱疹病毒(herpes simplex virus,HSV)Ⅱ型,尽管 HSV 在体外被证实具有一定的致癌性,且在宫颈癌标本中有一定的检出率,但临床活体标本能检出 HSV 的始终仅占极小部分,流行病学调查也不支持 HSV 与宫颈癌的关系。而其他的因子,如巨细胞病毒、EB 病毒、衣原体等迄今尚未发现有力证据。

1972 年 Zur Hansen 提出,HPV 可能是最终导致生殖道肿瘤的性传播致病因子,1976 年德国研究者在子宫颈癌中发现有 HPV 特异序列,以后的大量流行病学和分子生物学研究肯定了 HPV 在子宫颈癌发生中的作用。1995 年国际癌症研究中心(IARC)专门讨论有关性传播 HPV 在子宫颈癌发生中的作用,认为 HPV 16 和 18 亚型与子宫颈癌的发生有关。进一步的问题是 HPV 是否是子宫颈癌的必需和充足病因?最有代表性的研究是 Walboomers 等于 1999 年对 1995 年 IARC 收集来自美洲、非洲、欧洲和亚洲 22 个国家冻存的浸润性子宫颈癌组织重新进行 HPV 试

验,应用 HPV L1 MY09/MY11 引物检出率为 93%,对 HPV 阴性组织重新应用 L1GP5＋/GP6＋引物,检出率为 95.7%,使用 14 种高危 HPV E7 引物,检出率为 98.1%,总检出率为 99.7%。实验动物和组织标本研究还表明,HPV-DNA 检测的负荷量与宫颈病变的程度呈正相关,而且 HPV 感染与宫颈癌的发生有时序关系,符合生物学致病机制。这些流行病学资料结合实验室的证据都强有力的支持 HPV 感染与宫颈癌发生的因果关系,均表明 HPV 感染是宫颈癌发生的必要条件。HPV 感染的结局与机体免疫状态有很大关系。HPV 基因的表达不仅有利于病毒随着宿主上皮细胞分化复制,而且参加了逃避宿主免疫监视的机制,干扰机体免疫反应的途径,使机体检测不到病毒的存在,无法使机体刺激免疫系统进而清除体内病毒,从而使微小病变可能得以逐步积累,经过多年发展成宫颈癌。关于 HPV 在子宫颈癌发生中的作用或重要性,有研究者认为其重要性与乙型肝炎病毒与肝癌的关系相似,高于吸烟与肺癌的关系。

2. 宫颈癌发生的共刺激因子　事实证明,性活跃妇女一生感染 HPV 的机会大于 70%,但大多为一过性的,通常在感染的数月至两年内消退,仅少数呈持续感染状态,约占 15%左右。已经证实,只有高危 HPV 持续感染才能导致宫颈癌及癌前病变的发生,但他们之中也仅有极少数最后才发展为宫颈癌。因此可认为 HPV 感染是宫颈癌发生的必要条件,但不是充足病因,还需要其他致病因素协同刺激。现已发现一些共刺激因子与子宫颈癌的发生有关,有研究者总结宫颈癌发生的共刺激因子为:①吸烟;②生殖道其他微生物的感染,如 HSV、淋球菌、衣原体和真菌等可提高生殖道对 HPV 感染的敏感性;③性激素影响:激素替代和口服避孕药等;④内源或外源性因素引起免疫功能低下。

国外有学者将宫颈癌的发生形象地用"种子-土壤"学说来解释,其中将 HPV 感染比喻为种子,共刺激因子为营养,宫颈移行带为土壤。宫颈癌的发生是多种因素长期共同作用的结果,不断完善的病因学资料为宫颈癌的防治提供了依据。

【宫颈癌病理】

1. 宫颈癌组织学分类　2014 年版宫颈癌 WHO 组织学分类见表 26-3-1。

2. 与旧版相反,新版肿瘤组织分类在鳞状上皮肿瘤及前驱病变中删除了早期浸润性(微小浸润性)鳞状细胞癌,用鳞状上皮内病变(SIL)替换 CIN 系统,同时保留 CIN 作为其别名。新版用病变(lesion)代替瘤变(neoplasia),将 SIL 分为低级别鳞状上皮内病变(LSIL)及高级别鳞状上皮内病变(HSIL)两级,代替传统三分法的 CIN 系统,使组织学与细胞学分类相一致,具有更密切的生物学相关性及形态学重复性。

表 26-3-1　宫颈癌 WHO 组织学分类(2014 年)

上皮性肿瘤	其他上皮性肿瘤
鳞状上皮肿瘤及其前驱病变	腺鳞癌
鳞状上皮内病变	毛玻璃细胞亚型
· 低级别鳞状上皮内病变	腺样基底细胞癌
· 高级别鳞状上皮内病变	腺样囊腺癌
鳞状细胞癌,非特异性	未分化癌
· 角化性	神经内分泌肿瘤
· 非角化性	· 低级别神经内分泌肿瘤
· 乳头状	类癌
· 基底细胞样	非典型类癌
· 湿疣性	高级别神经内分泌肿瘤
· 疣状	· 小细胞癌
鳞状移行细胞癌	· 大细胞神经内分泌癌
淋巴上皮瘤样	**间叶性肿瘤和瘤样病变**
· 良性鳞状细胞病变	良性
· 鳞状细胞化生	· 平滑肌瘤
· 尖锐湿疣	· 横纹肌瘤
· 鳞状细胞乳头状瘤	· 其他
· 移行细胞化生	恶性
腺体肿瘤及前驱病变	· 平滑肌肉瘤
原位腺癌	· 横纹肌肉瘤
腺癌	· 腺泡状软组织肉瘤
宫颈腺癌,普通型	血管肉瘤
黏液腺癌,非特异性	恶性外周神经鞘肿瘤
· 胃型	其他肉瘤
· 肠型	· 脂肪肉瘤
· 印戒细胞型	· 未分化宫颈管肉瘤
绒毛状腺癌	· 尤因肉瘤
内膜样癌	瘤样病变
透明细胞癌	· 淋巴瘤样病变
浆液性癌	· 术后梭形细胞结节
中肾管癌	**混合性上皮和间叶肿瘤**
腺癌混合神经内分泌癌	· 癌肉瘤
良性腺体肿瘤及瘤样病变	· 腺肉瘤
· 宫颈管息肉	· Wilms 肿瘤
· Mullerian 乳头状瘤	· 腺纤维瘤
· Nobothian 囊肿	· 腺肌瘤
· 隧道状腺丛	**色素性肿瘤**
· 微腺体增生	· 恶性黑色素瘤
· 叶状宫颈腺体增生	· 蓝痣
· 弥漫性层状宫颈腺体增生	**生殖细胞肿瘤**
· 中肾管残疾与增生	· 卵黄囊瘤
· A-S 反应	**淋巴和造血肿瘤**
· 宫颈内膜异位症	· 淋巴瘤
· 子宫内膜异位症	· 髓系肿瘤
· 输卵管内膜样化生	**继发性肿瘤**
· 异位前列腺组织	

LSIL 是 HPV 感染导致的、在临床和形态学上表现为鳞状上皮内病变，它们复发和转化为恶性的风险很低。新定义再次强调了 HPV 感染的核心地位：没有 HPV 感染，就没有 LSIL。HPV 病毒在宿主分化型鳞状细胞内轻微或完全表达，通常无临床症状，需经细胞学筛查、基于传统 HE 染色确定，即受累宿主细胞具有排列紊乱、极向消失、核分裂从基底层上移到中表层和挖空细胞形成等显微镜下可见的组织学病变，以及角化不良、核异型等细胞学特点，方可诊断。

LSIL 具有上皮全层细胞学异常，而不是传统认为的上皮下 1/3，但缺乏贯穿上皮全层的核的增大及非典型性。同样，如果下 1/3 基底细胞层中出现即使单个细胞，具有显著非典型及核分裂异常，由于与 DNA 不稳定及异倍体相关，都不应视为 LSIL，而应诊断为 HSIL。

HSIL 本质上是克隆性增生，如果不予治疗，具有显著发展为浸润性癌的风险。组织学上病变表现为细胞排列紧密，形态幼稚，极性紊乱，核质比例增加，核膜起皱，核异型，出现异常核分裂并上移至中表层，P16 呈连续大块状深棕色染色（即"block-positive"）。新版增加了 3 种变异型：①薄层，厚度较薄，通常小于 10 层细胞，但具有普通 HSIL 的细胞学特点。当增生性质难以确定，与不成熟性鳞化比较，p16 有助于鉴别；②角化型，为核非典型及多形性伴有表层细胞显著角化，包括角化不良。常见于外宫颈部。临床上类似尖锐湿疣，组织学上存在 HSIL 改变，镜下酷似外阴或肛周皮肤发生的 HPV 相关性角化上皮，也许仅为局部，但其余 HSIL 区域决定其预后及治疗。角化型 HSIL 如果出现大量的奇异形非典型细胞，如蝌蚪样，并有明显的核仁，可能为鳞癌；③乳头状原位鳞癌，即组织学证实无间质浸润，方可诊断。又称非浸润性乳头状鳞状-移形细胞癌，是一种具有结缔组织间质、乳头纤细或宽大、组织学上被覆上皮具备 HSIL 的形态特征、类似于尿路上皮肿瘤的 HSIL。活检浅表也许看不到侵袭的证据，但临床上肉眼可见的病变经完整切除后检查，提示为一种具有潜在浸润能力的肿瘤。它与疣状癌不同的是缺乏鲍温病样（Bowenoid）形态改变。虽然已有混合型鳞状-移形细胞癌的描述，但显著的鳞状上皮分化，可与移形细胞癌鉴别。

3. 宫颈浸润癌 指癌灶浸润间质范围超出了微小浸润癌，多呈网状或团块状浸润间质，包括临床分期ⅠB～Ⅳ期。

（1）鳞状细胞浸润癌：占宫颈癌的 80%～85%。鳞状细胞的浸润方式大多为团块状或弥漫性浸润。

1）按照局部大体观主要有四种类型：外生型，最常见的类型，癌灶向外生长呈乳头状或菜花样，组织脆弱，触之易出血，常累及阴道；内生型，癌灶向宫颈深部组织浸润，宫颈表面光滑或仅有柱状上皮异位，宫颈肥大变硬，呈桶状，常累及宫旁组织；溃疡型，上述两型癌组织继续发展或合并感染坏死，组织脱落后形成溃疡或空洞，如火山口状；颈管型，癌灶发生在宫颈管内，常侵入宫颈管及子宫峡部供血层及转移至盆腔淋巴结。

2）根据癌细胞分化程度可分为：①Ⅰ级为高分化癌（角化性大细胞型），大细胞，有明显角化珠形成，可见细胞间桥，细胞异型性较轻，无核分裂或核分裂<2/高倍视野；②Ⅱ级为中分化癌（非角化性大细胞型）：大细胞，少或无角化珠，细胞间桥不明显，细胞异型性明显，核分裂象 2～4/高倍视野；③Ⅲ级为低分化癌（小细胞型）：多为未分化小细胞，无角化珠及细胞间桥，细胞异型性明显，核分裂象>4/高倍视野。

（2）腺癌：占宫颈癌的 15%～20%。由于其癌灶往往向宫颈管内生长，故宫颈外观可正常，但因颈管膨大，形如桶状。其最常见的组织学类型有两种。

1）黏液腺癌：最常见。来源于宫颈管柱状黏液细胞。镜下仅腺体结构，腺上皮细胞增生呈多层，异型性明显，见核分裂象，癌细胞呈乳突状突向腺腔。可分为高、中、低分化腺癌。

2）微偏腺癌：属高分化宫颈管黏膜腺癌。癌性腺体多，大小不一，形态多变，呈点状突起伸入宫颈间质深层，腺细胞无异型性。常有后腹膜淋巴结转移。

（3）腺鳞癌：占宫颈癌的 3%～5%。是由储备细胞同时向腺细胞和鳞状细胞分化发展而形成。癌组织中包含有鳞癌和腺癌两种成分。

【诊断】

1. 临床表现

（1）症状：原位癌与微小浸润癌常无任何症状。宫颈癌病人主要症状是阴道分泌物增多、阴道流血，晚期病人可同时表现为疼痛等症状，其表现的形式和程度取决于临床期别、组织学类型、肿块大小和生长方式等。

1）阴道分泌物增多：是宫颈癌最早出现的症状，大多为稀薄、可混有淡血性的。若合并感染，可有特殊的气味。

2）阴道流血：是宫颈癌最常见的症状。早期病人大多表现为间歇性、无痛性阴道流血，或表现为性生活后及排便后少量阴道流血。晚期病人可表现长期反复的阴道流血，量也较前增多。若侵犯大血管，可引起致命性大出血。由于长期反复出血，病人常可合并贫血症状。

3）疼痛：是晚期宫颈癌病人的症状。产生疼痛的原因主要是癌肿侵犯或压迫周围脏器、组织或神经所致。

4）其他症状：主要取决于癌灶的广泛程度及所侵犯脏器。癌肿压迫髂淋巴、髂血管使回流受阻，可出现下肢水肿。侵犯膀胱时，可引起尿频、尿痛或血尿，甚至发生膀胱阴道瘘。如两侧输尿管受压或侵犯，严重者可引起无尿及尿毒症，是宫颈癌死亡的原因之一。当癌肿压迫或侵犯直肠时，出现里急后重、便血或排便困难，甚至形成直肠阴道瘘。

（2）体征：宫颈原位癌、微小浸润癌和部分早期浸润癌病人局部可无明显病灶，宫颈光滑或为轻度糜烂。随宫颈浸润癌生长发展可出现不同体征，外生型者宫颈可见菜花状赘生物，组织脆易出血。内生型者由于癌细胞向周围组织生长,浸润宫颈管组织,使宫颈扩张,从而表现为宫颈肥大、质硬和颈管膨大。无论是外生型或内生型,当癌灶继续生长时,其根部血管被浸润,部分组织坏死脱落,形成溃疡或空洞。阴道壁受侵时可见赘生物生长。宫旁组织受侵时,盆腔三合诊检查可扪及宫旁组织增厚、或结节状或形成冰冻骨盆。

晚期病人可扪及肿大的锁骨上和腹股沟淋巴结,也有病人肾区叩痛阳性。

2. 检查

(1) 盆腔检查:不仅对诊断有帮助,还可决定病人的临床期别。包括:

1) 阴道检查:窥阴器检查以暴露宫颈及阴道穹隆及阴道壁时,应缓慢扩张并深入暴露宫颈和阴道,以免损伤病灶而导致大出血。阴道检查时应主要观察宫颈外形和病灶的位置、形态、大小及有无溃疡等。阴道指诊时应用手指触摸全部阴道壁至穹隆部及宫颈外口,进一步了解病灶的质地、形状、波及的范围等,并注意有无接触性出血。

2) 双合诊:主要了解子宫体的位置、活动度、形状大小和质地,以及双附件区域、宫旁结缔组织有无包块和结节状增厚。

3) 三合诊:是明确宫颈癌临床期别不可缺少的临床检查,主要了解阴道后壁有无肿瘤病灶的浸润、宫颈大小及形态、宫旁组织情况,应同时注意有无肿大的盆腔淋巴结可能。

(2) 全身检查:注意病人的营养状况,有无贫血及全身浅表淋巴结的肿大和肝、脾大。

(3) 实验室检查和诊断方法:极早期的宫颈癌大多无临床症状,需经宫颈癌筛查后最后根据病理组织学检查以确诊。包括:

1) 宫颈细胞学检查:是目前宫颈癌筛查的主要手段,取材应在宫颈的移行带处,此为宫颈鳞状上皮与柱状上皮交界处。

2) 阴道镜检查:适用于宫颈细胞学异常者,主要观察宫颈阴道病变上皮血管及组织变化。对肉眼病灶不明显的病例,可通过阴道镜协助发现宫颈鳞-柱交界部位有无异型上皮变化,并根据检查结果进行定位活检行组织学检查,以提高宫颈活检的准确率。

3) 宫颈活组织病理检查:是诊断宫颈癌最可靠的依据。适用于阴道镜检查可疑或阳性、临床表现可疑宫颈癌或宫颈其他疾病不易与子宫颈癌鉴别时。宫颈活检应注意在靠近宫颈鳞柱交界的区域(SCJ)和(或)未成熟化生的鳞状上皮区取活检可减少失误,因为这常常是病变最严重的区域。溃疡的活检则必须包括毗邻溃疡周边的异常上皮,因为坏死组织往往占据溃疡的中心。取活检的数量取决于病变面积的大小和严重程度,所谓多点活检通常需要 2~4 个活检标本。一般宫颈活检仅需 2~3mm 深,约绿豆大小,当怀疑浸润癌时,活检应更深些。

4) 宫颈锥形切除术:宫颈锥形切除术(锥切)主要应用于宫颈细胞学检查多次异常而宫颈活组织学结果为阴性,或活组织学结果为原位癌但不能排除浸润癌的病人。其在宫颈病变的诊治中居于重要地位,很多情况下锥切既是明确诊断,同时亦达到了治疗目的。按照使用的切割器械不同,可分为传统手术刀锥切、冷刀锥切(cold knife conization,CKC)、激光锥切(laser conization,LC)和近年流行的环形电切术(loop electro-surgical excisional procedure,LEEP)。锥切术的手术范围应根据病变的大小和累及的部位决定,原则上锥切顶端达宫颈管内口水平稍下方,锥切底视子宫阴道部病变的范围而定,应达宫颈病灶外 0.5cm。在保证全部完整的切除宫颈病变的前提下,应尽可能多地保留宫颈管组织,这对未生育而又有强烈生育愿望的年轻病人尤为重要。术后标本的处理十分重要,应注意以下几方面:①锥切的宫颈标本应做解剖位点标记,可在宫颈 12 点处剪开或缝线作标记,并标明宫颈内外口;②锥切标本必须进行充分取材,可疑部位做亚连续或连续切片,全面地评价宫颈病变以免漏诊;③病理学报告应注明标本切缘是否受累、病变距切缘多少毫米、宫颈腺体是否受累及深度和病变是否为多中心等,均有助于宫颈病变的进一步治疗。

5) 宫颈管搔刮术:是用于确定宫颈管内有无病变或癌灶是否已侵犯宫颈管的一种方法,其常与宫颈活检术同时进行从而及早发现宫颈癌。

6) 影像学检查:宫颈癌临床分期通常不能准确地确定肿瘤范围,因此不同的影像学诊断方法,如 CT 扫描、MRI 及正电子发射断层扫描术(PET),用于更准确地确定病灶范围,用于确定治疗计划。但这些检查一般不是都有条件进行,而且结果多变,因而这些检查结果不能作为改变临床分期的依据。MRI 具有高对比度的分辨率和多方位的断层成像能力,对宫颈癌分期的准确率为 81%~92%。MRI 在宫颈癌的术前分期中极具价值:①可以通过宫颈本身信号改变直接观察肿瘤的有无及侵犯宫颈的深度;②可以判断宫旁侵犯的程度、宫颈周围器官(膀胱或直肠)是否受侵以及宫颈癌是否向上或向下侵及宫体或阴道;③可以提示肿大淋巴结的存在,进一步判断淋巴结转移的可能。

7) 鳞状细胞癌抗原(squamous cell carcinoma antigen,SCCA)检测:SCCA 是从宫颈鳞状上皮中分离出来的鳞状上皮细胞相关抗原 TA-4 的亚单位,由 SCCA-1 和 SCCA-2 抗原组成,是宫颈鳞癌较特异的肿瘤标志物,现已被广泛应用于临床。

【宫颈癌的分期】

宫颈癌分期的历史可追溯到 1928 年,当时主要根据肿瘤生长的范围进行分期。在 1950 年国际妇科年会及第四届美国妇产科学年会上对宫颈癌的分类和分期进行了修正,并推荐命名为"宫颈癌分期的国际分类法"。自此之后,宫颈癌分期经过 8 次修正，最近一次更新于 2009 年由 FIGO 妇科肿瘤命名委员会提出并通过，随后经过国际抗癌联合会（International Union Against Cancer，UICC）、美国癌症分期联合委员会（American Joint Commission for Cancer Staging，AJCC）及 FIGO 的认可。2010 年起中国版和最新版 2016 年美国国立综合癌症网络（NCCN）宫颈癌临床实践指南先后采用了 FIGO 的新分期，见表 26-3-2、图 26-3-1，最新一次修改主要有：

表 26-3-2　宫颈癌的临床分期(FIGO,2009 年)

Ⅰ期	肿瘤严格局限于宫颈（扩展至宫体可以被忽略）
ⅠA 期	仅在显微镜下可见浸润癌，间质浸润深度≤5mm，宽度≤7mm
ⅠA₁ 期	间质浸润深度≤3mm，宽度≤7mm
ⅠA₂ 期	间质浸润深度＞3mm 至 5mm，宽度≤7mm
ⅠB 期	临床可见癌灶局限于宫颈，或显微镜下可见病灶大于ⅠA 期*
ⅠB₁ 期	肉眼可见癌灶最大直径≤4mm
ⅠB₂ 期	肉眼可见癌灶最大直径＞4mm
Ⅱ期	癌灶浸润超出子宫颈，但是未达盆壁，或浸润未达阴道下 1/3
ⅡA 期	无宫旁组织浸润
ⅡA₁ 期	临床可见癌灶最大直径≤4cm
ⅡA₂ 期	临床可见癌灶最大直径＞4cm
ⅡB 期	有明显的宫旁组织浸润
Ⅲ期	肿瘤扩散至盆壁和（或）累及阴道下 1/3，和（或）引起肾盂积水，或无功能肾**
ⅢA 期	肿瘤累及阴道下 1/3，但未达盆壁
ⅢB 期	肿瘤已达盆壁，或有肾盂积水或无功能肾
Ⅳ期	肿瘤扩散超过真骨盆，或浸润（活检证实）膀胱黏膜或直肠黏膜，大疱性水肿的存在不应归于Ⅳ期
ⅣA 期	邻近器官转移
ⅣB 期	远处器官转移

注：* 所有大体可见病灶，即使为浅表浸润，都归于ⅠB 期。浸润是指测量间质浸润，最深不超过 5mm，最宽不超过 7mm。浸润深度不超过 5mm 的测量是从原始组织的上皮基底层-表皮或腺体开始。即使在早期（微小）间质浸润的病例中（－1mm），浸润深度的报告也应该始终用 mm 表示

** 在直肠检查中，肿瘤和盆壁之间没有无瘤区。除去已知的其他原因，所有肾盂积水或无功能肾的病例都包括在内

1. **去除 0 期**　国际妇产科联合会认为 0 期是原位癌，决定在所有肿瘤分期中去除此期。

2. **ⅡA 期**　FIGO 年报所示文献及资料一贯提示，在ⅡA 期病人中，以病灶最大直径为准则提示癌灶大小对于预后有较大影响，同样结论也见于ⅠB 期。因此，ⅡA 期的再细分定义包括如下：ⅡA₁ 期：癌灶大小≤4cm，包括阴道上 2/3 浸润；ⅡA₂ 期：癌灶大小＞4cm，包括阴道上 2/3 浸润。

3. **FIGO 妇科肿瘤命名委员会也考虑到临床调查研究，进一步推荐：**

（1）宫颈癌保留临床分期，但鼓励关于手术分期的研究。

（2）虽然分期中并未包括，但所有手术-病理发现的阳性结果（如脉管浸润）需报告给 FIGO 年报编辑部办公室或其他科学出版物。

（3）推荐采用诊断性影像学技术帮助判断原发肿瘤病灶的大小，但非强制性的。对于有 MRI/CT 设备的机构，影像学评估肿瘤体积及宫旁浸润情况应记录，并送 FIGO 年报编辑部办公室作数据录入。

（4）其他检查：如麻醉术前检查、膀胱镜检查、乙状结肠镜检查及静脉压检查等可选择进行，但不是强制性的。

宫颈癌采用临床还是手术分期是多年来一大重要争论要点。一方面，尽管随着近年来影像学技术的长足发展，判断肿瘤大小有更佳的评估方法，但临床分期仍没有手术分期精确。而另一方面，手术分期法不能广泛应用于全世界范围，特别在某些资源欠缺不能及早发现肿瘤的国家地区，不能手术的晚期病人比较普遍，而手术设施稀有，难以推广手术分期法。因此宫颈癌的分期仍建议采用 FIGO 的临床分期标准，临床分期在治疗前进行，治疗后不再更改，但 FIGO 妇科肿瘤命名委员会也仍鼓励关于手术分期的研究。

【宫颈癌的转移途径】

宫颈上皮内因缺乏淋巴管和血管，而且基底膜又是组织学屏障，可以阻止癌细胞的浸润，因此宫颈原位癌一般不易发生转移。一旦癌细胞突破基底膜侵入间质，病程即是不可逆，癌细胞可到处转移。宫颈癌的转移途径主要是直接蔓延和淋巴转移，少数经血循环转移。

1. **直接蔓延**　是最常见的转移途径，通过局部浸润或循淋巴管浸润而侵犯邻近的组织和器官。向下可侵犯阴道穹隆及阴道壁，因前穹隆较浅，所以前穹隆常常较后穹隆受侵早。癌细胞也可通过阴道壁黏膜下淋巴组织播散，而在离宫颈较远处出现孤立的病灶。向上可由颈管侵犯宫腔。癌灶向两侧可蔓延至宫旁和盆壁组织，由于宫旁组织疏松、淋巴管丰富，癌细胞一旦穿破宫颈，即可沿宫旁迅速蔓延，累及主韧带、骶韧带，甚至盆壁组织。当输尿管受到侵犯或压迫可造成梗阻，并引起肾盂、输尿管积水。晚期病人癌细胞可向前、后蔓延分别侵犯膀胱或直肠，形成癌性膀胱阴道瘘或直肠阴道瘘。

2. **淋巴转移**　是宫颈癌最重要的转移途径。一般沿宫颈旁淋巴管先转移至闭孔、髂内及髂外等区域淋巴结，后再转移至髂总、骶前和腹主动脉旁淋巴结。晚期病人可远处转移至锁骨上及深、浅腹股沟淋巴结。

3

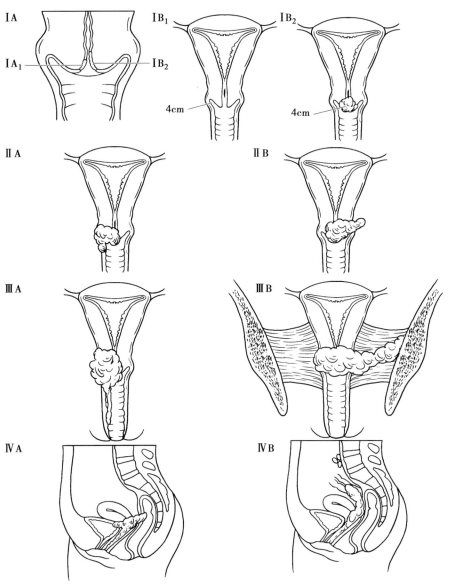

图 26-3-1 宫颈癌临床分期示意图

宫颈癌淋巴结转移率与其临床期别有关,研究表明Ⅰ期病人淋巴结转移率为 15%~20%、Ⅱ期为 25%~40% 和Ⅲ期 50% 以上。20 世纪 40 年代末 Henriksen 对宫颈癌淋巴结转移进行详细的研究,其将宫颈癌的淋巴结转移根据转移时间的先后分为一级组和二级组:

(1) 一级组淋巴结

1) 宫旁淋巴结:横跨宫旁组织的一组小淋巴结;

2) 宫颈旁或输尿管旁淋巴结:位于输尿管周围横跨子宫动脉段附近淋巴结;

3) 闭孔或髂内淋巴结:围绕闭孔血管及神经的淋巴结;

4) 髂内淋巴结:沿髂内静脉近髂外静脉处淋巴结;

5) 髂外淋巴结:位于髂外动、静脉周围的 6~8 个淋巴结;

6) 骶前淋巴结。

(2) 二级组淋巴结

1) 髂总淋巴结;

2) 腹主动脉旁淋巴结。

3. 血行转移 宫颈癌血行转移比较少见,大多发生在晚期病人,可转移至肺、肝、心、脑和皮肤。

【治疗】

浸润性宫颈癌诊断明确后,选择最佳的治疗方案是临床医师面临的首要问题。最佳治疗方案的选择通常取决于病人的年龄、生育要求、全身健康状况、肿瘤的进展程度、有无并发症和并发症的具体情况以及治疗实施单位的条件。因此,有必要先对病人进行全面仔细的检查评估,再由放疗科医生和妇科肿瘤医生联合对治疗方案作出决定。临床评估可参照表 26-3-3 进行。

治疗方案的选择需要临床判断,除了少数病人的最佳方案只能是对症治疗以外,大多数病人的治疗选择主要是手术、放疗或放化疗。对于局部进展病人的初始治疗大多

表 26-3-3　新诊断宫颈癌病人的临床评估

病　史	系 统 回 顾	全面体格检查
高危因素（STDs，吸烟，长期服用避孕药，HIV），既往异常的宫颈细胞学检查，既往宫颈异形增生及治疗情况	异常阴道流血或分泌物；盆腔痛，全身痛，坐骨神经痛，血尿，直肠出血，厌食，体重下降，骨骼痛等	外周淋巴结肿大

评　估	常用措施（FIGO 推荐）	其他的措施
浸润癌	宫颈活检、颈管搔刮、宫颈锥切	组织学诊断
肿瘤大小；阴道、膀胱、直肠及宫旁受累情况	盆腔检查，必要时在麻醉下进行	盆腔 MRI 优于 CT
贫血	血常规	—
肾衰竭	血生化	—
血尿	尿常规	—
膀胱受累	膀胱镜检查，并行膀胱活检、尿液细胞学检查	盆腔 CT、MRI
直肠浸润	直肠镜检查，并行直肠检	盆腔 CT、MRI；钡餐造影
肾积水	肾盂静脉造影	肾脏超声、腹部 CT
肺转移	胸部 X 线摄片	胸部 CT、PET 扫描
腹膜后淋巴结肿大	—	淋巴管造影、CT、MRI、PET 扫描

学者建议选择放化疗，包括腔内放疗（Cs 或 Ra）和外照射 X 线治疗。手术和放疗之间的争论已经存在了几十年，特别是围绕 I 期和 II A 期宫颈癌的治疗。对于 II B 期及以上期别宫颈癌病人治疗，大多采取顺铂化疗和放疗联合的放化疗。

1981 年，Zander 等报道了在德国的 20 年合作研究结果，该研究对 1092 例 I B 期和 II 期宫颈癌病人行 Meigs 型根治性子宫切除术及双侧盆腔淋巴结切除术。在 1092 例病人中，50.6% 只给予手术治疗，5 年生存率分别为 84.5%（I B 期）和 71.1%（II期，多数为 II A 期）。在 MD Anderson 医院和肿瘤研究所，Fletcher 报道了 2000 例宫颈癌病人放疗后的 5 年治愈率如下：I 期为 91.5%，II A 期 83.5%，II B 期 66.5%，III A 期 45%，III B 期 36% 和 IV 期 14%。Perez 报道单独放疗的 5 年生存率分别为：I B 期 87%，II A 期 73%，II B 期 68%，III期 44%。Montana 报道单独放疗的 5 年生存率：II A 期为 76%，II B 期 62%，III期 33%。

Benedet 等在 1998 年的 FIGO 年度报告中报告了宫颈癌病人手术、放疗、手术＋放疗联合治疗的 5 年生存率，见表 26-3-4。

表 26-3-4　宫颈癌病人 5 年生存率

期别	手术治疗	放疗	手术＋放疗
I B$_1$	94.5%（n=1125）	80.1%（n=309）	83.6%（n=776）
I B$_2$	91.4%（n=170）	73.7%（n=225）	76.7%（n=263）
II A	72.6%（n=87）	64.5%（n=428）	76.2%（n=152）
II B	73.0%（n=47）	64.2%（n=1718）	64.3%（n=232）

［引自：Benedet JL，Odicino F，Maisonneuve P，et al. Carcinoma of the cervix uteri. Int J Gynaecol Obstet，2003，83（Suppl 1）：41-78］

在意大利的一个研究中，337 例 I B～ II A 期宫颈癌病人随机接受放疗或手术治疗。病人的无进展时间的中位数是 87 个月，手术和放疗的 5 年总体无进展生存率相似（分别为 83% 和 74%）。在宫颈直径≤4cm 的手术组病人中，有 62 例（54%）接受了辅助放疗；在宫颈直径＞4cm 的手术组病人中，有 46 例（84%）接受了辅助放疗。在手术组和放疗组中，宫颈直径≤4cm 和＞4cm 的病人的生存率均相似。而手术＋放疗组病人的严重并发症发生率（25%）大于放疗组（18%）和手术治疗组（10%）。

总体上讲，对于早期宫颈癌病人，手术和放疗的生存率是相似的。放疗的优点是几乎适用于所有期别的病人，而手术治疗则受限于临床期别，在国外的许多机构中，手术治疗被用于希望保留卵巢和阴道功能的 I、II A 期年轻宫颈癌病人。由于手术技巧提高和相关材料的改进，目前手术所导致的病人死亡率、术后尿道阴道瘘发生率均＜1%，这使得选择手术治疗的病人明显增加。其他因素也可能导致选择手术而不是放疗，包括妊娠期宫颈癌、同时合并存在肠道炎性疾病、因其他疾病先前已行放疗、存在盆腔炎性疾病或同时存在附件肿瘤,还有病人的意愿。但在选择放疗时必须考虑到放疗对肿瘤周围正常器官的永久损伤和继发其他恶性肿瘤的可能。

1. **手术治疗**　是早期宫颈浸润癌首选的治疗手段之一和晚期及某些复发性宫颈癌综合治疗的组成部分。宫颈癌手术治疗已有一百余年历史。随着对宫颈癌认识的不断深入,手术理论与实践的不断完善及宫颈癌其他治疗手段尤其是放疗和化疗的不断进展,宫颈癌手术治疗的术式及其适应证也几经变迁,日趋合理,但其中对手术治疗的发展最重要的贡献者当数 Wertheim 和 Meigs 两位学者。当今开展的宫颈癌各种手术方式均为他们当年所开创术式的演变与发展。

(1) 子宫颈癌手术治疗的历史:以手术治疗宫颈癌的设想最初始于 19 世纪初,Sauter 于 1827 年开始采用阴道切除子宫治疗宫颈癌。1878 年 Freund 首先提出子宫切除术为宫颈癌首选的治疗方式,但当时的死亡率高达 50%。1895 年,Reis 最早行根治性子宫及附件切除并在尸体示范了盆底淋巴清除术。1905 年,奥地利 Wertheim 首次报道了他施行的 270 例子宫广泛切除及盆腔淋巴结切除术,成为宫颈癌手术的奠基人,这一手术也称 Wertheim 手术。1911 年,他又报道了手术治疗宫颈癌 500 例,并将盆腔淋巴结切除改为选择性切除,使手术死亡率从 30% 降到 10%。但仍由于手术死亡率高及手术引起的泌尿道并发症

等问题,以及 1890 年 X 线和镭的发现,并逐渐用于宫颈癌治疗,该手术未能推广。

直至 20 世纪 30 年代,美国 Meigs 到维也纳 Wertheim 诊疗所观摩,认识到 Wertheim 手术的合理性,并参考外阴癌淋巴浸润的处理经验,重新开展 Wertheim 手术,并对原有 Wertherim 式子宫根治术与经腹淋巴结系统切除术相结合,形成 Wertheim-Meigs 手术。他于 1944 年报道应用该手术治疗宫颈浸润癌 334 例,Ⅰ 期 5 年存活率为 75%,Ⅱ 期 54%,输尿管瘘为 9%。1948 年,Brunschwig 开创盆腔脏器切除术治疗晚期宫颈癌及部分复发癌。大约在 30 年代,Wertherim-Meigs 手术传到亚洲,并经冈林、小林隆等不断改进,推广,成为 Ⅰ、Ⅱ 期和极少数 Ⅲ 期宫颈癌的主要治疗手段。我国宫颈癌根治术开始于 20 世纪 50 年代,先后在江西、天津、山东等地陆续施行。国内术式以 Wertheim 手术为基础,并汲取了 Meigs、冈林等变式,逐渐形成了我国自己的特色。

(2) 宫颈癌手术类型及其适应证:宫颈癌手术治疗的目的是切除宫颈原发病灶及周围已经或可累及的组织、减除并发症。其原则是既要彻底清除病灶,又要防止不适当地扩大手术范围,尽量减少手术并发症,提高生存质量。

目前国外多采用 Piver 1974 年提出的将宫颈癌手术分为五种类型,见表 26-3-5、图 26-3-2。

表 26-3-5　宫颈癌手术的分类

类别	手术范围	适用于
Ⅰ	筋膜外子宫全切;切开耻骨宫颈韧带,使输尿管向外侧绕行	Ⅰ A₁ 期
Ⅱ	在中点处切除主韧带和宫骶骨韧带;切除阴道上 1/3	Ⅰ A₂ 期
Ⅲ	切除整条主韧带和宫骶韧带;切除阴道上 1/2	Ⅰ B 期,Ⅱ A 期
Ⅳ	切除输尿管周围的所有组织、膀胱上动脉;切除上 3/4 阴道(此处仍可以保留膀胱)	发生在前面的中央型复发
Ⅳ	切除部分末段输尿管及膀胱	中央型复发累及部分末段输尿管或膀胱

1) 筋膜外子宫切除术(Ⅰ 型):切除所有宫颈组织,不必游离输尿管。筋膜外全子宫切除的范围国内外不同学者在描述上尽管存在一定的差异,但不管如何,与适用于良性疾病的普通全子宫切除术的范围并不相同,主要差异在于普通全子宫切除术不需暴露宫旁段输尿管,而是沿子宫侧壁钳夹、切断宫颈旁组织及阴道旁组织,包括主韧带、宫骶韧带、宫颈膀胱韧带等,为避免损伤输尿管,须紧靠宫颈旁操作,这种操作方法必然会残留部分宫颈组织,而不能很完整地切除宫颈。筋膜外全子宫切除术主要适用于 Ⅰ A₁ 期宫颈癌。

2) 改良根治性子宫切除术(Ⅱ 型):这一术式基本上是 Wertheim 手术,在子宫动脉与输尿管交叉处切断结扎子宫动脉。部分切除主韧带和宫骶韧带,当上段阴道受累时切除阴道上段 1/3。选择性切除增大的盆腔淋巴结。这一术

式主要适用于 Ⅰ A₂ 期宫颈癌。

3) 根治性子宫切除术(Ⅲ 型):基本上为 Meigs 手术。在膀胱上动脉分出子宫动脉的起始部切断并结扎子宫动脉,切除全部主韧带、宫骶韧带及阴道上 1/2。主要适用于 Ⅰ B 和 Ⅱ A 宫颈癌。

4) 超根治性子宫切除术(Ⅳ 型):和 Ⅲ 型的主要区别是:a. 完整切除膀胱子宫韧带;b. 切断膀胱上动脉;c. 切除阴道上 3/4。这一手术泌尿道瘘的发生率较高,主要用于放疗后较小的中心性复发癌。

5) 部分脏器切除术(Ⅴ 型):适用于远端输尿管或膀胱的中心性复发。相应部分切除后,输尿管可重新种植于膀胱。当根治术时发现远端输尿管受累时,也可采用该手术,当然也可放弃手术治疗改行放疗。

6) 新的手术分型——Q-M 分型:进入 20 世纪后,随

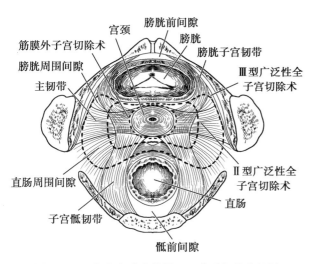

图 26-3-2 宫颈癌手术范围——盆腔韧带和间隙

着冷光源和电子摄像技术的发展,外科医生开始进行腹腔镜手术。腹腔镜手术技术随之也应用于宫颈癌的治疗。2005 年美国 FDA 批准达·芬奇手术系统应用于妇科肿瘤。这意味着宫颈癌手术治疗开始进入了一个微创、切除范围保守的、保留功能的时代。这已经与诞生之初的宫颈癌手术治疗理念有了很大不同。在这种"切除范围少,保留功能多,生活质量高"的理念主导下,Piver 手术分型的切除范围显得过大,尤其是切除 1/2 至 3/4 的阴道是不必要的。其次,如同早期的魏波式手术或冈麦式手术,教学传承的过程中,实际使用的 Piver 手术分类和原文献已有不同。这使得各个肿瘤研究中心间的相同类型的 Piver 手术在切除范围上并不统一。因此,2007 年日本京都举行的广泛性子宫切除术国际会议上,与会者一致认为,需要确立一种新的更适用于现代宫颈癌手术治疗的分类分型方。Querleu 和Morrow 在参考和咨询了世界各国的解剖学和宫颈癌手术医生的意见后,综合完成了宫颈癌根治术的新分型,这种基于三维解剖结构的分型也称 Q-M 分型。

Q-M 分型包含两部分:手术分型及淋巴结清扫分级。其中手术分型仅与宫旁切除范围有关,宫旁切除范围以固定解剖结构为分界。阴道切除仅用于病灶累及阴道时,不影响手术分型。

①手术分型

- A 类手术:扩大全子宫切除术,与 Piver Ⅰ类手术相同。不需暴露输尿管;不需切除宫旁组织;需完整保留盆丛神经。
- B 类手术:改良根治性子宫切除的手术,同 Piver Ⅱ类手术。这类手术的特点是稍切除膀胱宫颈韧带和宫骶韧带。注意保护位于输尿管下方的腹下神经丛。阴道切缘至少距离肿瘤 1cm。需打开输尿管隧道,暴露输尿管,自其附着于宫颈处稍游离,向外侧牵拉。宫颈向膀胱方向,主要为膀胱宫颈韧带,打开膀胱子宫反折腹膜后,稍推开膀胱,切除靠近宫颈的膀胱宫颈韧带中叶。宫颈向侧盆壁方向:主要为宫旁组织及主韧带。子宫动脉可作为解剖标志,将其在跨过输尿管部分切断,将输尿管向外侧牵拉,暴露其下方及内侧的宫旁组织,主韧带切除 1～1.5cm。深部切缘与阴道切缘平齐。宫颈向骶尾骨方向:主要为宫骶韧带,切除范围为靠近宫颈侧约 1～2cm,深部切缘与阴道切缘平齐。输尿管走行部位深面的组织内有盆内脏神经,不予切除。阴道切缘距离肿瘤或宫颈至少 1cm。

- C 类手术:相当于各种经典的根治性子宫切除术。切除髂内动脉内侧的全部宫旁组织,主韧带在靠近盆壁处切除,宫骶韧带在直肠旁切断,宫颈膀胱韧带在靠近膀胱处切断。输尿管完全游离。阴道切缘距肿瘤下缘或宫颈 1.5～2cm。C1 类:保留神经。C2 类:不保留神经,相当于 Piver Ⅲ类手术。C1 类手术:保留神经,沿输尿管走行方向为 C1 手术切缘,输尿管下方为盆内脏神经膀胱支。输尿管:从宫颈向盆壁的宫旁组织中完全游离,但在宫颈向膀胱方向的宫旁组织中,只分离输尿管 1～2cm 不游离至膀胱。宫颈向膀胱方向:C1 手术由于输尿管游离 1～2cm,可以切除该部分的 1～2cm 宫旁组织。宫颈向侧盆壁方向:横向切除范围至髂内动静脉水平,包括子宫动脉在髂内动脉起始处切断。C1 类手术以子宫深静脉为解剖标志,切除至子宫深静脉暴露,保留子宫深静脉及其深面的神经。C2 类手术需切除子宫深静脉及其深面神经直至暴露骨盆。宫颈向直肠方向:分为直肠子宫和直肠宫颈韧带,其外侧部包绕输尿管,也称为输尿管旁组织,其内有盆内脏神经丛。切除输尿管上方的直肠子宫韧带和直肠宫颈韧带,保留输尿管下方的盆内脏神经丛。直肠子宫韧带于直肠旁切断。下方切缘平阴道切缘。阴道切缘距肿瘤下缘或宫颈 1.5～2cm。C2 类手术:不保留神经。手术切缘紧贴盆壁及阴道切缘,切除全部的宫旁和阴道旁组织。输尿管:完全游离输尿管至膀胱壁。宫颈向膀胱方向:C2 类手术切缘紧贴膀胱壁表面,切除所有腹侧面宫旁组织。宫颈向盆壁方向:切除髂内动静脉至宫颈间的所有宫旁组织。C2 类手术需切除子宫深静脉及其深面神经直至暴露骨盆及骶骨。直肠旁间隙与膀胱旁间隙完全贯通。宫颈向直肠方向:于直肠旁切断直肠子宫韧带,其外侧包绕输尿管部分的输尿管旁组织完全切净,使输尿管完全游离悬空在盆腔内。沿盆壁表面切除所有的宫旁组织,直至与阴道切缘平齐。D 类:相当于扩大根治术,与 C2 类手术区别是更大范围的宫旁切除范围,输尿管完全游离悬空于盆腔内同 C2 手术。向盆壁方向需结扎和切除髂内动静脉及其所有分支,包括臀内支,阴部内和闭孔支。包括 D1 和 D2 类手术。D1 类:宫颈向盆壁方向:结扎髂内外动静脉,切除包括其所有分支在内的盆腔内容物。切缘为骶神经丛,梨状肌和闭孔内肌。D2 类:手术范围是 D1 手术及其切除组织相关的筋膜和肌肉组织。这一术式相当于扩大盆腔内侧壁切除术(laterally extended

3

621

endopelvic resection,LEER)手术,盆腔廓清术。切除全部的直肠、子宫和膀胱周围组织,若肿瘤侵犯固定于盆壁,则切除固定的盆壁及部分盆底肌肉,如闭孔内肌等。

②淋巴结清扫分级:腹膜后淋巴结切除的范围,以动脉为解剖标志分为4级。闭孔淋巴结默认为常规切除。1级:切除髂内外动脉周围淋巴结,与2级分界标志为髂内、外动脉分叉处;2级:切除髂总动脉周围淋巴结,与3级分界标志为腹主动脉分叉处;3级:切除腹主动脉旁淋巴结至肠系膜下动脉水平;4级:淋巴结切除至腹主动脉左肾静脉下水平。

Q-M分型与Piver分型相比有了整体的宫旁切除范围的缩小,与广泛与次广泛粗略的宫旁切除范围2cm和3cm相比,C类手术切除1.5~2cm,范围缩小,但对于切缘有了具体的解剖结构的定义,描述更准确。Q-M分型是基于解剖结构的分型,对于左、右两侧宫旁浸润程度不同的病人,可以在两侧采取不同型别手术。如保留单侧神经的广泛性子宫切除术就是一侧行C1型手术、另一侧行C2型手术。同样,对于左右两侧的淋巴结切除情况,也可分开描述。

虽然Piver手术分类和Q-M手术分型都有广泛应用,NCCN指南仍使用改良根治和根治性子宫切除术作为推荐的术式。与广泛和次广泛一样,这种称谓更多的是一个手术广泛程度的理念。手术分类和分型只是参考意见和实用工具,具体治疗时仍然需要结合病人的具体情况,以保障肿瘤安全性为首要前提。

目前宫颈癌根治术通常经腹施行,但也可经阴道施行。事实上经阴道根治术的历史早于经腹。经阴道子宫根治术特别适用于肥胖,合并心、肺、肾重要脏器疾病难以耐受腹部手术等。但操作难度大,主要依靠术者触觉完成手术,要完成淋巴结切除较为困难,目前临床应用较少。随着腹腔镜手术技术的日益成熟,目前腹腔镜宫颈癌根治术也在蓬勃开展,并且已经显示出其微创效优的特点。

(3)并发症:宫颈癌手术并发症可分为术中、术后及晚期并发症。

1)术中并发症:主要包括术时出血和脏器损伤。①术时出血:根治性全子宫切除术时出血最容易发生在两个步骤,第一为清扫淋巴结时损伤静脉或动脉,第二容易出血处是分离主韧带和游离输尿管隧道。对这类出血可看清出血点者,采用缝扎或结扎止血。对细小静脉或静脉壁细小破裂出血,最简单有效的方法是压迫止血。②脏器损伤:容易损伤的脏器有输尿管、膀胱、直肠和闭孔神经。若操作仔细、技术和解剖熟悉,多能避免。一旦损伤发生可根据损伤部位和范围作修补术。闭孔神经损伤发生后应立即修补缝合。

2)术后并发症:①术后出血:多发生于术中出血漏扎或止血不严,若出血发生在阴道残端,可出现术后阴道出血。处理方法经阴道结扎或缝扎止血。若出血部位较高,或腹腔内出血,且出血量较多,则需开腹止血。对手术后数日发生的残端出血要考虑感染所致,治疗以抗感染为主。②输尿管瘘:游离输尿管时损伤管壁或影响其局部血供加

之术后感染、粘连排尿不畅等,可形成输尿管阴道瘘或腹膜外渗尿等。近年来发生率已降至1%以下,防治措施除不断改进技术外,最重要的是手术细致,尽量避免损伤及预防感染,避免排尿不畅。③盆腔淋巴囊肿:手术后回流的淋巴液潴留于后腹膜间隙而形成囊肿,发生率达12%~24%。淋巴囊肿一般较小,并无症状可随访观察。但较大的囊肿可引起患侧下腹不适,甚至造成同侧输尿管梗阻。需要时可在超声引导下行穿刺抽吸。淋巴囊肿的预防主要靠尽量结扎切断的淋巴管,也有人提出不缝合反折腹膜可减少其发生。④静脉血栓及肺栓塞:是宫颈癌围术期最可能致死的一个并发症,任何时候都应对此提高警惕,术中、术后应予特别的关注,以防发生这种可能致死的并发症。术中是腿部或盆腔静脉形成血栓的最危险时期,应注意确保术中腿部静脉没有被压迫,仔细分离盆腔静脉可减少在这些静脉中形成血栓。⑤感染:其发生率已明显下降,主要取决于广谱抗生素的临床应用和手术条件及技巧的提高。

3)晚期并发症:①膀胱功能障碍:Seski、Carenza、Nobili和Giacobini等学者均认为术后膀胱功能障碍是支配膀胱逼尿肌的感觉神经和运动神经损伤的直接结果,手术做得越彻底,损伤的程度就越大,术后发生膀胱功能障碍的可能越大。膀胱功能障碍通常表现为术后排尿困难、尿潴留、尿道感染等,术后需长期给予持续的膀胱引流,但经对症治疗,几乎所有的病人都能恢复。通过控制手术范围和手术的彻底性,特别是对于早期宫颈癌病人,能够降低这个并发症。Bandy及其同事报道了根治性子宫切除术(Ⅲ型)及术后是否予放疗对膀胱功能的远期影响,结果发现30%的病人术后需膀胱引流达到或超过30日,术后盆腔放疗者膀胱功能障碍的发生率明显高于未放疗者。②淋巴囊肿:是较麻烦的并发症。在髂外静脉下方结扎进入闭孔窝的淋巴管有助于减少淋巴液流入这一最常形成淋巴囊肿的区域。腹膜后引流也可减少淋巴囊肿的发生,但避免盆腔腹膜的重新腹膜化就可以不再需要引流。如果出现淋巴囊肿,一般不会造成损害,而且如果时间足够长,淋巴囊肿通常会被吸收。Choo及其同事报道认为直径<4~5cm的囊肿通常在2个月内吸收,处理上只需予以观察。当有证据表明存在明显的输尿管梗阻时需要手术治疗,手术需切除淋巴囊肿的顶,并将舌状下挂的网膜缝合到囊腔内面(内部造袋术),这样可以避免重新形成囊肿。经皮穿刺抽吸囊液常会继发感染,所以需谨慎使用。

(4)宫颈癌手术新进展

1)腹腔镜下根治性子宫切除:根治子宫切除术可以通过完全的腹腔镜手术(total laparoscopic radical hysterectomy,TLRH)完成,也可部分或完全经阴道手术(laparoscopic radical vaginal hysterectomy,LRVH/RVH)完成。1992年,法国Dargent等报道了腹腔镜盆腔淋巴结切除术和腹腔镜辅助经阴道根治性子宫切除术,同年美国Nezhat等报道了首例腹腔镜下根治性子宫切除术和盆腔

淋巴结切除术。之后此技术逐渐用于临床,并取得了满意的临床效果。切除范围严格按照开腹手术的标准进行,包括切除骶骨韧带 3cm 以上,主韧带的 2/3 或完整切除,阴道切除的长度在 3cm 以上等。淋巴结切除的范围也按照开腹手术的要求,对不同的疾病切除不同范围的淋巴结。特别是对腹主动脉周围和髂血管的淋巴结均在血管鞘内切除,闭孔和腹股沟深淋巴结切除务必完整彻底,包括闭孔神经深层的淋巴结切除。Pomel 等在 8 年时间里,研究了 50 例行腹腔镜下根治性子宫切除术的病人。平均手术时间 258 分钟,只有 2 例病人发生泌尿系统并发症(1 例是膀胱阴道瘘,1 例是输尿管狭窄)。平均随访时间 44 个月,5 年生存率为 96%。Frumovitz 等对照研究了腹腔镜下和开腹根治性子宫切除术治疗早期宫颈癌病人的资料,结果显示,两组平均手术时间分别是 344 分钟和 307 分钟,平均术中出血分别为 319ml 和 548ml,术后平均住院分别为 2 天和 5 天。两组病人平均随访 7.2 个月和 15.2 个月,共 3 例复发,其中腹腔镜组 1 例,开腹组 2 例。PeHegrino 等为 107 例 Ⅰ 期宫颈癌病人行腹腔镜下根治性子宫切除术+淋巴结切除术,平均切除淋巴结 26 枚,平均出血 200ml,平均手术时间 305 分钟;6 例中转开腹;平均随访 30 个月,11 例复发,无瘤生存率 95%。我国学者梁志清对 317 例浸润性宫颈癌病人行腹腔镜下根治性子宫切除术+盆腔淋巴结切除术,其中 143 例同时行腹腔镜主动脉旁淋巴结切除术,术中并发症发生率为 4.4%(14/317),膀胱损伤 7 例(5 例在腹腔镜下成功修补);术后并发症发生率为 5.1%(16/317),5 例输尿管阴道瘘,4 例膀胱阴道瘘,1 例输尿管狭窄,6 例膀胱功能障碍。因此认为腹腔镜下根治性子宫切除术+盆腔淋巴结切除术可作为宫颈癌手术治疗的可选择方式。但是,由于此术式难度较大,若无丰富的腹腔镜手术经验和技巧,以及妇科肿瘤开腹手术的经验和良好的腹腔镜设备,一般不建议在腹腔镜下行此手术,因为若处理不当会致严重并发症,甚至危及病人的生命。

目前较为成熟的机器人系统有 2005 年获得了 FDA 的认可的达·芬奇(da Vinci)和宙斯(ZEUS)系统。第一个达·芬奇系统下的宫颈癌根治术是 Abeler 于 2006 年完成发表。病人是 43 岁 Ⅰ B₁ 期鳞癌。手术时间 445 分钟,出血量 200ml。2007 年 15 名病人参与达·芬奇手术评价,术中出血量和术后住院天数显示达·芬奇手术有明显优势。第三批达·芬奇手术是 2008 年由韩国医生完成的。操作熟练后,达·芬奇系统下的 Piver Ⅲ 型手术可以取得和开腹手术相同的速度。

有关机器人手术肿瘤学安全性的研究来源于 2010 年发表的随访结果。平均随访 12.2 个月,无进展生存率和总生存率与开腹手术组无明显差异。机器人组入组的病人 FIGO 分期从 Ⅰ A₁ 至 Ⅱ B 期病人,实施机器人辅助下根治性子宫切除术 Ⅲ 类手术。Obermair 等设计的用以比较机器人手术、腹腔镜手术和开腹根治性子宫切除术的 Ⅲ 期临床研究目前正在进行中。

尽管在我国妇科肿瘤专业中广泛开展,但腹腔镜或机器人手术仍然不是根治性子宫切除术的标准术式。在术后的肿瘤学安全性问题上,腹腔镜或机器人手术仍然有待 LACC 临床实验的结果进一步的证据支持。LACC 研究随机将宫颈癌病人分成开腹手术组和腔镜或机器人手术组,观察终点为无进展生存时间。

2) 卵巢移位术:早期的宫颈癌卵巢转移率很低,Shimada 等分析宫颈癌卵巢转移的临床病理学特征,对 1981～2000 年 Ⅰ B～Ⅱ B 期宫颈癌的 3471 例病人进行研究,结果表明卵巢转移率仅为 1.5%。卵巢转移率随病理分期的增加而增加,同时,腺癌的卵巢转移率显著高于鳞癌。IB、Ⅱ A 和 Ⅱ B 期宫颈鳞癌的卵巢转移率分别为 0.22%、0.75% 和 2.17%,腺癌为 3.72%、5.26% 和 9.85%。由于宫颈鳞癌 Ⅱ B 期卵巢转移率明显增加,且腺癌的卵巢转移率较高,Shimada 等人提出对于 Ⅱ A 及 Ⅱ A 期以下期别宫颈鳞癌病人,保留卵巢是可行的。由于卵巢对射线极为敏感,故对于可能需要放疗的年轻病人,可将卵巢移位于放射野之外,避免卵巢功能损伤。对于 FIGO Ⅰ～Ⅱ A 期年轻宫颈癌病人,如果存在高危因素,需要辅助盆腔放疗(用或不用放疗增敏的化疗),在经腹行根治性子宫切除术时,应将卵巢移位到结肠沟沟。对于局部进展的宫颈癌病人(FIGO Ⅰ B₂～Ⅳ A),主要的治疗是放化疗,可预先在腹腔镜下行卵巢移位术。

卵巢移位常见的手术方式有经腹或腹腔镜下手术,将卵巢移位至侧腹部、乳房下、腹膜外、结肠旁沟外侧。目前国外多采用结肠旁沟外侧卵巢移位术。具体方法为:游离卵巢动静脉,将卵巢移位并固定于结肠旁沟腹膜处,使两侧卵巢高于腹主动脉分叉水平,并各用一金属夹固定于卵巢上,作为卵巢标志以便术后放疗定位。该术式优点为:①避免因卵巢的周期性变化引起的侧腹部不适;②若移位卵巢发生病变,便于行腹腔镜或开腹手术;③避免卵巢血管扭转打结,发生缺血坏死;④避免卵巢移位过远,造成卵巢血供不良,影响其功能。

对于行卵巢移位术的效果,多数学者认为能明显减轻放疗对卵巢的损伤,Olejek 等研究的行宫颈癌根治术加卵巢移位术和术后放疗的 101 例病人中,69.8% 的病人卵巢功能不受影响,监测血清卵泡刺激素(FSH)、黄体生成激素(LH)等卵巢分泌激素在正常水平。Morice 等对 104 例行卵巢移位术的病人随访结果表明,83% 的病人卵巢功能得到保留。该术式的术后并发症为:①卵巢良性囊肿形成;②卵巢缺血坏死;③宫颈癌卵巢转移。以卵巢良性囊肿最为常见,多数病人口服避孕药后囊肿即可消失,少数病人口服药物无效需手术治疗。卵巢移位术后卵巢功能的影响因素:①术后是否放疗;②放疗方式;③放疗剂量;④移位卵巢的位置。Morice 等分析了卵巢移位术后未接受放疗、接受盆腔外照射加阴道内腔内照射以及仅接受盆腔外照射的病人

92例，卵巢功能保存者分别为100%、90%和60%，可见盆腔外照射是造成卵巢损伤的主要因素，而放疗剂量的大小和移位卵巢的位置也直接影响到移位卵巢的功能。复旦大学附属肿瘤医院妇瘤科团队同样发现了卵巢移位除了放疗引起卵巢功能减退外，移位本身由于血供等因素亦可造成卵巢功能减退。20世纪90年代Chambers等学者曾对14例行卵巢腹部外侧移位术加术后放疗的病人进行研究，71%的病人卵巢功能未受影响，当照射剂量>300cGy时，卵巢功能衰竭的比例明显增加。如果移位的卵巢位置低于髂前上棘，100%会出现卵巢功能衰竭。因此有学者提出卵巢移植的概念，使卵巢远离盆腔，将卵巢移植至远离盆腔且血管口径与卵巢血管较一致的部位，如上肢、乳房外侧等，已有成功病例的报道，术后病人能具有正常的卵巢功能。

卵巢移位后，盆腔放疗致卵巢功能衰竭的发生率为28%~50%。如果散射到移位的卵巢上的放疗剂量>300cGy，就会有绝经倾向。散射剂量的大小并不取决于移位的卵巢与骨盆线之间的距离。在已经行卵巢移位的病人中，当不需要辅助放疗时，发生卵巢早衰的风险约为5%。大约有5%的病人出现有症状的卵巢囊肿。

3）早期宫颈微小浸润癌保留生育功能的手术：对于宫颈微小浸润癌，治疗需根据其浸润的深度选择某些合适的病例行保留生育功能治疗，包括宫颈锥切与根治性宫颈切除术+淋巴结切除术。另外，对于病灶小于等于4cm，伴有颈管局部受累，且没有淋巴结转移病理学证据的ⅠB期病人也可考虑行根治性宫颈切除术。对于选择行保留生育治疗的病人，必须没有生育功能已经受损的临床证据，而且病人需有强烈的保留生育要求。另外，必须进行严格的随访检测，包括定期行宫颈细胞学检查、阴道镜检查和颈匀搔刮。

- **A. 宫颈锥切**：对于ⅠA₁期宫颈鳞状细胞癌，因为宫旁侵犯和淋巴结转移的风险很低，几乎可以忽略，所以许多学者认为病理证实无脉管浸润的、渴望保留生育功能的年轻ⅠA₁期宫颈鳞状细胞癌病人仅给予冷刀锥切治疗是较安全的。另外，对于ⅠA₁期宫颈鳞状细胞癌病人锥切方式，国外学者认为局麻下CO_2激光宫颈锥切也是可以考虑的。Diakomanolis等研究了62例病人，平均随访54个月，复发率为6.6%（复发的均为CINI）。对于某些希望保留生育功能的微小浸润宫颈腺癌病人，宫颈锥切术也是一种可供选择的治疗。McHale等研究了1985~1996年期间行保留生育功能治疗的宫颈原位腺癌和微小浸润性宫颈腺癌病例的生存率和生育情况。41例宫颈原位腺癌中有20例行宫颈锥切术，其中的5例宫颈锥切切缘阳性的病人中，2例复发，1例在随访5年时发展成为了浸润性腺癌。在20例FIGOⅠA期的病人中，4例行宫颈锥切术，保留生育功能，其中3例成功分娩健康婴儿，随访48个月，没有一例复发。Schorge等利用宫颈锥切治疗5例FIGOⅠA期宫颈腺癌，保留生育功能，没有一例锥切标本存在脉管浸润，随访6~20个月，没有一例复发。

- **B. 阴式根治性宫颈切除术（vaginal radical trachelectomy, VRT）**：1987年，Dargent为ⅠA2期和某些ⅠB1期宫颈癌病人设计了一种保留病人生育功能的手术。VRT是经典Shauta阴式根治性子宫切除术的一种变化式式，VRT之前应先行腹腔镜下双侧盆腔淋巴结切除术。VRT手术是在子宫峡部下方将子宫离断，在手术结束时，再将子宫与阴道缝起来。从肿瘤学的角度来讲，这种手术技术可以在病灶周围切除足够宽的组织，后者包含了宫旁组织和阴道上部，而子宫体被原位保留。术中必须对淋巴结组织和宫颈切除术标本的宫颈管内膜上部切缘行冰冻切片检查。通过对61例VRT标本的回顾阅片，Tanguay等建议当肿瘤已经侵犯距离手术切缘5mm以内时，应在根治性宫颈切除术的基础上补充行根治性子宫切除术，他们还认为，当存在肉眼可见病灶时，纵切比横切的冰冻切片好，因为纵切的冰冻切片可以测量肿瘤与宫颈内膜边缘之间的距离。

有学者认为VRT对于经过良好选择的早期宫颈癌病人，在肿瘤学上是安全的。除了1例小细胞神经内分泌癌病人很快复发并死亡，在平均60个月的随访期间，有2例复发（2.8%）、1例死亡（1.4%）。作者认为病灶>2cm存在较高的复发风险。另外，1例宫颈腺癌病人在VRT后7年发生盆腔中央型复发，Bali等对此提出了一个问题：VRT术后的病人（特别是腺癌病人），是否应当在完成生育后立即行子宫切除术。对四个中心发表的224例病人的临床结果（法国的Dargent，n=82；多伦多的Covens等，n=58；魁北克的Roy和Plante，n=44；英国的Shepherd等，n=40）进行了总结，发现其复发率仅为3.1%（n=7），其中3例为远处复发（表26-3-6）。同时也显示出了相当鼓舞人心的产科结局，妊娠率达96%，其中有51例分娩活婴（表26-3-7）。Covens等报道在他们的研究中，所有病人在试图妊娠的12个月之内都成功妊娠，一年妊娠率为37%。重要的是，大多数妇女无需辅助生育技术就能够妊娠，有12例因宫颈功能不全在孕中期流产。Bernardini等报道了80例病人VRT后产科结局，在平均11个月的随访期间有39例病人试图妊娠，结果有18例病人一共妊娠22次，18次是活胎，其中12次妊娠至足月，并行剖宫产分娩。胎膜早破是早产的主要原因。我们目前主张在子宫下段开口处经腹行环扎术，以后再以剖宫产分娩。

表26-3-6 224例行阴式根治性宫颈切除术及腹腔镜下盆腔淋巴结切除术病人的复发情况

复发部位	n(%)
宫旁	3(1.3%)
盆侧壁	1(0.4%)
远处	3(1.3%)
合计	7(3.1%)

［引自：Stehman FB，Rose PG，Greer BE，et al. Innovations in the treatment of invasive cervical cancer. Cancer，2003，98（Supplement S9）：2052-2063］

表 26-3-7 224 例行阴式根治性宫颈切除术及
腹腔镜下盆腔淋巴结切除术病人的产科结局

事件	N
妊娠	96（n＝61 人）
分娩活婴	51（其中 18 例为＜34 周的早产）
早孕期流产	22
• 自然流产	16
• 治疗性流产	5
• 异位妊娠	1
孕中期流产	12
目前正在妊娠	11

［引自：Stehman FB，Rose PG，Greer BE，et al. Innovations in the treatment of invasive cervical cancer. Cancer，2003，98（Supplement S9）：2052-2063］

- **C. 经腹行根治性宫颈切除术（abdominal radical trachelectomy，ART）**：ART 的潜在优点包括：较广的宫旁切除范围，相对较低的术中并发症发生率，妇科肿瘤医生对这种手术技术较为熟悉等。复旦大学附属肿瘤医院妇瘤科根据多年的临床工作经验，提出了 ART 的手术标准，也即复旦标准，具体如下：术前打算保留生育功能且没有明确的生育功能损伤；FIGO 分期为 IA$_1$（合并脉管癌栓、切缘阳性或再次锥切困难）-IB$_1$ 期；肿瘤最大径

≤4cm；病理学类型为：鳞癌、腺癌、腺鳞癌；影像学检查证实肿瘤局限于宫颈，且没有其他部位的转移；不适合做阴式手术；年龄≤45 岁。

ART 手术步骤：进腹后先切除前哨淋巴结或闭孔及髂内、外淋巴结；后在宫颈峡部水平切断并结扎圆韧带，距离宫颈内口以下至少 1cm 切断宫颈及宫旁组织以及阴道上段组织（宫颈内口的保留被认为对于保留生育能力有重要意义），切除的宫颈组织及淋巴结送冰冻切片确认有无癌细胞浸润。若冷冻结果提示阴性，则之后步骤与子宫根治术相同：从阔韧带水平至主韧带水平充分游离输尿管，并从髂内动脉起始处游离双侧子宫动脉，切断子宫骶骨韧带及宫旁组织。最后剩余宫颈处行环扎术，再与阴道穹隆吻合。Ungar 等对 30 例病人经腹行根治性宫颈切除术，10 例 IA$_2$ 期，5 例 IB$_1$ 期，5 例 IB$_2$ 期。平均随访 47 个月，没有复发病例。在 5 例试图妊娠的病人中，3 例妊娠，其中 1 例在早孕期流产，2 例足月妊娠并以剖宫产分娩。虽然这项手术技术尚没有被广泛应用，但作者认为，这种手术与标准的 Wertheim 根治性子宫切除术具有同等的肿瘤学安全性。Einstein 等比较了 ART 和 VRT 这两种术式的并发症，包括 VRT 28 例和 ART 15 例，结果发现 ART 者术中出血量明显多于 VRT，手术时间明显短于 VRT，但术中、术后并发症及随访结果无显著差异。有关 ART、VRT 手术时间、术中出血量、住院时间、术中及术后并发症比较见表 26-3-8。

表 26-3-8 VRT 及 ART 并发症比较

	文献	病例数	手术时间（min）	中位失血量（ml）	平均住院时间（天）	术中并发症（例）	术后并发症（例）
VRT	Hertel	100	253	NR	8	0	4
	Mathevet	109	162	NR	7	2	15
	Plante	82	252	254	3.7	5	13
	Chen Y	16	142	180	6.7	0	0
ART	Alexander Olawaiye	10	283	500	3～4	0	2
	Pareja F R	50	400	265	3	1	6
	Abu-Rustum NR	21	298	250	4	NR	NR
	Wang YF	13	158	120	9.7	0	0

NR：未报道

- **D. 保留神经的根治性子宫切除术（nerve sparing radical hysterectomy，NSRH）**：根治性子宫切除术是治疗宫颈癌的主要方式，但一味强调切除的广泛性会致盆腔自主神经损伤，引起术后膀胱、直肠功能紊乱及性功能障碍，根治性子宫切除术后膀胱功能障碍的发生率高达 70%～85%。如何在保证切除范围提高生存率的同时提高病人的生活质量，越来越受到妇科肿瘤专家的关注。特别在宫颈癌发病年轻化的趋势下，保留神经功能是进一步优化根治性子宫切除术术式的一大挑战。子宫、阴道、

膀胱、直肠由自主神经支配，既有交感神经，又有副交感神经。交感神经来自胸 11～腰 2，形成腹下神经。交感神经损伤会引起膀胱顺应性降低、膀胱颈关闭功能不全和尿失禁。副交感神经来自骶 2、3 和 4，形成盆内脏神经。这些神经交叉后形成下腹下神经支配子宫和膀胱。副交感神经损伤可引起膀胱对压力敏感性降低，损伤支配直肠的自主神经会引起直肠功能紊乱。自主神经对维持盆腔脏器正常生理功能起重要作用，根治性子宫切除术中保留自主神经手术技巧的发展有望减少术后

相应的并发症。最早开展 NSRH 的是日本学者 Okaba-yashi，他将主韧带分为两个部分：血管部和神经部，切除血管部，保留神经部就可以完整保留膀胱直肠功能，他将此术式命名为"东京手术"。此后德国学者 Hockel 等又报道另一种术式，用类似于抽脂的方法进行根治性子宫切除术，先找到腹下丛，然后沿腹下丛用抽脂法逐渐分离盆内脏神经和盆丛。而德国学者 Possover 等报道了腹腔镜下根治性子宫切除术中独特的保留神经的方法，首先分离直肠旁间隙、骶前间隙和膀胱周围间隙，清除这些间隙内的脂肪和淋巴组织，充分游离主韧带。然后以直肠中动脉为解剖标志，分离主韧带的神经部。此术式仅保留了盆内脏神经，未保留腹下神经，他认为对于维持膀胱功能而言，盆内脏神经比下腹下神经更重要。2001 年荷兰学者 Trimbos 等报道了"三步法"保留神经的广泛性子宫切除：①保留腹下神经和下腹下丛近端；②保留盆内脏神经和下腹下丛中段；③保留下腹下丛远端。首先，研究者们辨认并保留了腹下神经，它位于输尿管的下方、宫骶韧带的外侧的一个疏松组织鞘中；然后，把位于宫旁的下腹下神经丛向外侧推开，避免在切除宫旁组织时受损；最后，在切开膀胱子宫韧带后部时，保留下腹神经丛的最远端。Trimbos 等认为这种手术方案可行，而且安全，值得进一步考虑。

Maas 等在一个最新的系列研究中观察发现保留神经之后，排尿功能障碍的发生率很低。这些发现受到其他研究的支持，Sakuragi 等的研究结果发现，施行了保留神经手术的 22 例病人没有一例发生排尿功能障碍，而 5 例未施行 NSRH 手术的病人中有 3 例发生排尿功能障碍。

保留神经手术的关键在于既保留自主神经提高病人的生存质量，又不影响治愈率。尽管在保留神经的手术中有部分远端和外侧的宫旁组织未能完全切尽，但保留此组织是否增加复发的危险目前仍有争议。Tillaart 等将 246 例临床分期为 Ⅰ～Ⅱ 期的宫颈癌病人分为两组，研究组 122 例行 NSRH 手术，术中处理主韧带、宫骶韧带、深层的膀胱宫颈韧带及阴道旁组织时，保留盆腔内脏神经、腹下神经、下腹下神经丛及其膀胱支；对照组 124 例行经典的根治性子宫切除术。对比两组病人并发症发生情况，结果发现研究组手术时间和术中出血量均少于对照组，术后残余尿量大于 100ml 的病人及留置尿管的时间明显少于对照组；随访 2 年，局部复发率两组无显著差异。因此认为，NSRH 术在不降低早期宫颈癌病人治愈率的前提下，提高了其生活质量。复旦大学肿瘤医院选择保留神经的根治性子宫切除术病例均为肿瘤直径＜3cm 的病人，术前行 MRI 检查排除腹膜后淋巴结转移。但是目前均为小样本报道，且手术方法和入选条件并不一致，还需要进一步明确。

总之，NSRH 术能保留宫颈癌病人术后膀胱、直肠和性功能，所以备受关注。但此术式仍有许多亟待完善的地方：①肿瘤安全性问题；②只有经验丰富的医师、具备良好的设备才能开展此类手术，限制了在发展中国家的应用，而这些国家恰恰是宫颈癌的高发区；③尚无规范的方法和评价标准。

2. 放射治疗（见第五十四章"妇科肿瘤放疗"）。

3. 化疗 近年来对宫颈癌和化疗研究的进展，已成为各阶段宫颈癌重要的和不可缺少的治疗手段。化疗不仅作为晚期及复发癌的姑息治疗，而且有些化疗药物可作为放疗增敏剂与放疗同时应用或作为中、晚期病人综合治疗方法之一，以提高治疗效果。

（1）同步放化疗：1999～2000 年，美国新英格兰医学杂志及临床肿瘤杂志相继发表 5 个大样本随机对照临床研究，结果表明，同步放化疗提高了宫颈癌病人（包括 ⅠB、ⅡA 期根治性手术后具有高危因素者）的生存率和局部控制率，减少了死亡的危险。从此，世界各地相继采用同步放化疗治疗宫颈癌。Green 等对 1981～2000 年间 19 项采用同步放化疗与单纯放疗治疗宫颈癌的随机对照临床研究中共 4580 例病人的临床资料进行 Meta 分析，其中同步放化疗病人根据化疗方案不同分为顺铂组和非顺铂组，结果表明，与单纯放疗比较，同步放化疗病人的总生存率明显提高［其危险比（HR）＝0.71，P＜0.01。其中，顺铂组 HR＝0.70，P＜0.01；非顺铂组 HR＝0.81，P＝0.20］。临床 Ⅰ、Ⅱ 期宫颈癌病人所占比例高的临床研究中，病人获益更大（P＝0.009）。该 Meta 分析表明，与单纯放疗病人比较，同步放化疗病人的总生存率和肿瘤无进展生存率分别提高了 12%（95%CI＝8-16）和 16%（95%CI＝13-19）；同步放化疗对肿瘤的局部控制（OR＝0.61，P＜0.01）和远处转移（OR＝0.57，P＜0.01）均有益处。2002 年，Lukka 等对 9 项采用同步放化疗治疗宫颈癌的随机对照临床研究进行 Meta 分析，结果与 Green 等的结果一致。但目前也有一些学者持不同意见，认为宫颈癌病人同步放化疗后的 5 年生存率和局部控制率与单纯放疗比较无明显提高。

有关同步放化疗研究中的资料存在不足：①研究组与对照组各期别比例不合理：有的研究组 Ⅰ、Ⅱ 期病人占 60%～70%。②分期标准不一致：有临床分期，也有手术分期，将腹主动脉旁淋巴结阳性病人排除在研究组之外，将 ⅢA 期或阴道下 1/3 受侵者不列在内。③对照组放疗方案不合适。④各组中贫血病人比例不一致：贫血影响宫颈癌病人放疗的疗效。Pearcey 等报道顺铂加放疗组中 53% 的病人血红蛋白≤90g/L；而美国 GOG120 号研究中，研究组中 43% 的病人血红蛋白≤90g/L。⑤各组病理类型比例不一致：有的研究组病人全部为鳞癌，非鳞癌不列在内。因此，目前的资料可比性较差。

同步放化疗的化疗方案繁多，包括所使用的化疗药物不同、剂量不同，有单药也有多药联合化疗。近几年报道的化疗方案多为以顺铂为主的联合化疗，如紫杉醇＋顺铂、多柔比星＋顺铂、紫杉醇＋卡铂等方案。1990～2000 年，美国 GOG 先后进行了 4 次临床研究，结果表明，顺铂比氟尿嘧啶更有效、优越，可在门诊使用，且较经济，尤其适合发展中国家对宫颈癌病人的治疗。同步放化疗的顺铂剂量,各家报道也不一。Serkies 和 Jassem 发现同步放化疗伴有较重近期并发症,半数以上病人难以完成治疗计划,顺铂 $40mg/m^2$、1 次/周的全量化疗是困难的。Watanabe 等认为宫颈癌病人行同步放化疗,推荐剂量应为 $40mg/m^2$、1 次/周,或 $75mg/m^2$、1 次/月。Nyongesa 等将行同步放化疗的宫颈癌病人根据顺铂剂量不同分为 3 组,顺铂剂量分别为 $20mg/m^2$、$25mg/m^2$、$30mg/m^2$、1 次/周。结果表明,病人能耐受的最佳剂量为 $25mg/m^2$、1 次/周。

宫颈癌同步放化疗的并发症分为早期与晚期两种,早期不良反应有全身感乏力、食欲减退、厌食、恶心、呕吐、白细胞减少,甚至血红蛋白、血小板下降,早期放射性直肠炎者感里急后重、腹泻、腹痛。2003 年,Kirwan 等收集 19 项采用同步放化疗治疗宫颈癌病人的研究中共 1766 例病人的临床资料进行 Meta 分析,结果显示,Ⅰ、Ⅱ度血液学不良反应发生率,同步放化疗组高于单纯放疗组,差异有统计学意义;Ⅲ、Ⅳ度不良反应发生率,同步放化疗组与单纯放疗组比较,白细胞减少症的发生率增加 2 倍($OR=2.15$,$P<0.001$),血小板减少症增加 3 倍($OR=3.04$,$P=0.005$),胃肠道反应增加 2 倍($OR=1.92$,$P<0.001$)。19 项研究中,8 项研究有晚期并发症的记录,其中 7 组资料中同步放化疗组晚期并发症的发生率与单纯放疗组比较,差异无统计学意义。导致上述结果可能的原因:①评定并发症的标准不统一;②并发症资料不全;③近期并发症的定义不同;④并发症发生率的计算方法不同;⑤缺少远期并发症资料;⑥随访时间过短。

(2) 新辅助化疗:在过去的半个世纪中,随着发达国家宫颈癌筛查的普及,宫颈癌的发病率及死亡率逐渐下降,而与此相反,由于医疗资源短缺,宫颈癌在发展中国家(包括中国)仍持续高发,并且病人就诊时多属局部晚期($\geq$ⅠB$_2$期)。局部晚期宫颈癌病人因手术难以切除且多存在淋巴结转移等危险因素,治疗效果往往较差。1999 年,基于 5 项宫颈癌同步放化疗的前瞻性研究证据,美国国立癌症研究所推荐同步放化疗作为局部晚期宫颈癌病人的标准治疗方案。与此同时,放疗前新辅助化疗则被证明不能够改善病人预后,且有可能对病人治疗结局带来不利的影响。妇科肿瘤学界仍亟须一种能够提高疗效并且可以避免放疗相关远期并发症的治疗方法。根治术前新辅助治疗为局部晚期宫颈癌病人提供了另一种可能的选择,尤其是在缺乏放疗设备及专业人员的发展中国家中,新辅助化疗显得更为诱人。目前,在我国多数非肿瘤专科医院,甚至将术前的新辅助化疗作为宫颈癌病人的常规治疗。在这样一种形势下,妇科肿瘤从业医生更要充分了解宫颈癌新辅助化疗的利与弊。

新辅助化疗的理论优势主要包括缩小肿瘤体积以利于手术的进行,消除远处微转移灶,有效降低远处复发转移风险,最终达到改善病人生存预后的效果。根治术前新辅助化疗的报道最早可以回溯到 20 世纪 80 年代,Friedlander

等及 Sardi 等在局部晚期宫颈癌病人中采用顺铂＋博来霉素＋长春花碱/长春新碱方案获得了较高的缓解率(～60％),并且使一部分不能手术切除的病人获得了根治性手术的机会。自此,尽管缺乏确凿的临床证据,国内外学者相继在局部晚期宫颈癌病人的临床实践中广泛采用了这样一种新型的且不同于标准放射治疗的综合治疗模式,以期改善宫颈癌病人的生存结局。随之而来,涌现出大量针对根治术前新辅助化疗的回顾性及前瞻性的临床研究。在这些研究报道中,研究者们对于术前新辅助化疗的适用人群,最佳化疗方案,反映评价标准,术后辅助治疗等问题往往存在广泛的争议。

随着宫颈癌化疗方案的迭代更新,新辅助化疗的临床缓解率已由最初的 60％左右提高到近年来 90％左右。如此之高的化疗有效率能否带来关键的生存结局改善呢?综合目前高质量的研究证据,新辅助化疗并不能改善局部晚期宫颈癌病人的预后。

早在 2003 年,一项 Meta 分析提示新辅助化疗＋根治性手术与单纯放疗相比,能够显著地降低病人的死亡风险,5 年生存率由单纯放疗组的 50％提高到新辅助化疗＋根治性手术组的 64％。但时至今日,根治术前新辅助化疗并未成为局部晚期宫颈癌病人治疗的标准,与这一 Meta 分析存在的缺陷无不有关。该 Meta 分析的结果源于 5 项随机对照研究的 872 名病人,这些病人随机接受了高剂量强度、时间密集型的新辅助化疗＋根治性手术,或接受了类似剂量的单纯放疗,由于新辅助化疗组中过多的病人接受了辅助放疗,辅助放疗成为一个影响结果的重要混杂因素;另外,近一半的病人来自于一项意大利研究,而在这一研究中,25％的病人未按方案完成规定治疗,28％的放疗组病人没有接受后装放疗,放疗组 A 点总剂量仅为 70Gy 低于标准剂量(85～90Gy),并且尽管有 60％的病人为Ⅱb-Ⅲ期,但该研究中并没有进行腹主动脉旁延伸野的照射,且中位放疗治疗时间长达 8.8 周。此外,放疗组并没有联合同期化疗,而同期放化疗已是当时局部晚期宫颈癌病人的标准治疗。目前,两项的比较新辅助化疗＋根治性手术与同期放化疗疗效的Ⅲ期临床试验仍在进行中,有望揭示根治术前新辅助化疗真正的价值。

同样的,比较新辅助化疗＋根治性手术与直接行根治性手术的大型前瞻性随机对照临床试验并未证实新辅助化疗能够为宫颈癌病人带来生存获益。早在 1997 年,来自阿根廷布宜诺斯艾利斯大学的 Sardi 等报道了首例新辅助化疗＋根治性手术与直接行根治性手术比较的随机对照临床研究的长期随访结果。该研究采用了每 10 天重复一次的顺铂 $50mg/m^2$ d1,长春新碱 $1mg/m^2$ d1,博来霉素 $25mg/m^2$ d1～3 的 BVP 化疗方案,3 周期化疗结束后对病人进行评估,能够手术切除的病人接受根治性手术治疗,而不能切除的病人则接受根治性的放疗,共 205 名ⅠB 期宫颈癌病人入组该研究。新辅助化疗组 81％的总生存率显著优于直接手术组的 66%（$P<0.05$），而亚组分析则提示生存获益仅限于ⅠB₂期的病人。然而，该研究并无预设的研究样本量，仅依靠中期分析以保证统计学把握，其研究结果仅仅只能被视为探索性的，需要在进一步的随机对照研究中得以验证。1996 年，美国妇科肿瘤研究组启动了一项迄今样本量最大的Ⅲ期随机对照临床试验（GOG141），旨在比较巨块型ⅠB 期宫颈癌中新辅助化疗＋根治性手术与直接行根治性手术的疗效差异。该研究由于病人招募缓慢，并且约10%的病人违反方案接受辅助放疗，于 2001 年被提前终止。GOG141 研究采用了与 Sardi 等研究相似的新辅助化疗方案，但因博来霉素潜在致命的肺毒性，故仅采用了顺铂联合长春新碱的方案。该研究结束时，共 291 名巨块型ⅠB 期宫颈癌病人入组，仅达到入组目标的 70%（291/451）。与 Sardi 等研究结果不同，GOG141 研究并未证实新辅助化疗具有改善巨块型ⅠB 期病人无进展生存率及总生存率的优势（5 年 PFS：新辅助化疗组 56.2% vs. 直接手术组 53.8%，$P>0.05$；5 年 OS：新辅助化疗组 63.3% vs 直接手术组 60.7%，$P>0.05$）。相类似的，近期日本临床肿瘤研究组报道的 JCOG0102 研究因中期分析中新辅助化疗组的生存预后差于直接手术组而被提前终止。截至文献发表时，共计 134 例ⅠB₂、ⅡA₂或ⅡB 期宫颈鳞癌病人入组，随机接受 2～4 周期 BOMP 方案（博莱霉素 7mg d1～5，长春新碱 0.7mg/m² d5，丝裂霉素 7mg/m² d5，顺铂 14mg/m² d1～5，每 21 天重复）的新辅助化疗＋根治性手术或直接行根治性手术治疗。尽管新辅助化疗组病人接受术后放疗的比例 58% 显著低于直接手术组的 80%（$P=0.015$），但新辅助化疗组的 5 年总生存率 70.0% 差于直接手术组的 74.4%（$P=0.85$）。

2010 年，Cochrane 图书馆发表了一项对比新辅助化疗＋根治术与直接行根治性手术的 Meta 分析，共纳入 6 项研究的 1072 名病人。该研究显示新辅助化疗虽然能够显著降低术后病理危险因素出现的比例（淋巴结转移 OR 0.54，95% CI，0.39-0.73；宫旁浸润 OR 0.58，95% CI，0.41-0.82），改善宫颈癌病人的 PFS（HR 0.76，95% CI，0.62-0.94），但并不能改善 OS（HR 0.85，95% CI，0.67-1.07）。近期，Kim 等发表的 Meta 分析同样证明，新辅助化疗尽管能够缩小肿瘤大小、减少淋巴结及远处转移率而降低术后辅助放疗的比例，但与直接手术相比，并不能改善ⅠB₁-ⅡA宫颈癌病人的生存。该 Meta 分析共纳入了 5 项随机对照研究及 4 项观察性研究的 1784 名病人。新辅助化疗组中肿瘤≥4cm 比例（OR 0.22，95% CI，0.13-0.39）、淋巴结转移率（OR 0.61，95% CI，0.37-0.99）、远处转移的比例（OR 0.61，95% CI，0.42-0.89）及术后放疗的比例（OR 0.57，95% CI，0.33-0.98）均显著低于直接手术组，但两组间的局部复发率、总复发率及 PFS 无显著差异，相反，观察性研究中接受新辅助化疗病人的 OS 更差（HR 1.68，95% CI，1.12-2.53）。此外，由于新辅助化疗后手术切除标本不

能反映肿瘤的真实状态，如淋巴结转移降低等，为术后辅助治疗选择带来困惑，这样可能造成过度治疗或不足之虞。

基于目前的研究证据，NCCN 宫颈癌临床实践指南中明确指出目前不推荐在临床试验之外使用新辅助化疗，而FIGO 指南中对于术前新辅助化疗的推荐由 2000 版的 B类证据下降到 2015 版的 C 类证据。鉴于在肿瘤较大的病人或腺癌病人中新辅助化疗较低的缓解率，FIGO 建议在此类病人中应谨慎考虑新辅助化疗的使用，而对于ⅡB 期及以上的病人则应首先考虑根治性同期放化疗。

对于巨块型宫颈癌病人（ⅠB₂和ⅡA₂期），我国不少医院流行在术前采用新辅助静脉化疗，或髂内动脉介入化疗，或腔内后装放疗。笔者所在医院曾开展过一项新辅助介入化疗、静脉化疗或后装放疗与直接手术对比的Ⅱ期随机对照临床试验，研究结果显示介入化疗最能使宫颈肿瘤缩小，腔内放疗次之，静脉化疗最差，在所有新辅助化疗的病人中，盆腔淋巴结转移率均低于直接手术组，但所有新辅助治疗均不能提高生存率（PFS 和 OS）。目前，笔者所在医院仅在保留生育的根治性宫颈切除术前开展新辅助化疗的相关临床研究，以期减少手术范围，提高保育手术的成功率。

综上，宫颈癌的新辅助化疗虽然能够有效地缩小肿瘤，提高手术切除率，但不能改善病人的生存结局，甚至会对病人的生存预后带来不利的影响。宫颈癌的新辅助化疗研究目前仍存在较多的争议话题，如适应证的选择、化疗方案的选择、反应评判标准、术后辅助治疗的应用等，通过前瞻性研究解决这些争议，将有望进一步明确新辅助化疗在局部晚期宫颈癌中真正的治疗价值。笔者认为，在获取更进一步肯定的临床研究证据之前，宫颈癌中新辅助化疗的使用应严格限制在临床试验之中。

（3）姑息性化疗：Ⅳ期宫颈癌和复发宫颈癌病人预后差，其中放疗后复发者预后更差。其对化疗的临床有效率在 10%～20%。初始是放疗抑或非放疗，其化疗有效率存在明显不同。导致这种现象的原因可能为：①放疗破坏了复发癌灶的血液供应，药物难于达到较高浓度；②交叉抗拒；③病人存在的相关并发症，如肾功能不全、尿路梗阻等导致病人对化疗药物的耐受性差。

4. **复发转移宫颈癌的治疗** 大多数复发转移宫颈癌发生在初次治疗后的 2 年内，其治疗十分困难，预后极差，平均存活期为 7 个月。复发转移宫颈癌治疗方式的选择主要依据病人本身的身体状况、转移复发部位、范围及初次治疗方法决定。目前，国内外对转移复发宫颈癌的治疗趋势是采用多种手段的综合治疗。无论初次治疗的方法是手术还是放疗，均由于解剖变异、周围组织粘连及导致的并发症，给治疗带来了一定的困难，并易造成更严重的并发症。因此，在再次治疗前除详细询问病史外，还应做钡灌肠、全消化道造影、乙状结肠镜以及静脉肾盂造影等，以了解复发转移病灶与周围组织的关系，评价以前的放射损伤范围和正常组织的耐受程度等，从而在考虑以上特殊情况后，选择

最适宜的个体化治疗。

（1）放疗后局部复发宫颈癌的治疗：大多数放疗后盆腔局部复发的宫颈癌病人并不适合再次放疗，对于这些病人来说盆腔脏器切除术（pelvic exenteration）是唯一的治疗方法。纵观几十年来的国外资料，由于手术不断改进如盆腔填充、回肠代膀胱以及阴道重建术等，使手术并发症及病死率明显下降，多数文献报道病死率小于10%，5年存活率明显改善，达30%～60%。影响手术后生存的主要因素有：初次治疗后无瘤生存期、复发病灶的大小和复发病灶是否累及盆侧壁，文献报道初次治疗后无瘤生存期大于6个月、复发病灶直径小于3cm和盆侧壁未累及的病人存活期明显延长。由于放疗后出现广泛纤维化，导致术前判断复发灶是否累及盆侧壁比较困难，有学者认为单侧下肢水肿、坐骨神经痛及尿路梗阻这三种临床表现预示复发病灶已累及盆侧壁，实行盆腔脏器切除术的失败率增加，建议施行姑息性治疗。另外，老年妇女并不是盆腔脏器切除术的反指征。尽管术前进行了严密的评估，但仍有1/3的病人术中发现有盆腔外转移、腹主动脉旁淋巴结转移，以及病灶已累及盆侧壁，因此临床医师应有充分的思想准备，并加强与病人及家属的沟通。也有作者建议对病灶直径小于2cm的中心性复发病人可采用子宫根治术（radical hysterectomy），但术后易发生泌尿系统的并发症。

（2）子宫根治术后局部复发宫颈癌的治疗：对于子宫根治术后局部复发的宫颈癌病人治疗方法有两种：一是选择盆腔脏器切除术，二是选择放射治疗。据文献报道其5年存活率为6%～77%。有关影响该类病人治疗后预后的因素主要为初次治疗后的无瘤生存期、复发灶的部位和大小。中心性复发病人的预后好于盆侧壁复发者，对于病灶不明显的中心性复发病人再次治疗后10年存活率可达77%，病灶直径小于3cm的中心性复发病人10年存活率为48%，而对于病灶直径大于3cm的中心性复发病人则预后很差。对于体积较小的复发病人往往可通过增加体外放射的剂量提高局部控制率，但对于体积较大的复发病人来说，增加放射剂量并不能改善其预后。因此，为提高子宫根治术后局部复发病人的存活率，关键是加强初次治疗后的随访，争取及早诊断其复发。

已有前瞻性的、多中心的随机研究结果显示同时放化疗与单独放疗相比，能明显改善ⅠB₂～ⅣA期的宫颈癌术后复发的存活率，因此有作者认为子宫根治术后局部复发的病人选择同时放化疗应是今后努力的方向。

（3）转移性宫颈癌的治疗

1）全身化疗：对转移性宫颈癌病人而言，全身化疗可作为一种姑息性治疗措施。目前有许多有效的化疗方案，其中顺铂（DDP）是最有效的化疗药物。许多研究已证明以顺铂为基础的联合化疗治疗后其缓解率、未进展生存期均明显好于单一顺铂化疗者，但总的生存期两者则没有明显差异，因此目前对于转移性宫颈癌是选择联合化疗还是选

择单一顺铂化疗尚有争论。另外，迄今尚无随机研究来比较化疗与最佳支持治疗（best supportive care）对此类宫颈癌病人生存期、症状缓解和生活质量（quality of life）影响的差异。

近来已有许多新药如紫杉醇（taxol）、长春瑞滨（vinorelbine）、健择（Gemcitabine）、伊立替康（irinotecan）等与顺铂联合治疗局部晚期宫颈癌和（或）复发转移宫颈癌的Ⅱ期研究发现有效率为40%～66%，其中局部晚期宫颈癌的疗效明显好于复发转移宫颈癌，但与既往报道的以顺铂为基础的化疗疗效相比无明显提高。2001年5月美国AS-CO会议报道GOG的初步研究结果，该研究比较了顺铂单药（50mg/m²）与顺铂联合Taxol（顺铂 50mg/m²，Taxol135mg/m²）治疗28例复发和ⅣB期宫颈癌病人的有效率、无进展生存期和总的生存期，尽管最后结果提示顺铂＋Taxol组有效率、无进展生存率明显高于单一顺铂者，但两者总的生存期无明显差异。

2）放疗：作为局部治疗手段对缓解转移部位疼痛及脑转移灶的治疗具有明显作用，Meta分析结果显示短疗程放疗与长疗程化疗疗效相似，因此对于预计生存期较短的转移性宫颈癌病人给予短疗程放疗可提高生活质量。

5. 正在发展中的生物治疗

（1）血管生成抑制剂：用于生物治疗在阻止肿瘤生长和进展、甚至清除较小体积残余病灶方面可能有效。近年来，积累了一些有关血管生成在局部进展型宫颈癌中发挥作用的证据。在一个对111例病人的研究中，Cooper等发现肿瘤的血管生成（可由肿瘤的微小血管密度MVD来反映）是COX多因素分析中的一个重要的预后因素，它与较差的肿瘤局部控制及较差的总生存率有关。相反的，在166例行根治性子宫切除术的ⅠB期宫颈癌病人中，Obermair等发现当MVD<20/HPF时，病人的5年生存率得到改善，为90%，而当MVD>20/HPF，病人的5年生存率为63%。另外，已经发现VEGF受体的表达也与宫颈癌中的MVD成正比。

中和抗-VEGF的单克隆抗体在各种临床前实体瘤模型中表现出了治疗作用。贝伐单抗（Bevacizumab，rhuMAb VEGF）是一种VEGF单克隆抗体，Genentech公司已经将它发展并应用于临床，在实体瘤病人中诱导肿瘤生长的抑制，与细胞毒性化疗药物联合用于延缓转移性实体瘤的进展。在最近的一项研究中，对卡铂和紫杉醇化疗加用或不加用贝伐单抗治疗进行了比较，结果发现，加用贝伐单抗使晚期或转移性非小细胞肺癌的生存时间延长了20%，美国FDA因此批准此药用于治疗这种疾病。在另外一个重要的试验中，800例转移性结直肠癌病人接受Saltz方案（依立替康、氟尿嘧啶、甲酰四氢叶酸：IFL）治疗，随机加用贝伐单抗或安慰剂治疗。IFL加用贝伐单抗治疗组中位数生存时间为20.3个月，而IFL加用安慰剂组为15.6个月。这是用抗血管生成策略治疗人类肿瘤的第一个Ⅲ期临床试

验。Monk 正在 GOG 开展一项贝伐单抗在宫颈癌中的 Ⅱ 期评估,这个免疫分子以 21 日为一个周期,静脉注射,剂量为 15mg/kg。

(2) 治疗性 HPV 疫苗:至于预防性 HPV 疫苗,在 2003 年 WHO 召集了一群来自发展中国家和发达国家的专家来确定检测 HPV 疫苗效能的合适终点。普遍的共识是:效能终点应当是适合在公共健康机构开展 HPV 疫苗的、全球一致的、可测量的。因为从病毒感染到表现为浸润癌存在时间上的滞后,因此,一个替代终点应当可用来确定疫苗的效能。因为同一种高危型 HPV 病毒的持续感染是中度或者高度宫颈不典型增生和浸润性宫颈癌的易感因素,所以,决定将 CIN,而不是浸润癌,作为 HPV 疫苗的疗效终点。来自亚利桑那大学的 Garcia 等对 161 例活检证实为 CINⅡ~Ⅲ 的病人开展了一项随机、多中心、双盲、安慰剂对照试验。研究对象接受 3 次肌注剂量的安慰剂或 ZYC101a,后者是一种含有质粒 DNA 的疫苗,这种质粒 DNA 含有编码 HPV16/18 E6 和 E7 基因片段。这种疫苗具有良好的耐受性,在小于 25 岁的年轻妇女中显示出了促使 CINⅡ~Ⅲ 消退的作用。近来,Einstein 等公布了一种新型的治疗性疫苗:HspE7 的 Ⅱ 期临床试验数据。融合蛋白由卡介苗热休克蛋白(Hsp65)的羧基端共价结合到 HPV16~E7 的整个序列组成。32 例 HIV 阴性的 CINⅢ 病人接种了疫苗,在 4 个月的随访期间,研究者观察到 48%CINⅢ 完全消退,19%的 CINⅢ 出现部分消退,33%的 CINⅢ 保持病情稳定。

【宫颈癌预后】

影响宫颈癌预后的因素很多,包括病人的全身状况、年龄、临床分期、组织学类型、生长方式,以及病人接受治疗的手段是否规范和治疗的并发症等。但临床分期、淋巴结转移和肿瘤细胞分化被认为是其独立的预后因素。

1. **临床分期** 无论采用何种治疗手段,临床期别越早其治疗效果越好。国际年报第 21 期报道了 32 052 例宫颈癌的生存率,其中 Ⅰ 期病人的 5 年生存率为 81.6%;Ⅱ 期为 61.3%;Ⅲ 期为 36.7%;Ⅳ 期仅为 12.1%。显示了随着宫颈癌临床分期的升高,其 5 年生存率明显下降。

2. **淋巴结转移** 局部淋巴结浸润传统上被认为是宫颈癌预后不良的因素,是手术后病人需接受辅助性治疗的适应证。临床期别越高,盆腔淋巴结发生转移的可能性越大。目前的研究表明,无论是宫颈鳞癌还是腺癌,淋巴结转移对于病人总生存率、疾病特异性生存率(disease-specific survival)、局部复发率和无瘤生存期(disease-free interval)均是一个独立的预后因素。然而,有些学者报道淋巴结状态对于早期宫颈癌的预后无重要临床意义,淋巴结转移常与其他预后不良因素有关,如临床分期、肿块大小、脉管癌栓和宫旁浸润。

转移淋巴结的数目也与宫颈癌的复发率和无瘤生存期

有关,并且许多研究发现它是 Ⅰ、Ⅱ 期宫颈鳞癌的一个独立预后指标。有研究表明,一个淋巴结转移和无淋巴结转移的 ⅠB~ⅡA 期宫颈癌病人的 5 年生存率是相似的,分别为 85%和 87%。但转移淋巴结数目超过 1 个后,则其 5 年生存率较低。在许多淋巴结转移的 ⅠB 期宫颈癌病人中,如有 4 个以上的转移淋巴结,则其预后更差。但也有研究发现盆腔淋巴结转移的数目与其预后无关。

转移淋巴结的位置也与宫颈癌的预后有关。Kamura 等发现,ⅠB~ⅡB 期宫颈癌病人有 1 个部位或无淋巴结转移与 2 个及以上部位转移的生存率差异有显著性。

3. **组织学类型** 迄今对于宫颈鳞癌、腺癌和腺鳞癌是否存在不同的预后和转归尚有争议。几项研究结果表明,ⅠB~Ⅱ 期宫颈腺癌、腺鳞癌病人与鳞癌病人相比,前者局部复发率高、无瘤生存率和总生存率低。研究指出,腺癌病人的预后明显差于鳞癌,原因在于腺癌肿块体积大,增加了化疗的耐受及向腹腔内转移的倾向。有报道具有相同临床分期和大小相似的肿瘤的宫颈腺癌和鳞癌的淋巴结转移分别是 31.6%和 14.8%、远处转移分别为 37%和 21%、卵巢转移分别是 6.3%和 1.3%。另外还发现,腺癌病人卵巢转移的发生与肿瘤的大小更有关,而与临床分期无关。鳞癌病人卵巢转移则与临床分期有关。但也有研究显示,宫颈腺癌和鳞癌病人在复发和生存率方面差异无显著性。有报道显示淋巴结转移和肿瘤浸润达到宫旁的腺癌病人预后较差,而无淋巴结转移的腺癌预后与鳞癌差异不明显。

4. **肿瘤细胞的分化** 肿瘤细胞分化也是宫颈癌的一个重要预后因素,临床分期和治疗方法相同的病人,但由于其肿瘤细胞分化程度不一致,其治疗效果和预后也可不尽相同。Zamder 分析了 566 例宫颈鳞癌手术切除标本肿瘤细胞分化程度与其 5 年生存率的关系,若取材部位为肿瘤表面,则肿瘤细胞分化 Ⅰ 级 5 年生存率为 96%;Ⅱ 级 84.0%;Ⅲ 级为 72.3%;而取材部位为肿瘤中心,则肿瘤细胞分化 Ⅰ 级 5 年生存率为 85.6%;Ⅱ 级 79.8%;Ⅲ 级为 71.6%。结果表明肿瘤细胞分化越差,其 5 年生存率愈低。

【随访】

宫颈癌的复发主要位于阴道上 1/3。宫颈癌复发 50% 在治疗后的 1 年内,75%~80%在治疗后的 2 年内,少数复发在治疗后的 4~5 年内,而治疗 5 年后复发相对少见。盆腔内局部复发占 70%,盆腔外远处转移为 30%。因此治疗后的随访非常重要,尤其应注意治疗后的 2 年。

因为宫颈癌治疗后随访的最佳方法还没有明确的研究结果或统一意见,2008 年 NCCN 指南推荐:随诊时间为第 1 年每 3 个月 1 次,第 2 年每 4 个月 1 次,其余 3 年每 6 个月 1 次,然后每年 1 次。随访内容主要包括定期询问病史、体格检查和涂片细胞学检查。胸片可以每年做 1 次。其他检查可以酌情选择,如每半年做 1 次全血细胞计数、血尿素氮、血清肌酐。对病变持续存在和复发的病人,需要通过影像学检查(如盆腔/腹腔/胸部 CT/PET 扫描)来评价,部分病人行手术探查,之后进行挽救治疗(指复发后的治疗)。2007 年中华医学会妇科肿瘤学分会指南推荐:随访时间:①第 1 年:放疗者每月 1 次,手术治疗者每 3 个月 1 次;②第 2 年:放疗者每 3 个月 1 次,手术治疗者每 6 个月 1 次;③2 年后:放疗者每 6 个月 1 次,手术治疗者每年 1 次。随访内容:①盆腔检查、三合诊检查;②阴道细胞学检查和 HPV 检测;③盆腔超声、胸片和肿瘤标志物 SCCA 检测;④必要时行 MRI、泌尿系统和消化系统检查;⑤怀疑早期复发时,PET 检查。

【临床特殊情况的思考和建议】

1. 根治性宫颈切除术(radical trachelectomy,RT)的适应证 RT 通过保留子宫体,保留了潜在的生育功能,从而使年轻早期宫颈癌病人的治疗有了真正的突破。RT 是目前得到最多数据支持的保留早期宫颈浸润癌病人生育功能的手术,虽然这些结果令人鼓舞,但缺乏比较保留生育功能手术与根治性手术的安全性和存活率的 I 类证据(如随机对照研究),且这种手术需由训练有素的手术医生来实施,并需明白的是目前这种手术并不是早期宫颈癌的标准治疗,因此我们应严格掌握该手术的适应证。

从 1994 年至今,RT 的手术适应证在不断改进中。Dargent、Bernardini 等提出的 RT 适应证如下:①渴望生育的年轻病人;②病人无不育的因素;③宫颈癌灶≤2cm;④临床分期为 I A₂~ I B₁ 期;⑤组织学类型为鳞癌或腺癌;⑥影像学检查未发现宫颈内口上方有肿瘤浸润;⑦未发现区域淋巴结有转移。现国内外大多数学者采用该适应证。也有学者认为只有鳞癌病人才适合行 RT,因为腺癌病人术后有较高的复发率。但 Schlaerth、Ungár 分别报道的 10 例和 30 例接受 RT 的病人中腺癌及其他病理类型分别占 60% 和 13%,经过平均 2 年以上时间的术后随访,无一例复发,故笔者认为腺癌并非 RT 的禁忌证。病灶>2cm 病人 RT 术后有较高的复发率,因此多数学者认为接受 RT 者病灶大小应小于 2cm。但 Cibula 认为癌灶>2cm,有强烈保留生育功能的 I B₁ 病人可尝试此法。复旦大学附属肿瘤医院吴小华教授在对比了 2006~2014 年该中心所实施的 248 例 I B₁ 期宫颈癌病例,其中 107 人实施腹式宫颈切除术(ART),141 人实施腹式根治性子宫切除术(ARH),两种术式 5 年无复发生存率和 5 年总生存率相似,分别为 97.8% 和 97.0%,100% 和 96.9%,无统计学差异。同时,对于 61 例实施 ART 和 82 例实施 ARH,直径为 2~4cm 的 I B₁ 期宫颈癌病人,两组 5 年无复发生存率分别为:96.5%、94.8%,5 年总生存率分别为 100%、94.8%,也未见无统计学差异。2008 年 NCCN 指南并不认为病灶的大小是 RT 的禁忌证。对于早期妊娠期宫颈癌病人,若符合 RT 手术的适应证,也可以采用该手术术式。上海复旦大学附属妇产科医院华克勤教授对一名妊娠 18 周,I B₁

期,肿瘤直径为 3.5cm 的宫颈癌病人实施了腹腔镜 RT 手术,术后给予紫杉醇联合卡铂化疗 3 个周期,病人于妊娠 34 周成功产下一名婴儿,同时随访 12 个月病人无复发。

2. 重视和规范宫颈癌的新辅助化疗 宫颈癌新辅助化疗的出现和广泛应用是近年来对宫颈癌治疗所取得的进展,然而,NACT 系辅助治疗的手段,仅为局部晚期宫颈癌综合治疗措施中的一部分,宫颈癌的主要治疗手段仍为手术、放疗和放化疗,目前还没有足够的证据提示化疗作为主要治疗手段与根治手术和(或)放疗在疗效上的可比性。目前临床研究表明,根治手术前运用 NACT 的效果比放疗前运用 NACT 的效果优越,对于 II B 以上级别的晚期宫颈癌,首要的治疗的选择仍然应首先考虑放疗或放化疗,因此应严格掌握 NACT 适应证。另外,目前化疗方案还不规范,尽管 FIGO 指南推荐应用短期集中式的、大剂量、以顺铂为主要药物的化疗方案,长期应用小剂量的化疗方案而推迟根治手术时间不是目前最合理的选择,但具体的方案及用法尚未统一。Cochrane 数据库中证据是基于静脉化疗的临床试验,动脉插管介入化疗方案的高级别循证医学的证据还未见报道。以上问题的解决有待于大样本、随机、双盲的临床对照试验,在没有肯定的循证医学的证据前,不应该在临床上广泛推广对所有宫颈癌病人进行新辅助化疗。

3. 意外发现的宫颈癌 单纯子宫切除术后发现宫颈浸润癌病人的处理比较棘手,目前尚缺乏肯定的恰当治疗方案。对这些病人的全面评价包括询问病史和体格检查、全血细胞计数、血小板检查、肝肾功能检查。影像学检查包括胸片、CT、MRI 或 PET。对 I B₁ 期或期别更早的病人,以上检查为可选。但对于临床可疑膀胱或直肠侵犯的病人,应该在麻醉下行膀胱镜检查和直肠镜检查。2008 年 NCCN 指南推荐:对有 LVSI 的 I A₁ 期、I A₂ 期和更高期别(病理学发现)的病人,合理的治疗方案应该根据手术切缘的状态决定。如果切缘阳性且影像检查未发现淋巴结转移,应该推荐同步放化疗。I A₂ 期和更高期别的病人,如果切缘或影像学检查为阴性,选择包括:①盆腔放疗和近距离放疗加(或不加)含顺铂的同步化疗;或②全部宫旁组织切除加盆腔淋巴结切除加(或不加)腹主动脉旁淋巴结取样。对淋巴结阴性的病人可以观察或对同时有高危因素者[如原发肿瘤大、深间质浸润和(或)LVSI]进行盆腔放疗加(或不加)阴道近距离放疗。对肉眼残留病灶、影像学检查阳性、淋巴结或宫旁转移或手术切缘阳性的病人推荐行以顺铂为基础的同步化放疗;阴道切缘阳性者完全适合给予个体化近距离放疗。IA₁ 期且没有 LVSI 可以给予密切观察。

参考文献

1. 曹泽毅. 妇科常见肿瘤诊治指南. 第 2 版. 北京:人民卫生出版社,2007:23-40

2. 谢幸,荀文丽. 妇产科学. 第 8 版. 北京:人民卫生出版社,

2013

3. Li X,Li J,Wen H,Wu X,et al. The Survival Rate and Surgical Morbidity of Abdominal Radical Trachelectomy Versus AbdominalRadical Hysterectomy for Stage Ⅰ B1 Cervical Cancer. Ann Surg Oncol,2016,23(9):2953-2958

4. 唐嘉,吴小华. 基于三维解剖结构的子宫颈癌广泛性子宫切除术新分型方法. 中华妇产科杂志,2012,47(5):398-400

5. 居杏珠,李子庭,杨慧娟,吴小华. 保留神经的根治性子宫切除术治疗宫颈癌的临床观察. 中华妇产科杂志,2009,44(8):605-609

6. He L,Wu L,Su G,et al. The efficacy of neoadjuvant chemotherapy in different histologicaltypes of cervical cancer. Gynecol Oncol,2014,134(2):419-425

7. Yi X,Hua K. Laparoscopic radical trachelectomy followed by chemotherapy in a pregnant patient with invasive cervical cancer. Int J Gynaecol Obstet,2015,131(1):101-102

8. Li X,Wu X. The Survival Rate and Surgical Morbidity of Abdominal Radical Trachelectomy Versus Abdominal Radical Hysterectomy for Stage Ⅰ B₁ Cervical Cancer. Ann Surg Oncol,2016, 23(9):2953-2958

（吴小华　华克勤）

第四节　子宫肌瘤

关键点

1. 子宫肌瘤是女性生殖器最常见的良性肿瘤,其中宫体肌壁间肌瘤最常见,肌瘤的发生与激素、遗传学相关。

2. 子宫肌瘤的临床表现为经量增多、经期延长、下腹包块、压迫症状、不孕和腹痛。

3. 对于无症状的肌瘤病人,一般无需治疗;症状轻微、全身情况不宜手术者,可药物治疗、子宫动脉栓塞术或高强度聚焦超声等治疗;症状明显病人予以手术治疗,包含肌瘤切除术和子宫切除术。

子宫肌瘤(uterine myoma)是女性生殖器中最常见的良性肿瘤,由平滑肌及结缔组织组成。多见于 30～50 岁妇女,据统计生育期妇女的肌瘤发生率为 20%～25%,40 岁以上妇女的发病率则高达 30%～40%。因肌瘤多无或很少有症状,临床发病率远低于肌瘤真实发病率。

【病因】

确切病因尚未明确,可能与正常肌层的体细胞突变、性激素及局部生长因子间的相互作用有关。

1. **与性激素相关** 因肌瘤好发于生育年龄。在妊娠、外源性高雌激素作用下,肌瘤生长较快;抑制或降低雌激素水平的治疗可使肌瘤缩小;绝经后肌瘤停止生长、萎缩或消退,提示其发生可能与女性性激素相关。生物化学检测证实肌瘤中雌二醇的雌酮转化率明显低于正常肌组织;肌瘤中雌激素受体(ER)浓度明显高于周边肌组织,故认为肌瘤组织局部对雌激素的高敏感性是肌瘤发生的重要因素之一。此外研究证实孕激素有促进肌瘤有丝分裂活动、刺激肌瘤生长的作用,肌瘤组织中的孕激素受体浓度高于周边肌组织,分泌期的子宫肌瘤标本中细胞分裂象明显高于增殖期的子宫肌瘤。

2. **与遗传学相关** 细胞遗传学研究显示 25%～50% 子宫肌瘤存在细胞遗传学的异常,包括从点突变到染色体丢失和增多的多种染色体畸变,首先是单克隆起源的体细胞突变,并对突变肌细胞提供一种选择性生长优势,如 85% 的子宫肌瘤病人拥有突变的转录介导亚基 Med12,从而促使子宫肌层干细胞转变为肿瘤形成干细胞;其次是多种与肌瘤有关的染色体重排,常见的有 12 号和 14 号染色体长臂片段易位(12;14)(q14-15;q23-24)、12 号染色体长臂重排、7 号染色体长臂部分缺失(7q22q32)等,与之相关的基因有 *HMGA2*、*RAD51B* 和 *CUX1*。分子生物学研究提示子宫肌瘤由单克隆平滑肌细胞增殖而成,多发性子宫肌瘤由不同克隆细胞形成。

3. **与细胞因子相关** 一些生长因子在子宫肌瘤的生长过程中可能起着重要作用,如胰岛素样生长因子(IGF)Ⅰ和Ⅱ、表皮生长因子(EGF)、血小板衍生生长因子(PDGF)A 和 B、血管生成因子(VEGF)等。

【分类】

1. **按肌瘤生长部位** 分为宫体肌瘤(90%)和宫颈肌瘤(10%),其中宫颈肌瘤多为单发,后壁常见。

2. **按肌瘤与子宫肌壁的关系** 分为 3 类(图 26-4-1):

(1) 肌壁间肌瘤(intramural myoma):占 60%～70%,肌瘤位于子宫肌壁间,周围均被肌层包围。

(2) 浆膜下肌瘤(subserous myoma):约占 20%,肌瘤向子宫浆膜面生长,并突出于子宫表面,肌瘤表面仅由子宫浆膜覆盖。若瘤体继续向浆膜面生长,仅有一蒂与子宫相连,称为带蒂浆膜下肌瘤,营养由蒂部血管供应。若血供不足,肌瘤可变性坏死。如蒂扭转断裂,肌瘤脱落形成游离性肌瘤。如肌瘤位于宫体侧壁向宫旁生长突出于阔韧带两叶之间称阔韧带肌瘤。

(3) 黏膜下肌瘤(submucous myoma):占 10%～15%。肌瘤向宫腔方向生长,突出于宫腔,仅为黏膜层覆盖。根据肌瘤体积在肌壁内的比例,亚型分为:0 型(带蒂的黏膜下肌瘤,肌瘤完全位于宫腔内未向肌层扩展),1 型(黏膜下无蒂肌瘤,向肌层扩展<50%),2 型(黏膜下无蒂肌瘤,侵占肌层部分≥50%)(图 26-4-2)。黏膜下肌瘤易形成蒂,在宫腔内生长犹如异物,常引起子宫收缩,肌瘤可被挤出宫颈外口而突入阴道。

3. 子宫肌瘤常为多个,以上各类肌瘤可单独发生亦可

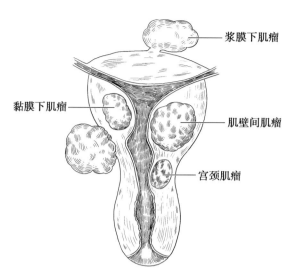

图 26-4-1 子宫肌瘤分类示意图

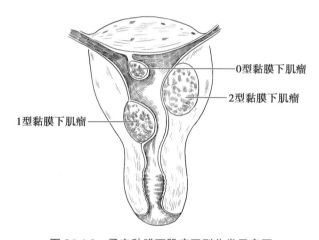

图 26-4-2 子宫黏膜下肌瘤亚型分类示意图

同时发生。两个或两个部位以上肌瘤发生在同一子宫者，称为多发性子宫肌瘤。

【病理】

1. **巨检** 肌瘤为实质性球形包块，表面光滑，质地较子宫肌层硬，压迫周围肌壁纤维形成假包膜，肌瘤与假包膜间有一层疏松网状间隙，故易剥出。血管由外穿入假包膜供给肌瘤营养，肌瘤越大，血管越粗，假包膜中的血管呈放射状排列。肌瘤长大或多个相融合时呈不规则形状。肌瘤切面呈灰白色，可见漩涡状或编织状结构。肌瘤颜色和硬度与纤维组织多少有关。

2. **镜检** 肌瘤主要由梭形平滑肌细胞和不等量纤维结缔组织构成。肌细胞大小均匀，排列成漩涡或栅状，核为杆状。

3. **特殊类型的子宫肌瘤以病理检查来诊断** 与非特殊类型子宫肌瘤的区别，在于核分裂象和细胞异型程度。特殊类型的子宫肌瘤在病理组织学上，均属于良性肿瘤。

（1）富于细胞平滑肌瘤（cellular leiomyoma）：肿瘤中有丰富的平滑肌细胞，排列紧密，细胞大小及形态尚一致，仅个别细胞有异形，偶见约 1～4 个/10 个高倍视野的分裂象。

（2）奇怪型平滑肌瘤（bizarre leiomyoma）：肿瘤以圆形或多边形细胞为主，胞质嗜酸性，核周呈透亮空隙。其特征为细胞多形性，核异型甚至出现巨核细胞。但无分裂象可见。临床呈良性表现。

（3）血管平滑肌瘤（angio-myoma）：平滑肌瘤中血管丰富，瘤细胞围绕血管排列，与血管平滑肌紧密相连。肌瘤也可向脉管内生长，促使脉管的平滑肌组织增生后突向管腔，该类型子宫肌瘤可以累及静脉、淋巴管，甚至心脏和肺血管。肿瘤切面色泽较红。

（4）腹腔弥漫型平滑肌瘤病（leiomyomatosis peritonealis disseminata）：平滑肌瘤弥漫分布于腹膜、大网膜、肠系膜、直肠子宫凹陷及盆腹腔器官表面。大体上较难与腹膜转移癌和胃肠道间质肿瘤相鉴别，但 HE 染色可发现增生的梭形细胞排列成漩涡状，波形蛋白、ER 和 PR 表达可阳性。

（5）上皮样平滑肌瘤（epithelioid leiomyoma）：平滑肌瘤以圆形或多边形细胞组成，常排列成上皮样索或巢状。肌瘤呈黄色或灰色。应注意其边缘部分是否有肌层浸润，若有浸润应视为恶性。

（6）神经纤维样平滑肌瘤：肿瘤细胞核呈栅栏状排列，似神经纤维瘤。

（7）脂肪平滑肌瘤（lipoleiomyoma）：镜下见平滑肌细胞与脂肪细胞形成的小叶互相掺杂在一起。

【肌瘤变性】

肌瘤变性是肌瘤失去原有的典型结构。常见的变性有：

1. **玻璃样变（hyaline degeneration）** 又称透明变性，最常见。肌瘤剖面漩涡状结构消失，为均匀透明样物质所取代。镜下见病变区肌细胞消失，为均匀透明无结构区。

2. **囊性变（cystic degeneration）** 继发于玻璃样变，肌细胞坏死液化即可发生囊性变，此时子宫肌瘤变软，很难与妊娠子宫或卵巢囊肿区别。肌瘤内出现大小不等的囊腔，其间有结缔组织相隔，数个囊腔也可融合成大囊腔，腔内含清亮无色液体，也可凝固成胶冻状。镜下见囊腔为玻璃样变的肌瘤组织构成，内壁无上皮覆盖。

3. **红色样变（red degeneration）** 多见于妊娠或产褥期，为肌瘤的一种特殊类型坏死，发生机制不清，可能与肌瘤内小血管退行性变引起血栓及溶血，血红蛋白渗入肌瘤内有关。病人可有剧烈腹痛伴恶心呕吐、发热，白细胞计数升高，检查发现肌瘤迅速增大、压痛。肌瘤剖面为暗红色，如半熟的牛肉，有腥臭味，质软漩涡状结构消失。镜检见组织高度水肿，假包膜内大静脉及瘤体内小静脉血栓形成，广泛出血伴溶血，肌细胞减少，细胞核常溶解消失，并有较多

3

脂肪小球沉积。

4. 肉瘤样变(sarcomatous change) 肌瘤恶变即为肉瘤变,少见,仅为 0.1% 左右,多见于绝经后妇女。肌瘤在短期内迅速长大或伴有不规则出血者应考虑恶变。若绝经后妇女肌瘤增大更应警惕恶性变可能。肌瘤恶变后,组织变软而且脆,切面灰黄色,似生鱼肉状,与周围组织界限不清。镜下见平滑肌细胞增生,排列紊乱,漩涡状结构消失,细胞有异型性。

5. 钙化(degeneration with calcification) 多见于蒂部细小血供不足的浆膜下肌瘤以及绝经后妇女的肌瘤。常在脂肪变性后进一步分解成甘油三酯,再与钙盐结合,沉积在肌瘤内。X 线摄片可清楚看到钙化阴影。镜下可见钙化区为层状沉积,呈圆形,有深蓝色微细颗粒。

【临床表现】

1. 症状 多无明显症状,仅在体检时偶然发现。症状与肌瘤部位、大小、有无变性相关。常见症状有:

(1)经量增多及经期延长:多见于大的肌壁间肌瘤及黏膜下肌瘤者,肌瘤使宫腔增大、子宫内膜面积增加,并影响子宫收缩可有经量增多、经期延长等症状。此外肌瘤可能使肿瘤附近的静脉受挤压,导致子宫内膜静脉丛充血与扩张,从而引起月经过多。黏膜下肌瘤伴坏死感染时,可有不规则阴道流血或血样脓性排液。长期经量增多可导致继发贫血、乏力、心悸等症状。

(2)下腹包块:肌瘤初起时腹部摸不到肿块,当肌瘤逐渐增大使子宫超过 3 个月妊娠大小较易从腹部触及。肿块居下腹正中部位,实性、可活动、无压痛、生长缓慢。巨大的黏膜下肌瘤脱出阴道外,病人可因外阴脱出肿物来就医。

(3)白带增多:肌壁间肌瘤使宫腔面积增大,内膜腺体分泌增多,并伴有盆腔充血致使白带增多;子宫黏膜下肌瘤一旦感染可有大量脓样白带,如有溃烂、坏死、出血时可有血性或脓血性恶臭的阴道溢液。

(4)压迫症状:子宫前壁下段肌瘤可压迫膀胱引起尿频、尿急;子宫颈肌瘤可引起排尿困难、尿潴留;子宫后壁肌瘤(峡部或后壁)可引起下腹坠胀不适、便秘等症状。阔韧带肌瘤或宫颈巨型肌瘤向侧方发展嵌入盆腔内压迫输尿管使上泌尿路受阻,形成输尿管扩张甚至发生肾盂积水。

(5)其他:常见下腹坠胀、腰酸背痛,经期加重。黏膜下肌瘤、引起宫腔变形和压迫输卵管的肌瘤可引起不孕或流产。肌瘤红色变性时有急性下腹痛,伴呕吐、发热及肿瘤局部压痛;浆膜下肌瘤蒂扭转可有急性腹痛;子宫黏膜下肌瘤由宫腔向外排出时也可引起腹痛。

2. 体征 与肌瘤大小、位置、数目及有无变性相关。大肌瘤可在下腹部扪及实质性不规则肿块。妇科检查子宫增大,表面不规则单个或多个结节状突起。浆膜下肌瘤可扪及单个实质性球状肿块与子宫有蒂相连。黏膜下肌瘤位于宫腔内者子宫均匀增大;黏膜下肌瘤脱出子宫颈外口,检查即可看到子宫颈口处有肿物,粉红色,表面光滑,宫颈四周边缘清楚。如伴感染时可有坏死、出血及脓性分泌物。宫颈肌瘤病人体检时,可发现宫颈变形,颈口扁平,后穹隆消失,探针无法进入宫腔。

【诊断及鉴别诊断】

1. 诊断 一般病人会因为不规则阴道出血、不孕等症状就医,根据病史、妇科体检和辅助诊断(包括超声检查、宫腔镜、磁共振等),诊断多无困难。

2. 疾病鉴别

(1)妊娠子宫:应注意肌瘤囊性变与妊娠子宫先兆流产鉴别。妊娠时有停经史,早孕反应,子宫随停经月份增大变软,借助尿或血 HCG 测定、B 型超声可确诊。

(2)卵巢肿瘤:多无月经改变,呈囊性位于子宫一侧。在某些特定的情况下,两者可能难以鉴别。浆膜下肌瘤可能误诊为卵巢实体或部分实体肿瘤,囊性变的浆膜下肌瘤与卵巢囊肿可能在一般临床检查中不易区别。可借助 B 型超声、磁共振或腹腔镜鉴别浆膜下肌瘤、阔韧带肌瘤与卵巢肿瘤,检查时应特别注意肿块与子宫的关系。

(3)子宫腺肌病:局限型子宫腺肌病类似子宫肌壁间肌瘤,质硬,亦可有经量增多、子宫增大等症状、体征。但子宫腺肌病有继发性渐进性痛经史,子宫多呈均匀增大,很少超过 3 个月妊娠大小,有时经前与经后子宫大小可有变化。B 型超声检查有助于鉴别诊断。有时子宫腺肌病可和子宫肌瘤并存。

(4)子宫内膜息肉:主要表现为月经量多、经期延长及不规则阴道流血等症状,这些症状与子宫黏膜下肌瘤有相似之处,特别是 B 超检查均显示出有宫腔内占位。一般可通过经阴道彩色多普勒超声检查或经阴道宫腔声学造影来进行区别。最为可靠鉴别子宫内膜息肉及子宫黏膜下肌瘤的方法是进行宫腔镜检查。

(5)排卵障碍相关的异常子宫出血:主要表现为不规则阴道出血,临床症状与子宫肌瘤有相似之处。较大的肌瘤、子宫明显增大,多发性肌瘤、子宫增大不规则,以及浆膜下肌瘤、子宫表面有结节性突出等体征,一般较易与排卵障碍相关的异常子宫出血病人相鉴别。鉴别较困难者为子宫肌瘤小,而出血症状又比较明显的病例,可以通过 B 超、诊断性刮宫或宫腔镜检查对两者进行鉴别诊断。

(6)子宫恶性肿瘤

1)子宫肉瘤:好发于老年妇女,生长迅速,多有腹痛和不规则阴道流血,侵犯周围组织时出现腰腿痛等压迫症状。B 型超声及磁共振检查有助于鉴别。

2)宫颈癌:有不规则阴道流血及白带增多或不正常排液等症状,外生型较易鉴别,内生型宫颈癌则应与宫颈管黏膜下肌瘤鉴别。宫颈黏膜下肌瘤突出宫颈口、并伴有坏死感染时,外观有时很难与宫颈癌区别,但阴道检查可发现前者肿瘤仍较规则,有时可扪及根蒂。可借助于 B 型超声检查、宫颈细胞学刮片检查、宫颈活组织检查、宫颈管搔刮及分段诊刮等鉴别。

3）子宫内膜癌：以绝经后阴道流血为主要症状，好发于老年妇女，子宫呈均匀增大或正常，质软。应注意子宫肌瘤合并子宫内膜癌病人。诊刮或宫腔镜有助于鉴别。

（7）其他：卵巢巧克力囊肿、盆腔炎性包块、子宫畸形等可根据病史、体征及B型超声检查鉴别。

【治疗】

治疗应根据病人年龄、生育要求、症状及肌瘤的部位、数目全面考虑。

1. **随访观察**　无症状或症状轻微病人，一般不需治疗，特别是近绝经期妇女，绝经后肌瘤多可萎缩或逐渐消失。每3～6个月随访一次，进行妇科检查和B型超声检查，必要时行彩色多普勒超声检查，检测肌瘤的血流信号。若肌瘤明显增大或出现症状，可考虑进一步治疗。对未孕的病人，尤其要重视定期随访，若评估肌瘤可能引起不孕和流产时，应及早手术治疗，以免对今后妊娠产生不良影响。

2. **药物治疗**　症状轻，近绝经年龄或全身情况不宜手术者或在手术前控制肌瘤的大小以减少手术难度，可给予药物对症治疗。但因为是非根治性治疗，停药后一般肌瘤会重新增大。

（1）促性腺激素释放激素类似物（GnRHa）：采用大剂量连续或长期非脉冲式给药可产生抑制FSH和LH分泌作用，降低雌二醇到绝经水平，以缓解症状并抑制肌瘤生长使其萎缩。但停药后又逐渐增大到原来大小。一般应用长效制剂，间隔4周皮下注射1次。常用药物有亮丙瑞林（leuprorelin）每次3.75mg，或戈舍瑞林（goserelin）每次3.6mg。目前临床多用于：①术前辅助治疗3～6个月，待控制症状、纠正贫血、肌瘤缩小后手术，降低手术难度，减少术中出血，避免输血；②对近绝经期病人有提前过渡到自然绝经作用；③因子宫肌瘤引起不孕的病人，孕前用药使肌瘤缩小以利自然妊娠。用药6个月以上可产生绝经期综合征、骨质疏松等不良反应，故长期用药受限。有学者指出，在GnRHa用药3个月加用小剂量雌孕激素，即反向添加治疗（add-back therapy），能有效减少症状且可减少这种不良反应。

（2）米非司酮（mifepristone）：为人工合成的19-去甲基睾酮衍生物，具有强抗孕酮作用，亦可用于子宫肌瘤治疗。每日5～10mg/d口服，连续服用3～6个月，作为术前用药或提前绝经使用。但停药后肌瘤会重新增大，且不宜长期使用，以防其拮抗糖皮质激素的不良反应。

（3）其他药物：在子宫肌瘤病人的经期，可以使用雄激素减少子宫出血量。雄激素可对抗雌激素，使子宫内膜萎缩；也可直接作用于子宫，使肌层和血管平滑肌收缩，从而减少出血量。在近绝经期应用雄激素可提前绝经。常用药

物：丙酸睾酮25mg肌注，每5日1次，经期25mg/d，共3次，每月总量不超过300mg，可用3～6个月；甲睾酮10mg/d，舌下含服，连用3个月。其他减少子宫出血量的辅助药物还包括子宫收缩剂（缩宫素）和止血药（如妥塞敏、止血敏、立止血等）。

3. **手术治疗**　适应证为：月经过多继发贫血、有膀胱、直肠压迫症状或肌瘤生长较快疑有恶变者、保守治疗失败、不孕或反复流产排除其他原因。手术途径可经腹、经阴道或宫腔镜及腹腔镜下手术。术式有：

（1）肌瘤切除术（myomectomy）：适用于希望保留子宫的病人。多经腹或腹腔镜下切除；黏膜下肌瘤或大部分突向宫腔的肌壁间肌瘤可宫腔镜下切除。宫颈肌瘤和突入阴道的黏膜下肌瘤可经阴道摘出。部分病人在术后会复发，其中约1/2病人需要再次手术。肌瘤术后复发的高危因素有：病人年龄在30～40岁，有≥2个的子宫肌瘤，子宫体积增大如孕＞10周。腹腔镜下子宫肌瘤剥除术见视频1。

视频1　腹腔镜下子宫肌瘤剥除术

（2）子宫切除术（hysterectomy）：不要求保留生育功能，或疑有恶变者，可行子宫切除术，包括全子宫切除和次全子宫切除，多经腹、经阴道或腹腔镜下切除。术前应宫颈细胞学检查排除宫颈恶性病变。围绝经期的子宫肌瘤要注意排除合并子宫内膜癌。必要时可于术中行冰冻切片组织学检查。依具体情况决定是否保留双侧附件。

（3）子宫动脉栓塞术（uterine artery embolization，UAE）：子宫动脉栓塞术是经皮的微创介入治疗。治疗原理为：由于肌瘤组织与正常子宫组织相比生长分裂活跃，耗氧量大，对无氧代谢耐受力差；子宫血供的特殊性导致子宫正常组织有丰富的血管交通网，并且对血栓的溶解能力较肌瘤组织强；通过对子宫肌瘤供血动脉的栓塞，以达到阻断瘤体血供，瘤组织坏死萎缩，使瘤细胞总数减少，从而达到缓解症状的目的。适用于有症状性的肌壁间肌瘤（非带蒂肌瘤），希望保留子宫但传统非手术治疗失败又不耐受手术的病人，肌瘤数目＜6个或无生育要求的病人。手术的绝对禁忌证相对较少，包括有生育要求，未明确性质的盆腔肿块或子宫病变、凝血功能障碍等。该手术不良反应少，常见的并发症有穿刺相关并发症、栓塞后综合征、感染、非靶向栓塞等。但动脉栓塞术后5年内的再次干预率较高，达到28%～32%，再次干预包括再次子宫动脉栓塞、肌瘤切除术或子宫切除术，主要原因是子宫肌瘤供血的不完全阻断。

4. **其他治疗**

（1）高强度聚焦超声（high intensity focused ultrasound，HIFU）：是利用超声波聚焦子宫肌瘤病灶，通过超

声波产生的热效应、机械效应、空化效应准确消融目标肌瘤。根据治疗监控方式的不同，HIFU 分为两大类，即磁共振监控的 HIFU(MRgFUS)和超声监控的 HIFU(USgHIFU)。有生育要求的肌瘤病人慎用。

（2）射频消融术（radiofrequency volumetric thermal ablation,RFVTA)：射频消融术是在 B 超引导下的、利用射频对子宫肌瘤进行消融的门诊无创手术，肌瘤不受大小、位置的限制，体积＜1cm 或位置在肌层深部的肌瘤都可以被消融。禁忌证是有生育要求的病人。临床研究显示肌壁间肌瘤病人经过治疗后，月经量明显减少；消融术后，3 年内的再次干预治疗率为 11%，临床效果良好。

（3）左炔诺孕酮宫内缓释系统（levonorgestrel-releasing intrauterine system,LNG-IUS)：是一种能稳定释放左炔诺孕酮的 T 型节育环，释放的左炔诺孕酮局部作用于子宫内膜使其萎缩从而减少月经量。因此，在肌瘤较小、合并月经过多的病人中，可考虑宫内 LNG-IUS 的治疗。

【子宫肌瘤合并妊娠的相关处理】

肌瘤合并妊娠占肌瘤病人 0.5%～1%，占妊娠 0.3%～0.5%，肌瘤小又无症状者常被忽略，故实际发病率高于报道。

1. **肌瘤对妊娠的影响**　与肌瘤生长部位有关，黏膜下肌瘤可影响受精卵着床导致早期流产；肌壁间肌瘤过大因机械压迫，宫腔变形或内膜供血不足可引起流产。据报道，在不孕症妇女中，以子宫肌瘤作为不孕的独立因素者占 1%～3%，在反复自然流产中占 7%。因此有文献建议有子宫肌瘤的不孕妇女经过 1 年不孕相关治疗后仍未妊娠，行肌瘤剔除术可能会有帮助。

2. **妊娠对肌瘤的影响**　子宫肌瘤合并妊娠属于高危妊娠范畴，孕期子宫血供丰富，肌瘤在孕期及产褥期易发生红色变性，表现为肌瘤迅速长大，剧烈腹痛，发热和白细胞计数升高，通常采用保守治疗能缓解。

3. **肌瘤对分娩的影响**　妊娠合并子宫肌瘤多能自然分娩，但胎儿娩出后易因胎盘粘连、附着面大或排出困难及子宫收缩不良导致产后出血，甚至发生产后感染。妊娠后期及分娩时胎位异常、胎盘低置或前置、产道梗阻等难产应作剖宫产，术中是否同时切除肌瘤，需根据肌瘤大小、部位和病人情况决定。

【临床特殊情况的思考和建议】

1. **妊娠合并子宫肌瘤病人剖宫产同时是否可行肌瘤切除术**　足月妊娠时，子宫肌瘤边界清晰，容易分离，而且对催产素敏感性高。Hassiakos 等研究了 141 例因妊娠合并子宫肌瘤实施剖宫术的病人，其中 47 例在剖宫产同时行肌瘤切除术。与剖宫产术时未行肌瘤切除术的病人相比，剖宫产术同时行肌瘤切除术的病人手术时间和住院天数延长，但两者在术中出血、术后感染等并发症方面的差异

无统计学意义。妊娠合并子宫肌瘤病人在剖宫产同时行子宫肌瘤切除术的意义在于：

（1）避免短期内再次手术，使病人心理上和生理上得到恢复。

（2）肌瘤剔除术后子宫收缩更为协调，有利于子宫修复，对减少术后出血及盆腔感染可能也有一定的作用。但剖宫产术同时行肌瘤切除术需在术前和术中做好充分准备。术前应行 B 型超声检查，了解肌瘤与胎盘位置以决定是否同时行肌瘤切除术，若切除，需要选择适合的切口及手术方式，并备有充足血源。术中要求手术者技术娴熟，能处理髂内动脉或子宫动脉结扎术或子宫切除术。术中一般先作剖宫产（除黏膜下肌瘤外）、缝合剖宫产切口，然后再行肌瘤切除术。肌瘤挖除前先在瘤体周围或基底部注射缩宫素，可有效减少手术出血量。对一些粟粒大小肌瘤可应用高频电刀，使其炭化，临床上亦收到良好的效果。

2. **40 岁以上无生育要求的多发性子宫肌瘤病人是否可行子宫肌瘤切除术**　对于此类病人，临床上一般采取全子宫或次全子宫切除术。但近年来，越来越多的病人提出了保留子宫的要求。因为子宫不仅是生育的器官，同时也是性器官，甚至有研究表明可能具有一定的分泌功能，有些妇女对于子宫的缺失具有巨大的心理负担。因此，无生育要求的多发性子宫肌瘤病人若对保留子宫有强烈的愿望，可以行子宫肌瘤切除术，但需告知其术后复发的风险，并强调定期随访的重要性。同时，术前可通过阴道用米索前列醇或术中瘤体内注射垂体后叶素、丁哌卡因联合肾上腺素等药物以及放置止血带等方法减少术中出血。

3. **子宫肌瘤的激素替代治疗的思考**　研究发现，绝经后使用激素替代疗法的妇女，无论是单用雌激素或雌、孕激素联合应用均有促进子宫肌瘤生长的作用，但一般不会引起绝经后流血等临床症状。目前认为，绝经期子宫肌瘤妇女使用激素治疗不是绝对禁忌证，而是属于慎用范围。对于有绝经期症状者可以采用激素治疗，使用时注意孕激素用量不宜过大，雌激素和孕激素采用小剂量、个体化治疗，且口服比经皮用药对肌瘤的生长刺激作用为弱。但对绝经期使用激素治疗的子宫肌瘤妇女要强调知情同意和定期检查及随访的重要性，治疗期间应注意观察有无异常阴道流血等临床症状的出现，同时定期行 B 型超声检查子宫肌瘤大小和子宫内膜厚度。一旦发现子宫肌瘤增大或出现异常阴道流血可停药，并进一步检查异常阴道流血的原因。

4. **子宫肌瘤不孕病人治疗的思考**　约有 30% 子宫肌瘤病人表现为不孕，这与肌瘤生长的部位有关。如子宫角部的肌瘤可造成输卵管扭曲、变形，影响精子或受精卵通过，减少受孕机会。黏膜下子宫肌瘤占据宫腔的位置、影响受精卵着床。而较大的肌壁间肌瘤既可改变宫腔的正常形态，又可压迫输卵管。对于这些病人，应考虑行肌瘤切除术。一般肌壁间肌瘤切除术后建议避孕一年，黏膜下肌瘤宫腔无损者避孕 4～6 个月后考虑妊娠。妊娠后加强管理，

警惕孕中、晚期子宫破裂,适当放宽剖官产指征。

有关行辅助生育技术前子宫肌瘤不孕者是否先作肌瘤切除术,尚无统一意见。需要综合考虑病人年龄、不孕时间、卵巢储备功能、肌瘤部位和病人的意愿。若肌瘤随访病人,在备孕期间可监测排卵,指导性生活,提高备孕效率;对于有排卵障碍者可使用促排卵药物助孕。目前对于肌瘤小、官腔未变形,或为浆膜下肌瘤的病人,一般可直接采用 IVF-ET。

5. 腹腔镜下旋切播散的预防　自从 1995 年美国 FDA 正式批准旋切器在腹腔镜中应用以来,腹腔镜下旋切器得到了极大的推广应用。但在 2014 年 4 月 17 日 FDA 发布了一个安全警告"腹腔镜下粉碎在子宫切除术和肌瘤切除术中的应用",因为目前尚无可靠的方法来预测肌瘤是否为子官肉瘤,建议临床医生彻底讨论所有病人治疗的益处和风险,并告知病人腹腔镜粉碎术可能造成肌瘤包含意外的癌组织的播散,使预后显著恶化。因此,建议临床使用旋切袋,将瘤体放在袋中进行旋切,取出袋体后,反复冲洗盆腔,以尽可能避免旋切器在粉碎中发生的潜在并发症。

6. 特殊类型子宫肌瘤的治疗　特殊类型子宫肌瘤,如富于细胞性平滑肌瘤、奇异性平滑肌瘤、上皮样平滑肌瘤和弥漫型平滑肌瘤,属良性肿瘤,以个体化治疗为主。手术治疗主要取决于病人年龄、有无生育要求及肌瘤本身特点,按良性子宫肌瘤的手术治疗原则处理,避免过度诊治。有生育要求的病人可以行肌瘤剔除术,无生育要求的病人可行全子宫切除术,其中病灶超过子宫范围的病人,可行全子宫＋双附件＋子宫外肿瘤切除术。术后要加强长期随访,以便发现复发病例,及时处理。一旦复发,要做扩大范围的手术,必要时放化疗,防止肉瘤样变。其他治疗方法还包括:GnRHa、子宫动脉栓塞术和高强度聚焦超声治疗。

参考文献

1. Sparic R,Mirkovic L,Malyasi A,et al. Epidemiology of uterine myomas:A review. Int J Fertil Steril,2016,9(4):424-435

2. Okolo S. Incidence,aetiology and epidemiology of uterine fibroids. Best Pract Res Clin Obstet Gynaecol,2008,22(4):571-588

3. Yang Q,Diamond MP,Al-Hendy A. Early life adverse environmental exposures increase the risk of uterine fibroid development:Role of epigenetic regulation. Front Pharmacol,2016,7:40

4. Commandeur AE,Styer AK,Teixeira JM. Epidemiological and genetic clues for molecular mechanisms involved in uterine leiomyoma development and growth. Hum Reprod Update,2015,21(5):593-615

5. Hassan MH,Eyzaguirre E,Arafa HM,et al. A novel murine model for uterine leiomyoma using adenovirus-enhanced human fibroid explants in severe combined immune deficiency mice. Am J Obstet Gyecol,2008,199:156e151-158

6. Munro MG,Critchley HO,Broder MS,et al. FIGO classification system（PALM-COEIN）for causes of abnormal uterine bleeding in nongravid women of reproductive age. Int J Gynaecol Obstet,2011,113(1):3-13

7. McDonald AG,Dal Cin P,Ganguly A,et al. Liposarcoma arising in uterine lipoleiomyoma:a report of 3 cases and review of the literature. Am J Surg Pathol,2011,35(2):221-227

8. Thompson MJ,Carr BR. Intramural myomas:to treat or not to treat. Int J Womens Health,2016,8:145-149

9. Mara M,Kubinova K. Embolization of uterine fibroids from the point of view of the gynecologist:pros and cons. Int J Womens Health,2014,6:623-629

10. Van der Kooij SM,Bipat S,Hehenkamp WJ,et al. Uterine artery embolization versus surgery in the treatment of symptomatic fibroids:a systematic review and meta-analysis. Am J Obstet Gynecol,2011,205(4):317. e1-e18

11. Scheurig-Muenkler C,Koesters C,Powerski MJ,et al. Clinical long-term outcome after uterine artery embolization:sustained symptom control and improvement of quality of life. J Vasc Interv Radiol,2013,24(6):765-771

12. Quinn SD,Gedroyc WM. Thermal ablative treatment of uterine fibroids. Int J Hyperthermia,2015,31(3):272-279

13. 邹敏,熊郁,汪炼,等. 多发子宫肌瘤高强度聚焦超声治疗与生育. 中国实用妇科与产科杂志,2016,32(2):132-135

14. Galen DI,Isaacson KB,Lee BB. Does menstrual bleeding decrease after ablation of intramural myomas? A retrospective study. J Minim Invasive Gynecol,2013,20(6):830-835

15. Berman JM,Guido RS,Garza Leal JG,et al. Three-year outcome of the Halt trial:a prospective analysis of radiofrequency volumetric thermal ablation of myomas. J Minim Invasive Gynecol,2014,21(5):767-774

16. Tsuji l,Fujinami N,Kotani Y,et al. Reproductive outcome of infertile patients with fibroids based on the patient and fibroid characteristics:optimal and personalized management. Gynecol Obstet Invest,2016,81(4):325-332

（狄文　张梅莹）

第五节　子宫内膜癌

关键点

1. 子宫内膜癌是影响妇女最常见的妇科恶性肿瘤之一,其发生率与社会经济水平、饮食运动习惯密切相关。

2. 通常将子宫内膜癌分为Ⅰ型和Ⅱ型,其中Ⅰ型最常见,包括子宫内膜样腺癌 G_1 和 G_2,占内膜癌的 60%～70%,发病年龄较轻,与长期无孕激素拮抗的雌激素刺激有关;Ⅱ型包括子宫内膜样腺癌 G_3 和非内膜样组织学类型恶性肿瘤,与雌激素无关,多在萎缩子宫内膜基础上发生。

3. 分期手术为子宫内膜癌的主要治疗方式,根据有无高危因素选择放疗和(或)化疗进行辅助治疗。

4. 经过严格选择的早期子宫内膜样腺癌可使用孕激素进行保留生育功能治疗。

子宫内膜癌(endometrial carcinoma)是一组来源于子宫内膜的上皮性恶性肿瘤,多来源于子宫内膜腺体上皮。是女性生殖系统三大恶性肿瘤之一。子宫内膜癌发生与社会经济水平、饮食环境密切相关,在发达国家和地区,其发生率已超过宫颈癌和卵巢癌,成为影响妇女最常见的妇科恶性肿瘤。

【流行病学特点与高危因素】

1. 流行病学特点　子宫内膜癌是世界范围内影响妇女第六位最常见的恶性肿瘤,每年新发病例约 319 600 例。其发病率有明确的地区差异,与地区经济发达程度及生活水平密切相关。从出生到 74 岁妇女累计发病风险在发达国家和发展中国家相差达 3 倍,分别为 1.8％和 0.6％,而累计死亡率接近,分别为 0.3％和 0.2％。根据 2010 年中国恶性肿瘤年报报道,子宫体癌发病率为 5.84/10 万,其发病率低于宫颈癌,居妇女恶性肿瘤的第八位。然而在上海、北京等经济发达城市,子宫体癌已经超过宫颈癌,成为发病率最高的妇科恶性肿瘤。

2. 高危与保护因素　子宫内膜癌危险因素是暴露于无孕激素拮抗的持续外源性或内源性雌激素环境。其他危险因素还包括他莫昔芬摄入,肥胖,糖尿病和高血压、高糖饮食、初潮早、不孕等(表 26-5-1)。

表 26-5-1　子宫内膜癌的危险因素（摘自 UPTODATE)

危险因素	相对风险（Relative Risk, RR)
年龄增加	50～70 岁妇女内膜癌风险增加 1.4 倍
无拮抗的雌激素暴露	2～10
他莫昔芬治疗	2
初潮早	NA
绝经晚(55 岁以后)	2
不孕	2
多囊卵巢综合征(慢性无排卵)	3
肥胖	2～4
糖尿病	2
分泌雌激素的肿瘤	NA
Lynch 综合征（遗传性非息肉病性结直肠癌)	一生风险 22％～50％
Cowden 综合征	一生风险 13％～19％
内膜癌、卵巢癌或结肠癌家族史	NA

注:NA:无法获取相对风险

子宫内膜癌的保护因素包括妊娠、含孕激素的避孕药剂、吸烟、运动、咖啡因及阿司匹林等。

【病理分类】

根据 WHO2014 病理分类,子宫内膜上皮性肿瘤及其前驱病变病理分类如表 26-5-2 所示。

表 26-5-2　子宫内膜上皮性肿瘤及其
前驱病变病理分类

前驱病变	
• 增生过长不伴不典型	
• 不典型增生过长/子宫内膜上皮内瘤变 EIN	2
子宫内膜癌	
内膜样腺癌	3
• 鳞状上皮分化	3
• 绒毛管状	3
• 分泌性	3
黏液性癌	3
浆液性子宫内膜上皮内癌	2
浆液性癌	3
透明细胞癌	3
神经内分泌肿瘤	
• 低级别神经内分泌肿瘤	
类癌	3
• 高级别神经内分泌癌	
小细胞神经内分泌癌	3
大细胞神经内分泌癌	3
混合细胞腺癌	3
未分化癌	3
去分化癌	

注:2——原位癌,上皮内肿瘤 G_3;3——恶性肿瘤;

Bokhman 建议将子宫内膜癌分为Ⅰ型和Ⅱ型两类。Ⅰ型内膜癌为低级别(G_1～G_2)内膜样腺癌,可能发生于不典型增生过长,与无拮抗的雌激素刺激有关。Ⅱ型内膜癌包括内膜样腺癌 G_3 以及非内膜样组织学类型恶性肿瘤,多在萎缩子宫内膜基础上发生。

1. 子宫内膜增生过长不伴不典型性增生(endometrial hyperplasia without atypia)　WHO2014 病理分类中将子宫内膜单纯性增生过长和复杂性增生过长合并为子宫内膜增生过长。子宫内膜增生过长镜下病理表现为子宫内膜腺体过度增生伴腺体大小和形状不规则,与增生期内膜相比,腺体/间质比例增加,不伴显著的细胞不典型性。子宫内膜增生过长进展为分化良好的内膜癌的风险为 1％～3％。

2. 子宫内膜不典型性增生/子宫内膜上皮内瘤变(atypical hyperplasia/endometrioid intraepithelial neoplasia, AH/EIN)　子宫内膜增生过长基础上出现细胞不典型性。平均发病年龄 53 岁。约 25％～40％子宫内膜不典型性增生病人同时存在子宫内膜癌。约 1/4～1/3 AH/EIN 病人在诊断后立即进行全子宫切除或诊断后1年随访期内诊断为子宫内膜癌。子宫内膜不典型性增生患子宫内膜癌的长期风险增加14～45倍。

3. 内膜样腺癌(endometrioid carcinoma) 常见类型的内膜样腺癌是腺体肿瘤,呈现腺体样、乳头状或部分实质结构,但缺乏内膜浆液性癌的细胞核特征。内膜样腺癌占宫体恶性肿瘤的70%～80%。平均发病年龄63岁。病理巨检可见肿瘤形成一个或更多独立的黄褐色结节,也可呈弥漫外生性改变。可有坏死和出血。一部分肿瘤起源于子宫下段。镜下呈典型的腺体样或绒毛腺体结构,腺腔由分层柱状上皮构成,形成拥挤、复杂的分支状结构。构成腺腔的细胞常为柱状,顶端与邻近细胞平齐,构成光滑的腺腔结构。肿瘤细胞细胞质为嗜酸性和颗粒状。除分化差的癌外,细胞核不典型常为轻到中度,核仁不明显。有丝分裂指数高度不一致。

(1) 分级:国际妇产科协会(FIGO,1988)将内膜样癌根据其结构分为三级:1级(G_1)实质结构≤5%;2级(G_2)实质结构6%～50%;3级(G_3)实质结构>50%。如肿瘤中超过50%出现G_3细胞核,提示肿瘤具有侵袭性,应提升一个分级。

(2) 内膜样癌伴鳞状分化:约10%～25%内膜样癌存在局灶的鳞状细胞分化,表现为角化珠形成、细胞间桥或实质细胞巢伴丰富的多边形致密嗜酸胞浆以及清晰的细胞膜。

(3) 内膜样癌伴分泌性分化:少于2%结构典型的内膜样腺癌包含具有单个大的核下或核上糖原空泡而非嗜酸性胞浆的柱状细胞,类似于分泌期子宫内膜腺体。该形态偶见于年轻育龄妇女或接受孕激素治疗的妇女,更常见于未经治疗的绝经后妇女。经典的内膜样癌伴分泌性分化几乎都是分化良好的。

(4) 遗传特征:最常见的是 PTEN 基因的突变或失活(>50%),PIK3CA(30%),PIK3R1(20%～43%),ARID1A(低级别肿瘤中40%),KRAS(20%～26%),TP53(内膜样腺癌 G_3 中30%)。约35%肿瘤显示微卫星不稳定。在散发性肿瘤中,微卫星不稳定最常见的原因是 MLH1 基因启动子高甲基化。

(5) 预后和预测因子:FIGO 分期,年龄,组织学级别,肌层浸润深度和淋巴血管累及是最重要的预测淋巴转移及预后因素。淋巴结转移和肌层浸润深度与复发相关。外1/2肌层浸润与预后不良显著相关。

4. 黏液癌(mucinous carcinoma) 超过50%肿瘤由黏液细胞构成的内膜癌。占子宫内膜癌的1%～9%。肉眼见肿瘤组织较多胶冻或黏液成分。镜下见肿瘤呈现腺体或纤毛腺体结构,内壁衬以形态一致的黏液柱状细胞伴微分层。黏液呈嗜碱性小球或略显灰白的胞浆颗粒,黏液胭脂红和 CEA 染色阳性。鳞状分化常见。细胞核不典型轻到中度,有丝分裂活性低。肌层浸润常局限在浅肌层。约

50%的肿瘤中小片区域肿瘤类似于子宫颈内腺体,可能与子宫颈内腺癌混淆。可通过免疫组化进行鉴别:雌孕激素受体阳性倾向于内膜来源;如雌孕激素受体阴性伴弥漫性 P16 阳性及 HPV 原位杂交阳性则为宫颈来源。黏液癌中 KRAS 突变常见。这类肿瘤多为分化良好,预后较好。

5. 浆液性癌(serous carcinoma) 也称子宫浆液性癌,浆液性腺癌,不再推荐称为子宫乳头状浆液性癌。以复杂的乳头状和(或)腺体结构伴弥漫的显著的核多形性为特点。为典型的Ⅱ型子宫内膜癌,病人中多产、正在抽烟、输卵管结扎术后,乳腺癌病史和(或)他莫昔芬使用史更常见,体型较内膜样腺癌病人为瘦。多见于绝经后老年妇女。因此大体标本见子宫较小,但可因肿瘤而增大,宫腔有时被瘤撑大,但大部分肿瘤发生于内膜息肉表面无法肉眼识别。浆液性子宫内膜上皮内癌(serous endometrial intraepithelial carcinoma,SEIC)常发生于息肉或萎缩子宫内膜表面,当其仅局限于上皮时称为 SEIC。应注意 SEIC 是癌症,即使没有明确的浸润,但 SECI 仍是癌细胞,也可能发生细胞脱落和广泛的子宫外转移。单纯的浆液性癌的特点为镜下复杂的乳头状结构,有时可看到实质性生长和腺体结构。有大量有丝分裂象。病灶中超过75%肿瘤细胞 p53 阳性。Ki67 高表达。BRCA1/2 种系突变病人与浆液性癌发生有关。局限于子宫内膜的浆液性癌预后较好。出现宫腔外散播者复发死亡率增加。

6. 透明细胞癌(clear cell carcinoma) 由胞浆透明或为嗜酸性的多边形或鞋钉状细胞构成,细胞排列成乳头状、囊状或实性结构,至少局部存在高级别核不典型。较少见,占子宫内膜癌的2%,是Ⅱ型内膜癌中的一种。多产和抽烟病人更常见,糖尿病和肥胖较内膜样腺癌病人少。多发生于萎缩性子宫内膜或息肉。约30%～40%透明细胞癌存在 PTEN 和 TP53 体细胞突变。总体生存率相差巨大,从21%～75%,可能因与其他类型肿瘤误判有关。大多数报道5年生存率低于50%。

7. 神经内分泌肿瘤(neuroendocrine tumors) 具有神经内分泌类型的一组肿瘤,包括低级别神经内分泌肿瘤(类癌),高级别神经内分泌肿瘤(小细胞神经内分泌癌)和大细胞神经内分泌癌。这类肿瘤占子宫内膜癌的不到1%,多见于绝经后妇女。小细胞神经内分泌癌平均诊断年龄60岁,大细胞神经内分泌癌为55岁。预后极差,肿瘤局限于内膜息肉者预后可能较好。

8. 混合细胞腺癌(mixed cell adenocarcinoma) 由两种或多种不同病理类型的子宫内膜癌构成,其中至少一种为Ⅱ型内膜癌。其生物学行为与级别最高的组成成分有关,只要肿瘤中有超过5%的浆液性成分即导致不良预后。

9. 未分化和去分化癌(undifferentiated carcinoma and dedifferentiated carcinoma) 子宫内膜未分化癌为恶性上皮性肿瘤不伴细胞分化。去分化癌由未分化癌和 FIGO 1级或2级内膜样腺癌构成。可能与 Lynch 综合征有关。肿

瘤具有高度侵袭性,复发和死亡率为 55%～95%。

【转移途径及临床分期】

1. **转移途径**　子宫内膜癌的转移途径以直接蔓延和淋巴转移为主,晚期可出现血行转移。

(1) 直接蔓延:病灶初期沿子宫内膜蔓延生长,向上可经宫角累及输卵管,向下经宫颈管至阴道。向肌层浸润可穿透整个肌层累及子宫浆膜面。肿瘤可经输卵管或经肌层-子宫浆膜面向腹腔内播散,种植于卵巢、子宫直肠陷凹、肠曲和大网膜等表面,形成盆腹腔的广泛种植和转移。

(2) 淋巴转移:是子宫内膜癌重要的转移途径之一,引流内膜的主要淋巴干包括骨盆漏斗韧带、宫旁、骶前,分别引流入髂内、髂外、髂总、骶前和腹主动脉旁淋巴结。内膜癌转移途径与肿瘤病灶所在部位有关。位于宫底部肿瘤常沿骨盆漏斗韧带转移,子宫下段和累及宫颈的病灶淋巴转移途径与宫颈癌相似,可累及宫旁、闭孔、髂内、髂外及髂总淋巴结。子宫后壁癌灶可沿宫骶韧带转移至直肠淋巴结。研究显示临床 I 期和 II 期内膜癌淋巴结转移率为 11%(9%盆腔,6%腹主动脉旁),附件和腹膜转移率分别为 5%和 4%(n=1109)。虽然解剖和前哨淋巴结研究均提示内膜癌可经骨盆漏斗韧带直接转移至腹主动脉旁淋巴结,但这种情形并不常见。

(3) 血行转移:少见,晚期可经血行转移至肺、肝、骨等处。

2. **分期**　美国肿瘤联合会(American Joint Committee on Cancer, AJCC)肿瘤-淋巴结-转移(TNM)和国际妇产科联盟(International Federation on Gynecology and Obstetrics, FIGO)子宫内膜癌手术分期系统见表 26-5-3。

表 26-5-3　TNM 和 FIGO 子宫内膜癌分期系统

TNM 分类	FIGO* 分期		手术-病理发现
原发肿瘤(T)			
T_X			原发肿瘤无法评估
T_0			无原发肿瘤证据
Tis**			原位癌(侵袭前癌)
T_1	I		肿瘤局限于子宫
T_{1a}		I A	肿瘤局限于子宫内膜或侵袭子宫肌层不超过肌层厚度的 1/2
T_{1b}		I B	肿瘤侵袭肌层等于或大于肌层厚度的 1/2
T_2	II		肿瘤侵袭宫颈间质组织但仍局限于子宫[†]
T_{3a}	III A		肿瘤累及浆膜面和(或)附件(直接蔓延或转移)[††]
T_{3b}	III B		阴道累及(直接蔓延或转移)或宫旁累及[††]
	III C		转移至盆腔和(或)腹主动脉旁淋巴结[††]
		III C_1	盆腔淋巴结转移
		III C_2	腹主动脉旁淋巴结转移伴或不伴盆腔淋巴转移
	IV		肿瘤侵及膀胱和(或)肠道黏膜,和(或)远处转移
T_4	IV A		肿瘤侵及膀胱黏膜和(或)肠道(黏膜水肿不足以诊断为 T_4)
区域淋巴结(N)			
N_X			无法评估区域淋巴结
N_0			无区域淋巴结转移
N_1	III C_1		盆腔淋巴结转移(淋巴结阳性)
N_2	III C_2		腹主动脉旁淋巴结转移伴或不伴盆腔淋巴结转移
远处转移(M)			
M_0			无远处转移
M_1	IV B		远处转移(包括腹股沟淋巴结,腹腔内转移,或肺、肝、骨转移。远处转移不包括腹主动脉旁、阴道、盆腔浆膜面或附件转移)

注:* 包括 G_1, G_2 或 G_3;

　** FIGO 不再包含 0 期(Tis);

　[†]宫颈内腺体累及为 I 期;

　[††]阳性细胞学检查结果应被分别报告,但不改变分期

【临床表现】

异常子宫出血是子宫内膜癌典型的临床表现,围绝经期及绝经后妇女异常子宫出血尤应引起重视,及时进行内膜癌筛查。

1. **异常子宫出血** 子宫内膜癌病人 75%～90%存在异常子宫出血。绝经后出血病人中 3%～20%存在子宫内膜癌。既往月经规律,近 3～6 个月内出现经间期出血,月经周期缩短或延长(<21 天或>35 天),出血量增多,出血时间延长(>7 天)等情况均应进行内膜癌筛查。

2. **阴道排液** 可为血性、浆液性分泌物,合并感染时出现脓性分泌物。

3. **下腹疼痛** 可因肿瘤合并感染或晚期肿瘤浸润周围组织或压迫神经出现下腹部疼痛或腰骶部疼痛。晚期可出现贫血、消瘦及恶病质等症状。

4. **子宫颈脱落细胞学检查异常** 宫颈脱落细胞学检查发现腺癌或非典型腺体细胞时应通过子宫内膜活检及颈管内活检进一步检查。

5. **影像学检查偶然发现** 部分病人因其他原因进行超声、CT 或 MRI 检查时发现子宫内膜增厚或占位,即使病人无其他症状体征,也应对子宫内膜进行进一步评估。

6. **手术切除子宫病理检查发现** 病人因其他疾病或子宫内膜增生过长接受全子宫切除术,术后病理检查发现子宫内膜癌。诊刮发现子宫内膜不典型性增生病人25%～40%在切除子宫后发现同时存在子宫内膜癌。对这部分病人应进一步评估内膜癌子宫外转移的可能性。

【评估及诊断】

对疑有子宫内膜病变病人应通过体检、实验室检查、影像学检查及子宫内膜病理检查进行评估。基于子宫内膜活检或全子宫切除病理检查作出组织学诊断。

1. **体格检查** 首先应明确出血或阴道排液来源,排除其他原因导致的出血或排液。应评估子宫大小、活动性,还应评估子宫屈度以助内膜活检操作。子宫内膜癌或增生过长病人子宫可正常大小或增大。癌灶浸润周围组织时,子宫可增大固定或宫旁扪及不规则结节状物。应触诊锁骨下淋巴结了解有无远处转移。

2. **实验室检查** 育龄异常子宫出血病人首先应进行尿妊娠试验或血清人绒毛膜促性腺激素检测,排除妊娠可能。大量出血病人还应行血常规及凝血功能检测。肿瘤标志物 CA125 检测有助于判断病情和随访治疗效果。

3. **影像学检查**

(1) 超声检查:对疑有子宫内膜病变病人,超声检查是一线影像学检查方式。超声检查可用于评估子宫和附件器质性病变,并协助筛选需行宫腔镜检查的病例。

1) 绝经后妇女:无任何症状绝经后妇女子宫内膜厚度小于 4mm 时内膜癌发生几率低。超声提示任何内膜局灶性病灶不论内膜厚度均需进行内膜活检。绝经后出血病人超声检查子宫内膜厚度≤4mm 时判断为非恶性病变的敏感为 94.8%(95%CI:86.1-98.2),特异度 46.7%(95%CI:38.3-55.2),但如对症治疗后症状持续存在,应行内膜活检。绝经后内膜≤3mm 伴单纯积液可进行随访。内膜≥4mm 伴积液者应行内膜取样。需注意 5%～20%内膜癌病人无阴道出血症状。子宫内膜厚度 6～10mm,无症状且无宫腔积液,排除高危因素后可行内膜活检或严密随访。子宫内膜厚度≥11mm 者内膜癌风险 6.7%,应行内膜取样。仅盆腔疼痛不伴其他异常不是内膜评估的指征。

2) 绝经前妇女:应在月经刚干净时进行超声评估(出血周期的第 4～6 天进行),一般增殖期子宫内膜厚度(双层)4～8mm;分泌期 8～14mm。当超声提示子宫内膜结构异常或病人合并异常子宫出血对症治疗无效时,均应进行内膜活检。异常子宫出血症状持续存在时,即使超声检查未见内膜异常也应进行内膜活检。但需注意单独子宫内膜厚度不能作为内膜活检的指征,需综合考虑以下因素:宫颈细胞学腺体异常/内膜细胞;雌激素过多/不排卵;内膜癌高危因素;内膜增厚。

(2) 生理盐水灌注超声检查(宫腔超声造影):非一线评估方法,可用于发现经阴道超声或盲法活检易漏诊的宫腔微小病灶。生理盐水灌注超声和经阴道超声对发现内膜息肉的敏感度分别为 93%和 75%,特异度分别为 94%和 76%。盲法活检联合生理盐水灌注超声检查可诊断大多数异常子宫出血女性的原因,而不需更侵入性的操作,如宫腔镜。但应注意该法造成肿瘤腹腔内播散的可能。生理盐水灌注超声适用于活检后诊断仍不明确或存在诊断性刮宫和宫腔镜检查相对禁忌证者。

(3) 磁共振(MRI):盆、腹腔磁共振增强扫描可用于评估子宫内膜癌肌层及宫颈浸润、子宫外累及、后腹膜淋巴结转移情况。磁共振和二维超声判断子宫内膜癌肌层浸润的准确度分别为 84%(95%CI:75-90)和 75%(95%CI:65-82);用于判断内膜癌宫颈浸润的准确度分别为 85%(95%CI:76-91)和 80%(95%CI:71-87)。但应注意诊刮后短期内行超声或 MRI 影像学检查可能因诊刮导致的子宫内膜基底层损伤,影像学检查见子宫内膜结合带不完整而误判为子宫内膜癌肌层浸润。应通过宫腔镜定位活检等方式予以鉴别。

4. **子宫内膜活检** 子宫内膜活检的方式包括子宫内膜吸取活检,诊断性刮宫和宫腔镜下子宫内膜取样。其中内膜吸取活检是一线筛查手段。

(1) 子宫内膜吸取活检:采用直径 3mm 负压吸引管伸入宫腔吸取子宫内膜进行病理检查。欧美国家通常采用 pipelle 管。不需或仅需轻度扩张宫颈管,不需或仅需局部麻醉,门诊可完成,具有价格便宜,操作时间短,为 5～15 秒,子宫穿孔风险降低(相对危险度 0.1%～0.2% vs. 诊断性刮宫 0.3%～2.6%),有宫内节育器时也可进行活检等优势。可取样 5%～15% 面积的内膜,内膜病变大于 50% 者进行内膜取样最为可靠,90% 病人可获得充分样本。取样满意程度与取样医生的技术熟练度有关。绝经后子宫内膜及宫颈萎缩妇女取样较困难,局灶性病变影响取样充分性。一项对 7914 名妇女的荟萃分析比较了内膜取样和诊断性刮宫/宫腔镜/全子宫切除术对内膜癌诊断的效果,与后者相比,内膜取样用于绝经后妇女内膜癌诊断的敏感度 99.6%,绝经前 91%;不典型性增生 81%;内膜取样用于内膜癌诊断特异度 98%～100%。

少于 5% 病人内膜取样样本不足。如内膜吸取样本不足,病人为绝经后不再出血,超声内膜≤4mm,可暂时随访;超声显示内膜厚或持续出血或围绝经期或绝经后出血者应行诊刮±宫腔镜。吸取病理诊断为良性(萎缩,增殖/分泌期,不同步,内膜炎),但对症治疗后出血或症状持续存在或高度怀疑内膜癌时应进一步评估。进一步评估方法包括再次吸取取样;宫腔镜+诊刮;经阴道超声+子宫超声显像术。

(2) 诊断性刮宫:诊断性刮宫用于诊断的指征:①病人无法耐受子宫内膜吸取活检(如由于疼痛或焦虑),需要在全身麻醉下接受手术;②内膜吸取活检无诊断意义,而病人为内膜癌高危人群;③内膜吸取活检为良性病变,但病人异常阴道出血持续存在;④内膜吸取活检为子宫内膜增生过长,需排除更重病变;⑤内膜吸取活检获取组织不够;⑥宫颈狭窄无法完成内膜吸取活检。

(3) 宫腔镜:宫腔镜的优势在于可在直视下对子宫内膜进行定位活检或可疑病灶切除。应对所有病变和随机背景内膜活检。不应仅行宫腔镜检查而不同时行内膜活检。研究显示单独宫腔镜检查会漏诊 10/29(34.5%)内膜癌(n=1286)。治疗性宫腔镜应仅用于子宫内膜癌风险低,以及宫腔镜下病变切除价值明确的女性(即绝经前大量出血但希望保留生育能力的女性)。对于疑诊癌症的病人应进行诊断性操作,随后进行根治性治疗。有研究评估了 672 例术前行宫腔镜检查及 1300 例未行宫腔镜检查子宫内膜癌病人情况,术后病理显示两组Ⅲ期及以上病人比例分别为 7.1% 和 6.5%(P=0.38),死亡率分别为 13.2% vs.15.2%(P=0.25),其中因生殖道恶性肿瘤死亡病人比例 46.1% vs.42.1%(P=0.53),均无统计学差异。提示宫腔镜导致子宫内膜癌扩散促进疾病进展风险不大。

【鉴别诊断】

异常出血为子宫内膜癌的最主要临床表现,首先应与宫腔以外的其他部位所致异常出血进行鉴别。应通过体格检查排除其他原因如直肠、尿道、阴道或宫颈病变所致异常出血。宫颈脱落细胞学检查有助于鉴别宫颈病变所致异常出血,如检查发现异常鳞状细胞,应行阴道镜宫颈活检排除宫颈鳞癌可能。宫颈脱落细胞学检查为腺癌或不典型性腺上皮时,应行颈管搔刮或宫腔镜鉴别宫颈或内膜病变。

其次应与任何造成异常子宫出血的疾病进行鉴别。子宫内膜息肉应通过病理检查鉴别。子宫腺肌瘤、子宫肌瘤在排除内膜病变前提下通过影像学检查或病理鉴别。凝血功能障碍、排卵障碍所致异常子宫出血在排除内膜病变基础上通过凝血功能检测、排卵监测、生殖内分泌激素评估进行鉴别。

【治疗】

子宫内膜癌治疗参照 NCCN 指南及 FIGO 指南。以手术、放疗、化疗和内分泌治疗为主要治疗方法。根据病人病理类型、病变范围、一般情况、年龄、生育要求等因素进行综合评估,制订个体化治疗方案。

1. **手术**　手术分期为首选治疗方法。手术分期原则:

1) 手术方式:开腹、腹腔镜、机器人手术均可实施。

2) 探查:进腹后立即结扎或闭合输卵管避免肿瘤受压力影响经输卵管扩散。进行盆腹腔冲洗细胞学检查。仔细探查触摸包括腹腔内脏器、大网膜、肝脏、子宫直肠陷凹,附件表面,寻找可能的转移灶。仔细探查和触摸可疑或增大的盆腔和腹主动脉旁淋巴结。

3) 标准手术步骤包括:筋膜外全子宫双侧输卵管卵巢切除。对于宫颈间质累及病例 NCCN(2016)指南建议行广泛全子宫双附件切除术,但 FIGO 肿瘤报告(2015)认为切缘阴性的单纯全子宫切除加盆腔淋巴结清扫已足够。

4) 淋巴清扫:尽管分期手术需要进行淋巴清扫,但是否行盆腔和腹主动脉旁淋巴清扫仍存在争议。低危病人(内膜样腺癌Ⅰ期,$G_{1～2}$,病灶局限于内膜层或浅肌层浸润)可行淋巴活检。研究显示,低危病人淋巴结转移率为 2.4%。高危病人仍应行完整的淋巴清扫。手术分期通常需要切除髂内、髂外、髂总及闭孔淋巴结。对于高危病人(如怀疑腹主动脉或髂总淋巴结转移,存在附件转移、盆腔淋巴结转移、深肌层浸润、组织学为高级别、浆液性癌、透明细胞癌或癌肉瘤)还应行腹主动脉旁肠系膜下动脉下区域和肾静脉下区域清扫。前哨淋巴结活检可用于肿瘤明显局限于子宫,影像学检查无子宫外转移证据的病例,高危组织学类型(浆液性癌、透明细胞癌和癌肉瘤病人)慎用该技术(前哨淋巴结活检见视频 2)。

视频 2　前哨淋巴结活检

5) 浆液性癌、透明细胞癌或癌肉瘤者应行大网膜活检。

2. **放疗**　低危病人(内膜样腺癌Ⅰ期,$G_{1～2}$,病灶局限于内膜层或浅肌层浸润)或仅有一个危险因素的病人不需放疗。中高危因素(至少两个危险因素:年龄>60 岁,深肌层浸润,G_3,浆液性或透明细胞癌,癌肉瘤,脉管累及)应行放疗。阴道近距离照射是较盆腔外照射更好的选择,前者可有效控制阴道复发且不影响生活质量。高危病人(3个或更多危险因素,Ⅱ和Ⅲ期)辅助化疗加或不加放疗的作用正在被研究。盆腔外照射或阴道近距离照射可降低中、高危病人复发率(中危病人复发率降低22%,其中15%为局部复发),但不改善病人的总体生存率。

3. **系统治疗**　用于复发、转移或高危病人。

(1)化疗:在病人能够耐受的情况下,尽量使用多药联合化疗。

1)多药联合化疗方案包括:卡铂/泰素;卡铂/多西紫杉醇;顺铂/多柔比星;异环磷酰胺/泰素(癌肉瘤为1级证据);顺铂/多柔比星/泰素;顺铂/异环磷酰胺(用于癌肉瘤)。

2)化疗方案:卡铂+紫杉醇(1级证据):(方案:卡铂AUC=6+紫杉醇135mg/m²,或多西紫杉醇75mg/m²);针对癌肉瘤:选用紫杉醇+异环磷酰胺(1级证据):(紫杉醇135mg/m²,d1+异环磷酰胺1.6g/m²,IV,d1~d3,Mesna解毒。6~8个疗程)。

3)放化疗联用方案如下:TP(泰素+卡铂)化疗1~2次后,DDP IV维持1~2小时,d1和d22,盆腔外照射5天/周,共6周。同步放化疗至少3周后,再化疗2~4次。

4)单药化疗方案包括:顺铂;拓扑替康;卡铂;贝伐单抗;多柔比星;西罗莫司;脂质体阿霉素;多西紫杉醇(2B类证据);泰素;异环磷酰胺(用于癌肉瘤)。

(2)激素治疗:包括甲地孕酮/他莫昔芬交替使用、孕激素制剂、芳香化酶抑制剂、他莫昔芬。对六项随机对照试验的荟萃分析结果显示辅助孕激素治疗对病人预后无改善。

4. **子宫内膜癌的综合个体化治疗**

(1)子宫内膜样腺癌的处理

1)手术:病灶局限于子宫体者:能耐受手术者,行全子宫双输卵管卵巢切除加手术分期。子宫内膜样腺癌G₁~₂,病灶局限于内膜或浅肌层浸润,癌灶直径小于2cm者可考虑不做盆腔淋巴结切除术。但如术前影像学或术中触摸提示有可疑或增大的盆腔和(或)腹主动脉旁淋巴结均需切除(子宫内膜癌分期手术见视频3)。

视频3

视频3　子宫内膜癌分期手术

术前如果怀疑有宫颈间质累及,应做宫颈活检或MRI,如果为阴性,行全子宫双输卵管卵巢切除加手术分期。如病理提示间质累及或大块病灶累及,NCCN(2016)建议行广泛全子宫切除+双附件切除+手术分期;或放疗(75~80Gy A点/宫旁剂量),6周后筋膜外全子宫+双附件切除+手术分期。如宫颈累及不适合一期手术,予肿瘤

靶向放疗±化疗或化疗,治疗后如可手术予手术治疗。

怀疑子宫外有转移病变:术前应用CT/MRI,CA125评估,采用手术、放疗、化疗的综合治疗。如果是腹腔内累及(比如腹水,大网膜、淋巴结、附件包块,腹膜包块),行全子宫切除+双附件切除+手术分期,尽可能做满意的瘤体减灭术,可考虑术前化疗。无法切除的子宫外盆腔内病变(阴道、宫旁转移、膀胱/直肠病变):行盆腔放疗+阴道近距离放疗、化疗、手术综合治疗。腹腔外转移、肝转移,予化疗和(或)放疗和(或)激素治疗,可考虑姑息性全子宫+双附件切除。

2)完全手术病理分期后处理:根据手术病理分期及是否具有高危因素制定术后辅助治疗方案。高危因素包括:病理为高级别、浆液性癌、透明细胞癌或癌肉瘤,深肌层浸润,年龄>60岁,淋巴血管累及,肿瘤直径大于宫腔一半(或直径大于2cm),子宫下段受累。

- ⅠA G₁无高危因素:观察。
- ⅠA G₁有高危因素,ⅠA G₂~₃和ⅠB G₁~₂无高危因素:观察或阴道近距离放疗。
- ⅠA G₂~₃和ⅠB G₁~₂有高危因素:观察或阴道近距离放疗±盆腔外照射。
- ⅠB G₃无高危因素:阴道近距离放疗±盆腔外照射或观察。
- ⅠB G₃有高危因素:盆腔外照射±阴道近距离放疗±化疗(支持化疗的证据:2B)。
- ⅡG₁~₂:阴道近距离放疗±盆腔外照射,对于无高危因素的ⅡG₁~₂,广泛手术后切缘没有累及者,观察或单纯阴道近距离放疗是可以接受的选择。
- ⅡG₃:盆腔外照射±阴道近距离放疗±化疗(支持化疗的证据:2B)。
- ⅢA:化疗±放疗或肿瘤靶向放疗±化疗或盆腔外照射±阴道近距离放疗。
- ⅢB~C:化疗和(或)肿瘤靶向放疗。
- Ⅳ:肿瘤细胞减灭术后无残留或仅有腹腔内显微镜下残留灶者予化疗±放疗。

3)不完全手术分期:ⅠA G₁~₂,浅肌层浸润,无淋巴血管转移,病灶直径<2cm者,定期随访。其余病例行分期手术或影像学检查。如影像学检查无阳性发现,按手术病理分期Ⅰ期或Ⅱ期处理;如影像学检查阳性或可疑,应予以再次分期手术或病理检查明确转移者,按相应手术病理分期进行辅助治疗。

(2)子宫内膜浆液性癌、透明细胞癌或癌肉瘤的处理:手术分期同卵巢癌,尽可能行满意的瘤体减灭术。ⅠA观察或化疗±阴道近距离放疗或肿瘤靶向放疗。其余病例行化疗±肿瘤靶向放疗。

(3)复发或转移性子宫内膜癌的治疗:子宫内膜癌的复发率约20%,其中70%的复发局限于盆腔,30%为远处转移。

局部复发无远处转移,复发部位无放疗史者,或复发部位仅有腔内照射史者,放疗加腔内照射或手术探查病灶切除加术中放疗。术中探查如肿瘤局限于阴道,阴道外累及但盆腔淋巴结无转移,予以肿瘤靶向放疗±阴道近距离放疗±化疗;如阴道外累及伴腹主动脉旁淋巴结或髂总淋巴结转移,行肿瘤靶向放疗±化疗;有上腹部或腹膜显微镜下累及者,予以化疗±肿瘤靶向放疗;上腹部大块病灶残留者处理同播散性转移。复发部位有外照射史者行手术探查病灶切除±术中放疗或激素治疗或化疗。

孤立性转移者考虑手术切除和或放疗或消融治疗,可考虑激素治疗或化疗。

播散性转移者肿瘤为低级别或无症状或 ER/PR 阳性者酌情激素治疗,其余予以化疗或姑息放疗。

5. 子宫内膜增生过长、早期子宫内膜癌及子宫内膜不典型性增生保留生育功能治疗

(1)子宫内膜增生过长治疗:不伴不典型的增生过长病人进展为子宫内膜癌的风险低(1%～3%)。治疗的目标是防止少数女性进展为癌症和控制异常子宫出血。

可供选择的治疗方案如下:

1)安宫黄体酮〔醋酸甲羟孕酮,(medroxy progesterone acetate,MPA)〕周期用药方案:月经周期第10～12 天起,MPA 10mg/d,口服,共 12～14 天。孕激素后半周期疗法每月至少用药 12～14 天。在一项纳入 376 例不同程度的子宫内膜增生过长女性的病例系列研究中,女性每月接受孕激素治疗 7 天、10 天或 13 天,并持续 3～6 个月,获得完全逆转的病人分别有 81%、98%和 100%。

2)MPA 连续治疗方案:10mg/d,口服,持续 3～6 个月。与周期性用药方案相比,连续给药方案较为简便,但疗效不如后半周期治疗,在治疗期间可能出现点滴阴道出血,病人依从性较差。

3)左炔诺孕酮宫内缓释系统(levonorgesterel-releasing intrauterine system,LNG-IUS):使用这种孕激素释放系统对于要求使用该避孕方式的女性尤其有用。子宫内膜活检可在宫内节育器在适当位置的情况下进行。一项包含 24 项观察性研究(共纳入 1001 例女性)的系统评价发现使用 LNG-IUS 治疗,相比于口服孕激素类,对复杂性(92% vs. 66%)和不典型(90% vs.69%)增生都具有明显较高的逆转率。

4)雌激素-孕激素联合口服避孕药:这种选择适用于需要使用这种避孕方式和(或)不能耐受孕激素类治疗的女性。我们的临床实践显示对于围绝经期雌激素水平较低,单纯服用孕激素不能诱发撤退性出血的病人也可考虑采用含少量雌激素的口服避孕药物治疗。

5)微粒化黄体酮(100～200mg)阴道用药:在一项研究中,在月经周期中从第 10 天至第 25 天使用该药物,共3～6 个月,91%不伴不典型的子宫内膜增生过长逆转为正常子宫内膜,治疗后 6 个月的复发率为 6%。

6)诱导排卵:使育龄期女性黄体形成从而使子宫内膜暴露于孕激素环境。对于希望妊娠的不伴不典型的子宫内膜增生女性可能是一个不错的选择。但需注意可能由于内膜病变尚未治愈而导致不易妊娠或流产。另外,对于近期无生育要求的妇女,过度诱导排卵可能导致卵巢功能耗竭。因此,医生在决定启动诱导排卵前应进行慎重评估。

治疗期间随访:应采用子宫内膜取样进行随访。建议每 3～6 个月进行一次超声检查及子宫内膜取样评估治疗效果。如果治疗 3～6 个月后没有逆转为正常子宫内膜,可以增加孕激素剂量或可采用联合全身性激素和 LNG-IUS。如果进展为不典型增生或子宫内膜癌,应给予恰当治疗。

(2)早期子宫内膜癌及子宫内膜不典型性增生保留生育功能治疗:有 29%的子宫内膜不典型增生病人会进展为子宫内膜癌。若没有生育要求,全子宫切除术是患子宫内膜不典型增生过长和早期子宫内膜癌的首选治疗方法。保留生育功能治疗仅适用于经严格选择的有强烈保留生育功能愿望的病人。

1)适应证:诊断性刮宫病理诊断为子宫内膜不典型性增生或内膜样腺癌 G_1,并经病理专家会诊;影像学检查(最好为 MRI)证实病灶局限于子宫内膜,无肌层浸润、附件累及或远处转移证据;无药物治疗或妊娠禁忌证,有良好的依从性,并充分告知保留生育功能治疗并非标准治疗方案。

2)禁忌证:合并严重内科疾病;肝肾功能严重受损者;合并其他类型的子宫内膜癌或其他生殖系统恶性肿瘤者;合并乳腺癌或其他不能应用孕激素的激素依赖性肿瘤;深静脉血栓、脑卒中、心肌梗死高风险者;年龄大于 35 岁吸烟者。

药物治疗:

1)醋酸甲地孕酮(megestrol acetate,MA):160mg,qd为初始剂量,口服及胃肠外给药途径均有效。治疗期最少3 个月,根据治疗效果延长给药时间,一般不超过 1 年,根据治疗效果给药剂量可增加至 320mg,qd。

2)MPA 200～1800mg,po,qd,一般初始剂量为500mg,qd。

3)LNG-IUS:对 1001 例病例观察性研究显示 LNG-IUS 对子宫内膜复杂增生转化率为 92%,不典型性增生为 90%。

治疗期间应每 3 个月进行一次内膜活检评估治疗效果。如治疗过程中病情进展或治疗 9～12 个月仍无改善,认为治疗无效,应切除子宫或改用其他治疗方案。如内膜逆转应尽早行辅助生育治疗,完成生育者或随访内膜活检发现病情进展者应行全子宫双输卵管卵巢切除加手术分期。

一项荟萃研究分析了 45 项研究共 391 例病例,其中72%为子宫内膜样腺癌 1 级,绝大多数病人(74%)采用醋酸甲羟孕酮或醋酸甲地孕酮治疗,结果如下:完全反应率为78%,中位反应时间为 6 个月。自然怀孕率为 36%。复发率为 25%,中位复发时间为 24 个月。

【随访】

治疗后定期随访,75%~95%复发在术后2~3年内。术后2~3年内每3~6个月随访一次,此后每半年到一年随访一次。随访内容主要为妇科检查及盆腔超声检查,可随访CA125,必要时行CT及MRI检查。应给予病人有关性生活卫生、阴道扩张、阴道润滑剂等的健康教育。疑有遗传性疾病或明显内膜癌/结肠癌家族史者应行遗传咨询。

【预防】

大部分子宫内膜癌起因于长期无孕激素保护的雌激素刺激,以异常子宫出血为常见临床表现。因此,出现临床症状及时就诊,给予孕激素保证内膜规则剥脱出血是预防内膜癌发生的主要策略。

【子宫内膜癌术后激素治疗】

切除子宫的子宫内膜癌Ⅰ期和Ⅱ期病人给予雌激素治疗的随机对照试验显示随访35.7个月后雌激素组和安慰剂组肿瘤复发和新生肿瘤比例无差异。NCCN(2016)建议对于肿瘤复发低危病人可以在向病人充分告知,并排除激素应用禁忌证(吸烟、乳腺癌病史、脑卒中病史等)后予以雌激素治疗。如病人接受辅助治疗,应在辅助治疗结束后6~12个月启动激素治疗。选择性雌激素受体拮抗剂可能是激素治疗更好的选择。

【子宫内膜癌遗传咨询】

Lynch综合征也称遗传性非息肉病性结直肠癌(hereditary nonpolyposis colorectal cancer,HNPCC)是一种常染色体显性遗传疾病,由某个DNA错配修复基因(MSH2,MLH1,MSH6,PMS2)发生遗传突变,导致微卫星不稳定,DNA修复障碍所致。Lynch综合征占所有内膜癌的2%~5%,但Lynch综合征妇女一生患内膜癌的风险高达27%~71%,发生结肠癌和卵巢癌的风险分别为80%和3%~14%,而一般人群发生内膜癌风险仅为3%。建议对所有子宫内膜癌病人进行Lynch综合征评估,包括分子肿瘤学检查[微卫星不稳定检测和(或)免疫组织化学检测]和(或)家族史评估,对提示Lynch综合征者应进行遗传咨询。对已完成生育的Lynch综合征女性,建议行预防性全子宫切除。对绝经前女性,同时行双侧输卵管卵巢切除。因结直肠癌手术者建议同时行预防性全子宫和(或)双附件切除。对无症状的Lynch综合征妇女,应从30~35岁开始每年进行内膜活检和超声检查,每半年测定CA125筛查内膜癌和卵巢癌,或从家族成员首次确诊任一Lynch综合征相关癌症的最早年龄的5~10年前开始进行筛查。绝经前Lynch综合征妇女可使用口服避孕药预防内膜癌发生。

【早期子宫内膜癌保留生育功能治疗后辅助生育相关问题】

子宫内膜癌和不典型性增生保留生育功能治疗成功后应立即启动辅助生育治疗。需明确该类病人自然妊娠率低,等待过程中有内膜病变复发风险,应积极进行辅助生育治疗。辅助生殖治疗后的活产率远高于自然妊娠(34.9% vs.14.9%)。

开始辅助生育治疗前应根据病人年龄、身高、体重等一般状况,不孕年限,卵巢储备功能,是否有自发排卵,男方精液质量以及经济状况,家庭支持等进行多因素分析。

对于小于35岁,双侧输卵管通畅,有自发性排卵,男方精液检查正常的病人,建议自然周期卵泡监测,指导同房2~3个周期,如果未孕改做体外受精-胚胎移植(in vitro fertilization and embryo transfer,IVF-ET)治疗。对于小于35岁,双侧输卵管通畅,稀发排卵,男方精液检查正常的病人,建议促排卵,卵泡监测,指导同房2~3个周期,如果未孕改做IVF-ET治疗。对于35岁以上,和(或)输卵管不通畅,和(或)男方少精弱精症的病人,建议直接做IVF-ET治疗。

关于促排卵药物的选择,建议来曲唑作为一线促排卵药物。来曲唑是第三代非甾体类芳香化酶抑制剂,通过特异性地抑制芳香化酶,阻断雄烯二酮及睾酮向雌激素的转化,从而抑制雌激素的生物合成。来曲唑半衰期短,通过外周和中枢两方面发挥促排卵作用;能够提高卵巢反应不良病人对促排卵药物的敏感性,促排卵效果好;通过非受体机制发挥作用,无直接抗雌激素作用,对宫颈黏液、子宫内膜和性激素水平影响小;对胎儿无明显致畸作用。

内膜病变病人保留生育功能治疗成功后的IVF-ET策略,理想的促排卵方案应该是缩短卵巢刺激的时间;降低卵巢刺激期间的体内雌激素水平;尽可能少的刺激周期数。建议卵泡期孕激素状态下的促排卵+全胚冷冻+冷冻胚胎复苏移植。卵泡期促排卵过程中加用孕激素,其主要作用于下丘脑的孕激素受体,不干扰垂体促性腺激素释放激素(gonadotrophin releasing hormone,GnRH)受体的功能,能够有效抑制早发性黄体生成素(luteinizing hormone,LH)峰,适用于合并子宫内膜病变的IVF病人,同时由于不抑制卵巢功能,适用于卵巢储备低下者。对于卵巢低反应的病人,也可以采用自然周期+黄体期两次取卵,可以有效增加获卵率,进而提高有效胚胎率和妊娠率。在冷冻胚胎复苏移植之前,需要常规进行再次宫腔镜检查评估子宫腔和子宫内膜状况,等待病理报告提示无异常时方可进行内膜准备和胚胎移植。

【临床特殊情况的思考和建议】

随着生活和饮食习惯的改变,年轻病人中子宫内膜癌和子宫内膜不典型性增生病人日益增加,对这类病人保留生育功能治疗也日益成为临床关注的问题。本章已较为详细地论述了子宫内膜癌和不典型性增生保留生育功能治疗方式。但需注意很多此类病人同时合并代谢综合征、糖尿病,部分病人还可能因肥胖、脂肪肝合并肝功能损伤。因此在启动药物治疗前应对病人进行全面充分评估,对高血压、糖尿病等血栓高危人群,可选用 LNG-IUS、GnRH-a 等血栓风险较小的药物,如采用大剂量孕激素治疗,需采用阿司匹林等药物预防血栓形成。LNG-IUS、GnRH-a 同样适用于肝功能不良病人。治疗过程中应对病人凝血功能、肝功能等进行监测,同时给予减重和控制饮食、锻炼的指导。

参考文献

1. Koh WJ. NCCN clinical practice guidelines in oncology, uterine neoplasms,2016

2. Siegel RL,Miller KD,Jemal A. Cancer statistics. CA Cancer J Clin,2016. 66(1):7-30

3. Amant F. Cancer of the corpus uteri. Int J Gynaecol Obstet,2015,131(2):S96-104

4. Kurman RJ. WHO classification of tumor of femal reproductive organs,4th ed. 2014

5. Steven C Plaxe M. endometrial cancer. Uptodate,2016

6. Tang X. Clinicopathological factors predicting retroperitoneal lymph node metastasis and survival in endometrial cancer. Jpn J Clin Oncol,1998,28(11):673-678

7. Christensen JW. Assessment of myometrial invasion in endometrial cancer using three-dimensional ultrasound and magnetic resonance imaging. Acta Obstet Gynecol Scand,2016,95(1):55-64

8. Dijkhuizen FP. The accuracy of endometrial sampling in the diagnosis of patients with endometrial carcinoma and hyperplasia:a meta-analysis. Cancer,2000,89(8):1765-1772

9. Benedetti-Panici. Anatomical and pathological study of retroperitoneal nodes in endometrial cancer. International Journal of Gynecological Cancer,1998,8(4):p. 322-327

10. Group AES. Adjuvant external beam radiotherapy in the treatment of endometrial cancer(MRC ASTEC and NCIC CTG EN. 5 randomised trials):pooled trial results, systematic review, and meta-analysis. Lancet,2009,373(9658):137-146

（陈晓军　冯炜炜　余敏）

第六节　子宫肉瘤

关键点

1. 子宫肉瘤罕见,常见类型有平滑肌肉瘤,子宫内膜间质肉瘤(低级别和高级别),癌肉瘤等。

2. 组织病理学检查是确诊依据,按照 2009 FIGO 新的分期进行手术病理分期。

3. 治疗原则以手术为主,标准术式是全子宫±双附件切除±转移灶切除。淋巴清扫术不作为常规。辅助治疗可以选择放疗和系统治疗(包括化疗、激素治疗和靶向治疗)。

4. 除继发性子宫平滑肌肉瘤和低级别子宫内膜间质肉瘤预后较好外,其余恶性程度高,预后差。

子宫肉瘤(uterine sarcoma)是非常罕见的恶性间叶源性肿瘤,占子宫恶性肿瘤的 2%～4%。来源于子宫平滑肌、肌层内结缔组织和子宫内膜间质,多见于 40～60 岁妇女。

【组织发生及病理】

根据 2014 年出版的世界卫生组织女性生殖道肿瘤的分类,常见的子宫肉瘤的组织发生和病理如下:

1. **子宫平滑肌肉瘤(uterine leiomyosarcoma, uMLS)** 最常见,占子宫肉瘤的 45%,是由具有平滑肌分化的细胞组成的子宫恶性肿瘤。恶性程度高,易发生盆腔血管、淋巴结及肺转移。平滑肌肉瘤又分原发性和继发性者两种。原发性平滑肌肉瘤发生自子宫肌壁或肌壁间血管壁的平滑肌组织。此种肉瘤呈弥漫性生长,与子宫壁之间无明显界限,无包膜。继发性平滑肌肉瘤为原已存在的平滑肌瘤恶变。肌瘤恶变常自肌瘤中心部分开始,向周围扩展直到整个肌瘤发展为肉瘤,此时往往侵及包膜。切面为均匀一致的黄色或红色结构,呈鱼肉状或豆渣样,因不存在漩涡状编织样结构,有时很难与肌瘤的红色样变区别,需经病理检查才能确诊。镜下平滑肌肉瘤细胞呈梭形,细胞大小不一致,形态各异,排列紊乱,有核异型、染色质深,核仁明显,细胞质呈碱性,有时见巨细胞,1/3 以上伴有坏死。核分裂象>5/10HP。继发性子宫平滑肌肉瘤的预后比原发性者好。组织病理类型以梭形细胞平滑肌肉瘤最常见,其次还有上皮样平滑肌肉瘤和黏液样平滑肌肉瘤。

2. **子宫内膜间质肉瘤(endometrial stromal sarcoma, ESS)** 肿瘤来自子宫内膜间质细胞,分两类:

(1) 低级别子宫内膜间质肉瘤:占子宫肉瘤的 15%,为第二常见的类型。有宫旁组织转移倾向,较少发生淋巴结及肺转移。大体见子宫球状增大,有颗粒或小团块状突起,质如橡皮,富有弹性。切面见肿瘤呈息肉状或结节状,自子宫内膜突向宫腔或侵入肌层,有时息肉有长蒂可达宫颈口外。瘤组织呈鱼肉状,均匀一致,呈黄色。镜下瘤细胞类似增生期子宫内膜间质细胞,侵入肌层肌束间,细胞形态大小一致,无或者轻度核异形,细胞质少,核分裂象少(通常<5/10HP)。ERa、PR 和 CD10 多为阳性。多达一半的肿瘤携带 JAZF-SUZ12(JJZA1)融合基因。其他报道的基因重排包括 PHF1-JAZF1、EPC1-PHF1 和 MEAF6-PHF1。

(2) 高级别子宫内膜间质肉瘤:罕见,确切的发生率不明,原因是既往一部分被诊断为未分化子宫肉瘤的可能属于这种类型。恶性度较高,预后差。大体见肿瘤多发生在子宫底部的内膜,呈息肉状向宫腔突起,质软而脆,常伴有出血坏死。切面呈灰黄色,鱼肉状。当侵入肌层时,肌壁则呈局限性或弥漫性增厚。镜下肿瘤细胞分化程度差,细胞小圆形,核深染,异型性明显,核分裂象多(>10/10HP),可以包含低级别子宫肉瘤的区域。ER 和 PR、CD_{10} 常为阴性，70% 的细胞核 Cyclin D_1 阳性。常携带 *YWHAE-FAM22 A/B* 融合基因。

3. **未分化子宫肉瘤**(undifferentiated uterine sarcoma, UUS)　罕见，常发生在绝经后妇女，平均发病年龄 60 岁。这是一类起源于子宫内膜或肌层的肿瘤，和增生期子宫内膜没有相似性，具有高级别肿瘤细胞的特征，但没有特异的分化。

4. **上皮和间质混合性肿瘤**

(1) 癌肉瘤(carcinosarcoma)：又称恶性米勒管混合肿瘤(malignant Müllerian mixed tumor，MMMT)，占子宫肉瘤的 40%～50%。同时含有恶性上皮和间质成分，恶性程度高。平均发病年龄 70 岁(40～90 岁)。上皮成分 2/3 为浆液性/高级别癌，1/3 内膜样；间质成分梭状细胞肉瘤无明确分化，几乎均为高级别，最常见异源性成分为软骨，平滑肌来源。大体见肿瘤呈息肉状生长，突向宫腔，常为多发性或分叶状。可以侵入肌层或周围组织，切片灰白色，常有出血坏死。目前癌肉瘤分期和治疗同 II 型子宫内膜癌。

(2) 腺肉瘤(adenosarcoma)：占子宫肉瘤的 5%～10%。混合性上皮和间质肿瘤，上皮成分为良性或不典型性，间质成分为低级别恶性。当至少 25% 的肿瘤包含高级别肉瘤样成分时，被分类为"腺肉瘤伴肉瘤性过度生长"。多发生于内膜，子宫下段，少数见于宫颈内膜(5%～10%)或宫外。典型的息肉样外观，罕见为肌壁间或浆膜下。平均直径 6.5cm，如有肉瘤样过度生长，更可能出现肌层浸润，肿瘤切面鱼肉样、伴出血和坏死。间质围绕腺体形成富细胞的腺体周围袖套。细胞轻度异型，核分裂象大于 4/10HP。

5. **其他肉瘤**

(1) 血管周上皮样肿瘤(perivascular epithelioid cell neoplasm，PEComa)：罕见，为间质性肿瘤，常包含上皮样细胞伴透明状嗜酸性、颗粒样细胞质，显示其黑色素细胞样和平滑肌细胞分化，可能来源于所谓的血管周上皮样细胞。HMB-45 阳性(92%)，包括良性和恶性两种类型。

(2) 横纹肌肉瘤(rhabdomyosarcoma，RMS)：罕见，但是最常见的子宫异源性肉瘤。在成年女性生殖系统，宫体是继宫颈第二常见的横纹肌肉瘤发病部位。为恶性、异源性间叶肿瘤，显示骨骼肌分化表现。

【临床分期与转移】

1. **临床分期**　目前有国际抗癌协会(UICC)分期，美国癌症联合会(AJCC)TNM 分期、国际妇产科联盟(FIGO)分期，临床上多采用 AJCC TNM 分期和 FIGO(2009)分期(表 26-6-1～表 26-6-3)。

2. **转移方式**　血行播散(最常见部位是肺)、直接蔓延及淋巴转移。

表 26-6-1　国际抗癌协会(UICC)分期

Ⅰ 期	肿瘤局限于宫体
Ⅱ 期	肿瘤浸润至宫颈
Ⅲ 期	肿瘤超出子宫范围，侵犯盆腔其他脏器及组织，但仍局限于盆腔
Ⅳ 期	肿瘤超出盆腔范围，侵犯上腹腔或已有远处转移

表 26-6-2　子宫肉瘤分期(FIGO，2009)

(1) 子宫平滑肌肉瘤 FIGO 分期	
Ⅰ 期	肿瘤局限于子宫
Ⅰ A	<5cm
Ⅰ B	>5cm
Ⅱ 期	肿瘤扩散到盆腔
Ⅱ A	附件受累
Ⅱ B	扩散到其他盆腔组织
Ⅲ 期	肿瘤扩散到腹腔
Ⅲ A	1 处
Ⅲ B	1 处以上
Ⅲ C	盆腔或腹主动脉旁淋巴结转移
Ⅳ 期	膀胱和(或)直肠转移，和(或)远隔转移
Ⅳ A	膀胱和(或)直肠转移
Ⅳ B	远隔转移
(2) 子宫内膜间质肉瘤(ESS)和腺肉瘤 FIGO 分期	
Ⅰ 期	肿瘤局限于子宫
Ⅰ A	肿瘤局限在内膜或宫颈管，无肌层浸润
Ⅰ B	≤1/2 肌层浸润
Ⅰ C	>1/2 肌层浸润
Ⅱ 期	同平滑肌肉瘤
Ⅲ 期	
Ⅳ 期	
(3) 癌肉瘤(恶性混合性米勒管肿瘤 MMMT)FIGO 分期按照子宫内膜癌分期	

【临床表现】

1. **症状**　早期症状不明显，随着病情发展可出现下列表现：

(1) 阴道不规则流血：最常见，量多少不等。

(2) 腹痛：肉瘤生长快，子宫迅速增长或瘤内出血、坏死、子宫肌壁破裂引起急性腹痛。

(3) 腹部包块：病人常诉下腹部块物迅速增大。

(4) 压迫症状及其他：可有膀胱或直肠受压出现尿频、尿急、尿潴留、大便困难等泌尿道和肠道症状。晚期病人全身消瘦、贫血、低热或出现肺、脑转移相应症状。宫颈肉瘤或肿瘤自宫颈脱垂至阴道内常有大量恶臭分泌物。

子宫平滑肌肉瘤病人阴道流血、盆腔包块和疼痛的发

表 26-6-3　TNM 分期及相应的 FIGO 分期

	T_x	无法评估原发肿瘤	
	T_0	原发瘤不明	
Ⅰ期	T_1	N_0	M_0
ⅠA	T_{1a}	N_0	M_0
ⅠB	T_{1b}	N_0	M_0
ⅠC*	T_{1c}	N_0	M_0
Ⅱ期	T_2	N_0	M_0
ⅡA	T_{2a}	N_0	M_0
ⅡB	T_{2b}	N_0	M_0
ⅢA	T_{3a}	N_0	M_0
ⅢB	T_{3b}	N_0	M_0
ⅢC	T_1, T_2, T_3	N_1	M_0
ⅣA	T_4	任何 N	M_0
ⅣB	任何 T	任何 N	M_1

注：*：子宫腺肉瘤 Ic 期；
N_0：无区域淋巴结转移；
N_1：区域淋巴结有转移；
M_0：无远处转移；
M_1：有远处转移（除外附件、盆腔和腹腔转移）

生率分别为 56%、54% 和 22%。由于这些表现和平滑肌瘤的症状重叠，因此对于绝经期的未用激素替代的病人发现肿瘤增大要警惕恶性的可能。

低级别子宫内膜间质肉瘤以阴道流血和腹痛为主要症状，有时没有这些表现，却以转移灶的症状为首发症状（最常见是卵巢和肺），附件累及和淋巴结转移率分别可高达 10% 和 30%。长期的雌激素刺激包括他莫昔芬的应用和盆腔放疗史可能与发病相关。

2. 体征　子宫增大，外形不规则；宫颈口有息肉或肌瘤样肿块，呈紫红色，极易出血；继发感染后有坏死及脓性分泌物。晚期肉瘤可累及盆侧壁，子宫固定不活动，可转移至肠管及腹腔，但腹水少见。

【诊断】

因子宫肉瘤临床表现与子宫肌瘤及其他恶性肿瘤相似，术前诊断较困难。对绝经后妇女及幼女的宫颈赘生物、迅速长大伴疼痛的子宫肌瘤均应考虑有无肉瘤的可能。辅助诊断可选用阴道彩色脉冲多普勒超声检查，增强 CT、增强磁共振（MRI）、PET-CT、宫腔镜等，但目前尚无一种影像学检查能为病人提供可靠的依据，MRI 检查目前被认为是最有用的鉴别诊断的方法之一，阴性预测值较高。通过这些检查明确肿瘤是局限于子宫还是扩散至子宫外十分重要。诊断性刮宫对癌肉瘤和腺肉瘤以及子宫内膜间质肉瘤有较大的诊断价值，但对平滑肌肉瘤敏感性低于 20%。

【治疗】

初始治疗以手术为主。同时手术有助于了解肿瘤侵犯，病理分期、类型及分化程度，以决定下一步治疗方案。根据 2016 年 NCCN 子宫肉瘤临床实践指南，治疗前大致可把子宫肉瘤分为局限在子宫的或已经扩散到子宫外的：

1. 初始治疗

（1）手术治疗

1）对于局限在子宫的病人，能行手术者则行全子宫±双附件切除（年轻Ⅰ期子宫平滑肌肉瘤病人在充分知情同意情况下可考虑保留卵巢）。对于已知或怀疑子宫外病变根据症状和指征行 MRI 或 CT 检查，是否手术要根据症状、病变范围、病灶的可切除性来决定，能手术者行全宫双附件切除和（或）转移病灶的局部切除。是否淋巴清扫术还存在争议。一般平滑肌肉瘤和高级别子宫内膜间质肉瘤以血行转移为主，淋巴转移不常见，不考虑淋巴结清扫术。肉瘤手术强调是整体切除，禁忌瘤体粉碎。

2）对于全子宫切除术/次全子宫切除术后偶然发现的肉瘤病例，建议再行影像学检查，如果有残余宫颈，考虑再次手术切除；如果保留了卵巢及输卵管，考虑手术切除尤其是低级别子宫内膜间质肉瘤。对于肌瘤切除术后发现的肉瘤或者怀疑肉瘤的病人可以考虑全子宫±双附件切除，如果发现子宫外转移灶，加行转移灶切除。

（2）手术后治疗：根据病理类型和分期，制订个体化治疗方案。

1）低级别子宫内膜间质肉瘤：含有雌孕激素受体，对孕激素治疗有一定效果，Ⅰ期病人手术治疗后无残留病灶证据者可考虑随访或者激素治疗。Ⅱ、Ⅲ、Ⅳ期病人给予激素治疗±放疗。放疗辅助放疗可降低局部复发率，但对总体生存率没有影响。子宫切除术后的阴道放疗，时间不晚于术后 12 周。可选用的激素包括甲地孕酮，醋酸甲羟孕酮，芳香化酶抑制剂来曲唑以及 GnRH 类似物等。常用药物和剂量包括：醋酸甲羟孕酮，250mg，po，qd（200～800mg/d），醋酸甲地孕酮 160mg，po，qd，来曲唑 1mg，qd。

2）高级别子宫内膜间质肉瘤，子宫平滑肌肉瘤和未分化子宫肉瘤：Ⅰ期选择观察或化疗；Ⅱ～Ⅳ期选择化疗和或放疗。常规术后放疗不再被推荐作为Ⅰ期子宫平滑肌肉瘤和高级别子宫内膜间质肉瘤、未分化子宫肉瘤的辅助治疗方案。对于Ⅱ期及以上病例，放疗的选择应基于对病理标本的仔细分析进行个体化的选择。化疗方案和药物选择见系统治疗部分。

（3）放疗及系统治疗：对于不能手术的病人初始治疗可选择：盆腔放疗±阴道近距离放疗和（或）系统治疗。

1）放疗原则：肿瘤定向放疗是针对肿瘤已知或可疑侵犯部位的放疗，可包括外照射放疗（EBRT）和（或）近距离放疗。肿瘤定向的外照射放疗是针对盆腔加或不加腹主动脉旁区域。近距离放疗可用于以下情况：①有子宫者，包括术前或手术时未切除子宫者；或者②更常见于子宫切除术后的阴道放疗。

如果存在大块病灶，盆腔放疗需指向该区域，放射野需覆盖髂总血管下段，髂外血管，髂内血管，宫旁，阴道上段/阴道旁组织和骶前淋巴结（针对宫颈受累的病人）。放疗延伸野需包括整个盆腔、髂总血管全部区域及腹主动脉旁淋巴结区,至少需达到肾血管水平。

根据病人的临床状态个体化设计治疗方案中近距离放疗的剂量。对于有大块病灶的ⅡB期病人的术前放疗,一般推荐与肿瘤体积相对应的总剂量为75～80Gy的低剂量率放疗。阴道近距离放疗剂量根据是否行外照射放疗,确定覆盖阴道表面或阴道表面下0.5cm的组织。

2) 系统治疗:包括联合化疗、单药治疗、激素治疗等。一般用于子宫外转移病人的辅助治疗。

A. 化疗常用的有效药物包括吉西他滨,多西他赛,异环磷酰胺,表阿霉素,艾瑞布林Eribulin等。常用联合化疗方案有:①吉西他滨900mg/m² 静脉滴注90分钟,第1天、第8天,共2次,多西他赛100mg/m²,iv,维持60分钟,第8天,每21天重复,GCSF第9～15天支持,共6个疗程。此方案为子宫平滑肌肉瘤的首选。②多柔比星75mg/m² 维持48小时,异环磷酰胺2.5g/(m²·d),第1～3天,每21天一个疗程,共6个疗程,注意使用美司钠保护膀胱黏膜。③吉西他滨10mg/(m²·min)静脉滴注持续180分钟,达卡巴嗪500mg/m² 静脉滴注持续20分钟,每2周一次。

B. 常用单药治疗方案:①单药氮烯咪胺1200mg/m²,iv,维持20分钟,21天重复,8疗程。②吉西他滨1200mg/m²,第1、第8天[或者10mg/(m²·min)],iv,维持120分钟],每21天重复。③多柔比星60mg/m²,每3周重复(最大剂量480mg/m²)。在2016NCCN中艾瑞布林和曲贝替定被作为2A证据推荐。曲贝替定对再无化疗方案可选择的病人可能有效,总体生存时间为13.9个月;可用于接受过蒽环类抗生素化疗后肿瘤无法切除或转移的子宫平滑肌肉瘤。

C. 激素治疗:对于ER,PR阳性的生长较为缓慢的平滑肌肉瘤病人可以用激素治疗(2016 NCCN),药物选择同低级别子宫内膜间质肉瘤,其中来曲唑为2A级证据,其余为2B级证据。

D. 靶向治疗:一项Ⅲ期临床研究发现对于用吉西他滨和多西紫杉醇的病人加用贝伐单抗不能改善无病生存期和总生存期。在另一项三期临床试验中发现帕唑帕尼Pazopanib和安慰剂相比,能延长晚期肉瘤病人的疾病无进展生存期,剂量是800mg/d,po,应用于化疗无效病人。

2. 复发的治疗　子宫平滑肌肉瘤是侵袭性较强的恶性肿瘤,预后较差,即使早期发现,其复发率仍可高达53%～71%。

(1) 经CT检查胸、腹、盆腔均阴性的阴道局部复发、既往未接受放疗者,可选:①手术探查加病灶切除±术中放疗;或②肿瘤靶向放疗±系统治疗。若选择方案①,根据术中情况确定补充治疗,病灶仅局限在阴道时或仅限于盆腔时,术后行肿瘤靶向放疗。若已扩散至盆腔外,可行系统治疗。局部复发既往曾接受放疗者,可选择:①手术探查加病灶切除±术中放疗±化疗;或②系统治疗;或③肿瘤靶向放疗。

(2) 孤立转移灶:可切除者可考虑手术切除或局部消融治疗加术后系统治疗或者术后放疗,不可切除者考虑系统治疗±局部治疗(肿瘤靶向放疗或局部消融治疗)。

(3) 播散性转移:系统治疗±姑息性放疗或支持治疗。

【术后随访】

前2年每3个月体检1次,以后每半年或1年体检1次;可考虑每3～6个月行一次CT检查(胸部/腹部/盆腔),共2～3年。2年后每6个月一次,5年后高级别肉瘤每年一次CT检查。

【预后】

复发率高,预后差,5年生存率20%～30%。预后与肉瘤类型、恶性程度、肿瘤分期、有无血管、淋巴转移及治疗方法的选用有关。但是也有资料表明子宫肉瘤的预后仅与其手术分期有关,而且虽然在过去的20年各种手术和辅助治疗有了很大发展,但是子宫肉瘤的总体生存率并未见改善。

继发性子宫平滑肌肉瘤及低度恶性子宫内膜间质肉瘤预后较好,可能出现远期复发;高度恶性子宫内膜间质肉瘤及恶性中胚叶混合瘤预后差。

约30%子宫腺肉瘤病例可能会局部复发,几乎均为肌层浸润或肉瘤过度生长病例,尤其是阴道内、盆腔复发,复发可早可晚。深肌层浸润是复发的危险因素。转移多与肉瘤过度生长有关,这部分病人预后不佳。

PEComa影响预后因素包括肿瘤>5cm,浸润性边界,高级别核不典型,富细胞性,有丝分裂指数(>1/50HPF),坏死和血管浸润。伴核多形性和(或)单纯的多核巨细胞或肿瘤>5cm被分类为"恶性潜能未定"。肿瘤存在2个或更多高危因素者被认为侵袭性行为高度危险。临床上侵袭性肿瘤播散至肺,有时发生局部复发、骨转移和极少见的淋巴转移。

横纹肌肉瘤以多形性和肺泡性较胚胎性预后更差,可能与其常侵及肌层和淋巴血管内有关。年龄大(>20岁)和晚期也被报道为独立不良预后因素。

【临床特殊情况的思考和建议】

1. 对要求保留生育功能病人的治疗　对于希望保留生育功能的年轻妇女能否切除肿瘤保留子宫还有争议,有文献报道如果肿瘤较小,低度恶性尤其是继发性平滑肌肉瘤为原已存在的平滑肌瘤恶变者,在病人充分知情同意的情况下,可以考虑保留子宫,但是目前保留子宫且完成生育的报道较少。临床医生必须注意原则上对于平滑肌肉瘤,癌肉瘤和子宫内膜间质肉瘤建议全子宫切除。

2. 要求保留卵巢病人的治疗　年轻子宫肉瘤病人能否保留卵巢的问题一直受关注,目前认为保留卵巢仅限于临床期别早的平滑肌肉瘤,特别是原已存在的平滑肌瘤恶变的年轻病人,就手术而言,至今对保留卵巢是否会增加预后风险的意见仍未达成一致,切除附件是否增加生存优势也有待证实,目前对于35岁以下,肿瘤小于2～3cm的病人要求保留卵巢功能的可考虑不切除卵巢。癌肉瘤病人建议全子宫切除。子宫内膜间质肉瘤因其表达雌激素受体,卵巢留存体类激素可以刺激肿瘤生长,应常规切除卵巢,但是对于早期子宫内膜间质肉瘤可以考虑保留卵巢,但必须完全切除瘤体。子宫恶性中胚叶混合瘤恶性程度高,即使是临床Ⅰ、Ⅱ期的病人也应常规切除卵巢。

3. 关于复发性子宫肉瘤的手术治疗　子宫平滑肌肉瘤是侵袭性较强的恶性肿瘤,预后较差,即便早期发现,其复发率仍可高达53%～71%。对复发性子宫肉瘤的治疗目前倾向于手术联合化疗、放射治疗等多手段的综合治疗。复发者术前PET-CT检查明确复发病灶。对于低度恶性子宫内膜间质肉瘤的复发病人应积极治疗,即使有肺转移或者宫旁及附近脏器广泛转移,仍应再次作较广泛的手术治疗,将复发转移病灶尽可能切除。但是目前对于复发性子宫肉瘤再次手术的指征还没有明确。临床上对于年轻的复发性子宫肉瘤的病人,医生也往往建议如果身体条件允许的情况下进行手术治疗。

4. 腹腔镜在子宫肉瘤手术中的问题　目前腹腔镜手术在妇科手术中广泛普及,许多子宫肉瘤在术前都是误作为子宫"肌瘤"进行手术,腹腔镜术中应用旋切器粉碎子宫"肌瘤",术后病理才得出子宫平滑肌肉瘤的诊断。已有肿瘤粉碎容易导致肉瘤在腹、盆腔种植转移的报道。尽管肉瘤的发生率低,但在腹腔镜手术普遍开展的今天,为了避免医源性种植及医疗纠纷,提高子宫肉瘤术前诊断的准确性就显得尤为迫切与重要。

参考文献

1. Kurman RJ, Carcangiu ML, Herrington CS, Young RH. WHO Classification of Tumours of Female Reproductive Organs. 4th ed. Vol. 6: World Health Organization, 2014

2. Edge SB, Byrd DR, Compton CC. AJCC Cancer Staging Manual, 7th ed. New York: Springer, 2010

3. Amant F, MirzaM, Koskas M, et al. FIGO CANCER REPORT 2015. Cancer of the corpus uteri international Journal of Gynecology and Obstetrics, 2015, 131 : S96-S104

4. Koontz JI, Soreng AL, Nucci M, et al. Frequent fusion of the JAZF1 and JJAZ1 genes in endometrial stromal tumors. Proc Natl Acad Sci USA, 2001, 98: 6348-6353

5. Lee CH, Marino-Enriquez A, Ou W, et al. The clinicopathologic features of YWHAE-FAM22 endometrial stromal sarcomas: a histologically high-grade and clinically aggressive tumor. Am J Surg Pathol, 2012, 36: 641-653

6. Prat J. FIGO staging for uterine sarcomas. Int J Gynaecol Obstet, 2009, 104: 177-178

7. The American College of Obstetrics and Gynecologists. Power Morcellation and Occult Malignancy in Gynecologic Surgery. Available, 2014

8. Group EESNW. Soft tissue and visceral sarcomas: ESMO Clinical Practice Guidelines for diagnosis, treatment and follow-up. Ann Oncol, 2012, 23 Supp17: vii92-99

9. Signorelli M, Fruscio R, Dell'Anna T, et al. Lymphadenectomy in uterine low-grade endometrial stromal sarcoma: an analysis of 19 cases and a literature review. Int J Gynecol Cancer, 2010, 20: 1363-1366

10. Ricci S, Giuntoli RL, 2nd, Eisenhauer E, et al. Does adjuvant chemotherapy improve survival for women with early-stage uterine leiomyosarcoma? Gynecol Oncol, 2013, 131: 629-633

11. Hensley ML, Ishill N, Soslow R, et al. Adjuvant gemcitabine plus docetaxel for completely resected stages I-IV high grade uterine leiomyosarcoma: Results of a prospective study. Gynecol Oncol, 2009, 112: 563-567

12. Amant F, Coosemans A, Debiec-Rychter M, et al. Clinical management of uterine sarcomas. Lancet Oncol, 2009, 10: 1188-1198

13. van der Graaf WT, Blay JY, Chawla SP, et al. Pazopanib for metastatic soft-tissue sarcoma (PALETTE): a randomised, double-blind, placebo-controlled phase 3 trial. Lancet, 2012, 379: 1879-1886

14. George S, Feng Y, Manola J, et al. Phase 2 trial of aromatase inhibition with letrozole in patients with uterine leiomyosarcomas expressing estrogen and/or progesterone receptors. Cancer, 2014, 120: 738-743

15. Demetri GD, von Mehren M, Jones RL, et al. Efficacy and Safety of Trabectedin or Dacarbazine for Metastatic Liposarcoma or Leiomyosarcoma After Failure of Conventional Chemotherapy: Results of a Phase III Randomized Multicenter Clinical Trial. J ClinOncol, 2015

16. Giuntoli RL, Metzinger DS, DiMarco CS, et al. Retrospective review of 208 patients with leiomyosarcoma of the uterus: prognostic indicators, surgical management, and adjuvant therapy. GynecolOncol, 2003, 89: 460-469

17. Kurman RJ, Carcangiu ML, Herrington CS et al. WHO classifications of tumours of female reproductive organs). International Agency for Research on Cancer. Lyon, 2014, 135-151

(冯炜炜)

第七节　卵巢肿瘤

关键点

1. 卵巢肿瘤的组织学分类主要包括上皮性肿瘤、生殖细胞肿瘤、性索间质肿瘤以及转移性肿瘤。

2. 卵巢癌起病隐匿,病人常缺乏特异性的症状,且目前尚缺乏有效的早期筛查及诊断手段,超过70%的病人确诊时已届晚期,平均5年生存率一直徘徊在30%～40%;目前常用诊断手段包括盆腔检查、超声检查和相关肿瘤标志物的测定。

3. 早期卵巢癌应行全面分期手术,晚期卵巢癌则行肿瘤细胞减灭术;恶性生殖细胞肿瘤好发于年轻女性,保留生育功能是其治疗原则。

4. 铂类和紫杉醇联合化疗是上皮性卵巢癌的一线标准化疗方案;恶性生殖细胞肿瘤则对BEP化疗敏感,5年生存率可达90%以上。

5. 卵巢性索间质肿瘤生物学行为具有不确定性,但大部分为低度恶性,晚期复发;常伴有雌激素和雄激素的分泌异常。

6. 卵巢交界性肿瘤是介于良性腺瘤与癌之间的具有恶性潜能的卵巢上皮性肿瘤,整体预后好,对于年轻有生育要求的病人可行保守手术,无生育要求的病人应行分期手术,但不必常规切除盆腔淋巴结。

卵巢肿瘤(ovarian tumor)是常见的女性生殖器官肿瘤,可发生于任何年龄,组织学类型复杂。卵巢上皮性肿瘤好发于50~60岁的妇女,卵巢生殖细胞肿瘤则多见于30岁以下的年轻女性。卵巢恶性肿瘤是妇科常见的三大恶性肿瘤之一,因卵巢位置隐匿,缺乏特异性症状和有效实用的早期诊断手段,70%以上的病人确诊时已届晚期。近20年来,尽管诊断技术及治疗手段有所提高,卵巢上皮性肿瘤的5年生存率仍不足40%,病死率位居妇科恶性肿瘤首位。卵巢恶性上皮性肿瘤已成为严重威胁妇女生命和健康的主要疾病。卵巢生殖细胞肿瘤对化疗敏感,有效化疗方案的应用,其预后明显提高。

一、概　　述

卵巢的胚胎组织发生具有特殊性,组织结构与成分复杂,是全身各脏器原发肿瘤类型最多的器官,不同类型卵巢肿瘤的组织学结构及生物学行为都存在很大的差异。除组织类型繁多外,尚有良性、交界性和恶性之分。卵巢也是胃肠道恶性肿瘤、乳腺癌、子宫内膜癌等的常见转移部位。

【组织学分类】

卵巢肿瘤的分类至今仍沿用世界卫生组织(WHO)的卵巢肿瘤组织学分类。该分类于1973年制定,2003年修改,2014年第4版WHO卵巢肿瘤组织学分类正式公布,见表26-7-1。

第4版WHO分类较第3版主要更新如下:新版中卵巢浆液性癌的诊断采用低级别和高级别二级分类法,而非之前高、中、低分化三级分类法;卵巢交界性肿瘤的命名尚存有争议,增加了交界性肿瘤和非典型增生性肿瘤的命名;浆液性交界性肿瘤有微乳头亚型,其肿瘤直径>5mm融合

表26-7-1　卵巢肿瘤组织学分类(WHO,2014)

组织学分类
上皮性肿瘤
浆液性肿瘤(serous tumors)
良性
• 浆液性囊腺瘤
• 浆液性纤维腺瘤
• 浆液性表面乳头瘤
交界性
• 交界性浆液性肿瘤/不典型增生性浆液性瘤
• 交界性浆液性肿瘤-微乳头亚型/低级别非浸润性浆液性癌
恶性
• 低级别浆液性癌
• 高级别浆液性癌
黏液性肿瘤(mucinous tumors)
良性
• 黏液性囊腺瘤
• 黏液性纤维腺瘤
交界性
• 交界性黏液性肿瘤/不典型增生性黏液性瘤
恶性
• 黏液性癌
子宫内膜样肿瘤(endometrioid tumors)
良性
• 子宫内膜样囊肿
• 子宫内膜样囊腺瘤
• 子宫内膜样纤维腺瘤
交界性
• 交界性子宫内膜样肿瘤/不典型增生性子宫内膜样瘤
恶性
• 子宫内膜样癌

组织学分类

透明细胞瘤(clear cell tumors)

 良性

  • 透明细胞囊腺瘤

  • 透明细胞纤维腺瘤

 交界性

  • 交界性透明细胞瘤/不典型增生性透明细胞瘤

 恶性

  • 透明细胞癌

勃勒纳瘤(brenner tumor)

 良性

  • 勃勒纳瘤

 交界性

  • 交界性勃勒纳瘤/不典型增生性勃勒纳瘤

 恶性

  • 恶性勃勒纳瘤

浆黏液性肿瘤(serous-mucous tumors)

 良性

  • 浆黏液性囊腺瘤

  • 浆黏液性纤维腺瘤

 交界性

  • 交界性浆黏液性肿瘤/不典型增生性浆黏液性瘤

 恶性

  • 浆黏液性癌

未分化癌(undifferentiated carcinoma)

间叶型肿瘤(mesenchymal tumors)

 • 低级别子宫内膜样间质肉瘤

 • 高级别子宫内膜样间质肉瘤

混合型上皮性和间叶型肿瘤(mixed epithelial and mesenchymal tumors)

 • 腺肉瘤

 • 癌肉瘤

性索-间质肿瘤(sex cord-stromal tumors)

 单纯间质肿瘤(pure stromal tumors)

  • 纤维瘤

  • 富细胞纤维瘤

  • 卵泡膜细胞瘤

  • 黄素化卵泡膜细胞瘤伴硬化性腹膜炎

  • 纤维肉瘤

  • 硬化间质瘤

  • 印戒间质瘤

  • 微囊性间质瘤

  • 莱狄 Leydig 细胞瘤

  • 类固醇细胞瘤

  • 恶性类固醇细胞瘤

组织学分类

单纯性索肿瘤(pure sex cord tumors)

- 成年型颗粒细胞瘤
- 幼年型颗粒细胞瘤
- Sertoli 细胞瘤
- 环管状性索瘤

混合性性索-间质瘤(mixed sex cord-stromal tumors)

Sertoli-Leydig 细胞瘤

- 高分化
- 中分化

  伴异源成分类型
- 低分化

  伴异源成分类型
- 网状型

  伴异源成分类型
- 性索-间质瘤,非特异性

生殖细胞肿瘤

- 无性细胞瘤
- 卵黄囊瘤
- 胚胎癌
- 非妊娠性绒癌
- 成熟畸胎瘤
- 未成熟畸胎瘤
- 混合性生殖细胞瘤

单胚层畸胎瘤及与皮样囊肿有关的体细胞肿瘤(monodermal teratoma and somatic-type tuors associated with dermoid cyst)

卵巢甲状腺肿,良性

卵巢甲状腺肿,恶性

类癌

- 甲状腺肿类癌
- 黏液性类癌

神经外胚层肿瘤

皮脂腺肿瘤

- 皮脂腺瘤
- 皮脂腺癌

其他罕见单胚层畸胎瘤

- 鳞癌
- 其他

生殖细胞性索间质瘤(germ cell sex cord-stromal tumors)

- 性母细胞瘤,包括含有恶性生殖细胞肿瘤类型
- 混合性生殖细胞性索间质肿瘤,未分类

其他各种肿瘤(other tumors)

组织学分类
卵巢网肿瘤
· 卵巢网腺瘤
· 卵巢网腺癌
午非管（Wolffian）瘤
小细胞癌，高钙血症型
小细胞癌，肺型
Wilms 肿瘤
副神经节瘤
实性假乳头状瘤
间皮组织肿瘤（mesothelial tumors）
· 腺瘤样瘤
· 间皮瘤
软组织肿瘤（soft tissue tumors）
· 黏液瘤
· 其他
瘤样病变（tumor-like conditions）
· 滤泡囊肿
· 黄体囊肿
· 巨大孤立性黄素化滤泡囊肿
· 过度黄素化反应
· 妊娠黄体瘤
· 间质增生
· 间质卵泡增生
· 纤维瘤样增生
· 卵巢广泛水肿
· Leydig 细胞增生
· 其他
淋巴瘤和髓样肿瘤（lymphoid and haematopoietic tumors）
· 淋巴瘤
· 浆细胞瘤
· 髓样肿瘤
继发性肿瘤

区的微乳头结构，且细胞的非典型变化明显，容易出现腹膜种植；交界性肿瘤成分应超过肿瘤的 10%，不足者仍列入良性中；交界性肿瘤的微小浸润灶最大直径应<5mm；卵巢生发上皮包涵囊肿大小应<1cm，否则为浆液性囊腺瘤；子宫内膜样交界性肿瘤腺体融合生长，膨胀浸润>5mm 或明显浸润者应诊断为癌。

【诊断】

卵巢深居盆腔，早期多无特殊症状，一般在妇科查体中偶然发现，早期诊断十分困难。我们可以根据病人的年龄、病史、临床表现及辅助检查作出初步诊断。

1. **年龄**　卵巢上皮性肿瘤多见于 50～60 岁的妇女，青春期少见；卵巢生殖细胞肿瘤在 30 岁以下青年女性和儿童多见；卵巢性索-间质肿瘤可见于各个年龄阶段。

2. **临床表现**　卵巢良性肿瘤早期体积小，多无症状，可在妇科检查中偶然扪及。伴随体积增至中等大小时，病人可感轻度腹胀，或腹部触及肿块。妇科检查时，在子宫一侧或双侧触及肿块，囊性，边界清，表面光滑，活动好，与周围无粘连。若体积增长充满整个盆、腹腔，可出现压迫症状，如尿频、便秘、气急、心悸等，查体可见腹部膨隆，叩诊呈实音，无移动性浊音。

卵巢恶性肿瘤早期偶可在妇科检查中发现，常无症状，约 2/3 病人就诊时已是晚期。主要表现为腹部包块、腹胀及腹水。症状轻重取决于：①肿瘤的位置、大小、侵犯邻近器官的程度；②肿瘤组织学类型；③有无并发症。肿瘤压迫盆腔静脉，可出现下肢水肿；若浸润周围组织或压迫神经，可引起腰痛、腹痛或下肢疼痛；若为功能性肿瘤，可产生相应的雌/雄激素过多的症状。晚期可出现消瘦、严重贫血等恶病质征象，亦可发生转移，出现相应症状。妇科检查盆腔肿块多为双侧，实性或囊实性，表面凹凸不平，活动差。三合诊检查可于直肠子宫陷凹触及质硬结节。有时可在腹股沟、腋下或锁骨上触及肿大淋巴结，并常伴腹水。

卵巢肿瘤具体表现如下：

（1）腹胀和下腹不适感　随着肿瘤逐渐长大，由于肿瘤本身的体积、重量及受肠蠕动及体位的影响，使肿瘤在盆腔内移动时牵拉，产生腹胀和不适感。合并大量腹水时亦可发生此症状。

（2）腹部包块：肿瘤增大，病人可于腹部自觉肿块。良性肿瘤边界清楚，妇检于子宫一侧触及块物，多为囊性，可活动，与子宫无粘连；恶性肿瘤则为实性或囊实性居多，表面不规则，有结节，周围有粘连或固定。

（3）腹痛：如肿瘤无并发症，极少疼痛。肿瘤迅速长大，包膜破裂或由于外力导致肿瘤破裂，囊液进入腹腔，刺激腹膜引起剧烈腹痛，妇科检查可及腹部压痛伴肿瘤缩小或消失；病人若突然改变体位，或肿瘤与子宫位置相对改变发生蒂扭转时，可有腹痛、恶心、呕吐等症状；肿瘤感染时则有发热、腹痛等症状。

（4）压迫症状：肿瘤长大压迫盆腹腔内脏器，则出现相应压迫症状。如压迫横膈，则有呼吸困难及心悸；盆腔脏器受压，则因脏器不同而有不同症状，如膀胱受压致尿频，排尿困难或尿潴留，压迫直肠可致排便困难或便秘等；巨大肿瘤充满整个腹腔，可影响静脉回流，致腹壁及双下肢水肿。

（5）腹水：多并发于恶性卵巢肿瘤，尤其是有腹膜种植或转移者。腹水一般呈黄色、黄绿色，或带红色甚至明显的血性，有时由于混有黏液或瘤内容物而混浊。卵巢纤维瘤是一种良性卵巢肿瘤，常并发腹水或胸腔积液，即 Meigs 综合征，切除肿瘤后，胸腔积液及腹水多自然消失。

（6）不规则阴道流血：卵巢上皮性肿瘤不破坏所有的正常卵巢组织，故大部分病人无月经紊乱，少数病人可出现月经改变，绝经后阴道出血等症状。而功能性卵巢肿瘤可出现雌激素过多引起月经紊乱。

（7）性激素紊乱：功能性卵巢肿瘤分泌雌激素过多时，可引起性早熟、月经失调或绝经后阴道流血；睾丸母细胞瘤等分泌雄激素肿瘤，可使病人出现男性化体征，如多毛、痤疮、声音变粗等。

（8）癌浸润和转移症状：肿瘤浸润或压迫周围组织器官出现腹壁和下肢的水肿，大小便不畅和下坠、腰痛；转移至大网膜、肠管，可粘连形成腹部肿块或肠梗阻；侵犯盆壁、累及神经时可出现疼痛并向下肢放射；远处转移可出现相应症状，如肺转移可出现咳嗽、咳血、胸腔积液；骨转移可造成转移灶局部剧痛，肠道转移可有便血，严重的可造成肠梗阻；脑转移可出现神经症状等。

（9）恶病质：晚期病人可出现显著消瘦、贫血及严重衰竭等恶病质表现。

3. 辅助检查

（1）影像学检查

1）超声检查：是目前应用最为广泛而相对简单的方法。可检测肿瘤的部位、大小、形态、性质、内部回声结构及其与周围器官的关系，并有助于鉴别卵巢肿瘤、腹水和结核性包裹性积液。B 型超声检查虽然难以发现直径<1cm 的实性肿瘤，但其临床诊断符合率>90%。彩色多普勒超声通过超声血流显像技术，获得血流信号，研究组织结构，测定卵巢中的血流阻力指数和搏动指数，给卵巢癌的诊断提供了比较客观的证据，有助于早期诊断。目前较公认的鉴别良恶性卵巢肿瘤分界值为彩色多普勒超声血流阻力指数（RI）=0.4，搏动指数（PI）=1.0，但国外亦有研究表明，血流阻力指数和搏动指数并非总能鉴别良恶性卵巢肿瘤。经阴道彩色超声多普勒分辨率高，更易显示卵巢肿瘤乳头、囊壁、分割不均匀回声等结构，从而对早期卵巢肿瘤的诊断更有特异性，是卵巢肿瘤首选的影像学检查方法。

超声造影技术近年来迅速发展，克服了常规超声检查不能显示肿瘤内部的微小血管和低速血流等缺点，可直接观察组织内部血流灌注。目前超声造影研究主要通过三方面鉴别卵巢肿瘤的良、恶性：血管形态学评估、造影前后多普勒信号强度比较和时间-强度曲线分析。在卵巢肿瘤的早期诊断中起到极大的作用。

2）CT 扫描：可清晰显示肿块、腹水和淋巴结转移，但对小体积病灶的检测不够敏感。良性肿瘤多呈均质性包块，囊壁薄且光滑；恶性肿瘤则表现为盆腔内不规则软组织影，囊实性，与子宫分界不清，腹腔内播散者可见肠祥边缘模糊不清及不规则结节。CT 对腹膜后淋巴结及肝脏、肺脏、脾脏的转移最敏感，对网膜、肠系膜和腹膜的种植或肠管的浸润敏感性稍差。国内有关学者报道多螺旋 CT 能清楚显示盆腔肿瘤与卵巢及卵巢血管蒂的关系，对鉴别卵巢源性与非卵巢源性肿瘤有重要价值。

3）磁共振成像（MRI）：具有良好的软组织对比度，故能清楚地显示肿瘤的大小、内部结构（乳头、分隔等）、腹水，鉴别肿瘤内容物性质（出血、液体或脂肪等），但缺乏特异性。可以用来确定盆腔肿瘤的原发部位、毗邻关系，诊断术后残余癌和复发癌，也可用于判断肿瘤分期、淋巴转移和其他部位转移。

4）PET 与 PET/CT：PET 作为一种功能性显像，利用恶性肿瘤组织的糖代谢摄取率，可在早期复发灶出现形态结构改变之前发现肿瘤病灶，亦可通过全身扫描对肿瘤转移灶进行定位和定性诊断，还可用于术后腹膜后淋巴结的检测，可以探及 CT 不能监测到的大小形态均无异常的淋巴结转移灶，但其对空间解剖的定位有时不够明确。国外有学者报道指出：少数 CA125 正常及影像学检查均为阴性的早期卵巢癌病人，行 PET 扫描可呈阳性反应。2005 年 Havrilesky 分析指出 PET、CA125 及传统影像学检查的敏感性和特异性分别为 90%、81%、68% 和 86%、83%、58%。这一研究充分显示了 PET 对于复发性卵巢癌的监测的优越性。PET/CT 集中了 PET 功能影像和 CT 解剖影像两者的优势，一次成像可获得 PET、CT 及两者的融合信息，对病灶的探测、定位及定性具有重要价值。2005 年 Hauth 对 19 例怀疑为复发性卵巢癌病人监测发现 PET/CT 对于其中的 11 例呈现阳性反应，优于单纯 CT 及 PET 显像，而其中位于膈肌、脾脏及胸壁各 1 例的转移灶，只能依靠 PET/CT 进行正确诊断。

5）其他：腹部 X 线检查可显示卵巢畸胎瘤中牙齿与骨质结构，囊壁为密度增高的钙化层，囊腔呈放射透明阴影。肿瘤放射免疫显像亦可以用来检测小型复发癌灶，尤其直径＜2cm 的病灶。

（2）肿瘤标记物：是肿瘤细胞异常表达所产生的抗原和生物活性物质，在正常组织或良性疾病中几乎不产生或产生甚微。它反映了恶性肿瘤的发生发展过程及癌基因的活性程度。作为肿瘤存在的标记，检测其在体内的存在情况，可以达到早期辅助诊断、鉴别诊断、观察疗效及判断预后的目的。

1）卵巢上皮性肿瘤相关标记物：主要有 CA125、CA153、CA199、CA724、CEA、肿瘤相关的胰蛋白酶抑制物（TATI）、组织多肽抗原（TPA）、HE4 等，尤以 CA125 最为常用，近年来 HE4 受到特别关注。

- **A. CA125：** 属于 IgG1 类的一种糖蛋白，分子量大于 200 000，胚胎发育期的体腔上皮可找到此抗原，如：a. 米勒管上皮，包括输卵管、子宫内膜及宫颈内膜；b. 间皮细胞组织，包括腹膜、胸膜及心包膜；c. 自间皮细胞及米勒管衍生物所发生的肿瘤，包括卵巢上皮性癌、输卵管癌、宫颈癌及间皮细胞瘤等。其亦可见于乳腺、肾脏及胃肠道肿瘤、子宫内膜异位症、盆腔结核、腹膜炎性反应等，特异性不强，诊断和筛查时需与其他检测手段联合应用作综合分析。但其敏感性较高，可用于病情监测，在治疗和治疗后的追踪方面，CA125 连续观察更有意义。有学者测定卵巢癌病人的 CA125 水平，发现卵巢癌病人血浆 CA125 升高（＞35U/ml）约占 80％，血浆 CA125 的水平与肿瘤残留大小及病人的预后密切相关。研究发现，绝经后妇女存在附件区包块，同时血清 CA125＞200U/ml，诊断卵巢恶性肿瘤的阳性预测值达 96％。CA125 检查发现Ⅰ期卵巢癌的敏感性为 50％，研究表明，联合阴道超声检查或以一段时间内随访 CA125，可提高 CA125 的特异性。

- **B. CA153、CA199、CA724、TATI 及 TPA 等：** 最先发现于胃肠道癌、乳腺癌及肺癌的相关抗原。对卵巢癌总的敏感性低于 CA125。而 CA199 对检测黏液性癌和透明细胞癌有较高敏感性。

- **C. 人附睾蛋白 4（human epididymis protein 4,HE4）：** 是一种新的肿瘤标志物，HE4 基因在卵巢癌组织中高表达，但是在良性肿瘤及正常组织包括卵巢组织中不表达或低表达。2005 年 Drapkin 等应用免疫组织化学法研究发现，HE4 在卵巢癌细胞株 OVcar-3、OVcar-4、OVcar-5、CaoV3、SKOV3 的上清液中有表达，并且发现

HE4 在 100％的卵巢子宫内膜样癌、93％的卵巢浆液性癌和 50％的卵巢透明样癌中表达，但在卵巢黏液性癌及正常卵巢组织中不表达。2008 年 Kobel 的一项回顾性研究也表明 HE4 在卵巢内膜样癌和高分化浆液性卵巢癌中具有较高的表达，而在透明细胞癌和黏液性卵巢癌中的表达水平较低。可见 HE4 是卵巢浆液性癌和内膜样癌的表达标志物，HE4 对不同类别卵巢癌有不同的预测价值。2003 年 Hellstrom 研究报道，HE4 的灵敏度显著高于 CA125 的敏感性（60％ vs. 13％），并且在卵巢良、恶性肿瘤的鉴别方面，其假阳性率要低于 CA125，两者有显著性差异。Moore 等研究发现单独 HE4 检测有着高敏感性（72.9％）和高特异性（95％），是检测早期卵巢癌的最佳标志物。Zhen S 就 HE4 及 CA125 在卵巢癌诊断方面做了 Meta 分析，共纳入了 25 个研究，结果显示 HE4 与 CA125 诊断敏感性相仿（74％ vs. 74％），单 HE4 有更高的诊断特异性（90％ vs. 83％），并且 HE4 与 CA125 联合应用时其诊断敏感性和特异性均较高。JWWang 则发现 HE4 在绝经前妇女的应用价值更高。而 Allard 在 2008 年 ASCO 会议上报道，对 80 例上皮性卵巢癌病人经过治疗后监测复发的 434 个血清样本，分别检测其 CA125 和 HE4，临床用 CT 影像学来判断肿瘤大小和复发。结果 CA125 或 HE4 联合应用与临床一致性较高，为 83.8％（67/80）。近来，也有学者将 HE4 作为理想的肿瘤细胞减灭术的一个预测因子，Kong 等证实了 HE4 是原发性卵巢癌病人的一个独立的预后因子，术后高水平的 HE4 与临床预后不良明显相关。Shen 等通过检测了 82 位卵巢癌病人术前 HE4 及 CA125 的水平，提出 HE4 无论在初始肿瘤细胞减灭术还是中间型肿瘤细胞减灭术均能较好的预测手术效果，且优于 CA125。HE4 作为一种新型的肿瘤标志物，目前国内外已有将血清 HE4 应用于卵巢癌诊断及预后的研究，相信其在卵巢癌的早期诊断、治疗监测方面具有很好的应用前景。

- **D. 人溶血磷脂酸（lysophosphatidic acid, LPA）：** 是由激活的血小板产生的血清正常成分。虽然对正常卵巢上皮没有促进分裂作用，但 LPA 可作为一种生长因子刺激原发的卵巢癌细胞扩散，并且可以通过诱导血管生成因子促进卵巢癌生长。研究表明卵巢癌病人血浆 LPA 水平显著升高，同时在卵巢癌术后有明显下降。研究人员检测了 363 位卵巢癌病人及 273 位正常对照血清中 LPA 水平，得出 LPA 诊断卵巢癌的敏感度为 94％，特异性为 88％，提示 LPA 是敏感性和特异性都较高的肿瘤标记物。

- **E. 其他：** 近年来，随着 cDNA 微阵列技术的应用，陆续发现凋亡诱导配体、存活素（survivin）、端粒酶（Telomerase）、血管内皮生长因子（VEGF）、骨桥蛋白（OPN）等作为卵巢癌的肿瘤标记物，用于卵巢癌的筛查诊断和预后评价。凋亡诱导配体是肿瘤坏死因子（TNF）相关的凋亡诱导配体；存活素是新近发现的一种凋亡抑制基

因;血管内皮生长因子是一种高效的多功能多肽,在肿瘤(特别是实体肿瘤)、癌性水肿、创伤、关节炎等疾病血管生成、血管通透性的生理病理过程中起中心调控作用。OPN是一种具有多种生物学功能的分泌型结合钙磷酸化糖蛋白,与许多肿瘤的发生、转移、预后有关,尿液、乳汁及恶性肿瘤病人的血液中可检测到,且晚期卵巢癌病人中OPN水平显著增高,通常提示预后较差。国内有报道认为OPN与CA125联合监测卵巢癌时可将特异度提高至93.8%。

2) 卵巢恶性生殖细胞肿瘤相关标记物

- **A. 甲胎蛋白(AFP):** AFP作为一种由胚胎的卵黄囊及不成熟的肝细胞所产生的特异性蛋白,其血清含量随着胚胎发育成熟、卵黄囊成熟及肝细胞日趋成熟会相应减少,出生后数日至数周即不能测出。卵黄囊瘤的组织来源为卵黄囊,所以可产生大量AFP,其敏感性几乎为100%。因为卵巢恶性生殖细胞肿瘤常为混合型,可能混有少量卵黄囊成分,故其也可产生微量AFP。

- **B. 绒毛膜促性腺激素(hCG):** 卵巢原发性绒癌及胚胎癌病人,因其肿瘤可分泌hCG,故血hCG水平可以升高。其中原发性绒癌血hCG可达106IU/L,而卵巢胚胎癌分泌量则相对较少。

- **C. 神经细胞特异性烯醇化酶(NSE):** 因NSE可以大量存在于正常组织及神经细胞肿瘤,故其对于神经细胞肿瘤和神经内分泌性肿瘤有诊断意义。卵巢未成熟畸胎瘤所含未分化组织成分中以神经组织最常见,故也可产生NSE。而卵巢无性肿瘤亦可有NSE升高,原因尚不清楚。

3) 卵巢性索-间质肿瘤相关标记物

- **A. 类固醇激素:** 一部分卵巢性索-间质肿瘤具有分泌固醇类激素的功能。颗粒泡膜细胞瘤及环管状性索-间质瘤可分泌雌激素和孕激素,卵巢支持细胞(sertoli cell)瘤、间质细胞(leydig cell)瘤及硬化性间质瘤可分泌雄激素。其中支持细胞瘤和硬化性间质瘤亦可分泌雌激素。在手术切除后,这些具有分泌固醇类激素的肿瘤,体内血激素水平也随之下降,而复发后上升,故可作为监测病情的肿瘤标记物。

- **B. 米勒管抑制激素(MIS):** MIS是由男性胎儿的性腺间质细胞产生一种糖蛋白激素,可使米勒管退化。而女性胎儿,没有MIS的抑制,米勒管可正常发育为输卵管、子宫及阴道上段。但是女性胎儿出生后,卵巢颗粒细胞亦可分泌MIS。这就为MIS的检测提供了理论依据。国外有研究报道,环管状性索-间质瘤和颗粒细胞瘤病人在手术前MIS值升高,手术切除肿瘤后变为正常,但术后复发者上升。

- **C. 抑制素:** 是由性索间质细胞产生的一种多肽激素,参与垂体性腺反馈系统的调整。有研究同时对卵巢颗粒细胞瘤及上皮性肿瘤进行血清抑制素检测,结果发现上皮性肿瘤病人均无升高,而约8/9颗粒细胞瘤病人有明显升高,且动态监测与病情改变吻合。

- **D. 滤泡调整蛋白(FRP):** FRP是由卵巢颗粒细胞分泌的

具有调整滤泡发育和分泌类固醇激素功能的蛋白质。其可于滤泡液内及正常行经的女性的血清和尿液中检出。有学者报告说多数颗粒细胞瘤病人血清FRP有明显升高。

4) 其他:恶性肿瘤具有的某些蛋白质或生化代谢产物亦可作为肿瘤标记物,但其特异性不强。恶性肿瘤组织糖发酵分解较正常组织高,而乳酸脱氢酶(LDH)是糖酵解过程一个重要的酶,它的血清值随糖酵解的增加而升高,尤其是对于卵巢无性细胞瘤的检测较敏感。而血清唾液酸或脂连唾液酸(LSA)在体内的增加与恶性肿瘤细胞自身物质合成增加紧密相关,亦是简单易行且较为理想的标记物。

(3) 腹腔镜检查:我们可以借助腹腔镜直观地探查膈肌、腹膜及盆腹腔脏器表面从而明确病变的位置、大小、部位、性质以及有无腹腔播散,并可吸取腹腔冲洗液行细胞学检查,对可疑部位进行多点活检,但若盆腔广泛粘连则难以取得结果。

(4) 细胞学检查:腹水或腹腔冲洗液查找癌细胞对Ⅰ、Ⅱ期病人进一步确定分期及选择治疗方案有意义;若有胸腔积液应抽取胸腔积液进行细胞学检查,确定有无胸腔转移。阴道脱落细胞找癌细胞阳性率低,价值不大。

(5) 病理组织学检查:活体组织病理检查是确诊卵巢肿瘤的唯一途径,并可区分不同类型及良、恶性,同时指导分期,但由于晚期肿瘤多盆腔粘连,术前多难以获得组织学标本。

【浸润和转移途径】

卵巢恶性肿瘤的转移特点即使外观局限的肿瘤,亦可在腹膜、大网膜、腹膜后淋巴结、横膈等部位有亚临床转移。主要通过直接蔓延和腹腔种植,淋巴转移也是主要的转移途径,血行转移少见。

1. **直接蔓延** 卵巢恶性肿瘤可浸润并穿透包膜,直接蔓延到邻近器官或组织,并广泛种植于盆腔腹膜、子宫、输卵管、直肠、乙状结肠、膀胱、大网膜、横膈及肝表面等。

2. **腹腔种植** 系瘤细胞脱落种植于浆膜腔而发生的转移。卵巢恶性肿瘤在盆、腹腔内的种植播散和转移相当广泛,所有的腹膜、肠系膜、肠浆膜及其他脏器的腹面包膜均可受累,尤其是横膈、结肠旁沟、肠系膜、骨盆腔、子宫直肠窝等为卵巢癌种植转移的高发区域,是剖腹探查及肿瘤细胞减灭术时尤应注意的部位。值得注意的是良性肿瘤亦可发生腹膜种植,如浆液或黏液性乳头囊腺瘤的腹膜种植类似其原发肿瘤,分别呈乳头状赘生物或黏液湖,需病理切片进一步鉴定良、恶性。

3. **淋巴转移** 依据卵巢的淋巴循环而分成三条途径:①卵巢→卵巢下丛→卵巢动、静脉淋巴管(骨盆漏斗韧带内淋巴管)→腹主动脉旁淋巴结,称上行路线;②卵巢门→阔韧带前、后叶淋巴管→髂内、髂外、髂间及髂总淋巴结,称下行路线;③卵巢→子宫圆韧带内淋巴结→髂外和腹股沟淋巴结,此途径较少见,却是转移至腹股沟淋巴结的主要途径。由于淋巴管内瘤栓压迫其他淋巴管道而引起闭塞,可促使经侧支循环而流入邻近脏器的淋巴管而转移,且双侧卵

3

巢、输卵管及子宫的淋巴管互相吻合,并与盆腔淋巴管沟通,故上述部位肿瘤可以互相转移。Wu等根据105例系统性腹膜后淋巴结清扫术(包括腹主动脉旁及盆腔淋巴结切除)及病理学检查总结了卵巢癌淋巴结转移的规律,即:①卵巢癌总的淋巴结转移率高达54.3%,证明淋巴转移是卵巢癌扩散的极为重要的途径;②卵巢癌可以相等机会向盆腔和腹主动脉淋巴结转移;③肿瘤原发于左侧卵巢者其盆腔淋巴结转移率远高于原发于右侧者(约为10:1);④Ⅰ期和Ⅱ期卵巢癌病例约25%有淋巴结转移,提高了临床期别,说明国际公用的FIGO(国际妇产科联盟)分期标准,如不经腹膜后系统淋巴清除和病理检查,则无法有正确分期依据。

4. 血行转移 少见,晚期及治疗后复发的病人可转移至肺、肝、脑等。

【手术病理分期】

卵巢恶性肿瘤沿用手术病理分期。2016年卵巢癌

NCCN指南中采用FIGO 2013卵巢癌、输卵管癌和原发性腹膜癌的分期标准,具体见表26-7-2。此分期对癌变范围反映比较清楚,估计预后也较准确,是目前最新推荐采用的分期标准。卵巢癌及原发性腹膜癌的分期系统同样适用于恶性生殖细胞及性索间质肿瘤。

新分期是当前公认的流行分期,较之先前,新的分期有如下几点变化:

(1)Ⅰ期和Ⅱ期:ⅠA期无变动,不可能存在Ⅰ期腹膜癌。ⅠB期也无改动。在Ⅰ期病人中,ⅠB期仅占1%~5%,有时会出现一侧正常大小的卵巢伴小病灶肿瘤或卵巢表面有浅表性病灶,后一种情况提示有转移。ⅠC期则进一步细分为ⅠC₁、ⅠC₂和ⅠC₃,分别是指手术导致的肿瘤破裂、肿瘤自发破裂、输卵管表面有肿瘤及腹水细胞学阳性。Ⅱ期则删除了ⅡC期(ⅡA期或ⅡB期,肿瘤已穿出卵巢表面;或包膜破裂;或在腹水或腹腔冲洗液中找到恶性细胞)。

表 26-7-2　上皮性卵巢癌/输卵管癌/原发性腹膜癌手术病理分期(NCCN,2016)

TNM	FIGO	
T_1	Ⅰ期	肿瘤局限于卵巢或输卵管
T_{1a}	ⅠA	肿瘤局限于一侧卵巢(未累及包膜)或一侧输卵管,卵巢或输卵管表面无肿瘤,腹水或腹腔冲洗液中未见恶性细胞
T_{1b}	ⅠB	肿瘤局限于双侧卵巢(未累及包膜)或双侧输卵管,卵巢或输卵管表面无肿瘤,腹水或腹腔冲洗液中未见恶性细胞
T_{1c}	ⅠC	肿瘤局限于一侧或双侧卵巢或输卵管,伴有以下任何一项:
T_{1c1}	ⅠC₁	手术导致肿瘤破裂
T_{1c2}	ⅠC₂	手术前肿瘤包膜已破裂或卵巢、输卵管表面有肿瘤
T_{1c3}	ⅠC₃	腹水或腹腔冲洗液中查见恶性细胞
T_2	Ⅱ期	肿瘤累及一侧或双侧卵巢或输卵管,伴盆腔蔓延(在骨盆缘以下)或原发性腹膜癌
T_{2a}	ⅡA	肿瘤蔓延和(或)种植到子宫和(或)输卵管和(或)卵巢
T_{2b}	ⅡB	肿瘤蔓延至盆腔的其他腹膜内组织
$T_1/T_2 \sim N_1$	Ⅲ期	肿瘤累及一侧或双侧卵巢或输卵管,或原发性腹膜癌,伴有细胞学或组织学确认的盆腔外腹膜播散,和(或)转移至腹膜后淋巴结
	ⅢA₁	仅有腹膜后淋巴结阳性(细胞学或组织学确认)
	ⅢA₁(i)	转移灶最大直径≤10mm(注意是肿瘤直径而非淋巴结直径)
	ⅢA₁(ii)	转移灶最大直径>10mm
$T_{3a2} \sim N_0/N_1$	ⅢA₂	骨盆外(骨盆缘之上)累及腹膜的微小转移,伴/不伴腹膜后淋巴结阳性
$T_{3b} \sim N_0/N_1$	ⅢB	骨盆缘外累及腹膜的大块转移,最大直径≤2cm,伴/不伴腹膜后淋巴结阳性
$T_{3c} \sim N_0/N_1$	ⅢC	骨盆缘外累及腹膜的大块转移,最大直径>2cm,伴/不伴腹膜后淋巴结阳性(包括肿瘤蔓延至肝脏和脾脏包膜,但不包括脏器实质的受累)
任何T,任何N,M_1	Ⅳ期	腹腔之外的远处转移
	ⅣA	胸腔积液细胞学阳性
	ⅣB	腹腔外器官实质转移(包括腹股沟淋巴结和腹腔外淋巴结转移)

（2）Ⅲ期：文献提供的数据显示，仅有腹膜后淋巴结转移病人的预后要优于腹腔腹膜组织受累的病人，因此，新分期对Ⅲ期进行了修改。如果肿瘤扩散至腹膜后淋巴结但无腹膜腔内播散，则为ⅢA期，ⅢA$_1$期又进一步分为ⅢA$_{1(i)}$期和ⅢA$_{1(ii)}$期。显微镜下盆腔外腹膜受累分为ⅢA$_2$；以2cm为界，病灶最大直径≤2cm划分ⅢB期，>2cm则为ⅢC期。

（3）Ⅳ期：Ⅳ定义为远处转移，包括有肝脏、脾脏实质转移和其他腹腔外转移。需要区分肿瘤由网膜蔓延至脾脏或肝脏（ⅢC期）和脏器实质孤立性转移的情况（ⅣB期）。转移至胸膜及胸腔积液中找到癌细胞也属于腹腔外转移，但其预后优于肝实质等处的转移，故单独列出为ⅣA期。

【鉴别诊断】

卵巢肿瘤的鉴别诊断依肿瘤的大小性状而异，应与卵巢非赘生性肿瘤、输卵管卵巢囊肿、子宫肌瘤、阔韧带肿瘤、妊娠子宫、腹水、充盈膀胱、子宫内膜异位症、盆腔各种炎性包块、盆腔脓肿、后腹膜肿瘤、转移性肿瘤等相鉴别。

1. **卵巢非赘生性肿瘤** 滤泡囊肿和黄体囊肿最多见。一般直径小于5cm，多为单侧，可短期观察或给予避孕药口服，3个月内多自行消退。如果囊肿逐渐增大而不消退，应考虑为卵巢肿瘤。

2. **输卵管卵巢囊肿** 常有不孕或盆腔感染史，为炎性囊性积液，一侧或双侧附件区扪及条形囊性包块，边界较清，活动受限。

3. **子宫肌瘤** 浆膜下肌瘤或肌瘤囊性变易与卵巢实体瘤或囊性瘤混淆。肌瘤常为多发，与子宫相连，质硬，检查时随宫体及宫颈而移动。应结合病史、体征及B超等辅助检查做全面分析，必要时可行剖腹探查以明确诊断。

4. **妊娠子宫** 妊娠早期或中期时，子宫增大变软，峡部更软，三合诊时宫体与宫颈似不相连，易将宫体误认为卵巢肿瘤。但妊娠妇女有停经史，作hCG测定或超声即可鉴别。

5. **子宫内膜异位症** 异位症所导致的粘连性肿块及直肠子宫陷凹结节与卵巢恶性肿瘤很难鉴别，前者常有进行性痛经、月经量多、经前阴道不规则流血等，超声检查、腹腔镜可帮助鉴别，必要时应剖腹探查确诊。

6. **盆腔炎性包块** 结合有无炎症病史可帮助鉴别。炎性包块多活动受限，囊性壁较薄，有压痛。结核性腹膜炎、卵巢肿瘤合并感染有时较难明确诊断，需要借助病史及多项辅助检查相鉴别。

7. **腹水** 大量腹水应与巨大卵巢囊肿鉴别，腹水常有肝病、心脏病病史，平卧时腹部两侧突出如蛙腹，叩诊腹中间鼓音，两侧浊音，移动性浊音阳性；超声检查见不规则液性暗区，液平面随体位改变，其间有肠曲光团浮动，无占位性病变。巨大囊肿平卧时腹部中间隆起，叩诊浊音，腹部两侧鼓音，无移动性浊音，边界清楚；超声检查见圆球形液

性暗区，边界整齐光滑，液平面不随体位移动。

8. **腹膜后肿瘤** 腹膜后肿瘤如畸胎瘤、脂肪瘤、神经纤维瘤等均少见，但具有显著的腰骶痛等临床症状。肿瘤固定不动，位置低者可使子宫、直肠和输尿管移位。超声、CT、MRI等有助于鉴别。

9. **转移性肿瘤** 与卵巢原发恶性肿瘤不易鉴别。对于双侧性、中等大、肾形、活动的实性包块，应疑为转移性卵巢肿瘤，可来自于胃肠道、乳腺、淋巴瘤等。若有消化道症状，应行胃、肠镜，有消化道癌、乳腺癌病史者更应警惕。但多数病例无原发性肿瘤病史，应做剖腹探查。

10. **其他盆腹腔包块** 均有与卵巢肿瘤混淆的可能。如肾盂积水多有腰痛及排尿障碍，肠系膜囊肿位置较高，仅限于前后移动，叩诊时有鼓音带。须借助于超声、CT及其他辅助检查相鉴别。

【并发症】

1. **蒂扭转** 为常见的妇科急腹症，发生率约为10%。其诱因包括妊娠期、产褥期子宫大小及位置发生改变、肠蠕动、膀胱充盈、病人突然咳嗽、呕吐、改变体位等。多见于畸胎瘤等瘤蒂较长、重心偏于一侧、中等大小并且活动度良好的肿瘤。卵巢肿瘤蒂扭转后多有突发性一侧下腹剧痛，伴恶心、呕吐，重者可有休克，系腹膜牵引绞窄所致。不全扭转有时可自然复位，腹痛会随之缓解。若扭转不能恢复，静脉回流受阻可致瘤内极度充血或血管破裂，进而出现瘤内出血，瘤体迅速增大。妇科查体可扪及张力较大的肿物，有压痛，尤以瘤蒂部明显。若动脉血流受阻，肿瘤可卒中坏死变为紫黑色，发生破裂和继发感染。卵巢肿瘤蒂扭转一经确诊，应尽快手术。需要切除肿瘤者术时应钳夹蒂根下方，将肿瘤和扭转的瘤蒂一并切除，钳夹前多不将扭转复位以防止栓子脱落形成肺栓塞。近年来国内外研究发现蒂扭转病例可行保守性手术，首先蒂复位，部分术者同时用生理盐水湿敷卵巢。根据卵巢的颜色恢复情况分别行囊肿剥除术；如蒂复位后，肉眼卵巢坏疽行患侧附件切除。保守性手术的实施主要考虑以下几个因素：扭转度数、扭转时间、扭转后卵巢缺血坏死程度及病人年龄及是否有生育要求。2007年骆继英等报道扭转时间<48小时，扭转度数<540°的病人，可先行蒂复位，根据卵巢颜色恢复情况决定行保守性手术。国外亦有扭转72小时行卵巢复位囊肿剥除术，且术后卵巢功能恢复良好的报道。McGovern的一项回顾性研究（309例卵巢肿瘤蒂扭转行蒂复位病人）结果表明：卵巢肿瘤蒂扭转发生卵巢静脉栓塞的几率为0.2%，且没有一例与复位有关，认为以往过高估计了卵巢肿瘤蒂扭转发生栓塞的风险。

2. **破裂** 发生率3%，分为两种：自发性和外伤性破裂。自发性破裂多为瘤体生长过快，浸润并穿破囊壁所致。外伤性破裂则多为腹部受重击、性交、分娩、妇科检查及穿刺等引起。症状的严重程度与流入腹腔囊液的数量、性质及破裂口的大小等因素有关。溢出物少或破口小时，病人可仅感轻微腹痛；溢出物多，刺激性强（如成熟性畸胎瘤内

3

659

容物)、破裂口大时,病人多有剧烈腹痛,伴恶心呕吐,甚至导致腹腔内出血、腹膜炎,重者可致休克。妇科检查可有腹部压痛、腹肌紧张及移动性浊音,原有肿块缩小或消失。疑有肿瘤破裂者应立刻行手术治疗。术中应尽量吸净囊液,行细胞学检查。切除标本需仔细观察,尤其注意破口边缘有无恶变并送病理,以确定手术范围。

3.　**感染**　较少见,多因肿瘤蒂扭转或破裂所致,也可来自于邻近器官感染(如阑尾脓肿扩散)。临床表现为发热、腹痛、肿块及腹部压痛反跳痛、腹肌紧张及白细胞升高等腹膜炎征象。切除肿瘤前应先行抗感染治疗,若感染不能在短期内得到控制,应急诊手术治疗。

4.　**恶变**　早期多无症状,不易发现。若发现肿瘤生长迅速,尤其为双侧,应考虑良性肿瘤恶变。近年来,子宫内膜异位囊肿恶变引起临床高度关注,因此,确诊为卵巢肿瘤者应尽早手术明确性质。

【治疗】

除卵巢瘤样改变可做短期观察外,其余卵巢肿瘤均应行手术治疗。治疗原则为以手术为主,恶性者辅以化疗、放疗及生物治疗的综合治疗。

1.　**手术治疗**　手术目的:①明确诊断;②切除肿瘤;③恶性肿瘤进行手术-病理分期。卵巢良性肿瘤可根据病人年龄和有无生育要求行囊肿剥除术或患侧附件切除术。卵巢恶性肿瘤主要有以下几种手术方式。

(1) 全面分期手术(comprehensive staging surgery):适用于临床拟诊 FIGO Ⅰ 期卵巢恶性肿瘤病人,是早期病人的基本术式,手术方式可以选择经腹或经腹腔镜手术及腹腔镜下机器人手术,以经腹手术为例,具体步骤包括:①腹部足够大的纵切口;②留取腹水或腹腔冲洗液进行细胞学检查;③全面探查盆、腹腔;④对可疑病灶及易发生转移部位多处取材作组织学检查,尤其注意子宫直肠窝、结肠侧沟腹膜、膀胱腹膜及肠系膜;⑤全子宫和双附件切除(卵巢动、静脉高位结扎),要求保留生育功能者经选择后可考虑仅行患侧附件切除;⑥大网膜切除;⑦腹主动脉旁淋巴结切除,自下腔静脉和腹主动脉两侧剥除淋巴脂肪组织至少到肠系膜下动脉水平,最好到肾血管水平;⑧盆腔淋巴结切除,尤其是切除覆盖髂外血管和髂内血管及其间的淋巴脂肪组织,从前闭孔窝区域到闭孔神经,和覆盖髂总血管及侧面的淋巴组织;⑨阑尾切除,黏液性肿瘤均需阑尾切除。卵巢上皮性癌保留生育功能(保留子宫和对侧附件)的手术应谨慎并严格掌握指征。必须具备以下条件方可实行:①病人年轻,有生育要求;②ⅠA期;③细胞分化好(G₁),非透明细胞癌;④对侧卵巢外观正常,盆腹腔探查阴性;⑤有随诊条件。与上皮性卵巢癌不同,恶性生殖细胞及性索间质肿瘤的病人症状出现早,且局限于一侧卵巢,因此对于早期、低危且有生育要求的病人可行保留生育功能的手术,手术可经腹腔镜完成。但全面的分期手术仍需进行,以排除可能存在的隐匿性晚期疾病。根据小儿外科文献,在临床早期恶性生殖细胞肿瘤的儿童/青少年病人中,全面分期手

术可省略。

数据表明,经过全面分期手术之后约30%的病人肿瘤分期会上升,因此,为了排除可能存在的隐匿的更晚期卵巢癌,全面手术分期仍是必需的。

(2) 肿瘤细胞减灭术(cytoreductive surgery):适用于FIGOⅡ~Ⅳ期卵巢上皮性癌、生殖细胞肿瘤和性索-间质肿瘤等病人。指尽最大努力切除卵巢癌原发灶及转移灶,使残余癌灶直径<1cm,甚至<0.5cm。满意的肿瘤细胞减灭术可考虑盆腔脏器切除术、肠切除术、膈面或其他腹膜表面剥除或脾脏切除术。目前多主张经腹手术,步骤主要包括:①腹部足够大的纵切口;②留取腹水或腹腔冲洗液进行细胞学检查,对于病变明显超出卵巢者,细胞学检测结果将不影响分期和治疗;③切除大网膜;④尽可能切除全部转移瘤,尤其注意横膈、子宫直肠窝、结肠侧沟腹膜、盆壁腹膜、肠及肠系膜;⑤全子宫双附件或盆腔脏物切除(卵巢动、静脉高位结扎);⑥尽可能切除可疑或增大的淋巴结;⑦选择适当的病人行阑尾切除术。作为最初的治疗,这一手术的满意程度或彻底性对预后有重要意义。

(3) 中间型肿瘤细胞减灭术(interval cytoreductive surgery):指经过临床和影像学检查,估计手术难以切净或有肝肺等远处转移。在获得恶性的病理组织学证据(或细胞学证据而临床高度怀疑者)后,先行 2~3 个疗程的新辅助化疗(neoadjuvant chemotherapy)或称先期化疗,使肿瘤得到部分控制,病人情况改善后再进行的手术。

(4) 再次肿瘤细胞减灭术(secondary cytoreductive surgery):指由于各种原因,首次或最初的手术未能达到满意的程度,经过若干疗程的治疗,再次开腹行肿瘤细胞减灭。包括:①上述中间型肿瘤细胞减灭术;②经初次手术和化疗后复发的病例;③经过初次的手术和化疗后疾病进展的病例;④在二探术中发现的肉眼可见病灶的病例。

(5) 再分期手术(re-staging surgery):首次手术未进行确定分期、未做肿瘤细胞减灭术、亦未用药,而施行的全面探查和完成准确分期的手术。通常是在急诊手术(如卵巢肿瘤扭转)或由于认识和技术原因只做了肿瘤切除或附件切除之后,术后证实为恶性,再次剖腹进行的分期手术。手术的内容和步骤与全面分期探查术完全一样。如已经给予了化疗,则不能称为再分期手术,因为化疗可能改变癌瘤的分布状态。

(6) 二次探查术(second look laparotomy):指经过满意的肿瘤细胞减灭术和 6 个疗程的标准一线化疗后,通过临床表现及辅助实验室检测(包括 CA125 等肿瘤标记物检测及影像学)均无瘤迹象,达到临床完全缓解,而施行的再次探查术。用以了解腹腔内肿瘤是否得到根治与药物治疗效果。包括几个要点:①切除所见癌灶;②若有阴性发现,则巩固化疗或停止化疗;③若有阳性发现,则改变化疗或治疗方案。目前,已公认本术式不宜常规用于临床实践,仅用于临床试验中的病例筛选。

2.　**化学治疗**　为卵巢恶性肿瘤主要的辅助治疗。卵巢恶性肿瘤常有盆腹腔广泛种植,很难完全切净,术后主要

依靠化学治疗；如果卵巢肿瘤巨大固定，术前新辅助化疗可以增加手术机会和达到更加满意的减灭效果；对于不能耐受或无法手术者，化疗几乎是唯一的治疗手段。

（1）常用的化疗药物：有铂类（如卡铂、顺铂）；抗肿瘤植物类（如紫杉醇、喜树碱、长春新碱等）；烷化剂（如环磷酰胺、异环磷酰胺、苯丙氨酸氮、塞替派等）；拓扑异构酶抑制剂和抗生素类（如放线菌素 D）等。

1）顺铂（cisplatin，DDP）：为铂的金属络化物，能与 DNA 结合，导致 DNA 双链间交联，有抑制和破坏 DNA 的功能，也可抑制细胞的有丝分裂与增殖，为一种细胞周期非特异性药物，可用于多种肿瘤的化疗。主要的不良反应有消化道反应，肾脏损伤，表现为血尿、管型尿，神经毒性，偶见骨髓抑制。用药前应全面检查肝肾功能及血液检查，如有损害者应禁用。用药期间定期检查肝肾功能、血及尿液检查。为减轻其肾毒性，使用顺铂均应水化与利尿，使尿量 >100ml/h，以保护肾脏。

2）卡铂（carboplatin）：为第二代铂络化物，抗瘤谱广，抗肿瘤活性与 DDP 相似，主要毒性是骨髓抑制，而非血液毒性比 DDP 低，使用中不需水化及利尿。每 4mg 卡铂的疗效相当于顺铂 1mg，用药前应全面行肝肾功能及血液检查，根据肌酐清除率调整卡铂用量。

3）紫杉醇（paclitaxel，taxol）：由美洲紫杉树皮中提取的双烃烯植物类抗肿瘤药物。作用于细胞的微管系统，促进微管双聚体装配并阻止其去多聚化，从而抑制癌细胞的有丝分裂，使之停止于 G_2 期和 M 期，起到抗癌作用。主要不良反应有过敏反应，如血管性水肿、荨麻疹、低血压及呼吸困难等，骨髓抑制特别是白细胞减少较明显，胃肠道反应、神经毒性，如脱发、关节痛、手足麻木等。辅以 G-CSF，改善骨髓抑制，可保证化疗顺利进行。使用前应尽量摇匀，如与铂类合用，应先用紫杉醇。其过敏反应可用激素和抗过敏药物防治。目前国内外已将紫杉醇和铂类药物的联合化疗作为卵巢上皮癌的首选化疗方案。

4）托泊替康（topotecan）：为细胞周期特异性药物，主要作用于 S 期细胞，是选择性拓扑异构酶Ⅰ抑制剂，可与之共价结合，使 DNA 断裂，干扰 DNA 的转录和复制，阻止有丝分裂，使细胞凋亡。主要不良反应是骨髓抑制，特别是中性粒细胞和血小板减少、胃肠道反应、少数可有脱发、泌尿系统症状。尚未发现有交叉耐药，疗效呈时间依赖性。

5）依托泊苷（etoposide，VP-16）：是细胞周期特异性抗肿瘤药物，作用于晚 S 期或 G_2 期，其作用位点是拓扑异构酶Ⅱ，形成一种药物-酶-DNA 三者之间稳定的可裂性复合物，干扰 DNA 拓扑异构酶Ⅱ，致使受损的 DNA 不能修复。

6）博莱霉素（bleomycin）：是放线菌产生的含有 13 种组分的碱性多肽类抗肿瘤抗生素，主要成分为博莱霉素 A_2，占 55%～70%，为细胞周期非特异性药物。它主要是与铁络合剂形成自由基，作用于 DNA，使其分解，引起 DNA 单链断裂同时还可抑制肿瘤血管的生成。其骨髓抑

制作用小，但易出现皮肤及肺部毒性，如皮肤色素沉着、指甲变色、角质化增厚，肺部毒性是最严重的也是剂量限制性的毒性，可出现间质性肺炎及肺纤维化，严重者可致死。终生剂量 250mg/m²，单次剂量不可超过 30mg。故多次应用需行肺功能检查。

7）长春碱类（vinca alkaloids）：是从夹竹桃科植物长春花中提取的生物碱，目前正式用于临床的有长春碱、长春新碱、长春地辛及长春瑞滨等。长春碱类药物可干扰细胞周期的有丝分裂阶段（M 期），从而抑制细胞的分裂和增殖。其细胞毒性是通过与微管蛋白的结合实现的，它们在微管蛋白二聚体上有共同的结合位点，可抑制微管聚合，妨碍纺锤体微管的形成，从而使分裂于中期停止，阻止癌细胞分裂增殖。

8）脂质体阿霉素（pegylated liposomal doxorubicin）：与游离阿霉素的抗肿瘤细胞机制相同，为细胞周期非特异性药物，对 S 期细胞更敏感，阻止 RNA 转录，抑制 RNA 合成，也能阻止 DNA 复制。它具有下述优点：①体内可被生物降解，免疫原性小；②水溶和脂溶性药物都可包埋运载，药物缓释，药效持续时间长；③正常组织毛细血管壁完整，大部分的脂质体不能渗透，而肿瘤生长部位毛细血管的通透性增加，使脂质体阿霉素聚集量增加，并由于阿霉素的缓释，直接用于肿瘤部位，增加了治疗效果；④通过细胞内吞融合作用，脂质体可直接将药物送入细胞内，避免使用高浓度游离药物从而降低不良反应，如恶心呕吐、骨髓抑制、心脏毒性及脱发。但较阿霉素相比，其皮肤黏膜损害更常见。

9）吉西他滨（gemcitabine）：属新型脱氧胞苷类似物，通过细胞内磷酸化，有效抑制 DNA 聚合酶和 RNA 还原酶。主要毒性为骨髓抑制、流感样症状和恶心呕吐。吉西他滨与顺铂有相互协同作用。联合用药时应注意用药顺序，先给予吉西他滨再予顺铂。

10）烷化剂：为细胞周期非特异性药物，是一种广谱抗肿瘤药物。可与细胞代谢中许多重要的基团进行烷基化作用，妨碍 DNA 的复制和转录，从而阻止瘤细胞的代谢和复制。常用的有氮芥、环磷酰胺等。

11）抗生素类：此类药物均系自然界微生物的代谢产物，其生化作用点多为抑制核酸或核酸合成的细胞毒性物质，属细胞周期非特异性药物。包括丝裂霉素、博来霉素、阿霉素等。

（2）化疗的方式：包括术前和术后化疗、静脉化疗和腹腔化疗及单药和联合用药等。

术前化疗也称为新辅助化疗（neoadjuvant chemotherapy），适用于晚期病人，肿瘤种植转移广泛、全身情况差不能耐受手术或因肿瘤广泛粘连不能完成理想减灭术者，以使肿瘤缩小、松动，提高手术成功率。一般化疗 2～3 个疗程。

术后化疗分为一线化疗、二线化疗及巩固（或维持）化疗。一线化疗是卵巢癌术后立即实施的旨在消灭术后残存肿瘤细胞，达到完全缓解为目标的诱导化疗。2016 NCCN 指南建议一线化疗标准疗程数由原来 6～8 疗程改为 6 疗程。

巩固化疗（又称维持化疗，maintenance chemothera-py），为针对一线化疗后取得完全临床缓解的病人，所实施的旨在延缓复发为目的的追加治疗。目前除美国 GOG 一项研究显示紫杉醇 12 疗程巩固化疗优于 3 个疗程之外，其他巩固化疗均未使病人获益。

二线化疗是针对复发性卵巢癌的姑息性治疗，对铂类敏感性复发仍可选用铂类和紫杉类为基础的联合化疗或单剂化疗，对铂类耐药型复发或未控病人，则宜选择非铂类药物。

化疗途径有全身用药、腹腔化疗和动脉灌注化疗之分。

全身用药包括口服、肌注、静脉化疗，其中以静脉化疗为卵巢癌的主要化疗途径。腹腔化疗具有一定治疗优势，在国内外临床应用多年，虽然已有 3 个随机对照研究显示与静脉化疗联合应用可延长病人总生存期，美国 NIH 发表声明倡导临床应用腹腔化疗，但尚无证据其可取代标准静脉全身化疗。此外，术后残余肿瘤在全身化疗的同时经局部动脉插管化疗对控制肿瘤亦有一定效果。

卵巢癌化疗一般首选联合化疗，上皮性癌首选铂类加紫杉类联合化疗；生殖细胞癌首选博来霉素、顺铂和足叶乙苷联合化疗，具体见表 26-7-3（2016 NCCN）。

表 26-7-3　卵巢恶性肿瘤化学治疗（2016 NCCN）

			细胞毒性治疗		内分泌治疗	靶向治疗
上皮性卵巢癌	一线化疗	IP/IV 方案	紫杉醇＋顺铂			
		IV 方案	紫杉醇＋卡铂；多西他赛＋卡铂；紫杉醇＋卡铂＋贝伐珠单抗			
	可以接受的复发治疗	首选单药或联合方案	铂类敏感疾病：卡铂；卡铂/多西他赛；卡铂/吉西他滨；卡铂/紫杉醇（1 类）；卡铂/紫杉醇（每周）；顺铂；顺铂/吉西他滨；卡铂/脂质体阿霉素（1 类）；卡铂/吉西他滨/贝伐珠单抗（2B 类）			贝伐珠单抗；奥拉帕尼
			铂类耐药疾病：多西他赛；依托泊苷，口服；吉西他滨；脂质体阿霉素；脂质体阿霉素/贝伐珠单抗；紫杉醇（每周）/贝伐珠单抗；拓扑替康/贝伐珠单抗；帕唑帕尼；拓扑替康			贝伐珠单抗；奥拉帕尼
		其他可能有效的药物	单药：六甲蜜胺；卡培他滨；环磷酰胺；阿霉素；异环磷酰胺；伊立替康；马法兰；奥沙利铂；长春瑞滨；纳米紫杉醇；培美曲赛；紫杉醇		芳香化酶抑制剂；醋酸亮丙瑞林；醋酸甲地孕酮；他莫昔芬	帕唑帕尼（2B 类）
	特殊病理类型可选方案	**癌肉瘤（MMMT）**	卡铂/异环磷酰胺；顺铂/异环磷酰胺；紫杉醇/异环磷酰胺（2B 类）	**黏液性肿瘤** 5-FU/甲酰四氢叶酸/奥沙利铂；卡培他滨/奥沙利铂	**交界性上皮性肿瘤**	**内分泌治疗：** • 芳香化酶抑制剂 • 醋酸亮丙瑞林 • 他莫昔芬
生殖细胞肿瘤	一线化疗	BEP（博来霉素、依托泊苷、顺铂）；依托泊苷/卡铂				
	复发治疗	可选方案	大剂量化疗 TIP（紫杉醇，异环磷酰胺，顺铂）			
		姑息治疗	顺铂/依托泊苷；多西他赛；多西他赛/卡铂；紫杉醇；紫杉醇/异环磷酰胺；紫杉醇/卡铂；紫杉醇/吉西他滨；VIP（依托泊苷，异环磷酰胺，顺铂）；VeIP（长春花碱，异环磷酰胺，顺铂）；VAC（长春花碱，更生霉素，环磷酰胺）；TIP；仅支持治疗			
性索间质肿瘤	一线化疗	BEP（2B 类）；紫杉醇/卡铂（2B 类）				
	复发治疗	细胞毒性治疗：多西他赛；紫杉醇；紫杉醇/异环磷酰胺；紫杉醇/卡铂；VAC；仅支持治疗 内分泌治疗：芳香化酶抑制剂；醋酸亮丙瑞林（颗粒细胞瘤）；他莫昔芬 靶向治疗：贝伐珠单抗（单药）				

3. 放射治疗 由于卵巢癌多容易发生盆腹腔转移,对化疗比较敏感,尤其是近年来多种药物联合化疗效果的提高,故除了无性细胞瘤及晚期或复发性卵巢癌之外,放疗的应用比较局限。目前,体外照射有盆腔照射、腹腔照射、全腹加盆腔照射,目前临床多采用全腹加盆腔照射。但是放疗对正常组织(肠管、肺脏等)有损伤,可发生放射性肠炎及腹膜粘连等并发症。此外,过去曾用^{32}P和^{198}Au同位素治疗卵巢癌,但一些随机对照研究并未显示肯定的疗效。

4. 生物治疗 包括免疫治疗、基因治疗和生物反应调节剂的临床使用,号称为恶性肿瘤的第四治疗模式。针对卵巢癌现已开展了基因工程细胞因子、活化扩增的免疫细胞、细胞和抗体疫苗、人源化单克隆抗体和小分子靶向药物以及各种策略的基因治疗临床试验,有些获得初步临床疗效,但绝大多数尚需随机对照研究证实。白细胞介素-6、干扰素α、干扰素γ等细胞因子治疗和淋巴因子激活的杀伤细胞(LAK)、肿瘤浸润淋巴细胞(TIL)、CD3单抗激活的杀伤细胞(CD3AK)、细胞因子诱导的杀伤细胞(CIK)、扩增活化的自体淋巴细胞(EAAL)、树突状细胞(DC)等免疫细胞治疗已在探索应用,其中临床试验表明DC较有应用前景。针对CA125、gp38、HER2、MUC1、TAG72、VEGF的单克隆抗体治疗卵巢癌临床试验中,CA125单克隆抗体Oregovomab(OvaRex,MAb 43.13)和抗独特型抗体ACA-125(Abagovomab)的研究引人瞩目,特别是人源化抗VEGF贝伐单抗(bevacizumab)的临床研究已显示实际应用前景。一项Ⅲ期随机试验(GOG 0218)对比单用卡铂/紫杉醇对贝伐珠单抗联合卡铂/紫杉醇用于一线治疗进行了评估。与单用化疗组相比较,接受长期贝伐珠单抗(一线治疗以及作为维持治疗)的病人中位PFS明显延长(14.2个月 vs. 10.3个月,$P<0.001$)。另一项Ⅲ期随机试验(ICON 7)同样对贝伐珠单抗/卡铂/紫杉醇用于一线治疗进行了评价,印证了GOG 0218试验的结果。此外,AURELIA及OCEANS 2项Ⅲ期随机试验证实了贝伐珠单抗在复发性卵巢癌中应用,贝伐珠单抗联合化疗较单用化疗PFS明显延长。但上述四项研究并不延长OS,生活质量没有改善,且价格昂贵,是否将贝伐珠单抗加入卵巢癌的一线治疗、复发治疗或将贝伐珠单抗作为维持治疗存在较大争议。基因治疗卵巢癌临床试验多在Ⅰ、Ⅱ期,已经进入Ⅲ期临床试验的腺病毒载体$p53$基因治疗卵巢癌在中期分析后因未能显示疗效已经被迫关闭。小分子靶向药物如gefitinib(吉非替尼)、erlotinib(埃罗替尼)、lapatinib(拉帕替尼)、pazopanib、sorafenib(索拉非尼)、sunitinib、AZD6474、AZD2171、TLK-286、gleevec(格列卫)、BAY 12-9566(tanomastat)等部分已进入Ⅱ、Ⅲ期临床试验中,其评价疗效尚为时过早,但Parp抑制剂很有可能最早成为卵巢癌的有效靶向治疗药物。免疫治疗近年来得到迅速的发展,CAR-T(嵌合抗原受体的T细胞免疫疗法)获得了令人欣喜的疗效,其治疗的靶标并不针对肿瘤细胞或肿瘤组织,而是针对人体自身的免疫系统,通过基因转导使T淋巴细胞表达CAR后,T细胞在体内能够特异性地识别肿瘤抗原,有效杀伤肿瘤细胞,在体内实验和临床试验中均表现出良好的靶向性、杀伤活性及持久性,在治疗白血病、卵巢癌等恶性肿瘤方面取得疗效。但CAR-T在展现临床疗效的同时,其脱靶效应、细胞因子风暴等不良反应也应引起足够的重视。抗-CTLA-4,抗-PD-1及抗-PD-L1单克隆抗体等其他免疫治疗亦取得了临床疗效。

【卵巢恶性肿瘤治疗后的监测与随访】

1. 随访时间 在完成一线标准治疗后,每2~4个月随访一次,共2年;之后每3~6个月随访1次,共3年;然后每年随访1次。

2. 病人接受有关提示肿瘤复发的体征和症状(如盆腔疼痛、腹胀、早饱、梗阻、体重下降、疲劳)的宣教;如有必要已行保留生育功能手术的病人应通过超声检查监测;应考虑完成生育后进行手术。

3. 监测内容 临床症状、体征、全身检查及盆腔检查(包括三合诊检查),超声检查。如有指征,行血常规和生化检查及影像学检查[X线胸片检查,胸部/腹部/盆腔CT、MRI、PET-CT或PET(2B类)检查]。肿瘤标志物测定,如CA125、HE4、CA199、CEA、AFP、hCG、雌激素和雄激素等可根据病情选用。

4. 若首次确诊时CA125或其他肿瘤标记物升高,则每次随访时复查;对于有残余癌灶的卵巢癌病人,若CA125水平持续升高,即使处于正常范围内,仍可提示卵巢癌的复发,比临床或影像学提示复发早3~6个月。Gallion等报道分析了血清CA125水平与二探术所见及肿瘤负荷量的关系。研究对象为95例Ⅲ期或Ⅳ期卵巢癌病人,且CA125<35U/ml。其中,CA125<7U/ml的43例病人中有15例复发(35%);CA125为7~19U/ml的39例病人中有25例复发(64%);CA125为20~35U/ml的13例病人中有12例复发(92%)。这表明首次治疗后CA125的轻度升高既可能预示肿瘤有复发或持续性病变,还表明我们可以把二探术前的界限值定为20U/ml,而不是35U/ml。但一项欧洲的多中心试验评估了CA125在初始治疗后卵巢癌监测中的应用,数据提示对复发病人的过早治疗(基于无症状病人中检测的CA125水平)并未使生存结果改善,却降低了生活质量。因此病人需要与其医师讨论CA125监测的利弊。

5. 对未曾进行家族史评估者,考虑实施评价。

【筛查和预防】

目前对生殖细胞肿瘤和性索间质细胞肿瘤发生的危险性因素所知甚少,筛查和预防主要针对上皮性卵巢肿瘤。

1. 高危人群严密监测 由于卵巢在体内所处的位置以及大部分上皮性癌的生物学特性,卵巢癌的早期诊断比较困难。40 岁以上妇女每年应行妇科检查;高危人群每半年检查 1 次,早期发现或排除卵巢肿瘤。研究发现,部分高危症状有助于较早识别早期卵巢癌。这些症状主要包括:腹胀、盆腹部疼痛、进食困难或很快出现饱腹感,以及尿路刺激症状(尿急、尿频)。如果这些症状是新出现以及频繁发作(>12 天/月),应行进一步检查排除卵巢癌,但是利用这些症状进行肿瘤筛查检测并不能满足敏感性和特异性的要求,特别是对于早期病人。若配合超声检查、CA125 检测等则更好。

2. **早期诊断及处理**　卵巢实性肿瘤或囊肿直径>5cm者,应及时手术切除。重视青春期前、绝经后或生育年龄口服避孕药的妇女发现卵巢肿大,应及时明确诊断。盆腔肿块诊断不清或治疗无效者,应及早行腹腔镜检查或剖腹探查,早期诊治。

3. **预防**

1) 口服避孕药:口服避孕药可降低卵巢癌患病风险,是目前唯一证实的可预防卵巢癌的一种方法,对有卵巢癌家族史的病人尤为重要。服用避孕药 5 年或以上的妇女,患病相对风险为 0.5(即发生卵巢的可能性可降低 50%)。

2) 妊娠次数:不孕症妇女与生育过妇女相比,卵巢癌危险增加 1.3~1.6 倍。妊娠次数增加 1 次,卵巢癌的危险减少 10%~15%。

3) 维甲酰酚胺是一种维生素 A 衍生物,有研究表明可能预防卵巢癌发生,但有待于大规模临床试验证实。

4) 家族史和基因检测是临床医生决定是否行预防性卵巢切除的主要考虑因素,基因检测是最关键的因素。对BRCA1 阳性的 HOCS 家族成员行预防性输卵管-卵巢切除是合理的,但部分病人仍可能发生腹膜癌。

5) 加强卵巢癌的筛查:盆腔检查、阴道超声波检查及血清 CA125 测定三种方法联合检测可筛查出一定比例的病人,但 2011 年美国的最新研究未能显示筛查人群中卵巢癌发病率和死亡率降低。

6) 乳癌和胃肠癌的女性病人,治疗后应严密随访,定期作妇科检查,确定有无卵巢转移癌。

二、卵巢上皮性肿瘤

【概述】

卵巢上皮性肿瘤(epithelial tumor of the ovary)是最常见的卵巢肿瘤,发病率在(9~17)/105,约占所有原发卵巢肿瘤的 2/3。上皮性卵巢癌约占卵巢原发恶性肿瘤的85%~90%,是死亡率最高的妇科恶性肿瘤。卵巢癌诊断时的中位年龄约为 63 岁,其中大约 70%就诊时已是晚期。浸润型卵巢上皮癌的高发年龄是 56~60 岁,绝经后妇女患卵巢肿瘤中 30%是恶性,绝经前妇女 7%是恶性。交界性肿瘤病人的平均年龄大约是 46 岁。

【流行病学】

1. **发病情况**　普通妇女一生中罹患卵巢癌的风险为1.4%(1/70),死于卵巢癌的风险为 0.5%。在美国,上皮性卵巢癌是妇科恶性肿瘤病人的首位死因,也是该国妇女第五常见的恶性肿瘤死亡原因。2016 年数据显示美国预计新发卵巢癌 22 280 例,死亡 14 240 例,长期存活率不足 40%。

卵巢癌的发病率随年龄增长而上升,病人诊断时的中位年龄约为 63 岁。40~44 岁的年龄标化发病率为 15~16/100 000,而 80~89 岁则升为 57/100 000,达到发病高峰。有研究表明:在全球范围内,欧洲和北美洲的发病率最高,分别为 33.5/100 000 和 31.0 /100 000;而亚洲和非洲最低,分别为 6.1 /100 000 和 4.8/100 000;我国的上海、广州和中山的发病率分别为 7.1/100 000、5.5/100 000 和4.1/100 000。在过去 15 年中,美国、加拿大的卵巢癌发病率正逐年递减,相反,我国香港及韩国的卵巢癌则逐年递增。这种时间变化趋势可能与环境、饮食及预防等多方面因素有关,值得我们进一步去探索。

2. **发病危险因素**　流行病学研究已经证实了某些特殊因素可能与卵巢上皮性肿瘤的发生相关,但并不适用于其他类型的卵巢肿瘤,如生殖细胞肿瘤和特异性索-间质肿瘤。具体相关因素有以下几个方面:

(1) 生殖内分泌因素:持续排卵使卵巢表面上皮不断损伤与修复,在修复过程中卵巢表面上皮细胞突变的可能性增加。减少或抑制排卵可减少卵巢上皮由排卵引起的损伤,可能降低卵巢癌发病风险。流行病学调查发现卵巢癌危险因素有月经初潮早(<12 岁来潮)、绝经晚,未产,不孕症及促排卵药物的应用,更年期及绝经期雌激素替代疗法(HRT)等,而多次妊娠,哺乳,口服避孕药物有保护作用。

(2) 个体因素

1) 年龄:绝经后妇女多见,卵巢上皮癌约 80%发生于绝经后,50%发生于 65 岁以上的老年妇女。另有研究发现20 岁组妇女发病率为 2/10 万,70 岁组妇女发病率为 55/10 万。

2) 饮食:经常食用动物脂肪、饮用咖啡及低碘饮食的人相对发生卵巢癌的比例较高;而食用富含纤维素、维生素 A、维生素 C、维生素 E 及胡萝卜素的蔬菜水果,饮用茶及低脂牛奶可降低卵巢癌的发生危险。

3) 体质指数(BMI):BMI 与卵巢癌的发生危险性呈正相关。与正常妇女相比,BMI 超过 15%~35%者,危险性仅增加 3%;超过 65%~85%,危险性增加 50%;BMI 超过85%,危险性可达 90%。

4) 其他:吸烟、染发、精神状态失衡(紧张、抑郁、焦虑)等因素均可增加卵巢癌的发生危险。

(3) 遗传因素:约 10%的卵巢癌与遗传因素有关,输卵管癌和腹膜癌亦然。目前已知的遗传突变包括如下:

1) *BRCA1* 和 *BRCA2* 基因遗传性病理性突变[遗传性乳腺癌卵巢癌(HBOC)综合征]：这一人群在基因组中配子阶段有 *BRCA1* 和 *BRCA2* 突变，她们发生卵巢、输卵管及腹膜癌变的风险显著升高：*BRCA1* 突变携带者癌变的发生率为 20%～50%，而 *BRCA2* 突变携带者的癌变发生率为 10%～20%。与散发性肿瘤病人相比，这类病人的发病年龄偏早，尤其是 *BRCA1* 突变携带者，诊断卵巢癌的中位年龄为 45 岁。

2) 与 LynchⅡ型综合征相关的错配修复基因遗传性突变[遗传性非息肉病性结直肠癌(HNPCC)]：携带这些突变的女性发生结肠癌、子宫内膜癌和卵巢癌等多种肿瘤的风险增加。若发生卵巢癌，病理类型通常为子宫内膜样癌或透明细胞癌，常为Ⅰ期。

3) 与透明细胞癌和子宫内膜样癌相关的 *ARID1* 遗传性突变：对于有明显上皮性卵巢癌、输卵管癌或腹膜癌家族史的女性，尤其是那些已确定有基因突变的女性，建议她们经过充分的咨询，在完成生育后实施降低卵巢癌风险的预防性双附件切除。对于所有可疑基因组 *BRCA* 基因突变的女性，建议她们接受遗传咨询并进行遗传诊断。无乳腺癌、卵巢癌家族史的女性也可存在 *BRCA* 突变，以下情况也需要进行基因诊断：*founder* 突变高发家族(如德系犹太人)，以及一些在 70 岁前即被诊断为高级别浆液性癌的女性。

近年来，关于 *BRCA1* 和 *BRCA2* 基因的研究较多，对它们的认识也越来越清晰。两者均为抑癌基因，具有高度同源性。若发生基因突变，可增加卵巢癌的发病风险。*BRCA1* 基因位于染色体 17q21，有 24 个外显子，其中 22 个为编码外显子，编码包含 1863 个氨基酸的蛋白质，作用于细胞核，通过调节细胞周期、参与 DNA 损伤修复、控制 DNA 损伤应答位点、调节 DNA 转录和染色体重组以及诱发凋亡等方式来从而抑制肿瘤。*BRCA2* 基因位于染色体 13q12～13，有 27 个外显子，其中 26 个为编码外显子，编码包含 3418 个氨基酸的蛋白质。与正常妇女罹患卵巢癌 1.4% 的危险相比，*BRCA1* 基因突变携带者到 70 岁时卵巢癌的危险性 40%～60%，*BRCA2* 基因突变携带者到 70 岁时卵巢癌的危险性 10%～20%。目前研究认为，遗传性卵巢癌病人中，40%～50% 携带 *BRCA1* 基因突变，20%～30% 携带 *BRCA2* 基因突变，而 3%～12% 携带 *BRCA1* 和 *BRCA2* 两种基因突变。

(4) 其他因素

1) 种族因素：Ashkenazi 犹太人后裔妇女和冰岛妇女中，*BRCA1* 和 *BRCA2* 突变基因的携带率较高，美洲和非洲的白人远较黑人发病率高。

2) 地域因素：卵巢癌的发病率以北欧、西欧及北美发病率最高，而在亚洲印度、中国及日本最低。

3) 环境因素：卵巢癌的发病在工业化发达的西方国家较高，在发展中国家城市的发病率较高，说明工业化环境与其发病率有关。

4) 职业因素：国外研究发现干洗工、话务员、搬运工和绘图油漆工卵巢癌的发病率明显高于其他行业的工人，认为接触有机粉尘、滑石粉、芳香胺和芳香族碳氢化学物等是卵巢癌的致病因素之一。

【发病机制】

目前卵巢上皮性肿瘤的发生发展机制仍然不详。以往多数学者认为，卵巢上皮性肿瘤起源于卵巢表面上皮及其内陷形成的包涵体。腹膜的上皮、卵巢的表面上皮和副中肾管皆来自体腔上皮，认为卵巢表面上皮有向副中肾管分化的潜能，向输卵管上皮分化则为浆液性肿瘤，向子宫内膜分化则为内膜样肿瘤，向子宫颈黏液上皮分化则为黏液性肿瘤，向移行上皮分化则为 Brenner 瘤。

但近年来，人们对卵巢癌细胞起源的认识发生了重大变化。卵巢表面上皮起源假说缺乏科学依据，卵巢外起源学说则引起高度重视，并提出了上皮性卵巢癌发生的二元理论(dualistic theory，表 26-7-4)。卵巢癌的二元理论将卵巢癌分为两种类型，即Ⅰ型和Ⅱ型卵巢癌。Ⅰ型卵巢癌包括低级别卵巢浆液性癌、低级别卵巢子宫内膜样癌以及卵巢透明细胞癌、黏液性癌。Ⅰ型卵巢癌多局限于一侧卵巢，经过良性-交界性-低度恶性的渐进发展过程，肿瘤生长缓慢，对化疗不敏感，但临床诊断时多为早期，预后较好；在分子生物学方面，其基因型相对稳定，常见 *KRAS*、*BRAF*、*ERBB2*、*PTEN* 以及 *β-catenin* 等基因突变。Ⅱ型卵巢癌包括高级别卵巢浆液性癌、高级别卵巢子宫内膜样癌以及卵巢未分化癌和癌肉瘤，对移行细胞癌的归属与否尚存在较大争议。Ⅱ型癌大约占所有上皮性卵巢癌的 75%，无明确的前驱病变，大多确诊时已为进展期，临床经过迅速，侵袭性强，发现时往往已有盆腹腔的广泛性播散、种植，虽然对化疗相对敏感，但预后较差。与Ⅰ型癌不同，Ⅱ型癌在形态学与分子遗传学上具有相当的同质性，即各种组织学类型的Ⅱ型癌病理形态都表现为具有乳头状、腺样或实性结构，并可以出现细胞质透亮的肿瘤细胞；在分子生物学方面，*TP53* 基因突变最为常见，*BRCA1/2* 基因在西方国家妇女中突变率较高，我国人种中相对较低，多表现为高级别浆液性癌。Ⅱ型卵巢癌基因型高度不稳定，极易发生 DNA 的扩增或缺失。

在浆液性卵巢癌中，低级别和高级别浆液性癌由于其肿瘤发生、恶性生物学行为以及分子生物学特征明显不同，二元论被广泛认可；而在非浆液性癌中，该理论仍存在争议。在卵巢黏液性癌中，绝大多数肿瘤属于继发性，原发性卵巢黏液性癌很少见，由于常表现出多样化或异源性的上皮形态，其病理分级目前仍多沿用 WHO 分级，即把卵巢黏液性癌分为高、中、低分化，而非上述的低级别和高级别两种类型。透明细胞癌多表现为低级别及交界性肿瘤类型，生物学行为表现为Ⅰ型卵巢癌的部分特征，归入Ⅰ型卵巢

3

表 26-7-4　卵巢癌二元论学说

二元论分类	肿瘤类型	癌前病变	主要基因突变类型	基因组不稳定性
Ⅰ型卵巢癌	低级别浆液性癌	浆液性囊腺瘤或交界性肿瘤	KRAS,BRAF	低
	低级别子宫内膜样癌	子宫内膜异位	CTNNB1,PTEN,ARID1A	低
	透明细胞癌	子宫内膜异位	PIK3CA,ARID1A,FBXW74	低
	黏液性癌	黏液性囊腺瘤或交界性肿瘤	KRAS	低
Ⅱ型卵巢癌	高级别浆液性癌	输卵管上皮内癌	TP53,BRCA1/2	高
	高级别子宫内膜样癌	-	TP53	高
	未分化癌	-	-	-
	癌肉瘤	-	TP53	

癌,然而有部分透明细胞癌生物学行为类似于Ⅱ型卵巢癌。移行细胞癌的组织起源及分类也存在不同的观点。因此,目前卵巢癌的二元理论尚不完善,主要应用是在卵巢浆液性癌中。

【病理】

1. 组织学类型

(1) 卵巢浆液性肿瘤(serous tumors):占上皮性肿瘤的 46%,最为常见。其中,良性约占 60%,交界性约占 10%,恶性约占 30%。系卵巢表面上皮重演输卵管上皮的一类肿瘤。肿瘤细胞具有输卵管上皮的形态结构特征,构成较大囊腔,并向腔内折叠,形成分支状乳头,乳头一般较短粗,间质很宽,瘤腔内为富含血清蛋白质的浆液。可分为良性、交界性和恶性。

1) 浆液性囊腺瘤:约占卵巢良性肿瘤的 25%。多为单侧,球形,大小不等,表面光滑,囊性,壁薄,内充满淡黄色清亮液体。有单纯性和乳头状两型,前者多为单房,囊壁光滑;后者常为多房,可见乳头,向囊外生长。镜下见囊壁为纤维结缔组织,内为单层柱状上皮,乳头分支较粗间质内见砂粒体(成层的钙化小球状物)。

2) 浆液性腺纤维瘤:来自卵巢及其间质,腺纤维瘤以纤维间质为主,多实性,有散在小囊腔,多为单侧,囊壁和腔隙的上皮主要为浆液性单层立方或柱状上皮,排列整齐,无显著不典型。

3) 浆液性表面乳头状瘤:较少见,一般较小,多为双侧,乳头大小不等,全呈外生型,镜下可见卵巢间质或纤维组织,被覆上皮由单层立方或矮柱状上皮细胞构成,部分细胞有纤毛。此类肿瘤的乳头表面上皮细胞可脱落,种植于腹膜或盆腔器官表面,引起腹腔种植,甚至出现腹水,从生物学行为看,应属交界性肿瘤。

4) 交界性浆液性肿瘤:也称为低度恶性潜能浆液性肿瘤。中等大小,多为双侧,乳头状生长在囊内较少,多向囊外生长。镜下见乳头分支纤细而密,上皮复层不超过 3 层,细胞核轻度异型,核分裂象<1/HP,无间质浸润,预后好。约 10%卵巢浆液性交界性肿瘤伴有卵巢外种植。浆液性交界性肿瘤可累及腹膜(包括淋巴结),分为非浸润性种植和浸润性种植。非浸润性种植指病变常局限于器官表面,分为上皮型与促纤维组织增生型;浸润性种植则是指病变常浸润至深部组织,肿瘤细胞排列为实性小巢、微乳头、筛状,且癌巢周围有较大的空隙。浸润性种植从组织形态学和生物学行为上,都等同于低级别浆液性癌(low grade serous carcinoma,LGSC),浆液性交界性肿瘤的不良预后与该肿瘤发生 LGSC 有关。发生浸润性种植(低级别浆液性癌)的病人预后相对较差;非浸润性种植虽不影响病人预后,但可能会导致腹腔粘连与复发,有时候需要手术治疗。

5) 交界性浆液性肿瘤微乳头亚型:此类病变为具有独特组织学特征的浆液性交界瘤,主要包括 3 种组织学改变:①粗大的纤维轴心上有向周围呈"太阳射线"状放射的细长乳头,其长度大于宽度的 5 倍以上;②少部分表面乳头可呈筛状结构;③少部分病例为卷曲的上皮条索,呈"迷宫状"结构;具有上述结构的病变最大径应≥5mm;具有上述结构的病变,其最大径<5mm 者,应诊断为"具有局灶微乳头特征的不典型增生性浆液性肿瘤或低度恶性潜能浆液性肿瘤"。

6) 卵巢浆液性腺癌:占卵巢上皮癌的 40%~50%,约 2/3 为双侧,直径数厘米至数十厘米不等。结节状或分叶状,或有多个乳头状突起,切面常为多房,腔内充满乳头。分化差的(高级别癌)肿瘤为实性、糟脆、出血坏死、多结节状。分化好的(低级别癌)常呈囊实性,囊内或表面有柔软而融合的乳头。少数肿瘤为表面乳头性。镜下均可见卵巢间质浸润。2014 年版 WHO 女性生殖道肿瘤分类中将浆液性癌分为低级别癌与高级别癌两类,采用的是 M. D. Anderson 癌症中心的分类标准。其组织病理学特点为:高级别:细胞核多形性,大小相差超过 3 倍,核分裂数>12 个/HPF,常见坏死和多核瘤巨细胞;低级别:细胞核较均匀一致,仅轻到中度异型性,核分裂数≤12 个/HPF,无坏死和多核瘤巨细胞,核仁可明显,可有胞质内黏液。

（2）黏液性肿瘤（mucinous tumors）:约占卵巢上皮性肿瘤的 8%～10%,以良性为主,恶性少见。组织学上分为肠型、宫颈型或混合型,由肠型黏膜上皮或宫颈管黏膜上皮（mullerian 分化）组成。囊内容物为富含酸性黏多糖及黏蛋白的黏稠液体。良性肿瘤的上皮形态与结构与正常宫颈腺体十分相似,交界性及恶性肿瘤则表现为不同程度的不典型性,上皮复层化及乳头生长,黏液分泌也表现异常,有的细胞分泌亢进,有的分泌减少,甚至缺如。少数肿瘤内出现类似肠黏膜上皮的细胞,如杯状细胞、嗜银细胞,可能为卵巢表面上皮的化生性转化。

1）卵巢黏液性囊腺瘤:多见,约占卵巢黏液性肿瘤的 80%,多为单侧,体积较大,外表光滑,灰白色。切面常为多房,囊腔内充满胶冻样黏液,少见乳头,约有 3%～5%合并皮样囊肿。镜下见囊壁为纤维结缔组织,内衬单层高柱状黏液上皮,可见杯状细胞及嗜银细胞。恶变率为 5%～10%。偶可自行破裂,瘤细胞种植在腹膜上继续生长并分泌黏液,在腹膜表面形成胶冻样黏液团块,极似卵巢癌转移,称腹膜假黏液瘤。腹膜假黏液瘤主要继发于肠型分化的肿瘤,瘤细胞呈良性,分泌旺盛,很少见细胞异型和核分裂,多限于腹膜表面生长,一般不浸润脏器实质。手术是主要治疗手段,术中应尽可能切净所有肿瘤。然而手术很少能根治,本病复发率高,病人需要多次手术,病人常死于肠梗阻。

2）交界性黏液瘤:约占卵巢黏液性肿瘤的 12%。多为多房,囊壁较厚,囊壁内面可平滑,但多有乳头。乳头细小呈片状或反复分支呈息肉状。它的特点:a. 上皮复层化,达 2～4 层,常伴乳头及（或）上皮簇;b. 上皮轻到中度不典型增生,细胞核不规则,深染,伴黏液分泌异常,可见杯状细胞;c. 核轻度异型性,核分裂象少见,<1/1HP;d. 可有腹膜表面种植;e. 无间质或肿瘤包膜浸润。按上皮分化,其可分为肠型和宫颈内膜型两个亚型。肠型上皮成分类似于肠上皮,没有破坏性间质浸润,几乎全部含有杯状细胞。常见神经内分泌细胞,少见潘氏细胞。宫颈内膜型可伴有微乳头结构、微浸润、腹膜种植和累及淋巴结。肿瘤细胞类似于宫颈内膜上皮,核有轻度异型性,乳头内或细胞外游离漂浮区有许多急性炎症细胞。

3）卵巢黏液性囊腺癌:少见,占卵巢上皮癌的 6%～10%。95%～98%的黏液病变局限在卵巢内。多为单侧,瘤体较大,切面常呈多房囊性,有出血坏死、乳头和实性区,囊液混浊或血性。镜下见腺体密集,间质较少,上皮复层化超过 3 层伴有乳头及上皮簇形成,上皮重度不典型增生,细胞排列无极性,有明显异型性,核分裂活跃,黏液分泌异常,腺体背靠背、共壁及筛状结构形成,间质内有恶性上皮无秩序的侵入。由于绝大多数卵巢黏液性癌含有肠型细胞,临床上仅凭组织学无法与胃肠道来源的转移癌进行鉴别。

（3）卵巢子宫内膜样肿瘤（endometrioid tumors）:占卵巢上皮性肿瘤的 6%～8%。具有子宫内膜[上皮和（或）间质]的组织学特点,有研究表明可与子宫内膜异位症病灶并存,可能提示了其组织起源。

1）良性子宫内膜样肿瘤:主要是生育期妇女。肿瘤常有明显的纤维间质,呈腺纤维瘤或囊腺纤维瘤结构。中等大小,表面光滑,往往为一个或多个息肉样物。切面可见大小不等囊腔,囊壁光滑为致密结缔组织,少数有乳头状突起,囊内被覆单层立方或矮柱状上皮,核分裂象少见,伴有内膜样间质,似正常宫内膜。有的腺上皮见鳞化,称为腺棘纤维瘤。

2）交界性子宫内膜样肿瘤:少见,临床预后好。属良性结构,伴瘤细胞不典型增生,缺乏间质浸润。包括腺瘤、囊腺瘤、腺纤维瘤和囊腺纤维瘤。多为单侧,呈多房囊性腺纤维瘤改变,表面被膜增厚,切面为致密实性区中散在大小不等的囊腔,腔内含透明液体,囊壁内可见绒毛腺管状及乳头状突起。镜检见腺上皮增生的形态相似于子宫内膜非典型改变,上皮复层与异型性,见核分裂象,鳞状上皮灶状化生,无间质浸润。腺体排列紧密,背靠背或筛状排列,腺上皮为假复层或复层,间质为致密纤维结缔组织。

3）恶性子宫内膜样肿瘤:病人常较年轻,占卵巢上皮性癌的 10%～20%,其中肿瘤在同侧卵巢或盆腔其他部位合并的约占 42%。肿瘤一般体积较大,单房或多房,实性或囊实性,柔软,质脆,囊壁厚薄不均,囊壁内面可见乳头或瘤结节突起。镜下特点与子宫内膜癌极相似,多为高分化腺癌或腺棘皮癌,常并发子宫内膜异位症和子宫内膜癌,不易鉴别原发或继发。

（4）透明细胞肿瘤（clear cell tumors）:来源于米勒管上皮,良性罕见,交界性者上皮由 1～3 层多角形靴钉状细胞组成,核有异型性但无间质浸润,常合并透明细胞癌存在。透明细胞癌占卵巢癌 5%～11%,病人均为成年女性,平均年龄 48～58 岁,10%合并高血钙症。常合并子宫内膜异位症（25%～50%）。易转移至腹膜后淋巴结,对常规化疗不敏感。多为单侧。瘤体以实性结节为主,镜下为体积均匀的多边形或圆形的透明细胞和大而圆鞋钉样细胞,也可有嗜酸性细胞、印戒样细胞及立方状细胞。由于细胞质内富含糖原,故空而透明,团状、索状或乳头状排列,瘤细胞核异型性明显,深染;间质为梭形或纤维样细胞,呈极细的束,夹在腺管或细胞索之中。

（5）勃勒纳瘤（brenner tumor）　由卵巢表面上皮向移行上皮分化而形成,占卵巢肿瘤的 1.5%～2.5%,可分为良性、交界性、恶性 Brenner 瘤。肿瘤多数为良性 Brenner瘤,单侧,体积小（直径<5cm）,表面光滑,质硬,切面灰白色漩涡或编织状,镜下为散在的上皮巢及周围环绕以致密的梭形间质细胞,两者界限清楚。瘤细胞多边形或呈非角化性鳞状上皮样型,细胞质透明。交界性瘤少见,囊实性,囊腔为含有乳头被覆 8～20 层或更多分化好的移行上皮,瘤细胞轻至重度异型,核分裂象少,无间质浸润。恶性

Brenner瘤极罕见,体积较大,囊实性,伴间质浸润,常有钙化。

(6) 浆黏液性肿瘤(serous-mucous tumors):包括浆液性囊腺瘤、交界性浆黏液性囊腺瘤及浆黏液性癌。

交界性浆黏液性肿瘤的是指既有宫颈内膜型的黏液上皮,又有浆液性上皮,任一种细胞均大于10%比例。包括卵巢(交界性)黏液性囊腺瘤(宫颈内膜型、米勒管型)以及原来的混合性浆液-黏液性肿瘤,约1/3病例同时可见子宫内膜异位病变,表明该肿瘤可能由子宫内膜异位症发展而来。卵巢交界性浆黏液性肿瘤具有独特的病理组织学特点:①宽大的乳头;②水肿的乳头间质;③浆液及黏液混合性上皮;④大量中性粒细胞浸润。临床上病人有长期的子宫内膜异位症病史,突然发生血清CA125升高,卵巢手术时往往发现有浆黏液性囊腺瘤或浆黏液性交界性肿瘤,但有的病人只有黏液上皮化生。

浆黏液性癌常既有浆液性癌,又有黏液性癌,也可伴有子宫内膜样癌、透明细胞癌、鳞状细胞癌等成分。

(7) 未分化癌(undifferentiated carcinoma):未分化癌分化极差,其中小细胞癌最有特征。发病年龄9~43岁,平均24岁,70%病人有高血钙。常为单侧,较大,表面光滑或结节状,切面为实性或囊实性,质软、脆,分叶或结节状,褐色或灰黄色,多数伴有坏死出血。镜检癌细胞为未分化小细胞,圆形或梭形,胞质少,核圆或卵圆有核仁,核分裂象多见(16~50/10HP)。细胞排列紧密,呈弥散、巢状,片状生长。恶性程度极高,预后极差,90%的病人在1年内死亡

2. 组织学分级 2014年版WHO女性生殖道肿瘤分类中,对卵巢上皮癌的组织学分级达成共识。浆液性癌分为低级别癌与高级别癌两类。子宫内膜样癌根据FIGO分级系统分3级,1级实性区域<5%,2级实性区域5%~50%,3级实性区域>50%。黏液性癌不分级,但分为3型:①非侵袭性(上皮内癌);②侵袭性(膨胀性或融合性);③侵袭性(浸润型)。浆黏液性癌按不同的癌成分各自分级。透明细胞癌和未分化癌本身为高级别癌,不分级。恶性Brenner瘤其恶性成分参照尿路上皮癌分级,分为低级别和高级别。

肿瘤组织学分级对病人预后有重要的影响,应引起重视。

【治疗】

治疗原则是以手术为主,恶性者常规辅以铂类和紫杉醇为主的联合化疗,免疫和生物治疗可作为辅助治疗措施。

1. 手术治疗

(1) 卵巢良性肿瘤:若卵巢直径小于5cm,疑为卵巢瘤样病变,可短期观察。一经确诊,则应手术治疗。手术应根据肿瘤单侧还是双侧、年龄、生育要求等综合考虑。年轻、未婚或未生育者,一侧卵巢囊性肿瘤,应行患侧卵巢囊肿剥除术或卵巢切除术,尽可能保留正常卵巢组织和对侧正常

卵巢。正常者缝合保留,隐蔽的良性肿瘤则行剥除术。双侧良性肿瘤,亦应争取行囊肿剥除术,保留正常卵巢组织。围绝经期妇女可行单侧附件切除或子宫及双附件切除。术中剖开肿瘤肉眼观察区分良恶性,必要时做冰冻切片组织学检查明确性质,确定手术范围。若肿瘤较大或可疑恶性,尽可能完整取出肿瘤,防止囊液流出及瘤细胞种植于腹腔。巨大囊肿可穿刺放液,待体积缩小后取出,穿刺前须保护穿刺周围组织,以防囊液外溢,放液速度应缓慢,以避免腹压骤降发生休克。良性肿瘤手术可以开腹或腹腔镜下行卵巢囊肿剥除术,阴式卵巢囊肿剥除术及超声引导下卵巢囊肿穿刺术应用较少。

(2) 卵巢交界性肿瘤:2016 NCCN指南对卵巢交界性肿瘤的诊治进行了补充。治疗应取决于组织学、临床特征、病理类型、病人年龄以及诊断时肿瘤的期别并应由妇科肿瘤医生对病人进行评估。手术是其主要治疗手段,有生育要求的病人可在全面分期手术时仅行单侧附件切除术(保留子宫和健侧卵巢)。无生育要求者,行全面分期手术或标准卵巢癌细胞减灭术。尽管会提高病人的分期,目前尚无证据显示淋巴结切除术和大网膜切除术会提高病人的生存率,NCCN专家组仍推荐手术时切除大网膜,交界性黏液性肿瘤还需切除阑尾。手术后若无浸润性种植,则可随访;有浸润性种植者可随访或按低级别浆液性上皮癌处理。

接受过不完全分期手术的病人,后续治疗需根据病人有无残留病灶进行处理。无残留病灶者可以随访。有残留病灶者需结合病人有无生育要求进一步处理。对于无生育要求且无浸润性种植(或无法确定有无浸润性种植)的病人,可单纯随访(2B类)或行全面分期手术或切除残留病灶;对于前次手术发现浸润性种植者,可行全面分期手术并切除残留病灶,也可观察(3B类)或参照低级别浆液性卵巢癌进行治疗。如果病人有生育要求,无浸润性种植(或无法确定有无浸润性种植),可观察(2B类)或行保留生育功能的分期手术并切除残留病灶;前次手术已发现浸润性种植,可选择:①行保留生育功能的全面分期手术并切除残留病灶;②观察(3B类);③按照G_1(低级别)浆液性卵巢癌进行治疗。

晚期复发是卵巢交界性肿瘤的特点,78%在5年后甚至10~20年后复发,复发的肿瘤一般仍保持原病理形态,即仍为交界性肿瘤。出现临床复发时,合适的病人推荐行手术评估和细胞减灭术。无浸润性种植者术后随访,无证据表明化疗(腹腔或静脉)能使交界性卵巢肿瘤获益,对这些病人推荐观察。但对于交界性透明细胞癌、晚期尤其是有浸润种植者和DNA为非整倍体者,术后可实行3~6个疗程化疗(方案同卵巢上皮癌)。术后需定期观察随访,对于选择保留生育功能的妇女,若有必要应当行超声监测,生育完成后应当考虑完成全面手术治疗。

(3) 卵巢上皮癌:治疗原则是手术治疗为主,化疗、放疗及其他综合治疗为辅。

1)　手术治疗:初始手术治疗的目的主要有以下几点:①最终确定卵巢癌的诊断;②准确判断病变的范围,进行全面的手术病理分期;③最大限度切除肿瘤,实行卵巢癌肿瘤细胞减灭术。手术治疗总原则:①开腹手术可用于全面分期手术、初始减瘤术和间歇性减瘤术或二次减瘤术;②术中冰冻病理检查有助于选择手术方案;③在经选择的病人,有经验的手术医生可以选择腹腔镜完成手术分期和减瘤术;④如腹腔镜减瘤术不理想,必须转开腹;⑤腹腔镜有助于评估初治和复发病人能否达到最大程度减瘤术;如果经评估不能达到满意的减瘤术,可以考虑新辅助化疗;⑥推荐由妇科肿瘤医生完成手术。

FIGO Ⅰ期病人,推荐行全面分期手术,根据术中所见和病理结果可以将Ⅰ期病人分为低危和高危(表26-7-5)。

表26-7-5　卵巢上皮性癌早期病人的预后因素

低危组	高危组
高分化	低分化
非透明细胞型	透明细胞型
包膜完整	肿瘤生长穿透包膜
卵巢表面无肿瘤	卵巢表面有肿瘤生长
无腹水	有腹水
腹腔细胞学阴性	腹水中或冲洗液瘤细胞阳性
肿瘤无破裂或术中无破裂	肿瘤术前破裂
无致密粘连	有致密粘连
双倍体肿瘤	非整倍体肿瘤

低危病人中,ⅠA、ⅡB术后不需要辅助治疗,观察随访,90％以上病人可长期无瘤存活。渴望保留生育功能的ⅠA高分化者,可行保留子宫和对侧卵巢的全面分期手术。高危组中,ⅠA、ⅠB期中分化者,全面分期术后可仅给予观察随访,或静脉用紫杉类/卡铂3～6个周期再观察随访。ⅠA、ⅠB期低分化者、ⅠC期、透明细胞癌,全面分期术后均需静脉用紫杉类/卡铂3～6个周期再观察随访,30％～40％有复发危险,25％～30％首次术后5年死亡。

全面分期手术不仅能够提供必要的预后评估,还可以避免术后的过度治疗。术前必须进行彻底而完备的准备工作,包括肠道准备、对症、支持治疗等。术中应注意切口要充分大,操作轻巧、准确。忌按压肿瘤,采用锐性分离,先处理静脉和淋巴,后结扎动脉,先处理肿瘤周围组织,再切除肿瘤邻近部位,切除范围要足够,切缘需用纱布保护,以免肿瘤破裂局部种植。有腹水应行细胞学检查,如无腹水应用50～100ml盐水冲洗子宫直肠陷窝、双侧结肠侧沟,以及肝脏和横膈之间后,取冲洗液送细胞学检查。即使是早期,也有亚临床转移的可能性,故应仔细探查高危区,包括直肠子宫陷凹、膀胱子宫陷凹、结肠侧沟、盆壁等处腹膜、横膈、大网膜、盆腔及腹主动脉旁淋巴结,可疑部位活检送病理,

以确定分期,选择恰当的术后治疗方案。

FIGO Ⅱ～Ⅳ期卵巢癌,初始治疗仍推荐肿瘤细胞减灭术。肿瘤细胞减灭术是尽最大努力切除卵巢癌原发灶及转移灶,使残余癌灶直径<1cm,以减少肿瘤负荷对宿主的直接损害,使肿瘤大小呈指数下降,利于术后辅助治疗,提高生存时间。理论机制是:①减轻肿瘤对宿主的直接损害,改变肿瘤的自然发展过程;②切除对化疗或放疗不敏感的肿瘤,提高辅助治疗的疗效;③使肿瘤体积呈指数下降,残存肿瘤细胞进入增殖期,从而增强肿瘤细胞对于化疗的敏感性。因此在条件适合的情况下,应该尽量行满意的肿瘤细胞减灭术,使得残余病灶最大直径<1cm,甚至<0.5cm。美国妇科肿瘤组(GOG)临床研究表明残余病灶直径大小与生存时间成反比。残余病灶直径为0cm,5年生存率为55％;残余病灶直径为1cm,5年生存率为42％;残余病灶直径为2cm,5年生存率降至11％;残余病灶直径为4cm,5年生存率降为10％;残余病灶直径为5～6cm,5年生存率为5％;残余病灶直径大于7cm,5年生存率为0。Carter综合1983～1996年期间15位作者报道统计,初次手术达到理想减灭术后辅助化疗者的平均生存期为39个月,未达到者为17个月。

肿瘤细胞减灭术一般取下腹部正中切口,力求使残余肿瘤病灶直径<1cm,最好切除所有肉眼可见病灶。进腹腔后,应做细胞学检查,后全面探查盆腹腔,了解病变范围和各器官受累程度。从骨盆漏斗韧带上方或外侧打开腹膜,高位结扎卵巢动静脉,推开腹膜上的输尿管,由两侧将腹膜以"卷地毯式"朝中线方向游离,依次切断圆韧带、子宫动脉并将膀胱腹膜从膀胱顶部剥除,切除盆腔内肿瘤及内生殖器。切除肿瘤累及的所有大网膜及能够切除的肿大或者可疑淋巴结。对于盆腔外肿瘤病灶≤2cm者(即ⅢB期)必须行双侧盆腔和主动脉旁淋巴结切除术。为达满意的减瘤术,可根据需要切除肠管、阑尾、脾脏、胆囊、部分肝脏、部分胃、部分膀胱、胰尾、输尿管及剥除膈肌和其他腹膜。部分上皮性卵巢或腹膜癌的病人经过减瘤术后残余小病灶,可以考虑在初次手术时放置腹腔化疗导管以便术后进行腹腔化疗。

中间型肿瘤细胞减灭术:对于肿瘤较大、无法手术的Ⅲ～Ⅳ期病人可考虑行新辅助化疗后的中间型肿瘤细胞减灭术。其适应证为因无法手术而接受≤4个疗程新辅助化疗后反应良好或者疾病稳定的病人。最佳手术时机并无前瞻性证据,可以根据病人个体化因素而定。中间型肿瘤细胞减灭术与初次肿瘤细胞减灭术一样,也必须尽最大努力进行减瘤术,尽力切除腹部、盆腔和腹膜肉眼可见病灶。术中必须探查所有腹膜表面,任何可疑潜在转移的腹膜表面或粘连都必须选择性切除或活检。必须切除大网膜。如果可能,切除可疑和(或)增大的淋巴结。切除初次诊断时有潜在转移可能的淋巴结,即使手术探查时无可疑或增大。为达到满意的减瘤术,可根据需要切除肠管、阑尾、其他腹

膜、脾脏、胆囊、部分肝脏、部分胃、部分膀胱、胰尾、输尿管和(或)远端胰腺,剥除膈肌。

特殊情况的处理:①保留生育功能手术:希望保留生育功能的年轻病人,Ⅰ期和(或)低危肿瘤(早期,低级别浸润癌、低度恶性潜能肿瘤)可行保留生育功能手术,即行单侧附件切除术,保留子宫和健侧卵巢。但需进行全面的手术分期以排除更晚期疾病,因为,约30%病人在全面分期术后肿瘤分期提高。早期病人可考虑由有经验的妇科肿瘤医生行微创手术。微创技术也可以考虑用于预防性输卵管卵巢切除。术后严密随访。透明细胞癌病人不能行此类手术。②二次减灭术适应证:初次化疗结束后复发间隔时间6~12个月;病灶孤立可以完整切除;无腹水。鼓励病人参加临床试验评估二次减瘤术是否能真正获益。③辅助性姑息手术:对接受姑息治疗的晚期卵巢癌病人,如有可能需要行以下辅助性手术:腹腔穿刺术或留置腹膜化疗导管;胸腔穿刺术/胸膜融合术/胸腔镜下留置胸腔导管;放置输尿管支架/肾造瘘术;胃造瘘术/放置肠道支架/手术缓解肠梗阻。

2) 化学治疗:为主要的辅助治疗,大多数上皮癌病人均需接受术后化疗,但全面分期手术后的ⅠA或ⅠB期 G_1 或低级别癌病人,术后可仅观察随访,因为这些病人单纯手术治疗后的生存率可达90%以上。ⅠA或ⅠB期 G_2 病人术后可选择观察随访或化疗。ⅠA或ⅠB期 G_3 或高级别癌和所有ⅠC期病人术后需化疗。Ⅰ期病人推荐静脉化疗,一般采用紫杉醇加卡铂3~6疗程。对于接受满意细胞减灭术、残留肿瘤最大径≤1cm的Ⅱ期和Ⅲ期病人,推荐给予腹腔化疗(Ⅰ类)或紫杉醇联合卡铂静脉化疗6疗程(Ⅰ类)。上述推荐的化疗方案均可用于上皮性卵巢癌、原发性腹膜癌和输卵管癌的治疗。多西他赛联合卡铂静脉化疗(Ⅰ类)或紫杉醇联合顺铂(Ⅰ类)可作为备选方案。对于化疗后易发生神经系统不良反应的病人(如糖尿病病人),可考虑选择多西他赛联合卡铂方案进行化疗。一般状态不好,有合并症、Ⅳ期或年龄>65岁病人多不能耐受腹腔化疗,可以选择紫杉醇(60mg/m²)/卡铂(AUC 2)方案,这个方案的不良反应较小,较少病人发生3~4度白细胞减少症。

- **一线化疗:**指首次肿瘤细胞减灭术后的化疗。2016年NCCN指南推荐的上皮性卵巢癌的静脉化疗方案如下:

A. 紫杉醇联合卡铂(TC):紫杉醇(T),剂量175mg/m²,静脉输注3小时,之后联合卡铂,剂量为曲线下面积(AUC)5~6,静脉滴注1小时,第1天,每3周重复,共6周期(Ⅰ类);剂量密集紫杉醇,80mg/m²,静脉输注1小时,第1、8、15天,联合卡铂,AUC 6,静脉输注1小时,第1天,每3周重复,共6周期(Ⅰ类);紫杉醇60mg/m²,静脉输注1小时,随后卡铂 AUC 2,静脉输注30分钟,每周1次,共18周(Ⅰ类)。此方案主要适用于年老的病人及一般状态不良者。

B. 多西他赛联合卡铂:多西他赛,剂量60~75mg/m²,1

小时静脉输注,联合卡铂,剂量 AUC 5~6,静脉输注1小时,每3周重复,共6周期(Ⅰ类)。

- **C.** ICON-7和GOG-218推荐的包括贝伐单抗方案,紫杉醇175mg/m²静脉滴注3小时,卡铂 AUC 5~6静脉滴注1小时,贝伐单抗7.5mg/kg静脉滴注30~90分钟,每3周为1疗程,共用5~6疗程,贝伐单抗继续使用12个疗程(2B类)。或紫杉醇175mg/m²静脉滴注3小时,卡铂 AUC 5~6静脉滴注1小时,每3周为1疗程,共用6疗程。第2疗程第1天开始使用贝伐单抗15mg/kg静脉滴注30~90分钟,每3周为1疗程,总共用22疗程(2B类)。

2016年NCCN指南推荐的上皮性卵巢癌的腹腔化疗方案如下:

紫杉醇联合顺铂:紫杉醇,剂量135mg/m²,持续静脉滴注3或24小时,第1天;顺铂75~100mg/m²,在紫杉醇静脉化疗完成后的第2天经腹腔化疗;紫杉醇60mg/m²(体表面积上限为2.0m²)腹腔化疗,第8天。每3周重复,共6周期(Ⅰ类)。

2016年NCCN指南推荐的少见病理类型的可选择化疗方案如下:

卵巢癌肉瘤(恶性混合型米勒瘤 MMMT)病人:全面的手术分期后确诊为Ⅱ~Ⅳ期者术后必须接受化疗,Ⅰ期术后也可考虑应用化疗。目前尚无明确数据使用哪种方案最佳,可考虑采用异环磷酰胺为主的化疗方案:卡铂/异环磷酰胺(2A类),顺铂/异环磷酰胺(2A类),紫杉醇/异环磷酰胺(2B类)。

黏液性癌:氟尿嘧啶(5-FU)/甲酰四氢叶酸/奥沙利铂,卡培他滨/奥沙利铂。

交界性上皮肿瘤和 G_1(低级别)浆液性/内膜样癌:内分泌治疗[芳香化酶抑制(如阿那曲唑、来曲唑),醋酸亮丙瑞林,他莫昔芬](2B类)。

- **二线化疗:**主要用于卵巢癌复发的治疗。对于经过连续两种化疗方案出现进展,未曾有持续性临床获益的病人(难治性)或肿瘤在6个月内复发的病人(铂类耐药),临床预后很差。由于这些病人对于初始的诱导化疗是耐药的,再次治疗一般不推荐使用含铂类或紫杉醇的化疗方案。初始化疗后6个月或更长时间复发的病人被认为是"铂类敏感"病例,此类病人铂类为主的联合化疗是首选,其他复发治疗也是一种选择。对于经过较长无瘤间期(≥6个月)后复发的病人,可考虑行再次肿瘤细胞减灭术,一项近期的荟萃分析提示,复发病人接受彻底的细胞减灭术后,生存期延长。

A. 铂类敏感复发病例化疗方案:卡铂/紫杉醇(Ⅰ类推荐)、卡铂/阿霉素脂质体、卡铂/紫杉醇周疗、卡铂/多西他赛、卡铂/吉西他滨、顺铂/吉西他滨。

B. 铂类耐药复发病例化疗方案:首选非铂类单药,即多西他赛、口服依托泊苷、吉西他滨、阿霉素脂质体、紫杉醇周疗,托泊替康;通常使用单药序贯治疗。

C. 其他可能有效的药物: 六甲蜜胺、卡培他滨、环磷酰胺、多柔比星、异环磷酰胺、伊立替康、美法仑、奥沙利铂、纳米白蛋白结合型紫杉醇、培美曲赛和长春瑞滨。尽管贝伐珠单抗可能引起动脉栓塞和肠穿孔,但其对于铂类敏感和铂类耐药病人均有效。最近的研究数据提示,olaparib(AZD2281),一种聚腺苷二磷酸-核糖聚合酶(PARP)抑制剂,对部分(*BRCA1/2* 突变阳性者较 *BRCA* 阴性者缓解率更高)化疗难治卵巢癌病人有效。2016 年 NCCN 专家组推荐 olaparib 作为接受过 3 线或更多线化疗以及具有生殖细胞系 *BRCA* 突变的晚期卵巢癌病人的复发治疗,但不推荐 olaparib 作为铂类敏感肿瘤病人的维持治疗。此外,对于无法耐受细胞毒性药物或使用这些药物后效果不佳的病人,使用他莫昔芬或其他药物(包括阿那曲唑、来曲唑、醋酸亮丙瑞林或醋酸甲地孕酮)进行内分泌治疗也是一种选择。

- **新辅助化疗:** 新辅助化疗后行间歇性细胞减灭术目前仍有争议。对于肿瘤较大、无法手术的Ⅲ~Ⅳ期病人可考虑进行新辅助化疗(Ⅰ类),但须由妇科肿瘤专科医生评估确定。化疗前必须有明确的病理诊断结果(可通过细针抽吸、活检或腹水穿刺获得)。欧洲的Ⅲ期随机试验在ⅢC 期/Ⅳ期病人中比较了新辅助化疗联合间歇性肿瘤细胞减灭术与直接行肿瘤细胞减灭术的效果。两组病人的总生存期相当(29 个月 vs. 30 个月),但新辅助化疗组术中并发症的发生率较低。但美国的一项随机临床研究显示,直接肿瘤细胞减灭术加术后静脉化疗后其总体生存期可达 50 个月。因此,NCCN 专家组认为,把新辅助化疗作为有潜在切除可能的病人的推荐治疗方法之前,还需要更多的研究数据。在美国,先做肿瘤细胞减灭术然后再化疗仍是最先考虑的治疗方法。

2. 放射治疗 外照射对卵巢上皮癌的治疗价值有限,可用于锁骨上或腹股沟淋巴结转移灶和部分紧靠盆壁的局限性病灶的局部治疗。对上皮性癌不主张以放疗作为主要辅助治疗手段,但在 IC 期,过半有大量腹水者经手术后仅有细小粟粒样转移灶或肉眼看不到有残余病灶的可辅助以放射性同位素 ^{32}P 腹腔内注射以提高疗效,减少复发,上腹腔内有粘连时禁用。

3. 免疫治疗 靶向药物治疗目前改善晚期卵巢癌预后的主要趋势。近几年,贝伐珠单抗在卵巢癌的一线治疗及复发卵巢癌的治疗中都取得了较好的疗效,可提高病人的 PFS,但其昂贵的价格还需进行价值医学方面的评价。

【预后】

卵巢上皮癌的预后主要与病人的年龄、分期、病理分级、残余肿瘤大小、二探术的结果、对化疗药物敏感程度以及一般情况等相关。其中,最重要的因素是肿瘤的分期,期别越早,预后越好。据文献报道,病变局限于包膜内,5 年生存率达 90%。若囊外有赘生物、腹腔冲洗液找到癌细胞

降至 68%;Ⅲ期卵巢癌,5 年生存率为 30%~40%;Ⅳ期卵巢癌仅为 10%。病人年龄越高、分化越低、残余肿瘤越大、二探术所见病变越大、对化疗药物不敏感、一般情况越差,其 5 年生存率越低。

三、间叶性肿瘤

卵巢间叶性肿瘤包括低级别子宫内膜间质肉瘤(low-grade endometrioid stromal sarcoma,LGESS)和高级别子宫内膜间质肉瘤(high-grade endometrioid stromal sarcoma,HGESS)两种组织学类型。

(一)低级别子宫内膜间质肉瘤

【病理】

1. 大体 肿瘤呈实性、囊实性,较少为囊性。其内常伴有出血。切面多为均一的棕褐色或黄白色。

2. 组织学 LGESS 通常由小而密集的子宫内膜增殖细胞、稀疏的细胞质、圆形或椭圆形的细胞核和螺旋小动脉组成。鉴别诊断包括成人颗粒细胞瘤、纤维瘤、纤维肉瘤、MMMT。相比于颗粒细胞瘤,LGESS 显示出特征性的血管模式,并且缺乏 α-抑制素和钙网膜蛋白的表达。

3. 免疫组化 CD_{10} 表达强阳性,但这并不是子宫内膜间质肿瘤的特征性表达。

【临床特点】

至今报道不足 100 例。发病年龄 11~76 岁不等,大多数在 50~60 岁。约 30% 的病例都伴随有子宫和卵巢的肿瘤。多数病人有腹胀或腹痛、背痛、明显的腹部包块,或有血清 CA125 升高。肿瘤可能是单侧或双侧。在剖腹探查术中经常发现肿瘤超出卵巢外扩散。

【治疗及预后】

全子宫及双附件切除是首选的治疗。放疗、化疗和孕激素治疗用于复发病例。卵巢 LGESS 的表现类似于晚期的子宫 LGESS,但其复发时间较晚。

(二)高级别子宫内膜间质肉瘤

【病理】

1. 特点 呈间叶组织肿瘤合并子宫内膜间质分化的表达,有高级别的细胞学异型与有丝分裂活动。

2. 组织学 这一少见的肿瘤只有轻度的子宫内膜间质分化表现。其肿瘤细胞比 LGESS 的细胞更大,有更多细胞质和细胞核。有丝分裂活动和肿瘤细胞坏死常可见到。

【治疗及预后】

治疗首选全子宫及双附件切除,根据情况考虑淋巴结切除。术后辅以化疗或放疗。预后较差。

四、混合性上皮和间叶组织肿瘤

（一）腺肉瘤

【病理】

1. **大体** 多为单侧、巨大，呈实性、也可为囊实性，表面可见赘生物。

2. **组织学** 是一种罕见的两相肿瘤。具有恶性间叶组织与良性至不典型上皮组织两种成分，通常细胞显示轻度至中度异型性。

【临床特点】

腺肉瘤（adenosarcoma）平均发病年龄 54 岁。常表现为无特异性症状体征的卵巢包块。约 2/3 的肿瘤被诊断时局限在卵巢。

【治疗及预后】

结局较子宫部位的相应肿瘤（25％的 5 年无瘤生存率）更差。当合并年龄<53 岁、肿瘤破裂、高级别间质和肉瘤样成分过度增生时预后更差。

（二）癌肉瘤

【病理】

1. **大体** 肿瘤巨大（平均直径 14cm），主要为实性，常合并囊性退化性变和广泛的出血与坏死。

2. **组织学** 肿瘤由高级别癌和肉瘤成分共同组成，任一种都可以占主导。两种成分有区别，但常常混合在一起。癌成分常见为高级别浆液性癌，也可为其他组织学成分。肉瘤成分常见横纹肌肉瘤、软骨肉瘤、骨肉瘤，少见脂肪肉瘤、血管肉瘤。目前许多病理医生认为该病是危险性极高的低分化上皮性卵巢癌的某种变异。

3. **免疫组化** 高级别浆液性癌和癌肉瘤共有一些分子异常，包括 TP53 突变和 CDKN2A（p16）过表达。癌肉瘤的癌成分几乎都表达 PAX8 和 WT1。少量证据显示有 BRCA2 突变。

【临床特点】

癌肉瘤（carcinosarcoma）也称为恶性米勒管混合瘤（malignant müllerian mixed tumor，MMMT）。是由高级别的恶性上皮组织成分和间叶组织成分共同组成的肿瘤。大约占所有卵巢恶性肿瘤的 2％。多数病人年龄大于 60 岁，诊断时常为肿瘤晚期。

【治疗及预后】

大多数肿瘤诊断时已属晚期，满意的肿瘤细胞减灭术是影响预后的最重要因素。全面手术分期后所有病人术后必须接受化疗。化疗方案及复发时的治疗方案与上皮性卵巢癌相同。2016 NCCN 指南增加了 3 种化疗方案：顺铂/异环磷酰胺（2A 类）、卡铂/异环磷酰胺（2A 类）和紫杉醇/异环磷酰胺（2B 类）。治疗后的监测和随访同上皮性卵巢癌。

术后中位生存率<24 个月，5 年生存率 15％～30％，比高级别浆液性癌预后更差。

五、卵巢性索-间质肿瘤

【概述】

卵巢性索-间质肿瘤（sex cord-stromal tumours）在所有卵巢肿瘤中约占 5％～8％。这类肿瘤来源于性索以及卵巢间质或间充质，由颗粒细胞、卵泡膜细胞、支持细胞、Leydig 细胞和间质起源的成纤维细胞等构成，可以是单一成分或混合成分构成。颗粒细胞分泌雌激素，卵泡膜细胞分泌雄激素、孕激素和雌激素，Leydig 细胞分泌雄激素。这些激素导致卵巢性索-间质肿瘤往往伴有各种内分泌症状。

【病理类型】

1. **单纯间质肿瘤**

（1）纤维瘤和富细胞纤维瘤：纤维瘤（fibroma）是最常见的卵巢单纯间质肿瘤，占所有卵巢肿瘤的 4％。

1）大体：卵巢表面常是平滑完整，切面坚硬，呈白色或黄白色。当肿瘤巨大时，可见水肿和囊性退化区域。出血或坏死可以继发于卵巢扭转。

2）组织学：纤维瘤由梭形、卵圆形核和细胞质组成，有丝分裂不常见。大约有 10％的纤维瘤细胞密集，缺乏胶原纤维。当出现少量核异型性时称为富细胞纤维瘤（cellular fibroma），有丝分裂>4/10HP。

3）免疫组化：瘤细胞表达 Vimentin 和 α-抑制素阳性。

4）临床特点：可以发生在任何年龄，平均发病年龄 48 岁，很少在 30 岁之前发生。几乎所有病例都是单侧的，偶见双侧发生。纤维瘤大多由于卵巢包块被发现。1％的病例可发生 Meigs 综合征（腹水和浆膜腔渗出）。腹水也可以单独发生，特别是在纤维瘤的直径>10cm 时。由于纤维瘤多为实性肿瘤，容易发生卵巢扭转。

5）预后：绝大多数为良性。少部分富细胞纤维瘤可见卵巢表面粘连、破裂甚至卵巢外累及。这种有粘连或破裂者有局部复发的风险，但常间隔较长时间。

（2）卵泡膜细胞瘤

1）大体：卵泡膜细胞瘤（thecoma）的直径通常在 5～10cm。切面绝大多数呈实性，色黄。囊性退化、出血、坏死和钙化不常见。

2）组织学：肿瘤由大片均一、边界明确的细胞组成，细胞核卵圆至圆形,细胞质白色至粉色。通常只有少量或没有核异型,有丝分裂不常见。细胞质丰富淡染,有空泡、富含脂质等是典型的卵泡膜瘤的特点。

3) 免疫组化:瘤细胞表达 Vimentin 和 α-抑制素阳性。

4) 临床特点:较少见,不超过卵巢肿瘤的 1%。绝大多数卵泡膜细胞瘤(97%)是单侧的,多数发生于绝经后女性(平均年龄 59 岁),不到 10% 发生在年龄小于 30 岁者。病人可以出现卵巢包块的症状或激素改变表现。卵泡膜细胞瘤常是雌激素表现的,较少是雄激素和孕激素表现的,后者常包含不同数量的黄体素细胞。最常见的临床症状是雌激素增多引起的绝经后阴道流血或月经不规律,异常子宫出血,绝经后子宫内膜癌,偶尔为恶性米勒管混合瘤及子宫内膜间质肉瘤。少数有雄激素表现者可出现男性化症状。卵泡膜细胞瘤为良性,极少有例外。

(3) 黄素化卵泡膜细胞瘤伴硬化性腹膜炎

1) 大体:黄素化卵泡膜细胞瘤伴硬化性腹膜炎(luteinized thecoma associated with sclerosing peritonitis)多为双侧性,质软,有时呈脑形,切面棕褐色至红色。

2) 组织学:含单个散在或呈巢分布的黄体细胞,背景中纤维瘤成分更显著,水肿和微囊变性常见。

3) 临床特点:绝大多数发生于年轻女性(平均年龄 28 岁),几乎都是双侧发生,常有腹胀、腹水和肠梗阻症状。黄素化的卵泡膜瘤的高雌激素症状要比典型的卵泡膜瘤少,少数伴有雄激素表现者可出现男性化症状。部分病人死于肠梗阻相关的并发症(由于硬化性腹膜炎)。无复发或转移的报道。

(4) 纤维肉瘤

1) 大体:纤维肉瘤(fibrosarcoma)多为单侧、巨大,呈实性,常合并出血或坏死病灶。可以扩散到卵巢以外。

2) 组织学:肿瘤内细胞丰富密集,细胞呈梭形,有中度到重度的异型性,核分裂象多见,平均 4 个/10 高倍视野,伴有不典型性核分裂、出血及坏死。

3) 临床特点:是一种罕见的卵巢肿瘤。多发于绝经后,多有盆腔或腹部包块相关的症状。大部分为恶性,预后差。

(5) 硬化性间质瘤

1) 大体:硬化性间质瘤(sclerosing stromal tumour)绝大多数为单侧发生。直径多小于 10cm,边界清晰。切面实性、黄白色。常见水肿及囊性变。

2) 组织学:镜下肿瘤呈典型的结节或假小叶结构。瘤细胞呈圆形,核分裂少见。有丝分裂不活跃。抑制素和其他性索肿瘤标志物常呈阳性。

3) 临床特点:为良性肿瘤,较少见。大多数发生于年轻女性(平均年龄 27 岁)。病人多有卵巢包块相关症状。多以月经紊乱或腹部不适为主诉。少数病人可合并胸腔积液、腹水。激素相关症状不常见。

(6) 印戒细胞型间质瘤

1) 大体:印戒细胞型间质瘤(signet-ring stromal tumour)主要呈实性,有时合并有囊性成分。

2) 组织学:在细胞质内有单个大空泡,圆形细胞核偏位,使细胞呈印戒状。肿瘤可完全由印戒细胞所构成,也可位于类似富细胞纤维瘤的环境中。一般无细胞的异型性和核分裂象。抑制素表达阴性。

3) 临床特点:为良性肿瘤。好发于成人,年龄 20~83 岁。较罕见,常表现为卵巢包块。无激素相关的表现。

(7) 微囊性间质瘤

1) 大体:微囊性间质瘤(microcystic stromal tumour)多为单侧肿瘤,平均直径 9cm。常为囊实性,少见实性或囊性。实性部分常坚硬,呈棕褐色。

2) 组织学:由微囊性、实性细胞、胶原间质三种成分组成。微囊性是其特征性表现。有丝分裂不活跃。CD_{10} 阳性。

3) 临床特点:为少见的良性肿瘤。未见恶性行为和卵巢外播散的报道。发病年龄 26~63 岁(平均 45 岁)。有盆腔包块相关的症状。罕见激素表达。

(8) 莱狄细胞瘤

1) 大体:莱狄细胞瘤(leydig cell tumour)绝大多数为单侧肿瘤,体积小(平均直径 2.4cm),切面坚硬,呈红棕色、黄色,偶见黑色。多数起源于卵巢门。

2) 组织学:Leydig 细胞的组织学特点是细胞质中含林克(Reinke)结晶。镜下可见肿瘤常分布不均,有"富于细胞核"和"缺少细胞核"两种区域。有丝分裂少见。

3) 临床特点:为良性肿瘤。又称为 Hilus 细胞瘤。是由 Leydig 细胞组成的类固醇细胞肿瘤,大约占类固醇细胞瘤的 20%。平均发病年龄 58 岁。常见雄激素症状,如面部多毛、痤疮、阴蒂肥大、月经稀发或闭经、不孕等。生化检测血睾酮水平明显升高。较少表现有高雌激素症状。

(9) 类固醇细胞瘤和恶性类固醇细胞瘤

1) 大体:类固醇细胞瘤(steroid cell tumour)多数为单侧,边界不清,平均直径 8.4cm。质地坚硬,切面黄色、橙色、红色、棕色或黑色。出血较 Leydig 细胞瘤常见。小于 1.0cm 并局限于卵巢皮质的小肿瘤,以前被定义为"间质黄体瘤"。

2) 组织学:瘤细胞圆形或多边形,胞膜清晰,核常有轻度不典型,仅 25% 中重度不典型,有核分裂象。瘤细胞排列成巢、索状,丰富血管分隔为其特征。

3) 免疫组化:对性索间质标记物如抑制素、钙网膜蛋白和类固醇生成因子呈阳性。

4) 临床特点:大约占卵巢肿瘤的 0.1%。约 80% 的类固醇细胞瘤属于非特异性肿瘤。是由缺乏 Reinke 结晶的类固醇分泌细胞组成的肿瘤。可发生于各个年龄段,平均发病年龄 43 岁,总体较 Leydig 细胞瘤年轻。半数病人有雄激素症状,10% 有雌激素症状,很少有孕激素或库欣综合征表现。

大约三分之一的类固醇细胞瘤有恶性表现。预测肿瘤恶性的表现包括肿块直径大于 7cm、>2 有丝分裂/10 高倍镜视野、坏死、出血和典型的核异型。

2. 单纯性索肿瘤

（1）成年型颗粒细胞瘤

1）大体：颗粒细胞肿瘤的体积变化大，平均直径约 10cm。典型表现是囊实性，少数是实性或囊性。实性部分通常质软，呈棕褐色至黄色。肿块的典型表现是包含血块，如果合并破裂，会有明显的出血。

2）组织学：镜下见颗粒细胞增生伴间质成纤维细胞、卵泡膜细胞及黄素化细胞的成分。颗粒细胞细胞质稀少，细胞核呈圆形及卵圆形，有纵沟，典型的特征性的纵沟呈咖啡豆样。核分裂象多少不定，约半数病例小于 1/10HP，不足 1/4 的病例可多于 2/10HP。当细胞发生黄素化时，细胞质丰富嗜酸性，有空泡形成，细胞核圆，失去了特征性的核沟。偶尔肿瘤细胞核有异型，但不影响病人的预后。瘤细胞最常见的排列方式为微囊型，其特征为出现 Call-Exner 小体。其他有大囊型，为大的间隙衬覆数层颗粒细胞，此外还有岛状型、梁索型、弥漫型及波纹型。颗粒细胞周围常由纤维卵泡膜间质围绕。

3）免疫组化：瘤细胞表达抑制素、Calretinin、FOXL-2、类固醇生成因子-1、WT-1 和 CD_{56} 阳性。瘤细胞表达 CK7 及 EMA 阴性。

4）临床特点：成年型颗粒细胞瘤（adult granulosa cell tumour）为低度恶性的肿瘤，大约占所有卵巢肿瘤的 1%。多个年龄段均有发病，平均发病年龄 53 岁。典型特点是分泌雌激素。临床表现是高雌激素症状，如绝经后出血、月经量多、月经不规则或年轻女性痛经。少数病人表现为孕激素增多，个别病人出现男性化表现。至少 5% 的病人会伴发子宫内膜癌，25%～50% 的病人合并子宫内膜增生。大约 10% 的病人会由于肿瘤破裂或扭转引起急腹症症状。肿瘤多数单侧并局限在卵巢。Ⅰa 期复发率 10%～15%，总体复发率 20%～30%。转移或复发多于初始治疗 5 年后，有时超过 20 年。可转移至腹膜和大网膜，少见肝脏、肺部转移。淋巴结转移不常见。

影响预后的因素包括分期晚（最重要）、肿块大（大于 15cm）、双侧肿瘤以及肿瘤破裂。有丝分裂象的表现和预后没有相关性。

（2）幼年型颗粒细胞瘤

1）大体：平均大小约 12cm，绝大多数囊实性，少部分为单纯实性或囊性。实性部分呈棕褐色或黄色。可见肿瘤内出血，特别在合并破裂时。

2）组织学：镜下典型的瘤细胞细胞质丰富嗜酸性或有空泡，核分裂象多见。另一特征为颗粒细胞和卵泡膜细胞均常出现显著黄素化。偶尔可见巨核细胞、多核细胞及畸形多核瘤巨细胞。肿瘤的间质为纤维卵泡膜细胞伴有黄素化及水肿。

3）免疫组化：瘤细胞表达抑制素、Calretinin、SF-1、CD_{99} 和 CD_{56} 阳性。

4）临床特点：幼年型颗粒细胞瘤（juvenile granulosa cell tumour）占颗粒细胞瘤的 5%。主要发生在儿童和年轻者，大多数发生在 30 岁之前（平均年龄 15 岁）。妊娠期诊断的颗粒细胞瘤多属此型。青春期和年轻病人多出现同性假性性早熟、月经不规则、痛经，或非特异性的症状，如腹部或盆腔痛，或可扪及腹部包块。肿瘤扭转或破裂会导致急腹症症状。可伴发 Oliver 病（多发性内生骨疣）、Maffucci 综合征（内生骨疣和血管瘤）或性腺发育异常。

肿瘤基本为单侧，超过 95% 局限在卵巢（Ⅰ期），预后好。复发一般都在发病后的 3 年内。如果肿块破裂、腹水细胞学阳性、卵巢外扩散，则有更高的复发风险。

（3）支持细胞瘤

1）大体：多为单侧，平均直径 8cm。常为实性，也可是囊实性或囊性。实性区域棕褐色或黄色，可见出血和坏死病灶。

2）组织学：几乎完全由形成小管的支持细胞构成。典型特点为管状结构，可找到细胞异型性明显和核分裂活跃区域。

3）免疫组化：瘤细胞表达 WT1、SF-1、抑制素、Calretinin 和 CD_9 阳性。

4）临床特点：支持细胞瘤（sertoli cell tumour）为罕见肿瘤。可以发生于任何年龄（平均 30 岁）。常见症状为腹部疼痛、腹胀、阴道流血，大约 40% 有激素相关表现，通常为雌激素。70%～85% 的病人有男性化的临床表现。通常为良性，少见恶性表现。诊断时多局限在卵巢。

影响预后的因素包括肿块直径大于 5cm、有丝分裂大于 5/高倍镜视野、核异型和坏死。

（4）环状小管性索瘤

1）大体：合并 Peutz-Jeghers 综合征（遗传性错构瘤性肠息肉病和黏膜、口唇、指/趾色素沉着）的肿瘤较小，多为双侧，很多难以发现。可见的肿瘤是实性棕褐色至黄色，直径小于 3cm，有时候由于钙化出现颗粒物。不合并 Peutz-Jeghers 综合征肿瘤通常单侧而且多大于 3cm。大多数肿瘤是实性的，有些为囊实性，少见单纯囊性。

2）组织学：肿瘤特征为出现简单的或复杂的环状小管结构，中央为圆的透明样沉积物。

3）免疫组化：瘤细胞表达抑制素、Calretinin、FOXL2、SF-1、WT1 和 CD_{56} 阳性。

4）临床特点：环状小管性索瘤（sex cord tumour with annular tubule）罕见，在性索间质肿瘤中占不到 1%。各种年龄均可能发生，无 Peutz-Jeghers 综合征者平均发病年龄 36 岁，而合并者发病年龄 27 岁。1/3 的肿瘤是在合并 Peutz-Jeghers 综合征的病人中发现。合并 Peutz-Jeghers 综合征的肿瘤是良性的，表现为多灶性钙化性微小瘤结；无此综合征的肿瘤可以分泌孕激素，大约 20% 有低级别恶性过程,淋巴结转移比其他性索间质肿瘤更常见。

3. 混合性性索-间质肿瘤

(1) 支持-Leydig 细胞瘤

1) 分类:①中分化;②中分化伴异源性成分;③低分化;④低分化合并异源性成分;⑤网状型;⑥网状型合合并异源性成分。

2) 大体:超过 97% 的支持-Leydig 细胞瘤是单侧。直径 2~35cm(平均 12~14cm)。肿瘤可以是实性或囊实性,少见囊性。实性区域黄白色、粉色或灰色。偶尔发现出血和坏死病灶,也可见到扭转和梗死。

3) 组织学:由不同比例的支持细胞、Leydig 细胞和中低分化肿瘤细胞组成。中分化者多为细胞丰富的结节或小叶,纤维化或水肿的间质中可有散在小梁状、弥漫状或条索状的 Leydig 细胞,偶可见空心或实心腺管;低分化者由成片排列紧密的梭形细胞构成,形态似未分化的性腺间质,偶可见分化差的小管或不规则的上皮条索以及少量成簇的 Leydig 细胞;网状型者含有像睾丸网的结构,网状区由长形不规则形的小管、空间或裂隙。

4) 临床特点:支持-Leydig 细胞瘤(sertoli-Leydig cell tumours)亦称为男性母细胞瘤或睾丸母细胞瘤。是一种罕见的肿瘤,大约占所有卵巢肿瘤的 0.5%。中低分化型最常见。已报道的病例从 1~84 岁均有,平均年龄 25 岁。合并 DICER-1 基因突变的病人平均发病年龄 13 岁,网状型者平均发病年龄 15 岁。典型特点是分泌雄激素。70%~85% 有男性化的临床表现。临床表现包括闭经、多毛症、乳腺萎缩、阴蒂肥大、声音嘶哑。雌激素作用包括假两性、月经过多等。病人可能出现腹部疼痛、腹水或肿瘤破裂。远处扩散约占 2%~3%,少见淋巴结转移。

预后总体是良好的,有近 100% 的生存率。中分化合并或不合并异源性成分者大约 10% 有恶性表现。网状成分的出现,对预后可能有轻度的影响。低分化的肿瘤可能有恶性表现,常在 2 年内出现复发,通常发现在腹腔。肿瘤破裂、出现间叶成分、Ⅱ期或更高级别预示较差的预后。

(2) 非特异性性索间质肿瘤

1) 组织学:表现多变,特征性的表现是有难以分类的性索间质细胞。

2) 临床特点:非特异性性索间质肿瘤(sex cord-stromal tumours,NOS)占性索间质肿瘤不到 5%。妊娠期剥除的肿瘤更可能归入本类。可能分泌雌激素、雄激素或无功能性。表现类似于颗粒细胞和支持-Leydig 细胞肿瘤。5 年生存率大约 92%。

【治疗】

1. **手术治疗** 按照 2014 年 WHO 新的组织学分类,性索间质肿瘤的分类有了更新。治疗首要的任务是确定肿瘤的良恶性。根据肿瘤病理类型、FIGO 分期及病人的年龄、是否有生育要求等因素,分别考虑行卵巢肿瘤剥除术、

患侧附件切除术或全面分期手术。

(1) 良性性索-间质肿瘤:纤维瘤、卵泡膜细胞瘤、硬化性间质瘤及部分印戒间质瘤等为良性肿瘤。年轻单侧瘤病人,可行卵巢肿瘤剥除术或患侧附件切除术;双侧肿瘤争取行卵巢肿瘤剥除术。围绝经期妇女可考虑行全子宫+双附件切除术。对于保留子宫的绝经前病人应行子宫内膜活检。

(2) 恶性性索-间质肿瘤:较为少见,包括颗粒细胞瘤(最常见)和支持-间质细胞瘤。诊断时多处于早期,预后较好。

根据 2016 NCCN 指南的建议,对于希望保留生育功能、肿瘤局限于一侧卵巢者,可行保留生育功能的全面分期手术。术后使用超声进行随访监测。完成生育后考虑接受根治性手术(2B 类)。

其他所有病人建议行全面分期手术,但可不切除淋巴结。Ⅰ期低危病人,术后可仅观察。Ⅰ期高危病人(肿瘤破裂、ⅠC 期、分化差、肿瘤直径超 10cm)可选择观察(2B 类)或铂类为基础的化疗(2B 类)。若治疗前抑制素水平升高,应对抑制素水平进行监测随访(2B 类)。Ⅱ~Ⅳ期病人可选择铂类为基础的化疗(2B 类)或者对局限性病灶进行放射治疗。

颗粒细胞瘤病人可发生晚期复发(如 30 年后发生复发),建议延长这些病人的随访时间。Ⅱ~Ⅳ期病人治疗结束后发生临床复发,可选择参加临床试验或按照复发方案进行治疗。贝伐单抗和亮丙瑞林可用来治疗复发性颗粒细胞瘤。也可考虑再次行肿瘤细胞减灭术。

2. **化学治疗** NCCN 指南推荐以铂类为基础的化疗。常用化疗方案如下:

(1) BEP(博来霉素、依托泊苷、顺铂):博来霉素每周 30 个单位,依托泊苷每日 100mg/m²,第 1~5 天;顺铂每日 20mg/m²,第 1~5 天。每 21 天重复,低危 3 个周期(2B 类推荐),高危 3 个周期(如考虑给予博来霉素治疗,建议行肺功能检查)。

(2) 依托泊苷/卡铂:第 1 天卡铂 400mg/m²,第 1、2、3 天加依托泊苷 120mg/m²,每 4 周为一个周期,共 3 个疗程。

(3) 其他:亦可采用紫杉醇/卡铂方案,具体参考上皮性肿瘤部分。

六、卵巢生殖细胞肿瘤

【概述】

卵巢生殖细胞肿瘤(germ cell tumor)是一组起源于生殖细胞,含有从未分化状态、胚外结构,一直到未成熟和(或)成熟的各种组织的肿瘤。占所有卵巢肿瘤的 20%~25%,绝大部分(约 95%)为成熟性畸胎瘤。国内外报道恶

性肿瘤所占比例差异较大，国内石一复等统计，卵巢恶性生殖细胞肿瘤占全部卵巢恶性肿瘤的 18.2%，而美国国家统计资料显示约占 2.4%。

卵巢生殖细胞肿瘤来源于胚胎期性腺的原始生殖细胞。在胚胎发育过程中，原始生殖细胞经历了从卵黄囊向背侧肠系膜迁移，最后到达生殖嵴的过程，因此生殖细胞肿瘤可发生于性腺以外多个部位，如颅内、后腹膜腔等，但仍最常见于性腺。它常发生于儿童及青年妇女，仅偶见于绝经后妇女。据统计，卵巢肿瘤发病年龄小于 20 岁者，约 60%～70% 为生殖细胞瘤。且年龄越小，恶性肿瘤可能性越大。

卵巢恶性生殖细胞肿瘤的发病率仅为睾丸恶性生殖细胞肿瘤的 10%，所以此类肿瘤的治疗方法往往从睾丸生殖细胞肿瘤的研究进展中借鉴而来。近年来，在治疗方面取得较大进展，预后显著改善。

【病理类型】

1. 无性细胞瘤

1）大体：直径通常大于 10cm，呈实性，切面肉质，棕褐色或白色。可见点状出血、坏死及囊性坏死。需在不同部位充分取材以除外合并其他混合成分。

2）组织学：肿瘤由大而一致的瘤细胞构成，呈饼状、岛状或带状排列，通常有包含淋巴细胞的纤维隔膜。核分裂象易见。需注意无性细胞瘤可伴有畸胎瘤、内胚窦瘤、胚胎癌或绒癌。半数性腺母细胞瘤中可见无性细胞瘤成分。

3）临床特点：无性细胞瘤（dysgerminoma）是来源于尚未有性分化以前的原始生殖细胞肿瘤，故命名无性细胞瘤。为最常见的恶性卵巢生殖细胞肿瘤，占生殖细胞来源卵巢肿瘤的 30%～40%。但仅占所有卵巢恶性肿瘤的 1%～2%。见于两种性别病人，可发生于性腺或性腺以外的部位。约 5% 的无性细胞瘤见于表型为女性的性腺发育异常病人。

几乎完全发生在儿童和年轻女性。平均发病年龄 22 岁。临床表现包括腹胀、腹部包块或腹痛。血浆 LDH 常常升高，连续动态监测 LDH 有助于病情监测。3%～5% 的病人 hCG 轻度升高。大约 10% 的肿瘤是双侧的。如果对侧正常卵巢被活检，可以增加 10% 的双侧肿瘤检出率。无性细胞瘤是生殖细胞肿瘤中唯一一个双侧发生率较高的肿瘤，其他均罕见。小部分肿瘤发生于有性生活障碍的病人。规范治疗的无性细胞瘤病人，整体生存率超过 90%。肿瘤分期和大小是最重要的预后因素。肿瘤复发通常在初始治疗后的几年之内。

2. 卵黄囊瘤

1）大体：肿瘤几乎都为单侧性，双侧一般提示转移。瘤体外有包膜。瘤体圆形，直径一般较大，最大可达 40cm，可能呈分叶状。切面灰黄色，有很多坏死、出血和囊性退化的区域。

2）组织学：镜下结构多样，为各种内胚层样结构（包括原肠和胚体外分化如卵黄囊泡以及胚体内胚层如小肠、肝）分化的畸胎瘤样原始内胚层样瘤。常见的特征是衬覆原始细胞的腔隙形成的网状结构。通常是单一成分的，也可是多种组织学形态混合存在，包括微囊、内胚窦样、黏液瘤样、实性、腺泡、腺管、肝样、多囊泡、乳头状、巨囊、原始内胚层型（肠型）等。老年病人偶有上皮肿瘤成分，通常是子宫内膜样的。卵黄囊瘤的特征性结构包括 S-D 小体、疏网状腺样结构、嗜酸性透明小球。

3）免疫组化：肿瘤表达 AFP、磷脂酰肌醇聚糖-3、SALL4 和 LIN28 阳性；OCT4、SOX2 和 CD30 阴性。

4）临床特点：卵黄囊瘤（yolk sac tumour）也称为内胚窦瘤。恶性程度高，预后差。发病率居国内卵巢生殖细胞肿瘤首位，占 27%～41%，国外报道其发病率位居生殖细胞瘤第三位。平均发病年龄 16～18 岁，约 1/3 病人诊断时在月经初潮前。临床表现与实体瘤相似。但由于本瘤生长快，故常常起病急，出现症状时间短，半数病例出现症状仅一周或短于一周。约 75% 病人主诉盆腹腔痛，约 10% 病人以无症状的腹部包块或腹部膨大就诊，偶可表现为急腹症。绝大多数内胚窦瘤分泌大量 AFP，术前可达 14 000～200 000μg/L，彻底手术后一般 5～7 天降至正常，复发时又上升。故 AFP 浓度是诊断、治疗、监护时的主要标志。通常对化疗敏感。

卵黄囊瘤的变异型： 黏液瘤样型（由纤细疏松的黏液瘤样组织构成，含有腺泡样腔隙）、肝样型（呈实性结构，瘤细胞与肝癌细胞相似，片状或巢状，细胞质丰富，含大量嗜酸性颗粒）、多囊泡卵黄囊型（由许多围以疏松细胞性间叶组织的囊泡或囊腔组成）、原始内胚层型或腺性（一种分化较好，类似一般的或分泌型子宫内膜样腺癌，又称子宫内膜样型；一种含有原始肠上皮样细胞，呈筛状生长）。

3. 胚胎癌

1）大体：为体积较大的实性肿瘤，平均直径 15m，切面质软，有大小不一的囊肿。肿瘤棕褐色或灰色，常有明显的出血和坏死。

2）组织学：由片状或巢状较原始的多形细胞组成。瘤细胞可排列成腺样、小管样、乳头状和实性等形式，在大多数病例中可见合胞体滋养层。

3）免疫组化：瘤细胞表达 CD30、OCT4、SALL4、磷脂酰肌醇聚糖-3 和 SOX2 阳性。

4）临床特点：胚胎癌（embryonal carcinoma）罕见，发生率仅占卵巢生殖细胞肿瘤的 0.2%。发病年龄较轻，几乎都发生于儿童和 30 岁以下者（平均年龄 15 岁）。在生殖细胞肿瘤中分化最差，具有多种分化潜能，多与其他生殖细胞肿瘤共存。最常见的临床表现是盆腔或腹部疼痛，腹部包块或月经不规律。在儿童中可见假性性早熟。分泌雌激素，血清 β-hCG 水平常升高，是肿瘤检测和诊断治疗时的标志物。本病恶性度高，侵袭性强，可盆腹腔广泛扩散和早期转移,预后不佳。但是对化疗敏感。

4. 非妊娠性绒毛膜癌

1) 大体:肿瘤巨大,切面实性或囊实性,常见出血和坏死。

2) 组织学:是恶性生殖细胞起源的肿瘤,由细胞滋养层和合体滋养层细胞组成。可为单纯性或混合性。有时含有明显单核细胞。

3) 临床特点:非妊娠性绒毛膜癌(non-gestational choriocarcinoma)罕见,在卵巢恶性生殖细胞肿瘤中不足 1%。多见于儿童和年轻女性,很少发生于绝经后。多数病人有假性性早熟,阴道流血,伴或不伴类似异位妊娠的体征。血浆 β-hCG 水平的变化从数百至 2 000 000mIU/ml。本病恶性度高,发现时往往已有腹腔内播散。可经血行转移至全身脏器,常见于肺、肝、脑、肾、胃肠和盆腔脏器,亦可经淋巴转移。相较于妊娠性绒毛膜癌的预后差。

5. 成熟性畸胎瘤

1) 大体:多数肿瘤为囊性,也称成熟囊性畸胎瘤,通常直径 5～10cm。肿瘤包膜完整,通常是单房的,包含脂质和毛发成分,有时可见牙齿。常可见实性结节(Rokitansky 结节)。少见肿瘤为显著实性合并散在囊肿,称成熟实性畸胎瘤。罕见畸胎瘤有类似胚胎晚期表现,不能以此作为未成熟性畸胎瘤的诊断。

2) 组织学:单纯起源于两种或三种生殖层的成熟组织。内胚层主要为呼吸、胃肠结构和甲状腺等;中胚层有骨、软骨、肌肉和脂肪;外胚层成分主要为皮肤和神经包括脑、小脑和脉络丛组织等,在三类成分中最常见。这些组织常形成器官样结构。少数可伴随未成熟畸胎瘤或恶性原始生殖细胞肿瘤发生。很多病例中看见脂肪坏死呈囊性表现(筛样形态),这可能是肿瘤仅有的证据。

3) 临床特点:成熟性畸胎瘤(mature teratoma)大约占所有卵巢肿瘤的 20%,占生殖细胞肿瘤的 85%～95%。可发生于任何年龄,但以生育年龄妇女多见。肿瘤常为囊性(成熟囊性畸胎瘤,也称皮样囊肿),少见实性(成熟实性畸胎瘤)和胎儿型(外观似胎儿,需与胎中胎鉴别)。其中卵巢囊性成熟性肿瘤发病率最高。

症状有腹痛、腹部包块、腹胀。许多肿瘤是在影像学检查中或手术时偶然发现。10% 为双侧。肿瘤的并发症以蒂扭转最为常见,也可发生破裂、感染和恶变。约 1% 病人可发生肿瘤破裂,内容物流入腹腔可导致化学性腹膜炎、肉芽肿、腹膜胶质瘤病或腹膜黑变病。

肿瘤为良性。成熟神经胶质组织可在成熟实性畸胎瘤中发现,但并没有更差的预后。未成熟畸胎瘤可以在切除皮样囊肿的残余卵巢中发现,特别是当囊肿多囊或出现破裂时。约 0.17% 病人可发生肿瘤恶变,多见于绝经后妇女。肿瘤体积较大,与周围有粘连或含有实性结节、附壁增厚结节或出血坏死。肿瘤的任何成分均可发生恶变,以鳞癌多见。畸胎瘤亦可发生肉瘤变,年龄较鳞癌变者稍年轻,

主要是平滑肌瘤、血管肉瘤和骨肉瘤等。

6. 未成熟畸胎瘤

1) 大体:肿瘤多为单侧,体积较大,呈显著实性,灰色至棕褐色,切面质软或硬,可以伴有囊肿、出血和坏死。肿瘤呈球形或分叶状,常穿透包膜,浸润周围器官组织。可见毛发、脂肪、横纹肌、骨和软骨等畸胎瘤样结构。

2) 组织学:根据镜下不成熟组织的含量分三级:Ⅰ级:仅有稀少的未成熟神经上皮组织,在任意一张切片中占据面积小于一个 40 低倍视野;Ⅱ级:未成熟神经上皮组织在任意一张切片中占据 1～3 个 40 低倍视野;Ⅲ级:未成熟神经上皮组织在任意一张切片中超过 3 个 40 倍视野。该分级可以预测预后并指导治疗。镜下可见源于内中外三胚层的成熟和不成熟胚胎型组织,典型特征为出现幼稚的神经外胚层成分包括菊心团和神经管上皮、富于细胞和核分裂活跃的神经胶质、胶质母或神经母细胞。可以是单纯的成分,也可以是混合生殖细胞肿瘤的组成之一。

3) 临床特点:未成熟性畸胎瘤(immature teratoma)为第二大常见的卵巢恶性生殖细胞肿瘤。发病最常见于 30 岁以下。在小于 15 岁发病的卵巢恶性肿瘤中,未成熟畸胎瘤占 1/4。症状和体征通常是与附件包块相关。可能有轻度的血浆 AFP 升高。

此类肿瘤有复发转移的潜能,这种潜能与所含神经上皮的数量和未成熟程度直接相关。尽管化疗改善了未成熟畸胎瘤的预后,原发肿瘤的分期和分级以及转移情况仍是影响预后的重要因素。大约三分之一病例中可见大量粟粒样成熟胶质结节种植于腹膜(腹膜神经胶质瘤),但预后较好。

7. 混合性生殖细胞瘤

1) 大体:肿瘤体积较大,表面光滑,切面依其所含成分不同而不同。

2) 组织学:由两种或多种类型的恶性原始生殖细胞成分组成。最常见的是无性细胞瘤(80%)和卵巢囊瘤(70%)。其他有未成熟畸胎瘤(53%)、绒癌(20%)和胚胎性癌(13%)。

3) 临床特点:混合性生殖细胞瘤(mixed germ cell tumour)大约占恶性生殖细胞肿瘤的 8%。平均发病年龄 16 岁,约三分之一有假性性早熟。血浆 LDH、AFP 和 β-hCG 水平常升高。每一类肿瘤所占的比例影响肿瘤的预后。含有超过三分之一卵黄囊瘤、绒毛膜癌或 3 级未成熟畸胎瘤的肿瘤预后差。肿瘤分期仍是影响预后最重要的因素。

【治疗】

1. 手术治疗

(1) 良性生殖细胞肿瘤:主要包括成熟性畸胎瘤。此类病人的治疗主要为手术切除。如病人年轻,应行肿瘤剥除术,以保留正常卵巢组织。由于其双侧发生率可达

10%,故对侧需仔细探查。

（2）恶性生殖细胞肿瘤：主要包括无性细胞肿瘤、胚胎瘤、卵黄囊瘤和未成熟性畸胎瘤。病人预后较好，接受规范化治疗后，5年生存率＞85%。

病人多为年轻女性，应充分考虑其生育功能。根据2016 NCCN指南，对于需要保留生育功能的病人可以做保留生育功能的全面分期手术。若不要求保留生育功能，Ⅰ期病人应行全面分期手术，具体参考概论手术治疗部分。而Ⅱ～Ⅳ期病人可做肿瘤减灭术。年龄＜35岁的盆腔包块病人需要测定AFP。

术后对于Ⅰ期无性细胞瘤或Ⅰ期G_1的未成熟畸胎瘤可予以观察；胚胎瘤或卵黄囊瘤或Ⅱ～Ⅳ期无性细胞瘤或Ⅰ期、G_2～G_3及Ⅱ～Ⅳ期未成熟畸胎瘤，均应采取BEP方案化疗3～4周期（若初次手术未完成全面分期则应先完成手术分期，再行化疗）。对于术前有肿瘤标记物（尤其AFP和β-hCG）升高病人，术后每2～4个月需监测相应肿瘤标记物，共2年。对于肿瘤标志物异常升高且有明确肿瘤复发的病人，治疗选择（2B类）大剂量化疗或考虑追加化疗。对于肿瘤标志物正常，术后化疗后影像学提示病灶残留，二次手术确诊为恶性肿瘤残留，术后给予铂为基础的方案化疗2个疗程。

（3）保留生育功能的问题：卵巢生殖细胞肿瘤病人多为儿童和年轻妇女，故保留生育功能成为一个必须考虑的问题。对于有生育要求的所有病人，不论任何期别，均可以行保留生育功能的全面分期手术，切除患侧附件，仔细检查对侧卵巢无异常后保留对侧附件和子宫。

无性细胞瘤容易双侧发病，而且有些转移尚处于亚临床阶段，故有必要剖检对侧卵巢，并对可疑部位进行活检。对于强烈要求保留生育功能的病人，即使对侧发生小的转移，也可以切除肿瘤而保留部分正常卵巢组织。但假如病人染色体核型有Y染色体，则必须切除双侧卵巢，子宫可以保留，将来可作胚胎移植。

未成熟性畸胎瘤可合并对侧成熟畸胎瘤，故亦需进行对侧探查。近年来，有学者提出卵巢的剖开探查及楔形切除将影响卵巢以后的功能或影响卵巢皮质的卵母细胞而造成以后的不孕，建议仔细视诊和触诊对侧卵巢。

2. **化学治疗**

（1）无性细胞瘤：首选BEP方案化疗（具体参考性索-间质肿瘤化疗部分）。对经选择的ⅠB～Ⅲ期无性细胞肿瘤病人，为减少化疗毒性反应，可以用3个周期的依托泊苷/卡铂化疗：

- 卡铂：剂量为曲线下面积（AUC）5～6,d1
- 依托泊苷：剂量120mg/m^2,d1～d3

　　每4周为1周期，共3个周期。

复发的无性细胞瘤病人或者博来霉素已达终身剂量者可应用PVE方案，具体如下：

- 顺铂(P)：20mg/m^2,d1～d5,ivdrip
- 长春新碱(V)：1～1.5mg/m^2,d1,d2,iv
- 依托泊苷(E)：100mg/m^2,d1～d5,ivdrip

（2）卵黄囊瘤：此类病人均需化疗。足量和正规的化疗非常重要，能明显改善预后。Williams总结了美国MD Anderson癌瘤中心和印第安纳州医学院各自采用PEB和PVB方案治疗恶性生殖细胞肿瘤，发现两者疗效近似，但PEB毒性较低，故认为PEB最好。具体PEB方案和PVB方案参见性索-间质肿瘤化疗部分。

（3）未成熟性畸胎瘤：在联合化疗问世之前，未成熟畸胎瘤的存活率仅约20%～30%，应用联合化疗后存活率大大提高。目前认为Ⅰ期、G_1的病人预后好，不需要辅助化疗，可随访观察。而对于Ⅰ期、G_2～$_3$或Ⅱ～Ⅳ期的未成熟畸胎瘤均需化疗，首选BEP方案。对于应用此方案化疗后肿瘤标记物仍持续性增高者，可选用TIP方案（紫杉醇、异环磷酰胺、顺铂）或大剂量化疗。由于未成熟畸胎瘤生长速度很快，术后应尽可能早开始化疗，一般应在7～10天以内。

3. **放射治疗**　无性细胞瘤对放疗高度敏感。照射剂量为2500～3500cGy,效果良好。但是放疗往往会造成生育功能的丧失以及其他较严重的不良反应。所以放疗并不是无性细胞瘤的一线治疗方法。放射治疗时应覆盖对侧卵巢部位，使其不受照射，以避免放疗对正常组织的破坏作用。其他类型的卵巢生殖细胞肿瘤很少应用放疗，只有经过化疗后尚有持续性局限性病灶存在情况下才被使用。

4. **有残余病灶或肿瘤复发**　对影像学检查发现有残留肿瘤，但AFP和β-hCG水平正常的病人，可考虑行手术切除肿瘤，也可以选择观察。后续治疗主要取决于术中的发现：残留肿瘤、良性畸胎瘤或坏死组织。对一线化疗后AFP和（或）β-hCG水平持续升高的病人，推荐采用TIP（紫杉醇、异环磷酰胺、顺铂）方案或干细胞移植支持下的大剂量化疗。切除残留肿物后，如果病理检查证实病灶性质为恶性，也可选择观察（2B类），但对于这一方法，不少学者持不同意见，相关研究也正在进行中。其他推荐的治疗方式包括继续化疗（2B类）。应当建议病人转诊到三级医疗中心接受治疗。

七、单胚层畸胎瘤及与皮样囊肿有关的体细胞肿瘤

【病理类型】

1. **卵巢甲状腺肿**(struma ovarii benign/malignant)

1）大体：通常单侧，实性。各种大小均有，通常小于10cm。可呈分叶状。肿瘤主要为囊性，有时会包含质软、棕绿色的组织。

2）组织学：为最常见的单胚层畸胎瘤，完全或主要由甲状腺组织组成。分为良性和恶性两类。镜下主要表现为

正常或各种甲状腺腺瘤的形式。免疫组化甲状腺球蛋白阳性。

3）临床特点：卵巢甲状腺肿大多数发生于生育期女性。临床表现类似于成熟囊性畸胎瘤。少数病人有甲状腺功能亢进的症状。1/3 的病人有腹水。大多数的典型甲状腺瘤是良性的。组织学和生物学上恶性的甲状腺样肿瘤预后也良好，一般局限于卵巢。肿瘤的大小和预后的恶性程度相关，大量腹水、粘连、肿瘤穿透浆膜在恶性肿瘤中常见。仅一小部分合并甲状腺样癌的病人死于该病。

2. 类癌(carcinoid)

1）大体：肿瘤单侧，表现为皮样囊肿、甲状腺肿、黏液样囊性肿瘤内的实性结节或包块。黏液型类癌切面可以呈白亮色。

2）组织学：组织学图像分为岛状型、小梁型、黏液型甲状腺肿类癌。黏液型又称腺类癌或杯状细胞癌，形态上类似于阑尾的杯状细胞癌。腺体密集或呈筛状、巢状或片状图像，可伴有坏死和较多核分裂象。甲状腺肿类癌由不同比例的类癌成分和甲状腺肿构成。其中，类癌成分多呈花带或小梁状图像。甲状腺球蛋白及神经内分泌标记为阳性。

3）临床特点：卵巢类癌较少见。是类似胃肠道类癌的，分化好的神经内分泌肿瘤。也称为高分化神经内分泌瘤 I 级。常见甲状腺肿类癌(strumal carcinoid)和黏液型类癌(mucinous carcinoid)。发病年龄 14~79 岁(平均 53 岁)。许多肿瘤为偶然发现。1/3 孤立的类癌尽管没有转移，但有类癌综合征相关表现。甲状腺肿类癌几乎总是良性的。黏液型类癌，特别是合并异型性时，可以有侵袭性的表现。

3. 神经外胚层肿瘤

1）大体：单侧，体积较大，实性或囊实性。实性成分质软，灰色至白色。囊肿可含有乳头样赘生物。可见明显的出血和坏死。

2）组织学：以原始神经外胚层为主要成分。多可见鳞状上皮、毛发、皮脂腺、骨和软骨成分，可合并皮样囊肿。包括室管膜瘤、原始神经外胚层肿瘤、髓上皮瘤、多形性恶性胶质细胞瘤等。

3）临床特点：卵巢神经外胚层肿瘤(neuroectodermal-type tumours)罕见。发病年龄 6~69 岁，大多数年轻发病。多数病人表现有腹部、盆腔疼痛或腹部包块。其他症状包括月经不规则、体重下降、高雄激素体征等。临床分期是最重要的预后因素。部分肿瘤可以有侵袭性的病程。

4. 皮脂腺肿瘤(sebaceous tumours)

1）大体：主要呈囊性，多数都与皮样囊肿相连。

2）组织学：形态类似各种皮脂腺瘤，包括皮脂腺腺瘤(sebaceous adenoma)和皮脂腺癌(sebaceous carcinoma)，起源于皮样囊肿内。

3）临床特点：皮脂腺肿瘤极其罕见。多中老年发病。通常有盆腔包块症状。大多数肿瘤为良性，但有癌性成分

的瘤可以有临床恶性表现。

5. 其他罕见的单胚层畸胎瘤　泌乳素瘤和促肾上腺皮质激素瘤都可以起源于皮样囊肿内，分别引起高泌乳素血症和库欣综合征，均表现良性病程。类似于黑色素细胞瘤者少见，与未成熟畸胎瘤相关，呈恶性病程。少见成熟神经胶质组织、室管膜、呼吸道或黑色素上皮组织的肿瘤，也归入单胚层畸胎瘤。

6. 癌

（1）鳞癌(squamous cell carcinoma)

1）大体：单侧，较大，实性或囊实性，有可辨认的皮样囊肿组织。可以突出囊壁或表现为囊壁增厚。

2）临床特点：鳞癌是在皮样囊肿内的鳞状上皮细胞恶性转化。鳞状细胞癌大约占 80%。各种年龄均可能发生(平均 55 岁)，较普通皮样囊肿者发病晚 20 岁。大的肿瘤可有与周围器官粘连的症状和体征。直径大于 10cm、CEA 升高、年龄大于 45 岁者可疑恶性，可通过影像学证实。预后依赖分期和肿瘤是否局限于卵巢。总体 5 年生存率 15%~52%，I 期生存率 75.7%，晚期病例的预后较常见卵巢癌差。

（2）其他：腺癌是第二常见的皮样囊肿恶性肿瘤，大约占 7%，主要源自胃肠道，呼吸道上皮。源自成熟畸胎瘤的黏液性囊腺癌有与畸胎瘤同型的基因，支持这些是生殖细胞起源。

【治疗】

治疗原则同生殖细胞肿瘤组。单胚层畸胎瘤及与皮样囊肿有关的体细胞肿瘤多为良性。手术切除时，如病人年轻，应行肿瘤剥除术，或患侧附件切除术。如发现肿瘤恶性表现，对于需要保留生育功能的病人，应做保留生育功能的全面分期手术；若不要求保留生育功能，I 期病人应行全面分期手术，II~IV 期病人可做肿瘤减灭术。

八、生殖细胞-性索间质肿瘤

（一）性腺母细胞瘤(gonadoblastoma)

【病理】

1. 大体　性腺母细胞瘤大多数肿瘤小而质硬，直径 2~3cm，呈棕褐色或白色。切面常为砂砾样。超过 40% 的肿瘤为双侧。如果包块巨大，可以提示是具有侵犯性的、恶性的，源自性腺母细胞瘤的生殖细胞肿瘤。

2. 组织学　分单纯性性腺母细胞瘤(gonadoblastoma)及合并恶性生殖细胞的性腺母细胞瘤(gonadoblastoma with malignant germ cell tumour)两种。镜下两型细胞密切混杂，呈界限完好的细胞巢状，每个巢由厚的基底膜包裹且包埋于纤维结缔组织间质中。瘤细胞亦可排列成卵泡状、弥散分布或花冠状。

【临床特点】

本病罕见。见于年轻病人（平均年龄 18 岁）。多伴有染色体异常引起的性腺发育不全、激素异常等症状。大多数的肿瘤因为原发或继发闭经，或因为生殖道畸形而发现。也有些是偶然被发现，或是在影像学检查中见附件区钙化。多见于合并特纳综合征表象及染色体异常者。也有少量病人外观正常，染色体 46XX。一半以上的病人至少有轻度的男性化表现。

单纯性的性腺母细胞瘤是良性的。合并恶性生殖细胞者有恶性转化，肿瘤预后依赖于生殖细胞肿瘤的类型、大小。

（二）未分类的生殖细胞-性索间质混合瘤

【病理】

1. **大体** 体积较大，单侧发生，呈实性包块，切面灰粉色、黄色或淡棕色。

2. **组织学** 由生殖细胞和性索成分组成。镜下可见肿瘤细胞呈短梭形，类似性索间质细胞，排列成细长分支条索或宽柱，期间混杂单个或成堆生殖细胞，部分区域出现 Call-Exner 小体样结构；或呈岛状及实心管状结构，被细纤维组织分隔，混杂数量不等生殖细胞；性索间质样细胞呈网状排列，可混杂单个或众多生殖细胞。

【临床特点】

罕见。多发生于婴儿或 10 岁以下儿童。病人的基因和表象都为正常女性。偶见肿瘤与假性性早熟有关。大多数的肿瘤是良性的。恶性生殖细胞肿瘤少见。约 10% 的病例可见无性细胞瘤或其他恶性生殖细胞肿瘤，主要集中在青春期病人。

九、混杂肿瘤

（一）卵巢网肿瘤

【病理】

1. **大体** 可见卵巢网腺瘤（adenoma of rete ovarii）和卵巢网腺癌（adenocarcinoma of rete ovarii）。肿瘤通常单侧、单房、平滑、呈浆液性。直径 1～24cm，平均 8.7cm。腺瘤一般不明显，少见实性或囊实性包块。腺癌仅有的 1 例病理报道，见到 5.5cm 及 8.5cm 囊实性肿瘤。

2. **组织学** 起源于卵巢网的肿瘤。肿瘤囊壁上无或少有纤毛，有一层肥厚的平滑肌和（或）增生的门细胞，而内壁上有裂隙样凹陷。

【临床特点】

卵巢网囊肿（囊腺瘤）占卵巢囊肿的 1%，腺瘤不常见，腺癌更罕见。最常见于绝经后。有腹部或盆腔不适/压迫感，可见男性化、多毛症，可扪及盆腔包块。腺瘤通常偶然发现，腺癌病例报道的病人有腹胀和腹水。卵巢网囊肿和腺瘤是良性的。腺癌报道病例为肿瘤晚期。

（二）午非管肿瘤

【病理】

1. **大体** 午非管肿瘤（wolffian tumour）为单侧、实性或囊实性包块。呈灰白色、棕褐色或黄色，直径 2～20cm。午非管起源，生长在卵巢内或毗邻卵巢。

2. **组织学** 排列形式多种多样，可呈筛状、弥漫分布、中空小管、实性小管等。

【临床特点】

也称为中肾管肿瘤。为少见的卵巢肿瘤。发病年龄 24～87 岁，大多在绝经后。可见腹部扩张、腹痛、腹部包块、绝经后阴道流血、尿频等。通常良性。也有少数病例见恶性形态，相关表现包括细胞学异型性，有丝分裂活动增加。

（三）小细胞癌（高钙血症型）

【病理】

1. **大体** 肿瘤较大，绝大多数单侧。多为实性，白色至灰色。常见坏死、出血和囊性退行性变。

2. **组织学** 主要由小细胞组成，偶有大细胞成分。典型特征为滤泡状结构和核内出现明显核仁，某些区域可出现含丰富嗜酸性胞浆和明显核仁的大细胞区。也可见到充满黏液的良性或恶性外观的细胞。

【临床特点】

本病罕见。是一种未分化的肿瘤，恶性程度高。主要发生于年轻女性（平均 23 岁）。2/3 的病例与高钙血症相关，与神经内分泌小细胞癌（肺型）无关。多数病人有卵巢包块相关症状，偶见肿瘤转移症状。高钙血症相关的症状罕见。通常局限单侧卵巢内，大约一半的病例会有卵巢外扩散，主要为腹膜型。

肿瘤分期是最重要的预后因素。有报道，1/3 的 Ⅰa 期病人术后无瘤生存率 1～13 年，另外 2/3 的 Ⅰa 期病人及所有晚于 Ⅰa 期者均死于本病。当 Ⅰa 期肿瘤病人年龄大于 30 岁、血钙水平正常、肿瘤小于 10cm、没有大细胞时，预后较好。

（四）小细胞癌（肺型）

【病理】

1. **大体** 肿瘤较大，常见双侧和卵巢外扩散。多为实性，常见坏死病灶。

2. **组织学** 为类似神经内分泌型的肺小细胞癌。镜下滤泡样结构少见，细胞核染色质均匀散布，核仁常不明显。

【临床特点】

本病罕见。多见于绝经后,有盆腔或腹部包块相关症状。具有神经内分泌特征,无高钙血症。而由肺转移至卵巢的肺型小细胞癌多不累及卵巢的表面,两者是不同的肿瘤。此类肿瘤高度恶性,发现通常为晚期,治疗效果不理想,易复发,预后差。

小细胞癌的治疗原则以手术为主,辅以放疗、化疗。手术方式多采用肿瘤细胞减灭术,个别报道年轻病人可行保留生育功能的手术。术后可选化疗方案有 PEB(顺铂、鬼臼乙叉、平阳霉素)、PAC(顺铂、阿霉素、环磷酰胺)、VAC(长春新碱、放线菌素 D、环磷酰胺)、PVB(顺铂、长春新碱、平阳霉素)、VP-16＋P(鬼臼乙叉苷＋顺铂)。强调多药联合应用,3～4 种,甚至 5～6 种药同时采用。

(五) Wilms 肿瘤

【病理】

1. **大体**　肿瘤单侧,直径 12～19cm。多为实性,可见囊性和坏死病灶。

2. **组织学**　所有病例中均混合有胚芽、上皮细胞(包括管状和血管球结构)和间叶组织。

【临床特点】

原发的卵巢肿瘤,有类似于同名肾脏肿瘤的特点,也称为肾胚细胞瘤。仅有少于 5 个病例报道。见于儿童、30～60 岁成年人。可见腹痛症状,合并或不合并腹部扩张、盆腔或腹部包块、腹水。所有报道的病例目前均存活,随访时间 6 个月至 9 年。

(六) 副神经节瘤

【病理】

1. **大体**　副神经节瘤(paraganglioma)直径可达22cm,实性,呈棕色、棕褐色或黄色。一个病例中肿瘤位于畸胎瘤内,另一病例中位于畸胎瘤的囊壁上。

2. **组织学**　由多边形的、有上皮样的外观细胞组成。在细胞巢内有分隔,包含许多薄壁的基质和血管通道。是一种神经内分泌肿瘤,通常起源于特别的神经冠细胞。

【临床特点】

也称为嗜铬细胞瘤。病人可有卵巢包块相关的症状,或因肾上腺素或去甲肾上腺素而继发的高血压症状。病例报道的年龄 16～68 岁。仅有的 3 例报道中,2 例有卵巢外转移,但是缺乏长期的随访。

(七) 实性假乳头样肿瘤

【病理】

1. **大体**　实性假乳头样肿瘤(solid pseudopapillary

neoplasm)直径多大于 10cm。切面囊实性。组织易碎,色黄至棕褐色。

2. **组织学**　肿瘤细胞生长呈片状和巢状,不常见索状和假乳头样。片状和巢状细胞四周都是分隔,包含一个微妙的血管网络。肿瘤形态与在胰腺中的同名肿瘤完全相同。

【临床特点】

本病罕见。发病年龄 17～57 岁,可见卵巢包块相关的症状。有随访的 3 个病例中 1 例死亡,其肿瘤出现坏死和淋巴血管侵犯,有丝分裂率高。

十、间皮肿瘤

(一) 腺瘤样瘤

【病理】

1. **大体**　腺瘤样瘤(adenomatoid tumour)较小,位于卵巢门内,呈实性,也可为多囊性。

2. **组织学**　镜下可见多种包含嗜碱性成分的腺样空泡样细胞质。细胞可类似印戒细胞。少见核异型和有丝分裂活动。

【临床特点】

本病少见,为良性病变。是间皮来源的卵巢肿瘤,经常为偶然发现,可见盆腔包块相关症状。

(二) 间皮瘤

【病理】

1. **大体**　间皮瘤(mesothelioma)通常双侧,实性,大小变化不一。

2. **组织学**　可累及卵巢表面和实质。可有合并乳头的上皮样细胞型、管样/腺样细胞型、混合类型(上皮及肉瘤型)。

【临床特点】

本病为恶性的间皮肿瘤。发病年龄 16～63 岁,平均52 岁。有卵巢包块相关症状,如腹痛腹胀,盆腔疼痛。预后类似于其在腹膜的对应肿瘤。

十一、软组织肿瘤

(一) 黏液瘤

【病理】

1. **大体**　黏液瘤(myxoma)多为单侧,直径 5～22cm,平均 11cm,质软,切面呈胶状。有时有囊性退变。

2. 组织学　由嵌入了丰富的黏液样基质的纺锤样细胞组成的间叶细胞肿瘤。外观良性的梭形和星形细胞分布于血管丰富的黏液样背景中,瘤中可有小灶平滑肌或纤维瘤组织。

【临床特点】

良性肿瘤。非常罕见。最常见于育龄女性,有卵巢包块相关的症状和体征。

（二）其他

其他多种原发于卵巢肿瘤的软组织肿瘤均少见。形态学特点与这些肿瘤在其常见部位相同。有报道的肿瘤包括:平滑肌瘤、血管瘤、神经瘤、脂肪瘤、淋巴瘤、血管肌脂肪瘤、软骨瘤、骨瘤、神经节瘤等。

十二、瘤样病变

（一）卵泡囊肿

【病理】

1. 大体　卵泡囊肿(follicle cyst)通常单侧,直径 3～8cm,表面光滑,囊壁薄,包含透明囊液。也可为多囊性和双侧。

2. 组织学　生理性囊肿,镜下见囊壁为增生的颗粒细胞和其外围的卵泡膜细胞组成。两者均可黄素化,并形成 Call-Exner 小体。囊肿较大时,因积液膨胀,囊壁变薄呈扁平状,很像浆液性囊腺瘤瘤壁的被覆上皮,组织学上常诊断为单纯性囊肿。

【机制】

正常情况下每一月经周期仅有一个卵泡发育成熟并排卵。但是,当成熟卵泡不破裂或闭锁的卵泡持续增长时,使卵泡腔液体潴留而形成囊肿。内有含雌激素的卵泡液,称为卵泡囊肿。此类囊肿很常见,多发生于生育期年龄,偶见于新生儿或绝经期以后。目前认为的机制包括:①下丘脑-垂体-卵巢轴功能紊乱,导致卵泡过度生长及分泌,形成囊肿;②卵巢白膜增厚,卵泡排卵困难;③胎儿、新生儿系母体或胎盘激素影响所致。

【临床特点】

也称为滤泡囊肿,功能性囊肿。多数卵泡囊肿无症状,可见有轻度的腹部疼痛,罕见囊肿破裂并导致腹腔内出血,较大的囊肿可以并发扭转。生育期妇女出现无排卵性阴道流血,儿童可见假性性早熟。

【治疗】

大多数有症状的卵泡囊肿自行或在激素作用下溶解。通常在 4 个月内自发吸收。若月经失调,口服避孕药可帮

助建立正常的月经周期。囊肿较大或有并发症如破裂、扭转,可行卵巢楔形切除或附件切除术。儿童病人合并有性早熟者,如系中枢系统分泌的高促性腺激素引起,可应用 GnRHa 治疗。

（二）黄体囊肿

【病理】

1. 大体　黄体囊肿(corpus luteum cyst)多为单侧,直径多大于 3cm,呈单房,早期似血肿,待血肿吸收后囊腔内为透亮或褐色液体,囊壁部分或完全为浅黄色,多数呈花环状结构。

2. 组织学　镜下见囊肿形成的早期,仍见黄体细胞富含类脂质,囊壁内层纤维化,并可见黄素化颗粒细胞细胞质内含嗜酸性颗粒,卵泡膜细胞呈楔形插入颗粒细胞间。囊内有或无透亮液体,后期囊壁纤维化伴透明样变较明显。

【机制】

成年妇女黄体的大小、外观差异较大。排卵以后,卵泡壁塌陷,卵泡膜血管破裂,形成血体,残留的颗粒细胞变大,细胞质内富含黄色颗粒状的类脂质物形成黄体。正常黄体的直径一般小于 2cm,当黄体直径大于 3cm 时称为囊性黄体。若囊性黄体持续存在或增大,或黄体血肿含血量较多,被吸收后均可致黄体囊肿。研究表明它来源于妊娠过程中卵巢内单个或多个黄素化结节状病变,可能由闭锁卵泡的黄素化卵泡膜细胞发展而来,与过量的 β-hCG 刺激有关。

【临床特点】

通常发生在生育期年龄,很少在新生儿发现,偶见于绝经后的自发排卵。为功能性囊肿,通常自行消退。一般无临床症状。若囊肿持续存在,可出现下腹痛、闭经或月经推迟。性交等可引起囊肿破裂,也可有自行破裂,导致疼痛和腹腔内出血。此时若伴有月经推迟,极易误诊为异位妊娠破裂,常常根据剖腹探查和病理学检查作出最终诊断。黄体囊肿偶有引起卵巢扭转。经阴道彩超对诊断卵巢动脉出血有帮助。

【鉴别诊断】

（1）异位妊娠:黄体囊肿破裂易被诊为异位妊娠,后者 β-hCG 阳性。

（2）妊娠黄体:直径小于 3cm,一般于妊娠 3 个月后自行消失,测量 hCG 有助于鉴别诊断。

（3）卵巢肿瘤:一般直径大于 5cm,绝经后或生育期妇女服用避孕药卵巢增大者,应高度怀疑肿瘤。黄体囊肿应于月经干净后复查,多消失或缩小。

【治疗】

无症状者可随诊观察,若有不规则阴道出血按子宫功能

性出血处理。若囊肿破裂或扭转行卵巢楔形切除或附件切除。

（三）大的孤立性黄素化滤泡囊肿

【病理】

1. **大体**　肿瘤巨大，平均直径 25cm，质地均一，壁薄，包含清亮囊液。

2. **组织学**　囊肿是由一层至多层的有丰富的嗜酸性和空泡样细胞质的颗粒细胞组成。

【临床特点】

大的孤立性黄素化滤泡囊肿(large solitary luteinized follicle cyst)一般在妊娠晚期或产褥期发现。囊肿通常表现为明显的附件包块。没有内分泌表现。大的囊肿可以有扭转或破裂。所有病人在手术切除后拥有一个良好的预后。

（四）高反应性黄素化

【病理】

1. **大体**　卵巢增大，可达 15cm。包含多发薄壁囊肿，直径 1～4cm，充满清亮或血性囊液。

2. **组织学**　囊肿含有水肿的基质，可见成簇的黄素化细胞。可见明显黄体颗粒细胞排列。

【机制】

由于大量的黄体卵泡囊肿导致双侧卵巢增大，发生于妊娠或诱导排卵(卵巢过度刺激综合征)。总体不常见，但是在不孕症治疗中常见。在单胎妊娠或多胎妊娠均可能出现。10%～40% 的病例可以合并妊娠滋养细胞疾病。并发于试管婴儿者，与 OHSS,Rh 同种免疫和胎儿水肿有关。

【临床特点】

病人可以无症状，但是在妊娠期、剖宫产，以及产后发现卵巢增大。可并发扭转、破裂和腹腔内出血。报道有 15% 的病人由于睾酮升高，出现男性化表现。OHSS 可以发生于应用 FSH、hCG 或克罗米芬诱导排卵。严重病例通常可见于成功受孕者，卵巢巨大，可有大量腹水和(或)胸腔积液。血液浓缩合并继发少尿和血栓现象，是威胁生命的并发症。

【治疗】

一般可自行消退。妊娠病人，消退一般发生在产后，最长可以延续到产后 6 个月。继发于滋养细胞疾病者，可以持续长期存在。只有在有大量出血或卵巢梗死的病例才需要治疗。

（五）妊娠黄体瘤

【病理】

1. **大体**　2/3 病例为单侧，1/3 为双侧肿瘤。为不连续的实性包块，棕褐色至褐色。肿瘤平均直径 7cm，出血性囊肿可以达 20cm。卵巢体积增大而呈单个或多个结节状隆起，呈圆形或叶状。边缘呈花边样弯曲，有零星囊性滤泡，皮质区浅表微灶区域呈乳白色乳头状突。可有灶性出血。

2. **组织学**　镜下见病变区由形态一致的多边形细胞组成，细胞具有丰富的细胞质，嗜伊红染色阳性，偶可见核分裂象，一般不超过 3～7 个/10HP。细胞排列呈片状，偶可见索状或巢状排列。

3. **免疫组化**　染色抑制素 A、CD99、细胞角蛋白阳性。

【临床特点】

妊娠黄体瘤(pregnancy luteoma)是一种不常见的妊娠期的肿瘤样病变。产生于妊娠后半期并可以在产褥期自发性退化的瘤样结节，由大的、黄素化的细胞组成的，卵巢增大，外观似肿瘤，故称为妊娠黄体瘤。

病人一般 30～40 岁，80% 为多胎妊娠者。绝大多数无症状，有时可合并腹水、畸胎瘤、纤维上皮瘤、输卵管妊娠、绒癌等。通常在剖宫产时或产后输卵管结扎术中偶然发现。25% 的母亲出现多毛症或男性化，如嗓音低沉、面部痤疮、多毛、阴蒂肥大等。她们的女性婴儿有 70% 由于睾酮升高，也会出现男性化表现，可有外生殖器性别难辨。肿瘤为良性，在产后自行消退。产后数周，卵巢可恢复正常大小。

【鉴别诊断】

高反应性黄素化，多见于滋养细胞疾病和多胎妊娠，双侧多见，一般发生于早期妊娠，且为囊性。而妊娠黄体瘤一般发生于妊娠晚期，切面实性。单侧多见。

【治疗】

一般予保守治疗。本病在产后数周内自行消退，卵巢恢复正常，预后良好。疑有本病或术中发现卵巢肿大时可先作楔形活检，确诊妊娠黄体瘤后可采取保守治疗。一般产后几个月可完全消失，血浆睾酮于产后数周降至正常，但再次妊娠可复发。

（六）间质增生

【病理】

1. **大体**　双侧卵巢可以是正常大小或轻度增大。皮质、髓质都可能被白色或黄色的结节侵犯，可以见到弥散扩大、坚硬、白色至黄色的切面。

2. **组织学**　镜下见皮质区增厚、间质细胞明显增生，无卵泡发育，皮质内短梭形细胞呈巢状或漩涡状增生排列，嗜碱性。

【机制】

正常女性出现下丘脑-垂体功能紊乱，卵巢间质对垂体促性腺激素的一种增生性反应。若相反表现为间质细胞过度增生则为病理性。单纯卵巢间质增生所致的卵巢增大称为"卵巢间质增生",增生的间质中有黄素化的卵泡膜细胞者称为"卵泡膜细胞增生"。

【临床特点】

间质增生(stromal hyperplasia)是一种非肿瘤性的、良性的增生。临床不常见,可无明显症状。偶尔发生于围绝经期或绝经后女性。偶见雄激素或雌激素症状。

(七)间质卵泡膜细胞增生症

【病理】

1. **大体** 卵巢可大小正常或增大(达 8cm)。切面上实质坚硬,呈棕褐色或黄色,可以见到边界不清的结节。

2. **组织学** 特征为间质细胞呈网状,细胞质丰富,增生的间质中常有单个或散在的黄素化细胞。

【临床特点】

多发生于生育期和绝经后女性。尸检发现在大于 55 岁的女性中有 1/3 可见本病。可以无症状,但是经常出现内分泌表现,特别是绝经前的雄激素表现和绝经后的雌激素症状。雄激素表现的病人有男性化表现,主要是闭经、不孕。同时伴发高雌激素状态时,有不规则阴道流血,伴子宫肌瘤、子宫内膜增生过长、子宫内膜腺癌或乳腺癌等。本病有家族性倾向。为良性病程。

【鉴别诊断】

间质卵泡膜细胞增生症(stromal hyperthecosis)与多囊卵巢综合征在临床上有很多相似之处,如雄激素和促性腺激素水平升高,以及多毛、闭经、不孕、有家族史等。故两者需加以鉴别。本病多发生于 40 岁以上的妇女,尤其是绝经后妇女。多数有多毛;卵巢间质呈弥漫性增生;卵巢间质中有散在的黄素化细胞;促排卵治疗和卵巢楔形切除的疗效没有多囊卵巢综合征那样肯定。

(八)纤维瘤样增生

【病理】

1. **大体** 单侧(占 80%)或双侧卵巢可以受累。平均大小 8cm,表面平滑或有结节样。切面坚硬,呈白色至灰色,可以包含各种形态大小的囊肿。

2. **组织学** 镜下见病灶处梭形纤维细胞增生,有程度不等的胶原纤维围绕正常卵巢结构,包括各种卵泡和黄体。增生的纤维细胞或正常卵巢间质内可见黄素化间质细胞。半数病例合并灶型间质水肿,需与卵巢重度水肿鉴别。

【临床表现】

纤维瘤样增生(fibromatosis)为少见疾病。一般发生于绝经前,多见于 13～39 岁女性。约一半伴有不孕或月经异常,包括阴道不规则流血、闭经、月经过多。少数有雄激素表现,偶见腹水。可因扭转而出现腹痛。妇科检查可扪及单侧或双侧附件肿块。为良性病变。

【鉴别诊断】

(1)卵巢纤维瘤:多发于老年妇女,切面增生的纤维呈交织状排列,其中无正常的卵巢结构。通常也无内分泌活性。

(2)卵巢重度水肿:皮质和髓质高度水肿,有囊性变。水肿组织将卵泡分散,剖面有水肿液溢出。而本病则由弥漫增生的纤维细胞和胶原细胞包绕卵巢结构。

【治疗】

多行手术治疗。因本病多发于年轻女性,多考虑保留生育功能的保守性手术,如卵巢楔形切除术或单侧附件切除术。若为卵巢楔形切除,需送冰冻快速病理以除外恶性病变。本病发展缓慢,多预后良好。

(九)重度水肿

【病理】

1. **大体** 90% 单侧,10% 双侧受累,右侧卵巢比左侧更容易受累。水肿的卵巢直径 5～40cm 不等,平均为 11.5cm,最大重量可达 2400g。卵巢呈苍白或粉红色,质软,表面光滑,明显水肿。切面湿润,有淡黄色液体流出。可伴部分性或完全性扭转,呈紫蓝色。皮质浅层可见散在稀疏卵泡。水肿液主要存在于皮质深层和髓质区域。

2. **组织学** 镜下见卵巢白膜完整,皮质浅层纤维增生致密,皮质浅层可见各级卵泡、囊性滤泡及白体。浅层下区间质细胞稀疏排列,间质细胞和胶原纤维间有大量粉染的水肿液;疏松水肿的间质中可见小片状、簇状黄素化间质细胞,呈多角形,胞质有丰富嗜酸颗粒,核较小,深染。髓质内小静脉、淋巴管明显扩张,间质中少量淋巴细胞浸润及红细胞溢出。

【机制】

由于卵巢间质显著水肿,分离正常的卵泡及间质组织,致使卵巢明显增大,发生重度水肿。其发病可能与卵巢纤维化、卵巢系膜扭转、绒毛膜促性腺激素刺激、卵巢淋巴及静脉回流受阻、卵巢血管畸形等因素有关。

【临床表现】

青少年和年轻女性多见,平均 22 岁。可有腹痛(常见急性)、腹胀,大约 50% 的病例中可以见到卵巢蒂扭转。少见雄激素表现,如多毛、闭经、声音低沉等表现。患侧卵巢切除后,激素水平多恢复正常,男性化症状消失。国外有报道病人可伴有胸腔积液、腹水等 Meigs 综合征表现。

【鉴别诊断】

（1）卵巢纤维瘤水肿：为以编织状纤维细胞为主的实性卵巢肿瘤，缺乏滤泡、白体等正常卵巢结构，亦不能分辨皮质、髓质，与本病不难鉴别。

（2）多囊卵巢综合征：呈双侧对称性增大，卵巢白膜显著增厚，皮质下可见多个囊性卵泡样突起。临床上常有肥胖、多毛、不孕、月经不调等病史。而本病多为单侧，卵巢表面光滑，水肿明显，无白膜增厚，胶原纤维增生，皮质内卵泡不多。

（3）卵巢硬化性间质瘤：发病年龄多在 30 岁以下，多数病人有性激素乱症状。肿瘤切面呈不均质性，实质部分呈编织状、较硬，常伴水肿、黏液变和囊性变。镜下见肿瘤呈分叶状结构，水肿区呈灶性分布，位于细胞丰富的假小叶结构之间，而非弥漫性水肿，且不见正常卵泡结构。

【治疗】

多采用手术治疗。具体方式因人而异，与卵巢肿大程度，有无扭转，对侧卵巢情况等因素有关。如有扭转需行附件切除术。如无扭转，可行卵巢楔形切除术，送快速冰冻病理检查，以明确诊断。亦可行卵巢多点穿刺放液术并辅以卵巢固定术。一般预后良好。

（十）Leydig 细胞增生

【病理】

1. **大体**　在卵巢门有边界不清楚的 Leydig 细胞结节。病灶不是非常明显。

2. **组织学**　细胞一般为多边形，中央有明显的细胞核和大量的嗜酸性细胞质，可以有 Reink 晶体样的脂褐质色素。围绕有神经纤维和卵巢网。

【临床特点】

因在卵巢门部位的 Leydig 细胞数量增多，又称为门细胞增生。最常见于妊娠者，有时见于围绝经及绝经后者。可出现雄激素或雌激素症状，且与细胞增生的程度相关。多是由于升高的血清 hCG 或 LH 水平导致的生理性表现。预后良好。

（十一）其他

其他罕见的卵巢瘤样病变，包括妊娠期颗粒细胞增生、异位蜕膜、炎症和感染病灶、自身免疫性卵巢炎、间皮增生等。

间皮增生围绕于卵巢表面，与多种妇科疾病相关，特别是子宫内膜异位症。形态学上典型的表现是有小管样、巢样、索状细胞，有时呈线性排列，经常嵌入纤维组织中。有些病例中可出现乳头样或沙样瘤。极少情况下，间皮细胞可见出现淋巴血管侵犯。

十三、淋巴和髓系肿瘤

（一）卵巢淋巴瘤

【病理】

1. **大体**　原发卵巢淋巴瘤在大多数的病例中是单侧的。可以是显微镜下偶然发现，大者直径达 8～15cm。一般外生型，表面完整，可以是光滑或结节样。根据组织硬化的程度，切面可以是质软、肉质、坚硬或胶样。少见有囊性退化、出血或坏死。继发的卵巢淋巴瘤在大约 50% 的病例中是双侧的，相比原发的卵巢淋巴瘤直径要小。

2. **组织学**　最常见的原发卵巢淋巴瘤是继发于 Burkitt 淋巴瘤和卵泡淋巴瘤的弥散大 B 细胞类型。较少见 B 和 T 淋巴母细胞性淋巴瘤。卵巢淋巴瘤一般不侵犯卵巢实质，偶尔可以累及黄体及卵泡。

【临床特点】

原发卵巢淋巴瘤（lymphomas）是罕见的。小于 1% 的淋巴瘤累及卵巢，卵巢起源的淋巴瘤小于 0.5%。少数病人有 HIV 阳性，但大多数卵巢淋巴瘤病人没有发病诱因。卵巢淋巴瘤可以影响各个年龄的病人，从儿童到老年人，平均年龄 40～50 岁。青少年和儿童几乎都是恶性的淋巴瘤，包括 Burkitt 淋巴瘤、淋巴母细胞性淋巴瘤和弥散的大 B 细胞淋巴瘤。最常见的并发症是腹痛、腹围增大。有些病人有体重下降、疲劳、发热或异常阴道流血，常见腹水。卵巢淋巴瘤多为偶然发现。卵巢被继发累及比原发卵巢淋巴瘤更常见。

满意的治疗之后，预后依赖于淋巴瘤相应的分期和组织学类型。原发的卵巢弥散性 B 细胞淋巴瘤出现双侧卵巢累及、大的卵巢包块、分期晚、高度的国际预后指数（IPI）时预后不佳。

（二）浆细胞瘤

【病理】

1. **大体**　独立的髓外浆细胞瘤一般单侧，很少双侧，实性肿瘤直径通常大于 12cm。左侧卵巢更常见累及。

2. **组织学**　浆细胞的单克隆增殖，表现为局部过度生长。卵巢组织被弥散增生的浆细胞取代，其中有许多未成熟浆细胞。

【临床特点】

卵巢很少出现浆细胞瘤（plasmacytoma）累及。病人经常有卵巢包块相关症状。卵巢浆细胞瘤的预后与是否有髓系浆细胞起源无关，推测可能好于多发性骨髓瘤。

治疗为手术切除病灶，并密切追踪。可用化疗预防性给药，方案同多发性骨髓瘤。

（三）髓系肿瘤

【病理】

1. **大体**　可以是单侧或双侧，病灶直径 5～14cm。一般局限呈小叶样，坚硬，切面肉样，有时呈绿色。疾病可以局限于卵巢，也可并发于其他女性生殖道部位，包括输卵管和子宫。

2. **组织学**　镜下肿瘤与恶性淋巴瘤相像。肿瘤内存在原始粒细胞和分化较好的细胞有助于诊断。应用 Leders 染色可确诊。

【临床特点】

卵巢髓系肉瘤罕见，各种年龄都可能发生。可以单独发现，但一些病例中可见急性骨髓白血病或骨髓肉瘤在髓外，包括乳腺和淋巴结。病人通常有卵巢包块相关症状。有时卵巢增大是粒细胞白血病的第一体征，常被诊断为卵巢细胞性肉瘤或绿色肉瘤。

预后多变，一般较差。一些病人在短期病程后，死于急性髓系白血病。而一些针对急性髓系白血病治疗的病人，如选择联合化疗者，可以有缓解和长期的无病生存。

十四、继发性肿瘤

【概述】

凡是原发肿瘤的瘤细胞经过淋巴道、血道或体腔侵入卵巢，形成与原发病灶相同病理特性的卵巢恶性肿瘤，称之为卵巢继发性肿瘤，或转移性肿瘤。不同地区报道转移性卵巢恶性肿瘤的比例不同，西方国家 3%～15%，东方国家 21%～30%。

体内任何部位的原发性恶性肿瘤均可转移至卵巢。最常见的原发部位为胃肠道、乳腺、除卵巢外的生殖道、泌尿道，其他如肝、胰、胆道也有报道，白血病、淋巴瘤亦可累及卵巢。

卵巢转移可以与原发肿瘤同步或相继出现。一些病例中，卵巢包块是隐蔽的卵巢外肿瘤转移最早的表现。当出现：较小的肿块直径（<10～12cm），双侧，结节样生长，肿瘤在卵巢皮质表面者，需高度怀疑继发性肿瘤。相反的，原发卵巢肿瘤多为单侧，体积较大（>10～12cm）。当然，偶尔也可见转移肿瘤较大，单侧，囊性，类似原发的卵巢肿瘤。

组织学表现中，发现渗透性生长型，间质结缔组织生成，结节生长型，累及卵巢表面、皮质和卵巢门，淋巴血管被累及者，高度怀疑转移性肿瘤。相反的，卵巢原发肿瘤缺少这种表现。对于子宫内膜样的肿瘤，腺体纤维硬化背景、鳞状分化、子宫内膜异位症均有利于卵巢起源肿瘤的发生。印戒细胞的出现几乎总是提示消化道或乳腺起源转移癌。

【转移途径】

1. **直接蔓延**　卵巢邻近脏器如乙状结肠、阑尾、膀胱等原发性癌穿破黏膜层和浆肌层而蔓延至卵巢，其表面形成继发病灶。

2. **浆膜面转移**　肿瘤细胞通过腹膜或输卵管表面种植于卵巢，常伴盆腹腔其他脏器及子宫直肠陷凹的广泛弥散种植性癌结节。例如乳腺癌可直接侵犯胸膜和横膈膜，再经腹膜种植于卵巢。

3. **淋巴转移**　最常见的转移方式。上腹部肿瘤，尤其是消化道恶性肿瘤容易在脉管内形成癌栓。癌栓沿淋巴道通过腹主动脉旁淋巴结及盆腔淋巴结进入卵巢。乳腺癌除浆膜面转移途径外，亦可通过胸大肌深筋膜的淋巴管道，经肋间和腹壁淋巴进入肾旁淋巴，再沿上述通路到达卵巢；盆腔内淋巴沿髂血管分布，汇集来自卵巢、输卵管、子宫、阴道的淋巴液并形成一互通的淋巴网，故生殖道其他肿瘤均可通过此淋巴网到达卵巢。由于淋巴转移所致，肿瘤在卵巢包膜下膨胀生长，所以往往保持正常卵巢形态，可活动，但镜下可见淋巴管内癌栓。

4. **血行转移**　较少见，乳腺癌、消化道肿瘤、子宫内膜癌可能通过此途径转移。

【常见部位】

1. **肠道**

（1）病理：60% 的肿瘤是双侧，平均大小 12.5cm。切面一般是易碎，囊性。常见出血和坏死。镜下肿瘤细胞可呈现多种形态。瘤细胞立方形或柱状，呈单层或复层排列且大小不等。也可排列成腺管状，或呈乳头状排列，形态不规则。核深染有分裂象。

（2）临床特点：最常见的继发卵巢肿瘤之一。最多见于结肠、直肠腺癌，偶尔来自小肠。发病年龄 50～90 岁。约 10% 的病人有附件包块表现。肿瘤达Ⅳ期，预后差，但是单纯卵巢扩散可以有较长的生存率。

2. **胃**

（1）病理：大约 80% 的病例是双侧的。大多数肿瘤较大，实性，坚硬，切面白色至黄色。水肿可以很明显，特别是在中央区域。镜下通常由印戒细胞构成。内含大量黏液，将细胞核挤向细胞边缘，核变得细长，贴近胞膜呈半月状，如戒指。

（2）临床特点：胃转移性腺癌，也称为 Krukenberg 瘤（转移性的印戒细胞癌），原发病灶胃癌占大多数，肠癌、乳腺癌、胆管癌也可引起，但较罕见。发病率在不同地区不一，非西方国家较为常见。平均发病年龄 43 岁。大多数的病人有附件包块相关症状，余卜的最常见是胃肠道症状。肿瘤多为Ⅳ期，预后差。

3. 胰胆管

（1）病理：常为双侧，大小变化很多。通常实性和囊性包块，有或没有表面侵犯。可以见到均一的或明显囊性的包块，后者类似原发肿瘤。镜下见黏液细胞多种形态，细胞质丰富，核染色质浓染，间质中呈腺泡状。

（2）临床特点：来自于胰腺、胆囊、肝内肝外胆管的转移性腺癌。是相对不常见的继发卵巢肿瘤。平均发病年龄56~63岁。病人常有附件包块表现，也可以有腹痛或腹部不适、呕吐、发热、寒战、黄疸，有时有体重减轻。多为肿瘤Ⅳ期，预后差。

4. 阑尾

（1）病理：90%的病例是双侧的，平均直径15cm。常为多囊性和黏液性。切面通常实性，坚硬，也可以见到囊性成分。镜下见通常有丰富的细胞外黏蛋白和黏液上皮不规则分布，不完整的腺体通常有相邻的基底膜收缩。

（2）临床特点：继发于破裂的阑尾低级别黏液性瘤或腺癌。较肠道与乳腺癌少见。一般发生于中年妇女。低级别黏液性肿瘤通常在腹部可见合并喱样黏液成分（腹膜假黏液瘤）。很多病人有附件包块，合并一般性的腹部疾病症状。低级别黏液性肿瘤局限在卵巢者有相对较好的预后；而转移性的阑尾腺癌通常为高级别病变，预后较差。

5. 乳腺

（1）病理：2/3肿瘤双侧，通常小于5cm。一般实性，也可见到囊性大包块。镜下罕见分泌黏液的印戒细胞，常是单行细胞索排列，具有乳腺浸润性小叶的特征。少数病例有典型的髓样癌结构。

（2）临床特点：不常见。平均发病年龄49岁。病人有盆腔包块，但是大多数偶然发现。多为Ⅳ期肿瘤，预后差。

6. 其他　多见的包括转移性宫颈与子宫内膜腺癌；不常见的包括肺癌、膀胱癌、肾癌、宫颈鳞状细胞癌、黑色素瘤、良性肿瘤、多种非妇科的肉瘤、子宫间叶肿瘤等。

大多数转移性宫颈内膜腺癌预后较好。子宫内膜癌转移根据FIGO分期为Ⅲa期。其他肿瘤的预后，大多基于原发部位肿瘤情况不同而异。

【治疗】

此类病人生命短暂，预后极差，很少深入研究，治疗也缺乏一致意见。甚至有观点曾认为卵巢可起到肿瘤细胞储藏室的作用，对瘤细胞扩散起到防御作用。现在多数学者认为应行手术治疗，尽可能积极切除肿瘤，术后辅助放疗或化疗。

手术范围因人而异。多数行全子宫双附件切除；若病人情况差或术中发现腹腔转移广泛可行双附件切除；如转移局限于盆腔，可采用原发性卵巢恶性肿瘤的手术方法，即行全子宫双附件切除。

化疗可根据原发肿瘤的部位和性质而定。乳腺癌一般以他莫昔芬（tamoxifen）激素治疗或CTX、氟尿嘧啶、MTX、阿霉素；胃癌用丝裂霉素、氟尿嘧啶、阿霉素、顺铂；直结肠癌用CTX、氟尿嘧啶、阿霉素、丝裂霉素、MTX。至于放疗，多数认为可以减少盆腔局部复发。放化疗对5年生存率均无明显影响。

【临床特殊情况的思考和建议】

1. 卵巢癌的二元论模型与卵巢外起源学说　卵巢癌病死率一直高居妇科恶性肿瘤之首，尽管卵巢癌肿瘤细胞减灭术和紫杉醇类与铂类联合化疗方案的广泛应用，其5年生存率仍无突破性进展。近年来人们对卵巢癌的细胞起源、分级分型和发病模式的认识发生了较大变化，卵巢癌的二元论模型和卵巢外起源学说日益受到关注。

（1）二元论模型理论：2004年，美国霍普金斯大学病理学家提出了卵巢癌"二元论模型"，此后美国德州大学M. D. 安德森癌症中心（The University of Texas M. D. Anderson Cancer Center）提出了具体的两级分级标准。2014年WHO更新了卵巢癌的组织学分类，二元论模型亦有更新，将卵巢癌分为两型：①Ⅰ型卵巢癌：包括低级别卵巢浆液性癌（LGSC）及子宫内膜样癌、透明细胞癌、黏液性癌、恶性Brenner瘤及浆黏液性癌；②Ⅱ型卵巢癌：包括高级别卵巢浆液性癌（HGSC）、未分化癌和癌肉瘤。HGSC进一步分为2种形态学亚型：一般型和SET变异型（实性，假内膜样，移行性）。Ⅰ型卵巢癌起病缓慢，生物行为惰性，遗传稳定性高，通常表现为低度恶性，常有明确的前驱病变，一般都是经历良性-交界性-恶性的发展过程，缺乏TP53的基因突变，而常伴随K-ras、BRAF、PTEN、CYNNB1等的基因突变，这些主要的基因改变均与上皮至间质的转化过程（EMT）密切相关，通过EMT，转化的上皮细胞具有了间质的特性，可以帮助转化，使卵巢癌预后不佳。Ⅰ型卵巢癌仅占卵巢肿瘤的25%，占致死性卵巢癌不足10%。Ⅱ型卵巢癌发病快，无前驱病变，侵袭性强，多为临床晚期，预后不良。80%的Ⅱ型卵巢癌伴随TP53基因突变，部分病人可能还有HER-2/neu、AKT2基因的过表达，占卵巢肿瘤的75%，占致死性卵巢癌的90%。两型卵巢癌的发生、发展遵循两种不同的分子途径，具有不同的生物学行为，其临床病理学及分子特点总结如表26-7-6所示。二元论模型理论已在国际上许多医疗单位中应用，北京大学经临床实践认为两级分级系统较WHO分级系统能更好地反映预后。应该特别要强调的是二元论模型理论和两级分级系统最完美的应用是在卵巢浆液性癌中，在其他类型卵巢癌中应用仍有局限性，其中争议最大的是卵巢透明细胞癌。二元论模型把卵巢透明细胞癌笼统归为Ⅰ型卵巢癌范畴有其不妥之处，因为临床上多数卵巢透明细胞癌的生物学行为类似于Ⅱ型卵巢癌。相反，M. D. 安德森癌症中心把所有卵巢透明细胞癌归入高级别类也欠考虑，因为卵巢透明细胞癌也有低级别甚至是交界性肿瘤，其的生物学行为有部分Ⅰ型卵巢癌的特征。

表 26-7-6 Ⅰ型及Ⅱ型卵巢癌的临床病理学
及分子学特征

特点	Ⅰ型卵巢癌	Ⅱ型卵巢癌
分期	常为早期	常为晚期
肿瘤分级	低级别*Ⅱ	高级别
增殖活性	通常较低	通常较高
腹水	罕见	常见
对化疗的反应	一般	较好
早期发现	较易	较难
进展	缓慢、惰性	较快、侵袭性
临床结局	好	差
危险因素	子宫内膜异位	排卵次数、胚系 BRCA 突变
前驱病变	交界性病变	主要为 STIC
染色体不稳定性	低	高
TP53 突变	不常见	常见
有用突变	可存在	罕见
同源重组修复	缺陷罕见	常伴缺陷

注:* 透明细胞癌不分级;Ⅱ 少数情况下可发展为高级别

(2)卵巢外起源学说:近年来,人们对卵巢癌细胞起源的认识发生了革命性变化。卵巢表面生发上皮起源假说已被基本否定,高级别卵巢浆液性癌大多起源于输卵管的观点已被国际上多数学者所接受,目前认为,高级别卵巢卵巢浆液性癌主要起源于输卵管伞端的分泌型细胞。与输卵管纤毛细胞相比,分泌型细胞增殖能力强,DNA 损伤应答能力弱。在各种 DNA 毒性因素的影响下,分泌型细胞 DNA 发生损伤且不易修复,从而造成 DNA 损伤的蓄积,引发分子生物学改变,如适应性的 P53 基因突变,导致细胞生长失控,增殖扩张,逐渐形成 12 个以上连续的 P53 蛋白呈强阳性染色的分泌细胞群,即 P53 印迹,而这些细胞在光镜下并无明显异常;部分 P53 印迹病灶可直接或通过细胞异型增生进展至输卵管上皮内癌(TIC)。目前推测 TIC 到达卵巢并形成高级别卵巢浆液性癌的原因有两个:其一是输卵管伞端与卵巢表面接触密切,其二是 TIC 细胞与细胞之间连接疏松,因此,TIC 细胞可直接脱落种植于卵巢表面,部分再进入卵巢实质内,从而形成高级别卵巢浆液性癌。然而,尚有部分高级别卵巢浆液性癌没有 TIC 的发现。目前认为,部分形态正常的输卵管上皮细胞可直接脱落至卵巢表面并进入皮质形成上皮性包涵体,进而发生包括 P53 基因突变在内的一系列分子生物学及形态学改变,最终进展至高级别卵巢浆液性癌。但有关低级别卵巢浆液性癌的起源问题仍存争议,一般认为它来源于卵巢皮质内上皮性

包涵体,但上皮性包涵体又来源于何方是争论的焦点。有学者推测其同样来源于输卵管黏膜上皮,然而缺乏严谨的科学证据。山东大学齐鲁医院和美国亚利桑那大学医学院联合研究,从病理形态学和免疫组化角度阐明多数卵巢上皮性包涵体来源于输卵管而不是卵巢表面上皮,提示低级别卵巢浆液癌也主要间接来源于输卵管。在某些卵巢标本上可以见到卵巢表面上皮中有输卵管黏膜上皮灶的存在,它可能代表了输卵管黏膜上皮黏附于卵巢上皮而内陷形成上皮性包涵体的过程。关于卵巢子宫内膜样癌和透明细胞癌的起源,最近的研究引人注目。大量研究发现它们与子宫内膜异位症的关系密切,一些形态学和分子遗传学的证据提示,一些卵巢子宫内膜样癌和透明细胞癌来源于内膜异位症的病灶。2010 年,美国《新英格兰医学杂志》发表的全基因组分析结果显示,抑癌基因 ARID1A 基因突变不仅见于卵巢子宫内膜样癌和透明细胞癌的癌组织,同时见于邻近的子宫内膜异位症癌变前期病灶,这有力地提示卵巢子宫内膜样癌和透明细胞癌的子宫内膜异位起源。关于卵巢黏液性癌和移行细胞癌,虽有资料支持其可能起源于卵巢旁输卵管与腹膜交界的移行细胞巢,但此方面的研究甚少,尚无确切结论。因此,可以说除卵巢生殖细胞肿瘤和性索-间质肿瘤为真正的原发性卵巢肿瘤之外,卵巢有无真正的原发性癌尚有待进一步研究。

(3)临床启示:鉴于卵巢癌的二元论模型和卵巢外起源学说,必须重新审视卵巢癌的早期诊断和防治策略。在过去的 30 年里,卵巢癌筛查和早期诊断在世界范围内一直使用妇科检查、经阴道超声和 CA125 检测三联方法,大量研究表明其效果有限,并不能降低卵巢癌病死率,究其原因根本在于该筛查和早期诊断策略的出发点是基于卵巢癌应该首先形成卵巢肿物这样的传统观念,目标是发现 FIGO Ⅰ期疾病,因为 Ⅰ 期较晚期肿瘤预后明显提高(90% vs 30%)。生存率的差异在于 Ⅰ型和Ⅱ型卵巢癌生物学行为的不同。Ⅱ型卵巢癌占总病死率的 90% 以上,前驱疾病是输卵管上皮内癌(STIC),Ⅱ型卵巢癌在早期并不形成卵巢肿物,几乎不存在 FIGO Ⅰ期病变,发现时即为 Ⅱ 期。此外,STIC 无肉眼可见病灶,无法为现有筛查手段所检出。而仅占病死率的 10% 的 Ⅰ型卵巢癌,通常表现为大的卵巢肿物,因此有可能获得早期诊断。为降低卵巢癌的病死率,筛查的重点应是发现那些发病率高、预后不良的 Ⅱ型卵巢癌,因此探索针对疾病演变初期的高敏感的生物标记物是关键。这一方向已取得进展,随着高敏感全外显子测序技术的发展,可检测出卵巢癌常见的突变基因。近期,Kinde I 等在术中切除卵巢肿瘤的同时进行宫颈细胞学涂片检测,其检出率与外显子测序的一致性为 41%。然而尚缺乏大型的临床试验来证实该技术的有效性。此外,目前需解决的关键问题在于能否应用该细胞学检测技术或其他的生物标记物来早期筛查 STIC 或小体积病变。需要强调的是,与 Ⅰ型卵巢癌常存在前驱病变不同,STIC 在形态学和

分子特点上与 HGSC 有很多相似之处,STIC 虽局限于上皮内,但也可获得播散能力从而像癌一样扩散而不伴有浸润。目前,STIC 播散至其他部位所需的时间尚不可知。一项超声学研究欲从无症状的高危女性中检出早期卵巢癌病人,研究发现所有的卵巢癌病人在确诊前的 6~12 个月超声检查正常。有研究发现 *BRCA1* 和 *BRCA2* 突变携带者行预防性附件切除(RRSO)后检出隐匿浸润性病灶的病人,尽管疾病处于早期且体积较小但有较高的复发率,但 STIC 较少复发,可能并不需要辅助化疗。然而,另一研究发现行 RRSO 后检出 STIC 的 *BRCA1/2* 突变的病人在 4 年后复发,提示 STIC 至复发性 HGSC 可能需要较长的时间。

在卵巢癌预防方面,现在是到了将这些病理学和分子遗传学方面的发现应用到临床研究的时候了。流行病学研究表明,口服避孕药可以降低卵巢癌发病风险 50%,推测可能与抑制排卵、减少卵巢表面上皮破损,从而减少输卵管上皮种植机会有关。长期以来,我国妇女惧怕口服避孕药中雌激素的不良反应,实际上当前各种新型口服避孕药中的雌激素含量已经很低,具有相当的安全性。最直接而有效地预防卵巢癌措施则是在因良性疾病需做子宫附件手术时预防性切除输卵管而保留卵巢,这样不仅可降低卵巢癌发病率,还保存了卵巢内分泌功能,这对病人维持正常的生理功能和良好的生命质量非常重要。在子宫切除之后,输卵管保留已无意义,输卵管切除术应取代全附件切除术。对要求绝育手术的女性,输卵管切除代替结扎术,可能对输卵管起源和子宫异位内膜起源的卵巢癌均有预防作用。即使对有遗传性卵巢癌家族史和 *BRCA* 基因突变携带的高危女性,如果不愿意施行预防性双侧附件切除术,也可以考虑给予单纯输卵管切除。对于高危病人,行预防性输卵管切除的最佳时间尚无定论。在 50 岁以前,高危以及因良性疾病行手术的女性中意外发现的 STIC 与浸润性或播散性疾病相关性不大。因此,预防性输卵管切除术可于 45 岁之后进行。但是,临床上需要考虑的问题是,输卵管切除将不可避免地会影响卵巢血液供应,如何保留卵巢良好的血液供应是一研究课题。为此,仅仅切除输卵管伞端代替输卵管切除能否达到同样的预防效果,伞端切除后是否可导致输卵管积液也值得关注。仅有 STIC 的病人的最优处理尚有争议。这部分病例较少且远期复发罕见,提示可能并非所有的 STIC 将发展至 HGSC。因此部分学者提出 RRSO 后诊断为 STIC 的病人无需辅助性化疗,但是需要更多地证据来证实这一观点。

在临床和病理实践中,这些新理论也将改变现有的原发性输卵管癌诊断标准。传统上原发性输卵管和卵巢癌的比例大约在 1:50,今后随着卵巢癌标本中发现输卵管癌灶,如何诊断成为摆在病理科和临床医师面前共同的问题。我国目前临床诊断 TIC 的病例少见,不是因为并发率低,而是病理取材不充分以及病理科和临床医师对该病

的本质认知不够。哈佛大学倡导的规范性全输卵管分段取材病理检查(SEE-FIM)方法,应在我国全面推广。与该方法相比,我国一些医疗单位对输卵管和卵巢的病理取材仍处于 30 年以前的水平,即取中间一段输卵管和中间一片卵巢组织做镜下病理检查,这样很难找到 TIC 或者早期癌。要认知此类疾病的特殊性,病理规范化取材是关键。我们欣喜地看到,国内有的医疗单位已经按照 SEE-FIM 方法,找到相应数量的 TIC。妇科肿瘤学和病理学科的发展息息相关,制定符合中国国情的相关病理学检查技术指南有其必要性。妇科病理医师不仅应该识别 TIC,还应对其癌前病变如输卵管上皮异型增生作出病理诊断,根据 P53 印迹及其他分子变异,作出分子病理诊断。

在卵巢癌治疗方面,二元论模型理论有其重要指导意义,应根据分型采取不同的治疗策略。Ⅰ 型卵巢癌多处于 ⅠA 期,除透明细胞癌外多为低级别,患侧卵巢切除通常是有效的。然而转移性的 Ⅰ 型卵巢癌大多对化疗不敏感,容易产生耐药,分子通路的靶向药物可能成为有效的辅助治疗手段。此外,免疫治疗可能对伴有错配修复缺陷的 Ⅰ 型卵巢癌有效。近期,临床前研究发现携带有 *ARID1A* 突变的 Ⅰ 型卵巢癌病人对 EZH2 抑制剂及 PARP 抑制剂治疗较敏感。虽然 Ⅱ 型卵巢癌对初始化疗敏感,但最终将发展为耐药。近期基于基因组的研究发现了潜在的耐药机制(如胚系 *BRCA1/2* 突变多重独立转复、*BRCA1* 启动子甲基化丢失、分子亚型的改变等),为新的治疗策略提供了可能。Ⅱ 型卵巢癌 P53 和 *BRCA* 基因失活多见,多聚腺苷二磷酸核糖聚合酶(PARP)抑制剂已显示出令人鼓舞的临床应用前景。并且研究发现由于 HGSC SET 变异亚型对化疗,尤其是 PARP 抑制剂治疗敏感,因此其预后优于一般亚型。卵巢癌的规范化、个体化治疗是提高病人长期生存率和生命质量的关键。

在卵巢癌基础研究方面,卵巢外起源学说提示以往的卵巢癌研究选择卵巢表面上皮作为对照可能是一误区。卵巢浆液性癌应以输卵管黏膜上皮为对照,特别是应用来自于输卵管伞端的上皮细胞,才能得出合理的科学结论。

虽然卵巢癌的二元论模型与卵巢外起源学说将改变妇科肿瘤的临床和病理共识,但仍然存有一些争议,卵巢癌的确切发病机制还远未阐明,妇科和病理科医师应该密切跟踪这一领域的研究进展。

2. 腹腔化疗的临床应用价值　卵巢癌多局限于盆、腹腔内种植生长,因此腹腔内局部给药即腹腔化疗(intraperitoneal chemotherapy)具有一定理论依据。自 20 世纪 50 年代即有学者尝试使用腹腔化疗控制恶性腹水,尤其是近十年来国际上 3 项大型随机对照临床试验(randomized clinical trial,RCT)研究结果公布,显示腹腔化疗用于卵巢癌一线化疗,与静脉化疗相比可明显延长病人生存期。据此有学者提出卵巢癌标准一线化疗应采取腹腔化疗,美国国立癌症研究院(National Cancer Institute,NCI)亦发表声

明支持腹腔化疗用于一线化疗。然而,此提议并未得到妇科肿瘤学界一致认可,部分学者以及研究机构对此持慎重态度。

目前腹腔化疗 RCT 已有 7 项,其中 4 项小型 RCT 结果并未显示腹腔化疗能够改善病人预后。然而,最近美国妇科肿瘤学组(gynecology oncology group,GOG)组织实施的 3 项大型Ⅲ期 RCT 研究提供的更强的循证医学证据表明,顺铂腹腔化疗作为一线化疗可显著延长病人生存期。

1996 年,GOG104/SWOG8501 研究结果发表。该研究入组 546 名卵巢癌初治病人,所有病人在满意的肿瘤细胞减灭术后,随机分组接受 CTX(600mg/m²)配伍顺铂腹腔化疗(100mg/m²)或静脉化疗(100mg/m²),化疗周期均为 6 周期。结果显示腹腔化疗组中位生存时间(OS)比静脉化疗组延长 8 个月(49 vs 41 个月,$P<0.05$),二探手术证实前者完全缓解率(CCR)显著高于对照组(47% vs 31%)。这是历史上首个证实腹腔化疗优于静脉化疗的 RCT 研究,同时该研究认为顺铂腹腔化疗不良反应较静脉化疗降低。

在铂类+紫杉醇被确定为标准一线化疗方案后不久,GOG 开始组织实施 GOG114/SWOG9227 研究。所以病人在满意的肿瘤细胞减灭术后随机分组,对照组为顺铂(Ⅳ 75mg/m²)+紫杉醇(Ⅳ 135mg/m²)化疗 6 周期,研究组先行卡铂(Ⅳ AUC=9)2 周期,其后行紫杉醇(Ⅳ 135mg/m²)+顺铂(IP 100mg/m²)化疗 6 周期。462 名病人可用于疗效评价,结果显示腹腔化疗组中位无进展生存期(PFS)延长(28 vs. 22 个月,$P<0.05$);腹腔化疗组 OS 延长 11 个月(63 vs. 52 个月,$P=0.05$)。然而腹腔化疗不良反应发生率与对照组比较显著增加。

上述 2 项 RCT 结果并未完全明确腹腔化疗的治疗价值,GOG114 研究中 OS 的改善统计学差异处于临界值($P=0.05$)。在 GOG158 启动后不久,GOG 开始实施 GOG172 研究,比较顺铂(Ⅳ 75mg/m²,D1)+紫杉醇(Ⅳ 135mg/m²,D1)6 周期与紫杉醇(Ⅳ 135mg/m²,D1)+顺铂(IP 100mg/m²,D2)+紫杉醇(IP 60mg/m²,D8)6 周期化疗方案的疗效。415 名经过满意肿瘤细胞减灭术的病人中,腹腔化疗与静脉化疗比较,病人中位 OS 延长甚至达到 16 个月之久(65.6 vs.49.7 个月,$P<0.05$),中位 PFS 分别为 23.8 和 18.3 个月,均具有统计学差异。该研究提示腹腔化疗能够改善病人预后,但腹腔化疗病人严重不良反应发生率,包括全身毒性、神经毒性以及腹腔穿刺并发症,均明显高于对照组。腹腔化疗组病人生活质量(quality of life,QOL)在 1 年内明显降低,1 年后两组病人 QOL 无差异。

上述 3 项 RCT,尤其是 GOG172 研究结果为卵巢癌腹腔化疗提供了强有力的循证医学证据,美国国立癌症研究院(NCI)对包括这 3 项 RCT 在内的 7 项腹腔化疗 RCT 研究进行系统分析,结果显示腹腔化疗平均能够降低病人死

亡风险 21.6%。NCI 据此以及上述 3 项 RCT 结果发表公告:对于满意的肿瘤细胞减灭术后晚期卵巢癌病人,腹腔化疗联合静脉化疗作为一线化疗与单纯静脉化疗相比能够显著延长病人生存期。3 项研究中腹腔化疗组病人中位生存期平均延长 1 年,GOG104、GOG114、GOG172 分别延长 OS 8、11、15.9 个月,GOG172 研究中腹腔化疗组病人中位生存期达到 65.6 个月,是已有化疗临床研究中生存时间最长者。根据这些资料分析,腹腔化疗的治疗价值可媲美顺铂或紫杉醇对卵巢癌的治疗贡献。

GOG172 研究结果和 NCI 声明公布后,引起了国际学术界对腹腔化疗治疗价值的重视。包括 NCI 在内的许多学术机构和学者认为已有充分的证据支持将腹腔化疗作为卵巢癌一线化疗方案。

然而,评价任何治疗措施的优劣均需综合考虑其疗效、不良反应以及经济因素、病人生活质量等因素。GOG104 研究招募病人时间长,研究后期标准一线化疗方案已经由 PC 转变为 PT,PT 静脉方案与 PC 腹腔方案相比能够更加明显的改善 OS,因此 PC 腹腔方案的优势已经不能得到体现;与此类似,GOG172 研究中对照组静脉化疗方案为 PT,在研究尚未关闭时标准化疗方案已经发展为 CT,CT 方案毒副作用低,病人生活质量高,将其作为对照组才更有说服力。GOG114 和 GOG172 研究中,试验组和对照组化疗方案并不匹配,不能排除试验组化疗方案本身对研究结果的影响。同时试验组采用的化疗剂量较大(顺铂:腹腔组 100mg/m² vs. 静脉组 75mg/m²),病人不良反应发生率以及严重程度均多于对照组,在 GOG172 研究中腹腔化疗组仅有 42% 的病人完成了预定的 6 周期化疗,其余病人(n=118)仅完成 3~4 周期即不能继续接受腹腔化疗而转为接受静脉化疗,半数以上病人不能耐受的化疗方案很难成为标准化疗方案。腹腔化疗特有的即腹腔穿刺相关并发症如感染、穿刺管堵塞以及肠管损伤亦应引起重视,GOG172 研究中,由于穿刺管相关并发症导致更换化疗方案占 36%。因此,PFS 和 OS 的短期延长是以病人生活质量的降低为代价的。

著名国际妇科肿瘤专家 Ozols 和德国 AGO 在妇科肿瘤权威杂志 Gynecologic Oncology 上发表评论,对上述 3 项腹腔化疗 RCT 与几项权威静脉化疗 RCT 进行研究间交叉分析。认为 GOG114 和 GOG172 研究对照组选择不具代表性。其中将确定当前标准一线化疗的 GOG158 研究与 GOG114 和 GOG172 研究交叉分析。3 项研究入组病人均为Ⅲ期且取得满意肿瘤细胞减灭术后,3 项研究起止时间接近,对照组均为 PT(顺铂 75mg/m² Ⅳ+紫杉醇 135mg/m² Ⅳ)方案且对照组病人 OS 和 PFS 一致,结果显示 GOG158 中研究组化疗方案卡铂+紫杉醇(CT,Ⅳ)与 GOG114、GOG172 研究组腹腔化疗方案相比,病人 OS 和 PFS 无差异,即腹腔化疗与 CT 静脉化疗相比并无治疗优势,静脉化疗同样能够改善病人预后,因此 GOG114 和

GOG172 研究应选用 CT 作为对照组,选用 PT 为对照组缺乏说服力。将 GOG172 研究的对照组化疗方案(PT,Ⅳ)与 GOG158 研究和德国 AGO 的三项大型 RCT 的静脉化疗方案相比较,PT,Ⅳ方案疗效显著低于 CT,Ⅳ方案。同样说明腹腔化疗 RCT 应该选用当前标准一线化疗方案 CT 作为对照组,否则无法确定腹腔化疗与当前一线标准化疗的疗效优劣。

研究间交叉分析同时发现 IP 化疗不良反应重:GOG158,AGO-OVAR3 研究中研究组 87%,88% 病人完成 6 周期Ⅳ CT 化疗,而 GOG172 研究中仅 42% 病人完成 6 周期 IP 化疗;IP 化疗病人更易发生感染、腹痛、恶心、呕吐、神经毒性反应;IP 组病人生活质量降低。如广泛开展 IP 化疗,由于医疗水平差异,化疗不良反应发生率会更高。据此,Ozols 及德国 AGO 认为 CT Ⅳ化疗与 IP 方案疗效相似,IP 化疗毒性大,目前Ⅲ期卵巢癌标准一线化疗仍应为卡铂＋紫杉醇静脉化疗,新的腹腔化疗 RCT 研究应采用 CT Ⅳ作为对照组,才能最终明确腹腔化疗能否取代当前标准一线化疗。

尽管上述三项腹腔化疗 RCT 存在一定缺陷,但鉴于其明显改善病人生存时间,国际学者对其临床意义进行广泛的讨论。2006 年国际权威妇科肿瘤专家在奥地利因斯布鲁克召开腹腔化疗国际共识会议,对腹腔化疗临床应用达成共识。与会专家肯定了腹腔化疗对卵巢癌病人的治疗价值,腹腔化疗应该作为满意肿瘤细胞减灭术后病人治疗选择之一,可明显改善 PFS 和 OS,但鉴于其毒副作用及其他并发症,目前尚不能作为标准一线治疗方案。同时会议对腹腔化疗的具体应用如适应证、化疗疗程、化疗药物、毒性评估、防治等做了详细阐述。

目前由日本妇科肿瘤学组(JGOG)设计的一项大型Ⅱ/Ⅲ期 RCT(JGOG-3019),通过比较卡铂 IP 联合紫杉醇静滴与卡铂Ⅳ联合紫杉醇静滴 2 组的 PFS,OS 及生活质量等。共有 746 名病人进入Ⅲ期研究,第一批 120 名病人将被评估,以证实腹腔化疗的可行性及卡铂腹腔化疗较静脉给药的优越性。

常用的腹腔化疗置管装置主要有:Tenchkof 导管、Groshong 导管、PortA-Cath 导管系统、Deltec 导管,以及单次腹腔或静脉穿刺套管针等。但是目前还没有 RCT 对不同腹腔化疗导管装置进行比较。

我国卵巢癌病人腹腔化疗多在手术结束后腹腔灌注顺铂 1 次,其后诱导化疗多采用细针单次穿刺而非留置腹腔套管。由于术后病人肠粘连等并发症的出现,多数病人仅能完成 3～4 个疗程腹腔化疗即无法实现腹腔穿刺。国内几项回顾性研究报道腹腔化疗有助于改善病人预后,但目前尚无卵巢癌腹腔化疗前瞻性随机对照临床研究报道。GOG 的几项 RCT 结果公布后,引起了国内妇科肿瘤专家对卵巢癌腹腔化疗的广泛重视。在 2007 年 10 月第十次全国妇科肿瘤学术会议上,针对卵巢癌腹腔化疗召开了专题

讨论。与会妇科肿瘤专家在全面分析了国际社会卵巢癌腹腔化疗临床研究结果的基础上,充分肯定了腹腔化疗对卵巢癌病人的治疗价值,鼓励对适宜的病人进行腹腔化疗。同时建议中国妇科肿瘤学会进行随机对照临床研究以确定腹腔化疗对国内病人的临床意义,在相关研究结果公布之前,卵巢癌标准一线化疗仍应采用卡铂＋紫杉醇静脉给药。

2016 年 NCCN 指南推荐,对于接受满意细胞减灭术、残留肿瘤最大径≤1cm 的Ⅱ期和Ⅲ期病人,推荐给予腹腔化疗(Ⅰ类)或紫杉醇联合卡铂静脉化疗 6 疗程(Ⅰ类)。一般状态不好,有合并症,Ⅳ期或年龄＞65 岁病人大多不能耐受腹腔化疗。腹腔化疗仍缺乏最佳方案,目前药物仍首选顺铂(穿透力较卡铂大 10 倍),药物剂量由 RCT 中的 $100mg/cm^2$ 降为 $75mg/cm^2$ 是一可能的选择,但其对疗效的影响尚需 RCT 验证。腹腔化疗在早期卵巢癌、晚期卵巢癌巩固治疗和复发性病人二线治疗中的应用尚缺乏循证医学证据。

3. 新辅助化疗与中间性手术的应用价值　对于那些有明确病理学诊断的卵巢癌病人,术前选择有效的化疗方案,给予 2～3 周期化疗,以减少肿瘤负荷量,提高手术彻底性,这种化疗方式我们称之为新辅助化疗(neo-adjuvant chemotherapy,NACT)。

关于 NACT 的应用指征,目前还缺乏统一的认识。NACT 应用最初限于一般情况差和(或)有一些较为严重的内科合并症病人,现认为指征可扩展到经术前评估无法达到理想的肿瘤细胞减灭术病人。Vergote 等认为,Ⅳ期病例或肝门、肠系膜动脉上有＞1.0g 转移灶估计无法达到理想减灭是 NACT 的绝对适应证,而相对适应证包括:

(1) 无法计数的腹腔内病灶。

(2) 估计转移灶总量超过 1000g。

(3) 横膈有大于 10g 的转移灶。

(4) 腹水＞5000ml。

(5) 病人一般情况差,WHO 体质评分为 2 或 3。

符合以上 2 条或以上者选择新辅助化疗。2016 年 NCCN 指南认为 NACT 后行细胞减灭术的获益仍有争议,对有巨块型Ⅲ～Ⅳ期病变且不适合手术的病人应考虑进行(Ⅰ类推荐),但开始化疗前应由妇科肿瘤医师进行评估。NACT 前必须有病理学诊断(可通过细胞抽吸、活检或腹水穿刺检查获得)。它的有效率约为 60%～80%。50%～60% 的晚期病例手术无法做到理想减灭,而在新辅助化疗后,60%～94% 能达到理想减灭。新辅助化疗的优点包括:①通过术前化疗,使肿瘤与周围组织的粘连减少,缩小肿瘤体积,弥漫性小病灶甚至可以消失,从而降低手术风险、缩小术中切除范围、保留更多的器官功能;②降低肿瘤分期,控制胸腹水,改善病人一般情况,从而增加手术可行性,提高手术的成功率,降低手术并发症和死亡率;③抑制或消灭全身可能存在的微转移病灶,减少远处转移的发生;④术前或放疗前,肿瘤局部血供未被破坏,化疗药物更容易进入肿

瘤病灶,提高疗效;⑤使肿瘤表面血管闭塞,部分使肿瘤细胞进入"休眠状态",从而减少术中出血量,减少手术时因挤压、机械等原因引起的肿瘤扩散、种植,减少术后复发。⑥及时检测化疗效果,手术中的大体及病理结果可以直接检测病人对化疗的反应,并有利于术后辅助治疗的选择。新辅助化疗在展现临床获益的同时也存在以下不足:①术前化疗会干扰术后的手术病理分期,增加肿瘤生物学预后因素分析的难度,影响术后辅助治疗的决策;②化疗所致的纤维化将为给手术带来困难;③若病人对化疗不敏感,将影响局部肿瘤控制并延误有效的肿瘤治疗方式的应用;④术前化疗敏感性比术后差,理论上认为手术会使肿瘤细胞进入生长期,因而术后肿瘤细胞会对化疗更敏感;⑤诱导化疗耐药,为后续治疗带来困难;⑥可能增加治疗费用和急性化疗毒性;⑦穿刺活检或细胞学诊断不精确的可能性。新辅助化疗应选择对卵巢癌最有效的含铂和紫杉类的一线化疗方案。

对初次手术难以切除干净的晚期卵巢癌病人,先行几个疗程的化疗,再行肿瘤细胞减灭术,被称为"中间型"肿瘤细胞减灭术(interval debulking surgery,IDS)。

NACT 后行 IDS 对卵巢癌病人生存结局的影响尚存有争议。欧洲癌症化疗协作组(EORTC,1995)指出 IDS 有其治疗价值,CHORUS、NCT00003636 等发现 NACT＋IDS 的临床疗效并不逊于 PDS,而美国 GOG 152、EORTC55971 及 JCOG 0602 等临床试验则表明,与标准PDS 之后辅助化疗相比,NACT 后行 IDS 并未带来无疾进展期(PFS)和总生存期(OS)的延长。国际妇癌协会(IGCS)在 2008 年曼谷会议上公布了 EORTC 与加拿大国立癌症研究所临床试验组(NCIC-CTG)的研究结果,比较了Ⅲc/Ⅳ期卵巢癌病人在新辅助化疗联合中间性肿瘤细胞减灭术与首次治疗直接行肿瘤细胞减灭术的治疗效果,得出结论是两组病人总体生存期是相当的(29 个月 vs. 30 个月),但是接受新辅助化疗联合中间性肿瘤细胞减灭术的病人并发症的发生率较低。然而,美国的随机临床研究显示晚期卵巢癌病人接受初次肿瘤细胞减灭术以及术后静脉化疗后总体生存期目前大约可达 50 个月。因此,是否把新辅助化疗与中间性手术作为有潜在切除可能的卵巢癌病人的推荐治疗,尚有争议。

2016 年 8 月 8 日,美国妇科肿瘤学会和临床肿瘤学会联合公布了《2016 ASCO/SGO 临床实践指南:初诊晚期卵巢癌的新辅助化疗》为妇科肿瘤临床医生在应用 NACT 和IDS 治疗ⅢC 或 Ⅳ期卵巢上皮性癌的选择方面提供了指导。该指南以主要相关随机对照临床试验(RCTs)为依据,指出在 OS 和 PFS 方面,NACT 和 IDS 不逊于初始肿瘤细胞减灭术(PCS)和常规术后化疗,并降低了围术期并发症发生率和死亡率。该指南建议:①所有疑诊ⅢC 期或 Ⅳ期上皮性卵巢癌的病人应由妇科肿瘤专家评估。②临床评估手段包括盆腹腔 CT 和胸部影像检查(CT 首选),以评估病

变的范围和手术切除的可能性。③存有围术期并发症高危因素或肿瘤细胞减灭术后残余病灶＜1cm(理想状况无肉眼可见,R0)可能性小的病人应接受 NACT。④适于行PCS 且有完整切除病灶可能的病人,选择 NACT 或 PCS都是可行的。但是如病人能够耐受手术,且经术前评估,行 PCS 术后残余病灶＜1cm(理想状况无肉眼可见,R0)的可能性大,更推荐 PCS 而非 NACT;但妇科肿瘤医师认定PCS 达到 1cm 以下可能性不大的病人,则更推荐 NACT。⑤开始 NACT 前,所有疑诊或初诊为上皮性卵巢癌、输卵管癌和腹膜癌ⅢC 期或Ⅳ期的病人需要取得组织学证据(首选活检)。⑥对于 NACT,建议铂类联合紫杉醇;对于行NACT 有反应或病情稳定的病人,IDS 应在不超过 4 个周期的 NACT 后进行;而对于有进展性疾病的病人预后差,治疗选择包括替代化疗方案、临床试验和(或)停止积极的临床治疗并开始临终关怀,此时,除非以缓解症状为目的(如缓解肠梗阻),否则手术几乎没有作用且不推荐。

综上,目前的研究结果显示,NACT 最大的局限性在于其未带来明确生存获益。肿瘤的治疗是一个复杂的过程,在处理上需要考虑到病人的一般情况、肿瘤的病理类型和手术医生的技能及不同诊治中心的治疗条件并充分考虑个体化因素。具体的治疗方式的选择,化疗方案及疗程的制定,潜在获益病人的筛选等问题,都是需要进一步研究探讨的。

4. 巩固化疗的临床应用价值 巩固化疗(consolidation chemotherapy)是指晚期卵巢癌病人在经过初次肿瘤细胞减灭术和标准一线化疗达到临床完全缓解后,再进行的补充性化疗。

虽然 70% 左右的晚期卵巢癌病人经标准治疗(肿瘤细胞减灭术加以铂类为基础的联合化疗)后可达临床完全缓解(clinical complete remission,CCR),但是 70% 的 CCR 病人仍将复发。其根本原因在于使病人达到 CCR 的诱导化疗(一线化疗)未能将肿瘤细胞减灭术后残存的肿瘤细胞完全杀灭。化疗杀伤肿瘤细胞遵循一级动力学规律,即一定剂量的有效药物杀灭一定比例的癌细胞,每一疗程杀灭一个对数的恶性肿瘤细胞。达到 CCR 的病人虽然临床上已无肿瘤存在的客观证据,但体内仍可能残存高达 10^9 个癌细胞。只有杀灭癌细胞至 $10^4 \sim 10^5$ 时,残存的癌细胞才能被机体免疫机制所杀灭,从而达到根治目的。因此,要达到根治效果,单纯诱导化疗达到 CCR 是不够的,其后的巩固化疗或强化化疗或维持化疗是必要的。理论上的根治性化疗应该包括诱导化疗加巩固化疗或强化化疗或维持化疗。所谓巩固化疗(consolidation chemotherapy)是指继诱导化疗之后,立即进行的同等剂量强度的化疗,化疗方案类似诱导化疗;所谓强化化疗(enhancement chemotherapy)是指采用比诱导化疗更强的方案化疗;所谓维持化疗(maintenance chemotherapy)是指采用较诱导化疗弱的化疗方案。其目的是相同的,均旨在于加强初治效果,延缓复发,提高

长期生存率,甚至以求根治。文献中及临床上这三种名称也经常混用,未加明确区分,多以巩固化疗统称之。

临床上长期以来,人们对实施卵巢癌巩固化疗存有争议。国内有关卵巢癌巩固化疗的临床研究甚少。浙江大学妇产医院曾有巩固化疗后生存期达 10 年以上的病例报告。华西大学第二医院曾在第 8 届全国妇科肿瘤会议上报道一项回顾性临床分析结果。对 28 例达到 CCR 病人给予 CP 或 TP 方案巩固化疗,每 3 个月一次,共 3~4 次。随访结果 5 年无瘤生存率 25%,总生存率 50%,认为巩固化疗可以延缓复发,延长生存期,无严重毒性作用。而北京协和医院同时报道了一项前瞻性随机对照临床试验(RCT)试验结果,巩固组 17 例,接受原化疗方案化疗 4 疗程;对照组 15 例,仅随访观察。结果巩固组 1 年和 2 年复发率分别为 11.8% 和 35.7%,对照组分别为 13.3% 和 54.5%,两组无统计学差异,表明巩固化疗未能延缓病人复发,值得进一步开展多中心大样本 RCT 研究。虽然国际上已有许多探索性临床研究显示顺铂腹腔化疗作为巩固治疗手段可延长卵巢癌病人无瘤生存时间,但是这些腹腔巩固化疗研究也均为小样本非 RCT,缺乏强有力的循证医学证据。目前,一般认为卵巢癌的标准诱导化疗疗程数为 6 个疗程,其依据来源于 20 世纪 90 年代初期的三个国际上随机对照临床试验试验结果,卵巢癌化疗疗程数>6 并不再增加疗效。这对巩固化疗的理念是一挑战。正确的诊疗决策依赖于强有力的循证医学证据,近年来国际上一些肿瘤研究协作组进行了一些大样本、多中心 RCT 试验,其结论对临床具有指导意义。

2003 年 Markman 报道一项 GOG/SWOG 9701 巩固化疗 RCT 结果。研究对象为经标准治疗(含铂类+紫杉醇联合化疗)后达到 CCR 的晚期卵巢癌病人。随后随机分为两组,分别接受 3 个或 12 个疗程的单剂紫杉醇巩固化疗,初始剂量为 175mg/m²,每 28 天一疗程,每次静脉注射 3 小时以上,后来由于较重的毒性作用,将剂量减为 135mg/m²,甚至 100mg/m²。化疗结束后每月复查一次随访一年,其后定期随访至病人死亡。截至 2001 年 9 月共入组病人 277 例,可评价疗效病人 222 例。结果显示,12 个疗程组无进展生存期(PFS)较 3 个疗程组明显延长(28 vs 21 个月,P=0.0023),降低复发风险 50%,本研究的试验安全与监督委员会(Data Safety and Monitoring Committee,DSMC)决定提早中止试验;至试验中止共有 17 例病人死亡,两组病人总生存率(OS)未显示差异。2009 年公布了 GOG 试验的最终结果,12 疗程组的中位生存时间为 22 个月,优于 3 疗程组的 14 个月(P=0.006),但 OS 差异无统计学意义(53 个月:48 个月,P=0.34)。Ⅱ级周围神经毒性发生率 12 个疗程组明显高于 3 个疗程组。本研究结论对目前通行的 6 个疗程标准化疗方案提出了挑战。本研究是由权威的肿瘤协作组织发起并实施的前瞻性多中心随机对照研究,入组样本足够大。然而由于试验设计存在缺陷,其结果

一经发表,即受到许多学者的质疑。一项临床治疗方案最终目的是 OS 的延长以及病人生活质量(QLF)的改善,而不仅仅是 PFS 的延长,PFS 的延长也并不意味着 OS 随之改善。该研究增加 9 个疗程的紫杉醇(12 vs 3)虽然能够将 PFS 延长 7 个月,但其 OS 未见改善;文章中未能提供详尽的关于病人生活质量问题的评估,而对于病人而言,无症状生存似乎比无进展生存具有更为重要的临床意义;化疗不良反应应该是巩固化疗着重考虑的问题,但该研究将一线化疗中发生 2 级以上神经毒性的病人排除在外,即便如此,12 疗程组仍然有 23% 病人发生 2、3 级神经毒性反应,7.5% 的病人因此而中止治疗。考虑到还有其他不良反应,12 疗程的巩固化疗的累积毒性是非常突出的。鉴于巩固化疗对其他实体肿瘤亦未能延长 OS,欧洲的其他两项研究亦未证实巩固化疗对卵巢癌的疗效。

综合考虑本试验结果,Ozols 认为在更多的试验结果公布之前,紫杉醇巩固化疗尚不能够常规用于晚期卵巢癌的巩固化疗。T Thigpen 教授的观点与 Ozols 相同,他另外强调了 RCT 试验的研究目的与医学伦理问题。在第 225 名病人进入 GOG/SWOG 9701 研究时,DSMC 对其进行了中期评估。DSMC 由不参与该研究的统计学家以及临床学者组成,可对Ⅲ期临床试验进行监督,进行中期评估并可根据提早中止原则(主要考虑疗效与毒性)决定是否中止试验。在本研究中,DSMC 认为两组病人 PFS 已经取得了显著差异,综合考虑其他因素如毒性反应、并发症等做出了提早中止试验的决定。由于已证实长疗程化疗可延长 PFS,同时出于伦理学的考虑,研究者们将原应接受 3 疗程化疗的部分病人改为接受 12 疗程化疗,或者已经完成 3 疗程后又接受了额外的 9 个疗程治疗。这样可能使更多的病人接受更好的治疗,但同时必然会导致不客观的试验结果。因此从包括这部分病人的随访数据得出的生存率数据并不可信。

Alberts(2004)报道一项 SOGⅡ期临床试验长期随访结果:112 例Ⅲ期卵巢癌病人经一线标准治疗后取得完全临床缓解,继续口服六甲蜜胺[260mg/(m²·d)×14d]作为巩固治疗。97 例病人可行疗效评价,中位 PFS 28 个月(95% CI:27~48),中位 OS 在手术非理想组为 39 个月,理想组尚未达到,中位随访时间 6.2 年,无治疗相关性不良反应。由此试验结果而言,晚期卵巢癌病人口服六甲蜜胺巩固化疗能够延长病人 PFS 以及 OS。

Placido 报道意大利一项多中心Ⅲ期 RCT 试验结果(MITO-1),273 名晚期卵巢癌病人接受标准一线化疗后,随机分组。治疗组(137 例):拓扑替康 1.5mg/m²,d1~5×4 疗程巩固化疗;对照组(136 例)仅随访观察。结果显示:两组病人 PFS 无差异(18.2 vs 28.4,P=0.83)。上述欧洲的两个大样本 RCT 结果均不支持拓扑替康巩固化疗。

H Cure 报道 GINECO/FNCLCC/SFGM-TC 的一项Ⅲ期 RCT 5 年随访结果,110 名病人接受铂类为主的一线化

疗达到 CR 后,随机分组分别接受高剂量卡铂＋环磷酰胺＋PBSC(卡铂 400mg/m², 环磷酰胺 1500mg/m²)或传统剂量化疗(卡铂 300mg/m², 环磷酰胺 500mg/m²),结果高剂量化疗组中位 DFS、OS 分别为 17.5、49.7 个月,与传统剂量化疗组相比较(分别为 12.2、42.5 个月)无差异($P=0.42$)(H Cure, ASCO, A 5006, 2004),本研究结果并不支持对卵巢癌病人行大剂量巩固化疗。

Kim 等通过对 43 例Ⅰc～Ⅲc 期卵巢癌病人的研究发现,19 例(其中 18 例腹腔液细胞学阳性,1 例阴性)临床完全缓解期病人接受二次剖腹探查术,术中予以紫杉醇腹腔化疗作为巩固性治疗,治疗组 8 年无进展生存率为 63.16%,对照组为 29.17%($P=0.027$),8 年总体生存率分别为 84.21% 和 25.00%($P=0.000\ 4$)。

瑞典-挪威卵巢癌研究组在 172 例Ⅲ期卵巢癌者中随机比较了巩固放疗、巩固化疗与不巩固治疗的效果。这些病人在巩固治疗前均经二次探查术证实病理阴性或二次探查术阴性但病理镜下阳性。放疗方案为全腹 20Gy 加盆腔 20.4Gy;化疗方案为顺铂 50mg/m² 加多柔比星 50mg/m²(或表柔比星 60mg/m²)6 个疗程。结果在二次探查术病理阴性的病人中,放疗组、化疗组和对照组的中位 PFS 为 116、37 和 32 个月,5 年生存率放疗组(56%)明显优于化疗组(36%)和对照组(35%)。但在二次探查术病理阳性的病人中,3 组 PFS 差异无统计学意义,且各组间 5 年 OS 差异无统计学意义。

Berek 等应用 CA125 单克隆抗体 Oregovomab 进行了一项随机、双盲、安慰剂对照的Ⅲ期临床试验,选取Ⅲ期或Ⅳ期卵巢癌病人,在完成以卡铂和紫杉醇为基础的化疗后疾病完全缓解,以 2∶1 的比例随机分入 Oregovomab 组和安慰剂组。共 60 多个治疗中心的 371 例病人入选,其中免疫治疗组 251 例,安慰剂组 120 例。结果显示,两组之间的临床转归差异无统计学意义,免疫治疗组和安慰剂组的无复发生存期分别为 10.3 个月和 12.9 个月($P=0.29$),严重不良事件发生率分别为 14% 和 19%,3 或 4 级毒性反应发生率分别为 20% 和 25%,生活质量评分差异无统计学意义。

一项大型双盲、安慰剂对照Ⅲ期临床研究,评价了贝伐珠单抗联合标准化疗方案在卵巢癌初始治疗和维持治疗中的作用。该研究入组 1873 例病人,按 1∶1∶1 的比例随机分为 3 组,均接受 6 个周期的标准 PC 化疗[卡铂＋紫杉醇(175mg/m²)]和后续 16 个周期的维持治疗。结果显示,贝伐珠单抗维持治疗组的 PFS(18.0 个月)较标准化疗组(12.0 个月)显著延长($P<0.0001$),而无维持治疗组的 PFS 12.7 个月,与标准化疗组相比差异无统计学意义。

2013 年美国临床肿瘤学年会公布了一个关于 VEGF 受体抑制剂帕唑帕尼的Ⅲ期临床试验的中期结果。经 TP 方案一线化疗后完全缓解的卵巢癌、输卵管癌及原发性腹膜癌病人,治疗结束后随机入组,口服 800mg 的帕唑帕尼或安慰剂 52 周。经过中位时间 24.3 个月的随访,帕唑帕尼组和安慰剂组的中位 PFS 分别为 17.9 个月和 12.3 个月(危险比为 0.77, $P=0.002$),各项亚组分析的结果与之相似。两组病人的 OS 差异无统计学意义。

总之,目前尚无证据表明巩固化疗可延长 OS,亦无相关生活质量的数据,即使有研究显示巩固化疗可使 DFS 延长,但 DFS 延长不能代表 OS 延长,并且长期化疗导致不良反应增加,降低了病人生活质量。由于缺乏强有力的循证医学依据,目前尚不能将巩固化疗作为卵巢癌的常规治疗手段。

5. 复发性卵巢恶性肿瘤的诊治　肿瘤复发是指经过理想的肿瘤细胞减灭术及正规足量的化疗达到临床完全缓解后停药 6 个月,临床上再次出现肿瘤的证据和迹象。未控是指经过理想的肿瘤细胞减灭术及正规足量的化疗后,肿瘤仍进展稳定,二次探查发现残余瘤灶,或停药 6 个月之内出现复发证据。

卵巢上皮癌对化疗较敏感,若接受正规的以铂类、紫杉醇为基础的化疗,80% 以上可以达到临床缓解。但是仍有 20%～30% 的早期病人出现复发,70% 的晚期病人会有复发。由于卵巢癌复发率高、复发时缺乏敏感可靠的诊断方法和有效的治疗手段,因此,卵巢癌复发是所有妇科肿瘤医师面临的严峻挑战。

复发性卵巢癌的分型包括:①敏感型:对初期以铂类药物为基础的治疗有明确反应,并且已经达到临床缓解,停用化疗 6 个月以上出现病灶复发。②耐药型:病人对初期的化疗有反应,但在完成化疗相对短的时间(6 个月)内证实复发。③顽固型:在初期化疗时对化疗有反应或明显反应的病人中发现有残余病灶。④难治性:对化疗没有产生最小有效反应的病人,包括在初次化疗期间,肿瘤稳定或进展者,大约发生于 20% 的病人。此类病人对二线化疗的有效反应率最低。

肿瘤复发的监测,可以通过临床症状(如盆腔痛、体重减轻)、生化指标(CA125 水平)和影像学检查发现。保留生育功能的病人需用超声监测病情变化。如果初治治疗前 CA125 升高,每次随访都应监测 CA125 以及其他肿瘤标志物。复发的证据和迹象包括几种情况:①肿瘤标记物升高;②体检发现肿块;③影像学检查发现肿块;④出现胸腔积液、腹水;⑤不明原因肠梗阻等。只要病人出现以上两种症状,即可考虑卵巢癌复发。

对于临床完全缓解而随访中发现 CA125 上升但无肿瘤复发的症状和体征,盆腔检查和胸、腹、盆腔 CT 检查均未发现异常者,是否立即处理仍有争议。原来从未接受过化疗的病人,应作为新诊断病例处理,进行必要的影像学检查和细胞减灭术。对于原来已接受过化疗的生化复发病人,立即开始治疗并不能使病人获益,建议病人参与临床试验或暂时推迟治疗时间(观察)直到出现临床症状。他莫昔芬、其他激素类药物或其他的复发治疗方式都可作为可接受的治疗方式。

复发性卵巢上皮癌的手术治疗价值尚有争议,主要用于以下几个方面：①解除肠梗阻；②＞12 个月的复发灶的减灭；③切除孤立的复发灶。手术治疗包括再次肿瘤细胞减灭术和姑息性手术治疗。下列情况则是再次肿瘤细胞减灭术的合理选择：①完成一线化疗后完全缓解，且停止化疗后 6～12 个月的复发；②无瘤间期＞6 个月，临床小体积或局灶性复发；③病人年龄轻，有很好的生活状态评分。但对于复发癌的治疗，多只能缓解症状，而不是为了治愈，生活质量是最应该考虑的因素。姑息性手术治疗包括：①腹腔穿刺引流术；②胸腔穿刺术/胸膜粘连术；③输尿管内支架/肾造口术；④解除肠梗阻的手术；⑤胃造口置管；⑥血管通路装置；⑦胸腔/腹腔留置导管；⑧小肠支架；⑨电视辅助胸腔镜。性索-间质和生殖细胞恶性肿瘤复发可积极行手术治疗，多数病人再次手术可切除复发灶，辅助化疗可再次缓解。

2016 年 NCCN 指南认为，目前无任何一种单药方案可以被推荐用于铂敏感复发性卵巢癌的化疗，仍推荐使用以铂类为基础的联合化疗。联合方案包括：卡铂/紫杉醇（Ⅰ类）、卡铂/脂质体多柔比星（Ⅰ类）、卡铂/紫杉醇周疗、卡铂/多西他赛、卡铂/吉西他滨（已证明可延长 PFS）或顺铂/吉西他滨。如果病人不能耐受联合化疗，首选的单药为卡铂或顺铂。

铂类耐药的病人预后差。建议病人参加临床试验以确定哪些药物对其有效。再次治疗时不推荐使用含铂类或紫杉醇的化疗方案。对于铂类耐药的病人或达部分缓解的Ⅱ～Ⅳ期病人，复发时可选的治疗方式包括复发治疗、临床试验或观察。化疗时首选非铂类单药如多西他赛、口服依托泊苷、吉西他滨、多柔比星脂质体、紫杉醇周疗、托泊替康等。上述药物的有效性为托泊替康 20%、吉西他滨 19%、长春瑞滨 20%、多柔比星脂质体 26%、口服依托泊苷 27%、多西他赛 22%、紫杉醇周疗 21%、培美曲塞 21%。其他可能有效的药物包括六甲蜜胺、卡培他滨、环磷酰胺、异环磷酰胺、伊立替康、美法仑、奥沙利铂、紫杉醇、纳米紫杉醇（白蛋白结合型紫杉醇）和长春瑞滨。纳米紫杉醇的总缓解率为 64%。六甲蜜胺和异环磷酰胺获得的缓解率分别为 14% 和 12%，这两种药物用于紫杉醇难治病人的研究数据很少。

复发性生殖细胞肿瘤：可选的化疗方案包括 TIP（紫杉醇、异环磷酰胺、顺铂）；VAC（长春新碱、放线菌素 D、环磷酰胺）；VeIP（长春碱、异环磷酰胺、顺铂）；VIP（依托泊苷、异环磷酰胺、顺铂）；顺铂/依托泊苷；卡铂/多西他赛；卡铂/紫杉醇；紫杉醇/吉西他滨；紫杉醇/异环磷酰胺；多西他赛；紫杉醇。

复发性性索-间质细胞肿瘤：可选的化疗方案包括 VAC（长春新碱、放线菌素 D、环磷酰胺）、卡铂/紫杉醇、紫杉醇/异环磷酰胺、多西他赛、紫杉醇。

尽管贝伐单抗可能引起动脉栓塞和肠穿孔，但其对于铂类敏感和铂类耐药病人均有效（有效率 21%）。奥拉帕尼可以用于复发性卵巢癌，总体反应率是 34%，对于有

BRCA1 和 *BRCA2* 基因突变的病人效果更好。卡培他滨对于紫杉类和铂类耐药病人有一定疗效。此外，对于无法耐受细胞毒性药物或使用这些药物后效果不佳的病人，使用他莫昔芬或其他药物（包括阿那曲唑、来曲唑、醋酸亮丙瑞林或醋酸甲地孕酮）进行内分泌治疗也是一种选择。每 2～4 疗程化疗后（包括所用的药物）均应行临床评估，以判断病人是否从化疗中获益。曾接受连续两种以上不同化疗方案而无临床获益的病人，再次治疗时获益的可能性很小。应该根据病人的个体情况选择支持治疗、继续治疗还是参与临床试验。

参考文献

1. Kurman RJ, Carcangiu ML, Herrington CS, et al. WHO Classification of Tumors of Female Reproductive Organs. 4th ed. Lyon：IARC Press，2014

2. Prat J (2014) Staging classification for cancer of the ovary, fallopian tube, and peritoneum. Int J Gynaecol Obstet，124（1）：1-5. doi：10.1016/j.ijgo.2013.10.001

3. Cannistra SA，Gershenson DM，Recht A. Ovarian Cancer, Fallopian Tube Carcinoma, and Peritoneal Carcinoma. In：De Vita VT，Lawrence TS，Rosenberg SA，editors. DeVita, Hellman, and Rosenberg's Cancer：Principles and Practice of Oncology. 9th ed. Philadelphia：Lippincott，Williams，Wilkins，2011；1368-1391

4. Morgan RJ Jr，Armstrong DK，Alvarez RD，et al. (2016) Ovarian Cancer, Version 1. NCCN Clinical Practice Guidelines in Oncology. Journal of the National Comprehensive Cancer Network：JNCCN，2016，14（9）：1134-1163

5. Wang J，Gao J，Yao H，et al. Diagnostic accuracy of serum HE4，CA125 and ROMA in patients with ovarian cancer：a meta-analysis. Tumour Biol，2014，35（6）：6127-6138. doi：10.1007/s13277-014-1811-6

6. Shen Y，Li L. Serum HE4 superior to CA125 in predicting poorer surgical outcome of epithelial ovarian cancer. Tumour Biol，2016，37（11）：14765-14772. doi：10.1007/s13277-016-5335-0

7. Burger RA，Brady MF，Bookman MA，et al. Incorporation of bevacizumab in the primary treatment of ovarian cancer. N Engl J Med，2011，365（26）：2473-2483. doi：10.1056/NEJMoa1104390

8. Topalian SL，Drake CG，Pardoll DM. Immune checkpoint blockade：a commondenominator approach to cancer therapy. Cancer Cell，2015，27(4)：450-61

9. De Felice F，Marchetti C，Palaia I，et al. Immunotherapy of Ovarian Cancer：The Role of Checkpoint Inhibitors. Journal of immunology research，2015：191832. doi：10.1155/2015/191832

10. Hall M，Gourley C，McNeish I，et al. Targeted anti-vascular therapies for ovarian cancer：current evidence. Br J Cancer，2013，108（2）：250-258. doi：10.1038/bjc.2012.541

11. Perren TJ，Swart AM，Pfisterer J，et al. (A phase 3 trial of bevacizumab in ovarian cancer. N Engl J Med，2011，365（26）：2484-2496. doi：10.1056/NEJMoa1103799

12. Aghajanian C，Goff B，Nycum LR，et al. Final overall sur-

vival and safety analysis of OCEANS, a phase 3 trial of chemotherapy with or without bevacizumab in patients with platinum-sensitive recurrent ovarian cancer. Gynecol Oncol, 2015, 139 (1): 10-16. doi: 10. 1016/j. ygyno. 2015. 08. 004

13. Pujade-Lauraine E, Hilpert F, Weber B, et al. Bevacizumab combined with chemotherapy for platinum-resistant recurrent ovarian cancer: The AURELIA open-label randomized phase Ⅲ trial. J Clin Oncol, 2014, 32 (13): 1302-1308. doi: 10. 1200/jco. 2013. 51. 4489

14. Kurman RJ, Shih Ie M. Molecular pathogenesis and extra-ovarian origin of epithelial ovarian cancer-shifting the paradigm. Hum Pathol, 2011, 42 (7): 918-931. doi: 10. 1016/j. humpath. 2011. 03. 003

15. Tangjitgamol S, Manusirivithaya S, Laopaiboon M, et al. Interval debulking surgery for advanced epithelial ovarian cancer. Cochrane Database Syst Rev, 2016, (1): Cd006014. doi: 10. 1002/14651858. CD006014. pub7

16. Kim JH, Lee JM, Ryu KS, et al. Consolidation hyperthermic intraperitoneal chemotherapy using paclitaxel in patients with epithelial ovarian cancer. J Surg Oncol, 2010, 101 (2): 149-155. doi: 10. 1002/jso. 21448

17. Wright AA, Bohlke K, Armstrong DK, et al. Neoadjuvant chemotherapy for newly diagnosed, advanced ovarian cancer: Society of Gynecologic Oncology and American Society of Clinical Oncology Clinical Practice Guideline. Gynecol Oncol, 2016, 143 (1): 3-15. doi: 10. 1016/j. ygyno. 2016. 05. 022

18. Brown J, Sood AK, Deavers MT, et al. Patterns of metastasis in sex cord-stromal tumors of the ovary: can routine staging lymphadenectomy be omitted? Gynecol Oncol, 2009, 113: 86

19. Thrall MM, Paley P, Pizer E, et al. Patterns of spread and recurrence of sex cord-stromal tumors of the ovary. Gynecol Oncol, 2011, 122: 242

20. Varras M, Vasilakaki T, Skafida E, et al. Clinical, ultrasonographic, computed tomography and histopathological manifestations of ovarian steroid cell tumour, not otherwise specified: our experience of a rare case with female virilisation and review of the literature. Gynecol Endocrinol, 2011, 27: 412

21. Heravi-Moussavi A, Anglesio MS, Cheng SW, et al. Recurrent somatic DICER1 mutations in nonepithelial ovarian cancers. N Engl J Med, 2012, 366: 234

22. Al-Agha OM, Huwait HF, Chow C, et al. FOXL2 is a sensitive and specific marker for sex cord-stromal tumors of the ovary. Am J Surg Pathol, 2011, 35: 484

23. Salani R, Backes FJ, Fung MF, et al. Posttreatment surveillance and diagnosis of recurrence in women with gynecologic malignancies: Society of Gynecologic Oncologists recommendations. Am J Obstet Gynecol, 2011, 204: 466

24. Färkkilä A, Koskela S, Bryk S, et al. The clinical utility of serum anti-Müllerian hormone in the follow-up of ovarian adult-type granulosa cell tumors-A comparative study with inhibin B. Int J Cancer, 2015, 137: 1661

25. Brown J, Brady WE, Schink J, et al. Efficacy and safety of bevacizumab in recurrent sex cord-stromal ovarian tumors: results of a phase 2 trial of the Gynecologic Oncology Group. Cancer, 2014, 120: 344

26. Shim SH, Kim DY, Lee SW, et al. Laparoscopic management of early-stage malignant nonepithelial ovarian tumors: surgical and survival outcomes. Int J Gynecol Cancer, 2013, 23: 249

27. Kumar S, Shah JP, Bryant CS, et al. The prevalence and prognostic impact of lymph node metastasis in malignant germ cell tumors of the ovary. Gynecol Oncol, 2008, 110: 125

28. Talukdar S, Kumar S, Bhatla N, et al. Neo-adjuvant chemotherapy in the treatment of advanced malignant germ cell tumors of ovary. Gynecol Oncol, 2014, 132: 28

29. Park JY, Kim DY, Suh DS, et al. Outcomes of Surgery Alone and Surveillance Strategy in Young Women With Stage I Malignant Ovarian Germ Cell Tumors. Int J Gynecol Cancer, 2016, 26: 859

30. Billmire DF, Cullen JW, Rescorla FJ, et al. Surveillance after initial surgery for pediatric and adolescent girls with stage I ovarian germ cell tumors: report from the Children's Oncology Group. J Clin Oncol, 2014, 32: 465

31. Abdul Razak AR, Li L, Bryant A, et al. Chemotherapy for malignant germ cell ovarian cancer in adult patients with early stage, advanced and recurrent disease. Cochrane Database Syst Rev 2011: CD007584

32. Rodriguez-Galindo C, Krailo M, Frazier L, et al. Children's Oncology Group's 2013 blueprint for research: rare tumors. Pediatr Blood Cancer, 2013, 60: 1016

33. Kurman RJ, Shih Ie M (2016) The Dualistic Model of Ovarian Carcinogenesis: Revisited, Revised, and Expanded. Am J Pathol, 186 (4): 733-747. doi: 10. 1016/j. ajpath. 2015. 11. 011

34. Kinde I, Bettegowda C, Wang Y, et al. Evaluation of DNA from the Papanicolaou test to detect ovarian and endometrial cancers. Science translational medicine, 2013, 5 (167): 167ra164. doi: 10. 1126/scitranslmed. 3004952

35. Patch AM, Christie EL, Etemadmoghadam D, et al. Corrigendum: Whole-genome characterization of chemoresistant ovarian cancer. Nature, 2015, 527 (7578): 398. doi: 10. 1038/nature15716

36. Morrison JC, Blanco LZ, Jr, et al. Incidental serous tubal intraepithelial carcinoma and early invasive serous carcinoma in the nonprophylactic setting: analysis of a case series. Am J Surg Pathol, 2015, 39 (4): 442-453. doi: 10. 1097/pas. 0000000000000352

37. Gilks CB, Irving J, Kobel M, et al. Incidental nonuterine high-grade serous carcinomas arise in the fallopian tube in most cases: further evidence forthe tubal origin of high-grade serous carcinomas. Am J Surg Pathol, 2015, 39: 357e364

38. Bijron JG, Seldenrijk CA, Zweemer RP, et al. Fallopian tube intraluminal tumor spread from noninvasive precursor lesions: a novel metastatic route in early pelvic carcinogenesis. Am J Surg Pathol, 2013, 37 (8):

1123-1130. doi:10. 1097/PAS. 0b013e318282da7f

39. Powell CB,Swisher EM,Cass I,et al. Long term follow up of BRCA1 and BRCA2 mutation carriers with unsuspected neoplasia identified at risk reducing salpingo-oophorectomy. Gynecol Oncol,2013,129（2）:364-371. doi:10. 1016/j. ygyno. 2013. 01. 029

40. Conner JR,Meserve E,Pizer E,et al. Outcome of unexpected adnexal neoplasia discovered during risk reduction salpingo-oophorectomy in women with germ-line BRCA1 or BRCA2 mutations. Gynecol Oncol,2014,132（2）:280-286. doi:10. 1016/j. ygyno. 2013. 12. 009

41. Bitler BG,Aird KM,Garipov A,et al. Synthetic lethality by targeting EZH2 methyltransferase activity in ARID1A-mutated cancers. Nature medicine,2015,21（3）:231-238. doi:10. 1038/nm. 3799

42. Shen J,Peng Y,Wei L,et al. ARID1A Deficiency Impairs the DNA Damage Checkpoint and Sensitizes Cells to PARP Inhibitors. Cancer discovery,2015,5（7）:752-767. doi:10. 1158/2159-8290. cd-14-0849

43. Liu JF,Barry WT,Birrer M,et al. Combination cediranib and olaparib versus olaparib alone for women with recurrent platinum-sensitive ovarian cancer:a randomised phase 2 study. Lancet Oncol,2014,15（11）:1207-1214. doi:10. 1016/s1470-2045（14）70391-2

44. Onda T,Satoh T,Saito T,et al. Comparison of treatment invasiveness between upfront debulking surgery versus interval debulking surgery following neoadjuvant chemotherapy for stage Ⅲ/Ⅳ ovarian,tubal,and peritoneal cancers in a phase Ⅲ randomised trial:Japan Clinical Oncology Group Study JCOG0602. Eur J Cancer,2016,64:22-31. doi:10. 1016/j. ejca. 2016. 05. 017

45. Segev Y,Gemer O,Auslender R,et al.［Advanced ovarian cancer:primary debulking（PDS）or neoadjuvant chemotherapy（NACT）- still a debate］. Harefuah,2014,153（9）:527-531,558

46. Makar AP, Trope CG, Tummers P, et al. Advanced Ovarian Cancer:Primary or Interval Debulking? Five Categories of Patients in View of the Results of Randomized Trials and Tumor Biology:Primary Debulking Surgery and Interval Debulking Surgery for Advanced Ovarian Cancer. Oncologist,2016,21（6）:745-754. doi:10. 1634/theoncologist. 2015-0239

47. Copur MS,Gauchan D,Ramaekers R,et al. Neoadjuvant Chemotherapy or Primary Debulking Surgery for Stage Ⅲ C Ovarian Cancer. J Clin Oncol,2017,35（7）:802-803. doi:10. 1200/jco. 2016. 70. 7125

48. Kehoe S, Hook J, Nankivell M, et al. Primary chemotherapy versus primary surgery for newly diagnosed advanced ovarian cancer (CHORUS):an open-label,randomised,controlled,non-inferiority trial. Lancet,2015,386（9990）:249-257. doi:10. 1016/s0140-6736(14)62223-6

49. 马丁.（2014）上皮性卵巢癌组织起源与肿瘤发生新进展——"二元论"学说. 中国实用妇科与产科杂志,2014,30(1):8-11

50. 沈铿,郎景和. 妇科肿瘤临床决策. 北京:人民卫生出版社,2007

51. 郎景和,向阳,主译. Berek & Novak 妇科学. 第14版. 北京:人民卫生出版社,2008

52. 孔北华. 重卵巢癌的二元论模型与卵巢外起源新说. 中华妇产科杂志,2011,46(10)721-723

53. 蒋芳,向阳. 新辅助化疗用于妇科恶性肿瘤治疗的风险与局限性. 中国实用妇科与产科杂志,2016,032(009):828-831

（孔北华　尧良清　姜洁　张皓）

第八节　输卵管肿瘤

关键点

1. 输卵管肿瘤罕见,且多为术中意外诊断,可见于各个年龄妇女。

2. 输卵管恶性肿瘤最常见类型为浆液性腺癌,约占90%。

3. 典型的输卵管恶性肿瘤可呈现临床症状"三联症":阴道排液、腹痛及盆腔包块,但仅15%的病人有此典型表现。

4. 输卵管肿瘤的组织学改变与转移等生物学行为与卵巢癌相似。

5. 原发性输卵管恶性肿瘤的分期、治疗原则及预后评价均参照卵巢癌。

6. 推荐给完成了生育的 BRCA 基因突变病人行预防性双侧输卵管卵巢切除术,以降低其患输卵管癌的风险。

输卵管肿瘤（tumours of the fallopian tube）少见,约占全部女性生殖道恶性肿瘤的 0.1%～1.8%。随着高级别浆液性卵巢癌起源于输卵管的新学说研究进展,估计输卵管癌的真实发病率更高。输卵管肿瘤种类繁多,但由于缺乏特异性症状及体征,临床上易发生漏诊和误诊。

【输卵管生理】

1. **输卵管胚胎起源**　输卵管起源于副中肾管（Müllerian duct,又称米勒管）,胚胎12周时,女性胎儿副中肾管分化完毕:其两侧头段分别发育成两侧的输卵管,两侧中段融合形成子宫,末段形成子宫颈和阴道上段。

2. **输卵管壁解剖生理**　输卵管长 8～14cm,管壁由浆膜层、肌层及黏膜层组成。

（1）浆膜层:由阔韧带上缘腹膜延伸包绕输卵管而成。

（2）肌层:为平滑肌,分外、中、内 3 层。外层纵行排列;中层环行,与环绕输卵管的血管平行;内层又称固有层,从间质部向外伸展 1cm 后,内层便呈螺旋状。肌层有节奏地收缩可引起输卵管由远端向近端的蠕动。

（3）黏膜层：由单层高柱状上皮组成。黏膜上皮可分纤毛细胞、分泌细胞、楔状细胞及未分化细胞。4种细胞具有不同的功能：纤毛细胞的纤毛摆动有助于输送卵子；分泌细胞可分泌对碘酸-雪夫反应（PAS）阳性的物质（糖原或中性粘多糖），又称无纤毛细胞；楔形细胞可能为无纤毛细胞的前身；未分化细胞又称游走细胞，为上皮的储备细胞。

3. **输卵管营养血供**　输卵管的血供来自子宫动脉和卵巢动脉。子宫动脉的输卵管支沿子宫角部入阔韧带内与卵巢动脉的输卵管支相吻合。静脉与动脉平行，回流入卵巢静脉。

4. **输卵管壁的淋巴循环**　输卵管壁的淋巴管伴随在卵巢静脉的外侧。右侧的淋巴液注入右侧肾静脉及下腔静脉的淋巴结区。左侧淋巴引流至左侧卵巢静脉和左侧肾静脉之间的淋巴结。两侧的淋巴结都引流入骶前及髂总淋巴结。因此，输卵管的恶性肿瘤早期即可以扩散到盆腔以外的区域。

输卵管肌肉的收缩和黏膜上皮细胞的形态、分泌及纤毛摆动均受卵巢激素影响，有周期性变化。

【输卵管肿瘤的 WHO 组织学分类】

按2014年WHO分类标准，输卵管肿瘤可分为如下组织学类型（表26-8-1）：

【输卵管良性肿瘤的临床病理特征】

输卵管良性肿瘤罕见。大致可分为：①上皮细胞肿瘤：乳头瘤；②间叶性肿瘤：平滑肌瘤、脂肪瘤、软骨瘤、骨瘤等；③间皮肿瘤：腺瘤样瘤；④生殖细胞肿瘤：成熟性畸胎瘤。

输卵管良性肿瘤无特异症状，多数病人是以其并发疾病如子宫肌瘤、慢性输卵管炎、不孕症的症状而就诊，临床极少有术前确诊病例，常在妇科手术时无意中被发现。治疗为手术切除患侧输卵管，预后良好。

以下简要叙述常见几种输卵管良性肿瘤的临床病理特征：

1. **输卵管腺瘤样瘤**（adenomatoid tumor of fallopian tube）　为最常见的一种输卵管良性肿瘤，属间皮肿瘤。从育龄妇女到中老年女性均有报道。80%以上伴有子宫肌瘤，未见恶变报道。腺瘤样瘤由 Golden 和 Ash 于1945年首先报道并命名，它的组织发生一直有争议，近几年的免疫组化和超微结构研究均支持肿瘤起源于多能性间叶细胞。

肿瘤呈圆形或卵圆形，直径约1～3cm，位于输卵管肌壁或浆膜下。大体形态为实性，灰白色或灰黄色，与周围组织有分界，但无包膜。镜下可见紧密排列的腺体，呈隧道样、微囊样或血管瘤样结构，被覆低柱状上皮，核分裂象罕见。间质由纤维、弹力纤维及平滑肌组成。肿瘤可以浸润性的方式生长到管腔皱襞的支持间质中去。诊断有困难时组织化学和免疫组化可帮助诊断，AB阳性，细胞角蛋白

表26-8-1　输卵管肿瘤的 WHO 组织学分类

组织学分类
上皮性肿瘤和囊肿
水泡状囊肿
良性上皮性肿瘤
乳头瘤
浆液性腺纤维瘤
上皮性癌前病变
浆液性输卵管上皮内癌
上皮性交界性肿瘤
浆液性交界性肿瘤/不典型增生性浆液性肿瘤
恶性上皮性肿瘤
低级别浆液性癌
高级别浆液性癌
子宫内膜样癌
未分化癌
其他
黏液性癌
移行细胞癌
透明细胞癌
瘤样病变
输卵管增生
输卵管-卵巢脓肿
输卵管峡部结节
化生性乳头状瘤
胎盘部位结节
黏液性上皮化生
子宫内膜异位
输卵管内膜异位
混合性上皮-间叶性肿瘤
腺肉瘤
癌肉瘤
间叶性肿瘤
平滑肌瘤
平滑肌肉瘤
其他
间皮肿瘤
腺瘤样瘤
生殖细胞肿瘤
畸胎瘤
成熟性
未成熟性
淋巴和髓系肿瘤
淋巴瘤
髓系肿瘤

(cytokeratin pan,CK)、波形蛋白(vimentin,Vim)、平滑肌动蛋白(smooth muscle actin,SMA)、钙视网膜蛋白(calretinin)阳性即可确诊。

2. 输卵管乳头状瘤(papillomas of the fallopian tube) 输卵管乳头瘤多发生于生育期妇女,与输卵管积水并发率较高,偶尔亦与输卵管结核或淋病并存。

肿瘤直径一般 1~2cm。一般生长在输卵管黏膜,突向管腔,呈疣状或菜花状,剖面见肿瘤自输卵管黏膜长出。镜下典型特点:见乳头结构,大小不等,表面被覆无纤毛细胞或少数纤毛细胞,细胞扁平,立方或柱形,核有中等程度的多形性,但是核分裂象很少见,组织学上需要将这种良性病变与输卵管腺癌进行鉴别。输卵管周围及管壁内可见少量的嗜碱性粒细胞和淋巴细胞为主的炎症细胞浸润。

肿瘤早期无症状,病人常常合并输卵管周围炎,常因不孕、腹痛等原因就诊,随肿瘤发展逐渐出现阴道排液,无臭味,合并感染时呈脓性。管腔内液体经输卵管伞端流向腹腔即形成盆腔积液,当有多量液体自阴道排出时,可出现腹部绞痛。盆腔检查可触及附件形成的肿块,超声检查和腹腔镜可协助诊断,但最后诊断有赖于病理检查。

3. 输卵管息肉(polyp of fallopian tube) 输卵管息肉可发生于生育年龄和绝经后,一般无症状,多在不孕病人行检查时发现。输卵管息肉的发生不明,多位于输卵管腔内,与正常黏膜上皮有连续,镜下可无炎症证据。宫腔镜检查和子宫输卵管造影均可发现,但前者优于后者。乳头瘤和息肉的鉴别是前者具有乳头结构。

4. 输卵管平滑肌瘤(leiomyoma of fallopian tube) 较少见。查阅近年国内外文献共报道 20 例左右。输卵管平滑肌瘤的发生与胃肠道平滑肌瘤相似,而与雌激素无关。同子宫平滑肌瘤,亦可发生退行性病变。临床上常无症状,多在行其他手术时偶尔发现。肿瘤较小,单个,实质,表面光滑。肿瘤较大时可压迫管腔而致不育及输卵管妊娠,亦可引起输卵管扭转而发生腹痛。

5. 输卵管成熟性畸胎瘤(mature teratoma of fallopian tube) 比恶性畸胎瘤还少见。文献上仅有少数病例报道,大多数为良性,其来源于副中肾管或中肾管,认为可能是胚胎早期,生殖细胞移行至卵巢的过程中,在输卵管区而形成。一般病变多为单侧,双侧少见,常位于输卵管峡部或壶腹部,以囊性为主,少数为实性病变,少数位于输卵管肌层内或附于浆膜层,肿瘤体积一般较小,1~2cm,也有直径达 10~20cm 者,镜下同卵巢畸胎瘤所见,可含有三个胚层成熟成分。

病人年龄一般在 21~60 岁。常见症状为盆腔或下腹部疼痛、痛经、月经不规则及绝经后流血,由于无典型的临床症状或无症状,因此术前很难做出诊断。

6. 输卵管血管瘤(angioma of fallopian tube) 罕见。有学者认为女性性激素与血管瘤有关。但一般认为在输卵管内的扩张海绵样血管是由于扭转、损伤或炎症引起。

血管瘤一般较小。肿瘤位于浆膜下肌层内,分界不清,可见很多不规则小血管空隙,上覆扁平内皮细胞。血管被疏松结缔组织及管壁平滑肌纤维分隔。临床通常无症状,常在行其他手术时发现,偶可因血管瘤破裂出血而引起腹痛。

【输卵管交界性肿瘤的临床病理特征】

输卵管交界性肿瘤罕见,大多数为浆液性交界性肿瘤(serous borderline tumour),又为:不典型增生性浆液性肿瘤(atypicalproliferative serous tumour),另有少数是子宫内膜样的。输卵管浆液性交界性肿瘤的病理诊断标准与卵巢浆液性交界性肿瘤(或卵巢不典型增生性浆液性肿瘤)相同,肿瘤多数位于伞部,肿块呈实性或囊性息肉样改变。镜下表现为乳头状突起并伴灶性上皮的复层化和非典型性。病人常主诉不孕与腹痛。治疗为手术切除患侧输卵管,预后良好,很少复发。

值得注意的是,浆液性输卵管上皮内癌(tubal intraepithelial carcinoma,TIC)尽管尚未浸润,但不能视为"原位癌"或交界性癌,因其已具备向其他部位扩散的潜能,属于早期浆液性腺癌范畴。

【输卵管恶性肿瘤的诊治】

1. 输卵管恶性肿瘤的病因 病因不明。与卵巢癌相似,遗传因素可能在输卵管癌的病因中扮演着重要角色。输卵管癌可能是遗传性乳腺癌-卵巢癌综合征的一部分,与两种抑癌基因 BRCA1、BRCA2 的突变有关。据报道,约 15%~45%的输卵管癌病人伴有 BRCA 基因突变。而携带突变 BRCA1、BRCA2 基因的女性,其终生患输卵管癌风险分别为 40%~60%、20%~30%。

输卵管癌的病人易并发乳腺癌、卵巢癌等其他妇科肿瘤,目前认为其病因可能与卵巢癌的相似:如不孕、生育少、初潮年龄早、绝经晚等均为发病危险因素;而口服避孕药、多生育、母乳喂养以及绝育术等均有保护意义。

此外,有一部分慢性输卵管炎或少数输卵管结核与输卵管癌并存,故有学者认为慢性炎症刺激可能是输卵管肿瘤的诱因,但两者是否存在真正的病因学联系尚不清楚。

2. 输卵管恶性肿瘤的病理特征 FIGO 联合 IGCS(国际妇癌协会)发布了最新的输卵管癌手术-病理分期系统,具体而言,原发性输卵管恶性肿瘤的病理学标准:①肿瘤来源于输卵管内膜;②组织学类型可以产生输卵管黏膜上皮;③可见由良性上皮向恶性上皮转变的移行区;④卵巢和子宫内膜可以正常,也可以有肿瘤,但肿瘤体积必须小于输卵管肿瘤。

(1) 输卵管癌

1) 病理巨检:一般为单侧,双侧占 10%~26%。病灶(如图 26-8-1 所示)多见于输卵管壶腹部,其次为伞端。早期输卵管外观可正常,多表现为输卵管增粗,直径 5~

10cm，类似输卵管积水、积脓或输卵管卵巢囊肿，局部呈结节状肿大，形状不规则呈腊肠样，病灶可呈局限性结节状向管腔中生长，随病程的进展向输卵管伞端蔓延，管壁变薄，伞端常闭锁。剖面上可见输卵管腔内有灰白色乳头状或菜花状组织，质脆，可有坏死团块。晚期癌内有肿瘤组织可由伞端突出于管口外。亦可穿出浆膜面。当侵入卵巢时能产生肿块，与输卵管卵巢块相似，常合并有继发感染或坏死，腔内容物呈浑浊脓性液体。10%的病人可出现绞痛、水样排液［即：外溢性输卵管积液(hydrops tubae profluens)］，另有38%～80%的病人宫颈搔刮或子宫内膜诊刮标本中见到异型细胞。

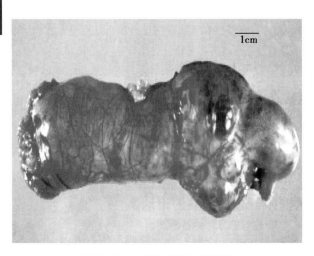

图 26-8-1　输卵管癌大体外观

2) 显微镜检查：三分之二以上的输卵管癌为浆液性癌。其他类型包括子宫内膜样癌、未分化癌、黏液性癌、移行细胞癌、透明细胞癌等。

组织病理分级与卵巢癌的分级一致。以输卵管浆液性腺癌为例，可分为"**低级别浆液性腺癌**(low-grade serous carcinoma，LGSC)"与"**高级别浆液性腺癌**(high-grade serous carcinoma，HGSC)"两种级别，诊断标准参见本章"卵巢浆液性腺癌的组织病理分级"。

(2) 输卵管绒毛膜癌(primary tubal choriocarcinoma)：本病极为罕见，多数发生于妊娠后妇女，和体外受精(IVF)有关，临床表现不典型，故易误诊。输卵管绒毛膜癌大多数来源于输卵管妊娠的滋养叶细胞，少数来源于异位的胚胎残余或具有形成恶性畸胎瘤潜能的未分化胚细胞。来源于前者的绒癌发生于生育期，临床症状同异位妊娠或伴有腹腔内出血，常误诊为输卵管异位妊娠而手术；来源于后者的绒癌，多数在7～14岁发病，可出现性早熟症状，由于滋养叶细胞有较强的侵袭性，能迅速破坏输卵管壁，在早期就侵入淋巴及血管而发生广泛转移至肺脏、肝脏、骨及阴道等处。

肿瘤在输卵管表面呈暗红色或紫红色，切面见充血、水肿、管腔扩张，腔内充满坏死组织及血块。镜下见细胞滋养层细胞及合体滋养层细胞大量增生，不形成绒毛。

诊断主要依据临床症状及体征，结合血、尿内绒毛膜促性腺激素(hCG)的测定，X线胸片等检查，但最终确诊有待病理结果。本病应与以下疾病鉴别：

1) 子宫内膜癌：可出现阴道排液，但主要临床症状为不规则阴道流血，诊刮病理可鉴别；

2) 附件炎性包块：有不孕或盆腔包块史，妇科检查可在附件区触及活动受限囊性包块；

3) 异位妊娠：两者均有子宫正常，子宫外部规则包块，均可发生大出血，但宫外孕病人 hCG 滴度增高程度低于输卵管绒癌，病理有助确诊。

治疗同子宫绒毛膜癌。可以治愈。先采用手术治疗，然后根据预后因素采用化疗。如果肿瘤范围局限，希望保留生育功能者可以考虑保守性手术，如输卵管绒毛膜癌来源于输卵管妊娠的滋养叶细胞，其生存率约 50%，如来源于生殖细胞，预后很差。

(3) 输卵管肉瘤(primary sarcoma of fallopian tube)：罕见，其与原发性输卵管腺癌之比为 1：25。迄今文献报道不到 50 例。主要为纤维肉瘤和平滑肌肉瘤。肿瘤表面常呈多结节状，可见充满弥散性新生物，质软，大小不等的包块。本病可发生在任何年龄妇女，临床症状同输卵管癌，主要为阴道排液，呈浆液性或血性，继发感染时排出液呈脓性。部分病人亦以腹胀、腹痛或下腹部包块为症状。由于肉瘤生长迅速常伴有全身乏力，消瘦等恶病质症状。此病需与以下疾病相鉴别：

1) 附件炎性包块：均可表现腹痛、白带多及下腹包块，但前者有盆腔炎症病史，抗感染治疗有效。

2) 子宫内膜癌：有阴道排液的病人需要与子宫内膜癌鉴别，分段诊刮病理可确诊。

3) 卵巢肿瘤：多无临床症状，伴有腹水，B 型超声可协助诊断。

治疗参考子宫肉瘤治疗方案，以手术为主，再辅以化疗或放疗，预后差。

(4) 输卵管未成熟畸胎瘤(immature teratoma of fallopian tube)：极少见。本病可以发生在有生育要求的年轻女性，虽然治愈率高，但进展较快，因此早期诊断、早期治疗十分重要，输卵管未成熟畸胎瘤预后较差。虽然直接决定病人的预后因素是临床分期，但肿瘤组织分化程度、幼稚成分的多少和预后有密切关系。治疗采用手术治疗，然后根据相关预后因素采用化疗。如果要保留生育功能，任何期别的病人均可以行保守性手术。化疗方案采用卵巢生殖细胞肿瘤的化疗方案。

(5) 转移性输卵管癌(metastatic carcinoma of fallopian tube)：远远多于原发性输卵管恶性肿瘤，约占输卵管恶性肿瘤的 80%～90%。其主要来自卵巢癌、子宫体癌、子宫颈癌，远处如直肠癌、胃癌及乳腺癌亦可转移至输卵管。临床表现因原发癌的不同而有差异。镜下其病理组织形态与原发癌相同。其诊断标准如下：

1）癌灶主要在输卵管浆膜层，肌层、黏膜层正常或显示慢性炎症。若输卵管黏膜受累，其表面上皮仍完整。

2）癌组织形态与原发癌相似，最多见为卵巢癌、子宫体癌和胃肠癌等。

3）输卵管肌层和系膜淋巴管内一般有癌组织存在，而输卵管内膜淋巴管很少有癌细胞存在。

治疗按原发癌已转移的原则处理。

3. 输卵管恶性肿瘤的临床表现　原发性输卵管癌（primary cancinoma of fallopian tube）好发于绝经后女性，其发病高峰年龄为52～57岁。21～85岁女性病人均有报道。与 BRCA 基因突变相关的输卵管癌更多见于年轻女性。不同人种的发病率略有差异，白色人种（0.41/10 万）较黑色人种与西班牙人（0.27/10 万）、亚太人种（0.25/10 万）略高，原因未知。

输卵管肿瘤临床表现缺乏特异性，多数病人无症状，只有当肿瘤阻塞了患侧输卵管、引起内容物潴留、并影响输卵管蠕动时，才会引起相应症状。典型的输卵管肿瘤"三联症（Latzko's triad）"包括：异常阴道流血或排液、可扪及的盆腔肿块以及疼挛性下腹胀痛，但仅 15% 左右的病人具备此典型表现。笔者曾回顾性分析复旦大学附属妇产科医院2003 年 2 月～2010 年 12 月期间收治的 101 位输卵管癌病人临床表现，具有典型"三联症"表现的仅有 14 人（13.7%）。

（1）阴道流血或阴道排液：是输卵管癌最常见且最具有特征性的症状，35%～60% 的病人有此主诉。其排出液多为稀薄黄水或清亮的浆液，有时呈粉红色淡血性，排液量多少不一，一般无气味。有时分泌物呈琥珀色，或为血水样、或较黏稠。多数病人不重视，以为轻微的阴道炎而延误就诊。个别病人阴道分泌物多时误认为尿失禁而在泌尿外科就诊。

1959 年 SinhaAC 首先报道"外溢性输卵管积液（hydropsstubaeprofluens）"这一临床表现，即：输卵管癌病人的输卵管肿胀、远端堵塞，收缩时引起阴道阵发性排出清亮或血清样液体。而经阴道阵发性排液后，病人可能出现盆腔包块缩小或消失。由于输卵管积水的病例也可出现此表现，故不能将其视为输卵管癌的特异症状。

（2）下腹部或盆腔肿块：10%～60% 的病人在妇科检查时可扪及肿块，亦有病人自己能扪及下腹部肿块，但很少见。肿块可为癌肿本身，也可为并发的输卵管积水或广泛盆腔粘连形成的包块。常位于子宫的一侧或后方，实质性、张力不高、活动受限或固定不动。

（3）下腹疼痛：为输卵管癌的常见症状之一，见于20%～50% 的病人。多发生在患侧，常表现为阵发性、间歇性钝痛或疼挛性绞痛。当阴道排出水样或血样液体后，疼痛可短暂性缓解，很快又复发。

（4）腹水：较少见，约 10% 的病例伴有腹水，可能为炎性渗出，或是肿瘤腹膜种植引起的癌性腹水。

（5）其他：当输卵管癌肿增大或压迫附近器官或癌肿广泛转移时可出现腹胀、尿频、肠功能紊乱及腰骶部疼痛等，晚期可出现恶病质表现。

4. 输卵管恶性肿瘤的辅助检查

（1）细胞学检查：10%～40% 的病人表现为宫颈细胞学异常，包括腺癌或不典型腺细胞，此时，应辅助阴道镜检查、宫颈管搔刮、及（或）分段诊刮等检查，排除了宫颈癌、子宫内膜癌等以后，应想到输卵管肿瘤的可能。

对于有大量阴道排液的病人，考虑到单次细胞学诊断可能漏诊，可重复多次阴道排液涂片检查，亦可用子宫帽或月经杯收集排出液，增加诊断的阳性率；对存在腹水的病人，可行阴道后穹隆穿刺、或腹腔穿刺取腹腔液送细胞学检查；而对伴发宫腔积液者可吸取宫腔液行细胞学检查，均有可能找到异型细胞。

（2）子宫内膜检查：对宫颈细胞学检查发现不典型腺细胞或腺癌细胞的病人，有必要行分段诊刮术。若颈管及子宫内膜病理检查阴性，则应想到输卵管癌的可能；若内膜检查发现癌灶，虽然首先考虑子宫内膜癌，但亦不能排除输卵管癌向宫腔转移的可能。

（3）宫腔镜检查：对宫颈细胞学检查发现不典型腺细胞或腺癌细胞的病人，还可通过宫腔镜检查，观察子宫内膜与双侧输卵管开口情况，并刮取内膜送病理检查。

（4）超声检查：经阴道超声检查是常用的辅助检查，可确定肿块的部位、大小、形状、质地以及有无腹水。典型的输卵管癌超声图像为：一侧附件区囊实性占位，不规则长条形、内含乳头或分隔，而同侧卵巢无异常表现。

（5）CT 扫描、MRI 检查、PET-CT 检查：对怀疑恶性肿瘤的病人，CT 扫描、MRI 检查或 PET-CT 检查可补充判断肿瘤的来源、质地以及与周围脏器的关系，且可提示腹膜后淋巴结或盆腹腔有无转移，有助于更好地评估病情、制订诊疗计划。

（6）血清 CA125 测定：80% 的输卵管癌病人术前CA125 升高，可作为诊断和随访指标。

（7）腹腔镜检查：通过腹腔镜检查可直接观察输卵管及卵巢情况，有助于明确诊断，对适宜病例可以同时完成全面分期手术。

（8）基因检测：由于输卵管癌与 BRCA1/2 等基因突变有关，对所有病人均应详细采集病史，评估遗传风险。

5. 输卵管恶性肿瘤的诊断　输卵管肿瘤属于罕见肿瘤而常被忽略。此外，由于输卵管肿瘤缺乏特异性症状，仅少数病人具备典型"三联症"临床表现，不易引起病人重视，也不易被医生识别。再者，输卵管肿瘤往往累及卵巢，故手术前容易误诊为卵巢肿瘤。部分无症状的病人都是在术中偶然发现输卵管肿大变形，或偶然切除输卵管时意外发现有输卵管肿瘤。

诊断输卵管肿瘤时应综合考虑病人的年龄、症状、体征,结合辅助检查结果,综合判断,对疑似病例可以安排腹腔镜检查,有助于明确诊断。

下列疾病容易与输卵管肿瘤混淆,应加以鉴别诊断:

(1)附件炎性肿块:输卵管积水、输卵管卵巢囊肿或盆腔包裹性积液等都可引起腹胀、盆腔包块,有时引起脓性阴道分泌物、或伴发热。妇科检查时发现附件区囊性包块周围粘连、活动受限,很难与输卵管肿瘤区分。如病人年龄偏大,有阴道异常排液,盆腔包块、伴或不伴腹痛,均需考虑输卵管癌,并进一步作各项辅助检查,以协助诊断。

(2)卵巢肿瘤:无特异症状,偶有阴道异常出血、腹胀、食欲减退等表现,与输卵管癌阴道排液等表现有差别。妇科检查时,卵巢良性肿瘤一般可活动,而输卵管癌的肿块多固定;卵巢恶性肿瘤则呈实质性,表面不平整,可伴有腹水者,辅以超声、CT、MRI 等检查有助于鉴别,但术前二者确实难以鉴别。

(3)子宫内膜癌:多以不规则阴道流血为主诉,可因有阴道排液而与输卵管恶性肿瘤相混淆。通过诊刮病理检查

有助于鉴别。

(4)宫颈管腺癌:多以不规则阴道排液为主诉,易与输卵管肿瘤混淆,辅助颈管搔刮术有助于鉴别。

(5)继发性输卵管癌:其与原发性输卵管肿瘤的鉴别诊断要点有以下三点:①原发性输卵管癌的病灶,大部分存在于输卵管的黏膜层,继发性输卵管癌的黏膜上皮基本完整而病灶主要在间质内;②原发性输卵管癌大多数都能看出乳头状结构,肌层癌灶多为散在病灶;③原发性输卵管癌的早期癌变处可找到正常上皮到癌变的过渡形态。

6. **输卵管恶性肿瘤的分期**　见表 26-8-2、表 26-8-3。

7. **输卵管恶性肿瘤的治疗**　原发性输卵管癌由于早期诊断困难,其 5 年生存率一直较低,过去仅为 5% 左右。目前随着治疗措施的改进,生存率为 50% 左右。

输卵管癌的播散方式与卵巢癌相同,即盆腹腔的局部蔓延和淋巴结转移。输卵管癌的双侧发生率为 17%～26%,子宫及卵巢转移常见,盆腹膜转移率高,常常在早期

表 26-8-2　输卵管癌 TNM 和 FIGO 的分期系统及诊断标准

		FIGO 分期与相应描述	TNM 分类
		原发肿瘤无法评估	T_X
		无原发肿瘤证据	T_0
Ⅰ		**肿瘤局限于输卵管**	T_1
	ⅠA	肿瘤局限于一侧输卵管表面,腹水或腹腔冲洗液中无恶性细胞	T_{1a}
	ⅠB	肿瘤局限于一侧或双侧输卵管,表面无肿瘤,腹水或腹腔冲洗液中无恶性细胞	T_{1b}
	ⅠC	肿瘤局限于一侧或双侧输卵管,但有下列情况:	T_{1c}
	ⅠC₁	术中破裂	T_{1c1}
	ⅠC₂	术前包膜已破,或肿瘤已穿出输卵管表面	T_{1c2}
	ⅠC₃	腹水或腹腔冲洗液中有恶性细胞	T_{1c3}
Ⅱ		**肿瘤累及一侧或双侧输卵管并有盆腔内扩散**	T_2
	ⅡA	播散和(或)种植到子宫和(或)输卵管和(或)卵巢	T_{2a}
	ⅡB	播散到其他盆腔脏器	T_{2b}
Ⅲ		**肿瘤累及一侧或双侧输卵管,并有细胞学或组织学证实了的盆腔以外腹膜种植和(或)腹膜后淋巴结转移**	T_3 和(或)N_1
	ⅢA₁	仅有腹膜后淋巴结转移	N_1
	ⅢAᵢ	淋巴结转移的最大径线≤10mm	N_{1a}
	ⅢAᵢᵢ	淋巴结转移的最大径线>10mm	N_{1b}
	ⅢA₂	显微镜下见盆腔外腹膜转移,伴或不伴腹膜后淋巴结转移	T_{3a}
	ⅢB	肉眼见盆腔外腹膜转移,转移灶最大径线≤2cm,伴或不伴腹膜后淋巴结转移	T_{3b}
	ⅢC	盆腔外腹膜转移最大直径>2cm,伴或不伴腹膜后淋巴结转移	T_{3c}
Ⅳ		**腹腔外远处转移(腹膜转移除外)**	M_1
	ⅣA	胸腔积液,且细胞学阳性	M_{1a}
	ⅣB	壁层转移,腹腔外器官转移(包括腹股沟淋巴结与腹腔外淋巴结)	M_{1b}

注:肝包膜转移属于 T_3 或Ⅲ期;肝实质转移属于 M_1 或Ⅳ期;出现胸腔积液必须有细胞学阳性证据才列为 M_1 或Ⅳ期

表 26-8-3　输卵管癌分期分组

临床分期	T	N	M
ⅠA 期	T_{1a}	N_0	M_0
ⅠB 期	T_{1b}	N_0	M_0
ⅠC$_1$ 期	T_{1c1}	N_0	M_0
ⅠC$_2$ 期	T_{1c2}	N_0	M_0
ⅠC$_3$ 期	T_{1c3}	N_0	M_0
ⅡA 期	T_{2a}	N_0	M_0
ⅡB 期	T_{2b}	N_0	M_0
ⅡC 期	T_{2c}	N_0	M_0
ⅢA$_1$ 期	T_1/T_2	N_1	M_0
ⅢA$_2$ 期	T_{3a}	N_0/N_1	M_0
ⅢB 期	T_{3b}	N_0/N_1	M_0
ⅢC 期	T_{3c}	N_0/N_1	M_0
Ⅳ期	任何 T	任何 N	M_1

注:区域淋巴结(N):

N_0——区域淋巴结没有转移

N_1——区域淋巴结有转移

N_{1a}——淋巴结转移的最大径线≤10mm

N_{1b}——淋巴结转移的最大径线>10mm

远处转移(M):

M_0——没有远处转移

M_1——远处转移

M_{1a}——腹膜渗出,伴细胞学阳性

M_{1b}——包膜转移,腹腔外器官(包括腹股沟淋巴结合腹腔外的淋巴结)

就发生播散,通过伞端直接扩散是最主要的方式,肿瘤可种植于盆、腹腔壁、大网膜及其脏器表面。由于肿瘤常常累及卵巢,肉眼与原发性卵巢癌或腹膜癌难以辨别。偶尔肿瘤也可通过输卵管管腔逆向扩散至子宫内膜、子宫颈管甚至对侧输卵管;还可通过累及盆腔淋巴结与腹主动脉旁淋巴结,偶亦可见沿阔韧带及腹股沟淋巴结。晚期癌症病人可通过血行转移至肺、脑、肝、肾、骨等器官。

首选治疗是外科手术,满意的瘤体减灭术是手术的理想目标,术后根据有无危险因素选择辅助化疗和(或)放疗;特殊情况下,当术前判断大量胸腔积液、腹水、肿瘤广泛转移、预测肿瘤无法达到满意的瘤体减灭状态则需要行新辅助化疗。

目前,输卵管癌的治疗原则与卵巢癌一致,特别强调首次治疗的彻底性。

(1) 手术治疗:彻底的手术切除是输卵管癌最根本的治疗方法。手术原则应同于上皮性卵巢癌。早期病人行全面的分期手术,包括全子宫、双侧附件、大网膜切除和腹膜后淋巴结清扫;晚期病例行肿瘤细胞减灭术,手术时应该尽可能切净原发病灶及其转移病灶。原则上建议采用开腹手术,腹部正中切口,进行以下操作:腹腔冲洗;仔细评估整个盆、腹腔,全面了解肿瘤的范围;全子宫切除,两侧输卵管卵巢切除;盆腔、腹主动脉旁淋巴结清扫(如行腹主动脉旁淋

巴清扫,考虑到高位淋巴结转移的可能性,推荐清扫高度达肾血管旁水平);横结肠下大网膜切除;任何可疑部位活检,包括腹腔和盆腔腹膜。随着微创技术的提高,富有经验的妇科肿瘤医生可选择用腹腔镜探查,一方面,对于早期病人,可以在腹腔镜下完成肿瘤的全面分期手术;另一方面,腹腔镜下可以取得活检明确输卵管癌的诊断,决定后续治疗方案;或通过腹腔镜检查判断病人能否获得满意的瘤体减灭术,以及最佳的手术时机。应用微创技术时,当视野暴露困难,或遭遇紧急事件时,随时应做好中转开腹的准备。

1) 早期输卵管癌的处理:对于 FIGO Ⅰ 期的处理:此期病人应该进行手术分期:腹腔镜或开腹全子宫双附件切除。偶然发现的输卵管癌(例如,病人术前诊断为良性疾病,术后组织学诊断含有恶性成分)应该再次手术分期,若有残留病灶,要尽可能行细胞减灭术,病人应该接受以铂类为基础的化疗。

2) 晚期输卵管癌的处理

FIGO Ⅱ～Ⅳ期的处理:病人接受瘤体减灭术,术后应行以铂类为基础的辅助化疗。若病人初次诊断时因为医学禁忌证而未行理想的瘤体减灭术,应该接受以铂为基础的化疗,然后再重新评估。若化疗 3 个周期以后,再次评估时可以考虑二次探查,如发现残留病灶,应该行二次细胞减灭术。然而,这种治疗未经任何前瞻性研究证实。

广泛转移的巨块型(bulky stage)FIGO Ⅲ/Ⅳ 期的处理:此类病人手术有高风险,取得病理诊断后可经有经验的妇科肿瘤医生评估病情,选择性接受以铂类为基础的化疗。其他病人情况不能耐受化疗,应该对症治疗。

3) 保留生育功能的手术:少数情况下,病人年轻、希望保留生育功能,只有在分期为 FIGO Ⅰ A 或 Ⅰ C 的情况下,经过仔细评估和充分讨论,可以考虑保留生育功能的分期手术:患侧附件切除＋可疑病灶活检,是否清扫淋巴取决于术前影像学检查与术中探查是否发现肿大淋巴结。

4) 不完全分期的手术:常见下述情况尚存子宫、或尚存附件、或未切除大网膜、或前次手术记录为非全面分期手术、或残留可能切除的病灶、或预防性切除输卵管时意外发现浸润癌、或淋巴清扫不完全等。应结合各类影像学检查,预估可能的 FIGO 分期情况,判断如果能切除残留病变,则尽量行全面分期手术;反之,则可以行 6 个疗程化疗,或探查性手术后补充 4 个疗程化疗。

(2) 化学治疗:化疗应与手术治疗紧密配合,是主要的术后辅助治疗,输卵管癌的化学治疗与卵巢癌相似。一线用药为紫杉醇和铂类联合化疗。

(3) 内分泌治疗:若输卵管癌肿瘤中含有雌、孕激素受体,可应用抗雌激素药物如他莫昔芬及长期避孕激素如己酸孕酮、甲羟孕酮等治疗。但目前对激素的治疗作用还没得到充分的肯定。

(4) 放射治疗:在 NCCN 指南中,放疗仅作为输卵管癌复发后控制局部症状时应用局部放疗,不推荐全腹腔照

射。局部放疗常引起阴道狭窄,需注意适时应用阴道扩张器。

（5）复发的治疗:在综合治疗后的随诊过程中,如出现局部盆腔复发或原有未切除的残留癌灶经化疗后可考虑第二次手术。

8. 输卵管恶性肿瘤的预后 随着对输卵管癌的认识、诊断及治疗措施的提高和改进,其5年生存率明显提高。输卵管恶性肿瘤总体5年生存率:Ⅰ～Ⅱ期约为50%～60%,Ⅲ～Ⅳ期约为15%～20%。许多生物学标记已用于预测输卵管癌的预后,其中p53研究较多,p53过表达提示预后差。其他引起不良预后的因素为分期晚、年龄大(60岁以上),以及有肿瘤残留等。

因此对晚期的病人术后积极地放、化疗,虽不能根除癌瘤,但能延长生存期。输卵管癌的预后更多地取决于期别,因此分期和区分肿瘤是原发性抑或转移性更为重要。转移性输卵管癌远远多于原发性输卵管癌。

影响预后的因素:

（1）FIGO分期:是重要的影响因素,期别愈晚期预后愈差。随期别的提高生存率逐渐下降。Peter等研究了115例输卵管癌病人,发现管壁浸润越深,预后越差,术后残留病灶大者预后差。复旦大学附属妇产科医院Bao L等回顾性分析101位输卵管癌病人,多因素分析发现FIGO分期越晚(Ⅲ～Ⅳ期 vs. Ⅰ～Ⅱ期),总体生存率($HR=2.670,95\%CI=1.316-5.428,P=0.007$)与无瘤生存率($HR=2.716,95\%CI=1.416-5.211,P=0.003$)越低。

（2）初次术后残存瘤的大小:也是影响预后的重要因素。Eddy分析了38例输卵管癌病理,初次手术后未经顺铂治疗的病人中,肉眼无瘤者的5年生存率为29%,残存瘤大于或等于2cm者仅为7%。初次手术后用顺铂治疗的病例,肉眼无瘤者的5年生存率为83%,残存瘤大于或等于2cm者的为29%。

（3）辅助治疗:是否接受辅助治疗对其生存率的影响有显著性差别,接受了以顺铂为主的化疗病人其生存时间明显高于没有接受化疗者。复旦大学附属妇产科医院Bao L等回顾性资料多因素分析表明,化疗次数≥6次的病人有更高的总体生存率($HR=0.480,95\%CI=0.246-0.937,P=0.031$)与无瘤生存率($HR=0.521,95\%CI=0.276-0.985,P=0.045$)。

（4）盆腔淋巴结清扫:由于术者因素或病人合并症因素,并非所有输卵管癌病人都行盆腔淋巴结清扫术。复旦大学附属妇产科医院Bao L等回顾性资料多因素分析表明,行盆腔淋巴结清扫的病人有更高的总体生存率($HR=0.274,95\%CI=0.136-0.555,P<0.001$)与无瘤生存率($HR=0.449,95\%CI=0.227-0.888,P=0.021$)。

9. 输卵管恶性肿瘤的预防 目前认为浆液性输卵管上皮内癌(serous tubal intraepithelial carcinoma,STIC)不仅是输卵管上皮性肿瘤的癌前病变,还可能是卵巢癌和腹膜癌的癌前病变。支持这一观点的主要证据有:①在对 *BRCA* 基因突变的女性行预防性双侧输卵管卵巢切除术后发现,约5%～15%的标本中发现了隐匿性浆液性卵巢癌;②大样本分析发现,这些早期癌中都伴有输卵管癌或STIC;③多数情况下,肿瘤累及输卵管伞端;④在对卵巢癌和腹膜癌标本的全面分析后发现,约半数同时合并STIC;⑤*P53* 基因突变分析发现STIC与卵巢癌的基因突变位点一致。

目前还没有证据表明密切监护对于改善无症状输卵管癌病人的预后或提高生活质量有积极意义。然而,对于治疗后长期无瘤生存病人,复发时早期诊断可以提供最好的预后。随访的目的:①观察病人对治疗后的近期反应;②及早认识,妥善处理治疗相关的并发症,包括心理紊乱;③早期发现持续存在的病灶或者疾病的复发;④收集有关治疗效果的资料;⑤对早期病人,提供乳腺癌筛查的机会;保守性手术的病人,提供筛查宫颈癌的机会。

总的来说,随访的第一年,每3个月复查一次;随访间隔逐渐延长,到5年后每4～6个月复查一次。每次随访内容:详细复习病史,仔细体格检查(包括乳房、盆腔和直肠检查)排除任何复发的征象。虽然文献对CA125对预后的影响仍不清楚,但仍应定期检查血CA125,特别是初次诊断发现CA125升高的病人。影像学检查例如盆腔超声检查、CT、MRI应当只在有临床发现或者肿瘤标记物升高提示肿瘤复发时才进行检查。所有宫颈完整病人要定期行涂片检查。所有40岁以上或有强的乳腺癌家族史的年轻病人,每年都要行乳房扫描。

【临床特殊情况的思考和建议】

1. 值得警惕的输卵管癌相关临床特征 临床医生对于输卵管癌的临床表现应有一定认识,并提高警惕,通过必要的辅助检查,尽可能在术前做出早期诊断。对于有以下情况下者应考虑输卵管癌的可能:

（1）有阴道排液、腹痛、腹块三大特征者。

（2）持续存在不能解释的不规则子宫出血,尤其在35岁以上、细胞学涂片阴性,刮出子宫内膜也未见病变的病人。

（3）持续存在不能解释的异常阴道排液,排液呈血性,年龄大于35岁。

（4）持续存在不能解释的下腹及(或)下背疼痛。

（5）在宫颈涂片中出现一种异常腺细胞。

（6）在绝经前后发现附件肿块。

2. 关于提高输卵管癌检出率的问题 输卵管癌常误诊或漏诊,过去术前诊断率为2%,近数年来由于提高认识及辅助检查经验的积累,术前诊断率提高到了25%～35%,今后,随着超声、磁共振、CT等影像诊断技术的提高,输卵管癌的术前检出率将进一步提高。此外,临床医生需加强学习,术中仔细检视输卵管外形,在病人与家属充分理解病情,知情同意的前提下对可疑肿胀变硬的输卵管及时活检甚至切除送检,将进一步提高输卵管癌的术中诊断率。

3. 关于输卵管癌起源问题　目前的指南均将卵巢癌、输卵管癌及腹膜癌三者并行探讨,沿用同一诊疗指南。而当输卵管、卵巢及腹膜同时腺癌累及时,究竟何者原发、何者继发、何者为起源,尚待进一步深入研究。推荐对所有输卵管癌病人行遗传学咨询与筛查,积累足够资料,有利于解析其来源。

4. 关于输卵管腺癌合并子宫内膜癌时,谁是原发还是继发的问题

(1) 若两者病灶均较早期,无转移可能性,应视两者均为原发性。

(2) 若子宫内膜为转移病灶,则往往呈局灶性侵犯间质,并有正常腺体夹杂其中,对四周组织常有压迫,无过渡形态。

参考文献

1. 华克勤,丰有吉. 实用妇产科学. 第3版. 北京:人民卫生出版社,2013

2. Tumours of the fallopian tube. In Kurman RJ,Carcangiu ML,Herrington CS,Young RH(Eds.). WHO Classification of Tumours of Female Reproductive Organs. Lyon,France:International Agency for Research on Cancer,2014:103-112

3. 郑文新,沈丹华,郭东辉. 妇产科病理学. 北京:科学出版社,2013:434-458

4. Schmeler KM,Gershenson DM. Fallopian tube and peritoneal carcinoma. In Lobo RA,Gershenson DM,Lentz GM,Valea FA(Eds.):Comprehensive Gynecology. 7th ed. Philadelphia,U.S.A.:Elsevier Inc,2017:781-786

5. Mutch DG,Prat J. 2014 FIGO staging for ovarian,fallopian tube and peritoneal cancer. GynecolOncol,2014,133(3):401-404

6. Dhakal S,Zheng YX,Yi XF. Current updates on salpingectomy for the preveation of ovarian cancer and its practice patterns worldwide. Chin Med Sci J,2017,32(3):185-192

7. Bao L,Ding Y,Cai Q et al. Primary fallopian tube carcinoma:a single-institution experience of 101 cases:a retrospective study. Int J Gynecol Cancer,2016,26(3):424-430

8. National Comprehensive Cancer Network. Ovarian cancer,including fallopian tube cancer and primary peritoneal cancer. NCCN Clinical Practice Guidelines in Oncology. Version 4. 2017

9. Komiyama S,Manrai M,Takahashi R,et al. Safe dissection of high paraaortic lymph nodes superior to the renal vein in ovarian,primary peritoneal,or fallopian tube cancer by the "Komiyama's maneuver",a modification of Kocher's maneuver. GynecolOncol,2017,145(2):407-408

（易晓芳）

第二十七章　妊娠滋养细胞疾病

妊娠滋养细胞疾病(gestational trophoblastic disease,GTD)是一组来源于胎盘滋养细胞的疾病。根据WHO女性生殖器官肿瘤分类(2014年版),GTD在组织学上分为:①妊娠滋养细胞肿瘤(gestational trophoblastic neoplasia,GTN),包括绒毛膜癌(choriocarcinoma,简称绒癌)、胎盘部位滋养细胞肿瘤(placental site trophoblastic tumor,PSTT)和上皮样滋养细胞肿瘤(epithelial trophoblastic tumor,ETT);②葡萄胎妊娠(molar pregnancy),包括完全性葡萄胎(complete hydatidiform mole)、部分性葡萄胎(partial hydatidiform mole)和侵蚀性葡萄胎(invasive hydatidiform mole);③非肿瘤病变(non-neoplastic lesion),包括超常胎盘床(exaggerated placental site)、胎盘部位结节和斑块(placental site nodule and plaque);④异常(非葡萄胎)绒毛病变[Abnormal(nonmolar)villous lesions]。虽然WHO新分类将侵蚀性葡萄胎归为交界性或不确定行为肿瘤,但侵蚀性葡萄胎在临床上可表现为侵袭、转移等恶性肿瘤特征,国际妇产科联盟(FIGO)妇科肿瘤委员会癌症报告(2015年)仍将侵蚀性葡萄胎和绒癌在临床上归为一类,合称为妊娠滋养细胞肿瘤,并进一步根据病变范围再分为两类:①病变局限于子宫者,为无转移妊娠滋养细胞肿瘤;②病变扩散至子宫以外部位者,为转移性滋养细胞肿瘤。侵蚀性葡萄胎和绒癌的临床表现、诊断和处理原则基本相似,但与胎盘部位滋养细胞肿瘤和上皮样滋养细胞肿瘤有明显不同。非肿瘤病变和异常(非葡萄胎)绒毛病变仅为形态学改变,通常临床上无需处理。

第一节 妊娠滋养细胞的
发育与分化

关键点

1. 绒毛滋养细胞可分为细胞滋养细胞、合体滋养细胞和中间型滋养细胞，后者由前者分化而来。

2. 中间型滋养细胞可分为三种细胞亚群，即绒毛型、绒毛膜型和胎盘种植部位的中间型滋养细胞。

3. 当滋养细胞增生和侵袭超过一定限度时，可形成各种妊娠滋养细胞疾病。

卵子受精后，形成受精卵。受精卵在输卵管壶腹部向宫腔方向运行过程中，吸收来自输卵管液的营养，并开始有丝分裂，这种分裂称为卵裂（cleavage）。至受精后72小时左右，受精卵分裂成含有16个细胞的实性细胞团，因形如桑葚，称为桑葚胚（morula）。大约受精后3～4天，桑葚胚进入宫腔，并继续卵裂，细胞团中央出现囊腔，其中充满细胞液，受精卵也分为两部分，一部分在内，称内细胞团，以后发育成胚胎；一部分在外周，这时的受精卵称为囊胚或胚泡（blastocyst）。囊胚的外周细胞为胚外层细胞，分裂较快，呈单层细胞排列，成为囊胚的壁，称滋养层。

囊胚大约在受精后5～6天开始植入子宫内膜，称为着床。在囊胚着床过程中，滋养层细胞迅速分裂，囊胚最外层与子宫内膜接触的一层扁平细胞演变为细胞滋养细胞（cytotrophoblast，CT）。细胞滋养细胞为单个核细胞，形态呈立方形，细胞膜界线清楚。大约在受精后7～8天，着床部位的细胞滋养细胞又分化出合体滋养细胞（syncytiotrophoblast，ST），以后这种细胞相互融合失去细胞膜而形成多核细胞。由于这时候的细胞滋养细胞和合体滋养细胞出现于绒毛形成以前，故称为绒毛前滋养细胞（previllous trophoblast）。

合体滋养细胞位于细胞滋养细胞与子宫蜕膜之间，在细胞相互融合形成多核的细胞团后，细胞团内逐渐出现空泡。随后，细胞团内空泡又扩展、融合，与子宫内膜相接并侵入内膜成许多大小不一的腔隙。位于腔隙之间的合体滋养细胞排列成柱状结构，称合体滋养细胞柱，为绒毛的雏形。在受精后约12天，细胞滋养细胞侵入合体滋养细胞柱内，形成初级绒毛。受精后约2周，胚外中胚层长入合体滋养细胞柱内，初级绒毛演变成次级绒毛，合体滋养细胞柱之间的腔隙也演变成绒毛间隙。之后，绒毛内的间充质演化为结缔组织和毛细血管，形成三级绒毛，此时胎儿胎盘循环建立。同时，细胞滋养细胞不断增生、扩展与合体滋养细胞共同形成绒毛干。绒毛形成后，绒毛的结构分为两个部分，内层为间质，外层为滋养层。外层又可分为内层的细胞滋养细胞和外层的合体滋养细胞。位于绒毛表面的滋养细胞

称绒毛滋养细胞（villous trophoblast，VT），而位于其他部位的滋养细胞称绒毛外滋养细胞（extra-villous trophoblast，EVT）。多数绒毛浸于绒毛间隙，成游离状态，以完成胎儿和母亲之间的气体和物质交换，称为游离绒毛；少数位于胎盘床部位的绒毛外滋养细胞侵入子宫底蜕膜，并与之融合，起固定胎盘的作用，称为锚定绒毛（anchoring villous）或固定绒毛。

细胞滋养细胞为滋养干细胞，具有增殖活性的分化能力。合体滋养细胞为分化成熟的细胞，能合成各种妊娠相关的激素，并在胎儿和母亲间物质交换中起重要作用。随着妊娠的进展，细胞滋养细胞的增殖活性逐渐减弱，合体滋养细胞的数量相对增加。细胞滋养细胞的分化形式有两种：位于绒毛表面的细胞滋养细胞直接分化为合体滋养细胞；位于绒毛外的细胞滋养细胞则分化为中间型滋养细胞。

如前所述，当绒毛间质与血管发育时，形成三级绒毛。但这一过程并不扩展到三级绒毛外的蜕膜端，这些绒毛的蜕膜端除外层有一菲薄且不连续的合体滋养细胞覆盖外，主要是细胞滋养细胞，这些细胞构成细胞滋养细胞柱（cytotrophoblastic cell columns）。细胞滋养细胞柱属于绒毛外细胞滋养细胞（extra-villous cytotrophoblast，EVCT），亦称绒毛外滋养细胞（EVT），不会发育成绒毛或绒毛干。在妊娠第13天或第14天，绒毛干以外的细胞滋养细胞柱穿破合体细胞，并向两侧扩展，形成蘑菇状的柱顶，邻近者彼此融合，形成细胞滋养细胞壳（cytotrophoblastic shell），围绕整个孕卵。细胞滋养细胞壳也与细胞滋养细胞柱一样，属于绒毛外滋养细胞。绒毛外滋养细胞的超微结构较绒毛细胞滋养细胞复杂，与绒毛合体滋养细胞近似，介于细胞滋养细胞与合体滋养细胞之间，故称中间型滋养细胞（intermediate trophoblast，IT）。

中间型滋养细胞可分为三种细胞亚群：①绒毛型中间型滋养细胞（villous intermediate trophoblast）：位于细胞滋养细胞柱中的中间型滋养细胞，随着远离绒毛，其增殖活性逐渐下降。为单个核细胞，体积较合体滋养细胞大，呈多角形，细胞质透明或嗜伊红。②种植部位中间型滋养细胞（implantation site intermediate trophoblast）：在与子宫内膜相接触的细胞滋养细胞柱的底部，中间型滋养细胞侵入蜕膜、子宫肌层，浸润并替代种植于螺旋动脉，从而建立母-胎循环，这类中间型滋养细胞被称为种植部位中间型滋养细胞，细胞呈多形性，失去增殖能力，但有浸润性生长行为。③绒毛膜型中间型滋养细胞（chorionic type intermediate trophoblast）：从滋养细胞柱来的中间型滋养细胞，它固定于胎盘的基底板，既能在胎盘部位浸润子宫内膜并侵犯螺旋动脉，又形成滋养细胞壳，发育成叶状绒毛膜和平滑绒毛膜。

当正常妊娠时，滋养细胞在胚胎着床和胎儿发育中起重要作用。但当其增生和侵袭超过一定限度时，可形成各种妊娠滋养细胞疾病。其中，葡萄胎与绒毛滋养细胞有关，

绒癌与绒毛前滋养细胞异常有关,胎盘部位滋养细胞肿瘤与绒毛外滋养细胞有关,自种植部位中间型滋养细胞发生。

(王新宇　谢幸)

第二节　葡萄胎

> **关键点**
>
> 1. 葡萄胎为良性疾病,部分会发展成为妊娠滋养细胞肿瘤。
>
> 2. 临床特征是停经后阴道流血和子宫异常增大。
>
> 3. 主要辅助检查是B型超声和血清hCG测定,组织学诊断是确诊依据。
>
> 4. 治疗原则是及时清宫和术后定期的血清hCG随访。

葡萄胎因妊娠后胎盘绒毛滋养细胞增生、间质水肿,而形成大小不一的水泡,水泡间以蒂相连成串,形如葡萄而命名之,也称水泡状胎块(hydatidiform mole,HM)。葡萄胎可分为完全性葡萄胎(complete hydatidiform mole,CHM)和部分性葡萄胎(partial hydatidiform mole,PHM)两类。

【病因】

葡萄胎发生的确切原因,虽尚未完全清楚,但已取得一些重要进展。

1. **完全性葡萄胎**(complete hydatidiform mole,CHM)

(1) 流行病学:流行病学调查显示亚洲和拉丁美洲国家的发生率较高,如韩国和印度尼西亚约400次妊娠1次,而北美和欧洲国家发生率较低,如美国约1500次妊娠仅1次。根据我国23个省市自治区的调查,平均每1000次妊娠0.78次,其中浙江省最高为1.39次,山西省最低为0.29次。即使同一族种居住在不同地域,其葡萄胎的发生率也不相同,如居住在北非和东方国家的犹太人后裔的发生率是居住在西方国家的2倍,提示造成葡萄胎发生地域差异的原因除种族外,尚有多方面的因素。

(2) 营养学说:营养状况与社会经济因素是可能的高危因素之一。饮食中缺乏维生素A及其前体胡萝卜素和动物脂肪者发生葡萄胎的几率显著升高。

(3) 年龄及前次妊娠史:年龄是另一高危因素,大于35岁和大于40岁的妇女妊娠时葡萄胎的发生率分别是年轻妇女的2倍和7.5倍。相反小于20岁妇女的葡萄胎发生率也显著升高,其原因可能与该两个年龄段容易发生异常受精有关。前次妊娠有葡萄胎史也是高危因素,有过1次和2次葡萄胎妊娠者,再次葡萄胎的发生率分别为1%和15%～20%。既往自然流产史和不孕史也被认为可增加葡萄胎的发生。

(4) 遗传学因素:细胞遗传学研究表明,完全性葡萄胎

的染色体核型为二倍体。根据基因来源可分为两组染色体均来源于父系的完全性葡萄胎(androgenetic CHM,An-CHM)及两组染色体分别来自父亲和母亲的双亲来源的完全性葡萄胎(biparental CHM,BiCHM)。AnCHM中90%为46,XX,由一个细胞核基因物质缺失或失活的空卵与单倍体精子(23,X)受精,经自身复制为二倍体(46,XX),另有10%核型为46,XY,认为系由一个空卵分别和两个单倍体精子(23,X和23,Y)同时受精而成。AnCHM的染色体基因均为父系,但其线粒体DNA仍为母系来源。研究表明,胚胎的正常发育需要基因组印迹(genomic imprinting)正常。基因组印迹指哺乳动物和人类的某些基因位点,其父源性和母源性等位基因呈现不同程度的表达,即在一方的单等位基因表达时,另一方沉默。显然,父母双亲染色体的共同参与才能确保基因组印迹的正常调控。但在AnCHM时,由于缺乏母系染色体参与调控,则引起印迹紊乱。目前为止,已被研究报道与葡萄胎有关的印迹基因有p57KIP2、PHLDA2、IGF2、H19、CTNNA3、ASCL2/HASH2 等(Fisher RA,2002)。BiCHM系另一种独特类型,约占完全性葡萄胎的20%,常与家族性复发性葡萄胎相关。研究发现,该类葡萄胎的发生与母亲染色体19q13.3～13.4片段上NLRP7基因突变有关,NLRP突变可造成父源印迹基因表达缺失,从而表现为完全性葡萄胎。

(5) 其他:如地理环境、气候、温度、病毒感染及免疫等方面,在葡萄胎发病中也起作用。

2. **部分性葡萄胎**(partial hydatidiform mole,PHM)传统认为部分性葡萄胎的发生率远低于完全性葡萄胎,但近年资料表明,部分性葡萄胎和完全性葡萄胎的比例基本接近或者更高,如日本和英国的报道分别为0.78和1.13,其原因可能与完全性葡萄胎发病率的下降和对部分性葡萄胎诊断准确性的提高有关,许多伴有三倍体的早期流产其实为部分性葡萄胎。有关部分性葡萄胎高危因素的流行病学调查资料较少,一项病例对照研究显示,与部分性葡萄胎发病有关的高危因素有不规则月经、前次活胎妊娠均为男性和口服避孕药大于4年等,但与饮食因素无关。

细胞遗传学研究表明,部分性葡萄胎其核型90%以上为三倍体,如果胎儿同时存在,其核型一般也为三倍体。最常见的核型是69,XXY,其余为69,XXX或69,XYY,为一看似正常的单倍体卵子和两个单倍体精子受精,或由一看似正常单倍体卵子(精子)和一个减数分裂缺陷的双倍体精子(卵子)受精而成,所以一套多余的染色体多来自父方。已经证明,不管是完全性还是部分性葡萄胎,多余的父源基因物质是造成滋养细胞增生的主要原因。另外尚有极少数部分性葡萄胎的核型为四倍体,但其形成机制还不清楚。

【病理】

1. **完全性葡萄胎**　大体检查水泡状物形如串串葡萄,大小自直径数毫米至数厘米不等,其间有纤细的纤维素相

连,常混有血块蜕膜碎片。水泡状物占满整个宫腔,虽经仔细检查仍不能发现胎儿及其附属物或胎儿痕迹。镜下见绒毛体积增大,轮廓规则,滋养细胞增生,间质水肿和间质内胎源性血管消失。

2. 部分性葡萄胎 仅部分绒毛变为水泡,常合并胚胎或胎儿组织,胎儿多已死亡,合并足月儿极少,且常伴发育迟缓或多发性畸形。镜下可见部分绒毛水肿,轮廓不规则,滋养细胞增生程度较轻,且常限于合体滋养细胞,间质内可见胎源性血管及其中的有核红细胞。此外,还可见胚胎和胎膜的组织结构。

完全性葡萄胎和部分性葡萄胎的核型、病理及临床特征鉴别要点见表27-2-1。

表 27-2-1 完全性和部分性葡萄胎核型、病理和临床特征比较

特征	完全性葡萄胎	部分性葡萄胎
核型	常见为 46,XX 和 46,XY	常见为 69,XXX 和 69,XXY
病理特征		
胎儿组织	缺乏	存在
绒毛水肿	弥漫	局限
滋养细胞增生	弥漫,轻~重度	局限,轻~中度增生
羊膜、胎儿红细胞	缺乏	存在
临床特征		
诊断	葡萄胎妊娠	易误诊为流产
子宫大小	50%大于停经月份	小于停经月份
黄素化囊肿	15%~25%	少
并发症	<25%	少
GTN 发生率	6%~32%	<5%

【临床表现】

1. 完全性葡萄胎 近 30 年来,由于超声诊断及血 hCG 的检测,完全性葡萄胎的临床表现发生了变化,停经后阴道流血仍然是最常见的临床表现,90%的病人可有阴道流血。而其他症状如子宫异常增大、妊娠剧吐、子痫前期、甲状腺功能亢进、呼吸困难等却已少见,但若出现,支持诊断。完全性葡萄胎的典型症状如下:

(1)停经后阴道流血:为最常见的症状。停经时间 8~12 周左右开始有不规则阴道流血,量多少不定,时有时无,反复发作,逐渐增多。若葡萄胎组织从蜕膜剥离,母体大血管破裂,可造成大出血,导致休克,甚至死亡。葡萄胎组织有时可自行排出,但排出之前和排出时常伴有大量流血。葡萄胎反复阴道流血如不及时治疗,可导致贫血和继发感染。

(2)子宫异常增大、变软:约有半数以上葡萄胎病人的子宫大于停经月份,质地变软,并伴有血清 hCG 水平异常

升高。其原因为葡萄胎迅速增长及宫腔内积血所致。由于大部分葡萄胎在妊娠早期得以诊断,子宫异常增大已较少见。另有少数子宫大小小于停经月份,其原因可能与水泡退行性变、停止发展有关。

(3)腹痛:因葡萄胎增长迅速和子宫过度快速扩张所致,表现为阵发性下腹痛,一般不剧烈,能忍受,常发生于阴道流血之前。若发生卵巢黄素囊肿扭转或破裂,可出现急腹痛。

(4)妊娠呕吐:多发生于子宫异常增大和 hCG 水平异常升高者,出现时间一般较正常妊娠早,症状严重,且持续时间长。发生严重呕吐且未及时纠正时可导致水电解质平衡紊乱。

(5)妊娠期高血压疾病征象:多发生于子宫异常增大者,出现时间较正常妊娠早,可在妊娠 24 周前出现高血压、水肿和蛋白尿,而且症状严重,容易发展为子痫前期,但子痫罕见。

(6)卵巢黄素化囊肿:由于大量 hCG 刺激卵巢卵泡内膜细胞发生黄素化而形成囊肿,称卵巢黄素化囊肿(theca lutein ovarian cyst)。常为双侧性,但也可单侧,大小不等,最小仅在光镜下可见,最大直径可在 20cm 以上。囊肿表面光滑,活动度好,切面为多房,囊肿壁薄,囊液清亮或琥珀色。光镜下见囊壁为内衬 2~3 层黄素化卵泡膜细胞。黄素化囊肿一般无症状。由于子宫异常增大,在葡萄胎排空前一般较难通过妇科检查发现,多由 B 型超声检查作出诊断。黄素化囊肿常在水泡状胎块清除后 2~4 个月自行消退。

(7)甲状腺功能亢进征象:约 7%的病人可出现轻度甲状腺功能亢进表现,如心动过速、皮肤潮湿和震颤,但突眼少见。

2. 部分性葡萄胎 可有完全性葡萄胎的大多数症状,但一般程度较轻。子宫大小与停经月份多数相符或小于停经月份,一般无腹痛,妊娠呕吐也较轻,常无妊娠期高血压疾病征象,一般不伴卵巢黄素化囊肿。有时部分性葡萄胎在临床上表现不全流产或过期流产,仅在对流产组织进行病理检查时才发现。有时部分性葡萄胎也和完全性葡萄胎较难鉴别,需刮宫后经组织学、遗传学检查和 P57^{KIP2} 免疫组化染色方能确诊。

部分性葡萄胎与完全性葡萄胎临床特征鉴别见表 27-2-1。

【自然转归】

了解葡萄胎排空后 hCG 的消退规律对预测其自然转归非常重要。在正常情况下,葡萄胎排空后,血清 hCG 稳定下降,首次降至正常的平均时间大约为 9 周,最长不超过 14 周。若葡萄胎排空后 hCG 持续异常要考虑妊娠滋养细胞肿瘤。完全性葡萄胎发生子宫局部侵犯和(或)远处转移的几率约为 15%和 4%。研究发现,出现局部侵犯和(或)

远处转移的危险性增高约 10 倍的高危因素有：①hCG＞100 000IU/L；②子宫明显大于相应孕周；③卵巢黄素化囊肿直径＞6cm。另外，年龄＞40 岁者发生局部侵犯和（或）远处转移的危险性达 37％，＞50 岁者高达 56％。重复葡萄胎局部侵犯和（或）远处转移的发生率增加 3～4 倍。因此，有学者认为年龄＞40 岁和重复葡萄胎也应视为高危因素。

部分性葡萄胎发生子宫局部侵犯的几率约为 4％，一般不发生转移。与完全性葡萄胎不同，部分性葡萄胎缺乏明显的临床或病理高危因素。发生为妊娠滋养细胞肿瘤的部分性葡萄胎绝大多数也为三倍体。

【诊断】

停经后不规则阴道流血是较早出现的症状，要考虑葡萄胎可能。若子宫大于停经月份、严重妊娠呕吐、子痫前期，双侧卵巢囊肿及甲亢征象等，则支持诊断。若在阴道排出物中见到葡萄样水泡组织，诊断基本成立。常选择下列辅助检查以进一步明确诊断。

1. **超声检查**　是诊断葡萄胎常用的辅助检查方法，最好采用经阴道彩色多普勒超声检查。完全性葡萄胎的典型超声影像学表现为子宫明显大于相应孕周，无妊娠囊或胎心搏动，宫腔内充满不均质密集状或短条状回声，呈"落雪状"，若水泡较大而形成大小不等的回声区，则呈"蜂窝状"。子宫壁薄，但回声连续，无局灶性透声区。常可测到两侧或一侧卵巢囊肿，多房，囊壁薄，内见部分纤细分隔。彩色多普勒超声检查可见子宫动脉血流丰富，但子宫肌层内无血流或仅稀疏"星点状"血流信号。但早期葡萄胎妊娠可不出现典型的"落雪状"超声图像，无胎儿回声、胎盘囊性改变、妊娠囊变形提示葡萄胎可能。

部分性葡萄胎宫腔内可见由水泡状胎块所引起的超声图像改变及胎儿或羊膜腔，胎儿常合并畸形。

2. **血清绒毛膜促性腺激素（hCG）测定**　正常妊娠时，在孕卵着床后数日便形成滋养细胞并开始分泌 hCG。随孕周增加，血清 hCG 滴度逐渐升高，在孕 8～10 周达高峰，持续 1～2 周后血清 hCG 滴度逐渐下降。但葡萄胎时，滋养细胞高度增生，产生大量 hCG，血清中 hCG 滴度通常高于相应孕周的正常妊娠值，而且在停经 8～10 周以后，随着子宫增大仍继续持续上升，利用这种差别可作为辅助诊断。但也有少数葡萄胎，尤其是部分性葡萄胎因绒毛退行性变，hCG 升高不明显。常用的 hCG 测定方法是放射免疫测定和酶联免疫吸附试验。因 hCG 由 α 和 β 两条多肽链组成，其生物免疫学特征主要由 β 链决定，而 α 链与 LH、FSH、TSH 的 α 链结构相似。为避免抗 hCG 抗体，与其他多肽激素发生交叉反应，临床上也用抗 hCG β 链单克隆抗体检测。葡萄胎时血 hCG 多在 200 000IU/L 以上，最高可达 2 400 000IU/L，且持续不降。但在正常妊娠血 hCG 处于峰值时较难鉴别，可根据动态变化或结合超声检查作出诊断。

近年发现，hCG 分子在体内经各种代谢途径生成各种 hCG 结构变异体，除规则 hCG（regular hCG）外，还有其他 hCG 结构变异体，包括高糖基化 hCG（hCG-H）、缺刻 hCG、游离 α 亚单位、游离 β 亚单位和 β 亚单位核心片段等。在正常妊娠时血液中的主要分子为规则 hCG，尿中为 β 核心片段，而葡萄胎及滋养细胞肿瘤则产生更多的 hCG 结构变异体，尤其 hCG-H。因此同时测定血液和尿中规则 hCG 及其结构变异体，有助于葡萄胎及滋养细胞肿瘤的诊断和鉴别诊断。

3. **组织学诊断**　组织学诊断是葡萄胎的确诊方法，所以葡萄胎每次刮宫的刮出物必须送组织学检查。完全性葡萄胎组织学特征为：①可确认的胚胎或胎儿组织缺失；②绒毛水肿；③弥漫性滋养细胞增生；④种植部位滋养细胞呈弥漫和显著的异型性。部分性葡萄胎的组织学特征为：①有胚胎或胎儿组织/细胞存在的证据，如胎儿血管或有核红细胞；②局限性滋养细胞增生；③绒毛大小及其水肿程度明显不一；④绒毛呈显著的扇贝样轮廓、间质内可见明显的滋养细胞包涵体；⑤种植部位滋养细胞呈局限和轻度的异型性。

4. **细胞遗传学诊断**　染色体核型检查有助于完全性和部分性葡萄胎的鉴别诊断。完全性葡萄胎的染色体核型为二倍体，部分性葡萄胎为三倍体。

5. **母源表达印迹基因检测**　部分性葡萄胎拥有双亲染色体，所以表达父源印迹、母源表达的印迹基因（如 P57^KIP2），而完全性葡萄胎无母源染色体，故不表达该类基因，因此检测母源表达印迹基因可区别完全性和部分性葡萄胎。

【鉴别诊断】

1. **流产**　葡萄胎病史与先兆流产相似，容易相混淆。先兆流产有停经、阴道流血及腹痛等症状，妊娠试验阳性，B 型超声见胎囊及胎心搏动。葡萄胎时 hCG 水平持续高值，B 型超声显示葡萄胎特点。难免流产有时与部分性葡萄胎较难鉴别，即使印迹基因 P57^KIP2 检测也不能鉴别，需要刮宫后标本仔细组织学检查。

2. **剖宫术后子宫瘢痕妊娠**是剖宫术后的一种并发症，胚囊着床于子宫瘢痕部位，表现为停经后阴道流血，容易与葡萄胎相混淆，B 型超声检查有助于鉴别。

3. **双胎妊娠**　子宫大于相应孕周的正常单胎妊娠，hCG 水平也略高于正常，容易与葡萄胎相混淆，但双胎妊娠无阴道流血，B 型超声检查可以确诊。

【处理】

1. **清宫**　葡萄胎一经确诊，应及时清宫。但清宫前首先应仔细做全身检查，注意有无休克、子痫前期、甲状腺功能亢进、水电解质紊乱及贫血等。必要时先对症处理，稳定病情。清宫应由有经验医生操作。一般选用吸刮术，其具有手术时间短、出血少、不易发生子宫穿孔等优点，比较安全。由于葡萄胎子宫大而软,清宫出血较多,也易穿孔,所以清宫应在手术室内进行,在输液、备血准备下,充分扩张宫颈管,选用大号吸管吸引。待葡萄胎组织大部分吸出、子宫明显缩小后,改用刮匙轻柔刮宫。为减少出血和预防子宫穿孔,可在术中应用缩宫素静脉滴注(10U 加入 5% 葡萄糖 500ml 中,可根据情况适当调整滴速),但缩宫素可能把滋养细胞压入子宫壁血窦,导致肺栓塞和转移,所以一般在充分扩张宫颈管和开始吸宫后使用缩宫素。若第一次刮宫后有持续性出血或术中感到一次刮净有困难时,可于一周后行第二次刮宫。

在清宫过程中,有极少数病人因子宫异常增大、缩宫素使用不当或操作不规范等原因,造成大量滋养细胞进入子宫血窦,并随血流进入肺动脉,发生肺栓塞,出现急性呼吸窘迫,甚至急性右心衰竭。及时给予心血管及呼吸功能支持治疗,一般在 72 小时内恢复。为安全起见,建议子宫大于妊娠 16 周的葡萄胎病人应转送至有治疗妊娠滋养细胞疾病经验的医院进行清宫。

由于组织学诊断是葡萄胎最重要和最终的诊断,所以需要强调葡萄胎每次刮宫的刮出物,必须送组织学检查。取材应注意选择近宫壁种植部位新鲜无坏死的组织送检。

2. 卵巢黄素化囊肿的处理 因囊肿在葡萄胎清宫后会自行消退,一般不需处理。若发生腹痛、怀疑有扭转可能时,可先予观察,如腹痛不缓解,可在超声引导下或腹腔镜下囊肿抽液。如扭转时间过久,已发生变性坏死,则宜将患侧附件切除。

3. 预防性化疗 不推荐常规预防性化疗,因为常规应用会使约 80% 的葡萄胎病人接受不必要的化疗。有前瞻性随机对照研究显示,对高危葡萄胎病人给予预防性化疗可使妊娠滋养细胞肿瘤的发生从 50% 下降至 10%~15%,因此预防性化疗仅适用于随访困难和有高危因素的完全性葡萄胎病人,但也并非为常规。化疗方案选择建议采用甲氨蝶呤、氟尿嘧啶或放线菌素-D 等单一药物,hCG 正常后停止化疗。实施预防性化疗时机尽可能选择在葡萄胎清宫前 2~3 天或清宫时。预防性化疗不能完全防止葡萄胎恶变,所以化疗后仍需定期随访。部分性葡萄胎不作预防性化疗。

4. 子宫切除术 已很少应用。若同时存在其他切除子宫的指征时,可考虑行全子宫切除术,绝经前妇女应保留卵巢。对于子宫大小小于妊娠 14 周者,可直接切除子宫。与刮宫相比,子宫切除术虽能使葡萄胎恶变的机会从 20% 减少到 3.5%,但单纯子宫切除只能去除葡萄胎侵入子宫肌层局部的危险,而不能预防子宫外转移的发生,术后仍应随访和监测血 hCG。

【随访】

葡萄胎病人作为高危人群,其随访有重要意义。通过定期随访,可早期发现妊娠滋养细胞肿瘤并及时处理。随访应包括以下内容:

(1) hCG 定量测定:第一次测定应在清宫后 24 小时内,以后每周一次,直至连续 3 次正常,然后每个月一次持续至少半年。

(2) 症状体征:每次随访时除必须 hCG 测定外,应注意月经是否规则,有无异常阴道流血,有无咳嗽、咯血及其转移灶症状,并作妇科检查,可选择一定间隔定期或必要时作 B 型超声、X 线胸片或 CT 检查。

葡萄胎随访期间应可靠避孕,由于葡萄胎后滋养细胞肿瘤极少发生于 hCG 自然阴性以后,故葡萄胎后 6 个月如果 hCG 已降至阴性者可以妊娠。即使发生随访不足 6 个月的意外妊娠,只要 hCG 已阴性,也不需考虑终止妊娠。再次葡萄胎的发生率在一次葡萄胎妊娠后为 0.6%~2%,但在连续葡萄胎后更高,所以对于葡萄胎后的再次妊娠,应在早孕期间作 B 型超声和 hCG 测定,以明确是否正常妊娠。分娩后也需 hCG 随访直至阴性。

避孕方法首选避孕套,也可选用口服避孕药,一般不选用宫内节育器,以免子宫穿孔或混淆子宫出血的原因。

【临床特殊情况的思考和建议】

1. **清宫的次数** 葡萄胎一经确诊,应尽早清除宫腔内容物,但临床对清宫次数的认识在不断深入。曾经把第二次清宫列为常规措施,甚至行三次或以上清宫,但多次清宫并不能减少恶变的机会,也无法从清宫的病理标本进行良或恶性的诊断及鉴别诊断,且无法预测恶变。如果在子宫内膜创面开始修复时再次刮宫,会使新生内膜受到破坏,增加感染机会,多次刮宫及感染还可导致宫壁损伤,甚至宫腔粘连。更有学者认为清宫次数多,有可能破坏子宫防御机制,反而增加恶变的机会。因此葡萄胎清宫次数不宜过多,第二次清宫不应列为常规。FIGO 癌症报告(2015 年)指出,只在清宫后有持续性阴道流血者才考虑二次清宫。对于血清 hCG 下降不明显甚至升高,但 B 型超声提示宫腔残留者,则当除外。

2. **预防性化疗** 曾对预防性化疗的实施有较大争议,但目前已趋于一致,即不推荐常规使用。但若实施预防性化疗,有特定的时间概念,即在葡萄胎清宫前或清宫当天或清宫次日进行,超过上述时间的化疗不应称为预防性化疗。若超过上述时间又高度可疑或易发展为妊娠滋养细胞肿瘤者,而临床及客观检查尚不足以诊断为妊娠滋养细胞肿瘤,此时所用的化疗应称为"选择性化疗"。化疗并不能彻底预防恶变,而且会造成一种安全的假象,从而使病人随访的依从性下降,必须强调即使行了预防性化疗仍然需定期随访。

3. **随访时间** 葡萄胎清宫后随访是预防滋养细胞肿瘤最有效的方法。但病人对随访的依从性通常不高。一项 400 例葡萄胎的研究报道,33% 未完成随访,而其中最常见的原因是离治疗中心的距离。缩短随访时间不仅可提高病人的依从性,而且可提前再次妊娠的时间。研究表明,葡萄胎后滋养细胞肿瘤极少发生于 hCG 自然阴性以后，故葡萄胎清宫后的随访时间已缩短至 6 个月，hCG 正常即允许妊娠。即使发生随访不足 6 个月的意外妊娠，只要 hCG 已阴性，也不需考虑终止妊娠。

4. 家族性复发性葡萄胎　家族性复发性葡萄胎（familial recurrent mole，FRM）是指一个家族中有两个或两个以上成员反复发生两次或两次以上葡萄胎，这种家族中受影响的妇女往往极少甚至没有正常的妊娠。

（1）临床特点：FRM 病人再次发生葡萄胎的几率比一般葡萄胎病人高得多，一般非家族性葡萄胎病人再次发生葡萄胎的几率约为 0.7%～1.8%，而从已知的家系可看出，FRM 病人常发生 3 次以上甚至多达 9 次的葡萄胎，并且常继发持续性滋养细胞疾病（persistent trophoblastic disease，PTD），故认为 FRM 病人的复发率及恶变率均高于没有家族史的葡萄胎病人。当一个葡萄胎妇女的近亲也有葡萄胎病史就应该考虑可能是 FRM，若是发生≥2 次 CHM，没有正常妊娠，有或无流产史或 PHM 史，并且核型分析是双亲来源的两倍体，则强烈提示为 FRM。

（2）发病机制：FRM 是一种单基因常染色体隐性遗传病。NETDC 在 1965～2001 年期间治疗的病人中 34 例有至少两次葡萄胎，10 例为重复 PHM，14 例为重复 CHM，4 例初次 PHM 后 CHM，6 例初次 CHM 后 PHM，表明散发重复性葡萄胎病人在随后妊娠中发生 PHM 或 CHM 的机会均增加，并且其中 6 例病人和至少两个不同的性伙伴发生葡萄胎，1 例分别和 3 个性伴侣发生葡萄胎，提示 FRM 病因并非葡萄胎组织中的基因缺陷，而是母亲体内的某些与卵子正常印迹建立和维持相关的基因发生缺陷，从而使卵子中的母系基因印迹无法建立和维持。几项关于 FRM 的研究表明，所有的葡萄胎组织均为双亲来源的完全性葡萄胎（BiCHM），故认为 FRM 均为 BiCHM。已经证实 BiCHM 的发生与母亲染色体 19q13.3～13.4 片段上 NLRP7 基因突变有关，NLRP 突变可造成父源印迹基因表达缺失。但是需要更多研究明确是否所有 BiCHM 都表现为 FRM。

（3）预防：Reubinof 等认为，通过胞浆内精子注射的方法，即先采用单精子注射，从技术上排除了双精子受精，能预防双雄三体的 PHM 和双精子受精导致的 AnCHM，再在植入前进行基因诊断，选择男性胚胎，能预防单精子受精后自身复制导致的 AnCHM。Fisher 等报道一妇女发生 3 次 BiCHM，其中两次葡萄胎为女性基因型，一次葡萄胎为男性基因型，说明当 CHM 为双亲来源时，基因在受精前就已决定，因此，目前预防葡萄胎的方法仅适用于复发性 PHM 及 AnCHM 者，而对 BiCHM 者并不可行，但可通过接受赠卵预防。

5. 完全性葡萄胎合并正常妊娠较为罕见，发生率约 1/（22 000～100 000 次妊娠）。一般在超声检查时发现，但通常需要染色体核型检查以排除部分性葡萄胎。尽管完全

性葡萄胎合并正常妊娠发生自然流产的风险较高，但约 40% 可妊娠至活胎分娩而不明显增加妊娠滋养细胞肿瘤的风险。因此，若无并发症、遗传学和超声检查无异常发现，允许继续妊娠至胎儿可以存活。

（王新宇　谢幸）

第三节　妊娠滋养细胞肿瘤

> **关键点**
> 1. 无转移滋养细胞肿瘤多继发于葡萄胎妊娠，主要表现为异常阴道流血。
> 2. 转移性滋养细胞肿瘤经血行播散，肺是最常见的转移部位，肝、脑转移者预后不良。
> 3. 葡萄胎后滋养细胞肿瘤的主要诊断依据是血清 hCG 异常升高，影像学和组织学证据支持诊断。非葡萄胎后滋养细胞肿瘤的诊断需结合临床表现综合考虑。
> 4. 治疗以化疗为主，低危病人首选单一化疗，高危病人首选联合化疗。

妊娠滋养细胞肿瘤 60% 继发于葡萄胎，30% 继发于流产，10% 继发于足月妊娠或异位妊娠。继发于葡萄胎排空后半年以内的妊娠滋养细胞肿瘤的组织学诊断多数为侵蚀性葡萄胎（invasive mole），而一年以上者多数为绒癌（choriocarcinoma），半年至一年者，绒癌和侵蚀性葡萄胎均有可能，但一般来说时间间隔越长，绒癌可能性越大。继发于流产、足月妊娠以及异位妊娠后者，组织学诊断则应为绒癌。侵蚀性葡萄胎恶性程度一般不高，大多数仅造成局部侵犯，仅 4% 的病人并发远处转移，预后较好。绒癌恶性程度极高，在化疗药物问世以前，其死亡率高达 90% 以上。现由于诊断技术的进展及化学治疗的发展，绒癌病人的预后已得到极大的改善。

【病理】

侵蚀性葡萄胎的大体检查可见子宫肌壁内有大小不等、深浅不一的水泡状组织，宫腔内可有原发病灶，也可以没有原发病灶。当侵蚀病灶接近子宫浆膜层时，子宫表面可见紫蓝色结节。侵蚀较深时可穿透子宫浆膜层或阔韧带。镜下可见侵入肌层的水泡状组织的形态与葡萄胎相似，可见绒毛结构及滋养细胞增生和分化不良。但绒毛结构也可退化，仅见绒毛阴影。

绝大多数绒癌原发于子宫，但也有极少数可原发于输卵管、宫颈、阔韧带等部位。肿瘤常位于子宫肌层内，也可突向宫腔或穿破浆膜，单个或多个，大小在 0.5～5cm，但无固定形态，与周围组织分界清，质地软而脆，海绵样，暗红色，伴出血坏死。镜下特点为肿瘤细胞由细胞滋养细胞、合

体滋养细胞及中间型滋养细胞组成,滋养细胞不形成绒毛或水泡状结构,成片高度增生,排列紊乱,并广泛侵入子宫肌层并破坏血管,造成出血坏死。肿瘤中不含间质和自身血管,瘤细胞靠侵蚀母体血管而获取营养物质。

【临床表现】

1. 无转移妊娠滋养细胞肿瘤　大多数继发于葡萄胎后,仅少数继发于流产或足月产后。

(1) 阴道流血:在葡萄胎排空、流产或足月产后,有持续的不规则阴道流血,量多少不定。也可表现为一段时间的正常月经后再停经,然后又出现阴道流血。长期阴道流血者可继发贫血。

(2) 子宫复旧不全或不均匀性增大:常在葡萄胎排空后4~6周子宫未恢复到正常大小,质地偏软。也可因受肌层内病灶部位和大小的影响,表现出子宫不均匀性增大。

(3) 卵巢黄素化囊肿:由于 hCG 的持续作用,在葡萄胎排空、流产或足月产后,两侧或一侧卵巢黄素化囊肿可持续存在。

(4) 腹痛:一般无腹痛,但当子宫病灶穿破浆膜层时可引起急性腹痛及其他腹腔内出血症状。若子宫病灶坏死继发感染也可引起腹痛及脓性白带。黄素化囊肿发生扭转或破裂时也可出现急性腹痛。

(5) 假孕症状:由肿瘤分泌的 hCG 及雌、孕激素的作用,表现为乳房增大,乳头及乳晕着色,甚至有初乳样分泌,外阴、阴道、宫颈着色,生殖道质地变软。

2. 转移性妊娠滋养细胞肿瘤　大多为绒癌,尤其是继发于非葡萄胎妊娠后绒癌。肿瘤主要经血行播散,转移发生早而且广泛。最常见的转移部位是肺(80%),其次是阴道(30%),以及盆腔(20%)、肝(10%)和脑(10%)等。由于滋养细胞的生长特点之一是破坏血管,所以各转移部位症状的共同特点是局部出血。

转移性妊娠滋养细胞肿瘤可以同时出现原发灶和继发灶症状,但也有不少病人原发灶消失而转移灶发展,仅表现为转移灶症状,若不注意常会误诊。

(1) 肺转移:当转移灶较小时可无任何症状,仅靠 X 线胸片或 CT 作出诊断。当病灶较大或病变广泛时表现为胸痛、咳嗽、咯血及呼吸困难。这些症状常呈急性发作,但也可呈慢性持续状态达数月之久。在少数情况下,可因肺动脉滋养细胞瘤栓形成,造成急性肺梗死,出现肺动脉高压和急性肺功能衰竭。

(2) 阴道转移:转移灶常位于阴道前壁,呈紫蓝色结节,破溃时引起不规则阴道流血,甚至大出血。一般认为系宫旁静脉逆行性转移所致。

(3) 肝转移:为不良预后因素之一,多同时伴有肺转移,表现上腹部或肝区疼痛,若病灶穿破肝包膜可出现腹腔内出血,导致死亡。

(4) 脑转移:预后凶险,为主要的致死原因。一般同时伴有肺转移和(或)阴道转移。脑转移的形成可分为3个时期:首先为瘤栓期,初期并无症状,仅用 CT 或 MRI 诊断,进一步表现为一过性脑缺血症状如猝然跌倒、暂时性失语、失明等;继而发展为脑瘤期,即瘤组织增生侵入脑组织形成脑瘤,出现头痛、喷射样呕吐、偏瘫、抽搐直至昏迷;最后进入脑疝期,因脑瘤增大及周围组织出血、水肿,造成颅内压进一步升高,脑疝形成,压迫生命中枢,最终死亡。

(5) 其他转移:包括脾、肾、膀胱、消化道、骨等,其症状视转移部位而异。

【诊断】

1. 临床诊断　根据葡萄胎排空后或流产、足月分娩、异位妊娠后出现阴道流血和(或)转移灶及其相应症状和体征,应考虑妊娠滋养细胞肿瘤可能,结合 hCG 测定等检查,妊娠滋养细胞肿瘤的临床诊断可以确立。

(1) 血清 hCG 测定:对于葡萄胎后妊娠滋养细胞肿瘤,hCG 水平是主要诊断依据,如有可能可以有影像学证据,但不是必要的。凡符合下列标准中的任何一项排除妊娠物残留或妊娠即可诊断为妊娠滋养细胞肿瘤:

1) 升高的血 hCG 测定 4 次呈平台状态(10%),并持续 3 周或更长时间,即 1、7、14、21 日。

2) 血 hCG 测定连续上升(>10%)达 3 次,并至少持续 2 周或更长时间,即 1、7、14 日。

3) 血 hCG 水平持续异常达 6 个月或更长。

对非葡萄胎后妊娠滋养细胞肿瘤,以 hCG 水平为单一诊断依据存在不足,需结合临床表现综合考虑。当流产、足月产、异位妊娠后,出现异常阴道流血或腹腔、肺、脑等脏器出血,或肺部症状、神经系统症状等时,应考虑滋养细胞肿瘤可能,及时行血 hCG 检测。

当 hCG 低水平升高(<200mIU/ml)时,应注意排除 hCG 试验假阳性,也称幻影 hCG(phantom hCG)。有条件的医疗单位可采用下列方法鉴别 hCG 假阳性:①尿液 hCG 试验:若血 hCG>50mIU/ml,而尿液阴性,可考虑假阳性;②血清稀释试验:若血清稀释倍数与检测值之间无线性关系,则可能为异源性抗体干扰;③应用异源性抗体阻断剂:在 hCG 检测进行前,使用阻断剂预处理待测血清,若结果为阴性,判断为异源性抗体导致的假阳性;④不同实验室、不同实验方法重复测定;⑤测定 hCG 结构变异体,包括 hCG-H、hCG 游离 β 亚单位及其代谢产物 β 亚单位核心片段等。

(2) X 线胸片:是诊断肺转移的重要检查方法,并被用于预后评分中的肺转移灶的计数。肺转移的最初 X 线征象为肺纹理增粗,以后发展为片状或小结节阴影,典型表现为棉球状或团块状阴影。转移灶以右侧肺及中下部较为多见。

(3) CT 和磁共振检查:CT 对发现肺部较小病灶有较高的诊断价值。在胸片阴性而改用肺 CT 检查时,常可发现肺微小转移。对胸部 X 线阴性者应常规做肺 CT 检查以排除肺转移。对胸片或肺 CT 阳性者应常规做脑、肝 CT 或 MRI,以排除脑、肝转移。

(4) 超声检查:在声像图上,子宫可正常大小或不同程度增大,肌层内可见高回声团块,边界清但无包膜;或肌层内有回声不均区域或团块,边界不清且无包膜;也可表现为整个子宫呈弥漫性增高回声,内部伴不规则低回声或无回声。彩色多普勒超声主要显示丰富的血流信号和低阻力型血流频谱。

2. 组织学诊断 侵蚀性葡萄胎的镜下表现为保留绒毛结构的葡萄胎组织侵入子宫肌层和(或)血管;而绒癌的镜下表现为肿瘤细胞呈弥漫性、大片状侵入子宫肌层并伴出血、坏死,但不形成绒毛结构,常有淋巴血管浸润。凡在子宫肌层内或子宫外转移灶组织中若见到绒毛或退化的绒毛阴影,则诊断为侵蚀性葡萄胎;若仅见成片滋养细胞浸润及坏死出血,未见绒毛结构者,则诊断为绒癌。若原发灶和转移灶诊断不一致,只要在任一组织切片中见有绒毛结构,均诊断为侵蚀性葡萄胎。为避免出血风险,转移灶的活检既不是必需的也不被推荐。

滋养细胞肿瘤可仅根据临床作出诊断,影像学证据和组织学证据对于诊断并不是必需的。影像学证据支持诊断。若有组织获得时,应作出组织学诊断并以组织学诊断为准。

【临床分期】

我国宋鸿钊教授根据妊娠滋养细胞肿瘤的发展过程,于 1962 年即提出了解剖学临床分期法,并于 1985 年由 WHO 推荐给 FIGO,经修改后于 1992 年被 FIGO 正式采用,该分期基本反映了疾病的发展规律和预后。1976 年 Bagshawe 首先提出了主要与肿瘤负荷有关的预后评价指标,随后 WHO 对 Bagshawe 的评分标准进行修改,于 1983 年提出了一个改良预后评分系统。并根据累加总分将病人归为低、中、高危 3 组,依次指导化疗方案的选择及进行预后判断。但由于 FIGO 分期(1992 年)与 WHO 预后评分系统(1983 年)在临床实际应用过程中存在一定程度的脱节,临床医生常不能有机地将其结合起来,故国际滋养细胞肿瘤学会于 1998 年提出了新的妊娠滋养细胞肿瘤分期与预后评分修改意见,并提交 FIGO 讨论,FIGO 于 2000 年审定并通过了新的分期,该分期由解剖学分期和预后评分两部分组成(表 27-3-1、表 27-3-2),解剖学分期基本框架仍按宋鸿钊教授提出的标准,分为 Ⅰ、Ⅱ、Ⅲ、Ⅳ 期,但删除了原有的 a、b、c 亚期。修改后的评分标准与原 WHO 评分系统的区别为:ABO 血型作为危险因素被去掉,肝转移的评分由原来的 2 分上升至 4 分,删除了原来 WHO 评分系统中的中危评分,总评分≤6 分者为低危病人,≥7 分者为高危病人。例如,一病人为妊娠滋养细胞肿瘤肺转移,预后评分为 5 分,此病人的诊断应为妊娠滋养细胞肿瘤(Ⅲ:5)。2000 年的 FIGO 分期客观地反映了妊娠滋养细胞肿瘤病人的实际情况,在疾病诊断的同时更加简明地指出了病人除分期之外的病情轻重及预后危险因素,更有利于病人治疗方案的选择及对预后的评估。

2015 年 FIGO 癌症报告在高危滋养细胞肿瘤中又分出超高危(ultra high-risk)滋养细胞肿瘤,后者特指预后评分≥12 分及对一线联合化疗反应差的肝、脑或广泛转移的高危病例,预后差。

表 27-3-1 妊娠滋养细胞肿瘤解剖学
分期(FIGO,2000 年)

期别	定 义
Ⅰ 期	病变局限于子宫
Ⅱ 期	病变扩散,但仍局限于生殖器官(附件、阴道、阔韧带)
Ⅲ 期	病变转移至肺,有或无生殖系统病变
Ⅳ 期	病变转移至脑、肝、肠、肾等其他器官

表 27-3-2 妊娠滋养细胞肿瘤 FIGO 预后评分标准(2000 年)

评分	0	1	2	4
年龄(岁)	<40	≥40	—	—
前次妊娠	葡萄胎	流产	足月产	—
距前次妊娠时间(月)	<4	4~6	7~12	>12
治疗前血 hCG(IU/L)	$<10^3$	$10^3 \sim <10^4$	$10^4 \sim <10^5$	$\geq 10^5$
最大肿瘤大小(包括子宫)	—	3~<5cm	≥5cm	—
转移部位	肺	脾、肾	肠道	肝、脑
转移病灶数目	—	1~4	5~8	>8
先前失败化疗	—	—	单药	两种或两种以上联合化疗

注:临床分期标准说明:①总分≤6 分者为低危,≥7 分者为高危;②诊断书写:例如一病人为肺转移,预后评分为 5 分,则该病人的诊断描述为妊娠滋养细胞肿瘤(Ⅲ:5);③解剖学分期中的肺转移根据 X 线胸片或肺 CT 检查,评分系统中的肺部病灶数目以 X 线胸片计数;④肝转移根据超声或 CT 检查,脑转移根据 CT 或 MRI 检查

【治疗】

在滋养细胞肿瘤诊断成立后,必须在治疗前对病人做全面评估。评估内容包括两个方面:第一,评估肿瘤的病程进展和病变范围,确定 GTN 的临床分期和预后评分,为治疗方案的制订提供依据;第二,评估一般状况及重要脏器功能状况,以估计病人对所制订的治疗方案的耐受力。

用于治疗前评估的手段和方法:

(1) 必要的检查手段和方法:①仔细询问病情;②全面体格检查(包括妇科检查),尤其注意阴道转移灶;③血、尿常规;④心电图;⑤肝肾功能;⑥血清 hCG 测定:必须测定其最高值;⑦盆腔超声:注意测量子宫原发病灶和盆腔转移灶的大小和数目;⑧胸部 X 线摄片:应为常规检查,阴性者再行肺 CT 检查。对肺转移或阴道转移者或绒癌病人应选择颅脑及上腹部 CT 或 MRI,以除外肝、脑转移。肝功能检查异常者也应选择腹部超声或 CT 检查以除外肝转移。

(2) 可选择的检查手段和方法:①血和脑脊液 hCG 测定有助于脑转移诊断,其比值在 20 以下时有脑转移可能,但由于血 hCG 变化快于脑脊液,所以不能单凭一次测定作出判断;②存在消化道出血症状时应选择消化道内镜检查或动脉造影;③存在血尿症状时应选择 IVP 和膀胱镜检查;④盆腔、肝等部位动脉造影有助于子宫原发病灶和相关部位转移病灶的诊断;⑤腹腔镜检查有助于子宫病灶及盆、腹腔转移病灶的诊断。

治疗原则为采用以化疗为主、手术和放疗为辅的综合治疗。在制订治疗方案之前,必须在明确临床诊断的基础上,根据病史、体征及各项辅助检查的结果,作出正确的临床分期,治疗方案的选择应根据 FIGO 分期与评分、年龄、对生育的要求和经济情况综合考虑,实施分层或个体化治疗。

1. 化疗 可用于妊娠滋养细胞肿瘤化疗的药物很多,目前常用的一线化疗药物有甲氨蝶呤(MTX)、氟尿嘧啶(5-FU)、放线菌素-D(Act-D)或国产更生霉素(KSM)、环磷酰胺(CTX)、长春新碱(VCR)、依托泊苷(VP-16)等。

化疗方案的选择目前国内外已基本一致,低危病人选择单一药物化疗,而高危病人选择联合化疗。

(1) 单一药物化疗:低危病人(通常包括 I 期和评分 ≤6 分的 II～III 期病例)可首选单一药物化疗,常用的一线单一化疗药物有甲氨蝶呤(MTX)、氟尿嘧啶(5-FU)和放线菌素 D(Act-D)。来自 Cochrane 的综述资料,Act-D 的疗效可能优于 MTX(*RR* 0.64,CI 0.54-0.76)。当对一线药物有反应但 hCG 水平不能降至正常或出现不良反应阻止化疗的正常实施时,应更换另一单一药物。当对一线单一药物无反应(如 hCG 水平上升或出现新的转移灶)或对两种单药化疗 hCG 不能降至正常,应给予联合化疗。目前常用的单药化疗药物及用法见表 27-3-3。

表 27-3-3　推荐常用单药化疗药物及其用法

药物	剂量、给药途径、疗程日数	疗程间隔
MTX	0.4mg/(kg·d),肌内注射,连续 5 日	2 周
Weekly MTX	50mg/m²,肌内注射	1 周
MTX+	1mg/(kg·d),肌内注射,第 1、3、5、7 日	2 周
四氢叶酸(CF)	0.1mg/(kg·d),肌内注射,第 2、4、6、8 日,24 小时后用	
MTX	250mg,静脉滴注,维持 12 小时	
Act-D	10～12μg/(kg·d),静脉滴注,连续 5 日	2 周
氟尿嘧啶	28～30mg/(kg·d)静脉滴注,连续 8～10 日	2 周*

注:* 疗程间隔一般指上一疗程化疗的第一日到下一疗程化疗的第一日之间的间隔时间。这里特指上一疗程化疗结束至下一疗程化疗开始的间隔时间

(2) 联合化疗:适用于高危病例(通常为 ≥7 分 II～III 期和 IV 期),首选的方案是 EMA-CO 方案。EMA-CO 方案初次治疗高危转移妊娠滋养细胞肿瘤的完全缓解率及远期生存率均在 80% 以上。该方案耐受性较好,最常见的不良反应为骨髓抑制,其次为肝肾毒性。由于粒细胞集落刺激因子(G-CSF)骨髓支持和预防性抗吐治疗的应用,EMA-CO 方案的计划化疗剂量强度已能得到保证。EMA-CO 方案的远期不良反应是可诱发骨髓细胞样白血病、黑色素瘤、结肠癌和乳癌等,其中继发白血病的发生率高达 1.5%。宋鸿钊教授首创的氟尿嘧啶为主的联合化疗方案对高危病例也有较好的疗效。此外,也有采用 BEP、EP 等铂类为主的方案(表 27-3-4)。

(3) 疗效评估:在每一疗程结束后,应每周一次测定血清 hCG,结合妇科检查、超声、胸片、CT 等检查。在每疗程化疗结束至 18 日内,血清 hCG 下降至少 1 个对数称为有效。

(4) 不良反应防治:化疗主要的不良反应为骨髓抑制,其次为消化道反应、肝功能损害、肾功能损害及脱发等。

1) 骨髓抑制:是最常见的一种。主要表现为外周血白细胞和血小板计数减少,对红细胞影响较少。在上述规定剂量和用法下,骨髓抑制在停药后均可自然恢复,且有一定规律性。在用药期间细胞计数虽有下降,但常在正常界线以上,但用完 10 天后即迅速下降。严重的白细胞可达 $1×10^9$/L 左右,血小板可达 $20×10^9$/L 左右。但几天后即迅速上升,以至恢复至正常。白细胞下降本身对病人无严重危害,但如白细胞缺乏则可引起感染。血小板减少则引起自发性出血。

2) 消化道反应:最常见的为恶心、呕吐,多数在用药后 2～3 天开始,5～6 天后达高峰,停药后即逐步好转。一般

表 27-3-4 联合化疗方案及用法

方案	剂量、给药途径、疗程日数	疗程间隔
氟尿嘧啶＋KSM		3 周*
	氟尿嘧啶 26～28mg/（kg·d），静脉滴注 8 日	
	KSM 6μg/（kg·d），静脉滴注 8 日	
EMA-CO		2 周
第一部分　EMA		
第 1 日	VP16 100mg/m²，静脉滴注	
	Act-D 0.5mg，静脉注射	
	MTX 100mg/m²，静脉注射	
	MTX 200mg/m²，静脉滴注 12 小时	
第 2 日	VP16 100mg/m²，静脉滴注	
	Act-D 0.5mg，静脉注射	
	四氢叶酸（CF）15mg，肌内注射（从静脉注射 MTX 开始算起 24 小时给，每 12 小时 1 次，共 2 次）	
第 3 日	四氢叶酸 15mg，肌内注射，每 12 小时 1 次，共 2 次	
	第 4～7 日　休息（无化疗）	
第二部分　CO		
第 8 日	VCR 1.0mg/m²，静脉注射	
	CTX 600mg/m²，静脉滴注	

注：* 特指上一疗程化疗结束至下一疗程化疗开始的间隔时间

不影响继续治疗。但如呕吐过多，则可因大量损失胃酸而引起代谢性碱中毒和钠、钾和钙的丢失，出现低钠、低钾或低钙症状，病人可有腹胀、乏力、精神淡漠、手足搐搦或痉挛等。除呕吐外，也常见有消化道溃疡，以口腔溃疡为最明显，多数是在用药后 7～8 天出现。抗代谢药物常见于口腔黏膜，更生霉素常见于舌根或舌边。严重的均可延至咽部，以至食管，甚至肛门。一般于停药后均能自然消失。除影响进食和造成痛苦外，很少有不良后患。但由于此时正值白细胞和血小板下降，细菌很易侵入机体而发生感染。5-FU 除上述反应外，还常见腹痛和腹泻。一般在用药 8～9 天开始，停药后即好转，但如处理不当，并发伪膜性肠炎，后果十分严重。

3）药物中毒性肝炎：主要表现为用药后血转氨酶值升高，偶见黄疸。一般在停药后一定时期即可恢复，但未恢复时即不能继续化疗，而等待恢复时肿瘤可以发展，影响治疗效果。

4）肾功能损伤：MTX 和顺铂等药物对肾脏均有一定的毒性，肾功能正常者才能应用。

5）皮疹和脱发：皮疹最常见于应用 MTX 后，严重者可引起剥脱性皮炎。脱发最常见于应用 KSM。1 个疗程

往往即为全秃，但停药后均可恢复生长。

为预防并发症的发生，用药前需先检查肝、肾和骨髓功能及血、尿常规，正常才可开始用药。用药时应注意血象变化，宜隔日检测白细胞和血小板计数，必要时每日检测。如发现血象低于正常线即应停药，待血象恢复后再继续用药。疗程完成后仍要检查血象至恢复正常为止。如血象下降过低或停药后不及时回升，应及时使用粒细胞集落刺激因子（G-CSF），G-CSF 不与化疗同时使用，距离化疗至少 24 小时。如病人出现发热，应及时给予有效抗生素。有出血倾向者可给止血药物以及升血小板药物。呕吐严重者引起脱水、电解质紊乱或酸碱平衡失调时，可补给 5%～10% 葡萄糖盐水。缺钾时应加氯化钾。因缺钙而发生抽搐时可静脉缓慢注射 10% 葡萄糖酸钙 10ml（注射时需十分缓慢）。为防口腔溃疡发生感染，用药前即应注意加强口腔卫生，常用清洁水漱口。已有溃疡时要加强护理，每天用生理盐水清洗口腔 2～3 次。用氟尿嘧啶发生腹泻时要注意并发伪膜性肠炎。一般氟尿嘧啶药物大便次数不超过 4 次，大便不成形。但如见有腹泻应立即停药，严密观察。如大便次数逐步增多，即勤做大便涂片检查（每半小时 1 次）如涂片经革兰染色出现革兰阴性杆菌（大肠埃希菌）迅速减少，而革兰阳性球菌（成堆）或阴性菌增加，即应认为有伪膜性肠炎可能，宜及时给予有效抗生素（如万古霉素、盐酸去甲万古霉素及口服甲硝唑）。

（5）停药指征：hCG 阴性后，低危病人继续 2～3 个疗程的化疗，高危病人继续至少 3 个疗程化疗。

也有国外学者提出对低危病人，可根据 hCG 下降速度决定是否给予第二个疗程化疗，其指征是第一疗程化疗结束后，hCG 连续 3 周不下降或上升，或 18 日内下降不足 1 个对数。

2. 手术治疗　主要作为辅助治疗。对控制大出血等各种并发症、消除耐药病灶、减少肿瘤负荷和缩短化疗疗程等方面有一定作用，在一些特定的情况下应用。

（1）子宫切除术：主要适用于：①病灶穿孔出血；②低危无转移且无生育要求的病人；③耐药病人。

由于妊娠滋养细胞肿瘤具有极强的亲血管性，因而子宫肌层病灶含有丰富的肿瘤血管，并常累及宫旁血管丛。如肿瘤实体破裂，易发生大出血而难以控制，因而需要进行急诊子宫切除。化疗作为妊娠滋养细胞肿瘤主要的治疗手段，其不良反应也是很明显的，因此，对于低危无转移且无生育要求的病人，为缩短化疗疗程，减少化疗的不良反应，可选择切除子宫，子宫切除能明显降低化疗药物的总剂量。对于已经发生耐药的妊娠滋养细胞肿瘤病人，如果耐药病灶局限于子宫，而其他部位转移灶明显吸收，可行子宫切除术，以改善治疗效果，提高缓解率。

（2）肺切除术：肺转移是妊娠滋养细胞肿瘤最常见的转移部位。绝大多数病人经化疗药物治疗后效果较好。对少数局限性肺部耐药病变、hCG 水平接近正常者可考虑肺

叶切除。为防止术中扩散,需于手术前后应用化疗。

（3）其他手术:腹部手术适用于肝、胃肠道、肾、脾转移所致的大出血,开颅手术适用于颅内出血所致的颅内压升高或孤立的耐药病灶。

3. 介入治疗　指在医学影像设备指导下,结合临床治疗学原理,通过导管等器材对疾病进行诊断治疗的一系列技术,其中动脉栓塞以及动脉灌注化疗对耐药性妊娠滋养细胞肿瘤的治疗中具有一定的应用价值。

（1）动脉栓塞:动脉栓塞在妊娠滋养细胞肿瘤治疗中主要用于:①控制肿瘤破裂出血;②阻断肿瘤血运,导致肿瘤坏死;③栓塞剂含有抗癌物质,起缓释药物的作用。动脉栓塞治疗用于控制妊娠滋养细胞肿瘤大出血常取得较好效果。Garner等通过选择性子宫动脉栓塞成功地治疗了妊娠滋养细胞肿瘤所致的子宫大出血,同时保留了生育功能并成功地获得足月妊娠。动脉栓塞治疗操作时间短、创伤小,在局麻下行股动脉穿刺,通过动脉造影可快速找到出血部位并准确地予以栓塞以阻断该处血供,达到及时止血目的。

（2）动脉灌注化疗:不仅可提高抗癌药物疗效,而且可降低全身不良反应,是由于:①药物直接进入肿瘤供血动脉,局部浓度高,作用集中;②避免药物首先经肝、肾等组织而被破坏、排泄;③减少了药物与血浆蛋白结合而失效的几率。目前,动脉灌注化疗多采用 Seldinger 技术穿刺股动脉,依靠动脉造影,插管至肿瘤供血动脉,再进行灌注化疗。采用超选择性动脉插管持续灌注合并全身静脉用药治疗绒癌耐药病人有较满意的疗效。

4. 放射治疗　目前应用较少,主要用于肝、脑转移和肺部耐药病灶的治疗。

5. 超高危滋养细胞肿瘤的治疗　以综合治疗为主。可直接选择 EP-EMA 等二线方案,但这类病人一开始采用强烈化疗可能引起出血、败血症,甚至器官衰竭,可在标准化疗前先采用低剂量强度化疗,如 VP 100mg/m² 和顺铂 20mg/m²,每周 1 次共 1~3 周,病情缓解后,转为标准化疗。综合治疗措施包括脑部手术、栓塞介入、全身化疗＋鞘内注射 MTX。

6. 耐药复发病例的治疗　详见第四节。

【随访】

治疗结束后应严密随访,第一年每月随访 1 次,1 年后每 3 个月 1 次直至 3 年,以后每年 1 次共 5 年。随访内容同葡萄胎。随访期间应严格避孕,一般于化疗停止≥12 个月才可妊娠。

【临床特殊情况的思考和建议】

1. 血清 hCG 及其主要相关分子结构在 GTN 中的变化以及临床意义　hCG 是一种糖蛋白激素,由 α 和 β 两个亚基组成。其中 α 亚基与 FSH、LH、TSH 等相同,而 β 亚基决定了 hCG 的生物学和免疫学特性。hCG 具有多种分子存在形式,包括规则 hCG、高糖基化 hCG、游离 β 亚单位、缺刻 hCG、β-亚单位 C 末端多肽缺失的 hCG、尿 β-核心片段等。

目前实验室检测 hCG 主要采用免疫测定法,测定的 hCG 即总 β-hCG 包括所有含 β 亚单位的 hCG,如完整的天然 hCG、游离 β-hCG、β 核心片段等。hCG 是临床诊断 GTN 最主要的生物标记物,是 GTN 治疗前评估及预后评分的重要参考指标之一。通过动态监测总 hCG 浓度,有助于临床疗效监测和预后判断。

高糖基化 hCG 是由侵蚀性的细胞滋养细胞分泌的,在侵蚀性葡萄胎和绒癌中,以高糖基化 hCG 为主要存在形式,而在葡萄胎中,则以规则 hCG 为主。因此,高糖基化 hCG 标志着细胞滋养细胞或侵蚀性细胞的存在。高糖基化 hCG/总 hCG 比值可敏感地指示病变的活动状态,当高糖基化 hCG 缺失（<1%）提示为静止期滋养细胞疾病,该比值超过 40% 时预示着侵蚀性葡萄胎、绒癌的发生和发展,介于两者之间则为缓慢增长或低度侵袭性 GTN。故而,有学者认为,高糖基化 hCG 对于鉴别侵蚀性滋养细胞疾病和非侵蚀性滋养细胞疾病、胎盘部位滋养细胞肿瘤（PSTT）和绒癌有着重要意义。

研究表明游离 β-hCG 水平增高,即使总 hCG 在正常范围,往往也提示有病理情况。在正常妊娠时,85% 标本的游离 β-hCG/hCG 小于 1.0%,葡萄胎时游离 β-hCG/hCG 的比值增高,而滋养细胞肿瘤时此比值最高,Cole LA 等将 β-hCG/hCG 比值>5% 作为诊断恶性变的指标。在绒癌的随访过程中,如能同时联合检测游离 β-hCG,将比单独检测 hCG 能更早发现疾病的复发。

2. hCG 测定假阳性　主要发生在疑有妊娠或异位妊娠、葡萄胎妊娠或 GTN 的妇女中。在过去的 20 年中,Cole 等共发现了 71 例假阳性 hCG 病人,hCG 平均值为（102±152）IU/L（范围 6.1~900IU/L）。在这些病人中,影像学检查未发现明显病灶。其中 47 例病人接受了化疗,9 例病人接受了手术但最后病理标本中没有发现肿瘤病灶,5 例病人由于有葡萄胎或 GTN 病史而进行 hCG 的监测。但最终的结果证实这些病人均是由于 hCG 假阳性的结论而造成的误诊,所有的治疗都是不必要的。

根据美国 hCG 鉴定服务中心的建议,目前鉴别假阳性的标准如下:①用多种免疫测定法测出的血清 hCG 值有 5 倍以上的差异;②在相应的尿液标本中检测不到 hCG 或 hCG 相关分子的免疫活性,由于引起假阳性的干扰物质仅仅存在于血清中,因此采用尿 hCG 测定可以鉴别血清 hCG 测定的准确性;③检测出通常不出现在血清中的 hCG 相关分子如高糖化 hCG、β-核心片段等;④使用某种异嗜性抗体阻断剂可减少或防止假阳性的出现;⑤hCG 浓度的下降与血清稀释倍数不平行。

绝大多数的假阳性结果是由于血清中异嗜性抗体的存

在。它是一种抗其他人类抗体或类人类抗体的二价人类抗体。它能跨越物种，与 hCG 测定试验中所用的动物抗体相结合，与 hCG 竞争抗体，从而出现持续的假阳性结果。异嗜性抗体阻断剂可以很好地减少或防止这种假阳性的出现。

但也有学者发现，在许多假阳性病例中，经过化疗或手术治疗后，血清 hCG 水平会出现暂时性的下降，这可能会进一步误导医生作出错误的诊断和治疗。现在认为，这种现象的出现可能是由于免疫系统一过性的削弱、异嗜性抗原的减少而导致的假阳性结果表面上的下降。

3. **持续性低水平 hCG 升高** 发生持续性低水平 hCG 升高的原因主要分为假性低水平 hCG 升高（hCG 假阳性）及真性低水平 hCG 升高，后者又分为垂体来源、静止期滋养细胞肿瘤及无法解释的 hCG 升高三类。关于 hCG 假阳性问题已如前所述。真性持续性低水平 hCG 升高有如下特点：①持续长时间的低水平 hCG 升高，通常为 200IU/L 以下，维持 3 个月至 10 年；②无临床征象和影像学证据确定肿瘤存在；③对化疗无反应或反应轻微。若 hCG 水平很低或为闭经或围绝经期妇女，应考虑是否为垂体来源，如给予高剂量雌激素的口服避孕药 3 周后血清 hCG 下降，即可明确诊断。静止期滋养细胞疾病可能来源于前次妊娠遗留的零星的正常的滋养细胞或滋养细胞肿瘤化疗后残留的滋养细胞，也可能来源于滋养叶组织或滋养细胞疾病。美国 hCG 鉴定服务中心研究的 93 例静止期滋养细胞疾病中有 20 例（22%）发展为侵袭性疾病，这部分病人大多有滋养细胞肿瘤病史。除上述情形外，尚有少部分无法解释的 hCG 升高，根据美国 hCG 鉴定服务中心的经验，在年龄大于 40 岁的妇女中，血 hCG 水平在 32IU/L 以内可视为正常。

截至 2005 年，美国 hCG 鉴定服务中心共收集到 170 例持续性低水平 hCG 病人。其中 71 例（42%）为假阳性 hCG，69 例（41%）为静止期 GTD，17 例（10%）为垂体来源的 hCG，13 例（7.6%）为有活性的恶性肿瘤，包括绒癌、胎盘部位滋养细胞肿瘤或非滋养细胞恶性肿瘤。

对于持续性低水平 hCG 升高诊断首先要排除假阳性及垂体来源的真性持续性低水平 hCG 升高，对于静止期滋养细胞疾病或无法解释的 hCG 升高者，大多数学者不主张对这些病人进行化疗或者子宫切除术等积极的治疗，但应严密随访（Palmieri C，2007）。随访过程中如出现 hCG 上升或出现病灶者应按妊娠滋养细胞肿瘤原则给予治疗。有研究表明，滋养细胞肿瘤即使延迟 6 个月再开始化疗也不影响预后，故适当的等待是安全的，从而减少过度治疗。

4. **子宫切除术** 只用于一些特定的条件下，使用得当对控制疾病并发症、处理耐药等方面均具有非常重要的地位。

（1）手术适用范围：①子宫病灶穿孔腹腔内出血或子宫大出血者；②无生育要求的低危无转移病人；③对局限于

子宫的耐药病灶，可根据对生育的要求与否而行子宫全切除术或保留子宫的子宫病灶剔除术。

Pisal 等曾对 12 例 GTN 病人因难以控制的阴道大出血或严重的腹腔内出血而进行了急诊子宫全切除术，成功地保住了病人生命，故手术为控制 GTN 大出血的主要治疗手段之一是不容置疑的。向阳等报道对无生育要求的低危无转移 GTN 病人采用化疗联合子宫切除的治疗方案，结果既缩短治疗时间、减少了化疗疗程数，还减少了复发的风险。而对于低危有转移的病人，切除子宫的意义尚有很大争议。Suzuka 等认为对于转移性低危 GTN 病人，子宫切除无助于减少化疗药物总剂量。对于这部分病人，更多的学者倾向于给予多疗程化疗后，如发生耐药并且病灶局限于子宫，建议行子宫切除术。

（2）手术时机的选择：对于低危无转移的 GTN 病人，手术可作为首选治疗，并在术中给予一次性的辅助性化疗。但 Suzuka 等认为，手术应选择在第一个化疗疗程结束后的 2 周内。术前少数几个疗程的化疗，可减少子宫充血情况及肿瘤的供血，既可以减少手术的风险，彻底清除病灶，也减少了手术时肿瘤细胞扩散的可能。对于复发及耐药的病人，如手术指征明确，需及时手术治疗。

（3）手术方式：对于 GTN 的手术方式的选择，首选为全子宫切除。年轻病人可予保留双侧卵巢。对于年轻有生育要求的局限性的子宫耐药病灶，可考虑行子宫病灶切除术。

（4）术中注意点：GTN 病人子宫血管明显增加，子宫动脉直径可达 1cm 以上，子宫静脉丛明显扩张，特别是当肿瘤累及宫旁时，止血困难，甚至可能发生严重大出血。在这种情况下，最好将阔韧带打开，暴露出输尿管，并将输尿管分离到髂总动脉分叉水平，在髂内动脉周围放置有弹性的血管吊带，当出现严重出血时暂时结扎髂内动脉，并将髂内动脉分离到子宫动脉起始处，必要时结扎子宫动脉或髂内动脉，对子宫静脉可以用血管夹进行结扎。另外，尽量避免挤压子宫，以减少滋养细胞肿瘤组织栓塞的可能。对于大出血血流动力学不稳定的病人，最好由有经验的医师进行手术。

5. **多脏器转移及危重病例的处理**

（1）广泛肺转移致呼吸衰竭：GTN 肺转移临床症状多样，广泛肺转移病人因换气和通气功能障碍可发生呼吸衰竭。①选择化疗方案：多数学者认为，可选用剂量强度适中的化疗方案，待肿瘤负荷明显下降、呼吸状况明显改善后再改用剂量强度较大的多药联合化疗方案，以尽量避免加重呼吸衰竭；②呼吸支持：对出现低氧血症或呼吸衰竭的病人，及时正确地应用呼吸支持是治疗成败的关键，包括鼻导管间断给氧、面罩持续高流量给氧以及呼吸机正压给氧；③预防、处理肺部感染：广泛肺转移若伴有呼吸功能障碍，加上化疗导致肺部肿瘤出血坏死加重，极易合并肺部感染。感染不仅常见，而且往往致命，一旦化疗中发生感染，应早期诊断并合理使用抗生素。

（2）脑转移：GTN 合并脑转移并不罕见，文献报告其发生率为 3%～28%，由于滋养细胞的亲血管特点，脑转移病人常发生颅内出血、硬膜下出血，甚至脑疝，并常以此为首发症状，也是病人主要死亡原因之一。治疗方法如下：

1）对症支持治疗：主要在控制症状，延长病人生命，使化学药物有机会发挥充分作用。治疗包括以下几方面：降颅压，减轻症状。可以每 4～6 小时给甘露醇 1 次（20%甘露醇 250ml 静脉快速点滴，半小时滴完），持续 2～3 天；使用镇静止痛剂以控制反复抽搐和剧烈头痛等症状；控制液体摄入量，以免液体过多，增加颅压，每日液体量宜限制在 2500ml 之内并忌用含钠的药物；防止并发症如咬伤舌头、跌伤、吸入性肺炎及褥疮等，急性期应有专人护理。

2）全身化疗：一般采用静脉联合化疗，由于脑转移绝大部分继发于肺转移，也常合并肝、脾等其他脏器转移。为此，在治疗脑转移的同时，必须兼顾治疗其他转移。只有肺和其他转移也同时被控制，则脑转移治疗效果才能令人满意。

3）鞘内给药：一般用 MTX。为防止颅压过高，防止腰穿时发生脑疝，穿刺时需注意以下几点：穿刺前给甘露醇等脱水剂以降颅压；穿刺时宜用细针，并要求一次成功，以免针眼过大或多次穿孔、术后脑积液外渗引起脑疝；穿刺时不宜抽取过多脑脊液作常规检查，以免引起脑疝。

4）开颅手术：是挽救濒临脑疝形成病人生命的最后手段，通过开颅减压及肿瘤切除，可避免脑疝形成，从而为脑转移病人通过化疗达到治愈赢得了时间。对于孤立的耐药而持续存在的脑转移病灶可通过手术切除。

5）全脑放疗：目前国外比较推荐在全身化疗的同时给予全脑放疗。全脑放疗有止血和杀瘤细胞双重作用，可预防急性颅内出血和早期死亡。最近有报道采用 EMA-CO 全身化疗联合 2200cGy 全脑放疗治疗 21 例脑转移病人，其脑转移病灶五年控制率高达 91%。

6. 后续生育问题 对于 GTN 病人，由于大多数病人年轻尚未生育，因此，都期望后续有正常的妊娠结局。综合 9 个研究中心的研究结果，GTN 化疗后共有 2657 次妊娠，其中 2038 例足月顺产（76.7%），71 例早产（5.3%），34 例（1.3%）死产，378 例（14.2%）自然流产。死产的几率比普通人群似乎有所增加。Woolas 等学者报告，化疗方案不论是 MTX 单药或联合化疗，与妊娠率及妊娠结局无相关性。在 GTN 随访中，如病人尚未完成规定的随访时间即意外妊娠，血清 hCG 再次出现升高，需行超声检查来鉴别妊娠或疾病复发。Matsui 等报道，在 GTN 停止化疗后 6 个月内妊娠，发生畸形、自然流产及死产以及重复性葡萄胎的风险增加。而停药后 1 年以上妊娠者其不良妊娠结局跟普通人群相似。因此，建议对有生育要求的 GTN 病人在化疗结束后避孕 1 年方可妊娠。

参考文献

1. 谢幸，苟文丽. 妇产科学. 第 8 版. 北京：人民卫生出版社，2013

2. Kurman RJ，Carcangiu ML，Herrington CS，et al. WHO classification of tumours of female reproductive organs. 4th ed. Lyon：IARC，2014

3. Ngan HY，Seckl MJ，Berkowitz RS，et al. FIGO Cancer Report 2015：Update on the diagnosis and management of gestational trophoblastic disease. Int J Gynaecol Obstet，2015，131（2）：s123-s126

4. 谢幸，吕卫国，向阳，等. 常见妇科肿瘤诊治指南. 第 5 版. 北京：人民卫生出版社，2016

5. Shih IM，Mazur MT，Kurman KJ. Gestational trophoblastic disease and related lesion. In Kurman RJ（ed.）Blaustein's Pathology of the Femal Genital Tract. 5th ed. India，Springer Private Limited，a company of the International Springer Group，2004

6. Horowitz NS，Goldstein DP，Berkowitz RS. Placental site trophoblastic tumors and epithelioid trophoblastic tumors：Biology，natural history，and treatment modalities. Gynecol Oncol，2017，144（1）：208-214

7. Moutte A，Doret M，Hajri T，et al. Placental site and epithelioid trophoblastic tumours：diagnostic pitfalls. Gynecol Oncol，2013，128（3）：568-572

8. Cierna Z，Varga I，Danihel L Jr，et al. Intermediate trophoblast-A distinctive，unique and often unrecognized population oftrophoblasticcells. Ann Anat，2016，204：45-50

9. Bolze PA，Riedl C，Massardier J，et al. Mortality rate ofgestationaltrophoblasticneoplasia with a FIGO score of ≥13. Am J Obstet Gynecol，2016，214（3）：390. e1-8

（王新宇　谢幸）

第四节　耐药性及复发性妊娠滋养细胞肿瘤

关键点

1. 耐药性 GTN　是指在化疗过程中，hCG 下降不满意，每周检测 hCG，连续 2 次 hCG 值出现升高、或下降<15%、或 hCG 达平台（±10%）；影像学检查提示病灶不缩小、或增大及出现新发病灶。

2. 复发性 GTN　GTN 初始治疗后，hCG 正常后再次升高，或出现新发病灶，除外再次妊娠，应考虑疾病复发。

3. 耐药及复发性 GTN 高危因素　包括进展期及高预后评分、不规范化疗（化疗方案选择不合理、疗程和剂量不够、未进行巩固化疗）以及全身广泛转移。

4. 耐药及复发性 GTN 多采用个体化综合治疗原则　选择合理的补救化疗方案、适时的手术干预，以及介入栓塞等治疗。

虽然 GTN 对化疗敏感,低危 GTN 可达近 100% 的缓解率,高危 GTN 的缓解率大约为 80%～90%;但仍有部分 GTN 出现对一线化疗方案耐药,或疾病缓解后复发。根据 WHO/FIGO 预后评分,GTN 分为低危 GTN(LR-GTN)和高危 GTN(HR-GTN)。对于 LR-GTN 耐药或复发病人,若既往是单药化疗,可更换为其他单药治疗[如甲氨蝶呤(MTX)耐药,重新评分仍为 LR-GTN,可选择放线菌素 D(ActD)化疗];对于既往进行两种单药治疗后出现耐药或复发的 LR-GTN 病人可给予依托泊苷、甲氨蝶呤(MTX)、放线菌素 D(ActD)、环磷酰胺和长春新碱(EMA-CO)联合化疗。对于 HR-GTN 耐药或复发病人,若一线联合化疗采用 EMA-CO 方案治疗的,可在 EMA 后使用依托泊苷和顺铂(EMA-EP);对于在一线治疗时未使用 EMA-CO 方案的病人,仍可选 EMA-CO 方案。对于在采用两种多药化疗后发生耐药或复发性疾病的病人,可采用其他联合补救化疗方案,但因缺乏大样本随机对照试验和循证医学证据,目前尚无首选的推荐方案。在开始新的治疗方案前,对 GTN 病人进行全面评估和重新分期及评分非常重要。对于部分复发性或耐药 GTN 病人,手术治疗也可能达到治愈的目的。

一、耐药及复发 GTN 的定义

目前有关耐药及复发性 GTN 缺乏统一的诊断标准。GTN 病人治疗完全缓解后,应常规每月测定血清 hCG,3 次正常改为每 3 月检测 hCG 水平;hCG 监测至少持续 1 年。大约 80%～90% 的 GTN 复发是发生在最初 18 个月内。

1. **耐药性 GTN 定义**　是指在化疗过程中,hCG 下降不满意,每周检测 hCG,连续 2 次 hCG 值出现升高,或下降 < 15%,或 hCG 达平台(±10%);影像学检查提示病灶不缩小、或增大及出现新发病灶。

2. **复发性 GTN 的定义**　初始 GTN 巩固治疗后,hCG 正常后再次升高,或出现新发病灶,除外再次妊娠,应考虑疾病复发。GTN 初始治疗后至 hCG 再次升高间隔,尚无指南明确规定。

hCG 的生物半衰期为 1.5～3 天,血清水平应呈指数下降(18 日内至少下降一个 log)。下降速度缓慢往往提示可能存在化疗耐药。但关于确定化疗耐药的最佳临界值,以及 hCG 下降比预期更慢的病人的处理,目前尚无共识或明确指南。

二、耐药或复发性疾病发生率及高危因素

凡 GTN 化疗病人都存在不同程度发生耐药或复发风险。不同 FIGO 分期 GTN 其复发率各异,FIGO I 期(非转

移性 GTN)为 2%,FIGO II 期和 III 期 LR-GTN 为 4%,FIGO II～IV 期高危 HR-GTN 高达 13%。在新英格兰滋养细胞疾病中心,非转移性 GTN 病人的复发率为 2.9%,FIGO 分期 II 期的病人为 8.3%,III 期病人为 4.2%,IV 期病人为 9.1%。目前 LR-GTN 初始治疗方案均为单药化疗,单药化疗后发生耐药的几率为 10%～67%,一般认为在 45% 左右;EMA/CO 方案是在高危型 GTN 中应用最为广泛的一线化疗方案,但是仍有 30%～40% 的病人出现化疗耐药,或者初次缓解后复发,需要接受补救性化疗方案。

耐药及复发 GTN 高危因素包括进展期及高预后评分、不规范化疗(化疗方案选择不合理、疗程和剂量不够、未进行巩固化疗)以及全身广泛转移。初始治疗前 HCG > 100 000 mIU/ml、非葡萄胎妊娠后 GTN 更容易产生耐药。也有报道认为复发的危险因素与初始肿瘤负荷大小和首次治疗没有密切相关。

所有发生化疗耐药或复发性 GTN 病人在开始新的治疗前,应对其进行全面评估,并且需要再次进行分期和动态评分。复发或耐药 GTN 病人往往存在多器官受累,尤其是 HR-GTN 病人。因此,应通过胸部、腹部和盆腔 CT 和头颅 MRI 重新进行影像学检查,以帮助指导治疗方法的选择。如果对病人的诊断不能明确时,PET-CT 可能有助于对活动性疾病和纤维性肿瘤结节的特征进行鉴别。

三、耐药或复发低危 GTN 的治疗

(一) 单药治疗后耐药或复发的 LR-GTN 治疗

一般而言,LR-GTN 病人的总体预后良好,总治愈率可达 100%。对于初始单药化疗后出现耐药的病人,通常对其他单药化疗仍有反应,只有约 15% 的病人需接受联合化疗。因为 LR-GTN 总体预后好,所以一般不需要应用多药联合方案进行治疗。在 LR-GTN 治疗中,甲氨蝶呤(MTX)和放线菌素 D(Act-D)治疗方案都有极好的疗效。欧洲多采用 MTX 作为初始治疗,因其不良反应小于 Act-D。2012 年 Alazzam 发表 Cochrane 综述,认为 LR-GTN 病人的初始单药治疗,Act-D 优于 MTX,且两者不良反应相当。目前尚未达成共识。但 MTX 具有肝脏毒性,所以对于肝功能异常的 GTN 病人,应优先选择 Act-D。LR-GTN 病人治疗,巩固化疗 3 个疗程可以降低复发率。研究发现 LR-GTN 病人经 2 个疗程的巩固化疗后复发率为 8.3%,而经过 3 个疗程巩固化疗者复发率为 4%。

(二) 两种单药治疗后出现耐药或复发 LR-GTN 的治疗

对于在单药化疗后出现原发性耐药的 LR-GTN 病人,目前尚无随机试验对单药化疗和多药联合化疗进行比较。然而,临床经验表明,在绝大多数原发性耐药的 LR-GTN 病人中,二线单药化疗是有效的。因此,仍推荐首选单药化疗方案。值得注意的是,与预后风险评分较低的病人相比,LR-GTN 风险评分较高(即 5～6 分)的病

人发生耐药疾病的风险较大。一项单中心研究发现,只有30%的LR-GTN(5~6分)病人,其特征为治疗前hCG的水平大于100 000mIU/ml,多普勒超声显示其子宫内肿瘤的负荷较大,但通过二线单药治疗仍可得以完全缓解。对于这些病人,建议首选多药联合化疗。对于在二线单药化疗后仍存在耐药或复发性疾病的GTN病人,可选择联合补救化疗。与HR-GTN病人一样,首选方案是EMA-CO。如果病人的初始联合化疗无效,可采用其他补救化疗方案(EMA-EP、BEP、TP-TE、FAEV)。同时,通过全身影像学评估,对于局限于子宫或肺的孤立耐药病灶,也可选择手术切除。

(三)一线联合化疗后出现耐药或复发的HR-GTN治疗

目前HR-GTN首选EMA-CO化疗,80%~90%病人获得缓解。但约30%~40%的HR-GTN病人对一线治疗耐药,或在病情缓解后复发,需进行其他多药联合化疗(或手术治疗)。耐药或复发性HR-GTN的危险因素包括:除肺和阴道外,存在多脏器转移;一线化疗不规范。耐药或复发性HR-GTN目前没有普遍接受的二线治疗的循证指南。对于在一线治疗时没有采用EMA-CO治疗的病人,应将EMA-CO联合化疗方案作为二线治疗。对于EMA-CO一线多药联合化疗后出现耐药或复发性疾病的病人,可采用EMA-EP化疗。多篇文献报道,在接受过EMA-CO的病人的报告中,EMA-EP(单独或与手术联合治疗)缓解率可达67%~85%。EMA-EP化疗方案的主要不良反应是骨髓抑制和肝功能损伤。如果在第2或第3个治疗周期发生中性粒细胞减少,可给予集落刺激因子因子(G-CSF)治疗。除补救化疗外,耐药或复发性HR-GTN病人可考虑手术切除局部持续存在的肿瘤。

(四)二线联合化疗后耐药或复发的HR-GTN治疗

对于虽然既往曾采用两种联合化疗方案,但仍存在耐药或复发性疾病的病人,预后较差。多药耐药HR-GTN可采用包括手术在内综合治疗。因无循证医学证据,目前尚未发现哪种补救化疗方案可作为最佳选择。在开始新的补救治疗方案前,对病人重新进行分期和动态评分非常重要,以便合理判断疾病的范围并评估手术治疗的可能性。目前多药耐药或复发性HR-GTN有以下几种选择方案:

1. **TE-TP** 对于已接受多疗程联合化疗的HR-GTN病人,紫杉醇和依托泊苷的联合治疗方案与紫杉醇和顺铂(TE-TP)的联合治疗方案交替进行,每周交替1次可取得很好疗效,且不良反应容易耐受,但目前该方案治疗经验还十分有限。在一项纳入16例病人的病例研究中(包括6例之前接受过顺铂化疗的病人)发现,分别有19%和31%的病人获得了完全缓解和部分缓解。值得注意的是,依托泊苷与发生继发性肿瘤的风险增加有关,如白血病、黑素瘤、结肠癌、乳腺癌。然而,该项研究后续增加病例数发现,依托泊苷导致继发性肿瘤的风险可能比之前报道的风险

要低。

2. **PC** 在一项纳入65例病人的前瞻性研究中,采用紫杉醇和卡铂(PC)联合化疗方案对耐药或复发性HR-GTN进行了治疗,中位随访30个月,约60%的病人得到缓解;对于那些希望避免含依托泊苷的方案可能导致的继发性肿瘤风险增加的病人,PC方案不失为一种合适的选择。

3. **BEP** 博来霉素、依托泊苷和顺铂的联合化疗(BEP)是一种可用的补救治疗方案,广泛用于治疗卵巢和睾丸的生殖细胞肿瘤。在一项包括16例对EMA-CO耐药的病人的报道中,11例病人(69%)出现了完全缓解,9例(56%)存活。

4. **ICE** 异环磷酰胺、依托泊苷和顺铂的联合化疗(ICE)在耐药或复发性GTN病人中的报道很少。一项包括6例病人的临床经验中,4例病人完全缓解,3例病人最终存活。

5. **PVB** 目前仅在纳入高危药物耐药GTN病人的小规模病例系列研究中,对顺铂、长春碱和博来霉素的联合化疗(PVB)进行了报道,其完全缓解率为62%。

6. **FA** 在我国经常采用高剂量5-FU联合ActD(FA)的方案,一项纳入11例病人的病例系列报道,完全缓解率为82%。

7. **FAEV** 北京协和医院多应用氟尿苷(FUDR)与ActD、依托泊苷和长春新碱(FAEV)联合化疗方案,据2011年Feng等报道,91例耐药或复发HR-GTN病人,FAEV补救化疗治愈率达60.4%,3年总生存率达75%。该方案也被列入2015 FIGO更新指南。

8. **其他补救方案** 另外也有报道数据提示,某些单药化疗也可能对既往接受过治疗的复发性、进展性或转移性GTN病人有益。包括紫杉醇周疗、卡培他滨周疗等。

四、耐药或复发GTN的手术治疗

研究表明,约一半的HR-GTN病人需要联合手术治疗。对于复发或耐药GTN病人,手术治疗可达到治愈效果。然而,医生必须根据临床情况,对复发或耐药GTN病人综合评估,来制定出个体化治疗策略。手术的预期效果、可行性和手术途径和方式取决于转移灶的位置和范围,以及手术者的经验。目前GTN病人的手术治疗主要针对化疗耐药的子宫病灶和孤立的转移病灶。

(一)子宫病灶的手术治疗

对于有生育要求的复发或耐药GTN病人,应尽量避免进行子宫切除术。然而,对于急诊子宫病灶大量出血、子宫内病灶体积大或存在脓毒症的病人,可能需要行子宫切除术。在一项包括134例GTN病人的报道中,13例(9%)病人因大出血进行了子宫切除术,31例(24%)病人因子宫穿孔进行了子宫切除术。对年轻病人局限于子宫的孤立耐

药病灶,也可经腹或腹腔镜行子宫病灶切除术,以去除耐药病灶、减少肿瘤负荷。对年龄大、无生育要求的复发或耐药GTN病人,可经腹或腹腔镜行子宫切除术。有报道19例病人因耐药接受了子宫切除术,16例(84%)病人实现了完全且持续的缓解。

(二) 转移病灶的手术治疗

1. **肺转移**　切除对化疗耐药的肺部病灶可达到治愈的效果。在一项包括15例化疗耐药肺转移病人的报告中,14例病人实现了缓解。另一项病例系列研究报道,即使在多次切除后,仍可能实现治疗成功的结局。当评估是否对病人进行开胸手术时,重要的是应注意纤维化肺结节可能与活动性病灶区相似。对于无其他全身性转移、存在单侧孤立性结节、子宫未受累、血清hCG小于1500mIU/ml的肺转移病灶切除病人预后良好。在肺转移病灶切除手术前,应详细评估排除是否同时存在其他部位的转移。确定肺部结节内是否活跃性肿瘤病灶非常重要,因为在肿瘤消退后,无活性的纤维化结节可能长期持续存在。PET/CT联合扫描已用于在手术前鉴别活动性肿瘤。由于多数耐药性绒癌病人肺结节仍有癌灶,该类病人即使hCG正常,术后仍需通过巩固化疗治疗隐匿性转移。也有专家认为,如果在随访期间hCG的水平迅速下降至正常,可无需进行巩固治疗。

2. **脑转移**　脑转移复发或耐药HR-GTN病人预后极差,死亡率高达100%。当切除脑部孤立性耐药病灶时,可能需进行颅骨切开术,该手术可挽救病人的生命,尤其是当因颅内出血或颅内压升高导致神经系统急症时。切除颅内病灶也可缓解病情。2010年北京协和医院的一项病例回顾研究报道,因脑部孤立性耐药病变接受了手术治疗后,7例病人中有5例得到了完全缓解。

3. **腹腔转移**　持续性GTN肝转移的处理是一个特别棘手且具有挑战性的问题。为控制出血或切除耐药肿瘤,在某些病人中,可行肝叶切除术或选择性动脉介入栓塞。由于肝转移灶的血供丰富,不应进行活检,因为可能导致危及生命的出血。有研究显示排除早期死亡后,肝转移病人的病因特异性生存率为68%。对于腹腔内活跃出血的GTN转移灶,多需要手术干预。该类病人常常误诊为外科疾患而手术。这些转移灶可能引起并发症,尤其是出血。而且多脏器转移GTN病人更容易产生化疗药物不敏感。

耐药或复发性GTN手术治疗是否获益取决于很多因素。如果子宫或转移器官为单个孤立病灶、在初次诊断后1年内进行了补救性手术、组织学显示非绒癌和(或)WHO预后评分小于8分,则预后好。如果年龄超过40岁、hCG大于10 000mIU/ml、前期妊娠为非葡萄胎妊娠、存在肺外多器官转移,则预后差。

五、复发及耐药GTN的预后

研究表明,复发性GTN病人的5年总生存率超过90%,其中低危型病人几乎达到100%,高危型病人则在85%左右;而耐药性HR-GTN病人的预后较复发性GTN病人的预后差。

总之,GTN虽然化疗敏感,但复发及耐药GTN病人需多疗程多方案化疗才能缓解。迄今为止,对晚期复发或耐药性GTN病人尚无有效的治疗方法,临床医师应充分评估复发及耐药GTN病人的病情、了解并掌握各种化疗药物的作用机制与药代动力学基本知识,对化疗过程中出现的毒副作用功能及时地预防和处理,制订出合理的个体化综合治疗方案。

参考文献

1. Golfier F [Evaluation of treatment relating to gestational trophoblastic tumor registered to the French Trophoblastic Disease Reference Center (TDRC) in Lyon from 1999 to 2005]. Gynecol Obstet Fertil,2007,35(3):205-215

2. McNeish IA. Low-risk persistent gestational trophoblastic disease:outcome after initial treatment with low-dose methotrexate and folinic acid from 1992 to 2000. J Clin Oncol,2002,20(7):1838-1844

3. You B. Predictive values of hCG clearance for risk of methotrexate resistance in low-risk gestational trophoblastic neoplasias. Ann Oncol,2010,21(8):1643-1650

4. Kerkmeijer LG. External validation of serum hCG cutoff levels for prediction of resistance to single-agent chemotherapy in patients with persistent trophoblastic disease. Br J Cancer,2009,100(6):979-984

5. Berkowitz RS,Goldstein DP. Current management of gestational trophoblastic diseases. Gynecol Oncol,2009,112(3):654-662

6. Sita-Lumsden A. Treatment outcomes for 618 women with gestational trophoblastic tumours following a molar pregnancy at the Charing Cross Hospital,2000-2009. Br J Cancer,2012,107(11):1810-1814

7. Baptista AM,Belfort P. Comparison of methotrexate,actinomycin D,and etoposide for treating low-risk gestational trophoblastic neoplasia. Int J Gynaecol Obstet,2012,119(1):35-38

8. Ngu SF. Chan KK. Management of chemoresistant and quiescent gestational trophoblastic disease. Curr Obstet Gynecol,2014,3:84-90

9. Yang J. The prognosis of gestational trophoblastic neoplasia patient with residual lung tumor after completing treatment. Gynecol Oncol,2006,103(2):479-482

10. Lybol C. Relapse rates after two versus three consolidation courses of methotrexate in the treatment of low-risk gestational trophoblastic neoplasia. Gynecol Oncol,2012,125(3):576-579

11. Lurain JR,Nejad B. Secondary chemotherapy for high-risk gestational trophoblastic neoplasia. Gynecol Oncol,2005,97(2):618-623

12. Ngan HY. Relapsed gestational trophoblastic neoplasia:A

20-year experience. J Reprod Med,2006,51(10)：829-834

13. Newlands ES. Etoposide and cisplatin/etoposide, methotrexate, and actinomycin D (EMA) chemotherapy for patients with high-risk gestational trophoblastic tumors refractory to EMA/cyclophosphamide and vincristine chemotherapy and patients presenting with metastatic placental site trophoblastic tumors. J Clin Oncol,2000,18(4)：854-859

14. Mao Y. Relapsed or refractory gestational trophoblastic neoplasia treated with the etoposide and cisplatin/etoposide, methotrexate, and actinomycin D (EP-EMA) regimen. Int J Gynaecol Obstet,2007,98(1)：44-47

15. Wang J. Salvage chemotherapy of relapsed or high-risk gestational trophoblastic neoplasia (GTN) with paclitaxel/cisplatin alternating with paclitaxel/etoposide (TP/TE). Ann Oncol,2008, 19(9)：1578-1583

16. Savage P. Effects of single-agent and combination chemotherapy for gestational trophoblastic tumors on risks of second malignancy and early menopause. J Clin Oncol,2015,33(5)：472-478

17. Rathod PS. Refractory Gestational Trophoblastic Neoplasia：A Novel Drug Combination With Paclitaxel and Carboplatin Produces Durable Complete Remission. Int J Gynecol Cancer,2015, 25(9)：1737-1741

18. Bianconi M. Successful salvage of a relapsed high risk gestational trophoblastic neoplasia patient using capecitabine. Gynecol Oncol,2007,106(1)：268-271

19. Cagayan MS. High-risk metastatic gestational trophoblastic neoplasia. Primary management with EMA-CO (etoposide, methotrexate, actinomycin D, cyclophosphamide and vincristine) chemotherapy. J Reprod Med,2012,57(5-6)：231-236

20. Cagayan MS,Magallanes MS. The role of adjuvant surgery in the management of gestational trophoblastic neoplasia. J Reprod Med,2008,53(7)：513-518

21. Clark RM. The evolving role of hysterectomy in gestational trophoblastic neoplasia at the New England Trophoblastic Disease Center. J Reprod Med,2010,55(5-6)：194-198

22. Feng F. Clinical parameters predicting therapeutic response to surgical management in patients with chemotherapy-resistant gestational trophoblastic neoplasia. Gynecol Oncol,2009, 113(3)：312-315

23. Lok CA. Embolization for hemorrhage of liver metastases from choriocarcinoma. Gynecol Oncol,2005,98(3)：506-509

24. Alifrangis C. Role of thoracotomy and metastatectomy in gestational trophoblastic neoplasia：a single center experience. J Reprod Med,2012,57(7-8)：350-358

25. Mapelli P. Role of 18F-FDG PET in the management of gestational trophoblastic neoplasia. Eur J Nucl Med Mol Imaging, 2013,40(4)：505-513

26. Newlands ES. Management of brain metastases in patients with high-risk gestational trophoblastic tumors. J Reprod Med, 2002,47(6)：465-471

27. Neubauer NL. Brain metastasis in gestational trophoblastic neoplasia：an update. J Reprod Med,2012,57(7-8)：288-292

28. Feng F. Prognosis of patients with relapsed and chemoresistant gestational trophoblastic neoplasia transferred to the Peking Union Medical College Hospital. BJOG,2010,117(1)：47-52

（鹿　欣）

第五节　胎盘部位滋养细胞肿瘤

关键点

1. 胎盘部位滋养细胞肿瘤(PSTT)是一种特殊类型的妊娠滋养细胞肿瘤,组织学起源于胎盘种植部位的中间型滋养细胞。

2. PSTT 多继发于足月妊娠,主要临床表现为不规则阴道出血。

3. 血 hCG 轻度升高或正常。

4. PSTT 多数无转移,预后良好。

5. PSTT 对化疗相对不敏感,手术切除子宫是主要的治疗手段。

胎盘部位滋养细胞肿瘤(placental site trophoblastic tumor,PSTT)是一种特殊类型的妊娠滋养细胞肿瘤,组织学起源为胎盘种植部位的中间型滋养细胞,临床相对罕见。

PSTT 主要发生于生育年龄,可以继发于各种类型的妊娠。临床病程多为良性经过,病灶多局限于子宫,预后较好。尽管接受了手术和联合化疗,PSTT 一旦发生转移,预后不良。与其他类型的 GTN 不同,PSTT 对化疗相对不敏感,因此手术是主要的治疗手段,而手术将导致育龄期病人失去生育能力。

【概述】

1. 命名　1895 年 Marchand 最早描述该病为"非典型绒癌(atypical choriocarcinoma)"或"非典型绒毛上皮瘤(atypical chorioepithelioma)"。到 1910 年美国病理学家 James Ewing 通过文献复习,对其进行了更深入的病理研究,但未有正式命名。根据 1954～1966 年的文献,在 20 世纪五六十年代一度被称为"绒毛膜上皮增殖(chorioepitheliosis)"。直到 1976 年,Kurman 等描述了 12 例这种特殊类型的滋养细胞疾病,将其命名为"滋养细胞假瘤(trophoblastic pseudotumor)",当时认为是一种良性疾病。之后 Twiggs 等发现该病具有恶性行为,并可发生远处转移并导致病人死亡。因此,1981 年 Scully 和 Young 将该病易名为"胎盘部位滋养细胞肿瘤(placental site trophoblastic tumor,PSTT)",以描述其病理特征和恶性潜能。1983 年 WHO 正式命名 PSTT,并沿用至今。据文献综述,自 1976

至 2016 年,已有超过 500 篇文献对 PSTT 进行了报道,但多为个例报道和临床病例回顾分析,有关其分子遗传基础和发病机制的研究很少。

2. **流行病学**　PSTT 临床相对罕见,约占全部 GTN 的 1%～2%。英国回顾 30 年妊娠滋养细胞疾病(GTD)病例,PSTT 占所有 GTD 的 0.2%;根据北京协和医院的资料,该院 1998 年 4 月至 2013 年 4 月期间共收治 GTN 病人 2086 例,其中绒毛膜癌 984 例,侵蚀性葡萄胎 1037 例,PSTT 57 例,上皮样滋养细胞肿瘤 8 例,PSTT 占全部 GTN 的 2.73%。

在既往的报道中,因为 PSTT 较少见,临床表现不典型,HCG 升高不明显,临床医生对其认识不足,往往易造成误诊、漏诊,所以 PSTT 的发病率可能被低估了。近年来随着临床医生和病理医生对 PSTT 精准诊断认识的逐渐提高,以及各种影像学诊断手段的应用,PSTT 的诊断水平有所提高,确诊率也有所增加。

【**发病机制**】

PSTT 的发病机制尚不明确。遗传学分析为 PSTT 的发病机制研究提供了一些线索。PSTT 的基因型多为二倍体,但也有少数病例发现存在四倍体。Hui 等发现 PSTT 病人的前次足月妊娠大多数为女性胎儿,89%(23/26)病例组织的染色体核型分析结果为 XX,提示 PSTT 的形成需要功能性的父源性 X 染色体(Xp)的存在,并推测 Xp 可能的两个作用机制为:①Xp 上存在癌基因,如 Esx1、Pem、MYCL2、IAP 等;②功能性 X 染色的含量异常。他们在后续的研究中扩大了样本量,进一步验证了功能性的 Xp 与 PSTT 发病的关联性。

分子生物学研究发现,PSTT 组织中 p53,EGFR 和 Ki-67 高表达,bcl-2 不表达,提示 p53 失活,EGFR 和 Ki-67 的上调可能在肿瘤的发生和增殖中起到一定作用。与正常的中间型滋养细胞(IT)相比,PSTT 中病理性 IT 的 Ki-67 染色指数明显增强,同时表达各类细胞周期蛋白(cyclins)和细胞周期蛋白依赖性激酶(CDKs),并且 p53 阳性细胞与 cyclin A 阳性细胞的分布区域比较一致。Nagai 等分析了 12 例 PSTT 病例中 p53 的表达情况,发现 FIGO(International Federation of Gynecology and Obstetrics)分期为 Ⅱ 期及以上的 6 例病人均有 p53 表达,而 FIGO 分期为 Ⅰ 期的 6 例病人仅有 1 例表达 p53,提示 p53 还可能参与了疾病预后。

目前世界范围内首次报道一例 PSTT 母婴同时发病,提示 PSTT 可以在宫内经胎盘转移至胎儿。母亲 PSTT 伴有肺转移,行子宫切除和联合化疗,26 个月后痊愈;男婴因 PSTT 伴多脏器转移,最后死于多器官衰竭。

【**组织病理**】

1. **组织来源**　滋养细胞是人体中一种特殊类型的细胞,其特殊性具体表现在组织来源、发育过程、形态变化以及生物学特性等方面。滋养细胞来源于胚胎外层细胞,着床后分化为两层,内层的细胞滋养细胞(cytotrophoblast,CT)和外层的合体滋养细胞(syncytiotrophoblast,ST),也存在中间型滋养细胞(intermediate trophoblast,IT)。目前的研究大多认为,ST 是由 CT 分化而来的,IT 是这种变化的过渡性细胞。

CT 具有增殖分化能力,绒毛表面的 CT 分化为 ST,而绒毛外锚定绒毛的 CT 分化为 IT,IT 又可分为三个亚型:绒毛型 IT、种植部位 IT、绒毛膜型 IT。种植部位 IT 可侵入蜕膜和肌层,浸润并取代子宫螺旋小动脉内皮细胞,进行血管重塑,以增加胎盘血供,而当 IT 异常侵入到子宫肌层时,形成 PSTT。

与其他类型的滋养细胞疾病(葡萄胎、侵蚀性葡萄胎和绒癌)源于细胞滋养细胞(CT)及合体滋养细胞(ST)的异常增生不同,PSTT 源于种植部位中间型滋养细胞(IT)的异常异常增生。

2. **病理**　PSTT 的生长方式多样,可呈结节息肉型、实质性肿块型或弥漫浸润型。肿瘤平均直径为 5cm。肿瘤切面多呈黄色或褐色,组织软脆,可有局灶性出血及坏死,但无绒癌样的广泛出血坏死。

PSTT 镜下特征为肿瘤组织几乎全部由中间型滋养细胞(IT)组成,几乎没有典型的细胞滋养细胞(CT)和合体滋养细胞(ST),没有绒毛结构。瘤细胞通常由弥漫一致的单核细胞组成,多核巨细胞少见,核分裂象不一。最能反映 PSTT 特点的表现是肿瘤细胞对子宫基层和血管的浸润,这种大的单核瘤细胞可呈单个,也可融合成片状、条索状或岛状。

3. **免疫组织化学标志物**　免疫组织化学染色显示,PSTT 肿瘤组织中 50%～100% 的细胞人胎盘生乳素(hPL)染色阳性,而人绒毛膜促性腺激素(hCG)阳性的细胞不足 10%,强 hPL 与弱 hCG 的免疫组化染色可作为 PSTT 相对特征性的标志,用于鉴别诊断。

近年来,随着胎盘分子病理的研究进展,发现 PSTT 肿瘤组织还可表达 p53、Cyclins、CDKs、Mel-CAM 等标志。妊娠相关基质蛋白(pMBP)是中间型滋养细胞的标志物之一,在 PSTT 病例中阳性率达 78%。Shih 和 Kurman 利用 MIB-1 抗体双染色技术,检测 Mel-CAM 阳性细胞中 Ki-67 的增值指数,该方法得到的 PSTT 增值指数约为 14%,可用于 PSTT 的鉴别。Shih 后续又提出了一种两步骤模型"Trophogram",利用 p63、hPL 和 Ki-67 染色,以鉴别不同种类的滋养细胞疾病 HLA-G 染色阳性是中间型滋养细胞相对特异的标志,有助于 PSTT 与其他类型 GTN 相鉴别。抑制素(inhibin)染色有助于 PSTT 与子宫肉瘤以及上皮性癌的鉴别。

【**临床表现**】

PSTT 多发生于生育年龄女性,平均年龄 34 岁;PSTT

可继发于各种类型的妊娠,包括足月妊娠、葡萄胎、自然流产、人工流产、异位妊娠等,其中足月妊娠最为多见。文献综述,PSTT 有 61% 继发于足月妊娠,12% 继发于葡萄胎,9% 继发于自然流产、8% 继发于人工流产,2% 继发于其他妊娠相关疾病,另外有 8% 原因不明。

PSTT 病人临床症状缺乏特异性,常见症状包括不规则阴道流血、停经、子宫增大等,其他并发或继发症状还有子宫穿孔、肾病综合征、高催乳素血症等。

大多数 PSTT 临床进程表现缓慢,病灶局限于子宫,预后较好。但有约 10%~15% 的病例发生子宫外转移,常见的转移部位包括阴道、肺、肝等。一旦发生转移,尽管接受了手术和联合化疗,预后不良。

【诊断及鉴别诊断】

1. 诊断 PSTT 的临床表现不典型,容易误诊、漏诊。临床确诊需要结合病史、病理学、血清学及影像学等辅助检查综合判断。

常用的辅助检查有:

(1) 血清 hCG 测定:多数阴性或轻度升高,范围在 2~22 065mIU/ml 不等,80% 不高于 1000mIU/ml。超过 35% 的 PSTT 病人血清游离 hCG-β 亚单位呈阳性、高糖化 hCG (HCG-H) 阴性或低水平、尿 β 核心片段阳性。这些血清学检查均有助于 PSTT 与绒癌及其他滋养细胞肿瘤相鉴别。

(2) 血 HPL 测定:一般为轻度升高或阴性。

(3) 超声检查:是常用的辅助诊断方法。二维超声提示子宫增大,腔内未见胚囊,子宫肌层内多个囊性结构或蜂窝状低回声区或类似子宫肌瘤的回声,或腔内见光点紊乱区。彩色多普勒提示肌壁间蜂窝状回声内血流丰富,呈低阻血流图像。

(4) 其他影像学检查:CT 对肺部转移灶有很高的敏感性,主要用于肺转移的诊断;MRI 多用于对子宫和盆腔病灶的诊断。在 MRI 图像上精确定位,尤其适用于要求保留生育功能的子宫孤立病灶的 PSTT 年轻病人,为保守性治疗提供依据。PET-CT 敏感性高,多用于判断有无全身转移和复发后评估,但费用较高,不作为常规检查。

(5) 宫腔镜和腹腔镜诊断性检查:需要与其他妊娠相关疾病鉴别,如胎盘残留、异位妊娠等;对无法经过诊刮确诊的局限在子宫腔或子宫壁的占位,可经宫腔镜、腹腔镜或宫-腹腔镜联合切除病灶或活检,获得组织病理,以明确诊断。

(6) 染色体核型检查:大部分的胎盘部位滋养细胞肿瘤是二倍体,少数四倍体。

(7) 组织学诊断:组织病理学诊断是金标准,同时进行免疫组织化学染色和其他滋养细胞肿瘤鉴别。

2. 鉴别诊断 PSTT 需要与绒癌、胎盘部位过度反应 (EPS)、胎盘部位结节 (PSN)、上皮样滋养细胞肿瘤 (ETT) 等滋养细胞疾病进行鉴别。与其他类型的 GTN 相比,

PSTT 有其特异性:病灶以坏死性病变为主,而非出血性病变,这是由于 PSTT 的血管受累程度不如其他 GTN 明显;其他类型 GTN 中合体滋养细胞 (ST) 增殖旺盛,可分泌大量 hCG,血清 hCG 水平明显升高,而 PSTT 由中间型滋养细胞 (IT) 组成,仅能分泌少量 hCG,其血清 hCG 升高不如其他类型 GTN 明显。但鉴别需要病理和免疫组织化学染色。

同时,PSTT 还需与其他妊娠相关疾病相鉴别。足月产后以及流产后 hCG 轻度升高,发现宫腔占位,需与胎盘和妊娠物残留鉴别,需要诊刮或宫腔镜检查;停经后阴道出血,或不规则阴道出血,hCG 升高,超声发现子宫肌壁间,尤其是位于宫角的血供丰富的病灶,还需要与异位妊娠鉴别。近年随着全面两孩政策放开,剖宫产切口妊娠发病率增加,剖宫产切口部位 PSTT 也有报道。

对于 hCG 正常的宫腔占位,还需与黏膜下子宫肌瘤、子宫内膜息肉等鉴别。

3. 临床分期 PSTT 的临床分期采用 FIGO 解剖学分期,但 WHO/FIGO 预后评分系统不适用 PSTT。

【治疗】

1. 手术治疗 PSTT 对化疗不敏感,手术是主要的治疗手段。首选全子宫切除术,因卵巢镜下转移率仅为 3%,故卵巢外观无异常者可以保留卵巢,特别是绝经前希望保留卵巢功能的病人。对于无高危因素的 PSTT 病人,全子宫切除后不必给予任何辅助治疗。

2. 化疗 与其他妊娠滋养细胞肿瘤相比,PSTT 病人对化疗不敏感,一般作为手术后的辅助治疗。化疗指征为:①有高危因素(距前次妊娠时间 >2 年、有丝分裂指数 >5 个 /10HP、肌层浸润深度 >1/2、脉管受累)的 I 期病人;② II 期及 II 期以上的 PSTT 病人;③保守术后可疑有残余肿瘤病人;④远处转移、术后复发或疾病进展病人。一般认为对于 FIGO I 期低危病人术后可不予化疗,II 期及 II 期以上的病人应给予辅助性化疗。

由于 PSTT 对化疗不如妊娠滋养细胞肿瘤敏感,不主张单药化疗,推荐首选 EP-EMA 方案和 EMA-CO 方案,实施化疗的疗程数和巩固化疗原则同高危 GTN。

3. 放疗 在姑息治疗中有一定疗效,但非一线选择,仅推荐用于局部、孤立的复发病灶病人,对于盆腔残余灶,放疗联合手术和化疗可能有一定好处。放疗必须个体化。

【预后相关因素】

妊娠滋养细胞肿瘤的预后评分不适用于 PSTT。目前认为,FIGO 分期是 PSTT 最重要的预后因素。局限于子宫的 PSTT 病人治愈率达 95%,病灶扩散到子宫外的存活率约为 75%。

影响 PSTT 预后的高危因素有:①FIGO 分期 III~IV 期;②有丝分裂指数 >5 个 /HPF;③距先前妊娠 >2 年;

④具有子宫外转移病灶。另外，年龄≥40岁、β-hCG＞10 000U/L、肿瘤体积较大、肌层浸润深度＞1/2、脉管受累、大面积肿瘤出血坏死、出现肾病综合征、高血压、红细胞增多症、脾大等并发症等都提示预后不良。

【随访】

和其他 GTN 一样，PSTT 治疗后也应随访。一般建议，第1年每3个月随访1次，然后每6个月1次至3年，此后每年1次直至5年，以后可每2年1次。随访内容同 GTN，由于通常缺乏肿瘤标志物，临床表现和影像学检查在随访中的意义相对更重要。

尽管大部分 PSTT 病人血清 hCG 阴性或轻度升高，但目前多数学者还是建议通过血清 hCG 水平的测定来监测治疗的疗效和疾病是否复发。即使 β-hCG 水平很低，可能疾病仍有进展。对于 β-hCG 无法检测或低血清水平，尿 β-核心片段或 β-hCG 也是一种好的监测方法。磁共振（MRI）对胎盘部位滋养细胞肿瘤病灶的监测具有较高的敏感性，因此在胎盘部位滋养细胞肿瘤的随访中 MRI 具有一定的重要性。

【临床特殊情况的思考和建议】

1. **PSTT 保留生育功能治疗**　PSTT 病人大多是年轻妇女，渴望保留生育功能。尽管大多数 PSTT 呈良性临床经过，预后良好，但由于其特殊的原发部位和生长方式，以及对化疗的不敏感性，对保留生育功能的治疗带来了极大的挑战。PSTT 本身发病率极低，缺少循证医学证据指导，对 PSTT 保守性手术治疗的适应证、方法及对预后的影响等均无统一认识。目前认为，PSTT 保留生育功能的治疗仅适用年龄＜40岁、渴望保留生育功能、病灶局限子宫的 Ⅰ 期病人；术前除外其他不孕因素，并保证术后能够密切随访的 PSTT 病人。

2. **保留生育功能治疗的方法**　经腹或腹腔镜子宫病灶切除术＋子宫重建术±术后化疗；对病灶较小、且局限于内膜无肌层侵犯的 PSTT 可在宫腔镜下行病灶切除±术后化疗；术前对于病灶大、血管丰富、hCG 水平较高的 PSTT 病人可行子宫动脉栓塞治疗，或新辅助化疗后手术。术前影像学评估很重要，确定病灶范围和定位；充分和病人及家属沟通，知情同意，告知其残留、复发的风险；术中对病灶切缘进行冰冻病理检查，保证病灶切缘阴性；术后根据高危因素选择是否辅助化疗。

参考文献

1. Seckl MJ, Sebire NJ, Berkowitz RS. Gestational trophoblastic disease. Lancet, 2010, 376(9742): 717-729

2. Santoro G, Laganà AS, Micali A, et al. Historical, morphological and clinical overview of placental site trophoblastic tumors: from bench to bedside. Archives of Gynecology & Obstetrics, 2017, 295(1): 173

3. 赵峻, 向阳, 郭丽娜, 等. 胎盘部位滋养细胞肿瘤保留生育功能治疗 17 例临床分析. 中华妇产科杂志, 2014, 4: 265-269

4. Hui P, Parkash V, Perkins AS, et al. Pathogenesis of placental site trophoblastic tumor may require the presence of a paternally derived X chromosome. Lab Invest, 2000, 80(6): 965-972

5. Hui P, Wang HL, Chu P, et al. Absence of Y chromosome in human placental site trophoblastic tumor. Mod Pathol, 2007, 20(10): 1055-1060

6. Nagai Y, Kamoi S, Matsuoka T, et al. Impact of p53 immunostaining in predicting advanced or recurrent placental site trophoblastic tumors: a study of 12 cases. Gynecol Oncol, 2007, 106(3): 446-524

7. Shih IM, Singer G, Kurman RJ. Establishment of intermediate trophoblastic cell lines from PSTT and complete hydatidiform mole. Modern Pathology, 2002, 15(1): 210A-210A

8. Kobel M, Pohl G, Schmitt WD, et al. Activation of mitogen-activated protein kinase is required for migration and invasion of placental site trophoblastic tumor. Am J Pathol, 2005, 167(3): 879-885

9. 向阳, 宋鸿钊. 滋养细胞肿瘤学. 第3版. 北京: 人民卫生出版社, 2011

10. Behtash N, Karimi Zarchi M. Placental site trophoblastic tumor. J Cancer Res Clin Oncol, 2008, 134(1): 1-6

11. Rhoton-Vlasak A, Wagner JM, Rutgers JL, et al. Placental site trophoblastic tumor: human placental lactogen and pregnancy-associated major basic protein as immunohistologic markers. Hum Pathol, 1998, 29(3): 280-288

12. Shih IM, Kurman RJ. Ki-67 labeling index in the differential diagnosis of exaggerated placental site, placental site trophoblastic tumor, and choriocarcinoma: a double immunohistochemical staining technique using Ki-67 and Mel-CAM antibodies. Hum Pathol, 1998, 29(1): 27-33

13. Shih Ie M. Trophogram, an immunohistochemistry-based algorithmic approach, in the differential diagnosis of trophoblastic tumors and tumorlike lesions. Ann Diagn Pathol, 2007, 11(3): 228-234

14. Singer G, Kurman RJ, Mcmaster MT, et al. HLA-G immunoreactivity is specific for intermediate trophoblast in gestational trophoblastic disease and can serve as a useful marker in differential diagnosis. American Journal of Surgical Pathology, 2002, 26(7): 914-920

15. Guvendag Guven ES, Guven S, Esinler I, et al. Placental site trophoblastic tumor in a patient with brain and lung metastases. Int J Gynecol Cancer, 2004, 14(3): 558-563

16. Papadopoulos AJ, Foskett M, Seckl MJ, et al. Twenty-five years' clinical experience with placental site trophoblastic tumors. J Reprod Med, 2002, 47(6): 460-464

17. Zhou Y, Lu H, Yu C, et al. Sonographic characteristics of placental site trophoblastic tumor. Ultrasound Obstet Gynecol,

2013,41(6):679-684

18. Cole LA,Khanlian SA,Muller CY,et al. Gestational trophoblastic diseases:3. Human chorionic gonadotropin-free beta-subunit,a reliable marker of placental site trophoblastic tumors. Gynecol Oncol,2006,102(2):160-164

19. Chang YL,Chang TC,Hsueh S,et al. Prognostic factors and treatment for placental site trophoblastic tumor-report of 3 cases and analysis of 88 cases. Gynecol Oncol,1999,73(2):216-222

20. Baergen RN,Rutgers JL,Young RH,et al. Placental site trophoblastic tumor:A study of 55 cases and review of the litera-ture emphasizing factors of prognostic significance. Gynecol Oncol,2006,100(3):511-520

21. Schmid P,Nagai Y,Agarwal R,et al. Prognostic markers and long-term outcome of placental-site trophoblastic tumours:a retrospective observational study. Lancet,2009,374(9683):48-55

22. Zhao J,Lv WG,Feng FZ,et al. Placental site trophoblastic tumor:A review of 108 cases and their implications for prognosis and treatment. Gynecologic Oncology,2016

（康玉　鹿欣）

第二十八章　子宫内膜异位性疾病

第一节　子宫内膜异位症

关键点

1. 子宫内膜异位症是一种良性疾病，却具有浸润、种植、复发、恶变等恶性生物学行为。

2. 子宫内膜异位症的发病及发病机制有多种学说，但是没有一种学说可以很好的解释所有的发病。

3. 子宫内膜异位症的最常见的症状是慢性盆腔痛、不孕及盆腔包块。子宫内膜异位症诊断的金标准是腹腔镜检查。

4. 子宫内膜异位症的治疗包括药物治疗和手术治疗，对有生育要求的病人手术时应注重对生育功能的评价。

5. 复发是子宫内膜异位症治疗中的一个棘手问题，术后药物干预延缓和减少复发是子宫内膜异位症管理中的一个重要问题。

子宫内膜异位症（endometriosis，EU）是指具有生长功能的子宫内膜组织（腺体和（或）间质），在子宫腔被覆内膜和宫体肌层以外的部位生长，浸润，并反复周期性出血，继而引发疼痛、不孕及包块等症状的一种常见妇科病。近年文献报道其临床发病率约为10%～15%，且有逐年增加的趋势。本病多见于30岁左右的育龄妇女，生育少、生育晚的女性发病率高于多生育者。不孕症妇女中罹患此病的几率为正常妇女的7～10倍，发病率高达20%～40%。偶见于青春期发病，多与梗阻性生殖道畸形有关。而青春期前如婴儿、儿童或青少年极少发生。绝经后，子宫内膜异位病灶将随卵巢功能衰退而萎缩退化，再发病者极少，一旦发生多与雌激素替代有关，提示病变的发生及发展与卵巢功能密切相关。

子宫内膜异位症在组织学上是一种良性疾病，但却具有增生、浸润、种植、复发、恶变等恶性生物学潜能。90%的子宫内膜异位病灶位于盆腔，特别是卵巢、子宫直肠陷凹、宫骶韧带等部位最为常见，也可以出现在阴道直肠隔、阴道、宫颈、直肠、膀胱、会阴切口部位、剖宫产切口部位、输卵管、阑尾、结肠、腹股沟管及腹膜后淋巴结等处，甚至在远离子宫的鼻腔、胸腔、脑膜、乳腺及四肢也偶有发生。子宫内膜异位症病灶分布如此之广，在良性疾病中极其罕见。

【病因与发病机制】

1860年Rokitansky首次描述了子宫内膜异位症，虽然关于子宫内膜异位症发病机制的研究近年来已取得不少进展，但至今尚未完全阐明，主要有以下几种学说：

1. **经血逆流与种植学说**　早在1921年Sampson提出月经期脱落的子宫内膜碎片，可随经血经输卵管逆流至盆腔，黏附并浸润种植在盆腔腹膜和卵巢表面，形成子宫内膜异位症。有人通过手术使猴的经血直接流入腹腔，若干时日后，发现部分实验猴的腹腔内出现了典型的子宫内膜异位症病灶。研究发现,在月经期,59%～79%的妇女腹腔液中存在体外培养可成活的子宫内膜细胞,而且患有子宫内膜异位症的妇女,其逆流的经血容量及子宫内膜碎片的数量均比正常妇女多,且经血逆流现象更为常见。临床也发现生殖道畸形伴经血潴留者,常并发盆腔子宫内膜异位症;剖宫取胎术后发生于腹壁瘢痕的子宫内膜异位症,很可能是术中由手术者将小块子宫内膜带至腹壁切口内引起的。由此可见,不论是通过经血逆流或医源性扩散,子宫内膜组织均可在身体其他部位种植,并发展为子宫内膜异位症。

经血逆流是一种常见的生理现象,但并不是所有妇女都发生内膜异位症。目前研究发现:内膜异位症病人的在位子宫内膜在黏附、侵袭和血管形成等多方面有别于正常子宫内膜,其根本差异很可能基于基因表达的差异,如内膜异位症妇女在位子宫内膜存在细胞周期蛋白、糖基化蛋白、同源核基因 A-10(HOXA-10)、基质金属蛋白酶(MMPs)等基因的表达差异。而这些差异表达的基因可能是逆流经血中的内膜碎片发生黏附、侵袭和生长的关键因素,即不同人(病人与非病人)在位子宫内膜的差异是发生子宫内膜异位症的决定因素。故认为子宫内膜异位症是否发病取决于病人在位子宫内膜的特性,经血逆流可能只是实现这一由潜能到发病的桥梁。

2. **体腔上皮化生学说** 卵巢的表面上皮、腹膜上皮、腹股沟管的疝囊上皮和胸膜上皮等,与子宫内膜及输卵管黏膜一样,均来源于原始体腔上皮。Meyer 认为原始体腔上皮有高度分化的潜能,这些来源于体腔上皮的组织,在反复受到某些因素,如炎症、激素或经血等的刺激后,可向子宫内膜组织衍化,形成子宫内膜异位症。有研究发现,癌基因 k-ras 的激活可能诱导了卵巢表面上皮化生为卵巢子宫内膜异位病灶的过程。这一学说似可解释病变的广泛性,但目前尚缺乏充分的临床依据和实验证明。

3. **淋巴及血行转移学说** 1925 年,Halban 首次提出远离盆腔的子宫内膜异位症可能是通过淋巴扩散的。不少学者不仅在盆腔淋巴结,而且在小静脉内发现了子宫内膜组织。在盆腔子宫内膜异位症病人尸检中发现,20%的盆腔淋巴结内有异位子宫内膜。1952 年 Javert 观察到子宫静脉内有子宫内膜组织,认为子宫内膜的腺体和间质细胞可以像恶性肿瘤那样,先侵入子宫肌层或肌束间的淋巴管及微血管,然后再向邻近器官、腹膜后淋巴结及远处转移。

4. **免疫学说** 1980 年 Weed 等发现子宫内膜异位症病人的宫腔内膜组织有淋巴细胞和浆细胞浸润,以及补体 C3 沉积,提出子宫内膜异位症的发病与免疫有关。由于发现子宫内膜异位症病人的自身抗体检出率较高,且不少病人合并类风湿关节炎、系统性红斑狼疮等自身免疫性疾病,因而有人认为它是一种自身免疫性疾病。近年,随着免疫学研究的深入,已经证明子宫内膜异位症病人的细胞免疫和体液免疫功能均有明显变化,认为病人机体免疫系统对盆腔内各种子宫内膜细胞的免疫清除能力的下降,是导致

子宫内膜异位症发生的原因之一。研究发现,病人外周血和腹水中的自然杀伤细胞(NK)的细胞毒活性明显降低。病变愈严重者,NK 活性降低亦愈明显。还有学者发现 NK 活性还与雌激素水平呈负相关,雌激素水平愈高,NK 活性则愈低,细胞毒性 T 淋巴细胞的活性亦下降。另外,有证据表明,内膜异位症与亚临床腹膜炎症有关。表现在内膜异位症病人腹水量增加,腹水中巨噬细胞明显增多且高度活化,释放大量具有不同生物活性的细胞因子;血清及腹水中,免疫球蛋白 IgG、IgA 及补体 C3、C4 水平均增高,还出现抗子宫内膜抗体和抗卵巢组织抗体等多种自身抗体。以上免疫功能的种种变化说明子宫内膜异位症与机体免疫功能异常密切相关,但两者的因果关系仍有待进一步探讨。

5. **遗传学说** 子宫内膜异位症病人中,7%～10%有家族史。直系亲属中有患子宫内膜异位症者,其发病的危险性明显增高,是正常人群的 7 倍以上,提示本病有遗传倾向。最近的研究认为,子宫内膜异位症具有与卵巢癌相似的遗传特征,如异位内膜细胞有非整倍体核型、杂合子缺失、某些基因的突变等,推测它可能与卵巢癌类似,是以遗传为基础、多因素诱导、多基因变化的遗传性疾病。

6. **干细胞学说** 上述比较广为接受的几个学说难以解释一些特殊部位的子宫内膜异位症(如膀胱内壁、肺部、鼻黏膜等处的子宫内膜异位症),更无法解释近年来屡有报道的男性子宫内膜异位症病例,并且研究发现,内膜异位症病人的异位内膜在基因和蛋白表达谱及生物学特性方面与在位内膜存在显著差异,内膜异位症为多中心起源而每一异位病灶内的细胞又呈现明显的单克隆性。这些均提示,即使在经血反流存在的情况下,有生长活性的异位内膜细胞也不完全来自在位内膜,异位病灶可能由不同的干细胞分化而来。目前已有学者从经血中成功分离出子宫内膜干细胞,并经体外诱导分化成为各种成熟细胞,这一点很好地解释了盆腔、剖宫产腹壁切口及顺产会阴切口部位的子宫内膜异位症。

目前,关于子宫内膜异位症的病因研究已深入至细胞分子和基因的水平,并涌现出许多新的假说,如表观遗传改变、在位内膜决定论等,但尚无单一理论可以解释所有内膜异位症的发生。上述前三种学说仅能解释不同部位的子宫内膜组织的由来,但能否发展为子宫内膜异位症,可能主要决定于机体的免疫功能,尤其是细胞免疫功能,性激素以及遗传基因决定个体易感性。

【病理】

子宫内膜异位症的基本病理变化是子宫体以外的组织或器官内有内膜组织的生长,在病理形态上有子宫内膜腺体和间质两种成分存在。异位种植的子宫内膜受卵巢激素变化的影响而周期性出血,由此诱发局部的炎症反应,伴纤维细胞增生及纤维化,形成瘢痕性硬结,或与邻近器官紧密粘连。病灶反复出血或出血较多时,血液在局部组织中积

聚,形成大小不等的包块,称之为子宫内膜样瘤(endometrioma)。

1. 大体特征 绝大多数的子宫内膜异位症发生在盆腔。病灶的大体外观取决于种植的部位、病灶的严重程度以及种植时间的长短。位于卵巢和腹膜的病灶以周期性出血导致周围组织纤维增生形成囊肿为主要表现,而位于直肠阴道隔,宫骶韧带等处的深部浸润性病灶,还可以出现平滑肌和纤维组织增生。

(1) 卵巢内膜样囊肿:约80%病人病变位于一侧卵巢,20%病人双侧卵巢受累。病灶位于卵巢深部。由于病灶反复出血,初始的卵巢表面囊泡内积血增多,并向卵巢深部扩张,逐渐形成一个灰蓝色或灰白色的卵巢囊肿,囊肿直径大多在10cm以内,囊壁厚薄不均,常与盆底、子宫及阔韧带后叶及腹膜粘连,由于异位内膜在卵巢皮质内生长、周期性出血,陈旧性的血液可聚集在囊内形成暗咖啡色、黏稠状液体,似巧克力样,故又称为卵巢巧克力囊肿。值得注意的是任何卵巢囊肿有陈旧出血时,其内容物均可呈巧克力糖浆样,故在进行诊断卵巢内膜样囊肿时需根据组织学并结合临床全面考虑。

(2) 浅表子宫内膜异位症:病变可位于卵巢表浅或盆、腹膜和脏器浆膜面。由于腹腔镜的广泛应用,发现病灶呈多种形态,早期呈斑点状或小泡状突起,单个或数个呈簇,无色素沉着。病灶可因出血时间先后不等、残留脱落组织的量不同而呈不同颜色,包括红色、紫蓝色、褐黄及棕黑色等,新近有出血者,颜色较鲜红,出血较陈旧者,颜色较暗。于卵巢表面可见红色或棕褐色斑点或小囊泡。出血逐渐吸收后,病灶呈淡黄色或白色,似腹膜瘢痕。手术中辨认病灶可进行热色实验(heat color test, HCT),即将可疑病变部位加热,其内的含铁血黄素可呈现出棕褐色。还有的病灶表现为局部腹膜缺损。

(3) 深部浸润性子宫内膜异位症:其病灶浸润深度超过腹膜下5mm,可侵犯盆腔前、中、后三部分所有脏器,包括宫骶韧带、直肠阴道隔、结直肠、膀胱和输尿管等部位,可导致痛经、性交痛、非周期性的盆腔痛、尿痛、血尿,以及下消化道症状等。病灶生长活跃,病变伴有明显的平滑肌和纤维组织增生,使之形成坚硬的结节;病灶反复出血及纤维化后,与周围组织或器官发生粘连,子宫直肠陷凹常因粘连而变浅,甚至完全消失,使子宫后屈固定。病变向阴道黏膜发展时,在阴道后穹隆形成多个息肉样赘生物或结节样瘢痕。月经期,有的病灶表面黏膜出现小的出血点。随病程进展,直肠阴道隔的病灶结节逐渐增大,形成包块,甚至压迫直肠。少数病人病变可累及直肠黏膜,出现月经期便血,侵入直肠或乙状结肠壁时可以诱发恶性病变或导致完全梗阻。由于DIE常常位于腹膜外盆腔深处,常合并盆腔广泛粘连,对药物治疗不敏感,而手术治疗难度大,是目前内膜异位症治疗的难点。

2. 镜下特征 早期和较小的病灶,镜下常可见典型的子宫内膜腺体与间质,以及吞噬了大量含铁血黄素的巨噬细胞。卵巢内膜样囊肿的内壁为子宫内膜样上皮细胞覆盖。囊肿较大者,由于反复出血和囊内压力的影响,囊壁薄,内衬上皮可脱落或萎缩,因而有的仅在囊壁皱褶处发现少许残存的子宫内膜样上皮细胞和少量内膜间质细胞;有的囊肿上皮可全部脱落,囊壁仅见大量含铁血黄素细胞,或含铁血黄素沉积。现通常认为,子宫内膜异位症的异位内膜组织有4种成分——子宫内膜腺体、子宫内膜间质、纤维素和富含含铁血黄素的巨噬细胞,确诊需要有2种以上的成分。当组织学缺乏子宫内膜异位症的证据时,应结合临床进行诊断。

异位的子宫内膜组织与宫腔内膜一样,具有雌激素受体(estrogen receptor, ER)、孕激素受体(progesterone receptor, PR),但ER、PR含量均较宫腔内膜低,且ER在月经周期中无明显变化。因此,在月经周期中,异位的子宫内膜组织虽也可随卵巢激素的变化而出现增生或分泌反应,但其反应程度一般不及宫腔内膜敏感,尤其对孕激素的反应更差;故异位的子宫内膜与宫腔内膜的组织学变化往往不同步,且异位子宫内膜多呈增生期改变。

3. 恶变 子宫内膜异位症是一种良性疾病,但其中少数可发生恶变,文献报告的恶变率多小于1%。恶变部位多见于卵巢,发展为卵巢内膜样腺癌、卵巢透明细胞癌、卵巢浆液性腺癌或卵巢黏液性腺癌等。流行病学研究显示:子宫内膜异位症和卵巢癌之间存在某种关联,子宫内膜异位症妇女发生卵巢癌的相对危险度为普通人群的1.3~1.9倍。分子生物学研究也发现,子宫内膜异位症具有与恶性肿瘤相似的一些共性,如病灶细胞的单克隆生长、抑癌基因p53的突变等。卵巢癌,尤其是卵巢透明细胞癌和卵巢内膜样腺癌,合并子宫内膜异位症者并非少见,文献报告分别高达17.4%~53.0%与11%~33%,并认为合并子宫内膜异位症的卵巢癌细胞分化较好,5年生存率较高。

【症状和体征】

1. 症状 子宫内膜异位症的临床表现根据其病变部位和程度而有不同。临床上最常见的症状是慢性盆腔痛、不孕和盆腔包块,其中最典型的临床症状是盆腔疼痛,70%~80%的内膜异位症病人有不同程度的盆腔疼痛,典型的三联症是:痛经、性交痛和排便困难。约25%的病人无症状。

(1) 痛经:60%~70%的病人有痛经,常为继发性痛经伴进行性加剧。病人多于月经前1~2天开始出现下腹和(或)腰骶部胀痛,经期第1~2天症状加重,月经干净后疼痛逐渐缓解。病灶位于宫骶韧带及阴道直肠隔者,疼痛可向臀部、会阴及大腿内侧放射。病变较广泛及严重者,还可出现经常性的盆腔痛。一般痛经程度较重,常需服止痛药,甚至必须卧床休息。通常疼痛的程度与病灶深度有关,宫骶韧带和阴道直肠隔等深部浸润性病灶,即使病灶较小,亦可出现明显的痛经;卵巢内膜样囊肿,尤其是囊肿较大者,疼痛也可较轻,甚至毫无痛感。这种痛经与经前水肿以及血液和内膜碎片外渗,引起周围组织强烈的炎症反应有关,而炎症反应主要与病灶局部前列腺素(PG)增高有关。月经期异位的子宫内膜组织释放大量 PG,局部诱发炎症反应,使病灶高度充血水肿和出血,产生大量激肽类致痛物质,刺激周围的神经末梢感受器而引起疼痛。有人报告痛经愈严重者,病灶中的 PG 浓度亦愈高。此外,近期研究显示:子宫内膜异位症妇女异位病灶局部存在感觉神经纤维末梢的分布,并且神经纤维的分布密度高于正常对照组妇女,这亦提示在痛觉传导过程中,子宫内膜异位症妇女的痛经感觉可能更为严重。

(2)性交痛:病灶位于宫骶韧带,子宫直肠陷凹及直肠阴道隔的病人,因性交时触碰这些部位,可出现盆腔深部疼痛,国外报告性交痛的发生率为 30%~40%。月经前,病灶充血水肿,性交痛更明显。因子宫内膜异位症所致的严重盆腔粘连,亦常引发性交痛。

(3)排便困难:当病变累及宫骶韧带、子宫直肠陷凹及直肠阴道隔时,由于月经前或月经期异位内膜的肿胀,粪便通过宫骶韧带之间时,可能出现典型的排便困难和便秘。

(4)不孕:是子宫内膜异位症的主要症状之一。据统计子宫内膜异位症中 40%~60% 有不孕,不孕症中 25%~40% 为子宫内膜异位症,可见两者关系之密切。

子宫内膜异位症引起不孕的原因,除输卵管和卵巢周围粘连、输卵管扭曲及管腔阻塞等机械因素外,一般认为主要还与下列因素有关:

1)盆腔微环境改变:子宫内膜异位症病人的腹腔液量增多,腹腔液中的巨噬细胞数量增多且活力增强,不仅可吞噬更多的精子,还可释放 IL-1、IL-6、IFN 等多种细胞因子,这些生物活性物质进入生殖道内,可通过不同方式影响精子的功能及卵子的质量,进而不利于受精过程及胚胎着床发生。

2)卵巢内分泌功能异常:子宫内膜异位症病人中,约 25% 黄体功能不健全,17%~27% 有未破裂卵泡黄素化综合征(luteinized unruptured follicle syndrome,LUFS)。Donnez 和 Thomas 发现,在腹腔镜下,中度和重度子宫内膜异位症病人中分别只有 28% 和 49% 的病人有排卵滤泡小斑。这一数值显著低于正常对照组和轻微病变组的 91% 和 85% 的排卵滤泡小斑形成率。

3)子宫内膜局部免疫功能异常:病人的体液免疫功能增强,子宫内膜上有 IgG、IgA 及补体 C3、C4 沉着,还产生抗子宫内膜抗体。后者通过补体作用可对子宫内膜造成免疫病理损伤,进而干扰孕卵的着床和发育,可能导致不孕或早期流产。

(5)月经失调:部分病人可因黄体功能不健全或无排卵而出现月经期前后阴道少量出血、经期延长或周期紊乱。有的病人因合并子宫肌瘤或子宫腺肌病,也可出现经量

增多。

(6)急性腹痛:较大的卵巢内膜样囊肿,可因囊内压力骤增而破裂,囊内容物流入腹腔刺激腹膜,产生剧烈腹痛;常伴有恶心、呕吐及肠胀气,疼痛严重者甚至可出现休克。临床上需与输卵管妊娠破裂、卵巢囊肿蒂扭转等急腹症鉴别。通常,卵巢内膜样囊肿破裂多发生在月经期或月经前后。阴道后穹隆穿刺若抽出咖啡色或巧克力色液体可诊断本病。

(7)直肠、膀胱刺激症状:病灶位于阴道直肠隔、直肠或乙状结肠者,可出现与月经有关的周期性排便痛,肛门及(或)会阴部坠胀及排便次数增多。若病灶压迫肠腔,可致排便困难。少数病变累及直肠黏膜时,可出现月经期便血。

病灶位于膀胱和输尿管者,可出现尿频、尿急和周期性血尿。若病灶压迫输尿管,则可并发肾盂积水和反复发作的肾盂肾炎。

2. **体征** 子宫内膜异位症的典型体征为妇科检查发现宫骶韧带及(或)子宫颈后上方、子宫直肠陷凹等处有 1 个或数个质地较硬的小结节,多为绿豆至黄豆大小,常有压痛。子宫大小正常,多数因与直肠前壁粘连而呈后位,活动受限。有的因合并子宫肌瘤或子宫腺肌病,其子宫亦可增大。于一侧或双侧附件区可扪及囊性包块,囊壁较厚,常与子宫、阔韧带后叶及盆底粘连而固定,亦可有轻压痛。

深部浸润性子宫内膜异位病灶多位于后穹隆。检查时见后穹隆黏膜呈息肉样或乳头突起,扪时呈瘢痕样硬性结节,单个或数个,有的结节融合并向骶韧带或阴道直肠隔内发展,形成包块,常有压痛。月经期,病灶表面可见暗红色的出血点。

腹壁及会阴手术瘢痕的子宫内膜异位症,可于局部扪及硬结节或包块,边界欠清楚,常有压痛。病变较表浅或病程较长者,表面皮肤可呈紫铜色或褐黄色。月经期,病人除感局部疼痛外,包块常增大,压痛更明显。

【诊断及鉴别诊断】

1. **诊断** 子宫内膜异位症是妇科的常见病,典型病例根据病史和体征不难诊断,但有些病人的症状与体征可不相称,例如有明显痛经者,妇科检查并无异常发现,而盆腔有明显包块者,却可以毫无症状,因而造成诊断困难。

诊断子宫内膜异位症应行盆腔三合诊检查,特别注意宫骶韧带及子宫直肠陷凹有无触痛性结节或小包块,必要时可在月经周期的中期和月经期的第二天,各做一次妇科检查,如发现月经期结节增大且压痛更明显,或盆腔出现新的结节,可诊断为子宫内膜异位症。当临床诊断困难时,可采取以下方法协助诊断。

(1)B 超检查:妇科检查发现或怀疑有盆腔包块时,可行 B 超检查。卵巢内膜样囊肿的图像特征多为单房囊肿,位于子宫的一侧或双侧,囊壁较厚,囊内为均匀分布的细小弱光点。若囊肿新近有出血或出血量较多时囊内可出现液

729

性暗区；陈旧血块机化后，可见液性暗区间有小片状增强回声区。有的囊肿可有分隔或多房，囊内回声可不一致。但B超对于一些较小的囊肿、浅表子宫内膜异位症以及深部浸润性子宫内膜异位症的检出率不高。

（2）磁共振成像（MRI）：为多方位成像，组织对比度较好，分辨率高。卵巢内膜样囊肿，由于囊肿反复出血，使其MRI信号呈多样性的特征，囊内形成分层状结构，囊肿边缘锐利，有人报告根据：①T_1加权像显示高信号；②T_2加权像部分或全部显示高低混杂信号，可以诊断为内膜样囊肿。MRI对发现深部浸润性子宫内膜异位症亦有较高的敏感性和特异性。

（3）血清CA125检测：子宫内膜异位症病人血清CA125值常增高，但多数在100U/ml以下。由于CA125的升高并无特异性，而且病变较轻者CA125值往往正常（<35U/ml）。因此，一般认为CA125检测用于诊断子宫内膜异位症的价值不大。但Pittaway报告以血清CA125≥16U/ml，并结合临床表现特征诊断子宫内膜异位症的敏感性达80%，特异性达94%。

（4）腹腔镜检查：目前认为腹腔镜检查是诊断子宫内膜异位症的金标准。腹腔镜检查可以发现影像学不能诊断的腹膜病灶。通常，腹膜的红色及褐色病灶容易发现，而无色素沉着的病灶和仅有腹膜粘连者，可用热-色试验加以识别，若病灶中有含铁血黄素沉着，局部加热后病灶呈棕黑色，即可确认为子宫内膜异位症。必要时可取活检证明。腹腔镜检查还可了解盆腔粘连的部位与程度，卵巢有内膜样囊肿及输卵管是否通畅等。但据资料显示：即使是腹腔镜检查，对一些早期、不典型的子宫内膜异位症病灶仍有遗漏的可能性，漏诊率可达5%～10%，能否识别出早期不典型的子宫内膜异位症病灶主要与手术医生的经验有关。

2. 鉴别诊断

（1）卵巢恶性肿瘤：病人除下腹或盆腔可扪及包块外，子宫直肠陷凹内常可扪及肿瘤结节，但与子宫内膜异位症不同的是包块较大，多为实质性或囊实性，常伴有腹水，癌结节较大且无压痛。病人病程较短，一般情况较差，多数血清CA125升高更为明显，彩色多普勒超声显示肿块内部血供丰富（PI和RI指数较低），必要时可抽取腹水行细胞学检查，有条件可行MRI或腹腔镜检查加以确诊。

（2）盆腔炎性包块：急性盆腔感染，若未及时和彻底治疗，可转为慢性炎症，在子宫双侧或一侧形成粘连性包块。病人常感腰骶部胀痛或痛经及不孕。但其痛经程度较轻，也不呈进行性加剧。多数有急慢性盆腔感染病史，用抗生素治疗有效。包块位置较低者，可经阴道后穹隆穿刺包块，若抽出巧克力色黏稠液体，可诊断为卵巢内膜样囊肿。

结核性盆腔炎也可在子宫旁形成包块及有压痛的盆腔结节。病人除不孕外，有的可出现经量减少或闭经，若病人有结核病病史，或胸部X线检查发现有陈旧性肺结核，对

诊断生殖道结核有重要参考价值。进一步检查可行诊断性刮宫、子宫输卵管碘油造影以协助诊断。

（3）直肠癌：发生在阴道直肠隔的子宫内膜异位症，有时需与直肠癌鉴别。直肠癌病变最初位于直肠黏膜，病人较早出现便血和肛门坠胀，且便血与月经无关。肿瘤向肠壁及阴道直肠隔浸润而形成包块。三合诊检查包块较硬，表面高低不平，直肠黏膜不光滑，肛检指套有血染。子宫内膜异位症较少侵犯直肠黏膜，病人常有痛经、经期肛门坠胀或大便次数增多；病变累及黏膜者可出现经期便血。病程较长，病人一般情况较好。直肠镜检查并活检行组织学检查即可明确诊断。

（4）子宫腺肌病：痛经症状与子宫内膜异位症相似，但通常更为严重和难以缓解。妇科检查时子宫多呈均匀性增大，球形，质硬，经期检查触痛明显。本病常与子宫内膜异位症合并存在。

【临床分期】

1979年美国生育协会（AFS）根据腹腔镜检查或腹部手术发现的病灶部位、数目、大小及盆腔粘连等情况，制定了子宫内膜异位症的分期标准，并于1985年重新修正（表28-1-1）。修正后的分期标准（r-AFS）更简单明确，便于应用，是目前国际上较普遍采用的分期方法，但令人遗憾的仍旧是不能以期别早晚预测治疗后的妊娠率。1996年，美国生殖医学协会（ASRM）针对这一问题再次对r-AFS进行评估后，做如下补充建议：

1. 增加一个记录病灶形态的图表，将腹膜病灶归纳为红色（包括红色、粉红色和透明病灶）、白色（包括白色、黄褐色病灶和腹膜缺损）及黑色（蓝色和黑色病灶）三类。并要求注明各类病灶所占百分比。

2. 为了评分更正确，卵巢内膜样囊肿应有组织学证明，否则必须符合以下几点：①囊肿直径>2cm；②囊肿与盆壁或阔韧带粘连；③卵巢表面见子宫内膜异位病灶；④囊内容物为柏油样稠厚的巧克力色液体。

3. 进一步明确子宫直肠陷凹封闭情况的划分，若在宫骶韧带下方仍可见到部分正常腹膜，应定为子宫直肠陷凹部分封闭，否则为完全封闭。

鉴于子宫内膜异位症与不孕关系密切，但r-AFS分期存在对病人生育能力的预估不足，学者Adamson和Pasta通过对子宫内膜异位症合并不孕病人的前瞻性研究，提出了子宫内膜异位症生育指数（endometriosis fertility index，EFI）及最低功能（least function，LF）评分标准（表28-1-2，表28-1-3）。EFI客观地评价了与女性生殖能力密切相关的输卵管、输卵管伞端、卵巢的功能，提出了LF的概念，并且对病人的年龄、不孕时间、既往生育情况、输卵管、卵巢和子宫的功能以及EMT的程度（r-AFS分期）做量化评分及综合评估，最后作出生育能力的预测和提出治疗建议。

表 28-1-1　子宫内膜异位症的分期(r-AFS)

类别	异位病灶				粘　连			
	位置	大小			程度	范围		
		<1cm	1~3cm	>3cm		<1/3 包裹	1/3~2/3 包裹	>2/3 包裹
腹膜	表浅	1	2	3				
	深层	2	4	6				
卵巢	右侧表浅	1	2	4	右侧,轻	1	2	4
	右侧深层	4	16	20	右侧,重	4	8	16
	左侧表浅	1	2	4	左侧,轻	1	2	4
	左侧深层	4	16	20	左侧,重	4	8	16
输卵管					右侧,轻	1	2	4
					右侧,重	4	8	16
					左侧,轻	1	2	4
					左侧,重	4	8	16
直肠子宫	部分封闭	4						
陷凹封闭	完全封闭	40						

注:(1)若输卵管伞全部包入应改为 16 分
(2) 此分期法将内膜异位症分为四期:
Ⅰ期(微型):1~5 分;Ⅱ期(轻型):6~15 分
Ⅲ期(中型):16~40 分;Ⅳ期(重型):>40 分

表 28-1-2　EFI 总评分标准

类别	描述	分值(分)	类别	描述	分值(分)
病史因素			**手术因素**		
年龄	≤35 岁	2	LF 评分	7~8 分	3
	35~39 岁	1		4~6 分	2
	≥40 岁	0		1~3 分	0
不孕时间	≤3 年	2	AFS-EMT 评分	<16 分	1
	>3 年	0		≥16 分	0
妊娠史	有	1	AFS 总分	<71 分	1
	无	0		≥71 分	0

注:EFI 评分=病史总分+手术总分;AFS 评分标准参考 r-AFS 分期标准(1985 年)

表 28-1-3　LF 评分标准

器官	功能	描　　述	分值(分)
输卵管	正常	外观正常	4
	轻	浆膜轻度损伤	3
	中	浆肌层中度损伤,活动性中度受限	2
	重	输卵管纤维化,轻至中度结节性输卵管下部炎症(SIN),活动性严重受限	1
	无功能	输卵管完全阻塞,广泛纤维化或 SIN	0
输卵管伞端	正常	外观正常	4
	轻	伞端轻度受损,瘢痕轻微	3
	中	伞端中度受损,瘢痕中度,伞端结构中度丧失,伞端内中度纤维化	2
	重	伞端重度受损,瘢痕重度,伞端结构重度丧失,伞端内中度纤维化	1
	无功能	伞端严重受损,瘢痕广泛,伞端结构完全丧失,输卵管完全阻塞或输卵管积液	0

续表

器官	功能	描　　述	分值(分)
卵巢	正常	外观正常	4
	轻	卵巢正常大小或接近正常,浆膜轻微或轻度损害	3
	中	卵巢体积减少 1/3 或以上,表面中度损害	2
	重	卵巢体积减少 2/3 或以上,表面严重损害	1
	无功能	卵巢缺如,或卵巢完全包裹于粘连组织内	0

注:将左右两侧的输卵管和卵巢分别评分,左右两侧相加的分值等于 LF 评分。若一侧卵巢缺如,则将对侧卵巢评分的两倍作为 LF 的评分

【治疗】

迄今为止,尚无一种理想的根治方法。无论是药物治疗或是保守性手术治疗,术后的复发率仍相当高。而根治则须以切除全子宫双附件为代价。因此,应根据病人年龄、生育要求、症状轻重、病变部位和范围,以及有无并发症等全面考虑,给予个体化治疗。

1. 一般原则

(1) 要求生育者,尤其合并不孕的病人,多建议积极进行腹腔镜检查,依据术后的 EFI 评分,进行生育的指导。内膜异位症合并不孕的治疗流程见图 28-1-1。

1) 即使是无症状或症状轻微的微型和轻度子宫内膜异位症病人,现多建议行腹腔镜检查,而不主张期待疗法。由于子宫内膜异位症是一种进行性发展的疾病,早期治疗可防止病情进展及减少复发。因此,如果是行腹腔镜诊断者,应同时将病灶消除。术后无排卵者可给予控制性促排卵,年龄>35 岁者可考虑积极的辅助生育技术,以提高妊娠率。

2) 有症状的轻度和中度子宫内膜异位症病人:建议积极的腹腔镜检查,大量文献证明腹腔镜检查提高轻中度内膜异位症病人的术后妊娠率。术后予促排卵治疗,以提高妊娠率。

3) 重度子宫内膜异位症或有较大的卵巢内膜样囊肿(直径≥5cm)者,直径 2~4cm 连续 2~3 个月经周期者,建议腹腔镜检查及手术治疗,手术效果也优于期待治疗。

(2) 无生育要求者

1) 无症状者,若盆腔肿块直径<2cm,且无临床证据提示肿块为恶性肿瘤(包括 CA125 正常水平,多普勒超声显示肿块血供不丰富,阻力指数>0.5),可定期随访或给予药物治疗。若盆腔肿块在短期内明显增大或肿块直径已达5cm 以上,或 CA125 显著升高,无法排除恶性肿瘤可能,则需行手术治疗。

2) 有痛经的轻、中度子宫内膜异位症病人,可用止痛药对症治疗。症状较重或伴经常性盆腔痛者,宜口服避孕药,或先用假孕疗法或假绝经疗法 3~4 个月,然后再口服避孕药维持治疗。

3) 症状严重且盆腔包块>5cm,或药物治疗无效者,需手术治疗。根据病人年龄和病情,选择根治性手术或仅

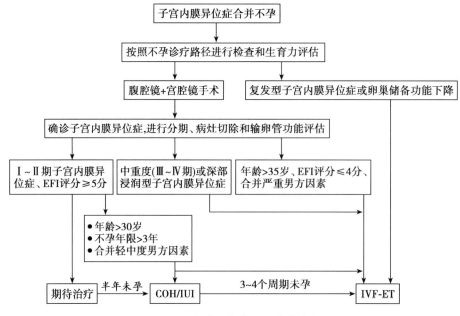

图 28-1-1　内膜异位症不孕诊治流程图

保留卵巢的手术。若保留卵巢或部分卵巢，术后宜药物治疗2～3个月，以减少复发。

（3）卵巢内膜样囊肿破裂者：需急诊手术，行囊肿剥除或一侧附件切除术，对侧卵巢若有病灶一并剔除，保留正常卵巢组织。术后予以药物治疗。

2. 治疗方法

（1）药物治疗

1）假孕疗法：早在1958年Kistner模拟妊娠期体内性激素水平逐渐增高的变化，采用雌、孕激素联合治疗子宫内膜异位症取得成功，并将此种治疗方法称为假孕疗法。治疗期间病人出现闭经及恶心、呕吐、嗜睡和体重增加等不良反应。最初，由于激素剂量过大，病人多难以坚持治疗，随后将剂量减小，每日服炔诺酮5mg，炔雌醇0.075mg，其疗效相当而不良反应明显减轻。假孕疗法疗程长，需连续治疗6～12个月，症状缓解率可达80%左右，但妊娠率仅20%～30%，停药后复发率较高。目前对要求生育者，一般不再单独选择此种方法治疗。

2）孕激素类药物：单纯高效孕激素治疗可抑制子宫内膜增生，使异位的子宫内膜萎缩，病人出现停经。一般采用甲羟孕酮、18-甲基炔诺酮等。治疗期间如出现突破性阴道出血，可加少量雌激素，如炔雌醇0.03mg/d或结合雌激素（倍美力）0.625mg/d。治疗后的妊娠率与假孕疗法相当，但不良反应较轻，病人多能坚持治疗。

3）假绝经疗法

- **A. 达那唑（danazol）**：是一种人工合成的17α-乙炔睾酮的衍生物，具有轻度雄激素活性。它通过抑制垂体促性腺激素的合成与分泌，以抑制卵泡的发育，使血浆雌激素水平降低；同时，它还可能与雌激素受体结合，导致在位和异位的子宫内膜萎缩，病人出现闭经，因而又称此种治疗为假绝经疗法。体外实验证明达那唑可抑制淋巴细胞增生和自身抗体的产生，具有免疫抑制作用。推测达那唑还可能通过净化盆腔内环境，减少自身抗体的产生等而提高受孕能力。常用剂量为400～600mg/d，分2～3次口服，于月经期第一天开始服药，连续6个月。症状缓解率达90%～100%，停药1～2个月内可恢复排卵。治疗后的妊娠率为30%～50%。若1年内未妊娠，其复发率为23%～30%。

  达那唑的不良反应，除可出现痤疮、乳房变小、毛发增多、声调低沉及体重增加等轻度男性化表现外，少数可致肝脏损害，出现血清转氨酶升高，故治疗期间需定期检查肝功能，如发现异常，应及时停药，一般在停药2～3周后肝功能可恢复正常。阴道或直肠使用达那唑栓可减少全身用药的不良反应，有较好的疗效。

- **B. 孕三烯酮（gestrinone）**：为19-去甲睾酮的衍生物，作用机制与达那唑相似，但雄激素作用较弱。由于它在体内的半衰期较长，故不必每天服药。通常从月经期第1天开始服药，每次服2.5mg，每周服2次。治疗后的妊娠率与达

那唑相近，但不良反应较轻，较少出现肝脏损害，停药后的复发率亦较高。有人报告停药1年的复发率为25%。

- **C. 促性腺激素释放激素动剂（GnRH-a）**：是人工合成的10肽类化合物，其作用与垂体促性腺激素释放激素（GnRH）相同，但其活性比GnRH强50～100倍。持续给予GnRH-a后，垂体的GnRH受体将被耗尽而呈现降调作用，使促性腺激素分泌减少，卵巢功能明显受抑制而闭经。体内雌激素水平极低，故一般称之为"药物性卵巢切除"。

  GnRH-a有皮下注射和鼻腔喷雾两种剂型，GnRH-a乙酰胺喷雾剂为每次200～400mg，每日3次；皮下注射剂有每日注射和每月注射1次者，目前应用较多的是每月1次，大多数病人于开始治疗的8周内停经，末次注射后的2～3个月内月经复潮。

  GnRH-a治疗的不良反应为低雌激素血症引起的潮热、出汗、外阴及阴道干涩、性欲减退和骨质丢失，长期用药可致骨质疏松。为预防低雌激素血症和骨质疏松，可采用反加疗法（add-back therapy），即在GnRH-a治疗期间，加小量雌激素或植物类雌激素，如黑升麻提取物（莉芙敏）。有报道血浆E_2水平控制在30～50ng/L范围内，既可防止骨质疏松，又不致影响GnRH-a的疗效。GnRH-a的疗效优于达那唑，但无男性化和肝脏损害，故更安全。

（2）手术治疗：手术治疗的目的：①明确诊断及进行临床分期；②清除异位内膜病灶及囊肿；③分解盆腔粘连及恢复盆腔正常解剖结构；④治疗不孕；⑤缓解和治疗疼痛等症状。

手术方式有经腹和经腹腔镜手术，由于后者创伤小，恢复快，术后较少形成粘连，现已成为治疗子宫内膜异位症的最佳处理方式。目前认为：以腹腔镜确诊，手术＋药物治疗为子宫内膜异位症治疗的金标准。

1）保留生育功能的手术：对要求生育的年轻病人，应尽可能行保留生育功能的手术，即在保留子宫、输卵管和正常卵巢组织的前提下，尽可能清除卵巢及盆、腹膜的子宫内膜异位病灶，分离输卵管周围粘连等。术后疼痛缓解率达80%以上。妊娠率约为40%～60%。若术后1年不孕，复发率较高。

2）半根治手术：对症状较重且伴有子宫腺肌病又无生育要求的病人，宜切除子宫及盆腔病灶，保留正常的卵巢或部分卵巢。由于保留了卵巢功能，病人术后仍可复发，但复发率明显低于行保守手术者。

3）根治性手术：即行全子宫及双侧附件切除术。由于双侧卵巢均已切除，残留病灶将随之萎缩退化，术后不再需要药物治疗，也不会复发。但病变广泛且粘连严重者，术中可能残留部分卵巢组织。为预防卵巢残余综合征（ovarian remnant syndrome）的发生，术后药物治疗2～3月不无裨益。

4）缓解疼痛的手术：对部分经多次药物治疗无效的顽固性痛经病人还可试采取以下两种手术方案缓解疼痛：①宫骶神经切除术（laparoscopic uterine nerve ablation,

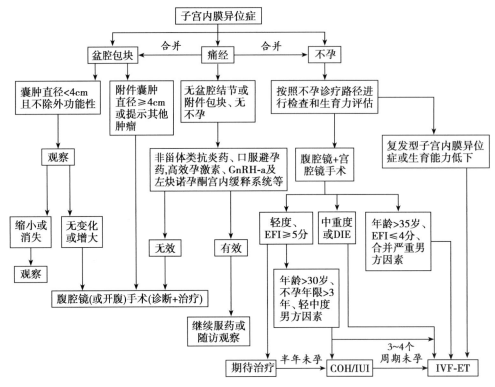

图 28-1-2　内膜异位症诊治总流程图

LUNA)。即切断多数子宫神经穿过的宫骶韧带,将宫骶韧带与宫颈相接处 1.5～2.0cm 的相邻区域切除或激光破坏;②骶前神经切除术(presacral neurectomy,PSN)。在下腹神经丛水平切断子宫的交感神经支配。近期疼痛缓解率较好,但远期复发率高达 50%(图 28-1-2)。

3. 子宫内膜异位症复发　经手术或规则药物治疗后,症状、体征已消失,疾病治愈,但经过几个月(一般 3 个月)症状和(或)体征重新出现。内膜异位症复发包括症状复发(主观症状)和疾病复发(客观表现)。

(1) 症状复发:术后症状缓解 3 个月后又出现且加重至术前水平者即为复发。疾病复发:主要依据腹部肿块,结节,影像学检查和手术后病理等。

(2) 疾病复发诊断标准:

1) 术后症状缓解 3 个月后病变复发并加重;

2) 术后盆腔阳性体征消失后又出现或加重至术前水平;

3) 术后超声检查发现新的子宫内膜异位病灶;

4) 血清 CA125 下降后又升高,且除外其他疾病。符合上述 2)、3)、4)3 项标准之一且伴或不伴有 1)项标准者诊断为复发。

子宫内膜异位症术后的复发率较高,保守性手术后 1 年和 2 年的复发率可达 10% 和 15%。复发是子宫内膜异位症治疗中的一个棘手问题。

(3) 复发危险因素:

1) rAFS 分期(>70);

2) 年龄/手术年龄(年轻病人);

3) 囊肿的大小;

4) 双侧囊肿;

5) 药物治疗史;

6) 手术治疗史;

7) 手术范围;

8) 第一次手术不彻底;

9) 道格拉斯窝封闭。

(4) 复发保护因素:

1) 妊娠;

2) 术后药物治疗。

术后药物干预延缓和减少复发是子宫内膜异位症管理中的一个重要问题。手术联合长期药物治疗(口服避孕药/曼月乐)可能对于减少复发有一定的作用。

4. 子宫内膜异位症恶变　有以下情况警惕恶变:

1) 囊肿过大,直径>10cm 或有明显增大趋势;

2) 绝经后又有复发;

3) 疼痛节律改变,痛经进展或呈持续性;

4) 影像检查卵巢囊肿腔内有实性或乳头状结构,或病灶血流丰富;

5) 血清 CA125 明显升高(>200IU/ml)。

目前临床诊断卵巢癌起源于异位的子宫内膜组织,一般认为应符合 Sampson 和 Scott 所提出的诊断标准,即:①肿瘤和内膜异位症位于同一部位;②肿瘤来源于内膜异位症,除外其他来源可能;③内膜异位症与肿瘤有类似的组织学特点,并能见到特征性的内膜间质和腺体;④形态学上见到良性和恶性上皮的移行过程。

【预防】

尽管子宫内膜异位症的发病机制尚未完全阐明,但针对流行病学调查发现的某些高危因素,采取一些相应的措施,仍有可能减少子宫内膜异位症的发生。

1. **月经失调和痛经者**　劝导晚婚妇女,尤其是伴有月经失调和痛经者,尽早生育。若婚后1年尚无生育应行不孕症的有关检查。

2. **暂无生育要求或已有子女者**　若有痛经,经量增多或月经失调,建议口服避孕药,既可避孕,还可能减少子宫内膜异位症的发生。

3. **直系亲属中有子宫内膜异位症病人**　有原发性痛经者,建议周期性服用孕酮类药物或避孕药,并坚持有规律的体育锻炼。

4. **尽早治疗并发经血潴留的疾病**　如处女膜无孔、阴道及宫颈先天性闭锁或粘连等。

5. **防止医源性子宫内膜异位症的发生**

(1) 凡进入宫腔的腹部手术和经阴道分娩的会阴切开术,在缝合切口前,应用生理盐水冲洗切口,以免发生瘢痕子宫内膜异位症;

(2) 施行人工流产电吸引术时,在吸管出宫颈前,应停止踩动吸引器,以使宫腔压力逐渐回升,避免吸管出宫颈时,在宫腔压力骤变的瞬间,将宫内膜碎片挤入输卵管和盆腔;

(3) 输卵管通液或通气试验,以及子宫输卵管碘油造影等,均应在月经干净后3~7天内进行,以免手术中将月经期脱落的子宫内膜碎片送至盆腔。

【临床特殊情况思考及建议】

1. **如何提高子宫内膜异位症的早期诊断率**　子宫内膜异位症术前诊断正确度差异较大,20%~30%病人可无痛经、不孕、慢性盆腔疼痛等症状。并且存在诊断延迟的问题,据统计,从痛经症状出现到外科手术确诊子宫内膜异位症之间需7~12年。对于不同部位的子宫内膜异位症应密切结合其相应部位的症状和体征,如:肠道内膜异位症可有腹痛、腹泻或便秘;脐部、手术瘢痕、会阴部子宫内膜异位症可出现经期瘢痕疼痛、出现包块;亦如典型病例的子宫后倾粘连固定,子宫直肠陷凹触痛性结节,子宫一侧或双侧扪及与子宫相连的不活动的囊性肿块等进行诊断。对于不孕妇女经常规检查未能发现异常或发现异常但经短期治疗失败后也应考虑到子宫内膜异位症可能,应进一步行腹腔镜检查。

腹腔镜检查及术中活检是诊断子宫内膜异位症的"金标准",随着腹腔镜广泛应用,内膜异位症诊断正确率已发生了飞跃,但仍有一定局限性。对于一些早期内膜异位症

及镜下不典型病灶如息肉状病灶、水泡状病灶、腹膜缺损等无色素病灶,首先要注意识别进行组织活检,其次还可应用"热-色试验"帮助诊断,以减少假阴性率(热-色试验阳性为病灶内凝后变棕黑色)。

寻找新的、简单可靠且无创的内膜异位症诊断方法一直是内膜异位症研究的热点。最近有研究显示:内膜异位症病人子宫内膜活检标本中存在小无髓神经纤维,神经纤维的平均密度为(26.8±55.9)/mm²,而非内膜异位症病人则不存在。因此,小无髓神经纤维染色可能是一个潜在的早期微创诊断方法。此外,通过蛋白质组学、基因组学等研究方法去寻找内膜异位症病人的分子特征,也可能成为将来早期、无创诊断的方法之一。

2. **子宫内膜异位症合并不孕的治疗方法选择**　内膜异位症合并不孕病人术后处理复杂且尚有争议,由于疾病的表现形态不同,反映其伴随的相关病变不同,因而其治疗结局也就不同。处理此类病人必须注意:①需对手术过程客观地进行记录并行 r-AFS 评分,充分评估手术情况;②需对手术后影响不孕的因素进行评估。Adamson 提出了通过计算将病史因素和外科因素相结合的子宫内膜异位症生育指数(endometriosis fertility index,EFI)来估计手术后妊娠的可能性,病史因素包括年龄、不孕时间及妊娠次数,而外科因素则包括涉及输卵管及卵巢的最小功能评分(least function score,LF score)、AFS 内膜异位症评分(AFS endometriosis score)及 AFS 总评分(AFS total score)。对于其他因素如排卵功能障碍、子宫肌腺病、男方因素等所致不孕者,辅助生殖技术(assisted reproductive technology,ART)可能更有利。

(1) 对轻度内膜异位症合并不孕,手术是否有必要?目前认为手术者较期待治疗者妊娠率高,平均受孕率高6%~8%。Mancowx 等多中心、前瞻性、双盲、随机对照研究表明:腹腔镜手术治疗后妊娠率高于非治疗者(29% vs 19%),对仅仅有轻度内膜异位症也如此,手术对妊娠率的提高优于其他治疗方法。因此多认为,即使为轻度子宫内膜异位症合并不孕,也应及时手术。

(2) 子宫内膜异位症合并不孕,何种治疗方法为佳?目前认为,手术对妊娠的疗效优于药物治疗,而各种药物作用对妊娠率并无差异。在卵巢子宫内膜异位症手术中,术中注意尽量保留正常的卵巢皮质,减少电凝、电烙的时间,推荐使用缝扎止血的方法使卵巢成形,有需要者可同时术中行输卵管整形通液或联合宫腔镜检查,尽量矫治不利生育的因素。手术后用卵巢功能抑制药物并未增加妊娠率。

(3) 控制性促排卵的应用:在子宫内膜异位症手术治疗后采用控制性促排卵(controlled ovarian stimulation,COS)方法可提高受孕率,手术后是否应及时应用此方法,以往观点与目前观点不同。以往观点认为:在促排卵的同时会增加疾病的复发。而目前观点认为内膜异位症手术后的6个月为妊娠的黄金时间,在这一时期中,解剖结构经手

3

术恢复正常、术后粘连尚未形成,体内因疾病而造成的内环境紊乱纠正,故应抓紧这最佳时间,及时应用促排卵药物提高受孕率。文献报道,手术后应用促排卵治疗,每个周期的受孕率为5%～18%,而对照组仅为2%～4%。大多数观点认为:术后控制性促排卵和其他生殖辅助技术联合应用比手术后期待疗法者受孕率高4倍,而加用 GnRHa＋人工授精治疗者妊娠率可提高6倍。

30岁以下轻度内膜异位症者每周期的基础妊娠率为6%～8%,而重度内膜异位症者仅0～2%。在解剖结构正常的病人中,采用氯米芬(clomiphene citrate,CC)联合人工授精(intrauterine insemination,IUI)治疗者,每周期受孕率达6%～8%。而加用 GnRHa＋IUI 治疗者每周期受孕率可增加12%～20%,尤其对Ⅰ～Ⅱ期子宫内膜异位症病人疗效已得到肯定。一般以3～4周期为宜,最多不超过6个周期。

在控制性促排卵过程中,双胎的发生率25%,三胎4%,四胎1%。重度卵巢过度刺激征发生率1%、中度5%～7%,异位妊娠发生率5%。大多数妊娠发生在治疗的第2～4个周期。且与正常人群相比,出生缺陷的发生率增加。

在促排卵的同时,应视情况联合应用辅助治疗,包括黄体期应用孕激素以支持内膜、甲状腺低下病人加用甲状腺素、低剂量的阿司匹林增加种植能力、地塞米松降低雄激素水平、芳香化酶抑制剂阻断雌激素生成等。已有许多文献报道其益处,然而,目前对于这些药物在内膜异位症不孕治疗中的具体作用仍不清楚,因此在临床实践中,应个体化用药。

3. 子宫内膜异位症复发的预测　子宫内膜异位症术后的复发率较高,但目前尚缺乏具有较高敏感性和特异性的复发监测指标。临床回顾性研究显示:r-AFS 期别越高、既往有内膜异位症相关药物治疗史、内膜样囊肿直径越大、病人年龄越轻可能是内膜异位症病人术后复发的高危因素。而孕激素受体-B(PR-B)、核因子-κB(NF-κB)、Slit-2 等基因在复发病人的异常表达,使得其成为潜在的、能预测复发的生物学标记物之一。

参考文献

1. 徐丛剑,郭孙伟.子宫内膜异位症.第2版.北京:人民卫生出版社:2015:113-123

2. Giudice LC, Kao LC. Endometriosis. Lancet, 2004, 364: 1789-1799

3. Serdar E Bulun. Endometriosis mechanisms of disease. N Engl J Med, 2009, 360(3): 268-279

4. Kennedy S, Bergqvist A, Chapron C, et al. ESHRE Special Interest Group for Endometriosis and Endometrium Guideline Development Group. ESHRE guideline for the diagnosis and treatment of endometriosis. Hum Reprod, 2005, 20(10): 2698-2704

5. Liu X, Yuan L, Shen F, et al. Patterns of and risk factors for recurrence in women with ovarian endometriomas. Obstet Gynecol, 2007, 109(6): 1411-1420

6. Liu X, Yuan L, Shen F, Guo SW. Patterns of and factors potentially influencing the age at first surgery for women with ovarian endometriomas. Gynecol Obstet Invest, 2008, 66(2): 76-83

7. Ma S, Liu X, Geng JG, Guo SW. Increased SLIT immunoreactivity as a biomarker for recurrence in endometrial carcinoma. Am J Obstet Gynecol, 2010, 202(1): 68. e1-68. e11

8. 中华医学会妇产科学分会子宫内膜异位症协作组. 子宫内膜异位症的诊治指南. 中华妇产科杂志, 2015, 50(3): 161-169

9. Treatment of pelvic pain associated with endometriosis: a committee opinion. Fertil Steril, 2014, 101(4): 927-935

10. van Dijk LJ, Nelen WL, D'Hooghe TM, et al. The European Society of Human Reproduction and Embryology guideline for the diagnosis and treatment of endometriosis: an electronic guideline implementability appraisal. Implement Sci, 2011, 19(1): 6-7

11. Endometriosis and infertility: a committee opinion. Fertil Steril, 2012, 98(3): 591-598

12. Dunselman GA, Vermeulen N, Becker C, et al. ESHRE guideline: management of women with endometriosis. Hum Reprod, 2014, 29(3): 400-412

13. Johnson NP, Hummelshoj L. Consensus on current management of endometriosis. Hum Reprod, 2013, 28(6): 1552-1568

(卢媛　刘惜时)

第二节　子宫腺肌病

关键点

1. 子宫腺肌病是指子宫内膜腺体和间质出现在子宫肌层中,多导致子宫弥漫性增大(通常称为"球形增大")。

2. 子宫腺肌病临床表现为痛经、经量增多和不孕,超声和 MRI 是最常用的无创诊断检查,但只有子宫切除标本的组织学检查才能明确诊断子宫腺肌病。

3. 子宫切除术是症状严重病人的首选治疗方法。

子宫腺肌病(adenomyosis)是由子宫内膜的腺体及间质侵入子宫肌层生长所引起的一种良性疾病。由于子宫腺肌病通常仅在子宫切除术时确诊,因此其发病率尚无准确统计。据报道在手术切除的子宫标本中,20%～35%有子宫腺肌病。病人多为35～45岁的中年妇女。

【发病机制】

子宫腺肌病的发病机制尚不清楚,目前主要有两大理论:其一是子宫内膜内陷入子宫肌层形成。通过对子宫腺肌病的子宫标本作连续组织切片,发现子宫内膜的基底层常与肌层内的病灶相连,使人们相信子宫腺肌病是由基底层子宫内膜直接长入肌层所致。子宫内膜并无黏膜下层,但与身体其他器官的黏膜一样,通常都是向空腔面生长,提示可能子宫肌层有抵抗内膜入侵的能力。多次分娩、人工流产刮宫术及宫腔感染等,可破坏局部肌层的防御能力,使基底层宫内膜得以入侵肌层并生长。另一理论是来源于米勒管巢的细胞化生。在 MRKH 综合征女性(缺乏异位的子宫内膜)中发生的子宫腺肌病似乎更能用组织化生过程来解释。由于子宫腺肌病常合并子宫肌瘤和子宫内膜增生过长,提示本病的发生还可能与较长时间的高雌激素刺激有关。此外,人绒毛膜促性腺激素(HCG)、催乳素(PRL)、卵泡刺激素(FSH)也与本病的发生有关。虽然子宫腺肌病和子宫内膜异位症均是子宫内膜异位性疾病,且两者易共存,但这两种疾病并无其他相关性。

【病理】

子宫腺肌病可分为弥漫型与局限型两种类型。弥漫型者子宫呈均匀增大,质较硬。通常子宫增大不超过 3 个月妊娠大小,过大者常合并子宫肌瘤。剖面见肌层肥厚,常以后壁为甚。增生的平滑肌束呈小梁状或编织样结构,边界不清,无包膜。增厚的肌壁中可见小的腔隙,直径多在 5mm 以内。腔隙内常有暗红色陈旧积血。偶见肌壁内形成较大的积血囊腔,可向子宫表面突出,甚至发生破裂。局限型者,又称子宫腺肌瘤,子宫内膜在肌层内呈灶性浸润生长,形成结节,但无包膜,故难以将结节从肌壁中剥出。结节内也可见有陈旧出血的小腔隙。有的结节向宫腔突出,颇似黏膜下子宫肌瘤。

镜下见子宫肌层内有呈岛状分布的子宫内膜腺体与间质。其周围平滑肌纤维呈不同程度增生。子宫内膜侵入肌层的深度不一,严重者可达肌层全层,甚至穿透子宫浆膜,引起子宫表面粘连和盆腔子宫内膜种植。病灶中的子宫内膜多呈增生反应或简单型(腺囊型)增生过长,偶为分泌反应。一般认为是由于病灶中的内膜系来自宫内膜的基底层,故而对孕激素不敏感或缺乏反应所致。

【症状与体征】

1. **痛经** 约 70% 的病人有痛经。痛经程度不一,但常呈进行性加重趋势。一般认为痛经系月经期病灶出血,刺激子宫平滑肌产生痉挛性收缩引起的。病变愈广泛,痛经也愈严重。

2. **经量增多** 由于子宫增大,供血增多,以及肌层中的病变干扰了子宫肌壁正常的收缩止血功能,引起经量增多;有的病人合并子宫肌瘤和子宫内膜增生过长,也可出现经量增多、经期延长或月经周期紊乱。

3. **不孕** 病变弥漫及痛经较明显者,多有不孕。

4. **子宫增大** 病人子宫常呈均匀性增大,质较硬,可出现压痛。有的子宫大小尚属正常,但后壁有结节突起。子宫活动度欠佳,月经期因病灶出血,局部压痛亦更明显。

【诊断】

凡中年妇女出现进行性加剧的痛经伴经量增多,盆腔检查发现子宫增大且质地较硬,双侧附件无明显异常时,应首先考虑子宫腺肌病。若月经期再次妇科检查,发现子宫较经前增大且出现压痛,或压痛较以前更明显,则诊断可基本成立。经阴道超声及 MRI 检查在诊断子宫腺肌病的敏感性和特异性相似,主要特征有:

1. 子宫肌层不对称增厚(多见于后壁)。

2. 肌层内见囊肿。

3. 自子宫内膜形成辐射样线性条索状。

4. 子宫内膜与肌层边界不清。

在 MRI 上,子宫内膜结合带厚度定量测定时,大于 12mm 时考虑子宫腺肌病的诊断,若小于 8mm 可以排除此病。由于一些病人可无痛经或症状轻微,临床上常误诊为子宫肌瘤。但子宫腺肌病的血清 CA125 水平往往升高,而子宫肌瘤者多为正常,检测血清 CA125 对两者的鉴别可有一定帮助。

【治疗】

根据病人不同的症状,可选择药物、手术或其他综合治疗。

症状较轻者,可服吲哚美辛(消炎痛)类前列腺素合成酶抑制剂或是雌激素-孕激素复合口服避孕药,以减轻疼痛和异常子宫出血。左炔诺孕酮-宫内缓释系统(LNG-IUD)在缓解症状、缩小子宫体积方面亦有明显疗效。其他药物,如达那唑、18-甲基三烯炔诺酮和 GnRH-a 等均可通过抑制卵巢功能,使子宫内膜萎缩,造成人工绝经,症状缓解。停药后,往往随月经复潮症状又起。对要求生育者,采用上述药物治疗能否提高妊娠率,尚待探讨。

手术治疗分为保守性手术和根治性手术。由于腺肌病局限于子宫,可保留双侧卵巢。目前尚无关于子宫腺肌病的药物或局限性手术治疗的大型对照研究数据。通常,症状较严重且年龄较大无生育要求者,可行全子宫切除术,而全子宫切除术是目前唯一确认有效的治疗方法。年轻且要求生育者,如病灶很局限,也可考虑保守性手术(包括子宫内膜肌层消融术或切除术、腹腔镜下肌层电凝术或子宫腺肌瘤切除术)。但由于子宫腺肌病的病灶边界不清又无包膜,故不易将其全部切除。虽然病灶切除可缓解其症状,提高妊娠率,但复发率仍较高。保守性手术治疗后联合使用 GnRH 药物治疗对于症状控制优于单纯的手术治疗。

此外,子宫动脉栓塞术(uterine artery embolization,UAE)也可部分缓解病人月经过多的症状。

【临床特殊情况的思考和建议】

随着妇女分娩年龄的推迟及全面两孩政策开放,子宫腺肌病合并不孕的病人也相应增加。经 GnRHa 药物和(或)保守性手术治疗后,短期之内不能自然受孕者(通常为 6 个月),建议积极行辅助生殖技术(artificial reproductive technology,ART)以进一步提高受孕率。可根据病人年龄、输卵管情况及合并子宫内膜异位症的程度,选择不同的 ART 术式,个体化设计,以达到最佳助孕效果。

参考文献

1. Abbott JA. Adenomyosis and Abnormal Uterine Bleeding (AUB-A)-Pathogenesis, diagnosis, and management. Best Pract Res Clin Obstet Gynaecol,2016 ;30

2. Di Donato N,Montanari G,Benfenati A,et al. Prevalence of adenomyosis in women undergoing surgery for endometriosis. Eur J Obstetrics Gynecol Reprod Biol,2014,181 ;289-293

3. Dueholm M,Lundorf E,Hansen ES,et al. Magnetic resonance imaging and transvaginal ultrasonography for the diagnosis of adenomyosis. Fertil Steril,2001,76(3):588-594

4. Champaneria R,Abedin P,Daniels J,et al. Ultrasound scan and magnetic resonance imaging for the diagnosis of adenomyosis: systematic review comparing test accuracy. Acta Obstetricia Gynecologica Scand,2010,89(11):1374-1384

5. Ozdegirmenci O,Kayikcioglu F,Akgul MA,et al. Comparison of levonorgestrel intrauterine system versus hysterectomy on efficacy and quality of life in patients with adenomyosis. Fertil Sterility,2011,95(2):497-502

6. Badawy AM,Elnashar AM,Mosbah AA. Aromatase inhibitors or gonadotropin-releasing hormone agonists for the management of uterine adenomyosis: a randomized controlled trial. Acta Obstet Gynecol Scand,2012,91(4):489-495

7. Fawzy M,Mesbah Y. Comparison of dienogest versus triptorelin acetate in premenopausal women with adenomyosis: a prospective clinical trial. Arch Gynecol Obstet,2015,292(6):1267-1271

（袁蕾　刘惜时）

第二十九章　女性生殖器官发育异常

女性生殖器官发育起源于副中肾管、泌尿生殖窦及阴道板。在胚胎 5 周内,男女均存在中肾管(Wolffian duct)和副中肾管(Müllerian duct),在其形成、分化过程中,由于某些内源性因素(生殖细胞染色体不分离、嵌合体、核型异常等)或外源性因素(使用性激素药物)的影响,原始性腺的分化、发育、内生殖器始基的融合、管道腔化和发育以及外生殖器的衍变可发生改变,导致各种发育异常。

常见的生殖器官发育异常有:①泌尿生殖窦腔化异常致管道形成受阻所致异常,包括处女膜闭锁、阴道横隔、阴道纵隔、阴道闭锁和宫颈闭锁等;②副中肾衍生物发育不全所致异常,包括无子宫、无阴道、始基子宫、幼稚子宫、单角子宫和输卵管发育异常等;③副中肾管衍生物融合障碍所致异常,包括双子宫、双角子宫、弓形子宫和纵隔子宫等发育异常。

由于女性生殖器官与泌尿器官在起源上相同,故泌尿器官的发育可以影响生殖器官的发育,约 10％泌尿器官发育异常的新生儿伴有生殖器官异常。因此,在诊断生殖器官异常的同时,要考虑是否伴有泌尿器官的异常。

此外,还需考虑到外源性激素的影响,应询问病人相关家族史。

女性生殖器官发育异常涉及的疾病多种多样,为统一命名,避免歧义,推荐采纳中华医学会妇产科学分会提出的《关于女性生殖器官畸形统一命名和定义的中国专家共识》。而有关女性生殖器官发育异常的分类系统还在更新阶段,临床传统应用的为 1988 年美国生育协会(American Fertility Society,AFS)分类系统(简称"AFS 分类"),其以解剖学为基础,将外生殖器、阴道、宫颈、子宫畸形分门别类,总体清晰,易于使用,但具体分类中有部分类型存在交叉,另有部分遗漏的发育异常。为弥补 AFS 分类缺陷,欧洲人类生殖与胚胎学会(the European Society of Human Reproduction and Embryology,ESHRE)和欧洲妇科内镜协会(the European Society for Gynecological Endoscopy,ESGE)于 2013 年 6 月发布了新的女性生殖器官发育异常分类系统(简称"ESHRE/ESGE 分类"),从解剖学上进一步细化各个器官的发育异常,是否有更强的临床实用性,尚待更多的临床经验积累与应用反馈。

第一节　外生殖器发育异常

关键点

1. 外生殖器发育异常分为处女膜闭锁和外生殖器男性化两大类,前者多见。

2. 青春期女性出现周期性腹痛发作,且无月经来潮是处女膜闭锁的常见症状,如妇科检查见到饱满膨出的处女膜,肛查阴道内可及张力高的囊块,可初步诊断。

3. 手术是主要治疗方法,术中可常规探查阴道与宫颈发育情况。

【病因】

女性外生殖器发育与男性同源(图 29-1-1)。如果外生殖器分化发育过程中受到内源性染色体的改变或大量外源性雄激素影响,使得泌尿生殖窦腔化异常,导致正常管道形成受阻,则引起女性外生殖器发育异常。

【分类】

女性外生殖器发育异常较常见的有处女膜发育异常、外生殖器男性化以及小阴唇融合等,前者多见。

1. 处女膜发育异常

(1) 亚分类:包括处女膜闭锁(imperforate hymen)、微孔处女膜、分隔处女膜、筛孔处女膜等。

(2) 临床表现

1) 腹痛:由于处女膜的发育异常使阴道和外界隔绝,故阴道分泌物或月经初潮的经血排出受阻,积聚在阴道内,引起周期性下腹坠痛,呈进行性加剧。严重者可引起肛门或阴道部胀痛、尿频等症状。

2) 腹部坠胀感:有时经血可经输卵管倒流至腹腔。若不及时切开,反复多次的月经来潮使积血增多,发展为子宫腔积血,输卵管可因积血粘连而伞端闭锁;后续可能继发盆腔子宫内膜异位症或慢性盆腔炎症,病人即可出现腹部坠胀感。

(3) 辅助检查

1) 妇科检查:检查可见处女膜膨出,表面呈蓝紫色;肛诊可扪及阴道膨隆,凸向直肠;并可扪及盆腔肿块,用手指按压肿块可见处女膜向外膨隆更明显。偶有幼女因大量黏液潴留在阴道内,导致处女膜向外凸出而确诊。

2) 影像学检查

- 经肛门彩色超声多普勒检查:可见子宫和阴道内有积液,腹痛时行经会阴超声检查能测量出阴道内积血距阴道外口的距离,往往很薄,约 3～5mm,呈一层隔膜的厚度。

- 盆腔磁共振检查(图 29-1-2):超声等检查不能诊断时,可进一步辅助磁共振检查以评估阴道积血情况、处女膜开口情况等。

(4) 诊断与鉴别诊断:根据上述典型病史特点,结合妇科检查与超声报告,可初步诊断此病,尤其当腹痛最剧烈时检查见到阴道口膨隆,处女膜呈紫蓝色外凸(如图 29-1-3所示),则可基本确诊。但需与下述疾病鉴别:

1) 阴道闭锁:也可表现为周期性下腹痛或腹部坠胀感,但由于闭锁的阴道厚度一般为 2～3cm,阴道膨隆不明显,经肛门检查时可扪及其上方张力高的囊性块物。诊断困难时可辅助磁共振检查。

2) MRKH 综合征:病人先天性无子宫、无阴道,但前庭发育正常,病人无阴道积血,无周期性腹痛等表现。一般

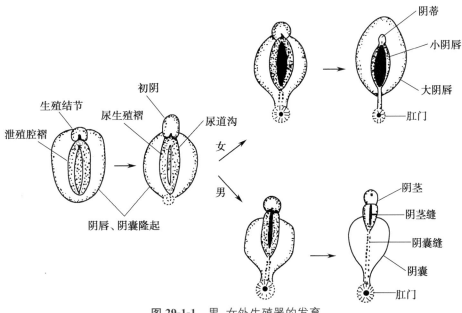

图 29-1-1　男、女外生殖器的发育

3

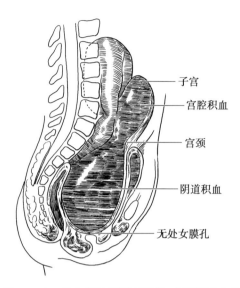

图 29-1-2 处女膜闭锁引起阴道、宫颈管及宫腔
积血(矢状面)

右侧标注：子宫、宫腔积血、宫颈、阴道积血、无处女膜孔

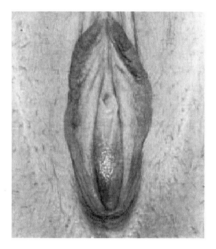

图 29-1-3 处女膜闭锁的外观

情况下妇科检查与超声检查可鉴别。

（5）治疗：病人多在青春期发病，一经确诊应尽快手术治疗。先用粗针穿刺处女膜膨隆部，抽出积血可以送检进行细菌培养及抗生素敏感试验，而后再 X 形切开，排出积血，常规检查宫颈是否正常，切除多余的处女膜瓣，修剪处女膜，再用可吸收缝线缝合切口边缘，使开口成圆形，必要时术后给予抗感染药物。

2. 外生殖器男性化

（1）亚分类

1）真两性畸形（true hermaphroditism）：染色体核型多为 46,XX,或 46,XX/46,XY 嵌合体。46,XY 少见。病人体内性腺同时存在睾丸和卵巢两种组织，又称卵睾（ovotestis）；也可能是一侧卵巢，另一侧睾丸。真两性畸形病人外生殖器形态很不一致，以胚胎期占优势的性腺组织决定外生殖器的外观形态，多数为阴蒂肥大或阴茎偏小。

2）先天性肾上腺皮质增生（congenital adrenal hyperplasia，CAH）：为常染色体隐性遗传性疾病。系合成肾上腺皮质类固醇类激素的酶（如 21-羟化酶、11β-羟化酶与 3β-羟类固醇脱氢酶）缺乏，不能将 17α-羟孕酮羟化为皮质醇或不能将孕酮转化为皮质醇，因此其前体积聚，并向雄激素转化，产生大量雄激素，引起女性假两性畸形。

3）外源激素类药物：雄激素或有雄激素作用的合成孕激素，对泌尿生殖窦最敏感，可使女性外生殖器男性化，即，女性假两性畸形。妊娠早期服用雄激素类药物，可发生女性胎儿阴道下段发育不全、阴蒂肥大及阴唇融合等发育异常；妊娠晚期服用雄激素可致使阴蒂肥大。

4）雄激素不敏感综合征（androgen insensitivity syndrome，AIS）曾名睾丸女性化（testicular feminization），为男性假两性畸形，系 X 连锁隐性遗传，由于外周组织雄激素受体缺乏所致。病人染色体为 46,XY,性腺为睾丸，分完全性与不完全性。前者外生殖器女性表型，后者则出现不同程度的男性化（图 29-1-4）。

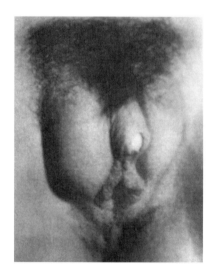

图 29-1-4 不完全性雄激素不敏感综合征的外生殖器外观

（2）临床表现：阴蒂肥大，有时显著增大似男性阴茎。严重者伴有阴唇融合，两侧大阴唇肥厚有皱褶，并有不同程度的融合，类似阴囊，会阴体距离增加。检查时应了解阴蒂大小，尿道口与阴道口的位置，有无阴道和子宫。同时检查腹股沟与大阴唇，了解有无异位睾丸。

（3）实验室检查：疑为真两性畸形或先天性肾上腺皮质增生时，应检查染色体核型。前者染色体核型多样，后者则为 46,XX,血雄激素呈高值，并伴有血清 17α-羟孕酮升高和尿 17-酮类固醇及 17-羟皮质类固醇含量增加。必要时可通过性腺活检，确诊是否为真两性畸形。

（4）诊断：根据病人阴蒂肥大、两侧大阴唇肥厚多皱褶等典型症状，可以作出诊断。

（5）治疗：一经诊断，择期手术治疗。建议青春期或婚前半年手术，按女性生活意愿安排手术，切除肥大的阴蒂部分,注意保留局部血管与神经,同时手术矫正外阴部其他畸形,使阴蒂及大、小阴唇恢复正常女性外阴形态。

若为真两性畸形,建议将不必要的性腺切除,保留与外生殖器相适应的性腺,并以此性别养育。若为先天性肾上腺皮质增生,应先给予肾上腺皮质激素治疗,减少血清睾酮含量至接近正常水平,再做阴蒂整形术和其他畸形的相应矫正手术。

3. 小阴唇融合

(1) 临床表现:小阴唇融合(synechia vulva,labia fusion)病人由于小阴唇不同程度地遮蔽了尿道口与阴道外口,可表现为经血与尿液经同一孔道流出,会误以为"周期性血尿";病程长者可能伴有阴道或宫腔积血、盆腔肿块,或泌尿系感染、输尿管积水、肾积水等。

查体时发现会阴裂口小,阴道前庭、尿道、阴道开口不能暴露,表面被覆一层皮肤组织。肛查可及正常子宫颈、子宫体与双侧附件。但如果经期检查有时可扪及积血膨大的阴道。

经肛门超声检查或经会阴超声检查可见子宫颈、子宫体与双侧附件的结构存在,有时可见阴道或宫腔积血。

(2) 诊断:根据上述典型症状,结合查体与超声所见,基本可以诊断。

(3) 治疗:一经诊断,择期手术治疗。建议经期操作,有利于根据经血流出路径判断阴道开口位置;困难时可采用超声监护下用细小探针指引寻找阴道开口路径。术中切开融合的会阴体,术后积极防治局部粘连。

【临床特殊情况的思考和建议】

外生殖器整形时的性别决定当性腺、染色体核型、外生殖器表观等三者不一致时,需参考病人的社会性别决定外生殖器的性别取舍。以不完全性雄激素不敏感综合征为例,虽然病人染色体核型为46,XY,但来妇科就诊的多数都认定了社会性别为女性,此时除了需要将外生殖器往女性方向整形外,还要切除男性性腺,并长期采用激素替代方案维持女性表型。

(易晓芳)

第二节 阴道发育异常

> **关键点**
>
> 1. 阴道发育异常有 AFS 与 ESHRE/ESGE 两种分类方法,主要涉及解剖学异常,包括 MRKH 综合征、阴道闭锁、阴道横隔、阴道纵隔及阴道斜隔等各类阴道发育异常疾病。
>
> 2. 根据阴道发育异常的程度不同,而引起原发闭经、或痛经等相应症状,部分病人合并泌尿系畸形或脊椎畸形。
>
> 3. 手术是主要的治疗方法,顶入法等非手术疗法适于阴道留有 2cm 以上小穴的 MRKH 综合征病人。

【病因】

阴道由副中肾管(Müllerian duct,又称米勒管)和泌尿生殖窦发育而来(图 29-2-1)。在胚胎第 6 周,在中肾管(Wolffian duct,又称午非管)外侧,体腔上皮向外壁中胚叶凹陷成沟,形成副中肾管。双侧副中肾管融合形成子宫和部分阴道。胚胎 6~7 周,原始泄殖腔被尿直肠隔分隔为泌尿生殖窦。在胚胎第 9 周,双侧副中肾管下段融合,其间的纵行间隔消失,形成子宫阴道管。泌尿生殖窦上端细胞增生,形成实质性的窦—阴道球,并进一步增殖形成阴道板。自胚胎 11 周起,阴道板开始腔化,形成阴道。其间任何因素引起副中肾管的形成与融合异常,都会导致泌尿生殖窦发育成阴道的过程异常。

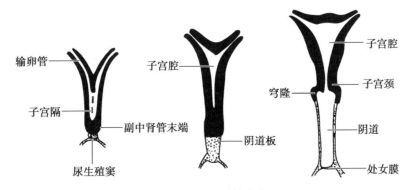

图 29-2-1 阴道的发育

【分类】

阴道发育异常分类存在 AFS 分类与 ESHRE/ESGE 分类(表 29-2-1),两者从解剖学描述看大同小异,只是前者更侧重于从组织胚胎学起源分类,而后者则直观解剖描述。临床应用中采用解剖学异常的分类更为便捷可行。

表 29-2-1　阴道发育异常的国际分类比较

分类系统	类　型	描　　述
AFS	• 副中肾管发育不良	无阴道/阴道完全闭锁
	• 泌尿生殖窦发育不良	阴道下段闭锁
	• 副中肾管垂直融合异常	阴道横隔
	• 副中肾管侧面融合异常	阴道纵隔
	• 副中肾管垂直-侧面融合异常	阴道斜隔
ESHRE/ ESGE	V_0	正常阴道
	V_1	非梗阻性阴道纵隔
	V_2	梗阻性阴道纵隔
	V_3	阴道横隔
	V_4	阴道闭锁

临床上可见以下几种异常：

1. MRKH 综合征(Mayer-Rokitansky-Küster-Hauser syndrome)　MRKH 综合征俗称"先天性无阴道(congenital absence of vagina)"。该病发生率为 1/5000～1/4000,病人先天性无阴道,几乎均合并无子宫或仅有始基子宫,卵巢功能多为正常。

(1) 分型:MRKH 综合征通常分为两种类型。

• Ⅰ型(OMIM277000):单纯子宫阴道发育不良。

• Ⅱ型(OMIM601076):多发畸形。除子宫阴道发育不良外,还合并肾脏畸形,或卵巢功能障碍,或骨骼畸形,或心脏畸形。临床上以Ⅱ型为多见。

(2) 临床表现:病人多以原发性闭经及性生活困难为主诉。检查可见病人体格、第二性征以及外阴发育正常,但无阴道口,或仅在前庭后部见一浅凹。偶见短浅阴道盲端。

大约 25%～50% 的 MRKH 综合征有泌尿系异常,如单侧肾缺如、盆腔异位肾或马蹄肾,或集合系统紊乱,并且 10%～15% 的病例有涉及脊柱、肋骨和四肢的骨骼异常,如脊柱侧凸、椎体融合、楔形椎骨、高肩胛畸形等。其他少见的异常包括肺动脉瓣狭窄、法洛四联症等先天性心脏病、手畸形、耳聋、腭裂、腹股沟疝或股疝。

病人染色体核型为 46,XX,血清睾酮为女性水平。

(3) 诊断与鉴别诊断

1) 诊断依据:①原发性闭经;②第二性征以及外阴发育正常;③无阴道,双侧始基子宫;④内分泌测定显示卵巢功能正常;⑤染色体 46,XX;⑥可合并其他泌尿系统或骨骼系统畸形。

2) 鉴别诊断

• 处女膜闭锁(imperforate hymen):原发性闭经,但常引起周期性下腹痛,查体可见仅有一层蓝紫色薄膜膨隆在阴道口,超声检查有助于鉴别诊断。

• 阴道闭锁(atresia of vagina):症状与处女膜闭锁相似,其中Ⅰ型阴道闭锁病人子宫内膜功能多正常,周期性腹痛的症状出现较早;Ⅱ型阴道闭锁者多合并宫颈、子宫发育不良,故症状出现较晚,经血逆流到盆腔可伴发子宫内膜异位症。肛诊可扪及肿块向直肠膨出,位置较处女膜闭锁为高,必要时辅助磁共振显像检查以利于鉴别诊断。

• 阴道横隔(transverse vaginal septum):原发性闭经,伴周期性腹痛。疼痛期妇科检查可扪及阴道块物,超声检查有助于鉴别诊断。

• 雄激素不敏感综合征(androgen insensitivity syndrome, AIS):表现为原发性闭经,为 X 连锁隐性遗传病,缺乏雄激素受体,分完全型与不完全型两种情况。其中完全型为男性假两性畸形,染色体核型 46,XY,极少数核型为 46,XX,性腺为睾丸,可以隐藏在腹股沟疝囊内。病人呈现女性表型,乳房发育体积大,但腺体组织不丰富,乳头小、乳晕淡,多数手臂长、手掌大,脚掌大,无子宫,阴道为盲端,阴毛腋毛稀少,内分泌检查多为女性水平,睾酮水平正常或略高,黄体生成素水平高。不完全型者有部分雄激素效应,表现为阴蒂增大,甚至有阴茎,除乳房发育外还有阴毛和腋毛生长,性腺仍为睾丸。必要时手术探查性腺加以鉴别诊断。

• 其他:如 Turner 综合征、睾丸退化症、5-α 还原酶缺乏、先天性肾上腺皮质增生等,除表现为原发性闭经外,另有形态异常,或外生殖器发育异常,或性腺发育异常的表现,可逐一鉴别。

(4) 治疗

1) 针对无子宫/始基子宫的治疗方案:2014 年 9 月世界首例子宫移植病人成功生育一名男婴,为 MRKH 综合征病人带来生育希望,但目前除瑞典科学家取得成功经验外,土耳其、沙特阿拉伯等国虽有子宫移植报道,但尚无妊娠报道。我国西京医院陈必良领导的团队 2015 年成功实施子宫移植,尚无妊娠报道。

2) 针对无阴道的治疗方案:①非手术疗法,采用阴道模具渐进式顶入的方法,适于前庭窝弹性好,且阴道盲端深度超过 2cm 者,每天顶压 1～2 次,每次 5～10 分钟,压力缓慢增加,以病人能忍受为度,避免局部黏膜损伤,待阴道深度超过 4cm 时可以尝试性生活。②手术治疗,即人工阴道成形术,适合于大多数 MRKH 综合征病人。手术方式包括:皮瓣及黏膜组织移植法、新鲜羊膜移植法、盆腔壁腹膜代阴道术、乙状结肠移植、Vecchietti 牵引术以及生物网片代阴道法。各种做法都要在膀胱与直肠之间分离出一约

8cm 长的人工阴道,但由于覆盖腔道的材质不同,使得后续阴道的弹性与润滑度有所差异。一般而言,皮肤形成的人工阴道较干涩,新鲜羊膜或盆腔壁腹膜的较柔软而润滑度中等,乙状结肠的较润滑但有时分泌物过多,而生物网片的更接近自然阴道,柔软滑润。目前的生物网片选自脱细胞猪小肠黏膜下基质,生物相容性好,韧性大,手术操作简单安全,术后恢复更快,但费用昂贵。

3)关于手术时机:多数学者认为在婚前 3~6 个月手术,术后建议持续佩戴阴道模具至少 3 个月,再结合阴道创面愈合情况判断是否能进行性生活。规律的性生活(每周 2~4 次)有助于阴道保持柔软润滑,需强调注意性生活卫生,避免局部感染而引起过多渗液,以及发热、继发阴道粘连或闭锁等。

总之,治疗方式应个体化,遵循隐私保密原则。

2. 阴道闭锁(atresia of vagina)　阴道闭锁为生殖器官梗阻型畸形。

(1)分型:阴道闭锁可分为两种类型。

• **Ⅰ型**——即:阴道下段闭锁,而阴道上端、子宫颈与子宫发育正常。

• **Ⅱ型**——即:阴道完全闭锁,多合并子宫颈发育异常,子宫发育不良但子宫内膜有功能。

(2)临床表现:绝大多数病人至青春期发生周期性下腹坠痛,呈进行性加剧。严重者可引起肛门或阴道部胀痛和尿频等症状。症状与处女膜闭锁相似,无阴道开口。但闭锁处黏膜表面色泽正常,亦不向外隆起。肛诊可扪及凸向直肠的包块,位置较处女膜闭锁高。

(3)诊断:根据典型的周期性进行性下腹坠胀痛的症状,结合体检所见,可基本明确诊断。阴道闭锁的程度可以通过超声或磁共振检查进一步评估。

(4)治疗:一经诊断,应尽早手术治疗,推荐在周期性腹痛发作期手术。

Ⅰ型阴道闭锁者可先用粗针穿刺阴道黏膜,抽出积血后切开闭锁段阴道,排出积血,常规检查宫颈是否正常,切除多余闭锁的纤维结缔组织,利用已游离的阴道黏膜覆盖创面,术后定期扩张阴道以防挛缩。

Ⅱ型阴道闭锁者需评估子宫颈与子宫体发育情况,判断是否适宜保留子宫;若需切除发育明显畸形的子宫,则术中同时行阴道成形术(参考 MRKH 综合征的治疗方案);若保留子宫,由于病人闭锁段阴道往往距外阴较远,应该在术前充分考虑以何种材料进行部分阴道黏膜组织的替代,如病人大腿外侧皮肤、生物网片等,并考虑好"上下贯通"的方案,将子宫颈-阴道贯通成形。

3. 阴道横隔(transverse vaginal septum)　阴道横隔可位于阴道内任何部位。但以上、中段交界处为多见,其厚度约为 1cm。

(1)分型:阴道横隔分为两种类型

完全性横隔——即:无孔型,横隔多位于阴道下部。

不全性横隔——即:隔上有小孔,多位于阴道上端。

(2)临床表现

1)不全性横隔位于上部者多无症状,位置偏低者可影响性生活。阴道分娩时影响胎先露部下降。妇科检查见阴道较短或仅见盲端,横隔中部可见小孔。肛诊时可扪及宫颈及宫体。

2)完全性横隔有原发性闭经伴周期性腹痛,并呈进行性加剧。完全性横隔由于经血潴留,可在相当于横隔上方部位触及块物。

(3)诊断:根据典型的周期性进行性下腹坠胀痛的症状,结合体检所见,可基本明确诊断。

(4)治疗:一经诊断,建议手术治疗。切除横隔、缝合止血。可先用粗针穿刺定位,抽出积血后再行切开术。切除横隔后,也可将横隔上方的阴道黏膜部分分离拉向下方,覆盖横隔的创面,与隔下方的阴道黏膜缝合。术后定期扩张阴道,防止粘连。分娩时,若横隔薄者可于胎先露部下降压迫横隔时切开横隔,胎儿娩出后再切除横隔;横隔厚者应行剖宫产术。

4. 阴道纵隔(longitudinal vaginal septum)

(1)分型:阴道纵隔根据纵隔长度是否达到处女膜缘,可分为完全纵隔和不全纵隔两种类型。

(2)临床表现:阴道完全纵隔者无症状,性生活和阴道分娩无影响。阴道不全纵隔者可有性生活困难或不适,分娩时胎先露下降可能受阻。阴道检查可见阴道被一纵形黏膜壁分为两条纵形通道,黏膜壁上端近宫颈,完全纵隔下端达阴道口,不全纵隔未达阴道口。阴道完全纵隔常合并双子宫。

(3)治疗

1)阴道完全纵隔:如不影响性生活与分娩,无需治疗。

2)阴道不全纵隔:有症状者应手术治疗,切除纵隔,创面缝合以防粘连。若阴道分娩时发现阴道纵隔,可当先露下降压迫纵隔时先切断纵隔的中部,待胎儿娩出后再切除纵隔。

5. 阴道斜隔(oblique vaginal septum)

(1)分型:阴道斜隔分为三个类型(图 29-2-2):

• **Ⅰ型**——**无孔斜隔型**:斜隔后的子宫与外界及另侧子宫完全隔离,宫腔积血聚积在隔后腔。

• **Ⅱ型**——**有孔斜隔型**:斜隔上有一数毫米的小孔,隔后子宫与另侧子宫隔绝,经血通过小孔滴出,但引流不畅。

• **Ⅲ型**——**无孔斜隔合并子宫颈瘘管型**:在两侧子宫颈间或隔后腔与对侧子宫颈之间有小瘘管,有隔一侧的经血可通过另一侧子宫颈排出,但引流亦不通畅。

(2)定义:阴道斜隔综合征(oblique vaginal septum syndrome,OVSS)由北京协和医院 1985 年首次提出,指双子宫、双子宫颈、双阴道、一侧阴道完全或不完全闭锁的先

3

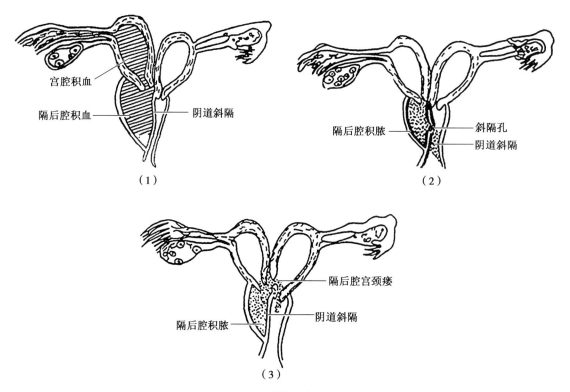

图 29-2-2　阴道斜隔综合征的分型

天性畸形,多伴闭锁阴道侧的泌尿系统畸形,以肾缺如多见。类似于 HWWS 综合征(Herlyn-Werner-Wunderlich syndrome)。

(3)临床表现:发病年龄较轻,月经周期正常,三型均有痛经。Ⅰ型病人疼痛程度较重,除痛经外,平时也有一侧下腹痛,但由于无孔,不增加感染机会,故阴道分泌物无特殊异味。Ⅱ型病人月经间期阴道少量褐色分泌物或陈旧血淋漓不净,由于经血引流不畅,常常继发感染,使得阴道分泌物呈脓性,有臭味。Ⅲ型病人经期延长有少量血,也可有脓性分泌物。妇科检查一侧穹隆或阴道壁可触及囊性肿物。Ⅰ型肿物较硬,宫腔积血时触及增大子宫。Ⅱ型、Ⅲ型囊性肿物张力较小,压迫时有陈旧血流出。

(4)诊断:根据病人典型的症状与体征,可以明确诊断。辅助超声检查可见一侧宫腔积血,阴道旁囊肿,同侧肾缺如。子宫碘油造影检查可显示Ⅲ型病人子宫间的瘘管。必要时应做泌尿系造影检查。

(5)治疗:一经诊断,建议手术治疗。由囊壁小孔或穿刺定位,上下剪开斜隔,暴露宫颈。沿斜隔附着处,做菱形切除,边缘电凝止血并以微乔线连续扣锁缝合,注意完全切除斜隔组织,但又避免损伤基底部的阴道壁,术后一般无需放置阴道模型。

【临床特殊情况的思考和建议】

　　无症状阴道发育异常的治疗,例如 MRKH 综合征的

病人如果阴道尚有部分痕迹,不影响性生活;或者非梗阻型阴道纵隔病人仅体检时发现异常等,这类情况下并不需要手术治疗畸形,但需要评估病人的泌尿生殖道整体发育情况,查明是否合并其他畸形,并告知其是否影响生育。总之,推荐采用个体化方案治疗阴道发育异常。

参考文献

1. 华克勤,丰有吉.实用妇产科学.第 3 版.北京:人民卫生出版社,2013:630-631

2. 华克勤,曹斌融,张绍芬,等.三种不同术式人工阴道成形术治疗先天性无阴道的研究.中华医学杂志,2006,86(27):1929-1931

3. 华克勤,陈义松.阴道发育异常的分类及诊治.实用妇产科杂志,2009,9:513-515

4. The American Fertility Society classification of adnexal adhesions,distal tubal occlusion,tubal occlusion secondary to tubal ligation,tubal pregnancies,müllerian anomalies and intrauterine adhesions. FertilSteril,1988,49(6):944-955

5. Grimbizis GF,Gordts S,Di SpiezioSardo A,et al. The ESHRE/ESGE consensus on the classification of female genital tract congenital anomalies. Hum Reprod,2013,28(8):2032-2044

6. 梁炎春,姚书忠. ESHRE/ESGE 关于先天性女性生殖道发育异常的分类共识. 国际生殖健康/计划生育杂志,2014,33(1):68-71

7. 张宁,华克勤.性发育疾病分类及诊治的研究进展.中华医学杂志,2014,94(7):554-557

8. 中华医学会妇产科学分会.关于女性生殖器官畸形统一命名和定义的中国专家共识.中华妇产科杂志,2015,50(9):648-651

9. 中华医学会妇产科学分会.女性生殖器官畸形诊治的中国专家共识.中华妇产科杂志,2015,50(10):729-733

10. Di SpiezioSardo A,Campo R,Gordts S et al. The comprehensiveness of the ESHRE/ESGE classification of female genital tract congenital anomalies:a systematic review of cases not classified by the AFS system. Hum Reprod,2015,30(5):1046-1058

（易晓芳）

第三节 宫颈及子宫发育异常

> **关键点**
>
> 1. 宫颈及子宫发育异常为副中肾管发育不全、发育停滞、融合以及退化异常所致。按照 2013 年 ESHRE/ESGE 关于先天性女性生殖道发育异常的分类共识,宫颈发育异常分为 C0～C4 亚类,子宫发育异常分为 U0～U6 七个主分类。
>
> 2. 无症状者可不处理,有症状需要进行相应的手术治疗。纵隔子宫影响生育时,可 B 超监护下或腹腔镜监护下通过宫腔镜切除纵隔。双角子宫出现反复流产时,可行子宫整形术。U2a 型残角子宫确诊后应切除。切除残角子宫时将同侧输卵管间质部、卵巢固有韧带与圆韧带固定于发育对侧宫角部位。残角子宫妊娠诊断明确后应及时切除妊娠的残角子宫,避免子宫破裂。

一、先天性宫颈发育异常

宫颈形成约在胚胎 14 周左右,由于副中肾管尾端发育不全或发育停滞所致先天性宫颈发育异常（congenital anomaly of the cervix）,主要包括宫颈缺如、宫颈外口闭锁、双宫颈等宫颈发育异常。

【分类】

按照 2013 年 ESHRE/ESGE 关于先天性女性生殖道发育异常的分类共识,宫颈发育分为：

- **C0 亚类**:正常宫颈(normal cervix);
- **C1 亚类**:纵隔宫颈(septate cervix);
- **C2 亚类**:双宫颈(double cervix);
- **C3 亚类**:单侧宫颈发育不全(unilateral cervical aplasia),其特征是双宫颈,单侧宫颈有发育,对侧未充分发育或完全缺如;
- **C4 亚类**:宫颈发育不全（cervical aplasia）,包括：完全无宫颈、纤维条索状宫颈、宫颈外口闭锁、碎片状宫颈。

【临床表现】

C1、C2 往往没有症状,本节主要讨论后两亚类。

C3 亚类月经来潮后一侧宫腔内经血可以排出有月经来潮,另一侧宫腔经血排出受阻,症状表现为原发性痛经。C4 亚类青春期后月经来潮后因经血排出受阻、宫腔积血,症状表现为青春期后的周期性下腹痛,经血还可以经输卵管逆流入腹腔,引起盆腔内膜异位症。超声(尤其是三维超声)检查和磁共振显像有助于诊断。

【治疗】

宫颈闭锁经血排出受阻过去直接建议行子宫切除手术。目前治疗主张手术穿通宫颈,建立人工子宫阴道通道。如阴道发育正常,长度满意,可行阴道宫颈吻合术。如合并无阴道,可利用膀胱黏膜、皮片、生物补片等重建阴道,并与宫颈吻合(中厚皮片宫颈阴道成形术见视频 4)。

视频 4 中厚皮片宫颈阴道成形术

二、子宫发育异常

子宫发育异常是女性生殖器官发育异常中最常见的一种,是因副中肾管在胚胎时期发育、融合、吸收的某一过程停滞所致。

【分类】

按照 2013 年 ESHRE/ESGE 关于先天性女性生殖道发育异常的分类共识,根据其解剖学结构偏差的严重程度不同,各种子宫发育异常被分为 U0～U6 七个主分类,各主分类再根据异常的程度及临床意义分为不同的亚分类(图 29-3-1)。

（一）己烯雌酚所致的子宫发育异常

妊娠 2 个月内服用己烯雌酚(diethylstilbestrol,DES)可导致副中肾管的发育缺陷,女性胎儿可发生子宫发育不良,如狭小 T 型宫腔、子宫狭窄带、子宫下段增宽以及宫壁不规则。其中 T 型宫腔常见(42%～62%)。T 型宫腔也可见于母亲未服用 DES 者,称 DES 样子宫。

【临床表现】

一般无症状,常在子宫输卵管碘油造影检查时发现。由于 DES 可致宫颈功能不全,故早产率增加。妇科检查无异常。诊断依靠子宫输卵管碘油造影。

【治疗】

一般不予处理。宫颈功能不全者可在妊娠 14～16 周行宫颈环扎术。

（二）纵隔子宫(septate uterus)

纵隔子宫即 U_2 类子宫。子宫外部轮廓正常,但子宫

3

3

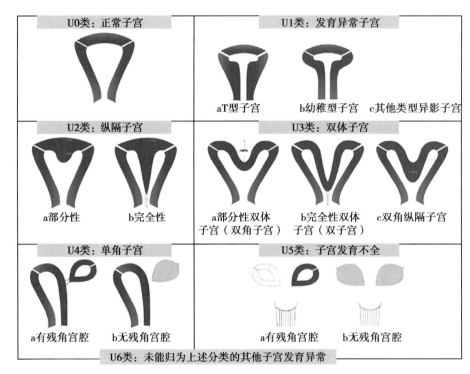

图 29-3-1　子宫发育异常分类

U0 类：正常子宫；U1 类：发育异常子宫。a. T 型子宫，b. 幼稚型子宫，c. 其他类型异形子宫。U2 类：纵隔子宫；a. 部分性，b. 完全性。U3 类：双体子宫；a. 部分性双体子宫（双角子宫），b. 完全性双体子宫（双子宫），c. 双角纵隔子宫。U4 类：单角子宫；a. 有残角宫腔，b. 无残角宫腔。U5 类：子宫发育不全；a. 有残角宫腔，b. 无残角宫腔。U6 类：未能归为上述分类的其他子宫发育异常

［引自：Grimbizis GF, Gordts S, Di Spiezio SA, et al. The ESHRE/ESGE consensus on the classification of female genital tract congenital anomalies. Hum Reprod, 2013, 28(8)：2032-2044］

底中线部向宫腔突出的厚度超过子宫壁厚度的 50%，则该突出称为纵隔，该类型子宫称为纵隔子宫。纵隔子宫为双侧副中肾管融合后，纵隔吸收受阻所致。分 2 类：①U2a 部分性，纵隔将子宫腔部分分开，纵隔未达宫颈内口水平。②U2b 完全性，纵隔将子宫腔完全分开，纵隔达到甚至超过宫颈内口水平。

【临床表现】

超声（尤其是三维超声）检查、磁共振显像和子宫输卵管碘油造影、宫腔镜和腹腔镜联合检查有助于明确诊断。大部分病人无生育障碍及症状，偶尔在超声、HSG 检查时发现，仅 20%～25% 的纵隔子宫影响育龄妇女的妊娠结局，包括反复流产、早产、不孕等。

【治疗】

纵隔子宫影响生育时，可 B 超监护下或腹腔镜监护下通过宫腔镜切除纵隔。手术简单、安全、微创，妊娠结局良好。

（三）双子宫（didelphid uterus）

双子宫为两侧副中肾管未融合，各自发育形成两个宫和两个宫颈，即子宫为 U3b，宫颈为 C2 或 C3 型。两个

宫颈可分开或相连；宫颈之间也可有交通管。也可为一侧子宫颈发育不良、缺如，常有一小通道与对侧阴道相通。双子宫可伴有阴道纵隔或斜隔。

【临床表现】

病人多无自觉症状。伴有阴道纵隔可有性生活不适。伴阴道无孔斜隔时可出现痛经；伴有孔斜隔者于月经来潮后有阴道少量流血，呈陈旧性且淋漓不尽，或少量褐色分泌物。检查可扪及子宫呈分叉状。宫腔探查或子宫输卵管碘油造影可见两个宫腔。伴阴道纵隔或斜隔时，检查可见相应的异常。双子宫妊娠晚期有极个别子宫破裂的报道。

【治疗】

一般不予处理。当有反复流产，可行双子宫融合手术。伴阴道不全纵隔或斜隔应作隔切除术。双子宫妊娠并发症高，应加强监护。

（四）双角子宫（bicornuate uterus）

双角子宫是双侧中肾管融合不良所致。分三类：①U3a 不全双角子宫（宫颈内口以上处分开），其中程度轻者，仅宫底部中间凹陷，宫壁略向宫腔突出，称为弓形子宫；

②U3b完全双角子宫（从宫颈内口处分开）；③U3c双角纵隔子宫。

【临床表现】

一般无症状。有时双角子宫月经量较多并伴有程度不等的痛经。部分病人可出现反复流产、早产。检查可扪及宫底部有凹陷。B型超声检查、磁共振显像和子宫输卵管碘油造影有助于诊断。

【治疗】

双角子宫一般不予处理。若双角子宫出现反复流产时，应行子宫整形术（双角子宫整形术见视频5）。

视频5　双角子宫整形术

（五）单角子宫与残角子宫

1. 单角子宫（unicornous uterus）　仅一侧副中肾管正常发育形成单角子宫，同侧卵巢功能正常。另侧副中肾管完全未发育或未形成管道，未发育侧卵巢、输卵管和肾脏亦往往同时缺如。

2. 残角子宫（rudimentary horn of the uterus）　系一侧副中肾管发育，另一侧副中肾管中下段发育缺陷，形成残角子宫。有正常输卵管和卵巢，但常伴有同侧泌尿器官发育畸形。约65%单角子宫合并残角子宫。根据残角子宫与单角子宫解剖上的关系，分为三种类型：Ⅰ型残角子宫有宫腔，并与单角子宫腔相通；Ⅱ型残角子宫有宫腔，但与单角子宫腔不相通；Ⅲ型为实体残角子宫，仅以纤维带相连单角子宫。2013年ESHRE/ESGE分类分为U4a有残角宫腔，U4b无残角宫腔。

【临床表现】

单角子宫无症状。残角子宫若有残角宫腔，即内膜有功能，但其宫腔与单角宫腔不相通者，往往因经血倒流或宫腔积血出现痛经，也可发生子宫内膜异位症。检查可见单角子宫偏小、梭形、偏离中线。伴有残角子宫者可在子宫一侧扪及较子宫小的硬块，易误诊卵巢肿瘤、浆膜下肌瘤。若残角宫腔积血时可扪及肿块，有触痛，残角子宫甚至较单角子宫增大。有残角宫腔者，可能发生残角子宫妊娠，会引起残角子宫破裂。

子宫输卵管碘油造影、B型超声检查磁共振显像有助于正确诊断。

【治疗】

单角子宫不予处理。孕期加强监护，及时发现并发症予以处理。U2a型残角子宫确诊后应切除。切除残角子宫

时将同侧输卵管间质部、卵巢固有韧带及圆韧带固定于发育对侧宫角部位。残角子宫妊娠诊断明确后应及时切除妊娠的残角子宫，避免子宫破裂。晚期妊娠行剖宫产后，需警惕胎盘粘连或胎盘植入，以免造成产后大出血。

（六）子宫未发育或发育不良

1. 先天性无子宫（congenital absence of the uterus）因双侧副中肾管形成子宫段未融合，退化所致。卵巢发育正常。常合并无阴道。

2. 始基子宫（primordial uterus）　系双侧副中肾管融合后不久即停止发育，子宫极小，仅长1~3cm。多数无宫腔或为一实体肌性子宫，即U5b型。偶见始基子宫有宫腔和内膜（U5a型）。卵巢发育正常，常合并无阴道，即MRKH综合征。

3. 幼稚子宫（infantile uterus）　双侧副中肾管融合后不久即停止发育，子宫极小，卵巢发育正常。

【临床表现】

先天性无子宫或实体性的始基子宫无症状。常因青春期后无月经就诊，检查才发现。具有宫腔和内膜的始基子宫若宫腔闭锁或无阴道者可因月经血潴留或经血倒流出现周期性腹痛。幼稚子宫月经稀少、或初潮延迟，常伴痛经。检查可见子宫体小，宫颈相对较长，宫体与宫颈之比为1∶1或2∶3。子宫可呈极度前屈或后屈。

【治疗】

先天性无子宫、实体性始基子宫可不予处理。始基子宫或幼稚子宫有周期性腹痛提示存在宫腔积血者需手术切除。幼稚子宫主张雌激素加孕激素序贯周期治疗。

【临床特殊情况的思考和建议】

1. 女性生殖道畸形合并泌尿系统畸形　由于生殖系统与泌尿系统在原始胚胎的发生发育过程中互为因果、相互影响，所以，生殖系统畸形往往合并泌尿系统畸形，常表现为一侧肾脏缺如、盆腔肾、双侧或单侧马蹄肾。诊断方法包括对生殖道畸形的病人常规进行盆腔及泌尿系统彩色超声检查，必要时静脉肾盂造影（IVP）和CT尿路造影（CTU）。早诊断、早发现有助于泌尿系统功能的保护。

2. ESHRE/ESGE对女性生殖道畸形诊断的塞萨洛尼基共识　推荐对于无症状女性使用妇科检查及二维超声（2D US）进行评估。对于有症状的可能为女性生殖道畸形的高危人群以及无症状但常规检查可疑为生殖道畸形的病人，推荐使用三维超声（3D US）进行评估。对复杂畸形或难以诊断的畸形病人，推荐使用磁共振检查（MRI）以及内镜检查。对于可疑合并女性生殖道畸形的青少年病人，应全面进行二维、三维、MRI及内镜检查。

妇科医师应进行MRI阅片培训，并与放射医师密切合

作,共同读片,妇科医师的临床背景知识与放射科医师的阅片知识可相得益彰。

在女性生殖道畸形的早期诊断中,宫腔镜检查与超声检查互为补充。腹腔镜操作具有侵入性,而不能成为一线检查措施。在更为复杂的畸形的诊断过程中,与影像学检查相互补充,同时又可进行一些手术操作。可提供输卵管部分或完全缺失及卵巢异位的补充信息。因其放射性及对女性生殖道结构描述性差,CT 检查不推荐用于女性生殖道畸形的诊断。

3. **不育、反复 IVF 失败或反复流产的病人的辅助检查** X 线输卵管碘油造影检查(HSG)有助于发现先天性子宫畸形,并确定输卵管的通畅性。

当有有经验的超声造影医生时,可进行子宫输卵管超声造影或二维(或三维)子宫超声造影检查。

可进行宫腔镜检查,当可疑有附件区病变时,可进行经阴道注水腹腔镜或常规腹腔镜检查。临床医师、生殖内镜手术医师应向病人介绍这些选择,这些检查措施在发现病变时可同时给予手术治疗。

参考文献

1. Grimbizis GF,Gordts S,Di Spiezio SA,et al. The ESHRE/ESGE consensus on the classification of female genital tract congenital anomalies. Hum Reprod,2013,28(8):2032-2044

2. Grimbizis GF, Di Spiezio SA, Saravelos SH, et al. The Thessaloniki ESHRE/ESGE consensus on diagnosis of female genital tract anomalies. Hum Reprod,2016,31(1):2-7

(丁景新)

第四节 输卵管发育异常

关键点

1. 输卵管发育异常罕见。
2. 若不影响妊娠,无需处理。

输卵管发育异常罕见,是副中肾管头端发育受阻,常与子宫发育异常同时存在。几乎均在因其他病因手术时偶然发现。

1. **输卵管缺失或痕迹** 输卵管痕迹(rudimentary fallopian tube)或单侧输卵管缺失为同侧副中肾管未发育所致。常伴有该侧输尿管和肾脏的发育异常。未见单独双侧输卵管缺失,多伴发其他内脏严重畸形,胎儿不能存活。

2. **输卵管发育不全** 是较常见的生殖器官发育异常。输卵管细长弯曲,肌肉不同程度的发育不全,无管腔或部分管腔通畅造成不孕,有憩室或副口是异位妊娠的原因之一。

3. **副输卵管** 单侧或双侧输卵管之上附有一稍小但有伞端的输卵管。有的与输卵管之间有交通,有的不通。

4. **单侧或双侧有两条发育正常的输卵管** 且输卵管均与宫腔相通。

【治疗】

若不影响妊娠,无需处理。

【临床特殊情况的思考和建议】

如探查发现输卵管缺如,需要重复问清手术史,排除输卵管先天缺失的可能性。

参考文献

1. 华克勤,丰有吉.实用妇产科学.第3版.北京:人民卫生出版社,2013

2. 沈铿,马丁.妇产科学.第3版.北京:人民卫生出版社,2015

(张 英)

第五节 卵巢发育异常

关键点

1. 原始生殖细胞迁移受阻或性腺形成移位异常所致。
2. 染色体核型为 XY,卵巢发生恶变的频率较高,确诊后应予切除。

卵巢发育异常因原始生殖细胞迁移受阻或性腺形成移位异常所致。有以下几种情况:

1. **卵巢未发育或发育不良** 单侧或双侧卵巢未发育极罕见。单侧或双侧发育不良卵巢外观色白,细长索状,又称条索状卵巢(streak ovary)。发育不良卵巢切面仅见纤维组织,无卵泡。临床表现为原发性闭经或初潮延迟、月经稀少和第二性征发育不良。常伴内生殖器或泌尿器官异常。多见于特纳综合征(Turner syndrome)病人。B 型超声检查、腹腔镜检查有助于诊断,必要时行活体组织检查和染色体核型检查。

2. **异位卵巢** 卵巢形成后仍停留在原生殖嵴部位,未下降至盆腔内。卵巢发育正常者无症状。

3. **副卵巢**(supernumerary ovary) 罕见。一般远离正常卵巢部位,可出现在腹膜后。无症状,多在因其他疾病手术时发现。

【治疗】

若条索状卵巢病人染色体核型为 XY,卵巢发生恶变的频率较高,确诊后应予切除。

【临床特殊情况的思考和建议】

1. **副中肾管无效抑制引起的异常** 性腺发育异常合

并副中肾管无效抑制时，表现为外生殖器模糊，如雄激素不敏感综合征。病人虽然存在男性性腺，但其雄激素敏感细胞质受体蛋白基因缺失，雄激素未能发挥正常的功能，副中肾管抑制因子水平低下，生殖器向副中肾管方向分化，形成女性外阴及部分阴道发育。临床上常表现为雄激素不敏感综合征，该类病人其基因性别是染色体46，XY。病人女性第二性征幼稚型，无月经来潮，阴道发育不全，无子宫或残角子宫，雄激素达男性水平，但无男性外生殖器，性腺未下降至阴囊，多位于盆腔或腹股沟部位，但是为满足其社会性别的需要，阴道发育不良者，在病人有规律性生活时行阴道重建手术。可考虑行腹膜代阴道、乙状结肠代阴道，阴道模具顶压法等治疗，同时切除性腺，手术后激素替代维持女性第二性征。阴道部分发育者，只需切除性腺即可。

2. **女性生殖道畸形病人发生泌尿系统畸形**　由于生殖系统与泌尿系统在原始胚胎的发生发展过程中互为因果、相互影响，因此，生殖系统畸形往往合并泌尿系统畸形，特别是生殖道不对称性畸形如阴道斜隔综合征、残角子宫等，如阴道斜隔伴同侧肾脏缺如或异位单肾畸形，双侧或单侧马蹄肾。目前，对于生殖道畸形合并泌尿系统畸形的诊断，通常是通过病人所表现出来的痛经、月经从未来潮或下腹痛、盆腔包块等妇科症状，然后才进一步检查是否有泌尿系统畸形的。这样往往是在女性青春期以后甚至是围绝经期才得以发现，从而延误诊断，诱发妇科多种疾病的发生。同时未能对肾脏发育异常做出诊断，对单侧肾脏的功能保护也存在隐患。因此，如何早期诊断早期发现，对于生殖系统疾病的预防和泌尿系统功能的保护有非常现实的意义。诊断方法包括常规行盆腔及泌尿系统彩色三维B超检查，并行静脉肾盂造影（IVP），必要时行输卵管碘油造影（HSG）。还可以应用腹腔镜、

MRI及CT进行诊断。对于生殖道畸形合并泌尿系统畸形的治疗主要是解决病人的生殖器畸形，解除病人症状并进行生殖器整形。

3. **条索状卵巢**　临床表现为原发性卵巢功能低下，大多数为原发闭经，少数病人月经初潮后来几次月经即发生闭经。临床治疗目的在于促进身材发育，第二性征及生殖道发育，建立人工周期。

附：特纳综合征

特纳综合征（Turner syndrome）：先天性性腺发育不全，1938年首先由 Turner 报道。以原发性闭经，矮小体型、盾状胸、蹼颈、肘外翻、心血管畸形等为临床特征。病人的卵巢组织被条束状纤维所取代，缺乏女性激素，导致第二性征不发育和原发性闭经，是人类惟一能生存的单体综合征。其异常核型包括：①45，XO，是最多见的一型，95%自然流产淘汰，仅少数存活出生，有典型临床表现；②45，XO/46，XX，即嵌合型，约占本征的25%；③46，Xdel（Xp）或 46，Xdel（Xq），即一条 X 色体的短臂或长臂缺失；④46，Xi（Xq）：即一条 X 染色体的短臂缺失，形成等臂染色体。

参考文献

1. 华克勤，丰有吉. 实用妇产科学. 第3版. 北京：人民卫生出版社，2013
2. 沈铿，马丁. 妇产科学. 第3版. 北京：人民卫生出版社，2015
3. Hoefele J, Kemper MJ, Schoenermarck U, et al. Lemke AT-runcating Wilms Tumor Suppressor Gene 1 Mutation in an XX Female with Adult-Onset Focal Segmental Glomerulosclerosis and Streak Ovaries. A Case Report. Nephron, 2017, 135(1): 72-76

（张　英）

第三十章　生殖泌尿功能障碍性疾病及生殖器官损伤性疾病

女性生殖器官由于创伤、退化等因素，导致其盆底支持薄弱，使女性生殖器官与其相邻的脏器发生移位，临床上表现为子宫脱垂、阴道前后壁膨出等疾病。损伤导致女性生殖器官与相邻泌尿道、肠道间形成异常通道，临床上表现为尿瘘和粪瘘。这些疾病虽非致命性疾病，却严重影响病人的生活质量。

第一节　女性盆底组织
解剖及功能

关键点

1. 女性盆底由多层肌肉和筋膜共同构成复杂的支持系统，其相互作用，共同承载并保持子宫、膀胱、直肠等盆腔脏器的正常位置。

2. 肛提肌包括耻尾肌、耻骨直肠肌及髂尾肌，肛提肌及筋膜构成的盆膈是盆底最坚韧的一层。

3."整体理论"、"三水平理论"和"吊床理论"是解释盆底功能障碍性疾病发生机制的重要理论。

女性盆底由多层肌肉和筋膜组成，封闭骨盆出口，有尿道、阴道和直肠贯穿其中，盆底肌肉群、结缔组织构成了复杂的盆底支持系统，其相互作用，共同承载并保持子宫、膀胱、直肠等盆腔脏器的正常位置。若盆底组织结构和功能缺陷，就可影响盆腔脏器的位置与功能，从而导致女性盆底功能障碍性疾病。

一、盆 底 结 构

盆底前方为耻骨联合下缘，后方为尾骨尖，两侧为耻骨降支、坐骨升支及坐骨结节。两侧坐骨结节前缘的连线将骨盆底分为前、后两部：前部为尿生殖三角，又称尿生殖区（urogenital region），有尿道和阴道通过；后部为肛门三角，又称肛区（anal region），有肛管通过（图 30-1-1）。

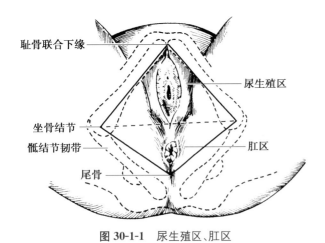

图 30-1-1　尿生殖区、肛区

（一）尿生殖区

1. **浅层结构**　皮肤有阴毛，富含汗腺和皮脂腺。皮肤组织下有结缔组织交错形成的纤维隔，与腹壁浅筋膜层相延续，称为会阴浅筋膜（superficial fascia of perineum），又称 Colles 筋膜，两侧与耻骨下支和坐骨支表面的骨膜融合

（图 30-1-2）。

2. **深层结构**　包括深筋膜、会阴肌等。深筋膜分为浅层的尿生殖隔下筋膜（inferior fascia of urogenital diaphragm）和深层的尿生殖隔上筋膜（superior fascia of urogenital diaphragm），其前后缘相互融合，两侧附着于耻骨弓，后缘游离，有尿道和阴道通过尿生殖裂孔穿出。会阴浅筋膜和尿生殖隔下筋膜之间为会阴浅隙（superficial perineal space），包含有阴蒂脚、前庭球、前庭大腺、球海绵体肌、坐骨海绵体肌和会阴浅横肌；尿生殖隔上、下筋膜之间的间隙称会阴深隙（deep perineal space），包含有横行的会阴深横肌和尿道括约肌。

（1）会阴浅隙

1）阴蒂（clitoris）：由阴蒂头、阴蒂体和阴蒂脚构成。前端为阴蒂头，显露于外阴，富含神经末梢，极敏感；中间为阴蒂体，其借阴蒂悬韧带吊于耻骨上；后部分为两个阴蒂脚，分别向两侧附着于耻骨支下方。

2）前庭球（vestibular bulb）：又称球海绵体，位于前庭皮肤下方，由有勃起性的静脉丛构成。其前部与阴蒂相接，后部与前庭大腺相邻，浅层为球海绵体肌覆盖。

3）前庭大腺（major vestibular gland）：位于前庭球后方，亦为球海绵体肌所覆盖，如黄豆大，左右各一。腺管细长（1～2cm），向内侧开口于前庭后方小阴唇与处女膜之间的沟内。性兴奋时分泌黄白色黏液起润滑作用。正常情况检查时不能触及此腺，若因感染腺管闭塞，形成前庭大腺脓肿；若仅腺管开口闭塞使分泌物集聚，则形成前庭大腺囊肿；此两者均能看到或触及。

4）球海绵体肌（bulbocavernosus）：位于阴道两侧，覆盖前庭球及前庭大腺表面，向后与肛门外括约肌互相交叉而混合。此肌收缩时能紧缩阴道。

5）坐骨海绵体肌（ischiocavernosus）：从坐骨结节内侧沿坐骨升支内侧与耻骨降支向上，最终集合于阴蒂脚处，收缩时使阴蒂勃起，又称阴蒂勃起肌。

6）会阴浅横肌（superficial transverse muscle of perineum）：起自两侧的坐骨结节，止于会阴中心腱，有固定会阴中心腱的作用。

7）会阴中心腱（perineal central tendon）：又称会阴体（perineal body），是狭义会阴深面的一个腱性结构，长约1.3cm，有许多会阴肌附着于此，有加固盆底的作用，在分娩时有重要作用。

（2）会阴隔膜（perineal membrane）：以往称为尿生殖隔（urogenital diaphragm），认为是一层三角形的致密的肌肉筋膜组成，由尿生殖隔上、下筋膜及其间的会阴深横肌和尿道括约肌共同构成。现认为是一层厚的膜性纤维片。

（3）会阴深隙

1）会阴深横肌（deep transverse muscle of perineum）：位于尿生殖隔上、下筋膜之间，肌束横行，张于两侧坐骨支之间，肌纤维在中线上相互交织，部分纤维止于会阴中心腱，收缩时可稳定会阴中心腱。

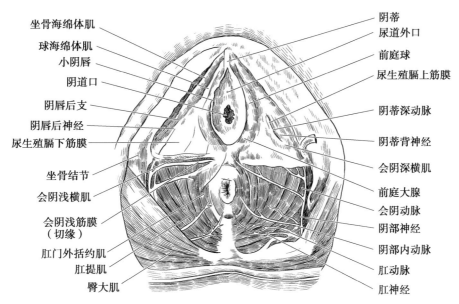

图 30-1-2 会阴浅筋膜、会阴浅隙和会阴隔膜

2）尿道括约肌（sphincter of urethra）：位于会阴深横肌前方，包括尿道外括约肌、尿道膜部括约肌、尿道阴道括约肌和尿道内括约肌。尿道外括约肌起自逼尿肌终点，主要围绕中段尿道，是呈环形环绕尿道壁的平滑肌纤维，腹侧较厚，在与阴道相邻的一侧较薄弱；尿道膜部括约肌及尿道阴道括约肌纤维与尿道横纹肌相接，尿道膜部括约肌沿耻骨支下缘走行，跨过尿道后，其纤维深入耻骨支附近的会阴隔膜，尿道阴道括约肌则环绕尿道和阴道；尿道内括约肌主要由纵形的平滑肌组成，外层有少量环行纤维，存在于尿道的上段，尿道外括约肌内侧。

（二）肛区

1. **浅层结构** 肛门周围的皮肤形成放射状皱襞，富含汗腺和皮脂腺。浅筋膜为富含脂肪的结缔组织，填充在坐骨直肠窝内。

（1）坐骨直肠窝（ischiorectal fossa）：是位于肛管两侧成对的腔隙，呈底朝下的楔形。其内侧壁为肛门外括约肌、肛提肌、尾骨肌及盆膈下筋膜；外侧壁为坐骨结节的内面、闭孔内肌及其筋膜；顶向上，为内、外侧壁相交处；底朝下，为皮肤；向前伸入尿生殖隔的上方，形成前陷窝；向后可延入尾骨肌、骶结节韧带与臀大肌之间，形成后隐窝。窝内有大量脂肪和纤维隔，称为坐骨直肠窝脂体，具有弹性缓冲作用，在排便时容许肛管充分扩张。当肛门周围感染时，可引起此窝内的炎症和脓肿，感染也可经肛管前方或后方扩散到对侧，或穿过肛提肌蔓延至盆腔。

（2）阴部管：又称 Alcock 管，位于坐骨直肠窝的外侧壁，坐骨结节上方 3～4cm 处，为闭孔筋膜与会阴浅筋膜共同围成的管状裂隙。此管起于坐骨小孔附近，向下前行至尿生殖隔的后缘，其中通过阴部内血管和阴部神经。

2. **深层结构** 包括深筋膜、肛门括约肌、肛提肌和尾骨肌等。深筋膜贴在肛提肌和尾骨肌的下面，称为盆膈下筋膜，参与盆膈的组成。

（1）肛门括约肌：分为肛门内括约肌和肛门外括约肌。

1）肛门内括约肌（sphincter ani internus）：为肛管壁内环行肌层增厚形成，属于不随意肌，有协助排便的作用。

2）肛门外括约肌（sphincter ani externus）：为环绕肛管的横纹肌，具有括约肛门的作用，可分为皮下部、浅部和深部。①皮下部位于肛门周围皮下，为环形肌束，围绕肛管的下部，其前方附着于会阴中心腱，后方附于肛尾韧带。肛尾韧带为位于尾骨尖和肛门之间的结缔组织束。皮下部括约肌作用不大，损伤后，不致引起大便失禁。②浅部位于皮下部之上，起于尾骨及肛尾韧带，向前止于会阴中心腱，肌束环绕肛门内括约肌下部。③深部位于浅部的深面，肌束环绕肛门内括约肌上部。

（2）肛提肌（levator ani）：为一对宽的薄扁肌，两侧会合成漏斗状，尖向下，封闭小骨盆下口的大部分。其起于耻骨后面与坐骨棘之间的肛提肌腱弓，纤维向后下及内侧，止于会阴中心腱（图 30-1-3）。

按其纤维起止及排列可分为三部分：

1）耻尾肌（pubococcygeus）：起自耻骨联合与耻骨下支交接点的后部，行至直肠后，末端插入中线脏器和肛尾缝，是肛提肌的最前部分，该肌部分前内侧纤维直接连于阴道和尿道周围，而后侧方纤维连于肛门外括约肌的深部。

2）耻骨直肠肌（puborectalis）：起于耻骨盆面和肛提肌腱弓前部，其肌纤维非常粗壮有力，向后环绕阴道、直肠和会阴体，与耻尾肌共同形成一个强有力的"U形吊带"。

3）髂尾肌（iliococcygeus）：起于肛提肌腱弓后部和坐骨棘盆面，止于肛尾韧带以及尾骨侧缘，形成了一个水平面覆盖盆腔后区的开口，末端插入中线部的肛尾缝。

751

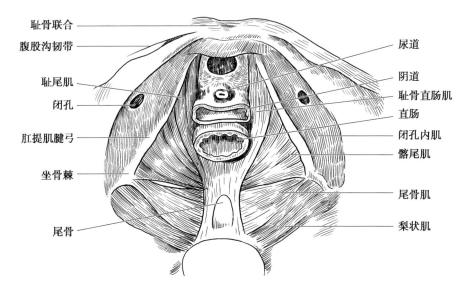

图 30-1-3　肛提肌、尾骨肌(内面观)

（3）尾骨肌（coccygeus）：又称坐骨尾骨肌，位于肛提肌后上方，为成对的混杂有腱纤维的薄弱三角肌，起自坐骨棘盆面和骶棘韧带，肌纤维呈扇形扩张，止于骶骨末节和尾骨边缘。该肌协助肛提肌封闭骨盆底，承托盆内脏器和固定骶、尾骨位置（见图 30-1-3）。

二、盆底支持系统

盆底支持系统主要包括盆底结缔组织和盆底肌。

（一）盆底结缔组织

盆底结缔组织主要由韧带和筋膜构成，其主要成分是胶原和弹性蛋白，这两者会随着年龄的增长而发生变化。筋膜是附着在器官表面，连接器官、肌肉和韧带的纤维肌性组织。盆腔内存在两种类型筋膜：壁筋膜和脏筋膜。壁筋膜覆盖骨骼肌并为骨性盆腔提供肌附着点，其组织学特性在于其具有规则排列的胶原。脏筋膜是连续的，由疏松排列的胶原、弹力蛋白和脂肪组织构成的网状结构，贯穿于整个盆腔，筋膜内有血管、淋巴和神经，走行至盆内器官。筋膜凝聚而增厚致密的部分称为韧带。盆底的筋膜和韧带对器官起悬吊和固定作用。

盆底的主要韧带：位于前盆腔的有尿道外韧带、耻骨尿道韧带和耻骨膀胱韧带，与前阴道壁共同形成尿道下"吊床"，对尿道、膀胱起悬吊支撑作用；中盆腔有耻骨宫颈筋膜、盆筋膜腱弓（arcus tendineus fasciae pelvis，ATFP）和宫颈环；后盆腔有子宫骶韧带、直肠阴道筋膜和会阴体。韧带中存在神经、平滑肌和血管，表明韧带如同器官的筋膜层一样是具有活性的收缩结构。各韧带的生理作用分别是：耻骨尿道韧带起始于耻骨联合背侧面的下端，以扇形下降从中间插入中尿道，随后从侧面插入耻尾肌和阴道壁。外尿道韧带将外尿道口固定于耻骨降支的前面，此韧带向上延伸

至阴蒂，向下延伸至耻骨尿道韧带。盆筋膜腱弓是水平方向韧带，在耻骨联合处的起始点先于耻骨尿道韧带，结束于坐骨棘。盆筋膜腱弓通过其筋膜将阴道悬挂于骨盆。提肌板的肌力和邻近的肌张力作用于盆筋膜腱弓、韧带以及阴道。子宫骶韧带的作用是悬吊阴道顶端，同时它还是下拉肌力和肛门纵肌最有效的插入点。子宫骶韧带起始于第 2、3、4 骶椎，随后附着于宫颈环，其主要的血供来源于子宫动脉的降支。耻骨膀胱韧带插入前宫颈弧，此结构是前膀胱壁上的坚硬的纤维肌性组织，其作用是维持膀胱前壁张力。

（二）盆底肌

盆底肌可分为上、中、下三层。

1. **上层肌肉**　前方由耻尾肌前部构成，后面由提肌板构成。其作用力为水平方向，主要是将器官向前或向后牵拉，对器官起支持作用以及开放、关闭尿道、阴道和直肠。其中耻尾肌的起始点在耻骨联合下缘的上方大约 1.5cm，终止于远端阴道外侧壁，产生向前牵拉的力；耻尾肌的侧面部分在直肠后展开，相互之间与来自于尾骨肌和髂尾肌的纤维连接最后形成提肌板。提肌板终止于直肠后壁，在直肠反向移动过程中发挥重要作用。肛提肌及筋膜构成的盆膈是盆底最坚韧的一层。新近对肛提肌的研究发现：肛提肌作为一个整体发挥作用，但在功能上把它分成两个主要部分进行描述：即盆膈部分（尾骨肌和髂尾肌）和支持脏器部分（耻骨尾骨肌和耻骨直肠肌）。这些肌肉来源于两侧骶骨和尾骨的侧壁。肛尾肌或肛提肌板代表尾骨肌在尾骨的融合。肛提肌由髂尾肌、耻骨阴道肌、耻骨直肠肌和耻尾肌组成，在两侧沿盆壁延伸到达耻骨联合后方。肛提肌形成盆膈，其内有尿道、阴道和直肠穿过称生殖裂孔。盆腔肌肉功能正常时，盆腔器官保持在肛提肌板之上，远离生殖裂孔，腹腔内压力增加将盆腔内器官向骶骨窝推挤，肛提肌板能防止其下降。肛提肌是骨骼肌，有持续的基础张力并能

进行自主收缩。它包含Ⅰ型(慢收缩纤维)纤维和Ⅱ型(快收缩纤维)纤维。Ⅰ型纤维维持恒定的收缩力,对盆腔脏器提供持久支持。Ⅱ型纤维通过自主收缩提高张力以对抗腹内压的增加。盆底肌与盆底结缔组织的相互作用。

2. 中层肌肉层　主要由肛门纵肌构成。肛门纵肌是垂直走向的肌肉,此肌肉在憋尿过程中能够产生向下的作用力使膀胱颈关闭,并在排尿过程中伸展和打开流出道。肛门纵肌是由提肌板、耻尾肌侧部和耻骨直肠肌的纤维组成。耻骨直肠肌起源于耻尾肌正中,横跨三个肌肉层。虽然耻骨直肠肌向下延伸至中间肌层,但是在分类时将其归到上层肌肉中。耻骨直肠肌为垂直走向,在耻尾肌前侧面之后沿正中走向。耻骨直肠肌紧靠直肠前壁延伸,然后插入直肠后壁。尽管耻尾肌的前侧面是扁平的、水平走向的肌肉,但是耻骨直肠肌是垂直水平,并沿着低于耻尾肌的前侧面中间走向。根据解剖学知识,如果肛门外括约肌很好地固定在肛门纵肌上,提肌板将会被向下牵拉。当提肌板止于直肠后壁时,肛门纵肌收缩将直肠呈向下的角度牵拉。

3. 下层肌肉　由会阴膜及其肌肉构成,包括球海绵体肌、坐骨海绵体肌和横向会阴肌浅层以及肛门外括约肌。这层肌肉的主要作用是稳定尿道、阴道和肛门远侧部,同时还帮助容纳腹部内容物。这层肌肉也能够产生向下的力作用于尿道、阴道和肛门。会阴体是球海绵体肌和肛门外括约肌收缩的关键锚定点。深部横向会阴肌将会阴体上部固定于坐骨结节,具有侧面稳定会阴体的作用。肛门外括约肌的作用是作为会阴体的张肌,同时它还是直肠纵肌的主要插入点。在肛门外括约肌和尾骨之间是肛后板,肛后板是一个腱性结构,其中含有止于肛门外括约肌的横纹肌。

（三）盆底肌与盆底结缔组织的相互作用

完整的盆底是一个密切联系的整体,是在盆底肌、盆底结缔组织及盆腔器官的密切配合下完成的。解剖显示肌肉与筋膜、韧带及器官浆膜层有非常多的相互交织的纤维连接,提示其作为整体发挥作用。在直立女性,盆底内筋膜及其增厚形成的韧带于肛提肌上悬吊阴道上端、膀胱和直肠,而盆底肌关闭泌尿生殖裂孔并为盆腔脏器提供一个稳定的平台,腹腔内压和重力垂直作用于阴道和盆底,盆底肌以其关闭状态下持续性的张力对抗之,如盆底肌张力正常则结缔组织连接的压力将减小。

肛提肌通过与结缔组织连接控制近端尿道的位置,即压力从盆底肌传向尿道依赖于结缔组织,另外盆腔的韧带将器官悬吊于骨盆壁,任何一条韧带的松弛都将是相应的肌肉力量失效,从而导致器官开关功能紊乱。

三、盆筋膜及其盆筋膜间隙

盆筋膜是腹内筋膜的直接延续,位于盆部腹膜与盆膈之间,充满脂肪组织及至脏器的大部分血管、神经。其紧贴盆侧壁者,为较致密的膜性层,称为盆壁筋膜;而包在盆内脏器表面的一层,则称为盆脏筋膜。盆筋膜在盆腔内构成许多间隙,主要有:

1. 耻骨后隙　又称膀胱前隙,位于耻骨联合与膀胱之间。其内充以脂肪及疏松结缔组织,并与腹前壁腹膜外组织间隙相通。膀胱前壁或尿道前列腺部损伤,尿液可渗入此间隙。

2. 骨盆直肠间隙　位于腹膜与盆膈之间,后为直肠及直肠侧韧带。前方在男性有膀胱、前列腺,在女性有子宫及其阔韧带。间隙内充满结缔组织。

3. 直肠后隙　位于直肠筋膜与骶前筋膜之间,向上与腹膜后隙相通,下方为盆膈,两侧借直肠侧韧带与骨盆直肠间隙相隔。

四、整体理论、“三个水平”理论和吊床假说

（一）盆底整体理论

盆底整体理论(integral theory):1990～1993年Petros和Ulmsten提出了著名的盆底整体理论,使现代解剖学对盆底结构和功能的认识更加精细。该理论认为,盆底是一个由肌肉、结缔组织、神经组成的相互关联的有机整体而并非各部分的简单叠加。在整体理论中,“结构”是静态的,“形态”是动态的,结构决定形态,形态赋予结构功能,静态与动态相互转化。结构的损伤导致形态和功能异常,同样结构的修复能引导功能的恢复。整体理论强调把盆底功能和功能障碍与最容易受损伤的结缔组织相联系,手术应通过修复受损的韧带完成解剖结构的重建,从而达到恢复盆底功能的目的。

现代盆底结构解剖学的为了准确定位盆底组织缺陷,从垂直方向将盆底结构分为前盆腔(anterior compartment)、中盆腔(middle compartment)和后盆腔(posterior compartment)。前盆腔包括阴道前壁、膀胱、尿道;中盆腔包括阴道顶部、子宫;后盆腔包括阴道后壁、直肠。由此将脱垂量化到各个腔室。前盆腔功能障碍主要是指阴道前壁的膨出,同时合并或不合并尿道及膀胱膨出。阴道前壁松弛可发生在阴道下段,即膀胱输尿管间嵴的远端,称前膀胱膨出,也可发生在阴道上段,即输尿管间嵴的近端,也称后膀胱膨出。临床上两种类型的膨出常同时存在。前膀胱膨出与压力性尿失禁密切相关,后膀胱膨出为真性膀胱膨出,与压力性尿失禁无关。重度膀胱膨出可出现排尿困难,有时需将膨出的膀胱复位以促进膀胱排空。重度膀胱膨出可以掩盖压力性尿失禁的症状,需将膨出组织复位后明确诊断。选择手术时一定要明确解剖缺陷的具体部位。前盆腔功能障碍表现为下尿路功能障碍性疾病。中盆腔功能障碍表现为盆腔器官膨出性疾病,主要以子宫或阴道穹隆脱垂以及肠膨出、道格拉斯窝疝形成为特征。后盆腔功能障碍

主要表现为直肠膨出和会阴体组织的缺陷。

（二）三水平理论

1994 年 DeLancey 提出阴道支持结构的三个水平理论，即在水平方向上将阴道支持轴分为三个水平。第一水平：顶端悬吊支持，侧方子宫骶韧带向中间与宫颈周围环连接，即由骶韧带、子宫主韧带复合体垂直悬吊支持子宫、阴道上 1/3，是盆底最主要的支持力量；第二水平：侧方水平支持，直肠阴道筋膜、耻骨宫颈筋膜向两侧与盆筋膜腱弓相连，即由耻骨宫颈筋膜附着于两侧腱弓形成的白线和直肠阴道筋膜及肛提肌水平支持膀胱、阴道上 2/3 和直肠；第三水平：远端融和支持，耻骨宫颈筋膜体和直肠阴道筋膜远端延伸融合于会阴体，在会阴中心腱与会阴体近段融合，支持尿道远端。Petros 和 Ulmsten 提出的整体理论，即不同腔室、不同阴道支持轴水平共同构成一个解剖和功能的整体，不同腔室和水平的脱垂之间相互影响，例如压力性尿失禁在行耻骨后膀胱颈悬吊术（Burch 术）后常有阴道后壁膨出发生，阴道顶部脱垂在行骶棘韧带固定术后可发生阴道前壁膨出。

（三）"吊床"假说

"吊床"假说（the hammock hypothesis）：1994 年 DeLancey 提出"吊床"假说。该理论是将支持女性尿道和膀胱颈的盆腔内筋膜和阴道前壁比喻成吊床样结构。当腹压增加时，盆筋膜周围与盆筋膜腱弓相连的肛提肌收缩，拉紧"吊床"结构，尿道被压扁，尿道内压能有效抵抗升高的腹内压，而控制尿液排出。如果这些起支持作用的"吊床"被破坏，膀胱尿道产生过度活动，腹压增加时，尿道不能正常闭合而增加抗力，从而发生尿失禁。这一理论将治疗压力性尿失禁的重点从提升尿道转至加强其支持结构。

总之，以上不同腔室、不同阴道支持轴水平共同构成一个解剖和功能的整体，在这类疾病的诊治过程中应注重整体理论指导下特异位点的修复。子宫在生殖器官膨出中只是一个被动的角色，子宫切除术后，打破了原有的协调与平衡，而影响了阴道穹隆的固定，故切除子宫对生殖道膨出性疾病的修复无任何意义。

五、下泌尿道的解剖与功能

（一）膀胱

1. **膀胱（bladder）的位置与毗邻**　膀胱是一个平滑肌交织而成的空腔脏器，位于耻骨联合后方，子宫与阔韧带前方，可分为底、体、尖、颈 4 部。膀胱的形状、大小、位置随充盈程度而改变。空虚的膀胱位于盆腔内，略呈三棱锥体形，子宫俯屈于其上方，上界约与骨盆上口相当。膀胱充盈时向前上膨胀至腹腔，形成椭圆球形，可高出耻骨联合 3～5cm，上方为小肠。

膀胱属腹膜间位器官，其前壁、侧壁和底的下部均无腹膜覆盖。膀胱上面的腹膜向上延续覆盖于脐索，形成膀胱侧凹；膀胱后面的腹膜向后在子宫颈、体交界处反折向上，覆盖于子宫前面，形成膀胱子宫陷凹。膀胱尖朝向前方，与腹壁内的脐正中韧带相连；膀胱底为三角形，朝向后下方；其借富含静脉的结缔组织与子宫颈和阴道前壁相邻。膀胱体前角为膀胱尖，后方两侧角为输尿管进入膀胱部，两侧边缘有脐外侧韧带。膀胱下外侧壁含有疏松结缔组织的耻骨后间隙与耻骨联合、耻骨支相邻。面对耻骨联合的膀胱壁的后外侧，左右下外侧均邻接闭孔内筋膜、闭孔血管和闭孔神经，上方有闭锁的脐动脉，下方有肛提肌的筋膜。膀胱的下部为膀胱颈，是最固定的部位，位于骨盆下口稍上方水平，其下方与泌尿生殖隔相邻。

2. **膀胱的筋膜、肌肉**　包绕膀胱的膀胱鞘为一薄层筋膜，由耻骨膀胱韧带中部和外侧部两层增厚的筋膜形成，其起自膀胱子宫相连处毗邻的肛提肌，从膀胱前下方延伸与耻骨固定。连接膀胱两侧下部与骨盆侧壁的为两层增厚的筋膜，其形成膀胱两外侧的真韧带。膀胱子宫连接处的后方紧贴于阴道前壁。

膀胱三角区的肌层分浅、深两层，浅层由外纵行肌与输尿管的内纵行肌相互混合而成，深层与浅层走向基本相似。膀胱逼尿肌按纤维走行方向分为三层，即内纵、中环和外纵；中层环行肌纤维很薄，其向后与膀胱三角区深层肌纤维相连接形成尿道内括约肌。

（二）尿道

1. **尿道（urethra）的位置与毗邻**　女性尿道为一肌性管道，长约 2.5～5.0cm，管径约 0.6cm，起自膀胱颈的尿道内口，在阴道前面、耻骨联合后方，向下前呈弯曲状穿过泌尿生殖隔，开口于阴道前庭部的尿道外口。尿道前方经泌尿生殖隔分为上下两部分，上方的尿道部分与阴道静脉丛相邻；下方的尿道部分与阴蒂会合处相连。尿道后方紧贴阴道前壁，尤其在下 1/3 处与阴道前壁融为一体，构成阴道隆突。

2. **尿道的肌肉**　尿道括约肌由来自膀胱的内、外括约肌包绕而成，上半部为平滑肌，下半部为横纹肌。尿道平滑肌分内、外两层，内层由延续于膀胱颈部的内层纵行肌延伸至整个尿道，形成尿道内层纵肌；外层为环行肌，由膀胱颈部的外层纵行肌呈螺旋状环绕尿道而成，环行肌在膀胱颈部增厚形成尿道内括约肌，阻止尿液排出。在尿道中下 1/3 交界处，尿道纵行纤维与会阴深横肌融合构成球海绵体肌和坐骨海绵体肌中间顶点，包绕尿道形成尿道外括约肌。

3. **尿道的生理功能**　下尿路有两大主要功能，储存和释放尿液；为完成这些功能，膀胱和尿道必须同时具有正常的解剖支持和正常的神经生理功能。

（1）膀胱：是一个低压系统，随着尿量的增加而膨胀，膀胱逼尿肌被牵拉，肌纤维长度增加但其内的压力却不相应增加，这是膀胱逼尿肌最显著的特点。这种功能主要受交感神经系统调控。肾脏的尿液以 1ml/min 的速度流入膀胱并储存，成人膀胱的平均容量为 400～500ml；残余尿量 0～50ml，一般不超过 100ml。膀胱逼尿肌在膀胱充盈时失活，没有非自主收缩，当膀胱尿量增加到一定容量时，由于尿液膨胀刺激引起膀胱逼尿肌收缩，膀胱内压力升高。当尿量达 300～400ml 时，膀胱充盈刺激逼尿肌的细胞感受器，出现尿意；根据社会环境和人体神经系统的状态，由大脑中枢决定是否允许排尿。正常的排尿过程伴有逼尿肌持续收缩、膀胱颈和尿道上端的内纵行肌同时收缩、膀胱颈被拉开、盆底和尿道自主放松，完成有意识的排尿。

（2）尿道的关闭：尿道与膀胱出口共同组成尿液流出道。正常情况下，尿道的关闭由内部因素和外部因素共同维持。外部因素包括肛提肌、盆筋膜及其与盆壁、尿道的连接，它们在尿道下方形成"吊床"样结构，通过维持张力使腹内压增加，使尿道抵抗后方支持结构的作用而发生闭合。当支持结构出现问题时，正常的支持力量薄弱或消失，尿道和膀胱颈发生解剖上的过度活动。病情严重时，在腹压增加时尿道无法关闭，就会发生压力性尿失禁。

尿道关闭的内部因素包括尿道内、外括约肌及相应的血管、尿道壁的弹性、尿道内壁黏膜皱襞的上皮连接以及尿道的神经支配等。当上述某些因素有异常时，尿道关闭功能发生相应变化，出现尿失禁。尿道内括约肌缺陷所造成的压力性尿失禁比失去正常解剖支持的尿失禁更难治疗。

（3）神经支配：下泌尿道的神经支配有三种成分：自主神经系统的交感神经、副交感神经和躯体神经系统的神经元。交感神经抑制膀胱逼尿肌的活动，兴奋尿道内括约肌，有利于膀胱储尿；副交感神经抑制尿道内括约肌的收缩，兴奋膀胱逼尿肌，有利于尿液的排出。躯体神经系统主要控制盆底肌和尿道外括约肌的活动，对下泌尿道仅起外周控制作用。

交感神经运动支来源于 T_{11}～L_2，经盆神经丛到达膀胱和后尿道。交感神经的节后神经递质去甲肾上腺素有两种受体：α 受体主要位于尿道和膀胱颈，β 受体主要位于膀胱体。当交感神经兴奋时，刺激 α 受体可使尿道内括约肌收缩，增加尿道张力促进尿道关闭；刺激 β 受体则降低膀胱体的张力。

副交感神经运动支来源于 S_2～S_4，经盆神经丛到达膀胱和后尿道。副交感神经的节前和节后神经递质均为乙酰胆碱，控制膀胱的运动功能，即膀胱的收缩和排空，但其作用与交感神经相反。当副交感神经兴奋时，尿道内括约肌松弛，尿液排出。

躯体神经运动支亦来源于 S_2～S_4，经阴部神经到达盆底和尿道外括约肌。阴部神经兴奋时通过作用于尿道外括约肌的 N 型胆碱能受体，使尿道外括约肌收缩，阻止尿液排出。

（4）排尿：排尿活动由中枢神经系统控制，通过交感神经和副交感神经的相互作用来协调，同时还有赖于下尿道和盆底结构与功能的完整。正常情况下，尿道的关闭仅依靠尿道外括约肌的收缩就能实现；但在增加腹压时，控尿就需要盆底支持组织的支撑。一旦膀胱的容量达到了排尿的阈值，尿道内、外括约肌均松弛，膀胱逼尿肌收缩，尿道流出道开放，尿液排出。当神经调节紊乱时膀胱逼尿肌和尿道括约肌同时松弛，则发生尿失禁；当盆底结构受损或减弱时丧失了对尿道的支持作用，则发生压力性尿失禁。

六、结肠、直肠的解剖与功能

（一）结肠

结肠（colon）是介于盲肠和直肠之间的一段大肠，长约 1.5m，按其行程和部位分为：升结肠、横结肠、降结肠和乙状结肠 4 部分。

1. 位置与毗邻

（1）升结肠：长 12～20cm，是盲肠向上的延续部分，自右髂窝起，沿腹腔右外侧上至肝右叶的下方，向左弯曲成结肠肝曲后移行于横结肠。升结肠前面及两侧有腹膜覆盖，位置比较固定。升结肠后面与髂肌、腰大肌、右肾下极和输尿管相邻；前面依次与小肠袢、大网膜、腹前壁相邻；结肠肝曲内侧稍上方与十二指肠降部相邻。

（2）横结肠：长 40～50cm，自结肠肝曲开始，向左在脾下极变成锐角，形成结肠脾曲，向下移行为降结肠。横结肠全被腹膜所包裹，并形成横结肠系膜，此系膜附着于腹后壁，两端较短，中间较长，故横结肠作弓状下垂，活动度大。横结肠上方与肝、胃相邻；下方与空、回肠相邻。结肠脾曲的位置较高且深，上方与胰尾及脾相接近。

（3）降结肠：长 25～30cm，自结肠脾曲开始，向下至左髂嵴处与乙状结肠相接。与升结肠大致相同，仅前面和两侧被以腹膜。由于升、降结肠的后面均在腹膜之外，故如存在腹膜后有血肿时不易被发现。

（4）乙状结肠：长约 40cm，呈 S 状弯曲。起自左髂嵴水平，上续降结肠，至第 3 骶椎上缘连于直肠。乙状结肠后方与左髂腰肌、髂外血管、卵巢血管及输卵管相邻；下方与子宫、膀胱相邻。

2. 肌肉　结肠的肌层由大量平滑肌构成。依肌纤维走行的主要方向分为内环肌和外纵肌。结肠的外纵肌形成三条结肠带，带间只有薄层纵行肌。内环肌与外纵肌之间有肌间神经丛。

（二）直肠

1. 直肠（rectum）的位置与毗邻　直肠盘曲于骶、尾骨形成的穹隆内。由疏松的结缔组织将其固定于盆后壁。直肠在第 3 骶椎平面与乙状结肠连续，向下穿盆膈移行为肛管，全长 12～15cm。直肠与乙状结肠连接处肠腔较小，是整个大肠最狭窄处；下端扩大成直肠壶腹，充满盆腔的左后方，是粪便排出前的暂存部位，最下端变细连接肛管。由于耻骨直肠肌持续性收缩，在直肠和肛门连接处形成 90° 的肛直肠角。

直肠为腹腔内外各半的肠道。直肠无真正的系膜,但其上后方,腹膜常包绕直肠上血管和结缔组织形成"直肠系膜"。在两侧有侧韧带将直肠固定于骨盆侧壁。女性直肠在腹膜反折线以上直肠子宫凹陷与子宫和阴道穹隆后部相邻;腹膜反折线以下则借直肠阴道隔与阴道后壁相邻。直肠后方的骶前筋膜覆盖脂肪组织、骶静脉丛和淋巴管,其后与骶、尾骨和梨状肌、尾骨肌和肛提肌相邻。然而,近年来的研究表明,直肠是有系膜的脏器,直肠及其系膜被盆筋膜的脏器包裹,是盆腔中的一个独立解剖结构,包绕了直肠周围的脂肪、血管及淋巴组织,在盆筋膜的脏层和壁层之间为疏松结缔组织构成的无血管区,从骶骨岬直至肛提肌肛门裂孔。直肠壶腹部黏膜有上、中、下三个皱襞,内含环肌纤维,称直肠瓣。中瓣常与腹膜反折平面相对。直肠膨胀时直肠瓣消失,直肠瓣有阻止粪便排出的作用。

直肠的前方与全部盆腔脏器相邻,这些脏器大都包有腹膜。在腹膜反折线以下,直肠直接位于阴道后壁的后方。在腹膜反折线以上,直肠隔着直肠子宫陷凹与阴道后穹隆及子宫颈相邻。直肠的后方借疏松结缔组织与下三个骶椎、尾骨、肛提肌和肛尾韧带等相连。直肠两侧的上部为腹膜形成的直肠旁窝,窝内常有子宫、附件及肠袢伸入。直肠两侧的下部即直肠旁窝的下方,与交感神经丛、直肠上动脉的分支、直肠侧韧带、尾骨肌及肛提肌接触。

2. **直肠的肌肉**　肛门括约肌系统是骨盆底部环绕肛门的肌肉组织的总称,主要由肛门内括约肌、肛门外括约肌、肛提肌和耻骨直肠肌等组成。其中除内括约肌属于平滑肌外,其余三者均属于横纹肌。内括约肌是不随意肌,没有肌内神经节,可维持长时间收缩状态而不疲劳,正常情况下保持高度静息张力;肛门外括约肌是可自主控制的随意肌。肛门内、外括约肌中间的肌层为联合纵肌,既有随意肌纤维,又有不随意肌纤维,但以后者较多。

（三）生理功能

1. **结肠**　结肠的功能包括:内分泌功能、吸收和分泌功能、运动及储存粪便功能。结肠的内分泌激素属于旁分泌,但在生理情况下,其对其他器官的影响作用并不大。结肠主要吸收水、电解质、气体、少量的糖和其他水溶性物质,但吸收蛋白质与脂肪的作用有限。结肠黏膜还有分泌功能,其分泌的黏液可中和粪便中的酸性物质,使黏膜润滑,以利粪便通过。结肠的运动少而缓慢,对刺激的反应也较迟缓,这些特点有利于粪便暂时储存在结肠内。

2. **直肠**　直肠的主要生理功能是排出粪便。直肠经常处于排空和塌陷状态,这是由于直肠和乙状结肠之间有一定的角度及直肠黏膜螺旋状皱褶,两者均阻止粪便进入直肠;而且直肠收缩频率较乙状结肠高,产生相反方向的运动,使直肠内容物反向进入结肠。

（四）神经支配

结肠的神经由位于纵行肌和环形肌之间的肌间神经丛和黏膜下神经丛支配,这些神经丛的神经元可不依靠外来神经的支配,而对结肠进行调节。肠道平滑肌的内在神经中含有两种兴奋性纤维(胆碱能和非胆碱能纤维)和两种抑制性纤维(肾上腺素能和非肾上腺素能纤维)。

肛门内括约肌受交感神经和副交感神经双重支配。交感神经来自 L_5 的胃下神经;副交感神经来自 $S_1 \sim S_2$ 的盆神经支配。肛门外括约肌由来自骶丛 $S_2 \sim S_4$ 的阴部神经分支及尾神经丛 $S_4 \sim S_5$ 的部分分支支配。交感神经兴奋或交感神经递质去甲肾上腺素能使内括约肌收缩;刺激副交感神经释放血管活性肠肽使肛门内括约肌松弛。

（五）肛门自制

正常人在静息状态下肛门直肠部为高压区,阻止粪便泄漏,对排便具有一定的自制力。影响肛门自制功能的因素很多,如:肛门括约肌、肛直肠角、肛门直肠感觉、直肠抑制反射、粪便的容积和稠度、直肠容量及可耐受性、远端结肠的推进力及直肠的顺应性等。所有这些因素必须互相协调,才能产生良好的自制效果,否则将可能引起失禁。

在上述诸多因素中最主要的是肛门括约肌。肛门内、外括约肌在静息状态下均有张力性收缩,尤其是内括约肌。一般的横纹肌在静息时肌电活动停止,而肛门外括约肌是独特的,其保持张力性收缩的同时,在应激(深吸气或 Valsalva 动作)时可产生强有力的收缩以抑制排便,其收缩力度根据体位和活动度而不同。虽然外括约肌有自制作用,但它们的随意性收缩持续时间短,故有学者认为肛门静息压极大部分来自内括约肌。内括约肌总是处于最大限度地收缩状态,当直肠扩张达到阈值时才会松弛,允许粪便通过。

目前有许多学者认为肛直肠角是保持肛门自制的几个重要因素之一,该角度是通过耻骨直肠肌的正常压力来维持。当腹压增高时,此角度变得更小,增强了耻骨直肠肌收缩时产生的机械性瓣膜作用。排便时,耻骨直肠肌松弛降低盆底、角度变钝,使直肠肛管呈漏斗状,以利粪便排出;排便结束时肌肉收缩提升盆底。

（六）排便

排便是结肠周期性排空的过程,通常由主动控制来完成。排便是一种非常复杂而协调的动作,是由多个系统参与的生理反射功能,其中既有不随意活动,又有随意可控制的活动。排便一般是由骨盆神经丛发出冲动使声门关闭(增加腹压)、盆底肌肉收缩;横膈下降、腹壁肌肉收缩增加腹压、肛门括约肌收缩进一步增加腹压;结肠的节段性收缩受抑制。当粪块达直肠上端时,盆底肌肉放松、盆底下降,直肠静息时形成的锐角拉直。直肠远端肌肉的收缩逐渐加大直肠内压力,使肛门内括约肌放松,完成排便动作。由此在排便过程中,腹压的增加引起外括约肌松弛而不是收缩。

如有便意感而不去排便,则由腹下神经和阴部神经传出冲动,随意收缩肛管外括约肌,制止粪便排出。外括约肌的紧缩力比内括约肌大 $30\% \sim 60\%$,因而能制止粪便从肛门排出,可拮抗排便反射,经过一段时间,直肠内粪便又返回乙状结肠或降结肠,这种结肠逆蠕动是一种保护性抑制。但若经常抑制便意,则可使直肠对粪便的压力刺激逐渐失去其敏感性,对排便感失灵,加之粪便在大肠内停留过久,水分被过多的吸收而变干硬,产生排粪困难,这是引起便秘的原因之一。

【临床特殊情况的思考和建议】

盆底功能障碍性疾病病人通常伴有盆底肌肉损伤或者筋膜缺陷,不同病人的缺损部位和程度不同,手术治疗前应进行全面系统的评估,从整体角度制定修复方案。前盆腔器官脱垂通常合并压力性尿失禁或者隐匿性尿失禁,说明耻骨尿道韧带损伤,是否同时进行抗尿失禁手术目前仍有很大争议。后盆腔器官脱垂需要明确是否同时存在小肠疝或者直肠膨出,术中应避免损伤肠管。

参考文献

朱兰,郎景和. 女性盆底学. 第2版. 北京:人民卫生出版社,2014

(童晓文　李怀芳　初磊)

第二节　盆底功能障碍性疾病

> **关键点**
> 1. POP-Q能更准确评估盆底器官脱垂程度。
> 2. 没有症状或症状轻的患者,更合理的处理方案是选择观察而不是治疗。
> 3. 盆底器官脱垂非手术治疗可以首先考虑。
> 4. 手术治疗根据患者的自身情况个体化治疗。
> 5. 盆底器官脱垂手术后严重的并发症不罕见。

盆底肌肉群、筋膜、韧带及其神经构成复杂的盆底支持系统,其互相作用和支持以维持盆腔器官的正常位置。盆底功能障碍(pelvic floor dysfunction,PFD),又称盆底缺陷(pelvic floor defects)或盆底支持组织松弛(relaxation of pelvic supports),是各种病因导致的盆底支持薄弱,进而盆腔脏器移位连锁引发其他盆腔器官的位置和功能异常,包括尿失禁、盆腔器官脱垂、大便失禁等,严重影响女性的身心健康。

一、盆腔器官脱垂

【盆腔器官脱垂评估及分度】

关于盆腔脏器膨出程度的评价标准,国内外尚不统一。国外有盆腔器官脱垂定量(pelvic organ prolapse quan-titation,POP-Q)分度法。因其客观、细致,经论证有良好的可靠性(reliability)和重复性(reproducibility),所以在1995年被国际尿控协会(the International Continence Society,ICS),1996年被美国泌尿妇科协会(the American Urogynecologic Society,AUGS)和妇科外科协会(the Society of Gynecological Surgeons,SGS)认可、接纳并推荐在临床、科研中使用,至今已成为国外应用最广泛的脱垂评价体系,国内目前也得到广泛应用(图30-2-1)。

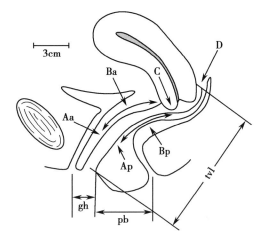

图30-2-1　POP-Q的6点解剖位置及阴裂、会阴体、阴道长度示意图

此分期系统是分别利用阴道前壁、阴道顶端、阴道后壁上的2个解剖指示点与处女膜的关系来界定盆腔器官的脱垂程度。与处女膜平行以0表示,位于处女膜以上用负数表示,处女膜以下则用正数表示。阴道前壁上的2个点分别为Aa和Ba点。阴道顶端的2个点分别为C和D点。阴道后壁的Ap、Bp两点与阴道前壁Aa、Ba点是对应的。另外包括阴裂(gh)的长度、会阴体(pb)的长度,以及阴道的总长度(tvl)。测量值均为厘米表示(表30-2-1)。

- **阴裂的长度(gh):** 为尿道外口中线到处女膜后缘的中线距离。
- **会阴体的长度(pb):** 为阴裂的后端边缘到肛门中点距离。
- **阴道总长度(tvl):** 为总阴道长度。

POP-Q的3×3格表(表30-2-2)可清楚客观地反映盆腔器官脱垂变化的各个部位的具体数值,并能根据各个数值画出脱垂的图形(图30-2-2)。POP-Q将盆腔器官脱垂按脱垂程度分为5期(表30-2-3)。

应针对每个个体先用3×3格表量化描述,再进行分期。为了补偿阴道的伸展性及内在测量上的误差,在0和Ⅳ期中的TVL值上允许有2cm的缓冲区。

- **POP-Q的操作细节:** POP-Q的评价前提是病人在检查时处于最大脱垂状态。最大脱垂状态的判定必须符合以

表 30-2-1　盆腔器官脱垂评估指示点(POP-Q)

指示点	内容描述	范围
Aa	阴道前壁中线距处女膜 3cm 处,相当于尿道膀胱沟处	－3 至＋3cm 之间
Ba	阴道顶端或前穹隆到 Aa 点之间阴道前壁上段中的最远点	在无阴道脱垂时,此点位于－3cm,在子宫切除术后阴道完全外翻时此点将为＋TVL
C	宫颈或子宫切除后阴道顶端所处的最远端	－TVL 至＋TVL 之间
D	有宫颈时的后穹隆的位置,它提示了子宫骶骨韧带附着到近端宫颈后壁的水平	－TVL 至＋TVL 之间或空缺(子宫切除后)
Ap	阴道后壁中线距处女膜 3cm 处,Ap 与 Aa 点相对应	－3 至＋3cm 之间
Bp	阴道顶端或后穹隆到 Ap 点之间阴道后壁上段中的最远点,Bp 与 Ap 点相对应	在无阴道脱垂时,此点位于－3cm,在子宫切除术后阴道完全外翻时,此点将为＋TVL

表 30-2-2　记录 POP-Q 的 3×3 格表

阴道前壁 Aa	阴道前壁 Ap	宫颈或穹隆 C
阴裂大小 gh	会阴体长度 pb	阴道总长度 tvl
阴道后壁 Ap	阴道后壁 Bp	阴道后穹隆 D

表 30-2-3　盆腔器官脱垂分期(POP-Q 分期法)

分度	内容
0	无脱垂 Aa、Ap、Ba、Bp 均在－3cm 处,C、D 两点在阴道总长度和阴道总长度至－2cm 之间,即 C 或 D 点量化值<[TVL-2]cm
Ⅰ	脱垂最远端在处女膜平面上>1cm,即量化值<－1cm
Ⅱ	脱垂最远端在处女膜平面下<1cm,即量化值>－1cm,但<＋1cm
Ⅲ	脱垂最远端超过处女膜平面>1cm,但<阴道总长度－2cm,即量化值>＋1cm,但<[TVL-2]cm
Ⅳ	下生殖道呈全长外翻,脱垂最远端即宫颈或阴道残端脱垂超过阴道总长－2cm,即量化值>[TVL-2]cm

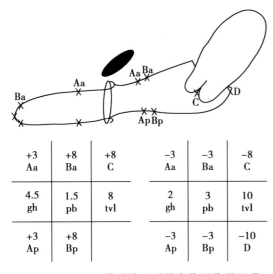

+3 Aa	+8 Ba	+8 C		−3 Aa	−3 Ba	−8 C
4.5 gh	1.5 pb	8 tvl		2 gh	3 pb	10 tvl
+3 Ap	+8 Bp			−3 Ap	−3 Bp	−10 D

图 30-2-2　3×3 格表在盆腔器官位于位置正常及完全脱垂时的各项数据值

下一项或多项:①屏气时脱垂物变紧张;②牵引膨出物并不能导致脱垂进一步加重;③屏气时站立位是确保脱垂处于最大状态的方法。

　　我们长期临床应用的子宫脱垂的 3 度标准是国内广泛应用的另一类分类方法,是根据 1979 年衡阳会议及 1981 年青岛会议制定的,检查时以病人平卧用力向下屏气时子宫下降的程度,将子宫脱垂分为 3 度(图 30-2-3):

　　子宫脱垂分度:
- **Ⅰ度**　轻型:宫颈外口距处女膜缘<4cm,未达处女膜缘;
　　　　重型:宫颈已达处女膜缘,阴道口可见子宫颈。

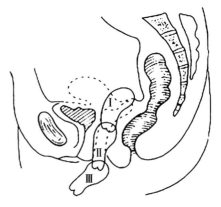

图 30-2-3　子宫脱垂分度

- **Ⅱ度**　轻型:宫颈脱出阴道口,宫体仍在阴道内;
　　　　重型:部分宫体脱出阴道口。
- **Ⅲ度**　宫颈与宫体全部脱出阴道口外。

　　阴道前壁、后壁膨出是以病人用力屏气时膨出的程度来分度。

- Ⅰ度　阴道壁达处女膜缘，但未膨出于阴道外；
- Ⅱ度　部分阴道壁已膨出于阴道外；
- Ⅲ度　阴道壁已全部膨出于阴道外。

【POP 的分类】

现代解剖学对盆底结构描述日趋细致，腔室理论是代表，它的特点是：在垂直方向上将盆底分为前、中、后三个腔室，前腔室包括阴道前壁、膀胱、尿道；中腔室包括阴道顶部、子宫；后腔室包括阴道后壁、直肠；由此将脱垂量化到各个腔室。在水平方向上，DeLancey 于 1994 年提出了阴道支持结构的三个水平的理论。水平 1（level 1）为上层支持结构（主韧带-子宫骶韧带复合体）；水平 2（level 2）为旁侧支持结构（肛提肌群及膀胱、直肠阴道筋膜）；水平 3（level 3）为远端支持结构（会阴体及括约肌）。不同腔室和水平的脱垂之间相对独立，例如阴道支持轴的第一水平缺陷可导致子宫脱垂和阴道顶部脱垂，而第二、三水平缺陷常导致阴道前壁和后壁膨出。最常见的盆底支持结构异常包括直肠膨出、肠膨出、膀胱膨出和子宫脱垂，分别反映了直肠、小肠、膀胱和子宫的移位，是盆内结缔组织、肛提肌或者两者共同的损伤所致。

有些术语有时不甚精确，容易使人误将思路集中在膀胱、直肠、小肠或者子宫上，而不是导致这些疾病的特定阴道支持结构的缺损方面。肠膨出（enterocele）是指腹膜和小肠疝，是盆底支持结构障碍中唯一真正的疝。大多数肠疝向下突入宫骶韧带和直肠阴道间隙之间，也可能发生在阴道顶端，特别是以往子宫切除手术后。膀胱膨出（cystocele）是指膀胱向阴道前壁的膨出。膀胱膨出通常发生在耻骨宫颈结缔组织中线薄弱或者与其侧方及上方结缔组织脱离的情况下。直肠膨出（rectocele）是指由于保持直肠后位的直肠壁肌肉和阴道旁肌肉结缔组织的薄弱，使得直肠突向阴道。全盆底脱垂包括子宫和阴道膨出，以及子宫切除术后阴道穹隆的膨出，即全部阴道外翻。

我们在处理盆腔器官脱垂时以三个腔室理论更容易理解，当然以我国传统的分度法也可以近似理解。

1. **前盆腔组织缺陷**（anterior compartment defect）　主要是指阴道前壁的膨出，同时合并或不合并尿道及膀胱膨出。阴道前壁松弛可发生在阴道下段，即膀胱输尿管间嵴的远端，叫前膀胱膨出，也可发生在阴道下段，即输尿管间嵴的近端，又叫后膀胱膨出。临床上两种类型的膨出常同时存在。前膀胱膨出与压力性尿失禁密切相关，后膀胱膨出为真性膀胱膨出，与压力性尿失禁无关。重度膀胱膨出可出现排尿困难，有时需将膨出的膀胱复位来促进膀胱排空。重度膀胱膨出病人可以掩盖压力性尿失禁的症状，需膨出组织复位后明确诊断。选择手术时一定要明确解剖缺陷的具体部位。

2. **中盆腔组织缺陷**（middle compartment defect）　以子宫或阴道穹隆脱垂以及肠膨出、道格拉斯窝疝形成为

特征。

3. **后盆腔组织缺陷**（posterior compartment defect）　主要指直肠膨出和会阴体组织的缺陷。近年较以往更关注对后盆腔解剖结构缺陷的手术恢复方法，并认识到了会阴体或直肠阴道隔缺陷可导致整个盆腔连接组织系统的退化。有学者提出因盆腔其他部位病变需行手术时，不论合并何种程度的会阴体松弛，最好能同时予以修补，这样有利于盆底的支持及恢复阴道的正常轴向。

【临床表现】

症状：轻症病人一般无不适。重症可牵拉子宫韧带，盆腔充血，病人有不同程度的腰骶部酸痛或下坠感，站立过久或劳累后症状明显，卧床休息则症状减轻。

盆腔器官脱垂的病人会出现一些伴随症状：

（1）有阴道口堵塞或有组织物脱出阴道；

（2）盆腔压迫或坠胀感；

（3）性功能改变；

（4）尿路症状，压力尿失禁、尿急和急迫尿失禁、尿频、排尿困难；

（5）排便异常，便秘及用力过度、为排便需要减轻脱垂程度或增加腹部压力。

应该确定这些症状的存在与否以及严重程度。临床医生应该特别询问一些与下尿道和胃肠道系统相关的症状，如尿便失禁、急迫或频繁。此外，还应明确是否存在膀胱出口或直肠梗阻性症状（不能完全排空膀胱或直肠）。

【检查】

1. **体格检查**　脱垂病人的体格检查重点放在盆腔检查。当病人以膀胱截石位进行检查时，首先应看外阴和阴道，特别是看脱垂阴道的暴露上皮有无溃疡或糜烂。如溃疡可疑癌变应立即行活检；外观良性的溃疡应密切观察，如果经治疗不好转则需活检。评价盆腔器官脱垂的病人时，特别有用的方法是将盆腔分为不同的区域，分别代表不同的缺陷。评价前盆腔和后盆腔时最好用单叶窥具检查。即当检查前盆腔时，把窥具放在阴道后壁向下牵拉，当检查后盆腔时，把窥具放在阴道前壁向上牵拉。在评价后盆腔缺陷时三合诊检查也很有用，用于区分阴道后壁缺损和肠疝或者两者同时存在。

评价不同区域缺陷时，应该鼓励病人做 Valsalva 动作获得最大限度的膨出。如果 Valsalva 动作时检查所见与病人描述的症状不相符，那么膀胱排空后行站立位的向下用力检查可能会有满意的效果。

应该仔细评估脱垂的程度。

盆腔检查的同时应该评价盆底肌肉功能。病人取膀胱截石位行双合诊检查后，检查者可以触摸耻骨直肠肌，位于处女膜内沿骨盆侧壁大约 4 点和 8 点的位置。检查者可以感知基础肌张力，收缩时是否张力增加，还可以感知收缩强

度、持续时间和对称性。还应该进行直肠阴道三合诊检查来评价肛门括约肌复合体的基础肌张力和收缩时的肌张力。

2. 辅助检查

(1) 尿道活动性的测定:许多脱垂的妇女也会有尿道高活动度(即静息情况下尿道角度大于 30 度,或者最大用力时角度大于 30 度)。在一些将要进行脱垂的外科治疗的病人中,正规的测定尿道活动性是有价值的。尿道高活动度合并尿失禁的症状可以帮助决定是否应该行抗尿失禁的手术。尿道活动性的测定可以通过棉签试验或是超声检查获得,盆腔检查时,利多卡因凝胶涂抹尿道或者涂抹达顶部。将棉签放在尿道内尿道膀胱交界处,应用测角器可以测量棉签棒与地面之间形成的角度,包括静息状态下尿道角度和最大用力时的角度。应用阴道超声测定时,将超声探头置于病人会阴体,测定静息和 Valsalva 动作的尿道轴和耻骨联合的距离改变。

(2) 膀胱功能评估:盆底膨出的病人可以表现程度不一的下尿路症状。尽管一些病人可能没有明显症状,但是获得膀胱和尿道功能的客观信息仍然很重要。对于严重盆腔器官脱垂病人,脱垂产生的尿道扭曲效应可能掩盖潜在的漏尿问题,因此应该将脱垂复位行基础膀胱功能测定来模拟脱垂治疗后膀胱尿道功能状态。至少应该做以下检查:清洁尿或者插管所得的尿液标本行感染相关的检查、残余尿测定以及作为门诊膀胱内压测定的一部分行膀胱感觉的评估。目前还没有对残余尿的异常数值达成共识,如果病人排出了 150ml 尿或者更多,残余尿小于或等于 100ml 是可接受的。

(3) 尿流动力学检查:对于大多数脱垂病人,尤其是没有手术指征的病人,复杂的尿流动力学检查并不是必需的。但如果需要更多的有关逼尿肌功能的数据或更多的有关尿道功能的定量数据就需要进行尿流动力学检查。

(4) 影像学检查:对于盆腔器官脱垂的病人不常规行诊断性影像学检查。但是如果有临床指征,那么可做的检查包括测定膀胱功能的荧光透视检查、怀疑肠套叠或者直肠黏膜脱垂的病人可以行排粪性造影检查。磁共振成像对于脱垂病人还没有临床指征广泛应用,主要用于科研目。

【鉴别诊断】

1. **阴道壁肿物** 阴道壁肿物在阴道壁内,固定、边界清楚。

2. **子宫黏膜下肌瘤** 病人有月经过多病史,宫颈口见红色肿块,在其周围或一侧可扪及被扩张变薄的宫颈边缘。

3. **慢性子宫内翻** 很少见。阴道内见翻出的宫体,被覆暗红色。可见输卵管开口,三合诊检查盆腔内无宫体。

4. **尿道旁腺炎** 有尿频,尿急,阴道肿块在阴道壁内,固定、边界不清楚,尿口可挤出脓液。

【治疗】

盆腔脱垂的治疗有一定程序。脱垂的治疗基于它所产生的特殊症状,而不只是基于脱垂的临床所见。对于没有症状或症状轻的病人,更合理的处理方案是选择观察而不是治疗。

1. **非手术治疗** 非手术治疗包括保守性的行为疗法和应用器具。通常非手术疗法用于轻度到中度的脱垂病人,希望保留生育功能,以及不适合手术治疗或者无法忍受手术及拒绝手术者。

保守性处理方法包括改变生活方式或者物理干预,这些方法通常主要用于轻中度的脱垂。

(1) 子宫托:子宫托是一种支持子宫、子宫颈及盆底组织的用具,能支持阴道壁,使组织不致因松弛而下垂,同时利用肛提肌的耻骨尾骨肌将子宫托支撑于阴道穹隆部,维持子宫颈在坐骨棘水平,使子宫及阴道壁不致下垂,可以减轻或消除症状。应用子宫托治疗通常是由于医学原因不能手术,希望避免手术或者脱垂的严重程度使得其他非手术方法不可行的病人。还有人将指征扩展到妊娠相关的膨出以及老年妇女的脱垂和尿失禁治疗中。有研究表明年龄大于 65 岁病人,有严重医学并发症,和性功能障碍者往往是成功的子宫托应用者。应用不成功或者要求手术者往往与阴道长度短(≤6cm)、阴道口宽大、性活动、压力性尿失禁、Ⅲ~Ⅳ度的后盆腔膨出、第一次就诊就要求手术治疗等有关。来源于少数文献的综述和报告推荐将子宫托作为盆腔器官脱垂的一线治疗方法,但是有关子宫托的选择和应用以及子宫托的处理等方面还少有共识。

(2) 药物治疗:常用药物为补中益气汤加减,对轻症者起一定作用。有学者认为服用雌激素替代疗法有助于改善盆底支持力和增加阴道上皮组织的抵抗力,对这方面的实际效果,尚有待观察总结。

(3) 盆底肌肉收缩运动:主要是锻炼提肛肌肉,加强此肌的收缩力。

最常用的是 Kegel 训练,1948 年美国医生 Amolid Kegel 提出,锻炼方法:排净大,小便后取坐,躺,站姿均可。过程一(锻炼Ⅰ类肌纤维):阴道肛门收缩持续 5 秒,放松 10 秒,反复锻炼 5 分钟。过程二(锻炼Ⅱ类肌纤维):阴道肛门快收缩 5 次(每次收缩 1 秒,放松 2 秒),放松 10 秒。反复做 5 分钟。每次锻炼分别进行过程一(5 分钟)和过程二(5 分钟)。每日锻炼 3 次,持续 6 周。

在此基础上,可视化盆底肌肉生物反馈训练(pelvic floor muscle biofeed-back,PFMB)作为增强训练,将不能觉察的生理过程中的信息转交成直观的信号反馈给病人和医生,根据肌电图可分别测量Ⅰ类及Ⅱ类肌纤维的情况及肌纤维疲劳度数值,以助于记录和分析,通过肌电图介导的生物反馈训练能增加肌肉锻炼效果,表现为肌肉强度增加。生物反馈仪的使用是为了加强盆底肌肉训练的效果,当掌握了正确的方法，并形成条件反射可改为 Kegel 训练，并长期坚持。

保守性治疗方法的目标如下：预防脱垂加重；减轻症状的严重程度；增加盆底肌肉的强度、耐力和支持力，避免或者延缓手术干预。

有文献报道生物反馈治疗直肠膨出相关的排便障碍是有效的。这些研究者们得出结论认为行为训练，包括生物反馈治疗，对于与直肠膨出相关的排便障碍的病人可能是有效的初始治疗方法。

2. **手术治疗**　手术治疗的最初目的是为了缓解症状，大多数情况下，还能重建阴道的解剖来维持或改善性功能，而没有严重的不良反应和并发症。有时当不需要保留性功能时，采用闭合性手术也可以缓解症状。没有一成不变的规则决定什么时候才有手术指征。许多脱垂严重的病人没有或很少有症状，而一些程度较轻的病人自觉症状非常严重。一般情况下，手术适用于那些尝试过保守性治疗而效果不满意者，或者不愿意保守治疗的病人。主要是有症状的脱垂，或者脱垂程度在 Ⅱ 度以上伴有明显进展的病人。所有病人都应该给予选择尝试保守治疗的机会。

手术路径包括经阴道、经腹部和腹腔镜，或者这几种方法的联合。依据脱垂的程度和部位，手术应该包括阴道前壁、阴道顶端、阴道后壁和会阴体的修补。还可能同时进行尿失禁和大便失禁的手术。手术路径的选择要根据脱垂的类型和严重程度、术者的训练和经验、病人的倾向和手术的预计目标等来决定。

脱垂的手术大致分为以下三类：①重建性：应用病人自身的支持结构；②代偿性：用永久性的移植物来代替缺损的结构；③封闭性：封闭或部分封闭阴道。

这些分类有一些武断性，并不完全互相排斥。例如，阴道修补术时移植物可被用来加强修复，或者用于替代缺损的或缺失的支持结构。在骶骨阴道固定术中移植物被用来替代支持阴道顶端的结缔组织（主韧带和宫骶韧带）。选择一种适宜的手术除了要缓解与脱垂相关的症状外，也必须考虑到排尿、排便以及性功能状态。

（1）曼氏手术（Manchester opration）：包括阴道前后壁修补、主韧带缩短及宫颈部分切除术。适用于年龄较轻、宫颈延长的子宫脱垂病人。

（2）经阴道子宫全切除及阴道前后壁修补术：适用于年龄较大、无需考虑生育功能的病人，这种手术方式在我国有很广泛而长期的应用，但重度子宫脱垂病人的术后复发几率较高。

（3）阴道封闭术：1877 年 LeFort 发表了阴道半封闭术，从而奠定了此术式在治疗子宫脱垂中的地位。1951年，Conill 在 LeFort 术式的基础上改良了阴道半封闭术，并提出了阴道全封闭的想法。在过去几十年中，我国开展较少，主要顾虑是术后新发压力性尿失禁的问题。近二十年以来，随着女性盆腔医学和盆底重建外科的兴起，人们对

盆腔器官膨出（pelvic organ prolapse，POP）的病理生理机制有了新的认识，治疗理念上更加重视病人的满意度和生活质量的提高，该术式又被重新评价并再次为妇科医生和病人所应用，对于那些高龄合并有多种内科疾病，不能耐受长时间、出血较多、创面较大的手术，而病人又无性生活要求的病人，阴道封闭术是一种很好的选择。衰老本身就会带来器官功能退化和代偿功能下降。有研究分析 264 340例行妇科泌尿手术的妇女，每 10 年龄段死亡率呈非线形增加，<60 岁为 1/10 000，60～69 岁为 5/10 000，70～79 岁为 9/10 000，≥80 岁为 28/10 000，而且盆底重建术的并发症高于阴道封闭术。

（4）近年来常用的盆底重建手术：近年来鉴于国内外学者提出以最大限度地恢复解剖、恢复功能、并要微创为原则，开展了围绕解剖的维持（保留子宫）或缺损修复、结构重建以及替代物（mesh）应用的各种手术。

1）经阴道骶棘韧带固定术（vaginal sacrospinous ligament fixation，SSLF）：1958 年由 Sederl 首次提出，经多次改良后，现已成为较常用的术式，成功率 85%～90%，略低于经腹骶骨阴道固定术，但安全性高。可行单侧或双侧固定，多行右侧固定法，但术后膀胱膨出的复发率较高（11%）。对于阴道短缩的病人，难以进行骶棘韧带固定术，大约 4% 的病人难以完成手术，据文献报道，骶棘韧带固定术后，由于阴道狭窄引起性交困难的病人可达 10%。

2）骶骨阴道固定术（sacral colpopexy）：对阴道穹隆膨出的治愈率为 90%～100%，是一种治愈率很高的手术，但 57% 的病人术后有排便困难等问题。1950 年 Shuguier 和 Scali 首次报道了经腹途径，随着腔镜外科的发展，目前主要经腹腔镜途径。而腹腔镜具有创伤小、伤口美容、住院时间短、并发症少、病人满意率高的优点，网片也已经发展到第 4 代，主要并发症有骶前静脉出血，发生率 1.12%～2.16%。

3）阴道旁修补（vaginal paravaginal repair，VPVR）：早在 20 世纪初期，White 就提出，膀胱膨出不仅是因为阴道壁及膀胱本身支持结构的过度伸展、变薄造成的，而是因为两侧固定膀胱的耻骨宫颈筋膜在骨盆侧壁的白线被撕裂，形成阴道前壁旁组织缺陷所引起，并提出了相应的手术方式。但他的理论与手术方式一直到 20 世纪 70 年代后才重新被认识。Shull 等在 1994 年第 20 届美国妇外科年会，报告了经阴道行阴道旁修补手术，受到广泛关注。该手术可以通过开腹、腹腔镜或经阴道途径完成。其中 VPVR 相对操作简单、创伤小、效果优于经腹手术，故应用相对广泛，美国妇产科医师协会（ACOG）和美国妇科泌尿协会（AUGS）于 2011 年 12 月份发表了声明：建议 TVM 治疗 POP 可用于复发病例或者有合并症不能耐受创伤更大的开腹或者腔镜手术病人，在充分知情同意下考虑利大于弊的情况下使用，并强调规范手术资格认证。FDA 进行循证分析和专家论证后，得出如下结论：一项纳入 40 项 RCT 研究，共计

3773 例病人的 Meta 分析显示:对于骶骨阴道固定术,经腹和腹腔镜比经阴道发生复发性穹隆膨出、性交障碍的风险低。对于阴道前臂膨出,标准前壁修补术发生膀胱膨出复发的风险分别比加用合成补片、加用生物补片高,但尚缺乏关于致病率和其他临床结局的资料。2011 年 7 月妇科网片合并症发出二次警告主要内容为:采用经阴道网片修补 POP 发生严重并发症的情况并不罕见,对于 POP 采用经阴道网片修补手术效果并没有比不加网片盆底重建术更有效。

这类不应用网片的手术的应用日益增多,并和骶棘带固定术及骶骨阴道固定术联合应用。

4) 经腹或经腹腔镜子宫骶韧带阴道顶悬吊术(utero sacral ligament vault suspension):手术时首先寻找阴道顶和子宫骶韧带的近端,然后切开阴道顶上的腹膜,以暴露前方的耻骨宫颈筋膜和后方的直肠阴道筋膜,将这两个筋膜互相靠拢缝合后,形成新的阴道顶,并将其悬吊于宫骶韧带上。近期效果尚可,但远期复发率较高。

5) 聚丙烯网片全盆底悬吊术:又称为改良的全盆底悬吊术,在我国有"童式"和"协和式"为代表的主流方式,利用一张 10cm×15cm 聚丙烯网片耗材。该术式将自行裁剪的蝶形聚丙烯网片并用牵引线将网片的翼部通过专用穿刺锥经闭孔和坐骨直肠窝在适当的位置进行支撑,同时进行肛提肌及会阴体的修复从而完成盆底三个平面的重建,如伴 SUI 的病人则同时行压力性尿失禁的治疗。它使损伤的盆底组织连成整体。

6) 套装盆底修复装置:1998 年法国的盆底外科医生开始开发一种单一置入合成网片以同时支撑前壁、后壁和顶部膨出器官的方法,后多家厂商定制形成不同品牌,在 FDA 警示后,美国强生公司 Prolift 退市,目前欧洲如德国"德迈"、荷兰"赫美"、美国"巴德"等品牌仍在临床应用。通过网片的延长臂无张力地固定以达到解剖学修补的目的,包括穿过盆腔筋膜腱弓经闭孔在前部固定和穿过骶棘韧带经臀肌在后部固定。但令人担忧的是 OPR 复发以后的临床难处理及 SUI 复发仍需后续的尿道下吊带悬吊术,需要手术治疗的肉芽肿形成和阴道侵蚀(GF&VE)的发生率为 6.7%。

(5) 手术治疗的适应证与禁忌证

1) 适应证:①严重生殖器脱垂而有显著症状者;②子宫脱垂伴有重度会阴裂伤;③曾经非手术治疗无效者;④子宫脱垂并有明显子宫颈延长、肥大。

2) 禁忌证:①有外阴炎、阴道炎、盆腔炎者,须先治炎症,然后手术;②子宫颈及阴道有溃疡者,治愈后再手术;③有严重心脏病、高血压病、肾炎、糖尿病、肝功能损害、活动性肺结核、慢性支气管炎、恶性肿瘤及出血性疾病等,暂不宜手术,待病情好转后再考虑;④子宫颈或子宫体有恶性病变者;⑤月经期、妊娠期不宜手术。

(6) 手术时可能发生的损伤及出血

1) 膀胱损伤:多发生在修补阴道前壁分离阴道壁与膀胱时,特别是当阴道壁曾有慢性溃疡,愈合后局部形成瘢痕,手术分离困难,易损伤膀胱。损伤后,可见尿液溢出,此时可用"00"号肠线缝合漏孔,切勿穿过膀胱黏膜,再在膀胱肌层用细丝线缝合一层或二层,术后留置导尿管 5~7 天。

2) 输尿管损伤:手术时未将膀胱向上及向侧旁(包括输尿管)充分推开,或钳夹宫旁组织过宽、过多时,有可能损伤输尿管。一般输尿管损伤多在手术后数日内发现,病人诉一侧腰胀痛,尿量少,病人腰部有叩击痛,确诊后立即行外科处理。

3) 直肠损伤:手术分离阴道后壁与直肠间组织时,如果层次不清,阴道后壁过厚或粘连,易发生直肠损伤。发现损伤应立即修补,用"00"号铬肠线缝合直肠壁,不要穿透直肠黏膜,然后用 1 号丝线间断缝合阴道黏膜下组织。术后服流质饮食 5 天。

4) 出血:手术时对血管或残端结扎不牢,或牵拉残端,致使残端线结滑脱而出血,或分离阴道前壁黏膜两侧过宽,或分离阴道后壁两侧肛提肌过宽时均可引起大量出血。术者应熟悉主要血管部位,牢固结扎,熟悉局部解剖,按层次分离,可减少出血。

5) 休克手术时失血过多、手术时间过长、过度牵拉盆腔脏器等,均可能发生休克。术者在手术操作时,动作应轻柔、准确,尽量缩短手术时间,贫血及体质虚弱者更应加以注意选择手术方式。

(7) 手术后并发症

1) 出血或血肿形成:手术时血管残端结扎不牢固,术后 1~2 日内阴道内可发生渗血或血肿形成,如为少量阴道渗血,可用纱布卷填塞阴道加压止血。止血无效或出血严重时,应拆开阴道壁缝线,寻找出血部位,再次缝扎出血点。

2) 伤口感染、裂开:由于手术时消毒不严密,或术后外阴清洁注意不够,可以发生感染。轻症者伤口感染化脓,重症者可发热,局部伤口愈合不良或坏死。此时应给予引流,并使用抗生素治疗。

3) 排尿困难:手术后拔除导尿管后,有些病人不能自然排尿。这是由于术时分离膀胱过广泛,使骨盆底的交感神经受到损伤,或由于尿道括约肌痉挛,致术后不能自然排尿。此时应协助病人坐起排尿,如仍不能排尿,可放留置导尿管,每 4 小时放尿一次,避免膀胱过度膨胀。

4) 尿失禁:手术后尿失禁可能由于尿道括约肌或其周围瘢痕形成,或由于分离膀胱膨出时神经受损害所致。主要应在手术时适当修复膀胱颈,避免尿失禁发生。

5) 膀胱炎:常由术时及术后多次导尿引起膀胱感染,应给予抗生素治疗。

6) 性交困难及性交疼痛:阴道修补术时切除过多阴道黏膜,或会阴修补过高使阴道口狭窄,或肛提肌缝合过紧过深,导致阴道过短或狭窄。手术时应避免以上过度修补,以适中为宜。

7）网片的外露或侵蚀（erosion）：与个人反应、网片包埋的深浅及排异作用有关，多发生于术后半年。

（8）手术失败或复发的处理：手术后大部分病人疗效好，有少数病人失败或复发脱垂，大致有以下几种原因：①重度子宫脱垂及阴道前后壁膨出病人，其盆底组织损伤严重，肛提肌萎缩；②手术方式选择不当，或手术时未按解剖层次分离缝合，或手术修补做得不彻底；③手术后未充分休息而过早行重体力劳动；④手术后慢性咳嗽、便秘等增加了腹压；⑤手术后再度妊娠分娩者，复发率高。

术后复发的处理方法：

1）手术后膀胱及直肠膨出程度轻，无明显症状者，可不必再手术。应避免重体力劳动，增强体力。

2）术后子宫发生重度脱垂者，尤其伴有压力性尿失禁、直肠子宫陷凹疝时，可以考虑再次手术，需根据前次手术方式仔细制定再次手术方式。

【预防】

由于开展了妇女保健及计划生育措施，子宫脱垂已逐年减少。接产时及时缝合会阴及阴道裂伤，正确处理难产；产后不久蹲，不做重体力劳动，避免便秘、慢性咳嗽等增加腹压的疾病；哺乳期以不超过一年为宜。老年期妇女应多户外活动与锻炼，以加强全身肌肉及盆底支持组织的弹力。

【临床特殊情况的思考和建议】

在临床实践中，盆底功能障碍性疾病往往不是单一问题的表现，而是多因素共同作用的结果，在许多临床表现出的症状上，只是各种损伤引起的一个综合反应，例如，阴道前壁膨出得到矫治后，后壁的薄弱可能会在一段时间后表现出来，使得阴道后壁膨出加剧，子宫脱垂的病人在传统手术将子宫切除后，使阴道前后壁失去更多支撑，残端脱垂的病人增多，并给临床处理带来困难，诸如此类的问题，要求我们不断改变观念，因此，整体手术处理、个性化处理等时要求术者在术前认真评估病人的情况，制定个性化的合适的综合术式，力争通过一次手术就能很好地解决病人存在的盆底问题。

临床手术的作用在于挽救生命、矫治畸形或减轻痛苦，在盆底手术中，真正的手术理念应该在于减轻病人的痛苦或者改善其生活质量，现代的病人在提出解剖整形的同时，往往有保留功能或器官的要求，这就给传统手术提出了新的要求，例如，子宫脱垂的病人手术时必须切除子宫吗？同样，这样的问题也会出自许多医生的口中，这就决定了术者必须具有良好的医疗道德和手术水平的同时，还会面临许多挑剔的眼光，给手术的实施和推广带来难度。新的手术方法在解决解剖问题的同时强调对功能的重建，这就涉及一个功能重建的程度问题，病人常常对医生寄予厚望，希望通过手术恢复其往日的"风采"，但事实上"破镜重圆"是一种美好的愿望，医生能做到的只是有限的重建，当医患之间

各自认为的治疗目标出现较大差距的时候，也就是医患矛盾的开始，从而打击术者不断开拓的积极性。这就需要医护人员之间达成共识，并做好与病人之间的沟通，将手术的优缺点加以分析，对每一例手术均精心研究和组织，在进行解剖重建的同时，尽力恢复其有限的功能，并且于术后不能产生新的问题，给病人造成新的痛苦，只有这样，才能在实践中不断推进学科的发展。

1. **完善术前准备**　子宫脱垂病人多为中老年病人，以老年病人居多，这些病人或多或少的合并内科疾病，如冠心病、高血压、糖尿病，一部分病人有脑梗死史。在术前检查血液常规、血凝常规、肝肾功能等，并且应该正确得对心肺功能进行评估，通过心脏超声，肺功能检测了解基本心肺情况；术前行头颅 CT 检查，了解有无既往脑梗死等。此外，血液黏稠度检查也很重要，对于血黏度高的病人，术后要警惕血栓形成继发心脏梗死、脑梗死、肺栓塞等。由于盆腔手术非常容易引起血栓，因此，对病人进行术前宣教就显得非常重要，医护人员应告知并鼓励病人术后早期活动，这样能有效防止术后血栓形成。

在病人同意手术之前应向病人做详细的解释，并在与病人讨论中解决下述问题：

（1）手术治疗子宫脱垂的妇女是否需要保留生育功能或月经？

（2）在子宫切除术后是否要纠正膀胱膨出、直肠膨出、阴道疝或尿失禁？

（3）术中应用合成材料，是否有支付经济能力？

（4）围绝经期或绝经后妇女是否要摘除卵巢？

（5）病人是否希望保留性生活能力？

（6）应用传统简单的手术是否会复发？

大部分子宫脱垂的病人，由于脱出的宫颈长期摩擦，容易造成宫颈表面黏膜损伤破溃，并发感染，术前应该阴道内用药，进行杀菌改善阴道内环境，以预防术中术后感染。每天换药非常重要，且可能需要较长时间换药，这样就需要医护人员有很好的耐心。大多数病人都希望一旦入院就能马上手术，对于这种长时间的术前准备工作会有排斥及不理解的心理，我们应该做到很好的告知，取得病人的配合，这样才能减少医患矛盾，提高手术效果。

2. **选择适合的手术方式**　治疗盆底器官脱垂的手术方式有很多，要让病人及家属了解各种手术方式的优缺点，向他们介绍新观念、新术式及植入物可能带来的问题。同时，也要让他们了解不同植入物的价格，根据他们的需要选择。作为手术医生应该了解每种手术的适应证及优缺点。

3. **吊带或网片侵蚀**　吊带侵蚀可以是无症状性的，但通常会导致阴道液体排出和出血，这两种症状都会由于性生活而加重。如果出现吊带侵蚀，在阴道中能够见到暴露的吊带局部。吊带侵蚀需要与网片排斥进行鉴别。在吊带排斥反应中，在吊带的周围，会出现反应性纤维化和包裹。如果轻轻牵拉，能够非常容易地把整条吊带从组织中取出。

3

763

聚丙烯吊带极少发生排斥反应,但对于尼龙吊带比较常见。吊带侵蚀的处理比较直接,而且门诊可能就可以解决。首先,评估吊带是否有松开或者松弛,然后决定在出现吊带侵蚀的位置是否切除部分吊带或者全部吊带。未暴露于侵蚀部位的吊带通常与周围组织的粘连比较牢固,可能切除困难。可将暴露的吊带一侧拉紧,然后拉紧另一侧,以便暴露的部分能够切除,而吊带的边缘回缩,不再看到。这样将破坏侵蚀部位吊带的连续性,但可能不会降低手术的效果。将侵蚀部位分离干净,局部换药,直至创面愈合,一般情况下不予创面缝合。

4. 预防盆底脏器脱垂的复发　首先对于手术病人在术中应该尽量恢复盆底解剖结构,将脱出的子宫及膨出的阴道前后壁悬吊至原来的位置,是预防盆底脏器脱垂的首要方法。在术后,病人应该尽量避免重力活动,不要抬重物、干重活,让盆底肌肉得到很好的休息。此外,坚持盆底肌肉锻炼也是非常重要的。每天早晨进行提肛运动半小时或更长时间,提高肛提肌的张力。也可以利用盆底生物反馈治疗仪,在生物反馈治疗过程中,放置在阴道内的电极传递不同强度的电流,可刺激阴部神经的传出纤维,增强盆底肌肉及尿道周围横纹肌的张力,加强对尿道和膀胱颈的支撑作用,恢复正常的膀胱颈后尿道解剖关系,并提高尿道闭合压;同时刺激阴部神经的传入纤维,抑制逼尿肌核的兴奋性,抑制逼尿肌的收缩,增加逼尿肌的稳定性,达到加强盆底肌肉强度,预防再脱垂。

5. 提高对盆底脏器脱垂的认识　有学者调查北京郊区某自然村成年已婚女性,发现子宫脱垂25.8%,阴道前壁膨出41.6%,阴道后壁膨出32.1%,对生活有较大影响。另有调查普通妇科门诊阴道脱垂发生情况,得出阴道脱垂患病率为25.9%。但以脱垂为就诊原因的仅4.9%。阴道脱垂的患病率随年龄增大呈增高趋势,且与阴道分娩、高体质指数、绝经等因素有关。两个结果都显示盆腔脏器脱垂是一个非常常见的疾病,成年女性患病率很高,对生活影响也较大,但并未引起人们的注意,就诊率很低。应该在全社会普及这方面的知识,积极治疗盆腔脏器脱垂。例如在门诊部张贴盆底器官脱垂的知识,准备知识小册,便于病人自取阅读,以及可以到各个社区进行义诊,都不失为提高盆底脱垂知识的好办法。

二、尿　失　禁

尿失禁是指客观上的不自主漏尿,可引起社会或卫生健康问题.液体流动的规律是从高压处流向低压处。排尿期膀胱压大于尿道压,尿液得以排出。同理,若储尿期出现膀胱压大于尿道压的现象,则将发生尿失禁,各种尿失禁都具有这一基本特征。

(一) 压力性尿失禁(stress urinary incontinence,SUI)

腹压突然增加导致尿液不自主流出,不是由逼尿肌收缩或膀胱壁对尿液的压力引起的。其特点是正常状态下无漏尿,而腹压突然增加时尿液自动流出。

【发生机制】

女性的不自主(括约肌)排尿功能,由膀胱外下部与尿道上部肌肉相互作用而成,在尿道膀胱连接处最明显,有其他盆底组织相互联合作用。正常静止时,不自主的膀胱肌与尿道环状肌关闭尿道膀胱口,阻止流尿,当不自主膀胱肌与尿道肌收缩时,尿道后部张开,尿道近端与膀胱呈漏斗状,尿液流入尿道。张力性尿失禁病人:①膀胱底部下降,近端尿道也下降至腹内压作用范围以外,当腹内压增加时,压力只能向膀胱,而不能传至尿道,使尿道阻力不足以对抗膀胱的压力而尿外流;②正常尿道膀胱后角为90°~100°,压力性尿失禁病人的膀胱底部向下向后移位,使尿道膀胱后角消失,尿道缩短,一旦腹压增加,即可诱发尿失禁;③尿道轴发生旋转,使其倾斜角从正常的10°~30°增至≥90°,导致尿失禁。

【分型】

压力性尿失禁分为两型:解剖型及尿道内括约肌障碍型。

1. 解剖型压力性尿失禁　占90%以上,为盆底组织松弛引起。盆底松弛主要有妊娠与阴道分娩损伤和绝经后雌激素减低等原因。最被广泛接受的压力传导理论认为压力性尿失禁的病因在于因盆底支持结构缺损而使膀胱颈近端尿道脱出于盆底外,所以,咳嗽引起的腹腔内压力不能平均地传递到膀胱和近端的尿道,增加的膀胱内压力大于尿道内压力而出现漏尿。

2. 尿道内括约肌障碍型　约<10%。

【诊断】

压力性尿失禁的诊断需要一般检查和深入检查。

1. 一般检查　是通过一系列方法对有尿失禁症状的病人进行初步检查,明确诊断,包括完整详细的病史和认真的体格检查,辅以排尿日记和简单的门诊检查。

(1) 病史:应得到每个尿失禁病人的完整病史。病史包括症状,一般病史,既往手术史和目前的治疗情况。

1) 症状:应确定病人漏尿症状的频率,漏尿多少,什么会引发漏尿,什么会改善或加重漏尿,有无持续尿失禁现象,是否有排尿困难的表现,一些病人在性交过程中有尿失禁现象,但她们羞于与医生交流与性功能相关的症状,医生应评估包括性功能在内的所有盆底功能紊乱情况。医生还要询问尿失禁对病人生活的特殊影响、引起烦恼的严重程度。一些症状的客观严重程度与主观感受之间常常存在差异。应把病人的主要症状放首位,只有了解每个妇女的情况才能制定完善的治疗计划、正确进行效果评价,避免过度治疗。同时医生要了解病人所期待的治疗结果,并进行适当宣教,告诉她可能出现的治疗结果。可通过问卷和调查表系统了解以上情况。

2) 全身疾病:详细的病史可以发现对尿失禁有直接影响的全身疾病,如糖尿病、血管功能障碍、慢性肺疾病,以及从大脑皮质到周围神经系统可影响神经轴任意一点的大量神经病变。如果血糖控制不好会引起渗透利尿,周围水肿组织的液体夜间进入血管,引起利尿增加,造成尿失禁,慢性咳嗽引起压力性尿失禁。

3) 其他:病史还应包括病人产科及妇科病史,如有无产程延长、产伤、巨大胎儿分娩史,肠道功能的变化等,既往对尿失禁的治疗方法。

尿失禁的病史是压力性尿失禁诊断的要点之一,只要病人在腹压增高情况下出现尿失禁,同时并不伴有尿频尿急和急迫性尿失禁的症状即可诊断压力性尿失禁。

(2) 体格检查

1) 全身检查:应包括与尿失禁相关及可能影响下尿路功能的全身疾病进行检查。这些全身疾病包括:心血管功能不全、肺部疾患、隐性神经疾病(例如:多发硬化、脑卒中、帕金森病及脊柱和下背部异常)、腹部包块及运动能力。对于有明显神经系统疾病史者应做详尽的神经系统检查,如阴蒂肛门反射明显减弱或肛门括约肌张力减弱,提示盆腔神经损害,可能会明显影响膀胱逼尿肌的收缩功能,伴有膀胱逼尿肌功能受损的压力性尿失禁病人抗压力性尿失禁术后排尿困难或术后尿潴留的发生率明显增高。

2) 盆腔检查:应明确病人有无盆腔包块、盆腔器官脱垂及阴道萎缩。要明确阴道前、后壁有无膨出及膨出程度,有无子宫脱垂、穹隆膨出及程度,是否存在阴道萎缩、小肠疝、会阴体薄弱等。阴道检查和直肠检查时还要用手指触摸盆底肌肉,感受肌肉是否对称和有力。

(3) 特殊检查:体检发现一定要与病人的病史相结合才能作出正确判断。

1) 压力试验(stress test):在病人感觉膀胱充盈的情况下进行检查。常取膀胱截石位,嘱病人连续用力咳嗽数次,注意观察尿道口有无漏尿现象。有则压力试验阳性。如果仰卧时没有漏尿,病人要两脚分开与胸同宽站立,反复咳嗽几次,观察有无漏尿。

压力试验是压力性尿失禁的初筛试验,虽是一个简单可靠的诊断手段,但不能鉴别压力性尿失禁与急迫性尿失禁;也不能判断尿失禁严重程度。压力试验阳性时,必须分清漏尿是内腹压升高引起(压力性尿失禁),还是咳嗽诱导的逼尿肌收缩(运动性急迫尿失禁)引起的,后者漏尿往往延迟,任咳嗽几秒钟后发生,停止咳嗽后漏尿也不停止。

临床上有一些压力性尿失禁病人咳嗽时不见漏尿,原因可能是尿道括约肌张力异常增高。故压力试验阴性不能排除压力性尿失禁。

2) 尿垫试验(pad test):在咳嗽-漏尿试验无遗尿时需进行尿垫试验。尿垫试验即嘱病人在一定时间内做一系列规定的动作,测量病人活动前后带卫生巾的重量,计算漏尿量,从而评估病人尿失禁的严重程度。由于不同动作引起的漏尿程度不同,国际尿控学会制定了尿垫试验规范,以便对世界范围内的研究资料进行比较。尿垫试验有两类:短期试验和长期试验。在正规门诊做短期试验,在家里做持续 24～48 小时的长期试验。

常用的是 1 小时尿垫试验和 24 小时尿垫试验。

1 小时尿垫试验步骤:

- 试验时膀胱要充盈,持续 1 小时,从试验开始病人不再排尿。
- 预先放置经称重的尿垫(如卫生垫)。
- 试验开始 15 分钟内:病人喝 500 毫升白开水,卧床休息。
- 之后的 30 分钟,病人行走,上下 1 层楼台阶。
- 最后 15 分钟,病人应坐立 10 次,用力咳嗽 10 次,跑步 1 分钟,拾起地面 5 个物体,再用自来水洗手 1 分钟。
- 试验结束时,称重尿垫,要求病人排尿并测尿量。

尿垫试验结束后应询问病人测试期间有无尿急和急迫性尿失禁现象,如果发生急迫性尿失禁,该结果不应作为压力性尿失禁严重程度的评估参数,应重新进行尿垫试验。1 小时尿垫试验小于 2g 为轻度尿失禁,2～10g 为中度尿失禁,大于 10g 为重度尿失禁。40～50g 为极重度尿失禁。尿垫重量增加 4g 以上为 24 小时试验阳性,亦有学者认为增加 8g 以上方为阳性。尿垫试验可定量反映漏尿程度,较主观评价(如压力试验)更准确。但目前尿垫增重数值与尿失禁程度的对应关系尚存在争议,而且尿垫重量增加可以由漏尿及阴道分泌物、汗液等引起,对怀疑由非漏尿因素引起的尿垫增重,需辅助其他检查予以鉴别。

3) 指压试验(marshall-bonney test or Bonney test):压力试验阳性时,应行指压试验(图 30-2-4),亦称膀胱颈抬高试验。以中指及示指伸入阴道,分开两指置于后尿道两侧,注意勿将两指压在尿道上。将膀胱颈向前上推顶,尿道旁组织同时被托起,尿道随之上升,从而恢复了尿道与膀胱的正常角度。试验前,病人用力咳嗽见尿道口溢尿;试验时,嘱病人连续用力咳嗽,观察尿道口是否溢尿。如试验前咳嗽时溢尿,试验时咳嗽不再溢尿,则指压试验阳性,提示压力性尿失禁的可能性大。该检查主要了解病人压力性尿失禁的发生是否与膀胱颈后尿道过度下移有关,对尿道固有括约肌缺失型压力性尿失禁无诊断意义。有时会因检者手法错误,直接压迫尿道而导致假阳性(图 30-2-4)。

4) 棉签试验(Q-tip test, or cotton sweb test):可用于测定尿道的轴向及活动度。病人取膀胱截石位,将 1 个消毒的细棉签插入尿道,使棉签前端处于膀胱与尿道交界处,分别测量病人在 Valsalva 动作前后棉签棒与水平线之间夹角的变化。如该角度<15°,说明有良好的解剖学支持;如果>30°或上行 2～3cm 说明膀胱颈后尿道过度下移,解剖支持薄弱;15°～30°时结果不能确定解剖学的支持程度。

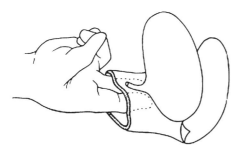

图 30-2-4 指压试验

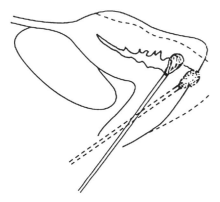

图 30-2-5 棉签试验

对<30°而有压力性尿失禁者应进一步检查(图 30-2-5)。

棉签试验可受合并生殖道脱垂及膀胱充盈情况影响,但因其能反映膀胱尿道交接点活动度,如棉签角度变化不大但仍然存在尿失禁,表明膀胱颈和尿道具有良好的支撑结构,要考虑内括约肌功能缺陷,故不适合选择悬吊膀胱颈治疗膀胱颈低活动度型压力性尿失禁。

5) 排尿日记(voiding diary or bladder diary):是评估尿失禁病人状况的重要工具。排尿日记是病人保存数天的排尿记录。病人在指导下将每次排尿时间记录在图表上并测量尿量,并将尿失禁时间及与漏尿相关的特殊活动记录下来。还可以指导病人记录液体摄入量。

排尿日记提供正规尿动力学检查所不能提供的有关膀胱功能的重要信息:24 小时尿量、每天排尿的总次数、夜尿次数,平均排尿量及膀胱功能容量(日常生活中最大排量)。这些信息、使医生能够用客观数据确定病人尿频的主诉及问题是否是尿量过多(或少)。日记还用于计算夜间产生尿量与日间尿量之比。夜间尿量的计算是将女性晚上入睡后的尿量及早上清醒后的第一次尿量相加。有时老年女性尿量产生发生显著偏移,尿量的一半以上是在睡眠时产生的。在排尿日记上证实这一现象可指导进一步治疗。

排尿日记记录中的注意事项:

尿急,尿频或夜尿,甚至尿失禁等症状在就诊时往往难以得到详细正确的描述,可能会影响医生处方的准确性。正确记录排尿日记可以解决上述问题,为保证您填写的准确性,需要您了解以下几个名词的含义:

• 尿急:是一种强烈的想排尿的感觉(就像您想排尿,但又

找不到厕所,在憋尿时所产生的感觉一样)。

• 夜尿:是指您入睡以后,被排尿感催醒后的排尿。发生 1 次,记录 1 次。

• 尿频:排尿次数过于频繁。

• 漏尿:就是尿失禁,指尿液未经控制,漏出体外。

如果对以上名词仍不清楚,请咨询医生。一般要求连续记录 3 天。注:饮水类型如不要求,可不记录。

6) 尿液常规检查:是为了排除感染、血尿和代谢异常。如果显微镜检查和培养证实存在尿路感染,需要观察尿失禁症状是否因尿路感染的治愈而得以改善。有时单纯的尿路感染会引起或加重尿失禁。然而,某些妇女,尤其是老年女性会出现没有任何症状的无症状菌尿;因此,如果对没有典型尿路感染症状(如排尿困难、尿急、尿频)的菌尿妇女进行试验治疗不能改善尿失禁症状,那么进一步的抗感染治疗常常无效。

如果同时存在血尿和菌尿,应在治愈菌尿后重复尿液检查。仅是血尿而无菌尿时应进一步检查除外肾脏或膀胱肿瘤;根据高危因素和临床表现决定是否进行检查及检查范同。如果怀疑有恶性肿瘤,要由外科医生做膀胱活检。

7) 残余尿测定:膀胱排空不全可引起尿失禁。排空后残余尿大的病人由于剩余尿液占据膀胱体积,膀胱的储尿功能下降。不流动的残余尿也是尿路感染的原因。

大量残余尿通过两种方式引起尿失禁。在一些病人中,膀胱过度充盈,增加的腹压迫使尿液通过尿道括约肌,引起压力性尿失禁。在另一些病人中,膀胱过度充盈引起逼尿肌不可抑制的收缩,引起尿失禁。两种情况可同时存在,问题会更加复杂。

测定残余尿可评价膀胱的收缩能力及有无膀胱出口梗阻。大量残余尿显示膀胱收缩力下降而非出口梗阻。无残余尿提示膀胱排空功能正常,但不能排除尿失禁的存在。

残余尿可通过直接插管或超声测定。虽然超声在临床上测定残余尿比较准确,但其标准差仍可达 15%~20%。因此,医生们还可通过插管测定。应在排尿 10 分钟内进行检查以避免人为数值升高。一般认为残余尿小于 50ml 正常、大于 200ml 不正常。至于中间数值却有很多争议。由于很多女性在初次就诊时往往焦虑、不能正常排尿,可以在下次就诊时测定残余尿,之后再进行其他检查。在神经系统正常、无盆腔器官脱垂、无排尿功能异常的妇女中评价膀胱排空能力的意义还不明确。

2. 深入检查 出现以下情况要考虑进一步检查:基本检查不能明确诊断;计划对尿失禁实施手术治疗前;病人出现无泌尿系感染的血尿;残余尿量增加;存在使治疗复杂化的神经系统疾病及严重的盆腔器官脱垂。进一步检查的内容包括尿动力学检查、影像学检查、膀胱镜及神经学检查。

(1) 磁共振成像(magnetic resonance imaging,MRI):在软组织的区别可产生清晰的图像。并可通过阴道内放置腔内卷和直肠内放置外卷技术来提高图像的清晰度。有学

者通过 MRI 对压力性尿失禁病人的盆底组织进行研究,发现尿失禁与尿道纹状泌尿生殖括约肌的多少有关,还可以对膀胱前间隙的进行测定。

(2) 膀胱镜(cystoscope):是内镜的一种,可用于检查和治疗。但在尿道、膀胱处于急性炎症期的病人、膀胱容量小于 60ml 的病人及经期或妊娠 3 个月以上的妇女中不宜进行膀胱镜检查。用棉签蘸 1‰ 地卡因留置在尿道内 10 分钟,即可达到麻醉目的,必要时可用鞍麻或骶管阻滞麻醉。

膀胱镜观察有无肿瘤、结石及输尿管开口、膀胱尿道接合部情况。膀胱炎症和肿瘤可引起急迫性尿失禁。需在膀胱充盈时观察膀胱颈活动度,把 0 度和 30 度镜置于尿道中段,停止液体冲盈,嘱病人缓慢用力。如果在病人用力过程中,膀胱颈呈漏斗状开放并向后下移,则证明是解剖性压力性尿失禁。而膀胱颈固定、近端尿道开放则提示是内源性括约肌功能缺陷。

(3) 超声(ultrasound):超声检查作为压力性尿失禁的诊断方法之一可对下尿路的形态及动态变化进行评价,并且无创、价廉、病人易耐受,能够代替放射检查。

超声检查包括腹部超声、会阴超声、阴道口超声、阴道超声、直肠超声及尿道内超声,这些方法都均可用于测量尿道膀胱结合部的活动度。活动度大于 1cm 为解剖缺陷、压力性尿失禁的诊断指标,咳嗽时尿道近端呈漏斗型是压力性尿失禁的典型表现。

(4) 尿动力学检查(urodynamics):是在膀胱充盈和排空过程中测定表示膀胱和尿道功能的各种生理指标。就其本质而言,尿动力学研究是可以提供下尿路功能状况客观证据的检查。因此,测定病人的排尿量及插管测定残余尿是尿动力学检查内容。尿道固有括约肌功能丧失(intrinsic sphincter deficiency, ISD)表现为腹压漏尿点压力测定:ALPP≤60cmH₂O,尿道压描记:最大尿道闭合压 MUCP≤20cmH₂O。

【治疗】

1. **药物治疗** 凡合并慢性咳嗽、尿道感染、阴道炎者应对症治疗。有老年性萎缩性、阴道炎者多合并尿道黏膜萎缩,可用雌激素口服或阴道栓剂。Stothers(1998)报道,用雌二醇阴道环治疗 62～72 岁绝经妇女尿失禁 3 个月,80% 妇女尿急、尿痛缓解,尿失禁次数减少一次以上,而采用安慰剂者仅 14% 缓解。雌二醇阴道环每日释放 2mg 剂量。雌二醇可增加泌尿道血运供给和增强盆底部肌力,同时还可避免泌尿道感染。有些妇女害怕口服雌激素的不良反应,或害怕乳腺癌的发生,或有其他禁忌证而不能服用雌激素时,雌激素阴道环是治疗绝经妇女尿失禁的较好选择,因阴道环的雌激素量很小。但不能治疗及预防骨质疏松症及心血管疾病等其他老年疾病。

口服丙胺太林(普鲁苯辛)15～30mg,每日 3 次,或托特罗定 2mg,每日 2 次,可抑制逼尿肌对刺激的反射,使膀胱容积增大,缓解尿频和尿急。中药补中益气汤、六味地黄丸等,配合针灸也能取得一定疗效。

2. **肛提肌锻炼** 因盆底组织松弛的压力性尿失禁,可行肛提肌运动,即每日 3 次行缩肛门及阴道的动作,每次 20 分钟左右,持续 6～8 周为 1 个疗程。

3. **电刺激** 对盆壁组织行电刺激治疗,每日 2 次,共 12 周,对肌肉张力、溢尿及诱发实验有明显改变,有效率达 35%～70%。

4. **手术治疗** 手术原则为修补膀胱颈及尿道的支持力量,重建尿道膀胱后角,增加尿道长度。子宫脱垂手术时应注意修补阴道前壁膨出及尿道膨出。手术多应用于保守治疗无效者。按手术原理和术式可分四组:

(1) 泌尿生殖隔成形术:包括阴道前壁修补术、尿道折叠术等。

(2) 耻骨后固定术(retropubic urethropexy):包括固定尿道旁组织于耻骨联合的术式(Marshall-Marchetti-Krantz,MMK 术)和固定尿道旁组织于 Cooper 韧带术式(Burch 术)。

(3) 尿道中段悬吊术(suburethral suspension):包括筋膜悬吊术(Albrige Studdiford 术和 Milia-Read 术)和复合医用材料吊带术(Sling、TVT、In Fast、IVS、SPARC、TVT-O、MONARC 术等)。

(4) 针刺悬吊术(needle suspension):包括 Peregra、Stamey、Gittes、Raz 等术式或联合手术。

此外,尿道旁硬化剂注射术(periurethral injection)可作为一种保守性手术应用于临床。目前常用的有以下四种:尿道膀胱筋膜缝合术、耻骨后膀胱尿道固定术、腹直肌筋膜悬吊术、复合医用材料阴道悬吊术。

随着现代生物技术的发展,吊带的材质有了很大改进,使尿失禁手术发生了革命性的变化,各种微创手术相继出现,1996 年 Ulmsten 等提出了经阴道无张力尿道悬吊术(tension free vaginal tape,TVT),几乎同时 Petros 提出经阴道吊带成形术(the intravaginal slingplasty,IVS),随之又出现了经耻骨上无张力悬吊带术(SPARC)、经闭孔尿道悬吊术(TOT)、逆向经闭孔尿道悬吊术(TVT-O)等。无张力悬吊的基本原则是将合成的吊带无张力地放置在中尿道水平。有许多品牌的产品,但本质是聚丙烯吊带,1cm 宽,通过小切口,由插入针置入。术中可行膀胱镜检查确保无膀胱损伤。有耻骨上及经闭孔手术方式,无明显证据表明某一种方式更有优越性。所有手术治愈率均接近 85%。手术可与其他盆底重建手术同时进行。并发症较少,包括排尿困难、膀胱过度活动和网片侵蚀。根据吊带放置位置和穿刺路径的不同,可将手术分为以下三类:

(1) 耻骨后无张力尿道中段悬吊术:主要有 TVT、前路 IVS 和 SPARC。①TVT 手术经耻骨联合上穿出,将尿道中段抬高。术中出血、感染等并发症少,术后留置导尿和住院时间短,康复快。采用的吊带为非吸收性,持久耐用,排斥反应小。手术主要治疗作用是加强尿道中段支撑,增加尿道阻力。手术最大的进步是提出了吊带无张力置放的新观念,降低了术后排尿困难、尿道侵蚀等并发症,提高了手术治愈率。②前路 IVS 术与 TVT 一样,也是通过阴道前壁的切口向耻骨联合上方的两个小切口穿刺,在中段尿道下置入吊带,恢复尿道的吊床支持。与 TVT 手术的区别是 TVT 术穿刺针较尖锐,而 IVS 的穿刺针头为钝性,膀胱损伤的可能性似乎小些。③SPARC 术与 TVT、前路 IVS 术的原理一样,也是采用合成的聚丙烯吊带加强中段尿道支持,但穿刺方向与前两者相反,系从耻骨联合上的小切口向阴道方向穿刺。在吊带采用的材质上,TVT 术的吊带具有许多倒刺样微小结构,术后可立即固定于组织,与纤维上皮一起生长。而前路 IVS 与 SPARC 的吊带较为光滑而致密,与上皮的亲和性似乎弱一些。

(2) 经闭孔无张力尿道悬吊术:包括 TOT 与 TVT-O两种术式。TOT 手术在 2002 年首次由法国医生 Emmanuel 报道,此手术的主要优点是无腹部切口,完全经外阴和阴道完成,是迄今报道的创伤最小的压力性尿失禁术式。其穿刺路径不经耻骨后间隙,而是经闭孔的耻骨降支,将吊带同样置于尿道中段下形成支撑。与 TVT、SPARC和 IVS 等手术相比,穿刺路径更远离膀胱和尿道,减少了损伤、出血和血肿等并发症的发生。

【预防】

正确处理分娩,临产时定时排尿,及时处理第二产程滞产,避免困难的或不适当的产时助产。产后进行保健运动锻炼,特别避免增加腹压的重体力劳动,治疗慢性咳嗽、便秘等。

(二) 急迫性尿失禁

【定义】

据国际尿控学会(ICS)的定义,有强烈的尿意后,尿液不能由意志控制而经尿道漏出者,称为急迫性尿失禁(urge urinary incontinence,UUI)。在女性人群中的发病率:20~30 岁为 15%,40~50 岁为 16%,60~70 岁为 20%。急迫性尿失禁分为两类:

1. **运动急迫性尿失禁**(motor urge urinary incontinence)　尿动力学检查可见逼尿肌非自主性收缩。各种逼尿肌非自主性收缩统称为不稳定膀胱。虽然并非所有的不稳定膀胱均发生尿失禁,运动急迫性尿失禁是不稳定膀胱的一种特殊的临床表现。其原因有:

(1) 膀胱出口梗阻。

(2) 神经系统疾病。

(3) 原因不明的特发性逼尿肌不稳定。

2. **感觉急迫性尿失禁**(sensory urge urinary incontinence)　仅有急迫性尿失禁,而尿动力学检查无逼尿肌非

自主性收缩,没有不稳定膀胱。感觉急迫性尿失禁多是膀胱原发病的临床表现之一,是由于各种原发疾病引起的膀胱炎症刺激,感觉过敏所致。它常见于中年女性,而老人以运动急迫性尿失禁较常见。常见的原因有各种类型的膀胱炎、膀胱肿瘤的浸润、结石、异物等。

【诊断】

通过典型的症状,急迫性尿失禁的诊断并不困难。

1. **临床表现**　除尿急、急迫性尿失禁外,病人多伴有尿频、夜尿增多。病人多主诉"我憋不住尿""我没来得及到卫生间就尿裤子"。另外可有排尿困难等排尿期症状。有些病人可合并有疼痛及肠道刺激症状。

需要注意以下两个方面:

(1) 尿失禁特点:先有强烈尿意后有尿失禁或在出现强烈尿意时发生尿失禁,是急迫性尿失禁的典型症状。尿意可因咳嗽、喷嚏、腹压增加而诱发,故临床上须注意与压力性尿失禁相鉴别。

(2) 伴随症状:急迫性尿失禁还可有遗尿。因膀胱炎、结石、肿瘤等引起者,还可有血尿、脓尿等原发病的表现。膀胱出口部梗阻引起者有排尿困难、尿线变细等。

2. **全面的体格检查十分重要,还应特别注意以下方面问题:**

(1) 压力性尿失禁体征和盆腔器官膨出体征。

(2) 神经系统体征,如鞍区感觉消失、球海绵体肌反射亢进及肛门反射亢进等。

(3) 残余尿测定,可通过超声检查、导尿等方法获得。残余尿大于 100ml 或尿量的 1/3 提示可能是膀胱出口部梗阻或逼尿肌收缩功能受损。

(4) 尿垫试验(pad test):可客观评估尿失禁程度。

(5) 排尿日记(voiding diary):嘱病人在治疗前后详细记录排尿情况,包括每次排尿的具体时间和排尿量,有无尿失禁及失禁量,以判定尿失禁程度及对治疗的反应。

(6) 化验检查:应根据具体情况进行尿常规、尿液分析、尿细菌学检查及脱落细胞检查。

(7) X 线检查:膀胱尿道造影可了解膀胱形态的改变,对诊断下尿路梗阻及膀胱输尿管反流十分重要。IVP 可了解下尿路有无损害。

(8) 内镜检查:对感觉急迫性尿失禁的病因诊断十分重要。

(9) 尿动力学检查:尿动力学检查是急迫性尿失禁诊断和鉴别诊断最可靠的检查。通过尿动力检查区分压力性尿失禁、急迫性尿失禁和混合性尿失禁以及急迫性尿失禁的类型。第 3 届国际尿失禁咨询委员会报告认为在压力性和急迫性尿失禁女性,通常使用的测试包括尿道压力、腹压漏尿点压(VLPP)、膀胱测压及压力-流率测定。该人群尿动力检查结果和症状相关性较弱,目前尚无证据表明侵入性尿动力检查能改善常规治疗的结果或影响治疗选择,但应该

进行排尿日记、剩余尿量、尿流率等非侵入性尿动力检查。

【鉴别诊断】

症状和体征最易混淆的是压力尿失禁，可通过尿动力学检查来鉴别明确诊断。

【治疗】

1. **感觉急迫性尿失禁的治疗** 由于感觉急迫性尿失禁是原发疾病的一种症状，因而应首先采取病因治疗。待原发性疾病治愈后，尿失禁可随之好转或治愈。为尽快缓解症状，在病因治疗的基础上，可同时对症治疗。

2. **运动急迫性尿失禁的治疗**

(1) 病因治疗：膀胱出口部梗阻引起者，首先应解除梗阻，在梗阻未解除的情况下给予抗胆碱能药物治疗，将有可能降低逼尿肌收缩力，使剩余尿增加，使急性尿潴留的发生率升高。神经系统疾病引起者，则根据其不同病因和病变部位，采取不同的治疗方法。

(2) 药物治疗：目的是抑制逼尿肌收缩，降低膀胱内压，增加膀胱容量，降低膀胱的敏感性。

1) 常用药物：

- **抗胆碱药**：如普鲁苯辛、托特罗定、奥宁（盐酸奥昔布宁）等。
- **钙拮抗剂**：双苯丁胺、异博定、心痛定等。
- **前列腺素合成抑制剂**：如消炎痛、氟苯布洛芬（flurbiproten）等。
- **三环类抗抑郁药**：有抗胆碱能作用，可以减轻夜间尿失禁，帮助控制急迫性尿失禁。

2) 在实际临床工作中抗胆碱能药物是治疗急迫性尿失禁最常见的药物，膀胱逼尿肌收缩主要通过激动 M 受体介导，M-受体阻断剂可阻断乙酰胆碱与 M 受体结合，抑制逼尿肌的不自主收缩，降低膀胱兴奋性，有效地治疗急迫性尿失禁。此药不适用于有尿路梗阻病人（如前列腺增生），青光眼（眼压增高）或重度大肠炎（溃疡性结肠炎）病人。与抗胆碱能作用相关的不良反应包括：头晕、便秘、嗜睡、口干、头痛、恶心、神经质、心动过速、尿潴留、视物模糊。

- **盐酸奥昔布宁（oxybutynin hydrochloride）**：是 20 世纪 70 年代上市的治疗尿失禁的常用药物，用法 2mg/次，2 次/天。不良反应发生率 65%。
- **托特罗定（tolterodine）**：是对膀胱具有高度选择性的竞争性 M-受体阻断剂，能竞争性地与 M 受体结合，阻断神经递质乙酰胆碱与 M 受体的结合，可有效抑制逼尿肌的收缩。用法 2mg/次，2 次/天。不良反应发生率 48%，本品疗效与盐酸奥昔布宁相当，而耐受性却明显优于盐酸奥昔布宁。
- **达非那新（darifenacin）**：是 M_3 受体拮抗剂，它对于膀胱的选择性高于对心脏、中枢神经系统以及唾液腺的选择性。本品推荐剂量为一日 7.5mg，根据个体反应可增加

至一日 15mg，一日一次。切碎。本品不推荐用于有轻微肝损伤或同时服用 CYP3A4 酶抑制剂（如酮康唑、伊曲康唑、利托那韦、奈非那韦和克拉霉素）的病人。严重肝损害病人禁用。

- **曲司氯**：具有抗胆碱能神经末梢 M_1，M_2，M_3 受体的作用，从而拮抗乙酰胆碱对人膀胱平滑肌的收缩效应。可有效降低膀胱平滑肌的紧张度、解除痉挛状态，显著增加最大膀胱容量，降低最大逼尿肌压力，有效减轻尿频、尿急以及尿失禁症状。用法 20mg/次，2 次/天。本品起效快、长期疗效优良，此外，本品仅具有抗胆碱药物的外周常见不良反应，如口干、便秘等，但不进入中枢神经系统，没有中枢神经系统毒性。

(3) 膀胱灌注治疗：最主要的优点是可直接向膀胱组织提供高浓度的药物而不影响其他器官，其次有些对膀胱有效但不宜全身用药的制剂可发挥作用。

(4) 膀胱肉毒素注射：肉毒素是肉毒梭状芽胞杆菌繁殖过程中产生的嗜神经毒素。通过阻断肌肉的神经支配而达到使肌肉松弛，降低肌张力的效果。膀胱镜下行逼尿肌肉毒素注射，具有操作简便、创伤小、恢复快等特点。

(5) 膀胱训练：通过膀胱训练，病人有意识地主动抑制膀胱收缩，从而达到增加膀胱容量的目的方法有两种：

1) 白天多饮水，尽量憋尿，延长排尿间隔时间，入夜后不再饮水，夜间可适量服用镇静安眠药物，使能安静入睡。

2) 定时排尿法（timed voiding）：急迫性尿失禁的治疗期间应记录排尿日记，增强治愈信心，循序渐进，逐渐延长储尿时间。最终目标是能够自主控制排尿间隔为 3~4 小时。膀胱训练的疗效是肯定的，特别是对原因不明的急迫性尿失禁的疗效更佳。

(6) 生物反馈治疗：是行为治疗的一种形式。生物反馈治疗仪以声、光、图像等形式，表达膀胱的活动，当病人出现逼尿肌无抑制性收缩时，仪器即发出特定的声、光、图像等信号，使病人能直接感知膀胱活动并有意识地逐渐学会自我控制，达到抑制膀胱收缩的目的。

(7) 电刺激治疗。

(8) 手术治疗：对以上治疗无效，病情特别严重，有上尿路扩张导致肾脏损害的病人可考虑手术治疗，如膀胱扩大术、选择性骶 2~4 神经根切除术、膀胱横断术、尿路改道术等，手术治疗应慎重。

（三）混合性尿失禁

混合性尿失禁（mixed urinary incontinence，MUI）是指病人除了压力性尿失禁，还有尿急和或急迫性尿失禁的症状。它是最常见的尿失禁，也最常见于女性。由于两种尿失禁的相互影响，使膀胱尿道功能障碍复杂，其治疗也更加困难。

【诊断】

1. **体格检查** 混合性尿失禁病人的体格检查主要集

中在尿失禁的分类上。其中检查是否有尿道的高活动性特别重要。要注意是否有膀胱出口部梗阻,特别是既往有过尿道手术的病人。由于既往的尿失禁手术而造成的膀胱出口梗阻常常是导致混合性尿失禁中的急迫性成分的原因之一。主要检查尿道周围的瘢痕状态。如体格检查时未发现尿道高活动性则提示压力性尿失禁并非解剖性成分所致。如果病人前次手术失败,又没有尿道活动过度,应该考虑其存在固有括约肌缺损是其压力性尿失禁的原因。

2. **尿动力学检查** 混合性尿失禁病人的应首先进行尿流率检查,尿流率多正常,无残余尿。尿流率降低者常见于合并有膀胱出口梗阻。膀胱出口梗阻是导致急迫性尿失禁的原因之一。残余尿增加也是急迫性尿失禁的原因,此时可合并充盈性尿失禁。

混合性尿失禁病人的膀胱测压主要测定膀胱感觉、容量、膀胱顺应性和稳定性。其中膀胱顺应性评价混合性尿失禁病人膀胱功能的一个很重要的指标。

尿道功能检查,主要为漏尿点压力和尿道测压等。尿道功能的检查不仅能通过观察尿道功能异常的程度,确定压力性成分的,严重程度。也可发现是否伴有尿道内括约肌功能不良。由于女性混合性尿失禁的病人多合并尿道括约肌无力。特别是当病人的急迫性尿失禁成分极为明显时,她的压力性尿失禁易被掩盖。此时就更需要尿道功能检查。

【治疗】

混合性尿失禁的治疗要比单纯性尿失禁的治疗复杂。重点在于判断急迫性尿失禁和压力性尿失禁在病因方面的权重以及各自的分类,以确定治疗的重点和先后次序。

轻度混合性尿失禁手术和非手术治疗都有效。两者可同时进行。

如果混合性尿失禁以急迫性尿失禁成分为主时,应首先治疗急迫性尿失禁,开始应采用行为治疗、药物治疗和电刺激治疗。通过一段时间的治疗,医生可以初步判断所采用的非手术治疗是否有效。虽然只要压力性尿失禁成分存在,判断急迫性尿失禁的治疗效果有一定的困难。另外,治疗后急迫性尿失禁的改善,也可使压力性尿失禁得到一定的改善。

如果混合性尿失禁以压力性尿失禁成分为主,可先用手术治疗,先治疗压力性尿失禁,术后继续治疗仍存在的急迫性尿失禁。原因是多数的压力性尿失禁得到成功的治疗,会使急迫性尿失禁有完全或较大的改善。然而,急迫性尿失禁的症状通常不会立即消失,一般要持续3~6个月。

如果混合性尿失禁合并尿道活动过度,可采用尿道充填剂注射治疗压力性尿失禁。如果合并有尿道活动过度,应施行尿道吊带悬吊术。

(四)充溢性尿失禁

指膀胱内尿液过度充盈,致使膀胱内压力超过尿道关闭能力而发生尿液漏出者。

(五)反射性尿失禁

指骶髓以上排尿中枢及其相关神经通路病变或损害,引起以逼尿肌反射亢进为主要动力的尿失禁。此类尿失禁多伴有其他膀胱尿道功能异常。

(六)不稳定性尿道

指储尿期尿道括约肌自发性或诱发性松弛而引起尿失禁者,一般仅见于女性。

(七)完全性尿道关闭功能不全

指尿道括约肌功能严重损害,尿道关闭压呈持续负值,即使无腹压增加亦可出现漏尿。

【临床特殊情况的思考和建议】

1. **压力性尿失禁病人需要关爱** 压力性尿失禁不威胁生命,对于有些病人亲属来说可能是无关痛痒的小病,无需治疗。但对于病人而言,SUI不仅是生理上的疾病,同时也带来了心理、社会、经济一系列的问题,被称为"社交癌",大多数SUI病人会产生不卫生、与社会隔离、行动不便、消沉压抑、丧失信心、不能胜任家务及性生活受影响等方面的问题。这些严重影响了病人的身心健康和生活质量,干扰了病人的日常生活和社会活动,对病人的精神心理造成了很大伤害。

对于此类病人,医务工作者对病人应表现出理解,感同身受,不能因为SUI不威胁生命,不是急症,就觉得病人是内心作祟,把病情小题大做,不予以重视。在问诊时应该倾听病人的不适症状,与病人交谈,为其解释该病产生的原因,以及告知病人,SUI是可以治疗的。对于长期患有SUI的病人,更应细心、耐心,关心病人、尊重病人、主动接近病人并对其进行全面有效的评估,有的放矢进行心理干预,帮助病人树立信心,克服自卑,同时注意保护病人隐私。

很多尿失禁病人夜间睡眠差,表现为入睡困难,夜间易醒,在住院期间,晚上予以病人安定等药物帮助睡眠,可以从一定程度上缓解病人的焦虑情绪,并且,在术前良好的睡眠可以使病人全身功能处于良好状态,术后可使膀胱肌肉能得到更好的锻炼(充盈时间更长),提高手术效果。

无论手术何等重要,也不论手术大小,对病人都是较强的紧张刺激。术前麻醉医生应耐心告诉病人麻醉的效果、麻醉后的肌肤感觉、麻醉效果的测试、麻醉对人的影响,以打消病人对麻醉、麻醉过程中疼痛及对人体造成的影响的恐惧。主刀医生介绍手术过程,解释手术的必要性及利害关系,让病人有充分的思想准备,尽量避免可预防的后遗症,使其能平静地接受手术及术后带来的一切。可请经过手术的病人讲讲感受,以增强病人对手术的信心。大多数首次进入手术室的病人会有模拟一场生死诀别的体验,她们在手术台上一般最想见到的是自己可以性命相托的主刀医生,麻醉前主刀医生温暖的一拍或有力的握手都可能赛过降压药稳定病人的血压、脉搏,安定病人焦躁不安的情绪。手术后的病人更需要加倍呵护。幽默诙谐的语言加上行之有效的手段。

类似这类的人文关怀，一定可以使我们的病人感到在医院如在自己家中般温暖，提高了对医生的信赖，建立良好的医患关系。

2. 做好术前评估　术前应完善检查，排除是否合并急迫性尿失禁。盆腔体格检查，尿失禁诱发试验和尿道抬举试验是必不可少的，此外，尿常规、影像学检查（肾、输尿管、膀胱平片）可以帮助诊断如良性前列腺增生、结石；B超检查可以发现膀胱结石、肿瘤等。进行剩余尿测定，有剩余尿者，提示可能为膀胱以下尿路梗阻。手术不能改善急迫性尿失禁症状，因此急迫性尿失禁以及混合性尿失禁病人术后需要配合药物等其他辅助治疗。因此术前正确的诊断及鉴别诊断，并与病人及家属良好沟通，才能提高治疗疗效并减少医患矛盾。此外，压力性尿失禁多发生在老年病人，术前应了解病人基础情况、心肺功能，评估病人是否能承受手术。

3. 术后指导病人功能恢复

（1）盆底肌锻炼：盆底肌肉松弛是 SUI 的主要原因，因此加强盆底肌肉的功能锻炼，巩固膀胱颈、后尿道周围筋膜及韧带对尿道的支持作用，使尿道伸长，尿道阻力增加膀胱颈部上升，从而加强控尿能力。病人有意识地对以肛提肌为主的盆底肌肉进行自主收缩，以加强控尿能力。

（2）耻骨肌锻炼：在排尿过程中主动中断排尿，感觉尿道在"提升与收紧"之后并再继续排尿的重复锻炼，有助于尿道括约肌功能的恢复。

（3）术后3个月避免增加腹压的动作，如便秘、咳嗽、下蹲、拎重物等。

4. 提高病人对 SUI 的认识　对中国目前 SUI 预防、治疗的知识宣传不够，特别是文化素质较低的老年妇女相关SUI知识缺乏，求诊意识淡薄，认知干预尤显重要。在专科门诊候诊区可制作并免费发放各类 SUI 小册子，增加宣传力度，使病人认识疾病；对老年 SUI 病人应耐心细致地进行讲解，使其认识到此病并非老年功能退化的自然现象或羞于启齿，应增强求诊求治意识及时就诊。

三、结直肠的功能失调

（一）肛门失禁

肛门失禁是指不能自控的肛门排出气体、液体或固体粪便，从而导致社交或生活上的障碍，单纯的肛门排气不能自控不属于肛门失禁。不完全性肛门失禁是指肛门可以控制固体粪便，而不能控制液体粪便和气体。完全性肛门失禁是指肛门失去控制固体、液体粪便和气体的功能。肛门失禁的发生与许多因素相关，包括年龄、粪便干湿度、直肠的感觉功能、肛门括约肌的完整性、神经系统损伤及精神意识状态等。肛门失禁病人中女性比例远高于男性，阴道分娩所致损伤是多数女性病人发生肛门失禁的主要原因。分娩损伤造成肛门失禁的机制为：①肛门括约肌机械性断裂；②支配肛门括约肌和盆底肌神经（主要是会阴神经）的损伤。

【临床诊断】

就发病时间来说，肛门失禁的定义为：4 岁以上病人，至少 1 个月以上有反复发生的不能控制的排便。40% 的有肛门括约肌损伤的产妇在产后 6 个月内发生肛门失禁。诊断时要排除痔、瘘、肛直肠脓肿、肛门脱垂和腹泻等其他疾病。直肠指诊可除外直肠肿物、粪便堵塞，直肠阴道瘘等异常情况。如果存在肛门括约肌的损伤，直肠指诊时可感觉到肌肉环消失。肛门内测压可评估生理状态下的肛门括约肌的功能，静息时肛管内压力降低提示肛门内括约肌的功能障碍，最大自主收缩力下降，提示肛门外括约肌的损害；如果在肛门括约肌完整时出现静息张力和自主收缩力的减弱，说明可能有神经病变，没有条件进行肛门内测压时，也可以将手指置于肛门内粗略测量。肛门内括约肌断裂时肛门内超声显示为肌肉带的不连续，而 MRI 检查对肛门外括约肌损伤显示更清晰。阴部神经末梢运动原潜伏期（PNTML）延长提示神经损伤。

【治疗】

1. 非手术治疗

（1）内科治疗：对于大多数病人，首先应当调整消化功能。要求病人停止摄入咖啡因、酒精和尼古丁，少吃含有纤维素的食物。对那些粪便嵌塞导致充盈性失禁的病人，应常规使用轻泻药使直肠空虚。因腹泻而导致失禁的病人，需要首先治疗腹泻，假如找不到腹泻的原因或治疗无效，可以使用药物使粪便成形，如阿片类止泻药洛哌丁胺等。

（2）灌肠法：可用来治疗那些肛门失禁伴便秘和因骶神经病变引起的直肠无感知或括约功能几尽丧失及非手术治疗无效的病人。

（3）控便辅助物的应用：控便辅助物有尿布和随身粪便收集器等，主要应用于少的大便漏出病人。

（4）生物反馈治疗：生物反馈训练已被证明是一种有效的治疗肛门失禁的方法。它对多种病因引起的肛门失禁有效，如糖尿病、肛肠手术后损伤，但有效的前提条件是病人需具有一定的直肠感觉和自主收缩功能，对于急迫性失禁病人的疗效优于被动失禁者，据 Enck 等报道，生物反馈训练总的有效率约为 70%，且效果可维持多年。生物反馈治疗的优点是安全无痛苦，可当作为无肛门括约肌损伤的病人首选治疗方法，但需要医患双方面的耐心和恒心。

2. 手术治疗

（1）括约肌修补术（成形术）：是治疗由括约肌缺损引起肛门失禁最成功的手术方法，因括约肌前缺损而失禁的女性最适合采用这类手术，而产伤是括约肌前缺损最主要的原因。Parks 和 McPartlin 首创的端-端重叠修补法是目前普遍采用的括约肌修补术。70%～90%的女性病人症状能得到改善。不能把年龄较大和 PNTML 延长作为放弃手术的主要原因。

（2）后方括约肌折叠术：该术式的理论依据是手术将矫正肛管肛直角和肛管的长度，Jameson 等报道 83%的病人近期内有效果，但仅 28%的病人有长期疗效。术前应告知病人远期疗效可能不佳。

（3）骶神经刺激疗法：这是一种最新的治疗方法，几乎没有并发症，并且经过研究证明对症状改善和生活治疗提高效果确切。有资料显示，这种治疗对 75%～100%的病人有效，41%～75%的病人在 1～99 个月内可以达到排便完全自控。骶神经刺激疗法治疗后 2 年病人仍能良好地控制排便，这是目前外科治疗方案中远期效果最好的。对于生物反馈治疗和括约肌折叠术无效的病人，可以采用这种方法治疗。

（4）括约肌重建术：这类手术分为两类，即自体肌肉移植术和人工括约肌植入术。当括约肌修补术失败或因没有足够肌肉而无法行缺损修补及先天无括约肌时才考虑行括约肌重建。此类手术手术难度大且复杂，因而必须是肛肠外科领域的资深专家才能实施。①自体肌肉移植术：方法为分离臀肌或股薄肌使之形成一环绕肛管的肌环，同时最好埋植肌肉起搏器，对其进行持续电刺激使其起收缩功能。病人想排便时，起搏器即停止工作。据报道有效性为 60%左右，因臀肌对正常人影响较大，故现多采用股薄肌作为移植物。术后肌环感染和撕裂为手术失败的常见原因。②人工括约肌植入术：该手术难度大、易并发感染及装置失灵，且费用较高，国内罕见应用。Christiansen 等对 17 例行该术式的病人进行了超过 5 年的随访，其中 7 例由于装置失灵或感染而被取出，2 例死于与该手术不相关的原因，其余 8 例中，7 例效果满意，1 例效果较差。

（5）注射填充剂：部分研究者尝试黏膜下注射多种填充剂用于治疗肛门失禁，包括合成材料、硬化剂、自体或其他生物组织，但是多项研究表明，这种治疗方法远期疗效不佳。Malouf 对注射人工材料 Bioplastique 的病人研究后发现，60%的病人在术后 6 周症状得到缓解，而到 6 个月时，只有 29%的人还保持这种效果。Siproudhis 也指出，注射合成橡胶对于有内括约肌损伤的病人无效。

（6）粪便转流术：肛门失禁病人不适于做上述治疗或治疗失败时，结肠或回肠造口也是一种可选的治疗方法，这种方法同样可以可以改善病人生活质量。

【临床特殊情况的思考和建议】

1. 肛门括约肌完整的病人

（1）肛门静息力和最大自主收缩力正常：首先应排除痔、瘘、肛直肠肿瘤、肛门脱垂等疾病，如果伴有腹泻，应调整饮食，使大便成形，如果没有好转，可以给予阿片类药物

如易蒙停止泻。

（2）肛门静息力和最大自主收缩力减低：伴有肛门感觉减退、神经传导延长的糖尿病病人，可以选择生物反馈治疗，使用能够测量肛管及直肠内压力的特殊仪器，在有经验的医生的指导下，病人强化锻炼肛门的收缩功能，每周两次，10 次为一个疗程，不治疗时也应要求病人自行锻炼，必要时可以加用易蒙停止泻。对于治疗效果不明显的病人，可以选择后方括约肌折叠术，手术后仍不能改善症状者，可以考虑采用骶神经刺激疗法。

2. 肛门括约肌损伤的病人

单纯肛门内括约肌损伤的病人治疗与括约肌完整的病人一样，先使用药物和锻炼肛门收缩功能，如果失败可以选择括约肌折叠术或骶神经刺激疗法。而肛门外括约肌损伤的病人，首选端-端重叠修补法。对于Ⅲ～Ⅳ度裂伤的产妇，应在产后立即进行端-端重叠修补。如果产后没有立即发现肛门括约肌断裂，应在产后 3 个月进行阴部炎症控制，水肿消退后进行二期修补。如果括约肌修补术失败或因没有足够肌肉而无法行缺损修补及先天无括约肌时，可以选用股薄肌肛门括约肌重建术，这通常需要熟练的外科医生进行。对于严重的神经系统病变（脑卒中、脊髓横断、脊髓硬化等）病人，可以采用尿布、粪便收集器，一般不主张仅仅因为肛门失禁行结肠或回肠造口术。

（二）直肠脱垂

直肠脱垂指肛管、直肠、甚至乙状结肠下端向下移位。只有黏膜脱出称不完全脱垂；直肠全层脱出称完全脱垂。如脱出部分在肛管直肠内称内脱垂或内套叠；脱出肛门外称外脱垂。直肠脱垂常见于儿童及老年。在儿童，直肠脱垂是一种自限性疾病，可在 5 岁前自愈，故以非手术治疗为主。成人完全性直肠脱垂是严重的，长期脱垂将致阴部神经损伤产生肛门失禁、溃疡、肛周感染、直肠出血、脱垂肠段水肿、狭窄及坏死的危险，应以手术治疗为主。

【分类】

根据脱垂程度，分部分性和完全性两种。

1. 部分脱垂（不完全脱垂） 脱出部仅为直肠下端黏膜，故又称黏膜脱垂。脱出长度为 2～3cm，一般不超过 7cm，黏膜皱襞呈放射状，脱垂部为两层黏膜组成。脱垂的黏膜和肛门之间无沟状隙。

2. 完全脱垂 为直肠的全层脱出，严重者直肠、肛管均可翻出至肛门外。脱出长度常超过 10cm，甚至 20cm，呈宝塔形。黏膜皱襞呈环状排列，脱垂部为两层折叠的肠壁组成，触之较厚，两层肠壁间有腹膜间隙。

【治疗】

依发病年龄、病情严重程度不同而采取不同的治疗手段，国内外报道的治疗直肠脱垂的方法多达 200 种以上，常用的术式也有数十种，在遵循个人习惯的基础上提倡个体

化治疗。

　　一般而言,儿童期直肠脱垂应先采用非手术治疗和硬化剂注射治疗;对于全身情况较好的成人完全性直肠脱垂病人可选择经腹手术方式;而全身情况差者或老年病人应考虑经会阴手术。

　　1. 非手术治疗　主要用于治疗轻症者,幼儿直肠脱垂多可自愈,故以非手术治疗为主。如纠正便秘,养成良好的排便习惯。排便时间应缩短,便后立即复位。如脱出时间长、脱垂充血、水肿,应取俯卧位或侧卧位,立即手法复位,将脱垂推入肛管,回复后应做直肠指诊,将脱垂肠管推到括约肌上方。手法复位后,用纱布卷堵住肛门部,再将两臀部用胶布固定,暂时封闭肛门,可防止因啼哭或因腹压增高而于短期内再发。若患病时间较长,使用上述方法仍不见效,可用注射治疗。

　　2. 注射疗法　将硬化剂注入直肠黏膜下、骨盆直肠间隙与直肠后间隙,产生无菌性炎症反应,使直肠黏膜与肌层、直肠与周围组织粘连固定。该法是目前治疗Ⅰ~Ⅱ度直肠脱垂的一种重要手段,尤以治疗Ⅰ度直肠脱垂的效果最佳,主要应用于儿童病人,对不能承受手术或不愿接受手术的病人亦能给予治疗,缺点是对注射药物与操作技术要求较高,复发率高。急慢性直肠炎及腹泻病人禁用。国内有报道硬化剂注射联合肛管紧缩术治疗,疗效较好。

　　3. 激光手术　主要原理为在插入直肠周围后除直接焊接作用外,产生无菌性炎症反应使直肠固定。优点是快速、疗效好,无注射术引起的剧烈疼痛,不易发生感染、脓肿、直肠坏死和出血等现象。

　　4. 手术治疗　目前手术治疗方法超过一百种,评价不一,但无任何一种手术能适用于所有病人,几乎每种方法都有坚决的支持者和坚决的反对者,术式选择上主要是取决于病人的解剖学异常情况。手术原理包括:①缩窄肛门;②消除直肠前陷凹;③修复盆底肌肉;④经腹、骶或会阴切除肠管;⑤固定或悬吊直肠于骶骨或耻骨上;⑥以上两种或多种方法相结合。

　　成人不完全脱垂或轻度完全脱垂,若括约肌张力正常或稍弱,可行母痔切除术或胶圈套扎治疗,也可使用硬化剂注射治疗。若括约肌松弛,可考虑做肛门环缩手术或括约肌成形术。

　　成人完全型直肠脱垂的治疗以手术为主,手术途径有:经腹部、经会阴及经腹会阴联合等。手术方法较多,但各有其优缺点及复发率,没有哪一种手术方法可用于所有的病人,有时对同一病人需要用几种手术方法。

　　(1)经腹手术

　　1)直肠悬吊及固定术:经腹直肠悬吊及固定术应遵循以下原则:对脱垂直肠进行悬吊和固定;闭合、抬高 Douglas 陷凹,重建盆底;必要时切除脱垂的多余肠段;缩窄、加强肛直环。根据移植物材料和悬吊方式,又分为以下几种术式:

　　• **A. 经腹直肠前悬吊固定术(Rip stein 手术)**:手术要点

是游离直肠后壁至尾骨尖,提高直肠;用宽 Teflon 条带将直肠上部包绕,与直肠前壁缝合并固定在骶骨隆凸下的骶前筋膜和骨膜上。该手术优点是提高了盆腔陷凹,用宽 Teflon 带悬吊并固定直肠,其并发症主要是便秘乃至梗阻、直肠狭窄、悬吊固定不牢以及骶前静脉丛出血。术后复发率为 1.6%,死亡率较低。因此,Rip sten 手术成为当今美国和欧洲最常用的手术方法。

　　• **B. 经腹直肠后悬吊固定术(Well 手术)**:手术要点是游离直肠至肛门直肠环后壁,部分分开侧韧带;用不吸收缝线将半环形 Ivalon 海绵薄片缝合在骶骨凹内,将直肠上拉,并放于 Ivalon 海绵薄片前面;最后将薄片与直肠侧壁缝合。直肠前壁保持开放约 2~3cm,以避免狭窄、嵌顿或梗阻。盆底腹膜缝合于固定的直肠上。本法优点在于直肠与骶骨的固定,直肠变硬,防止肠套叠形成,死亡率及复发率均较低,复发率在 1.2%左右。若有感染,海绵片成为异物,将形成瘘管。本术式最主要的并发症是由植入海绵薄片引起的盆腔化脓。预防要点:a. 术前要做充分的结肠准备;b. 植入薄片时,其内放置抗生素粉剂;c. 术中用大剂量广谱抗生素;d. 止血要彻底;e. 术中如不慎将结肠弄破,则不宜植入。倘若发生盆腔感染,需拆除悬吊薄片。

　　• **C. 扩大的经腹直肠后固定术**:手术要点是在盆腔内提起脱垂的直肠,拉直后固定;防止直肠壁内套叠;促进直肠与骶前间的粘连;将直肠上中部固定于骶骨岬;剥离前方过深腹膜陷凹;加强直肠阴道隔,提高直肠子宫陷凹;悬吊子宫,并与直肠前壁一起提起;将腹膜最低处固定在骨盆口水平。该术式可致阳痿,年轻男性病人不宜选用。

　　• **D. Nigro 手术**:手术要点是用 Teflon 条带的一端与下端直肠的后方和侧方缝合固定,将直肠拉向前方,后将 Teflon 条带的另一端收紧并缝合于耻骨上。本法优点是盆腔固定好,可改善膀胱功能。缺点是操作难度较大,术者须熟悉盆腔解剖。主要并发症为出血和感染。

　　• **E. Orr 手术**:Orr 主张用 2 条阔筋膜带将直肠悬吊固定于骶骨岬。该法效果良好,但为了获取筋膜需加做股部切口,增加了手术创伤。近年来多主张用尼龙带或丝绸带代替阔筋膜。

　　2)直肠前壁折叠术:1953 年沈克非根据成人完全性直肠脱垂的发病机制,提出直肠前壁折叠术,手术要点包括:①提高直肠膀胱(子宫)陷凹,消灭疝囊,使直肠不致脱出;②紧缩肛提肌:将直肠两侧松弛的肛提肌分离后缝合紧缩,以增强其对直肠的支持作用,并加强括约肌;③折叠缩短直肠前壁:在直肠前壁作横行折叠 2~3 层。

　　3)直肠切除术:由于经会阴部将脱垂肠管切除有一定的并发症,Goldberg 主张经腹部游离直肠后,提高直肠,将直肠侧壁与骶骨脊膜固定,同时切除冗长的乙状结肠,效果良好。Aitola 等和 Mellgren 等经过临床证明该术式对慢性便秘改善症状有明显效果。Corman 认为单纯行直肠前切除术已足够,直肠周围因分离形成的瘢痕足以对直肠起固定作用,可避免脱垂再次发生。

4) 腹腔镜下直肠固定术:于 1992 年初次提出,由于其损伤小、手术简便而逐渐采用。腹腔镜手术的主要优势在于缩短住院时间和减少术中出血量。短期随访结果显示,腹腔镜直肠脱垂修补手术并不增加直肠脱垂的复发率,还可减少晚期并发症的发生和再次手术的可能性。缺点主要是手术时间长,手术效果受术者技术水平影响较大,所以未广泛开展。在欧美国家仅有 6% 的外科医生常规应用,但缺乏临床随机对照研究的长期随访结果。

(2) 经会阴手术

1) 经会阴行直肠乙状结肠部分切除术:Mte-meir 主张经会阴部一期切除脱垂肠管,特别适用于老年人不宜经腹手术者;脱垂时间长,不能复位或肠管发生坏死者。优点是:①从会阴部进入,可看清解剖变异,便于修补;②麻醉不需过深,老年人易忍受手术;③同时修补滑动性疝,并切除冗长的肠管;④不需移植人造织品,减少感染机会;⑤死亡率及复发率低。缺点是有吻合口瘘和狭窄的危险,与经腹直肠固定术相比,术后排便功能恢复并不理想,复发率较高,5%~20%。

2) 肛门紧缩术(Thiersch 法):使用银线或 Teflon 丝带使肛缘缩小,从而避免直肠脱出,12 周后取出。主要适用于老人和小孩,成人单独使用该术时,疗效较差,与直肠内注射术相结合效果较好。国内普遍采用病人自身肛门括约肌或水解膜带紧缩术进行治疗,避免了植入异物后引起感染、皮肤溃烂等并发症。但该术仅将外脱垂变为内脱垂,术后可出现严重便秘甚至梗阻,感染可经肛管或会阴皮肤穿出,失败率可达 80%。

3) 经会阴直肠黏膜剥除肌层折叠术(Delorme 术):手术要点是脱垂完全牵出后,黏膜下注入盐水;距齿状线 1~2cm 环形切开黏膜至黏膜下层,将黏膜由肌层向上分离至脱垂顶部,切除黏膜;间断缝合黏膜并折叠肌层。手术优点是创伤小,不经腹腔,直视下手术,全身干扰小,术后恢复快,87% 的病人效果良好。但远期复发率较高,常有排便困难不能缓解,适用于脱垂肠段短于 3~4cm 的卧床或衰弱病人。目前多采用其改良式式。

4) GantMiva 黏膜折叠术和肛门环缩术:适用于老年体弱病人。由脱垂最上部开始,不吸收缝线 8 字形缝合黏膜和黏膜下层,结扎,做成结节。围绕脱垂环形结扎,每环上做 4~6 个结节,如是向下至齿状线附近,使黏膜缩短,脱垂变小,再将脱垂回复。为使回复的肠管不再脱出,再辅以肛门环缩术。

5) 肛门成形术:切除脱出部分的肠管后,黏膜肛管和皮肤进行缝合。为了减少肛门周围皮肤的张力,可切开减张,并且向肛管内移动皮瓣,如有瘢痕和过度狭窄可行全层切除,于两侧切开移动 S 状皮瓣与切除的直肠黏膜,进行缝合。

6) 经尾骨直肠固定术:病人取俯卧位,由肛门后 1cm 处向骶尾关节纵行切开,暴露外括约肌及耻骨直肠肌、肛提肌。尾骨可暂时移于一侧,充分暴露直肠后壁,由直肠后壁自上而下至直肠环或由直肠环向上连续或间断缝合,形成纵形皱襞,固定于骶前骨膜。肛提肌左右要充分重叠缝合,同时缝合括约肌形成纵形皱襞,将尾骨恢复到原来的位置,与之缝合固定。

7) 痔上直肠黏膜环切术(PPH 术):张连阳等在 2001~2003 年间对 39 例不完全性直肠脱垂病人,采用吻合器经肛门镜下行 PPH 术,症状消失,均未复发,也未发现肛门狭窄及大便失禁等。由于吻合器所切除的肠壁宽度有限,较适合于Ⅰ度及较轻的Ⅱ度脱垂(<5cm)病人。

与传统手术相比,PPH 术治疗重度脱垂性痔具有明显优势,因而受到关注。应用 PPH 吻合器治疗直肠下段黏膜脱垂具有安全性高、手术时间短及恢复快等特点,优于其他治疗方法。由于 PPH 术开展时间较短,缺乏长期随访资料,其远期效果尚待确定。

【临床特殊情况的思考和建议】

1. 对于幼儿病人,以非手术治疗为主,非手术治疗无效者予注射治疗。

2. 对于老年或身体衰弱者,可选择激光手术或经会阴手术。

3. 成人不完全脱垂或Ⅰ度脱垂者,可选择注射治疗或 PPH 术,若括约肌松弛,可考虑肛门环缩手术或括约肌成形术。

4. 成人完全脱垂者,以经腹手术为宜。

(三) 便秘

【临床诊断】

便秘是指排便频率减少,7 天内排便次数少于 2~3 次,排便困难,粪便干结,慢性便秘可严重影响病人的生活质量和健康状况。流行病学调查显示,便秘的发生率随年龄的增长而增加,老年人和妇女最多见。不同病人对便秘有不同的症状感受,目前 Rome Ⅱ标准是当今世界范围内公认的诊断便秘的标准。根据 Rome Ⅱ标准,慢性便秘的定义包括:

具备在过去 12 个月中至少 12 周连续或间断出现以下 2 个或 2 个以上症状,不存在稀便,也不符合 IBS(肠易激综合征)的诊断标准。

1. >1/4 的时间有排便费力;

2. >1/4 的时间有粪便呈团块或硬结;

3. >1/4 的时间有排便不尽感;

4. >1/4 的时间有排便时肛门阻塞感或肛门直肠梗阻;

5. >1/4 的时间有排便需用手法协助;

6. 每周排便<3 次。

便秘可能由多种原因所致,包括药物、神经系统疾病、结直肠功能异常以及盆底功能障碍等。根据病因不同,临床上将便秘分为 6 种类型:①IBS 便秘型;②慢传输型便秘;③直肠出口梗阻型;④以上②和③并存;⑤功能型便秘(功能性梗阻或药物不良反应);⑥继发于系统疾病的便秘。

在决定便秘的治疗方案前,必须首先分清便秘的类型。除了采集病史,详细了解病人排便次数、粪便干结程度等情况外,体格检查和辅助检查必不可少。体格检查可以排除新生物(肿瘤、痔疮)等原因所致便秘。对便秘分型最重要的辅助检查是结肠传输试验和直肠肛门测压。在结肠传输试验中,如果直肠和乙状结肠传输缓慢而其余部分结肠正常,说明是盆底协同失调或者是社会心理问题,而如果是右半结肠传输减慢而其余部分运动正常,可能是神经源性疾病。盆底协同失调是指排便时因盆底反常收缩或不能放松所致直肠排空障碍,通过直肠肛门测压可作出诊断。

【治疗】

20 世纪 80 年代前,慢性便秘主要以药物治疗为主。80 年代中期开始,随着排粪造影、直肠球囊排出试验、肛肠测压、结肠传输时间检查等结直肠肛门功能研究的开展和对慢性便秘机制认识的提高,外科手术开始介入便秘的治疗,尤其是对经药物长期治疗无效的慢性顽固性便秘病人。手术方式包括经肛门进行直肠前突修补、耻骨直肠肌部分切除、经腹进行盆底重建、盆底抬高、直肠悬吊固定术或结肠部分、次全或全切除术等。但是随着手术例数的增多和随访时间的延长,发现手术无效率和复发率均比较高。由于引起便秘的原因复杂,常常是多种因素联合存在的结果,单纯通过手术纠正某一解剖学的异常难以使便秘症状得到缓解,或仅在术后短时间内得到改善;而且手术效果的好坏难以在术前通过相关的检查进行预测。因此,近年来对于慢性便秘的治疗又更多地恢复到以非手术治疗为主,包括药物和生物反馈治疗等,对其手术适应证的把握愈来愈严。

1. 非手术治疗

(1) 一般治疗

1) 饮食治疗:应当是所有便秘治疗的基础。膳食中的纤维不被吸收,能刺激肠壁,增加肠道蠕动,含膳食纤维最多的食物是麦麸,还有绿叶蔬菜、燕麦等,而食用蜂蜜、香蕉等食物也有通便的作用。但是研究发现,流质和半流质饮食无助于便秘的改善。

2) 培养良好的生活习惯:多数便秘病人都有排便习惯的改变,而对慢性便秘的治疗最终目的是恢复正常排便习惯。应当要求病人在餐后定时排便,必要时可在排便前清肠或口服液状石蜡、乳果糖等,恢复正常排便习惯后停止。餐后半小时内步行也有助于促进肠道蠕动。

3) 腹部按摩治疗:自右上腹向左下腹按摩是一种简单易行、容易掌握的治疗方法,特别适合在家庭护理时使用。Ernst 对临床对照试验进行系统回顾分析,认为腹部按摩对慢性便秘是一个有效的治疗方法。

(2) 药物治疗

1) 刺激性泻药:番泻叶、果导等作为治疗便秘的药物已经在临床应用了很多年,虽然有学者质疑该类药物的安全性,但尚缺乏证据证明,长期使用此类药物要注意电解质失衡。

2) 渗透性泻药:硫酸镁、甘露醇、聚乙二醇等都属于渗透性泻药,这类药物对于慢传输型便秘、巨结肠、IBS 型便秘及盆底协同失调所致的便秘均无效,如果错误使用,不仅不能缓解便秘症状,反而会导致肠胀气。

3) 促肠动力药:胆碱能受体激动剂、胆碱酯酶拮抗剂以及甲氧氯普胺等均有增加肠道蠕动的作用。西沙必利促进肠道乙酰胆碱的释放来加强肠道蠕动,但因潜在的心血管不良反应限制了其应用,新近报道普卡必利对便秘的治疗比西沙比利更直接、更有效,口服 $1\sim4mg/d$,能增加每周自发性排便的次数。近年来,高选择性的激动剂替加色罗,商品名为泽马可(zelmac),作为动力调节药的应用越来越受到重视,它主要是激活肠道内 5-HT4 受体活性,增加肠段的神经递质 CGRP(降钙素基因相关肽)、P 物质的释放,刺激肠道的蠕动反射而促进排便,该药可用于便秘型 IBS 的治疗。

4) 其他药物:鲁比斯酮(lubiprostone)是美国 FDA 批准的首个用于便秘治疗的 2 型氯离子通道激动剂,目前进行的两项临床研究显示,该药对于便秘症状的改善效果确切,可用于便秘型 IBS 的治疗。

(3) 生物反馈和神经调节:是盆底协同失调型便秘首选治疗方法。约 70% 的病人有明显治疗效果,生物反馈治疗的效果已被多个随机临床试验所证实。并且这种症状的改善可以维持 2 年以上而无需持续治疗,但是生物反馈治疗对于慢传输型便秘无效。

1) 肌电图生物反馈疗法:肌电图能即时检测肛门内、外括约肌和耻骨直肠肌舒张-收缩状态,指导病人掌握正确的排便方式。分为三个阶段:第一阶段通过肌电图反馈的数值信息指导病人逐步体会正确舒张-收缩时的感觉,达到掌握正确舒张-收缩的要领;第二阶段用粗纤维食物刺激排便,同时借助肌电图继续给予正确的指导;第三阶段要求病人每餐后用力排便 5 次,达到正确的舒张-收缩,增加便意。

2) 气囊反馈法:主要是利用气囊模拟粪便通过肛门时建立肛门内、外括约肌和耻骨直肠肌正常舒张-收缩的反射。分为三个阶段:第一阶段要求病人放松肛门送入导管达 8cm 后,给气囊注气,由少(10ml)到多(20ml)过渡,缓慢拔出气囊的同时练习做排便动作,通过该反馈病人逐步体会正确舒张-收缩时的感觉,达到掌握正确舒张-收缩的要领;第二阶段用粗纤维食物刺激排便,同时借助气囊继续进行正确的练习;第三阶段要求病人每餐后用力排便 5 次,达到正确的舒张-收缩,增加便意。

2. 手术治疗　关于子宫内膜异位灶切除术和直肠前突修补术在相关章节详细介绍,在此不再赘述。这里主要介绍治疗慢传输型便秘的结肠切除吻合术。

（1）全结肠切除及回、直肠吻合术：是治疗慢传输型便秘的经典手术，疗效为50%～100%，但有一些并发症，如顽固性腹泻及便秘复发。该术式也可应用于直肠肛门功能正常的巨结肠病人。

（2）结肠直肠切除术＋回肠肛门吻合术：该术式适用于结肠传输试验发现直肠无功能而肛门功能尚正常的巨结肠病人。

（3）结肠直肠切除术＋回肠造口术：对于直肠和肛门均失去正常生理功能的巨结肠病人，可以采用这种术式。

【临床特殊情况的思考和建议】

1. **妊娠期便秘** 属于生理性便秘，可嘱病人每日清晨饮开水一杯，应养成每日按时排便的良好习惯，多吃含纤维素多的新鲜蔬菜和水果，适当活动等，一般均可改善症状无需特殊处理；如便秘严重可口服缓泻剂（如口服比沙可啶5～10mg，整片吞服，每日1次），或用开塞露（含山梨醇、硫酸镁或含甘油）、甘油栓（由硬脂酸钠为硬化剂，吸收甘油制成）使大便滑润容易排除，但禁用峻泻剂，如硫酸镁，也不应灌肠，以免引起流产或早产。

2. **子宫内膜异位症导致便秘** 目前最好的治疗方法就是手术治疗。但深部直肠阴道和直肠乙状结肠子宫内膜异位症手术彻底切除病灶较困难，可能造成严重的并发症，有报道2%～3%病例中出现术后肠穿孔伴腹膜炎，故须对手术难度有充分的估计和严格的术前检查，包括妇科超声、静脉肾盂造影术（排除输尿管子宫内膜异位症）和结肠对比摄片（排除透壁的直肠乙状结肠子宫内膜异位症）。必要时手术前可用轻泻剂、无淀粉饮食和全肠道准备，从而可在需要时进行肠道缝合。为了完全切除直肠阴道子宫内膜异位症，6%的病人需进行肠壁切除，14%的病人需要部分切除阴道后穹隆。可通过剖腹手术、腹腔镜下体内缝合或通过腹腔镜辅助的阴道技术进行部分直肠乙状结肠切除。腹腔镜辅助的阴道技术较腹腔镜下体内缝合快，可以缩短住院时间，降低手术费用，必要时可进行包括妇科、胃肠外科和泌尿科医生的多学科合作。

3. **子宫后倾后屈** 治疗比较棘手，有报道腹腔镜下腹膜后子宫固定术可使87.5%的子宫后倾后屈病人痛经、性交痛、便秘等症状得到明显缓解并且随访两年效果良好。

4. **盆底松弛型便秘** 其治疗是一个复杂的问题，除先天因素及后天损伤以外，中年以后人体性激素水平下降，导致结缔组织的退变松弛，手术目的主要是对因这种退变造成的某些明显的解剖变化进行矫正。对盆腔或腹腔内脏的松弛病变可以实施紧固手术，通过改变因松弛病变导致的肠道扭曲和压迫，起到恢复肠道正常运动功能，缓解便秘症状的作用，治愈率和有效率约93.3%。近年来关于盆腔器官脱垂的手术治疗方法不断被改进，新的术式不断出现，如阴道前后壁网片（mesh）加固术、经阴道后路悬吊带术（pos-teriorintra-vaginalsling，P-IVS）、骶棘韧带固定术（sacrospi-nous ligament fixation，SSLF）、子宫（阴道穹隆）骶骨悬吊术（sacrak colpopexy）和髂尾肌筋膜固定术等，这些新的手术方法重建了盆底的解剖结构，不同程度地改善了盆底的功能，降低了术后复发率。对于直肠前膨出的病人，非手术治疗效果通常不佳，所以在保守治疗失败后可以选择经阴道或经肛门修补术。

5. **慢性传输型便秘和肠易激综合征导致的便秘** 其病因比较复杂，治疗对于全消化道无力和结肠运动障碍早期应用非手术疗法。首先应寻找原因，全消化道无力往往可伴有全身内分泌紊乱、神经系统紊乱或滥用药物，而结肠运动障碍早期往往有强力的抑制便意、膳食纤维过少和有出口性便秘滥用刺激性泻剂等因素。其次应针对原因给予治疗和处理，如内分泌和神经系统紊乱的治疗、停止用抑制肠道蠕动的药物、严禁长期依赖含蒽醌类的肠道刺激性泻剂、改变饮食与排便的习惯，对出口性便秘应及早的针对其原因进行处理。便秘型IBS可以使用替加色罗或Lubipr-ostone治疗。中药可采用促进肠蠕动的四磨口服液、倍特轻舒颗粒等。若有直肠内脱垂等同时存在也应采用上述非手术治疗。

结肠慢传输型便秘病人不应食用纤维素多的食物，也不能应用渗透性泻药。经一般保守治疗无效、有明显的结肠传输减慢者应考虑手术治疗，手术应根据结肠标志物停滞和运动减慢的部位，决定做全结肠、大部结肠、右或左半结肠、乙状结肠切除后做回直肠、回横肠吻合或结肠与直肠吻合。对伴有松弛性便秘者应同时做直肠与子宫的固定术，盆底疝修复术。术后仍应注意调节饮食，增加水的摄入，停止过度用力地排便，加强肛提肌锻炼，严禁继续用含蒽醌类泻剂。

6. **盆底痉挛综合征** 首选生物反馈治疗，如经久不愈可考虑手术。一般主张行耻骨直肠肌切断术，可采取经骶尾入路或经肛门入路，但手术效果多不理想。近年来有人试用肉毒杆菌毒素A注射于耻骨直肠肌内解除该肌的痉挛。肉毒杆菌毒素A为强力的毒素，抑制突触前乙酰胆碱释放。毒素所致的肌肉麻痹是可逆的，数月后症状可能复发。

总之，便秘是由多种原因引起的症状，其治疗方法也应视具体情况而定。女性便秘除考虑上述因素外，不应忽略其他的全身因素，要做到综合考虑、综合治疗。

参考文献

1. Mouritsen L. Classification and evaluation of prolapse. Best Pract Res Clin Obstet Gynaecol，2005，19(6)：895-911

2. Jelovsek JE，Maher C，Barber MD. Pelvic organ prolapse. Lancet，2007，24；369(9566)：1027-1038

3. Kobashi KC，Leach GE. Pelvic prolapse. J Urol，2000，164(6)：1879-1890

4. Wang A, Carr LK, Can. Female stress urinary incontinence. J Urol, 2008, 15(Suppl 1):37-43

5. Peter KS, David AR, David RS, et al. Pelvic floor electrical stimulation in the treatment of genuine stress incontinence: a multicenter, place-controlled trial. Am J Obstet Gynecol, 1995, 173:72-79

6. Rock JA, Jones HW. Te Linde's Operative Gynecology. 10th edition. Lippincott Williams & Wilkins, 2008

7. Petros P, 著. 女性骨盆底：基于整体理论的功能、功能障碍及治疗. 罗来敏, 译. 上海：上海交通大学出版社, 2007

8. 曹泽毅. 中华妇产科学. 第3版. 北京：人民卫生出版社, 2014:1370-1375

9. 樊伯珍, 夏红, 童晓文. 童式前路悬吊术与悬带成形术治疗压力性尿失禁临床疗效对比研究. 中华泌尿外科杂志, 2006, 7:479

10. 樊伯珍, 夏红, 童晓文. 经阴道尿道中段补片悬吊术治疗压力性尿失禁的临床观察. 中华妇产科杂志, 2005, 8:525-552

11. FitzGerald MP, Richter HE, Siddique S, el al. Colpoeleisis: a review, 2006, 17(3):261-271

12. Offman MS, CardesiRJ, Lookhart J, et al. Vaginectomy with pelvic hemiorrhaphy forprolapse. Am J Obstet Gynecol, 2003

13. Abbasy S, Kenton K. Obliterative procedures for pelvic organ prolapse. Clin Obstet Gynecol, 2010, 53(1):86-98

14. 鲁永鲜, 胡蔓萝, 王文英, 等. 阴道封闭治疗老年性重度盆腔器官脱垂的临床疗效. 中华妇产科杂志, 2010, 45:331-337

15. 张迎辉, 鲁永鲜, 王文英, 等. 阴道封闭术对老年盆底器官脱垂病人生活质量改善的效果观察. 感染、炎症、修复, 2011, 12(3):157-161

16. 刘小春, 朱兰, 郎景和, 等. Prolift 盆底重建术后复发的处理现代妇产科进展. 2012, 21(2):81-84

17. Norton C, Whitehead WE, Bliss DZ, et al. Conservative and pharmacological management of faecal incontinence in adults. In Incontinence, Abrams P, Cardozo L, Khoury S, Wein AJ, eds. vol. 2. Health Publications; Plymouth, 2005:1521-1563

18. Whitehead WE, Wald A, Diamant NE, et al. Functional disorders of the anus and rectum. Gut, 1999, 45(12):55-59

19. Wald A, Tunuguntla AK. Anorectal sensorimotor dysfunction in fecal incontinence and diabetes mellitus. N Engl J Med, 1984, 310:1281-1287

20. Morton C, Kamm MA. Outcome of biofeedback for fecal incontinence. Br J Surg, 1999, 86:1159-1163

21. Parks AG, McPartlin JF. Later repair of injuries of the anal sphincter. J R Soc Med, 1971, 64:1187-1189

22. Young CJ, Mathur MN, Eyers AA, et al. Successful overlapping anal sphincter repair: Relationship to patient age, neuropathy, and colostomy formation. Dis Colon Rectum, 1998, 41:344-349

23. Fleshman JW, Dreznik Z, Fry RD, et al. Anal sphincter repair for obstetric injury: manometric evaluation of functional results. Dis Colon Rectum, 1991, 34:1061-1067

24. Jameson JS, Speakman CTM, Darzi A, et al. Audit of postanal repair in the treatment of fecal incontinence. Dis Colon Rec-

tum, 1994, 37:369-372

25. Jarrett ME, Mowatt G, Glazener CM, et al. Systematic review of sacral nerve stimulation for faecal incontinence and constipation. Br J Surg, 2004, 91:1559-1569

26. MatzelKE, KammMA, Stosser M, et al. Sacral spinal nerve stimulation for faecal incontinence: multicentre study. Lancet, 2004, 363:1270-1276

27. Yoshioka K, Ogunbiyi OA, Keighley MR. A pilot study of total pelvic floor repair or gluteus maximus transposition for postobstetric neuropathic fecal incontinence. Dis Colon Rectum, 1999, 42:252-257

28. Devesa JM, Fernandex Madrid JM, Rodriguez Gallego B, et al. Bilateral gluteoplasty for fecal incontinence. Dis Colon Rectum, 1997, 40:883-888

29. Christiansen J, Rasmussen O, Lindorff-Larsen K. Long-term results of artificial anal sphincter implantation for severe anal incontinence. Ann Surg, 1999, 230:45-48

30. Malouf AJ, Vaizey CJ, Norton CS, et al. Internal anal sphincter augmentation for fecal incontinence using injectable silicone material. Dis Colon Rectum, 2001, 44:595-600

31. Siproudhis L, Morcet J, Lainé F. Elastomer implants in faecal incontinence: a blind, randomized placebo-controlled study. Aliment Pharmacol Ther, 2007, 25(9):1125-1132

32. Watkins BP, Landercasper J, Belzer GE, et al. Long term follow-up of the modified Delorme procedure for rectal prolapse. Arch Surg, 2003, 138(5):498-502

33. 王志刚, 钱从宽. 肛门环缩术加注射法与单纯肛门对比环缩术疗效对比观察. 实用医药杂志, 1999, 12(1):33-34

34. Schultz I, Mellgren A, Dolk A, et al. Long term results and functional outcome after Rip stein rectopexy. Dis Colon Rectum, 2000, 43(1):35-43

35. Madoff RD, Mellgren A. One hundred years of rectal prolapse surgery. Dis Colon Rectum, 1999, 42(4):441-450

36. A itola PT, Hiltunen KM, et al. Functional results of operative treatment of rectal prolapse over an 112year period: emphasis on transabdominal approach. Dis Colon Rectum, 1999, 42(5):655-660

37. Mellgren A, Schultz I, Johansson C, et al. Internal rectal intussusception seldom develop s into total rectal prolapse. Dis Colon Rectum, 1997, 40(7):817-820

38. CormanM I. Colon & Rectal Surgery. 4th ed. Philadelphia: Lipp incott Raven Publisher, 1998, 419

39. Bergamaschi R, Lovvik K, Marvik R. Preserving the superior rectal artery in laparoscopic sigmoid resection for complete rectal prolapse. Surg Laparosc Endosc Percutan Tech, 2003, 13(6):374-376

40. Kim DS, Tsang CB, WongWD, et al. Complete rectal prolapse: evolution of management and results. Dis Colon Rectum, 1999, 42(4):460-469

41. ZbarAP, Takashima S, Hasegawa T, et al. Perineal re-

3

ctosigmoidectomy(Altemeier's procedure）：a review of physiology，tech nique and outcome. Tech Colop roctol，2002，6(2)：109-116

42. Carditello A，Milone A，Stilo F，et al. Surgical treatment of rectal prolapse with transanal resection according to Altemeier. Experience and results. Chir Ital，2003，55(5)：687-692

43. 张连阳，刘宝华，文亚渊，等. 圆形吻合器直肠黏膜环切术治疗直肠黏膜脱垂的疗效. 第三军医大学学报，2004，26(12)：1042-1046

44. 任翔英，汤浩. 吻合器在直肠脱垂治疗中的应用. 现代实用医学，2003，15(7)：448-449

45. Orrom W，Hayashi A，Rusnak C，et al. Initial experience with stap led anop lasty in the operative management of prolapsing hemorrhoids and mucosal rectal prolapse. Am J Surg，2002，183(5)：519-524

46. Boccasanta P，Capretti PG，VenturiM，et al. Randomised controlled trial between stap led circumferential mucosectomy and conventional circular hemorrhoidectomy in advanced hemorrhoids with external mucosal prolapse. Am J Surg，2001，182(1)：64-68

47. 万学红，卢雪峰. 诊断学. 第8版. 北京：人民卫生出版社，2013

48. Mark E，Stark. Challenging problems presenting as Constipation. Am J Gastroenterol，1999，94：567-574

49. Thompson WG，Longstreth GF，Dross man DA，et al. Functional bowel disorders，and functional abdominal pain，Gut，1999，45(Suppl Ⅱ)：1143-1147

50. Sterwart WF，Liberman JN，Sandler RS，et al. Epidemiology of constipation(EPOC) study in the United State：relation of clinical subtypes to soeiodemographic features. Arn J Gastroenterol，1999，94(12)：3530-3540

51. Ernst E. Abdominal massage therapy for chronic constipation：A systematic review of clinical trials. Fosch Komplementared，1999，6(3)：149-151

52. Heymen SM，Jones KR，Scarlett Y，et al. Biofeedback treatment of constipation：a critical review. Dis Colon Rectum，2003，46：1208-1217

53. Chiaroni G，Salandini L，Whitehead WE. Biofeedback benefits only patients with outlet dysfunction，not patients with isolated slow transit constipation. Gastroenterology，2005，129：86-97

54. Chiaroni G，Whitehead WE，Pezzo V，et al. Biofeedback is superior to laxatives for normal transit constipation due to pelvic floor dyssynergia. Gastroenterology，2006，130：657-664

55. Rao SS，Kincade KJ，Schulze KS，et al. Biofeedback therapy for dyssynergic constipation-randomized controlled trial. Gastroenterology，2005，128：A-269

56. 谢幸，荀文丽. 妇产科学. 第8版. 北京：人民卫生出版社，2013

57. Koninckx PR，Timmermans B，Meuleman C，et al. Complication of CO-2 laser endoscopic excision of deep endometriosis. Hum Reprod，1996，11：2263-2268

58. Redwine DB，Koning M，Sharpe DR. Laparoscopically as-sisted transvaginal segmental resection of the rectosigmoid colon for endometriosis. Fertil Steril，1996，65：193-197

59. Ostrzenski A. Laparoscopic retroperitoneal hysteropexy. A randomized trial. J Reprod Med，1998，43(4)：361-366

60. 仇放，赵丽，黄大年，等. 盆腔紧固术治疗盆底松弛型便秘临床观察. 局解手术学杂志，2005，14(1)：27

61. Ron Y，Avni Y，Lukovetski A，et al. Botulinum toxin type-A in therapy of patients with anismus. Dis Colon Rectum，2001，44：1812-1826

（胡昌东）

第三节　外阴、阴道损伤

> **关键点**
> 1. 外阴及阴道损伤多为暴力损伤所致，应重视预防，严重损伤可导致大量出血。
> 2. 异物残留应明确残留物种类和位置，及早取出，避免感染及严重损伤。
> 3. 外生殖器损伤主要指外阴（包括会阴）和阴道损伤，以前者为多见。

一、外阴损伤

【临床类型】

1. **处女膜裂伤**(laceration of hymen)　处女膜由黏膜组织所构成，其内、外两面均为鳞状上皮覆盖，中层含结缔组织、血管及神经末梢。结缔组织的多少决定处女膜的厚薄程度。肥厚者多富有弹性，不易破裂；菲薄者易于裂伤。处女膜的破裂一般发生于初次性交时。破裂多在膜的后半部，裂口呈对称的两条，由膜的游离缘向基底部延伸。破裂时病人有突发性剧痛，伴有少量流血，一般出血能自止，无需处理。数日后裂口边缘修复，但不复合拢，因而残留有清晰裂痕。但也有极少数妇女的处女膜弹性好，有一定扩张性，性交后仍保持完整而无出血。奸污或暴力性交，偶可导致处女膜过度裂伤，以致伤及周围组织而大量出血。幼女的处女膜位于前庭深处，且阴道亦狭小，故处女膜损伤较少见。奸污时一般仅导致前庭部擦伤。但如用暴力强行插入阴茎，则可引起外阴部包括处女膜、会阴、阴道甚至肛门的广泛撕裂伤。

2. **外阴裂伤或血肿**　外阴裂伤(vulva laceration)多发生于未成年少女。当女孩骑车、跨越栏杆或坐椅，沿楼梯扶手滑行，或由高处跌下，以致外阴部直接触及硬物时，均可引起外阴部软组织不同形式和不同程度的骑跨伤，受伤后病人当即感到外阴部疼痛，伴有外阴出血。检查可见外阴皮肤、皮下组织,甚至肌肉有明显裂口及活动出血。

由于外阴部富于血供,而皮下组织疏松,当局部受到硬物撞击,皮下血管破裂而皮肤无裂口时,极易形成外阴血肿。血肿继续增大时,病人扪及肿块外,还感剧烈疼痛和行动不便,甚至因巨大血肿压迫尿道而导致尿潴留。检查可见外阴部有紫蓝色块物隆起,压痛显著。如外阴为尖锐物体所伤,可引起外阴深部穿透伤,严重者可穿入膀胱、直肠或腹腔内。

【防治】

初次性交时应避免使用暴力。性交后如流血不止或外阴有任何撕裂伤时,均应及时缝合止血。外阴血肿的治疗应根据血肿大小,是否继续增大以及就诊的时间而定。血肿小无增大可暂保守治疗。嘱病人卧床休息,最初24小时内宜局部冷敷(冰敷),以降低局部血流量和减轻外阴疼痛。24小时后可改用热敷或超短波、远红外线等治疗,以促进血肿吸收。血肿形成4～5天后,可在严密消毒情况下抽出血液以加速血肿的消失。但在血肿形成的最初24小时内,特别是最初数小时内切忌抽吸血液,因渗出的血液有压迫出血点而达到防止继续出血的作用,早期抽吸可诱发再度出血。凡血肿巨大,特别是有继续出血者,应在良好的麻醉条件下切开血肿,排除积血,结扎出血点后再予缝合。术毕应在外阴部和阴道同时用纱布加压以防继续渗血,同时留置导尿管,必要时可予皮片引流。

二、阴道损伤

1. **性交损伤**　一般均为暴力性交或奸污所致,近年来由情趣用品导致的损伤逐渐增多。导致性交损伤的诱因有:妊娠期阴道充血,产后或绝经后阴道萎缩,阴道手术瘢痕,阴道畸形或狭窄,性交时位置不当以及男方酒后同房等。损伤部位一般多位于后穹隆。因右侧穹隆较宽敞,男子龟头多活动于该侧,故右侧裂伤多于左侧。损伤可为单一或多发性,多环绕宫颈呈"一"字形横裂或新月形裂口。阴道组织血供丰富,性交引起撕裂后立即出现阴道流血,有时甚至因流血过多而致休克。严重撕裂还可以导致腹膜破裂,以致引起气腹而出现腹胀痛症状。

病人就诊时常隐瞒性生活史。故凡有阴道出血者应警惕有性交损伤的可能,除详细咨询有关病史外,应先用窥阴器扩开阴道,用棉球拭净阴道内积血后,仔细检查出血来源,注意有无阴道壁裂伤,裂伤是否波及腹膜、直肠或膀胱。在紧急情况下,若系阴道壁出血可暂用纱布压迫止血,然后做好充分准备下,经阴道用人工合成可吸收线缝合止血。注意避免缝线穿透直肠黏膜。

2. **药物损伤**　局部用消炎杀菌药治疗阴道炎时,可因剂量过大、用法不当或误用腐蚀药物而造成阴道损伤。如冲洗阴道时采用的高锰酸钾溶液浓度过高或有颗粒未溶化

时,可因形成的氢氧酸钾腐蚀阴道黏膜引起阴道溃疡和出血。往年各地采用氯己定治疗阴道炎症而引起的阴道壁广泛溃疡亦屡有所见。

药物性损伤表现为用药后阴道分泌物增多,呈脓血性,甚至有鲜血流出,伴阴道外阴灼热疼痛感。检查可见阴道广泛充血,并有散在溃疡。高锰酸钾烧灼所致溃疡有黑色糊状物(二氧化锰)覆盖。药物损伤后如不及时治疗,阴道黏膜坏死、剥脱,最后可引起阴道粘连和狭窄。

凡药物治疗引起阴道炎症时,应遵医嘱,切勿乱投药石,忌用任何腐蚀性药物纳入阴道引产。放入药物后如出现任何不适应应立即取出,并用冲洗干净。局部可涂擦紫草油,或用紫草油纱布覆盖以促进溃疡愈合和防止继发粘连,一般每日更换纱布一次,直至创面痊愈为止。如因药物经过黏膜吸收引起全身中毒反应者,应检测肝、肾功能,有肾衰竭时应尽早给予肾透析治疗。

3. **卫生栓(tampon)损伤**　国外妇女使用卫生栓者较多。卫生栓导致阴道溃疡陆续有所发生。据认为导致溃疡的原因可能为:①卫生栓放置位置不当引起的压迫坏死;②使用者对栓中除臭剂过敏反应;③栓中所含高吸附纤维素能改变阴道黏膜上皮结构,破坏细胞间桥,致使细胞间的间隙扩大和形成微溃疡;如非月经期仍继续使用以吸附血液时,则微溃疡可发展为肉眼可见的阴道溃疡。若使用具有送栓器的卫生栓,甚至在放入时即可直接导致阴道黏膜线形撕裂伤;栓放入后虽可暂时压迫止血,但将造成裂口延期不愈,因而当栓取出后反而出现血性白带。检查时可见阴道上段黏膜有明显的红色颗粒状斑块区。一般在停止使用卫生栓后能逐渐自愈。

4. **子宫托损伤**　使用子宫托(pessary)治疗子宫脱垂和尿失禁的病人由于子宫托长时间压迫阴道壁可能导致阴道溃疡,严重者甚至发生阴道直肠瘘。预防方法主要是选择合适的子宫托,定时取出子宫托消毒,如果出现脓性或者血性白带应到妇科门诊检查。出现阴道溃疡应停用子宫托,局部使用雌三醇软膏可促进溃疡愈合。

5. **阴道水蛭咬伤**　见于3～14岁农村幼女,多在5～9月炎热季节发病。发病前一时有接触河、湖水史。其主要症状为阴道出血和发热,失血多者可出现休克。出血可能与水蛭咬伤后分泌的一种水蛭素的抗凝作用有关。治疗采用10%高渗盐水500～1000ml冲洗阴道,一般可迅速止血。

三、异物残留

生殖器官异物残留(retension of foreign body)包括阴道内、盆腔内和宫腔内异物,以前者多见,后两者均为医源性异物,应可避免。

【原因】

1. **幼女无知或出于好奇心**　自己或由其他小孩将纽

扣、豆子、果核或回形针等塞入阴道内。精神病妇女亦可发生类似情况。

2. **医源性异物**　是由于医务人员手术时遗留或向病人交代不清所致。最常见的为宫颈活组织检查或会阴、阴道修补手术后阴道内留置的纱布或棉球未及时取出或未全部取出所造成的阴道异物残留,特别严重的是经腹手术时将纱布、纱布垫,甚至器械遗忘在腹腔内而形成的腹腔或盆腔异物。此外,也曾发生在剖宫产时,将纱布遗忘在宫腔而形成的宫腔内异物。

3. **宫腔内节育器嵌入子宫肌层或进入腹腔内**　虽属异物残留,但它是安放宫内节育器的并发症之一,已在计划生育章中予以介绍。长期放置子宫托(pessary)治疗子宫脱垂可导致其嵌顿在阴道壁内,也属异物残留,详见子宫脱垂章。

【临床表现及诊断】

阴道异物的主要症状为阴道有脓性或脓血性分泌物排出。如为纱布或棉球,分泌物呈恶臭。成人多有阴道手术史,一般通过阴道窥诊即能确诊。对幼女则需详细询问有无放入异物史,肛查多可触及有一定活动度的物体,其大小、形状及硬度因异物种类而异。如留置的为硬物体,用金属探针放入阴道内即可探得异物的存在。应注意将阴道内异物与阴道或宫颈葡萄状肉瘤相鉴别,必要时可在全麻下用宫腔镜或鼻镜窥视并行活组织检查加以确诊。腹腔内有异物遗留时,术后多有持续腹痛、发热和腹部包块,严重者并发肠梗阻、感染,甚至肠瘘。凡术后出现上述现象,特别是有腹部包块形成时,应考虑腹腔内异物残留可能。金属异物如手术缝针留置腹腔时,可能除腹痛外,并无其他症状,但腹部透视即可确诊。剖宫产后宫腔内有纱布残留时,病人术后长期发热、腹痛,宫腔内有大量分泌物排出,子宫复旧不佳。当纱布经阴道排出或取出后,症状随之消失。

【预防】

1. 医务人员应加强责任心,并严格执行剖腹术前及关腹前的器械、敷料清点制度,以确保无异物遗留。作会阴切开缝合术时,宜采用有带的纱布卷。术时将带子的游离端置于阴道口外以避免遗忘。凡阴道手术后需保留纱布塞者,应将每条纱布塞的一角留在阴道口外,术后医嘱中写明纱布数目和应取出时间或向病人本人交代清楚,并记入病程记录中。为幼女或未婚妇女取阴道分泌物检查时,应旋紧棉絮以防脱落,发现脱落应立即设法取出。

2. 对儿童应加强教育与监督,严防将异物塞入阴道。对精神病病人应严加管理并给予相应治疗。

【治疗】

成年妇女阴道内异物可随手取出。幼女阴道内有异物时可用长钳轻轻夹出,或在麻醉下用宫腔镜或鼻镜扩开阴

道取出。有炎症者取出异物后以 0.5% 醋酸低压冲洗阴道。

腹腔异物应尽早剖腹探查取出。如已形成肠瘘或术时分离粘连而形成肠瘘者,一般应根据当时情况作肠切除吻合术或肠瘘修补术。

【临床特殊情况的思考和建议】

盆底组织疏松,部分外阴及阴道损伤后可在盆腔深部形成巨大血肿,难以清除引流。对于此类病例,可以予以局部压迫,同时加强输血、抗感染,辅以散结化瘀的中成药,待血肿自行消散吸收。

（童晓文　李怀芳　初磊）

第四节　生殖道瘘

关键点

1. 产伤及妇科手术是尿瘘的主要原因。

2. 尿瘘手术前应充分检查,明确尿瘘的种类、部位、大小、数量,制定个体化手术方案。

3. 产伤是粪瘘的主要原因,手术是唯一治疗手段,手术时机选择及围术期肠道管理是决定手术成败的重要因素。

一、尿　瘘

尿瘘(urinary fistula)是指人体泌尿系统与其他系统或部位之间有异常通道,表现为小便淋漓、不能控制。尿瘘包括的范围很广,诸如膀胱阴道瘘(vesico-vaginal fistula)、输尿管阴道瘘(uretero-vaginal fistula)、尿道阴道瘘(urethro-vaginal fistula),以及膀胱肠瘘(vesico-colic fistula)和膀胱腹壁瘘(vesico-abdominal fistula)。但由于妇女生殖系统在分娩期间或妇科手术时发生损伤的机会较多,而生殖系统与泌尿系统均同源于体腔上皮,两者紧密相邻,故临床上以泌尿生殖瘘(urogenital fistula)最为常见。本节所述尿瘘亦仅限于泌尿生殖瘘,重点描述膀胱阴道瘘,输尿管阴道瘘将在相关章节论述。

【病因】

绝大多数尿瘘均为损伤所致。世界卫生组织的数据表明,全世界约有 200 万产科尿瘘病人,每年至少有 5 万～10 万新发病例。欧美等发达国家,产科尿瘘发病罕见;发展中国家,产科原因导致的尿瘘还很普遍。据报道,非洲、南美及中东地区每 1000 例分娩者中有 1～3 例发生膀胱阴道瘘。在我国广大农村,特别是偏远山区,产伤是引起尿瘘的主要原因,但近年来逐渐减少,在我国各大、中城市,由于产

前保健和新法接生的推广和普及，分娩损伤所致的尿瘘已极罕见，而妇科手术所致者则相对有所增加。Mayo clinic 近30年共收治800例尿瘘，仅5%是由于分娩损伤，而盆腔手术引起者则高达85%，放射治疗引起者为10%。此外，非损伤性如生殖道疾病或先天性畸形致的尿瘘，其漏尿症状相同，将在本节中一并予以介绍。

1. 产科因素　分娩所致的尿瘘，主要是膀胱阴道瘘，多并发于产程延长或阻滞，根据其发病机制不同，可分为坏死和创伤两型。

（1）坏死型：在分娩过程中，如产妇骨盆狭窄或胎儿过大、胎位不正，引起胎先露下降受阻时，膀胱、尿道和阴道壁等软组织长时间被挤压在胎先露和母体耻骨联合之间，可因缺血、坏死而形成尿瘘。组织压迫可发生在骨盆的不同平面；若在骨盆入口平面，常累及子宫颈、膀胱三角区以上部位或输尿管，导致膀胱宫颈瘘、膀胱阴道瘘或输尿管阴道瘘；挤压在中骨盆平面时，多累及膀胱三角区及膀胱颈部，导致低位膀胱阴道瘘或膀胱尿道阴道瘘（vesico-urethro-vaginal fistula）；挤压发生在骨盆底部达骨盆出口平面时，多累及尿道，导致尿道阴道瘘及阴道环状瘢痕狭窄。

坏死型尿瘘具有以下临床特点：

1）多发生在骨盆狭窄的初产妇，但亦见于胎儿过大或胎位不正的经产妇。

2）胎先露部分或全部入盆、胎膜早破、膀胱过度充盈和膀胱壁变薄以及滞产是形成尿瘘的条件，其中尤以滞产或第二产程过度延长是发病的决定性因素。

3）尿漏大多出现在胎儿娩出后3～10天，但如产程过长，母体局部坏死组织可随手术产取出胎儿而脱落，以致产后立即漏尿。因而此类尿瘘实际上并非由于手术不当或器械直接损伤的结果，而是由于结束分娩过晚所导致的损伤。也有个别坏死型尿瘘延迟至产后20～40天才漏尿，但其瘘孔直径多在1cm以内，甚至仅针孔大小。

4）滞产并发的生殖道感染，往往又促进和加剧瘘孔周围瘢痕组织的形成。

（2）创伤型：在分娩过程中，产道及泌尿道撕裂伤引起的尿瘘为创伤型，一般多发生在因滞产及（或）第二产程延长而采用手术结束分娩的产妇。其形成的原因有：

1）违反正常操作常规，如宫颈未开全或膀胱充盈时即行臀位牵引或产钳助产，或在阴道内盲目暴力操作等，均可导致损伤。

2）胎儿娩出受阻而宫缩极强，特别是产前滥用缩宫素所致过强宫缩。可引起子宫破裂合并膀胱撕裂；

3）子宫下段剖宫产术或同时加作子宫切除术时，如膀胱子宫间有粘连、膀胱未充分往下游离，可损伤膀胱或盆段输尿管；

4）尿瘘修补愈合后，如再度经阴道分娩，原瘘口瘢痕可因承压过大而裂开，以致尿瘘复发。

创伤型尿瘘临床特点有：①绝大多数有手术助产史；②胎儿娩出后即开始漏尿；③一般组织缺失不多，周围瘢痕组织较少。

2. 妇科手术损伤　妇科手术导致膀胱和输尿管损伤并不罕见，广泛全子宫切除、子宫内膜异位症、剖宫产术后膀胱粘连等均会增加膀胱、输尿管损伤风险，经阴道妇科手术，如经阴道切除子宫、阴道成形术或尿道憩室切除术等也可损伤膀胱、输尿管或尿道而形成尿瘘。

3. 膀胱结核　膀胱结核均继发于肾结核，病人有低热、消瘦、尿频、尿急和血尿等症状。早期膀胱黏膜水肿、充血，出现结核结节和溃疡；晚期膀胱挛缩、容量减小，当溃疡穿透膀胱全层及阴道壁时，则形成膀胱阴道瘘。结核性瘘孔一般仅数毫米，甚至仅针尖大小。

4. 外伤　外阴骑跨伤或骨盆骨折甚至粗暴性交均可损伤尿道或膀胱而形成尿瘘。偶见子宫脱垂或先天性无阴道病人，用刀剪自行切割，企图进行治疗而引起尿瘘。

5. 放射治疗　采用腔内放射治疗子宫颈癌或阴道癌时，可因放射源安放不当或放射过量，以致局部组织坏死而形成尿瘘。此类尿瘘多在放疗后1～2年内发生，但亦可因组织纤维化和进行性缺血而晚至十余年后始出现。

6. 局部药物　注射采用无水酒精或氯化钙等药物注射至子宫旁组织治疗子宫脱垂时，如不熟悉盆腔局部解剖，误将药物注入膀胱壁或尿道壁时可引起组织坏死，以致形成尿瘘。但现因注射药物引起的尿瘘已极罕见。

7. 阴道内子宫托　安放子宫托治疗子宫脱垂时，应日放夜取，每日更换。如长期放置不取，可因局部组织受压坏死引起尿瘘或粪瘘。

8. 癌肿　子宫颈癌、阴道癌、尿道癌或膀胱癌晚期，均可因癌肿浸润，组织坏死脱落而引起尿瘘。

9. 膀胱结石　单纯女性膀胱结石引起尿瘘者罕见。但在膀胱阴道瘘修补术后，膀胱内丝线残留或因膀胱憩室的形成继发膀胱结石时，可因结石的磨损压挫伤导致尿瘘复发。

10. 先天畸形　临床上少见，主要有输尿管开口异位和先天性尿道下裂两种。前者为一侧输尿管开口于阴道侧穹隆或前庭等部位，患儿出生后既有漏尿，亦能自行解出部分尿液。后者为尿道开口于阴道口或阴道内，轻者多无明显症状，重者尿道后壁缺如，膀胱直接开口于阴道，以致排尿完全不能控制。有些尿道开口在尿道下1/3段的尿道下裂病人，产前能控制小便，但产后由于盆底肌肉松弛和阴道前壁膨出而出现漏尿，临床上可因此而误诊为产伤性尿瘘。

【分类】

尿瘘迄今尚无公认的统一标准。

根据损伤的范围不同可分为：①简单尿瘘指膀胱阴道瘘瘘孔直径＜3cm，尿道阴道瘘瘘孔直径＜1cm；②复杂尿瘘指膀胱阴道瘘瘘孔直径≥3cm或瘘孔边缘距输尿管开口＜0.5cm，尿道阴道瘘瘘孔直径＞1cm；③极复杂尿瘘：其他少见尿瘘。

根据解剖部位分类为以下几种：

1. **尿道阴道瘘** 尿道与阴道间有瘘道相通。

2. **膀胱阴道瘘** 膀胱与阴道间有瘘道相通。目前国外广泛使用 Waaldijk 分类系统对膀胱阴道瘘进一步分类。以尿道外口作为参照点，Waaldijk 分类系统包括 3 种不同类型：

（1）Ⅰ型：尿道及膀胱颈部未被累及。

（2）Ⅱ型：尿道受累，并进一步被分为两个亚型：ⅡA：远端尿道未被累及（瘘距离尿道外口 1cm）；ⅡB：远端尿道受累（瘘边缘与尿道外口距离＜1cm）；两种不同Ⅱ型瘘可进一步被分为：①非环形；②环形缺损。

（3）Ⅲ型：少见的瘘，例如膀胱肠道瘘或膀胱皮肤瘘。

3. **膀胱尿道阴道瘘** 瘘孔位于膀胱颈部，累及膀胱和尿道，可能伴有尿道远侧断端完全闭锁，亦可能伴有膀胱内壁部分外翻。

4. **膀胱宫颈阴道瘘**（vesico-cervico-vaginal fistula）膀胱、宫颈及与之相邻的阴道前壁均有损伤，三者间形成共同通道。

5. **膀胱宫颈瘘**（vesico-cervical fistula）膀胱与子宫颈腔相沟通。

6. **膀胱子宫瘘**（vesico-uterine fistula）膀胱与子宫腔相通。

7. **输尿管阴道瘘** 输尿管与阴道间有瘘道相通。

8. **多发性尿瘘** 同时有尿道阴道瘘和膀胱阴道瘘或输尿管阴道瘘两种或以上。

9. **混合瘘**（combined fistula）尿瘘与粪瘘并存。

【临床表现】

1. **漏尿** 为尿瘘的主要症状。病人尿液不断经阴道流出，无法控制。但漏尿的表现往往随瘘孔的部位和大小不同而各异：①瘘孔位于膀胱三角区或颈部，尿液日夜外溢，完全失去控制；②位于膀胱三角区以上的高位膀胱阴道瘘或膀胱子宫颈瘘等，站立时可暂无漏尿，平卧则漏尿不止；③膀胱内瘘孔极小，周围有肉芽组织增生，或瘘孔经修补后仍残留有曲折迂回小瘘道者，往往仅在膀胱充盈时方出现不自主漏尿；④位于膀胱侧壁的小瘘孔，取健侧卧位时可暂时无漏尿，平卧或患侧卧位时则漏尿不止；⑤接近膀胱颈部的尿道阴道瘘，当平卧而膀胱未充盈时可无漏尿，站立时尿液即外溢；⑥位于尿道远 1/3 段的尿道阴道瘘，一般能控制排尿，但排尿时，尿液大部或全部经阴道排出；⑦单侧输尿管阴道瘘，除能自主排尿外，同时有尿液不自主地自阴道阵发性流出；⑧未婚或无阴道分娩史的部分尿瘘病人，平卧且紧夹大腿时，由于肛提肌的收缩和双侧小阴唇的闭合，尿液可暂时储存在被扩张的阴道内，但当分开大腿或站立时，尿液迅速自阴道内溢出。

2. **外阴瘙痒和烧灼痛** 由于外阴部、大腿内侧、甚至臀部皮肤长期被尿液浸润刺激而发红、增厚，并可能有丘疹或浅表溃疡等尿湿疹改变。病人感外阴瘙痒和灼痛，严重影响日常活动。

3. **闭经** 10%～15%病人有长期闭经或月经稀少，但闭经原因不明，可能与精神创伤有关。

4. **精神抑郁** 由于尿液淋漓，尿臭四溢，病人昼间难与人为伍，离群索居；夜间床褥潮湿，难以安寐，以致精神不振，抑郁寡欢；更可因性生活障碍或不育等原因而导致夫妻不和，甚者为丈夫所遗弃。个别病人不堪长期肉体上的折磨和精神上的打击而萌发自杀之念。

5. **其他表现** 有膀胱结石者多有尿频、尿急、下腹部疼痛不适。结核性膀胱阴道瘘病人往往有发热、肾区叩痛。巨大膀胱尿道阴道瘘病人，膀胱黏膜可翻出至阴道内甚至阴道口，形似脱垂的子宫，翻出的黏膜常因摩擦而充血、水肿，甚至溃破出血。

【诊断】

通过病史询问和妇科检查，一般不难确诊。但对某些特殊病例，尚需进行必要的辅助检查。

1. **病史** 出生后即漏尿者为先天性泌尿道畸形。年轻妇女，特别是未婚、未育者出现漏尿，且在发病前有较长期发热、尿频、尿痛、尿急者，一般均系结核性膀胱阴道瘘。难产后漏尿应区别其为坏死型或创伤型，个别产后数十天出现漏尿者亦应警惕结核性膀胱炎所致膀胱阴道瘘的可能。广泛性子宫切除后，因输尿管缺血坏死所致尿瘘多在术后 14 天左右出现漏尿，而其他妇科手术直接损伤输尿管者一般在术后当日或数天内即有漏尿，但漏尿前病人往往先有腹胀痛、腰痛、腹块和发热等腹膜后尿液外渗症状，当漏尿出现后，上述先驱症状可逐渐缓解和消失。其他如妇科癌肿、放疗、外伤、子宫托等原因所导致的尿瘘均有明确的病史，应详加询问。

2. **体格检查**

（1）全身检查：进行一般内科检查，注意心、肝、肾有无异常和有无贫血、发热等手术禁忌。

（2）妇科检查：先取膀胱截石位，行阴道窥镜及双合诊和三合诊检查，了解阴道、宫颈形态，子宫大小、活动度和其附件情况，特别是瘘孔位置、大小和其周围瘢痕程度。如瘘孔位于耻骨联合后方难以暴露，或瘘孔极小，无法找到时，应嘱病人取膝胸卧位，并利用单叶阴道直角拉钩，将阴道后壁向上牵引，在直视下进一步明确瘘孔及其与邻近组织或器官的解剖关系。一般应常规用子宫探针或金属导尿管探测尿道，以了解其长度和有无闭锁、狭窄、断裂等；并可利用探针探触膀胱内有无结石，粗略估计膀胱的扩展度和容积大小，警惕结核性挛缩膀胱的可能。应注意近侧穹隆的小瘘孔常为输尿管阴道瘘。巨大尿瘘或接近宫颈部的瘘孔，有时可在瘘孔边缘的膀胱黏膜上找到输尿管开口，并见到有尿液自开口处阵发性喷出。自幼漏尿者多为输尿管开口异位,诊断的关键在于耐心细致地观察和寻找阴道前庭、侧壁或穹隆处有无阵发性喷尿的小裂隙。

3. 辅助检查

(1) 亚甲蓝试验(methylene blue test):此试验目的在于鉴别膀胱阴道瘘与输尿管阴道瘘,同时亦可用于辨识肉眼难以看到的极小的膀胱阴道瘘孔。方法如下:通过尿道导尿管将稀释消毒亚甲蓝溶液100~200ml注入膀胱,然后夹紧尿管,扩开阴道进行鉴别。凡见到蓝色液体经阴道壁小孔流出者为膀胱阴道瘘,自宫颈口流出者为膀胱子宫颈瘘或膀胱子宫瘘;如流出的为清亮尿液则属输尿管阴道瘘。在注入稀释亚甲蓝后未见液体经阴道流出时,可拔除尿管,如此时注入的蓝色液体立即从尿道口溢出,则压力性尿失禁的可能性大;如无液体流出,可在阴道内上下段先后放入两只干棉球塞,让病人喝水并下床走动15~20分钟,再行检视。如阴道上段棉塞蓝染则为膀胱阴道瘘,棉塞浸湿但无蓝色时提示为输尿管阴道瘘。

(2) 靛胭脂试验(indigo carmine test):亚甲蓝试验时瘘孔流出的为清亮液体,即可排除膀胱阴道瘘,应考虑为输尿管阴道瘘或先天性输尿管口异位,可进一步行靛胭脂试验加以确诊。方法为:由静脉推注靛胭脂5ml,5~7分钟后可见蓝色液体由瘘孔流出。经由瘘孔排出蓝色液体的时间距注入的时间愈久,说明该侧肾积水多愈严重。

(3) 膀胱镜检查(cystoscopy):可了解膀胱容量、黏膜情况,有无炎症、结石、憩室,特别是瘘孔数目、位置、大小,以及瘘孔与输尿管口和尿道内口的关系等。若诊断为输尿管阴道瘘,可在镜检下试插输尿管导管。一般健侧输尿管可顺利放入导管无阻,而患侧则受阻,受阻处即为瘘孔所在部位。若膀胱黏膜水肿,镜检下不易找到输尿管口,可经静脉注入靛胭脂5ml,注入后5~7分钟即可见蓝色尿液由输尿管口溢出。此法既可帮助确定输尿管口的部位和瘘口侧别,亦可根据排出蓝色尿液的时间了解肾脏功能。若镜下见某一侧无蓝色尿溢出,而阴道有蓝色尿液出现时,则证明输尿管瘘位于该侧。对巨大膀胱阴道瘘或明确的尿道阴道瘘,一般均无必要且往往亦不可能进行膀胱镜检查。

(4) 肾图(renogram):通过肾图分析,可了解双侧肾脏功能和上尿路通畅情况。若尿瘘并发一侧肾功能减退和尿路排泄迟缓,即表明为该侧输尿管阴道瘘;如双肾功能皆受损提示有尿路结核或双侧输尿管损伤可能。

(5) 排泄性尿路造影(excretion pyelography):从静脉注入泛影酸钠后摄片,可根据肾盂、输尿管及膀胱显影情况,了解双侧肾功能,以及输尿管有无梗阻和畸形等。此法一般适用于诊断输尿管阴道瘘、结核性尿瘘或先天性输尿管异位。在诊断尿瘘时很少采用经膀胱逆行尿路造影。

【鉴别诊断】

漏尿为尿液从不正常的途径不自主地流出,仅见于尿瘘和先天性尿路畸形病人,但应与尿从正常途径不自主流出如压力性尿失禁、结核性膀胱挛缩、充溢性尿失禁和逼尿肌不协调性尿失禁等相鉴别。

1. 压力性尿失禁(stress urinary incontinence,SUI) 压力性尿失禁的发生机制是腹压增加时膀胱内压力高于尿道内压力,造成膀胱内尿液不自控地经尿道排出。临床上表现为当病人咳嗽、喷嚏、大笑或站立时,尿液立即外流,严重者甚至平卧亦有尿溢出,一般仅见于有阴道分娩史的妇女,但巨大膀胱尿道阴道瘘修补痊愈后亦常后遗此病。压力性尿失禁病人膀胱、尿道与阴道之间不存在异常通道,因此检查无瘘孔发现,嘱病人咳嗽时即见尿从尿道口溢出;此时如用示指、中指伸入阴道内,分别置于尿道两旁(注意不能压迫尿道),用力将尿道旁组织向耻骨方向托起,以恢复膀胱和尿道间的正常角度和尿道内阻力,然后嘱病人咳嗽,此时尿液不再溢出。

2. 膀胱挛缩(bladder contracture) 为结核性膀胱炎所引起,病人膀胱容量在50ml以下,甚者仅容数毫升,膀胱颈部也因挛缩而失去收缩功能,以致尿液无法控制而不断外溢。结核性膀胱挛缩病人一般均曾有发热、长期尿频、尿急、尿痛甚至有血尿史,尿常规可见大量脓细胞。如用金属尿管探查可感到膀胱缩窄,壁实无伸张性。肾图多显示一侧甚至双肾功能减退,尿路造影可予确诊。

3. 充溢性尿失禁(overflow incontinence) 一般是由于膀胱调节功能障碍所致,可见于脊髓外伤、炎症、肿瘤、隐性脊柱裂等中枢神经疾病,和子宫颈癌根治术或分娩时胎头滞压过久后膀胱麻痹等周围神经疾病。临床表现为逼尿肌收缩乏力引起尿潴留,当膀胱过度充盈后仅少量或点滴尿液经由尿道口不自主断续溢出。检查见膀胱显著扩大,虽嘱病人用力向下屏气,亦无尿排出,但将导尿管放入膀胱后仍可导出大量尿液。

4. 逼尿肌不协调性尿失禁(detrusor dyssynergic incontinence) 由于逼尿肌出现不自主的阵发性收缩所致。此类不自主收缩亦可因腹内压突然增高而激发,其表现与压力性尿失禁相似。但病人并无器质性病变,其尿液外流不是在压力增高时立即出现而是在数秒钟后才开始,且当压力解除后仍可继续排尿10~20秒。除尿失禁外,此类病人仍有正常排尿功能。膀胱测压时,可测出逼尿肌的异常收缩。

【预防】

绝大多数尿瘘是可以预防的,而预防产伤性尿瘘尤为重要。在预防产伤尿瘘方面,应强调计划生育,生少生好。产前要定期作孕期检查,发现骨盆狭小、畸形或胎位不正者,应提前住院分娩。治愈后的尿瘘病人,再次分娩时一般应作剖宫产。对产妇要加强产程观察,及时发现产程异常,尤其是第二产程延长,积极处理,尽早结束分娩以避免形成滞产。经阴道手术分娩时,术前先导尿,术时严格遵守操作规程,小心使用各种器械。术后常规检查生殖道及泌尿道有无损伤,发现损伤时立即予以修补。凡产程过长、产前有尿潴留及血尿史者,产后应留置导尿管 10 天左右,以预防尿瘘形成。妇科全子宫切除手术时,如遇盆腔内器官有解剖变异或广泛粘连,最好首先在病变的以上部位暴露输尿管,然后沿其径,向下追踪至盆腔段;次之应将膀胱自宫颈和阴道上段处向下游离,至少达阴道两侧角部的侧方和下方为止。因宫颈癌行广泛性子宫切除,当处理骨盆漏斗韧带时,应先切开后腹膜,仔细游离卵巢动静脉,再行高位缝扎;子宫动脉可在输尿管内侧切断结扎,以保留子宫动脉输尿管支的血供;输尿管不可广泛游离,同时要避免损伤输尿管外鞘膜。术中出血时,应冷静对待。如为动脉出血,应在血管近端加压,并用吸管吸净积血后,认清出血点,钳夹后缝扎止血。切忌在出血点盲目大块钳夹或缝扎。如为盆底静脉丛出血,应用纱布压迫 10~15 分钟,一般出血能停止。宫颈癌放射治疗时应严格掌握剂量,后装应选择合适的施源器。使用子宫托治疗子宫脱垂时,必须日放夜取,不得长期放置不取。

【治疗】

尿瘘一般均需手术治疗,但在个别情况下可先试行非手术疗法,若治疗失败再行手术;此外,对不宜手术者则应改用尿收集器进行治疗。

1. 非手术治疗 适用于下列情况:

(1) 分娩或手术一周后出现的膀胱阴道瘘,可经尿道留置直径较大的导尿管,开放引流,并给予抗生素预防感染,4~6 周后小的瘘孔有可能愈合,较大者亦可减小其孔径。

(2) 手术一周后出现的输尿管阴道瘘,如能在膀胱镜检下将双“J”管插入患侧输尿管损伤以上部位(非插入假道),并予保留,两周后瘘孔有自愈可能。

(3) 对针头大小瘘孔,在经尿道留置导尿管的同时,可试用硝酸银烧灼使出现新创面,瘘孔有可能因组织增生粘连而闭合。

(4) 结核性膀胱阴道瘘,一般不考虑手术,均应先行抗结核治疗。治疗半年至一年后瘘孔有可能痊愈。只有经充分治疗后仍未愈合者方可考虑手术修补。

(5) 年老体弱,不能耐受手术或经有经验的医师反复修补失败的复杂膀胱阴道瘘,可使用尿收集器,以避免尿液外溢。目前国内试制的尿收集器类型甚多,其区别在于收集器的收尿部分有舟状裤型、三角裤袋型和内用垫吸塞型的不同,而行尿部分和储尿部分则均大同小异。其共同缺点是在病人睡卧时,尿液仍难以达到密闭而有漏溢现象,故仍有待改进。

2. 手术治疗

(1) 手术治疗时间的选择

1) 尿瘘修补的时间应视其发病原因和病人局部和全身情况不同而异。术时或术后立即发现的直接损伤性尿瘘

应争取时间及时修补,否则手术修补时间与缺血坏死性尿瘘相同,即等待 3~6 个月待组织炎症消失,局部血供恢复正常后再行手术。有人主张服用泼尼松促使组织软化,加速水肿消失,可将手术提前至损伤后 1 个月进行。但泼尼松类药物亦将影响伤口愈合,故多数学者仍认为提前手术是不适当的。瘘管修补术失败后亦宜等待 3 个月后再行手术。在等待期间如发现瘘口处有未吸收的缝线应尽早拆除。

2) 放射治疗癌肿引起的尿瘘多在治疗结束后数月出现,且常需要一个较长时间才能完成其坏死脱落过程。一般而言,应在漏尿出现后一年,甚至 2~3 年瘘孔完全稳定,膀胱黏膜基本恢复正常,且无癌症复发时才考虑修补。

3) 膀胱结核引起的尿瘘应在抗结核治疗一年以上仍未愈合,局部无活动性结核病变后考虑手术。

4) 尿瘘合并膀胱结石,手术应视膀胱黏膜有无水肿、感染而定。凡结石大者宜先经腹取出膀胱结石,待黏膜炎症消失后再行手术修补。结石小且膀胱黏膜正常时,可在取石同时进行修补术。

5) 尿瘘合并妊娠,虽然妊娠期局部血供良好有利于愈合,但妊期手术易并发出血,故一般仍以产后月经恢复后修补为宜。但若为高位尿瘘,亦可考虑在行剖宫产时行修补术。

6) 尿瘘合并闭经者,阴道黏膜及膀胱黏膜均菲薄,应先用雌激素准备,可口服戊酸雌二醇 2mg×20 天再行手术。

7) 月经定期来潮者,应选择在月经干净后 3~7 天内手术。

(2) 术前准备

1) 术前加强营养,增强体质,有贫血者应予纠正。

2) 做好病员思想工作,交代术时及术后注意事项,以争取其主动配合:如术时应做好耐受不适体位的思想准备;术后应较长期卧床休息和每日大量饮水,以保持尿管畅流无阻等。

3) 术前常规用 1∶5000 高锰酸钾溶液,坐浴 3~5 天。有外阴皮炎者在坐浴后,可用氧化锌油膏涂擦患部,直至皮炎痊愈后方可手术。

4) 术前尿液常规检查以保证无尿路感染或膀胱结石的存在。尿常规有红、白细胞者应进一步检查确诊和治疗。

5) 术前两日进清淡少渣饮食,术前晚及手术日清晨各灌肠一次,一般无需清洁灌肠。

(3) 手术途径的选择:手术有经阴道、经腹和经阴腹联合途径之分。原则上应根据瘘孔部位和发生原因选择不同途径,但绝大多数产科损伤尿瘘应首选经阴道修补为宜。

1) 经阴道手术:其优点有:①操作较简便,可直接、迅速暴露瘘孔,不损伤身体其他正常组织;②对病人全身干扰小,术后较舒适,并发症少,恢复迅速,腹部无任何瘢痕残留;③术时出血少,特别是操作均在膀胱外进行,膀胱组织无损伤和出血,故术后膀胱内无血凝块堵塞,尿流一般畅通

无阻;④凡损伤波及尿道者,非经阴道无法修补;⑤有利于各种辅助手术的进行,如利用阴道壁替代缺损的膀胱,阴道皮瓣移植或球海绵体肌填充等;⑥阴道内局部瘢痕组织一般并不致因修补而增多,故经阴道修补可反复多次进行。

2) 经腹途径:适用于:①膀胱高位瘘孔;②输尿管阴道瘘;③反复经阴道手术失败,特别是修补后瘘孔变小,但瘘道迂回曲折者,其特点是在游离阴道黏膜后仍无法直接暴露膀胱黏膜;④阴道狭窄,瘢痕严重,经阴道无法暴露瘘孔者;⑤全子宫切除术后的膀胱阴道瘘。

经腹手术又有下列几种不同途径:①腹膜外膀胱外:适用于单纯的高位膀胱阴道瘘;②腹膜外膀胱内:适用于瘘孔接近输尿管开口,或合并有膀胱结石者;③膜内膀胱外:适用于高位瘘,瘘孔周围瘢痕多,或子宫有病变需切除者;特别是宫颈有严重撕裂伤,非切除子宫,膀胱不能完全松解者;④腹膜内膀胱内:适用于膀胱有广泛粘连不易分离,或子宫已切除的膀胱阴道瘘。近年来腹腔镜手术技术迅速发展,腹腔镜下尿瘘修补也获得很高的成功率。

3) 经阴腹联合途径:适用于瘘孔极大,瘘孔边缘既高又低,特别是尿道有损伤不易从单途径进行分离缝合的复杂尿瘘。

一般而言,经阴道手术简单、安全,凡经阴道可以暴露者,都应优先选用阴道途径。但就医生而言,应熟悉各种手术方法,不能拘泥于单一途径。

4) 术时麻醉、体位和消毒:手术的成功与否与麻醉的配合有密切关系。术时麻醉应达到无痛和肌肉完全松弛,并能根据手术需要而延长麻醉时间。一般连续硬膜外麻醉能满足手术要求。

为了充分暴露手术野,体位的选择至关重要。经腹手术取平仰卧位,如有可能,最好将双下肢用脚架略抬高分开,以便随时用手放入阴道协助手术。经阴道手术有膀胱截石位、俯卧位、侧卧位等不同。一般多采用前两种。凡子宫活动即用鼠齿钳夹住宫颈能将子宫往下牵引无困难者,均可采取膀胱截石位;子宫固定特别是瘘孔位于耻骨后方,不易暴露者,应采取俯卧位。

消毒:不论经阴道或经腹手术,均应首先用肥皂水擦洗阴道、外阴,然后用生理盐水冲净,拭干后再用碘附消毒。消毒不彻底往往是手术失败的原因之一。

5) 手术基本要求和方法(以膀胱阴道瘘为例)

• **A. 充分游离瘘孔周围组织:**一般均用小弯圆刀做切口。在切开阴道黏膜前,最好先围绕预定的切口四周注射肾上腺素稀释液(1∶1000 肾上腺素 1ml 加入 300ml 生理盐水)至阴道壁与膀胱间的疏松筋膜间隙,直至阴道黏膜隆起变白为止。注射液体后可减少术野渗血,便于找到正确的分离间隙和避免分离的黏膜瓣撕裂。经阴道修补时有两种分离瘘孔法,即离心分离法和向心加离心分离法。离心法在距瘘口缘仅 2～3mm 做环形切口,切开阴道黏膜层后,用刀或弯剪向外游离阴道黏膜,以便

膀胱获得松解。此法适合于中、小瘘孔。向心加离心分离法是在距切口缘 2cm 以上处做切口,先往内向心分离阴道黏膜至距瘘缘 0.5cm 为止,再从原阴道黏膜切口向外做离心分离,以缓解瘘孔缝合缘的张力。向心加离心法特别适用于巨大膀胱阴道瘘,其优点:①可利用部分阴道壁代替膀胱壁覆盖瘘孔,因而有利于巨大瘘孔的闭合;②如输尿管开口接近瘘孔缘时,可避免损伤输尿管口;③瘘孔周围瘢痕较多时,切缘位于瘢痕组织之外,血供多良好,有利于切口愈合;④膀胱黏膜本身未受干扰,膀胱内无出血和血凝块积聚,术后尿道引流通畅。无论离心法或向心加离心分离法,阴道黏膜游离的范围要充分,原则上应使瘘孔缘游离后自行横向靠拢,或估计缝合无张力方可(图 30-4-1)。

阴道黏膜推进瓣法也可用于瘘的修补,效果良好。根据阴道黏膜的状况,在阴道前、后、侧壁分离出不同形状的黏膜瓣,如"J"形"U"形,最后将阴道黏膜瓣推进覆盖到瘘口(图 30-4-2)。

如为巨大瘘孔,一般应分离膀胱宫颈间隙到膀胱腹膜反折处;瘘孔缘紧贴盆壁和耻骨时,须将膀胱组织从骨膜上游离,或游离长约 1cm 的骨膜片,以便将骨膜片代替膀胱侧缘与瘘孔其余部分缝合;如病人为膀胱尿道瘘,应将尿道远端阴道黏膜广泛游离,以便使瘘孔上缘游离的阴道黏膜瓣能毫无张力地覆盖在尿道远端的尿道壁上,从而将尿道断端包埋在膀胱内。原则上应避免将尿道远侧断端直接与膀胱吻合。

若采用经阴道修补术治疗,术野较差、瘘管不能向下牵拉,瘘孔数目多、位置接近输尿管口、周围瘢痕粘连严重,或合并输尿管阴道瘘、肾盂积水,则应选择经腹或腹腔镜膀胱阴道瘘修补术。首先应当分离膀胱宫颈及阴道前壁间隙,因膀胱阴道瘘道周围有瘢痕形成,间隙层次往往不清,瘢痕处致密需锐性切割分离,应注意避免造成膀胱新的创口。若病人已行全子宫切除,术中可用组织钳钳夹纱布球置于阴道残端推向腹腔方向,保持阴道壁张力,利于分离。暴露出瘘口后,充分游离瘘口周围膀胱和相应的阴道前壁,游离出瘢痕组织周围正常膀胱壁 1cm 左右。游离膀胱瘘口脂肪组织,暴露膀胱肌层组织。剔除膀胱瘘口周围脂肪组织以利术后伤口愈合。剪切去除膀胱瘘口周围瘢痕组织,瘢痕均应剪切,剪切原则上使用剪刀,尽量不用电切或超声刀,以免对残余膀胱瘘口创面造成热损伤而不利愈合。分层缝合膀胱瘘口,可将带蒂大网膜瓣或者腹直肌瓣缝合垫衬于膀胱和阴道之间以增加手术成功率。

经腹或腹腔镜途径若评估为复杂膀胱阴道瘘,常规经膀胱外路径分离不能暴露膀胱瘘口或瘘口与阴道壁的瘢痕分离困难时,可以采用膀胱切开膀胱修补术。首先分离与膀胱顶部的粘连,暴露膀胱顶部,并切开膀胱壁全层,于距离瘘口边界约 2cm 的距离停止,切开膀胱后,显露并辨认清楚瘘口位置,及其与双侧输尿管开口的距离和关系,再辨

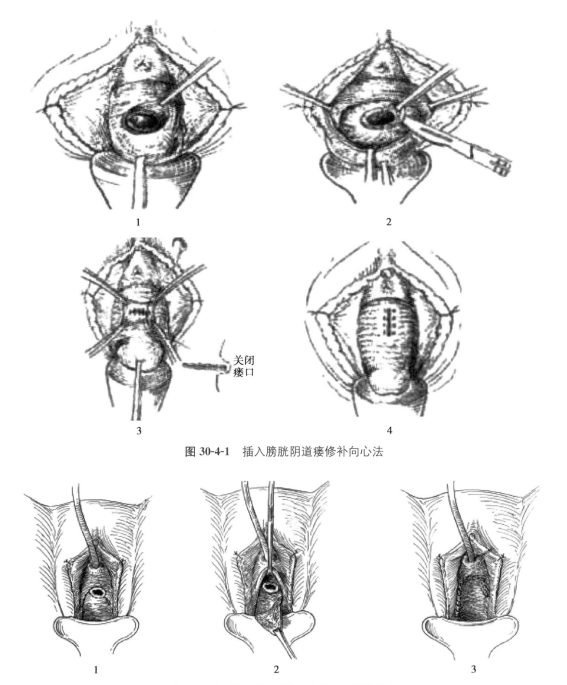

图 30-4-1　插入膀胱阴道瘘修补向心法

图 30-4-2　插入膀胱阴道瘘"J"型黏膜推进瓣

认瘘口与尿道内口的毗邻关系。找准瘘口位置,在瘘口边缘,瘘口周围约 5mm 的距离环形切开膀胱黏膜层和肌层,而瘘口周围瘢痕尽量切除,如切割困难则将其旷置。将切割分离出的正常膀胱黏膜和肌层行全层连续或间断缝合,必要时再加固缝合一层,再全层关闭切开的膀胱壁,并将膀胱顶部浆膜层固定于壁层腹膜,从腹壁穿刺植入膀胱引流管行膀胱造瘘。

- **B. 严实分层缝合瘘孔**:共缝合 3 层。第 1 层用 3-0 人工合成可吸收缝线连续或间断缝合膀胱筋膜及肌层,缝针要带够组织,但不应穿透膀胱黏膜,以便使瘘孔缘连同其四周瘢痕组织向内翻转而加强瘘孔屏障,从而有利于

瘘缘的愈合,在瘘孔两侧角部的缝合应从角的外侧开始。连续缝合时,每缝合一针应注意随手将缝线拉紧。第 1 层缝合妥当后,即通过尿道导尿管注入生理盐水试漏,肯定无漏尿并用生理盐水洗清局部术野后,再用 3-0 人工合成可吸收缝线或 0 号丝线连续或间断缝合第 2 层(即膀胱筋膜层与部分膀胱肌层)以加固之。但两侧角部缝线应从第 1 层缝线的外方开始。最后用 2-0 号可吸收缝线缝合第三层(即阴道黏膜层),黏膜的糙面宜翻向阴道腔。阴道黏膜应紧贴膀胱筋膜,其间不能遗留无效腔,否则可因创口分泌物在该处积聚、感染而导致手术失败。

- **C. 有助于提高疗效的辅助手术**:对一般尿瘘而言,采用上述修补方法可获满意效果,但在极复杂的尿瘘病人中,有时加用某些辅助手术是必要的。辅助手术基本上可分为两大类:一类是扩大术野,有助于暴露瘘孔,以利于手术的顺利进行,其中包括会阴扩大侧切术、耻骨联合切除术、耻骨支开窗术等;另一类是利用异体或自身组织替代、填充和加强缺损处的膀胱、尿道或阴道黏膜以促进瘘孔的愈合。临床上采用的异体移植有羊膜、牛心包等。临床上目前较常采用的为自身带蒂组织有:①球海绵体脂肪垫填充术:即在大阴唇内侧作纵形切口,游离中指大小一段皮下脂肪组织,通过

侧方阴道,将游离端拉入瘘孔创面覆盖膀胱,并间断固定缝合,以消灭膀胱与阴道黏膜间无效腔和增强局部血供,并有可能加强膀胱颈和尿道控制排尿的能力;②大、小阴唇皮瓣移植术:可用于覆盖缺损的阴道创面;③宫颈瓣移植修补术:适用于紧靠宫颈位于前穹隆部的膀胱阴道瘘;④股薄肌移植术:用以加强瘘口缝合缘;⑤阴道壁组织填充术,取长方形带蒂阴道黏膜覆盖在瘘孔缘,使瘘孔处有两层阴道黏膜覆盖;⑥其他经腹修补术时有用大网膜、腹直肌作为填充材料者。由于放疗后尿瘘周围组织纤维化严重,血管减少,因此应重视带蒂组织瓣修补(图30-4-3)。

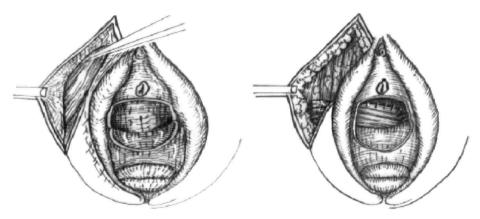

图 30-4-3　插入膀胱阴道瘘修补球海绵体肌瓣移植术

如为输尿管阴道瘘,当瘘口靠近膀胱时,可行经腹或者腹腔镜下输尿管种植术。

6) 术后处理

- **A. 一般护理**:术后应较长期卧床,但体位可不受限制。术后 2~3 天静脉补液,进少渣饮食,以后宜大量饮水,每日至少 3000ml 以保持膀胱自净。
- **B. 留置导尿管引流**:凡经阴道修补的尿瘘,一般均置保留气囊导尿管开放引流,以保持膀胱较长时间处于空虚休息状态。保留时间以 14 天为宜,但可根据瘘孔大小和修补难易而有所不同。孔小、缝合无张力、修补满意的瘘孔保留 3~4 天即可。保留导尿管期间,应每小时记录排出尿量。若出现尿或保留尿管 14 天仍有尿漏时,可再继续保留导尿管 7~10 天(注意此时切忌用阴道窥器或手指进行阴道检查),偶尔尿瘘仍有愈合可能。术后如发现无尿液排出和(或)病人自觉下腹胀满时,应及时检查导尿管有无阻塞或脱落。尿管畅通时不需更换,但连接导尿管的橡皮管及储尿袋,需每日置换。
- **C. 外阴及阴道护理**:每日擦洗外阴 1 次,大便后应立即增擦 1 次。除阴道有出血外,应尽量避免做阴道检查或阴道上药。
- **D. 抗生素的应用**:从手术日晨开始,即应给予预防性抗生素。
- **E. 雌激素的应用**:凡术前已服用雌激素者,术后仍应继

续服用 1 个月左右。

- **F. 出院注意事项**:①出院时如观察无尿失禁、尿潴留等异常情况,一般不做阴道检查;②术后 3 个月内禁性交,以免引起缝合口裂开和感染;③如再次妊娠,嘱临产前住院,及早剖宫产结束分娩。

二、粪　瘘

粪瘘(fecal fistula)是指人体肠道与其他系统或部位之间有异常沟通,其中妇产科最常见的是直肠阴道瘘(rectovaginal fistula,RVF),指直肠前壁和阴道后壁之间由上皮组织构成的病理性通道。粪瘘可与尿瘘并存。

【病因】

分娩时胎头长期停滞在阴道内,直肠受压坏死是形成直肠阴道瘘的最主要原因。会阴Ⅲ度撕裂修补后直肠未愈合,或修补会阴撕裂时,缝线透过直肠黏膜而未及时发现拆除,也可引起阴道直肠瘘。直肠手术进行肠管端端吻合时,因距离阴道过近,如果波及阴道或吻合口愈合不良,组织坏死可导致直肠阴道瘘,这种瘘的瘘口位置相对较高,近于穹隆。此外,因阴道直肠间隔薄,进行阴道后壁脱垂修补术、变性手术或阴道成形等手术时,切除过多过厚阴道壁组织、阴道成形造穴时穴道偏向直肠侧或手术不熟练、解剖层次

不清等都有可能导致手术创伤性直肠阴道瘘。痔手术或局部注射硬化剂治疗时，局部损伤或注射部位及注射药物剂量不当使局部坏死后形成直肠阴道瘘，注射硬化剂导致的瘘孔周围的瘢痕往往范围大。长期安放子宫托不取出，阴道内放射源安放不当或过量时亦可导致直肠阴道瘘；此外，晚期生殖道癌肿可并发粪瘘；先天性生殖器发育畸形病人，可为伴有先天性直肠阴道瘘，且常与先天性肛门闭锁并存。

【临床表现及诊断】

凡直肠阴道瘘瘘孔较大者，粪便皆经阴道排出，便稀溏时更为明显；若瘘孔小，粪便干结成形时，虽无明显粪便自阴道排出，但阴道内不时有分泌物和排气现象。

诊断粪瘘较尿瘘简单，除先天性粪瘘外，一般均有明显发病原因。大的粪瘘可在阴道窥器暴露下直接窥见瘘孔，瘘孔极小者往往仅在阴道后壁见到一处鲜红的小肉芽组织，如从此处用探针探测，而同时用另一手放入直肠内直接触及探针即可确诊。此外还可以尝试亚甲蓝及阴道注水实验来明确小的瘘口：直肠内灌入亚甲蓝，阴道内塞入棉纱条，10～20 分钟后观察棉纱条上是否有染色；病人取截石位，温水灌注阴道，用直肠镜在直肠内通气，观察阴道侧有无气泡溢出。影像学检查包括经直肠超声、阴道造影、钡剂灌肠、CT、MRI 等。其中直肠超声最常用，瘘管在超声下显示为低回声或无回声。对于放疗相关的 RVF 病人，可选择使用阴道镜加造影以明确可能发生的阴道-小肠、结肠瘘，必要时需活检以排除肿瘤复发。肛门直肠黏膜的健康情况可通过钡剂灌肠和结肠镜检查完成。而检查括约肌应成为 RVF 之必要步骤，术前行直肠内超声、直肠肛管压力测定及阴部神经电位检查，以明确是否合并括约肌功能障碍。

直肠阴道瘘的分类方法并不统一，在直肠的下 1/3 及阴道的下 1/2 为低位瘘；位于直肠中 1/3 和阴道后穹隆（6cm 以上）的瘘为高位瘘；位于这两点之间的是中位瘘。目前较为公认的是根据瘘口在阴道内的位置、大小及病因，将 RVF 分为单纯型和复杂型。发生于阴道的中低位，直径＜2.5cm，由创伤或感染因素引起的瘘称为单纯型；发生于阴道高位，直径≥2.5cm，由炎性肠病、放疗或肿瘤引起的瘘及修补失败的 RVF，称为复杂瘘。近年有部分学者认为，对那些瘘口比较小的、可首选腹腔镜下修补的高位瘘，也可以视其为单纯型。

【预防】

预防粪瘘的基本原则与尿瘘相同。产时应注意缩短第二产程，避免会阴严重撕裂，并在缝合会阴后常规肛查，发现有缝线穿透直肠黏膜者应即拆除重缝。此外，应避免长期安放子宫托不取。妇女生殖道癌肿进行放疗时，应注意掌握后装放射量和放射源安放位置。

【治疗】

虽然有学者报道 RVF 经保守治疗自愈，但大多数学者

均认为手术修补是 RVF 唯一的治愈手段。高位巨大直肠阴道瘘，阴道瘢痕严重，暴露困难者，或同时合并有尿瘘者，均应先做暂时性乙状结肠造瘘，待间隔 4 周，阴道无粪便排出后再行粪瘘修补术。

1. 术前准备

（1）术前 3 日软食，术前一日进流质，术前 4 小时禁饮水。

（2）术前 3 日每日口服卡那霉素 1.0g，每日 2 次和甲硝唑 0.4g，每日 3 次。

（3）术前服用清肠剂，术前一晚及术晨用肥皂水清洁灌肠。

2. 手术原则

（1）粪瘘的治疗与尿瘘相同，手术创伤或外伤的瘘孔应立即修补；压迫坏死粪瘘应待产后 4～6 个月炎症消失后，再行修补。修补失败者可于 3 个月后再次修补。

（2）修补 RVF 的关键在于直肠前壁的重建，恢复直肠及肛管部位的高压力区。应充分游离瘘口旁组织、仔细辨认周围组织层次，完整切除瘘管及周围瘢痕，谨慎止血后分层行无张力缝合，并保持组织间充足的血供。如果无法保证充足血供，则应在阴道与直肠间填充血运丰富的组织以确保缝合部位的愈合。

（3）粪瘘与尿瘘并存时，一般先缝合尿瘘，再缝粪瘘。

（4）如确系无法修补的巨大粪瘘，可径直行永久性结肠造瘘。

3. 手术方法

（1）单纯瘘管切除、分层修补术：该术式有经腹、阴道、会阴及经肛 4 种入路。显露瘘管后，切开直肠阴道间连接处黏膜或切除瘘管，适当游离瘘管周围直肠阴道隔后共分三层缝合，先用 3-0 人工合成可吸收缝线连续或间断缝合肠壁肌层，不透过肠黏膜，以使瘘缘翻转至肠腔内，第二层同法加固，将第一层包埋，最后缝合阴道黏膜层。其中经腹入路适用于高位瘘，而其余 3 种途径适用于中低位瘘。经肛途径优点在于不损伤肛门括约肌。经阴道途径显露优于经肛途径，不需分离括约肌，可同时行括约肌成形术，多数不需要术前或同时行回肠末端或结肠造口，无会阴切口，愈合快，不导致会阴及肛管畸形，并发症发生率低。

（2）直肠推进瓣修补术：该术式由 Noble 于 1902 年提出，要点在瘘管周围分离出一个包括直肠黏膜层、黏膜肌层和部分内括约肌的推进瓣，切除部分瘘管后，将推进瓣覆盖缝合，使直肠壁恢复连续性（方法与尿瘘中阴道黏膜推进瓣相似）；阴道内的瘘管则敞开引流。该术式可分为经会阴和经肛两种入路：经会阴切口暴露较好，可同时行括约肌成形；经肛入路的优点则在于无会阴部切口，疼痛少，愈合好，不损伤括约肌，术后不影响排便功能，避免术后锁眼畸形及保护性转流性肠造口，是单纯性中低位 RVF 的首选方法，即使首次失败后仍能再次应用。

（3）经肛门括约肌途径修补术：也称 Mason 手术，主

要用于低位 RVF,尤其是合并括约肌损伤者。术中将瘘管至会阴体间的直肠肛管阴道隔切开,分层缝合直肠肛管、肛门括约肌和阴道黏膜等。手术时应注意阴道可容二指,肛门通过一指,且有括约肌收缩感。该术式严重术后并发症为直肠皮肤瘘及肛门失禁,其发生率分别为 3.8% 和18.0%。对于无括约肌损伤的病人需切断括约肌,亦是Mason 手术的不足之处。

(4) 组织瓣转移修补术:指通过引入血供良好的组织到瘘道区,并分隔两侧瘘口缝合处。目的是加强直肠阴道间隙,促进愈合。适用于复杂型瘘。对于中低位瘘,常用的组织瓣有球海绵体肌、肛提肌、阴股沟瓣、臀肌皮瓣、单或双侧股薄肌皮瓣等。高位瘘通常在经腹修补术后填充大网膜或折叠下翻的腹直肌等。

(5) 经腹手术及腹腔镜手术:适用于高位 RVF,术式包括经腹肛拖出式直肠切除术(Maunsell-Weir 术式)、Parks 结肠-肛管直肠肌袖内吻合术等,使阴道壁与直肠完全被隔开,彻底消除了窦道形成的最主要因素,Ⅰ期手术成功率高,病人易接受。主要用于复杂或复发的 RVF。但手术较复杂,需要有低位直肠切除吻合的手术经验,Parks 手术缺点是残存的直肠肌袖病变可能会继续加重并发展至狭窄。随着腹腔镜技术的进步,腹腔镜下修复 RVF 病例也有较多报道,但该术式手术适应证相对严格,术前应明确病人瘘口大小、位置,同时需操作者具备很高的腹腔镜操作技巧。

4. 术后处理

(1) 手术后保持肠道空虚数日对修补好的瘘孔愈合非常重要,饮食控制加应用抑制肠蠕动的药物,保持无排便 3天后可逐渐进食流质,控制第一次排便在术后 5 天或 6 天时,可口服液状石蜡以润滑大便。

(2) 术后 3 天每日口服甲硝唑,方法同术前。

(3) 保持外阴部清洁,每日擦洗一次。

【临床特殊情况的思考和建议】

盆底网片重建、尿道中段悬吊以及阴道骶骨固定术等需要补片材料的手术术后若出现生殖道瘘,应及早取出网片,否则瘘道难以愈合,在修补瘘道时应该充分减张。

参考文献

1. Núñez Bragayrac LA,Azhar RA,Sotelo R. Minimally invasive management of urological fistulas. Curr Opin Urol,2015,25(2):136-142

2. Hampton BS,Kay A,Pilzek A. Urinary fistula and incontinence. Semin Reprod Med,2015,33(1):47-52

3. Mellano EM,Tarnay CM. Management of genitourinary fistula. Curr Opin Obstet Gynecol,2014,26(5):415-423

4. Osotimehin B. Seizing the moment to end obstetric fistula. Lancet Glob Health,2014,2(7):e381-382

5. Bodner-Adler B,Hanzal E,Pablik E,et al. Management of vesicovaginal fistulas (VVFs) in women following benign gynaeco-logic surgery:A systematic review and meta-analysis. PLoS One,2017,12(2):e0171554

（童晓文　李怀芳　初磊）

第五节　输尿管损伤

关键点

绝大多数输尿管损伤是由妇科手术引起的。输尿管损伤应尽早发现,早期手术治疗。

输尿管损伤(injury of the ureter)多由妇科手术引起,其中绝大多数均能在损伤后立即发现和修补预后良好;但若术时未能察觉或修补失败,则将在术后形成输尿管阴道瘘。由于输尿管损伤或形成的输尿管阴道瘘在诊断和治疗方面不同于膀胱阴道瘘,故在本节另行介绍。

【病因】

80%～90%输尿管是由于妇科手术,特别是经腹全子宫切除或广泛性全子宫切除术所引起。损伤的部位多见于子宫动脉、主韧带、阴道侧穹隆或骨盆漏斗韧带等部位。损伤的方式包括钳夹、结扎、切开、切断、扭曲成角、缺血坏死。输尿管从沿途经过的每一个血管获得血供,营养输尿管的小血管在输尿管外膜内相互间组成血供丰富的血管吻合网络,过度游离输尿管可能导致血管网破坏,输尿管发生缺血性坏死。子宫内膜异位症或输卵管卵巢囊肿引起盆腔广泛粘连,或子宫颈巨大肌瘤导致盆腔器官移位而行子宫切除时,如果术者不熟悉异常解剖也可能误伤输尿管,以致形成输尿管阴道瘘。此外,随着电刀的广泛使用,不恰当使用电凝止血导致的输尿管损伤时有发生,输尿管在局部受热损伤后发生迟发物理变化,局部坏死,形成瘘口。在使用单极电凝设备时还会发生电传导所致的输尿管组织坏死,现在单极电凝设备已被双极电凝所取代,这种损伤很罕见。

【临床表现及诊断】

任何盆腔手术过程中,如发现术野有"水样液体"阵发性渗出或发现有管腔的索状物被切断而无血液流出时,则提示为输尿管损伤。术时出血多而盲目大块钳夹和缝扎出血点亦有可能伤及输尿管。此时应用拇指和示指由上向下扪触输尿管进入膀胱的行径。如扪触到钳夹或缝扎部位紧靠输尿管时,应将该段输尿管游离,以便确认有否钳夹、缝扎或其他损伤可能。如输尿管损伤未能在术时发现,术后可因损伤方式和程度不同而有不同表现。双侧输尿管结扎术后即无尿;一侧输尿管结扎多表现为术后 3 天该侧腰痛,肾区叩痛伴畏寒、发热;输尿管切断或钳夹伤多在术后 1～3 天内出现阴道漏尿。由于输尿管被结扎或剥离缺血所引起的尿瘘可晚至术后 1～3 周出现漏尿。排泄性尿路造影和膀胱镜检查有助于诊断患侧肾盂积水程度和输尿管损伤的部位,从而选择适当的治疗方案。

【治疗】

术中发现输尿管损伤当即治疗,效果良好。输尿管完全断裂应作端端吻合术或输尿管膀胱吻合术。部分断裂者可将创缘修整后进行缝合,此时应注意保护好尚未断裂的管壁,防止撕裂为完全断裂。单纯钳夹或缝扎可在去除钳夹或松解缝扎线结后,打开膀胱,逆行插入输尿管导管,留置72小时以促进愈合。如损伤严重,输尿管结扎处活力差,处理方法同输尿管断裂。

术后发现输尿管损伤应尽早手术修复,现多认为只要病人全身情况良好,虽然技术操作较难,早期修复效果良好。由于B超和CT技术的进步,也有人主张先作经皮肾穿刺造瘘术(percutaneous nephrostomy)以避免肾功能进一步损害,等待3~4个月后再进行延期修复。

目前妇产科采用的修复方法,主要有下列几种:

1. **输尿管端端吻合术**　适用于位置较高、距输尿管远端5cm以上而缺损较少的输尿管损伤。操作要点如下:①适当游离输尿管邻近的损伤部位上下段,以期吻合后吻合口无张力。②切除输尿管损伤段后,将两断端分别剪开2~3mm,从而修整成铲形但方向相反的斜面。③将双"J"管插入输尿管作为支架,引流上端进入肾盂,下端进入膀胱,2~3周后拔出。④用5-0人工合成可吸收缝线缝合输尿管一端斜面尖端与另一端斜面底部缺口,分别打结;再分别用两端的缝线以2mm间距连续缝合缺口两侧,关闭缺口,缝合时缝及的外面鞘膜层和肌层要多于黏膜,缝完一侧缺口后和另一端尾线打结。⑤取脂肪或大网膜覆盖吻合口。⑥在吻合口置引流管,由侧腹壁引出腹壁外。3天后无渗液即拔除。

2. **输尿管膀胱吻合术**　适用于输尿管远端5cm以内的损伤。妇产科手术导致该处损伤最为多见,且采用此吻合法治疗的效果最好,操作要点如下:①游离输尿管,切除受损段后。切除的远端用7号丝线结扎,近端剪开2~3mm,并修整成铲形斜面。暂用两根细丝线缝于近端斜面以备牵引。②适当游离膀胱外疏松结缔组织,使膀胱能稍上移以减少吻合后输尿管张力。③切开膀胱,在原输尿管膀胱内开口处稍上方打洞贯通膀胱壁,利用输尿管牵引丝线将输尿管近端引入膀胱内,拆去牵引线。④用5-0人工合成不吸收缝线间断缝合输尿管全层与膀胱黏膜层,一般缝6针。注意防止输尿管扭曲。⑤在膀胱外用细丝线间断缝合,将输尿管鞘膜和浅肌层固定于膀胱肌壁,前后左右共缝四针,以缓解输尿管吻合口张力和促进其愈合。⑥安置耻骨上膀胱内导尿管引流,开放引流14天。⑦缝合膀胱切口,黏膜层用2-0可吸收缝线连续或间断缝合,肌层和其外筋膜层可用细丝线间断缝合。⑧耻骨后膀胱外置烟卷引流,3天后无渗出物拔除。

3. **输尿管膀胱瓣吻合术**　如输尿管损伤位置较高,可采用部分膀胱壁替代部分输尿管,但目前已极少采用此手术。方法如下:在膀胱前壁作宽3cm,长4~5cm的梯形切口,底部保持与膀胱联系。将已游离的膀胱瓣用人工合成5-0可吸收缝线分两层缝合形成膀胱瓣管。在输尿管导管插入膀胱瓣管和输尿管后,将输尿管断端与膀胱瓣管上端吻合。

4. **输尿管回肠、回肠膀胱吻合术**　如输尿管下段坏死,粘连不易分离,可采用此吻合法,即游离一段回肠替代输尿管下段,再将回肠与膀胱吻合。但就妇产科而言,目前很少有采用此法的必要。

【预防和处理】

1. **妇科手术引起的尿瘘的术中预防和处理**　每位进行盆腔手术的产科和妇科医生应了解如何进入腹膜后隙和辨认输尿管。从圆韧带开始,于骨盆入口处向两侧切开卵巢血管外侧的腹膜直至结肠。此区域不会损伤任何组织或引起出血。向内侧钝性分离卵巢及其血管,进入腹膜后隙。大血管和盆侧壁在外侧,可以很容易地触摸到或直接看到。可看到输尿管疏松地附在内侧腹膜上。输尿管总是在骨盆入口髂内动脉起始处跨过髂血管。以吸引器或器械轻柔地触摸输尿管,输尿管会进行蠕动,这帮助辨认。在非常肥胖、暴露不佳的妇女,将你的示指放在腹膜后隙、拇指放在腹膜表面。通过两个手指间滑动感或咔嚓感辨认输尿管。一旦辨认,可以很容易用直角钳钝性分离,暴露输尿管至子宫动脉。开腹手术时在子宫动脉和膀胱间,可以用前述触摸和滑动感技术辨认输尿管。腹腔镜手术时,通常输尿管可以通过腹膜看到并一路跟踪,当不能看到时,可以用超声刀锐性分离,后腹膜辨认出输尿管并跟踪至手术部位。当腹腔镜术中使用向组织发送能量的器械时(如单极或双极电凝、超声刀、激光),手术医生应了解该器械的热损伤范围。虽然多数器械的平均热损伤范围约为2mm,但可能会达到5mm,所以,在输尿管附近使用这些能量器械具有引起未发现的损伤和延期坏死的潜在可能性。

没有数据表明术前静脉肾盂造影、CT或预防性放置输尿管支架可减少输尿管损伤的风险。

在妇科手术中,医生要对泌尿系统的损伤保持高度的警惕,了解输尿管的解剖,如遇盆腔内器官有解剖变异或广泛粘连,最好首先在髂血管分叉处暴露输尿管,然后沿其行径,向下追踪至盆腔段;下推膀胱时应注意解剖界限,避免损伤;当高位结扎骨盆漏斗韧带时,应先切开后腹膜,仔细游离卵巢动静脉,暴露输尿管,再行高位缝扎;输尿管不可广泛游离,以尽量保留输尿管的血供,同时要避免损伤输尿管外鞘膜。术中出血时,应冷静对待切忌在出血点盲目大块钳夹或缝扎。如为动脉出血,应在血管近端加压,并用吸管吸净积血后,认清出血点,钳夹后缝扎止血。

对可疑的膀胱损伤,术中亚甲蓝充盈膀胱检查或膀胱镜检查,有利于及时发现和处理,避免术后出现尿瘘。对可疑的输尿管损伤和缺血,术中置入输尿管支架有利于预防术后输尿管瘘的发生。

2. **术后尿瘘的诊断和处理**　术后出现阴道大量排液、大量腹腔引流液、腹膜刺激征时,应立即检查腹腔引流液或阴道排液的肌酐水平,当肌酐水平比血液中的水平明显增加,接近尿肌酐水平时,可以诊断尿瘘。膀胱镜、亚甲蓝试验、静脉肾盂造影有助于了解瘘口位置、有无肾盂积水、输尿管瘘。在保护肾脏功能的前提下,可以首先尝试保守治疗。输尿管瘘在膀胱镜下置入输尿管双"J"管,膀胱瘘保持尿管持续开放,一般可以自行愈合。输尿管双"J"管一般在术后2~3个月取出。但对于成功置入输尿管支架的病人,术后有发生继发输尿管狭窄的可能。需随访泌尿系统的B超和肾功能,以及时发现和处理,避免发生肾积水、肾功能受损和肾无功能。当双"J"管置入困难,置入后症状不能缓解,保守治疗无效时,需手术治疗。

3. **输尿管瘘的外科手术修复时机**　目前存在争论,有人主张早期修复,亦有人建议最好于瘘发生3个月后进行修复。主张延迟修复的理由包括输尿管血循环状况改善和瘘可能自行愈合。非手术处理及过久延迟手术的潜在危险是引流不畅或完全的输尿管梗阻而导致肾功能的丧失。有作者主张早期修复,即发现后立即修复,认为延迟修复与早期修复的成功率相等,而病人在等待修复期间存在患侧肾功能受损的危险,在等待期间,阴道漏尿通常带来不必要的心理痛苦和经济损伤。手术时机还取决于手术范围、输尿管损伤的时间、部位和程度,盆腔组织情况及病人一般状态。如存在梗阻,且不能及时手术,放置输尿管支架不成功,行肾造瘘是避免肾功能损害和丧失的有效措施。由妇科手术引起的输尿管阴道瘘多发生于输尿管的下1/3,髂血管下方,对这种部位瘘的处理多数采用输尿管膀胱再吻合及抗反流技术。

【临床特殊情况的思考和建议】

易损伤输尿管的妇科手术中(如广泛全子宫切除、巨大阔韧带肌瘤、深部内膜异位症等)是否需要预防性放置输尿管双"J"管存在争议,因为放置双"J"管本身可能带来输尿管损伤,而术后尿路感染也比较常见。部分专家推荐术中使用输尿管导管,术中若无明确输尿管损伤,可于术后即刻拔出。

(童晓文　李怀芳　初磊)

第六节　子宫损伤

关键点

子宫穿孔多发生于计划生育手术及宫腔镜操作,一旦发生应停止操作,并严密观察有无腹腔内出血或肠管损伤征象。

一、子宫穿孔

子宫穿孔(uterine perforation)多发生于流产刮宫,特别是钳刮人工流产手术时,但诊断性刮宫、安放和取出宫内节育器(intrauterine device,IUD)均可导致子宫穿孔。

【原因】

1. **术前未做盆腔检查或判断错误**　刮宫术前未做盆腔检查或对子宫位置、大小判断错误,即盲目操作,是子宫穿孔的常见原因之一,特别是当子宫前屈或后屈,而探针、吸引头或刮匙放入的方向与实际方向相反时,最易发生穿孔。双子宫或双角子宫畸形病人,早孕时误在未孕侧操作,亦易导致穿孔。

2. **术时不遵守操作常规或动作粗暴**　初孕妇宫颈内口较紧,强行扩宫,特别是跳号扩张宫颈时,可能发生穿孔。此外,如在宫腔内粗暴操作,过度搔刮或钳夹子宫某局部区域,均可引起穿孔。

3. **子宫病变**　以往有子宫穿孔史、反复多次刮宫史或剖宫产后瘢痕子宫病人,当再次刮宫时均易发生穿孔。子宫绒癌或子宫内膜癌累及深肌层者,诊断性刮宫或宫腔镜检查时,可导致或加速其穿孔或破裂。

4. **萎缩子宫**　当体内雌激素水平低落,如产后子宫过度复旧或绝经后,子宫往往小于正常,且其肌层组织脆弱、肌张力低,探针很容易直接穿透宫壁,甚至可将IUD直接放入腹腔内。

5. **强行取出嵌入肌壁的IUD**　IUD已嵌入子宫肌壁,甚至部分已穿透宫壁时,如仍强行经阴道取出,有引起子宫穿孔的可能。

【临床表现】

绝大多数子宫穿孔均发生在人工流产手术,特别是大月份钳刮手术时。子宫穿孔的临床表现可因子宫原有状态、引起穿孔的器械大小、损伤的部位和程度,以及是否并发其他内脏损伤而有显著不同。

1. **探针或IUD穿孔**　凡探针穿孔,由于损伤小,一般内出血少,症状不明显,检查时除可扪及宫底部有轻压痛外,余无特殊发现。产后子宫萎缩,在安放IUD时,有时可穿透宫壁将其直接放入腹腔内而未察觉,直至以后B型超声随访IUD或试图取出IUD失败时方始发现。

2. **卵圆钳、吸管穿孔**　卵圆钳或吸管所致穿孔的孔径较大,特别是当穿孔后未及时察觉仍反复操作时,常伴急性内出血。穿孔发生时病人往往感突发剧痛。腹部检查,全腹均有压痛和反跳痛,以下腹部最为明显,但肌紧张多不显著,如内出血少,移动性浊音可为阴性。妇科检查宫颈举痛和宫体压痛均极显著。如穿孔部位在子宫峡部一侧,且伤

3

及子宫动脉的下行支时,可在一侧阔韧带内扪及血肿形成的块物;但也有些病人仅表现为阵发性颈管内活跃出血,宫旁无块物扪及,宫腔内亦已刮净而无组织残留。子宫绒癌或葡萄胎刮宫所导致的子宫穿孔,多伴有大量内、外出血,病人在短时间内可出现休克症状。

3. **子宫穿孔并发其他内脏损伤**　人工流产术发生穿孔后未及时发现,仍用卵圆钳或吸引器继续操作时,往往夹住或吸住大网膜、肠管等,以致造成内脏严重损伤。如将夹住的组织强行往外牵拉,病人顿感刀割或牵扯样上腹剧痛,术者亦多觉察往外牵拉的阻力极大,有时可夹出黄色脂肪组织、粪渣或肠管,严重者甚至可将肠管内黏膜层剥脱拉出。因肠管黏膜呈膜样,故即使夹出亦很难肉眼辨认其为何物。肠管损伤后,其内容物溢入腹腔,迅速出现腹膜炎症状。如不及时手术,病人可因中毒性休克死亡。

如穿孔位于子宫前壁,伤及膀胱时可出现血尿。当膀胱破裂,尿液流入腹腔后,则形成尿液性腹膜炎。

【诊断】

凡经阴道宫腔内操作出现下列征象时,均提示有子宫穿孔的可能。

1. 使用的器械进入宫腔深度超过事先估计或探明的长度,并感到继续放入无阻力时。

2. 扩张宫颈的过程中,如原有阻力极大,但忽而阻力完全消失,且病人同时感到有剧烈疼痛时。

3. 手术时病人有剧烈上腹痛,检查有腹膜炎刺激征,或移动性浊音阳性;如看到夹出物有黄色脂肪组织、粪渣或肠管,更可确诊为肠管损伤。

4. 术后子宫旁有块物形成或宫腔内无组织物残留,但仍有反复阵发性颈管内出血者,应考虑在子宫下段侧壁阔韧带两叶之间有穿孔可能。

【预防】

1. 术前详细了解病史和做好妇科检查,并应排空膀胱。产后三个月哺乳期内和宫腔小于 6cm 者不放置 IUD。有剖宫产史、子宫穿孔史或哺乳期受孕而行人工流产术时,在扩张宫颈后即予注射子宫收缩剂,以促进宫收缩变硬,从而减少损伤。

2. 经阴道行宫腔内手术是完全凭手指触觉的"盲目"操作,故应严格遵守操作规程,动作轻柔,安全第一,务求做到每次手术均随时警惕有损伤的可能。

3. 孕 12～16 周而行引产或钳刮术时,术前 2 天分 4 次口服米菲司酮共 150mg,同时注射利凡诺 100mg 至宫腔,以促进宫颈软化和扩张。一般在引产第 3 天,胎儿胎盘多能自行排出。如不排出时,可行钳刮术。钳刮时先取胎盘,后取胎体,如胎块长骨通过宫颈受阻时,忌用暴力牵拉或旋转,以免损伤宫壁。此时应将胎骨退回宫腔最宽处,换夹胎骨另一端则不难取出。

4. 如疑诊子宫体绒癌或子宫内膜癌而需行诊断性刮宫确诊时,搔刮宜轻柔。当取出的组织足以进行病理检查时,则不应再作全面彻底的搔刮术。有条件时最好在宫腔镜直视下取可疑部位组织进行活检。

【处理】

手术时一旦发现子宫穿孔,应立即停止宫腔内操作。然后根据穿孔大小、宫腔内容物干净与否、出血多少和是否继续有内出血、其他内脏有无损伤,以及妇女对今后生育的要求等而采取不同的处理方法。

1. 穿孔发生在宫腔内容物已完全清除后,如观察无继续内、外出血或感染,三天后即可出院。

2. 凡穿孔较小者(用探针或小号张器所致),无明显内出血,宫腔内容物尚未清除时,应先给予缩宫素以促进子宫收缩,并严密观察有无内出血。如无特殊症状出现,可在 7～10 天后再行刮宫术;但若术者刮宫经验丰富,对仅有部分宫腔内容物残留者,可在发现穿孔后避开穿孔部位将宫腔内容物刮净。

3. 如穿孔直径大,有较多内出血,尤其合并有肠管或其他内脏损伤者,则不论宫腔内容物是否已刮净,应立即剖腹探查,并根据术时发现进行肠修补或部分肠段切除吻合术。子宫是否切开或切除,应根据有无再次妊娠要求而定。已有足够子女者,最好做子宫次全切除术;希望再次妊娠者,在肠管修补后再行子宫切开取胎术。

4. **其他辅助治疗**　凡有穿孔可疑或证实有穿孔者,均应尽早经静脉给予抗生素预防和控制感染。

二、子宫颈撕裂

【原因】

子宫颈撕裂(laceration of uterine cervix)多因宫缩过强但宫颈未充分容受和扩张,胎儿被迫强行通过宫颈外口或内口所致。一般见于无足月产史的中孕引产者。加用缩宫素特别是前列腺素引产者发生率更高。

【临床表现】

临床上可表现为以下三种不同类型:

1. **宫颈外口撕裂**　一般与足月分娩时撕裂相同,多发生于宫颈 6 或 9 点处,长度可由外口处直达阴道穹隆部不等,常伴有活跃出血。

2. **宫颈内口撕裂**　宫颈内口尚未完全扩张,胎儿即强行通过时,可引起宫颈内口处黏膜下层结缔组织撕裂,因黏膜完整,故胎儿娩出后并无大量出血,但因宫颈内口闭合不全以致以后出现习惯性流产。

3. **宫颈破裂**　凡裂口在宫颈阴道部以上者为宫颈上段破裂,一般同时合并有后穹隆破裂,胎儿从后穹隆裂口娩出。如破裂在宫颈的阴道部为宫颈下段破裂,可发生在宫颈前壁或后壁,但以后壁为多见。裂口呈横新月形,但宫颈外口完整,病人一般流血较多。窥阴器扩开阴道时即可看见裂口,甚至可见到胎盘嵌顿于裂口处。

【预防和治疗】

1. 凡用利凡诺引产时,不应滥用缩宫素,特别是不应采用米索前列醇加强宫缩。引产时如宫缩过强,产妇诉下腹剧烈疼痛,并有烦躁不安,而宫口扩张缓慢时,应立即肌内注射哌替啶100mg及东莨菪碱0.5mg以促使子宫松弛,已加用静注缩宫素者应立即停止滴注。

2. 中孕引产后不论流血多少,应常规检查阴道和宫颈。发现撕裂者立即用人工合成可吸收缝线修补。

3. 凡因宫颈内口闭合不全出现晚期流产者,可在非妊娠期进行手术矫正,但疗效不佳。现多主张在妊娠14～19周期间用10号丝线前后各套2cm长橡皮管绕宫颈缝合扎紧以关闭颈管。待妊娠近足月或临产前拆出缝线。

【临床特殊情况的思考和建议】

随着宫腔镜的普及,宫腔镜操作时子宫穿孔日益多见,宫腔镜为可视操作,通常术中可以发现子宫穿孔,立刻停止操作即可,必要时后穹隆穿刺抽吸进入腹腔的膨宫液。宫腔镜电切时穿破子宫应注意观察有无膀胱及肠管损伤征象。

参考文献

1. 黄翼然. 泌尿外科手术并发症的预防与处理. 上海:上海科学技术出版社,2014

2. 张元芳,孙颖浩. 实用泌尿外科和男科学. 北京:科学出版社,2013

3. Howard W Jones / John A Rock. Te Linde's Operative Gynecology. 11th ed. Lippincott Williams & Wilkins,2015

4. Esparaz AM,Pearl JA,Herts BR,et al. Iatrogenic urinary tract injuries:etiology,diagnosis,and management. Semin Intervent Radiol,2015,32(2):195-208

5. Burks FN,Santucci RA. Management of iatrogenic ureteral injury. Ther Adv Urol,2014,6(3):115-124

6. Jasonni VM,Matonti G. Management of iatrogenic gynecologic injuries with urologic relevance. Causes and prevention of complications:the gynecologist's opinion. Urologia,2013,80(Suppl 22):24-27

(李怀芳 童晓文 初磊)

第三十一章 性及性功能障碍

性是人类的本能之一。正是由于人类具有性的特征和能力,才产生了男女间的相互爱恋和结合,使整个人类得以生存和繁衍。

在相当长的历史时期,人类根深蒂固地以忌讳态度对待自己的性问题,总以为性生活是夫妻间私房事,不应与外人包括医生交流。而医生也由于在学校未曾接受过性知识教育,缺乏这方面的知识和经验,加上传统伦理观念和社会舆论的影响,对病人的性相关问题不是漠不关心就是爱莫能助。正是由于这些原因,长期以来,性医学成为在中国医学领域中一块未开垦的处女地。事实上不少夫妻存在性功能失调,如果医生在妇女就诊时主动关心和询问有关性生活方面的问题,就不难发现很多就诊者存在各种不同程度的性功能失调。据国外统计,已婚夫妇有50%以上有一种或多种性功能障碍,甚至有些正是由于性生活的不和谐导致婚姻关系的破裂。

随着人类寿命的延长,经济、生活和文化水平的提高,性健康对个人身心健康乃至对人类社会的影响将远比人们以前所认识的更为深入和重要,是人们生活质量的一个重要的、甚至不可或缺的组成部分。我国广大妇女的女性权利意识也日渐觉醒,已能主动地向社会表达其对性健康的追求。

能否从性生活中获得愉悦被认为是衡量性生活质量的重要因素之一,伴侣间亲密关系的程度和维持时间影响着生活质量。为保证夫妻生活的美满和谐,提高家庭生活乐趣,解除在性生活方面的苦恼,使人们愉快地投身于工作和学习,医务工作者,特别是妇产科医生了解和掌握性心理、性生理、性行为等知识以及性功能障碍的诊断和处理是十分必要的。

第一节　人类性、正常性及性学

> **关键点**
> 性是人类的本能之一，但受社会的制约。

一个人的性体验是一个不可置信的复杂现象，是不同的社会、政治、宗教、伦理、文化素养、家庭背景、配偶关系及生物学因素共同作用的结果。

一、人　类　性

人类性（human sexuality）是一个非常复杂的生理、心理、社会现象，是指人对性的态度和性活动，具体包括性别确认、性指向、性活动、性感受及与此相关的人与人之间的亲密关系等。性是人类的本能之一，也是整个人类得以生存和繁衍的基础。从生物学角度，性是一种自然现象和生理现象。从社会学角度，人类的性不仅是生命实体的存在状态，同时也被赋予了精神和文化内涵，所以性健康也是生命健康和幸福的基本要素。

二、正　常　性

正常性即性规范（sexual norm），指个人或社会的规范。不同文化有不同的有关性的社会规范，把那些符合法律规定的年龄标准、亲缘关系、社会职能和地位的人与人之间的性活动定义为是正常的性。世界范围内由于宗教文化和社会伦理的不同有不同的性规范，而且随着不同的历史时期而改变。在很多时候，"正常"实际上是规定的"范围"。换言之，不是任何性行为可简单地划分为"可接受"或"不可接受"，实际上所有性行为获得的都是不同人群的不同程度的接受，对"正常"或称为"可接受"的看法不但依赖于不同个人而且依赖于不同文化及历史阶段。

几乎在任何不同历史和文化时期，艺术包括文学、可视文化、大众文化都代表了当时社会对性的观点，而个人的性观点很大程度上受社会性观点的影响。但来自性学研究的资料显示，很多普通人的实际性行为经常与社会认为的"正常"性行为不同。如果无约束的性活动被社会肯定，他们则被称作是"性自由"、"性解放"、或"自由相爱"。如果无约束的性活动被否定，则他们被称作是"性放纵"或"放荡"。如果社会否定对性的约束，则有约束的性活动被认为是性压抑或"强制性异性恋"。实际上对性行为规范约束严格的社会里更有可能发生儿童性虐待和配偶间性虐待。如果社会肯定性行为应该有约束，则有约束的性行为被认为是"纯

洁"、"性欲有节制"或"性行为正派"，同时会有一些负面的术语如"性虐待"，"性倒错"等。研究表明人类性行为与社会宗教规定的正常性行为不总是相吻合。自慰、婚前性行为、长期的一夫一妻制、婚外性行为、同性恋、双性恋、恋物癖、恋兽癖等复杂的性现象，远远超出了社会所能认知的程度。现代社会是多准则的社会，在很多国家仍认为异性间长期的一夫一妻制是正常的生活方式，但也有国家认为长期的同性恋关系也是正常的生活方式，并给予了法律保障。在很多西方国家，两厢情愿的性关系越来越被社会接受，意为"任何行为，只要不违法，在两个成人间相互愿意的私人行为"都是可接受的。在这种自由化的社会态度下，在许多国家同性恋是合法的，同性恋者被允许组成家庭。而性学是一种描述性而非指令性的科学，性学努力记载真实性而非建议什么样的性行为是合适的、符合伦理或正常的。

三、性　　学

性学（sexology）是研究所有与性有关内容的综合学科。性学的研究涉及医学领域和非医学领域，包括研究性器官的生理学和解剖学；研究性行为的心理学、行为学和社会学（与性有关的宗教信仰、哲学、伦理、道德学和神学）、人类学；研究基本性反射及与复杂性行为相关的神经科学；研究引起性功能障碍心理问题的精神病学；研究引起性功能障碍性器官疾病、与性相关的疾病及妊娠的男科学、妇产科学；研究各种性侵犯的犯罪学；研究人类性区别于动物性的进化生物学；研究各种性行为及性功能障碍、性传播性疾病发生频率的流行病学；以及与公共健康等公共卫生学。

（王新宇　谢幸）

第二节　性欲及性行为

> **关键点**
> 1. 性欲驱动性行为。
> 2. 性行为形式多样，其中以合乎生物学上"交媾目的性"规则的为目的性性行为。

一、性　　欲

性欲（sexual desire）是一个极为复杂、多层次、多含义的概念，很难用简单的定义加以确切描述，它不仅体现了生物学的驱动力，也是生物学、心理学、社会学和宗教文化、以往性经验等相互作用的终点。性欲是人类的本能之一，是在一定生理心理基础上在性刺激的激发下，希望与性伴侣完成身心结合的欲望。具体来说，其一，性器官成熟，随着性器官的成熟，人体内的性激素水平增高是驱动性欲的原

动力;其二,性心理驱动,即出于对异性爱慕的性心理活动,尤其是在感情真挚、热烈的基础上,最容易激发起接触欲;其三,性分泌增加,即性器官分泌产生的物质,如男子的精子、前列腺液、精囊液等,女子的阴道漏出液、前庭大腺液等,大量积聚充盈,可激发胀满缓解欲;其四,性刺激,可以是来自触觉、视觉、听觉、嗅觉及味觉等非条件的感官刺激,也可以是建立于性意识、性幻想、性知识、性经验等复杂思维活动基础上的条件反射。性欲可分为接触欲和胀满释放欲,女性则表现为要求抚摸和阴道容纳的欲望。这种欲望在青春期前并不明显,但在青春期后逐渐增强并成熟。性成熟后的性欲称为成熟性欲,成熟性欲的出现使得性生活有了生殖意义。性欲在绝经后逐渐减弱,但可保持终身。

性刺激是能够使人产生性欲并诱发性快感的因素,对性刺激的反应是人类的普遍特性。性刺激可以是来自触觉、视觉、听觉、嗅觉及味觉等非条件的感官刺激,属于生物学范畴。性激素包括由男性睾丸产生的雄激素和女性卵巢产生的雌激素和雄激素,对性欲产生起着重要作用;性刺激也可以是建立在性意识、性幻想、性知识、性经验等复杂思维活动基础上的条件刺激,与社会环境、文化传统、个人经历有很大关系,属于心理学范畴。在低等动物,生物学过程与性反应关系比人类更为密切。人类的性反应个体差异很大,千变万化,单纯用生物学无法解释。由于人类大脑高度发达,大脑对性产生了比性腺更大的影响,导致了对性刺激反应的群体差异和广泛的个体差异。

二、性　行　为

性行为(sexual behavior)是指以生育或为满足性欲和获得性快感为目的而出现的动作和活动,可分为狭义和广义两种。狭义性行为专指性交(sexual intercourse),即以男性阴茎和女性阴道交媾方式进行的性行为,具有生殖意义。对大多数成年人而言,性就意味着性交。从人类延续的角度看,它是至关重要的。在所有的文化中,性交代表了最重要的性行为,也是性高潮的主要来源。广义性行为泛指接吻、拥抱、爱抚、手淫、口交、肛交、自慰等各种其他性刺激形成的行为,以及各种准备性、象征性、与性有联系的行为,如恋爱、结婚、阅读成人书刊、观看成人电影等,比生殖具有更广阔的含义,人类性行为的功能是繁衍后代、获得愉悦和维护健康。从儿童期的手淫、性游戏,青春期的对异性的强烈憧憬,成年期的规律性生活,直到老年期的性满足,可以说性行为伴随人的一生,并对个人和社会产生重要影响。人类性行为最重要的特征是受社会习俗、道德规范和法律约束,而在儿童期、青春期、成年期性行为的表达有所不同。

(一)性行为分类

1. 按有无性对象划分

(1) 个人性性行为:性对象缺如或仅有象征性性对象存在。前者是以自身为性对象,而后者是以幻想的人为对象,通过自慰、采用性用品,或性幻想、意淫、梦遗等获得自我性释放。以动物为性对象时也可包括在这一类。

(2) 社会性性行为:性对象是人(包括尸体)时,称为社会性性行为,其中性对象为异性者为异性恋,性对象为同性者为同性恋。因为社会性性行为涉及两个或以上的个体,就必然涉及一系列的伦理、法律等社会问题。但这一分法难以包容某些少见的性行为,如恋物症,性取向是别人的衣物。暴露癖、异装症者可惊扰社会,引起社会群体的关注。

2. 按社会是否认可划分
为社会文化认可的正常性行为和不认可的异常性行为。这种正常与异常的区分来自四种观点:

(1) 从调查统计划分:对某一性行为正常与否做出调查统计,然后定出大致倾向。典型的例子如1973年12月美国精神病学会万名会员关于"同性恋算不算性变态"的表决,结果以5854票对3810票通过了"同性恋不属于性变态"的认识。以后美国精神疾病分类中取消了"同性恋."

(2) 依社会观念区分:大多数个人心理、行为正常与否是依社会观念区分的,但社会观念也会发生变化。性禁锢时代,女性在公共场合高耸胸部或穿短裤会认为不正常,即使今天也有少数国家妇女出门必须戴面纱。以口交为例,近一二十年来,美国夫妇与性伴侣间有过口交的相当普遍,而一二十年前一旦发现口交是会遭人耻笑的。

(3) 以个人好恶区分:来自调查统计与社会观念的标准,实际上反映的是各社会成员的集约意见与倾向。个人总会有不同见解。在某些场合,遇到的正常、异常评价常只能代表某些个人的态度。

(4) 以身心健康利弊区分:这是一种比较科学的分析,看某一性行为对身心健康有益还是有害,从而得出正常(健康)的或不正常(有损健康)的判别。

3. 按性目的划分

(1) 目的性性行为:即合乎生物学上"交媾目的性"规则的性行为。目的性性行为主要是指性交活动中的行为,如果双方全身心投入,多会有性高潮出现。目的性性行为方式多种多样,如果性交时双方均达到性高潮,便是完全的目的性性行为,若仅一方有性高潮,称为不完全目的性性行为。

(2) 过程性性行为:指性交前的调情行为,俗称"性前戏"。提高性生活质量,过程性性行为的完整与讲究是必要的。实施目的性性行为的主动一方首先进入过程性性行为,当对方有了即时性交的意愿并实施行为操作,而后进入目的性性行为。判断过程性性行为在相当程度上是性生活和谐的重要指标。

(3) 边缘性性行为:是介于性行为与非性行为之间的模棱两可的行为。日常生活中,由于性吸引,受到一定程度的性意识驱动,但又内心明白不会即时指向目的性性行为。如两性相悦时的眉目传情,款款情话,商场或社交场合男女身体接触交往中的"异性效应",均属于边缘性行为。两性交往中,如握手时伴有性的抚摩意念,较长的对视时心理可出现性感触动,也是边缘性性行为的表现。性生活过程中,边缘性性行为是性爱活动的组成部分。

(二)性生活

性行为的连续过程称为性生活(sexual life),大致包括双方性信号传递、性交前爱抚、性交及性交后爱抚等过程。性欲是性生活的驱动力,而性生活是性欲释放的载体。所以,理想的性生活应是双方自愿的、和谐的和愉快的,是充分的生理释放和心理宣泄,并有愉悦的精神享受。

(王新宇　谢幸)

第三节　影响性欲和性行为的因素

关键点

1. 心理因素决定性别确认及性取向。
2. 社会因素修饰和制约性行为的内容和方式。

从人类性行为的内容和本质看,人类性行为是生理、心理、遗传和社会因素综合作用的结果。

一、生理因素

性欲和性行为是一种与生俱来的本能,个体的性遗传特征、生殖器解剖结构以及神经内分泌的生理调节,是性欲和性行为的生物学基础,也决定了本能性性行为的方式和动力。性激素对在生物学上对人类性欲和性行为起着重要作用。性激素一方面对性器官的分化、发育、功能产生决定性的作用,另一方面当性器官发育成熟后性激素促使个体对外部或自身性刺激发生性反应。

二、心理因素

心理因素是人类性行为独有的也是重要的影响因素,决定性行为的动力、取向和方式。儿童自3~4岁开始便认知自己的生物学性别。这种自身性别的确认,影响其一生在服饰、言语、举止及生活、人际交往和职业活动的性别特征。当心理性别与生物学性别不一致时,为"跨性别(transgender)",可引起行为变异。首先可心理矫正,改变心理性别,以获得与生物学性别一致;对部分失败者,可能会采取"变性"手术,以达到生物学性别与心理性别一致。进入青春期,随着生理发育和性心理逐渐成熟,产生性要求和择偶意识。到一定年龄,又自然产生恋爱和结婚的要求。心理因素决定性别确认和性取向,性别确认和性取向又决定性行为。与自身确定的性别相反时为异性恋,相同时为同性恋。虽然绝大多数人的性取向为异性,但估计约有5%男

性和2%女性的性取向为同性。"同性恋"已逐渐被社会接受,并在一些国家和地区获得了一定程度的法律认可。

三、遗传因素

通过对双胎的遗传流行病学调查发现,个体长期的性功能水平及性功能障碍的易感性主要受遗传因素影响,而性功能的短期改变主要受受环境因素影响。基因组分析显示,多巴胺和5-羟色胺基因等变异可能影响女性性欲和性唤起。

四、社会因素

人的社会属性决定人类性行为是特殊的社会行为,两性关系是一切人际关系的前提和起源。社会以它的风俗、宗教、伦理、规章及法律,修饰和制约个人性行为的内容和方式,要求人类性行为对社会负责,并接受社会制约。随科技发展和社会文明进步,人类对各种自然现象和自身行为认识的不断深入,社会文化对人类性行为的认可度也在不断改变。因此,社会也要不断研究和改进人类自身的性问题,并进行正确的控制。

总之,性欲是人类本能之一。性行为具有广泛的含义,其中性交有生殖意义。人类性行为的功能是繁衍后代、获得愉悦和维护健康。在影响性欲和性行为因素中,生理因素是生物学基础,心理因素决定性别确认及性取向,社会因素修饰和制约性行为的内容和方式。

(王新宇　谢幸)

第四节　女性性反应和性反应周期

关键点

1. 人类性反应周期反映了性行为过程中心理和身体的阶段性变化规律。
2. 男女性反应周期的规律性基本相似,但有各自特点。

一、性反应

性反应(sexual response)是指人体受性刺激后,身体出现可感觉到、观察到并能测量到的变化。这些变化不仅发生在生殖器官,也可以发生在身体其他部位。

二、女性性反应周期

人类性反应是极复杂的过程,男女双方的性欲因性刺

激而被唤起,进而发生性兴奋,性兴奋积蓄到一定强度,通过性高潮使性能量释放,并同时出现行为、生理及心理的阶段性变化模式和周期性变化规律,即性反应周期(sexual response cycle)。

性反应周期的概念最初由美国性学家 Masters 和 Johnson 于 1966 年根据实验首先提出,他们将人类性反应周期划分为四个阶段:性兴奋期、性持续期、性高潮期和性消退期。性反应周期概念的提出,是性医学史上最重要的发现之一。之后不断有新的或改良的周期划分提出。目前认为,Masters-Johnson 周期模式虽然有助于理解性反应时所发生的解剖学和生理学方面的变化,但忽视性欲和性唤起这两个极重要的人类对性反应的主观感受。因此,多数学者建议将性反应周期划分为性欲期、性兴奋期、性持续期、性高潮期和性消退期。

男女性反应周期的规律性基本相似,但也有各自特点,本节仅介绍女性性反应周期。

1. **性欲期**(sexual desire phase)　指心理上受非条件性和(或)条件性性刺激后对性的渴望阶段。此期以性幻想和对性渴望为特征,只有心理变化,无明显生理变化。

2. **性兴奋期**(sexual arousal phase)　指在性刺激下性欲被唤起后机体开始出现的性紧张阶段。性刺激可以是心理的,如性幻想或爱人的出现;也可以是生理的,如抚摸、拥抱、接吻等。唤起性兴奋的时间长短与双方当时的身心状态、刺激强度及周围环境有关。性兴奋期男女的差别在于进入性兴奋期时间的不同。男性容易迅速达到性兴奋而渴望性交。而女性则希望更多的感情交流、爱抚、拥抱、接吻。此期的全身和局部生理变化主要包括:男女双方的心率、呼吸增快,血压升高,自觉有性快感;全身肌肉,特别是盆腔和大腿肌肉呈紧张状态。有的女性甚至出现全身不自主的颤抖或阴部肌肉自主收缩。性器官充血和肌张力增高。

在女性性兴奋期最基本特征为阴道润滑和生殖器充血,表现为阴道湿润和阴道扩张。阴道湿润一般出现在性刺激 10～30 秒后,液体来自阴道壁渗出、宫腔液及前庭大腺等。血管充血使阴蒂和大小阴唇肿胀,阴道长度增加,上 2/3 扩张,子宫颈和子宫体向上提升。乳房肿胀和乳头勃起也是此期的特征之一。

体表的血管充血,可在兴奋晚期出现一种斑丘样皮疹,称为性红晕,最初出现于上腹部,迅速扩展至前胸。

3. **性持续期**(sexual plateau phase)　指性兴奋不断积聚、性紧张持续稳定在较高水平阶段,又称平台期、高涨期。

此期女性生殖器官最显著的变化是充血及肌紧张更明显,阴道壁下 1/3 段及外围组织由于充血而变厚,且被环绕四周已呈紧张强直的盆底肌肉压迫其凸入阴道,形成所谓高潮平台(orgasmic platform)。高潮平台集中了敏感的感觉神经末梢,是性刺激的主要感受区之一。阴道的缩窄又增强了对阴茎的紧握力。直至进入高潮前状态时,阴道上 2/3 段伸张延展,并被向上提升的子宫纵向牵拉,使阴道左

右横径及长径均增加,而前后径增加不明显。此时阴道腔显著扩大,犹如扁腹酒瓶的瓶身。而阴道下 1/3 段则因为高潮平台的形成犹如瓶颈。

阴蒂进一步勃起,阴蒂向耻骨联合方向提升后缩,被充血的阴唇所掩盖。但阴蒂的敏感性并未降低。乳房进一步肿胀,较平常增大约 25%。小阴唇颜色加深,未产妇由粉红色变为鲜红;经产妇由鲜红变为深紫红。小阴唇的这种颜色反应称为性皮肤反应(sex skin reaction)。性皮肤反应的出现预示性高潮即将来临。

性红晕迅速扩展至下腹部、肩部,甚至可扩展到腿部及臀部。全身肌肉紧张更明显并出现部分肌强直,心率及呼吸继续加快,血压进一步升高。心理上进入明显兴奋和激动状态。此时,继续的性刺激不会使性兴奋水平进一步升高,而是使性兴奋能量积聚起来,待其达到域值后,性兴奋的水平会突然跳跃,进入性高潮期。

4. **性高潮期**(sexual orgasm phase)　是性反应的顶峰。指在性持续期的基础上,迅速发生身心极度快感阶段,是性反应周期中最关键最短暂阶段。伴随性高潮到来,阴道和肛门括约肌发生不随意的节律性收缩,约 3～12 次,由强到弱逐步消失,子宫也发生收缩和提升,同时伴面部扭曲、全身痉挛、呻吟、出汗及短暂神志迷惘。全身许多部位均可出现性红晕。心率加快到 110～180 次/分,呼吸达 40 次/分,收缩压升高 30～80mmHg,舒张压升高 20～40mmHg。性高潮只持续数秒,在短暂时间里,通过强烈的肌肉痉挛使逐渐积累的性紧张迅速释放。心理上感受到极大的愉悦和快感。女性性高潮有两种类型:一种是刺激阴蒂所引起,称阴蒂高潮。另一种是阴道深部、子宫受到压力而出现的,称阴道高潮。有些妇女对前一类型刺激敏感,而另一些则对后一类型刺激敏感。

调节性高潮的生理机制尚不清楚,男性和女性不尽相同。性高潮发生过程所经由的感觉路径提示了性高潮产生的基础。骨盆神经同时提供支配阴道、直肠、尿道及膀胱的传入感觉神经,当有生殖器刺激发生时,这些神经激活并产生性高潮。所以对如直肠等非生殖器的刺激在男性和女性都能产生性高潮。对胸部和乳房刺激也可导致性高潮。

女性在性高潮时子宫发生节律性收缩。这种收缩的作用可能经过"吸吮"将精子推入子宫,精子细胞就此被输入输卵管并遇到排出的卵子。如果能在输卵管内受精,则受精卵则被送到子宫腔并植入子宫。但对高潮的这一作用也有争议,因为没有性高潮的性交后同样会受孕。

5. **性消退期**(sexual resolution phase)　是人类性反应的最后一个阶段,指性高潮后性紧张逐步松弛并恢复到性唤起前状态的阶段。此期生殖器节律性收缩逐渐变弱变慢,神经肌肉完全放松,整个生殖系统回复到其未兴奋的状态。第一个生理变化是乳房肿胀消退,随后生殖器的充血和肿胀消退,全身肌张力恢复正常,心率、血压和呼吸均恢复平稳,感觉舒畅,心理满足。女性在消退期后与男性的不

同点是女性在消退期仍要求继续爱抚、温存,以便达到充分放松和身心的最大满足,反之则会出现惆怅、不安和失落的心情。女性不存在不应期,如再度受到有效的刺激,仍可再次进入性兴奋出现性高潮。

上述性反应周期的划分基本根据男性,是否完全适用于女性尚有争议。一些学者认为,女性性欲期与男性不同,可发生在性兴奋之后,性兴奋和性欲可相互作用、相互加强。因此,女性性欲期可根据发生的特点分为自发性和反应性两类。性持续期其实是性兴奋期延续,两者间没有实质性区别,可以取消。女性的主观性唤起与生殖道性唤起并不一致,一些主诉性唤起障碍的妇女,事实上在性刺激时生殖道的充血和润滑反应均无异常。鉴于许多妇女性行为的目的并非一定要达到性高潮,事实上一些妇女虽未出现性高潮,但也同样愉悦,所以不出现性高潮期也属完整的性反应周期。

人类性反应周期反映了性行为过程中所发生的行为、解剖、生理和对性反应主观感受的阶段性变化规律。女性性反应周期的特点是性欲期可发生在性兴奋期之后,性高潮期可以不出现,但也可连续出现。

（王新宇　谢幸）

第五节　女性性反应的神经内分泌调节

> **关键点**
> 1. 神经系统通过反射性调控调节性反应。
> 2. 雄激素是女性性反应的主要调节因子。

性生活作为生理过程,其完成不仅涉及生殖系统,而且有赖于身体其他系统的参与,尤其是神经系统调控及内分泌系统调节。

一、神经系统调控

性反应的神经调控基本是反射性调控。研究表明,调控性反应的初级中枢位于腰骶部脊髓,来自生殖器或其他性敏感区的刺激,通过感觉神经传入初级中枢,再由中枢通过传出神经达到性器官引起性兴奋。第二级中枢位于下丘脑和垂体,该中枢除对下一级脊髓中枢有直接调控作用外,还能通过分泌促性腺激素释放激素参与性反应的调控。第三级中枢即最高中枢位于大脑皮层和边缘系统,包括扣带回、海马、伏隔核及杏仁等部位,大脑皮质通过接受下级中枢和来自全身外周感觉器官传入的神经冲动并进行综合处理,产生性兴奋的加强或抑制。人类大脑不仅能接受触、视、听、嗅、味等感觉器官的性刺激,还能通过来自自身的性幻想、性思念、性回忆等心理活动达到性唤起和性兴奋,其

至性高潮。通常非条件性刺激主要由脊髓低级中枢完成反射,而条件性刺激由大脑皮层高级中枢参与,在正常情况下,两种刺激通过三级中枢协调起作用。研究表明,神经系统参与性反应的调控,需神经递质传递才能完成。神经递质分为中枢性和外周性,根据功能又分为刺激性和抑制性。中枢性刺激性神经递质有多巴胺、缩宫素等,中枢性抑制性神经递质有 5-羟色胺、阿片类等。外周性刺激性神经递质有乙酰胆碱、一氧化氮(NO)等,外周性抑制性神经递质有去甲肾上腺素、内皮素等。

二、内分泌系统调节

除神经系统调控外,性激素在女性性反应调节中起重要作用。女性内分泌系统通过丘脑下部-垂体-卵巢轴的调节而使生殖器官发生周期性变化,并影响性功能。

丘脑下部分泌的促性腺释放激素作用于垂体前叶;使之合成和释放促卵泡素和促黄体素(黄体生成素)。在少量促黄体素的参与下,促卵泡素使卵巢中的卵泡发育成熟并分泌雌激素。在雌激素的作用下,子宫内膜发生增殖期变化。雌激素的分泌量在排卵前达到第一高峰,并对丘脑下部-垂体产生正负反馈。正反馈是促使垂体释放促黄体素,负反馈是抑制促卵泡素的释放。当促黄体素释放达到高峰时,在促卵泡素的参与下触发卵巢排卵,并使破裂的卵泡形成黄体。黄体分泌孕激素和雌激素,由于孕激素的作用使子宫内膜变成分泌期。随着孕激素和雌激素分泌的增加达到高峰,对丘脑下部-垂体起抑制作用(负反馈),从而使垂体释放的促卵泡素和促黄体素下降。于是,黄体萎缩,孕激素和雌激素的分泌随之下降,因而子宫内膜难以维持而脱落形成月经。由于孕激素和雌激素的下降,解除了对丘脑下部-垂体的抑制,而垂体又重新释放促卵泡素,新的卵泡又开始发育,新的周期又开始了。近年研究证明,丘脑下部一些神经元释放促性腺释放激素受到脑组织某些神经元释放的单胺类(如多巴胺等)神经介质的控制,而那些释放单胺类神经介质的神经元又受到更高级的神经中枢的影响,如大脑精神活动的影响。另外,垂体还分泌生乳素,它协同雌、孕激素并促进乳房的发育与乳腺的分泌,并受丘脑下部的控制;卵巢也分泌少量的雄性激素,并可以转化为雌激素而发挥雌激素的作用,并可以引起阴蒂的增大等。从内分泌的角度,雄激素对女性性欲影响较大,雌激素次之。

综上所述,女性性反应受神经系统调控及内分泌系统调节。中枢神经系统对非条件性刺激通过脊髓低级中枢完成反射,对条件性刺激通过大脑皮层和下丘脑高级中枢在神经递质传递的参与下起调控作用。在内分泌调节中,雄激素是最重要的调节因子,与女性性欲、性兴奋及性高潮密切相关。雌激素和孕激素对促进女性生殖器官分化成熟及功能维持起关键作用。

【临床特殊情况的思考和建议】

1. 女性性心理障碍的思考和建议　性心理障碍相对于性生理障碍更为复杂。性心理障碍泛指以两性行为的心理和行为明显偏离正常，并以这类异常性行为作为性兴奋和性满足的主要或唯一方式。曾被称为性变态、性偏离、性精神病等。随着人类社会的进步和文明，对性心理障碍的界定和描述也在发生变化，总体呈更为宽容的态势。女性性心理障碍可概括为以下三类障碍：①性身份障碍，是以对自己的生物学性别做出相反或模糊认定为基本特征的一类性心理障碍，主要指易性癖，也称跨性别，其中部分人最终会要求通过变性手术改变自己的生物学性别。②性取向障碍，是指性爱或性兴趣的对象以脱离大多数人认为的合理的异性成员为主要特征的一类性心理障碍，包括同性恋、与动物性交等。同性恋以往一直被认为是性心理障碍。但后来调查发现许多成人都会有同性恋经验，而且大多数以同性恋作为主要的或唯一的性行为的人，除性行为外，在心理、行为人格上与其他人并没有差异。因此目前在很多国家已不再将同性恋视为性心理障碍。许多动物之间也有同性活动，但以此作为唯一性活动方式仅见于人类。③性偏好障碍，是指性活动常以偏离正常的条件来引起和满足性欲，其特征是对无生命物体长期而专注的性唤起或在实际生活中折磨或羞辱性伴侣来性满足，伴有临床上显著的痛苦或无能。对性伴侣的示爱能力，情感回应和性行为全面受损，病人的人格和情感调节的其他方面也受到损害。性偏好障碍病人往往表现出以目的不是指向异性完整的个体和以正常性行为的替代方式来达到性满足的性行为特点。他们的特点不在于异常的性行为和追求偏离常态有多远，而在于正常性行为的缺乏。病人从不谋求与异性发生肉体关系。因此，只要一个人存在正常的性行为要求和表现，不论他还有什么特别的嗜好，就应认为他的性心理是正常的，就不能算做变态性行为。而把性对象象征化或把性行为目的化的人就属于性心理障碍中的性偏好障碍，或称性欲倒错。性偏好障碍不是精神病，因为他们除了取得性满足的方式偏离正常外，其情感、理智、智能等其他方面均表现正常，只是性心理不正常而已，他们往往在特定情境下不能控制自己的行为。性偏好障碍较常见的为性施虐癖、性受虐癖、恋物癖、窥阴癖和露阴癖等。

2. 正常与异常性行为的评判问题　人类的性行为非常复杂。在临床上从正常到异常存在着一个逐渐过渡的连续过程。在不同地区、不同社会群体、不同宗教、不同时代对正常和异常的划分标准不同。在某一地区认为正常的性行为，而在另一地区被认为是异常的。因此，在做出评判时必须考虑时间、地点、人物，给个体或他人是否带来痛苦或伤害。有人把不以生殖为目的的性行为认为是异常的，因为它违背了性活动最基本的生物学属性。但文明社会的大多数人认为，获得愉悦也是性行为的重要功能，应赋予性行

为浓厚的社会文化和心理方面的意义。避孕药的问世解放了广大的妇女，被认为是具有划时代意义的事件。因此，是否以为生殖为目的不能评判性行为正常与否，性生活的目的是要双方获得愉悦，因此在性生活过程中，若使一方造成心理痛苦或身体伤害，应为社会不能接受或排斥的性行为。

3. 性心理障碍病因　性心理障碍病因不明，可能相关的因素有三种：

（1）遗传因素：性心理障碍的发生与一定的人格缺陷有关，但各型间缺乏特定的和一致的人格，如露阴癖最多见于具有抑制性特征的内向性人格的人。双生子调查资料支持同性恋的发生有遗传素质基础；家族性易性癖病例的发现也提示其发生与遗传因素有一定关系，易性癖者脑异常的发生率较正常人群高。有些具有遗传特征的内科疾病具有变态性行为的现象。大脑半球及下丘脑的边缘系统异常在性心理障碍的发生中起着重要作用。但也有学者认为异常性行为与基因、染色体和性激素无关；他们除了在性欲、性欲对象和性欲满足方式上表现与众不同外，其他人格特征与正常人没有显著表象差别。

（2）躯体因素：性心理障碍的发生与发展与人类性腺活动阶段有关。一般在青春期开始明显随年龄增长至绝经后期，性心理障碍的行为亦趋向缓和。关于胎儿的激素影响与性心理发展关系的研究发现：胎儿期雄激素的存在会使胎儿出生后的性行为类型为男性，而出生前雄激素的缺乏则会发生同性恋行为。性腺内分泌不平衡是同性恋的原因。下丘脑-垂体-内分泌的异常为异常性心理和性行为提供了物质基础。

（3）社会环境因素：有精神心理学家认为变态的性活动是他们幼年性经历的再现和延续。家庭的影响对性心理障碍的发生起着重要作用。儿童期是性心理发育的重要阶段，家庭及周围环境的影响往往导致严重的后果，还与社会经济地位及文化程度有一定联系。怕羞、胆怯、拘谨、缺少排解心理困境和应变能力的个性、创伤性心理诱因等都是发病的条件。

4. 性心理障碍的诊断　可根据性心理障碍的症状和体征、心理测评、实验室检查等做出诊断。

性心理障碍的症状基于病人本人或他人的关于其相应行为的报告。穿戴异性衣物可能是异装癖的线索；性受虐过程中过度而强烈的放纵行为会在身上留下可见的伤痕；因不能自控的性冲动给他人带来的伤害，导致诉讼；心理测评有助于发现异常心理问题，变态的性心理往往具有偏执的特点。绝大多数性心理障碍病人的生理状态是正常的，因而实验室检查很难有异常结果，但为排除器质性病变，血常规、血生化检查、内分泌激素测定、脑CT、脑磁共振等检查有一定必要性。

5. 女性性心理障碍的治疗　目前尚缺乏根本性防治措施，以精神治疗为主，常用方法有领悟、疏导等心理治疗。行为治疗可改变病人的变态性行为。药物治疗仅起对症治

疗或辅助精神治疗的作用。电抽搐与精神外科治疗,收效甚微。

(1) 心理治疗:对病人进行正面教育,明确指出某些行为的危害性。教育病人通过意志克服其性偏离倾向。通过病人回顾自身的心理发展过程,理解在何时、何阶段、由哪些因素影响所致,使病人正确理解和领悟并进行自我心理纠正。心理治疗的疗效取决于病人的治疗愿望是否强烈,病人是否为自己的性心理偏离感到不安或痛苦,对以上两点的答案若是肯定的则疗效相对较好。

(2) 行为疗法(behavior therapy):传统的心理疗法模式强调心理障碍的根本原因,这种障碍在所谓的正常行为中被看成是独特的。行为疗法背离了这种传统观念,它的核心论点是不适应行为是习得的,而且这种行为是能够被忘记的。行为疗法的焦点是帮助一个人建立正常的行为,比如对一个在暴露自己时产生性反应的人可能会通过下列方式进行治疗:重复地暴露在厌恶的刺激物面前,同时伴之以不适当的性唤起模式的情况或刺激物。这种技术被称为厌恶训练,它是行为疗法中的一种。

(3) 药物疗法(drug treatment):抗男性荷尔蒙药能够彻底地降低睾丸激素水平,在一些案例里,它有效地阻止了潜在强迫性变态行为模式的不适当的性唤起。甲羟孕酮和醋酸环丙孕酮是常用于治疗性罪犯,包括因为有性变态行为而触犯法律的人的两种最常见的抗男性荷尔蒙药。当联合使用药物疗法和其他治疗方法如心理疗法或行为疗法治疗强迫性性变态时,药物疗法是最有效的。作为其他治疗技术辅助手段,这些药物的最大优势是能够明显降低性变态行为受驱使或强迫的性质。这使病人能够更好地将努力的焦点放在治疗过程中,而不被他的性变态的强烈愿望所转移。

(4) 社交技能训练:最后,有性变态行为的人经常难以形成与异性社会交往关系,因此他们不可能接触正确的性表达方式。因此,这些人可能从社交技能训练(social skill training)中受益,这种训练用来传授与潜在的伙伴建立和维护满意的关系所需的技能,这种训练经常与其他治疗干预同时进行,可能涉及与预期的伙伴开始交往时的训练、交谈技能训练。

(5) 其他:易性症者会要求通过手术改变其性别,但变性手术复杂,创伤较大,费用较高,特别是亲友往往坚决反对,有些出现心因性抑郁及自杀,手术效果也不肯定。且手术后激素替代治疗有诸多不良反应,从心理学方面来讲,手术前病人自己不能接受自己,手术后社会又难以接纳他们。此外,手术后还会带来相应的法律问题。

6. 糖尿病对性的影响及治疗建议 一直以来,在男性糖尿病被认为与性问题关系非常密切。糖尿病对女性性功能影响的研究相对滞后,一项早期研究将125位患有糖尿病住院的女性病人与没有患糖尿病的住院女性进行比较,年龄在18~24岁,尽管其中大部分女性(91%)报告曾经体

会过性高潮,但35%的糖尿病女性没有性高潮,而对照组中仅6%报告性高潮缺乏或从未体验过性高潮。之后,有学者对不同糖尿病类型对女性性功能的影响进行了研究,发现非胰岛素依赖型糖尿病女性较胰岛素依赖型糖尿病女性具有更多的性功能问题,但被诊断非胰岛素依赖型糖尿病的女性年龄较大,在生活各方面遇到的困难均增加,包括性生活。另有一项研究对42名患有非胰岛素依赖型糖尿病的女性进行访谈性研究发现,26%病人有性欲减退,22%有阴道润滑减少,10%有性高潮体验方面问题。在所有患有非胰岛素依赖型糖尿病女性40%有性功能障碍。在年龄匹配的健康女性中仅7%报告有性功能问题。但也有相反的意见,一项关于糖尿病女性阴道湿润的研究发现,糖尿病女性与正常对照组比较在性功能方面没有明显区别。总之,糖尿病女性的主观阴道感觉减少的发生率明显高于对照组。另外,糖尿病引起的女性血管损伤,可以导致阴蒂和其他勃起组织血流量减少。因此,在治疗糖尿病女性时,给予性心理上的关心和帮助应有必要。

7. 老年妇女的性活动及建议 有学者提出那些身体健康的老年人如果对性和其性伴侣感兴趣,那么他们可以终身享受性关系。为研究年龄因素对妇女性功能在生理上的一些变化,有学者对428名女性进行研究,开始研究年龄是45~55岁,每年进行一次评估,共6年。发现对性伴侣的感觉、性反应度、性活动的次数、性欲等随年龄的增加而减少。而阴道干燥、性交困难包括性交疼痛随年龄的增加而明显增加。有研究者发现,50%的女性在进入围绝经期后通常会有性生活的变化,这些变化包括:性敏感区反应降低、阴道润滑缓慢及润滑量减少、性交疼痛等。另有研究发现,围绝经期女性性高潮的持续时间变短,随着年龄的增长性高潮的强烈程度也减少。老年妇女外阴和阴道的萎缩改变,可导致性反应减弱,性交困难。60岁妇女在性高潮时阴道仍能收缩,但直肠收缩不会出现。盆底功能障碍如尿失禁、子宫脱垂等疾病,随年龄增加发生率明显增高。已证明尿失禁对性功能带来负面影响,22%的病人因为担心性活动导致尿液流出而有中度-重度的焦虑。总之,这些研究均显示,老年女性在生殖器的解剖结构、性的反应等性生理方面确实起着变化,但性心理对性功能同样起着重要作用,性欲能终身保持。为了调查社会心理因素对老年性活动的影响,美国退休人员联合会进行了一项较大样本的调查研究。结果发现,退休之后角色和经济地位的变化、焦虑、抑郁、对宗教和社会道德观念的变化都会影响性功能,潜在的人际关系问题也影响着药物治疗性功能中的作用。调查中还发现,45~49岁女性中有近一半报告有手淫,70岁以上年龄段中有20%报告有手淫。而且大多数女性包括70岁以上的女性都报告性的自我刺激在任何年龄段都是性愉悦的重要部分。因此,我们应该鼓励老年夫妇的性活动,对老年人提供良好的性教育,帮助老年人的性活动。

参考文献

1. 沈铿,马丁. 妇产科学. 第3版. 北京:人民卫生出版社,2015

2. Laumann EO,Paik A,Rosen RC. Sexual dysfunction in the United States. Prevalence and predictors. JAMA,1999,281:537-544

3. Adeniyi AF,Adeleye JO,Adeniyi CY. Diabetes,sexual dysfunction and therapeutic exercise:a 20 year review. Curr Diabetes Rev,2010,6:201-206

4. Nowosielski K,Drosdzol A,Sipiński A,et al. Diabetes mellitus and sexuality—does it really matter? J Sex Med,2010,7:723-735

5. Chen CH,Lin YC,Chiu LH,et al. Female sexual dysfunction:definition,classification,anddebates. Taiwan J Obstet Gynecol,2013,52(1):3-7

6. Ratner ES,Erekson EA,Minkin MJ,et al. Sexual satisfaction in the elderly female population:special focus on women with gynecologic pathology. Maturitas,2011,70(3):210-215

7. van Lankveld J. Internet-Based Interventions for Women's Sexual Dysfunction. Curr Sex Health Rep,2016,8:136-143

（王新宇　谢幸）

第六节　性诊疗的基本原则和要求

关键点

1. 临床上性功能障碍大多由心理性原因所致,重视把握病人的心理状态极为重要。

2. 诊断首要目的是区分器质性或功能性障碍。

3. 诊疗过程中应帮助病人双方掌握有关性活动的基本知识和要求。

性功能障碍是一种身心疾病,其发生、发展、转归和预后不仅与生物学因素有关,更与心理因素密切相关。引起性功能障碍的原因不外器质性和心理性两大类。临床上大多数病人系心理性原因所致,而在中国传统习俗中,谈性仍是很隐蔽或难以启齿的话题,所以医生在临床诊疗中需要非常重视把握病人的心理状态,取得病人的信任与配合,以达到理想的诊疗效果。

一、诊　断

诊断的首要目的是区分器质性或功能性障碍。要找出性功能障碍的病因并做出初步诊断,需要取得完整的病史及详细的体格检查和盆腔检查资料,进行必要的实验室检查或辅助检查(如血、尿常规、血清雌激素、睾酮测定、血清

T_3、T_4 测定等),或借助量表以评估病人病情。

问诊时的注意事项:

1. 由于性问题涉及个人隐私,来访者常常难于启齿,或以腰痛、外阴痒等躯体症状为主诉,对这种病人,应以个别交谈方式详细而准确地了解其病史。

2. 医师不但要通晓性生理和性病理,还要懂得一些社会学和心理学,对非性生活方面的问题,如家庭矛盾、工作中的挫折、社会人际关系、经济状况、文化背景、信仰分歧等都应全面了解。

3. 询问时应坦诚、自然、有耐心和亲和力,以便一开始就与病人建立良好的关系,得到其信赖,注意在询问时不伤害病人感情和自尊心。

4. 除病人外,也应向其配偶详细了解病情,并注意分析双方病史中所出现的矛盾情况。

5. 尊重病人隐私,注意保密,对病人讲述的个人性秘密与性行为方式不予评判,并进行必要的性知识教育。

6. 避免主观臆断　病人由于心理困扰,其情感反应可能偏激。医生应进行客观的分析和判断,不要随病人的情感而偏移,带上主观色彩。不对病人的性关系进行推测。

二、治　疗

鉴于绝大多数性功能障碍病人均系由于双方对性的无知、顾虑、误解、恐惧或相互间缺乏对性活动的思想交流等心理性原因所致,故在诊疗过程中应帮助病人双方掌握以下有关性活动的基本知识和要求。

1. **告知病人关注性问题是正常的生理需求**　性活动是一种自然本能,"食、色,性也"。但也要认识到性行为在相当大的程度上受到传统风俗文化、社会环境和时代思潮的影响,性的本能可能因某些不良影响而受到干扰和破坏。如某个人认为贞操守节、禁欲是一种个人美德,保存精液可赋予男子勇气、力量和智慧,这样自然的性欲可能被抑制。因此,医生的作用并非通过治疗教会病人如何做出性反应,而只是正确地指出消除阻碍自然性行为的各种方法,一旦消除了某些错误认识后,多数病人的自然性功能可望恢复。

2. **消除对性行为的畏惧**　对性行为的恐惧和忧虑是引起性功能障碍的一个重要因素。它将导致对性生活缺乏兴趣和丧失信心。男子多表现为勃起功能障碍,女方则往往在性交时处于被动和旁观者地位,降低了参与性活动的热烈程度,因而也就失去了性生活中那种亲密的气氛,使自然的性反射过程受到抑制。性生活的失败反过来又增强了原有对性行为的畏惧和忧虑,以致形成一种恶性循环。因此,帮助和说服病人克服对性行为的恐惧心理是实现正常性生活的先决条件。

3. **男女双方共同进行治疗**　性功能障碍必然涉及男女双方,有时也确是由于双方缺乏交流性活动的经验而引起的。因此单独对某一方进行治疗而忽视另一方将影响疗

效。如有的男子不能控制自己的射精时间,而女方则要求长时间的阴道摩擦,男方因为达不到此要求最终可能引起勃起功能障碍。相反地,如男子要求女方每次性交都同时出现性高潮,这种不切实际的要求反而将损害性生活的自然性,从而使女方缺乏性高潮。双方治疗还可避免遗忘或误解治疗建议,当一方未能领会或执行时,另一方可及时提醒和纠正。

4. 消除对性生活的某些其他错误认识,建立正确观点

(1) 正确对待性教育。有关生殖器官解剖、生理和性问题是人人必须了解的科学知识,不应神秘化。讲解性知识不是淫秽。接受性教育正是促进人们身心健康、创造美满和谐家庭生活的重要手段。

(2) 性生活要求双方平等协调。性生活关系到男女双方,不但男子是性生活的发起者,女方也有平等的权利,当任何一方处于性兴奋状态时都可向对方提出要求以期满足。性交的次数随年龄、职业、环境、经济和情绪而异,可根据双方的生理要求决定,不必强加限制,要互相体谅。一般而言,男子性欲强于女方,但也有相反情况。如双方性欲水平有明显差异时,应避免彼此抱怨,而需更好地相互体贴,交流思想,找出对双方都适合且能得到性满足的各种性爱方式。性交的时间应尽量考虑女方的月经周期而加以选择,一般妇女在排卵期性欲较旺盛,而在经前、经期和孕期性要求较低。性交的体位也应灵活掌握,不必拘泥于一种形式。性交不一定每次都要射精,特别是年老男子可以仅有性交而无射精。

性交时男女双方都能同时达到性高潮是一种理想,但并非每次性交都能做到,因而如以此作为性交成功的标志,则往往恰得其反,影响了本身感觉的自然性和双方乐趣。一般女方性高潮出现时间较男方慢,故对女方而言,在性交前有一定的准备活动,包括接吻、抚摩躯体及乳房、吸吮乳头和刺激阴蒂,是必要的。但应注意阴蒂部的刺激应限于阴蒂的包皮,而不宜直接刺激阴蒂头,触摸的强度以女方感到兴奋和愉快为度。

不能把是否与对方进行性生活作为一种奖励或惩罚手段,或作为一种交换条件。当然偶然如此无可厚非,但经常这样会使一方屈服于另一方,导致性生活的失败,甚至婚姻关系的破裂。

(3) 手淫和射精并非是不道德行为。几十年前,手淫几乎普遍被认为是一种罪恶而加以谴责和禁止。而目前认为手淫既非病态,也非道德败坏,而是性功能成熟的表现。适度的手淫不违背社会道德规范,能满足生理需求,可作为性自慰手段,甚至还是一种有效的治疗方法。梦遗或遗精也是一种生理现象,性梦、性想象是大脑的一种正常思维活动,不应把这些与淫乱和罪恶等同起来。

(4) 性活动是包括性交在内的其他所有性爱活动。性活动并非就是单纯指性交,而是泛指包括接吻、拥抱抚摸在内的各种性爱方式。它是伴侣间无声的共同语言和乐趣,

而不是一种负担。虽然性交次数可随年龄的增长而逐渐减少,但其性爱活动不一定随之减弱,甚至反而有所增加。

(吴志勇　徐丛剑)

第七节　女性性功能障碍

关键点

1. 女性性反应周期包括兴奋期、持续期、高潮期和消退期,性功能障碍基于此分类。

2. 影响女性性功能障碍的因素包括心理、社会、成长环境、药物、酗酒或各种器质性疾病。

3. 诊断主要通过综合病史、性功能评估、体格检查等,治疗方案应该个体化,强调双方的参与。

女性性反应周期包括兴奋期、持续期、高潮期和消退期,其中一个或几个环节发生障碍,或出现与性交有关的疼痛称为性功能障碍。女性性反应周期根据身体、心理状态的不同,不一定都按照顺序发生,单纯一个环节异常的性功能障碍较少见,一般就诊的原因为一个或多个环节生理与心理变化已经引起了明显的痛苦双方性生活困难。不存在频率或严重程度方面的最低规定,同时要考虑到病人的文化程度、宗教信仰、社会习俗和伦理等背景,这些因素均会影响病人的性欲和性期望。文献报道,女性性功能障碍非常普遍,但因为定义不同和调查人群不同其发生率的统计结果有很大差异。由于对性问题很难下一个明确的定义,有学者建议将性生活中的顾虑、出现的问题、性生活异常和性功能障碍区分开来。这样的区分有助于对女性性问题的评估和怎样进一步帮助这些妇女。

一、女性性功能障碍的分类

女性性功能障碍的分类较多,基本都基于女性性反应周期来划分。1994 年中国精神疾病分类与诊断标准将其分为性欲减退、性交疼痛、阴道痉挛(性恐惧症)和性高潮缺乏。1998 年美国泌尿系统疾病性功能健康委员会按照精神障碍的诊断及统计手册(DSM-Ⅳ)和世界卫生组织制订的国际疾病分类法(ICD-10),将女性性功能障碍分成 4 类:性欲障碍、性唤起障碍、性高潮障碍和性交疼痛障碍。2013 年美国精神病协会(APA)又重新对女性性功能障碍进行了分类,主要分类包括:

1. **女性性兴趣/唤起障碍**　性兴趣/唤起缺乏或显著降低,至少有以下三项表现:

(1) 对性行为缺乏兴趣或兴趣降低。

(2) 性想法或性幻想缺乏或减少。

(3) 主动发起性行为的次数减少或没有,通常不接受伴侣的性行为要求。

（4）在所有或几乎所有（约 75%～100%）的性交中，性兴奋/性快感消失或减少（在特定情况下或所有情况下）。

（5）对于任何内在或外在的性刺激（如、书面、言语、视觉刺激），性兴趣/性唤起缺乏或减少。

（6）在所有或几乎所有（约 75%～100%）的性交中，性行为期间生殖器或非生殖器感觉缺失/减弱（在特定情况下或所有情况）。

2. 女性性高潮障碍 存在以下两种症状中的任意一种，而且出现于所有或几乎所有（约 75%～100%）性行为中（在特定情况下或所有情况下）：

（1）性高潮显著延迟、显著减少或缺乏。

（2）性高潮的感觉强度明显降低。

3. 生殖器-盆腔疼痛/插入障碍（包括以往分类中的性交痛和阴道痉挛） 反复或持续发生以下一种或多种困难：

（1）性交时插入阴道困难。

（2）在阴道性交或尝试插入时出现明显的外阴阴道或盆腔疼痛。

（3）在插入阴道之前、插入过程中或插入之后，女性对外阴阴道或盆腔疼痛产生明显的畏惧或焦虑情绪。

（4）尝试插入阴道时盆底肌肉明显紧张或紧缩。

4. 物质/药物诱发性功能障碍 主要的临床特征是出现临床上明显的性功能障碍。通过病史、体格检查或以下实验室检查结果可证明存在物质/药物诱发的性功能障碍：

（1）症状发生于物质中毒或戒断期间或不久后，或发生于某种药物暴露后。

（2）涉及的药物/物质能够产生这些症状。

（3）该障碍不能由非物质/药物诱发的性功能障碍更好地解释。一种独立的性功能障碍（非物质/药物诱发的性功能障）的此类证据包括以下：症状在开始使用物质/药物之前出现；在急性戒断或严重中毒结束之后，症状仍持续相当长一段时间（如，约 1 个月）；或者有其他证据表明存在独立的非物质/药物诱发的性功能障碍（如，有反复的非物质/药物相关的性功能障碍发作史）。

（4）性功能障碍不是只发生于谵妄病程中。

5. 其他特定的性功能障碍 是指性功能障碍的典型症状引起临床上明显的心理痛苦在个体中很明显，但是不符合性功能障碍诊断类型中任何障碍的全部标准。当医生选择向病人说明其临床表现不符合任何特定性功能障碍诊断标准的这一具体原由时，可使用"其他特定的性功能障碍类型"。其方法是记录下"其他特定的性功能障碍类型"，并在后面注明具体原由（如"性厌恶"）。

二、女性性功能障碍的发生率及其影响因素

对女性性功能障碍的流行病学研究主要集中在对发生率和哪些因素影响性功能的调查。

（一）女性性功能障碍的发生率

女性性功能障碍流行病学调查一般通过性功能的问卷调查。目前没有非常统一的评价女性性功能障碍的问卷调查表，对性功能障碍甚至正常性活动的定义的也不统一，不同的调查结果会有偏差。总体而言，女性性功能障碍的总发生率大约为 40%，其中以性欲障碍和性高潮障碍多见，国内大规模流行病学调查数据少，主要来源于国外研究。美国最大规模的女性性功能障碍研究是"女性性功能障碍伴心理痛苦的患病率及求治的决定因素研究"（PRESIDE），该研究评估了个人心理痛苦，也纳入了当时未发展性关系的女性；超过 30 000 例女性回应了经过验证的问卷调查，其内容涉及性欲低下、性唤起减退和性高潮障碍。这 3 种性功能障碍中任意一种（伴或不伴心理痛苦）的患病率为 43%，其中 22% 的受试者报告有性相关的个人心理痛苦，12%受试者认为心理痛苦归与种特定类型的性功能问题有关。其中最常见的性问题是性欲低下，占 39%，并 10%～14% 女性伴有心理痛苦。性唤起减退（26%）和性高潮障碍（21%）稍微较少，两者中均各有 5% 的女性伴有心理痛苦。5% 的女性报告同时存在性欲低下和另一种性问题，2% 的女性报告存在所有这 3 种问题。另一项研究涉及 29 个国家的约 14 000 例 40～80 岁的女性，通过面对面或电话形式接受问卷调查，报告最常报告的性功能障碍类型是性欲低下（26%～43%）和不能达到性高潮（18%～41%）；在性功能障碍的类型的地理分布中，患病率最高的是东南亚（印度尼西亚、马来西亚、菲律宾、新加坡和泰国），而最低的是北欧（奥地利、比利时、德国、瑞典和英国）。

（二）女性性功能障碍的影响因素

影响女性性功能障碍的因素较多。包括心理、社会、成长环境、药物、酗酒或各种器质性疾病。

1. 心理-社会因素 在女性心理因素对性功能的影响尤其重要。影响性功能的比较直接的心理因素主要有：

（1）情感因素：情侣或夫妻双方关系、家庭不睦、人际矛盾、悲痛等情感因素可抑制女性性欲和性唤起。女性对于"被利用"非常敏感，如认为对方只是对她的肉体感兴趣，性交是对她的利用、征服和贬低，可能不能做出性反应，甚至会对性生活失去兴趣，或感到厌恶。其中性伴侣关系是最主要的影响因素。

（2）疲劳与压力：快节奏的现代生活、繁忙的工作、育儿、等压力均会影响女性的性欲。而在旅游度假等身心放松的环境下，女性的性兴趣和性反应会改善。

（3）过去性经历的影响及其产生的内心矛盾：既往遭受性虐待或身体虐待史是出现性问题的一个主要危险因素，可能会留下难以消除的心理创伤，很容易形成条件反射，会因性创伤经历而出现性唤起和性高潮等障碍的几率倍增。

（4）不正确的性态度：对性活动期望过高、对性能力的不适当要求、过分要求对方进行性生活也是导致性功能障

碍的常见原因。产生性功能障碍的一个可能原因是不正确的性态度导致对方充当"旁观者",即在性交过程中焦虑而又强迫性地注重对方的反应,导致使精力分散,妨碍性反应的建立和性高潮的到达。

2. 年龄因素 在流行病学调查中年龄因素影响性功能的结论是比较统一的。随着年龄增加,体内的雌激素水平不断下降,出现进行性生殖器官萎缩、盆腔血流量减少及盆底肌肉张力降低等,可导致性兴奋和性高潮障碍,阴道萎缩和干燥可直接引起性交困难和性交痛。这是年龄因素影响性生活的生理基础。

3. 全身或局部健康因素 是性功能障碍常见的原因。性与生殖是人类的高级需要,在健康状态不理想的情况下,性与生殖功能将被抑制。性器官的发育异常、炎症性疾病等都将影响性功能;发育异常如处女膜发育异常包括先天性处女膜闭锁、处女膜环肥厚、筛状及纵隔处女膜等会影响性功能;阴道发育异常如完全性与不完全性阴道闭锁、完全性与不完全性阴道纵隔、阴道横隔、尿道憩室、尿道下裂等将导致性交困难。子宫内膜异位症可直接引起性交疼痛,从而也可引起性欲、性唤起及性高潮障碍。宫颈疾病病人可能对性生活是否会加重疾病有顾虑,而影响性欲。影响卵巢功能的各种疾病例如卵巢发育不良、原发与继发性卵巢功能衰竭(后者包括手术切除双侧卵巢)通过影响雌激素的分泌而严重影响性功能。除生殖系统的疾病外,全身内科疾病如高血压、动脉粥样硬化、心脏病、糖尿病等疾病也可影响性功能。这些全身疾病可影响髂动脉及其分支的血流,减少会阴部血供,导致性刺激时进入阴道和阴蒂的血流明显减少,称为"阴道充血和阴蒂勃起供血不足综合征"。另外许多中枢和外周神经系统的疾病和损伤均可引起女性性功能障碍,如脊髓损伤或退行性病变、癫痫、糖尿病性神经病变等。

4. 性激素的影响

(1) 雌激素:绝经后的低刺激素状态,会导致性唤起阶段外阴阴道润滑和血管充血反应减弱;绝经后的外阴干燥、烧灼和刺激的症状,润滑减退和疼痛的性症状,以及尿急、尿痛和反复泌尿道感染的泌尿系统症状都可能影响女性性功能。

(2) 雄激素:女性青春期卵巢功能的启动与雄激素升高有关,雄激素也与女性的性反应密不可分。但雄激素改变对女性性功能的影响结论并不一致。更多报道提示雄激素与女性性功能关系不明确。例如多囊卵巢综合征病人雄激素升高但性欲并未明显增加,女性接受绝经后雄激素治疗时只有剂量明显大于生理水平才会出现改善性欲的作用,绝经期女性雌激素活性减低而雄激素降低不明显并未改善女性性欲。多项研究也说明血雄激素水平降低并不能预测性欲低下。

5. 药物性因素 药源性性功能障碍的发生率在 20% 左右。任何能改变精神状态、神经传导、生殖系统血流和

(或)血管舒缩功能及性激素水平的药物均可能影响女性性功能,如抗抑郁类药、降压药、治疗消化道溃疡药、抗癫痫药等。如选择性 5-羟色胺受体抑制剂(SSRI)可导致女性性欲低下和性高潮障碍。尼古丁会抑制女性的性唤起。口服避孕药研究结果并不一致,一些研究显示使用 OC 会使性欲下降,其他的研究显示使用激素类避孕药会使性欲和性交频率增加。

6. 酗酒 酒精对女性性功能的影响较为复杂。在急性饮用时,它可能具有一种去抑制效应,可以提高或促进性兴奋性。少量饮酒可以使妇女暂时逃脱性角色问题和内心冲突。但酗酒会影响对女性性功能,可导致促性腺激素水平低下。酗酒妇女常见的性功能障碍包括性欲抑制、性高潮障碍、性交疼痛和阴道痉挛。其他问题包括精神障碍、性特征减弱、卵巢萎缩、不育等。酗酒抑制生理性性唤起,并造成维生素缺乏和肝脏损伤从而造成性激素代谢异常,酒精引起的神经病理改变可干扰性唤起的躯体感觉神经通路。继发于酗酒引起性功能障碍的疾患如糖尿病、高血压、尿道感染等可进一步影响女性的性功能。

三、女性性功能障碍的诊断

女性性功能障碍的诊断主要通过综合病史、性功能评估、体格检查等做出。

1. 病史采集 对女性性功能障碍的诊断需要医生获得详细完整的病史。应该包括:绝经状况(自然绝经、手术绝经或化疗后绝经)、妊娠和分娩史、外阴阴道或盆腔损伤史、癌症史或手术史、外阴阴道或盆腔疼痛情况、外阴阴道瘙痒、干涩或分泌物情况、有无生殖道异常出血和有无小便或大便失禁等情况。还应该识别可能会影响性方面的器质性、心理性、药物性和物质相关的问题。

性生活情况是病史采集的重点。除询问避孕情况和安全性行为以外,还要注意询问引出性功能障碍的症状。性功能障碍还要明确什么时候发作、持续情况、是情景性的还是长期的。情景性的性功能障碍是在同特定伴侣,或在特定环境下发生的。当多种性功能障碍同时存在时诊断要慎重。因为不同性功能障碍是相互依赖的。

伴侣关系因素是女性性满意度的主要决定因素,所以应询问有伴侣女性的伴侣关系情况。采集病史的同时也应询问问病人其伴侣是否存在性问题(如,缺乏性欲或阴茎勃起功能障碍)。在数项关于年龄较大女性性功能的研究中,没有性行为的常见原因是没有伴侣或男伴有性功能障碍。而男性阴茎勃起功能障碍随着年龄增长而增多,女性的寿命通常比男性更长,所以这种"伴侣差距"会成为年龄较大女性性生活不满意的主要原因。

2. 各种评估 包括性功能及与性有关的各种评定。可采用 Kaplan 等提出的女性性功能积分表进行性功能评估,内容主要包括 4 周内性交次数、性欲强度、性高潮次数、

阴蒂感觉、性交不适感等。还要包括心理状态评估,包括与性有关的各种心理-社会状态的评定。

3. 体格检查　每位病人都要进行全面的体格检查。体格检查的目的是发现疾病。同时体格检查提供向病人讲解正常解剖和性功能的机会。疼痛性性交障碍是妇科检查的直接指征,不存在疼痛性性交障碍时妇科检查也可以发现盆腔解剖结构异常、明确性生活时疼痛的部位、盆腔脏器脱垂的情况以及生殖道炎症等异常情况。推荐常规进行妇科检查。检查时首先检查外阴,必要时用棉头拭子轻擦前庭,如有外阴前庭炎则会感到中度或重度疼痛。对主诉性交不适病人应先用单手检查:用一个或两个手指放入阴道,从后穹隆到前穹隆,另一手不放在腹部以免混淆不适的原因。然后进行双合诊和三合诊检查,窥阴器检查的时间由病人是否感到不适决定。对深部性交不适病人应先行双合诊检查,这些病人局部疼痛的位置很重要。

4. 实验室检查　应由病人症状决定。对性功能障碍没有特异性的检查手段。需注意雄激素检测并不是诊断女性性功能障碍的必备项目,检测雌二醇或其他激素(如,促卵泡激素)对评估性功能障碍也没有效用。可检查的除项目有性激素测定外,还包括阴道 pH、顺应性及振荡器感应阈值测定,彩色多普勒对生殖器刺激前后血流变化的测定,及有关高血压、糖尿病等全身性疾病的检查。

根据上述临床资料,诊断性功能障碍是持续性的或反复发生的可造成显著痛苦或伴侣关系问题的性问题,并持续 6 个月及以上。它必须不能用一般躯体疾病或精神问题(即焦虑和抑郁)来更好地解释,也不能专门归咎于成瘾物质或药物的直接生理作用。

四、女性性功能障碍的治疗

治疗方案应建立在系统评估病人的情况,评估病人的治疗目标,并在可能情况下积极治疗原发性疾病的基础上。治疗方案应该个体化,强调双方的参与,以达到理想的治疗效果。

1. 一般治疗　女性性功能障碍大部分与心理因素有关,如果没有发现明确病因,应用基本的治疗手段。医生必须尊重病人对治疗的选择,同时应考虑病人配偶的感受,可采用下列方式个体化进行。

(1)提供性教育:提供有关性功能的知识和基本教育(如正常解剖,性功能,随年龄、受孕、绝经等生理变化的正常改变等)。提供手册,鼓励阅读性知识,当开始一种新的治疗在讨论医疗问题时同时应讨论对性的可能影响等。

(2)增加性刺激鼓励使用有关材料(视频、书籍等):避免例行公事;鼓励手淫,最大限度地熟悉怎样达到愉悦的感觉;鼓励性生活时双方相互沟通;推荐使用振动器;商量改变性交位置、时间、地点;建议约定性生活时间等。

(3)提供使注意力分散的技巧:介绍训练性交时盆腔肌肉的收缩和舒张;鼓励性或非性幻想;推荐使用背景音乐、录像或电视等。

(4)鼓励非性交行为:推荐敏感部位的按摩,锻炼集中注意力体验感觉;用嘴或非性交刺激,可以有或没有性高潮。

(5)最大程度减少性交不适:外阴不适可应用利多卡因,性交前热水淋浴;阴道浅表不适可应用润滑剂;深部性交疼痛尽量避免阴茎深部插入,避开疼痛的方向及试验性应用非类固醇类抗感染药等。

2. 女性性兴趣/唤起障碍　2013 年的分类方法将性欲障碍与性唤起障碍归为一类。本类病因常为多因素,治疗比较困难。治疗时须全面分析,主要是要发现发病的心理生理因素,采用综合治疗手段。偶见。是由于厌倦常规的性生活,建议旅游或改变姿势或场所或应用一些性指导资料。对有器质性病因的病人应对因治疗。女性重视对自身外观的感受,可通过减重、体育运动等改变个人外观形象的方式,改善性生活质量。一般治疗无效可考虑应用以下药物,药物可能作用于性功能障碍的多个环节,可用的治疗药物在本节集中讨论。

(1)雄激素:对于经历自然绝经或因卵巢切除术绝经的女性,在绝经后雌激素(联合或不联合孕酮)治疗中加入睾酮可以改善性功能。睾酮主要用于治疗性欲相关问题,但性功能的各个方面普遍改善,包括性唤起和性高潮反应。需注意,睾酮很少单独用于未使用 HRT 的女性,关于绝经前女性雄激素治疗的数据极少且无定论。

在应用雄激素治疗时应注意到以下几点:①睾酮治疗女性性欲障碍目前尚无循证医学证据,主要经验性联合雌激素用于绝经后女性。没有一种雄激素制剂经过美国 FDA 的批准。②睾酮的不良反应:睾酮的不良反应包括高密度脂蛋白的降低、痤疮、多毛症、阴蒂增大、声音变粗、肝功能损害等。这些不良反应能在停止使用睾酮或调整剂量后消失。在进行睾酮治疗之前,医生必须与病人讨论治疗可能的益处及不良反应,取得病人的知情同意。对有乳腺癌病史、难控性高脂血症、肝脏疾病、痤疮、多毛症等病人不应使用睾酮。③睾酮水平不应被用于确定性问题的病因或评估治疗效果。④可选择剂型:人工合成药物或甲基睾丸素(甲睾酮)每天 1.25～2.5mg,或微粒化口服睾丸酮 5mg 每天 2 次,或睾酮注射液或片剂。每月总量不宜超过 300mg。⑤评估:每 6 个月评估一次,复查睾酮水平(游离的和总的)、血脂、肝酶水平,监测症状是否减轻及对不良反应的评估,如无异常,此后每年评估一次。

(2)雌激素:在围绝经或绝经期妇女,激素水平与性满意度的关系并不明确。尽管证据不支持全身性绝经后激素治疗对于治疗性问题的作用,如果既往性生活满意的女性因性问题就诊,同时合并潮热、盗汗、睡眠差以及疲劳乏力等情况,全身性绝经后激素疗法治疗绝经症状可能改善性问题。如果没有血管舒缩症状且无全身性雌激素治疗的适应证,则单用低剂量的经阴道雌激素疗法治疗阴道萎缩性改变和性交痛极为有效。阴道健康和性行为过程中的舒适度改善后,性趣、性唤起和性反应也常常改善。雌激素用药方案及原则同围绝经期。用药期间应定期进行乳房检查和子宫内膜检查。

(3) 奥培米芬:选择性雌激素受体调节剂奥培米芬是被 FDA 批准用于治疗外阴阴道萎缩所致性交痛的首个口服药。

(4) 替勃龙:替勃龙是一种合成类固醇,其代谢产物具有雌激素、孕激素和雄激素的作用。由于对乳腺癌、子宫内膜癌和脑卒中风险的担忧,其未被 FDA 批准,但在全世界较为广泛使用于绝经后女性。在随机试验中,替勃龙表现出比雌激素/孕酮疗法治疗绝经后女性的性功能障碍更有效。

(5) 磷酸二酯酶(phosphodiesterase,PDE-5)抑制剂:代表药物为西地那非,又称伟哥、万艾可。可通过抑制一氧化氮(NO)的降解,减少第二信使环磷酸鸟苷(cGMP)的降解,而增强 NO 介导的阴蒂海绵体和阴道平滑肌的舒张作用。NO 在性刺激后进入海绵体平滑肌细胞,在海绵体平滑肌细胞中激活鸟苷酸环化酶,产生第二信使 cGMP,在男性使阴茎勃起。西地那非于 1999 年获得美国医药局的许可。用于女性性唤起障碍的治疗已有研究证明有一定疗效,但需要更大样本的有关有效性和安全性评价的临床试验研究。

(6) 抗抑郁药:通过增强多巴胺和抑制 5-羟色胺、催乳素等作用,提高性欲,如丁胺苯丙酮、曲唑酮、氟西汀等。

(7) 多巴胺激动剂:通过增加多巴胺在脑内的活性和多巴胺神经的兴奋性,提高性欲,如溴隐亭、司来吉米等。

Masters 和 Johnoson 针对性欲障碍提出了性感集中训练法进行治疗,取得了满意疗效。40 年来,此法一直是性治疗的有效方法,得到了广泛的应用。所谓性感集中训练即是让双方在最初一段时间内摈弃性交,性爱活动仅限于相互拥抱和触摸生殖器以外的区域。以增加病人躯体的感受能力和自信心,减轻病人夫妇对肉体亲昵和紧密接触的焦虑,打破过分追求性高潮与性乐趣的紧张心理,提高对性器官满足的认识。当触摸能导致性感后,再开始触摸生殖器,但仍禁性交。经过一段时间训练,当触摸生殖器能引起良好的性反应后再逐阶段进行性交活动。先进行阴道容纳,再行阴道容纳和抽动训练。此时采用女上位有助于调动女方的主观能动性,更好地体会阴道的容纳能力,克服紧张和焦虑。但也应顺其自然,不能要求有性高潮出现,以排除对达到性高潮的任何思想压力。只有如此,病人才能免除忧虑,领略到性爱的欢快。在治疗过程中,应鼓励病人应用浪漫的性想象力以加强性感。此外,还应破除传统的错误观念,使男女双方都能认识到,不但男方,女方也可以是性活动的发起者,从而恢复女性的性本能。

3. 女性性高潮障碍 性高潮缺失对治疗反应性很好,缺乏经验和有效的刺激是最常见的原因。性高潮障碍也可以是心理原因(如不自觉地抑制高潮反应)或某些药物或疾病造成。治疗有赖于最大限度地给予刺激和减少抑制因素。首先应去除病人心理上的抑制因素,如生活紧张,对男方的厌恶或情绪悲观失望等;同时也应积极消除"旁观者"心理。

对原发性性高潮缺失者,采用手淫治疗是最方便、最经济、最符合道德规范的一种方法。通过手淫治疗,使病人真正了解自己的身体结构和性反应规律,找出适合自己的性敏感点和有效的性刺激方式。治疗前应先树立绝对信心,认识到手淫并非是孩提时代的不正当行为,而是一种有效的治疗手段,刺激的部位以自我感觉舒适欣快为当,最初手淫时不一定有效,可反复多次进行,直到出现性高潮为止。如女方愿意,也可由男方进行手淫。刺激过程中应发挥性想象力,以驱除心理上的各种抑制因素和非性方面的思想杂念,从而诱发强烈的性高潮。

使用震颤器刺激阴蒂或生殖器其他性敏感区治疗原发性性高潮障碍有一定疗效。但因男方无法给予女方如震颤器给予的机械刺激,且在多次使用后,有可能发展至不使用震颤器女方就不出现性高潮。因此,应尽可能探索其他刺激手段,只有在相当强烈的刺激阴蒂手法仍无效时,方可使用震颤器。

4. 生殖器-盆腔疼痛/插入障碍 性交疼痛通常继发于解剖、炎症激惹、阴道痉挛、性唤起障碍的润滑问题及紧张或盆腔疾病等。性交疼痛应尽可能明确对病因学的诊断,甚至采用腹腔镜等手术。最根本的治疗方法是针对病因学的治疗。但对长期疼痛障碍病人有必要接受疼痛控制咨询和治疗。即使因性交疼痛不能性交的病人,有可能的话还是应进行盆腔检查。对阴道痉挛的治疗包括慢慢地使肌肉放松和阴道扩张。使肌肉放松可以在检查时指导病人针对检查者的手指进行交替收缩和放松,然后尽量放松。脱敏疗法:针对阴道痉挛采用的治疗方法,也称阴道扩张法,即利用一系列大小不等的阴道扩张器从小到大逐渐扩张阴道,也可指导病人自己或性伴侣用手指作类似的练习。该方法原理是通过由小到大对阴道循序渐进的插入,使病人了解到阴道的容纳能力很大,性生活时阴茎插入不会造成损伤,消除对阴茎插入的一切焦虑和紧张。

5. 物质/药物诱发性功能障碍 主要治疗方法是脱离诱发性功能障碍的物质或药物,如为慢性疾病需要长期使用时,剂量寻找替代药物。

6. 待分类的性功能障碍 较罕见,治疗方面主要为心理治疗、行为治疗等非药物治疗。

总之,女性性功能障碍是常见疾病之一,其发生的相关因素包括生物学、心理和社会因素,其中心理和社会因素起重要作用。分类基本依据性反应周期划分,以性欲障碍和性高潮障碍为常见。女性性功能障碍的诊断主要依靠临床判断,已造成病人心理痛苦或双方性生活困难是诊断的必要条件。治疗方法包括心理治疗、行为治疗等非药物治疗和药物治疗等。由于女性的性体验更多依赖于主观性性唤起,心理治疗、行为治疗和中枢作用药物可能比男性起更重要的作用。

(吴志勇　徐丛剑)

第八节　男性性功能障碍

关键点

1. 男性性功能障碍主要包括阴茎勃起功能障碍、性欲减退和异常射精。

2. 男性性功能障碍针对病因治疗是首选,无明确病因的首选心理治疗,与行为治疗结合更为有效。

男性性功能障碍主要包括阴茎勃起功能障碍(erectile dysfunction,ED)和性欲减退(male hypogonadism)和异常射精,后者包括早泄(premature ejaculation,PE)、延迟射精、逆行射精和性快感缺失。

一、勃起功能障碍

1. **ED 定义及发病率**　持续或反复发生的无法勃起或无法维持性交所需的足够硬度和持续时间的勃起称 ED。男性正常勃起功能受各种生理和心理因素的影响,患病率随着年龄的增加而增长,文献报道 20 岁至 70 岁发病率由 8%增长至 37%。

2. **ED 危险因素**　运动与 ED 风险较低相关,而肥胖、心血管疾病、阻塞性睡眠呼吸暂停、吸烟等因素与 ED 风险较高相关。

3. **ED 的病因**

(1) 药物:以抗抑郁药为代表,如"选择性 5-羟色胺再吸收抑制剂(SSRI)类抗抑郁药。此外还包括螺内酯、交感神经阻滞剂、噻嗪类利尿药、酮康唑等多种药物。

(2) 心理-社会因素:抑郁、应激或用于治疗抑郁的药物均可导致 ED。

(3) 神经系统疾病:ED 的神经系统病因包括脑卒中、脊髓或脑损伤、多发性硬化或痴呆。此外,骨盆创伤、前列腺手术或异常勃起可能引起 ED。

(4) 内分泌疾病等:如睾酮缺乏可影响阴茎勃起的外周机制。夜间阴茎胀大试验显示,睾酮缺乏的男性仍能表现一些勃起行为。

4. **ED 的评估**

(1) 激素试验:血清睾酮常规检测在发现性腺功能减退症中的价值一直存在争议,在出现勃起功能障碍的男性中,性腺功能减退症的患病率在各项研究中差异很大(范围 4%~35%),美国医师学会并不推荐或反对进行常规激素

试验。但测量血清睾酮可以检测性腺功能减退症,仅凭症状并不能可靠地预测该疾病的存在与否。高泌乳素血症、甲状腺功能检测也可用于筛查 ED 的病因。

(2) 夜间阴茎胀大试验(NPT 试验):通过对睡眠时发生的阴茎勃起的次数、胀大程度和硬度进行定量测定,如果具有正常的 NPT,那么认为这些男性为心理性 ED;而有 NPT 损害的阳痿男性,则被认为具有通常由血管或神经系统疾病引起的"器质性"ED。

(3) 双功能多普勒成像:具有 NPT 损害的男性需要进行阴茎深动脉的双功能多普勒超声检查或血管造影,以确定动脉阻塞区域或能够通过手术重建进行治疗的静脉漏区域。

5. **ED 的治疗原则**

(1) 识别基础病因并采取相应的治疗措施,包括停用可能导致或促成 ED 的药物,例如抗抑郁药或抗高血压药等。

(2) 识别并治疗心血管危险因素,例如吸烟、肥胖、高血压和血糖血脂异常。

(3) 心理性 ED 的治疗在于消除病人对性交的恐惧和焦虑,可采用性感集中训练,即最初集中于触摸病人的生殖器和乳房等性敏感区域,以消除其对性交的害怕心理和增强信心,只有当爱抚及无目的的抚摸使阴茎获得足够的勃起功能时,再开始进行性交活动。

(4) 内科治疗:在男性性功能障碍中,ED 的药物治疗研究最成熟。一线治疗药物为 PDE-5 抑制剂,有效、使用方便且不良反应情况较轻。代表药物为西地那非、伐地那非、他达那非和阿伐那非等。PDE-5 抑制剂通过竞争性抑制 PDE-5 酶使海绵体内 cGMP 水平增加而发挥作用,增加 ED 男性的勃起次数和持续时间。PDE-5 抑制剂禁用于使用硝酸酯类药物的男性病人,PDE-5 抑制剂慎用于接受 α-肾上腺素能受体阻滞剂的男性病人。

睾酮替代治疗:治疗存在 ED 且睾酮血清水平明确降低的男性病人,除非该病人有禁忌证。

(5) PDE-5 抑制剂无效时的二线治疗:考虑使用负压装置、阴茎自行注射药物和尿道内前列地尔治疗。

(6) 对于不能使用一线和二线治疗方案或这些治疗无效的男性病人,可以采用手术植入阴茎假体。

二、性欲减退

男性中性欲减退的患病率估计为 5%~15%,该数据随着年龄的增长而增加,并且常伴随其他性功能障碍。ED 男性可能出现继发于 ED 的性欲减退。性欲减退的原因包括:用药(SSRI、抗雄激素药物、5α-还原酶抑制剂和阿片类镇痛药)、酗酒、抑郁、疲劳、人际关系问题、睾酮缺乏、其他性功能障碍和全身性疾病等。配偶因素如配偶疾病等也可引起。

这一般通过详细询问性行为史就能确定诊断,要注意大多数主诉 ED 的病人并未报告性欲减退。

性欲减退的治疗:大多数病因是潜在可治疗的,针对病因治疗是首选。无明确病因的首选心理治疗。

三、异常射精

1. **早泄**　从初次性交开始,射精往往或总是在插入阴道 1 分钟左右发生(原发性早泄),或者射精潜伏时间有显著缩短,通常少于分钟(继发性早泄);无法延迟所有或几乎所有的阴道插入射精;以及消极的个人情绪影响,例如痛苦、烦恼、挫折和(或)回避性亲密行为等。

调查研究中抱怨射精过快的男性高达 30%,但 PE 病因不明。发病不受年龄、婚姻、收入等状况的影响。可能与遗传、全身健康状况、肥胖、前列腺炎、压力或精神创伤有关。

PE 的治疗:治疗取决于病因,主要的治疗方式包括:

(1) SSRIs:达泊西汀作为按需使用(性交前 1～3 小时)的药物,更安全,更容易被接受。其他 SSRIs 类药物包括帕罗西汀、舍曲林、氟西汀、氯米帕明和西酞普兰等,其完全治疗效果通常要在治疗 2～3 周后才会显现,如果停止治疗则症状会复原。

(2) 表面麻醉剂:局部用于阴茎头时,射精潜伏期、射精控制和性满意度均有所改善和心理治疗。表面麻醉剂比安慰剂更有效,并且病人及其性伴侣耐受良好。

(3) PDE 抑制剂也可有效治疗早泄,但只针对有早泄和共存 ED 的男性。

(4) 曲马多也可能有效,它是一种镇痛药,具有作用于阿片受体的一些活性,但还能抑制 5-羟色胺和去甲肾上腺素的再摄取。不建议将曲马多作为一线治疗,但对于其他药物无效或不能耐受的男性,曲马多是一种选择。

(5) 行为治疗和心理治疗对部分男性有效。这些干预措施提高自信并改善伴侣关系中的交流,最终延长射精潜伏期。须告知在首次性生活、或久别重逢后的第一次性生活,由于感情激动和过于急切,容易出现早泄,属正常现象。

(6) 将药物治疗与行为治疗相结合似乎比单用药物治疗更有效。我们建议将这种方法用于有明显社会心理诱发因素的早泄男性,或存在个体或配偶问题的早泄男性。

2. **射精延迟、不射精症和男性性快感缺失**　射精功能障碍(ejaculatory dysfunction,EJD)包括一系列的男性性功能障碍,从延迟射精到完全无法射精(不射精症)和逆行射精。

已确定了多种致病因素,包括器质性和精神性因素。内科疾病、药物或外科操作,只要干扰了控制射精的中枢(包括脊髓水平或脊髓上水平)或精道自主神经,如支配精囊、尿道前列腺部、膀胱颈的交感神经或支配涉及射精过程的解剖结构的感觉神经,则均可导致射精延迟、不射精症和

性快感缺失。

EJD 与较低的血清睾酮浓度相关,但是睾酮治疗无法纠正射精异常。逆行射精通常发生在良性前列腺增生手术后,而不射精症与根治性前列腺切除术或膀胱前列腺切除术相关。老年男性的下尿路症状常与射精障碍相关,一些常用的药物与性高潮或射精缺失相关。

关于男性性高潮生理学的认识较少。目前还没有关于这些功能障碍的准确患病数据,但有研究提示老年男性中 EJD 可能与 ED 有相近的流行率。

(吴志勇　徐丛剑)

第九节　女性性卫生和性健康教育

关键点

1. 女性性卫生是指健康的性心理、基本的性知识和良好的性生活习惯。

2. 性健康教育的目的,是让人们确立正确的性观念,选择健康的性行为,预防性传播疾病和消除性犯罪。

3. 性健康教育中最重要内容是性知识教育,包括性生理、性心理、性道德、性法学教育。

一、女性性卫生

性卫生(sexual hygiene)指通过性卫生保健实现性健康和达到提高生活质量的目的。性卫生包括性心理卫生和性生理卫生。

1. **性心理卫生**　健康的性心理是健康性生活的基础和前提。夫妇双方首先需认清性生活是人类心理和生理的正常需求和表现,也是夫妇生活重要的和不可缺少的组成部分。夫妇双方不应为对方的性要求而反感或恐惧,也不应为自身的性要求而内疚或羞愧。对于妇女更应改变自己在性生活中的被动角色,要主动参与,共享其乐。夫妻双方还要认识到随着年龄的增加,性心理会逐步成熟,性生活会更加自如与协调。

其次,夫妇双方要充分认识男女双方性反应的差异。女性性欲可出现在性兴奋之后,性唤起常滞后于男性,可以不以性高潮为最终目的,但高潮体验比男性强烈,而且拥有连续性高潮能力,性消退期也较缓慢;性敏感区分布较广泛,除外生殖器外,还包括大腿内侧、臀部、乳房、唇、舌、脸颊、颈项、腋下等,几乎占了全身各个区域;对触觉最敏感,但视觉不及男性;另外,女性性反应个体差异较大,即使同一个体在不同时期、不同条件下反应也可能不一致。对女性性反应的特点应有充分了解,合理安排性生活,正确掌握

性技巧。

2. 性生理卫生

(1) 良好的生活习惯:妇女应有合理饮食、良好起居生活习惯,不酗酒、不吸烟、远离毒品。

(2) 性器官卫生:女性外生殖器解剖结构特殊,较男性更容易被感染。每次性生活之前,清洁双方外生殖器预防女性泌尿生殖系统感染性疾病。

(3) 性生活卫生:要根据夫妇双方具体情况,合理安排性生活时间、频率和时机。女性应注意月经期、妊娠期、哺乳期的性生活卫生。有心、肺、肝、肾等重要脏器功能不全或有高血压、动脉硬化等严重疾病者,应在医师指导下性生活。

(4) 避孕:对不再有生育要求或暂时不希望生育的育龄夫妇,应采取有效的、适合夫妇双方的避孕措施,避免意外妊娠,也需避免因为担心意外妊娠而引起功能性或心理性性功能障碍。

(5) 预防性传播疾病:杜绝性滥交是预防性传播疾病最有效措施。应进行广泛的使用避孕套教育和包括艾滋病在内的各种性传播疾病危害性的教育。夫妇双方中一方患性传播疾病时,应夫妇双方共同治疗。患病期间推荐使用避孕套,以预防夫妇间再感染。

二、性健康教育

性健康教育(sexual health education)指通过有计划、有组织、有目标的系统教育活动,进行关于性知识和性道德教育,使受教育者具有科学的性知识、正确的性观念、高尚的性道德和健康的性行为,从而获得幸福的性生活。

性健康教育的目的,是向各年龄段人群普及性生理和性心理知识,建立对性的正确态度,确立科学的性观念,重视性道德,选择健康的性行为,预防性传播疾病和消除性犯罪。性健康教育中最重要内容是性知识(sexual knowledge)教育,性医学知识包括男女生殖器解剖、生理、性反应特点、与性有关的疾病、性功能障碍、性传播疾病及其预防、避孕和优生优育等;性心理知识包括男女性心理形成、发展和成熟,社会性别的规范,性欲和性冲动的心理特点等;性道德教育包括恋爱和婚姻道德、男女平等、尊重女性等;性法学教育包括性犯罪防范等。

性健康关系到人的一生,因此不同年龄、不同生活状况的人群,均应接受有针对性的性健康教育。儿童期、青春期、成年期、围绝经期和老年期均应各自成为接受教育的人群对象。性唤起能力在出生时即已存在,所以性健康教育应从0岁开始。儿童期教育的重点是指导孩子树立正确的性态度和帮助孩子培养正确的性别确认和性别角色意识。男女在生物学上的差别称为"性",在心理学上的差别称为"性别",在社会学上的差别称为"性别角色"。一个人把自己看成男性或女性就是"性别确认"。儿童的性别确认是在生物学基础上通过后天学习得来。因此必须对孩子进行性别确认教育,引导孩子从幼年起正确地进行自身性别确认,使性、性别、性别角色保持一致。

1. **青少年的性健康教育** 主要向青少年传授科学的性知识,纠正与性有关的认识和行为偏差,树立健康的性观念。青少年性健康教育是一生性教育的关键阶段,其意义特别重大。应正确认识月经初潮,正确认识性欲和性冲动,正确认识手淫。应该让青少年知道,手淫是常见的和正常的现象,是消除性紧张的自慰行为,其本身对健康并无害处,而且有助于日后的性生活。青少年性健康教育,应在普及性知识基础上,重点突出性道德教育,帮助青少年认识和适应青春期身心的急剧变化,能够正确、理智地对待性问题和处理两性关系,使他们的性观念符合社会规范,做一个有高尚情操的人。

2. **成人期性健康教育** 成人期性健康教育的主要任务,是帮助成年人建立幸福和谐的性生活,进行月经期、妊娠期及围绝经期等特殊时期的性生活指导,采用合适的避孕措施,预防性传播性疾病。并在普及性知识的同时,帮助他们学会如何对自己子女进行性健康教育。

3. **老年人性健康教育** 老年人性健康教育的重点是帮助他们了解老年人生理特点。绝经后虽然躯体变老和生殖器官退化,性反应减弱,但性欲和获得性反应的能力仍然保持,有规律的性生活有助于健康。要指导建立适合老年人生理特点的性生活习惯和性行为方式,从而达到延年益寿的目的。

性健康教育的目的,是让人们确立正确的性观念,选择健康的性行为,预防性传播疾病和消除性犯罪。儿童时期的教育重点是建立正确的性别确认;青少年时期的重点是在普及性知识基础上,树立正确的性观念、性道德;成年时期的重点是建立幸福和谐的性生活;老年时期的重点是指导适合老年人生理特点的性生活方式。

(吴志勇 徐丛剑)

第十节 强 奸

> **关键点**
> 1. 强奸对受害者的损害包括身心两方面,前者包括生殖器官损伤、引起妊娠和性传播疾病等。
> 2. 对受害者的处理需注意获取强奸者可能留下的精液、毛发等证据,治疗或预防性传播疾病,提供防止受孕的治疗等。

强奸(rape)或性侵害是一种严重的侵犯人权的犯罪行为,属于恶性刑事案件,其犯罪定义虽然在不同的国家有所不同,但一般认为应包括以下特征:①利用暴力、欺骗、胁迫,或以伤害身体相威胁;②对方不同意、或对方因过于年幼或年老、或因酒醉、药物、精神或疾病影响意识不清而无能力不同意;③用阴茎、手指或物质插入对方阴道、口腔或直肠。我国刑法规定强奸罪是指男性违背女性意志,强行与其发生性交的行为。当对方为不满14周岁的幼女时,又专门规定为奸淫幼女罪。

强奸的确切发生率尚不清楚。有调查表明,约18%～19%的女性和2%～3%的男性在一生中遭受过性侵犯,而且多数发生在童年和青少年期。

强奸发生的因素较复杂。一般来说,人们在进入青春期后就有性欲,但若缺乏排遣或宣泄性冲动的正当方式,又受到渲染色情暴力等淫秽物品的不良影响而不能自控时,便会导致强奸行为发生。根据犯罪动机和特征可将强奸者分为不同类型,如我国分为攻击型、淫欲型和冲动型。国外分为机遇型、愤怒型、权力型和虐待型。

强奸对受害者的损害包括身心两方面。对身体的损害不仅有生殖器官损伤,也可能引起妊娠和性传播疾病,还可能因暴力造成其他部位的损伤。强奸对受害者的心理伤害可能远超对身体损伤。受害者在被强奸后因担心自己、家庭及朋友的声誉受损,最初的反应是震惊、麻木、害怕,甚至否认。继而出现的愤怒、害怕、无助感、失去信心、内疚感、自卑、害羞及自责等一系列心理症状,称为强奸后创伤综合征。这些症状短可持续数天至数周,长者可持续数月或数年,甚至终生,影响受害者的生活和工作,导致婚姻失败、家庭破裂,甚至自杀。

遭强奸后,受害者应及时去医院检查评估。对受害者的处理包括:①询问病史:除了解一般妇产科病史外,要询问强奸发生的时间、方式及经过,重点是性接触和施暴的方式;②检查、记录并处理生殖器及身体其他部位的损伤,检查时注意获取强奸者可能留下的精液、毛发等证据,进行必要的实验室检测,如为法庭取得证据作核酸检测、病原体检测或培养;③治疗或预防性传播疾病;④提供防止受孕的治疗;⑤为病人及家属提供心理评估等多方面的咨询。

国家依法坚决打击强奸犯罪,对有作案动机者有强大的威慑作用,迫使其消除犯罪心理。除强化法制外,社会、家庭和学校应加强对人们、尤其青少年的性健康和性道德教育,让他们树立起正确的性观念,倡导文明,尊重妇女,掌握正确的排遣和宣泄性冲动的方法,远离淫秽物品等,这些措施对防范强奸犯罪也有重要意义。此外,对妇女也要加强自我保护意识和预防性侵犯的教育,鼓励被害妇女积极运用正当防卫这一法律武器维护自身权益,事后应及时报案,主动帮助司法部门缉捕犯罪嫌疑人也是预防强奸犯罪的重要环节。

【临床特殊情况的思考和建议】

妇科疾病或治疗与女性性健康:多数流行病学研究结果表明泌尿妇科手术或盆腔肿瘤手术明显影响女性性健康。尽管这方面研究不断增加,但由于定义不统一,研究设计不一致,病例数的限制等因素,使有关盆腔手术对女性性功能的作用存在争议。手术究竟是改善或是损害性功能各家报道结果也有不同。

(1) 盆腔脏器脱垂或手术治疗对性功能影响:据报道,26%～47%的尿失禁女性存在性功能障碍,而盆腔脏器脱垂合并尿失禁可加重对性功能的影响,但文献报道并不一致。有学者通过对发表的文献进行综述并统计分析盆腔脏器脱垂及手术治疗对妇女性健康的影响,由于多数研究在开始时并没有把对性功能的影响作为观察指标,结果显示这些资料统计学效能都非常低。有报道无张力阴道悬吊(TVT)治疗张力性尿失禁,虽然98%张力性尿失禁治愈,87%(20/23)性交尿失禁治愈,但62.2%手术后性功能无改善,且性交困难发生率手术前后无差异。另一项队列研究显示,53例TVT或阴道悬吊术后一半病人性交尿失禁治愈且性生活改善,但49%仍有性交尿失禁。还有研究显示总的因张力性尿失禁行阴道悬吊手术前后性生活活跃者的比例无改变。先前也有研究显示TVT手术对性功能和性活动程度无影响。

(2) 全子宫或根治性子宫切除对性功能影响:子宫切除是妇女最常见的盆腔手术。阴道高潮其实是刺激子宫阴道丛神经末梢的结果,因此,子宫宫颈切除后会受到影响。理论上说,阴蒂高潮不受影响。已有很多关于子宫切除后性功能改变研究的文献报道。但子宫单纯切除或广泛切除后对性功能的研究结果不同文献仍存在争议。根据文献报道,子宫切除后对性生活的不利影响发生率在13%～37%左右,在根治性子宫切除及盆腔淋巴清扫与放射治疗比较初次治疗5年后对性功能的影响的研究中,发现放疗较单纯手术治疗明显损害性功能。文献报道因良性疾病行子宫切除的术后短时间内症状减轻也可能导致性生活质量提高,如一项在对1000例病人术后2年的随访中,发现术后性欲、性交频率、性高潮、性满意度较术前明显增加。还有一些文献报道手术后性生活频率和质量均有下降,认为子宫切除通过某些机制影响性功能,可能根治性子宫切除在解剖上神经的损伤将影响膀胱直肠的运动及性功能。另外也有报道子宫切除后性欲、性活动、性感受与术前比较无改变。总之,不管在腹腔镜下手术或传统的根治性子宫切除时尽量保留盆腔神经的结构,对治愈宫颈癌和术后性生活质量都应加以考虑。

(3) 分娩:由于妊娠及分娩、哺乳期,女性生殖系统变化幅度大,特别是分娩时的手术以及分娩后哺乳期高泌乳素低雌激素状态,将影响女性性功能。表现为产后常出现性欲低下和性交痛。分娩后还有婴儿的因素影响母亲的睡眠和休息,也可能是影响因素之一。

(4) 子宫内膜异位症:常见的子宫内膜异位症包括盆腔子宫内膜异位症、子宫腺肌病、卵巢子宫内膜异位症,性交痛是子宫内膜异位症的临床表现之一。由于异位内膜的非炎症性反应,导致盆腔炎症因子分泌增加,子宫内膜间质成纤维细胞呈激活状态,分泌大量细胞外基质,局部组织张力增加平滑肌挛缩,是子宫内膜异位症性交疼的病理生理机制。特别是深部子宫内膜异位症,由于其大多数位于阴道直肠隔,性交痛更为明显。

(5)其他手术:外阴根治术直接破坏外生殖器解剖特别是阴蒂,对性功能的影响极大。阴道手术也可因为改变阴道解剖结构和盆腔血流、神经组织等原因影响性功能。乳房根治术可因性敏感区和体型的破坏或因心理因素影响性功能。甚至有报道连输卵管结扎术也影响性功能,其原因并不清楚。

(6)化学或放射治疗:化疗放疗可能与卵巢功能衰竭有一定关系。放疗还可引起阴道粘连,从而影响性功能。

参考文献

1. American Psychiatric Association. Sexual dysfunctions. In: Diagnostic and Statistical Manual of Mental Disorders. 5th ed. Arlington, Virginia, 2013

2. Shifren JL, Monz BU, Russo PA, et al. Sexual problems and distress in United States women: prevalence and correlates. Obstet Gynecol. 2008, 112(5):970-978

3. Puppo V, Puppo G. Re K. Hatzimouratidis, I. Eardley, F. Giuliano, et al. Guidelines on Male Sexual Dysfunction: Erectile Dysfunction and Premature Ejaculation. Eur Urol, 2015, 68(6): e136-137

4. 曹泽毅. 中华妇产科学(临床版). 北京:人民卫生出版社, 2010

5. 刘燕明. 性偏离及其防治. 天津:天津科学技术出版社, 1990

(吴志勇　徐丛剑)

第三十二章　不孕症及辅助生殖技术

第一节　女性不育症

关键点

1. 不育症有男方、女方和双方因素。

2. 女方面的病因包括卵泡发育和质量异常、输卵管因素、子宫因素、宫颈因素和免疫因素和感染性不孕。

3. 病因检查和受孕能力的评估是非常重要的。

4. 针对不同病因采用相应的治疗,包括药物促排卵、宫腹腔镜手术对生育情况的评估。

5. IVF-ET 是生育非常重要的辅助手段。

不育症(infertility)可由男女双方或单方因素导致,本病虽不是致命性疾病,但易造成家庭不和及个人身心创伤的医学和社会问题。一项全球性研究显示,发达国家不孕症夫妇比例为 3.5%～16.7%,而发展中国家为 6.9%～16.3%,非洲国家的流行病学资料显示为 30%～40%。

不育症的诊断年限,WHO 推荐的流行病学定义为 2 年,临床研究经常采用 1 年。根据世界卫生组织(WHO)的标准,一对夫妇在无防护、有受孕需求的规律性的生活至少 12 个月后仍未受孕,称为不育症(infertility)。其中从未受孕者称为原发不育(primary infertility),有过妊娠而后不孕者称为继发不育(secondary infertility)。近数十年来,不孕症的诊治出现了三个显著的变化:①生殖辅助技术的显著发展;②媒体对生殖辅助技术的关注以及更多对生殖健康的重视;③现代女性结婚和生育年龄的后移。

【病因概况】

妊娠的是个十分复杂的过程,任何环节的异常都可能影响受孕。不育的病因涉及面较广,包括:女方因素,男方因素;生殖系统因素,其他系统因素;自身因素,医源性等因素。所以此症是男女双方共同的问题。在治疗之前,对男女双方作全面而系统检查和生育能力的评估,是十分必要的。不育症病因及其比例概况见表 32-1-1。

表 32-1-1　不育症病因及其比例概况

病　因	百分比（%）
总体病因	
男性	25～40
女性	40～55
男女双方	10
原因不明	10
女性病因	
排卵异常	30～40
输卵管及腹膜	30～40
其他各种因素	10～15
原因不明	10～15

表 32-1-2　不育症常用特殊检查

病　因	检查方法
男性因素	精液分析
排卵因素	黄体中期血孕酮
	排卵预测试纸
	卵泡早期 $FSH \pm E_2$ 水平 AMH（卵巢储备能力）
	血 TSH、PRL、睾酮检测
	卵巢超声检查（窦卵泡计数）
	基础体温测定
	内膜活检（内膜黄体期缺陷）
输卵管/腹膜因素	子宫输卵管造影
	腹腔镜检查＋通液
子宫因素	子宫输卵管造影
	经阴道超声检查
	宫腔镜检查
	腹腔镜检查
	磁共振检查（MRI）
宫颈因素	性交后试验
	宫颈评分

【检查概述】

男方的病史询问与检查主要由男科或泌尿科医生负责。女方的病史询问与检查包括以下方面：

1. **病史询问**　女方初次评估时，要全面了解其一般情况并询问其内科、外科、家族及妇科病史并予相应检查。

（1）一般情况：着重于生活及饮食习惯、体重情况以及环境、职业毒物因素。

（2）内科病史：注意有无垂体、肾上腺及甲状腺等疾患。特别注意以下情况：溢乳（提示高泌乳素血症）、痤疮及多毛等雄激素过多表现（提示多囊卵巢综合征或先天性肾上腺增生）、黑棘皮病（提示胰岛素抵抗）、既往化疗或盆腔放疗（提示可能有卵巢功能衰竭）及药物使用情况（非甾体类抗感染药物对排卵有不良反应）。

（3）外科病史：有无盆腔及腹部手术史。阑尾炎穿孔史提示可能有盆腔粘连及输卵管阻塞。

（4）妇科病史：同其他疾病一样，彻底的病史询问和体格检查非常重要。主要包括以下 3 个方面：

1）月经过少或月经不调病史。

2）有已知的或疑似的子宫、输卵管、腹膜病变或者子宫内膜异位Ⅲ～Ⅳ期。

3）有已知的或疑似的配偶生育能力低下。

2. **全面检查**　一般检查包括全身及妇科检查，注意身高、体重等生长发育情况，有无溢乳、畸形、性毛分布情况、黑棘皮病等表现，特别注意生殖器及第二性征发育。并根据病史对甲状腺、肾上腺、垂体等做必要的检查以了解其功能状况。

不育症常用特殊检查见表 32-1-2。

一、男　性　不　育

在有规律的性生活的夫妇中，若未采取避孕措施，85%的夫妇一年内可获得妊娠，在这些不育的夫妇中 30% 是男方因素，20% 是双方因素，因此总体来说 50% 的不育与男

方因素有关。

【病因】

通过仔细询问病史和体格检查，可以对男性生育能力做到评估和分析病因，便于诊治。

1. **精液异常**

（1）精子生成及功能异常：多种因素以及某些遗传因素可造成精子的生成和射精功能能障碍，如先天性泌尿生殖器官缺陷，青春期发育异常，男性乳房女性化等均可导致男性性腺发育不良（睾丸发育不良、睾丸下降异常等）；感染性疾病（流行性腮腺炎、性病、伤寒等导致睾丸炎）；内分泌异常（甲状腺及肾上腺等功能异常、糖尿病、下丘脑-垂体-睾丸轴功能紊乱等）；发热（超过 38.5℃ 的发热可能抑制精子发生达 6 个月）；化学药物影响（激素治疗、化疗等）；创伤或手术（导致睾丸萎缩或抗精子抗体形成等）；不良生活习惯（吸烟、酗酒、吸毒等、桑拿）；职业因素（环境温度过高、长途汽车驾驶员）；器质性病变（精索静脉曲张）。

（2）输精管梗阻：指从曲细精管至射精管的通道发生梗阻。如先天畸形（双侧输精管缺如或闭锁）、附睾炎症（结核、淋病等）、寄生虫病（血吸虫病、丝虫病等）、肿瘤及手术外伤等。

（3）精液液化异常：精液液化依赖前列腺分泌的精液蛋白酶。精液液化异常，多由前列腺疾病造成，可使精子释放减少，影响受精。

2. **性功能障碍**　阳痿、早泄、性交频率过低、不射精、逆行射精等性功能障碍均会影响生育。造成性功能障碍的原因包

括器质性疾病(先天畸形及全身性、医源性、泌尿性、血管性、代谢性、神经性、内分泌性等疾病)及精神心理性疾病。

【检查和诊断】

男性不育症的病因非常复杂,男方的检查与诊断主要由泌尿科或男性科负责。妇科医生需特别关注的是,不育夫妇有无正常的性生活以及男方的精液分析是否正常。

精液分析是男性生育力的核心检查,也是不育症的最基本检查之一。为了得到准确的检查结果,精液采集的方法很重要。采精前最佳的禁欲时长尚不清楚,但一般建议男方禁止射精2~3天,标本通过手淫采集,置入清洁容器内,以体温保存,在采集后30~60分钟内送交检验。如手淫采精失败,可采用特制的硅胶避孕套(不含润滑剂及杀精剂)通过性交采集精液。

精液分析的结果变异较大,WHO提出的精液参考值及分类见表32-1-3。

表 32-1-3　精液分析参考值及其分类(WHO,1999)

项目	参　考　值
精液量	≥2.0ml
pH	≥7.2
精子密度	≥20×10⁶/ml
精子总数	≥40×10⁶/次
活力	射精后60分钟内:向前运动(A+B级)≥50%,或快速直线运动(A级)≥25%
形态学正常*	≥15%
存活率	≥75%(染色排除法)
白细胞	<1×10⁶/ml
免疫珠试验	<50%的活动精子附着免疫珠
MAR试验	<50%的活动精子附着粘连颗粒
分　类	
正常精子	一次正常射出的精液,在参考值范围内
少精症	精子密度小于参考值
弱精症	精子活力低于参考值
畸精症	形态学指标低于参考值
少弱畸精症	表示这三个变量均出现异常。如两个变量异常可联合采用两个前缀
隐精症	在新鲜标本中未见精子,但在离心沉淀物中发现少量精子
无精症	在射出的精液中无精子(经离心后证实)
无精液症	无射精

注:*:来自辅助生殖技术的数据提示,如采用《WHO人类精液及精子-宫颈黏液相互作用实验室检验手册》(CUP,第4版,1999)内描述的方法和定义,如正常形态的精子<15%,则体外受精率下降

值得注意的是,上述参考值是基于对健康有生育力人群的研究结果,不是受孕所需的最低标准,因此一个男子的精液分析指标如低于上述标准,但仍可能有生育力。目前临床上认为前向精子(A+B)≥32%,精子正常形态率在4%以上就有正常受孕能力。

如初次精液检查异常,应予复查。复查的理想时间是在3个月后,这是精子生成的一个周期。但如果是无精症或严重的少精症,应尽快复查。

【治疗】

不育因素包括性功能障碍及精液或精子异常等方面,其彻底的检查和治疗多由男性科医生实施。如精子不能进入女性生殖道,或精液/精子异常治疗无效或无法治疗时,则根据不同的情况,分别采用人工授精(包括夫精和供精)、体外受精及胚胎移植(IVF-ET)、胞浆内单精子注射(ICSI)等辅助生殖技术治疗(详见本章有关内容)。

除非明确有感染,否则精液中出现白细胞不需要使用抗生素治疗,因为没有证据表明这种治疗可以提高妊娠率。

二、年龄及卵巢储备性影响

随着年龄增长,女性生育力逐渐下降。这种下降在30岁后开始,40岁加速。不论自然周期,还是辅助生殖技术(assisted reproductive technology,ART)周期,年龄都是受孕成功的最主要因素。

1. **卵子质量**　随着年龄增长,卵巢内残存卵母细胞有丝分裂时出现基因异常以及线粒体缺失的风险明显增加,故自然周期和治疗周期的妊娠率降低、流产率增加。美国疾控中心的《辅助生殖技术成功率》(*Assisted Reproductive Technology Success Rates*)(2006)中数据显示,使用年轻女性的赠卵(donor egg)行胚胎移植,活产率明显增高,成功率取决于赠卵者年龄,而与受卵者的年龄影响不大,但若用自体卵泡(own egg)胚胎移植,活产率受病人年龄的影响较大。说明年龄尤其卵子年龄与受孕成功关系极大,而非子宫或内膜等年龄。

2. **自然流产**　随着年龄增长,自然流产的风险增加。在20世纪末时期丹麦一个前瞻性研究就已显示,包括15年期间634 272名育龄妇女,据此估算的不同年龄段的临床自然流产率见图32-1-1。采用敏感hCG检测发现,在临床做出诊断之前,22%的妊娠已流产。在较大年龄组中,这一比例更高。年龄偏大的妇女受孕相对较困难。随年龄增长,自然流产率升高的主要原因是,胚胎染色体异常特别是三倍体(16-、21-、22-、18-、20-三倍体)的发生率增加。由于受孕率下降及自然流产率上升,因此女性在40岁以后妊娠率、活产率明显下降。

3

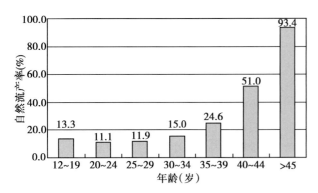

图 32-1-1　不同年龄段的临床自然流产率

3. 卵巢储备性　指卵巢皮质内始基卵泡和窦前卵泡数量，以及其生长、发育、并形成可受精的成熟卵泡的能力。

随着年龄的增长，卵巢内始基和窦前卵泡数量减少，卵泡的受精能力下降；同时，小卵泡产生的抑素 B 减少，对 FSH 分泌的抑制作用下降，导致垂体分泌 FSH 增加。月经第 3 天（闭经者/月经稀发者随机检测）的血 FSH 接近或大于 10IU/L，是卵巢储备能力下降的高度敏感性及特异性指标。

（1）生理变化：卵子的发生始于原始生殖细胞（primordial germ cell，PGCs）的形成，在妊娠中期（大约 16～20 周）时，PGCs 达到高峰（两侧卵巢共 600 万～700 万个），至出生时剩 100 万～200 万个，青春期约 30 万个，绝经时 < 1000 个。卵巢储备性不仅影响卵泡的自然发育，也影响卵泡的数量及卵子质量，同时影响 ART 治疗时外源性促性腺素的使用剂量与持续时间。约 10% 的妇女在 35 岁前后卵巢储备性下降。原始卵泡消失的速度以及绝经年龄因人而异，可能有遗传因素。有研究显示末次自然受孕的平均年龄约在绝经前 10 年。

（2）卵巢储备性检查

1）血 FSH、E_2 检测：卵泡早期 FSH 水平是一个简单而敏感的卵巢储备能力的预测指标。在月经周期第 3 天检测，如明显升高（>10IU/L），说明卵巢储备性明显下降。单一 FSH 检测可作为初步筛查。由于基础 FSH 升高对卵巢的作用，卵泡早期 E_2 也升高。月经第 3 天血 E_2 > 80pg/ml 即为异常。由于不同实验室的参考标准不一样，临床医生应根据自己实验室的参考值来作出判断。

2）抗米勒管激素（anti-Müllerian hormone AMH）测定：由卵巢中原始卵泡分泌，可用以评估卵巢储备能力，且不像 FSH 受月经周期和药物影响。其改变相对来说是最早的，比 FSH、AFC 和 INHB 能更准确反映卵巢生殖能力下降和预测绝经的到来。

3）氯米芬兴奋试验（clomiphene citrate challenge test，CCCT）：相对于在月经第 3 天测定 FSH 和 E_2 更有价值。

更适用于检测那些血 FSH 水平处于交界值或 40 岁以上病人；曾接受卵巢手术、化疗、放疗的病人；以及有吸烟史、促性腺激素（gonadotrophin，Gn）治疗反应不佳、年龄超过 35 岁，或有家族性绝经偏早史者。检测方法见相关章节。

4）超声检查：在卵泡早期经阴道超声检查卵巢体积及窦卵泡数，可评估卵巢储备功能。窦卵泡数反映了静息卵泡的情况，计数 < 10 预示对 Gn 反应不佳。

（3）治疗：卵巢功能衰竭或储备功能下降会导致卵巢功能异常，建议口服避孕药或 E+P 序贯周期治疗。这类病人，如有生育要求则建议选择微刺激促排卵或赠卵治疗。

三、排卵障碍及黄体功能性不育

排卵异常约占女性不育症病因的 30%～40%，包括无排卵及稀发排卵，这是不育症中最容易诊断也相对来说比较容易治疗的病因。有排卵，但黄体功能不健也影响受孕。

【病因】

1. 排卵异常　常见的排卵障碍者有：①多囊卵巢综合征，约 70%；②下丘脑闭经，即低促性腺激素（Gn）性性腺功能减退，约 10%；③高泌乳素血症，约 10%；④卵巢早衰，即高促性腺激素性性腺功能低下，10%。⑤肥胖，20%。

（1）多囊卵巢综合征：多囊卵巢综合征（polycystic ovary syndrome，PCOS）是高雄激素体征、排卵异常及卵巢呈多囊性改变为特征的一组疾病。病因尚不明确，有一定遗传倾向。PCOS 病人常伴有胰岛素抵抗，出现代偿性高胰岛素血症及血脂异常。

胰岛素抵抗及高胰岛素血症在 PCOS 发病中起关键作用，并导致其相关疾患的风险增加，包括 2 型糖尿病、心血管病等代谢性疾病，以及精神性、肥胖、肥胖性睡眠呼吸暂停、子宫内膜癌等疾病的风险增加。PCOS 病人妊娠后，还会明显增加围产期的风险。

PCOS 的诊断仍参照 2003 年鹿特丹会议共识：达到其中 3 项特征中的任 2 项即可诊断；2006 年雄激素过多学会（Androgen Excess Society，AES）标准为，必须有"雄激素过多"，外加另 2 项特征中的任 1 项即可诊断。所有标准都建议诊断前先排除继发性原因，如成年发生的非典型先天性肾上腺增生症、高泌乳素血症及雄激素分泌肿瘤等。

（2）下丘脑性排卵异常：各种导致促性腺激素释放激素（gonadotrophin-releasing hormone，GnRH）的脉冲频率或幅度改变，使得促性腺激素（Gn）分泌异常。

1）常见功能性因素：①精神疾病或过度紧张，如环境改变、精神刺激、过度恐惧、心理压力、抑郁症等；②体重影响，体质指数(BMI)≥25或<17都可引起GnRH和Gn的分泌异常；③剧烈运动或过度锻炼，不仅干扰GnRH分泌，还引起肾上腺等功能改变；④偏食，如高纤维、低脂肪饮食；⑤神经性厌食，体重严重下降影响多种生理功能；⑥药物，长期服用氯丙嗪、避孕药、西咪替丁等药物，可抑制GnRH分泌，并常伴PRL升高。

2) 器质性因素：①Fröhlich综合征，常见于颅咽管瘤，表现为极度肥胖、性腺发育不良、原发或继发闭经、生长激素、肾上腺素、甲状腺素均分泌不足；②Kallmann综合征，系胚胎期GnRH分泌神经元未移行到下丘脑，导致先天性性腺发育不良、闭经，并伴有嗅觉障碍；③脑外伤、颅内严重感染等可导致下丘脑功能障碍。

(3) 垂体性排卵异常：可为功能性改变引起，也可由肿瘤、损伤、先天性或遗传性疾病。最常见的病因是高泌乳素血症。常见影响因素：

1) 功能性或药物，出现闭经、溢乳等临床症状。

2) 肿瘤，如垂体前叶泌乳素腺瘤及无功能腺瘤，前者多见。

3) 希恩综合征(Sheehan's syndrome)，因产后大出血合并休克导致垂体前叶缺血性坏死而影响垂体前叶功能，典型表现为Gn分泌不足导致闭经、性欲及性征消退、生殖器萎缩，并可出现促肾上腺皮质激素(ACTH)、促甲状腺激素(TSH)、泌乳素等分泌不足的综合征。

4) 空蝶鞍综合征(empty sella syndrome)，由于蝶鞍隔先天性发育不良，或继发于肿瘤手术或放疗后引起的隔孔过大，使充满脑脊液的蛛网膜下腔由隔孔进入蝶鞍(垂体窝)，并压迫垂体使之萎缩，也可由于手术及放疗直接损伤垂体，导致蝶鞍空虚。

(4) 卵巢性排卵异常：可由其先天性发育异常，或其功能衰退、继发病变所引起。常见影响因素：

1) 先天性卵巢不发育或发育不全，如Turner综合征(45,XO)、Swyer综合征(46,XY)、超雌综合征(triple X syndrome)(47,XXX)；

2) 卵巢早衰(premature ovarian failure,POF)，指妇女在40岁之前出现绝经。

3) 卵巢促性腺激素不敏感综合征(resistant ovary syndrome,ROS)，临床表现和实验室检查与POF相似，需做卵巢组织切片检查才能确诊。

4) 卵泡不破裂黄素化综合征(luteinized unruptured follicle syndrome,LUFS)，排卵期LH峰出现后，卵泡不破裂但颗粒细胞发生黄素化。

5) 肿瘤浸润、术中电凝、放疗及化疗等医源性因素造成卵巢组织大量破坏，卵母细胞严重损失。

(5) 其他因素排卵异常：性腺轴以外的其他内分泌系统(如甲状腺、肾上腺)功能异常及一些全身性疾病，也可影响卵巢排卵。

2. **黄体功能不全**　指卵巢有排卵，但黄体不能分泌足够孕酮，子宫内膜准备不足，无法容受孕卵着床。黄体功能不全可导致子宫内膜黄体期缺陷(luteal phase defect, LPD)，出现不育和反复流产。研究发现与月经周期规律的育龄女性相比，黄体功能异常者流产发生率可高达31.4%。

【检查和诊断】

如临床考虑无排卵及稀发排卵，则需行全面体检及选择性实验室检查以查找病因。

1. **排卵监测**

(1) 基础体温测定：基础体温(basal body temperature, BBT)测定是费用最低、方法最简单的排卵监测方法。每天早上起床之前在安静状态下用口表或肛表测量体温并记在"基础体温记录表"上(图32-1-2)。测量前避免活动、进食、说话。睡眠不足、不规律会影响测量结果。同时记录月经(如以"×"表示)及性交时间(如以"⊙"表示)，也可作其他标记(如用药情况等)。排卵后由于孕激素的影响，基础体温会升高0.3～0.5℃。典型的双相体温提示有排卵

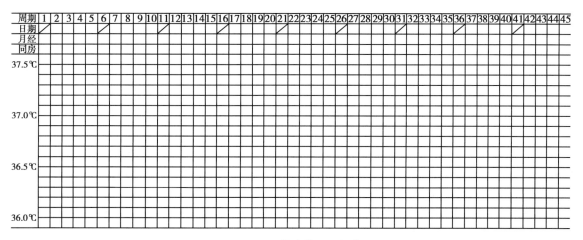

图32-1-2　基础体温记录表

可能。

（2）LH 监测：排卵一般发生于 LH 开始上升后的 34～36 小时，LH 峰值后的 10～12 小时。尿 LH 试纸以 40mIU/ml 为检测阈值，可提供准确、快速、方便且相对便宜的检测。研究报道其阳性和阴性预测值最高，分别达 90％和 95％。一般来说，尿 LH 检测自预期排卵日的前 2～3 天开始，每天监测直至峰值出现为止。但血、尿 LH 的测定并非绝对准确，也受到相关激素的干扰，在临床监测的过程中尚需综合考量。

（3）黄体中期血孕酮检测：血孕酮水平升高是排卵的一个间接证据。在理想的 28 天月经周期中，于月经第 21～23 天检测；或在排卵后第 7 天检测。如月经周期较长或不规则，血孕酮检查的时间要可根据基础体温变化（在体温上升 6～7 天），或推迟（如周期 35 天的第 28 天），然后每周一次，直至下次月经来临。在卵泡期，血孕酮水平一般<2ng/ml；如水平达到 3～6ng/ml（10～20nmol/L）以上，则与排卵及排卵后的黄体形成高度相关。

（4）超声监测：超声连续监测卵泡的生长发育，可见优势卵泡的生长及成熟卵泡排出。当卵泡壁塌陷、体积变小，并且在后陷凹出现积液，提示已排卵。

（5）子宫内膜吸取活检：子宫内膜吸取活检，既可反映黄体功能，也能反映内膜变化，比单纯血孕激素检测能提供更多的临床信息。

2. **黄体功能检查** 包括黄体中期孕酮检查及子宫内膜活检等。

3. **内分泌检查** 月经不规则的妇女应检测血促性腺激素（FSH 和 LH）。血泌乳素（PRL）检查适用于排卵障碍、溢乳和垂体肿瘤病人，可作为不育症的常规初诊检查。

【治疗】

对于排卵异常，应针对不同的病因，对症处理。

在使用氯米芬、来曲唑等一线药物促排卵，若 3～6 个疗程未孕者可考虑行 HSG 检查。如病人有性传播感染如衣原体和淋球菌感染史者、盆腔感染性疾病、阑尾炎伴穿孔、既往盆腔手术等，应尽早行 HSG 以了解输卵管通畅情况。研究表明支原体和阴道毛滴虫感染导致输卵管通畅性及盆腔感染性疾病的证据不足。腹腔镜检查应放在一线促排卵药物治疗后考虑，除非有输卵管及其周围异常等明确指征。

1. **常用促排卵药物** 促排卵治疗包括诱发排卵（induced ovulation）和超排卵（superovulation）治疗，诱发排卵应用于女方排卵障碍，一般以诱发单卵泡或少数卵泡发育为目的；超排卵常应用于不孕症妇女进行辅助生殖技术的超排卵刺激周期，以获得多个卵泡发育为目的。

（1）枸橼酸氯底酚胺（克罗米芬）

1）单独给药：枸橼酸氯底酚胺（克罗米芬）作用促排卵治疗始于 1962 年。对于雌激素水平正常的排卵异常性不育症，它是首选的治疗药物。

- **A. 适应证**：适用于体内有一定雌激素水平正常而无排卵或稀发排卵妇女的促排卵治疗。
- **B. 用法用量**：一般用法为，于月经周期的第 3～5 天开始，口服 50mg/次×1 次/日，连用 5 日；如无排卵，在随后的治疗周期增加剂量至 100mg/次，1 次/日×5 日；如仍无排卵，增加剂量至 150mg/次，1 次/日×5 日；最大剂量不宜超过 150mg/d（750mg/周期）。一旦确定有正常排卵，即不再增加剂量。不论自月经周期第 3、4、5 天中的哪天开始，克罗米芬治疗的排卵率、妊娠率及妊娠结局均相仿。克罗米芬的有效剂量为 50～250mg/d，但促排卵剂量不宜超过 150mg/d。出现排卵后增加剂量或治疗超过 6 个月是无益的。因此，如剂量达 150mg/d 仍无排卵，或使用克罗米芬出现排卵 3～6 个周期后仍未受孕，应考虑改用其他方法治疗。排卵有效剂量与病人自身因素有关，由于无法准确预测每个妇女的有效剂量，通常根据经验从低剂量开始。克罗米芬剂量＞150mg/d 后，妊娠率非常低。
- **C. 疗程**：克罗米芬作为一线治疗一般不超过 6 个排卵周期。如超过半年未孕者，应仔细评估并权衡其他不育因素的影响。
- **D. 监测方法**：对克罗米芬治疗者，应监测其卵泡发育和卵巢增大情况，以及是否妊娠。监测卵泡发育的方法包括经阴道 B 超监测卵泡、卵巢大小及内膜厚度监测血孕酮水平（约在最后一次给药后 14 天）、记录 BBT 及测尿 LH。在其治疗的第一周期予以超声监测，了解药物对卵泡的作用，评估克罗米酚的有效剂量。在超促排卵中使用时通常加用 hCG。
- **E. 治疗效果**：使用克罗米芬发生排卵者，妊娠率为 40％～80％。治疗 6 个周期后，妊娠率会大大下降。其使用简单，在绝大多数病人中可诱导排卵，但妊娠率不超过 50％。妊娠率较低的原因可能为克罗米芬半衰期较长以及其外周抗雌激素作用（主要影响子宫内膜及宫颈黏液）。

克罗米芬治疗后妊娠，双胞胎及三胞胎发生率分别为 7％及 0.3％，自然流产率约为 15％。出生缺陷发生率与自然妊娠者相似。

克罗米芬适用于 FSH 水平正常并有充分内源性雌激素分泌者。PCOS 病人，肥胖、睾酮水平增高及严重胰岛素抵抗会降低氯米芬疗效，需先降雄激素和降胰岛素水平后使用。

- **F. 不良反应**：服用克罗米芬后常见不良反应为血管舒缩症状（20％）、附件触痛（5％）、恶心（3％）、头疼（1％）及视力模糊或盲区（罕见）。克罗米芬使用的主要禁忌证为妊娠、药物过敏及卵巢囊肿。

2）联合给药

* **A. 口服避孕药＋克罗米芬**：用于克罗米芬单独使用不能诱发排卵者，可明显提高排卵率及妊娠率。在一个随机对照试验中：48 例克罗米芬未能诱发排卵的不育妇女被随机分为两组；这些妇女在联合用药前的氯米芬治疗剂量≥150mg/d，均经超声检查证实无排卵，并且男女双方无其他不育因素；治疗组 24 名妇女连续口服低剂量避孕药 Desogen（炔雌醇 0.03mg ＋ 去氧孕烯 0.15mg）42～50 日，撤药出血的第 5～9 天口服克罗米芬 100mg/d；对照组 24 名妇女均有自然周期，并在 1～2 个自然周期内（38～56 日）未予任何处理，随后于月经第 5～9 天口服克罗米芬 100mg/d；两组均于月经第 12 天开始超声卵泡监测，当主卵泡平均直径≥20mm 时肌注 hCG 10 000IU，继续超声监测或血孕酮检测排卵情况；如有排卵而未妊娠，重复上述治疗，但重复次数≤6 周期；结果，与对照组相比，治疗组的排卵率（70.8% vs. 8.3%，$P<0.001$）、排卵周期率（64.5% vs. 11.1%，$P<0.001$）及累积妊娠率（54.2% vs. 4.2%，$P<0.001$）均显著增加，85.7% 的妊娠发生在治疗的前 3 个周期。

* **B. 克罗米芬＋糖皮质激素**：一些研究显示，硫酸脱氢表雄酮（dehydroepiandrosterone sulfate, DHEAS）水平增高者，对单纯使用克罗米芬无反应，可加用糖皮质激素。血 DHEAS 较高（$>2\mu g/ml$）及 PCOS 者，克罗米芬单药治疗的效果将受影响。该联合给药方案用于包括上述病人在内的无排卵妇女，可明显提高其排卵率及妊娠率。

* **C. 二甲双胍＋克罗米芬**：用于稀发排卵、高雄素及胰岛素抵抗的不育妇女，具有较高的排卵率与妊娠率。详见 PCOS 治疗部分。

* **D. 克罗米芬＋hCG**：这是一个较普遍采用的联合给药方案，过去认为该方案可增加排卵率，但目前尚无明确证据表明，在月经中期使用 hCG 可提高受孕机会。该方案的具体做法是，在服用克罗米芬后开始超声监测卵泡，当优势卵泡的平均直径达到 18～20mm，即予肌注单剂 hCG 10 000IU，注射后 36～44 小时排卵。

（2）促性腺激素（Gn）：促排卵效果及妊娠率均高于克罗米芬，但费用较高，且卵巢过度刺激征及多胎妊娠的风险较大。

1）适应证：下丘脑、垂体性无排卵或低促性腺激素性性腺功能低下闭经的治疗。还可用于克罗米芬治疗后仍无排卵。

2）制剂：促性腺激素有多种制剂，包括人类绝经期促性腺激素（human menopausal gonadotropin, HMG）、卵泡刺激素（follicle stimulating hormone, FSH），后者包括尿提取 FSH（u-FSH）、尿提取高纯度 FSH（u-FSH HP）、基因重组 FSH（r-h FSH）。HMG、u-FSH 和 u-FSH HP 均从绝经期妇女尿中提取。HMG 含有大约 1:1 的 FSH 和 LH，u-FSH 和 u-FSH HP 中 LH 含量很低，r-h FSH 则不含 LH。促性腺激素在卵泡发生过程中启动卵泡的募集和生长、选择优势卵泡成熟，增加雌激素的水平和促进子宫内膜的增生，对有足够的内源性 LH 的病人，使用纯 FSH 制剂即可；对内源性 LH 不足者（如 Gn 低下性闭经），在 FSH 促排卵时需加用外源性 LH（如 HMG、重组 LH 等）。

3）用法用量：依据个体反应性的和治疗方案的差异，可于卵泡早期如月经第 3 天至第 5 天开始每天肌注 75～150IU，至出现恰当的卵巢反应性，再使用 hCG 诱发排卵。使用过程中应通过 B 超与激素测定，严密监测卵巢的反应性，包括卵巢中卵泡的数量、大小及其生长速度和外周血中性激素的水平，如在 7 天卵巢仍无反应，则逐步增加剂量。也可一开始采用较大剂量，然后再逐步减少，随时调整使用剂量，当卵巢体积过大时，需停止治疗并取消 hCG 的使用，以防止卵巢过度刺激综合征的发生。如病人未能受孕，则根据上周期的反应性，调整开始给药的剂量。

4）疗程：目前尚无 Gn 使用时限的循证指南，但鉴于此类药物可能引起的危害，应在有明确指征时使用并尽量使用低剂量。

5）注意事项：必须采用超声严密监测卵巢的卵泡大小及数量，以减少过度刺激综合征等并发症的风险。极少病人出现注射部位局部的反应、发热、关节痛等。

（3）芳香化酶抑制剂：最初研发用于乳腺癌的治疗，可有效抑制芳香酶，从而抑制雌激素生成，降低雌激素水平。现已作为促排卵药物。胚胎种植率可能较高、多胎妊娠率低。

最常用于促排卵的芳香化酶抑制剂是来曲唑（letrozole），常用方法为口服 2.5～5mg/d×5 天。与克罗米酚相比，使用后不影响内膜，有较高妊娠率倾向。与 Gn 联合使用时，可减少 Gn 使用量，妊娠率与单纯使用 Gn 相仿。

另一个芳香化酶抑制剂阿那曲唑（anastrozole，瑞宁德）也用于促排卵治疗，这两种药物都未被美 FDA 批准用于促排卵，有关资料还很有限。其安全性还有待进一步通过一些前瞻性研究来证实。

（4）人绒毛膜促性腺激素（human chorionic gonadotropin, hCG）：化学结构及生物学活性与 LH 类似。一次注射 hCG 10 000IU 可产生相当于自然周期排卵前 LH 峰值的 20 倍效能，且由于其半衰期较 LH 长，所以作用时间持久，有助于支持黄体功能。一次大剂量（5000～10 000IU）hCG 可促使卵泡的最后成熟及排卵。小剂量 hCG 1000～2000IU/次，隔天一次共三次肌注可支持黄体功能。

（5）溴隐亭（bromocriptin）：能抑制垂体分泌催乳激

素,适用于高催乳激素血症的无排卵病人。一般从每日2.5mg开始,根据个体情况调整用药剂量;一般连续用药3~4周时垂体催乳素降至正常,月经恢复后维持适当剂量。妊娠期间,如高泌乳素血症不伴有垂体病灶,或垂体病灶较小(<10mm,微腺瘤),则肿瘤增大的风险较低,可停止治疗;如垂体腺瘤较大(≥10mm,巨腺瘤),建议使用溴隐亭抑制肿瘤生长。

垂体巨腺瘤应由有经验的医生或神经外科医生诊治。垂体巨腺瘤时促排卵治疗,会使孕期神经外科并发症的风险大大增加。此外,垂体巨腺瘤病人会有肾上腺功能不足,可造成明显健康危害。垂体微腺瘤病人,垂体功能不足及孕期神经外科并发症的风险非常低(<1%)。观察性研究表明,在4~6年的随访期间内,95%的微腺瘤未增大。

多巴胺激动剂包括溴隐亭(bromocriptine)、培高利特(pergolide)及卡麦角林(cabergoline)等,是治疗高泌乳素血症的首选药物。它直接抑制泌乳素产生,使内源性 GnRH分泌增加,刺激垂体分泌 LH 及 FSH,最终卵泡发育并排卵。此外,多巴胺激动剂还可使分泌泌乳素的垂体腺瘤瘤体缩小。

多巴胺激动剂治疗4周后,血泌乳素下降接近最大值。血泌乳素复查应在治疗开始后或改变剂量后1个月进行。血泌乳素水平正常是治疗的目标,也帮助确认肿瘤对治疗有反应。血泌乳素水平如降至正常并无不良反应发生,则维持原剂量;如未降至正常也无不良反应,逐渐增加剂量。溴隐亭除口服给药外,还可经阴道给药,用于那些胃肠道反应较重的病人。

病人根本不能耐受药物治疗,而又有垂体肿瘤,可手术切除肿瘤,使泌乳素分泌正常,恢复排卵。

高泌乳素血症纠正后,约80%的妇女会排卵,累积妊娠率可达80%。药物可持续服用至孕4月左右,病人如为泌乳素巨腺瘤,整个孕期均应治疗以减少肿瘤生长及神经外科并发症的风险,如视神经受压。

2. **诱发排卵监测**　使用相应的促排卵药物后,于月经周期的8~12日开始监测卵泡发育,包括 B 型超声监测泡大小、血清 E_2 及 LH 水平测定、尿 LH 测定和宫颈黏液的观察。当卵泡直径大于18mm 或血、尿 LH 出现峰值时,可用 hCG 5000~10 000 单位诱发排卵。

四、输卵管及其周围因素性不育

输卵管及其周围腹膜因素约占女性不育症病因的30%~40%。输卵管性不育多由既往盆腔感染性疾病(pelvic inflammatory disease,PID)、盆腔及输卵管手术及多次流产手术引起。

【病因】

输卵管性不育多由既往盆腔感染性疾病(pelvic inflammatory disease,PID)、盆腔及输卵管手术引起。引起输卵管阻塞的其他疾患有峡部结节性输卵管炎(salpingitisisthmicanodosa)、输卵管腔内良性息肉、输卵管内膜异位症、输卵管痉挛、管腔内黏膜碎片。

腹膜因素包括输卵管及卵巢周围粘连,通常由 PID、手术或子宫内膜异位症引起。粘连可影响输卵管的正常蠕动、拾卵及受精卵运送。

PID 发生1次即可明显增加不育风险,多次发生则不育风险迅速增大。有报道,PID 发生1次、2次、3次后,输卵管性不育的发生率分别为12%、23%、54%。内膜异位症偶可引起输卵管阻塞及粘连。粘连可影响输卵管的正常蠕动、拾卵及受精卵的运送。既往输卵管妊娠者,即使采用药物保守治疗,也可导致输卵管阻塞可能。有输卵管粘连的病人大部分可能曾有亚临床衣原体感染。

【检查和诊断】

1. **输卵管通畅性检查**

(1) 子宫输卵管造影术(hysterosalpingography,HSG):是评估输卵管通畅性的基本检查,可筛查输卵管的通畅情况,能可靠排除输卵管阻塞,同时还可评估输卵管周围及盆腔的一些情况,并有一定的输卵管疏通作用。

(2) 选择性输卵管造影术(selective salpingography,SSG):系借鉴心脏冠状血管造影术,采用细小的导丝对输卵管进行疏通并造影,可更好地评估并治疗输卵管近端阻塞。

(3) 子宫超声造影术(sonohysterography,SHG):采用对比介质的 SHG 可提供一个侵袭较小的方法,诊断输卵管阻塞。与腹腔镜通液术相比,其敏感性和特异性相仿。如有合适的专家,可有效地替代 HSG 筛查输卵管阻塞。

(4) 宫腔镜检查术(hysteroscopy):可在直视下了解宫腔及内膜情况,并能观察输卵管开口情况。宫腔镜下通液不但能了解输卵管通畅性,而且可疏通输卵管。必要时与腹腔镜检查同时进行,更有利于全面评价和治疗。但是,除非有临床指征,宫腔镜检查不应作为基本检查。

(5) 腹腔镜检查术(laparoscopy):可看到盆腔内所有脏器,包括子宫、卵巢、输卵管及盆腔腹膜等情况,是诊断盆腔病变最好的方法。HSG 的一些异常结果可在腹腔镜直视下进行验证。经宫颈注入含染料(亚甲蓝或靛红)的液体,在腹腔镜下观察输卵管伞端开口处液体溢出情况,可对输卵管通畅性进行评估。不同于 HSG 的是,腹腔镜检查只能评价输卵管外的情况,特别是伞端情况。在诊断的同时可治疗输卵管阻塞、输卵管周围粘连、盆腔粘连、内膜异位症、子宫肌瘤等病变。如有盆腔感染性疾病(PID),宜尽早行腹腔镜检查,同时处理盆腔各种病理情况。

(6) 输卵管镜检查术(falloposcopy):类似于 SSG,可直观地看到输卵管口及管腔内结构,如输卵管口痉挛、输卵管黏膜异常、管腔内碎片阻塞及息肉、粘连等病变。基于输卵管镜检查的输卵管病变评分系统可对自然受孕的可能性进行评估。遗憾的是该项检查在国内并未广泛应用,也不是常规的检查。

2. 输卵管周围及腹膜因素检查　HSG 及 SHG 可间接了解输卵管周围的粘连情况。

如既往有 PID 或异位妊娠病史,或疑有内膜异位症者,可行腹腔镜联合宫腔镜检查+通液术,可在诊断同时治疗输卵管及盆腔、腹膜病变。

【治疗】

1. **输卵管异常**　输卵管轻度病变者,手术有助于受孕。双侧输卵管缺失者,应考虑 ART 治疗。虽然 ART 成功率已有较大提高,但对许多夫妇而言,手术治疗仍是一个重要的选择,或是对 ART 的补充治疗。

(1) 输卵管疏通术:用于治疗输卵管近端阻塞。在 HSG 检查时发现近段阻塞,可即采用选择性输卵管造影术(SSG)予以插管疏通。

(2) 输卵管矫治术:用于输卵管疏通术失败、输卵管扭曲及输卵管远端闭锁者。输卵管近端阻塞采用 SSG 或宫腔镜插管疏通无效者,可考虑行输卵管节段切除吻合术,即切除输卵管阻塞部分,再将通畅的两端重新吻合,但严重阻塞者宜行 IVF。输卵管间质部阻塞者,术后常会再次阻塞,因而较好的治疗选择是 IVF。输卵管结扎绝育术后,可采用复通术,也可行 IVF,双侧输卵管积水直径超过 3cm,常伴有明显的附件粘连,或管腔内结构受累,其预后不良。较好的治疗方法是先行输卵管切除术,再行 IVF。双侧输卵管积水行双侧输卵管切除术后,可提高 IVF 妊娠率。

2. **腹膜疾病**　不育的病人常见腹膜疾病包括子宫内膜异位症及盆腔粘连。

(1) 子宫内膜异位症

1) 对轻微及轻度(Ⅰ～Ⅱ期)内膜异位症病人行卵巢抑制治疗并不能提高生育力,不应仅仅以提高生育力为使用指征;对更重病变者,治疗效果不佳(A 级推荐)。但是药物治疗有不良反应并在治疗期间失去受孕机会(Ⅰa 类证据)。与单纯诊断性腹腔镜检查相比,Ⅰ～Ⅱ期内膜异位症病灶行腹腔镜手术清除并行粘连分解术可有效提高生育力(A 级推荐)。加拿大内膜异位症协作组的一个包含 341 例病人的研究显示,与对照组相比,治疗组具有较高的月妊娠率(OR:2.03,95%CI:1.28-3.24)及持续至 20 周以后的妊娠率(OR:1.95,95%CI:1.18-3.22);

2) 对中度及重度(Ⅲ～Ⅳ期)内膜异位症病人,手术是

否可以改善妊娠率尚未确定(B 级推荐)。但一些研究表明,手术去除病灶后的自然累积妊娠率与内膜异位症分期呈负相关(Ⅲ类证据)。一般认为,对Ⅲ～Ⅳ期内膜异位症病人,手术治疗可提高妊娠机会(B 级推荐)。Ⅲ～Ⅳ期病变会引起生殖器官解剖关系甚至功能改变,在许多情况下,手术治疗可恢复其正常结构及功能,促进妊娠。但是,病变严重者,手术可能难以恢复较好的盆腔解剖。因此,术中情况及手术结果可指导术后的治疗策略。如手术效果满意,可让病人尝试自行妊娠 6～12 个月;由于一些病人会很快出现复发,因此建议尽早尝试受孕。

对卵巢内膜异位囊肿,腹腔镜下囊肿剥出术是比较理想的选择,但超过 80% 的手术会切除部分卵巢组织,常常造成卵巢储备性下降。当内膜异位囊肿径线≥4cm 者,据专家经验建议行腹腔镜囊肿剥出术,手术可明确组织学诊断、减少感染风险、改善取卵条件、增强卵巢反应、防止内膜异位症进展,但也有术后卵巢功能降低甚至丧失的风险;内膜异位症病人在 IVF 前采用 GnRHa 标准方案治疗 3～6 个月,可明显增加临床妊娠率(OR:4.28,95% CI:2.00-9.15)(Ⅰa 类证据/A 级推荐)。

3) 在内膜异位症相关的不育妇女,输卵管通液可提高妊娠率(A 级推荐)。有关针对内膜异位症的辅助生殖技术(ART):在Ⅰ～Ⅱ期病人,IUI 可改善生育力(A 级推荐);如同时有男性不育因素,和(或)其他治疗失败,特别是输卵管功能受损害者,宜采用 IVF 治疗(B 级推荐),但妊娠率低于输卵管性不育(Ⅲ类证据);内膜异位症病人在 IVF 前采用 GnRHa 标准方案治疗 3～6 个月,可明显增加临床妊娠率(OR:4.28,95%CI:2.00-9.15)(Ⅰa 类证据/A 级推荐)。

4) 术后激素治疗无益于提高术后妊娠率(A 级推荐)。在一个系统评价中,与单纯手术或术后加用安慰剂相比,术后激素抑制治疗对妊娠率无益(Ⅰa 类证据)。

(2) 盆腔粘连:可由内膜异位症、既往手术及盆腔感染引起;粘连程度会有很大差异。粘连会扭曲附件的解剖形态,影响输卵管取卵及胚胎的输送。手术分解粘连可恢复盆腔解剖形态,但术后,会再次形成粘连。如手术难以恢复正常解剖,较好的选择是 IVF。

五、子宫性不育

在女性不育症的病因中约占 15%。IVF 中发现,宫腔异常者妊娠率较低,而矫治这些异常后可提高妊娠率。

【病因】

可能影响生育的子宫异常包括内膜息肉、黏膜下肌瘤、宫腔粘连、子宫先天性发育异常。

1. **子宫内膜息肉**　通常在女性不育症检查时发现。在不育妇女中发生率为 3%～5%。有月经间期或性交后

等异常子宫出血者,其发生率会更高。在一个前瞻性研究中,204 例伴有内膜息肉的不育症病人在人工授精前被随机分为两组,一组行息肉摘除术,一组仅予活检明确诊断;所有病人术后期待治疗 3 个周期,再行至多 4 个周期的人工授精;结果息肉摘除组妊娠率为活检组的两倍(63.4% vs. 28.2%,*RR*:2.1,95%CI:1.5-2.9);说明宫内息肉会明显影响不育症治疗的效果,即使去除一个小息肉(<1cm),也会改善妊娠率。

2. **子宫肌瘤** 会在一些妇女中造成不育。回顾性研究发现,手术切除肌瘤可增加自然及辅助受孕率。但许多回顾性观察研究提示,如不育妇女患有子宫肌瘤,特别是肌瘤较大或影响宫腔者,肌瘤剥出术是有益的。肌瘤对胚胎正常种植的影响,取决于肌瘤的大小、位置、数量以及有无症状。黏膜下肌瘤可堵塞输卵管、使宫腔变形或填塞宫腔,均可影响胚胎种植。肌瘤表面被覆的内膜血管较少,其周围肌层会出现失调性收缩,从而使妊娠成功率下降。可以认为,浆膜下肌瘤不影响妊娠。有研究报道了子宫肌瘤对 IVF 成功率的影响,在 28 例宫腔正常者,单次胚胎移植的成功率为 30%;在 18 例宫腔异常者,成功率为 9%(*P* = 0.01)。虽然这一研究提示去除黏膜下肌瘤可提高妊娠率,但还缺乏随机对照的前瞻性研究来证实。

3. **宫腔粘连** 从无症状的条索状粘连到月经减少甚至闭经的宫腔形态完全破坏。病因多为医源性,如宫腔手术操作,包括人工流产、异常子宫出血时诊断性刮宫,特别是感染存在时刮宫,有时也发生在黏膜下肌瘤切除或子宫纵隔切开术后。

典型临床表现为术后月经明显减少,甚至闭经。虽然宫腔镜手术会行宫内粘连分解,但仍会出现继发性瘢痕粘连。结核菌感染后,即使彻底治疗也可能留下子宫瘢痕、内膜永久破坏。如宫内节育器并发感染,也很可能发生宫腔粘连。除月经改变外,宫腔粘连还会引起复发性流产和不育。一旦宫腔严重破坏,IVF 成功机会也很低。

4. **先天发育异常** 可引起不育、妊娠早期及中期流产、妊娠晚期产科并发症。子宫纵隔、双角子宫、单角子宫、双子宫等畸形的自然流产率与早产率分别高达 25%～38% 与 25%～47%。除子宫纵隔外,手术治疗效果大多不佳。腹腔镜或超声引导的宫腔镜子宫纵隔切开术能明显降低自然流产及早产的风险;但手术指征是,病人有复发性自然流产病史。

【检查和诊断】

根据不同情况,选择性使用超声、造影、宫腔镜、腹腔镜等检查,了解有无子宫内膜息肉、子宫肌瘤、宫腔粘连及子宫畸形等情况。

【治疗】

涉及不育、引起不育的机制各有不同,但结果则是内膜的接受性及胚胎种植的可能性降低。

1. **子宫肌瘤** 对于大于 5cm 的单个肌瘤或略小的多发性肌瘤,大多数专家考虑手术切除。

2. **内膜息肉** 息肉切除术可提高受孕率。因此不育症病人一旦发现内膜息肉宜行宫腔镜下摘除术。

3. **宫腔粘连** 宫腔粘连性闭经者,宫腔镜粘连分解术可恢复月经,提高妊娠率。手术分解粘连,恢复宫腔的正常大小与形状。现一般采用宫腔镜技术,使用剪刀、电切或激光刀,分解小范围索状粘连,甚至广泛致密的粘连。由于粘连部位多由致密结缔组织组成,血供少,一般不建议电凝、电切。如粘连严重导致宫腔显著狭小,即使完成粘连分解,受孕的效果也不佳。粘连严重而手术难以奏效时,如法律许可,应考虑选择代孕治疗。

4. **子宫畸形** 子宫异常的手术治疗能否有效性地改善妊娠率尚不明确,因此各种矫治手术应有指征。

六、宫颈及免疫性不育

【病因】

1. **宫颈因素** 占女性不育症病因的比例不足 5%。在月经中期高雌激素水平下,宫颈黏液变得稀薄而伸展。这种雌激素作用下的宫颈黏液可滤掉精液中的非精子成分,并有利于直线运动精子进入宫腔。月经中期的黏液还可储备精子,使之在随后的 24～72 小时内持续释放,延长了可能受精的时间。宫颈黏液的分泌异常,常见于宫颈的冷冻术、冷刀锥切术或 LEEP 术后。沙眼衣原体(chlamydia trachomatis)、奈瑟双球菌(neisseria gonorrhoeae)、解脲支原体(ureaplasmaurealyticum)、人型支原体(mycoplasma hominis)等感染多认为对宫颈黏液质量有影响。

2. **免疫因素** 男女双方都会对精子发生免疫反应,产生抗精子抗体(antisperm antibody,ASA)。不论自身免疫,还是同种异体免疫都可能会影响生育。在不育夫妇中 ASA 发生率为 9%～12.8%,而在能生育的男、女中,发生率分别为 2.5%、4%。这些发现提示,上述抗体可能会引起生育力的降低而不是绝对不育。

【检查和诊断】

1. **性交后试验**(postcoital test,PCT) 是评估宫颈因素的和免疫因素致不育的经典检查。PCT 可了解宫颈黏液性质、性交后宫颈内有无活动精子及其数量以及宫颈黏液与精子间的相互作用。PCT 时间为预期排卵前 1～2 天。需禁欲 2 天,在性交后 2～12 小时期间用卵圆钳或吸管取少量宫颈黏液检查。取材时需注意宫颈黏液的评分必须在 8 分以上。置宫颈黏液于载玻片上,覆以盖玻片;留少许黏液盖玻片在外让其干燥,观察羊齿状结晶。雌素化时黏液清亮、水样,可见典型羊齿状结晶。观察几个高倍视野,记录有无精子、精子数量及其活动情况,但正常值的标准尚未建立。一些作者认为,PCT 中看到任何数量的活动精子都算正常;而另外一些人则要求每高倍视野>20 个活动精子。

PCT 结果不佳反映了黏液-精子作用欠佳。PCT 时看到精子颤动或都是死精,提示抗精子抗体(ASA)存在可能。

2. 免疫学检查　抗磷脂抗体(特别是抗心磷脂抗体与狼疮抗凝物)与复发性流产的关系,引起了这些抗体与不育的研究。这些抗体更广泛地存在于不育人群中。但在前瞻性研究及荟萃分析中发现,抗磷脂抗体的存在不影响 IVF 结局。这些结果,不支持在女性不育症评估中常规检测抗磷脂抗体。

【治疗】

作为对雌激素的反应,宫颈需产生大量稀薄的黏液。这些黏液起导管及精子贮存池的作用。如宫颈黏液分泌不足,将影响精子进入上生殖道。宫颈黏液质与量的影响因素包括感染、既往手术、抗雌激素促排卵药(如氯米芬),以及抗精子抗体。但是许多宫颈黏液异常者并无上述因素。检查发现慢性宫颈炎者、宫颈黏液量少,可予抗感染及外源性雌激素治疗。但上述药物作用效果尚未肯定。对于非感染性宫颈黏液异常,部分医生采用人工授精。

七、感染性不育

【病因】

1. 结核感染　破坏输卵管及子宫内膜导致不育。

2. 衣原体感染　与 PID 的关系十分密切。在美国,衣原体是急性输卵管炎的主要病原体,约见于 20% 的病例。衣原体还会引起女性生殖道无症状的亚临床感染。所有这些都会造成输卵管的明显损害。在一项包含 286 名妇女的 IVF 研究中发现,衣原体阳性与输卵管损害高度相关,但其 IVF 结局与对照组无明显差异。

3. 支原体感染　解脲支原体和人型支原体均可在不育夫妇的宫颈黏液及精液中发现。支原体感染的发生率在不育夫妇中要高于能生育夫妇,但支原体对生育的影响尚不清楚。由于治疗的结果不一致,使不育夫妇支原体感染的治疗存在争议。在一个双盲研究中,对支原体感染采用多西环素(doxycycline)治疗并未显示对受孕率的影响。目前认为,除非今后有明确的证据表明支原体感染或其治疗

与生育结局有关,否则不建议在不育症评估中对此常规检查。

4. 细菌性阴道病(bacterial vaginosis,BV)　是妇科常见病之一。在一个包含 771 例病人的 IVF 治疗中,BV 患病率为 24.6%。虽然其妊娠率未受影响(32.1% vs.29.6%:RR:1.08,95%CI:0.85-1.39;OR:1.12,95%CI:0.77-1.64),但其自然流产率明显增加(36.1% vs.18.5%);考虑其他高危因素,调整后 RR:2.03,95%CI:1.09-3.78;调整后 OR:2.67,95%CI:1.26-5.63。但目前还不清楚,在 IVF 前与 IVF 中,BV 治疗是否会减少自然流产率。

【检查和诊断】

由于衣原体感染的危害性,在进行 HSG 等宫腔操作之前,应采用合适的敏感的方法,常规行衣原体筛查。如结果阳性,则夫妇双方都要予以适当的随访治疗。未做筛查者,在宫腔操作前应予预防性使用抗生素。

八、原因不明性不育

【检查和诊断】

经过男女双方的上述详细检查,仍不能发现不育原因者约占 10%,为病因不明。

【治疗】

有报道该病因比例可高达 30%。该诊断的主观性很大,并取决于诊疗水平及检查方法。如诊疗水平较低,或检查不明确,则会出现较多的原因不明诊断。从定义的角度,原因不明的不育症是无法进行直接的治疗。如不育时间短、女方年龄较轻,可先行期待治疗。需治疗者,应考虑采用超促排卵、IUI,甚至 IVF-ET 等辅助生殖技术的方法。

【临床特殊情况的思考和建议】

1. 基本方面　关于诊疗开始时间,目前比较一致的看法是,任何期盼生育的夫妇,在有规律无保护的性生活 1 年后女方未妊娠,就应考虑做有关不育的临床检查。在一些情况下,如有月经异常或排卵异常、严重盆腔感染性疾病(PID)或家族性原因者,则宜更早地进行评估。由于生育力与女性年龄高度相关,一些专家提出,对于 35 岁,特别是 40 岁以上的妇女,不育症的评估可在女方 6 个月未孕后即开始。

要创造良好的就诊环境,利于询问及讨论有关性的敏感话题。

女性不育症最初评估时,应强调其伴侣在场,并参与以后的治疗,也使其伴侣有机会咨询一些相关的问题。同时

做好宣教,告知受孕的过程及受孕窗口期。在排卵前5天到排卵日期间,受孕的可能性增加。如男方精液正常,在上述期间每日性交可得到最大的受孕机会。虽然性交频率增加会减少精子数量,但不足以因此降低受孕机会。性交时不要使用油基润滑剂,以免损伤精子。

男女双方因素约占不育病因的10%。包括男女双方各自具有不育因素,以及夫妻双方性知识缺乏、心理障碍等原因也可导致不育。

2. 检查方面 对于受孕延迟者应予初步评估,特别询问其生活方式和性生活史,发现那些可能有受孕问题的病人。

在开始正式治疗前,需要完成的基本检查为:①精液分析;②盆腔B超检查;③排卵监测;④输卵管通畅性检查。在进行第④项检查之前,应了解前3项检查的结果。

超声影像学检查是一项无创、方便、阳性率及准确率高的检查。可发现子宫、卵巢、输卵管的明显器质性病变,如畸形、肿瘤、包块、息肉、积水等。连续监测可了解卵巢卵泡发育及排卵情况,做窦卵泡计数还可了解卵巢储备功能。

近来采用的卵巢储备性检查,其预测生育力的敏感性和特异性均有限;但如促性腺激素水平较高的话,其生育力可能降低。不论病人年龄大小,上述检查的任何一项异常都意味着对妊娠的不良影响;而上述指标的正常,并不能否定年龄对生育的影响。卵巢储备性检测的意义在于,一旦发现它有下降的可能,应予不育症方面的积极检查与治疗,包括及时改变诊疗的思路与方法。

虽然抗精子抗体(ASA)检测技术近来有所改进,现有的一些方法,如免疫珠实验、混合凝集实验等,可间接或直接检测ASA。但到目前为止,ASA的临床实用性尚不确定,PCT对妊娠率无预测价值,也无证据显示现有的针对ASA阳性的治疗可改善生育力,因此临床上不必进行PCT常规检查及抗精子抗体筛查。

可能有生育问题的妇女,其甲状腺疾病的罹患率并不高于总的人群患病率,因此甲状腺功能的测定应限于有甲状腺疾病症状者,而不需常规测定。

3. 治疗方面 不育症的治疗,会导致病人一定的经济和精神负担。

由于影响因素很多,不育症的治疗非常复杂。总的来说,应首先调整生活方式,其次找出主要的病因或影响因素,进行直接的针对性治疗。

面对不育夫妇时,医生不是简单地给出治疗方法,更要进行性知识、自然受孕等情况的宣教,提供并解释各种可供选择的治疗方法,包括期待治疗。

在病因显而易见(如月经异常等)等一些情况下,可做全面检查即开始一般治疗;但如不能很快妊娠,则需开始全面检查。

不育症的上述正式治疗应在全面检查之后再开始。最初的重点应放在寻找可能影响生育的生活方式或环境问题上。不要忽略肥胖、营养及精神压力的影响。总的来说,需要治疗消除所有已发现的可能影响生育的因素。在许多病例,可能无法发现可满意解释不育的病因,或发现的病因没有直接有效的治疗方法。在这些情况下,建议采用人工授精±超促排卵、试管婴儿等辅助生殖技术的方法治疗。但这些方法都具有一定的风险,可能涉及第三方(精子、卵子、胚胎、代孕等),并要考虑社会心理、法律、伦理等方面,应充分告知病人。

对黄体中期血孕酮水平较低的不育者,许多临床医生经验性地采用天然孕激素治疗。该治疗虽无明显危害,但其效果却未被证实。

目前对于不育病人LPD的治疗,是经验性的,并且基于病因为孕酮不足的假设。在LH峰值3天后予肌注黄体酮50～100mg/d,持续至下次月经的第1天,或至妊娠的8～10周。也可经阴道给药治疗。有研究报道,LPD孕激素补充治疗后可提高妊娠率。但这些研究的样本量小、对照性差且诊断标准各异。因此有关结论尚有待于前瞻性、大样本的随机对照试验的进一步研究。

卵巢早衰的促排卵治疗包括:①口服避孕药抑制促性腺激素(Gn),然后停药让Gn分泌及卵巢功能反弹;②Gn-RHa抑制Gn分泌,然后注射大剂量Gn;③糖皮质激素抑制免疫系统。但这些方法在临床随机试验中均未证实有效。

参考文献

1. Tsevat DG, Wiesenfeld HD, Parks C, Sexually transmitted diseases and infertility, Am J Obstet Gynecol, 2017, 216(1):1-9. doi:10.1016

2. Giviziez CR, Sanchez EG, Approbato MS. Obesity and anovulatory infertility: A review, JBRA Assist Reprod, 2016, 20(4):240-245

3. Tal R, Tal O, Seifer BJ, et al. Antimüllerian hormone as predictor of implantation and clinical pregnancy after assisted conception: a systematic review and meta-analysis, Fertil Steril, 2015, 103(1):119-130

4. Bahamondes L, Makuch MY, Infertility care and the introduction of new reproductive technologies in poor resource settings, Reprod Biol Endocrinol, 2014, 12:87

5. Jerome F. 生殖内分泌学. 林守清, 主译. 北京:人民卫生出版社, 2006

6. 沈铿, 马丁. 妇产科学. 第3版. 北京:人民卫生出版社, 2015

7. 葛秦生. 临床生殖内分泌学. 北京:科学技术文献出版社, 2001

(薛晓红)

第二节 辅助生殖技术

关键点

1. 辅助生殖技术主要包括宫腔内人工授精和体外受精-胚胎移植,后者包括常规体外受精胚胎移植(IVF-ET)和卵胞浆内单精子显微注射(ICSI)技术。

2. 冷冻胚胎移植技术的广泛应用,提高了每采卵周期的累积妊娠率;随着现代分子生物学技术的发展,胚胎植入前遗传学诊断(PGD)和胚胎植入前遗传学筛查(PGS)技术不断升级,为遗传病病人、基因携带者及胚胎遗传异常高风险的夫妇带来了生育健康孩子的福音;未成熟卵体外成熟(IVM)技术和赠卵技术为某些特殊情况下有生育要求的女性提供了可能。

3. 需个体化子宫内膜异位症、PCOS、卵巢低反应、输卵管积水、反复种植失败病人的助孕策略。

4. 辅助生殖技术的主要并发症有卵巢过度刺激综合征(OHSS)、多胎妊娠等。

1978 年 7 月 25 日采用体外受精-胚胎移植技术诞生了世界第一例婴儿(俗称试管婴儿),这是人类生殖医学技术的重大突破。随着人类辅助生殖技术(assisted reproductive technology,ART)的不断深入开展与普及,ART 所带来的技术本身及社会、伦理、道德、法律等诸多方面的问题也日益突出,其应用的安全性值得进一步探讨。

一、辅助生殖技术

(一)宫腔内人工授精

自 1962 年第一篇文献报道宫腔内人工授精(intrauterine insemination,IUI)作为不孕症的治疗手段之一后,IUI 技术在不孕症治疗中得到了广泛的应用,根据 2016 年欧洲 ART 监测报告所示 2011 年 24 个国家共进行夫精人工授精 174 390 个治疗周期,供精人工授精 41 151 个治疗周期。夫精人工授精和供精人工授精活产率分别为 8.3% 和 12.2%。夫精人工授精治疗中双胎率和三胎率分别为 9.7% 和 0.6%,供精人工授精双胎率和三胎率分别为 7.3% 和 0.3%。IUI 是指临床通过排卵监测确定排卵前后,将洗涤处理后的精子送入女方子宫腔内的技术。人工授精按精子来源不同分为夫精子人工授精(artificial insemination with husband's sperm,AIH)或使用供精人工授精(artificial insemination by donor,AID)。宫腔内人工授精必须在腹腔镜或子宫输卵管造影证实至少一侧输卵管通畅的情况下使用。

【宫腔内人工授精的适应证与禁忌证】

1. **夫精子人工授精的适应证** ①男性因少精、弱精、液化异常、性功能障碍、生殖器畸形等不育;②宫颈因素不育;③生殖道畸形及心理因素导致性交不能等不育;④不明原因或免疫性不孕症。

2. **供精人工授精的适应证** ①不可逆的无精子症、严重的少精症、弱精症和畸精症;②输精管复通失败;③射精障碍;④适应证①、②、③中,除不可逆的无精子症外,其他需行供精人工授精技术的病人,医务人员必须向其交代清楚:通过卵胞浆内单精子显微注射技术也可能使其有自己血亲关系的后代,如果病人本人仍坚持放弃通过卵胞浆内单精子显微注射技术助孕的权益,则必须与其签署知情同意书后,方可采用供精人工授精技术助孕;⑤男方和(或)家族有不宜生育的严重遗传性疾病;⑥母儿血型不合不能得到存活新生儿。

供精人工授精必须严格控制供精的来源,重视供精者的遗传筛查并排除性传播疾病和其他传染性疾病,禁止用新鲜精液进行 AID,必须采用由国家批准的规范的精子库提供的精子。

3. **宫腔内人工授精的禁忌证** ①女方因输卵管因素造成的精子和卵子结合障碍;②男女一方患有生殖泌尿系统急性感染性或性传播疾病;③一方患有严重的遗传、躯体疾病或精神心理疾患;④一方接触致畸量的射线、毒物、药品并处于作用期;⑤一方有吸毒等严重不良嗜好。

【宫腔内人工授精的方法】

1. **控制性卵巢刺激(controlled ovarian stimulation,COS)** 人工授精可以在自然周期或药物促排卵周期时进行,药物促排卵联合 IUI 可以提高妊娠率。超促排卵方案有很多种,如氯米芬(clomiphene citrate,CC)、来曲唑(Letrozole,LE)、CC+HMG、LE+HMG、HMG 等方案,当卵泡平均直径达 18mm 时,给予 hCG 5000~10 000IU。对不明原因不孕病人 COS 联合 IUI 的活产率高于自然周期 IUI。COS 联合 IUI 虽然可以提高 IUI 的妊娠率,但费用较自然周期高,而且有发生 OHSS 和多胎的风险。

2. **卵泡及子宫内膜检测** 在月经第 2 或 3 天需进行血基础内分泌检查,同时进行阴道超声检查以排除卵巢囊肿和内膜病变(如息肉等),促排卵治疗 7~8 天需通过 B 超和有关激素水平等联合监测卵泡的生长发育,雌激素水平可以提示卵泡发育成熟的状况,孕激素水平可以发现卵泡提早黄素化,LH 水平可以检测提前出现的 LH 峰。

3. **人工授精的时机** 应选择在排卵前后进行,监测基础体温无法准确预测排卵时间,目前多采用超声联合血或尿 LH 值和宫颈黏液指标能够较准确预测排卵时间。在超促排卵治疗中，当卵泡平均直径≥18mm 且宫颈黏液≥8 分时，给予 hCG。如果成熟卵泡超过 4 个或直径 12mm 的卵泡超过 8 个，应停止给予 hCG，放弃本周期治疗。有些中心在给予 hCG 后 24 小时和 48 小时给予病人两次人工授精治疗，目前没有证据证明两次人工授精治疗比一次治疗效果好。

4. **精子的处理**　用于宫腔内人工授精的精子必须经过洗涤分离处理，以去除精液中的精浆成分、白细胞和细菌。目前，精液处理的方法多采用上游法（swim-up）和梯度离心法（density gradient）。虽然目前还没有一个明确的数值说明精子密度低于多少就无法妊娠，但通常认为授精的活动精子密度需要达到 $1×10^5/ml$，精子的活率和正常形态率对于妊娠的预后至关重要。2001 年原卫生部人类辅助生殖技术规范要求处理后其前向运动精子总数不得低于 $10×10^6$。用于供精人工授精的冷冻精液，复苏后前向运动的精子不低于 40%。

5. **宫腔内人工授精操作**　用窥阴器暴露宫颈，用 1ml 注射针筒抽取经洗涤后的精液（0.5～1ml），将注射器连接到人工授精导管，然后将导管缓慢插入宫腔并注入精液。人工授精后，嘱病人适当抬高臀部，平卧 20～30 分钟即可起床离开。

6. **IUI 后的黄体支持**　IUI 后是否需要黄体支持目前尚无定论，一些临床研究发现 COS/IUI 后阴道黄体酮支持组的活产率高于无黄体酮支持组，但获益仅限于促性腺激素刺激周期，对氯米芬刺激周期无效。对于有不明原因反复流产史或黄体期短于 10 日的病人，建议在黄体期给予黄体酮支持。

（二）体外受精-胚胎移植

20 世纪 80 年代以 Edwards 和 Steptoe 首创的体外受精-胚胎移植（in vitro fertilization and embryo transfer, IVF-ET）技术主要用于解决女性不育问题，1992 年 Palermo 使用卵胞浆内单精子显微注射（intracytoplasmic sperm injection, ICSI）技术治疗男性不育。近年来，随着分子生物学技术的发展，在辅助生殖的基础上结合现代分子生物学技术，发展成为胚胎植入前遗传学诊断技术（preimplantation genetic diagnosis, PGD）。

IVF-ET 是将不孕夫妇的精子和卵子取出，在体外完成受精和胚胎的早期发育，然后将胚胎放回病人子宫内，使其继续发育、生长直至足月分娩。

【IVF-ET 的适应证】

①女方各种因素导致的配子运输障碍；②排卵障碍；③子宫内膜异位症；④男方少、弱精子症；⑤不明原因的不育；⑥免疫性不孕；⑦卵巢功能衰竭。

【IVF-ET 的方法】

1. **体外受精-胚胎移植术前准备**

（1）不孕症检查：详见不孕症章节。

（2）女方检查：①女性基础内分泌功能检查：月经周期第 2～3 天采血测定 FSH、LH、E_2、P、T、PRL、TSH 了解基础内分泌功能，近年来，也有采用测定抗米勒管激素（anti-Müllerian hormone, AMH）预测卵巢储备功能；②B 超检查：了解子宫位置、形态、子宫内膜情况、双卵巢情况（大小和基础卵泡数目）和双输卵管情况（有无积水）；③宫腔镜检查：B 超或 HSG 发现宫腔内有异常、先天性子宫畸形、有反复宫腔操作史、月经减少、继发性闭经、反复胚胎种植失败者，对宫腔镜检查的病人应行内膜或组织物的病理学检查，以对临床治疗提供依据；④传染病等的检查：各种病毒性肝炎、TORCH、梅毒筛查（RPR）、艾滋病筛查（HIV）、生殖器官的支原体、衣原体、淋球菌等；⑤重要器官功能检查：血、尿常规、肝、肾功能检查、乳房检查、子宫颈细胞学检测、人类乳头瘤病毒（human papillomavirus, HPV）、胸透、心电图等；⑥遗传学检查：对既往有不良妊娠史或反复自然流产的病人需进行双方染色体检查、血型和免疫学检查，ICSI 治疗者需行染色体检查或 Y 染色体缺失的分析。

（3）男方检查：①精液检查：少、弱精病人应连续至少检查两次；②男性睾丸内分泌功能检查：反复多次精液检查少、弱、畸精病人，可抽血查 FSH、LH、PRL、T、E_2；③精子功能检查：精子穿透试验、精子顶体反应；④男方病原体及重要器官检查：各种病毒性肝炎、乙肝两对半、梅毒筛查（RPR）、艾滋病筛查（HIV）、血常规和肝、肾功能检查等；⑤无精症病人必要时行附睾或睾丸穿刺或睾丸切开活检。

2. **促排卵方案的选择**　应根据病人的年龄、血 AMH 值、基础 FSH 水平、窦卵泡数、BMI 和既往 IVF 治疗情况综合考虑。常用的促排卵方案有：

（1）长方案：从月经周期的第 2～3 天或黄体中期开始使用促性腺激素释放激素激动剂（GnRH agonist, GnRH-a），14～21 天后垂体达到降调节时（降调节标准为 LH<5IU/L，E_2<50ng/L，内膜<4～5mm，无功能性囊肿），再开始用外源性 Gn 促排卵，并维持 GnRH-a 的使用直至 hCG 注射日。长方案中 GnRH-a 可使用短效制剂或 GnRH-a 长效缓释制剂。可使用剂型的全量也可减量使用。目前没有证据支持垂体降调节后减量能提高妊娠率。对于 Gn 的起始剂量目前没有统一的标准，主要根据病人的年龄、血 AMH 水平或基础 FSH 水平、窦卵泡数、BMI 指数和前次促排卵反应综合考虑，注射过程中应通过超声检查与激素测定严密监测卵巢的反应性，包括卵巢中卵泡的数量、大小及生长速度和外周血中性激素的水平来调整促排药物使用剂量。长方案可有效地抑制内源性 LH 峰，获

得多卵泡同步发育,卵子质量较好,临床成功率高且稳定,是目前促排方案中比较常用的方案。长方案的缺点是垂体降调节后的低雌激素水平导致发生围绝经期改变,以及黄体功能不足,OHSS 的发生率增加,Gn 用量、时间和费用均增加,治疗时间长。通常用于卵巢储备功能正常的病人。

(2) 短方案:月经第 2 天给予 GnRH 激动剂(短效)至hCG 注射日,第三天给予 Gn(r-FSH 或 HMG)注射。短方案新鲜胚胎移植的成功率较长方案低,通常用于卵巢储备功能较低的病人。

(3) 超短方案:主要适用于卵巢反应不良、卵泡数量少的病人。月经第 2 天给予 GnRH 激动剂(短效),仅用数天。第三天给予 Gn(r-FSH 或 HMG)注射。

(4) 超长方案:主要适用子宫内膜异位症或子宫腺肌病的病人。月经第 2 天注射长效 GnRH-a 全量,28 天后注射第 2 次全量或半量,14 天后根据 FSH、LH 和 E_2 水平、卵泡直径及数量启动 Gn 促排卵。国内还有改良超长方案,即在黄体中期使用长效 GnRH-a 半量,14 天后再肌内注射长效 GnRH-a 半量,然后再等待 14 天后启动 Gn 促排卵。由于超长方案可能对 LH 抑制较深,需要补充 LH 或用 hMG 启动。其他监测与长方案相同。

(5) GnRH 拮抗剂(GnRH antagonist, GnRH-ant)方案:在卵泡中晚期采用 GnRH-ant 抑制提前出现的内源性LH 峰的促排卵方案,具有使用方便、促排卵时间短、促排卵用药少且无"flare-up"效应、不会产生囊肿、保留垂体反应性、显著降低 OHSS 发生率等优点。月经第 2~3 天给予 Gn 注射,注射第 5~6 天或卵泡≥14mm 时每天给予GnRH 拮抗剂 0.25mg 至 hCG 注射日。GnRH-ant 方案适用于各类人群,包括卵巢正常反应、低反应及高反应病人。

(6) 随机启动促排卵方案(random-start controlled ovarian hyperstimulation):多应用于癌症病人紧急取卵用于生育力储备。近年来国内对 IVF 病人采用黄体期促排卵方案,病人排卵后 1~3 天,给予 LE+HMG 或 CC+HMG 促排卵方案。黄体期促排卵方案的好处是避免了卵泡期促排卵因多卵泡发育而发生的提早 LH 峰,缺点是GN 总剂量较大,且无法新鲜胚胎移植。

(7) 在下列情况下可考虑在使用超促排卵药物的同时加用人重组 LH(Luveris®,乐芮)75IU 或 150IU。主要适合于:①高龄病人(年龄≥38 岁);②血基础 LH 水平<1.5IU/ml;③前次促排卵反应较差;④本次促排卵血雌激素水平较低。

3. IVF 超排卵中的检测   ①阴道 B 超:一般在卵巢刺激第 6 天左右开始,按照卵泡生长规律进行连续的 B 超监测。②测定血 LH、E_2、P 水平。血清 E_2 水平与促排中卵泡的数量及其生长明显相关,控制性卵巢刺激方案中启动

Gn 时的常规检测,协同 FSH、LH 评估降调节效果;注射hCG 日的监测,推测病人生长卵泡成熟水平及 OHSS 发生的可能。LH 水平是对排卵时间的评估,控制性卵巢刺激方案中启动 Gn 时的常规检测,了解病人降调节效果;当卵泡直径大于 12mm 时适时检测 LH 水平,监测 LH 峰的早发;注射 hCG 日应常规检测 LH 水平。一般认为,血 LH 峰较基础水平升高一倍以上提示出现隐匿性 LH 峰,而超过 20U/L 时为出现明显 LH 峰。血孕酮(Progesterone,P)主要用于卵泡晚期评估是否出现卵泡的黄素化以及 P 在体内的转化情况,协同其他相关指标确定 hCG 的注射时间,在 hCG 日常规检测。

4. hCG 使用时机   主要参考卵泡直径的大小和外周血中 E_2 水平、卵泡数目、血 LH,P 水平、子宫内膜情况及所用促排卵药物。一般情况下,当主导卵泡中有 1 个平均直径达 18mm 或 2 个达 17mm 或 3 个达 16mm 时,可于当天停用 Gn,给予 hCG 5000~10 000IU,如外周血中的 E_2 水平达每个主导卵泡 1110pmol/L 时,也可给予 hCG。36 小时后穿刺取卵。在非垂体降调节促排卵周期中有多个卵泡发育时,为预防 OHSS 发生,可以利用 GnRH-a 行扳机,激发内源性 LH 峰。

5. 穿刺取卵   B 超引导下经阴道穿刺卵泡,抽取卵泡液并从中获得卵母细胞。

6. 体外授精   一般在取卵后 3~5 小时进行,将获得的卵母细胞与经过上游法或梯度离心法处理的精子按5000~10 000 精子/卵子的密度进行体外授精。

7. 受精及卵裂情况的检查   授精后 18~20 小时,检查卵子的受精情况,正常受精卵应有 2 原核,核内核仁清晰,2 个极体,透明带完整、规则,卵浆清晰、均匀。授精后约 48 小时观察受精卵卵裂情况,根据卵裂球的数目、均匀程度及碎片的多少给胚胎评分。

8. 胚胎移植   受精卵经过体外 48 小时培养后(也可体外培养 5 天至囊胚),挑选胚胎评分高、质量好的胚胎1~2 个在超声引导下植入子宫腔内。

9. 黄体支持   目前大量临床研究提示,IVF-ET 术后使用黄体支持的临床妊娠率明显高于未行黄体支持者,黄体支持有助于改善促排卵周期的妊娠结局。研究表明,hCG 注射日、取卵日、移植日开始黄体支持对治疗结局无影响。目前大多数学者推荐黄体支持从取卵日开始,最迟不超过取卵后第 3 天。至于黄体支持持续的时间,大多数学者不主张长期维持,建议从取卵日开始持续至妊娠 8~10 周。常用的孕激素药物包括黄体酮、地屈孕酮、黄体酮凝胶、微粒化黄体酮等。常用的给药途径有 3 种:①口服给药,主要有地屈孕酮,病人使用方便,依从性好,但其生物利用度低、血药浓度不稳定;②肌内注射,主要为黄体酮针剂,其血药浓度高,价格便宜,但可能会出现过敏、皮肤硬结等不良反应,并且病人依从性较差;③阴道给药,主要包括黄

3

体酮凝胶和微粒化黄体酮,其主要特点为靶向子宫首过效应,子宫局部浓度高,全身不良反应小。不同的黄体支持给药途径并不会影响 IVF 的临床妊娠结局。2014 年公布的全球多中心黄体支持方案临床调查与 2009 年的调查结果相比,多于 90% 的生殖中心黄体支持采用单独阴道给药,显示出黄体支持方案中阴道给药的广泛性和实用性。肌内注射黄体酮、阴道用微粒化黄体酮和黄体酮凝胶 3 种黄体支持方案的临床妊娠率、持续妊娠率相似,均能达到良好的黄体支持作用,但阴道给药简单、便捷、病人依从性好,推荐临床应用。给予 hCG 时应注意 OHSS 发生的风险,GnRH-a 作为新的黄体支持药物,可能有助于改善临床妊娠率和种植率,但临床疗效尚有争议。

GnRH-a 取代 hCG 触发时,采用常规黄体支持,临床妊娠率较 hCG 触发低,流产率相对增加。鉴于目前 GnRH-a 触发后的黄体支持仍然存在诸多问题,建议全部胚胎冻存可以作为弥补方法使用。

10. **随访** 胚胎移植后两周检测血或尿 hCG 以判断妊娠。如超声诊断明确子宫内有妊娠囊、或流产、宫外孕并经病理组织学诊断妊娠物为绒毛组织则称临床妊娠。仅血或尿 hCG 阳性称为生化妊娠。

(三)卵胞浆内单精子显微注射(intracytoplasmic sperm injection,ICSI)

卵胞浆内单精子显微注射技术是在显微操作系统的帮助下将一个精子通过卵子透明带、卵膜,直接注射到卵子胞浆中使其受精。目前是严重少、弱、畸精症甚至无精症病人的主要治疗手段。

【ICSI 的适应证】

①严重的少、弱、畸精子症;②不可逆的梗阻性无精子症;③生精功能障碍(排除遗传缺陷疾病所致);④体外受精失败;⑤精子顶体异常;⑥需行植入前胚胎遗传学检查的。

(四)赠卵技术(oocyte donation)

赠卵技术是指采用健康的第三方(供者)自愿捐赠的卵子进行的辅助生殖技术。

【赠卵的适应证】

1. 丧失产生卵子的能力,如卵巢早衰、双侧卵巢切除术后、绝经期的病人。

2. 女方是严重的遗传性疾病携带者或病人(如 Turner 综合征、X 性连锁疾病、半乳糖血症、地中海贫血等)。

3. 具有明显的影响卵子数量和质量的因素导致反复 IVF 治疗失败。

(五)胚胎植入前遗传学诊断

胚胎植入前遗传学诊断(preimplantation genetic diagnosis,PGD)技术是指从早卵裂期的胚胎中取 1~2 个细胞、囊胚滋养外胚层细胞 5~10 个细胞或者卵细胞的第一极体、受精卵的第二极体在种植前进行遗传学检查,分析胚胎染色体,然后移植基因正常的胚胎,从而达到优生优育的目的。PGD 技术主要用于单基因相关遗传病、染色体病、性连锁遗传病及可能生育异常患儿的高风险人群等。

胚胎植入前遗传学筛查(preimplantation genetic screening,PGS)又称胚胎植入前非整倍体筛查,是指在辅助生殖技术中进行胚胎染色体数目的筛查、选择染色体正常的胚胎植入,被应用于自身核型正常但胚胎出现遗传异常风险较高的妇女,以期降低流产率、增加活产率。目前 PGS 的指征主要有以下几个:①夫妇一方自身染色体组型异常;②女方高龄;③反复自然流产或反复种植失败;④反复 IVF 失败史;⑤不良妊娠史或曾生育过有遗传疾病的孩子;⑥男方严重少、弱、畸形精子症等。

由于卵裂球活检可能影响胚胎发育潜能,目前国内外越来越多的生殖中心采取囊胚活检取代卵裂期胚胎活检。

近年来,胚胎植入前遗传学诊断技术得到了突飞猛进的进步。早期的主要采用卵裂期活检结合聚合酶链反应(PCR)或荧光原位杂交(FISH)来对单基因异常或有限的染色体异常进行检测。随着单细胞全基因组扩增技术和基因组分析技术的发展,一些可以同时检测整个染色体组的方法开始出现,如微阵列比较基因组杂交技术(array CGH)和单核苷酸多态性微阵列(SNP array)进一步提高了检测分辨率。随着全基因组扩增技术的优化和二代测序技术(NGS)成熟,全染色体筛查时代(PGS 2.0)已经到来。

(六)胚胎冷冻与冷冻胚胎复苏移植技术

IVF-ET 技术中使用超排卵往往会同时取得多个成熟卵子,并可能发育成胚胎,除了移植入子宫的胚胎外,将剩余的胚胎通过胚胎冷冻(cryopreservation of embryos)技术保存起来。胚胎冷冻的目的是为有剩余胚胎的 IVF 治疗病人提供多次移植的机会,提高每次采卵周期的累积妊娠率,提高 IVF 治疗效率,减少病人治疗费用。此外,有发生卵巢过度刺激综合征(OHSS)的可能时,取消新鲜胚胎移植,将胚胎冷冻保存等待病人情况好转后再行冻胚胎复苏移植,这样可以降低 OHSS 发生率。同时,有助于减少胚胎移植个数,降低多胎移植风险。Meta 分析发现冷冻胚胎与新鲜胚胎移植单胎出生结局比较,小于胎龄儿、早产儿、低体重儿、围产儿死亡、产前出血相对风险较低。但也发现冷冻胚胎移植增加巨大胎儿的发生风险。目前,胚胎冷冻技术多为玻璃化冷冻法。

冷冻胚胎复苏移植前子宫内膜的准备方案:目的是使子宫内膜的着床窗口与植入的胚胎发育同步。

1. **自然周期方案** 适用于月经周期规则、有排卵的病人。从月经第 10 天开始,B 超监测卵泡生长,同时监测血

中 E_2、LH 和 P 水平,B 超监测至排卵,第 2 天胚胎于排卵后 48 小时移植,第 3 天胚胎于排卵后 72 小时移植。

2. **雌孕激素替代方案**　适用于排卵不规律或无排卵的病人。从月经第 2~3 天开始每天口服戊酸雌二醇 4~6mg,第 12 天监测血 E_2 水平和子宫内膜厚度,当 E_2 水平达 250pg/ml,内膜厚度达 8mm 时,开始每天给予肌注黄体酮 80mg 或 600mg 黄体酮阴道栓剂,第 3 天胚胎在黄体酮使用后第 4 天移植。戊酸雌二醇和黄体酮一直用至移植后 2 周,若确定妊娠,继续用至妊娠 10~12 周。

3. **降调节 + 雌孕激素替代方案**　适用于排卵不规律或无排卵的病人。前个月经第 21 天给予 GnRH 激动剂降调节,月经来潮后超声测量子宫内膜厚度,若子宫内膜<5mm,则月经第 2~14 天每天给予戊酸雌二醇 4~6mg,第 15 天超声测量子宫内膜厚度,若子宫内膜≥8mm,则加用 600mg 黄体酮阴道栓剂,第 3 天胚胎在黄体酮使用后第 4 天移植,如果内膜子宫内膜厚度低于 8mm,可考虑每天联合使用 17β-雌二醇 1mg 阴道给药,3 天后超声随访子宫内膜厚度。

(七) 未成熟卵体外成熟技术

未成熟卵体外成熟技术(in vitro maturation,IVM)是指模拟体内卵母细胞成熟环境,使从卵巢中采集的未成熟卵母细胞在体外经过培养到达成熟。

【IVM 技术的适应证】

1. PCOS 病人为了预防 OHSS 的发生或是在超排卵过程中卵巢反应低下或卵泡发育停滞。

2. 不能接受超排卵治疗而有生育要求的病人如乳腺癌、卵巢癌术后。

【IVM 的步骤】

包括临床方案、未成熟卵获取、未成熟卵体外成熟、卵子受精、胚胎移植、子宫内膜的准备和黄体支持。

1. **IVM 的临床方案**　①非 Gn 刺激方案:无需应用 Gn 刺激治疗,通常于卵泡期或黄体酮撤退性出血后,卵泡直径达到 5~10mm 时,注射 hCG 10 000IU,36 小时后取卵;②小剂量 Gn 刺激方案:卵泡期或黄体酮撤退性出血后 3~5 天,每天使用小剂量 Gn 75IU 刺激 5~10 天,当卵泡直径达到 5~10mm 时,注射 hCG 10 000IU,36 小时后取卵。

2. **未成熟卵获取**　B 超引导下经阴道穿刺卵泡,通常采用 19~21g 取卵针取卵。

3. **未成熟卵体外成熟和卵子授精**　将未成熟卵置于 1ml MediCult IVM 培养液或组织培养液 199(TCM199)中培养至成熟,两种培养液都需要加入 FSH、HCG 和病人自身血清,待成熟后脱去外周的颗粒细胞,通过 ICSI 技术使卵子受精。余下同 IVF 操作。

4. **子宫内膜准备和黄体支持**　当子宫内膜偏薄时,需补充外源性的雌激素,可在取卵前或取卵当天开始口服戊酸雌二醇 2~6mg,使内膜在移植前≥8mm,可以通过血雌激素水平调整用药量。于行 ICSI 注射日当天开始每天加用黄体酮 60~80mg。

二、辅助生殖技术并发症

(一) 卵巢过度刺激综合征

卵巢过度刺激综合征(ovarian hyperstimulationsyndrome,OHSS)是继发于促排卵或超促排卵周期的一种严重的医源性疾病。临床表现为卵巢有过多卵泡发育,导致病人血液浓缩,血浆外渗,出现胸腔积液、腹水、尿量减少、肝肾功能异常,严重者可危及生命。与病人所用超排卵药物的种类、剂量、治疗方案、病人的内分泌状态以及是否妊娠等因素有关。中度 OHSS 发生率为 3%~6%,重度 OHSS 发生率为 0.1%~2.0%。

【病理生理】

参与 OHSS 病理生理的因子包括血管内皮生长因子(VEGF)、前列腺素、内皮素以及肾素-血管紧张素系统。

OHSS 分为两种类型。早期 OHSS(也称医源性 OHSS)与外源性应用 hCG 有关,发生在 hCG 注射后 3~7 天;晚期 OHSS(也称自发性 OHSS)出现在 hCG 升高后 12~17 天,源于妊娠分泌的内源性 hCG。两种 OHSS 共同的病理生理基础是卵泡过度生长。早期 OHSS 超排卵促进多个卵泡发育,在 hCG 注射日雌激素水平和卵泡数目显著增加。晚期 OHSS 原因可能是妊娠来源的 hCG 促进多个卵泡生长和次级黄体形成,与排卵前卵巢反应参数无显著相关性。

【高危因素】

1. 年轻、低 BMI 的病人。

2. PCO 或 PCOS 的病人。

3. 以前曾有 OHSS 病史者。

4. 使用 hCG 诱导排卵及黄体支持。

5. 当 E_2>4000pg/ml,卵泡数>20 个时。

【临床表现及分级】

临床表现包括体重迅速增加,少尿或无尿,血液浓缩,白细胞增多,低血容量,电解质失衡,常表现为低钠和高钾,出现相关并发症如腹水、胸腔积液和心包渗出等,卵巢囊肿扭转或破裂,肝肾功能障碍,血栓形成,多器官功能衰竭,严重者可导致死亡。通常先出现腹胀,继而恶心、呕吐和腹泻,可进展为乏力,气短和尿量减少,提示疾病恶化。根据 Golan 标准 OHSS 分为三度和 5 级,包括临床表现、体征、超声和实验室检查(表 32-2-1)。

表 32-2-1　Golan 等的 OHSS 分类

病变程度	Ⅰ级	Ⅱ级	Ⅲ级	Ⅳ级	Ⅴ级
轻度	仅有腹胀及不适	Ⅰ＋恶心、呕吐和腹泻,卵巢增大 5～12cm			
中度			Ⅱ＋超声下有腹水		
重度				Ⅲ＋临床诊断胸腔积液、腹水、呼吸困难	Ⅳ＋低血容量改变,血液浓缩、血液黏度增加、凝血异常、肾血流减少,导致少尿、肾功异常、低血容量休克

【OHSS 的预防】

鉴于 OHSS 病因不清,没有根本的治疗方法,预防 OHSS 的发生或减轻 OHSS 的程度是治疗的关键。可通过以下几个水平预防 OHSS 发生:

1. **限制 hCG 的浓度和剂量**　通过调整促排卵方案减少对卵巢的刺激,如在卵巢高反应病人使用 GnRH 拮抗剂方案或温和刺激方案,降低促排卵 Gn 用量和 hCG 剂量,冷冻所有的胚胎,使用孕激素代替 hCG 支持黄体,以及单个囊胚移植,减少多胎等方法减少 OHSS。

2. **诱导黄体溶解**　在不损害子宫内膜和卵子质量前提下,寻找诱导黄体溶解的方法,包括滑行疗法(Coasting)、应用 GnRH-a 替代 hCG 诱发排卵和早期单侧卵泡穿刺(early unilateral ovarian follicular aspiration,EU-FA)。近年来,有研究使用多巴胺激动剂卡麦角林(cabergoline)预防 OHSS 的报道。值得注意的是,上述方法仅能够降低高危病人 OHSS 发生的几率,而不能完全阻止 OHSS。

【OHSS 的治疗】

轻度的 OHSS 可以在门诊随访治疗:限制每天摄入的液体量不超过 1L,建议摄入矿物质液体;每天监测体重、腹围和液体出入量,如体重一天增加≥1000g 或尿量明显减少,需及时就诊;轻微活动,避免长时间卧床休息以免发生血栓;对于妊娠合并 OHSS 的病人需加强监控,特别是血清 hCG 浓度迅速上升的病人。

对于出现下述症状和体征的重度 OHSS 病人需住院治疗:

(1) 恶心、呕吐、腹痛、不能进食、少尿、无尿、呼吸困难,张力性腹水、低血压。

(2) 实验室指标:血液浓缩(血细胞比容＞45％),外周血白细胞计数＞15×10⁹/L,血肌酐＞1.2mg/dl,肌酐清除率＜50ml/min,肝脏酶异常,严重的电解质紊乱(血清钠浓度＜135mmol/L、血清钾浓度＞5mmol/L)。

(3) 根据病人病情每 2～8 小时测定生命体征,每日测量体重、腹围和液体的出入量。每日测定白细胞计数、血红蛋白浓度、血细胞比容、电解质、尿液比重。超声定期检查腹水和卵巢的大小,呼吸困难者需测定血氧分压,根据病情需要定期检查肝肾功能。

(4) 液体处理:重度 OHSS 的病人入院时常处于低血容量状态,可以给予 5％的葡萄糖生理盐水 500～1000ml,以保持病人尿量＞20～30ml/h 以及缓解血液浓缩。若上述治疗效果不佳,可考虑使用白蛋白治疗,20％的白蛋白 200ml 缓慢静滴 4 小时,视病情需要可间隔 4～12 小时重复进行。应慎重使用右旋糖苷,因可能导致成人呼吸窘迫综合征(ARDS),血液浓缩纠正后(血细胞比容＜38％)方可使用利尿剂,频繁使用利尿剂容易导致血液浓缩引起血栓形成。通过治疗症状有所改善,病人有排尿,可以进食,可给予少量静脉补液或可停止补液。

(5) 腹水处理:当病人出现腹水导致的严重不适或疼痛、肺功能受损(呼吸困难、低氧分压、胸腔积液)、肾功能受损(持续性少尿、无尿血肌酐浓度升高、肌酐清除率下降)时需考虑超声引导下进行胸腔穿刺或腹腔穿刺放液。

(6) 重度 OHSS 处于血液高凝状态,预防性给予肝素 5000IU 皮下注射每日 2 次,鼓励病人间歇性翻身、活动、按摩双腿,如发现血栓形成的症状和体征,应及时诊治。

(二) **多胎妊娠**

ART 技术的应用增加了多胎妊娠(multiple pregnancy)的几率,而多胎妊娠增加母儿的妊娠风险。与多胎妊娠相关的母儿并发症包括:早产,小于胎龄儿,脑瘫及其他出生缺陷,围产儿死亡率等均较单胎明显增加;同时妊娠期孕产妇并发症包括胎膜早破、子痫前期、妊娠期糖尿病、妊娠期贫血、产后出血,甚至相当少见的妊娠期脂肪肝的发生率均增加。

多胎妊娠与移植胚胎数目及质量有关。IVF-ET 中通常移植 2～3 个胚胎,双胎发生率为 25％,三胎发生率为

5%。为了降低多胎妊娠发生率，美国生殖医学协会（American Society for Reproductive Medicine，ASRM）2013年制定了相关指南，以降低三胎及以上多胎妊娠的发生率。此外对于特定目标人群，目前欧美等国家通过选择性单胚胎移植（elective single embryo transfer，eSET）方法使多胎出生率降至 2%，虽然新鲜胚胎移植周期中 eSET 较 2 个胚胎移植的胎儿出生率低，但两种方法的累积胎儿出生率无显著性差异。ASRM 推荐 eSET 使用的目标人群为：年龄＜35 岁，超过一个优质胚胎可供移植，第 1 次或第 2 次 IVF周期，捐赠卵子胚胎移植。一旦发生多胎妊娠可以通过多胎妊娠减胎术保留 1～2 个胚胎。

多胎妊娠减胎术（multifetal pregnancy reduction）是经阴道超声引导下减胎术，通常在妊娠 6～8 周进行，具体操作方法如下：病人排空膀胱，取截石位，碘附消毒外阴、阴道。在阴道 B 超探头外罩无菌橡胶套，安置穿刺架。探测子宫及各妊娠囊位置及相互关系，选择拟穿刺的妊娠囊。使用穿刺针，在阴道 B 超引导下，由阴道穹隆部进针，经宫壁穿刺所要减灭的胚囊和胚胎。以穿刺针穿刺胚体加 15kPa 负压，持续 1～2 分钟，或以穿刺针在无负压下于胚体内来回穿刺，如此反复以造成对胚胎的机械破坏直至胎心消失。或采用抽吸负压的方法，即先加负压至 40kPa，当证实穿刺针已经进入胚胎内，在短时间进一步加负压至 70～80kPa，可见胚胎突然消失，妊娠囊略缩小，此时应立即撤除负压，避免吸出囊液。检查见穿刺针塑料导管内有吸出物，并见有白色组织样物混于其中，提示胚芽已被吸出。术前可酌情使用抗生素、镇静剂或黄体酮。对于孕周较大无法通过上述方法减胎的，可以考虑向胎儿心脏搏动区注射氯化钾，具体方法是：在阴道超声引导下，由阴道穹隆部进针至要减灭的胚囊和胚胎心脏搏动区推注 10%氯化钾 1～2ml，注射后观察胎心减慢至停跳 2～5 分钟，胎心搏动未恢复即拔针。所注射氯化钾剂量应根据胎龄大小做调整，减胎术后 24 小时及 1 周各行一次超声检查，观察被减灭和保留的胎儿情况。

（三）损伤和出血

取卵穿刺时可能损伤邻近器官或血管。阴道出血的发生率为 1.4%～18.4%，多数情况不严重，经压迫或钳夹均能止血，经上诉处理无效者，需缝合止血。腹腔内或后腹膜出血的发生率约为 0～1.3%，其临床表现为下腹痛、恶心、呕吐，内出血较多可表现有休克症状。

（四）感染

发生率为 0.2%～0.5%，接受 IVF 治疗的病人其生殖道或盆腔可能本来就存在慢性炎症，阴道穿刺取卵或胚胎移植手术操作使重复感染的危险性升高。盆腔炎症状可在穿刺取卵后数小时至 1 周内出现，表现为发热、持续性下腹痛、血白细胞上升。而卵巢脓肿是较严重的并发症，其发病的潜伏期较长，可从 4 天到 56 天不等，因开始的症状不典型，与取卵后病人多有卵巢较大、下腹不适感无法区分，较易误诊而延误治疗。

【临床特殊情况的思考和建议】

1. 子宫内膜异位症合并不孕的辅助生殖技术　对于轻度子宫内膜异位症不孕病人，超促排卵联合 IUI 治疗可以改善其临床妊娠率，由于卵巢刺激可能导致子宫内膜异位症病情的发展，因此控制性超排卵联合 IUI 治疗周期应控制在 3～4 个周期，若无效建议行 IVF 治疗。子宫内膜异位症对 IVF 治疗结局的影响目前仍不清楚，一项涉及 27 个观察性研究的 Meta 分析结果发现：Ⅲ/Ⅳ 期子宫内膜异位症妇女 IVF 成功率和种植率低。对于中、重度子宫内膜异位症妇女 IVF 治疗前使用 GnRH-a 治疗 3～6 个月，可以改善妊娠成功率。欧洲生殖与胚胎学学会（European Society of Human Reproduction and Embryology，ESHRE）指南建议对于子宫内膜异位症妇女，因输卵管因素、男性因素导致的不孕或经过其他方法治疗无效者，宜行 IVF 治疗。对于 IVF 治疗前卵巢子宫内膜异位囊肿的病人，有明显症状或未经手术确诊为卵巢内膜样囊肿直径≥5cm 者，宜行腹腔镜检查以除外卵巢肿瘤。而 IVF 前的手术治疗并未提高妊娠结局，应该引起关注的是手术可能影响正常卵巢组织导致卵巢储备功能受损。直径＜5cm 的复发性卵巢内膜样囊肿更倾向于暂时不行重复手术治疗而直接行 IVF 治疗。IVF 前或取卵时进行卵巢内膜样囊肿的穿刺对于 IVF 妊娠结局的影响仍有争论，由于该技术不能提供组织学诊断，而且复发率很高，并有感染的风险，因此，取卵时往往不提倡囊肿穿刺。

2. 多囊卵巢综合征合并不孕的辅助生殖技术

（1）生活方式的改变：对于多囊卵巢综合征（polycystic ovary syndrome，PCOS）合并不孕的病人在行助孕治疗之前，强调生活方式的改变是非常重要的，特别是体质指数较高的病人，控制饮食、增加锻炼、减轻体重、控制抽烟、饮酒尤其重要。枸橼酸氯米芬（CC）仍是 PCOS 病人诱导排卵的一线药物，近年来 Meta 分析和 RCT 研究结果显示，LE 诱导排卵时每位病人活产率、排卵率、单卵泡发育率优于 CC，多胎妊娠率低于 CC，出生缺陷无统计学差异，因此 LE 可能成为 PCOS 一线促排卵药物。若 CC 治疗不成功，可以采用外源性 FSH 或 HMG 促排卵治疗。采用外源性 FSH 或 HMG 促排卵治疗易增加多胎和 OHSS 发生的风险，因此，促排卵治疗过程中需严密监控。PCOS 病人仅腹腔镜手术治疗有效率不到 50%，手术联合促排卵治疗能够改善妊娠率。如上述治疗无效，可考虑行 IVF 治疗。

（2）二甲双胍相关问题：对于 PCOS 的不孕病人使用胰岛素增敏剂二甲双胍的问题，目前的研究结果认为二甲双胍可以改善排卵率和临床妊娠率，降低 OHSS 的发生率，但无助于改善活产率。

（3）卵巢高反应性相关问题：PCOS 病人行 IVF 时卵巢对外源性促性腺激素的反应与正常妇女不同，其对外源性促性腺激素敏感性增加，表现为卵泡募集过多、雌激素水平较高和 OHSS 发生率较高。目前 PCOS 病人行 IVF 时的超排卵大多使用拮抗剂方案、CC＋HMG 方案或 LE＋HMG 方案，外源性促性腺激素药物的应用宜采用低剂量缓增方案。

（4）未成熟卵体外成熟技术（IVM）：对于 PCOS 病人有采用 IVM 技术使其妊娠，IVM 的优点是病人不用或很少量的使用外源性促性腺激素药物，避免了 OHSS 发生的危险性，但该技术的有效性和安全性有待于进一步证实。有研究发现通过 IVM 技术成熟的卵子，其异常纺锤体和染色体构型发生率较高。

3. 卵巢低反应病人的辅助生殖技术 卵巢低反应（poor ovarian response，POR）是卵巢对 Gn 刺激反应不良的病理状态，主要表现为卵巢刺激周期发育的卵泡少、血雌激素峰值低、Gn 用量多、周期取消高、获卵少和低临床妊娠率。目前 POR 诊断采用博洛尼亚的标准，至少满足以下三条中的两条即可诊断为 POR：①高龄（≥40 岁）或存在卵巢反应不良的其他危险因素；②前次 IVF 周期常规方案获卵≤3 个；③卵巢储备下降（AFC＜5～7 个或 AMH＜0.5～1.1mg/L）。预测指标包括 AMH、基础 FSH、AFC 和病人 BMI，目前，对于 POR 病人没有理想的促排卵方案。

4. 输卵管积水病人行辅助生殖技术前的处理 研究发现输卵管积水（hydrosalpinx）的不孕病人行 IVF 治疗的成功率只有无输卵管积水病人的一半，而且流产率和宫外孕率较高。输卵管积水可能通过以下机制影响 IVF 治疗结局：①机械"冲刷"作用；②对胚胎、配子的毒性；③子宫内膜接受性下降；④对子宫内膜的直接作用，导致宫腔积液。IVF 前行腹腔镜下输卵管切除术或输卵管近端介入栓堵术有助于改善 IVF 治疗结局，而且两种治疗效果相似。经阴道行输卵管积水穿刺术的疗效有待于进一步证实。输卵管切除术是否会影响卵巢功能目前尚存争议。

5. 反复种植失败病人的辅助生殖技术 反复种植失败（repeated implantation failure，RIF）没有明确的定义，目前接受较为广泛的标准是 40 岁以下的女性中，在 3 个移植周期中移植了至少 4 个优质胚胎均失败或多次累积移植达 10 个胚胎失败。反复种植失败病因比较复杂，临床上可以针对下列可能的原因行相关处理：

（1）解剖结构异常因素：子宫纵隔、宫腔粘连、宫腔息肉或黏膜下肌瘤等，必要时宫腔镜检查或三维超声检查。

（2）子宫内膜因素：子宫内膜接受性是胚胎种植的关键，种植窗期的子宫内膜发生形态和生物学功能的变化以利于胚胎的植入。子宫内膜的厚度与胚胎成功种植相关，胚胎种植所需最低的子宫内膜厚度为 6～8mm。一些研究发现子宫内膜搔刮术有利于胚胎种植，虽然该治疗的机制目前还不清楚。

（3）胚胎因素：即使优质的早卵裂期胚胎也有可能移植入子宫后发育停滞，可采用囊胚移植策略。尽管美国生殖医学实践委员会不建议对所有的常规 IVF 周期的胚胎使用辅助孵化（hatching）技术，但建议对反复种植失败的病人、胚胎质量较差的病人以及高龄病人（＞38 岁）使用激光辅助孵化治疗。另外，胚胎非整倍体是导致种植失败的重要原因，通过 PGS 技术选择整倍体胚胎植入理论上可以提高种植率。

参考文献

1. European IVF-Monitoring Consortium（EIM），European Society of Human Reproduction and Embryology（ESHRE），et al. Assisted reproductive technology in Europe，2011；results generated from European registers by ESHRE. Hum Reprod，2016，31（2）：233-248

2. Veltman-Verhulst SM，Hughes E，Ayeleke RO，et al. Intra-uterine insemination for unexplained subfertility. Cochrane Database Syst Rev，2016，19；2；CD001838

3. 乔杰，马彩虹，刘嘉茵，等. 辅助生殖促排卵药物治疗专家共识. 生殖与避孕，2015，35（4）：211-223

4. Kuang Y，Hong Q，Chen Q，et al. Luteal-phase ovarian stimulation is feasible for producing competent oocytes in women undergoing in vitro fertilization/intracytoplasmic sperm injection treatment，with optimal pregnancy outcomes in frozen-thawed embryo transfer cycles. Fertil Steril，2014，101（1）：105-111

5. 孙赟，刘平，叶红，等. 黄体支持与孕激素补充共识. 生殖与避孕，2015，35（1）：1-8

6. Harton Gl，Magli MC，Lundin K，et al. European Society for Human Reproduction and Embryology（ESHRE）PGD Consortium/Embryology Special Interest Group. ESHRE PGD consortium/Embryology Special Interest Group-Best practice guidelines for polar body and embryo biopsy for preimplantation genetic diagnosis and screening（PGD/PGS）. Hum Reprod，2011，26（1）：41-46

7. Sermon K，Capalbo A，Cohen J，et al. The why and the when of PGS 2.0；current practices and expert opinions of fertility specialists，molecular biologists，and embryologists. Mol Hum Reprod，2016，22（8）：845-857

8. Gardner DK，Weissman A，Howles C，et al. Textbook of assisted reproductive techniques. 4nd ed. USA；Informa Healthcare，2012

9. Practice Committee of American Society for Reproductive Medicine；Practice Committee of Society for Assisted Reproductive Technology. Criteria for number of embryos to transfer；a committee opinion. Fertil Steril，2013，99（1）：44-46

10. Hamdan M，Dunselman G，Li TC，et al. The impact of endometrioma on IVF/ICSI outcomes；a systematic review and meta-

analysis. Hum Reprod Update,2015,21(6):809-825

11. Dunselman GA,Vermeulen N,European Society of Human Reproduction and Embryology et al. ESHRE guideline:management of women with endometriosis. Hum Reprod,2014,29(3):400-412

12. Legro RS,Brzyski RG,NICHD Reproductive Medicine Network,et al. Letrozole versus clomiphene for infertility in the polycystic ovary syndrome. N Engl J Med,2014,371(2):119-129

13. Busnelli A,Papaleo E,Del Prato D,et al. A retrospective evaluation of prognosis and cost-effectiveness of IVF in poor responders according to the Bologna criteria. Hum Reprod,2015,30(2):315-322

14. Simon A,Laufer N. Repeated implantation failure:clinical approach. Fertil Steril,2012,97(5):1039-1044

（孙晓溪）

3

第四篇 计划生育

第三十三章 计划生育技术工作的意义和重要性

关键点

1. 计划生育是我国的基本国策,目的在于控制生育数量。

2. 计划生育技术是指采用手术、药物、工具、仪器、信息及其他技术手段,有目的地向育龄公民提供有关生育调节知识、临床医疗和保健服务。

3. 计划生育技术服务范围包括:采用科学方法实施避孕节育;实施避孕和节育医学检查、手术的指导、咨询与随访;生殖健康保健教育及计划生育相关服务等。

一、计划生育与计划生育技术

(一) 计划生育

计划生育(family planning)是有计划的节制生育,使人们能够得到期望抚养的孩子数量并决定生育间隔及何时停止生育等。本质上是指通过现代或传统(也称自然)避孕方法的使用,使个人和夫妇能在既定时间、既定间隔获得既定数量的子女,可以通过使用避孕方法和治疗不孕来实现。计划生育与家庭计划的最主要区别在于,计划生育是政府行为,目的在于控制生育数量。由于人口增长的压力已为全世界所感受,对性道德的担心也使人感到用非婚生子女来惩罚父母并非良策,反对计划生育者已大为减少。当前,计划生育仍是我国的基本国策,所有公民有生育的权利,也有依法实行计划生育的义务。

(二) 计划生育技术

计划生育技术(family planning technology)是指采用手术、药物、工具、仪器、信息及其他技术手段,有目的地向育龄公民提供有关生育调节知识、临床医疗和保健服务,如:提供避孕药具、避孕节育手术、计划生育技术指导和咨询、避孕药具不良反应的防治以及计划生育手术并发症的诊治等。

二、计划生育技术工作的 意义和重要性

(一) 有利计划生育政策逐步完善

计划生育技术工作的持续开展,有利于计划生育政策逐步完善。早在 20 世纪 50 年代中期后我国就提出了节制生育政策,将人口问题放在重要位置,并纳入了国家计划之内,代表了在计划经济条件下由政府推动和实施的节育政策类型。60 年代末期和 70 年代初期真正落实,提倡青年实行晚婚、晚育、少生、优生,从而有计划地控制人口数量,提高人口质量,对中国的人口问题和发展问题等起到积极作用。实践证明,实行计划生育基本国策以来,有效地缓解了人口对资源、环境的压力,促进了经济发展和社会的进步。不但对我国的建设和民族振兴产生了重大作用,为促进世界人口与发展也发挥了巨大影响。到 21 世纪初,经过政府有关部门及权威科研机构的多方论证及科学评估,综合考虑经济社会发展和人口形势的变化,中国的计划生育政策又做出了一些调整,从严格控制人口过快增长、稳定低生育水平,促进人口长期均衡发展,到实施全面两孩政策,逐步调整完善生育政策,是计划生育工作的重大变革,为促进人口长期均衡发展,最大限度发挥人口对经济社会发展的能动作用。

当前我国生育政策的调整,全面实施两孩政策,有利于优化人口结构,增加劳动力供给,减缓人口老龄化压力;有

利于促进经济持续健康发展,实现全面建成小康社会的目标;有利于更好地落实计划生育基本国策,促进家庭幸福与社会和谐。

(二) 提高出生人口质量和生殖健康保健水平

计划生育是降低孕妇、产妇死亡的有效策略,也是降低少女妊娠的有效策略。通过采用计划生育技术,不仅在有计划地控制人口数量、协调人口结构、提高人口质量等方面,逐步地适应社会发展的客观要求;还能通过计划生育措施来避免在不适当的情况或条件下妊娠或减少意外妊娠,避孕失败后采取的补救办法为人工流产及引产。但在施行计划生育时应注意贯彻知情同意的原则,终止妊娠应以早孕者为限,避免大月份引产,禁止非医学需要的胎儿性别鉴定和选择性别的人工终止妊娠。在实施计划生育工作同时,对不育的夫妇则给予积极检查和治疗,以减少不良婴儿出生,降低生殖过程中某些疾病和并发症的发生率,有利于提高出生人口素质,也有利于提高生殖健康保健水平。

(三) 促进生育服务管理制度改革

计划生育服务管理改革是创新社会治理体制、改进社会治理方式的必然要求,是实现新时期计划生育工作从生育控制型管理向生殖健康型服务转型发展的必由之路,也是一项崭新的课题。如整合内部资源,优化服务流程;关注弱势群体,加大服务力度;借助社会力量,拓展服务空间等,通过计划生育技术工作及其优质服务不断完善,以促进生育服务管理制度改革,逐步实现符合中国国情的计划生育服务管理。

三、计划生育技术服务范围

(一) 采用科学方法实施避孕节育

为确保育龄女性以及夫妇能够得到良好的避孕知识与方法,根据服务对象的具体情况,如年龄、健康情况、子女数、生活习惯等,因人、因地、因时提供知情选择的安全、有效、适宜的避孕节育措施,并提供足够的选择方法。如:避孕套、口服避孕药、宫内节育器、皮下埋植、输卵(精)管结扎等避孕节育方法,以减少非意愿妊娠。

(二) 实施避孕和节育医学检查、手术的指导、咨询与随访

1. **规范技术操作及服务** 依据计划生育《临床技术操作规范》和《临床诊疗指南》,在计划生育技术服务人员指导下,对避孕、节育手术及输卵(精)管复通等手术的受术者给予医学检查、术前指导、咨询、术后随访及流产后关爱(post abortion care,PAC),为育龄妇女提供更加人性化的服务等。

2. **防治并发症** 对计划生育手术风险防控、手术并发症及计划生育药具的不良反应积极处理和诊治。

(三) 生殖健康保健教育及计划生育相关服务

1. 宣传与指导 在调整完善生育政策、控制人口的同时,开展围绕生育、节育、不育等其他科普宣传、指导和咨询及保健服务。

2. 治疗不孕 对不育的夫妇则给予积极检查和治疗。

3. 生殖健康检查及计划生育相关服务诸如:降低女性生殖感染率,提高女性的健康状况;加强婚前、产前检查和遗传咨询;对各种遗传病、智力低下、先天畸形进行调查及环境致畸进行监测;逐步完善优生法的制定和优生优育相应措施等,以防止或者减少出生缺陷,提高出生婴儿健康水平等。

(四) 良好的人际关系及交流技巧

计划生育工作者必须以关怀并尊重的态度对待对象,以严肃、亲切、畅言、守密为原则,取得服务对象的信任,使之感受到服务者的良好态度,与之建立良好关系,并使服务对象能畅所欲言,积极配合,从而提高避孕措施的正确使用率、续用率及避孕效果。

(五) 改革生育服务管理制度

当前,生育服务管理制度的改革是在促进人口长期均衡发展为主线的前提下,坚持计划生育的基本国策,做好诸如:统筹推进生育政策,实行生育登记服务制度;对生育两个以内(含两个)子女的不实行审批,由家庭自主安排生育及再婚生育管理;优化办事流程、简化办理手续;积极探索推进生育服务证、孕产期保健手册、预防接种证,多证合一简政便民的服务管理等;以逐步完善生育服务管理。

【临床特殊情况的思考和建议】

特殊情况的思考:随着时代的发展,计划生育技术工作有很大改进,所涉及的工作范围常常与其他工作有交互,如妇女保健工作(青春期、婚前期、围绝经期等),易引起其工作范围不明确。

建议:当与妇女各期保健工作或其他工作有重叠时,需要各部门相互配合与支持,以利各项工作的开展。

参考文献

1. Family planning:WHO health topic page,2016

2. 华克勤,丰有吉. 实用妇产科学. 第3版. 北京:人民卫生出版社,2013:717-714

3. 中华医学会计划生育学分会. 人工流产后计划生育服务指南. 中华妇产科杂志,2011,46(4):319-320

4. 中华人民共和国国家卫生和计划生育委员会. 计划生育技术服务管理条例.《国务院关于修改〈计划生育服务管理条例〉的决定》修订,2004

5. 中华人民共和国国家卫生和计划生育委员会. 中华人民共和国人口与计划生育法(2015年修正).2016

6. 陈明立. 谈中国《人口与计划生育法》的里程碑意义. 四川行

政学院学报,2002,1:39-40

7. 梁颖. 国际计划生育发展回顾及 2015 年后展望. 人口学刊, 2016,3:5-17

8. 方爱华,王益鑫. 计划生育技术. 第 3 版. 上海:上海科学技术出版社,2012

(方爱华)

第三十四章 避 孕

WHO 计划生育的定义:计划生育是通过避孕和不孕不育的治疗,让每个人和每对夫妇在他们所希望的时间以及间隔时间实现他们的生育计划。妇女避孕时间的长短及成功与否直接影响她的健康和幸福,以及每次妊娠的结局。在中国,计划生育特指以避孕为主,创造条件保障使用者知情选择安全、有效、适宜的避孕措施。常采用药物、器具、阻挡物或利用生殖生理的自然规律达到避孕目的;以及为适应国策采取的避孕失败的补救措施。

据世界卫生组织统计,2013 年世界范围有 289 000 妇女死于分娩及妊娠相关并发症,并且,每有一个分娩死亡的妇女就有 20 多个妇女遭受妊娠相关的伤害、感染或疾病——每年大约 1000 万。即便在美国,妇女的妊娠 49%(320 万例妊娠)也是意外妊娠。伴随意外妊娠的是大量资金的消耗。在 2010 年,英国的国民医疗保健制度(national health service,NHS)为 218 100 例意外妊娠(人工流产和自然流产、异位妊娠、分娩)提供保险,直接医疗花费为 1.932 亿英镑(即 2.992 亿美元)。美国每年意外妊娠的医疗花费估计为 46 亿美元。避孕是为减少这类医疗费用的一种具有成本-效果的方法。避孕是指用科学的方法使妇女暂时不受孕。所有避孕措施均可控制妊娠时机并避免意外妊娠,但避孕措施的有效性不同;避孕套为防止性传播感染提供保护;激素避孕提供避孕以外的健康益处。

评价避孕有效性的指标是比尔指数(Pearl index),比尔指数是指每 100 名妇女使用某种避孕方法 1 年所发生的非意愿妊娠次数。比尔指数越小,说明此种避孕方法效果越好。理论效果(也称完美使用):指在各种情况下正确使用避孕方法的妊娠率(即固有效果);实际效果(也称一般使用):某种避孕方法实际应用的效果,因不坚持或不正确使用,实际效果通常较理论效果低,但对于不依赖使用者使用的避孕方法(如 IUD 或皮下埋植避孕)实际效果与理论效果很接近。根据避孕效果的高低可粗略把避孕方法如下分类:

1. **最有效** 不管使用的人群,长效可逆避孕(long acting reversible contraception,LARC,包括 IUD、皮下埋植剂)因为妊娠率受使用者依从性的影响最小。应鼓励女性首先考虑这一级方法。

2. **有效** 注射用避孕药是本级选择中最有效的方法。如果坚持并正确使用,口服避孕药、经皮给药避孕系统和阴道环也有较低的妊娠率,但由于不坚持/不正确的使用,实际妊娠率大幅提高。

3. **低效** 其他避孕方法包括阴道隔膜、宫颈帽、避孕套、杀精剂、体外排精和周期性节欲均与较高的实际妊娠率相关(远高于完美使用的妊娠率)。不同研究中这些避孕法的总体妊娠率差异很大。

LARC 满意率和续用率均最高,也是最有效、最易被遗忘和不依赖于使用者的方法。一般使用与完美使用几乎一样有效。为减少非意愿妊娠,医务人员应该将 LARC 作为一线选择提供给使用者(图 34-0-1)。

必须指出,目前没有一种避孕方法是完美的。使用者的健康情况和避孕方法的特点决定了某种避孕方法的禁用或慎用情况。WHO 出版《避孕方法选用的医学标准》(第 5 版),将影响每种避孕方法适用性的情况分为以下四种级别:

- **1 级**:此种情况对这种避孕方法的使用无限制,在任何情况下均可使用此方法。
- **2 级**:使用避孕方法的益处一般大于理论上或已证实的危险,通常可使用此种方法。
- **3 级**:理论上或已证实的危险通常大于使用方法的益处,除非其他方法不能提供或不被接受,一般不推荐使用此方法。
- **4 级**:使用避孕方法对健康有不可接受的危险,不能使用此种方法。

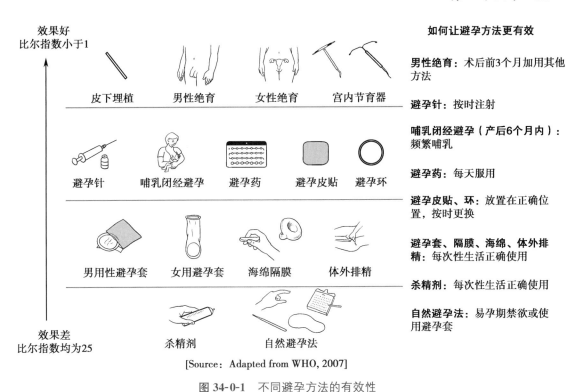

效果好
比尔指数小于1

皮下埋植   男性绝育   女性绝育   宫内节育器

避孕针   哺乳闭经避孕   避孕药   避孕皮贴   避孕环

男用性避孕套   女用避孕套   海绵隔膜   体外排精

效果差
比尔指数均为25
杀精剂   自然避孕法

[Source：Adapted from WHO, 2007]

如何让避孕方法更有效

男性绝育：术后前3个月加用其他方法

避孕针：按时注射

哺乳闭经避孕（产后6个月内）：频繁哺乳

避孕药：每天服用

避孕皮贴、环：放置在正确位置，按时更换

避孕套、隔膜、海绵、体外排精：每次性生活正确使用

杀精剂：每次性生活正确使用

自然避孕法：易孕期禁欲或使用避孕套

图 34-0-1   不同避孕方法的有效性

第一节   女用甾体激素避孕

关键点

1. 甾体激素的避孕主要机制是抑制排卵。

2. 甾体激素避孕包括复方甾体激素和纯孕激素避孕，各有相应的禁忌证，使用方法有别。

3. 甾体激素避孕有短效和长效和缓释之分。

4. 甾体激素避孕有很多避孕以外的益处，对妇女的生殖健康意义重大。

20 世纪 50 年代后半期甾体激素避孕药（steroid contraceptive）的创制，是对人类生育控制的重大突破。长期临床实践表明甾体激素避孕药的效果确切、安全性较高，为其他避孕方法所不及，而且还有避孕以外的健康益处。主要通过抑制排卵发挥避孕作用。

一、概   述

追溯甾体激素避孕药的发展历史，1921 年发现将妊娠动物的卵巢种植于另一性成熟的雌性动物体内，可导致暂时性不孕；1937 年在啮齿类动物证实黄体酮有抑制排卵的作用，并发现睾酮和雌激素也能抑制排卵；1950 年初期，人工合成了多种甾体激素，经动物实验筛选，发现其中 19-去甲基睾酮类化合物口服有较强抑制排卵作用，以异炔诺酮和炔诺酮为代表；1956 年在 Pincus 的指导下，选择了异炔诺酮在美国成功地进行了第一个口服避孕药（oral contraception）的现场试验，并于 1959 年正式上市；随后，我国又成功地研制出低剂量雌激素的口服避孕药，具有重大的创新意义，口服 1 号、2 号于 1967 年正式上市。

对甾体避孕药物的研究在过去几十年内有许多突破性进展，如雌激素剂量降低以提高安全性，孕激素更新换代以增强效果和降低不良反应，改变剂型以方便使用等。尤其对避孕药的安全性研究，与吸烟、心血管、肿瘤、血栓性疾病等方面的关系获得更多的了解，在适应证和使用限制方面得到不断的更新，使其得到更为广泛的临床应用。

甾体避孕药所含成分，主要是合成的雌激素（estrogen）和孕激素（progesterone）两类。常用的雌激素化合物有乙炔雌二醇和炔雌醇甲醚。孕激素化合物中，属于 17-羟孕酮类者，有甲羟孕酮、甲地孕酮、环丙孕酮；属于 19-去甲基睾酮类者，有炔诺酮、左炔诺孕酮、去氧孕烯、孕二烯酮、炔诺酮庚酸酯、诺孕酯；属于螺内酯类者，有屈螺酮。

甾体激素避孕方法的分类方法有三种：

1. **按照药物组成**   可分为雌孕激素复方和单孕激素类。

2. **按照药物作用时间**   可分为短效、长效、速效和缓释类。

3. **按照给药途径**   可分为口服、注射、经皮肤、经阴道和经宫腔类。

现有的产品为：复方短效口服避孕药、复方长效口服避孕药、探亲避孕药、紧急避孕药、注射避孕针、皮下埋植剂、宫内缓释系统、阴道药环和皮肤贴片。

二、复方短效口服避孕药

复方短效口服避孕药(compound oral contraceptive, COC)是最经典的甾体避孕药,在我国的临床应用已经有40余年历史,是一类比较成熟的避孕药物。它含有低剂量的雌激素和孕激素,实际上是一个连续联合方案的人工周期配方。因此,在高效避孕的同时,它也可以用于妇科疾病的预防和治疗。至今,全世界已有几亿妇女服用过复方短效口服避孕药,据世界卫生组织估计,目前有1亿妇女正在使用。但是,在我国仅不足3%的育龄妇女在使用,应当充分认识口服避孕药的避孕及生殖健康益处,指导广大育龄妇女正确应用,以提高我国妇女的生殖健康水平。

【常用药物】

常见进口复方口服避孕药见表34-1-1,常见国产复方口服避孕药见表34-1-2。

表34-1-1 常见进口复方口服避孕药

化学名	商品名	成分	备注
屈螺酮炔雌醇片	优思明	每片含屈螺酮3mg+炔雌醇0.03mg	每盒21片
屈螺酮炔雌醇片	优思悦	24片每片含屈螺酮3mg+炔雌醇0.02mg,4片空白片不含激素	每盒28片
去氧孕烯炔雌醇片	妈富隆	每片含地索高诺酮(去氧孕烯)0.15mg+炔雌醇0.03mg	每盒21片
去氧孕烯炔雌醇片	欣妈富隆,曾用商品名美欣乐	每片含地索高诺酮(去氧孕烯)0.15mg+炔雌醇0.02mg	每盒21片
炔雌醇环丙孕酮片	达英-35	每片含醋酸环丙孕酮2mg,炔雌醇0.035mg	每盒21片

表34-1-2 常见国产复方口服避孕药

化学名	常用名	成分	备注
复方炔诺酮片	口服避孕片1号	每片含炔诺酮0.625mg+炔雌醇0.035mg	白色糖衣片
复方甲地孕酮片	口服避孕片2号	每片含甲地孕酮1mg+炔雌醇0.035mg	黄色糖衣片
0号口服避孕片	口服避孕片0号	每片含炔诺酮0.3mg+甲地孕酮0.5mg+炔雌醇0.035mg	天蓝色糖衣片
复方18-甲基炔诺酮短效片		每片含18甲基炔诺酮0.3mg+炔雌醇0.03mg	

这些都是低剂量的口服避孕药,特点是雌孕激素复方制剂,雌孕激素的作用相辅相成,兼顾了妇女的内分泌平衡,不良反应相对较小,妇女的接受性较好,可以长期使用。每种药各有特点,可供临床应用选择。1号和2号避孕片临床使用已有40余年,是经典药物;复方左炔诺孕酮片和妈富隆的孕激素活性较强,因此孕激素剂量较小;美欣乐是目前雌激素剂量最小的避孕药,目前更名欣妈富隆;三相片的配方按照女性生理周期设计,药物总剂量比单相片减少,目前国内没有此类药物;2号避孕药和达英-35中的孕激素成分来源于17-羟孕酮,无雄激素活性,达英-35中的环丙孕酮还具有抗雄激素作用;优思明及优思悦中的屈螺酮具有抗水钠潴留作用。

【避孕机制】

雌/孕激素协同作用,对下丘脑、垂体、卵巢轴的功能调节和生殖道器官有多环节的抑制作用,因而避孕效果非常好,正确使用的有效率可以达到99%以上。

1. **对下丘脑、垂体的作用** 抑制FSH和LH,可能抑制垂体细胞功能及其对下丘脑的反应。雌孕激素共同作用,垂体抑制完全。

2. **对卵巢的作用** 由于对下丘脑、垂体的抑制作用,卵巢静止状态,无卵泡发育,早期卵泡闭锁,内源性雌、孕激素均处于低水平状态。

3. **对生殖道的作用** 孕激素使宫颈黏液量少而黏稠,不利于精子活动和精子获能;使子宫内膜发育不良,功能层薄,不利于着床。雌激素维护子宫内膜处于一定的增殖状态,保持子宫内膜完整性,减少突破性出血。雌/孕激素协同调节输卵管收缩的节律、振幅、强度及输卵管内液体量的变化。

总之,孕激素的作用是抑制中枢,抑制排卵,改变宫颈黏液及子宫内膜。雌激素的作用是协同抑制中枢，维持体内一定的雌激素水平，维护子宫内膜的完整性。

由于对下丘脑-垂体抑制完全，FSH 和 LH 均为低水平，进而抑制卵泡生长发育，导致内源性雌激素低水平，抑制子宫内膜增殖；而周期性服药总是能够造成适量的撤退性出血，达到维持"规律月经"效果。

【适用人群】

1. 适宜人群　健康育龄妇女均可选用，包括新婚期，生育后，围绝经期。特殊人群更适宜，如多次人工流产史、不能使用 IUD 者、盆腔炎、痛经、月经过多、子宫内膜异位症(endometriosis)、经前紧张综合征(premenstrual tension syndrome)者。

就妇女的生理状态来说：吸烟的妇女一般不推荐使用，如年龄<35 岁尚可考虑选择，年龄≥35 岁禁忌使用；不吸烟的妇女，不受年龄限制，无疾病高危因素的妇女可以使用至绝经；孕产次不影响用药；产后哺乳的妇女，6 个月后可以考虑使用；产后不哺乳妇女，3 周后可以开始使用；流产后可以立即开始用药。

2. 下列情况均可以使用　月经失调、痛经、子宫内膜异位症、子宫肌瘤、卵巢良性肿瘤(囊肿)、滋养叶细胞疾病(良性，恶性)、良性乳腺疾病、乳腺癌家族史、生殖道感染、盆腔炎、HIV 阳性、甲状腺疾病。

3. 以下情况不能使用复方口服避孕药(绝对禁忌证，WHO 分级 4 级)

(1) 母乳喂养女性产后 6 周内。

(2) 未哺乳妇女产后<21 天，有其他 VTE 危险因素。

(3) 年龄≥35 岁，吸烟≥15 支/天。

(4) 存在多种动脉心血管疾病的危险因素(如年龄大、吸烟、糖尿病和高血压、已知的高血脂)。

(5) 高血压病，收缩压≥160mmHg 或舒张压≥100mmHg。

(6) 高血压病合并血管病变。

(7) 深静脉血栓/肺栓塞。

(8) 需制动的大手术。

(9) 已知与凝血相关的突变。

(10) 缺血性心脏病。

(11) 脑血管意外史。

(12) 有并发症(肺动脉高压、房颤风险、亚急性心内膜炎史)的心脏瓣膜病。

(13) 任何年龄有局灶性神经症状的偏头痛。

(14) 年龄≥35 岁，在使用 COC 时出现或加重的偏头痛。

(15) 系统性红斑狼疮抗磷脂抗体阳性或未知。

(16) 患糖尿病 20 年以上，或者糖尿病合并肾脏、视网膜、神经病变、其他血管病变；现患乳腺癌。

(17) 急性或爆发性病毒性肝炎开始使用 COC。

(18) 重度失代偿性肝硬化。

(19) 肝细胞性腺瘤，恶性肝脏肿瘤。

4. 具有下列的任何情况时，除非其他方法不能提供或不被接受，通常不应该使用 COC，如果使用，需要认真随访(WHO 分级 3 级)

(1) 母乳喂养女性产后 6 周至 6 个月内。

(2) 未哺乳女性产后<21 天无其他 VTE 危险因素，产后≥21~42 天有其他 VTE 危险因素。

(3) 年龄≥35 岁，吸烟<15 支/天。

(4) 有高血压病史(包括与妊娠相关的高血压)，现无法测量血压。

(5) 高血压病血压控制满意。

(6) 高血压病收缩压 140~159mmHg 或舒张压 90~99mmHg。

(7) 年龄≥35 岁的偏头痛开始使用 COC。

(8) 年龄<35 岁在使用 COC 时出现或加重的偏头痛。

(9) 乳腺癌病史，5 年内无复发迹象。

(10) 胆囊疾病(现患或已得到药物治疗)。

(11) 既往 COC 相关的胆汁淤积症史。

(12) 正在使用某些抗惊厥药(苯妥英、卡马西平、巴比妥酸钠、扑痫酮、托吡酯、奥卡西平)，拉莫三嗪、利福平或利福布丁。

【服用方法】

1. 首次服药于月经周期的第 1~5 天均可，每晚按时口服 1 片，服完一盒后停药 7 天，接着开始服第 2 盒。以后依此规律，每服完一盒停药 7 天，期间会发生撤退性出血即"月经"，即使没有月经也无须等待，第 8 天开始下一盒药，停药不能超过 7 天。

2. 初用者如果已经超过月经的第 5 天，在排除妊娠的可能后仍然可以开始服用，但必须在开始服药的 7 天内禁欲或使用避孕套。

3. 发生漏服的对策　一旦记起来马上补服 1 片，同时继续服当天的 1 片，这 1 天可能在同一时间服了 2 片药，以后继续每天按时服药。如果仅漏服 1~2 片，这样做就足够了。如果漏服≥3 片，尽早开始补服漏掉的第 1 片，其余的丢弃，继续服当天的 1 片，以后每天 1 片；发生于第 1 周，应禁欲或使用避孕套 7 天，可考虑紧急避孕(emergency contraception)；发生于第 3 周，连续开始下一周期，不再停药 7 天。需要紧急避孕的情况：第 2 盒药迟服≥3 天，第 1 周内漏服≥3 片。

【注意事项】

1. 服用以上各种短效口服避孕药，需按时服药，以保证避孕效果。如有呕吐或腹泻，会影响药物的吸收，可能导致避孕失败，宜加用外用避孕工具。

2. 药物作用与其在体内的吸收、分布和代谢状态有关,一般的给药剂量是以身体正常状态为标准的,任何导致避孕药的吸收、分布和代谢的因素都可能影响其效果。比如身材过高或体重过重,避孕效果可能会降低;如果患有一些疾病,或同时服用其他药物,药物间的相互作用也会影响避孕效果,有时是其他药物影响避孕药,有时是避孕药影响其他药物。

导致性激素清除率增加的药物,可降低复方短效口服避孕药的作用,引起突破性出血和避孕失败。比较确定的药物有乙内酰脲、巴比妥类、扑米酮、卡马西平和利福平;可能的药物有奥卡西平、托吡酯、非尔氨酯和灰黄霉素。这种作用与这些药物的肝酶诱导性能相关。最大的酶诱导作用一般在 2～3 周后见到,但停药后可能持续至少 4 周。

影响药物吸收和肠肝循环的药物,如导泻药、止泻药可干扰复方短效口服避孕药的吸收,而减弱复方短效口服避孕药的作用。抗生素类药物(如氨苄西林、阿莫西林、头孢氨苄;红霉素、四环素;氯霉素;克林霉素;呋喃妥因;磺胺等)可干扰肠道内正常菌群的生长,使雌激素的水解不充分,影响复方短效口服避孕药的肠肝循环和初始吸收,从而影响避孕效果。

因此,如有疾病需同时服上述药物,最好不使用避孕药。

3. 甾体激素避孕药可以长期服用,每年需做一次健康体检,包括血压和妇科检查。

【不良反应及处理】

1. **类早孕反应**(early pregnancy reaction)　服药初期少数人出现轻度类早孕反应,如恶心、头晕、乏力、食欲缺乏、疲倦、呕吐等。轻症无需处理,一般坚持服药,反应会自然减轻或消失。恶心较重者可服维生素 B_6 及山莨菪碱各 10mg,每天 1～3 次。如治疗无效可以停药,或改用单纯孕激素的避孕药。

2. **对月经的影响**　如能按时服药,一般服药后月经变规则,经期缩短,经量减少,痛经减轻或消失,这是服药后的正常反应,有利于健康。

(1) 突破性出血(breakthrough bleeding):服药期间部分妇女可出现不规则经间期出血,称突破性出血。多发生在漏服药之后,少数人虽未漏服药也能发生突破性出血。一般能够自然缓解,无需处理。如难以耐受,可在服避孕药的同时加服炔雌醇 0.005～0.015mg,直至一盒避孕药服完。如连续 2 个周期发生突破性出血,可于下个周期开始服避孕药时,同时加服炔雌醇 0.005mg,或改换其他避孕药。突破性出血的发生与所用激素剂量,雌、孕激素比例,以及个体差异有关。因此,临床使用时可根据具体情况选择适当剂量。突破性出血发生率随着服药时间的延长而逐渐减少。

(2) 经量过少及闭经(amenorrhea):个别人服药后月经量明显减少,约有 1% 的妇女服药后发生闭经。量少有益于健康,无需顾虑。如在服药过程中连续停经 2 个月,应予以停药,查明原因,改用其他避孕措施。

3. **皮肤症状**　约有 5% 的服药妇女在额部和面颊部,有时下腹部,出现褐色或黑色色素斑,似妊娠时所见。日光下可加重。停药后可能减轻或恢复。采用含低剂量雌激素的制剂及单纯孕激素制剂,发生皮肤症状较少。此外,极少数服药者可能出现皮疹,明显者宜停药。

一般用含雌激素的口服避孕药,可改善原有的痤疮(acne)症状,但亦偶有主诉痤疮恶化者。少数服药者可能引起毛发减少或脱发。

4. **体重变化**　服避孕药后,大部分妇女体重无变化,部分妇女服药后体重增加,一般在服药最初几个月较明显,但也有少部分体重降低。体重增加一般是暂时性的,但也有一部分妇女,停药后仍保持较高的体重水平。控制饮食和加强锻炼是控制体重的最好方法。引起体重增加的原因有三:

(1) 食欲增加,而活动量未相应增加。

(2) 19-去甲基睾酮类避孕药的蛋白质同化作用。

(3) 雌激素促进钠、氯从肾小管再吸收而使液体潴留。

5. **头痛**　少数服药妇女在服避孕药期间,可发生头痛,轻度者可能自愈,如果有严重持续性头痛应予停药。

6. **性欲**(sexual desire)**和情绪改变**　多数服药者没有性欲的变化,但有极少数人主诉性欲增加或减退。对于部分原来对怀孕有恐惧心理的妇女,解除可能发生妊娠的顾虑后,性欲可以增加。性欲减退的主要因素是心理作用抑或药理作用并不清楚。

有些服药者主诉易激动、抑郁、消极情绪,这些症状的发展较慢,服药最初几个月常不明显。原有抑郁或经前哭泣史的病人,用药后易于发生抑郁。

【避孕以外的用途】

1. **功能失调性子宫出血病**　特点是月经周期不规则,经期不规则,经量不规则,严重的情况有持续大量出血。多数由于不排卵,子宫内膜长期受雌激素的增生作用,缺乏孕激素的保护作用而造成。治疗原则是止血和调整周期。病人的子宫内膜通常较厚,用孕激素治疗有效;但是出血量大且时间长者子宫内膜可能较薄,单用孕激素治疗效果不好,必须联合使用雌孕激素。低剂量的雌激素可以维持子宫内膜的适度增生,孕激素可以使内膜转化,既可以阻止子宫内膜的过度增生,使增厚的子宫内膜变薄,也可以使菲薄的子宫内膜有所增长,达到服药血止,停药"月经来潮"目的,从而控制和调节月经周期。效果比单用妇康片(炔诺酮)好,用药剂量也比妇康片小。连续服用 6 个月或更长时间,可以起到保护子宫内膜,减少子宫内膜癌发生的效果。

(1) 止血用药方法:大量出血时,如出血量为每天需用卫生巾 8～10 片者,每次 1 片,每天 3 次,血止后减量为每天2次,3天后减为维持量每天1次,21天停药。停药7天后再按周期用药。

(2)调整周期用药方法:按周期服药,21天/7天方案。如果病人用大剂量孕激素或避孕药止血,则在递减停药7天后开始周期治疗。

2. 多囊卵巢综合征(polycystic ovary syndrome) 特点是排卵障碍,高雄激素,导致月经稀发或闭经、多毛、肥胖、痤疮、不孕、卵巢多囊状态等。其治疗原则是,降低高雄激素,缓解卵巢的应激状态,保护子宫内膜,降低子宫内膜癌和远期疾病风险,如糖尿病及心血管疾病。复方短效口服避孕药能够抑制下丘脑-垂体-卵巢轴的功能,LH和FSH均降低,卵巢进入静息状态,由多囊状态趋于正常;性激素结合球蛋白增加,使血浆游离雄激素水平下降,痤疮和多毛改善;按照周期服药,可以起到控制和调节月经周期作用,防止内膜过度增生,保护子宫内膜。国产药和进口药的效果相似。达英-35与其他复方短效口服避孕药相比,抗高雄激素作用更强,除降低血浆游离睾酮外,还抑制雄激素与受体的结合。

多囊卵巢综合征常伴随胰岛素抵抗,仅使用复方短效口服避孕药治疗是不够的。对于伴有胰岛素抵抗的病人,应当联合使用胰岛素增敏剂,如二甲双胍或罗格列酮,效果会更好。况且,复方短效口服避孕药对于糖代谢有轻微的不利影响,应注意个体化用药。用药方法为按周期服药,21天/7天方案。

3. 子宫内膜异位症(endometriosis) 特点是慢性病程,继发性进行性痛经,或伴月经量增多、月经失调、不孕等,慢性盆腔痛是常见的症状,需要长期治疗。目前的治疗方法有药物治疗和手术治疗。药物治疗是通过抑制下丘脑-垂体-卵巢轴作用,GnRH-a对垂体的抑制效果显著,但有一定不良反应,不能长期使用,且价格昂贵;孕三烯酮价格适中,但对肝脏负担加重,也不宜长期服用;达那唑、米非司酮等药物均为近期效果好,而不能持久服用。复方短效口服避孕药使下丘脑-垂体-卵巢轴的功能受到抑制,卵巢功能静止,子宫内膜处于增生不良状态,月经规则而量少,因而子宫内膜异位灶也处于静止状态,逐渐趋于萎缩,痛经也能得到缓解。与其他药物相比,突出的特点是安全性好,可以长期服用,尤其是作为保守手术后的维持治疗,价格远低于其他药物。除了治疗作用外,有报道复方短效口服避孕药可以降低子宫内膜异位症的发生率,具有预防作用。

用药方法:一般可按周期服药,21天/7天方案。但是,即使在手术治疗后按周期服用复方短效口服避孕药,有些妇女仍会复发。对那些顽固病例,可以改为连续服药,方法为每天1片,连续2年,约80%妇女获得满意效果。连续服药期间,闭经、点滴出血和突破性出血的发生率分别为38%、36%和26%。有报道在腹腔镜手术后使用GnRH-a6个月,停药转经后再连续服用复方短效口服避孕药2年,可以达到相当于根治手术的效果。

4. 治疗月经过多(hypermenorrhea) 定义为月经量大于80ml,可导致妇女缺铁性贫血。主要原因是子宫内膜前列腺素代谢失平衡,PGE2和PGI2水平过高,血小板凝聚功能降低,纤溶活性过高,导致月经流血量增加。临床常用抗前列腺素药物如吲哚美辛,或抗纤溶药物如氨甲环酸。复方短效口服避孕药治疗月经过多同样具有良好效果,可以明显减少月经出血量,机制为服药后体内低雌激素和低孕激素状态,子宫内膜增生受抑制,子宫内膜较薄,撤退性出血也较少。用药方法为按周期服药,21天/7天方案。

5. 经前综合征 这是包括躯体和情感的多样化的一组症状,临床表现因人而异,尚缺乏一种合适的治疗方法。非药物的疗法有饮食调节、行为调节和有氧锻炼等,药物有复方短效口服避孕药、维生素和GnRH-a等。复方短效口服避孕药由于使卵巢功能静止,雌激素水平降低,神经递质和前列腺素水平降低,因此,停药后的"月经"就没有特别的不适。含屈螺酮的避孕药效果更明显,因为它还具有抗盐皮质激素作用,有利于减少水钠潴留。用药方法为按周期服药,21天/7天方案(优思明);使用24天/4天方案(优悦),连续6个月效果更佳。

6. 围绝经期激素治疗 围绝经期妇女由于卵巢功能下降,体内雌激素水平不稳定,导致月经失调和一些不适症状如潮热、出汗、焦虑、心悸、失眠等。对围绝经期妇女的激素治疗与绝经后有所不同,她们仍存在生育力,仍需要避孕,此时用复方短效口服避孕药比其他方案的激素治疗有更多好处。服药后,补充了雌孕激素,月经规律,定期有月经来潮,可以预防更年期功能失调性子宫出血,预防子宫内膜增生过长,降低子宫内膜癌和卵巢癌风险,还可以预防雌激素过低,减少骨质丢失,减少骨折,最重要的是兼顾了避孕需求。用药方法为按周期服药,21天/7天方案。

三、长效避孕针剂

女性注射避孕针(injectable contraceptive)主要为孕激素类药物,有单孕激素与复方雌孕激素两种制剂。经过酯化而具有长效作用的孕激素衍生物(如己酸孕酮、庚酸炔诺酮),和一些短效孕激素化合物,制成微结晶混悬液,经肌内注射后,在局部沉积储存,缓慢释放和吸收,从而发挥长效作用。特点是长效,免于每日服药之麻烦;单孕激素制剂可用于哺乳期。但是,停药后生育力恢复有所延迟,长效避孕针停用后排卵的恢复可能延迟4~10个月,停用24个月以后和停用宫内节育器、停用短效复方口服避孕药后生育力的恢复无差异。因此,使用避孕针的妇女很少。

【常用药物】

有单孕激素与复方两种,配方如表34-1-3所示。复方己酸孕酮注射液国内从1964年开始临床使用,1969年后在全国推广。

表 34-1-3　避孕注射液的配方

种类	配方（mg）
醋酸甲羟孕酮（DM-PA）	醋酸甲羟孕酮 150
庚酸炔诺酮（NET-EN）	庚酸炔诺酮 200
复方己酸孕酮（避孕 1 号）	己酸孕酮 250＋戊酸雌二醇 5
复方庚酸炔诺酮	庚酸炔诺酮 50＋戊酸雌二醇 5
复方甲地孕酮（美尔伊）	甲地孕酮 25＋雌二醇 3.5

【避孕机制】

　　与短效复方口服避孕药（compound oral contraceptive）相同，主要避孕机制是抑制排卵，改变宫颈黏液，改变子宫内膜。停药后其作用还可保留一段时间，恢复生育有所延迟。单孕激素对哺乳无影响。

　　复方己酸孕酮的有效率 98.25/（100 妇女·年）；复方甲地孕酮的失败率 0.06/（100 妇女·年）；醋酸甲羟孕酮的失败率一般小于 0.5/（100 妇女·年）。

【适用人群】

　　1. 复方避孕针同复方短效口服避孕药。

　　2. 单纯孕激素避孕针

　　（1）绝对禁忌证（WHO 分级 4 级）：现患乳腺癌。

　　（2）具有下列的任何情况时，除非其他方法不能提供或不被接受，通常不应该使用单纯孕针，如果使用，需要认真随访（WHO 分级 3 级）：

　　1）母乳喂养女性产后 6 周内。

　　2）存在多种动脉心血管疾病的危险因素（如年龄大、吸烟、糖尿病和高血压、已知的高血脂）。

　　3）高血压病收缩压≥160mmHg 或舒张压≥100mmHg。

　　4）高血压病合并血管病变。

　　5）急性深静脉血栓/肺栓塞，深静脉血栓/肺栓塞抗凝治疗。

　　6）缺血性心脏病。

　　7）脑血管意外史。

　　8）不明原因阴道出血确诊之前。

　　9）系统性红斑狼疮抗磷脂抗体阳性或未知。

　　10）系统性红斑狼疮重度血小板减少。

　　11）任何年龄在使用这一避孕方法时出现或加重的有局灶性神经症状的偏头痛。

　　12）糖尿病合并肾脏、视网膜、神经病变、其他血管病变或糖尿病 20 年以上。

　　13）乳腺癌病史，5 年内无复发迹象。

　　14）重度失代偿性肝硬化。

　　15）肝细胞性腺瘤，恶性肝脏肿瘤。

【使用方法】

　　因各制剂而异，要点如下。

　　1. 醋酸甲羟孕酮注射液　首次给药应在月经周期第 5 天之内，以后每 3 个月注射一针，哺乳妇女可在产后 6 周开始。

　　2. 庚酸炔诺酮　首次给药应在月经周期第 5 天之内，以后每 2 个月注射一支。

　　3. 复方己酸孕酮注射液　首次于月经周期的第 5 天深部肌内注射 2 支，以后每月第 10～12 天注射 1 支。

　　4. 复方庚酸炔诺酮注射液　同复方己酸孕酮注射液。

　　5. 复方甲地孕酮注射液　首次于月经周期第 5 天和第 12 天各注射 1 支，以后每月第 12 天注射 1 支或者每 30 天注射 1 支。

　　注射复方避孕针后，一般药物作用维持 14 天左右，而后发生药物撤退性出血，即来月经。如月经未来，隔 28 天再注射。如连续 2 个月停经，应停止注射，检查原因。在停药期间，要采取其他避孕方法。

　　纯孕激素避孕针如果重复注射的时间延迟在 2 周之内，可以注射，无需进行检验，评估或使用其他备用方法。如果重复注射延迟超过 2 周，可在能合理地确定其没有怀孕的情况下注射，并在注射的最初 7 天内需要同时采用其他备用的避孕方法。

【注意事项】

　　注射避孕针（injectalbe contraceptive）后，极个别妇女由于体质因素可出现过敏反应。故每次注射避孕针时，应观察 15 分钟后方可离去。

　　为了保证避孕效果和减少月经的改变，要按时注射，并要将药液抽净，注射时作深部肌内注射。

【不良反应及处理】

　　1. 头晕、乏力、嗜睡　一般出现于注射后 1 周内，约占 2%～3%，多为轻度。一般不需处理。

　　2. 胃肠道反应　恶心、呕吐、食欲缺乏等，继续用药胃肠道不良反应发生率明显降低。

　　3. 月经改变　复方制剂周期控制尚好，单孕激素制剂月经不规则较明显。主要表现为周期缩短、经期延长和突破性出血。在使用前应当给予良好的咨询，让妇女知晓点滴出血不影响健康，一般不需要药物处理。

　　对于少数病人阴道流血时间较长或出血量较多者，在排除器质性疾病后，除给予良好的咨询外，可给维生素、铁剂、炔雌醇 0.05～0.1mg，每天一次，连续 21 天。大量流血时可注射环戊丙酸雌二醇10mg,可立即止血并维持数周之久。如阴道大量流血再次出现可重复注射环戊丙酸雌二醇,重复用药时间为1周或2周。罕见的病例当口服或注射雌激素无效时,考虑诊刮止血。

4. 闭经 单孕激素制剂随用药时间的延长可能发生闭经,在用药第1年末时有20%~40%的闭经,在两年末时闭经发生率增至60%~70%,一般不需做任何处理。

如果对象经过良好咨询后,仍不能接受闭经现象,可给予雌激素周期治疗或复方短效口服避孕药,于希望来月经时间前每晚口服炔雌醇0.05~0.1mg,连续服7天,停药后2~3天,即可出现撤药性出血。

5. 体重增加 有些妇女有体重增加趋势,主要是通过增加食欲而间接使妇女体重增加。也有用药后体重反而减轻的,因个体不同而有差异。控制饮食和加强锻炼是控制体重的最好方法。

6. 骨密度变化 醋酸甲羟孕酮使用后有骨密度减低趋势,停药后即恢复。骨密度减少的幅度、恢复时间,与妇女哺乳期的改变相似。不需处理。

7. 其他 可能有头痛、眩晕、乳房胀痛、抑郁、性欲下降等,少有出现,而且可逆。或予对症处理,严重者停药。

四、皮下埋植避孕剂

皮下埋植避孕剂(subdermal implant)是埋植于皮下的甾体避孕药,它以硅橡胶为载体,使孕激素以恒定的释放速率释放于皮下组织,达到长期避孕的目的。它兼有低剂量和长期的优点,而且非口服给药,血药浓度低,无肝脏首过效应,安全性好。皮下埋植避孕尤其适用于存在产褥感染、子宫畸形、宫腔变形、IUD频繁脱落及对做绝育手术有顾虑的妇女。

取出埋植物后,LNG的血药水平在96小时后迅速地降低到不能测出(LNG的半衰期为18小时),并及时地恢复排卵。妇女为了怀孕而取出埋植物,取出后3个月40%~50%妊娠,12个月76%~86%,24个月90%~93%妊娠,与正常生育率相似。使用年限的长短不影响生育力的恢复。

【发展历程】

20世纪60年代初:硅橡胶被证实能够应用于缓释亲脂性药物。

1966年:Segal与Croxatto提出以橡胶为载体加入避孕药埋植于皮下,作为避孕药物缓释系统。

1967年:人口理事会避孕研究国际委员会(ICCR)开始进行研究,Croxatto在印度和巴西研究第一个埋植剂所含孕激素为醋酸甲地孕酮。

1968年:智利圣地亚哥首次报道使用硅胶释放孕酮的皮下埋植剂。

1974年:开发了6根胶囊的缓释埋植剂。

1975年:ICCR临床试验确认LNG埋植剂避孕效果好且长效、续用率高。

1983年:NorplantⅠ(6根型)首次在芬兰上市。

1980年:NorplantⅡ/Jadelle(2根型)在欧洲地区上市。

1998年:依伴依(唯一单根型)上市应用至今,已有十几年经验。2012年在中国上市。

【常用药物】

1. 左炔诺孕酮(levonorgestrel)皮下埋植剂 由人口理事会发明,在芬兰药厂生产,商品名为Norplant。现在国内使用的均为国产,商品名为Sinoimplant,药物剂量与Norplant相同。皮下埋植剂Ⅰ型由6支长3.4cm,直径为0.2cm的硅橡胶囊组成,胶囊两端用医用黏合剂封闭,每支囊内装有左炔诺孕酮36mg,共计216mg。左炔诺孕酮皮下埋植剂Ⅱ型由2支长4.4cm,直径0.24cm的棒状物组成,硅橡胶与左炔诺孕酮均匀混合,棒外套以薄的硅橡胶膜,两端用黏合剂封闭,每支含左炔诺孕酮75mg,共计150mg。释放左炔诺孕酮30μg/d。避孕有效性5年。

2. 依托孕烯(etonogestrel)植入剂 近年来在中国上市的单支型皮埋剂,商品名为依伴依®(Implanon)。其核心为40%醋酸聚乙烯(EVA)和60%依托孕烯(etonogestrel,ENG)的药芯,含ENG 68mg,外套以EVA薄膜,释放ENG 30~40μg/d。埋植剂直径2mm,长4cm,避孕有效性3年。新一代依伴依® 2013年12月在中国上市,它是依伴依®的升级产品,植入装置更便捷,可在X线光下显影,定位更方便。避孕有效性3年。

【避孕机制】

主要为使宫颈黏液变黏稠,阻止精子进入宫腔;使子宫内膜呈不规则分泌期,不利于孕卵着床;Norplant埋植剂不完全抑制排卵(抑制约50%周期排卵)。因此,使用过程中有时可发现增大的卵泡和暂时性的卵巢功能性囊肿,可自行消失。80%以上的妇女在取出埋植剂后2个月内恢复排卵。

【适用人群】

同短效口服避孕药,但是吸烟不影响使用。特别适用于需要长期避孕而对绝育术有顾虑的妇女;不适宜和不能够放置宫内节育器者(如生殖道畸形、对铜过敏、易脱落或带器妊娠);不能坚持使用口服避孕药(oral contraception)或避孕针者;有剖宫产史者;反复人工流产者;服用含雌激素避孕药有不良反应或对雌激素有禁忌者,如哺乳期。

【使用方法】

1. 放置时间

(1) 月经第1~5天,最迟不超过7天。

（2）流产后或产后（即使是母乳喂养）的女性可在终止妊娠/分娩后立即植入该埋植剂。

（3）只要临床医生经合理确认病人未发生妊娠，随时可植入埋植剂。如果该女性满足下面描述中的任何一条标准，则可合理地推断其未发生妊娠，可以使用所选避孕方法；均为"否"则不能排除妊娠。

1）上次经后无性生活。

2）正常月经 7 天内。

3）坚持正确使用可靠的避孕方法。

4）自然流产或人工流产 7 天内。

5）产后 4 周内。

6）产后 6 月内完全母乳喂养月经未恢复。

2. 放置方法 上臂内侧，肘上 6～8cm 处，二头肌与三头肌之间。局麻，皮肤做一横向小切口以利于放置针进入，紧贴皮下穿刺进针至刻度，退出放置针的套管及针芯使埋植剂留置于皮下。用创可贴拉合伤口，干纱布覆盖后绷带包扎，以防局部渗血，2～3 天可解除。依托孕烯植入剂有专用的植入器，放置更方便。

3. 取出方法 先触诊定位，摸清楚埋植剂位置；在埋植剂下端做局麻，使埋植剂更贴近皮下；做一横向小切口，使埋植剂下端突出于切口，用刀分离包在皮下埋置棒上的纤维组织，同时向切口方向挤压埋植剂使其白色末端显露；轻轻钳夹埋植剂的下端取出整支皮下埋植棒。用创可贴拉合伤口，干纱布覆盖后绷带包扎，以防局部渗血，2～3 天解除。

【注意事项】

1. 严格无菌操作，避免感染；仔细的技术操作，使损伤减少到最低程度。

2. 确保埋植剂放置在皮下，否则容易游走移位。

3. 埋植剂放置术后休息 5 天，限制手术侧手臂活动 3 天，以利于埋植剂固定于皮下。

4. 埋植剂放置后，如果发生如下情况应立即取出：①异常的大量出血或持续出血；②剧烈的头痛、腹痛；③急性视觉失调；④皮肤或眼睛发黄；⑤长期不活动的状况（如手术、卧床不起）；⑥可疑妊娠；⑦放置部位感染或疼痛。

【不良反应及处理】

主要是单孕激素所致的月经不规则。

1. 月经问题 在使用第一年仅有 30% 的妇女保持较为规则的月经周期，70% 的妇女出现月经紊乱，常见有月经频发、流血期长、经间点滴出血；少数为月经稀发或闭经，占月经紊乱的 10% 左右，随着使用时间的延长会有所好转。一旦使用者出现了较规律月经后，妊娠的危险性将增加，而月经不规则或月经稀发、闭经者的妊娠可能性小。对于月经问题，原则上不必过多干预。在咨询解释后仍表示不能耐受者可给予雌激素周期治疗或复方短效口服避孕药，一

年内不超过 5 次；或者停止使用，取出埋植剂。

（1）炔雌醇（ethinyloestradiol）：0.025～0.050mg，每天 1 次，连服 22 天。

（2）短效复方口服避孕药（compound oral contraceptive）：1～2 片，每天 1 次，连服 22 天。

2. 其他 其他不良反应发生率极低，一般也无需特殊处理，如类早孕反应、乳房胀痛、脸面部色素斑（原有妊娠色素斑史者可能稍多见）、体重增加、头痛、头晕等。如发生严重持续头痛、一过性双眼或单眼视力障碍、脉搏跳动样耳鸣、闪光幻觉及动眼球时引起疼痛，须进一步诊断和治疗。

五、其他缓释系统避孕方法

缓释系统避孕法是通过控制释放机制，以每日恒速释放最低有效剂量的甾体避孕药达到长期避孕目的。低剂量使其拥有良好的安全性，自动持续释放药物给使用者带来更多方便，非口服给药避免了肝脏首过效应，提高了生物利用度，因此具有良好的发展前景。这类缓释系统利用新型合成高分子材料硅橡胶的良好渗透性和稳定性，以不溶性多聚物作为控制释放速率的骨架制剂，除前述的皮下埋植剂外，还有阴道药环（vaginal ring）、宫内释放系统（intrauterine release system）、皮肤贴片（patch）等。

（一）阴道药环

【常用药物】

有单孕激素和雌孕激素复方制剂。均是以硅橡胶作为载体，制成环状，药物可透过管壁，以较恒定的速率释放，经阴道黏膜吸收，达到避孕效果。

1. 甲硅环（甲地孕酮硅橡胶环） 硅橡胶圆环，外径 40mm，环截面直径 4mm，砖红色。每日释放甲地孕酮 $150\mu g$，可持续使用 1 年。

2. NUVA-Ring 硅橡胶圆环，外形同甲硅环，乳白色透明。每日释放依托孕烯 $120\mu g$ 和炔雌醇 $15\mu g$，可以使用 1 个月。目前国内尚无应用。

【避孕机制】

甲硅环的作用与单纯孕激素制剂相同，NUVA-Ring 的作用与复方短效口服避孕药相同。

【适用人群】

健康育龄妇女均可以选用。但是有子宫脱垂、阴道前后壁膨出、患慢性咳嗽等腹内压增高者较容易脱落。

【使用方法】

甲硅环于月经周期的第 5 天放置，将环置于阴道深处，直达穹隆。环会贴紧阴道穹隆顶部，一般不易脱落。可以通过自查来观察其位置，如环有下移，可用手指推入阴道内

深部。到期自行取出也很方便。NUVA-Ring 于月经周期的第1～5天放入阴道深处,放入21天后取出。取出后有撤退性出血,在出血第5天内再次放入新的环。

【不良反应及处理】

甲硅环是单孕激素制剂,突破性出血为主要不良反应,约占7%。随着放置时间的延长,不良反应会自然好转或消失。NUVA-Ring 是雌孕激素复方制剂,周期控制较好。

（二）宫内释放系统

【常用药物】

目前仅一种类型,左炔诺孕酮宫内缓释系统(levonorgestrel-releasing intrauterine system,LNG-IUS),商品名为曼月乐。聚乙烯支架呈 Nova-T 形,有浅蓝色尾丝,纵臂上有药囊,内含左炔诺孕酮,每日释放左炔诺孕酮 20μg。可持续使用5年。

【避孕机制】

主要为孕激素的局部作用,使宫颈黏液黏稠,抑制子宫内膜增殖,对下丘脑-垂体-卵巢轴的影响很小,不抑制排卵。其子宫内膜的抑制明显,可使月经量明显减少甚至闭经。

【适用人群】

需要避孕的健康育龄妇女,以及需治疗月经过多的妇女,无宫内节育器放置的禁忌证。

【使用方法】

放置与宫内节育器相同,取出时消毒外阴、阴道、宫颈后牵拉尾丝即可。

【不良反应及处理】

主要是单孕激素所致的月经不规则,由于药物在宫内释放,对子宫内膜的局部作用明显,不规则出血或闭经较多见。一般无需特殊处理,在使用前必须做好充分的咨询解释工作。体重增加、痤疮、头痛等较少见,处理与其他甾体避孕药相同。

（三）皮肤贴片

【常用药物】

经皮避孕贴片是一种新开发的非口服激素避孕产品,目前仅有一种类型,是由美国研制的 OrthoEvra(EVRA),于2001年由美国 FDA 批准使用,国内尚无应用。OrthoEvra 是一面积为 20cm² 肉色的正方形小贴纸,可分为三层:表层是一块防水的塑胶薄膜保护层,中间一层载有药物并具有黏性,最里层是底纸。该贴片内含炔雌醇 0.75mg 和诺孕曲明(norelgestromin)6mg,每日可释放炔

雌醇 20μg 和诺孕曲明 150μg。

【避孕机制】

由于是复方雌孕激素制剂,仅是改变给药途径,其作用与复方短效口服避孕药相同。

【适用人群】

同复方短效口服避孕药,无皮肤过敏,肥胖者慎用。

【使用方法】

应贴于干净、干燥、完整的皮肤部位,如臀部、上臂、腹部、躯干部位(乳房以外),贴片每周更换1次,连续使用3周,接着停用1周,要求在每周的同一天更换。日常的洗澡、游泳、运动甚至桑拿或者潮湿的环境都不影响其粘附性。如果在使用过程中出现贴片脱落现象,应尽快重新贴上。

【不良反应及处理】

与复方短效口服避孕药类似。可能有轻到中度的局部皮肤反应,更换贴片部位即可。

【临床特殊情况的思考和建议】

1. 对生育的影响 甾体避孕药对生育的影响是可逆的,即服药期间不孕,停用后可迅速恢复生理周期。而且避孕药本身无致畸形作用,停药后妊娠无需任何顾虑。短效的和缓释的药物剂量低,代谢清除快,停药7天期间药物基本被清除,停药后的第一个月经周期就可以恢复排卵,恢复生育功能。长效的药物剂量高,如醋酸甲羟孕酮避孕针,药物活性成分的清除会慢一些,正常周期的开始也可能延迟。关于生育力,我们还必须考虑年龄因素,年龄对生育的影响是不容忽视的,35岁以后自然生育力开始下降,受孕能力随年龄的增长而降低。

另外,使用甾体药物避孕期间对生育力有保护作用。首先,由于甾体激素避孕具有可靠的避孕效果,极少见意外妊娠,包括宫内妊娠和异位妊娠,因而减少了人工流产以及因流产导致的种种并发症以及对生育的影响,对妇女的生育力具有保护作用。其次,甾体激素避孕对妇女生殖健康的益处,如调节月经,使妇女免于各种月经失调疾病,包括功能失调性子宫出血、多囊卵巢综合征(polycystic ovary syndrome)、子宫内膜异位症(endometriosis),对妇女的生育力也起到保护作用。再次,甾体激素避孕还能够降低盆腔感染的发生,不言而喻,对输卵管的功能会有保护作用,这是受孕的非常重要的环节。

因此,短效的和缓释的甾体避孕药对生育的影响完全是正面的,停药后生育功能恢复也快,选用时不必顾虑。长效的甾体避孕药生育功能恢复可能延迟,尤其是出现闭经者,停药后必须耐心等待,如果短期内有生育要求者不宜选

用长效制剂。

2. 口服避孕药与静脉血栓（venous thrombosis）**的关系**
深静脉血栓与种族、遗传、基因突变有关。欧洲发病较高，亚洲人较少见。静脉血栓栓塞与雌激素剂量有关，也与孕激素种类有关。年轻妇女属低危人群，造成意外危险极小。妊娠、长期卧床者属高危人群，相对危险性比口服避孕药高得多。深静脉血栓的危害大，因此，有血栓栓塞性疾病史是作为禁忌证的。

来自中国妇女的研究报道，服用长效口服避孕药观察5年以上2600例，无血栓栓塞疾病报道，血凝参数均正常。表明中国劳动妇女即使服用雌激素剂量较大的长效口服避孕药没有增加静脉血栓的风险。

3. 何时停用激素避孕才安全　围绝经期避孕依然很重要。对不孕的错误假设是围绝经期女性高意外妊娠率的一个原。ACOG 和北美绝经协会（the North American Menopause Society，NAMS）：对于健康不吸烟的女性，当基于年龄妊娠风险明显降低时可停止激素避孕：50～55岁。如果使用激素避孕的围绝经期年龄组的女性想要停止激素避孕，合理的方法是选择在绝经中位年龄（51岁），并转换至使用非激素避孕措施。

参考文献

1. Montouchet C，Trussell J. Unintended pregnancies in England in 2010：costs to the National Health Service (NHS). Contraception，2013，87(2)：149

2. Trussell J，Henry N，Hassan F，et al. Burden of unintended pregnancy in the United States：potential savings with increased use of long-acting reversible contraception. Contraception，2013，87(2)：154-161

3. Medical eligibility criteria for contraceptive use (A WHO family planning cornerstone). 2015，5th ed

4. Tepper NK，Marchbanks PA，Curtis KM. Use of a checklist to rule out pregnancy：a systematic review. Contraception，2013，87：661

5. Allen RH，Cwiak CA，Kaunitz AM. Contraception in women over 40 years of age. CMAJ，2013，185(7)：565-573

6. Winner B，Peipert JF，Zhao Q，et al. Effectiveness of long-acting reversible contraception. N Engl J Med，2012，366(21)：1998

（姚晓英）

第二节　宫内节育器

关键点

宫内节育器是目前可用的最安全和最有效的避孕方法之一，高效、长效、可逆，不良反应少，可安全用于包括未经产妇女和青少年在内的大多数妇女，是避孕的一线方法。

宫内节育器（intrauterine device，IUD）避孕法已有百年的历史，因其具有高效、简便、长效和作用可逆等优点，我国自1957年以来已广泛应用，并不断进行新型 IUD 的研制。不同种类的 IUD 各具特点，应指导服务对象知情选择。掌握 IUD 放置的适当时机、禁忌情况及有效预防 IUD 的并发症，可提高 IUD 使用的安全性。IUD 是目前可用的最安全和最有效的避孕方法之一，使用者的经济负担也小，高效、私密、长效、快速可逆、不良反应少。

【IUD 的种类】

IUD 的种类很多，基本分为两大类。

1. 惰性 IUD 因惰性 IUD 的带器妊娠率和脱落率均较高，国家计划生育委员会和国家医药管理局于1992年底起陆续淘汰惰性 IUD。

2. 活性 IUD

（1）含铜 IUD

1）硅橡胶带铜 V 形 IUD：由上海研制，形态与子宫腔形态相似，以不锈钢丝为支架，外套硅橡胶管，管外绕有面积为 $200mm^2$ 的铜丝，分别绕于 IUD 的横臂和侧臂上。其带器妊娠率、脱落率较金属单环明显降低，但因症取出率较金属单环稍高。根据横臂的长度分为三种规格，大号 2.8cm，中号 2.6cm，小号 2.4cm。

2）带铜 T 型 IUD：其塑料支架呈 T 形，按带铜的面积不同又有多种类型，如 TCu200、TCu220C、TCu380A 等，我国应用较广泛的为 TCu220C，在其横臂有 2 个铜套，纵臂有 5 个铜套，铜表面积为 $200mm^2$。TCu380A 是目前国际上认为性能最好的一种新型 IUD，纵臂上绕有铜丝，横臂两端各有 1 个铜套，铜表面积 $380mm^2$。纵臂末端呈球形，以减少对子宫的损伤。TCu380A 使用 9 年的累积妊娠率为 2.1/（100 妇女·年），出血与疼痛取出率与其他 IUD 相似，为单一规格。

3）母体 Cu375IUD：以无毒的聚乙烯为支架，两横臂侧弯并附有鳍状突出物，以减少脱落。纵臂上绕有铜丝，铜表面积为 $250mm^2$（MLCu250）或 $375mm^2$（MLCu375）。MLCu375 的使用年限为 5 年。共有三种规格：标准型、短型和小型，后两种更适合于未产妇女。

4）吉妮 IUD：是一种无支架的新型 IUD，将 6 个铜套串联在一根尼龙线上，两端的铜套嵌压于尼龙丝予以固定，铜表面积为 $330mm^2$。尼龙丝顶端为环状结节，放置时使用特制的放置器将尼龙丝结节置入宫底肌层内 1cm 处，节育器被固定和悬吊在宫腔内，不仅可以防止脱落，而且还可以减少因子宫收缩引起的疼痛。放置人员需专门培训，为单一规格。

5）爱母功能型 IUD：为 V 形的镍钛合金支架，两臂末端压有铜粒，铜表面积 $115mm^2$ 左右，可较好地保持 IUD 在宫腔内的形状和位置，减少 IUD 的脱落。

（2）含药 IUD

1）含左炔诺孕酮 IUD（LNG-IUS，曼月乐）：由一个 T

形聚乙烯支架构成(大小 32mm×32mm),纵杆外有套管,套管内含 52mg 左炔诺孕酮。在体内最初每日释放 20μg 的左炔诺孕酮,可有效地控制 IUD 放置后月经量的增多,并降低带器妊娠率。主要的不良反应是不规则出血和闭经。避孕期为 5 年。另有一种较低剂量的左炔诺孕酮缓释 IUD 于 2013 年在美国上市。该节育器含 13.5mg 的左炔诺孕酮,初始释放率为 14μg/d,避孕药效期 3 年。与曼月乐相比,低剂量的左炔诺孕酮 IUD 尺寸更小(T 型 28mm×30mm),并且其放置器的直径也更小 (4.75mm vs 3.8mm),因此,更适用于子宫腔极小或子宫颈狭窄的妇女。并且该节育器含有一个银环,以便在超声波检查时区别于其他 IUD 并可被 X 线检测。低剂量的左炔诺孕酮 IUD 已在我国完成三期临床研究。

2)释放药物 IUD:目前国内使用的释放药物的 IUD 均含前列腺素合成酶抑制吲哚美辛,以控制带器后月经增多,主要的产品有:①活性 γ 型 IUD:以不锈钢丝为支架,绕有 200mm² 的铜丝,最外层以不锈钢螺旋包绕。含吲哚美辛的硅胶珠咬合在 γ 形 IUD 横臂的两末端,横纵臂交接处套有硅胶圈,吲哚美辛含量为 25mg。有两种规格。不足之处是放置时需扩张宫颈到 6mm 或以上。活性 γⅡ型 IUD 以镍钛记忆合金为支架,并将铜表面积增加到 380mm²。②宫型和元宫型药铜 IUD:均有含吲哚美欣的 IUD,如宫药 Cu200、元宫药铜 220 和元宫药铜 365。③活性 165:以单圈式高支撑 IUD 为基础,含吲哚美辛 4mg,但脱落率仍较高。

【IUD 的避孕机制】

大量的实践和研究工作都充分表明,IUD 的避孕作用是干扰了子宫内膜的生理状态,阻碍胚泡着床和发育。除此之外,近几年的研究发现女性生殖道与输卵管内精子甚少,可能是 IUD 影响精子在女性生殖道内游动,或影响受精,或影响孕卵着床,并认为 IUD 的这个作用比抗着床作用更为重要。总之,避孕的作用机制尚未完全明确,将有关机制分含药与不含药两类叙述。

1. **不含药 IUD 的作用机制** 各种不含药的 IUD,无论是不锈钢、塑料或硅橡胶等,在子宫腔内均引起局部组织炎症反应,大量白细胞渗出。此种炎性渗出物能使细胞溶解而释放胚胎毒性物质,并使子宫液的组成也随之改变,如蛋白质、酶、非蛋白氮、尿素等含量均增加,可能有破坏胚激肽作用,阻止胚泡着床。此外,子宫内膜的纤溶酶原活性增高,可促进子宫腔纤维蛋白溶解,不利于胚泡着床。在免疫反应方面,IUD 使血清 IgG 及 IgM 含量升高,在一定程度上破坏了正常着床所允许的免疫耐受性,因而使胚泡不能着床。

2. **含药 IUD 的作用机制**

(1)带铜 IUD 的作用机制:体外实验表明,铜离子有杀精子及抑制精子活动的作用。除此之外,一定浓度的铜离子与子宫内膜接触时,细胞溶解酶即被释放,对胚泡着床起到干扰作用。

(2)含孕激素 IUD 的作用机制:孕激素可使子宫内膜过早起蜕膜样变化及腺体萎缩,不利于受精卵着床。还可使宫颈黏液变得黏稠,影响精子穿透、输送和获能。同时对精子的代谢,如氧的摄入及葡萄糖的利用有一定影响。

【IUD 放置的时间】

传统的放置 IUD 的时间为月经干净后 3～7 天,WHO 建议合理排除妊娠,可以在月经周期的任意时间置入 IUD,但目前国内的常规尚未与此统一。

总结 IUD 放置的时间有以下几个时期:

1. **经期** 月经期的任何一天均可放置。此期宫口微开,容易放置。又可避免放置 IUD 后引起出血的顾虑,并可除外妊娠。缺点是月经期由于子宫内膜的剥落,留有内膜创面易致感染,故放置时需特别注意无菌操作。东南亚国家以此期放置为多。

2. **月经间期** 月经干净后 3～7 天内放置,优点为月经干净后内膜刚开始增生,较薄,不易引起操作损伤而出血。也不容易感染,还可以极大程度上排除妊娠。

3. **产褥期** WHO 建议产后 4 周后均可放置 IUD。目前国内常规尚未与此统一。

4. **胎盘娩出后** 48 小时内。

5. **人工流产后** 人工流产时子宫颈口松,操作容易,可避免两次就诊和宫腔操作。因此有较好的可接受性。

6. **性交后放置** 成熟的精子和卵子相遇,从受精到着床大约需要 5～7 天的时间,于未避孕的性交后 5 天内放置,可以通过抑制受精卵着床达到避孕的目的,此可作为一种可行的紧急避孕措施。

【IUD 的不良反应和并发症】

1. **昏厥** 术时扩张子宫颈内口或术中反复刺激,有时引起过强的血管-副交感神经反应,表现为皮肤苍白、心律异常,以致昏厥或心脏停搏,应让该病人平卧,脚腿抬高,不能即刻恢复者,可予阿托品注射并立即抢救。

2. **IUD 放置后出血** 放置后 IUD 与子宫壁接触,引起子宫收缩,导致内膜局部损伤时产生少量不规则出血,可伴有下腹胀痛。另一类情况是放置 IUD 后月经量增多,出血时间也延长。出血机制尚未完全阐明,比较一致的发现为子宫内膜纤溶酶活性和前列腺素增加。尚有子宫螺旋动脉收缩,血管通透性增加,内皮素增加和激素受体量的变化。但也发现子宫或内膜的病理变化,如息肉、肌瘤等。对月经过多,出血时间过长者,可使用止血药物,补充适当的铁剂、蛋白质和维生素,积极进行支持治疗。对 IUD 出血治疗无效者,尚需进一步诊断,除外子宫及内膜自身的病理改变。

3. **疼痛** 一般系子宫强烈收缩所致。宫内放置 IUD,经常刺激子宫的排异性收缩,IUD 过大者症状更严重,明确诊断后宜取出 IUD 或换置一枚略小的。IUD 过软者亦易被排出。故节育器的大小和支撑力与子宫腔的形态和收缩力间的关系达到相对平衡时,则无疼痛感觉或节育器被排出现象,可以发挥良好避孕作用。

4. **继发感染** 一般经过仔细的体检后,放置 IUD 的妇女不致立即发生严重感染,但如医务人员操作不慎或放置后未注意卫生,则难免感染进入子宫和盆腔器官。病人在术后 2~3 天感下腹疼痛,逐渐增剧,伴体温上升,阴道内出现血性排液,应立即妇科检查,诊断明确者即及时取出 IUD,采取其他避孕方法,同时给予积极的抗感染治疗,待急性病情控制 3 个月后复查。

严重或迁延性炎症时应注意是否厌氧菌感染尚未控制,应及时更换有效抗生素治疗,甲硝唑 0.2g,每天 3 次,共约 1 周。可与其他抗生素同时应用。

我国放置 IUD 者盆腔炎发生率极低,但放线菌、支原体、病毒等病原体检测阳性,IUD 组明显高于对照组,提示有潜在危险性。

5. **生殖道损伤** 放置 IUD 的操作简单,一般不致造成生殖道损伤。但是应注意警惕下列几种情况:

(1) 放置前盆腔检查不明确,未明确子宫位置与方向,操作时探针或放置器插入宫腔时与实际情况不符合以致子宫穿孔(perforation)。

(2) 操作时,动作不够轻柔,或用力不均匀,均可使器械穿出子宫底,两宫角部尤其容易受损。哺乳期闭经的子宫壁薄、质软、阻力小,也容易受损,需多加警惕。

(3) IUD 本身较硬且有棱角,如放置不正也可戳入宫壁,以后随宫缩增压而穿破,例如 T 型的节育器过大或侧斜放置时,其侧臂也可损伤宫壁。

IUD 所造成之宫壁损伤可以完全穿透(complete uterine perforation),进入阔韧带叶间,或游离于腹腔内。也可部分穿孔(incomplete uterine perforation),部分嵌顿于子宫壁内。子宫穿孔时引起疼痛与出血,需要及时识别处理,如发生腹腔内出血,当需剖腹手术,取器修补。穿孔也可以不引起症状,以异位的 IUD 产生慢性下腹隐痛或其他脏器的压迫症状。还有一种可能,即 IUD 穿孔时并不引起明显的疼痛或出血症状,以后也无显著的不适,只是后来因避孕失败,再次妊娠作检查时才发现;或以后欲取 IUD,宫腔内不能找到,才发现 IUD 穿孔异位。故放置 IUD 后的定期随访很重要,通过观察宫口尾丝或 X 线透视、摄片及 B 型超声检查,判断 IUD 的状况。

异位的 IUD 应及时取出。但必须于术前做好充分准备,充分估计手术中可能遇见的困难,确定手术方式等。有时,IUD 部分穿出子宫下段或子宫颈而暴露于穹隆部,可以直接自阴道取出,修复创面,无须进行剖腹手术。

6. **IUD 与并发妊娠** 放置 IUD 后并发妊娠,可能放器时已经受孕,未被察觉,放置 IUD 后可引起流产。也可能 IUD 放置后移位或原位带器妊娠。IUD 与妊娠合并存在时,如任其继续发展,往往发生并发症,影响胎儿发育,因

此,当确定二者并存时,尽量及早终止妊娠,同时取出 IUD。

【IUD 的放置期限】

以不锈钢丝为支架的惰性 IUD,可长期使用至绝经。含铜 IUD 使用期限与铜表面积和铜丝的直径大小有关,根据临床观察的结果,目前我国常用带铜 IUD,包括含吲哚美辛 IUD 的使用期限一般建议为 10 年。含左炔诺孕酮的 IUD 的使用期限为 5 年。绝经后 6 个月到 1 年间应取出 IUD,随着绝经时间的延长,子宫萎缩,IUD 嵌入子宫的可能性增加,取器困难相应增加。

【放置 IUD 的禁忌证】

1. 严重子宫畸形(uterine malformation)或变形 解剖学异常,包括双角子宫、宫颈狭窄或导致子宫腔严重变形的子宫肌瘤。

2. 活动性盆腔感染 有活动性盆腔感染,包括 PID、子宫内膜炎、黏液脓性宫颈炎和盆腔结核病。

3. 已知或疑似妊娠。

4. Wilson 病或铜过敏者禁用含铜 IUD,应首选 LNG-IUS。

5. 原因不明的异常子宫出血。

6. 其他 近期乳腺癌为使用 LNG-IUS 的禁忌证。现患宫颈癌、现患内膜癌、现患卵巢癌、滋养细胞疾病、现患 AIDS。

【IUD 的研究】

对 IUD 的支架或活性成分,国内外仍在不断探讨,我国采用记忆合金作为支架的几种 IUD 已用于临床,期待能够进一步利用记忆合金的物理学特性使 IUD 具有更高的子宫相容性,减少不良反应,降低脱落率。近年国外也有含金的 IUD 问世,但其性能有待通过大样本的临床观察给予证实。目前我国正在进行将纳米铜用于 IUD 的开发性研究,期望通过纳米化铜的释放增加避孕效果,降低带器妊娠率。IUD 脱落是一些 IUD 终止使用的主要原因,需要通过加强对子宫动力学的研究,探索不同材料和不同形状 IUD 的设计研发,以有效解决 IUD 的脱落问题和由于 IUD 位置变化导致的不良反应或并发症的发生。

我国研发生产并广泛应用的含吲哚美辛的 IUD,已证实能有效控制放置 IUD 后月经血量的增多,有必要对此类产品给予进一步完善或更新,如改进其缓释系统,或采用具有更高生物利用度的前列腺素合成酶抑制剂的新型衍生物,以延长药物的有效期限。

【IUD 避孕效果的评价方法】

对 IUD 避孕效果的评价主要采用两种方法,一种是人口理事会于 1993 年提出的生命表法,另一种是妇女·年法。

1. **生命表法** 以放置 IUD 的时间为起始日,以日为单位,记录各种原因的终止情况,通过计算,得到各时间段,如放置后 3、6、12 个月及以后每年的带器妊娠率、脱落率、因症取出率和续用率,分母为 100 妇女·年。比较不同种类 IUD 的性能时,多以生命表法的结果为依据。

2. **妇女·年法** 计算方法相对简单,以使用 IUD 妇女的例数乘以使用的期限,一般以年为单位,得到妇女·年数,以发生妊娠或脱落等单项原因终止 IUD 使用的妇女例数除以妇女·年,即得出妊娠率或脱落率,也称妊娠或脱落的比尔指数(Pearl index)。在对 IUD 与其他种类避孕方法的避孕效果进行比较时,多以比尔指数为依据。生命表法多用于对长效避孕方法有效性的分析,妇女·年法多用于短效避孕方法。

【临床特殊情况的思考和建议】

1. **对不同类型 IUD 的知情选择** 目前我国可供选择的 IUD 种类较多,临床医生应充分掌握各类 IUD 的特点,并向服务对象提供有效的咨询和指导,使其知情选择适合的 IUD。高铜面积 IUD 的避孕效果更好,带器妊娠率低,适用于年轻或有带器妊娠宫外妊娠史的妇女。含吲哚美辛的 IUD 适用于平时月经血量偏多或带器后月经血量增多较明显的妇女。吉妮 IUD 或爱母功能型 IUD 可用于有 IUD 脱落史的妇女。释放左炔诺孕酮的宫内系统曼月乐,能有效减少月经血量并提供更多的健康益处,可用于月经过多或因患子宫内膜异位症有明显痛经的妇女。

2. **对 IUD 出血不良反应的处理** 放置 IUD 后最常见的出血不良反应,表现为月经血量增多、经期延长、周期缩短和不规则出血(irregular bleeding)。置器后头 3 个月内月经血量增多最为明显,3 个月后逐渐减少。据观察妇女月经血量超过 80ml 时,可使妇女发生贫血,出现头晕、乏力等症状,影响妇女健康。出血量多也易使 IUD 脱落或因症取器,限制了 IUD 的使用,因此应当采取积极的预防和治疗措施。可服用前列腺素合成酶抑制剂类的药物,如吲哚美辛、芬必得或扶他捷等,效果均很理想。如放置后半年以上出血仍较多,并有血红蛋白下降,可以考虑取出 IUD,更换含吲哚美辛或释放孕激素的 IUD。

不规则出血和点滴出血虽会给妇女的生活带来不便,但对健康无严重影响,且目前尚无有效的治疗方案,故无需过多干预,较充分的咨询可提高耐受性。

3. **IUD 与盆腔感染**(pelvic inflammatory disease) 与 IUD 相关的盆腔感染一般仅限于放置术后短期内,WHO 采用的标准为术后 3 周内。目前国际上采用的急性盆腔感染的诊断依据为下述四项中的三项,前两项为必有的体征,再加上后两项中的其中一项(即 1+2+3 或 1+2+4)。

(1) 阴道检查之前,口腔温度≥38℃。

(2) 下腹部肌紧张。

(3) 阴道检查时宫颈举痛。

(4) 双侧附件区触痛或触及包块。

发生盆腔感染后,是否取出 IUD 可酌情而定。在使用适当的抗生素治疗后,如本人不希望保留 IUD,可在开始使用抗生素后取出 IUD。如果本人希望继续使用,则无需取出 IUD。目前的证据提示,一旦给予适当的抗生素治疗,取出 IUD 并不增加额外的好处。

在放置 IUD 之前,认真筛查生殖道感染并给予有效的治疗,有助于减少或预防与 IUD 放置相关的感染。此外,目前尚无证据表明 IUD 或其尾丝增加下生殖道或盆腔感染的风险。需要强调的是,IUD 对 STI/HIV 无防护作用,因此存在 STI/HIV 风险的妇女,在使用 IUD 的同时应加用避孕套。

4. **IUD 与癌症** 针对病例对照研究和队列研究进行的 Meta 分析发现,与未使用者相比,曾使用过含铜 IUD 或 LNg 20IUD 的妇女患子宫内膜癌和宫颈癌的风险降低。认为 IUD 或其尾丝触发细胞免疫反应,阻止人乳头状瘤病毒的持续感染。在治疗普通型子宫内膜增生方面,LNG-IUS 似乎是口服孕激素的有效替代方法。该 IUD 可能对非典型增生和 I 期 I 级子宫内膜癌有效;但是需要进一步的研究。

5. **IUD 与异位妊娠(ectopic pregnancy)的相关性** WHO 的研究已取得一致的结论,IUD 使用者与不避孕者相比其宫外孕危险性并不增加,但 IUD 不能完全防止异位妊娠,因此带器妊娠时,临床医生应警惕异位妊娠,以免延误异位妊娠的诊断及治疗。有异位妊娠既往史的妇女可安全地使用 LNG-IUS 或含铜 IUD。未避孕的妇女发生异位妊娠的可能性是 IUD 使用者的 10 倍。但如果 IUD 使用者妊娠,其出现异位妊娠的风险增加:LNg20 IUD 使用者、含铜 IUD 使用者及非避孕者出现异位妊娠的几率分别为 1/2、1/16 和 1/50。

6. **何时停止非激素避孕才安全** 对于有月经的女性,建议年龄≥50 岁的女性在其末次月经周期(即绝经)后继续采取避孕措施 1 年,50 岁以下的女性在其末次月经周期后继续采取避孕措施 2 年。

参考文献

1. Buttini MJ, Jordan SJ, Webb PM. The effect of the levonorgestrel releasing intrauterine system on endometrial hyperplasia: an Australian study and systematic review. Aust N Z J Obstet Gynaecol, 2009, 49(3): 316

2. Dhar KK, NeedhiRajan T, Koslowski M, et al. Is levonorgestrel intrauterine system effective for treatment of early endometrial cancer? Report of four cases and review of the literature. Gynecol Oncol, 2005, 97(3): 924

3. Buhling KJ, Zite NB, Lotke P, et al. Worldwide use of intrauterine contraception: a review. Contraception, 2014, 89(3): 162.

4. Wu JP, Pickle S. Extended use of the intrauterine device: a

literature review andrecommendations for clinical practice. Contraception,2014,89(6):495-503

5. Hubacher D,Grimes DA,Gemzell-Danielsson K. Pitfalls of research linking the intrauterine device to pelvic inflammatory disease. Obstet Gynecol,2013,121(5):1091

6. Braga GC,Brito MB,Ferriani RA,et al. Oral anticoagulant therapy does not modify the bleeding pattern associated with the levonorgestrel-releasing intrauterine system in women with thrombophilia and/or a history of thrombosis. Contraception,2014,89(1):48-53

7. Shimoni N,Davis A,Westhoff C. Can ultrasound predict IUD expulsion after medical abortion? Contraception,2014,89:434

(姚晓英)

第三节 屏障避孕

关键点
1. 屏障避孕包括物理和化学屏障。
2. 正确使用避孕套避孕有效性较高,同时具有防止性传播疾病的作用。

屏障避孕法(barrier methods),即外用避孕药具,是用物理方法(机械阻挡)不让精子到达子宫口处,或用化学制剂在阴道内灭活精子,或者两者结合,以此阻断精、卵相遇而达到避孕目的。在众多现代避孕药具的大家族中,唯屏障避孕法具有避孕和不同程度的预防 STDs 的双重功能。

一、物理屏障避孕法

物理屏障避孕方法国内市售的有:男用和女用避孕套(condom)、女用避孕囊。国外常用的还有阴道隔膜、子宫颈帽、女用帽、Lea 盾等。本节仅介绍国内现有的方法。

(一) 男用避孕套

男用避孕套(male condom,condom)简称"阴茎套",是由乳胶或其他材料(如聚氨酯、鱼皮、羊肠或麻等)制成的袋状避孕工具,性交时套在男性阴茎上,阻断精液进入阴道,起物理屏障作用。

【规格和种类】

目前,我国市场供应的乳胶阴茎套仅有标准型号,具有全透明、质软、强度大、质感薄、使用无异物感等特点,且品种繁多,如有不同颜色、异形颗粒和条纹、带杀精剂或其他药物等,可适合不同需要。

【适应证和禁忌证】

1. **适应证** 适用于各年龄段的育龄人群,尤其适合于新婚,患心、肝、肾等疾患的夫妇,变换措施尚处于适应阶段

以及可能感染 STDs(包括 HIV)的高危对象。

2. **禁忌证**
(1) 男性阴茎不能保持在勃起状态者。
(2) 对乳胶过敏者不适合应用乳胶阴茎套。
(3) 对杀精剂过敏者不适合应用"双保险型"阴茎套。

【使用方法和注意事项】

1. **使用方法**
(1) 每次使用一只新套。
(2) 初用时可选中号(直径 33mm),如不合适,再换大号或小号。
(3) 使用前,捏瘪避孕套顶端小囊,排出空气。
(4) 将蟠卷的避孕套放在阴茎头上,边推边套,至阴茎根部。
(5) 射精后,阴茎尚未软缩前,按住套口与阴茎同时撤出。

2. **注意事项**
(1) 每次性交都必须使用,并且每次性交开始时就必须及时戴上。
(2) 必须使用保存期内的阴茎套,一旦开封,就要使用。
(3) 使用阴茎套时避免指甲或戒指刮、划。
(4) 通常不需加润滑剂,倘需另加者,应使用水溶制剂类,如甘油、蛋清、K-Y 胶冻等。

【有效性和不良反应】

1. **有效性** 综合国外研究,阴茎套在屏障避孕措施中是最为有效的一种方法,完美使用(正确而又持续使用)第一年的意外妊娠率低于 3/(100 妇女·年)。含杀精剂的阴茎套避孕效果为 99/(100 妇女·年)。

使用阴茎套,男性 STDs 感染的相对危险度范围为0.0~0.51;女性相对危险度为 0.11~0.87。持续使用,女性感染 HIV 的相对危险度为 0.0~0.6。

2. **不良反应** 少数人对乳胶避孕套过敏,出现瘙痒或皮疹等。

【优、缺点】

1. 轻度早泄者使用,可延长性交时间。
2. 避免女性对配偶精子或精液过敏。
3. 治疗免疫不孕 女性抗精子免疫反应的免疫不孕夫妇,应用阴茎套 3~6 个月,可使抗精子抗体滴定度降低,部分女性能因此获孕。
4. 长期使用,可预防宫颈间变,从而减少宫颈癌的发生。
5. 妊娠晚期性交时使用,可减少精液污染羊水的可能性。
6. 阴茎不能持续勃起者,或中年以上性功能趋于下降

者,使用时可能发生戴套后难以勃起的现象。

(二)女用避孕套

女用避孕套(female condom, femidom),简称阴道套(vaginal pouch),是一由聚氨酯(或乳胶)制作的柔软、宽松袋状物,长 15~17cm。开口处连一直径为 7cm 的柔韧环,称为"外环",套内还游离一直径为 6.5cm 的"内环"(图 34-3-1)。

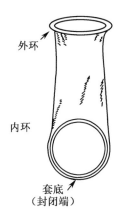

图 34-3-1 阴道套的形态、外观和各部名称

【适应证和禁忌证】

排除如下禁忌证后,均可选用阴道套避孕:

1. 阴道过紧、生殖道畸形或生殖道肿瘤。

2. 子宫Ⅱ度脱垂、阴道前后壁膨出中度以上。

3. 反复尿路感染。

4. 生殖道急性炎症尚未控制。

5. 对阴道套过敏。

【使用方法和注意事项】

1. 使用方法

(1)打开包装,取出阴道套。必要时,加些润滑剂在套内,轻轻搓动,使润滑剂在套内均匀分布。

(2)取一足踏凳的立位,两腿分开的蹲位或膝跪位,或半躺位。

(3)内环位于套底(封闭端),放置前可在套底外部加些润滑剂。

(4)用拇、示、中三指在套外侧握住内环,轻轻挤压,呈长形,外环(套的开放端)自然下垂。

(5)另一手轻轻分开阴唇,将阴道套内环沿阴道后壁上推,置入阴道深部。

(6)从套内用示指将内环上缘置于耻骨上方,即进入阴道内 2~3 寸处。

(7)外环覆盖在外阴,即可性交。必要时,可在阴道套外露部分两侧加些润滑剂。

(8)性交后,握住外环,旋转 1~2 周后,轻轻拉出,丢弃(图 34-3-2)。

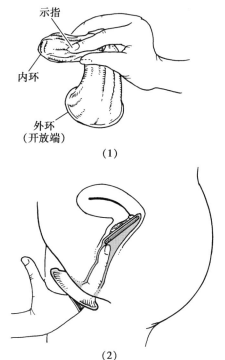

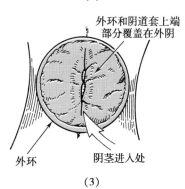

图 34-3-2 阴道套的放置

阴道套也可由丈夫帮助放置,方法同上,只是女性需取平卧位。另一使用方法是,取出内环,将套套在阴茎上,如类似男用避孕套使用。

2. 注意事项

(1)每次性交均需使用。

(2)性交时感觉到外环移动是正常现象,不必担心。

(3)如果感觉到有内环,通常是未将内环放置于阴道深处(耻骨上方)的缘故。

(4)如果感觉到外环进入阴道,或阴茎从阴道套下方或侧方进入阴道,要停止性交,取出阴道套,加些润滑剂,重新放置。

【有效性和不良反应】

1. 有效性 综合近年来国外研究显示,使用阴道套的妊娠率为 5/(100 妇女·年)。一些实验室研究显示,聚氨酯阴道套能阻止传播 STDs 的微生物(包括 HIV)通过;用统计学模式,从正确和持续使用的失败率推算,阴道套可以使性交中 HIV 感染降低 97.1%。

2. **不良反应**

（1）取出时阴道套上分泌物多,易弄脏衣裤或寝具;

（2）性交时有可能感觉到外环及其移动。

（三）女用避孕囊

女用避孕囊(简称"避孕囊")是我国自己设计、制造的女用屏障器具,由乳胶制作,2001 年 12 月获我国有关部门批准,上市供应。

避孕囊是一中空的囊状物,柔软而富有弹性。避孕囊的外形部分,称为"囊体",表面有三条凹凸的波纹状结构;底部有一凹陷,称为"囊底";顶部有三片叶状突起,称为"囊尖";囊尖向囊内反折,形成"囊管",未过性生活时,囊管自行闭合,并折叠成三条相连的囊管沟;囊体内侧的空腔,称为"囊腔"(图 34-3-3)。避孕囊有四种规格:φ66、φ62、φ58 和 φ54,其中 φ58 适用于绝大多数我国和亚洲妇女。放置后的避孕囊,囊底覆盖于子宫颈(图 34-3-4);囊体贴于阴道壁上段;囊尖与囊管在性生活时接纳进入的阴茎;囊腔可封存性高潮时排出的精液。避孕囊能有效地阻止精液上行进入女性的宫腔而达到避孕目的。

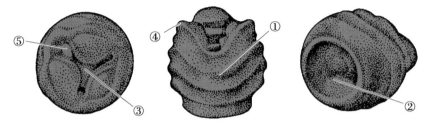

①囊体;②囊底;③囊管;④囊尖;⑤囊管纵沟

图 34-3-3 避孕套的外形与各部名称

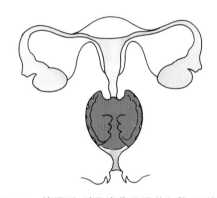

图 34-3-4 放置后,避孕囊位于阴道上段,覆盖宫颈

【适应证与禁忌证】

排除如下禁忌证后,均可选用避孕囊避孕:

1. 阴道畸形(如纵隔、横膈等)。

2. 阴道、宫颈或盆腔急性炎症尚未控制。

3. 对乳胶或杀精剂过敏。

4. 某些性功能障碍治愈前,如阴道痉挛、早泄。

5. 使用对象不能掌握放置和取出技术。

【使用方法】

1. 放置姿势如女用避孕套。

2. 手持避孕囊,取 2~3 滴润滑剂(医用硅油或避孕胶冻),以中指匀涂囊管。

3. 中指第一关节伸入囊管,中指尖达囊腔中央(不要触及囊底),使两囊尖分展于中指背两侧;合拢示指、无名指,托住两叶囊尖,并与中指共同挟持囊体,另一叶囊尖自然位于中指掌面(图 34-3-5)。

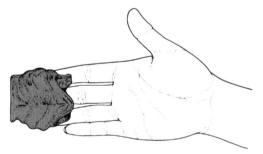

图 34-3-5 避孕囊的放置步骤 1

4. 两拇指一起压扁囊体;在示指与无名指辅助下将中指背侧两叶囊尖及囊体部先后向中指腹侧处折成三叠(图 34-3-6)。

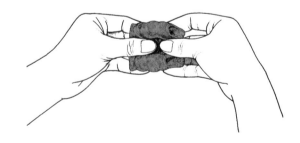

图 34-3-6 避孕囊的放置步骤 2

5. 拇指将折叠的避孕囊压紧,勿令松散,再在囊底处涂 2 滴润滑剂(图 34-3-7)。

6. 另一手示、中指分开阴唇,持囊手的掌侧向上,将折叠的避孕囊推入阴道深处,中指退出。

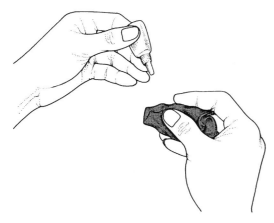

图 34-3-7　避孕囊的放置步骤 3

7. 放置后的避孕囊会依本身的弹性展开,适合不同生理状况下(如性高潮状态等)阴道上端的空间。

8. 性交后 6 小时,取放置位,向下屏气(可使避孕囊逼近阴道口),然后探入中指,勾住囊管周缘,向外轻轻提拉、取出;也可用示指和中指,夹住囊尖轻轻取出。

9. 避孕囊的置入与取出也可由配偶操作,方法同上。

10. 取出后,翻转囊体,弃去精液,用肥皂和清水洗净,拭干,取 1～2 滴润滑剂匀涂保护,置盒备用。

【可能的不良反应和并发症】

1. 感染　少见,大多因避孕囊未妥善清洗、保藏所致。

2. 损伤　少见,大多因放置不熟练所致。

3. 过敏　乳胶和(或)杀精剂过敏。

【注意事项】

1. 每次放置时间不宜超过 24 小时;可在性交前数分钟至 18 小时放置,性交后 6 小时取出。

2. 放置时,伸入囊管的中指尖位于囊腔中央,不要触及囊底,以保持避孕囊底柔软,便于沿阴道的弯曲顺利进入,减少可能的擦伤。

3. 取出时可感到阴道深部有负压吸力,可能滑脱、回缩,这是避孕囊与阴道壁紧密相贴所致,是使用中的正常现象,可稍事休息再取。

4. 避孕囊的功效主要取决于囊体的弹性。功效完好的避孕囊,用手指按其任何一处,松开后均立即可恢复原状。如发现弹性明显减弱,需立即更换一新囊。通常,一只避孕囊可连续使用半年;如两个避孕囊交替使用,则可一年后再更换新囊。

5. 避孕囊使用后有时局部呈不透明白色,对功效无影响,晾干即可恢复原状。

6. 使用期间,通常无须灭菌消毒。如长期搁置不用,使用前可煮沸 3～5 分钟,或在干燥状况下,微波炉高温 1～2 分钟。

【有效率和安全性】

避孕囊在试制过程中,曾对 598 对志愿者夫妇,进行连续使用 6 个月以上的临床避孕效果观察,共 7917 个周期。完美使用(排除不坚持使用和使用不当)的妊娠率为 0.84%;同期观察使用男用避孕套的 331 对夫妇中,完美使用的妊娠率为 1.81%;两者差异无统计学意义(P>0.05)。

临床试验的志愿者,使用后经门诊随访,按试验设定的项目检查,均无异常发现。避孕囊在使用中覆盖宫颈,理论上有部分预防 STDS 和 HIV 的功能。

二、化学屏障避孕法

化学屏障避孕法,即外用杀精剂(spermicide),是房事前置入女性阴道,具有对精子灭活作用的一类化学避孕制剂。

【种类】

市场供应的外用杀精剂种类繁多,但一般均由两部分组成:活性成分和惰性基质。

1. 活性成分　是直接灭活精子的化学制剂,主要有:①弱酸类,如硼酸、酒石酸、枸橼酸等,杀精作用较弱,现已少用;②有机金属化合物类,如醋酸苯汞、硝酸苯汞等,杀精作用强,但毒性大,现已基本不用;③表面活性剂,如壬苯醇醚、辛苯醇醚等,有强烈的杀精作用,且不影响阴道正常菌群,目前国内外生产的外用杀精剂,大部分以此类化合物为活性成分;④其他,如杀菌剂[氯胺、苯扎溴铵(新洁尔灭)、苯并异噻唑类等]、酶抑制剂等,其中有些可望发展成新型外用避孕剂。

2. 惰性基质　起支持杀精剂的作用,使之成型,也起稀释、分散药物等效应。同时,惰性基质也有消耗精子能量或阻止精子进入子宫的物理屏障作用和润滑作用。

杀精剂主要有片剂(泡腾片)、栓剂、膜剂、胶冻剂、泡沫剂、凝胶剂和海绵(即阴道避孕海绵)。目前,国内市售主要是栓剂、膜剂、胶冻剂和凝胶剂(图 34-3-8)。

【适应证和禁忌证】

除对杀精剂过敏者,育龄夫妇均可选用杀精剂避孕,尤适合于慢性肝、肾疾患、哺乳期妇女、不适合放置 IUD 和不能使用甾体避孕制剂者。

【使用方法和注意事项】

1. 使用方法　性交前,将外用杀精剂置入阴道深处:

(1) 片剂和栓剂直接置入。

(2) 膜剂需对折两次或揉成一松团置入,也可包贴在阴茎头上,推入阴道深处,再退出。

(3) 胶冻剂和凝胶剂需注入阴道。胶冻剂还可与阴道隔膜等物理性屏障器具联合使用。

2. 注意事项

(1) 片剂、栓剂和膜剂置入阴道后须待 5～10 分钟,溶

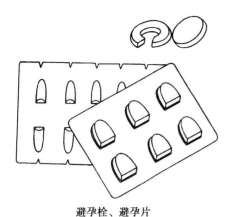

避孕栓、避孕片

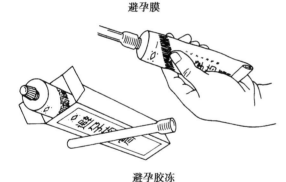

避孕膜

避孕胶冻

图34-3-8 外用避孕栓、避孕片、避孕薄膜和避孕胶冻

解后才能起效;胶冻剂、凝胶剂置入后即有避孕作用。

（2）每次性交均要使用,且每次置入起效后,即要性交。如置入后半小时尚未性交,性交前必须再次放置或注入。

（3）近绝经期妇女,阴道分泌物减少,杀精剂不易溶解。因此,不宜把片剂和膜剂作为首选。

（4）完全阴道纵隔或双阴道者需两侧同时放置。

【避孕效果和不良反应】

1. **避孕效果** 据统计,杀精剂本身的失败率仅 $0.3\sim8/(100$ 妇女·年)。但是,也有使用失误的失败率高达 $2\sim30/(100$ 妇女·年)的报道。

2. **不良反应**

（1）过敏。

（2）阴道分泌物增多(约占19%)。

（3）有时有异味。

（4）偶有月经周期变化。

【临床特殊情况的思考和建议】

1. 同样是物理阻隔,男用避孕套已被人们广泛认同和使用,女用避孕套问世的意义何在

（1）女用避孕套的优点:

1）过敏少、几乎无刺激反应:一项聚氨酯女用避孕套研究,128例皮肤过敏者使用女用避孕套,与一英国名牌乳胶男用避孕套使用进行比较。结果,使用男用避孕套者有9例过敏,使用女用避孕套者无一例发生刺激现象或过敏反应。

2）强度高、破损率低:聚氨酯的强度比乳胶强40%,女用避孕套在使用中的破损率也低于男用避孕套。女用避孕套撕裂后移动中暴露于精液的危险为2.7%,男用避孕套则为8.1%。

3）其他:①能在房事前预先放置,不影响性交前的调情,也不影响性交全过程;②由于女用避孕套呈宽松式,套子能紧贴阴道壁,传热性好,不紧缩阴茎,不限制阴茎活动,因此不会影响性交中的快感;③可允许阴茎在完全勃起前插入,这对中、老年夫妇和轻度勃起障碍(举而不坚)者尤为适用;④由女性自己控制。虽然女用避孕套也需要男性的合作,但不需要男性使用阴茎套那样主动。

（2）女用避孕套不足之处:体积较大,使用不如阴茎套方便。

2. 女用避孕囊与女用避孕套都是女性使用,前者覆盖面又不如后者,是否有使用、推广价值

女用避孕囊是子宫颈屏障法。这类方法主要有阴道隔膜、子宫颈帽、Lea盾、女用帽等。从解剖学上看,成熟女性的阴道和宫颈外膜排列着二十余层坚韧的鳞状上皮细胞,天然形成的、抵御微生物侵袭的功能比较完善;而子宫颈口及宫颈内侧,只覆盖一层薄薄的柱状上皮细胞,就很容易受到感染。不仅如此,国际上最近的研究显示,子宫颈是艾滋病病毒(AIDS virus)特别易感的部位,因子宫颈上有接受艾滋病病毒的受体;同时,子宫颈也是衣原体和淋病双球菌主要攻击的部位。子宫颈屏障法能保护宫颈,是避免生殖道感染,预防艾滋病的重要环节。子宫颈屏障法可事先置入阴道,只覆盖宫颈,不像男用或女用避孕套,把整个生殖器都覆盖了,所以对性生活的影响不大。多数情况下,男性也并不知道自己的性伙伴已经使用了避孕器具。如果说女用避孕套的防护功能更完善,更适合于生殖道感染高风险人群使用,那么女用避孕囊更适合于配偶相对固定、生殖道感染低风险人群使用。

（1）女用避孕囊还有其独特的优点:

1）独特的设计,囊底覆盖宫颈,囊尖、囊管容纳阴茎,囊腔封存精液,囊体上波纹状结构对少量外溢精液有机械阻挡作用等,能有效阻断精液进入子宫颈管。

2）囊体有弹性,性高潮女性阴道上段扩张时,可起充

填作用;囊尖、囊管容纳阴茎;因此,避孕囊具有促进夫妻间性快感效能。

3) Ⅰ、Ⅱ度子宫脱垂和阴道前后壁轻度膨胀病人也能应用,并具有子宫托样的治疗作用。

(2) 女用避孕囊不足之处:外形较大,初次接触不太习惯;用后要清洗、保藏,不甚便利。

3. 外用杀精剂避孕效果不高,预防性传播疾病的功效也不确切,为什么至今还作为一种常规的避孕方法在人群中使用

(1) 外用杀精剂是一类非激素类的避孕制剂,其特点是:

1) 适用范围广,除对杀精剂过敏外,育龄夫妇均可选用,尤适合于慢性肝、肾疾患、哺乳妇女、不适合放置 IUD 和不能使用甾体避孕制剂者。

2) 局部使用,不干扰内分泌,不影响哺乳,相对而言,更为安全;即使避孕失败,对子代也无不良影响。

3) 希望生育者,随时停用,即可妊娠。

此外,习惯于使用安全期避孕的夫妇,加用杀精剂,可大大提高避孕效果。子宫颈屏障器具,如阴道隔膜、子宫颈帽、Lea盾、女用帽等,使用时往往要与避孕胶冻合用。有资料显示,杀精剂与阴道隔膜、阴茎套合用,慢性盆腔炎发生率可减少 50%,淋病发生率减少约 75%。

(2) 外用杀精剂不足之处:需要在性交前临时放置,并在一定时间内要完成性交。

参考文献

1. Daniels K, Daugherty J, Jones J, et al. Current Contraceptive Use and Variation by Selected Characteristics Among Women Aged 15-44: United States, 2011-2013. Natl Health Stat Report, 2015, 86(10): 1-14

2. Planned Parenthood: Birth Control. Accessed on February 17, 2016

3. Schwartz JL, Weiner DH, Lai JJ, et al. Contraceptive efficacy, safety, fit, and acceptability of a single-size diaphragm developed with end-user input. Obstet Gynecol, 2015, 125(4): 895

4. Raymond EG, Trussell J, Weaver MA, et al. Estimating contraceptive efficacy: the case of spermicides. Contraception, 2013, 87(2): 134

(姚晓英)

第四节 其他避孕方法

> **关键点**
> 自然避孕法、哺乳闭经避孕法、体外排精及逆行射精避孕法在实际应用中均属效果较差的避孕方法。

除激素避孕、宫内节育器、屏障避孕外还有其他避孕方法,包括自然避孕法、哺乳闭经避孕法、体外排精和逆行射精避孕法。

一、自然避孕法

自然避孕法(natural family planning, NFP)也称"受孕识别法"(fertility awareness methods),是一类根据女性月经周期和周期中出现的症状和体征,间接判断排卵过程,识别排卵前后的易受孕期,进行周期性禁欲而达到调节生育目的的计划生育方法。全球范围内仅有 3.6% 的女性在应用 NFP。此法由于依赖使用者,一般使用的失败率是正确使用的 7 倍,这与其他使用者依赖型避孕方法相似(图34-4-1)。

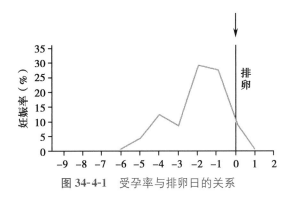

图 34-4-1 受孕率与排卵日的关系

之所以可以使用自然避孕,是基于以下几个事实:易受孕和不受孕是有周期性的;每个月经周期排 1 次卵或不排卵;卵子仅在排卵后 12~24 小时内可以受精;精子在女性的宫颈黏液及上生殖道内可存活 3~5 天;女性能够监测月经周期长度和(或)与周期相关的症状及体征。女性的受孕期是从排卵前 5 天至排卵后 24 小时在这段时期内进行无保护措施性交的妊娠几率分别为(图 34-4-1):在排卵前 5 天为 4%,在排卵前 2 天为 25%~28%,在排卵后 24 小时为 8%~10%,在月经周期的其余时间为 0。由此可见在每个周期中,受孕窗口期不超过 6 天。

【相对禁忌证】

难以预测排卵的情况下无法使用自然避孕法。比如:分娩或停用某些激素避孕药、临近绝经、哺乳期、青春期、月经紊乱等。

【排卵期的确定】

(1) 根据月经周期长度确定排卵期:规律的月经周期中 95% 的排卵发生在周期中点的前后 4 天,30% 的排卵正好发生在周期中点。

(2) 根据宫颈分泌物来确定排卵期:变化顺序如下:月经;之后 3~4 天没有分泌物;紧接着 3~5 天有少量、浑浊、黏稠的分泌物;再之后 3~4 天是即将排卵、排卵、排卵后不久出现的量多、清亮、湿润、拉丝度好的分

泌物;最后 11～14 天没有分泌物,然后下个月经期开始。这些阶段各自持续的时间与月经周期长度有关,也因人而异。

(3) 根据基础体温(basal body temperature)确定排卵:一般认为,采用自然避孕法调节生育至少有四个优点:①不用任何药具,不需施行任何医疗手段,几乎没有不良反应;②需夫妇双方密切配合,不存在避孕问题上的"性别歧视";③希望生育者,选择在易受孕期性交,可获取最高妊娠几率,具有避孕和受孕双重功能;④不受社会、文化、宗教等背景的限制,能为最广大育龄夫妇接受。

目前,常用的自然避孕法有:日历表法(calendar rhythm method)、基础体温法(BBT)、症状-体温法(sympto-thermal method)和宫颈黏液法(比林斯法,Billings method)。近十多年来,更为简易的"标准日法"(standard days method)和"二日法"(two day method)问世,逐渐为人们认识和不同程度地接受。

(一) 日历表法

【适应证和禁忌证】

1. **适应证** 月经周期基本规则、无特殊情况的女性。

2. **禁忌证** 月经周期不规则或处于特殊阶段的女性(产后、哺乳期、流产后、初潮后不久和近绝经期等)。

【计算公式】

月经规则的妇女,排卵通常发生在下次月经前 14 天左右。据此,出现了很多推算易受孕期("危险期")和不易受孕期("安全期(sage period)")的公式,我国的"安全期"避孕可视为其中一种。其中,影响较大的是改良的奥吉诺(Ogino)公式(图 34-4-2):

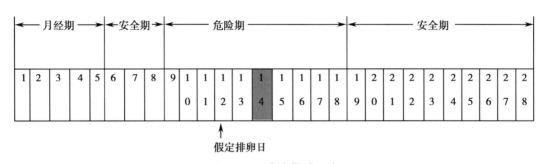

图 32-4-2 安全期避孕法

根据以往 6～12 个月的月经周期记录:

最短周期(天数)～21 天,向前是前安全期

最长周期(天数)～10 天,向后是后安全期

例如:一个妇女过去的 6 个月中,最短的月经周期为 28 天,最长为 32 天;28－21=7,32－10=22。那么,这个妇女月经第 1～7 天是前安全期,第 8 天是危险期的开始,第 22 天是危险期的结束,第 22 天以后至下次月经来潮为后安全期。

【注意事项】

日历表法简便易行,但普遍使用时有效率仅 80% 左右。原因是影响排卵的因素较多,如疾病、情绪紧张、环境变化、药物等。此外,即使月经周期规则,可预计排卵发生在下次月经前 14 天左右,但常波动在 10～16 天。日历表法的另一缺点是禁欲期较长。

1. 根据以往 6～12 个月的月经周期,确定平均周期天数,并预算下次月经来潮日。

2. 预计下次月经来潮日减 14 天,为假定排卵日。

3. 在假定排卵日的前 5 天和后 4 天(总共 10 天)为危险期,要避免性交;其余日子为安全期。

(二) 基础体温法

【适应证和禁忌证】

1. 适应证与禁忌证同日历表法。

2. 不能坚持测量基础体温((basal body temperature, BBT)者不能用此法。

【使用规则】

性成熟女性月经周期中(BBT)呈双相型,即排卵前 BBT 较低,约 36.5℃,为低温相;排卵后因激素的影响,BBT 升高 0.2℃ 以上,为高温,一直维持到下次月经来潮(图 34-4-3)。遵循如下规则,即可避孕:

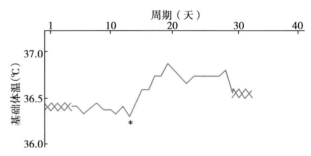

图 34-4-3 月经周期中基础体温呈典型的双相反应

1. BBT 处于升高水平 3 昼夜后为安全期。

2. BBT 逐步上升者,连续 3 天都高于上升前 6 天的平均体温 0.2℃ 以上后为安全期。

【注意事项】

1. BBT 是指人体处于完全休息状态时的身体温度。

测量 BBT 一般在清晨醒来时进行。测量前,不能起床,也不能喝水和吃东西。

2. BBT 比日历表法可靠,但不如日历表法简便,因使用者每天要测量 BBT 并进行记录。

3. 月经前半期 BBT 上升前性交有一定失败率,因不能确切知道体温何时上升。

4. 有些无排卵周期,整个周期体温都未上升,使一些夫妇禁欲时间过长。

附：症状-体温法

随着排卵,女性会出现一些与之相关的症状和体征,如宫颈黏液分泌、两次月经中间乳房触痛、下腹疼痛或"沉重感"、腰痛、阴唇水肿、排卵期出血以及接近排卵时宫颈变软、位置上升、宫口开放、排卵后宫颈变硬、位置下降、宫口关闭等。利用这些症状,再结合 BBT(有的还结合日历表法),便为"症状-体温法"。例如:在感觉到有宫颈黏液分泌起至基础体温持续处于升高水平 3 昼夜间禁欲等。症状-体温法避孕效果很好,但不方便。应用此法除每天需坚持测量 BBT 外,还得观察症状和体征的变化。

（三）宫颈黏液法（比林斯法）

女性子宫颈管内约有 400 个类似分泌黏液的腺体单位——隐凹。正常育龄妇女每天产生 20～60mg 宫颈黏液,月经中期增加 10 倍以上,可达 700mg。女性观察宫颈黏液的这种方法称为"宫颈黏液法"。由于这种方法是澳大利亚的比林斯医生在 50 年代创立,WHO 称之为"比林斯法",而比林斯本人则把这种方法称为"排卵法"。

【科学基础】

研究发现,宫颈黏液(cervical mucus)的变化与激素测定的结果几乎完全一致:

1. 滤泡发育早期,雌激素分泌量少,宫颈分泌 G 型黏液,女性感到外阴干燥。G 型黏液结构呈紧密网状,封闭宫颈口。

2. 随滤泡不断发育,雌激素分泌量增加(平均在排卵前 6 天左右),宫颈黏液逐渐以 L 型为主,女性外阴有潮湿感,但比较黏稠。L 型黏液比 G 型黏液稀薄,呈松散网状。

3. 滤泡发育近成熟,雌激素大量分泌,宫颈黏液量也大大增加,并开始分泌 S 型黏液。S 型黏液的结构为胶束状,能为精子提供上行通道。一定比例的 S 型和 L 型黏液,外观如生蛋清,透明而富有弹性,女性外阴有潮湿、滑溜感。

4. 约排卵前 37 小时,雌激素分泌达高峰,触发垂体分泌 LH 峰。LH 峰(约排卵前 17 小时)几乎与宫颈"黏液峰日"(平均在排卵前 14 小时)一致。所谓"黏液峰日",并不是指黏液量最多、感觉最潮、最滑的那天,而是指有潮湿、滑

溜突然变得黏稠或突然变得干燥,回忆确定昨天是峰日。

5. 排卵后一天,S 型和 L 型黏液分泌迅速减少,宫颈管下部隐凹分泌 G 型黏液,封闭宫口,女性外阴感觉突然发生变化。

6. 黄体期,宫颈黏液分泌量大大减少,又以 G 型为主,女性重新感到干燥。

下一周期,又会出现上述变化和感受,循环往复(图 34-4-4)。

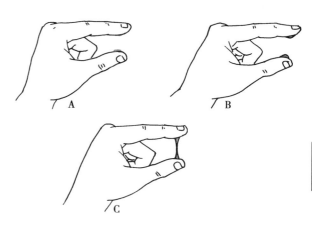

图 34-4-4　周期中宫颈黏液的变化
A. 几乎无黏液分泌,干燥感；B. 有黏液分泌,有潮湿感,但比较黏稠；C. 有生蛋清样黏液,有潮湿和滑溜感

【适应证和禁忌证】

理论上,比林斯法能在各种情况下应用。但是,处于特殊阶段的妇女,如产后、哺乳期、流产后、近绝经期或周期不规则、生殖道炎症等,使用此法有一定困难,需特殊指导,属慎用范畴。

【宫颈黏液观察的要领】

1. 主要依靠外阴感觉。首先要分辨是"干"还是"湿";如果是"湿",还要进一步区分是"黏"还是"滑"。女性可用自己的皮肤和嘴唇来开始体验感觉。用手指摩擦前臂皮肤,体验干燥;用手指蘸水,摩擦前臂,体验潮湿;再用手指蘸些肥皂水,摩擦前臂,体验滑溜。同样,先微微张开嘴唇,用嘴呼吸几下,使嘴唇干燥,然后两唇上下摩擦,体验干燥;用舌湿润嘴唇再摩擦,体验潮湿;用唇膏搽抹后摩擦便可体验滑溜。

2. 开始时,可配合视觉进行。利用小便前、洗澡前,用手纸擦拭外阴后看看纸上的黏液是否与感觉一致。熟练后可完全凭感觉观察。每天观察 3～4 次,至临睡前把最易受孕的特征用简单的符号记录下来。

3. 体会宫颈黏液性质可在日常生活和工作中进行,如走路时、上下班的路上、工作中和做家务时;但不宜恰在性交前体验,因性交前爱抚、拥抱、接吻等产生性冲动,前庭大腺分泌液体、润滑阴道口。此时体会,总是潮湿的,会影响体验。

4

【使用规则】

1. **获孕规则** 在周期中有黏液的日子里性交,尤其是在黏液呈清亮、富于弹性和润滑感时性交。获孕规则仅适用于身体(尤其是生殖系统)无器质性病变的不孕夫妇。

2. **避孕的早期规则**

(1) 月经期、阴道流血期避免性交。

(2) 干燥期可隔天晚上性交。

(3) 一旦出现宫颈黏液就要禁欲,直至重新干燥三整天后(即第四天晚上)才能性交。

月经期性交可能意外妊娠,见于短周期,月经刚干净即已发生排卵者。阴道流血期性交,也可能意外妊娠,因两次月经间阴道流血,与排卵期出血不易鉴别,该时性交很可能发生妊娠。

干燥期是不易受孕阶段。女性只有经过一整天的观察,才能确认这天仍处于干燥期,所以只能晚上性交。性交后第二天上午,精液、阴道分泌物等会从女性生殖道流出,与宫颈黏液不易区分,故只能隔天晚上进行。

出现宫颈黏液(cervical mucus),标志着进入"危险期",应避免性交。长周期的前半阶段或无排卵周期,往往会干、湿感觉交替出现,为保证不至于意外妊娠,须待重新干燥三整天后,第四天晚上才能性交。

3. **避孕的峰日规则** 确定峰日后第四天起至下次月经来潮是不易受孕期,无论白天和晚上都能性交。

峰日,平均发生在排卵前 14 小时。约 40% 妇女,峰日发生在排卵前一天;约 30%,峰日出现在排卵当天;约不到 30%,峰日出现在排卵后一天;极少数妇女,峰日出现在排卵后两天。峰日后三天,所有妇女均已发生排卵,且排卵后超过 24 小时,卵子已失去受精能力。因此,从峰日后第 4 天起至下次月经来潮是安全期;无论白天、晚上都能性交,而且可以连续性交。

【有效性和可接受性】

综合文献报道,比林斯法的避孕有效率达 95% 以上,方法学失败率(严格按规则而意外妊娠)不超过 5%。

愿意接受比林斯法的夫妇,经自然避孕法正规指导,大多在一个月内可基本掌握观察黏液变化和使用规则;在三个月内可完全掌握。掌握该法后,一年以上的续用率超过 90%。

【注意事项】

1. 使用者需接受正规、系统培训。

2. 使用中需得到配偶的理解和配合。

3. 排卵前后必须禁欲的阶段,不仅要避免生殖器的交媾,而且要避免生殖器相互接触。

二、哺乳闭经避孕法

哺乳本身不能作为一种正式的计划生育方法。通常,并不主张单纯依靠哺乳来进行避孕。但是,哺乳闭经避孕法(lactational amenorrhoea method,LAM)是一种经科学研究和临床试验发展起来的,能在一段时间内使用的避孕方法。哺乳闭经避孕法使用者随着哺乳时间的延长,必须辅用其他方法。

【科学基础】

1. 现代医学证实,吮吸刺激,抑制"下丘脑-垂体"促性腺激素释放激素(GnRH)和促性腺激素(LH 和 FSH)的释放,导致滤泡发育不良、无排卵或黄体不健。

2. 在大量人口统计、流行病学和生理学研究中发现:产后 6 个月内,如果是纯母乳喂养(或几乎纯母乳喂养),并且月经尚未恢复,那么意外妊娠的可能性在 2% 以下。

【适应证和禁忌证】

仅限产后 6 个月内、纯母乳喂养(或几乎纯母乳喂养)者使用。

【使用方法】

哺乳闭经避孕法使用示意图见图 34-4-5。

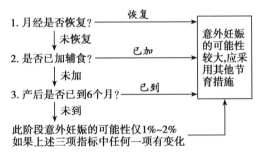

图 34-4-5 哺乳闭经避孕法使用示意图

【可行性和注意事项】

1. **可行性** 有资料表明,提倡哺乳闭经避孕法可提高人群中母乳喂养率和延长纯母乳喂养时间,有利于母婴保健和计划生育。

2. **注意事项** 为避免意外妊娠,采用哺乳闭经避孕法者,如发现三项观察指标中有一项发生变化(或更早一些时),就需采用其他节育措施,如屏障避孕(包括外用杀精剂)、比林斯自然避孕法、IUD 或绝育术等。通常,单纯哺乳期闭经避孕法不如哺乳期加用屏障避孕较为理想。

三、体外排精和逆行射精

(一)体外排精

体外排精(withdraw)又称"中断性性交"(coitus interruptus),是一种古老的避孕方法。性交时,男性在射精前,即有射精感时,及时撤出,将精液排在阴道外。通常,宜将精液排在事先准备好的毛巾或软布上,避免沾染外阴或阴道口。采用此法者宜先戴避孕套练习数次,掌握要领后再正式使用。体外排精有一定的失败率,因在射精前可能已有少量精液进入阴道,撤出时也要夫妇双方配合。通常,此法仅作为后备方法使用。

(二) 逆行射精

逆行射精(retrograde ejaculation)也称"会阴部尿道压迫"。性交中,男性在有射精感时,用示、中两指,从阴囊和肛门之间,向耻骨方向紧紧压迫,等搏动完全停止后(约一分钟),再放松,同时将阴茎撤出。手指压迫尿道,使尿道分成前、后两个部分,暂不通畅。精液不能到前部尿道,逆行射向膀胱,以后随尿排出。采用此法者也宜先戴避孕套练习数次,掌握要领后再正式使用。逆行射精有一定的失败率,因需掌握压迫要领,也需及时撤出阴茎,否则放松后尿道内精液有可能再流入阴道。同时,此法并不符合生理情况,精液反复逆流入膀胱,对膀胱颈可能有刺激作用,易发生性交后尿频现象。通常,不推荐此法。

【临床特殊情况的思考和建议】

1. **哺乳期比林斯法的应用**　产后哺乳妇女,可采用哺乳闭经避孕法(详见下节),也可使用比林斯法。哺乳妇女使用比林斯法必须识别"基本不孕型黏液"。基本不孕型黏液有两种形式:一是干燥;二是虽持续有分泌物流出,但保持分泌量不变、黏液性质不变和外阴感觉不变,与月经周期中伴有卵泡发育的宫颈黏液类型不同。有基本不孕型黏液

分泌时,是不易受孕阶段。产后哺乳妇女恶露干净后,应连续两周观察外阴黏液性状及感觉,以确定自己的基本不孕型黏液,然后就可应用早期规则避孕。

2. **近绝经期比林斯法的应用**　近绝经期,妇女可能发生排卵前期延长、无排卵或子宫颈对雌激素的反应性下降。因此,近绝经期妇女宜遵循早期规则避孕。

3. **正常宫颈黏液**(cervical mucus)**与生殖道炎性分泌物的差异**　正常宫颈黏液通常没有气味,呈透明蛋清状或呈乳白色,有延展性,对外阴无刺激。生殖道炎性分泌物通常有难闻的气味,呈黄色、淡绿色或呈白色凝块状,无延展性,外阴会有不同程度的瘙痒、刺痛或烧灼感。患有生殖道感染的夫妇,宜暂停性生活,积极治疗。WHO的研究显示,无明显炎症感觉的夫妇,可成功地使用比林斯法。

参考文献

1. Manhart M, Duane M, Lind A, et al. Fertility awareness-based methods of family planning: A review of effectiveness for avoiding pregnancy using SORT. Osteopathic Family Physician, 2013,5:2

2. Fehring RJ, Schneider M, Raviele K, et al. Randomized comparison of two Internet-supported fertility-awareness-based methods of family planning. Contraception,2013,88:24

(姚晓英)

第三十五章　女性绝育术

第一节　小切口腹式绝育术

关键点

女性绝育术已经有100多年的历史,小切口腹式绝育术是最早采用也是应用最为广泛的手术途径。小切口腹式绝育术的优点是切口小,组织损伤少,手术简便易行,不需要特殊设备,成功率高。手术中一旦遇有输卵管与周围组织粘连或其他困难时,可扩大切口进行操作。是我国最常用的女性绝育术。

女性绝育术(female sterilization)又称输卵管绝育术(tubel sterilization),指用人工的方法将输卵管阻断,使卵子和精子不能相遇从而达到不育的目的。输卵管绝育术可经腹壁小切口、腹腔镜、阴道及宫腔等途径进行,处理输卵管的方法有结扎切断、上夹、环套、电灼、药物粘堵等。

【适应证】

1. 凡已有子女而夫妇双方不愿再生育,自愿接受绝育手术者。

2. 有严重疾病,如心脏病、肾脏病、肝脏病或严重的遗传性疾病等不易生育者。

【禁忌证】

1. 各种疾病的急性期。

2. 全身或局部有感染病灶者,应在彻底治愈后手术。

3. 全身情况不良不能胜任手术者。如产后出血性休克,心力衰竭,肝、肾功能不全等,在病情好转后再考虑手术。

4. 有神经官能症或癫痫病史者。

5. 24 小时内体温两次超过 37.5℃者。

【手术时间的选择】

1. 月经后 3～7 天内为宜。

2. 人工流产或取环后,可立即施行手术。自然流产或病理性流产,待一个月转经后再做输卵管绝育术。

3. 药物流产两次正常月经后。

4. 中期妊娠引产者,产后休息 1 天,然后手术绝育。

5. 哺乳期绝育须先排除妊娠。

6. 正常产后绝育术,一般以产后 24 小时左右为妥,难产者或人工剥离胎盘者,在抗生素预防感染 3～5 天后,可考虑手术。

7. 剖宫产、剖腹取胎或其他妇科手术时,可同时做绝育手术。

【术前准备】

1. 手术前详细询问病史,仔细检查包括全身体格检查、生命体征及妇科检查。实验室检查包括白带常规、血尿常规,肝功能、乙肝表面抗原,肾功能、凝血功能、心电图等检查。必要时需做宫颈脱落细胞,衣原体及胸片检查。

2. 做好思想工作,解除受术者的顾虑与恐惧,签署知情同意书。

3. 便秘者手术前一天给服润滑剂或前一天晚上给肥皂水灌肠。

4. 腹部皮肤准备。

5. 术前禁食 4 小时。

6. 必要时手术前可给予镇静剂。

7. 术前排空膀胱,必要时留置导尿管

【麻醉】

以局部浸润麻醉为主,也可酌情选用其他麻醉方法。

【手术步骤】

受术者排空膀胱,取臀高头低仰卧位。手术野的消毒同一般妇科腹部手术。一般采用腹部正中直切口,也可选用横切口。早孕人工流产后,哺乳期或经后结扎者,切口选在耻骨联合上两横指处,即 3～4cm 处,向上延长 2～3cm。足月产或早产后结扎切口上端在宫底下两横指(约 3cm),向下延长 2～3cm。垂直切开皮肤,皮下脂肪层,腹直肌前

鞘,钝性分离,暴露腹膜,腹膜切开后边缘用四把血管钳夹住,暴露手术视野。进腹时注意勿损伤膀胱、肠管及大网膜等周围组织。

1. 寻找提取输卵管查清子宫位置,提取输卵管动作要稳、准、轻、细,尽量减少受术者痛苦,可选择以下方法之一。

(1) 卵圆钳取管法:如后位子宫,先将其复位到前位,用闭合的无齿卵圆钳进腹腔,沿前腹壁下经膀胱子宫陷凹滑过子宫体前壁至子宫角处,然后分开卵圆钳二叶,斜向输卵管,夹住输卵管壶腹部,虚夹(不扣紧)后必须追索到伞部。此法取管时卵圆钳必须要在子宫角部才能分开,过早分开,肠管和大网膜容易进入卵圆钳内。提取输卵管时,卵圆钳切忌扣紧,以免损伤局部组织。

钳取法适用于足月产、早产、引产后较大子宫,因为此时输卵管易暴露在腹壁切口下(图 35-1-1)。

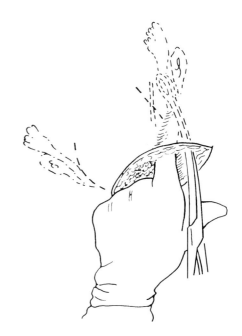

图 35-1-1　卵圆钳取管法

(2) 吊钩取管法:用特制输卵管钩,放入腹腔沿腹前壁经膀胱子宫陷凹,吊钩背部紧贴子宫前壁,滑至宫底部后方,然后向一侧输卵管滑去,钩住输卵管壶腹部后,轻轻拉起,在直视下,用无齿镊子(向两侧推开钩上的大网膜及肠管)夹住输卵管,看清伞端后,再进行结扎术。如吊钩提起时感觉太紧,可能钩住圆韧带或卵巢韧带,如太松可能钩住肠曲。必须熟悉钩住输卵管的感觉。如遇前位或前屈位,复位困难者,于子宫前方插入输卵管吊钩后,钩背朝向耻骨联合,紧贴子宫前壁,滑向子宫一侧,向后向上提取即可。

钩取法适用于人工流产后非妊娠期稍大或正常大小的子宫,尤其是中后位子宫(图 35-1-2)。

(3) 指板取管法:由于此法用手指操作,感觉比较灵敏,为较常使用。如子宫后位,先将其复位到前位。

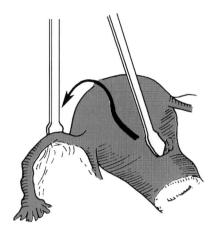

图 35-1-2　吊钩取管法

用示指进入腹腔触及子宫,沿子宫角部滑向输卵管后方,再将压板放入,将输卵管置于手指与纸板之间,共同滑向输卵管壶腹部,再一同轻轻取出,检查见伞端后,再于峡部行结扎术。纸板法适用于非妊娠期或人工流产后前位子宫(图 35-1-3)。

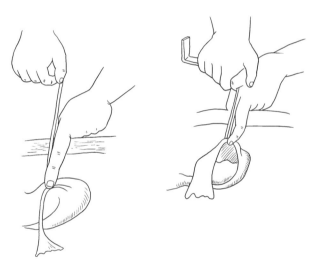

图 35-1-3　指板取管法

2. 结扎输卵管阻断输卵管方法,可根据各地经验,自行解决,不强求一致,但必须力求方法有效、简单、并发症少。目前常用:

(1) 输卵管近端包埋法:又名抽心包埋法。用两把组织钳将输卵管峡部提起,两钳距离 1.5~2.0cm。选择峡部外三分之一无血管区,先在浆膜下注射少量生理盐水,使浆膜层浮起,再将该部浆膜纵行切开,游离出输卵管后,用两把蚊式钳夹住两端,中间切除 1.0~1.5cm,用 4 号线分别结扎两断端,将近端包埋于输卵管浆膜内,0 号丝线连续缝合浆膜,远端暴露在浆膜外,使输卵管两断端不能相遇。近端包埋法失败率极低,对输卵管系膜血管基本无损伤,从而减少术后并发症。缺点是操作较复杂(图 35-1-4)。

(2) 输卵管双折结扎切除法:又名波氏法(Pomeroy

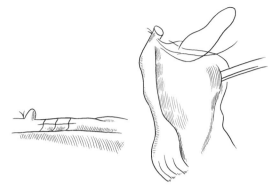

图 35-1-4　输卵管近端包埋法

法)或波氏改良法。先用鼠齿钳将输卵管的中段轻轻提起,呈双折状,再距双折顶端 1.5cm 处,用血管钳压挫输卵管片刻,然后用 7 号丝线穿过压痕间的输卵管系膜(避开血管),先结扎一侧压挫处,再结扎另一侧压挫处,切除结扎以上的输卵管断端。

此法优点为操作易行,容易掌握,仍有一定失败率。并可损伤输卵管系膜血管而增加术后并发症(图 35-1-5)。

(3) 输卵管夹绝育法:20 世纪 50 年代开始应用各类输卵管夹,如 Hulka 夹、Bleier 夹等。一般长 1cm,宽 3mm,为使管腔完全闭合有不至夹断,又出现了夹子内侧衬有硅胶的胶夹,如 Fishie 夹。国外多在腹腔镜下进行夹绝育术,国内则多经腹壁小切口施行。我国 1981 年湖南银夹通过鉴定,以后湖北上海又相继报道了钢夹及镍钛记忆合金夹的研制及临床应用。将输卵管夹安放在置夹钳上,钳嘴对准提起的输卵管峡部,使峡部横径全部进入输卵管夹的两臂环抱之中,缓缓紧压钳柄,压迫夹的上下臂,使输卵管夹紧压在输卵管上,然后放开夹钳。输卵管夹阻断术的共同优点是手术简单安全有效,手术时间短,手术恢复快,并发症少,组织破坏少,术后容易吻合复通。缺点:产后与中期引产后,因输卵管水肿,上夹后可因组织逐渐恢复正常而致夹松动,造成管腔不易完全闭合而失败。

(4) 输卵管伞端切除法:输卵管伞端切除对将来复孕带来困难,目前此法很少采用。

(5) 输卵管切除法:此法适用于第一次结扎失败,而再次要求绝育者,或者准备行 ET-IVF 生育者。

【手术注意事项】

1. 整个操作过程均需严格注意无菌操作,防止感染。出血点结扎仔细,以防出血或血肿形成。

2. 注意提取输卵管时选用合适的器械。操作要稳、准、轻、细,防止损伤输卵管系膜、血管、肠管、膀胱或其他脏器。

3. 手术时思想高度集中,不要盲目追求小切口、一刀切、快速度。要避免因语言不当对受术者的不良刺激。

4. 寻找输卵管必须追索到伞端,以免误扎。结扎线松

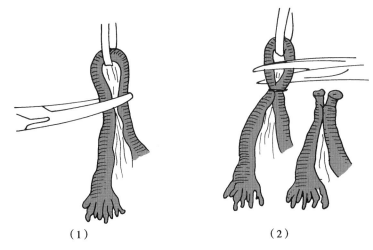

（1）　　　　　　　　　　　（2）

图 35-1-5　输卵管双折结扎切除法

紧适宜,避免造成输卵管瘘或滑脱。术中常规检查双侧卵巢。

5. 关闭腹腔前应核对器械、纱布数目,严防异物遗留腹腔。

6. 结扎术与阑尾切除术不宜同时进行。

7. 引流产后或剖宫取胎术同时行输卵管结扎时不宜用输卵管夹法行绝育术。

【手术并发症及其防治】

1. 感染　输卵管结扎后感染较少见,但如术时未遵守无菌操作规程或误伤组织,止血不全等均可引起局部感染及全身炎症反应,如不及时处理可导致严重败血症,甚至危及生命。

（1）局部切口感染:当切口过小造成操作困难,容易引起组织损伤或腹壁止血不够充分,形成血肿,影响切口愈合以致感染。

腹部浅部感染可发生于手术后数日之内,切口出现红肿、疼痛,有脓液溢出,伤口裂开,周围有炎症浸润块。腹壁深部发生感染,病人感觉疼痛,检查时不易发觉,迁延日久,病变在深部扩散,形成弥漫性结缔组织炎,或形成脓肿,腹壁窦道及瘘管。

（2）盆腔感染:较少见,表现为术后急性输卵管炎及子宫旁结缔组织炎。亦可继发于血肿之后。

1）预防:术前仔细检查,对病人皮肤炎症的感染,治愈后才可手术。术时严格执行无菌操作,勿施行外小内大的切口,造成操作与止血困难。

2）处理:手术后伤口感染与血肿,按外科原则进行处理。

2. 邻近组织和器官损伤

（1）膀胱损伤:施行输卵管结扎术时损伤膀胱,应立即进行修补。修补时膀胱伤口边缘修整齐才止血,然后分两层缝合,第一层以 2-0 号肠线间断或连续锁扣缝合肌层,注意勿穿过黏膜,第二层用 1 号丝线或 2-0 号肠线间断内翻缝合膀胱外筋膜。术后留置导尿管 7 天,应用抗生素预防感染。

预防:术前必须排空膀胱,腹壁切口不宜过低,切口之下缘,应在耻骨联合上 3cm,切开腹膜时,必须仔细检查,正常两层腹膜较薄,血管大,当确认腹膜后,再行切开。

（2）肠管损伤:一般发生在肠壁与腹壁腹膜有粘连时,分离不仔细而损伤肠管,或提取腹膜时将肠管一起钳夹而损伤。也有在寻找输卵管时钳夹过猛而损伤肠管。术中发现肠管损伤,必须立即进行修补。先将损伤肠管牵出切口,勿使肠管内容物污染腹腔及腹壁组织,造成更严重的后果,如粪瘘性腹膜炎,败血症等。肠管提出后,四周用盐水纱布保护,用 1 号丝线将裂开口两层横行缝合,第一层为全层间断缝合,第二层为间断浆膜层的内翻缝合。如有多处严重损伤,应行部分切除。术后禁食,必要时做胃肠减压,待肠蠕动恢复,肛门排气后开始流汁饮食。

预防:受术者应取垂头仰卧位,使肠管向上腹部移动。提取腹膜时,应特别注意有无腹膜与肠管粘连,辨清腹膜后再行切开。

（3）输卵管系膜撕裂与血肿:输卵管系膜内血管丰富,一旦损伤血管,很容易形成血肿。提拉输卵管,分离输卵管或缝合系膜时造成撕裂,必须给予缝合。如系膜中出现血肿,可缝扎血管,或切开血肿,止血后再给予缝合。

3. 肠粘连及部分性或完全性肠梗阻症状　输卵管结扎术后,有些妇女出现下腹部疼痛、恶心,呕吐等症状,如输卵管结扎时腹腔内无炎症或粘连存在,一般不应轻易诊断为肠粘连。如经常出现阵发性腹痛,伴有恶心、腹胀、便秘,或肛门排气后腹痛即可缓解等,应作 X 线检查。

某些病人术后由于大网膜的游离,与手术切口或子宫及其附件有粘连,以后大网膜发生纤维化形成瘢痕,横结肠被向下牵引,病人常在饭后发生恶心,甚至呕吐,剑突下不适,称之为大网膜综合征。病人长期进食不佳,消瘦明显,严重者可发生水和电解质失调。某些病人躯体伸直后感觉腹部瘢痕疼痛或上腹部某一部位疼痛,故常腰背弯曲行走。

体检时,以手指深压腹部切口向下推动时,病人感上腹部某部位疼痛。

治疗:轻度肠粘连,可用组织疗法或物理疗法进行治疗。必要时以手术解除粘连。关键应预防其发生,在缝合腹膜时层次分清,推开大网膜,避免与腹壁粘连。

4. 盆腔淤血症　由于盆腔静脉曲张,术后出现下腹部疼痛,久立或性生活时症状加重。必须经过仔细检查,排除盆腔炎及子宫肌瘤等器质性原因所致的淤血症,才能确立诊断。可采取理疗,以改善血液循环及减轻疼痛。

5. 绝育术与盆腔痛　慢性盆腔疼痛是妇科常见症状,然而节育术是慢性盆腔疼痛的常见原因。输卵管绝育术在世界范围内已成为节制生育的主要措施,操作简单、安全、绝大多数术后效果良好,但临床上仍可碰到少数结扎术后发生慢性盆腔疼痛,给病人带来很大的痛苦。

绝育术后盆腔疼痛的发生与手术方式、手术时间的长短、麻醉以及操作的熟练等因素有关。

(1) 手术后盆腔或大网膜粘连可导致盆腔疼痛,往往是由于手术者操作不熟练,手术时间过长、缝合时解剖层次不清或者反复钳夹大网膜而造成。

(2) 术前手术指征掌握不严,术中不注意无菌操作也可导致输卵管慢性炎症而产生盆腔疼痛。

(3) 不恰当的结扎方式或输卵管系膜血管损伤,使盆腔血液循环障碍,盆腔静脉扩张、纡曲,形成静脉瘤等血流动力学变化,可导致性交痛和腰骶部疼痛。盆腔静脉造影是诊断该症较有意义的方法,仅30%的病人腹腔镜检查发现静脉曲张。

(4) 极个别妇女由于对输卵管结扎心存疑虑,手术后主诉盆腔痛,这使医生感到棘手而难于解决,这些病人除盆腔痛外,往往还伴有其他心理病症表现。

绝育术后盆腔疼痛的发生率报道不一。Wolf等报道绝育术后远期并发症,如绝育术后子宫内膜异位症、输卵管积液、盆腔淤血及宫外孕等占12%~20%。Rioux随访1003例(98%)绝育术后的妇女,2%的妇女引起各种不同的并发症。

慢性盆腔痛的治疗原则是针对病因,以心理疏导结合药物治疗为主。

【临床特殊情况的思考和建议】

1. 各种医学情况选择输卵管绝育术的标准　任何避孕方法的选用根据其医学情况有其适当的医学标准。输卵管绝育术的永久性和不可逆性除了受术者知情选择和需考虑到绝育术的政策性和法律性外,作为医务人员更应该掌握输卵管绝育术的医学标准。WHO对理想的输卵管绝育术定义为一种简单、易学、损伤最小的局麻手术,应该是安全、高效、易被人们接受。其将输卵管绝育术的医学标准分为4级:

A级(接受):无医学理由拒绝绝育术。

C级(慎用):在常规情况下可以进行绝育术,但需要特殊的准备和预防措施。

D级(延缓):手术应延缓至病情被诊断和(或)得到改善。

S级(特例):绝育术应在具备有经验的医生以及具有提供全身麻醉仪器和其他备用医疗设施的条件下进行,还需具备确定最适当的手术方式和麻醉方案的能力。

现介绍以下常见几种情况按WHO的分级法行输卵管绝育术的医学标准。

(1) 妇科相关肿瘤输卵管绝育术的医学标准:宫颈上皮内瘤变(CIN)在绝育术时机选择上属A类。子宫肌瘤、良性卵巢肿瘤、良性滋养叶细胞疾病也不影响绝育术的实施。恶性滋养叶细胞疾病者绝育手术应延缓至病情得到改善后进行。宫颈癌、卵巢癌、子宫内膜癌,一般情况下治疗已导致不孕,不需再行绝育术。子宫内膜异位症的病人需要绝育,手术应由有经验的医生以及提供全身麻醉和其他备用医疗设施的条件下进行。

(2) 心血管疾病输卵管绝育术的医学标准:患有高血脂、妊娠期高血压史属于A类。深部静脉血栓和肺栓塞者或经历无长期不能活动的手术输卵管绝育术不受限制,但手术后建议尽早活动。浅表静脉栓塞者也无手术禁忌证,属于A类。高血压病人(收缩压140~159mmHg、舒张压90~99mmHg)、脑血管意外史者,缺血性心脏病病史和心瓣膜病变无并发症者可以进行绝育手术,但需要特殊的准备和预防措施。缺铁性贫血血红蛋白低于70g/L,术前应给予治疗,纠正贫血后再行绝育术。患有缺血性心脏病、高血压病人血压≥160/100mmHg;心脏瓣膜病伴有肺性高血压、房颤、亚急性细菌性心内膜炎,麻醉和外科手术对这些妇女非常危险,手术应予延缓,属于C类。

(3) 其他疾病输卵管绝育术的医学标准:头痛病人即使有重度头痛、如偏头痛、有局灶性神经症状者行绝育术不受影响。糖尿病病人无血管病变可以行绝育术,但有发生低血糖或酮症酸中毒的危险,手术前、手术中应监测血糖代谢情况,控制血糖,术后预防性应用抗生素抗感染。糖尿病伴有血管病变者更有发生并发症的可能,应属于S类,即需要行输卵管绝育术,除了术前术中控制血糖,防止感染外,还需由有经验的医生以及提供全身麻醉和其他备用医疗设施的条件下进行手术。胆囊疾病患病期间不易手术,应待治疗后得到改善方可采取绝育术。胆囊切除术或药物维持治疗者、有与妊娠或应用COC有关的胆汁淤积史者,在绝育术的医学标准中也属于A类。病毒性肝炎活动期属于D类,疾病控制后方可手术。肝硬化代偿期、肝脏良性肿瘤,应进行肝功能及凝血功能检查,正常情况下方可手术。慢性呼吸系统疾病如气喘、支气管炎、肺气肿、肺部感染,与麻醉相关和围术期的危险增加,属于S类。须做好各种准备,由有经验的医生以及提供全身麻醉和其他备用医疗设施的条件下进行手术。乳房癌病人应治疗改善后手术。乳房良性肿瘤、乳房癌家族史、患有乳房癌病史5年内无复发迹象无手术禁忌证。

2. 绝育术与卵巢功能的关系 多年来，女性绝育术是否会对卵巢功能产生不良影响，一直受到人们的关注。许多学者进行了相关研究，但大多无年龄、产次、绝育术后间隔时间，绝育方法等可能影响研究结果的对照组，因而至今仍意见不一。

研究主要围绕手术对卵巢血供的影响。卵巢的血供主要来自是由子宫动脉分支和卵巢动脉的分支；输卵管的血供来自于子宫动脉分支及卵巢动脉的伞支，各分支不断分支相互吻合最终进入卵巢静脉丛。在此区域内一个操作不仔细的手术毫无疑问可以影响到卵巢血供，从而可以影响卵巢的功能。

（1）输卵管绝育术对卵巢生殖激素的影响：大部分作者认为腹腔镜下输卵管夹绝育术可能会对黄体功能不足的风险增加或卵泡期 E_2 水平增高，但这只是暂时的。而腹腔镜下双极电凝法输卵管绝育术对卵巢功能及血管阻力并不造成影响，Carmona 等进行的一项前瞻性对照研究，分别检测手术、术后的激素水平，结果显示腹腔镜下双极电凝法行输卵管绝育术，无卵巢功能紊乱的发生。最近的研究结果，Yazici 等认为，腹腔镜下双极电凝法输卵管绝育术对卵巢功能及血流并不造成影响。

（2）输卵管绝育术后卵巢功能性囊肿的变化：有关绝育术后卵巢囊肿 De Alba Quintailla 对行双侧输卵管绝育术的妇女用超声测定功能性卵巢囊肿的发生率，与无绝育手术的妇女进行对照，结果表明有双侧输卵管绝育术组比无双侧输卵管绝育术组功能性卵巢囊肿显著增高。Revel 对剖宫产同时波氏法行双侧输卵管绝育术20例妇女和20例单纯行剖宫产术的妇女进行比较，两组发生卵巢功能性囊肿的差异具有显著性意义（$P<0.05$）。此外绝育术中具有功能性卵巢囊肿的有6例出现症状，而对照组无一例。以上报道提示双侧输卵管绝育术是促进功能性卵巢囊肿发生的因素。

（3）输卵管绝育术对卵巢血流的影响：输卵管绝育术对卵巢血流的改变，通过多普勒超声测定，大部分的研究显示绝育术对卵巢血流的无不良影响。也有研究发现，绝育术后卵巢血供发生变化，但只是暂时性影响。Kutlar 认为，手术方法的不同对卵巢血供的影响不同，研究了3种不同的绝育方法（波氏法、伞部切除、腹腔镜双极电凝术）对子宫卵巢多普勒血流和卵巢激素血清水平的影响，共42例，术前和术后做血清性激素水平测定和子宫-卵巢动脉多普勒血流扫描，结果在波氏法组发现子宫动脉平均阻力指数和双侧卵巢动脉动指数值显著性增加（$P<0.05$），所有对象主诉痛经有显著性增加。

总之，选择尽可能地避免损伤卵巢血供和减少术后粘连的输卵管绝育术式，加强手术者的意识，做好术前准备，掌握手术适应证和禁忌证，严格执行无菌操作，手术做到稳、准、轻、细是提高手术远期质量和保证妇女健康的关键。

参考文献

1. 詹炳炎. 绝育与复孕. 北京：人民卫生出版社，1985

2. 左诗慧. 输卵管绝育手术的方法的评价. 实用妇产科杂志，1993,9(4):174

3. 罗晓青，傅凤鸣. 男女性绝育术. 实用妇产科杂志，2002,18(6):331

4. 王振海，葛杏林，译. 输卵管绝育术后慢性盆腔疼痛. 国外医学计划生育分册，1987,4:203

5. Timonen S, Tuominen J, Irjala K, et al. Ovarian function and regulation of the hypothalamic-pituitary-ovarian axis after tubal sterilization. J Reprod Med, 2002,47(2):131-136

6. Yazici G, Arslan M, Pata O, et al, Ovarian function and vascular resistance after tubal sterilization. J Rep romedMed, 2004,49(5):379-383

7. De Alba Quintanilla F. Functioning ovarian cysts patients with and without tubal sterilization. GynecolObstet Mex, 2000,69:345-348

8. Revel A, Abramov Y, Yagel S, et al. Utero-ovarian morphology and blood flow after tubal ligation by the Pomeroy technique. Contraception, 2004,69(2):151-156

9. Kutlar I, Ozkur A, Balat O, et al, Effects of there different sterilization methods on utero-ovarian Doppler blood flow and serum levels of ovarian hormones. Eur J ObstetGynecol Rep rod Biol, 2005,122(1):112-117

10. 邓珊，李丽，译. 避孕方法选用的医学标准. 北京：中国人口出版社，2006

（黄紫蓉）

第二节 腹腔镜绝育术

关键点

腹腔镜绝育术有不同的手术方式。要注意绝育术后的生理和心理的问题。

腹腔镜绝育术（laparoscopic sterilization）是指在腹腔镜直视下进行输卵管绝育术。目前临床通常施行的经腹腔镜输卵管绝育术的方法有高频电流双极电凝术和内凝术，硅橡胶环套法和输卵管夹绝育术。

【适应证】

与小切口腹式绝育术相同。

【禁忌证】

1. 多次腹部手术史或腹腔广泛粘连。

2. 急性盆腔炎或全腹膜炎。

3. 疝史。

4. 严重心血管疾病,血液病史或出血倾向。

5. 过度肥胖。

6. 不宜在产褥期、中期引产后进行。由于此期子宫位置较高,不利于穿刺。而且输卵管充血、水肿、易出血、感染机会多。

【术前准备】

同一般妇科腹部手术。

【手术时间的选择】

1. 月经后滤泡期 必须避免经后性生活,如曾有性生活者则应同时诊刮。

2. 产后 6～12 周。

【手术方式】

排空膀胱,取膀胱截石位,置举宫器。腹壁穿刺,为了手术视野清晰,提高操作的准确性和安全性,可采用两点穿刺法,第 1 穿刺点位于脐部,第 2 穿刺点位于腹中线上耻骨联合上方 2～3cm 处。输卵管绝育手术方法如下:

1. **输卵管高频电流双极电凝术** 插入腹腔镜后,检查盆腔并注意有无任何盆腔病变。有时候需要分离输卵管周围的粘连才能完全直视手术部位,抓起输卵管并沿着输卵管寻找直至找到伞端。这一步非常关键。用绝缘的无损伤抓持钳在离宫角 3cm 处的输卵管峡部,抓住并提起输卵管使其成垂直。通电使组织呈白色即可。通常使用 5mm 的双极钳,电极功率设置为切割波形 25～35W,电极作用时间以保证钳夹部位全段输卵管完全破坏为度,一般被凝固组织完全干燥即可达到目的。建议电干燥从远侧开始逐渐移向近侧,使连续 3cm 的输卵管被凝固。双极电凝术由于术者较难控制电凝强度和深度,常使受凝区扩大,甚至扩大到金属钳与组织接触区以外 1～3cm 处,影响卵巢血管,导致绝育术后综合征的发生。因此双极电凝绝育术应慎重使用。

2. **输卵管内凝绝育术** 为克服高凝电流对人体的不安全性,Semm 研制了内凝器。在腹腔镜直视下取 Semm 特制的鳄鱼嘴钳进入腹腔,带钩的颌抓住离宫角 3cm 处的输卵管峡部,只限于肌层,不包括输卵管系膜。然后内凝输卵管,热至 100℃ 并在无血状态下横断输卵管。若抓住输卵管时遗漏了部分肌层,使输卵管部分凝固和横断,以致输卵管再通。内凝绝育术消除了高频电流对人体的危害,使"绝育术后综合征(post sterilization syndrome)"的发生降低到最小限度。另外,局部腹膜生长良好,无粘连,也利于今后必要时进行输卵管吻合。

3. **输卵管硅胶圈绝育术** Falope 硅胶环是一种无反应硅化弹性环,内含 5‰的硫酸钡溶液以可供放射检查用。硅胶圈弹性强,拉力大,术时先将硅胶圈置于放置器上,然后在腹腔镜直视下进入腹腔,确认输卵管后,子宫输卵管交接处远侧约 2～3cm 处抓住输卵管,使硅胶圈套在输卵管缔袢上,此时硅胶圈恢复原状,紧束和结扎输卵管管腔。不应在邻近子宫处抓住输卵管,因为此处输卵管活动度较差,可能导致输卵管撕裂或形成不恰当的输卵管袢。也不应钳抓远端 1/3 的输卵管,因为该此处输卵管直径较大,可能会导致输卵管堵塞不全。圈套器的设计能够将 2.5cm 的输卵管段拉进内圆筒,输卵管直径过大可能就无法将整个输卵管袢圈套在硅胶环内。硅胶环的功能是阻断输卵管袢的血供,几日后会发生坏死,输卵管节段分离。拉断输卵管是上环时最常见的并发症,最常见的症状是出血,可以将 Falope 硅胶环套在每个断端上止血或用电凝止血。此方法简单易行,不易引起出血,也利于今后输卵管复通。输卵管积水时,可以先电烙切开输卵管并引流然后再行绝育术。

4. **输卵管夹绝育术** Hulka-Clemens 夹和 Filshie 夹是目前应用最广的普通腹腔镜绝育方法。Filshie 夹的效果与 Hulka-Clemens 夹相同,但操作更简单。Filshie 夹是一种钛/硅胶复合夹,夹长 12.7mm,宽 4mm。垂直夹在输卵管峡部,仅损伤 4mm 组织。这种钛夹可使输卵管腔完全闭合而管壁受硅胶的保护不致破裂。Hulka-Clemens 夹长约 10mm,宽 3mm。夹内部有细齿,可紧密咬合输卵管,夹外部有金属弹簧片,可加固硅胶夹。如果夹子的放置不当,则可在第 1 个夹的邻近部位放置另 1 个夹。Bar-tog 等对 180 例应用 Filshie 夹输卵管绝育术的病人进行了为期 3 年的前瞻性观察研究,认为 Filshie 夹是腹腔镜输卵管绝育术的首选方法,因其失败率最低,宫外孕发生率最低,复通率最高,是一种简单、快速并且易于掌握的方法。Dominik 等将 Hulka 夹和 Filshie 夹作比较。结果发现 Filshie 夹组第 12 个月和第 24 个月的累积妊娠率分别为 3.9‰ 和 9.7‰,Hulka 夹组分别为 11.7‰ 和 28.1‰,两组间差异无统计学意义。故认为输卵管夹绝育术有效、安全、损伤小,日后便于输卵管吻合。国内输卵管夹绝育术多为银夹法,经腹部小切口施行,手术同样简单,有效。

【并发症及其防治】

见第四十四章"腹腔镜手术临床应用决策"的"第一节腹腔镜手术治疗不育症、异位妊娠及在绝育术中的临床应用决策"。

【临床特殊情况的思考和建议】

1. **各种医学情况选择输卵管绝育术的标准** 任何避孕方法的选用根据其医学情况有其适当的医学标准。输卵管绝育术的永久性和不可逆性除了受术者知情选择和需考虑到绝育术的政策性和法律性外,作为医务人员更应该掌握输卵管绝育术的医学标准。WHO 对理想的输卵管绝育

术定义为一种简单、易学、损伤最小的局麻手术,应该是安全、高效、易被人们接受的。其将输卵管绝育术的医学标准分为4级:

- **A级(接受)**:无医学理由拒绝绝育术。
- **C级(慎用)**:在常规情况下可以进行绝育术,但需要特殊的准备和预防措施。
- **D级(延缓)**:手术应延缓至病情被诊断和(或)得到改善。
- **S级(特例)**:绝育术应在具备有经验的医生以及具有提供全身麻醉仪器和其他备用医疗设施的条件下进行,还需具备确定最适当的手术方式和麻醉方案的能力。

现介绍按WHO的分级法行输卵管绝育术的医学标准:

(1) 妇科相关肿瘤输卵管绝育术的医学标准:宫颈上皮内瘤变(CIN)在绝育术时机选择上属A类。子宫肌瘤、良性卵巢肿瘤、良性滋养叶细胞疾病也不影响绝育术的实施。恶性滋养叶细胞疾病者绝育手术应延缓至病情得到改善后进行。宫颈癌、卵巢癌、子宫内膜癌,一般情况下治疗已导致不孕,不需再行绝育术。子宫内膜异位症的病人需要绝育,手术应由有经验的医生以及提供全身麻醉和其他备用医疗设施的条件下进行。

(2) 心血管疾病输卵管绝育术的医学标准:患有高血脂、妊娠期高血压史属于A类。深部静脉血栓(venous thrombosis)和肺栓塞者(pulmonary embolism)或经历无长期不能活动的手术输卵管绝育术不受限制,但手术后建议尽早活动。浅表静脉栓塞者也无手术禁忌证,属于A类。高血压病人(收缩压140～159mmHg、舒张压90～99mmHg)、脑血管意外史者,缺血性心脏病病史和心瓣膜病变无并发症者可以进行绝育手术,但需要特殊的准备和预防措施。缺铁性贫血血红蛋白低于70g/L,术前应给予治疗,纠正贫血后再行绝育术。患有缺血性心脏病、高血压病人血压≥160/100mmHg;心脏瓣膜病伴有肺性高血压、房颤、亚急性细菌性心内膜炎,麻醉和外科手术对这些妇女非常危险,手术应予延缓,属于C类。

(3) 其他疾病输卵管绝育术的医学标准:头痛病人即使有重度头痛、如偏头痛、有局灶性神经症状者行绝育术不受影响。糖尿病病人无血管病变可以行绝育术,但有发生低血糖或酮症酸中毒的危险,手术前、手术中应监测血糖代谢情况,控制血糖,术后预防性应用抗生素抗感染。糖尿病伴有血管病变者更有发生并发症的可能,应属于S类,即需要行输卵管绝育术,除了术前术中控制血糖,防止感染外,还需由有经验的医生以及提供全身麻醉和其他备用医疗设施的条件下进行手术。胆囊疾病患病期间不易手术,应待治疗后得到改善方可采取绝育术。胆囊切除术或药物维持治疗者、有与妊娠或应用COC有关的胆汁淤积史者,在绝育术的医学标准中也属于A类。病毒性肝炎活动期属于

D类,疾病控制后方可手术。肝硬化代偿期、肝脏良性肿瘤,应进行肝功能及凝血功能检查,正常情况下方可手术。慢性呼吸系统疾病如气喘、支气管炎、肺气肿、肺部感染,与麻醉相关和围术期的危险增加,属于S类。须做好各种准备,由有经验的医生以及提供全身麻醉和其他备用医疗设施的条件下进行手术。乳房癌病人应治疗改善后手术。乳房良性肿瘤、乳房癌家族史、患有乳房癌病史5年内无复发迹象无手术禁忌证。

2. **绝育术与盆腔痛** 慢性盆腔疼痛(chronic pelvic pain)是妇科常见症状,然而节育术是慢性盆腔疼痛的常见原因。输卵管绝育术在世界范围内已成为节制生育的主要措施,操作简单、安全、绝大多数术后效果良好,但临床上仍可碰到少数结扎术后发生慢性盆腔疼痛,给病人带来很大的痛苦。

绝育术后盆腔疼痛的发生与手术方式、手术时间的长短、麻醉以及操作的熟练等因素有关。

(1) 手术后盆腔或大网膜粘连往往是由于手术者操作不熟练,手术时间过长、缝合时解剖层次不清或者反复钳夹大网膜而造成。

(2) 术前手术指征掌握不严,术中不注意无菌操作也可导致输卵管慢性炎症而产生盆腔疼痛。

(3) 不恰当的结扎方式或输卵管系膜血管损伤,使盆腔血液循环障碍,盆腔静脉扩张、迂曲,形成静脉瘤等血流动力学变化,可导致性交痛和腰骶部疼痛。盆腔静脉造影是诊断该症较有意义的方法,仅30%的病人腹腔镜检查发现静脉曲张(varicosity)。

(4) 极个别妇女由于对输卵管结扎心存疑虑,手术后主诉盆腔痛,这使医生感到棘手而难于解决,这些病人除盆腔痛外,往往还伴有其他心理病症表现。

绝育术后盆腔疼痛的发生率报道不一。Wolf等报道绝育术后远期并发症,如绝育术后子宫内膜异位症(endometriosis)、输卵管积液、盆腔淤血及宫外孕等占12%～20%。Rioux随访1003例(98%)绝育术后的妇女,2%的妇女引起各种不同的并发症。

选择尽可能地避免损伤卵巢血供和减少术后粘连的输卵管绝育术式是提高手术远期质量和保证妇女健康的关键。另外做好术前准备,掌握手术适应证和禁忌证,严格执行无菌操作,手术做到稳、准、轻、细是减少盆腔疼痛的必要条件。慢性盆腔痛的治疗原则是针对病因,以心理疏导结合药物治疗为主。

3. **绝育术与卵巢功能的关系** 输卵管绝育术目前在世界范围内居于首位,2000年全世界输卵管绝育妇女已约达4亿。多年来,女性绝育术是否会对卵巢功能产生不良影响,一直受到人们的关注。许多学者进行了相关研究,但大多无年龄、产次、绝育术后间隔时间,绝育方法等可能影响研究结果的对照组,因而至今仍意见不一。

研究主要围绕手术对卵巢血供的影响。卵巢的血供主要来自是由子宫动脉分支和卵巢动脉的分支;输卵管的血供来自于子宫动脉分支及卵巢动脉的伞支,各分支不断分支相互吻合最终进入卵巢静脉丛。在此区域内一个操作不仔细的手术毫无疑问可以影响到卵巢血供,从而可以影响卵巢的功能。

(1) 输卵管绝育术对卵巢生殖激素的影响:大部分作者认为腹腔镜下输卵管夹绝育术可能会对黄体功能不足的风险增加或卵泡期 E_2 水平增高,但这只是暂时的。而腹腔镜下双极电凝法输卵管绝育术对卵巢功能及血管阻力并不造成影响,Carmona 等进行的一项前瞻性对照研究,分别检测手术、术后的激素水平,结果显示腹腔镜下双极电凝法行输卵管绝育术,无卵巢功能紊乱的发生。最近的研究结果,Yazici 等认为,腹腔镜下双极电凝法输卵管绝育术对卵巢功能及血流并不造成影响。

(2) 输卵管绝育术后功能性卵巢囊肿(ovarian cyst)的变化:有关绝育术后卵巢囊肿 De Alba Quintailla 对行双侧输卵管绝育术的妇女用超声测定功能性卵巢囊肿的发生率,与无绝育手术的妇女进行对照,结果表明有双侧输卵管绝育术组比无双侧输卵管绝育术组功能性卵巢囊肿显著增高。Revel 对剖宫产同时波氏法行双侧输卵管绝育术 20 例妇女和 20 例单纯行剖宫产术的妇女进行比较,两组发生卵巢功能性囊肿的差异具有显著性意义($P<0.05$)。此外绝育术中具有功能性卵巢囊肿的有 6 例出现症状,而对照组无一例。以上报道提示双侧输卵管绝育术是促进功能性卵巢囊肿发生的因素。

(3) 输卵管绝育术对卵巢血流的影响:输卵管绝育术对卵巢血流的改变,通过多普勒超声测定,大部分的研究显示绝育术对卵巢血流的无不良影响。也有研究发现,绝育术后卵巢血供发生变化,但只是暂时性影响。Kutlar 认为,手术方法的不同对卵巢血供的影响不同,研究了 3 种不同的绝育方法(波氏法、伞部切除、腹腔镜双极电凝术)对子宫卵巢多普勒血流和卵巢激素血清水平的影响,共 42 例,术前和术后做血清性激素水平测定和子宫-卵巢动脉多普勒血流扫描,结果在波氏法组发现子宫动脉平均阻力指数和双侧卵巢动脉脉动指数值显著性增加($P<0.05$),所有对象主诉痛经(dysmenorrhea)有显著性增加。

总之,输卵管绝育手术对卵巢功能的影响并未达成一致结果。但是,加强手术者的意识,正确选择手术方式,操作仔细,减少对卵巢血供的破坏很重要。

参考文献

American College of Obstetricians and Gynecologists. ACOG-Practice bulletin no. 133: benefits and risks of sterilization. Obstet Gynecol,2013,121:392

(姚晓英)

第三节　宫腔镜绝育术

关键点

1. 宫腔镜绝育术后 3 个月内需采取其他避孕措施。

2. 宫腔镜绝育术后 3 个月需行子宫输卵管造影确认输卵管阻塞效果。

3. 宫腔镜绝育术无手术切口、无需住院、痛苦少,但再次手术风险较高。

宫腔镜绝育术是绝育术(sterilization)的一种,指经宫腔镜向输卵管内导入可以阻塞输卵管的药物或器具来达到绝育的目的。临床试用的阻塞物主要有化学腐蚀剂如硝酸,高分子黏合剂如丁二胶,细胞毒素剂如阿的平,机械性阻塞物如"P2block"栓,其他阻塞物还有硅胶、聚乙烯醇缩癸醛等,或使用电凝、冷冻破坏输卵管间质部。上述方法目前临床使用较少。

新型阻塞剂 Essure 避孕系统 2001 年引入欧洲,2002 年进入美国,是美国唯一一个临床使用的宫腔镜绝育系统。它由不锈钢和聚对苯二甲酸乙二醇酯(polyethylene terephthalate,PET)纤维组成的内层线圈,及镍钛合金组成的外层线圈构成。放置到输卵管间质部后,PET 纤维会刺激局部组织生长,3 个月左右完全阻塞输卵管。因此,放置的前 3 个月要采取其他避孕措施,3 个月后行子宫输卵管造影确认输卵管是否完全阻塞。手术并发症包括子宫或输卵管穿孔、系统异位(进入宫腔或腹腔)及阻塞失败等。术后可能不良反应包括慢性盆腔痛、月经量增多、过敏反应、疲劳及体重增加等。

Essure 系统由于避孕效果好(妊娠率 0.15%)、无手术切口、无需住院,操作简单、成本效益比优于腹腔镜绝育术等特点,一经采用,广受欢迎。手术医生放置经验不足、放置 3 个月内未使用其他避孕措施或术后失访等可导致失败率增高。

2015 年一项大规模的队列观察研究分析了宫腔镜绝育术(Essure 系统)和腹腔镜绝育术的有效性和安全性。研究显示两者意外妊娠率相似,2005 年到 2013 年接受宫腔镜绝育术的比例从 0.6% 上升到 25.9%,宫腔镜绝育术手术时间短、创伤小、全麻使用率及并发症率低。但因早期随访发现 Essure 系统移位等原因导致再次手术风险较腹腔镜高。

总之,宫腔镜绝育术避孕效果好、并发症少、痛苦小,女性易于接受,但再次手术风险高,术前需向病人充分告知,知情选择。

【临床特殊情况的思考和建议】

宫腔镜绝育术适用于已有两个及以上子女,希望采取长期避孕措施,对开腹或腹腔镜绝育有顾虑或因患某种疾病不宜行开腹或腹腔镜手术者。宫腔镜绝育术成功率和操作者的技术水平、熟练程度等密切相关,因此专业培训对提高成功率、降低再次手术率有重要意义。目前国内宫腔镜绝育术的研究报道较少。

参考文献

1. Lorente Ramos RM, Azpeitia Armán J, AparicioRodríguez-Miñón P, et al. Radiological assessment of placement of the hysteroscopically inserted Essure permanent birth control device. Radiologia, 2015, 57(3): 193-200

2. AAGL Advancing Minimally Invasive Gynecology Worldwide. AAGL Advisory Statement: Essure Hysteroscopic Sterilization. J Minim Invasive Gynecol, 2016, 23(5): 658-659

3. Thiel JA, Carson GD. Cost-effectiveness analysis comparing the essure tubal sterilization procedure and laparoscopic tubal sterilization. J ObstetGynaecol Can, 2008, 30(7): 581-585.

4. Hitzerd E, Schreuder HW, Vleugels MP, et al. Twelve-year retrospective review of unintended pregnancies after Essure sterilization in the Netherlands. Fertil Steril, 2016, 105(4): 932-937

5. Mao J, Pfeifer S, Schlegel P, et al. Safety and efficacy of hysteroscopic sterilization compared with laparoscopic sterilization: an observational cohort study. BMJ, 2015, 13; 351: h5162

(钱金凤)

第四节 输卵管复通术

> **关键点**
> 1. 输卵管复通有不同手术方式,应根据具体情况选择。输卵管端端吻合是最常见的复通手术方式。
> 2. 手术效果受很多因素影响。

由于输卵管疾病或阻塞引起的不孕症是女性不孕的重要因素,占20%～50%。妇科显微手术的主要目的,是为治疗不孕症而行输卵管重建术,为曾行输卵管绝育者行输卵管复通术,为早期宫外孕病人行保留输卵管功能的手术。在手术显微镜下展现的病变视野较为清晰,容易辨认组织结构,组织缝合及层次对合非常精细,止血准确细致,合成缝合材料无反应无损伤,能达到最大限度保护输卵管的解剖及生理功能,减少盆腔粘连,达到术后顺利怀孕目的。

输卵管复通术(tubal reversal)通常采用肉眼、放大镜、手术显微镜三种方法进行。放大镜、显微镜能清楚地看到肉眼所看不到的组织,因而能正确进行吻合,减少损伤、粘连,从而提高了手术的精确度和成功率,较肉眼下手术具有优越性。妇科显微手术的开创者Kurt Swolin在1967年提出在妇科中实行无创伤显微手术。1970年后Gomel、Winston及Brosens首先将显微外科技术应用于输卵管成形

术,使输卵管性不孕症的治疗效果进一步提高。

【输卵管的重要性】

1. **输卵管在生殖方面的功能** 长期以来,输卵管仅被视为是精子和卵子的通道和结合场所,因而临床上往往只是在诊断和治疗不孕症时才注意其通畅与否。实际上输卵管远非单纯输送精子、卵子的管道,她本身也直接受卵巢内分泌激素的控制,具有极为复杂的生理功能,对卵子的摄取、精子的获能、卵子受精和受精卵的分裂、成熟、输送都起着极其重要的作用。输卵管分泌液由血管壁渗透和输卵管上皮分泌而产生,所含蛋白质与血清相同,还含有一种β糖蛋白,它是卵子受精必不可少的,同时也是孕卵生长的重要能量来源。

2. **输卵管是性激素的靶器官之一** 输卵管组织含有雌孕激素受体,和子宫、阴道上皮一样,也被公认为是雌孕激素的靶器官。在卵巢周期中、妊娠期、产后和绝经期以及在外源性雌孕激素影响下,输卵管上皮均有明显变化;但在输卵管的不同部位其改变亦有差异。

3. **保留输卵管有利于卵巢血供** 子宫动脉支配卵巢内侧一半和输卵管内侧2/3血供,其余受卵巢动脉支配,故切除输卵管必然影响卵巢血供。

【输卵管复通术的历史回顾】

1910年Christon和Sanderson报道了绝育术后输卵管直视下复通术。此后输卵管复通术渐渐被人们使用。由于受手术技巧和器械的限制,当时手术成功率仅为4%～30%,且异位妊娠率高。随着手术者对输卵管复通术认识的进一步深入、手术技巧的不断提高和手术器械(包括缝合线)的改进,输卵管复通术成功率大大提高。在1960年Jacobson和Suarez描述了显微外科手术,1967年Kurt Swolin首先在妇科临床中应用低倍放大镜矫治输卵管堵塞,Edward Diamond在1971年开展绝育后输卵管显位外壳峡重建的动物实验获成功,并在1973年应用于临床。1974年Diamond报道的显微外科下复通通畅率为93.8%,足月妊娠率为62.5%。

【适应证和禁忌证】

1. **适应证** 输卵管结扎术后由于子女死亡或其他原因要求恢复生育。

(1) 夫妇双方身体健康。

(2) 女方绝育后无严重心、肝、肾脏等疾病。

(3) 月经正常,生殖器无明显病变。

(4) 丈夫具有生育力。

2. **禁忌证**

(1) 结核性输卵管炎。

(2) 双侧输卵管多处阻塞。

(3) 急性盆腔炎、腹膜炎。

（4）严重的盆腔粘连。

（5）本人有严重急、慢性疾病而不宜生育者。

【术前盆腔状况的估计】

1. 绝育术病史

（1）曾有输卵管绝育手术史，应了解绝育术使用哪种方法，是 Pomeroy 法，近端包埋法还是钳夹法。如使用腹腔镜下绝育术，则应了解是电凝术还是硅胶圈或弹簧夹。经宫腔输卵管黏堵法，应了解黏堵剂的成分及输卵管黏堵长度。

（2）了解绝育术中及术后情况，术中有无损伤出血，术后有无感染。

（3）有无再次盆腔手术史。

2. 辅助检查

子宫输卵管造影术（hysterosalpingography，HSG）了解输卵管阻塞部位和有无宫腔病变。一般术前不必做腹腔镜检查，若有特殊，需进一步了解盆腔及输卵管情况，才考虑做腹腔镜检查，做全面评估。输卵管镜检查可了解输卵管解剖功能情况。

【病人选择与准备】

1. 年龄宜＜40 岁。

2. 排除输卵管以外的不孕因素，如无排卵、丈夫精液异常等。

3. 术前做全面体格检查。

【术前准备】

1. **手术时间**　月经干净后 3～7 天内进行。输卵管纤毛细胞在月经周期中有一定的形态改变和再生现象，故在月经周期的增殖期手术有利于输卵管上皮细胞的修复。

2. **辅助检查**　常规术前准备，包括血尿常规、肝肾功能、RPR、HIV、凝血功能、空腹血糖、妇科 B 超、胸片、心电图等。

3. 术前谈话及肠道准备等。

4. 腹部皮肤准备。

5. 排空膀胱，留置导尿管。

6. 放置子宫双腔导管，并备生理盐水 40ml 加入阿米卡星（或庆大霉素）注射针，α-糜蛋白酶注射针及地塞米松注射针各 1 支加入少量亚甲蓝，以备术后通液。

【输卵管端端吻合术】

1. **麻醉**　一般采用连续硬膜外麻醉。

2. **切口**　下腹正中切口或正中旁切口长约 8～10cm，逐层切开腹壁，进入腹腔。进入腹腔后，用手指仔细探查盆腔器官情况，分离粘连纠正输卵管形态。

3. **切除输卵管结扎部位**　如寻找输卵管结扎部位有困难，可由子宫颈部向子宫腔内注入亚甲蓝溶液，可确定输卵管远端管腔阻塞部位。在结扎瘢痕的浆膜下注射生理盐水，使浆膜膨胀（图 35-4-1）。纵行切口输卵管浆膜分离出

输卵管，将结扎部位切除（图 35-4-2）。

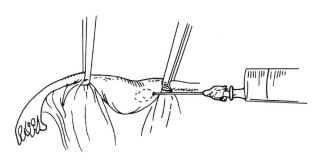

图 35-4-1　切除输卵管结扎部位 A

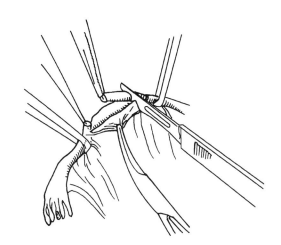

图 35-4-2　切除输卵管结扎部位 B

4. **置支架**　将准备好的硬膜导管（断端应是钝头）或钝头细玻璃棒，从输卵管伞端缓慢插入，通过输卵管两断端直达输卵管间质部（图 35-4-3）。

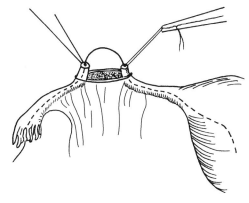

图 35-4-3　置支架

5. **吻合**　支架摆好后，用显微血管钳夹住两端输卵管，相互拉拢，用 6-0 或 7-0 带针尼龙线，缝合输卵管两断端，全层缝合 4-6 针（图 35-4-4）。

6. **缝合浆膜**　吻合完输卵管后，继用 6-0 或 7-0 带针尼龙线间断缝合输卵管系膜。

7. 同法处理对侧输卵管。

8. **输卵管通液术**（hydrotubation）　从阴道放置的子

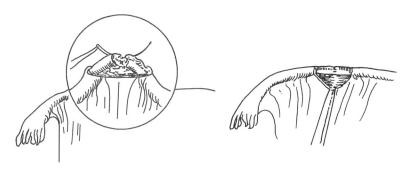

图 35-4-4 吻合

宫双腔管中推入已备的生理盐水亚甲蓝溶液,输卵管伞端口见亚甲蓝溶液流出,表示输卵管吻合成功。关闭腹腔。

在整个吻合过程中,应用肝素 5000U 加入生理盐水或平衡液 1000ml 中冲洗输卵管断端,便于缝合以防组织干燥,血块形成,以致术后粘连。术毕将剩余的肝素生理盐水(或平衡液)溶液清洗盆腔。

【输卵管造口术】

输卵管造口术(salpingostomy)即于输卵管末端造成一个新的开口,适用于输卵管伞部因炎症或其他原因致使完全粘连闭塞者,多以输卵管积水为特征。在输卵管末端无血管区壁薄的部位,做十字形切口并外翻缝合于输卵管边缘,注意将线头埋在边缘里面,以防粘连。另一种方法是环形切开分离输卵管远端浆肌层,并分离肌层和黏膜层,保留分离的黏膜层,剪去多余的浆肌层和盲端,于保留黏膜层做 4～6 个纵形切开,并将黏膜瓣翻卷缝合于浆膜层。

【输卵管伞部成形术】

输卵管伞部成形术即在伞皱襞之间分离粘连。适用于输卵管伞部周围有炎症,或因子宫内膜异位症所致输卵管伞部粘连,呈不完全闭塞状,管腔仍通畅者。术时先分离输卵管与卵巢之间的粘连,再分离覆盖于伞端外的粘连组织,沿伞的方向纵行做多处放射切开,用 8-0 尼龙线间断缝合黏膜及浆膜层,外翻缝合 0.5cm,使黏膜外翻,以免再次粘连。

【术中注意事项】

1. 手术过程中保持组织湿润,应用平衡液 1000ml 加肝素 12 500U 不断冲洗湿润组织,防止粘连。

2. 止血不用血管钳和结扎而用电凝。切割可用小解剖剪刀。

3. 手术操作应轻巧,提取输卵管要轻柔,吻合时要精细,最大限度减少组织损伤程度,减轻术后反应。

4. 断端吻合全层缝合,保持管腔两缘的完整性,避免对合不齐。用 6-0 尼龙线穿过肌层及黏膜作间断缝合,以减少组织内结缔组织反应。特别在壶腹-壶腹部吻合时,由于管壁薄而黏膜厚多皱襞,用穿透黏膜缝合可以避免管腔内黏膜层的退缩,有利于缝合。但很多作者如 Siegler、

Gomel、Winston 等报道都不缝合黏膜,使两断端管腔黏膜自然吻合更好。

5. 手术时放置支架以利端端吻合,但不留置。而输卵管子宫吻合术后需放置支架 2 周,因该处管腔甚小,支架可用硬膜外导管,更细时可用 3-0 羊肠线。不留支架可减少局部感染机会和异物刺激,避免输卵管内膜损伤。

6. 分离浆膜层应最大限度减少切除,以致完整缝合。缝合时应保持浆膜层光滑、完整,避免粘连,扭曲所造成的复通障碍。防止腹膜面损伤引起新的粘连,术中尽可能修复分离后的腹膜缺损面,如缺损较大可采用腹膜移植。

7. 术毕可应用肝素平衡液做彻底的盆腔冲洗。

8. 术毕腹腔内留置药液预防感染及防止粘连。药液一般为右旋糖苷或生理盐水加抗生素及类固醇药物。如右旋糖苷 250ml 加庆大霉素 16 万 U 加糜蛋白酶 4000U 加地塞米松 5mg。

9. 术中如难以确定阻塞部位,可用麻醉导管从伞部注入生理盐水,输卵管膨胀的近端即为阻塞部位。

10. 若手术涉及宫角,因宫角部血供丰富,术中出血可能多,影响操作,可在切口周围注射缩宫素,减少出血。

【术后处理】

术后应用抗生素,减少感染。第 7 天行双侧输卵管通液术(各人主张不同,有人主张术后第一次月经来潮后通液),通液可用阿米卡星、地塞米松、α-糜蛋白酶加入生理盐水中缓慢由宫颈注入。对输卵管通而不畅者,可缓慢多次反复推注。

【临床特殊情况的思考和建议】

1. 绝育方式与复通术效果关系 文献报道钳夹绝育术或硅胶圈,复孕的机会最高。国外报道普氏法及包埋法成功率低。腹式输卵管结扎后复通,以银夹法及近端包埋法的复通效果最好,其他方法效果较差。腹腔镜电灼结扎后复通效果不好,有的病例无法完成复通手术,这是因为输卵管损伤范围过广,没有正常输卵管可吻合,或者只可作输卵管植入。国内各地差异甚大,主要认为与绝育手术中损伤范围有关,损伤大,粘连多,或引起积水和扭曲均影响复

通成功率。

2.吻合部位与复通效果关系 输卵管峡-峡部吻合或壶腹-壶腹部吻合成功率最高,因为吻合两端管腔等大,对合满意。峡-壶腹部吻合次之。峡对峡吻合管径大小相等,肌层厚,对合好,成功率高。壶腹部对壶腹部吻合,虽管径大小相等,但肌层薄,黏膜容易脱出可使组织层次不清,形成输卵管瘘,所以效果不如峡部对峡部。伞端及壶腹部造口术成功率较低,主要因伞部失去拾卵作用,致使妊娠率降低。

3.输卵管切除病变部位后剩余的长度与复孕率有关 输卵管长度对其蠕动功能的恢复甚为重要。输卵管过短使孕卵过早进入宫腔,与子宫内膜发育不同步。输卵管过短,伞端较难达到卵巢表面,不利于伞部的拾卵作用。因此术后输卵管长度>5cm,壶腹部长度>2.5cm,效果较好。

4.病人的年龄与手术效果有关 在理想的受孕年龄疗效较好,当年龄>35岁,复孕率明显下降。

5.绝育术至复通术间隔时间与复孕效果有关 两次手术间隔>5年,复孕率明显下降。复旦大学附属妇产科医院曾报道当间隔≤5年,复孕率为88%,>5年为61.1%,$P<0.01$。因为随绝育术时间的延长,输卵管黏膜皱襞变平萎缩,纤毛细胞脱落、黏膜受损、积水,包涵体增加,及息肉形成,分泌细胞萎缩、绒毛减少,细胞排列高低不平,线粒体肿胀,内质网、高尔基体受累。绝育5年以上输卵管病理损害越明显。

6.输卵管炎症影响复孕率 多位作者报道术时见输卵管有炎症者,术后复孕率明显下降。输卵管结扎后的慢性炎症是多因素综合所致,包括生理性因素、异物反应、炎症因素等。术后随发的盆腔炎性疾病影响手术效果。已受损伤的输卵管壁容易发生炎症,如果再次被细菌感染就会损坏重建的输卵管,再次丧失怀孕的机会。

7.与是否合并其他不孕因素有关 如合并其他不运因素:男方因素、排卵障碍、盆腔其他病变等,会影响术后妊娠率。

8.其他 手术操作者的经验与显微技术的熟练程度,亦是影响手术效果的一个原因。

(姚晓英)

4

第三十六章 避孕失败的补救措施

无论激素避孕、非激素避孕或绝育术,都有一定的失败率。避孕失败补救措施主要用于避孕失败后妊娠及预防妊娠,亦可用于母亲患严重疾病不宜继续妊娠或检查发现胚胎异常需终止妊娠。避孕失败后妊娠的补救措施有人工终止妊娠(induced abortion,简称人工流产),避孕失败预防妊娠的方法为紧急避孕(emergency contraception)。

第一节 事后避孕

关键点

1.紧急避孕只对一次无保护性生活起保护作用,使用紧急避孕后本周起中不应再有无保护性生活。

2.紧急避孕是一次性的补救措施,不能作为常规避孕方法使用。

3.紧急避孕药不会导致出生缺陷。

事后避孕包括紧急避孕、黄体期避孕和催经止孕。

一、紧急避孕

紧急避孕(emergency contraception)是指在无保护性生活后一定的时间内(72~120小时以内)采用服药或放置宫内节育器(intrauterine device)以防止非意愿妊娠。应用药物紧急避孕只能对这一次无保护性生活起保护作用,本周期中不应再有无保护性性生活,除非采用避孕套避孕,故不宜将紧急避孕药作为常规避孕方法使用。

【避孕机制】

主要是:①阻止或延迟排卵;②干扰受精或阻止着床。

【适用人群】

无防护的性交后,包括未采取避孕措施、在阴道口外射精、安全期避孕中日期计算错误、被强奸者;避孕失败后,包括避孕套破裂及滑脱、发现宫内节育器部分或完全脱落、复方短效口服避孕药在第1周内漏服≥3片者。

【禁忌证】

紧急避孕的唯一禁忌证是怀疑或确诊妊娠者。

【方法】

紧急避孕可采用宫内节育器(intrauterine device)或口服药物两类方法。

1. **宫内节育器**(intrauterine device) 含铜IUD可用于紧急避孕,特别适合那些希望长期避孕而且符合放置条件的妇女。机制:不抑制排卵,主要是干扰受精和抗着床。在无保护性生活后5天内放置,妊娠率小于1‰,其最大的优点是可以作为长期避孕方法继续使用。不足之处为:①操作者必须经过医学技术培训;②青春期少女、未孕妇和未产妇放置较困难;③放置后可能有阴道少量出血、下腹不适或疼痛等;宫腔内操作,有发生盆腔炎的可能性。放置含铜IUD范围较口服左炔诺孕酮避孕延迟48小时,可作为晚期紧急避孕的补救方式。

2. **药物** 紧急避孕药物有甾体激素类和非甾体激素类,具体分为大剂量孕激素、大剂量雌孕激素、抗孕激素三种。常用的有单纯孕激素、雌孕激素、米非司酮(mifepristone)、乌利司他(ulipristal)等。

(1)具体用法

1)雌孕激素(Yuzpe方案):1970年,由加拿大医生Yuzpe提出。$100\sim120\mu g$炔雌醇+$500\sim600\mu g$左炔诺孕酮,12小时后重复一次。有效率47%~89%。72小时后服用几乎无效。因含有相对高剂量的雌激素,故不良反应、尤其是胃肠道不良反应如恶心和呕吐等较为突出。随着新型紧急避孕药的推出Yuzpe方案已逐渐被临床弃用。

2)含左炔诺孕酮(leveonorgestrel,LNG)或18-甲基炔诺酮的单纯孕激素避孕药:含左炔诺孕酮片(LNG)的商品名有毓婷、安婷、保士婷,房事后72小时内口服0.75mg,12小时后重复一次,或者1.5mg一次口服。在无防护的性交后72小时内服用。18-甲基炔诺酮片,单次剂量中含18-甲基炔诺酮3mg,房事后72小时内口服,12小时后重复一次。有效率为60%~85%。

3)米非司酮(mifepristone):房事后120小时内单次口服10mg或25mg,避孕有效率可达90%以上。

4)醋酸乌利司他(ulipristal,UPA):第二代选择性孕酮受体调节剂(progesterone receptor modulators,SPRM),为19-去甲基孕酮衍生物,是一种人工合成的SPRM,对孕激素受体的拮抗作用和激动作用均较强。主要紧急避孕机制是推迟排卵或直接抑制卵泡破裂。可在无保护性生活后120小时(5天)内持续高效地发挥紧急避孕效果。2009年

5月获得欧盟委员会批准上市,商品名Ellaone。2010年8月获美国FDA批准上市,商品名Ella。用法:在无保护性生活后120小时内尽早服用单次30mg UPA,且在服用后避免无保护性生活直至下次月经来潮,以防止由排卵延迟而导致的妊娠风险。对于超过72小时而又不想选用IUD避孕的妇女,UPA是很好的选择。

(2)不良反应及注意事项

1)因服用药物剂量较大,可能会有恶心、呕吐,若在服药的1小时内发生呕吐,应补服相同剂量的药物,并加服止吐药。

2)服药后过几天可能有阴道流血,一般不必处理。但是,此出血不是月经,不能认为就完事了,必须注意预计月经期是否有真正的月经来潮。

3)服完紧急避孕药后至下次月经来潮期间,不能再有无防护的性生活。否则,就容易失败。如果月经过期超过1周者,必须复诊做妊娠试验,如果妊娠应做人工流产。

4)紧急避孕是一次性的补救措施,不能作为经常性的避孕方法。在同一个月经周期内多次服药非但不增加有效率,反而造成月经紊乱。紧急避孕使用不当,不是意外怀孕,就是月经失调。

5)紧急避孕药不是常规的避孕方法。

不良反应:可能出现恶心、呕吐、阴道点滴出血、乳胀、头痛等,一般不需特殊处理,如在服药后1小时内呕吐,应补服1次。

(3)紧急避孕后的常规避孕(表36-1-1)。

表36-1-1 紧急避孕后的常规避孕

常规避孕法	开始时间
男、女用避孕套	立即
子宫帽、阴道隔膜	立即
杀精剂(栓、胶冻、药膜等)	立即
短效口服避孕药	下个月经周期开始立即
避孕针	下次月经来潮7天以内
皮下埋植	下次月经来潮7天以内
宫内节育器	下次月经来潮7天以内或紧急避孕
自然避孕法	等待1个以上自然月经周期
女性绝育	下次月经来潮7天以内
男性绝育	立即

二、黄体期避孕和催经止孕

凡月经规则的育龄妇女未采取避孕措施或避孕失败的

情况下，而又错过紧急避孕的时间(120 小时以内)，可以在黄体期或预计月经来潮前后采用黄体期事后避孕法(lutealphase contraception)或催经止孕法(menstrual induction or menstrual regulation)。即在一个周期内有一次以上的无保护性或避孕失败的性交、尿 hCG 阴性、无生殖道感染者等，于预期下次月经前 4～11 天可采用黄体期避孕，预期月经来潮前 3 天至过期 5 天内可采用催经止孕法(menstrual induction or menstrual regulation)。

【黄体期避孕方法】

每次口服米非司酮 25mg，2 次/天，共 2 天总量100mg，第三天上午 9 点到医院顿服 0.4mg 米索前列醇，观察 2 小时，失败率为 0.3%。国外探索在黄体后期单用米非司酮作为事后避孕，失败率为 1.6%～6.5%，较高的失败率可能与单用米非司酮不能阻止着床有关。

【催经止孕方法】

每次口服米非司酮 25mg，2 次/天，共 2 天；第三天早晨加服一次，总量125mg。第三天上午到医院顿服米索前列醇 0.6mg。留院观察 2 小时。催经止孕方法作为避孕失败补救措施的第三道防线，若测定尿 hCG 阳性，其给药方案尚在研究探索阶段。

【注意事项】

1. 转经前禁性交。
2. 腹痛、发热及时就诊。
3. 勿同时服吲哚美辛及退热镇痛剂。
4. 如有组织物排出即送检。
5. 一周后及转经后随访。

94% 的服药后 48 小时内有阴道出血，平均出血天数(8.3 ± 3.4)天。但最晚 60 余天后出血，一定要排出妊娠物。若失败(失败率 2%～6%)，需行人工流产吸宫术。

【不良反应】

恶心、呕吐、腹泻轻微不需处理，个别人有手心瘙痒，口周发麻，不需处理，注意观察，必要时应用地塞米松。

【临床特殊情况的思考和建议】

1. **紧急避孕药的安全性问题**　目前已知的健康风险，至今认为无。因此 ECPs 不会导致出生缺陷，如果妇女在服用 ECPs 时已经妊娠或 ECPs 避孕失败导致妊娠，不会损害胎儿。

2. **ECPs 能避孕多久，是否会中断已存在的妊娠**　如果在排卵之前服用，ECPs 抑制排卵或推迟排卵 5～7 天，到那时，妇女生殖道的精子均已灭活，因为精子在妇女的生殖道中只能存活 5 天。因此紧急避孕后若不考虑妊娠，建议立即采用其他避孕方法，若不采用其他避孕方法，下次有性生活时就可能妊娠。ECPs 对已经妊娠的妇女不起作用。

3. **紧急避孕效果**　根据国内外大量临床研究证据表明，抗孕激素药物米非司酮(mifepristone)及乌利司他(ulipristal)的紧急避孕效果相似，两者均高于孕激素药物左炔诺孕酮(levonogestrel)。紧急避孕药的主要不良反应均为胃肠道反应，发生率相似。米非司酮(mifepristone)紧急避孕药可以导致月经延迟，而左炔诺孕酮(levonogestrel)则可以导致月经提前。

4. **黄体期避孕(lutealphase contraception)后月经来潮时间**　1997 年国家计划生育委员会与洛氏基金合作，进行"米非司酮降低非意愿妊娠和流产的合作研究与开发"(简称"合作项目")，5 年间，按照"药品临床试验管理规范(GCP)"要求，共完成了 4 项较大规模的临床研究课题，其中一项就是"黄体期避孕"临床多中心试验，北京、上海、天津、广州、成都等地的 7 个研究中心参加了此项研究，共接受因多次无保护性生活或无保护性生活超过 120 小时要求服药的妇女 699 例，在预期月经来潮前 10 天内口服米非司酮(mifepristone)100mg，48 小时后到医院口服米索前列醇(misoprostlo)$400\mu g$，留院观察 1 小时，最终观察指标妊娠和月经来潮时间。结果 1 例失访，25 例妇女怀孕，妊娠率为 3.6%。妊娠危险性与服药前性生活次数有关，性生活 1 次，妊娠率为 1.4%，性生活次数增加 5 次，妊娠率为 16.0% 差异有统计学意义($P < 0.05$)。673 例妇女月经来潮，其中 381 例(56.6%)在预期月经 3 天来潮，月经提早或延迟超过 7 天者分别占 2.2% 和 8.5%。

5. **催经止孕法(menstrual induction or menstrual regulation)是否能在尿妊娠试验阳性应用**　催经止孕的目的是有孕止孕、无孕催经。前述的"合作项目"还组织了对米非司酮(mifepristone)与米索前列醇(misoprostlo)用于催经的临床研究，以评估其效果和不良反应。研究在全国 8 个中心共接受了 720 例月经逾期 7 天内要求催经的妇女，受试者进入研究第一天顿服米非司酮(mifepristone)150mg，服药同时取血测定血清 hCG、雌二醇及孕酮。服药 36～48 小时后阴道放置米索前列醇(misoprostlo)$400\mu g$，并留诊观察 1 小时。服用米非司酮后 10 天内随访，观察月经来潮情况，如为妊娠，评估妊娠结局。用药前已经妊娠的受试者中，455 例(92.6%)完全流产，12 例(2.4%)不全流产，24 例(4.9%)继续妊娠，1 例宫外孕。该项目研究认为，米非司酮(mifepristone)与米索前列醇(misoprostlo)联合应用是安全、有效的催经止孕方法，但应强调，如将此方案用于临床尚需制定常规，明确适应指征，并采取有效的监护措施，减少因早期未能诊断的宫外孕所造成的不良后果。因此，在催经止孕方法中，若测定尿 hCG 阳性，其给药方案尚在研究探索阶段。

（姚晓英）

第二节 人工流产吸宫术

关键点

人工流产负压吸引术为妇科小手术,但存在一定的并发症,严重者可子宫穿孔,宫腔粘连导致继发不孕等,给妇女带来严重的健康影响。因此此术前需详细了解病史,掌握适应证和禁忌证。术中严格按照手术规范,对有高危风险的手术做好术前评估,请有经验的医生进行操作,手术后宣传和落实避孕措施,以避免再次意外妊娠。

人工流产(induced abortion)分为早期人工流产和中期妊娠引产。凡在妊娠3个月内人工终止妊娠称为早期妊娠终止。早期人工流产有手术流产和药物流产两种方法,手术流产包括负压吸宫术(vacuum aspiration)和钳刮术(dilatation and curettage)。

人工流产负压吸宫术是用吸管深入宫腔,利用负压吸引的原理将胚胎组织吸出而终止妊娠的手术。

【适应证】

1. 妊娠在10周以内自愿要求终止妊娠而无禁忌证者。
2. 因某些疾病(包括遗传性疾病)不宜继续妊娠者。

【禁忌证】

1. 各种疾病的急性阶段。
2. 生殖器炎症,如阴道炎、急性或亚急性宫颈炎、急慢性盆腔炎、性传播性疾病等,未经治疗者。
3. 全身健康状况不良不能耐受手术者。
4. 术前两次体温在37.5℃以上者暂缓手术。

【术前准备】

1. 术前解除受术者思想顾虑。签署知情同意书。
2. 病史询问 除了询问停经天数、早孕反应、月经史,婚育史以外,需注意孕产史、避孕史,有无高危情况,如年龄≤2岁,≥50岁,剖宫产距离本次流产的时间,是否在哺乳期内,有无子宫手术史等。目前健康状况及有无内外科合并症等。
3. 一般体检及妇科检查 测量血压及体温。
4. 辅助检查 白带常规,尿妊娠试验,B超检查子宫及孕囊大小,血常规及凝血功能检查。必要时做尿常规,肝、肾功能,胸片及心电图等。
5. 术前排空膀胱。

【手术步骤】

1. 术者应穿清洁手术服,戴帽子、口罩。常规刷手并戴无菌袖套及手套,整理手术器械。
2. 受术者取膀胱截石位。按术前外阴及阴道消毒常规消毒、铺巾。
3. 复查子宫位置、大小、倾屈度及附件情况,更换无菌手套。
4. 窥阴器扩开阴道,拭净阴道积液,暴露宫颈。消毒后用宫颈钳钳夹宫颈前唇或后唇,用左手将宫颈钳向外牵引和固定子宫。
5. 右手执笔式持子宫探针,顺着子宫方向渐渐进入宫腔,探测方向及测量宫腔术前深度,应与阴道双合诊检查是否一致,如有疑问,应再次重复双合诊。
6. 右手执笔式持子宫颈扩张器顺着子宫探入方向逐号轻轻扩张宫口,直至扩张到比所用吸管大半号到1号。
7. 根据孕周及宫腔深度,选择适当号的吸管(表36-2-1)。

表36-2-1 吸头选择与孕周、宫腔深度的关系

妊娠周数	宫腔深度	选择吸管
<6周	8.5以下	5号吸头
<7周	10.5以下	6号吸头
<8周	10.5~11.5	7号吸头
8~10周	>11.5	8号吸头

8. 吸引

(1) 将吸管与术前准备好的负压装置连接,试负压。

(2) 依子宫方向将吸管徐徐送入宫腔,达到宫底后退出少许,寻找胚胎着床处。

(3) 开放负压,一般在400~500mmHg,将吸管顺时针或逆时针方向顺序转动,并上下移动,吸到胚囊所在部位时吸管常有震动并感有组织物流向吸管,同时有子宫收缩感和有子宫壁粗糙感时,可折叠并捏紧橡皮管后再取出吸管。再将负压降低到200~300mmHg,继续用吸管按上述方法在宫腔内吸引1~2圈后,取出吸管。如胚胎组织卡在吸管口或子宫口时,可用卵圆钳将组织取出。

9. 必要时可用小刮匙轻轻刮宫底及双角,检查是否已吸干净。术后再次测量宫腔深度。

10. 用纱布拭净宫颈及阴道,取出宫颈钳。若有活动性出血,可用纱布压迫止血,取出阴道窥器。如放置宫内节育器者,可按常规操作。

11. 吸出的组织用过滤器过滤后,测量血量及组织物量,并仔细检查吸出胚胎及绒毛组织是否完全。如发现异常及未见绒毛,组织物全部送病理检查。

12. 填写手术记录表。

【手术时注意事项】

1. 如用电动吸引作人工流产,在吸引术前要检查机器

功能正常,确认无误后方可应用。

2. 吸管进入宫腔时不带负压,吸引时负压一般不能超过 500mmHg,以后随宫腔内组织减少而降低负压,注意不能带负压进出宫颈口。

3. 探针探宫腔遇有阻力,忌用暴力,以免方向不对造成子宫穿孔。任何器械每次进腔时都应轻柔,以免损伤。

4. 吸宫时动作要轻巧,尤以宫角处及宫底部更要注意,以防子宫损伤。

5. 进宫腔器械之头端不可用手直接接触,不能接触阴道壁,以免污染。

6. 严格遵守操作常规。

【高危人工流产的处理】

1. 哺乳期子宫较软,术前先用子宫收缩剂。吸宫时,先距宫底 1cm 处吸引,待子宫收缩后再将吸头进入宫底部轻轻吸引,以防子宫穿孔。

2. 双子宫吸宫时,两个宫腔均要吸宫,减少组织残留。

3. 有剖宫产史者,由于宫颈管较长,宫颈于宫体间形成不规则或成角通道,瘢痕部位比较薄弱,吸宫时要注意,防止瘢痕部位穿孔。

4. 前屈或后屈子宫妊娠,用宫颈钳夹住宫颈前唇,向外向下牵拉,尽量使子宫位置变成中位,这样便于手术操作,防止组织残留和子宫穿孔。

5. 子宫肌瘤合并妊娠,由于肌瘤使宫腔形态变形和变大,所以要准确测量宫腔长度,吸引时要注意宫腔形态,仔细操作,防止漏吸或残留。子宫肌瘤合并妊娠吸宫时一般出血量偏多,术中可用子宫收缩药物。

6. 短期内两次人工流产者,子宫尚未完全复旧,质地较软,易发生损伤。扩张宫口后,酌情加用子宫收缩剂,以利于手术操作,减少子宫穿孔的发生。

7. 如妊娠内科合并症者,先控制病情稳定再手术,必要时请内科医生在手术台旁监护。

【术后处理】

1. 受术者在观察室休息半小时到 1 小时,注意阴道出血及一般情况,无异常方可离去。

2. 两周内或阴道流血未净前禁止盆浴。以防生殖器官感染。

3. 告知受术者术后注意事项

(1) 嘱两周内或阴道出血未净前禁止盆浴,应每日清洁外阴。

(2) 嘱 1 个月内禁止性交。

(3) 1 个月后应随访一次。如有阴道多量出血、发热、腹痛等异常情况,可随时就诊。

(4) 指导避孕方法。

【临床特殊情况的思考和建议】

1. **对高危人工流产及高危人工流产管理的认识**　高危人工流产手术是指终止妊娠手术具有较高的难度和对受术者带有高度的风险。如不重视会增加手术时或术后并发症,甚至于死亡。人工流产手术的高危因素很多,包括年龄 ≤20 岁或≥50 岁、反复人工流产者、剖宫产半年以内,生殖道畸形和患有妊娠合并症者等。为了减低手术带来的并发症,全国各地相应的管理部门制定了高危人工流产的手术范围及手术管理办法,如在高危病人的病历上注有高危标记,以引起手术者的重视;需由有经验的医生进行手术;必要时收入院,进行术前讨论,估计术中可能出现情况和应对措施,确保受术者安全。

2. **如何认识可视人工流产、超导可视人工流产**　在超声引导下进行人工流产术及其他宫腔操作,准确率高,可增加手术的安全性,手术并发症明显降低。超声引导定位方法可通过腹部或经阴道两种途径。通过腹部超声引导定位,需要受术者充盈膀胱,但不影响人工流产手术操作常规。而经阴道超声引导定位,无需充盈膀胱,但需特制的超声探头。超声引导下手术,要求医生不仅要有手术操作技巧,还要能识别手术过程中动态的超声图像。近年来"超导可视人工流产"已经有很多报道,但仍在临床摸索探讨中,需要经多中心临床研究证实,并需制定相应的手术操作规范及准入程序。除此外,近年许多医院也开展了内镜引导下的可视人工流产手术,宫腔镜因为带有内镜和单独的操作器械,可以做到真正意义上的可视,但因为内镜系统操作比较复杂,且费用较高,难以推广。目前内镜上不沾血液及多角度的镜头也正在研制中。

(黄紫蓉)

第三节　钳　刮　术

> **关键点**
>
> 妊娠 10～14 周由于孕周大,胎儿骨骼形成,宫颈口小因此钳刮手术有较大的风险,一般需住院,术前作宫颈准备。手术者须有一定的临床操作经验;动作要稳、准、轻巧,避免暴力,不可强取。钳刮前一般先破水,破水时要注意产妇的脸色和主诉,警惕羊水栓塞。出血多应尽快查明原因,及时处理。近年来由于药物流产的临床应用,而钳刮术风险大,药物流产术逐渐替代钳刮术。

妊娠 10～14 周因胎儿骨骼形成,已经不适应用单纯的负压吸引术,需将胎儿用卵圆钳钳夹取出,此手术称为钳刮术(dilatation and curettage)。由于手术难度大,风险高,一般需要住院手术,尤其妊娠 12 周以上必须住院。

【适应证】

1. 妊娠 10~14 周以内自愿要求终止妊娠而无禁忌证者。

2. 因某些疾病(包括遗传性疾病)不宜继续妊娠者。

3. 其他流产方法失败者。

【禁忌证】

同人工流产吸宫术。

【术前准备】

除与人工流产吸宫术相同以外,术前还需测血型、肝、肾功能,及心电图检查等。

术前宫颈准备(可选下列方法之一):

(1) 机械扩张法:应用本法扩张宫颈,必须术前阴道准备 2~3 天。

1) 术前 24 小时用 16 号或 18 号专用无菌导尿管一根,放入宫腔内,留下部分用无菌纱布卷住,置于后穹隆。

2) 术前 24 小时用灭菌宫颈扩张棒或亲水棒扩张宫颈。

(2) 药物准备

1) 术前 2~3 小时口服或舌下含服米索前列醇 0.4~0.6mg。

2) 术前 1~2 小时将卡孕栓 0.5~1mg 置入阴道后穹隆。

【手术步骤】

1. 与负压吸宫术 1~6 项相同。

2. 宫颈扩张器自 4.5 号~10 号或 12 号。

3. 用大号吸管或卵圆钳进入宫腔破羊膜,流尽羊水(测羊水量),其后才能酌情应用宫缩剂。

4. 取胎盘

(1) 用有齿卵圆钳沿子宫前或后壁逐渐进入宫底。

(2) 到达宫底后退出 1cm,在前壁、后壁或侧壁寻找胎盘附着部位。

(3) 夹住胎盘(幅度宜小),左右轻轻摇动,使胎盘逐渐剥离,以便能完整地或大块地钳出。

5. 取出胎体时,尽量保持胎儿纵位,避免胎儿骨骼伤及宫壁,如妊娠月份较大,可先取胎体后取胎盘。

6. 保留取出的胎块,手术结束时核对是否完整。

7. 用中号钝刮匙或 6~7 号吸管清理净宫腔内残留组织,术后测量宫腔深度。

8. 观察宫腔有无活跃性出血及宫缩情况,宫缩欠佳者可注射缩宫素。

9. 用纱布拭净阴道,除去宫颈钳。取出阴道窥阴器。

10. 填写手术记录。

【术时注意事项】

1. 凡进入宫腔的任何器械严禁碰触阴道壁,以防感染。

2. 手术时,特别是破羊水后要注意孕妇面色及主诉,警惕羊水栓塞。

3. 手术操作要稳、准、轻、巧,避免暴力,以防子宫穿孔和宫颈裂伤。如发现有物嵌顿、堵塞在子宫颈内口上取出困难时,不可强取,应将钳夹的胎头或胎体向上稍稍退回,在宫腔内夹碎,并将被夹物调转方向,使胎体纵轴与宫颈方向一致,钳夹取出。如按上述方法取出仍有困难,应迅速再扩大宫颈口,或宫颈旁注射 0.5% 利多卡因 5~10ml,使颈管松弛,以利于将子宫内容物取出。

4. 出血较多时应尽快查明原因,及时妥善处理,可宫颈注射或静脉滴注缩宫素。

【术后处理】

妊娠 12 周以上,术后休息 3 周。其他同人工流产吸宫术。

【临床特殊情况的思考和建议】

对风险的钳刮术认识:孕 10~14 周胎儿骨骼形成,羊水量较少,既不能行负压吸引,又不能行羊膜腔穿刺术,而钳刮术风险大,易产生宫颈及子宫壁的损伤,宫旁血肿,骨片残留等并发症。为降低人工流产钳刮术的风险,目前临床常以药物流产替代钳刮术,临床效果满意,并有多篇报道证实。虽然药物流产对孕 10~14 周妊娠有很高的流产成功率,但对于临床或流产过程中胚胎未排出而出血多的紧急情况,需快速终止妊娠者,超声定位下钳刮术是比较理想的选择。对药物流产药物禁忌或不敏感者,钳刮术仍是目前终止适龄孕周的主要手术方法。因此药物流产不能替代钳刮术。

(黄紫蓉)

第四节 水囊引产术

> **关键点**
>
> 水囊引产是通过机械性刺激反射性引起宫缩促使胎儿娩出,适用于合并心肝肾疾病的妊娠妇女。将水囊经阴道放入宫腔,增加了宫腔感染的机会,水量注入过多易发生胎盘早剥和子宫破裂。因此在水囊引产前要详细了解病史,引产前做阴道准备,有感染可疑者先给予治疗;引产过程中严格按照无菌操作规程,应有专人观察产程以及子宫的形状,必要时及时取出水囊,作相应的处理;取出水囊后应注意催产素的用量和滴速,发现有胎盘早剥或子宫破裂征象尽快明确诊断,及时处理。

水囊引产(induction of labor with water bag)是将水囊放置在子宫壁和胎膜之间,增加子宫内压,促使胎膜剥离。机械性刺激宫颈管诱发子宫收缩,同时可使子宫颈管软化扩张,促使胎儿和胎盘排出。其引产成功率可达 90% 以上。平均引产时间约在 72 小时之内。

【适应证】

1. 妊娠 14~24 周,要求终止妊娠而无禁忌证者。

2. 因某种疾病不宜继续妊娠者。

3. 产前诊断发现胎儿畸形者。

【禁忌证】

1. 各种疾病的急性阶段。

2. 生殖器炎症,如阴道炎、重度宫颈炎、盆腔炎或阴道分泌物异常。

3. 妊娠期间反复有阴道出血及不能除外胎盘位置异常者。

4. 低置胎盘。

5. 有剖宫产史及子宫有手术瘢痕者需慎用。

6. 24 小时内体温在 37.5℃ 以上者。

【术前准备】

1. 必须住院引产。详细询问病史,包括本次妊娠的经过以及过去史、其他疾病史、月经史、妊娠分娩史、出血史等。

2. 全身检查和妇科检查,术前检测阴道分泌物、血、尿常规、凝血功能、肝、肾功能等,酌情查乙型肝炎病毒表面抗原、胸透和心电图检查。有条件应做宫颈管分泌物细菌培养及药物敏感试验。

3. B 超胎盘定位和了解胎儿大小。

4. 术前咨询,签署知情同意书。

5. 术前阴道擦洗 2~3 次。

6. 备好无菌水囊(将 18 号导尿管插入双层避孕套内,排出套内及夹层间的空气,用丝线将避孕套套口结扎于导尿管上)。

【操作步骤】

1. 排空膀胱,取膀胱截石位。

2. 外阴及阴道消毒与负压吸宫术相同。

3. 检查事先备好的无菌水囊无漏气,并用注射器抽尽套内空气,用钳子夹住导尿管末端。

4. 窥阴器扩开阴道,拭净阴道内积液,暴露宫颈。

5. 用碘伏或其他消毒液消毒宫颈。

6. 宫颈钳钳夹宫颈前唇或后唇。

7. 将水囊顶端涂以无菌润滑剂,纱布钳钳住水囊的顶端徐徐放入宫腔。放入时如遇出血则从另一侧放入,使水囊处于胎囊与子宫壁之间。水囊结扎处最好放在宫颈内口

水平。

8. 经导尿管注入所需量的无菌生理盐水。注入的量根据妊娠月份大小,酌情增减,一般在 300~500ml,妊娠 4 个月注入 400ml,5 个月注入 500ml,但最多不超过 500ml。注入液量过少影响引产效果,注入液量过多可引起胎盘早剥,甚至子宫破裂。缓慢注入液量,如有阻力应立即停止。也可采用静脉滴注的方法向水囊快速滴入。液体内加亚甲蓝数滴,以便破水时识别羊水或注入液。

9. 导尿管末端用丝线扎紧。

10. 用消毒纱布裹住导尿管以免触碰阴道壁,放于穹隆部,阴道内填塞纱布数块,并记录纱布数。测量子宫底高度,以便观察放入水囊后有无胎盘早剥及内出血征象。

11. 一般放置 24 小时取出水囊(先将水囊液体放出)。如宫缩过强、出血多或有感染征象及胎盘早剥时,应提早取出水囊,并设法结束妊娠,清除宫腔内容物。

12. 根据子宫收缩情况,加用缩宫素。用 5% 葡萄糖液 500ml 加缩宫素静脉点滴,根据宫缩情况用药量从 5U 始逐渐递增,直至规律宫缩。点滴时速度不宜过快,从每分钟 8 滴开始,并需有专人观察体温、脉搏、血压、宫缩、出血、腹痛以及子宫轮廓等,随时调整药物浓度及滴速,直至有规律宫缩。48 小时未分娩,就认为水囊引产失败。

13. 胎儿及胎盘娩出后,注意出血情况。流产后宫缩乏力性出血可应用子宫收缩剂。

14. 检查胎盘及胎膜是否完整,必要时清理宫腔。如胎盘不完整有活动性出血时,用宫缩剂的同时进行钳胎盘术。胎盘未排出无活动性出血,可等待自然排出或使用缩宫素促使胎盘排出,观察 1 小时胎盘仍未排出,则行钳胎盘术。

15. 检查阴道及宫颈,如有损伤应及时处理。

【水囊引产注意事项】

1. 严格遵守无菌操作规程,放水囊时应避免碰触阴道壁,以防感染。

2. 受术者放入水囊后,不应活动过多,防止水囊脱落。

3. 放置水囊后如有发热寒战等症状,查明原因,及时处理。

4. 观察过程中阴道流血多,腹部张力高或者宫底有上升趋势,应考虑有胎盘早剥之可能,一旦确诊,应及早终止妊娠。

5. 发现破水,立即取出水囊,同时静脉点滴缩宫素,促使胎儿排出,如破水超过 12 小时,需注意感染症状,必要时终止妊娠。

6. 点滴催产素应有专人负责观察产程。宫缩过强时可在严格消毒下进行阴道检查。如宫口未开,则应停用或调整催产素用量和滴速。并考虑应用镇静剂或子宫肌肉松弛张剂,以缓解宫缩。

7. 发现有子宫破裂征象(子宫轮廓异常、或有内出血

及腹膜刺激症状等),明确确诊后及早剖腹手术。

【术后处理】

1. 产后严密观察 2 小时,注意阴道流血、子宫收缩状态,并测量和记录血压、脉搏、体温,如发现异常情况,及时处理。

2. 填写水囊引产记录表。

3. 必要时给予抗生素预防感染。

4. 放置水囊后可让孕妇在室内自由活动。

5. 产后告知受术者注意事项

(1) 注意外阴清洁卫生。

(2) 1 个月内不宜房事及盆浴。

(3) 做好避孕指导,1 个月后随访。

(4) 出院后阴道多量出血、腹痛、发热随时就诊。

【临床特殊情况的思考和建议】

对水囊引产的认识:水囊引产是比较传统的引产方法,安全、有效、经济、简便。水囊自宫颈插入宫腔的过程对蜕膜或胎膜的损伤可促进前列腺素(PG)的释放,使血浆中 PG 明显升高。水囊对子宫下段和宫颈产生机械压迫作用,并使宫腔内压力发生变化导致子宫下段蜕膜剥离,引起蜕膜细胞内的分解微粒破裂,释放磷脂酶 A,并作用磷脂形成花生四烯酸后转为前列腺素(PG),以上作用可促进宫颈成熟,有利宫颈的扩张,宫颈扩张后又反射性促使垂体释放催产素并诱发宫缩。水囊引产的成功率达 80%~90%。由于其主要为机械作用,对患有肝肾疾病的不能选择药物引产孕妇更为适合。但是水囊制备比较烦琐。且为异物进入宫腔,易导致宫内感染、出血及宫颈裂伤、胎盘早剥等引产并发症。因此,近年水囊引产临床用于终止中期妊娠逐渐减少。目前有报道,水囊引产在早发型重度子痫前期并发肝功异常急需终止妊娠、不适用其他引产方法或其他引产方法失败时的应用,显示出其独特的优势。

(黄紫蓉)

第五节 经腹剖宫取胎术

关键点

剖宫取胎术创伤大,术后恢复慢,并发症多,因此须严格掌握禁忌证和适应证。目前仅限于不能耐受各种引产方法并要求绝育者,或在引产过程中出现严重并发症,必须迅速结束分娩者。做好术前评估及家属和受术者的思想工作,解除思想顾虑。对术中未结扎输卵管者,术后做好避孕指导,切实落实节育措施。

剖宫取胎术的优点是在短时间内可取出胎儿,并可同

时结扎输卵管。但剖宫取胎术对孕妇创伤大,术后近、远期并发症多,因此要严格掌握适应证,不应轻易采用。

【适应证】

1. 较严重的慢性肝、肾、心、肺等重要器官疾病,经过积极内科治疗后,病情处于相对稳定阶段,但不能耐受经阴道分娩时的病理生理改变,必须终止妊娠者。

2. 合并恶性妇科肿瘤或外科疾病,必须开腹手术治疗。增大的子宫影响外科手术者。

3. 已有子女,妊娠 16~27 周并要求结扎输卵管者,其他引产方法失败,急需在短时间内终止妊娠者。

4. 妊娠期反复发生阴道流血,B 超证实为前置胎盘者,不宜用其他引产方法引产。

5. 胎盘早剥,短时间内不能经阴道分娩或阴道行钳刮术困难者。

6. 近期内有剖宫产史,或子宫壁肌瘤摘除术史,子宫壁有较大瘢痕者。

【禁忌证】

1. 各种疾病的急性阶段。

2. 有急性生殖道炎症或手术部位皮肤有感染者。

3. 全身健康状况不良不能耐受手术者。

4. 术前 24 小时内两次体温在 37.5℃ 以上者。

【术前检查及准备】

1. 详细询问病史,既往的妊娠分娩史、流产史、手术史,本次妊娠经过。

2. 进行全身体检及妇产科检查,血、尿常规,凝血功能,肝、肾功能,胸透,以及心电图等实验室检查。

3. 做好受术者及家属的思想工作,解除顾虑,签署知情同意书。

4. 腹部皮肤及肠道准备。

5. 术前留置导尿管。

【麻醉】

局麻或持续性硬膜外麻醉。

【手术步骤】

1. **体位** 取头低仰卧位,使骨盆略高,肠管及大网膜均回缩上腹腔,更好地暴露子宫,便于手术操作。

2. **消毒** 腹部皮肤常规消毒,铺消毒巾。

3. **腹部切口** 下腹中线切口或中线左旁切口,切口大小视妊娠月份而定,一般 6~8cm,逐层切开腹壁。

4. **围护腹壁与子宫间隙** 用湿纱布垫围护腹壁与子宫间隙,防止肠管、大网膜进入术野,利于手术操作;以防羊水和血液流入腹腔,且避免手术过程中将子宫内膜种植在腹壁切口或腹腔,预防发生子宫内膜异位症。

5. 切开子宫　妊娠子宫常呈右旋,须纠正子宫呈正位,先在宫体上注射缩宫素10U,待子宫收缩后再行切开,以减少术中出血。尽可能取子宫前壁下段正中纵切口,进入宫腔后,用剪刀上下延长切口,如果妊娠4~5个月,切口一般4~5cm即可。

6. 娩出胎儿　穿刺羊膜,吸净羊水,术者用手指伸入羊膜腔取出胎足,向外牵引,依次娩出胎臂、躯干、上肢和胎头。若胎头娩出困难,可用粗长针经枕骨大孔刺入头颅,吸出脑浆,待胎头缩小后便于牵出。

7. 娩出胎盘　宫体部注射缩宫素(催产素)10U,促使子宫收缩,胎盘剥离娩出。可用手指剥离胎盘和胎膜使之娩出。娩出时用卵圆钳交替牵拉能完整娩出胎盘和胎膜。

8. 清理宫腔　用卵圆钳夹纱布擦拭宫腔一遍,清除残留组织。

9. 扩张子宫颈管　用大弯钳自宫腔向下探入子宫颈管,张开钳头,扩张子宫颈管,以利于恶露排出。

10. 缝合子宫　胎儿娩出后,即可用卵圆钳夹持子宫切缘止血,娩出胎盘,清理宫腔后,逐层缝合子宫同剖宫产术。

11. 检查双侧附件　除特殊情况外,予以结扎双侧输卵管。

12. 清理腹腔　检查缝合部位,吸净腹腔内血水清点器械及纱布。手术者清洗双手及器械后,分层缝合腹壁各层。

【术中、术后注意事项】

1. 胎儿、胎盘娩出后间断缝合第一层肌层时,注意不要穿过蜕膜层。以免影响伤口愈合和导致子宫内膜异位。

2. 术后保留导尿管24小时。

3. 术后密切注意阴道出血量。

4. 酌情使用宫缩剂以及抗生素。

5. 术后禁房事和盆浴1个月。

6. 未结扎输卵管者,术后做好避孕指导,切实落实节育措施。

【临床特殊情况的思考和建议】

剖宫取胎术实际应用价值:近年来由于各种引产方法的安全性及有效性有了很大提高,应用剖宫取胎术已大为减少,但若合并其他疾病不适合常规引产方法或经其他方法引产失败者,剖宫取胎仍不失为一种有效的终止妊娠方式。剖宫取胎可分为子宫下段剖宫取胎术及子宫体部剖宫取胎术。前者最为常用,但需要有子宫下段形成。子宫体部可采用纵切或横切,纵切口取出胎儿及其附属物,因子宫动脉从两侧发出的弓形动脉在子宫体前壁中线处变细,于此处切开出血较少,较为常用。而子宫体部横切口,因弓形动脉分支切断较多,与纵切口比其出血多而很少采用。子宫体部剖宫取胎优点是方法简单,易于掌握,可于妊娠任何

时期进行。缺点是此切口出血较多。切口缝合不易,术后愈合较差;切口易与大网膜、肠管、腹壁粘连;术后病死率高;再次妊娠分娩时有发生子宫瘢痕破裂可能。因此,切口选择需根据病人病因、孕周、解剖特点及个体化原则综合考虑。

(黄紫蓉)

第六节　米非司酮配伍米索前列醇终止早孕

> **关键点**
>
> 1. 药物流产是人工流产的非手术方法。米非司酮配伍米索前列醇适用于终止停经49天之内的正常宫内妊娠。
>
> 2. 药物流产主要不良反应和并发症有腹痛、出血过多和胃肠道不适、感染、不全流产和未识别的异位妊娠等。
>
> 3. 建议在妊娠早期药物流产时常规使用预防性抗生素。

药物流产(medical abortion)是人工流产的非手术方法,应在具备急救条件(如急诊刮宫、输液、输血)的医疗单位或计划生育服务机构进行。实施药物流产单位及医务人员,必须依法获得专项执业许可,方可进行。药物流产成功率为90%~95%。药物流产失败必须行手术性人工流产术。

【适应证】

1. 确诊为正常宫内妊娠,停经≤49天,本人自愿要求药物终止妊娠的健康育龄妇女。

2. 手术流产的高危对象　剖宫产半年以内,多次人工流产或多次剖宫史,哺乳期妊娠,宫颈发育不良或坚韧者,宫体上有瘢痕者。

3. 对手术流产有顾虑或恐惧心理者。

【禁忌证】

1. 米非司酮禁忌证　肾上腺疾患、糖尿病及其他内分泌疾病、肝肾功能异常、妊娠期皮肤瘙痒史、血液疾患、血管栓塞史及与甾体激素有关的肿瘤病史。

2. 前列腺素禁忌证　心血管系统疾病、青光眼、胃肠功能紊乱、高血压、低血压、哮喘及癫痫等。

3. 过敏体质。

4. 带器妊娠。

5. 异位妊娠或可疑异位妊娠。

6. 妊娠剧吐。

7. 贫血(血红蛋白低于95g/L)。

8. 长期服用下列药物　利福平、异烟肼、抗癫痫药、抗抑郁药、西咪替丁、前列腺素抑制剂(阿司匹林、吲哚美辛等)、巴比妥类药物。

9. 吸烟每天超过 10 支或嗜酒者。

【操作方法与程序】

1. 接纳程序

(1) 咨询:向用药对象讲清用药方法、流产效果和可能出现的不良反应。待对象自愿选用药物流产并签署书面知情同意书后方可用药。

(2) 询问病史,进行体检和妇科检查,确诊是否为宫内妊娠,注意子宫大小与停经天数是否相符。

(3) 实验室检查:阴道清洁度、滴虫、真菌检查,血常规,尿妊娠试验,必要时血 β-hCG 测定。

(4) B超检查:胚囊大小,如胚囊三径线平均内径大于 25mm,或有胚芽,有胎心音者则不宜在门诊进行。

2. 服药方法

(1) 米非司酮:分顿服法和分次服法两种,每次服药前后禁食 1 小时。

1) 分次服法:第 1 天、第 2 天上午 9 时各服米非司酮 50mg,晚上 9 时各服 25mg,第 3 天早晨用前列腺素。

2) 顿服法:米非司酮 200mg 顿服,第 3 天早晨用前列腺素。

(2) 前列腺素:有卡孕栓(PG05 阴道栓剂),或口服米索前列醇,任选一种(在此期间禁服吲哚美辛、水杨酸及镇静剂)。

1) 卡孕栓(PG05):服用米非司酮的第 3 天早晨来院,于阴道后穹隆放置卡孕栓 1mg,卧床休息 1 小时,留院观察 6 小时。

2) 米索前列醇:服用米非司酮的第 3 天早晨,空腹顿服米索前列醇 0.6mg(3 片),留院观察 6 小时。

3. 用药后观察

(1) 服用米非司酮后:注意阴道开始出血时间,出血量,如有组织排出或出血多于经量应及时就诊,必要时将组织物送病理检查。

(2) 使用前列腺素留院观察期间注意事项

1) 药物反应:腹痛、腹泻、恶心、呕吐。

2) 测血压、脉搏、体温。

3) 大、小便留在便器内,注意排出的组织物。

4) 胚囊排出前阴道出血多,可肌注缩宫素 20U,或见宫颈有组织物嵌顿,经消毒后可于宫颈口钳夹协助排出,以利止血,但不必进宫腔操作。

5) 胚囊排出后如有活动性出血,及时刮宫处理。

6) 胚囊排出后再观察 1 小时无出血可离院,并带抗生素服用,并嘱 2 周左右来院随访。

7) 胚囊未排出,观察 6 小时后如无多量出血可离院,告知注意事项,预约 1 周左右来院随访。

4. 随访

(1) 用药 1 周随访:了解胚囊未排出者离院后阴道出血和胚囊排出情况。胚囊仍未排出者应作 B 超检查。确诊为继续妊娠者或胚胎停育者,应行负压吸宫术。胚胎已排出且出血不多者,预约药物流产后 2 周随访。

(2) 用药后 2 周随访:如胚囊排出,来诊时流血未止,出血量如月经者,应作超声检查或 hCG 测定,诊断不全流产者,应行清宫处理,刮出组织物应送病理检查。如出血不多,可继续观察。

(3) 用药后 3 周随访:如仍有阴道流血,必须积极处理。

(4) 用药后 6 周随访:流产效果评定,了解月经恢复情况。

5. 告知服药者注意事项

(1) 服药必须按时,不能漏服,用药期间不可同时服用吲哚美辛、水杨酸及镇静剂等药物。

(2) 按期随访。

(3) 发生活动性出血,出血量多于月经或出血超过 3 周,持续腹痛或发热均需到给药单位及时诊治。

(4) 阴道排出的组织物及刮宫组织均应送病理检查。

(5) 药物流产后转经前禁房事,转经后及时落实避孕措施。

【流产效果评定标准】

1. **完全流产**　用药后胚囊完整排出,或未见完整胚囊,但出血自行停止,子宫恢复正常,B超显示正常者。

2. **不全流产**　用药后胚囊自然排出,但因出血多,或出血时间长而刮宫术。刮出组织物经病理检查证实为绒毛组织及妊娠物者。

3. **失败**　用药第 8 天未见胚囊排出,经超声检查证实胚胎继续发育或胚胎停止发育,最终采用负压吸宫术终止妊娠者均为药物流产失败。

【不良反应和并发症】

使用米非司酮和米索前列醇后的不良反应主要包括腹痛、出血过多和胃肠道不适(恶心、呕吐、腹泻)。并发症包括出血、感染、不全流产和未识别的异位妊娠等。

1. **出血**　药物流产的女性平均出血持续时间范围为 8～17 天。有研究报道,9% 的妇女在 30 天后仍有轻微出血,1% 在 60 天后仍有出血。

药物流产后阴道出血的原因很多,主要是绒毛蜕膜残留,其次是子宫收缩不良、子宫内膜修复障碍、宫腔感染、凝血功能障碍、种族和个体差异。药物流产出血的治疗方法包括加服米非司酮或米索前列醇、应用性激素、宫缩剂、止血药、中药等,与宫内残留物有关的顽固性阴道出血,应及早行清宫治疗。药物流产后序贯应用雌孕激素能减少药物流产后阴道出血,促进药物流产后月经恢复,不增加不全流产的发生率;药物流产后即时服用复方口服避孕药虽不能减少药物流产后阴道出血,但不影响药物流产的成功率,且具有良好的避孕作用,仍是流产后的可靠选择。

2. 药物流产不全　药物流产不全是指妊娠物排出不完全。妊娠早期米非司酮/米索前列醇药物流产的不全流产率为 2%～8%。药物流产的成功率与妊娠时间长短、米索前列醇的给药途径和剂量、产次有关。对于出血过多或时间延长的病人,应该排除不全流产。不全流产药物处理无效者应及时刮宫。

3. 发热与感染　发热是米索前列醇的一种常见效应,可发生于 5%～88% 的妊娠早期流产病人中。药物流产后的感染率低于手术流产。其发生的生理机制有:米索前列醇和米非司酮都可以诱导宫颈扩张,可能会导致坏死蜕膜组织的上行感染;内分泌和免疫机制也可能相互作用,增加了感染的风险。米非司酮导致的糖皮质激素受体阻滞可能会导致免疫系统不适当的细胞因子反应。米索前列醇可能会抑制对梭状芽孢杆菌感染的免疫反应。

药物流产中常规应用预防性抗生素的缺点包括费用、方案的复杂性增加以及抗生素耐药。尽管严重感染的风险很低,但最近的数据表明了从开始药物流产治疗时给予治疗剂量的多西环素可能会显著降低严重感染的风险。建议在妊娠早期药物流产时常规使用预防性抗生素。

【临床特殊情况的思考和建议】

1. 药物流产对未来妊娠的影响　没有证据表明药物流产会增加随后妊娠中的任何不良结局的风险。国内的研究显示,并未发现在有过一次药物流产后的产妇,在随后的妊娠中出现低出生体重儿风险更高。来自丹麦的一项设计良好的研究,比较了有妊娠早期药物或手术终止妊娠史的女性随后妊娠的结局。两组在流产后的首次妊娠中具有相似的自然流产、异位妊娠、早产和低出生体重儿率。

2. 其他药物流产的应用

(1) 卡前列甲酯(卡孕栓,PG05)等前列腺素类药物:20 世纪 90 年代初,陆续研究报道卡前列甲酯与丙酸睾酮配伍或与米非司酮配伍终止早、中孕,其完全流产率为 83%～94%,但该药在常温下不稳定,需要冷冻保存,价格较米索贵,目前更多的报道卡前列甲酯作为促宫颈成熟、防治产后出血等临床应用,而米索前列醇(也称喜克馈)现已几乎取代其他 PG 制剂用于药物流产。

(2) 复方米非司酮:其每片含米非司酮 30mg,双炔失碳酯 5mg,配伍米索终止早孕的研究近年陆续有报道,完全流产率 81.3%～95.0%,报道最大终止孕周为孕 16 周,认为复方组较单方组总流产效果好,但样本量均在 100 例以下,有待多中心大样本研究证实。

(3) 天花粉结晶蛋白:我国从中药栝楼块根中提取的一种碱性植物蛋白,具有抗原性,可引起变态反应,严重者可出现过敏性休克。有报道,体内注射 TCS 后会产生破坏

性 IgG 和 IgE 抗体,反复注射可导致严重的过敏反应甚至死亡。80 年代初提纯天花粉结晶蛋白,减少了致敏成分。抗早、中孕的有效剂量为 1.2～2.4mg。

(4) 单用米索前列醇:单用米索前列醇(无论是阴道给药或颊黏膜给药),都比联合使用米非司酮的效果差;然而,在没有米非司酮的情况下,单独使用米索前列醇是一个合理的选择。

3. 美国的药物流产方案　在 2000 年美国食品药品监督管理局批准使用米非司酮和米索前列醇用于药物流产以前,妊娠早期使用前列腺素联合或不联合甲氨蝶呤在美国是唯一可用的药物流产方法。2016 年美国食品药品监督管理局修订了方案标签,新的方案为米非司酮联合米索前列醇用于终止妊娠 70 天之内的妊娠。其批准的方案为首日米非司酮 200mg 口服,服用米非司酮后 24～48 小时米索前列醇 0.8mg 颊黏膜给药,服用米非司酮后 7～14 天随访。禁忌证为异位妊娠、宫内节育器、慢性肾上腺衰竭、长期皮质类固醇治疗、有出血性疾病以及正在进行抗凝治疗或使用会干扰止血的药物、遗传性卟啉病以及不能依从给药方案或不能在出现并发症的情况下获得紧急医疗服务者。

参考文献

1. 方爱华,王益鑫. 计划生育技术. 第 3 版. 上海:上海科学技术出版社,2012,245-261

2. Cleland K,Creinin MD,Nucatola D,et al. Significant adverse events and outcomes after medical abortion. Obstet Gynecol,2013,121:166-174

3. 王彩燕,黄紫蓉,李笑天. 雌孕激素用于减少药物流产后阴道出血的疗效观察. 中华医学杂志,2011,91(45):3179-3181

4. Achilles SL,Reeves MF,Society of Family Planning. Prevention of infection after induced abortion:release date October 2010:SFP guideline 20102. Contraception,2011,83:295-303

5. Kulier R,Gülmezoglu AM,Hofmeyr GJ,et al. Medical methods for first trimester abortion. Cochrane Database Syst Rev,2004:CD002855

6. Ngoc NT,Blum J,Raghavan S,et al. Comparing two early medical abortion regimens:mifepristone ＋ misoprostol vs. misoprostol alone. Contraception,2011,83:410-417

7. Society of Family Planning. Medical management of first-trimester abortion. Contraception,2014,89:148-161

8. Greene MF,Drazen JM. A New Label for Mifepristone. N Engl J Med,2016,374:2281-2282

9. Oppegaard KS,Qvigstad E,Fiala C,et al. Clinical follow-up compared with self-assessment of outcome after medical abortion:a multicentre, non-inferiority, randomised, controlled trial. Lancet,2015,385:698-704

10. Chong E,Winikoff B,Charles D,et al. Vaginal and Rectal Clostridium sordellii and Clostridium perfringens Presence Among Women in the United States. Obstet Gynecol,2016,127:360-368

(王彩燕)

4

第七节 米非司酮配伍米索前列醇终止 8～16 周妊娠

关键点

1. 米非司酮配伍米索前列醇终止 8～16 周妊娠建议入院观察，8～9 周可酌情门诊观察。

2. 胎儿、胎盘排出前后阴道流血量＞100ml、有活动性出血或胎盘有缺损需及时处理，必要时手术流产或清宫。

3. 不推荐常规使用预防性抗生素，根据临床实际、权衡利弊后选择。

米非司酮配伍米索前列醇是常用的药物流产（medical abortion）方案，既往主要用于终止 7 周以内的妊娠。对 7 周以上的妊娠则以手术为主，孕 10 周内采用负压吸引术，孕 10 周以上采用钳刮术，或等待至孕 16 周以后采用依沙吖啶羊膜腔内注射引产术。钳刮术手术并发症多，对操作者技术要求高、手术时间长，流产女性承受的痛苦大；而等待至孕 16 周以后引产可能造成女性极大的心理负担。米非司酮配伍米索前列醇终止 8～16 周妊娠，安全、有效、简便、易行，已逐步取代危险性较大的钳刮术。

【适应证】

孕 8～16 周的宫内妊娠，本人自愿要求使用药物终止妊娠而无禁忌证者；因某些疾病（包括遗传性疾病）不宜继续妊娠者；因胎儿畸形或异常不宜继续妊娠者。

【禁忌证】

1. 患有使用米非司酮或米索前列醇的禁忌证，如肾上腺疾病、糖尿病等内分泌疾病、肝肾功能异常、血液系统疾病和有血栓栓塞病史、卟啉病、心脏病、高血压[收缩压＞130mmHg 和（或）舒张压＞90mmHg，1mmHg＝0.133kPa]、低血压[收缩压＜90mmHg 和（或）舒张压＜60mmHg]、青光眼、哮喘、癫痫、严重胃肠功能紊乱、过敏体质，有严重的药物过敏史者。

2. 贫血（血红蛋白＜80g/L）。血红蛋白含量为 80～90g/L 需住院药物流产。

3. 性传播疾病或外阴、阴道等生殖道炎症未经治疗。

4. 异位妊娠包括特殊部位妊娠，如子宫瘢痕部位妊娠、子宫颈妊娠、宫角妊娠等。

5. 吸烟超过 15 支/天或酒精成瘾者。

6. 胎盘附着位置异常及带器妊娠者。

【用药前准备】

1. 详细询问病史、体格检查、妇科检查、完善实验室检查如血、尿常规，肝肾功能、凝血功能、血型及心电图检查等。

2. B 超检查确认孕周，了解胎盘种植位置，排除异常妊娠如宫颈妊娠、剖宫产瘢痕部位妊娠、宫角妊娠等。

3. 向病人交代用药方法、流产效果（完全流产率约 90%）、可能出现的不良反应，替代治疗方案及利弊等，充分咨询后病人知情选择，自愿选用药物流产者签署知情同意书。

4. 经检查合格，孕 10 周及以上者需入院药物流产；孕 8～9 周者以入院药物流产为宜，也可以酌情在门诊观察行药物流产。

【用药方案】

1. 米非司酮　顿服法：200mg 一次性口服。或分服法：100mg 每天 1 次口服，连续 2 天，总量 200mg。

2. 米索前列醇　首次服用米非司酮间隔 36～48 小时（第 3 天上午），口服米索前列醇 400μg 或阴道给予米索前列醇 600μg，如无妊娠产物排出，间隔 3 小时（口服）或 6 小时（阴道给药）重复给予米索前列醇 400μg，最多用药次数 ≤4 次。

【用药后观察】

1. 注意阴道开始流血的时间、出血量、妊娠产物如胎儿、胎盘的排出等。

2. 注意药物引起的胃肠道反应、血压变化、头晕、手心瘙痒等情况，警惕过敏性休克及喉头水肿等严重不良反应。不良反应较重者应及时对症处理。

3. 服药期间发生下列情况须及时处理，必要时行手术流产或清宫术。①用药后胚胎或胎儿、胎盘未排出，阴道流血量＞100ml；②胎儿排出后阴道流血量＞100ml 或有活动性出血；③胎儿排出后 1 小时胎盘未排出；④胎盘排出后阴道流血量＞100ml；⑤胎盘有明显缺损。

4. 最后一次米索前列醇用药后 24 小时未见妊娠产物排出者，改用其他方式终止妊娠。

5. 流产后密切观察至少 2 小时，注意阴道流血量、子宫收缩情况等。

6. 流产后做好避孕节育宣教，尽早落实避孕措施。可于流产后当天开始口服复方短效口服避孕药。

【流产后随访】

1. 流产后 2 周随访了解流产后情况如出血、腹痛、组织物排出等，必要时超声检查。流产后有活动性出血或持续性出血者做相应检查，必要时行清宫手术。组织物送病理检查。

2. 流产后 6 周（转经后）随访进行流产效果的最终评定并了解月经恢复情况，指导落实高效的避孕措施。完全流产指最后 1 次用米索前列醇后 24 小时内排出妊娠产物，随访超声宫内无妊娠产物残留,或妊娠产物排出后因出血量多或出血时间长(>3周)行清宫术,病理检查未发现胎盘及绒毛组织者。不全流产指最后1次使用米索前列醇24小时内部分妊娠产物排出,或妊娠产物排出后因出血量多或出血时间长(>3周)行清宫手术,病理检查发现胎盘、绒毛残留者;失败指最后1次使用米索前列醇24小时后未见妊娠产物排出者或用药后24小时内无妊娠产物排出且阴道流血量多需行急诊手术者。

【临床特殊情况的思考和建议】

1. **米非司酮和米索前列醇的给药间隔** 虽然目前推荐米非司酮和米索前列醇的给药间隔为36～48小时,但也有研究就缩短给药间隔时间进行了探索,米非司酮用药后12～24小时即予以米索前列醇,引产时间(米索前列醇用药至分娩的时间)增加1～2小时,而总流产时间(米非司酮用药至分娩的时间)显著缩短。因此临床上也可以考虑根据不同的需求选择不同的给药间隔。

2. **米索前列醇给药途径** 米索前列醇有多种给药方式,除口服和阴道给药以外,还可以舌下含服。阴道给药、舌下含服避免了肝脏代谢途径,临床效果优于口服给药。舌下含服由口腔黏膜直接吸收使得药物产生作用的时间短、血药浓度上升快,但药物相关不良反应较明显。口服和舌下给药避免了阴道给药的不适感,病人的接受度和依从性可能更高。

3. **预防性使用抗生素** 目前药物流产预防性使用抗生素尚缺乏大样本的随机研究,是否需要预防性使用抗生素仍有争议。药物流产作为非侵入性流产方式,感染风险低(约0.3%),严重感染更罕见。在一项回顾性研究中,严重感染定义为需要急诊或住院使用非口服途径的抗生素,结果发现药物流产严重感染发生率低(0.093%),将米索前列醇用药途径从阴道改为口腔可使严重感染发生率下降到0.025%,预防性使用多西环素(米非司酮给药当天开始口服一周)可使其进一步下降为0.006%。虽然预防性使用抗生素可以降低严重感染的发生率,但为了降低严重感染率导致许多人增加抗生素的使用,是否必要仍值得商榷;另外抗生素的使用也可能带来费用、不良反应、耐药性和阴道菌群失调等问题。因此,药物流产并不常规推荐抗生素的预防性使用,而应根据实际情况,权衡利弊后作出选择。

参考文献

1. 中华医学会计划生育学分会. 米非司酮配伍米索前列醇终止8～16周妊娠的应用指南. 中华妇产科杂志,2015,50(5):321-322

2. Shaw KA,Topp NJ,Shaw JG,et al. Mifepristone-misoprostol dosing interval and effect on induction abortion times:a systematic review. Obstet Gynecol,2013,121(6):1335-1347

3. Achilles SL,Reeves MF. Prevention of infection after induced abortion:release date October 2010:SFP guideline 20102. Contraception,2011,83(4):295-309

(钱金凤)

第八节 依沙吖啶羊膜腔内注射中期妊娠引产

关键点

依沙吖啶中期妊娠引产是目前国内常用的中期妊娠引产的方法,操作简单,引产时间短,成功率高。但由于其作用机制的关系,宫缩强产程快,因此容易导致软产道的损伤和产后阴道流血量的增多。因此术后需做软产道常规检查和清宫术,一旦发现损伤及时修补。依沙吖啶引产有效剂量为50～100mg,中毒量为200mg。超过200mg可导致中毒、肝肾衰竭。

依沙吖啶(rivanol,利凡诺)是一种强力杀菌剂,能引起离体与在体子宫的收缩,将依沙吖啶注入羊膜腔内或宫腔内,都能引起子宫收缩,并能达到排出胎儿和胎盘的引产目的。20世纪70年代中期我国开展利凡诺羊膜腔引产术,其优点为效果好,引产时间短,操作简单,经济适用,引产成功率可达98%。

【适应证】

1. 妊娠14～27周内要求终止妊娠而无禁忌证者。
2. 因某种疾病(包括遗传性疾病)不宜继续妊娠者。
3. 胎儿畸形者或死胎。

【禁忌证】

1. 有急慢性肝、肾疾病及全身健康状况不良不能耐受手术者。
2. 各种疾病的急性阶段。
3. 有急性生殖道炎症或穿刺部位皮肤有感染者。
4. 术前24小时内两次体温在37.5℃以上者。
5. 中央性前置胎盘。
6. 子宫壁上有手术瘢痕、宫颈有陈旧性裂伤、子宫发育不良者慎用。

【术前准备】

1. 必须住院引产。
2. 详细询问病史,做好术前咨询,说明可能发生的并发症。夫妻双方知情,签署知情同意书。
3. 全身及妇科检查,注意有无盆腔肿瘤、产道瘢痕及畸形。
4. 术前进行阴道分泌物、血、尿常规、凝血功能、肝、肾功能、乙型肝炎病毒表面抗原、血型、胸透和心电图等检查。

5. B超了解胎儿及胎盘位置,必要时穿刺点定位。

6. 妊娠月份大,子宫发育不良,宫口小、宫颈管长者,术前给米非司酮口服,25mg 2次/天×3天。

【操作方法】

1. 羊膜腔内注射应在手术室或产房进行。

2. 术者穿洗手衣裤、戴帽子、口罩、常规刷手、戴无菌手套。

3. 受术者术前排空膀胱。

4. 体位 受术者取平卧位,月份较大者可取头稍高足低位。腹部穿刺部位,按外科手术常规消毒皮肤,铺无菌洞巾。

5. 选择穿刺点 将子宫固定在下腹部正中,在子宫底2～3横指下方中线或两侧,选择囊性最强的部位(肢体侧羊水最多处)作为穿刺点,孕月大羊水量少行B超胎盘定位。

6. 羊膜腔穿刺 用7～9号有针芯的腰椎穿刺针,从选好的穿刺点垂直刺入,一般经过三个阻力(皮肤、肌鞘、子宫壁)进入羊膜腔内时有落空感。穿刺针进入羊膜腔后,拔出针芯即有羊水溢出,可以明确穿刺针已经进入羊膜腔。如见血液溢出,暂勿注药,调整穿刺部位及方向。重复穿刺不得超过2次。

7. 注药 准备好装有依沙吖啶药液的注射器,与穿刺针相接,注药前先往注射器内回抽少许羊水,然后再注入药液。一般注入0.5%～1.0%的依沙吖啶液10ml(含依沙吖啶50～100mg)。

8. 拔出穿刺针 注完药液后,往回抽少许羊水再注入,以洗净注射器内的药液。先插入针芯再迅速拔针,针眼处盖以无菌纱布一块,并压迫片刻,胶布固定。

【引产后观察和处理】

1. 医务人员应严密观察有无不良反应、体温、宫缩及阴道出血等情况,如宫缩过强,宫口未开可给镇静剂(哌替啶50～100mg,或地西泮10mg肌内注射)。有15%～25%孕妇在应用依沙吖啶后24～48小时内体温一过性上升达38.5～39.0℃,绝大多数不需处理,胎儿娩出后即恢复正常。

2. 规律宫缩后,应严密监护孕妇及产程进展情况。破水或者胎儿娩出前应送入产房待产,外阴消毒,臀部铺上无菌巾。

3. 胎儿娩出后,肌内注射缩宫素10U促使胎盘排出。或者出血不多,可等待胎盘自行娩出,如30分钟胎盘仍未娩出,肌内注射缩宫素10U。胎儿娩出后观察1小时胎盘仍未娩出或出血增多,应立即行钳胎盘术。

4. 胎盘娩出后仔细检查是否完整,如怀疑有残留或肉眼检查完整但阴道有活动性出血时,应立即进行清理宫腔术。

5. 流产后常规检查子宫颈、阴道有无裂伤,如发现软产道损伤者应及时缝合。

6. 如一次注射药物引产失败,需作第二次羊膜腔注射引产时间,至少应在首次注药72小时后方可再用药,用药剂量仍为50～100mg。如两次引产失败者,应改用其他方法终止妊娠。

7. 依沙吖啶稀释可用抽出的羊水或注射用水进行稀释。生理盐水能引起依沙吖啶药物沉淀,故不能用其稀释。

8. 填写引产以及分娩记录表。

【术后处理】

1. 引产后必要时给予宫缩剂以及抗生素治疗。孕周较大的孕妇可给予芒硝回奶。

2. 告知受术者注意事项

(1) 引产后阴道流血多、发热、寒战等,应及时就诊。

(2) 注意外阴清洁卫生,预防感染。

(3) 引产后1个月内不宜房事和盆浴。

(4) 做好避孕指导,1个月后随访。

【临床特殊情况的思考和建议】

1. 关于依沙吖啶与其他药物配伍引产问题 依沙吖啶于20世纪60年代用于终止中期妊娠,取得了很好的效果。但由于其宫缩强,产程快,而对宫颈的作用小,往往引起孕妇剧烈的宫缩痛以及宫颈撕裂。米非司酮的上市正好弥补了依沙吖啶终止妊娠而引起的不足,已经有很多文献报道证明小剂量米非司酮配伍依沙吖啶引产可以降低了产道撕裂的发生,同时缩短了产程。依沙吖啶羊膜腔内使用时,出现腹痛的平均时间为32～35小时,米索前列醇阴道给药到达血浆峰值的平均时间为70～80分钟。两者配伍使用,可分别作用不同环节以及不同时间产生协同作用,缩短产程。谢康云等将122例孕14～22周妇女的随机分为两组,64例羊膜腔内注射依沙吖啶100mg,术后阴道给药米索前列醇400μg(研究组),58例以甲硝唑取代米索前列醇(对照组)。结果显示研究组单次引产成功率(96.9%)高于对照组(82.8%),胎儿平均排出时间(28.8小时)明显短于对照组(50.2小时),两组的产后出血情况、胎盘排出、宫内组织残留,以及产后恢复等均无明显差异。米索前列醇配伍依沙吖啶引产虽为有创性给药,但其成功率高,且大大缩短引产时间。只要严格掌握引产及前列腺素使用的适应证及禁忌证,米索前列醇配伍依沙吖啶是一个安全、可靠快捷引产方法,可使中期妊娠引产的平均住院时间缩短至1～2天。

2. 关于依沙吖啶引产后清宫的建议 依沙吖啶中孕引产胎盘娩出后,绝大多数均有不同程度的胎盘胎膜残留,出血较多者,应立即清宫;即使出血不多,只要发现胎盘或胎膜残留,建议也应选择性时间段,进行常规清宫术,以缩短产后流血时间、避免引产后出血时间长而引起宫腔内感染及预防大出血发生。

（黄紫蓉）

第九节　天花粉引产

关键点

天花粉结晶蛋白是一种大分子植物蛋白,具有较强的抗原性,可引起过敏反应,严重者可出现过敏性休克,目前临床已经很少应用。应用天花粉引产必须做过敏试验;以往曾有天花粉引产史的孕妇不宜再次使用;用药后必须卧床观察48小时,注意生命体征和过敏反应,一旦发现,以便及时处理。天花粉引产的作用机制是纤维蛋白沉积、胎盘变性、坏死,胎盘凝固,呈机化样排出。因此天花粉引产出血少,胎盘排出后无需清宫。

天花粉结晶蛋白(trichosanthin,TCS)是从中药瓜蒌块根中提炼出来的一种碱性植物蛋白,它能专一杀伤合体滋养叶细胞,使滋养叶细胞变性、坏死,导致胚胎死亡,胎盘凝固性坏死。天花粉引产的平均时间6.5天,引产成功率97.6%。

【适应证】

妊娠12~24周要求终止妊娠而无禁忌证者。

【禁忌证】

1. 心、肝、肾疾病伴功能不良者。
2. 各种疾病急性期。
3. 过敏体质,有多种食物或药物过敏史。
4. 严重贫血、凝血功能障碍者。
5. 以往曾用天花粉终止妊娠。

【给药方法】

1. 给药前准备

(1) 过敏试验:先做皮试,取天花粉蛋白结晶稀释后,皮内注入0.025μg,记录皮丘大小,观察20分钟,如皮丘变大或发红均为阳性,不能应用。

(2) 皮试阴性后:取每毫升含0.05mg的试探用药,臀部肌内注射,观察2小时,如血压、脉搏和全身无不良反应为正常。

2. 用药剂量和用药途径　天花粉的用药剂量为1.2mg,不超过2.4mg。用药途径有肌内注射法、宫颈注射法或羊膜腔注射法。其中以羊膜腔注射不良反应较小,肌内注射和宫颈注射较适用于孕周较小,羊水较少,不宜行羊膜腔穿刺的妊娠。将含1.2~2.4mg天花粉蛋白质结晶,用4ml生理盐水或羊水稀释后注入,肌内注射不做深部肌

内注射。同时肌注地塞米松5mg,每天2次,共2天。

【临床观察及处理】

1. 注药后卧床休息48小时,避免精神刺激,多饮水。

2. 48小时内严密注意体温、脉搏、血压、精神状态(如嗜睡、情绪淡漠、兴奋等)和其他反应,每4~6小时一次。

3. 每日观察胎心、胎动。子宫收缩、阴道流血及注射区的局部反应等。

4. 严密观察有否皮疹、鼻腔齿龈出血等出血倾向。

5. 分娩过程与依沙吖啶引产相同,待其自然分娩。

6. 胎儿娩出后1小时胎盘未娩出,应考虑胎盘滞留,行钳胎盘术。如果出血不多可延长观察时间,阴道出血多应及时处理。

7. 胎盘娩出后仔细检查是否完整,如怀疑有残留或肉眼检查完整但阴道有活动性出血时,应立即进行清理宫腔术。

【失败的评价】

天花粉引产一般用药后5~7天左右胎儿娩出,经过7天以上的观察,如胎儿仍存活,判断失败,可改用其他引产方法终止妊娠。

【不良反应】

1. 全身反应　用药后发热,一般38℃以下,少数高热,甚至达39℃以上。伴头痛、咽喉痛、关节酸痛、颈项活动不利等反应,一般于2~3天后自行消失。血白细胞可增高达$10×10^{12}/L~20×10^{12}/L$,中性粒细胞占90%~95%,一周左右恢复。高热时可对症处理。

2. 局部反应　仅见于肌内注射者,注射局部于2~3小时后即出现疼痛,逐步加剧。次日局部出现红肿及皮下硬结,少数人下肢活动暂受影响,2~3天后自然好转。局部同时注射地塞米松后,反应明显减轻。

3. 皮疹　常见于用药后数日,出现散在性红色丘疹,以胸、腹部为主,个别病人布及全身,伴痒感。发生率为1%~5%,可口服抗组织胺药物,大量维生素C或地塞米松等,重者肌内或静脉注射,一般3~7天消退。

4. 鼻出血　发生率1%左右,常于用药后2~4天,出血量少,偶见出血较多。可能于天花粉蛋白引起胎盘滋养细胞急性凝固性坏死,使纤维蛋白原一时性降低有关,局部压迫止血或用肾上腺素棉球填塞,一般均能止血,必要时,加用纤溶芳酸等抗纤溶活性药物。

5. 恶心呕吐　极少病例用药后出现恶心、呕吐反应,一般不需处理,但需除外急性脑水肿引起的呕吐。

6. 稀有、严重反应

(1) 荨麻疹、血管神经性水肿:多见于48小时内,立即给予氢化可的松100mg加25%葡萄糖液20ml静脉注射,或溶于10%葡萄糖液250ml中静脉滴注,或用地塞米松

883

5～10mg 肌注,同时加用盐酸异丙嗪、10％葡萄糖酸钙、维生素 C 等抗过敏治疗。

（2）胸闷气急:给予地塞米松等肾上腺皮质激素外,加用氨茶碱 0.25g 溶于 25％葡萄糖 40ml 中静脉注射,并予吸氧。

（3）休克、心律失常、肝大、脾大等:均为严重过敏反应,宜抗过敏治疗,加用能量合剂、维生素 C 等支持疗法。

（4）脑水肿:脑水肿为危险反应,出现头痛、喷射性呕吐或精神状态改变等,应及早明确诊断;呛咳气急伴有肺部啰音者,应疑肺水肿。需及时积极抗过敏治疗、脱水疗法、能量合剂等。可请内科、麻醉科会诊,脑水肿者必要时行冬眠疗法。

【临床特殊情况的思考和建议】

自 20 世纪 80 年代初提纯了天花粉结晶蛋白,减少了致敏成分,其不良反应及过敏反应明显减轻。20 世纪末由于米非司酮配伍米索前列醇终止妊娠取得了很好的效果,而天花粉引产有严重的过敏反应,临床上已经基本不用天花粉引产终止妊娠。根据天花粉的药理作用,应用后使胎盘绒毛膜滋养层的合体细胞变性坏死,阻断胎盘血流,导致胎儿死亡。提高前列腺素水平,导致子宫收缩,排出胎体。胎盘面积缩小、变硬,使胎盘胎膜较为完整地剥离,出血减少。因此目前更多的报道天花粉应用于前置胎盘、植入性胎盘、严重的胎盘粘连及特殊部位妊娠(剖宫产瘢痕部位妊娠、异位妊娠等)者。

参考文献

1. 曹泽毅. 中华妇产科学. 第 3 版. 北京:人民卫生出版社,2014

2. 中华医学会.临床技术操作规范计划生育学分册.北京.人民军医出版社,2014

3. 沈铿,马丁.妇产科学. 第 3 版.北京:人民卫生出版社,2015

4. 程利南. 避孕失败的补救措施及安全性. 中国实用妇科与产科杂志,2009,25(10):745-747

5. FIGO,IPPF,UNFPA,WHO. Family Planning,2008:45-58

6. 李丽、邹燕、吴尚纯. 世界卫生组织计划生育服务提供者手册.北京:中国人口出版社,2009

7. 刘晓瑷. 人工流产与继发不孕. 中国实用妇科与产科杂志,2009,25(10):749-751

8. 谢康云,方爱华,高泳涛,等. 米索前列醇与依沙吖啶配伍用于中孕引产的多中心临床研究.上海医学,2002,25(9):559-562

9. 张燕,张凤秋,董小星.阴道 B 超引导下可视人工流产术 1168 例临床分析.四川医学,2008,29(4):406-407

10. 方爱华,王益鑫.计划生育技术.上海:上海科学技术出版社,2012:245-255

（黄紫蓉）

第十节　人工流产并发症 及其防治

关键点
1. 人工流产存在多种并发症,影响女性生殖健康。
2. 人工流产术时出血是常见的人工流产并发症,多种危险因子可导致术中出血。
3. 子宫穿孔是人工流产较为严重的并发症。
4. 手术流产推荐预防性使用抗生素。

一、人工流产术时出血

人工流产吸宫术和钳刮术时出血量与孕周大小有关,妊娠 10 周以内的出血量一般不超过 100ml。若人工流产吸宫术时出血量≥200ml,钳刮术时出血量≥300ml,视为人工流产术时出血。

【原因】

人工流产时出血原因见表 36-10-1。

表 36-10-1　人工流产时出血原因

出血原因	危险因子
收缩乏力	剖宫产史、使用麻醉剂、孕周≥20 周、孕妇年龄大
宫颈裂伤	手术经验不足、宫颈扩张不充分、初产妇、孕周≥20 周
穿孔	手术经验不足、宫颈扩张不充分、无术中超声、孕妇年龄大
胎盘位置异常	瘢痕子宫
凝血功能障碍	个人或家族性出血史
组织残留	无术中超声、手术经验不足

【处理】

美国计划生育学会(Society of Family Planning,SFP)指南建议流产后出血的处理原则:①评估和检查;②子宫按摩与内科治疗;③采取复苏措施及实验室评估,可能需要再次吸宫或使用气囊压迫;④其他干预措施(如栓塞术、手术等)。

1. 发现出血者,除给予缩宫素(oxytocin)外,应调节吸管的号码、负压的大小,迅速清除宫腔内容物。

2. 子宫收缩不良所致出血,可宫颈注射、肌内注射或静脉注射缩宫素(oxytocin)或阴道后穹隆放置卡孕栓 1 枚(无禁忌证者用)。

3. 从腹部用手指按摩子宫,或双合诊按摩与压迫子宫体,促进宫缩,控制出血。

4. 以上处理无效应注意有无子宫穿孔(uterine perforation)、宫颈裂伤等损伤性出血,若有按子宫穿孔治疗原则处理,并除外宫颈妊娠(cervical pregnancy)及子宫峡部妊娠。

5. 出血多者应及时采取补液扩容措施,必要时输血,术后应用抗生素预防感染。

【预防】

1. 严格遵守操作规程,熟练掌握人工流产术。

2. 根据孕周和子宫大小,选择适当号码的吸管,橡皮管不宜太软,硬度应适当。

3. 避免反复多次吸引。负压应适当,负压太低,吸不出组织,反而增加出血。一般负压控制在 400 ~ 500mmHg。

4. 尽快寻找孕卵着床部位,及时吸出或钳出,能减少出血量。当宫腔内容物已吸净时,避免多次反复吸刮。

5. 术前加强病史询问和检查,了解既往有无出血倾向,如有凝血机制障碍者,术前应用止血药物。

6. 术前准备好宫缩剂(如缩宫素、卡孕栓等)、葡萄糖注射液等。

二、人工流产不全

人工流产术后阴道出血不止,再次刮出物为胚胎或其附属物,称为人工流产不全(incomplete abortion)。

【诊断】

1. 病史 近期有人工流产史。

2. 临床表现

(1) 主要为人工流产术后持续性阴道出血,可长达 20 天以上,量或多或少,可伴有不同程度下腹坠痛、腰酸或发热。

(2) 检查可发现子宫体正常大或稍大、稍软,子宫复旧不良,有时宫颈口松弛并可见堵有坏死组织块。

3. 辅助检查

(1) 人工流产 2 周以后,血 β-hCG 高值或持续不降。

(2) B 超检查宫腔内有组织物残留。

【处理】

1. 人工流产后伴出血多或大出血,则应立即刮宫,并按急诊处理;根据情况给输液,必要时输血,术后给抗生素及宫缩剂。

2. 出血多且伴有感染者,要将大块残留组织轻轻夹

出,同时应用大量抗生素控制感染后再行刮宫。

3. 如阴道出血超过两周以上时,量不多,先用抗生素 2~3 天后再刮宫。

4. 所有宫腔刮出物均送病理检验。第二次刮宫术应由有经验医生操作,尽量清除残留宫腔组织,加强随访,注意发生宫颈、宫腔粘连(intrauterine adhesion)。

5. 近年临床研究认为药物保守治疗也可作为人工流产后残留的备选方案。

【预防】

1. 提高人工流产技术操作水平。

2. 术前查清子宫位置,如遇子宫前倾、前屈,或后倾、后屈者,可将子宫颈向阴道口牵拉,使子宫变为中位,以利手术进行。

3. 手术结束前,常规检查吸出或刮出的组织物,如发现胚胎组织或其附属物不全,要继续进行宫腔内操作,直到刮净为止。

三、漏吸或空吸

凡因宫内妊娠进行人工流产术,未能将胚胎组织吸出,以致妊娠继续发展者称为漏吸或漏刮。空吸是指非妊娠的子宫误诊为早孕子宫,而行人工流产吸刮术。

【诊断】

1. 病史 近期有人工流产手术史。

2. 临床表现

(1) 人工流产术后,受术者仍有早孕反应,或完全无阴道流血,或少量阴道流血时间较长。

(2) 妇科检查子宫较术前增大,子宫大小与停经月份相符。

3. 辅助检查

(1) 妊娠试验阳性。

(2) B 超检查提示宫内妊娠。

【处理】

1. 发现漏吸后,如子宫不超过 10 周妊娠大小,可再行人工流产吸宫术,如超过妊娠 10 周以上入院行人工流产钳刮术或引产。

2. 对再次人工流产术者,应给抗生素预防感染。

3. 对畸形子宫妊娠,可根据畸形情况决定再次手术方式。如发现残角子宫或宫角妊娠(cornual pregnancy),应行经腹手术,以免破裂及内出血等不良后果。

【预防】

1. 术前查清子宫位置,对子宫倾屈度大的妊娠子宫,术时需特别小心。

2. 吸出物必须常规检查,未见绒毛者需随访。

3. 对畸形子宫或倾屈度过大的子宫,可在 B 超监护下行吸刮术。或行药物流产,或药物流产后刮宫。

四、子宫穿孔

子宫穿孔(uterine perforation)是人工流产较为严重的并发症,如合并内出血、感染、脏器损伤等而又诊治不及时可危及生命。发生的相关危险因素:如经验技术(RR:5.5)、宫颈扩张、高龄孕妇、分娩史,以及进入宫腔困难:如颈管狭窄、子宫肌瘤、剖宫产史等。

子宫穿孔(uterine perforation)分单纯性子宫穿孔及复杂性子宫穿孔。后者指子宫损伤面积较大或多处损伤或有肌壁间血肿,或并发腹腔内出血、阔韧带血肿及脏器损伤。

子宫穿孔(uterine perforation)可发生于人工流产术时用探针探宫腔、扩张器扩宫颈、吸管吸宫、刮匙刮宫和用卵圆钳在宫腔操作不当等时机,多发生在峡部及宫角部。

【诊断】

1. **病史** 有人工流产史。

2. **临床表现**

(1) 术中所用器械进入宫腔深度超过术前估计深度,或在手术过程中突然有"无底"的感觉,应考虑为子宫穿孔;术中吸出或钳夹出异常组织,如脂肪组织、网膜组织、肠管组织、输卵管组织及卵巢组织等异常情况。

(2) 腹痛:如子宫探针穿孔小,又非血管区,可无症状或只有轻微腹痛。如由其他较大器械穿孔,特别是有吸宫动作的穿孔,受术者可突然感觉患侧剧烈腹痛、出冷汗。如造成肠管、大网膜等严重脏器损伤,可引起受术者上腹部剧烈疼痛或进行性加重。

(3) 出血:出血症状的有无与出血的多少、穿孔的大小和部位有关。如内出血较多,可有腹膜刺激症状及休克征象。

(4) 妇科检查:子宫穿孔局部有明显触痛。

3. **辅助检查**

(1) B 超检查可见患侧宫壁上有穿孔迹象或有盆腔积液。

(2) 腹腔镜检查可直视穿孔部位及大小、损伤程度及内出血等情况。

【处理】

1. **处理原则** 发现子宫穿孔,立即停止受术,根据操作情况、临床表现进行处理。

2. **保守治疗**

(1) 单纯穿孔,尚未进行吸管操作或无钳夹动作者,住院给予抗生素,7~10 天后再手术或药物流产清除子宫内容物;若宫腔内容物已清除干净,无内出血征象者,给予住院观察,应用抗生素及宫缩剂。

(2) 穿孔较小,但组织物尚未完全清除时,可换技术熟练的医师避开穿孔部位用吸管清除内容物,吸宫前给宫缩剂,术后住院密切观察,包括体温、血压、脉搏、腹痛、腹胀、恶心、呕吐、内出血、休克等征象,并给宫缩剂、抗生素静脉滴注。

3. **手术治疗**

(1) 手术治疗指征

1) 严密观察中如发现有内出血、休克征象,或怀疑有内脏损伤者,均应行立即剖腹探查术。

2) 如穿孔较大,宫腔内容物未清除干净,且有活动性出血者,也必须立即剖腹手术。

(2) 手术方式的选择

1) 单纯缝合穿孔破口:适合穿孔新鲜、整齐、无感染、希望保留生育能力者。

2) 开腹后吸宫或剖宫清除宫内容物后缝合破口:适合穿孔新鲜、整齐、无感染,希望保留生育能力者。

3) 缝合破口后结扎双侧输卵管:适合穿孔新鲜、整齐、无感染、已有子女无生育要求,以防再次妊娠时子宫破裂者。

4) 子宫切除术(hysterectomy):适合穿孔部位较大、破口不整齐,或多处穿孔,或已有感染,不需要生育者,可行次全或全子宫切除术。

(3) 剖腹探查同时,必须详细检查有无其他脏器损伤,如有损伤根据情况进行必要的处理。

(4) 凡子宫穿孔者,手术前、后均应用抗生素、宫缩剂及全身疗法。

【预防】

1. 术前全面了解病史,仔细做妇科检查。

2. 对有高危因素的受术者,予以重视。

3. 严格遵守手术操作规程,术前应查清子宫大小、位置、软硬度及有无畸形可能,对前屈或后屈的子宫尽量纠正到中位。

4. 术中操作要轻巧、准确,所有进入子宫的手术器械不能超越估计的子宫长度和探针指引的深度。

5. 正确掌握和调整吸宫的负压,负压过大时能使吸管吸住宫壁,不易移动,应先解除负压,再移动吸管,切勿强力牵拉吸管,以防穿孔。应根据宫腔内容物排出情况而变换负压。

6. 术中、术后可酌情应用宫缩剂(钳刮术时,应先破膜,待羊水流出后再应用),以促进宫缩,增进子宫壁厚度。

7. 钳刮术术前应作宫颈准备。

五、人工流产综合反应

人工流产综合反应又称人工流产综合征(induced

abortion syndrome)或心脑综合征,指人工流产负压吸引术中或钳刮术时,由于局部刺激过强,引起一系列迷走神经兴奋的综合征状。此症状的发生与手术者的技巧及受术者的身心素质有关。近年随着静脉麻醉手术的普及,人工流产综合征的发生率逐渐降低。

【诊断】

1. **病史**　人工流产手术时。

2. **临床表现**

(1) 人工流产术扩张宫颈或吸宫过程中,受术者出现面色苍白、出冷汗、恶心、呕吐、头晕、胸闷,甚至发生一过性意识丧失、昏厥、抽搐等症状,并伴有血压下降、心动过缓(bradycardia)、心律不齐(arrhythmia),甚至心脏骤停(cardiac arrest)等。

(2) 一般症状于手术接近结束时加重,术后几分钟内逐渐恢复。但如迅速起立,可使症状再次加重。亦有在术后起立时症状才出现。

(3) 心电图改变,以单纯性窦性心动过缓为最多见,也可发现窦性心律不齐、房室交界性逸搏、房室脱节、室性早搏,部分呈二联律、三联律。随着症状的消失,心电图改变恢复正常。

【预防及处理】

1. 消除受术者对手术的恐惧心理,术中可给予镇痛药物或适当麻醉以减轻受术者的手术痛苦。

2. 手术时要注意不可强行施术,手术操作要轻柔,负压不宜过高,不宜反复多次吸刮。估计扩张宫颈有困难者,术前应给予宫颈准备。

3. 当心率减缓至 60 次/分以下时,立即平卧,给予吸氧,可肌肉或静脉注射阿托品 $0.5\sim1.0mg$;也可 25% 或 50% 葡萄糖 100ml 静脉推注或滴注;酌情应用血管收缩药如麻黄碱、肾上腺素等,必要时静脉滴注多巴胺药物。

六、宫颈管或宫腔粘连

宫腔粘连(intrauterine adhesion, IUA)又称阿谢曼综合征(Asherman syndrome),人工流产术后闭经(amenorrhoea)或月经量显著减少,有时伴周期性下腹疼痛或子宫增大积血,经扩宫后流出陈旧血液,或经子宫碘油造影,或经宫腔镜证实者。宫腔粘连(intrauterine adhesion, IUA)可引起闭经(amenorrhoea)、子宫内膜异位症(endometriosis),以致发生继发不孕(secondary infertility)和再次妊娠流产或早产(premature delivery)。

【诊断】

1. **病史**　有人工流产(induced abortion)吸宫或刮宫史。

2. **临床表现**

(1) 月经失调:人工流产(induced abortion)后闭经(amenorrhoea)或月经过少,多伴有周期性腹痛及继发不孕(secondary infertility),即使再次妊娠也常发生流产或早产(premature delivery)。人工流产术后闭经,无早孕反应,妊娠试验阴性,伴周期性腹痛,应考虑宫颈管粘连。长期闭经(amenorrhoea)或月经过少应考虑宫腔粘连(intrauterine adhesion, IUA)。

(2) 周期性腹痛:由于宫腔粘连,尤其宫颈内口粘连阻塞经血外流,造成经血潴留或反流在输卵管、腹腔、可形成子宫内膜异位症引起下腹痛。同时伴有肛门下坠感或腰痛。疼痛持续 $2\sim3$ 天减轻,下次周期时加重。

(3) 妇科检查子宫略增大,有明显压痛,约半数有宫颈举痛、附件压痛,子宫骶骨韧带亦可压痛。

(4) 继发不育或反复流产或早产。

3. **辅助检查**

(1) 基础体温及内分泌激素测定(FSH、LH、PRL、E_2、P)证实卵巢功能正常有排卵。

(2) 探针检查可发现宫腔有狭窄或阻塞。

(3) 宫腔碘油造影宫腔有狭窄或充盈缺损或无法显影。

(4) 宫腔镜(hysteroscope)检查可直接观察到粘连部位、形态及萎缩内膜的面积。

4. **鉴别诊断**　有闭经(amenorrhoea)、颈管粘连,严重者经血逆入腹腔,出现急腹痛,后穹隆穿刺阳性,应与异位妊娠相鉴别。

【处理】

1. 宫颈粘连用子宫探针,探入子宫颈管慢慢分离,并探入宫腔,即可有陈旧性暗红色黏稠经血流出。再以宫颈扩张器扩至 $7\sim8$ 号,使潴留的经血流出。

2. 宫腔粘连,将子宫探针或子宫颈扩张棒伸入宫腔后,前端左右摆动分离宫腔粘连部分,近年用宫腔镜(hysteroscope)解除粘连,较探针或扩张器解除粘连效果更好。分离粘连后放置一枚宫内节育器(intrauterine device),$3\sim6$ 个月左右取出。宫腔粘连分离后,口服雌孕激素做人工周期疗法,促进子宫内膜生长,防止再次发生粘连。

【预防】

1. 根据孕周及宫腔大小选择合适的吸管及适当的负压。

2. 吸刮子宫不宜过度,以免损伤子宫内膜。吸头进出宫颈管不带负压,尽量减少进出次数。

3. 行钳刮术时,动作轻巧、准确,防止损伤子宫肌壁。

4. 子宫过度屈曲者,应尽量纠正位置,以减少宫颈内口的创伤。

5. 人工流产术有感染因素存在时,应给抗生素预防感染。术后可给予雌孕激素做人工周期治疗，以防宫腔粘连。

七、远期并发症

（一）子宫内膜异位症

负压吸引术后发生宫腔粘连者中约 7.4% 后遗有子宫内膜异位症（endometriosis）。这是由于月经血内含子宫内膜组织，逆向至腹腔所引起。负压吸引术后作绝育术时，偶尔也能见到腹腔内有少量流动性血流。负压吸引手术时负压不要过大，应避免带负压吸管突然取出，以免大量气流进入宫腔，将宫腔内容物冲入腹腔内，这对预防术后子宫内膜异位症的发生可能有帮助。

（二）慢性生殖器炎症（慢性盆腔炎）

人工流产术与所有宫腔手术操作相同，术后可能会合并慢性盆腔炎症，其治疗见有关章节。

（三）再次妊娠时可能发生的并发症

1. **对再次妊娠结局的影响** 人工流产术后再次妊娠的自然流产率与许多因素有关。诸如人工流产术中的宫颈内口损伤引起以后妊娠时发生宫颈内口功能不全，引起早产、晚期流产，胎膜早破发生率亦高。故钳刮术时，需将宫颈扩张到较大程度，以免手术损伤颈管内口。

2. **再次妊娠的分娩并发症** 由于有些人工流产术损伤了子宫内膜及子宫肌层，再次妊娠时可发生胎盘血循环障碍引起胎盘功能不全，所致的围产期胎儿死亡率增高；人工流产术后再次妊娠分娩并发症中其他最常见的因素是胎盘因素，人工流产次数越多，并发症越多，诸如前置胎盘（placenta previa）、胎盘粘连（placental adhesion）、胎盘残留（residue placenta）、胎盘植入（placenta implantation）等，所引起的产前出血（antepartum hemorrhage）、产后出血（postpartum hemorrhage）发生亦增高。

3. **RH 同种免疫问题** 早期妊娠做人工流产术时，胎儿红细胞可通过胎盘组织而达到母血循环。当 Rh(-) 妇女流产一个 Rh(＋) 的胚胎，则可引起 RH 免疫问题。如果母儿有 Rh 血型不合者，只要有 0.1ml 血到达母体，即可能使母体产生 Rh 抗体，当再次妊娠时可对 Rh(＋) 胎儿产生溶血反应，发生新生儿溶血症（neonatal hemolysis）。

【临床特殊情况的思考和建议】

1. **关于减少人工流产不全及闭经（amenorroea）的处理** 通常在人工流产术后加用中成药促进子宫收缩，排出积血及残余物，以减少人工流产不全发生。近年许多医院采用短效口服避孕药（oral contraceptive）或米非司酮（mifepristone）药物预防人工流产不全。

2. **避免重复性人工流产建议** 早在 20 世纪 90 年代，国际项目支持与服务组织（IPAS）就提出了流产后计划生育服务的概念，并且在第比利斯举行了以"从流产到避孕"

为主题的国际会议。1993 年，国际项目支持与服务组织、美国自愿绝育协会、国际计生联、美国霍普金斯大学等共同建立了流产后关爱（post abortion care，PAC）国际联盟（PAC Consortium），使流产后服务成为一项有效的公共卫生策略。2002 年，流产后关爱国际联盟提出了包括五个核心成分在内的流产后服务模式，为流产后服务提供了更为详尽可行的模式。2011 年我国也开展了 PAC 项目，并发布首部《人工流产后计划生育服务指南》，总体目标是提高流产后女性有效避孕率，降低重复流产率。设立咨询员，分析意外妊娠的原因，并推荐病人使用高效避孕方法，让病人知情选择。服务形式单独咨询结合集体宣教，配以落实避孕药具发放。项目实施以来，取得很好的社会效益。

3. **早孕合并子宫肌瘤（myoma）人工流产术后腹痛发热的思考及建议** 子宫肌瘤红色变性好发于人工流产术后 2～5 天，应延长术后观察时间。在此期间，病人会突然出现下腹剧痛伴有发热、恶心呕吐，首先考虑子宫肌瘤红色变性，红色变性是子宫肌瘤血供的改变引起的，可能由于肌瘤组织血管内发生血栓、梗死、静脉淤血和肌肉出血、血红蛋白自血管壁渗透到肌瘤组织内所致，类似于缺血、梗死，导致的疼痛往往是剧烈的。诊断明确后，让病人卧床休息，静脉补液及一般支持治疗。伴高热者，给予物理降温，合理、适当的抗生素治疗；对于疼痛剧烈不能忍受者，局部置冰袋冷敷，适当地给予镇痛剂（如吲哚美辛栓剂）或镇静剂往往能缓解。

4. **抗生素的预防应用** 流产后未使用预防性抗生素子宫内膜炎的发生率为 5%～20%；预防使用抗生素，子宫内膜炎的发生率可能会被降低约一半。手术流产推荐预防性使用抗生素，目前尚无证据表明药物流产需要预防性使用抗生素。建议抗生素：多西环素 100mg，术前 1 小时，200mg 术后服；或甲硝唑 500mg，bid×5 天；或阿奇霉素 1g，术前 1 小时口服。

参考文献

1. Kerns J，Steinauer J. Management of postabortion hemorrhage：release date November 2012 SFP Guideline ＃20131. Contraception，2013，87(3)：331

2. 中华医学会计划生育学分会. 人工流产后计划生育服务指南. 中华妇产科杂志，2011，4：319

3. Treatment Guidelines from The Medical Letter，2012，10(122)：73

4. ACOG Committee on Practice Bulletins-Gynecology. ACOG practice bulletin No. 104：antibiotic prophylaxis for gynecologic procedures. Obstet Gynecol，2009，113：1180

5. Clinical practice guidelines for antimicrobial prophylaxis in surgery. Am J Health Syst Pharm，2013，70：195

（姚晓英）

第三十七章 避孕方法的知情选择

一、避孕方法知情选择的意义

避孕方法的知情选择（informed choice，简称知情选择）通常是指通过宣传、教育、培训、咨询、指导等途径，使育龄群众了解常用避孕方法的避孕原理、适应证、禁忌证、正确使用方法、常见不良反应及其防治办法，并在医务人员和计划生育工作者的精心指导下，选择满意的、适合自己的避孕方法。

国内外的研究显示，保证避孕对象的选择，实行避孕综合方案，考虑多种因素如个人意愿和客观情况、国家政策、药具来源、价格因素、文化影响以及及时提供信息等，可广泛利用现有的各种节育措施，大大提高避孕方法的可接受性和续用率，减少不良反应和意外妊娠的发生。有一项涉及 36 个发展中国家的调查发现，如果提供 1～2 种避孕方法，人群中节育率约 30%；提供 3～4 种避孕方法，节育率约 40%；提供 5～6 种避孕方法，节育率可高于 60%。在长效避孕针 DMPA 推广试验中，我国四川省纳溪县的经验：有咨询的 204 例，一年停用率约 10% 左右；无咨询的 217 例，一年停用率高达 40%。

二、不同年龄和不同时期避孕节育方法的选择

【初育前】

初育前是指首次生育前阶段。初育前宜选择对今后生育功能影响小和不易感染的避孕方法。初育前通常可分为两个时期：初次有性生活时期（一般指新婚期）和有过一段性生活时间后（婚后约 2～3 个月）。初次有性生活时期，因女方的生殖道较紧，双方缺乏性生活经验，宜用短效口服避孕药、男用避孕套等。之后女性生殖道有所扩张，还可选用女用避孕套、外用杀精剂、阴道避孕药环（vaginal ring）等；但由于此时生育力旺盛，一定要选用高效的避孕方法。

【产后、哺乳期】

产后、哺乳期宜选择不影响泌乳、哺乳和婴儿生长发育的避孕方法。

1. 宫内节育器（intrauterine device） 包括含铜 IUD 和 LNG-IUS，均可分娩后立即放置或产后 48 小时内放置，也可在产后 4 周后放置。

2. 单纯孕激素避孕法（pureprogesterone contraception） 无论是否哺乳，除 DMPA 外，均可产后即刻开始使用。

3. 哺乳闭经避孕法（lactation amenorrhea method，LAM）。

4. 屏障避孕法（barrier contraception）及某些易溶解的外用杀精剂，如胶冻剂、凝胶剂等，但避孕效果差。

5. 哺乳妇女产后 6 个月后可以开始使用复方短效口服避孕药（2 级），未哺乳妇女产后≥21 天＜42 天除外 VTE 高危因素可使用 COC（2 级）。产后 VTE 危险因素：年龄大于等于 35 岁、既往血栓栓塞（thromboembolism）、易栓症、不活动、分娩时输血、体块指数≥30kg/m² 、产后出血、近期剖宫产、子痫前期和吸烟），未哺乳妇女产后 42 天以后可使用 COC（1 级）。

【生育后阶段】

目前，我国多数妇女生育后有一长达 20 年左右的避孕期，宜选用相对长效、稳定而又可逆的避孕方法（需要时可随时恢复生育），如 IUD、皮下埋植剂（subdermal implant）、长效避孕药。根据各人不同情况，也可选用短效避孕药、各种屏障避孕法（barrier contraception）和外用杀精剂，自然

避孕法（natural contraception）以及绝育术（sterilization）等。WHO 推荐使用 LARC。

【更年期】

更年期（menopause）的特点是卵巢功能逐渐衰退，阴道分泌物相对较少，有时月经紊乱，但仍有可能意外妊娠。如原来使用 IUD 且无不良反应者，可继续使用，至绝经后一年左右取出；此阶段也不宜使用不易溶解的外用杀精剂，但可用胶冻剂、凝胶剂等，以增加生殖道润滑；复方避孕制剂因含有雌激素，如有危险因素（吸烟、肥胖、高血压等）的妇女，也不太主张应用。屏障避孕法（barrier contraception）、比林斯自然避孕法、阴道避孕药环（vaginal ring）等可供选择。ACOG 和北美绝经协会（the North American Menopause Society，NAMS）建议对于健康不吸烟的女性，随年龄增大妊娠风险明显降低时可停止激素避孕，建议绝经中位年龄（51 岁）转换至使用非激素避孕措施。

【人工流产后或希望改变措施者】

在医师指导下，分析原因、找出症结、重新选择。通常可考虑更换一种长效、稳定、高效措施以及绝育术等。

三、不同健康状况下避孕节育方法的选择

【妇科肿瘤病人】

妇科肿瘤病人理想的避孕方法最好是男方避孕或自然避孕法。妇科肿瘤病人自己使用的避孕方法可参考如下方案：

1. 子宫内膜癌、卵巢癌和宫颈癌 通常，这些肿瘤病人在治疗过程中是不会受孕的。如处在尚未治疗而又需避孕的情况下：

（1）可选用单纯孕激素避孕药、单纯孕激素避孕针（如狄波-普维拉、庚炔诺酮等）、皮下埋植剂，也可选用复合型短效口服避孕药（oral contraception）和复合型避孕注射剂。

（2）一般不主张使用带铜 IUD 和含孕激素的 IUD，但在使用这两类 IUD 过程中发生这些肿瘤，则可继续使用。

（3）宫颈 CIN 可以使用复方避孕法（2 级）

2. 妊娠滋养细胞疾病（trophoblastic disease） 复方避孕法及单纯孕激素避孕法（pure progesterone contraception）均可以使用（1 级），不能使用 IUD（3/4 级）。

3. 乳腺癌 在医学上不属于妇科肿瘤，因是以女性患病为主，避孕方法也在此讨论。

（1）可选用带铜 IUD。

（2）通常不提倡使用单纯孕激素避孕片和含左炔诺孕酮 IUD（LNG-IUD）。

（3）根据世界卫生组织的观点，复合型口服避孕药

（OCs）、复合型避孕注射剂、狄波-普维拉（DMPA）、庚炔诺酮（NET-EN）以及皮下埋植剂（subdermal implant）等均为禁用。

（4）尚未明确诊断的乳房包块、良性乳房疾病或乳腺癌家族史者，可选用任何避孕方法。

4. 子宫肌瘤（myoma） 复方避孕法及单纯孕激素避孕法（pure progesterone contraception）均可以使用（1 级）。

【心血管疾病病人】

1. 深静脉血栓形成、肺栓塞史或现患病者

（1）可选用单纯孕激素避孕药，如 DMPA 或 NET-EN 长效避孕注射剂、皮下埋植剂、含孕激素的 IUD 等，以及带铜 IUD。

（2）绝育术应在治疗后进行。

（3）复方避孕法应列为禁用。

2. 高血压

（1）高血压（hypertension）病人不能使用复方避孕法（3/4 级）。

（2）血压 140～159/90～99mmHg：可选择单纯孕激素避孕法、含孕激素的 IUD 以及带铜 IUD。

（3）血压≥160/100mmHg 及高血压合并血管性疾病：可选择单纯孕激素避孕法（除外单纯孕激素长效注射剂，如 DMPA、NET-EN）、含孕激素的 IUD 以及带铜 IUD

【糖尿病病人】

1. 无血管病变的糖尿病（diabetes）病人

（1）各种方法均适用。

（2）可行女性或男性绝育术，但可能诱发低血糖或酮酸中毒，并增加术后伤口感染的危险性。

2. 有血管病变（糖尿病合并肾病/视网膜病/神经病变）或患病 20 年以上的糖尿病病人

（1）可选用带铜 IUD。

（2）可选单纯孕激素避孕片、皮下埋植剂和含孕激素 IUD（2 级）；慎用 DMPA 或 NET-EN 长效避孕注射剂（3 级）。

（3）慎用或禁用复方避孕法（3/4 级）。

（4）女性绝育应到有条件的综合性医院进行，以便处理可能的并发症。

（5）男性绝育也可能增加术后感染。

【肝脏疾病病人】

1. 活动性病毒性肝炎、肝硬化或肝肿瘤病人可选用带铜 IUD。

2. 单纯孕激素避孕片、单纯孕激素长效避孕针、皮下埋植剂和 LNG-IUD 是活动性病毒性肝炎、严重肝硬化或肝肿瘤病人不得已而选用的方法。

3. 复方口服避孕药是轻度肝硬化病人不得已而选用

的方法,对活动性病毒性肝炎、严重肝硬化及任何肝肿瘤者禁用。

【神经疾病病人】

1. 癫痫(epilepsy)

(1) 任何避孕方法均可使用(1级)。

(2) 服用抗惊厥药可能会降低复合型口服避孕药、单纯孕激素避孕片、复合型避孕注射剂和皮下埋植剂的效果。

(3) 在监护下可行女性绝育术。

2. 头痛　严重头痛反复发作,伴有灶性神经症状(包括偏头痛)

(1) 可选用带铜 IUD、含孕激素 IUD 和绝育术。

(2) 慎用单纯孕激素避孕法。

(3) 禁用复方避孕法。

【生殖道畸形病人】

1. 阴道畸形　不宜使用屏障避孕法(男用避孕套除外)。

2. 子宫畸形　不宜使用宫内节育器。

【智力低下、精神疾病病人】

以长效稳定措施为宜,如宫内节育器、皮下埋植剂和绝育术等。

【肢体残疾者】

因行动不便,也宜以长效稳定措施为宜。如果下肢关节强直,不能取膀胱截石位者,则不能放置宫内节育器。

【盲人、聋哑人】

通常以长效稳定措施为宜。个别接受能力较强者,可采用各种避孕措施。

【甲状腺疾病】

单纯性甲状腺肿、甲减、甲亢,各种避孕方法均可使用。

【临床特殊情况的思考和建议】

1. IUD 的使用问题　WHO 指南提出≥20 岁或<20 岁、未产或经产妇女均可使用 IUD。产后 48 小时内,无论是否哺乳均可使用含铜 IUD 及 LNG-IUS(1 或 2 级)。高血压病人可以使用含铜 IUD 及 LNG-IUS(1 或 2 级)。缺血性心脏病继续使用 LNG-IUS 应慎重(3 级)。严重血小板减少开始使用含铜 IUD 应慎重(3 级)。乳腺癌病人 LNG-IUS 的使用级别是 4 级。子宫肌瘤病人宫腔形态正常可以使用 IUD(1 级)。Wilson 病或铜过敏不能使用含铜 IUD,首选 LNG-IUS。20 岁以下的 IUD 使用者比年龄较大妇女更易出现妊娠、脱落及因出血或疼痛而取出节育器的情况,但即便如此,IUD 对这一人群仍然比其他形式的可逆避孕法更为有效,由于生育能力自然地随年龄增加而逐渐降低,所以 IUD 的失败率在 25 岁以下年轻妇女中更高,青少年 IUD 使用者的感染率与成年人相近。

2. 不同避孕方法的换用(表 37-1)。

表 37-1　不同避孕方法的换用

	复方口服避孕药	复方避孕皮贴	复方阴道环	纯孕激素避孕针	孕激素皮下埋植	LNG-IUS	含铜 IUD
复方口服避孕药	无间歇:服用原来药物的任何一片时均可更换新药并从第一片开始服用	停用药片的前一天开始使用皮贴	无间歇:可在服任何一片药之后的第二天开始使用阴道环	停用药片前7天开始注射第一针	停用药片前4天埋植	停用药片前7天放置	停用药片后的5天内都可放置
复方避孕皮贴	停用皮贴前1天开始使用药片		无间歇:同一天取皮贴放阴道环	停用皮贴前7天开始注射第一针	停用皮贴前4天埋植	停用皮贴前7天放置	停用皮贴后5天内均可放置
复方阴道环	停用前1天开始使用药片	停用前2天开始使用皮贴		停用前7天开始注射第一针	停用前4天埋植	停用前7天放置	停用后5天内均可放置
纯孕激素避孕针	最后一次注射后的15周内都可开始使用药片	最后一次注射后的15周内都可开始使用皮贴	最后一次注射后的15周内都可开始使用阴道环		最后一次注射后的15周内都可开始埋植	最后一次注射后的15周内都可开始放置	最后一次注射后的16周内都可开始放置

续表

	复方口服避孕药	复方避孕皮贴	复方阴道环	纯孕激素避孕针	孕激素皮下埋植	LNG-IUS	含铜IUD
孕激素皮下埋植	取出前7天开始使用药片	取出前7天开始使用皮贴	取出前7天开始使用阴道环	取出前7天开始第一次注射		取出皮埋前7天开始放置IUS	取出皮埋后5天内均可开始放置
LNG-IUS	取出前7天开始使用药片	取出前7天开始使用皮贴	取出前7天开始使用阴道环	取出前7天开始第一次注射	取出前4天埋植		取出的同时放置含铜IUD
含铜IUD	取出前7天开始使用药片	取出前7天开始使用皮贴	取出前7天开始使用阴道环	取出前7天开始第一次注射	取出前4天埋植	取出的同时放置LNG-IUS,之后使用备用避孕法7天	

(引自:The Reproductive Health Access Project. Accessed March 29th,2011)

参考文献

1. Medical Eligibility Criteria for Contraceptive Use. 5th edition. Geneva:World Health Organization,2015

2. 程利南,徐晋勋.家庭避孕技巧.第2版.上海:上海科学技术出版社,2007

(姚晓英)

第五篇 妇女保健

第三十八章 妇女保健工作概要及其重要意义

第一节 妇女保健工作的重要意义

> **关键点**
> 妇女保健工作的重要意义体现在以下三方面：妇女的生理及体质特点、妇女健康关系到子代健康、妇女特殊社会地位对健康产生影响。

妇女保健是公共卫生的一个重要组成部分，做好妇女保健工作对于促进妇女及子代健康、家庭和谐幸福、社会稳定健康具有特殊和重要的意义。妇女不仅在人口数量上占到人口的一半，并且承担着孕育和繁衍后代的责任。可以说，妇女的健康水平直接影响到整个社会人群当前的和未来的健康水平。因此，保护妇女健康对整个人类社会，尤其是对健康中国的目标实现，有特殊的需要和重要意义。妇女保健工作的重要意义体现在以下三方面：妇女的生理及体质特点、妇女健康关系到子代健康、妇女特殊社会地位对健康产生影响。

一、妇女的生理及体质特点

1. **生殖功能特点** 妇女一生按照其性功能发育变化的不同阶段，划分为幼年期、青春期、性成熟期（育龄期）、围绝经期（更年期）和老年期五个阶段。

青春期是妇女的性功能从发育到成熟的过渡时期。性成熟期（育龄期）一般为30年左右，在这期间妇女要经历结婚、妊娠、生育、产褥及哺乳等特殊的生理阶段，疏忽了这些生理过程中的保健工作，会使正常的生理过程发生病理变化。这不仅仅会影响到妇女本身的健康，还会对胚胎发育产生影响，对胎婴儿的健康也产生影响。围绝经期是妇女性功能从成熟到衰退的过渡时期。妇女在青春期和围绝经期两个过渡时期中，除了生殖系统的变化外，身体的其他系统也会发生较大变化，因此也需要做好保健工作，否则会影响妇女的正常发育成熟或使妇女生殖系统患病的风险增加，引起妇女提前衰老，甚至造成妇女死亡。

2. **女性生殖器官生理特点** 妇女在生理结构上有着自身特点，包括：

（1）由于子宫腔两角与输卵管相连，直通盆腔；宫腔下段经宫颈、阴道与外界相通，所以如不注意卫生，特别是月经期和分娩（包括流产引产）时的卫生，极容易发生上行性感染，引起生殖道炎症，严重者还会并发盆腔炎、腹膜炎甚至败血症。

（2）女性盆底组织有尿道、阴道及直肠贯穿，支持力差，分娩时如有会阴撕裂，将进一步扩大中部的薄弱点（如盆底组织），从而易受损伤。因此，容易发生女性特有的损伤性疾病如子宫脱垂等。

（3）子宫发生变化的频率和幅度都不是身体其他脏器可以相比的，如月经期子宫内膜有脱落、出血；反复人工流产；妊娠、分娩、产褥期子宫膨大至缩复。这些过程中如不注意保健会影响子宫内膜的再生和子宫的缩复，易导致妇科疾病的产生，也会影响再次生育。

3. **妇女的体质与心理特点** 妇女在体质上与男性存在较大的不同。如女性体格不如男性强壮，身长、体重、胸围都低于男性；女性的肌肉不如男性发达；女性皮下脂肪通常比男性厚；女性肺活量、握力通常也小于男性，因此，妇女在参加劳动生产及相关职业时会受到一定的限制。此外，女性特有的心理特点尤其是在青春期、孕产期、更年期特殊生理时期带来的心理变化需要更多针对性的心理支持以确保健康。

二、妇女健康关系到子代健康

1. 出生人口的素质与母亲受孕前及受孕后的健康密切相关 人体生长发育的每一个阶段都是以前一个阶段为基础，同时又影响下一个阶段。如果某一个阶段的保健工作有了疏忽或是某一个阶段的生理、心理、社会需求未能得到满足，受到不良影响，不仅直接影响本阶段的健康还会在下一个阶段反映出来，因此造成健康损失和不良后果往往很难弥补。

2. 生命准备阶段的保健为生命质量奠定基础 生命准备阶段是为生命质量奠定基础的关键时期。生命准备阶段的保健包括婚前保健、孕前保健和围产保健。通过婚前保健、孕前保健等使准备生育的夫妇有计划、有准备的条件下怀孕并能科学把握健康妊娠时机与过程；围产期保健能够在整个孕期对母子进行统一管理，为生命最初阶段的发育过程中排除不良的危险因素，提供优良的环境；及早开展相关检测与咨询发现危险因素并落实针对性干预措施，这些都是提高生命质量的重要举措。为了提高出生人口素质，做好妇女保健极为重要，不仅从生命开始形成的最初阶段就要开始对胚胎进行保护，在整个孕产期内要实施对母子进行统一的围产保健。

3. 女童保健和少女保健是未来母亲健康的重要保障 对青春期少女及女童等的保健，使女性从孩提时起就能得到公平、可及、专业的保健服务，不仅健康成长发育，而且能预防相关疾病，避免身心伤害，为成为健康母亲做好基础准备。因此，关注女童和少女的生殖保健，尤其是医教结合的青少年性教育和性保健对于女性全生命周期健康都是十分关键的基础保障。

三、妇女社会地位特殊对健康产生影响

妇女常是家庭的核心，在家庭生活中是主妇，是妻子也是母亲，她的健康对家庭其他成员的健康影响最大。妇女健康直接影响到家庭的健康、和谐、稳定与幸福。母亲实际上是的集育婴师、保洁工、营养师、心理咨询师等服务角色为一体的最基层保健人员。家庭是社会的基本单位，也是为人们提供生活基本需要的场所，提高家庭的健康水平，关系到提高整个人群和社会的健康水平。此外，社会上的初级保健工作及护理工作，绝大部分由妇女承担。开展和提高社会的基础保健即初级保健工作水平，亦离不开妇女。妇女在创造人类文明和社会经济中所起的作用，越来越被人所公认。促进妇女健康，能高效地减少贫困和推动社会的发展。

（朱丽萍）

第二节　妇女保健工作的内容和特点

关键点

1. 妇女保健工作主要包括：①妇女各期保健；②实行孕产妇系统管理，提高围产期保健质量；③计划生育指导与服务；④常见妇女病及恶性肿瘤的普查、普治；⑤贯彻落实妇女劳动保健制度。

2. 妇女保健工作是一项科学性、群众性、社会性强，涉及面广，且面临很大挑战性与艰巨性的工作。

一、妇女保健工作的内容

维护和促进妇女生命全过程健康是妇女保健的目标要求。为了保护、促进和提高妇女的健康水平，妇女保健工作应包括妇女一生从生命开始到终止的全部内容，即"生命全周期"、"生育全过程"。由于妇女生命全程各个阶段都有不同的健康问题风险及保健需求，在实际工作策略及重点优先领域确定上，首先应该是解决母婴生存权的问题，即降低孕产妇死亡率和婴幼儿死亡率，在此基础上提高妇女的健康水平，提高生命质量、生活质量。总体来说，妇女保健工作主要包括以下几个方面的内容：①妇女各期保健；②实行孕产妇系统管理，提高围产期保健质量；③计划生育指导与服务；④常见妇女病及恶性肿瘤的普查、普治；⑤贯彻落实妇女劳动保健制度。

1. 青春期保健 青春期保健分三级。

- **一级预防**：根据青春期少女的生理、心理、社会行为特点，为培养良好的健康行为而给予的保健指导。
- **二级预防**：通过学校保健，定期体格检查，早期发现各种疾病和心理行为异常，避免或控制危险因素。
- **三级预防**：指青春期女性疾病的干预和康复。青春期保健以预防为重点，需探索创新医教结合模式以取得防治结合好成效。

2. 围婚期（婚前）保健 婚前医学检查是对准备结婚的男女双方，对可能患有的影响结婚和生育的疾病进行的医学检查与咨询，并采取针对性干预措施。

3. 生育期保健 通过加强孕前、孕产期及生育后期的保健，及时筛查生育风险因素、评估及调控生育能力、提供针对性咨询、教育、监测与服务。尤其重要的是关注高风险妇女的妊娠准备与孕育新生命全过程，降低孕产妇死亡率和围产儿死亡率；给予计划生育指导服务，避免妇女在生育期内因孕育或节育引发各种疾病；根据妇女的生理、心理及社会特征，主要加强疾病的动态监测与检查及相关健康教育与健康促进，以便早期筛查与诊断疾病，早期干预治疗，

确保妇女身心健康。

4. 孕产期保健 从妊娠前开始历经妊娠期、分娩期、产褥期、哺乳期、新生儿期,持续为孕产妇和胎婴儿提供高质量、全方位的保健措施,提高产科工作质量,降低死亡率与出生人口质量。

(1)孕前期保健:指导夫妻双方选择最佳的受孕时期,如适宜年龄、最佳的身体心理状态、良好的社会环境等,为母婴安全与优生奠定基础。

(2)孕期保健目的:是加强母儿监护,预防和减少孕产期并发症,确保孕妇和胎儿在妊娠期间的安全健康。通过孕产期风险评估与分类管理来及时发现与干预母亲安全风险因素。同时,早期检测与咨询影响胎儿健康的风险因素,减少出生缺陷,提高出生人口质量。

(3)分娩期保健目的:主要是确保分娩顺利,母婴安全。持续性地给予母亲生理上、心理上和精神上的帮助和支持,缓解疼痛和焦虑,促进自然分娩,减少不必要的产时干预与损伤。

(4)产褥期保健的目的:主要是预防产后出血、感染等并发症的发生及产褥期心理问题,促进产妇产后生理功能的恢复及心理健康。

(5)产后检查及计划生育指导:产后检查包括产后访视及产后健康检查。产后访视开始于产妇出院后一周内及一个月内,根据各地情况及产妇个体情况酌情调整访视频度。其目的是了解母体康复与新生儿情况,包括产妇子宫复旧、会阴部切口或剖宫产切口愈合情况,乳房及母乳喂养情况及产妇的饮食、休息、心理及新生婴儿的健康状况等,及时给予正确指导和处理。产妇于产后 42 天需带婴儿到医院接受全面的健康检查,包括全身检查和妇科检查,同时给予计划生育指导,使夫妇双方知情、选择适宜的避孕措施。同时,检查婴儿的生长发育情况并督导预防接种。

(6)哺乳期保健:哺乳期指产妇用自己的乳汁喂养婴儿的时期,纯母乳喂养 6 个月,加辅食后继续母乳喂养到 2 岁。近年来国际上将保护、促进和支持母乳喂养作为妇幼保健工作的重要内容,因此,哺乳期保健的主要目的是促进和支持母乳喂养。

5. 围绝经期(更年期)保健 围绝经期是指妇女从接近绝经时出现的与绝经有关的内分泌、生物学和临床特征至绝经后 1 年内的时期。由于在围绝经期内性激素的减少可引发一系列躯体和精神心理症状,围绝经期保健的主要目的是,提高围绝经期妇女的自我保健意识和生活质量。

(1)通过多途径健康教育,使围绝经期妇女了解这一特殊时期的生理、心理特点,合理安排生活,加强营养,适度运动,并保持心情愉悦。指导其保持外阴部清洁,防止感染。此期是妇科肿瘤的好发年龄,建议每 1～2 年定期进行 1 次妇科常见疾病和肿瘤的筛查。

(2)为预防张力性尿失禁发生,应鼓励并指导妇女进行缩肛运动,每天 2 次,每次 15 分钟。积极防治绝经前期月经失调;对绝经后阴道流血者,给予明确诊断。

(3)在医师的指导下,必要时应用激素补充疗法或补充钙剂等综合措施防治围绝经期综合征和骨质疏松等。

6. 老年期保健 随着中国老龄化社会的到来,老年人逐渐成为社会关注的焦点,其中,老年妇女的问题也引起了全社会的广泛重视。从目前的研究成果来看,研究者大多关注的是现阶段我国老年妇女的健康和养老问题,对老年妇女的发展问题、老年妇女养老观念的变化以及未来进入老年阶段的妇女可能面临的诸多问题的还需加强调查研究并根据相关问题导向与需求导向提供相关服务,达到健康中国提出的提供治疗期住院、康复期护理、稳定期生活照料、安宁疗护一体化的健康和养老服务等促进健康老龄化要求,提高老年妇女的生活质量。

二、妇女保健工作的特点

妇女保健工作是一项科学性、群众性、社会性强,涉及面广,且面临很大挑战性与艰巨性的工作。

1. 主动性 妇女保健工作不同于日常的临床工作,可以坐等病人上门,以治愈疾病为主要的内容,而是必须主动开展调查研究,了解处于不同阶段的妇女面临的问题和需要。根据问题与需求,研讨确定解决策略与适宜技术,组织好相关的人力和物力资源,使工作计划付诸实施,达到解决问题,保护健康的目的。

2. 长期性 妇女保健工作不像临床工作能立竿见影地见到效果,必须持之以恒,经过一个时期的不懈努力,才能显示出成果来,但受益面是大的,影响亦是深远的。因此,妇女保健工作者需要有对事业执着的追求、坚忍不拔的意志和默默无闻的奉献精神,需要有耐心和定力的长期坚持,不断发现问题,解决问题,再发现问题,再解决问题,从而在螺旋上升循环中促进事业的发展和健康水平的提高。

3. 社会性 妇女保健工作不仅是一项单纯的科学技术工作,在实施中还包涵着许多社会工作和组织工作,且由于妇女的健康受很多社会因素的影响,要排除不利的社会因素,决不是卫生保健部门一方面的力量所能办到的,必须依靠各级领导,并联合有关方面包括民政、公安、教育等政府部门及青年、妇女、工会等群众组织共同协作。妇女保健各项工作的内容和措施,要能得到社会的支持,必须加强宣传教育,通过深入持久的、多种形式的宣传,提高全社会对妇女保健工作重要意义的认识及各种保健措施的理解,取得有关领导的重视和支持,各部门的积极参与,提高家庭和妇女的卫生知识水平和自我保健意识与能力。

4. 协同性 妇女保健是需要多学科合作的学科,包括临床医学、公共卫生、心理学、社会学、营养学、中医学及运动医学等。开展妇女保健工作,必须运用妇产科的理论与实践,流行病学和社会医学的观点和方法,以群体为对象,以预防保健为中心,以临床为基础,必须注意预防与医疗相结合,保健和临床相结合。妇女保健工作没有临床为基础、为后盾，就提不高工作水平；临床工作不重视预防保健，就不能摆脱被动，提不高服务质量。妇女保健工作者必须团结、依靠广大妇产科工作者，共同努力；妇产科工作者必须强化预防保健观念，并重视保健部门所反映的信息，明确研究和主攻方向。保健部门应对群体的健康问题进行监测，及时将信息传递给临床部门，并提出研究课题；临床部门通过研究，总结防治经验，寻找适宜技术，反馈给保健部门，以采取群体性防治措施，才能有效地保护妇女健康，提高妇女的健康水平。

参考文献

1. 华嘉增.妇女保健新编.第 2 版.上海：复旦大学出版社，2005

2. 华嘉增，朱丽萍.现代妇女保健学.上海：复旦大学出版社，2011

3. 中华人民共和国国务院，《中国妇女发展纲要（2011—2020 年）》(国发〔2011〕24 号），2011

4. WHO. 妇女、儿童和青少年健康全球战略（2016—2030）. 2015

5. WHO. The health of the people：what works：health through the life course. Geneva：2014

6. United Nations, United Nations Girls' Education Initiative, Global Partnership for Education. Accelerating secondaryeducation for girls：focusing on access and retention. 2014

（朱丽萍）

第三十九章　女性各期的保健

第一节　青春期保健

> **关键点**
> 1. 青春期是由儿童发育到成人的过渡时期，在这个阶段青少年会经历生理、心理和行为的巨大变化，但青春期在启动的时间、发育的速度、成熟的年龄以及发育的类型等诸方面都存在很大的个体差异。
> 2. 青春期保健应针对青少年的生理和心理特点，重视健康与行为方面的问题，以加强一级预防为重点。

青春期（adolescence）是由儿童发育到成人的过渡时期，是决定个体体格、体质、心理和智力发展水平的关键时期。处在这个阶段的青少年，机体内分泌系统的变化不仅促使骨骼、肌肉和内脏迅速发育，而且也促性腺、性器官以及第二性征快速发育，同时伴随青春期女孩心理和行为的巨大变化。

世界卫生组织（WHO）将青春期的年龄界定为 10～19 岁。青春发育期的整个跨度大约要经历 10 年，我们把这 10 年大致划分为早期、中期和晚期三个阶段，每个阶段大约 2～3 年。青春早期是指月经初潮前的生长发育突增阶段，伴随性器官和第二性征开始发育；青春中期以生殖器官和第二性征明显发育为特征，女性出现月经来潮；青春晚期体格发育逐渐停止，骨骼倾向完全愈合，性腺发育接近成熟，性器官和第二性征发育成熟，进入成人期。

对个体而言，青春期在启动的时间、发育的速度、成熟的年龄以及发育的类型等诸方面都存在很大的差异，受遗传、营养、体育锻炼、自然环境和社会环境等因素的影响，其进入青春期的时间、发育的程度以及发育水平都不尽相同。

【青春期的生理发育】

1. **青春期的内分泌变化**　早在胚胎和婴儿期，下丘脑-垂体-卵巢轴就开始分化并具有一定功能。青春期开始前 2 年左右，由肾上腺皮质分泌的雄激素增多，这些激素能促进女孩的阴毛、腋毛和皮脂腺的发育，并有助于青春期女孩的生长突增。

在青春期即将开始时，随着中枢神经系统丘脑下部逐渐发育，对性甾体激素负反馈作用的敏感性降低，促使下丘脑分泌的促性腺激素释放激素（GnRH）逐渐增多，并脉冲式分泌，刺激垂体促性腺激素（FSH 和 LH）的合成与释放。

青春期开始后，最突出的变化是下丘脑-垂体-卵巢轴的成熟。在中枢神经系统的影响下，对性甾体激素负反馈作用的敏感性进一步降低,下丘脑分泌的 GnRH 持续增多,对垂体的刺激更强,垂体对 GnRH 的反应性也更强,分泌的 FSH 和 LH 更多。FSH 和 LH 刺激女孩卵巢发育逐渐成熟。FSH 刺激卵泡发育并分泌雌激素,主要为雌二醇(E_2),LH 促进卵巢黄体的形成并分泌孕酮。随着青春期的进程,血中 E_2 和孕酮水平逐渐上升,在青春中、晚期时接近成人水平,伴随月经来潮和卵巢发育成熟。

随着年龄的增长,丘脑下部还分泌"促甲状腺激素释放激素"、"生长激素释放抑制激素"、"生长激素释放激素"和"促肾上腺皮质激素释放激素"。脑垂体受丘脑下部的控制,能分泌"促甲状腺素"、"促性腺激素"、"促肾上腺皮质激素"和"生长激素",分别推动甲状腺、性腺和肾上腺等内分泌腺体的分泌活动。脑垂体分泌的生长激素,能促进体内蛋白质的合成和骨骼生长。除了生长激素与甲状腺素的基本促生长作用外,雌激素及肾上腺皮质雄激素水平的增高,对青少年的生长发育至关重要。此外尚有胰岛素、糖皮质激素以及其他代谢因素的协同作用,共同促成了少女青春期的生长突增及性发育。

2. 青春期体格和功能发育　女性进入青春期后,在神经内分泌的影响下,全身的骨骼、肌肉及内脏器官都迅速发育、增长,出现了人体生长发育的第二个高峰期,称为"生长突增"期。

(1) 青春期的体格发育:青春期体格形态变化主要体现在以下方面:

1) 身体长高:身高是衡量生长突增的良好指标。女孩生长突增出现的时间比男孩约早两年,可分为起始期、快速增长期及减慢增长期三个阶段。一般来说,10 岁左右开始生长加速,11~12 岁是身高增长最快的阶段,13 岁以后增长速度减慢,一般在 16~18 岁左右身高不再继续增长。女孩身高生长突增开始的早晚存在个体差异,但大多数人的规律相似,即多在突增高峰前 3~4 年起,身高增长速度每年递增,达到高峰后生长速度很快下降。

2) 体重增加:青春发育期体重明显增加,但其增长高峰不如身高明显,且身高的发育先于体重。体重的增长主要反映的是骨骼、肌肉、脂肪以及内脏器官等的综合增长。由于女孩青春期雌激素的主导作用,促使脂肪在全身皮下沉积,并沿上臂、大腿、臀部和背部分布,逐步形成女孩身材相对矮小、体脂丰满、下体宽的特有体形。

青春期体格形态变化除身高、体重外,胸围、肩宽、上臂围和小腿围等也呈现明显突增现象。

(2) 青春期的功能发育:青春期体格形态发育的同时,相应各器官的生理功能也发生变化,除生殖系统功能迅速发育成熟外,心血管、呼吸、运动、神经和内分泌系统的功能均发生不同程度的变化,在形体发育和功能发育的相互促进下,机体逐渐成熟。

1) 心、肺功能:心脏重量迅速增加,容积也成倍增长。

左心室的变化更加明显,心肌纤维增粗,心室壁增厚,每次心搏出量增多使机体获得更大的供氧储备能力,因此心率、脉搏相应地随着年龄的增长而逐渐减慢,同时,血管壁越来越厚,弹性纤维增多,弹性逐渐增强。随着年龄增大,气管和支气管逐渐增粗,肺脏的弹性逐渐增强,肺脏逐渐增大,肺泡数量也迅速增多,肺脏容积逐步增大,呼吸功能随之增强,肺活量比青春期前增加一倍。

2) 造血功能:青春期骨髓造血功能旺盛,理论上男女血红蛋白及红细胞计数均应增高。但青春期女性血中血红蛋白及红细胞增加均很少,原因可能主要与性腺功能的发育成熟有关。雄激素直接刺激骨髓中的造血组织,使有核红细胞的分裂加快,血红蛋白的合成加速系间接通过酶促进血红蛋白的合成。另外,月经来潮后每月从月经中丢失一定量的血液,致使血红蛋白没有随青春期的进展而上升,如节食减重或月经量偏多者,较容易引起贫血。

3) 运动功能:骨在青春期的发育是人一生中变化最大的时期,包括变长和增粗,其中以长骨(上、下肢骨)的变化最为明显。骨头变长的同时,骨膜内的成骨细胞也不断地增殖,产生新的骨组织,使骨的表面增厚,使骨增粗。青春期也是肌肉发育最迅速的时期,随着有规律的体育锻炼,肌肉越来越发达,青少年体重增加约有一半是由于肌肉的增长。同时,肌肉的运动功能也迅速提高。

3. 青春期的性发育

(1) 女性生殖器官发育:随着下丘脑-垂体-卵巢轴发育日渐成熟,在雌激素作用下,内外生殖器官逐渐发育成熟。卵巢增大并出现发育程度不同的卵泡,随着卵巢功能的日臻完善,卵巢开始出现周期性排卵和分泌性激素,使月经来潮。与此同时,输卵管口径增大,宫腔黏膜上皮出现皱襞,并逐渐纤维化。子宫增大,尤其是宫体明显增大,宫颈与宫体的比例由婴儿期的 2:1 变为 1:2。阴道黏膜增厚,出现皱襞,其长度和宽度增加。外生殖器由幼稚型向成人型发展,阴阜隆起,阴毛出现,大阴唇变肥厚,小阴唇变大且有色素沉着。

(2) 生殖器官功能发育:月经来潮是女孩性功能开始成熟的生理标志,也是女孩性发育的重要里程碑。月经初潮后 1 年内,由于卵巢发育未成熟,功能尚不稳定,月经周期常不规律,大多数女孩在初潮后 1~3 年或更长时间才能形成规律性月经并有生育能力。

(3) 第二性征发育:第二性征是指除内外生殖器外的女性所有外部特征。女性青春期第二性征的发育主要表现在乳房丰隆、阴毛和腋毛出现,骨盆变宽,脂肪呈女性体态,以及声调变高等。各项第二性征发育的年龄、顺序和幅度有明显的个体差异,但大多数乳房发育早于阴毛的生长。

【青春期的心理发育】

伴随着青春期身体外形的变化和器官功能的迅速发育

成熟,青少年的心理也随之发生巨大的变化。

1. 性意识的全面觉醒 在青春期,青少年出现明确的对两性差异的好奇和追求,开始产生对异性的兴趣和好感,以及直接与异性朋友交往的心理倾向。异性之间互相爱慕、亲近,甚至产生性欲和性冲动,青少年可出现自慰行为,甚至可能出现青春期性行为。

2. 成人感的形成和独立意识的日益增强 青春期心理发育的另一突出特点,青少年"成人感"的出现和独立意识的明显增强。在心理上他们希望被他人当做成人对待,要求更大程度的自主权,喜欢冒险,希望体验成人的各种经历,甚至性行为,以证明自己的成人身份。

独立意识的增强使青少年显露出对父母和成人的反抗情绪和疏远意图,而他们与同龄伙伴的关系日益增强,这种独立意识最终可以帮助青少年确定自己作为一个不依赖家庭、自我生存的个体身份。

3. 闭锁性与开放性的矛盾 青少年在出现成人感的同时,开始出现青春期特有的闭锁心理,封锁自己的内心世界,对成人产生不满和不信任。同时由于生理发育带来的困惑和心理变化,又希望与同伴交流和沟通,社会交往的渴望日益增强。

4. 成就感与挫折感的矛盾 青少年通常愿意表现成人式的果敢和能干,获得成功时有极强的优越感和成就感,一旦遇到失败又会产生自暴自弃的挫折感,从而使这两种情绪体验交替出现,易产生情绪问题。

【青春期保健】

青春期的身心健康是决定一生身体素质的关键时期,是每位女性走向成熟的一个必经阶段。青春期保健应针对青少年的生理和心理特点,重视健康与行为方面的问题,以加强一级预防为重点。

(1) 自我保健:帮助青少年培养自我保健意识,提高自我保健能力。加强和普及学校健康教育课程,使青少年了解自己生理、心理上的特点,学会自我保护,培养良好的个人生活习惯,合理安排生活、工作与学习,适当地参加运动与娱乐,注意劳逸结合。

(2) 营养指导:营养是保证青春期生长发育的关键,青少年在发育期热量的需要比成年人大 25%～30%,必须重视合理的营养。热量主要来自碳水化合物,亦即谷类食物,所以青少年必须保证足够的饭量,同时保证蛋白质、维生素、矿物质、微量元素和水的摄入平衡,青春期女孩月经来潮对铁需求量更多,应注意在饮食中补铁。饮食规律,三餐有度,不可偏食、挑食,切忌暴饮暴食,预防营养不良和营养过剩。

(3) 性卫生保健:由于女性生殖器官特有的解剖结构,女性要特别注意自己的外阴卫生。应每天用流动水或专用的盆和毛巾清洗外阴部,注意从前往后,从内往外清洗,最

后清洗肛门。内裤应为宽松棉织品,并经常换洗,一般情况下不宜冲洗阴道。

月经是生理现象,经期有下腹部坠胀、腰酸、容易疲倦、嗜睡和情绪不稳定是正常现象。经期具体注意事项如下:保持精神愉快,情绪乐观;保持外阴部清洁,经期不能坐浴;使用清洁的经期卫生用品;适当注意休息,注意营养的补充,多吃水果蔬菜,多饮开水;进行适当的体育活动,避免负重较大的运动;记录自己的月经周期。

少女 15 岁左右乳房发育基本定型时,应及时佩戴合适的乳罩,不能束胸;晚间睡眠应把乳罩解开,以免影响呼吸和睡眠;平时注意全面营养,加强体育锻炼,有些健美运动可使胸肌发达,使乳房更丰满美观;并定期进行乳房自我检查。

(4) 心理卫生指导:由于青少年的生理发育提前,而心理-社会方面的成熟相对推迟,引发了不少复杂而严重的青春期心理卫生问题,如青春期性行为、少女怀孕、吸毒、酗酒、自杀、家庭暴力、出走和犯罪等,已构成很大的社会问题。保健工作者应关注青春期女性的心理健康,进行性卫生的指导。

1) 性生理变化引起的性心理冲突:随着生理发育成熟,少女到青春期往往会出现对自己形体变化的不安,必须帮助他们了解这些正常的生理现象,自我悦纳,接纳他人,以积极乐观的态度对待性生理的变化。

2) 与异性交往引起的心理冲突:由于性意识的增强,少女从童年末期对异性的疏远,转变为对异性产生爱慕、接近、追求的愿望和动机,因此必须积极指导他们正确与异性交往,正确区别友谊与爱情,既可以使他们掌握人际沟通和交流的技巧,同时也发展了青少年的社会适应能力。

3) 性欲冲动引起的心理冲突:青春期异性之间的互相爱慕、亲近,甚至出现性欲冲动,是受自然生理本能的驱动和社会环境因素的影响,虽然不可能抗拒,却可以驾驭。必须引导和教育她们要"自尊、自重、自爱",抵制各种不良音像书刊的诱惑,加强自我情感的调节与控制,学会用理智战胜情感的冲动,避免异性间的过分亲密而发生性行为。

(5) 青春期性健康教育:青春期性健康教育是指从青少年开始性发育到性成熟过程中,通过教育手段,传授科学的性知识和性道德观念,并纠正它们在认识和行为中的偏差,建立健康的性意识和正确的性观念。主要包括性知识、性心理、性道德教育,性角色认知和性安全教育也是性健康教育的重要内容。

1) 性知识教育:即性生理教育,是青春期性健康教育的起点。包括男女性生殖器官的解剖学知识,第二性征发育,月经初潮和经期卫生,首次射精和遗精,正确看待性自慰,痤疮的发生与防治等。

2) 性心理教育:是青春期性健康教育的难点。主要是指导青少年认识性是人类的正常功能,接触遗精恐惧和初

潮焦虑,消除对性器官分化的担忧,克服性冲动的困扰,消除因自慰而产生的心理变化。

3) 性道德教育:它指的是青春期阶段联系和调整男女青少年之间关系的道德规范和行为准则,如怎样正确对待两性性别差异,如何正确地与异性交往,怎样区分友谊和爱情的界限,正确理解和对待"性自由"和"性解放"等。

4) 性角色认知:就是要引导青少年明确认知自己的性别,懂得符合自己性别角色的言谈举止和健康的美,懂得性的自我调节,消除性别角色认知障碍。

5) 性安全教育:性安全教育通过向青少年介绍性生理、性心理和性道德教育等帮助其正确、全面地认识性,预防与性有关的健康问题,保护自身免受性侵害,并教授青少年安全套及其他可靠避孕措施正确使用方法,使其免受意外妊娠、性病及艾滋病的危害。

【临床特殊情况的思考和建议】

1. **少女怀孕**　是指 19 岁及以下处在青春发育期的女孩子怀孕。少女月经来潮后,在生理上已经具备了怀孕的能力,但其生殖器官并未发育成熟,此时怀孕和生育引发近期和远期并发症的危险显著高于成年妇女。例如 15~19 岁组妇女的孕产妇死亡率是 20~24 岁组的 3 倍,他们尤其易并发产前子痫、子痫、难产和缺铁性贫血,新生儿极易并发早产、低体重儿和较高的婴儿死亡率。部分少女由于本身月经不规律,未能及时发现早期妊娠或宫外孕,或由于恐惧和羞愧延误了早期终止妊娠的时间,但随着怀孕时间延长并发症和死亡率明显增加。一些少女怀孕后为了不让成人知道,再加上没有经济来源,会选择卫生条件差、技术不规范的地下诊所去寻求不安全的人工流产。而不安全流产可以引起严重的并发症如大出血、严重感染导致败血症、生殖道损伤,甚至死亡。

2. **医疗服务机构所承担的责任和义务**　虽然医疗服务机构工作的每个医务人员对青春期少女发生性行为都有自己的看法,但在工作中必须将自己的价值观与医务人员的责任和义务完全分开,本着"救死扶伤"的人道主义精神,把流产对少女的伤害降低到最小。

(1) 营造温馨友好的氛围,尊重和保护少女的隐私,避免在众多工作人员面前谈论少女的病情。

(2) 减痛手术:手术疼痛是引起少女恐惧和焦虑的主要原因,医疗服务机构可以通过无痛手术或减痛手术,再辅以耐心、细致的解释和安慰,专人陪伴手术过程都可以明显减少她们对疼痛的恐惧和焦虑。

(3) 适当减少或免除医疗费用:大多数少女经济尚未独立,昂贵的手术费用可能会使一部分少女铤而走险去地下诊所寻求不安全的流产手术,适当的减少或免除医疗费用可以吸引她们到正规医院获得安全的服务,避免对少女造成更严重的身心损害。

(4) 流产后咨询,避免重复流产:仅仅终止了妊娠并不是一个完整的服务过程,在流产后每一个医务人员都责任和义务向少女提供详细的咨询,帮助少女在知情的基础上做出负责任的选择——不再继续发生性行为或落实可靠避孕措施,避免重复意外怀孕、重复流产。

(5) 流产后心理的康复治疗服务,可以为她们及时解除内心的恐慌和无助,为她们树立自信,让她们正确对待意外怀孕,让她们重新审视和爱惜自己,重新扬起生命的风帆。

3. **预防少女意外怀孕**

(1) 普及青春期性教育:"青春期"是通向健康的最为重要的"桥梁"时期,这一期间形成的行为习惯将决定他们一生的健康。虽然中小学开设了生理卫生课程,但这类课程都集中开设在初中一、二年级阶段,而且只停留在生理健康教育的层次上,缺乏对敏感问题如两性性行为、避孕知识、自慰、性的权利和责任的讨论,因此必须根据不同的年龄段设计相应的青春期性健康教育课程。目前生理老师作为学校性健康教育的主力军本身未接受过系统的岗位培训和教育,建议吸纳具备医学背景的专业人员参与,在青少年成长的过程中实施全程教育。

(2) 建立健全"青少年友好服务"网络:我国自 20 世纪 80 年代始,开始逐步建立完善了全国妇幼卫生保健三级服务网络,可是一直到 1997 年才关注青少年的生殖健康需求,原卫生部颁布的"三级妇幼保健机构评审标准"中明确提出要在妇幼保健机构中开设"青春期保健"门诊,提供相应的咨询和医疗服务,以满足青少年各种健康要求。近年来,世界卫生组织一直在倡导开展青春期生殖健康服务,提出了"青少年友好服务"(adolescent/youth-friendly service)模式,包括对青少年友好的政策、具备对青少年友好的服务程序、具备对青少年友好的医疗服务人员、提供对青少年友好的环境、社区支持和青少年参与 6 大要素。而青少年友好服务的设立应根据本国青少年生殖健康方面的流行病学数据,包含综合性的生殖健康服务并且能反映不同青少年的需求,但至少应包括提供生长和发育的检测;有关性、安全性行为和生殖健康的信息及咨询;提供各种避孕咨询、信息和措施;性传播疾病的诊断和处理;HIV 咨询(转诊检测和治疗);妊娠检测、孕期保健和意外妊娠的处理;性暴力和虐待的咨询,并转诊至适宜的服务机构;以及流产后保健和其他服务。由于青少年生殖健康需求与成年人不同,因此必须建立全国性面向青少年的生殖健康服务网络,适应他们的需求提供信息、咨询和连续、高质量的生殖健康服务。

参考文献

1. 熊庆,吴康敏. 妇女保健学. 北京:人民卫生出版社,2014
2. 罗家有,张静. 妇幼健康教育学. 北京:人民卫生出版社,2014

(许洁霜)

第二节 婚 前 保 健

关键点

1. 围婚期是人们从恋爱过渡到结婚的一段时期,是人生的一个重要转折时期,在这一阶段了解双方的健康状况和有关的生殖健康知识,有利于家庭幸福。

2. 婚前保健应针对服务对象的特点和需求,重视健康教育和咨询指导。

婚前保健(premarital health care)是对准备结婚的男女双方在结婚登记前所进行的保健服务,是保障家庭幸福、提高出生人口素质的基础保健工作,也是生殖保健的重要组成部分。

按照我国《母婴保健法》第 7 条规定:婚前保健技术服务的内容包括婚前医学检查、婚前卫生指导和婚前卫生咨询。通过以上三项服务,将有利于男女双方和下一代的健康;有利于提高出生人口素质;有利于促进夫妻生活的和谐;有利于有效地实现计划生育,保障妇女的生殖健康。

一、婚前医学检查

婚前医学检查是对准备结婚的男女双方可能患有影响结婚和生育的疾病所进行的医学检查。

(一)婚前医学检查的主要疾病

婚前医学检查包括对下列疾病的检查:

1. 严重遗传性疾病是指由于遗传因素先天形成,病人全部或部分丧失自主生活能力,后代再发风险高,医学上认为不宜生育的遗传性疾病。

2. 指定传染病是指《中华人民共和国传染病防治法》中规定的艾滋病、淋病、梅毒、麻风病及医学上认为影响结婚和生育的其他传染病。

3. 有关精神病是指精神分裂症、躁狂抑郁型精神病及其他重型精神病,丧失婚姻行为能力或在病情发作期有攻击危害行为。

4. 影响结婚和生育的重要脏器及生殖系统疾病等。

(二)婚前医学检查的内容

包括病史询问、体格检查、常规辅助检查和其他辅助检查。

1. **病史询问** 在婚前医学检查中对遗传病和精神病的筛查主要依赖对服务对象病史及家族史的了解,因此婚检医生应本着尊重对方的态度,取得服务对象的信赖,并运用人际交流技巧,亲切、耐心的与对象交流,才能获得足够的有关信息。询问的内容应包括以下各方面。

(1)双方血缘关系:《中华人民共和国婚姻法》已明文规定:直系血亲和三代以内旁系血亲间禁止婚配。直系血亲是指生育本人和本人所生育的上下三代以内的亲属,包括自己和父母,子女,祖父母,外祖父母,孙子女,外孙子女。三代以内旁系血亲是指从祖父母或外祖父母同源而出的男男女女之间。包括叔、伯、姑、姨、舅、兄弟姐妹、堂兄弟姐妹、表兄弟姐妹、侄子、侄女、外甥、外甥女等。近亲婚配的明显效应就是子代常染色体隐性遗传病的发病几率升高。

(2)健康状况:重点询问与婚育有密切关系的遗传性疾病、精神病、传染病(如性病、麻风病、病毒性肝炎、结核病等)、重要脏器和生殖系统等疾病以及手术史,注意所患疾病诊断、治疗和目前恢复情况等。

(3)个人史:主要询问可能影响生育功能的工作和居住环境、烟酒嗜好、饮食习惯等。

(4)月经史:女性对象应详细询问其初潮年龄、月经周期、经期、经量、伴随症状、末次月经等,有助于发现某些可能影响婚育的妇科疾病。

(5)既往妊娠分娩史:如既往有妊娠分娩史者,应询问其妊娠分娩情况,特别注意有否不良孕产史。若已生育过出生缺陷或遗传病患儿,应详细追问孕产期异常情况、致畸因素、家族遗传病史等。

(6)家族史:以父母、祖父母、外祖父母及兄弟姐妹为主,重点询问近亲婚配史、和遗传有关的病史及其他与家系内传播相关的疾病,对疑有遗传性疾病的服务对象和家属,应收集家系发病情况,绘制家系图,判断遗传方式。

2. **体格检查** 是婚前医学检查的基本诊断技术,应按体格检查的操作要求和程序认真进行检查和填写记录。

(1)全身检查:除一般常规体检项目外,对身材特殊者应注意其身高,有助于某些遗传病或内分泌异常的诊断;对肥胖者除测量体重外,应注意脂肪分布情况。智力表现和精神状态尤其需要医师仔细观察。

头面部应重点观察头部大小,容貌是否特殊,如先天愚型的眼距离宽、耳位低、鼻梁塌、口半张、舌常伸出;肾上腺皮质功能亢进的满月脸;甲状腺功能亢进的眼球突出;麻风病的狮面等。

五官部位首先应检查有否盲、聋、哑,应仔细追问发病经过,验证有关材料,从而鉴别先天或后天致病。此外应注意发现眼球过小、虹膜缺损、唇裂腭裂、牙齿稀疏等异常情况,以利某些先天性或遗传性疾病的诊断。

皮肤的皮疹类型、毛发分布、指纹形态、色素异常、感觉障碍、皮下结节、有否闭汗等在检查中均应重视,有助于对梅毒、麻风、多发性神经纤维瘤、先天性外胚叶发育不良等影响婚育疾病的识别。

四肢活动和体态、步态,不仅和神经、肌肉、骨关节有密切关系,还能反映出全身运动的协调情况。如有四肢麻痹、痉挛、震颤、肌肉萎缩、运动不协调而呈现特殊步态和体态者,应特别注意发现某些不宜生育的严重遗传性疾病,如强直性肌营养不良,遗传性痉挛性共济失调等。

乳房检查,除注意乳房发育情况,有否扣及肿块外,女性还应观察乳头间距、乳汁溢出等异常情况。

(2)生殖器检查:女性生殖器检查时应常规进行腹部-肛门双合诊,如发现内生殖器官存在可疑病变而必须做阴道检查时,务必先向受检者本人或近亲属说明理由,征得同意后方可进行。检查动作要轻柔、细致、尽量避免损伤处女膜。处女膜除先天性发育异常会影响婚育外,对其完整性,一律不作记录。在检查外阴部时,应注意有否炎症、溃疡、赘生物等以免将性病漏诊。在婚检中容易发现的妇科疾病有处女膜发育异常、阴道缺如或闭锁、子宫缺如或发育异常、子宫肌瘤、卵巢肿块、子宫内膜异位症以及常见的阴道念珠菌感染和滴虫感染。

男性生殖器检查应取直立位检查,注意阴囊外观、睾丸大小质地、附睾、输精管、精索、阴茎、包皮、尿道外口位置是否有异常。

如从外生殖器和第二性征难以鉴别性别时,可作染色体核型分析,激素测定或性腺活检等以确定性别及性发育异常的类型。

(3)提示患遗传病的一般体征:在婚检中如发现有下列体征之一者,应考虑遗传病的可能:精神状态异常;智力低下;特异面容,五官异常;先天性聋哑;先天性视力低下;先天性眼畸形;先天性四肢、手、足畸形伴功能异常;先天性头颅畸形,小头或大头;发育迟缓;先天性骨骼畸形;四肢震颤、痉挛、麻痹、共济失调;肌张力异常,过高或过低;肌肉萎缩或假性肥大,肌肉萎缩多表现在四肢;严重贫血,久治无效;明确的非感染性肝、脾大;皮肤病变或颜色异常,久治无效。

3. **常规辅助检查** 常规辅助检查项目:血、尿常规,乙肝病毒表面抗原,血转氨酶,非梅毒螺旋体抗原血清试验,结核菌抗体检测或胸部 X 线检查,阴道分泌物常规检查。女性受检者如有妊娠可能,应避免胸部 X 线检查。

4. **其他辅助检查** 其他辅助检查项目:乙型肝炎病毒血清学标志、梅毒螺旋体抗原血清试验、淋球菌培养、衣原体检测、精液检查、染色体检查、生殖激素测定、艾滋病病毒抗体检测、超声影像检查、乳腺钼靶等,应根据临床需要在服务对象知情同意下进行。

(三)婚前医学检查的转诊

婚前医学检查实行逐级转诊制度。对不能确诊的疑难病症,应告知服务对象,转至相应的医疗机构进行确诊。一般按以下步骤进行。

1. 婚前保健技术服务机构对不能确诊的疑难病症或不具备进一步检测条件者(如梅毒螺旋体抗原血清试验、艾滋病补充试验、染色体核型分析等),可转至指定的医疗机构或专科进行确诊。

2. 确诊机构或科室应将诊断结果和检测报告书面反馈给原婚检机构。

3. 原婚检机构应根据转诊的诊断结果对婚育提出医

学意见,并进行分类指导。

4. 如转诊结果仍存在疑点或涉及多种学科者,可向本地区婚前保健指导机构申请组织专家会诊,以取得统一意见。

(四)婚前医学检查中的疾病诊断标准

婚前医学检查中检出影响结婚、生育的疾病应在《婚前医学检查表》的"疾病诊断"栏中按重要性依次排列。在填写中,应掌握以下标准。

1. 检出疾病必须符合"已确诊"、"未治愈"、"影响婚育"三个标准,才可列入"疾病诊断"栏。

2. 疾病诊断标准和名称应以全国统一规范作为依据。

3. 凡属遗传性疾病,虽"已治愈",但仅限于表型治愈,其遗传因素仍未消除,对后代仍有影响,虽不符合"未治愈"标准,仍应列入"疾病诊断"栏,如先天性巨结肠手术后,先天性心脏病手术后等。

4. 对医学检查中发现的异常体征和化验结果,如肝大、乳房肿块、附件增厚、外阴赘生物、HBsAg 阳性,RPR 阳性等未能明确诊断者,应列入"异常情况"栏。

5. 对"已确诊"、"已治愈"的疾病,如阑尾炎已作阑尾切除术、骨折经手术已痊愈等,对今后婚育无影响者,可在过去病史中记录,不应填入"疾病诊断"栏或"异常情况"栏。如对婚育有影响者,除在过去病史中记录外,还应列入"异常情况"栏,如因子宫肌瘤而作全子宫切除手术,应在"异常情况"栏中填上"全子宫切除术后"。

(五)婚前医学检查的医学意见

根据婚前医学检查结果,婚检医生应向服务对象提出医学意见,出具《婚前医学检查证明》。婚前医学检查的医学意见包括:

1. 建议不宜结婚如双方为直系血亲、三代以内旁系血亲关系;患有重度、极重度智力低下,丧失婚姻行为能力;患有重型精神病,丧失婚姻行为能力或在病情发作期有攻击危害行为。

2. 建议暂缓结婚患有指定传染病在传染期内;患有有关精神病在发病期内;患有医学上认为应暂缓结婚的疾病。

3. 建议采取医学措施,尊重受检者意愿患有终身传染的传染病(非发病期);终身传染的病原体携带者;患有影响性生活的生殖道畸形;重要脏器功能不可逆转或恶性肿瘤终末期。

4. 建议不宜生育患有严重遗传性疾病;女性对象患有严重重要脏器疾病。

5. 未发现医学上不宜结婚的情形未发现影响婚育的疾病或异常情况。

(六)婚前医学检查后的随访

对于在婚前医学检查中发现有以下情况,应有专册登记、专人管理、及时做好随访工作:①应"暂缓结婚"、"建议采取医学措施,尊重受检者意愿"或"不宜生育"者,了解其是否已落实相应的医学防治措施;②对不能确诊的疑难病症或需进一步化验、检查而转诊至指定医疗机构者,了解最终的诊断结果;③对患有和婚育互有影响的某些重要脏器疾病而暂时不宜受孕者,在咨询时已提供避孕指导,应随访其使用情况以避免避孕失败而人工流产。

随访方法可根据具体情况,采取门诊来访、电话询问、信函追踪或上门访视等。一般应随访到诊断明确并落实好指导意见为止。

二、婚前卫生指导

婚前卫生指导内容包括:①有关性保健教育;②新婚避孕知识及计划生育指导;③受孕前的准备、环境和疾病对后代影响等孕前保健知识;④遗传病的基本知识;⑤影响婚育的有关疾病的基本知识;⑥其他生殖健康知识。

婚前卫生指导可采用"新婚学校"或"婚前卫生指导班"等形式进行系列讲座,也可组织集中观看专题音像片。除集体教育外,还应提供个别指导和供应宣教书册,做好解答具体问题,帮助加深理解的服务工作。

(一) 性保健指导

促使人们能享受满意而安全的性生活,在婚前卫生指导中进行科学的、健康的、适度适量的性保健教育,有利于他们对性生活有正确的认识,夫妻性关系能沿着健康的方向发展。

性保健教育可分为性道德教育和性保健知识教育。性保健知识应包括性生理、性心理和性卫生的基础知识。

1. 性生理　性生理知识教育除首先应讲解男女生殖器官的解剖与功能外,还应介绍有关两性性生理活动的科学知识。

(1) 性生理活动的调控:性生理活动是由性心理所驱动,在神经、内分泌和生殖系统健康协调的情况下进行的。要在性生活中充分发挥性功能,必须具备以下几个方面的条件:①健全的神经、内分泌调节系统;②适量的性激素:正常水平的性激素能维持正常的性功能;③正常的性器官:男女任何一方如存在性器官的某些缺陷或病变,都可能引起性生理活动的障碍;④必要的性刺激:性刺激是诱发性生理反应的先决条件。

(2) 性功能发挥的过程:人的一次健康而完整的性功能发挥过程是从性欲开始被唤起直到平复,称为一个性反应周期,可分为兴奋期、持续期(高涨期)、高潮期、消退期四个紧密衔接的阶段。

一个性反应周期所需要的时间长短是因人而异的。即使在同一个人身上,在不同时期,由于主观或客观条件的影响,也有所不同。据统计,一般男性的性反应周期为时较短,大多数在2～6分钟,女性大多在10分钟左右。因此,男女性生理反应过程往往存在一定的时间差。

(3) 男女性反应的特点:男女性生理活动必备的条件类同,性功能发挥的过程也具有基本相似的程序,但性反应

的表现存在差异:①男强女弱、男快女慢是男女性反应的基本差异。大多数男性的性欲比较旺盛,性冲动易于激发且发展较快,平复迅速。女性的性要求一般较男性为弱,性兴奋不易被唤起,进展亦慢,消退徐缓。②两性对各种性刺激的敏感度并不一致。男性对视觉刺激比较敏感,女性对触觉、听觉刺激比较敏感。③动情部位男女亦有异同:男性最敏感的部位集中在外生殖器及其附近,尤其是阴茎头部特别敏感。女性动情部位分布较广,外生殖器区域,大腿内侧、臀部、乳房、唇、舌、耳朵、颈项等都可成为性敏感地带,但以阴蒂最为敏感。

2. 性心理　性功能的发挥必须以性心理的驱动为先决条件,很多性功能障碍是由于性心理发展的异常所引起。性心理是指围绕着性征、性欲和性行为而展开的心理活动,是由性意识、性感情、性知识、性经验和性观念等组合而成。性意识是自我对性的感觉、作用和地位的认识,是构成性心理的重要基础。性心理的发展除了具有生理基础之外,还包括文化、伦理、生活等方面的社会基础,绝非一朝一夕能形成,是受个人生物学条件、心理气质、文化教养、生活经验等影响而具有独立性、历史性和习惯性,要改变一个人已经定型的性心理是非常困难的。所以必须重视对青年男女进行适度的性医学知识教育和性道德、性伦理等社会科学的宣传以促进性心理的健康发展。对夫妻生活中的性卫生保健,既要注意性生理的保护,也不能忽视性心理的调适。

3. 性卫生

(1) 新婚期性保健

1) 顺利度过首次性生活:要使初次性交能顺利完成,男方应对自己的性冲动稍加克制,要有步骤地采用温柔、爱抚的方式去消除女方的胆怯心理,随后才能激发其性欲而取得配合。女方应主动迎合,首先必须解除精神紧张,保持肌肉放松,采取两腿弯曲展开的姿势,使阴道口得以充分扩展,便于阴茎插入,也有利于减轻疼痛、减少损伤。如女方处女膜比较坚韧或肥厚,处女膜孔较紧或阴道狭小,阴茎插入时可能阻力较大,则可采取分次插入,逐步扩张的方式,大部分新婚夫妇能在数天内获得成功。如经以上方法仍不能解除障碍者,应进行检查咨询。

2) 科学地认识处女膜问题:医学实践证明处女膜的特征因人而异,处女膜有松有紧,在性交时会呈现不同的反应。富于弹性而松软的处女膜在性交动作比较轻柔的情况下,可以不发生裂伤出血,甚至有多次性交后仍能保持完整状态者。有的女性确属处女,但其处女膜曾受过外伤,在初次性交时不再出血,男方应予谅解。

通常在初次性交活动中,处女膜会发生轻度擦伤和点滴出血,但偶然也会出血稍多。如感裂伤后局部灼痛,应暂停数天性器官的接触以利创口自然愈合。如发生多量出血,应立即就诊止血。

3) 注意预防蜜月膀胱炎:新婚期间男女双方对性器官的解剖生理还不太熟悉,如对性卫生不够重视,盲目触摸、

频繁摩擦,会增加尿道口的污染,再加上新婚期间比较劳累,抵抗力会有所减弱,引起感染的机会更多。蜜月膀胱炎是新婚阶段的常见病,一旦感染,常易反复发作,应注意预防。

(2) 建立和谐的性生活:性生活的和谐是指男女双方在性生活过程中配合协调,都能共同获得性的满足。要建立和谐的性生活,应注意创造以下几方面的条件:①爱情基础的巩固和发展;②必要的健康条件和精神状态;③性生活良好氛围的创造;④性知识的掌握和性技巧的运用:掌握了男女性反应的规律和特点,就可以在性生活实践中,运用性技巧来提高性生活的和谐程度。

(3) 养成良好的性卫生习惯:妻之间如果只追求性生活的和谐而忽略了性生活卫生,就有可能引起一些疾病,不但会影响性功能的发挥,甚至会造成生育上的障碍,所以从新婚开始就应该养成良好的性卫生习惯。

1) 经常保持外阴部的清洁卫生:不论男女,除定期洗澡外,还要经常注意外阴部的卫生,每次性生活前后应当清洗干净。

2) 严格遵守女性各期对性生活的禁忌:月经期、产后至少在8周内必须严禁性交,妊娠初和末三个月应适当控制性交,以免造成流产和早产。

3) 恰当掌握好性生活的频度:性要求的周期长短因人而异,性生活频率应根据双方性能力进行调整,掌握的尺度可根据性生活后双方是否感到疲乏为原则。

4) 尽量选择合适的性交时机:最佳性交时机应是双方都有性要求的时刻。在性生活实践中,如能逐步养成习惯,尽量在入睡前性交,将有利于身心健康。

(二) 生育保健指导

在婚前卫生指导中,应使即将结婚的男女双方了解生育保健知识,促进他们在婚后能成功地做到计划受孕。生育保健指导的内容除受孕原理(包括生命的由来和男女双方必备的条件)外,应重点传授计划受孕的有关知识和技术。

"自然计划生育法"是根据妇女生殖系统正常的周期性生理变化,采用日程推算、基础体温测量和(或)宫颈黏液观察等方法,自我掌握排卵规律,鉴别"易孕阶段"和"不易孕阶段",通过择日性交从而达到计划受孕或计划避孕的目的。其基本原理为:卵子排出后一般只能存活12～24小时,精子在女性生殖道内通常只生存1～3天(最多为5天)。因此,一般说来,从排卵前3天至排卵后1天最易受孕,即称为"易孕阶段"。选择"易孕阶段"性交才有可能使计划受孕成功。常用方法有三种:日程推算法、基础体温法、宫颈黏液观察法。

(三) 新婚节育指导

1. 新婚避孕的特殊要求和选择原则

(1) 新婚阶段双方在性交时心情都比较紧张,又缺乏实践经验,选用的避孕方法要求简便易行,如采用宫颈帽或

阴道隔膜等工具避孕,放置技巧较难掌握,反易失败。

(2) 婚后短期内性交时女性阴道内外组织较紧,某些外用避孕药具较难置入,亦不易放准部位,如阴道隔膜、宫颈帽、避孕海绵、避孕药膜等,在新婚阶段不宜立即选用。

(3) 要求所用避孕方法停用后不影响生育功能和下一代健康。

2. 适宜避孕方法的选择

(1) 婚后要求短期避孕者,一般以外用避孕药具为宜,可先采用安全套、外用避孕栓或避孕凝胶剂,待女方阴道较易扩张时,在熟悉掌握其他外用避孕药具如阴道隔膜、宫颈帽、避孕海绵、避孕药膜、阴道套等使用方法后,也可改用。自然避孕法具有简便、经济、安全、无害的特点,而且不受避孕期限的长短限制,只要月经规则稳定,如在婚前能熟悉本人排卵征象,掌握排卵规律,则从新婚开始也可使用此法。但必须注意新婚期间往往体力劳累、精神激动,常会使排卵规律改变,如单纯使用此法,当特别谨慎观察,以防失败。

(2) 婚后要求较长时期(1年以上)避孕,除可选用各种外用避孕药具外,如无用药禁忌,亦可选用甾体激素口服避孕药,以短效者为宜。夫妻分居两地者可用探亲避孕药,如正确使用,可获高效。

(3) 初婚后要求长期避孕或再婚后不准备生育者,可选用长效、安全、简便、经济的稳定性避孕方法。宫内节育器一次放置可持久避孕数年至二十年,对不准备生育的妇女较为合适,长效避孕针、药、阴道药环、皮下埋置等方法也可根据情况选用。在长期实施避孕的过程中,每对夫妇最好能多掌握几种方法,以便在不同阶段、不同条件下灵活选用,有时女用,有时男用,有时外用,有时内服,不但有利于保障身心健康、增强双方的责任感,而且还会促进性生活的和谐、夫妻间的感情。

(4) 凡属终身不宜生育者,原则上有病的一方应采取绝育或长效避孕措施。

三、婚前卫生咨询

婚前卫生咨询是主检医师根据医学检查的结果、服务对象提出的具体问题进行解答和提供信息,帮助服务对象在知情的基础上做出适宜的决定。

(一) 咨询的基本原则

优质的咨询必须遵循以下基本原则。

1. 建立良好的关系 咨询服务者和服务对象间建立良好关系是咨询服务有效与否的关键。首先服务者应当尊重对方,平等待人,并持热情、真诚、友好、关心的态度。在交谈开始时,服务者就应注意和对象建立良好的人际关系,将有利于提高咨询对象对服务者的信赖,是咨询工作成功的基础。

2. 确定对象的需求 服务者应该认真倾听对方提供的信息和表达的要求,通过反复提问,总结归纳,从而分析

出其确切的需求。特别是存在性问题、生育功能障碍或患有性传播疾病者,常负有羞愧、恐惧的心理而难以启齿,服务者应当耐心倾听,仔细观察,善于诱导,深入询问,用同情、爱护的态度,表示对其处境和需求的理解,并帮助改变不良的心态。

3. **尊重对方的价值观**　在咨询服务中,服务者应了解对方的价值观,也要认识自己的价值观,应该尊重对方的价值观,切忌将自己的价值观强加于他人,更不能对其冷嘲热讽,引起对立情绪。如果发现对象的行为与价值观不协调,应耐心说明科学道理,帮助其纠正错误观念,引导其认识改变不利于健康行为的必要性。

4. **鼓励对象的参与**　在咨询服务中,服务者必须避免说教式的单向传播信息或讲授科学知识,更不应强求对方接受自己的指导意见。在交谈过程中,要鼓励对象积极参与,表明看法,提出问题,不断取得反馈,从而可针对性地深入商讨,使其还存在的疑虑得以解决后做出自愿的适宜的选择。

5. **帮助做出"知情选择"咨询**　服务的最终目的是帮助服务对象做出决定。合适的决定不是不负责任的决定,也不是靠直觉快速地决定,更不是依赖于他人意见或迫于压力勉强接受的决定,应该是谨慎的、负责的、在理解、信服的基础上做出的"知情选择",这样才会付诸实际行动。

6. **掌握"保护隐私"的原则**　在咨询服务中如发现对方存在个人隐私,如以往曾发生过两性关系甚至妊娠、流产等隐私,如对今后性生活或生育不至于造成障碍者,应予守密。在婚前医学检查中如检出某些影响婚育的疾病,特别是生殖系统异常,遗传性疾病或性传播疾病,对婚后性生活和生育有明显影响者,不应帮助其保密,应说服对方由自己直接向婚配对象交代或委托婚前保健医生告知,以免发生婚后纠纷、造成婚姻危机。如婚检当天检出有问题的一方情绪尚未稳定,顾虑较大,则可暂缓向对方谈明,容许其回去冷静思考,暂不发证,及时随访。

(二) 婚前卫生咨询的对象和内容

婚前卫生咨询的对象主要是经过婚前医学检查的婚配对象,要求了解和解决生殖健康问题的新婚夫妇和正在恋爱中的青年男女以及准备再婚的中年对象等。咨询内容可根据对象的具体情况有所侧重:

1. **婚育的医学指导和就诊**　指导婚前医学检查后,根据病史、体格检查、辅助检查结果,如存在与婚育有关的异常情况或疾病时,应根据具体情况,进行婚育指导,提出医学意见,可按以下原则掌握标准。

(1) 有关精神病

1) 重型精神病,在病情发作期有攻击危害行为的,不宜结婚。

2) 双方均患有精神分裂症、躁狂抑郁症或其他重型精神病不宜婚配,坚持结婚的,则不宜生育。

3) 有关精神病在发病期,精神分裂症稳定未满两年,

躁狂抑郁症稳定未满一年的,暂缓结婚。

4) 有关精神病病情稳定者可以结婚,生育问题应根据疾病不同的遗传方式综合分析。多基因遗传并属高发家系(高发家系:除病人本人外,其父母或兄弟姐妹中有一人或更多人患同样遗传性疾病)的不宜生育;常染色体显性遗传者不宜生育;X连锁显性遗传,男性病人可生男,不宜生女,女性病人不宜生育。

(2) 遗传性疾病:遗传病一般不影响结婚,生育问题要根据疾病严重程度,子代再发风险综合考虑。

遗传病的种类很多,危害程度的差别极大,根据病人的生活能力,社会功能和再发风险可将遗传病分为三级:

- **第一级**:病人完全丧失自主生活能力和工作能力,例如重度智力低下、遗传性痉挛性截瘫、假性肥大性肌营养不良等。

- **第二级**:病人有残疾,但仍有一定自主生活能力和一定工作能力。例如先天性聋哑、精神分裂症、白化病、血友病、软骨发育不全等。

- **第三级**:遗传病对病人健康有一定影响,但不影响病人的生活能力和工作能力,例如银屑病、鱼鳞病、赘生指等;有些遗传病经治疗,临床症状基本改善,也属于第三级遗传病。例如唇裂、腭裂、髋关节脱位、腹股沟斜疝等。

严重遗传病是由遗传因素先天形成,病人全部或部分丧失自主生活能力,后代再发风险高,医学上认为不宜生育的遗传病。从这个概念上讲,第一级遗传病和第二级遗传病都属于严重遗传病。因此对于在婚前医学检查中发现的遗传病病人在进行婚育指导时首先要区分是否属于严重遗传病,再根据子代再发风险进行生育指导:

1) 重度、极重度智力低下,丧失婚姻行为能力者,不宜结婚。

2) 双方均为智力低下,特别属遗传因素引起者,不宜婚配。

3) 男女任何一方患有某种严重的常染色体显性遗传病,不宜生育。

4) 男女双方均患有相同的、严重的常染色体隐性遗传病或均为相同的、严重的常染色体隐性遗传病的致病基因携带者,不宜生育。

5) 男女任何一方患有严重的多基因遗传病并属高发家系者,或双方患有相同的、严重的多基因遗传病,不宜生育。

6) 男方患有严重的X连锁显性遗传病,可生男,不生女;女性病人不宜生育。

7) 女方患有严重的X连锁隐性遗传病,可生女,不生男;男性病人可以生育。

8) 非严重遗传性疾病,应将疾病发病特点、遗传方式、子代再发风险、是否有产前诊断方法、治疗措施等信息告诉服务对象,是否生育由服务对象决定。

(3) 指定传染病:在婚前医学检查中进行筛查的传染

病包括病毒性肝炎、结核等传染病,淋病、梅毒、尖锐湿疣、生殖器疱疹等性传播疾病,以及艾滋病和麻风病。

1)病毒性肝炎:病毒性肝炎是由多种肝炎病毒所致,以肝脏炎症和坏死为主的传染病。目前,公认的有甲肝、乙肝、丙肝、丁肝和戊肝5种肝炎病毒,其中乙肝、丙肝和丁肝可经血液、母婴、性接触传播,可转为慢性,具有慢性携带者,尤其是乙肝,我国人群中约有10%以上可检出乙肝表面抗原(HBsAg)阳性而无症状,更应该引起重视。

- 急性病毒性肝炎:在传染期应暂缓结婚,最好在肝功能恢复3~6个月后结婚。由于甲肝和戊肝不会演变为慢性肝炎和病原携带者,肝功能恢复后不影响病人婚育。

- 慢性病毒性肝炎和病毒携带者:乙肝、丙肝和丁肝可转为慢性,具有慢性携带者,乙型肝炎发病率比较高,为重点对象。

- 非活动性 HBsAg 携带者:血清 HBsAg 阳性、HBeAg 阴性、抗-HBe 阳性或阴性,HBV DNA 低于最低检测限,1年内随访3次以上。每次至少间隔3个月,ALT 均在正常范围,肝组织学检查显示病变轻微。一般不限制其结婚生育,需要做好预防配偶间传播和母婴传播工作;有发展成 HBeAg 阴性慢性乙型肝炎的可能;不推荐抗病毒治疗,但应每6个月进行血常规、生物化学、病毒学、AFP、B超和无创肝纤维化等检查。

- 慢性 HBV 携带者:血清 HBsAg、HBeAg 和 HBV DNA 阳性,1年内连续随访2次以上,均显示血清 ALT 和 AST 在正常范围,肝组织学检查无病变或病变轻微。由于 HBV DNA、HBeAg 阳性,提示 HBV 复制活跃,传染性较大,可提出"建议采取医学措施,尊重受检者意愿"的医学意见;不推荐抗病毒治疗,但应每3~6个月进行血常规、生物化学、病毒学、AFP、B超和无创肝纤维化等检查。对于女性对象,孕前应该接受专科医生的评估。

- 慢性乙型肝炎:血清 HBsAg 和 HBV DNA 阳性,HBeAg 阳性或持续阴性,抗-HBe 阳性或阴性,血清 ALT 持续或反复升高,肝组织学检查有肝炎病变。ALT 中度升高者应暂缓结婚,积极治疗肝功能正常后结婚。对于有些已经治疗,但血清 ALT 仍长期异常者,可提出"建议采取医学措施,尊重受检者意愿"的医学意见。女性病人孕前应该接受专科医生的评估。

对慢性病毒性乙型肝炎和病毒携带者,在婚前卫生咨询时除根据不同的检查结果提出婚育指导意见外,还应告知对象采取相应的医学防治措施,如使用安全套;戒烟酒,合理营养,避免过劳;一方 HBsAg 阳性,另一方抗 HBs 阴性应注射乙肝疫苗,预防婚后因密切接触可能引起的感染,预防乙肝母婴传播信息等。

2)结核:活动性肺结核者,应适当隔离,积极进行抗结核治疗,待肺部活动病灶消失,痰菌阴性后再结婚。

3)淋病:确诊为淋病者应暂缓结婚。经正规治疗后7天,临床症状及体征全部消失,分泌物培养淋球菌阴性,可

判定治愈。治愈后可以结婚和生育。性对象应同时接受检查、治疗。

4)梅毒:在婚检中如确诊为梅毒,应暂缓结婚,尽快由专科予以正规、足量的治疗,并按规定追踪观察。在随访中应检查 RPR 定量试验,待滴度下降4倍以上症状、体征全部消失后才可结婚,婚后必须追踪至 RPR 阴性为止,RPR 转阴后安排生育为宜。

5)尖锐湿疣:确诊为尖锐湿疣者应暂缓结婚。本病经治疗去除疣体后容易复发,复发常发生在头3个月,建议观察6个月左右,如无复发再考虑婚育为宜。

6)生殖器疱疹:生殖器疱疹病人在临床症状和体征未完全消退前应暂缓结婚。由于本病是一种复发性、不可能彻底治愈的病毒性疾病,病程短于12个月者常出现无症状性排毒,并经性行为传播。应在排毒减少及无疱疹后考虑结婚为宜,如若结婚,应采用安全套。

7)艾滋病:目前本病是一种尚不可治愈、传染性强的致死性疾病,病人及 HIV 感染者为传染源,确诊为 HIV 感染或艾滋病病人原则上不宜结婚及生育,如坚持结婚,应尊重受检者的意愿,但在结婚登记前应向对方说明感染的事实,采取相应的医学措施,感染者婚后如考虑生育,应在专科医生指导下,做好预防艾滋病母婴传播工作。

8)麻风病:麻风病虽不会遗传,也不会胎传,但属接触传染,在未达到治愈标准前,应暂缓结婚生育。

(4)重要脏器及生殖系统疾病等:重要脏器及生殖系统疾病根据病情严重程度及特点,有些对婚育有影响,有些对婚育没有影响,婚前卫生咨询时应根据具体情况进行婚育指导。

1)已发展到威胁生命的重要脏器疾病或晚期恶性肿瘤,结婚生育会使病情更趋恶化,甚至缩短其生命期限者,应劝阻结婚,更不宜生育。坚持结婚者,可提出"建议采取医学措施,尊重受检者意愿"的医学意见。

2)无法矫治的影响性生活的生殖器缺陷或疾病,如真两性畸形、先天性无阴茎、无睾丸等。应说明情况,尽量劝阻结婚,以免婚后发生纠纷。坚持结婚者,提出"建议采取医学措施,尊重受检者意愿"的医学意见。

3)可矫治的,影响性生活的生殖道发育异常,应该矫治后结婚;重要脏器疾病病情比较严重的,应当在病情好转、稳定后结婚。

4)女性患有严重的重要脏器疾病,不能承担妊娠分娩的,不宜生育。

5)女性患有某些疾病,生育会使已患病症加重或影响子女健康,如甲状腺功能亢进,糖尿病,某些肾脏疾病,系统性红斑狼疮,原发性癫痫等,根据病情暂时或永久劝阻生育,孕前应接受专科医生的评估。

在婚前医学检查中发现患有各类疾病的对象,婚前保健医生应进行就诊指导,介绍或转介至有关医疗机构诊治。

2. 婚育保健指导　包括新婚期保健、孕早期保健等基

本保健知识,帮助服务对象制定生育计划。

（1）新婚期保健:包括性知识讲解、性技巧指导、性卫生教育和性功能障碍的防治等。

（2）孕前保健:受孕原理、最佳受孕时机、受孕前的准备、致畸高危因素、计划受孕的方法等孕前保健知识。

（3）孕早期保健:妊娠表现、预防出生缺陷、早孕建册等信息。

3. **避孕指导介绍**　适合新婚至孕前使用的避孕方法的信息,包括避孕原理、适应证和禁忌证、使用方法、可能发生的不良反应等;帮助服务对象根据其自身情况,知情选择适宜的避孕方法。

【临床特殊情况的思考和建议】

1. **婚前保健对降低出生缺陷的作用**　出生缺陷（birth defects）是指出生时发现的人类胚胎或胎儿在结构和（或）功能方面的异常。降低出生缺陷重在预防缺陷的形成和缺陷儿的出生,而造成出生缺陷的因素中,环境因素约占10%,遗传因素占20%~35%,遗传和环境因素共同起作用占65%~70%,因此阻止遗传性疾病向下一代传递和避免不良环境因素对胚胎的影响是预防缺陷形成的关键。在婚前医学检查时通过检查和咨询,筛出病人或致病基因携带者,对于各种重度智能低下者,常见的遗传性精神病,以及一些严重的遗传性疾病病人,对其婚育做出适宜的建议;同时通过宣传教育和咨询指导,普及优生优育知识,指导新婚对象在孕前和孕期避免不利环境因素的影响,可以减少出生缺陷的发生。

2. **婚前保健和孕前保健的关系**　婚前保健和孕前保健都是出身缺陷一级预防措施之一,在不同的阶段对出身缺陷进行干预,婚前保健是针对结婚登记前的青年男女,对患有遗传性疾病或致病基因携带者的婚育进行指导,避免不适当的婚配和生育,从源头阻止遗传病的传递,同时通过健康教育和咨询指导,让新婚夫妇掌握婚前、婚后、生育保健及预防病残儿出生等生殖保健知识,增强自我保健意识,尤其对于处于早孕期或婚后准备马上怀孕的对象,婚前保健是预防出生缺陷不可缺失的第一道防线。孕前保健则是对准备生育的夫妇在怀孕前进行的一些保健服务,在孕前通过相关的检查,了解双方尤其是妻子是否患有不适合怀孕或会导致母婴传播的疾病,指导准备生育的夫妇从身体、心理、营养、行为方式等多方面做好准备,选择最佳状态和最适宜的时机受孕,为生育健康宝宝打下坚实的基础,有利于预防出生缺陷。两者作为出身缺陷一级预防的措施,互补共存,不能相互取代。

3. **普遍性服务和个性化服务**　婚前保健服务的对象可能是初婚,也可能是复婚或再婚;有的有生育需求,有的没有生育需求;可以是年轻人,也可以是老年人,不同对象对服务的需求不同,因此医疗机构在提供婚前保健服务时,除提供基本的普遍性的医学检查和健康教育外,还应该根据对象不同的特点和需求提供个性化的咨询指导服务。

参考文献

1. 姚中本.新编实用婚育保健技术指导.上海:复旦大学出版社,2003

2. 朱惠斌.简明婚前保健手册.上海:上海科学技术出版社,2003

3. 中华医学会肝病学分会,中华医学会感染病学分会　慢性乙型肝炎防治指南,2015

4. 于洋.我国婚前医学检查现状与思考.中国计划生育学杂志,2017,25(3):151-154

（吴　愉）

第三节　孕　前　保　健

> **关键点**
>
> 1. 孕前保健是提高妊娠质量、降低出生缺陷、预防不良妊娠结局的重要保障措施。
>
> 2. 计划受孕前要排除遗传和环境方面的不利因素。

孕前保健（preconception health care）是针对计划妊娠及即将妊娠的夫妇所开展的保健服务,包括风险评定、健康促进、医疗和社会心理的介入和随访等内容。孕前保健是婚前保健的延续,是孕产期保健的前移,核心是向生命负责,通过宣传科学知识,引导计划妊娠的夫妇接受知识、转变态度、改变行为,增强出生缺陷预防意识,树立"健康饮食、健康行为、健康环境、健康父母、健康婴儿"的预防观念,在知情选择的基础上针对存在的危险因素开展医学干预,做好孕前准备,有计划地安排受孕和生育,以保障育龄夫妇孕前良好的生理和心理状态,为健康新生命的诞生创造最好的起点。孕前保健至少应在计划受孕前半年至一年进行。

孕前保健包括但不限于以下目标:①提高夫妇双方的自我保健能力,保障自身健康;②改善女性孕前、孕期及产后的自我管理,提高为人母的能力,降低妊娠后及分娩后的健康风险,改善妊娠结局;③减少非意愿妊娠（unintended pregnancy）的发生;④提高胎儿的健康水平,减少出生后的医疗干预,降低早产、宫内发育迟缓、先天性畸形、神经系统异常发育、智力精神发育迟缓等疾病的发病风险;⑤促进新生儿的健康生长和发育、免疫接种和健康管理;⑥促进家庭建设及建立良性父母-子女关系,发现并纠正可能导致儿童遭受虐待、忽视、损伤的异常行为,降低儿童遭受家庭暴力及发生其他可预防的急性和慢性疾病的风险。

一、孕　前　检　查

孕前检查是针对计划妊娠及即将妊娠的夫妇所开展的

一系列保健服务,其内容包括:完整的病史采集;全身查体;有选择的辅助检查;风险评估;干预。还可以开展一些有针对性的讨论,如性传播疾病的预防、常规免疫、节育及适当的妊娠时间、产前咨询及建议等。

（一）孕前检查的疾病

1. 心理疾病　抑郁症、躁狂症等。

2. 营养性疾病　肥胖症、营养不良等。

3. 感染性疾病　结核病、风疹病毒、弓形虫、巨细胞病毒、乙型病毒性肝炎、梅毒、艾滋病及常见生殖道感染等。

4. 慢性疾病　心脏病、高血压、糖尿病、贫血、甲状腺疾病、肾脏疾病、口腔疾病、银屑病、系统性红斑狼疮、风湿关节炎、类风湿关节炎等。

5. 遗传性疾病　唐氏综合征、半乳糖血症、苯丙酮尿症、家族性甲状腺功能减退、囊性纤维化、地中海贫血、葡萄糖-6-磷酸脱氢酶缺乏症、血友病、镰形红细胞贫血等。

6. 环境因素和不良习惯　哮喘、慢性阻塞性肺病、铅中毒、白血病等。

7. 生殖相关的疾病　生殖系统发育异常、生殖器疱疹、尖锐湿疣、子宫肌瘤、子宫内膜异位症、卵巢肿瘤、早产、流产及葡萄胎等。

（二）孕前医学检查的内容

1. 病史询问

（1）年龄及生活环境、职业:了解职业毒害因素（铅、汞、甲苯、苯、辐射等）和环境污染（生物、物理、化学性污染）的接触情况。

（2）既往疾病史:既往是否患传染病、性传播疾病、重要脏器疾病等可能影响妊娠结局和生育后代健康的疾病。

（3）近亲婚配史及遗传病史:本人或家族中（包括:父母、祖父母、外祖父母）有无近亲婚配情况;本人及直系和旁系亲属中,有无盲、聋、哑、精神病、先天性智力发育低下、先天性心脏病、血友病、糖尿病、地中海贫血、血栓栓塞性疾病、反复流产史、围产儿死亡或其他影响家族成员健康的遗传性疾病。了解患者与本人关系,必要时绘制家系谱。

（4）月经史:初潮年龄、月经周期、月经持续时间、量、有无痛经、末次月经时间。

（5）婚育及避孕史:结婚年龄、配偶年龄、有无怀孕、孕产次、分娩结局、流产次数、子女情况;了解以往采用的避孕方法、使用时间、使用情况,特别是服用避孕药的种类、时间。

（6）个人史:主要询问可能影响生育功能的生活、工作习惯及嗜好等。有无宠物接触,运动习惯、心情、情绪、家庭关系、家庭暴力情况,饮食、服药及烟酒嗜好等。问诊还应涉及职业伤害和家庭伤害方面的情况,所有这样的患者都需要获得有关孕期安全、寻求支持及委托咨询的有关信息。

2. 体格检查

（1）一般状况:生命体征（血压、脉搏、呼吸、体温）、身高、体重,计算体质指数（body mass index）。还要注意发育与营养、意识状态、面容表情、体位姿势、步态。各系统器官

检查包括皮肤和淋巴结、心血管、呼吸、消化、泌尿、肌肉骨骼、五官等各系统全面检查。

（2）女性第二性征和生殖器官检查:除检查乳房、阴毛、腋毛等成熟发育的特征外,还应注意音调、骨盆宽大、肩、胸、臀部皮下脂肪丰满等女性体表征象。女性双合诊检查,必要时采用窥器查看阴道和宫颈。仔细观察外阴（包括阴阜、阴毛、大阴唇、尿道外口、阴蒂、阴道外口等情况）;查看阴道壁、阴道分泌物、宫颈;观察子宫大小、位置、质地、有无压痛,双侧附件大小、质地和有无压痛等。

（3）男性第二性征和生殖器官检查:除生殖器发育成熟特征外,应注意声音低沉、有胡须、喉结突出、体毛多、肌肉发达、肩膀宽大魁梧、健壮的男性体形。观察有无生殖器发育异常以及肿块,包括尿道发育异常、包皮、阴茎大小、睾丸大小、精索静脉曲张等。

3. 实验室检查　血液常规检查;尿液常规检查;阴道分泌物检查（含白带常规检查、淋球菌和沙眼衣原体检查）;血型（ABO及Rh系统）;血清葡萄糖测定;肝功能及乙型肝炎血清学五项检测;肾功能检测;梅毒螺旋体筛查;弓形虫、风疹病毒、巨细胞病毒抗体测定;妇科超声常规检查。

4. 专项检查　专项检查项目包括:严重遗传性疾病,如地中海贫血、染色体病等;感染性疾病,如结核病、单纯疱疹病毒感染;精神疾病;相关内外科疾病,如心脏病、肾炎、肝炎、高血压病、糖尿病、甲状腺疾病等;生殖系统疾病;免疫因素,如女性抗精子抗体、抗心磷脂抗体等;环境因素,可行人体微量元素检测或环境检测。需要明确疾病性质及严重程度。

（三）孕前检查的风险评估

孕前检查的目的是系统地评估妊娠潜在的风险及提供早期必要的干预治疗。根据风险因素的可控程度,可分为六类:

- A类（Avoidable risks）:此类风险可以通过改变或戒除不良生活方式、规避有害环境因素而避免。孕前可以也必须干预的因素包括:不良营养状态、吸烟、喝酒、环境中重金属、有机溶剂、射线、噪声等因素。酒精的致畸作用已得到公认,但尚未就酒精用量与胎儿畸形的相关性达成一致。因此,最好建议夫妇双方计划妊娠前即停止饮酒。吸烟与不良妊娠结局相关,包括低出生体重、早产及围生儿死亡。不论是女性本人还是家庭成员,孕前都应避免吸烟。

- B类（Benefiting from targeted medical intervention）:通过有效的医学治疗手段可避免的风险因素。如贫血、细菌性阴道炎、淋球菌感染、牙龈出血等。

- C类（Controllable risks）:目前的医疗手段虽然难以治愈,但孕前通过医疗干预可以控制且在妊娠期需要密切医疗监测的因素,如糖尿病、心脏病、高血压、肿瘤、肝肾功能不全等。

- D类（Diagnosable prenatally）:孕前需作再发风险评估及预测,孕期应作产前诊断。地中海贫血、孤独症、唐氏综合征等疾病的家族史及不良的妊娠和分娩史（abnormal gestation and birth)会对本次妊娠产生影响。不良产史包括:习惯性流产、多次人工流产、分娩过畸形儿、不明原因死胎等情况。首先应分析发生的原因,估计对本次妊娠影响的可能性,提出加强孕期检测,改善妊娠结局的建议。如发生过习惯性流产(recurrent spontaneous abortion),应了解有无近亲结婚、烟酒或毒品嗜好、多次人流史等,建议夫妇进行染色体、免疫系列、多种病原菌感染、甲状腺功能、糖代谢、职业毒物、凝血功能、雌孕激素测定、精液常规等检查。如发生过习惯性早产,应了解有无早产家族史,有无烟酒、吸食毒品嗜好,有无合并肾病、糖代谢异常、自身免疫性疾病等,建议进行生殖道感染检测和宫颈检查。

- **X类**:不宜妊娠。婚配双方罹患精神病、先天性聋哑、智力低下等疾病,子女遗传可能性大,建议不宜妊娠。另一方面,患某些疾病期间妊娠,不仅病情加重,造成重要脏器的严重损害,还可能危及母婴生命,此类情况也建议不宜妊娠。这些严重疾病包括:①重度慢性高血压合并心脑肾功能严重损害者;②糖尿病已有严重的合并症者;③肾脏疾病、肾脏功能严重受损者;④心血管病变:心功能Ⅲ~Ⅳ级、青紫型先天性心脏病、风湿活动期、细菌性心内膜炎等;⑤严重常染色体遗传性疾病、极重度智能低下者;⑥晚期恶性肿瘤患者;⑦有遗传倾向和攻击行为的严重精神病者。

- **U类**:初诊结果汇总后,暂无法做出明确的风险分类,需进一步检查才能确定人群分类。

(四)孕前检查后的干预和随访

根据咨询、医学检查结果进行综合评估,评估内容包括社会生活环境、既往病史、婚史和家族病史、经济、营养情况等,并针对影响妊娠及子代健康的危险因素以及疾病,提出有关妊娠的医学建议,包括:适宜妊娠,暂缓妊娠,不宜妊娠。

对于孕前检查未发现夫妇双方有医学上认为不宜妊娠的疾病或情况的,应给予一般性的孕前保健指导,包括健康教育、制定个性化的孕前保健计划、建立健康的生活方式等。在患有性传播疾病传染期、精神病发作期以及其他重要脏器严重疾病,在病情不稳定或治疗服药期间,为避免疾病或用药对妊娠和子代健康的影响,建议暂缓怀孕,待病情痊愈或症状缓解后再怀孕。暂缓妊娠的其他情况还包括:①停止避孕措施后一定时间内;②产后恢复时间不足半年;③生殖器官手术后恢复时间不足半年;④X线检查后1个月内;⑤烟酒过度或接触有害物质。医生应针对病情给予治疗或转诊,既要保证女性的身体健康,又要尽可能降低不良妊娠结局的发生风险。对建议不宜妊娠的妇女,医生应给予耐心咨询,并提供避孕指导。

孕前检查后的重要环节是对在病史采集、体格检查、辅助检查等风险评估中所获得的信息进行有效的干预。方式包括:①任何已有疾病的治疗;②既往用药方案的调整,在

使用药物前需进行利弊的权衡及评估,一些已知具有致畸作用的处方药,孕前应停用或换用适当的替代药物;③转诊或请其他专科医生会诊;④孕前评估风疹、水痘及肝炎病毒的免疫情况,风疹、水痘或肝炎病毒的免疫接种;⑤遗传性疾病的筛查;⑥行为方式的调整,促进和支持有益于健康的行为;⑦增加妊娠和为人父母的一般知识。

二、孕前健康教育和咨询

孕前健康教育(preconception health education)主要是为计划妊娠的夫妇,提供以生殖健康为核心的有关安全孕育的信息,以提高他们的自我保健意识,自愿采纳有利于生殖健康的行为,包括男女双方在经济、心理、生理、营养、环境、生活方式等多个方面的准备和调整,以及接受孕前检查、遗传咨询、调整避孕措施等,其目的是消除或减轻影响妊娠的危险因素。

孕前教育健康内容至少应该包括:①妊娠的准备,早孕、意外妊娠及不孕不育的预防;②妊娠的生理和心理健康监测;③遗传分析;④建立良好的生活方式,加强孕前饮食营养;⑤避免环境污染和接触职业有害因素,合理用药;⑥孕前接种疫苗;⑦性暴力预防。孕前健康教育的形式应是多样化的,要结合当地的经济状况、服务对象的文化程度,确定适合的形式,如播放录像、发放宣传资料、讲座等,以被群众认可和接受。

孕前咨询要与询问病史等服务相结合,医生应主动询问服务对象相关的健康信息,并解答他们提出的问题,针对不同的情况,提供有针对的咨询,同时要进行遗传咨询。医生应为服务对象的隐私进行保密,与服务对象面对面、双向交流。运用人际交流技巧,从询问一般情况以及既往情况入手,帮助服务对象分析检查结果,提供针对性的信息。

(一)保健指导

孕前保健指导(preconception health instruction)是基于医学建议基础之上,为所有服务对象提供基本保健指导,并针对不同检查结果以及各类咨询问题,给予重点指导。通过孕前保健指导,使其夫妇在身体、心理和社会环境处于最佳时期和最佳状态,将有害因素对处于生命最初的精子、卵子产生的不良影响降至最低。

1. 制订妊娠计划

(1)最佳受孕时间和年龄:应该有准备、有计划地怀孕,排卵期前后两天为易受孕期。如正常性生活一年未避孕仍未受孕,建议到医院就诊。适宜的生育年龄是女性25~29岁,男性25~35岁,此时身体和性功能发育成熟。夫妇年龄越大,生育畸形儿和低能儿的风险就越大。若孕妇年龄超过35岁,建议孕期进行产前诊断。

(2)免疫接种:风疹病毒IgG抗体阴性或未患过风疹也未接种过疫苗者对风疹病毒普遍易感,建议计划妊娠前接种风疹疫苗,接种后严格避孕3个月后复查抗体产生情

况。无乙肝病毒感染也无保护性抗体者或与乙型肝炎患者有密切接触者，需接种乙肝疫苗，接种流程按照 0、1、6 的程序注射，待乙肝表面抗体呈阳性后妊娠较为安全。处于流感高发期的女性可每年在流行季节前接种一次流感疫苗，预防流行性感冒，提高身体免疫力，避免孕早期感染。

（3）避孕方式指导：暂不适宜怀孕的夫妇需要采取避孕措施，避免意外妊娠，建议采取屏障避孕法（避孕套）避孕。对已经采取了避孕措施而又计划妊娠的夫妇，可根据不同避孕方法给予指导。口服短效避孕药者，可在停药后改用安全套避孕至下一月经周期后怀孕；采取长效避孕针或皮下埋植避孕者，建议在停药后 6 个月再怀孕；采用宫内节育器避孕者应取出后 6 个月后再受孕，以恢复子宫内膜的生理功能状态。

（4）口腔保健：口腔疾病如牙龈炎（gingivitis）等，可使病原菌进入血流，引起菌血症，形成血管内膜炎，可影响胎盘功能，引起早产或低出生体重儿发生，故孕前积极治疗口腔疾病极为重要。口腔保健应重视口腔卫生，坚持早晚刷牙，饭后漱口，保持口腔清洁，避免口腔感染。孕前应进行一次全面的口腔检查，发现口腔疾病应积极治疗，以防孕期口腔疾病加重带来的母婴健康影响。

（5）疾病指导：严重遗传性疾病、性传播/母婴传播性疾病、严重心脏病、肾脏疾病、重度贫血、糖尿病、神经精神类病、甲状腺疾病等，如果在妊娠前未得到有效控制，妊娠后一方面会增加妊娠并发症的发生，加重病情甚至恶化，另一方面会影响胎儿的正常发育，增加先天畸形、流产、胎死宫内等的发生风险。因此，在妊娠之前正确地评价自身的健康状况，衡量自己是否适合妊娠对优生优育将起到至关重要的作用。建议转诊至专科咨询能否妊娠、何时妊娠及妊娠注意事项，评估病情后选择对胎儿影响较轻的药物治疗，在病情稳定后才能受孕。

（6）遗传咨询：对不明原因流产或不育、生过一胎异常儿且怀疑与遗传因素有关、家庭成员患有遗传病等情况，建议夫妇双方进行遗传咨询，由医师就疾病的病因、遗传方式、再发风险、防治措施、预后、是否适合于生育及有否产前诊断方法进行解答，并提出咨询意见。

2. 建立健康的生活方式

（1）规律饮食，均衡营养 每日摄入足够的优质蛋白、维生素、矿物质、微量元素和适量脂肪。保持适宜的体重，建议调整体质指数在 18～24。较肥胖者，应该进行血糖、血脂等生化检测，根据检查情况进行合理平衡营养，配合适当运动的指导；较消瘦者，需进行饮食指导及血常规检测。并提醒计划妊娠女性不宜减肥，协助女性制定饮食能量、营养素分配的计划。

（2）微量元素补充：叶酸（folic acid）有助于胎儿神经系统发育，增补叶酸具有明确的循证基础。女性从计划妊娠开始，应进食富含叶酸的食物，最晚可从孕前 3 个月开始连续每天服用 0.4mg 叶酸。高危人群，如曾分娩过神经管畸形儿、癫痫服用卡马西平治疗者，应每天服用 4mg 叶酸。育龄女性易发生贫血，多食动物血、肝脏、瘦肉、菠菜、蛋黄、豆类等含铁丰富的食物，并适当补充铁剂以预防妊娠期贫血。必要时增补碘、钙等营养素及微量元素。

（3）改变不良嗜好：避免吸烟和被动吸烟。吸烟会增加流产、早产、死胎或畸形的发生，建议计划怀孕夫妇双方都要戒烟，妇女应避免处于吸烟的环境，以减少被动吸烟。节制饮酒，计划妊娠的女性不宜饮酒。应少饮浓茶、咖啡和可乐等刺激性饮料。

（4）合理选择运动方式：建议每天进行累计相当于步行 6000 步以上的身体活动，最好进行 30 分钟中等强度的运动（慢跑、游泳、快走等）。

3. 避免接触有害因素

（1）影响妊娠的化学物质：常见的化学因素有铅、汞、苯、甲苯、二甲苯、激素类生物制剂等，可造成对胚胎不同程度的毒害作用，引起流产、早产、畸形、神经系统缺陷和智力低下等。计划妊娠期间应该减少汽车尾气、油漆、橡胶、印刷业、塑料加工、化妆品、装修材料的接触，避免处在温度计、血压计、荧光灯的制造工作环境，减少接触农药的机会。平时应注意补充钙、铁、蛋白质、维生素 E、维生素 C，可以减少铅等物质的吸收。

（2）影响妊娠的物理因素：常见的物理因素有电离辐射、噪声、高温等。人们可通过放射、同位素检查或治疗等医疗行为接触，也可通过电脑、电视、手机、家用电器、微波炉等日常生活行为接触电离辐射。应该减少接触各类射线的时间，或最好不直接接触。噪声超过 70 分贝亦对人体有害。高温环境下易引起自然流产、死产、早产、生长迟缓、先天性缺陷；高温可使男性精子数量减少、畸变，因此计划妊娠的夫妇应该减少高温环境的暴露，如热炕、桑拿、过热水洗澡、电热毯、避免高温环境中工作等。

（3）影响妊娠的生物因素：常见的对胚胎和胎儿发育有影响的病原微生物包括风疹病毒、巨细胞病毒、弓形虫、梅毒螺旋体、乙肝病毒、艾滋病病毒等，应在孕前避免感染，或进行孕前检测，早期发现感染，早期治疗。风疹和乙肝可在孕前进行免疫注射，以防孕期感染而威胁胎儿健康。弓形虫来源清楚，感染途径明确，因此要告知计划妊娠的夫妇在怀孕前半年远离动物和宠物，不食用未熟肉品和乳制品，勤洗手。

（4）孕前用药指导：用药应有明确的指征，在用药时应权衡药物或疾病延续所带来的损伤哪个更大，以选择对母亲和胎儿最有利的处理方法，既不能滥用，也不能有病不用，病情控制后，应及时停药。用药应尽量用疗效肯定的、副作用明确的药物，避免使用尚未确定对胚胎、胎儿有无不良影响的新药。在临床工作中，对生育年龄的有受孕可能的妇女，用药时要注意询问末次月经及受孕情况，以免在不知情的情况下对怀孕妇女应用了影响胎儿的药物。在服用对妊娠有影响的药物期间应该注意避孕，待停药后再妊娠，何时怀孕，应视药物在体内的排除时间而定，一般在停药后半年为宜。

4. **心理调适**　计划妊娠会使夫妇面临生理、心理、生活等各方面的问题，包括体型、情绪、饮食、生活习惯的改变；另外家务增多、经济负担加重、担心胎儿性别及健康状况等会导致夫妇的情绪变化或带来心理问题。应该鼓励备孕夫妇做好充足的思想准备和物质准备，保持健康心理，解除精神压力，维持和谐的家庭关系，预防心理问题的发生。

（二）生育指导

预测排卵期（ovulation prediction）

1. **推算法**　大部分女性在下次月经前2周左右（12～16天）排卵，可以根据月经周期的规律推算，在排卵前3天至排卵后4天同房的受孕概率较大。由于排卵可受疾病、情绪、环境及药物的影响而发生改变，应与其他方法结合。

2. **测量基础体温**　基础体温（basal body temperature）是指经6～8小时充足睡眠，每日清晨醒后尚未受运动、饮食或情绪变化影响时测得的体温。女性基础体温有周期性变化，排卵后基础体温升高能提示排卵已经发生。排卵一般发生在基础体温上升前由低到高上升的过程中，在基础体温处于升高水平的三天内为"易孕阶段"，但这种方法只能提示排卵已经发生，不能预知排卵将何时发生。任何特殊情况都可能影响基础体温的变化，如前一天夜里的性生活、近日感冒等。若月经不规律或生活不规律，如夜班、出差、失眠、情绪变化、疾病等，不能用此法判断有无排卵。

3. **观察宫颈黏液**　月经干净后宫颈黏液常稠厚且量少，甚至没有黏液而干燥，提示非排卵期。接近排卵期黏液增多而稀薄，如同鸡蛋清状，清亮、滑润而富有弹性，拉丝度高，不易拉断，出现这种黏液的最后1天到2天之间是排卵日。因此，在出现阴部湿润感时即排卵期，也称"易孕期"。计划受孕应选择在排卵期前的"湿润期"。

4. **排卵预测试纸测试**　首先确定通常的月经周期，即从每次月经的第一天到下次月经的第一天的天数，从月经周期第11天开始测试，每天一次，可以进行家庭自测，以便安排家庭生育计划，择期怀孕。

5. **B超卵泡监测**　监测女性的卵泡大小和内膜厚度，以此指导合适的受孕时间。

三、孕前保健的患者沟通

孕前保健是保健服务提供者与计划妊娠的夫妇之间交流期望、解答问题以及制定整个孕期之各个环节计划的时机。提供孕前保健服务的主要有三类人员：①专门的孕前保健中心人员；②社区卫生人员和全科医生；③综合医院妇产科或其他专科医生与护士。需要时，还应帮助夫妇参加到如妇女、婴幼儿及儿童计划等社会服务机构所承办的社会资源中。孕前保健强调两方面内容。一方面是评定和回顾医疗、生育、家族、遗传、营养和社会心理的病史，通过体格检查和化验对相关指标进行评价，为夫妇形成健康行为方式提供咨询，为确保胎儿正常生长发育提供相应指导，服务内容涉及慢性病管理、受孕间隔、生殖道感染、口腔疾病、药物滥用和心理疾病等。另一方面则更为复杂，需评估计划妊娠的夫妇双方生理及心理上的适应情况，帮助双方及其家人适应这一心理转型。

计划妊娠的夫妇需要有足够的机会与健康保健提供者对话，并相信自己所关心的事能够被倾听。健康保健提供者应向其交代今后检查的时间、内容及不同时间阶段需完善的相关化验检查；提供适宜的教育资料，并鼓励其就阅读内容提出疑问并分担他们有关妊娠的担忧；在检查过程中就孕前性生活、体育活动及营养搭配等与之进行探讨；给予关于非处方药安全性的指导（如对乙酰氨基酚、布洛芬）；了解家庭暴力情况。对经产女性，还应了解既往孕期的相关情况及分娩经过。通过简单的交流和探讨，可帮助夫妇双方减轻担忧及紧张，逐渐消除计划妊娠过程中的焦虑情绪。

【临床特殊情况的思考和建议】

孕前保健贯穿于女性整个育龄期的生殖健康服务中，除关注未孕女性，针对已生育女性开展妊娠间期的保健，对全面两孩政策下高龄产妇和其他复杂妊娠增多的全新生育形势尤为重要。

孕前保健强调全体家庭成员的参与，包括父亲及同胞的角色，与患者本人、她的同伴或家人的互问互答是孕前保健的重要组成部分，同时需给予信心和教育，定期评估社会支持及家庭互助系统。

参考文献

1. Temel S, van Voorst SF, Jack BW, et al. Evidence-based preconceptional lifestyle interventions. Epidemiol Rev, 2014, 36 (1):19-30

2. Mason E, Chandra-Mouli V, Baltag V, et al. Preconception care: advancing from 'important to do and can be done' to 'is being done and is making a difference'. Reprod Health, 2014, 11 Suppl 3:S8

3. Frayne DJ, Verbiest S, Chelmow D, et al. Health care system measures to advance preconception wellness: Consensus recommendations of the clinical workgroup of the National Preconception Health and Health Care Initiative. Obstet Gynecol, 2016, 127 (5):863-872

4. Lassi ZS, Dean SV, Mallick D, et al. Preconception care: delivery strategies and packages for care. Reprod Health, 2014, 11 Suppl 3:S7

5. Zhou QJ, Zhang SK, Wang QM, et al. China's community-based strategy of universal preconception care in rural areas at a population level using a novel risk classification system for stratifying couples' preconception health status. BMC Health Serv Res, 2016, 16:689

6. Zhou QJ, Acharya G, Zhang SK, et al. A new perspective on universal preconception care in China. Acta Obstet Gynecol Scand, 2016, 95:377-381

7. Zhou QJ, Zhang SK, Wang QM, et al. Hyperglycaemia in Chinese women planning pregnancy: a nationwide, population-based, cross-sectional study. Lancet Diabetes Endo, 2016, 4:S26

8. Cunningham FG, Leveno KJ, Bloom SL, et al. Williams Obstetrics (24th edition). The United States: McGraw-Hill Education, 2014

9. Farahi N, Zolotor A. Recommendations for preconception counseling and care. Am Fam Physician, 2013, 88:499-506

10. 全国计划生育生殖健康研究会. 孕前优生健康检查风险评估指导手册(2014版). 北京: 人民卫生出版社, 2014.

（李笑天）

第四节 围产期保健

> **关键点**
>
> 1. 规范的孕前保健是保障母儿安全, 降低出生缺陷的第一关口。
>
> 2. 妊娠不同阶段的产前检查时机与内容各不相同。
>
> 3. 四步触诊法和骨盆出口测量是产前检查医生必须掌握的基本功。
>
> 4. 重视孕期营养和体重管理。

围产期(perinatal period)是指产前、产时和产后的一段时期。围产期的定义有4种: ①围产期Ⅰ: 从妊娠满28周至产后一周; ②围产期Ⅱ: 从妊娠满20周至产后4周; ③围产期Ⅲ: 从妊娠满28周至产后4周; ④围产期Ⅳ: 从胚胎形成至产后1周。国内采用围产期Ⅰ计算围产期相关统计指标。

围产期保健(perinatal care)是在近代围产医学(perinatal medicine)发展的基础上建立起来的新兴学科。围产期保健是指一次妊娠从妊娠前、妊娠期、分娩期、产褥期(哺乳期)到新生儿期, 为孕母和胎婴儿的健康所进行的一系列保健措施。

一、围产期保健

(一) 孕前期保健

孕前期保健是为了选择最佳的受孕时机。通过孕前期保健能减少许多危险因素和高危妊娠。

通过婚前咨询和医学检查可以筛查出遗传性疾病, 以及对子代有影响的疾病。对双方为三代以内旁系血亲或更近的亲戚关系或患有医学上认为不宜结婚的疾病, 应"建议不宜结婚"; 对患有医学上认为不易生育的疾病者应"建议不宜生育"; 指定传染病在传染期内、有关精神病在发作期内或患有其他医学上认为应暂缓结婚的疾病时, 应"建议暂缓结婚"; 对于婚检发现的可能会终生传染的不在发病期的传染病病人或病原体携带者, 若受检者坚持结婚, 应充分尊重受检双方的意愿, 提出预防、治疗及采取医学措施的意见。

选择适当的生育年龄有利于生育健康。小于18岁或大于35岁的女性, 妊娠的危险因素增加, 易造成难产及产科其他合并症, 以及胎儿的染色体疾病。女性生育年龄在21～29岁为佳, 男性生育年龄在23～30岁为好。在这段年龄中, 选择工作学习不是特别紧张、收入相对稳定的时期受孕, 最有利于母儿身心健康。妊娠前应避免接触对妊娠有害的物质, 如化学毒物及放射线等, 必要时应调换工作, 以免影响胚胎胎儿发育或致畸。使用长效避孕药避孕者, 停药后最好隔6个月后再怀孕, 以免避孕药对胎儿造成影响。若前次有不良孕产史, 应及时针对造成不良孕产史原因进行诊治, 尽量减少类似情况再次发生。同时, 应积极治疗对妊娠有不良影响的疾病, 如病毒性肝炎、肺结核、糖尿病、甲状腺功能亢进、心脏病、高血压等, 待疾病痊愈或好转后再选择适当的时间妊娠。

妊娠前, 妇女尽量保持良好的精神状态。饮食营养丰富, 生活有规律, 工作适度, 在生理上和精神上都不要过于紧张, 睡眠充足。若有烟酒不良嗜好, 最好在妊娠前戒除。孕前应做一次TORCH检查, 明确没有对胎儿有影响的病原微生物感染。

(二) 早孕期保健

早孕期是胚胎、胎儿分化发育阶段, 易受生物、物理、化学等因素的影响, 导致胎儿畸形或发生流产, 应注意防病防畸。早孕期保健的主要内容有: ①确诊早孕(超声检查和hCG检查), 登记早孕保健卡; ②确定基础血压, 基础体重; ③进行高危妊娠的初筛, 了解有无高血压、心脏病、糖尿病、肝肾疾病等病史, 以及有无不良孕产史; ④询问家族成员有无遗传病史; ⑤胎儿染色体非整倍体异常的早孕期母体血清学筛查和胎儿颈后透明层厚度(nuchal translucency, NT)检查; ⑥保持室内空气清新, 避免接触空气污浊环境, 避免病毒感染, 戒烟酒; ⑦患病用药要遵医嘱, 以防药物致畸; ⑧了解有无接触过有害的化学制剂及长期放射线接触史; ⑨早孕期避免精神刺激, 保持心情舒畅, 注意营养, 提供足够热量、蛋白质, 多吃蔬菜水果; ⑩生活起居要有规律, 避免过劳, 保证睡眠时间, 每日有适当活动。

(三) 中孕期保健

中孕期是胎儿生长发育较快的阶段。胎盘已形成不易发生流产, 晚孕期并发症尚未出现。此阶段应仔细检查早孕期各种影响因素是否对胎儿造成损伤, 进行中孕期产前诊断; 晚孕期并发症也应从中孕期开始预防。该期应注意加强营养, 适当补充铁剂、钙剂; 继续预防胎儿发育异常, 进行胎儿开放型神经管畸形和胎儿染色体非整倍体异常的中孕期母体血清学筛查; 进行胎儿系统超声筛查, 筛查胎儿的严重畸形;对疑有畸形或遗传病及高龄孕妇的胎儿要进一步做产前诊断;监测胎儿生长发育的各项指标(如宫高、腹围、体重、胎儿双顶径等);预防妊娠并发症如妊娠期高血压疾病、妊娠期糖尿病等;做好高危妊娠的各项筛查工作。

(四) 晚孕期保健

晚孕期胎儿生长发育最快,胎儿体重明显增加。此时营养补充及胎儿生长发育监测极为重要。补充营养时应注意热量、蛋白质、维生素、微量元素、矿物质等既要增加又要平衡。检测胎儿生长发育的各项指标,注意防治妊娠并发症(妊娠期高血压疾病、胎膜早破、早产、胎位异常、产前出血等)。晚孕期还应加强胎儿监护,及时发现且及时纠正胎儿宫内缺氧;做好分娩前的心理准备;选择适当的分娩方式和分娩时机。举办孕妇学校让孕妇及家属了解妊娠生理、心理变化及身心保健内容及方法。做好乳房准备以利于产后哺乳。

(五) 产时保健

产时保健是指分娩时的保健,这段时间是整个妊娠安全的关键。提倡住院分娩,高危孕妇应提前入院。要抓好"五防、一加强"。

1.**"五防"**

(1) 防感染(应严格执行无菌操作规程,防产褥感染及新生儿破伤风等)。

(2) 防滞产(注意产妇精神状态,给予安慰和鼓励,密切注意宫缩,定时了解宫颈口扩张情况和胎先露下降,及时识别头位难产)。

(3) 防产伤(及时发现和正确处理各种难产,提高接产技术是关键)。

(4) 防出血(及时纠正宫缩乏力,及时娩出胎盘,产后出血仍是我国孕产妇第一位死因)。

(5) 防窒息(及时处理胎儿窘迫,接产时做好新生儿抢救工作)。

2.**"一加强"** 指加强对高危妊娠的产时监护和产程处理。

(六) 产褥期保健

产褥期保健通常在初级保健单位进行。产后访视时,访视者应认真观察产妇子宫复旧情况、手术伤口情况、有无乳腺感染及生殖道感染等。产前有并发症者尽量争取在产褥期内治愈。注意心理护理,关心产妇的休养环境,饮食营养丰富,注意外阴清洁,产褥期间产妇应哺育婴儿。

经阴道自然分娩的产妇产后 6~12 小时内即可起床做轻微活动,产后第 2 天可在室内随意活动,再按时做产后健身操。产后健身操的运动量应由小到大,循序渐进。产褥期内忌性交。产后 42 天起应采用避孕措施。

哺乳期是指产后产妇用自己的乳汁喂养婴儿的时期,通常为 10 个月。母乳喂养的好处:母乳是婴儿必需的和理想的营养食品,营养丰富,营养物质搭配最合理,适合婴儿消化吸收;母乳喂育婴儿省时、省力、经济、方便;母乳含多种免疫物质,能增加婴儿的抗病能力,预防疾病;通过母乳喂养,母婴皮肤频繁接触能增强母子感情。

二、产前检查

(一) 产前检查的时间、次数及孕周

合理的产前检查时间及次数不仅能保证孕期保健的质量,也能节省医疗卫生资源。针对发展中国家无合并症的孕妇,世界卫生组织(2006 年)建议孕期至少需要 4 次产前检查,孕周分别为妊娠<16 周、24~28 周、30~32 周和36~38 周。

根据目前我国孕期保健的现状和产前检查项目的需要,推荐产前检查孕周分别是:妊娠 6~13^{+6} 周,14~19^{+6} 周,20~24 周,24~28 周,30~32 周,33~36 周,37~41 周。有高危因素者,酌情增加次数。

(二) 产前检查的内容

应详细询问病史,进行全面的体格检查、产科检查及必要的辅助检查。

1.**病史**

(1) 年龄:<18 岁或≥35 岁为妊娠的高危因素,≥35 岁者为高龄孕妇。

(2) 职业:从事接触有毒物质或放射线等工作的孕妇,增加了母儿不良结局的风险。建议计划妊娠前或妊娠后调换工作岗位。

(3) 推算及核对预产期:推算方法是按末次月经第一天算起,月份减 3 或加 9,天数加 7。若孕妇仅记住农历末次月经第一天,应由医师为其换算成公历,再推算预产期。必须指出,有条件者应根据早期超声的结果核对预产期,尤其对记不清末次月经日期或于哺乳期无月经来潮而受孕者,更加需要用超声结果来推算预产期。

(4) 月经史及既往孕产史:询问初潮年龄、月经周期。经产妇应了解有无难产史、死胎死产史、分娩方式、新生儿情况以及有无产后出血史,了解末次分娩或流产的时间及转归。

(5) 既往史及手术史:了解有无高血压、心脏病、结核病、糖尿病、血液病、肝肾疾病等,注意其发病时间及治疗情况,并了解做过何种手术。

(6) 本次妊娠过程:了解妊娠早期有无早孕反应、病毒感染及用药史;胎动开始时间;有无阴道流血、头痛、心悸、气短、下肢水肿等症状。

(7) 家族史:询问家族有无结核病、高血压、糖尿病、双胎妊娠及其他与遗传相关的疾病。

(8) 丈夫健康状况:着重询问有无遗传性疾病等。

2.**孕妇身体检查**

(1) 身体与体态:首次产前检查时均应测身高,观察其发育营养状况。身体矮小者,尤其在 1.45m 以下的常常骨骼较小,伴有骨盆狭窄。对矮小的孕妇还应观察其行动步态,注意有无脊柱及下肢畸形。

（2）体重:孕妇每次产前检查时均应准确测量体重,评估体重增长是否合理。

（3）血压:早孕检查时应测血压作为基础血压。正常妊娠孕期血压不应超过 140/90mmHg。孕妇应在安静环境中休息 5～10 分钟,取坐位。通常测右上肢血压,右上肢裸露伸直并轻度外展,肘部置于心脏同一水平,将气袖均匀紧贴皮肤缠于上臂,使其下缘在肘窝以上约 3cm,气袖之中央位于肱动脉表面。至少两次读数取平均值。注意:如果一侧手臂血压的测量值总是高于对侧,则每次测血压均选择该侧臂。最好使用水银血压计来测量血压,如使用电子血压计,因其会低估血压值,尤其是收缩压。

3. 产科检查

（1）早孕期检查:早孕时必须常规做阴道检查。检查可确定子宫大小与孕周是否相符,一般早孕时子宫大小与停经时间不应相差 2 周以上,有相差时应复核孕龄。早孕时做阴道检查还可及时发现阴道纵隔或横膈、宫颈赘生物、子宫畸形、子宫肌瘤、卵巢肿瘤、性传播疾病等。对于分泌物多者应作白带检查或培养,可及时发现滴虫、真菌、衣原体、淋菌等感染。孕 5～6 周 B 超可见胚囊;孕 6～7 周见胚芽和胎心搏动;孕 7～8 周可辨别出胚胎形态。用多普勒胎心听诊器于孕 12 周左右即可听到胎心音。

（2）中晚孕期检查:孕 12 周后腹部已可扪及子宫,用多普勒胎心听诊仪可以听到胎心音。中晚孕产科检查包括:

1）测量宫底高度（fundal height）:孕妇应排空膀胱,取仰卧位,用塑料软尺自耻骨联合上缘中点至子宫底,各孕周的宫底高度多数按卓晶如测量的结果作为标准（表 39-4-1）。为了便于记忆,一般孕 22～34 周宫底高度即为相应孕周±2,例如孕 24 周则为 24±2,孕 32 周为 32±2。妊娠 16～36 周,宫底高度平均增长 0.8～1.0cm/w,妊娠 36 周后平均增长 0.4cm/w。

2）测量腹围（abdominal circumference）:测量是以塑料软尺经脐绕腹 1 周。大约每孕周腹围平均增长 0.8cm,孕 16～42 周平均腹围增长 21cm。孕 20～24 周增长最快为 1.6cm/w;孕 24～36 周为 0.84cm/w;孕 34 周后增长减缓为 0.25cm/w。

3）腹部检查

- **视诊**:妊娠晚期腹部有妊娠纹,初孕妇为浅紫红色,经产妇为白色。单胎妊娠腹部呈卵圆形,两侧对称,胎背一侧腹部略突出。宫底高度低于相应孕周者应注意有无胎儿生长受限或孕龄推算错误。若子宫底高度超过相应孕周应考虑巨大儿、双胎、羊水过多等。腹部两侧向外膨出而宫底较低要考虑是否为横位。腹部向前下突出明显（悬垂腹、尖腹）应注意有无骨盆入口平面狭窄。

- **触诊**:触诊可明确胎产式、胎方位,估计胎儿大小及头盆

关系。检查前孕妇将膀胱排空,取仰卧位,腹部放松,两腿稍屈曲;检查者立于检查台右侧,按四步触诊法（Leopold maneuvers）进行检查（图 39-4-1）。

表 39-4-1　各孕周宫底高度

孕周	例数	宫底高度（cm）		
		10th	50th	90th
20	35	15.3	18.3	21.4
21	38	17.6	20.8	23.2
22	40	18.7	21.8	24.2
23	27	19.0	22.0	24.5
24	39	22.0	23.6	25.1
25	42	21.0	23.5	25.9
26	51	22.3	24.0	27.3
27	32	21.4	25.0	28.0
28	42	22.0	26.1	29.0
29	34	24.0	27.3	30.0
30	42	24.8	27.5	31.0
31	44	26.3	28.0	30.0
32	50	25.3	29.3	32.0
33	34	26.0	29.8	32.3
34	64	27.8	31.0	33.8
35	60	29.0	31.0	33.3
36	70	29.8	31.5	34.5
37	86	29.8	32.0	35.0
38	76	30.0	32.0	35.7
39	51	29.5	32.8	35.8
40	38	30.0	33.3	35.3
41	20	31.8	34.0	37.3

第 1 步手法:检查者两手置子宫底部,了解子宫外形并测得宫底高度,估计胎儿大小与妊娠周数是否相符。然后以两手指腹相对轻推,判断宫底部的胎儿部分,胎头硬而圆且有浮球感,胎臀软而宽且形状不规则。

第 2 步手法:检查者左右手分别置于腹部左右侧,一手固定,另手轻轻深按检查,触及平坦饱满者为胎背,可变形的高低不平部分是胎儿肢体,有时感到胎儿肢体活动。

第 3 步手法:检查者右手拇指与其余 4 指分开,置于耻骨联合上方握住胎先露部,进一步查清是胎头或胎臀,左右推动以确定是否衔接。若胎先露部仍浮动,表示尚未入盆。若已衔接,则胎先露部不能推动。

第 4 步手法:检查者左右手分别置于胎先露部的两侧,

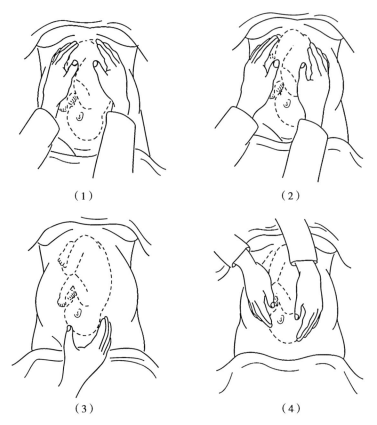

（1） （2）

（3） （4）

图 39-4-1 胎位检查四步触诊法

向骨盆入口方向向下深按,再次核对胎先露部的诊断是否正确,并确定胎先露部入盆的程度。

- 听诊:胎心在靠近胎背上方的孕妇腹壁上听得最清楚。枕先露时,胎心在脐右(左)下方;臀先露时,胎心在脐右(左)上方;肩先露时,胎心在靠近脐部下方听得最清楚(图 39-4-2)。

4) 骨盆测量

- A. 骨盆外测量:已有充分的证据表明骨盆外测量并不能预测产时头盆不称。因此,孕期不需要常规检查骨盆外测量。对于阴道分娩的孕妇,妊娠晚期可测定骨盆出

口径线。

坐骨结节间径(intertuberal diameter):孕妇取仰卧位,两腿向腹部弯曲,双手抱膝,用骨盆出口测量器测量两坐骨结节内侧缘的距离。正常值为 8.5～9.5cm。此径线直接测出了骨盆出口横径长度(图 39-4-3)。

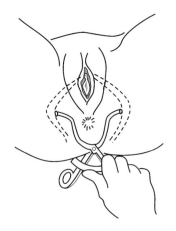

图 39-4-3 测量坐骨结节间径

出口后矢状径(posterior sagital diameter of outlet):若坐骨结节间径<8cm 者应测出口后矢状径。出口后矢状径是坐骨结节间径的中点至骶骨尖端的距离。以汤姆斯出口测量器置于坐骨结节间径,其测量杆一端位于坐骨结节间径的中点,另一端放在骶骨尖端,于测量器数字刻度即得到

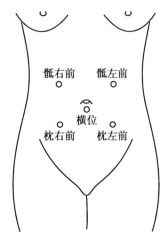

骶右前 骶左前

横位

枕右前 枕左前

图 39-4-2 不同胎方位胎心音听诊部位

出口后矢状径的长度。正常值为 8～9cm。出口后矢状径与坐骨结节间径之和＞15cm 即表示骨盆出口无明显狭窄（图 39-4-4）。

耻骨弓角度(angle of pubic arch)：用左右手拇指指尖斜着对拢，放置在耻骨联合下缘，左右两拇指平放在耻骨降支上，测量两拇指间角度，为耻骨弓角度(图 39-4-5)，正常值为 90°，小于 80°为异常。此角度反映骨盆出口横径的宽度。

• B. 骨盆内测量(internal pelvimetry)

对角径(diagonal conjugate，DC)：耻骨联合下缘至骶岬

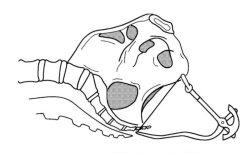

图 39-4-4　测量出口后矢状径

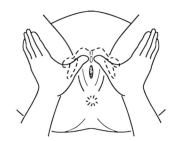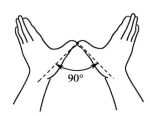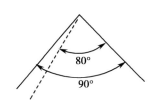

图 39-4-5　测量耻骨弓角度

前缘中点的距离。正常值为 12.5～13cm，此值减去 1.5～2.0cm 为骨盆入口前后径长度，又称真结合径(conjugate vera)。方法为在孕 24～36 周时，检查者将一手的示、中指伸入阴道，用中指尖触到骶岬上缘中点，示指上缘紧贴耻骨联合下缘，另一手示指固定标记此接触点，抽出阴道内的手指，测量中指尖到此接触点距离即为对角径(图 39-4-6)。

坐骨棘间径(interspinous diameter)：测量两坐骨棘间

的距离，正常值约为 10cm。测量方法是一手示、中指放入阴道内，分别触及两侧坐骨棘，估计其间的距离(图 39-4-7)。

坐骨切迹宽度(incisuraischiadica)：代表中骨盆后矢状径，其宽度为坐骨棘与骶骨下部间的距离，即骶棘韧带宽度。将阴道内的示指置于韧带上移动，若能容纳 3 横指(约 5.5～6cm)为正常，否则属中骨盆狭窄(图 39-4-8)。

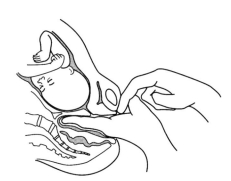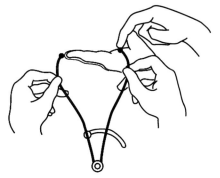

图 39-4-6　测量对角径

（三）产前检查的具体方案

2011 年 2 月，中华医学会妇产科分会产科学组发布"孕前和孕期保健指南"，我国产前检查从此有了规范化的方案。详见表 39-4-2。

1. 首次产前检查(妊娠 6～13⁺⁶ 周)

（1）健康教育及指导：①流产的认识和预防；②营养和生活方式的指导(卫生、性生活、运动锻炼、旅行、工作)；③继续补充叶酸 0.4～0.8mg/d 至孕 3 个月，有条件者可继续服用含叶酸的复合维生素；④避免接触有毒有害物质(如放射线、高温、铅、汞、苯、砷、农药等)，避免密切接触宠

物；⑤慎用药物，避免使用可能影响胎儿正常发育的药物；⑥必要时，孕期可接种破伤风或流感疫苗；⑦改变不良的生活习惯(如吸烟、酗酒、吸毒等)及生活方式；避免高强度的工作、高噪声环境和家庭暴力；⑧保持心理健康，解除精神压力，预防孕期及产后心理问题的发生。

（2）常规保健：①建立孕期保健手册。②仔细询问月经情况，确定孕周，推算预产期。③评估孕期高危因素。孕产史，特别是不良孕产史如流产、早产、死胎、死产史，生殖道手术史，有无胎儿的畸形或幼儿智力低下，孕前准备情况，本人及配偶家族史和遗传病史。注意有无妊娠合并症，

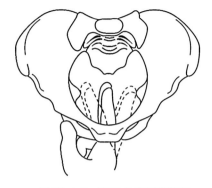

图 39-4-7　测量坐骨结节间径

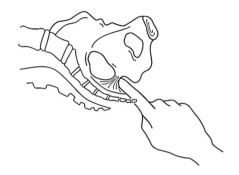

图 39-4-8　测量坐骨切迹宽度

表 39-4-2　我国产前检查方案

检查次数	常规检查及保健	备查项目	健康教育
第1次检查 (6~13^{+6}周)	1. 建立孕期保健手册 2. 确定孕周、推算预产期 3. 评估孕期高危因素 4. 血压、体质量与体质量指数、胎心率 5. 血常规、尿常规、血型（ABO和Rh）、空腹血糖、肝功和肾功、乙型肝炎表面抗原、梅毒螺旋体、HIV筛查	1. HCV筛查 2. 地中海贫血筛查 3. 甲状腺功能筛查 4. 血清铁蛋白 5. 宫颈细胞学检查 6. 宫颈分泌物检测淋球菌和沙眼衣原体 7. 细菌性阴道病的检测 8. 早孕期非整倍体母体血清学筛查(10~13^{+6}周) 9. 早孕期超声检查，妊娠11~13^{+6}周超声测量胎儿NT厚度 10. 妊娠10~12周绒毛活检 11. 心电图	1. 营养和生活方式的指导 2. 避免接触有毒有害物质和宠物 3. 慎用药物 4. 孕期疫苗的接种 5. 改变不良生活方式；避免高强度的工作、高噪音环境和家庭暴力 6. 继续补充叶酸0.4~0.8mg/d至3个月，有条件者可继续服用含叶酸的复合维生素
第2次检查 (14~19^{+6}周)	1. 分析首次产前检查的结果 2. 血压、体质量、宫底高度、腹围、胎心率 3. 中孕期非整倍体母体血清学筛查(15~20^{+0}周)	1. 无创基因检测(NIPT)(12~26周) 2. 羊膜腔穿刺检查胎儿染色体(16~21周)	1. 中孕期胎儿非整倍体筛查的意义 2. Hb<105g/L，补充元素铁60~100mg/d 3. 开始补充钙剂，600mg/d
第3次检查 (20~24周)	1. 血压、体质量、宫底高度、腹围、胎心率 2. 胎儿系统超声筛查(18~24周) 3. 血常规、尿常规	宫颈评估（超声测量宫颈长度，早产高危者）	1. 早产的认识和预防 2. 营养和生活方式的指导 3. 胎儿系统超声筛查的意义
第4次检查 (24~28周)	1. 血压、体质量、宫底高度、腹围、胎心率 2. 75g OGTT、尿常规	1. 抗D滴度复查(Rh阴性者) 2. 宫颈阴道分泌物fFN检测（早产高危者）	1. 早产的认识和预防； 2. 营养和生活方式的指导； 3. 妊娠期糖尿病筛查的意义。
第5次检查 (30~32周)	1. 血压、体质量、宫底高度、腹围、胎心率、胎位 2. 产科超声检查 3. 血常规、尿常规	超声测量宫颈长度或宫颈阴道分泌物fFN检测	1. 分娩方式指导 2. 开始注意胎动 3. 母乳喂养指导 4. 新生儿护理指导
第6次检查 (32~36周)	1. 血压、体质量、宫底高度、腹围、胎心率、胎位 2. 尿常规	1. GBS筛查(35~37周) 2. 肝功、血清胆汁酸检测(32~34周，怀疑ICP孕妇) 3. NST检查(34孕周开始) 4. 心电图复查(高危者)	1. 分娩前生活方式的指导 2. 分娩相关知识 3. 新生儿疾病筛查 4. 抑郁症的预防
第7~11次检查 (37~41周)	1. 血压、体质量、宫底高度、腹围、胎心率、胎位、宫颈检查(Bishop评分) 2. 尿常规	1. 产科超声检查 2. NST检查(每周1次)	1. 新生儿免疫接种 2. 产褥期指导 3. 胎儿宫内情况的监护 4. 超过41周，住院并引产

如:慢性高血压、心脏病、糖尿病、肝肾疾病、系统性红斑狼疮、血液病、神经和精神疾病等,及时请相关学科会诊,不宜继续妊娠者应告知并及时终止妊娠;高危妊娠继续妊娠者,评估是否转诊。④本次妊娠的情况:应了解孕妇年龄、工作性质、家庭经济、营养情况。凡重体力劳动者应考虑到能量消耗较高可能影响胎儿发育。孕期有无疾病发生及其详细病情,服过何种药物。有无接触有害物质。有无吸烟、酗酒史。胎动出现的时间,孕期有否阴道出血、头痛、眼花、心悸、下肢水肿、发热等。⑤婚育史:应询问初婚或再婚、结婚年龄。多年未育者应了解不育原因、经过哪些治疗。35岁以上高龄初孕妇尤应重视;除曾有流产者外,过去曾分娩过的经产妇应询问过去分娩的次数、各次分娩时的孕周、有无并发症或合并症,产程时间,分娩方式。剖宫产要询问手术指征及手术方式。过去出生婴儿体重,是否存活等。对有过畸形儿、死胎、死产或新生儿死亡史者尤应重视,并将过去孕产时的情况详细记录。凡孕满28周无论阴道分娩或剖宫产均作为一次生产,每个孕妇均应确定其孕产次。例如有过2次流产,1次32周早产,此次为第4次妊娠,可诊断为孕4产1,也可用文字描述其生育情况写为4-1-2-0,表示孕4、产1、流产2、存活婴儿为0。⑥身体检查:包括测量血压、体质量,计算BMI;常规妇科检查(孕前3个月未做者);胎心率测定(多普勒听诊,妊娠12周左右)。

(3) 必查项目:①血常规;②尿常规;③血型(ABO和Rh);④肝功能;⑤肾功能;⑥空腹血糖;⑦HBsAg;⑧梅毒螺旋体;⑨HIV筛查。(注:孕前6个月已查的项目,可以不重复检查)。

(4) 备查项目:①丙型肝炎(HCV)筛查。②抗D滴度检查(Rh阴性者)。③地中海贫血筛查(广东、广西、海南、湖南、湖北、四川、重庆等地)。④甲状腺功能检测。⑤血清铁蛋白(血红蛋白<105g/L者)。⑥结核菌素(PPD)试验(高危孕妇)。⑦宫颈细胞学检查(孕前12个月未检查者)。⑧宫颈分泌物检测淋球菌和沙眼衣原体(高危孕妇或有症状者)。⑨细菌性阴道病(BV)的检测(早产史者)。⑩胎儿染色体非整倍体异常的早孕期母体血清学筛查[妊娠相关血浆蛋白A(PAPP-A)和游离β-hCG](妊娠10~13^{+6}周)。注意事项:空腹;超声检查确定孕周;确定抽血当天的体质量。高危者,可考虑绒毛活检或联合中孕期血清学筛查结果再决定羊膜腔穿刺检查。⑪超声检查。在早孕期行超声检查:确定宫内妊娠和孕周,胎儿是否存活,胎儿数目或双胎绒毛膜性,子宫附件情况。在妊娠11~13^{+6}周超声检查测量胎儿颈项透明层(nuchal translucency, NT);核定孕周。NT测量按照英国胎儿医学基金会标准进行。⑫绒毛活检(chorionic villus sampling, CVS)(妊娠10~12周,主要针对高危孕妇)。⑬心电图检查。

2. 妊娠14~19^{+6}周产前检查

(1) 健康教育及指导:①流产的认识和预防;②妊娠生理知识;③营养和生活方式的指导;④中孕期胎儿染色体非

整倍体异常筛查的意义。

(2) 常规保健:①分析首次产前检查的结果;②询问阴道出血、饮食、运动情况;③身体检查:包括血压、体质量,评估孕妇体质量增长是否合理;宫底高度和腹围,评估胎儿体质量增长是否合理;胎心率测定。

(3) 必查项目:无。

(4) 备查项目:①胎儿染色体非整倍体异常的中孕期母体血清学筛查(妊娠15~20^{+0}周,最佳检测孕周为16~18周)。注意事项:同早孕期血清学筛查。②有指征则进行无创产前检查(noninvasive prenatal test, NIPT)孕周12~26周。③羊膜腔穿刺检查胎儿染色体核型(妊娠16~21周)(预产期时孕妇年龄≥35岁或高危人群)。

3. 妊娠20~24周产前检查

(1) 健康教育及指导:①早产的认识和预防;②营养和生活方式的指导;③胎儿系统超声筛查的意义;④血红蛋白<105g/L,血清铁蛋白<12μg/L,补充元素铁60~100mg/d;⑤开始补充钙剂,600mg/d。

(2) 常规保健:①询问胎动、阴道出血、饮食、运动情况;②身体检查同妊娠14~19^{+6}周产前检查。

(3) 必查项目:①胎儿系统超声筛查(妊娠18~24周),筛查胎儿的严重畸形;②血常规、尿常规。

(4) 备查项目:宫颈评估(超声测量宫颈长度)。

4. 妊娠24~28周产前检查

(1) 健康教育及指导:①早产的认识和预防;②妊娠期糖尿病(GDM)筛查的意义。

(2) 常规保健:①询问胎动、阴道出血、宫缩、饮食、运动情况;②身体检查同妊娠14~19^{+6}周产前检查。

(3) 必查项目:① 妊娠期糖尿病筛查。直接行75gOGTT,其正常上限为空腹血糖5.1mmol/L,1小时血糖为10.0mmol/L,2小时血糖为8.5mmol/L。②尿常规。

(4) 备查项目:①抗D滴度检查(Rh阴性者);②宫颈阴道分泌物检测胎儿纤维连接蛋白(fFN)水平(早产高危者)。

5. 妊娠30~32周产前检查

(1) 健康教育及指导:①分娩方式指导;②开始注意胎动;③母乳喂养指导;④新生儿护理指导。

(2) 常规保健:①询问胎动、阴道出血、宫缩、饮食、运动情况;②身体检查同妊娠14~19^{+6}周产前检查;胎位检查。

(3) 必查项目:①血常规、尿常规;②超声检查:确定胎儿生长发育情况、羊水量、胎位、胎盘位置。

(4) 备查项目:早产高危者,超声测量宫颈长度或宫颈阴道分泌物检测fFN。

6. 妊娠33~36周产前检查

(1) 健康教育及指导:①分娩前生活方式的指导;②分娩相关知识(临产的症状、分娩方式指导、分娩镇痛);③新生儿疾病筛查。④抑郁症的预防。

5

（2）常规保健：①询问胎动、阴道出血、宫缩、皮肤瘙痒、饮食、运动、分娩前准备情况；②身体检查同妊娠30～32周产前检查。

（3）必查项目：尿常规。

（4）备查项目：①妊娠35～37周B族链球菌（GBS）筛查：具有高危因素的孕妇（如合并糖尿病、前次妊娠出生的新生儿有GBS感染等），取肛周及阴道口之间分泌物培养；②妊娠32～34周肝功能、血清胆汁酸检测［妊娠期肝内胆汁淤积症（ICP）高发病率地区的孕妇］；③妊娠34周开始电子胎心监护（无负荷试验，NST）检查（高危孕妇）；④心电图复查（高危孕妇）。

7. 妊娠37～41周产前检查

（1）健康教育及指导：①分娩相关知识（临产的症状、分娩方式指导、分娩镇痛）；②新生儿免疫接种指导；③产褥期指导；④胎儿宫内情况的监护；⑤妊娠≥41周，住院并引产。

（2）常规保健内容：①询问胎动、宫缩、见红等；②身体检查同妊娠30～32周产前检查；行宫颈检查及Bishop评分。

（3）必查项目：①超声检查［评估胎儿大小、羊水量、胎盘成熟度、胎位和脐动脉收缩期峰值和舒张末期流速之比（S/D比值）等］；②NST检查（每周1次）。

（4）备查项目：无。

8. 孕期不推荐常规检查的内容

（1）骨盆外测量：已有充分的证据表明骨盆外测量并不能预测产时头盆不称。因此，孕期不需要常规检查骨盆外测量。对于阴道分娩的孕妇，妊娠晚期可测定骨盆出口径线。

（2）弓形虫、巨细胞病毒和单纯疱疹病毒血清学筛查：目前，对这3种病原体没有成熟的筛查手段，孕妇血清学特异性抗体检测均不能确诊孕妇何时感染、胎儿是否受累以及有无远期后遗症，也不能依据孕妇的血清学筛查结果来决定是否需要终止妊娠。建议孕前筛查或孕期有针对性的筛查，不宜对所有的孕妇进行常规筛查，避免给孕妇带来心理的恐惧和不必要的干预。

（3）BV筛查：妊娠期细菌性阴道病（BV）的发生率为10%～20%，与早产发生有关，早产高危孕妇可筛查BV，但不宜针对所有孕妇进行常规BV筛查。

（4）宫颈阴道分泌物检测fFN及超声检查评估宫颈：早产高危孕妇，这两项筛查的价值在于阴性结果提示近期内无早产可能，从而减低不必要的干预。但是尚没有足够的证据支持对所有孕妇进行宫颈阴道分泌物fFN检测及超声宫颈评估。

（5）每次产前检查时检查尿蛋白和血常规：不需要每次产前检查时进行尿蛋白和血常规检查，但妊娠期高血压疾病和妊娠期贫血的孕妇可反复进行尿蛋白和血常规检查。

（6）甲状腺功能筛查：孕妇甲状腺功能减退影响儿童神经智能的发育，有专家建议筛查所有孕妇的甲状腺功能［游离三碘甲状腺原氨酸（FT_3）、游离甲状腺素（FT_4）和促甲状腺素（TSH）］，但是目前尚没有足够的证据支持对所有孕妇进行甲状腺功能的筛查，孕期应保证充足的碘摄入。

（7）结核病筛查：目前尚没有足够的证据支持对所有孕妇进行结核病的筛查（包括PPD试验和胸部X线检查）。高危孕妇（结核病高发区、居住条件差、HIV感染、药瘾者）可以在妊娠任何时期进行结核病筛查。

三、孕期营养和体重管理

（一）孕期营养的重要性

妇女怀孕以后，每天所吃的食物除了维持自身的机体代谢所需要的营养物质外，还要供给体内胎儿生长发育所需。研究表明，孕期营养不良与流产、早产、难产、死胎、畸胎、低出生体重、巨大胎儿、妊娠期贫血、钙营养不良、子痫前期、妊娠期糖尿病、产后出血等相关，所以保证孕妇的营养需要，指导孕妇合理摄入蛋白质、脂肪、碳水化合物、维生素和矿物质等，对改善母儿结局和优生优育十分重要。

（二）孕期的营养需要

1. 热能孕期总热能的需要量增加，包括提供胎儿生长、胎盘、母体组织的增长、蛋白质、脂肪的贮存以及增加代谢所需要的热能。妊娠早期不需要额外增加能量，妊娠4个月后至分娩，在原基础上每日增加能量200kcal。我国居民的主要热能来源是主食，孕妇每天应摄入主食约200～450g。

2. 蛋白质孕期对蛋白质的需要量增加，妊娠早期不需要额外增加蛋白质，孕中晚期胎儿生长加速，需要增加蛋白质，中期增加15g/d，晚期增加20g/d。蛋白质的主要来源是动物性食品如鸡蛋、奶制品等，孕妇每天应摄入约200～300g动物性食品，250～500g奶制品。

3. 碳水化合物是提供能量的主要物质，宜占总热量的50%～60%。孕中晚期，每天增加大约35g的主食类即可。

4. 脂肪脂肪占总能量的25%～30%，过多摄入会导致超重，易引起妊娠并发症，但长链不饱和脂肪酸已经证实对胎儿的脑部和眼睛的发育有帮助，所以应适当多摄入鱼类水产品（尤其是海鱼类）、核桃等食物。

5. 维生素维生素是调节身体代谢及维持多种生理功能所必需的，也是胎儿生长发育所必需的，尤其在胚胎发育的早期，供给不足或过量都可能导致胎儿畸形的风险，孕中晚期胎儿快速成长需要的维生素也增加，因此整个孕期都需要增加维生素的摄入。

6. 无机盐和微量元素无机盐中的钙、镁，微量元素如铁、锌、碘等是胎儿生长发育所必需的营养物质，缺乏易导致胎儿发育不良,早期缺乏还易发生畸形。孕期血容量增大,较容易发生生理性贫血,因此微量元素也是整个孕期都必需增加摄入的。

7. 膳食纤维　膳食纤维虽然不被人体吸收,但其可降低糖、脂肪的吸收和减缓血糖的升高,预防和改善便秘和肠道功能,妊娠期应该多吃含膳食纤维丰富的食物如蔬菜、低糖水果、粗粮类。

(三) 孕期的膳食指南及膳食宝塔

1. 孕早期

(1) 膳食清淡、适口:易于消化,并有利于降低怀孕早期的妊娠反应。包括各种新鲜蔬菜和水果、大豆制品、鱼、禽、蛋以及各种谷类制品。

(2) 少食多餐:进食的餐次、数量、种类及时间应根据孕妇的食欲和反应的轻重及时进行调整,少食多餐,保证进食量。

(3) 保证摄入足量富含碳水化合物的食物:怀孕早期应保证每天至少摄入 150g 碳水化合物(约合谷类 200g),因妊娠反应严重而不能正常进食足够碳水化合物的孕妇应及时就医,避免对胎儿早期脑发育造成不良影响。

(4) 多摄入富含叶酸的食物并补充叶酸:怀孕早期叶酸缺乏可增加胎儿发生神经管畸形及早产的危险。妇女应从计划妊娠开始多摄取富含叶酸的动物肝脏、深绿色蔬菜及豆类,并建议每天补充叶酸 400~800 μg。

(5) 戒烟、禁酒:烟草中的尼古丁和烟雾中的氰化物、一氧化碳可导致胎儿缺氧和营养不良、发育迟缓。酒精亦可通过胎盘进入胎儿体内造成胎儿宫内发育不良、中枢神经系统发育异常等。

2. 孕中、晚期

(1) 适当增加鱼、禽、蛋、瘦肉等优质蛋白质的来源,建议孕中晚期每天增加 50~100g。海产品可满足孕期碘的需要。

(2) 适当增加奶类的摄入:奶类富含蛋白质,也是钙的良好来源。从孕中期开始,每天应至少摄入 250ml 的牛奶或相当量的奶制品以及补充 300mg 的钙,或喝 500ml 的低脂牛奶。

(3) 常吃含铁丰富的食物:孕妇是缺铁性贫血的高发人群,给予胎儿铁储备的需要,孕中期开始要增加铁的摄入量,如动物血、肝脏、瘦肉等,并可在医生指导下补充小剂量的铁剂。

(4) 适量身体活动,维持体重的适宜增长,每天进行不少于 30 分钟的中等强度的身体活动,如散步、体操等,有利于体重适宜增长和自然分娩。

(5) 禁烟戒酒,少吃刺激性食物如烟草、酒精,对胚胎发育的各个阶段有明显的毒性作用,因此禁烟戒酒是必需的。浓茶、咖啡也应尽量避免,同样,刺激性食物尽量少吃。

(四) 体重管理

孕期体重管理关乎母儿的近远期健康。近年来超重与肥胖孕妇的增加,孕期体重增长过多增加了大于胎龄儿、难产、产伤、妊娠期糖尿病等的风险;孕期体重增长过低与胎儿生长受限、早产儿、低出生体重等不良妊娠结局有关。因此要重视孕期体重管理。2009 年美国医学研究所 (Institute of Medicine, IOM) 发表了基于不同体质指数的孕期体重增长建议(见表 39-4-3),尽管该推荐并没有考虑年龄、孕产次、吸烟、种族等因素,对多胎妊娠孕期增重建议的证据也不够充分,但目前该建议仍是临床开展孕期体重管理的基础。应当在第一次产检时确定 BMI[体重(kg)/身高^2(m)],提供个体化的孕期增重、饮食和运动指导,对于超重和肥胖的孕妇只要胎儿生长是合适的,允许低于相应的增重标准,同时要监护产科并发症和胎儿生长情况,为今后提供更多有循证证据的临床数据。

表 39-4-3　2009 年美国 IOM 的孕期体重增长建议

孕前体重分类	BMI(kg/m²)	孕期总增重范围(kg)	孕中晚期体重增长速度 (平均增重范围 kg/周)
低体重	<18.5	12.5~18	0.51(0.44~0.58)
正常体重	18.5~24.9	11.5~16	0.42(0.35~0.50)
超重	25.0~29.9	7~11.5	0.28(0.23~0.33)
肥胖	≥30	5~9	0.22(0.17~0.27)

四、孕期日常保健

(一) 睡眠及休息

孕妇要重视自我感受,想休息就休息,想睡眠就睡眠。睡眠时间应比平时多 1 小时左右,最低保证 8 小时,鼓励午睡 1~2 小时。孕期中常感疲乏,应增加休息时间。且应强调卧床休息,因坐卧往往使下肢受压引起水肿。卧床时采取侧卧位,侧卧位感觉不适时可于腹部下方垫个枕头支持子宫。有流产史或出现先兆流产、前置胎盘、多胎妊娠和早产征象者更应注意休息。

(二) 体育锻炼及旅行

适宜的体育锻炼对妊娠和分娩有益。如选择散步、游泳等,只要不过于激烈如跳水、骑马等或引起孕妇胎儿损伤的体育锻炼均可进行。运动量应以不感觉疲劳为标准(有氧锻炼)。孕期应尽量避免长途飞行,长途飞行可引起代谢及生理功能紊乱,静脉瘀滞,水潴留导致下肢水肿。旅行应尽可能安排在孕中期完成,孕早期容易导致流产,而孕晚期特别是临近预产期时旅行,途中如出现异常情况,在无分娩条件下是存在一定危险性的。孕妇乘坐高速公路汽车时应系好安全带,安全带可固定于大腿上方。

(三) 工作

孕妇妊娠后是否继续工作、需否更换工作岗位或调整工作时间,应当根据孕妇的工作性质、工作量、身体状况以及经济情况的不同分别决定。孕妇应避免的工作有:①重体力劳动如搬运较重物品、需要频繁弯腰或上下楼梯;②接触有胚胎毒性或致畸危险的化学物质、放射线的工作;③剧烈振动或冲击可能波及腹部的工作;④中途无法休息或高度紧张的流水线工作;⑤长时间站立或寒冷、高温环境下的工作。此外孕妇应避免值夜班或加班,避免单独一个人工作。有些必须进行电脑操作的孕妇,担心电脑对胎儿的不良影响,虽电脑操作不会导致胎儿畸形,但要注意每天操作时间不宜太长,尽量减少接触时间。总之,孕妇的工作量不要达到疲劳的程度,且我国规定女职工产前2周即可休假。

(四) 衣着

应较平日衣着宽松、穿脱方便、质地柔软些。孕妇新陈代谢率增加,棉织品宜吸汗,较纤维制品为好。着背带裙以肩部作为支撑,较用裤带缚于腹部舒适。乳房最好选用设计合适、前开式的乳罩将乳房托住。袜子要绷紧的长袜,在晚孕时即感舒适又可减少静脉曲张,紧身短裤或弹力吊袜带影响下肢静脉回流。不宜穿高跟鞋,高跟鞋使腰椎前突,背部过度伸展,容易跌倒,且易造成踝关节损伤。应穿防滑鞋,鞋后跟高度2cm左右,保持足的弓形,这样走路不容易疲劳、疼痛或抽筋。

(五) 洗澡

孕期应当经常洗澡。妊娠晚期由于子宫增大,孕妇容易失去平衡,浴室内应铺上防滑垫,防止摔伤。一般以淋浴为宜,以免水进入阴道。

(六) 牙齿保护

孕期注意牙齿清洁卫生。可能出现牙龈出血,可用药液漱口或抗感染治疗。必须拔牙时应避免全麻。有龋齿时可以进行修补,有脓肿应积极抗感染治疗。

(七) 性生活

正常妊娠对性生活虽无禁忌,但孕早期应节制或避免,以防流产的发生。妊娠最后6周应避免性生活,以防胎膜早破。要避免强烈刺激孕妇的乳头或子宫。对有反复流产、早产、阴道出血、前置胎盘或严重妊娠合并症者不应性生活。

(八) 预防免疫接种

美国妇产科医师协会(2012年)和加拿大妇产科医师协会(2009年)关于孕期免疫接种(immunization)的指南,可作为孕期需要免疫接种时的参考。

1. 活病毒疫苗和减毒活病毒疫苗包括麻疹、流行性腮腺炎、脊髓灰质炎减毒活疫苗(也称 Sabin 疫苗)、风疹、伤寒、牛痘、水痘-带状疱疹、黄热病;孕期禁忌接种。但是孕期不慎接种了活病毒疫苗和减毒活病毒疫苗的孕妇,没有必要建议孕妇终止妊娠。

2. 灭活病毒疫苗流感疫苗比较安全,流感期间可以接种。狂犬病疫苗、甲型肝炎或乙型肝炎接种指征与非孕期相同。乙型脑炎疫苗的接种要慎重权衡接种与不接种对母儿的影响。孕期存在脊髓灰质炎感染风险时,可以考虑接种灭活脊髓灰质炎疫苗(inactivated poliovaccine, IPV),又称 Salk 疫苗。

3. 灭活菌苗脑膜炎双球菌和肺炎双球菌疫苗接种按照非孕期规定进行,霍乱和鼠疫疫苗孕期安全性不确定,接种应权衡利弊。

4. 被动免疫注射高效免疫球蛋白(乙型肝炎、狂犬病、破伤风、水痘)应在暴露后立即注射。麻疹和甲肝易感者可以注射丙种球蛋白。有破伤风和白喉杆菌感染可能者应注射抗毒素。

(九) 吸烟

孕前有些妇女吸烟,妊娠后必须戒烟。丈夫吸烟对胎儿生长发育亦有影响。吸烟对胎儿影响的大小与吸烟量有关,产前检查时要注意询问并告诉孕期主动及被动吸烟的害处。迄今的研究表明吸烟孕妇中20%出现低体重儿,体重平均减少200g,早产、胎儿死亡、胎盘早剥和前置胎盘发生率升高,其机制在于增加胎儿碳氧血红蛋白水平,减少子宫胎盘血流,导致胎儿缺氧。有些国家甚至在香烟包装盒警告孕妇"妊娠期吸烟可导致胎儿损害、早产和低出生体重"。此外,近年来临床上偶可见到吸毒(海洛因、大麻、可卡因等)的孕妇,这类孕妇常不愿进行产前检查,多隐瞒病史,对吸毒可疑者,应注意观察精神面貌、眼神和手上有无注射的针眼有助于识别。

(十) 饮酒

孕期应当禁止饮用含酒精的饮料。酒精有潜在的致畸效应,可能导致胎儿酒精综合征(fetal alcohol syndrome),其特征为发育迟缓、小头畸形、小眼畸形、腭裂、外生殖器畸形和中枢神经系统异常等。但酒精对妊娠的不良影响在戒酒后可以很快消失。

(十一) 药物

绝大部分药物孕期使用的安全性尚不甚清楚,因此孕期应当避免不必要的用药,特别是受孕后3~8周更是用药的危险期。孕期使用任何药品要考虑对胎儿的影响,必须使用的药物应权衡利弊,并征得孕妇及家属的同意。用药前仔细阅读药品说明书,查阅美国食品与药品管理局(FDA)孕期药品分类,有助于孕期用药的安全性(详见孕期用药章）。

五、孕期常见症状及其处理

1. 消化系统症状　于妊娠早期出现恶心、晨起呕吐者，可给予维生素 B$_6$ 10～20mg，每天 3 次口服；消化不良者，可给予维生素 B$_1$ 20mg、干酵母 3 片及胃蛋白酶 0.3g，饭时服用，每天 3 次。若已属妊娠剧吐，则按该病处理。

2. 贫血　孕妇于妊娠后半期对铁需求量增多，仅靠饮食补充明显不足，应适时补充铁剂，补充元素铁 60～100mg，维生素 C 300mg，每天 3 次口服。

3. 腰背痛　妊娠期间由于关节韧带松弛，增大的子宫向前突使躯体重心后移，腰椎向前突使背伸肌处于持续紧张状态，常出现轻微腰背痛。若腰背痛明显者，应及时查找原因，按病因治疗。必要时卧床休息、局部热敷及服止痛片。

4. 下肢及外阴静脉曲张　于妊娠末期应尽量避免长时间站立，可穿有压力梯度的弹力袜，晚间睡眠时应适当垫高下肢以利静脉回流。分娩时应防止外阴部曲张的静脉破裂。

5. 下肢肌肉痉挛　是孕妇缺钙表现。补充钙剂，600mg/d；每天 1～2 次口服。

6. 下肢水肿　孕妇于妊娠后期常有踝部及小腿下半部轻度水肿，经休息后消退，属正常现象。若下肢水肿明显，经休息后不消退，应想到妊娠期高血压疾病、合并肾脏疾病或其他合并症，查明病因后及时给予治疗。

7. 痔疮　于妊娠晚期多见或明显加重，系因增大的妊娠子宫压迫和腹压增高，使痔静脉回流受阻和压力增高导致痔静脉曲张。应多吃蔬菜，少吃辛辣食物，必要时服缓泻剂软化大便，纠正便秘。

8. 便秘　妊娠期间肠蠕动及肠张力减弱，加之孕妇运动量减少，容易发生便秘。应养成每天按时排便的良好习惯，并多吃纤维素含量高的新鲜蔬菜和水果，必要时口服缓泻剂，睡前口服果导片 1～2 片，或用开塞露、甘油栓，使大便滑润容易排出，但禁用硫酸镁，也不应灌肠，以免引起流产或早产。

9. 仰卧位低血压　妊娠末期，孕妇若较长时间取仰卧姿势，由于增大的妊娠子宫压迫下腔静脉，使回心血量及心排出量减少，出现低血压。此时若改为侧卧姿势，使下腔静脉血流通畅，血压迅即恢复正常。

【临床特殊情况的思考和建议】

要重视孕前保健，提早识别出不宜妊娠或现阶段暂时不宜妊娠的人群，并给予正确的指导。

产前保健的检查时机和内容只是针对健康孕妇人群，临床上面对高危孕妇以及有特殊主诉、症状的孕妇切不可

拘泥于常规的检查项目和时间，一定要注意提供个体化的保健方案。

随着人口流动性的增加，曾经具有显著地域性分布的疾病（如地中海贫血）如今人群区域界线越来越模糊，当常规检查或治疗不能够解释孕妇的异常表现时，要考虑到该类疾病的发生。

参考文献

1. 漆洪波，杨慧霞. 期待我国的产前保健检查走向规范化. 中华妇产科杂志，2011，46（2）：81-83
2. 中华医学会妇产科分会产科学组. 孕前和孕期保健指南. 中华妇产科杂志，2011，46（2）：150-153
3. 曹泽毅. 中华妇产科学. 第 3 版. 北京：人民卫生出版社，2014
4. 沈铿，马丁. 妇产科学. 第 3 版. 北京：人民卫生出版社，2015
5. Update on immunization and pregnancy. Committee Opinion No. 521. American Collegeof Obstetricians and Gynecologists. Obstet-Gynecol，2012，119：690-691
6. National Institute for Health and Clinical Excellence. Antenatal care routine care for the healthy pregnant woman. NICE clinical guideline 62. London：NICE，2008：1-56

（漆洪波）

第五节　围绝经期保健和绝经后期保健

关键点

1. 绝经指妇女一生中的最后 1 次月经，是一个回顾性概念，一般需要在最后 1 次月经 12 个月之后方能确认。绝经（menopause）的真正含义并非指月经的有无，而是指卵巢功能的衰竭。

2. 围绝经期和绝经后期围绝经期（perimenopause）的起点是从临床特征，内分泌学及生物学上开始出现绝经趋势（如月经周期紊乱等），终点为最后 1 次月经后 1 年。绝经后期（postmenopause）是指从绝经一直到生命终止的这段时期。

3. 激素治疗主要指对卵巢功能衰退的妇女，在有适应证、无禁忌证的前提下，个体化给予低剂量的雌和（或）孕激素药物治疗，是目前缓解绝经相关症状最有效的方案。强调治疗的窗口期，一般为绝经 10 年之内或 60 岁之前。

人的一生是一个循序渐进、不断发展变化的过程，历经五个主要时期：幼年期，青春期，生育期，围绝经期和老年期。围绝经期可大致分为绝经过渡期、绝经期和绝经后期。绝经过渡期指是从绝经前的生育期走向绝经的一段过渡时

期,是从临床特征,内分泌学及生物学上开始出现绝经趋势(如月经周期紊乱等)直至最后1次月经的时期。绝经过渡期又分为绝经过渡期早期和绝经过渡期晚期。进入绝经过渡期早期的标志是40岁以上的妇女在10个月之内发生两次相邻月经周期长度的变化大于7天,进入绝经过渡期晚期的标志是月经周期长度超过原月经周期2倍以上。绝经后期指绝经1年以后至进入老年期的一段时期。从绝经过渡期开始到绝经期,又被定义为围绝经期,是女性卵巢功能从旺盛走向衰退的生理时期,是更年期中更值得关注的时期。在此时期,妇女的生理和心理将经历重大变化,保健的重点就在于帮助妇女实现平稳过渡,预防疾病的发生。

根据2010年第六次人口普查数据显示,我国60岁及以上的老年女性人口规模已达到9055万。重视并做好围绝经期保健,是预防老年性疾病和提高生命质量的关键和基础,对个人、家庭和社会都有着十分重要的意义。

一、围绝经期妇女的生理特点

妇女围绝经期的生理变化,都与卵巢的衰老密切相关。卵巢的衰老主要表现在两个方面:①卵泡的减少,卵巢形态老化,体积缩小;②卵巢功能衰退。这使妇女在生理上发生一系列变化。

(一) 内分泌的变化

1. **生殖激素** 女性的生殖内分泌变化主要是卵巢和下丘脑垂体功能的改变。经历30多年的生育期,卵巢内的卵泡逐渐被消耗,卵巢的皮质变薄,卵泡稀少。绝经期妇女的卵巢中仅有少数卵泡,偶尔可能有卵泡生长和闭锁过程。卵巢不再能合成足够的雌激素,因此,下丘脑-垂体激素明显上升,加强对卵巢的刺激。但卵巢对FSH已不能反应,没有卵泡能够发育成熟,雌激素维持于低水平状态,也不能合成孕激素和雄激素。

(1) 雌激素:在绝经过渡期,与卵泡的减少和不规则发育相应,雌二醇水平急剧下降,直至绝经后1年,以后再缓慢下降至绝经后4年,此后维持在很低水平。绝经后妇女体内的雌激素主要是由雄烯二醇、睾酮等转化而来的雌酮,50岁以上妇女的转化率比年轻妇女高2~4倍,转化部位主要在脂肪与肌肉组织。绝经后雌酮水平亦下降,但比雌二醇轻。

(2) 孕酮:当卵巢开始衰退,卵泡发育程度不足,首先明显变化的是孕激素的相对不足;卵泡发育不充分的程度增强,以致无排卵,发生孕酮绝对不足。绝经后孕酮水平进一步降低,约为年轻妇女卵泡期的1/3。

(3) 雄激素:绝经后雄烯二醇血中含量仅为育龄妇女的一半,主要来自肾上腺(85%),来自卵巢的只有15%。睾酮在绝经后略有下降。

(4) 垂体促性腺激素:围绝经期FSH和LH均有升高,以FSH值的升高较为明显,可为原来的10倍以上,LH值仅上升3倍。绝经2~3年内,FSH/LH达最高水平,以后随年龄增长逐渐下降,但仍在较高水平。

(5) 抑制素:绝经后妇女血抑制素浓度下降,较雌二醇下降早且明显,可能成为反映卵巢功能衰退更敏感的标志。绝经后卵泡抑制素降低,而FSH升高。

2. 其他内分泌激素

(1) 肾上腺皮质激素:氢化可的松及醛固酮的分泌在绝经前后不发生变化,可是肾上腺分泌的脱氢表雄酮及其硫酸盐在绝经后急剧下降。

(2) 甲状腺:绝经后血总 T_4 水平无改变; T_3 随年龄的增长而下降25%~40%,但并不存在甲减。

(3) 甲状旁腺激素:随年龄增长而增加,有促进骨吸收,加速骨质消融的作用。

(4) 降钙素:绝经后减少,其抑制骨消融的作用减弱,使骨质易丢失。

(5) β-内啡肽:绝经后明显降低,导致潮热与情绪波动。

(6) 胰岛B细胞:绝经影响胰岛B细胞功能,胰岛素分泌与糖耐量均有轻度降低。

(二) 月经的改变

进入围绝经期后,随着卵巢功能的衰退,先是黄体功能不足,孕激素相对不足;随后雌激素下降,经常无排卵。因而绝经过渡期相应的临床表现,开始为月经周期缩短,一段时间后周期不规则,出血量时多时少,可2~3个月来潮1次或1个月来潮2次,持续2~3天或10多天。此时期的异常子宫出血属于绝经相关疾病。当卵巢分泌的性激素减少到不能促使子宫内膜生长时,子宫内膜菲薄,就表现为绝经。确认绝经是回顾性的,当月经停止12个月以后,才可以认为是真正绝经,1年前的那次月经才能够定义为最终月经。

绝经年龄可受遗传、营养、居住地区的海拔高度、嗜烟等因素的影响。自然绝经的年龄一般在45岁至55岁间,个体差异较大。意大利、伊朗和斯洛文尼亚女性的平均绝经年龄为50~51岁,而在韩国、中国台湾省和新加坡等亚洲地区,女性的平均绝经年龄为47~50岁。中国城市女性自然绝经年龄为48.72岁;2010年上海地区调查1510人,平均自然绝经年龄为48.9岁。

(三) 生殖器官和泌尿生殖道萎缩

生殖器官由于缺乏雌激素而逐渐萎缩,大小阴唇萎缩,阴道黏膜变薄失去弹性,阴道穹隆狭窄变浅,宫颈及子宫体积萎缩。阴道上皮萎缩,分泌物减少,糖原消失,阴道酸度不足,可出现老年性阴道炎。同时宫颈管内膜萎缩,无黏液塞保护,子宫内膜变薄,可出现老年性子宫内膜炎,甚至形成宫腔积脓。骨盆底肌肉、韧带和筋膜也同时出现退化,可能导致子宫脱垂、膀胱膨出和直肠膨出。由于生殖道的萎缩,女性会发生性交痛,以致厌恶性生活。

泌尿道与生殖道有组织同源性,尿道黏膜萎缩,变薄,可能出现尿道黏膜脱垂。由于阴道的萎缩,使尿道与耻骨联合的角度从90°变为180°,开口接近阴道口,任何阴道操作或性行为可能增加对尿道的压力,而容易发生排尿不适、尿频和感染,单用抗感染治疗,效果不易巩固,常会反复发作。由于尿道位置和膀胱尿道后角发生改变,常常使小便不能控制,有溢尿现象,直立时更甚,称为压力性尿失禁。

（四）第二性征

由于雌激素的作用广泛,雌激素的下降还可以导致第二性征及其他方面的变化。妇女进入围绝经期,乳房松弛下垂,声音变得低沉;体型也发生变化,腰围增大,常呈向心性肥胖。

（五）心血管系统

雌激素水平降低,对心血管的保护作用消失,心血管的功能渐渐减退,自主神经系统功能不稳定,体温调节中枢受影响,对血压的反射性调整能力减退,也容易出现血压不稳定,容易出现体位性低血压,下蹲之后突然站立时,可出现头晕、眼前发黑,以至晕倒的现象。动脉血管壁出现脂质沉积,逐渐发生血管腔狭窄、动脉硬化,60岁以后冠心病、脑卒中的风险增加。

（六）呼吸、消化与代谢

人的肺泡和小支气管的口径随年龄的增长而扩大,同时肺血管数目又有所减少,均不利于气体交换。加之,肺泡间质纤维量增加,肺的可扩张能力下降,肺活量减小,最大通气量减小,都使呼吸功能低于年轻妇女。

消化和代谢率明显下降。进入50岁以后,因消化液的下降,其消化能力比年轻时下降2/3;基础代谢率30岁以后平均每年以0.5%的速度下降。由于代谢能力下降,胰岛素的分泌减少,2型糖尿病的发病危险升高。血脂的调节能力下降,如不注意控制饮食,易出现高血脂。高血糖和高血脂都是心血管疾病的危险因素。

骨代谢(bone metabolism)从35岁后开始进入负平衡,40岁即可出现骨量丢失,主要与雌激素水平下降有关。绝经后雌激素水平急剧下降,骨转换增加,骨吸收大于骨形成,其结果是骨量丢失。骨量减少的程度与雌激素在体内的水平有关,丢失的速度在绝经早期快于晚期,松质骨快于皮质骨。绝经后妇女骨质疏松的发病率明显高于男性,容易发生骨折及出现身材变矮,驼背、圆背等情况。

（七）神经系统

围绝经期妇女因处在一个分泌改变的转折期,由于多种内分泌的相互影响,会出现或轻或重的自主神经系统功能失调的现象。最明显的是潮热、出汗、心悸、晕眩等。会感到自胸部向颈部及面部扩散的阵阵热浪上升,同时上述部位皮肤有弥散性或片状发红,往往伴有出汗,出汗后热有皮肤散发后,又有畏寒感。有时单有热感而无潮热及出汗,

白天黑夜任何时候都可能发生。每次持续数秒钟至数分钟不等。这是血管舒张和收缩失调的一系列表现。

自主神经系统功能失调的症状还可以表现为疲乏、注意力不集中、抑郁、紧张、情绪不稳、易激动、头昏、耳鸣、心悸、心慌等。这些表现因人而异、轻重不一、发作频率亦不相同。

（八）其他

进入围绝经期,皮肤、毛发、眼、耳、鼻、齿等也开始出现相应的变化。

1. **皮肤**　表皮细胞增殖减少,失去弹性,皮肤显得干燥、粗糙、多屑,甚至有瘙痒感。

2. **毛发**　毛发由于髓质和角质的退化而变软,头发脱落和稀疏开始出现,而毛发颜色的变化尚不明显。常因雌激素水平降低而雄激素作用相对明显,出现雄性化特征,包括男性型双侧颞部脱发,下颌及上唇长出胡须。

3. **眼**　由于晶状体弹性和睫状肌作用的逐渐减弱,屈光调节力降低,出现视物模糊的"老花眼"现象。

4. **耳**　听力减退,在进入围绝经期后加速。随着年龄的增长,耳蜗中高调音频感受器功能首先减退,因此高音调比低音调听力减退更为明显。此外,进入围绝经期平衡功能也有所减退,尤其是乘飞机、轮船时容易发生晕眩。

5. **鼻**　由于鼻黏膜变薄,腺体细胞退化,鼻腔易感干燥,亦易发生鼻出血。

6. **牙**　围绝经期妇女牙齿开始松动。牙齿松动甚至脱落提示骨骼骨质的健康状况不佳,两者有明显的相关性。

二、围绝经期妇女的心理特点

神经系统和内分泌系统密切相关,相互影响,由于脑垂体与卵巢间的内分泌平衡失调,神经系统出现不稳定现象,使围绝经期妇女心理上发生一些变化。最大变化是感到自己从此衰老了,尤其是在这阶段常有生活和工作环境的改变,对思维、情绪的影响很大。可能产生悲观、忧郁、烦躁、失眠与神经质等表现,甚至出现情绪低落、性格及行为的改变。常见的心理特点有:

（一）情绪和性格

情绪不稳定的表现最多样化,典型的为易激动、激怒、紧张、焦虑、恐惧,还爱哭。年轻时健谈开朗,对环境适应能力强的妇女,到了围绝经期,有的沉默寡言,倔脾气,独自郁闷;有的絮絮叨叨,爱抱怨;有的感情丰富,易笑也易哭;有的心神不定,做事不顺就发火,烦躁;有的缺乏自信,无端的胆怯,害怕独自出门。在一些特殊情形如中年丧偶、子女远离、工作不称心、意外事故和生病等,可能诱发围绝经期抑郁症。雌激素可改善围绝经期妇女轻度抑郁症状,对伴有重度抑郁症状者需同时服用抗抑郁等精神类药物协同治疗。

（二）记忆和思维

记忆力常减弱，以近时记忆减退为特点；注意力也常不能集中，不易集中思想，有时思维不连贯或思维中断；有时做事也中断，不知该干什么。思维迟钝或喜欢灰色的回忆即回忆生活中一些不愉快的事。

（三）心理敏感性

对待事物可能变得多疑、猜忌，一点小事可以产生许多联想，甚至不着边际的猜想。比如身体不舒适时，会设想患了重病甚至绝症，增加焦虑或抑郁情绪。有的怕看病，怕听到心里害怕的结果；有的反复就诊，疑心医生对她隐瞒病情。在人际交流中也容易引起误会，影响社会适应能力。

（四）性心理障碍

许多围绝经期妇女在围绝经期遇到了月经紊乱、阴道炎、性交疼痛等麻烦，对性生活产生了消极心理，误认为女性的围绝经期就是性能力和性生活的中止期。有些妇女误将"绝经"与"绝欲"等同起来。这种心理障碍，压抑了自己性生理需求，加重了性功能障碍，不但使性生活过早终止，还容易造成夫妻间相互冷漠，疏远，妇女情绪变坏。

（五）认知能力

知觉迟钝，动作缓慢，认知能力减退，定向能力减退。老年性痴呆是老年期常见病。阿尔茨海默病（Alzheimer's disease，AD）和血管性痴呆（vascular dementia，VD）是老年期痴呆中最常见的疾病。老年痴呆病是指在老年期发生的各种病因所致的痴呆症。痴呆可以由动脉粥样硬化、肿瘤或其他未知的原因造成。

上述种种围绝经期所可能出现的心理变化，并不会在一位围绝经期妇女的身上集中出现。正确认识围绝经期出现的生理与心理变化，不必惊恐不安。保持精神乐观和情绪稳定，是顺利度过围绝经期最重要的心理条件。

三、围绝经期的健康问题

绝经前后多数妇女开始出现雌激素缺乏相关症状。早期主要是血管舒缩症状、精神神经症状和躯体症状，绝经数年后逐渐出现泌尿生殖道萎缩性变化、代谢改变和心血管疾病、骨质疏松及认知功能下降等退行性改变。一般不很明显，常常能逐渐适应，不必作特殊的治疗。但有一些妇女由于种种因素，如健康情况不良、家庭或社会关系不很和谐、工作事业不很顺利、或经常独居而缺乏亲情的关怀、或因病作双侧卵巢切除或经受盆腔放射治疗而引起绝经等，以及某些不明的因素，所发生的症状比较明显，可能诱发各种健康问题，影响身心健康。

常见的健康问题简述如下：

（一）绝经综合征

绝经综合征（climacteric syndrome，menopausal syndrome，MPS）指妇女绝经前后出现的一系列绝经相关症状，主要症状发生率前10位依次为失眠、骨关节痛、性欲下降、疲乏、潮热出汗、易激动、眩晕、抑郁、头痛、感觉异常。这些症状中尤以自主神经功能失调的症状与精神神经方面的症状最为突出，因此这两类症状也是须作病因治疗与对症治疗的重点。Ishizuka等报道，日本川崎市北部3个病房50岁妇女的绝经综合征状中潮热、疲乏、僵硬肩发病率分别为36.9%、64.7%、75.4%。这些数据与以往国内外的报道相接近。

总之，并不是所有的围绝经期妇女都出现症状，症状严重者也较少见。如能使妇女掌握围绝经期综合征的有关知识，给予心理卫生的指导，辅以一定的药物治疗，以乐观而积极的态度对待，可以使妇女顺利摆脱困扰，平稳渡过围绝经期。

（二）慢性疲劳和心理障碍

疲劳有两层含义，身体疲劳和心理疲劳。心理疲劳的大部分症状是通过身体疲劳表现出来，所以往往被人忽视。在围绝经期，心理疲劳的症状与围绝经期自主神经系统功能失调的表现有不少相似处，更易被忽视。心理疲劳会加重围绝经期心理变化引起的心理异常，会诱发心身疾病，如不及时消除，最后导致心理障碍如焦虑症和抑郁症。

（三）代谢综合征

代谢综合征（metabolic syndrome，MS）是指超重或肥胖、糖代谢异常或糖尿病、高血压与血脂紊乱之四项中具有任何三项的病症。妇女进入围绝经期后，如不注意根据自身生理变化的特点及时合理调整营养，培养良好的饮食习惯，不重视适当运动和进行体格锻炼，极容易发胖。代谢综合征的基本病因是胰岛素不敏感（即胰岛素抵抗）和高胰岛素血症，而肥胖、运动量减少以及体内雌激素缺乏也会引起或加重胰岛素不敏感和高胰岛素血症。近年来围绝经期妇女的代谢综合征的发病率有增高趋势，因而心血管病的发病率也增加。

（四）异常子宫出血

由于卵巢排卵功能逐渐丧失，体内雌激素水平不稳定，又缺乏孕激素作用，使子宫内膜呈现各种类型的增生期或增生过长变化，以致引起不规则子宫出血，经期延长，经血量增多。不及时治疗还可导致贫血，影响健康。

（五）老年性阴道炎及尿路感染

体内雌激素水平的降低，阴道和尿道黏膜的防御能力减弱，很容易发生阴道炎及尿路感染，若仅采用一般消炎治疗，常会反复发作。治疗中应重视雌激素的补充，以改善黏膜情况，提高疗效，减少复发。

（六）肿瘤

围绝经期妇女有多种内分泌失调，且由于暴露于细菌病毒，污染的环境与致癌因素的接触时间较长，加上有的妇女有多坐少动、营养不平衡、吸烟及酗酒等不良生活习惯，因而是各种肿瘤的好发时期。生殖系统的良性肿瘤，常见者为子宫肌瘤与卵巢良性肿瘤。恶性肿瘤常见者为宫颈癌、子宫内膜癌与卵巢癌。近年来，乳腺癌的发病率有增多趋势。必须提高警惕，做到恶性肿瘤的"三早"，即早发现、早诊断、早治疗。

（七）骨质疏松症

骨质疏松症是绝经妇女容易发生的骨质代谢异常的疾病。雌激素减少，骨转换增加，骨吸收大于骨形成，因而骨量逐渐减少。本病的主要病理变化包括骨膜下皮质变薄，内层松质骨的骨小梁变细断裂，使骨小梁间的孔隙增多，以致骨骼变为疏松而容易发生骨折。如在跌跤或受外伤后常可引起股骨颈、腕骨或肱骨等部位骨折，或引起脊柱压缩性骨折。围绝经期妇女每年骨质的平均丢失率达 $1\% \sim 3\%$ 或更多，使骨折的发生率增加，骨折的并发症可危及生命，也是致残的重要原因之一。药物治疗能阻止骨质的进一步丢失，但不能使已断裂的骨小梁结构恢复正常，故预防比治疗更为重要。

（八）性功能障碍

由于生理上的变化和心理、社会因素的影响，很容易发生性功能障碍，多数以性欲减退为主。如：围绝经期综合征的出现，往往使妇女不易控制自己的情绪，烦躁、易怒，神经过敏加上潮热、出汗、失眠等症状，容易产生对性生活的厌恶，甚至反感，因而会抗拒丈夫的要求。再则由于阴道分泌减少，干涩不滑润，阴道炎等，会造成性交困难和疼痛，还会有出血或损伤，故而有抗拒、抵制等动作。此外，由于缺乏对性生活的科学理解，加上社会上错误观念的误导，误认为"绝经即绝欲"、"老则无性"，谈性色变，把"性"认为是羞耻的事，错误的、有意识地避开或抑制性活动，久而久之造成性器官失用性萎缩，逐步趋向和加重性欲低下。其他因素如工作繁忙、疲劳影响精力和体力；婚姻关系不佳、夫妻经常冲突在心理上影响性功能。

极少数妇女进入围绝经期后，身体健康，但担心自己变老，怕丧失性功能而出现"性紧迫感"，对性的要求增多而产生性欲亢进。

四、围绝经期保健要点

围绝经期保健应以促进围绝经期妇女身心健康为目标，使她们能顺利地渡过这一"多事"的过渡时期。围绝经期保健的工作内容要针对围绝经期妇女的生理、心理、社会特点和围绝经期常见的健康问题，采取有效的防治措施和排除不良的社会、环境因素的干扰。主要是通过健康教育和咨询服务提高这一特殊人群的自我保健能力，包括建立健康的生活方式，定期监测自身健康状况和学会自我查病。正确、科学地使用激素治疗，不仅有利于缓解围绝经期各种症状，还能预防低雌激素相关疾病，也是围绝经期保健的主要内容之一。

随着社会的老龄化，围绝经期妇女的人数亦相应增长，围绝经期保健的服务对象面广量大。妇幼保健机构及各级医院除开设围绝经期保健门诊以适应围绝经期妇女的保健需求外，还应重视深入社区，开展社区妇女围绝经期保健服务。

（一）建立健康的生活方式

由于在生活中会有各种有害的精神的或物质的因素危害人们的身心健康，建立健康的生活方式，远离这些有害的因素，就能维护健康。妇女到了围绝经期，更易受各种不良因素的影响，因此建立健康的生活方式更加重要，特别要注意以下七方面：

1. 合理调整营养和培养良好的饮食习惯　平衡饮食有利于代谢平衡，预防代谢综合征。妇女到了围绝经期，新陈代谢需求降低，雌激素水平下降对体内脂代谢、糖代谢等产生影响，饮食安排要注意低热能、低脂肪、低盐、低糖、多饮水，并注意增加钙的摄入量和补充抗氧化剂。主食要粗细搭配，副食要荤素搭配。一日三餐定时，少吃零食。

2. 适当运动　保持生命活力有利于预防骨质疏松。坚持经常的体育锻炼，如户外散步、慢跑、打太极拳或做健身操，多接受阳光，以加快全身的血液循环，增强体质与增加机体合成维生素 D 的能力，每天半小时至 1 小时为宜。

3. 充分睡眠　尽量做到起居有定时，劳逸要结合。尽量减少夜生活，早睡早起，保证较充足的睡眠，以加强身体的防病功能。围绝经期妇女更应避免经常睡得过晚，为了赶任务而开夜车，保证每晚睡眠 $7 \sim 8$ 小时。

4. 维持心理平衡　围绝经期妇女容易焦虑、紧张，要注意劳逸结合，做到有张有弛；要学会正确对待各种矛盾冲突；要以乐观的态度对待身体上出现的暂时性的不适；自感烦躁、抑郁时，要进行自我调节、自我疏导。有明显的围绝经期综合征的症状与思想顾虑较多者，必须接受心理卫生咨询，及早排除心理障碍。在业余多参加一些有益的社交活动，多接受新事物，多培养各方面的兴趣与爱好，有利于解除思想顾虑，树立自信心，提高生活质量。

5. 维持正常体重，保持正常体态　围绝经期妇女如热量摄入过多，脂肪沉积在腹部、腰臀部、背肩、臀部、乳房等处，形成"发福"体型。这样不仅使体态显得臃肿，行动迟缓，提早出现老态，而且脂肪在某些器官中堆积和能量过剩会造成器官功能及代谢障碍。

6. 注意个人卫生　特别是保持外阴清洁，勤换内裤，有利于预防老年性阴道炎及尿路感染。

7. 和谐性生活　围绝经期妇女常因生理上和心理上的性功能障碍，影响性生活，应及早就医，予以排除。

（二）自我监测

掌握健康的标准和常见病的早期症状，提高自我监测和自我查病能力,定期进行监测和记录,能及时发现自己身心健康的偏异和及早发现疾病,及早进行矫治,维护健康,这是自我保健的另一重要内容。围绝经期妇女自我监测的内容包括以下五方面:

1. 健康的自我评定　近年,世界卫生组织具体提出了身体健康和心理健康的衡量标准,即"五快"和"三良好"。"五快"即:食得快,指胃口好、吃得迅速、不挑食;便得快,指大小便轻松自如,感觉良好;睡得快,指入睡迅速,睡眠较深,醒后头脑清、精神爽;说得快,指说话流利,表达正确,合乎逻辑;走得快,指步伐轻快,转体敏捷,行动自如。"三良好"即:良好的个性,指性格温和、意志坚强,感情丰富,胸怀坦荡,心境达观;良好的处世能力,指沉浮自如,观察问题客观,有自控能力,能应付复杂环境,对事物的变迁保持良好的情绪,有知足感;良好的人际关系,指待人宽厚,珍惜友情,不吹毛求疵,不过分计较,能助人为乐,与人为善。

2. 定期测量体重和腰围　出现体重超过标准体重,就应调整饮食,增加运动。不明原因的消瘦和体重减轻亦必须引起重视。

3. 记录月经卡　围绝经期妇女无排卵的月经较多,经期、周期以及经血量都可能发生变化,按时做好记录,既可及时发现异常,又可作为医生诊治及用药的参考。

4. 围绝经期常见妇科病早期症状的识别　除了围绝经期综合征的症状外,白带异常、绝经后出血都是妇科病的症状,应及时诊治。妇女进入围绝经期后应主动地定期地参加妇科普查,或1～2年做一次常规检查,包括宫颈细胞学检查,有利于早发现妇科疾病。

5. 乳房自我检查　自查方法:一望二触。

- **望**:在三个不同的姿势下观察皮肤、乳头、乳晕的任何外表改变。

- **触**:四指并拢伸平触摸,而不是用手指尖;以乳头为中心按外上、内上、内下及外下顺序轻轻移动抚摸;最后检查乳头、乳晕区。乳房组织应当是柔软、均匀的,如果扪及肿块,请尽快找医生进一步检查。

（三）激素治疗或激素补充治疗

激素治疗(hormone therapy,HT)或激素补充治疗(hormone replacement therapy,HRT),以往译作"激素替代治疗",因避免可能发生的对雌、孕激素剂量完全代替卵巢所分泌激素的误解,目前多用"激素治疗"或"激素补充治疗"或"绝经相关激素治疗(menopause related hormone therapy,MHT)"。主要指对卵巢功能衰退的妇女,在有适应证、无禁忌证的前提下,个体化给予低剂量的雌和(或)孕激素药物治疗。

有绝经相关症状、泌尿生殖道萎缩相关的问题、有骨质疏松症的危险因素(低骨量)及绝经后骨质疏松症的妇女适宜接受 HT。以国际绝经协会(International Menopause Society,IMS)为代表的全球绝经协会,在 2013 年牵头完成《绝经激素治疗的全球共识声明》。中华医学会妇产科学分会绝经学组结合我国的具体情况,在我国 2009 版指南的基础上多次讨论修改,形成了《绝经期管理与激素补充治疗临床应用指南(2012 版)》。以上都为卫生健康提供者和 HRT 使用者提供了治疗指南。

1. 关于获益　关于 HT 的利益/风险分析与讨论已经有 70 年历史,随着科学的发展与进步,目前国内外妇女健康研究领域的专家意见基本一致。针对利益/风险分析,已形成了日趋完善的临床应用指南。IMS2013《绝经激素治疗的全球共识声明》提出,总体上对于＜60 岁或绝经 10 年内(窗口期)的女性,HT 益处大于风险。具体来讲,对于任何年龄的女性,HT 都是治疗绝经相关的血管舒缩症状最有效的方法;对于窗口期内有骨折高危因素的女性,HT 可以恰当有效地预防骨质疏松相关性骨折;对于窗口内女性,单独应用雌激素可降低冠心病发病率和全因病死率,雌孕激素联合可降低全因病死率,但对冠心病发病率的影响证据尚不足。但是,我国目前仅有约 1‰的绝经女性在接受 HT,应当充分认识 HT 的益处,指导妇女正确使用,以提高我国妇女的健康水平。

2. 关于不良反应　口服 HT 增加静脉血栓栓塞和缺血性卒中的发生风险,但对于＜60 岁的女性,绝对危险低,属于罕见级别;经皮途径风险较低。50 岁以上女性 HT 相关的乳腺癌风险问题复杂且尚未明了。所增加的乳腺癌风险主要与配伍的孕激素有关,并与应用的持续时间有关。源于 HT 的乳腺癌发生风险很低,并且在停止用药后风险会下降。

3. HT 的适应证、禁忌证和慎用情况

（1）HT 的适应证

1）绝经相关症状(A 级证据):月经紊乱、潮热、多汗、睡眠障碍、疲倦、情绪障碍如易激动、烦躁、焦虑、紧张或情绪低落等。

2）泌尿生殖道萎缩的相关症状(A 级证据):阴道干涩、疼痛、性交痛、反复发作的阴道炎、排尿困难、反复泌尿系统感染、夜尿多、尿频和尿急。

3）低骨量及骨质疏松症(A 级证据):包括有骨质疏松症的危险因素及绝经后骨质疏松症。

（2）HT 的禁忌证:已知或可疑妊娠;原因不明的阴道出血;已知或可疑患有乳腺癌;已知或可疑患有性激素依赖性恶性肿瘤;患有活动性静脉或动脉血栓栓塞性疾病(最近 6 个月内);严重的肝、肾功能障碍;血卟啉症、耳硬化症;已知患有脑膜瘤(禁用孕激素)。

（3）HT 的慎用情况:慎用情况并非禁忌证,是可以应用 HT 的,但是在应用之前和应用过程中,应该咨询相应专业的医师,共同确定应用 HT 的时机和方式,同时采取比常规随诊更为严密的措施,监测病情的进展。包括子宫肌瘤、子宫内膜异位症、子宫内膜增生史、尚未控制的糖尿病及严重的高血压、有血栓形成倾向、胆囊疾病、癫痫、偏头痛、哮喘、高催乳素血症、系统性红斑狼疮、乳腺良性疾病、乳腺癌家族史。

4. HT 应用的治疗原则　绝经妇女 HT 的要点是早期应用,低剂量应用,规范应用,HT 的个体化应用是获得最大利益和最低风险的关键。在预防窗口期的早期应用HT,利益/风险比值最大。HT 药物种类和给药途径的选择要考虑治疗目标、病人的偏好和安全问题,应当个性化。用药剂量应至最低且最有效的水平。对于卵巢功能低下的妇女,HT 所用药物的剂量应大于正常年龄绝经的妇女。

(1)规范化:应当按照 HT 临床应用指南,掌握适应证和禁忌证,做好应用 HT 前的评估、知情选择咨询与利弊分析、个体化用药与随访监测,以保证临床用药安全,保护更年期妇女的健康。

(2)早启动:"窗口期"理论。在 HT 领域中特指对绝经早期有症状的中年妇女进行 HT,会形成一个对骨骼、心血管和神经系统的长期保护作用的时间段。一般为绝经10 年之内或 60 岁以前。此阶段由于雌激素水平降低时间尚短,在组织器官功能尚健全、骨质丢失尚少、血管内皮形态尚完整时应用 HT,具有预防绝经后骨质疏松和心血管保护作用。从预防窗口期开始治疗,在雌激素缺乏的时间尚短,出现绝经相关症状,但尚未导致疾病发生时启动应用,可以获得最大利益和最小风险。对于仅以预防骨折为目的、既往未用 HT 且年龄≥60 岁的妇女,不推荐开始使用 HT。这是因为 WHI 研究结果显示,50～59 岁妇女应用 HT,心血管疾病风险降低,冠心病的风险为 0.56,而70～79 岁妇女应用 HT,冠心病风险为 1.04。提示在动脉内皮保持完整时应用 HT 具有心血管保护作用,老年妇女已经出现动脉粥样硬化、附壁血栓形成时应用 HT 无保护作用,反而有害。

(3)个体化:HT 需从女性生活质量、健康优先和个体风险因素等方面进行综合考虑(如:年龄、绝经年限,以及静脉血栓、卒中、缺血性心脏病和乳腺癌的风险);用药剂量和持续时间应该与治疗目标和安全性相一致,并应个体化。应每年对 HT 的治疗疗效进行利弊评估,逐步确定个体所需的最低有效剂量,与病人共同制订个体化的用药方案。对于卵巢早衰的女性,推荐全身应用 HT 至少持续至自然绝经的平均年龄。对于仅有阴道干涩或性交不适症状的女性,首选局部的低剂量雌激素治疗。

(4)药物与给药途径:HT 主要是补充雌激素。单用雌激素的全身用药仅适用于已行子宫切除的女性,有子宫的女性 HT 时须加用孕激素。

雌激素的给药途径,口服比较方便,非口服途径如经皮肤、阴道给药避免肝脏首过效应,静脉血栓的风险可能低于口服给药。孕激素的给药途径,也是口服为主。在雌激素

持续用药的情况下,孕激素应持续或周期性添加,周期性添加者每月给予孕激素不短于 10～14 天;对使用含孕激素的宫内节育器或不添加孕激素的超低剂量 ET 的安全性,尚无充分资料证实。

5. 常用药物及用法　常用的药物以口服为主,雌激素类药物国产的有尼尔雌醇、戊酸雌二醇;进口的有结合雌激素、戊酸雌二醇。其中尼尔雌醇服用简便,而且经济。孕激素类药物常用的是国产的醋酸甲羟孕酮,进口的有环丙孕酮、地屈孕酮。其他非雌激素类的有 7-甲基异炔诺酮。非口服的药物目前仅有阴道霜剂,有雌三醇软膏、结合雌激素软膏、普罗雌烯阴道胶囊或乳膏、氯喹那多-普罗雌烯阴道片。目前尚无足够证据表明,植物雌激素可以作为 HT 的替代物。

(1)尼尔雌醇片:有 1mg 与 2mg 两种规格。每次 2mg口服,每 2 周一次。在有效控制症状后,可逐步减量到每次1mg,每 2 周一次。

由于其对子宫内膜的促增殖作用较弱,不必每月加服孕激素保护子宫内膜。最好能够做到 B 超随访子宫内膜厚度,发现＞5mm 时可以考虑用孕激素,如在 5mm 以内则每年用 1 次孕激素即可。如无 B 超随访条件,每 3～6 个月末加用一次孕激素,如无撤退性出血,改为每年 1 次。

(2)戊酸雌二醇:每片 1mg。用法为每天 1 次,每次1 片。

(3)结合雌激素:有 0.625mg 与 0.3mg 两种规格。每天 1 次,每次 1 片。

(4)甲羟孕酮:有 2mg 与 4mg 两种规格。与雌激素配伍使用。

- 周期序贯法:无论 21 天、28 天或更长时间的周期,都在周期的最后 10 天加服甲羟孕酮 8mg/d。
- 连续联合法:与雌激素同步服用,每天 2mg。

(5)复方制剂:戊酸雌二醇/雌二醇环丙孕酮片(由 11片雌激素 10 片雌孕激素组成),雌二醇/雌二醇地屈孕酮片(由 14 片雌激素和 14 片雌孕激素组成),为雌、孕激素复方制剂,供周期性序贯用药者选用。每天 1 片服用方便。

(6)7-甲基异炔诺酮:每片 2.5mg。每天 1 次,每次1.25～2.5mg。不必加用孕激素。适用于绝经后妇女。

(四)心理保健

围绝经期妇女的心理保健很重要,重视心理保健,维护心理健康有利于减轻围绝经期常出现的各种症状;如果经常处于焦虑与悲观的心态之中,则会加重这些症状并延迟其消退。围绝经期心理保健的方法有:

1. 保持良好的情绪　围绝经期妇女要战胜心理异常最重要的是学会调整情绪。运动是最有效的改变坏情绪的方法;聆听音乐也是已证实能改善情绪的方法。另外要学会转移注意力;学会幽默,善于从生活中揭示和升华其中的喜剧成分,淡化甚至驱除不利情绪,化消极为积极情绪。

2. 保持心理平衡

（1）要顺应变化的形势,适应环境,适应生活。

（2）要维持心理的适度紧张,对自己愿意做而又力所能及的事,争取多做,在生活中寻找乐趣。

（3）要做情绪的主人,学会摆脱消极情绪的纠缠,善于"转念冰解"。

（4）要学会积极暗示,遇事都往好处想,不自寻烦恼。

（5）要心胸宽阔,不要钻牛角尖,不可过分自重;尽量糊涂点,可减少很多不必要的忧虑。

（6）要保持与社会多接触,多参加同事亲朋聚会,不要把自己禁锢在家中。

（7）要使生活充满情趣,有节律、有兴趣。

（8）要克服自我中心,有话就讲出来,对别人多理解。

（9）要创造和睦家庭气氛,无论是儿女之间,还是儿媳、女婿之间都要公平,以礼相待,夫妻相亲相爱。

（10）要学会放松,以解身心疲劳。

（五）性保健

性生活是围绝经期妇女生命活动的一个组成部分。要通过各种健康形式向围绝经期妇女普及性知识,使她们了解这一时期的性生理、性心理、性功能变化,接受性技巧指导,扫除性心理障碍,及时对性功能障碍予以治疗。

1. 咨询疏导　夫妇共同咨询,分析可能产生的因素;畅言守密、解除顾虑,排除心理障碍;了解性生活不仅仅是性交,性敏感区的抚摸、亲吻、身体的接触等都属于性活动;随着年龄的增大,体力下降,有时不一定要求完成性交的全过程,以其他的性活动,通过夫妇间相互坦诚交换感受、相互支持提高兴趣,都会改进性功能。

2. 加强体格锻炼　围绝经期妇女尽可能进行适应自己的体格锻炼,每天除全身锻炼外,需要进行肛提肌运动,每天2～3组,每组30次左右;调整生活规律;适当饮食调理,保持合理营养。

3. 积极治疗现有的疾病。

4. 药物治疗　针对性激素水平低下,可选用激素治疗。对于有性交困难或性唤起困难的绝经女性,可连续单独使用睾酮治疗或是联合HT。口服尼尔雌醇、替勃龙、雌激素软膏阴道给药等均可改善局部症状,也可在性交时外阴用少量润滑剂。性功能亢进者可适当应用孕激素。

【临床特殊情况的思考和建议】

绝经过渡期"雌激素应用窗口期"的重要性:2011年国际绝经学会（IMS）的相关指南指出,绝经过渡期激素补充治疗（HRT）的安全性很大程度上取决于HRT的启用时机。"雌激素应用的窗口期"指绝经10年以内（平均绝经年龄50岁,其以后的10年内即小于60岁）。"窗口期"开始激素补充治疗（HRT）,效益最高,各种雌孕激素治疗相关

风险极低。

"雌激素应用窗口"的理论认为,在绝经过渡期,当心血管病变还处于初始阶段的时候应用雌激素,可以有效地延缓甚至逆转心血管病变的进展,达到预防疾病,改善生活质量的目的;而当妇女进入绝经晚期,血管的病变已经进入到较为严重的程度,已经发生动脉粥样硬化斑块,有损伤的动脉则已无益可获,补充雌激素将不能逆转这种病理改变,而且会通过血管扩张和炎性反应,可能会导致动脉粥样硬化斑块的脱落,引发栓塞,反而增加危险性。所以绝经过渡期,在掌握适应证、排查禁忌证的前提下,尽早启用激素补充治疗（HRT）,显得尤为重要。

参考文献

1. 中华医学会妇产科学分会绝经学组. 绝经期管理与激素补充治疗临床应用指南（2012版）. 中华妇产科杂志,2013,48(10):795-799

2. 中华医学会妇产科学分会绝经学组. 绝经相关激素补充治疗的规范诊疗流程. 中华妇产科杂志,2013,48(2):155-158

3. 中华医学会妇产科学分会绝经学组. 早发性卵巢功能不全的激素补充治疗专家共识. 中华妇产科杂志,2016,51(12):881-886

4. 李慧林. 上海地区老年妇女绝经年龄的变化. 老年医学与保健,2012,18(6):379-380

5. 石小华. 480例更年期综合征患者流行病学分析. 咸宁学院学报:医学版,2008,22(5):429-430

6. de Villiers TJ,Gass ML,Haines CJ,et al. Global consensus statement on menopausal hormone therapy. Climacteric,2013,6(2):203-204

7. de Villiers TJ,Pines A,Panay N,et al & on behalf of the International Menopause Society. Updated 2013 International Menopause Society recommendations on menopausal hormone therapy and preventive strategies for midlife health. Climacteric. 2013 Jun;16(3):316-337

（顾超　李斌）

第六节　妇女保健统计指标

关键点

1. 妇女生殖健康水平的常用统计指标主要包括总和生育率、出生率、人口自然增长率、围产儿死亡率、孕产妇死亡比/率、婴儿死亡率、新生儿死亡率等。

2. 妇女保健服务质量与数量的常用统计指标包括孕产期保健工作统计指标和妇女保健工作统计指标。

（一）妇女生殖健康水平的常用统计指标

1. 总和生育率（total fertility rate）　是指一个妇女在

其生育年龄平均生育的孩子数,即各年龄妇女生育率的合计数。总和生育率＝各年龄妇女生育率之和;各年龄妇女生育率＝某年龄妇女生育的活产数/该年龄育龄妇女数×100％。

2. 出生率(birth rate) 是指每1000人口中的出生人数,是研究人口发展趋势的重要指标,也是研究妇幼保健措施、计划生育政策和生育模式转变的健康效应评价依据。出生率(‰)＝全年活产数/年平均人口数×1000‰。

3. 人口自然增长率(natural increase rate of population) 是指一定时期内(年度)人口自然增长数(即出生人数与死亡人数之差)与该时期平均人口数之比。是测量人口再生产状况的指标,也是反映生育模式对人口影响的指标。一般人口自然增长率高于30‰属于特高水平,20‰~30‰为高水平,10‰~20‰位中等水平,5‰~10‰位低水平,1‰~5‰为过低水平。人口自然增长率(‰)＝(年内出生人数-年内死亡人数)/年平均人口数×1000‰。

4. 围产儿死亡率(perinatal mortality rate) 是指全年围产儿死亡数与全年围产儿总数之比。中国目前统计的围产儿死亡包括孕周满28周以上的死胎死产和7天内新生儿死亡。围产儿死亡率＝(孕28足周以上死胎数＋生后7天内新生儿死亡数)/(孕28足周以上死胎数＋活产数)×1000‰

5. 孕产妇死亡 是指在妊娠期至产后42天内死亡的妇女,包括异位妊娠死亡者,但不包括因流产、意外死亡。孕产妇死亡涉及两个指标,分别是:

(1) 孕产妇死亡比(maternal mortality ratio):是指与每次妊娠死亡相关的危险性。孕产妇死亡比＝全年孕产妇死亡数/全年活产儿数×10万。

(2) 孕产妇死亡率(maternal mortality rate):是指与妊娠死亡有关的产科危险性及暴露于该危险的频率。孕产妇死亡率＝全年孕产妇死亡数/同期育龄妇女(15~49岁)×10万。

6. 婴儿死亡率(infant death rate) 是指全年周岁婴儿死亡数与全年活产婴儿数之比。根据WHO的定义,活产婴儿是指怀孕满28周,出生后有过呼吸、心跳、脐带动脉搏动、随意肌运动等生命现场的妊娠排出物,包括即使短暂的生命现象。婴儿死亡率＝全年死亡婴儿人数/全年活产儿数×1000‰。

7. 新生儿死亡率(neonatal mortality rate) 是指全年新生儿死亡数与全年活产婴儿数之比。新生儿死亡是指出生后4周(或28天)内死亡的婴儿。新生儿死亡率＝全年新生儿死亡人数/全年活产儿数×1000‰。早期新生儿死亡率＝期内生后7天内新生儿死亡数/期内活产数×1000‰。

8. 围产儿死亡率＝(孕28足周以上死胎数＋生后7天内新生儿死亡数)/(孕28足周以上死胎数＋活产数)×1000‰。

9. 早产发生率＝早产(小于37周)产妇数/期内分娩的产妇总数×100％。

10. 低出生体重儿率＝体重不足2500g的活产儿数/期内活产儿总数×100％。

11. 巨大儿发生率＝体重超过4000g的活产儿数/期内活产儿总数×100％。

(二) 妇女保健服务质量与数量的常用统计指标

1. 孕产期保健工作统计指标

(1) 产前检查覆盖率＝期内接受一次及以上产前检查的孕妇数/期内孕妇总数×100％。

(2) 产前检查率＝期内产前检查总人次数/期内孕妇总数×100％。

(3) 产后访视率＝期内产后访视产妇数/期内分娩的产妇总数×100％。

(4) 住院分娩率＝期内住院分娩产妇数/期内分娩的产妇总数×100％。

(5) 系统管理率＝某年某地区活产数/该年该地区接受系统管理的产妇人数×100％。

(6) 高危孕产妇发生率＝期内高危孕妇数/期内孕(产)妇总数×100％。

(7) 妊娠期高血压疾病发生率＝期内患病人数/期内孕妇总数×100％。

(8) 产后出血率＝期内产后出血人数/期内产妇总数×100％。

(9) 产褥感染率＝期内产褥感染人数/期内产妇总数×100％。

(10) 会阴破裂率＝期内会阴破裂人数/期内产妇总数×100％。

(11) 剖宫产率＝某年某地区活产数/该年该地区剖宫产活产数×100％。

(12) 危重孕产妇发生率＝(危重孕产妇数/活产数)×1000‰,发生率越低,产科质量越高,孕产妇健康和生存质量越高。

(13) 危重孕产妇与死亡孕产妇比＝危重孕产妇数/死亡孕产妇数,比值越高反映产科质量越高。

(14) 孕产妇死亡指数＝死亡孕产妇数/(危重孕产妇数＋死亡孕产妇数),比值越低反映产科质量越高。

(15) 严重结局发生率＝(危重孕产妇数＋死亡孕产妇数)/活产数×1000‰,发生率越低,产科质量越高,孕产妇健康和生存质量越高。

2. 妇女保健工作统计指标

(1) 妇女病普查率＝期内(次)实查人数/期内(次)应查人数×100％。

(2) 妇女病患病率＝期内患病人数/期内受检查人数×10万/10万。

（3）妇女病治愈率＝治愈例数/患妇女病总例数×100%。

3. 计划生育工作统计指标

（1）计划生育率＝符合计划生育的活胎数/同年活产总数×100%。

（2）节育率＝落实节育措施的已婚育龄夫妇任一方人数/已婚育龄妇女数×100%。

（3）绝育率＝男和女绝育数/已婚育龄妇女数×100%。

（朱　蓉）

5

第六篇 妇产科常用特殊检查

第四十章 妇产科常用检查的选择

妇产科常用检查可分为细胞学与组织学水平的检查、影像学检查、实验室检查、穿刺检查以及内镜检查，在疾病的筛查、诊断、分期、治疗方案制订和预后评估中起着相当重要的指导作用，选择合理恰当的检查方式目的在于提高临床医疗效率和准确度，减少病人的痛苦和医疗成本的支出。

第一节 细胞学和组织学检查的选择

关键点

1. 生殖道细胞学检查反映体内激素水平、有助于妇科疾病的诊断，以及早期发现生殖系统恶性肿瘤。

2. 活组织检查是疾病诊断的金标准，是一种有创性检查，包括局部（外阴、阴道、宫颈、子宫内膜）活检、诊断性宫颈锥切、诊断性刮宫、穿刺活检等。

一、生殖道细胞学检查

（一）生殖道细胞学检查的种类及应用范围

生殖道细胞学检查是一种通过观察女性生殖道脱落上皮细胞形态，对妇科内分泌和生殖道恶性肿瘤进行早期筛查的一项重要方法。生殖道细胞学检查具有快速、简单、无痛苦等优点。生殖道脱落细胞包括阴道上段、宫颈阴道部、子宫、输卵管及腹腔的上皮细胞，以阴道上段、宫颈阴道部的上皮细胞为主。阴道上皮细胞受卵巢激素（主要是雌激素）的影响发生周期性变化，雌激素水平越高，阴道上皮细胞分化越成熟。因此通过阴道脱落细胞检查可以反映体内雌激素水平和卵巢功能，有助于妇科疾病的诊断。此外，观察脱落细胞的形态有助于早期发现生殖系统恶性肿瘤。

生殖道细胞学检查的报告形式主要有两种，巴氏五级分类法和 TBS(the bethesda system)分类法。巴氏五级分类法采用的等级表述方式对病变描述的主观性大，各级之间的区别并无严格客观标准，假阴性率高。现在更多使用的是 1991 年美国癌症协会正式采用的 TBS 分类法，此种分类法可以提供更全面和客观的标本信息，包括对标本是否满意、标本反映为良性细胞改变还是异常细胞改变，并按照所见为鳞状上皮细胞或腺上皮细胞对异常改变程度进一步划分。TBS 分类法对病变进行必要描述，并将标本质量评估作为诊断的一部分，有利于临床医师作出准确的诊断。

（二）生殖道细胞学检查的局限性

虽然生殖道细胞学检查具有简单、无痛苦等优点，但是由于生殖道与外界相通，干扰因素较多，血细胞、炎症细胞和分泌物等会掩盖有效细胞成分，特别是炎症时，肿瘤细胞与异型细胞难以区分。此外，由于细胞学检查并非直接采自组织，只能初步说明是否有癌症，而无法确定其发生部位，也不能了解肿瘤的范围、浸润深度等，故无法依此得出最后的诊断，还需要借助其他检查手段以便明确诊断。

（三）生殖道细胞学检查的进展

虽然细胞学检查有一定局限性，但对妇科检查，尤其是疾病的筛查来说，仍然是十分重要的一项诊断技术，因此，新的检查技术如果能从细胞制片和筛查技术两方面进行改善，就能够更加准确高效地协助早期诊断。近年来，薄层液基细胞学检查(thinprep cytologic test，TCT)有效地解决了涂片细胞重叠的问题，TCT 结合 TBS 报告可以作为临床宫颈癌的首选筛查方式，并且对高危人群的宫颈上皮内瘤样病变或宫颈癌早期诊断也有重要意义。据报道细胞电脑扫描(cellular computer tomography，CCT)可能有较高的敏感性和特异性，但是目前技术尚不成熟，较少作为首选的细

6

胞学筛查方法。

二、生殖器官组织学检查

（一）生殖器官活组织检查的种类及应用范围

活组织检查是指在机体的病变部位或可疑病变部位采取少量组织进行冰冻或常规病理检查，简称活检。种类包括局部（外阴、阴道、宫颈、子宫内膜）活检、诊断性宫颈锥切、诊断性刮宫、穿刺活检等。活组织检查是唯一能够直接对病灶进行病理学诊断的检查方法，也是疾病诊断的金标准，特别是对于肿瘤病人而言。活组织病理学诊断直接关系到病人的治疗方案选择和预后。

（二）生殖器官活组织检查的局限性

虽然活组织检查是疾病诊断的金标准，却是一种有创性检查，对于内部器官的组织取样还必须使用侵入性检查手段，可能造成出血、感染等并发症。此外，下生殖道活组织检查还受到病人妊娠、生殖道炎症或者月经期的影响，有较多禁忌证，并受到取样操作规范性、病理学诊断水平的影响。

（三）活组织检查的进展

随着免疫学和遗传学诊断技术的进步，活组织检查除细胞形态学描述、组织类型之外，还能提供临床医师更多的疾病信息。成熟的细胞遗传学、分子遗传学和免疫诊断分析技术，如原位杂交技术、聚合酶链反应（PCR）、酶联免疫吸附试验（ELISA）法、免疫荧光检查和 DNA 测序等，已经越来越多地应用于产前检查、产前诊断和治疗效果的评价、恶性肿瘤的诊断和预后估计等领域，而 DNA 芯片技术的运用也将给快速诊断带来前所未有的发展。

（朱芝玲　康玉）

第二节　影像学检查的选择

关键点

1. 超声检查是妇产科疾病首选的影像学检查方法。超声检查的可靠性与检查者的技术和经验相关性大。

2. 子宫输卵管造影术是临床上使用最广泛的用于了解子宫形态、输卵管是否通畅的技术。

3. MRI 是盆腔占位的常用检查方法，在妇产科疾病的诊断中发挥了越来越重要的作用。

一、妇产科超声检查

超声检查在妇产科应用广泛，具有对人体损伤小、经济、可重复性强、诊断迅速、准确率高等优点，是妇产科检查的首选影像学辅助检查方法。超声检查能为妇科疾病的诊断和鉴别诊断、产科胎儿畸形的筛查和胎儿发育的评价提供大量信息。

（一）产科超声检查的应用

超声检查是产科最常用的检查手段，在产前诊断中占有重要地位。超声检查在妊娠不同时期有不同的目的和任务，主要应用于胎儿发育的测量、判断有无畸形、胎盘附属物如胎盘大小测量与功能测定、羊水情况检查等。多普勒超声技术可用于检查母体及胎儿血流，进行胎儿心脏超声检查。

1. 早期妊娠

（1）诊断正常妊娠

1）确定妊娠是否存在。

2）妊娠部位判断（是否为宫内妊娠等）。

3）孕周早期预测。

4）胚胎发育评估。

（2）异常早孕

1）鉴别妊娠囊是否存活。

2）判断异位妊娠。

3）明确有无合并盆腔占位。

2. 中晚期妊娠妊娠 12 周以后常规超声检查监测胎儿生长，16～24 周除了常规检查外还需行胎儿系统超声检查进行大畸形筛查。

（1）诊断正常妊娠

1）胎儿外形参数测量。

2）胎龄估算。

3）确定胎方位。

4）胎盘定位定级。

5）羊水量检查。

6）确定胎儿性别。

（2）诊断异常妊娠

1）鉴别胎儿是否存活。

2）诊断胎儿先天畸形。

3）胎儿生长受限或巨大儿。

4）超声引导下介入性诊断或治疗。

（二）妇科超声检查的应用

妇科超声检查主要用于盆腔肿块的定位、定性，生殖器官形态学观察，探测宫内节育器位置，监测卵泡发育。多普勒超声一般用于观察肿块的血供及血流情况。

（1）盆腔炎症、积液检测。

（2）子宫肌瘤、子宫腺肌病和腺肌瘤检测。

（3）卵泡发育检测。

（4）附件区肿瘤协助诊断。

（5）宫内节育器。

（6）超声引导下采卵、囊肿穿刺或注药。

（三）不同超声检查方式的选择

由于妇产科超声检查的特殊性，为了更好地观察病灶，超声检查常从不同的途径以适应病人的情况。经腹壁超声检查和经阴道超声是现在最常用的两种检查方式，两者的优缺点见表 40-2-1。经直肠超声主要适用于未婚妇女、绝经后妇女阴道狭窄或闭锁者，可清晰显示后盆腔肿块及宫腔内情况。经会阴超声则适用于会阴、阴道和部分宫颈部位病变的诊断。

表 40-2-1　经腹壁超声检查与经阴道超声检查的比较

	经腹超声	经阴道超声
优点	1. 显示视野大，观察全面，适合于较大的盆腔肿块、宫底肿块或中位子宫 2. 对于未婚妇女、月经期病人、阴道畸形、炎症病人或者阴道异常出血但又必须行妇科超声检查的病人仍可适用	1. 不需要膀胱充盈 2. 探头频率高，并且探头紧贴宫颈及阴道穹隆，能更好地显示子宫两侧及盆腔肿块的细微结构和特征，对后位子宫、宫腔内病变、后盆腔肿块、位置较低的卵巢、异位妊娠及早早孕观察清晰 3. 适用于体型较胖的病人 4. 可清晰显示子宫动脉的彩色多普勒 5. 可进行介入性超声检查
缺点	1. 需要膀胱充盈 2. 探头频率低，对较小的病变、宫腔内病变和后盆腔肿块观察不够仔细	1. 因探头检查范围在 10cm 以内，显示视野小，故对较大的盆腔肿块，宫底部大肌瘤，中、晚期妊娠及盆腔内发生粘连时，不能显示全貌 2. 对未婚妇女、月经期病人、阴道畸形、炎症病人和阴道异常出血但又必须行妇科超声检查的病人不宜使用

（四）妇产科超声检查的局限性

相比于 CT、MRI 检查，超声检查具有一定的局限性。超声检查可靠性与检查者技术和经验相关性大；组织分辨率低，不能很好地显示肿瘤和周边正常组织的分界，无法鉴别宫旁浸润和炎症反应；检查范围小，无法对盆腔情况进行全面评估，且易受肥胖和肠道气体等因素的干扰。故单独使用时诊断可靠性低，需结合不同途径超声检查或其他检查后，方能做出较为准确的诊断，或应用为筛查手段需结合后续更为精准的影像学检查进一步诊断。

（五）妇产科超声检查方式进展

1. 三维超声成像（three-dimensional ultrasonography）利用三维容积探头扫描平面可以获取大量连续的二维断面图，建立三维数据库后进行三维切面重建和立体三维的观察，并可以获得任意平面的图像，精确地计算体积，并且能够产生清晰、直观的立体图像。宫内胎儿观察是三维超声检查的最佳适应证，通过胎儿面部及体表三维超声显示，可以弥补二维超声检查空间关系不强的缺点，并减少因为二维超声检查过快造成的漏诊，扩大超声观察视野，尤其适用于产前诊断和胎儿发育异常的筛查，可以快速全面的对胎儿各项脏器进行检查。三维超声的表面成像还可用于观察附件区肿块的表面结构，三维容积测量可使卵巢、卵泡、肿瘤的体积估计更加准确。

2. 超声弹性成像原理　是根据各种不同组织弹性系数的不同，对内部或外部的刺激产生不同的反应，当组织内部弹性分布不均匀时，其应变分布也会有变化。收集被测体某时间段内的各个片段信号，在得到应力和应变的范围后，将这些信息重建后显示为弹性图。超声弹性成像可区分正常和病变宫颈组织之间的差异，用于宫颈癌的早期诊断，但目前在我国仍处于初步阶段。

3. 妇科声学造影　即在常规经腹超声检查时经宫颈向宫腔内缓慢灌注适量的生理盐水或双氧水，人为形成无回声区，改变了声学界面，可用于了解双侧输卵管通畅程度和周围粘连情况，并使宫腔及内膜结构显示更清晰，利于病变的显示，还可以在某些盆腔与子宫、输卵管关系不清时提供帮助，多用于不孕症和子宫腺肌病的检查。

二、X 线检查

（一）X 线平片的应用

骨盆平片主要用于骨盆测量，了解骨盆的形状、大小、有无骨折、畸形及骨质病变，观察盆腔内钙化灶（如子宫肌瘤钙化灶）、宫内节育器、畸胎瘤内骨片大小等。过去临床也使用平片诊断垂体瘤、转移癌或输卵管通气术后的膈下游离气体，但由于其他影像学检查手段的进展，现在已较少应用。

（二）造影的应用

临床上使用最广泛的是子宫输卵管造影术（hystero-salpingography，HSG），即将造影剂注入宫腔、输卵管从而显示宫颈管、宫腔和输卵管内的情况。常用于不孕症病人的检查，主要用于了解子宫形态、输卵管是否通畅等。女性盆腔充气造影术（pelvic pneumography）即通过人工气腹使盆腔器官周围充气形成对比再进行 X 线检查，可使盆腔器官显影更加清晰，用于检查可疑内生殖器发育不全、先天畸形，了解输卵管、子宫、卵巢肿瘤情况，必要时与宫腔碘油造影同时进行。除此之外,还可行下消化道和泌尿道造影,用于了解肿瘤是否侵犯消化道或泌尿系统。血管内造影技术可了解盆腔内肿瘤的血供,也可经导管行介入治疗。但是造影技术并发症较多,观察间接,在病人有炎症、造影剂过敏、出凝血功能障碍、子宫出血等情况时不能使用。

三、CT 检查

(一) CT 检查的应用

盆腔内脂肪丰富,各器官之间有良好的天然对比度,CT 在盆腔检查中具有十分重要的作用,空间分辨率高,对不同来源的盆腔肿块有特征性表现,对确诊有一定价值。CT 检查的重要性还在于对盆腔阳性淋巴结的扫描、对盆腔积液的有无进行判断和通过 CT 值对积液性质进行鉴别,并与非妇科疾病进行鉴别诊断。与 MRI 相比,CT 对小结节的敏感性更高,MRI 检查很难检出小于 15mm 的复发转移灶或阳性淋巴结。此外,CT 不受体内埋植金属器的影响。这些特点使 CT 在显示淋巴结和远处转移方面有重要价值,对恶性肿瘤的临床辅助分期、病情进展和预后判断都起着重要的参考作用。

(二) CT 检查的选择

影像学检查属于间接检查,不如病理学检查直观,因此影像学检查很少作为疾病的确诊方式。虽然有报道称 CT 在盆腔肿块的诊断与术后病理学诊断符合率可达 90% 以上,CT 在妇科盆腔肿块的良恶性鉴别准确率也可达 80% 以上,但是单独的 CT 扫描并不能达到精确诊断的要求。因为 CT 对软组织分辨率不如 MRI,例如在子宫内膜癌的术前诊断中 CT 对子宫肌层浸润深度的评估价值就十分有限,而且 CT 对病人有电离辐射损害,尤其是放化疗后宫旁组织纤维化,一定程度上限制了 CT 的应用。所以 CT 在盆腔检查中,更多的是应用于进展期妇科肿瘤的诊治,起到鉴别诊断、辅助分期、复发或转移的早期诊断,以及放疗监控的作用。

四、MRI 检查

(一) MRI 检查的应用

MRI 同样是盆腔占位检查的常用选择方式,MRI 检查没有辐射损害,但有学者认为 MRI 的热效应可能对胎儿产生潜在的危害,故使用 MRI 进行产科检查时要谨慎。MRI 对胎儿畸形、子痫和先兆子痫时脑部改变的检查也有重要意义。此外,MRI 血管造影技术相对传统介入造影术,有无创、痛苦小、快速和重复性强等优点。与 CT 相比,MRI 对软组织的分辨率更高,成像清晰,图像质量好,有多参数成像,对病灶结构、软组织成分和解剖关系的观察更加准确,并且具有多方位成像和图像直观的优点,对病变的诊断准确率高于 CT,在妇产科的诊断中将发挥越来越重要

的作用。

(二) MRI 检查的选择

MRI 在盆腔肿瘤的定位、病变结构和病变周围组织关系检查中具有重要的实用价值,但因其同样不能提供直接的病变组织学或细胞学信息,只能作为诊断的参考因素之一。

五、PET 检查

正电子发射计算机体层扫描术(positron emission tomography,PET)的原理在于将发射正电子的核素标记于特定的代谢物或药物上,通过 PET 显像来获得可靠的组织代谢影像。由于肿瘤细胞,特别是恶性肿瘤细胞的异常增殖需要过量利用葡萄糖,PET 可通过局部放射量来获得局部组织葡萄糖代谢的定量功能图像,从而提示高代谢细胞即可疑肿瘤细胞的分布。现在最常使用的显像剂为 ^{18}FDG。

(一) PET 检查的应用

PET 的原理有别于一般的影像学检查,对肿瘤的诊断有非常重要的价值,主要用于卵巢癌和宫颈癌的检查,特别是隐匿性复发转移和淋巴结转移的检出。PET 检查主要应用范围是:①肿瘤的诊断与良恶性鉴别;②转移灶和淋巴结转移的寻找;③肿瘤临床分期;④复发与转移灶的诊断;⑤疗效评价与预后估计。

(二) PET 检查的局限性

由于 PET 检查无法显示解剖关系,故现在很少进行单独的 PET 检查,更多使用 PET-CT 显像检查方式。此外,某些常见的良性病变如结核、良性畸胎瘤、良性腺瘤、手术创伤、炎症、脓肿、月经周期的变化、放疗和化疗等都可以影响非肿瘤组织的葡萄糖摄取率,对鉴别诊断造成一定影响。PET 检查设备和显像药物价格昂贵,也限制了 PET 检查的推广。

六、影像学诊断的进展

(一) 三维成像技术

三维成像及图像重建技术的发展目的在于使临床医师能够更加直观的观察病灶空间位置及与周围组织的关系,提高对疾病分期、治疗选择的准确性。腔内图像重建在血管造影、生殖器官造影方面应用,因其安全、无创、并发症和禁忌证少的优点而得到越来越多的重视,但是由于此技术对设备分辨率要求高,在国内的开展时间短,适用范围受到了一定的限制。随着检查设备分辨率的提高,影像分析技术的推广,三维成像将在影像学检查中占有越来越重要的地位。

(二) MRI 检查技术进展

1. **高分辨率 MRI**　与 1.5T 的 MR 显像相比,3.0T 的

MR 显像分辨率更高,尤其是对细微结构和小结节有更好的显示,可以弥补 MRI 在淋巴结转移和微小病灶检查上的不足。

2. **MR 弥散加权成像与背景抑制(DWIBS)** 三维 DWIBS 技术也称为类 PET 技术,可用于发现全身肿瘤转移灶和较小的肿瘤转移灶。三维 DWIBS 技术检出病灶的灵敏度和特异度相似甚至优于 PET,而且相对 PET 而言,是非侵袭性、无放射性并且费用相对较低的检查手段。但在妇科肿瘤诊断方面的应用缺乏大样本研究,还不具有确切的临床实用价值。

3. **分子影像学** 分子影像学是医学影像技术与分子生物学相结合的一门新兴学科,近年来发展迅速,具体包括肿瘤受体或免疫成像、基因成像、酶成像、细胞凋亡成像等。MRI 广泛用于分子影像学研究,能够探测特异性的酶反应、基因和药物代谢作用。如 MRI 透明质酸酶显像在卵巢癌中的研究,透明质酸介导透明质烷下降与卵巢癌转移、恶性侵袭和肿瘤血管生成相关。

(三) PET-CT 的应用

PET-CT 是将 PET 仪和 CT 仪两者结合,制成一种优势互补的影像学检查设备,既可显示脏器的解剖图像又能同时显示细胞的代谢功能图像,还可应用图像融合技术将上述的两种图像重叠显示在一张图像上。国内有临床研究显示,其对宫颈癌诊断的准确率、灵敏度分别为 90.1%、82.9%,对卵巢癌复发和转移的特异性、准确性分别为 100%、93.0%,国外临床研究中灵敏度和准确性也达到了 80% 以上,有相当的临床实用价值。但由于检查费用高、设备依赖性大等原因,难以进行推广。PET-CT 也易受到结核、炎症、放化疗等因素的影响而出现假阳性或假阴性。

(朱芝玲 康玉)

第三节 实验室检查的选择

关键点

1. 女性生殖内分泌激素主要由下丘脑、垂体、卵巢分泌,激素测定对疾病的诊断、治疗、预后评估等具有重要意义。

2. 肿瘤标志物最重要的价值在于监测病情的变化及评估治疗效果,同时其对于肿瘤组织学类型的鉴别有一定的意义。

3. 激素受体、癌基因和抑癌基因检测可辅助评估肿瘤诊断、疗效和预后情况。

一、内分泌激素的测定

(一) 内分泌激素测定的应用

女性生殖内分泌激素主要由下丘脑、垂体、卵巢分泌,在下丘脑-垂体-卵巢轴的调节下发挥正常生理功能。内分泌激素的测定对一些疾病的诊断、治疗、预后评估等具有重要意义。

(二) 常用激素的测定

1. **下丘脑促性腺激素释放激素** 下丘脑通过分泌下丘脑促性腺激素释放激素(gonadotropin-releasing hormone, GnRH)来调节垂体 LH 和 FSH 的释放,并接受 LH、FSH 以及卵巢性激素的反馈调节。通过观察注射外源性 GnRH 和性激素类似物后的反应,可以用于了解下丘脑和垂体的功能以及其病理生理状态,辅助诊断多囊卵巢综合征。

2. **垂体促性腺激素** 促卵泡激素(follicle-stimulating hormone, FSH)和黄体生成素(luteinizing hormone, LH)是腺垂体分泌的促性腺激素,受下丘脑 GnRH 和性激素的调节,随着月经周期而出现周期性变化。FSH 作用于颗粒细胞受体,生理功能是促进卵泡成熟和雌激素分泌,和 LH 共同作用促进女性排卵、黄体生成以及雌孕激素的合成。通过月经不同时期的激素水平测定,可以用于了解排卵情况、协助闭经原因的判断、鉴别性早熟类型和辅助诊断多囊卵巢综合征。

3. **垂体催乳素** 垂体催乳素(prolactin, PRL)是由腺垂体催乳素细胞分泌的单链多肽,受下丘脑催乳素抑制激素(主要是多巴胺)和催乳素激素释放激素的双重调节。PRL 主要功能是促进乳房发育和泌乳,同时还参与生殖功能的调节。PRL 测定水平并不一定与生物学作用平行,并且特异性差,诊断时需联合其他激素。PRL 水平异常多见于下丘脑-垂体病变,PRL 水平升高多见于不孕、闭经、月经失调、垂体催乳激素瘤、性早熟和原发性甲状腺功能低下;PRL 水平降低多见于垂体功能减退、单纯性催乳素分泌缺乏症。

4. **雌激素** 雌激素(estrogen, E)主要由卵巢和胎盘产生,在月经周期中呈周期性变化。雌激素可分为雌酮(E_1)、雌二醇(E_2)和雌三醇(E_3),其中雌二醇活性最强。雌激素的主要功能在于促进女性的第二性征发育和维持生殖功能。雌激素水平的测量可用于了解卵巢功能,监测卵泡发育,诊断性早熟、妊娠状态和胎儿-胎盘功能。

5. **孕激素** 孕激素(progestin, P)在月经期主要由卵巢黄体产生,妊娠中晚期则由胎盘产生。孕激素在月经周期中呈周期性变化,主要功能是进一步使子宫内膜增厚,降低母体免疫排斥反应和防止子宫收缩以利于着床,同时还可以促进乳腺腺泡导管发育。血清孕激素的检测可用于卵巢功能的检查,监测排卵,了解妊娠状态,闭经、功能失调性子宫出血和多囊卵巢综合征的辅助诊断。

6. **雄激素**(androgen) 女性血浆睾酮(T)主要由卵巢和肾上腺皮质分泌。睾酮水平的测定主要用于两性畸形的鉴别,肾上腺皮质增生和肿瘤的辅助诊断,多囊卵巢综合征的诊断和疗效评估。

7. 人绒毛膜促性腺激素　人绒毛膜促性腺激素（human chorionic gonadotropin, hCG）主要由妊娠时的胎盘滋养细胞产生，主要作用是延长孕妇的黄体期，确保妊娠早期孕激素的水平，还可以抑制淋巴细胞对植物凝集素的反应，防止胚胎着床时发生排斥反应。生殖细胞肿瘤、妊娠滋养细胞肿瘤和其他一些恶性肿瘤也可产生 hCG。血、尿 β-hCG 检测技术现在广泛应用于诊断妊娠状态和妊娠相关性疾病。血清 hCG 水平检测还可用于先兆流产预后的估计，异位妊娠的诊断及异位妊娠破裂出血可能性的估计，妊娠滋养细胞肿瘤的诊断及病情监测，以及其他肿瘤的辅助诊断及病情监测。

8. 胎盘生乳素　胎盘生乳素（human placental lactogen, hPL）由胎盘合体滋养细胞产生，与胎儿的生长发育有关。HPL 水平与胎盘大小成正相关，可间接了解胎盘大小和功能，临床应用时还要结合其他指标综合分析，比如 hPL 和 hCG 联合监测对诊断葡萄胎有重要意义。

9. 抗米勒管激素　抗米勒管激素（anti-Müllerian hormone, AMH）也称为米勒管抑制物质，属于转化生长因子 β 超家族，因其具有促进米勒管退化的作用而得名。AMH 由生长卵泡的颗粒细胞分泌，在绝经前一直维持在可检测的水平。AMH 起旁分泌作用，并不参与下丘脑-垂体-性腺轴反馈机制，所以育龄期间女性血清 AMH 水平比促卵泡激素（FSH）、类固醇激素等评估卵巢储备能力更特异、更敏感，而且几乎与月经周期无关，可作为独立指标应用于卵巢储备功能和卵巢反应性的评估，临床上用于指导选择恰当的促排卵用药方案，同时还可作为多囊卵巢综合征和卵巢颗粒细胞肿瘤诊断的重要指标。

10. 抑制素 B　抑制素 B（inhibin B）由颗粒细胞产生，是 TGF-β 超家族成员之一。主要的生理作用是反馈性抑制 FSH 的分泌。抑制素 B 的水平和卵巢功能密切相关，临床上可用于监测卵巢储备功能。

（三）激素受体

1. 雌激素受体（ER）和孕激素受体（PR）　一般情况下，体内雌、孕激素受体含量随雌、孕激素含量周期性变化。雌激素可刺激雌、孕激素受体的合成，孕激素则抑制雌、孕激素受体的合成。

对于乳腺癌病人而言，ER 和 PR 的检测意义主要在于判断病人对激素治疗的敏感性，ER（＋）/PR（＋）病人激素治疗的敏感性可达 75%～80%，而 ER（－）和 ER（＋）/PR（－）的病人对激素治疗的敏感性则要低得多。

对于子宫内膜癌病人而言，ER 和 PR 的阳性表达率与肿瘤组织学分级密切相关，肿瘤细胞分化越低，ER 和 PR 的阳性检出率就越低。同时，ER 和 PR 的阳性检出率越高，病人的 5 年生存率也越高，可以把它们作为激素疗法的参考依据及预后判断的指标之一。

2. LH-CG 受体和 FSH 受体　卵巢中含有 LH、hCG、FSH 等多种受体，多囊卵巢综合征中主要是 FSH 受体升高，而 LH-CG 受体没有明显变化。LH-CG 受体水平与卵巢肿瘤的组织学分级和预后有关，LH-CG 受体含量越高，肿瘤的分化越高，1 年、3 年生存率也越高，所以测定 LH-CG 受体水平有助于评估卵巢癌的预后情况。

二、妇科肿瘤标志物的检查

（一）妇科肿瘤标志物的应用

一个理想的肿瘤标志物应该具有高敏感性、肿瘤特异性和器官特异性，但大多数的肿瘤标志物没有器官特异性，肿瘤特异性也很低，甚至敏感性也达不到 100%。但是肿瘤标志物在血清中的浓度与肿瘤的恶变或转化有良好的相关性，肿瘤标志物在恶性肿瘤的复发或转移的早期诊断上有重要价值，并且在放疗及化疗的效果观察上具有很高的敏感度，其最重要价值在于监测病情的变化及评估治疗效果。

（二）常用肿瘤标志物的选择

器官、肿瘤特异性高的肿瘤标志物对于肿瘤组织学类型的鉴别上有一定意义，与其他检查方式或者多类型肿瘤标志物联用可以提高其敏感性。

1. 癌抗原 125（CA125）　正常人血清 CA125 阳性临界值为 35IU/ml，是卵巢癌检查的首选标志物，敏感度高，但是特异度不高，与超声结合可作为早期卵巢癌的筛查，也是卵巢癌手术治疗后监测复发或转移的重要信号，CA125 水平下降后复升往往提示卵巢癌复发。CA125 对乳腺癌、子宫内膜癌和子宫颈癌的敏感性不如卵巢癌，但是乳腺癌病人若发生肺转移或恶性胸膜渗出液，则 CA125 显著升高。

2. 鳞状细胞癌抗原（SCC）　血清中 SCC 正常临界值为 2ng/L，是鳞状细胞癌检查的首选标志物，有较高的特异性，是外阴、阴道及子宫颈鳞状细胞癌最敏感的标志物，也是监测治疗后病情变化的重要指标。SCC 的水平与宫颈癌的病情进展和临床分期有关，肿瘤发生淋巴结转移时，SCC 明显升高；化疗时 SCC 水平越高，说明肿瘤对此化疗方案越不敏感。但是与脱落细胞学及组织学相比，其敏感性并不高，并且假阳性发生率更大，所以不能作为筛查的首要选择。

3. 癌抗原 153（CA153）　CA153 主要存在于多种腺癌内，正常血清临界值为 28IU/mL，是乳腺癌的首选标志物，早期乳腺癌病人 CA153 水平很少大于临界值，敏感度低，对于早期乳腺癌的诊断意义不大。但是其血清浓度变化与病情的发展有良好的相关性，如果 CA153 水平降至正常范围后复升往往提示疾病的复发或转移，所以主要用于乳腺癌治疗效果的评价与复发转移的早期诊断。除了乳腺癌，在卵巢癌等肿瘤中也有 CA153 水平的升高。

4. 癌胚抗原（CEA）　CEA 属于一种肿瘤胚胎抗原，一般认为血清 CEA 低于 2.5ng/ml 为正常，大于 5.0ng/ml 为升高，介于其中为可疑。CEA 是广谱的肿瘤标志物，无特异性标记功能，对不同妇科肿瘤诊断都具有一定的敏感性，一般与其他肿瘤标志物联用以提高敏感性，或作为评价治疗效果和病情发展的临床参数，血清 CEA 水平的持续升高常标志着卵巢癌的复发，并且病人预后较差。

5. **甲胎蛋白(AFP)**　AFP 是胚胎期的蛋白产物，出生后血清 AFP 水平异常可发生于恶性肿瘤病人，正常人血清 AFP 正常值为 10～20ng/ml，相当一部分的肿瘤可使血清 AFP 明显升高，如卵巢恶性生殖细胞肿瘤和未成熟畸胎瘤。AFP 对卵巢内胚窦瘤的诊断和监测有较高的价值，AFP 升高即使没有临床症状，也要考虑隐性复发或转移的可能性。

6. **血清 β-hCG**　主要由妊娠时的胎盘滋养细胞产生，妊娠滋养细胞疾病、生殖细胞肿瘤和其他恶性肿瘤也可产生 hCG，由于 hCG 中的 α 亚单位与 LH 的 α 亚单位有相同结构，所以为避免交叉反应，检测时一般测定血清 β-hCG 的浓度。hCG 可作为妊娠滋养细胞肿瘤的诊断、病情监测和随访的独立指标，hCG 下降与疗效呈一致性。一般认为尿 hCG<50IU/L 及血 hCG<3.1μg/L 为阴性标准。需要注意的是，hCG 监测主要是针对正常妊娠而发展出的一项技术，并非肿瘤诊断与病情检测的理想血清学标志物，对其结果的判断必须要结合临床及其他检查手段。

7. **癌抗原 199(CA199)**　CA199 除表达于消化道肿瘤外，在卵巢上皮性肿瘤、子宫内膜癌和宫颈腺癌也有一定的阳性表达。血清 CA199 正常值为 37IU/ml，联合其他肿瘤标志物的检查可提高诊断敏感性。

8. **人附睾蛋白 4(HE4)**　人附睾蛋白 4 在卵巢癌组织中表达普遍上调，并且在大多数卵巢癌病人血清中含量升高。作为诊断标志物，在鉴别卵巢良恶性肿瘤方面灵敏度和特异度都较高，还能用于监测卵巢癌病人的病情变化，提示卵巢癌复发。但目前国内缺乏大样本数据证实 HE4 作为诊断标志物的必要性，而且没有统一的适用的临床参考范围，所以广泛运用于临床还有待研究。

9. **乳酸脱氢酶(LDH)**　是卵巢癌生殖细胞肿瘤较好的标志物。非上皮性卵巢癌是一类少见的卵巢癌，较难诊断，通过各种肿瘤标志物水平，比如 LDH、β-hCG、α-AFP 等和临床表现可以区分生殖细胞肿瘤和性索间质细胞瘤。

10. **碱性磷酸酶(NAP)**　存在于成熟中性粒细胞细胞质中，在盆腔炎症、盆腔包块及子宫肌瘤等病人中 NAP 积分有明显升高，而在功能失调性子宫出血、卵巢囊肿、子宫颈癌、卵巢癌病人中则不明显。NAP 积分在临床妇科有一定的价值，尤其适用于诊断妇科感染性疾病和鉴别妇科肿瘤化疗病人是否存在细菌感染。

（三）常用肿瘤相关基因

肿瘤细胞中一些过度表达的癌基因和抑癌基因也属于肿瘤标志物的范畴。

1. *C-erbB-2* **基因**　又称 *neu* 基因，具有络氨酸激酶活性，其过度表达常见于子宫内膜癌和卵巢癌，在肿瘤已有转移的病人中更加常见，其表达与无进展生存率呈负相关。

2. *myc* **基因**　属于原癌基因，与细胞增殖调节有关，在卵巢恶性肿瘤、宫颈癌和子宫内膜癌中均可发现 *myc* 基因的异常表达，*myc* 基因的高表达意味着病人预后极差。

3. *ras* **基因**　*ras* 原癌基因家族（*N-ras*、*Ha-ras* 和 *K-ras*）与人类恶性肿瘤发生关系密切，*ras* 基因突变可以导致细胞增殖信号的持续存在。*K-ras* 的过度表达常常提示病情进入晚期或者已发生淋巴结转移，可作为判断卵巢癌预后的指标。

4. *p53* **基因**　属于抑癌基因，对细胞生长起着监控作用，可以启动细胞凋亡，还可激活其他抑癌基因产生肿瘤抑制效应。突变后的 *p53* 基因不但具有癌基因的功能，还有对抗野生型 *p53* 基因的细胞凋亡作用，这种突变的发生在卵巢癌晚期病人中远远高于早期病人，缺陷型 *p53* 基因的异常表达意味着预后不良。

5. **转移抑制基因** *nm23*　*nm23* 基因通过参与调节细胞内微管系统的状态抑制癌的转移，*nm23* 的表达水平与肿瘤的浸润深度和转移呈负相关。卵巢癌淋巴结转移和远处转移的病人中可见到 *nm23* 的表达抑制。

6. *p16* **基因**　属于抑癌基因，直接参与细胞生长增殖的负调控，*p16* 基因突变可使其失去抑癌作用。*p16* 基因阳性表达率与病情的进展成反比。有研究显示 p16 蛋白的表达在恶性上皮性卵巢肿瘤中明显低于良性病变和正常的卵巢组织，同时 *p16* 基因突变还影响肿瘤细胞的生物学行为，可为临床估计预后提供参考依据。

7. *BRCA1/2* **基因**　一直被认为是乳腺癌的易感基因，乳腺癌病人中大多存在有 *BRCA1/2* 基因的突变。最新研究还认为，*BRCA1/2* 基因的突变和二次突变和顺铂类药物的耐药性有关，对于卵巢癌病人而言，在铂类药物化疗后，有 *BRCA1/2* 突变的病人预后要好于没有 *BRCA1/2* 突变的病人。然而，在 *BRCA1/2* 发生二次突变的病人中，会逐渐产生对铂类药物的耐药性。

8. *bcl-2* **基因**　是与细胞凋亡调控相关的原癌基因，可以抑制细胞凋亡的发生和诱导，其阳性表达与肿瘤的低分化和顺铂耐药有关。

9. *Ki67* **基因**　是一种细胞增殖核抗原，主要功能与细胞合成代谢和增殖有关，其表达与多种肿瘤的发生、发展、浸润、转移有关。可以用来作为评估宫颈癌、卵巢癌等肿瘤诊断、疗效评估和预后情况的指标。

（四）人乳头瘤状病毒 HPV 的 DNA 检测

HPV 感染已被国内外公认为宫颈癌的主要病因，依据 HPV 亚型与肿瘤发生危险性、相关性的高低将 HPV 分为高危型和低危型两类，低危型常引起外生殖器疣等良性病变，高危型 HPV 中以 HPV16 和 HPV18 与宫颈癌的发生关系最为密切。此外，HPV 感染与宫颈癌的预后和转移也密切相关，现在国内外均已开始将 HPV 检测作为宫颈癌的一种筛查手段，并作为宫颈上皮内高度病变的治疗随访指标和宫颈癌治疗后检测的重要指标。

6

现在,高危型 HPV-DNA 的检测越来越多应用于临床宫颈疾病的筛查、分期和病情进展的检测中,使用最为广泛的是第二代基因杂交捕获技术(hybrid capture,HC2),也是目前唯一一获得美国食品药品管理局(FDA)认证的宫颈癌筛查的辅助诊断方法。大量的研究表明,高危型 HPV-DNA 的检测有极高的敏感性,对 CIN2 和 CIN3 的敏感性大于 90%,并且不受年龄因素的影响。与阴道脱落细胞学 TBS 系统、阴道镜下活组织检查或宫颈锥切联合使用可以增加特异性而又不降低敏感性。

(朱芝玲　康玉)

第四节　输卵管通畅检查的选择

> **关键点**
> 1. 输卵管通畅性检查主要用于不孕症病人的诊断,临床常用子宫输卵管 X 线造影。
> 2. 输卵管通液术结合腹腔镜或宫腔镜检查可提高诊断的全面性和准确性,并可进行相应的治疗。

　　输卵管通液术和通气术是测定输卵管是否通畅的方法,并且具有一定的治疗作用,但由于输卵管通气术有发生气体栓塞的危险,且敏感度不高,近年来临床已经很少使用,目前更多应用输卵管通液术。输卵管通畅性检查主要用于不孕症病人的诊断,还可以用于评价输卵管绝育术、输卵管再通或成形术后的治疗效果,并且有一定的治疗作用。此外,子宫输卵管造影术(HSG)还可用于了解宫腔形态、输卵管是否通畅、阻塞的部位、输卵管结扎部位及盆腔有无粘连等情况,而选择性输卵管造影术(SSG)可用于排除 HSG 时输卵管痉挛导致的输卵管未显影,能对 HSG 造成的假阳性做出更准确的判断。

　　输卵管通液术操作简单,不需要特殊设备,可广泛应用于临床。子宫输卵管 X 线造影通过向子宫腔和输卵管注入造影剂后,在 X 线透视下观察显影状况,较输卵管通液术直观,并且可以了解子宫腔形态、输卵管阻塞的部位和程度,损伤小,准确率可达 80%,也具有一定的治疗作用。两种检查方式的局限性相似,在炎症、可疑妊娠、月经期和有阴道流血的情况下不能使用,并且无法直接了解宫腔内情况,难以排除输卵管痉挛所造成的输卵管不通的假阳性情况。

　　近年来,妇产科内镜的广泛使用为输卵管通畅检查提供了新的方法,腹腔镜直视下的通液术检查准确率达 90% 以上、禁忌证少、检查直观,可同时进行治疗和组织学取样。但腹腔镜检查对设备要求高,且属于侵入性检查,故不推荐作为常规临床检查方法。宫腔镜下的输卵管插管通液方法简单、安全、不需住院,对宫腔内病变的定性比子宫输卵管碘油造影更为全面和准确,并且可进行相应的治疗,对诊治女性不孕症具有重要的临床价值。

(朱芝玲　康玉)

第五节　常用穿刺检查的选择

> **关键点**
> 穿刺检查是妇产科临床常用的有创辅助诊断方法,且可用于疾病治疗。

一、经腹壁穿刺的选择

　　经腹壁穿刺术(abdominal paracentesis)既可用于诊断又可用于治疗,从诊断方面看,通过腹腔穿刺可以对腹腔积液细胞学性质进行检查,还可在超声定位引导下对腹腔内浅部肿块进行取样。从治疗方面看,经腹壁穿刺置管术可以放出腹水,减轻病人症状,又可通过穿刺进行腹腔化疗及肿块局部化疗。此外,在进行巨大卵巢囊性肿块切除术前,经腹壁肿块穿刺放液减小肿块体积可以预防切除术中腹腔压力突然下降而引起的静脉回流血量陡增,也可减少巨创术的切口长度。

二、经阴道后穹隆穿刺术的选择

　　经阴道后穹隆穿刺术(culdocentesis)的作用与腹腔穿刺术相似,是妇产科临床常用的辅助诊断方法。由于直肠子宫陷凹是直立时腹腔的最低部位,与腹腔穿刺术相比,经阴道后穹隆穿刺术对腹腔内出血的检出率更高,即使盆腔积液较少也可以对其进行积液性质和细胞学检查。同时,在超声引导下可进行取卵术,或对卵巢及输卵管部位病灶进行注药治疗。

　　在临床诊断异位妊娠破裂出血时,即使经阴道后穹隆穿刺术未穿出血液,也不能排除宫外孕破裂,出血被周围组织包裹、血肿位置较高等情况都可以造成假阴性,需结合超声、hCG 水平等检查进行综合判断。

三、经腹壁羊膜腔穿刺的选择

　　经腹壁羊膜腔穿刺(amniocentesis)可在中晚期妊娠时,抽取羊水或滋养层细胞,供临床进行产前诊断分析、注入药物进行治疗或终止妊娠。经腹壁羊膜腔穿刺术最好在超声定位后进行,以免伤及胎儿或胎盘。

(朱芝玲　康玉)

第六节　常用内镜检查的选择

关键点

1. 内镜检查能作为最终的确诊检查手段,但由于其侵袭性,尚不能作为常规的检查方式。

2. 常用的妇科内镜检查包括阴道镜、宫腔镜、腹腔镜。

内镜检查即通过连有摄像系统和冷光源的内镜对人体内部脏器和体腔进行检查的一种技术。临床上可通过内镜对病人病灶进行直视下形态学检查和组织取样,是最精确的诊断方法,然而由于内镜检查属侵袭性检查,并且在进行恶性肿瘤的检查时可能会对肿瘤细胞起到播散的作用,内镜检查尚不能作为一种常规的检查方法,只能作为最终的确诊检查手段。

一、阴道镜的选择

阴道镜检查将所观察的外阴、阴道、宫颈局部放大10～40倍,可以观察到较微小的病变,进行定位并活检,主要用于外阴、阴道和宫颈活组织检查、病变范围确定和辅助诊断宫颈上皮内瘤样病变及早期宫颈癌。联合其他检查手段可以提高诊断的准确度和特异性。

（一）阴道镜的应用

阴道镜已经普遍应用于下生殖道疾病的诊断。首先,阴道镜检查可以及时诊断下生殖道癌前病变和早期癌,降低癌症发生率,尤其是宫颈癌的发病率,使病人能够得到早期诊断和治疗,提高恶性肿瘤病人的生存率。其次,阴道镜检查可避免传统盲目的多点活组织检查所造成的创伤,仅对可疑病变处做活检,既减少创伤,又可提高诊断阳性率。最后,阴道镜下直视观察可以更好地确定病变范围,有助于制订正确的治疗方案。

（二）阴道镜检查的选择

阴道镜是女性下生殖道疾病诊断最为准确的检查方式,合理使用阴道镜能避免资源的浪费,保证阴道镜检查的有效性。主要的应用在于:①有异常的临床症状和体征,阴道脱落细胞学检查异常的病人;②临床与病理可疑病灶,或两者不符的病灶诊断;③宫颈癌前病变、宫颈癌可疑的病人;④外阴及阴道性质不明的疾病、生殖道湿疣亚型的诊断;⑤下生殖道疾病治疗后的随访。

二、宫腔镜的选择

宫腔镜是一种通过直接观察或通过视频系统显示宫腔和宫颈管内图像,对宫腔和宫颈管病变进行诊断或辅助诊断的检查方式,比传统的诊断性刮宫、子宫输卵管碘油造影和B超更加直观、准确,从而减少漏诊,大多数的病变也可以在宫腔镜检查的同时进行治疗。宫腔镜不仅是诊断宫腔和宫颈管疾病的金标准,还可以作为治疗宫腔和宫颈管疾病的首选微创技术。

（一）宫腔镜的应用

宫腔镜检查多用于确诊和辅助诊断宫腔及宫颈管病变,与诊断性刮宫相比,宫腔镜可进行直视下定点内膜活检,避免或减少盲目诊刮,减少漏诊的发生,可以更直接的观察宫腔及双侧宫角情况,有取代诊断性刮宫的趋势。此外,宫腔镜还可用于子宫畸形、不孕症的诊断和治疗,输卵管插管通液、注药,行输卵管内配子移植等。

（二）宫腔镜检查的选择

宫腔镜检查主要用于:①子宫内膜增生、异常子宫出血、绝经后子宫出血的检查;②反复流产、不孕症、怀疑宫腔内畸形及粘连的病人;③超声和子宫输卵管造影检查结果异常,阴道脱落细胞学检查异常而又不能用宫颈来源解释的病人;④宫内异物、宫内节育器的定位和诊断;⑤幼女或处女的宫颈和阴道病变检查;⑥宫腔镜手术后随访;⑦子宫内膜癌或者癌前病变范围评估。

三、腹腔镜的选择

近二十年来,腹腔镜在妇科诊断和治疗中得到了广泛的应用,主要分为诊断性腹腔镜和手术性腹腔镜。通过腹腔镜可以直接观察到腹腔及盆腔脏器的表面,并进行活组织取样,准确性超过了CT引导下的穿刺活检,摆脱了只有传统的剖腹手术才能明确诊断的方法,对于活组织检查部位的选取和定位准确性大大优于影像学诊断方式,还能够直观的观察病变范围及程度,已经成为了子宫内膜异位症确诊的金标准,并且越来越多的应用于妇产科手术治疗当中。

（一）腹腔镜的应用

腹腔镜技术的成熟和广泛使用,使腹腔镜检查和手术的安全性有了极大的提高,以往需要剖腹才能明确的诊断或手术,现在通过腹腔镜即可完成,甚至一些复杂的手术,如盆腔恶性肿瘤的子宫根治术、盆腔淋巴结和腹主动脉旁淋巴结切除等也可在腹腔镜下完成。腹腔镜在妇科的应用主要包括诊断和手术两大方面,前者主要是通过腹腔镜直视盆、腹腔内脏器以获取精确的诊断结果,是其他的诊断方式所无法比拟的。腹腔镜手术主要应用于盆腔脏器粘连松解、妇科肿瘤、子宫内膜异位症、生殖助孕和计划生育方面的治疗,腹腔镜的扩大应用则囊括了几乎所有的妇科手术。70%的开腹手术都可以在腹腔镜下完成,而且由于内镜系统的放大效应,腹腔镜对细微结构如淋巴结的观察和操作要优于开腹手术。需要注意的是,腹腔镜诊断属于侵入性有创检查,且不能反复进行,还不具备成为常规检查的优点。

(二)腹腔镜检查的选择

腹腔镜的诊断主要适用的情况有:①了解盆、腹腔肿块的位置、大小、性质来源,必要时活检,怀疑恶性肿瘤时,若近期不行手术一般不做活检,以免肿瘤细胞播散;②不孕症病人的病因检查;③子宫内膜异位症的诊断和分期;④盆腔脏器形态学观察;⑤明确急、慢性腹痛和盆腔痛的原因;⑥普通治疗无效的痛经;⑦辅助生殖治疗前明确输卵管阻塞与否;⑧其他:如盆腹腔内异物、子宫穿孔等。

(朱芝玲　康玉)

第七节　常见妇产科疾病检查的选择

> **关键点**
> 1. 产科主要以超声、羊膜腔穿刺技术进行产前检查和诊断。
> 2. 妇科炎症常用检测方法为微生物检查。
> 3. 妇科内分泌疾病的主要检查是激素水平测定,盆腔超声可辅助诊断。
> 4. 妇科恶性肿瘤明确诊断主要依赖细胞学组织学检查,结合影像学、肿瘤标志物等检查辅助分期、疗效观察及预后判断。
> 5. 子宫内膜异位症常用超声检查诊断,腹腔镜检查可以在明确诊断的同时进行治疗,是子宫内膜异位症诊断的金标准。
> 6. 不孕症主要检查包括男性精液检查,女性性激素检测、排卵监测、输卵管造影等。
> 7. 女性生殖器官发育异常常用辅助检查为超声检查,内镜检查更为直观并可同时进行矫正手术。

一、产科常用检查的选择

(一)常用产前检查及产前诊断方式

1. **胎儿外形**　超声是胎儿外形及心脏功能检查的主要方法,妊娠12周以后常规超声检查监测胎儿生长,16～24周进行大畸形筛查。MRI检查和胎儿镜检查虽然能够更加清晰的显示胎儿外形,但是由于对胎儿的威胁较大,故很少作为常规检查手段。

2. **胎儿附属物**　超声同样是胎盘附属物的检查主要方式,性激素和胎盘催乳素只能作为胎盘功能评定参考因素,独立使用临床意义不大。

3. **核型分析和基因监测**　羊膜腔穿刺技术是常见的产前诊断技术,可利用其抽出羊水及羊水细胞对胎儿进行核型分析和基因检测。2011年无创产前检查(noninvasive

prenatal testing,NIPT)开始应用于临床,采用孕妇血浆中胎儿来源游离DNA(cell free fetal DNA,cfDNA)进行二代测序,通过生物信息学分析用于产前胎儿非整倍体风险评估。

(二)妊娠期高血压疾病

妊娠期高血压疾病过程中,超声和超声心动图对孕妇心功能、胎盘功能的监测有着重要的作用,MRI检查在检测子痫和子痫前期方面非常可靠。胎儿肾动脉、大脑中动脉彩色多普勒超声等可用于观察胎儿血管情况。

(三)妊娠合并糖尿病

超声检查在妊娠合并糖尿病的检查中使用最多,主要用于了解胎儿生长情况、有无畸形,羊水量的检测、胎盘大小测量和功能测定,超声检查结果是分娩方式选择的重要参考因素。

二、妇科炎症常用检查的选择

(一)阴道炎的检查

阴道分泌物清洁度和微生物检查是最常用的阴道炎检查方式,阴道分泌物直接镜检方便、快速,但准确率低,培养后镜检对滴虫和阴道假丝酵母菌的检查有较高的准确性,聚合酶链反应(PCR)、酶联免疫吸附试验(ELISA)等分子生物学技术对阴道炎的诊断有较高的敏感性和特异性,缺点在于检查时间长,且可因为微量污染而产生假阳性结果。除了直接镜检,还有一种五联检测法,通过检测过氧化氢(H_2O_2)浓度、唾液酸苷酶、白细胞酯酶、β-葡萄糖醛酸苷酶和凝固酶等与致病菌感染特异性相关的酶类对细菌性阴道炎做出诊断,可以提高细菌性阴道炎的检出率。

(二)宫颈炎的检查

1. **急性宫颈炎**　急性宫颈炎的诊断主要靠宫颈分泌物的镜检和微生物检查,常用的检查方式除了分泌物革兰染色镜检外,还有分泌物支原体、衣原体、淋球菌和一般细菌的培养、ELISA及核酸检测等方法。

2. **慢性宫颈炎**　慢性宫颈炎的诊断并不难,关键在于病原体的检测、宫颈上皮内瘤样病变和早期宫颈癌的诊断,最常用的筛查方法是用TCT系统按TBS分类法做出诊断报告,联合HPV的检测可以提高诊断的准确率。阴道镜检查和活组织检查是最准确的检查方式,一般用于怀疑宫颈细胞异常增生最终诊断的确定,不作为常规选择。

(三)盆腔炎的检查

盆腔炎单靠临床表现诊断准确率不高,经阴道后穹隆穿刺术和宫颈管分泌物检查是最常用的检查方法,超声和CT检查对盆腔感染特异性不高,与肿瘤难以鉴别。腹腔镜检查诊断准确性高,可直接对感染灶进行检查和取样,但属于侵入性检查,而且不能发现子宫内膜炎和输卵管轻度炎症,价格相对较高,临床应用有一定局限性。

三、妇产科内分泌疾病常用检查的选择

(一)异常子宫出血

异常子宫出血(abnormal uterine bleeding,AUB)是育龄期女性常见的妇科问题,指与正常月经的周期频率、规律性、经期长度及出血量任何一项不符的、源自子宫腔的异常出血。对异常子宫出血病人,首先通过详细询问病史(特别是月经史)判断其出血模式,再结合辅助检查明确其病因。

实验室检查包括血常规、妊娠试验、性激素六项(FSH、LH、PRL、E_2、T、P)、甲状腺功能、凝血功能、宫颈脱落细胞检查、基础体温测定(BBT)等。盆腔超声检查对鉴别诊断有重要价值,用于了解宫腔内和子宫内膜情况,除外子宫内膜异位症等,但不能鉴别疾病的良恶性,必要时行子宫内膜病理学检查。宫腔镜也是异常子宫出血常用的检查手段,尤其是对药物治疗无效或超声提示宫腔异常的病人,可在诊断的同时进行内膜活检、刮宫、内膜息肉摘除或内膜去除术。

(二)闭经

正常的月经建立依赖于下丘脑-垂体-卵巢轴的调节,子宫内膜对激素周期性变化的反应和下生殖道的通畅,其中任何一个环节的异常都可以导致闭经的产生。根据病史和体格检查结果,初步判断病因和病变部位,再有选择地进行实验室检查。生育年龄女性出现闭经,应首先排除妊娠。功能试验中药物撤退试验可评估雌激素水平、垂体兴奋试验可了解垂体对GnRH的反应性。激素水平检测包括FSH、LH、PRL、TSH、胰岛素、雄激素等。其他辅助检查包括盆腔超声检查、基础体温测定、宫腔镜检查、染色体检查等。

(三)多囊卵巢综合征

多囊卵巢综合征(PCOS)的诊断主要靠激素水平的检测、排卵的检测和卵巢形态学改变。血清激素检查包括睾酮、FSH、LH、雄烯二酮、雌二醇、皮质醇和胰岛素水平检查。PCOS有其特异性超声表现:双侧卵巢增大、包膜增厚、皮质内大小卵泡存在项圈征、卵巢间质回声增强。但由于卵巢的形态学变化存在多态性,超声检查也不能作为诊断PCOS的最佳方法,还需要结合激素水平的检测共同判断。腹腔镜检查可以直接观察卵巢形态,取卵巢组织进行病理学检查以协助诊断,但属于有创检查,不作为首选。

四、妇科恶性肿瘤检查的选择

(一)宫颈癌

1. **筛查和早期诊断** 脱落细胞学检查为首选的筛选方式,最常用方法为TCT系统和TBS诊断报告,联合高危HPV检测可以提高筛查的敏感性和特异性。

2. **诊断和分期** 明确诊断需进行宫颈活组织检查,超声不及阴道镜及影像学诊断直观,有一定局限,但成本低,且操作方便,易普及,可作为一线检查。阴道镜通过直接观察宫颈表面血管上皮对病变进行评估,在宫颈癌前病变筛查中起重要作用。CT检查较为常用,主要在于了解分期,盆腔淋巴结是否有转移灶和术后、放疗后有无复发。MRI检查的目的是对肿瘤进行分期,观察肿瘤的范围和侵犯程度。静脉肾盂造影、钡灌肠等检查方式主要用于了解肿瘤对周围脏器的侵犯情况。PET对宫颈肿瘤的淋巴结及远处转移的判断更加准确,但对设备依赖大,检查费用较高。

3. **疗效观察及预后判断** 肿瘤标志物检查早期诊断阳性率低,无特异性肿瘤标志物,可选择SCCA、CA125、CA199,临床上主要用于观察疗效、预测复发及预后判断,免疫组化中*neu*基因、*p16*基因、*p53*基因与VEGF的表达对预后判断有重要的参考价值。

(二)子宫内膜癌

1. **筛查与早期诊断** 目前尚没有实验来明确子宫内膜癌筛查的有效性,常规的脱落细胞学检查和内膜细胞学敏感性和特异性均差,但对于高危妇女来说,在内膜癌和其前期病变的筛查还是具有一定意义。

2. **诊断和分期** 子宫内膜癌临床症状出现早,易于早发现。超声对病人做下一步的检查选择有重要作用,主要仍靠诊断性刮宫和组织学检查以明确诊断。值得注意的是,诊断性刮宫是盲视下的操作,存在局限性,比如宫颈管狭窄时易出现漏诊,宫角处病变和小癌灶的诊断敏感性也不高,大多数研究者认为不会超过70%,因此现在普遍认为宫腔镜检查和活检是子宫内膜癌最佳也是最精确的诊断方式。CT检查的诊断意义在于发现癌肿、协助临床分期和判断治疗效果。Ⅰ期子宫内膜癌CT平扫难以发现病灶,容易漏诊,所以Ⅰ期病人术前评估内膜厚度、肌层受累情况、宫腔有无受累等可选用MRI。但CT检查对子宫内膜癌治疗后有无复发具有重要价值,并且可以判断肿瘤范围,有助于进一步选择治疗方案。MRI无法区分病变的子宫内膜和正常内膜,一般不作为常规检查手段。

3. **疗效观察及预后判断** 子宫内膜癌缺乏特异性的肿瘤标志物,CA125、hCG可对肿瘤分期起辅助作用。子宫内膜癌的预后判断主要取决于肿瘤大小,雌、孕激素受体水平也有一定的独立预后评估价值,免疫组织化学中*K-ras*表达是独立的不良预后因素,*neu*和*P53*的表达与肿瘤的转移和播散有关。

(三)卵巢癌和输卵管癌

1. **筛查与早期诊断** CA125和经阴道超声检查对卵巢癌的筛查有一定意义,CA125在术前诊断和病情监测方面的作用毋庸置疑,但由于特异性较差,一般不用于常规筛查;超声用于筛查的敏感性高于CA125,但是两者都会受假阳性结果的影响,特别是对绝经前妇女来说,并不适合作为卵巢癌的常规筛查手段,仍然需要大量的进一步研究。

2. **诊断和分期**　超声是盆腔肿块检查的首选,病理学检查是明确卵巢癌和输卵管癌的诊断的唯一方法,CT 和 MRI 检查对明确盆腔肿块性质没有价值,其主要用于了解肿块形态结构,与周围组织关系,病变范围及侵犯程度,明确有无远处转移及淋巴结转移的发生,对肿瘤分期有重要的参考作用。各型卵巢肿瘤有相对特异的肿瘤标志物,CA125 对上皮性卵巢肿瘤的良恶性鉴别有一定意义,但绝经前病人的 CA125 检测特异性低,临床价值不大;AFP 对卵巢内胚窦瘤有特异性诊断价值;LDH 可用于诊断生殖细胞肿瘤;颗粒细胞瘤、卵泡膜细胞瘤可以产生较高水平的雌激素。腹腔镜检查能够直接观察肿块,并在可疑部位取多点活检,是盆腔肿块最好的检查方式。

3. **疗效观察及预后判断**　CT 和 CA125 可作为上皮性卵巢肿瘤病情进展的监测手段,联合其他肿瘤标志物的检查可以提高敏感性,如 CA199、HE4 和 CP2(cancer protein 2)。卵巢癌和输卵管癌的预后判断主要根据其组织类型、结构和分级,许多肿瘤标志物如 *P53*、*neu*、*BRCA 1/2* 基因都对其预后有一定的参考价值。

五、子宫内膜异位症检查的选择

(一)子宫内膜异位症

1. **诊断**　超声检查是最常用的检查手段,主要用于中、重度子宫内膜异位症盆腔内内膜异位囊肿的诊断和描述,典型的卵巢子宫内膜异位囊肿的超声影像为无回声区内有密集光点,经阴道或者直肠超声可用于诊断浸润直肠或者阴道直肠隔的深部病变。由于超声检查无法准确鉴别子宫内膜异位囊肿和恶性肿瘤,故不能单独用于诊断。CT 和 MRI 均不能很好地显示病灶,实用价值不大。怀疑子宫内膜异位灶累及周围脏器时,钡灌肠、泌尿系统造影可协助确定病变范围。CA125 浓度与子宫内膜发育密切相关,子宫内膜异位症病人体液中 CA125 的浓度较正常人高,特异性较高而敏感性较低,多与超声结合提高诊断率,术前 CA125 检测可以用于判断是否有异位病灶。虽然腹腔镜检查属于侵入性手术,费用高且不可重复施行,但可以在明确诊断的同时进行治疗,所以目前认为是子宫内膜异位症诊断的金标准。可疑膀胱内异症或肠道内异症,术前应行膀胱镜或肠镜检查并行活检,以除外器官本身的病变,其中特别是恶性肿瘤。

2. **疗效评估**　子宫内膜异位症治疗后病灶缩小,常规影像学检查手段难以发现,腹腔镜检查又不能多次进行,临床上常用 CA125 来监测残留子宫内膜异位灶的活性,早期诊断有无复发。子宫内膜异位症病人体液中可存在抗子宫内膜抗体,主要为 IgM 和 IgA,病人子宫内膜上也有多种抗体和补体存在,和病人的不孕症状密切相关,药物治疗后,血清中抗子宫内膜抗体可明显下降,故检测抗子宫内膜抗体有助于治疗效果的评价。

(二)子宫腺肌病

子宫腺肌病根据临床症状和体征可作初步诊断,最后确诊还有赖于组织学检查。超声检查和 MRI 检查有相同的正确性,宫腔双氧水声学造影对子宫腺肌病敏感性不高,但特异性接近 100%,CA125 的检测和 MRI 检查都有助于子宫腺肌病和子宫肌瘤的鉴别。

六、不孕症检查的选择

(一)男性因素

男性因素约占不孕症的 40%,主要的检查项目为精液检查和性功能检查。

(二)排卵障碍

排卵障碍约占不孕症的 30%,女性排卵过程由下丘脑-垂体-卵巢性腺轴来控制,任何一个环节的异常都会导致排卵障碍。常用的检查方法为监测卵泡发育情况和排卵情况,主要测定月经周期中雌二醇(E_2)、孕酮(P)、卵泡刺激素(FSH)、黄体生成素(LH)、睾酮(T)和催乳素(PRL)的周期性变化,也可以用基础体温(BBT)或连续超声检测监测排卵的状况以及观察卵泡的发育、子宫内膜的厚度以及其特点等。GnRH 刺激实验、阴道分泌物、细胞学检查和子宫内膜活检也有助于排卵障碍的诊断。

(三)机械因素

机械因素约占不孕症的 20%,常见的原因为输卵管问题、子宫内膜异位症和生殖器官畸形。内镜检查是此类疾病诊断最准确的方法,有的国家甚至已经将内镜检查作为不孕症的常规检查。输卵管通液术以及子宫输卵管造影也可用于了解输卵管以及子宫的情况。

(四)免疫性不孕

免疫性不孕夫妇约占不孕症的 5%,最常见的为女方血清内抗精子抗体(antisperm antibody,AsAb)和女方血清内抗心磷脂抗体(anti cardiolipin antibody,ACA),可用酶联免疫吸附试验(ELISA)测定血液中抗体,阳性对妊娠可能有不利影响。子宫内膜局部的免疫问题也可导致不孕症的发生,诊断主要依靠内膜活检。

(五)不明原因

真正原因不明的不孕症不超过 5%,只有在所有的不孕症检查正常和腹腔镜检查之后,才能确定。

七、女性生殖器官发育异常检查的选择

随着诊断技术的进展,女性生殖器官发育异常的检查符合率也越来越高。超声最常用于子宫发育异常的诊断,有简便、直观、无损伤的特点,但与操作者相关性大,CT 和 MRI 可以间接了解生殖器官发育异常的情况,分辨率高、观察更全面,由于泌尿和生殖系统都发生于中胚层,肾盂静脉造影造影可明确有无合并泌尿系统畸形。内镜检查可以

直接观察器官形态,并可同时进行某些矫正手术,正越来越多的应用于生殖器官畸形的诊断。

(一) 外生殖器发育异常

女性外生殖器发育异常中最常见的是处女膜闭锁和外生殖器男性化,诊断主要靠病史、临床表现和体征,辅助检查主要是超声和染色体核型分析。

(二) 阴道发育异常

阴道发育异常主要包括三类:先天无阴道、副中肾管尾端融合异常和阴道腔化障碍。根据病史、症状和体格检查诊断一般不难,超声检查可以鉴别异常的类型,宫腔造影能够显示异常的结构,泌尿系统造影检查可明确有无合并泌尿系统畸形。

(三) 子宫发育异常

子宫发育异常是生殖器官畸形中最常见的一种,临床上由此造成的不孕及异常妊娠也较为多见。常见的子宫畸形有先天性无子宫或子宫发育不全、单角子宫或残角子宫、双子宫、纵隔子宫、双角子宫和鞍形子宫。超声是子宫发育异常最常用的检查手段,但需要丰富的经验,子宫输卵管造影是诊断子宫畸形的主要方法,可显示各种类型的异常。腹腔镜和宫腔镜检查能够直接观察生殖器官形态,在有多个部位畸形同时存在时,能够提供更全面的了解,并且在检查的同时可以进行某些矫正手术,越来越多的应用于到生殖器官畸形的诊断。

(四) 输卵管和卵巢发育异常

输卵管和卵巢发育异常较为少见,其最大的影响在于不孕或导致宫外孕的发生,卵巢发育异常多见于 Turner 综合征,超声检查、腹腔镜检查都有助于诊断,必要时可进行活组织检查和染色体核型分析,泌尿系统造影可用于明确有无泌尿器官异常。

八、盆底功能障碍检查的选择

(一) 盆腔脏器脱垂

体格检查包括全身检查、专科检查和神经肌肉检查。其中专科检查主要观察病人放松状态下以及屏气用力状态下的最大脱垂情况,检查结果用盆腔器官脱垂定量系统(POP-Q)记录。女性盆腔器官脱垂定量系统(POP-Q)是 1996 年被国际尿控协会(ICS)认可的盆腔器官脱垂的标准化描述,并且也是目前大多数研究者和美国卫生研究院(NIH)使用的分类系统,包含了一系列测量女性盆腔器官支持的特定点,容易掌握,广泛用于临床。目前为止,尚没有盆腔器官脱垂的标准化放射学诊断标准,因此临床上影像学的价值有待评估。会阴和阴道超声检查能准确反映尿道结合部的下降,膀胱颈的扩张和逼尿肌的收缩,能无创和准确评价病人膀胱尿道部和尿道近段的位置和活动性。

(二) 压力性尿失禁

压力性尿失禁(stress urinary incontinence,SUI)的诊断除了病人症状外,还需要相关的辅助检查以排除急迫性尿失禁、充盈型尿失禁等情况。Q-tip 检查是常用的尿道活动性检查,目前区分正常和异常的资料很少,而且倾角并不能对压力性尿失禁诊断的敏感性和特异性有意义,通常认为最大排空角超过 30°为异常,其他还包括咳嗽压力试验和指压实验,体检评估盆腔脏器脱垂情况等,都有助于压力性尿失禁的鉴别。

(三) 尿动力学检查

复杂原因引起的尿失禁通常需要尿动力学检查,尿动力学检查包括传统的实验室尿动力学研究和便携式尿动力学(AUD)。尿道压力和漏尿点压力研究是两项不同的尿动力学检查,但两者在临床上相关性差,使用仍然具有争议,两者似乎可以反映尿失禁的严重程度,但没有研究来确认和证实一个界值,也极少有资料支持其对女性压力性尿失禁鉴别诊断有用。

【临床特殊情况的思考和建议】

临床工作中,疾病诊断需要医生首先进行病史的详细询问、体格的全面检查(包括专科检查),而后才进行辅助检查的选择。随着辅助检查技术的发展,检查项目数目增多、内容丰富、敏感度特异度提高。临床医生需要在熟悉各种辅助检查的原理及其诊断价值的基础上,同时结合成本、时间、人力等因素进行综合考虑,选择必要而合理的辅助检查方式。在常规检查不能提供明确诊断的情况下,可以在病人知情同意的情况下选择更佳的检查方式。

参考文献

1. 常才.超声检查在产科中的合理应用.实用妇产科杂志,2012,28(9):715-718

2. 彭卫军,蒋朝霞.影像学诊断方法在妇科肿瘤中的应用.中国癌症杂志,2016,22(6):441-446

3. 曹泽毅.中华妇产科学.第 3 版.北京:人民卫生出版社,2014

4. 李莹,杨晓庆,杨晓葵.抗米勒管激素和抑制素 B 预测卵巢储备功能的临床研究.实用妇产科杂志,2014,30(1):26-28

5. Cesare Romagnolo. HE4,CA125 and risk of ovarian malignancy algorithm (ROMA) as diagnostic tools for ovarian cancer in patients with a pelvic mass:An Italian multicenter study. Gynecologic Oncology 141 (2016) 303-311

6. 杨华译,郎景和.欧洲肿瘤内科协会对非上皮性卵巢癌的诊断、治疗和随访所制定的临床实践指南.国际妇产科学杂志,2011,38(4):339-342

7. 中华医学会妇产科学分会妇科内分泌学组.异常子宫出血诊断与治疗指南.中华妇产科杂志,2014,49(11):801-806

8. 中华医学会妇产科学分会子宫内膜异位症协作组.子宫内膜异位症的诊治指南.中华妇产科杂志,2015,50(3):161-169

(朱芝玲　康玉)

第四十一章　妇产科常用的特殊检查

第一节　生殖道细胞学检查

关键点

宫颈阴道脱落细胞学检查能简便有效地进行宫颈癌的筛查和预防,及早发现宫颈癌及其癌前病变,有效降低宫颈癌的发生率和死亡率。采用 TBS 细胞学分类提高了异常上皮细胞的检出率,较准确地反映了宫颈病变的本质,为病人做进一步检查和临床处理提供了明确的指导依据。

女性生殖道细胞包括来自阴道、宫颈、子宫和输卵管的上皮细胞。生殖道脱落细胞包括阴道上段、宫颈阴道部、子宫、输卵管及腹腔的上皮细胞,其中以阴道上段、宫颈阴道部的上皮细胞为主。临床上常通过宫颈阴道脱落细胞检查来反映其生理及病理变化。宫颈阴道脱落细胞受性激素的影响出现周期性变化,因此,检查宫颈阴道脱落细胞可反映体内性激素水平。最重要的在于通过宫颈阴道脱落细胞学检查能简便有效地进行宫颈癌的筛查和预防,及早发现宫颈癌及其癌前病变,有效降低宫颈癌的发生率和死亡率。

一、细胞学检查取材、制片及相关技术

收集足量、有代表性的样本是宫颈细胞学检查的关键环节。宫颈细胞学假阴性率与样本的取材及制片失误密切相关,因此临床医师正确取材以获得高质量的宫颈细胞学涂片,对提高诊断的阳性率和准确性起到至关重要的作用。

1. **标本采集检查时间**　最佳是在月经周期的第 15～25 天,避免月经期检查;采取标本前 24 小时内禁止性生活、阴道检查、灌洗及阴道用药,取材用具必须清洁干燥。

2. **标本取材**　传统细胞学制片(巴氏细胞学涂片)已很少用,现在绝大多数采用液基制片细胞学检查,它改善了由于传统巴氏涂片上存在着大量的红细胞、白细胞、黏液及脱落坏死组织等而造成的 50%～60% 假阴性。液基细胞学与常规涂片的操作方法不同,它利用特制小刷子刷取宫颈细胞,取材应在宫颈外口鳞柱状上皮交接处,将特制小刷子尖端对准宫颈口,以宫颈外口为圆心,紧贴宫颈表面旋转 3 周刷取细胞,标本取出后立即洗入有细胞保存液的小瓶中,通过高精密度过滤膜过滤,将标本中的杂质分离,并使滤后的上皮细胞呈单层均匀地分布在玻片上。这种制片方法几乎保存了取材器上所有的细胞,且去除了标本中杂质的干扰,避免了细胞的过度重叠,使不正常细胞更容易被识别。利用薄层液基细胞学技术可将识别宫颈上皮内病变的灵敏度和特异度提高至 85% 和 90% 左右。此外,该技术一次取样可多次重复制片并可供作 HPV DNA 检测和自动阅片。

3. **染色方法**　细胞学染色方法有多种,如巴氏染色(papanicolaou stain)法、邵氏染色法及其他改良染色法。目前世界公认的标准宫颈细胞学染色方法仍是巴氏染色法,是早期诊断宫颈癌的关键性技术,其特点在于:细胞核细微结构清晰,能辨认染色质,细胞透明度好,色彩丰富鲜艳,能显示鳞状上皮不同角化程度。

4. **辅助诊断技术**　包括免疫细胞化学、原位杂交技术、影像分析、流式细胞测量及自动筛选或人工智能系统等。

二、正常宫颈阴道细胞的形态特征

(一)鳞状上皮细胞

阴道及宫颈阴道部被覆非角化复层鳞状上皮细胞。鳞状上皮细胞(squamous cells)由浅到深分为四层:表层细胞、中间层细胞、副基底层细胞、基底层细胞。上皮层可随子宫内膜周期性改变而改变。细胞由底层向表层逐渐成熟,鳞状上皮细胞的成熟过程是:细胞由小逐渐变大;细胞形态由圆形变为舟形、多边形;细胞质染色由蓝染变为粉染;细胞质由厚变薄;胞核由大变小,由疏松变为致密(文末彩图 41-1-1A)。

1. **表层细胞**　成熟鳞状上皮细胞,直径 40～60μm,细胞大而扁平,呈多边形,常单个存在,细胞质薄而透明,浅蓝色或

浅红色,核小固缩,位于细胞中央,染色质疏松。表层细胞是育龄妇女宫颈涂片中最常见的细胞。雌激素刺激可使表层上皮细胞成熟,最常见于月经前半周期、排卵后和雌激素较高状态;妊娠、更年期、激素水平低下时成熟表层细胞比例减少。

2. **中间层细胞**　中间层与表层上皮细胞大小类似,直径 $35\sim50\mu m$,舟状,多边形或卵圆形,细胞质较丰富,嗜碱性,浅蓝色或浅绿色,核圆形或卵圆形,直径 $7\sim8\mu m$,染色质细颗粒状,疏松,核浆比例低。中间层细胞核的大小及核染色质情况是判读上皮细胞病变的重要参考指标。

3. **副基底层细胞**　为不成熟的鳞状上皮细胞,直径 $12\sim30\mu m$,单个或片状出现。细胞圆形或卵圆形,细胞质较厚,深绿色,边界光滑,胞核圆形或卵圆形,位于中央,核染色质细颗粒状,均匀分布。宫颈涂片中主要以副基底细胞为主,代表上皮不完全分化,上皮萎缩。常见于儿童以及产后或哺乳和绝经后的女性。

4. **基底层细胞**　基底层细胞与基底膜相连,位于上皮最底层,类似副基底层细胞,为未分化细胞,细胞小,直径 $10\sim12\mu m$,类似组织细胞。细胞圆球形,核居中,染色质细、均匀,细胞质少,嗜碱性染色,核浆比 $1:1$。一般宫颈细胞学涂片中不会见到,仅见于严重萎缩和高度损伤上皮,常伴有副基底层细胞。

(二) 腺上皮细胞

腺上皮细胞(glandular cells)又分为宫颈腺上皮细胞和子宫内膜细胞。

1. **宫颈腺上皮细胞**(endocervical cells)　宫颈管被覆单层柱状上皮细胞,多为具有分泌功能的黏液腺上皮细胞,在宫颈刮片中可找到。腺上皮细胞单个或成团、片状分布,呈多角形"蜂窝状"或"栅栏状"的平铺二维结构;细胞高柱状或立方状,核位于基底部,呈圆形或卵圆形,染色质细、分布均匀,细胞质稀薄,充满淡蓝色黏液,部分有分泌空泡。

2. **子宫内膜细胞**(endometrial cells)　包括子宫内膜腺细胞和间质细胞,均可出现在宫颈涂片中。细胞团呈小的三维立体结构,排列紧密,细胞圆形或卵圆形,核偏位、圆形、深染,核仁小或未见,染色质细、均匀,细胞质极少,嗜碱性,核浆比高。子宫内膜细胞多见于月经周期的前半期,数量少,对于无临床症状绝经前妇女发现有子宫内膜细胞,无需进一步评估;而绝经后妇女宫颈涂片中见有子宫内膜细胞,则需要进一步检查宫腔内膜情况。

(三) 非上皮成分

如吞噬细胞、白细胞、淋巴细胞、红细胞等。

三、反应性及微生物感染性病变中宫颈阴道脱落细胞的形态改变

(一) 良性反应性改变(reactive cellular changes)

引起宫颈细胞反应性或修复性改变的常见原因有:感染、炎症、放射治疗、宫内节育器、萎缩、创伤、刺激等。修复性改变可累及成熟或化生的鳞状细胞和腺上皮细胞,修复的特征是增大的细胞核和明显的核仁,易被误认为存在严重病变。但在修复过程中,细胞呈单层,核极向一致,呈流水状排列。如果出现明显的核大小不等、染色质分布不均、核仁大小和形状不等的非典型修复性变化,可以判读为非典型鳞状细胞或非典型腺细胞。

(二) 微生物感染(organisminfection)

1. **细菌感染**(bacterial infection)　常见的病原体有阴道嗜血杆菌、放线菌、纤毛菌和沙眼衣原体等。细菌性阴道病不是由单一细菌所致,而是正常菌群失调,多种细菌取代正常乳酸杆菌而大量生长,导致细菌性阴道病的发生。涂片中单个鳞状细胞被一层细菌覆盖,看似一个绒球,表面模糊有斑点和细小颗粒,胞核不清,这种鳞状细胞称为线索细胞。放线菌为有分支的丝状菌,涂片中见成团深嗜碱性、大小不一的球状物,似"棉花团",为细丝状病原体缠绕成团,周边呈放射状排列,常伴有大量白细胞的急性炎症背景。

2. **病毒感染**(virusinfection)　常见的病毒包括人乳头瘤病毒(human papillomavirus, HPV)、单纯疱疹病毒(herpes simplex virus, HSV)、巨细胞病毒(cytomegalovirus, CMV)。HPV 感染引起的宫颈细胞学变化在下一小节中详细介绍。单纯疱疹病毒感染不成熟鳞状细胞、化生细胞及黏液腺上皮细胞,最具特征性改变是病变细胞内多个细胞核紧密重叠或呈镶嵌状,细胞核均匀毛玻璃状,可见致密嗜酸性包涵体。巨细胞病毒感染在宫颈涂片中较少被发现。

3. **真菌感染**　90%阴道真菌感染(fungal infection)由白色念珠菌所致,在宫颈涂片中可见芽生酵母菌(孢子)和假菌丝,两者常共存,孢子 $3\sim7\mu m$,有包膜,圆形或卵圆形,假菌丝呈淡粉红色或蓝色,液基涂片中常见到被菌丝"串起"的缗钱状鳞状细胞和白细胞核碎片。

4. **寄生虫感染**　寄生虫感染(parasitic infection)常见于阴道滴虫感染,呈单个分散或成团存在。虫体呈倒置的梨形、圆形或椭圆形,直径 $15\sim30\mu m$,胞质灰蓝色浅染常伴有嗜酸性颗粒,胞核小,呈椭圆形或梭形,偏位,染色淡,位于虫体的前端约 1/3 处,鞭毛通常不易见到,细胞核是诊断阴道滴虫的必要条件。

四、异常宫颈阴道脱落细胞的形态改变

(一) 鳞状上皮细胞异常

2014 年 TBS(the bethesda system)宫颈细胞学命名系统将鳞状上皮细胞异常分为:非典型鳞状细胞、鳞状上皮内病变以及鳞状细胞癌。常常通过鳞状细胞成熟度、细胞核形态、异型细胞数量这三个主要指标判读鳞状上皮内病变程度。

1. **低级别鳞状上皮内病变** 多数低级别鳞状上皮内病变(low-grade squamous intraepithelial lesion,LSIL)由高危型HPV感染所致,包括典型HPV感染引起的挖空细胞形态学改变和传统轻度异型增生细胞(非挖空细胞)。其特征性改变:累及中表层鳞状细胞,呈多边形,细胞质成熟,淡蓝色或淡红色,细胞核增大,至少达正常中层鳞状细胞核的3倍。挖空细胞表现为核周空晕及细胞质外围浓染区,核增大、深染,双核或多核,核膜轻度不规则,无核仁。只有核周空晕,而无核的异型性时不足以诊断LSIL(文末彩图41-1-1B)。

2. **高级别鳞状上皮内病变** 几乎所有高级别鳞状上皮内病变(high-grade squamous intraepithelial lesion,HSIL)由高危型HPV感染引起,作为浸润性鳞状细胞癌的癌前病变,在宫颈细胞学检测中发现能有效预防宫颈癌的发生。不同于LSIL,HSIL通常为不成熟鳞状细胞,呈单个、成片或合胞体样聚集,细胞小,胞核增大、深染,染色质粗糙,核膜不规则,细胞质形态多样,可表现为不成熟、淡染或化生性浓染,细胞质稀少,核浆比增大(文末彩图41-1-1C)。与HSIL形态相似的细胞改变包括不成熟鳞化、萎缩、子宫内膜细胞、宫内节育器反应细胞等,需要进行鉴别诊断;正确判读HSIL不仅关系到病人的治疗处理,对病理诊断医师也是一个挑战。

3. **鳞状细胞癌** 常见角化型和非角化型鳞状细胞癌(squamous cell carcinoma,SCC)两种类型,两者细胞学特征并不相同。经典鳞状细胞癌特征包括:核增大、核膜不规则、核深染不均匀、染色质呈粗块状、大而显著核仁、嗜碱性浓染细胞质。角化型鳞状细胞癌特征出现奇异形细胞,细胞形状多变,呈梭形、蝌蚪状或带尾巴,常伴角化过度、角化不良,细胞多形性明显。肿瘤素质通常可见,是间质浸润的最重要细胞学特征(文末彩图41-1-1D)。

4. **非典型鳞状细胞,不能明确意义**(atypical squamous cells of undetermined significance,ASC-US) 指细胞学改变提示LSIL可能,但无论质量还是数量都不足以明确诊断。诊断ASC-US需要三个基本特征:鳞状分化、核浆比升高及胞核改变(包括轻度核深染和核不规则)。尽管ASC-US诊断的重复性较差,但ASC-US判读标准有助于提高诊断潜在癌前病变或浸润性癌的敏感性,但对其诊断比例应该控制在5%以下。

5. **非典型鳞状细胞,不除外高度鳞状上皮内病变**(atypical squamous cells,cannot exclude HSIL,ASC-H) 少见,通常占ASC的5%~10%。指细胞学改变提示HSIL,但缺乏明确诊断HSIL所要求的标准。所以ASC-H为可疑HSIL,包括真正的HSIL及类似HSIL的良性病变。

6. **低度鳞状上皮内病变,不除外高度鳞状上皮内病变**(low-grade squamous intraepithelial lesion,cannot exclude HSIL,LSIL/ASC-H) 在2014 TBS新分类中提出了此诊断术语。指细胞具有明确LSIL特征,但少数细胞提示HSIL或ASC-H。越来越多的组织学随访结果显示LSIL/ASC-H病人罹患高级别鳞状上皮内病变的风险介于LSIL和HSIL之间,应该接受阴道镜检查,而不是做高危HPV检测。

(二)腺上皮细胞异常

1. **宫颈原位腺癌** 宫颈原位腺癌(endocervical adenocarcinoma in situ,AIS)是浸润性腺癌的癌前病变。作为独立的诊断术语,细胞学判读准确性及重复性都很高。细胞学特征包括结构异常和细胞异常,结构异常表现为深染拥挤细胞群,呈现腺分化:条带状或菊形团状,羽毛状或短鸟尾样排列;细胞核浆比增高,细胞核增大、拉长(雪茄烟样外观)并形成复层结构,核仁不明显,核分裂常见,背景干净。AIS常伴随浸润性腺癌和鳞状上皮内病变(文末彩图41-1-1E)。

2. **宫颈腺癌** 多数宫颈腺癌(endocervical adenocarcinoma)的细胞学具有AIS的部分特征,但细胞排列极性消失,并具有侵袭特征,表现为具有肿瘤素质,大量单个异常细胞,显著的核仁(文末彩图41-1-1F)。相当数量的浸润性腺癌与AIS无法鉴别,但多数病例可以解释为倾向或怀疑腺癌。

3. **子宫内膜腺癌** 子宫内膜腺癌(endometrial adenocarcinoma)的敏感性极低,也是宫颈细胞学检查的一个难题。其细胞学改变主要依据肿瘤的类型和级别而变化。通常形成三维立体细胞簇,细胞质少、嗜碱性,常有空泡,细胞质内常见中性粒细胞;胞核增大、染色质分布不均,染色质旁区空亮,核仁小而明显,肿瘤水样素质不明显。

4. **非典型腺细胞** 来源于腺上皮的异常细胞常难以确定是肿瘤性还是反应性,只要腺细胞核的异型超过了明显反应性或修复性改变,但又缺乏明确AIS或浸润性腺癌的特征,就归入非典型腺细胞(atypical glandular cells,AGC)。一旦判读为AGC后,要尽可能细分,以确定其来源于宫颈管或子宫内膜,如果细胞来源不能确定,则使用广义的无指定腺细胞。非典型宫颈管细胞若倾向于肿瘤时,需进一步注明。

五、宫颈/阴道细胞学诊断的报告形式

20世纪40年代,巴氏五级分类法开始广泛应用于宫颈癌的筛查、预防,极大地降低了宫颈癌的发病率和死亡率,是过去50年中最有效的宫颈癌筛查方法。巴氏分类法的局限性在于:采用分级诊断,对癌和癌前病变没有明确的诊断标准,可重复性差;标本采集和制片方法简单、粗糙,不能制作满意的细胞标本,造成诊断困难,存在较高的假阳性和假阴性率。为了使宫颈细胞学的诊断报告与组织病理学诊断术语一致,使细胞学报告与临床处理密切结合,1988年美国制定宫颈细胞学 Bethesda 命名系统(the Bethesda system,TBS),经 1991 年、2001 年及 2014 年三次修订,这种描述性的诊断方法已成为国际通用的宫颈细胞学报告方式,在中国已逐渐替代传统的巴氏五级分类法。TBS 分类改良了以下三个方面:

1. TBS 细胞学分类采用接近组织病理学诊断的描述性术语,突破了巴氏五级分类法"癌"和"非癌"的局限性,对癌前病变的细胞学形态表现有明确的诊断标准。

2. 与传统的巴氏五级分类法相比较,增加了标本满意度评估,增加了腺上皮病变的诊断,并且将鳞和腺病变分类更加细化,与组织学诊断术语的对应性更好。

3. TBS 细胞学分类提高了异常上皮细胞的检出率,较准确地反映了宫颈病变的本质,为病人做进一步检查和临床处理提供了明确的指导依据。

2014 年 TBS 描述性诊断报告主要包括三项基本内容:标本评估;总分类;描述性命名:判读/结果。

（一）标本类型

指明巴氏涂片或液基制片或其他。

（二）标本质量评估

1. 满意　描述是否存在宫颈或移行带细胞成分和其他质控指标,例如:部分细胞成分被血遮盖和炎症等。

2. 不满意(详细说明原因)　拒收或未进入制片过程(详述原因);标本经制片并进行了阅片,但对判读上皮异常不满意(说明原因)。

（三）总分类(任选)

未见上皮内病变或恶性病变;上皮细胞异常:见描述结果(详细说明鳞状上皮、腺上皮)。

（四）判读意见/结果

1. 未见上皮内病变或恶性病变[在没有瘤变的细胞学证据时,要在前面的总分类和(或)报告的描述结果中陈述是否有微生物或其他非肿瘤性的细胞形态特征]包括:

（1）正常细胞成分:鳞状细胞;腺上皮细胞;子宫内膜细胞;子宫下段内膜细胞。

（2）非肿瘤性所见:

1）非肿瘤性细胞改变:鳞状细胞化生;角化鳞状细胞;输卵管化生;萎缩;怀孕相关细胞改变。

2）反应性细胞改变:炎症(包括典型修复细胞)、淋巴细胞(滤泡)性宫颈炎、放疗、宫内节育器(intrauterine device,IUD)、萎缩。

3）子宫切除后出现腺细胞

（3）微生物:①滴虫性阴道炎;②真菌感染,形态符合念珠菌属;③阴道菌群变异提示细菌性阴道病;④细菌形态符合放线菌属;⑤细胞形态改变符合单纯疱疹病毒感染。

2. 其他　子宫内膜细胞(≥45 岁,如果未见鳞状上皮内病变则详细说明)。

3. 上皮细胞异常

（1）鳞状上皮细胞

1）非典型鳞状上皮细胞(ASC):①非典型鳞状上皮细胞,意义不明确(ASC-US)②非典型鳞状上皮细胞,不除外高度鳞状上皮内病变(ASC-H)。

2）低级别鳞状上皮内病变(LSIL):包括 HPV 感染/轻度非典型增生/CIN1。

3）高级别鳞状上皮内病变(HSIL):包括中、重度非典型增生,原位癌/CIN2 和 CIN3。

4）鳞癌

（2）腺上皮细胞

1）非典型腺上皮细胞(AGC):①宫颈管细胞;②子宫内膜细胞;③非指定腺细胞。

2）非典型腺上皮细胞(AGC):①宫颈管细胞,倾向瘤变;②非指定腺细胞。

3）宫颈管原位腺癌。

4）腺癌:①宫颈管;②子宫内膜;③子宫外;④无特殊类型。

4. 其他恶性肿瘤(具体说明)。

（五）细胞自动阅片

如果阅片是用自动化设备检查的,说明其方法和结果。

（六）辅助实验

简洁描述实验方法并报告结果,使之更易为临床医生理解。

（七）教育注释及建议

建议应确切并与专业人员组织出版的临床随访原则相一致。

六、宫颈癌筛查指南及临床处理

2011 年,美国癌症学会联合美国阴道镜和宫颈病理学会和美国临床病理学会共同对美国宫颈癌筛查指南进行了更新。针对一般人群:①21～29 岁妇女,目前的筛查方法仍是宫颈液基细胞学检查;HPV 检测不作为常规检查,但可用于未明确诊断意义的非典型鳞状上皮细胞(ASCUS)的分层诊断。②30～65 岁妇女每隔 3 年筛查 1 次细胞学,或细胞学和高危型 HPV 共同检测每 5 年 1 次,单独 HPV 检测仍不能作为初筛方法。

由于 2011 版宫颈癌筛查指南对初次筛查的年龄、不同年龄组的筛查方法、最佳细胞学筛查间期、共同检测(细胞学＋HPV)的应用等都做了新规定,因此,2012 年 ASCCP 修改并重新制定了"宫颈癌筛查异常及癌前病变的处理指南",针对一般人群:①LSIL,未行 HPV 检测或 HPV 阳性者,推荐阴道镜检查;如果共同检测结果为细胞学 LSIL 而 HPV 阴性,一年后重复共同检测。②HSIL,无论 HPV 结果如何都需进行阴道镜检查。另一方案是直接行宫颈环形电切术。③AGC 和 AIS,除了不典型宫内膜细胞,均推荐阴道镜检查并进行宫颈管搔刮,不推荐反馈性 HPV 检测。对于 35 岁及以上的妇女,还需同时进行子宫内膜诊刮检查。④ASC-H:无论 HPV 结果如何都需进行阴道镜检查,不推荐反馈性 HPV 检测。⑤ASCUS:最佳方案是反馈性 HPV 检测,如果 HPV 检测阴性,推荐相隔 3 年重复共同检测;如果 HPV 阳性,推荐阴道镜检查;如果阴道镜检查未见宫颈上皮内病变,相隔 12 个月重复共同检测;如果共同检测双阴性,恢复常规筛查。中国宫颈癌筛查尽管起步略晚于美国等西方国家,但随着液基细胞学诊断技术、宫颈 TBS 报告系统的大力推广和应用,已经逐渐与国际接轨。鉴于中国和美国不同的医疗体制,国人对宫颈癌筛查的认知程度及不同地区经济水平差异,针对宫颈癌筛查和临床处理工作,中国需要多部门、多学科的合作,参照美国的筛查经验和处理指南,制定出适合本国国情的宫颈癌筛查方案和临床处理指南。

【临床特殊情况的思考和建议】

宫颈阴道脱落细胞学检查目前仍然是宫颈癌筛查的主要检测方法,单独高危型 HPV(High-risk human papillomavirus,HR-HPV)检测是否能取代宫颈细胞学检查成为宫颈癌的主要筛查方法,目前来说尚缺乏足够的经验和统一的认识,因此对 30～65 岁女性不建议单独检测 HR-HPV 取代每 3 年一次的细胞学筛查或每 5 年一次的共同检测。未来 HR-HPV 检测是否会取代细胞学检查作为主要的筛查方法,取决于临床充分的研究论证依据、专家及大众对它的认同等。

参考文献

1. Nayar R,Wilbur DC,editors. The Bethesda system for reporting cervical cytology: definitions, criteria, and explanatory notes. 3rd ed. New York (NY): Springer,2015

2. Saslow D,Solomon D,Lawson HW,et al. American Cancer Society,American Society for Colposcopy and Cervical Pathology, and American Society for Clinical Pathology screening guidelines for the prevention and early detection of cervical cancer. Am J Clin Pathol,2012,137:516-542

3. Massad LS,Einstein MH,Huh WK,et al. ASCCP Consensus Guidelines Conference. 2012 updated consensus guidelines for the management of abnormal cervical cancer screening tests and cancer precursors. J Low Genit Tract Dis,2013,17:S1-S27

4. 赵澄泉、杨敏. 妇科细胞病理学诊断与临床处理. 北京:北京科学技术出版社,2011

5. Huh WK,Ault KA,Chelmow D,Davey DD,Goulart RA,Garcia FA,et al. Use of primary high-risk human papillomavirus testing for cervical cancer screening: interim clinical guidance. ObstetGynecol,2015,125:330-7

6. Sung HY,Kearney KA,Miller M,Kinney W,Sawaya GF,

Hiatt RA. Papanicolaou smear history and diagnosis of invasive cervical carcinoma among members of a large prepaid health plan. Cancer,2000,88:2283-2289

(宁燕　周先荣)

第二节　女性生殖器官活组织检查

关键点

1. 女性生殖器官活组织检查是可靠的术前诊断依据,是诊断的金标准。

2. 妇科常用的女性生殖器官活组织检查包括外阴活检、阴道活检、宫颈活检、子宫内膜活检、宫颈锥形切除及诊断性刮宫,分别有相应的适应证、禁忌证。

女性生殖器官活组织检查是对机体的可疑病变部位取小部分组织进行快速病理或常规病理检查,简称活检。活检结果是可靠的术前诊断依据,是诊断的金标准。妇科常用的女性生殖器官活组织检查包括外阴活检、阴道活检、宫颈活检、子宫内膜活检、宫颈锥形切除及诊断性刮宫。特殊情况下因病情需要,在术中进行卵巢组织活检、盆腔淋巴结活检、大网膜组织活检以及盆腔病灶组织活检以帮助术者明确诊断,确定手术范围,对此本节不作赘述。

一、外阴活组织检查

【适应证】

1. 外阴部位赘生物或溃疡需明确性质,尤其是需排除恶变者。

2. 外阴皮肤色素减退性及皮肤增厚性改变需明确性质或排除恶变者。

3. 疑为外阴梅毒性病变、外阴结核、外阴尖锐湿疣及外阴阿米巴病等外阴特异性感染明确诊断者。

4. 外阴局部淋巴结肿大病因不明者。

【禁忌证】

1. 外阴急性炎症,尤其是化脓性炎症期。

2. 疑有恶性黑色素瘤。

3. 疑为恶性滋养细胞疾病外阴转移。

4. 经期尽量不做活检。

【方法】

病人取膀胱截石位,常规外阴消毒、铺巾,活检部位组织予 0.5％利多卡因局部浸润麻醉。根据病灶情况选取活检部位,以刀片或剪刀获取适当大小的组织,有蒂的赘生物可自蒂部取下,小赘生物也可以活检钳钳取。溃疡或有局部坏死病灶尽可能在病灶边缘取组织,最好取下少量正常组织。可通过局部压迫、电凝或缝扎止血。根据需要将标本做快速病理切片检查或以 10％甲醛或 95％乙醇固定后做常规组织病理检查。

【注意事项】

1. 活检组织须有足够大小,最好达到直径 5mm 以上。
2. 表面有坏死溃疡的病灶,活检须达到足够深度并取新鲜有活性的组织。
3. 必要时需做多点活检。
4. 最好在病变组织与正常组织交界处活检。

二、阴道活组织检查

【适应证】

1. 阴道壁赘生物或溃疡需明确病变性质。
2. 疑为阴道特异性感染需明确诊断者。

【禁忌证】

1. 外阴阴道或宫颈急性炎症期和月经期。
2. 疑为恶性黑色素瘤者。
3. 疑为滋养细胞肿瘤阴道转移者。

【方法】

病人取膀胱截石位,常规外阴阴道消毒,铺巾,阴道窥器暴露可疑病变部位,局部再次消毒,剪取或钳取适当大小的组织,有蒂的赘生物可自蒂部取下,小赘生物可以活检钳钳取。局部压迫、电凝或缝扎止血,根据病人病情,还可先行碘染色试验,在碘不染处活检,必要时阴道内需填塞无菌纱球以压迫止血。标本根据需要作快速病理切片检查或以 10％甲醛或 95％乙醇固定后做常规组织病理检查。

【注意事项】

阴道内填塞的无菌纱球须在术后 24～48 小时取出,切勿遗漏;其余同外阴活检。

三、宫颈活组织检查

【适应证】

1. 宫颈糜烂接触性出血,疑有宫颈癌需确定病变性质。
2. 宫颈细胞学涂片 TBS 诊断为鳞状细胞异常者。
3. 高危型 HPV 感染治疗后长期不转阴者。
4. 宫颈脱落细胞涂片检查巴氏Ⅲ级或以上。
5. 宫颈脱落细胞涂片检查巴氏Ⅱ级,经抗感染治疗后

反复复查仍为巴氏Ⅱ级。
6. 肿瘤固有荧光检查或阴道镜检查反复可疑阳性或阳性。
7. 宫颈赘生物或溃疡需明确病变性质。
8. 疑为宫颈尖锐湿疣等特异性感染需明确诊断。

【禁忌证】

1. 外阴阴道急性炎症。
2. 月经期、妊娠期视情况而定。

【方法】

1. 病人取膀胱截石位,常规外阴消毒,铺无菌孔巾。
2. 阴道窥器暴露宫颈,拭净宫颈表面黏液及分泌物后行局部消毒。
3. 根据需要选取取材部位,剪取或钳取适当大小的组织块:有蒂的赘生物可以剪刀自蒂部剪下;小赘生物可以活检钳钳取;有糜烂溃疡的可于肉眼所见的糜烂溃疡较明显处或病变较深处以活检钳取材;无明显特殊病变或必要时以活检钳在宫颈外口鳞状上皮与柱状上皮交界部位选 3、6、9、12 点处取材;为提高取材的准确性,可在宫颈阴道部涂以复方碘溶液,选择不着色区取材;也可在阴道镜或肿瘤固有荧光诊断仪的指引下进行定位活检。
4. 局部压迫止血、出血多时可电凝止血或缝扎止血,手术结束后以长纱布卷压迫止血。
5. 标本根据需要做冰冻切片检查或以 10％甲醛或 95％乙醇固定后做常规组织病理检查。

【注意事项】

1. 阴道内填塞的长纱布卷须在术后 12 小时取出,切勿遗漏。
2. 急性外阴阴道炎症可于治愈后再做活检。
3. 妊娠期原则上不做活检,以避免流产、早产,但临床高度怀疑宫颈恶性病变者仍应检查,做好预防和处理流产与早产的前提下,同时向病人及其家属讲明活检的重要性及可能出现的后果,取得理解和同意后即可施行。
4. 月经前期不宜做活检,以免与活检处出血相混淆,且月经来潮时创口不易愈合,并增加内膜在切口种植的机会,导致宫颈的子宫内膜异位症。

四、诊断性刮宫

诊断性刮宫(dilationand curettage,D&C)简称诊刮,其目的是刮取宫腔内容物(子宫内膜及宫腔内其他组织)做病理组织检查以协助诊断。特殊情况需同时除外宫颈管病变时,则需先刮取宫颈管内容物再刮取宫腔内容物进行病理组织学检查,称为分段诊断性刮宫(简称"分段诊刮")。子宫内膜活组织检查不仅能判断有无排卵和了解子宫内膜的发育程度,而且还能间接反映卵巢的黄体功能,并有助于子

宫内膜增生性疾患和内膜癌的诊断。

【适应证】

1. 月经紊乱,需了解子宫内膜变化及其对性激素的反应者。

2. 异常子宫出血或绝经后阴道流血,需明确诊断或止血者。

3. 阴道异常排液,需检查子宫腔脱落细胞或明确有无子宫内膜病变。

4. 不孕症,需了解有无排卵或疑有子宫内膜结核。

5. 影像检查提示宫腔内有组织残留,需证实或排除子宫内膜癌、子宫内膜息肉或流产等疾病。

【禁忌证】

1. 外阴阴道及宫颈急性炎症,急性或亚急性盆腔炎。

2. 可疑妊娠。

3. 急性或严重全身性疾病,不能耐受小手术者。

4. 手术前体温>38.5℃。

【方法】

1. **取材时间**　不同的疾病应有不同的取材时间

(1) 需了解卵巢功能:月经周期正常者,经前前1~2天或月经来潮12小时内取材。

(2) 闭经:随时可取材。

(3) 功能失调性子宫出血:如疑为子宫内膜增生过长,应于月经前1~2天或月经来潮24小时内取材;如疑为子宫内膜剥脱不全,则应于月经第5~7天取材。

(4) 不孕症需了解有无排卵:可于预期月经日前7天取材。

(5) 疑有子宫内膜癌:随时可取材。

(6) 疑有子宫内膜结核:于月经期前1周或月经来潮12小时内取材,取材前3天及取材后3天每天肌内注射链霉素0.75g并口服异烟肼0.3g,以防结核扩散。

2. **取材部位**　一般于子宫前、后壁各取一条内膜,如疑有子宫内膜癌,另于宫底再取一条内膜。

【手术步骤】

1. 排尿后取膀胱截石位,外阴、阴道常规消毒铺巾。

2. 做双合诊,了解子宫大小、位置及宫旁组织情况。

3. 用阴道窥器暴露宫颈,再次消毒宫颈与宫颈管,钳夹宫颈,若需行分段诊刮,者先于刮匙搔刮颈管,刮出物固定于10%甲醛溶液或95%乙醇中单独送病理检查,后再用子宫探针缓缓进入,探明子宫方向及宫腔深度。若宫颈口过紧,可根据所需要取得的组织块大小用宫颈扩张器扩张至小号刮匙或中、大号刮匙能进入为止。

4. 阴道后穹隆处置盐水纱布一块,以收集刮出的内膜碎块。用刮匙由内向外沿宫腔四壁及两侧宫角有次序地将内膜刮除,并注意宫腔有无变形及高低不平。

5. 取下纱布上的全部组织固定于10%甲醛溶液或95%酒精中,送病理检查。检查申请单上需注明末次月经时间。

【注意事项】

1. 阴道及宫颈、盆腔的急性炎症者应治愈后再作活检。

2. 出血、子宫穿孔、感染是最主要的并发症。有些疾病可能导致术中大出血,应于术前建立通路,并做好输血准备,必要时还需做好腹腔镜或开腹止血的手术准备;哺乳期、产后、剖宫产术后、绝经后、子宫严重后屈等特殊情况下尤应注意避免子宫穿孔的发生;术中严格无菌操作,术前、术后可给予抗生素预防感染,一般术后2周内禁止性生活及盆浴,以免感染。

3. 若刮出物肉眼观察高度怀疑为癌组织时,不应继续刮宫,以防出血及癌扩散;若肉眼观察未见明显癌组织时,应尽量全面彻底刮宫,以防漏诊及术后因宫腔组织残留而出血不止。

4. 应注意避免术者在操作时唯恐不彻底,反复刮宫而伤及子宫内膜基底层,甚至刮出肌纤维组织,造成子宫内膜炎或宫腔粘连,导致闭经的情况。

五、子宫内膜吸取活检

在子宫内膜病变治疗随访的过程中,为了解内膜情况有时无需行全面的诊刮,仅需少量内膜了解治疗效果,以及在不孕症病人中为了解排卵后内膜状况,又不致影响胚胎着床时,内膜吸取活检就非常必要。

【适应证】

1. 异常子宫出血或某些宫颈细胞学异常结果的妇女需评估有无内膜肿瘤。

2. 高危妇女或有内膜肿瘤病史的妇女行子宫内膜癌筛查。

3. 接受子宫内膜癌保留生育功能治疗的妇女定期进行内膜取样。

4. Lynch综合征妇女(遗传性非息肉性结肠癌)需要检测内膜癌。

5. 不孕症者评估手段。

【禁忌证】

1. 绝对禁忌证是宫内妊娠,胎儿存活且需要继续妊娠。

2. 出血倾向是相对禁忌,若必须行内膜活检者必须咨询血液科专家,积极纠正凝血的状态下方可进行。

3. 急性阴道、宫颈和盆腔感染时,可能的话可在感染控制后推迟活检。

4. 罕见情况下需对宫颈癌病人行内膜取样,宫颈阻塞性疾病可能是一部分病人的相对禁忌证,会增加出血和子宫穿孔的风险。

【方法】

1. 排尿后取膀胱截石位,外阴、阴道常规消毒铺巾。

2. 做双合诊,了解子宫大小、位置及宫旁组织情况。

3. 用阴道窥器暴露宫颈,再次消毒宫颈与宫颈管。

4. 许多妇女可无需钳夹宫颈,直接将取样器插入宫颈,若子宫不是中位时则需钳夹宫颈,拉直子宫位置再放入取样器,以防子宫穿孔。取样器经宫颈缓慢放置宫底,遇阻力需停止。许多取样器有刻度,根据宫腔深度放置。

5. 一只手固定取样器,另一只手尽量外抽内芯以产生吸引力,当整根取样器充满样本时取出取样器。取出组织放入95%乙醇或甲醛溶液中送病理检查。

【注意事项】

1. 取样器若需重复使用时留取样本时不能喷到甲醛液。

2. 最常见的不良反应是子宫痉挛,与取样的吸引力量相关,需视病人反应施压。

3. 血管迷走反射不常见,可让病人术前适量饮水或局部使用镇痛或麻药以减少此类反应。

4. 罕见大量出血(尤其是未诊断出的凝血功能异常者)、子宫穿孔(风险为0.1%～0.3%)、盆腔感染、菌血症。

六、诊断性子宫颈锥切

宫颈锥切术可有诊断性宫颈锥切术和治疗性宫颈锥切术之分,临床用于宫颈病变的诊断和治疗。是锥形切除部分宫颈组织,主要需切除宫颈移行带,部分或全部宫颈管组织。近年,随着宫颈癌三级预防的开展,宫颈上皮内病变(cervical intraepithelial lesion,CIN)病人年轻化,宫颈病变治疗更趋向于保守。宫颈锥切术作为一种能够保留生育功能的治疗方法已被临床广泛应用。同时,宫颈锥切术在宫颈病变方面也显示出其特有的临床诊断价值。

【适应证】

1. 诊断性宫颈锥切的指征

(1) 发现宫颈上皮细胞异常,尤其是细胞学诊断为重度鳞状上皮内病变(HSIL)或轻度鳞状上皮内病变(LSIL),而宫颈上未见肉眼病灶。

(2) 阴道镜无法看到宫颈病变的边界,或主要病灶位于宫颈管内,超出阴道镜能检查到的范围。

(3) 对于细胞学异常的病人,阴道镜检查不满意,主要是无法看清整个宫颈移行带,包括鳞-柱交接区域。

(4) 有细胞学或是组织学证据表明宫颈腺上皮存在癌前病变或是癌变。

(5) 宫颈管诊刮术所得标本病理报告为异常或不能肯定。

(6) 细胞学、阴道镜和活组织检查结果不一致。

(7) 细胞学、阴道镜或活检可疑宫颈浸润癌。

(8) 宫颈活检病理诊断为CIN,但无法明确排除宫颈微小浸润癌或浸润癌。

(9) 宫颈管诊刮发现CIN或宫颈微小浸润癌。只要有以上任何一种状况,都应做宫颈锥切以作进一步诊断。

2. 治疗性宫颈锥切的指征

(1) CIN1伴阴道镜检查不满意、CIN2或CIN3。

(2) 宫颈原位鳞癌。

(3) 宫颈原位腺癌。

(4) 有生育要求的ⅠA期宫颈浸润癌。

【禁忌证】

1. 生殖器官急慢性炎症,月经期。

2. 有出血倾向者。

【方法】

目前应用的锥切方法多种多样,有冷刀法、激光法和环行电切法。

1. 病人取膀胱截石位,常规消毒外阴、阴道,铺巾,暴露术野,宫颈涂碘。

2. 宫颈12、3、6、9点丝线缝合做牵引。

3. 切缘周边注射1∶2000肾上腺素生理盐水。

4. 海格式棒逐步扩宫口至8号,可做颈管搔刮。

5. 在病灶外侧约0.5cm处用冷刀环切宫颈口,按30°～50°角度向内侧做宫颈锥形切除。深度根据不同的病变可选择1～2.5cm。

6. 锥切标本在12点处做标记,送病理。

7. 电凝止血创面,或创面缝扎止血。

8. 阴道内置入长纱条或纱球压迫止血。必要时留置导尿管。

【注意事项】

1. 宫颈锥切手术最好在月经干净后3～7天内实施,以免术后经血污染手术创面导致宫颈子宫内膜异位症。

2. 手术后4～6周应探查宫颈管有无狭窄。

3. 诊断性宫颈锥切可用冷刀或LEEP刀,尽量避免电刀,以免破坏组织切缘,影响诊断。

【临床特殊情况的思考和建议】

1. 分段诊刮　目的是为了区分子宫内膜病变与宫颈病变。主要适用于绝经后子宫出血或老年病人疑有子宫内膜病变,或需要了解宫颈管是否被累及时。分段诊刮可在出血时进行,操作时先不探查宫腔深度,以免将宫颈管组织带入宫腔混淆诊断。用小刮匙自宫颈管内口至外口顺序刮宫颈管一周,将所刮取宫颈管组织置标本瓶中,然后刮匙进入宫腔刮取子宫腔内膜或病变组织置于另一标本瓶中送检。其余操作及注意事项均与一般诊刮相同。

2. **子宫穿孔**　是因宫腔手术所造成的子宫壁损伤,致使宫腔与腹腔,或其他脏器相通。可由探针、宫颈扩张器、吸管、刮匙、卵圆钳等造成,从而导致腹腔内出血、阔韧带内血肿、肠道损伤及继发性腹膜炎。必须及时处理,以免发生严重后果。宫腔手术过程中如病人出现下腹突发性疼痛,同时术者发觉所用器械进入宫腔的深度明显超过检查时所估计的宫腔深度,且无阻力,感觉不到宫壁的抵抗,即应高度怀疑子宫穿孔。若看到夹出有脂肪组织或肠管,则确诊无疑。此时应即刻停止手术。如宫腔组织已刮净又无内出血征象者,可给宫缩剂和抗生素;如宫腔组织尚未吸净,穿孔较小,无明显内出血,病人情况又良好时,可请有经验医生避开穿孔处刮净组织后再保守治疗,或抗感染一周后再行刮宫术;如有明显内出血体征或可疑脏器损伤时,应立即剖腹探查或腹腔镜检查。

3. **宫颈锥切术后并发症的处理**

(1) 手术后出血:手术后即时出血都是因为手术时止血不善。手术后继发性出血往往发生于手术后5～12天,多见于深部切除病变以及合并感染者。可根据出血量采用纱布压迫、冷冻、电凝、重新缝合等方法止血。如术中估计病人出血较多,可在锥切前先缝合两侧子宫动脉下行支,锥切后宫颈创面行半荷包缝合。

(2) 子宫颈狭窄:有1%～5%的发生率,文献报道,宫颈粘连的发生率与病人年龄超过50岁及锥切深度超过2cm有关,病人可出现痛经、月经潴留、以致闭经或月经期出现棕色或黑色阴道点滴出血。宫颈粘连的病人可采用子宫颈扩张器扩张宫颈。

(3) 手术后盆腔感染:有感染症状者需用抗生素治疗。

(4) 子宫穿孔或子宫颈穿孔:虽极为少见,但一发生可能需在腹腔镜下子宫修补和止血。

(薛晓红)

第三节　输卵管通畅检查

> **关键点**
>
> 1. 输卵管通液术是检查输卵管是否通畅的一种方法,有一定的疏通效果。
>
> 2. 子宫输卵管造影是无创检查输卵管通畅度的金标准,普及率高,应用广。
>
> 3. 选择性输卵管造影(SSG),能对 HSG 造成的假阳性做出更准确的判断,同时根据输卵管阻塞或通常程度不同采取进一步的介入治疗,准确率可达90%～95%,且具有较好的治疗作用。
>
> 4. 妇产科内镜输卵管通畅检查,微创且准确性高,但毕竟是有创伤检查,不做为首选检查方法。

输卵管通畅检查的主要目的是检查输卵管是否通畅,了解子宫和输卵管腔的形态及输卵管的阻塞部位。常用的方法有输卵管通气术、输卵管通液术、子宫输卵管造影术和选择性子宫输卵管造影术。其中输卵管通气术因有发生气栓的潜在危险,且准确性仅为45%～50%,故临床上已逐渐被其他方法取代。近年来,随着介入技术的发展和内镜的临床应用,已普遍采取选择性输卵管造影和腹腔镜直视下输卵管通液术来进一步明确输卵管的通畅情况,并根据输卵管阻塞部位的不同而进一步通过输卵管介入治疗或腹腔镜治疗改善其通畅程度。此外,宫腔镜下经输卵管开口插管通液试验和宫腹腔镜联合检查等方法的使用也已被逐渐推广。

一、输卵管通液术

输卵管通液术(hydrotubation)是检查输卵管是否通畅的一种方法,并具有一定的治疗功效。即通过导管向宫腔内注入液体,根据注射液体阻力大小、有无回流及注入液体量和病人感觉等判断输卵管是否通畅。由于操作简便,无需特殊设备,广泛用于临床。

【适应证】

1. 不孕症,男方精液正常,疑有输卵管阻塞者。

2. 检查和评价输卵管绝育术、输卵管再通术或输卵管成形术的效果。

3. 对输卵管黏膜轻度粘连有疏通作用。

【禁忌证】

1. 内外生殖器急性炎症或慢性炎症急性或亚急性发作者。

2. 月经期或有不规则阴道出血者。

3. 可疑妊娠者。

4. 严重的全身性疾病,如心、肺功能异常等,不能耐受手术者。

5. 体温高于 37.5℃者。

【术前准备】

1. 月经干净 3～7 天,禁性生活。

2. 术前半小时肌内注射阿托品 0.5mg,解痉。

3. 病人排空膀胱。

【方法】

1. 器械阴道窥器、宫颈钳、长弯钳、宫颈导管、20ml 注射器、压力表、Y 形导管等。

2. 常用液体生理盐水或抗生素溶液(庆大霉素 8 万 U、地塞米松 5mg、透明质酸酶 1500U,注射用水 20～50ml)可加用 0.5% 利多卡因 2ml 以减少输卵管痉挛。

3. 操作步骤

(1) 病人取膀胱结石位,外阴、阴道、宫颈常规消毒,铺无菌巾,双合诊了解子宫的位置及大小。

(2) 放置阴道窥器充分暴露子宫颈,再次消毒阴道穹隆部及宫颈,以宫颈钳钳夹宫颈前唇。沿宫腔方向置入宫颈导管,并使其与宫颈外口紧密相贴。

(3) 用 Y 形管将宫颈导管与压力表、注射器相连,压力表应高于 Y 形管水平,以免液体进入压力表。

(4) 将注射器与宫颈导管相连,并使宫颈管内充满生理盐水,缓慢推注,压力不可超过 160mmHg。观察推注时阻力大小、经宫颈注入的液体是否回流、病人下腹部是否疼痛等。

(5) 术毕取出宫颈导管,再次消毒宫颈、阴道,取出阴道窥器。

【结果评定】

1. 输卵管通畅顺利推注 20ml 生理盐水无阻力,压力维持在 60~80mmHg 以下,或开始稍有阻力,随后阻力消失,无液体回流,病人也无不适感,提示输卵管通畅。

2. 输卵管阻塞勉强注入 5ml 即感有阻力,压力表见压力持续上升而不见下降,病人感下腹胀痛,停止推注后液体又回流至注射器内,表明输卵管阻塞。

3. 输卵管通而不畅注射液体有阻力,再经加压注入又能推进,说明有轻度粘连已被分离,病人感轻微腹痛。

【注意事项】

1. 所用无菌生理盐水温度以接近体温为宜,以免液体过冷造成输卵管痉挛。

2. 注入液体时必须使宫颈导管紧贴宫颈外口,防止液体外漏。

3. 术后 2 周禁盆浴及性生活,酌情给予抗生素预防感染。

二、子宫输卵管造影

子宫输卵管造影术(hysterosalpingography,HSG)是通过导管向子宫腔及输卵管注入造影剂,在 X 线下透视及摄片,根据造影剂在输卵管及盆腔内的显影情况了解子宫腔的形态、输卵管是否通畅、阻塞的部位、输卵管结扎部位及盆腔有无粘连等,尤其是评价输卵管的最佳方法(图 41-3-1)。该检查损伤小,能对输卵管阻塞作出较正确诊断,准确率可达 80%,且具有一定的治疗作用。

【适应证】

1. 了解输卵管是否通畅及其形态、阻塞部位。

2. 了解宫腔形态,确定有无子宫畸形及类型,有无宫腔粘连、子宫黏膜下肌瘤、子宫内膜息肉及异物等。

3. 内生殖器结核非活动期。

4. 不明原因的习惯性流产,于排卵后做造影了解宫颈

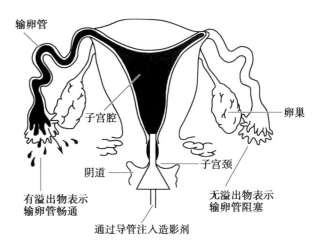

图 41-3-1　子宫输卵管造影术(HSG)示意图

内口是否松弛,宫颈及子宫是否畸形。

【禁忌证】

1. 内、外生殖器急性或亚急性炎症。

2. 严重的全身性疾病,不能耐受手术者。

3. 妊娠期、月经期。

4. 产后、流产、刮宫术后 6 周内。

5. 碘过敏者。

【术前准备】

1. 造影时间以月经干净 3~7 天为宜,最佳时间为月经干净的 5~6 天,当月月经干净后禁性生活。

2. 做碘过敏试验,阴性者方可造影;如果使用非离子型含碘造影剂不要求做碘过敏试验。

3. 术前半小时可肌内注射阿托品 0.5mg,有助于解痉。

4. 术前排空膀胱,便秘者术前行清洁灌肠,以使子宫保持正常位置,避免出现外压假象。

【方法】

1. **设备及器械**　X 线放射诊断仪或数字多动能 X 线胃肠机、子宫导管、阴道窥器、宫颈钳、长弯钳、20ml 注射器。

2. **造影剂**　目前国内外均使用含碘造影剂,分油溶性和水溶性两种。水溶性造影剂又分为离子型和非离子型。油溶性造影剂分为国产碘化油和进口的超液化碘油;油剂(40%碘化油)密度大,显影效果好,刺激小,过敏少,但检查时间长,吸收慢,易引起异物反应,形成肉芽肿或形成油栓;水溶性造影剂(离子型:76%泛影葡胺注射液;非离子型:碘海醇注射液或碘氟醇注射液等多种)中,非离子型造影剂应用较多,其吸收快,检查时间短,可以不做碘过敏试验,有时子宫输卵管边缘部分显影欠佳,细微病变不易观察,但随着碘当量的提高,造影效果明显改善,已经有逐渐取代油剂的

趋势。

3. 操作步骤

（1）病人取膀胱截石位，常规消毒外阴、阴道，铺无菌巾，检查子宫位置及大小。

（2）以窥阴器扩张阴道，充分暴露宫颈，再次消毒宫颈及阴道穹隆部，用宫颈钳钳夹前唇，探查宫腔。

（3）将 40%碘化油或非离子型水剂（如碘海醇、碘氟醇等）充满宫颈导管，排出空气，沿宫腔方向将其置入宫颈管内，徐徐注入造影剂，在 X 线透视下观察造影剂流经宫颈管、宫腔及输卵管情况并摄片。24 小时（油剂）或 20 分钟（水剂）后再摄盆腔延迟片，以观察腹腔内有无游离造影剂及造影剂在腹腔内的涂抹或弥散情况、输卵管内造影剂残留情况，进而判断输卵管的通畅程度。

（4）注入造影剂后子宫角圆钝，而输卵管不显影，则考虑输卵管痉挛，可保持原位，肌注阿托品 0.5mg 或针刺合谷、内关穴，20 分钟后再透视、摄片；或停止操作，下次摄片前使用解痉挛药物或行选择性输卵管造影。

【结果评定】

1. **正常子宫、输卵管**　宫腔呈倒三角形，双输卵管显影，形态柔软，24 小时或 20 分钟后摄片，盆腔内见造影剂散在均匀分布。

2. **宫腔异常**　患宫腔结核时子宫常失去原有的倒三角形，内膜呈锯齿状不平；患子宫黏膜下肌瘤时可见宫腔充盈缺损；有子宫畸形时有相应显示（图 41-3-2）。

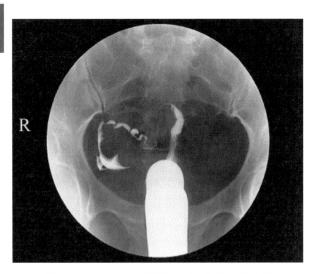

图 41-3-2　HSG 清晰显示双角、单角子宫畸形

3. **输卵管异常**　患输卵管结核时显示输卵管形态不规则、僵直或呈串珠状，有时可见钙化点或盆腔钙化淋巴结；有输卵管积水时输卵管远端呈气囊状扩张，远端呈球形；24 小时或 20 分钟后延迟摄片，盆腔内未见散在造影剂分布，说明输卵管不通；输卵管发育异常，可见过长或过短的输卵管、异常扩张的输卵管、输卵管憩室等（图 41-3-3）。

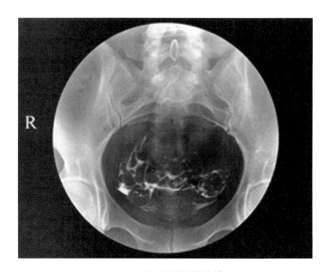

图 41-3-3　盆腔造影剂涂抹均匀

【注意事项】

1. 造影剂充盈宫颈管时，必须排尽空气，以免空气进入宫腔造成充盈缺损，引起误诊。

2. 宫颈导管与子宫颈外口必须紧贴，以防造影剂流入阴道内。

3. 导管不要插入太深，以免损伤子宫或引起子宫穿孔。

4. 注入造影剂时用力不要过大，推注不可过快，防止造影剂进入间质、血管。

5. 透视下发现造影剂进入血管或异常通道，同时病人出现咳嗽，应警惕发生油栓，立即停止操作，取头低脚高位，严密观察。

6. 造影后 2 周禁盆浴及性生活，可酌情给予抗生素预防感染。

7. 有时可因输卵管痉挛而造成输卵管不通的假象，必要时重复进行造影或做选择性输卵管造影。

三、选择性输卵管造影

选择性输卵管造影（selective salpingography，SSG）是通过将输卵管造影导管经宫颈、宫腔插至输卵管内口注入造影剂，在 X 线下透视及摄片，根据造影剂在输卵管及盆腔内的显影情况了解输卵管是否通畅、阻塞的部位及排除 HSG 时输卵管痉挛导致的输卵管未显影。该检查损伤小，能对 HSG 造成的假阳性做出更准确的判断，同时根据输卵管阻塞或通常程度不同采取进一步的介入治疗即输卵管再通术（fallopian tube recanalization，FTR），准确率可达 90～95%，且具有较好的治疗作用。

【适应证】

1. 输卵管通而不畅或极不畅，要求治疗。

2. HSG 中输卵管未显影或部分显影，为区别输卵管痉挛还是张力高阻塞不通。

3. HSG 显示输卵管近端阻塞,区别是粘连完全阻塞,还是疏松粘连或分泌物较多之阻塞,此时可作再通术治疗。

【禁忌证】

1. 内、外生殖器急性或亚急性炎症。

2. 严重的全身性疾病,不能耐受手术者。

3. 妊娠期、月经期。

4. 产后、流产、刮宫术后 6 周内。

5. 碘过敏者。

除以上禁忌证外,还包括:①明显输卵管积水,伞端明显包裹;②结核性输卵管阻塞;③全身发热 37.5℃以上。

【术前准备】

1. 选择性输卵管造影时间以月经干净 3～7 天为宜,最佳时间为月经干净的 5～6 天,当月月经干净后禁性生活。

2. 做碘过敏试验,阴性者方可造影;如果使用非离子型含碘造影剂不要求做碘过敏试验。

3. 术前半小时肌内注射阿托品 0.5mg,有助于解痉。

4. 术前排空膀胱,便秘者术前行清洁灌肠,以使子宫保持正常位置,避免出现外压假象。

【方法】

1. **设备及器械**　数字多动能 X 线胃肠机或数字减影血管造影机(DSA)、输卵管造影导管及外套管、导丝、阴道窥器、宫颈钳、长弯钳、20ml 注射器。

2. **造影剂**　目前国内外均使用含碘造影剂,分为离子型(如 76% 泛影葡胺注射液)和非离子型(如碘海醇注射液或碘氟醇注射液等)。

3. **相关药品**　庆大霉素 16 万单位、地塞米松10mg 等。

4. **操作步骤**

(1) 病人取膀胱截石位,常规消毒外阴、阴道,铺无菌巾,检查子宫位置及大小。

(2) 以窥阴器扩张阴道,充分暴露宫颈,再次消毒宫颈及阴道穹隆部,用宫颈钳钳夹前唇,探查宫腔。

(3) 在透视下将输卵管导管插入外套管中,置外套管于颈管内口,然后轻轻将导管送入输卵管开口处;

(4) 注入造影剂,输卵管显影后,注入治疗药液,再观察输卵管内有否残留和造影剂弥散盆腔情况;

(5) 若 SSG 显示输卵管近端阻塞,则可用导丝插入内导管直至输卵管口,透视下轻柔推进导丝,如手感有明显阻力或病人疼痛时停止,然后再注入造影剂显示输卵管再通

情况。

(6) 术中密切观察有否手术反应,并及时处理。

【结果评定】

1. **输卵管通畅**　双输卵管显影,形态柔软,造影剂从输卵管伞端迅速弥散至盆腔,推注药液后输卵管内无造影剂残留,盆腔内见造影剂散在均匀分布。

2. **输卵管积水**　输卵管积水时输卵管远端呈气囊状扩张,远端呈球形。

3. **输卵管不通**　输卵管不通时输卵管不显影,盆腔内未见散在造影剂分布。

4. **输卵管发育异常**　可见过长或过短的输卵管、异常扩张的输卵管、输卵管憩室等。

【注意事项】

1. 导管进入宫腔时,动作要轻柔,尽量减少疼痛和导管对内膜损伤。

2. 注入造影剂时用力不要过大,推注不可过快,防止造影剂进入间质、血管;

3. 如果输卵管近端阻塞,尝试用输卵管介入导丝再通时,要分清导丝的头端,操作轻柔的同时询问病人的感受和透视下监视尤为重要,以防造成输卵管穿孔。

4. 造影后 2 周禁盆浴及性生活,可酌情给予抗生素预防感染。

四、妇产科内镜输卵管通畅检查

近年来,随着妇产科内镜的大量采用,为输卵管通畅检查提供了新的方法,包括腹腔镜直视下输卵管通液检查、宫腔镜下经输卵管口插管通液试验和宫腹腔镜联合检查等方法,其中腹腔镜直视下输卵管通液检查准确率可达 90%～95%。但由于内镜手术对器械要求较高,且腹腔镜仍是创伤性手术,故并不推荐作为常规检查方法,通常在对不孕、不育病人行内镜检查时例行输卵管通液(加用亚甲蓝染液)检查。内镜检查注意事项同上。

【临床特殊情况的思考和建议】

尽管各种检查手段的不断改进和提高,生殖医学在评价输卵管性不孕的诊断中,子宫输卵管造影目前仍被认为是输卵管通畅检查的首选方法,William L 等认为其他适应证还包括女性习惯性流产对宫颈功能的评价、输卵管结扎后评价及接管再通前的评价、肌瘤切除术前对病人评估等。HSG 在评价子宫和输卵管异常时具有重要作用,包括子宫畸形、息肉、肌瘤、妇科术后改变、宫腔粘连和子宫腺肌病;输卵管的闭塞、峡部结节性输卵管炎症、息肉、积水和盆腔粘连。HSG 的常见并发症是阴道少量

出血和感染；放射科医生应熟练掌握 HSG 的标准操作技巧并给出正确诊断。

选择性输卵管造影在提高输卵管通畅程度准确性的同时，可以利用超滑微导丝（0.018 inch）直接进行输卵管的介入治疗，即输卵管再通术（FTR），注入生理盐水或抗生素溶液（庆大霉素 8 万 U，地塞米松 5mg，透明质酸酶 1500U，注射用水 20～50ml），弥补了单纯输卵管通液术的不足，是在进一步明确输卵管通畅程度的同时，为给予相应的治疗创造了条件。

参考文献

1. 沈铿，马丁. 妇产科学. 第 3 版. 北京：人民卫生出版社，2015

2. Wen H，Fu J，Tang H，et al. Hydrotubation combined with chinese herbal medicine for salpingitic infecundity：a systematic review and meta-analysis. Cell Biochem Biophys，2015，71（2）：519-527

3. Miyazaki T，Kobayashi T，Kuji N，et al. Evaluation of the radiologic findings on hysterosalpingography by selective hydrotubation with flexible hysterofiberscope. J Assist Reprod Genet，1995，12（6）：369-374

4. William L，Simpson Jr，Laura G，et al. Hysterosalpingography：A Reemerging Study. RadioGraphics，2006，26：419-431

5. Anne Z，William R，Richard L. et al. Oil-Soluble Contrast During Hysterosalpingography inWomen With Proven Tubal Patency. Obstet Gynecol，2003，101：109 -113

6. Zinna M，Gentile M，Torcia F，et al. Diagnostic accuracy of sonohysterography vs hysteroscopy in benign uterine endocavitary findings. Eur Rev Med Pharmacol Sci，2015，19（3）：365-371

7. Arnau B，Jovell E，Romero M，et al. Lidocaine-prilocaine cream as analgesia for hysterosalpingography：a randomized，double blinded，controlled study. Eur J Obstet Gynecol Reprod Biol，2014，182：216-219

8. Vandekerckhove P，Watson A，Lilford R，et al. Oil-soluble versus water-soluble media forassessing tubal patency with hysterosalpingography orlaparoscopy in subfertile women. Cochrane Database SystRev，2000，2：CD000092

9. Kiykac A，Dilbaz B，Zengin T，et al. Evaluation of pain during hysterosalpingography with the use of balloon catheter vs metal cannula. J Obstet Gynaecol，2015，35（2）：193-198

10. Spyros P，Masoud A，Khaldoun S，et al. The role of selective salpingography and tubal catheterization inthe management of the infertile couple. CurrOpinObstetGynecol，2004，16：325-329

11. Hindocha A，Beere L，OFlynn H，et al. Pain relief in hysterosalpingography. Cochrane Database Syst Rev，2015，20：CD006106

12. Golan A，Eilat E，Ron-El R，et al. Hysteroscopy is superior to hysterosalpingography in infertility investigation. ActaObstetGynecolScand，1996，75：654-656

13. Prevedourakis C，Loutradis D，Kalianidis C，et al. Hysterosalpingography and hysteroscopy in female infertility. HumReprod，1994，9：2353-2355

14. Cobellis L，Argano F，Castaldi MA，et al. Selective salpingography：preliminary experience of an office operative option for proximal tubal recanalization. Eur J Obstet Gynecol Reprod Biol，2012，163（1）：62-66

15. Preutthipan S，Linasmita V. A prospective comparativestudy between hysterosalpingographyand hysteroscopy in the detection of intrauterinepathology in patients with infertility. J Obstet Gynaecol Res，2003，29：33-37

16. Allen C，Browne R. Selective salpingography and recanalisation of blocked fallopian tubes. Ir Med J，2010，103（8）：245-6.

（张国福）

第四节　常用穿刺检查

关键点

1. 常用穿刺检查包括：经腹壁穿刺术、经阴道后穹隆穿刺术、经腹壁羊膜穿刺术、妇科超声介导下穿刺术。

2. 穿刺检查可用于诊断及治疗，均具有相应适应证、禁忌证、注意事项，需严格遵循操作规范进行。

一、经腹壁穿刺术

妇科病变多位于盆腔及下腹部，故可通过穿刺明确盆、腹腔积液性质或查找肿瘤细胞。经腹壁穿刺术（abdominal paracentesis）既可用于诊断又可用于治疗。穿刺抽出的液体，除观察其一般性状以外，还要根据病情决定送检项目，如常规化验检查、细胞学检查、细菌培养、药敏试验等。

【适应证】

1. 用于协助诊断腹腔积液的性质，并可做细胞学分析以利于诊断。

2. 对性质不明，贴近腹壁的囊肿，如可疑脓肿、血肿、淋巴囊肿等可行囊内穿刺以利于诊断。

3. 腹水量多时，可通过放出部分腹水，使呼吸困难等压迫症状暂时缓解，并使腹壁放松易于做腹部及盆腔检查。

4. 腹腔穿刺置管引流或注入抗肿瘤药物、抗感染药等行药物治疗。

【禁忌证】

1. 疑有腹腔内严重粘连，特别是晚期卵巢癌广泛盆、腹腔转移致肠梗阻。

2. 有腹膜炎史及腹部手术史者应慎选穿刺部位，为避免损伤肠管，必要时在 B 超引导下行穿刺。

3. 巨大卵巢与腹水易混淆，术前应仔细鉴别囊肿，防止囊肿破裂。

4. 妊娠 3 个月以上，子宫升入腹腔，操作需谨慎，防止损伤。

【方法】

1. 经腹 B 超引导下穿刺,需膀胱充盈;经阴道 B 超指引下穿刺,则在术前排空小便。

2. 腹腔积液量较多及囊内穿刺时,病人取仰卧位;液量较少取半卧位或侧斜卧位。

3. 穿刺点一般选择在脐与髂前上棘连线中外 1/3 交界处,囊内穿刺点宜在囊性感明显部位。

4. 常规消毒穿刺区皮肤,铺无菌孔巾。

5. 根据适应证,选择不同穿刺针,如取少量液体,观察性状或送检验,可用 17～19 号长针头或套管针;如需大量放腹水或引流,可用腹壁穿刺器或 14～16 号套管针。

6. 穿刺一般不需麻醉,对于精神过于紧张者,0.5% 利多卡因行局部麻醉,深达腹膜。

7. 7 号穿刺针从选定点垂直刺入皮肤,达筋膜时可有阻力,穿过后即达腹膜,进腹腔有明显突空感。拔去针芯,见有液体流出,用注射器抽出适量液体送检。腹水检验一般需 100～200ml,其他液体仅需数毫升。若需放腹水则接导管,导管另一端连接器皿。放液量及导管放置时间可根据病人病情和诊治需要而定,如为检查,可放至腹壁松软易于检查即可;如为脓液引流,可置入引流管。

8. 操作结束,拔出穿刺针。局部再次消毒,覆盖无菌纱布,固定。若穿刺针眼有腹水溢出可加压包扎。

【穿刺液性质和结果判断】

1. 血液

(1) 新鲜血液:放置后迅速凝固,为避免刺伤血管应改变穿刺针方向,或重新穿刺。

(2) 陈旧性暗红色血液:放置 10 分钟以上不凝固表明有腹腔内出血。多见于异位妊娠流产或破裂、卵巢黄体破裂、急性输卵管炎或其他脏器如脾破裂等。

(3) 巧克力色黏稠液体:镜下见不成形碎片,多为卵巢子宫内膜异位囊肿破裂。

2. 脓液 呈黄色、黄绿色、淡巧克力色,质稀薄或浓稠,可有臭味。提示盆腔及腹腔内有化脓性病变或脓肿破裂。脓液应送细胞学涂片、细胞培养、药物敏感试验。必要时需切开引流术。

3. 炎性渗出物 呈粉红色、淡黄色混浊液体。提示盆腔及腹腔内存在炎症。应行细胞学涂片、细胞培养、药物敏感试验。

4. 腹水 有血性、浆液性、黏液性等。应送常规化验,包括比重、总细胞数、红、白细胞数、蛋白定量、浆膜黏蛋白试验(rivalta test)及细胞学检查。必要时检查抗酸杆菌、结核杆菌培养及动物接种。肉眼血性腹水,多疑为恶性肿瘤,应行细胞学检查。

5. 无任何液体吸出,多见于腹腔内液量极少、子宫直肠窝粘连、有机化血块等原因,也可能进针方向不对,未进入腹腔。

【注意事项】

1. 严格无菌操作,以免腹腔感染。

2. 控制好针头进针的深度,防止刺伤血管及肠管。

3. 大量放液时,针头必须固定好,避免针头移动损伤肠管;放液速度不宜快,每小时放液量不应超过 1000ml,一次放液不超过 4000ml。放液时,腹部缚以多头腹带,逐步束紧;或压以沙袋,防止腹压骤减,并严密观察病人血压、脉搏、呼吸等生命体征,随时控制放液量及放液速度,若出现休克征象,应立即停止放腹水,并进行相应处理。

4. 向腹腔内注入药物应慎重,很多药物不宜腹腔内注入。

5. 术后适当卧床休息,无感染现象无需给予抗生素预防感染。

二、经阴道后穹隆穿刺术

直肠子宫陷凹是腹腔最低部位,故腹腔内的积血、积液、积脓易积存于此。阴道后穹隆顶端与直肠子宫陷凹相接,由此处穿刺,对抽出物进行肉眼观察、化验、病理检查,是妇产科临床常用的辅助诊断方法。

【适应证】

1. 疑有腹腔内出血,如宫外孕、卵巢破裂等。

2. 疑盆腔内有积液、积脓时,可做穿刺抽液检查,以了解积液性质,以及盆腔脓肿的穿刺引流及局部注射药物。

3. 盆腔肿块位于直肠子宫陷凹内,经后穹隆穿刺直接抽吸肿块内容物做涂片,行细胞学检查以明确性质。若高度怀疑恶性肿瘤,应尽量避免穿刺。一旦穿刺诊断为恶性肿瘤,应及早在短期内手术。

【禁忌证】

1. 盆腔严重粘连,直肠子宫陷凹被较大肿块完全占据,并已凸向直肠。

2. 疑有肠管与子宫后壁粘连。

3. 临床高度怀疑恶性肿瘤。

4. 异位妊娠准备采用非手术治疗时,尽量避免穿刺,以免引起感染,影响疗效。

【方法】

1. 排空膀胱,取膀胱截石位,外阴、阴道常规消毒、铺巾。

2. 阴道检查了解子宫、附件情况,注意后穹隆是否膨隆。阴道窥器充分暴露宫颈及阴道后穹隆,再次消毒。

3. 用宫颈钳钳夹宫颈后唇，向前提拉，充分暴露后穹隆，再次消毒。用 22 号长针头接 5～10ml 注射器，检查针头有无堵塞，在后穹隆中央或稍偏病侧，于阴道后壁与宫颈后唇交界处稍下方平行宫颈管刺入，当针穿过阴道壁，有落空感后(进针深约 2cm)，立即抽吸，必要时适当改变方向或深浅度，如无液体抽出，可边退针边抽吸。

4. 针管针头拔出后，穿刺点如有活动性出血，可用棉球压迫片刻。血止后取出阴道窥器。

【穿刺液性质和结果判断】

基本同经腹壁腹腔穿刺。

【注意事项】

1. 穿刺方向应是后穹隆中点进针与子宫颈管方向平行的方向，深入至直肠子宫陷凹，不可过分向前或向后，以免针头刺入宫体或进入直肠。

2. 穿刺深度要适当，一般 2～3cm，过深可刺入盆腔器官或穿入血管。若积液量较少时，过深的针头可超过液平面，抽不出液体而延误诊断。

3. 有条件或病情允许时，先行 B 型超声检查，协助了解后穹隆有无液体及液体量多少。

4. 后穹隆穿刺未抽出血液，不能完全除外宫外孕，内出血量少，血肿位置高或与周围组织粘连时，均可造成假阴性。

5. 抽出液体均应涂片，送常规及细胞学检查。

三、经腹壁羊膜穿刺术

羊水中的细胞来自胎儿的皮肤、羊膜及胎儿的消化、呼吸、泌尿生殖系统的脱屑细胞。羊水中细胞和其他成分可反映胎儿的遗传信息和胎儿生长情况。在一定孕周，采取羊水或羊水中的脱屑细胞进行直接分析，或将羊水脱屑细胞培养作染色体和酶的生化分析以作出产前诊断及了解胎儿情况。羊水与胎儿关系密切，改变羊水成分，能影响胎儿发育，临床可用羊膜囊穿刺的方法，向羊膜囊内注入药物，达到治疗及终止妊娠的目的。

【适应证】

1. 产前诊断

(1) 需行羊水细胞染色体核型分析，染色质检查以明确胎儿性别，诊断或估计胎儿遗传病可能。包括孕妇曾生育过遗传疾病患儿；夫妻或其亲属中有患遗传性疾病；近亲婚配；孕妇年龄>35 岁；孕早期接触大量放射线或可致畸药物；性连锁遗传病基因携带等。

(2) 需做羊水生化测定。怀疑胎儿神经管缺陷须测定 AFP；孕 37 周前因高危妊娠引产须了解胎儿成熟度者；疑母儿血型不合须检测羊水中血型物质、胆红素、雌三醇以判定胎儿血型及预后者。

(3) 向羊膜腔内注入造影剂，显示胎儿解剖上的异常。脂溶性制剂粘在胎儿皮肤可显示胎儿表面的龛影或肿瘤。水溶性制剂被胎儿吞入可显示上消化道的轮廓。

2. 测定胎儿成熟度

(1) 测定羊水中卵磷脂/鞘磷脂比值或作羊水泡沫试验观察胎肺成熟度。

(2) 测定羊水肌酐深度观察胎儿肾脏成熟度。

(3) 测定羊水橘黄色脱屑细胞，通过观察胎儿皮脂腺成熟程度，了解胎儿成熟度。

(4) 另外还可以通过测定羊水中钠、尿酸、肌酸、甲胎蛋白、淀粉酶及羊水磷脂类物质光密度了解胎儿成熟度。

3. 治疗

(1) 胎儿异常或死胎需做羊膜腔内注药(依沙吖啶)引产终止妊娠。

(2) 必须短期内终止妊娠，但胎儿未成熟需行羊膜腔内注入皮质激素以促进胎儿肺成熟。

(3) 胎儿宫内发育迟缓者，可于羊膜腔内注入白蛋白、氨基酸等促进胎儿发育。

(4) 母儿血型不合须给胎儿输血。

(5) 羊水过多，胎儿无畸形，须放出适量羊水以改善症状及延长孕期，提高胎儿存活率。

(6) 羊水过少，胎儿无畸形，可间断于羊膜腔内注入适量生理盐水，以预防胎盘和脐带受压，减少胎儿肺发育不良或胎儿窘迫。

【禁忌证】

1. 用于产前诊断

(1) 孕妇曾有流产征兆。

(2) 术前 24 小时内两次体温在 37℃ 以上。

2. 用于羊膜腔内注射依沙吖啶等药物引产

(1) 心、肝、肺、肾疾患在活动期或功能异常。

(2) 各种疾病的急性阶段。

(3) 有急性生殖炎症。

(4) 术前 24 小时内两次体温在 37.5℃ 以上。

【术前准备】

1. 孕周选择　胎儿异常引产，宜在孕 16～26 周之内；产前诊断，宜在孕 16～22 周，此时子宫轮廓清楚，羊水量相对较多，易于抽取，不易伤及胎儿，且羊水细胞易存活，培养成功率高。

2. 穿刺部位选择

(1) 助手将子宫固定在下腹正中，于宫底下 2～3 横指下方中线或两侧选择囊性感明显部位作为穿刺点。

(2) B 型超声定位：穿刺前先行胎盘及羊水暗区定位。可在 B 型超声引导下穿刺。亦可经 B 型超声定位标记后操作。穿刺时尽量避开胎盘，在羊水量相对较多的暗区进行。

3. **中期妊娠引产常规术前准备**　测血压、脉搏、体温，进行全身及妇科检查，注意有无盆腔肿瘤、子宫畸形及宫颈发育情况；血、尿常规、出、凝血时间、血小板和肝功能；会阴部备皮。

【注意事项】

1. 严格无菌操作，以防感染。

2. 穿刺针应细，斜面制成长 0.1cm，角度 55 度。进针不可过深过猛，尽可能一次成功，避免多次操作。最多不得超过 3 次。

3. 穿刺前应查明胎盘位置，勿伤及胎盘。经胎盘穿刺，羊水可能经穿刺孔进入母体血液循环而发生羊水栓塞。穿刺与拔针前后，应注意孕妇有无呼吸困难、发绀等异常。警惕发生羊水栓塞可能。

4. **抽不出羊水**　常因针被羊水中的有形物质阻塞，用有针芯的穿刺针可避免。有时穿刺方向、深度稍加调整即可抽出。

5. **抽出血液**　出血可来自腹壁、子宫壁、胎盘或刺伤胎儿血管，应立即拔出穿刺针并压迫穿刺点，加压包扎穿刺点。若胎心无明显改变，待一周后再行穿刺。

抽出血性羊水：可稍退针头，改变进针方向刺入，或另选穿刺部位再做穿刺。必要时可用试纸测试，若为碱性，则证实为羊水。

6. 若做羊水检查，为防止污染可先抽 2ml 羊水不用，再换 20ml 注射器，缓慢抽 20ml 羊水留待检查。若做治疗或造影，可先抽出等量羊水，再注入药物或造影剂。若做胆红素测定，应避光保存，立即送检。如做羊水细胞 X、Y 染色质检查，羊水标本采集后立即注入离心管送检，避免存放过久细胞核变质或有污染影响效果。

四、妇科超声介导下穿刺术

妇科常用介入性诊断技术之一是超声介导下穿刺术（ultrasonically guided centesis）。超声介导下盆腔穿刺术是在 B 型超声引导下，或经腹壁或经阴道后穹隆将穿刺针准确插入病灶或囊腔，达到协助确诊的目的。

【适应证】

1. **卵巢瘤样病变**　功能性卵巢囊肿，包括卵巢滤泡囊肿、卵巢黄体囊肿、多囊卵巢、卵巢子宫内膜异位症、卵巢炎性囊肿和卵巢冠囊肿。

2. **卵巢增生性疾病**　卵巢过度刺激综合征。穿刺放出液体可缩小卵巢体积，避免发生卵巢扭转。

3. **卵巢良性肿瘤**　主要是卵巢浆液性囊腺瘤。穿刺抽出囊液可行细胞学检查辨别良恶性，或行囊内注射无水乙醇使囊腔闭合而治愈。

4. **盆腹腔包裹性积液**　非特异性炎症渗出与周围组织粘连形成的盆腹腔假性囊肿和结核性包裹性积液。抽出液体行常规检查、细胞学检查和细胞培养及药敏试验。

5. **盆腹腔脓肿**　缩小病灶，注入抗生素行局部药物治疗。

6. **异位妊娠**　未破裂时行妊娠囊穿刺注入 MTX 杀胚。

7. **体外受精-胚胎移植辅助生殖技术**　在 B 型超声引导下经阴道穿刺取卵，行 IVF-ET。

【禁忌证】

同经腹腔穿刺及经阴道后穹隆穿刺。

【方法】

1. **经阴道后穹隆穿刺**　外阴、阴道严密消毒后，将消毒的 B 型阴道超声探头插入阴道，在穹隆部，显示盆腔囊肿后将穿刺部位置于穿刺引导线上，并准确测量穿刺深度。将阴道穿刺针经阴道探头上的导向器即穿刺引导管送达穹隆部，适当用力予以穿刺。通过显示器能够监视穿刺针沿引导线经穹隆壁进入盆腔及囊肿。随后以 50ml 注射器进行抽吸，若液体黏稠，可先注入生理盐水稀释后再抽吸。

2. **经腹壁腹腔穿刺**　病人排尿后取仰卧或侧卧位，常规消毒铺巾，局部麻醉后以 B 超探头扫查穿刺部位，将穿刺针放入探头导向器的针槽内，抵达腹部皮肤后适当用力进行穿刺。穿刺成功后续步骤同经阴道后穹隆穿刺相同。对于卵巢子宫内膜异位囊肿或卵巢浆液性囊腺瘤抽吸液体后，可以注入无水乙醇使囊腔闭合。

【注意事项】

1. 穿刺方向必须正确，以免损伤肠管和膀胱。最好以短促有力的手法进针。尽量避免针尖划破薄壁囊肿。

2. 囊内注入无水乙醇必须再次确定针尖位于囊腔内，避免乙醇外漏损伤周围组织。

3. 穿刺术后应给予广谱抗生素，预防术后感染。

4. 如发现盆腔肿块为实质性，应选用组织活检细针，将微小组织块送病检，残余碎屑行细胞学检查。

参考文献

1. Du J, Li Y, Li Q. Endometrial sampling devices for early diagnosis of endometrial lesions. J Cancer Res Clin Oncol, 2016, 142 (12): 2515-2522

2. 沈铿, 马丁. 妇产科学. 第 3 版. 北京: 人民卫生出版社, 2015: 430-433

3. 华克勤, 丰有吉. 实用妇产科学. 第 3 版. 北京: 人民卫生出版社, 2013

4. 乐杰. 妇产科常用诊断技术及特殊检查. 北京: 人民军医出版社, 2006: 135-139

（薛晓红）

第五节　女性生殖器官影像检查

关键点

1. HSG 是诊断输卵管通畅度和子宫畸形有重要价值,盆腔 X 线平片对骨性产道各径线的测定有重要参考价值。

2. CT 的密度分辨率和空间分辨率高,在妇科疾病中有重要的应用价值,不仅有助于判断肿瘤的良恶性,还可以利用三维重建技术,显示血管、肿瘤之间的关系,也可以清楚显示淋巴结肿大情况。

3. MRI 的软组织分辨率高,无射线辐射,在妇科和产科的疾病诊疗中的价值是其他影像学检查方法所不能取代的。

4. PET 是一种通过示踪原理,以解剖结构方式显示体内生化和代谢信息的影像技术。PET/CT 和 PET/MR 在妇科肿瘤诊断和临床分期及预后评估中应用较广泛,灵敏度和特异性高,在妇科应用中,PET/MR 优于 PET/CT,合理应用影像检查手段,有利于临床采取最佳治疗方案。

5. 超声为女性盆腔疾病检查的首选和常规方法,简易方便、敏感性高,能够较清楚地显示子宫、卵巢的生理解剖结构,判断病灶囊性、实质性以及囊内分隔等,但在显示小的淋巴结、细小钙化等方面具有一定的缺陷。

6. 产前诊断的手段很多,超声检查是检查胎儿结构畸形的主要手段。

现代科技的飞速发展给传统的影像学注入巨大活力,超声检查以其对人体损伤小、可重复性、实时、诊断准确而广泛应用于妇产科领域。其他如 X 线、计算机体层成像(computed tomography,CT)、磁共振成像(magnetic resonance imaging,MRI)、正电子发射计算机体层扫描术(positron emission tomography,PET)及放射免疫定位也是妇产科领域的重要影像学检查方法,在诸多妇产科疾病的影像诊断和临床分期中发挥重要作用。分子影像学也日益成为研究热点,将逐渐使影像诊断从形态学诊断为主逐步发展为形态学成像和功能成像并重,进一步提升影像学在临床诊断中的重要作用。

影像检查技术在女性盆腔疾病尤其在肿瘤检测中发挥着重要作用,包括病灶的检出、鉴别诊断以及肿瘤分期等。超声为女性盆腔疾病检查的首选和常规方法,简易方便、敏感性高,能够清楚显示子宫、卵巢的生理解剖结构,判断病灶囊性、实质性以及显示囊内分隔等相当准确,但在显示小的淋巴结、细小钙化等方面具有一定的缺陷。CT、MRI 在妇产科的深入研究和广泛应用可以发挥与超声的优势互补作用,为正确制定临床诊疗计划提供科学、可靠依据。

一、超声检查

超声检查以其安全、实时、方便、诊断准确、可重复性高而广泛应用于妇产科领域。其他检查手段如 X 线、计算机体层成像(CT)、磁共振成像(MRI)、正电子发射体层显像(PET)及放射免疫定位也是妇产科领域的重要影像学检查方法,在诸多妇产科疾病的影像诊断中发挥重要作用。分子影像学也日益成为研究热点,使影像诊断从形态学诊断为主逐步发展为形态学成像和功能成像并重,进一步发挥影像学在临床诊断中的重要作用。

影像检查技术在女性盆腔疾病尤其在肿瘤检测中发挥着重要作用,包括病灶的检出、鉴别诊断以及肿瘤分期等。超声为女性盆腔疾病检查的首选和常规方法,简易方便、敏感性高,能够较清楚地显示子宫、卵巢的生理解剖结构,判断病灶囊性、实质性以及囊内分隔等,但在显示小的淋巴结、细小钙化等方面具有一定的缺陷。CT、MRI 在妇产科的深入研究和广泛应用可以发挥与超声的优势互补作用,为正确制定临床诊疗计划提供科学、可靠的依据。

我国出生缺陷的发生率约为 5.6%,每年出生缺陷新增病例约为 90 万例,其中出生时明显可见的约 25 万例,出生缺陷是导致流产、早产、死胎、围产儿死亡、婴幼儿死亡、先天残疾的主要原因。产前诊断的手段很多,包括:羊水穿刺、绒毛活检、无创 DNA 检测、胎儿镜检查、超声及磁共振检查。其中超声检查是检查胎儿结构畸形的主要手段。

随着超声诊断仪器及超声技术、计算机技术的发展,超声由最早的 A 型超声、B 型超声、M 型超声、彩色多普勒超声,发展到三维、四维超声,超声检查及超声引导下介入治疗越来越广泛地应用于妇科及产科的各个领域。

(一) 妇科超声的应用

妇科超声检查,已婚妇女首选经阴道超声,因为阴道探头与子宫卵巢等盆腔脏器很靠近,高频超声显示图像更加清晰;若盆腔肿块较大,或观察目标超出真骨盆,则需要配合经腹壁超声;未婚妇女多采用经腹壁或经直肠途径,经腹壁超声需要适度充盈膀胱,经直肠超声前盆腔内结构的显示相对不满意。超声检查女性内生殖器主要是针对子宫及卵巢。正常输卵管由于其细小弯曲、位置不固定、行走方向不一、回声与周围的肠曲相似等因素,声像图上不易观察。

1. 正常子宫及卵巢

(1) 子宫:纵切面时子宫体呈倒置的梨形,子宫颈呈圆柱体。根据宫腔线与颈管线所成夹角的不同,将子宫分为:①前位子宫,宫腔线与颈管线的夹角 <180°;②中位子宫,宫腔线与颈管线的夹角约等于 180°;③后位子宫,宫腔线与颈管线的夹角 >180°。

子宫的大小与人种、年龄、有无生育史等因素有关,正常生育年龄已育妇女子宫纵径约为 57～75mm(不包括宫颈)、横径约 45～60mm 及前后径约 30～45mm。

正常子宫浆膜层呈光滑的高回声光带;肌层呈中低回声,内部光点均匀一致;宫腔内膜回声及厚度随月经周期的变化而变化。①卵泡早期的内膜呈线状中等回声区,厚度仅 4～5mm;②卵泡晚期时前后壁的内膜呈两条弱回声带、一条宫腔线以及内膜与前后壁肌层的两条交界线呈高回声线,故总体呈"三线两区"征,厚度 7～11mm;③排卵期的三线二区更加清晰,平均厚度约为 12.4mm;④黄体早期的内膜光点增加、回声增高,三线变模糊,中线尚清晰,厚度11～13mm,无明显增加;⑤黄体晚期时内膜呈梭状高回声区,"三线"消失,厚度无增加或略变薄。

子宫颈的回声较宫体略强,颈管回声呈条状高回声或高回声带,宫颈长度约为 25～30mm。

横切面时子宫形态随切面水平的不同而不同,在宫底部时近似倒三角形,宫体及宫颈部位均呈扁椭圆形。

子宫动脉是髂内动脉的分支,子宫动脉的主干位于子宫峡部双侧,宫体及宫颈交界处,向上追踪可探及其上行支。子宫动脉彩色血流成像一般可于上述部位探及短分支状结构,局部彩色呈网状或团状。宫体肌层内的弓状动脉呈星点状彩色血流,随月经周期的不同阶段而有所变化。一般正常子宫内膜层无明显彩色血流显示,宫颈也无明显彩色血流显示。未妊娠子宫动脉的多普勒频谱表现为高阻力血流,而卵泡期子宫动脉的阻力又略高于黄体期。

(2) 卵巢:卵巢位于子宫双侧的盆腔内,呈椭圆形,大小约 40mm×30mm×20mm。表面包膜回声较高;包膜下的皮质层内有大小不等的卵泡,回声不均;中央的髓质回声偏低。卵巢内的卵泡只有处于生长阶段才能被观察到,呈无回声结构。

经阴道超声时,卵泡≥2mm 时就能被超声观察到。平均直径≥10mm 的卵泡称主卵泡或优势卵泡,一般每个自然月经周期仅一个主卵泡最终发育成熟排卵,其余卵泡相继闭锁。>18mm 为成熟卵泡,平均径线为 21mm 左右,可突出于卵巢表面。

排卵后的卵泡部位形成黄体,表现为一个塌陷的低回声边界不清的结构。晚期黄体呈中等偏强回声,但有时也呈弱回声结构。

卵巢动脉的主干不易被超声观察到,但卵巢内部位于髓质内的血流不仅能被超声显示,还能测量其阻力。血流正常值参数与子宫动脉相似,也受各种因素的影响。

2. 常见妇科疾病的超声诊断　常见妇科疾病的病因病理、临床表现、鉴别诊断及预后等在前面的妇科篇章中已有介绍,在此主要描述超声声像图表现。

(1) 子宫肌瘤(uterine myoma):子宫肌瘤是妇科最常见的良性肿瘤。声像图上,较大或数目较多的肌瘤可造成子宫增大、形态呈球形或不规则。根据子宫肌瘤与子宫肌壁的关系分为肌壁间肌瘤、浆膜下肌瘤、黏膜下肌瘤。肌壁间肌瘤在子宫肌层内见大小不一的回声减弱区,一般为圆形或椭圆形,浆膜下肌瘤表现为子宫表面突起,蒂细的浆膜下肌瘤见子宫旁实质性肿块,可能误认为附件包块;黏膜下肌瘤表现为宫腔内占位,导致宫腔线变形或移位;未变性的肌瘤内部回声相对较为均匀,多数边界清晰。变性的子宫肌瘤有时表现为内部回声紊乱;囊性变时呈无回声区;红色变性时呈肌瘤内部回声增加,出现点状高回声区域;钙化时则见弧形强回声带伴后方声影。彩色声像图上肌瘤周围有环状或半环状彩色血流,而内部血管分布呈稀星点状。一旦肌瘤发生囊性变、钙化等退行性变时,瘤体血流信号明显减少。肉瘤变性时,肿瘤内部血管扩张,血流阻力降低。

肌壁间肌瘤要注意与子宫腺肌病鉴别,后者多位于子宫后壁肌层内,且病灶与正常子宫肌层无明显分界。蒂细的浆膜下肌瘤有时与卵巢肿瘤难以鉴别,需仔细寻找并识别正常卵巢。黏膜下肌瘤易与子宫内膜癌或其他宫腔病变如内膜息肉、内膜增生过长等混淆,内膜息肉回声较肌瘤强,有时内部见多个小囊性结构;增生过长主要表现为内膜增厚;而内膜癌形态不规则,边界不清,回声紊乱,且内部见低阻力彩色血流。然而宫腔内的病变有时鉴别非常困难,需要依靠诊刮、宫腔镜等其他检查手段。

(2) 子宫腺肌病(adenomyosis):子宫腺肌病的子宫呈球形增大,但一般不超过孕 3 个月大小。根据病灶的分布,分为弥漫型和局限型。弥漫型子宫肌层回声增高,呈不均质粗颗粒状。局限型子宫不规则增大,局部肌层明显增厚,以子宫后壁为多见,回声不均,与子宫肌层间无明显分界,宫腔线偏移。肌层内部及病灶区域血管分布较正常稀少。有一部分患者可在附件区见到卵巢内膜样囊肿。

同样,子宫腺肌病需与肌壁间子宫肌瘤相鉴别。肌瘤有假包膜,故边界清晰,腺肌症患者痛经症状比较明显。

(3) 妊娠滋养细胞疾病为一组来源于胎盘滋养细胞的疾病,包括葡萄胎(hydatidiform mole)、侵蚀性葡萄胎(invasive mole)、绒癌(choriocarcinoma)以及胎盘部位滋养细胞肿瘤(placental site trophoblastic tumor,PSTT)。

葡萄胎的声像图上表现为子宫大于停经时间,完全性葡萄胎时子宫腔内无胎儿、胎盘、羊水及脐带结构,宫腔内充满大小不等、形态不规则的无回声区。部分性葡萄胎宫腔内除了有多个大小不等的无回声区外,往往有胎儿及妊娠附属物的存在。部分性葡萄胎胎儿常为三倍体。

侵蚀性葡萄胎和绒癌的声像图表现基本相同,即子宫饱满或增大,宫腔内有病灶时,表现为宫腔内回声紊乱区。由于病灶向子宫肌层内侵蚀,病灶部位回声改变,多为回声不均,有时成蜂窝状,呈多房性囊性结构,囊腔大小不等,形态不规则;彩色多普勒超声往往在病灶内或周围见血管扩张,局部成网状或蜂窝状,以静脉为主,常合并动静脉瘘。

侵蚀性葡萄胎和绒癌之间的声像图鉴别较为困难,需依靠病理学检查。葡萄胎伴宫腔出血积血时,也表现为宫腔回声紊乱,似累及肌层,但出血积血部位无明显彩色血

6

流,明确诊断还是要靠病理。继发于葡萄胎流产 6 个月以内侵蚀性葡萄胎比较多见,继发于葡萄胎后 6 个月以上或足月妊娠后、流产后多为绒癌。

胎盘部位滋养细胞肿瘤超声声像图特征与侵蚀性葡萄胎和绒癌相似,表现为子宫不规则增大,宫腔内及肌层内回声紊乱区,局部呈多个无回声区。彩色多普勒超声显示病灶部位血管扩张明显,血流阻力低。

(4) 子宫内膜癌(endometrial carcinoma):早期内膜癌声像图上无典型表现,可能仅为内膜不均匀增厚,子宫正常大小,子宫肌层回声均匀。随着宫腔内癌组织的增大,往往造成子宫增大,宫腔内见局灶性或弥漫型不规则回声紊乱区。浸润子宫肌层时肿块与肌层分界不清,局部肌层回声不均,癌灶部位回声较正常肌层低。当癌灶浸润子宫肌层时,彩色多普勒显示交界处多条扩张的血管,呈低阻力型;病灶部位血管扩张,分布紊乱,阻力较低。癌组织坏死可引起宫腔积血,继发感染时宫腔积液,声像图上低中高回声紊乱区。绝经后妇女有不规则阴道出血并且子宫内膜厚度大于 5mm 时,筛查子宫内膜癌的敏感性及特异性较高。

内膜癌需与内膜息肉、黏膜下肌瘤等宫腔占位性病变鉴别,也应与内膜增生过长鉴别。内膜息肉和黏膜下肌瘤相对边界较清,无肌层浸润,彩色多普勒超声显示内膜癌血流丰富。然而确诊仍需要宫腔镜检查及病理检查,尤其是与子宫内膜增生过长的鉴别。

(5) 卵巢肿瘤(ovarian tumor):是常见的妇科肿瘤之一,其种类繁多,分类复杂,根据肿瘤超声物理性质的表现,可分为囊性、混合性(囊实性)及实质性肿瘤三类。有些卵巢肿瘤具有特征性声像图改变,超声也能做出一定的判断。

1) 囊性肿瘤:这类肿瘤在声像图上表现为边界清晰的无回声区,大小不一,大者有时可达 20cm,也有些肿瘤内部存在分隔样光带或细小光点。这些肿瘤多为良性,如浆液性囊腺瘤、黏液性囊腺瘤等。非赘生性卵巢囊肿也常表现为类似声像图,如、卵泡囊肿、黄体囊肿、黄素囊肿等,建议在月经周期中的卵泡早期做腔内超声检查进行卵巢囊肿的鉴别诊断。

2) 混合性肿瘤:肿瘤内有囊性成分,也有实质性成分,比例不一,根据所占比例不同可分为囊性为主肿块及实质性为主肿块。实质部分回声强弱不一,有些强回声的后方伴声影,如卵巢囊性成熟性畸胎瘤;有些表现为肿瘤内壁的乳头状突起。良性卵巢肿瘤实质部分边界清晰、形态规则、内部回声均匀,血管分布稀少;恶性卵巢肿瘤实质部分形态不规则,边界不清。血管扩张明显,血流阻力降低。囊性部分形态不规则,囊壁厚薄不均。相当一部分恶性卵巢肿瘤呈混合性包块。

3) 实质性肿瘤:呈中低、中等或中强回声,形态可以不规则,内部回声均匀或不均。结构非常致密的肿瘤后方出现声衰减,如卵巢纤维瘤。若肿瘤伴坏死出血,内部可见小而不规则的低回声区。

卵巢恶性肿瘤除了肿瘤生长快,内部血供丰富等,晚期还可出现腹水。根据卵巢肿瘤的表现,超声鉴别良恶性的要点见表 41-5-1。

表 41-5-1 卵巢良、恶性肿瘤的超声声像图鉴别要点

卵巢肿瘤	良性肿瘤	恶性肿瘤
物理性质	大多为囊性	一般为混合性或实质性
肿瘤壁	规则、光滑、整齐、壁薄、清晰	不规则、不光滑、壁厚薄不均、不清晰、高低不平
内部回声	多为无回声,内部光点均匀一致,中隔薄而均匀、内壁光滑或有规则乳头	多为中等或中低回声区、内部光点不均匀、不一致、中隔厚薄不均、内壁不平、有不规则乳头
腹水	一般无(纤维瘤除外)	常合并腹水
生长速度	缓慢	迅速
血管分布	无、稀少或星点状	短条状、繁星状或网状

国际卵巢肿瘤分析(International Ovarian Tumor Analysis,IOTA)简单法则描述恶性卵巢肿瘤的超声特征:①不规则实质性肿瘤;②腹水;③至少 4 个乳头样结构;④不规则多结节实质性肿瘤,最大直径大于 100mm;⑤血供丰富。良性卵巢肿瘤的超声特征:①单房;②出现实质性成分,最大直径小于 7mm;③伴声影;④多房性肿瘤表面光滑,最大直径小于 100mm;⑤无血流。具有至少一个恶性肿瘤的特征并且无良性卵巢肿瘤的特征可诊断为恶性肿瘤;反之亦然。诊断卵巢肿瘤的敏感性可达 70%～80%。IOTA 简单法则鉴别卵巢良恶性肿瘤:卵巢良性肿瘤:绝经前妇女卵巢单房性肿瘤,毛玻璃样回声(考虑内膜样囊肿);绝经前妇女单房性混合性回声,后方伴声影(考虑良性囊性畸胎瘤);单房性肿瘤,囊壁均匀规则。出现以下情况考虑有恶性卵巢肿瘤的可能:绝经后妇女卵巢肿瘤合并腹水,肿块内出现至少中等程度的彩色多普勒血流;年龄大于 50 岁,CA125 大于 100U/ml。

IOTA 预测模型(logistic regression model,LR)指标 1(LR1)包括:①卵巢癌既往史;②目前激素治疗;③年龄;④肿块最大径线;⑤检查时疼痛;⑥腹水;⑦乳头内血流;⑧实质性肿瘤;⑨实质性成分最大径线;⑩囊壁不规则;⑪声影;⑫血流指标。LR2 的 6 项指标包括:①年龄;②腹水;③实质性突起内血流;④实质性部分最大径线;⑤囊壁不规则;⑥声影。多中心研究发现,采用临界值为 10% 估计卵巢恶性风险指数(risk of malignancy index,RMI),LR1 的敏感性及特异性分为为 92% 及 87%,ROC 曲线下面积 0.96;LR2 的敏感性及特异性分别为 92% 及 86%,ROC 曲线下面积为 0.95。

(6) 输卵管异常正常输卵管在声像图上不易显示。一旦输卵管炎症或肿瘤形成包块,就可能被超声探及。

在子宫一侧附件部位卵巢旁,见低回声或中等回声结构,呈扭曲条索状,边界往往不清,有时与卵巢粘连。输卵管积水表现为不规则囊性包块,内见不全分隔。输卵管炎症或肿瘤的超声诊断要结合病史,实际工作中,与卵巢肿瘤的鉴别也较为困难。

3. 妇科超声特殊检查

（1）三维超声成像技术：近年来实时三维超声技术在临床上的应用也越来越广泛。与二维超声相比,三维超声技术的特点有：①表面成像：观察脏器表面或剖面的立体图像；②透明成像：显示脏器或肿块内部的立体结构；③切面重建：常规二维超声难以获得Z平面,通过三维,能重建Z平面；④体积测量；⑤实时四维：即动态下观察三维立体结构；⑥多幅断层成像：同时显示多幅平行的切面图；⑦血管能量多普勒三维：立体显示脏器内错综复杂的血管结构,并测量血管所占体积；⑧心脏立体时空成像(STIC)。但三维超声是建立在二维超声的基础上,操作者必须有扎实的二维超声技术,才能合理地应用三维超声,发挥其优点。

妇科三维超声的适应证有：子宫、卵巢或肿块表面形态的显示；利用容积超声的冠状平面评估子宫及宫腔形态并进行定量指标的测量；子宫、内膜、卵巢、卵泡、肿块等的体积测量；Z平面观察子宫或肿块内部结构；三维能量多普勒超声了解肿瘤内血管的分布及血管定量分析。

（2）超声引导下穿刺：指在超声的监视引导下,将穿刺针或导管等器械放置入特定部位进行抽吸取材或引流、注液等治疗。妇科介入性超声一般有两条途径,经腹壁或经阴道,可使用安装有穿刺针支架的探头或直接使用普通超声探头在穿刺针的一侧监视引导整个操作过程。

适应证包括：盆腔囊性肿块定性诊断,尤其是非肿瘤性囊肿,如内膜样囊肿、卵泡囊肿、包裹性积液、脓肿等；暂无手术指证的盆腔实质性或混合性肿块,获取肿块内细胞进行诊断；恶性肿瘤化疗前组织学诊断。有时介入性超声诊断的同时还能进行治疗,如内膜样囊肿抽吸尽囊液后注入无水酒精、脓肿或包裹性积液腔内注射抗生素、恶性肿瘤瘤体内注射化疗药物、卵泡穿刺获取卵子用于人工助孕等。

超声引导下穿刺是否成功,与肿块的位置、深度、囊腔大小与个数、囊液性质等因素密切相关,故术前必须对手术的路径、成功的可能性等做出充分估计,做好相应准备。

（3）超声造影术(contrast-enhanced ultrasound)：又称对比声学造影。其原理是在被检查者体内注入微气泡超声造影剂(ultrasound contrast agent,UCA),低机械指数超声的扫查,显示出特殊的影像,包括毛细血管水平的血流灌注,较常规彩超更能反映血供的真实情况；主要用于难以诊断的附件肿块、子宫肌瘤非手术治疗后评估以及评估宫腔形态及输卵管通畅性。

所用仪器需配备实时造影匹配成像技术及探头,造影剂按说明书的要求配制。给药途径有两种：①经周围静脉注射,常采用肘前静脉或腕部浅静脉；②经引流管。确定观察目标后,进入造影成像模式,注射造影剂开始计时,当造

影剂气泡达到目标区域后,扇形扫查整个病灶,观察造影剂灌注情况,并储存超声造影2分钟之内的情况。观察指标包括：病灶增强时间、增强水平及增强形态。对于造影时无血流灌注的附件肿块,绝大多数是良性病变。对于附件区囊实性肿块,若实性部分造影剂灌注增强,提示为活性组织。附件区恶性病变表现为增强时间早消退快；增强水平稍高或等增强,增强形态不均匀。良性病变表现为增强时间晚于子宫肌层,增强形态均匀,呈等增强或低增强。超声造影能否增加卵巢良恶性肿瘤鉴别诊断的敏感性有待于进一步的研究。

经子宫输卵管超声造影：月经干净后3～7天进行检查,造影前三天禁止性生活。根据临床需要及机器配置选择二维或三维输卵管造影。观察内容包括：宫腔充盈、输卵管内造影剂流动连续性及分布、输卵管走形及形态、盆腔内造影剂分布、造影剂反流情况等,目的在于了解有无宫腔占位性病变、宫腔粘连、宫腔畸形、了解输卵管是否通畅等。

（二）产科超声的应用

出生缺陷有结构异常、染色体异常和功能异常等,产前筛查及诊断的方法很多,包括孕妇血清学检查、无创DNA检测、羊水穿刺、绒毛活检、脐血穿刺、胎儿镜检查、影像学检查等。影像学检查方法包括超声及磁共振(MRI)检查,与MRI相比,超声检查操作简便、价格低廉,可应用于妊娠期的各个阶段,是产前筛查胎儿结构畸形的主要手段,但必须是胎儿结构畸形明显到超声检查能够分辨。由于90%的胎儿畸形孕妇无任何高危因素,因此超声检查的对象是非选择性孕妇人群。产前超声胎儿畸形的检出率受到很多因素的影响,不同地区诊断率差别较大。影响因素主要包括：检查孕周、畸形种类、胎儿体位、孕妇腹壁条件、羊水量、检查所花的时间、超声医生的专业水平、超声仪器的质量等。

【产科超声检查内容及常规】

正常妊娠期间需要做大约五次超声检查：

1. 早孕期　明确是否是宫内妊娠,单胎还是多胎；根据早孕期的超声测量指标确定孕周；如果是双胎妊娠,明确双胎的绒毛膜性。

（1）妊娠囊(gestational sac)：是超声首先观察到的妊娠标志。经阴道高频超声最早在末次月经的4^{+2}周就能观察到宫腔内1～2mm的妊娠囊。最初妊娠囊位于内膜内,呈无回声区,周围有强回声光环,该环与周围子宫内膜之间又有一低回声环,故称"双环征"。双环征是与宫外孕合并宫内假妊娠囊鉴别的重要依据,假妊娠囊表现为单回声增强环状囊性结构,位于宫腔中央。随着妊娠的继续,妊娠囊越来越大,并向宫腔突起,底蜕膜处的强回声环渐渐增厚,形成早期胎盘,强回声环的其余部分侧渐渐变薄,以后形成胎膜的一部分。

（2）卵黄囊(yolk sac)：位于妊娠囊内,经阴道超声5周就能被观察到。卵黄囊径线为3～8mm。随着妊娠的进展,羊膜囊的形成,卵黄囊位于胚外体腔,妊娠12周时开始不明显,14

周完全消失。卵黄囊是宫内妊娠的标志,正常妊娠6~10周均应显示卵黄囊。妊娠囊大于20mm而未见卵黄囊;或系列超声始终不见卵黄囊;或卵黄囊过大,提示预后差。

（3）胚芽(fetal pole):最早能观察到胚芽的孕周在妊娠5~6周,此时的胚芽紧贴卵黄囊。几乎在出现胚芽的同时,就能观察到原始心管的搏动。7周的胚芽已与卵黄囊分开,多能分出头尾。以后渐渐长大,初具人形。头臀长(crown-rump length,CRL)的测量要求在胚胎自然弯曲的状态下,获取正中矢状切,从头顶直线测量至尾部末端(图41-5-1)。由于末次月经与排卵妊娠之间的日期差异甚大,尽可能根据早孕期CRL的径线估计孕龄,给予纠正预产期。

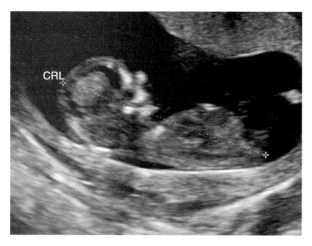

图41-5-1　胎儿头臀长的测量
胎儿正中矢状切面,胎体自然弯曲,测量从头顶至尾端的最大直线距离

（4）羊膜囊(amniotic sac):也是妊娠囊内的一个结构,胚胎位于其中。羊膜囊的出现较卵黄囊迟,由于其囊壁菲薄,经腹壁超声很少能在一个切面上显示完整的羊膜囊。14周后羊膜囊与绒毛膜囊融合,胚外体腔消失。

（5）双胎或多胎妊娠绒毛膜性的判断:确定多胎妊娠的绒毛膜性非常重要,涉及胎儿预后及整个孕期的随访处理,然而唯有在早孕期最容易判断。具有两个妊娠囊、两个分开的胎盘、两个胎儿之间的羊膜分隔在胎盘处增厚,形成一个三角形结构,就能确定为双绒毛膜囊双胎。这一征象称"双胎峰"(twin peak);有羊膜分隔但无"双胎峰"者则为单绒毛膜双羊膜囊双胎。妊娠期14周以后,有双胎峰,为双绒毛膜双胎;无双胎峰,可以是单绒毛膜双胎,亦可以是双绒毛膜双胎。

（6）早孕并发症的诊断:早孕期并发症包括各类流产及异位妊娠,其病因病理、临床表现、鉴别诊断及预后等在前面的产科各章中已有介绍,在此主要描述声像图表现。

1)流产(abortion):妊娠在28周前、胎儿体重在1000g以下终止。根据流产发生的时间,早期流产是指流产发生在12周之前;晚期流产是指发生在12周之后。在此仅介绍早期流产。

先兆流产时妊娠囊及胚芽大小与孕周相符,胎心搏动存在。难免流产则妊娠囊与孕周不符,囊壁不规则或塌陷萎缩,甚至下移至宫腔下段;卵黄囊消失或过大;胚芽即使存在,也往往无胎心搏动。完全流产后宫腔内未见妊娠结构。不全流产时宫腔内见不规则妊娠结构及血块混合体,有时宫口扩张,宫口有组织堵塞。此四种流产之间需仔细鉴别,还需与宫外孕时宫腔内假妊娠囊鉴别。

2)异位妊娠(ectopic pregnancy):也称宫外孕,指孕卵在子宫腔以外的部位着床发育,以输卵管妊娠最为常见。

宫腔内未见妊娠囊,有时可见宫腔内无回声结构,似妊娠囊,称假妊娠囊。附件处见包块,多为混合性包块。如果异位妊娠尚未发生流产或破裂,有时在包块内能见到妊娠囊,甚至卵黄囊、胚芽及胎心搏动。早期未破裂的妊娠囊表现为一个壁较厚的中强回声环,内有一小无回声区。流产或破裂的包块呈较大混合性包块,腹盆腔内往往存在游离液体,为腹腔内出血。

异位妊娠时的宫腔内假妊娠囊要与宫内妊娠的真妊娠囊相鉴别,关键是观察有无双环征等。异位妊娠包块或合并腹盆腔游离液体需与其他附件包块相鉴别,包括卵巢肿瘤及输卵管炎症及肿瘤。

（7）妊娠合并症的观察:早孕期子宫相对还不很大,仍容易发现妊娠合并子宫肌瘤、子宫畸形、卵巢肿块等异常情况。早期发现妊娠合并症,在整个孕期中定期随访,对产科临床处理具有重要意义。

2.**妊娠11~13⁺⁶周胎儿颈项透明层(nuchal translucency,NT)测量及早孕期胎儿结构畸形的筛查**

（1）颈项透明层的测量:在胎发育过程中,在妊娠11~13⁺⁶周时,颈背部会出现一无回声带。多年来的研究发现,透明层厚度的增加与很多胎儿异常有关,不良妊娠结局的机会增加。英国胎儿医学基金会严格规范了颈项透明层测量的要求,并开设培训课程,合格者可使用其提供的软件,结合血清学筛查,计算胎儿染色体异常的风险率。超声测量胎儿NT规范如下(图41-5-2):

1)胎儿头臀长范围:45~84mm,相当于妊娠11~13⁺⁶周。

2)超声途径:大部分均能通过经腹壁超声获得,少数需要经阴道超声。

3)标准平面:胎儿正中矢状切。

4)胎儿体位:自然弯曲状态。

5)放大图像:使胎儿面积占屏幕面积的3/4,测量键移动的最小距离为0.1mm。

6)鉴别胎儿颈项皮肤与羊膜:此时羊膜囊尚未与绒毛膜囊完全融合,勿将羊膜误认为皮肤。

7)测量方法:在颈项透明层最厚处从皮肤内缘测量至筋膜外缘,测量键落在强回声带上。测量多次,记录最厚的测量值。

8)脐带绕颈的NT测量:取脐带上与脐带下NT厚度的平均值。

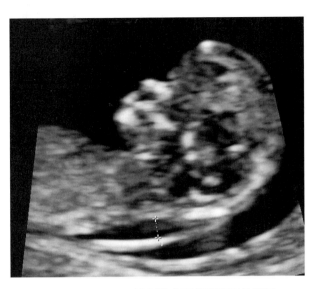

图 41-5-2　11～13⁺⁶周胎儿颈项透明层的测量
胎儿正中矢状切面,胎体自然弯曲,放大图像,胎儿面积占图像面积 3/4,显示颈项透明层,最厚处测量颈项透明层厚度

颈项透明层增厚的意义:很多胎儿畸形或异常状态会导致颈项透明层增厚,如染色体异常,包括最常见的 21-三体、18-三体、13-三体及 Turner 综合征;先天性心脏畸形;胸腔内压力增高;骨骼肌肉系统畸形;宫内感染;淋巴系统发育异常;双胎输血综合征的受血儿;α-地中海贫血纯合子,以及多种遗传综合征等。但也有 NT 增厚的胎儿最终结果正常。故 NT 增厚不是一种疾病的诊断,而是胎儿异常的风险率增高。经验发现,NT 越厚,不良预后的机会越高。对这些胎儿需要做进一步的检查,如染色体检查、中孕中期详细的超声结构筛查,或根据具体情况选择特殊的检查方法。

(2) 妊娠 11～13⁺⁶周胎儿大畸形筛查:早孕期胎儿结构畸形的筛查,目的在于更早期地发现胎儿严重结构畸形,早诊断,早处理,最大可能地减少对孕妇的生理创伤和心理创伤。

早孕期胎儿结构大畸形筛查的孕周与 NT 测量孕周相同。方法是在胎儿正中矢状切面上获取头臀长及颈项透明层后,探头旋转 90 度,在横切面上从上至下检查胎儿结构。观察项目包括:头颅光环、脑中线、侧脑室脉络丛蝴蝶征、眼眶、心脏位置、心尖指向、胸腔、胃泡、腹壁、膀胱、四肢长骨、双踝及双腕。有报道此时能筛查出的畸形有:无脑儿、无叶全前脑、大型脑膨出、颈部水囊瘤、右位心、单心室、明显胸腔内占位、腹壁缺损、巨膀胱、致死型骨骼系统畸形、胎儿水肿等。但早孕期筛查仅可能发现严重的大的结构畸形,很小的胎儿结构早孕期超声无法显示,有的结构畸形到中晚期妊娠才会有所表现,所以,早孕期超声筛查不能取代中孕期畸形筛查,早孕期超声检查正常者仍应在中孕中期进行常规筛选超声。

3. 中孕期　妊娠 14～27⁺⁶周为中孕期。中孕期最重要的一项超声检查是胎儿大畸形筛查,除此之外还有宫颈功能不全的诊断、初步筛查前置胎盘等。

(1) 18～23 周胎儿大畸形筛查(screening scan):超声畸形检查的目的是发现并诊断明显的胎儿结构畸形,对那些致死型或严重致残型畸形在法律允许的条件下予以终止妊娠;对那些可治疗的胎儿畸形或异常及时制定产前随访或进一步诊治方案;评估胎儿的生长发育与孕周是否相符,确定孕龄;目的在于为孕妇及胎儿提供最优化的产前监护。由于受到多方面因素的影响,超声筛查胎儿畸形有一定的局限性,即使是专家也可能会漏诊一些畸形,孕妇及家属事先要了解超声畸形筛查的优势及局限性。根据各国各地区的实际情况,大畸形筛查超声的内容不尽相同。为此,国际妇产科超声学会及英国胎儿医学基金会制定了基本规范,项目包括:

1) 基本项目:胎儿是否存活、胎儿数(若为多胎,绒毛膜性及羊膜性)、胎心率及心律、胎盘位置(有无覆盖宫颈内口)、羊水。

2) 测量项目:双顶径或头围、侧脑室后角宽度、颈项软组织层厚度、腹围、股骨。双顶径或头围的测量平面为侧脑室平面,要求显示脑中线、透明隔、侧脑室前角及后角、丘脑。沿颅骨的外缘测量(图 41-5-3)。侧脑室后角宽度的测量选择在近后角的最宽处,紧贴侧脑室内壁测量,正常值<10mm。小脑平面须显示脑中线、透明隔、大脑脚、第四脑室、小脑最大横切面,在小脑最宽处测量小脑横径。于脑中线向后延长线上测量后颅窝池深度,正常值为 2～10mm。延长线继续向后测量颈项软组织层厚度,从枕骨外缘至皮肤外缘,正常值<6mm。腹围平面上须显示胃泡、脊柱横切面、脐静脉入右门脉处以及肾上腺,沿腹壁皮肤外缘测量腹围(图 41-5-4)。股骨的测量是在显示长骨全长时从粗隆的中点测量至远端关节斜面的中点(图 41-5-5)。

3) 胎儿解剖结构的观察:胎儿结构筛查的内容包括:胎头(头颅强回声环完整、透明隔腔、大脑镰、侧脑室、小脑、后颅窝池)、面部(双侧眼眶、上唇连续)、颈部(无肿块)、心脏胸腔(胸腔肺正常、胎心搏动存在、心脏位置、四腔心及左右室流出道切面、无膈疝)、腹部(胃泡正常位置,肠管无扩

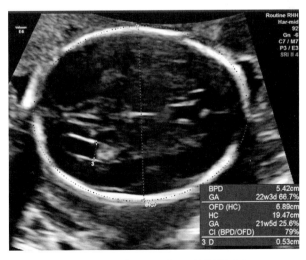

图 41-5-3　胎儿双顶径及头围的测量
侧脑室平面水平,胎头呈椭圆形,脑中线居中,前方显示透明隔,后方显示侧脑室后角。沿头颅光环外缘测量双顶径及头围

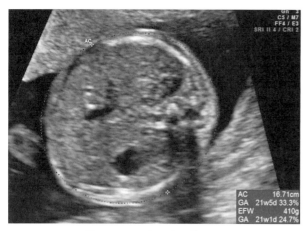

图 41-5-4　胎儿腹围的测量
胃泡水平横切胎儿腹部,显示脊柱横断面,胃泡位于腹腔左侧,肝内脐静脉连接于右门静脉,肾上腺紧贴脊柱侧前方。沿腹壁外缘测量腹围

张,双肾及膀胱存在,腹壁脐带插入位置),骨骼(脊柱无缺陷或肿块),上肢下肢存在(股骨、胫腓骨、踝关节、肱骨、桡尺骨、腕关节,不包括手指脚趾计数)等。

18～23 周胎儿大畸形筛查能检出 75% 左右的严重结构畸形,如中重度脑积水、开放性脊柱裂、脑膨出、露脑畸形

和无脑儿、无叶全前脑、水脑、Dandy-Walker 畸形、唇裂或合并腭裂、心脏位置异常、完全性心内膜垫缺损、左心发育不良综合征、单心室、典型三尖瓣下移、肺囊性腺瘤样病变、肺分离、大型膈疝、中大型脐膨出、腹裂、体蒂异常、泄殖腔外翻、致死型骨骼畸形、马蹄内翻足、内翻手等。

4)染色体异常标记(sonographic markers of fetal aneuploidy):又称染色体异常软指标(soft markers),是一些非特异性的声像图表现,非胎儿结构畸形,在正常胎儿中常能见到,多为一过性,但在染色体异常的胎儿中更为常见。这些标记有:鼻骨缺失或短小、颈项软组织层增厚、肠管强回声、肱骨及股骨短小、脑室轻度扩张、肾盂轻度扩张等。超声一旦发现存在这些标记,可根据其染色体异常的似然比估算风险率,咨询孕妇是否进一步做胎儿染色体检查。

(2)宫颈功能不全(cervical incompetence):多发生在中孕期,是晚期流产及早产的原因之一。产前及时发现并诊断,及时缝扎宫颈,有可能可以延长妊娠期,减少流产及早产的发生。宫颈功能不全的病因病理、临床表现、鉴别诊断及预后等在前面的产科篇章中已有介绍,在此主要描述声像图表现。超声诊断宫颈功能不全的最佳孕周在中孕早期。

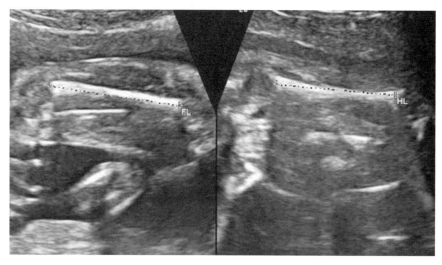

图 41-5-5　胎儿股骨的测量
纵切股骨及肱骨,显示全长。在粗隆中点及关节之间的斜面中点之间测量长骨长度

1)检查途径:根据子宫及宫颈的位置及膀胱充盈情况,可选择经腹壁或经会阴或经阴道超声。经腹壁超声操作方便,患者易接受,但须适当充盈膀胱,一旦子宫前屈或膀胱充盈不适当,宫颈或显示不满意或被拉长。经会阴超声患者也易于接受,但须用塑胶膜包裹探头,之后清洁消毒探头,有时宫颈外口受阴道内气体声影遮挡而显示不清,造成测量误差。经阴道超声能很准确地测量宫颈长度。

2)宫颈长度的测量:清晰显示宫颈的内口与外口,测量之间的直线距离。无论哪种超声途径,正常宫颈长度为≥30mm,小于 30mm 则可怀疑宫颈功能不全。除了宫颈长度的缩短,声像图上还能显示宫颈内口扩张、平展、宫颈

管扩张、宫颈外口扩张,羊膜囊膨出甚至胎体位于宫颈管内。缝扎后的宫颈超声应注意观察缝线的位置,羊膜囊最低部位与缝线的关系,有无羊膜囊突出于缝扎口等表现。

在宫颈扩张之前及时缝扎,配合保守治疗。中孕期超声筛查的内容包括:胎心活动、胎儿数量(若为多胎,了解绒毛膜性)、胎儿大小、结构筛查、胎盘位置。

4. 妊娠 30～32 周　超声检查评价胎儿的生长发育与孕周是否符合,并了解有无迟发性畸形,例如。

(1)胎儿生长的监测:监测指标有:双顶径、头围、腹围、股骨及肱骨。若显示胎儿经线过小,疑有生长受限,则应进一步做胎儿血流动力学检查。

（2）迟发性胎儿结构畸形的筛查：这类畸形可能在胚胎发育早期就存在，但却要到较迟孕周才在声像图上表现出来，如消化道或泌尿道梗阻、多囊肾、部分膈疝、非致死型骨骼畸形、宫内感染；也可能畸形的改变就发生在晚孕期，如进行性左心或右心发育不良、宫内感染、颅内出血、胎儿肿瘤等；有些异常本身就能发生在任何孕周，如脑室扩张、胎儿水肿或体腔积液。因此，晚孕期超声要注意观察脑室、大脑皮层、后颅窝、心脏、肠管、肾脏、长骨长度、体腔等部位。

5. **妊娠 37～40 周**　超声检查评价胎儿体位及胎儿生长径线与孕周是否相符，胎盘及羊水情况，彩色多普勒超声了解胎儿有无宫内缺氧，决定分娩时间及方式；了解有无迟发性胎儿畸形。

6. **胎盘位置的判断**　妊娠 12 周后，胎盘轮廓清楚，显示为一轮廓清晰的半月形弥漫回声区，通常位于子宫的前壁、后壁和侧壁。胎盘位置的判定对临床有指导意义，行羊膜穿刺术时可避免损伤胎盘和脐带等。随着孕周增长，胎盘逐渐发育成熟。根据胎盘的绒毛板、胎盘实质和胎盘基底层 3 部分结构变化进一步将胎盘成熟过程进行分级：0 级为未成熟，多见于中孕期；Ⅰ 级为开始趋向成熟，多见于孕 29～36 周；Ⅱ 级为成熟期，多见于 36 周以后；Ⅲ 级为胎盘已成熟并趋向老化，多见于 38 周以后。也有少数 Ⅲ 级胎盘出现在 36 周前。反之，也有 Ⅰ 级胎盘出现在 36 周者。因此，从胎盘分级判断胎儿成熟度时，还需结合其他参数及临床资料，做出综合分析。目前国内常用的胎盘钙化分度是：Ⅰ 度：胎盘切面见强光点；Ⅱ 度：胎盘切面见强光带；Ⅲ 度：胎盘切面见强光圈（或光环）。

【严重胎儿结构畸形的诊断】

胎儿畸形种类繁多，在此仅选择我国国家卫计委规定的产前必须检出的六大畸形进行描述。

1. **露脑畸形及无脑儿**（acrania, anencephaly）　前者是指眼眶以上全颅盖骨或大部分颅盖骨缺失，后者是指颅盖骨及双大脑半球缺失，仅剩颅底部脑部结构及面部结构。露脑畸形是无脑儿的早期阶段。

（1）病因及病理：病因不明，可能为多因素致病，包括遗传、环境、致畸因子等，少数合并染色体异常。在胚胎发育的早期，前神经孔关闭障碍，颅盖不能形成，致脑组织暴露于羊水中。受到机械及羊水化学因素的作用，脑组织破碎脱落于羊水中，久之残留的脑组织越来越少，最终形成了无脑儿。

（2）诊断：11～13^{+6} 周声像图上未能显示正常头颅，未见蝴蝶征，无侧脑室，双大脑半球向左右分开、膨隆，呈典型的"米老鼠"征。脑组织破碎后见大脑半球表面不规则，或脑褶漂浮于羊水之中，羊水内出现密集点状颗粒回声。

无脑儿的声像图表现为：无颅盖、无大脑，仅见颅底或颅底处部分脑组织。胎儿颈项短，眼眶位于面部最高处且无前额，呈"青蛙"样面容。

孕妇血清甲胎蛋白（AFP）明显升高。

（3）鉴别诊断：需与露脑畸形鉴别的有大型脑膨出、羊膜束带综合征、头颅无矿化。当胎头入盆位置太低、头颅光环显示不满意时，不要误诊为无脑儿。

（4）预后：为致死型畸形。一旦超声明确诊断，任何孕周都应终止妊娠。

2. **脑膨出**（encephalocele）　指颅内结构通过颅骨缺损处而疝出，为开放性神经管缺陷。

（1）病因及病理：多因素致病可能，包括遗传、孕期感染、孕妇糖尿病、接触致畸物等。这些胚胎在早期发生头端神经管闭合不全。膨出的大小差别很大，有些仅仅脑膜膨出，有些则为脑脑膜膨出。膨出可致颅内压力改变，结构移位，脑脊液循环受阻，出现脑室扩张及头型改变。神经管闭合障碍发生的脑膨出位于中线部位，羊膜束带综合征所致的脑膨出可发生在头颅的任何部位，往往合并面裂等其他部位的畸形。

（2）诊断：胎头旁见包块，枕部最为多见，其次是额部及顶部。相应部位的颅骨缺损，范围可大可小。单纯脑膜膨出的包块呈无回声，脑组织膨出时包块内见实质性不规则回声结构。往往颅内结构发生改变，如脑室扩张、中线偏移、颅内结构紊乱及小头畸形。枕部脑膨出由于后颅窝压力改变，导致后颅窝池消失、小脑呈"香蕉"样。

孕妇血清甲胎蛋白（AFP）明显升高。

（3）鉴别诊断：颈部水囊瘤也表现为枕部囊性包块，但常为多房性，无颅骨缺损，无脑积水等颅内改变，却常合并胎儿水肿或体腔积液。

（4）预后：与膨出的严重程度以及是否合并其他异常有关，总的围生儿死亡率为 30% 左右。存活者可能有不同程度的脑积水、智力低下等病发症。有生机儿前诊断明确者应终止妊娠。

3. **开放性脊柱裂**（opened spinal bifida）　为脊椎中线缺损，椎管敞开，伴有脊髓神经的暴露以及覆盖在表面的皮肤及皮下组织的缺损。

（1）病因及病理：目前认为由多因子致病，包括遗传、染色体畸变、药物、射线及致畸因子等，在胚胎早期发生神经管闭合障碍。开放性脊柱裂的好发部位为腰骶尾椎，病变部位的皮肤、皮下组织、肌肉及椎管全层裂开，多数病例伴有脊膜膨出，裂开部位较高者常伴有脊髓脊膜膨出。由于脑脊液通过脊柱缺损部位外流，脑脊液循环系统压力降低，压力上传至脑部，若孕周较小，额骨相对较软，会导致双侧额骨内陷；脑干脑桥小脑下移，小脑疝入枕骨大孔，后颅窝池消失，形成"柠檬头"、"香蕉小脑"，脑脊液循环障碍引起继发性脑室扩张。

（2）诊断：脊柱裂声像图上有三大特征：开放性椎骨缺损、局部软组织异常及相应的头部异常变化。椎骨缺损在脊柱的纵切、横切、冠状切面上都能观察到,表现为椎骨排列不整齐,严重者脊柱异常弯曲及突起,横切面上椎弓呈 U形或 V形开放。病变部位表面软组织缺损,皮肤延续线中断,见一囊性或混合性包块膨出,为脊膜膨出或脊髓脊膜膨出。少数裂孔小,无脊膜膨出的开放性脊柱裂超声极易漏诊。几乎所有的开放性脊柱裂都合并颅内结构的改变,有"柠檬头"、脑室扩张及"香蕉小脑"。有时合并马蹄内翻足。

孕妇血清甲胎蛋白(AFP)明显升高。

(3) 鉴别诊断:最易于脊柱裂混淆的异常是骶尾部畸胎瘤。后者的根部往往在会阴部,肿瘤向臀部下方生长而不是向背部生长,且多为混合性或实质性肿块,脊柱显示正常,不合并颅内结构的改变。其他要注意鉴别的有非开放性脊柱裂的脊柱异常弯曲、闭合性脊柱裂等。

(4) 预后:涉及死亡、残废、低能和菱脑功能障碍。合并颅内结构异常改变的患儿如脑积水往往需要置管引流,智商也较低。有生机儿前诊断明确者应终止妊娠。

4. 单心室畸形(single ventricle)　仅一个心室,或有两个房室瓣,或只有一个房室瓣。

(1) 病因及病理:可以是室间隔未发育,也可以是某个房室瓣闭锁。除了流入道的异常,流出道异常也很常见,如单流出道或双流出道。单心室一般不引起宫内心衰,除非合并某个房室瓣的狭窄或闭锁。

(2) 诊断:单心室一般不难诊断,胸腔横切面上无法显示正常四腔心。仔细观察并结合彩色超声,能发现单个房室瓣或两个房室瓣。流出道的判断相对困难,因为即使存在两条流出道,也可能其中一条狭窄、闭锁或相互之间无交叉。

(3) 鉴别诊断:较易与单心室混淆的有大型心内膜垫缺损、一侧心腔严重发育不良。前者在心腔心尖部能发现一些残存的室间隔回声;后者近发育不良心腔侧的心室壁较对侧稍厚。但一侧心腔严重发育不良可诊断为功能性单心室。

(4) 预后:出生后由于大量的左向右分流,极易发生肺动脉高压而心衰,目前手术效果也不很理想。有生机儿前诊断单心室,应建议终止妊娠。

5. 体蒂异常(body stalk anomaly)　是一种严重的腹壁缺损,为体蒂形成失败,无脐部,无脐带。

(1) 病因及病理:胚胎从一个扁平的胚盘由背侧的羊膜囊向腹侧包卷,将内胚层包卷入腹腔,最后在腹前壁闭合形成脐部及脐带,只有脐血管走在脐带中。体蒂异常是这一包卷过程失败,不但无脐部无脐带,腹前壁也大面积缺损,内胚层脏器均暴露在羊膜腔中。其原因可能是早期羊膜破损,导致包卷失败。

(2) 诊断:不能显示正常腹壁,腹腔内脏器位于腹腔外,包括肝脏、肠管等,有时心脏、肺脏也暴露在外。腹部与胎盘紧贴,胎儿体位强直不变,脊柱严重前突或侧突。无脐孔及脐带,脐血管行走在突出的内脏之间,胎儿身体下半部

常位于羊膜腔外的胚外体腔。常合并其他部位的畸形,如马蹄内翻足、心血管、消化道、泌尿道畸形或开放性神经管缺陷。

(3) 鉴别诊断:合并巨大腹壁缺损的羊膜束带综合征与之较难鉴别。羊膜束带综合征更多情况下合并面裂、截肢或截指(趾),仔细观察在畸形部位能见到细条状羊膜束带。

(4) 预后:为致死型畸形,一旦发现随时引产。

6. 致死型骨骼系统发育不良

(1) 病因及病理:致死型骨骼系统畸形有很多种,各种畸形的原因可能不同,然而目前大部分的原因尚未明确。大体上看,原因有:①家族史,常染色体显性或隐性遗传。由于外显率的不同,即使是常染色体显性遗传者,上代也多表现正常。②早孕期接触某些药物,如反应停、华法林等。③孕妇糖尿病,也可能导致骨骼系统畸形。

常见的致死型骨骼系统畸形有:软骨发育不全、成骨发育不全Ⅱ型、致死型侏儒等。

(2) 诊断:致死型骨骼系统畸形常有以下特征:①长骨极其短小,弯曲或成角;②胸腔狭小伴肋骨短小;③下颌骨短小;④骨化差;⑤胎儿水肿。

其他相对较常见的异常有脑室扩张、胎动减少、羊水过多。在上述常见致死型骨骼畸形中,每种畸形又各有其特征,如软骨发育不全可伴有长骨呈"电话筒"样弯曲;成骨发育不全Ⅱ型多有长骨骨折,表现为长骨成角弯曲;致死型侏儒因颅缝早闭,头颅呈苜蓿叶状。

(3) 鉴别诊断:主要是在这类致死型骨骼系统畸形之间进行鉴别。虽然每个疾病各有其特征,但事实上常常较难鉴别。

(4) 预后:致死型骨骼系统畸形的胎儿由于胸廓狭小,严重肺发育不良,产后均不能存活,任何孕周都应中止妊娠。

【常见胎儿染色体畸形】

有些染色体异常是严重的先天缺陷,严重者宫内死亡或产后死亡,存活者也往往智力明显低下,生活不能自理,给家庭和国家带来沉重负担。常见胎儿染色体畸形有 21-三体综合征、18-三体综合征、13-三体综合征和 Turner 综合征。

染色体异常的产前筛查包括早孕期或中孕期孕妇血清生化测定、早孕期超声胎儿颈项透明层测量、无创产前检测(Non-invasive prenatal testing,NIPT)、中孕中期胎儿畸形超声筛查及染色体异常标记观察。通过这些筛查估算染色体异常的风险率,对高风险率者进行染色体确诊检查,如羊水或脐血穿刺、绒毛活检。高风险率的标准目前国际上定为 1/250~1/300。

1. 21-三体综合征(trisomy 21)　也称 Down's syndrome、唐氏综合征、先天性愚型、蒙古征,是染色体异常中

最常见的一种,可合并结构畸形,也可无明显结构畸形仅仅智力低下。

(1) 病因及病理:患儿多了一条21号染色体,多数原因是卵子或精子减数分裂时出现不分离,多一条21号染色体的配子形成子代。高龄孕妇由于卵子老化分裂不均,为21-三体综合征最常见的来源。

(2) 诊断:典型的畸形为心内膜垫缺损、十二指肠梗阻、体腔积液。其余可能发生的畸形有:室间隔缺损、法洛四联症、主动脉缩窄、食管闭锁、膈疝、小肠梗阻、马蹄内翻足等。由于仅1/3的21-三体综合征胎儿合并结构畸形,故产前超声筛查不能取代羊水穿刺。胎儿染色体异常软指标有:鼻骨缺失或短小、颈项软组织层增厚、肠管强回声、肱骨及股骨短小、轻度脑室轻度扩张。其中鼻骨缺失或短小的似然比为20;颈项软组织层增厚为10;肠管强回声3;肱骨及股骨短小1.5。

(3) 鉴别诊断:如果核型正常,颈项软组织层增厚要与其他胎儿异常情况鉴别;轻度脑室扩张要与其他可能引起脑室扩张的疾病鉴别;肠管强回声要与肠道或腹腔异常鉴别;长骨轻度短小要与非致死型骨骼系统畸形及胎儿生长受限鉴别。然而相当一部分存在染色体异常标记的病例最终正常,或少数以后才表现出结构异常,因此晚期妊娠仍应仔细检查注意是否存在迟发性畸形。

(4) 预后:合并严重结构畸形的21-三体综合征患儿死亡率高,存活者也因生理疾患较早去世。存活者智商明显低于正常,生活不能自理,白血病的发生率也明显增高。

2. 18-三体综合征(trisomy 18) 也称 Edward 综合征,往往存在严重的结构畸形,死胎或新生儿死亡率极高。

(1) 病因及病理:多了一条18号染色体,也与孕妇高龄卵子老化分裂不均等有关。

(2) 诊断:几乎所有的18-三体胎儿都存在结构畸形及生长受限,且大部分为多发性畸形。典型畸形有:脊柱裂、颈部水囊瘤、室间隔缺损、唇腭裂、膈疝、脐膨出、食管闭锁、马蹄肾、尿道梗阻、桡骨缺失或发育不良、马蹄内翻足、内翻手、手指重叠等等。超声染色体异常标记有:草莓头、脉络丛囊肿、鼻骨缺失或短小、颈项软组织层增厚、肠管强回声、单脐动脉等。

(3) 鉴别诊断:其他非18-三体综合征的多发性畸形病例如13-三体综合征及一些遗传综合征等。明确诊断必须靠染色体检查。

(4) 预后:为致死型胎儿畸形,一旦明确诊断,任何孕周都应终止妊娠。

3. 13-三体综合征(trisomy 13) 也称 Patau 综合征。往往存在严重的结构畸形,尤其是中枢神经系统畸形,死亡率极高。

(1) 病因及病理:多了一条13号染色体,也与孕妇高龄卵子老化分裂不均等有关。

(2) 诊断:与18-三体综合征一样,绝大部分13-三体胎儿也都存在多发性畸形及生长受限。典型结构畸形有:全前脑、胼胝体缺失、Dandy-Walker 畸形、与全前脑相关的面部畸形、不同类型的心脏畸形、肾脏囊性病变、轴后多指(趾)等。超声染色体异常标记有:鼻骨缺失或短小、颈项软组织层增厚、肠管强回声等。

(3) 鉴别诊断:其他非13-三体综合征的多发性畸形病例如18-三体综合征及一些遗传综合征等。明确诊断必须靠染色体检查。

(4) 预后:为致死型胎儿畸形,一旦明确诊断,任何孕周都应终止妊娠。

4. Turner 综合征 又称45,XO 或先天性卵巢发育不全综合征,有致死型和非致死型两种。

(1) 病因及病理:双亲之一生殖细胞性染色体不分裂,缺乏性染色体的配子与另一正常配子结合后形成45,XO。致死型胎儿存在严重胎儿水肿而难以存活。

(2) 诊断:Turner 综合征的典型畸形为:胎儿水肿、颈部水囊瘤、胸腹腔积液、主动脉缩窄、左心发育不良及肾脏异常。超声染色体异常标记有:颈项透明层增厚、肠管强回声。非致死型患儿有时仅表现为颈项软组织层增厚。Turner 综合征均为女性胎儿。

(3) 鉴别诊断:需与其他胎儿水肿或染色体异常相鉴别,检查胎儿染色体是唯一的手段。

(4) 预后:致死型 Turner 不能存活,往往胎死宫内。存活的病例有时因心脏畸形而寿命较短,并有原发性闭经及原发性不孕,身高及智力稍低下。

【胎儿生长受限】

胎儿生长受限(fetal growth restriction,FGR)指出生体重低于同孕龄同性别胎儿平均体重的两个标准差或第10百分位数,或孕37周后胎儿体重小于2500g。FGR 的病因病理、临床表现、鉴别诊断及预后等在前面的产科篇章中已有介绍,在此主要描述声像图表现:

1. 胎儿径线的测量 双顶径、头围、腹围及股骨都能用来判断胎儿生长情况。FGR 胎儿的径线小于同孕周正常值均数的两个标准差或第10百分位数。胎盘功能不良所致的胎儿缺血缺氧,往往腹围小于孕周更为明显,因此头围和腹围比值(HC/AC)增高。

2. 羊水量 晚孕期一般测量羊水指数,即测量宫腔四个象限内最大羊水池垂直经线的总和,正常值为50~250mm。FGR 往往羊水指数小于正常。

3. 胎儿血流多普勒测定 是诊断 FGR 的重要手段,同时也能判断 FGR 的严重程度。缺血缺氧时,由于胎盘阻力增高,胎儿多部位血管的血流动力学会发生变化。目前临床上常用以下三处血流动力学变化对诊断 FGR 最有意义:

(1) 脐动脉(umbilical artery,Umb A):对胎盘阻力增高的反应最敏感,表现为脐动脉阻力增高,如搏动指数

（PI）、阻力指数（RI）及峰值流速舒张末期流速比例（S/D）增高，严重缺血缺氧时舒张末期血流消失或反流。

（2）大脑中动脉（middle cerebral artery，MCA）：在胎儿缺氧到一定程度引起了"脑保护效应"时血液重新分配而扩张，多普勒测得阻力降低；大脑中动脉峰值流速是监测胎儿有无宫内贫血的指标，若大脑中动脉峰值流速高于同孕周的 1.5MOM，考虑胎儿有宫内贫血的可能。

（3）静脉导管（ductus venosus，DV）：位于胎儿肝脏内，连接肝内脐静脉与下腔静脉的一段血管，将从胎盘获得的含氧量较高的血液送至右心房，并经卵圆孔至左心。严重 FGR 导致胎儿右心失代偿时，静脉导管频谱显示心房收缩期正向血流降低、消失或反流。

孕周错误常导致 FGR 的过度诊断，建议早孕期认真测量头臀长，及时纠正孕周，减少 FGR 的误诊。染色体畸形胎儿往往也存在 FGR，多数胎儿能被观察到有结构畸形。羊水过少要与泌尿系统异常鉴别，仔细观察肾脏膀胱等结构，排除由此引起的羊水过少。严重 FGR 胎儿出现水肿及胸腹水时应与其他原因引起的胎儿水肿鉴别，多普勒测定是非常有用的方法。

【双胎或多胎妊娠】

随着孕妇年龄的增大，辅助生育技术的广泛开展，双胎或多胎妊娠的发生率越来越高。双胎妊娠有单卵或双卵，人工助孕后的双胎多为双卵，但并非全部。

1. 绒毛膜性的判断　临床上，鉴别绒毛膜囊个数比鉴别单卵或双卵更重要，因为单绒毛膜双胎两个胎儿共用一个胎盘，有可能发生单绒毛膜双胎所特有的一些并发症。判断绒毛膜性的最佳孕周在妊娠 5～14 周。大于 14 周，部分双胎仍可显示双胎峰，或两个完全分开的胎盘，可以诊断为双绒毛膜双胎。但若不显示双胎峰，则单绒毛膜或双绒毛膜双胎都有可能。判断羊膜性的最佳孕周大于 11 周，孕周过小，羊膜菲薄，超声难以显示。确定为单绒毛膜双胎，还要观察各脐带在胎盘上的连接。单绒毛膜双胎，自妊娠 16 周起，每 2 周做一次超声，发现异常超声检查次数增加。非复杂性双绒毛膜双胎，中孕期畸形筛查后每 4 周复查一次超声。

2. 常见的双胎妊娠合并症或并发症

（1）双胎之一死亡：由于种种原因，双胎其中一胎未能妊娠至足月。

1）病因及病理：双胎之一死亡的原因有多种，所有可引起单胎妊娠流产、死亡的原因都可发生在双胎妊娠中。此外，单绒毛膜囊双胎之一消失的原因有：双胎之一严重生长受限、双胎输血综合征。单羊膜囊双胎还可因脐带的互相缠绕而致其中一胎死亡。

2）诊断：典型的早孕期双绒毛膜双胎之一消失表现为宫腔内两个妊娠囊，一大一小，大妊娠囊内胚芽胎心搏动正常，小妊娠囊内则无胚芽结构。或者，虽然在早期见到两

个胚芽及心跳，但以后发现并证实其中一个心跳停止，胚胎停止生长久之该妊娠囊变小吸收，再也无法在声像图上观察到。妊娠 3～6 个月内双胎之一死亡，超声就可见到该死亡的胎儿，其测值明显小于另一个正常的胎儿以后随妊娠的继续、该羊膜囊的吸收，死亡的胎体被压扁成"纸样儿"，声像图表现为一明显小于正常胎儿的胎体位于宫腔内的一角落处，且与宫壁紧贴，呈扁平状。单绒毛膜囊双胎一胎死亡后另一胎若发生急性失血，死亡率极高；未死亡者数周后可能会观察到颅内强回声、低回声病灶、脑室扩张或颅内钙化等表现。

3）鉴别诊断：早孕期双绒毛膜囊双胎之一消失要注意与绒毛膜下血肿鉴别；双胎之一无胎心搏动要与无心畸胎鉴别。

4）预后：双绒毛膜囊双胎之一消失相对影响较小，另一胎儿可继续妊娠直至足月，少数可能引发宫缩而致流产或早产。单绒毛膜囊双胎之一死亡后，另一胎急性失血随之死亡或出现颅内并发症的机会很高，预后很差。

（2）双胎之一胎儿生长受限

1）病因及病理：双绒毛膜囊双胎发生 FGR 的原因与单胎相似，单绒毛膜囊双胎之一 FGR 可能的原因是两个胎儿共用一个胎盘，胎盘血液供应不均衡。另一正常胎的增长，对 FGR 胎儿会产生压迫，使其羊水更进一步减少，导致血供支持更差。

2）诊断：声像图显示双胎一大一小，大胎儿各径线测值正常，小胎儿则各径线测值均小于第 10 百分位数，尤其是腹围。随着孕周的增长，两个胎儿的大小差距将会变得越来越明显。小胎儿所在的羊膜腔内的羊水也会逐步减少，严重时羊水过少。多普勒超声可显示宫内生长迟缓的血流频谱特征，严重时胎死宫内。

3）鉴别诊断：双胎之一宫内生长迟缓要注意与双胎输血综合征相鉴别。双胎输血综合征中大胎儿径线过大、羊水过多，发生心衰时可出现胎儿水肿、心脏增大、心包积液、胸腔积液、腹水等。但是，在早期阶段病情不很严重时，两者的鉴别诊断会非常困难。

4）预后：轻度 FGR 预后良好。严重 FGR 胎死宫内，便会面临双胎之一死亡的问题。

（3）双胎合并胎儿畸形：双胎胎儿畸形的发生率高于单胎。

1）病因及病理：双卵双胎每个胎儿的畸形发生率与单胎相同，由各自的基因所决定。单卵双胎的两个胎儿可以出现一致的畸形，也可能不一致，认为可能是两个个体各自的基因表现度不一致、早期胚胎分裂时不均等、血流动力学因素造成血供差异导致其中一胎发育异常。

2）诊断：畸形种类与单胎相似，但发现无脑儿、心脏畸形和腹壁缺损等尤为常见。双胎之一畸形的临床处理不但涉及畸形的种类和严重程度，还涉及双胎妊娠的绒毛膜性。

3）鉴别诊断：双胎之一存在水肿时需要与双胎输血综

合征鉴别;畸形所致的羊水过少也要与双胎输血综合征鉴别。双胎之一畸形死亡需要与无心畸胎鉴别。

4) 预后:畸形胎儿本身的预后与单胎一样,视畸形的性质和程度而定。但部分畸形儿可能宫内死亡,因此又面临了双胎之一死亡的问题。

(4) 双胎输血综合征(twin-twin transfusion syndrome,TTTS):双胎输血综合征仅发生在单绒毛膜囊双胎妊娠,占单绒毛膜双羊膜囊双胎的 8%～10%。

1) 病因及病理:TTTS 的发病原因不明,可能是由于胎盘血管存在动静脉吻合支,导致血液由一个胎儿(供血儿)流向另一个胎儿(受血儿)。受血儿的血容量急剧增加,心脏扩大、排尿量增加,最终可发生充血性心衰。供血儿由于失去太多的血液,循环血量大大减少,出现血压低、内脏小和羊水过少。严重的双胎输血综合征两个胎儿都可能发生宫内死亡。

TTTS 多发生在妊娠 15～26 周,缺乏固定的发展模式,早发性进展性 TTTS 围产儿死亡率高,存活儿神经系统后遗症发生率高。TTTS 占单绒毛膜双羊膜囊双胎围产期死亡率的约一半。一胎死亡,另一胎死亡发生率约10%,存活胎儿神经系统后遗症 10%～30%。

2) 诊断:严重双胎输血综合征在早孕期超声就可能观察到受血儿颈项透明层增厚。自中期妊娠起可出现典型的双胎输血综合征表现,病情越严重出现异常声像图改变越早。最先观察到的是两个羊膜腔不等大,受血儿羊水较多,供血儿羊水较少。两个胎儿的径线不一致,即供血儿径线小于正常,而受血儿径线大于正常,且腹围增大特别明显。随着妊娠的继续,两者的差别越来越大。供血儿膀胱小、羊水过少、羊膜腔狭小,严重者可以表现为膀胱空虚、无羊水、胎儿被固定在胎盘或子宫壁上、羊膜紧贴胎儿,成为"固定胎"(stuck twin);而受血儿则出现膀胱过大、羊水过多、心脏增大、脐血管增粗,发生充血性心衰时还可出现胎儿水肿,心脏进一步增大、三尖瓣反流、心包积液和胸腹水。Quintero 分期:Ⅰ期:受血儿羊水过多(最大羊水池深度>8cm),供血儿羊水过少(最大羊水池深度<2cm);Ⅱ期:60分钟观察不到供血儿膀胱;Ⅲ期:异常多普勒:脐动脉舒张末期血流缺失或倒置,脐静脉波动,DV A 波倒置;Ⅳ期:一个出现水肿;Ⅴ期:一个或两个胎儿死亡。

TTTS 临床处理包括:期待治疗、减少羊水、胎儿镜下激光凝结胎盘血管吻合支、选择性减胎、终止妊娠。

3) 鉴别诊断:双胎输血综合征要与双胎之一宫内生长受限相鉴别;还需要与由于泌尿系统异常所致的另一胎羊水过少鉴别。

4) 预后:严重 TTTS 一旦一胎死亡,另一胎随之死亡的机会很高。若未死亡也可能合并脑损伤,预后很差。

(5) 双胎贫血多血序列(twin anemia-polycythemia sequence,TAPS):TAPS 发生在单绒毛膜双胎或激光治疗后,是由于少、细、单向的胎盘动静脉吻合支,很少 AA 吻合

发生,一个胎儿向另一个胎儿慢性输血,大约 5～15ml/24h,造成一个胎儿红细胞增多,另一个胎儿贫血。产前诊断标准:Ⅰ期:供血儿大脑中动脉峰值流速>1.5MOM,受血儿大脑中动脉峰值流速<1.0MOM;Ⅱ期:供血儿大脑中动脉峰值流速>1.7MOM,受血儿大脑中动脉峰值流速<0.8MOM;Ⅲ:Ⅰ期或Ⅱ期,合并供血儿缺氧表现(脐动脉舒张末期血流倒置、脐静脉搏动、静脉导管心房收缩波反流增加);Ⅳ期:供血儿水肿;Ⅴ期:一个或两个胎儿死亡。治疗主要为:期待治疗、重复激光治疗、选择性减胎、宫内输血。

(6) 双胎反向动脉灌注序列(twin reversed arterial perfusion sequence,TRAPS):又称无心胎儿,无心畸胎多见于单羊膜囊双胎,少见于单绒毛膜双羊膜囊双胎。

1) 病因及病理:引起无心畸形的原因可能是两个胎儿的血管互相吻合(动脉-动脉吻合),其中一胎早期就出现了脐动脉反流,从而影响了该胎儿的器官包括心脏的分化发育。另一种解释可能是染色体的畸变或受到致畸因素的作用造成胚胎异常而出现无心畸形。无心畸胎本身无心脏,其血液供应来自另一个发育正常的胎儿,称泵血儿。无心胎儿的持续生长占据空间,增加早产几率,而且增加泵胎儿血液动力学需要,导致充血性心衰及羊水过多。低氧动脉血灌注无心胎儿后进一步低氧,引起泵胎儿缺氧及生长受限。泵胎儿心输出量增加,心衰。

2) 诊断:无心畸胎合并的畸形往往很严重,包括无头、无上肢、无躯干或表现为一个不定形的软组织包块。供应无心胎儿的血液是来自另一胎儿脐动脉含氧量低的血液,缺氧水肿使无心畸胎体积增长迅速,大大超过另一个正常的胎儿,并且还可伴发水囊瘤。无心脏结构是无心畸胎的特点,但彩超在胎体内可见有血管回声和血液循环证据。多普勒超声显示脐动脉为入胎动脉血流,说明无心畸胎的血供来自另一个胎儿的心脏。

正常的一胎如果发生充血性心衰,声像图可表现为胎儿体表水肿、胸腔积液、肝脏肿大、腹水、心腔扩张、三尖瓣反流、心包积液和羊水过多。

3) 鉴别诊断:孕期由于不易识别胎儿解剖结构,双胎之一无心脏搏动,易诊断为双胎之一死亡。中期妊娠后要与死胎相鉴别。

4) 预后:无心畸胎本身不能存活。另一正常胎儿由于心脏负荷过大,易出现充血性心衰而宫内死亡。宫内可采用激光凝结无心胎儿脐动脉,阻断泵胎儿对无心胎儿的血液供应。

(7) 联体双胎(conjoined twins):是指两个胎儿的某些部位联结在一起,联结部位和联结程度各有不同。

1) 病因及病理:联体双胎总发生在单羊膜囊双胎妊娠,原因可能是胚盘上的原条形成后再出现分裂,或胚盘上出现两个没有完全分开的原条。

2) 诊断:联体双胎诊断的关键是两个胎儿的外表不完整。联结的部位越多,就越容易诊断。同时,两个胎儿的相

互位置关系恒定不变,始终如一。非对称性联体双胎的诊断并不容易,因为寄生胎往往结构不全,也不存在心脏搏动。有时声像图上能显示出躯干或肢体片段。

3）鉴别诊断:对称性联体双胎若寄生胎位于主胎的口腔内,要注意与胎儿口腔畸胎瘤相鉴别。体内寄生胎需与体内畸胎瘤相鉴别。

4）预后:预后取决于联体状况及产后分体术的水平。联结范围越广、涉及脏器越多、涉及的器官越重要,预后就越差。

【胎盘异常】

胎盘异常的病因病理、临床表现、鉴别诊断及预后等在前面的产科篇章中已有介绍,在此主要描述声像图表现。

1. **前置胎盘**(placenta previa) 指胎盘附着于子宫下段或覆盖在子宫颈内口,是妊娠晚期出血的主要原因,处理不当将危及母儿生命。由于子宫峡部在妊娠过程中渐渐展开拉长变薄,可使早期表现为前置或低置的胎盘以后变为正常位置的胎盘,这一现象称"胎盘移行",故产前超声诊断前置胎盘须在晚孕期,而且越近足月诊断越准确。超声观察胎盘位置的途径有三条:经腹壁、经阴道及经会阴。

声像图上,前置胎盘显示胎盘完全覆盖宫颈内口,或覆盖部分宫颈内口,或刚达宫颈内口无覆盖,或距宫颈内口≤7cm,其诊断标准与临床一致。但若中期妊娠疑有胎盘前置或低置时,一定要随访至妊娠末期才能作出明确诊断。

2. **植入性胎盘**(placenta accreta) 指胎盘的绒毛侵蚀到子宫肌层。以往刮宫、剖宫产、经宫腔肌瘤剥出术造成内膜瘢痕或发育不良,再次妊娠时,胎盘附着在内膜受损或蜕膜发育不良部位,绒毛便植入到肌层。剖宫产率的急剧上升增加了疤痕子宫的几率,植入性胎盘的发生率也随之上升。

剖宫产瘢痕的植入性胎盘在早孕期的声像图上可见妊娠囊位置低,位于宫腔下段宫颈内口处。剖宫产瘢痕妊娠以及植入性前置胎盘是一种疾病的不同发展阶段。中晚孕期超声有以下特征:①前壁胎盘合并完全性前置胎盘,随着孕周的增加胎盘不会向上"移行";②胎盘增厚;③胎盘内多个大小不一形态不规则液性暗区,为胎盘内静脉池,称为"胎盘陷窝"(lacunae);④胎盘后方子宫壁肌层低回声带变薄或消失;⑤植入性胎盘穿透肌层达浆膜层,而植入部位又在子宫前壁膀胱后方时,与子宫相邻的膀胱浆膜层强回声带消失,且有不规则无回声结构突向膀胱;⑥彩超见胎盘陷窝内血流丰富,呈漩涡状。胎盘后方子宫肌层内弓状动脉血流中断、消失或呈不规则状血管团;⑦三维能量彩色图显示胎盘内血管极其丰富,呈网状交织,尤其在胎盘母体面,与子宫壁内的弓状动脉相互沟通。其中"胎盘陷窝"诊断植入性胎盘的敏感性最高。

产前及时诊断植入性胎盘,能做好充分的准备工作,产时快速果断地进行恰当的处理,减少出血量,最大可能地减少对孕妇的损伤。但非剖宫产切口部位的置入性胎盘由于产前超声无低置胎盘等异常信号,产前超声的检出率极低。

3. **胎盘早剥**(placental abruption) 妊娠20周后或分娩期,正常位置的胎盘在胎儿娩出前部分或全部从子宫壁剥离,称胎盘早剥。胎盘剥离后的出血可能积聚在胎盘后方形成血肿;可能沿着子宫壁从宫颈流出;也可能两种情况同时存在。剥离面积大不仅造成胎儿窘迫胎死宫内,还可能危及孕妇生命。

声像图上,一般很难看到胎盘后方明显的血肿回声,而是发现"胎盘"异常增厚变大。"胎盘"内回声紊乱,强回声、低回声或无回声团块交杂。一旦胎儿发生严重缺氧,会出现胎心不规则或心率缓慢,甚至胎死宫内。若出血不多可自行止住者,数天数周后血肿液化,声像图上胎盘后方显示无回声区,此时较易识别胎盘与血肿的分界线。随着孕周的增加,无回声区将渐渐缩小。

【产科超声特殊检查】

1. **三维超声成像技术** 产科三维超声的适应证有:胎儿体表成像,如面部畸形;骨骼透明成像观察骨骼结构;切面重建常用于获取露脑正中矢状切;胎盘或胎儿脏器血管能量多普勒显示血管分布;心脏立体时空成像用于心脏结构的研究、心脏畸形的诊断。

2. **产科介入性超声诊断及治疗** 最常用并且已经相当成熟的产科介入性超声诊断手段是超声引导下羊水穿刺、绒毛穿刺及脐带穿刺。这些穿刺的目的是获取羊水中的胎儿脱落细胞、绒毛及胎儿血液,进行染色体检查、基因检查或生化测定。

此外,介入性超声还能进行一些治疗,如羊水过多的羊水引流、胸腹腔积液时的胸水或腹水抽吸以及胎儿贫血的输血等。目前开展的超声引导下治疗还包括:胎儿体腔或某些脏器积液的置管引流、配合胎儿镜进行胎儿宫内手术、TTTS胎儿镜下激光凝结胎盘血管吻合支、胎儿镜下选择性减胎等。

二、X线检查

X线检查借助造影剂可了解子宫和输卵管的腔内形态,因此在诊断先天性子宫畸形和输卵管通畅程度上仍是首选检查。此外,X线平片对骨性产道的各径线的测定,骨盆入口的形态、骶骨的曲度、骶坐切迹的大小等方面的诊断可为临床判断有无自然分娩可能性提供重要参考。

(一)诊断先天性子宫畸形

1. **单角子宫** 子宫输卵管造影仅见一个宫腔呈梭形,只有一个子宫角和输卵管,偏于盆腔一侧。

2. **双子宫** 子宫输卵管造影见两个子宫,每个子宫有一个子宫角和输卵管相通。两个宫颈可共有一个阴道,或有纵隔将阴道分隔为二,可以两侧等大,或一侧大一侧小。

3. **双角子宫** 造影见一个宫颈和一个阴道,两个宫腔,宫腔常呈"Y"形,且两侧宫角距离较大。

4. 鞍形子宫　造影见子宫底凹陷,犹如鞍状,宫角距离一般较双角子宫距离小。

5. 纵隔子宫　可分为全隔和半隔子宫。全隔子宫造影见宫腔形态呈两个棱形单角子宫,但位置很靠近;半隔子宫造影显示宫腔大部分被分隔成两个,宫底部凹陷较深呈分叉状,宫体部仍为一个宫腔。

(二) 骨盆测量

1. 仰卧侧位片　可了解骨盆的前后径,中骨盆及盆腔的深度,骨盆的倾斜度,骶骨的高度、曲度及耻骨联合高度。

2. 前后位片　可观察中骨盆横径、耻骨弓横径、骨盆侧壁集合度。

3. 轴位片　观察骨盆入口的形态,左右斜径及耻骨联合后角。

4. 耻骨弓片　可测量耻骨弓角度。

随着超声、CT、MRI 等影像诊断水平的不断提高以及对 X 射线电离辐射危害认识的进一步深入,X 线下的骨盆径线测量法已经较少使用。

三、计算机体层扫描检查

计算机体层扫描(computed tomography,CT)除可显示组织器官的形态外,还可高分辨的显示组织密度以及 X 线不能显示的器官、组织的病变,尤其在脑、肺、肝胆、胰、肾、腹腔和腹腔外隙的包块诊断上已展示其优越性,尤其随着计算机科学、影像设备的快速发展和整合,CT 探测器已经由最初的单排发展到目前的 320 排乃至即将上市的 640 排,扫描一个脏器所需时间由原来的几分钟提高到现在的几秒甚至毫秒级,并可以实现多种重建图像、各向同性,清晰度极高(图 41-5-6,文末彩图 41-5-7)。

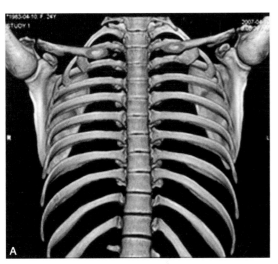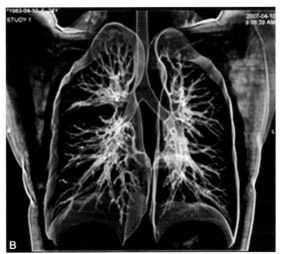

图 41-5-6　CT 重建图像可以清晰显示气管、肋骨等

在妇产科领域,CT 主要用于卵巢良、恶性肿瘤的鉴别诊断和宫颈癌等的临床分期。良性肿瘤轮廓光滑,多呈圆形或椭圆性;而恶性者轮廓不规则呈分叶状,内部结构不均一,多呈囊实性,密度以实性为主,可有不定性钙化,强化效应明显不均一或间隔结节状强化,多累及盆、腹腔,腹水常见。

在非对比增强 CT 上,所有盆腔组织均表现为等密度影,如果不借助对比剂,所有器官都很难区分。因此,对于评价子宫及卵巢病变,必须静脉注入造影剂进行对比-增强检查。在对比增强 CT 上,子宫及阴道常表现为早期、均质强化,而子宫颈则表现为延迟强化。但宫颈周围多伴有增多的静脉丛,因此很难在 CT 上清晰显示。在妇科生殖道畸形以及妇科疾病的评估方面,绝大部分已被 MRI 所取代。但对于急腹症的患者,如果超声很难明确病因,CT 仍具有一定的检查价值。

CT 检查的缺点在于具有射线辐射,对于孕妇及碘离子造影剂过敏者,是禁忌症。此外,微小的卵巢实性病变难以检出,腹膜转移癌灶直径小于 0.5cm 也容易遗漏,交界性肿瘤难以判断,且易将卵巢癌与盆腔结核混淆。

四、磁共振成像检查

磁共振成像(magnetic resonance imaging,MRI)具有软组织分辨率高及多平面成像优势,最适合评价女性盆腔解剖结构、生殖道器官发育异常以及病理结构。对子宫腺肌病、盆腔深部内膜异位灶、子宫动脉栓塞术前评价子宫肌瘤,以及复杂盆腔肿块的定性,MRI 都具有 CT 所无法比拟的优势。

MRI 检查是利用氢原子核在磁场内共振所产生的信号经重建后获得图像的一种影像技术(图 41-5-8)。高分辨率和高场强 MRI 在诊断女性盆腔疾病方面的优势较为突出(图 41-5-9),其优点:①有多个成像参数,能提供丰富的

6

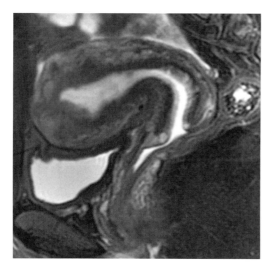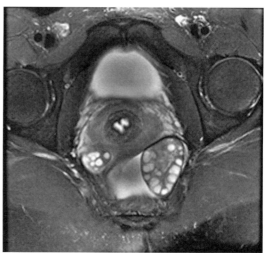

图 41-5-8　磁共振成像(MRI)清楚显示子宫、附件解剖结构

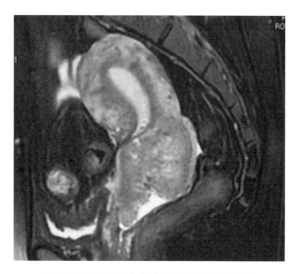

图 41-5-9　MRI 成像清楚显示宫颈癌病变

诊断信息;②无电离辐射,安全可靠;③具有比 CT 更高的软组织分辨力;④扫描方向多,能直接行轴位、矢状位、冠状位切面及任意方向的斜切面;⑤无需造影剂可直接显示心脏和血管结构;⑥无骨性伪影;⑦可进行功能成像,进行分子影像学方面研究。其不足:①扫描时间相对较长;②对钙化的检出远不如 CT;③检查费用略高。由于 MRI 是在较强磁场下进行检查,要明确其禁忌证:①体内有心脏起搏器者严禁行 MRI 检查;②体内有金属异物、弹片、金属假体、动脉瘤用银夹结扎术者不易行 MRI 扫描;③病人危重,需要生命监护仪维护系统者、呼吸机、心电图仪均不便携带入检查室;④相对禁忌证包括无法控制或不自主运动者、不合作病人、怀孕妇女、幽闭恐惧症者、高热或散热障碍者。

　　MRI 图像和 CT 图像不同,它反映的是不同驰像时间 T_1 和 T_2 的长短及 MRI 信号的强弱。MRI 能清晰地显示肿瘤信号与正常组织的差异,故能准确判断肿瘤大小、性质及

转移情况,可直接区分流空血管和肿大淋巴结。动态增强扫描可明显增加诊断信息,在恶性肿瘤术前分期方面属最佳影像学诊断手段,明显优于 CT,对宫颈癌的分期精确率可达 95%。对于子宫腺肌病、盆腔淤血综合征、切口瘢痕妊娠等也有较出色表现(图 41-5-10)。

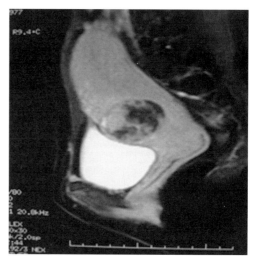

图 41-5-10　磁共振显示剖宫产瘢痕切口妊娠

　　动态多期增强 CT 常用于评价子宫内膜癌分期以及卵巢癌腹膜及浆膜小的种植灶。磁共振扩散加权成像(DWI)正逐渐应用到临床,主要包括三方面:①有利于判定子宫内膜癌的肌层侵润深度;②有利于判定肿瘤的腹腔种植及转移灶;③利用 DWI 成像的定量指标(表观弥散系数值,ADC 值),对妇科肿瘤良恶性鉴别具有一定价值。

【临床特殊情况的思考和建议】

　　随着 MRI 检查技术的飞速发展,对孕妇和胎儿的影像检查有了革命性的提高;Deborah L 等认为,快速 MRI 成像

技术能够使母婴在不使用镇静剂的情况下获得高分辨率解剖结构的图像,显示孕妇附件肿块、测量骨盆径线、肾盂输尿管积水、胎盘植入等;另外,对胎儿部分畸形可以提供有利的影像支持,如对较大的室间隔缺损、蛛网膜囊肿、腹部包块。孕妇常规超声检查疑难时,为得到更多有价值信息,MRI是最好的补充手段。

五、正电子发射体层显像

正电子发射体层显像(positron emission tomography,PET)是一种通过示踪原理,以解剖结构方式显示体内生化和代谢信息的影像技术。目前在PET显像中应用最普遍的示踪剂是18F标记的脱氧葡萄糖(18F-FDG),它在细胞内的浓聚程度与细胞内葡萄糖的代谢水平高低呈正相关,显像的原理是肿瘤细胞内糖酵解代谢率明显高于正常组织。18F-FDG可以进行人体内几乎所有类型肿瘤的代谢显像,是一种广谱肿瘤示踪剂。

目前PET在妇科肿瘤诊断和临床分期及预后评估中应用较广泛,主要应用于卵巢癌、宫颈癌、内膜癌等的研究。一些大样本卵巢癌临床PET研究报道,PET在诊断原发和复发/转移性卵巢癌时,灵敏度和特异性显著高于CT和MRI,尤其通过PET的检查可以更好地进行肿瘤分期,利于临床采取最佳治疗方案。假阳性结果见于良性浆液性囊腺瘤、子宫内膜异位症、子宫肌瘤、内膜炎症以及育龄妇女卵巢月经末期的高浓聚,假阴性结果主要见于微小潜在病灶的诊断。因此,目前认为PET可用于原发或复发性卵巢癌、宫颈癌、内膜癌的分期等。

正电子发射体层显像/计算机体层扫描(positron emission tomography/computed tomography,PET/CT)是一种功能性成像技术,能够提供疾病相关的分子和代谢变化的图像信息,其将PET和CT图像进行融合,进而获得在显示精细解剖结构的同时显示病变的代谢变化。PET/CT常用于肿瘤成像,用于恶性病变范围的确定、检测残留和复发病灶以及监测和指导治疗。对于恶性肿瘤远处淋巴结转移的判定,FDG-PET或者PET/CT的敏感性为73.2%,特异性为96.7%,高于CT(42.6%,95%)和MRI(54.7%,88.3%)。PET/CT能够检测到形态学上正常的转移淋巴结的高代谢活动。PET/CT的局限性在于对小病灶的评价(5~7mm)以及腹膜弥漫性受累的病例,有较高的假阴性。PET/CT有助于提高对恶性肿瘤(尤其卵巢癌)临床分期的准确性。

PET/MR是最近逐渐应用于临床的最新多模态成像方法。同PET/CT类似,将PET与MR相结合(文末彩图41-5-11),将功能性成像同高软组织分辨率的MR图像相结合。PET/MR在妇科肿瘤的应用也见诸报道,尤其利用PET/MR的标准摄取值(standardized uptake value,SUV)同宫颈癌的病理分级具有很好的相关性。此外,对于妇科恶性肿瘤远处转移灶、区域淋巴结的显示,以及病灶边界判定方面,PET/MR要优于PET/CT。

相信随着新的肿瘤特异性核素药物的开发和应用、标记方法的进步以及多种显像剂的组合运用,PET/CT、PET/MRI图像融合在肿瘤早期发现、疗效评估和预后监测等方面将会有更广阔的应用前景,将会造福于更多肿瘤患者。

参考文献

1. 沈铿,马丁.妇产科学.第3版.北京:人民卫生出版社,2015

2. Wen H,Fu J,Tang H,et al. Hydrotubation combined with chinese herbal medicine for salpingitic infecundity:a systematic review and meta-analysis. Cell Biochem Biophys,2015,71(2):519-527

3. William L,SimpsonJr,Laura G.,et al. Hysterosalpingography:A Reemerging Study. RadioGraphics,2006,26:419-431

4. Anne Z,William R,Richard L. et al. Oil-Soluble Contrast During Hysterosalpingography in Women With Proven Tubal Patency. Obstet Gynecol,2003,101:109 -113

5. Zinna M,Gentile M,Torcia F,et al. Diagnostic accuracy of sonohysterography vs hysteroscopy in benign uterine endocavitary findings. Eur Rev Med Pharmacol Sci,2015,19(3):365-371

6. Arnau B,Jovell E,Romero M,et al. Lidocaine-prilocaine cream as analgesia for hysterosalpingography:a randomized,double blinded,controlled study. Eur J Obstet Gynecol Reprod Biol. 2014;182:216-9

7. Vandekerckhove P,Watson A,Lilford R,et al. Oil-soluble versus water-soluble media forassessing tubal patency with hysterosalpingography orlaparoscopy in subfertile women. Cochrane Database Syst Rev,2000,2:CD000092

8. Kiykac A,Dilbaz B,Zengin T,et al. Evaluation of pain during hysterosalpingography with the use of balloon catheter vs metal cannula. J Obstet Gynaecol,2015,35(2):193-198

9. Spyros P,Masoud A,Khaldoun S,et al. The role of selective salpingography and tubal catheterization in the management of the infertile couple. Curr Opin Obstet Gynecol,2004,16:325-329

10. Hindocha A,Beere L,OFlynn H,et al. Pain relief in hysterosalpingography. Cochrane Database Syst Rev,2015,20:CD 006106

11. Cobellis L,Argano F,Castaldi MA,et al. Selective salpingography:preliminary experience of an office operative option for proximal tubal recanalization. Eur J Obstet Gynecol Reprod Biol. 2012;163(1):62-6

12. Preutthipan S,Linasmita V. A prospective comparativestudy between hysterosalpingography and hysteroscopy in the detection of intrauterinepathology in patients with infertility. J Obstet Gynaecol Res,2003,29:33-37

13. Allen C,Browne R. Selective salpingography and recanalisation of blocked fallopian tubes. Ir Med J. 2010;103(8):245-246

14. Evis Sala E,Freeman S,Ascher M,et al. Benign Gynaecological Disease and Gynaecological Cancer:in Grainger & Allison's

6

Diagnostic Radiology,6th Edition,2014,Churchill Livingstone

15. Saba L, Rajendra AU, Guerriero S, et al. Ovarian Neoplasm Imaging, 2013, Springer New York Heidelerg Dordrecht London1

16. Kim HJ, Lee SY, Shin YR, et al. The Value of Diffusion-Weighted Imaging in the Differential Diagnosis of Ovarian Lesions: A Meta-Analysis. PLoS ONE, 2016, 11(2):e0149465

17. Kim HS, Lee KS, Ohno Y, et al. PET/CT versus MRI for diagnosis, staging, and follow-up of lung cancer. Journal of Magnetic Resonance Imaging, 2015, 42(2):247-260

18. Vargas HA, Barrett T, Sala E. MRI of ovarian masses. Journal of Magnetic Resonance Imaging, 2013, 37(2):265-281

19. Hötker AM, Mazaheri Y, Arasö, et al. Assessment of Prostate Cancer Aggressiveness by Use of the Combination of Quantitative DWI and Dynamic Contrast-Enhanced MRI. American Journal of Roentgenology, 2016, 206(4):756-763

20. de Galiza Barbosa F, Delso G, ter Voert EEGW, et al. Multi-technique hybrid imaging in PET/CT and PET/MR: what does the future hold? Clinical Radiology, 2016, 71(7):660-672

21. Kwee TC. Can whole-body MRI replace ^{18}F-fluorodeoxyglucose PET/CT? The Lancet Oncology, 2014, 15(3):243-244

22. Beiderwellen K, Grueneisen J, Ruhlmann V, et al. 18FFDG PET/MRI vs. PET/CT for whole-body staging in patients with recurrent malignancies of the female pelvis: initial results. European Journal of Nuclear Medicine and Molecular Imaging, 2015, 42(1):56-65

23. Buchbender C, Hartung-Knemeyer V, Beiderwellen K, et al. Diffusion-weighted imaging as part of hybrid PET/MRI protocols for whole-body cancer staging: Does it benefit lesion detection? European Journal of Radiology, 2013, 82(5):877-882

24. Anjos DA, Etchebehere EC, Ramos CD, et al. 18F-FDG PET/CT delayed images after diuretic for restaging invasive bladder cancer. J Nucl Med, 2007, 48:764-770

25. Jadvar H, Colletti PM. Competitive advantage of PET/MRI. European Journal of Radiology. 2014, 83(1):84-94

26. Suppiah S, Chang W, Hassan H, et al. Systematic review on the accuracy of positron emission tomography/computed tomography and positron emission tomography/magnetic resonance imaging in the management of ovarian cancer: Is functional information really needed? World Journal of Nuclear Medicine, 2017, 16(3):176-185

27. Brandmaier P, Purz S, Bremicker K, et al. Simultaneous [18]FFDG-PET/MRI: Correlation of Apparent Diffusion Coefficient (ADC) and Standardized Uptake Value (SUV) in Primary and Recurrent Cervical Cancer. PLoS ONE, 2015, 10(11):e0141684

28. Queiroz MA, Kubik-Huch RA, Hauser N, et al. PET/MRI and PET/CT in advanced gynaecological tumours: initial experience and comparison. Eur Radiol, 2015, 25(8):2222-2230

29. Grueneisen J, Schaarschmidt BM, Heubner M, et al. Integrated PET/MRI for whole-body staging of patients with primary cervical cancer: preliminary results. European Journal of Nuclear Medicine and Molecular Imaging, 2015, 42(12):1814-1824.

（任芸芸　张国福　张鹤）

第六节　女性内分泌激素测定

> **关键点**
>
> 1. 女性内分泌激素包括 H-P-O 生殖轴系及相关内分泌腺体分泌的激素,女性的月经、生育以及全身的健康都和内分泌激素密切相关。
>
> 2. 下丘脑分泌促性腺激素释放激素 GnRH,刺激垂体前叶合成和释放促卵泡激素 FSH 和黄体生成素 LH,FSH 和 LH 刺激卵巢卵泡的发育、成熟、排卵和黄体的形成,产生雌激素、孕激素、雄激素等甾体激素及肽类。三者互相调节。
>
> 3. 激素测定常用方法包括气相色谱层析法、分光光度法、荧光显示法、酶标记免疫法、化学发光法和放射免疫测定法。

月经周期任何时间点都可以测定女性内分泌激素,每个时间点对应的各激素正常值范围不同、相互间联系不同(图 41-6-1);须综合各指标判断异常与否。需要了解基线水平时,宜选择月经周期第 2～5 天(至少一个月内未用甾体激素)。

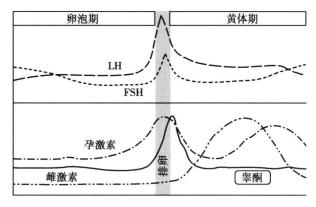

图 41-6-1　基线水平

女性内分泌激素包括 H-P-O 生殖轴系及相关内分泌腺体分泌的激素,女性的月经、生育以及全身的健康都和内分泌激素密切相关。生殖轴通过这些激素发出刺激和抑制信号协调各内分泌器官的活动。下丘脑向垂体门脉系统脉冲式分泌促性腺激素释放激素(gonadotropin-releasing hormone,GnRH),刺激垂体前叶合成和释放促卵泡激素(follicle stimulating hormone,FSH)和黄体生成素(luteinizing hormone,LH),FSH、LH 刺激卵巢卵泡的发育、成熟、排卵和黄体的形成,产生的雌激素、孕激素、雄激素等甾体激素及肽类又可以反馈调控下丘脑和垂体。测定 H-P-O 轴各激素水平有助于判断女性的生理及生殖内分泌疾病状态。

激素测定一般抽取外周血,常用方法包括气相色谱层析法、分光光度法、荧光显示法、酶标记免疫法和放射免疫测定法(RIA)。近年,无放射性同位素标记的免疫化学发光法已逐步取得广泛应用。

一、下丘脑促性腺激素释放激素

下丘脑促性腺激素释放激素(GnRH)由下丘脑释放,也有人将之称为黄体生成素释放激素(luteinizing hormone-releasing factor,LHRH)。女性正常月经周期中,变化最显著的激素是 LH,它可在月经中期出现排卵峰。而 GnRH 在外周血中含量很少,且半衰期短,测定困难,故目前主要采用 GnRH 兴奋试验与氯米芬试验来了解下丘脑和垂体的功能状态。

(一) GnRH 兴奋试验

【原理】

LHRH 对垂体促性腺激素有兴奋作用,给受试者静脉注射 LHRH 后在不同时相抽血测定促性腺激素的含量,可了解垂体功能。

【方法】

静脉注射 LHRH 50μg,于注射前、注射后的 15、30、60 和 90 分钟分别取静脉血 2ml,测定促性腺激素含量。

【结果分析】

1. 正常反应　注射 LHRH 后,LH 值的上升比基值升高 2~3 倍,高峰出现在注射后的 15~30 分钟。

2. 活跃反应　高峰值比基值升高 5 倍以上。

3. 延迟反应　高峰出现时间迟于正常反应出现的时间。

4. 无反应或低弱反应　注入 LHRH 后,LH 值无变化,处于低水平,或略有升高,但不足 2 倍。

【临床意义】

1. 青春期延迟　GnRH 兴奋试验呈正常反应。

2. 垂体功能减退　席汉综合征、垂体手术或放疗导致的垂体组织破坏时,GnRH 兴奋试验呈无反应或低弱反应。

3. 下丘脑功能减退　可出现延迟反应或正常反应。

4. 卵巢功能不全　FSH、LH 基值均>30U/L,GnRH 兴奋试验呈活跃反应。

5. 多囊卵巢综合征　LH/FSH>2~3,GnRH 兴奋试验呈活跃反应,主要体现在 LH 的升高。

(二) 氯米芬试验

【原理】

氯米芬又称克罗米芬(clomiphene),化学结构与人工合成的己烯雌酚相似,是一种有弱雌激素作用的非甾体类的雌激素拮抗剂,在下丘脑与雌激素受体结合,阻断性激素对下丘脑和(或)垂体促性腺激素细胞的负反馈作用,诱发 GnRH 释放,用以评估闭经病人 H-P-O 的功能,以鉴别下丘脑和垂体病变。

【方法】

月经第 5 天开始每天口服氯米芬 50~100mg,连服 5 天,服药后 LH 可上升 85%,FSH 上升 50%,停药后 FSH、LH 下降。若以后再出现 LH 上升达排卵期水平,诱发排卵则为排卵型反应,一般在停药后 5~9 天出现排卵。若停药 20 天后 LH 未上升为无反应。同时在服药的第 1、3、5 天测 LH、FSH,第 3 周或经前测血孕酮。

【临床意义】

1. 下丘脑病变　下丘脑病变时对 GnRH 兴奋试验有反应,而对氯米芬试验无反应。

2. 青春期延迟　通过 GnRH 兴奋试验判断青春期延迟是否为下丘脑、垂体病变所致。

二、垂体促性腺激素测定

【来源及生理作用】

FSH 和 LH 是垂体分泌的促性腺激素,均为糖蛋白,在血中与 α_2 和 β 球蛋白结合,受下丘脑 GnRH 和雌、孕激素的调节。每个排卵期这些激素均呈现周期性变化。FSH 的生理作用主要是促进卵泡成熟及分泌雌激素;LH 的生理作用主要是促进排卵和黄体形成,促使卵巢分泌孕激素和雌激素。

FSH 可诱导排卵前卵泡颗粒细胞中的 LH 受体,FSH 在早卵泡期处于较低水平,在卵泡成熟晚期随雌激素水平上升而略下降,排卵前迅速升高,可以协同 LH 的促卵泡成熟作用。LH 在卵泡早期处于低水平,以后逐渐上升,至排卵前 24 小时左右与 FSH 几乎同时出现高峰,LH 峰较 FSH 峰更高、更陡,排卵 24 小时后即下降,排卵期出现的陡峰是预测排卵的重要指标。FSH 和 LH 黄体期均维持较低水平。

【正常值】

见表 41-6-1、表 41-6-2。

【临床应用】

1. 协助判断闭经原因　FSH、LH 水平低于正常值,则

6

977

闭经原因在垂体或下丘脑,为中枢性。FSH、LH 水平均高于正常值,病变在卵巢。

表 41-6-1　血 FSH 正常范围(U/L)

测定时期	正常范围
青春期	≤5
正常女性	5~20
绝经后	>40

表 41-6-2　血 LH 正常范围(U/L)

测定时期	正常范围
卵泡期	5~30
排卵期	75~100
黄体期	3~30
绝经期	30~130

2. **了解排卵情况**　测定 LH 峰值,可估计排卵时间及了解排卵情况。

3. **诊断性早熟**　用于鉴别真性和假性性早熟。真性性早熟由促性腺激素分泌增多引起,FSH、LH 有周期性变化。假性性早熟的 FSH 和 LH 水平较低,而且无周期性变化。

4. **协助多囊卵巢综合征的诊治**　LH/FSH>3 虽然不再作为诊断标准之一,但仍有助于病情及疗效的判断。

三、垂体催乳激素测定

【来源及生理作用】

催乳激素(prolactin,PRL)是垂体催乳激素细胞分泌的一种多肽蛋白激素,受下丘脑催乳激素抑制激素和催乳激素释放激素的双重调节。促甲状腺激素释放激素(TSH)、雌激素、5-羟色胺等对其均有促进作用。PRL 分子结构有 4 种形态:小分子 PRL、大分子 PRL、大大分子 PRL 和异型 PRL。仅小分子 PRL 具有激素活性,占分泌总量的 80%。临床测定的 PRL 是各种形态 PRL 的总和,故 PRL 的测定水平与生物学作用不一致。PRL 的主要功能是促进乳房发育及泌乳,与卵巢类固醇激素共同作用促进分娩前乳房导管及腺体发育。PRL 还参与机体的多种功能,特别是对生殖功能的调节。

【正常值】

见表 41-6-3。

表 41-6-3　不同时期血 PRL 正常范围

测定时期	正常范围(μg/L)
非妊娠期	<25
妊娠早期	<80
妊娠中期	<160
妊娠晚期	<400

【临床应用】

1. 闭经、不孕及月经失调者均应测定 PRL 以除外高催乳素血症。

2. 垂体肿瘤病人伴 PRL 异常增高时应除外垂体催乳激素瘤。

3. PRL 升高还常见于性早熟、原发性甲状腺功能减退、卵巢功能不全、黄体功能欠佳、哺乳、神经精神刺激、药物(如氯丙嗪、避孕药、大量雌激素和利血平等)因素;PRL 水平低多见于垂体功能减退、单纯性催乳激素分泌缺乏症等。

四、雌激素测定

【来源及生理变化】

雌激素主要由卵巢、胎盘产生,少量由肾上腺产生。可分为雌酮(estrone,E_1)、雌二醇(estradiol,E_2)及雌三醇(estriol,E_3)。三种雌激素成分均可从血、尿和羊水中测得。雌二醇活性最强,是卵巢产生的主要激素之一,对维持女性生殖功能及第二性征有重要作用。绝经后女性体内以雌酮为主,主要来源于肾上腺分泌的雄烯二酮,在外周经芳香化酶转化而成。雌三醇是雌酮和雌二醇的代谢产物。妊娠期间胎盘产生大量雌三醇,测定血或尿中雌三醇水平可反映胎儿、胎盘状态。雌激素在肝脏灭活和代谢,经肾脏由尿液排出。

幼女体内雌激素处于较低水平,随年龄增长,由青春期至成年,女性雌二醇水平不断上升。在正常月经周期中,雌二醇随卵巢周期性变化而波动。卵泡早期水平最低,以后逐渐上升,至排卵前达高峰,后又逐渐下降,排卵后迅速下降,然后又逐渐上升,至排卵后 8 天又达第二个高峰,但峰值低于第一个高峰。绝经后女性卵巢功能衰退,雌二醇水平低于卵泡早期。

【正常值】

见表 41-6-4。

【临床应用】

1. **监测卵巢功能**　测定血雌二醇或 24 小时尿总雌激素水平。

表 41-6-4　血 E_2、E_1 参考值(pmol/L)

测定时期	E_2正常值	E_1正常值
青春前期	18.35～110.10	62.90～162.80
卵泡期	91.75～275.25	125.00～377.40
排卵期	734.00～2202.00	125.00～377.40
黄体期	367.00～1101.00	125.00～377.40
绝经后	18.35～91.75	

表 41-6-5　血孕酮正常范围

测定时期	正常范围(nmol/L)
卵泡期	＜3.18
黄体期	15.9～63.6
妊娠早期	63.6～95.4
妊娠中期	159～318
妊娠晚期	318～1272
绝经后	＜3.18

（1）判断闭经原因：①激素水平符合正常的周期性变化,说明卵泡发育正常应考虑闭经原因为子宫性;②雌激素水平偏低,闭经原因可能为原发或继发性卵巢功能低下或受药物影响而抑制了卵巢功能;也可见于下丘脑-垂体功能失调、高催乳素血症。

（2）诊断无排卵：雌激素无周期性变化者常见于各年龄段无排卵性异常子宫出血及 PCOS。

（3）监测卵泡发育：在药物促排卵时,测定血中雌二醇可作为监测卵泡发育、成熟的指标之一。

（4）诊断女性性早熟：临床多以 8 岁以前出现第二性征为性早熟,血 E_2 水平＞275pmol/L 为诊断性早熟的激素指标之一。

2. 监测胎儿-胎盘单位功能　妊娠期雌三醇主要由胎儿胎盘单位产生,测定孕妇尿雌三醇含量可反映胎儿胎盘功能状态。正常妊娠 29 周尿雌激素迅速增加,足月妊娠尿雌三醇排出量平均为 88.7nmol/24h,妊娠 36 周后尿雌三醇排出量连续数次＜37nmol/24h,或骤减＞30％～40％,均提示胎盘功能减退;雌三醇＜22.2nmol/24h 尿,或骤减＞50％也提示胎盘功能减退。

五、孕激素测定

【来源及生理作用】

人体孕激素由卵巢、胎盘和肾上腺皮质产生。正常月经周期中血孕酮含量在卵泡期极低,排卵前开始少量分泌,排卵后由于卵巢黄体产生大量孕酮,水平迅速上升,在月经周期 LH 峰后的 6～8 天达高峰,经前的 4 天逐渐下降至卵泡期水平。妊娠时血孕酮水平随时间增加而稳定上升,妊娠 6 周时,孕酮主要来自卵巢黄体,妊娠中晚期则主要由胎盘分泌。血中孕酮经肝脏代谢,最后形成孕二酮,80％由尿液及粪便排出。孕酮的作用是使子宫内膜增厚、血管和腺体增生,利于胚胎着床,降低母体免疫排斥反应,防止子宫收缩,使子宫在分娩前保持静止状态。同时孕酮还可促进乳腺腺泡导管发育,为泌乳作准备。

【正常值】

见表 41-6-5。

【临床应用】

1. 监测排卵　血孕酮＞15.6nmol/L,提示有排卵。若孕酮符合该水平而又无其他导致不孕的因素时需结合 B 超检查,除外未破裂卵泡黄素化综合征(luteinized unruptured follicle syndrome,LUFS)。使用促排卵药时,可监测血孕酮水平来了解排卵效果。

闭经、无排卵异常子宫出血、多囊卵巢综合征、口服避孕药或长期使用 GnRH 激动剂时,均可使孕酮水平下降。

2. 了解黄体功能　黄体期血孕酮水平低于生理值,提示黄体功能不足;月经 4～5 天血孕酮仍高于生理水平,提示黄体萎缩不全;若卵泡期查血孕酮水平高于生理值需除外高孕酮血症。

3. 了解妊娠状态　排卵后,若卵子受精,黄体继续分泌孕酮。自妊娠第 7 周开始,胎盘分泌孕酮在量上超过卵巢黄体。妊娠期胎盘功能减退时,血孕酮水平下降。异位妊娠血孕酮水平多数较低。若单次孕酮水平≤15.6nmol/L(5ng/ml),提示为死胎。先兆流产时,孕酮值若有下降趋势,有发生流产的可能。

4. 孕酮替代疗法的监测　早孕期切除黄体侧卵巢后应用天然孕酮替代疗法时,应监测血孕酮水平。

六、雄激素测定

【来源及生理变化】

女性体内雄激素来自卵巢及肾上腺皮质。雄激素主要有睾酮、雄烯二酮。整个月经周期雄激素仅于围排卵期轻度上升,其余时间处于低水平。睾酮主要由卵巢和肾上腺分泌的雄烯二酮转化而来;雄烯二酮 50％来自卵巢,50％来自肾上腺皮质,活性介于睾酮和脱氢表雄酮之间。脱氢表雄酮主要由肾上腺皮质产生。绝经前血清睾酮是卵巢雄激素来源的标志,绝经后肾上腺皮质是产生雄激素的主要部位。

【正常值】

见表 41-6-6。

6

表41-6-6　血睾酮正常范围(nmol/L)

测定时期	正常范围
卵泡期	<1.4
排卵期	<2.1
黄体期	<1.7
绝经后	<1.2

表41-6-7　不同时期血清β-HCG浓度(U/L)

测定时期	正常范围
非妊娠妇女	<3.1(μg/L)
孕7~10天	>5
孕30天	>100
孕40天	>2000
妊娠滋养细胞疾病	>100 000

【临床应用】

1. 卵巢雄性化肿瘤短期内出现进行性加重的雄激素过多症状多提示卵巢来源的男性化肿瘤。

2. 多囊卵巢综合征病人血清雄激素可正常，也可升高。雄激素水平可以作为降雄激素的疗效评价指标之一。

3. 肾上腺皮质增生或肿瘤血清雄激素异常升高。

4. 两性畸形的鉴别　男性真两性和假两性畸形，血睾酮水平在男性正常范围内；女性假两性畸形在女性正常范围内。

5. 女性多毛症测血清睾酮水平正常时，为毛囊对雄激素敏感所致。

6. 应用雄激素制剂或具有雄激素作用的内分泌药物如丹那唑时，用药期间可监测雄激素。

7. 高泌乳素血症有雄激素过多的症状和体征者，常规测定血雄激素在正常范围内时，应测定血催乳素水平。

七、人绒毛膜促性腺激素测定

【来源及生理变化】

人绒毛膜促性腺激素(human chorionic gonadotropin, hCG)是一种糖蛋白激素，由α和β亚单位组成，主要由妊娠时合体滋养细胞产生。少数情况下肺、肾上腺和肝脏肿瘤也可产生hCG。现发现血中hCG的波动与LH脉冲平行，月经中期也有上升，提示hCG也可以由垂体分泌。

正常妊娠受精卵着床时，即排卵后的第6天受精卵滋养层形成时开始产生hCG，约1天后可以检测到血浆hCG，此后每1.7~2天上升1倍，排卵后14天约达100U/L，妊娠8~10周达高峰(50 000~100 000U/L)，后又迅速下降，至妊娠中晚期，其值仅相当于高峰值的10%。因hCG的α链与LH的α链有相同结构，故在检测时应测定特异的β-hCG浓度。

【正常值】

见表41-6-7。

【临床应用】

国际肿瘤发展生物和医学协会的多中心研究推荐使用广谱能识别hCG及相关分子，而与其他糖蛋白激素及衍生物低交叉的hCG试验。

1. 诊断早期妊娠　血hCG浓度>25U/L为妊娠试验阳性，可用于诊断早早孕，迅速、简便、价廉。目前应用广泛的有半定量早早孕诊断试纸。另外也有利用斑点免疫层析法原理制成的反应卡进行。

2. 异位妊娠　血β-hCG浓度维持低水平或间隔2~3天测定无成倍上升，需怀疑异位妊娠的可能，尤其血孕酮水平偏低者。

3. 滋养细胞肿瘤的诊断和监测

(1) 葡萄胎和侵蚀性葡萄胎：血β-hCG浓度异常升高，甚至>100kU/L，且子宫明显大于妊娠月份则提示有葡萄胎可能，葡萄胎块清除后，hCG应大幅度下降，在清宫后的8周应降至正常，若下降缓慢或下降后又上升，排除宫腔内残留组织则可能为侵蚀性葡萄胎；hCG是其疗效监测的最主要指标。

(2) 绒毛膜癌：β-hCG是绒毛膜癌诊断和监测滋养细胞活性唯一的实验室指标，β-hCG下降与治疗有效性一致，尿β-hCG<50U/L及血β-hCG<3.1μg/L为阴性标准，治疗后临床症状消失，每周查1次hCG，连续3次阴性者视为近期治愈。

4. 性早熟和肿瘤　最常见的是下丘脑或松果体胚细胞的绒毛膜瘤或肝胚细胞瘤及卵巢无性细胞瘤、未成熟性畸胎瘤分泌的hCG可导致性早熟。分泌hCG的肿瘤尚见于肠癌、肝癌、卵巢腺癌、胰腺癌、胃癌，在女性可导致月经紊乱，故女性出现月经紊乱伴hCG升高时需除外上述肿瘤的异位分泌。

八、人类抗米勒管激素测定

【来源及生理变化】

人类抗米勒管激素(anti-Müllerian hormone, AMH)是由2个相同的70kb亚基组成的二聚体糖蛋白，女性于孕36周，由胎儿的卵巢颗粒细胞开始分泌AMH，主要由卵巢中的初级卵泡、窦前卵泡、窦状卵泡等生长卵泡产生。在儿童期，AMH 水平与年龄呈正相关，15.8 岁达最高峰，15.8～25.0 岁为平台期，25.0 岁以后逐渐下降，绝经后处于极低水平、趋于 0。提示 25.0 岁以后 AMH 水平可作为衡量卵巢储备功能的标志物。AMH 在整个月经周期变化很小，对取血时间无特殊要求。

【正常值】

见表 41-6-8。

表 41-6-8　不同年龄段血 AMH 正常范围(ng/ml)

测定时期	正常范围
0～10 岁	3.09±2.91
11～18 岁	5.02±3.35
19～50 岁	2.95±2.50
≥51 岁	0.22±0.36

【临床应用】

1. 评估卵巢储备功能　比其他指标如 FSH、抑制素 B (INHB)、E_2 和窦卵泡计数(antral follicle count，AFC)等，更早更精确地反映卵巢储备功能。由于 AMH 可抑制卵泡的初始募集和周期性募集，故低水平的 AMH 可致始基卵泡池过早耗竭，可用于预测绝经年龄，并作为判断卵巢功能不全的依据。

2. 预测促排卵用药的反应性　AMH 水平与卵巢反应性强相关，是一个独立且精确的预测指标。AMH 高于阈值(3.07ng/ml)为卵巢过度刺激综合征(ovarian hyperstimulation syndrome，OHSS)的高危人群，应密切监护。AMH 阈值低于 0.66ng/ml 则为卵巢低反应，应谨慎促排卵治疗。

3. 多囊卵巢综合征　PCOS 窦前卵泡和小窦卵泡均增加，AMH 升高约 2～3 倍；高水平的 AMH 可降低卵泡对 FSH 的敏感性，阻碍卵泡发育、成熟和排卵，故可反映 PCOS 的病情。

4. 卵巢颗粒细胞瘤 (granular cell tumor，GCT) AMH 是 GCT 的特殊标记物，GCT 病人的 AMH 水平升高，术后恢复正常。随访 AMH 水平再次升高与肿瘤复发有关，并早于临床症状。

【临床特殊情况的思考和建议】

GnRH 兴奋试验用于非组织破坏导致的垂体功能减退时(如跌重性闭经)，可能无法获得满意结果；可考虑延长试验时间，如安装 GnRH 泵，脉冲刺激一周左右可能观察到垂体兴奋性的提高。

参考文献

1. 沈铿，马丁.妇产科学.第 3 版.北京：人民卫生出版社，2015
2. (美)斯特劳斯(StraussJF)，等.生殖内分泌学.第 5 版.林守清，译.北京：人民卫生出版社，2006
3. Cui L. AntiMiillerian hormone：correlation with age and androgenic and Metabolic factors in women from birth to postmenopause. Fertility and Sterrility，2016，105(2)：481-485

(李　昕)

第七节　妇科肿瘤标志物检查

> **关键点**
>
> 肿瘤标志物能够反映肿瘤发生和发展，可协助肿瘤的早期检测和鉴别诊断，并用于治疗监测和预后评估。兼具高敏感性和高特异性的诊断及预后评估的理想标志物尚未出现，联合几种特异性或灵敏性互补的标志物，可提高诊断及预后评估效能。

肿瘤标志物(tumor biomarker)是指能够提示或反映肿瘤细胞特征、肿瘤存在、发展或病情进展的可探测物，由肿瘤细胞合成、释放，或是宿主对肿瘤的反应性释放。这些物质存在于肿瘤细胞和组织中，或分泌到细胞外间隙，可在病人的组织、血液、组织液或分泌液中检测到。其中血清肿瘤标志物作为无创伤性检查，便于重复采样检测和随访，至今仍作为主要的肿瘤探测指标。肿瘤标志物能够反映肿瘤发生和发展，可协助肿瘤的早期检测、鉴别诊断，并用于治疗监测和预后评估。

近年来，随着基因组学、蛋白质组学、代谢组学、糖组学等技术日趋成熟和大规模的应用，新的肿瘤标志物不断问世，在肿瘤的分子分型、诊断、治疗和预后监测中的应用也日益广泛，甚至可用于指导分子靶向治疗。然而，兼具高敏感性和高特异性的诊断及预后评估的理想标志物尚未出现。Bast 等在 1983 年用卵巢浆液性囊腺癌细胞免疫小鼠并与骨髓瘤细胞杂交，获得单克隆抗体 OC125，而在卵巢癌中可检测出的与之结合的物质即为癌抗原 125(cancer antigen 125，CA125)。时至今日，CA125 仍是卵巢癌最重要的标志物。联合几种特异性或灵敏性互补的标志物，或可提高诊断及预后评估效能。

与妇科肿瘤有关的标志物多达数十种，大致有以下几类：酶类标志物、糖类标志物、蛋白类标志物、激素类标志物、胚胎性抗原标志物、基因类标志物。

一、酶类标志物

肿瘤的发生、发展涉及全身多种酶类，酶的变化从一定程度上反映肿瘤在体内的变化，因此可能成为肿瘤标志物。由于酶的活性受多种因素影响和干扰，故而稳定性较差，特异性也相对较低。

1. **乳酸脱氢酶**　乳酸脱氢酶(lactate dehydrogenase, LDH)是糖代谢中的主要酶，催化乳酸成为丙酮酸的氧化反应，广泛分布于各种组织器官中。LDH 有不同形式的同工酶，其分布具有组织特异性，可用于疾病诊断。血清 LDH 正常(参考)值为<1.5μmol/L。肿瘤细胞随着侵袭性的增加，其代谢逐渐向糖酵解方式转变，LDH 在卵巢癌组织、血清或血浆标本中呈现出高表达。因此，LDH 在卵巢恶性肿瘤的辅助诊断中具有一定参考价值。但是由于组织损伤均可引起血清 LDH 升高，血清 LDH 作为肿瘤标志物的敏感性和特异性不强。

2. **碱性磷酸酶**　碱性磷酸酶(alkaline phosphatase, ALP)是一组同工酶，能水解各种磷酸酯键，在磷酸基的转移中起重要作用。ALP 来自肝脏、胎盘和骨组织，正常(参考)值为 32～92U/L。其异常提示肝病、胆道癌、前列腺癌等。其同工酶胎盘型 ALP 在滋养层合成，妊娠妇女血清胎盘型 ALP 升高，卵巢癌等肿瘤也可升高。

3. **神经元特异性烯醇化酶**　神经元特异性烯醇化酶(neuron specific enolase, NSE)参与糖酵解途径，存在于神经组织和神经内分泌系统，正常(参考)值<16.3ng/ml。NSE 在与神经内分泌组织有关的肿瘤中升高，宫颈小细胞神经内分泌癌中往往存在 NSE 的表达。

二、糖类标志物

肿瘤细胞内糖基化过程发生变异，导致细胞分泌性或细胞膜上的糖蛋白或糖脂中的糖基序列发生改变，形成了新的特殊抗原。

1. **癌抗原 125**　癌抗原 125(cancer antigen 125, CA125)是来源于体腔和米勒管上皮细胞的一种大分子多聚糖蛋白，分子量可达 220～1000kD，99%健康人血清值<35U/ml。1983 年首次将 CA125 作为卵巢癌标志物，广泛应用至今。CA125 对浆液性癌的诊断有相对特异性，且 CA125 的变化与病情进展程度一致，可用于浆液性卵巢癌、子宫内膜癌、乳腺癌等恶性肿瘤的辅助诊断、疗效评价和病情监测。在一些良性病变如子宫内膜异位症、盆腹腔炎症等病变，甚至是早期妊娠和正常妇女中也可能升高，但一般低于恶性肿瘤。

2. **糖链抗原 19-9**　糖链抗原 19-9(carbohydrate antigen 19-9, CA19-9)是一种黏蛋白型的糖蛋白，分子量≥5000kD，95%健康人血清值<20U/ml。CA19-9 升高通常见于黏液性囊腺癌、胃肠道及胰腺来源的恶性肿瘤，尤其对卵巢黏液性囊腺癌具有一定的诊断价值。

3. **糖链抗原 15-3**　糖链抗原 15-3(carbohydrate antigen 15-3, CA15-3)是一种分子量为 300～500kD 的糖蛋白，正常(参考)值<28U/ml。CA15-3 升高多见于乳腺癌，用于其治疗疗效和预后的监测。在胰腺癌、肺癌、卵巢癌、结肠癌、肝癌等恶性肿瘤也可升高。

4. **糖链抗原 72-4**　糖链抗原 72-4(carbohydrate antigen 72-4, CA72-4)是一种分子量为 220～400kD 的高分子糖蛋白，正常(参考)值<6U/ml。在胃肠道恶性肿瘤、卵巢癌、胰腺癌、肺癌中均可升高。

5. **癌抗原 549**　癌抗原 549(cancer antigen 549, CA549)是一种酸性糖蛋白，95%健康妇女中，血清 CA549 水平低于 11U/ml。CA549 在乳腺癌、卵巢癌、前列腺癌、肺癌中可升高；妊娠妇女和良性乳腺肿瘤、肝病中略升高。

三、蛋白质类标志物

大多数实体瘤是由上皮细胞衍生而来，当肿瘤细胞快速分化、增殖时，一些在正常组织中不表现的细胞类型或组分大量出现，成为肿瘤标志物。

1. **人附睾蛋白 4**　人附睾蛋白 4(human epididymis protein 4, HE4)是人类附睾蛋白的抗原，正常成人体内仅有低水平表达，参考阈值为 150pmol/L。HE4 在浆液性和子宫内膜样卵巢癌中表达升高，2008 年起被批准用于监测卵巢癌的复发或进展。HE4 用于卵巢癌与良性疾病鉴别的敏感性高于 CA125，研究表明 HE4 联合 CA125 以及其他检测指标在卵巢癌的早期检测、鉴别诊断和病情监测中可能具有重要价值。

2. **角蛋白**　角蛋白(cytokeratin, CK)是细胞体间的中间丝，在正常上皮细胞及上皮性癌细胞中起支架作用，支撑细胞及细胞核。肿瘤细胞中最丰富的是 CK18 和 CK19。CK19 的可溶性片段 CYFRA21-1，存在于宫颈癌、肺癌、食管癌等上皮起源的肿瘤细胞的细胞质中，当肿瘤细胞分解时释放入血清。

3. **组织多肽抗原**　组织多肽抗原(tissue polypeptide antigen, TPA)分子结构和细胞骨架蛋白相类似，分子量在 17～45kD，增殖活跃的细胞能分泌这种蛋白，可反映肿瘤细胞的增殖及凋亡状况，在消化道肿瘤、乳腺癌、肺癌、宫颈癌、前列腺癌、胃癌、卵巢癌及膀胱癌中均可出现异常升高。

4. **鳞状细胞癌抗原**　鳞状细胞癌抗原(squamous cell carcinoma antigen, SCCA)是一种分子量为 48kD 的糖蛋白，正常血清临界值<1.5ng/ml。血清中 SCCA 的浓度和鳞状细胞癌的分化程度有关，在宫颈癌、外阴癌、肺癌、皮肤癌、头颈部癌、消化道癌和泌尿道肿瘤中都可见 SCCA 升高。SCCA 升高程度和肿瘤的恶性程度密切相关，SCCA 一旦升高往往预示病情恶化，伴发转移。术前 SCCA 水平与宫颈癌分期、瘤灶大小、间质浸润深度、淋巴结转移等相关，常用于治疗监测和预后判断。

5. **铁蛋白**　铁蛋白(ferritin)是一种铁结合蛋白，对体内铁的转运、贮存以及铁代谢调节具有重要作用，是铁的主要贮存形式。正常值为 10～200ng/ml。肝癌、胰腺癌、霍奇金病、白血病、卵巢癌等恶性肿瘤铁蛋白可升高；肝病、铁负荷增多时铁蛋白也可升高。

6. 核增殖相关抗原(Ki-67/MIB-1) Ki-67 是一种核抗原,与核糖体 RNA 转录有关,存在于有丝分裂期除细胞静止期 G0 期以外的细胞周期,可准确反映肿瘤细胞增殖活性。MIB-1 是可结合 Ki-67 抗原的一种抗体。Ki-67/MIB-1 的高表达与子宫内膜癌、宫颈癌和卵巢癌等许多肿瘤的进展及预后密切相关,亦可能作为独立预后指标。

四、激素类标志物

某些恶性肿瘤可分泌异位激素,或是使得相应的激素受体增加,这些异常的激素或是受体可提示肿瘤的存在和发展。

1. 人绒毛膜促性腺激素 人绒毛膜促性腺激素(human chorionic gonadotropin,hCG)是一种糖蛋白,在妊娠期由胎盘滋养细胞分泌。相对分子量为 36.7kD,由 α 和 β 两个亚单位组成,α 亚单位也是其他激素如卵泡刺激素(follicle-stimulating hormone,FSH)、黄体生成素(luteinizing hormone,LH)和促甲状腺素(thyroid-stimulating hormone,TSH)的组成成分。β 亚单位仅存在于 hCG,具有较高特异性,对卵巢原发性绒癌、胚胎癌具有特异性诊断价值。β-hCG 正常参考值上限为 5.0U/L。部分乳腺癌、胃肠道癌、肺癌,良性疾病如肝硬化、十二指肠溃疡、炎症也可见 β-hCG 轻度异常。由于 β-hCG 无法穿过血-脑脊液屏障,所以脑脊液中出现 β-hCG 并且和血清中的 β-hCG 比例超过 1∶60,提示肿瘤脑转移。

2. 雌激素受体和孕激素受体 雌激素受体(estrogen receptor,ER)和孕激素受体(progesterone receptor,PR)主要分布于子宫、宫颈、阴道及乳腺等靶器官的雌孕激素靶细胞表面,能与相应激素特异性结合,进而产生生理或病理效应。激素与受体的结合特点有:专一性强、亲和力高、结合容量低等。研究表明,雌激素有刺激 ER、PR 合成的作用,而孕激素则有抑制 ER 合成并间接抑制 PR 合成的作用。ER、PR 在大量激素的作用下,可影响妇科肿瘤的发生和发展。ER 阳性率在卵巢恶性肿瘤中明显高于正常卵巢组织及良性肿瘤,而 PR 则相反,说明卵巢癌的发生与雌激素的过度刺激有关,导致相应的 ER 过度表达。不同分化程度的恶性肿瘤,其 ER、PR 的阳性率也不同。卵巢恶性肿瘤中随着分化程度的降低,PR 阳性率也随之降低;同样,子宫内膜癌和宫颈癌 ER、PR 阳性率在高分化肿瘤中明显较高。有资料表明约 48% 的子宫内膜癌病人组织标本中可同时检出 ER 和 PR,31% ER 和 PR 均为阴性,7% 只可检出 ER,14% 只检出 PR。这些差异提示不同病人 ER 和 PR 受体水平有很大差异,这种差异对子宫内膜癌的发展及转归有较大影响,特别是在指导应用激素治疗有确定价值。

有内分泌功能的卵巢恶性肿瘤分泌的激素可作为肿瘤标志物,如颗粒细胞瘤和卵泡膜细胞瘤可分泌较高水平雌激素。

3. 抗米勒管激素 抗米勒管激素(anti-Müllerian hormone,AMH)是转化生长因子 β 超家族的成员之一,是一种二聚糖蛋白。两性性腺细胞均可分泌 AMH,男性由睾丸间质细胞产生,女性由卵巢颗粒细胞产生,与卵巢功能密切相关。AMH 通过抑制颗粒细胞中 P450 芳香化酶的合成,从而阻碍雄激素向雌激素的转化。AMH 异常升高可见于卵巢颗粒细胞瘤,有助于疾病诊断和病情监测。

4. 抑制素 抑制素(inhibin)是一种含 α 和 β 两个亚单位的二聚体多肽,存在 A 和 B 两种亚型。两种亚型的 α 亚单位相同,β 亚单位不同。抑制素由卵巢颗粒细胞分泌,通过反馈抑制卵泡刺激素和黄体生成素来调节卵泡的生成。绝经后女性不再产生抑制素,而卵巢颗粒细胞瘤可分泌异常升高的抑制素。

五、胚胎性抗原标志物

许多只应在胚胎期才具有的蛋白质随胎儿出生而逐渐停止合成和分泌,但在肿瘤状态时,机体中一些基因被激活,使机体重新生成和分泌这些胚胎期和胎儿期的蛋白。

1. 癌胚抗原 癌胚抗原(carcino-embryonic antigen,CEA)是糖蛋白,分子量 180~200kD,其中碳水化合物占 45%~60%,蛋白质部分是由单链多肽组成,是胚胎发展过程中产生的抗原之一,正常血清 CEA 浓度在 2.5μg/L 以下。胎儿在妊娠两个月后由消化道分泌 CEA,出生后消失,但正常成人血清中可有微量存在。胃肠道或卵巢相关的黏液性癌、乳腺癌、胰腺癌、甲状腺癌、肺癌病人 CEA 可升高;但良性的卵巢或阑尾黏液囊腺瘤、胆囊炎、肝硬化、炎症性肠病、胰腺炎等病人 CEA 也可上升。癌肿浸润、转移时 CEA 明显升高,CEA 水平持续升高提示预后不良。

2. 甲胎蛋白 甲胎蛋白(alpha-fetoprotein,AFP)含 590 个氨基酸残基,分子量为 70kD,含 4% 的糖类。在正常成人血清<5.8μg/L。AFP 在胚胎发育期由卵黄囊和肝脏合成,成人肝细胞被破坏后的再生、肝癌和生殖细胞肿瘤中血清 AFP 浓度上升。在卵巢生殖细胞肿瘤中,卵黄囊瘤、混合性无性细胞瘤、胚胎瘤和未成熟畸胎瘤中 AFP 均可升高,可作为诊断、疗效评价和随访的检测指标。

六、基因类标志物

肿瘤的发生、发展是多因素、多阶段、多基因共同参与的结果。癌基因的激活或突变,抑癌基因的缺失或突变,可作为肿瘤诊断和治疗的依据。与妇科肿瘤相关的癌基因或抑癌基因如下:

1. **人类表皮生长因子受体 2 基因**　人类表皮生长因子受体 2 基因（human epidermal growth factor receptor-2, *HER2*）也称 *C-erbB-2*，位于染色体 17q23，编码一个分子量 185kD 的跨膜糖蛋白酪氨酸激酶受体，是人类表皮生长因子受体家族成员之一。主要通过信号转导途径参与细胞间、细胞与基质间的信息交流，从而影响多种不同的基因转录。*C-erbB-2* 基因通过基因扩增而激活，多见于乳腺癌、卵巢癌和胃肠道肿瘤。

2. ***p53* 基因**　*p53* 基因（tumor suppressor *p53*）是一种抑癌基因，位于染色体 17P13.1，编码一种 393 个氨基酸的转录因子，它通过控制细胞进入 S 期来调控分化，监视细胞基因组的完整性，阻止具有癌变倾向的基因发生突变。*p53* 突变后具有对抗野生型 *p53* 的细胞凋亡作用，使肿瘤对化疗和放疗产生耐药性。*p53* 与包括子宫内膜癌、宫颈癌、卵巢癌在内的多种肿瘤的分级、进展有关，可提示预后。*p53* 是子宫内膜癌最常见的基因异常之一，在子宫浆液性乳头状癌中的突变率高于子宫内膜样腺癌。

3. **乳腺癌易感基因 1/2**　乳腺癌易感基因 1/2（breast cancer susceptibility gene 1/2, *BRCA1/2*）是一种抑癌基因，是同源重组修复中的关键蛋白，异常表达与家族性乳腺癌及卵巢癌的发生密切相关，其生殖系突变占卵巢癌的 5%～20%。体内存在这两种基因任何之一缺陷的女性在 70 岁之前患乳腺癌的风险比正常女性高出约 80%，同时更易患卵巢癌。*BRCA1* 突变者到 80 岁时患卵巢癌的平均累积风险为 45%，*BRCA2* 突变者为 12%，并以浆液性卵巢癌为主。*BRCA1/2* 突变的卵巢癌病人往往对铂类和 PARP 抑制剂敏感，因此，可作为治疗方案制定的参考，并可用于肿瘤遗传易感性的判断。此外，*BRCA1/2* 突变与胰腺癌、前列腺癌和胃癌之间也存在联系。

4. **磷酸酯酶与张力蛋白同源物**　磷酸酯酶与张力蛋白同源物（phosphatase and tensin homolog, PTEN）是一种抑癌基因，定位于 10q23.3，具有磷酸酶活性。可通过基因突变、DNA 甲基化等方式失活，主要表现为基因缺失、蛋白表达减少。*PTEN* 作用于 PI3K/AKT 信号途径和选择性抑制 MAPK 途径，调控细胞增殖；通过发挥蛋白磷酸酶功能，使 FAK 和 SHC 去磷酸化，抑制细胞迁移。由于 PTEN 蛋白在细胞生长、凋亡、黏附、迁移、浸润等方面的重要作用，因而成为肿瘤预后的评价指标。PTEN 突变与多种肿瘤发生发展有关，如前列腺癌、乳腺癌和子宫内膜癌，在子宫内膜样腺癌中较为常见，可能出现在癌变的早期阶段。

5. ***ras* 基因**　编码 P21 蛋白，属于三磷酸鸟苷（GTP）结合蛋白（一种细胞信息传递的耦联因子），通过 GTP 与二磷酸鸟苷（GDP）的相互转化来调节信息的传递。*ras* 作为原癌基因，主要包括 *N-ras*、*K-ras* 和 *H-ras*，当其被激活后通过影响生长调控和分化的信号传导，和肿瘤的浸润度、转移相关。*ras* 基因突变或持续激活见于多种恶性肿瘤，如神经母细胞瘤、膀胱癌、急性白血病、消化道恶性肿瘤、乳腺癌、宫颈癌、卵巢癌等。

6. ***myc* 基因**　*myc* 基因编码核内 DNA 结合蛋白，与 DNA 合成、细胞信号转录、细胞增殖、分化及凋亡相关，尤其在 G_1 和 S 期 *myc* 表达最强。在分裂细胞中核内蛋白含量升高，在静止细胞内含量低。*myc* 基因的扩增或重排见于多种恶性肿瘤，包括宫颈癌、子宫内膜癌和卵巢恶性肿瘤，与肿瘤的复发、转移和不良预后有关。

7. ***p16* 基因**　*p16* 基因（cyclin-dependent kinase inhibitor 2A, multiple tumor suppressor 1, MTS）是肿瘤抑制基因，其编码产物可抑制细胞周期蛋白依赖性激酶，参与细胞周期的负调控，与恶性肿瘤的发生发展密切相关。*p16* 基因的缺失或突变在宫颈上皮内病变、宫颈癌、食管癌、口咽部鳞状细胞癌、黑色素瘤等多种肿瘤中存在，可作为预后判断的标志物。

8. **转移抑制基因（*nm23*）**　*nm23* 基因位于 17q21.3，相对分子量 17kD。编码核苷二磷酸激酶，后者可调节 G 蛋白介导的细胞信号传导，并通过参与调节细胞内微管系统的状态而抑制肿瘤的转移。

七、妇科常见恶性肿瘤的标志物选择

1. **外阴癌和阴道癌**　外阴鳞状上皮细胞癌的肿瘤标志物主要为 SCCA，其在术后降低，复发后升高，与预后相关。外阴恶性黑色素瘤病人则有 NSE 水平升高，可用于监测病情发展，评价治疗效果，预测复发。Karam 等报道，37% 的外阴佩吉症（Paget's disease）可检测到 HER-2/neu 蛋白过表达，并可望以此作为新的治疗靶点。外阴上皮内瘤变中可能存在 *p53* 异常，可能用于疾病鉴别。

2. **宫颈癌**　以 HPV 检测和阴道镜检查诊断宫颈癌的敏感性高，加用 *p16*、*p53*、*Bcl-2* 这三个指标可有效提高诊断特异性。Ki-67 核抗原反映肿瘤细胞增殖活性，可作为宫颈癌增殖程度和预后评估的指标。SCCA 的血清水平与宫颈鳞癌的发展、侵犯程度及是否转移有关，在宫颈癌根治术后 SCCA 下降。*CYFRA21-1* 表达水平与临床分期、病灶大小及间质浸润深度有关。CA125 对腺癌较敏感。*c-myc* 过度表达与宫颈癌预后不良相关，*p53* 基因的突变和缺失与宫颈癌的发生发展密切相关，*P16* 在宫颈癌中明显高于其癌前病变，可用于宫颈癌的早期诊断。

3. **子宫内膜癌**　肿瘤标志物在子宫内膜癌中的诊断意义不大，目前主要用于判断肿瘤进展及疗效监测。CA125 的升高提示有子宫外病灶存在，可用于病情监测。CA125、CA19-9 和 CEA 联合应用可提高检测的敏感性。有学者提出子宫内膜的恶性转化与上皮膜抗原（epithelial membrane antigen, EMA）过度表达有关，可作为子宫内膜癌复发的独立先兆。热休克蛋白-27 可能也是子宫内膜癌的独立预后因子。散发性子宫内膜癌的基因异常包括 *K-ras*、*HER-2/neu*、*PTEN*、*p53* 等。*PTEN* 可能出现于疾病早期阶段，*p53* 与子宫内膜癌进展有关，可提示预后。ER 和 PR 可作为预后判断的指标。

4. **卵巢癌** CA125 对上皮性卵巢癌较敏感，2/3 的病人在症状出现前数周至数月出现升高。50% 的 I 期卵巢癌病人和 90% 的 II 期以上卵巢癌病人血清 CA125 升高。尽管 CA125 不是较好的筛查指标，但其在肿瘤进展或复发检测中有重要价值。联合 HE4 及阴道超声可提高其诊断效能。CA125 主要在浆液性卵巢癌中升高，对黏液性卵巢癌可联合 CA19-9、CEA 等指标综合判断。CA19-9 还与卵巢成熟性畸胎瘤密切相关。如果是年轻女性，应测定 AFP 和 hCG，以排除生殖细胞肿瘤。AFP 升高提示内胚窦瘤、胚胎细胞癌可能；hCG 升高提示卵巢绒癌、胚胎细胞癌、混合性生殖细胞瘤；无性细胞瘤选择 NSE、LDH；转移性卵巢癌选择 CEA。近年来，新的卵巢癌标志物不断被发现，如骨桥蛋白(osteopontin, OPN)、热休克蛋白-27、CD44 及其变异体等。CD44v3 可能是不良预后的独立指标。肿瘤标志物的联合使用可以使卵巢癌诊断的敏感度和特异度提高，并有助于疗效评估和病情监测。

5. **滋养细胞肿瘤** 首选 β-hCG，与肿瘤生长呈正相关。70% 绒癌中可检测到妊娠特异性糖蛋白(pregnancy-specific beta-1glycoprotein, SP1)。人胎盘泌乳素(human placental lactogen, HPL)在胎盘部位滋养细胞肿瘤中轻度升高。

【临床特殊情况的思考和建议】

恶性肿瘤不仅存在个体之间的差异，而且同一个体内存在肿瘤细胞间的异质性，因此，可检测到的肿瘤标志物差异较大，往往需要联合多种标志物以及其他辅助检查综合判断。除了诊断和鉴别诊断，部分标志物可用于治疗监测和预后评估。除上述标志物外，非编码 RNA、循环肿瘤细胞和循环肿瘤 DNA，也开始用于恶性肿瘤的疗效监测、复发预测等临床研究。

参考文献

1. Karam A, Berek JS, Stenson A, et al. HER-2/neu targeting for recurrent vulvar Paget's disease A case report and literature review. GynecolOncol, 2008, 111(3):568-571

2. Buhtoiarova TN, Brenner CA, Singh M. Endometrial Carcinoma: Role of Current and Emerging Biomarkers in Resolving Persistent Clinical Dilemmas. Am J Clin Pathol, 2016, 145(1):8-21

3. Geisler JP, Geisler HE. Tumor markers and molecular biological markers in gynecologic malignancies. Curr Opin Obstet Gynecol, 2001, 13(1):31-39

4. Sisinni L, Landriscina M. The Role of Human Chorionic Gonadotropin as Tumor Marker: Biochemical and Clinical Aspects. Adv Exp Med Biol, 2015, 867:159-176

5. Koukourakis MI, Kontomanolis E, Giatromanolaki A, et al. Serum and tissue LDH levels in patients with breast/gynaecological cancer and benign diseases. Gynecol Obstet Invest. 2009, 67(3):162-168

6. Jia LT, Zhang YC, Li J, et al. The role of human epididymis protein 4 in the diagnosis of epithelial ovarian cancer. Clin Transl Oncol, 2016, 18(3):233-239

7. Bottoni P, Scatena R. The Role of CA 125 as Tumor Marker: Biochemical and Clinical Aspects. Adv Exp Med Biol, 2015, 867:229-244

8. Gurumurthy M, Bryant A, Shanbhag S. Effectiveness of different treatment modalities for the management of adult-onset granulosa cell tumors of the ovary (primary and recurrent). Cochrane Database Syst Rev, 2014, 21(4):CD006912

9. Walsh CS. Two decades beyond BRCA1/2: Homologous recombination, hereditary cancer risk and a target for ovarian cancer therapy. Gynecol Oncol, 2015, 137(2):343-350

10. Hartmann LC, Lindor NM. The Role of Risk-Reducing Surgery in Hereditary Breast and Ovarian Cancer. N Engl J Med, 2016, 374(5):454-468

（张晓燕　徐丛剑）

第七篇 妇产科内镜检查与技术

第四十二章 妇产科内镜的发展史

第一节 腹腔镜的发展史

关键点

1. 20 世纪 60 年代末我国妇科引进了腹腔镜器械并开展了诊断检查技术。

2. 内镜技术是外科手术的一场"革命",并且已经成熟开展。

腹腔镜手术技术作为现代最先进的科学技术与现代医学相结合的产物,发展日新月异。随着光学技术、电子技术、微电脑技术等在腹腔镜仪器设备中的应用,大大改善了腹腔镜成像质量,使手术视野更加清晰。全自动高流量气腹机的应用使得手术时能保证术野充分暴露,为保证腹腔镜手术的顺利进行提供了最基本的保障。高频电刀、超声刀、激光等仪器在腹腔镜手术中的应用使手术分离、切割变得更加容易,手术更便捷。

妇科是我国开展腹腔镜最早的专业之一。在 20 世纪 60 年代末我国妇科引进了腹腔镜器械并开展了诊断检查技术。1979 年以来,美国妇产科腹腔镜协会主席 Phillips 带领其小组来我国进行讲学及表演手术,促进了我国妇产科腹腔镜技术的发展。1982 年国内张秀俊首先发表腹腔镜 Falope 环扎输卵管 220 例手术。1984 年报道应用腹腔镜早期诊断宫外孕。1996 年 11 月 Semm 教授应邀来我国参加上海国际腹腔镜学术讨论会,在沪期间 Semm 教授作了精彩的盆腹腔镜手术讲演及示教,为推动我国妇产科腹腔镜手术作出了贡献。

1989 年,Querleu 开创了腹腔镜下盆腔淋巴结切除术的先例。1992 年法国人 Dargent 开展了腹腔镜盆腔淋巴结

切除术和腹腔镜辅助的经阴道广泛子宫切除术。此后腹腔镜下妇科恶性肿瘤手术在全世界范围内广泛开展,目前除晚期卵巢恶性肿瘤、严重内外科合并症不宜做腹腔镜手术以外,宫颈癌根治术、子宫内膜癌根治术等已成为腹腔镜成熟的手术模式,它是外科手术的一场"革命",正在逐步地被医生和病人认可。随着腹腔镜器械的更新发展,以及 3D 腹腔镜的问世,腹腔镜技术特别适用于保留生育功能的广泛宫颈根治术,保留神经功能的广泛宫颈根治术等最新术式。

2000 年,达·芬奇机器人手术系统开始投入临床应用,我国于 2008 年由北京解放军总医院率先引入。达·芬奇手术机器人是当今全球唯一获得 FDA(美国食品与药品监督管理局)批准应用于外科临床治疗的智能内镜微创手术系统。机器人手术具有更高的精确性,更好的操控性,能在骨盆中完成精细的操作,有利于功能的重建和盆腔淋巴结清扫。国外报道较多的是用于宫颈癌根治手术,该手术需要运用精确的分离技术进行韧带切断、输尿管游离、淋巴清扫等,可以充分发挥机器人的技术优势,达到理想的手术效果。在妇科疑难手术中应用和推广达·芬奇手术机器人操作技术将会给妇科手术技术带来崭新的未来,也预示着第三代外科手术时代的来临。

参考文献

1. Raspagliesi F, Bogani G, Martinelli F, et al. *3D vision improves outcomes in early cervical cancer treated with laparoscopic type B radical hysterectomy and pelvic lymphadenectomy*. Tumori, 2016

2. Kyo S, Kato T, Nakayama K. *Current concepts and practical techniques of nerve-sparing laparoscopic radical hysterectomy*. Eur J Obstet Gynecol Reprod Biol, 2016, 207, 80-88

3. Chen CC, Falcone T. *Robotic gynecologic surgery: past, present, and future*. Clin Obstet Gynecol, 2009, 52(3): 335-343

4. Cantrell LA, Mendivil A, Gehrig PA, et al. *Survival outcomes for women undergoing type III robotic radical hysterectomy for cervical cancer: a 3-year experience*. Gynecol Oncol, 2010, 117(2): 260-265

5. Magrina JF, Kho RM, Weaver AL, et al. *Robotic radical hysterectomy: comparison with laparoscopy and laparotomy*. Gynecol Oncol, 2008, 109(1): 86-91

6. Debernardo R, Starks D, Barker N, et al. Robotic surgery in gynecologic oncology. Obstet Gynecol Int, 2011, 2011: 139867

（华克勤）

第二节 宫腔镜发展史

关键点

1. 宫腔镜从诊断发展到手术，手术从简单发展到复杂，手术方式亦由机械性操作进而引入电能，从而使宫腔镜手术进入临床实用阶段。

2. 2000年中华医学会妇科内镜学组成立，之后全国内普遍开展起宫腔镜技术，宫腔镜运用在国内发展迅速，并在国内得到广泛的应用。

一、宫腔镜起源（1869年）

为了更直观地观察人类各种空腔脏器，世界各国医学工程学家先驱们经历了漫长的道路，并付出了不懈努力和艰辛探索。第一个应用内镜检查宫腔的人是德国法兰克福外科医生菲利浦·波滋尼（Philipp Bozzini）。1804年，他利用日光源做成内镜，可以窥视宫腔、口腔、鼻腔、膀胱等器官，故菲利浦·波滋尼医生被认为是"内镜之父"。但在他不幸去世后，关于光导系统的研究工作曾停止过一段时间，然而相关内镜理念一直影响着许多后来的学者为之奋斗。

1853年，法国医生杰安托尼·迪思（Antonin J. Desomeaux）应用早期的内镜观察了子宫内口，被报道为首次成功的宫腔检查。1869年，爱尔兰的潘德尼（Pantaleoni）首次将 Desormeaux 膀胱镜改良，并为一位绝经后异常子宫出血的病人进行了宫腔镜检查，发现宫腔内有息肉样新生物。该医生之后在英国杂志上提出了宫腔镜（hysteroscopy）的概念，也称为子宫镜（metroscopy or uteroscopy），从而正式开始了人类探索应用宫腔镜的历程，故1869年是宫腔镜发展史上开始运用的里程碑。

二、宫腔镜诊断（1869—1978年）

虽然宫腔镜起源较早，但由于照明不佳、光源不良、宫腔狭窄易出血等障碍，使宫腔镜在之后几十年一度处于停滞状态。1896年多普（Duplay）和克拉多（Clado）发表了第一本专著《宫腔镜技术手册》。1904年，迪维（David）发明了远端照明和密封放大镜，重新唤起人们对宫腔镜的兴趣，同时，改进后的器械使人们发现宫腔镜确为一种有效的诊断工具，加速了宫腔镜的进一步发展。

1914年，美国的亨伯哥（Heineberg）首次介绍了使用液体膨宫进行宫腔镜检查，发现不断流动的液体可冲刷宫腔内血液，使检查视野更加清晰，1925年鲁滨（Rubin）首次使用 CO_2 膨宫，但由于技术原因未能进展。

1928年，德国的歌思（Gauss）教授对膨宫液进行了详细的探索，经过反复实践，他们发现膨宫液需达到一定压力（5.3kPa）才能取得满意的效果，其压力若超过 7.3kPa，液体可通过输卵管开口进入腹腔。

1952年，法国的弗罗思达（Fourestier）将冷光源及光导纤维引入内镜设备中，从而使宫腔镜检查更清晰准确，更安全。1967年，德国的迈肯（Menken）开始使用冷光源型宫腔镜，从而取代了安装在物镜端的微型灯泡。1968年，德国的马里思肯（Marleschki）首次报道了接触式宫腔镜，他应用这一设备将被视物体放大了24倍，并可观察到子宫内膜血管内的血液流动。

1970年，瑞士的迪卓（Edstrom）等开始使用高黏度的右旋糖苷液作为膨宫液，使膨宫效果明显改善。1975年，森勒（Siegler）等报道在全麻下进行宫腔镜检查，之后又进展到局麻。此后，随着宫腔镜制作工艺的改进，专门用于检查的各种类型细径宫腔镜不断问世（modern narrow-diameter hysteroscope），使检查时无需扩宫及麻醉，病人痛苦小，耐受性大。

由于光源、膨宫液及器械问题取得了进步，促进了宫腔镜手术的开展，使临床医师们宫腔镜检查技术水平大大提高。

三、宫腔镜手术治疗（1978—1997年）

进入20世纪以来，宫腔镜技术才逐渐完善起来，尤其是近20年来，手术宫腔镜技术（operative hysteroscopic technique）的诞生，对某些妇科疾病的治疗带来了划时代的变革。

1978年，莱维斯（Neuwirth）等首次报道应用泌尿科的前列腺电切镜切除子宫黏膜下肌瘤，从而改变了宫腔镜只能检查不能手术的传统观念，赋予了宫腔镜以新的面貌，标

987

志着子宫内镜手术的开始。

1981年迪科米(De Chirney)等应用电灼法破坏子宫内膜用于治疗药物治疗无效的良性异常子宫出血者而使病人免于切除子宫。同年,汉木(Hamou)等在接触性宫腔镜基础上装上一组放大镜片,放大20倍,60倍或150倍,可看到内膜腺体结构达80mm深。1983年高斯(Goldrath)报道使用激光汽化破坏子宫内膜,使之达到了足以防止再生的深度,治疗更彻底、更有效、更安全。1987年赫兹(Hallez)等开始使用可连续灌注的子宫内膜电切器,子宫内膜切除术(transcervical resection of the endometrium,TCRE)进入新的时代,同时促进了经宫颈子宫肌瘤切除术(transcervical resection of myoma,TCRM)的开展,TCRE和TCRM术为久治不愈的功能失调性子宫出血病人和有生育要求的子宫黏膜下肌瘤的妇女开创了替代子宫切除的治疗新途径,保证了生活质量。1989年FDA正式批准使用宫腔电切镜。

20世纪80年代末新技术的产生不仅使器械相继得到改进,而且大大推动了宫腔镜手术的开展和实施。采用持续灌注系统可有效地控制液体流速和宫腔压力,此项改进又带来了附加器械的问世,人们发明了不同的单极和双极电切,双极应用可减少术中因液体吸收引起的低钠血症。同时,随着器械微型化和安全性能的增加,可使宫腔镜手术在门诊实施,无需全麻或住院观察。

20世纪90年代美国推出了同轴双极电极电切、电凝系统和子宫球囊热凝固子宫内膜疗法。前者既有电凝作用且具有激光汽化功能,又减少了单极电切术意外电灼伤的几率。

四、近年宫腔镜以及我国在宫腔镜诊治方面的进展(1997年—)

宫腔镜从诊断发展到手术,手术从简单(如内膜活检,IUD及异物的取出等)发展到复杂(如分解粘连、纵隔及黏膜下肌瘤切除等),手术方式亦由机械性操作(如剪刀、活检钳等)进而引入电能(如单极、双极和激光的电切、电凝等),操作器械越来越便利,可切除较大的黏膜下肌瘤和部分肌壁间肌瘤、内膜切除术等,从而使宫腔镜手术进入临床实用阶段。

在我国,宫腔镜技术起步较晚,但发展迅速。在20世纪50年代末,我国有医技人员开始探索研制宫腔镜。1958年解放军202医院应用膀胱镜对狗的子宫进行观察。1965年上海市第一人民医院妇产科主任林元英教授与医疗器械厂合作研制出我国第一台宫腔镜检查镜。20世纪90年代随着改革开放,借鉴国外资料,国内开展了宫腔镜手术。1980—1990年是我国宫腔镜诊断快速发展的年代,1981年

冯缵冲等首次报道了186例宫腔镜检查术,66例宫腔镜治疗病例,被称为我国宫腔镜技术的奠基者。1990—2000年是我国宫腔镜手术迅速普及的年代,1990年北京复兴医院夏恩兰开展了电切割宫腔镜手术取得成功,并成立国际宫腔镜培训中心亚洲分中心,推动我国宫腔镜的传播。2000年中华医学会妇科内镜学组成立,之后全国内普遍开展起宫腔镜技术,宫腔镜运用在国内发展迅速,并在国内得到广泛的应用。

近年来宫腔镜发展取得很大进步,各项功能日趋完善,实用性强,主要有下述诸方面的进展:①镜柱光学系统的完善;②膨宫装置的发明;③光导纤维和冷光源的应用;④镜下手术器械的微型化,多样化和操作便利化。

2001年美国运用了子宫内膜射频消融手术即诺舒手术,2009年CFDA批准在中国使用,主要用于治疗没有生育要求病人的月经量增多,通过射频损伤内膜及其下层组织,因其通过设定好的能量自动操作,比传统的子宫内膜电切手术更为简单、手术风险更小、术后止血效果更好,所以手术开展的时间不长,但也基本替代了子宫内膜电切手术。

此外,还有为特殊用途而专门设计的宫腔镜,如用于采集妊娠早期(7~9周)绒毛供作产前诊断的绒毛活检镜、胚胎-胎儿镜;经宫腔直视下引导的纤细、软管型输卵管镜(检查和疏通输卵管内腔)等,但目前尚多在研究阶段,其临床的实用价值还有待评估。

参考文献

1. 夏恩兰.宫腔镜应用的新进展.山东医药,2012,52(12):19

2. 夏恩兰.宫腔镜的发展、现状与未来.腹腔镜外科杂志。2013:5

3. Moukarram H,ALIO. The Safety and Value of Local Anaesthetic Protocol in Outpatient Operative Hysteroscopy:Review of 100 Episodes. J Minim Invasive Gynecol,2015,22(6S):S189-S190

4. Cholkeri-Singh A, Sasaki KJ. Hysteroscopy safety. Curr Opin Obstet Gynecol,2016,28(4):250-254

5. Savran MM,Sørensen SM,Konge L,et al. Training and Assessment of Hysteroscopic Skills:A Systematic Review. J Surg Educ. 2016 Sep-Oct;73(5):906-918

6. Shazly SA, Laughlin-Tommaso SK, Breitkopf DM, et al. Hysteroscopic Morcellation Versus Resection for the Treatment of Uterine Cavitary Lesions:A Systematic Review and Meta-analysis. J Minim Invasive Gynecol,2016,23(6):867-877

7. Nappi L,Sorrentino F,Angioni S,et al. The use of laser in hysteroscopic surgery. Minerva Ginecol,2016,68(6):722-726

8. Bongers MY. Hysteroscopy and heavy menstrual bleeding (to cover TCRE and second-generation endometrial ablation). Best Pract Res Clin Obstet Gynaecol,2015,29(7):930-939

9. Cholkeri-Singh A, Sasaki KJ. Hysteroscopy for infertile

women:a review. J Minim Invasive Gynecol,2015,22(3):353-362

10. Erian MM, McLaren GR, Erian AM. Advanced hysteroscopic surgery training. JSLS,2014,18(4):238

（汪 清）

第三节 阴道镜发展史

关键点
1. 阴道镜技术是从最初单纯的放大镜检查技术，逐步形成专业理论而发展起来的，近几十年已被全世界广泛采用。
2. 阴道镜的器械也经历了光学阴道镜，电子阴道镜，光电一体阴道镜的变迁。

一、阴道镜技术发展史

阴道镜的临床应用至今已有八十多年的历史。1925年，德国 Hamburg 大学妇科主任 Hinselman 发明了阴道镜，一种可在放大视野下观察宫颈的器械，是介于肉眼观察和体视显微镜之间的一种检查方法。Hinselman 生于1884年，发明阴道镜时四十出头，在医学界已有一定的声誉，他受他的导师 Otto von franque 的影响，从组织形态学方面来研究诊断宫颈病变的新方法。他应用双目解剖显微镜，在强光源下将宫颈放大 3.5 倍，起到了活体放大镜的作用。

1928 年，Schiller 发明了碘试验，提出了用碘染色来鉴别宫颈或阴道上皮不含糖原的区域并指导活检，后来，Hinselmann 在碘试验的基础上介绍了运用醋酸试验帮助检出早期宫颈癌的方法。这些技术使阴道镜检查的优势日益彰显。之后，Leitz 制造了一个直立式可移动的，并可供多方位观察的第一台阴道镜，其物镜距宫颈表面 14cm，可将物体放大到 10 倍或更高。又进行了不间断的实践和改进，成为当代阴道镜的基础。在 schauenstein,schottlander 和 kermauer 等人描述早期宫颈癌（表面癌和原位癌）的工作基础上，Hinselmann 描述了在转化区观察到的微小，点状肿瘤和白斑。1936 年，Hinselman 进一步描述了点状血管，云雾状白斑和镶嵌图像。1939 年，Krartz 介绍采用绿色滤光镜使血管异形的鉴别更为容易。

Hinsenlmann 的功绩不仅在于将阴道镜的概念定义为一种下生殖道的检查方法，而且在阴道镜的帮助下，他描述和系统分类了以前不为人知的一系列病变，形成更好的宫颈病理学认知的基础。藉由相关的反复的阴道镜引导下活检和组织学检查所见，形成了一种对致癌作用全新的认识，至今与细胞学一起，仍是诊断早期宫颈癌的基础。Hinsen-

lmann 的观念唯一的缺陷是他将阴道镜作为专用于诊断恶性或恶性前期病变的手段，事实上，阴道镜在研究宫颈良性病变时也有非常重要的作用。

很长一段时期，阴道镜仅限应用于说德语的国家。在其他国家得不到普遍接受的原因有很多。一方面，培训和理解原有的德语术语有困难，世界大战前纳粹主义在德国抬头，所有这些均形成了德国和世界的隔阂。另一方面，巴氏涂片的引入成为大量筛查的常规技术：1943 年，papanicoloau 和 traut 描述了病变影响下宫颈表面细胞的形态，1949 年，Ayre 发明了木制的宫颈刮板，用刮取的方法代替了剥脱性的宫颈细胞取样方法。这种巴氏涂片法提供了比较高的诊断准确性，与阴道镜技术相比，前者方法简单，易于掌握，后者需要专业技术的培训，因此在应用初期，巴氏涂片法成为与阴道镜相互抗衡而非互补的方法与之共存。这种局面直到 60 年代早期才得以改观。60 年代初，由于口服避孕药被广泛应用，宫颈筛查的对象扩展至年轻人。宫颈鳞型细胞癌占整个宫颈恶性肿瘤的 95%，高峰年龄段在 45～55 岁。大多数 35 岁以上的妇女都接受宫颈疾病筛查。35 岁以上罹患宫颈原位癌并非罕见。通常情况下，这些妇女已组建家庭并育有子女，子宫全切术的治疗方案基本上可以接受，有一部分还接受了盆腔淋巴结清扫和盆腔放疗这些如今被我们定义为过度治疗的处理方案。然而，仍有一部分要求保留生育功能，在医生的帮助下进行了宫颈锥切。对于尚未组建家庭，从未生育过的年轻女性来说，子宫全切术令她们无法接受。事实上，经历了大范围宫颈锥切的一些病例中，日后的剖宫产、不孕、流产或早产的几率明显上升，安全而保守性的诊治方法是令人迫切期待的，这促成了细胞学方法和阴道镜技术的联姻。当巴氏涂片阳性，例如高级别的癌前病变，原位癌待排的情况下，推荐阴道镜检查的几率大大增加。

后来，阴道镜检查方法逐渐从德国经由欧洲其他国家包括西班牙然后传至南美。

阴道镜在美国的应用是从 20 世纪 50 年代开始的。1954 Bolten 把这项技术带入新奥尔良，并开设了阴道镜门诊。60 年代早期的美国，纽约哥伦比亚大学医学院的理查德和霍普金斯大学医学院的 davis 唤醒了人们对阴道镜的兴趣，在苏联入侵捷克斯洛伐克之后，一位著名的阴道镜专家 stafl 逃到美国，在霍普金斯大学医学院任职，提高和改进了阴道镜技术。1962 年，stafl 应用改良的组织化学方法，使碱性磷酸酶着色，在显微镜下观察宫颈组织块的终末血管网，这样阴道镜和组织化学方法相结合检查宫颈肿瘤终末血管网的形态学变化，在宫颈癌的诊断上起到重要作用。与此同时，佛罗里达州迈阿密市的企业家 scott 在全国范围内推广了阴道镜技术，阴道镜的接受程度大大增加，在有着共识的社会团体和个人的推动下，促成了国际阴道镜和宫颈组织病理机构的建立并引来了广泛的兴趣，阴道镜

7

专家日益增多。

1964 年,asccp 成立。1968 年,stafl 和 scott 正式开展了阴道镜诊断的应用。

20 世纪 60 年代末期,阴道镜检查技术被全世界广泛采用,特别近 30 年来,阴道镜技术经多年的实践和改进已被逐渐广泛应用于临床,妇产科医师认识到单凭肉眼观察、细胞学筛查,有疑问时做活组织检查(活检)已不够全面,由于活检时无病灶定位措施的盲目性,往往影响阳性检出率,若在阴道镜定位下活检则可大大提高阳性检出率。因此人们也逐步认识到阴道镜和细胞学不是竞争的对手,而是互为补充的两种诊断技术,并在了解宫颈癌发生的形态学方面起重要作用。

1975 年,holzer 及 burghardt 等一批病理学及阴道镜学者,将大量锥形切除的组织连续切片与阴道镜下不同区域的不同图像,及不同区域的不同病变作比较,发现不同的图像其上皮的非典型性是相同的,最重要的发现是非典型上皮都来自底层细胞,holzer 等还发现转化区周边的病变多半是高分化的非典型增生,原位癌也如此,低分化原位癌更靠近子宫颈管或深入颈管。20 世纪 70 年代初,已形成了正常转化区和不正常转化区的概念,在 1975 年(Graz)第二次世界宫颈病理及阴道镜会议上,建议废除 Hinselmann 原用的一些名词,确立了不正常转化区为癌前病变发生的主要部位,其阴道镜图像为白斑,白色上皮,点状血管,镶嵌及异形血管,为此,成立了国际阴道镜名词委员会,起草国际阴道镜名词及分类,于 1978 年(Orlando)第三次世界会议上通过。80 年代以来,阴道镜不仅是一种检查方法,应用它及组织学,细胞学,电子显微镜等开展了大量研究,对 1975 年拟定的名词分类提出质疑。1987 年(sao Paulo)第六次世界会议上再次酝酿修改名词分类,将图像分为转化区内及转化区外,又再将点状血管等图像分为重要的及次要的两类,1988 年,wespi 记述了 1936 年他在汉堡-阿尔特纳市政议员接受 Hinselmann 长达三周的指导时获得的经验,他详述了阴道镜检查术近 50 年的发展史,包括早期和现在某些术语的来源。1990 年(Rome)第七次世界宫颈病理及阴道镜会议上通过了名词分类的修改。阴道镜在全世界广泛应用已有 40 多年,在我国 50 年代已开始应用,1982 年,国内首先研制荧光阴道镜,即利用荧光物质,在肿瘤组织中有亲和力的特点,从荧光颜色上反映出来,而远在细胞被鉴定为恶性之前,为此先做荧光检查再做阴道镜检查,两者联合更提高早期发现癌前期的目的。

二、阴道镜器械发展史

1925 年由 Hinselman 发明的最初的阴道镜只是一种应用外光源的照射利用双目解剖显微镜观察宫颈的器械。随着阴道镜技术的发展,阴道镜的器械也经历了光学阴道镜,电子阴道镜,光电一体阴道镜的变迁。

20 世纪 60 年代应用的是光学阴道镜,通过旋转仪器左侧的刻度盘调节放大倍数:6~10 倍。双目镜能分别单独调焦。照相机固定于仪器的顶部,闪光装置固定于物镜下方,白炽灯提供光源(图 42-3-1)。

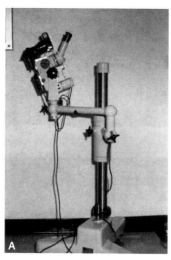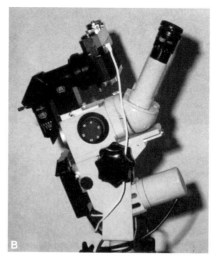

图 42-3-1 60 年代阴道镜

20 世纪 70 年代的阴道镜配有分光器。右侧装有摄像机,左侧为照相机,支架位于最左侧(图 42-3-2)。

20 世纪 80 年代的阴道镜配有卤素光源和双筒教学目镜。通过弹簧系统移动悬臂能精确地调节镜头的位置(图 42-3-3)。

20 世纪 90 年代的阴道镜配有调节手臂和光导纤维照明系统。在分光器左侧固定装有一个静态照相机和三芯片摄像机(图 42-3-4)。

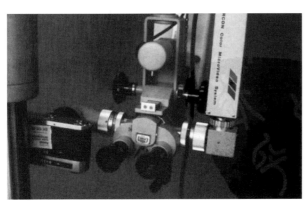

图 42-3-2　70 年代阴道镜

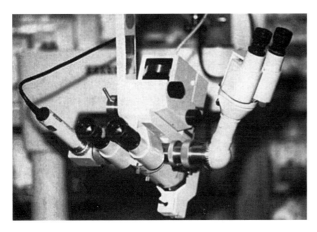

图 42-3-3　80 年代阴道镜

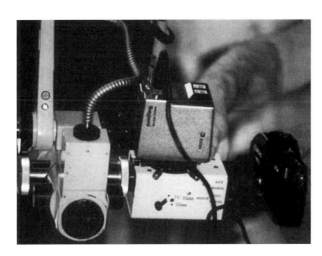

图 42-3-4　90 年代阴道镜

1993 年,美国威龙(Welch Allyn)公司首先推出第一台电子阴道镜,即应用计算机对阴道镜的图文信息加以管理,储存,并应用于临床教学,远程诊疗等方面。从此阴道镜进入了计算机管理时代。

近年来,光电一体化阴道镜问世,将光学与电子阴道镜完美结合,为下生殖道疾病的诊疗带来了极大的便利。

现在普遍接受阴道镜作为学习下生殖道生理和病理的手段。阴道镜是一种诊断宫颈病变的有用技术,是宫颈巴氏涂片筛查异常时宫颈进一步检查的公认标准,可确定病变的部位、大小和范围,同时可指示活检的部位以及选择最合适的治疗方式。在发达国家,宫颈筛查技术已与计算机技术完美结合,使计算机化的阴道镜被普遍接受,宫颈癌的发生及死亡率持续下降。通过阴道镜下完整的检查转化区,并结合细胞学,组织学和临床的依据,在明确宫颈浸润癌,微小浸润癌,和高级别上皮内病变的诊断后,移行带去除手术越来越常见,日渐取代了以往的子宫切除术的治疗方法。

未来的岁月里,在世界大部分国家和区域,阴道镜将继续成为检查并诊断下生殖道感染及肿瘤的常规方法,并且有可能成为检查机体其他部位的便捷的方法。

参考文献

1. 林金芳.妇科内镜图谱.北京:人民卫生出版社,2003:245-253

2. 陈捷.实用阴道镜诊疗图谱.北京:化学工业出版社,2010:1-5

3. Michael S. Baggish MD. Colposcopy of the Cervix, Vagina, and Vulva. Mosby, 2003;1-50

4. Mayeaux EJ, Thomas Jr, Cox J. Modern Colposcopy: Textbook and Atlas. Lippincott Williams & Wilkins, 2011;32-220

5. Bosze, Peter/ Luesley, David M. EAGC Course Book on Colposcopy Taylor & Francis, 2004;36-108

（董晶　隋龙）

7

第四十三章 应用于妇产科的内镜检查

第一节 胎儿镜检查

关键点

1. 胎儿镜具有诊断和治疗两种作用。目前除用于诊断遗传性或先天性皮肤肌肉疾病的产前诊断外，主要用于胎儿疾病的宫内治疗。

2. 胎儿镜作为微创手术，可通过治疗某些胎儿疾病来改善围产期存活率和生存质量，但也给母胎带来额外的手术风险。术前必须进行充分的风险-得益评估，谨慎选择病例、尊重病人的选择、多学科协作。

3. 正确选择胎儿镜手术的时机、胎儿镜的入径对手术的成功十分重要。

胎儿镜（fetoscope）的临床应用已有 40 多年历史，具有诊断和治疗两种作用。胎儿镜最早用于检查胎儿畸形，包括如开放性脊柱裂、多指、下颌面骨发育不全、外生殖器畸形及短肋多指综合征等。随着近几十年超声技术的迅速发展，超声仪分辨率的不断提高，既往需要胎儿镜检查的许多病例，现在仅需超声检查就可以进行诊断。胎儿镜目前已较少用于胎儿体表畸形的诊断。

然而，胎儿镜下胎儿皮肤肌肉活检目前仍可用于遗传性或先天性皮肤肌肉疾病的产前诊断。如杜兴肌营养不良，是由于构成肌肉组织的肌营养不良蛋白缺失所致的进行性退行性肌肉病变，但目前仅在约 65% 的病人中找到基因异常。产前诊断除了依靠使用分子生物学技术确认致病基因，在遗传方式尚未明确的情况下，还可以依靠胎儿镜下的皮肤肌肉活检进行确诊。

目前，胎儿镜的临床应用已从产前诊断过渡为宫内治疗，尤其在复杂性双胎、先天性膈疝等疾病的产前治疗中发挥重要作用。对这些病例进行对因或对症处理，可根治或缓解患病胎儿的病情并延长孕周，在出现不可逆损害前进行干预，使这类患儿的围产期存活率和生存质量得到改善。

相对于开放性胎儿手术，胎儿镜手术采用微创技术，对母体创伤较小，术后早产、流产率较低，较易被孕妇接受。

胎儿镜的基本部件包括内镜、内镜光源、光纤、内镜鞘、穿刺套管、羊水灌注装置以及图文工作站。目前应用较多的胎儿镜是一种硬质光纤内镜。镜体内镜 1.0～2.3mm，套管直径 2.2mm，长度 15～20cm。可视角度 55°或 70°。可观视野 2～4cm^2。光源采用冷光源，常用 175～300W 的气光源。在手术时间长的情况下、或当羊水血染、粪染、胎脂漂浮等原因导致镜下手术视野不清时，可使用羊水灌注装置以 37～38℃ 的晶体平衡液乳酸林格液或生理盐水作为交换液进行灌注同时引流出混浊的羊水。

【适应证】

胎儿镜检查是一种有创性技术，其应用范围是有限的。主要包括：

1. **诊断性胎儿镜** 需通过胎儿活组织检查进行诊断的先天性疾病，如大泡性皮肤松解症、鱼鳞样红皮病、斑状鳞癣或片状鳞癣病等需获取胎儿皮肤活检。有胎儿肝脏疾病或与胎儿肝酶代谢有关的疾病者，需获取胎儿肝脏组织活检。胎儿假性肥大性肌营养不良症、进行性脊椎肌萎缩等需获取胎儿肌肉组织活检。

2. **治疗性胎儿镜**

（1）复杂性双胎：双胎输血综合征（twin to twin transfusion syndrome，TTTS）Ⅱ～Ⅳ期：胎儿镜下激光凝固胎盘表面吻合血管。TTTS Ⅳ期、选择性生长受限（selective intrauterine growth restriction，sIUGR）Ⅱ 或 Ⅲ 型、双胎反向动脉灌注综合征（twin reversed arterial perfusion sequence，TRAP），胎儿镜下脐带结扎行选择性减胎术。

（2）胎儿膈疝：胎儿镜下气管内放置球囊术。

（3）胎儿后尿道瓣膜梗阻：胎儿镜下激光消融梗阻瓣膜。

（4）羊膜束带综合征：胎儿镜下羊膜带松解术。

（5）胎儿高位气道阻塞：胎儿镜下声带激光打孔术。

（6）胎儿脊柱裂：胎儿镜下修补术。

(7) 胎儿骶尾部畸胎瘤:胎儿镜下激光凝固肿瘤营养血管术。

(8) 胎盘血管瘤:胎儿镜下激光凝固营养血管术。

【禁忌证】

1. 有流产或早产先兆者 宫颈较短者如手术可刺激诱发子宫收缩,易引起早产或流产。有不规律宫缩但未临产时,可使用宫缩抑制剂抑制宫缩后方行手术。如合并羊水过多,术中可先行羊水减量,降低子宫张力。术中可使用吸入性全身麻醉,控制麻醉深度,以达到松弛子宫的目的。

2. 可疑宫内感染。

3. 胎儿宫内窘迫。

4. 前置胎盘可能引起产前出血。术前需仔细评估手术必要性,并与孕妇及家属充分沟通手术风险。

5. 孕妇全身情况不能耐受手术 孕妇合并严重的内外科疾病,暂时不能耐受手术者,应先进行积极有效治疗,待病情好转后再行手术。

【胎儿镜手术的时间与方法】

胎儿镜检查时间常选择在妊娠 16～24 周期间进行。妊娠 16 周前胎儿太小,羊水量少,很难观察和取样。晚期妊娠羊膜腔相对变小,胎儿体表观察困难。胎儿镜手术适合孕周因不同疾病类型而有所不同。如 TTTS 行激光凝固胎盘表面吻合血管时,最佳手术时机为孕 16～22 周。胎儿膈疝行气管内放置球囊术,最佳手术时机为孕 30～33 周。

手术需做好术前准备,包括孕妇排空膀胱,常规腹部备皮;术前 10 分钟予以镇静药,使孕妇镇静并减少胎儿活动。B 超检查确定胎位、胎儿大小、胎盘位置和羊水量,选择穿刺点。孕妇取平卧位,常规消毒铺巾,于选择的穿刺点局部浸润麻醉后,皮肤切开 2～5mm,深达皮下,切口与子宫表面垂直。套管针经切口刺入羊膜腔,先抽取羊水 15ml 送检,再插入胎儿镜观察胎儿体表及外形。根据检查或手术目的,进行胎儿组织活检或胎儿宫内治疗。操作完毕,套管和胎儿镜同时拔出,穿刺部位用纱布压迫止血。超声观察穿刺点有无活动性出血,胎心率是否正常,以及孕妇血压、心率及有无子宫收缩、羊水渗漏等情况。

【并发症】

随着微创外科技术及器械的进步,胎儿镜手术的创伤性逐渐降低,使用范围不断扩大,但胎儿镜仍是风险性较高的操作。

1. 胎儿并发症

(1) 胎死宫内、流产、早产,胎盘和脐带损伤以及羊水渗漏为主要原因。

(2) 羊水渗漏:穿刺后羊水由穿刺点漏出羊膜囊外,沿子宫壁向下由宫颈口流出。若术后阴道流水增多,在阴道

后穹隆取样发现 pH 大于 7 或有羊齿状结晶,即可诊断。羊水渗漏一般可自愈,不需特别处理。

(3) 绒毛膜羊膜剥离:较为常见,但大多剥离面积不大,个别病例可形成羊膜束带和胎膜破裂。

2. 母体并发症

(1) 感染:严格的无菌操作可降低感染风险。对术后发热、下腹部压痛、羊水细菌培养阳性、血白细胞升高等改变要引起重视。

(2) 出血:手术可损伤腹部及子宫体血管。手术后数小时内出现腹部疼痛者应重视。

(3) 肺水肿:非心源性肺间质水肿是胎儿镜手术后的严重母体并发症。术中严格控制补液量,必要时使用利尿剂可有效降低肺水肿风险。

【注意事项】

1. 严格掌握手术指征和时机,术前综合评估胎儿手术的价值和母体、胎儿风险,排除手术禁忌证。

2. 检查要有重点,有目的观察,缩短手术时间;操作必须严格无菌。

3. 选择恰当的穿刺点,一般不选择子宫下段,因为子宫下段收缩性差,穿刺后易羊水渗漏或出血。穿刺尽量避开胎盘,穿刺点下有充分的羊水池。尽量选择小口径器械减少手术损伤,减少手术穿刺入径数量。

4. 术后详细观察孕妇生命体征外,预防感染。

5. 若有宫缩,可予以宫缩抑制剂,在一般情况下,不应用宫缩抑制剂,因为子宫松弛易发生羊水渗漏,不利于子宫伤口的愈合。

【临床特殊情况的思考和建议】

1. 激光凝固胎盘血管吻合支治疗双胎输血综合征的临床价值 双胎输血综合征(TTTS)是指单绒毛膜双胎的胎盘间存在动-静脉吻合支时,血液从动脉向静脉单向分流,使一个胎儿成为供血儿,另一个成为受血儿。TTTS 可导致供血儿羊水过少、贫血、发育迟缓、甚至死亡。受血儿会羊水过多、血容量多、体重增加,出现充血性心力衰竭、水肿等。反复的羊水引流可能有一定的治疗效果,但是并不能针对性解决血管吻合这一 TTTS 最重要的病理现象。胎儿镜下激光(Nd:YAG)凝结绒毛膜板血管,可阻断血管吻合支,而成为针对 TTTS 病因的有效治疗方法。

2. 激光凝固胎盘血管吻合支技术的基本要领 按照孕龄选择相应直径的胎儿镜及 400～600μm 的激光纤维。寻找所有连接 2 根脐带的血管。将激光头以 90°尽可能接近靶血管,使用非接触技术将血管光凝。在手术中进行羊膜腔灌注可改善显像或去除碎片纤维。如果由于连接另一胎儿的血管有部分在窥镜视野之外而无法排除,则凝结其穿越胎膜处或在双胎中较大胎盘接近胎儿段的血管。若胎盘位于前壁,使用传统的硬镜无法显示手术部位。为充分

7

暴露前壁胎盘的吻合血管,可使用带弯度的胎儿镜。研究显示,激光手术与羊水引流法比较,胎儿的存活率明显上升,神经系统患病率明显下降。在我国这一技术已在多家产前诊断中心推广和实施,应充分重视其临床价值。

参考文献

1. Quintero RA. Diagnostic and operative fetoscopy. New York:The Parthenon Publishing Group,2002:7-16

2. Heckel S,Favre R,Flori J,et al. In utero fetal muscle biopsy:a precious aid for the prenatal diagnosis of Duchenne muscular dystrophy. Fetal Diagn Ther,1999,14(3):127-132

3. Fassihi H,Eady RA,Mellerio JE,et al. Prenatal diagnosis for severe inherited skin disorders:25 years' experience. Br J Dermatol,2006,154(1):106-113

4. Klaritsch P,Albert K,Van Mieghem T,et al. Instrumental requirements for minimal invasive fetal surgery. BJOG,2009,116(2):188-197

5. Saadai Farmer DL. Fetal surgery for myelomenigocele. Clin Perinatol,2012,39(2):279-288

6. Glennon CL,Shemer SA,Palma-Dias R,et al. The History of Treatment of Twin-to-Twin Transfusion Syndrome. Twin Res Hum Genet,2016,19(3):168-174

7. Shue EH,Miniati D,Lee H. Advances in prenatal diagnosis and treatment of congenital diaphragmatic hernia. Clin Perinatol,2012,39(2):289-300

8. Richter J,Wergeland H,Dekonick P,et al. Fetoscopic release of an amniotic band with risk of amputation:case report and review of the literature. Fetal Diagn Ther,2012,31(20):134-137

9. Rustico MA,Lanna MM,Faiola S,et al. Fetal and maternal complications after selective fetoscopic laser surgery for twin-to-twin transfusion syndrome:a single-center experience. Fetal Diagn Ther,2012;31(3):170-178

10. Society for Maternal-Fetal Medicine,Simpson LL:Twin-twin transfusion syndrome. Am J Obstet Gynecol,2013,208(1):3-18

(顾蔚蓉)

第二节　阴　道　镜

关键点

1. 阴道镜引导下活组织检查是女性下生殖道癌及癌前病变诊断的"金标准"。

2. 由于宫颈病变呈多灶性,加上活检范围局限,即使阴道镜引导下行宫颈活检,也应考虑更重病变存在的可能性。

3. 强调阴道镜医师的培训和资质认证对保证阴道镜诊断的质量控制十分重要。

在宫颈癌早期诊断的"三阶梯"程序,即:细胞学-阴道镜-组织学诊断中,阴道镜检查起到关键的桥梁作用。至今,阴道镜引导下活组织检查仍然是女性下生殖道癌及癌前病变诊断的"金标准"。

1925年,德国人HansHinselman发明了阴道镜(colposcope),经过后人的不断改进,由手持式放大镜发展至目前临床广泛应用的光电一体阴道镜。由于阴道镜可将所观察的外阴、阴道、宫颈局部放大10～40倍,可以观察发现肉眼看不到的较微小的病变,进行定位并活检,降低细胞学检查的假阴性和漏诊机会,有效提高阳性病变检出率,协助临床医师及早发现下生殖道癌前病变及早期癌,因此阴道镜检查得到了越来越多的妇科肿瘤医师、病理医师的重视。

借助阴道镜技术,可以及时发现下生殖道癌前病变或早期癌,从而为下生殖道恶性肿瘤的早发现、早诊断、早治疗提供确切客观依据,提高病人的生存率,降低下生殖道晚期恶性肿瘤,尤其是中晚期宫颈癌的发病率。

【阴道镜检查的适应证】

1. 异常的临床症状和体征　接触性出血,异常阴道排液,宫颈炎症久治不愈。

2. 临床检查发现外阴、阴道、宫颈可疑病灶或新生物需明确性质。

3. 细胞学检查提示低度鳞状上皮内病变(low-grade squamous intraepithelial lesion,LSIL)以上。

4. HPV16(＋)或18(＋),或者高危型HPV-DNA(＋)且细胞学检查提示非典型鳞状上皮内病变,不能明确意义(atypical squamous cells of undetermined significance,AS-CUS)以上。

5. 外阴,阴道及宫颈的良性病变在治疗前需排除浸润性病变者。

6. 宫颈锥切前确定病变范围。

7. 早期宫颈癌术前了解病变范围及阴道受累情况。

8. 随访下生殖道病变的动态变化及疗效评估。

9. 下生殖道健康检查时,要求阴道镜检查者。

【阴道镜检查的禁忌证】

阴道镜检查无绝对禁忌证。

阴道镜引导下活检的禁忌证为:

1. 下生殖道及盆腔炎症急性期。

2. 下生殖道活跃性出血。

3. 其他不宜行活检的病理状态,如:创面修复过程、严重凝血功能障碍等。

【阴道镜检查的时间选择】

1. 一般于月经干净后进行检查。

2. 了解颈管内病变宜于围排卵期进行。

3. 怀疑癌或癌前病变,尽早检查。

【阴道镜检查前的准备】

1. 询问病史、月经史,选择合适的检查时间。

2. 白带常规检查、宫颈细胞学检查、高危 HPV 检查。

3. 检查前 24 小时内不宜做妇科检查、阴道冲洗上药或细胞学采样。

4. 检查前 3 天内不宜性交或阴道用药。

【阴道镜检查的设备】

阴道镜检查应有专门的诊室,面积 20m² 左右,除可安放一台阴道镜装备外,还应安放标准型检查床,配聚焦冷光源灯,小手术台式推车,可安放各种辅助检查的器械及试剂。

(1) 器械:窥阴器,纱布钳,宫颈钳,活检钳,刮匙,大棉签,纱布球和带线纱球,止血海绵等。

(2) 试剂:3%醋酸溶液,1%碘溶液,消毒溶液,10%甲醛溶液。

注意:应配备必要的止血和心肺复苏设备。阴道镜检查室最好与治疗室一体化设置。

【阴道镜检查的操作步骤】

1. 病人取膀胱截石位,阴道镜医师(colposcopist)调整阴道镜镜头与病人阴道口同一水平面、距离外阴约 20cm 处,调节焦距。

2. 观察外阴部,包括大小阴唇、前庭尿道口、会阴、肛周、阴阜有无赘生物,皮肤黏膜有无增厚萎缩、色素减退或沉着,对可疑部位涂醋酸液后再观察有无异常改变。

3. 轻柔放置窥阴器,避免擦伤阴道宫颈上皮,宜边扩张边置入。以纱球轻卷拭去阴道内及宫颈表面分泌物。观察阴道壁及阴道穹隆有无赘生物或溃疡,宫颈的大小、形态等。以 3%醋酸溶液涂布宫颈、穹隆及阴道壁,观察宫颈暴露充分程度,鳞柱交界是否可见,移行带类型,有无异常上皮、血管及腺体开口,病变的部位及大小,阴道壁及阴道穹隆有无异常上皮或血管以及病变的部位和范围。绿色滤光镜可更清晰观察血管的形态变化。必要时可重复应用醋酸溶液。以 1%碘溶液涂布宫颈、穹隆及阴道壁,观察有无碘不染色区域以及范围。醋酸和碘染试验观察时间分别至少在 30 秒以上,然后做出初步阴道镜诊断。

4. 对外阴、阴道和宫颈可疑部位,消毒后用活检钳咬取直径 2~4mm 大小组织数块送病理检查,外阴活检宜局麻下进行。对宫颈细胞学为高度鳞状上皮内病变(high-grade squamous intraepithelial lesion,HSIL),或图像不充分,或疑有颈管病变或病变向颈管内延伸,或宫颈 HSIL 治疗后随访者,刮取宫颈管内膜和黏液送病理检查。

5. 活检后,用纱布压迫止血。宫颈、阴道活检者,可放置止血海绵并以带尾线纱布球紧压,告知病人 24 小时后自行取出带线纱球并禁性交和盆浴 2 周。

6. 详细填写或打印阴道镜检查记录和诊断报告。

【阴道镜图像】

1. **正常图像**

(1) 上皮

1) 原始鳞状上皮:镜下为光滑,均匀、粉红色的上皮。上皮下可见细小的毛细血管呈网状、树枝状或放射状排列。原始鳞状上皮醋酸作用后基本不变色,碘试验呈均匀深染的棕色改变。

2) 柱状上皮:柱状上皮为单层有分泌功能的高柱状上皮,表面不规则,有长的基质乳头和深的裂隙,其透光性好,呈深红色。原始柱状上皮在正常解剖结构中位于宫颈管内,在高雌激素作用或宫颈炎症时,柱状上皮覆盖宫颈阴道部。柱状上皮醋酸作用后微微发白,呈葡萄状水肿样特征性改变,碘试验不染色。

3) 移行带:原始鳞-柱状交接部和生理性鳞-柱状交接部之间的区域称为移行带。阴道镜下可以原始鳞状上皮和柱状上皮之间的区域判定移行带。阴道镜下,移行带分为三型,Ⅰ型:移行带完全可见;Ⅱ型:移行带部分可见,经过棉签、无创宫颈管扩张钳或窥器的辅助后,移行带可完全看见;Ⅲ型:大部分移行带位于宫颈管内,无法完全暴露。移行带内可以观察到以下图像:

- **A. 化生上皮:**当鳞-柱交界位于宫颈阴道部时,暴露于阴道的柱状上皮受到阴道酸性环境影响,柱状上皮下的未分化储备细胞增生并逐渐转化为成熟鳞状上皮,柱状上皮脱落,由成熟的复层鳞状细胞替代,此过程为鳞状上皮化生。移行带内可见成熟度不一的化生上皮。较成熟的化生上皮,醋酸作用后显现薄的云雾状白色上皮,碘试验表现为染色较深。醋酸试验反映上皮细胞增生代谢的活跃程度,碘试验可以判断细胞内的糖原含量。根据醋酸试验和碘试验的表现,可以判断化生上皮的成熟度。

- **B. 腺开口:**散在分布于化生上皮区,开口呈圆形或椭圆形,开口周围覆盖化生上皮。根据开口周围环状白色上皮的厚度,腺开口分为五型,Ⅰ型:腺开口周围无环状白色上皮;Ⅱ型:腺开口周围规则细白环;Ⅲ型:腺开口周围呈略宽,边界模糊不隆起的白环;Ⅳ型:腺开口周围呈粗大,明显的隆起的白环;Ⅴ型:腺开口呈明显实性白点,并隆起。正常移行带内可见少量Ⅰ至Ⅱ型腺开口。

- **C. 异位岛:**化生上皮成熟不同步导致部分柱状上皮被化生成熟的鳞状上皮分割环绕,形成"柱状上皮岛"或称"异位岛"。醋酸作用后可见鳞状上皮区域内的小片柱状上皮,涂碘后可见不染的柱状上皮外为染色均匀一致的鳞状上皮。

- **D. 纳氏囊肿:**即宫颈腺体囊肿。为化生上皮覆盖柱状上皮的腺体开口,导致分泌物潴留、扩张形成囊肿,可见于鳞状上皮化生过程或慢性宫颈炎病人。阴道镜下可见囊肿表面覆盖树枝状血管,醋酸作用后无明显变化,碘试验可均匀染色或部分染色,穿破囊壁可见黏稠囊液流出。

(2)血管:正常宫颈上皮下血管走行是平行于上皮的,由粗至细分支,呈树枝状、放射状分布,其末端交叉形成网状形态。正常的血管末端在醋酸作用下有收缩反应,10～20秒后作用消失,血管舒张。

2.**异常图像**

(1)上皮

1)白色上皮:是指醋酸作用后出现的局灶性白色图像,无明显血管可见。根据白色上皮是否高出表面分为扁平白色上皮和微小乳头或脑回状白色上皮。上皮透明度越差,颜色越白,边界越清楚,高出表面,持续时间长不消退者,上皮的不典型性程度越重,因此,有薄白色上皮和厚白色上皮之分。少数生理状态、宫颈物理治疗后修复过程或鳞状上皮化生过程都可能形成程度不等的白色上皮。

2)白斑:是指位于宫颈表面的白色斑块,无需醋酸作用肉眼即可查见,表面平坦或略高出平面呈不规则片状,边界清楚,无异常血管。白斑多为角质生成失常,有时为尖锐湿疣、乳头状瘤,不一定与癌瘤有关,需加以鉴别。

3)镶嵌:是由不规则增生的血管被增生的上皮挤压后,将异常增生的上皮分割成多个多边形的阴道镜图像。异常增生的上皮可以是白色上皮,也可以是高型别的腺开口。典型的镶嵌图像是在醋酸作用后,基底变白,边界清楚,多见于不典型增生或原位癌。若不规则的血管扩张变形,异常增生的上皮增厚伴坏死,镜下表现如猪油状或脑回状常提示浸润癌可能。镶嵌也有细镶嵌和粗镶嵌之分,提示病变程度不同。

4)碘试验不染色的上皮:以往称碘染阴性上皮,有时易引起混淆。不成熟的化生上皮由于细胞内缺乏糖原,涂碘后呈黄色。亮黄色常提示上皮不典型程度较重。而成熟的阴道宫颈鳞状上皮含糖原,可以固定碘而染色。碘试验不染色区域往往与醋酸试验的白色上皮区相匹配,更便于病灶区域判断和选择活检部位。

5)腺开口:密集分布的Ⅲ级以上腺开口常提示HPV感染,醋酸作用后腺开口清晰可见,碘染色后呈花斑样或点状改变。宫颈原位癌或浸润癌可见Ⅳ型和Ⅴ型腺开口,常伴其他异常图像改变。

(2)血管

1)点状血管:位于基底乳头中的毛细血管,因受到增生组织挤压,由下方斜行或垂直达上皮表面,低倍镜下呈逗点状,高倍镜下可见血管末端扩张扭曲,似绒球或鸟巢状,典型的点状血管醋酸作用后基底变白,边界清楚,血管间距增大,严重者点子粗大,向表面突出,有时许多小点聚集成堆,呈乳头状点状血管。厚白色上皮基础上伴有粗大的点状血管提示高级别宫颈病变。

2)异型血管:是由于血管的走向与上皮形成不同的角度而构成的不同图像,表现为血管的管径粗细不等、形态不一、走向及间距高度不规则,醋酸作用后无收缩表现。阴道镜下可见:血管扩张、紊乱、螺旋状、串珠状、扭曲状、发夹状及突然中断状等。异型血管的出现常提示浸润性病变的存在。

【临床特殊情况的思考和建议】

1.阴道镜检查是根据宫颈上皮、血管的形态及细胞增生成熟程度的间接评估来诊断宫颈病变的,一种宫颈病变可有多种异常阴道镜图像改变,而一种异常阴道镜图像改变也可出现于多种宫颈病变。因此,不能简单地将某一种异常阴道镜图像改变与某种宫颈病变画等号,而应综合图像改变来判断,得出阴道镜诊断。

2.由于宫颈病变呈多灶性,加上活检范围局限,即使阴道镜引导下行宫颈活检,也应考虑更重病变存在的可能性,特别是移行带内移或病变向颈管内延伸,或阴道镜检查不满意时。

3.阴道镜引导下单点活检诊断HSIL的灵敏度为60.6%,两点活检为85.6%,三点活检为95.6%。多点活检诊断HSIL的灵敏度较高。对于阴道镜印象为HSIL、细胞学为HSIL及HPV16(＋)的妇女,多点活检诊断HSIL的灵敏度尤其高。仅2%HSIL存在于正常移行带的宫颈。

4.没有必要对有异常阴道镜表现的无病灶象限进行常规随机活检,但对于细胞学HSIL＋而阴道镜图像无异常,或者细胞学LSIL或HSIL＋且HPV(＋)而阴道镜图像无异常者,应行随机活检。

5.阴道镜检查记录和诊断报告应规范。记录和报告内容至少应包括检查指征、暴露是否充分、移行带类型、正常和异常图像描述,在作出阴道镜诊断同时应对后续诊疗方案有具体的指导建议。

6.阴道镜医师是经过专业学习、经专门机构培训、有阴道镜检查资质的专业性较强的一类妇科医师,强调阴道镜医师的培训和资质认证对保证阴道镜诊断的质量控制十分重要。

【阴道镜应用的评价和展望】

阴道镜技术应用于临床后,大大提高了下生殖道癌前病变及早期癌的诊断率,创造了早期治疗的时机,提高了癌病病人的生存率,故不失为早期宫颈癌检查中的一项既方便可行又有价值的手段。阴道镜不仅能提高诊断的准确率,还能为研究下生殖道疾病的病因、病理等方面提供一定的帮助。例如阴道镜检查在对亚临床HPV感染的诊断中有其独到之处。因此,它在下生殖道癌前病变,尤其是宫颈癌前病变的及时诊断、指导治疗、治疗后评估以及随访等疾病诊疗的多个环节都具有十分重要的意义。

当然,还应认识到阴道镜检查有一定的局限性,例如宫颈管内癌,绝经后妇女鳞柱交界内移,无法观察到颈管内病变,必须以宫颈管搔刮弥补之,有的甚至需要宫颈锥切活检才能确诊。

阴道镜检查技术还是一门经验医学。由于宫颈病变呈多中心病灶,图像又变化多样,甚至表面无异常,有时阴道镜不易完全看到整个转化区,又受炎症、出血等诸多因素的影响,阴道镜医师的经验和主观判断也存在一定差异。因此,有可能造成过高诊断,导致治疗过度;或过低诊断,导致治疗不足。所以,阴道镜质量控制尤其重要。

20世纪以来,阴道镜技术发展很快,有光学阴道镜、计算机化阴道镜、电子阴道镜、光电一体阴道镜等,使阴道镜的资料储存、统计分析、会诊及远程医疗得以实现。随着科技的不断进步,光谱阴道镜、多光谱数字阴道镜、动态光谱成像技术、电阻抗图谱、共聚焦显微镜、光学相干断层成像术也将与现有阴道镜技术不断融合,展望阴道镜技术未来的发展,阴道镜有可能更加微型化,临床使用更方便,帮助我们更加清晰直观地尽早发现女性下生殖道病变。

随着HPV疫苗的普及推广,接种女孩将逐渐进入筛查群体,宫颈病变的发病率下降;加上HPV初筛流程的广泛应用,HPV检测相对于细胞学检查的高敏感性导致更多的妇女需要进行阴道镜检查,必将使阴道镜原本就不高的诊断宫颈病变的灵敏度进一步降低。因此,制定合理的分流策略,最大限度地提高阴道镜的使用效率,将是今后很长时间内研究的热点问题。

目前临床上,阴道镜检查仍停留在形态定性诊断水平,如何进一步量化,流程更规范一致,从而达到既可定性又可定量的更科学的诊断、分析水平,提高诊断的准确性。采用院内及科室内部网络连接,病人资料及图像数据共享,实现病人数据及诊疗信息输入输出各站点联网化将大大方便病人的诊疗过程,院际之间、地区之间阴道镜的会诊都可能在不远的将来成为现实。

参考文献

1. WentzensenN. Multiple biopsies and detection of cervical cancer precursors at colposcopy. J Clin Oncol,2015,33(1):83-89

2. SongY. Random biopsy in colposcopy-negative quadrant is not effective in women with positive colposcopy in practice. Cancer Epidemiol,2015,39(2):237-241

3. Bosze P CK,Cararach M. EAGC Course book on Colposcopy. Budapest:Primed-x press

4. Miyazaki K. Diagnostic accuracy and time-course change of cervical intraepithelial neoplasia. Gan To Kagaku Ryoho,2008,35(9):1541-1545

5. Wentzensen, N. ,et al. Grading the severity of cervical neoplasia based on combined histopathology,cytopathology,and HPV genotype distribution among 1,700 women referred to colposcopy in Oklahoma. Int J Cancer,2009,124(4):964-969

6. Vercellino GF,Erdemoglu E. What should be the goal for future development of colposcopy? Cons and pros of sensitivity and specificity. Arch Gynecol Obstet,2015,291(4):713-714

7. LeesonSC. The future role for colposcopy in Europe. J Low Genit Tract Dis,2014,18(1):70-78

8. Leeson S. Advances in colposcopy:new technologies to challenge current practice. Eur J Obstet Gynecol Reprod Biol,2014,182:140-145

9. Adelman MR. Novel advancements in colposcopy:historical perspectives and a systematic review of future developments. J Low Genit Tract Dis,2014,18(3):246-260

(谢锋　隋龙)

第三节　宫　腔　镜

> **关键点**
> 1. 宫腔镜检查既是诊断宫腔和宫颈管疾病的金标准,也是治疗宫腔和宫颈管疾病的首选微创技术。
> 2. 宫腔镜术前应充分估计手术难度,争取单次手术取得满意效果。
> 3. 宫腔镜并发症重在预防和及时发现。

宫腔镜(colposcope)是一种用于宫腔和宫颈管疾病诊断和治疗的内镜。应用膨宫介质扩张宫腔,通过光导玻璃纤维束和柱状透镜将冷光源经宫腔镜导入宫腔内,直接观察或由连接的摄像系统和监视屏幕将宫腔和宫颈管内图像放大显示。大多数宫腔和宫颈管病变可以在宫腔镜下同时进行诊断和治疗。

宫腔镜检查(colposcopy)既是诊断宫腔和宫颈管疾病的金标准,也是治疗宫腔和宫颈管疾病的首选微创技术。

【宫腔镜的适应证】

(一)宫腔镜检查的适应证

1. 异常子宫出血。

2. 不孕症。

3. 反复流产。

4. 超声扫描提示宫腔、颈管占位或形态异常;子宫输卵管碘油造影发现宫腔、颈管异常影像。

5. 可疑宫腔内妊娠物、异物残留或宫内节育器取出失败或残留,明确有无嵌顿、穿孔。

6. 阴道脱落细胞检查发现癌细胞或可疑癌细胞,除外宫颈阴道来源。

7. 子宫内膜癌的分期,明确是否侵犯颈管黏膜。

8. 诊断幼女、处女的宫颈、阴道病变。

9. 宫腔镜手术后的随访。

(二)宫腔镜治疗的适应证

1. 输卵管插管通液、注药(不孕症、输卵管妊娠)。

2. 经宫腔镜输卵管插管行输卵管内配子移植。

3. 子宫内膜息肉切除。

4. 宫腔粘连分解。

5. 子宫纵隔切开。

6. 子宫黏膜下肌瘤切除。

7. 宫腔异物取出。

8. 妊娠物残留或剖宫产切口妊娠。

9. 剖宫产切口憩室。

10. 子宫内膜切除或消融。

11. 颈管赘生物切除。

12. 宫腔镜引导下绝育手术。

【宫腔镜的禁忌证】

（一）绝对禁忌证

1. 急性、亚急性生殖道炎症。

2. 严重心肺功能不全。

（二）相对禁忌证

1. 月经期及活动性子宫出血。

2. 宫颈恶性肿瘤。

3. 宫腔过度狭小或宫颈管狭窄、坚硬、难以扩张。

4. 近期有子宫穿孔或子宫手术史。

5. 严重的内、外科合并症不能耐受手术操作。

【宫腔镜手术的时间选择】

一般以月经净后一周内为宜,此时子宫内膜处于增殖期,薄且不易出血,黏液分泌少,宫腔病变易见。子宫黏膜下肌瘤或子宫内膜病变,月经量多或持续不规则出血引发中重度贫血,宜止血、改善贫血后尽早进行。

【宫腔镜检查前的准备】

1. 病史仔细询问病人的一般健康状况及既往史,注意有无严重心、肺、肝、肾等重要脏器疾患,月经不规律者须除外妊娠的可能性。

2. 查体常规妇科检查除外生殖道急性、亚急性炎症,常规测量生命体征。

3. 辅助检查白带常规检查包括滴虫、霉菌和清洁度检查,宫颈细胞学检查,血常规,凝血功能,肝肾功能,空腹血糖,肝炎标志物,梅毒筛查,HIV 检测,心电图。合并内科疾患时应行相应检查。年龄偏大(60 岁以上)的病人,应行心肺功能检查。

4. 药物准备:

（1）对于部分绝经后宫颈萎缩或有宫颈手术史造成宫颈狭窄难以扩张的病人,可行宫颈准备,术前应用宫颈海藻扩张棒扩张宫颈,阴道应用米索前列醇效果更佳。

（2）直径大于 4cm 的 I 或 II 型子宫黏膜下肌瘤,为缩小肌瘤、减少血供、控制出血、改善贫血、减轻手术困难、缩短手术时间,可应用孕三烯酮或 GnRH-a 类药物 2～3 个月。

（3）拟行子宫内膜切除术的病人,可应用药物对子宫内膜进行预处理,以使内膜薄化,有助于获得有效的组织破坏深度而提高手术成功率。用药方法与子宫内膜异位症药物治疗相同。

【宫腔镜检查的设备】

（一）手术能源系统

1. **双极电治疗系统**　该系统具有气化、切割和凝固等功能。气化电极的形状可分为螺旋形、弹簧形和球形 3 种;切割电极为环形(loop)。使用生理盐水作为膨宫介质和导电体。操作时仅手术局部有电效应,人体不作为导电回路,无需在病人身体连接回流电极。该系统的优点是更安全、高效。电输出功率设置以最低有效功率为原则。一般使用气化电极的输出功率在 60～100w,切割电极为 80～120w。

2. **单极电治疗系统**　该系统功能与双极电治疗系统相似,但膨宫介质为不含电解质的溶液,手术时人体作为导电体,需要连接回流电极板。手术时间长的情况下,较易发生体液超负荷、低钠血症及单极电产生的"趋肤效应",可对邻近器官造成意外电损伤,须格外仔细操作。

3. **Nd:YAG 激光**　是一种可连续输出、具有较大功率、不被水吸收、能经石英光导纤维输送入宫腔的一种激光,其具有凝固、碳化、气化、切割等功能。治疗设备费用较为昂贵,手术时间较长。

（二）照明系统

1. 冷光源。

2. 导光束(光缆)。

（三）膨宫及灌流系统

1. **液体膨宫装置**　膨宫压力以最低有效压力为宜,一般设置在 80～195mmHg。

2. **膨宫介质**　分为含电解质溶液和非电解质溶液。由于含电解质溶液(0.9%氯化钠)多为等渗溶液,在一定限度内即使过量的液体吸收,病人也不一定会出现低钠血症;而非电解质液在微循环内积聚的早期即可诱发肺水肿和低钠血症。宫腔镜检查和应用双极电发生系统治疗时可使用含电解质溶液膨宫。

（四）视频系统

1. CCD(电荷耦合器)摄像机。

2. 录像机。

3. 监视器。

4. 图文工作站。

（五）器械

1. 宫腔镜分硬性宫腔镜和软性宫腔镜,硬性宫腔镜又有直管镜和弯管镜之分。

2. 宫腔电切镜。

3. 微型手术器械包括活检钳、异物钳、微型剪、通液管等。

4. 手术电极。

【宫腔镜操作】

1. 病人排空膀胱取截石位,常规消毒铺巾,再次双合诊确认子宫位置。阴道窥器暴露宫颈,用宫颈钳钳夹牵引宫颈,消毒颈管,用探针探明宫腔方向和深度,扩张宫颈管至大于宫腔镜镜体外鞘半号即可。

2. 打开液体膨宫泵,排空灌流管内气体,边向宫腔冲入膨宫液,边直视下将宫腔镜插入宫腔。灌洗宫腔内血液至液体清净,宫腔结构清晰可见。

3. 按顺序观察宫腔,先观察宫腔全貌,然后宫底、双侧宫角及输卵管开口、宫腔前后壁及侧壁,退出过程中观察宫颈内口及宫颈管。

4. 针对检查发现的宫腔、宫颈管疾患行相应的手术处理。

5. 注意事项

(1) 整个操作过程中应避免空气进入宫腔。连接管和管鞘内的气泡应排空,扩张宫颈动作轻柔,持续灌流膨宫液须专人看管。原则上尽量减少宫腔镜和手术器械反复进出宫腔的次数。

(2) 宫腔镜宜在直视下边观察边进入宫腔,避免盲目进入造成颈管及宫腔内膜擦伤出血、假道形成或子宫穿孔。退出过程也需要同时观察,避免漏诊。

(3) 操作过程中应注意灌流膨宫液出入量差,如超过1000ml 应警惕,观察病人生命体征,达到 2000ml 时应尽快结束操作,以免发生水中毒。

(4) 子宫纵隔矫形手术前应行超声扫描观察子宫体外形除外双子宫、双角子宫等畸形,必要时磁共振检查明确诊断或以腹腔镜手术监护。避免盲目手术,造成术中子宫穿孔。

(5) 宫腔粘连分解、子宫纵隔切开术后应根据情况,必要时放置宫内节育器及(或)予人工周期 2～3 个月。

【常见的并发症及其防范和应急处理】

目前,宫腔镜技术是评估宫腔病理状态,包括子宫黏膜下肌瘤、子宫内膜息肉、子宫内膜不典型增生和子宫内膜癌的金标准。然而,宫腔镜手术仍然存在医务技术人员培训、诊疗规范流程等操作质控问题;应用不当,仍有并发症的发生,有时甚至是致命的并发症。约有 6.2% 的手术病例会发生液体超负荷。近 1% 病例发生子宫穿孔,宫腔镜手术病人发生大量出血的几率高达 3%,在有的地区开展的宫腔镜手术中,约有 2% 病人不得不接受急诊子宫切除术或其他手术。而宫腔镜手术所致并发症的死亡率约为 0.1%。

1. **子宫穿孔**　是宫腔镜手术中最常见的并发症。与手术者的经验、手术种类、解剖变异、既往手术史等因素有关。子宫穿孔的严重性取决于穿孔的器械和大小以及发现的时间。机械性穿孔一般发生在手术的开始阶段,很少伤及盆腹腔脏器和血管,一旦发现,应该立即停止手术并保守治疗观察,必要时腹腔镜检查。而电手术穿孔可能伤及邻近脏器如肠管、膀胱、输尿管和大血管,应立即剖腹探查或

腹腔镜检查。为预防子宫穿孔,应严格掌握手术适应证,扩张宫颈及置入宫腔镜时动作轻柔,电气化或切割手术应在直视下进行,视野不清时应该避免切割操作。

2. **心脑综合征**　扩张宫颈和膨宫时均可引起迷走神经功能亢进,心率下降而出现头晕、胸闷、流汗、脸色苍白、恶心、呕吐、心率减慢等症状,称为心脑综合征。一旦发生,应及时暂停手术,予吸氧及对症处理,待情况好转后再继续操作。预防心脑综合征,可在术前半小时肌内注射阿托品 0.5mg。

3. **低钠血症**　由于大量非电解质膨宫介质被吸收入血循环,导致血容量过多及稀释性低钠血症,从而出现一系列症状和体征。表现为心率缓慢、血压升高,继而出现血压降低、恶心、呕吐、头痛、视物模糊、焦虑不安、精神紊乱和昏睡,进一步加重可出现抽搐、心血管功能衰竭甚至死亡。一旦发生,应立即停止手术,积极利尿,纠正水电解质紊乱,但忌快速、高浓度静脉补钠。预防低钠血症,除尽量用生理盐水作为膨宫介质外,术中应采用最低有效的膨宫压力,控制手术时间,必要时分次手术。

4. **术中出血**　多由术中组织切割过深引起。子宫肌壁富含血管,血管层位于子宫内膜下 5～6mm,当切割达血管层时,可致大量出血且不易控制。对于术中出血,可用电凝止血。手术结束前,应降低膨宫压力,以确认是否有活跃性出血。宫腔镜手术切割时仔细辨认子宫浅肌层对防止术中大出血至关重要。

5. **空气栓塞**　是手术中罕见但致命的严重并发症。近年来,上海市已有多起宫腔镜手术引起空气栓塞而致死的病例发生。应引起高度重视。早期表现为心动过缓,血氧饱和度下降,心前区听诊闻及大水轮音、咔嗒声和汩汩声。更多气体进入后,可导致发绀,心输出量减少,低血压,呼吸急促,迅速发展为心肺衰竭,心搏骤停而死亡。防范措施包括:正压通气,减少手术器械反复进出宫腔的次数,避免头低臀高位,轻柔扩张宫颈,充分排空连接管和镜体中的空气,专人管理膨宫系统。一旦发生,应立即抢救。空气栓塞的发生起病急,抢救成功率低,后果严重,因此,空气栓塞重在预防。宫腔镜手术相关岗位人员的严格培训和管理是防止类似严重并发症发生的关键环节。

【临床特殊情况的思考和建议】

1. 对子宫内膜癌病人行宫腔镜检查的安全性仍有争议。主流观点认为,宫腔镜操作过程增加子宫内膜癌细胞播散,但不影响预后。宫腔镜不增加 III 期子宫内膜癌发生率和死亡率。宫腔镜持续时间长短以及膨宫压力达到或超过 100mmHg,均不增加早期子宫内膜癌细胞腹腔播散的风险。因此,没有理由对于子宫内膜癌的病人,特别是早期病人,避免术前行宫腔镜诊断。

2. 宫腔镜术前应充分估计手术难度,争取单次手术取得满意效果。不宜短期内行多次宫腔镜手术。对于单次手

7

术困难的病人,如大于 4cm 的 2 型肌瘤、重度宫腔粘连、严重的生殖道畸形、高危的妊娠物残留或剖宫产切口妊娠等,须术前与病人充分沟通,必要时联合腹腔镜手术。

【宫腔镜应用的评价和展望】

自从宫腔镜技术问世以来,其能够直观地观察宫腔形态和病变特征,并可直视下对病变进行切除或治疗,宫腔镜已经成为诊治宫腔病变的金标准。对于子宫内膜息肉、宫腔粘连、子宫纵隔、宫腔异物及子宫黏膜下肌瘤,宫腔镜是首选术式。宫腔镜切除妊娠物残留比传统盲刮能更加完整地切净,并发症更少,术后宫腔粘连发生率更低,术后妊娠率更高。

最近的文献报道,相对于常规的双极电能,用机械能进行宫腔镜手术,无论是有经验的医师还是初学者,宫腔镜手术持续时间更短,成功率更高。宫腔镜息肉粉碎术比宫腔镜双极电切术更快速,痛苦更小,病人接受度更高,息肉完全切除率更高。冷环宫腔镜肌瘤切除术对于向肌壁间生长的黏膜下肌瘤是安全有效的手术方式,可以保留肌层解剖和功能的完整性,可大大降低宫腔镜手术并发症,且对于保留生育功能及以后的妊娠都非常有益。门诊宫腔镜手术安全高效,对异常子宫出血提供有效评估和治疗,避免全身麻醉和住院的不利影响,且性价比高,Asherman 综合征也可在门诊局部麻醉下宫腔镜成功治疗。用直径更小的镜体进行宫腔镜操作,病人的疼痛更轻。

因此,门诊无麻醉或局部麻醉下,以更小直径的宫腔镜镜体,应用机械能进行宫腔镜手术,更简便、快速、安全,病人痛苦更小,接受度更高,并发症和不利影响更少,是宫腔镜未来的发展方向。

参考文献

1. L Sui, Q Wan, RL Zheng, et al. Transcervical incision of septa:447 cases. SurgEndosc,2009,23(9):2078-2084

2. G Serocki, R Hanss, M Bauer, et al. The gynecological TURP syndrome. Severe hyponatremia and pulmonary edema during hysteroscopy. Anaesthesist,2009,58(1):30-34

3. T Schmidt, M Breidenbach, F Nawroth, et al. Hysteroscopy for asymptomatic postmenopausal women with sonographically thickened endometrium. Maturitas,2009,62(2):176-178

4. KK Roy, J Baruah, JB Sharma, et al. Reproductive outcome following hysteroscopic adhesiolysis in patients with infertility due to Asherman's syndrome. Arch GynecolObstet,2009

5. KY Ou, YC Chen, SC Hsu, et al. Hysteroscopic management of lower genital tract lesions in females with limited vaginal access. Fertil Steril,2009,91(1):293 e299-211

6. O GuralpDMKushner Iatrogenic transtubal spill of endometrial cancer:risk or myth. Arch GynecolObstet, 2011, 284 (5):1209-1221

7. YN Chang, Y Zhang, YJ Wang, et al. Effect of hysteroscopy on the peritoneal dissemination of endometrial cancer cells:a Meta-analysis. Fertil Steril,2011.96(4):957-961

8. JE Soucie, PA Chu, S Ross, et al. The risk of diagnostic hysteroscopy in women with endometrial cancer. Am J ObstetGynecol,2012,207(1):71 e71-75

9. C Tempfer, G Froese, B Buerkle, et al. Does duration of hysteroscopy increase the risk of disease recurrence in patients with endometrial cancer? A multi-centre trial. Exp Ther Med,2011,2(5):991-995

10. S Karakus, OB Akkar, C Yildiz, et al. Comparison of Effectiveness of Laminaria versus Vaginal Misoprostol for Cervical Preparation Before Operative Hysteroscopy in Women of Reproductive Age:A Prospective Randomized Trial. J Minim Invasive Gynecol,2016,23(1):46-52

11. I Mazzon, A Favilli, M Grasso, et al. Predicting success of single step hysteroscopic myomectomy:A single centre large cohort study of single myomas. Int J Surg,2015,22:10-14

12. H Wang, J Zhao, X Li, et al. The indication and curative effect of hysteroscopic and laparoscopic myomectomy for type II submucous myomas. BMC Surg,2016,16:9

13. N Smorgick, O Barel, N Fuchs, et al. Hysteroscopic management of retained products of conception:Meta-analysis and literature review. Eur J ObstetGynecol Reprod Biol,2014,173:19-22

14. J Rovira Pampalona, M Degollada Bastos, G Mancebo Moreno, et al. Outpatient Hysteroscopic Polypectomy:Bipolar Energy System(Versapoint(R)versus Mechanical Energy System (TRUCLEAR System(R))-Preliminary Results. GynecolObstet Invest,2015,80(1):3-9

15. PP Smith, LJ Middleton, M Connor, et al. Hysteroscopicmorcellation compared with electrical resection of endometrial polyps:a randomized controlled trial. ObstetGynecol,2014,123(4):745-751

16. I Mazzon, A Favilli, M Grasso, et al. Is Cold Loop Hysteroscopic Myomectomy a Safe and Effective Technique for the Treatment of Submucous Myomas With Intramural Development? A Series of 1434 Surgical Procedures. J Minim Invasive Gynecol,2015,22(5):792-798

17. M Connor New technologies and innovations in hysteroscopy. Best Pract Res Clin ObstetGynaecol,2015,29(7):951-965

18. O Bougie, K Lortie, H Shenassa, et al. Treatment of Asherman's syndrome in an outpatient hysteroscopy setting. J Minim Invasive Gynecol,2015,22(3):446-450

19. Paulo AA, Solheiro MH. CO Paulo Is pain better tolerated with mini-hysteroscopy than with conventional device?. A systematic review and Meta-analysis :hysteroscopy scope size and pain. Arch GynecolObstet,2015,292(5):987-994

(谢锋　隋龙)

第四十四章　腹腔镜手术临床应用决策

第一节　腹腔镜手术治疗不孕症、异位妊娠及在绝育术中的临床应用决策

关键点

对于不孕症的治疗首先要明确导致不孕的因素，腹腔镜联合宫腔镜检查术有助于了解宫腔情况及输卵管通畅程度，并同时进行输卵管重建手术。因此对于输卵管因素的不孕，腹腔镜手术是最佳适应证。对于促排卵药物治疗效果欠佳的排卵障碍性不孕，腹腔镜卵巢打孔术可做尝试。对于子宫内膜异位症相关不孕症，腹腔镜手术可明确诊断，同时进行相应的手术治疗。

一、腹腔镜手术在不孕症治疗中的应用

【不孕症的病因】

不孕症(infertility)的病因中女方因素占40%~50%，而在女性不孕因素中输卵管因素和排卵障碍是主要的两个因素，各占40%左右。腹腔镜手术主要用于治疗输卵管因素的不孕症，治疗目的是为了重建由于炎症改变的正常盆腔脏器解剖结构，如输卵管伞端成形术、输卵管造口术以及输卵管粘连分解术。此外，腹腔镜手术也用于子宫内膜异位症以及多囊卵巢综合征导致的不孕症的治疗。

【输卵管因素不孕症的腹腔镜治疗】

输卵管因素不孕主要和盆腔感染、输卵管妊娠等因素引起的输卵管损伤和粘连有关。但只有少数一部分病人具有盆腔感染的典型临床表现，如腹痛、发热、盆腔包块等，半数以上的不孕或输卵管积水病人并无急性盆腔感染的病史。尽管目前辅助生育技术蓬勃发展，但输卵管重建手术仍是输卵管因素不孕病人实现自然受孕的希望。腹腔镜手术由于损伤小、恢复快，是此类手术的首选方式。腹腔镜下先行全面的检查和评估，仔细检查输卵管卵巢旁粘连的程度和输卵管伞端的结构是否存在以及输卵管积水的情况，并观察盆腔内的粘连情况。盆腔内包括附件区的粘连需进行分解，输卵管伞端包裹的需进行伞端成形术，输卵管积水的需进行输卵管造口术。同时可行宫腔镜检查术，如有宫腔粘连、宫腔占位(如子宫内膜息肉或黏膜下肌瘤)可同时处理，以提高术后受孕率。

1. **输卵管粘连分解术**　输卵管周围或盆腔粘连通常是盆腔感染的后遗症，也有可能是前次手术的后遗症，粘连可分为致密粘连或疏松粘连，范围可大可小，术中需找到正确的解剖结构及相邻脏器的界限以分离粘连。输卵管周围的粘连，包括卵巢周围粘连在输卵管因素不孕中很常见，因此输卵管卵巢粘连分解术(salpingo-ovariolysis)往往需与其他输卵管重建手术一起进行。而即使是伞端结构完好的开放性输卵管，当其周围存在粘连时也会阻止输卵管正常拾卵。分离粘连可根据不同的粘连种类采用电外科器械、剪刀进行锐性分离，也可行钝性分离。对于输卵管周围粘连，需松解粘连，恢复输卵管与卵巢正常解剖结构，恢复输卵管的拾卵功能；对于输卵管走行异常，形成皱褶的也需同时加以松解，恢复输卵管正常走行，以减少术后异位妊娠的发生率；同时需分解盆腔内的广泛粘连。术后可使用防粘连药物留置腹腔以减少术后粘连再次形成。

2. **输卵管伞端成形术(fimbrioplasty)**　是指对伞端粘连、部分包裹造成远端阻塞的输卵管的伞端或漏斗部进行重建手术。如同时伴有输卵管周围的粘连，则需先行输卵管卵巢粘连分解术。术中在输卵管系膜对面的输卵管表面沿残留的伞端结构，剪开粘连狭窄部位，用3-0 Vicryl缝线将形成的两个瓣膜外翻缝于邻近的壶腹部浆膜面或用双极电凝使瓣膜的浆膜层凝固外翻，重建伞端外翻结构。若伞端结构完全缺失，可借助输卵管通液的方法找到输卵远端

的小口或在膨大最明显的地方切开再进行重建;若输卵管开口被纤维组织覆盖时必须切除这些组织达到伞端;若狭窄位于壶腹部而伞端结构正常时,需从输卵管伞端穿过狭窄部到远端壶腹部作一切口再进行重建。

3. 输卵管造口术(salpingostomy)　是指在输卵管远端完全阻塞,导致输卵管积水的基础上造一个新的输卵管口,只要保留有超过一半的壶腹部,就可行壶腹部造口术。输卵管积水通常与盆腔炎症有关,因此常伴发输卵管卵巢周围的粘连,因此术中需先分解周围粘连,游离输卵管远端以保证在适当的位置进行造口。随后进行输卵管通液,在输卵管远端膨大处相对无血管区剪开直达输卵管腔,见亚甲蓝液流出。由该切口沿周围无血管区向卵巢方向延长切口直至将切口扩大到适当大小,可见输卵管内膜。用3-0 Vicryl缝线将形成的新口边缘外翻缝于邻近的壶腹部浆膜面或用双极电凝是边缘的浆膜层凝固外翻,重建伞端外翻结构。

由于手术方式相近,很多研究将输卵管伞端成形术归入输卵管造口术,而不作为一项独立手术进行单独的研究。近期的一项Meta分析研究了关于输卵管造口术的22项观察性研究(2810例),累积妊娠率一年为20.0%(95%CI:17.5%-22.8%),两年为25.5%(95% CI:22.2%-29.4%)。上述输卵管手术均建议在术后3~6个月尽早怀孕,如试孕失败可考虑行辅助生殖技术,同时术前需告知术后存在异位妊娠可能。

【子宫内膜异位症相关不孕症的腹腔镜治疗】

由于子宫内膜异位症(endometriosis)导致不孕者高达50%,因此这部分病人也成为不孕症的重要组成部分。子宫内膜异位症引起不孕的原因较复杂,主要与以下因素有关:盆腔解剖结构异常,输卵管周围的粘连有导致输卵管扭曲,影响拾卵及输送受精卵;盆腔内微环境改变,内异症病人腹腔液中可能含有导致不孕的异常物质;子宫内膜异位症导致的排卵障碍等。

对于盆腔解剖结构异常引起的不孕,可采用上述输卵管重建手术纠正。对于腹腔内散在的表浅种植的内异灶可用双极电凝电灼破坏。卵巢表浅内异症表现为皮质下点状深色小病灶,也可采用双极电凝治疗,对于已形成的卵巢囊肿必要时可行卵巢囊肿剥除术(详见子宫内膜异位症章节)。一项包含10项随机对照试验,973名病人的Meta分析显示腹腔镜手术治疗轻度子宫内膜异位症可以增加妊娠率和活产率。然而因为缺乏合适的对照组、缺乏统一的入选标准等原因,却没有相应的随机对照试验和Meta分析来回答腹腔镜手术是否提高中重度的子宫内膜异位症病人的妊娠率。

在手术结束后,对盆腔进行彻底的冲洗在不孕症手术中尤其重要,因为不管是输卵管因素导致的不孕还是子宫内膜异位症引起的不孕,盆腔内可能都存在着大量炎性因子或异常物质,彻底的盆腔冲洗不仅可以去除术中产生的血块、碎屑还能移除上述物质,以改善不孕病人的盆腔内环境,并降低术后粘连的发生。

【多囊卵巢综合征相关不孕症的腹腔镜治疗】

对于多囊卵巢综合征(polycystic ovarian syndrome,PCOS)性不孕病人的治疗而言,随着氯米芬(CC)、促性腺激素(Gn)等促排卵药物的引进,卵巢楔形切除术已被弃用。但采用氯米芬治疗多囊卵巢综合征性不孕有一定局限性,而Gn治疗过程中常常发生卵巢过度刺激征及多胎妊娠,并且Gn治疗的价格较贵,还要进行严密监测。因此腹腔镜卵巢打孔术(laparoscopic ovarian drilling,LOD)曾作为PCOS药物治疗无效者的一项替代手术。其作用机制与卵巢楔形切除术的相似,但其手术创伤较小,包括术后粘连形成、卵巢储备功能下降、卵巢早衰等并发症发生率小。然而相关的随机对照研究较少,一项最新的Meta分析的结果显示,LOD可被推荐作为CC抵抗的PCOS病人促排卵的二线治疗。

【临床特殊情况的思考和建议】

近年来随着体外受精(in vitro fertilization,IVF)技术的日益成熟与广泛开展,腹腔镜在不孕症治疗中的应用有所下降。但对于输卵管因素的不孕,输卵管手术与IVF的优劣仍需要更多的随机对照研究来比较其临床结果和成本效益。应采集病人完善的病史,给出明确的纳入标准和排除标准,此外还需对输卵管严重程度进行分层,同时需详细描述所使用的手术方式以及手术医生的经验。应该根据输卵管损伤程度总结妊娠率,并有必要报道异位妊娠的发生率。

二、腹腔镜手术在异位妊娠治疗中的应用

【异位妊娠的分类】

据不同的发生部位,异位妊娠(ectopic pregnancy)分为:输卵管妊娠、宫角妊娠、间质部妊娠、宫颈妊娠、卵巢妊娠、腹腔妊娠、阔韧带妊娠等。其中输卵管妊娠约占90%~95%。

【异位妊娠的治疗】

异位妊娠治疗包括期待治疗、药物治疗及手术治疗。异位妊娠尤其是输卵管妊娠是腹腔镜手术的最佳适应证,以下重点叙述输卵管妊娠的腹腔镜手术。对于血流动力学稳定的病人,输卵管妊娠的腹腔镜手术优于经腹手术;对于血流动力学不稳定的病人,应采取方便、快捷的手术方法。

对于有经验的医生,也可采用腹腔镜手术,关键在于能否快速手术找到病灶阻止持续内出血。

【腹腔镜治疗输卵管妊娠的手术方式】

1. 保守性手术治疗——输卵管切开术 对于有再次妊娠要求的病人,输卵管切开术(salpingotomy)是较好的治疗方法。手术过程如下:提起患侧输卵管伞端,在扩张的输卵管部位,双极电凝系膜对侧缘的输卵管浆膜面后纵向切开,切口深度从直达扩张的输卵管管腔。从输卵管切口对侧轻轻加压,使妊娠物从管腔内被轻轻挤出,力求彻底清除输卵管内容物,输卵管切口待其以后自行愈合或进行缝合。为了减少出血可在妊娠部位输卵管下方的系膜内注入稀释的垂体后叶素。术毕输卵管黏膜必须彻底止血,防止出现术后出血及输卵管腔内粘连的形成。术后输卵管系膜可单次注射 MTX50mg 预防持续性异位妊娠的发生。对于病人生命体征稳定、输卵管未破裂的病人来说,该手术方式疗效满意(腹腔镜下输卵管切开取胚术见视频 6)。

视频 6 腹腔镜下输卵管切开取胚术

2. 根治性手术治疗——患侧输卵管切除术 当病人无生育要求或输卵管妊娠破裂出血时,建议行患侧输卵管切除术(salpingectomy)。手术过程如下:提起患侧输卵管伞端,沿其下方的输卵管系膜逐把双极电凝并切断,最后同法处理并在输卵管峡部离断输卵管。也可使用 Ligsure 凝切输卵管系膜及输卵管峡部切除患侧输卵管。术毕仔细检查输卵管系膜残端,电凝出血点(腹腔镜下输卵管切除术见视频 7)。

视频 7 腹腔镜下输卵管切除术

有研究显示对侧输卵管正常的异位妊娠,输卵管切开术与切除术相比并不能显著提高术后妊娠率。还有研究比较了输卵管切开术和输卵管切除术的成本效益。结果表明,输卵管切开术的平均直接医疗费用高于输卵管切除术,而其自然妊娠率仅略高于输卵管切除术。同时由于输卵管切开术存在滋养细胞持续生长需要额外的药物或手术治疗的风险,且重复异位妊娠更常发生于输卵管切开术后,意味着潜在的高成本。而对于对侧输卵管受损或缺失者,如行输卵管切除术,则可能需要 IVF。因此如考虑以后的人工助孕,输卵管切开术具有较好的性价比。

【临床特殊情况的思考和建议】

特殊部位的异位妊娠,如卵巢妊娠,腹腔妊娠,阔韧带

妊娠一般均采用病灶清除术。宫角妊娠(包括间质部妊娠)的腹腔镜治疗适应证参照输卵管妊娠,对于有生育要求的病人可考虑行患侧宫角(间质部)切开术,对于无生育要求或宫角(间质部)妊娠破裂时,需行患侧宫角/输卵管切除术(腹腔镜下宫角及输卵管切除术见视频 8)。对于妊娠发展到宫角修补技术上有困难或情况危急时可考虑行子宫切除术。因为该部位血供丰富,因此要求手术医生有娴熟的腹腔镜下缝合止血技术。此外,剖宫产术后子宫瘢痕妊娠也属于一种特殊部位的异位妊娠,其治疗目前尚无统一的方案。主要采用病灶清除术,包括 B 超监视下清宫术、甲氨蝶呤治疗后清宫术、子宫动脉栓塞后清宫术,若清宫术失败或清宫术中子宫穿孔、大出血可行腹腔镜下子宫局部切开取胚及缝合术。若术前 B 超评估病灶距离浆膜面近、血供丰富,可行腹腔镜监护下清宫术。若术前 B 超提示病灶穿透至浆膜面,也可直接行腹腔镜下子宫局部切开取胚及缝合术(CSP 剖宫产术后子宫瘢痕妊娠见视频 9)。

视频 8 腹腔镜下宫角及输卵管切除术

视频 9 CSP 剖宫产术后子宫瘢痕妊娠

三、腹腔镜手术在绝育术中的应用

【输卵管绝育术概述】

输卵管绝育术(tubal sterilization)指通过手术等方法于输卵管部位阻止精子与卵子相遇而达到绝育目的。手术方法包括将输卵管切断、结扎、夹闭、环套及电凝。手术途径有经腹、经阴道及经腹腔镜三种。以下主要叙述经腹腔镜的输卵管绝育术。

【腹腔镜输卵管绝育术种类】

20 世纪 60 年代起腹腔镜下输卵管绝育术已开展,方法有电凝、部分输卵管切除、夹子或硅胶环使输卵管管腔闭塞。目前多采用操作简便的弹簧夹(Hulka clip)夹闭或硅胶环(falope ring)套扎输卵管峡部,使输卵管腔闭合无法形成精卵相遇的通道也可采用双极电凝输卵管峡部。有学者统计三种方法的失败率,以电凝术最低,硅胶环次之、弹簧夹最高。机械性绝育术相对电凝术而言,由于毁损组织少,因此术后输卵管再通术的成功率较高。

1. 电凝绝育术　单极电凝是最早被应用于腹腔镜途径的输卵管绝育方式。单极电凝可破坏 3cm 输卵管组织，但目标区域以外的正常组织也有可能发生潜在的损伤。因此术后有发生肠道热损伤的可能性，从而导致肠管坏死或腹膜炎等严重并发症，所以该绝育方法逐渐被双极电凝术替代。双极电凝术（biopolar electrocoagulation）的优势在于其热损伤范围小于单极电凝，因此安全系数相对较高。双极电凝钳夹输卵管峡部远端，注意必须保证输卵管被完全夹住，包括一部分输卵管系膜。将输卵管提起，避开周围正常组织后，双极逐把电凝至少 3cm 的输卵管组织使其凝固。正因为双极电凝的热损伤范围小于单极电凝，所以双极电凝虽能作用于输卵管使之表面发生凝固，但很难确保输卵管内膜受到破坏，所以术后存在有绝育失败、输卵管再通可能，有研究显示为保证手术效果，双极的电流输出功率至少需要 25W，电流 100A。

2. 输卵管环绝育术　为避免电器械导致的热损伤，腹腔镜下机械性绝育的手术方式被发明并逐渐得到推广。其中一种就是硅胶环套扎输卵管峡部的方法。在距宫角约 3cm 处使用套扎器的抓钳提起输卵管峡部，将硅胶环推出，套扎所提起的输卵管节段造成缺血性坏死。必须保证硅胶环完全环绕并结扎输卵管，而不是仅扎住输卵管的一部分而遗漏输卵管管腔。术中注意轻柔操作，避免输卵管系膜发生撕裂而出血。输卵管环的术后数小时的疼痛发生率高于其他绝育方式，可以在术时放置硅胶环前用 2% 利多卡因浸润输卵管以缓解疼痛。

3. 输卵管夹绝育术　1973 年，Hulka 等将弹簧夹应用于腹腔镜下输卵管绝育术。术中使用专门的安装有弹簧夹的器械，可调整弹簧夹的角度和开合的大小，选择距离宫角约 2cm 处的输卵管峡部垂直夹闭输卵管，夹闭过程中应注意弹簧夹顶端须超过该部位的输卵管系膜，用力夹闭后可看到输卵管系膜呈现一种皱褶。需注意该弹簧夹夹闭后即无法再次打开，故术中应认真选择部位及夹闭的角度。该方法与硅胶环一样操作方便，但对于存在输卵管周围粘连、水肿增粗及扭曲时操作困难，手术失败率高。1981 年，Filshie 将一种内衬硅橡胶管的钛夹（Filshie clip）应用于输卵管绝育，因其具有更低的妊娠率，逐渐替代 Hulka 夹。

4. 部分输卵管切除绝育术　改良 Pomeroy 法是钳夹输卵管中段形成一个小的输卵管环，以肠线结扎输卵管环底部，剪除 1～2cm 输卵管环中间段。腹腔镜下也可利用套管放置 Roeder 套圈经由腹腔镜操作孔插入，提起输卵管使之穿过套圈并收紧结扎，按照改良的 Pomeroy 法切除部分输卵管实施输卵管绝育术。与其他绝育方式相比，该方式可获得输卵管组织进行病理学检查。

一项旨在比较输卵管绝育术通过电凝和输卵管夹对卵巢储备功能影响的研究显示，术后第十个月，月经第三天的卵巢总体积和窦卵泡计数有显著差异，因此从术后影响卵巢功能的角度而言，物理方式的结扎法优于电凝术。Lawrie 总结了包括 13 209 名妇女的 19 项随机对照研究，发现无论是电凝还是使用输卵管环或输卵管夹，都是安全有效的避孕方式。手术一年后，所有方法的失败率均较低（<5/1000）。该项研究比较了输卵管环和输卵管夹绝育术，认为前者的轻度并发症的发生率较高（Peto OR：2.15，95%CI：1.22-3.78），后者技术困难的发生率较低（Peto OR：3.87，95% CI：2.43-6.35）。比较输卵管环和输卵管电凝绝育术，前者的术后疼痛明显高于后者（OR：3.40，95%CI：1.17-9.84）。比较部分输卵管切除和输卵管夹绝育术，两组间的并发症无显著差异（Peto OR：7.39，95% CI：0.46-119.01），尽管输卵管夹技术困难的发生率较高（Peto OR：0.18，95% CI：0.08-0.40），但其手术时间短于部分输卵管切除（MD 4.26 minutes，95% CI：3.65-4.86）。

参考文献

1. HWI Jones，JA Rock. Te Linde's Operative Gynecology，11th ed. Lippincott Williams and Wilkins，2015

2. Chu J，Harb HM，Gallos ID，et al. Salpingostomy in the treatment of hydrosalpinx：a systematic review and Meta-analysis. Human Reproduction，2015，30（8）：1882-1895

3. Duffy JM，Arambage K，Correa FJ，et al，Laparoscopic surgery for endometriosis. Cochrane Database Syst Rev，2014，4：CD011031

4. Wang R，Kim BV，van Wely M，et al. Treatment strategies for women with WHO group II anovulation：systematic review and network Meta-analysis. BMJ，2017，356：j138

5. Chua SJ，Akande VA，Mol BW. Surgery for tubal infertility. Cochrane Database Syst Rev，2017，1：CD006415

6. Mol F，van Mello NM，Strandell A，et al. Salpingotomy versus salpingectomy in women with tubal pregnancy（ESEP study）：an open-label，multicentre，randomised controlled trial. Lancet，2014，383（9927）：1483-1489

7. Mol F，van Mello NM，Strandell A，et al. Cost-effectiveness of salpingotomy and salpingectomy in women with tubal pregnancy（a randomizedcontrolled trial）. Hum Reprod，2015，30（9）：2038-2047

8. JSBerek. Berek and Novak's Gynecology，15th ed. Lippincott Williams and Wilkins，2012：246-250

9. Goynumer G，Kayabasoglu F，Aydogdu S，et al. The effect of tubal sterilization through electrocoagulation on the ovarian reserve. Contraception，2009，80（1）：90-94

10. Lawrie TA，Nardin JM，Kulier R，et al. Techniques for the interruption of tubal patency for female sterilisation. Cochrane Database Syst Rev，2016，8：CD003034

（朱瑾　范灵玲）

第二节　腹腔镜手术治疗子宫肌瘤的临床应用决策

关键点

1. 腹腔镜下子宫肌瘤剥除术的适应证无确切要求,依据肌瘤大小数目和部位、术者手术技巧特别是剥离缝合经验个体化制定。

2. 对于合适的有全子宫切除适应证病人,可选择腹腔镜辅助下阴式全子宫切除术或腹腔镜下全子宫切除术,需结合病人的年龄、病史、体检、病人意愿及术者经验选择个体化的治疗方案。

子宫肌瘤(uterine myoma)是女性生殖器官最常见的良性肿瘤,多发生于30~50岁妇女,据美国生殖医学会统计,至绝经年龄,发生率为70%~80%,因人种不同而异,其恶变率为0.4%~0.8%。大多数子宫肌瘤病人是没有症状的,多在常规盆腔超声检查时发现。当月经量多导致病人重度贫血、尿路梗阻、盆腔脏器受压导致尿频甚至尿失禁时,不孕的子宫肌瘤病人排除其他原因后(仅占不孕的2%~3%),需要考虑手术治疗。复发性自然流产病人国内普遍认为单个肌瘤直径大于5cm或子宫大于10周妊娠大小也是子宫肌瘤的手术指征。目前常采用的手术方案有经腹子宫肌瘤剥除术、腹腔镜子宫肌瘤剥除术、宫腔镜下子宫肌瘤切除术、射频消融术、高频聚焦超声术、子宫动脉栓塞术,以及经腹、经腹腔镜或经阴道全子宫切除术。本文主要对腹腔镜下子宫肌瘤的治疗做一介绍。

一、腹腔镜下子宫肌瘤剥除术的应用决策

虽然子宫肌瘤剥除术已有150多年历史,但直到20世纪50年代,经腹子宫肌瘤剥除术才被大多数妇科医生所接受。1979年,Semm教授首先描述了腹腔镜子宫肌瘤剥除术的操作。1990年,腹腔镜下子宫肌瘤剥除术(laparoscopic myomectomy,LM)取代开腹手术治疗肌壁间子宫肌瘤和浆膜下子宫肌瘤获得成功。相比经腹子宫肌瘤剥除术,腹腔镜下子宫肌瘤剥除术具有创伤小、恢复快、术后病率低、住院时间短等优点,但对于肌瘤过大及数目过多者,因手术难度大、时间长、出血多、无法触摸导致残留小肌瘤、对病人缝合技术要求高等诸多因素,应根据病人盆腹腔条件、手术者手术技巧等情况酌情选择,不可强求。

【腹腔镜下子宫肌瘤剥除术的适应证及禁忌证】

腹腔镜下子宫肌瘤剥除术的适应证无确切要求,依据

病人的选取、术者的手术经验特别是剥离及缝合经验、主刀与助手配合度而个体化制定。Rotond M对144例较大子宫肌瘤进行腹腔镜手术,肌瘤最大直径18cm(平均直径7.8cm),仅有2例(1.4%)需要中转进腹手术,没有发生术后并发症。Togas T认为子宫肌瘤的大小不宜超过15cm,直径大于5cm的肌瘤不宜超过3个。Sinha等在对505例病人术后总结时认为,不管肌瘤大小、数目及位置,腹腔镜下子宫肌瘤剥除术在三级内镜中心应该都能开展。

1. 腹腔镜下子宫肌瘤剥除术的一般适应证

(1) 单发或多发子宫浆膜下肌瘤,任何大小均较适宜。

(2) 单发或多发子宫肌壁间肌瘤,肌瘤最大直径≤10cm,直径≤1cm者可数。

(3) 多发肌瘤者肌瘤数目≤10个。

(4) 术前并无肌瘤恶变的提示。

2. 腹腔镜子宫肌瘤剥除术的禁忌证

(1) 子宫有恶性肿瘤之征兆。

(2) 妊娠子宫。

(3) 直径<1cm的子宫肌壁间肌瘤多枚,尤其是子宫肌壁间多发性"石榴样"小肌瘤,术中探查时难以发现肌瘤位置,容易残留。

(4) 多发性子宫肌瘤,肌瘤数目超过10个,慎重选择腹腔镜下手术。

(5) 瘤体过大,盆腹腔空间不足,影响手术野暴露,一般建议瘤体超过12cm不宜选择腹腔镜手术,实际选择时,不必刻板遵循数值,应根据子宫肌瘤在盆腹腔内占据比例,是否有足够操作空间选择手术方式,如盆腹腔窄小,子宫肌瘤位于宫底,直径10cm肌瘤已到达脐部水平,无法腹腔镜下操作,又如盆腹腔宽大,子宫肌瘤直径达14cm,仍有足够空间通过腹腔镜剥除肌瘤,故是否适宜经腹腔镜手术需个性化选择。

(6) 既往,肌瘤生长部位特殊,手术相对困难,如子宫颈部、阔韧带内、近输尿管、膀胱或子宫血管处被认为是手术禁忌证,随着手术技术的提高,许多医生甚至认为,上述部位的手术,通过腹腔镜进行更有利于精细操作,更好地分离周围组织。

(7) 子宫体积过大者,术中出血可能过多者,是相对手术禁忌,术前可使用GnRH-α治疗3~6个月,使肌瘤体积缩小后再行手术,以减少术中出血,并有利于选择更加微创的手术方式。

在上述允许范围内,术者对肌瘤大小和数目的限制因个人手术技巧而个体化选择。为预测手术难度,张震宇教授提出"子宫肌瘤腹腔镜下剥除术手术难度评分系统(Difficulty Degree Index,DDI)",此评分综合考虑了肌瘤的情况、合并症及术者的技巧对手术难易度的影响(表44-2-1)。DDI<15,手术难度较低,一般可以成功;15≤DDI<18,手术难度中等,多数情况可成功;DDI≥18,手术难度较大,极为困难,多需辅以下腹部小切口完成或中转开腹。

7

表 44-2-1　子宫肌瘤腹腔镜下剔除术手术难度
评分系统（Difficulty Degree Index，DDI）

项目			特征	分值
肌瘤位置	浆膜下	广基		0
		无基		1
	肌壁间	突向浆膜Ⅰ型		1
		肌壁间Ⅱ型		3
		突向黏膜Ⅲ型		5
		黏膜下		5
肌瘤大小	直径/cm	5～7		1
		8～10		2
		＞10		4
		肌壁间碎石样肌瘤		18
包膜类型	Ⅰ型			1
	Ⅱ型			2
肌瘤类型	单发			0
	多发	≤5 个		2
		6～10 个		4
		≥11 个		6
肌瘤囊性变	有			2
	无			0
内膜异位症	有			2
	无			0
子宫腺肌病				
	无			0
手术技巧	娴熟			2
	一般			10
	生疏			14

必须强调的是，对任何一个子宫肌瘤病人，如果腹腔镜手术在时间、机体损伤、治疗效果等方面不能体现出其较剖腹手术的优越性，则应果断采用经腹手术。

【腹腔镜下子宫肌瘤剔除术的手术方式】

1. **穿刺孔位置的选择**　穿刺孔位置需要根据子宫大小及肌瘤位置而定。一般取脐孔为第一穿刺孔，置入镜体。对于宫体较大，接近或超过脐孔水平，可以取脐孔与剑突之间的中线上适当处做第一穿刺孔，也有学者认为此时第一穿刺孔应取腹部外上象限。总之，腹壁穿刺孔的数目及位置习惯各医院差异较大，一般原则可参照腹腔镜检查相关内容。Koh C 等认为对于右利手而言，需要在右髂前上棘

内侧 2cm 穿入 12mm 穿刺器（trocar），以利取出肌瘤及缝合子宫肌层，脐孔水平旁右 8cm 穿入 5mm 穿刺器作为辅助，左利手反之。笔者所在医院的经验是，腹壁做 3 个穿刺孔较 2 个更加利于手术的开展。已经证实，子宫肌瘤的周围有血管层可以对子宫肌瘤提供营养。多一个穿刺孔可以有助于暴露血管层，从而使用电凝设备凝断血管后剥离肌瘤，减少出血。对于主刀站在病人左侧者，笔者医院一般取反麦氏点及反麦氏点上方脐旁 6～8cm 作为手术者的操作孔，各置入 5mm 穿刺器，麦氏点置入 5mm 穿刺器作为助手的操作孔，待取出肌瘤时将其扩大为 15mm，作为肌瘤粉碎器入口；主刀站在病人右侧者反之。如果肌瘤位于子宫后壁下段或盆腔粘连，甚至可以使用操纵杆举起宫体或腹壁脐旁加穿刺孔以利暴露术野。总之，穿刺孔的数目及位置没有定论，应根据术中探查情况、术者的经验决定，暴露清楚、剥除迅速、止血有效是最终目的，不必过于拘泥于穿刺孔的数目及位置。

2. **子宫切口选择**　腹腔镜下子宫肌瘤剥除术分为三步：①分离子宫肌瘤周围组织，剥除肌瘤；②创面止血与子宫肌层重构；③取出子宫肌瘤。

（1）肌瘤周围子宫肌层注射缩血管药物有助于减少术中出血。Zullo 等发现将 0.5ml 肾上腺素与 50ml 0.25％的丁哌卡因容易混合后注射于宫体可减少术中出血。子宫肌层注射垂体后叶素稀释液可显著减少子宫出血（笔者单位常用垂体后叶素 6U 稀释成 5～20ml）。有前瞻性随机对照研究证明，垂体后叶素（pitressin/vasopressin）同止血带捆绑子宫峡部的止血效果是相似的。应当注意的是，垂体后叶素应用于子宫肌瘤剥除术中预防出血是一种超说明书用药。虽然垂体后叶素的不良反应少见，但仍有可能引起血压上升、心律失常、肺水肿、心梗等重要并发症，因此在注射垂体后叶素之前应该关注病人心血管状况是否适宜使用该药并通知麻醉医生，注射后密切观察。

（2）子宫切口的选择对后续手术操作及缝合非常重要。有趣的是，不同的医生选择的切口不尽相同。Parker WH 等建议采用横切口，因为横切口与子宫肌层大量分布的子宫动脉螺旋支（helicine branches of the uterus，helicine arterioles，亦称为弓状动脉，arcuate vessels）平行，横切口可以减少出血。也有学者建议不管子宫肌瘤位于前壁或者后壁均采用纵切口以避免切口延长至子宫动脉上行支或子宫角，从而减少出血。Discepola F 等新近发现，肌瘤表面的动脉血管呈对角分布。这意味着不管选取横切口抑或纵切口，子宫肌瘤表面的血管损伤不可避免。因此，子宫切口的选择可以根据术者的习惯决定。适当大小的梭形切口有助于子宫肌瘤的剥离及肌层重构。在笔者医院，大多数情况下根据子宫肌细胞排列"内环外纵"的特点，开腹手术多选择纵切口，切口张力较低，利于对合，而腹腔镜手术多选择横切口，有利于术者从一侧使用器械缝合。

（3）子宫后壁肌瘤，开腹术后极易发生粘连。有研究

7

认为其粘连的发生率高达 90%。虽然目前没有随机对照试验对腹腔镜手术粘连进行研究，但许多前瞻性观察性研究发现，腹腔镜子宫肌瘤剥除术后粘连的发生率相对开腹手术较低。剥除术减少子宫切口的数目可能会有助于预防术后粘连的发生，故可尽量保留浆肌层的完整，从同一切口剥除，但在同一切口下剥离位置较远的肌瘤时，子宫肌层损伤较大，止血困难，因此，合并切口需酌情考虑。于子宫肌瘤表面肌层最薄处做切口快速剥离肌瘤并止血可以减少术中出血，适当采用防粘连药物会对预防粘连有所助益。

（4）单极电钩或电刀切开子宫肌层宜深，子宫肌瘤与肌层的界限会清楚暴露。有学者报道，术前使用 GnRH-a 后子宫肌瘤与肌层的界限会变差。电刀切开子宫肌瘤表面肌层组织后瘤核会外凸，接着根据术者经验选择单极或双极电凝设备完整剥离子宫肌瘤。笔者建议如果子宫肌瘤紧贴子宫内膜层，清晰暴露子宫肌瘤周边界限及表层血管后，双极电凝逐步剥离可以避免误进宫腔。创面表面小动脉的活跃出血可以使用双极电凝止血，注意不要电凝过度，术后创面的坏死可以导致创面愈合不良，再次妊娠子宫破裂风险升高。

3. **子宫切口缝合方法**　子宫肌层的缝合直接影响到术中止血的效果及术后肌层的愈合。缝合子宫肌层的目的是止血、恢复子宫形态，缝合不如经腹操作简便。选择 0 号倒刺缝线缝合子宫肌层能够减少缝线松弛的发生率。如果术中进宫腔，则选择 3-0 可吸收缝线连续缝合子宫内膜附着处之肌层，使内膜内翻。与开腹手术的缝合要求相同，根据肌瘤的位置及大小决定缝合肌层 1～3 层，一般 2 层居多。与开腹手术相同，如果瘤腔较深，可以间断或 8 字缝合瘤腔止血，连续缝合瘤腔及子宫深肌层后连续褥式缝合浆肌层加固加压可以获得良好的效果。

4. **肌瘤取出方法**　肌瘤可以经肌瘤粉碎器（morcellate）粉碎后取出，在使用肌瘤粉碎器的过程中要格外小心，操作不当易造成盆腔重要脏器的误伤，故须由有一定经验的医生操作。有学者建议采用阴道切开术取出子宫肌瘤。有学者主张在耻骨联合上方做小切口辅助手术，其优点是可以用手触摸子宫肌层，减少肌瘤残留的可能。经阴道及经腹小切口取肌瘤的手术方案均称为腹腔镜辅助子宫肌瘤剥除术。目前尚无随机对照试验对腹腔镜下子宫肌瘤剥除术和腹腔镜辅助子宫肌瘤剥除术的疗效进行研究。随着术者缝合技巧的提高，目前腹腔镜辅助子宫肌瘤剥除术较少被选择。肌瘤粉碎器的使用近期存在争议，认为可能使恶性组织在粉碎过程中播散几率升高，美国的 FDA（食品药品管理局）建议限制其使用，目前，随着各种肌瘤粉碎袋的发明，这一问题一定程度上得以解决。

【腹腔镜下子宫肌瘤剥除术的并发症】

腹腔镜下子宫肌瘤剥除术与经腹子宫肌瘤剥除术后的妊娠率、流产率、早产率及剖宫产率是相似的。早期普遍担心腹腔镜下子宫肌瘤剥除术后妊娠过程中子宫破裂的发病

风险可能有所升高，这可能与早期手术过程中缝合技术不当及过度使用电凝有关，目前并无相关有效证据证明该论断。一项随机对照研究将 131 例病人随机分为腹腔镜手术组和经腹手术组，研究认为，两者术后子宫破裂发生率没有显著性差异。但因样本量太小、子宫破裂发生率相对较低，因此说服力不强。腹腔镜手术子宫肌层的缝合对术者要求较高，建议多层缝合、彻底止血，以减少术后肌层空腔形成。

子宫肌瘤剥除术后复发甚为常见，有学者对 622 例 22～24 岁因子宫肌瘤手术的病人进行了长达 10 年的随访，发现术后子宫肌瘤的复发率随时间延长而增长，10 年累计复发率达 27%。Malone L 等随访 5 年后发现单个子宫肌瘤手术后有 27% 的病人出现复发，而多发性子宫肌瘤手术后，其复发的几率高达 59%。但单个子宫肌瘤剥除术后，仅有 11.1% 的女性因为子宫肌瘤复发需要接受二次手术，如果是多发性子宫肌瘤复发需接受手术，该比例会升高至 26.3%（随访 5～10 年，平均 7.6 年）。有学者对开腹子宫肌瘤及腹腔镜下子宫肌瘤剥除术后的复发情况进行了研究，共有 81 例病人随机分为腹腔镜组和开腹手术组，术后每半年随访彩超，共随访超过 40 个月。研究发现，腹腔镜手术组术后有 27% 的病人出现直径＞1cm 的肌瘤，而开腹手术组为 23%，两组在随访期间均不需干预或二次手术。由于此项研究样本量较小，随访时间较短，该问题仍需要大样本、多中心的随机对照研究才可能进行客观评价。术前超声的准确描述及术中仔细探查，必要时术中彩阴超的定位对减少术中残留及术后复发是有意义的。

综上所述，腹腔镜下子宫肌瘤剥除术可以减轻粘连，目前并无腹腔镜下子宫肌瘤剥除术会增加妊娠时子宫破裂几率的证据。

二、腹腔镜下子宫切除术的应用决策

【腹腔镜下子宫切除术的指征】

美国每年大约有 600 000 子宫切除术，子宫肌瘤及异常子宫出血是最常见的指征。对于症状顽固，并且其他治疗方法无效的情况下可以考虑子宫切除，该术式主要适用于绝经期、巨大子宫肌瘤、子宫肌瘤数目多、合并有其他子宫病变（如子宫内膜病变、子宫腺肌病、子宫颈病变）或不愿保留子宫的病人。传统的子宫切除途径有经腹子宫切除术（transabdominal hysterectomy，TAH）和经阴道子宫切除术（transvaginal hysterectomy，TVH）两种。1989 年 Reich 报道了第 1 例腹腔镜下子宫切除术。一项前瞻性、随机、多中心研究显示，腹腔镜辅助全子宫切除术具有出血少、术后恢复快、疼痛减轻、住院时间短等优点，并不增加手术风险。近年来，应用于子宫切除的腹腔镜技术及设备快速发展，利用腹腔镜下子宫切除已成为国际范围内具有腹腔镜手术条

7

件医院的首选术式。

1992年，Summitt RL Jr认为，如果能够做阴式全子宫切除就不要考虑腹腔镜辅助全子宫切除或经腹全子宫切除术，因为腹腔镜辅助阴式全子宫切除会使手术时间平均延长55分钟，费用增加。Gimbel H等随访发现，阴式全子宫切除病人比经腹或腹腔镜全子宫切除术后可以更快地恢复正常生活，生活质量评分也较高。然而，随着近年来手术设备的不断更新升级及手术经验的累积，特别是血管闭合系统（ligasure）的应用，手术时间已经明显缩短，围术期并发症发病率显著降低。目前，阴式全子宫切除主要用于子宫脱垂的病人，但手术时不必强求切除附件。

前瞻性、随机、多中心研究发现，腹腔镜辅助阴式全子宫切除术较开腹手术在出血量、术后第1天血红蛋白水平、术后疼痛、术后住院时间方面具有显著优势。开腹手术组出现阴道顶血肿、术后出血二次手术等并发症，术后病率高于腹腔镜组。一项回顾性队列研究对较大子宫的腹腔镜手术进行总结，发现34例子宫重量＞500g（范围500～1230g）组与68例子宫重量＜300g组间出血情况及并发症情况没有显著差异。因此，对于手术经验丰富的医生可以考虑对较大子宫进行腹腔镜手术。一般专家共识，子宫大于16周不太适合做腹腔镜下全子宫切除术，但应根据病人及术者的具体条件而定。术前妇科检查，如果子宫活动度很差、阴道弹性很差等情况应倾向于开腹手术。

【腹腔镜下全子宫切除术】

根据术中腹腔镜操作所占的比例，腹腔镜下子宫切除术有多种分类方法，常见的是Johns and Diamonds分类法、Munro and Parker分类法、Garry等分类法，目前使用最多的是Munro and Parker分类法（表44-2-2）。

表44-2-2　Munro and Parker分类法

分类	特征
	诊断性腹腔镜，不考虑腹腔镜手术
Type 0	腹腔镜监视下，做阴式子宫切除术前准备（如分解粘连等）
TypeⅠ	腹腔镜下手术，但未切断子宫动静脉
TypeⅡ	TypeⅠ＋子宫动静脉
TypeⅢ	TypeⅡ＋部分宫骶韧带
TypeⅣ	TypeⅡ＋全部宫骶韧带
	1）相应类型后应加注 　A. 仅分离血管的周边组织 　B. 包括阔韧带前页 　C. 包括阔韧带后页 　D. 包括阔韧带前后页 　E. 仅用于Type Ⅳ，指子宫已经完全切除 2）相应类型后加注"o"表示一侧或双侧附件切除

一般取脐孔为第一穿刺孔，置入镜体。腹壁穿刺孔的数目根据情况决定。如果具有血管闭合系统，需要在反麦氏点取5mm穿刺孔，麦氏点取10mm穿刺孔（放置血管闭合系统。如闭合系统直径5mm，则取直径5mm穿刺孔）。

1. Type Ⅰ术式　转为阴式全子宫手术。

2. Type Ⅱ术式　准备处理子宫动静脉。操纵杆向前向侧方用力，暴露一侧子宫动静脉，双极电凝及超声刀仔细凝切双侧子宫动静脉，也可以选择缝扎子宫动静脉。在此过程中一定要探查输尿管走行，除了直接损伤外，电凝设备的热损伤最常见。

3. Type Ⅲ术式　需要分离并切断宫骶韧带及部分主韧带。

4. Type Ⅳ术式　需要进一步切除全部主韧带，到达穹隆并切开阴道，切除子宫。如果子宫较小，可以直接经阴道取出，如果子宫较大，需要在阴道内用器械充分保护阴道壁及腹腔脏器的情况下，对切、斜切或环切子宫肌层后经阴道取出。可以选择腹腔镜下缝合阴道壁或经阴道缝合。对肥胖病人，腹腔镜下缝合更为合适。

【腹腔镜下子宫切除术术式评价】

腹腔镜下子宫切除包括全子宫切除和次全子宫切除术。前者包括腹腔镜辅助阴式全子宫切除术（laparoscopic assisted vaginal hysterectomy，LAVH，即type Ⅰ～Ⅲ）和腹腔镜下全子宫切除（total laparoscopic hysterectomy，TLH，即 Type Ⅳ），后者包括腹腔镜辅助次全子宫切除术（laparoscopic assisted subtotal hysterectomy，LASH）和腹腔镜筋膜内子宫切除术（classic intrafascial supracervical hysterectomy，CISH）。需结合病人的年龄、病史、体检、病人意愿及术者经验选择个体化的治疗方案，由于残留宫颈对病人并无明显益处，目前次全子宫切除较少选择。

1. TLH　手术步骤完全等同于传统的TAH，只是在腹腔镜下完全将子宫附着的韧带及血管断，将游离的子宫经阴道取出。效率良好的凝切手术器械发挥重要作用。

2. LAVH　在腹腔镜下进一步评价TLH的可能性，视情况预先处理盆腔存在的不利因素，如粘连的分解、内膜异位灶的电凝甚至分离膀胱、结扎子宫动脉，直到TLH可得以顺利进行，然后经阴道完成剩余步骤。该术式避免了困难的宫旁处理，降低了手术难度，增加了手术安全性，尤其适用于子宫后壁与直肠粘连者。LAVH对手术器械的要求相对较低，只要有单极或双极电凝及剪刀就可完成手术，但要求术者有阴式子宫切除手术的基础。

TLH和LAVH均属于腹腔镜全子宫切除，一般而言，两种手术方式有相同的适应证，但对子宫固定、病人重度肥胖、阴道狭窄、深部子宫内膜异位症、有肠道手术史估计粘连广泛者，需结合病人情况在处理困难处酌情选择腹腔镜处理或经阴式处理，灵活改变，不必拘泥。

3. LASH　手术步骤同经腹次全子宫切除术，该术将病变宫体切除,保留宫颈。部分学者认为该术式使盆底结构及阴道长度不受影响,对术后性生活影响小。对于想保留子宫颈的年轻病人来说,如果排除宫颈病变,可以考虑该术式。

4. CISH 切除病变的子宫体及容易癌变的子宫颈内膜组织和子宫颈鳞柱状上皮交界区,同时盆底结构及阴道长度不受影响,部分学者认为对提高病人的生活质量有益。经阴道旋切宫颈时,要选择好合适的子宫切割器(calibrated uterine resection tool,CURT-set)。切割器过大会造成膀胱和直肠、宫颈旁血管损伤;切割器过小,会残留宫颈移性带上皮,导致宫颈腺体囊肿或残端癌发生的可能。该术同样没有完全切除宫颈组织,因此不适用于存在宫颈和子宫内膜病变者。

LASH 及 CISH 需要特殊的手术器械,即整套腹腔镜子宫切除器械才能完成。对子宫增大到 16～20 孕周的病人、剖宫产术后子宫膀胱腹膜反折致密粘连或直肠子宫陷凹广泛致密粘连病人有其优势。但在疑有宫颈、子宫内膜癌或子宫肉瘤时,不宜选择将宫体旋切取出的手术方式。

总之,随着腹腔镜技术的逐渐推广及应用,手术者经验的累积,腹腔镜下子宫切除术的指征不断扩大,但传统开腹手术仍有其优势所在。而机器人手术除其本身的优势外,在手术时间、住院时间上并不逊色于传统腹腔镜,体现出较好的应用前景。总体来讲,应该依据病人条件、自身经验、医院设备水平及病人经济情况综合考虑,制订个体化的治疗方案。

参考文献

1. Parker WH. Uterine myomas:managemen. Fertility and Sterility,2007,88(2):255-271

2. Mais V,Ajossa S,Guerriero S,et al. Laparoscopic versus abdominal myomectomy:a prospective,randomized trial to evaluate benefits in early outcome. Am J Obstet Gynecol,1996,174:654-658

3. Togas T. Endoscopic management of uterine fibroids. Best Practice & Research Clinical Obstetrics and Gynaecology,2008,22(4):707-716

4. 瞿红,张震宇,刘崇东,等.DDI评分系统预测腹腔镜子宫肌瘤剔除术的结局. 现代妇产科进展,2008,17(1):73-74

5. Alberto M,Riccardo C,Gianni B,et al. Techniques of laporascopic myomectomy. Reproductive Biomedicine Online,2011,23:34-39

6. Sizzi O,Rossetti A,Malzoni M,et al. Italian multicenter study on complications of laparoscopic myomectomy. J Minim Invasive Gynecol,2007,14:453-462

7. Seracchioli R,Rossi S,Govoni F,et al. Fertility and obstetric outcome after laparoscopic myomectomy of large myomata:a randomized comparison with abdominal delivery. Hum. Reprod.,2000,15:2663-2668

8. Summitt RL Jr,Stovall TG,Lipscomb GH,et al. Randomized comparison of laparoscopy-assisted vaginal hysterectomy with standard vaginal hysterectomy in an outpatient setting. Obstet Gynecol,1992,80:895-901

9. Gimbel H,Zobbe V,Andersen BM,et al. Randomised controlled trial of total compared with subtotal hysterectomy with one-year follow up results. Br J Obstet Gynaecol,2003,110:1088-1098

10. 华克勤,林金芳,刘惜时. 非脱垂子宫切除四种术式的临床研究. 中华医学杂志,2002,82(23):1599-1603

11. Pereira N,Buchanan TR,Wishall KM,et al. Electric morcellation-related reoperations after laparoscopic myomectomy and nonmyomectomy procedures,J Minim Invasive Gynecol,2015,22(2):163-176

12. Shah S,Odejinmi JF,Agarwal N. Inlaparoscopic myomectomy,does a caseload of 100 patients during the learning curve produce a significant improvement in performance measures? J Obstet Gynaecol India,2016,66(suppl 1):422-427

13. Deimling TA,Eldridge JL,Rilet KA,et al. Standard versus robot-assisted laparoscopic jysterecromy:a prospecrive randomized trial. Jorunal of Minimally Invasive Gynecology,2015,22(6):S7-8

14. Buttram VC Jr,Reiter RC. Uterine leiomyomata:etiology,symptomatology,and management. Fertil Steril,1981,36:433-435

15. The Practice Committee of the American Society for Reproductive Medicine in collaboration with The Society of Reproductive Surgeons. Myomas and reproductive function. FertilSteril,2008,90:S125-130

16. Metwally M,Cheong YC,Horne AW. Surgical treatment of fibroids for subfertility. Cochrane Database Syst Rev,2012,11:CD003857

17. Stewart EA,Nicholson WK,Bradley L,et al. The burden of uterine fibroidsfor African-American women:results of anational survey. J Womens Health (Larchmt),2013,22:807-816

18. Updated:laparoscopic uterine powermorcellation in hysterectomy and myomectomy:FDA safety communication. Silver Spring,MD:Food and Drug Ad-ministration,2014

19. Elizabeth A. Uterine Fibroids. N Engl J Med,2015,23:1646-1655

(姜桦 武欣)

第三节 腹腔镜手术治疗生殖道畸形的临床应用决策

关键点

1. 许多畸形可以由腹腔镜检查证实。

2. 残角子宫、性分化异常、先天性米勒管不发育等畸形可以由腹腔镜手术纠正或解除症状。

女性生殖道器官解剖异常包括阴道、子宫、输卵管及卵巢发育异常。其中阴道发育异常与子宫发育异常往往同时存在,子宫、输卵管及卵巢发育异常可在腹腔镜检查时证实。许多畸形可以由腹腔镜手术纠正或解除症状。

一、腹腔镜手术治疗残角子宫

子宫发育异常包括子宫未发育或发育不全、始基子宫、幼稚子宫、一侧发育的单角子宫与发育不全的残角子宫、完全分离的双子宫、两角分离的双角子宫及中隔未吸收或吸收不全的纵隔子宫。

在胚胎发育过程中如果一侧副中肾管完全未发育,发育侧子宫则呈单角子宫;单角子宫 65% 合并残角子宫。2013 年 ESHRE/ESGE 分类分为 U4a 有残角宫腔,U4b 无残角宫腔。U4a 系一侧副中肾管发育,另一侧副中肾管中下段发育缺陷,形成残角子宫。有正常输卵管和卵巢,但常伴有同侧泌尿器官发育畸形。根据残角子宫与单角子宫解剖上的关系,分为三种类型:Ⅰ型残角子宫有宫腔,并与单角子宫腔相通;Ⅱ型残角子宫有宫腔,但与单角子宫腔不相通;Ⅲ型为实体残角子宫,仅以纤维带相连单角子宫。

有功能性子宫内膜的残角子宫因有周期性腹痛并可以引起子宫内膜异位症;胚胎还可种植于与子宫不相通的或相通的残角子宫内,虽然残角子宫妊娠的发生率仅为 1/100 000~1/140 000 的几率,若不及时干预,却可能导致子宫破裂。所以对于有功能性子宫内膜的残角子宫,推荐予以切除。1996 年 Kadir RA 首先报道了腹腔镜手术切除一例残角子宫。之后 Amara DP 和 Giatra K 等陆续进行了腹腔镜手术切除残角子宫的个案报道。Cutner 和 Panayotidis D 又介绍了腹腔镜手术治疗残角子宫妊娠的成功经验。

手术前需要做肾脏输尿管超声或其他影像学检查,除外泌尿道畸形。切除残角子宫之前,必须仔细检查盆腹腔。子宫内膜异位可能改变盆腔正常解剖结构,包括输尿管的走行。残角子宫同侧的输尿管的位置通常高于对侧输尿管,为了预防异位妊娠,应切除残角子宫侧的输卵管。电凝切断残角子宫侧圆韧带和卵巢固有韧带,必须剪开膀胱反折腹膜,下推膀胱,使其与残角子宫下段分离。分离阔韧带前后叶,暴露子宫血管,如果单角子宫和残角子宫之间只有纤维索相连,两者之间分离非常容易。如果两者之间紧密相连,分离复杂得多。可以锐性分离两者之间的界限。通过宫腔镜辅助照明可以帮助确定分离界面。切除残角子宫,保留该侧部分纤维组织,缝合分离创面,并将残角子宫侧圆韧带及卵巢固有韧带残端缝合在单角子宫残余的纤维组织处。2005 年 Fedele 报道了 10 例腹腔镜下切除残角子宫的经验,证实腹腔镜手术治疗残角子宫是切实可行的。如果发生残角子宫妊娠,原则上应该手术切除残角子宫。

二、腹腔镜手术治疗性分化异常

腹腔镜在诊断和治疗性分化异常方面有独特的优势。性腺发育不全病人若性染色体中含有 Y 染色体则性腺容易恶变。发育不全的性腺呈条索状,条索状性腺尚有系膜与侧腹膜联系,有时则紧贴腹膜,有时性腺位于腹股沟管内。手术时需辨认性腺走向达到完全切除,任何残留的性腺均有恶变隐患。腹腔镜手术的优点是具有局部放大作用,镜头灵活进入狭窄腔隙,条索状性腺清晰可见,不易遗漏。腹腔镜手术为切除腹腔内和腹股沟内的性腺病人提供了微创途径。

三、腹腔镜手术治疗先天性米勒管不发育

一个世纪以前,阴道成形术就应用于先天或后天原因引起的阴道全部或部分缺失的病人。MRKH 综合征是重建阴道的最常见适应证。近年来腹腔镜辅助的阴道成形术逐渐替代传统的手术。MRKH 综合征发病率约为 1/1500~4000。该病病因不明,大多数病人核型正常,少数为 45,X/46,XX;46,XX/47,XXX。也有的认为与基因突变有关。常见的临床表现为原发闭经,但第二性征正常。病人外生殖器正常,阴道完全或部分缺失。子宫缺失,也有表现为输卵管下方两个纤维肌性结节,在中线融合,犹如两个残角子宫。极少数病人残角子宫内衬有功能的子宫内膜。输卵管和卵巢通常发育正常。有 40% 的病人合并骨骼和泌尿系统发育异常。

许多手术和非手术的方法可以用于治疗阴道缺失。Frank 在 1938 年提出了对于阴道盲端有 2~3cm 者采用模型顶入法可以取得良好效果。McIndoe 在 1938 年提出在膀胱直肠隔内造穴,创面植入取自臀部或大腿内侧的皮瓣。对于这种造穴重建新阴道的术式,Davydov 和 Rothman 提出的将腹膜拉下直至处女膜缘,覆盖创面可以达到最佳的效果。1965 年 Vecchietti 在提出将两根缝线的一头从腹腔内自始基子宫中线融合处导入穿过膀胱直肠间隙固定在阴道模具上,另一头分别从两侧下腹壁穿出,固定在特制的弹簧器械上,利用弹簧的拉力将阴道模具拉入膀胱直肠间隙,扩张出人工阴道,一般在术后 6~9 天人工阴道达到 7~8cm 长度。这种方法的优点是无需经阴道分离膀胱直肠间隙,而且能保证腹膜的完整性,如手术失败,还能选用其他方法。这种方法是近三十年欧洲较常用的手术方法。

Semm 在 1983 年报道了第一例腹腔镜辅助阴道成形术,在这一例手术中,腹腔镜的作用仅仅是监测经阴道分离膀胱直肠之间的腔隙。1992 年,Gauwerky 和 Ghirardini 报

7

道了两例腹腔镜 Vecchietti 式阴道成形术,但是由于操作过于复杂,这种手术方式没有得到推广。直至 1993 年起,Fedele 进行了腹腔镜辅助的改良 Vecchietti 式阴道成形术,至 2004 年,他们这一团队共施行了 106 例,手术成功率为 98%,术后性生活满意率为 97%,只有 1 例虽然建立了长度满意的阴道,但性生活不满意。手术失败 2 例,其中 1 例为病人术后拒绝应用模型扩张阴道,1 例因为术后 2 天发现直肠穿孔而去除了扩张器械,以后直肠穿孔自行愈合。

1994 年 Soong 延续了 Davydov 和 Rothman 的手术理念,率先报道了 4 例腹腔镜辅助的以盆底腹膜代阴道的阴道成形术。1996 年他们又报道了该腹腔镜的改良术式在 14 例病人中的应用。这种术式主要步骤是切断圆韧带,松解腹膜,在膀胱直肠间隙阴道造穴,穴道顶端构建阴道穹隆,Kelly 钳经阴道将直肠子宫陷凹最低处的腹膜下拉至阴道口,再缝合至阴道口。在阴道顶端上方环形缝合腹膜以闭合阴道顶。新建阴道的长度长于 8cm,宽度大于 3cm,性生活的满意度为 84%。

国内罗光楠教授首创了腹腔镜腹膜阴道成形术。至今已发展至罗湖"一"到"四"式,取得了很好的临床效果。腹膜与其他阴道替代物相比,更柔软、湿润、弹性好,同时具有分泌、防御及愈合能力强等特点,是人工阴道较理想的覆盖物。

腹腔镜辅助的阴道成形术是创伤小,成功率高的手术方式,目前这种方式已经取代了过去地乙状结肠代阴道术、羊膜代阴道术、自体皮瓣代阴道术等成为首选的术式。

参考文献

1. Grimbizis GF, Di Spiezio SA, Saravelos SH, et al. The Thessaloniki ESHRE/ESGE consensus on diagnosis of female genital tract anomalies. Hum Reprod,2016,31(1):2-7

2. Grimbizis GF,Gordts S,Di Spiezio SA,et al. The ESHRE/ESGE consensus on the classification of female genital tract congenital anomalies. Hum Reprod,2013,28(8):2032-2044

3. Kadir RA,Hart J,Nagele F,et al. Laparascopic excision of a noncoummunicating rudimentary uterine horn. Br. J of Obstet Gynecol,1996,103:371-372

4. Amara DP, Nezhat F, Giudice L, et al. laparoscopic management of a noncommunicating utrine horn in a patient with an acute abdomen. Surg. Laparosc Endosc,1997,7:57-59

5. Giatra K, Licciardi FL, Grifo JA. Laparoscopic recection of a noncommunicating rudimentary uterine horn. J Am Asso Gynecol Laparosc,1997,4:491-493

6. Cutner A,Saridogen E,Hart R,et al. Laparoscopic management of pregnancies occurring in non-communicating accessory uterine horns. Eur J Obstet Gynecol Repro Bio,2004,113:106-109

7. Panayotidis C,Abdel-fattah M,Leggott M. Rupture of a rudimentary uterine horn of an unicornuate uterus at 15 weeks'gestation. J Obstet Gynecol,2004,24:323-324

8. Fedele L, Bianchi S, Zanconato G, et al. Laparoscopic removal of the cavitated noncommunicating rudimentary uterine horn:surgical aspects in 10 cases. Fertil Steril,2005,83:432-436

9. Guwerky JFH,Wallwiener D,Bastert G. An endoscopically assisted technique for construction of a neovagina. Arch Gynecol Obstet,1992,252:29-63

10. Popp LW,Ghirardini G. Creation of a neovagina by pelviscopy. J Laparoendosc Surg,1992,2:165-173

11. Fedele L, Bianchi S, Berlanda N, et al. Neovagina mucosa after Vecchietti's laparoscopic operation for Rokitanski syndrome: structual and ultrastructual study. Am J Obstet Gynecol, 2006, 195:56-61

12. Soong YK, Chang FH, Lee CL, et al. Vaginal agenesis treated by laparoscopically assisted neovaginaplasty. Gynecol Endosac,1994,3:217-220

13. Soong YK,Chang FH,Lai YM,et al. Results of modified laparoscopically assisted neovaginaplasty in 18 patients with congenital absence of vagina. Human Reprod,1996,11:200-203

(丁景新　华克勤)

第四节　子宫内膜异位症的腹腔镜手术治疗

关键点

1. 内膜异位症的一线治疗方法仍是药物治疗,疾病进展时方可推荐手术治疗,腹腔镜手术既是该疾病的诊断工具,又是该疾病的治疗方式。

2. 手术治疗目的为切除病灶、恢复解剖,包括保守手术、神经阻断手术和根治性手术。

子宫内膜异位症(endometriosis,EMT)是育龄期妇女常见的激素依赖性疾病,其临床行为学与恶性肿瘤极为相似,可侵犯全身任何部位,多发于卵巢、宫骶韧带、子宫、阴道直肠膈等盆腔脏器。子宫内膜异位症的发病机制尚未完全明确,针对子宫内膜异位症的治疗方法仍为药物治疗和手术治疗,多以缓解疾病症状、促进生育、延缓疾病进展为主要治疗目的。本文主要阐述了子宫内膜异位症的手术治疗现状。

一、子宫内膜异位症的手术时机、目的与指征

由于子宫内膜异位症的激素依赖性,病人的症状体征多缓慢加重,可持续至绝经或更甚,因此美国生殖医学协会实践委员会(the Practice Committee of the American Society of Reproductive Medicine)早在 2008 年即提出:子宫内膜异位症应当被视为一种需要终生处理的慢性疾病,其治

疗目标为尽可能采用药物保守治疗而避免多次反复手术治疗。轻度子宫内膜异位症病人可优先使用药物治疗、期待治疗，通过鼓励生育及抑制激素分泌等手段缓解病情，疾病进展时方可推荐手术治疗，而手术医生在制订手术方案时必须选择可长期缓解症状的手术方式。尽管内膜异位症的一线治疗方法是药物治疗，手术探查对子宫内膜异位症的诊治仍至关重要，手术既是该疾病的诊断工具，又是该疾病的治疗方式，手术探查可直接了解盆腹腔内的病灶分布情况，并能迅速去除大量病灶，达到缓解疾病进展的目的，尤为重要的是，许多以去除子宫内膜异位症灶、恢复解剖结构为目的的手术均可迅速缓解子宫内膜异位症所致的盆腔疼痛。子宫内膜异位症的手术指征包括：①药物治疗疗效欠佳，症状加剧或病灶增加；②排除恶性肿瘤；③促进生育功能恢复；④解除肠道或泌尿道梗阻。

二、子宫内膜异位症的手术方式

随着科技进步，目前已不再推荐通过开腹手术治疗子宫内膜异位症，腹腔镜手术已成为子宫内膜异位症手术治疗的主流方式，腹腔镜手术的视野更加清晰，病人手术后恢复时间短、术后疼痛轻，且其疗效与开腹手术无显著差异。近期，单孔腹腔镜及机器人腔镜手术也被证实是治疗子宫内膜异位症安全、有效、操作方便的手术方式。而一些辅助成像措施也正被应用于子宫内膜异位症的手术中，如窄带呈像技术、达·芬奇机器人的"萤火虫"荧光显影系统等，这些措施有效提高了手术医生对子宫内膜异位病灶的辨识度，提升了手术操作的精确度和灵敏度。然而目前并没有远期随访证据证明此类成像措施对术后病情缓解或延迟症状复发起到了更好的作用。

各种不同电手术器械的发明及性能的不断完善也使子宫内膜异位症手术的器械更为多样化，除传统冷刀以外，腹腔镜手术多已采用单极电凝、双极电凝、超声刀等辅助切割、烫灼工具，也有术者使用二氧化碳激光进行烧灼，但其疗效无甚差异。

既往常称全子宫双附件切除术为子宫内膜异位症的"根治性手术"，而称保留器官、去除子宫内膜异位灶的手术为保守性手术。然而切除双附件后所诱发的围绝经期症状、提前进入绝经后状态所致骨质流失及心血管疾病风险增加等问题已逐渐受到重视，因此目前已不再优先推荐该"根治性手术"，该手术仅适用于所有药物治疗方案及保守性手术均无效且病人主观切除意愿强烈时。目前临床常用的术式包括用于去除病灶的内膜异位灶切除、内膜异位灶电凝、内膜异位囊肿穿刺抽液，用于缓解疼痛的子宫骶神经切断术、骶前神经切除术，以及全子宫双附件切除术。目前尚无单纯双附件切除在子宫内膜异位症中应用的研究报道。

子宫内膜异位症严重者多需要配合术前、术后用药，术前使用孕激素、GnRHa等药物可有效缩小病灶，减少手术中出血量及手术切除范围，特别对于病灶巨大的卵巢子宫内膜异位囊肿效果甚佳。然而，子宫内膜异位症病人术前是否联合药物辅助治疗对术后妊娠率并无影响。

卵巢子宫内膜异位症病人出现不孕症的确切机制仍未明确，许多研究均提示卵巢内膜异位症病人的卵泡密度及卵巢储备均有所下降，而手术可能进一步加剧这些现象。手术操作中不慎切除部分正常卵巢组织、术中凝固损伤血管影响相关卵巢皮质区血液供应、术后局部出现的手术相关性炎症等均是导致卵巢储备功能下降的可能原因。因此，对于有生育要求、特别是可能需要通过辅助生殖技术受孕的卵巢子宫内膜异位症病人，需明确手术目的、评估病人卵巢功能后方可进行手术操作。许多相关研究报道中均建议病人于术前常规检测AMH水平，以了解卵巢储备情况。卵巢内膜异位囊肿切除术后早期即可出现AMH水平的显著降低。在一项前瞻性研究中，卵巢内膜异位囊肿切除术后病人AMH的下降最早出现在术后第一周，且可持续6～9个月。另有研究发现，即使在术后6个月时，病人的窦卵泡计数仍可下降大于10%。亦有研究发现，当卵巢囊肿大于4cm时，术后优势卵泡计数明显减少。但AMH水平的下降在单侧或双侧卵巢内膜异位囊肿切除病人中是否存在差异仍存在一定争议。

手术切除卵巢子宫内膜异位囊肿对于病人术后受孕率的提高无疑是有效的，通过去除病灶、分解粘连等操作，卵巢内膜异位症病人的术后妊娠率可提高近4倍。此外，手术切除卵巢内膜异位囊肿更有利取卵术的进行，可避免取卵术中误穿刺入内膜异位囊肿中造成盆腔感染。然而，对于已决定直接进行IVF的病人，已有许多研究报道认为是否手术切除囊肿并不影响IVF周期中取卵、胚胎发育或移植成功率，甚至有研究报道称卵巢内膜异位囊肿切除后可影响IVF周期应答情况。因此，若病人卵巢储备功能不佳时，可考虑优先进行IVF，而非手术治疗，除非卵巢囊肿特别巨大、影响相关辅助生殖技术操作。然而，目前尚无权威机构制定指南明确界定哪些内膜异位症病人必须于辅助生殖前进行手术，许多手术的成功开展仍与医生个人经验相关。对于有生育要求的内膜异位症病人的规范化治疗方案仍有待于进一步的前瞻性研究。

三、不同部位内膜异位灶的手术处理

1. 卵巢子宫内膜异位症 卵巢内膜异位囊肿是临床最常见的内膜异位灶，不论哪种分型的卵巢内膜异位囊肿，仅予以药物治疗均无法有效缩小囊肿体积，也难以彻底根治。卵巢子宫内膜异位囊肿根据其大小及浸润程度可分为Ⅰ型及Ⅱ型。Ⅰ型：囊肿直径<2cm，囊壁有粘连、层次不

清,手术不易剥离;Ⅱ型:ⅡA:异位种植灶表浅,累及卵巢皮质,未达囊肿壁,常合并功能性囊肿,手术易剥离;ⅡB:异位种植灶累及巧克力囊肿壁,但与卵巢皮质的界限清楚,手术较易剥离;ⅡC:异位种植灶穿透囊肿壁并向周围扩展,囊肿壁与卵巢皮质粘连紧密,并伴有纤维化或多房,卵巢与盆侧壁粘连,体积较大,手术不易剥离。

对于不同类型的卵巢内膜异位囊肿其手术处理方式略有不同,目前常用的手术方式为腹腔镜下囊肿剥除术、囊壁电灼术。早在 1996 年 Brosens 等就已明确囊肿剥除术后的复发率远低于囊壁电灼术,两者的复发率相差一倍余(23.6%vs.57.8%)。有随机双盲前瞻性研究报道囊肿剥除术后的疼痛症状的复发率也远低于囊壁电灼术。更有文献统计报道,囊肿剥除术对术后自然妊娠率的提高较囊肿穿刺抽液或电灼术更为有效。

行腹腔镜下卵巢子宫内膜异位囊肿囊壁电灼术时,需于囊肿最突出处穿刺后吸净囊液,并彻底冲洗囊内及盆腹腔后,采用热损伤器械如双极电凝或 CO_2 激光等彻底破坏囊壁。但需注意囊壁电灼术可取得的手术标本极少,存在遗漏恶性病变风险,应尽量谨慎进行。

行腹腔镜下卵巢子宫内膜异位囊肿切除术时,在分解粘连后首先仍需剪开囊壁抽吸囊液,反复冲洗囊腔促使囊壁与正常卵巢皮质间隙暴露,若无法轻易找出界限,必要时也可切除部分与囊壁紧密附着的卵巢皮质,在辨清界限后剥离囊壁。在靠近卵巢门及子宫卵巢韧带处需特别注意剥离操作与电凝止血,避免因血管撕裂引起大量出血或因损伤血管而影响卵巢的血液供应,导致术后卵巢功能减退。完整剥除囊壁后,则需仔细检查卵巢剥离创面,电凝止血。卵巢电凝后一般可自然回缩,若卵巢表面缺口大,则可予缝合数针恢复解剖结构,注意不可缝合过密以皮质包绕成团,引起术后排卵障碍。将剥除的囊壁取出后需仔细检查囊肿内壁,必要时行术中冰冻病理,排除恶性病变。

2. 腹膜子宫内膜异位症　种植于盆腹腔腹膜的内膜异位病灶形态多样,早期表现为红色病变,渐进展成为水泡状病变,后形成典型的蓝紫色结节,进一步形成纤维粘连后则表现为陈旧性白色病变,严重者可因内膜异位灶反复破坏腹膜表面导致腹膜缺损。腹膜子宫内膜异位症在盆底腹膜、子宫直肠反折腹膜等位置最为常见。

腹腔镜手术可对盆、腹腔腹膜进行彻底探查,全面了解腹膜子宫内膜异位灶的位置,并可直接观察病灶性状。术中需根据病变情况适当选择手术方式,力争做到采用最有效的方式最彻底地破坏内膜异位灶,同时对周围正常组织损伤最小。目前对浸润较浅的病灶最常用的方法仍为电凝、烧灼或汽化,但因烧灼无法完全破坏浸润较深的病灶,且病灶过大时单纯烧灼破坏面积过大,故对较大病灶仍需切除。行腹膜子宫内膜异位灶切除时,需提起病灶部位腹膜,沿病变周围切开腹膜进入疏松结缔组织内直至看见脂肪,探针或冲洗液钝性分离周围组织后,方可完整切除病灶

并取出。若病灶过大无法直接取出,则需于标本袋内粉碎后取出,避免强行自穿刺口拉出造成术后穿刺口处腹壁内膜异位症。必要时术中可将生理盐水注射至腹膜病灶下方,形成液体保护垫后切除病灶。病灶切除后仅需进行止血,腹膜缺损处可通过自身上皮化愈合,而不应将周围腹膜缺损进行缝合,避免因缝合引起缺血,进一步导致周围肠管、网膜及邻近脏器与手术部位粘连。

3. 深部浸润型子宫内膜异位症　深部浸润型子宫内膜异位症(deep infiltrating endometriosis,DIE)常见于子宫骶骨韧带、直肠子宫陷凹、阴道直肠隔等位置,甚至有时可见深部浸润型种植灶侵犯阴道穹窿或结直肠壁,病灶浸润深度≥5mm。DIE 的病灶类型多变、涉及范围广,多伴有严重致密且广泛的粘连,手术难度大。最常见的子宫直肠陷凹及子宫骶韧带 DIE 病灶因反复纤维化可逐渐形成质硬的结节,并导致宫骶韧带增粗、挛缩,粘连于双侧盆壁腹膜,牵拉输尿管使其失去原有正常的解剖结构,不仅引起反复盆腔疼痛甚至引起输尿管扭曲、扩张,增加了手术操作难度,并增加了输尿管损伤等并发症的风险。DIE 的主要手术并发症包括出血、直肠损伤、直肠阴道瘘、输尿管损伤等,即使手术经验丰富的医生仍有较高的并发症发生率,因此术前需详细告知相关风险,仔细权衡手术利弊。然而,虽然 DIE 的手术治疗难度大、并发症多,目前 DIE 最主要的治疗手段及最有效治疗方式仍为手术治疗。手术治疗的目的主要为改善生活质量,病灶的完整切除可有效减轻痛经、慢性盆腔疼痛及性交痛,去除梗阻性症状,并可提高术后自然受孕几率。对病灶小于 2cm 且无症状的深部浸润型子宫内膜异位灶一般不主张手术治疗,必要时可仅行诊断性腹腔镜探查,不必强行切除病灶。

在拟定 DIE 病人的手术方案时,需通过多种辅助检查综合评估病人病灶位置及可能的浸润范围和深度,如查泌尿系超声甚至静脉肾盂造影明确泌尿道梗阻部位,必要可查肾血流图及肾小球滤过率充分评估肾脏功能,术前可先行输尿管插管利于术中辨别解剖结构。术者在术前病人麻醉完毕后,可再次进行三合诊进一步了解深部病灶的位置、大小等,彻底的三合诊检查有利于在腹腔镜手术时对 DIE 病灶的浸润深度和范围做出更准确的评估。

在进行 DIE 的腹腔镜手术时,为了更好地暴露手术区域,辨清手术区域的解剖结构,可安排一名助手举宫,必要时可将卵巢暂时缝合于外侧腹膜上,力求获得最佳视野,辨别输尿管、子宫韧带、血管等重要组织器官的解剖位置及解剖结构。术中灵活使用各种钝性分离器械及剪刀分解粘连,并注意止血,止血尽量选择双极电凝等热损伤较小的电器械,技术条件允许时也可于腹腔镜下进行缝合止血。

DIE 手术时,因病灶广泛,多主张根据解剖部位依次分解粘连、去除病灶。首先需分解盆腔内粘连、剥除卵巢子宫内膜异位囊肿,充分暴露视野;然后分离输尿管并向外侧推开,分离直肠结肠侧窝,并推开直肠及乙状结肠,充分暴露

7

子宫直肠间隙及直肠结肠侧窝；辨清解剖结构后，首先处理输尿管及膀胱的病灶，然后切除宫底骶韧带结节，分离阴道直肠隔；最后切除阴道直肠隔处的病灶。

泌尿道子宫内膜异位症既往认为是少见的类型，近期被发现在 DIE 病人中的发生率可高达 50% 以上。最常见的泌尿道子宫内膜异位灶位于膀胱及输尿管，其诊断非常困难，可出现各种无特异性的临床表现，输尿管病灶的发现多因输尿管梗阻性表现，膀胱病灶若已浸润膀胱全层，甚至可出现周期性血尿。辅助检查如超声、三维成像 CT 等有助于诊断。腹腔镜下病灶切除术被认为是泌尿道子宫内膜异位症病人的首选手术治疗方式。

对于膀胱子宫内膜异位症的病人，部分膀胱切除术的术后复发率较子宫内膜异位灶剥离术的术后复发率明显降低。若子宫内膜异位灶靠近输尿管间嵴，在距离输尿管间嵴 2cm 内区域，则往往需要进行输尿管再植。术前放置输尿管支架有利于更好地辨认输尿管结构，避免损伤输尿管开口。当膀胱异位灶直接与子宫粘连时，为降低复发率，可切除部分子宫肌层组织，但术前需详细与病人沟通，以免影响病人生育功能。切除膀胱子宫内膜异位灶时，需沿内膜异位灶外 5mm 处切除病灶，切除病灶后检查输尿管及膀胱黏膜，用 4-0 可吸收线连续或间断缝合膀胱全层，缝合完毕后可行膀胱镜检查有无渗漏。术后需留置导尿 5~14 天，具体留置天数可参考术中切除范围、膀胱组织情况等。必要时可于术后行膀胱造影检查，明确术后膀胱内情况。

对外生型输尿管内膜异位症病人，切除输尿管表面病灶即可。但对于内生型输尿管内膜异位症病人，需行部分输尿管切除＋输尿管端端吻合或输尿管膀胱切开术。若原本狭窄的输尿管区域在游离后可迅速扩张，则说明内膜异位灶并未侵犯入输尿管组织中，可保留输尿管。术前可于膀胱镜下放置输尿管支架（J 管），作为术中指示。术后保留输尿管支架 1~3 个月。若术前评估时已考虑需行输尿管切除或部分膀胱切除，则建议请经验丰富的泌尿外科医生协助手术，避免因粘连严重解剖结构不清造成手术并发症。

肠道子宫内膜异位症则为最常见的泌尿生殖系外子宫内膜异位症，病灶多发，常见症状包括腹泻、便秘、里急后重感、直肠出血等。术前影像学检查对手术方案的制订尤为重要。对于结直肠表面深部浸润型子宫内膜异位灶的手术，仍以病灶切除为主，而若已有直肠肌层受累，则应进行部分肠壁切除或肠管切除。除了必须在术前彻底进行肠道准备外，术中需使用肠钳探触以了解直肠处子宫内膜异位灶的具体浸润深度及范围。若受累的肠段≤4cm，则可直接切除部分肠壁；若子宫内膜异位灶浸润的肠段超过 4cm，或为多发病灶，则必须切除肠段，并进行端端吻合。肠壁缝合时按常规予 3-0 可吸收线连续缝合 1~2 层，或直接使用肠吻合器缝合。手术完毕之前，需常规检查是否存在肠瘘，

可通过结直肠镜辅助观察肠腔内情况，避免遗漏肠穿孔；亦可在手术结束前向子宫直肠陷凹内注入冲洗液，同时将空气注入直肠内，观察液面是否出现气泡，若有气泡产生则说明已有肠穿孔，需仔细辨别肠道破裂位置，进行修补或肠段切除吻合术。若术前评估时已考虑需行肠段切除术，则建议请经验丰富的肛肠外科医生协助手术，避免因粘连严重解剖结构不清造成手术并发症（腹腔镜下保留肠管的深部子宫内膜异位灶切除术见视频 10、腹腔镜下肠壁子宫内膜异位病灶根治术见视频 11）。

视频 10　腹腔镜下保留肠管的深部子宫内膜异位灶切除术

视频 11　腹腔镜下肠壁子宫内膜异位病灶根治术

广泛性子宫切除被认为对一部分 DIE 病人有效。Fedele 等报道称，DIE 病人行次广泛子宫切除术后疼痛复发率较行单纯全子宫双附件切除术者明显下降（0vs. 31%）。在为 DIE 病人行广泛子宫切除时，术者的解剖学知识尤为重要，DIE 病人的盆腔手术区域内往往存在大量粘连及纤维化，破坏了原有解剖结构。而在分解粘连进行切割及止血时，也需注意电器械的热能辐射损伤。

目前研究结果显示腹腔镜下进行的深部浸润型子宫内膜异位症切除术安全有效，在术后 3~5 年的随访研究中，病人大部分主观症状，如痛经、性交疼痛、慢性盆腔疼痛、排便疼痛、泌尿道症状及胃肠道症状等均有改善，其并发症的发生率与经腹手术相当。然而需注意的是，大部分深部浸润型子宫内膜异位症的主刀医师均为经验丰富的医师，手术熟练度及手术技巧均优于开腹手术者的平均水平，其手术难度仍不容小觑。

4. 针对盆腔疼痛的手术　疼痛是子宫内膜异位症的主要症状之一，可由初期的月经期疼痛逐渐转变为慢性盆腔疼痛、性交痛等，严重影响病人的日常生活质量。对于子宫内膜异位症所导致盆腔疼痛的原因众说纷纭，目前主要有以下几种可能的原因：①内膜异位囊肿周期性充血引起腹痛；②经血逆流刺激腹膜引起疼痛；③盆腔内血管充血严重，血管壁神经受压；④子宫受到周围病灶刺激出现收缩；⑤子宫周围的粘连及病灶在子宫收缩时受牵拉；⑥深层病灶刺激肌纤维组织中的感觉神经末梢导致痛阈降低；⑦病人体内前列腺素水平增高，诱发局部炎症，并导致局部疼痛感觉敏感。盆腔的痛觉传导神经主要为子宫交感神经，其神经纤维与子宫动脉、髂动脉及肠系膜动脉伴行，通过骶内脏神经丛进入骶前神经干形成骶前神经，并沿宫骶韧带达

宫颈处分散遍布整个子宫,阻断这些子宫的交感神经可有效缓解盆腔疼痛,特别是痛经。腹腔镜下宫骶神经切除术(laparoscopic uterine nerve ablation,LUNA)及腹腔镜下骶前神经切除术(laparoscopic presacral neurectomy,LPSN)是目前治疗慢性盆腔疼痛的主要手术方式,其手术目的均为阻断盆腔感觉神经即子宫的交感神经纤维。2005 年的一项研究结果显示,LPSN 和 LUNA 在短期内缓解原发痛经的效果并无差异,但 LPSN 的长期效果优于 LUNA;而对于子宫内膜异位症所致的继发性痛经,子宫内膜异位病灶切除时不论是否行 LUNA,对于疼痛的缓解并无差异,而同时行 LPSN 则对中央型盆腔疼痛有显著缓解。因此,盆腔疼痛显著的病人若要求行此类手术,需特别强调手术成功率问题。

腹腔镜下宫骶神经切除术(LUNA)多采用弧形切口,术中首先需分解粘连上举子宫,暴露骶韧带位置,由于宫骶韧带近宫颈处与子宫血管及输尿管十分靠近,子宫内膜异位症病人盆腔疼痛严重者常有子宫后壁及盆壁腹膜与骶韧带粘连、骶韧带增粗挛缩等表现,输尿管的解剖位置常有改变,术中需充分游离输尿管避免损伤。然后剪开子宫骶骨韧带外上方的阔韧带后叶腹膜,暴露直肠旁区域,游离子宫骶骨韧带上端,双极电凝后剪断或超声刀切断该处骶韧带,切除范围长约 2cm,深度约 0.5～1cm。若术中切除过浅则达不到治疗效果,切除过深则容易损伤周围血管甚至阴道壁。该手术改善盆腔疼痛的有效率据报道可达 50%～80%。然而也有文献报道称 LUNA 对于与子宫内膜异位症有关的各种盆腔疼痛均无效,但是对于没有子宫内膜异位症的慢性盆腔痛病人能有效地缓解痛经。

腹腔镜下骶前神经切除术(LPSN)也可阻断子宫的交感神经,适用于痛经严重或盆腔疼痛明显,但盆腔内无明显肉眼可见病灶或病灶弥漫范围过大无法彻底行子宫内膜异位灶切除或电灼术的病人,其对子宫内膜异位症所致痛经及盆腔疼痛的缓解率亦可达 80% 左右。骶前神经切除术直接切断了子宫体及子宫颈至骶岬之间的痛觉传导神经骶前神经束,其解除盆腔疼痛的成功率高于宫骶神经切除术,但并发症却较多,可能出现严重的并发症,如血肿形成,部分病人还可能出现可以自然改善的便秘和膀胱功能障碍。术中首先分解粘连上举子宫,并将盆腔内肠管拨开,辨清骶岬位置后纵向切开骶岬前方的腹膜;在腹膜与脂肪组织之间分离间隙,上达腹主动脉分叉上 2cm,下至骶岬处,并向左右两侧分离,直至右侧达右髂总动脉、右输卵管,左侧达左髂总动脉、直肠上动脉位置;提起并用超声刀横向切断腹主动脉前方的脂肪组织,并分离两侧髂总动脉表面脂肪组织,使该区域脂肪组织游离至骶岬水平后使用超声刀切断。切断的脂肪组织中即包括骶前神经,需送病理确定切除区域中含有神经纤维。充分止血后不需关闭后腹膜。

在进行 LUNA 或 LPSN 后,均推荐继续使用 GnRH-a

或孕三烯酮等药物治疗 3～6 个疗程,预防新生病灶产生,防止残留病灶复发。

5. 子宫内膜异位症的根治性手术　子宫内膜异位症的根治性手术即全子宫双附件切除术,保留卵巢者则称为半根治性手术。该术式对子宫腺肌病病人效果往往较好,但因其可导致内分泌水平急剧变化,仅适用于所有药物治疗方案及保守性手术均无效且病人主观切除意愿强烈时。术中仍需特别注意分解粘连,辨认子宫各血管、韧带与输尿管走形,推开输尿管,并缩短电器械使用时间,避免热损伤。

参考文献

1. Practice Committee of American Society for Reproductive Medicine. Treatment of pelvic pain associated with endometriosis:a committee opinion. Fertil Steril,2008,90:S260-269

2. Greene AD,Lang SA,Kendziorski JA,et al. Endometriosis: Where are We and Where are We Going? Reproduction,2016,152 (3):R63-78

3. King CR,Lum D. Techniques in minimally invasive surgery for advanced endometriosis. Curr Opin ObstetGynecol,2016,28 (4):316-322

4. Sendag F,Akdemir A,Simsek D,et al. Single-Port Laparoscopy for Deep Infiltrating Endometriosis Surgery. J Minim Invasive Gynecol,2015,22(6S):S140

5. Nezhat CR,Stevens A,Balassiano E,et al. Robotic-assisted laparoscopy vs conventional laparoscopy for the treatment of advanced stage endometriosis. J Minim Invasive Gynecol,2015,22 (1):40-44

6. GGallicchio L,Helzlsouer KJ,Audlin KM,et al. Change in pain and quality of life among women enrolled in a trial examining the use of narrow band imaging during laparoscopic surgery for suspected endometriosis. J Minim Invasive Gynecol,2015,22(7): 1208-1214

7. Guan X,Nguyen MT,Walsh TM,et al. Robotic single-site endometriosis resection using firefly technology. J Minim Invasive Gynecol,2016,23:10-11

8. Posadzka E,Jach R,Pityński K,et al. Treatment efficacy for pain complaints in women with endometriosis of the lesser pelvis after laparoscopic electroablation vs. CO2 laser ablation. Lasers Med Sci,2015,30(1):147-152

9. Duffy JM,Arambage K,Correa FJ,et al. Laparoscopic surgery for endometriosis. Cochrane Database Syst Rev,2014,(4): CD011031.00

10. Celik HG,Dogan E,Okyay E,et al. Effect of laparoscopicexcision of endometriomas on ovarian reserve:serial changes in theserum antimullerian hormone levels. Fertil Steril,2012,97: 1472-1478

11. Somigliana E,Berlanda N,Benaglia L,et al. Surgicalexcision of endometriomas and ovarian reserve:a systematic review onserum antimullerian hormone level modifications. Fertil Steril,

7

2012,98:1531-1538

12. Uncu G,Kasapoglu I,Ozerkan K,et al. Prospectiveassessment of the impact of endometriomas and their removal onovarian reserve and determinants of the rate of decline in ovarian reserve. Hum Reprod,2013,28:2140-2145

13. Legendre G,Catala L,Morinière C,et al. Relationship between ovarian cystsandinfertility:what surgeryand when? Fertil Steril,2014,101(3):608-614

14. Brosens IA,Van Ballaer P,Puttemans P,et al. Reconstruction of the ovary containing large endometriomas by an extra-ovarianendosurgical technique. Fertil Steril,1996,66(4):517-521

15. Healey M,Ang WC,Cheng C. Surgical treatment of endometriosis:a prospective randomized double-blinded trial comparing excision and ablation. Fertil Steril,2010,94:2536

16. RJ Hart,M Hickey,P Maouris,et al. Excisional surgery versus ablative surgery for ovarian endometriomata. Human Reproduction,2005,20(11):3000-3007

17. Gabriel B,Nassif J,Trompoukis P,et al. Prevalence and management of urinary tract endometriosis:a clinical case series. Urology,2011,78:1269-1274

18. Knabben L,Imboden S,Fellmann B,et al. Urinary tract endometriosis in patients with deep infiltrating endometriosis:prevalence,symptoms,management,and proposal for a new clinical classification. Fertil Steril,2015,103:147-152

19. Nezhat C,Malik S,Osias J,et al. Laparoscopic management of 15 patients with infiltrating endometriosis of the bladder and a case of primary intravesical endometroid adenosarcoma. Fertil Steril,2002,78:872-875

20. Fedele L,Bianchi S,Zanconato G,et al. Tailoring radicality in demolitive surgery for deeply infiltrating endometriosis. Am J Obstet Gynecol,2005,193:114-117

（朱晓璐　滕银成）

第五节　腹腔镜手术治疗妇科恶性肿瘤的临床应用决策

关键点

1. 微创治疗妇科恶性肿瘤手术取得了显著的临床疗效。

2. 子宫内膜癌、宫颈癌、卵巢癌均可通过腹腔镜技术进行各类手术治疗。

随着微创观念和技术的不断提高、腹腔镜设备的日益发展和临床经验的不断积累,20 世纪 90 年代后,微创治疗妇科恶性肿瘤手术的应用从最初简单的探查,已逐步显示出其全面分期手术和评估的优越性并取得了显著的临床疗效。

一、腹腔镜手术治疗子宫内膜癌

（一）手术安全性

有研究查询了 2004 年 1 月至 2015 年 1 月的 Pubmed 数据库。共纳入 7 篇符合要求的随机对照试验文献,Jadad 量表评分均≥3 分。共计 379 例病人,其中腹腔镜下筋膜外子宫＋双附件＋盆腔、腹主动脉旁淋巴切除术 178 例(腹腔镜组),开腹筋膜外子宫＋双附件＋盆腔、腹主动脉旁淋巴术 201 例(开腹组)。Meta 分析显示:在子宫内膜癌治疗中,与开腹组比较,腹腔镜组术中出血量少[均数差(MD) =－236.27,95％可信区间(CI):－461.79～－10.75,P(0.00 001);住院时间短(MD=－5.33,95％CI:－7.82- －2.85,P<0.05);肛门排气时间短(MD=－24.10,95％CI:－33.5-14.69,P(0.05);其中手术时间(MD=0.08,95％CI:－37.55～37.70)、淋巴结切除数(MD=－1.95,95％CI:5.25－1.34)、术后 15 个月复发率(OR=0.85,95％CI:0.24－3.09)、术后 40 个月总生存率(OR=1.08,95％CI:0.21－5.59)比较,差异均无统计学意义(P>0.05)。结论在治疗子宫内膜癌中,腹腔镜手术具有可靠的安全性且值得推广。

（二）在特殊人群中应用

子宫内膜癌病人通常较肥胖,当体质指数>35,将增加剖腹手术的难度,随着腹腔镜手术技术的提高及智能化先进器械的开发应用,肥胖已经不再成为腹腔镜手术的绝对禁忌。2000 年 Holub 等成功为 94.4％体质指数在 30～40 病人施行分期手术,住院时间更短,恢复更快。

（三）手术有效性

腹腔镜手术治疗子宫内膜癌的预后是评价该技术的关键。2005 年 Tozzi 等报道Ⅰ期子宫内膜癌的病人一项前瞻性随机临床研究结果,分别采取腹腔镜及剖腹分期手术治疗,术后共随访 44 个月,无瘤生存率(腹腔镜组 91.2％ vs. 开腹组 93.8％,P>0.05)、总生存率(腹腔镜组 86.3％ vs. 开腹组 89.7％,P>0.05)两组无差异,这项前瞻性研究证实了在腹腔镜下行子宫内膜癌分期手术的有效性。

二、腹腔镜手术治疗子宫颈癌

（一）手术安全性

腹腔镜下子宫广泛切除手术难度相对较高,操作技术是保证手术安全性的关键要素。有学者报道了 35 例完全腹腔镜下和 54 例传统开腹完成广泛性子宫切除术和盆腔淋巴结清扫术的早期宫颈癌病人比较,腹腔镜组出血少(319ml vs. 548ml,P=0.009),术后病率发生率低(18％ vs.53％,P=0.001),术后住院时间短(2 天 vs.5 天,P=

0.001),术后肠道功能恢复快[（1.96±0.62）天 vs.（2.40±1.06）天]，P=0.025,宫旁切除组织两组间无统计学差异,术中并发症发生率并未较剖腹手术组增加,但腹腔镜组手术时间较长（344 分钟 vs. 307 分钟,P=0.03）。并且采取完全腹腔镜完成广泛性子宫切除术,可以克服腹腔镜辅助下经阴道根治性子宫切除术需要两套手术器械和术中变换病人体位的不足。随着腹腔镜设备的不断改进和技术的不断发展完善,其在宫颈癌手术治疗方面的应用已经日益广泛（机器人广泛全子宫-直肠间隙的分离见视频 12、机器人广泛全子宫-宫旁的处理见视频 13）。

视频 12 机器人广泛全子宫-直肠间隙的分离

视频 13 机器人广泛全子宫-宫旁的处理

（二）手术有效性

腹腔镜治疗早期宫颈癌术后病人预后一直是评价该术式的关键。2007 年 Li G 报道 90 例腹腔镜下和 35 例传统开腹广泛性子宫切除术和盆腔淋巴结清扫术的早期宫颈癌病人比较,平均随访 26 个月,两组的复发率（13.75% vs. 12%,P>0.05）和死亡率（10% vs. 8%,P>0.05）均无明显差别,仅 2.2%（2/90）腹腔镜手术中转开腹。2008 年 Chen 报道了 295 例Ⅰa2～Ⅱb 期宫颈癌病人,术中及术后随访情况,平均随访 36 个月,复发和转移率为 16.3%,无瘤生存率为Ⅰa 期 95.2%,Ⅰb 期 96.2%,Ⅱa 期 84.5%,Ⅱb 期 79.4%,Ⅲa 期 66.7%,Ⅲb 60.0%,与剖腹手术组无显著差异。Lee 等通过比较研究证明两种手术方式在术中、术后并发症也无明显差别。因此充分显示早期宫颈癌病人施行腹腔镜手术在相对微创、安全的优越性前提下,保证了疗效的肯定。

（三）腹腔镜手术治疗宫颈癌特殊情况应用

1. 腹腔镜手术治疗需要保留生育功能宫颈癌

（1）手术指征问题:宫颈癌发病逐渐年轻化,未生育病人有保留生育功能的要求,年轻已育病人希望保留卵巢内分泌功能,对腹腔镜技术再次提出了新的挑战。1994 年,Dargent 首次报道了术前先行子宫内膜及颈管内组织活检术,病理检查确定宫颈管和子宫内膜无肿瘤浸润,再行腹腔镜下盆腔淋巴结切除术,术中冰冻病理检查确定无淋巴结转移后,行经阴道根治性宫颈切除术,即切除部分阴道、近端部分骶、主韧带和 80% 宫颈组织,但需保留部分宫颈组织,再次对切除标本行冷冻病理检查,确定切缘无肿瘤残留并且病灶距离切缘≤5mm,无脉管肿瘤转移,术后病人成

功受孕并且分娩的病例,引起了学术界的广泛兴趣和关注。但是,对于腹腔镜根治性宫颈切除术的适应证目前还没有制定统一的标准,以后有学者提出此手术方式主要适应于Ⅰa1～Ⅰb1 期有强烈要求保留生育功能的宫颈癌病人,并要求病灶直径≤2cm,无区域淋巴结转移,宫颈管上部及宫体无肿瘤浸润,病灶完全切净并距切缘大于 5mm,表明根治性切除满意。也有学者认为病理组织学类型不是此术式应用的绝对禁忌证。2002 年 Dargent D 对 96 名病人施行了该术式,平均随访 76 个月,复发率为 4.1%;2005 年 Plante M 对 319 名病人平均随访 44 个月,复发率为 4.2%,两个研究组报道的研究结果十分相似。由此认为对希望保留生育功能的Ⅰa1～Ⅰb1 期,癌灶直径<2cm 的早期宫颈癌病人行 LARVT 是安全、可行性的,手术并发症和术后复发率并不比广泛性子宫切除术高。

（2）手术后生育问题:多数病人术后能自然或借助辅助生育技术怀孕并且分娩。LARVT 术后妊娠结局是施行该术式的根本目的。72 例 LARVT 后的早期宫颈癌病人,其中 31 例共受孕 50 次,其中 72%（36/50）病人维持到妊娠晚期,8 例发生早期流产,2 例出现中期流产,2 例药物性流产,2 例到文献发表时仍处于妊娠状态。另有报道多数病人在 LARVT 术后 1 年内能自然怀孕,由于流产和早产率较高,因而推荐术时采用聚丙烯材料制成的网带行宫颈环扎术,以防止病人妊娠后流产和早产,也有人推荐在确定怀孕以后或于妊娠 14 周左右行宫颈环扎术,对于足月妊娠或估计胎儿能够存活的早产、晚期流产等均以剖宫产终止妊娠为宜。

2. 腹腔镜手术治疗需要保留内分泌功能宫颈癌 为预防早期宫颈癌病人术后出现过早绝经相关症状,早在 1998 年 Morice P 主张在腹腔镜下行卵巢移位术。Pahisa 等对 28 例年龄<45 岁、FIGO 分期Ⅰb1 期的宫颈癌病人在腹腔镜下行卵巢移位,术后随访 44 个月,除 2 例病人发生卵巢囊肿需要切除卵巢外,术中没有发生与卵巢移位相关的手术并发症。术后未接受放疗的病人,92.3%（12/13）保持正常卵巢功能;术后接受放疗的病人,72.7%（8/11）保持正常卵巢功能。可见腹腔镜下行卵巢移位术对于早期宫颈癌女性是安全而有益的。随着卵巢异位手术的开展,宫颈癌组织学类型是否影响移位卵巢转移率发生了争议。2003 年 Picone 提出移位卵巢转移率宫颈鳞癌显著低于宫颈腺癌[0.2%（1/524）vs. 5.6%（2/36）,P=0.001],因此认为该术式仅适合于 FIGO 分期为Ⅰb 期以下的宫颈鳞癌病人。以后有学者提出组织学类型不影响移位卵巢转移率,Pahisa 等对 6 例腹腔镜下卵巢移位的宫颈腺癌病人平均随访 52 个月,未发现宫颈癌移位卵巢的肿瘤转移,但还需要进行循证医学研究加以证实。

3. 腹腔镜手术治疗保留盆底神经的宫颈癌 自 20 世纪 60 年代日本学者提出在广泛性子宫切除术中保留盆底神经以后,越来越多的学者致力于这一方面的研究。保留

7

盆腔自主神经的广泛性子宫切除手术可明显降低宫颈癌病人术后下尿道或膀胱功能障碍、肛门或直肠功能障碍、外阴或阴道功能障碍的发生率,对提高术后病人的生活质量具有积极的作用。保留盆腔自主神经广泛性子宫切除手术技巧要求较高、手术难度较大,近年来愈来愈多的学者在腹腔镜下开展该术式,由于腹腔镜具有放大手术视野的特点,更易于对盆腔自主神经进行辨认和保留。2009 年有学者比较了宫颈癌病人腹腔镜下接受保留神经(37 例)和不保留神经(25 例)的广泛性子宫切除手术,两组在手术时间、出血量、切除淋巴个数、切除宫旁及阴道壁组织的长度均无统计学差异,保留神经组导尿管留置时间明显缩短(10.6±2.7 vs.17.2±4.2,$P=0.02$),可见保留神经的广泛性子宫切除手术治疗早期宫颈癌能尽快恢复术后膀胱功能。同年又有学者将腹腔镜下保留神经、保留子宫的根治性宫颈手术应用于治疗年轻的早期宫颈癌病人,该术式不仅能保留生育能力,保留阴道功能,保留膀胱泌尿功能,提高病人术后生活质量,而且不增加术后复发率和死亡率,因此认为是安全可行的。

三、腹腔镜手术治疗卵巢癌

(一)腹腔镜手术在早期卵巢恶性肿瘤治疗中的应用

1. **手术安全性**　全面而彻底的分期手术是治疗卵巢癌的首选方法。自 1990 年 Reich 等首次报道了应用腹腔镜治疗Ⅰ期低危型卵巢癌。1994 年 Querleu 通过对 8 例已经进行过腹腔镜分期手术的早期卵巢肿瘤病人重新进行开腹分期手术,结果表明应用腹腔镜进行的分期手术是全面和彻底的。

2. **手术有效性**　对Ⅰ期卵巢癌腹腔镜手术、腹腔镜中转开腹手术和开腹手术 3 组病人平均随访 3.5 年,复发率和生存率无差异。腹腔镜手术与开腹手术切除淋巴结个数、大网膜大小及发现和辨别转移灶等手术效果和分期术的结果一致。对 36 例早期卵巢癌(20 例上皮性肿瘤,11例交界性肿瘤,5 例非上皮性肿瘤)病人进行腹腔镜下手术分期,平均随访 4.5 年,100% 存活,仅 8% 复发。表明腹腔镜分期手术治疗Ⅰ期低危型卵巢癌病人的安全性和有效性已经得到了充分的证实。

(二)腹腔镜在卵巢癌再次手术分期中的应用

单纯切除附件肿块,术后被确诊卵巢癌,需要再次完成手术分期,对于这类病人需要重新手术分期和可能存在延后治疗,此后果是否影响病人预后? 2004 年 Leblanc 等对44 例早期卵巢癌腹腔镜分期/再分期手术后的远期疗效进行了评价,该研究平均随访 4.9 年,早期上皮性卵巢癌经腹腔镜分期/再分期手术后的 5 年生存率为 92.6%(95%CI:0.8-1.0),无瘤生存率为 90.6%(95% CI:0.8-1.0),从而证实了腹腔镜分期/再分期手术的有效性及远期疗效。2006年法国的 178 例多中心长期随访研究显示:最初因附件肿块行腹腔镜或开腹手术的大部分病人,其初次手术大多不充分,尤其在腹腔镜手术组中只有 11% 进行了腹膜活检,6% 进行了大网膜切除,无 1 例进行盆腔和腹主动脉旁淋巴清扫术。其中 55.5%(99/178)进行了重新分期手术,其中17.1%(17/99)采取腹腔镜分期手术,结果提示由于重新分期手术而导致的化疗延迟对病人预后并无不良影响。

(三)腹腔镜在卵巢癌二次探查手术中的应用

卵巢恶性肿瘤病人经手术治疗以及至少 6 个疗程的化疗后,二次探查目的在于了解临床完全缓解的卵巢癌病人是否还有残留病灶或肿瘤复发,并估计化疗效果以及指导今后的治疗。以往卵巢癌"二次探查术"均为剖腹。但是对于已经施行彻底分期手术和规范化疗且临床评价完全缓解的病人,在无肿瘤复发迹象的前提下,进行二次剖腹探查术,病人接受程度低。自腹腔镜问世后,训练有素的腹腔镜医师尝试对临床缓解的卵巢癌病人施行腹腔镜"二次探查术",由于腹腔镜创伤小,病人更易于接受。然而,从理论上讲,应用腹腔镜技术进行二次探查缺乏术者触觉,一般认为腹腔镜二次探查手术易出现较高假阴性率。研究表明,应用腹腔镜行二次探查手术,可以将粘连分解后暴露肿瘤复发区域,在疑有病变及盆腔和腹主动脉旁淋巴结在内的肿瘤区域活检取样,与开腹手术相比,具有失血少、术后病率低等优点,结合具有经验的术者手术,假阴性率与开腹手术相当。研究者对 70 例临床完全缓解的卵巢癌病人进行腹腔镜二次探查术(1999~2005 年),并与剖腹探查以及病理结果进行对照研究,镜下发现残余癌灶者 18 例,镜下未见异常者 52 例。后者立即剖腹探查,证实阴性者 43 例,其余5 例腹腔冲洗液或活检病理学证实肿瘤细胞或组织学阳性,另外 4 例于腹膜处发现残余癌灶。与剖腹二次探查术相比,腹腔镜二次探查术的阴性预测值为 82.7%;若联合腹膜活检和细胞学检查后,腹腔镜二次探查术的阴性预测值升至 91.5%,虽略低于开腹手术,但是,统计学上无显著差异。认为腹腔镜被用于二次探查术,可以减少 50% 剖腹手术率。2003 年 Abu-Rustum NR 在 11 年期间,对各组年龄、分期、组织学、分级、肿瘤大小相当的 189 例不同手术途径二次探查术阳性的病人,分析其长期生存情况,中位生存时间,腹腔镜组 41.1 个月,开腹组 38.9 个月($P=0.742$),因此,生存率与手术途径无关。

(四)腹腔镜在晚期卵巢恶性肿瘤中的临床思考

1. **手助腹腔镜手术**(hand-assisted laparoscopic surgery,HALS)　基本方法是手术者经手助装置将非优势手伸入腹腔协助腹腔镜手术进行操作。2000 年 Pelosi 等逐渐开始将手助腹腔镜引入妇科恶性肿瘤的治疗领域,有学者报道了 25 例卵巢癌病人应用手助腹腔镜手术,其中早期病人19 例,晚期病人 6 例,其中 80%(22/25)成功完成手助腹腔镜手术,20%(3/25)病人(晚期)中转行开腹手术。术后平均住院天数 1.8 天,手术时间 81~365 分钟。2006 年 Chi报道了 5 例均为卵巢癌单纯脾转移的病人,予手助腹腔镜术进行脾脏切除,手术时间为155~315分钟,平均失血量为50~300ml,未发生手术并发症。术后进行2~84个月的随访,1例病人于术后20个月死亡,其余4例无瘤生存,表明手助腹腔镜手术过程是安全有效的。因此,手助腹腔镜手术的出现使手术者的手可以直接接触拟切除的脏器,控制出血,通过触摸,发现常规腹腔镜手术难以察觉的微小病变,协助进行牵引或显露手术视野,使原来只能开腹才能进行的手术,也可以经手助腹腔镜完成,使复杂腹腔镜手术难度降低,安全性提高。

2. **腹腔镜探查**　剖腹探查手术是了解病人肿瘤负荷,评估对晚期卵巢癌病人能否进行满意的肿瘤细胞减灭术的最准确方式。由于开放手术创伤大,对探查术后不能进行肿瘤细胞减灭术的病人而言,存在一定的创伤性,而腹腔镜具有微创特点,且镜下可放大盆腹腔脏器,能更好地观察上腹部、肝脏表面及横膈转移灶,故腹腔镜可用于评估晚期卵巢癌能否行满意肿瘤细胞减灭术。2003年Fagotti A用量化数据评估腹腔镜在进展性卵巢癌中预测能否进行满意肿瘤细胞减灭术的作用,该研究对95例怀疑为进展性卵巢癌或可能具有腹膜肿瘤种植的病人进行了评估,31例病人因为出现达剑突的巨大肿瘤而致麻醉风险高被放弃之外,64例病人均完成了此项研究。所有病人术前行临床放射影像学分析,随后依序行腹腔镜检查和标准长度开腹术。腹腔镜估计能否进行满意肿瘤细胞减灭术的正确率达90%。临床放射影像学估计的阴性预测值为73%,而根据腹腔镜检查后中转为开腹者,全部成功切除复发肿瘤;39例病人中34例在腹腔镜下完全成功切除肿块。腹腔镜在识别能否行最佳肿瘤细胞减灭术治疗进展期卵巢癌方面优于标准长度的开腹手术。2006年Angioli R对晚期(Ⅲc~Ⅳ期)卵巢癌进行腹腔镜探查,评估其在预测满意肿瘤细胞减灭术中的作用,经腹腔镜探查后认为61%的病人可行肿瘤细胞减灭术,39%的病人由于病情影响无法行肿瘤细胞减灭术,并在术后1天接受了化疗。术后经过平均22.4个月的随访,肿瘤细胞减灭术组的生存率和无瘤生存率分别为87%、49%,显著高于新辅助化疗组的60%、27%(P<0.05)。另一项对其所在医疗机构11年间晚期卵巢癌临床资料分析后发现,晚期卵巢癌若未经腹腔镜探查评估,高达95%的病人接受了剖腹肿瘤细胞减灭术,但其中仅46%病人达到了满意的初次肿瘤细胞减灭术;而若经腹腔镜探查评估,只有61%的病人接受了剖腹肿瘤细胞减灭术,但其中进行满意的初次肿瘤细胞减灭术高达96%。因此,对于镜下判断可行满意肿瘤细胞减灭术的病人,应立即进行手术治疗,以改善其预后;而对于镜下判断不能行肿瘤细胞减灭术的病人而言,则避免了不必要的开腹手术,建议尽早开始化疗,提高其生活质量。

四、需要清扫腹股沟淋巴结的外阴癌、阴道癌

外阴癌在女性生殖器原发恶性肿瘤中约占4%,主要通过淋巴结途径转移。开放根治性腹股沟淋巴结清扫作为传统外阴癌局部处理后转移病灶切除的标准术式,尽管手术范围广泛,对肿瘤控制亦具一定效果,由于术后并发症发生率多超过50%~100%,极大地影响病人的生活质量。位于阴道下1/3的阴道癌治疗参照外阴癌,也需进行腹股沟淋巴结清扫。以腹腔镜技术为代表的微创手术方式由于一些局限性因素,成为其技术发展的"瓶颈"。在此背景下,2007年Tobias-Machado等通过实施腹腔镜下腹股沟淋巴结清扫术(video endoscopicinguinal lymphadenectomy,VEIL)与开放性腹股沟淋巴结清扫术的对比研究,这一初步的临床报道证实了VEIL的可行性。此后,陆续有多个VEIL相关的研究发表,研究者们加强了对VEIL手术范围及手术效果的临床观察,结果显示,VEIL这一新兴的微创技术,在不影响手术根治目的的基础上,其最大优点在于侵袭性低,减少了术后对皮肤如切口感染和坏死等并发症,使腹腔镜在VEIL中的应用得到扩展。

腹腔镜手术治疗妇科恶性肿瘤可喜的疗效展现了其广阔的应用前景。需要期待临床更广泛的应用进一步改进术式和方法,进一步提高妇科恶性肿瘤的治愈率,改善术后病人生活质量。

参考文献

1. Favero G, Anton C, Le X, et al. Oncologic Safety of Laparoscopy in the Surgical Treatment of Type II Endometrial Cancer. Int J Gynecol Cancer, 2016, 26(9):1673-1678

2. Medlin EE, Kushner DM, Barroilhet L. Robotic surgery for early stage cervical cancer: Evolution and current trends. J SurgOncol, 2015, 112(7):772-81. doi:10.1002/jso.24008

3. Conrad LB, Ramirez PT, Burke W, et al. Role of Minimally Invasive Surgery in Gynecologic Oncology: An Updated Survey of Members of the Society of Gynecologic Oncology. Int J Gynecol Cancer, 2015, 25(6):1121-1127

4. Yoo SE, So KA, Kim SA, et al. Surgical and obstetrical outcomes after laparoscopic radical trachelectomy and pelvic lymphadenectomy for early cervical cancer. ObstetGynecol Sci, 2016, 59(5):373-378

5. Kyo S, Mizumoto Y, Takakura et al. Nerve-sparing abdominal radical trachelectomy: a novel concept to preserve uterine branches of pelvic nerves. MEur J ObstetGynecolReprod Biol, 2015, 193:5-9

6. Melamed A, Keating NL, Clemmer JT, et al. Laparoscopic staging for apparent stage I epithelial ovarian cancer. Am J Obstet Gynecol, 2016, 25. pii:S0002-9378(16)30595-6. doi:10.1016/j.

7

ajog. 2016. 08. 030. ［Epub ahead of print］

7. Chi DS, Abu-Rustum NR, Sonoda Y, et al. The safety and efficacy of laparoscopic surgical staging of apparent stage I ovarian and fallopian tube cancers. Am J ObstetGynecol, 2005, 192：1614-1619

8. Nezhat FR, Ezzati M, Chuang L, et al. Laparoscopic management of early ovarian and fallopian tube cancers：surgical and survival outcome. American Journal of Obstetrics Gynecology, 2009, 200(1)：83. e1-6

9. Ditto A, Bogani G, Martinelli F, et al. Minimally Invasive Surgical Staging for Ovarian Carcinoma：A Propensity-Matched Comparison With Traditional Open Surgery. J Minim Invasive Gynecol. 2016, 1. pii：S1553-4650(16)31108-6. doi：10. 1016/j. jmig. 2016. 09. 018. ［Epub ahead of print］

10. 林忠, 卢坤彬, 朱雪红. 腹腔镜下子宫内膜癌分期手术疗效及安全性的 Meta 分析. 中国妇产科临床杂志, 2015, 6：507-511

（华克勤　张英）

第六节　腹腔镜手术治疗盆底功能障碍的临床应用决策

关键点

根据病人前、中、后盆腔的缺陷情况、年龄、是否合并压力性尿失禁、是否要求保留子宫、性生活情况和生育要求，选择具体的手术方式。前盆腔缺陷可以选择：腹腔镜下阴道旁修补术；中盆腔缺陷可以选择：腹腔镜高位子宫骶韧带悬吊术、腹腔镜子宫颈或阴道骶棘韧带固定术、腹腔镜子宫/阴道骶骨固定术；合并压力性尿失禁者可行腹腔镜 Burch 手术。

随着腹腔镜微创技术的普遍应用，腔镜技术在盆底功能障碍治疗中也得到较为广泛地尝试，根据病人盆底功能障碍的不同类型和有无生育要求，术式各不相同。自 1992 年 Ostrzenski 首次报道腹腔镜下盆底器官脱垂修补手术以来，陆续在腹腔镜下完成了高位子宫骶韧带悬吊术、阴道旁修补术、阴道骶骨固定术、子宫骶骨固定术等新术式。

【腹腔镜手术纠正前盆腔缺陷】

前盆腔缺陷主要是尿道膨出，膀胱膨出和阴道前壁膨出，常伴有压力性尿失禁。其中，阴道前壁膨出的腹腔镜下阴道旁修补术介绍如下：

1. **阴道旁缺陷的诊断**　阴道侧沟皱襞消失，阴道前壁中央黏膜皱襞存在，阴道检查阴道旁张力降低。卵圆钳抬高阴道旁，可减轻阴道前壁膨出。阴道旁修补不适合中央型缺陷和横向断裂引起的前壁脱垂的病人，故术前需做好鉴别诊断。

2. **阴道旁修补术**（paravaginal defect repair）　可以经

阴道或经腹或经腹腔镜进行。经腹腔镜阴道旁修补术与经阴道手术相比具有盆腔视野清晰，止血确实，可以同时处理盆腔其他疾病的优点。客观治愈率为 85% 左右，由于阴道途径更容易，因此在同时需要做腹腔镜下的其他妇科手术时可以考虑选择腹腔镜手术途径。

3. **手术方法**　在膀胱上方约 2cm 处，切开后腹膜，下推膀胱，暴露耻骨后间隙，分离膀胱与盆侧壁的间隙，辨认膀胱边界、肛提肌腱弓、盆筋膜腱弓、骶棘韧带、闭孔管。

阴道旁缝合修补分为经典阴道旁修补和改良阴道旁修补：①经典阴道旁修补，修补方法与传统的开放式阴道旁修补相似，用不可吸收线将阴道的耻骨宫颈筋膜缝合至盆筋膜腱弓。②改良阴道旁修补，采用类似 Burch 膀胱颈悬吊方法，将阴道壁缝合抬高，将阴道壁缝线至 Cooper 韧带（及盆筋膜腱弓），以抬高前壁（文末彩图 44-6-1）。

疗效：文献报道腹腔镜下阴道旁修补术的成功率为 60%～89%，手术可以有效地修复阴道旁侧缺陷，且具有不缩短阴道长度，不影响性生活质量的优点。

【腹腔镜手术治疗中盆腔缺陷】

中盆腔组织缺陷以子宫颈或子宫切除术后阴道穹隆膨出为特征。虽然经阴道子宫切除仍然是子宫脱垂病人手术治疗方式之一，但单纯切除子宫不能纠正造成子宫脱垂的解剖学缺陷，而腹腔镜高位子宫骶韧带悬吊术、骶棘韧带固定术和子宫/阴道骶骨固定术在恢复解剖和恢复阴道轴向的生理状态上有独到优势。

1. **腹腔镜高位子宫骶韧带悬吊术**　手术方法：

（1）辨认输尿管，打开侧腹膜，游离并推开输尿管，以免缝合骶韧带时损伤输尿管。

（2）折叠缩短子宫骶骨韧带，将折叠的子宫骶骨韧带用 0 号不吸收线缝合在子宫颈水平，固定两侧，缝合完后再打结。

（3）间断缝合两侧子宫骶骨韧带，以封闭子宫直肠窝。如果缝合子宫骶骨韧带后出现输尿管扭曲，则将骶骨韧带内侧的盆腔侧腹膜打开，游离并推开输尿管，使其走行自然。

对于切除子宫的病人，可以将阴道穹隆悬吊于宫骶韧带。术者必须分离暴露耻骨宫颈筋膜和直肠阴道膈。以 0 号不吸收线缝合宫骶韧带近端断裂部分的全层，并使宫骶韧带与阴道顶端链接，全层缝合连接宫骶韧带、主韧带和直肠阴道筋膜，但不包括阴道黏膜。在宫骶韧带的近端每侧再缝合 2～3 针到直肠阴道筋膜。

腹腔镜高位子宫骶韧带悬吊术可用于治疗子宫颈脱垂但仍有生育要求的妇女。

疗效：Maher 报道 43 例病人施行腹腔镜高位子宫骶韧带悬吊术，平均手术时间（42±15）分钟，失血量少于 50ml，在其随后 12 个月的随访中，81% 的病人解除了症状，79% 的病人脱垂的体征消失，16% 的病人需要进一步手术解除脱垂症状。2002 年 Yen 则报道了一种改良的手术方法，治疗有症状的子宫脱垂和子宫后倾者,该术式将腹腔镜宫骶韧带缩短术和折叠术与改良 Gilliam 圆韧带悬吊术联合起来,此手术平均时间(24±4.7)分钟,失血量少于 30ml,平均随访(3.3±1.0)年,所有病人子宫恢复为前倾、前屈位,性交痛明显减轻,阴道长度增加,从术前(5.9±0.7)cm 增加到术后的(7.0±0.3)cm。

2. 腹腔镜子宫颈或阴道骶棘韧带固定术 骶棘韧带固定术(sacrospinous ligament suspension fixation,SSLF)手术方法:在膀胱上方约 2cm 处,切开腹膜,宽约 10cm,下推膀胱,暴露耻骨后间隙,分离膀胱与盆侧壁的间隙,找到盆筋膜腱弓,沿着盆筋膜腱弓的走行,向头侧分离,到达腱弓的末端,即为骶棘韧带的盆壁附着部位。将膀胱推向正中,助手用卵圆钳伸入阴道顶端,将阴道或子宫颈阴道部向侧方推移,充分显露需要缝合部位阴道壁组织或子宫颈阴道部。用不可吸收线,横向缝合子宫颈阴道部或阴道顶端,不能穿透全层阴道壁,潜行于黏膜下层;再将该缝线,横向穿过骶棘韧带中段。将缝线打结固定阴道顶端或子宫颈阴道部于骶棘韧带。腹腔镜骶棘韧带固定术见视频 14。

视频 14 腹腔镜骶棘韧带固定术

3. 腹腔镜子宫骶骨固定术 最早在 1957 年由 Arthure 首先报道了经腹子宫骶骨固定术(sacrouteropexy),近年来有腹腔镜完成该术式的报道,即将植入网片的前臂缝合在膀胱宫颈韧带和阴道前壁上,后臂缝合在宫骶韧带和阴道后壁上,网片的另一端缝合在第一骶椎水平的前纵韧带上,该手术方式具有效果持久、成功率高、复发率低的特点。能较好的恢复阴道轴向和保持阴道长度,维持性生活满意度,是腹腔镜下手术纠正中盆腔缺陷的“金标准”。骶骨固定术较植入网片可以选择聚丙烯网片或同种筋膜网片,有报道前者效果更为确切。根据文献报道,网片排异/暴露的比例 2 年为 6%,7 年为 10%。

4. 腹腔镜阴道骶骨固定术 手术方法即先切除子宫,其他手术步骤基本同保留子宫的骶骨固定术。腹腔镜阴道骶骨固定术见视频 15。

视频 15 腹腔镜阴道骶骨固定术

【腹腔镜手术治疗压力性尿失禁】

对合并压力性尿失禁的病人,腹腔镜纠正盆腔缺陷的同时可以行腹腔镜下膀胱颈悬吊术(Burch 手术)治疗压力性尿失禁。

Burch 手术:此手术的适应证是真性压力性尿失禁病人,主要目的是治疗Ⅰ型和Ⅱ型压力性尿失禁,对Ⅲ型(即合并尿道括约肌功能缺陷者)不适用。操作可以在腹腔镜下经腹腔或经腹膜外进行。

- **手术方法**:在膀胱上方切开腹膜,腹膜切口从一侧脐动脉到另一侧脐动脉,下推膀胱,暴露耻骨后间隙。暴露耻骨和 Cooper 韧带,直达膀胱颈。以不吸收线缝合 Cooper 韧带,暴露尿道膀胱连接处,缝合的阴道前壁,避免穿透黏膜层。收紧缝线、打结,打结的松紧度以尿道膀胱连接不形成锐角为宜。第一针缝合必须紧靠尿道膀胱连接部,然后依次缝合第二和第三针悬吊,每针之间间隔约 1cm。彻底止血后可吸收缝线间断缝合腹膜。

- **手术疗效及并发症**:各文献报道的各种(包括开腹、腹腔镜)Burch 手术的有效率为 69%~100%。有前瞻性随机对照研究比较了开放式和腹腔镜 Burch 手术的疗效。Cheon 及 Carey 等报道开放式手术的成功率为 80%~92%,腹腔镜手术成功率 69%~91%,两组无明显差异。并发症发生率两组也无差异。而腹腔镜组显然在缩短住院日,术后疼痛,恢复日常活动方面则更具有优势。文献报道的并发症率为 0~20%,主要手术并发症包括膀胱损伤、尿道损伤或扭曲、Retzius 区域脓肿、手术失败需再次手术、新发逼尿肌不稳定性、新发 ISD、尿潴留、排尿障碍、后盆腔脱垂等,其中下尿道损伤的比例为 2.3%~9.7%。关于新发逼尿肌不稳定性的资料不充分,发生比例估计在 3%~13%。

【临床特殊情况的思考和建议】

盆底功能障碍手术保留子宫的问题:传统的观点认为,只有当盆底功能障碍的病人希望保留生育功能时,才考虑保留子宫。近期越来越多的病人希望保留子宫,最值得注意的理念是不切除宫颈,可能有助于改善术后的性功能。

近期的研究表明,对于希望保留子宫的病人,可以进行保留子宫的手术。研究报道,子宫骶骨固定术和骶棘子宫颈固定术术后效果满意,复发率低。对保留子宫的病人,需测量宫颈的长度,如存在宫颈延长,需同时进行宫颈部分切除手术。

参考文献

1. Mickey MK. Native tissur vaginal repair of cystocele,rectocele,and enterocele. In:Michael SB,Mickey MK. Atlas of pelvic anatomy and gynecologic surgery. Philadelphia,PA:Elsevier,2016:599-678

2. Chinthakanan O,Miklos JR,Moore RD. Laparoscopic Paravaginal Defect Repair:Surgical Technique and a LiteratureReview. SurgTechnol Int,2015,27:173-183

3. Tarr ME,Paraiso MF. Minimally invasive approach to pelvic organ prolapse:a review. Minerva Ginecol,2014,66(1):49-67

4. Takacs EB,Kreder KJ. Sacrocolpopexy:Surgical Tech-

nique, Outcomes, and Complications. Curr Urol Rep, 2016, 17(12): 90

5. 王悦, 王建六译. 压力性尿失禁和盆腔脏器脱垂腹腔镜手术治疗. 见: 王建六主译. 女性泌尿学与盆底重建外科. 第3版. 北京: 人民卫生出版社, 2008, 197-208

6. 梁志清. 女性盆底功能障碍性疾病的腹腔镜手术治疗. 中国医刊, 2001, 5, 40(8): 20-22

7. Leone Roberti Maggiore U, Bogani G, Meschia M, et al. Urethral bulking agents versus other surgical procedures for the treatment of female stress urinary incontinence: a systematic review and Meta-analysis. Eur J Obstet Gynecol Reprod Biol, 2015, 189: 48-54

8. Garely AD, Noor N. Diagnosis and surgical treatment of stress urinary incontinence. Obstet Gynecol, 2014, 124(5): 1011-1027

（丁景新）

第七节　宫腔镜技术的临床应用决策

关键点

1. 宫腔镜技术已成为诊治宫腔及宫颈管良性疾病的金标准, 可应用于不孕症、宫腔粘连、子宫纵隔、子宫黏膜下肌瘤、子宫内膜息肉、子宫内膜癌等妇科疾患的诊治。

2. 宫腔镜手术既可明确疾病诊断, 又可即时进行治疗。宫腔镜技术虽然微创, 但毕竟还是"有创"的。临床应用过程中, 应合理选择。

宫腔镜(hysteroscopy)技术是微创技术在妇科领域应用的最成功典范之一。经过30多年的发展, 宫腔镜技术不仅已成为诊治宫腔及宫颈管良性疾病的金标准, 在生殖辅助、计划生育等多个相关领域发挥着重要的作用, 适用范围广泛。宫腔镜手术操作简便直观, 创伤小, 恢复快, 费用低, 临床应用越来越普及。但是宫腔镜技术也是一把"双刃剑", 掌握不到位, 微创成巨创, 近年来国内外均有不少严重并发症发生的报道, 需要引起人们的高度关注。

一、技术培训和资质认证的重要性和必要性

调查近年来国内发生的一些宫腔镜手术重大并发症病例后不难发现, 在开展宫腔镜手术前医务人员经过严格技术培训至关重要。

与所有的内镜技术一样, 开展宫腔镜技术的医疗机构和相关医务人员也需要经过适当的培训和资质认证, 不仅包括宫腔镜医师(hysteroscopist)的培养, 还应包括宫腔镜

手术护士等医务人员的培训。近年来, 国家卫计委已经启动了内镜培训和资质认证计划。在全国许多医院已经建立妇科内镜培训基地。

每一种内镜技术有其特殊性, 宫腔镜技术的培训存在一定难度。在一个5ml的狭小宫腔内要完成各种检查和治疗操作, 除了对器械设备、技术流程的培训, 还需要在体的操作训练。不同于腹腔镜手术, 可以在上级医师的带领下完成诊疗工作; 宫腔镜手术往往只能一人操作, 一旦失手, 难以把控。发达国家已经开始用子宫模型训练初学者, 效果良好。国内不少医院也采用了这种训练模式, 但子宫模型和培训器械成本较高仍然是需要考虑的一个问题。可见, 建立一套现代化、低成本的宫腔镜教学程序很重要, 目的在于上岗前使医务人员的理论和实践培训达到标准, 提高技术应用成功率, 减少并发症。培训内容不仅包括理论学习、实践操作, 还应该培训宫腔镜的各种器械设备的原理和日常使用和保养知识。实践的学习可在有经验的医生帮助下在模型上练习各种镜体和不同电极的使用。

设备故障对于内镜手术包括腹腔镜和宫腔镜都是比较常见的, 后果可能非常严重, 作为一名合格的宫腔镜医师, 必须及时识别并矫正设备故障, 以使宫腔镜器械日常使用最优化, 保障病人安全。

二、宫腔镜技术应用指征

宫腔镜手术既可明确疾病诊断, 又可即时进行治疗。宫腔镜技术虽然微创, 但毕竟还是"有创"的。临床应用过程中, 应对该技术的"利"、"弊"综合分析, 合理选择。

宫腔镜技术可应用于多种妇科疾患的诊疗, 如不孕症、宫腔粘连、子宫纵隔、子宫黏膜下肌瘤、子宫内膜息肉、子宫内膜癌的诊治等。

1. **不孕症**　对不孕症妇女行宫腔镜检查的目的是明确是否有影响正常妊娠的宫腔形态学异常及评价输卵管通畅程度。子宫输卵管碘油造影(HSG)可作为检查输卵管通畅的筛查诊断试验, 对诊断输卵管堵塞和积水有很高的特异度。然而, HSG正常的不孕症病人, 宫腔镜检查仍可能有异常发现。不孕症妇女常合并存在其他宫腔病变, 包括宫腔粘连、子宫内膜息肉、子宫黏膜下肌瘤、子宫纵隔或宫腔异物等, 宫腔镜检查确诊同时可行手术治疗, 去除病变后, 可获得较高的妊娠率。因此, 经过B超扫描或HSG评估后, 对宫腔或输卵管腔道的形态、通畅度仍不明确者, 可建议其行宫腔镜检查或输卵管插管通液。

2. **宫腔粘连**　是引起月经失调和不孕的一个较为常见的原因, 多数由各种宫腔手术操作引起。宫腔镜检查是诊断宫腔粘连的金标准, 同时又是治疗宫腔粘连的经典手术方法。可采用钝锐性分离方法或应用双极电气化技术分解粘连。为防止重新粘连, 术后可应用抗生素和雌孕激素序贯治疗, 促进子宫内膜修复。必要时可考虑在粘连分解

术后短期放置宫内节育器或 Foley 导尿管。术后，90%以上病人月经恢复正常，妊娠率约为 50%～60%，活产率约为 40%～50%。但是，子宫内膜的损伤是不可逆的，宫腔镜检查可以全面了解子宫内膜损伤程度、范围、宫腔粘连程度，对术后妊娠或流产的风险评估具有不可替代的价值。同时，宫腔镜医师也应该清楚地意识到，宫腔粘连的宫腔镜下分解手术也是子宫穿孔最常见的医源性因素。

3. 子宫纵隔　是最常见的子宫畸形之一。可引起习惯性流产、早产和胎膜早破。宫腔镜下子宫纵隔切开术可以在门诊安全有效地开展，使宫腔镜矫形术后足月妊娠的成功率大大提高。复旦大学附属妇产科医院应用双极电气化技术进行子宫纵隔矫形多年，完成了近千例手术的经验表明，在门诊、镇痛条件下可以完成子宫纵隔矫形术。治疗子宫纵隔的关键环节有两个：一是诊断，二是治疗方法。在进行子宫纵隔矫形术前明确诊断至关重要，首先需要排除双子宫，双角子宫畸形，可以通过子宫输卵管碘油造影（HSG）、超声扫描、磁共振（MRI）成像进行辅助诊断。必要时宫腹腔镜联合检查明确诊断。明确诊断是保证矫形手术安全的关键。子宫纵隔矫形手术的方法有多种，包括微型机械手术剪、单极电切割技术和双极电气化技术，还有激光气化切割技术等。

4. 子宫黏膜下肌瘤　子宫黏膜下肌瘤完全位于宫腔（0 型）或部分突出于宫腔内（Ⅰ型和Ⅱ型）均可引起经量过多，甚至导致严重贫血。不论是否合并肌壁间或浆膜下肌瘤，宫腔镜手术可将子宫肌瘤的腔内部分完全切除，解决月经过多问题。

5. 子宫内膜息肉　在 20～74 岁妇女中的总发病率为 7.8%，发病率随年龄增长而升高。30 岁以下妇女中子宫内膜息肉少见（0.9%）。绝经前妇女子宫内膜息肉可引起异常子宫出血，经宫腔镜手术切除后可明显减少每月经期失血量，绝经后妇女的子宫内膜息肉恶变率与绝经后异常子宫出血有关，无症状妇女的恶变风险小。对无症状绝经后妇女的子宫内膜息肉，是否需采用宫腔镜手术切除，尚需大样本长期随访的循证医学证据。

6. 子宫内膜癌　是绝经后妇女最常见的妇科恶性肿瘤之一，常表现为阴道流血，但 10%～20%的病人并无此症状。经阴道超声检查可作为绝经后妇女子宫内膜癌的筛查手段，对于阴道超声检查发现子宫内膜增厚（>6mm）的无症状绝经后妇女，可以通过诊断性刮宫进行组织学检查明确诊断。但诊断性刮宫的敏感性和特异性有限，假阴性率较高。宫腔镜检查并引导活组织检查是一种简单、安全、有效的诊断方法，仍是目前临床上诊断子宫内膜癌的金标准。

7. 绝经后出血　在临床实践中很常见，然而在诊断策略和所持观点上，各医学中心的做法时常存在差异。近年来，在不影响效果和安全的前提下，微创技术成为临床诊疗的一种趋势。有些学者建议将宫腔镜检查作为绝经后出血的标准检查程序。但是，有力的证据提示经阴道超声检查是安全且更符合成本-效益的首选方法，分段诊刮是目前最常用的诊断手段，有条件的医疗机构将宫腔镜下子宫内膜活检可作为超声检查异常者的确诊手段。

8. 异常子宫出血　一直以来就是颇为困扰妇科医师的一组临床症状。可以由内分泌异常所致，也可以由各种宫腔内良性或恶性病变引起；既可以是宫腔局部因素导致，也可以由全身性疾病引起（如各种血液病、脏器移植后长期服用抗凝剂的妇女、尿毒症等）。在无法明确诊断的情况下，选择宫腔镜检查或引导下组织检查或许是明智的选择。

9. 迷路 IUD 的应对策略　我国放置节育器的妇女约 1 亿，占全球使用宫内节育器避孕妇女总数的 80%以上，占我国各种节育措施的 40%～50%。"放到位，安全取出"十分重要。1929 年，Graefenberg（德国 Kiel 大学，与 Semm 同校）发明迷路 IUD 定义（Missed IUD）：IUD 离开了正常位置或虽位置正常但子宫颈狭窄或阻塞，致使取环困难，亦称 IUD 异位，发生率：为 1/350～1/2500。迷路 IUD 表现 IUD 尾丝迷失、IUD 脱落、IUD 断裂、IUD 植入（粘连）、IUD 穿出子宫。事实上并非所有育龄女性都适合放置 IUD，例如：子宫肌瘤、月经过多的妇女；子宫解剖较为特殊者，如瘢痕子宫致子宫肌层有缺损、过度屈曲的子宫、畸形子宫等。在迷走的 IUD 中，分为四种类型，Ⅰ型为宫腔内迷走、Ⅱ型为子宫肌层迷走、Ⅲ型为腹腔内迷走、Ⅳ型为邻近脏器迷走。在穿出子宫的 IUD 中，直肠子宫陷凹最常见，粘连以大网膜最常见（45%），最远的可达肝下区。IUD 迷走可以出现如下表现：放置 IUD 时出现腹痛等急腹症症状，月经变化、带器妊娠、尿路刺激症状、IUD 尾丝迷失（往往是最早表现）。罕见并发症包括肠梗阻、IUD 致直肠穿孔，IUD 致膀胱穿孔、子宫或腹腔腹壁瘘。在迷路 IUD 中，这些少见并发症的发生率为 1/500～1/1000。国内近十年来已经有多起为取出迷走 IUD，而在宫腔镜手术时发生严重致命并发症的事件发生。

迷路 IUD 的诊断，首先需要明确 IUD 是否在体内，然后再明确 IUD 是否在宫腔内。临床可供选择的诊断方法包括妇科检查、盆腔平片、探针检查、HSG、B 超、宫腔镜和腹腔镜检查。宫腔镜下取迷路 IUD 的方法已经被证实是目前最为有效的方法。但有时在无法明确 IUD 是否迷走至腹腔的情况下，为防脏器穿孔或出血，必要时可在腹腔镜监护下或剖腹取出，例如 IUD 完全嵌顿于宫角深部或嵌顿于子宫峡部。需要注意的是，在宫腔镜下取出迷走 IUD 之后还需要注意一些细节。取出迷走 IUD 后应常规复查宫腔镜，取出断裂或碎片残留 IUD 后，必须经过 B 超或盆腹腔 X 线摄片复核确认。宫腔镜取环的时机，多有争议。笔者建议：①近期取环失败，宜相隔 1 个月后再取；②近期做过 HSG 者,宜相隔 1～2 个月后再取;③近期疑有子宫穿孔,宜间隔 3 个月后在腹腔镜监视下试取;④子宫颈过窄难以扩张及宫腔过度狭小者,宜剖宫取出。尽管如此,我国作为放置 IUD 人口最多的国家,IUD 的取出时机的问题至今仍然存有争议,如围绝经期取环问题、围绝育期手术取环问题、带环妊娠问题。

综合近年来上海市因取出迷走 IUD 而发生的宫腔镜手术严重并发症中,发现仍然存在一些问题需要进一步研究解决。首先,是否所有的 IUD 或残留 IUD 都应取出?绝经后还是绝经前取环?针对这些问题,我们需要衡量围绝经期妊娠率,围绝经期与绝经后取迷路 IUD 之间风险的大小。另外,还需要加强和规范基层医疗机构放环、取环操作流程等。

三、对宫腔镜新技术、新方法的认识

1. 宫腔镜双极电气化系统　应用于临床已经有十年多的时间,它可使用等渗生理盐水作为膨宫介质,不改变血钠浓度,与传统的单极电发生系统相比,发生水电解质紊乱、低钠血症和心肺功能衰竭的危险性明显降低。双极气化系统使用的气化电极或切割电极的正负极相邻近,操作时仅手术局部有电效应,人体不作为导电回路,避免了单极电可能产生的"趋肤效应"而对邻近器官造成意外电损伤,更安全、高效。双极电气化系统的问世以及宫腔镜手术器械的微型化,使得宫腔镜手术从住院、全身麻醉发展到如今可以在门诊、镇痛或局部麻醉条件下完成大部分手术,真正做到日间手术(daily surgery),在不影响治疗效果和安全性的前提下,明显降低了医疗费用。有报道不孕症妇女合并子宫黏膜下肌瘤,行宫腔镜下双极电切除黏膜下肌瘤,术后宫腔粘连的发生率为 7.5%,比文献报道的单极电手术后的发生率低。

2. 子宫内膜切除　内膜切除或消融是治疗月经过多的有效手段,可避免持续服用激素的不良反应及子宫切除。一代内膜切除或消融术正被二代内膜切除或消融术取代。一代和二代内膜切除或消融术均可有效减少月经量,而二代技术更容易操作,手术时间更短,可用局麻替代全身麻醉。近十年来,各种子宫内膜去除方法的快速发展使各种方法之间及与第一代子宫内膜去除手术(宫腔镜下激光/单电极子宫内膜切除术)之间的比较较为困难。新的子宫内膜切除方法包括热球、热水循环、射频、微波、激光等其他能源来破坏子宫内膜,这些技术可以在非直视下完成子宫内膜去除术,与宫腔镜下子宫内膜切除术相比,操作更简便,治疗成功率相近,而手术并发症发生率并未增加。这些新技术的应用可以使更多的妇产科医生能够掌握子宫内膜去除技术,从而使更多的月经过多的妇女受益。基于对 6 项

随机临床试验的 Meta 分析结果显示,随访 2 年左炔诺孕酮缓释宫内节育器对严重经量过多的治疗效果与宫腔镜下子宫内膜切除术相当。还需要对取出节育器后的情况进行长期观察、评价。

对于合并子宫内膜癌前期病变或早期癌变的病人,目前治疗方法的选择也越来越多,应综合病人年龄、子宫内膜病变的范围、病变严重程度、生育要求、病人身体状况等多方面综合考虑。既可选择有效的药物治疗,也可先在宫腔镜下去除局部病灶或所有内膜后再结合药物治疗,有时可以获得较满意的治疗结局。

四、特殊人群中宫腔镜技术的应用

1. 早期子宫内膜癌　对于需要保留生育功能的患有早期子宫内膜癌的年轻妇女,在进行影像学检查的同时辅以宫腔镜检查,明确病灶的范围;若病灶局限,可在宫腔镜下切除癌灶、邻近内膜及病灶下浅肌层,在切除癌灶的同时明确病灶是否浸润子宫肌层以及范围。宫腔镜持续时间长短以及膨宫压力达到或超过 100mmHg,均不增加早期子宫内膜癌细胞腹腔播散的风险。对于部分低度恶性的 Ia 期子宫内膜癌,可以在密切随访的前提下,以大剂量的孕激素等药物治疗,观察效果。需要强调的是,采取保守性处理的子宫内膜癌病例,定期随访至关重要,可以通过经阴道超声、三维超声、增强 MRI、诊断性宫腔镜检查及子宫内膜活检了解治疗效果。

2. 长期服用抗凝剂引起异常子宫出血　近年来,随着器官移植(肾、胰、肝、骨髓)术的广泛开展,不少女性病人因需要长期服用抗凝剂,而引起异常子宫出血,处理棘手。部分脏器移植后妇女合并子宫黏膜下肌瘤或其他宫腔内病变,对于此类已经无生育需求的病人,可以尝试用宫腔镜双极切割系统切除子宫内膜以及子宫肌瘤等,或在诊断性刮宫排除子宫内膜癌后,以射频、微波等非直视技术去除子宫内膜。如此决策不仅安全、有效,对移植器官功能亦无不良影响。

3. 儿童阴道异物　微创小口径持续灌流宫腔镜还可安全有效取代阴道镜,在不损伤处女膜的情况下,用于诊治儿童和青春期少女的阴道异物和宫颈病变。复旦大学附属妇产科医院已经成功解决多例类似病例。

五、在相关学科领域中的应用

1. 绝育术　自从 2002 年 11 月,美国 FDA 批准 Essure 宫腔镜应用于绝育术至 2007 年年底,临床应用率已经上升至 51.3%,迅速取代了腹腔镜绝育术和产后输卵管结扎术。至今文献和临床经验证实其安全、有效且并发症少。

Essure 成功率高,5 年有效率达 99.8%。多数接受 Essure 宫腔镜绝育术的妇女认为该绝育术可耐受,满意度高,盆腔痛和异常出血少见。

2. **剖官产瘢痕部位妊娠**　发生率近年来呈上升趋势,处理上较普通异位妊娠棘手。剖宫产瘢痕部位妊娠可由血 hCG 浓度、超声或 MRI 确诊。对血流动力学稳定的剖宫产瘢痕部位妊娠病人可在超声或腹腔镜监护下经宫腔镜手术切除种植于剖宫产瘢痕部位的妊娠组织,保留病人生育能力,是一种可供选择的、安全有效的治疗途径。

3. **流产或分娩后妊娠物残留**　是常见的引起异常子宫出血的原因,虽然诊断性刮宫是最为常见的诊断方法,但应用宫腔镜技术明确诊断、去除宫腔内残留物的优势仍然十分明显,例如直视下完全取出残留物,无需麻醉,并发症少。因此,在必要时,可以将其作为传统非选择性盲视下诊刮的替代手段,安全而有效。

4. **胎儿骨片官内残留**　比较少见,但公认是终止晚期妊娠的并发症之一。常见症状为继发不孕、异常子宫出血、阴道分泌物异常及持续慢性盆腔痛。宫腔镜检查可发现胎儿骨片残留并完全取出,是十分简便而有效的诊疗措施。

5. **辅助生殖领域**　对于不孕女性的宫腔解剖、子宫内膜以及输卵管通畅度评估,宫腔镜检查具有独特的作用。对于困难的胚胎移植术,在宫腔镜引导下进行也是可行、有效的。子宫内膜息肉、子宫黏膜下肌瘤可以破坏子宫内膜结构,导致 IVF 种植失败。已有研究证实,2 次 IVF 植入失败者,宫腔镜检查和适当的治疗可明显提高后续妊娠率。而对于拟行精子卵浆内注射技术(ICSI)合并有子宫肌瘤的病人,先行宫腔镜检查排除子宫肌瘤造成子宫内膜变形对治疗结局的益处十分明显。

6. **剖官产切口憩室**　近年来随着剖宫产率的提高,剖宫产切口憩室(cesarean scar diverticulum,CSD)发病率逐年增加。CSD 可引起经期延长,经后阴道出血淋漓不净、慢性腹痛或不孕等症状。宫腔镜手术通过切除憩室下缘影响经血引流的瘢痕组织、气化憩室内子宫内膜异位病灶及增生血管,从而达到改善经血引流、缩短经期的治疗目的。已有诸多报道证实宫腔镜治疗切口憩室的有效性,手术不仅有助于解决阴道不规则出血,也有助于治疗因憩室引起的继发不孕。前位子宫的手术效果较后位子宫明显,相对于其他手术而言,宫腔镜手术是治疗 CSD 创伤最小的手术。但宫腔镜手术过程中在电灼憩室时可能发生膀胱损伤。故在加强宫腔镜技术培训的同时,为避免再次妊娠晚期出现子宫破裂,可单纯宫腔镜手术治疗前,应运用 MRI 进行术前评估。MRI 测量憩室距离子宫浆膜层>2mm 者可使用宫腔镜。憩室处子宫肌壁厚度<2mm 者建议采用腹腔镜手术和经阴道手术。由于宫腔镜手术并未修补憩室,只是改善了经血引流的通道,虽然有宫腔镜术后成功妊娠的报道,但笔者建议宫腔镜 CSD 整复术后的病人再次妊娠后均应作为子宫破裂高危妊娠人群进行产前检查和监护。

参考文献

1. Hooker AB, Lemmers M, Thurkow AL, et al. Systematic review and Meta-analysis of intrauterineadhesions after miscarriage:prevalence, risk factors and long-term reproductiveoutcome. Hum Reprod Update,2014,20(2):262-278

2. Xiao S,Wan Y,Xue M,et al. Etiology, treatment, and reproductive prognosis of women with moderate-to-severe intrauterine adhesions. Int J GynaecolObstet,2014,125(2):121,124

3. Johary J,Xue M,Zhu X,et al. Efficacy of estrogen therapy in patientswith intrauterine adhesions:systematic review. J Minim Invasive Gynecol,2014,21(1):44-54

4. Gupta S,Talaulikar VS,Onwude J,et al. A pilot study of Foley's catheterballoon for prevention of intrauterineadhesions following breach ofuterine cavity in complexmyomasurgery. Arch GynecolObstet,2013,288(4):829-832

5. Golan A,Sagiv R,Berar M,et al. Bipolar electrical energy in physiologic solution—a revolution in operative hysteroscopy. J Am Assoc GynecolLaparosc,2011,8:252-258

6. 隋龙,施永鹏. 良性子宫出血性疾病的治疗. 上海:复旦大学出版社,2002

7. Sui L,Wang Q,Zheng R,et al. Transcervical Incision of Septa-447 cases. Surgical Endoscopy,2009,23:2078-2084

8. Florio P,Filippeschi M,Moncini I,et al. Hysteroscopic treatment of the cesarean-induced isthmocele in restoring infertility [J]. Curr OpinObstetGynecol,2012,24(3):180-186

9. YN Chang,Y Zhang,YJ Wang,et al. Effect of hysteroscopy on the peritoneal dissemination of endometrial cancer cells:a Meta-analysis. Fertil Steril,2011,96(4):957-961

10. TempferC,FroeseG,BuerkleB,et al. Does duration of hysteroscopy increase the risk of disease recurrence in patients with endometrial cancer? A multi-centre trial. Exp Ther Med,2011,2 (5):991-995

11. MY Bongers Hysteroscopy and heavy menstrual bleeding (to cover TCRE and second-generation endometrial ablation). Best Pract Res Clin ObstetGynaecol,2015,29(7):930-939

（谢锋　隋龙）

7

第四十五章　妇科机器人手术

关键点

1. 以达·芬奇机器人手术为代表的机械臂辅助的腹腔镜手术可以提供清晰放大的三维视频图像、提高了手术灵活性、增加了操作稳定性、缓解了手术者的疲劳，提高了手术安全性和精准性，避免感染性疾病给术者带来的潜在危险。但机器人手术存在费用昂贵、准备时间过长等缺点。

2. 机器人手术在妇科良恶性疾病的手术中得到部分应用，如全子宫切除术、子宫内膜异位症病灶切除、子宫肌瘤剥除、阴道骶骨固定术、输卵管吻合术、宫颈广泛切除术、盆腔淋巴结清扫、瘤体减灭术，基本取得了与传统腹腔镜手术相似的疗效，目前尚缺乏证明其优越性的证据。

3. 机器人单孔手术的应用可能成为机器人手术的发展方向与主流。机器人手术的价值需要更进一步加以证实和挖掘。

【机器人手术简介】

近30年来，随着微创手术的理念在妇科领域不断地深入，腹腔镜技术已经广泛地应用于妇科良、恶性疾病的诊断与治疗。腹腔镜手术具有伤口小、出血少、术中并发症少、住院时间短、术后恢复快等优势。同时，各种新型电视观察系统、外科器械、能量平台、手术材料的发展与革新，将妇科微创手术推进到了一个新的水平和高度。但是腹腔镜手术存在图像容易抖动、长时间手术者容易劳累、甚至出现劳损性疾病等问题。最新发展的机器人手术（robotic surgery），可以视为腹腔镜技术的升级版本，一定程度规避了上述缺点，在妇科疾病的诊断与治疗中也得到了很好的尝试。

机器人手术最早设计的目的是为战场后方医学专家远程控制战场机器人进行手术提供平台的，后被转为民用技术得到了推广和应用。自20世纪80年代起，先后有三种机器人手术系统应用于妇科手术。最早应用的机器人系统是美国 Computer motion 公司生产的伊索系统，即最佳定位自动内镜系统（automated endoscopic system for optimal positioning，AESOP），较为原始，不能独立执行指令进行手术操作。该公司生产的第二代宙斯系统（Zeus system）由医生操作台、3个远程控制机械臂及计算机控制器组成，较前有所改进，但该系统的一个缺陷是仪器的顶端没有关节，不能转向，难以进入盆腔深部组织。目前应用较多的机器人系统是由 Intuitive surgical 公司生产的达·芬奇（da Vinci）系统，2005年被正式批准应用于妇科手术。较多应用于临床的达·芬奇第三代 Si 系统，主要由医生控制台、手术机械臂、图像处理系统三部分组成。置镜机械臂装有12mm 的立体腔镜，通过图像处理系统，可以提供放大10～15倍的三维、高分辨率的清晰图像。操作机械臂顶端的2cm 处安装了微型关节，类似人的手腕，可以模拟人类手臂运动，可进行360度转向，为术者缝合、切开及重建盆腔深部组织提供了便捷，特别是为某些特殊部位和角度的手术提供了可能。手术时，医生坐在远离术区的控制台前，通过三维图像了解术野情况，移动手柄控制机器人腔镜臂和器械臂的活动完成手术。达·芬奇系统可以提供清晰放大的三维视频图像、提高了手术灵活性、增加了操作稳定性、缓解手术者的疲劳，提高手术安全性，避免感染性疾病给术者带来的潜在危险。最新一代达·芬奇 Xi 系统已应用于临床，较 Si 系统具有更多的灵活性，还可配套其他设备，如淋巴结显影装置，为手术提供更多的帮助。未来的机器人单孔系统（SP single site syetem），进一步减少了病人的创伤，符合病人审美的需求，同时免除了手术者使用传统单孔腹腔镜是带来的关节和肌肉的劳损。到目前为止，全世界大约有3200台机器人装机；在美国，大约95%的妇科肿瘤机构购置并使用了机器人平台。

【达·芬奇机器人妇科手术中病人体位摆放和 Trocar 操作孔的设置】

1. 体位的摆放与麻醉　合适的摆放体位有利于手术的顺利进行，同时将对病人和医生损伤的风险降到最低。

麻醉前应将病人摆放为膀胱截石位,双侧大腿尽量分开,臀部超过手术床的床缘10cm,两腿夹角约120度,有利于经阴道的辅助操作,例如举宫、阴道探查等。麻醉成功后,摆放头低脚高位,头低15～30度,上稳肩托,以防病人身体下滑,影响阴道操作,双腿亦不能过高,过高可能与机械臂发生碰撞。因手术时需要最大限度地暴露盆腔,故需将肠管和大网膜尽量推移至上腹部,但是长时间的头低脚高位和腹压增加,以及 CO_2 气腹(CO_2 pneumoperitonium),给麻醉带来很大的风险,因此在实际操作中应当平衡二者的关系。同时手术台的高度,应以助手操作方便、体位舒适、减少机械臂撞击机会为准。术中应固定保护好病人的双腿双手,以防发生意外损伤。

达·芬奇机器人手术均采用全身麻醉。因考虑到长时间的 CO_2 腹腔内灌注,以及头低脚高位的影响,对麻醉提出了更高的要求。术前做好麻醉访视,评估心肺功能,准确掌握指征,术中需要麻醉和手术医生良好沟通,保证病人的安全和手术的顺利进行。

2. Trocar 操作孔的设置　不同的疾病,手术要求不同,精确定位各个机械臂(robot arm)的位置,最大限度地利用机器人的机械臂和病人的腹壁内空间,是手术成功的关键。总的原则是:以手术区域为中心,各个 Trocar孔距离手术区域10～15cm,呈扇形排列,确保机械臂自由活动而不受干扰的必要且最佳距离是机械臂各Trocar孔之间的距离至少应保持8cm。Trocar孔的位置直接影响机械臂的安装与放置,良好的 Trocar 孔定位能够减少机械臂之间的相互碰撞或活动受限,使得手术能够顺利进行。

妇产科手术野大多局限于盆腔,也有部分达到腹腔者。以往传统的穿刺(puncture)方法为:镜头臂穿刺点选择在脐上正中距耻骨联合20～25cm。1号臂、2号臂穿刺点位于第一穿刺孔(摄像臂穿刺孔)两侧8～10cm,偏脚侧15°～30°。3号器械臂穿刺点位于1号臂穿刺孔外侧8cm,偏脚侧15°～30°。根据需要可于3号器械臂穿刺孔对侧相应位置置入10mm的 Trocar,用于辅助暴露、冲洗和导入缝线、标本袋等。置镜孔与1号或2号臂穿刺孔中间偏头侧也可作为辅助穿刺孔位点(图45-1)。

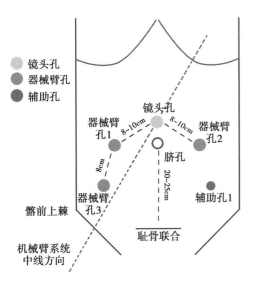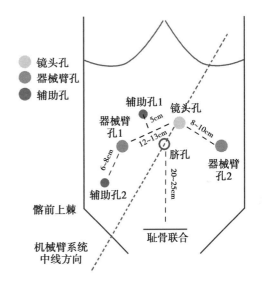

图 45-1　穿刺孔位点

随着手术技巧的完善,同时也为了降低机器人手术使用成本,在不影响机器人手术优越性的前提下,可对传统的使用3个器械臂的模式进行改进。

采用2个器械臂2个助手操作孔(辅助孔)已能很好的完成部分机器人手术。机器人不必位于病人的正下方,稍偏于一侧(以置于病人的右侧为例说明)。选择脐上正中距离耻骨联合20～25cm 向左偏2～3cm 处置入12mm Troca,用来放置机器人内镜。这样能给病人左侧预留更多的空间,亚洲女性体型较欧美女性体型小,尤其是对于体型纤瘦的女性病人,左侧多预留出的空间可以更好的避免机械臂之间的碰撞,方便助手辅助操作,也以便腾开阴道操作所需要的空间。1号臂穿刺点位于摄像臂穿刺孔右侧10～13cm,偏脚侧15°～30°。较宽的1号臂穿刺孔与摄像臂穿

刺孔间的距离,便于两者之间置入辅助操作孔。2号器械臂穿刺点位于摄像臂穿刺孔左侧8～10mm,偏脚侧15°～30°。套管穿刺深度以深黑色标记区刚好显露为宜。对于子宫较大,需要行腹主动脉旁淋巴结清扫、大网膜切除的病人,最高手术野达到肾静脉水平,摄像臂穿刺孔、机械臂可整体相应上移,已能够顺利进行肾静脉水平的腹主动脉旁淋巴结清扫术。

可以根据手术需要设置一至两个辅助操作孔(the auxiliary operation hole)。在右侧髂前上嵴上方2cm 处植入12cm 的 Trocar,用于辅助暴露、冲洗和导入缝线、标本袋等。然后于右侧机械臂的外下方约10cm 植入另一辅助操作孔。实际操作中可根据病人身高、胖瘦、腹壁是否松弛做适当调节。因腹壁皮肤常常较为松弛,在实际手术中,遇到

机械臂、摄像臂、辅助孔碰撞或有些手术部位很难到达时，可将机械臂在腹壁上整体移动 0.5～1cm，操作钳远端可获得 2～3cm 的额外活动空间，将为手术操作带来极大便利。

【机器人手术在妇科良性疾病中的应用】

理论上来说，在不考虑经济成本的情况下，几乎所有的能够通过腹腔镜手术完成的手术都可以通过达·芬奇机器人手术来完成。目前通过达·芬奇手术完成常常有如下几种：

1. **全子宫切除术**（total hysterectomy）　可经开腹、经阴式、经腹腔镜下完成，由于微创理念的深入人心，越来越多的病人选择经腹腔镜或经阴道或二者联合。AAGL 甚至建议良性疾病的全子宫切除术应该在经阴式和经腹腔镜来完成。尽管原则上来说，微创手术的是全子宫切除术的标准术式，但并不是所有人都愿意接受腹腔镜手术，这也许是因为腹腔镜手术需要更多的手术技巧。机器人手术开展后，为妇科手术医师提供了新的选项，特别是对有开腹手术基础没有腹腔镜基础的医生来说，是很容易掌握的技能。

2002 年，Diaz-Arrastia 等首次报道机器人辅助子宫切除术，共完成 11 例手术。术者先采用机器人手术系统完成输卵管、卵巢固有韧带等的切除，其他手术步骤则经阴道完成。手术时间为 270～60 分钟，出血量为 50～1500ml。2005 年，Beste 等报道在 2001 年 11 月到 2002 年 12 月间完成了 10 例机器人全子宫切除术。作者采用达·芬奇机器人手术系统完成全子宫切除的所有步骤。这是第一个机器人全子宫切除术的临床报告，手术时间为 148～277 分钟，出血量为 25～350ml。2009 年，Boggess 等报道了 2005 年 5 月至 2008 年 5 月完成的 152 例机器人全子宫切除术，手术时间平均为 122.9 分钟，平均出血量为 79.0ml，平均住院时间为 1 天。这是目前机器人全子宫切除的最大的病例报告，与以往的临床资料比较，Boggess 等的手术时间较短，出血量较少，显示手术水平在完成一定量的临床病例后能有较大提高。但是，Liu H2012 年总结了机器人手术在良性疾病中的价值，认为机器人手术并未增加效率和安全性，反而明显加大了费用。Salos 和 kots 总结认为，机器人全子宫与腹腔镜全子宫切除术相比，有关出血、并发症、住院时间等临床结果二者相似。

2. **子宫肌瘤剥除术**　腹腔镜下子宫肌瘤剥除手术的取得了很大成功，机器人辅腔助下的子宫肌瘤剥除术（hysteromyoma）也得到了发展和应用。因为肌瘤切除术后，对于缝合要求较高，对于没有或者很少有腹腔镜下缝合技巧的医生来说，机器人辅助下缝合瘤腔有很大的优势。Advincul 等回顾性研究表明，与腹腔镜相比，其术中出血量和住院时间减少，但是手术时间延长。另外，也有一些局限性，比如，视野太小；对于较大的肌瘤无法用力分离拉扯而变得困难；因为缺乏触觉的反馈，缝合过程中易发生切割。对于较大的肌瘤，特别是大于 10cm 的肌瘤，有人建议尝试

联合传统的腹腔镜、取长补短，共同手术。

3. **子宫内膜异位症手术**　近年来，腹腔镜手术已被公认为治疗子宫内膜异位症（endometriosis）的最佳治疗方法。子宫内膜异位症发病率高，常引起盆腔疼痛及不孕，并有治疗后易复发的特点。常表现为种植部位致密粘连、盆腔及附件结构的改变。对于有生育要求的年轻病人，去除病灶和附件的解剖结构是至关重要的，也是困难的，机器人下精密、放大的手术操作，将这种困难变得非常简单、容易。但是目前尚缺乏足够的数据支持这样的观点。Siesto 等研究了机器人治疗深部子宫内膜异位症，发现机器人手术并未增加并发症和中转率。Nezhat 等评价了 78 例子宫内膜异位症的手术治疗，发现机器人手术时间要长于腹腔镜，但是在出血量、住院时间、并发症和中转率方面无差异。总的来说，机器人治疗子宫内膜异位症是可行的、安全的方式，但其明显的优越性有待进一步证实。

4. **阴道骶骨固定术**　微创手术的理念同样适用于盆底器官脱垂，特别是中盆腔脱垂的病人，越来越多的选择腹腔镜下阴道骶骨固定术。Nezhat 等 1994 年首次报道了利用腹腔镜完成阴道骶骨固定术（vaginal sacral fixation），但因为需要腹腔镜下缝合而具有较长的学习曲线，而没有得到广泛的应用。当 2005 年机器人手术引入妇科以后，该手术方式得到重视，特别是对于那些腹腔镜技巧较为生疏的医生。到目前为止，已有一些随机对照研究比较传统腹腔镜和机器人的临床效果，认为在围术期并发症、解剖结构恢复、生活质量的改善方面，二者并无差别，术后疼痛减少；但是机器人需要更多的手术时间和费用。有关机器人在盆底器官脱垂的治疗中的价值还需要更长期和更大样本的研究。

5. **输卵管吻合术**（tubal anastomosis）　需要精细、准确的缝合技巧，而且操作步骤相对较少，因而成为最早应用机器人辅助的妇科手术。Goldberg 等报道了机器人下输卵管吻合的经验，10 例病人手术均获得成功，术后 6 周行 HSG 显示输卵管通畅率为 89%，妊娠率达到 50%，无异位妊娠及其他并发症发生，但机器人辅助手术时间较长，且与传统腹腔镜相比，输卵管通畅率及术后妊娠率无明显差别。2011 年，Bedaiwy 等的研究结果也表明，机器人辅助手术所需的手术和麻醉时间较长，且费用高，但机器人辅助输卵管吻合术操作更加简便、术后病人能较早进行日常活动。因此，机器人输卵管吻合术可在部分病例中考虑。

【机器人手术在妇科恶性肿瘤疾病的应用】

相比较机器人在妇科良性疾病中的应用，在妇科恶性肿瘤中的应用尤为明显。甚至有人认为机器人显著地改变了妇科肿瘤医生的治疗模式。但是到目前为止，尚缺乏明确的证据证明机器人手术在妇科肿瘤中明显优于传统腹腔镜。

1. **子宫内膜癌**　子宫内膜癌是在妇科肿瘤中应用机

器人明确的指征。在内膜癌的分期手术中,微创已经成为标准。但是,缺乏有关机器人与传统腹腔镜的随机对照的临床研究,仅有的数据来自于回顾性研究。Paley 等比较了377 例机器人和 131 例开腹内膜癌手术,发现机器人手术中严重的并发症明显减少,如伤口感染、大出血、泌尿系损伤,而且住院时间减少。Gaia 等比较了机器人与传统腹腔镜手术的区别,二者手术时间无差异,但是机器人组出血量少。在内膜癌合并肥胖的病人中,机器人具有其优势。Seamon 等比较了与开腹手术的区别,机器人在伤口愈合方面有优势,特别是 MBI 大于 35 时。Gehrig 等证实,在肥胖的内膜癌中,与传统的腹腔镜相比,机器人手术的优势在于:更少的住院时间、更多的淋巴结数目、更少的出血量。机器人所面临的挑战,在于腹主动脉旁淋巴结清扫术(auxiliary lymph nodes were performed by artery),往往无法或是很困难达到肾静脉水平,因此需要事先相应地调高穿刺孔的水平。

2. 宫颈癌　对于早期宫颈癌来说(FIGO 分期 ⅠA2～ⅡA),开腹广泛全子宫切除术(radical hysterectomy)是其标准的处理方式。因为其手术的复杂性,腹腔镜下广泛全子宫切除术只有少部分手术医生能够实施。相反,具有开腹手术经验的医生,通过机器人来完成广泛全子宫切除术就显得容易得多。目前,宫颈癌是恶性肿瘤应用机器人手术最多的,已有许多的针对机器人和传统腹腔镜的比较研究,提示该方式在并发症发生率、出血量、术后感染基本相当。机器人手术时,腹腔镜所需要的技巧并不需要体现。二者与开腹手术相比,术中出血量和住院时间明显减少。术中淋巴结清扫、术后 4 年无瘤生存率三者基本相当。目前尚无更长时间的比较研究(见视频 11 机器人广泛全子宫-直肠间隙的分离)。

3. 卵巢癌　有关机器人手术的价值在卵巢癌的治疗中尚不明确。主要以下原因限制了机器人在卵巢癌的应用:大多数卵巢癌发现时,已经属于晚期,利用机器人手术,可能同时涉及到盆腔和上腹部,或需要普通外科协助手术,例如切除肠管、处理肝脏、脾脏和膈肌表面病灶,解决存在难度;如果病病灶血供丰富、病灶较大,术中出血风险明显增加。Feuer 等总结道,机器人辅助下卵巢癌分期手术(ovarian cancer staging surgery)和瘤体减灭术(debulking surgery),具有手术时间长、出血量少、住院时间少的优点。与开腹相比,并发症发生率、淋巴结清扫范围、复发率、一年无瘤生存率基本相当。目前,有关机器人在卵巢癌的应用较多在孤立的复发病灶,或是早期用于诊断。

【机器人手术的应用前景及所面临的问题】

目前,全球年度机器人收入达到 40 亿美元,到 2018 年将达到 180 亿美元,其市场基本由达·芬奇机器人公司(Intuitive surgical 公司)垄断,但是,本着降低费用、改善效率和提高安全性的目标,众多的厂家参与到这一巨大的市

场中来。例如意大利生产的新型外科手术平台 TELELAP ALF-X,除了控制台和机械臂外,配备了可以随术者眼睛移动而改变视野的 3D 摄像头、触觉反馈系统和可以重复使用的内镜器械。再例如 Google and Johnson & Johnson 公司宣称将融合爱惜康公司的单孔内镜设备,致力于解决单孔手术手术中器械不能转向和机械臂之间碰撞问题。达·芬奇机器人公司则开发了新一代 da Vinci sp™ 单孔机器人系统(SP single site syetem),配备了蛇形转弯的灵巧的手术器械。而加拿大的 Tian Medical 公司推出的 SPORTTM(单孔机器人技术),配备 25mm 的单孔和 2 套 6mm 直径的蛇形手术器械和 3D 高清摄像头。可以预估机器人单孔手术将大有作为。

应用达·芬奇所面临的最大问题是费用问题,高昂的费用包括购买机器、一次性耗材、学习培训费用等,只有进一步提高手术量,才有可能降低整体费用。学习曲线因人而异,如需开展机器人手术,一般应开展 20 例以上。达·芬奇机器人手术需要较长的准备时间来装机、术前调试,对于手术的应用也有一定影响。

总之,应用机器人手术平台能够提供了清晰放大的 3D 视野、改善了术者人体工程学、灵活的手术操作。与传统的腹腔镜手术相比,尚无全面超越的性能。但是在某些手术如妇科肿瘤、内膜异位症、输卵管吻合手术存在优势。机器人平台下的单孔手术具有潜在的优势。

【临床特殊情况的思考和建议】

除了费用高昂和装机准备过长等问题之外,在临床方面最大的担心是:机器人手术期间,对于损伤盆腹腔大血管之后的处理缺乏信心,有时难免觉得力不从心。但是到目前为止,机器人手术中发生严重的血管损伤的报道很少见,可能因为术者大多临床手术经验丰富,主观上又努力避免。因此,建议如下,在单独实施机器人手术前,必须完成学习曲线所要求的手术量和必要的培训、考核,掌握血管缝合和止血技巧,以及提高术者与助手之间配合默契程度;如果意外发生上述情况,情况危急而又缺乏有效手段,必须果断开腹手术。

参考文献

1. Aitchison LP, Cui CK, Arnold A, et al. The ergonomics of laparoscopic surgery: a quantitative study of the time and motion of laparoscopicsurgeons in live surgical environments. Surg Endosc, 2016, 30(11): 5068-5076

2. Diana M, Marescaux J. Robotic surgery. Br J Surg, 2015, 102(2): el5-28. doi: 10. 1002/bjs. 9711

3. Ulm MA, Fleming ND, Rallapali V, et al. Position-related injury is uncommon in robotic gynecologic surgery. Gynecol Oncol, 2014, 135(3): 534-538

4. Sinha R, Sanjay M, Rupa B, et al. Robotic surgery in gynecology. J Minim Access Surg, 2015, 11(1): 50-59

7

5. Alkatout I, Mettler L, Maass N, et al. Robotic surgery in gynecology. J Turk Ger Gynecol Assoc,2016,17(4):224-232

6. American Association of Gynecologic Laparoscopists. AAGL practice report:practice guidelines for laparoscopic subtotal/supracervical hysterectomy (LSH). J Minim Invasive Gynecol,2014,21(1):9-16

7. Liu H, Lu D, Wang L, et al. Robotic surgery for benign gynaecological disease. Cochrane Database Syst Rev,2012,15(2):CD008978

8. SSoliman PT,Langley G,Munsell MF,et al. Analgesic and antiemetic requirements afer minimally invasive surgery forearly cervical cancer:a comparison between laparoscopy and robotic surgery. Ann SurgOncol,2013,20(4):1355-1359

9. Feuer GA,Lakhi N,Barker J,et al. Perioperative and clinicaloutcomes in the management of epithelial ovarian cancer using a roboticor abdominal approach. GynecolOncol,2013,131(3):520-524

10. Jean Bouquet de Joliniere, Armando Librino,1 Jean-Bernard Dubuisson, Fathi Khomsi, Nordine Ben Ali, Anis Fadhlaoui, JM. Ayoubi, Anis Feki. Robotic Surgery in Gynecology. Front Surg,2016,3:2

（陈义松　华克勤）

第四十六章　单孔腹腔镜手术

关键点

1. 部分行传统多孔腹腔镜手术治疗的妇科疾病可通过单孔腹腔镜手术完成。

2. 单孔腹腔镜手术的优势主要为术后疼痛减轻，美容效果好，切口取标本实用性强。

3. 建议术者操作单孔腹腔镜手术前熟练掌握传统腹腔镜手术技能。

4. 机器人辅助单孔腹腔镜手术应用前景广泛。

单孔腹腔镜手术(laparoendoscopic single-site surgery, LESS)是指通过一个较小的手术操作孔道完成各种操作，目前以自然腔道脐孔为主。妇科手术例如子宫肌瘤剥除、全子宫切除、附件手术甚至恶性肿瘤宫颈癌根治、子宫内膜癌分期、盆腔淋巴结清扫术等操作都可以通过 LESS 完成。

由于单孔腹腔镜主要是经脐孔完成，故部分外科医生将"经脐孔"列入名称之中。如单孔脐部手术(one-port umbilical surgery,OPUS)，经脐入路内镜手术(transumbilical endoscopic surgery,TUES)。由于脐部是胚胎时期的自然腔道，故也有学者称其为胚胎时期经自然腔道内镜手术(embryonic natural orifice transumbilical endoscopic surgery,E-NOTES)或经自然腔道经脐入路手术(natural orifice transumbilicalsurgery,NOTUS)。

经脐单孔腹腔镜技术的应用最早报道于妇科:1969 年

Clifford 首先报道了经脐单孔腹腔镜下输卵管结扎术。通过脐部约 1cm 切口建立气腹并置入腹腔镜镜头，经阴道辅助摆动子宫在腹腔内暴露输卵管，利用抓钳夹取输卵管并电灼之。1975 年巴西的一名妇科专家施行了第一例单孔腹腔镜下的输卵管切除术。1991 年 Pelosi 等做了腹腔镜下子宫及双侧输卵管卵巢切除术，这也是第一例单孔条件下多器官切除手术。1992 年，他们又实施了单孔腹腔镜下次全子宫切除术。之后 10 余年，该技术不断发展，设备也不断改进，目前国内外许多医院已能熟练开展 LESS 手术（单孔腹腔镜手术见视频 16）。

视频16

视频 16　单孔腹腔镜手术

【LESS 的优势】

许多观察性研究已表明和传统多孔腹腔镜(multiport laparoscopy,MPL)相比，无论在普通妇科还是妇科肿瘤手术中，LESS 都有明显优势。

1. **术后疼痛减轻**　一些比较研究和 2 项随机对照研究显示，LESS 术后疼痛减轻。其中一项随机研究纳入了 100 名腹腔镜辅助阴式全子宫切除术病人，手术医生 2 人，MPL 时脐孔 12mm 穿刺孔，耻骨上、左右下腹各 5mm 穿刺孔。LESS 时仅脐孔为 1.5~2cm 穿刺孔。2 名行 LESS 病人由于腹腔粘连在耻骨上置入 5mm 穿刺器，但无一中转进腹。两组病人的手术时间、出血量、住院时间及并发症率方面均无统计学差异。术后 12、24、48 小时 VAS 表评估腹部及肩痛，术后 48 小时统计使用的镇痛药及量[哌替啶和(或)替诺昔康]。术后 24、48 小时行 LESS 病人腹痛评分显著小于 MPL 者[24 小时：(3.64±2.75) vs.(5.08±2.76)，$P=0.011$；48 小时：(1.94±2.31) vs.(2.84±2.07)，$P=0.043$]。累计镇痛药量行 LESS 者显著少于 MPL 者[哌替啶：(74.4±24.25)mg vs.(104.8±57.08)mg，$P=0.001$；替诺昔康：(16±13.4)mg vs.(33.6±28.7)mg，$P<0.001$]。术后 12 小时疼痛两组无差异。但该研究未提及术中镇痛及麻醉情况。

2. 切口病率不显著增加 由于 LESS 术中只做 1 个切口，因此理论上例如血管、胃肠道及神经的损伤应少于 MPL，但至今没有研究证实 LESS 与 MPL 切口病率的差异。LESS 时，脐部切口较大，会否引发更多的切口疝值得关注。一项最近的包括 19 个随机对照研究和 1705 例病人的 Meta 分析比较了行 LESS 和 MPL 胆囊切除或阑尾切除的术后切口疝情况。LESS 术后切口疝的发生略微升高(2.2% vs.0.7%，OR：2.26,95% 可信区间：1.00~5.08，$P=0.05$)。但该 Meta 分析有一定缺陷，其中数项研究缺乏关于筋膜缝合及随访评估的详细资料。例如其中一项企业赞助的研究中参与 LESS 手术的医师几乎无行该术式的经验，结果 LESS 术后切口疝发生率为 10%，MPL 为 1.6%。如果将该项研究结果去除，则 LESS 术后切口疝与 MPL 相比无统计学差异(OR：1.85,95% 可信区间：0.58-5.86，$P=0.30$)。LESS 术时推荐"细致的关闭筋膜层"。另一项 211 例妇科疾病行 LESS 的回顾性研究表明，使用延迟可吸收线 0-Vicryl(爱惜康)连续或间断"8 字"缝合筋膜层，平均随访 16(3.5~18)个月，脐疝发生率 2.4%(n=5)。而发生脐疝的多有高危因素，例如肥胖和结缔组织病。无高危因素的病人发生脐疝仅 0.5%。

3. 美容效果好 LESS 的美容效果取决于术中切口的大小，病人切口的形态和术者缝合切口的能力。理论上脐孔单切口与 MPL3~5 个腹壁切口相比，术后伤口应更美容，但少有妇科手术的相关资料。一项随机研究包括 40 例行 LESS 或 MPL 全子宫切除的病人，术前、术后 1、4、24 周填写体像调查问卷(BIQ)，用于评估体像和美容效果满意度。LESS 12mm 脐孔单切口与 MPL 2~3 个腹壁 5mm 切口比较。两组病例一般情况、手术时间、子宫重量、围术期并发症、术后住院时间、术后疼痛评分、镇痛药使用间均无统计学差异。与 MPL 组相比，LESS 组病人术后 1、4、24 周的美容满意度显著提高($P<0.01$)。

4. 切口实用性强 许多妇科医师认为 LESS 手术时延长的脐孔单切口在多种情况下都很实用。在行 MPL 时，取出质硬、甚至正常大小的附件，都需扩大切口或切开

阴道。而 LESS 能充分地利用脐孔切口。此外，行 MPL 有时肿块自扩大的切口取出后，重建气腹不稳定或有一定困难。但 LESS 扩大的脐孔切口一般无此障碍，即使术中发现肿块为恶性，仍能很好地重建气腹并行分期手术，尤其当使用"单孔通道器"设备时。LESS 的切口与"小切口剖腹"类似，可通过其行一些体外操作，例如大网膜切除，小肠修补，甚至小肠切除吻合。最后，LESS 脐孔单切口的位置同时便于上腹部与盆腔的操作，尤其适用于妇科肿瘤手术的分期及彻底的腹腔内评估。

【LESS 面临的困难和挑战】

1. 气腹的维持 气腹的维持对于腹腔镜手术是至关重要的，MPL 时每个穿刺孔使用一个穿刺器建立通道，而 LESS 时仅有一个切口，因此往往需使用单孔通道设备。目前不少企业研制并上市了多种"单孔通道器"，既便于操作，又能很好地维持气腹。但每种设备都有优点及缺陷，使用何种器材取决于手术医师的习惯和操作熟练程度及每个病例个体情况。但单孔器并不是 LESS 所必须的，在单切口平面上可做数个穿刺形成操作平台并使用普通 5mm 穿刺器，既可维持气腹又可以减少切口疝的发生。另一种维持气腹的方法是通过 Alexis 创口牵开器使用手术用手套，在手套的手指上打洞置入腹腔镜手术器械。

2. 避免术者手的碰撞 在行 MPL 时，腹壁各切口间应保持足够的距离便于术者手的活动避免碰撞。距离越近，手越容易碰撞。LESS 时穿刺器拥挤，易致手碰撞。有以下几种方法避免碰撞：可以使用"加长版"的器械，如抓钳、持针器等，手持处距离切口越远，双手间隔相对就越远，可避免碰撞。此外，还可使用具有弯曲关节的手术器械，器械在伸直的状态下置入穿刺器进入盆腹腔，操作时可弯曲其关节，此时术者手在体外距离较远避免了碰撞。当手术时既无"加长版"器械，又无可弯曲的器械时，则需要术者的操作技巧，可先置入 1 个器械，抓持组织后，在进入第 2 个器械，进入盆腹腔后从侧方靠近要操作的部位。

3. 操作三角的建立 使用弯曲有关节的器械时可以在手术目标区域建立一个操作三角。在开腹手术和 MPL 时，该三角很常见，LESS 时其由 1 个弯曲器械的两条边和另 1 个器械的一条边组成，建立操作三角后便于组织夹持、甚至复杂的组织分离。缺乏具有弯曲关节的器械时，较难建立操作三角，使手术较为困难。

4. 视野角度 行 MPL 时，镜头与其他器械通过腹壁不同的角度进入盆腹腔，因此手术视野二维角度显示非常清楚。LESS 时，0 度镜头与其他器械均经脐孔切口进入，导致二维视野受限。最容易解决问题的办法是使用 30 度镜头，最好是"加长版"30 度镜头，可使镜头臂在腹腔外远离操作器械。另一个方法是使用可弯曲的镜头，可在盆腹腔内从 0~100 度角度不等的转动，使持镜头者的手完全远离术者，部分还有 3D 功能。

7

5. 学习曲线　LESS 的操作较 MPL 更复杂,难度更高。多数研究认为在 LESS 操作前需掌握 MPL 的操作。行 LESS 全子宫术的学习曲线需 100 例的连续操作。初始 40 例术后,能做到熟练操作,且手术时间显著缩短,但该研究仅代表 1 个有经验的腹腔镜手术医师。

【机器人辅助 LESS】

达·芬奇机器人手术系统是美国 FDA 唯一批准使用的机器人辅助腹腔镜设备。2009 年报道了首例机器人辅助 LESS(robotic-assisted LESS,R-LESS)行全子宫双附件切除。作者认为 R-LESS 可行,但对于行 MPL 术的机器人来讲,行 LESS 有一定的技术困难。2014 年,达·芬奇单孔机器人手术设备上市。R-LESS 已应用于全子宫/次全子宫切除,附件切除,卵巢囊肿剥除,内膜异位症切除等多种妇科手术。手术成功率 92.5%,2 例术中使用了辅助孔,1 例中转行普通多孔机器人辅助腹腔镜手术。术者认为行 R-LESS 前的 LESS 手术经验非常重要,而对于经选择的病人,R-LESS 是完全可行的。另一项回顾性队列研究比较了因妇科良性疾病行 R-LESS 和 LESS 全子宫切除的病人各 50 例,并发症发生率,出血量,中转 MPL 数均无统计学差异。R-LESS 手术时间更长,但住院时间更短。总之,强调术者行 R-LESS 前要求有行 LESS 的经验,且有待更多的研究来评估与 LESS 及 MPL 相比 R-LESS 的优势。

LESS 的出现和发展符合微创手术的未来趋势,同时也充分体现了伤口美容的人文精神。LESS 手术并未否定 MPL 手术,而是对其补充和发展。随着手术技术的进步和相关设备的改进,LESS 的应用前景会更广阔。

【临床特殊情况的思考和建议】

机器人辅助单孔腹腔镜手术是未来微创手术的趋势,但单孔腹腔镜手术的操作有一定难度,术者应有良好的传统多孔腹腔镜手术基础。

参考文献

1. Yim GW,Lee M,Nam EJ,et al. Is single-port access laparoscopyless painful than conventional laparoscopy for adnexal surgery? A comparisonof postoperative pain and surgical outcomes. Surg Innov,2013,20 (1):46-54

2. Figurelli J,Bresson L,Narducci F,et al. Singleportaccess laparoscopic surgery in gynecologic oncology:outcomes and feasibility. Int J Gynecol Cancer,2014,24 (6):1126-1132

3. Bedaiwy MA,Sheyn D,Eghdami L,et al. Laparoendoscopic single-site surgery for benign ovarian cystectomies. Gynecol Obstet Investig,2015,79 (3):179-183

4. Park JY,Kim DY,Kim SH,et al. Laparoendoscopicsinglesitecompared with conventional laparoscopic ovarian cystectomy for ovarianendometrioma. J Minim Invasive Gynecol,2015,22 (5):813-819

5. Park JY,Kim DY,Suh DS,et al. Laparoendoscopic single-site versusconventional laparoscopic surgical staging for early-stage endometrial cancer. Int J Gynecol Cancer,2014,24 (2):358-363

6. Angioni S,Pontis A,Pisanu A,et al. Single-port access subtotal laparoscopichysterectomy:a prospective case-control study. J Minim Invasive Gynecol,2015,22 (5):807-812

7. Lee J,Kim S,Nam EJ,et al. Single-port access versusconventional multi-port access total laparoscopic hysterectomy for very large uterus. Obstet Gynecol Sci,2015,58 (3):239-245

8. Park JY,Nho J,Cho IJ,et al. Laparoendoscopicsinglesiteversus conventional laparoscopic-assisted vaginal hysterectomy for benign orpre-invasive uterine disease. Surg Endosc,2015,29 (4):890-897

9. Song T,Kim TJ,Lee SH,et al. Laparoendoscopic single-sitemyomectomycompared with conventional laparoscopic myomectomy:a multicenter,randomized,controlled trial. Fertil Steril,2015,104 (5):1325-1331

10. Chen YJ,Wan PH,Ocampo EJ,et al. Single-port comparedwith conventional laparoscopic-assisted vaginal hysterectomy:a randomizedcontrolled trial. Obstet Gynecol,2011,117 (4):906-912

11. S. Antoniou A,Morales-Conde S,Antoniou GA,et al. Single-incision laparoscopic surgery through the umbilicus is associatedwitha higher incidence of trocar-site hernia than conventional laparoscopy:aMeta-analysis of randomized controlled trials. Hernia,2016,20 (1):1-10

12. Marks JM,Phillips MS,Tacchino R,et al. Singleincision laparoscopic cholecystectomy is associatedwith improved cosmesis scoringat the cost of significantly higher hernia rates:1-year results of a prospective randomized,multicenter,single-blinded trial of traditional multiport laparoscopic cholecystectomyvs single-incision laparoscopic cholecystectomy. J Am Coll Surg,2013,216(6):1037-1047 (discussion 47-48)

13. Boruta DM. Laparoendoscopic single-site surgery in gynecologic oncology:An update. Gynecol Oncol,2016,141(3):616-623

14. Gunderson CC,Knight J,Ybanez-Morano J,et al. The risk of umbilical hernia and other complications with laparoendoscopicsingle-site surgery. J Minim Invasive Gynecol,2012,19 (1):40-45

15. Song T,Cho J,Kim TJ,et al. Cosmetic outcomes of laparoendoscopic single-site hysterectomy compared with multi-port surgery:randomizedcontrolled trial. J Minim Invasive Gynecol,2013,20 (4):460-467

16. Lee YY,Kim TJ,Kim CJ,et al. Single-port accesslaparoscopic-assisted vaginal hysterectomy:a novel method with a wound retractorand a glove. J Minim Invasive Gynecol,2009,16 (4):450-453

17. Pae JK,Kim SW,Lee SH,et al. Learning curve and surgicaloutcome for single-port access total laparoscopic hysterectomy in 100 consecutivecases. Gynecol Obstet Invest,2011,72 (4):227-233

18. Escobar PF,Fader AN,Paraiso MF,et al. Robotic-assisted

laparoendoscopicsingle-site surgery in gynecology: initial report and technique, J Minim Invasive Gynecol, 2009, 16 (5): 589-591

19. Scheib SA, Fader AN. Gynecologic robotic laparoendoscopic single-site surgery: prospective analysis of feasibility, safety, and technique. Am J Obstet Gynecol, 2015, 212 (2): e1-e8

20. Lopez S, Mulla ZD, Hernandez L, et al. A comparisonof outcomes between robotic-assisted, single-site laparoscopy versus laparoendoscopicsingle site for benign hysterectomy, J Minim Invasive Gynecol, 2015, 23(1): 84-88

（张旭垠）

第四十七章　妇科免气腹腹腔镜手术

腹腔镜手术（laparoscopic surgery）首先要求建立腹腔内手术操作空间，气腹法腹腔镜手术即借助人工气腹（artificial pneumoperitoneum，APP）（目前临床上应用 CO_2 气腹）为腹腔内的手术操作提供合适的空间，使多数腹腔手术均可在腹腔镜下完成。但是气腹腹腔镜检查或手术操作时，气腹建立和维持、腹腔压力及 CO_2 本身等对机体都会产生一定的影响。还有手术时由于气体泄漏会影响手术操作。免气腹腹腔镜技术（gasless laparoscopy）——腹壁悬吊式腹腔镜技术的问世为我们提供了一个无需持续气体维持的腹腔内手术工作空间，在大多数腹腔手术中弥补了气腹腹腔镜技术的不足。

免气腹腹腔镜技术与气腹法腹腔镜技术不同的是腹腔内操作空间为非人工注气形成，故能避免气腹法腹腔镜手术中因人工气腹建立及 CO_2 注入引起的并发症；又因为免气腹腹腔镜手术时腹腔内无人工气腹产生的压力，病人在麻醉状态下循环系统和呼吸系统也基本不受影响，因而增加了手术的安全性。

另外，免气腹腹腔镜技术放置于腹壁的套管不需阀门装置防止气体泄漏，手术器械进出腹腔操作更为方便和快捷。免气腹腹腔镜的优点除了无需人工气腹，避免了气腹的并发症外还有：①避免了气腹建立时腹腔内穿刺的潜在危险性；②一般手术均能使用传统剖腹手术的器械进行操作，如钳夹、缝合、打结等，使手术操作简便，易于掌握；③手术器械可自由出入腹腔，并不用担心漏气影响手术操作；④能够快速地进行腹腔内烟雾或液体的吸引，保证良好的手术视野；⑤可以不用或较少使用一次性器械，治疗费用降低。

腹腔镜手术属微创手术，微创手术的宗旨是在对病人损伤尽量小的情况下完成手术，包括手术创伤小、出血少及受术者术后恢复迅速等。众所周知相对于剖腹手术，腹腔镜手术有创伤微小的优势，但在有些情况下手术时间方面、出血控制方面并不占优势，另外还存在手术器械和手术费用的问题。而免气腹腹腔镜技术在手术创伤小的基础上，在手术时间、器械应用和费用方面都有一定的优势。

第一节　免气腹腹腔镜技术的发展与特点

关键点

1. 免气腹腹腔镜手术空间是腹壁悬吊后大气进入腹腔而形成。由于没有人工气腹的影响，避免了手术中气腹产生的并发症。

2. 免气腹腹腔镜技术中的腹壁单点悬吊法简单易行，较腹壁全层悬吊免气腹腹腔镜技术更常用。

免气腹腹腔镜作为一种新近出现的腹腔镜技术已越来越受到临床医生的关注。本节主要介绍该技术的发展与特点。

一、免气腹腹腔镜技术的产生和发展

免气腹腹腔镜的产生具有一定的偶然性，1991 年 1 月日本自治医科大学的永井秀雄医生收治了一个患胆囊结石需要手术的病人，该病人肥胖且合并糖尿病。当时如果应用腹腔镜手术，需要较高压力的气腹才能保证手术视野的清晰，但可能会引起各种并发症；如果进行剖腹手术，可能出现切口愈合不良等并发症。考虑再三永井秀雄决定行腹腔镜手术，并在手术时将腹壁进行悬

7

吊以减轻腹腔内的压力。因病人有腹腔手术史,故选择开放式腹腔镜手术,并在右肋下用不锈钢丝穿过皮下进行腹壁悬吊。手术顺利完成,在排出腹腔内 CO_2 后只有不锈钢丝穿过皮下悬吊着腹壁,当永井秀雄在手术结束时再用腹腔镜进行观察腹腔时,惊喜地发现腹腔内视野与 CO_2 排出前并无多少差别,因此开始设想能否不用气腹只用腹壁悬吊进行腹腔镜手术。

1991 年 3 月永井秀雄在日本第一届内视镜外科手术研讨会上首次介绍了腹壁免气腹腹腔镜下胆囊切除术(cholecystectomy),并于同年发表了腹壁皮下免气腹腹腔镜胆囊切除术的研究成果。

同年法国的 Mouret 也用腹壁全层免气腹腹腔镜技术完成了首例胆囊切除术,并使用了其专用的"无气腹"器械。美国的 Gazayerli 也报道了使用 T 形悬吊器进行免气腹腹腔镜手术,并于 1992 年 4 月在美国内视镜外科学会上(ASGES)介绍了其设计的腹壁全层免气腹腹腔镜的辅助器械。

1993 年日本东京医科大学井坂惠一将免气腹腹腔镜技术应用于妇科手术,并进一步改良为单钢针皮下悬吊免气腹腹腔镜技术。1994 年在日本首次发表腹壁单点悬吊免气腹腹腔镜妇科手术的学术成果。

二、腹壁全层悬吊法与腹壁皮下悬吊法

免气腹腹腔镜技术中的腹壁悬吊方法有腹壁全层悬吊法(trans-abdominal wall suspension, AWS)和腹壁皮下悬吊法(subcutaneousabdominal wall suspension, SAWS)两种,腹壁皮下悬吊法又有单点悬吊与多点悬吊两种悬吊方式。腹壁全层悬吊法有时可与皮下悬吊法同时应用,可改善腹壁肥胖病人腹壁悬吊的效果。

腹壁全层悬吊法是由 Gazayerli 和 Mourut 等首创的术式,以后北野、万代等进一步应用发展。此方法是用形状不同的器械插入腹腔内将腹壁悬吊起,形成腹腔内的手术空间。

1993 年东京医科大学井坂惠一在刚开始应用皮下悬吊免气腹腹腔镜技术时,曾担心皮下悬吊法不能保证腹壁肥胖病人的手术视野,因此对腹壁明显肥胖的病人曾行腹壁全层悬吊免气腹腹腔镜手术,但随着经验的积累逐渐地将肥胖的病人也改用皮下悬吊法。

虽然全层腹壁悬吊法免气腹腹腔镜技术仍然在临床上使用,但现在妇科手术时已很少应用腹壁全层悬吊法,仅在腹壁明显松弛、无法悬吊腹壁的病人的免气腹腹腔镜手术时应用。而腹壁皮下悬吊免气腹腹腔镜技术由于其简便易行,并具有良好的手术视野,可适应于绝大多数盆腔妇科手术。

三、腹壁皮下单点悬吊无气腹妇科腹腔镜技术

1993 年日本东京医科大学的井坂惠一最初是用两条钢丝分别穿入皮下将腹壁吊起(双钢丝两点悬吊法)。然而使用两根钢针悬吊腹壁时,腹壁外悬吊器械占据的空间较大,手术操作受到限制,并且悬吊腹壁的手术操作过程也较繁琐。因此,井坂惠一将双钢针悬吊法改良为腹壁皮下单根钢针悬吊法,此方法根据腹壁的解剖特点选择了脐耻之间腹白线处作为钢丝穿入的部位,因为此处血管少、损伤小、操作也简单,腹腔内的手术视野也与双钢针腹壁悬吊相同。

试验及临床研究表明皮肤有很强的抗拉力,而筋膜(如腹直肌前鞘等)受到牵拉时往往容易撕裂,所以单点悬吊腹壁皮肤足可以建立和维持免气腹腹腔镜的手术空间。

四、气腹法与免气腹腹腔镜技术的比较

气腹法腹腔镜技术开展的时间长,积累的经验多,有人甚至认为气腹法技术已基本没什么问题。然而免气腹腹腔镜技术虽然克服了气腹法的一些缺点,却也存在不足,如手术中肠管活动较气腹状态下活跃等。现将气腹法和免气腹腹腔镜技术的合并症、麻醉的安全性、可操作性、经济性这几方面来进行比较。两种技术术后腹壁外观并无差别。

(一)手术空间建立及维持方面
当今气腹法腹腔镜几乎均用 CO_2 气体建立气腹,由于 CO_2 是惰性、非可燃性气体,可安全用于电外科和激光手术。CO_2 在血中的可溶性较高,导致气体栓塞的可能性较小。但气腹法引起的腹腔内压升高对呼吸及循环系统有如下方面的影响:①腹腔内压力致使膈肌抬高,心肺功能均受到一定影响;②腹腔内压力使静脉回流受到一定影响,会发生一定的血流动力学(hemodynamics)改变。这些不良的影响对于没有心脏功能和肺功能异常合并症的病人不会有多大影响,然而对于有心、肺功能异常的病人(如心血管疾患、呼吸系统疾患等)则会引起氧分压(partialpressureofoxygen, PaO_2)的降低和血氧饱和度(blood oxygen saturation)的降低,会增加手术的风险。

免气腹腹腔镜手术操作空间中的压力是大气压,与开腹手术相同,因此不会发生人工气腹的持续性压力引起的并发症。但是手术中,由于没有气腹压力的作用,在麻醉深度较浅时,或肠道准备不充分时小肠及结肠的活动相对较活跃,对手术操作易产生影响;还有由于没有气腹的压力,在血供较丰富的组织切开的创面上免气腹腹腔镜较气腹法腹腔镜手术更容易渗血,但是对于渗血的创面在免气腹腹

腔镜下可应用纱布进行压迫止血。

（二）对麻醉安全性的影响

关于气腹法腹腔镜操作时气腹对麻醉的影响比我们想象的要明显。研究表明气腹形成 3 分钟后气道内压力（intra-airway pressure）及呼气末 CO_2 值（end-expiratory CO_2 value,EE-CO_2）明显升高,而免气腹腹腔镜手术操作时上述两项指标几乎都没有变化。而气道内压力升高是气胸发生的诱因,呼气末 CO_2 值明显升高则可引起心律失常（ar-hythmia）等。因此在麻醉管理方面免气腹腹腔镜技术比气腹法腹腔镜技术更加安全。

（三）手术操作方面

两种术式的手术视野没有明显差别。

1. 免气腹腹腔镜手术时能使用开腹手术的器械（如吸引器、血管钳、剪刀等）,可用开腹手术的持针器直接缝合,可在腹腔内、外甚至可用手打结。而气腹腹腔镜手术一定要使用专用的手术器械。

2. 用免气腹腹腔镜技术进行较游离的脏器（如附件等）的手术时,更易将脏器取至腹腔外进行操作处理。

3. 免气腹腹腔镜手术时,极度肥胖的病人手术视野会受影响。因此对于肥胖病人可在腹壁皮下悬吊的基础上,同时建立气腹,进行手术。

4. 气腹法腹腔镜下手术的培训周期较长,尤其要较熟练地掌握某些手术操作的技巧；而免气腹腹腔镜技术仅要求对有一定剖腹手术经验的手术医生的短期指导,即可开展手术。

总之,为了手术顺利完成和减少并发症,手术医生应根据病人的具体情况和自己的技术特长选择合理的手术方式。

（刘建华　王萍）

第二节　免气腹腹腔镜手术器械与操作特点

关键点

1. 免气腹腹腔镜手术器械与气腹腹腔镜手术器械明显不同,前者类似于剖腹手术器械。然而气腹腹腔镜手术器械也同样适用于免气腹腹腔镜手术。并且不少剖腹手术器械也可用于免气腹腹腔镜手术。

2. 由于免气腹腹腔镜手术中无需担心气体泄漏,腹壁的穿刺器可以是无防漏气设置的筒状设计,也可以是小型切口保护套,也可以是腹壁小切口。因此器械出入腹腔十分方便。

3. 免气腹腹腔镜手术的操作与剖腹手术接近,尤其是缝合打结。

一、免气腹腹腔镜手术器械

目前国内外应用的免气腹腹腔镜器械经过反复改良,已经出现了适用于各种手术的专用器械。悬吊腹壁的器械是免气腹腹腔镜特有的器械,有腹壁皮下悬吊及腹壁全层悬吊技术的器械,前者更为简单实用,但在有些特别肥胖的病人或腹壁特别松弛的病人仍需要进行腹壁全层悬吊,或腹壁全层悬吊加皮下悬吊,或腹壁皮下悬吊联合气腹腹腔镜手术。

以下仅介绍腹壁单点悬吊免气腹腹腔镜手术常用的基本手术器械。

（一）腹壁悬吊的器械

1. **悬吊棒**　悬吊棒是一有关节能够折叠的不锈钢支架棒,打开呈倒 L 型。使用时展开,长臂固定在病人左侧腰部侧方手术台的固定器件上,短臂（又叫水平横杆）横跨在腹壁上方,上有 4 个挂钩用于腹壁悬吊钢针抓手链的固定。一般情况下悬吊棒固定后,使短臂离开腹壁约 30～40cm。

2. **悬吊附属器械**　主要介绍腹壁皮下单点悬吊技术器械（图 47-2-1）。

（1）钢针抓手:是带有不锈钢链的抓手,有大、中、小号 3 种,可根据病人下腹部脐耻之间的距离来选择。

（2）钢针:直径为 1～2mm 钢针,用于脐耻之间腹白线（linea alba）处皮下穿刺。为了避免钢针影响术者的操作及损伤术者的手指,穿刺成功并在抓手上固定后,在钢针两端套上细导尿管,每端留 3cm,将多余的部分剪除后向上弯折。

（3）卷链器:卷链器是固定在悬吊棒的水平杆上用于拉紧钢针抓手上吊链的装置,用于调节腹壁悬吊的高度。术中适当的调节能保证良好的手术视野。

（二）腹壁穿刺器械与操作孔保护套

免气腹腹腔镜的腹壁穿刺器械与气腹法腹腔镜有所不同。

1. **套管针及塑料套管**　建立脐下腹壁的腹腔镜孔不用穿刺针,该孔实际上是一个很小的腹壁切口,将塑料套管套在免气腹腹腔镜专用的圆头穿刺棒上,一起经脐部切口旋入腹腔内,然后取出圆头穿刺棒将塑料套管留在切口内即可。10mm 的穿刺针（与气腹法腹腔镜的穿刺针相同）主要用来建立下腹部两侧的操作孔,穿刺前在穿刺针鞘外先套一个塑料套管。塑料套管为桶状,内无瓣膜,外有较粗的螺纹,便于穿刺后旋入腹壁并留置在腹壁孔内用做手术操作通道。塑料套管有 11mm 和 12mm 两种,前者用于放置腹腔镜,后者用于手术操作（图 47-2-2）。

2. **操作孔保护套**　免气腹腹腔镜手术中无需担心气体泄漏,也可以在腹壁上切开建立一小操作孔,然后放置小

7

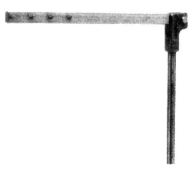

1. 悬吊棒(横杆可向外侧折叠)

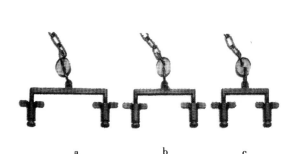

a　　　　　　　b　　　　　　　c

2. 钢针抓手(a、b、c分别为大、中、小号)

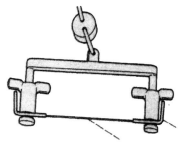

3. 固定在抓手上的钢针(悬吊状态)

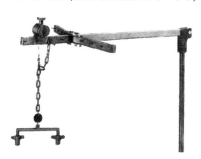

4. 卷链器

图 47-2-1　悬吊腹壁的免气腹腹腔镜器械

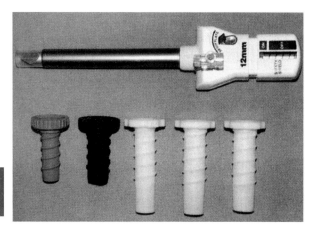

图 47-2-2　上方为穿刺器,下方为各种塑料套管,内无瓣膜,外有较粗的螺纹,便于穿刺后旋入腹壁用作手术操作通道

型切口保护套(图 47-2-3),也可以直接做一腹壁小切口进行手术操作。

（三）免气腹腹腔镜专用手术器械

气腹法腹腔镜的手术器械在免气腹腹腔镜手术中均能使用。但是有如下缺点:①气腹法用的器械因进出腹腔时要求适应套管,头部偏直的较多,即使有弯头曲度也较小;②钳夹力弱;③手术器械长,操作时幅度大,上肢、手指都容易疲劳等。近似开腹手术器械的免气腹腹腔镜手术器械与之相比则截然不同,另外免气腹腹腔镜的器械大多数可反复使用。

1. 多功能电凝钳　电凝钳的支点到顶端长度为 8～10cm,是具有电凝止血作用的多功能血管钳。其表面置有绝缘层,安全可靠、操作简便。根据头部的长短与弧度分大、中、小 3 种型号,形状类似于开腹手术器械,对习惯于开腹手术操作的医生十分容易掌握其使用方法(图 47-2-4)。

2. 妇科免气腹腹腔镜专用钳　钳体较纤细,表面无绝缘层。

（1）细头钳:适合盆腔深部操作,长 27cm。

（2）直角钳:用于角度难钳夹的部位,长 27cm。

（3）强力钳:适用于致密组织的钳夹,长 27cm。

3. 长剪刀　比开腹手术的剪刀更加细长,有 24cm 和 26cm 两种,使用时与普通的剪刀完全一样。熟练外科手术操作的医生在腹腔镜下同样能够自如地使用。

4. 持针器　众所周知气腹法腹腔镜手术时缝合和打结操作需要较长周期的培训和练习,而免气腹腹腔镜手术时缝合及打结基本不受限制,只要缝针能通过操作孔就能使用。但是运针相对较困难,因为持针器插入的部位是固定的,运针的方向受到一定限制。为了克服这一缺点免气腹腹腔镜手术的持针器设计与普通的持针器不同,其持针部位带有弯度,操作运针的余地明显增大(图 47-2-5),与悬吊法的其他器械一样头部较长,有利于盆腔深部的操作,且钳夹持力强,不像气腹法的持针器钳夹力较弱,针在缝合时较难固定,容易回转。

5. 结扎器　气腹法腹腔镜手术在打结时由于担心漏气操作受到限制,还有夹线钳头部短小容易滑脱,结扎大血

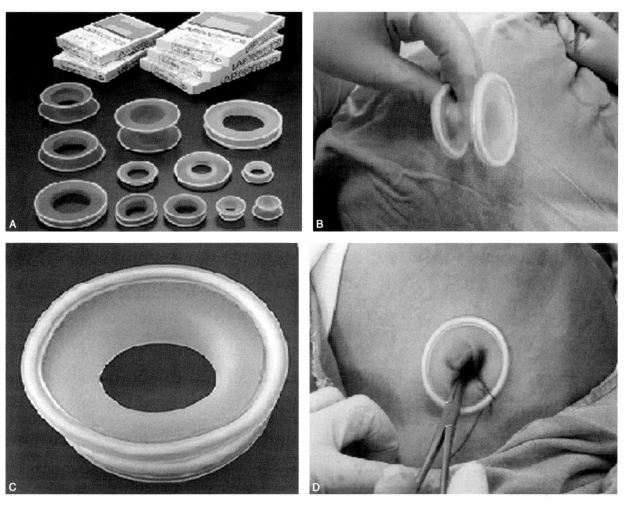

图 47-2-3　A 为各种大小的切口保护套;B、C 为保护套侧面及俯视图;D 为用于腹壁操作孔

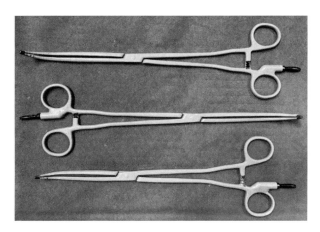

图 47-2-4　多功能电凝钳,表面有绝缘层。
钳夹组织后可直接电凝止血

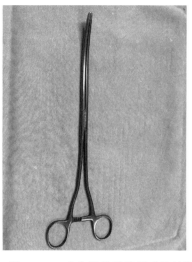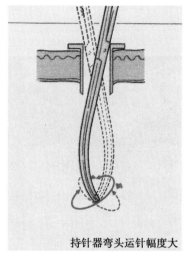

持针器弯头运针幅度大

图 47-2-5　免气腹腹腔镜手术持针器。左图为实物,右图为操作示意图

管时也比较困难,尤其对操作不太熟练的手术医生更是如此。虽然钛夹(titanium hemoclip)止血扎方便,但是价格较高,组织游离后才能使用,并且止血效果也不是十分可靠。

　　免气腹腹腔镜手术中使用的结扎器能使用一般的手术线打结,而且可靠、简便、经济(图 47-2-6)。

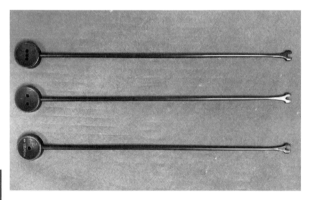

图 47-2-6　推结器,自下至上为大、中、小号,用于不同型号缝线的打结

　　结扎器有夹线槽,有弹性,打结方便,能防止滑结。文末彩图 47-2-7(①~⑤)是打结的操作过程。熟练时与开腹手术时用手直接打结一样容易。图 47-2-7⑥是用结扎器结扎的血管与钛夹夹持血管的比较。术中只用打结器结扎组织及血管比钛夹时的手术时间长约 1~2 分钟。但不留多余的异物,而且可靠、经济实惠。

　　6. **吸引管**　电刀普通的电刀能止血也能剥离切断组织,是非常方便的器械,但是手术过程中产生的烟雾影响视野。吸引管电刀是电刀功能及吸引功能都具备的多功能器械,能充分发挥免气腹腹腔镜的优点,在电凝、电切的同时吸引腹腔内的烟雾,能保证良好的手术视野。

　　7. **囊肿穿刺抽吸器**　囊肿穿刺器具有两个串联的气囊,穿刺时先将 A 气囊充气,然后将 B 气囊(未充气)刺入

卵巢囊肿内,再进行充气。A 和 B 气囊充盈后,二者将穿刺部位囊壁的穿刺孔通过挤压而封闭,防止囊肿内囊液外漏(图 47-2-8)。

　　8. **电凝吸引器**　类似剖腹手术的普通吸引器,吸引管装有外套能避免吸入附近的脏器,并能保持通畅地吸引。电凝吸引器由内管和外套管两部分组成,内管通过调节可伸出外套,能边电凝止血边吸引。

二、免气腹腹腔镜的基本操作

(一)腹壁悬吊及腹壁孔道的建立

　　腹壁单点悬吊式免气腹腹腔镜腹壁操作按先后顺序依次包括:腹腔镜孔的建立、腹壁的悬吊及腹壁操作孔的建立。

　　1. **腹腔镜孔的建立**　腹腔镜孔选择在脐下缘脐轮边缘,按脐轮的弧度左右方向横行切开皮肤,切口长约 1.5~2.0cm。也可选择在脐上缘脐轮边缘。

　　首先切开皮肤和皮下脂肪,与气腹法腹腔镜的切口稍有不同,切口几乎在脐孔外。用腹腔镜专用小 S 拉钩或血管钳将脂肪层钝性分离暴露出筋膜,分离脂肪时靠近脐孔侧易达筋膜,因为即使腹壁皮下脂肪较厚时脐孔侧皮肤与筋膜之间脂肪也较少。用两把小 Cooker 钳在筋膜上下方向钳夹并提起,在两把止血钳之间横行切开筋膜。鉴于此处的解剖特点,筋膜下即为腹膜外脂肪和腹膜,如果切口离开脐部较远,切开筋膜时可损伤腹直肌易引起出血。

　　此处腹膜外脂肪少,稍作分离即能在直视下钳夹切开腹膜。

　　将小指伸入腹腔内检查切口周围,确认切口周围没有粘连或肠管等,用 2-0 可吸收线或 7 号丝线做左右两个半荷包缝合,缝线不打结用血管钳固定在脐两侧。然后将血管钳提起,将 11mm 塑料套管套在免气腹腹腔镜专用的圆

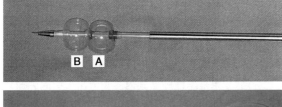
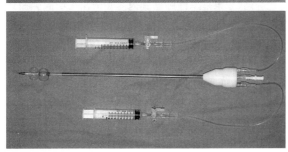
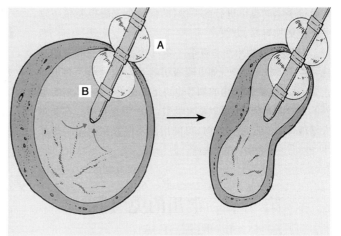

图 47-2-8 左图为囊肿穿刺器实物图,右图为使用示意图

头穿刺棒上,一起经脐部切口旋入腹腔内,然后取出圆头穿刺棒将塑料套管留在切口内,将两条半合包缝合线拉紧固定好塑料套管。

腹腔镜孔的建立步骤见文末彩图 47-2-9。

将左右半合包缝合线向上拉,并将腹腔镜插入脐下腹腔镜孔的套管内就能大致的观察到腹腔内是否有粘连等,然后将腹腔镜取出,进行腹壁悬吊。

2. 腹壁皮下单点悬吊术

(1)悬吊钢丝的刺入及固定:选用直径为 1.2mm 的不锈钢穿刺针,钢丝刺入皮下潜行的长短要根据病人脐耻之间的距离及悬吊的位置来确定。在耻骨联合上 4cm 左右处沿腹白线向脐下方向刺入钢针,钢丝经皮下于脐下 2cm 处穿出。钢丝纵向穿刺的潜行距离一般为 4~5cm 为宜,过长会影响腹壁的悬吊,穿入皮下的深度尽可能沿腹白线近筋膜处的皮下组织。

将钢针固定在钢针抓手上,将两端向上弯曲。

(2)钢针抓手的悬吊:悬吊棒固定在病人腰部的左侧展开,其横杆横跨过腹白线,然后将钢针抓手的吊链挂在悬吊棒横杆的挂钩上将腹壁悬吊起。并可通过卷链器调节腹壁吊起的高度。

3. 操作孔的建立 悬吊腹壁完成后,用腹腔镜在建立左右下腹壁的操作孔前先进行腹腔内的检查,然后在下腹部两侧腹壁选择无血管区建立操作孔。操作孔可以是一小切口,也可以在小切口中放入小切口保护套,也可以应用气腹腹腔镜的穿刺套管。

腹壁悬吊、腹腔镜孔、及操作孔建立后腹腔外情况见文末彩图 47-2-10。

(二)腹腔内的手术操作及特点

免气腹腹腔镜手术时通常需要建立三个腹壁孔道,一个腹腔镜孔,两个操作孔,在范围较大的手术时需要建立第三个操作孔,绝大多数情况下两个操作孔就足够了,对于附件切除、生长部位操作方便的子宫肌瘤可选用一个操作孔。

手术器械和操作方法与气腹法腹腔镜手术不同,一般手术者在病人的右侧,右手持器械操作,左手可固定腹腔镜,助手的双手必须能够自由操作。由于操作时不像气腹法那样担心漏气,操作器械可自如的进出腹腔。

1. 钳夹操作 免气腹腹腔镜手术的专用钳有四种:细头钳、直角钳、强力钳和多功能电凝钳,使用时就像剖腹手术一样操作。许多剖腹手术应用的器械也可应用,如长血管钳、卵圆钳等,可根据不同的需要选择钳夹器械,可以钳夹小纱布在腹腔内清理出血、压迫止血等,甚至可将两把器械同时在同一操作孔中使用。

2. 缝合操作 对于气腹法腹腔镜手术操作来说,腹腔内缝合的操作需要较长时间的训练,即使是操作熟练的医生也不能像在剖腹手术时那样操作,因此就限制了要求腹腔内缝合较多的手术的进行,尤其是要求快速缝合止血的手术。而免气腹腹腔镜技术就克服了这一缺点,直接用手像剖腹手术时那样缝合,虽然没有剖腹手术时缝合快捷,但较气腹法腹腔镜下缝合要快捷得多。助手可以通过对侧操作孔帮助缝合。

气腹腹腔镜技术的缝合主要受到打结速度和打结牢固程度的影响,而免气腹腹腔镜下可通过操作孔将一只手的示指伸入腹腔内进行打结操作,也可使用推结器进行打结,打结速度也较快,也可用持针器在腹腔内打结。

3. 电刀的使用 免气腹腹腔镜手术腹腔内组织切开时,电刀的使用较多,如子宫肌瘤剔除术时的切开子宫肌层、全子宫切除时阴道前后穹隆的切开等,当然还有其他组织的切开也可使用电刀。免气腹腹腔镜的吸引管电刀可一边切开,一边吸引产生的烟雾,保持清晰的视野,就像剖腹手术时一样方便。

4. 腹腔外手术操作 该技术就是将腹腔内较游离的脏器或病变经过操作口取至腹腔外进行手术操作,此时可将操作孔的塑料套管取下,放下悬吊器,必要时可将操作孔扩大,便于肿块等取至腹腔外操作。尤其是对于良性卵巢囊肿等,在其内容物被抽吸后可用此法操作。虽然气腹法腹腔镜手术时也可进行此项操作,但是免气腹腹腔镜下这项操作更加容易、方便。

5. 腹腔内的冲洗和吸引　免气腹腹腔镜手术时的冲洗和吸引都十分方便,如电凝吸引器可一边吸引一边电凝止血,其他电操作产生的烟雾也可迅速清除,即使偶尔有意外的大血管出血,也可以及时吸引,及时钳夹止血。在要求大量液体进行腹腔冲洗时,可使用漏斗快速灌注温生理盐水,并可迅速吸引,方便快捷。

(刘建华　王萍)

第三节　常用的免气腹腹腔镜手术

关键点

1. 卵巢囊肿手术以完整剥除、或肿瘤不破裂状态下附件切除,以及肿瘤剥除后创面修复时尽量避免对卵巢功能的损伤为基本原则。因此免气腹腹腔镜手术在卵巢囊肿切除时,由于操作较方便、腹壁操作孔允许的腹腔外剥离和缝合等特点,可显示出其优势。

2. 免气腹腹腔镜技术对于子宫肌瘤切除术具有操作方便迅速、缝合紧密牢固等特点,对于较大的肌瘤或靠近黏膜的肌瘤同样可进行切除,在子宫创面的修复方面与剖腹手术并无差别。并且对于肌壁间的肌瘤可应用手指触摸定位,避免切除时遗漏。

3. 应用免气腹腹腔镜手术及腹腔镜下的改良高频电刀环形电切术(LEEP)可以进行子宫腺肌病的病灶切除,再联合药物治疗,可以使严重子宫腺肌病的病人得以保留子宫。

4. 对于盆腔恶性肿瘤的手术,如宫颈癌等,应用气腹腹腔镜手术较免气腹腹腔镜手术更为合理。

应用免气腹腹腔镜可完成气腹腹腔镜完成的手术,但二者各有其优势。免气腹腹腔镜对于子宫肌瘤的切除、卵巢囊肿剥除等常用手术具有操作方便、缝合迅速牢固等特点;卵巢囊肿剥除后创面的修复可不用电能量干预,可避免电损伤对卵巢功能的影响等;对于合并有较严重心肺功能不全的病人,由于避免了气腹对心肺功能的影响,仍可顺利进行手术。气腹腹腔镜在恶性肿瘤手术操作方面具有优势,尤其在应用超声刀等能量器械淋巴结清扫时,显示出视野更清晰、出血少、手术时间短等特点。在此以卵巢囊肿剥除、子宫肌瘤切除及子宫肌腺症病灶切除术为例,介绍免气腹腹腔镜在常用手术中的操作。对于宫颈癌、子宫内膜癌,甚至一些卵巢癌的手术,应用气腹腹腔镜手术较免气腹腹腔镜手术更为合适。除上述两种腹腔镜技术各自具有优势的手术外,对其他手术应用两种技术

均无明显差别。

【免气腹腹腔镜卵巢囊肿剥除术】

应用腹腔镜进行卵巢囊肿切除术(oophorocystectomy)要十分谨慎,避免囊液的流出,因为术前的检查不能完全排除恶性肿瘤,如果是恶性肿瘤其内容物流出可引起肿瘤转移等。又如成熟畸胎瘤囊内容物流出会刺激腹膜,引起腹膜炎;某些黏液性囊腺瘤的内容物流出会引起腹膜黏液瘤发生,甚至会引起严重的肠粘连。应用免气腹腹腔镜手术及囊肿穿刺抽吸器处理卵巢囊肿有如下优点:用囊肿穿刺抽吸器,基本能避免囊肿内容物的外漏;囊肿内容物抽出后,大部分病例的卵巢囊肿壁可经操作孔提至腹腔外手术(囊肿剥除或附件切除);可进行妊娠合并卵巢囊肿的切除术,如囊肿蒂扭转等。

1. 手术适应证

(1) 单纯性卵巢囊肿(simple ovarian cyst)。

(2) 卵巢巧克力囊肿(ovarian chocolate cyst)。

(3) 卵巢囊性成熟畸胎瘤(mature cystic teratoma)。

(4) 其他良性的卵巢囊肿。

2. 术前诊断及手术前评估　术前充分评估肿瘤的性质,对于腹腔镜手术十分重要,因为恶性卵巢肿瘤的早期诊断又非常困难,所以在术前初步诊断良性肿瘤后即可进行腹腔镜手术,手术中根据腹腔镜下所见进一步判断肿瘤的性质,如果肿瘤包膜完整,即可进行囊肿剥离手术。

目前临床上卵巢囊肿手术前,主要根据影像学检查及肿瘤标志物来判断其良、恶性(表47-3-1)。

表47-3-1　卵巢囊肿的术前检查与诊断

项目与特征	检查方法与结果分析
影像学诊断方法	B超、CT、MRI
肿瘤标记物	CA125、HE4、CA199 等
良性肿瘤的特征	影像学检查囊肿没有实质性部分,囊壁无增厚且规则,囊内无乳头。肿瘤标记物可作为参考,但当影像学检查提示良性肿瘤,而与肿瘤标记物结果不一致时,应以影像学诊断为主

到目前为止,卵巢肿瘤的早期诊断主要依靠影像学检查,如B超检查(主要是经阴道超声)、MRI、CT等,确认囊壁内是否有实性部分及乳头状突起是鉴别良恶性肿瘤的关键,超声检查肿瘤的血液供应也有重要的参考价值,对于囊壁内有实质性区域或囊壁有乳头向囊内突起及超声检查血供丰富者,应警惕恶性肿瘤的可能。对于软组织肿瘤临床影像学检查中,MRI 较 CT 更具有诊断价值。CA125、HE4、CA199 等肿瘤标志物升高时有参考价值,然而在正常范围内时也不能排除恶性肿瘤。

根据阴道超声检查、MRI、CT 检查及肿瘤标志物检查基本上能鉴别卵巢的良、恶性肿瘤，与组织学诊断的符合率达 90% 以上。所以术前根据具体情况对病人进行影像学检查，并结合肿瘤标志物进行术前的鉴别诊断非常重要。日本东京医科大学医院研究表明，卵巢囊肿术前影像学检查诊断与术后诊断相比较发现，单进行 B 超检查并结合其他临床资料的诊断准确率与是否联合 CT 或 MRI 检查并无差别（表 47-3-2）。也就是说，B 超（USG）在鉴别诊断卵巢囊肿良性与恶性方面具有简便、迅速、安全、准确性高等优点。

表 47-3-2　卵巢囊肿影像学诊断临床符合率比较表

诊断方法	检查例数/ 总例数（%）	符合例数/ 检查数	符合率 （%）
USG	23/118（19.5）	21/23	91.3
USG+CT	31/118（26.3）	27/31	87.1
USG+MRI	42/118（35.6）	37/42	88.1
USG+CT+MRI	22/118（18.6）	20/22	90.9
Total	118/118（100）	105/118	89.0

另外，卵巢随着月经周期改变等会出现卵泡囊肿、黄体囊肿等生理性囊肿，为了排除这些非赘生性囊肿（nonneoplastic cyst），直径在 5cm 以下的囊肿一定要随访，可在月经周期的不同阶段进行反复的 B 超检查，尤其注意对其内部血流的检测，三个月持续存在方可决定手术。

3. 术前准备　术前处理与一般剖腹手术一样，但免气腹腹腔镜手术前肠道的准备非常重要。免气腹腹腔镜手术中对手术视野影响最大的是肠胀气和肠管的蠕动，免气腹腹腔镜技术的操作虽然比气腹法操作简单，但肠胀气较易发生，尤其手术时间较长时更为明显，并且由于没有腹腔内的气腹压力，肠管的活动有时却活跃而影响手术操作，尤其是电操作时易损伤肠管等。虽然大部分囊肿切除时可取至腹腔外操作，但有严重粘连时仍需要在腹腔内操作，所以肠道准备非常重要。对于子宫内膜异位症和炎性的包块肠管的粘连严重病人，术中有可能发生肠管损伤，因此术前也要进行充分的肠道准备。

4. 腹腔镜下手术操作　免气腹腹腔镜下的卵巢囊肿剥除手术除粘连严重者外，一般都可行腹腔外囊肿切除或剥除术，手术操作可与剖腹手术一样，进行囊肿壁的剥离、缝合、止血，或囊肿切除，操作方便、快捷。但如果卵巢周围粘连严重，强行剥离和勉强向腹腔外牵拉会引起出血，在这种情况下就行腹腔内囊肿剥离，操作时由于不担心漏气，止血、缝合方便，排烟吸引容易等，即使在腹腔内进行囊肿的剥离与气腹法腹腔镜下操作相比较也更简单易行。尤其是囊肿剥除后卵巢缝合修复的便捷可避免电操作止血对卵巢功能造成的损伤。

手术步骤：

（1）脐部腹腔镜孔建立、悬吊腹壁、建立操作孔等方法同前。可将囊肿侧的操作孔内不放置塑料套管或切口保护器，而做成一个 2cm 小切口，更便于手术操作。

（2）腹腔镜放入腹腔后首先观察腹腔内情况，如有无腹水及粘连等，再用细头血管钳钳夹卵巢固有韧带，观察卵巢囊肿的大小、位置、与周围的粘连程度等，以及子宫和对侧附件的情况。有腹水者抽取腹水进行细胞学检查，无腹水者用 200～300ml 生理盐水冲洗腹腔，吸出后进行细胞学检查。

（3）囊肿表面有粘连者，先行粘连分解，暴露囊肿（粘连较重者不必将囊肿完全游离）。

（4）根据卵巢肿瘤的具体情况决定手术方式。

1）浆液性囊腺瘤（serous cystadenoma）或单纯性卵巢囊肿：选择血管少的部位将囊肿穿刺抽吸器刺入囊肿的囊腔内，确认囊肿穿刺器的两个水囊与囊肿囊壁紧密相贴后，用 50ml 的注射器吸引抽出卵巢囊肿的内容物，并观察其性质，尽量将囊肿内容物吸净。囊肿内容物吸尽后，若周围无粘连或粘连较轻，可用长血管钳夹住穿刺处的囊壁，取下囊肿穿刺抽吸器。并将穿刺口钳夹或结扎，然后放下悬吊链，慢慢将吸空的囊壁经操作孔提出腹腔外，切开囊壁进行剥离，或切除，囊肿的囊壁剥除后将残留的正常卵巢组织在腹腔外进行缝合修复（文末彩图 47-3-1、文末彩图 47-3-2），放回腹腔后再次悬吊腹壁检查修复后的卵巢有无出血。

对于卵巢囊肿较小、囊壁较薄、内容物能吸净、周围又无粘连者，可仅在患侧下腹壁建立一个操作孔（或做成 2cm 的小操作口）。用囊肿穿刺抽吸器吸净囊内容物后，从同一操作孔内放入细头钳夹住穿刺部位，不取下囊肿穿刺抽吸器，将囊肿穿刺抽吸器、细头钳同时从操作孔取出，并将吸空的囊肿也提出腹壁外，进行切除或剥除。

2）卵巢皮样囊肿（成熟畸胎瘤）：大部分卵巢皮样囊肿在手术前经影像学检查基本能明确诊断，囊内容物较稀薄的可同浆液性囊腺瘤的囊液吸出一样操作。若在囊肿穿刺吸引时，发现内容物脂肪稠厚，可尽量抽取后再用温度较高的生理盐水（40～42℃）注入囊肿的囊腔内，反复冲洗有可能吸尽囊内容物，或吸取大部分囊内容物后，将部分囊肿壁取至腹腔外切一小口直接再次清理囊肿内容物。手术前估计囊肿内有毛发、软骨组织等，应根据囊肿的大小、囊肿内液性成分的多少决定如何处理，可将囊内容物部分吸出后钳夹囊肿壁的穿刺部位，边向腹腔外牵拉囊肿边将悬吊链放下来使腹壁回位。然后将囊肿穿刺部位提出、切开，在腹腔外吸引、钳夹囊内容物到顺利将囊肿提到腹腔外（文末彩图 47-3-3），像进行剖腹手术那样剥离囊壁，修复卵巢。检查修复部位无出血后放回腹腔内。再次悬吊起腹壁，用腹腔镜检查有无出血。

如果皮样囊肿内有形成分多、囊肿较大，估计不能用抽吸囊内容物将囊壁取至腹腔外进行操作，或抽吸内容物后

7

囊肿仍较大,可用传统的方法将囊肿切除放入腹腔镜手术专用回收袋中处理、取出。

3) 黏液性囊腺瘤(mucinous cystadenoma)的处理:因为部分黏液性囊腺瘤多数呈多囊、壁厚,有的黏液呈胶冻状无法用抽吸器抽吸,此种情况下一般不用囊肿穿刺抽吸器吸取内容物,多行囊肿切除术后用回收袋取出。对于单房、囊液较稀薄的可用囊肿穿刺抽吸器抽吸内容物,这种情况往往术前无法确定是否为黏液性囊腺瘤,所以以穿刺抽吸时要十分谨慎,防止囊内容物外流。

4) 子宫内膜异位囊肿:术前评估粘连非常严重的病人术中粘连分离时易引起出血、止血困难和尿管损伤等,因此这些病人以进行剖腹手术为宜。不管哪种分期,重度的子宫内膜异位症多有较严重的粘连,粘连分离及剥离面止血的困难虽然在免气腹腹腔镜下较气腹法腹腔镜下容易处理,但是术前仍要做好中转剖腹手术的准备。

放入腹腔镜后首先观查腹腔内粘连的程度,并用 rAFS 评分进行分期。手术顺序见表 47-3-3。

表 47-3-3　腹腔镜下子宫内膜异位症手术的顺序

1. 盆腔内病变的评估(rAFS 评分)
2. 早期病灶的处理(检查、活检、破坏)
3. 粘连分解
4. 卵巢巧克力囊肿
a. 卵巢巧克力囊肿周围粘连松解
b. 卵巢巧克力液的吸引
c. 囊肿剥离,若可能将囊肿提出腹壁外行剥离术
d. 分离卵巢表面粘连和输卵管粘连
e. 卵巢剥离面止血及缝合重建
5. 不孕病人输卵管通畅的检查
6. 盆腔的冲洗

直径<3cm 的巧克力囊肿并不像较大囊肿那样容易将囊壁剥离,因此进行病灶的彻底切除或破坏并不十分容易。免气腹腹腔镜的腹腔外操作技术则尤其适用于此种类型内膜异位症的治疗。因为此时囊肿较小,纤维囊壁与周围组织不易剥离,所以囊壁剥离较为困难,然而这种情况粘连往往也较轻,囊肿周围粘连分离后容易将卵巢或附件取至腹腔外操作。对于直径 3~5cm 的囊肿大多数也可在分离粘连、吸出内容物之后进行腹腔外切除或剥除。囊肿直径>5cm 时,粘连虽然较为明显,但纤维囊壁与周围组织较易分离,除非粘连较为严重,否则多数情况下分离粘连后可将囊肿取至腹腔外处理。剥离时首先切开囊壁,找到巧克力囊肿与卵巢组织的界线,用两把血管钳分别钳夹巧克力囊肿的纤维囊壁和邻近正常的卵巢组织,牵拉分离即可剥除囊壁,然后修复重建卵巢。

粘连严重的较大巧克力囊肿的处理:粘连严重的巧克力囊肿手术时最大的困难是粘连分解和粘连分解后的止血。可进行粘连分离后用囊肿抽吸器抽吸囊内容物,根据囊壁游离的情况决定是在腹腔内剥离或切除,还是取至腹腔外操作。但手术时应注意如下几点:

- A. 不同部位的出血要区别处理止血,如卵巢门(hilus ovarii)部位的止血应避免应用电凝止血,以防卵巢血管破坏引起卵巢坏死。直视下出血部位用 3/0 可吸收线缝合止血,但仍要注意缝合时血管的损伤。
- B. 囊壁剥离切口要大,巧克力囊肿剥离时要将囊肿完全剖开,一是充分的暴露便于彻底的剥离囊壁,二是便于观察以免忽略恶变的部位。

(5) 要求生育者可行腹腔镜下输卵管通水。

(6) 温盐水冲洗腹腔对腹腔内有残存血液或巧克力囊肿破裂后腹腔内的陈旧性出血,可向腹腔内注入生理盐水,冲洗盆腹腔后吸出。

(7) 查无出血即可关闭腹腔。

【免气腹腹腔镜子宫肌瘤切除术】

子宫肌瘤(uterine myoma)是妇科最常见的疾病,也是女性全身最常见的良性肿瘤。大多数浆膜下和肌壁间子宫肌瘤,甚至部分黏膜下肌瘤均可在免气腹腹腔镜下完成。带蒂的黏膜下子宫肌瘤及较小的Ⅱ型黏膜下肌瘤可在宫镜下手术切除。

1. 免气腹腹腔镜子宫肌瘤切除术的手术原则　浆膜下及肌壁间子宫肌瘤均可在腹腔镜下切除,对于气腹法腹腔镜手术来说,浆膜下和明显突向浆膜面的肌壁间肌瘤的切除较为容易,而深部的肌壁间子宫肌瘤的切除较为困难;肌瘤数目较多、肌瘤较大时也尽量避免在腹腔镜下手术;特殊位置的肌瘤如子宫后壁峡部肌瘤、阔韧带肌瘤(intraligamentary myoma)等也存在着操作的困难和较大的手术风险。

对于免气腹腹腔镜来说,上述手术中的困难也同样存在,但是由于手术操作的便易、缝合方法的快捷等,手术的难度明显下降,风险也明显减小。一般来说,免气腹腹腔镜子宫肌瘤切除术(myomectomy)适应证范围较气腹法腹腔镜已经明显拓宽。

(1) 适应证:免气腹腹腔镜子宫肌瘤切除术与剖腹手术子宫肌瘤切除术的适应证基本相同,即子宫肌瘤较大、生长较快或已经引起临床症状,又要求保留子宫者。具体手术适应证如下:

1) 肌瘤引起月经过多、失血性贫血等。

2) 肌瘤产生明显压迫症状,如尿频、慢性直肠刺激症状、盆腔疼痛等。

3) 肌瘤引起不孕症或反复自然流产。

4) 子宫大小大于 10 周妊娠,或影像学检查肌瘤大于 8cm。

5）肌瘤内部血流丰富，或肌瘤增长迅速。

（2）禁忌证：免气腹腹腔镜下子宫肌瘤切除术的禁忌证与气腹法腹腔镜手术稍有不同，有的作者甚至提出在气腹法腹腔镜下直径大于3cm肌瘤的数目达到或超过4个、肌瘤的直径大于10cm是腹腔镜手术的禁忌证。但对于免气腹腹腔镜手术这并不是禁忌证。

免气腹腹腔镜子宫肌瘤剥除的禁忌证：

1）严重的腹腔粘连。

2）巨大的子宫肌瘤，如肌瘤充满整个盆腔，甚至腹腔。

3）有些肌瘤估计虽能切除，但耗费时间较剖腹手术明显延长或出血较多时，应放弃腹腔镜手术，改为剖腹手术。

4）怀疑肌瘤有恶变可能。

2. 子宫肌瘤切除的术前准备

（1）术前检查

1）腹腔镜下肌瘤切除术需全身麻醉，因此术前基本检查与妇科剖腹手术相同。

2）特殊检查：除盆腔内诊检查和B超检查外，为了确定肌瘤的位置、大小及与子宫内膜的距离，MRI检查很有必要，尤其是T_2增强切面图像对确定肌瘤的位置具有重要价值。对多发性子宫肌瘤病人，尤其是对肌壁间肌瘤的定位及指导手术时选择子宫切口更具有重要价值。

（2）术前的药物治疗：对于肌瘤较大的目前常用的使肌瘤缩小的药物有数种，口服药物有米非司酮（mifepris-tone）、孕三烯酮（gestrinone）等，注射应用的药物主要有促性腺激素释放激素类似物（GnRH analogue，GnRHa），子宫肌瘤切除术前使用以GnRHa效果最好。文献报道，子宫肌瘤切除术前应用GnRHa后，术中出血量也明显减少，原因是因为肌瘤缩小、肌瘤的血运减少，还有肌瘤核与正常肌层易于分离，剥除容易。免气腹腹腔镜手术的操作便捷，缝合止血迅速，尤其适用于子宫肌瘤的剥除。但是对肌瘤较大（直径≥10cm）并同时有下述情况的病人给予GnRHa治疗：

1）严重贫血。

2）肌瘤生长在近输卵管间质部，手术切除时可能引起输卵管损伤。

3）肌瘤生长在血管丰富的部位。

4）同时合并较严重的子宫内膜异位症的不孕症病人。

用药时间因具体病例而定，一般是3～4个月。手术时间应选择在停药月经来潮后。

术前阴道的准备与一般剖腹手术一样。如果估计合并子宫内膜异位症粘连严重，有可能手术中要分解肠粘连时，手术前要进行相应的肠道清洁准备。

3. **免气腹腹腔镜子宫肌瘤切除术**　腹腔镜子宫肌瘤切除术包括如下步骤：将肌瘤从子宫肌层内剥离出，或将带蒂的肌瘤从蒂处切断；肌瘤切除处创面的止血、缝合等处理；从腹腔内取出肌瘤。

免气腹腹腔镜下子宫肌瘤挖除术操作中，由于所用手术器械与气腹法腹腔镜不同，操作更为简便，尤其是缝合操作几乎接近剖腹手术的操作。

几种子宫肌瘤的切除操作：

（1）带蒂的浆膜下肌瘤切除术：带蒂的子宫肌瘤切除相对比较容易，尤其是蒂比较细时。对于蒂较细（直径小于1cm）的肌瘤，可直接用双极电凝（bipolar coagulation）、超声刀（harmonic scalpel）切割肌瘤的蒂，切下肌瘤后，出血处用电凝或超声刀止血。对于瘤蒂较粗的浆膜下肌瘤切除，可先结扎瘤蒂，然后切断，创面可用电凝、激光或超声刀止血，止血困难者可进行缝合止血。

免气腹腹腔镜下肌瘤的取出可经小的操作孔将肌瘤切成条状取出，一般不需要肌瘤粉碎器。

（2）向浆膜下突出的肌壁间肌瘤剥除术：向浆膜下突出的肌瘤定位比较明确，不少作者均认为纵行切口较为理想，但在免气腹腹腔镜下一直应用肌瘤表面的横切口，因为：①子宫壁的血管走形是从两边平行伸向中央，横切口切断的血管较少；②横行的切口较纵行切口更容易进行手术操作，在免气腹腹腔镜下操作更为简便。手术步骤如下：

1）肌瘤的剔除：用超声刀，也可用激光、电刀（吸引管电刀）等，在肌瘤最为突出的部位横行切开肌瘤表面的肌层，深度达肌瘤实质，即看到珍珠白色的组织。切口长度应横跨整个肌瘤。

在辨清正常肌纤维与肌瘤组织的界限后，由助手从对侧用双爪钳夹肌瘤向外牵拉（文末彩图47-3-4），或者术者本人钳夹牵拉，超声刀分离肌瘤出血少，当然也可用血管钳、手指等钝性分离肌瘤，分离过程中及时将肌瘤与正常肌层之间的血管用电刀或超声刀等切断。分离到肌瘤基底部时，不要用力牵拉，用双极电凝或超声刀切断、或用血管钳钳夹、切断并结扎。

2）缝合创面：有的医生主张在肌瘤挖出后进行创面的止血处理，如创面的电凝（单极或双击电凝），在应用免气腹腹腔镜手术时，如果没有较大的血管出血，及时缝合即可。有较大血管出血时往往是肌瘤基底部的血管蒂没有合理处理，要先将血管或出血处用超声刀或双极电凝止血，或缝合结扎止血。肌瘤剥离后的肌层创面修复缝合时，先缝合出血或出血较多的部位，如果肌层缺损较大，或创面较深，应分两层缝合，第一层只缝合深肌层（文末彩图47-3-5），第二层缝合浅肌层和浆膜层，如果肌层缺损较少，可行单层缝合。在肌瘤挖出后如果肌层缺损较大，一定要检查是否穿透了子宫壁进入子宫腔，如果进入了子宫腔，一定要避开黏膜1.5～2.0mm缝合关闭子宫腔。

3）取出肌瘤：较大肌瘤切除时均在手术者一侧腹壁建立操作孔，所以肌瘤挖出后可经过该小切口将肌瘤切成条状取出（文末彩图47-3-6），操作熟练时比电动肌瘤切碎机更为快速、安全。

（3）深部肌壁间肌瘤切除术：肌层深部肌壁间肌瘤的切除术有如下困难：①定位困难，尤其较小的肌瘤；②出血多，因为切开的肌层较厚；③易穿透肌层进入宫腔。其具体操作与突出浆膜的肌瘤切除术相同。免气腹腹腔镜行肌瘤切除术时针对上述困难，可采取如下措施：

1）肌瘤的定位：手术前进行仔细的 B 超检查定位，对于 B 超定位困难者应进行 MRI 检查，尤其是对子宫壁深部的多发性小的肌瘤，腹腔镜观察看不到子宫表面明显的突起，为手术切除增加了困难。免气腹腹腔镜手术时，根据影像学检查的肌瘤定位，术者经操作孔用示指触摸肌瘤部位的子宫壁，凭手指的感觉确定肌瘤的位置，因为按压时肌瘤较正常的肌肉组织有明显的硬结感。也可以在阴道超声监护下切除肌瘤。对于定位困难的肌瘤，还可以在手术中经阴道超声检查进行定位。

2）出血的预防和处理：在切开部位的肌层及肌瘤周围注射垂体后叶素（vasopressin），可减少术中出血。在开腹手术中为了减少术中出血，常用压迫子宫动脉、短时间阻断双侧骨盆漏斗韧带、环扎子宫峡部等方法。气腹法腹腔镜下手术上述操作虽然困难，但如环扎子宫峡部预防出血仍能进行，免气腹腹腔镜下进行此项操作较为容易，一般情况下血供较丰富部位的肌壁间肌瘤多采用这种方法，收到良好的效果。有作者建议，肌瘤切除前先阻断双侧子宫动脉再行肌瘤切除，免气腹腹腔镜下双侧子宫动脉的阻断操作更为简便。

3）预防手术时穿透子宫壁：如果子宫肌瘤切除术时穿透了子宫壁，则可能发生术后子宫肌腺病，对于不孕症的病人来说，为了保证其术后妊娠的安全性，应在术后 1 年后方可准备受孕，否则过早妊娠则有妊娠期间子宫破裂的危险。术前要根据影像学检查结果计算肌瘤距子宫内膜的距离，估计肌瘤挖除术时穿透子宫壁进入子宫腔的可能性。对于有些明显向子宫腔方向生长的肌瘤，手术时穿透子宫腔在所难免，但对于距离子宫腔尚有一定距离的肌瘤，在手术时尽量注意避免穿透子宫腔。手术时穿透子宫壁主要两个原因：一是子宫举宫操作器穿破子宫壁，二是肌瘤基底部在剥离时穿入子宫腔。因此在手术时要注意操作举宫器的顶端要避开肌瘤的位置，在分离靠近子宫内膜的肌瘤的基底部时，尽量紧贴肌瘤锐性分离，避免用力牵拉。

【免气腹腹腔镜子宫腺肌病（瘤）病灶切除术】

子宫腺肌病（adenomyosis）病灶与周围肌层无明显界限，切除较为困难。对症状明显、子宫明显增大、或生长速度较快的子宫腺肌病病人切除子宫是最终的治疗方法。有作者对较年轻的病情较重、且要求保留子宫的子宫腺肌病

病人，应用无气腹腹腔镜技术联合高频电刀环形电切术（loop electro-surgical excision procedure，LEEP），进行病灶切除术，可较满意地切除病灶，联合应用 GnRHa 控制残留病灶的生长，然后宫内应用左炔诺孕酮宫内缓释系统（levonorgestrel-releasing intrauterine system，LNG-IUS），获得了较满意的临床效果。

1. 手术适应证年龄小于 42 岁，临床诊断为子宫腺肌病，痛经或（和）月经过多，子宫增大，需要手术治疗者，无手术禁忌证；病人知情同意。

2. 术前准备按照免气腹腹腔镜手术前进行肠道准备，对于有不规则阴道出血病人手术前进行诊断性刮宫排除子宫内膜恶性病变，进行盆腔的 MRI 检查确定子宫肌腺症病灶范围和需要切除的部位及范围。对于子宫体积较大估计手术操作困难者术前应用 GnRH-α 3～4 疗程。

手术时间选择在月经过后，或诊断性刮宫术后 7～14 天。

3. 手术方法（免气腹腹腔镜下子宫腺肌病切除见视频 17）　手术中根据术前影像学检查，通过肉眼辨别子宫腺肌病的切除范围，子宫体内注射垂体后叶素。首先用电刀切除较大的病变部位，对于接近子宫腔的病灶或电刀较难切除的部位（文末彩图 47-3-7），应用王萍等改良设计的 LEEP 刀进行切除（文末彩图 47-3-8）。然后根据创面深度，使用 I/0 可吸收缝线分 1～2 层间断缝合子宫创面（文末彩图 47-3-9）。

视频 17　免气腹腹腔镜下子宫腺肌病切除

王萍等对 60 例的免气腹腹腔镜下联合 LEEP 子宫腺肌病病灶切除后联合药物治疗进行研究，认为无气腹腹腔镜下手术切除子宫腺肌病病灶的操作较为方便，尤其是不规则创面的缝合修复接近剖腹手术，是一种较为方便的微创技术；而借助 LEEP 技术对切除近宫腔的病灶和因部位切除困难的病灶是一种有效的技术，二者的联合应用可做到相对满意的病灶切除。并联合 GnRHa 治疗后宫内放置 LNG-IUS，可显著减小子宫体积、改善月经过多和缓解痛经，保留了病人的子宫，是一种值得研究应用的方法。

【临床特殊情况的思考和建议】

1. 卵巢恶性肿瘤手术中破裂或意外发现　Ⅰ期以上卵巢癌卵巢囊肿手术中出现破裂内容物漏入腹腔，而手术中组织病理检查为恶性肿瘤，或者手术中意外发现卵巢恶性肿瘤达到或超过Ⅱ期及以上，应进行中转剖腹手术，并按照手术中探查情况进行手术。因为免气腹腹腔镜下对卵巢

囊肿破裂,囊液漏入腹腔内的冲洗处理十分困难,还有免气腹腹腔镜下的腹主动脉旁淋巴结切除无法达到肾静脉水平。

2. **子宫腺肌病手术中发现病灶有不典型增生**　手术中病灶切除后即刻病理检查结果若为不典型增生,应改变手术方式,即进行全子宫切除术,并将切除的子宫进行剖视,选择可疑病灶部位再次进行冰冻病理学检查。因为子宫腺肌病病灶弥散,病变完全切除不可能,为了防止恶性病灶遗漏,不应再进行保留子宫手术。

参考文献

1. 李银凤,刘建华,井坂惠一. 妇科悬吊式腹腔镜手术. 北京:人民卫生出版社,2004:26-48

2. wei Chen,Huajun Shi,Hao Dong,et al. Gasless single-incision laparoscopic appendectomy. Surgical Endoscopy 2011,25(5):1472-1476

3. 王艳,高阗,潘伟康,等. 悬吊式无气腹腹腔镜与气腹腹腔镜在子宫肌瘤切除术中的多中心、随机对照研究. 现代妇产科进展 2013,22(10):800-802

4. Engemise Sl,willets JM,Taylor AH,et al. Changes in glandular and stromal estrogen and progesterone receptor isoform expression in eutopic and ectopic endometrium following treatment with the levonorgestrel-releasing intrauterine system. Eur J Obstet Gynecol Reprod Biol,2011 157 (1):101-106

5. 夏恩兰. 妇科内镜学. 北京:人民卫生出版社,2001:290

6. 薛凤霞,林仲秋. 妇科肿瘤诊治指南. 北京:人民卫生出版社,2014:169-173

7. 王萍,刘建华. 无气腹腹腔镜下改良环形电切术病灶切除联合药物治疗子宫腺肌病疗效研究. 中国实用妇科与产科杂志,2015,31(12):1150-1154

（刘建华　王萍）

第四十八章　经阴道的自然通道内镜手术

关键点

1. 在一些专业医疗中心,经自然通道内镜外科(NOTES)正在成为内镜和手术的一种替代方法。然而,在大多数地区这种操作仍仅在实验模型中进行发展。

2. 与传统的外科手术相比,经自然通道内镜外科(NOTES)的潜在优势在于并发症消除或减少,如外科伤口感染、腹壁疝和腹壁疼痛。

3. 妇科经阴道 NOTES 是最早在临床上实践的 NOTES。已有证据表明经阴道 NOTES 在妇科具有应用前景,但在目前的技术条件下,经阴道 NOTES 主要应用于胃肠道手术。

经自然腔道内镜外科(natural orifice transluminal endoscopic surgery,NOTES)微创外科的一个新兴领域,它是指外科医生通过体表的"自然腔道"(如口腔、阴道、肛门直肠或尿道)利用内镜技术进入腹腔进行诊断和治疗性操作。这些操作涉及范围从腹腔诊断性探查到包括胰腺、脾脏以及肾脏切除在内的复杂脏器切除术。近年来,NOTES 备受关注,这是因为它具有以下潜在优势:

1. 机体对内脏上的"洞"耐受程度更高,与腹腔镜手术相比可能导致的并发症(如肠麻痹、疼痛、粘连和疝)也更少。

2. 没有外部瘢痕,因此术后美观情况更好(对一些病人而言可能是最重要的优点)。—更易到达腹腔的某些区域,并且对于部分病人(如严重肥胖),也更容易进入目标区域。

3. 住院时间可能缩短,医疗费用也可能更少。

妇科的自然通道是 NOTES 最早利用的入路之一,也是目前 NOTES 最为普遍和成功的入路,尽管其只能用于女性。与任何其他入路 NOTES 相比,关闭阴道入口远更简单。阴道壁的柔韧性很好,也能够通过这一通路去除较大的器官。该方法相对比较安全,因而比其他许多 NOTES 方法更有吸引力,尤其是妇科医生早已熟练使用这一通道。NOTES 正在迅速发展,似乎在革新、技术和设备发展中存在无限可能。

7

一、发 展 历 程

早在19世纪,妇科医生就开始经过阴道切除子宫和治疗盆腔器官脱垂。20世纪40年代,后穹隆腹腔镜(culdoscopy)的发明开启了以阴道作为入口探查盆腹腔内器官的先河。随着腹腔镜的出现,后穹隆腹腔镜因带来更高的感染率很快退出了历史舞台。然而,上述这些经阴道操作与我们要讨论的"妇科NOTES"并没有什么关系。首先,传统的阴式手术只是将阴道作为主要的手术部位,而非用做进入盆腔或腹腔内进行手术的途径;其次,这些操作多数不涉及内镜,因而与NOTES的含义不符。

第一个真正意义上的妇科NOTES操作是20世纪初开始使用的生育镜(fertiloscopy)。它具备NOTES操作的所有特性:使用自然腔道,并且使用内镜技术。生育镜检查的目的是观察不孕病人的盆腔情况,它比腹腔镜更微创,可在局麻或轻度镇静下进行。其过程如下:自阴道后穹隆插入气腹针,注入生理盐水而非CO_2用于建立工作空间。向Douglas陷凹插入直径6mm的套管针,套管针末端连接有一球囊,用于防止套管意外滑出。自套管置入一带有30°镜头的硬镜,以利于观察输卵管、卵巢及子宫。操作结束后,不需关闭阴道后穹隆的穿刺口。生育镜检查的感染率不高,且术后不会出现性交痛,这显示了阴道入路的实用价值。

随着NOTES手术的兴起,阴道作为自然腔道之一受到了外科医生的关注。经阴道非妇科NOTES中最著名的案例可能要算Marescaux团队实施的经阴道胆囊切除术。迄今,阴道入路已被用于阑尾切除术、袖状胃切除术、结肠切除术甚至腹壁疝修补术。然而,仅有一小部分病例是单纯进行的NOTES而不需要腹腔镜配合。德国NOTES登记处统计了14个月的551名病人的共572例目标器官治疗,胆囊切除术是主要的操作(85%)。使用的方法是经阴道的联合操作。并发症发生率约为3%,其中约有5%改为了腹腔镜或开放性手术。改变术式的发生率决定于机构病例数、肥胖和年龄情况。

经阴道NOTES似乎是另一种形式的单孔腹腔镜手术(laparoendoscopic single-site surgery, LESS),但它不遗留体表瘢痕,三角空间感的损失和器械拥挤程度也因阴道的可延展性而较单孔腹腔镜小。此外,在拉钩的保护下自阴道取出标本也更方便和安全,并且能防止意外发生的恶性肿瘤转移。

二、经阴道NOTES的
妇科应用

内镜操作的一个常见问题是镜头与目标器官的距离。

例如,要在腹腔镜下切除一个很大的子宫,镜头插入点需上移至脐上数厘米,才能获得足够的视觉和操作空间。同样的问题也存在于经阴道途径:完成附件手术相对简单,但是如涉及子宫手术,则经胃途径可能更合适。这成了NOTES的一个悖论:经阴道入路可能对非妇科手术更有用,而经胃等其他入路可能对妇科手术更有用。这大概也是经阴道入路最常用于胆囊切除术的原因。

然而,妇科医生不会轻易放弃阴道这一他们最熟悉的NOTES入路。起初,他们在进行生育镜检查的穿刺套管上装了一个操作通道,完成了一些像卵巢打孔、粘连分解之类的小手术。之后,他们进行了更为复杂的尝试。自2012年起,台湾的李奇龙先后报道了经阴道NOTES进行子宫切除、卵巢囊肿剥除和早期子宫内膜癌分期手术(全子宫、双附件切除及双侧盆腔淋巴结清扫),均为世界首创。在切除大子宫时,由于盆腔空间被挤占,腹腔镜下往往难以接近子宫血管。而经阴道NOTES切除子宫时,可在手术的开始阶段就凝闭子宫血管(文末彩图48-1),然后再处理卵巢固有韧带等其他结构(文末彩图48-2),从而大大减少术中出血量。尽管尚缺乏足够的文献研究,根据现有的经验,经阴道NOTES可能的禁忌证或相对禁忌证包括:不适合气腹及头低脚高位的全身性疾病;后陷凹封闭或严重的盆腔粘连;生殖道感染;中至重度子宫内膜异位症;恶性肿瘤;未产等。

三、关键技术问题

1. 入路的建立和退出 NOTES的关键技术是经空腔脏器通路到达目的区域,进行既定操作,并在退出后关闭入口。目前经胃进入腹腔的首选方法是采用针刀或括约肌切开器做一个小切口,然后进行球囊扩张。经胃入路的关闭仍需要腹腔镜辅助。因此,实现真正NOTES最重要的技术挑战是能够牢固、可靠且安全地关闭造成的脏器开口。从这个角度来说,经阴道入路基本已经不存在问题。对于熟练使用后穹隆位点的妇科医生来说,阴道入路建立的过程类似于一个常规的后穹隆切开术:充分暴露后穹隆,在宫颈下方约1cm处、两侧宫骶韧带之间做一横行切口,分离Douglas陷凹处的腹膜,打开腹膜进入盆腔,自此处插入硬镜(rigid laparoscope)或可屈内镜(flexible endoscope),并开始充入CO_2。手术结束时,根据阴道切口的长短,采用连续缝合或对合一针的方法关闭入路。在建立入路时应采用尽可能小的切口,这样一来可以减少腹腔和阴道的沟通进而降低感染率,二来在关闭入路时可以减少缝合的长度和阴道瘢痕的形成,有利于降低术后性交不适的发生率。

2. 操作平台的稳定性和三角定位能力不足 目前的可屈内镜(flexible endoscope)并非是被设计用于复杂外科

手术操作的,这些可屈内镜无法提供大多数情况下需要达到的硬度和三角定位能力。器械通过内镜的两个工作通道进入盆腔,它们相互平行而不是呈三角分布,器械的拥挤限制了术者的操作。由于内镜无法在手术过程中保持稳定不动,这导致最佳手术野的频繁丢失。尽管如此,技术上的进步有巨大潜力改变这一操作平台,最终完成更复杂的操作。

3. **术后感染** 内脏切开以及在腹腔内长时间的操作可能会导致一定程度的腹腔细菌污染。在猪模型上进行的定量细菌学研究显示,即使没有出现渗漏,NOTES 术后脓肿的发生率为 20%～40%,显著腹腔液污染的发生率达 40%～60%。虽然脓肿形成一般比较小,但这些研究表明细菌感染仍是一个潜在威胁,在 NOTES 的临床应用应该认真处理。目前在大多数经自然通路外科手术的临床报道中,关于术后感染发生率的数据相对很少。

在李奇龙团队进行的经阴道 NOTES 中,预防性抗生素仅包含术前一天的头孢唑林和术后一天的头孢唑林加庆大霉素静脉使用,而术后感染率很低。这可能是由于阴道较其他空腔脏器(如胃)更容易实现高水平消毒,也可能与手术时间相对较短有关。这提示要重视术前阴道的准备和消毒,尤其是在今后的 NOTES 操作更加复杂的情况下。

四、结 语

对腹腔的干预操作在过去是通过剖腹手术进行的。在 20 世纪 80 年代晚期和 90 年代,腹腔镜手术由于创伤较小、伤口更为美观而得到广泛应用,目前在普通外科中已经成为司空见惯的操作。同时,腔内胃肠道操作的复杂性也有显著增加。诞生于这两项基础上的 NOTES 虽然还在遭遇技术方面的挑战,但谁知道这一革新不会在几十年后再次成为司空见惯的操作呢?即使 NOTES 术还没有被广泛应用,但其对于更微创手术(如单切口腹腔镜手术)技术的重新被广泛应用具有很大帮助。NOTES 的发展也促进了许多先进的手术和内镜技术的出现,这些技术可被用于传统腹腔镜和内镜技术中。

目前来看,经阴道 NOTES 可能是一个进行腹腔脏器手术的很好途径,但其在妇科手术的应用在现有内镜操作平台的限制下较为有限。结合腹腔镜和 NTOES 的混合技术(双镜联合)是目前妇科 NOTES 最具有前景的实践方法。与胃肠道医生和外科医生的合作也许是未来进行 NOTES 的妇科医生的工作方式。我们有理由相信妇科 NOTES 将随高级手术平台的发展得到推进,毕竟第一例人体 NOTES 就是妇科医生经过阴道进行的。

参考文献

1. Chukwumah C, Zorron R, Marks JM, et al. Current status of natural orifice translumenal endoscopic surgery (NOTES). Curr Probl Surg,2010,47:630

2. Gill IS, Advincula AP, Aron M, et al. Consensus statement of the consortium for laparoendoscopic single-site surgery. SurgEndosc,2010,24:762

3. Lehmann KS, Ritz JP, Wibmer A, et al. The German registry for natural orifice translumenal endoscopic surgery: report of the first 551 patients. Ann Surg,2010,252:263

4. Kondo W, Branco AW, Filho AJB, et al. Transvaginal Natural Orifice Transluminal Endoscopic Surgery (Notes): Surgical Technique and Result. 2011

5. Lee CL, Wu KY, Su H, et al. Natural orifice transluminal endoscopic surgery in gynecology. Gynecology and Minimally Invasive Therapy,2012,1(1):23-26

6. Su H, Yen CF, Wu KY, et al. Hysterectomy via transvaginal natural orifice transluminal endoscopic surgery (NOTES):feasibility of an innovative approach. Taiwan J ObstetGynecol,2012, 51(2):217-221

7. Watrelot A, Chauvin G, Wattiez A. Gynecologic Applications of NOTES. Natural Orifice Translumenal Endoscopic Surgery (NOTES):Wiley-Blackwell,2012:182-187

8. Lee CL, Wu KY, Su H, et al. Transvaginal natural-orifice transluminal endoscopic surgery (NOTES) in adnexal procedures. Journal of minimally invasive gynecology,2012,19(4):509-513

9. Lee CL, Wu KY, Tsao FY, et al. Natural orifice transvaginal endoscopic surgery for endometrial cancer. Gynecology and Minimally Invasive Therapy,2014,3(3):89-92

10. Wood SG, Panait L, Duffy AJ, et al. Complications of transvaginal natural orifice transluminal endoscopic surgery:a series of 102 patients. Ann Surg,2014,259:744

(尧良清)

7

第四十九章　内镜检查与手术并发症的诊断和处理

内镜检查（endoscope）是用连接于摄像系统和冷光源的内镜,窥视人体体腔及脏器内部。仅在镜下检查病变称诊断性内镜手术。在镜下对疾病进行治疗则称治疗性内镜手术。妇产科常用的是腹腔镜（laparoscope）、宫腔镜（hysteroscope）、阴道镜（colposcope）,此外,还有输卵管镜（salpingoscopy）和胎儿镜（fetoscope）。

第一节　腹腔镜手术并发症的诊断和处理

关键点

1. 腹腔镜相关并发症的总体发生率较低;其中多达半数的并发症发生于建立腹腔入路时。

2. 妇科腹腔镜手术常见的并发症包括血管损伤、肠道损伤、泌尿道损伤及神经损伤等。

3. 正确的病人选择、了解手术解剖以及正确的腹腔入路技术可能有助于避免并发症。并发症的危险因素包括:既往手术/腹腔粘连、肠管过度扩张、巨大腹腔或盆腔包块。

与腹腔镜手术特定相关的严重并发症的发生率整体较低。多达半数的并发症发生在腹腔入路置入镜头或套管时。并发症也可由腹腔注气、组织分离以及止血引起。术中发现的并发症可能需要转为开放式手术处理,但是其他并发症可能直到术后才会被发现。严重并发症如肠管损伤和血管损伤、气体栓塞、气胸,如果不及时识别和有效处理通常会危及生命。随着腹腔镜技术的应用越来越广泛,腹腔镜并发症相关的不良结局和死亡的报告数量随该操作数量的增加而增加。

一、腹腔镜入路相关的并发症

建立初始腹腔入路以及引入腹腔镜器械所需的腹部套管所带来的潜在并发症包括血管损伤、胃肠穿孔、实质性内脏的损伤、神经损伤、穿刺孔疝和手术部位感染。不到1%的病人在最初腹腔入路时出现并发症。一旦腹腔入路建立,则术中并发症同样少见;然而,多达6%的病人可出现迟发性穿刺孔疝。在腹腔入路损伤中,肠和腹膜后血管损伤占76%,几乎50%的小肠或大肠损伤至少延迟24小时才被发现。入路相关的血管和胃肠损伤是腹腔镜术后死亡的主要原因。正确的手术入路技术知识是避免这些并发症的关键。

（一）血管损伤

前腹壁血管的损伤发生在置入穿刺套管时,在置入气腹针和穿刺套管或在分离或切除手术操作时可能会发生腹膜内或后腹膜间隙中的大血管损伤。包括大网膜、肠系膜血管,任何盆腔、腹腔的主要动脉和静脉。

血管损伤（动脉或静脉损伤）的总体报告率介于0.1‰~6.4‰,大多数损伤为小血管损伤。发生血管损伤的病人死亡率为15%,其是腹腔镜手术病人死亡的第二大原因,仅次于麻醉。血管损伤最常发生于置入气腹针或主套管针时,但在任何腹腔镜手术期间,使用任何设备,都可能发生血管损伤。腹腔入路相关的血管损伤可以分为大血管损伤（例如主动脉、下腔静脉和髂血管）和小血管损伤（例如腹壁、肠系膜和其他器官的血管）。

【小血管损伤】

小血管撕裂最常导致血管并发症。尽管损伤的是小血管,但这些损伤是输血、转为开放手术或再次手术更为常见的原因。

有锋利刀刃的切割套管针比光滑的圆锥头套管针更容易损伤血管,后者可将血管推开。在置入主套管时,最常损伤网膜和肠系膜血管,尤其存在粘连的情况下。但在总体上,最常见的血管损伤是在下腹部置入外侧套管针（通常作为次级套管针）时撕裂腹壁下动脉。腹壁下血管损伤比腹壁上血管损伤更常见,很可能是因为上腹壁的腹壁上血管经常形成动脉丛。

若血液沿套管或切口滴下，可立即诊断损伤的存在。但是，在穿刺孔存在套管且腹腔注气的情况下，可能因为填塞而不会观察到穿刺孔处血管损伤所致的出血。临床表现包括手术后出现休克和腹壁皮肤颜色的改变或切口附近的血肿。在有些病例中，血液可流至较远的部位，表现为直肠旁或外阴肿块。取出套管后在腹腔镜下仔细检查每个腹壁切口可防止延误诊断。

不慎损伤腹腔内小血管时症状通常出现较早。但切断的动脉可发生痉挛，由于腹腔镜视野的限制，发生出血后数分钟至几小时而不会被发现。因此，手术结束后，所有切开的区域必须仔细检查，应排出气体以减低腹腔内 CO_2 压力，这样可发觉被高腹腔内压力所暂时阻塞的血管损伤。

【大血管损伤】

腹膜后大血管损伤的发生率为 $0.1\%\sim1.0\%$，包括主动脉和腔静脉、髂总血管和相应的分支、髂内和髂外动静脉。

大血管损伤损伤最常见于穿刺针穿入时，也可由主套管或辅助套管尖端造成。最常发生损伤的血管是腹主动脉和右髂动脉在腹中线从腹主动脉分出分支时。下腔静脉和髂静脉由于解剖位置上较靠后，不受损伤的可能性相对大，但也不是绝对的。

大血管损伤的发生与术者缺乏对重要血管与前腹壁之间距离的认识有关。在较瘦的个体中，前腹壁到主动脉的距离可以短至 2cm。正好位于脐下方的主动脉远端和跨越中线的右髂总动脉最常受损。建立腹腔入路过程中主动脉或髂血管损伤可以导致快速失血和死亡，除非迅速采取出血控制和血管修复措施。如观察到腹腔内游离血液可能会立即意识到大血管损伤。然而，由于出血可进入肠系膜或腹膜后而不是腹腔，医生可能不会立即察觉到血管损伤。在有些情况下，在没有腹腔充气前，血液可从充气针中吸出。

【血管损伤的处理】

根据损伤血管的部位、出血速度以及病人的血流动力学状态，给予相应的处理。

腹壁浅表的腹壁下血管损伤通常自动停止出血，因此可采用期待治疗或对该出血点进行电凝或夹闭。腹壁下动脉的部分撕裂伤所致出血可能不会自发停止，因为该血管被栓系着，不能回缩和痉挛。腹壁下动脉损伤可用直的结扎器修补。血流动力学稳定且血肿没有扩大征象的腹腔镜通路所致的腹壁血肿病人可予以保守治疗。血肿可能会通过 1 个或多个穿刺孔自发性引流。可先用局部压迫法。不宜采用切开血肿取出血块法或自血肿内吸出血液，因为这种处理可抑制填塞作用以及增加发生脓肿的危险发生。如果出现血肿扩大、病人血流动力学变得不稳定或血肿出现感染，则需要干预。对于部分病人，经皮栓塞出血血管可能

是一个选择；然而，对于血肿快速扩大以致出现血流动力学不稳定或血肿感染的病人，进行开放性手术更为有效。

若在置入主套管时从穿刺针中抽出血液，穿刺针应保留在原来位置，立即准备血制品并行剖腹探查术。若在刚开始探察腹腔时就发现腹腔积血，或发生严重的低血压，应意识到大血管损伤的可能。局部压迫能为外科医生考虑最终止血方法争取时间。为进行局部压迫止血，可通过 10mm 的套管置入海绵纱垫压迫发现的出血区域。大血管损伤的处理通常需要亚专科专业人员，应立即请有血管操作经验的外科医生进行会诊，同时立即通知麻醉医师进行液体复苏、输血或可能需要转为开腹手术。是否需要转为开放性手术取决于出血速率、失血量、病人的临床状态、能否保持充分的可见度以及外科医生对其自身能否应用腹腔镜技术迅速找到并控制出血的信心。如果血管外科医生不能立即到位，为了使持续失血降到最低，应迅速采用中线切口开腹，直接压迫出血部位进行初步处理，并且可进行腹腔填塞以便在等待血管或外科医生时进行液体复苏。

（二）胃肠穿刺伤

【发生率】

肠损伤是腹腔镜手术后继麻醉和大血管损伤之后的第 3 大主要致死原因。据报道在腹腔镜手术中肠管损伤的发生率为 $0\sim0.5\%$，大约 1/3 的肠道损伤发生在建立腹腔通路过程中，余下 2/3 则由组织分离、电凝或组织抓取所致。在腹腔镜入路相关的胃肠道损伤中，最常损伤的结构为小肠，但是当使用肋下入路技术时，也报道有胃和结肠的损伤。当病人以前有腹腔内炎症而进行了剖腹术或有腹部手术史时，机械性穿入大肠或小肠的几率要高出 1 倍多。超过半数的肠管损伤在手术时并未被发现。术中被发现的肠管损伤病人多不会发生术后不良事件，而损伤延迟发现的病人则需要多项操作来处理损伤。

【术中诊断】

较高的充气压力、腹腔非对称性扩张或通过穿刺针的套管抽出特征性的胃内容物都提示有进入胃的可能。在建立上腹腔入路之前，使用鼻胃管或口胃管行胃减压可能会将胃意外损伤的可能性降至最低。进入肠腔的临床表现与胃损伤相同，另外可出现臭味。若发现特殊的碎屑，穿刺针应保留在原来位置，选择另一穿刺点（如腹部左上象限）。成功进入腹腔后，可立即发现损伤部位并立即修补胃肠道缺损。锐利的穿刺套管所引起的损伤比穿刺针通常要严重得多。如果主穿刺套管穿入肠腔，可直接看到胃肠道的黏膜，通常即可明确诊断。若穿入结肠，可有粪便的气味，但是，也有可能不能立即确诊损伤，因为套管有可能在穿入后并没有停留在原来位置或可穿透整个肠腔。这种损伤经常发生于单个肠袢粘连于腹前壁时，且不易被发现，直到发生腹膜炎、脓肿、肠瘘或死亡时才诊断出损伤。因此，手术结

7

束后,通过次级套管在直视下取出主套管,有助于排除主套管引起的胃肠道损伤。

【术中诊断】

如果术中未发现胃肠道损伤,由于大多数的病人缺乏典型的肠穿孔的症状,术后诊断困难。大多数腹腔镜手术中的胃肠穿刺伤表现为某一穿刺孔部位的疼痛加重,没有红肿和脓性分泌物。在随后的开腹手术中,通常在疼痛的穿刺孔的部位发现受损的肠段。病人可出现腹胀、腹泻,而肠鸣音正常,在出现明显的腹膜症状之前病人就因败血症而死亡。白细胞升高要比白细胞减少常见。当术后病人出现临床症状提示肠穿孔时,计算机 X 线断层摄影(CT)能够帮助确定诊断。由于大多数的肠管损伤在手术中不能及时发现和在术后期间表现不典型,因此它是腹腔镜术后最常见的死亡原因之一。目前还不清楚腹腔镜导致的肠管损伤为什么与开腹手术导致的肠损伤表现如此不同。可能的原因是腹腔镜手术,由于皮肤没有大的切口,因此要比开腹手术导致的新陈代谢和免疫反应要少。因此,在病人出现自我代偿临床反应之前脓毒血症即发生了。

【处理】

一旦发现胃肠损伤,应立即予以处理。气腹针(如 Veress 针)造成的损伤有时能保守处理。其他套管针造成的损伤如小于 5mm 可以自愈,大的伤口多需要一期缝合。对于不连续的大肠损伤,罕见的情况下需要结肠造口术。熟练的手术者可在腹腔镜下用 2-0 或 3-0 可吸收缝线双层缝合缺损处肠表面,损伤小于 50% 可以进行缝合修补,但要横向进行以避免肠管狭窄。大的、多发感染,热损伤或损伤伤及肠管血供,需要切除损伤肠段。对于不连续的大肠损伤,罕见的情况下需要结肠造口术。当损伤伤及直肠但肉眼直视又不明显,术者可以进行气泡实验,经过肛门置入 22 号 Foley 导尿管在盆腔充满生理盐水后向导尿管内注入气体,如果盆腔内有气泡出现肯定直肠损伤,在大多数情况下需要开腹进行操作。在高危病人中,手术前选择性行机械性肠道准备可减少剖腹探查或结肠造瘘的可能性。对腹腔镜手术后未逐渐好转或持续腹痛的任何病人,应评估胃肠损伤的可能性。

（三）膀胱损伤

【发生原因及表现】

膀胱损伤更常发生于主套管针或次级套管针插入时,而不是手术过程中的组织分离时。既往盆腔手术史会使膀胱损伤的风险增加。常规术前膀胱引流通常可防止套管相关的膀胱损伤。损伤在直视下可很明显,若留置了导尿管,可观察到血尿或气尿(导尿管引流系统中有 CO_2 气体)。如果怀疑膀胱损伤,在经尿道的导管内注入无菌牛奶或稀释的亚甲蓝溶液有助于发现损伤。

【处理】

如果膀胱被气腹针(例如,Veress 针)刺伤,则通常无需修复。膀胱顶部 3～5mm 的小穿刺伤通常经膀胱减压 7～10 天后自行修复。而较大的或不规则的缺损则需要在开放式手术或腹腔镜下使用可吸收线进行缝合。根据穿刺伤或撕裂伤的部位和大小,应留置 Foley 管 4～10 天。如果术者对膀胱的处理不确定,应请泌尿外科医师会诊。

（四）穿刺孔疝

【发生原因】

相比于开放式手术后发生的切口疝,腹腔镜手术带来的穿刺孔疝较为少见。有研究报道,腹腔镜手术后 2 年和 5 年的切口疝发生率分别为 1.9% 和 3.2%。相比之下,开放性手术后 2 年和 5 年的切口疝发生率分别为 8% 和 12%。套管针/套管直径和入路技术可影响疝的形成率。穿刺孔疝更常发生于手术涉及多个辅助孔以及直径较大的孔以便样本移除、吻合设备通过以及行单孔手术。使用旨在将注入气体的泄漏降至最低的孔道设备(例如,筋膜螺丝)也会增加切口大小,并可能会损伤筋膜组织,从而增加穿刺孔疝的风险。其他因素包括年龄较大和体质指数较高。手术时间增加和过度的组织操作也可能导致筋膜力量变弱。

【表现】

腹腔镜术后穿刺孔一旦形成疝,肠管嵌顿的几率将近 20%。这种疝通常是由于术后麻醉恢复期间病人常见的咳嗽、加腹压活动增加所致。最常见的切口疝是手术后立即发生的小肠疝,发生疝可能没有临床症状,或者在手术后的第 1 周内有疼痛、发热、脐周肿块、明显的内脏凸出以及机械性小肠阻塞的症状。由于 Richter 疝只包含一部分小肠,诊断通常延误。疝最常见于腹中线侧边的切口,最初症状通常是疼痛,因为不完全性阻塞仍允许肠内容物通过。发生梗阻后有发热表现,随后的穿孔可导致腹膜炎。这种情况很难诊断,需要高度警惕并通过超声或 CT 扫描作出诊断。

【预防】

虽然任何切口都有发生切口疝的可能,而直径超过 10mm 的切口更容易发生。采用直径小于或等于 12mm 的套管针、径向扩张套管针或无刃套管针,发生切口疝的风险降低。在多数情况下,准确缝合大切口可预防切口疝的发生。在直视下将套管取出以确定肠曲没有被带入切口内。处理直径大于 10mm 的切口时,在腹腔镜指导下缝合筋膜以最大限度地降低小肠损伤的危险性,通过一个窄的套管放置小口径腹腔镜来指导切口缝合可使操作简单易行。

体注入。

【处理】

【处理】

腹腔镜切口疝的处理取决于疝出现的时间、是否有肠梗阻以及梗阻后的状况,内脏凸出通常需要手术干预。如术后立即诊断出切口疝,小肠可直接回纳入腹腔(如果没有小肠坏死或缺损的证据),并在腹腔镜指导下修复切口。若诊断延误或有肠梗阻或有穿孔的危险,则需要剖腹探查修补损伤或切除坏死的小肠。

(五)手术切口感染

腹腔镜术后切口感染并不常见,最多是小范围的皮肤感染,通常可采用期待治疗、引流或抗生素治疗,很少发生严重的坏死性筋膜炎。若出现显著的切口周围红斑、创口引流和发热,则可能提示发生坏死性筋膜感染。与其他穿刺位点相比,脐部手术伤口感染更为常见,但这似乎与脐部更常作为标本取出位点有关。伤口感染发生率可以通过合理使用预防性抗生素、无菌技术以及标本取出过程中使用标本袋而降至最低。一旦确定伤口感染,应引流、填塞和给予合理的抗生素。

二、气腹相关并发症

与建立气腹相关的并发症包括:皮下气肿、纵隔气肿、气胸、心律失常、二氧化碳潴留、腹内气体潴留相关的术后疼痛以及静脉损伤所致的气体栓塞。上述前两个并发症是注气时气腹针(例如,Veress 针)或套管位置不正确所致。也可能发生注气生理学效应相关的并发症,但该并发症仅在少数情况下对心肺储备差的病人进行腹腔镜手术时发生,因而并不多见。

(一)腹膜外气肿

【发生原因】

腹膜外气肿最常见的原因是充气针放置在腹膜外和套管周围,致 CO_2 渗漏。虽然这些情况通常很轻微,且局限在腹壁,但也可发生大范围的皮下气肿,波及四肢、颈部和纵隔。发生气肿的另一相对常见部位是网膜或肠系膜,可被误诊为腹膜外充气。

【表现】

触及捻发音可识别皮下气肿,通常发生在腹壁。气肿可沿邻近的筋膜到达颈部,在该部位可直接观察到皮下气肿。这种情况若未及时纠正,可造成纵隔气肿的发生,进而可能导致心血管功能衰竭。

【预防】

正确放置充气针及在所需套管放置完毕后维持低的腹腔内压力可降低皮下气肿的发生率。其他可降低皮下气肿的方法包括开放式腹腔镜和使用腹壁提升系统而不需要气

如果已发生腹膜外气肿,应该取出穿刺套管,重新充气。但由于腹膜前壁已发生改变,使操作过程更加困难,可考虑开放式腹腔镜或选择其他穿刺点(如左上腹)。另一种方法是保留穿刺套管在扩张的腹膜外空间,在直视下用充气针通过套管尖端穿透腹膜进腹腔。

如只发生轻微皮下气肿,排空气腹后,体征很快消失,不需要特别的术中和术后治疗。若气体外渗到颈部,通常需终止操作,因可发生纵隔积气、气胸、高碳酸血症和心血管功能衰退。

若发生腹膜外气肿,操作结束后,慎重起见可拍摄胸片,观察病人情况。

(二)气胸

气胸是腹腔镜气腹罕见的并发症,目前有数篇文献报道其发生,这种并发症大多数发生在有先天性或后天性的横膈缺陷的病人。横膈膜缺陷导致 CO_2 进入胸腔形成气胸,最常见的症状是血氧饱和度的下降,CO_2 吸收增加导致呼气末 CO_2 压力增高,气道压力增加,并且如果血流动力不稳定状态继续发展的话,动脉压就会下降。由于气胸很快发展为张力性气胸,因此必须保持高度警惕且迅速采取干预措施。若发生张力性气胸,应立即在锁骨中线第二肋间隙放置胸导管或大口径的针头,以排出胸腔内的气体。

(三)气体栓塞

【发生原因】

CO_2 是最常用的腹腔膨胀介质,主要是因为 CO_2 在血液中能被快速吸收。但是,如果有大量 CO_2 进入中心静脉循环,或存在外周血管收缩,或由于腹腔压力过高使内脏血流降低,可导致严重的心肺功能损伤。据报道 CO_2 气体栓塞发生率在 $0.002\% \sim 0.016\%$。虽然这种并发症通常在加压灌注 CO_2 气体的过程中或注气后短时间内发生,但心脏骤停和导致死亡的气体栓塞也和腹腔镜使用的氩气束电凝设备有关。

【表现】

CO_2 栓塞的临床表现包括突然发生的低血压和不能解释的血压降低、心律失常、发绀和心脏杂音。潮气末 CO_2 浓度可能升高,并出现与肺水肿有关的临床征象,可发生肺动脉压快速增加而导致右心衰竭。

【预防和处理】

由于通过充气针可直接将气体注入血管内导致气体栓塞,必须正确放置穿刺针。腹腔内压力应维持在不超过 $20mmHg$,除了放置初始穿刺器时腹腔压力较高外,一般维持在 $8 \sim 15mmHg$。由于开放的静脉是气体进入系统循环

的入口,严密止血可降低发生 CO_2 栓塞的危险性。麻醉师应连续监测病人肤色、血压、心音、心律和潮气末 CO_2 浓度。潮气末 CO_2 浓度变化有助于早期认识 CO_2 栓塞发生的征象。若怀疑或明确已发生 CO_2 栓塞,手术医生应排空腹腔 CO_2,把病人置于左侧卧位,头低于右心房水平。并立即放置大口径的中心静脉导丝允许心脏内气体吸出。由于临床表现为非特异性,应排除其他原因所致的心血管功能衰竭。

(四) CO_2 气腹生理学效应相关的并发症

除腹腔镜手术后出现的因潴留的 CO_2 刺激膈肌而表现出的腹部及肩部牵涉痛,该类并发症并不多见,通常只发生于对心肺储备差的病人进行腹腔镜手术的情况下。

注气时,升高的腹内压会刺激神经体液血管活性系统,从而引起心率增加、平均动脉压增加、体循环及肺循环阻力升高,同时使肺活量、静脉回流量、前负荷及心输出量降低。对于美国麻醉医师学会(American Society of Anesthesiologists,ASA)分级为 1 或 2 级的病人,若腹内压未超过 15mmHg,则上述这些生理效应无害,并且这些效应可随着病人的生理适应而减小。

CO_2 气体可因腹膜表面的吸收而引起高碳酸血症和呼吸性酸中毒。正常情况下,人体内在的缓冲系统和肺对二氧化碳的清除加速能预防具有临床意义的酸中毒。必须监测潮气末二氧化碳浓度,同时应提高每分钟通气量以维持正常的二氧化碳水平。心律失常是高碳酸血症的一个可能很严重的后果。另外,肾实质受压和肾血流量减少可导致一过性少尿,这通常会在气腹释放后得到缓解。

三、手术过程中引起的并发症

虽然多达半数的并发症发生在腹腔入路建立时,但并发症也可由术中的组织分离以及止血引起。由于腹腔镜手术中经常使用电外科器械,从而引起一些腹腔镜手术特有的电损伤,这些损伤有着与开腹手术不同的特点。

(一) 出血

在分离组织过程中通过细致的止血以预防出血是腹腔镜手术的基本原则。在腹腔镜手术过程中发生的大量出血往往是技术失误造成的,例如在分离区域外的意外烧灼、过度的热扩散、吻合钉的长度、高度或吻合技术不正确或在使用非血管吻合设备进行分离前未能辨明重要的血管结构。

【诊断】

出血可以即刻发生,也可延迟出现。明显的出血、持续性的渗血及范围不断扩大的血肿,应能立即明确诊断,这些往往是由于血管损伤,或切割前血管闭合不全,或钝性分离方法不妥。灌洗有助于辨认出血的部位。延迟型出血常发生在组织残端结扎不牢固,手术中未发现的渗血在血管

加压素作用消失后,或气腹压迫作用解除后。因此,在手术结束前,必须在降低腹压的情况下,用灌洗方法淹没手术部位去检查所有的残端。有时,术中不明显的出血,直至术后发生盆腹腔内出血,病人术后出现血压下降、心率加速、面色苍白、出冷汗、腹部膨胀和肠鸣音消失等。血液或血清样液体可从腹壁切口或阴道切口溢出体外。

【处理】

在腹腔镜手术过程中,较常发生损伤的血管是腹腔内血管。腹膜后大血管损伤也可能发生,例如在清扫髂血管表面的盆腔淋巴结时。腹膜后大血管损伤的处理方法如前所述。当尝试控制出血时,重要的是要对损伤局部解剖结构的可能性保持警惕,在视野不够清晰的情况下尝试止血可能发生对邻近器官的误扎或热损伤。

1. **压迫止血**　往往可以控制轻至中度出血。局部压迫能为外科医生考虑最终止血方法争取时间,并且该操作本身也可能是一种最终处理。大多数中小血管会产生痉挛,因而能减缓出血,并且结合简单的压迫常能够使之停止出血。为进行局部压迫止血,可通过 10mm 的套管置入海绵纱垫压迫发现的出血区域。有报道称使用稀释的肾上腺素(1∶10 000 或 1∶100 000)浸湿的海绵沙垫有助于控制出血。干止血材料可以很容易通过腹腔镜套管,机械性压迫止血联合应用。纤维蛋白胶(在一种特殊的腹腔镜涂胶机的辅助下)也已被用于较广泛的创面渗血的控制。

2. **确切止血**　一旦出血减缓或停止,则应当检查该区域以确定出血点,并通过夹闭、缝合、烧灼或上述其他任何方法对该出血点加以分离并控制。然后应当使用生理盐水对该区域进行仔细冲洗。当发生中到重度出血时,每次重新插入清洁的镜头时套管里面的血液将会重复接触镜头尖端从而遮挡视野。可以使用一个长棉签清理套管内壁,但可能需要移除或更换套管。如果不能保持充分的可见度,则需要转为开放性手术。是否需要转为开放性手术取决于出血速率、失血量、病人的临床状态(心动过速、低血压、脓毒症)、是否存在明确的出血源以及外科医生对其自身能否应用腹腔镜技术迅速找到并控制出血的信心。因出血而转换手术方式这一决定是合理且明智的。病人出现不良结局的一个重要原因是在遇到出血时未能及时转为开放性手术。腹腔镜下止血所需时间过长可以引起大量失血及其相关的临床后果。

(二) 胃肠道损伤

胃肠道损伤是一种严重的并发症,因为它在初始腹腔镜手术时可能未被发现,而延误诊断会增加肠坏死、穿孔的风险,并可能死亡。气腹一经建立,分离或操作过程中的电外科损伤或组织抓取可引起肠道损伤,占腹腔镜手术中各类原因所致肠道损伤的 2/3。

胃肠道损伤可分为非穿孔性损伤和穿孔性损伤。非穿孔性损伤常发生于子宫内膜异位症病灶从肠管表面分离

时,如果术中能发现损伤部位,应及时给予仔细缝合。这类损伤特别容易发生于电损伤,很多未能在术中被发现,但却存在潜在的迟发性穿孔可能。穿孔性损伤一般发生于分解粘连或去除肠壁病灶时,常能当即被发现,怀疑结肠穿孔时,可借助灌洗液淹没盆腔或经直肠吹气来发现。

【诊断】

如果病人已形成穿孔而未被及时发现,则病人在术后12～36小时内即可发生急腹症。电损伤则在5或7天后,当受损肠管发生穿孔后才出现症状。如果病人在腹腔镜手术后没有逐渐改善并且持续存在腹痛,尤其是伴心动过速或发热,则应怀疑并评估肠道损伤。

尽管影像学检查显示的腹腔内游离气体是胃肠道损伤的征象,但是该征象在腹腔镜手术后可能并无帮助,因为约40%的病人在腹腔镜术后24小时会有超过2cm的游离气体,而无肠穿孔的任何临床证据。术后长达1周时间在X线片上往往可见腹腔内游离气体,但气体量应随时间逐渐减少。观察期内腹腔游离气体量增多应引起注意,除非有其他原因,否则提示胃肠道穿孔。

【处理】

术前如能估计到有肠道损伤的危险,应做肠道准备。肠管之间粘连,应小心分离,切不可撕扯。在靠近肠管处,不允许应用电能。如在分离组织时发现机械性肠损伤,治疗原则与套管损伤相同。如果直到术后发生腹膜炎才诊断出肠损伤,应立即行剖腹探查术。

电外科器械导致的热损伤有时很难发现。有些病例中,一直到数天后出现腹膜炎和发热才诊断出损伤,极少数可于数周后发现。即使诊断出热损伤,视觉检查估计损伤程度有一定的难度,因为干燥区域可能超过视觉上所诊断的范围。一旦发现热损伤,应进行翻转并缝合至健康组织边缘,或切除损伤部位包括其周围1～2cm的组织。若热损伤范围较大并且存在不能缝合到正常组织边缘的风险,那么切除是合理的方法。

(三)泌尿道损伤

泌尿道靠近子宫动脉和卵巢血供,妇科手术特别容易发生泌尿道损伤。与腹腔镜相关的膀胱或输尿管损伤一般继发于机械性或热损伤。泌尿道损伤的危险因素包括盆腔粘连、恶性肿瘤和盆腔放疗史。前瞻性研究显示,只有12.5%的输尿管损伤和35.3%的膀胱损伤能在术中发现,早期发现损伤可以降低再次手术的风险。

1. **膀胱损伤**　膀胱损伤发病率随施行的手术类型而差异很大,但一般而言低于0.5%。膀胱穿孔可发生在将膀胱自宫颈上游离时,也可发生在自膀胱切除病灶时。在有子宫瘢痕的病人,如剖宫产、子宫肌瘤剔除病史和一些子宫成形术的病人,在分离膀胱时应特别小心。

(1)诊断:有膀胱损伤高危因素的病人中,于分离膀胱前注入60ml稀释的亚甲蓝溶液以便及时发现穿孔。如果未采取此措施,可在盆腔内灌注生理盐水,让膀胱浸没在液体中,然后通过导尿管向膀胱注入空气,若膀胱有破口,即可见气泡自膀胱破裂口处溢出。术后迟发性膀胱损伤多与电热损伤有关,症状常出现在术后数日,尿液漏入腹腔,可以引起腹痛、局部肿胀和发热,并有血尿出现。诊断可依靠膀胱造影、膀胱镜及腹腔镜。在腹腔镜观察下,通过向膀胱注入亚甲蓝溶液即可发现损伤部位。

(2)处理:膀胱损伤的处理根据损伤的严重程度而定,可从简单插管到剖腹手术不等。膀胱损伤伤口的口径非常小(1～2mm)时,可放置导尿管5～7天。若立即行修补术,则不需要放置导尿管。如损伤较大,可在腹腔镜下行修补术。但是,若撕裂部位靠近膀胱三角或在膀胱三角区,应开腹行修补术。在估计损伤时应考虑造成损伤的机制,因为电损伤范围往往超过肉眼所见的明显缺损。小的损伤可用2-0至3-0可吸收线分层缝合。如是热损伤,应切除凝固的部分。术后放置经尿道或耻骨上导尿管,小的膀胱底部撕裂伤保留2～5天,膀胱三角区损伤保留10～14天。拔除导尿管前应行膀胱造影术。

2. **输尿管损伤**　输尿管损伤在盆腔手术中发生率不到2%,其可由远端结/直肠、妇科或泌尿外科手术期间的盆腔组织分离所致,或由过度使用邻近输尿管的能量源导致的热损伤而引起。输尿管损伤最容易发生在骨盆入口切断卵巢骨盆漏斗韧带和全子宫切除切断子宫动脉时。有报道全腹腔镜全子宫切除输尿管损伤发生率是0.3%,所有的损伤均发生在子宫骶主韧带水平的远端输尿管。

(1)诊断:术时怀疑输尿管切断,可经静脉注入靛胭脂,即可在输尿管断端见红色液体漏出,即可确诊输尿管损伤及部位。夹闭或缝合后机械性阻塞术中只能通过直视诊断。

输尿管损伤术中如不能及时发现,术后由于漏尿入盆腔、腹腔,或者输尿管梗阻才得以诊断。输尿管漏依靠肾盂静脉造影或静脉注入靛胭脂,一小时后腹腔穿刺有腹腔液红染,可以确诊。输尿管梗阻常表现为术后数天至1周出现一侧腹痛和发热。腹部超声可有助于诊断,但静脉肾盂造影可能更准确地了解阻塞的部位和程度。电能导致的热损伤术后14天才可表现出发热、腹部或侧腹部疼痛和腹膜炎。可出现白细胞增多,静脉肾盂造影表现为尿液外渗或尿性囊肿。

阴道分泌物增多或持续的尿失禁是输尿管阴道瘘或膀胱阴道瘘的迟发临床表现。用亚甲蓝充盈膀胱后阴道内已放置的棉塞着色可明确诊断膀胱阴道瘘。若是输尿管阴道瘘,亚甲蓝将不进入阴道,但可通过静脉注射靛蓝胭脂红检查出瘘的存在。

(2)预防:预防输尿管损伤最好的方法是在术中应用解剖标志并观察蠕动来识别输尿管。进行复杂手术或解剖不明确时,可能需要分离并移动输尿管。掌握分离腹膜后

7

组织的技能也是降低输尿管损伤的重要因素,虽然可用水分离技术,但提倡用剪刀钝锐性分离。术前选择性放置输尿管支架也可能减少并发症的风险。任何术野位于输尿管附近的腹腔镜手术结束时,术者在关闭腹腔前都应确认输尿管的完整性。

(3)处理:如果缝扎了输尿管,首先移除缝线,然后评估输尿管是否存活,输尿管若存活可能仅需置入输尿管支架,可以通过膀胱镜或膀胱切开置入输尿管支架。如果损伤了部分输尿管,可以切开输尿管置入输尿管支架,并用5-0可吸收缝线缝合输尿管。完全性输尿管损伤的修补要根据发生的部位进行不同的处理,输尿管中部和上 1/3 伤要进行输尿管端端吻合,但是这种方法成功的前提是输尿管有足够长度能保证吻合口无张力,有时甚至要加肾脏移位。输尿管膀胱连接部 6cm 内的输尿管损伤,由于这部分输尿管血供差不能进行输尿管端端吻合,必须进行输尿管膀胱植入。

若输尿管损伤的诊断已延误,膀胱内需留置导尿管。不完全性阻塞或小范围阻塞或撕裂时既可用逆行也可用顺行输尿管支架治愈,尿液囊肿可经皮引流。如果不能成功放置输尿管支架,在行手术修补前,应先行经皮肾造瘘术。

(四)神经损伤

【原因及表现】

穿刺孔位置的选择应避开腹壁神经。手术中进行具体组织分离时应该注意附近神经,最大程度减少损伤。神经损伤不大可能在术中发现,因而可以导致持续性术后疼痛。

在妇科肿瘤手术中应特别注意避免神经损伤。在切除一侧盆腔淋巴结时极易发生生殖股神经损伤,这样的损伤导致大腿中部麻木,而无其他临床症状。闭孔神经损伤是一个更被重视的并发症,这一并发症发生在切除闭孔淋巴结前未能明确辨认闭孔神经。主要表现为内收肌无力,大腿前中侧感觉降低。

【处理】

多数外周神经损伤可自愈,恢复的时间取决于损伤的部位和程度。对大多数外周神经损伤而言,感觉神经完全恢复需要 3~6 个月时间。理疗、合适的支架和电刺激受损肌肉可加速恢复。盆腔内主要神经的横切损伤需要开腹显微手术治疗。

(五)电手术并发症

电手术并发症继发于无意或不正确使用激活电极、电流分流到非需要通路、发散电极等而引起的热损伤。激活电极损伤既可发生于单极器械,也可发生于双极器械,而继发于电流分流或发散电极损伤只发生于单极器械。坚持安全操作、对电手术原理的正确理解和了解可能发生电手术损伤的环境,可降低电手术并发症的发生。

1. 激活电极损伤　如偶然误压脚踏开关,邻近电极的

组织将受到损伤,通常涉及肠腔或输尿管。如果电极位于腹壁,皮肤可灼伤。当汽化或凝固带扩展累及大血管或重要脏器(如膀胱、输尿管或肠曲),即发生直接扩展损伤。双极技术可降低危险产生但不能根除邻近组织热损伤的发生。因此,在干燥凝固血管前,特别是邻近重要脏器时,应先分离出凝固血管,同时需控制恰当的能量输出,保留适当的正常组织边缘。

诊断脏器直接热损伤较困难,若无意中激活电极,需仔细检查腹腔内邻近脏器。一些因素影响组织损伤的外观,包括发生器输出功力、电极种类和电极激活时间的长短。内脏热损伤的诊断通常是延迟的,损伤只有在出现瘘管或腹膜炎的体征及症状时才能诊断。由于这些并发症常在手术后 2~10 天才出现,因此必须告知病人当出现术后发热或腹痛加剧时及时就诊。

若手术医生可直接控制电极开关,并且所有电手术手控器械在不需要时自腹腔取出,可预防无意中激活电极而导致的损伤。当从腹腔内取出器械时,应使器械脱离电手术发生器,或放置在手术野附近的绝缘袋内,这些措施可防止无意中激活电极时损伤病人的皮肤。

当腹腔镜手术发现肠曲、膀胱或输尿管热损伤时,应立即开腹处理,并考虑到凝固坏死的可能程度。用点状电极产生的集中能量切割对周围组织的热损伤很轻微,电极作用时间延长或接触相对大口径电极所产生的组织热坏死可能扩展到数厘米。在这种情况下,需要较广范围地切除周围组织。

2. 电流分流损伤　电流分流可发生于电子不通过发散电极,而直接经接地点绕过人体产生电流。或者电流在到达电极尖端前已直接分流到其他组织。在能量密度足够高的情况下,两种情况均会产生不能预料的严重热损伤。

3. 其他接地点损伤　这种损伤只发生于接地电手术发生器,因为这种发生器缺乏一个独立的电流回路。当发散电极脱落、电插头未连接好或作用不好,电流将流向其他连地导体。若该导体体表面积较小,可产生足够高的电流或能量密度从而引起热损伤(图 49-1-1)。如心电图的电极或手术台上导电的金属物品。

现代的电手术发生器设计有独立的回路,当发生发散电极脱落时,阻抗监测系统将关闭机器。由于目前仍使用没有这种保护设置的接地发生器,了解手术室所使用的电能发生器的类型非常重要。

4. 绝缘缺损　若包裹电手术电极、极轴的绝缘缺损,电流可分流到邻近组织,往往累及肠曲,产生潜在的严重损伤(图 49-1-2)。因此在每次操作前应检查手术器械是否有明显的绝缘缺损或损坏。在应用单极电能量时,手术器械的轴应尽量远离重要脏器,并尽可能完全暴露在手术视野内。

5. 直接耦合　当激活电极接触另一个金属导体(如腹腔镜、套管或其他器械)时可产生直接耦合,尤其是导体未

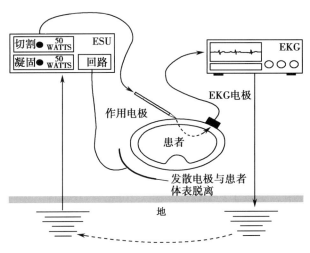

图 49-1-1　接地发生器的危险

接地电手术发生器有发生电流沿其他通路产生电流分流的危险，尤其当发散电极脱落时。如图中所示，心电图电极处相对较高的电流密度可能产生皮肤灼伤

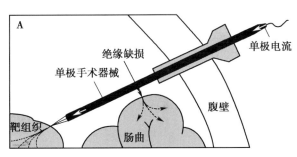

图 49-1-2　绝缘缺损

绝缘时更易发生。若导体接近或与组织直接接触，可发生热损伤（图 49-1-3）。当不使用电极时撤离电极以及激活电极时应确定没有与其他导电器械接触，这可预防直接耦合。

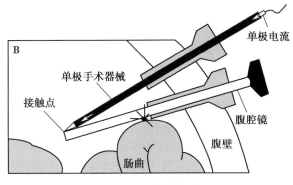

图 49-1-3　直接耦合

　　6. **电容耦合**　电容是导体在一种不连接但邻近的回路里建立电流的能力。在任何激活的腹腔镜单极电极轴周围都存在一个电区域，使电极成为电容器。如回路通过一个发散的、低能量密度通路完成时，这种电区域是无害的。例如，当电容耦合发生于腹腔镜电极和一个置于腹壁的金属套管之间时，电流回到腹壁，转移到发散电极完成回路，

并不产生伤害（图 49-1-4A）。但是，若金属套管通过非导体的塑料管鞘固定于皮肤（杂合系统）时，由于塑料管鞘作为一种绝缘体，电流不能回到腹壁发散（图 49-1-4B），电容器将不得不寻找另一出路完成电流回路。因此，电曲或任何一个邻近导体将成为相对高能量密度放电攻击的目标（图 49-1-4C）。这种作用机制也可发生于单极电极通过手术腹腔镜插入腹腔时，而腹腔镜是经一个非导体的塑料腹腔镜套管放置入腹腔。在这种格局中，塑料端口的作用是绝缘体。如电极电容与金属腹腔镜耦合，邻近的肠曲将有严重热损伤的危险。

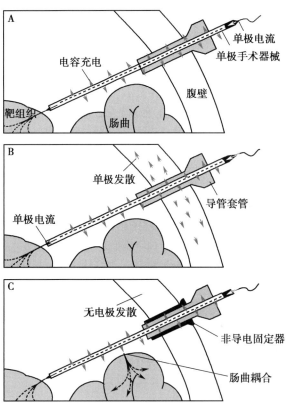

图 49-1-4　电容耦合

A. 所有激活的单极电极均向周围发散电荷，与电流压力成比例，这使得电极称为潜在的电容；B. 只要允许电荷通过腹壁发散，不会产生后遗症；C. 如果发散电极的回路由于绝缘体（如塑料固定器）被阻断，电流可耦合到一个导电的套管或直接到肠曲

　　因此，提倡使用全塑料或全金属套管系统。如果使用手术型腹腔镜，除非不考虑通过腹腔镜手术通道进行单极电手术操作，否则套管系统必须是全金属的。避免使用含导体和非导体混合元素的杂合腹腔镜—管系统可预防发生电容耦合。

　　7. **发散电极烧伤**　带有回路电极监测仪的独立回路系统发生器的使用实际上已根除了发散电极相关的热损伤。回路电极监测仪可测定发散电极的阻抗（病人体表的衬垫），通常由于接触面积大而电阻降低。如没有这类设备，病人体表衬垫部分脱落可减少接触面积，因而使电流密

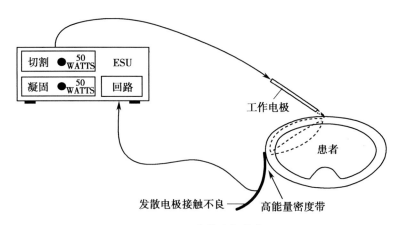

图 49-1-5 发散电极烧伤
如果发散电极部分脱落,电流密度可增加使皮肤烧伤

度增加产生热损伤(图 49-1-5)。

四、其他并发症

1. **穿刺孔转移** 穿刺孔转移是指腹腔镜肿瘤切除术后癌症在穿刺切口处生长。在有腹腔内恶性肿瘤的情况下,进行腹腔镜手术后穿刺孔转移的发生率为 1%~2%,这与类似情况下剖腹手术后伤口转移的发生率相当。腹腔镜手术后短至 10 日即可观察到穿刺孔转移。一项包含了83 例妇科肿瘤腹腔镜手术的研究报道,穿刺口种植发生率为 2.3%,在卵巢癌和输卵管癌中,腹水的出现和复发性卵巢癌是穿刺口种植的独立危险因素。

穿刺孔转移的可能机制包括血行播散或肿瘤细胞直接污染,气腹的继发效应(例如免疫抑制)以及手术技术。尽管尚不清楚能否预防穿刺孔转移,但尽量减小穿刺孔转移风险的建议措施包括使用伤口保护装置和标本提取袋、滴注药物预防肿瘤生长以及穿刺孔切除。

2. **深静脉血栓** 腹腔镜手术增加了深静脉血栓的风险,这是由于手术时间较长、头低臀高位导致腹腔内的压力增加,使静脉回流受阻和静脉淤滞导致血液在下肢淤积有关。预防措施包括术中、术后使用弹力袜,以及术后开始低分子肝素抗凝治疗等。

(尧良清)

第二节 宫腔镜操作的并发症及处理

> **关键点**
> 1. 宫腔镜手术特有的并发症多与膨宫介质及手术技术有关。
> 2. 最常见的并发症为子宫穿孔,其次是液体吸收过量、术中出血、膀胱或肠道损伤以及子宫内膜炎。

宫腔镜是一种配有摄像头的内镜,其用于评估或治疗子宫内膜腔、输卵管口或子宫颈管的病变。在门诊实施宫腔镜操作已越来越普遍。宫腔镜操作时很少出现并发症,但有些并发症可能会危及生命。研究报道宫腔镜操作的总体并发症发生率为 0.22%~2.7%。最常见的并发症为子宫穿孔,其次是液体吸收过量、术中出血、膀胱或肠道损伤以及子宫内膜炎。诊断性宫腔镜操作的并发症发生率显著低于手术性宫腔镜操作。

一、术时并发症

(一)与膨宫相关的并发症

与膨宫有关的并发症随病人群体和所用介质而异。任何宫腔镜操作均可能发生栓塞(空气或二氧化碳),且栓塞可导致心血管衰竭。

1. **气体栓塞** 气体栓塞是宫腔镜手术中严重、罕见但致命的并发症,也是近几年国内宫腔镜致死的主要原因。宫腔镜手术过程中发生气体栓塞的原因包括电刀使组织气化和室内空气导入宫腔。

(1)病理生理:一旦空气进入静脉循环,右心的泡沫阻碍血流,使肺动脉压上升,导致急性右心衰,最终循环衰竭,心搏骤停。由于右心压力升高程度高于左心,成年病人中已关闭的卵圆孔有 15% 重新开放,进而导致大脑和其他器官栓塞。如若病人呈头低臀高位,使心脏低于子宫水平,以致静脉压降低,如子宫肌壁深层大静脉窦开放,并与外界相通,外界空气可被吸入静脉循环,再加上膨宫机向宫腔注入膨宫液的正压,使宫腔与中心循环间存在明显的压力差,则更加重该过程。气体栓塞发病突然,发展快,其首发症状均由麻醉医师发现,如呼气末 CO_2 压力突然下降,心动过缓,脉搏血氧饱和度(SPO$_2$)下降,心前区听诊闻及大水轮音等。当更多气体进入时,血流阻力增加,导致低氧,发绀,心输出量减少,低血压,呼吸急促,迅速发展为心肺衰竭,心搏骤停而死亡。

（2）预防：阻止室内的空气进入静脉系统。包括术前排空注水管内的气体，避免头低臀高位，降低宫腔内压，减少子宫内创面血管暴露和组织汽化后形成气体，减少无意中造成宫颈裂伤。避免长时间将扩张的宫颈直接暴露于空气中。如膨宫使用静脉输液装置，利用液体静压的物理原理，瓶内液体受大气压的作用，使液体流入输液管形成水柱，当水柱压力超过宫腔内压力时，则瓶内液体输入宫腔。如为玻璃瓶装膨宫液，需将输液管针头和通气管针头均由玻璃瓶口插入液体中，如果两个针头距离过近，有可能使大量气体进入输液管并进入宫腔，成为栓塞的气体来源，不容忽视。

（3）处理：立即停止气体进入，取头低臀高位，并转为左侧卧位，100％氧气正压吸入，必要时气管插管。放置中心静脉导管。如有心肺衰竭，立即进行心肺复苏，胸外按摩，恢复心室功能。注入大量生理盐水，促进血液循环。如一切措施失败，可开胸直接按摩心脏及抽出气栓。如可以维持，及时送高压氧舱治疗。

2. **液体吸收过量**　宫腔镜术中由于膨宫压力和灌流介质的作用，灌流液大量吸收引起体液超负荷和（或）稀释性低钠血症等一系列临床症状（TURP综合征），如诊治不及时可致死亡，是宫腔镜手术中的严重并发症之一。病人首先表现心率缓慢和血压增高，然后血压降低、恶心、呕吐、头痛、视物模糊、焦虑不安、精神紊乱和昏睡。如诊治不及时继而出现抽搐、心血管功能衰竭甚至死亡。

（1）预防：术中尽量采取低压灌流，宫腔内压≤平均动脉压水平；避免切除过多的子宫肌层组织，手术时间不超过1小时，手术达30分钟静脉推注呋塞米20mg。严密监测灌流液差值，达1000～2000ml时尽快结束手术，检测血中电解质浓度。有报道，在受术者宫颈3点和9点处分别注射10ml垂体后叶稀释液（垂体后叶素10IU＋生理盐水80ml），使其子宫强烈收缩并持续至少20分钟，灌流液过度吸收的危险是采用安慰剂对照组的1/3。

（2）处理：如术后血钠离子浓度下降至120～130mmol/L，静脉给予呋塞米10～20mg，限制液体入量。每4小时检测1次血钠离子浓度，直到超过130mmol/L为止。血浆钠离子浓度低于120mmol/L或出现明显脑病症状者，不管血钠离子浓度如何，均应给予高渗氯化钠治疗，一般常用3％或5％的氯化钠溶液，补给量按以下公式计算：所需补钠量＝（血钠正常值-测得血钠值）×52％*×体质量（*指人体液总量占体质量的52％）。

举例：如病人体质量为60kg，测得血清钠为125mmol/L。应补钠量为：所需补钠量＝（142－125）×52％×60＝530.4mmol/L。因每毫升5％氯化钠溶液含钠离子0.85mmol。所需5％氯化钠＝530.4÷0.85＝624ml。开始先补给总量的1/3或1/2，再根据神志、血压、心率、心律、肺部体征及血清钠、钾、氯的变化决定余量的补充。切忌快速、高浓度静脉补钠，以免造成暂时性脑内低渗透压状态，使脑组织间的液体转移到血管内，引起脑组织脱水，导致大脑损伤。有报道20例在手术后期停止10分钟的甘氨酸灌注，可减少进入血管内液体的38.75％～85.81％，平均67.09％。可能由于凝血块封闭了血管，防止灌流液进入体循环。等离子双极宫腔镜电切可使用生理盐水灌流，不会发生低钠血症，但仍有体液超负荷的危险，已有因使用生理盐水而忽略液体控制导致肺水肿和死亡的个例报道。

（二）宫腔镜操作相关的并发症

1. **子宫损伤**　操作时可发生宫颈裂伤、子宫穿孔等。多因手术医师经验不足、膨宫欠佳、视野不清情况下强行操作或者病例选择或术前准备不充分而发生。

（1）原因及表现：宫颈裂伤尤其容易发生在宫颈狭窄的病人。较大的或正在出血的撕裂伤都需要缝合。子宫穿孔可能发生在探针探查宫腔、扩张宫颈管或宫腔镜插入时。若宫腔镜插入宫颈管后即在膨宫状态直视下推进入宫颈内口，则极少发生子宫穿孔。使用手术器械，特别是剪刀等，由于分解困难、致密的宫腔粘连或切开较厚或阔的子宫纵隔时，由于剪切解剖层次或结构失误，而导致切入肌层，形成宫壁假道甚至子宫穿孔。提示子宫穿孔的情况包括：手术器械的进入深度超过子宫底深度、视野突然消失、子宫底处可看到网膜、肠道或腹膜结构或液体充盈不足突增。

（2）处理：发生子宫穿孔时应立即从子宫中取出所有器械，并评估病人的血流动力学状态。若血流动力学不稳定，则首先进行休克的抢救。在血流动力学稳定的情况下，仔细查找穿孔部位，根据有无邻近器官损伤，决定处理方案。子宫底部穿孔可用缩宫素及抗生素保守治疗。子宫侧壁及峡部穿孔可能伤及血管，应立即剖腹探查。穿孔情况不明者，应行腹腔镜检查，以观察有否出血及来源。穿孔处出血可在腹腔镜下电凝止血，破孔较大者需缝合。

（3）预防：可从术前预处理、术中加强监护和注意操作技巧等方面来预防子宫损伤。

1）术前宫颈预处理：用宫颈扩张棒或米索前列醇软化和增强宫颈扩张效果，可避免置入器械时用力过强。

2）超声或腹腔镜监护：实时超声监护下宫腔镜操作，可预防和发现子宫穿孔。对于解剖学意义上的小子宫（宫深＜6cm），宫颈狭窄，子宫中隔，有多次剖宫产史或宫腔粘连者进行手术时，超声监护有导向作用。腹腔镜监护有助于明确诊断，进行透光试验可预防子宫穿孔，一旦穿孔可及时缝合。

3）注意操作技巧：视野不清时一定不能通电。环形电极切割的经宫颈子宫内膜切除术（transcervical resection of endometrium，TCRE）原则上每个部位只切一刀。滚球电极电凝的子宫内膜去除术（endometrial ablation，EA）滚球或汽化电极必须循轴滚动。经宫颈子宫肌瘤切除术（transcervical resection of myoma，TCRM）如肌瘤较大，电切环容易伤及肌瘤对侧的肌壁，引起穿孔，术前应予药物预处理，缩小肌瘤体积。子宫穿孔应警惕邻近脏器损伤，以肠管损

7

伤最为常见,术后如出现腹痛或腹膜炎症状,应尽早剖腹探查。

2. 出血　术中出血可能来源包括手术部位、子宫穿孔以及宫颈裂伤。宫颈裂伤出血可使用手术器械或缝合加以控制。在不怀疑子宫穿孔的情况下,大多数子宫腔内特定部位的出血都可用电外科器械加以控制。宫腔镜术中出血根据损伤的血管可分为三类,其处理方法各有不同。

(1) 小静脉出血:为创面渗血,70mmHg(1mmHg=0.133kPa)的宫内压即可止血,可缓慢降低宫内压,看清出血点后,用电切环、滚球或滚筒电极,40～60W 的凝固电流电凝止血。

(2) 大静脉出血:量多但无搏动,可放球囊导尿管,注水 10～50ml,压迫宫腔止血 6 小时,一般能够充分止血。

(3) 动脉出血:需立即放置注水球囊压迫止血,应予宫动脉阻断或子宫切除的准备。有作用电极伤及髂血管的报道,血压突然下降,紧急剖腹是唯一能挽救生命的方法。

宫腔镜手术中子宫出血的高危因素有子宫穿孔、动静脉瘘、植入胎盘、宫颈妊娠、剖宫产瘢痕妊娠和凝血功能障碍等。减少出血对策包括术前药物预处理,减少血流和血管再生;术中应用缩宫素、止血剂和联合腹腔镜监护及行预防性子宫动脉阻断术等。

3. 电外科损伤　射频或激光能量产生的热效应可损伤宫腔、肠道、膀胱以及盆腔大血管。使用宫腔镜环形电极、滚球电凝或激光进行子宫内膜去除、黏膜下肌瘤切除等操作时发生子宫穿孔的几率较低。严重的腹腔内脏器的灼伤,特别是肠损伤,多发生在子宫穿孔后仍然电极通电累积肠段。有报道称,绝育术时使用宫腔镜电凝输卵管宫角部有显著的肠道损伤风险。在输卵管口进行电凝时必须小心谨慎。

宫腔镜电外科手术中若一旦发现穿孔,应立即停止操作;未及时察觉的子宫穿孔,子宫壁灼伤过深累及肠管,急腹症多在术后 7～14 天内发生,由于灼伤肠管组织坏死脱落,肠内容物溢入腹腔而引发。最可怕的是被忽视的迟发性肠穿孔,虽然罕见,但是后果严重,甚至因救治不及时而死亡。关键在于早期识别和及时处理,若有上述怀疑,应适时做腹腔镜检查,必要时行剖腹探查及修补。

电器械启动后,始终保持电器械处在移动状态可以最大限度地降低热损伤风险,因为电器械在电凝中处于运动状态时,子宫浆膜表面的温度就不会明显升高。阴道热损伤偶有发生,其原因可能包括:宫颈过度扩张,或外鞘进入宫颈外口不足 2cm 时就给设备通电。电极绝缘缺陷也可导致热损伤。

4. 心脑综合征　由于扩张宫颈和膨宫从而导致迷走神经张力增高,临床上可出现头晕、胸闷、流汗、苍白、恶心、呕吐、脉搏和心率减慢等症状,多数心动过缓为一过性的,可以自然缓解或者给予阿托品即可。

5. 子宫内膜异位和癌细胞扩散　理论上由于宫腔镜检查时必须膨宫,有使内膜细胞或者癌细胞经输卵管逆流、扩散的风险。因此月经干净后早期宫腔镜检查,可减少子宫内膜异位的发生风险。对于怀疑有子宫内膜癌或癌前病变者,除应严格掌握其适应证和禁忌证之外,操作时宜避免过度扩张宫颈,低压膨宫压和尽量缩短检查时间。

二、术后近期并发症

(一) 出血
处理同术时。

(二) 感染
宫腔镜操作后的感染风险较低。文献报道,术后子宫内膜炎的发生率为 0.1％～0.9％,术后泌尿道感染的发生率为 0.6％。子宫肌炎是一个并不常见的并发症,病人可出现低热、腹痛、白细胞增多等,宫颈分泌物培养可有细菌生长,严重者可出现败血症。曾经有宫腔镜检查或手术后输卵管积水、宫腔积脓、输卵管卵巢脓肿、宫旁及圆韧带脓肿、严重盆腔感染、盆腔脓肿、肝脓肿、腹膜炎、菌血症、中毒性休克的个例报道。可见宫腔镜术后感染虽然罕见,但仍可发生,故对有盆腔炎症者术前应预防性应用抗生素。

三、远期并发症

(一) 术后晚期出血
术后 1 个月出血常为切除面坏死组织或焦痂脱落出血,术后 3 个月出血常为子宫内膜切除不彻底或肌瘤复发所致。除对症处理外,应全面检查,包括盆腔 B 超、宫腔镜复检和血凝实验检查等,必要时行第二次切除。

(二) 宫颈内口和宫腔粘连
此时宫腔积血导致周期性腹痛,多因子宫内膜去除术达宫颈内口或以下,可能引起该部瘢痕粘连,当子宫腔内仍有内膜组织,月经来潮时形成宫腔积血。临床表现往往于术后预期月经来潮时无出血或少量出血伴腹痛,亦有呈周期性下腹痛或症状轻微的,症状明显时作阴道或盆腔 B 超示宫腔内积液有助于诊断。扩张宫颈管和内口(在腹部 B 超引导下操作更安全准确),若有暗红色不凝血流出即可确诊,且有治疗作用。

(三) TCRE 术后意外妊娠
子宫内膜切除术后虽然受孕能力大大降低,但并非可靠的绝育避孕方法。已有术后妊娠,包括宫内和宫外的报道,应予警惕,以免贻误诊断和治疗。此外,宫内妊娠可能由于宫内瘢痕粘连而造成流产或清除宫内容物时手术困难。

(四) 妊娠期子宫破裂
文献报道中的宫腔镜术后妊娠子宫破裂,89％发生在经宫颈子宫纵隔切除术(transcervical resection of septum,TCRS)和经宫颈宫腔粘连切除术(transcervical resection of

adhesion,TCRA)。妊娠时间距离手术时间平均 16 个月(1个月～5年)。子宫破裂的时间为 19～41 孕周,4 例胎儿和1 例产妇死亡。故认为 TCRS 增加了妊娠后子宫破裂的危险。另外,亦有 TCRS 术后于妊娠中期大出血的报道。

(五)子宫内膜去除术后残存内膜癌变

由于术后可能引起宫颈管内口狭窄、宫内瘢痕粘连,特别是如果恶变源自瘢痕下隐窝内腺体组织,易致诊断贻误和困难。目前,国外已有报道子宫内膜去除后确诊为子宫内膜癌者,应予警惕。建议在术后 3 个月做阴道 B 超检查以确定宫腔内膜基线的厚度,其后每年检查一次,如果内膜厚度增加,特别是超过 5mm 时,应予高度怀疑。子宫内膜去除术后有异常子宫出血者,需进一步检查。对于所有接受子宫内膜去除术后的病人,无论是否有月经来潮,需行雌激素补充治疗,包括围绝经期综合征的治疗者,必须定期给予适量的孕激素以保护和减少内膜细胞癌变的机会。

(尧良清)

第三节　阴道镜检查的并发症

> **关键点**
> 　　阴道镜检查并发症少见,包括活检部位或子宫内膜出血、感染,以及未能发现病灶。

妇科内镜中,阴道镜检查并发症少见,包括活检部位或子宫内膜出血、感染,以及未能发现病灶。严重出血和感染罕见。可以使用棉签蘸取碱式硫酸铁(Monsel 溶液)涂抹于活检部位以控制出血。如有必要,也可使用棉签或硝酸银棒持续地压迫出血部位。碱式硫酸铁溶液和硝酸银会干扰活检样本解读,因此应在所有活检取样完成后再使用这些物质。感染主要表现为下生殖道充血,脓性白带等急性、亚急性炎,或者为滴虫、真菌性阴道炎,因此应避开月经期检查,术前需检查白带等。

(尧良清)

第四节　羊膜镜检查的并发症

> **关键点**
> 　　常见羊膜镜检查的并发症包括出血、胎膜早破、诱发宫缩。

包括子宫颈出血、胎膜破裂及上行性感染等。

1. **出血**　在无前置胎盘的情况下,一般不会有多量的出血,因此检查前 B 超排除前置胎盘尤为重要,阴道检查前在穹隆部可触及胎头,无海绵状感觉时方可进入宫腔。

2. **胎膜早破**　文献报道发生率为 2%～3%,常见原因包括操作不熟练,动作粗暴,也可能有潜在的羊膜炎存在,胎膜早破可引起早产,故羊膜镜检查宜在 37 周后进行。

注意无菌操作,因羊膜镜检查是在羊膜完整时进行,故一般不增加产后病率。如原有亚急性宫颈炎,检查后可能发生感染。

3. **诱发宫缩**　文献报道羊膜镜检查有 25%～30%引起宫缩,当此操作是在妊娠晚期,宫颈成熟的条件下进行的,如诱发宫缩临产,对母婴无不良影响。为足月的孕妇尽量避免羊膜镜检查,以免引起早产。

(尧良清)

第五节　胎儿镜检查的并发症

> **关键点**
> 　　胎儿镜检查的并发症包括感染、出血、流产、早产及胎死宫内、羊水渗漏、胎儿、母体器官损伤等。

1. **感染**　无论母体或胎儿都有可能发生感染,多见于羊膜炎、母体穿刺口感染。对于术后发热、下腹压痛、羊水培养细菌阳性者尤为警惕。严格无菌操作多可避免。

2. **出血**　主要为腹壁、子宫壁血管损伤所致。损伤胎盘及脐带造成羊水血染,影响观察。脐带血管损伤可造成血肿,胎盘损伤可引起胎盘早剥或较多出血。

3. **流产、早产及胎死宫内**　发生率为 6%～7%。胎盘和脐带损伤以及羊水渗漏是主要原因。因此术中操作应熟练、准确,并注意术后监护。

4. **羊水渗漏**　穿刺后羊水由穿刺点漏出羊膜囊外,羊水经阴道流出,阴道后穹隆取样 pH>7 或羊水结晶检查阳性,可明确诊断。可能与带芯套管的外径、操作者的技能或穿刺部位有关。

5. **胎儿、母体器官损伤**　胎儿损伤在出生后可发现锐器损伤的痕迹。操作后出现腹痛及反跳痛,血尿等,应考虑是否有膀胱或肠管损伤。

6. **胎儿镜检查失败**　胎儿镜有时不能观察到胎儿,原因有:胎儿位于宫底部;胎儿镜过于接近胎膜;评估妊娠 11周胎儿时,需要检查 4～8 个视野。

7. **光、热对胎儿发育的影响**　光对胎儿视觉的研究已有 20 多年的历史,胚胎、胎儿发育过程中,在妊娠 6～9 周可以分化出视泡,9～10 周眼睑出现融合,因此胎儿镜检查宜在妊娠 9 周后进行安全。目前已知高热是中枢神经系统致畸的最主要因素,研究表明,在妊娠 21～25 天高热可发生神经管畸形。

7

参考文献

1. Jiang X，Anderson C，Schnatz PF. The safety of direct trocar versus Veress needle for laparoscopic entry：a meta-analysis of randomized clinical trials. J Laparoendosc Adv Surg Tech A，2012，22：362

2. Ahmad G，O'Flynn H，Duffy JM，et al. Laparoscopic entry techniques. Cochrane Database Syst Rev，2012，15：2. CD006583

3. Kirchhoff P，Dincler S，Buchmann P. A multivariate analysis of potential risk factors for intra-and postoperative complications in 1316 elective laparoscopic colorectal procedures. Ann Surg，2008，248：259

4. Fuller J，Ashar BS，Carey-Corrado J. Trocar-associated injuries and fatalities：an analysis of 1399 reports to the FDA. J Minim Invasive Gynecol，2005，12：302

5. Swank HA，Mulder IM，la Chapelle CF，et al. Systematic review of trocar-site hernia. Br J Surg，2012，99：315

6. Bensley RP，Schermerhorn ML，Hurks R，et al. Risk of late-onset adhesions and incisional hernia repairs after surgery. J Am Coll Surg，2013，216：1159

7. Tan LG，See JY，Wong KS. Necrotizing fasciitis after laparoscopic colonic surgery：case report and review of the literature. SurgLaparoscEndoscPercutan Tech，2007，17：551

8. Goldberg JM，Chen CCG，Falcone T. Complication of laparoscopic surgery. In：Basic，Advanced，and Robotic Laparoscopic Surgery，Falcone T，Goldberg JM. （Eds），Saunders Elsevier，Philadelphia，2010：221

9. Shveiky D，Rojansky N，Revel A，et al. Complications of hysteroscopic surgery："Beyond the learning curve". J Minim Invasive Gynecol，2007，14：218

10. Munro MG. Mechanisms of thermal injury to the lower genital tract with radiofrequency resectoscopic surgery. J Minim Invasive Gynecol，2006，13：36

11. Keith Isaacson. 妇科内镜手术并发症. 夏恩兰，主译. 北京：人民卫生出版社，2007

12. 林金芳，冯瓒冲，丁爱华. 实用妇科内镜学. 上海：复旦大学出版社，2001

13. Akkermans J，Peeters SHP，Middeldorp JM，et al. A worldwide survey of laser surgery for twin-twin transfusion syndrome. Ultrasound in Obstetrics & Gynecology the Official Journal of the International Society of Ultrasound in Obstetrics & Gynecology，2015，45（2）：168-174

14. Papanna R，BlockAbraham D，Mann LK，et al. Risk factors associated with preterm delivery after fetoscopic laser ablation for twin-twin transfusion syndrome. Ultrasound in obstetrics & gynecology：the official journal of the International Society of Ultrasound in Obstetrics and Gynecology，2014，43（1）：48

15. Kohl T. Percutaneous minimally invasive fetoscopic surgery for spina bifida aperta. Part I：surgical technique and perioperative outcome. Ultrasound in Obstetrics & Gynecology the Official Journal of the International Society of Ultrasound in Obstetrics & Gynecology，2014，44（5）：515-524

（尧良清）

7

第五十章 性激素在妇产科领域的应用与选择

第一节 性激素的作用机制

关键点

绝大多数性激素受体属于核受体家族，还有部分性激素受体为膜受体。性激素的作用主要由核受体介导。

女性性激素（sex hormone）包括雌激素、孕激素、雄激素等，这些性激素是女性生殖和健康所必需的物质，任何一种激素的缺乏或紊乱都会导致生殖内分泌疾病的发生，因此，性激素类药物的研发主要为了治疗该类疾病。

一、核受体及激素作用机制

雌激素、孕激素和雄激素均通过其受体发挥生物学作用，绝大多数性激素受体属于核受体家族，还有部分性激素受体为膜受体。性激素的作用主要由核受体介导。

【核受体结构】

根据功能核受体可分为6个部分，依次标为A、B、C、D、E、F(图50-1-1)。C区位于分子受体的中间，其主要功能是与DNA结合，因此又称为DNA结合区（DNA binding domain，DBD）。C区最突出的特点是含有2个锌指结构。锌指结构是类固醇激素受体特有的结构，它是由1个锌原子和4个半胱氨酸残基以配价键形成，每个锌指含12～13个氨基酸残基(图50-1-2)。锌指结构的功能是识别与受体结合的DNA结构。

E区位于C末端，其功能是与配体（激素）结合，所以它

又被称为配体结合区（ligand binding domain，LBD）。在受体与激素结合前，E区与热休克蛋白结合，热休克蛋白的生理作用是阻止受体与DNA结合。一旦激素与E区结合，热休克蛋白便与受体分离，受体构型也同时发生变化，形成二聚体，活化的二聚体的生理功能是促进靶基因的转录。

核受体上有2个转录激活区（transcriptional activation domain），它们有转录激活功能（transcriptional activation function，AF）。AF-1位于A/B区，它是一个非激素依赖性转录激活结构。AF-2位于激素结合区，属于激素依赖性转录激活结构。

【作用机制】

激素首先从细胞外进入到细胞内，与细胞质中的受体结合。结合后的受体-激素复合物通过构象改变进入到细胞核内，形成激素-核受体复合物。在细胞核内经过一系列变化后形成激素-受体复合体的二聚体，二聚体的形成与E区位点有关，如果此位点发生突变，就不能形成二聚体。二聚体与DNA的结合能激活靶基因的转录。与受体结合的DNA序列称为激素反应元件（hormone response element，HRE）。HRE位于靶基因启动子的上游，激素-受体复合物二聚体与HRE结合后可以调节靶基因的表达，从而引起一系列的反应。

许多因子参与核受体信号传导途径的调节。当激素与核受体结合后，一些因子也开始与核受体上的位点结合，从而调节转录活性，这些因子被称为辅调节因子，其中促进转录的因子称为辅激活因子（co-activator），抑制转录的因子称为辅阻遏物（co-repressor）。

各种信号传导途径之间不是相互孤立的，而是相互联系的，这种现象称为交联对话（cross talk），它体现在两个方面：一是，一个信号传导途径中的因子可以参与另一个信号

8

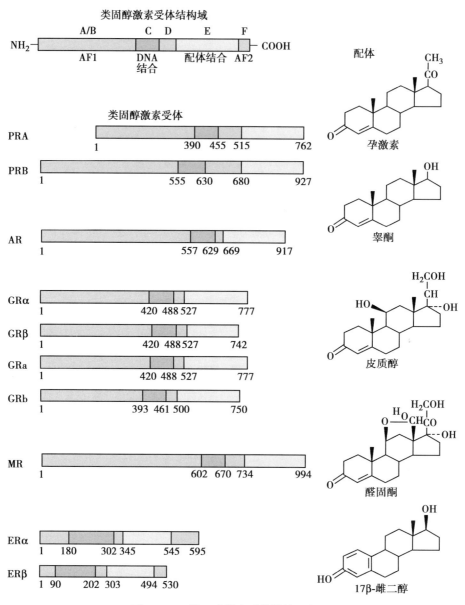

图 50-1-1 类固醇激素受体结构示意图

图 50-1-2 类固醇激素受体的锌指结构示意图

传导途径的调节;二是,两个不同的信号传导途径可以共用同一种成分。最后要强调的是一种激素可以激活多个信号

传导途径。

二、雌激素受体及其作用机制

人体内有两种雌激素核受体,即雌激素受体 α(estrogen receptor α,ERα)和雌激素受体 β(estrogen receptor β,ERβ),另外 ERβ 有多种亚型。ERα 于 1986 年被克隆,ERβ 于 1996 年被克隆。虽然这两种受体由不同的基因编码,可是它们的结构却高度同源,DNA 结合区有 95% 相同,雌激素结合区有 55% 相同。雌激素受体广泛分布于全身各组织器官,除生殖道及乳腺外,肝脏、肾脏、心血管系统、脑等组织器官上也有雌激素受体。两种雌激素受体在不同的组织中的分布不同,另外它们与各种雌激素制剂的亲和力也有差别。

其作用机制如下:

【经典核受体途径】

雌激素受体主要分布于靶细胞的细胞质和细胞核内，这些受体被称为核受体。雌激素与核受体结合后，受体构象发生改变，经过一系列变化后最终形成激素-受体复合体二聚体，二聚体与雌激素反应元件（estrogen response element，ERE）结合，调节靶基因的转录。

ERE 由多个调节细胞增生的重要基因组成，如 *c-fos*、*c-jun*、*pS2* 和 *cathepsin D* 等。ERα 和 ERβ 与 ERE 的亲和力不同，ERα 的亲和力更强，转录活性更强。

【膜受体途径】

近年研究发现雌激素的某些生理作用非常迅速，有时可以以分或秒计算，这用核受体-激素复合体激活基因转录机制来解释比较困难，但用膜受体解释却顺理成章。

细胞膜上存在雌激素受体，雌激素与其结合后可产生第二信使，通过第二信使雌激素产生一系列生理作用。雌激素与膜受体结合后，可以激活两个信号传导系统：一个是丝裂原活化蛋白激酶（mitogen2activated protein kinase，MAPK）途径，另一个是 cAMP 途径。最终两种途径都可通过 CRE、SRE 或 AP-1 激活基因转录（图 50-1-3）。

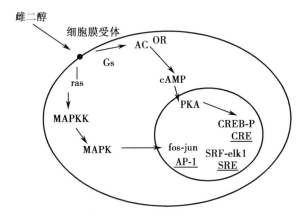

图 50-1-3　雌激素膜受体信号传导系统

【蛋白间相互作用】

ER 在不与 DNA 结合的情况下也可通过与其他蛋白因子相互作用调节基因转录。AP-1 是调节基因转录的因子，雌激素受体复合物可以不与 DNA 结合，而与 AP-1 结合来调节依赖于 AP-1 的基因的转录。

【交联对话】

雌激素受体可以与其他膜信号系统相互作用。如表皮生长因子受体（EGFR）为酪氨酸蛋白激酶受体，但 EGFR 受体信号传导途径可与 ER 相互作用（图 50-1-4）。

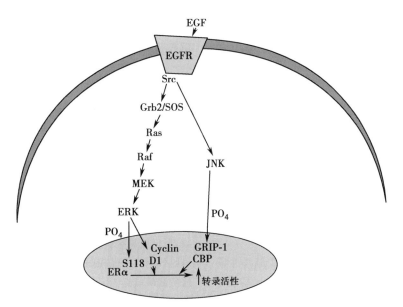

图 50-1-4　EGFR 信号传导途径与 ER 的相互作用

三、孕激素受体及其作用机制

人体内有两种孕激素核受体，即 PR-A 和 PR-B，这两种受体来自于同一个基因，由于转录起始点不同，所以产生了两种受体。PR-A 和 PR-B 的转录活性有所不同，许多实验发现 PR-B 的活性比 PR-A 的活性高。PR-A 被激活后能抑制其他核受体基因的转录。

研究发现，孕激素也有膜受体（mPR）。非洲爪蟾的卵母细胞上存在 mPR，它与孕激素结合后可以影响第二信使 cAMP 的水平，从而发挥调节作用。

四、雄激素受体及其作用机制

雄激素受体和雌、孕激素受体一样，也是类固醇核受体的家族成员。人雄激素受体基因位于 X 染色体的长臂上，人体内只有一种雄激素受体。

雄激素受体主要由 3 部分组成：N 末端、DNA 结合区和雄激素结合区。雄激素与受体结合后，受体构象发生改变，经过一系列变化后最终形成激素-受体复合体二聚体，二聚体与雄激素反应元件（androgen response element，ARE）结合，调节靶基因的转录。

睾酮和二氢睾酮均可以与雄激素受体结合，但是他们的亲和力不同，二氢睾酮的亲和力约为睾酮的 4 倍，这就是二氢睾酮的雄激素活性比睾酮高的原因。

由于雄激素参与性分化过程，因此当雄激素受体基因发生突变时，会出现性分化或性发育异常。雄激素不敏感综合征是最常见的男性假两性畸形，其发病原因是雄激素受体基因突变。

（李儒芝　张炜）

第二节　性激素的选择

关键点

1. 雌激素制剂可以分为天然的雌激素与人工合成的雌激素，作用效力各不相同。

2. 临床上常用的雌激素有 17β-雌二醇、戊酸雌二醇、妊马雌酮、炔雌醇和己烯雌酚。

临床上有多种激素制剂，我们应根据药物的药理学特性和病人的情况选择药物。

一、雌激素制剂及其选择

内源性雌激素主要由卵泡颗粒细胞产生，是由 18 个碳原子组成的甾体激素，A 环上有三个双键，C3 酚羟基是与受体结合必需的，而 C17 的羟基或酮基对生物活性也很重要。合成雌激素是天然雌激素的衍生物，主要通过置换不同长短的侧链，使雌激素作用效力加强。如苯甲酸雌二醇作用可维持 2~3 天，戊酸雌二醇和庚酸雌二醇作用更长。在雌二醇 17a 位加乙炔基可口服有效，如乙炔雌二醇、炔雌醚。

雌激素制剂可以分为天然的雌激素与人工合成的雌激素。天然雌激素有雌二醇、雌酮和雌三醇。人工合成的雌激素主要有己烯雌酚、炔雌醇和尼尔雌醇等。戊酸雌二醇虽然不是天然雌激素，但是由于它经过肝脏脱羧代谢为与人体完全相同的 17β-雌二醇发挥药理作用，所以习惯上把它们归类为天然雌激素。

雌激素可经不同途径使用，现有以下途径及制剂：①口服：以片剂为主；②非肠道途径：经皮肤有皮贴、皮埋片、涂抹胶；经阴道有霜、片、栓、硅胶环及盐悬浮剂；肌内注射用有油剂等。

【药理作用】

雌激素类药物的药理作用包括：

1. 对下丘脑-垂体-卵巢轴产生反馈调节，包括正反馈调节和负反馈调节。

2. 促进第二性征发育，包括刺激乳房发育、性毛发育，青春期可加速身高发育、调节体脂的分布等。

3. 促使子宫平滑肌细胞增生肥大，收缩力增强，提高其对缩宫素的敏感性；使宫颈口松弛，宫颈管的腺体上皮细胞增生，黏液分泌增加，黏稠度降低，有利于精子穿透。刺激子宫内膜生长并发生增生期变化。

4. 促进输卵管黏膜上皮细胞的分泌和纤毛的生长，促进输卵管蠕动，有利于将孕卵运行至子宫腔。

5. 促进阴道上皮增生和角化，糖原储存增加，阴道内环境 pH 下降，增强阴道对外来感染的抵抗力。

6. 与孕激素、催乳激素协同促进乳腺腺管生长发育，在乳腺水平干扰催乳激素对乳腺的泌乳作用。

7. 兴奋成骨细胞活性，抑制骨质吸收，促进骨质钙盐沉积。

8. 小剂量长期使用不导致血清甘油三酯水平升高，但可降低总胆固醇及低密度脂蛋白胆固醇水平，升高高密度脂蛋白胆固醇水平；大剂量可使血清甘油三酯水平升高。此外，可使糖耐量降低，增加肝脏凝血因子的合成。

【常用药物】

临床上常用的雌激素有 17β-雌二醇、戊酸雌二醇、妊马雌酮、炔雌醇和己烯雌酚。

1. **17β-雌二醇**　为天然雌激素，可从胃肠道和皮肤吸收，但口服易被破坏。微粒化制剂可口服吸收。雌二醇经肝脏代谢为活性较弱的雌酮和雌三醇，代谢产物与葡萄糖醛酸或硫酸结合后经肾和胆道排出。后者可在肠道再吸收，形成肝肠循环。外用时雌二醇从皮肤渗透直接进入血液循环，可避免肝脏首过代谢作用，对肝功能没有损害。17β-雌二醇的不良反应小，偶有胃肠道反应。制剂包括 1mg 片剂、皮贴等。

2. **戊酸雌二醇**　为天然雌二醇的戊酸盐，别名补佳乐（progynova），制剂包括 1mg、2mg 片剂和肌内注射制剂。戊酸雌二醇吸收迅速，服药后通常 4~9 小时达到雌二醇的最高血清浓度，在首次通过肝脏的过程中分解为雌二醇和戊酸,同时,雌二醇进一步代谢为雌酮、雌三醇和硫酸雌酮。口服戊酸雌二醇后,只有约 3% 的雌二醇得到生物利用。戊酸雌二醇的不良反应小,偶有胃肠道反应。

3. 妊马雌酮　别名倍美力(premarin),制剂包括片剂,0.625mg、1.25mg、2.5mg。注射液:1ml:20mg。是从孕马尿中提取的一种混合物,主要成分是天然雌酮,其中 50%~65% 为雌酮硫酸钠,20%~35% 为孕马雌酮硫酸钠。妊马雌酮的作用与雌酮、雌二醇相似,活性介于雌二醇与雌三醇之间,其特点是口服吸收好,不易被肝脏灭活,不良反应较小。妊马雌酮的不良反应小,偶有胃肠道反应。

4. 炔雌醇　为人工合成的雌二醇衍生物,是活性最高的口服雌激素制剂,其刺激子宫内膜增殖的活性为己烯雌酚的 15~20 倍,抑制下丘脑-垂体-卵巢轴的活性比雌二醇高 1000 倍左右。另外,炔雌醇对凝血功能的影响也显著高于天然雌激素。炔雌醇口服吸收迅速,在肝中代谢缓慢,因此作用较持久。药物大部分以原形经肾排出。大剂量时,炔雌醇可有明显的胃肠道反应。

5. 己烯雌酚　又名乙蒽酚,是第一个人工合成的非甾体类雌激素制剂。一般认为己烯雌酚的活性比戊酸雌二醇和结合雌激素高,比炔雌醇低,1mg 己烯雌酚相当于 2~4mg 的戊酸雌二醇、1.25~2.5mg 的结合雌激素或 1/20mg 的炔雌醇。服用该药时常有消化道症状,包括食欲减退、恶心、呕吐等,不良反应的严重程度与剂量有关。己烯雌酚最大的特点是有致畸作用。子宫和阴道的上 1/3 起源于米勒管,在胎儿期己烯雌酚可以干预正常的米勒管分化过程,导致女性生殖道发育异常。由于己烯雌酚的不良反应较大,目前该药在中国市场上已经淘汰。

【药物的选择】

性激素种类较多,临床应用需根据治疗目的选择药物。

1. 避孕　雌激素是复方口服避孕药的主要成分之一,其作用机制是雌孕激素联合抑制 H-P-O 轴从而抑制排卵,起到避孕作用。由于炔雌醇抑制下丘脑-垂体-卵巢轴的活性最强,因此所有的复方短效口服避孕药中的雌激素均选用炔雌醇(表 50-2-1)。由于炔雌醇对脂代谢和凝血功能有不良影响,因此有雌激素应用禁忌证的病人不能用复方口服避孕药,如:有动静脉血栓史、每天抽烟量大于 15 支、未经控制或控制不良的严重心血管病、高血压、糖尿病等。

表 50-2-1　一些复方短效口服避孕药的成分

名　称	雌激素含量(mg)	孕激素含量(mg)	剂型
复方炔诺酮片(口服避孕片一号)	炔雌醇 0.035	炔诺酮 0.6	22 片/板
复方甲地孕酮片(口服避孕片二号)	炔雌醇 0.035	甲地孕酮 1.0	22 片/板
复方去氧孕烯片(敏定偶)	炔雌醇 0.03	去氧孕烯 0.15	21 片/板
复方孕二烯酮片(妈富隆)	炔雌醇 0.03	孕二烯酮 0.075	21 片/板
炔雌醇环丙孕酮片(达英 35)	炔雌醇 0.035	环丙孕酮 2.0	21 片/板
屈螺酮炔雌醇片(优思明)	炔雌醇 0.03	屈螺酮 3	21 片/板

2. 治疗高雄激素血症　雌激素和孕激素联合使用可以治疗高雄激素血症,包括多囊卵巢综合征、特发性多毛、痤疮等。妇女体内的雄激素有 3 个来源,即卵巢、肾上腺皮质和周围组织转化。卵巢能分泌多种雄激素,如雄烯二酮、睾酮、脱氢表雄酮等。它们主要由卵泡膜细胞合成,少部分由间质细胞合成。卵巢分泌雄激素主要受 LH 调节,LH 促进卵泡膜细胞雄激素的合成。肾上腺皮质分泌雄激素受 ACTH 调控,促性腺激素对肾上腺皮质雄激素的分泌无调节作用。雄激素在腺外组织如脂肪、皮肤等相互转化称为周围组织转化。

雌、孕激素联合使用可以抑制下丘脑-垂体-卵巢轴,抑制 LH 的分泌,因此可以抑制卵巢雄激素的合成。体内的睾酮主要与性激素结合球蛋白(SHBG)结合,少部分未与 SHBG 结合的睾酮被称为游离睾酮。游离睾酮发挥生物学效应,与 SHBG 结合的睾酮不能发挥生物学效应。雌激素可以通过刺激肝脏合成 SHBG 的合成来降低体内的游离睾酮水平。

在目前所使用的雌激素中,炔雌醇抑制下丘脑-垂体-卵巢轴和刺激肝脏合成 SHBG 的活性最强,因此在治疗高雄激素血症时,首选炔雌醇。临床上为方便起见,多使用复方口服避孕药治疗高雄激素血症、多囊卵巢综合征等。用法:从月经周期的第 3~5 天开始每天口服复方口服避孕药 1 片,每周期服用 21~22 天,连续 3~6 周一个疗程,也可以根据体内雄激素水平应用更长时间。

3. 治疗异常子宫出血　雌激素可用于排卵障碍型异常子宫出血的止血治疗。雌激素止血的机制是使子宫内膜继续生长、增殖,覆盖子宫内膜脱落后的创面,起到内膜修复作用。子宫内膜越厚,需要的雌激素量越大,止血效果越差,因此雌激素止血适用于子宫内膜较薄的病人。

排卵障碍型异常子宫出血止血时需要的雌激素量往往较大,使用炔雌醇或己烯雌酚会造成严重的胃肠道反应,病人可能无法耐受。大剂量的戊酸雌二醇和妊马雌酮基本不引起不良反应,因此在功能失调性子宫出血止血时多选用戊酸雌二醇和妊马雌酮。

8

戊酸雌二醇口服 2～6mg/次,每 6～8 小时一次。血止 3 天后开始减量,每 3 天减一次,每次减量不超过原剂量的 1/3,维持量为 2mg/d,止血后维持治疗 20 天左右,在停药前 5～10 天加用孕激素,或者雌孕激素联合止血,止血更快,并可以减少用药量。妊马雌酮口服 1.25～2.50mg/次,每 6～8 小时一次。血止后减量,维持量为 0.625～1.250mg/d,止血后维持治疗 20 天左右,在停药前 7～10 天加用孕激素。

4. 先天性性腺发育不全和低促性腺激素性性腺功能低下的治疗 先天性性腺发育不全和低促性腺激素性性腺功能低下常表现为原发闭经和性幼稚。此时,雌激素治疗的目的是促进并维持第二性征的发育,建立规律的月经周期,避免骨质的丢失。一般要维持治疗二三十年,为减少不良反应,建议使用天然雌激素,如 17β-雌二醇、戊酸雌二醇

或妊马雌酮。

雌激素刺激乳房和生殖器官的发育,因此能改善疾病给病人带来的不良心理影响。先天性性腺发育不全和低促性腺激素性性腺功能低下的病人在开始治疗时往往骨骺还未愈合。雌激素对体格发育的影响体现在两个方面:一方面小剂量雌激素可以促进生长激素的释放,能促进生长;另一方面大剂量雌激素促进骨骺愈合,缩短体格生长年限。为了促进原发闭经病人身高的增长,在开始的 2～4 年采用小剂量的雌激素,这样可以避免骨骺过早愈合;以后再逐步加大雌激素剂量。单用雌激素会导致子宫内膜增生症,增加子宫内膜癌的发病风险,加用孕激素可消除该风险。第一次加用孕激素往往在使用雌激素 6～12 个月以后或第一次有阴道出血(未使用孕激素)后。以后定期加用孕激素,每周期孕激素使用的天数为 10～14 天(表 50-2-2)。

表 50-2-2 先天性性腺发育不全和低促性腺激素性性腺功能
低下的激素治疗程序

时 间	治疗方案
治疗的最初6～12 个月	**小剂量雌激素连续治疗:** • 17β-雌二醇 0.5mg/d • 戊酸雌二醇 0.5mg/d • 结合雌激素 0.3mg/d
治疗的 1 年以后～治疗的第 3 年	**小剂量雌、孕激素序贯治疗:** • 方案 1:17β-雌二醇 0.5mg/d×21～28 天 • 方案 2:戊酸雌二醇 0.5mg/d×21～28 天 • 方案 2:结合雌激素 0.3mg/d×21～28 天 • 每周期用雌激素的后 10～14 天用孕激素: 醋酸甲羟孕酮 6mg/d,或达夫通 10～20mg/d,或黄体酮胶囊 200～300mg/d
治疗 3～4 年以后	**常规剂量雌、孕激素序贯治疗:** • 方案 1:17β-雌二醇 1～2mg/d×21～28 天 • 方案 2:戊酸雌二醇 1～2mg/d×21～28 天 • 方案 3:结合雌激素 0.625～1.25mg/d×21～28 天 • 每周期用雌激素的后 10～14 天用孕激素: 醋酸甲羟孕酮 6mg/d,或达夫通 10～20mg/d,或黄体酮胶囊 200～300mg/d 醋酸甲羟孕酮 6mg/d×7～14 天

5. 调整月经周期 长期月经周期紊乱者往往需要雌、孕激素调整周期。在选择雌激素时尽量选用天然雌激素 17β-雌二醇、戊酸雌二醇和妊马雌酮等。如 17β-雌二醇 1～2mg/d、戊酸雌二醇 1～2mg/d 或妊马雌酮 0.625mg/d,连续服用 21～28 天,周期的最后 10～14 天加用孕激素,如达夫通 10～20mg/d,或黄体酮胶囊 200～300mg/d 或醋酸甲羟孕酮 6mg/d×7～14 天,撤退性出血的第 5 天重复给药。如选用炔雌醇,则剂量为 0.025mg/d。

6. 围绝经期及绝经后激素治疗 原则上围绝经期及绝经后激素治疗应选择天然雌激素 17β-雌二醇、戊酸雌二醇或妊马雌酮,不用炔雌醇和己烯雌酚。有子宫的病人需加用孕激素,无子宫的病人可以单纯应用雌激素进行治疗。

(1) 雌孕激素序贯法:围绝经期妇女出现缺乏雌激素症状时开始服用。可以用雌孕激素配伍序贯周期治疗,如月经周期第 5 天起,戊酸雌二醇或 17β-雌二醇 0.5～1.0mg/d,连续服用 21～28 天,有子宫的病人,周期的后 12～14 天需加用孕激素,孕激素也尽可能选用天然的,如地屈孕酮 10～20mg/d 或黄体酮胶囊 200～300mg/d。目前中国市场的雌孕激素序贯联合雌孕激素制剂有:戊酸雌二醇片/雌二醇环丙孕酮片(克龄蒙),为复方制剂,11 片白色糖衣片,每片含戊酸雌二醇 2mg;10 片浅橙红色糖衣片,每片含戊酸雌二醇 2mg 及醋酸环丙孕酮 1mg,共 21 片;雌二醇片雌二醇地屈孕酮片(芬吗通),分 1/10、2/10 两种剂型,雌二醇片 14 片含雌二醇 1 或 2mg;雌二醇地屈孕酮片

14 片含雌二醇 1 或 2mg 和地屈孕酮 10mg。

（2）雌孕激素连续联合法：绝经后女性进行激素补充治疗可以选择雌孕激素连续联合法，无撤退性出血。可以配伍用药，比如戊酸雌二醇或 17β-雌二醇 0.5～1.0mg/d 加孕激素（如地屈孕酮 5mg/d、黄体酮胶囊 50mg/d），连续服用。也可以选用复合制剂，如目前国内市场的雌孕激素连续联合复合制剂有雌二醇屈螺酮片（安今益），每片含 1.0mg 雌二醇和 2.0mg 屈螺酮，每盒 28 片。

（3）单纯雌激素治疗：对于子宫已经切除或无子宫的病人，可单纯补充雌激素治疗围绝经期或绝经后症状，可以用如 17β-雌二醇 1～2mg/d、戊酸雌二醇 1～2mg/d 或妊马雌酮 0.625mg/d，连续服用。单纯雌激素治疗的不良反应小，不增加乳腺癌发病风险。

目前认为非胃肠道途径的雌激素更安全，血栓风险小于口服制剂，因此可选择雌二醇贴片或凝胶剂。用法：贴片（estraderm），每次于脐下贴 1 张，历时 3 天。凝胶剂（oestrogel），外涂于双臂、前臂和肩部，每天 2.5g，早晚各 1 次。

有子宫的妇女需要周期性加用孕激素。

二、孕激素制剂及其选择

内源性孕激素是由卵巢黄体产生的孕酮，是由 19 个碳原子组成的甾体激素。根据化学结构可以把临床上使用的孕激素分为两类：天然孕激素和人工合成的孕激素。天然孕激素制剂主要有黄体酮针剂、微粉化黄体酮、黄体酮胶囊（丸）；地屈孕酮是天然孕酮的同种异构体，是天然孕酮经紫外光照射后使其结构逆转，其与孕激素受体结合的特异性更高，作用更单一。人工合成的孕激素主要分为以下 4 大类：①17α-羟孕酮类，为孕酮衍生物，包括甲羟孕酮、甲地孕酮、环丙孕酮；②19-去甲睾酮类，为睾酮衍生物，包括左炔诺孕酮、诺孕酯、炔诺酮、去氧孕烯、孕二烯酮、地诺孕素；③19-去甲孕酮类：包括地美孕酮、曲美孕酮、诺美孕酮、普美孕酮、醋酸烯诺孕酮、己酸孕诺酮；④螺旋内酯衍生物：屈螺酮（图 50-2-1）。

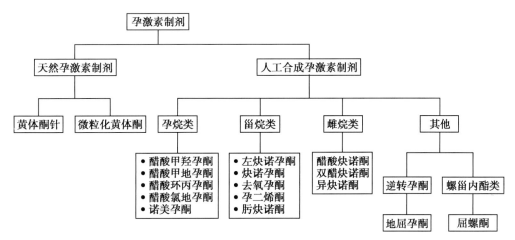

图 50-2-1　临床上使用的孕激素制剂

【药理作用和药效评价】

孕激素的药理作用有：

1. 转化内膜，使增殖期内膜发生分泌反应，长期使用人工合成的孕激素制剂可抑制子宫内膜生长，使子宫内膜萎缩。

2. 超生理剂量可抑制下丘脑-垂体-卵巢轴，从而抑制排卵。

3. 使宫颈黏液分泌减少，黏度增加。

4. 超大剂量的孕激素或人工合成的高效孕激素可用于子宫内膜不典型增生和子宫内膜癌的保守治疗；也可用于其他晚期恶性肿瘤的治疗，因为有作者认为超大剂量的孕激素可提高病人的生活质量。

孕激素制剂的药效评价较为复杂，临床上在使用孕激素时需要评价其孕激素样活性、雌激素样活性、抗雌激素活性、雄激素样活性、抗雄激素活性、抗促性腺激素活性、糖皮质激素样活性和盐皮质激素样活性等（表 50-2-3，表 50-2-4）。一般用动物实验评价孕激素的作用，由于动物个体的差异，不同的试验可能得出不同的数据。因此，各种研究报告给出的不同的孕激素的效价可能仅有定性价值，不具有定量价值。

【常用药物】

下面将对孕激素制剂的药理特点和安全性做简单介绍。

1. **黄体酮**　又称孕酮，是一种由卵巢黄体分泌的天然孕激素，作为药物的黄体酮为半合成制剂，其结构与天然黄体酮相同，无雌、雄激素活性，有弱的糖皮质激素样活性，但有抗雌激素活性。黄体酮制剂包括针剂、微粒化胶囊和胶丸。

黄体酮针剂肌注后迅速吸收，在肝内代谢，12% 代谢为孕烷二醇，代谢物与葡萄糖醛酸结合随尿排出。注射 100mg 后 6～8 小时血药浓度达 68ng/kg，随后逐渐下降，可持续作用 48 小时。近年口服黄体酮制剂也在国内上市，

表 50-2-3 孕激素药理作用评价

孕激素	孕激素样活性	抗促性腺激素活性	抗雌激素活性	雌激素样活性	雄激素样活性	抗雄激素活性
黄体酮	＋	＋	＋	－	－	－
地屈孕酮	＋	＋	＋	－	－	－
甲羟孕酮	＋	＋	＋	－	±	－
甲地孕酮	＋	＋	＋	－	±	－
环丙孕酮	＋	＋	＋	－	－	＋＋
炔诺酮	＋	＋	＋	＋	＋	－

注:"＋"代表有该作用;"－"代表无该作用

表 50-2-4 部分孕激素抑制排卵和转化子宫内膜的剂量

孕激素	抑制排卵的剂量 (mg/d)	转化子宫内膜的剂量 (mg/d)	序贯治疗转化子宫内膜的剂量(mg/d)	联合治疗每周期转化内膜总剂量(mg)
黄体酮(口服)	300	200～300	100	4200
地屈孕酮	＞30	10～20	5～10	140
醋酸甲羟孕酮	10	5～10	2.5	80
醋酸炔诺酮	0.5			30～60
左炔诺孕酮	0.05	0.15		6.0
去氧孕烯	0.06	0.15		2.0
醋酸环丙孕酮	1.0	1.0		20

[引自:Schindler AE,Campagnoli C,Druckmann R,et al. Classification and pharmacology of progestins. Maturitas,2003,46(S1):S7-S16]

如琪宁、安琪坦等。口服黄体酮制剂生物利用度低,约为针剂的 1/10。口服 100mg 后,2～3 小时血药浓度达峰,以后逐渐下降,约 72 小时后消失,半衰期为 2.5 小时左右。

黄体酮不良反应较少,偶有头晕、头痛、恶心、乳房胀痛等不适。

临床实践表明,孕期使用黄体酮不增加畸形胎儿的发生率。另外,需要强调的是黄体酮保胎可能仅对黄体功能不全的流产病人有益,对其他原因引起的流产没有价值。

由于黄体酮是合成雄激素的前体,因此有人担心使用外源性孕激素可能导致女性胎儿男性化。根据孕期内分泌变化、胎儿性分化机制和临床观察,作者认为这种顾虑是多余的。对所有的孕激素制剂来说,除非该药物或其代谢物有雄激素活性,否则不可能引起女性胎儿男性化。

2. **甲羟孕酮**(medroxyprogesterone acetate) 又名甲孕酮和安宫黄体酮,为 17-羟孕酮类衍生物。甲羟孕酮的作用类似于黄体酮,无雄激素样活性和抗雄激素活性。

甲羟孕酮片剂口服吸收好,是常用的口服孕激素制剂。针剂多用于避孕,较少用于临床治疗。该药不良反应较少,偶有恶心、呕吐、乳胀、水肿。大剂量长期使用可导致肝功能异常。

由于甲羟孕酮为人工合成的孕激素制剂,故不推荐用于安胎治疗。但临床上也发现,孕妇在孕早期误服后未发生胎儿畸形。

3. **甲地孕酮**(megestrol acetate) 为人工合成的 17-羟孕酮类衍生物。甲地孕酮的作用与甲羟孕酮类似,孕激素活性比黄体酮强高。

4. **地屈孕酮**(dydrogesterone) 为 6-去氢-逆-孕酮,是一种人工合成的口服孕激素。

地屈孕酮口服后吸收迅速,主要的代谢物是 20a-dihydrogesterone(DHD)。由于所有代谢产物均不发生 17a-羟基化,因此地屈孕酮没有雌激素和雄激素样作用。血浆中地屈孕酮和 DHD 的浓度分别在口服 0.5 和 2.5 小时后达峰值,它们的半衰期分别为 5～7 小时和 14～17 小时。

地屈孕酮可用于先兆流产的保胎治疗和习惯性流产预防性治疗,用法:10mg/次,每天 2～3 次。

5. **醋酸环丙孕酮**(cyproterone acetate) 为人工合成的 17-羟孕酮衍生物。

醋酸环丙孕酮是一高效孕激素,其孕激素活性比醋酸甲羟孕酮高。另外,醋酸环丙孕酮还具有很强的抗雄激素作用,它能与雄激素受体结合,拮抗雄激素的作用。醋酸环丙孕酮也能抑制 5α-还原酶,加快睾酮的清除。

醋酸环丙孕酮口服吸收完全,几乎无首过效应。口服 3～4 小时后,血药浓度达到峰值。主要代谢产物是 15-羟基环丙孕酮。药物原形和代谢产物经胆汁和尿排出,其中

60%经胆汁排出,30%经尿排出。

目前国内用的是复合制剂,一种是醋酸环丙孕酮和炔雌醇的复合制剂,每片含醋酸环丙孕酮 2mg,炔雌醇 0.035mg。另一种是戊酸雌二醇和醋酸环丙孕酮复合制剂。每盒含 11 片戊酸雌二醇片(2mg/片)和 10 片戊酸雌二醇和醋酸环丙孕酮复合片(每片含戊酸雌二醇 2mg,醋酸环丙孕酮 1mg)。

6. 炔诺酮(norethisterone,norethindrone)　为人工合成的 19-去甲基睾酮衍生物,17 位乙炔基的引入及 19 位甲基的缺如使药物的孕激素样活性显著增加,而雄激素活性则明显降低。

本药为高效孕激素,其转化内膜的作用比 17-羟孕酮类衍生物强。炔诺酮抗促性腺激素作用强,故可用于避孕。炔诺酮有弱的雌激素样活性和抗雌激素活性,有轻度的雄激素活性和蛋白同化作用,其雄激素样活性大约相当于睾酮的 1/16。

临床上使用的炔诺酮为其酯化物,即醋酸炔诺酮。醋酸炔诺酮口服吸收好,使用方便。

7. 左炔诺孕酮　又称左旋 18-甲基炔诺酮(levonorgestrel,LNG),是消旋炔诺孕酮的光学活性部分。

左炔诺孕酮的孕激素活性很高,比炔诺孕酮强 1 倍,而炔诺孕酮的孕激素活性为炔诺酮的 5～10 倍。另外,左炔诺孕酮有雄激素活性和抗雌激素活性。左炔诺孕酮口服吸收好,半衰期 10～24 小时,蛋白结合率 93%～95%,生物利用度 100%。代谢物主要以葡萄糖醛酸盐和硫酸盐形式由尿液或粪便中排出。

8. 新型孕激素　指用于口服避孕药的第三代及其以后的孕激素。

根据复方口服避孕药的开发时间,习惯上把它们含有的孕激素分成三代:第一代包括炔诺酮、异炔诺酮和醋酸炔诺酮;第二代包括左炔诺孕酮和炔诺孕酮;第三代包括去氧孕烯(desogestrel,DSG)、孕二烯酮(gestodene、GSD)和肟炔诺酮等。与第一代和第二代孕激素相比,第三代孕激素具有很大的优势:孕激素活性强,雄激素活性弱或无雄激素活性,不良反应小。目前国内没有单组分的新型孕激素制剂,只有与炔雌醇配伍的复合制剂(表 50-2-5)。

表 50-2-5　DSG 和 GSD 的药理学比较

作用	炔诺酮	左炔诺孕酮	DSG	GSD
抑制排卵(mg/d)	0.5	0.5～1	0.06	0.04
内膜转化(mg/周期)	100～150	5～6	0.4～2.5	2～3
月经延迟(mg/d)	10～15	0.25～1.0	0.25	0.2
维持妊娠	＋	＋	＋	＋
雌激素活性	＋	－	－	－
抗雌激素活性	＋	＋	＋	＋
雄激素活性	＋	＋	±	±
抗雄激素活性	－	－	－	－

注:"＋"代表有该作用;"－"代表无该作用

在最近的十年间又有一些新的孕激素制剂被合成,它们被认为是第四代孕激素制剂,其中已用于临床的有屈螺酮(drospirenone,DRSP)。屈螺酮是 17α-螺甾内酯的衍生物,口服吸收迅速,生物利用度高。最大的特点是具有抗盐皮质激素活性,其他人工合成的孕激素都没有抗盐皮质激素活性。由于 DRSP 有抗盐皮质激素活性,因此 DRSP 可以缓解与醛固酮分泌增加有关的水钠潴留和体重增加,改善经前紧张综合征。每片复方屈螺酮避孕片含 DRSP 3mg,炔雌醇 30μg。

【药物选择】

虽然临床上使用的孕激素很多,但多数为复合制剂。单一制剂有黄体酮、醋酸甲羟孕酮、醋酸甲地孕酮、醋酸炔诺酮和地屈孕酮等。

1. 避孕　孕激素是避孕药中的主要成分,目前使用的避孕药或者是以孕激素为主的雌孕激素复合制剂,或者是单一的孕激素制剂。复方制剂多为短效口服避孕药,如复方炔诺酮片、复方甲地孕酮片、复方去氧孕烯片、复方孕二烯酮片、炔雌醇环丙孕酮片和复方屈螺酮片等。单一制剂有醋酸甲羟孕酮长效避孕针、左炔诺孕酮埋植剂和左炔诺孕酮宫内节育器等。在选择避孕方法时,应根据女性的具体情况进行选择。

2. 保胎治疗　出于对胚胎安全性的考虑孕激素保胎主要选择天然激素孕酮及接近天然的地屈孕酮,目前常用的药物包括:黄体酮胶囊、胶丸、注射液以及地屈孕酮。孕激素保胎的价值一度颇受争议,在国内甚至有滥用的趋势,很多医生发现病人妊娠就开始测定孕激素水平,认为低时就开始补充孕激素预防流产。事实上在孕早期的流产中约 60%与染色体异常或基因有关,只有不足 10%的流产是由黄体功能不足引起的。目前,国内外均有关于孕激素保胎的指南,依据循证医学证据,提出了孕激素在孕期应用的适应证:包括先兆流产、复发性流产、促排卵助孕和试管婴儿的黄体支持。

保胎的孕激素选择包括:口服制剂黄体酮胶囊、地屈孕酮,注射制剂:黄体酮注射液、阴道用药黄体酮软胶囊、黄体酮缓释凝胶。2016 年的《孕激素防止流产中国专家共识》指出在先兆流产保胎及复发性流产防止时首选口服孕激素,用法:地屈孕酮 20～40mg/d、或黄体酮胶囊 300mg/d、或黄体酮注射液 20mg/d、或黄体酮软胶囊 200～300mg/d 或黄体酮缓释凝胶 90mg/d 阴道应用。通常妊娠 8～10 周以后胎盘代替妊娠黄体分泌孕激素,此时就不需要孕激素保胎了。中国专家共识认为,先兆流产可用药至出血停止 1～2 周或孕 8～10 周,复发性流产可用药至前次流产时间后 1～2 周或者用至孕 12～16 周。

对分子结构与黄体酮有差异的其他孕激素来说,一般不主张用于保胎治疗。但临床上也经常碰到一些女性在怀孕早期误服黄体酮以外的其他孕激素制剂,随访发现这些胎儿发育正常。目前认为,临床上使用的孕激素没有明显的致畸作用;因此 FDA 也未把它们列为致畸剂。

3. 调整月经 对月经失调者可联合使用雌、孕激素或单用孕激素治疗,此时多选择不良反应小、使用方便的口服制剂,如地屈孕酮、黄体酮胶囊或醋酸甲羟孕酮等。用法:地屈孕酮 10～20mg/d,或黄体酮胶囊 200～300mg/d,或醋酸甲羟孕酮 10～12mg/d,每次月经周期的第 14～16 天开始,连续应用 10～14 天。

4. 围绝经期或绝经后激素治疗 女性进入围绝经期的平均年龄是 40 岁,绝经年龄平均 49 岁左右,围绝经期的重要变化是卵巢功能减退并由此导致月经紊乱,早期的表现是缺乏孕激素的排卵障碍性异常子宫出血;围绝经晚期及绝经后出现雌孕激素缺乏。所以,围绝经期或绝经后激素治疗早期可以单纯周期性后半周期应用孕激素,使用孕激素的目的是保护子宫内膜,晚期则需要雌孕激素联合补充治疗。如果病人无子宫,则不需要孕激素。

围绝经期和绝经后的激素补充治疗(hormone therapy,HT)中孕激素的应用的价值和选择经历了认识和再认识的过程,60 年代初由于补充雌激素过程没添加孕激素导致子宫内膜癌发病率增高,临床研究证明了孕激素在围绝经期和绝经期激素治疗中的重要地位:有子宫的女性进行激素治疗一定要添加孕激素保护内膜;2002 年 WHI 研究之后的分析和研究资料的增加使人们认识到了孕激素种类与安全性的关系。以前用于激素治疗的孕激素多是不良反应小、口服吸收好黄体酮衍生物,如醋酸甲羟孕酮和醋酸环丙孕酮等。目前,临床和实验室证据表明,天然孕酮和一些有特殊益处孕激素(除对子宫内膜的最常见作用之外)的孕激素,比如地屈孕酮,可能是较好选择。绝经后雌孕激素治疗与乳腺癌风险之间的关系始终是一个有争议的话题,虽然循证医学证据表明其增加乳腺癌风险的几率极低,属罕见事件。研究发现,单纯应用雌激素不增加乳腺癌风险,天然孕酮及地屈孕酮与雌激素联合应用不增加乳腺癌风险,而人工合成的孕激素如醋酸甲羟孕酮或炔诺酮与雌激素联合应用增加乳腺癌风险。所以,在围绝经期及绝经后的激素补充治疗中,建议选择天然的及有特殊安全性的地屈孕酮等。

5. 治疗功能失调性子宫出血 孕激素可用于功能失调性子宫出血的止血治疗。孕激素的止血机制是转化内膜,其次是抗雌激素。与雌激素止血相反,孕激素止血适用于子宫内膜较厚的病人。大出血时,首选醋酸炔诺酮,其次是醋酸甲羟孕酮和醋酸甲地孕酮,一般不选用黄体酮和地屈孕酮。方法:

(1)醋酸炔诺酮:每次服 5mg,每 6～12 小时一次(大出血每 6～8 小时 1 次,中量出血每 12 小时 1 次)。阴道流血多在半天内减少,3 天内血止。血止 3 天后开始减量,每 3 天减一次,每次减量不超过原剂量的 1/3,维持量为 5mg/d,血止 20 天左右停药。

(2)醋酸甲羟孕酮:每次口服 10～12mg,每 6～12 小时一次,血止后逐渐减量,递减原则同醋酸炔诺酮,维持量为 10～12mg/d。与醋酸炔诺酮相比,醋酸甲羟孕酮的止血效果差,但对肝功能的影响也小。

在大出血时,目前更倾向于使用以孕激素为主的雌孕激素复方口服避孕药。用法:大出血时每次服复方口服避孕药 1～2 片,每 8～12 小时一次。血止 2～3 天后开始减量,每 2～3 天减一次,每次减量不超过原剂量的 1/3,维持量为 1～2 片/天,20 天左右停药撤退性出血。

少量出血时可以选择醋酸炔诺酮、醋酸甲羟孕酮、醋酸甲地孕酮、黄体酮或地屈孕酮。治疗的目的是使增殖期子宫内膜发生分泌反应后,子宫内膜完全脱落。通常用药后阴道流血减少或停止,停药后产生撤药性阴道流血,7～10 天后出血自行停止。该法称为"药物性刮宫"。方法:黄体酮注射液 10mg/d,连用 5 天;或醋酸甲羟孕酮 10～12mg/d,连用 7～10 天;或醋酸甲地孕酮 5mg/d,连用 7～10 天;或地屈孕酮 20mg/d,连续 10 天。

6. 治疗高雄激素血症 以孕激素为主的雌孕激素复方口服避孕药可以治疗高雄激素血症。复方口服避孕药可以通过抑制垂体促性腺激素的分泌,尤其是 LH 的分泌,从而抑制卵巢雄激素的合成;另外,复方口服避孕药还可使血 SHBG 水平升高,从而使游离雄激素减少,雄激素的生物利用度降低。所有的短效复方口服避孕药都有降雄激素作用,但又由于其含孕激素种类的不同,其降雄激素的能力有所差异。

由于醋酸环丙孕酮本身具有抗雄激素活性,因此在所有的复方口服避孕药中炔雌醇环丙孕酮片(达英 35)的抗雄激素效果最好,是目前由于治疗多囊卵巢综合征高雄激素的主要选择。但炔雌醇环丙孕酮片所含的炔雌醇量较

8

大,使用时容易出现乳房胀痛。用法:从月经周期或撤药性出血的第3~5天开始服用,每天1片,连续服用21天为一个周期。一般在停药3~7天左右会有月经来潮,如停药14天月经仍未来潮,应排除妊娠可能。连续使用3~6个周期后,多数病人的血雄激素水平会显著降低(图50-2-2,图50-2-3)。在高雄激素得到纠正后,根据病人的情况,改用其他治疗。屈螺酮炔雌醇片(优思明)中含有屈螺酮,屈螺酮本身有降雄激素作用,但作用力弱于醋酸环丙孕酮,也是治疗PCOS等高雄血症的选择之一。

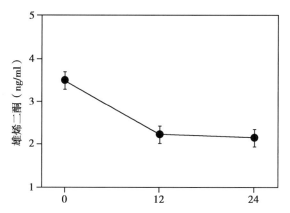

图50-2-2 醋酸环丙孕酮和炔雌醇的复合制剂(达因-35)治疗24周血雄烯二酮水平的变化

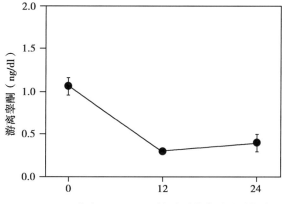

图50-2-3 醋酸环丙孕酮和炔雌醇的复合制剂(达因-35)治疗24周血游离睾酮水平的变化

7. 治疗子宫内膜增生症 子宫内膜增生症的主要病因是长期无排卵,子宫内膜缺乏孕激素保护发生增生性病变,而孕激素是治疗子宫内膜增生症的主要药物。通过孕激素治疗,可以起到逆转内膜和保护内膜的作用。

子宫内膜增生症的治疗需要根据病人的年龄、有无生育要求及子宫内膜增生的类型选择治疗方案。生育年龄妇女往往选择药物保守治疗,围绝经期妇女可选择药物保守治疗,也可选择手术治疗(全子宫切除术)。按照WHO新的分类方式,内膜增生分为:不伴不典型增生的内膜增生和不典型增生,前者癌变机会只有3%,部分增生可以自然转

轨,所以不予治疗,但如果导致内膜增生的风险因素长期存在,如PCOS、排卵障碍性异常子宫出血、肥胖、胰岛素抵抗、长期应用米非司酮或他莫昔芬等,需要定期补充孕激素保护子宫内膜,避免增生加重。不典型增生可根据年龄与生育要求选择手术或孕激素选择大剂量孕激素连续治疗方案。

(1) 子宫内膜增生不伴不典型增生:属可逆性病变,恶变率低,内膜易转化,临床上一般选用孕激素后半周期治疗(定期补充孕激素),如月经后半周期口服醋酸甲羟孕酮,每天10mg,每周期服10~14天,或连续应用,连服3~6个周期,至少6个月进行宫腔镜或诊刮复查内膜,两次连续正常后,定期随访月经及B超情况(表50-2-6)。

表 50-2-6　子宫内膜增生不伴不典型增生的治疗方案

药物	治疗方法
醋酸甲羟孕酮	10mg/d×10~14d/月或连续应用,连用3~6个月
醋酸甲地孕酮	5~10mg/d×10~14d/月或连续应用,连用3~6个月
醋酸炔诺酮	2.5~5mg/d×10~14d/月或连续应用,连用3~6个月

(2) 子宫内膜不典型增生:内膜转化较简单型增生过长困难,有30%的癌变几率,首选子宫切除,有生育要求、年龄小于45岁、随访及依从性好的病人可采用孕激素治疗。孕激素连续治疗方法:口服醋酸甲羟孕酮500mg/d,或醋酸甲地孕酮160mg/d,连服服用,每隔3个月随访一次,直至获得连续2次阴性组织学结果。对于无症状的、组织学证实缓解的病例,如果已经获得连续2次阴性结果,可以将随访间隔延长至6~12个月(表50-2-7)。不典型增生病人已经完成生育,仍然建议切除子宫。

表 50-2-7　子宫内膜不典型增生的治疗方案

药物	治疗方法
醋酸甲羟孕酮	500mg/d,连用3~6个月
醋酸甲地孕酮	160mg,qd,口服,连用3~6个月
LNG-IUS	宫内放置1~5年

三、雄激素制剂及其选择

妇科内分泌医生使用雄激素制剂的指征主要是功能失调性子宫出血时减少出血,偶尔也用于治疗雄激素缺乏症。在国外,女性使用雄激素的主要指征就是女性雄激素缺乏和性欲减退;对于生理性绝经病人,有学者认为不需要常规进行雄激素补充治疗。

【药理作用】

雄激素的药理作用有：

1. **生殖系统**　促进男性性征和生殖器官的发育，并保持其成熟状态，大剂量可抑制促性腺激素的分泌，产生负反馈抑制作用，甚至影响精子的生成。在女性，雄激素可刺激阴毛和腋毛生长；对抗雌激素，抑制子宫内膜的生长和卵巢的功能，过高水平的雄激素可以抑制卵泡的发育和成熟，使女性男性化等。

2. **蛋白同化作用**　能明显促进蛋白的合成（同化作用），减少氨基酸的分解（异化作用），使肌肉增长，体重增加，降低氮质血症。

3. **代谢作用**　促进钙、磷在吸收，增加骨骼中钙磷沉积及骨质形成。

4. **骨髓造血功能**　较大剂量对正常造血细胞有兴奋作用，促进肾脏分泌促红细胞生成素，对骨髓干细胞也有直接刺激作用。

【常用药物】

临床上常用的雄激素有丙酸睾丸酮和十一酸睾酮、另外还有脱氢表雄酮（DHEA）等。

1. **丙酸睾丸酮**　又称丙酸睾丸素和丙酸睾酮。丙酸睾酮肌内注射后，吸收较慢。在血中98%与血浆蛋白结合，仅2%为游离状态。丙酸睾酮在体内先转化为5α-二氢睾酮，后者进入细胞核内与染色质作用，激活RNA多聚酶，促进蛋白质合成和细胞代谢。丙酸睾酮的作用包括：促进青春期男性第二性征发育，维持成年第二性征和性功能；抑制子宫内膜增生；刺激肾脏分泌促红细胞生成素，也可直接刺激骨髓促进血红蛋白的合成。

2. **十一酸睾酮**　又称十一烷酮和安雄。本品为一种口服睾酮制剂，为天然雄激素睾酮的脂肪酸酯。口服十一酸睾酮通过淋巴系统吸收，因此能避开肝脏的首过代谢，避免对肝脏的损害。因此长期服用较安全。给药5小时大部分被吸收，在吸收过程中一部分在肠壁内水解为睾酮，经肝迅速代谢失活，另一部分通过淋巴液吸收。本品在体内大部分水解为睾酮，给药60天后尿中累计排泄量为41.9%，而以原形从尿中排泄的仅占总量的7.2%。

3. **DHEA**　DHEA是雄激素和雌激素合成代谢过程的前身，可以转化成雄激素和雌激素发挥作用。

【药物选择】

雄激素在妇科内分泌疾病中较少，主要用于异常子宫出血的治疗以及绝经后女性的性冲动降低。

1. **月经过多**　丙酸睾酮25～50mg肌内注射，每天1次。出血明显减少时停药。

2. **功能失调性子宫出血止血**　丙酸睾酮25～50mg肌内注射，每天1次。出血明显减少时停药。需要强调的是，

在治疗功能失调性子宫出血时雄激素通常不单独使用，而是作为雌、孕激素治疗的辅助治疗。

3. **围绝经期及绝经期**　激素治疗围绝经期和绝经后是否需要补充雄激素尚缺乏足够的证据。有文献资料表明，雄激素的应用增加性生活满意度、提高更年期的性功能、改善更年期的健康水平。DHEA水平随年龄增加而下降，而DHEA与女性的性欲和活力有关，所以DHEA在围绝经期或绝经后应用被证明有改善绝经女性性功能和健康水平的作用，但目前尚缺乏其安全方面的资料。

4. **辅助生殖**　近几年发临床研究发现，对于卵巢功能减退及卵巢反应不良的病人，促排卵前应用DHEA或睾酮可以提高活产率，但目前安全方面的证据有待增加。

5. **男性中老年部分雄激素缺乏**　选择十一酸睾酮，口服剂量因人而异，通常起始量为每天120～160mg，连用2～3周后改用维持量，维持量为每天40～100mg。十一酸睾酮是针对男性病人设计研制的，对女性病人使用的安全性和有效性尚不明确。

（张　炜）

第三节　性激素的不良反应

> **关键点**
>
> 性激素的不良反应主要体现在对子宫内膜癌和乳腺癌、代谢综合征、静脉血栓、激素依赖性疾病如子宫肌瘤、子宫内膜异位症和子宫腺肌病的影响以及其致畸作用。

由于性激素对全身许多组织器官的功能和代谢有影响，因此使用不当时可能会出现不良反应。目前，对性激素治疗不良反应的关注多集中在围绝经期及绝经后激素治疗上。

一、子宫内膜增生和子宫内膜癌

1. **雌激素增加子宫内膜增生和子宫内膜癌的发病风险**　子宫内膜是雌激素重要的靶组织，无论是子宫内膜上皮细胞，还是子宫内膜间质细胞都拥有大量的雌激素受体。另外，子宫内膜的血管平滑肌细胞上也存在雌激素受体。对子宫内膜来说，雌激素是一个活性很强的促有丝分裂因子，它刺激子宫内膜增生。

无孕激素对抗的雌激素长期作用是子宫内膜癌的重要发病因素。对有子宫的病人来说，如果单用雌激素治疗，而没有孕激素的保护，那么就可能发生子宫内膜增生或子宫内膜癌。雌激素治疗2年以上者，子宫内膜癌的发病风险增加2～30倍，这种高的发病风险可以持续至停止治疗后

的 6～16 年。雌激素治疗 10 年后,子宫内膜癌的发生率可以从 1/1000 增加到 10/1000。子宫内膜癌的发病风险与雌激素的剂量和作用时间呈正相关。表 50-3-1 列举了一些研究中所发现的雌激素治疗引起子宫内膜癌的相对危险度。

表 50-3-1　雌激素治疗引起子宫内膜癌的相对危险度

出版物及发表时间	病人数	相对危险度 RR
N Engl J Med,1975,293:1164-1167	317	4.5
N Engl J Med,1976,293:1164-1167	94	7.6
N Engl J Med,1975,294:1262-1267	63	8.0
Am JObstetGynecol,1977,127:572-580	145	4.9
ObstetGynecol,1977,49:385-389	205	3.1

所以,有子宫的女性如果应用雌激素治疗,一定要添加孕激素,或周期性用药或连续联合用药。研究表明:添加孕激素后的激素补充治疗不增加子宫内膜癌的发病风险。

2. 孕激素消除　由雌激素治疗引起的子宫内膜增生和子宫内膜癌的发病风险孕激素对子宫内膜有保护作用,有简单型增生过长的妇女一旦有排卵,病变就会自然消退。在激素治疗时,每一周期补充足够量的孕激素就可以避免子宫内膜增生的发生,消除子宫内膜癌的发病风险。相对于孕激素的治疗剂量,孕激素的治疗时间对减少子宫内膜癌的发病风险更有意义。研究表明,每月加用 7 天的孕激素可以使子宫内膜增生的发病风险降至 3%～4%。孕激素治疗达到 10 天时,子宫内膜增生的发生率降至 2%。每月孕激素治疗达到 12 天或更多天时,子宫内膜增生的发病风险为零(表 50-3-2)。所以建议对于有子宫的妇女,在进行激素补充治疗时必须周期性加用孕激素,或者连续联合应用雌孕激素,以避免子宫内膜增生或癌变的风险(表 50-3-3)。

表 50-3-2　孕激素对子宫内膜的保护作用

雌激素剂量	孕激素使用时间	子宫内膜增生过长的发生率
低	无	7%
高	无	15%
高或低	5～10 天	2%
高或低	13 天	0

表 50-3-3　单纯雌激素、雌孕激素序贯及联合对子宫内膜癌发病风险的影响

HT 类型	性对风险(RR)	95%可信区间
单纯雌激素		
<1 年	1.4	1.0～1.8
1～4 年	2.8	2.3～3.5
5～9 年	5.9	4.7～7.5
10 年	9.5	7.4～12.3
雌孕激素序贯		
<5 年	1.5	1.0～2.2
>5 年	2.9	1.8～4.6
雌孕激素连续联合		
百万妇女研究	0.7	0.6～0.9
WHI 5.3 年	0.6	0.5～1.5
>5 年	0.2	0.1～0.8

二、乳　腺　癌

乳腺癌是雌激素依赖性肿瘤,雌孕激素治疗是否增加年轻女性的乳腺癌发病风险,目前尚无结论。对绝经后接受激素治疗的妇女来说,雌孕激素治疗是否增加乳腺癌的发病风险始终存在争论。相对风险的增加与使用时间有关,在停药的几年内,最多 5 年,相对风险降至基线水平。在妇女健康行动研究(WHI)中,单纯雌激素治疗的人群中未发现研究期间乳腺癌风险增加。雌孕激素治疗导致的终生风险增加的绝对数相当于每 1000 名接受激素治疗的 50～70 岁的妇女中有 1～2 例乳腺癌,雌激素治疗使乳腺癌风险轻度降低。停止治疗 5 年后风险消失,少于 5 年的激素治疗的风险非常低。

值得注意的是,雌、孕激素治疗与乳腺癌风险增加的相关程度并不比其他风险因素高,甚至还比它们低,这些因素包括饮酒、肥胖、缺少锻炼、第一胎生育时间晚和晚绝经。WHI 研究表明,即使单纯应用雌激素治疗长达 7 年也不会增加乳腺癌的风险。

越来越多的研究表明:雌孕激素补充治疗对于乳腺癌的风险是极低风险(<1/1000),而且风险的增加与否和配伍应用的孕激素种类有关。E3N 研究(2008)比较随访 80377 例绝经后妇女的激素补充治疗,平均随访至绝经后 8.1 年,比较了单纯补充雌二醇、雌二醇＋地屈孕酮、雌二醇＋安宫黄体酮、雌二醇＋醋酸环丙孕酮、雌二醇＋炔诺酮的乳腺癌风险,结果显示:单纯雌激素及雌激素＋地屈孕酮

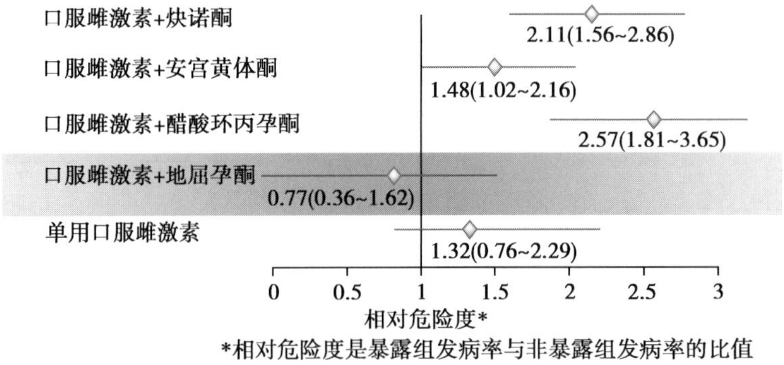

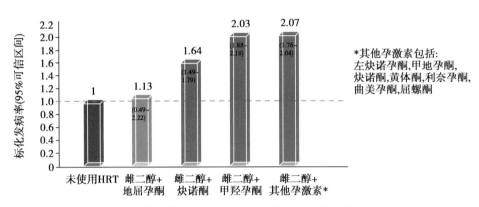

图 50-3-1 激素补充治疗中孕激素的选择与乳腺癌发生风险的关系

图 50-3-2 激素补充治疗中孕激素的选择与乳腺癌的发生风险

不增加乳腺癌风险,雌激素＋地屈孕酮致乳腺癌的相对危险度仅为 0.77(0.36-1.62),低于其他合成孕激素(图 50-3-1)。

Finnish 队列研究观察了 1994～2005 年间 22 万名超过 50 岁、使用雌二醇-孕激素至少治疗 5 年以上的病人,使用地屈孕酮者的标化发病率为 1.13(0.49～2.22),低于其他孕激素,且与未使用激素治疗的病人相比无统计学差异(图 50-3-2)。

三、激素治疗对代谢的影响

WHI 之前的研究均证实,激素补充治疗可以提高胰岛对糖的敏感性和外周血胰岛素敏感性。尽管没有证据证明 HT 可以预防糖尿病,但大样本 RCT 研究表明,HT 应用的病人新发生的 Ⅱ 型糖尿病机会降低。但是加用孕激素之后反而增加外周胰岛素的抵抗和胰岛素水平,可能由此导致了代谢综合征风险增加。

补充雌激素能升高血高密度脂蛋白(HDL)水平,降低血低密度脂蛋白(LDL)水平,因此能改善绝经后妇女的脂代谢。但是雌激素有升高甘油三酯的作用,与未接受激素补充治疗的妇女相比,雌激素治疗后甘油三酯水平升高约 20%,因此有高甘油三酯血症的妇女应慎用雌激素治疗。

四、激素治疗对心血管疾病的影响

激素治疗与心血管疾病的关系一度颇具争议:WHI 研究之前曾认为 HT 对心血管疾病具有保护作用;WHI 研究结果发表的早期,由于该组数据提示 HT 应用病人有动脉血栓发病率的增加,该结果动摇了之前的认识,怀疑 HT 增加心血管疾病发病率。但此后的年龄段分层分析以及日益增多的研究资料提示:HT 对心血管的保护作用存在"窗口期",小于 60 岁及绝经不超过 10 年的病人,应用激素补充治疗对心血管有保护作用,不增加心血管疾病风险,但年龄大于 60 岁或绝经时间超过 10 年的妇女,新开始应用激素治疗增加动脉血栓风险。因此,激素补充治疗对于围绝经或绝经后女性而言,开始越早受益越大;超过窗口期不建议新开始激素治疗。

雌激素能使血压升高,孕激素对血压无影响。雌激素引起的血压升高与肾素-血管紧张素系统被激活有关,雌激素能刺激肝脏产生过多的肾素底物,后者在肾素的作用下转化成血管紧张素,血管紧张素引起血管收缩和血压升高。临床实践中发现,在接受雌激素治疗的病人中只有一部分人的血压升高,血压升高的幅度往往比较小。另外,部分病人接受雌激素治疗后血压可能轻度降低,这与雌激素能直接作用于血管壁,使之舒张有关。人工合成的雌激素可能更容易引起血压升高,而天然雌激素不易引起血压升高。目前认为,高血压不是雌激素治疗的禁忌证,但因为雌激素可使部分病人的血压升高,因此雌激素治疗期间应监测血压,如发现血压明显改变,应停药观察。

五、激素治疗增加静脉血栓形成的风险

凝血系统的平衡对机体至关重要,雌激素能通过影响多种凝血因子的合成影响凝血系统的平衡,孕激素可能不影响凝血系统的平衡。雌激素能刺激肝脏合成一些凝血因子,如凝血因子 Ⅱ、Ⅶ、Ⅸ、Ⅹ 等,凝血因子的增加能引起凝血功能的增强,后者可导致静脉血栓的形成,这在西方人种中较常见。1967 年的一项研究发现,使用复方口服避孕药的妇女发生静脉栓塞的风险是未使用者的 3 倍,以后的许多研究也均提示口服避孕药使用者发生静脉栓塞的危险高于未使用者。

围绝经期及绝经后激素治疗也增加静脉血栓形成的风险。WHI 研究表明:单独口服雌激素及雌孕激素联合应用的静脉血栓风险都有增加,而且风险增加随年龄增长。口服激素治疗使深静脉血栓栓塞风险增加 3 倍,其中第一年风险最高。50～59 岁绝经妇女总的风险是每年 3～4/1000,肺栓塞的绝对风险为每 1000 名使用激素治疗 5 年的 50～59 岁的妇女中额外增加 2 例。因此以前发生过深静脉血栓栓塞、冠状动脉血栓和脑卒中的妇女不能使用激素治疗。

越来越多的证据表明,激素补充治疗与静脉血栓风险的关系与用于方式密切相关,雌激素经皮用药途径不增加静脉血栓风险,生物学研究也支持该结论。另外,静脉血栓风险增加与否也与是否合并使用孕激素及孕激素种类有关,结合雌激素联合孕激素治疗的血栓风险高于单纯应用雌激素;合成孕激素的血栓风险高于微粒化黄体酮。所以,经皮途径雌激素加上天然黄体酮可能是低血栓风险的配伍选择。另外,选择最低有效剂量也能减少静脉血栓形成的风险。

六、激素治疗对子宫肌瘤、子宫内膜异位症和子宫腺肌病的影响

子宫肌瘤、子宫内膜异位症和子宫腺肌病均为雌激素依赖性疾病,绝经后自然萎缩,激素补充治疗有可能使它们复发。近年人们发现,应用激素治疗后,如果血雌二醇浓度为 30～50pg/ml,上述疾病不会复发;如果雌二醇水平>50pg/ml,则有可能复发。不同的个体对雌激素的敏感性不同,因此我们在临床用药时应注意剂量个体化。对有子宫肌瘤、子宫内膜异位症或子宫腺肌病的妇女做激素补充治疗时,应尽可能采用最低有效剂量,同时还应加强随访,

一旦发现病变有复发趋势,就停药观察。对于绝经后需要进行雌孕激素补充治疗的子宫肌瘤、子宫内膜异位症和子宫腺肌病病人,建议使用雌孕激素连续联合治疗,可以减少内膜的增生脱落导致的痛经等不适症状。

七、致 畸 作 用

1. **雌激素的致畸作用**　大多数雌激素不影响胎儿的发育,因此没有致畸作用。但己烯雌酚是个例外,它有致畸作用。

子宫和阴道的上 1/3 起源于米勒管,在胎儿期己烯雌酚可以干预正常的米勒管分化过程,导致女性生殖道异常。最早把女性生殖道异常与己烯雌酚联系在一起的是 Herbst,他在 1971 年发现,胎儿期接触过己烯雌酚的女性其阴道透明细胞癌发病风险增加。据估计在胎儿期接触过己烯雌酚的女性中阴道/宫颈透明细胞癌的发生率为 1/1000。

胎儿期己烯雌酚的暴露使阴道腺病的发生率提高。正常情况下到孕 18 周为止,米勒管来源的阴道立方-柱状腔上皮被尿生殖窦来源的鳞状上皮所取代。己烯雌酚可以中断该过程,从而导致宫颈外翻和异位的阴道腺上皮(腺病)。因此,在胎儿期接触过己烯雌酚的女性中阴道腺病的发生率显著增加。

另外,在胎儿期接触过己烯雌酚的女性中,1/4 的人有宫颈或阴道结构异常,如阴道横隔、宫颈发育不全等;1/3 的人有子宫异常,最常报道的是鞍形宫腔。

2. **孕激素的致畸作用**　目前认为有雄激素活性的孕激素制剂有致畸作用,如醋酸炔诺酮。据估计,只含醋酸炔诺酮的避孕药能使 1% 的暴露女性胎儿外阴出现男性化。

3. **雄激素的致畸作用**　雄激素不仅使妇女发生男性化,还能使暴露的女性胎儿发生不同程度的男性化。

【临床特殊情况的思考和建议】

1. **激素治疗的特殊性**　自然状态下性激素的分泌有高度的规律性,因此,当激素水平缺乏或紊乱时就会导致一系列的妇科内分泌疾病,而雌孕激素的治疗必须模拟人体自身的分泌规律进行周期治疗,对病人自身的内分泌状况了解不清或用药过程违反自然的规律,会导致医源性月经失调或异常子宫出血。

2. **激素种类的选择**　雌孕激素制剂的种类很多,临床应用时往往存在激素种类的选择和应用剂量、应用持续时间等问题,不同的激素因其结构不同其药理学特性不同,比如不同雌激素的作用活力、不良反应、生殖安全性等;孕激素的内膜转化疗效、止血疗效、生物安全性、不良反应等,各不相同。因此,对不同的疾病,要根据情况选择最合适的药物。譬如,醋酸炔诺酮,因其同时具有雌激素、孕激素、雄激素三种激素活性,对子宫内膜的转化和止血疗效非常好,因

8

此,止血作用更好更快,是大量子宫异常出血的合适选择;又譬如黄体酮及地屈孕酮,因其天然或类天然、不良反应小、无胚胎毒性和致畸作用,因此适合长期用于周期调整、辅助生殖、黄体支持及保胎治疗。

3.激素治疗的安全性　性激素本是人体产生的健康必须物质,不足或分泌异常的状态补充激素是一种治疗手段,很多人,包括一些医生往往谈激素色变,存在过度担心。通常通过用药前排除禁忌证、选择合适的激素种类、合理安排用药时间和方法、用药期间定期检测等措施,激素应用很安全,用药前慎重排除病人是否有禁忌证十分重要,比如是否存在血栓史或血栓风险等,否则就会雪上加霜。

参考文献

1. Suga S,Kato K,Ohgami T,et al. An inhibitory effect on cell proliferation by blockage of the MAPK/estrogen receptor/MDM2 signal pathway in gynecologic cancer. GynecolOncol,2007,105:341-350

2. American College of Obstetricians and Gynecologists. ACOG Committee Opinion. Use of progesterone to reduce preterm birth. Obstetrics & Gynecology,2003,102(5 Pt 1):1115-1116

3. Meis PJ. Society for Maternal-Fetal Medicine. 17 hydroxyprogesterone for the prevention of preterm delivery. Obstetrics & Gynecology,2005,105(5 Pt 1):1128-1135

4. North American Menopause Society. The 2012 hormone therapy position statement of:The North American Menopause Society. Menopause. 2012 Mar;19(3):257-71

5. Stanczyk FZ,Bhavnani BR. Reprint of "Use of medroxyprogesterone acetate for hormone therapy in postmenopausal women:Is it safe?". J Steroid Biochem Mol Biol,2015,153:15115-15119

6. Scheffers CS,Armstrong S,Cantineau AE,et al. Dehydroepiandrosterone for women in the peri-or postmenopausal phase. Cochrane Database Syst Rev,2015 :22

7. O'Donnell RL,Clement KM,Edmondson RJ. Hormone replacement therapy after treatment for a gynaecological malignancy. Curr Opin Obstet Gynecol,2016,28(1):32-41

8. Agnès Fournier, Franco Berrino, Françoise Clavel-Chapelon. Unequal risks for breast cancer associated with different hormone replacement therapies:results from the E3N cohort study. Breast Cancer Res Treat,2008,107(1):103-111

9. Lyytinen H,Pukkala E,Ylikorkala O. Breast cancer risk in postmenopausal women using estradiol-progestogen therapy. ObstetGynecol,2009,113(1):65-73

10. Marianne C. Hormone therapy and risk of venous thromboembolism amongpostmenopausal women. Maturitas,2015,82 :303-306

11. RoachRE,LijferingFM. Helmerhorst SC, et al. van HylckamaVlieg,The risk of venous thrombosis in women over 50 yearsold using oral contraception or postmenopausal hormone therapy. JThrombHaemost,2013,11 (1):124-131

12. Elizabeth P Gurney,Margaret J. Nachtigall, Lila E. Nachtigall,Frederick Naftolin. The Women's Health Initiative trial and related studies:10 years later;A clinician's view. Journal of Steroid Biochemistry & Molecular Biology,2014,142 :4-11

13. Adolf E. Schindler. The "newer" progestogens and postmenopausal hormone therapy (HRT) Journal of Steroid Biochemistry & Molecular Biology,2014,142 :48-51

14. Maria G. Martha H. Role of androgens,progestins and tibolone in the treatment of menopausal symptoms:a review of the clinical evidence. Clinical Interventions in Aging,2008,3(1) :1-8

15. Santiago Palacios & Andrea Mejía. Progestogen safety and tolerance in hormonalreplacement therapy. Expert Opinion on Drug Safety,2016,15(11):1515-1525

16. Sturdee DW. Are progestins really necessary as part of acombined HRT regimen? Climacteric,2013,16(Suppl 1):79-84

(李儒芝　张炜)

第五十一章　抗菌药物在妇产科领域的应用与选择

抗菌药物系指具杀菌或抑菌活性、主要供全身应用(含口服、肌注、静注、静滴等,部分也可用于局部)的各种抗生素如磺胺药、异烟肼、吡咯类、硝咪唑类、喹诺酮类、呋喃等化学药物。虽然抗感染药物是现代医学的伟大发现之一,但具有抗感染作用药物的应用并不仅限于现代。具抗感染作用物质的应用已有数千年的历史。进入新世纪以后,人类面临着耐药菌及耐药菌感染的巨大挑战,继续开发和研制针对各种耐药菌的抗菌药物仍是一项艰巨的任务,如甲氧西林耐药葡萄球菌（MRSA）、万古霉素敏感性降低及耐药金黄色葡萄球菌（VISA、VRSA）、青霉素耐药肺炎链球菌（PRSP）、万古霉素耐药肠球菌（VRE）；产超广谱 β-内酰胺酶（ESBLs）菌株、产头孢菌素酶（AmpC 酶）菌株、碳青霉烯类耐药肠杆菌科（CRE）细菌、多重耐药（MDR）乃至全耐药（PDR）假单胞菌属和不动杆菌属，以及其他新发现的病原菌等。

抗菌药物的滥用和浪费现象在国内外十分严重，已造成巨大浪费和严重不良后果，细菌耐药性的产生和耐药菌感染已成为临床治疗中的难题。因此合理使用抗菌药物十分重要。临床医生必须熟悉各种抗菌药物的适应证和药动学、细菌耐药性的变迁、特殊病理及生理情况下抗菌药物的正确使用等，并应与感染科医生、临床药师和临床微生物工作者协同制定更为合理的给药方案。

第一节　抗菌药物的作用机制

关键点

抗菌药物的作用机制包括：干扰细菌细胞壁的合成，使细菌不能生长繁殖；损伤细菌细胞膜，破坏其屏障作用；影响细菌细胞的蛋白质的合成，使细菌丧失生长繁殖的物质基础；影响核酸的代谢，阻碍遗传信息的复制等。

临床应用的抗菌药物，必须对病原微生物具有较高的"选择性毒性作用"，但对病人不造成损害。抗菌药物的"选择性毒性"作用，主要来源于药物对于病原微生物某些特殊靶位的作用。根据主要作用靶位的不同，抗菌药物的作用机制可分为：①干扰细菌细胞壁的合成，使细菌不能生长繁殖；②损伤细菌细胞膜，破坏其屏障作用；③影响细菌细胞的蛋白质的合成，使细菌丧失生长繁殖的物质基础；④影响核酸的代谢，阻碍遗传信息的复制；⑤其他。

一、干扰细菌细胞壁的合成

所有细菌（除支原体外）都具有细胞壁，而哺乳动物细胞则无，这是两者最主要的区别。不同细菌细胞壁的组成亦各不相同，但主要可分两种类型，即革兰阳性菌和革兰阴性菌。细胞壁的主要成分是糖类、蛋白质和类脂质组成的聚合物，相互镶嵌排列而成。革兰阳性菌细胞壁肽聚糖层厚而致密（占胞壁重量的 $65\%\sim95\%$），内有磷壁酸镶嵌，类脂质、脂多糖、脂蛋白较少或缺少；革兰阴性菌细胞壁肽聚糖层薄而疏松（不足 10%），无磷壁酸或磷壁醛酸，含类脂质、脂多糖和脂蛋白等。但两者均含有呈链状交叉连接的肽聚糖，许多抗菌药物可干扰肽聚糖的生物合成，从而干扰细胞壁的合成。

β-内酰胺类抗生素包括青霉素类、头孢菌素类、碳青霉烯类、头孢霉素类和其他 β-内酰胺类、磷霉素和糖肽类（如万古霉素、去甲万古霉素、替考拉宁）通过干扰细菌细胞壁的合成，发挥抗菌作用。

近期的研究发现细菌的细胞膜上有特殊的蛋白分子，能与青霉素类或头孢菌素类结合，是 β-内酰胺类抗生素的作用靶位，称为"青霉素结合蛋白（penicillin binding protein，PBP）"。β-内酰胺类抗生素与 PBP 结合后，先引起细菌形态的改变，最终导致细菌被杀死。多数青霉素类或头孢菌素类抗生素达一定浓度时主要与 PBP1 和（或）PBP3 结合，形成丝状体和球形体，然后细菌发生变形萎缩，逐步溶解死亡。

β-内酰胺类抗生素是一种杀菌剂，革兰阴性细菌细胞壁的肽聚糖成分少，对于渗透压改变的保护作用差，由于渗透压改变导致菌体溶解和死亡。革兰阳性球菌细胞壁含有丰富的肽聚糖，厚实坚固。当 β-内酰胺类抗生素作用时首先释出脂磷壁酸，激发自溶酶的释放，破坏细胞壁的肽聚糖成分，使细菌死亡。

二、损伤细胞膜

细菌的细胞膜为一种半透膜，内外各为一层蛋白质，中间一层类脂质（以磷脂为主）。细菌的细胞膜具有选择性屏障作用，脂溶性物质较易透入细胞内，且能将氨基酸、嘧啶、嘌呤、磷脂、无机盐和核苷酸等浓集在细胞内，防止外漏。此外还有许多酶和能合成蛋白质的核糖体等也黏附在细胞膜上。因此细菌细胞膜具有选择性输送营养物质及催化重要生化代谢过程的作用。多黏菌素类的分子有两极性，一极为亲水性，与细胞膜的蛋白质部分结合；另一极具亲脂性，与细胞膜上磷脂的磷酸根相结合，使细胞膜裂开，本品尚可作用于革兰阴性杆菌的外膜，导致细胞内重要物质外漏和细菌死亡。革兰阴性杆菌细胞壁及细胞膜中脂质含量多，故本品对革兰阴性杆菌作用强。达托霉素是一种环脂肽抗生素，与 Ca^{2+} 结合后，其亲脂端插入细菌细胞膜，形成跨膜的离子通道，导致 K^+ 及其他金属离子外流，细胞膜去极化，抑制细菌内 DNA、RNA 及蛋白等大分子物质合成，细菌快速死亡。本品不能通过革兰阴性菌的细胞外膜，故对革兰阴性菌无抗菌活性。两性霉素 B、制霉菌素等多烯类抗生素主要与真菌细胞膜上的麦角固醇结合，使细胞膜的通透性增加。吡咯类抗真菌药物中的三唑类如氟康唑、伊曲康唑、伏立康唑、泊沙康唑等抑制真菌细胞膜中固醇类的生物合成而影响其通透性。

三、影响细菌的蛋白质合成

蛋白质的合成有三个阶段，即起始阶段、延长阶段和终止阶段。

8

细菌细胞与哺乳动物细胞合成蛋白质的过程基本相同，两者最大的区别在于核糖体的结构及蛋白质、RNA的组成不同。因此，细菌核糖体的沉降系数为70S，并可解离成50S与30S亚单位；而哺乳动物细胞核糖体的沉降系数为80S，并可解离为60S与40S亚单位，这就为抗生素的选择性毒性作用提供了条件。许多抗生素均可影响细菌蛋白质的合成，但作用部位及作用阶段不完全相同。

四环素类先与镁离子结合，带有阳离子的四环素类经革兰阴性杆菌细胞外膜OmpF和OmpC孔蛋白通道至细胞周质，释出游离四环素类穿过细胞膜进入细胞内。四环素类可直接穿过革兰阳性菌的细胞膜进入细胞内。四环素类与细胞内的二价金属离子（如镁离子）络合，络合后的镁-四环素类复合物与核糖体的30S亚单位结合，阻止氨基酰-tRNA与细菌核糖体结合，抑制肽链延长和蛋白质合成，从而抑制细菌生长。四环素类亦可与线粒体内70S核糖体结合，抑制线粒体的蛋白合成。四环素类对某些原虫（如恶性疟原虫）的作用可能与此有关。四环素类对哺乳动物细胞的核糖体作用很弱。

大环内酯类作用于核糖体的50S亚单位，阻断转肽作用和mRNA上的位移，抑制肽链的延长和细菌蛋白质的合成。

夫西地酸通过抑制肽链延长和蛋白质合成，导致细菌不能生长而死亡。夫西地酸不易渗入革兰阴性杆菌和哺乳类细胞，因此本品仅对革兰阳性菌（尤其葡萄球菌）有抗菌作用。

氨基糖苷类与核糖体30S亚单位结合，抑制肽链延长，并造成遗传密码错读，使细菌合成异常蛋白质，药物并可破坏细菌细胞膜的完整性，致细胞内重要物质外漏，细菌迅速死亡。近期的研究发现氨基糖苷类可竞争性的取代细菌生物膜中连接多糖与脂多糖分子的Mg^{2+}与Ca^{2+}，导致细胞膜破坏，在细胞壁形成空洞，致细胞内重要物质外漏，细菌迅速死亡。此外，药物尚可与细菌核糖体30S亚单位结合，抑制肽链的延长和蛋白质的合成。氨基糖苷类对敏感需氧革兰阴性杆菌有快速杀菌作用。此作用为浓度依赖性的，药物浓度越高，杀菌活性越强，并有相当长的抗生素后效应作用。但通常本类药物对革兰阳性球菌仅具抑制作用，除非与β-内酰胺类联合，可能具有杀菌作用。

噁唑烷酮类对革兰阳性菌、结核分枝杆菌和拟杆菌属均有抗菌作用，上市品种利奈唑胺为抑菌剂，通过与细菌核糖体50S亚单位结合抑制mRNA与核糖体连接，抑制氨基酰-tRNA（即甲酰蛋氨酰-tRNA）与核糖体70S亚基结合形成70S起始复合物，从而抑制细菌蛋白质的合成。

甘氨酰环素类属四环素类衍生物，该类药物对于耐四环素类的细菌仍具抗菌作用（包括因产生一种编码四环素外排系统的蛋白和产生一种保护细菌核糖体不受攻击的蛋白而对四环素类耐药菌）。其作用机制为药物作用于核糖体的30S亚单位，使氨基酰-tRNA不能与细菌核糖体结合，因而抑制细菌合成蛋白质。

四、抑制细菌核酸的合成

核酸包括脱氧核糖核酸（DNA）及核糖核酸（RNA），都是由许多单核苷酸相互连接而成的多核苷酸。每一单核苷酸由糖、碱基和磷酸组成。当细胞分裂时，以原有的DNA做模板，在DNA多聚酶的参与下，根据碱基互补联结原理，合成新的DNA。RNA有三种，即mRNA，rRNA和tRNA。合成RNA的过程称为转录，在依赖于DNA的RNA多聚酶的作用下，以DNA为模板，合成新的RNA。mRNA带有DNA的全部遗传信息。

利福平可与依赖于DNA的RNA聚合酶（转录酶）的β亚单位结合，从而抑制mRNA的转录。但真核细胞的RNA聚合酶则不受影响。某些突变株的转录酶亚单位的结构发生改变，利福平不再与之结合，使细菌对利福平耐药。

氟胞嘧啶进入真菌细胞后，经脱氨酶的作用形成氟尿嘧啶，后者取代尿嘧啶而进入真菌的RNA。

喹诺酮类主要作用于细菌DNA复制过程中的DNA旋转酶（或拓扑异构酶Ⅱ）及拓扑异构酶Ⅳ。喹诺酮类对革兰阴性杆菌的主要作用靶位是DNA旋转酶的A亚单位，而拓扑异构酶Ⅳ为次要靶位；相反，喹诺酮类对革兰阳性球菌的主要作用靶位为拓扑异构酶Ⅳ，而DNA旋转酶则为次要靶位。利福平可抑制RNA合成，氯霉素可抑制细菌合成蛋白质，两者均能使喹诺酮类的杀菌活性显著减低。喹诺酮类为浓度依赖性杀菌剂。当药物浓度超过其MIC的10至20倍时有显著抗生素后效应作用，并且不易产生耐药株。哺乳类动物细胞的DNA旋转酶只含两个亚单位，其结构和功能亦与细菌的DNA旋转酶不同，因此对喹诺酮类不敏感。

甲硝唑和其他硝基咪唑类药物进入细胞内被还原，其还原产物可作用于DNA，使之发生断裂而细菌死亡。

硝基呋喃类可为细菌的硝基还原酶还原，其还原产物可影响DNA合成，此外药物也可能与细菌核糖体结合，阻止细菌合成蛋白质。硝基咪唑类的作用机制为此类药物在厌氧菌体内，其硝基被还原，生成亚硝基和咪唑基团等物质，使DNA氧化，DNA链断裂，细菌死亡。硝基呋喃类在细菌体内被还原，其还原产物可使DNA氧化、断裂。此外，此类药物可与细菌核糖体30S亚单位结合，阻止mRNA翻译和产生紧急反应的能力，使细菌不能存活。

五、其他抑制细菌叶酸代谢

由于细菌细胞对叶酸的通透性差，因此不能利用环境中的叶酸成分，必须在细菌体内合成叶酸后，参与核苷酸和氨基酸的合成，使细菌得以生长繁殖。磺胺药与PABA的化学结构相似,两者竞争二氢叶酸合成酶,使二氢叶酸合成减少,或磺胺药代替 PABA 后形成无效的化合物,使核酸等重要物质的合成受阻,影响细菌的生长繁殖。甲氧苄啶的结构与二氢叶酸分子中的蝶啶相似,能竞争抑制二氢叶酸还原酶,使四氢叶酸的生成受到抑制。TMP 与磺胺药合用后,由于两者作用于叶酸合成的不同环节,抑制细菌的叶酸代谢,因此具有协同作用。TMP 对哺乳动物细胞的二氢叶酸还原酶作用甚微。

六、抗真菌药

根据作用机制的不同,抗真菌药可分为:

1. 主要作用于真菌细胞膜的固醇,属于此类者有吡咯类、多烯类及烯丙胺类抗真菌药。

2. 作用于真菌细胞壁的药物,如葡聚糖合成酶抑制剂。

3. 抑制核酸合成的药物,如氟胞嘧啶。

（李光辉）

第二节　抗菌药物的选择

关键点

在确立感染性疾病诊断后,有指征应用抗菌药物者,选用抗菌药物应遵循以下基本原则:尽早确立感染病的病原诊断,确定感染病原的敏感性,在病原尚未明确前先行选择抗菌药物经验治疗,熟悉选用药物的适应证、抗菌活性、药动学特性和不良反应,按照病人的生理、病理状态合理用药。

一、各类抗菌药物简介

（一）β-内酰胺类

β-内酰胺类抗生素是指化学结构式中具有 β-内酰胺环的一大类抗生素,均属于时间依赖性抗生素。

1. 青霉素类　按照其抗菌作用可分为:

（1）主要作用于革兰阳性细菌的药物,如青霉素、普鲁卡因青霉素、苄星青霉素、青霉素 V。

（2）耐青霉素酶青霉素,如甲氧西林、苯唑西林、氯唑西林、双氯西林、氟氯西林等。

（3）广谱青霉素,抗菌谱除革兰阳性菌外,还包括对流感嗜血杆菌、淋病奈瑟菌和脑膜炎奈瑟菌亦有良好抗菌活性者,如氨苄西林、阿莫西林。

（4）抗假单胞菌青霉素类,对多数革兰阴性杆菌包括铜绿假单胞菌具抗菌活性者,如哌拉西林、阿洛西林、美洛西林等。

2. 头孢菌素类　根据其抗菌谱、抗菌活性、对 β-内酰胺酶的稳定性以及肾毒性的不同分为五代。

- **第一代头孢菌素**:主要作用于需氧革兰阳性球菌,仅对少数肠杆菌科细菌有一定抗菌活性。常用的注射剂有头孢唑林、头孢拉定等,口服制剂有头孢氨苄、头孢拉定和头孢羟氨苄等。

- **第二代头孢菌素**:对革兰阳性球菌的活性与第一代品种相仿或略差,对部分肠杆菌科细菌亦具有抗菌活性。注射剂有头孢呋辛、头孢替安等,口服制剂有头孢克洛、头孢呋辛酯和头孢丙烯等。

- **第三代头孢菌素**:对不产超广谱 β-内酰胺酶(ESBLs)和头孢菌素酶(AmpC 酶)的肠杆菌科细菌有良好抗菌作用,其中头孢他啶和头孢哌酮除对肠杆菌科细菌外,对铜绿假单胞菌及某些非发酵菌亦有较好作用。注射品种有头孢噻肟、头孢曲松、头孢他啶、头孢哌酮等,口服品种有头孢克肟、头孢泊肟酯、头孢地尼等,但口服品种对铜绿假单胞菌及其他非发酵革兰阴性杆菌均无作用。

- **第四代头孢菌素**:常用者为头孢吡肟、头孢匹罗等,对不产 ESBLs 的肠杆菌科细菌和铜绿假单胞菌的作用与头孢他啶大致相仿,但对阴沟肠杆菌、产气肠杆菌、沙雷菌属等的作用优于头孢他啶等第三代头孢菌素。

- **第五代头孢菌素**:如头孢洛林、头孢吡普对多重耐药革兰阳性菌如 MRSA、MRCNS、PRSP 均具较强抗菌活性,但对肠球菌作用差,对部分革兰阴性菌仍具良好抗菌活性,但对产 ESBLs 和 AmpC 酶菌株不具抗菌活性。头孢菌素类对肠球菌属的作用差或无作用,仅头孢硫脒在体外对肠球菌有一定的抗菌活性。

第一代和第二代头孢菌素(除头孢呋辛外)对革兰阴性杆菌酶产生的 TEM-1、SHV-1 等广谱 β-内酰胺酶均不稳定,第三代、第四代和第五代头孢菌素对广谱酶稳定,但多数品种可为细菌产生的超广谱 β-内酰胺酶(ESBLs)水解。AmpC 酶可水解除第四代头孢菌素以外的所有头孢菌素。头孢菌素类对甲氧西林耐药葡萄球菌和肠球菌属抗菌作用均差,故不宜用于上述细菌所致的感染。

3. 其他 β-内酰胺类抗生素

（1）头霉素类:抗菌谱和抗菌作用与第二代头孢菌素相仿,但肠球菌属和 MRSA 对之耐药。本类药物的特点为:①对脆弱拟杆菌等厌氧菌具良好抗菌活性;②对多数 ESBLs 稳定。常用的品种有头孢西丁、头孢美唑、头孢替坦、头孢米诺等。

（2）碳青霉烯类:抗菌谱广,对革兰阳性菌、肠杆菌科细菌、铜绿假单胞菌等糖不发酵菌及厌氧菌均具强大抗菌作用;对细菌产生的 β-内酰胺酶,包括 ESBLs 及 AmpC 酶均高度稳定,但可被碳青霉烯酶水解。本类药物对粪肠球菌仅具抑菌作用,屎肠球菌、MRSA 和嗜麦芽窄食单胞菌均耐药。常用的品种有亚胺培南、美罗培南、帕尼培南和多利培南。此外,第一组碳青霉烯类如厄他培南对糖不发酵

8

菌的抗菌作用差。

（3）单环β-内酰胺类：本类药物仅有一个β-内酰胺环，其特点为：①对需氧革兰阴性菌及铜绿假单胞菌具有良好抗菌活性，但对需氧革兰阳性菌和厌氧菌无抗菌作用；②对细菌产生的β-内酰胺酶稳定，但易为 ESBLs 水解失活。用于临床的品种为氨曲南。

（4）β-内酰胺类/β-内酰胺酶抑制剂合剂：细菌产生β-内酰胺酶是对β-内酰胺类耐药最常见和重要的耐药机制。β-内酰胺酶抑制剂仅具微弱抗菌作用，但对多数质粒介导和部分染色体介导的β-内酰胺酶有强大抑制作用，与某些对酶不稳定的青霉素类或头孢菌素类联合后，可保护后者不被细菌产生的β-内酰胺酶水解失活，因而恢复细菌对上述抗生素的敏感性，并扩大了抗菌谱，增强其抗菌活性。目前临床应用的β-内酰胺酶抑制剂有克拉维酸、舒巴坦和他唑巴坦，通常与β-内酰胺类药物组成复方制剂应用。组成复方制剂应具备下列特点：①其抗菌作用主要取决于其中β-内酰胺类药物的抗菌谱、抗菌活性，β-内酰胺酶抑制剂不增强或减弱与其配伍药物的抗菌活性；②β-内酰胺酶抑制剂与配伍药物的药动学性质相近，有利于两者发挥协同抗菌作用；③β-内酰胺酶抑制剂与配伍药物联合应用后其不良反应无明显增加。目前临床应用的β-内酰胺酶复方制剂有：阿莫西林/克拉维酸、氨苄西林/舒巴坦、哌拉西林/他唑巴坦、替卡西林/克拉维酸和头孢哌酮/舒巴坦。

（5）氧头孢烯类：为广谱抗生素，其抗菌谱与抗菌活性与第三代头孢菌素相近，对脆弱拟杆菌等厌氧菌具有良好抗菌活性，对多数肠杆菌科细菌产生的质粒介导的β-内酰胺酶及部分染色体介导的β-内酰胺酶稳定。已用于临床的品种有拉氧头孢和氟氧头孢，拉氧头孢的化学结构中含有 N-甲基硫化四氮唑侧链，可引起凝血功能障碍、出血倾向，以及戒酒硫样反应，限制了其临床应用；氟氧头孢不含 N-甲基硫化四氮唑侧链，故不会导致上述不良反应。

（二）氨基糖苷类

临床常用的氨基糖苷类抗生素主要有：①对肠杆菌科细菌和葡萄球菌属有良好作用，但对铜绿假单胞菌无作用者，如链霉素、卡那霉素、核糖霉素，其中链霉素对葡萄球菌等革兰阳性球菌作用差，但对结核分枝杆菌有强大作用；②对肠杆菌科细菌和铜绿假单胞菌等革兰阴性杆菌具强大抗菌活性，对葡萄球菌属亦有良好作用者，如庆大霉素、妥布霉素、奈替米星、阿米卡星、异帕米星、小诺米星、依替米星等；③抗菌谱与卡那霉素相似，由于毒性较大，现仅供口服或局部应用者有新霉素与巴龙霉素，后者对阿米巴原虫和隐孢子虫有较好作用。此外尚有大观霉素，仅用于单纯性淋病的治疗。

（三）四环素类

包括四环素、多西环素和米诺环素等。本类药物曾广泛应用于临床，由于常见病原菌对本类药物耐药性普遍升高及其不良反应多见，目前本类药物仅限于立克次体病、布鲁菌病、支原体、衣原体感染、霍乱、回归热等疾病，亦用于对其碳青霉烯类耐药肠杆菌科细菌、碳青霉烯类耐药鲍曼不动杆菌及嗜麦芽窄食单胞菌所致感染的治疗。

（四）大环内酯类

目前应用的大环内酯类传统品种有红霉素、麦迪霉素、螺旋霉素、乙酰螺旋霉素、交沙霉素、吉他霉素等，新品种有阿奇霉素、克拉霉素、罗红霉素等，其对流感嗜血杆菌、卡他莫拉菌、肺炎支原体、肺炎衣原体和嗜肺军团菌等的抗微生物活性增强、口服生物利用度提高、给药剂量减少、胃肠道及肝脏不良亦较少，临床适应证有所扩大。

（五）林可酰胺类

包括林可霉素及克林霉素，对大多数革兰阳性菌及各种厌氧菌具良好抗菌作用，后者的体外抗菌活性优于林可霉素。

（六）糖肽类

主要包括万古霉素、去甲万古霉素和替考拉宁等，其静脉用药主要用于耐药革兰阳性球菌如 MRSA、MRCNS、PRSP 等所致的感染，β-内酰胺类过敏病人的革兰阳性球菌感染、亦可口服用于艰难梭菌肠炎。该类药物均具有一定的肾毒性和耳毒性。

（七）多黏菌素类

主要包括多黏菌素 B 和多黏菌素 E（黏菌素），对铜绿假单胞菌等革兰阴性菌具有高度抗菌活性，但由于其肾毒性、神经毒性明显，目前仅用于碳青霉烯类耐药肠杆菌科细菌、广泛耐药或多重耐药的铜绿假单胞菌、不动杆菌数等革兰阴性杆菌所致重症感染。

（八）氟喹诺酮类

临床上常用的氟喹诺酮类沿用品种有环丙沙星、氧氟沙星等，主要用于肠杆菌科等革兰阴性菌感染。近年来研制的新品种对肺炎链球菌、化脓性链球菌等革兰阳性球菌的抗菌作用增强，对衣原体属、支原体属、军团菌等细胞内病原体的作用亦有增强，已用于临床者有左氧氟沙星、莫西沙星和吉米沙星等。值得注意的是国内大肠埃希菌对氟喹诺酮类耐药者达 50%～60% 或更高，且各品间均呈交叉耐药，因此临床应用时需注意其药敏结果。

氟喹诺酮类适应证主要为需氧革兰阴性杆菌所致泌尿生殖系感染、肺炎、慢支急性细菌感染、腹腔内感染、盆腔感染、肠道感染、皮肤软组织感染、骨及关节感染等，并可作为首选药用于成人病人的伤寒沙门菌感染，左氧氟沙星、加替沙星、莫西沙星、吉米沙星并可用于社区获得性肺炎、中耳炎、鼻窦炎等。

（九）磺胺类

由于许多新抗菌药物问世，病原菌对磺胺类耐药性的增高，以及该类药物不良反应较多等原因，磺胺类应用较前减少，但其主要品种复方磺胺甲噁唑（SMZ/TMP）仍可用于敏感菌所致尿路感染、慢支急性细菌性加重、伤寒沙门菌感染、肠道感染、小儿中耳炎、流行性脑脊髓膜炎。SMZ/

TMP 尚可用于星形诺卡菌病、疟疾、弓形虫病、肺孢菌病的治疗。

（十）硝基呋喃类

主要有呋喃妥因和局部用呋喃西林。呋喃妥因主要用于敏感大肠埃希菌、腐生葡萄球菌、肠球菌属等所致的急性单纯性膀胱炎，亦可用于预防尿路感染；呋喃西林仅局部用于治疗创面、烧伤、皮肤等感染，也可用于膀胱冲洗。

（十一）硝基咪唑类

甲硝唑、替硝唑和奥硝唑均为硝基咪唑类衍生物，对脆弱拟杆菌等厌氧菌、滴虫、阿米巴原虫和贾第虫具有良好抗微生物活性，故可作为抗厌氧菌药用于需氧菌与厌氧菌的混合感染，如腹腔感染、盆腔感染、肺脓肿、脑脓肿等的治疗，常与抗需氧菌抗菌药联合应用。该类药口服可用于艰难梭菌所致的假膜性肠炎、幽门螺杆菌所致的胃窦炎、牙周感染及加德纳菌阴道炎等；该类药作为抗寄生虫药可用于肠道及肠外阿米巴病、阴道滴虫病、贾第虫病、结肠小袋纤毛虫等寄生虫病的治疗；该类药与其他抗菌药联合，可作为某些盆腔、肠道及腹腔等手术的预防用药。

（十二）替加环素

该药属甘氨酰环素类，对革兰阳性菌，包括多重耐药 MRSA、MRCNS、GISA、hGISA、VRE 等，均有很高的抗菌活性。对革兰阴性菌如肠杆菌科细菌和鲍曼不动杆菌具有良好抗菌活性，包括碳青霉烯类耐药菌株。但对铜绿假单胞菌和变形杆菌属作用差。对厌氧菌包括拟杆菌属有较好作用。对肺炎支原体和人型支原体亦有良好作用。该药适用于由敏感菌所致感染的复杂性腹腔感染，复杂性皮肤和皮肤结构感染和社区获得性肺炎。目前在全球范围内主要用于碳青霉烯类耐药肠杆菌科细菌、碳青霉烯类耐药鲍曼不动杆菌所致的各种感染。最常见不良反应为胃肠道反应。

（十三）达托霉素

该药属环脂肽类抗生素，是一类全新结构的抗生素。该药对革兰阳性菌，包括耐药菌株如 MRSA、VISA、VR-SA、VRE、PRSP 等，均具有良好的抗菌活性，对革兰阴性菌无活性。适用于敏感菌所致的复杂性皮肤和皮肤结构感染，血流感染（菌血症），包括伴发右侧感染性心内膜炎者。由于达托霉素可在肺部被灭活，因此不适用于肺炎的治疗。应用本品时应严密观察病人有否肌肉疼痛或虚弱的症状，并常规监测 CPK。

（十四）噁唑烷酮类

目前国内仅有利奈唑胺，属于全合成抗菌药唑烷酮类抗菌药物，该药对革兰阳性菌，包括耐药菌株如 MRSA、VISA、VRSA、VRE、PRSP 等，均具有良好的抗菌活性。利奈唑胺对革兰阴性菌作用差。该药适用于治疗敏感菌引起的下列感染：万古霉素耐药屎肠球菌引起的感染，包括血流感染；医院获得性肺炎；单纯性皮肤软组织感染；社区获得性肺炎。在应用利奈唑胺的病人中有出现骨髓抑制的报

道，尤其以血小板减少。因此对应用利奈唑胺的病人应每周进行血小板和全血细胞计数的检查。新一代产品泰地唑胺与利奈唑胺相比的抗菌活性更强，治疗皮肤软组织感染的临床疗效两者相仿，但安全性更优。

（十五）抗真菌药

两性霉素 B 虽仍为有效的药物之一，然其毒性亦大；氟胞嘧啶毒性虽较低，但抗菌谱较窄，且单独应用真菌对其易产生耐药性，故常与两性霉素 B 联合应用。吡咯类抗真菌药近年来进展较为迅速，除口服制剂外，尚有注射用药，如氟康唑、伊曲康唑、伏立康唑、泊沙康唑等均具广谱抗真菌作用，临床应用较酮康唑等安全性提高，但其抗菌活性仍较两性霉素 B 为低。近年来研制的两性霉素 B 含脂制剂既保留了高度抗菌活性，又降低了肾毒性。新一类棘白菌素类抗真菌药卡泊芬净、米卡芬净、阿尼芬净具广谱抗真菌活性，对耐氟康唑及两性霉素 B 的念珠菌属、曲霉、组织胞浆菌属、芽生菌属、球孢子菌属等均具较好的活性，但对隐球菌属作用差。

二、抗菌药物的选择

临床上并非所有的发热均由感染所致，也可由非感染因素引起，如过敏反应、恶性肿瘤等，且感染性疾病也并非均为细菌所引起，也包括病毒、寄生虫等所致感染，多数抗菌药物主要对细菌性感染有效。此外抗菌药物的应用几乎均伴有不良反应，如青霉素类的过敏反应特别是过敏性休克、氨基糖苷类的耳、肾毒性、氯霉素的再生障碍性贫血等，严重者可导致病人死亡或残疾。有指征应用抗菌药物时，虽有一定危险也无可非议；但如明确指征或无医嘱而自行服药，或轻微感染而采用毒性较强的药物，则必然弊大于利，甚至可能发生较严重的后果。

临床上根据病人的症状、体征及血、尿常规等实验室检查结果，初步诊断为细菌性感染者以及经病原检查确诊为细菌性感染者方有指征应用抗菌药物；由真菌、结核分枝杆菌、非结核分枝杆菌、支原体、衣原体、螺旋体、立克次体及部分原虫等病原体所致的感染亦有指征应用抗菌药物。缺乏细菌或上述病原体感染的证据，诊断不能成立者，以及病毒性感染者，均无指征应用抗菌药物。

有指征应用抗菌药物者，选用抗菌药物应遵循以下基本原则。

（一）尽早确立感染病的病原诊断

确定感染的病原为合理使用抗菌药物的先决条件，在开始抗菌药物治疗之前应尽一切努力留取标本分离出病原微生物（主要为细菌）。多种方法用于临床标本中病原菌的快速检测。所有的快速检测方法中以革兰染色涂片最为简便、费用最低，而且最为有用。革兰染色可用于识别机体正常无菌体液（胸腔积液、腹水、尿液）中存在的病原体及其形态特征。已报警的血培养瓶，进行革兰染色涂片可显示血

流感染的病原菌为革兰阳性菌或革兰阴性菌。痰液涂片革兰染色可帮助确立细菌性肺炎或支气管炎病人感染的病原体。

大便标本革兰染色可提供有用的信息。大便中存在多形核白细胞为某些腹泻病例可以提供有用的线索。正常大便中无多形核白细胞。如检出多形核白细胞提示细菌性胃肠炎，可由志贺菌属、沙门菌属、弯曲菌属或侵袭性大肠埃希菌所致。病毒性胃肠炎、食物中毒、霍乱或非侵袭性非产毒素的大肠埃希菌感染病人的大便中无多形核白细胞。

免疫学方法检测抗原（如 ELISA 或乳胶凝集等）亦用于感染病原的快速检测。新的分子生物学方法也用于感染病原的快速检测。聚合酶链反应（PCR）业已用于检测病人血液中病毒、细菌和其他病原体的 RNA 和 DNA。业已证实 PCR 和其他分子生物学技术包括 DNA 探针可用于感染病原体的快速检测。最后，肯定的病原微生物的鉴定有赖于细菌培养，因此临床医生尤应注意在给予抗菌药物前，应留取恰当的标本，进行病原学检测，如获病原菌应作药物敏感实验。

（二）确定感染病原的敏感性

由于不同的细菌对抗菌药物的敏感性不同，因此分离和鉴定病原菌后必须作细菌药物敏感度试验（药敏），有条件的单位宜同时测定联合药敏，并保留细菌标本，以供做血清杀菌活性试验之用。许多方法用于进行药敏试验。例如，纸片扩散法通过测试药物纸片在固体培养基上的抑菌圈的大小，判断细菌对该种药物是否敏感。E 试验将包被有阶梯浓度的抗菌药物的塑条置于琼脂培养基上，能够精确测定 MIC 值。稀释法有琼脂双倍稀释法和肉汤稀释法，通过测试细菌在含不同浓度药物培养基内的生长情况，判断其抗生素敏感情况。自动化仪器法采用肉汤稀释法为药敏试验的方法。

（三）抗菌药物的经验治疗

对于临床诊断为细菌性感染病人，在未获知细菌培养及药敏结果前，或无法获取培养标本时，可根据病人的感染部位、基础疾病、发病情况、发病场所、先前抗菌药物用药史及其治疗反应等推测可能的病原体，并结合当地细菌耐药性监测数据，先给予抗菌药物经验治疗。待获知病原学检测及药敏结果后，结合先前的治疗反应调整用药方案；对培养结果阴性的病人，应根据经验治疗的效果和病人情况采取进一步诊疗措施。

（四）熟悉选用药物的适应证、抗菌活性、药动学特性和不良反应

抗感染药物选用时应结合其抗菌活性、药动学、药效学、不良反应、药源、价格等而综合考虑。药敏结果获知后是否调整用药仍应以经验治疗后的临床效果为主要依据。应定期对各种抗菌药物作重新评价，了解细菌耐药性变迁、新出现的不良反应、上市后监测等的详细情况。

因抗菌药物各品种在适应证、抗菌活性、药动学（吸收、分布、代谢排泄、消除半衰期、各种给药途径的生物利用度等）、药效学、不良反应等方面存在着差异，因此即使是同类（青霉素类、头孢菌素类、氨基糖苷类、大环内酯类、氟喹诺酮类、硝基咪唑类等）或同代（第一、二、三、四代、五代头孢菌素和第一、二、三代氟喹诺酮类等）药物之间也不宜彼此混用或换用。

（五）按照病人的生理、病理状态合理用药

1. 宿主因素 药物过敏史：应用抗菌药物之前需仔细询问有否抗菌药物过敏史、药物过敏史、过敏性疾病史、过敏性家族史，对有严重青霉素过敏性休克史的病人应避免应用头孢菌素类和碳青霉烯类，宜改用与其结构完全不同的大环内酯类、四环素类、喹诺酮类、林可酰胺类、磷霉素或氨基糖苷类等。

2. 年龄 新生儿体内酶系发育不完全，血浆蛋白结合药物的能力较弱，肾小球滤过率较低（尤以 β-内酰胺类和氨基糖苷类的排泄较慢），故按体重计算抗菌药物用量后，其血药（特别是游离部分）浓度比年长儿和成人为高，消除半衰期也见延长。出生 30 天期间，新生儿的酶系、肝、肾功能不断发育而臻完善，因此宜按日龄调整剂量或给药间期。

老年人的血浆白蛋白减少是普遍现象，肾功能也随年龄增长而日趋减退，故采用同量抗菌药物后血药浓度较青壮年为高，消除半衰期也有延长。故老年人应用抗菌药物，特别是肾毒性较强的氨基糖苷类等时，需根据肾功能情况给予调整，定期监测血药浓度，以确保用药安全。

3. 遗传性及代谢性异常 在某些有特定遗传缺陷的病人，抗菌药物可引起严重的毒性反应，如 G-6-PD 缺乏病人应用磺胺。部分抗菌药物如磺胺类或氯霉素可使磺脲类降糖药的作用增强。头孢菌素类、氯霉素、异烟肼、萘啶酸、呋喃妥因、青霉素类、链霉素、磺胺类和四环素类可致尿糖试验假阳性。利福平可增强肝脏代谢，因此使口服抗凝剂、口服避孕药和巴比妥类的作用减弱。

4. 妊娠 某些抗菌药物可透过血胎盘屏障进入胎儿体内，影响胎儿。美国食品和药品管理局（FDA）根据药物对胎儿安全性的不同进行安全等级分类，以提示人们安全选用药物（表51-2-1）。

表 51-2-1 常用抗菌药物在妊娠期应用时的危险性分类

药　物	分　类
抗菌药物	
氨基糖苷类	
• 阿米卡星、庆大霉素、异帕米星、奈替米星、链霉素、妥布霉素	D
β-内酰胺类	B
• 青霉素类、头孢菌素类、β-内酰胺酶抑制剂、氨曲南、美罗培南、厄他培南	
亚胺培南/西司他丁	C

续表

药　物	分　类
氯霉素	C
氟喹诺酮类	C
• 环丙沙星、氧氟沙星、左氧氟沙星、莫西沙星	
克林霉素	B
磷霉素	B
利奈唑胺	C
大环内酯类	
• 红霉素、阿奇霉素	B
• 克拉霉素	C
甲硝唑	B
呋喃妥因	B
磺胺药/甲氧苄啶	C
替利霉素	C
四环素类	D
万古霉素	C
抗真菌药	
两性霉素 B	B
卡泊芬净	C
氟康唑、伊曲康唑、酮康唑、氟胞嘧啶	C
特比奈芬	B
伏立康唑	D
抗寄生虫药	
阿苯达唑、甲苯达唑	C
阿托伐醌、氯胍	C
氯喹	C
甲氟喹	C
喷他脒	C
吡喹酮	B
乙胺嘧啶	C
奎尼丁	C
奎宁	X
抗分枝杆菌药	
卷曲霉素	C
环丝氨酸	避免应用
氨苯砜	C
乙胺丁醇	安全
利福平	C
沙利度胺	X
乙硫异烟胺	不应用
利福布汀	B
抗病毒药	
阿巴卡韦	C
阿昔洛韦、泛昔洛韦、伐昔洛韦	C

注：美国 FDA 分类：A 类：在孕妇中进行的研究显示为危险性；B 类：动物实验资料无危险性但在人类中研究无足够的资料，或在动物中有毒性，而人类研究资料未显示危险性；C 类：动物实验研究有毒性，人类研究资料不充分，但药物的应用可能利大于弊；D 类：已证实对人类的危险性，但药物的应用可能以获益为主；X 类：人类中可致胎儿异常，危险性大于受益

5. **哺乳期妇女**　抗菌药物自乳汁分泌的量因药物种类而异，此与药物的离子化程度、分子量大小以及脂溶性和水溶性有关。一般情况下，乳汁中的抗菌药物量甚低。然而，即使少量的药物亦可引致乳儿显著的不良反应。乳汁中的萘啶酸和磺胺药可导致 G-6-PD 缺乏乳儿溶血。乳汁中的磺胺药，可影响清蛋白与胆红素结合，从而使游离胆红素升高。青霉素类和头孢菌素类在乳汁中分泌量较少，因此对乳儿相对安全，但亦不除外导致过敏的可能。因此，乳妇用药期间宜暂停授乳。

6. **肝功能不全**　许多抗菌药物经由肝脏代谢灭活或清除，肝功能损害时药物的体内过程受到不同程度的影响。肝病时抗菌药物的应用大致分为以下几种情况：

（1）药物主要由肝脏清除，肝功能减退时清除明显减少，但并无明显毒性反应发生，故肝病病人仍可应用，但需谨慎，必要时减量给药。这类药物包括除红霉素酯化物外的大环内酯类和林克酰胺类。

（2）主要经肝或有相当量药物经肝清除，肝功能减退时药物清除或代谢物形成减少，导致毒性反应发生，此类药物在肝病时宜避免应用。包括氯霉素、利福平、红霉素酯化物、氨苄西林酯化物、异烟肼、两性霉素 B、四环素、土霉素、磺胺药、酮康唑和咪康唑等。

（3）药物经肝、肾两种途径清除，肝功能减退时血药浓度升高，如同时有肾功能损害时则血药浓度升高尤为明显。严重肝病时需减量应用。如美洛西林、阿洛西林、哌拉西林、头孢哌酮、头孢曲松、头孢噻肟、头孢噻吩、氨曲南、培氟沙星、氟罗沙星等。

（4）药物主要由肾排泄，肝功能减退时不需调整剂量。氨基糖苷类（庆大霉素、妥布霉素、阿米卡星等）、青霉素、头孢唑林、头孢他啶、万古霉素、多黏菌素等均属于此类情况。

7. **肾功能不全**　肾功能减退的感染病人接受抗菌药物治疗时，主要经肾排泄的抗菌药物及代谢产物可在体内积聚，以致发生毒性反应，一些肾毒性抗生素尤易发生此种情况。因此，肾功能减退时抗菌药物的应用原则是：①尽量避免使用肾毒性药物，确有应用指征时，必须调整给药方案；②需根据病人感染的严重程度、病原菌对药物的敏感度等，选用肾毒性低或无肾毒性的抗菌药物；③根据肾功能减退程度调整给药剂量及方法。

抗菌药物用于肾功能减退病人时，其剂量的调整可参考以下各方面：①病人肾功能损害程度；②抗菌药物本身肾毒性的高低；③抗菌药物体内过程的特点，如经肾排泄是否为主要途径等；④抗菌药物经透析后可清除的程度。

（1）抗菌药物维持原量或剂量略减：属此类者主要包括由肝脏代谢或主要自肝胆系统排泄的大环内酯类、利福平、多西环素等。青霉素类和头孢菌素类的部分品种以肾、肝为重要清除途径或肝胆系统为主要清除途径者亦属此类药物。肾功能轻度损害时，某些青霉素类如氨苄西林、哌拉西林、苯唑西林和大部分或部分由肝胆系统排泄的头孢哌

8

酮、头孢曲松等均可按原治疗量应用,但在肾功能中度以上损害时则需减量使用。氯霉素和两性霉素 B 虽在肾功能减退时血半衰期仅轻度延长,但由于该两药物具有明显的血液系统毒性或肾毒性,因此宜根据病情权衡利弊后再予以减量应用。

(2)剂量需适当调整者:此类药物无明显肾毒性或仅有轻度肾毒性,但由于排泄途径主要为肾脏,肾功能减退时药物可在体内明显积聚,血半衰期显著延长,因此在肾功能轻、中和重度减退时均需根据肾功能减退情况适当调整药物剂量。青霉素和头孢菌素类的大多品种均属此种情况。氟喹诺酮类中的氧氟沙星亦属此类。

(3)剂量必须减少者:此类药物均有明显肾毒性,且主要经肾排泄。氨基糖苷类、万古霉素、多黏菌素类等均属此类。氨基糖苷类和万古霉素均应在调整剂量时监测血药浓度以防止耳肾毒性的发生。

(4)肾功能损害时不宜应用者:包括四环素类(多西环素、米诺环素除外)、呋喃类、萘啶酸等。四环素、土霉素的应用可加重氮质血症;呋喃类和萘啶酸可在体内明显积聚,产生对神经系统的毒性反应。

(六)感染部位

进入体内的药物,随血液分布到各脏器组织达到病变部位,使该病变部位的药物浓度达到能起治疗作用的有效浓度。抗菌药物在体内分布,一般而言,血液供给丰富的组织,如肝、肺、肾组织中浓度较高。血液供给差的部位,如脑、骨组织、前列腺等较低。各类抗菌药物由于受多种因素的影响,其分布容积可相差甚多,在各组织体液中的分布特点不同。例如脂溶性较高的药物,易于穿透细胞膜进入细胞内,而离子化程度高的水溶性药物则不易穿透生物膜。在呼吸道组织中浓度较高的药物有:大环内酯类、氟喹诺酮类、甲硝唑、利福平、万古霉素、氨基糖苷类、半合成四环素类(米诺环素、多西环素)等。氨基糖苷类在痰中浓度约为血药浓度的30%(10%~40%),可抑制 50%~70%肠杆菌科细菌以及铜绿假单胞菌。但脓痰中的钙、镁离子及脓腔中的酸性及厌氧环境常影响氨基糖苷类的抗菌活性,故单独应用往往不易奏效。β-内酰胺类(主要为青霉素类和头孢菌素类)系通过弥散进入支气管和肺组织中,其痰液或支气管分泌物中的浓度远较血药浓度为低,一般仅为后者的 1%~10%;但因可用较大剂量,且炎症时渗入的药物浓度明显升高,故仍是肺部感染的常用药物之一。氟喹诺酮类如左氧氟沙星、环丙沙星在支气管分泌物中的浓度为同期血浓度的53%~111%,肺组织中的药物浓度可达血浓度的 3~4 倍。克林霉素及林可霉素应用一般剂量后在痰中可达有效浓度,痰液中的糖蛋白成分具有保护细菌的作用,很多抗菌药物不易透入,两者均具较强穿透痰中糖蛋白成分的能力。

(七)下列情况下抗菌药物的应用要严加控制或尽量避免

1. 预防用药估计约占抗菌药物总用量的 30%~40%,

也有报告达 70%以上者,但若不适当的预防用药不仅徒劳无益,反可引起耐药菌的继发感染,并可引起药物不良反应和经济损失,因此抗感染药物的预防应用应有明确的指征。

2. 皮肤和黏膜等局部应用抗菌药物应尽量避免,因易引起耐药菌产生或变态反应。应避免将用于重症感染和多重耐药菌的全身用药供局部应用,主要供局部应用的抗菌药物如新霉素、杆菌肽、莫匹罗星、磺胺醋酰钠等。

3. 病毒性感染和发热原因不明者,除并发细菌感染或病情危重者外,不宜轻易采用抗菌药物。

4. 联合应用抗菌药物必须有明确的指征。临床方面的多数感染用一种抗菌药物即可获得控制,仅少数情况需要联合用药。

(1)联合疗法的效果:抗菌药物联合在体外或动物实验中可以获得"无关"、"累加"、"协同"和"拮抗"四种作用。无关作用指总的作用不超过联合中作用较强者。两抗菌药物联合的结果相当于两者相加的总和时累加作用或相加作用。如两药合用时所得的效果比两药相加时为好,则称为协同作用。拮抗作用是指两者合用时其作用相互抵消。通常联合用药以相加作用最为常见,无关作用亦比较常见,协同作用较为少见,拮抗作用最为少见。联合应用抗菌药物的目的主要在于获得协同作用,至少也应取得相加作用。

(2)抗菌药物联合应用的指征

1)单一药物可有效治疗的感染不需联合用药,仅在下列情况时有指征联合用药:

- A. 病原菌尚未查明的严重感染,包括免疫缺陷者的严重感染。
- B. 单一抗菌药物不能控制的严重感染,需氧菌及厌氧菌混合感染,2 种或 2 种以上复数菌感染,以及多重耐药菌或泛耐药菌感染。
- C. 需长程治疗,但病原菌易对某些抗菌药物产生耐药性的感染,如结核病、某些侵袭性真菌病。
- D. 毒性较大的抗菌药物,联合用药时剂量可适当减少,但需有临床资料证明其同样有效。如两性霉素 B 与氟胞嘧啶联合治疗隐球菌脑膜炎时,前者的剂量可适当减少,以减少其毒性反应。

2)联合用药时宜选用具有协同或相加抗菌作用的药物联合,如青霉素类、头孢菌素类或其他 β-内酰胺类与氨基糖苷类联合。联合用药通常采用 2 种药物联合,3 种及 3 种以上药物联合仅适用于个别情况,如结核病的治疗。此外必须注意联合用药后药物不良反应亦可能增多。

(3)抗菌药物联合应用的缺点:联合用药可能引起拮抗作用,有报道青霉素单药治疗肺炎链球菌脑膜炎的病死率为 21%,而青霉素联合金霉素的病死率为 79%。此外,抗菌药物联合尚可造成细菌耐药性增加,不良反应增多,二重感染发生机会增多,增加医疗费用。

(八)选择恰当的给药方案

1. **给药途径** 抗菌药物全身应用包括静脉给药、肌内给药和口服给药。对于轻、中度感染的大多数病人，应予口服治疗，选取口服吸收良好的抗菌药物品种，不必采用静脉或肌内注射给药。很多抗菌药物均有口服制剂且吸收良好，但氨基糖苷类、多黏菌素类、多烯类、大多数β-内酰胺类等口服后很少吸收，故不能用作口服治疗全身性感染，不过可用于敏感菌所致的肠道感染，或作为肠道手术前肠道准备用药。在下列情况下可先予以注射给药：①不能口服或不能耐受口服给药的病人（如吞咽困难者）；②病人存在可能明显影响口服药物吸收的情况（如呕吐、严重腹泻、胃肠道病变或肠道吸收功能障碍等）；③所选药物有合适抗菌谱，但无口服剂型；④需在感染组织或体液中迅速达到高药物浓度以达杀菌作用者；⑤感染严重、病情进展迅速，需给予紧急治疗的情况（如血流感染、重症肺炎病人等）；⑥病人对口服治疗的依从性差。肌内注射给药时难以使用较大剂量，其吸收也受药动学等众多因素影响，因此只适用于不能口服给药的轻、中度感染者，不宜用于重症感染者。各种β-内酰胺类、氨基糖苷类、林克霉素、磷霉素等均可肌内给药。四环素盐酸盐、红霉素乳酸盐、万古霉素、两性霉素 B 等由于刺激性特强，不宜肌内给药，宜缓慢静脉给药。静脉给药适用于处理重症感染如血流感染、心内膜炎、脑膜炎等，口服或肌内给药由于吸收差或血药浓度低，故均不相宜。接受注射用药的感染病人经初始注射治疗病情好转并能口服时，应及早转为口服给药。

2. 给药间隔时间　为保证药物在体内能发挥最大药效，杀灭感染灶病原菌，应根据药动学/药效学和（或）有无抗菌药物后效应（PAE）制订给药方案，通常每 3～4 个血药半衰期给药 1 次。一日量一般分 2～4 次平均给予，即每 6～12 小时给药 1 次，半衰期长的品种可相应延长给药间隔时间。半衰期较长者或（和）抗生素后效应时间长者可每天给药 1 次。

根据抗菌药物的药效学-药动学（PK/PD）特性可分为浓度依赖性和时间依赖性。浓度依赖性抗生素的杀菌作用和临床疗效在一定范围内与血药浓度成正比，而且与药物在体内持续的时间关系不大，因此单次剂量宜较大，给药间隔时间可适当延长，如氨基糖苷类、氟喹诺酮类。时间依赖性抗生素的杀菌作用和临床疗效主要取决于血与组织中药物浓度超过药物对病原菌最低抑菌浓度（MIC）持续的时间，因此需一天多次给药，如青霉素类、头孢菌素类、碳青霉烯类、β-内酰胺类/β-内酰胺酶抑制剂合剂等β-内酰胺类均属典型的时间依赖性抗菌药物。

3. 剂量与疗程

（1）剂量：抗菌药物的剂量可按体重或体表面积计算，成人病人大多以体重为基础，以 50～60kg（除去过多脂肪的标准体重）为准，同一抗菌药物的剂量可因不同感染、不同病变部位、不同病原菌和不同给药途径等而有差别。

采用普通剂量后，抗菌药物在血中的浓度很快到达有效水平，C_{max} 与 MIC 之比可达数倍至数十倍以上，甚至更

高。因此以常用量治疗敏感菌所致的各种感染，当可迅速获得较好效果，一般无检测血药浓度的必要。但在肾功能减退病人中，应用氨基糖苷类、万古霉素等毒性大，治疗指数较低的药物时进行血药浓度测定仍很重要，因浓度过高会引起耳、肾毒性，过低则不易控制感染。虽药效学和药动学的一些数据可供用药时的参考，但个体间差异较大，故有条件单位仍宜定时检测血中峰、谷浓度，并依此而调整剂量。

抗菌药物在尿中的浓度大多高出血浓度数倍以至数百倍，口服不吸收的药物在粪便中的浓度也远较血浓度为高，经肝肠循环的药物在粪便中也可有较高的浓度，某些抗菌药物在胆汁中的浓度可为血浓度的数倍以至数十倍。因此处理尿路、肠道和胆管感染时应综合考虑病原菌药敏和所选药物在感染部位的浓度及其动态改变，而血药浓度仅具有次要的参考意义。

（2）疗程：抗菌药物的疗程因不同感染而异，一般宜用至体温降达正常、症状消退后 72～96 小时，有局部病灶者需用药至感染灶控制或完全消散。但血流感染、盆腔感染等需较长的疗程方能彻底治愈，并减少或防止复发。

处理血流感染，宜用药至症状消退和迁移性病灶消除后 1～2 周，以彻底清除病原菌。肠杆菌科细菌、铜绿假单胞菌或金黄色葡萄球菌肺炎疗程需延长至 2 周。泌尿生殖道感染的疗程与部位有关，单纯性膀胱炎 3 天、反复发作性尿路感染经 2 周抗感染治疗后尚需预防复发，急性肾盂肾炎疗程一般为 2 周。非淋菌性尿道炎或化脓性宫颈炎疗程一般为 7～10 天，盆腔炎疗程一般为 10～14 天。上述各系统感染如抗菌药物的临床疗效不显著，急性感染在 48～72 小时内应考虑药物的调整。

（林东昉）

第三节　抗菌药物的不良反应

关键词

抗菌药物的不良反应包括毒性反应、变态反应、二重感染。

不良反应（adverse reactions）指的是在常用剂量下由于药物或药物相互作用而发生的与治疗目的无关的有害反应，包括药物引起的毒性反应、变态反应、后遗反应和致畸作用，以及抗菌药物引起的二重感染等。不良反应的发生与所用药物的剂量及时间均密切相关，不良反应的程度可分为轻、中度和重度。抗菌药物除可产生毒性反应和变态反应外，亦可引起人体菌群失调导致二重感染和病原体对药物产生耐药性。而临床医生选用抗菌药物时往往仅注意其治疗作用，而忽略其不良反应，这是造成治疗失败的常见原因。本章节主要讨论抗菌药物的毒性反应、变态反应、二

8

重感染以及不良反应的防治措施。

【毒性反应】

1. **肾脏**　肾脏是多数抗菌药物的主要排泄途径。因此肾毒性相当常见，表现轻重不一。发生肾毒性的抗菌药物主要有氨基糖苷类、多黏菌素类、两性霉素 B、万古霉素、头孢菌素类、青霉素类、四环素类、磺胺药等。病变主要在肾小管，轻者肾小管变性，重者坏死。

氨基糖苷类在肾脏皮质中积蓄，其浓度比血浓度高 10～50 倍，造成肾毒性和肾小管损伤，严重时引起肾小管坏死及急性肾衰竭（肾衰），老年人、脱水者、两种以上肾毒药物联用者尤易发生。各种氨基糖苷类的肾毒性依次为：新霉素＞庆大霉素≥妥布霉素≥阿米卡星≥奈替米星＞链霉素。但现有资料显示，妥布霉素的肾毒性较庆大霉素低，而庆大霉素、奈替米星、阿米卡星、西索米星等的肾毒性则未见差异，约 10%。肝病时应用氨基糖苷类易发生肾毒性，系因肝功能损害导致肾脏血管收缩，肾血流量减低，刺激肾素-血管紧张素系统所致。

头孢菌素类中的头孢噻啶由于肾毒性强，现已基本不用，其他第一代头孢菌素如头孢噻吩和头孢唑啉在用量较大时也具一定肾毒性，与其他肾毒性药物如氨基糖苷类、强利尿剂等合用时尤宜注意。

青霉素类中甲氧西林主要可引起急性间质性肾炎，与应用剂量大小无关，用药后有 10%～15% 的病人发病，采用氨苄西林、阿莫西林等后偶也可引起。用药 7～10 天后可能发生皮疹、发热、嗜酸性粒细胞增高、血尿等，并可导致进行性肾功能损害。

两性霉素 B 可引起肾血管的收缩，导致肾皮质缺血和肾小球滤过率减少。剂量较大时尚有导致不可逆性急性肾衰竭的可能。近年来应用于临床的两性霉素 B 含脂制剂，与两性霉素 B 去氧胆酸盐相比，减少了肾脏的药物浓度，因此血肌酐值升高及低血钾等显著减少。

磺胺药和喹诺酮类较大量长期应用时可在肾小管内结晶析出，引起血尿或梗阻性肾病，甚至发生少尿或急性肾衰竭。四环素类抑制蛋白合成，加速分解，因而加剧氮质血症、酸中毒等，但多西环素对肾脏损害少。利福平偶可引起间质性肾炎，常伴有流感样综合征。万古霉素与其他多肽类抗生素（多黏菌素类、杆菌肽类）相同，主要损及肾小管。

肾毒性的最早表现为蛋白尿和管型尿，继而尿中出现红细胞，尿量增多或减少、尿 pH 大多自酸性转为碱性、氮质血症、肾功能减退、尿钾排出增多等。一般于给药 3～6 天后发生，停药后 5 天内消失或逐渐恢复。少数病人可出现急性肾衰竭、尿毒症等。

2. **神经精神系统**

（1）中枢神经系统：青霉素类特别是青霉素全身用量过大或静注速度过快时，可对大脑皮质产生直接刺激，出现肌阵挛、惊厥、癫痫、昏迷等严重反应，称为"青霉素脑病"，

一般在用药后 24～72 小时内出现（8 小时～9 天）。尿毒症时更易发生。为避免神经系统毒性，青霉素剂量不宜过大，并应分次给药而不做持续静脉滴注。亚胺培南-西司他丁和氟喹诺酮类如在中枢神经系统的浓度过高，可导致脑中 γ-氨基丁酸（GABA）与其受体结合受阻，出现惊厥、癫痫等。氟喹诺酮类可透过血-脑脊液屏障，脑膜有炎症时尤甚。

（2）脑神经：氨基糖苷类、万古霉素、卷曲霉素等全身应用后可影响听力和（或）前庭神经功能。耳膜穿孔者局部滴入多黏菌素类、氯霉素、红霉素、庆大霉素等也可引起听力下降。前庭功能损害常为暂时性，可通过其他平衡器官得到代偿，听力损害较难恢复。耳毒性的发生机制与内耳淋巴液中药物浓度较高有关，因为药物在内耳淋巴液中的半衰期远较在血液中的半衰期长（10～15 倍）。

氨基糖苷类均具有一定耳毒性，各种氨基糖苷类损害前庭功能的毒性依次为链霉素＞庆大霉素＞妥布霉素＝卡那霉素＝阿米卡星＝新霉素＞奈替米星。对耳蜗神经毒性的大小依次为新霉素＞阿米卡星＝卡那霉素＞妥布霉素＝庆大霉素＝链霉素＞奈替米星。临床常用品种中以奈替米星及异帕米星的耳毒性略弱。其他抗生素如万古霉素、多黏菌素类、米诺环素、紫霉素、卷曲霉素等也具一定耳毒性，红霉素、氯霉素等偶也可引起。孕妇应用氨基糖苷类时药物可通过胎盘而影响胎儿耳蜗。

米诺环素常可发生短暂的耳前庭损害如眩晕、耳鸣、共济失调、无力、恶心、呕吐等，对老年人尤应注意，一般于服药后 3 天内发生。

链霉素、异烟肼等引起的视神经炎及视神经萎缩也曾有报道。因过敏性反应引起的表皮松解萎缩症，则可使眼睑粘连及产生假膜层、角膜瘢痕形成等；文献报道对视神经有影响的抗菌药物尚有磺胺药、卡那霉素、新霉素、四环素等。

（3）神经肌肉接头：氨基糖苷类、多黏菌素类、四环素类用后可产生神经肌肉接头阻滞作用，引起肌肉麻痹。大剂量氨基糖苷类快速静脉滴注或放置胸、腹腔可引起眼睑下垂、麻痹、复视、四肢无力等，严重者可有呼吸肌麻痹，合用乙醚、肌松剂、老年、重症肌无力及肾功能减退者更易发生。此与氨基糖苷类等可与钙离子竞争结合，使神经末梢的乙酰胆碱释放受阻有关。给予钙剂及新斯的明可改善症状。多黏菌素类引起的呼吸抑制，防治措施以人工呼吸为主。

（4）周围神经：氨基糖苷类、多黏菌素、异烟肼、硝基呋喃类等可引起周围神经炎，其与钙离子缺乏、维生素 B_6 缺乏、药物直接刺激末梢神经等因素有关。链霉素、多黏菌素类、庆大霉素等注射后可引起口唇及手足麻木，严重者伴头昏、面部和头皮麻木、舌颤等，可能系药物与钙离子螯合所致。呋喃类所致的多发性周围神经炎主要见于较长期服用较大剂量的病人。

（5）精神症状：氯霉素、青霉素等有时可引起精神症状如幻视幻听、定向力丧失、狂躁吵闹、失眠、猜疑等，或表现为忧郁症，可有自杀企图。氯霉素有可能使中枢神经系的抑制过程受到损害，致兴奋性相应增高。普鲁卡因青霉素引起的精神症状，可能为药物微粒阻塞肺、脑血管之故，也可能属于普鲁卡因的过敏反应。链霉素和四环素类偶可引起精神失常或欣快症。近年随着氟喹诺酮类药物的广泛应用该类药物引起的精神症状已越来越受到人们的关注，如幻听、幻觉、抑郁症等，上述反应尤其常见于肾功能减退而药物未减量或原有中枢神经系统病变者。

3. 肝脏　四环素静脉注射量较大或长期口服时有可能导致急性或亚急性肝细胞脂肪变性，孕妇、长期口服避孕药者、肾功能或肝功能减退者及血浆清蛋白低下者尤易发生，药物的血浓度增高为发病的主要环节。

红霉素酯化物可引起胆汁淤积性黄疸，有人认为属毒性反应，但不少学者认为是变态反应所致。大环内酯类中最易引起本病者为依托红霉素（俗称"无味红霉素"），其他如红霉素乳糖酸盐、交沙霉素、罗红霉素等偶也可引起。

磺胺药也有引起肝脏损害的可能，严重者可发展为急性或亚急性肝坏死。发病机制可能毒性和变态反应两者兼而有之。

抗结核药物中异烟肼、利福平、对氨水杨酸、吡嗪酰胺、乙硫异烟胺等均可引起一定肝损害，主要是毒性反应。异烟肼的肝毒性可分轻型和肝炎型两种，轻型者可完全无症状，仅有转氨酶升高；肝炎型则可出现病毒性肝炎的各种表现，病情往往较危重。利福平对肝脏的毒性表现为转氨酶升高、肝大、黄疸等，以一过性血清转氨酶升高最为多见；与异烟肼合用尤易发生。此外，利福平尚可与胆红素竞争与蛋白结合，使游离胆红素增多而导致高胆红素血症。

呋喃妥因等的肝损害可能为一种免疫反应，主要表现为胆汁淤积，偶伴有散在性肝细胞坏死，多发生在用药后数周。临床上可出现发热、皮疹、黄疸、嗜酸性粒细胞增多等，预后良好。

两性霉素 B 的疗程一般较长，在过程中常可出现肝毒性如血清转氨酶升高、黄疸、肝大等，剂量较大时犹然。两性霉素 B 含脂类制剂由于网状内皮组织较丰富的器官，如肝脏、脾、肺浓度高，故其对肝功能的影响与两性霉素 B 相比并非少见。

很多抗菌药物如 β-内酰胺类、氟喹诺酮类、林可酰胺类、大环内酯类、灰黄霉素等均可引起肝损害，表现为一过性或短暂的血清转氨酶升高。据报道替马沙星及曲伐沙星可引起严重的肝毒性，其原因可能与药物在肝脏中的代谢产物作为半抗原，引起一系列免疫反应，包括肝脏嗜酸性变。

4. 血液系统

（1）贫血：氯霉素是最易引起再障的抗菌药物，其发生与剂量大小无关。多见于 12 岁以下的女性儿童，病人大多

有慢性荨麻疹、湿疹等过敏性疾病。G-6-PD 缺乏时可诱发溶血性贫血的抗菌药物尚有磺胺药、呋喃类等。

两性霉素 B 可与红细胞膜上的固醇结合，使细胞膜的通透性改变而发生溶血。

β-内酰胺类如青霉素类、头孢菌素类等偶可因附着于红细胞膜上的抗原与相应抗体结合，或免疫复合物在补体的作用下非特异地吸附于红细胞膜上，并发生作用而引起溶血性贫血。后者的直接 Coombs 试验多呈阳性。

氟喹诺酮类药物如环丙沙星、诺氟沙星等应用后偶可出现严重溶血性贫血，伴多脏器功能损害。

（2）白细胞减少或（和）血小板减少：很多抗菌药物如氯霉素、磺胺药、β-内酰胺类、大环内酯类、氟胞嘧啶、氨基糖苷类、四环素类、两性霉素 B、利奈唑胺等均可引起白细胞和（或）血小板减少，但发生率一般均较低，停药后很快恢复，临床上可无症状。其机制可为药物对骨髓幼稚细胞的抑制，或系一免疫反应。氯霉素、灰黄霉素等尚可引起粒细胞缺乏症而出现高热、咽痛、口腔糜烂等。

（3）凝血机制异常：β-内酰胺类可抑制肠道内产生维生素 K 的菌群，维生素 K 缺乏将使凝血酶原的合成减少和依赖维生素 K 的凝血因子 Ⅱ、Ⅶ、Ⅸ、Ⅹ 等的水平降低。拉氧头孢、头孢哌酮、头孢孟多、头孢匹胺等的结构中尚含有 N-甲基硫化四氮唑，后者与谷氨酸的结构相似，因而可干扰维生素 K 所参与的羧化反应。

多种 β-内酰胺类如拉氧头孢、青霉素、羧苄西林等能非特异地与血小板膜结合，从而阻断 ADP 与特异性受体的结合，使血小板的凝聚功能发生障碍。

5. 胃肠道　多数抗菌药物口服或注射后胆汁中浓度较高者可引起恶心、腹胀、呕吐、腹泻等胃肠道反应。化学性刺激是产生胃肠道反应的主要原因，但也可是肠道菌群失调的后果，或两者兼而有之。四环素类引起的胃肠道反应最为常见，尤其多西环素等较重。甘氨酰环素类的替加环素，其常见的不良反应也以恶心、呕吐、腹泻等消化道不良反应最常见。大环内酯类中以红霉素（碱）口服后的胃肠道不良反应为最多见，其他如乙酰麦迪霉素、罗红霉素、阿奇霉素、克拉霉素等的胃肠道反应较少而轻微。氯霉素、氨基糖苷类、磺胺药等口服后也易发生胃肠道反应，但程度一般较四环素类为轻。

除菌群交替性腹泻外，很多抗菌药物（不仅是林可酰胺类）可引起假膜性肠炎。

6. 局部　许多抗菌药物肌注、静注或气溶吸入后可引起局部反应。肌注后发生局部疼痛者相当多见，可有硬结形成，青霉素钾盐的情况尤为突出。静注或静滴抗菌药物后，如浓度过高或速度过快常可导致血栓性静脉炎，伴不同程度的疼痛和静脉变硬，这一情况尤易发生于静滴红霉素乳糖酸盐及两性霉素 B 后。近年来氟喹诺酮类药物的注射剂如左氧氟沙星、环丙沙星、加替沙星静滴速度过快常可导致血栓性静脉炎。常用的气溶吸入药物为氨基糖苷类、

8

两性霉素 B 等,如吸入的浓度过高,易出现咽痛、呛咳等上呼吸道刺激症状。

7. 其他　四环素类用后可沉积于牙齿及骨骼,可引起牙齿黄染、牙釉质发育不全和小儿骨骼生长抑制。早产儿和新生儿应用大剂量氯霉素(每天>100mg/kg)后可出现灰婴综合征。婴幼儿应用四环素类后可出现良性颅内压升高。两性霉素 B 可引起心肌损害,静滴过快时有出现心室颤动、心脏骤停的可能。不纯制剂引起的发热反应多见于两性霉素 B,偶见于万古霉素。较大剂量氯霉素治疗伤寒沙门菌感染可因细菌大量死亡,释放出大量内毒素导致治疗休克。

抗菌药物所致毒性反应的防治原则如下:

(1) 每一种抗菌药应用后均可发生一些毒性反应,某些且是比较严重的。因此,应用任何抗菌药物前应充分了解其可能发生的各种反应及其防治对策,这对新上市的药物尤为重要。剂量宜按生理和病理状况(特别是肾、肝功能)而确定。因药动学的个体差异常较大,故有条件时应定期监测血药浓度,毒性较大的抗菌药物如氨基糖苷类、万古霉素、氯霉素用于新生儿时尤有必要。疗程必须适当,并及时停药。在疗程中严密观察可能发生的一切反应及其先兆症状,并做必要的血、尿常规,血小板计数,肝、肾功能等实验室检查。

(2) 慎用毒性较强的抗菌药物如氨基糖苷类、两性霉素 B、万古霉素、多黏菌素类等,对老年人、婴幼儿、孕妇等尤其特别注意。联用抗菌药物时应警惕产生协同毒性及相互作用的可能。早产儿和新生儿以不用氯霉素为宜,必须应用时要监测血药浓度。孕妇和乳妇应避免用四环素类。

(3) 发生轻度毒性反应时一般可对症处理,发生中度至重度毒性反应及时减量、停药或改用毒性较低的抗菌药物。大多数毒性反应于停药后可望迅速减轻或消失。

(4) 除少数例外,避免在鞘内、脑室内应用抗菌药物,在胸、腹腔及关节腔内注入抗菌药物一般并无必要。

(5) 氨基糖苷类、氟喹诺酮类、亚胺培南-西司他丁等静滴的速度宜慢,一次滴注时间不宜少于 1 小时。氨基糖苷类所致的神经肌肉接头阻滞可采用新斯的明静注或肌注处理,成人每次 0.1mg。氟喹诺酮类、亚胺培南-西司他丁引起的惊厥或癫痫一般在减量、停药和应用地西泮静注(成人每次 5～10mg)后可望控制。

(6) 链霉素注射后发生的口周及手足麻木可应用葡糖酸钙、氯化钙等以减轻症状;异烟肼等引起的周围神经炎可用较大量的维生素 B_6 治疗;药物引起的血小板减少及出血可给予抗凝药,必要时可考虑输血或血小板;口服抗菌药物宜采用最小剂量以减少胃肠道反应,但一般不宜与氢氧化铝制剂或牛奶同服。肌注疼痛显著者可加用局麻剂如利多卡因等;氯霉素等引起的精神症状,病人可能有自杀企图,宜严加防卫。

(7) 18 岁以下青少年及婴幼儿应避免使用氟喹诺酮类。有中枢神经系统病变者以及服用抗精神病药或三环类

抗抑郁药的病人不宜与胺碘酮、索他洛尔、西沙比利等易引起 QT 间期延长的药物合用。

【变态反应】

1. 过敏性休克　以青霉素引起者最为常见,发生率为 0.004%～0.015%,病死率 5%～10%。约半数病人的症状发生在注射后 5 分钟内,注射后 3 分钟内发生者占 90%。青霉素过敏性休克多见于 20～40 岁的成年人,女性比男性多,年老者和 12 岁以下儿童比较少见。各种途径如注射、口服、点眼、滴鼻、皮试、气溶吸入等都可引起过敏性休克,以注射给药者最为多见。

过敏性休克的临床症状可分四组:①呼吸道阻塞症状;②微循环障碍症状,苍白、冷汗、脉细、血压下降等;③中枢神经系统症状,如昏迷、抽搐等;④皮肤过敏反应、瘙痒、荨麻疹等。为防止过敏性休克的发生,应用抗菌药物,特别是青霉素、链霉素等前必须详细询问既往用药史、药物过敏史、过敏性疾病史及过敏性家族史。使用各类青霉素类制剂前必须先做皮试,已停用 7 天以上(小儿 3 天以上)。病人第一次注射青霉素后应观察 30 分钟才可放行。过敏性休克必须立即就地抢救,切忌远道运送。肾上腺素为首选药物。其他选用药物有血管活性药物、扩容剂、肾上腺皮质激素、抗组胺药物、葡萄糖酸钙等。喉头水肿严重引起窒息时,应及早做气管切开术。

除青霉素类和氨基糖苷类(链霉素、庆大霉素等)外,磺胺药、四环素类、林可酰胺类、大环内酯类、氯霉素、利福平等也偶可发生过敏性休克。青霉素类与头孢菌素类之间可以发生交叉变态反应,虽发生率不高,仍应密切注意。

2. 药物热　药物热的潜伏期一般为 7～12 天,短者仅 1 天,长者达数周。热型大多为弛张型或稽留热。多数同时伴有皮疹,后者的出现可先于发热。停药后 2～3 天内大多可以退热,周围血象中嗜酸性粒细胞往往增多。药物热的主要诊断依据如下:

(1) 应用抗菌药物后感染得到控制,体温下降后又再上升。

(2) 原来感染所致的发热未被控制,应用抗菌药物后体温反而较未用前为高。

(3) 发热或热度增高不能用原有感染解释,而且也无继发感染的证据。病人虽有高热,但其一般情况良好。

(4) 某些病人尚伴有其他变态反应如皮疹、嗜酸性粒细胞增多等。

(5) 停用抗菌药物后热度迅速下降或消退。药物热可发生于应用各类药物后,但仍以应用 β-内酰胺类药物后最为常见。

3. 皮疹　各型皮疹均有所见,以剥脱性皮炎、大疱表皮松解萎缩性皮炎、渗出性红斑的预后较严重,以荨麻疹、斑丘疹、麻疹样皮疹比较多见。皮疹多于治疗开始后 10 天左右出现,以往曾接受同一抗菌药物的病人,则可予给药后数小时到一两天内迅速出现;一般持续 5～10 天后消退,或

停药后 1~3 天内迅速消退。

每种抗菌药物均可引起皮疹,常见抗菌药物如青霉素、链霉素、氨苄西林、磺胺药等由于应用广,有关报道也较多。青霉素所致者以荨麻疹及麻疹样皮疹为最常见,链霉素所致者则多表现为广泛的斑丘疹,氨苄西林和阿莫西林所致者多为斑丘疹或荨麻疹,磺胺药所致者以麻疹样皮疹较多见。

在抗菌药物应用过程中所发生的稀疏皮疹虽多数可自行消退,但因少数病人的皮疹可发展为剥脱性皮炎等而危及生命,故以及时停药为妥。对有轻型皮疹而必须继续用药者,则宜在采取相应措施(给予肾上腺皮质激素、抗组胺药物等)下严密观察。如皮疹继续发展,并伴有其他变态反应及发热者应立即停药,同时加强抗过敏治疗。

4. **血清病样反应**　多见于应用青霉素的病人,除并发喉头水肿或脑部的血管神经性水肿者外,血清病样反应是一种较轻的变态反应,停药即可,无需特殊处理。

5. **血管神经性水肿**　大多数为青霉素所引起,一般并不严重,但波及呼吸系统及脑部时有危及生命的可能。过敏性休克中的呼吸道阻塞显然也是血管神经性水肿所致。四环素类、氯霉素、红霉素、链霉素等也可引起本病。

6. **嗜酸性粒细胞增多症**　大多与其他变态反应如血清病样反应、药物热、皮疹、过敏性休克等同时出现,但在少数情况下也可单独发生,此时有助于过敏反应的判断。

7. **接触性皮炎**　与链霉素、青霉素等抗菌药物经常接触的工作人员如药厂分装人员、医护人员等有发生接触性皮炎的可能,一般于接触后 3~12 个月内发生。皮炎每出现于两手、手臂、眼睑、颈部等处,表现为皮肤瘙痒、发红、丘疹、眼睑水肿、湿疹等,停止接触后皮炎逐渐消退。

8. **光敏反应**　可发生于应用四环素类过程中皮肤直接暴露于天光下的易感者,以应用地美环素为最多见。在应用青霉素类、头孢菌素类、氨基糖苷类、氯霉素、氟喹诺酮类等的疗程中也有所见。后者以司帕沙星、洛美沙星引起光敏反应为常见。临床表现为不同程度的日光灼伤,暴露处有红、肿、热、痛,继以水疱和渗液。以热带和南方地区多见。氟喹诺酮类发生光敏反应的机制为该类药物在光分解的同时产生游离单价自由基攻击细胞脂质膜,诱发炎性反应,并导致 DNA 破坏所致。

9. **溶血尿毒综合征**　表现为用药后出现溶血性贫血、肾衰竭、肝功能损害、弥散性血管内凝血(DIC)以及低血糖等反应。发生机制不明,氟喹诺酮类药物中环丙沙星、诺氟沙星和氧氟沙星在应用过程中偶有发生。

10. **其他**　抗菌药物还可导致的再生障碍性贫血、溶血性贫血、白细胞减少、血小板减少、胆汁淤积性黄疸、各种脏器损害、间质性肾炎等。

【二重感染】

二重感染是抗菌药物应用过程中出现的新感染。当较长期应用广谱抗菌药物后,体内敏感菌群受到抑制而未被抑制者则乘机大量繁殖。此外,严重原发疾病、大手术、应用肾上腺皮质激素和抗代谢药物等均可损害人体的免疫功能,也为细菌入侵和继发感染创造有利条件。在肠道、呼吸道等部位未被抑制的细菌及外来细菌均可乘虚而入,并导致二重感染。

二重感染的病原菌主要有革兰阴性杆菌、真菌、葡萄球菌属等,可引起有口腔及消化道感染、肺部感染、尿路感染、血流感染等。发生率为 2%~3%,一般出现于用药后 3 周内,多见于长期应用广谱抗菌药物者、婴儿、老年人、有严重原发病(如恶性肿瘤、白血病、糖尿病、肝硬化等)者及进行腹部大手术者。其中抗菌药物应用过程中发生的假膜性肠炎,以氨苄西林、林克酰胺类等的发生率较高。在抗菌药物应用过程中或停药后 2~3 周内发生。假膜性肠炎由艰难梭菌产生的外毒素所引起。病人有大量水泻,粪便含黏液、血、少数有斑片状假膜排除,伴发热、腹痛、恶心、呕吐。重症病人有水、电解质、酸碱平衡紊乱、循环衰竭等。治疗应停用抗菌药物,给予甲硝唑口服,若甲硝唑无效时也可考虑采用万古霉素(或去甲万古霉素)口服。不宜加用抗肠蠕动药物如盐酸洛哌丁胺等。

二重感染的病原菌常对多种抗菌药物耐药,加以人体抵抗力因原发病和(或)原发感染而显著降低,因此二重感染常难以控制而有较高的病死率。所以在长期应用抗菌药物的过程中应提高警惕,定期检查口腔并送验尿、粪、痰等标本,作细菌和真菌检查,有阳性发现时如可能应及早停药,并用相应的有效药物治疗。

【临床特殊情况的思考和建议】

妇产科感染诊治的关键在于明确感染的诊断,评估病人采用局部用药治疗还是需要全身系统给药。用药前应采取适当的标本行病原学检查。选用抗菌药物需要考虑感染部位的常见病原菌及敏感性、抗菌药物的药效学及药动学以及病人的病理生理状况等。根据 PK/PD 原理制订恰当的给药方案,疗程依不同疾病而异。如有指征,进行外科干预。

参考文献

1. Eliopoulos GM, Moellering RC. Principle of anti-infectivetherapy. InBennett JE, Dolin R, Blaser ML. Mandell, Douglas, and Bennett's principles and practice of infectious diseases, 8thed, Pennsylvania, Churchill Livingstone, 2015:224-234

2. Gilbert DN, Moellering RC, Eliopoulos GM, et al. The Sanford guide to antimicrobial therapy. 45th ed. Sperryville, Virginia, USA. Antimicrobial Therapy, 2015:4-67

3. 张婴元,汪复. 实用抗感染治疗学. 北京:人民卫生出版社, 2012:47-55,111-127,195-502

4. 张婴元. 抗感染药物的临床应用. 见:陈灏珠、林果为. 实用内科学. 第 14 版. 北京:人民卫生出版社,2013,291-317

(刘　杨)

第五十二章　妇科肿瘤化疗

第一节　概　述

关键点

化疗在妇科恶性肿瘤的治疗中占有重要的地位。妊娠滋养细胞肿瘤是化疗可以治愈的妇科肿瘤，化疗是上皮性卵巢癌术后主要的辅助治疗。

妇科恶性肿瘤的治疗主要以手术治疗为主，化疗占有重要的地位，其中妊娠滋养细胞肿瘤是化疗可以治愈的妇科肿瘤。化疗前评估很重要，必须了解化疗的目的、适应证和禁忌证、常用化疗药物的作用机制和毒副作用防治、联合化疗设计原则、影响化疗的生物学和药理学因素、肿瘤细胞异质性和耐药性，同时也要考虑病人年龄、是否保留生育功能，以及病人耐受性、依从性、经济条件等。妇科恶性肿瘤化疗规范遵循 FIGO 和 NCCN 指南。

【肿瘤根据对化疗反应的高低分类】

第 1 类：化疗可治愈肿瘤（妊娠滋养细胞肿瘤）。

第 2 类：化疗能延长大多数病人生存，但不能治愈（上皮性卵巢癌）。

第 3 类：化疗有效，但不能延长生存（子宫肉瘤）。

第 4 类：化疗无效的肿瘤（恶性黑色素瘤）。

【妇科恶性肿瘤化疗类型和目的】

1. 术后辅助化疗减少复发转移，提高治愈率，延长生存时间（卵巢癌）。

2. 根治性化疗采用化疗可以治愈（妊娠滋养细胞肿瘤）。

3. 晚期或转移肿瘤姑息化疗延长生存时间、改善生活质量。

4. 术前新辅助化疗保留重要器官，提高局控率和手术完整切除率。

5. 同步放化疗提高治疗效果、改善局控率，延长生存

（宫颈癌、子宫内膜癌）。

6. 局部化疗在局部造成药物高浓度直接杀伤肿瘤细胞（卵巢癌腹腔化疗）。

7. 维持化疗减少复发，缓解病情（靶向治疗）。

8. 巩固化疗消灭残余细胞（妊娠滋养细胞肿瘤常用）。

【妇科肿瘤化疗禁忌证】

1. 年迈体弱或恶病质。

2. PS 评分≥3 分，KPS＜70 分。

3. 骨髓功能低下，白细胞＜$3.0×10^9$/L，血小板＜$50×10^9$/L，严重贫血营养障碍、血浆蛋白低下者或有出血倾向者，或以往多程放化疗者；出血或并发严重感染者。

4. 重要脏器的损害或病变者（心、肺、肝、肾等、肠穿孔、肠梗阻）。

5. 血象以及肝肾功能不符合化疗的要求。

6. 骨髓转移。

7. 肾上腺皮质功能不全。

8. 没有控制的精神疾病病人。

9. 妊娠是相对禁忌，必须在充分告知的情况下化疗。

【妇科常用抗肿瘤药物】

1. 烷化剂直接作用于 DNA 上，影响蛋白质合成。主要药物：环磷酰胺、异环磷酰胺、氮烯咪胺（达卡巴嗪）。

2. 抗代谢类干扰 DNA 和 RNA 的合成。主要药物：甲氨蝶呤、氟尿嘧啶、吉西他滨、培美曲赛。

3. 抗肿瘤抗生素类通过抑制酶的作用和有丝分裂或改变细胞膜来干扰 DNA，为细胞周期非特异性药物。主要药物：多柔比星、脂质体多柔比星、表柔比星、博来霉素和放线菌素 D。

4. 植物类药都是植物碱和天然产品，可以抑制有丝分裂或酶的作用，影响蛋白质合成。

主要药物：长春新碱、长春花碱、紫杉醇、多西他赛、依托泊苷、拓扑替康。

5. 铂类顺铂、卡铂、草酸铂、奈达铂。

6. 激素类有抗雌激素类有托瑞米芬、三苯氧胺（他莫

昔芬,tamoxifen)。芳香化酶抑制剂有依西美坦、来曲唑、阿那曲唑。常用孕激素类药物有甲羟孕酮、甲地孕酮。性激素类还包括戈舍瑞林、亮丙瑞林。

7. 靶向类药物主要有小分子药物和单克隆抗体。用于临床的小分子药物有伊马替尼、索拉非尼、拉帕替尼、奥拉帕尼(olaparib,用于 *BRAC1/2* 突变的原发或者复发卵巢高级别浆液性癌病人的维持治疗);单克隆抗体有利妥昔单抗、西妥昔单抗、贝伐单抗、曲妥珠单抗;妇科恶性肿瘤常用药物有抗血管生成药物贝伐单抗(bevacizumab)和PARP抑制剂奥拉帕尼。

【联合用药设计原则】

妇科恶性肿瘤化疗多采用联合化疗。根据不同肿瘤细胞的细胞动力学、化疗药物动力学、代谢途径和药物相互作用、耐药机制、肿瘤异质性选择联合用药。首先必须单药作用有效,联合化疗的药物具有不同的作用机制和相加或协同作用,应选择细胞周期特异性和非特异性的药物联合。

【抗肿瘤药物用药注意事项】

在妇科恶性肿瘤化疗临床工作中,我们不仅要了解抗肿瘤药物的作用机制和毒副作用,同时还要了解抗肿瘤溶媒限制和给药浓度、用药途径以及序贯顺序。例如只能用葡萄糖溶解的有紫杉醇、奥沙利铂、洛铂、达卡巴嗪、多柔比星脂质体;只能用盐水溶解的有培美曲塞二钠、依托泊苷、替尼泊苷、奈达铂、吉西他滨、贝伐单抗。异环磷酰胺溶媒须用生理盐水或复方氯化钠稀释,不能用乳酸钠林格液稀释。抗肿瘤药物给药浓度限制:依托泊苷静脉化疗浓度不超过 0.25mg/ml,表柔比星溶液浓度不超过 2mg/ml,多西他赛(多帕菲、泰索帝):浓度不得超过 0.74mg/ml。博来霉素终身剂量 360~400mg/m²。

妇科恶性肿瘤的化疗多以静脉化疗为主,根据肿瘤转移部位,也可采取腹腔化疗、动脉灌注、鞘内给药等注射方式。需要控制胸腹水时,多采取腔内给药;绒癌脑转移,全身给药进入脑脊液的药物浓度不足,常辅以鞘内注射。在给药次序上,要注意药物是否有相互拮抗或限制。如 TP 或 TC 方案,先用紫杉醇,再用铂类。

(鹿　欣)

第二节　化疗前评估

> **关键词**
>
> 化疗前评估十分重要。化疗前充分了解化疗的目的、适应证和禁忌证;完善化疗前准备,常规行 KPS 和 PS 评分。熟悉化疗药物的作用机制和毒不良反应,以及影响化疗的生物学和药理学因素。

化疗不仅对肿瘤细胞具有杀伤作用,对人体正常细胞

也有一定的毒副作用,因此在进行化疗前,应该对病人的全身体能状况、重要脏器功能状态(心脏、肾脏、肝脏、外周血象等)进行全面的评估,了解有无化疗禁忌证。如果存在重要脏器的功能障碍,则不能进行化疗或调整化疗方案。

【体能状态】

目前,评估体能状态(performance status,PS)多采用KarnofskyPerformance Status (KPS)和美国东部肿瘤协作组(Eastern Cooperative Oncology Group,ECOG)的 PS 标准。KPS 标准见表 52-2-1。

表 52-2-1　Karnofsky(卡氏,KPS,百分法)功能状态评分标准

体力状况	评分
正常,无症状和体征	100 分
能进行正常活动,有轻微症状和体征	90 分
勉强进行正常活动,有一些症状或体征	80 分
生活能自理,但不能维持正常生活和工作	70 分
生活能大部分自理,但偶尔需要别人帮助	60 分
常需要人照料	50 分
生活不能自理,需要特别照顾和帮助	40 分
生活严重不能自理	30 分
病重,需要住院和积极的支持治疗	20 分
重危,临近死亡	10 分
死亡	0 分

注:得分越高,健康状况越好,越能耐受治疗给身体带来的不良反应,因而也就有可能接受彻底的治疗。得分越低,健康状况越差,若低于 60 分,许多有效的抗肿瘤治疗就无法实施

一般健康状态(PS)评分:评价病人的体能状态(PS),即从病人的体力来了解其一般健康状况和对治疗耐受能力。通常也采用美国东部肿瘤协作组(ECOG)的评分系统,见表 52-2-2。

表 52-2-2　体能状态

体力状况	评分
活动能力完全正常,与起病前活动能力无任何差异	0 分
能自由走动及从事轻体力活动,包括一般家务或办公室工作,但不能从事较重的体力活动	1 分
能自由走动及生活自理,但已丧失工作能力;日间不少于一半日间时间可以起床活动	2 分
生活仅能部分自理,日间一半以上时间卧床或坐轮椅	3 分
卧床不起,生活不能自理	4 分
死亡	5 分

注:得分越高,健康状况越差,若 PS≥3 分,则不能予以抗肿瘤治疗

(鹿　欣)

8

第三节　妇科恶性肿瘤常用化疗方案

关键词

　　妇科恶性肿瘤化疗方案遵循 FIGO 和 NCCN 指南。上皮性卵巢肿瘤的术后化疗以 TC 或 TP 为主;生殖细胞肿瘤和性索间质肿瘤多选用 PEB 或 PVB 方案化疗;低危滋养细胞肿瘤选择 MTX 或 Act-D 单药化疗,高危滋养细胞肿瘤给予以 EMA/CO 为主的联合化疗。

　　卵巢肿瘤是常见的妇科肿瘤,其组织学类型繁多,不同类型的肿瘤有不同的生物学行为。卵巢肿瘤可发生于任何年龄。卵巢生殖细胞肿瘤常见于青春期女性,性索-间质肿瘤多发生在生育年龄妇女,而卵巢上皮性恶性肿瘤在绝经后妇女多见。上皮性肿瘤是最常见的卵巢肿瘤,约占卵巢肿瘤总数的 60%～70%,包括浆液性肿瘤、黏液性肿瘤、内膜样肿瘤、透明细胞肿瘤、Brenner 瘤等。

　　卵巢恶性肿瘤致死率居妇科恶性肿瘤首位。70%～80% 的卵巢上皮性恶性肿瘤诊断时已是晚期,60%～70% 在 3 年内复发,5 年生存率在 30% 左右。卵巢恶性肿瘤早期常无症状,晚期可有消化道和压迫等症状,但常为非特异性。直接蔓延、腹腔种植和淋巴转移是卵巢恶性肿瘤的主要转移途径。手术是卵巢恶性肿瘤主要治疗手段,术后根据手术病理分期等决定是否辅助化疗。

【上皮性卵巢癌/输卵管癌的化疗】

　　1. **上皮性卵巢癌/输卵管癌的化疗指征**　早期低危的上皮性卵巢癌不推荐化疗,早期高危病人以及晚期病人术后均应予以以铂类为基础的化疗。FIGO I 期高危病人多采用 3～6 疗程的 TC 或 TP 化疗;FIGO II 期及以上的病人给予 6 个疗程化疗。化疗指征详见表 52-3-1。

表 52-3-1　NCCN 上皮性卵巢癌/输卵管癌的化疗指征(2017)

FIGO 分期	病理分级	干预措施
完全分期手术后		
	G₁	观察
I A 或 I B	G₂	观察或化疗 3～6 个疗程
	G₃ 或透明细胞癌	化疗 3～6 个疗程
I C	G₁~₃	化疗 3～6 个疗程
II、III、IV	G₁~₃	化疗 6 个疗程
不完全分期手术后		
	G₂,考虑没有残余病灶,不考虑手术	化疗 6 个疗程
怀疑 I A 或 I B	G₃ 或透明细胞癌,考虑没有残余病灶,不考虑手术	化疗 6 个疗程
怀疑 I C	G₃,考虑没有残余病灶,不考虑手术	化疗 6 个疗程
怀疑 II、III、IV	考虑手术无法切净	化疗 6～8 个疗程

　　注:参考文献:NCCN 2017

　　2. **上皮性卵巢癌/输卵管癌的化疗方案**　首选以铂类为主的联合化疗。

- **一线化疗**(first-line chemotherapy):肿瘤治疗首次选择的、最理想、最经济的化疗方案,疗效相对较高(表 52-3-2)。
- **二线化疗**(second-line chemotherapy):肿瘤复发,一线化疗方案耐药时选择的方案,疗效较差。

　　3. **腹腔化疗**　上皮性卵巢癌以盆腹腔播散种植为主要转移途径,腹腔化疗可以通过药物扩散和渗透,和肿瘤组织直接接触;通过毛细血管、淋巴管进入腹膜后淋巴结;也可以通过门静脉吸收到肝脏发挥其生物学优势。据报道,药物在腹腔中的浓度高于静脉 10～1000 倍;局部浓度高,作用范围广。经过大量临床试验验证,腹腔化疗现已广泛应用于卵巢癌化疗(表 52-3-3)。

　　(1) 适用病人:卵巢癌/输卵管癌 I C～IV 期,原发性腹膜癌及 MMMT。

　　(2) 不良反应大,骨髓抑制严重,其他不良反应包括感染、肾功能损伤、肠粘连等。

　　(3) 化疗前肾功能必须正常。

　　(4) 大量腹水者先放腹水,减少稀释液量。

8

表 52-3-2　上皮性卵巢癌/输卵管癌常用一线化疗方案

方案	药物	剂量	给药途径	给药时间
TC 方案	紫杉醇	$175mg/m^2$	iv(3h)	d1
	卡铂	AUC=5	iv	d1
TC 方案	多西他赛	$75mg/m^2$	iv	d1
	卡铂	AUC=5	iv	d1
TC 方案(紫杉醇周疗)	紫杉醇	$80mg/m^2$	iv	d1、d8、d15
	卡铂	AUC=6	iv	d1
TP 方案(腹腔化疗)	紫杉醇	$135mg/m^2$	iv(3h/24h)	d1
	顺铂	$100mg/m^2$	ip	d2
	紫杉醇	$60mg/m^2$	ip	d8
贝伐珠单抗方案 1	紫杉醇	$175mg/m^2$	iv(3h)	d1
	卡铂	AUC=6	iv	d1
	贝伐珠单抗	$7.5mg/m^2$	iv	d1
贝伐珠单抗方案 2	紫杉醇	$175mg/m^2$	iv(3h)	d1
	卡铂	AUC=6	iv	d1
	贝伐珠单抗	$15mg/m^2$	iv	d1

注:化疗间隔:3 周

表 52-3-3　腹腔化疗相关临床研究汇总

临床试验	病例	方案	剂量	OS
GOG 104	StageⅢ 546 例 残余瘤≤2cm	环磷酰胺(CTX)	$600mg/m^2$ iv	
		顺铂(DDP)	$100mg/m^2$ iv	41 个月
		周期:3 周×6 次		
		环磷酰胺(CTX)	$600mg/m^2$ iv	
		顺铂(DDP)	$100mg/m^2$ ip	49 个月
		周期:3 周×6 次		
GOG 114	StageⅢ 462 例 残余瘤≤1cm	紫杉醇(paclitaxel)	$135mg/(m^2 \cdot 24h)$iv	
		顺铂(DDP)	$75mg/m^2$ iv	52 个月
		周期:3 周×6 次		
		卡铂(carboplatin)	AUC=9 iv×2 个疗程	
		紫杉醇(paclitaxel)	$135mg/(m^2 \cdot 24h)$ iv	
		顺铂(DDP)	$100mg/m^2$ ip	63 个月
		周期:3 周×6 次		
GOG 172	StageⅢ 415 例 残余瘤≤1cm	紫杉醇(paclitaxel)	$135mg/(m^2 \cdot 24h)$iv	
		顺铂(DDP)	$75mg/m^2$ iv	49 个月
		周期:3 周×6 次		
		紫杉醇(paclitaxel)	$135mg/(m^2 \cdot 24h)$ iv	
		顺铂(DDP)	$100mg/m^2$ ip d2	67 个月
		紫杉醇(paclitaxel)	$60mg/m^2$ ip d8	
		周期:3 周×6 次		

8

（5）输等渗盐水或葡萄糖液 3000ml 水化 3 天，并适当用氯化钾、甘露醇及呋塞米，每天尿量 2000ml 以上。治疗过程中注意血钾、血镁变化，必要时需纠正低钾、低镁。

（6）研究中只有 42% 病人可以耐受 6 个周期的腹腔化疗。

（7）腹腔化疗后容易出现腹腔炎症和局部粘连。

（8）以下情况腹腔化疗慎用：肠道手术后、造瘘术后、盆腹腔广泛粘连、有不明原因肠梗阻。

4. **术前新辅助化疗** 目前为止，针对术前新辅助化疗（NACT）的研究并不多，根据 EORTC55971 试验结果，NACT 可以减少腹水，缩小肿瘤，减少手术难度和并发症，提高肿瘤切净率。但多项研究均提示 NACT 与常规手术后再辅助化疗对比病人结局无显著差异，但 NACT 不会使结局更差。NACT 仅用于晚期卵巢癌/输卵管癌病人，伴发大量腹水，初次手术无法完全切净的病人。建议方案 TC 方案。3～4 个疗程。

5. **复发性卵巢癌的化疗** 复发性卵巢癌的处理已成为临床亟待解决的重要问题。随着卵巢癌治疗的进步和新的化疗药物的不断出现，卵巢癌已经演变成为需要长期临床关怀和治疗的慢性疾病。

（1）复发性卵巢癌定义和分型：复发性卵巢癌：是指经过满意的瘤体减灭术和正规足量化疗后达到临床完全缓解，停药半年后出现的肿瘤复发。根据病人对铂类药物的敏感性和复发的时间，将复发性卵巢癌大致分为以下两大类型：

1）铂类敏感型：初次采用以铂类为基础的化疗并已获得临床证实的缓解，停药超过 6 个月，才出现复发病灶，认为属于铂类敏感型复发性卵巢癌。

2）铂类耐药型：①原发铂类耐药的病人为在首次以铂类为基础的辅助治疗期间肿瘤进展或稳定，或化疗结束后 6 个月内复发的病人；②继发铂类耐药为首次治疗时对铂类敏感但再次用以铂类为基础的化疗无缓解的病人。

（2）复发性卵巢癌诊断：目前临床上有多种方法用于卵巢癌复发的监测，如体格检查、血清 CA125 测定、影像学检查以及二次探查术等。

中华医学会妇科肿瘤学分会制订的复发性卵巢恶性肿瘤的诊治规范中有关卵巢恶性肿瘤复发的迹象和证据包括：①肿瘤标志物升高；②出现胸腹水；③体格检查发现肿块；④影像学检查发现肿块；⑤发生不明原因肠梗阻。以上各项只要存在 1 项，即可考虑肿瘤复发；出现 2 项，肿瘤复发的可能性更大。肿瘤复发的诊断最好有病理检查报告的支持。

（3）复发性卵巢癌治疗：卵巢癌一旦复发，治愈的可能性极小。故复发性卵巢癌的治疗目的不是为了治愈，而是依据个体化原则进行姑息性治疗，即改善症状、控制病情、提高生存质量、延长生存期。

目前，能手术的铂类敏感型复发性卵巢癌，治疗原则仍以尽可能的二次肿瘤细胞减灭和辅以化疗为主；不能手术者选择以铂类抗癌药物为主的联合化疗。耐药型复发性卵巢癌则选择二线化疗方案，并推荐参加临床试验。

1）复发铂类敏感卵巢癌化疗方案见表 52-3-4。

2）复发铂类耐药卵巢癌化疗方案见表 52-3-5。

表 52-3-4 复发铂类敏感卵巢癌化疗方案（按 2017 NCCN 推荐顺序）

药物	剂量	给药途径	给药时间
紫杉醇＋卡铂			
紫杉醇	175mg/m²	iv(3h)	d1
卡铂	AUC=5	iv	d1
紫杉醇周疗＋卡铂			
紫杉醇	80mg/m²	iv	d1,d8,d15
卡铂	AUC=5	iv	d1
卡铂＋吉西他滨			
吉西他滨	1000mg/m²	iv	d1,d8
卡铂	AUC=4	iv	d1
卡铂＋吉西他滨＋贝伐珠单抗			
吉西他滨	1000mg/m²	iv	d1,d8
卡铂	AUC=4	iv	d1
贝伐珠单抗	15mg/kg	iv	d1
多西他赛＋卡铂			
多西他赛	75mg/m²	iv	d1
卡铂	AUC=5	iv	d1
多西他赛周疗＋卡铂			
多西他赛	35mg/m²	iv	d1,d8,d15
卡铂	AUC=2	iv	d1

8

表 52-3-5　复发铂类耐药卵巢癌化疗方案(按 NCCN 推荐顺序)

药物	剂量	给药途径	给药时间
吉西他滨			
吉西他滨	$1000mg/m^2$	iv	d1,d8
吉西他滨＋奥沙利铂			
吉西他滨	$1000mg/m^2$	iv	d1,d8
奥沙利铂	$130mg/m^2$	iv	d1
拓泊替康			
拓泊替康	$1.25mg/m^2$	iv	d1～5
拓泊替康周疗			
拓泊替康	$3.5～4mg/m^2$	iv	d1,d8,d15
紫杉醇周疗			
紫杉醇	$80mg/m^2$	iv	d1,d8,d15
脂质体阿霉素			
脂质体阿霉素	$50mg/m^2$	iv	d1
白蛋白紫杉醇			
白蛋白紫杉醇	$260mg/m^2$	iv	d1
依托泊苷			
依托泊苷	$50mg/m^2$	po	d1～20

【卵巢生殖细胞肿瘤/性索间质细胞肿瘤的化疗】

卵巢生殖细胞肿瘤来源于卵巢原始生殖细胞,常见的恶性生殖细胞肿瘤主要包括无性细胞瘤、卵黄囊瘤和未成熟畸胎瘤。卵巢恶性生殖细胞肿瘤病人发病年龄通常为青春期或 25 岁之前;绝大多数病人确诊时临床分期为 Ⅰ 期;恶性生殖细胞肿瘤对化疗敏感性,预后好。因此,对有生育要求的卵巢恶性生殖细胞肿瘤病人首选保留生育功能的手术,FIGO Ⅰ 期无性细胞瘤和 Ⅰ A 期 G_1 未成熟畸胎瘤病人,术后无需化疗。但是,病变更重或其他病理组织学类型卵巢恶性生殖细胞肿瘤,术后应辅助化疗。尽管没有随机临床研究证据,BEP 方案仍被认为是卵巢恶性生殖细胞肿瘤的标准疗法。该方案与顺铂、长春碱及博来霉素联合化疗(PVB)方案比较,疗效相当,但毒性较弱。

卵巢性索-间质肿瘤是起源于胚胎期性腺的性索间充质细胞的肿瘤,是卵巢肿瘤主要亚型中最少见的一种。颗粒细胞和支持细胞起源于性索,卵泡膜细胞、莱狄细胞和成纤维细胞起源于间充质细胞。卵巢性索-间质肿瘤可发生在各个年龄段的女性。颗粒细胞瘤、支持-间质细胞瘤和硬化间质肿瘤主要发生在青春期前期的少女和 30 岁以内的

女性。而成人颗粒细胞瘤通常发生在中老年女性,45～55 岁是发病高峰。Ⅰ 期高危的卵巢恶性性索-间质肿瘤病人需要辅助化疗,高危因素包括肿瘤体积较大,最大直径超过 10～15cm;肿瘤破裂;分化差。应行以铂类为基础的化疗,BEP 或 PVB 方案,化疗 3～4 疗程。此外,Ⅱ～Ⅳ 期病人需行术后治疗 BEP 或 PVB 方案,化疗 4～6 疗程。术后化疗方案同恶性生殖细胞肿瘤。

1. 卵巢生殖细胞肿瘤/性索间质肿瘤的化疗指征见表 52-3-6。

2. 首选的一线化疗方案见表 52-3-7。

3. 复发生殖细胞肿瘤/性索间质肿瘤的化疗方案见表 52-3-8。

【子宫体癌的化疗】

子宫内膜癌是女性常见的恶性肿瘤之一,近年来发病率明显增加,并呈现年轻化趋势。子宫内膜癌的治疗以手术为主,放化疗为辅。早期子宫内膜样腺癌术后辅助治疗仅放疗为主,化疗多用于晚期及复发子宫内膜癌的治疗。

但是,对于特殊类型子宫内膜癌,如子宫浆液性乳头状腺癌(UPSC)和透明细胞癌(CCC),该类型分化差,恶性程度高,早期即可出现远处转移及脉管侵犯,预后较差。因其特殊的生物学行为,其治疗与子宫内膜样腺癌有所差异。绝大多数早期子宫浆液性乳头状腺癌术后需要辅助治疗。

8

表 52-3-6　NCCN 卵巢生殖细胞肿瘤 / 性索间质肿瘤的化疗指征(2017)

分期	组织学分级	干预措施
无性细胞瘤 Ⅰ 期	G_1	观察
未成熟畸胎瘤 Ⅰ 期	G_1	观察
无性细胞瘤 Ⅱ～Ⅳ 期	$G_{1～3}$	化疗 3～4 个疗程
未成熟畸胎瘤 Ⅰ 期	$G_{2～3}$	化疗 3～4 个疗程
未成熟畸胎瘤 Ⅱ～Ⅳ 期	$G_{1～3}$	化疗 3～4 个疗程
胚胎癌 Ⅰ～Ⅳ 期		化疗 3～4 个疗程
卵黄囊瘤 Ⅰ～Ⅳ 期		化疗 3～4 个疗程
性索间质肿瘤 Ⅰ 期(无高危因素)		观察
性索间质肿瘤 Ⅰ 期(有高危因素)		观察或化疗(2B)
性索间质肿瘤 Ⅱ～Ⅳ 期		化疗 3～4 疗程
卵巢癌肉瘤 Ⅰ～Ⅳ 期		按上皮性卵巢癌处理

表 52-3-7　NCCN 卵巢生殖细胞肿瘤 / 性索间质肿瘤的一线化疗方案(2017)

药　物	剂量	给药途径	给药时间
BEP 方案:博来霉素＋依托泊苷＋顺铂			
顺铂	$20mg/m^2$	iv	d1～5
博来霉素	30mg	iv	d2,d9,d16
依托泊苷	$100mg/m^2$	iv	d1～5
PVB 方案:博来霉素＋长春新碱＋顺铂			
顺铂	$20mg/m^2$	iv	d1～5
博来霉素	$20mg/m^2$	iv	d2,d9,d16
长春新碱	0.15mg/kg	iv	d1～2
VAC 方案:长春新碱＋放线菌素＋环磷酰胺			
长春新碱	$1.5mg/m^2$	iv	每周 1 次,8～12 周
放线菌素	$300ug/m^2$	iv	d1～5
环磷酰胺	$150mg/m^2$	iv	d1～5
EP 方案:依托泊苷＋顺铂			
依托泊苷	$100mg/m^2$	iv	d1～5
顺铂	$20mg/m^2$	iv	d1～5

表 52-3-8　复发生殖细胞肿瘤 / 性索间质肿瘤的化疗方案

药　物	剂量	给药途径	给药时间
紫杉醇＋异环磷酰胺＋顺铂(TIP)			
紫杉醇	$175mg/m^2$	iv(3h)	d1
顺铂	$20mg/m^2$	iv	d2～5
异环磷酰胺	$1200mg/m^2$	iv	d2～5
长春新碱＋异环磷酰胺＋顺铂(VeIP)			
长春新碱	0.11mg/kg	iv	d1,d2
顺铂	$20mg/m^2$	iv	d1～5
异环磷酰胺	$1200mg/m^2$	iv	d1～5

药　　物	剂量	给药途径	给药时间
依托泊苷＋异环磷酰胺＋顺铂(VIP)			
依托泊苷	75mg/m²	iv	d1～4
顺铂	25mg/m²	iv	d1～4
异环磷酰胺	1500mg/m²	iv	d1～4
长春新碱＋放线菌素＋环磷酰胺(VAC)			
长春新碱	1.5mg/m²	iv	每周1次,8～12周
放线菌素	300μg/m²	iv	d1～5
环磷酰胺	150mg/m²	iv	d1～5
TC方案:紫杉醇＋卡铂			
紫杉醇	175mg/m²	iv(3h)	d1
卡铂	AUC＝5	iv	d1

1. 子宫内膜癌的化疗

(1) **子宫内膜癌化疗指征**见表52-3-9。

(2) **子宫内膜癌化疗方案**:近年来,美国GOG对子宫内膜癌的化疗方案进行了大量的临床研究,GOG48结果显示阿霉素单药等于阿霉素/环磷酰胺的疗效;GOG107和EORTC55827显示AP优于阿霉素单药作用;而且GOG163不能说明AP优于阿霉素/紫杉醇。因此,在过去的10年AP作为子宫内膜癌的标准化疗而广泛应用。目前子宫内膜癌常用化疗方案:TC(紫杉醇＋卡铂);AP(阿霉素＋顺铂);PAC(顺铂＋阿霉素＋环磷酰胺);TAC(紫杉醇＋阿霉素＋顺铂)(表52-3-10)。

表52-3-9　子宫内膜癌化疗指征

分期	分化程度	高危因素	术后辅助治疗
ⅠB	G₃	有	盆腔放疗±腔内放疗±化疗
Ⅱ	G₃	有/无	盆腔放疗＋腔内放疗±化疗
ⅢA	G₁～G₃	有/无	化疗±放疗
ⅢB	G₁～G₃	有/无	化疗±肿瘤局部放疗
ⅢC1,ⅢC2	G₁～G₃	有/无	化疗±肿瘤局部放疗
Ⅳ	G₁～G₃	有/无	化疗±放疗

注:高危因素:年龄＞60岁,淋巴管间隙浸润,肿瘤大小,子宫下段或宫颈腺体浸润

表52-3-10　子宫内膜癌化疗方案

药物	剂量	给药途径	给药时间
TC方案:紫杉醇＋卡铂			
紫杉醇	180mg/m²	iv(3h)	d1
卡铂	AUC＝6	iv	d1
AP方案:阿霉素＋顺铂			
顺铂	50mg/m²	iv	d1
阿霉素	60mg/m²	iv	d1
TAP方案:紫杉醇＋顺铂＋阿霉素			
顺铂	50mg/m²	iv	d1
阿霉素	45mg/m²	iv	d1
紫杉醇	160mg/m²	iv	d2
DC方案:多西他赛＋卡铂			
多西他赛	70mg/m²	iv	d1
卡铂	AUC＝6	iv	d1
TI方案:紫杉醇＋异环磷酰胺			
紫杉醇	135mg/m²	iv	D1
异环磷酰胺	1600mg/m²	iv	D1～3

8

表 52-3-11　子宫平滑肌肉瘤化疗指征

FIGO 分期	临床处理
Ⅰ	观察或化疗
Ⅱ～Ⅲ	化疗(4～6 疗程)±肿瘤局部放疗
ⅣA	化疗(8 疗程)±盆腔外照射
ⅣB	化疗(8 疗程)±姑息性放疗

(引自：FIGO 2015/NCCN 2016)

2. **子宫平滑肌肉瘤的化疗**　因平滑肌肉瘤以血行转移为主，故子宫肉瘤的手术多行全子宫切除和双附件切除，不推荐手术分期。FIGO Ⅰ期病人术后可以观察，Ⅱ期以上病人均需辅助化疗或放疗。

(1) **子宫平滑肌肉瘤化疗指征**见表 52-3-11。

(2) **子宫平滑肌肉瘤常用化疗方案**：既往子宫肉瘤常用的化疗药物有阿霉素、顺铂和异环磷酰胺。自 2009 年，NCCN 将"吉西他滨/多西紫杉醇"方案提到其他单药方案前面，目前作为平滑肌肉瘤术后的首选化疗方案。单药化疗方案有达卡巴嗪(氮烯咪胺)、多西紫杉醇、表柔比星、吉西他滨、异环磷酰胺、脂质体表柔比星、紫杉醇等。子宫肉瘤常用化疗方案见表 52-3-12。

表 52-3-12　子宫平滑肌肉瘤常用化疗方案

药物	剂量	给药途径	给药时间
GT 方案：吉西他滨＋多西他赛			
吉西他滨	900mg/m²	iv	d1,d8
多西他赛	75mg/m²	iv	d8
AI 方案：多柔比星＋异环磷酰胺			
阿霉素	75mg/m²	iv(48h)	d1
异环磷酰胺	2500mg/m²	iv	d1～3
吉西他滨＋达卡巴嗪			
Dacarbazine	500mg/m²	iv	d1
吉西他滨	1800mg/m²	iv	d1

3. **低级别子宫内膜间质肉瘤的化疗**

(1) **激素治疗指征**(表 52-3-13)

表 52-3-13　低级别子宫内膜间质肉瘤激素治疗指征

FIGO 分期	临床处理
Ⅰ	激素治疗
Ⅱ,Ⅲ,ⅣA	激素治疗±肿瘤局部放疗
ⅣB	激素治疗±姑息性放疗

(2) **激素治疗方案**：激素治疗(仅适用于低级别子宫内膜间质肉瘤)。常用激素有醋酸甲羟孕酮 250mg po qd (200～600mg/d)；醋酸甲地孕酮 160mg po qd；芳香化酶抑制剂；尚可用于 ER/PR 阳性子宫平滑肌肉瘤；阿那曲唑(anastrozole)1mg/d,口服,GnRH 类似物(2B 类证据)。

【宫颈癌的化疗】

1. **宫颈癌的化疗指征**　早期宫颈癌以手术治疗为主，术后根据临床病理高危因素辅助放疗；局部晚期或晚期宫颈癌以同步放化疗为主的治疗。宫颈癌的化疗包括新辅助化疗、术后同步放化疗，以及作为既往性手术或放疗后复发或全身转移病人的姑息治疗。

2. **宫颈癌的化疗方案**　NCCN 推荐宫颈癌化疗以顺铂为主的单药或联合化疗，常用的化疗方案见表 52-3-14。

表 52-3-14　宫颈癌的化疗方案

药物	剂量	给药途径	给药时间
TP 方案：紫杉醇＋顺铂			
紫杉醇	135mg/m²	iv(24h)	d1
顺铂	75mg/m²	iv	d2
TC 方案：紫杉醇＋卡铂			
紫杉醇	175mg/m²	iv(3h)	d1
卡铂	AUC＝5	iv	d1

8

续表

药物	剂量	给药途径	给药时间
贝伐珠单抗方案 1			
紫杉醇	$135\sim175mg/m^2$	iv(3h)	d1
顺铂	$50mg/m^2$	iv	d1
贝伐珠单抗	$15mg/m^2$	iv	d1
贝伐珠单抗方案 2			
紫杉醇	$175mg/m^2$	iv(3h)	d1
拓泊替康	$0.75mg/m^2$	iv	d1$\sim$3
贝伐珠单抗	$15mg/m^2$	iv	d1

【临床特殊情况的思考和建议】

1. **同步放化疗在宫颈癌中的应用** 同步放化疗是指盆腔外照射＋腔内照射的同时,给予以铂类为主的化疗,可使放疗增敏。同步放化疗主要应用于:局部晚期宫颈癌、广泛淋巴及全身转移宫颈癌、复发宫颈癌病人的治疗。同步放化疗也作为具有高危因素[阴道或(和)宫旁切缘阳性、淋巴转移、深肌层浸润]的早期宫颈癌术后的辅助治疗。

同步放化疗的理论基础:化疗通过其本身的细胞毒作用减小肿瘤的体积,减少对放疗不敏感的乏氧细胞的比例。化疗可促使肿瘤细胞同步化进入对放疗敏感的细胞周期。

同步放化疗中常用的化疗药物有:顺铂、5-FU、紫杉醇、吉西他滨等,单药或联合。已证实顺铂具有明显的放疗增敏效果;以顺铂为基础方案的同步放化疗较单一放疗可明显提高疗效。NCCN确定了同步放化疗是 I B₂ 期以上宫颈癌的主要治疗模式。但是值得重视的是,有的放疗长期不良反应,如下肢淋巴水肿、阴道缩窄、放射性膀胱炎等往往是不可逆的,严重影响病人的生活质量。因此,尤其对于年轻的宫颈癌病人,应选择给予个体化治疗方案。

2. **新辅助化疗在宫颈癌中的应用** 新辅助化疗是指在宫颈癌手术前或放疗前进行的化疗。近年来,新辅助化疗(NACT)＋手术常作为替代同步放化疗治疗局部晚期宫颈癌。由于肿瘤情况较大或较广泛,手术或放疗肿瘤负荷大,影响治疗效果。对于巨块型局部晚期宫颈癌,先给予2～4疗程的新辅助化疗,使肿瘤缩小再行手术,能提高疗效。但有关宫颈癌是否进行 NACT 有很多争议,有利有弊,临床治疗应遵循循证医学证据。

NACT 利:缩小瘤体,提高手术完全切除肿瘤率;改善宫旁浸润情况,降分期至可以手术;消灭微小转移灶,减少术中播散及术后复发的潜在危险。Cai HB 等报道 NACT ＋手术和直接手术疗效比较 106 名 I B 期宫颈癌,NACT ＋手术能减少淋巴结转移(9% vs 29.6%),且能提高生存和无病生存。

NACT 弊:NACT 往往降分期,延误了主要治疗方法如手术和放疗的应用;另外,术前 NACT ＋手术＋术后辅助放化疗,导致部分病人过度治疗,增加治疗相关的并发症。同时 NACT 可诱导耐辐射细胞的产生,使抗辐射细胞有机会增殖,也是导致术后复发化疗耐药的一个因素之一。Duenas-Gonzalez A 等报道 NACT ＋手术和同步放化疗治疗宫颈癌疗效相当。SELVAGGI L. 也报道了 67 名宫颈癌病人接受顺铂为基础的 NACT ＋手术治疗措施,其 3 年生存率为 72%,与类似报道同步放化疗疗效的研究的结果相似。

虽然 2014 年 NCCN 指南在局部晚期宫颈癌不推荐新辅助化疗。但是关于局部晚期宫颈癌是否新辅助化疗仍有争议,目前中国妇科肿瘤协作组的相关随机对照临床试验在进行中。

【妊娠滋养细胞肿瘤的化疗】

1. **妊娠滋养细胞肿瘤的化疗指征** 妊娠滋养细胞肿瘤(GTN)的主要治疗是化疗,也是目前唯一化疗可以治愈的妇科恶性肿瘤。化疗方案的选择主要依据 FIGO/WHO 预后评分,≤6 分为低危 GTN,选择单药化疗;≥7 分为高危 GTN,选择联合化疗(表 52-3-15)。

表 52-3-15 妊娠滋养细胞肿瘤的化疗指征

类型	化疗指征	干预措施
葡萄胎	高危因素*	单药预防性化疗*
妊娠滋养细胞肿瘤	低危(≤6 分)	单药化疗
妊娠滋养细胞肿瘤	高危(≥7 分)	联合化疗
胎盘部位滋养细胞肿瘤(PSTT)		首选手术,联合化疗(EMA-EP;EMA-CO)
上皮样滋养细胞肿瘤(ETT)		首选手术,联合化疗(EMA-CO;EMA-EP)

(引自:FIGO 2015. 向阳. 宋鸿钊滋养细胞肿瘤学. 第 3 版. 北京:人民卫生出版社,2011)

注:*葡萄胎高危因素包括:①年龄大于 40 岁;②子宫明显大于停经月份;③血 β-HCG＞10 万 U/L;④黄素化囊肿直径＞6cm;⑤重复性葡萄胎⑥无法定期随诊者

葡萄胎是否预防性化疗仍有争议,2015FIGO update指南指出,对于具有高危因素的葡萄胎病人,预防性化疗可以降低风险;但对于低危病人并不降低风险,反而是过度治疗。如果有随访条件,指南不建议预防性化疗。

2. 妊娠滋养细胞肿瘤常用化疗方案

(1) 单药化疗方案:2015 FIGO update 指南关于低危GTN 的治疗,指出放线菌素-D(Act-D)单药方案优于氨甲蝶呤(MTX)单药方案;Act-单剂量冲击疗法和5天疗法的比较还在临床试验中;化疗方案选择不仅要考虑疗效,也要考虑毒性和对生活质量的影响;如果一个单药耐药,动态评分,如果仍为低危 GTN,也可以改为另外一个单药。LR-GTN 完全缓解率近 100%(表 52-3-16)。

(2) 联合化疗方案:高危 GTN 选择多药联合化疗。首选 EMA-CO 联合化疗。二线补救化疗方案有 EP-EMA、TP-TE、FAEV、BEP 等。高危 GTN 完全缓解率 85%,5年总生存率 75%~90%。北京协和医院常用 5-FU/Act-D,FAEV,FEV 等方案,临床也取得很好的疗效。值得提出的是,目前所有高危 GTN 的化疗方案几乎没有前瞻性随机对照研究(表 52-3-17)。

表 52-3-16 妊娠滋养细胞肿瘤的单药化疗方案

药物	剂量、给药途径、疗程天数	疗程间隔
MTX	0.4mg/(kg·d) im d1~d5	2周
MTX 周疗	50mg/m² im	1周
MTX+四氢叶酸(CF)	1mg/(kg·d) im d1,3,5,7	2周
	0.1mg/(kg·d) im d2,d4,d6,d8	
MTX	250mg iv,持续 12 小时	2周
Act-D	12μg/kg iv,d1~d5	2周
5-Fu	28~30mg/(kg·d) iv 连续 8~10 天	2周*

注:* 化疗结束至下一疗程开始的间隔

表 52-3-17 妊娠滋养细胞肿瘤的联合化疗方案

方案	剂量、给药途径、疗程天数	疗程间隔
EMA-CO		2周
• 第一部分 EMA		
d1	VP16 100mg/m² iv	
	Act-D 500μg iv	
	MTX 100mg/m² iv	
	MTX 200mg/m² iv(12h)	
d2	VP16 100mg/m² iv	
	Act-D 500μg iv	
	四氢叶酸(CF)15mg im(MTX 静滴 24 小时后起,q12h×4 次)	
• 第二部分 CO		
d8	VCR 1.0mg/m² iv	
	CTX 600mg/m² iv	
EMA-EP		2周
• 第一部分 EMA		
d1	VP16 100mg/m² iv	
	KSM 500μg iv	
	MTX 100mg/m² iv	
	MTX 200mg/m² iv(持续 12 小时)	
d2	CF 15mg im(MTX 静滴 24 小时后起,q12h×4 次)	
• 第二部分 EP		
d8	VP-16 150mg/m² iv	
	顺铂 80mg/m² iv	

续表

方案	剂量、给药途径、疗程天数	疗程间隔
5-Fu＋KSM		3 周
d1～d8	5-FU 26～28μg/kg iv	
	KSM 6μg/kg iv	
MAC 方案		2 周
d1,d3,d5,d7	MTX 1mg/kg im	
d1～5	Act-D 12μg/kg iv	
d1～5	CTX 3mg/kg iv	
d2,d4,d6,d8	亚叶酸钙 0.1mg/kg im	
TP/TE 方案		4 周
d1,d15	紫杉醇 135mg/m^{2}iv(3h)	
d1	顺铂 75mg/m^{2}iv	
d15	VP-16 150mg/m^{2}iv	

3. 妊娠滋养细胞肿瘤的巩固化疗　低危型 GTN 病人 HCG 首次转阴后应至少再巩固化疗 2～3 疗程,在 hCG 下降缓慢或病灶弥漫的妊娠滋养细胞肿瘤病人尤其需要。高危 GTN 病人首次 hCG 转阴后应另加 3 个疗程,而且至少第一个疗程需为联合化疗。HCG 阴性提示体内的肿瘤细胞<105,而不是说滋养细胞已完全清除。

4. 中间型滋养细胞疾病(PSTT 和 ETT)的治疗　PSTT 和 ETT 应与葡萄胎和绒癌等妊娠滋养细胞疾病区别对待,PSTT 和 ETT 对化疗不敏感,手术是首选治疗方案。化疗一般作为手术后的辅助治疗方案。化疗方案选择:PSTT 推荐 EMA-EP,ETT 推荐 EMA-CO。

5. 滋养细胞疾病的局部治疗　特殊转移部位的滋养细胞疾病需要特殊治疗。

(1) 阴道转移:化疗通常有效,有不能控制的阴道病灶出血时选择局部注射 5-FU。

(2) 肺转移:一般无需特殊治疗,对于肺部耐药病灶,病灶局限于一叶肺内,可考虑在化疗的同时辅以手术切除。

(3) 肝转移:肝脏病灶可选择肝脏 20Gy 放疗或肝动脉化疗药物灌注。临床证据:C。对于肝脏耐药病灶,较局限,可考虑手术切除。

(4) 脑转移:首选 MTX 鞘内注射。需要在 EMA-CO 方案中将 MTX 剂量增至 1g/m^2,或考虑全脑 25～30Gy 放疗,或考虑外科切除。伽马刀治疗也可作为一种有效的切除耐药病灶的治疗方式。

(5) 动脉栓塞术:滋养细胞疾病导致的子宫或腹腔内出血可考虑选择性动脉栓塞术。

参考文献

1. Monk BJ, Sill MW, McMeekin DS, et al. Phase Ⅲ trial of four cisplatin-containing doublet combinations in stage IVB, recurrent, or persistent cervical carcinoma: A Gynecologic Oncology Group Study. J Clin Oncol, 2009, 27: 4649-4655

2. Moore DH, Blessing JA, McQuellon RP, et al. Phase Ⅲ study of cisplatin with or without paclitaxel in stage IVB, recurrent, or persistent squamous cell carcinoma of the cervix: a gynecologic oncology group study. J Clin Oncol, 2004, 22: 3113-3119

3. Moore KN, Herzog TJ, Lewin S, et al. A comparison of cisplatin/paclitaxel and carboplatin/paclitaxel in stage IVB, recurrent or persistent cervical cancer. GynecolOncol, 2007, 105: 299-303

4. Tewari KS1, Sill MW, Long HJ, et al. Improved survival with bevacizumab in advanced cervical cancer. N Engl J Med, 2014, 370(8): 734-743

5. Cai HB, Chen HZ, Yin HH. Randomized study of preoperative chemotherapy versus primary surgery for stage IB cervical cancer. J ObstetGynaecol Res, 2006, 32(3): 315e323

6. Dueas-Gonzalez A, Lopez-Graniel C, Gonzalez-Enciso A et al. Concomitant chemoradiation versus neoadjuvant chemotherapy in locally advanced cervical carcinoma: results from two consecutive phase II studies. Ann Oncol, 2002, 13: 1212-1219

7. Selvaggl L, Loizzi V, Digillo AR, et al. Neoadjuvant chemotherapy in cervical cancer: a 67 patients experience. Int J Gynecol Cancer, 2006, 16, 631-637

8. Lina He, Lanfang Wu, Guidong Su, et al. The efficacy of neoadjuvant chemotherapy in different histological typesof cervical cancer. GynecolOncol, 2014, 134: 419-425

9. FIGO Cancer Report 2015. Update on the diagnosis and management of gestational trophoblastic disease. International Journal of Gynecology and Obstetrics, 2015, 131: S123-S126

10. Kohorn EI. Is lack of response to single-agent chemotherapy in gestational trophoblastic disease associated with dose scheduling or chemotherapy resistance? GynecolOncol, 2002, 85(1): 36-39

11. Alazzam M, Tidy J, Hancock BW, et al. First line chemotherapy in low risk gestational trophoblastic neoplasia. Cochrane Database Syst Rev, 2009(1): D7102

12. Osborne RJ, Filiaci V, Schink JC, et al. Phase Ⅲ trial of weekly methotrexate or pulsed dactinomycin for low-risk gestational trophoblastic neoplasia: a gynecologic oncology group study. J

8

Clin Oncol,2011,29(7):825-831

13. 向阳.宋鸿钊滋养细胞肿瘤学.第 3 版.北京:人民卫生出版社,2011

14. Lurain JR. Gestational trophoblastic disease Ⅱ:classification and management of gestational trophoblastic neoplasia. Am J ObstetGynecol,2011,204(1):11-18

15. Newlands ES,Mulholland PJ,Holden L,et al. Etoposide and cisplatin/etoposide,methotrexate,and actinomycin D(EMA) chemotherapy for patients with high-risk gestational trophoblastic tumors refractory to EMA/cyclophosphamide and vincristine chemotherapy and patients presenting with metastatic placental site trophoblastic tumors. J Clin Oncol,2000,18(4):854-859

16. Kim SJ,Bae SN,Kim JH,et al. Effects of multiagent chemotherapy and independent risk factors in the treatment of high-risk GTT—25 years experiences of KRI-TRD. Int J GynaecolObstet,1998,60 Suppl 1:S85-S96

17. Wang J. Salvage chemotherapy of relapsed or high-risk gestational trophoblastic neoplasia (GTN) with paclitaxel/cisplatin alternating with paclitaxel/etoposide (TP/TE). Ann Oncol,2008, 19(9):1578-1583

18. Miller D,Filiaci V,Fleming G,et al. Randomized phase Ⅲ noninferiority trial of first line chemotherapy for metastatic or recurrent endometrial carcinoma:a Gynecologic Oncology Group study[abstract].Gynecol Oncol,2012,125:771

19. Homesley HD,Filiaci V,Gibbons SK,et al. A randomized phase Ⅲ trial in advanced endometrial carcinoma of surgery and volume directed radiation followed by cisplatin and doxorubicin with or without paclitaxel:A Gynecologic Oncology Group study. GynecolOncol,2009,112:543-552

20. Homesley HD,Filiaci V,Markman M,et al. Phase Ⅲ trial of ifosfamide with or without paclitaxel in advanced uterine carcinosarcoma:a Gynecologic Oncology Group Study. J Clin Oncol,2007, 25:526-531

21. Boruta DM,Gehrig PA,Fader AN,et al. Management of women with uterine papillary serous cancer:a Society of Gynecologic Oncology (SGO) review. Gynecol Oncol,2009,115(1):p142-153

22. Olawaiye AB,BorutaDN,Management of women with clear cell endometrial cancer:a Society of Gynecologic Oncology (SGO) review. Gynecol Oncol,2009,113(2):277-283

23. Martee LH,John AB,Robert M,et al. Fixed-dose rate gemcitabine plus docetaxel as first-line therapy for Metastatic uterine leiomyosarcoma:A Gynecologic Oncology Group phase Ⅱ trial. Gynecology Oncology,2008,109:329-334

24. Martee LH,Robert ME. Venkatraman GG,et al. Gemcitabine and docetaxel in patients with unresectable leiomyosarcoma: results of a phase Ⅱ trial. Journal of Clinical Oncology,2002,20: 2824-2831

25. Maki RG,Wathen JK,Patel SR,et al. Randomized phase Ⅱ study of gemcitabine and docetaxel compared with gemcitabine alone in patients with metastatic soft tissue sarcomas:results of sarcoma alliance for research through collaboration study. J Clin Oncol,2007,25(19):2755-2763

26. García-Del-Muro X[1],López-Pousa A,Maurel J,Martín J, et al. Randomized phase Ⅱ study comparing gemcitabine plus dacarbazine versus dacarbazine alone in patients with previously treated soft tissue sarcoma:a Spanish Group for Research on Sarcomas study. J Clin Oncol,2011,29(18):p. 2528-2533

27. Rose PG,Ali S,Moslemi-KebriaM,et al. Paclitaxel,Carboplatin,and Bevacizumab in Advanced and Recurrent Endometrial Carcinoma. International Journal of Gynecological Cancer,2017,27 (3):452-458

28. Ricci S,Stone RL. Fader AN,et al. Uterine leiomyosarcoma:Epidemiology,contemporary treatment strategies and the impact of uterine morcellation. GynecolOncol,2017,145(1):208-216

29. Philip CA,Pautier P,Duffaud F,et al. High-Grade Undifferentiated Sarcomas of the Uterus:Diagnosis,Outcomes,and New Treatment Approaches. 2014

30. 2016 NCCN(National Comprehensive Cancer Network)

31. Ozols RF,Bundy BN,Greer BE,et al. Phase Ⅲ trial of carboplatin and paclitaxel compared

32. with cisplatin and paclitaxel in patients with optimallyresected stage Ⅲ ovarian cancer:a Gynecologic Oncology Group study. J Clin Oncol,2003,21(17):3194-3200

33. Vasey PA,Jayson GC,Gordon A,et al. Phase Ⅲ randomized trial of docetaxel-carboplatin versus paclitaxel-carboplatin as first-line chemotherapy for ovarian carcinoma. J Natl Cancer Inst, 2004,96(22):1682-1691

34. Katsumata N,Yasuda M,Takahashi F,et al. Dose-dense paclitaxel once a week in combination with carboplatin every 3 weeks for advanced ovarian cancer:a phase 3,open-label,randomised controlled trial. Lancet,2009,374(9698):1331-1338

35. Armstrong DK,Bundy B,Wenzel L,et al. Intraperitoneal cisplatin and paclitaxel in ovarian cancer. N Engl J Med,2006,354 (1):34-43

36. Perren TJ,Swart AM,Pfisterer J,et al. A phase 3 trial of bevacizumab in ovarian cancer. N Engl J Med,2011,365(26):2484-2496

37. Burger RA,Brady MF,Bookman MA,et al. Incorporation of bevacizumab in the primary treatment of ovarian cancer. N Engl J Med,2011,365(26):2473-2483

38. Alberts DS,Liu PY,Hannigan EV,et al. Intraperitoneal cisplatin plus intravenous cyclophosphamide versus intravenous cisplatin plus intravenous cyclophosphamide for stage Ⅲ ovarian cancer. N Engl J Med,1996,335(26):1950-1955

39. Markman,M. ,Bundy BN,Alberts DS,et al. Phase Ⅲ trial of standard-dose intravenous cisplatin plus paclitaxel versus moderately high-dose carboplatin followed by intravenous paclitaxel and intraperitoneal cisplatin in small-volume stage Ⅲ ovarian carcinoma:an intergroup study of the Gynecologic Oncology Group,

8

Southwestern Oncology Group, and Eastern Cooperative Oncology Group. J Clin Oncol,2001,19(4):1001-1007

40. Markman M,Liu PY,Wilczynski S,et al. Phase III randomized trial of 12 versus 3 months of maintenance paclitaxel in patients with advanced ovarian cancer after complete response to platinum and paclitaxel-based chemotherapy:a Southwest Oncology Group and Gynecologic Oncology Group trial. J Clin Oncol,2003, 21(13):2460-2465

41. Parmar MK,Ledermann JA,Colombo N,et al. Paclitaxel plus platinum-based chemotherapy versus conventional platinumbased chemotherapy in women with relapsed ovarian cancer:the ICON4/AGO-OVAR-2. 2 trial. Lancet,2003,361(9375):2099-2106

42. Katsumata N,Yasuda M,Takahashi F,et al. Dose-dense paclitaxel once a week in combination with carboplatin every 3 weeks for advanced ovarian cancer:a phase 3,open-label,randomised controlled trial. Lancet,2009,374(9698):1331-1338

43. Pfisterer J,Plante M,Vergote I,et al. Gemcitabine plus carboplatin compared with carboplatin in patients with platinumsensitive recurrent ovarian cancer:an intergroup trial of the AGO-OVAR,the NCIC CTG,and the EORTC GCG. J Clin Oncol,2006, 24(29):4699-4707

44. Aghajanian C,Blank SV,Goff BA,et al. OCEANS:a randomized,double-blind,placebo-controlled phase III trial of chemotherapy with or without bevacizumab in patients with platinumsensitive recurrent epithelial ovarian,primary peritoneal,or fallopian tube cancer. J Clin Oncol,2012,30(17):2039-2045

45. Strauss HG,Henze A,Teichmann A,et al. Phase II trial of docetaxel and carboplatin in recurrent platinum-sensitive ovarian, peritoneal and tubal cancer. GynecolOncol,2007,104(3):612-616

46. Kushner DM,Connor JP,Sanchez F,et al. Weekly docetaxel and carboplatin for recurrent ovarian and peritoneal cancer: a phase II trial. GynecolOncol,2007,105(2):358-364

47. Mutch DG,Orlando M,Goss T,et al. Randomized phase III trial of gemcitabine compared with pegylatedliposomal doxorubicin in patients with platinum-resistant ovarian cancer. J Clin Oncol,2007,25(19):2811-2818

48. Ray-Coquard I,Weber B,Cretin J,et al. Gemcitabine-oxaliplatin combination for ovarian cancer resistant to taxane-platinum treatment:a phase II study from the GINECO group. Br J Cancer,2009,100(4):601-607

49. Harnett P,Buck MP,Goldrick A,et al. Phase II study of gemcitabine and oxaliplatin in patients with recurrent ovarian cancer:an Australian and New Zealand Gynaecological Oncology Group study. Int J Gynecol Cancer,2007,17(2):359-366

50. Sehouli J,Stengel D,Harter P,et al. Topotecan Weekly Versus Conventional 5-Day Schedule in Patients with Platinum-Resistant Ovarian Cancer:a randomized multicenter phase II trial of the North-Eastern German Society of Gynecological Oncology Ovarian Cancer Study Group. J Clin Oncol,2011,29(2):242-248

51. Markman M,Blessing J,Rubin SC,et al. Phase II trial of weekly paclitaxel (80 mg/m²) in platinum and paclitaxel-resistant ovarian and primary peritoneal cancers:a Gynecologic Oncology Group study. GynecolOncol,2006,101(3):436-440

52. Gershenson DM,Morris M,Cangir M,et al. Treatment of malignant germ cell tumors of the ovary with bleomycin,etoposide, and cisplatin. J Clin Oncol,1990,8(4):715-720

53. Kang H,Kim TJ,Kim WY,et al. Outcome and reproductive function after cumulative high-dose combination chemotherapy with bleomycin,etoposide and cisplatin (BEP) for patients with ovarian endodermal sinus tumor. GynecolOncol,2008,111(1):106-110

54. Williams SD,Kauderer J,Burnett AF,et al. Adjuvant therapy of completely resected dysgerminoma with carboplatin and etoposide:a trial of the Gynecologic Oncology Group. GynecolOncol,2004,95(3):496-499

55. Pawinski A,Favalli G,Ploch E,et al. PVB chemotherapy in patients with recurrent or advanced dysgerminoma:a Phase II study of the EORTC Gynaecological Cancer Cooperative Group. Clin Oncol (R Coll Radiol),1998,10(5):301-305

56. Mead GM,Cullen MH,Huddart R,et al. A phase II trial of TIP (paclitaxel, ifosfamide and cisplatin) given as second-line (post-BEP) salvage chemotherapy for patients with Metastatic germ cell cancer:a medical research council trial. Br J Cancer,2005, 93(2):178-184

57. Kawai K,Cullen MH,Huddart R,et al. Paclitaxel,ifosfamide and cisplatin regimen is feasible for Japanese patients with advanced germ cell cancer. Jpn J Clin Oncol,2003,33(3):127-131

58. Loehrer PS,Gonin R,Nichols CR,et al. Vinblastine plus ifosfamide plus cisplatin as initial salvage therapy in recurrent germ cell tumor. J Clin Oncol,1998,16(7):2500-2504

59. Hinton S,Catalano PJ,Einhorn LH,et al. Cisplatin,etoposide and either bleomycin or ifosfamide in the treatment of disseminated germ cell tumors:final analysis of an intergroup trial. Cancer,2003,97(8):1869-1875

60. Simone CG, Markham MJ, Dizon DS. Chemotherapy in ovarian germ cell tumors:a systematic review. Gynecologic Oncology,2016,141(3):602-607

61. Brown J,Shvartsman HS,Deavers MT,et al. The activity of taxanes compared with bleomycin,etoposide,and cisplatin in the treatment of sex cord-stromal ovarian tumors. GynecolOncol,2005, 97(2):489-496

（鹿　欣）

第四节　化疗毒副作用的防治

关键点

抗肿瘤药物最常见的毒副作用有药物过敏、胃肠道反应和骨髓抑制。在化疗过程中积极预防和规范处理化疗毒副作用。

【妇科常用抗肿瘤药物毒副作用】

抗肿瘤药物的毒副作用以用药后4周为界,可以分为远期毒副作用和近期毒副作用两类。近期又包括局部的药物反应和全身药物反应,全身药物反应中最常见的有化疗药物过敏、发热和骨髓抑制。

【不同抗肿瘤药物常见的毒副作用】

(1) 紫杉醇:过敏反应、骨髓抑制。

(2) 顺铂:肾毒性、耳毒性和听力丧失。

(3) 卡铂:骨髓抑制。

(4) 甲氨蝶呤:口腔黏膜炎。

(5) 博来霉素:发热、过敏、肺纤维化。

(6) 环磷酰胺:出血性膀胱炎、骨髓抑制、闭经。

(7) 长春新碱:神经毒性、骨髓抑制、脱发。

(8) 阿霉素:心脏毒性。

【抗癌药毒副作用的分度标准】

抗癌药毒副作用的分度标准见表52-4-1。

表52-4-1　抗癌药毒副作用的分度标准(WHO)

项目	0度	Ⅰ度	Ⅱ度	Ⅲ度	Ⅳ度
血液学					
血红蛋白(g/L)	>110	95～109	80～94	65～79	<65
白细胞(10^9/L)	>4.0	3.0～3.9	2.0～2.9	1.0～1.9	<1.0
粒细胞(10^9/L)	>2.0	1.5～1.9	1.0～1.4	0.5～0.9	<1.0
血小板(10^9/L)	>100	75～99	50～74	25～49	<25
出血	无	瘀点	轻度失血	明显失血	严重失血
消化系统					
胆红素	<1.25×N	(1.26～2.5)×N	(2.6～5)×N	(5.1～10)×N	>10×N
SGOT/SGPT	<1.25×N	(1.26～2.5)×N	(2.6～5)×N	(5.1～100)×N	>10×N
AKP	<1.25×N	(1.26～2.5)×N	(2.6～5)×N	(5.1～10)×N	>10×N
口腔	正常	疼痛、红斑	红斑、溃疡	溃疡,可进一般饮食	只进流食
恶心呕吐	无	恶心	短暂呕吐	呕吐需治疗	呕吐难控
腹泻	无	短暂(<2天)	能耐受(>2天)	不能耐受需治疗	血性腹泻
肾					
尿素氮	<1.25×N	(1.26～2.5)×N	(2.6～5)×N	(5.1～10)×N	>10×N
肌酐	<1.25×N	(1.26～2.5)×N	(2.6～5)×N	(5.1～10)×N	>10×N
蛋白尿	无	+,<1.0g/24h	++～+++,>1.0g/24h	+++～++++,≥3g/24h	肾病综合征
血尿	无	镜下血尿	严重血尿	严重血尿+血块	尿道梗阻
肺	正常	症状轻微	活动后呼吸困难	休息时呼吸	完全卧床
药物热	无	<38℃	38～40℃	>40℃	发热伴低血压
变态反应	无	水肿	支气管痉挛	支气管痉挛,无需注射治疗	过敏反应需注射治疗
皮肤	正常	红斑	干性脱皮	湿性皮炎,水疱,瘙痒	剥脱性皮炎,溃疡,坏死,需手术
头发	正常	少量脱发	中等斑片脱发	完全脱发但可恢复	不能恢复的脱发
感染	无	轻度感染	中度感染	重度感染	重度感染低血压

8

项目	0度	Ⅰ度	Ⅱ度	Ⅲ度	Ⅳ度
心脏					
节律	正常	窦性心动过速	单灶PVC,休息时心率110次/分	多灶性PVC,房性心律失常	室性心律失常
心功能	正常	无症状,但有异常心脏体征	有暂时心功能不足症状,但无需治疗	有心功能不足症状,治疗有效	有心功能不足症状,治疗无效
心包炎	无	有心包积液,无症状	有症状,但不需抽水	心包填塞需抽水	心包填塞需手术
神经系统					
神志情况	清醒	短暂嗜睡	嗜睡时间不到清醒的50%	嗜睡时间多于清醒的50%	昏迷
周围神经	正常	感觉异常和(或)腱反射减弱	严重感觉异常和(或)轻度无力	不能忍受的感觉异常和(或)显著运动障碍	瘫痪
便秘	无	轻度	中度	重度,腹胀	腹胀呕吐
疼痛	无	轻度	中度	重度	难治的

【化疗副作用的处理】

1. **化疗药物过敏处理** 化疗所致过敏反应通常在用药开始后几分钟内发生,有局部过敏反应和全身过敏反应。局部过敏反应表现为皮肤可出现风团、荨麻疹或红斑。全身过敏反应则出现颜面发红、荨麻疹、低血压和胸闷等。易发生过敏反应的化疗药物有紫杉醇、多西他赛、顺铂、多柔比星、博来霉素、依托泊苷等。化疗药物也会发生迟发过敏,如铂类药物几个疗程后才发生过敏。

(1) 化疗药物过敏处理:立即停止输注化疗药物,迅速开通静脉通路,静脉输生理盐水或平衡液。病人取仰卧位,面罩吸氧、监测指血氧饱和度;保持呼吸道通畅,评价呼吸道水肿变化,做好心肺复苏准备;皮下注射肾上腺素0.2~0.5mg,根据病情每10~15分钟重复;或缓慢静脉推注肾上腺素0.5~1mg,根据情况每5~10分钟重复;继而予以甲泼尼龙2mg/Kg静脉注射,最大剂量为250mg;苯海拉明1mg/kg静脉注射,最大剂量为50mg;静脉注射10%葡萄糖酸钙10~20mL;必要时可考虑如下急救药:地塞米松10~20mg静脉注射,解除支气管镜痉挛和水肿;氨茶碱5mg/kg静脉注射30分钟,扩张支气管;多巴胺2~20μg/(kg·min)纠正血压。紧急情况下,以上步骤可以同步进行。

(2) 化疗药物过敏的预防

1) 紫杉醇预防过敏预处理:化疗前12小时和6小时分别口服地塞米松20mg,治疗前30分钟再静推地塞米松10mg,苯海拉明肌注50mg和西咪替丁静脉注射300mg。

2) 多西他赛预防过敏预处理:治疗前1天晚8点开始口服地塞米松10mg,每12小时口服一次,共5次。治疗前30分钟再静推地塞米松10mg,苯海拉明肌注50mg和西咪替丁静脉注射300mg。

2. **骨髓抑制的处理和预防** 骨髓抑制是化疗最常见的毒副作用之一。由于细胞的半衰期不同(白细胞4~6小时,血小板5~7天,红细胞120天),最先减少的是白细胞特别是粒细胞,其次是血小板的减少,最后是血红蛋白的减少。骨髓抑制分为4度(表53-4-1)。及时处理骨髓抑制,减少对病人生命的危险性,促进化疗进程的顺利。骨髓抑制多在化疗药物结束的2~3周可以恢复。

(1) 粒细胞减少:骨髓抑制的程度与每个个体骨髓储备能力有密切关系。除了化疗,放疗也会引起骨髓抑制,甚至持续更长时间。既往有基础性疾病如肝病、脾亢等也会出现骨髓抑制。常用的药物中以卡铂、环磷酰胺、甲氨蝶呤、依托泊苷等抑制显著。骨髓中的粒细胞、单核巨噬细胞和淋巴细胞依次受到抑制,其中以粒细胞减少发生最早、最明显。当中性粒细胞数少于$1.0×10^9$/L,并伴有体温升高至38.5度以上的发热称为粒细胞减少性发热(简称粒缺性发热)。根据白细胞减少的程度分为4度,其中出现Ⅲ度或Ⅳ度骨髓抑制时要及时治疗。

1) 粒细胞减少的治疗:出现Ⅲ度或Ⅳ度骨髓抑制时须及时治疗。病房消毒隔离、减少探访、预防感染和保持环境整洁。同时提升白细胞计数、预防或抗感染治疗,必要时输血予以纠正。具体方法如下:①Ⅲ度骨髓抑制:给予粒细胞集落刺激因子(G-CSFB,按5~10μg/kg用)150~200μg,每天皮下注射,并口服升白药至正常后停用,同时口服抗生素预防感染。②Ⅳ度骨髓抑制:予以隔离,给予粒细胞集落刺激因子(G-CSFB,按 5~10μg/kg 用)150~200μg,每天皮下注射,并口服升白药至正常后停用,同时抗生素静脉抗感染。若白细胞仍持续下降,可输注粒细胞。若无粒细胞输注时,也可用全血替代。③粒缺性发热:立即住院并隔离。进行胸片、血培养和药敏试验。并立即使用广谱第三代头孢类抗生素,以后根据药敏结果调整用药。长时间应用抗生素时应注意真菌感染的发生,并使用抗真菌类的药物。立即使用 G-CSF 促进白细胞增生治疗。出现Ⅲ度或Ⅳ度骨髓抑制病人下个疗程化疗时酌情减量。

2)粒细胞减少的预防:①既往出现骨髓抑制Ⅲ/Ⅳ度,此次化疗药物要酌情减量;②化疗结束后应预防性使用 G-CSF;③根据情况使用一级预防和二级预防:一级预防是指:化疗后发现中性粒细胞减少症的出现大于 40% 时,预防性使用 G-CSF。二级预防是指:既往曾经出现过Ⅲ度/Ⅳ度骨髓抑制,为减少此次再次出现时给予 G-CSF。化疗结束后 24~48 小时后,注射 G-CSF150μg/天,共注射 5 天,期间白细胞数升至 $1 \times 10^9/L$ 即可。目前临床广泛应用二级预防减少骨髓的毒性并维持化疗药物的剂量。

(2)血小板减少:血小板减少临床上可见鼻腔出血、牙龈出血、消化道出血和皮下出血等。血小板过低时可以口服血宁糖浆口服,皮下注射重组白介素-11、输注单采血小板。输血小板指征:PLT$<10 \times 10^9/L$ 伴出血或 PLT$<5 \times 10^9/L$。出血时及时给予止血药物。血小板减少Ⅳ度和伴有出血的Ⅲ度血小板下降时,应提防中枢神经系统的出血。血小板减少病人应密切注意出血倾向,避免使用有抗凝作用的药物;防止出血的发生,避免用力擤鼻、谨慎刷牙、防止跌倒、尽可能减少创伤性操作。

(3)化疗致贫血:因为红细胞的生存期是 120 天,所以血红蛋白下降通常在化疗后 60~90 天出现。顺铂可通过减少肾脏分泌促红素(erythropoietin,EPO)导致贫血。化疗致贫血病人出现眩晕乏力、气短、胸闷、心动过速等,应予以重视并及时治疗。

- **治疗:**输血治疗和促红细胞生成素的应用。输血指征:①血红蛋白小于 8g/dl;②红细胞比容小于 3.0;③失血超过血容量的 30%。输血类型:浓缩红细胞、去白少浆血和全血。
- **促红细胞生成素用法:**皮下注射 150U/kg,每周 2~3 次。促红细胞生成素不良反应包括过敏、头痛、低热、肌肉关节痛等。

3. **化疗所致呕吐** 不论是静脉化疗还是口服化疗药物,都有不同程度的致吐作用。化疗药物通过刺激大脑后部区域的化学感受器,分泌神经递质(如多巴胺、5-羟色胺和组胺),激活呕吐中枢导致恶心和呕吐。化疗药物引起的呕吐分为五种:急性呕吐、延迟性呕吐、预期性呕吐、突破性呕吐和难治性呕吐。急性呕吐发生在用药后数分钟到数小时内出现,24 小时内缓解,一般用药后 5~6 小时最高峰。延迟性呕吐发生在用药 24 小时后,常见于顺铂、卡铂、奥沙

利铂、环磷酰胺和阿霉素。顺铂引起的迟发性呕吐常于给药后 48~72 小时达最高峰,可持续 6~7 天。预期性呕吐是前次化疗中出现恶心、呕吐的病人,在下一次化疗开始前就出现恶心、呕吐。属条件反射,发生率 18%~57%,常以恶心为主,年轻人发生率高于老年人。突破性呕吐指在给予预防性止吐治疗后仍出现的且需解救治疗的呕吐。难治性呕吐是指预防性或解救性止吐治疗均失败的病人。

(1)化疗药催吐风险评估:高风险(呕吐频率$>90%$);中风险($30%~90%$);低风险($10%~30%$);极低风险($<10%$)。紫杉醇和多西他赛为低度致吐药物,卡铂是中度致吐药物,顺铂是高度致吐药物。因此 TC/TP 方案病人大多有比较严重的恶心呕吐。

(2)止吐药的种类:根据止吐药的作用机制各异,可大致分为:

1)P 物质/神经激肽-1(NK-1)受体拮抗剂:如:阿瑞吡坦(aprepitant)。

2)5-羟色胺(5-HT3)受体拮抗剂:包括昂丹西酮(ondansetron)、格拉司琼(granisetron)、托烷司琼(tropisetron)、多拉司琼(dolasetron)、帕洛诺司琼(palonosetron)等。

3)多巴胺受体阻断药:多潘立酮、甲氧氯普胺、丁酰苯类药物(如:氟哌啶醇)。

4)皮质类固醇激素:地塞米松、甲泼尼龙等。

5)精神类药物:苯二氮䓬类(如:劳拉西泮、奥氮平等)。

6)吩噻嗪类药物:氯丙嗪。

(3)化疗呕吐的防治

1)高催吐风险:呕吐往往化疗前开始,持续多日。

预防和处理:选择性 5-HT₃ 受体拮抗剂(任选一):多拉司琼 100mg/dpo,格拉司琼 1~2mg/d(总剂量)po,昂丹司琼 16~24mg/d po。

止吐方案:NK-1+地塞米松+5-HT 或 NK-1 受体拮抗剂+地塞米松(二选一)

- d1 阿瑞匹坦 125mg po,d2~3 80mg po qd;
- d1 地塞米松 12mg po/iv,d2~4 po/iv 8mg qd;
- d1 福沙匹坦 150mg iv;d2 地塞米松 80mg po,d3~4 po/iv 80mg bid;
- d1 5HT₃受体拮抗剂(以下四选一):多拉司琼 100 mg po;或格拉司琼 2mg po,或 1mg po bid;或昂丹司琼 16~24mg po 或 8~16mg iv;或帕洛诺司琼 0.25mg iv。

2)中、低催吐风险:既往有恶心呕吐,推荐用药有胃复安 10~40mg po,必要每 4/6 小时重复;氯丙嗪 10mg po 必要时每 6 小时重复(每天最多 40mg);必要时可使用选择性 5-HT₃受体拮抗剂:多拉司琼 100mg/d po,格拉司琼 1~2mg/d(总剂量)po,昂丹司琼 8~16mg/d po。

4. **泌尿系统毒性** 部分化疗药物可致肾脏损害,表现为腰痛、血尿、水肿、小便化验异常等。使用 DDP、MTX 等

肾毒性强的药物时,需按要求水化、碱化尿液;对于肿瘤负荷较大、化疗敏感的肿瘤进行大剂量化疗时,应同时合用促进尿酸排泄的药物。异环磷酰胺及大剂量环磷酰胺可致出血性膀胱炎,还需给予泌尿道保护剂美司钠。

5. **肝损伤**　临床可表现为肝功能异常、肝区疼痛、肝大、黄疸等。容易引起肝损害的药物有:大剂量甲氨蝶呤、环磷酰胺、阿霉素、依托泊苷、紫杉醇、奥沙利铂、长春碱类、曲妥珠单抗等。短期内出现的肝功能损害多为一过性,停药后可自行恢复。如果出现3级及以上的肝功能损害,应静脉输入保肝药物,泰特联合天晴甘美;1级和2级肝功能损害,口服联苯双酯有助于降低转氨酶,无论静脉或口服保肝药物,均应注意缓慢减量以防"反跳";类固醇激素对改善症状、防止肝纤维化有一定帮助;其他可选维生素B、大剂量维生素C等。

6. **心脏毒性**　化疗药物可致心肌损害、心律失常以及心功能异常。常见引起心脏毒性的抗癌药为蒽环类药物。蒽环类药物有终身剂量限制,如阿霉素总剂量不超过550mg/m²,如曾放疗,最大终身累积剂量为450mg/m²。停用曲妥珠单抗后22周内避免使用蒽环类药物治疗,直至LVEF正常时方可应用。

7. **肺毒性**　化疗肺损伤多表现为肺间质性炎症和肺纤维化。常见引起肺毒性的抗癌药为博来霉素、甲氨蝶呤、BCNU、环磷酰胺、丝裂霉素等。博来霉素肺毒与剂量有关,总量超450mg肺毒性发生率10%~20%以上且病情严重可以致命。一旦发生肺毒性应立即停药,应用大剂量皮质类固醇激素,逐渐减量并维持足够长时间,配合有效抗生素。

8. **脱发**　脱发是化疗最常见的不良作用之一。主要是因为化疗药物损伤毛囊的结果。脱发的程度通常与药物的浓度和剂量有关。多出现在化疗的2~3周,紫杉类药物常导致完整的脱发、且出现较早。在化疗后3~6个月后头发完整再生,再生的头发可能会改变颜色和发质。化疗前应提前告知脱发风险,适当的时候佩戴假发。有证据表明,降低头皮温度可以减少脱发。

在所有恶性肿瘤病人接受化疗前,医生应该评估可能出现的化疗毒副作用,规范毒副作用预防和处理措施。化疗前充分告知病人及家属可能出现的不良反应,了解急性和迟发型不良反应的表现,正视副作用,给予病人心理支持。

【临床特殊情况的思考和建议】

1. **化疗对卵巢功能的影响以及化疗后生育问题**　对于保留内分泌功能和保留生育功能的年轻妇科恶性肿瘤病人,术后放疗或化疗均可引起卵巢功能障碍。包括围绝经症状、性欲降低、性交困难和阴道干涩,严重影响生活质量。

导致卵巢功能损害的主要化疗药物是细胞毒性药物,以烷化剂最重,紫杉醇和铂类也有不同程度的损伤,抗代谢药物和抗生素类药物对卵巢功能没有影响。化疗对卵巢功能的分子机制包括化疗可以通过影响生长期卵母细胞、休眠期原始卵泡、诱导静止期卵泡活化以及细胞毒性药物对卵巢间质的影响等。

如何在化疗同时保护卵巢功能是当前研究热点。首先青少年或年轻女性恶性肿瘤病人尽量选择对卵巢功能影响小的化疗药物;避免长期使用对生殖腺损伤最明确的环磷酰胺;如果必须使用的情况下,尽量减少对卵巢功能影响大的化疗药物疗程,或更换其他化疗方案。

目前认为可能保护卵巢功能的药物有GnRH-a,sphingosine-1-phosphate(1-磷酸神经鞘氨醇,SIP),Imatinib(伊马替尼),Thalidomide(沙利度胺),Tamoxifen(他莫西芬)以及AS 101等。虽然GnRHa对化疗病人进行卵巢功能保护有成功经验,但临床研究并未取得一致共识。同时担心GnRHa是否会影响化疗疗效? Meta分析荟萃16个随机对照试验,共11 906例乳腺癌病人,得出结论:化疗中使用GnRH不降低化疗疗效、可提高月经恢复率和排卵率、降低POF发生,但短期内不能提高妊娠率。应用GnRHa保护卵巢功能,应在化疗前1周开始用药,可以避免首次使用GnRH出现的"点火效应"。一般建议,对有生育要求的肿瘤化疗病人,避孕1年后再妊娠。

2. **妊娠合并妇科恶性肿瘤的病人的化疗问题**　化疗药物潜在的致畸作用与化疗药物种类和剂量有关。妊娠期对妇科恶性肿瘤的治疗具有挑战性,应由肿瘤专科医生、生殖医学专家、产科医师、影像学医师等组成的多学科团队共同制定诊疗对策,要同时考虑肿瘤的生物学特性、临床期别、孕周、病人年龄、有无不孕病史等。充分与病人及家属沟通,告知化疗对母胎的潜在风险。除了循证医学证据明确无致畸作用的部分药物外,应避免在早孕期使用化疗药物。一般认为,铂类可以应用在中、晚孕期中应用是相对安全,不增加胎儿风险。妊娠35周后建议终止妊娠。是否完成生育后即行肿瘤根治手术,应遵循FIGO和NCCN指南,评估复发风险,但是目前有关化疗有潜在的致畸缺乏长期随访研究和前瞻性研究。另外,化疗期间应该禁止母乳喂养。

参考文献

1. 胡夕春.肿瘤内科方案的药物不良反应及对策.北京:人民卫生出版社,2009

2. Zelenetz AD,Becker PS. The Role of Biosimilars. J Natl ComprCancNetw,2016,14(5 Suppl):626-629

3. NCCN Clinical Practice Guidelines in Oncology-Antiemesis (Version 1. 2017)

4. Roila F,Molassiotis A,Herrstedt J,M et al. 2016 MASCC and ESMO guideline update for the prevention of chemotherapy-and radiotherapy-induced nausea and vomiting and of nausea and vomiting in advanced cancer patients. Ann Oncol,2016,27(suppl 5):v119-v133

5. Chan JK,Brady MF,Penson RT et al. Weekly vs. Every-3-

Week Paclitaxel and Carboplatin for Ovarian Cancer. N Engl J Med,2016,374(8):738-748

6. Smith TJ,Khatcheressian J,Lyman et al. 2006 update of recommendations for the use of white blood cell growth factors:an evidence-based clinical practice guideline. J Clin Oncol, 2006, 24 (19):3187-3205

7. Roness H,Kalich-Philosoph L,Meirow D,et al. Prevention of chemotherapy-induced ovarian damage:possible roles for hormonal and non-hormonal attenuating agents. Hum Reprod Update, 2014,20(5):759-774

8. Ortin TT,Shostak CA,Donaldson SS. et al. Gonadal status and reproductive function following treatment for Hodgkin'sdisease in childhood:the Stanford experience. Int J Radiat Oncol Biol Phys, 1990,19(4):873-880

9. Cuzick J,Ambroisine L,Davidson N,et al. Use of luteinising-hormone-releasing hormone agonists as adjuvant treatment in premenopausal patients with hormone-receptor-positive breast cancer:a Meta-analysis of individual patient data from randomised adjuvant trials. Lancet,2007,369(9574):1711-1723

（鹿　欣）

第五十三章　妇产科介入治疗

第一节　概　述

> **关键点**
>
> 　　现代介入治疗技术应用于妇科恶性肿瘤出血的止血、肿瘤的姑息治疗等,逐渐扩展至妇产科良性疾病,比如产后出血、剖宫产切口瘢痕妊娠、子宫肌瘤、子宫腺肌病、输卵管性不孕症等。

　　介入放射学（interventional radiology）是 1967 年由 Margulis 首先提出,这是现代介入放射学的标志,通过最近 50 年迅速发展起来的一门融合医学影像和临床诊疗的新兴技术。在医学影像设备的引导下,利用相应器械获得组织、细胞进行病理诊断,或者对疾病进行治疗,既是一种诊断方法,也是一种治疗技术。

　　现代介入治疗技术应用于妇产科疾病的治疗最开始是妇科恶性肿瘤的治疗,主要是妇科恶性肿瘤出血的止血、肿瘤的姑息治疗等。随后逐渐扩展至妇产科良性疾病,比如产后出血、剖宫产切口瘢痕妊娠、子宫肌瘤、子宫腺肌病、输卵管性不孕症等,也包括目前已经广泛开展的体外受精-胚胎移植（in vitro fertilization and embryo transfer,IVF-ET）即试管婴儿时,胚胎移植前的输卵管积水栓塞等。

（张国福　徐丛剑）

第二节　血管内介入治疗

> **关键点**
>
> 　　1. 妇产科血管介入治疗主要用于妇科肿瘤、出血性疾病、动静脉性疾病。
> 　　2. 妇科肿瘤的介入治疗主要包括动脉灌注化疗和动脉栓塞术,出血性疾病、动静脉性疾病的介入治疗主要是对目标血管进行栓塞。

　　妇产科血管内介入治疗主要包括妇科肿瘤的介入治疗、出血性疾病的介入治疗以及动静脉性疾病的介入治疗。妇科肿瘤的介入治疗主要包括动脉灌注化疗和动脉栓塞术,是应用于宫颈癌、子宫内膜癌、卵巢癌、滋养细胞疾病等妇科恶性肿瘤的一种介入手术。在妇科肿瘤出血和中晚期妇科恶性肿瘤手术切除前,先进行介入化疗或化疗合并栓塞,能有效止血和选择性阻断肿瘤供血,从而缩小肿瘤体积,使肿瘤与周围组织粘连松解,减轻临床症状,降低肿瘤分期,为部分晚期不能切除病灶的病人提供切除机会,是一种微创、有效、安全性高、不良反应小的治疗方法,因此受到越来越多的医生和病人的接受和肯定。

　　妊娠相关的出血性疾病,通过对目标血管的栓塞,可以有效避免术中出血,降低子宫切除风险,缩短住院时间,能够达到立竿见影的效果。其中,滋养细胞疾病中,难治性病

8

例、转移灶的处理以及获得性盆腔/子宫动静脉瘘的诊治，都充分体现血管性介入治疗的价值，获得较好临床效果。

一、子宫颈癌的介入治疗

子宫颈癌是最常见的妇科恶性肿瘤，其介入治疗主要采取动脉灌注化疗和栓塞，由于导管和介入技术的发展，使超选择性动脉化疗栓塞易于实现，在达到肿瘤局部更高化疗药物浓度和阻断目标血管的同时，最大限度降低不良反应，充分体现了介入治疗的精准性。介入化疗栓塞是妇科恶性肿瘤中动脉化疗应用较多的一种技术，临床研究其能对子宫颈癌有确切的疗效。

【适应证】

1. 主要针对临床分期较晚或分化不良的病例。目的是杀灭病灶周边的微小转移灶，改善宫旁浸润情况，提高手术后病人的生存率。

2. 宫颈癌切除术前介入治疗多用于肿块体积大、肿块破溃大出血的病人。动脉栓塞阻断肿瘤血供，达到对症止血且使肿瘤缩小，有利于进一步手术治疗。

3. 对于分期较晚，失去手术机会的宫颈癌，或者手术/放疗后复发的病人，采取姑息治疗。

4. 与放疗或全身化疗合并应用，有一定的协同或增敏作用。

一般情况下，动脉灌注化疗后建议进行供血动脉栓塞，因为栓塞不仅可以控制肿瘤出血，还阻断肿瘤血供，治疗效果好于单纯动脉化疗，但是要注意做好评估，避免栓塞并发症的发生，以保证介入治疗的安全。如异位栓塞、过度栓塞等栓塞并发症的风险较大，则可不予栓塞。

【禁忌证】

无绝对禁忌证，相对禁忌证包括：
1. 严重心、肝、肾功能障碍或多器官功能衰竭。
2. 含碘对比剂过敏。
3. 骨髓再生障碍，白细胞降低至 $3 \times 10^9/L$。
4. 合并重要脏器衰竭。

【介入术前准备】

1. 各项术前检查及准备　血、尿常规；出凝血时间；心、肝、肾功能检测；会阴部备皮；术前留置导尿管；如使用顺铂（DDP）术前4小时进行水化准备。

2. 设备及手术器械　数字减影血管造影机（DSA）；动脉导管鞘组；穿刺针；超滑导丝；5F 导管（子宫动脉导管或 Cobra 导管），微导管和微导丝（视术中情况选用）等。

3. 化疗药物　常用化疗药主要以铂类为主，联合使用其他化疗药，常用药物多为细胞周期特异性药物（cell cycle specific agents，CCSA）与细胞周期非特异性药物（cell cycle

non-specific agents，CCNSA）结合，抗代谢、抗肿瘤生物药、抗肿瘤植物药结合，如：表柔比星/阿霉素、博来霉素、5-氟尿嘧啶、环磷酰胺、丝裂霉素等，可选择 2～4 种联合用药。化疗药物的选择和使用原则是必须对该肿瘤具有确切的疗效，与静脉化疗原则基本一致。

4. 栓塞剂　明胶海绵、聚乙烯醇颗粒（polyvinyl alcohol，PVA）、微球或载药微球（具有持续缓释作用，有利于提高疗效）、弹簧圈、碘化油等，根据实际情况选用不同的栓塞剂。

5. 其他　对比剂；肝素；利多卡因等。

【介入技术要点】

1. 采用 Seldinger 穿刺法，用 5F 子宫动脉导管经右侧股动脉插管，分别将导管插入双侧髂内动脉造影，再根据肿瘤血供情况，进一步超选择性插管进入双侧供应肿瘤的目标血管，了解相关动脉走行，肿瘤染色是否明显，是否有动静脉瘘或交通支。DSA 造影表现：实质期肿瘤明显染色，瘤体大多为团片状染色，血供丰富，供血动脉迂曲、增粗，可发现新生肿瘤血管，纤细且密集，并可见造影剂潴留。肿瘤较大时可见局部血管受压、移位或截断。

2. 根据血管情况决定是否进行进一步超选择性插管至目标血管、分配化疗药物及栓塞剂的剂量，先灌注化疗药物，然后注入栓塞剂，即保证化疗药物局部作用浓度和时间，同时阻断肿瘤血供。使用微导管的情况下介入部位更准确，不良反应较轻。栓塞剂的选择应当根据安全、有效的原则，可选择的栓塞剂有：

（1）明胶海绵：是目前应用最多的一种栓塞剂，优点是安全、无毒、方便。明胶海绵栓塞后一到三周左右，被阻塞的血管可以再通。从栓塞时间来讲，是一种中效栓塞剂。

（2）弹簧钢圈：当发现动静脉瘘形成时，异位栓塞的风险加大，因此，可选择弹簧钢圈栓塞动静脉瘘，辅以栓塞颗粒。

（3）聚乙烯醇（PVA）：这是一种无毒、组织相容性好、在体内不易被吸收的长效栓塞剂。

（4）载药微囊或微球：可包裹化疗药物如丝裂霉素微囊，顺铂微囊，甲氨蝶呤微囊以及氟尿嘧啶微囊等进行化疗性栓塞。

（5）碘油乳剂：碘油乳剂可通过肝动脉注入，并滞留在肿瘤血管内，产生微血管栓塞。还可以混合化疗药物或标记上放射性核素，进行内放射治疗，是目前肝癌栓塞治疗中应用最广的一种栓塞剂，宫颈癌介入治疗较少采用。

（6）无水乙醇。其栓塞机制是造成微小血管内膜损伤，血液中蛋白质变性，形成凝固混合物而起栓塞作用，是一种长效栓塞剂，由于无水乙醇是微血管栓塞，所以栓塞后不易建立侧支循环，因而是一种很好的治疗肿瘤的栓塞剂。但是，酒精反流引起邻近器官梗死是一种严重的并发症，在

8

宫颈癌介入治疗中也很少采用。

各种栓塞剂均有其不同的优缺点,使用时应根据不同的情况做出适当的选择:如为控制出血或术前栓塞,可采用短中效栓塞剂;如作为肿瘤的姑息性治疗则宜选用长效栓塞剂。另外,还应根据栓塞血管的大小以及栓塞部位及邻近的器官,而选择不同类型的栓塞剂。因此常用明胶海绵或 PVA 颗粒作为栓塞剂,遇到动静脉瘘、血管粗大的病人可选用弹簧圈。

3. 经 DSA 减影肿瘤血管基本阻断后,拔出导管和导管鞘,局部加压包扎,术后右下肢制动 6 小时,平卧 24 小时,关注右下肢切口和足背动脉搏动,栓塞综合征及化疗综合征需对症处理(图 53-2-1)。

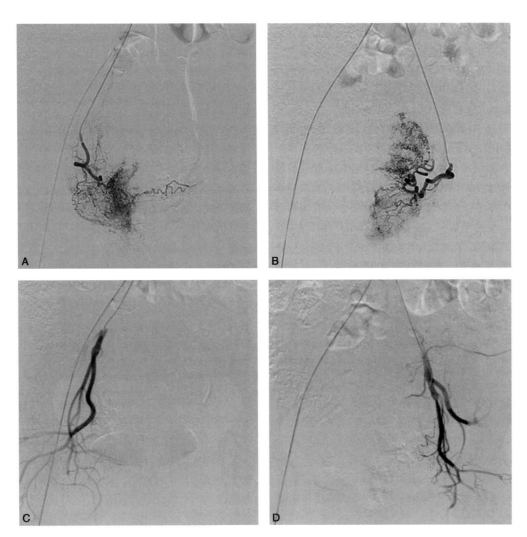

图 53-2-1　宫颈癌病人介入手术子宫动脉减影图像

图 A、B 为子宫动脉栓塞前,双侧子宫动脉减影图像,可见肿块主要由右侧子宫动脉供血,血供较丰富。
图 C、D 为灌注化疗药物后再予以子宫动脉栓塞后,减影见子宫动脉血流已阻断

【疗效观察】

治疗后 2 周左右,栓塞后综合征症状缓解,化疗栓塞后不良反应基本消失,再进行根治切除术或肿瘤减灭术,可见肿瘤缺血、坏死、缩小,与周围组织界限较清,手术易于剥离,出血量减少。少数肿块体积无显著变化或体积增大,可能与化疗敏感程度、肿瘤血供分布情况及栓塞程度有关。

【并发症及其处理】

1. **穿刺部位出血、血肿**　提高穿刺及压迫技术,嘱咐病人配合右下肢制动,多数可以避免,小血肿发生后可以局部热敷或理疗加快吸收。

2. **感染**　应规范操作,遵循无菌观念,根据实际情况可适当给予术前、术中和术后抗生素预防感染。

3. **异位栓塞**　多数由于栓塞剂脱落、反流造成,栓塞时应慎重把握栓塞剂的注射速率和剂量,避免注射压力过大或速度过快,严重者出现其他组织器官局部缺血坏死,神经损伤等,可对症相应处置。例如少数病人术后一到两周出现单侧或双侧肾盂输尿管积水,膀胱镜下可见输尿管下端水肿部分梗阻,可放置输尿管支架解除梗阻,待水肿消退

8

后取出,这可能是输尿管与子宫动脉存在交通支,子宫动脉栓塞时输尿管部分供血也被阻断,可密切观察对症处理待血供恢复。术后密切观察,防止血栓形成,栓子脱落导致肺栓塞等严重并发症,如出现肺栓塞症状,应及时做 CTA 或 DSA 造影确诊,尽早开始溶栓等抢救措施。

4. 栓塞后综合征 主要以下腹疼痛和发热为主,是动脉栓塞后局部组织缺血、肿胀引起的炎症反应,镇痛镇静及退热等对症处理后 24～72 小时后逐渐缓解或消失。

5. 化疗不良反应 除恶心、呕吐、乏力、发热等,还有骨髓抑制、肝肾功能损害等,对不同程度反应的病人对症处理,如骨髓抑制导致的白细胞降低,需密切观察并采取升白细胞药物等对应措施;肝肾功能损害时,注意观察尿量,补液、调节电解质平衡、充分水化和利尿,定期复查肝肾功能,一般在短期内缓解。

二、子宫肌瘤及子宫腺肌病的介入治疗

子宫肌瘤是最常见的妇科良性肿瘤,多见于 30～50 岁妇女,常伴发月经紊乱、经量增多及经期延长,压迫症状、下腹及腰背部疼痛、流产、不孕等。子宫肌瘤的治疗需要根据病人年龄、生育要求、症状及肌瘤的部位、大小、数目等全面考虑选择合适的方法。传统治疗方法主要包括药物治疗和手术治疗。部分病人通过药物治疗能使肌瘤缩小,缓解临床症状。药物治疗的缺点是不宜长期应用,且停药后一般肌瘤会重新增大。手术治疗亦是肌瘤的有效治疗方法,主要包括子宫全切除术、次全子宫切除术及肌瘤切除术。介入治疗是介于药物和手术之间的一种新兴治疗方法,自1995 年 Ravina 等首次报道应用子宫动脉栓塞术(uterine artery embolization,UAE)治疗子宫肌瘤后,UAE 以其安全、有效、微创的特点迅速在临床推广应用。

子宫腺肌病是由子宫内膜的腺体与间质侵入子宫肌层生长所引起的一种良性疾病。子宫腺肌病也是一种较常见的妇科疾病,据报道在手术切除的子宫标本中,6%～40%有子宫腺肌病。病人多为 35～45 岁的中年妇女。该病的症状与体征主要为痛经、经量增多、不孕及子宫增大等。目前,该病的治疗临床上主要以手术和药物治疗为主,手术治疗包括单纯病灶切除,次全子宫切除术和全子宫切除术,药物治疗主要是通过抑制卵巢功能,使子宫内膜萎缩、造成人工绝经,症状缓解。停药后,往往随月经复潮后症状复发。

【适应证】

1. 子宫肌瘤的适应证
(1) 药物治疗无效或者复发。
(2) 多发子宫肌瘤病人剥除手术困难,要求保留子宫及生育能力者。
(3) 合并严重其他疾病不能耐受手术者。

(4) 手术切除有困难的巨大子宫肌瘤术前的栓塞治疗。

2. 子宫腺肌病的适应证
(1) 明确诊断的子宫腺肌病病人,临床症状明显,如痛经、经量过多等。
(2) 经保守治疗效果不佳或复发。
(3) 要求保留子宫,不愿行子宫切除术的病人。
(4) 合并严重其他疾病不能耐受手术者。

【禁忌证】
1. 妊娠。
2. 凝血功能障碍。
3. 碘过敏。
4. 急性感染期。
5. 带蒂的浆膜下肌瘤。
6. 不能排除恶性变的子宫肌瘤或其内有较大的变性、坏死、钙化。
7. 年轻有生育要求的病人原则上不优先考虑子宫动脉栓塞术。

【介入方法简介】

血管性介入治疗在妇产科领域的应用已有二十余年的历史,主要用于妇科恶性肿瘤、妇科良性疾病和产后出血的治疗,是治疗妇产科疾病的另一途径。子宫肌瘤及子宫腺肌病最常用的血管内介入治疗为子宫动脉栓塞。子宫动脉栓塞术是指在医学影像设备监视下,经血管进入导管导丝,对子宫动脉进行栓塞,以治疗妇科相关疾病的一种方法。

目前普遍采用的是 Seldinger 技术。在局部麻醉后行股动脉穿刺,然后置入导管鞘,经导管鞘置入 4F 或 5F(1F=0.33mm)的 Cobra 导管或子宫动脉导管(RUC),在 X 线数字减影数字造影(DSA)下通过同轴导丝的引导,超选择性插管至双侧子宫动脉,造影确定导管进入子宫动脉后,注入药物及栓塞剂,栓塞完毕后于髂内动脉再次造影,确认子宫动脉完全栓塞。

根据不同疾病选择注入不同的药物及栓塞剂。子宫肌瘤一般选择颗粒型栓塞剂,如栓塞微球、PVA 和 KMG 颗粒,颗粒的大小以 300～500μm、500～700μm、700～900μm为宜。液体性栓塞剂如无水乙醇、碘油等,因其具有较大的流动性,可导致毛细血管网平面的栓塞出现严重的并发症,所以不适合妇科疾病的栓塞治疗。

UAE 治疗子宫肌瘤的机制为子宫动脉栓塞后,子宫及其肌瘤平滑肌细胞发生变性坏死,由于肌瘤细胞分裂程度相对较为活跃,对缺血缺氧的耐受力差,故细胞变性、坏死发生较早,且程度较重,致瘤体萎缩。在栓塞肌瘤的同时,正常子宫血供也会被阻断,但正常子宫肌层的缺血状态会因侧支循环的形成而恢复,因此不会引起正常子宫肌层的缺血坏死。

8

　　UAE 治疗子宫腺肌病主要机制是子宫动脉栓塞促使异位内膜发生缺血坏死,子宫体积缩小,有效缓解痛经,减少月经量。

【介入技术要点】

　　1. 术前准备　18G 穿刺针、J 形导丝、超滑导丝、对比剂、利多卡因、肝素钠、Cobra 导管或子宫动脉导管(RUC)、微导管。栓塞剂的选择及栓塞程度的控制决定了术后治疗效果及并发症的情况,合适的栓塞剂及栓塞程度能够有效地避免并发症的发生。栓塞后不完全坏死的病灶可能会继续增长,从而造成疾病复发。子宫小动脉直径约为 300～1000μm,支配子宫内膜基底层的微小动脉直径约 30～300μm。栓塞剂目前应用较多的是聚乙烯醇(PVA)及栓塞微球、可吸收明胶海绵等。PVA 是永久性栓塞剂,有良好的生物相容性,通过物理栓塞使肌瘤缺血,还能侵犯成纤维细胞,造成附近肌瘤血管壁的纤维化,疗效好,但价格昂贵。栓塞微球亦是永久性栓塞剂,是一种聚乙烯酸和猪凝胶的

混合材料,其表面光滑且有微孔,相比 PVA 不易凝集成团,生物相容性好。可吸收明胶海绵为中期栓塞剂,在 1～2 周可吸收,由明胶海绵引起血管内膜炎性反应而起到栓塞效果,目前亦见于子宫肌瘤或子宫腺肌病介入治疗时,用明胶海绵条栓塞子宫动脉主干。

　　栓塞剂直径的选择目前尚无比较权威的共识,多以 500～700μm 和 700～900μm 为主,一般以栓塞小动脉为主,而不是栓塞微小动脉,此直径范围的栓塞剂一般不进入子宫细小的螺旋动脉,从而保证正常子宫肌层血供流畅。Pirard 曾报道过小直径的栓塞剂引起子宫内的细小血管网被栓塞坏死,进而引起子宫内膜坏死。

　　2. 术中操作　常规消毒、铺巾,采用 Seldinger 法穿刺右侧股动脉,穿刺成功后,置入 5～6F 导管鞘,将 Cobra 导管头端插至左侧髂总动脉分叉处,连接高压注射器,注入非离子型造影剂 20～30ml,注射速率 5～10ml/s,观察髂内动脉及髂外动脉分叉位置及子宫动脉起始、走行,进入超滑导丝反复调整导丝头端,使其超选择性插入左侧子宫动脉,进

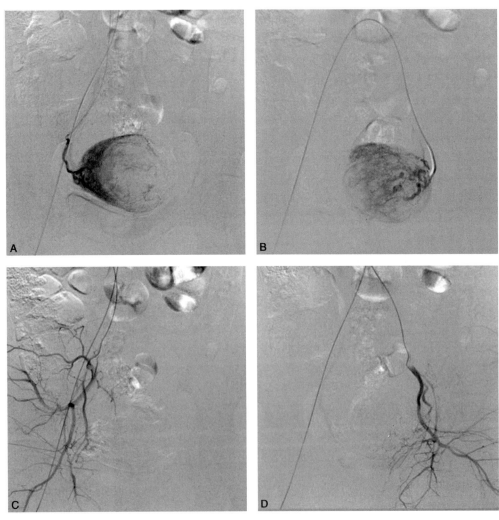

图 53-2-2　子宫肌瘤病人介入手术子宫动脉减影图像
图 A、B 为子宫动脉栓塞前,双侧子宫动脉减影图像,可见肿块主要由左侧子宫动脉供血,血供较丰富。
图 C、D 为灌注化疗药物后再予以子宫动脉栓塞后,减影见子宫动脉血流已阻断

而引导导管进入左侧子宫动脉,再次造影,观察肌瘤或腺肌病的病灶血供情况,然后进行栓塞,如果使用子宫动脉导管,会明显提高选择性及超选择性插管效率。

一般栓塞至造影剂出现流动明显减慢或"铸型"即可。左侧子宫动脉栓塞结束后,利用成袢技术,将导管拉入右侧髂内动脉,通过调整导管头方向使导管进入右侧子宫动脉进行栓塞。造影及栓塞过程同左侧。利用成袢技术时需防止导管打折,不要过度牵拉导管。治疗完成后拔出导管及导管鞘,局部压迫止血10分钟,加压包扎。嘱病人穿刺侧下肢制动6~8小时,平卧24小时。注意双足背动脉搏动及下肢皮肤温度、色泽、触觉改变,注意穿刺部位有无渗血、血肿形成。术后预防性加用抗生素(图53-2-2~图53-2-5)。

【疗效观察】

1. 子宫肌瘤

(1)临床症状的改善:子宫肌瘤主要临床症状为月经异常、贫血、压迫症状及因压迫导致的尿频、尿潴留、便秘等症状。子宫动脉栓塞治疗后,95%以上病人症状显著改善,表现为经期缩短,月经量减少,血红蛋白回升等。

(2)肿瘤体积的缩小:UAE的主要目标之一是使瘤体缩小甚至消失,进而消除与此相关的各种症状,目前多使用MRI进行术后评价。MRI组织分辨率高,能从多平面观察瘤体情况,是UAE疗效评价最直观准确的方法。栓塞前先进行常规MRI扫描,栓塞后1个月、3个月、6个月、1年分别行MRI扫描,并做对比,观察术后疗效。栓塞后MRI表现为:瘤体变小,边界清晰,与正常子宫肌层组织之间可见环形坏死区。栓塞后时间不同,肌瘤的信号表现可不同,T_1WI多呈低信号,T_2WI可呈高信号、低信号或高低混杂信号,增强扫描可以看到坏死的区域无强化。而正常子宫组织则在术后3~6个月恢复至术前强化水平,说明UAE对正常子宫组织的血供影响较小,不会造成坏死。

Voogt等研究认为UAE治疗能够对子宫肌瘤的临床症状进行有效的改善,其对月经异常、疼痛、压迫症状分别达到83%~93%、77%~79%、79%~92%的改善率。

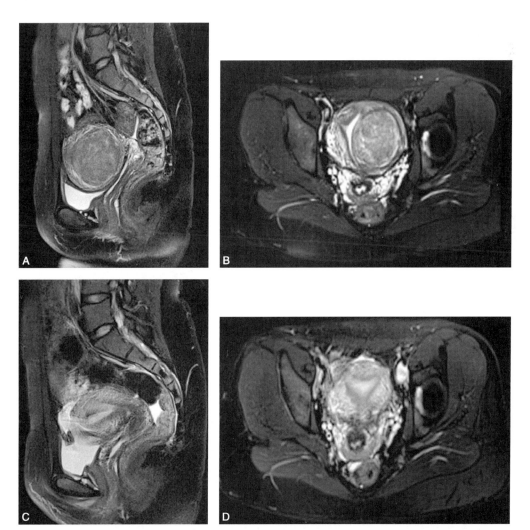

图53-2-3　为子宫肌瘤患者介入术前及术后6个月MRI比较,图A、B为术前MRI显示子宫左侧壁肌层内见一枚较大肌瘤,图C、D为术后MRI显示病灶完全吸收

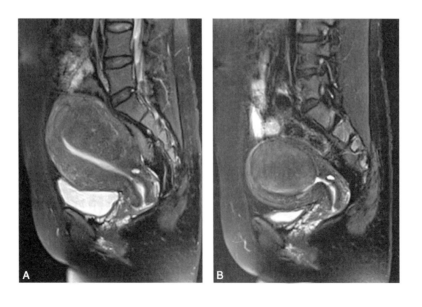

图 53-2-4 子宫腺肌病病人介入手术子宫动脉减影图像

图 A、B 为子宫动脉栓塞前,双侧子宫动脉减影可见子宫体积增大,血供丰富。图 C、D 为子宫动脉栓塞后,减影可见子宫动脉血流已基本阻断

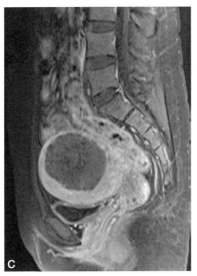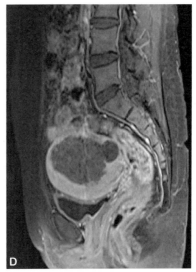

图 53-2-5　子宫腺肌病病人介入术前及术后 3 个月 MRI 对比图像
子宫腺肌病患者介入术前及术后 3 个月 MRI 对比图像，图 A 为术前 MRI 显示子宫肌层弥漫性增厚，后壁显著，诊断为子宫腺肌病，图 B、C、D 为术后 MRI 平扫矢状位显示子宫后壁椭圆形缺血区域，边界清晰，增强扫描显示此区域无血供，为趋于坏死区域，可见子宫动脉栓塞起到良好阻断病灶血供的效果

2. **子宫腺肌病**　病人可根据月经量的变化、术后疼痛程度的缓解情况，子宫体积的恢复情况来判断疗效，同样于栓塞后 1 个月、3 个月、6 个月、1 年分别行 MRI 扫描，可见子宫肌层内片状坏死区域，与周围正常组织分界清晰，坏死组织吸收后子宫体积缩小。分别测量子宫径线进行对比，多数可见子宫体积明显缩小。

Gary 等对一组 13 例病人的研究，从生活质量改善及临床症状缓解来评价子宫动脉栓塞术治疗对子宫腺肌病的疗效，平均随访时间为 8.2 个月，从轻到重用 1～10 分表示，日常生活能力术前平均 7 分，术后平均 2 分；精神状况术前平均 8 分，术后平均 1 分，痛经术前平均 8 分，术后平均 2 分，均有统计学意义。

研究表明子宫动脉栓塞术能显著提高生活质量，改善临床症状及显著缩小子宫体积。陈春林等将单纯子宫腺肌病与合并子宫肌瘤的子宫腺肌病分为两组进行研究，行子宫动脉栓塞治疗后随访 5 年并观察疗效，结论显示单纯子宫腺肌病子宫动脉栓塞治疗 5 年痛经疗效较好，合并子宫肌瘤的子宫腺肌病疗效优于单纯子宫腺肌病。

【并发症及其处理】

UAE 治疗子宫肌瘤和子宫腺肌病并发症较少。

1. **腹痛**　为最主要的并发症，主要因子宫体或肌瘤急性缺血造成，在最初数小时疼痛最为剧烈，持续时间不等，多数人在 72 小时内逐渐缓解，疼痛与心理素质、疼痛阈值等个体差异有关；目前可应用自控镇痛泵来缓解疼痛，可于术前预先静脉留置镇痛泵，可取得良好的镇痛效果。

2. **栓塞后综合征**　多表现为下腹痛、恶心呕吐、中度发热及白细胞增多，这与栓塞后组织变性、水肿、坏死、渗出、毒素吸收有关。一般术后 1 周内可缓解；可给予对症治疗，术前肌注止吐药，术后可予胃复安静滴，发热一般不需处理或给予解热镇痛药即可。

3. **化脓性子宫内膜炎**　极少病人出现此并发症，可能与术前子宫内膜存在感染灶有关，术中动脉内应用广谱抗生素可有效地预防。

4. **非靶向栓塞**　主要由于栓塞剂进入供应其他器官的分支所致，包括卵巢功能减退或衰竭、输尿管收缩障碍以及会阴部皮肤坏死等，Laurent 等的研究认为，栓塞颗粒直径越小，越容易引起正常组织的非靶向栓塞，选择合适的栓塞剂很重要。术中仔细辨认血管，注射栓塞剂在严密监视下进行，注射压力不要过大，应缓慢小心注射。

5. **与穿刺相关的并发症**　穿刺部位血肿、穿刺点假性血管瘤等；尽量熟练掌握穿刺技术，争取一次穿刺成功，术后注意穿刺点的压迫多数可避免。

三、产后出血的介入治疗

产后出血是指胎儿娩出 24 小时内阴道流血量超过 500ml。产后出血是分娩期严重的并发症，是产妇四大死亡原因之首。产后出血的发病数占分娩总数的 2%～3%。产后出血的原因依次为子宫收缩乏力、胎盘因素、软产道裂伤及凝血功能障碍。这些因素可互为因果，相互影响。难治性产后出血是指产后 24 小时内或产褥期发生的严重而致命性的出血，采取子宫收缩剂、按摩子宫等保守性措施均不能止血，必须采用外科手术治疗，且出血量在 1000ml 以上。临床上对难治性产后出血常采取的保守性外科手术方法有宫腔填塞纱条或球囊、盆腔血管结扎、盆腔动脉栓塞、子宫压迫缝合等,通过以上方式均不能止血者,应行子宫次全切术或子宫全切术,以挽救产妇生命。美国妇产科医师协会关于产后出血的原则指出:产后出血的治疗应该因人而异,根据出血的病因、可采取的治疗方式以及病人的生育要求而选择具体的治疗方案。因此,临床医生在手术方式的选择上应该综合考虑以上情况,积极预防和治疗难治性产后出血,最大限度保留有生育要求病人的子宫。

由于产后出血是产科的严重并发症之一,既往多在产后根据出血情况,采取相应的治疗。近年开展的动脉球囊导管预置介入技术,针对凶险性前置胎盘的孕产妇,在剖宫产前进行全面的评估,多学科配合制订方案,将产后出血的处置关口前移,变被动为主动,充分体现了多学科配合、协调带来的益处,有效地减低了产后出血风险,有利于保留子宫和生育能力(图53-2-6)。

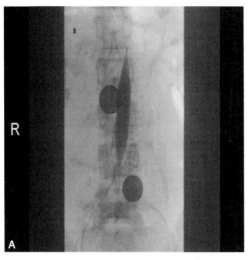
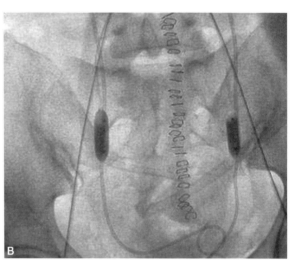
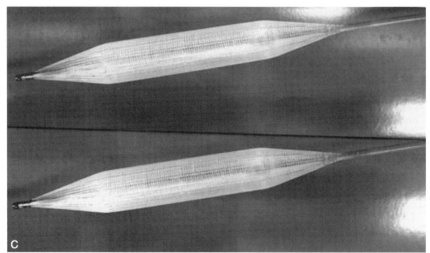

图53-2-6　凶险性前置胎盘动脉球囊导管预置图像
凶险性前置胎盘患者,剖宫产前动脉预置球囊导管图像:图A为腹主动脉内预置球囊导管,剖宫产后即刻间断阻断腹主动脉;图B为双侧髂内动脉预置球囊导管,剖宫产后阻断髂内动脉。图C为非顺应性球囊导管。(感谢新华医院俞炬明提高图B图像)

【适应证】

产后出血适应证主要为经保守治疗无效的各种难治性产后出血,一次出血达500ml以上,经积极的保守治疗仍有出血倾向者。凶险性前置胎盘或胎盘植入,可以术前多学科协调做好诊疗方案,剖宫产前在腹主动脉或者髂内动脉预置球囊导管。

【禁忌证】

产后出血主要禁忌证为产妇对造影剂过敏、生命体征

极度不平稳、出血太过迅猛不适合转运、合并其他脏器出血的DIC病人。

【介入方法简介】

产后出血的介入治疗有两种术式可供选择,一种为经皮双髂内动脉栓塞术(internal iliac arterial embolization, IIAE),一种为经皮双子宫动脉栓塞术(UTerine arterial embolization,UAE),两者均属经导管动脉栓塞术的范畴。对病情危重的病人可选用IIAE;对部分一般情况较好的产后出血病人、或者术者插管技术相当熟练时,可选用UAE

以减少并发症的发生。由于子宫供血呈明显的双侧性,因此仅栓塞一侧子宫动脉或髂内动脉前干将导致治疗失败。

【介入技术要点】

1. **术前准备**　18G穿刺针、J形导丝、超滑导丝、对比剂、利多卡因、Cobra导管、子宫动脉导管、微导管等。对产后出血病人,介入手术治疗的同时应保持输血、补液,要随时进行生命体征监护,宫腔内可纱布填塞。切口妊娠如未发生大出血,病人多无生命体征异常,术前准备可按照常规准备即可。栓塞剂多选用可吸收明胶海绵。常用直径 $500\sim700\mu m$ 和 $700\sim900\mu m$ 的颗粒。

2. **术中操作**　常规消毒、铺巾,采用Seldinger法穿刺右侧股动脉,穿刺成功后,置入 $5\sim6F$ 导管鞘,将Cobra导管头端插至左侧髂总动脉分叉处,连接高压注射器,注入非离子型造影剂 $20\sim30ml$,注射速率 $5\sim10ml/s$,观察髂内动脉及髂外动脉分叉位置及子宫动脉起始、

走行,引入超滑导丝反复调整导丝头端使其超选择性插入左侧子宫动脉,进而引导导管进入左侧子宫动脉,再次造影。如果使用子宫动脉导管,会明显提高选择性及超选择性插管效率。

产后出血病人应观察子宫动脉出血情况,典型的出血在动脉期可见出血动脉增粗和造影剂的外溢与聚集,可有"血管湖"形成,如有胎盘植入或胎盘残留,可显示子宫体内紊乱的滋养血管。无论是否观察到明确出血征象,只要临床有出血情况,均需进行栓塞处理。栓塞前于子宫动脉内注入抗生素预防感染,然后注入明胶海绵颗粒及明胶海绵条进行栓塞,栓塞至造影出现血管"铸型"或少许造影剂反流即可停止。同法进行右侧子宫动脉栓塞。栓塞后即可再次造影,观察动脉栓塞情况及出血情况。治疗完成后拔出导管及导管鞘,局部压迫止血10分钟,加压包扎。嘱病人穿刺侧下肢制动 $6\sim8$ 小时,平卧24小时(图53-2-7)。

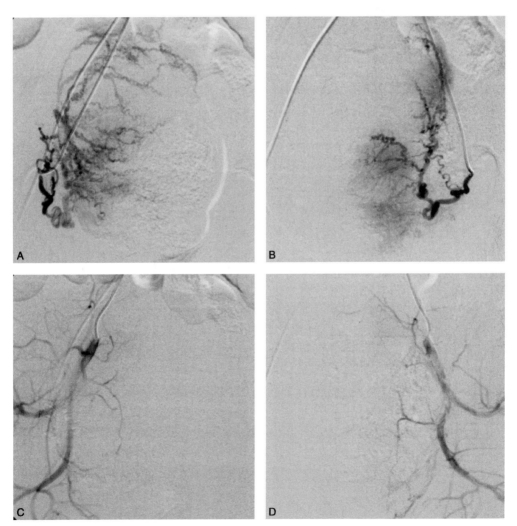

图53-2-7　产后出血介入治疗
为一例产后出血患者介入手术子宫动脉减影图像。图A、B为子宫动脉栓塞前,双侧子宫动脉减影图像,可见子宫体积显著增大,为产后子宫尚未复旧,子宫血供极其丰富。图C、D为子宫动脉栓塞后,见子宫动脉血流阻断,取得较好止血效果

8

【疗效观察】

对产后出血病人经各种保守治疗无效时,需考虑行 UAE 进行止血。栓塞子宫动脉后能显著减少子宫出血量,因产后子宫体积较大,血供丰富,子宫动脉分支较多,术中应尽量栓塞彻底,尽量不遗漏分支血供。

对于凶险性前置胎盘及胎盘植入者,生产时易发生大出血,危及产妇生命的风险加大,动脉球囊导管预置术能够有效减少术中出血、降低切除子宫风险。栓塞剂多选择可吸收明胶海绵,一般 1~2 周内即可吸收,恢复血供,因此不会造成器官坏死,且不影响器官功能。

Kirby 等研究表明子宫动脉栓塞术对控制其他治疗无反应的因胎盘植入等引起的产后出血成功率超过 95%。UAE 止血效果确切而迅速,手术时间短,有效遏制子宫出血,从而使病人成功保留子宫,提高其生活质量。部分病人栓塞后植入或残留的胎盘因缺血坏死可经阴道自然娩出,充分体现了介入技术的优势。因此,UAE 治疗妇产科出血性疾病有很高的临床应用价值。

【并发症及其处理】

产后出血的子宫动脉栓塞并发症较少,较为常见的主要有盆腔、腰骶部酸痛,肛门坠胀感、轻度发热,常不需要特殊处理。部分病人可予消炎镇痛类药物。由于产后出血病人出血量大,发生感染机会增加,因此术后应积极预防感染。

四、剖宫产瘢痕妊娠的介入治疗

剖宫产瘢痕妊娠(cesarean scar pregnancy,CSP)是妊娠囊着床于前次剖宫产切口瘢痕处,是一种特殊的异位妊娠。随着剖宫产率的不断提高,子宫瘢痕妊娠发生率也随之升高,该疾病危险性高,临床一经诊断需立即给予治疗,处置不当可导致子宫破裂、大出血,子宫切除等可能,甚至危及生命。瘢痕妊娠的治疗主要可分为药物治疗如甲氨蝶呤(methotrexate,MTX),包括局部以及全身用药;手术治疗以及子宫动脉栓塞等。UAE 可有效、快速止血,有利于成功保留子宫、保留生育功能。经腹子宫切开妊娠物取出术,曾被推荐为处理 CSP 的最佳选择,但 UAE 引入后联合药物治疗或手术治疗均可以有效控制或防止急性大出血,保留生育功能。

【适应证】

对于胚胎活性高、植入深,特别是血供丰富的 CSP,直接清宫发生大出血风险大,建议先行 UAE 后再行清宫术,以增加手术安全性、减少术中出血。

【禁忌证】

1. 凝血功能障碍。
2. 碘过敏。
3. 急性感染期。
4. 心、肝、肾等重要器官严重功能障碍者。

【介入方法简介】

子宫动脉源于髂内动脉前干支,为终末支血管,而瘢痕妊娠的血供来源于子宫动脉,为动脉栓塞治疗提供良好的解剖基础。胚胎滋养叶细胞对 MTX 高度敏感,MTX 灌注可抑制胚胎滋养细胞增生,破坏绒毛,使胚胎组织坏死、脱落、吸收。UAE 可从子宫动脉内直接灌注 MTX,可在妊娠处形成高浓度的化疗药物,可直接杀死滋养细胞。另其能选择性栓塞双侧子宫动脉,可将出血动脉从末梢处开始栓塞,闭塞整个动脉管腔,有效地减少血管腔压力及血流量,有利于血栓形成,同时由于子宫动脉供血减少,胚胎着床部位血供减少,促使胚胎坏死、脱落。同时子宫平滑肌纤维因缺血缺氧导致收缩加强,可进一步有效控制出血。一般介入化疗栓塞后 24~48 小时清宫,病人住院时间明显缩短,明显降低因直接清宫导致的出血和切除子宫的风险。

【介入技术要点】

先采用 Seldinger 法行右侧股动脉穿刺插管,用 5F 的 RUC 导管或 Cobra 导管造影明确子宫动脉开口及走形,后分别超选至双侧子宫动脉行 DSA,了解子宫动脉分支及胚胎着床位置、出血和血供情况,固定好导管前端,双侧子宫动脉各灌注 MTX 50mg,并用明胶海绵颗粒及明胶海绵条行双侧子宫动脉末梢栓塞,保留双侧子宫动脉主干(图 53-2-8)。

【疗效观察】

切口妊娠症状主要为有停经史,尿 HCG 阳性,血 β-HCG 升高,阴道不规则流血等,往往为 B 超检查发现。切口妊娠多位于子宫峡部,峡部比较薄弱,肌纤维收缩力差,易发生子宫破裂及无法控制的大出血,进而有时需切除子宫。

Nawroth 等最早报道用子宫动脉栓塞术联合药物保守治疗切口妊娠取得成功。在栓塞前于子宫动脉内灌注相应剂量甲氨蝶呤进行化疗,可控制病灶继续生长或缩小病灶,对术后 HCG 恢复时间能显著缩短,并减少相关并发症,对病情有显著帮助。Wu 等报道 16 例使用明胶海绵行子宫动脉栓塞术以及子宫动脉内灌注甲氨蝶呤药物,并在栓塞后 48~72 小时行刮宫术,13 例病人的 HCG 水平在栓塞后 2 周内恢复正常。

【并发症及其处理】

因栓塞剂一般选择明胶海绵,其短时间内可被吸收,对

8

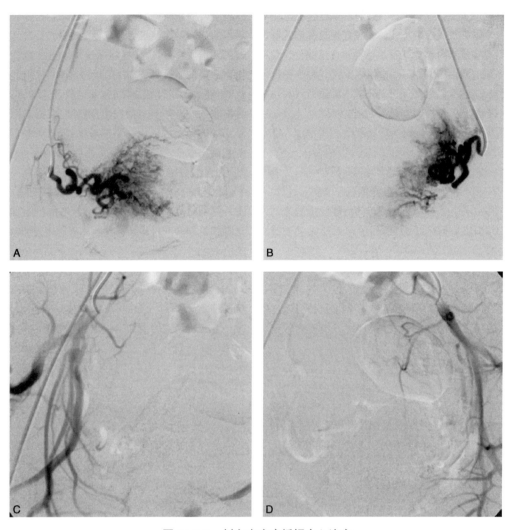

图 53-2-8　剖宫产瘢痕妊娠介入治疗

为一例瘢痕妊娠患者介入手术子宫动脉减影图像。图 A、B 为子宫动脉栓塞前，双侧子宫动脉减影图像，可见双侧子宫动脉形态纡曲，子宫体积稍大，血供较丰富。图 C、D 为灌注化疗药物（MTX）再予以子宫动脉栓塞后，再次减影见子宫动脉血流已阻断

机体正常功能影响轻微。剖宫产瘢痕妊娠的子宫动脉栓塞并发症较少，较为常见的主要有盆腔、腰骶部酸痛，肛门坠胀感和轻度发热，一般不需要特殊处理，部分病人可予消炎镇痛类药物。

五、妊娠滋养细胞疾病的介入治疗

妊娠滋养细胞疾病（gestational trophoblastic disease，GTD）是一组来源于胎盘滋养细胞的疾病。根据组织学可以将其分为葡萄胎、绒毛膜癌（简称绒癌）和胎盘部位滋养细胞肿瘤。侵袭性葡萄胎、绒癌和胎盘部位滋养细胞肿瘤又被统称为妊娠滋养细胞肿瘤（gestational trophoblastic neoplasia，GTN）。由于妊娠滋养细胞肿瘤表现出极强的亲血管性，具有替代血管内皮细胞的倾向，病理特征多表现为肿瘤细胞侵入子宫肌层，破坏血管。妊娠滋养细胞肿瘤具

有极强的血管侵蚀能力，可在肌壁间形成较大的血窦（动静脉瘘形成）。因而其病灶部位往往出现大量新生血管及动静脉瘘，可造成子宫穿孔、转移瘤破裂等，导致大出血的发生，甚至危及生命。血管介入技术通过插管至脏器的目标血管，不仅能够定位肿瘤病灶，而且还能够发现出血病灶，并对其进行相应的治疗。

动脉栓塞治疗可以不受盆腔积血的影响及时控制出血，同时进行局部灌注化疗。对于较凶险的转移灶破溃出血及时采用动脉栓塞可明显减少病人失血量，避免多次输血和感染的发生。在介入手术的时机选择、药物选择、手术方式、并发症及不良反应的处理等方面均有一些问题值得注意。

目前，妊娠滋养细胞肿瘤主要治疗方案仍以静脉全身化疗为主，辅以动脉化疗。介入治疗主要在肿瘤并发严重出血或是出现耐药性时应用。目前妊娠滋养细胞肿瘤动脉介入治疗过程中，以动脉灌注化疗＋栓塞为多见。动脉化

8

疗又可分为一次性动脉灌注化疗、持续性动脉灌注化疗、皮下植入贮液盒动脉灌注化疗等方法。根据妊娠滋养细胞肿瘤病人的病灶部位、临床期别、化疗敏感性和选用的化疗药物等方面的不同，宜采用不同的动脉化疗方式。对于子宫穿孔、阴道转移瘤、宫旁转移瘤及肝转移瘤等破裂所致大出血，动脉栓塞或动脉灌注化疗栓塞应为首选方式。

【适应证】

反复全身化疗效果不佳的难治性滋养细胞肿瘤；滋养细胞肿瘤出现转移灶出血者；部分滋养细胞肿瘤病人；侵蚀性葡萄胎、绒癌的化疗栓塞或由其引起的动静脉瘘病人的栓塞治疗；滋养细胞肿瘤已经治愈，但子宫肌层见动静脉瘘，有生育要求。

【禁忌证】

无绝对禁忌证，相对禁忌证主要有穿刺部位感染及碘过敏者、严重的凝血功能障碍者、急慢性妇科炎症未控制者、心肺、肝、肾等重要器官功能异常者。

【介入技术要点】

1. 介入手术时　应先对妊娠滋养细胞肿瘤病人子宫动脉造影，该技术可直观地了解病灶部位及侵蚀程度，不仅有利于疾病的诊断，而且对判断化疗效果及预测病变转归均有重要的价值。

2. 滋养细胞疾病动脉造影表现的征象

（1）子宫动脉增粗、纡曲，子宫肌壁血管丰富且分布不均，病灶部位血管更为丰富杂乱。

（2）子宫肌层动静脉瘘形成，动脉早期同时出现静脉回流。

（3）病灶部位"血流湖"征象，表现为晕染扩散的片状影。

（4）造影剂滞留，又称肿瘤着色。

（5）回流静脉扩张。

如病变向外扩展而形成宫旁转移时，则可见在子宫范围外有富血管区或血窦形成的宫旁阴影。值得注意的是，盆腔动脉造影检查尽管能够证实血运丰富的占位性病变且伴有异常的肿瘤血管，但仍需与其他妇产科疾病相鉴别，若为明确滋养细胞疾病的诊断，需结合其他指标以进行综合判定。

3. 妊娠滋养细胞肿瘤动脉化疗药物的选择　妊娠滋养细胞肿瘤的化疗有较为成熟和系统的静脉化疗方案。近年来动脉化疗在妊娠滋养细胞肿瘤治疗中的应用日益增多，动脉化疗方案各有不同。常用于妊娠滋养细胞疾病动脉灌注化疗的药物有氟尿嘧啶（5-FU）或氟尿苷（FUDR）、甲氨蝶呤、卡铂等，但动脉化疗相关用药标准目前没有权威的规范性准则遵循，参照静脉化疗用药原则。

4. 动脉栓塞　既是对滋养细胞肿瘤破溃出血病人的一种有效的应急措施，又因为阻断病灶血供，使某些不适合手术的病人可能获得治疗机会。动脉造影能很快明确病灶范围或出血部位，选择性动脉栓塞术可以准确阻断病灶和出血部位的血供。可选择的栓塞剂有：①明胶海绵；②弹簧钢圈；③载药微球或微囊；④聚乙烯醇（PVA）颗粒等。各种栓塞剂均有其不同特点，使用时应根据不同的情况做出适当的选择。最常用的是明胶海绵颗粒或 PVA 颗粒，如为控制出血或术前栓塞，可采用明胶海绵这类短中效栓塞剂；如作为肿瘤的姑息性治疗则可选用 PVA 等长效栓塞剂。滋养细胞疾病动静脉瘘及"血流湖"的形成，有时颗粒型栓塞剂难以成功栓塞，且异位栓塞的风险加大，因此，可选择弹簧钢圈或可弹簧圈栓塞动静脉瘘，再辅以栓塞颗粒，更有效。

5. 栓塞方法　将导管插进肿瘤供血动脉，在栓塞前做动脉造影以了解血管分布及变异、肿瘤大小或局部出血及侧支循环等情况。然后根据具体情况及治疗目的选择栓塞剂。注入栓塞剂时要在电视监视下缓慢注入，导管头要尽量靠近靶血管，以防栓塞剂反流。对有较大盆腔动静脉瘘病人进行栓塞时，先以选择较大的不锈钢圈栓塞（图 53-2-9）。

【疗效观察】

滋养细胞肿瘤对化疗敏感，绝大多数此病在早期均可经化疗治愈，少数病人晚期出现耐药，病灶吸收缓慢，且由于其血供丰富，极易出现大出血，甚至出现休克症状，部分病人会形成动静脉瘘，既往对此类病人只能切除子宫，由于动脉灌注化疗时病灶局部所达到的药物浓度要比静脉化疗时高，子宫动脉化疗栓塞术可取得良好效果。北京协和医院报道 1999～2009 年发现化疗前动静脉瘘 52 例和转移灶大出血 34 例，应用动脉栓塞治疗后缓解率 94.2%。复旦大学附属妇产科医院报道了 6 例滋养细胞肿瘤病人，在应用子宫动脉栓塞术后均立即止血，其中一例术后出现肝、脑转移，由于肝功能严重受损无法继续化疗，家属放弃治疗 15 天后死亡，对于此难治性 GTN 病人，虽未能坚持全身有效化疗，但动脉栓塞的成功仍为化疗争取了时间，延长病人生命。

其由于病灶血供极其丰富，栓塞前的血管造影应仔细观察，对动静脉瘘显著的病人栓塞需慎重，以免造成严重并发症。对于有远处转移的病人，除了对原发灶治疗外，不能忽视对转移灶的治疗。选择性子宫动脉栓塞术治疗滋养细胞肿瘤造成的大出血是安全有效的方法，尤其是对有生育要求的妇女，既可保留子宫，同时也有利于后续的化疗。

【并发症及其处理】

较为常见的包括子宫动脉栓塞并发症及化疗相关并发症。栓塞并发症主要有盆腔、腰骶部酸痛，肛门坠胀感，轻度发热等，一般不需要特殊处理。部分病人可予消炎镇痛

8

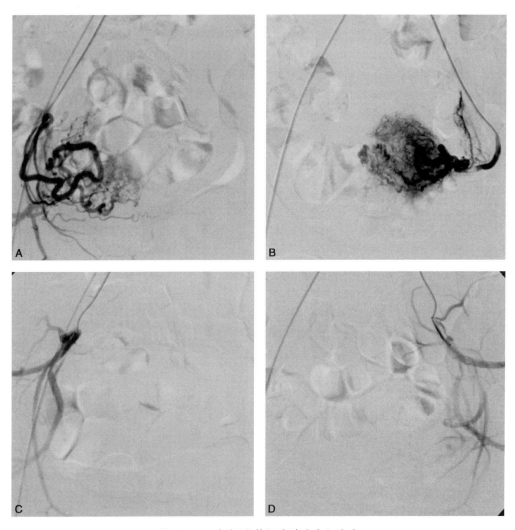

图 53-2-9 妊娠滋养细胞肿瘤介入治疗

为一例滋养细胞肿瘤患者介入手术子宫动脉减影图像。图 A,B 为子宫动脉栓塞前,双侧子宫动脉减影图像,可见子宫动脉纤曲增粗,子宫血供极其丰富,以左侧为著。图 C,D 为灌注化疗药物(MTX)再予以子宫动脉栓塞后,见子宫动脉血流阻断,取得较好效果

类药物。栓塞前要造影确定导管位于目标血管内,栓塞剂注射压力避免过大,可有效避免造成异位栓塞。对滋养细胞疾病,由于病灶血供极其丰富,部分病人会形成动静脉瘘,因此栓塞前的血管造影应仔细观察,对动静脉瘘显著的病人栓塞需慎重,以免造成严重并发症。化疗相关并发症主要为化疗引起的消化道症状或者因骨髓抑制后出现白细胞降低。

六、盆腔淤血综合征的介入治疗

盆腔淤血综合征(pelvic congestion syndrome,PCS)是一种由多因素引起的盆腔静脉曲张充血所导致一系列临床症状的综合征。病人多为育龄期妇女,临床表现多样,涉及多系统、多器官,甚至有精神症状,其自觉症状往往与体征和客观检查不相符,容易与其他盆腔慢性疾病混淆。

【临床表现】

1. **腹痛** 下腹痛为主,范围较广,可为钝痛或酸痛,也可表现为坠胀感,有时累及周围髋部以及下肢。卧床休息可缓解症状。

2. **性交痛** 半数以上病人有性交疼痛。

3. **痛经** 多数病人痛经,多在痛经来潮前开始疼痛。

4. **自主神经系统紊乱的症状** 多数病人伴有容易疲劳、腰痛,并发失眠、神经衰弱、头晕及纳差等症状。

妇科检查可见病人阴道壁淤血呈蓝紫色;子宫颈肥大;单侧或双侧卵巢轻压痛;无明显增厚以及包块。辅助检查主要包括:①彩色多普勒超声:宫旁可见串珠状及丛状无回声区,CDFI 可见增粗条状红蓝混杂血流;②磁共振检查:宫旁可见纤曲静脉丛,静脉期可见增粗回流静脉汇入肾静脉或者下腔静脉;③腹腔镜检查:镜下见子宫均匀性增大,表面呈蓝紫色,输卵管系膜血管扩张、增粗、阔韧带及主韧带

内主静脉曲张；④DSA下卵巢静脉逆行造影术（见下述）。

【适应证】

育龄期女性，有慢性盆腔疼痛病史，按照盆腔炎或子宫内膜异位症治疗无临床症状改善，并经系统检查排除其他疾病所致疼痛；经腹腔镜或卵巢静脉造影或影像检查明确盆腔静脉淤血综合征。

【禁忌证】

未明确诊断即不能排除其他盆腔疾病所致下腹部疼痛者；妊娠或者可疑妊娠者；急性炎症期。

【介入技术要点】

1. **DSA下卵巢静脉逆行造影术**　经右侧股静脉穿刺，于双侧卵巢静脉行逆行静脉造影术。逆行静脉造影剂诊断盆腔静脉淤血综合征的标准为：①卵巢静脉增粗＞10mm；②子宫静脉丛曲张；③卵巢周围静脉丛淤血；④盆腔两侧静脉交叉明显增多。目前DSA下逆行卵巢静脉造影是诊断及治疗盆腔静脉淤血综合征的最佳方法。

2. **介入式为卵巢静脉栓塞术**　在X线透视下，采用Seldinger穿刺右侧股静脉为主，采用Cobra导管或Simons导管分别选择左侧和右侧卵巢静脉造影和测压。使用栓塞颗粒及栓塞弹簧圈阻塞，封闭迂曲扩张的卵巢静脉丛，改善病人症状，达到治疗目的。

手术时间一般选在月经前1～2周。主要以右侧股静脉入路为主，当存在静脉变异时，可选用颈静脉入路。手术选用Cobra导管，必要时选用微导管。首先将静脉导管置入左侧卵巢静脉近端造影，确诊后将导管超选择插管至卵巢静脉的远端接近曲张静脉团，进行栓塞。左侧卵巢静脉反流发生率要高于右侧，左侧卵巢静脉瓣缺失率15%，右侧为6%。90%～95%病人仅栓塞左侧即可，具体需要根据术中造影情况决定。

栓塞材料以弹簧圈居多，由于盆腔内静脉交通支较多，不主张使用液体栓塞剂，容易产生严重的并发症。盆腔各器官周围的静脉丛相互沟通，栓塞前应分别对应卵巢静脉的上、中、下段以及下腔静脉，双侧髂内静脉进行造影，全面了解有无侧枝引流静脉，如果有必须全部栓塞，避免复发。

【其他治疗手段】

1. **物理治疗**　调节体位，适当锻炼，改善盆腔血流循环。

2. **手术治疗**　传统外科手术术式有经腹或腹腔镜子宫悬吊术、卵巢静脉结扎术、子宫输卵管切除术。

3. **内分泌治疗**　对于不愿意行外科手术以及介入手术治疗的病人，可考虑抑制卵巢功能的假绝经疗法，可暂时缓解疼痛症状。

【疗效观察】

选择性卵巢静脉造影是目前诊断盆腔淤血综合征的最可靠且敏感性最高的方法。由于造影诊断明确后可以直接进行治疗，其技术成功率可达96%～100%，但解剖变异是栓塞失败的主要原因。卵巢静脉栓塞后的有效率为75%～100%，但国内文献报道略低。影响疗效的相关因素还有栓塞不彻底、双侧病变只栓塞了一侧、栓塞剂选择不当等因素。

【并发症及其处理】

卵巢静脉栓塞术治疗盆腔淤血综合征是安全、易行的介入技术，并发症发生率很低。但由于卵巢静脉壁菲薄，再引入导丝导管时要动作轻柔，放置损伤管壁。避免异位栓塞。

（张国福　徐丛剑　金文韬　王士甲　张娣）

第三节　非血管介入治疗

> **关键词**
> 1. 非血管介入治疗在妇产科主要有输卵管介入再通术、输卵管介入栓塞术。
> 2. 输卵管介入再通术包括选择性输卵管造影、输卵管再通术以及输卵管腔内药物灌注术。
> 3. 介入栓塞的方法处理试管婴儿前输卵管积水，已在国内逐步推广。

一、输卵管介入再通术

输卵管介入再通术，作为非血管介入手术范畴，已经应用于治疗输卵管不孕症多年，该手术包括选择性输卵管造影（selective salpingography，SSG）、输卵管再通术（fallopian tube recanalization，FTR）以及输卵管腔内药物灌注术。选择性输卵管造影是在透视下，通过将输卵管造影导管经宫颈、宫腔插管至输卵管开口处注入对比剂，根据对比剂在输卵管及盆腔内的显影情况了解输卵管是否通畅以及输卵管阻塞部位，利用推注液体的压力，可冲刷输卵管腔内的黏液栓塞和细胞分泌物，从而可鉴别由于输卵管痉挛和黏液栓塞等造成的假阳性阻塞。

若选择性输卵管造影仍然显示输卵管阻塞，可继续行输卵管再通术，该手术则是通过导丝和导管配合下，用0.018英寸的超滑泥鳅导丝对输卵管进行机械性疏通，同时可对狭窄部位进行扩张。输卵管腔内药物灌注术则是对再通后的输卵管灌注抗感染、防粘连的药物，如地塞米松、庆大霉素、糜蛋白酶等，达到巩固疗效的目的，由于是局部

8

灌注,药物浓度高,理论上比热敷、灌肠和宫腔灌注疗效好。

【适应证】

1. 输卵管完全性或部分性阻塞均可行选择性输卵管造影。

2. 部分性阻塞可行输卵管再通。

3. 完全性阻塞位于间质部、峡部及壶腹部近端,可行输卵管再通。

4. 再通成功后可行输卵管腔内药物灌注治疗。

【禁忌证】

1. 输卵管壶腹部远端、伞端完全性阻塞;输卵管积水。

2. 宫腔粘连、结核性输卵管阻塞。

3. 结扎输卵管吻合术后再阻塞者。

4. 急性、亚急性盆腔炎期。

5. 可疑妊娠期,阴道出血期。

6. 产后、流产、刮宫术后 6 周内。

7. 碘过敏病人。

【术前准备】

1. 术前应有 1 年以内的子宫输卵管造影检查报告,排除宫腔粘连及输卵管远端阻塞,造影检查后无宫腔手术史。

2. 手术时间选择月经结束后 3～7 天内,避开排卵期;手术当月月经结束后禁忌同房。

3. 术前一周之内妇科常规检查排除妇科炎症;白带常规检查排除滴虫、真菌、衣原体、支原体感染。

4. 碘过敏实验阴性者方可手术,若使用非离子型含碘对比剂,则可不用做碘过敏实验。

5. 术前半小时内注射阿托品 0.5mg,有助于解痉挛。

6. 术前排空大小便,便秘者术前行清洁灌肠,使子宫保持正常位置,以避免出现外压假象。

【介入技术要点】

1. **设备及器械** 妇科造影手术器械,带透视功能的 X 线机(DSA),输卵管导管及外套管、导丝,20ml 注射器。

2. **对比剂** 常用含碘对比剂,分为离子型(如泛影葡胺注射液)和非离子型(如碘海醇注射液或碘氟醇注射液等)。

3. **相关药品** 庆大霉素 16 万 U,地塞米松 5mg,糜蛋白酶 5mg,生理盐水 20ml。

4. **术中操作**

(1) 病人仰卧于检查床上,取膀胱截石位,术前拍摄盆腔平片,了解盆腔内有无异常密度影或既往对比剂残留,常规消毒外阴、阴道两遍,铺无菌洞巾,窥阴器暴露宫颈,再次消毒阴道及宫颈。

(2) 用宫颈钳夹住宫颈前唇将子宫拉直,用探针探明宫颈走向后,将外套管和内导管一起沿宫颈方向插入宫颈

峡部,固定宫颈钳和外套管位置,将内导管缓慢插入宫腔,透视下将导管头端旋转至宫角,当导管不能旋转移动时,用力固定住,使导管的锥形尖端对准输卵管开口。

(3) 缓慢注入 0.5～1ml 对比剂,若输卵管全程显影,并见对比剂弥散入盆腔,则行输卵管腔内药物灌注术,再观察输卵管内是否有对比剂残留以及盆腔内对比剂弥散情况。同法对另一侧输卵管选择性造影及药物灌注。

(4) 若输卵管未显影或部分显影,则行输卵管再通术。将内导管尖端固定于输卵管开口处,引入 0.018 英寸软头泥鳅导丝,反复调整方向将导丝引入输卵管内,使导丝通过输卵管阻塞部位,若导丝前端遇到阻力,可轻柔抽插导丝数次,一般可疏通阻塞部位,切不可用力抽插导丝,以免子宫或输卵管穿孔。当导丝前端到达输卵管壶腹部后,退出导丝,固定住导管位置,经内导管注入 0.5～1ml 对比剂,若输卵管再通成功,再向输卵管腔内灌注药物,若注入对比剂后发现输卵管堵塞于壶腹部或伞端,即暂停手术操作,以免加重输卵管积水病情。同样方法处理另一侧输卵管。

【疗效观察】

1. **输卵管再通成功** 透视可见导丝能过阻塞段到达输卵管壶腹部远端;选择性输卵管造影可见输卵管全程显影,对比剂从输卵管伞端弥散入盆腔;输卵管腔内灌注药物后,盆腔内对比剂弥散均匀,输卵管内无对比剂残留或仅少量对比剂残留。

2. **出现以下一条可认为输卵管再通失败** ①导丝不能通过阻塞部位;②虽然能使导丝通过阻塞部位,但选择性输卵管造影见壶腹部远端或伞端阻塞;③输卵管腔内灌注药物后,盆腔内对比剂弥散较少,大部分对比剂残留聚集于输卵管伞端(图 53-3-1)。

【并发症及其处理】

1. 对比剂过敏,轻度过敏反应休息 1～2 小时症状可自行缓解,也可静脉推注地塞米松 10mg。中、重度过敏反应就地紧急抢救,并及时联系相关科室及急诊医师到场。

2. 输卵管穿孔,输卵管穿孔发生率 1%～3%,多为浆膜下穿孔,造影表现为输卵管局限性增粗及假憩室形成,造成输卵管穿孔的主要原因有:

(1) 病人原本存在输卵管憩室,导丝容易进入憩室造成穿孔。

(2) 操作技术不熟练,反复用导丝疏通同一部位。

(3) 输卵管畸形或者输卵管与周围粘连。一旦发现输卵管穿孔,应立即停止进一步的手术操作。

3. 子宫肌壁淋巴显影及静脉逆流造影表现为宫腔及输卵管周围云雾状或斑点状影像。主要原因有:

(1) 导管末端顶在子宫顶部或宫角部。

(2) 推注对比剂压力过高。

(3) 手术时间过早,手术日期在月经结束后 3～5 天,

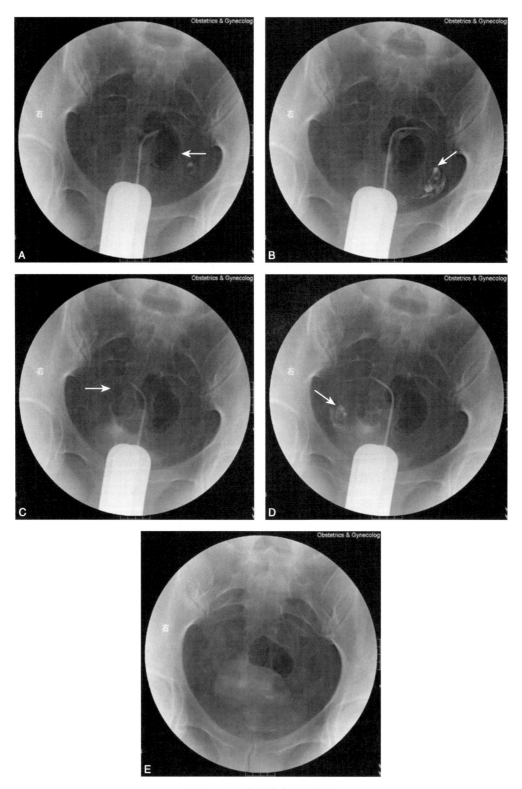

图 53-3-1 输卵管介入再通术

为一例双侧输卵管通而不畅患者介入术中图像。A～D：分别对左、右侧输卵管导丝再通、选择性输卵管造影（箭头），可见双侧输卵管全程显影，并见造影剂弥散入盆腔；E：输卵管腔内灌注药物后摄片，盆腔内造影剂弥散均匀，双侧输卵管内未见造影剂残留，双侧输卵管通畅

部分子宫内膜尚未修复。合理选择手术时期,术中操作轻柔仔细对预防对比剂逆流非常重要。

4. 术后轻度疼痛和少量阴道流血 一般与子宫内膜损伤和再通后输卵管扩张有关,术后 3～5 天症状可消失。

5. 术后感染 长时间的宫腔手术操作,会增加术后感染的机会,表现为下腹痛伴异常阴道排液等盆腔炎症状,可口服抗生素 3～5 天预防感染。

二、输卵管介入栓塞术

输卵管壶腹部远端和伞端阻塞者,不可行输卵管介入再通术,大多需要通过体外受精-胚胎移植(in vitro fertilization and embryo transfer,IVF-ET)技术辅助受孕或行腹腔镜下输卵管伞端整形术。若阻塞部位伴有严重的输卵管积水,积水逆流入宫腔以及其内的毒性物质均可导致试管婴儿胚胎种植成功率降低,并增加早期流产风险,最终导致试管婴儿失败。为提高 IVF-ET 临床成功率,需要在移植前对输卵管积水进行处理。

目前针对试管婴儿前处理输卵管积水方法较多,较为普遍应用的有超声引导下抽吸输卵管积水,腹腔镜下结扎、切除输卵管或者对输卵管伞端造口等。但抽吸输卵管积水后较容易复发,而腹腔镜手术创伤较大,术中可能对子宫动脉的卵巢支有所损伤,进而影响卵巢功能。输卵管栓塞(fallopian tube embolization,FTE)最早的临床应用始于 2001 年,当时主要目的是用于输卵管绝育术。2005 年,Rosenfield 等通过宫腔镜用微弹簧圈栓塞输卵管后行试管婴儿手术,并成功分娩。目前,通过介入栓塞的方法处理输卵管积水已在国内逐步推广。输卵管介入栓塞所用微弹簧圈由铂金丝绕成,并包绕毛刷状纤维,通过介入栓塞法将微弹簧圈放置于输卵管间质部及峡部,弹簧圈释放后呈螺旋状,配合其毛刷状纤维,可以使其嵌顿在间质部和峡部的输卵管内壁上,阻止弹簧圈移位。同时输卵管局部产生无菌性炎症,这样就完全阻断输卵管管腔,防止输卵管远端积水逆流入宫腔而干扰胚胎着床,该手术同时还可应用于输卵管绝育。

【适应证】

1. 试管婴儿术前对输卵管积水预处理,提高移植成功率。

2. 输卵管破坏、憩室形成,输卵管结扎或切除术后残端较长,栓塞输卵管预防宫外孕。

3. 盆腔粘连严重,估计腹腔镜手术有难度者。

4. 输卵管绝育。

【禁忌证】

1. 宫腔粘连,急性、亚急性盆腔炎期。

2. 全身发热 37.5℃以上。

3. 可疑妊娠期、阴道出血期。

4. 产后、流产、刮宫术后 6 周内。

5. 碘过敏病人。

【术前准备】

1. 术前应有 1 年以内的子宫输卵管造影检查报告或者近期超声检查报告,排除宫腔粘连。

2. 手术时间选择月经结束后 3～7 天内,避开排卵期;手术当月月经结束后禁忌同房。

3. 术前一周之内妇科常规检查排除妇科炎症;白带常规检查排除滴虫、真菌、衣原体、支原体感染。

4. 碘过敏实验阴性者方可手术,若使用非离子型含碘对比剂,则可不用做碘过敏实验。

5. 术前半小时内注射阿托品 0.5mg,有助于解痉挛。

6. 术前排空大小便,便秘者术前行清洁灌肠,使子宫保持正常位置,以避免出现外压假象。

【介入技术要点】

1. 设备及器械 妇科造影手术器械,带透视功能的 X 线机(DSA),输卵管导管及外套管、导丝,微导管,微弹簧圈,20ml 注射器。

2. 对比剂 常用含碘对比剂,分为离子型(如泛影葡胺注射液)和非离子型(如碘海醇注射液或碘氟醇注射液等)。

3. 术中操作

(1) 病人仰卧于检查床上,取膀胱截石位,术前拍摄盆腔平片,了解盆腔内有无异常密度影或既往对比剂残留,常规消毒外阴、阴道两遍,铺无菌洞巾,窥阴器暴露宫颈,再次消毒阴道及宫颈。

(2) 用宫颈钳夹住宫颈前唇将子宫拉直,先行常规子宫输卵管造影,观察宫腔形态、输卵管开口位置及有无积水。

(3) 用探针探明宫颈走向后,将外套管和内导管一起沿宫颈方向插入宫颈峡部,固定宫颈钳和外套管位置,将内导管缓慢插入宫腔,透视下将导管头端旋转至宫角,当导管不能旋转移动时,用力固定住,使导管的锥形尖端对准输卵管开口。

(4) 引入导丝及微导管,反复调整导丝的方向插入输卵管,并使导丝头端到达输卵管壶腹部,顺导丝将微导管插入输卵管峡部远端,拔出导丝,根据微导管插入输卵管的长度选择合适长度的微弹簧圈,通过导丝及导管将其释放到输卵管的间质部和峡部。

(5) 退出导管,再次行子宫输卵管造影,观察弹簧圈位置和输卵管栓塞情况。

(6) 一个月后再次复查子宫输卵管造影,了解弹簧圈有无移位,以及输卵管栓堵情况,若栓塞手术失效,可再次行输卵管栓塞手术。

8

【疗效观察】

栓塞手术效果评价,根据术后子宫输卵管造影复查情况,可将输卵管栓塞效果分为:

1. **栓塞有效**　微弹簧圈位于输卵管峡部或间质部,无对比剂通过。

2. **栓塞无效**　微弹簧圈在输卵管内,但对比剂可显示其远段输卵管,或微弹簧圈已移位(图 53-3-2)。

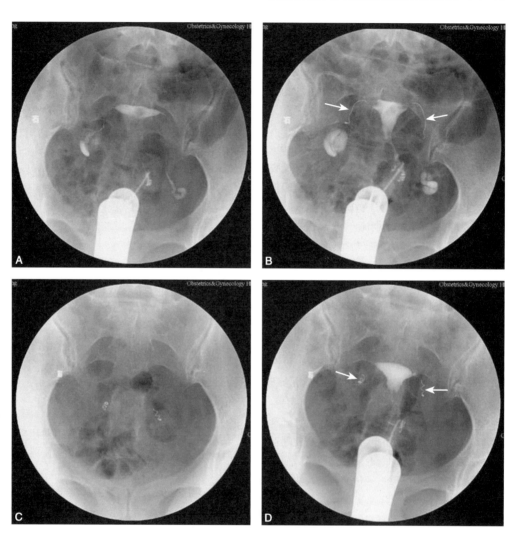

图 53-3-2　输卵管介入栓塞术

示一例双侧输卵管积水患者输卵管介入栓塞术中图像及术后复查图像。A:栓塞前行子宫输卵管造影,见双侧输卵管伞端包裹、积水;B:栓塞术后即刻造影,见弹簧圈释放于输卵管峡部;C、D:栓塞后一个月复查,见弹簧圈无移位,无造影剂通过,栓塞有效

【并发症及其处理】

1. **对比剂过敏**　轻度过敏反应休息 1~2 小时症状可自行缓解,也可静脉推注地塞米松 10mg。中、重度过敏反应就地紧急抢救,并及时联系相关科室及急诊医师到场。

2. **输卵管穿孔**　输卵管穿孔多为浆膜下穿孔,造影表现为输卵管局限性增粗及假憩室形成,一旦发现输卵管穿孔,可根据穿孔部位相应处理,若穿孔处位于输卵管峡部近端,应缓慢退回导丝及微导管,再尝试将微导管插至穿孔处远端输卵管内,再释放微弹簧圈;若穿孔部位于输卵管壶腹部,可将导丝及微导管退回输卵管峡部,并在峡部放置微

弹簧圈。

3. **子宫肌壁淋巴显影及静脉逆流**　造影表现为宫腔及输卵管周围云雾状或斑点状影像。主要原因有:

(1)导管末端顶在子宫顶部或宫角部。

(2)推注对比剂压力过高。

(3)手术时间过早,手术日期在月经结束后 3~5 天,部分子宫内膜尚未修复。

4. **术后轻度疼痛和少量阴道流血**　一般与子宫内膜损伤和再通后输卵管扩张有关,术后 3~5 天症状可消失。

5. **术后感染**　长时间的宫腔手术操作,会增加术后感染的机会,表现为下腹痛伴异常阴道排液等盆腔炎症状,可

口服抗生素3～5天预防感染。

6. 与输卵管栓塞相关的并发症　主要是微弹簧圈移位,微弹簧圈可移位至输卵管伞端、盆腔、宫腔或者排出体外;发现微弹簧圈移位须再次栓塞。

【临床特殊情况的思考和建议】

介入放射学是一门相对年轻的学科,而妇产科介入放射学则是一个更加年轻的边缘交叉学科,在临床实践中逐步发展起来,为现代妇产科学的某些疾病的诊疗增添了新的内涵和活力。介入放射学(包括血管介入和非血管介入)在妇产科的应用,充分体现了介入之微创特点,让医生和病人增加了选择治疗方法的机会,体现以人为本和个体化的治疗原则,针对部分妇产科疾病可有效提高诊疗效率。

参考文献

1. 张国福,徐丛剑. 妇科恶性肿瘤动脉化疗相关问题及处理. 中国实用妇科与产科杂志,2015,31(10):901-904

2. Tian ZZ,Li S,Wang Y,et al. Investigation of uterine arterial chemoembolization and uterine arterial infusion chemotherapy for advanced cervical cancer before radical radiotherapy:a long-term follow-up study. Arch Gynecol Obstet,2014,290(1):155-162

3. Gao LF,Huang Z,Gao J,et al. Uterine artery embolization followed by dilation and curettage within 24 hours compared with systemic methotrexate for cesarean scar pregna. Int J Gynaecol Obstet,2014,127(2):147-151

4. Limani K,Aoun F,Holz S,et al. Single high intensity focused ultrasound session as a whole gland primary treatment for clinically localized prostate cancer:10-year outcomes. Prostate Cancer,2014,2014:186782

5. Matthew G,Gipson MD,Mitchell T,et al. Endovascular therapies for primary postpartum hemorrhage:techniques and outcomes. Semin Intervent Radiol,2013,30(4):333-339

6. Lim AW,Forbes LJ,Rosenthal AN,et al. Measuring the nature and duration of symptoms of cervical cancer in young women:developing an interview-based approach. BMC Womens Health,2013,13(1):357-366

7. 陈春林,吕军,刘萍,等. 子宫动脉栓塞术治疗子宫肌瘤42例临床分析. 中华妇产科杂志,2002,37:8-11

8. Anthony D,Philippe S,Aqeel S,et al. Postpartum hemorrhage resulting from pelvic pseudoaneurysm:a retrospective analysis of 588 consecutive cases treated by arterial embolization. Cardiovasc Intervent Radiol,2013,36(5):1247-1255

9. Qian ZD,Huang LL,Zhu XM. Curettage or operative hysteroscopy in the treatment of cesarean scar pregnancy. Arch Gynecol Obstet,2015,292(5):1055-1061

10. Tanaka Y,Tajima H,Sakuraba S,et al. Source Renaissance of surgical recanalization for proximal fallopian tubal occlusion:falloposcopictuosplasty as a promising therapeutic option in tual infertility. J Minim Invasive Gynecal,2011,18(5):651-659

11. Zhang WX,Jiang H,Wang XM,et al. Pregnancy and perinatal outcomes of interventional ultrasound sclerotherapy with 98% ethanol on women with hydrosalpinx before in vitro fertilization and embryo transfer. Am J Obstet Gynecol,2014,210(3):250. e1-e5

12. D'arpe S,Franceschetti S,Caccetta J,et al. Management of hydrosalpinx before IVF:a literature review. J Obstet Gynaecol (Lahore),2015,35:547-550

13. Zhang Y,Sun Y,Guo Y,et al. Salpingectomy and proximal tubal occlusion for hydrosalpinx prior to in vitro fertilization:a meta-analysis of randomized controlled trials. Obstet Gynecol Surv,2015,70:33-38

14. He C,Ma X. Distal fallopian tube recanalization using ozone treatment:a clinical study in two hundred tubal obstruction Chinese patients. Int J Clin Exp Med,2015,8:2958-2961

15. Prades E,Puchol F,Hernandez E,et al. Pelvic congestion syndrome:Outcome after embolization with coils. Radiology,2014,56(3):235-240

16. Brennan DJ,Schulze B,Chetty N,et al. Surgical management of abnormally invasive placenta:a retrospective cohort study demonstrating the benefits of a standardized operative approach. Acta Obstet Gynecol Scand,2015,94:1380-1386

17. Hongsakul K,Songjamrat A,Rookkapan S. Transarterial embolization for the treatment of massive bleeding in gynecologic and obstetric emergencies:a single center experience. Emerg Radiol,2014,21(4):333-339

18. Touhami O,Gregoire J,Noel P,et al. Uterine arteriovenous malformations following gestational trophoblastic neoplasia:a systematic review. Eur J Obstet Gynecol Reprod Biol,2014,181:54-59

8

(张国福　徐丛剑　张鹤)

第五十四章 妇科肿瘤放疗

关键点

1. 目前妇科放疗进入内外照射精确治疗阶段。

2. 妇科肿瘤放疗不同于其他肿瘤放疗的最大特点是需要外照射和内照射结合，内照射在宫颈癌、阴道癌、子宫内膜癌治疗中具有不可替代的地位。

3. 妇科放疗需要妇科检查的参与。

4. 妇科放疗应注意对女性生殖器官功能的保护。

1895 年，伦琴发现了 X 线。1896 年贝克勒尔发现天然放射性元素铀，1898 年居里夫妇发现了放射性元素镭。在 X 线被发现后，几乎立刻被用于疾病的诊断和治疗。1896 年，X 线被用于皮肤肿瘤的治疗，1905 年镭管被用于宫颈癌的治疗。1951 年之前使用的 X 线治疗机是千伏级，一般只能治疗比较表浅的肿瘤。1951 年，第一台钴 60 治疗机产生，由于较深的剂量分布，稳定的能量输出，恒定的半衰期，钴 60 治疗在临床使用了 30 多年。1953 年第一台直线加速器在伦敦汉姆史密斯医院投入使用，放射治疗进入飞速发展时期。近 30 年随着计算机技术及影像技术的快速发展，放疗进入精准治疗阶段。三维适形放疗（3D-CRT）、调强放射治疗（IMRT）、影像引导的放射治疗（IG-RT）、螺旋断层放射治疗（TOMO）相继用于临床治疗，提供了外照射的精准治疗。CT 或 MR 引导近距离放疗的临床应用，解决了内照射的精准治疗。内外照射精确治疗的联合应用提高了妇科肿瘤的局部控制率，减少了放疗的副作用。精确放疗是近年来妇科肿瘤治疗方面的主要进展之一。

一、妇科肿瘤放疗的特点

妇科肿瘤放疗不同于其他肿瘤，放疗的最大特点是需要外照射和内照射（近距离放射治疗）结合。由于女性生殖系统解剖特征，内照射在宫颈癌、阴道癌、子宫内膜治疗中具有不可替代的地位，有研究显示有近距离放射治疗的参与能降低宫颈癌的复发率，提高总生存率。近距离放射治疗能单独用于治疗早期宫颈癌（IA1-IB1）或原位癌。对于 IB 期以上宫颈癌，近距离放射治疗与外照射联合治疗是标准治疗方法。妇科肿瘤放疗另一不同于其他肿瘤放疗的特点是妇科肿瘤放疗需要妇科检查的参与。妇科肿瘤的诊断、分期、治疗都需要妇科检查的参与。在宫颈癌的放疗计划制定过程中，诊断分期、靶区勾画、近距离放疗时机的选择、内照射和外照射结合的方式都需要妇科检查的参与。在妇科肿瘤的放疗中，还应该注意对女性生殖器官功能的保护。例如宫颈癌治疗前对卵巢的移位手术，放疗中对卵巢剂量的保护。宫颈癌放疗后阴道模具的使用对年轻宫颈癌患者性生活质量的改善等。

二、宫颈癌放疗

【宫颈癌放疗适应证】

1. 原位癌放疗 宫颈原位癌首选手术治疗，但是对于有手术禁忌的患者或有阴道累及的患者，可以考虑给予根治性放疗。

2. IA₁期、IA₂期、IB₁期及ⅡA₁期首先手术治疗，但因其他疾病不能耐受手术或不愿意接受手术可以给予根治性放疗。

3. ⅡA₂期、IB₂期首选根治性放疗也可以根治性手术，同期含铂类药物同期化疗。

4. ⅡB~ⅣA 期应给予根治性放疗，同期含铂类药物同期化疗。

5. ⅣB 期宫颈癌仅腹股沟结淋巴结转移应给予根治性放疗，同期含铂类药物同期化疗。

6. ⅣB 期宫颈癌仅有腹主动脉旁淋巴结转移应给予根治性放疗，同期含铂类药物同期化疗。

7. 其他远处转移，若病灶局限应给予根治性放疗，同期含铂类药物同期化疗。

8. 宫颈癌全子宫切除术后，分期＞ⅠA₁（包括ⅠA₁伴癌栓），若不适合手术，需给予术后放疗。

9. 宫颈癌术后有宫旁阳性，切缘阳性，淋巴结转移，给予术后放疗，同期含铂类药物同期化疗。

10. 宫颈癌术后有肿瘤较大，深肌层累及，脉管癌栓根据 SEDLIS 标准，给予术后放疗，可选择同期含铂类药物同期化疗。

11. 远处多发转移的姑息放疗。

12. 照射野外局部复发给予根治放疗，建议同期含铂类药物同期化疗。SEDLIS 标准见表 54-1。

表 54-1　SEDLIS 标准

癌栓	深肌层	肿瘤大小（cm）（根据妇科检查）
＋	外 1/3	任何
＋	中 1/3	≥2
＋	内 1/3	≥5
－	中或外 1/3	≥4

【放疗剂量及范围】

1. 原位癌放疗仅需近距离放疗，放疗剂量：CINⅢ：30Gy/6 次，VaINⅢ：阴道黏膜表面 60Gy（50Gy/10fx 或 48Gy/6fx）。

2. ⅠA₁期宫颈癌无癌栓，仅给予近距离放疗。放疗剂量：65～75Gy（5Gy×10 次，6Gy×8 次或 7Gy×6 次）。

3. ⅠA₁期伴癌栓，ⅠB₁期，放疗总剂量 70～80Gy，盆腔外照射 45Gy，近剂量放疗 5Gy×5～6 次，6Gy×4～5 次或 7Gy×3～4 次。

4. ⅠB2～ⅣA期，放疗总剂量 75～85Gy，部分病人＞85Gy，盆腔外照射 45～50.4Gy，近剂量放疗 5Gy×5～6 次，6Gy×4～5 次或 7Gy×3～4 次。

5. 根治性放疗部分ⅡB期、ⅢB期应给予宫旁加量，剂量 10～14Gy。

6. 根治性放疗转移淋巴结给予加量至 60Gy 左右（根据周围器官耐受剂量调整剂量）。

7. 术后放疗，剂量 45～50.4Gy，术后残留病灶应加量至 60～70Gy。

8. 全子宫切除术后，外照射 45～50.4Gy＋阴道近距离放疗，使阴道黏膜表面剂量达 60Gy 以上，术后残留病灶应加量至 60～70Gy。

9. 外照射常规包括盆腔放疗，若有髂总或腹主动脉旁淋巴结转移应包括腹主动脉旁照射。

【外照射放疗技术】

1. 传统放疗　X 线模拟机下定位，选择 6MV 以上

X 线，最好 10MV 以上能量。盆腔前后野上界腰 4/5 间隙，两侧界真骨盆外 1.5～2cm，保护股骨头。下界闭孔下缘，若阴道累及，下界到坐骨结节下缘，若中 1/3 阴道累及下界到外阴口。两侧野前界耻骨联合前缘，后界应包括完整骶骨。

宫旁加量野采用前后野，上界骶髂关节下缘上 1cm，侧界，下界同盆腔前后野的侧界后下界。中间近距离放疗区域挡铅，宽 4～5cm，根据近距离放疗等剂量曲线挡铅效果更好。

腹主动脉旁野：前后野上界胸 12 腰 1 间隙，下界和盆腔野相连，侧界椎体横突边缘，两侧野前界椎体前 2cm，后界椎体中间。

2. 调强放射治疗

（1）固定与定位：患者仰卧或俯卧，俯卧睡腹板能减少小肠体积，但在使用 IMRT 治疗时，仰卧能保证更小的体位移动。定位前一小时排空膀胱后饮水 500ml，保证膀胱充盈，增强定位 CT 扫描能更清晰的显示血管，有利于靶区勾画，扫描层厚 3～5mm。扫描上下界在预期 PTV 外 5～10cm。

（2）靶区勾画：CT 较低的密度分辨率，不能很好地显示肿瘤边界，宫颈癌靶区勾画最好有 CT-MR 融合图像，如果没有 CT-MR 融合图像，至少要有同体位的 MR 图像。

宫颈癌的靶区勾画要结合妇科检查，妇科检查有助于明确宫旁侵犯及阴道累及的范围。

• GTV（gross target volume）：临床妇科检查和影像显示的肿瘤，包括宫颈肿瘤，累及的宫旁，阴道及肿大淋巴结。

• CTV（clinical target volume）：宫颈、宫体、阴道、宫旁、双侧附件、髂内淋巴结、髂外淋巴结、闭孔淋巴结、骶前淋巴结、髂总淋巴结，若下 1/3 阴道累及包括腹股沟淋巴结，若髂总或腹主动脉旁淋巴结转移包括腹主动脉淋巴结引流区。

• PTV（planning target volume）：在 CTV 基础上外扩 7～10mm。

（3）宫旁 CTV 的勾画：前界：膀胱后壁或髂外血管后缘后界：宫骶韧带或直肠系膜；侧界：闭孔内肌内缘；上界：输卵管或阔韧带的上缘；下界：泌尿生殖膈。

（4）阴道 CTV 的勾画：前界：尿道，膀胱；后界：直肠；侧界：肛提肌，与宫旁 CTV 连接；上界：与宫颈 CTV 连接；下界：阴道无累及或穹隆累及包括一半阴道，阴道上 1/3 累及包括 2/3 阴道，中下 1/3 阴道累及包括全阴道。术后阴道 CTV 下界在阴道顶端下 3cm，每个患者必须妇科检查：排除阴道残留病灶可能，确定阴道长度，可以阴道顶端做标记来确认阴道顶端的位置，可以用稀释的泛影葡胺纱条或导尿管的硅胶管插入阴道顶端。

（5）淋巴引流区的 CTV 勾画：不需要单独勾画髂内、

8

髂外,髂总,闭孔,骶前淋巴结。髂总淋巴结 CTV 勾画:上界主动脉分叉,髂总动静脉血管周围 7mm,外侧界腰大肌表面,内后界,椎体表面,下界与髂内外淋巴结 CTV 相连。髂外淋巴结 CTV 勾画:髂外血管周围 7mm,上界与髂总淋巴结 CTV 相连;下界髂外血管延伸为股动脉处,一般为股骨头上缘水平;外侧界,腰大肌及髂腰肌表面,后界和闭孔淋巴结引流区,宫旁区域相连。闭孔淋巴结 CTV 勾画:闭孔血管起始部到闭孔窝的淋巴结。下界位于闭孔动静脉进入闭孔窝处,其他各界与髂内、髂外、宫旁相连。髂内淋巴结 CTV 勾画:髂内血管及分支周围 7mm。上界:髂总分叉下界与阴道旁靶区相通;外侧界:盆壁;内侧界:血管表面 7mm,或与骶前淋巴结区域相连,或与宫旁 CTV 相连;前界:与髂外淋巴结,闭孔淋巴结相连。骶前淋巴结 CTV 勾画:沿骶正中和骶外侧动脉走行;上界与髂总淋巴结引流区相连;下界骶 3 下缘(骶髂关节下缘);两侧界和髂总淋巴结,髂内淋巴结引流区相连;后界骶骨前缘不包括骶孔;前界骶骨前 1~1.5cm。

宫颈癌根治性放疗盆腔 CTV 勾画图见图 54-1;宫颈癌术后放疗盆腔 CTV 勾画图见图 54-2。

(6) 术后瘤床的勾画:宫颈癌是由韧带固定,术后瘤床要包括主韧带,宫颈韧带切缘,而且手术后主韧带,骶韧带向盆壁肌肉回缩,因此宫颈癌的瘤床是大于 MR

或 CT 显示的肿瘤体积。上界:根据术前 MR 片,肿瘤上界;下界:阴道切缘顶端(若阴道切缘阳性,包括部分残留阴道);两侧界:闭孔内肌及尾骨肌表面(包括主韧带切缘);前界:包括膀胱后壁;后界:残留骶韧带,直肠系膜与骶韧带融合部分。

(7) 腹股沟淋巴结 CTV 勾画:上界:髂外淋巴结下界;下界:股骨小转子上缘;外界:缝匠肌,股直肌内缘;内界:耻骨联合外 3cm;前界:PTV 皮下 3mm,淋巴结累及皮肤PTV 皮肤表面;后界:耻骨肌,髂腰肌前缘。腹股沟淋巴结 CTV 勾画图见图 54-3。

(8) 腹主动脉旁淋巴结 CTV 勾画:上界:左肾静脉水平;下界:与髂总淋巴结 CTV 相连;左侧界:腹主动脉左侧 1.5~2cm;右侧界:下腔静脉右侧 0.5~1cm。前界:下腔静脉,腹主动脉前缘前 3mm。后界:椎体前缘。腹主动脉旁淋巴结 CTV 勾画图见 54-4。

(9) 胸导管腹部部分 CTV 勾画:上界:主动脉裂孔(胸10 水平);下界:左肾静脉水平,与腹主动脉旁淋巴结引流区相连(腰 1 水平);后界:椎体前缘;前界、左右界:膈肌脚。胸导管腹部部分 CTV 勾画见图 54-5。

【近距离放疗技术】

近距离放疗陡峭的剂量跌落能在保护肿瘤周围重要危

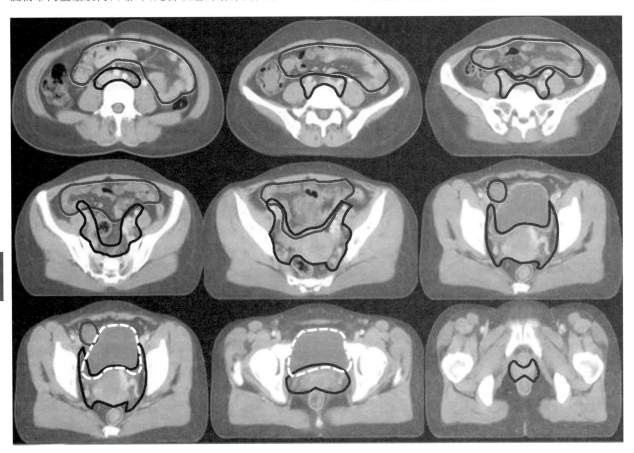

图 54-1 宫颈癌根治性放疗盆腔 CTV 勾画图

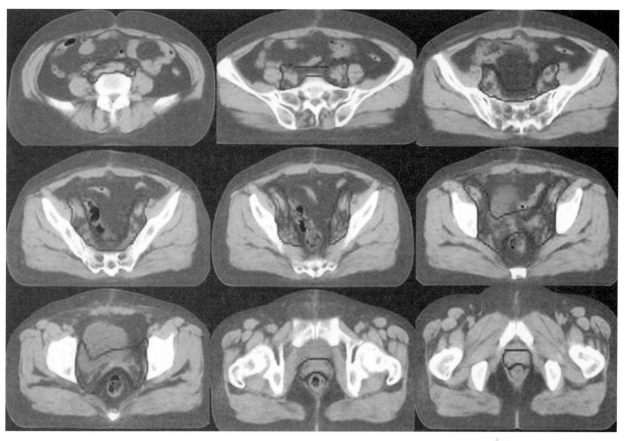

图 54-2　宫颈癌术后放疗盆腔 CTV 勾画图

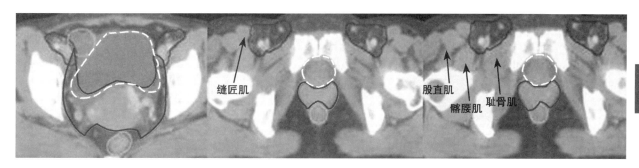

图 54-3　腹股沟淋巴结 CTV 勾画

8

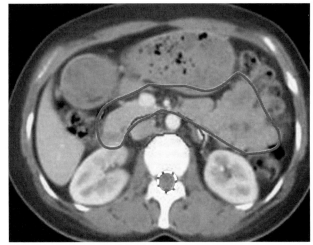
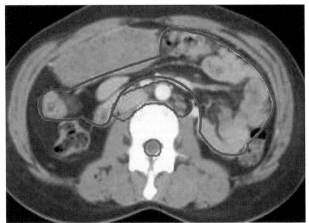
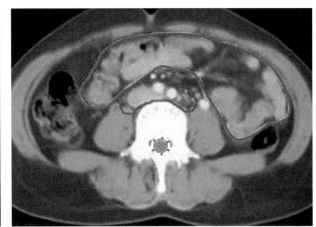
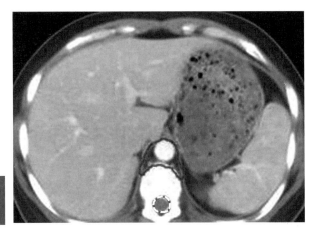

图 54-4 腹主动脉旁淋巴结 CTV 勾画

图 54-5 胸导管腹部部分 CTV 勾画

及器官时,给予肿瘤更高的剂量。文献显示外照射后补充近剂量放疗能提供宫颈癌的局部控制率及总生存率。精确、先进的外照射放疗技术(调强放射治疗、重离子等)都不能提供像近距离放疗一样高的剂量,因此任何期望用外照射代替近距离放疗的治疗方案都应该更谨慎考虑的。

宫颈癌在治疗前应给予仔细的妇科检查,记录肿瘤大小,累及的范围,尤其要详细记录阴道累及的情况,有助于选择恰当的近距离放疗方案。如果外照射前肿瘤累及阴道的中下 1/3,需要使用阴道圆柱形施源器给予阴道近距离放疗,但是在外照射后累及阴道的肿瘤经常部分或完全退缩,如果没有在外照射前记录阴道累及的范围,将不能明确阴道圆柱形施源器的布源部位。

给予 A 点的处方剂量的等剂量线是否能完整包括外照射后残留的肿瘤体积与宫颈癌的局部控制率和总生存率相关。因此最好的近距离插入疗程的时机是肿瘤消退到 4cm 以下,通常插入近距离放疗的时间位于外照射的后半程或外照射结束后。对于肿瘤大于 4cm 或偏中心的肿瘤,CT 或 MR 引导的近距离放疗能提供更好的剂量覆盖。外照射和内照射总治疗时间最好在 8 周内完成。减少的直肠膀胱损伤,避免外照射和内照射在同一天进行。

现在用于宫颈癌治疗的近距离放疗主要采用高剂量率、低剂量率、脉冲剂量率三种方式放疗。使用高剂量率近距离放疗的单位采用不同的单次分割剂量和不同的分割次数。使用线性二次模型(L-Q 模型)将低剂量率、高剂量率的剂量都转换成 2Gy 的等效生物剂量,是很好的衡量剂量大小的方法。使用线性二次模型对低剂量率的连续照射,高剂量率的分次照射,2Gy 的常规照射的转换公式如下:

$$D=\{D_2(D_2+a/\beta)\}/(D_1+a/\beta)$$

D:2Gy 的等效生物剂量;D2:分割剂量;a/β 值在宫颈癌是 10,在正常组织是 3;D1:2。

例如:单次 5Gy 的分割剂量等效成 2Gy 等效生物剂量计算如下:

$$D=\{D_2(D_2+a/\beta)\}/(D_1+a/\beta)=$$
$$\{5\times(5+10)\}/(2+10)=6.25$$

单次 5Gy 的照射等效成 2Gy 的常规照射相当于6.25Gy。如果 5Gy×6 次的近剂量照射相当于 6.25Gy×6次,即近距离照射的总量是 37.5Gy,而不是 30Gy。2Gy 的等效生物剂量换算非常重要。肿瘤的照射剂量,正常组织的照射剂量都应该换算成等效生物剂量后才能进行衡量,比较。常见高剂量的分割剂量换算成 2Gy 的等效生物剂量如表 54-2 所示:

表 54-2　常见高剂量的分割剂量换算
成 2Gy 的等效生物剂量

高剂量率单次 分割剂量(GY)	2Gy 的等效生物 剂量(Gy)
4	4.67
5	6.25
6	8
7	9.91
8	12

选择适合施源器组合的原则是能更充分,更完整的给予肿瘤剂量覆盖。最常用的施源器组合是宫腔管施源器+阴道卵圆体施源器的联合,这种组合能对宫体,宫颈,宫旁,阴道穹隆,阴道上 2~3cm 提供满意的剂量覆盖。如果阴道上 1/3 狭窄,宫腔管施源器+阴道卵圆体施源器的联合不能置入阴道,宫颈管施源器和环形施源器的组合是一种替代方法。阴道狭窄,阴道中下 1/3累及的患者可以使用宫腔管施源器+阴道圆柱形施源器的组合。后两种的组合经常导致不充分的宫旁剂量覆盖。外照射后残留大块肿瘤,偏一侧的肿瘤,阴道旁累及的肿瘤等情况经常需要联合插植治疗。单独宫腔管施源器或卵圆体施源器不能给予有效的剂量覆盖,不建议用于宫颈癌根治性放疗。

近距离放疗流程:患者排空小便、大便,仰卧位、截石位固定,麻醉,可选择全身麻醉、腰麻、硬膜外麻醉、静脉麻醉,口服止痛药物。麻醉后妇科检查评价残留肿瘤大小,宫颈、穹隆、阴道大小,选择适合的施源器组合。直肠灌入 20~30ml 稀释的钡剂,显示直肠前壁。外阴阴道消毒,铺巾,

保留导尿,导尿管球囊注入 7ml 稀释的泛影葡胺。固定窥阴器充分暴露阴道宫颈。宫腔探子探查宫腔的位置,深度,可选宫颈钳牵拉宫颈便于探子置入,MR 片能提供宫颈管的方向位置,能帮助探子的置入,若置入困难,超声能辅助探子置入。施源器置入后应超声或 CT 确认施源器位于宫腔内,避免宫腔管位于子宫外,邻近直肠、小肠或膀胱,导致正常器官过度照射。在宫腔管施源器置入过程中,子宫穿孔经常是不可避免地要发生,子宫穿孔后给予口服抗生素预防感染,很少患者会发生严重盆腔感染。正确的认识,及时的诊断出子宫穿孔,避免穿孔后宫腔管位于子宫外给予放疗是最重要的。施源器置入后稀释的泛影葡胺浸泡的纱条填塞固定施源器,卵圆体或环形施源器的前方和后方应填塞纱条,尽量推开直肠膀胱,减少膀胱直肠的照射剂量。填塞后施源器固定。影像定位可以拍正交平片、CT、、MR。不管使用哪种定位图像,施源器的正确置入的标准是一样的。即:宫颈管施源器正位,侧位都应该位于卵圆体施源器的中间;侧位卵圆体的前缘不应该低于宫颈外口的标记;宫腔管施源器位于耻骨联合和骶骨岬之间一半或 1/3 的位置;宫腔管的顶点不应该超过骶骨岬,卵圆体前方后方有阴道填塞纱条,卵圆体与宫颈之间不能有纱条。CT 或 MR引导的近距离放疗需要勾画靶区,MR 引导的近距离放疗需勾画 GTV,HR-CTV(high-risk clinical tumor volume),IR-CTV(intermediate-risk clinical tumor volume)。HR-CTV 需勾画整个宫颈及近剂量放疗时 MR 显示的肿瘤范围。IR-CTV 需勾画整个宫颈及诊断时 MR 显示的宫颈肿瘤范围。宫颈的上界是子宫动脉上 1cm。CT 引导的近距离放疗勾画的 CTV 相当于 MR 引导的近距离放疗勾画的HR-CTV。如果 CT 不能清晰的显示宫颈的范围,勾画宫颈需要至少 3cm 长。当不能清晰的显示肿瘤的上界时需要包括完整的宫颈管。CT 或 MR 引导的近距离放疗处方剂量给予勾画的靶体积,要求至少 90% 的 HR-CTV 接受处方剂量。传统的放疗没有靶体积,处方剂量给予 A 点。

三、子宫内膜癌放疗

【子宫内膜癌放疗适应证】

1. 子宫内膜癌术后放疗适应证见表 54-3。

2. Ⅲ~Ⅳ期子宫内膜癌术后化疗±外照射±阴道近距离放疗。

3. 子宫内膜癌不能手术可给予根治性放疗。

4. 子宫内膜癌不能手术术前放疗。

5. 远处转移姑息放疗。

6. 照射野外局部复发给予根治性放疗。

7. 子宫浆液性乳头状腺癌。透明细胞癌、癌肉瘤术后ⅠA 期观察或化疗±阴道近距离放疗,或者外照射±阴道近距离放疗;ⅠB~Ⅳ期化疗±外照射±阴道近距离放疗。

8

表 54-3 子宫内膜癌术后辅助治疗

分期	不良因素、风险因素	G1	G2	G3
ⅠA	无	观察	观察或 VBRT	观察或 VBRT
	有	观察或 VBRT	观察或 VBRT 或(和)EBRT	观察或 VBRT 或(和)EBRT
ⅠB	无	观察或 VBRT	观察或 VBRT	VBRT 或(和)EBRT 或观察
	有	观察或 VBRT 或(和)EBRT	观察或 VBRT 或(和)EBRT	VBRT 或(和)EBRT±化疗
Ⅱ	—	VBRT 或(和)EBRT	VBRT 或(和)EBRT	EBRT±VBRT±化疗

注:不良因素、风险因素:年龄,癌栓,宫体下段累及,肿瘤大
VBRT:阴道近距离放疗
EBRT:外照射

【放疗剂量和范围】

1. **根治性放疗** 盆腔外照射 45～50Gy,A 点总剂量 75～85Gy,子宫内膜 A 点等剂量线要包括整个宫体。

2. **术后阴道近距离放疗剂量** 阴道黏膜下 0.5cm,21Gy/7Gy/3w 或阴道黏膜表面 36Gy/6GY/6W 或阴道黏膜表面 0Gy/5GY/4W。

3. **术后外照射剂量** 45～50.4Gy/1.8Gy/25～28fx。

4. **术后外照射联合阴道近距离放疗剂量** 外照射剂量 45～50.4Gy 后,给予阴道黏膜下 0.5cm12Gy/Gy/2w 或 15Gy/5Gy/1.5w,使外照射联合内照射给予黏膜下 0.5cm 总剂量约 60Gy。

5. **子宫浆液性乳头状腺癌** 透明细胞癌、癌肉瘤术后盆腔放疗 50.4Gy,若需增加阴道近距离放疗,再外照射后,给予阴道黏膜下 0.5cm 12Gy/Gy/2w 或 15Gy/5Gy/1.5w,使外照射联合内照射给予黏膜下 0.5cm 总剂量约 65Gy 以上。

6. **复发病灶** 给予 60Gy 以上。

【子宫内膜放疗技术】

子宫内膜癌外照射技术于宫颈癌相同,参照前述。

四、阴道癌放疗

【阴道癌放疗适应证】

1. VaINⅢ首选激光治疗,药物治疗(5-FU 软膏,咪喹莫特),上述治疗复发的给药放疗。

2. Ⅰ期阴道癌,可选手术治疗,可选根治放疗。

3. Ⅱ～ⅣA 期阴道癌,根治性放疗,含铂类药物同期化疗。

4. ⅣB 期阴道癌伴腹主动脉旁淋巴结转移,根治性放疗,含铂类药物同期化疗。

5. ⅣB 期阴道癌远处单发转移,根治性放疗,含铂类药物同期化疗。

6. ⅣB 期阴道癌远处多发转移,姑息放疗。

【放疗剂量和范围】

1. VaINⅢ 给药全阴道近距离放疗,黏膜表面 60～70Gy。

2. Ⅰ期阴道癌,肿瘤深度<0.5cm,宽度<2cm,阴道黏膜下 0.5cm 60～70Gy。

3. Ⅰ期阴道癌,肿瘤深度>0.5cm,宽度>2cm,盆腔放疗 45Gy,近距离放疗肿瘤局部加量,黏膜下 0.5cm 总剂量 75～80Gy。

4. Ⅱ期阴道癌,盆腔放疗 45～50Gy,近距离放疗给予肿瘤局部加量,黏膜下 0.5cm 总剂量 75～80Gy;外照射后妇科检查当肿瘤厚度<0.5cm 时开始近距离放疗,若肿瘤厚度>0.5cm 时,应外照射缩野加量致厚度<0.5cm 后再开始近距离放疗。

5. Ⅲ期、ⅣA 期阴道癌,盆腔放疗 45～50Gy,盆腔放疗 45～50Gy,肿瘤外照射加量至 65～70Gy,或外照射 45～50Gy 后近距离腔内放疗联合插植治疗,总剂量 75～80Gy。

6. 阴道下 1/3 累及需要照射腹股沟淋巴结引流区。

7. 阴道透明细胞癌多发生于年轻女性,治疗需保护卵巢功能,性功能。阴道透明细胞癌Ⅰ期,可选根治性放疗,给予近距离放疗,剂量同鳞状细胞癌;也可选局部切除后阴道近距离放疗,切缘阴性黏膜下 0.5cm 60～70Gy,切缘阳性黏膜下 0.5cm 总剂量 75～80Gy。

8. 阴道透明细胞癌Ⅱ期以上,发生与阴道上段的小病灶可选手术后放疗,其他病灶建议根治性放疗。

【阴道癌放疗技术】

1. **常规放疗** X 线模拟机下定位,选择 6MV 以上 X

线,最好 10MV 以上能量。患者仰卧位固定,若照射腹股沟可以蛙腿位固定。若没有腹股沟照射,前后野上界腰 5 骶 1 间隙,若盆腔有淋巴结转移上界腰 4 腰 5 间隙,下界阴道肿瘤下 4cm 或阴道外口。两侧界真骨盆外 1.5～2cm。侧野前界耻骨联合前缘,后界骶 2 骶 3 间隙或根据病灶累及情况后移后界。若有腹股沟照射,前后照射,后野同没有腹股沟照射的盆腔后野,前野两侧界再外扩 2cm。

2. **调强放射治疗**　外阴癌 GTV 包括阴道肿瘤及肿大淋巴结,CTV 包括 GTV、全阴道、阴道旁、宫颈、宫颈旁、髂内淋巴结、闭孔淋巴结、髂外淋巴结,上 1/3 阴道累及包括骶前淋巴结,下 1/3 阴道累及包括腹股沟淋巴结,若盆腔淋巴结有转移要包括髂总淋巴结。宫颈和附件可不作为 CTV 勾画。阴道癌靶区勾画细节同宫颈癌,不再细述。

3. **近距离放疗**　阴道癌近距离放疗首要原则是肿瘤厚度小于 0.5cm。若厚度＞5mm 可选择联合插植放疗或外照射减小肿瘤厚度厚再选择近距离放疗。阴道上 1/3 累及需要宫腔管施源器联合阴道圆柱形施源器,或宫腔管施源器联合卵圆体施源器给予宫颈阴道上 1/3 剂量,阴道中下 1/3 继续给予阴道圆柱形施源器放疗。阴道癌近距离放疗流程同前述宫颈癌。

五、外阴癌放疗

【外阴癌放疗适应证】

1. 术后病理显示切缘近(＜8mm)或切缘阳性需放疗。外阴放疗±双侧腹股沟放疗,同期含铂类药物同期化疗。

2. 术后病理间质浸润深度＞5mm,脉管癌栓阳性,肿瘤＞4cm,外阴局部复发风险增高,但外阴复发大部分可以再次手术切除,术后放疗可降低局部复发率,没有明确的证据提示提高总生存率,因此放疗是可选的。外阴放疗±双侧腹股沟放疗,可选择同期含铂类药物同期化疗。

3. 肿瘤累及尿道、阴道或肛门,预期不能完整切除或切除会引起大小便失禁,可以给予术前放疗。外阴放疗＋双侧腹股沟放疗＋髂外淋巴结＋髂内淋巴结放疗±髂总淋巴结放疗,同期含铂类药物同期化疗。

4. 术后病理腹股沟淋巴结单个转移伴囊外侵犯或 2 个以上淋巴结转移需放疗。外阴放疗＋双侧腹股沟放疗＋髂外淋巴结＋髂内淋巴结放疗±髂总淋巴结放疗,同期含铂类药物同期化疗。

5. 患者不能耐受手术,或手术不能完整切除的患者给予根治性放疗。外阴放疗＋双侧腹股沟放疗＋髂外淋巴结＋髂内淋巴结放疗±髂总淋巴结放疗,同期含铂类药物同期化疗。

6. 有远处转移的患者根据转移范围给予姑息性放疗。

【放疗剂量和范围】

1. **术前放疗**　预防照射区域 45～50Gy,临床可见病灶约 55Gy。

2. **术后放疗**　外阴腹股沟盆腔区域 45～50Gy,淋巴结囊外累及 60Gy,残留病灶 65～70Gy。

3. **根治性放疗**　预防照射区域 45～50Gy,临床可见病灶约 65～70Gy,盆腔转移淋巴结 60Gy。

【外阴癌放疗技术】

1. **传统放疗技术**　X 线模拟机下定位,选择 6MV 以上 X 线,最好 10MV 以上能量。患者仰卧位或蛙腿位固定。前后对穿野放疗,前野更宽包括腹股沟及盆腔,后野较小仅包括盆腔,不照射腹股沟区域,腹股沟区域用电子线补充剂量。后野上界骶髂关节中间水平,包括髂内淋巴结及髂外淋巴结,如果髂内或髂外有淋巴结转移上界应是腰 4 腰 5 间隙水平,包括髂总淋巴结。下界坐骨结节下 3cm,两侧野真骨盆外 1.5～2cm。前野上界下界与后野相同,两侧界在后界的侧界外在外放 2cm。腹股沟区域用电子线补量。电子线照射野补充后野腹股沟没有照射的部分。电子线能量的选择应根据 CT 来测量深度决定。外阴术后瘤床及表浅的外阴病灶,患者可选择截石位,电子线垂直照射外阴。

2. **调强放射治疗**　患者仰卧,蛙腿位固定,最大限度地展平腹股沟皮肤皱褶。定位前一小时排空膀胱后口服 500ml 水,充盈膀胱,减少小肠照射体积。CT 定位扫描上界第三腰椎上缘,下界外阴下 5cm,层厚 5mm。肿大淋巴结,术后瘢痕,肛门边缘,外阴肿瘤应做金属标记,以便于靶区勾画时鉴别。

靶区勾画:由于 CT 密度分辨率低,不能很好地显示外阴肿瘤的范围,GTV 勾画最好有同体位的 CT-MR 融合图像,若不能提供 CT-MR 融合图像,至少需要同体位的 MR 图像。外阴肿瘤累及皮肤的范围在 CT 或 MR 图像上经常不能清晰的显示,因此用金属标记物标记出外阴肿瘤的边界是必需的。同样的原因,肿瘤累及阴道的范围必须结合妇科检查来确定阴道累及的范围。腹股沟术后瘢痕需要完整包括,因此也需要用金属标记。外阴 CTV 应至少包括完整外阴,包括阴阜,大小阴唇,会阴,阴蒂,阴道前庭。若有可见肿瘤皮肤 CTV 应在 GTV 边缘外扩 1～2cm,阴道,尿道,肛管勾画范围应根据肿瘤累及情况,CTV 应在 GTV 边缘外扩 0.5～3cm(沿天然腔道方向 CTV 应外扩 3cm,例如阴道累及应向上勾画 3cm 阴道作为 CTV,阴道累及病灶左右两次仅需要外扩 0.5cm 产生 CTV)。若腹股沟淋巴结有转移,照射野应包括髂内、髂外、闭孔淋巴结,上界在髂总分叉水平;若明确由髂内外淋巴结转移,靶区应包括髂总淋巴结,上界在主动脉分叉水平;若髂总淋巴结有转移,上界

8

应包括腹主动脉旁淋巴结。盆腔淋巴结的勾画应在血管周围 7mm，不包括肌肉和骨。腹股沟淋巴结上界与髂外淋巴结相连，约子宫圆韧带跨过髂外动脉水平，下界：股骨小转子上缘，右侧界：缝匠肌及股直肌内缘，后界：髂腰

肌及耻骨肌前缘，内侧界：耻骨联合外 3cm，前界若没有皮肤累及，使 PTV 在皮下 3mm 处，若有皮肤累及，PTV 在皮肤表面，加填充物避免皮肤低剂量。外阴癌靶区勾画图见图 54-6。

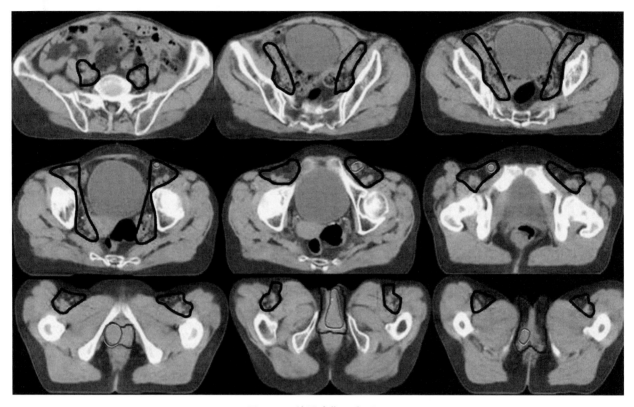

图 54-6　外阴癌靶区勾画图
蓝线 GTV，黑线 CTV，患者双侧外阴病灶，阴道下 1/3 仅外阴口转移结节，腹股沟淋巴结转移。GTV 根据 MR 片勾画

六、卵巢癌放疗

卵巢癌最常见的转移播散方式是腹盆腔内广泛播散，放疗的照射野在包括所有的转移病灶时，不可避免的照射大体积的肠道，肝脏的正常组织。对比盆腔放疗，全腹放疗能提供更好的总生存率，因此卵巢癌（卵巢及输卵管上皮癌，不包括生殖细胞肿瘤，性索间质肿瘤）最常见的放疗方法是全腹放疗。对比术后辅助全腹放疗和术后辅助化疗，术后化疗有更高的总生存率和无病生存率。而在术后化疗后，病理完全消退的患者中，对比巩固化疗，全腹巩固放疗能提高无病生存率，但总生存率没有提高，并且巩固放疗导致更高晚期毒性反应。因此全腹放疗不常规推荐作为卵巢癌术后的辅助治疗方法。卵巢癌患者术后化疗后复发，多药化疗抵抗，复发病灶引起出血，肠梗阻，疼痛，腹水等症状时，放疗是一种很好地减轻症状的方法。可以给予全腹放疗，也可以给予引起症状的局部病灶放疗。卵巢癌局部复发，手术经常是主要的治疗方法，但腹盆腔的局部复发，放疗能同样很有效的控制复发病灶，并且手术切除复发病灶

后再辅助局部放疗能获得更高的无病生存率和总生存率。

全腹放疗照射野采用前后野照射上界深呼气后膈顶上 1cm，下界闭孔下缘，两侧界腹膜外 1.5cm，股骨头挡铅，照射 15Gy 后肾挡铅。照射剂量 30Gy/1.5Gy/3w。全腹调强放疗能更好地保护肝脏，肾脏，并且给予靶体积更均匀，更高剂量的剂量覆盖。

七、正常组织剂的勾画和剂量-体积限量

【正常组织的勾画】

1. **直肠及肛管**　直肠上界直肠乙状结肠交界处，约骶髂关节下缘水平，下界坐骨结节下缘水平，肛管上界坐骨结节下缘水平，下界肛门口标记。
2. **膀胱**　CT 显示的完整膀胱。
3. **股骨头**　完整的股骨头，股骨颈，下界平坐骨结节下缘（股骨小转子上缘）。
4. **小肠**　可以勾画肠袢，或包括小肠，大肠作为肠包

勾画。下界最低的小肠袢或直肠乙状结肠交界处，上界 PTV 上 1cm。

【正常组织的剂量-体积限量】

1. 直肠肛管剂量-体积限量　$V40<80\%$，$V50<35\%$。

2. 膀胱剂量-体积限量　$V50<35\%$。

3. 股骨头剂量-体积限量　$V50<5\%$，$V45<25\%$。

4. 小肠剂量-体积限量　$V40<30\%$，$V45<195cc$。

5. 脊髓剂量-体积限量　$Dmax<45Gy$。

6. 肾剂量-体积限量　$Dmean<15Gy$，$V15<32\%$，可接受 $V20<32\%$。

7. 外照射联合近距离放疗　膀胱 $D_{2cc}<90Gy$，直肠，乙状结肠 $D_{2cc}<75Gy$。

（柯桂好）

第九篇　妇产科专科医疗空间布局与管理

如果建筑是凝固的音乐,那世上没有比医院建筑更复杂的乐曲了。21世纪,医院空间不再是一个简单的疾病诊疗的场所,也不再只为病人而存在,他应具备应有的"空间治愈力"的人文品质——Beyond Hospital,Patient Atrium。

妇产科专科由于服务对象的特殊性,医疗空间的设计不光是立体的分割,还是流程、体验、结果,对每一位身处其中者的身体和精神都会产生影响。他是一个有生命,有发展的有机体。

第五十五章　妇产科门诊布局与管理

门诊作为每日接待来访者最多的医疗部门,"什么使人的体验更好"是门诊布局设计真正的核心命题之一。一种建立在循证医学和环境心理学基础上的循证设计(evidence based design)提出了通过环境设计手段,保障病人安全、提高病人康复效果、提高医护人员的工作质量的追求理念,门诊的设计应具有艺术性、功能性等综合特点,而非无尽的走道和不悦的氛围。

在医疗资源提供不足的当下,特别是非新建医疗建筑,在以"医技为中心"的诊疗模式下,通过适当改造,缩减诊室面积,扩大公共空间是十分必要的,因为病人在过久的等候过程中,极易产生各种不良情绪,从而降低对医疗服务的满意度。故在妇产科门诊的设置中,应充分考虑环境的舒适性、趣味性、便利性、私密性和无障碍性,让枯燥难熬的等候时间演变成一次比较舒适的体验过程。

在舒适性方面,适宜的温度,自然采光系统,要布置足够数量的座椅(软性长纤维坐垫)。此外,轻松、安逸、温柔的环境色彩和小巧、精致的景观布置也是必要的。由于医院空间的有限性,为充分利用医疗资源,提高医院运营效率,提供给每一位就诊者足够的医疗空间,推行门诊分段全时预约制是必须之路。

在趣味性方面,候诊区域应拥有娱乐性设施,例如背景音乐、电视点播系统、免费网络、艺术画廊、各类展柜等。同时,在合适的部位,开设咖啡厅、快餐店、量贩店等商业设施,满足候诊者的不同需求,此类布置在产科门诊尤为重要。

在便利性方面,公共空间的布置应利用各方人员的流动和沟通,可通过候诊区域的座椅排布方式以及围合空间的构成形式,来引导人工流产的流动并促使人们形成交往的氛围,缓和医院的环境气氛。同时在不同的公共部位尽可能多地安排同步的显示系统,让等候者在不同的区域均可了解诊疗的进展,减轻门诊局部的候诊压力。

在私密性方面,病人就诊或多或少会有一些难言之隐,她们希望看到公共空间内有合理的布置遮挡直视的目光以及较为隐蔽的通道,不希望在众目睽睽下的场所中穿行。这种自我保护的需求不仅仅表现在特需病人中,在普通门诊的设计中同样十分重要。

在无障碍环境方面,妇产科无障碍人群包括肢体残缺者、功能衰退的老人、过度肥胖者、孕妇、婴儿,这些病人所使用的辅助工具,包括拐杖、轮椅以及各种电动辅助工具,因此,门诊的设计中要充分满足这些无障碍辅助工具的通过性和无障碍人士使用设备的便利性。此外,在产科门诊中由于产妇及产后妈妈的特殊要求,要按特殊要求设立足够的独立休息室。

在妇产科门诊的具体布局中,无论是新建的专科医院,还是综合医院的妇产科,规模一般不大(与500张床位医院相比),其医技的利用率和病人就医环境及方便程度相对比较好调整。病种的单一，使得专科医院的治疗环境、效率和防疫能力均优于综合性医院，但如何将人流与物流（清洁物与污物）分开，仍值得重视。由于妇科及产科服务对象的差异，具体布局将分开表述。

一、妇　　科

主要分为普通妇科及肿瘤妇科，诊室内的布局及要求基本相似。由于专科的特点，可将诊室安排在所在建筑物的中央，而将四周采光良好、可观赏窗外景致的空间留给候诊区。诊室相背成对设置，中间留有污物通道，同时在内设立封闭的轨道物流（气动物流不合适），运输各类检验品（妇产科所特有的各种分泌物检查），避免病人往返送检的难堪。候诊区可根据本医院实际情况，分为二次候诊或一次就诊。

诊室的大小控制在 $10\sim12m^2$，分为问诊区及查体区，中间硬性隔断，避免诊室外的直视。问诊区的布置可分为二种风格：传统风格，医患隔桌相对而坐，这样优点问诊可以直视病人，工作方便；目前提倡风格，医患并排而坐，如此优点易于拉近彼此距离，给就诊者更多的心理安慰及信任感。无论哪种布置风格，均应在病人旁设有陪护人员座椅。此外，问诊区除常规配置外，还应准备一些解剖模型，供医生解释时使用。查体区应配备电动检查床，以方便不同身高的病人上下，床旁提供卫生纸以便病人检查后使用。其他的配置按照院内感染控制的要求，清洁物品与污物分开放置，污物分类收集，必须有洗手台盆架。医生收集的标本有诊室后的物流传动系统送至医技部门检验，结果由 His 系统返回诊室。

以上为普通门诊的布局，特需门诊与之差异主要体现在候诊区，温馨私密的空间设计，温和体贴的对口服务是 VIP 价值的体现，有必要时应提供专属的通道，连接车库、诊室及病区。在诊室的配置上，特需门诊基本无特殊要求，只是在家具选料上更加有质感，软装潢上更加温馨，需要一名护士在一旁全程陪护，帮助病人配合医生完成所有检查。

二、产　　科

产科门诊的布局比妇科复杂，布局的安排决定了医疗流程的走向，合理的流程能极大限度地减少门诊交叉流动的人群，提高门诊安全性，减少就诊时间。产科门诊主要分为医疗区与非医疗区，前者按功能又分为检查区和就诊区，后者为各类产期宣教区及产后康复区。

产科门诊的医疗区域按照其功能可细分为检查区域和孕妇就诊区域。由于产科门诊的特殊性，常规产检按照各孕周不同，诊疗上对于检查项目有明确的要求。清晰划分检查区域和就诊区域，可以有效疏导就诊人群、引导孕妇按照先检查，再就诊的流程，快速完成产检，节省在院时间。常规产检区域应涵盖血压体重测量、检验、B超、胎心监护等产科常规检查项目。诊室大小及设置可以参考妇科门诊，问诊区可准备一些孕期宣教图谱，供医生解释时使用。查体区应配备电动检查床，并备以床旁把手，方便孕妇上下床。

同时，产科门诊由于其特殊性，还应设置产后门诊、新生儿门诊、营养指导门诊、助产士门诊、母乳喂养门诊等。设置专门的检查诊室，其中新生儿健康检查室面积不应小于 $10m^2$；营养门诊应配有营养指导的实物及图谱；助产士门诊及母乳喂养门诊适合以家庭指导为概念，配以舒适宽敞的就诊环境，方便产妇及家属共同完成就诊指导。

产科非医疗区是涵盖孕产妇及家属休息等候、完成各类产期宣教、产后康复指导的重要功能区域。由于社会文化因素，孕妇在家庭中被极度重视，每次产检常有一位乃至多位家属陪同，所以该区域又是孕妇及家属等候的人流密集区。如今，大多数医院内的座椅基本采用一字排开的摆放方式，这种方式虽然能增加摆放数量、节约空间，但由于摆放过密，几乎没有活动空间，且病人如果想在其中通行很受限制，所以很多候诊病人不愿意做到里面的空位上，致使空间使用受限。产科候诊区多是身怀六甲的孕妇，穿梭于如此狭小的空间，也不利于孕妇的安全和就诊感受。所以，产科候诊区域座椅可以四个为一组，中间留有一人半的空隙，再将各组一字排开。这样，方便孕妇行走的同时，也不会减少候诊座椅的数量。为增加空间的舒适度，候诊区域应适当摆放大株绿色植物，条件允许可以安装大屏幕显示仪，播放各类孕期及产后宣教内容，以利于孕产妇和家属一同接受健康宣教指导。产科门诊休息区域还应设置哺乳室，产妇众多时，可通过拉帘进行隔断，保证哺乳过程的私密性。哺乳室应配有舒适的沙发和靠垫，设有给新生儿换尿布的台面隔板和随手可及的垃圾箱，方便更换婴儿尿布。

三、产科日间病房

随着医疗服务便捷性的不断提高，促进了新型医疗服务模式的产生。日间治疗模式作为一种有别于传统门急诊和住院之间的治疗模式，很好地填补了产科短期观察治疗的需求。

产科日间病房的优点：

1. 在病人效益方面，很多原本仅仅因为胎心监护不好，需要收治入院进行观察的孕妇，在日间病房得到专业的照护和观察的同时，留够时间来区别是否的确有入院治疗的必要。观察过程中，如果胎心监护转好，则当天回家；如果经观察发现确实可能存在问题，则转入正式病房，接受进一步治疗；帮助病人及其家属大量地节约了金钱和时间成本。

2. 在医院效益方面，产科日间病房能有效提高床位周转率和利用率，降低院内感染的几率。

3. 在社会效率方面和对医疗服务体系的贡献方面，产

9

科日间病房能有效缓解产科床位紧张的压力,将床位让给真正有需要的孕产妇,大力提高诊疗效率。

日间病房由于其即来即走的诊疗特色,在环境构建上,除了需要营造温馨舒适的就诊环境以外,适当的放置观察床位,但由于病人没有过多的日常用品,所以无需设置大的储物柜,存放病人物品。小的床旁桌或者墙上隔板就可以满足需求。

(姜　桦)

第五十六章　妇产科病房布局与管理

住院病房是医院的核心部分,是病人诊断、治疗的主要场所之一。妇产科住院病人均为女性,其对住院环境的敏感度和要求比普通住院病人更高,所以妇产科病房的设置,除了应关注布局外,更应注重细节服务的需求满足。

一、病房布局

病房的形式随着医疗技术的进步和病人需求的提高而不断发展。先后经历了单廊式、双廊式、双单元式的发展进程。但无论何种病房布局,都应该以尽可能兼顾病区的采光、通风状况、医护工作环境的独立性和护理路线的尽可能缩短等因素。

1. 基于护理质量的角度　早在1963年,国际医院基金会就在巴黎宣称,超过40床的护理单元不可能在一个护士长监督的护理小组内有效运营。床位数越多代表护理人员的工作路线越长,导致护理工作的强度成倍增加,交叉感染的几率也会提高。所以,每个护理单元病床数应控制在18~24床,不应超过36床。

2. 医院成本管理的角度　医院管理者更希望在有限的医疗资源条件下为更多病人服务,在总床位不变的情况下,护理单元越小,意味着病区数量越多,这导致医院各类成本的增加,按照这一角度,理想的病区床位数为90~120床。

鉴于以上两种观点间的矛盾,现行的病区护理单元一般以42~45床为最佳,但这实际是向上述两种观点妥协的折中方案。我们也可以尝试寻求一种能同时满足两者要求的新的病房形式,即一个病区里含有多种护理单元,称之为多元式病房。

除了对病区整体布局的宏观考量外,病人病房区域的设计中,应该对以下问题予以重视:

1. 产科安全性问题　虽然安全性问题属于管理范畴,但如果能在设计布局阶段,就积极考虑该因素,从硬件配置上就尽可能杜绝该问题的发生,则将极大程度上减少问题发生的可能。产科病区对于婴儿沐浴过程的安全问题和婴儿交叉抱错的监控管理一直受到大家的重视。在产科病区应积极推行婴儿腕带识别和跟踪系统,在各个涉及婴儿的治疗、护理环节均进行扫码识别认证,将很大程度上杜绝婴儿交叉抱错的可能。同时,沐浴操作室安装大幅的玻璃窗户,利于家属观察,沐浴室的墙体转角和门的竖向侧边阳角应为圆角,避免伤害事件的发生。

2. 个人领域空间的限定　病人因病入院,希望能远离外界干扰,按自己的医院支配环境,维护个体私密性。一般平行两床净距不应小于0.80m,靠墙病床床沿同墙面的净距离不应小于0.60m。单排病床通道净宽不应小于1.10m,双排病床通道净宽不应小于1.40m。在多床间病房内最简易的做法是用围帘进行个人区域的限定。如果在多床间的设计中,变化平面布局形式,为病人提供明确的个人领域空间,就能更好地满足病人对私密性的需求。日本稻城医院病房的设计通过两床间和四床间病房灵活的交替布局,使各病房中每个床位不仅临窗具有良好的视野,而且个人领域空间获得了保证,为病人提供了极大的方便。

其中,产科由于病房是母婴同室,为了有效减少交叉感染、减少休息时间的互相干扰,应对病房床位进行严格控制,一个病房最多放置4个床位。

3. 提供公共交流空间　病人是社会的人,需要与他人进行信息、思想和情感的沟通。人在患病的情况下,更需要与他人交流,有利于减轻病痛困扰、缓解心理压力,对康复极其有利。在病房可以单辟公共区域,放置大桌子、报纸杂志等,使病人有交往的空间、条件和共同话题。

4. 良好的视线设计和舒适宜人的声、光、色环境　住院病人大多数时间都在病床上度过,观察周围成了病人排除烦躁心理和消遣时间的重要手段。因此,病区床位保持与室外和公共部位的视线联系,进行良好的视线设计,也是评价病房舒适的重要指标;同时,病区应尽可能安静,利于康复,需要有效运用建筑材料与构造手段防止噪声干扰,如:采用柔性地面、隔墙、窗门采用隔音材料等,降低噪声干扰。甚至可以引入"音乐疗法",播放舒缓宜人的轻音乐,缓解焦虑情绪;病房的窗地比应满足设计规范的要求,切勿追求立体效果而外墙开满玻璃窗。过强的光线对卧床病人会造成不良影响。比利时根特医院精心设计病房的光环境,避免阳光直射病人:靠近病床一侧采用高窗,另一侧采用落地窗,为病人提供宜人的光环境。

二、延展服务需求

相较于妇科病房,产科病房的产妇更迫切需要病区设置公共的会客交流区域,有效安置前来探望的亲朋的同时,保证母婴的休息。

病房的空间和设施应有助于病人活动自理,如有足够

的空间便于轮椅病人活动,采用推拉门(或折叠门)方便轮椅病人的使用。

卫生间的设施要适合病人使用,采用坐便器,方便孕妇及老年病人使用,地面要做好防滑保护,坐便器边的墙面应安装扶手,方便如厕后起身。

全覆盖的无线网络,也是帮助病人及其家属舒缓情绪,减少焦虑,消磨时光的有效武器。

三、三产程一体家化产房

三产程一体家化产房可设置于产科 VIP 病房,帮助病人营造足不出户,即可完成所有产科检查和分娩的舒适环境。

家庭式产房综合了"家"的温馨和产房的功能,包括:适合三个产程的产床;产科、麻醉、新生儿各科的可满足母婴各种需要的操作空间、仪器设备、药物耗材,包括可无线胎心监测的母婴一体监测仪;家属陪伴、休息床椅、家庭共享娱乐音乐、无线上网、保险箱等。

(姜　桦)

第五十七章　妇产科手术室设置

一、妇科手术室

(一) 硬件需求

手术室应设在安静、清洁、便于和其他科室联络的位置。以低平建筑为主的医院,应选择在侧翼,以高层建筑为主体的医院,宜选择主楼的中间层。手术室的位置配置原则是:靠近手术科室、血库、影像诊断科、实验诊断科、病理诊断科等,便于工作联系;同时,宜远离锅炉房、修理室、污水污物处理站等,以避免污染,减少噪声。手术室应尽量避免阳光直接照射,以朝北为易,也可采用有色玻璃遮挡,以利于人工照明。手术室的朝向应避开风口,以减少室内尘埃密度和空气污染。通常是集中布置,构成一个相对独立的医疗区,包括手术部分和供应部分。

手术室房间数量的确定:一般有两种方法:根据手术科

室的床位数,按 20～25：1 的比例确定手术用房数;根据手术的次数来确定手术间的数量。

手术室应设以下几部分:①卫生通过用房:包括换鞋处、更衣室、淋浴间等;②手术用房:包括普通手术间、无菌手术间、层流净化手术间等;③手术辅助用房:包括洗手间、麻醉间、复苏间等;④消毒供应用房:包括消毒间、供应间、器械间、敷料间等;⑤教学用房:包括一体化的多媒体手术示教室、手术观察台;⑥办公用房:包括医护办公室、医护值班室等;⑦随着妇科微创技术的不断普及,大多数妇科手术以内镜为主,所以手术室应标配微创手术的所有设备。

(二) 软件需求

现代化的手术室需要的不单单是高精尖的硬件设备,更需要丰富而又细节化的软件支撑。由于手术室环境的特殊性和空间上的封闭性,对手术室的临床路径和流程优化管理常常鞭长莫及。所以,加强手术室的信息化管理水平,

9

对手术室工作进行过程监控显得尤为重要；手术室对病人而言，是陌生而又冰冷的环境，适当引入志愿者陪伴服务，在手术等候区域配备志愿者或者社工，陪病人疏导恐惧和压力，能够有效提高病人满意率；在手术等候区域，提供舒缓的背景音乐，有助于缓解病人紧张情绪；术前的护理和麻醉访视，是手术室护士和麻醉师同病人进行术前接触的宝贵机会，可以借助该环节，利用ipad、宣传册等媒体手段，在向病人介绍术前注意事项的同时，帮助其通过影像资料和图片，熟悉手术室环境，缓解焦虑情绪。

以上都是从病人角度出发的手术软件需求，但着医疗人文角度的不断拓展，越来越多的医院管理者关注到对自身员工的服务支持。在手术室设置专门的医护人员休息区域，配上舒适的靠背沙发并提供咖啡、牛奶等茶歇、点心，方便其间医护人员聊天休息；手术及休息区域可以播放舒缓情绪的轻音乐，营造轻松的手术氛围。

二、产　房

产房对大多数人而言，陌生又充满神秘色彩，是一个涉及两条生命、管理着两套生命体征、需要多学科（产科、麻醉、新生儿科、助产士、护士、实验室、血库、药剂科等）全力合作的地方。

（一）硬件需求

产房的硬件需求同手术室存在一定相似，但由于其产科的特性，又有许多不同之处：

1. 具有应对紧急事件，能够保证在5分钟内分娩胎儿的能力。无论是发生母亲心脏骤停还是急性胎儿窘迫等的紧急情况，产房都需要具有应对该紧急情况的功能，而硬件是实现这一功能的根本保证。

2. 建立和医院中心手术室具有一样装备的产房手术室，并且整合成产房预检、择期剖宫产、麻醉复苏室为一体的产科手术中心，是成为现代产房的关键部分。

3. 产科抢救争分夺秒，所以需要通过周密巧妙的产房设计，以保证医护办公室或休息室第一时间抵达产房和手术室的路线最短。同时，保证足够的产房和手术室门宽（保证整个产床的进出），各种抢救设备就近可得。

4. 急诊科、新生儿科监护病房、麻醉复苏室／外科ICU的有机整合。

5. 产科麻醉24小时进驻产房，剖宫产麻醉和分娩镇痛的人力资源一体化体系，并具有一系列专用的抢救产后大出血的设备、产科器械、有创监测设备。

6. 多学科实时产房信息交流系统，保证信息传输不留死角。

7. 传统产房合二为一、三产程一体的家化产房，体现人文关怀、保护个人隐私、避免院内交叉感染等。

（二）软件需求

产房是帮助产妇经历分娩、家庭迎接新生命的重要场所。如何帮助产妇们在温馨、舒适地环境下经历分娩，一直是医护工作者追求的目标。

环境的舒适化：产房墙面应以暖色调为主，可以采用淡暖色的被套代替白色的被套，并在病床周围将宣传母乳喂养以及宝宝的图片，营造温馨、温暖的氛围；可以将靠背椅放在产房门口以及待产室，为产妇换鞋、脱鞋提供方便；适当播放些舒缓音乐调节情绪使孕妇精神放松，帮助正在分娩的产妇转移注意力，缓解疼痛；产房是待产产妇的聚集地，测胎心、胎心监护、宫口测量等检查密度频繁，所以在空间布局时，应充分考虑隐私保护。

服务的人性化：虽然随着陪护分娩的普及，越来越多的丈夫开始走进产房，和爱人一同经历分娩，了解整个分娩过程。但，产房之外还有许多焦急等待的产妇家属，他们也急切渴望第一时间了解孕妇产程进展动态。所以，在产房门口配置大屏幕显示器，实时更新产妇产程进展状况，不失为彰显细节服务的良策；提供一对一的专业导乐陪伴分娩，通过指导正确呼吸、体位，提供适当按摩、产程陪护等来帮助产妇经历分娩；提供无痛分娩服务，能有效缓解分娩时的疼痛，增加分娩舒适感，对女性而言，意义重大。

（姜　桦）

中英文名词对照索引

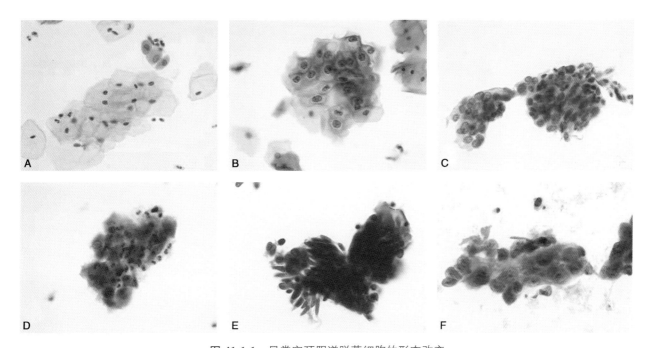

图 41-1-1　异常宫颈阴道脱落细胞的形态改变
A. 正常宫颈阴道脱落细胞;B. 低级别鳞状上皮内病变;C. 高级别鳞状上皮内病变;D. 鳞状细胞癌;E. 宫颈原位腺癌;F. 宫颈腺癌

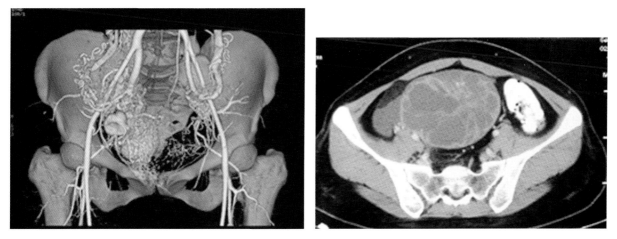

图 41-5-7　附件区占位,双侧卵巢静脉纡曲扩张,CT 显示盆腔卵巢肿瘤,间隔强化

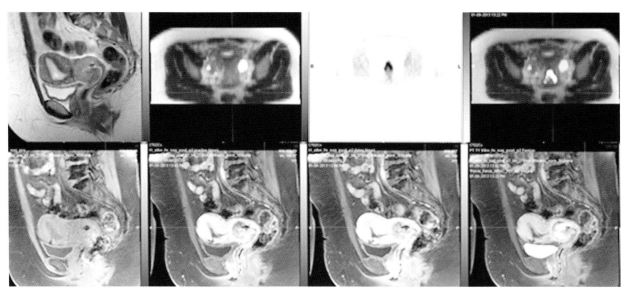

图 41-5-11　宫颈鳞癌（IB₂）PET/MR 图像
（感谢北卡罗莱纳教堂山分校 Julia Fielding 教授提供本例图片）

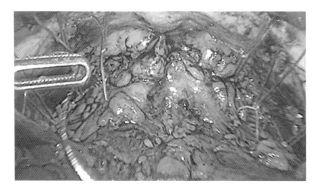

图 44-6-1　改良阴道旁修补
将阴道壁缝至 Cooper 韧带（及盆筋膜腱弓），以抬高前壁

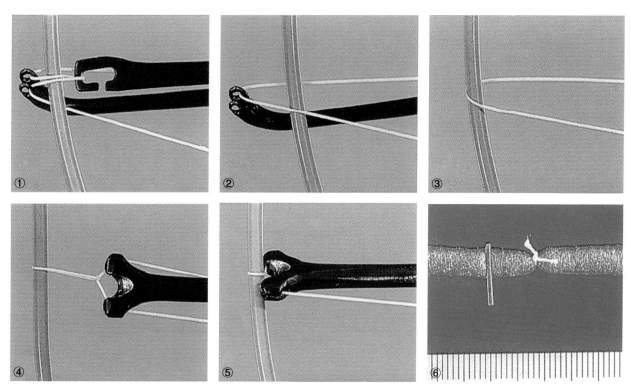

图 47-2-7 打结示意图
①～⑤是打结的操作过程；⑥是用结扎器结扎的血管与钛夹夹持血管的比较

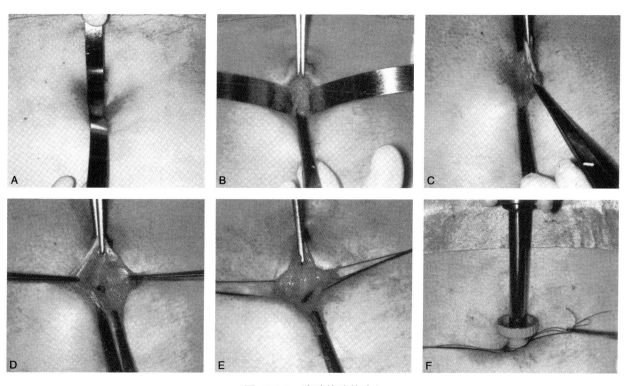

图 47-2-9 腹腔镜孔的建立
A 为切开脐部皮肤；B 为暴露筋膜；C 为提起的腹膜；D 为打开腹腔；E 为贯穿腹膜和筋膜的两个半荷包缝合；F 为放入腹腔镜套管

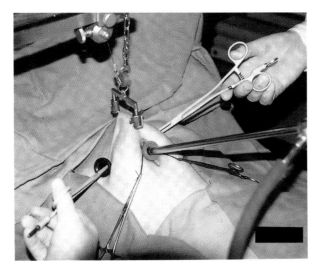

图 47-2-10 腹壁悬吊后腹腔镜放入及手术器械放入的外观

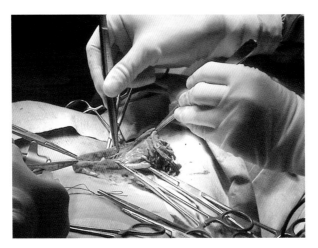

图 47-3-1 将卵巢囊肿的囊液抽吸后,将囊壁提出到腹腔外剥离操作

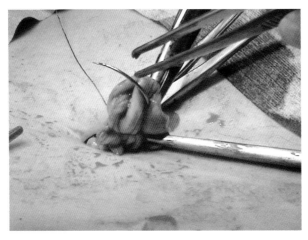

图 47-3-2 腹腔外囊肿剥离后,在体外缝合修复卵巢

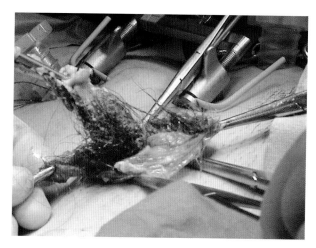

图 47-3-3 卵巢畸胎瘤手术时,将畸胎瘤内容物经腹壁操作孔取出

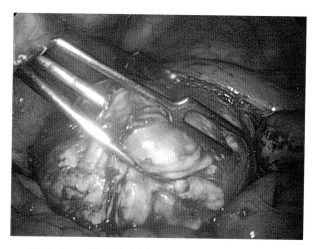

图 47-3-4 助手从对侧用双爪钳钳夹、牵拉肌瘤,便于肌瘤剥除

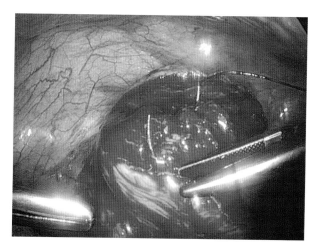

图 47-3-5 子宫肌瘤剔除后,用剖腹手术用持针器分两层缝合修复子宫

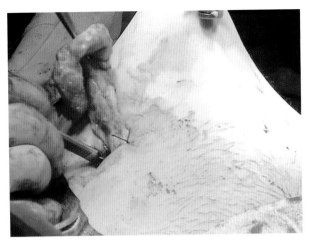

图 47-3-6 经腹壁操作孔将已剥离的肌瘤切成条状取出

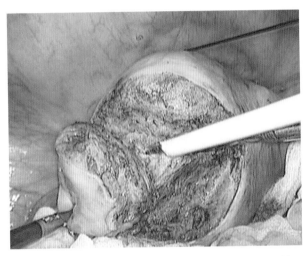

图 47-3-7 用带吸引管的电刀切除较大的腺肌病病灶

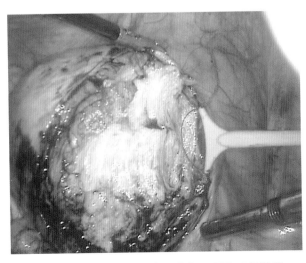

图 47-3-8 免气腹腹腔镜下改良 LEEP 刀切除近内膜的腺肌病病灶

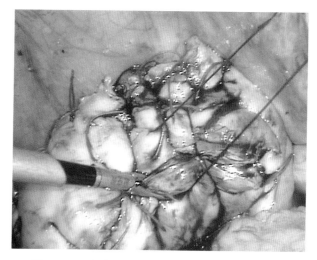

图 47-3-9 免气腹腹腔镜下分层缝合腺肌病病灶
切除后的创面

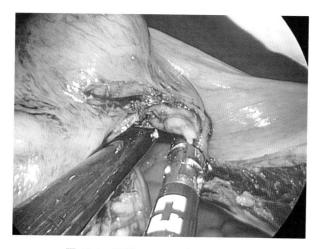

图 48-1 阴道 NOTES 凝闭子宫血管

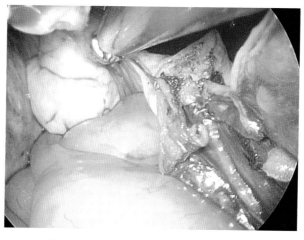

图 48-2 阴道 NOTES 切除卵巢固有韧带